HISTOLOGY

A TEXT AND ATLAS

로스 조직학 제9판

최신 세포생물학 분자생물학 정보 수록

저자 Wojciech Pawlina

역자 이원택 · 김종열 · 김형태 · 김호정
박경아 · 박경한 · 박승화 · 우란숙
윤 호 · 이종은 · 한기환

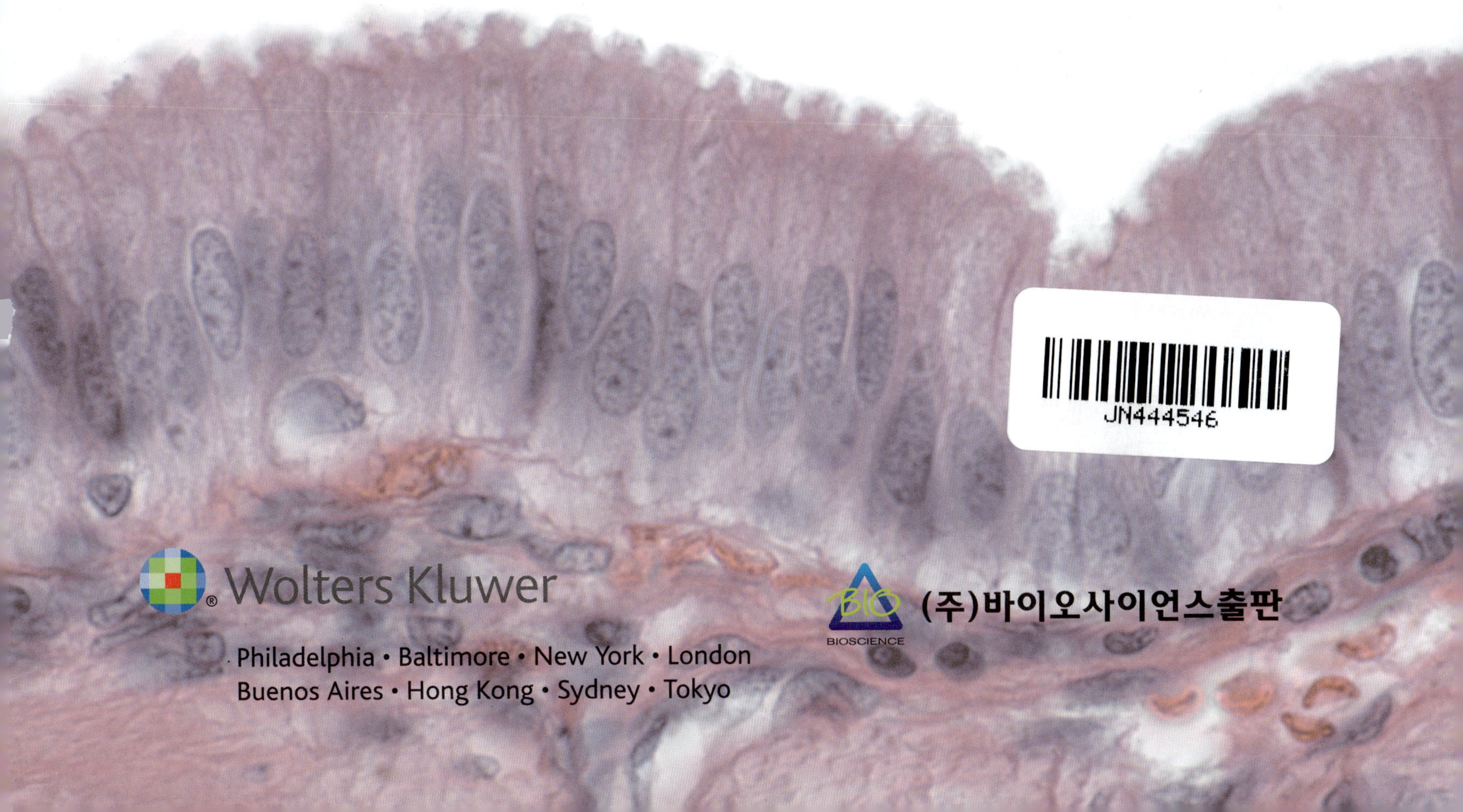

Wolters Kluwer

Philadelphia • Baltimore • New York • London
Buenos Aires • Hong Kong • Sydney • Tokyo

(주)바이오사이언스출판

로스 조직학 제9판

초판 인쇄: 2026년 2월 27일
초판 발행: 2026년 3월 5일

저　자: Wojciech Pawlina
역　자: 이원택 · 김종열 · 김형태 · 김호정 · 박경아 · 박경한 · 박승화 · 우란숙 · 윤 호 · 이종은 · 한기환
발행인: 문 정 구
발행처: (주)바이오사이언스출판
본　사: 10860 경기도 파주시 탄현면 국화향길 10-56, 1동
서울사무소: 06569 서울특별시 서초구 도구로 115, 3층(방배동)
전　화: (02) 581-4057~8
팩　스: (02) 581-4059
이메일: biosciencepub11@hanmail.net
홈페이지: http://www.biobooks.co.kr
ISBN: 978-89-6824-183-3 93510

등록번호: 제22-3079호
값 80,000원

(주)바이오사이언스출판

저자 소개

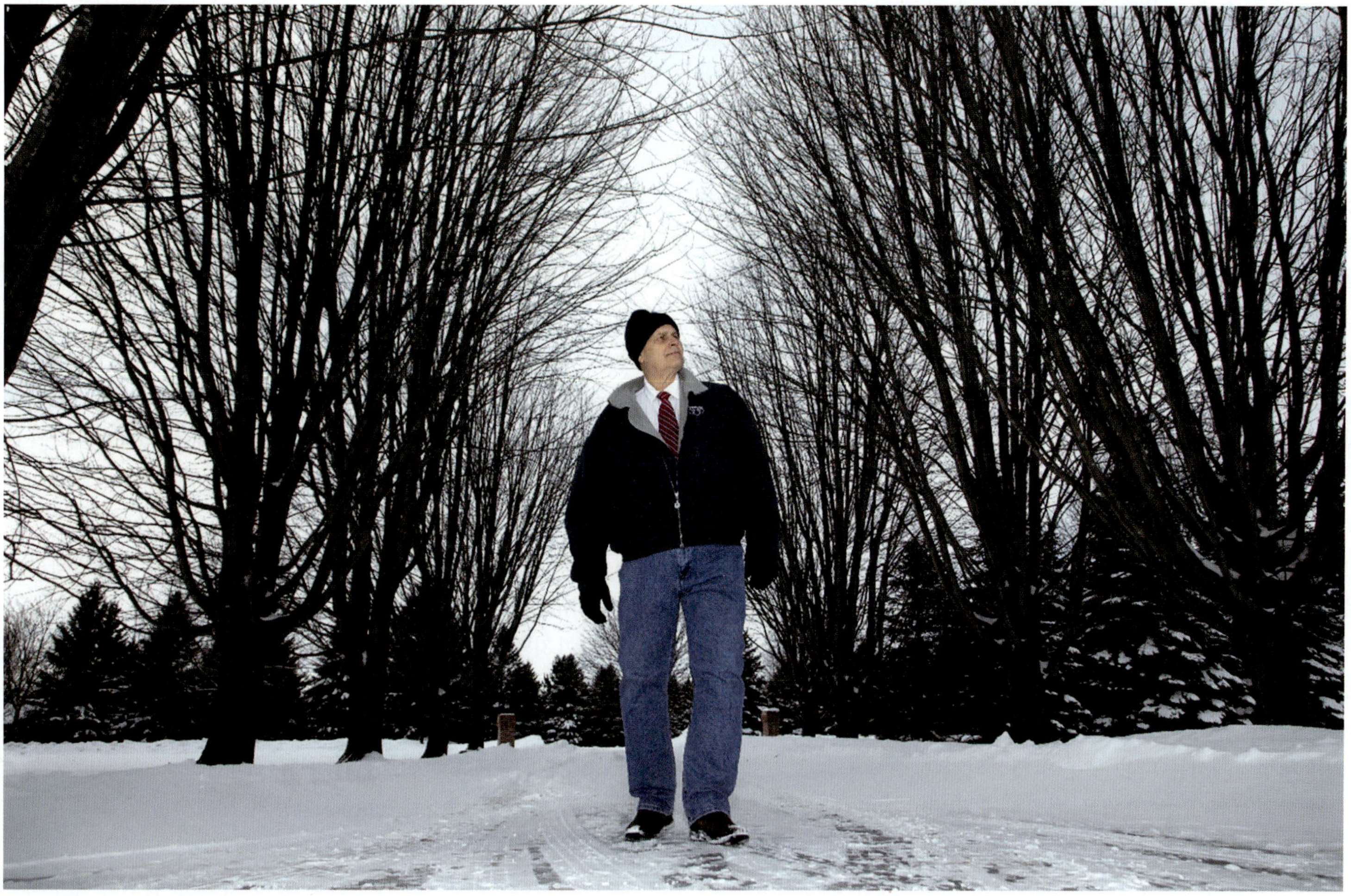

Wojciech Pawlina

미네소타주 로체스터의 매서운 겨울 날씨(−22℃)에 눈 쌓인 그의 집 진입로를 걸으며 순백색의 조직학적 구조들—백혈구(white blood cell), 백색지방세포(white adipocyte), 비장의 백색수질(white pulp), 뇌와 척수의 백색질(white matter), 백색체(corpus albicans), 백색막(tunica albuginea)—에 대해 사색하고 있다. (Kevin J. Ness의 사진)

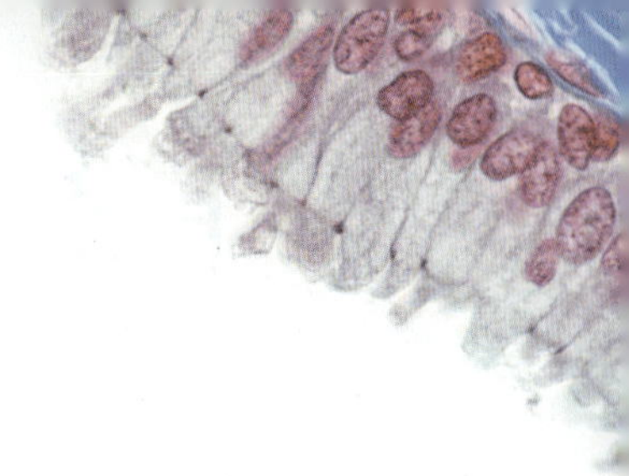

서문

이번에 발간된 로스조직학 제9판은 의학보건계열의 학생들에게 세포생물학 및 분자생물학과 연관된 최신의 조직학을 소개하는 전통을 계속해서 유지하고 있다. 이에 더해서 세포와 조직의 본질을 보다 잘 이해하기 위해 여기에서 제시하는 자료들은 해부학, 발생학, 생리학을 융합하였으며, 이와 연관된 임상적 정보도 추가하였다. 이전의 개정판들과 동일하게 이 교과서는 "글과 도판"을 함께 사용하여, 조직학적 원리를 교과서적으로 기술하는 동시에, 쉽게 설명할 수 있는 도표나 그림, 조직 및 세포의 사진, 임상 사진으로 설명을 보강하였다. 여기에 더해서 아틀라스를 따로 각 단원의 끝부분에 배치하여, 큰 아틀라스 도판에 각 구조에 대한 자세한 명칭을 표시하였고, 아래에 현미경해부학의 기본을 강조하고 요약하는 설명을 붙였다. 따라서 이 교과서는 "텍스트와 아틀라스"의 두 책이 한 권에 있는 셈이다.

이번 개정판에서는 조직학적 관점을 이해하려고 하는 의학, 치의학, 대학원 및 학부 학생들과 보건의료 종사자에게 신뢰할 수 있는 자료를 제공하려고 한다. 현재 그리고 최신의 정보들은 앞으로의 과학적 탐구와 임상적 응용에 튼튼한 뼈대가 될 수 있을 것이다. 이 책의 자료는 학생들이 자세한 내용을 암기하는 목적으로 접근하는 것이 아니라, 핵심적인 개념을 선별하여 앞으로의 학술 활동을 추구할 수 있게 학습할 수 있는 용도로 사용하여야 한다.

이 개정판에서는 다음 부분이 개선되었다.

이 교과서의 모든 그림은 면밀하게 검토하여 다시 그리거나 최신 정보로 업데이트하였다. 최근의 분자생물학과 세포연구의 발견에 기초한 중요한 개념을 반영할 수 있도록 새로운 그림들을 추가하였다. 모든 그림은 눈을 즐겁게 하는 색조를 사용하였고, 전체 단원 모두 동일한 스타일을 유지하도록 하였다. 일부 개념적인 그림들은 비교할 수 있도록 현미경사진과 전자현미경사진 바로 옆에 배치하였고 이는 이전 개정판에서부터 사용되어 책을 검토하는 사람들이나 학생, 교수들의 전반적인 지지를 받았었던 내용이다. 여기에 더해 모든 아틀라스 도판의 번호를 단원의 번호와 맞게 모두 개정하였다.

세포 및 분자생물학의 내용이 최신 성보로 업데이트되었다. 이전판에서 소개되었던 내용들이 최근의 세포 및 분자생물학, 줄기세포생물학, 세포표지물질, 세포신호전달 등 최근의 성과를 반영하여 최신 정보로 업데이트되었다. 이번 제9판은 이러한 빠르게 진전되는 분야의 핵심적인 개념에 초점을 맞추었다. 또한 검토 의견을 수용하여 세포생물학과 연관된 임상에 대한 새로운 정보를 통합하였고, 이러한 새로운 임상정보를 본문에 청색 글자로 강조하였으며, 임상적용 및 기능적 고찰은 글상자에 실었다. 예를 들어 최근 몇 년간 COVID-19의 전 세계적 유행에 따라, 정상적인 조직이 급성호흡기증후군(acute respiratory syndrome)을 일으키는 코로나바이러스 2(SARS-CoV-2)에 감염되어 변화하는 양상에 대해 연구가 집중되었다. 따라서 여러 단원에 이러한 변화의 기저에 있는 세포 및 분자 기전과 환자에서 나타나는 임상 증상에 대한 기술이 추가되었다.

이 외에 새롭게 추가된 내용들은 다음과 같다.

- 단핵포식계(mononuclear phagocyte system)와 조직상주대식세포(resident tissue macrophage)의 세포생물학에 대한 내용이 추가되었다.
- 면역세포(immune cell) 활성화에 대한 최근의 연구결과를 추가하였다.
- 베이지지방조직(beige adipose tissue), 상피-중간엽 이행(epithelial-mesenchymal transition), 결막연관림프조직(conjunctiva-associated lymphatic tissue), 과산화소체(peroxisime)의 생성과 기능, 새롭게 세포간신호전달(cell-to-cell communication)의 한 종류로 발견된 엑소좀(exosome) 등의 세포생물학 주제에 대한 내용을 갱신하였다.
- 남성 및 여성생식계 조직학의 보다 자세한 최신의 정보를 추가하였다.
- 피부 단원에 여러 새로운 그림을 추가하고 피부색 및 피부노화에 대한 내용을 업데이트하여 보강하였다.
- 현미경적 방법의 계속적인 개선과 더불어 삼차원현미경 방법(three-dimensional [3D] microscopy)에 대한 기본적인 내용을 방법 단원에 추가하였다.

"조직학 101" 부분이 개정되고 업데이트되었다. 이 부분에서는 빠르게 복습하기 위해 명확하고 간결한 단원의 요약을 노트에 붙이는 "포스트잇(sticky notes)" 포맷으로 각 단원의 끝부분에 넣었다.

글머리 기호(bullet points)를 붙이는 형식으로 디자인되어, 빠른 복습이 필요한 학생들에 특별히 적합하며 특히 퀴즈와 시험 준비를 위해 유용하다. 일련의 개념과 사실을, 분리된 포스트잇 포맷으로 요약한 사용자 친화적인 이 부분은 빠른 정보의 복습을 가능하게 한다. 또한 포스트잇 포맷으로 디자인된 색지 사이에는 충분한 공간을 두어 독자들이 요약된 내용을 보완하는 그들 자신의 노트를 적을 수 있게 하였다.

독자 친화적인 혁신적인 내용을 도입하였다. 이전 개정판들에서와 마찬가지로, 이 교과서의 목표 중의 하나는 독자들이 기본적인 정보와 중요한 개념에 보다 쉽게 접근할 수 있도록 하는 것이다. 이전 판에서부터 핵심적인 용어를 볼드체로 사용하고, 임상적인 내용은 청색으로 표시했으며, 각 페이지의 모서리에 색을 넣었고, 임상적용 글상자를 새롭게 디자인하였다. 이러한 변화는 이 교과서를 사용하는 신세대 독자들의 열광적인 지지를 받아, 현 개정판에서도 그대로 유지하였다. 각 부분에서 기본적인 용어는 본문 속에서 눈에 쉽게 띄도록 큰 볼드체의 적색 글자로 강조하였다. 임상정보와 최근의 연구정보가 포함된 내용은 청색 글자로 나타냈고, 질환이나 상태, 증상 또는 원인이 되는 기전은 청색의 큰 볼드체 글자로 강조하였다. 임상적용 글상자는 새로운 임상정보로 갱신하였고 더 많은 일러스트와 그림을 넣었으며, 페이지를 넘길 때 눈에 더 띄기 쉽게 배열하였다. 이전 판들에서와 마찬가지로 이러한 모든 변화는 학생들을 염두에 두고 만들었다. 저자와 편집자 팀은 학생들이 각 주제에 대해 포괄적으로 이해하고, 최신 정보에 익숙해지며, 새롭게 발견된 지식을 적용할 수 있도록 최대한 명확하고 간결하게 쓰기 위해 모든 노력을 다하였다.

Wojciech Pawlina

역자 소개

대표 역자 **이원택**
연세대학교 의과대학 해부학교실

김종열
가톨릭관동대학교 의과대학 해부학교실

김형태
전북대학교 의과대학 해부학교실

김호정
가톨릭관동대학교 의과대학 해부학교실

박경아
연세대학교 의과대학 해부학교실

박경한
강원대학교 의과대학 해부학교실 및 의학교육학교실

박승화
건국대학교 의과대학 해부학교실

우란숙
을지대학교 의과대학 해부학 및 신경과학교실

윤 호
차 의과학대학교 의학전문대학원 해부학교실

이종은
연세대학교 의과대학 해부학교실

한기환
이화여자대학교 의과대학 해부학교실

(가나다 순)

역자 서문

인체조직학은 인체의 구조를 광학현미경과 전자현미경을 사용해서 미세하게 연구하는 학문이며 의학교육의 기초 학문 중의 하나로 큰 비중을 차지하고 있다. 폴리나가 저술한 '로스조직학 제9판'은 전 세계의 의과대학에서 가장 많이 사용되는 조직학 교과서 중의 하나로, 최신의 세포생물학 및 분자생물학과 연결된 조직학적 구성에 더해 각 단원마다 아틀라스 도판이 함께 수록되어 실제 학생들의 조직학 관찰에 큰 도움을 주는 교과서로 널리 알려져 있다.

조직학은 형태학의 한 분야로 정상적인 신체의 구조를 다루고 있어, 질병의 형태학적인 면을 다루는 병리학을 공부하기 위한 밑바탕이 되는 학문이며, 여러 가지 임상과목을 이해하기 위한 기초가 되는 분야이다. 한편으로는 우리가 눈으로 볼 수 있는 구조를 연구하는 육안해부학과 눈으로 볼 수 없는 분자 수준의 생화학이나 분자생물학을 연결시켜 주는 징검다리가 되는 학문이기도 하다. 또한 우리 몸의 기능에 대해 연구하는 생리학은 구조, 특히 미세구조에 바탕을 둘 수밖에 없으며 따라서 조직학은 생리학을 이해하기 위해 튼튼한 기초를 마련해 주는 분야이다.

최근 조직학 분야에서는 새로운 여러 가지 연구 방법의 개발과 수많은 학자들의 노력에 힘입어, 우리 몸을 이루는 여러 가지 세포와 조직의 구조에 대한 새로운 발견과 그 기능에 대한 새롭고 정확한 해석이 계속 발표되고 있다. 또한 분자생물학, 세포생물학의 눈부신 발전이 조직학 분야의 이해에 큰 영향을 미치고 있다. '로스조직학 제9판'에서는 특히 이러한 분자생물학과 세포생물학에 바탕을 둔 조직학 분야의 연구 성과를 반영하여 많은 내용을 개정하여 기술하였다. 이 교과서는 이러한 새로운 성과들이 잘 요약 기술되어 있는 동시에, 아틀라스 도판이 함께 수록되어 기본적인 조직학적 관찰에도 중점을 두고 있어, 학생들이 조직학을 공부하는 데 가장 적합한 교과서라고 할 수 있다.

이 책은 출판사를 통해 저자들과 정식 계약을 맺어 출판하는 완역본으로, 하나의 문장도 빼놓지 않고 충실히 번역함과 동시에 의과대학생들이 쉽게 이해할 수 있도록 풀어서 번역하는 데 중점을 두었다. 이 책의 번역은 역자들이 일부씩 번역한 것을 모아 그대로 출판한 것이 아니라, 각자가 1차적으로 번역한 내용을 세미나 형식으로 토의하고 수정하여 체제를 통일하고 번역에 만전을 기하였다.

특히 이 책을 사용하면서 여러 의견을 준 학생들에게 깊은 감사의 말씀을 드린다.

또한 이 책의 출간을 맡아 수고해주신 ㈜바이오사이언스출판의 문정구 대표님, 김동현 부장님, 편집을 맡아 수고해 주신 홍수희 팀장님 이하 모든 임직원께도 감사를 표한다.

2026년 2월

역자 일동

차례

10 혈액(Blood) 332

11 근육조직(Muscular Tissue) 384

12 신경조직(Nerve Tissue) 432

13 심장혈관계통(Cardiovascular System) 496

17 소화계통 II: 식도와 위장관 (Digestive System II: Esophagus and Gastrointestinal Tract) 698

18 소화계통 III: 간, 쓸개, 이자 (Digestive System III: Liver, Gallbladder, and Pancreas) 762

19 호흡계통(Respiratory System) 806

20 비뇨계통(Urinary System) 850

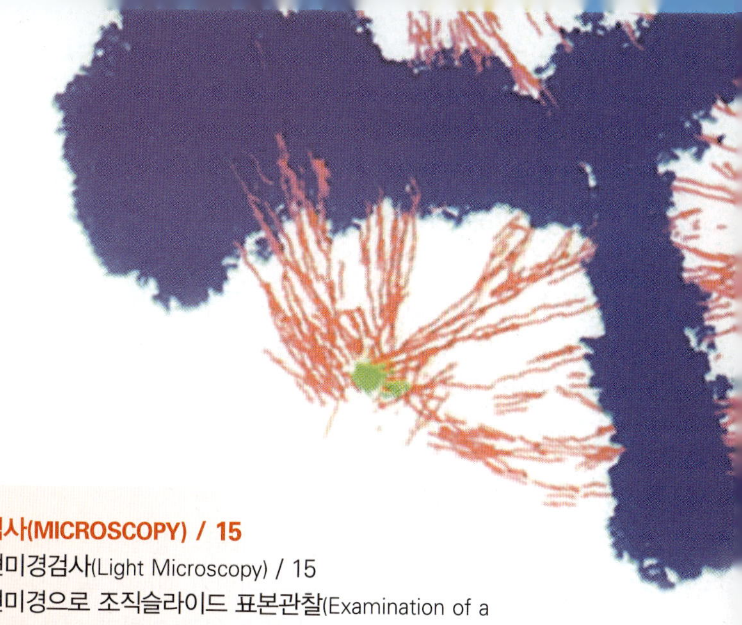

1 조직연구 방법 METHODS

■ 조직학 연구방법 개요(OVERVIEW OF METHODS USED IN HISTOLOGY)

조직학 학습의 목표는 학생들이 세포, 조직, 기관의 미세구조를 이해하고, 그 구조와 기능을 연계시킬 수 있도록 하는 것이다.

조직학(histology)은 **현미경해부학**(microscopic anatomy)이라고도 하며, 신체의 조직과 기관의 미세 구조를 연구하는 학문이다. 현대 조직학은 구조뿐 아니라 세포의 구성 및 기능을 설명하는 분자, 세포생물학적 측면을 많이 포함하고 있다. 조직학자들이 사용하는 연구방법은 매우 다양하며, 조직학의 학습내용 중 대부분은 광학현미경하에서 관찰된 용어를 토대로 설명하고 있다. 요즘 조직학 실험실의 학생들은 **광학현미경**(light microscope)을 직접 사용하거나 컴퓨터 화면이나 모바일기기를 통해 디지털화된 현미경 표본을 볼 수 있는 **가상현미경**(virtual microscope)을 많이 이용한다. 과거에는 현미경적 해부학을 더 자세히 연구하기 위하여 **투과전자현미경**(transmission electron microscope, TEM)과 **주사전자현미경**(scanning electron microscope, SEM)과 같은 **전자현미경**(electron microscope, EM)을 이용하였으나, 현대에는 투과현미경과 비슷하거나 혹은 더 높은 해상도의 이미지를 제공하는 **원자력현미경**(atomic force microscope, AFM)과 **초고해상도 현미경기술**(super-resolution microscopic techniques)들도 사용된다. 전자현미경과 원자력현미경은 좋은 해상도와 높은 확대율 때문에 세포, 분자생물학 연구의 여러 보조 방법을 통해 얻은 결과의 최종 단계에서 활용된다. 그러나 초고해상도 기법의 사용은 세포 및 분자생물학 연구에서 증가하고 있다. 주로 이는 형광현미경을 사용하여 살아 있는 세포를 직접 고해상도 이미지로 캡처할 수 있기 때문이다. 이런 보조적 연구방법은 다음과 같다.

- 미세 이미지의 대비를 향상시키기 위한 다양한 염색 방법
- 조직화학 및 세포화학 기법
- 면역세포화학 및 혼성체화기법

- 자가조직방사선촬영
- 기관 및 조직 배양
- 차등 원심분리에 의한 세포 및 세포소기관 분리
- 특수 조직 준비(예: 확장 현미경검사)
- 특수 현미경검사(예: 초고해상도 현미경검사)
- 특수 광학 시스템(예: 편광 현미경, 공초점 현미경, 라이트 시트 형광 현미경)
- 세포와 소기관의 삼차원 재구성이 가능한 이미지 분석 소프트웨어

학생들은 일반적으로 현재의 교육과정에서는 이와 같은 실험 기법과 방법들을 직접 경험하기 어렵기 때문에 필요성을 인지하기 어려울 수 있다. 그러나 이런 특수 연구 기법과 이를 통해 얻어진 데이터의 유형에 대해 아는 것은 중요하다. 이 단원에서는 여러 연구방법들을 알아보고, 이런 방법들을 통해 얻어진 결과들이 학생들에게 세포, 조직, 기관의 기능을 더 잘 이해하는 데 어떻게 도움이 되는지 설명할 것이다.

조직학에서 학생들이 직면하게 되는 문제점 중 하나는 조직 슬라이드나 전자현미경사진의 이차원적 이미지가 실제 조직의 삼차원적 구조와 어떻게 연관되는지를 이해하는 것이다. 이런 개념 차를 좁히기 위해 먼저 슬라이드와 전자현미경 조직표본이 제작되는 과정을 설명하고자 한다. 또한 이차원적 이미지들을 이용하여 3D 세포체를 재구성하기 위해 개발된 여러 새로운 광학 및 전자 현미경검사에 대해 알아보고자 한다.

■ 조직표본(TISSUE PREPARATION)

포르말린 고정과 헤마톡실린-에오신 염색(Hematoxylin and Eosin Staining with Formalin Fixation)

헤마톡실린-에오신 염색은 가장 일반적으로 사용되는 염색방법이다.

학생들에게 광학현미경으로 관찰하도록 주어지는 슬라이드는 대부분 **포르말린으로 고정**(formalin-fixed)되고, **파라핀 포매**(paraffin-embedded)되며, **헤마톡실린-에오신**(H&E)**으로 염색**된 것이다. 이 책의 아틀라스(atlas)에 실린 대부분의 광학현미경사진과 조직학 강의나 학술발표에서 기관과 조직을 설명하는 데 사용되는 현미경사진들도 이런 슬라이드 표본에서 얻어진 것이다. 특수한 세포나 조직 성분을 관찰하기 위해 다른 염색기법들이 사용되기도 하며, 이런 다양한 방법들에 대해서도 아래에서 설명하고 있다.

조직 또는 기관의 표본을 준비하는 첫 단계는 구조를 보존하는 고정과정이다.

고정(fixation)이란 화학물질 또는 혼합화학물질을 이용하여, 후차적으로 이어지는 염색 처치과정에서 조직의 구조를 잘 보존하기 위한 것이다. 표본들은 신체로부터 얻어진 직후 바로 고정액에 담가야 한다. 고정의 목적은 다음과 같다.

- 세포 대사를 종료시킨다.
- 자가분해효소에 의한 세포와 조직 손상을 막는다.
- 세균, 곰팡이, 바이러스 등 병원성 미생물을 죽인다.
- 단백질분자를 교차-결합시키거나 변성시켜 조직을 단단하게 해 준다.

포르말린(formalin)이란 37% 포름알데히드(formaldehyde) 수용액으로, 다른 화학물질 또는 완충액과 혼합하여 다양한 농도로 희석하여 사용되는 가장 일반적인 고정액이다. 포름알데히드는 단백질의 아미노기와 반응(주로 교차결합된 라이신 잔기[lysine residues])하여 세포와 세포밖 구성성분의 일반구조를 유지시킨다. 포름알데히드는 단백질들의 삼차원 구조를 크게 손상시키지 않기 때문에 특이항체와 반응할 수 있게 유지한다. 이런 특성은 면역세포화학 염색법에서 매우 중요하다(8~11쪽 참조). 인산염(phosphate)으로 적정된 표준 상용화된 포름알데히드 용액(pH 7)은 상대적으로 느리게 반응하지만 조직에 잘 침투된다. 그러나 지질(lipid)에는 반응하지 않기 때문에 세포막 고정액으로는 적절하지 않다.

두 번째 단계는 표본을 절단하기 위해 파라핀(paraffin)에 포매하는 과정이다.

조직표본을 5~15 μm(1 μm 1/1,000; 표 1.1 참조) 두께로 아주 얇게 자를 수 있도록 하기 위해 **포매제**(embedding medium)를 침투시키는 과정이 필요하다. 표본은 고정 후에 **세척**(washed)되고, 100% 알코올 농도까지 순차적으로 올려 수분을 제거하는 **탈수**(dehydration)과정을 거친다. 다음으로 자일올(xylol), 톨루올(toluol) 등의 유기용매를 사용하여 **투명화**(clearing) 과정을 거치게 되며, 이런 유기용매는 알코올과 **파라핀**(paraffin)에 잘 섞이는 특성이 있어, 녹아 있는 파라핀을 표본에 침투시키기 전에 알코올을 제거하기 위해 이용된다. 녹은 파라핀이 식어 단단해지면 적당한 크기의 블록으로 다듬은 후, 절편제작기인 **박편제작기**(microtome)에 넣고 강철 칼날로 자른다. 조직절편은 **봉입제**(mounting medium)를 이용

표 1.1 일반적으로 사용되는 단위 환산

1 picometer	=	0.01 angstrom (Å)
1 angstrom	=	0.1 nanometer (nm)
10 angstroms	=	1.0 nanometer
1 nanometer	=	1,000 picometers (pm)
1,000 nanometers	=	1.0 micrometer (μm)
1,000 micrometers	=	1.0 millimeter (mm)

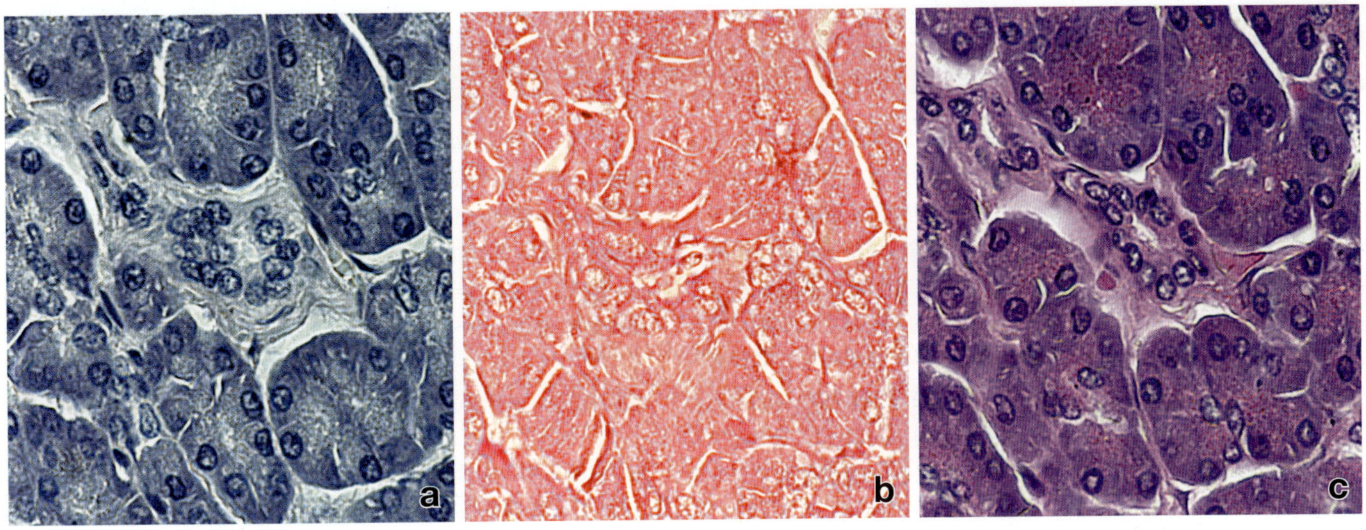

그림 1.1 헤마톡실린-에오신(H&E) 염색. 췌장의 연속(인접한)절편에 각각 헤마톡실린 단독염색, 에오신 단독염색, 그리고 H&E 염색을 하여 그 차이를 관찰한 것이다. **a.** 헤마톡실린 단독염색 결과로 조직표본이 전체적으로 염색되긴 하였지만, 헤마톡실린에 친화성이 높은 부분, 즉 핵의 DNA와 세포질의 RNA를 함유한 부위에서 특히 강하게 염색된 것을 관찰할 수 있다. **b.** 에오신 단독염색한 대조염색으로 전체적으로 비슷하게 염색되었지만, 헤마톡실린 단독염색된 표본보다 핵이 덜 분명하다. 조직표본을 헤마톡실린으로 먼저 염색한 후 알코올 용액에서 에오신으로 염색하면 강하게 결합되지 않은 헤마톡실린이 떨어져나가 에오신에 높은 친화력을 갖고 있는 부분이 잘 염색된다. **c.** 헤마톡실린과 에오신을 함께 염색한 H&E 염색을 보여준다. ×480.

하여 유리 슬라이드 위에 붙인다. 봉입제는 시료를 유리에 부착시키고 시료의 변질(예: 어두워짐, 퇴색, 용출, 결정화 등)을 방지하는 영구적인 봉입제로 가장 흔하게 사용되는 비수용성 톨루엔 기반의 합성 수지(Permount)와 캐나다 발삼(Canada balsam, 발삼전나무 수지로 만든 테레빈유[turpentine]) 그리고 그 밖에도 여러 종류가 있다. 수용성 매체(media)는 면역세포화학에서 자주 사용되며 글리세롤 기반 제품과 젤라틴이 포함된다.

세 번째 단계는 표본을 관찰할 수 있도록 염색하는 것이다. 파라핀 절편은 색이 없기 때문에 광학현미경으로 관찰하기 어렵다.

조직절편에 염색을 하기 위해서 자일올 또는 톨루올로 파라핀을 제거하고, 슬라이드는 점차적으로 알코올 농도를 낮추어 가며 다시 수분을 공급하게 된다. 이 슬라이드는 **헤마톡실린**(hematoxylin) 수용액으로 염색한다. 다시 점차 높은 농도의 알코올에 순차적으로 담가 탈수시킨 뒤, **에오신**(eosin)은 물보다 더 알코올에 잘 녹는 특성이 있으므로 알코올에 녹여 염색한다. 그림 1.1에서는 헤마톡실린 또는 에오신 단독 염색, 헤마톡실린과 대조염색으로 에오신을 함께 염색한 것들을 보여주고 있다. 염색된 표본은 자일올 또는 톨루올에 담근 후, 비수용성 봉입제를 넣고 영구보존하기 위해 덮개유리로 덮는다.

기타 고정법(Other Fixatives)

포르말린이 세포와 조직의 모든 구성성분들을 보존하지는 못한다.

포르말린으로 고정시킨 후 H&E 염색을 한 표본은 일반적인 구조 특징을 관찰하기에 적합하여 편리하지만, 세포 구성성분 중 특정 화학물의 구성을 관찰할 수 없다. 또한 많은 성분들이 표본제작 과정에서 소실된다. 이런 세포성분들과 구조들을 유지하기 위해서는 다른 고정법을 이용해야만 한다. 이런 고정방법들은 일반적으로 명확한 화학기전을 이해하고 사용되어야 한다. 예를 들면, 일반적인 조직표본제작에서 사용되는 알코올과 유기용매는 중성지질을 제거한다. 지방세포(adipose cell)에서 관찰되는 중성지질을 보존하기 위해서는 포르말린으로 고정된 조직을 동결 절단하고 지용성 염료를 이용해야 한다. 또한 세포막 구조를 유지하기 위해서는 인지질(phospholipid)에 결합하는 과망간산염(permanganate), 오스뮴(osmium) 등과 같은 중금속을 포함하는 특수 고정액을 사용해야 한다(글상자 1.1). 전자현미경 관찰을 위한 고정액으로는 **사산화오스뮴**(osmium tetroxide)이 가장 많이 사용되는데, 그 이유는 전자현미경사진에서 세포막 보존이 잘되기 때문이다.

기타 염색법(Other Staining Procedures)

헤마톡실린-에오신(H&E) 염색은 조직학에서 구조의 특성을 관찰할 때 주로 사용되는 기본염색법이다.

H&E 염색의 장점에도 불구하고, 탄력물질(elastic material), 세망섬유(reticular fibers), 기저막(basement membranes), 지질(lipid) 등과 같은 조직절편의 특정구조 성분들은 확실하게 관찰하기 어렵다. 이런 구성성분들을 관찰하고자 할 때는 그에 적합한 다른 염색법을 사용해야만 한다. 탄력물질을 관찰하기 위해서는 오르세인(orcein)과 레조르신 푹신(resorcin-fuchsin) 염색을 시행하고, 세망섬유와 기저막 관찰을 위해서는 은도금법(silver impregnation)으로 관찰한다. 대부분의 염색방법이 화학적 특성에 기초하고 있지만

글상자 1.1

임상적용: 동결절편(Frozen Sections)

병리학자들은 수술 중에 채취한 조직을 즉시 판별해 달라는 요청을 받을 때가 있다. 특히 즉각적인 병리학적 진단 결과에 따라 수술의 진행 방향이 결정될 때 이런 요청을 받는다. **동결절편**(frozen section) 방법으로 판별을 수행하는 몇 가지 상황이 있으며, 가장 일반적인 경우는, 수술실에서 외과의사가 동결절편을 요청하는 경우이다. 수술 전에는 진단이 어려웠거나, 수술 도중에 예상치 못한 소견이 갑자기 관찰되었을 때 요구된다. 이외에도 외과의사가 정상 조직 내의 병변 조직을 모두 제거해야 하는지 또는 절제한 조직 주변에 병변 조직이 아직 남아 있는지 알고 싶어 할 경우에도 동결절편이 필요하다. 또한 내시경이나 바늘 생검(needle biopsy)으로 얻어낸 조직이 향후 병리학적 검사에 적합한지 확인하기 위해서도 동결절편이 이용된다. 동결절편 제작과정을 다음과 같이 주된 세 단계로 나눌 수 있다.

- **조직 시료의 동결**(freezing the tissue sample). 드라이아이스나 −50°C의 저온 액체(이소펜탄 isopentane)에 작은 조직 시료를 담가 얼린다. 특수 초저온 냉동고에서 완전히 얼리는 동결과정을 거친다. 동결조직은 단단해져서 박편제작기로 자를 수 있다.
- **동결조직의 절단**(sectioning the frozen tissue). 박편제작기가 부착된 저온유지장치 안에서 조직절편을 만든다. 조직이 단단하게 얼면 아주 얇은(5~10 μm) 절편으로 자를 수 있다. 잘린 절편은 유리 슬라이드 위에 봉입한다.
- **조직절편 염색**(staining the cut sections). 세포의 핵을 조직의 다른 구조들과 구분하기 위해 염색을 한다. 동결절편에서 가장 흔하게 사용되는 염색법은 H&E, 메틸렌블루(methylene blue; 그림 F1.1.1), PAS 염색법이다.

동결절편 방법으로 조직표본을 만들고 판독하는 전체 과정에 걸리는 시간은 10분 정도로 매우 짧다. 수술실에서 병리학 실험실로 조직을 보내는 시간, 사용된 병리학적 기법, 병리학자의 숙련도 등이 소요시간에 영향을 미친다. 판독 결과는 곧바로 수술실에서 기다리고 있는 외과의사에게 전달된다.

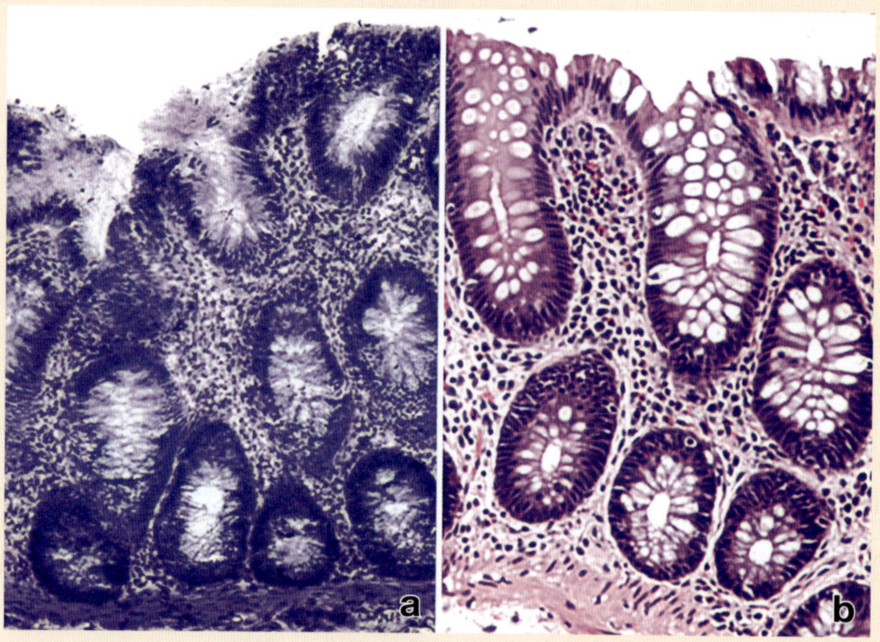

그림 F1.1.1 동결절편기법으로 제작된 수술 중 채취된 조직표본의 평가. a. 큰창자에서 얻은 조직을 동결절편 제작기법과 메틸렌블루로 염색한 표본 사진이다. ×160. **b.** 조직의 일부를 포르말린으로 고정하고 일반적인 H&E 염색과정을 거친다. 동결절편 관찰 결과는 정상이었으며, 이와 같은 진단은 일반적인 H&E 표본을 판독하여 확인된 것이다. ×180. (Dr. Daniel W. Visscher 제공.)

아직 확실한 원리를 설명하기 어려운 것도 있다. 염색법의 확실한 원리를 아는 것보다 이런 염색과정의 기본 개념을 이해하는 것이 더 중요하다.

■ 조직화학과 세포화학(HISTOCHEMISTRY AND CYTOCHEMISTRY)

특수한 화학방법을 사용하여 세포의 기능과 조직의 세포밖 물질 구성에 대한 정보를 얻을 수 있다.

조직화학과 세포화학방법들은 염색염료의 **특이결합**(specific binding), 특정 세포 구성요소와 결합하는 **형광물질표지된 항체**(fluorescent dye labeled antibody)의 사용, 또는 세포 구성성분에 **내재된 효소 활성**(inherent enzymatic activity)에 기반을 두고 있다. 그 외에도 세포에서 발견되는 큰 분자들은 그 분자의 전구물질에 방사능표지자를 붙여 고정 전에 세포나 조직으로 흡수시켜 관찰하는 **자가조직방사선촬영**(autoradiography)으로 위치를 관찰할 수 있다. 이런 방법들은 광학현미경과 전자현미경 표본에서 모두 함께 활용될 수 있다. 일반염색화학과 조직화학, 세포화학 방법을 논의하기 전에 일반 고정 후 포매된 조직표본의 특성을 살펴보는 것이 도움이 될 것이다.

조직표본의 화학적 구성(Chemical Composition of Histologic Samples)

일반염색을 하기 위해 준비된 조직의 화학적 구성은 생체 조직과는 다르다.

고정액으로 고정 후 남아 있는 구성물은 대부분 쉽게 용해되지 않는 큰 분자들이다. 이 큰 분자들은 다른 큰 분자들과 반응하여 거대분자 복합체를 만들며, 일반적으로 조직표본에 남아 있게 된다. 이런 큰 거대분자 복합체의 예는 다음과 같다.

- 핵산과 결합하고 있는 단백질로부터 형성되는 **핵단백질**(nucleoprotein)
- 연관 단백질과 복합체를 이루는 **세포내 세포골격 단백질**(intracellular cytoskeletal protein)
- 콜라겐섬유 형성과 같이 이웃하는 분자의 교차결합에 의해 유사한 분자들이 결합하여 형성된 큰 불용성 집합체 내에 있는 **세포밖단백질**(extracellular protein)
- **세포막인지질단백질**(또는 **탄수화물**) **복합체**(membrane phospholipid protein [or carbohydrate complex])

이런 분자들은 세포와 조직의 구조를 형성하며, 조직의 구성요소를 이룬다. 또한 현미경으로 관찰되는 조직 구성의 기반이 된다. 대부분의 경우, 구조적 요소는 또한 기능적 단위가 된다. 예를 들면, 근육세포의 수축 미세섬유(contractile filaments)를 구성하는 단백질의 경우, 미세섬유는 현미경으로 관찰 가능한 구조적 구성요소이며 또한 실제적으로 수축과정에 참여한다. 세포질의 RNA는 구조적 성분으로 관찰 가능하며(예: 분비세포의 과립형질세망[ergastoplasm], 신경세포의 니슬소체[Nissl bodies]) 또한 단백질의 합성에 관여한다.

많은 조직 구성요소들이 일반적인 H&E 염색 표본제작과정에서 소실된다.

대부분의 핵산, 단백질, 인지질은 조직 표본에 남아 있지만 꽤 많은 양이 소실된다. 일반적으로 작은 단백질이나 전이 RNA(transfer RNA)와 같은 작은 핵산들은 조직표본 제작과정 동안 소실된다. 앞에서 설명한 것처럼 중성지방은 조직표본 제작과정에서 사용되는 유기용매에 대부분 용해된다. 다른 큰 분자들도 소실되기도 하며, 예를 들면 고정액의 pH가 적절하지 않을 경우 가수분해되어 소실될 수 있다. 큰 분자들이 수용성 고정액으로 일반 고정하는 동안 소실되는 예는 다음과 같다.

- **글리코겐**(glycogen) (간세포나 근육세포의 세포 내에 저장된 탄수화물)
- **단백당**(proteoglycan)과 **글리코사미노글리칸**(glycosaminoglycan). (결합조직에서 관찰되는 세포밖 탄수화물 복합체)

그러나 비수용성 고정액을 사용하여 글리코겐을 보존할 수 있고, 특수결합제가 첨가된 고정액을 사용하여 세포밖 탄수화물분자를 유지할 수 있다.

용해성 구성물질, 이온, 작은 분자들 또한 파라핀 표본 제작과정에서 소실된다.

대사 중간산물, 글루코스(glucose), 나트륨(sodium), 염화물(chloride) 등 이와 유사한 물질들도 H&E 파라핀 표본 제작과정에서 소실된다. 이런 물질 중 대부분은 특수 표본제작법으로 관찰될 수는 있지만, 조직의 손상을 동반한다. 이런 작은 수용성 이온과 분자들은 조직 구성요소에 해당되지는 않으며, 합성과정이나 세포반응에 참여한다. 특수 표본제작법으로 보전되어 관찰하였을 때, 세포대사, 능동 운반, 그 밖의 세포 생존유지 과정에 대한 중요한 정보를 얻을 수 있다. 물은 다기능 분자로 이런 반응과정에도 참여하고 수소결합에 의해 거대분자가 안정화되는 데 기여한다.

염색의 화학적 원리(Chemical Basis of Staining)

산성 염료와 염기성 염료(Acidic and Basic Dyes)

H&E는 조직학에서 가장 흔히 사용되는 염료다.

에오신(eosin)과 같은 **산성 염료**(acidic dye)는 그 착색 부위가 음전하를 띠고 있어, 일반적으로 [나트륨$^+$염료$^-$]([Na^+ dye^-])로 표기한다.

염기성 염료(basic dye)는 착색 부위에 양전하를 띠고 있어, 일반적으로 [염료$^+$염소$^-$]([dye^+ Cl^-])로 표기한다.

헤마톡실린(hematoxylin)은 엄격히 말하면 염기성 염료라고 할 수는 없지만, 염기성 염료와 유사한 특성을 가지고 있다. 염료의 색이 염료가 염기성인지 혹은 산성인지를 나타내는 것은 아니다. 염기성과 산성 염료의 예를 표 1.2에서 확인할 수 있다.

표 1.2 염기성 염료와 산성 염료

염료	색
염기성 염료	
메틸그린(methyl green)	녹색
메틸렌블루(methylene blue)	파란색
피로닌G(pyronin G)	붉은색
톨루이딘블루(Toluidine blue)	파란색
산성 염료	
산성푹신(acid fuchsin)	붉은색
아닐린블루(aniline blue)	파란색
에오신(eosin)	붉은색
붉은색 오렌지 G(orange G)	주황색

염기성 염료는 세포나 조직의 음이온 구성물질(순수 음전하를 띠는 구성물질)과 반응한다.

음이온 성분(anionic component)에는 핵산(nucleic acid)의 인산기(phosphate group), 글리코사미노글리칸(glycosaminoglycan)의 황산기(sulfate group), 단백질의 카르복실기(carboxyl group) 등이 있다. 염기성 염료와 반응하는 음이온기와 같은 성질을 **염기호성**(basophilia)이라고 한다. 헤마톡실린으로 염색되는 조직성분 또한 염기호성을 나타낸다.

음이온기의 반응은 pH에 따라 다르다.

- pH(약 10)가 높으면, 세 가지 기(group)는 모두 이온화되어 염기성 염료와 정전기적 결합이 가능해진다.
- pH(5~7)가 약산성에서 중성이면, 황산기와 인산기는 이온화되고 정전기적 결합에 의해 염기성 염료와 반응이 가능하다.
- pH(4 이하)가 낮으면, 황산기만 이온화되고 염기성 염료와 반응한다.

그러므로 특정 pH에서 염기성 염료로 염색하면 특정 음이온기를 가지고 있는 것을 가려낼 수 있다. 왜냐하면 거대분자의 종류에 따라 특정 음이온기가 다르기 때문에, 이러한 염색을 이용해 특정 거대분자를 찾아 낼 수도 있다.

앞에서 설명한 것과 같이, **헤마톡실린**(hematoxylin)은 엄격한 의미에서 염기성 염료가 아니다. **매염제**(mordant)가 필요하기 때문이다(즉, 조직구성성분과 염료 사이를 중간에서 연결시켜주는 것). 매염제는 염기성 염료와 유사하게 염색되도록 도와준다.

조직-매염제-해마톡실린 복합체(tissue-mordant-hematoxylin complex)의 결합은 단순한 정전기 결합이 아니다. 조직을 물 안에 넣었을 때 헤마톡실린은 조직에서 분리되지 않기 때문에 헤마톡실린 염색을 하고 난 후 수용성 산성 염료로 염색할 수 있다. 헤마톡실린을 제외한 본래의 염기성 염료들은 염기성 염료로 염색 후 산성 염료로 염색을 해야 하는 경우 사용할 수 없다. 염기성 염료는 산성 염료로 염색하기 전 수성용액으로 씻어 줄 때 분리되는 경향이 있기 때문이다.

산성 염료는 세포와 조직의 양이온기, 특히 단백질의 이온화된 아미노산기와 반응한다.

양이온기(cationic group)와 산성 염료의 반응을 **산호성**(acidophilia; 그리스어, 산을 좋아한다는 뜻)이라 한다. 염기성 염료와의 반응과는 달리 산성 염료와 세포 및 조직 구성성분의 반응은 특이적이거나 정확하지 않다.

정전기적 결합은 조직과 산성 염료의 일차적 결합에서 주된 요소이지만, 이 한 가지 결합 방식만이 유일한 것은 아니다. 이런 이유로 산성 염료는 가끔 다른 조직 구성 성분들을 선택적으로 다른 색들로 관찰하기 위해 섞어서 사용된다. 예를 들면, 아닐린블루(aniline blue), 산성푹신(acid fuchsin), 오렌지 G(orange G)의 세 가지 산성 염료를 이용하는 **말로리 염색법**(Mallory staining technique)이 있다. 이 염색염료들은 콜라겐, 세포질, 적혈구를 각각 선택적으로 염색한다. 또한 산성푹신은 핵도 염색한다. 다른 다중 산성염색기법에서는 헤마톡실린으로 핵을 먼저 염색하고 나서 산성 염료로 세포질과 세포밖 섬유를 선택적으로 염색한다. 산성 염료를 이용한 조직 구성성분의 선택적 염색은 염료분자의 크기와 응집도, 조직의 투과성과 "치밀도" 등의 관련 요소에 달려 있다. 염기성 염료도 섞거나 순차적으로 사용될 수 있지만(예를 들면, 단백질 합성과 분비 연구를 위해 메틸그린[methyl green]과 피로닌[pyronin] 이용) 산성 염료 혼합처럼 많이 쓰이지는 않는다.

세포내 물질 일부와 세포밖 기질의 일부는 염기호성(basophilia)이다.

이와 같은 일부 물질들은 다음과 같다.

- 핵에 있는 **이질염색질**(heterochromatin)과 **핵소체**(nucleoli) (주로 이들 핵산의 이온화된 인산기 때문에)
- 과립세포질세망(ergastoplasm)과 같은 **세포질 성분**(cytoplasmic component) (또한 rRNA에 있는 이온화된 인산기 때문에)
- 연골기질의 탄수화물 복합체와 같은 **세포밖물질**(extracellular material) (이온화된 황산기 때문에)

세포 내와 세포밖 기질에 있는 더 많은 물질이 산호성을 나타내지만, 산성 염료를 이용한 염색의 특이성은 낮다.

이와 같은 물질들은 다음과 같다.

- **세포질 미세섬유**(cytoplasmic filament)의 대부분, 특히 근육세포에 있는 것
- **세포내 막성분**(intracellular membranous component)의 대부분과 다수의 비특이적 세포질
- **세포밖 섬유**(extracellular fiber)의 대부분(주로 이온화된 아미노기 때문)

이염색성(Metachromasia)

특정 염기성 염료는 조직 구성성분과 반응하여 본래의 색깔인 파란색이 아닌 자주색이나 보라색으로 염색된다. 이러한 흡광도 변화를 *이염색성*이라 한다.

이염색성(metachromasia)이 나타나는 원리는 조직에 **다중이온**(polyanion)이 존재하기 때문이다. 이런 조직은 **톨루이딘블루**(toluidine blue)와 같은 염기성 염료액으로 염색하면 염료분자는 가까이 접근하여 이합체(dimeric)와 중합체(polymeric) 응집을 형성할 수 있도록 한다. 이런 응집된 염료의 흡광성은 응집되지 않은 각각의 염료분자와 다르다. 연골 기질, 헤파린 과립을 가지고 있는 비만세포, 형질세포의 과립형질내세망(과립세포질세망, 과립세포질

그물, rER)과 같은 이온화된 황산기와 인산기를 높은 농도로 가지고 있는 세포와 조직의 구조물에서 나타난다. 따라서 톨루이딘블루로 이런 구성성분을 염색하였을 때 보라색이나 자주색으로 염색된다.

알데히드기(Aldehyde Group)와 쉬프시약(Schiff Reagent)

표백된 염기성 푹신(bleached basic fuchsin, 쉬프시약)이 알데히드기(aldehyde group)와 반응하여 독특한 붉은색을 나타내는 것은 과요오드산쉬프(periodic acid-Schiff)와 포일겐(Feulgen) 반응에 기초한 것이다.

과요오드산쉬프(periodic acid-Schiff, PAS) 반응은 탄수화물이나 탄수화물이 풍부한 거대분자를 염색한다. 이 염색법은 세포내 글리코겐(glycogen), 다양한 세포나 조직 내의 점액(mucus), 상피 아래의 기저막, 결합조직 내의 세망섬유의 관찰에 사용된다. 쉬프시약은 DNA를 염색하기 위하여 약염산 가수분해를 이용하는 포일겐 염색(Feulgen stain)에도 사용된다.

PAS 반응은 다음 요소에 기초하고 있다.

- 탄수화물의 6탄당고리는 수산기(hydroxyl [–OH] group)가 있는 탄소들로 이루어져 있다.
- 글리코사미노글리칸(glycosaminoglycan)의 헥소사민(hexosamine)은 한 쪽에 수산기가 있고, 다른 한 쪽에 아미노기(amino [$-NH_2$] group)가 있는 인접하는 탄소들을 포함하고 있다.
- 과요오드산은 이들 인접한 탄소원자 간의 결합을 자르고 알데히드기를 형성한다.
- 알데히드기는 쉬프시약과 반응하여 특유의 자홍색을 나타낸다.

기저막(그림 1.2)과 세망섬유가 PAS에 염색되는 것은 단백당(proteoglycan) 때문이다(중심단백질과 연결되는 탄수화물 복합체). PAS 염색은 은도금법(silver-impregnation method)의 대안으로 사용될 수 있으며, 이 또한 단백당에 있는 당분자들과의 반응에 기초하고 있기 때문이다.

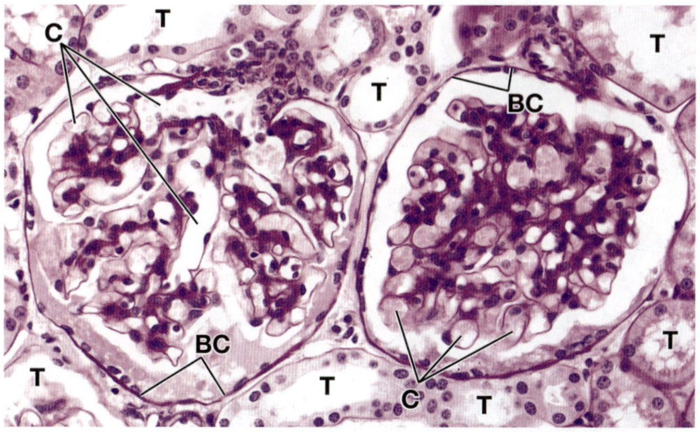

그림 1.2 PAS 기법으로 염색된 콩팥조직 표본사진. 이 조직화학 기법으로 탄수화물이나 탄수화물이 풍부한 거대분자의 위치를 관찰할 수 있다. 기저막은 PAS에 반응하여 자홍색으로 염색된다. 콩팥세관(*T*)은 세관을 둘러싸고 있는 기저막이 염색되어 뚜렷이 관찰된다. 또한 사구체모세혈관(*C*)과 보우만주머니(*BC*)의 상피에도 PAS에 염색된 기저막이 관찰된다. 이 조직은 세포핵 관찰을 위해 헤마톡실린으로 대조 염색하였다. ×320.

포일겐반응(Feulgen reaction)은 약산 가수분해에 의해 DNA의 디옥시리보스(deoxyribose)에서 푸린(purines)이 분리되어 일어난다. 이 당고리는 알데히드기를 형성할 때 열린다. 다시 말하면 새롭게 형성된 알데히드기는 쉬프시약과 반응하여 특유의 자홍색을 나타내게 된다. DNA와 쉬프시약의 반응은 이들 반응 생성물을 측정할 수 있고, DNA의 양에 비례한다는 것을 의미하기 때문에 화학량적(stoichiometric)이라고 할 수 있다. 그래서 분광광도계(spectrophotometer)를 이용하면 세포의 핵 내에 존재하는 DNA의 양을 측정할 수 있다. RNA는 디옥시리보스가 없기 때문에 쉬프반응에 염색되지 않는다.

효소분해(Enzyme Digestion)

한 장의 조직절편은 글리코겐, DNA, RNA와 같은 특정 구성요소를 염색하고, 그에 인접한 다른 조직절편은 같은 염색 전에 효소분해 처리하면 염색된 물질이 무엇인지 확인할 수 있다.

PAS 반응으로 염색되는 세포내 물질이 글리코겐인지 확인하려면 디아스타제(diastase)와 아밀라아제(amylase)로 조직을 전 처리하면 알 수 있다. 이런 처리과정 후에 염색이 안되면 인접한 조직에서 염색된 물질이 글리코겐인 것을 알 수 있다.

유사하게, 디옥시리보뉴클레아제(DNAse)로 조직절편을 전 처리하면 포일겐 염색이 되지 않고, 리보뉴클레아제(RNAse)로 단백질 분비 상피조직 절편을 처리하면 염기성 염료에 과립세포질세망이 염색이 되지 않을 것이다.

효소조직화학(Enzyme Histochemistry)

조직화학기법으로 세포와 조직 내의 효소 위치를 알 수 있다.

조직절편 안에 있는 효소의 위치를 알기 위해서는 효소 활성이 유지될 수 있도록 특별히 고정에 신경을 써야 한다. 주로 약 알데히드 고정법을 사용하며, 이런 과정을 통해 효소 그 자체보다는 효소 활성에 의한 반응산물을 관찰한다. 일반적으로 반응이 일어난 부위에서 효소 반응산물은 염료나 중금속과 같은 포획제(capture reagent)와 결합하여 침전된다. 가수분해효소를 통해 나타나는 전형적인 반응은, 조직절편을 기질(substrate, AB)과 포착제(trapping agent, T)가 함유된 용액에 넣으면 아래에서 보여주는 산물 중 하나는 침전된다.

$$AB + T \xrightarrow{\text{효소}} AT + B$$

이 식에서 AT는 포착된 최종산물이고 B는 가수분해된 기질이다.

글상자 1.2

기능적 고찰: 포일겐 미세분광측정법(Feulgen Microspectrophotometry)

포일겐 미세분광측정법(Feulgen microspectrophotometry)은 발생 중인 세포의 DNA 증가를 조사하고, *배수성(ploidy)*을 분석하기 위한 기법으로 세포의 정상 DNA 함량이 몇 배로 증가했는지를 나타낸다(분열하지 않고 있는 정상 세포는 *이배수체[diploid]*이고 정자나 난자는 반 *배수체[haploid]*이다). 핵 DNA 양을 측정할 때 이용되는 두 가지 기법으로, 조직절편이면 **정적세포계측기**(static cytometry)를 사용하고, 분리된 세포일 경우는 **유동세포계측기**(flow cytometry)를 사용한다.

포일겐 반응으로 염색한 종양조직의 절편은 정적세포계측기로 측정하는데, 그 방법은 디지털 영상시스템이 장착된 미세분광기를 이용하여 560 nm 파장에서 세포 또는 세포군집이 방출한 흡광을 측정하는 것이다. 한편 유동세포계측기는 액체 배양액 안에서 감지기를 거쳐 지나가는 단일 세포를 스캔한다. 이 기법은 형광을 측정 하는 방법으로, 단일 세포들을 빠르고 정량적으로 분석할 수 있다.

현재, 포일겐 미세분광측정법은 분화 중인 세포가 분열할 때의 DNA 양 변화를 측정하는 데 사용된다. 임상적으로는 악성세포에서 염색체 이상(즉, 배수성 양식)을 분석하는 데 사용된다. 일반적으로 이배수성 상태인 일부 악성세포를 이배수체 양상이며 분화가 잘되는 종양이라 하는데, 이런 종류의 세포로 구성된 종양은 *이수성(aneuploid*, 반수체 DNA 양의 정수 배가 아닌 것)이나 사배성(tetraploid)인 종양에 비해 예후가 좋다. 포일겐 미세분광측정법은 특정 선암(adenocarcinoma), 유방암, 콩팥암, 대장암을 비롯한 위장관암, 자궁내막암, 난소암을 연구하는 데 특히 유용하다. 이 기법은 이런 종양의 전이 잠재력을 검사하여 예후를 판단하고 적절한 치료 결정을 내릴 수 있도록 함으로, 병리학자들에게 아주 유용한 도구이다.

용해소체(lysosome)는 세포의 차등원심분리 연구에서 처음으로 관찰된 후 전자현미경사진에서는 공포성분(vacuolar component)으로 알려졌으나, 위와 같은 방법으로 약하게 고정된 조직에서 용해소체 안에 있는 산성가수분해효소와 에스테라아제(esterase)는 적합한 기질과 반응함을 알게 되었다. 또한 반응 혼합물에는 침전을 유도하는 납이온들이 포함되어 있다(예: 산성인산분해효소의 작용으로 인해 납인산 생성). 침전반응 생성물은 광학현미경 또는 전자현미경으로 관찰할 수 있다. 유사한 조직화학기법들이 알칼리성 인산분해효소(alkaline phosphatase), 여러 종류의 아데노신삼인산(adenosine triphosphate, ATPase; Na^+/K^+ ATPase는 세포와 조직에 있는 효소적 기본이 되는 나트륨 펌프로 이것도 포함됨), 다양한 에스테라아제, 많은 호흡효소들을 관찰하기 위해 개발되었다(그림 1.3a).

가장 일반적인 조직화학방법 중 하나는(보통 면역세포화학기법에서 결합체로 사용됨) 효소매개 항원 검출을 위해 고추냉이과산화효소(horseradish peroxidase)를 사용한다는 것이다. 고추냉이과산화효소를 위한 기질로 널리 사용되는 것은 무색유기화합물인 DAB(3,3′-diaminobenzidine)로 효소반응 부위에서 갈색의 불용성 침전물을 생성한다(그림 1.3b). 이런 효소 반응 생성물은 광학현미경 및 전자현미경에서 고해상도 이미지로 나타냄으로 세포에서 잘 관찰할 수 있다.

면역세포화학(Immunocytochemistry)

면역세포화학의 기본원리는 항원과 항체 사이의 반응 특이성이다.

항체(antibody)는 **면역글로불린**(immunoglobulin)이라고도 하며, 이종단백질이나 **항원**(antigen)에 대한 반응으로 면역계의 특정 세포

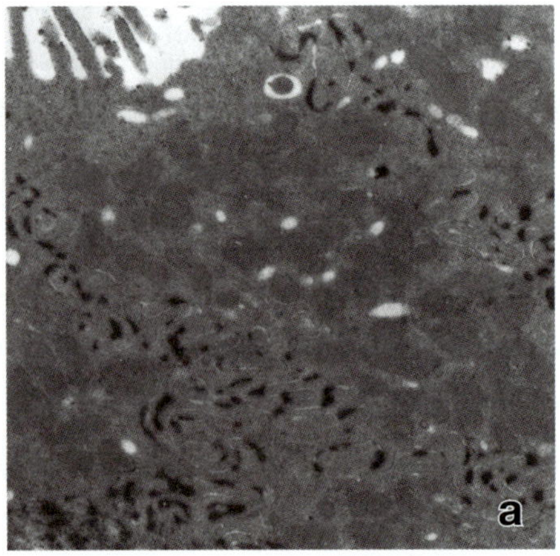

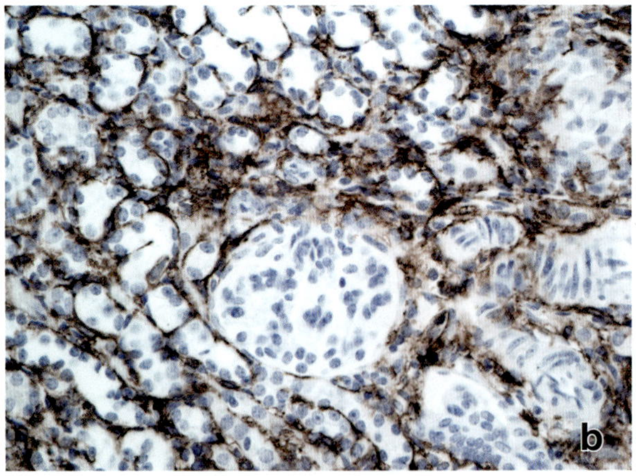

그림 1.3 전자현미경과 광학현미경을 이용한 조직화학방법. a. 전자현미경사진은 토끼 쓸개 상피세포에서 세포막 ATPase의 위치를 관찰한 것이다. 사진에서 *어두운 부분*은 ATPase 효소가 위치하는 곳이며, 이 효소는 나트륨 펌프가 위치하고 있는 상피세포의 가쪽면 세포막에서 관찰되고 있다. ×26,000. **b.** 광학현미경사진은 과산화효소가 표지된 항체와 DAB 시약을 이용한 조직화학 방법으로 염색한 대식세포를 보여준다. 콩팥혈관고혈압질병(renal vascular hypertension disease)이 있는 마우스 콩팥을 파라핀 포매한 조직절편으로 대식세포의 표면에서만 발현되는 F4/80+ 특이 표지 단백질을 염색하였다. 처음에 조직절편은 일차 쥐 항-마우스 F4/80+ 항체와 반응한 후 고추냉이과산화효소가 표지된 이차 염소 항-쥐 IgG 항체와 반응시켰다. 그 후 세척되고 DAB가 함유된 완충액에서 반응하였다. 갈색침전물(고추냉이과산화효소에 의한 DAB산화 생성물)은 대식세포가 존재하고 있는 부위를 보여준다. 이 표본은 세포핵 관찰을 위해 헤마톡실린으로 대조 염색하였다. ×400. (Dr. Joseph P. Grande 제공.)

에 의해 만들어지는 당단백질이다. 실험실에서는 항체를 혈액에서 분리하여 형광염료를 결합시켜 사용한다. **형광염료**(fluorescent dyes, fluorochromes)는 다양한 파장의 빛을 흡수(예: 자외선)한 후, 특정 파장의 가시광선(예: 초록색, 노란색, 붉은색)을 방출하는 화합물질이다. **플루오레세인**(fluorescein)은 가장 일반적으로 사용되는 형광염료이며 자외선을 흡수하고 초록빛을 방출한다. 약하게 고정하거나 동결된 조직으로 만든 유리슬라이드 조직표본을 플루오레세인이 결합된 항체와 반응시키면 세포나 조직 내의 항원의 위치를 알 수 있다. 항원과 항체의 반응은 관찰한 조직을 삼차원(3D) 재구성할 수 있는 형광현미경이나 공초점현미경(confocal microscope)으로 관찰하고 사진촬영을 할 수 있다(그림 1.4).

면역세포화학기법에서는 두 종류의 항체가 사용된다: 다클론항체(polyclonal antibody)는 면역된 동물에서 생산되고, 단일클론항체(monoclonal antibody)는 무한증식 항체생성 세포주(cell line)로부터 생성된다.

일반적인 과정을 살펴보면, 먼저 쥐와 같은 한 종(species)의 근육세포에서 분리된 특이 단백질, 예를 들면, 액틴(actin)을 토끼와 같은 다른 종의 혈관으로 주입한다. 면역된 토끼에서 쥐의 액틴 분자는 토끼의 면역시스템에 의해 이종항원으로 인식된다. 이런 인식 과정에 의해 **B림프구**(B lymphocyte)라고 하는 다수의 면역세포 클론(clone)이 형성되며, 이런 일련의 반응들이 시작된다. 결과적으로, B림프구의 클론은 항액틴(anti-actin) 항체를 생산한다. 종합해 보면, 이런 **다클론항체**(polyclonal antibody)는 액틴분자의 각각 다른 부분을 인식하는 여러 B림프구의 많은 클론들에 의해 다양한 항체 복합물을 형성하는 것을 말한다. 이 항체를 혈액에서 분리, 정제하여 형광염료를 결합시키면, 쥐의 조직이나 세포에서 액틴분자의 위치를 확인하는 데 사용될 수 있다. 만약 결합조직에 존재하는 섬유모세포(fibroblast)에서와 같이 세포나 조직에 액틴이 존재한다면, 플루오레세인이 표지된 항체와 결합하게 되고 형광현미경으로 관찰할 수 있게 된다.

단일클론항체(monoclonal antibody, 글상자 1.3)는 동일 B림프구의 단일 그룹(클론)으로 구성된 **항체생산세포주**(antibody-producing cell line)에 의해 만들어진다. 하나의 세포주가 되는 단일클론은 **다발골수종**(multiple myeloma)이 유발된 동물로부터 얻어진 단일 항체생산

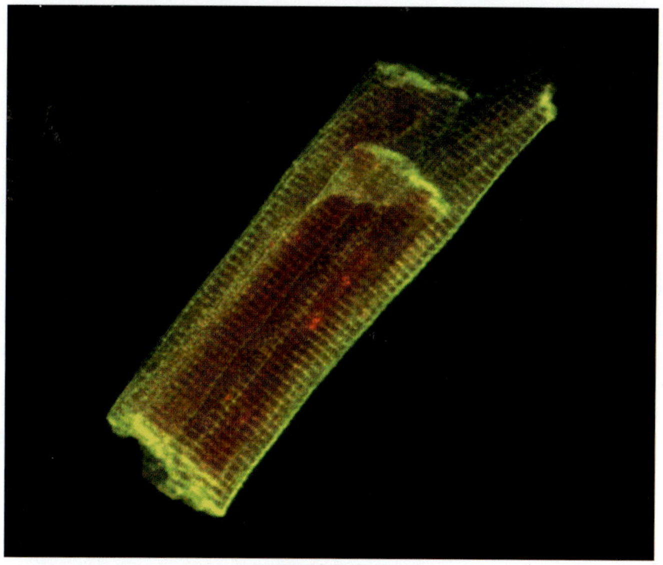

그림 1.4 쥐 심장근육세포의 공초점현미경검사사진. 간접면역염색기법을 이용한 공초점현미경사진이다. 두 가지 일차항체를 이용하였으며, 첫 번째 일차항체는 젖산염 통로(lactate transporter, MCT1)를 인식하는 것으로, 로다민(rhodamine; *붉은색*)이 결합된 이차항체로 검출되었다. 두 번째 일차항체는 MCT1과 밀접한 관련이 있는 막단백질 CD147에 대한 항체로 플루오레세인(fluorescein; *초록색*)으로 표지된 이차항체로 검출되었다. *노란색*은 심장근육세포에서 두 가지 표지된 이차항체가 함께 위치하는 부위를 보여준다. 이 삼차원 영상을 통해 근육세포 표면에는 두 단백질이 모두 분포하며, 세포막 깊은 곳에서는 젖산염 통로만 관찰됨을 알 수 있다. (Drs. Andrew P. Halestrap과 catherine Heddle 제공.)

형질세포로부터 생성된다. 다발골수종이 유발된 동물은 항원에 대응하는 동일한 특이 항체를 대량으로 생산한다. 특정 항원에 대한 단일클론항체를 생산하기 위해 마우스 또는 쥐에 항원을 접종한다. 활성화된 B림프구는 동물의 림프조직(지라 또는 림프절)에서 분리되고, 골수종세포주와 융합시켜 면역화되어 개개의 항체를 분비하는 세포주인 **융합세포**(hybridoma)를 생성한다. 예를 들어, 쥐의 액틴분자에 대한 단일클론항체를 얻고자 한다면 면역접종한 토끼의 림프기관으로부터 B림프구를 얻어 골수종세포와 융합시켜야 한다.

세포와 조직에서 표적 항원의 위치를 알고자 할 때 직접 및 간접 면역화학기법이 이용된다.

세포와 조직에서 항원의 분포를 알기 위해 사용되는 가장 오래된 면역세포화학기법은 **직접면역형광법**(direct immunofluorescence)이다. 이 방법은 플루오레세인이 표지된 **일차항체**(primary antibody,

글상자 1.3

임상적용: 의학분야에서 단일클론항체의 활용(Monoclonal Antibodies in Medicine)

단일클론항체(monoclonal antibodiy)는 현재 면역세포화학기법에 널리 사용되며, 많은 임상적 적용이 가능하다. 방사성 물질과 결합한 단일클론항체는 병리학에서 종양전이의 판별 및 진단, 종양의 세부 유형과 분화단계 구분, 감염병 진단을 위한 혈액과 조직액 내 미생물 판별 등에 이용되고 있다. 최근 임상연구에서는 단일클론항체에 면역독소(immunotoxin), 화학요법제 혹은 방사성동위원소 등을 결합시켜 체내의 특정 종양세포에 치료 물질을 전달하는 데 사용되고 있다.

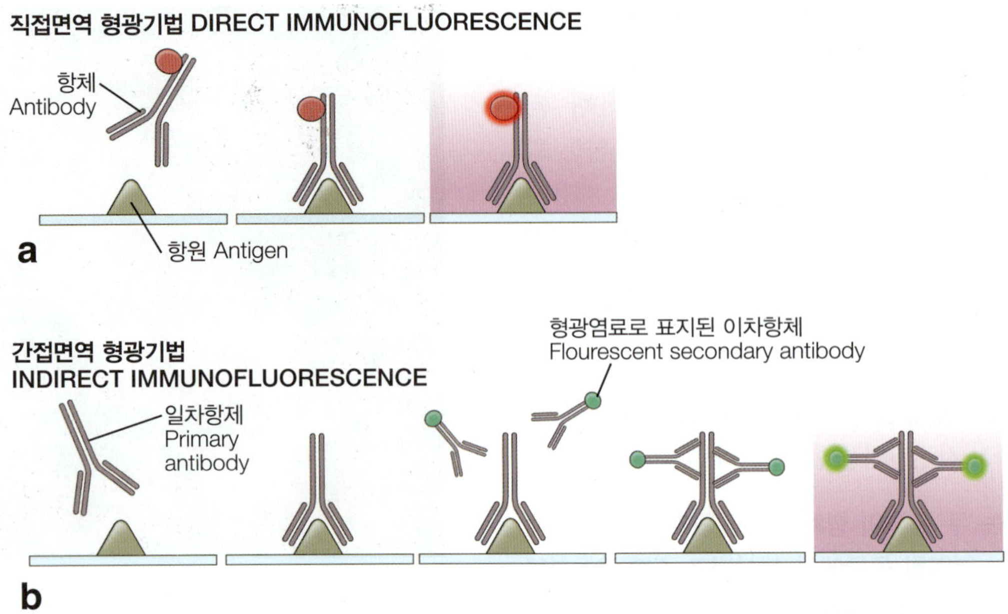

그림 1.5 직접 및 간접 면역형광기법. a. 직접면역형광기법은 형광염료로 표지된 일차 항체를 조직 표본의 특정 항원와 반응시킨 것이다. 표지된 구조는 이 형광염료에 가해진 파장(excitation wavelength; 주로 자외선)이 다른 파장의 방출을 촉발시켜 형광현미경을 이용하여 관찰할 수 있다. 이 파장의 길이는 항체에 붙은 형광염료의 특성에 따라 달라진다. **b.** 간접기법은 두 단계에 의해 진행된다. 첫째, 특이 일차항체와 그 표적 항원을 반응시킨다. 둘째, 형광염료로 표지된 이차항체와 일차항체를 반응시킨다. 두 방법 모두 조직안의 표지된 구조물을 형광현미경으로 관찰하게 된다.

다클론 또는 단일클론)를 이용하며 표본의 항원과 반응시키는 것이다(그림 1.5a). 한 단계 절차로, 이 방법은 단지 단일표지항체만 이용할 수 있으며, 구조를 관찰하기에는 신호방출 강도가 낮기 때문에 적절하지 않다. 요즘에는 직접면역염색기법이 민감도가 낮음으로 간접기법으로 대체되고 있다.

간접면역염색(indirect immunofluorescence)은 직접기법보다 더 강한 민감도를 보이며 "샌드위치 기법(sandwich)" 또는 "이중층기법(double-layer technique)"이라고도 불린다. 표적 항원(예: 쥐 액틴분자)에 대한 특이(일차)항체에 직접 형광색소를 결합시키는 대신에 쥐 일차항체(예: 염소 항-쥐 항체[anti-rat antibody]; 그림 1.5b)에 대한 **이차항체**(secondary antibody)에 형광색소를 결합시킨다. 따라서 특이 일차항체에 직접 플루오레세인을 결합시켜 사용하면 직접기법이 되고, 이차항체에 플루오레세인을 결합시켜 사용하면 간접기법이 된다. 간접기법은 조직에서 나오는 형광신호방출을 더 증폭시키며, 한 가지 이차항체를 사용하여 여러 다양한 일차항체들의 조직특이결합에 이용할 수 있다(그림 1.6). 현미경 관찰에서 이차항체는 다양한 형광염료와 결합될 수 있기 때문에 하나의 조직표본에서 동시에 여러 가지 표지를 할 수 있다(그림 1.4). 그러나 간접면역형광의 단점은 비용이 비싸고, 노동력이 더 들며 자동화 과정을 적용하기가 쉽지 않다.

다클론항체 또는 단일클론항체에 효소와 같은 다른 기질을 결합시킬 수 있으며, 무색 기질(예: DAB)이 효소작용 부위에 특정 색의 불용성 침전을 생성하는 데 이용된다. 이와 같은 **면역과산화효소법**(immunoperoxidase method)을 이용한 염색 결과물은 직접 및 간접 면역세포화학법으로 활용될 수 있으며, 광학현미경으로 관찰

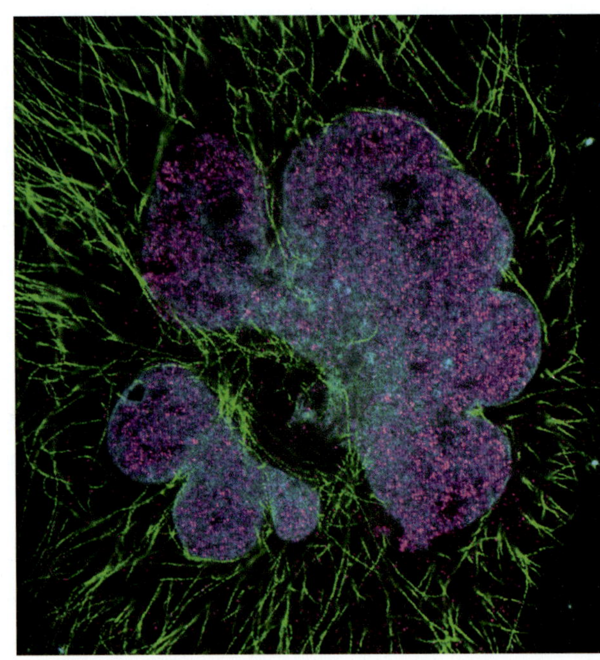

그림 1.6 확장현미경검사를 사용하여 면역세포화학적 방법으로 미세소관과 핵 특이적 히스톤 단백질 관찰. 형광현미경을 사용하여 면역세포화학적 방법으로 시각화된 확장현미경검사를 통해 세포 골격의 구성요소인 미세소관(녹색으로 표시됨)과 핵 특이적 인산화 히스톤 H3(Ser10) 단백질(보라색으로 표시됨)의 분포를 HeLa 인간 자궁경부암 세포주에서 관찰하였다. 간접면역 형광기술을 사용하여, 미세소관은 일차 토끼 항-α-튜불린(primary rabbit anti-α-tubulin) 다클론항체로 염색되었고, 녹색 형광 염료(Alexa Fluor 488)와 결합된 이차 염소 항-토끼(secondary goat anti-rabbit) 항체로 관찰하였다. 히스톤 단백질은 단일클론 마우스 항-인산화 히스톤 H3(Ser10) 일차 항체로 염색되었고, 형광 염료(CF633)와 결합된 이차 염소 항-마우스 항체로 관찰하였다. 핵 내의 DNA는 비특이적 파란색 염료(DAPI 염색)로 대조 염색되었다. 확장현미경검사 절차(확장 계수: 4.2)의 높은 해상도로 인해 미세소관 네트워크가 뚜렷이 관찰되었다. (Drs. Yongxin Zhao and Edward S. Boyden, Massachusetts Institute of Technology, Cambridge, MA. 제공.)

가능하다(그림 1.3b). 또 다른 방법으로는 콜로이드성 금(colloidal gold)이나 페리틴(ferritin; 철분을 함유하고 있는 분자)을 항체 분자에 결합시킬 수 있다. 이와 같이 전자밀도가 높은 표지물질은 전자현미경으로 직접 관찰할 수 있다.

혼성체화기법(Hybridization Techniques)

혼성체화기법은 특정 염기서열 나선에 상보적으로 결합하는 뉴클레오타이드탐침을 혼성체화시켜 mRNA 또는 DNA의 위치를 알아보기 위한 방법이다.

일반적으로 **혼성체화**(교잡, **부합** hybridization)란 상보적인 염기서열과 단일나선 RNA 또는 DNA 분자가 상호작용(혼성체화)하는 특성을 나타내는 용어이다. 실험실에서는 혼성체화하기 위해 먼저 DNA 또는 RNA를 분리하고, 상보 **뉴클레오타이드탐침**(nucleotide probe)과 함께 섞는다. 흔히, 혼성체(hybrid)는 혼성체 구성물 중 하나에 결합된 방사선 표지를 이용하여 검출된다. 탐침과 염기서열의 결합은 니트로섬유소막(nitrocellulose membrane) 위에서나 용액에서 일어날 수 있다. **제자리혼합체화법**(in situ hybridization)은 배양된 세포나 배아(whole embryo) 같은 세포나 조직에서 표적 DNA 또는 RNA 염기서열과 뉴클레오타이드탐침을 결합시키는 것이다. 이 기법은 세포당 mRNA 또는 DNA가 10~20개 복제될 만큼 적은 특정 뉴클레오타이드 염기서열의 위치도 관찰할 수 있다.

제자리혼합체화기법에서는 다양한 뉴클레오타이드탐침이 사용된다. **올리고핵산염탐침**(oligonucleotide probe)은 20~40염기쌍 정도로 짧고, 단일-또는 이중나선 DNA 탐침은 1,000염기쌍 정도로 훨씬 길다. mRNA의 특정 위치를 관찰하기 위해서 상보 RNA 탐침을 이용하며, 이 탐침은 방사선동위원소(예: ^{32}P, ^{35}S, ^{3}H), 특수하게 변형시킨 다이곡시제닌(digoxigenin), 비오틴(biotin; 공유결합 다목적 표지로 흔히 사용) 등으로 표지된다. 방사선탐침은 자가조직방사선촬영으로 확인하고, 다이곡시제닌과 비오틴은 각각 면역세포화학기법과 세포화학기법으로 검출된다. 탐침과 상보 염기서열 간의 결합력은 두 나선에 있는 핵산(nucleic acid)의 종류에 따라 결정된다. DNA 탐침과 상보 DNA 나선 간의 결합이 가장 강하고, RNA 탐침과 상보 RNA 나선 간의 결합이 가장 약하다. 조직 표본이 미량의 mRNA 또는 바이러스 전사체를 포함하고 있을 것으로 예상된다면 DNA는 **중합효소연쇄반응**(polymerase chain reaction, PCR)으로, RNA는 **역전사효소PCR**(reverse transcriptase-PCR, RT-PCR)을 이용하여 증폭시킬 수 있다. 이런 과정을 통해 얻어진 증폭된 전사체는 표지된 상보 뉴클레오타이드탐침을 이용하는 제자리혼합체화기법으로 검출한다. 최근에는 동시에 여러 탐침을 관찰할 수 있도록 뉴클레오타이드탐침에 형광염료를 부착시키고 있다(그림 1.7). 이것을 **형광제자리혼성체화기법**(fluorescence in situ hybridization, FISH)이라 하며 임상유전검사에서 광범위하게 이용된다. 예를 들면, 분열 중기의 염색체에 탐침을 결합하여 특정 유전자의 염색체 위치를 확인하는 데 이용할 수 있다. **FISH법**(FISH procedure)은 염색체, 유전자 발현, 병원성 또는 비정상 단백질과 같은 유전자 산물의 분포를 동시에 조사하는 데 사용된다. 요즘에는 여러 특수 **형광탐침**(fluorescent probe)이 상용화되고 있고, 임상에서는 자궁경부암의 **선별검사**(screening procedure)나 HIV-감염된 세포의 검출에 이용되고 있다. FISH법은 또한 태아 세포에서 염색체를 시각화하여 양수 검사나 융모조직 검체에서 염색체 이상을 탐지하는 **선천성 진단 검사**(prenatal diagnostic testing)에 사용된다. FISH법은 우주비행사들이 우주에 머무르는 동안 흡수한 방사선량을 추정하기 위해 림프구의 염색체를 검사하는 데 사용된다. 림프구에서의 염색체이동(chromosome translocation)의 빈도는 흡수된 방사선 용량에 비례한다.

자가조직방사선촬영(Autoradiography)

자가조직방사선촬영은 조직절편 위에 사진 감광제를 덮어 방사선물질의 위치를 관찰하는 방법이다.

단백질을 구성하는 아미노산이나, 핵산을 구성하는 뉴클레오타이드 같이 큰 분자의 작은 분자 전구체들은 그들 분자에 방사성원자를 표지할 수 있다. 그 후에 방사능을 추적하여 세포와 조직에 존재하는 큰 분자의 위치를 알 수 있다. 표지된 전구체 분자는 동물에 주사되거나 배양된 세포나 기관에 주입될 수 있다. 예를 들면, **DNA(^{3}H-thymidine)** 또는 **RNA(^{3}H-uridine)**의 **방사성 전구체**(radioactive precursor)는 DNA 합성과 이어지는 세포분열, mRNA 합성, 그리고 세포 내에서의 단백질 합성 위치를 연구하기 위해 생체 세포에 도입될 수 있다. 그 밖의 다른 방사성 전구체는 세포에 의한 단백질 분비와 세포내 및 세포밖 기질에서 합성되는 물질의 위치를 추

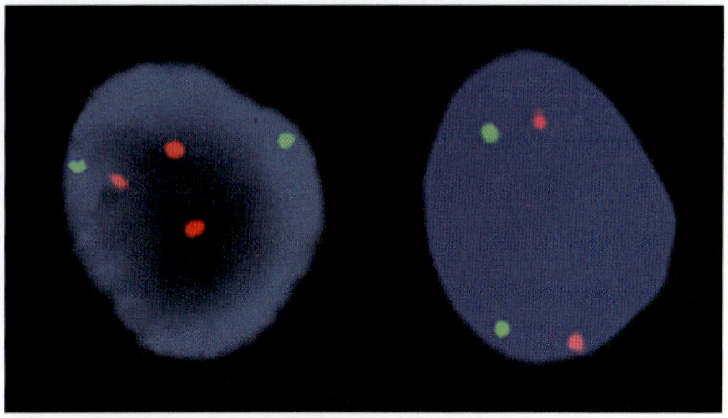

그림 1.7 산전 진단 테스트에 사용된 FISH 기법. 양수에서 얻은 간기 세포 핵에 특수 DNA 탐침 두 가지를 결합시켰다. *주황색* 탐침(LSI 21)은 2번 염색체에, *초록색* 탐침(LSI 13)은 13번 염색체에 특이적으로 결합한다. *오른쪽* 핵은 정상 양수표본에서 얻은 것이며, 각각 두 개의 *녹색*과 *주황* 신호가 관찰된다. 이것은 각각 13번 염색체와 21번 염색체가 2개씩 카피되어 있는 것을 나타낸다. *왼쪽*의 핵은 3개의 *주황* 신호가 관찰되며, 이것은 삼염색체21(trisomy 21, 다운증후군 Down syndrome)이 있음을 나타낸다. DNA를 관찰하기 위해 핵 모양을 볼 수 있는 비특이적 파란색염색(DAPI)으로 대조 염색되었다. ×1,250. (Dr. Robert B. Jenkins 제공.)

적할 수 있다.

방사능물질로 표지된 조직 표본을 슬라이드 위에 놓고, 암실에서 슬라이드를 사진감광제에 담가 놓으면 슬라이드 표면에 얇은 사진 필름이 생성된다. 빛이 차단된 상자 안에서 수일 또는 수주 동안 적당히 노출시킨 후, 일반사진기법으로 현상하고 덮개유리로 덮어 영구표본으로 만든다. 이 슬라이드는 노출 전, 후나 현상 전, 후에 염색할 수 있다. 감광제에 함유된 은입자들은 방사능물질로 표지된 분자에 노출되고 현상되어, 광학현미경상에서 방사능이 방출된 부위에 검은 과립으로 관찰된다(그림 1.8a).

이런 입자들은 단순히 기질의 위치를 나타내주기도 하지만, 특정 위치에서 그 기질의 반정량적 정보도 제공한다. 예를 들면, 삼중수소티미딘(tritiated thymidine)을 동물에 주사하면, 분열하기 전에 이 뉴클레오타이드가 DNA로 포함된 세포는 주입 전에 분열한 후 이 뉴클레오타이드가 포함된 세포보다 은 입자 양이 대략 두 배가 된다. 자가조직방사선촬영은 전자현미경(EM)으로 관찰하기 위해 제작된 얇은 플라스틱 절편에도 적용할 수 있다. 투과전자현미경(TEM) 표본은 기본적으로 같은 과정으로 관찰되지만, 더 섬세하고 어렵다. 그러나 고해상도와 더 정확한 위치를 제공해 준다(그림 1.8b).

확장현미경검사(Expansion Microscopy)

확장현미경검사는 표본을 물리적으로 확장하는 특별한 처리를 통하여 광학현미경의 해상도를 향상시키는 방법이다.

확장현미경검사(expansion microscopy, ExM)은 표본이 **팽창 가능한 중합체**(swellable polymers, 수화겔-보통 아이들 기저귀에 사용되는 매우 흡수성이 좋은 재료)에 의해 침투되는 과정을 의미한다. 이들은 많은 양의 물을 흡수하고 부피를 증가시킬 수 있는 친수성 중합체 네트워크를 형성한다. 강하고 안정적인 교차 결합을 형성하고 있는 이 네트워크 구조와 물리적 보전성은 수화겔이 물이 첨가된 후 생성된 확장력을 견딜 수 있게 하고, 이로 인해 젤이 안정화된다. 표본의 **등방성 확장**(isotropic expansion)의 결과, 세포 내의 분자, 형질막, 그리고 세포밖 기질은 여러 방향으로 동등하게 서로 분리된다. 확장현미경검사를 위한 표본의 준비는 아래와 같다(그림 1.9 참조).

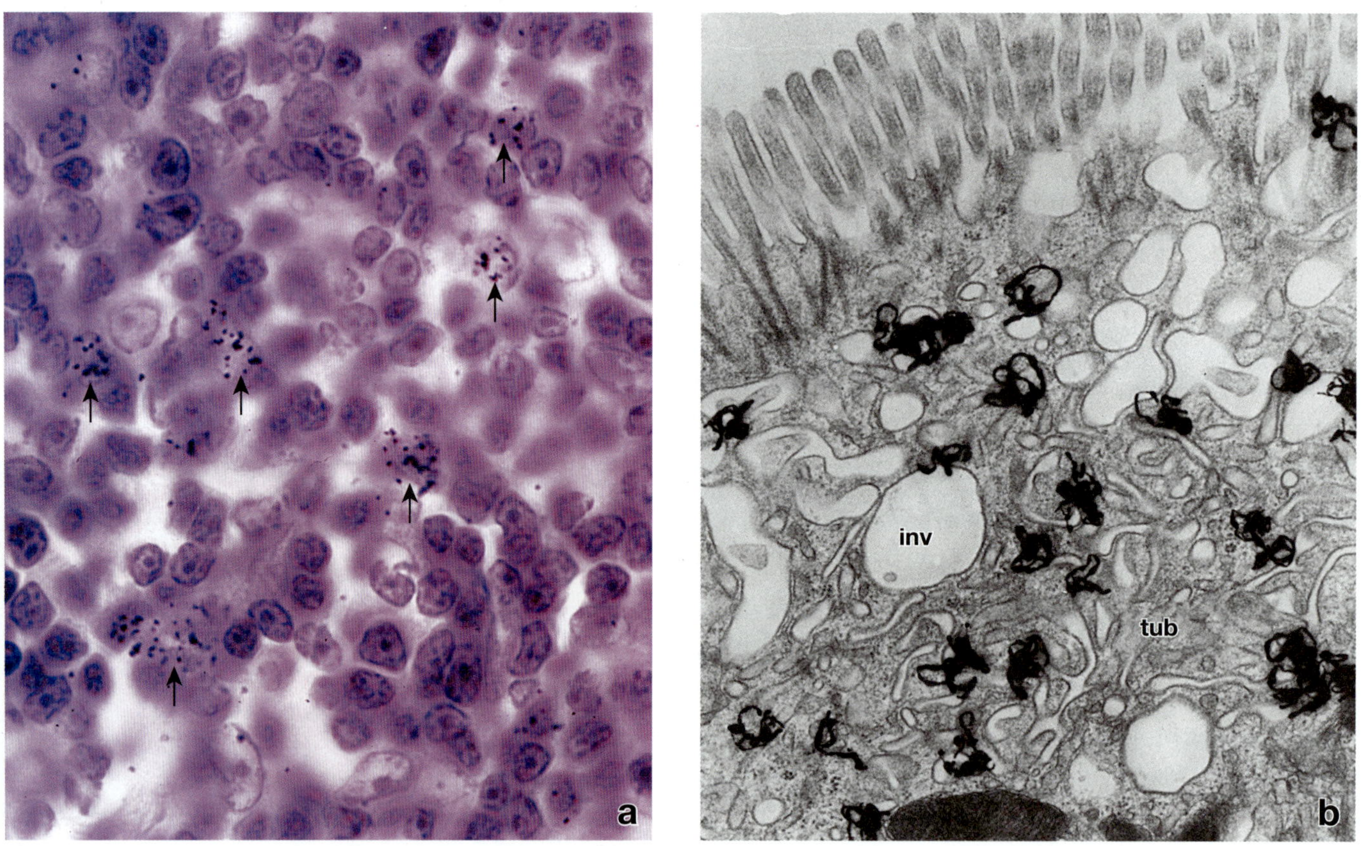

그림 1.8 광학현미경검사와 전자현미경검사를 이용한 자가조직방사선촬영. a. 트리튬표지된 티미딘([^{3}H]thymidine)을 주입한 동물의 림프절 광학현미경 사진. 일부 세포에서 은입자들이 뭉쳐 있고 작고 검은 알갱이로 관찰된다(*화살표*). 이 세포는 세포분열을 하기 위해 DNA를 합성하였고 이때 새롭게 합성된 DNA로 트리튬표지된 티미딘이 포함되었다. 시간이 경과되며 트리튬표지된 티미딘에서 방출한 낮은 에너지 방사선이 조직 표본 위를 덮고 있는 감광제의 할로겐화 은결정에 부딪혀 잠상(latent image)을 만든다(사진기에서 빛이 필름에 부딪히는 것과 유사). 잠상 즉 감광제에서 활성화된 할로겐화 은은 현상과정에서 금속 은으로 환원되어 현미경에서 검은 알갱이로 관찰된다. ×1,200. (Dr. Ernst Kallenbach 제공). **b.** 창자 흡수세포의 꼭대기 부분을 자가조직방사선촬영을 이용한 전자현미경으로 관찰한 사진. 이 표본은 요오드125(^{125}I)를 결합시킨 신경성장인자(NGF)를 동물에 주사하고 1시간 후에 조직을 채취하여 관찰한 것이다. 표본은 광학현미경검사와 유사한 방법으로 준비되었고, 작은 은 알갱이 입자들이 요오드125가 결합된 NGF(^{125}I-NGF) 복합체의 정확한 위치를 나타내고 있다. 은알갱이들은 꼭대기쪽 함입된 부분(*inv*)과 관모양 초기 엔도솜(*tub*)에 집중되고 있다. ×32,000. (Dr. Marian R. Neutra 제공.)

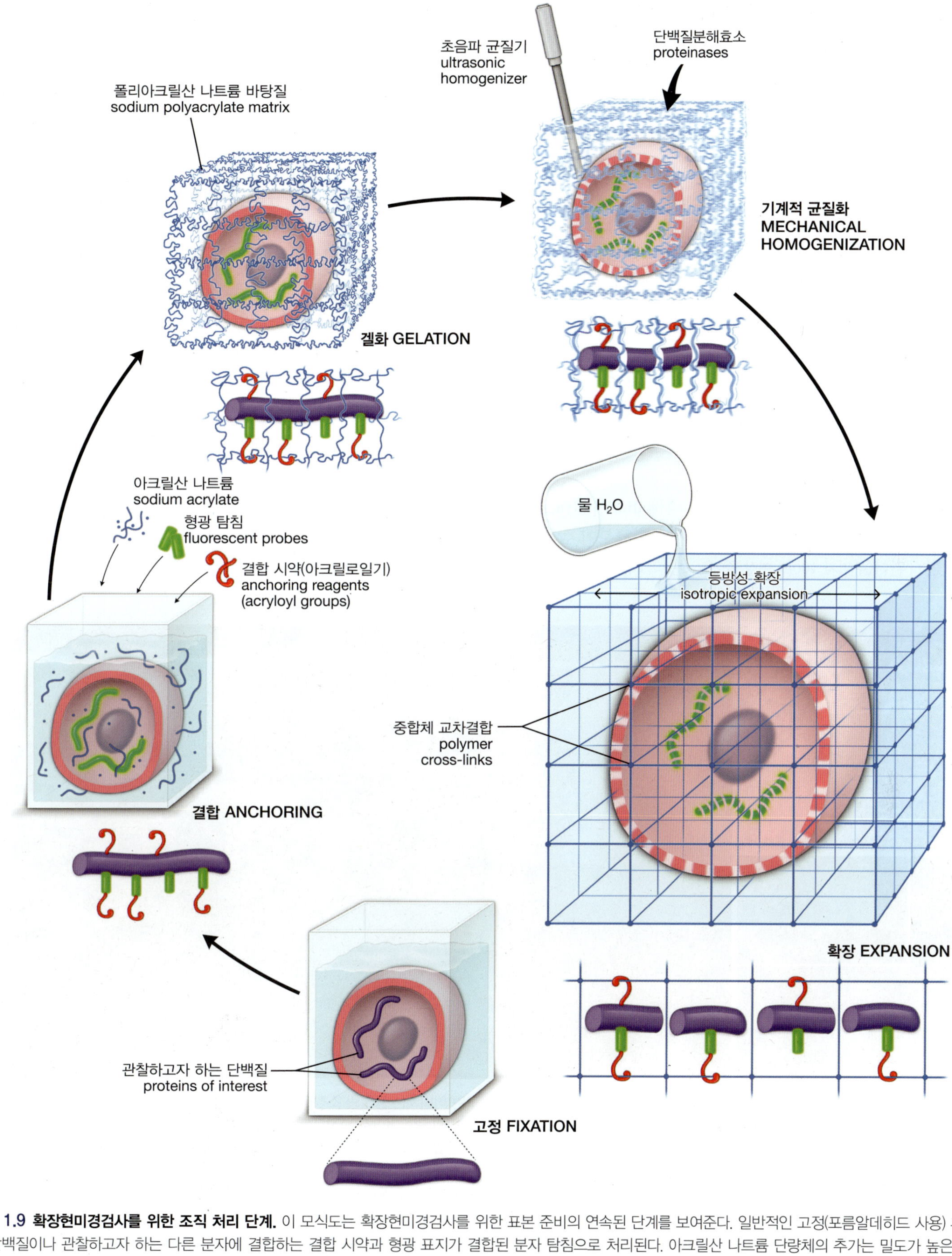

그림 1.9 확장현미경검사를 위한 조직 처리 단계. 이 모식도는 확장현미경검사를 위한 표본 준비의 연속된 단계를 보여준다. 일반적인 고정(포름알데히드 사용) 후, 표본은 단백질이나 관찰하고자 하는 다른 분자에 결합하는 결합 시약과 형광 표지가 결합된 분자 탐침으로 처리된다. 아크릴산 나트륨 단량체의 추가는 밀도가 높은 삼차원 수화겔 중합체 바탕질 형성을 촉진한다. 세포가 열리도록 하는 기계적 균질화 후, 수화겔 바탕질에 포함된 표본은 물의 추가로 물리적으로 확장할 준비가 된다. 관찰하고자 하는 단백질은 확장된 중합체 네트워크에 연결된 상태로 남아 있으며, 이는 단백질들을 서로 떨어뜨려 분리시킨다. 확장된 젤의 무결성은 물의 추가로 생성된 확장력을 견디는 강하고 안정적인 교차 결합에 의해 유지된다. 확장(약 4.5배) 후, 표본은 형광 현미경으로 관찰할 준비가 된다.

- **고정화**(fixation). 확장현미경검사에 대한 고정화 과정은 광학현미경의 면역염색방법과 동일하다.
- **결합**(anchoring). 관심 있는 세포 구조는 분자 탐침(예: 형광 염료, 형광 단백질 등과 결합된 항체)으로 표지되고, 분자 탐침과 젤 단량체에 대한 특이 결합 부위를 가지는 고정 시약과 함께 반응된다. 또한 일부 분자(예: 단백질 또는 RNA)는 직접 젤에 고정될 수도 있다.
- **겔화**(gelation). 표본은 세포와 조직 내에서 중합하는 겔 단량체(즉, 아크릴산나트륨 sodium acrylate)에 의해 침투된다. 결과적으로 생성되는 중합체(폴리아크릴산나트륨 sodium polyacrylate)는 고정 시약의 결합 사이트를 통해 세포 분자에 견고하게 고정된 밀집된 3D 매트릭스를 형성한다.
- **기계적 균질화**(mechanical homogenization). 중합체가 형성된 표본은 기계적 균질화, 즉 분쇄가 이루어지고 이 과정을 통해 특정 단백질분해효소에 의한 구조 분자의 변성 및 소화를 포함한 세포 파괴가 이루어진다.
- **확장**(expansion). 용매(폴리아크릴산나트륨[sodium polyacrylate polymers] 중합체의 경우 물)가 표본에 추가되어 표본이 삼차원적으로 확장된다(부피가 100배 이상 증가).

이와 같은 준비과정 후에, 확장된 표본은 일반 형광현미경을 사용하여 관찰될 수 있다.

확장현미경검사는 저렴한 화학물질을 활용하여 관찰 표본의 크기를 증가시켜 일반 광학현미경으로도 초고해상도 영상을 관찰할 수 있도록 한다.

확장현미경(ExM)검사의 주요 장점은 광학현미경의 본래의 낮은 해상도와 회절 한계로 인해 구별된 구조로 감지되지 않았던 매우 가까이 있었던 분자를 분리하는 능력에 있다. 확장된 표본에서는 이런 구별되지 않았던 분자들도 광학 기기의 해상도 한계를 변경하지 않고도 쉽게 구분될 수 있을 만큼 멀리 위치하게 된다. 선형 확장은 4.5배까지 가능하며, 이는 해상도가 60~70 nm로 증가하는 것과 유사하다. 흥미로운 것은, 초기 확장 후에는 표본이 두 번째 팽창 가능한 중합체 네트워크로 반복적인 확장을 할 수 있다는 것이다. 이 과정은 **반복확장현미경학**(iterative expansion microscopy, iExM)이라고 불리며, 생물학적 표본을 최대 20배까지 확장하고, 일반 형광현미경으로 관찰할 때 약 25 nm의 해상도로 세포와 조직의 이미지를 얻는 데 사용될 수 있다(그림 1.10 참조).

최근에는 확장현미경검사가 병리학적 표본의 일반적인 H&E 슬

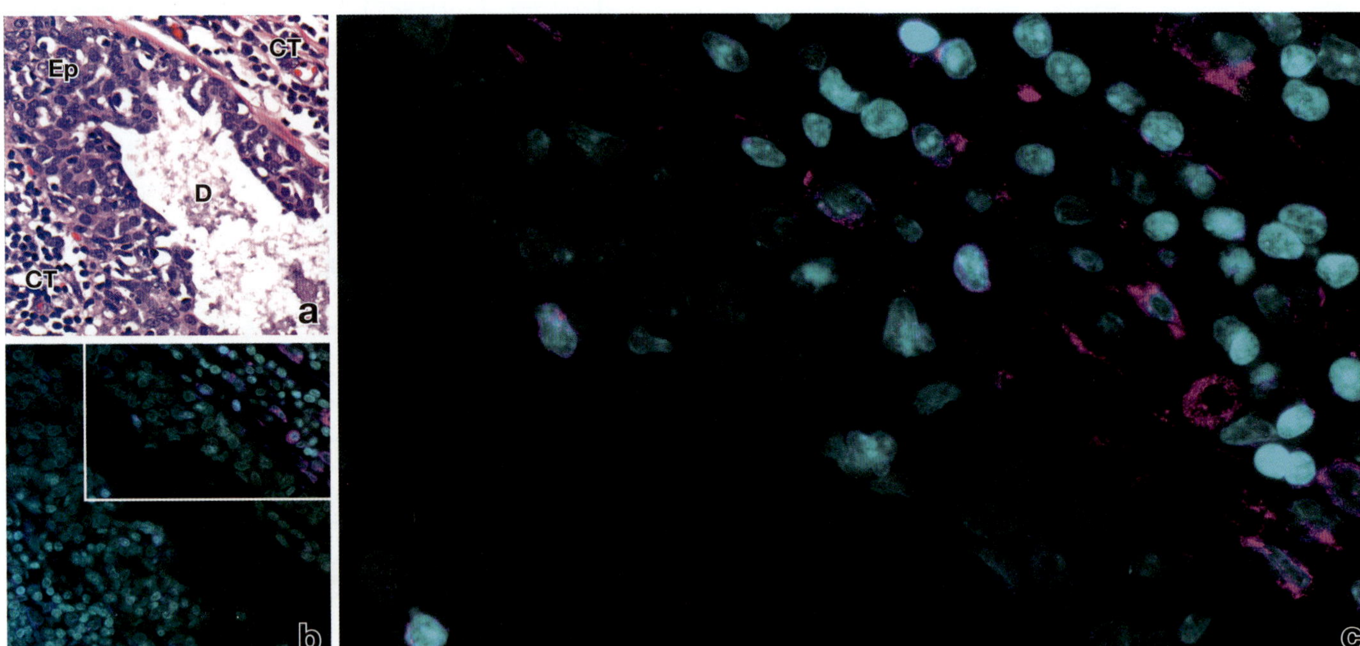

그림 1.10 광학현미경, 형광현미경 및 확장현미경으로 관찰한 유선 조직 영상 비교. 모든 이미지는 동일한 조직의 연속 절편에서 얻어졌으며 특정현미경검사에 따라 처리되었고 동일한 40배 대물렌즈로 얻어졌다. **a.** 헤마톡실린과 에오신(H&E) 일반 염색 절편의 광학현미경 사진으로, 유선관(*D*)과 주변 결합조직(*CT*)을 관찰할 수 있다. 유선관 상피(*Ep*) 내의 세포층이 눈에 띄게 증가하여 일반적인 유선관 과형성(UDH)을 보이고 있다. 핵은 헤마톡실린으로 파랗게 염색되었고, 상피 아래의 분홍색 길쭉한 선은 에오신으로 염색된 결합조직 섬유를 나타낸다. *CT* 내의 작고 더 진하게 염색된 핵은 침윤성 림프구에 속한다. ×460. **b.** 비멘틴(vimentin) 중간미세섬유를 염색한 절편에서 얻은 면역형광 이미지이다. 자주색으로 염색된 비멘틴 단백질은 다클론 닭 항-비멘틴(polyclonal chicken anti-vimentin) 일차 항체로 표지되었고, 형광 염료(Alexa Fluor 488)와 결합된 이차 염소 항-닭(secondary goat anti-chicken) 항체로 관찰되었다. 핵은 비특이적 파란색 염료(DAPI 염색)로 대조 염색되었다. 이 배율에서는 경계가 불분명한 해상도로 인해 많은 핵을 구별하기 어렵다. ×460. **c.** 이미지 **b**에 표시된 동일한 조직의 인접 절편은 확장현미경검사로 처리되었다. 표본은 폴리아크릴산 중합체에 포함되어 4.25배 확장되었다. 이 이미지는 동일한 배율 ×460에서 촬영된 **b**의 사각형 내에 포함된 표본의 일부를 보여준다. 조직의 확장으로 인해 동일한 배율에서 촬영된 일반 면역형광 이미지와 비교하여 이 이미지의 해상도가 현저히 향상된 것을 알 수 있다. (Drs. Yongxin Zhao and Edward S. Boyden, Massachusetts Institute of Technology, Cambridge, MA. 제공.)

라이드에 적용되어 유리 슬라이드를 확장현미경검사-호환가능 표본으로 전환하여 적용하고 있다. 이 방법은 **확장병리학**(expansion pathology, ExPath)이라고 알려져 있으며, 이전에는 전자현미경으로만 가능했던 질병의 검사와 진단을 광학현미경으로도 가능하게 하였다.

■ 현미경검사(MICROSCOPY)

광학현미경검사(Light Microscopy)

현미경은 영상을 확대하는 기구로 맨눈으로 보는 것보다 더 자세히 관찰할 수 있으며, 단일(렌즈가 하나) 또는 복합(렌즈가 여러 개)의 형태가 있다. 가장 단순한 현미경으로는 확대경이나 독서용 안경 등이 있다.

인간 눈의 해상력(resolving power of the human eye)은 두 사물을 분리하여 구분할 수 있는 최단거리(0.2 mm)를 의미하며, 망막에 있는 광수용기세포들의 배치에 의해 결정된다. 현미경의 기능은 망막이 정보를 해결할 수 있는 해상력을 넘어 영상을 확대하는 것이다. 표 1.3은 사람 눈과 여러 현미경의 해상도를 비교한 것이다.

해상력은 근접한 사물을 구별된 영상으로 처리할 수 있는 현미경렌즈 또는 광학장치의 성능을 말한다.

해상도(resolution)는 광학장치에 의해 주로 결정되지만 광원의 파장, 조직표본의 두께, 고정의 질, 염색의 강도 등과 같은 여러 요인에 의한다. 사람 눈이 가장 민감하게 볼 수 있는 540 nm 파장(표 1.1)의 녹색-필터된 빛에서 대물렌즈와 집광렌즈를 적절하게 사용하였을 때, **명시야현미경**(bright-filed microscope)에서 볼 수 있는 최대의 **해상력**(resolving power)은 약 0.2 μm이다(글상자 1.4, 16쪽, 계산법 참조). 이것은 이론적인 해상도이며, 앞에서 설명하였듯이 최상의 조건일 때 가능하다. 대안렌즈는 대물렌즈에 의해 만들어진 상을 확대할 뿐 해상력을 높이지는 않는다.

표 1.3 사람 눈과 광학 기기의 해상력 비교

감별할 수 있는 두 점 사이의 거리	
사람의 눈	0.2 mm
명시야현미경	0.2 μm
초고해상도현미경	10~100 nm
SEM	2.5 nm
TEM	
이론상으로	0.05 nm
조직절편에서	1.0 nm
원자력현미경	50.0 pm

다양한 **광학현미경**(light microscope)들이 일반 또는 특수한 현대 생물학 연구에 사용된다. 이런 현미경들은 표본을 비추는 파장, 표본으로 들어오거나 나가는 빛의 물리적 변화, 그리고 최종 이미지를 얻을 수 있도록 분석하는 방법 등과 같은 요소에 차이가 있다. 현대의 광학현미경은 비싸고 매우 복잡하며, 점점 더 많은 광학, 광기계, 전자 부품을 결합한다. 그러나 **저렴한 비용**(low-cost), **3D 프린트**(3D-printed), **오픈소스 광학현미경**(open-source light microscope; 즉, UC2, μCube 등)이 설계되고 있어 더 널리 사용할 수 있을 것이다. 교육 및 연구에 사용되는 많은 광학, 전자, 비광학 도구와 이런 것들의 응용은 아래에 간단히 설명하였다.

대부분의 학생들과 연구자가 사용하는 현미경은 명시야현미경이다.

명시야현미경(bright-field microscope)은 1800년대부터 널리 사용되어 지금까지 전해져 왔으며, 조직학 연구에 중요한 첫 장을 열어 주었다. 명시야현미경(글상자 1.4의 그림 F1.4.1)의 필수 구성요소는 다음과 같다.

- 표본에 빛을 비추기 위한 **광원**(light source) (예: 재물대 아래에 있는 등)
- 표본으로 광선을 모아 주는 **집광렌즈**(condenser lens)
- 슬라이드나 다른 형태의 표본을 놓을 수 있는 **재물대**(stage)
- 표본을 통과하는 빛을 모아 받아들이는 **대물렌즈**(objective lens)
- 대물렌즈에 의해 형성된 상을 직접 관찰하기 위한 **대안렌즈**(ocular lens) (한 쌍의 대안렌즈가 장착된 양안 현미경이 많이 사용됨)

명시야현미경으로 관찰되는 표본은 빛이 통과될 수 있을 만큼 얇아야 한다. 일부 빛은 표본을 통과하는 동안 흡수되지만, 명시야현미경의 광학 체계로는 염색하지 않은 표본을 관찰할 수 있을 만큼 대조적인 빛을 생성할 수 없다. 그러므로 앞부분에서 설명하였던 다양한 염색방법들이 이용되는 것이다.

광학현미경으로 조직슬라이드 표본관찰(Examination of a Histologic Slide Preparation in the Light Microscope)

기관의 구조는 삼차원인 반면 조직 표본은 이차원이다.

앞부분 "조직 표본 제작"에서 설명한 바와 같이 광학현미경으로 관찰하기 위한 조직 표본은 얇은 절편으로 잘라 준비해야 한다. 따라서 이차원 조직절편은 원래 삼차원인 조직 표본으로부터 얻어진 것이며, 조직학을 공부하기 위해 현미경을 사용하는 학생들에게는 보이지 않는 부분을 머릿속에서 삼차원으로 재구성할 수 있는 능력이 중요한 과제 중 하나가 될 것이다. 예를 들어, 그림 1.11에서 보여주는 바와 같이 오렌지를 여러 방향의 단면으로 잘랐을 때를 살펴보자. 오렌지를 자른 단면(선으로 표시함)은 자른 방향에 따라 크기와 단면의 모양이 다르다. 따라서 오렌지를 자른

글상자 1.4

기능적 고찰: 광학현미경의 올바른 사용법(Proper Use of the Light Microscope)

조직을 관찰하기 위해 현미경을 사용할 학생들에게 광학현미경의 올바른 사용법에 대해 간단히 설명하고자 한다. 아래의 내용이 너무 초보적으로 보일 수 있으나, 대부분의 현미경 사용자들은 그 기능을 제대로 활용하지 못하고 있다. 오늘날 정교한 장비들을 이용하고 있지만, 오히려 광학현미경의 올바른 사용에 관한 공식적 설명서는 드물다. 정밀하게 보정된 고가의 광학 기기들은 조명과 광학경로가 중심에 잘 맞고 올바르게 조정되어 있을 때 제 성능이 발휘된다. 빛의 경로를 제대로 정렬하고 조절하는 것은 조직표본을 상세히 관찰하고 정확한 색감의 영상이나 사진을 얻는 데 매우 중요하다.

쾰러조명(kölhler illumination)은 올바른 현미경검사를 위한 중요한 조건 중 하나이며, 실험실과 연구실에서 실제로 사용되는 현대의 모든 현미경 설계에도 반영되어 있다. 그림 F1.4.1은 현대의 실험실용 현미경의 전형적인 빛 경로와 이들을 정렬하기 위한 조절장치를 보여주고 있다. 다음 설명을 참조하면 제대로 된 조명을 얻을 수 있다.

올바른 쾰러조명을 얻기 위한 **조정단계**(alignment step)는 간단하다.

- 표본에 초점을 맞춘다.
- 시야조리개(field diaphragm)를 닫는다.
- 집광기를 위아래로 움직여 시야조리개의 윤곽이 또렷해지도록 맞춘다.
- 부재물대(substage, 집광기 condenser)에 있는 조절기를 이용해 시야조리개를 중앙에 정렬한 후, 광선이 시야 전체에 가득 차도록 시야조리개를 연다.
- 접안렌즈(eyepiece)를 제거하고(또는 중심망원경[centering telescope]이나 위상망원경[phase telescope] 같은 부속장치 사용) 대물렌즈 쪽을 들여다보면, 대물렌즈의 개구수에 비례하는 크기의 밝은 원이 보인다. 집광조리개를 닫으면 그 윤곽이 원모양 시야 안에 나타날 것이다. 대부분의 염색표본을 관찰할 때에는, 대물조리개(objective aperture)의 2/3 정도가 가리도록 집광조리개를 조절한다. 이 조건에서 해상도와 명암대비(표본의 어두운 부분 과 밝은 부분의 강도 차이) 사이의 절충이 가장 잘 된다.

이 간단한 다섯 단계를 사용하기만 하면, 현미경의 성능을 최대로 끌어내어 최상의 영상을 얻을 수 있다. 왜 그런지 알아보자.

첫째, 왜 시야조리개를 관찰할 영역만으로 두고 닫히도록 조정하는가? 광학장치가 "볼 수 있는" 것보다 더 큰 시야를 조명하면 내부반사나 미광(stray light)이 발생하여 잡상(noise)이 생기거나 상의 명암대비가 감소하기 때문이다.

둘째, 왜 집광조리개의 조정에 대해 강조하고 있는가? 이것이 표본을 자세히 관찰할 수 있는 해상도와 명암대비에 큰 영향을 미치기 때문이다.

실제로 **해상도**(resolution)는 다음과 같은 공식에 의해 결정된다.

$$d = \frac{\lambda}{NA_{\text{objective}} + NA_{\text{condenser}}}$$

여기서

d=두 개의 점으로 구분할 수 있는 점과 점 사이의 거리(nm)

λ=사용하는 빛의 파장(녹색 = 540 nm)

NA=개구수(numeric aperture) 또는 표본과 대물렌즈나 집광렌즈 즉 렌즈 사이를 통과하는 빛의 굴절률에 표본의 중심에서 렌즈로 들어오는 빛 각도의 sine 값을 곱한 것.

파장과 개구수가 해상도에 영향을 미치는 원리는 무엇일까? 표본의 구조들은 빛을 회절시킨다. 이 회절각은 빛의 파장에 비례하고 구조물 사이의 간격에 반비례한다. 물리학자 에른스트 아베(Ernst Abbé)의 이론에 의하면, 주어진 구조 사이의 공간은 그곳을 지나면서 회절된 빛을 대안렌즈로 볼 수 있을 때에만 분별이 가능하다. 개구수가 클수록 회절된 빛이 더 많이 들어와 세밀하고 또렷한 해상도를 얻는다.

그런데 이 간단한 공식에 따르면 집광기의 조리개도 대물렌즈의 조리개만

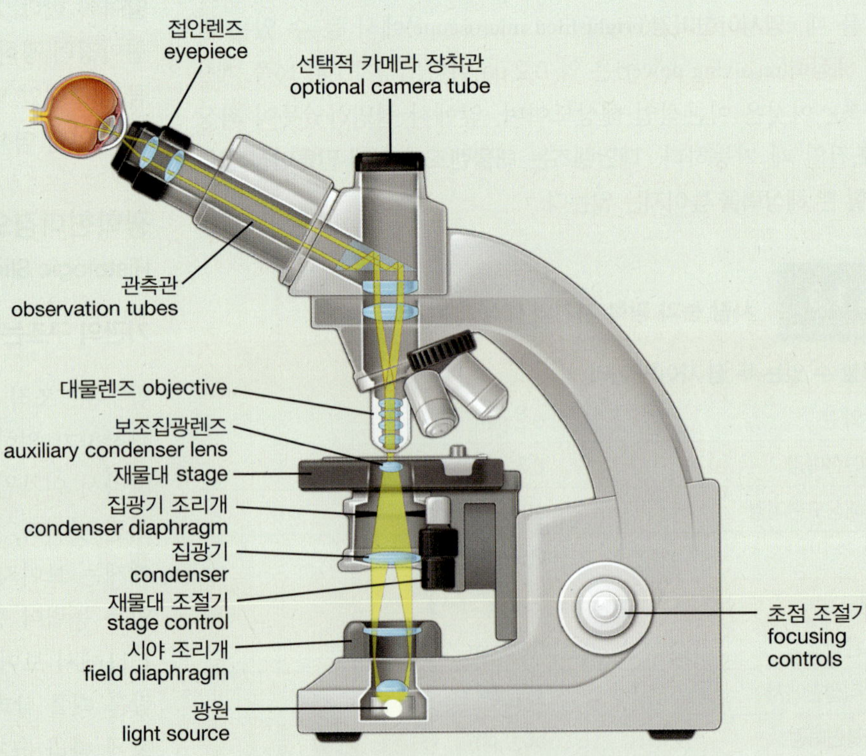

그림 F1.4.1 전형적인 광학현미경의 모식도. 현미경의 단면을 나타낸 것으로 작동 구성장치 및 빛의 흐름을 관찰할 수 있다.

글상자 1.4

기능적 고찰: 광학현미경의 올바른 사용법(Proper Use of the Light Microscope) (계속)

큼 중요하다. 하지만 이것은 비스듬히 들어오는 광선의 회절각이나 개구수가 더 높을 때에 고려되는 것이다. 원칙적으로 이 각도는 일정하고 대물렌즈에 잘 맞는다.

조리개 조정이 명암대비에 미치는 원리는 무엇일까? 이론적으로는, 회절된 빛과 회절되지 않은 빛 사이의 상호작용에 의해 최적의 명암대비가 대물렌즈로부터 영상으로 전달된다.

빛이 완전히 투과되는 부분과 빛이 완전히 흡수되는 부분 사이의 명암대비가 잘 전달되려면 회절된 빛과 회절되지 않은 빛의 강도가 완전한 상쇄적 간섭(어두움)이나 완전한 보강 간섭(밝음)을 형성하기 위해 1:1이 되어야 한다. 집광기의 조리개와 대물렌즈 조리개가 잘 맞았을 때 회절되지 않은 빛은 높은 강도로 대물렌즈로 들어온다. 하지만 회절된 빛이 일부 들어오는 경우 명암대비가 감소하게 된다. 다른 말로 하면, 대물렌즈 조리개의 2/3를 가리도록 집광기의 조리개를 닫으면 회절된 빛과 회절되지 않은 빛 사이의 강도는 1:1에 가까워지고 명암대비가 최상이 된다. 집광기의 조리개를 닫아(또는 집광기를 아래로 내림) 이 평형이 깨지면, 회절링이나 표본 구조 주위에 인공적인 선과 같은 간섭현상 또는 인공산물 영상이 생긴다. 암시야현미경(darkfield microscope), 사조현미경(oblique illumination microscope), 위상차현미경(phase-contrast microscope), 조정차현미경(modulation contrast microscope)과 같이 명암대비를 높이기 위한 대부분의 현미경검사는 같은 원리를 이용한다(예: 표본이 가진 본래의 낮은 명암대비를 향상시키기 위해 회절되지 않은 빛의 강도를 억제하거나 감소시킨다). 위에 요약한 단계들을 따라 관찰하고 렌즈를 깨끗하게 유지하면, 광학계의 실행 성능 내에서 영상의 질과 신뢰도를 최대로 높일 수 있다.

한 단면을 관찰할 때 그 구조와 구성물을 생각하여 머릿속으로 재구성해야 한다. 조직학적 구조를 한 예로 들면, 콩팥의 콩팥소체(renal corpuscle)는 다양한 단면을 관찰할 수 있다(그림 1.11). 각 콩팥소체 절편에서 주변 조직의 크기, 방향, 구성의 뚜렷한 차이를 확인할 수 있다. 따라서 각각 다른 이차원(2D) 조직절편을 여러 장 관찰해야만 삼차원(3D) 구조를 생각해 낼 수 있다.

조직 표본을 만드는 전 제작과정에서 인공산물이 만들어질 수 있다.

조직슬라이드 제작은 표본을 준비하는 것에서부터 덮개유리를 씌우는 마지막 단계까지의 일련의 과정이 필요하다. 각 단계에서 **인공산물**(artifact, 제작과정에서 생기는 오류)은 생길 수 있다. 일반적으로, 완성된 유리 슬라이드 표본에서 관찰되는 인공산물들은 제작과정 중 사용된 방법, 장비, 시약 등과 관련이 있다. 순도가 낮은 화학 약품과 시약(고정액, 시약, 염료)을 사용하거나, 제작방법에 문제가 있을 경우(고정, 탈수, 포매, 염색시간 이 너무 길거나 짧은 경우 또는 부주의한 봉입과 덮개유리 장착), 적절치 못한 장비(예: 결함이 있는 칼이 장착된 조직박편제작기)를 사용하였을 때 표본에 인공산물이 생기게 된다. 따라서 학생들은 준비된 모든 슬라이드가 다 완벽하지 않다는 것을 인식하고 일반적인 인공산물을 구별하는 것에 익숙해져야 한다.

기타 광학 기기(Other Optical Systems)

조직슬라이드 관찰에 주로 사용되는 명시야현미경검사와 그 밖의 광학 기기(아래에 설명)들이 임상 및 연구실에서 사용된다. 염색하지 않은 조직을 관찰하기 위해 명암대비를 높이거나(위상차현미경) 면역형광검사와 같은 특수 기법을 이용하여 구조를 관찰할 수 있도록 하는 것(형광현미경과 공초점현미경) 등 다양하다. 이러한 현미경으로 얻은 연속 이미지는 층(layers)별로 얻어지고 다양한 3D 이미지 분석 소프트웨어를 사용하여 삼차원으로 재구성될 수 있다.

위상차현미경은 염색하지 않은 세포나 조직을 관찰할 수 있어, 특히 살아 있는 세포 관찰에 유용하다.

위상차현미경(phase contrast microscope)은 세포나 조직 표본의 다양한 부위의 굴절률 차이를 이용한다. 빛은 비교적 굴절률이 높은 부분(밀도가 높은 부분)에서 꺾이고, 표본을 통과하는 나머지 광선의 위상과는 차이가 나게 된다. 위상차현미경에서는 연속적인 광학고리(optical ring)가 들어 있는 집광기와 대물렌즈를 통해 위상이 다른 파장들이 추가되며, 특히 광선이 처음 꺾일 때의 진폭을 없애고 상에 명암대비를 만든다. 상의 어두운 부분은 표본에서 밀도가 높은 부분이고 상의 밝은 부분은 표본에서 밀도가 낮은 부분이다. 따라서 위상차현미경은 살아 있는 세포나 조직(조직배양에서 세포 관찰)을 관찰할 때 이용되며, 플라스틱에 포매한 조직절편을 아주 얇게 자르면(약 0.5 μm) 염색하지 않고도 관찰할 수 있다. 위상차현미경을 변형한 **간섭현미경**(interference microscope)은 조직 질량 측정이 가능하고, **차등간섭현미경**(differential interference microscope)은 세포나 생물체의 표면 특성을 관찰할 수 있다.

암시야현미경검사에서는 대물렌즈에 모이는 광원에서 방출된 직광선이 없다.

암시야현미경검사(dark-field microscopy)는 오직 표본의 구조에 의해 흩어지거나 회절된 빛만이 대물렌즈에 도달한다. 암시야현미경은 강하고 비스듬한 빛을 표본에 조명하는 특수 집광기가 장착되어 있다. 따라서 시야는 배경이 어둡게 나타나고 빛을 반사한 조직표본의 작은 입자들은 밝게 나타난다. 암실에서 슬라이드 프로젝터로부터 방사되는 광선에서 먼지 입자가 보이는 것과 유사하다. 먼지입자에 반사된 빛이 눈의 망막에 도달하여 먼지가 보이는 것이

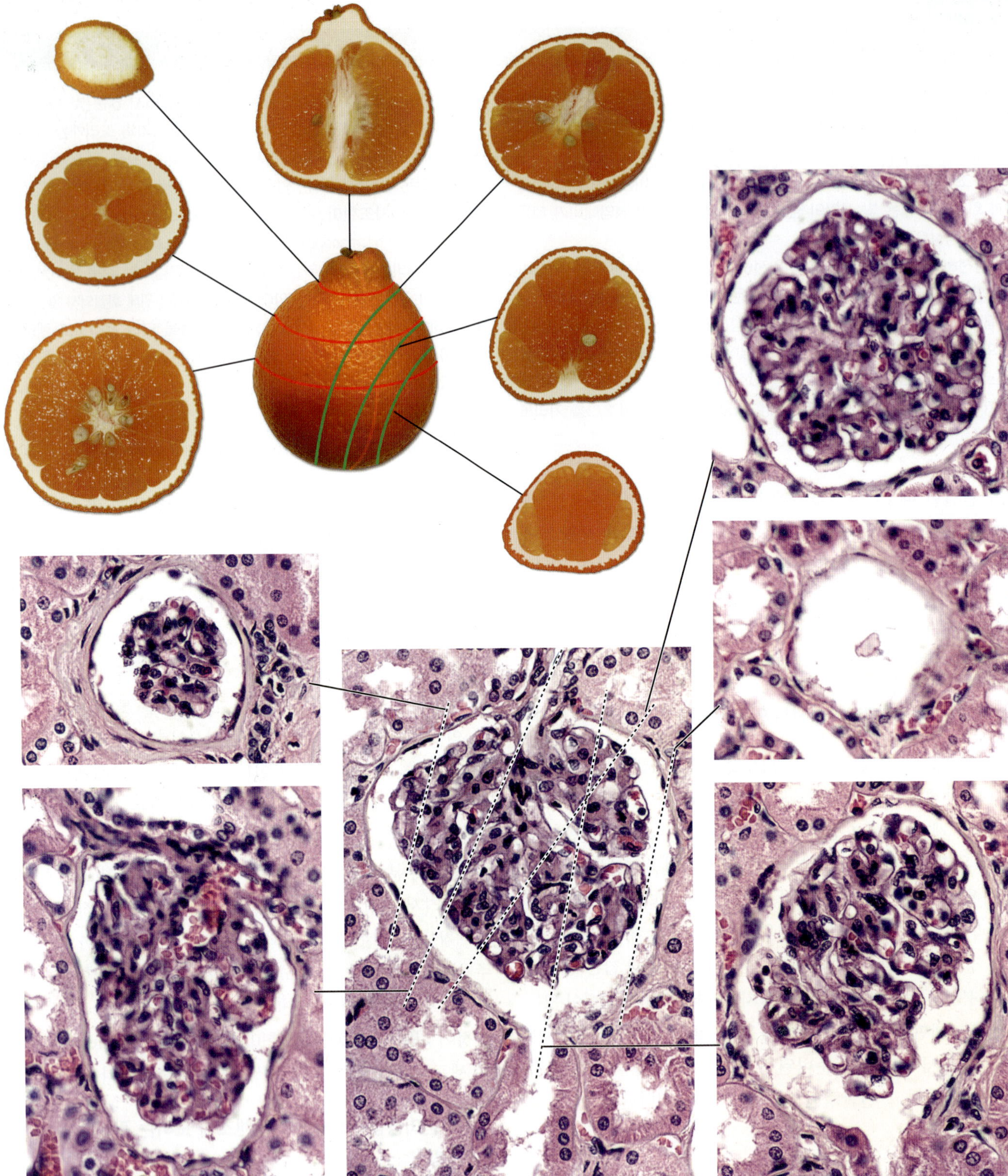

그림 1.11 오렌지와 콩팥소체의 절편 예시. 자르기 전의 오렌지에 *표기된 선*은, 자른 절단면을 각각 나타내고 있다. 마찬가지로, 구형의 구조인 콩팥소체 역시 다양한 조직 절편(*점선*으로 표시됨)에서 다른 단면이 관찰된다. 그 절단면에 따라 그 크기와 내부 구조물이 다르게 관찰됨을 알 수 있다.

다. 암시야현미경의 해상도는 같은 파장의 광원을 사용하는 명시야 현미경보다 더 좋을 수는 없지만, 명암대비가 더 좋기 때문에 암시야 영상에서 더 작은 입자도 관찰할 수 있다. 암시야현미경은 자가조직방사선촬영으로 관찰할 때 유용하며 입자가 어두운 배경에서 하얗게 나타난다. 임상적으로, **암시야현미경검사**는 요산(uric acid)이나 옥살산염(oxalate)과 같은 결정체가 소변에 있는지 검사하거나, 성병인 **매독**(syphilis)을 일으키는 **스피로헤타**(spirochete), 특히 매독균(*Treponema pallidum*)과 같은 특정 세균 검사에 사용된다.

형광현미경은 자외선을 비췄을 때 형광을 내는 물질의 특성을 이용한 것이다.

형광물질이란 자외선(UV) 광원에 노출되었을 때 가시광선 범위의 빛을 방출하는 물질을 말한다. **형광현미경**(fluorescence microscope)은 비타민 A나 일부 신경전달물질과 같이 자연적으로 형광을 내는 물질(자가형광물질 autofluorescent)을 관찰하는 데 사용되었다. 그러나 자가형광물질은 그 종류가 많지 않아, 지금은 면역세포화학 기법에서 사용되는 항원이나 항체를 검출하기 위해 도입된 형광을 관찰하는 데 가장 널리 이용되고 있다(그림 1.6 참조). 특정 **형광물질**(fluorescent molecules, **형광체** fluorophores)은 동물이나 세포로 직접 주입되어 추적물질로 이용된다. 이런 방법들은 세포사이연접(intercellular [gap] junction)을 연구하거나, 신경생물학에서 신경섬유의 경로를 추적하고, 무기질이 침착 된 조직의 형광 성장표지물질을 검출하는 데 사용될 수 있다. 자외선 광원과 조직표본 사이에 다양한 필터를 삽입하여 단색광이나 단색광에 가까운 빛(단일파장이나 좁은 범위 파장)을 만든다. 두 번째 필터는 조직표본과 대물렌즈 사이에 삽입되며, 좁은 범위의 형광 파장만을 통과시켜 눈이나 디지털 기록 장치의 이미지 센서에 도달하도록 한다.

라이트 시트 형광 현미경검사(light sheet fluorescence microscopy, LSFM)는 형광물질로 표지된 투명한 표본을 광학적으로 절단하기 위해 얇은 평면의 빛을 활용한다.

라이트 시트 형광 현미경검사(light sheet fluorescence microscopy, LSFM)는 평평한 레이저 빔에 의해 형성된 라이트 시트를 이용한다. 이 **빛의 얇은시트**(thin sheet of light)는 초점면에서 형성되며, 형광 염료로 표지된 투명표본을 광학적으로 절단한다. 표본에서 방출된 형광 빛은 현미경의 대물렌즈에 의해 빛 경로에 수직으로 수집되고 이미징 센서(예: 전하결합소자, CCD)에 의해 기록된다. 표본은 한 번에 **단일 초점면**(single focal plane)에서만 빛이 비춰져, 초점이 맞지 않는 영역에서의 여기(excitation)는 피할 수 있게 된다. 라이트 시트 자체는 정적일 수도 있고, 짧은 시간 동안 라이트 시트에 근접하게 이동하는(스캔) 레이저 빔에 의해 동적으로 형성될 수 있다. 표본을 라이트 시트를 통과시키면서 이미지를 레이어 별로 기록하고 삼차원으로 재구성할 수 있다(그림 1.12).

형광현미경은 현재 생물학적 표본 연구를 위한 가장 강력하고 다용도 있는 기법 중 하나이다.

대부분의 현대 연구실에서는 생물학 연구의 주요 도구로 형광현미경을 활용하고 있다. 형광분자(형광체, fluorophores)는 특정 파

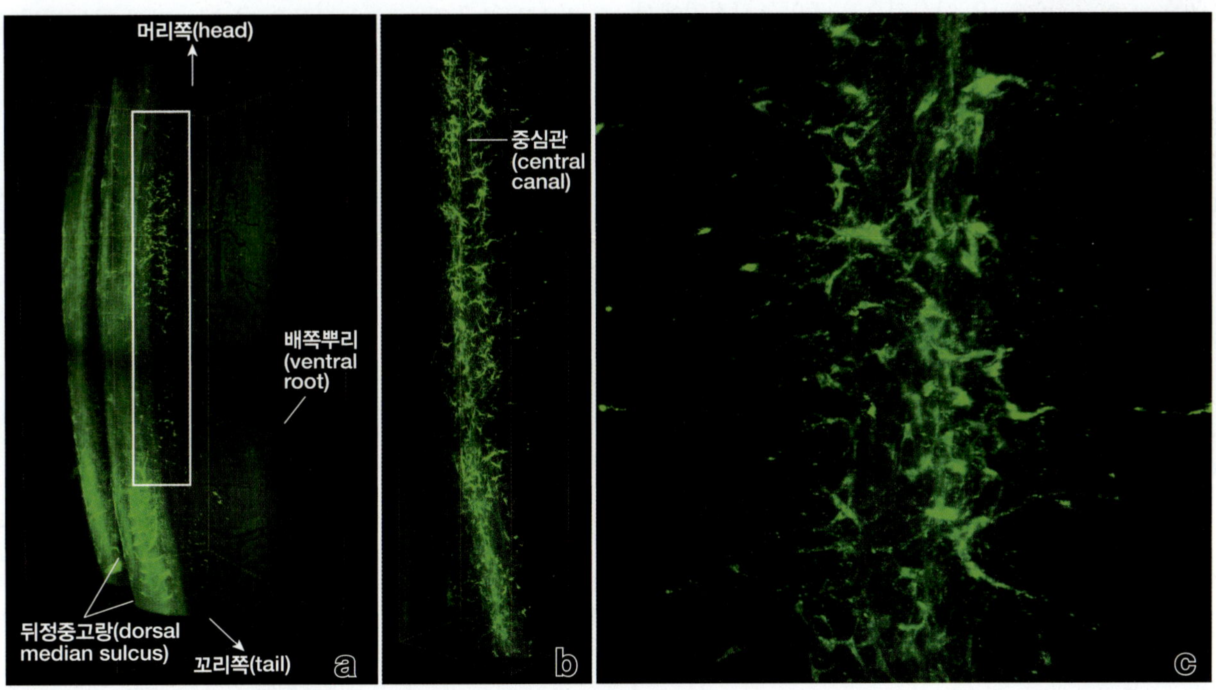

그림 1.12 성인 수컷 쥐의 척수에서 갈라닌(galanin) 신경펩타이드를 발현하는 세포의 라이트 시트 형광현미경(LSFM) 영상. a. 이 광학현미경사진은 쥐 척수의 L3 및 L4 척추 위치에서의 LSFM 이미지의 삼차원(3D) 랜더링 영상을 보여준다. *직사각형* 내에서 척수시상로 세포에서 발현하는 갈라닌 신경펩타이드가 면역형광 표지되어 관찰된다. 이 신경펩타이드는 다클론 토끼 항-갈라닌 일차 항체를 사용한 간접 면역형광법에 의해 검출되었고, 형광 염료(Alexa Fluor 647)와 결합된 염소 항-토끼 이차 항체를 사용하여 시각적으로 관찰되었다. 면역 염색 후, 표본은 디벤질 에테르(dibenzyl ether, DBE)로 투명화되었고, 이 조직은 양방향 LSFM을 사용하여 수평면에서 이미지화 되었다. TIFF 이미지들은 4 μm 광학 간격으로 수집되었고, 특수 이미징 소프트웨어를 사용하여 연결되었다. 재구성된 이미지는 녹색으로 표현되었다. 3D 렌더링을 통해 이미지를 모든 방향에서 회전하고 관찰할 수 있다. ×10. **b.** 척수에 전반적으로 염색된 비특이적 염색 배경이 제거된 상태에서 갈라닌이 염색된 척수시상로 세포의 고배율 이미지를 보여주고 있다. 갈라닌이 염색된 세포는 중심관 근처에서 관찰됨을 확인할 수 있다 ×22. **c.** 갈라닌을 발현하는 척수시상로 세포의 고배율 이미지를 통해 세포들의 상호 연결 관계를 확인할 수 있다. ×110. (Dr. Aleisha M. Moore, Michael N. Lehman, and Lique M. Coolen 제공.)

장의 빛을 흡수하고 더 긴 파장의 빛을 방출하도록 설계되었다. 이러한 분자들은 매우 밝게 나타나며, 조직 절편에서 다른 배경 신호와 쉽게 구별된다. 또한 유전적으로 인코딩된 **형광단백질**(fluorescent protein, FP)의 개발로 인해 살아있는 세포에서 단백질의 발현, 위치 및 활성화를 시각화하고 이미지를 생성할 수 있게 되었다. 형광 및 공초점 현미경 기술과 빠른 데이터 처리 하드웨어의 조합은 연구자들이 이미지를 삼차원으로 만들 수 있게 하였다.

자외선현미경(ultraviolet microscope)은 자외선을 광원으로 하며 석영렌즈를 이용한다.

자외선현미경(ultraviolet [UV] microscope)의 상은 표본분자의 자외선 흡수력에 달려 있다. 자외선 광원은 대략 200 nm의 파장을 가지고 있으므로 자외선현미경의 해상력은 0.1 μm이다. 자외선현미경의 원리는 분광광도계와 유사하며, 그 결과는 사진으로 기록된다. 자외선은 눈으로 볼 수 없고 해롭기 때문에 접안렌즈를 통해 직접 표본을 관찰할 수는 없다. 자외선현미경은 핵산, 특히 뉴클레오타이드의 푸린과 피리미딘 염기를 검출하는 데 유용하다. 또한 특정 아미노산을 포함하는 단백질을 관찰하는 데도 유용하게 쓰인다. 특정 조명 파장을 이용하여, 자외선 현미경을 통해 자외선 분광 광도 측정을 수행하여 각 세포들의 DNA와 RNA 양을 정량 검사하는 데 사용된다. 글상자 1.2, 8쪽, **포일겐 미세분광측정법**(feulgen microspectrophotometry)은 임상적으로 종양조직절편에서 배수성(정상 DNA 양의 배수) 정도를 측정하는 데 이용된다.

공초점현미경(confocal scanning microsceope)은 조직표본을 광학적으로 분석하기 위해 광학현미경의 구성요소에 스캐닝 시스템을 접목한 것이다.

공초점현미경(confocal scanning microscope)은 삼차원으로 생물학적 표본을 관찰할 수 있다. 공초점현미경에 있는 두 개의 렌즈(대안렌즈와 광전관렌즈)는 한 렌즈의 초점에서 다른 렌즈의 초점으로 빛을 집중시킬 수 있도록 매우 정교하게 배치되어 있다. 일반 현미경과의 주된 차이점은, 공초점현미경은 렌즈의 초점 부위에 **감지구멍**(detector aperture, pinhole, 작은 구멍 조리개)이 추가 결합되어 있다는 것이다. 따라서 이것을 **공초점**(confocal)이라 하는 것이다. 정밀하게 위치한 감지구멍은 초점에 맞추어진 빛만 광전자 배증관(photomultiplier, detector, 감지기) 장치를 통과하도록 하고, 초점이 맞지 않은 빛은 감지기로 들어오는 것을 차단한다(그림 1.13). 이런 원리로 매우 뛰어난 해상도(0.2~0.5 μm)를 얻을 수 있으며, 단지 초점에서 벗어 난 빛을 차단하는 것만으로도 표본의 얇은 단면으로부터 아주 선명한 상을 얻을 수 있다.

공초점현미경이 사용하는 레이저광선은 집중적으로 한 점에 모이기 때문에 주사점(scanning spot)이 형성된 곳에 강한 강도의 빛을 집중시킨다. 레이저광선이 조직표본을 통과하며, 그때마다 단일점을 조명하면서 이동하는 과정에는 거울 시스템이 사용된다(그림 1.14). 동일 초점면의 많은 단일점들이 스캔되고, 컴퓨터 프로그램이 스캔되는 동안 기록된 정보를 영상으로 재구성한다. 이런 관점에서 공초점현미경은 컴퓨터단층촬영술(computed axial tomography [CAT] scan)의 영상제작 과정과 비슷하다.

더 나아가 초점이 맞는 상의 한정된 깊이를 이용하면, 표본 내 다양한 깊이에서 여러 영상을 만드는 것이 가능해진다. 따라서 문자 그대로 표본을 한층 한층 해부할 수 있다. 또한 컴퓨터로 이런 상들을 모아 삼차원으로 재구성이 가능하다. 표본의 특정 깊이에서 얻은 각각의 영상은 아주 선명하기 때문에 삼차원으로 재구성한 영상도 뚜렷하다. 컴퓨터로 각각의 영상을 재구성하여 얻은 삼차원영상은, 회전시키면서 원하는 모든 방향에서 관찰이 가능하다(그림 1.4).

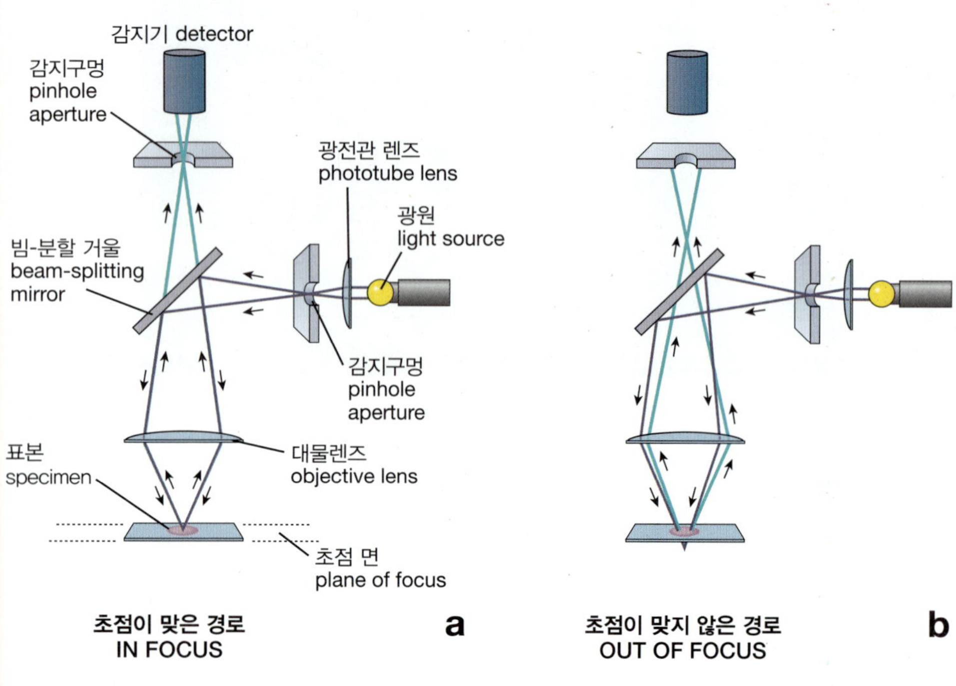

그림 1.13 공초점현미경에서 레이저 빔과 방출된 빛의 초점이 맞는 것(in focus)과 맞지 않는(out of focus) 경우의 모식도. a. 이 모식도는 상의 구조가 정확히 렌즈 초점이 맞았을 때의 레이저선과 방출된 빛의 경로를 보여준다. 공초점현미경 광학계의 다른 쪽 면에는 감지구멍(pinhole)을 가진 스크린이 있어 빛이 감지구멍을 통과하여 조직 구조물에 초점이 맞게 된다. 그런 후에 이 빛은 컴퓨터 소프트웨어에 의해 영상으로 전환된다. 현미경 대물렌즈의 초점은 감지구멍이 위치하는 높이에서 정확한 상을 만들기 때문에 이들 두 지점을 *공초점*(*confocal point*)이라고 한다. **b.** 감지구멍과 초점이 맞지 않는 방출된 빛과 레이저선의 경로를 보여주는 모식도이다. 따라서 조직표본에서 나온 이런 빛은 감지구멍에서 차단되고 감지되지 않는다.

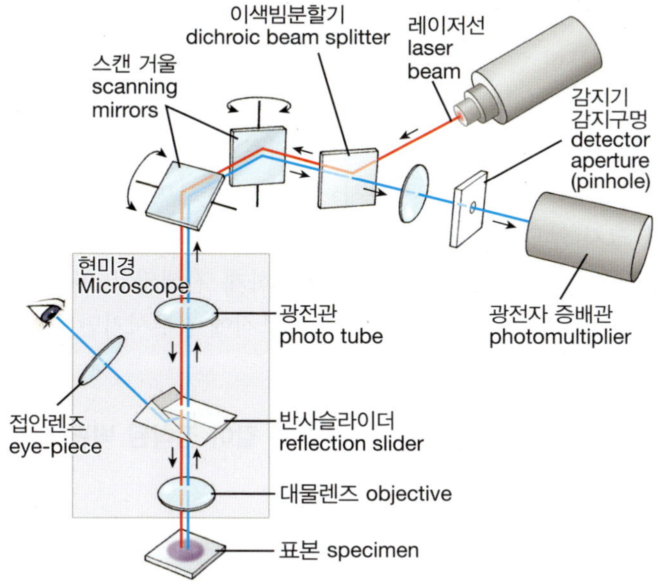

그림 1.14 공초점현미경의 구조와 레이저선의 경로를 보여주는 모식도. 공초점현미경의 광원은 레이저에서 나온 것이다. 레이저선(*붉은 선*)은 이색빔분할기(dichroic beam splitter)를 거쳐 두개의 움직이는 스캔거울(scanning mirrors)을 지나 조직 표본으로 간다. 이 거울은 x축과 y축 방향으로 시료를 지나는 레이저선을 스캔한다. 마침내, 레이저 선은 형광현미경으로 들어가 관찰 조직을 발광시키기 위해 광학계를 통과한다. 조직시료에서 발광된 빛(*파란색 선*)은 현미경의 광학계를 통해 되돌아 나와 양쪽 스캔거울을 통과하고, 이색빔분할기를 지나 감지구멍에 초점이 맞게 된다. 감지구멍을 지난 빛은 컴퓨터에 부착된 감지기가 받아 기록하고 한번에 한 화소(pixel)의 영상을 만든다.

편광현미경(polarizing microscope)은 고도로 질서정연하게 배열된 분자들이 편광면의 각도를 회전시킬 수 있다는 원리를 이용하였다.

편광현미경(polarizing microscope)은 광학현미경을 약간 변형시킨 것으로 광원과 표본 사이에 편광필터(**편광자** polarizer)와 대물렌즈와 관찰자 사이에 두 번째 편광자(**검광자** analyzer)가 장착되어 있다. 편광자와 검광자 모두 회전 가능하며, 둘 사이의 회전 각도 차이는 조직구조가 편광에 주는 영향 정도를 결정하는 데 이용된다. 결정체나 결정체유사배열이 편광된 빛의 평면을 회전시키는 현상을 **이중굴절**(birefringence)이라 한다(복굴절 double refraction). 가로무늬근과 고환의 간질세포(라이디히세포 Leydig cells)에 있는 결정체 함유물이 이중굴절을 보이는 대표적 예이다.

초고해상도 현미경검사(Super-Resolution Microscopy)

기존의 광학현미경은 빛의 파장 때문에 해상력에 본질적인 한계가 있다. 해상력은 두개를 각각 하나로 구분 가능한 최소한의 점과 점 사이의 거리로 정의되며, 빛의 회절 한계에 의해 제한된다. 회절은 표본에서의 빛 신호가 관찰자의 눈이나 다른 빛 검출 장치로 이동하면서 퍼지게 한다. 앞에서 설명했듯이, 대물렌즈와 집광렌즈 정렬이 최적인 광학현미경의 해상력은 0.2 μm로 제한되어 있기 때문에 많은 자세한 세포 구조를 관찰할 수는 없다.

새로운 초고해상도 현미경 기술은 기존 광학현미경의 해상력 한계를 극복할 수 있다.

수십 년 동안 연구자들은 광학현미경의 해상력 한계를 극복할 수 있는 기술을 찾아왔다. 최근 개념적 발전과 기술 혁신 덕분에 광학 해상력이 0.2 μm에서 약 10 nm로 증가하게 되었다. 회절 장벽에 의해 규정된 기존 광학현미경의 해상력을 최소 2배 이상 증가시키는 모든 현미경 기술을 **초고해상도 현미경**(super-resolution microscopy)이라고 한다.

여러 초고해상도 현미경 기술이 형광 광학현미경 하에서 살아 있는 세포를 연구하기 위해 개발되었다. 일반적으로 초고해상도 현미경에는 세 가지 방법이 사용된다.

- **단일분자 국소화 방법**(single-molecule localization method): 여기에는 광활성화 국소화 현미경(photoactivated localization microscopy, PALM), 형광 광활성화 국소화 현미경(fluorescence photoactivated localization microscopy, FPALM), 그리고 확률적 광학 재구성 현미경(stochastic optical reconstruction microscopy, STORM)이 포함된다. 이 방법들은 특정 파장의 빛에 노출되었을 때 어둡거나 밝은 빛의 방출 상태를 상호 전환할 수 있는 광활성화 및 광스위치 형광분자를 사용한다. 수천 개의 단일분자 강도 프로파일과 현미경 회절 프로파일에서 얻은 결합 데이터를 컴퓨터 분석하여 10~20 nm 해상도의 이미지로 변환한다.
- **구조화 조명 현미경 방법**(structured illumination microscopy [SIM] method): 미리 결정된 조명 패턴과 구조의 간섭으로부터 미세한 구조의 세부 정보를 추출하는 데 기반을 두고 있다. 이 방법은 공간 주파수를 사용하기 때문에, 회절에 의해 제한되며, SIM 현미경은 해상도를 2배(해상도 ~100 nm)까지만 향상시킬 수 있다.
- **점 스캔 방법**(point-scanning method): 자극 방출 소멸(stimulated emission depletion, STED) 현미경과 등방성 자극 방출 소멸(isotropic stimulated emission depletion, isoSTED) 현미경이 포함된다. 이 방법들은 소멸 레이저가 추가된 레이저 스캐닝 공초점 현미경을 기반으로 하며, 이 레이저는 흥분된 분자를 기본 상태로 되돌리도록 자극한다. 자극 방출 소멸 현미경을 사용하면 30~80 nm의 이미지 해상도를 얻을 수 있다.

초고해상도 현미경 방법은 이전에는 얻을 수 없었던 높은 해상도로 살아 있는 세포의 세포내 구조에 대한 자세한 정보를 얻을 수 있는 새로운 기회를 제공하였다.

전자현미경검사(Electron Microscopy)

전자현미경은 세포와 조직에 대한 형태 및 분석자료를 제공해주며, **투과전자현미경**(transmission electron microscope, TEM)과 **주사전자현미경**(scanning electron microscope, SEM) 두 종류가 있다. 전자현미경이 광학현미경에 비해 우수한 점은 전자선의 파장이 광학현미경 광선의 대략 1/2,000이므로 10^3 정도 해상도가 높다는 것이다.

투과전자현미경은 표본과 전자선의 상호작용에 의해 이미지를 만든다.

투과전자현미경은 전자선을 이용하고 광학현미경은 광선을 이용한다는 것을 제외하면 서로 원리가 비슷하다(그림 1.15). 투과전자현미경의 원리는 다음과 같다.

- 가열된 텅스텐 필라멘트 같은 전자원(**음극** cathode, **전자방출기** electron emitter, **전자총** electron gun)에서 전자를 방출한다.
- 음전하를 띤 **전자**(electron)는 양전하를 띤 전자 수집기인 **양극**(anode)으로 끌려간다.
- 음극과 양극의 전기적 차이가 전압 20,000~200,000볼트로 전자를 가속시켜 **전자선**(electron beam)을 만든다.
- 전자선은 광학현미경의 유리렌즈와 같은 기능을 하는 **전자기렌즈**(electromagnetic lens)를 통과한다.

집광렌즈(condenser lens)는 표본 면에 도달하는 전자선의 직경을 변화시키고 모양을 결정한다. 표본을 통과한 **전자선**(electron beam)은 **대물렌즈**(objective lens)에 의해 초점이 맞춰지고 확대된 후, 한 개 이상의 **투사렌즈**(projector lens)에 의해 더욱 확대된다. 최종 영상은 인광물질(phosphor)에 도포된 **형광 스크린**(fluorescent screen)이나 **사진판**(photographic plate)에 나타난다. 표본의 여러 부위 중에서 전자선이 통과한 부위는 밝게 보이고, 밀도가 원래 높거나 제작과정에서 중금속을 첨가해 준 부위는 전자선을 흡수하거나 산란시켜 어둡게 보인다. **전하결합소자**(charge-coupled device, CCD)같이 빛 감지센서가 있는 전자 검출기를 스크린 위나 아래에 장착하여 모니터로 실시간 관찰할 수도 있다. 이런 장치는 컴퓨터로 디지털화하여 이미지나 비디오 파일로 보관할 수 있도록 한다.

투과전자현미경검사 표본 준비과정은 광학현미경검사와 유사하지만 더 정교한 방법이 요구된다.

투과전자현미경 관찰을 위한 표본 제작의 원리는 광학현미경에서와 기본적으로 같지만 모든 단계에서 광학현미경 표본보다 3~4배 정도 더 작고 얇은 표본을 다루어야 한다. 투과전자현미경의 전자선파장은 약 0.1 nm이므로 이론적 해상도는 0.05 nm이다.

이와 같이 투과전자현미경은 뛰어난 해상도를 가지고 있기 때문에, 세포미세구조의 보존도, 즉 고정이 질적으로 최상이어야 한다.

일반적인 투과전자현미경검사 표본 제작은 글루타르알데히드로 고정하는 것을 시작으로 완충액으로 씻어 낸 후, 사산화오시뮴으로 다시 고정한다.

글루타르알데히드(glutaraldehyde)는 디알데히드(dialdehyde)로, 단백질 성분을 교차결합하여 보존하고 **사산화오스뮴**(osmium tetroxide)은 지질, 특히 인지질과 반응한다. 오시뮴은 중금속이므로 세포와 조직 구조의 전자밀도를 높여주어 투과전자현미경 영상이 잘 형성되도록 한다. 이상적으로는 조직을 자르기 전에 글루타르알데히드가 포함된 완충액으로 관류시키는 것이 좋으며, 조직이 1 mm^3보다 크지 않도록 고정해야 한다(광학현미경 표본은 cm 단위임). 탈수과정은 광학현미경의 경우와 동일하게 진행되고, **에폭시수지**(epoxy resin) 같은 단량체 합성수지를 조직에 침투시키면 중합반응이 일어난다.

플라스틱에 포매된 조직은 다이아몬드 칼이 장착된 박편제작기에서 자른다.

전자선의 침투에는 한계가 있기 때문에 투과전자현미경용 조직의 두께는 50~150 nm 정도가 적당하다. 또한 강철 칼날을 날카롭게 하기 위해 사용하는 연마제는 투과전자현미경으로 관찰할 조직 절편에 흠집을 남기게 되기 때문에, 잘리는 부분에 흠집을 남기지 않는 **다이아몬드 칼**(diamond knive)이 이용된다. 다이아몬드 칼로 자른 조직 절편은 너무 얇아 다루기가 어렵다. 칼날 끝에서 떨어져 나온 절편을 작은 홈에 채운 액체에 띄운 후 플라스틱 코팅된 구리 재질의 망상 그리드(mesh grid)로 건져낸다. 그리드는 인치당 50~400개의 구멍을 가지고 있거나 연속 절편을 관찰할 수 있는 특수한 작은 구멍을 가지고 있다. 전자선이 표본을 통과하고 구리 그리드의 구멍을 지난 후, 영상을 스크린, CCD 또는 사진 필름으로 관찰할 수 있게 된다.

투과전자현미경관찰을 위한 일반적인 조직 염색은 고유한 세포 구조의 전자밀도 대비를 높여 세포 구조물이 더 잘 관찰되도록 하며 이런 구조물에 대한 영상을 얻을 수 있도록 한다.

일반적으로, 투과전자현미경 절편은 중금속이온과 같이 전자밀도가 높은 물질을 첨가해 염색을 한다. 조직을 고정이나 탈수과정 중 또는 절편으로 자른 뒤에 **중금속이온**(heavy-metal ion)이 첨가된 용액에 담가 두면 이런 이온과 결합을 하게 된다. **사산화오시뮴**(osmium tetroxide)은 고정액으로 널리 사용되며 세포막의 인지질 구성성분에 결합하여, 막의 전자밀도를 높여 준다.

세포연접 구성물과 같은 부위의 전자밀도를 증가시켜 주기 위해 탈수과정에서 알코올 용액에 **질산우라늄**(uranyl nitrate)을 첨가하기도 한다. 고해상도 이미지를 얻기 위해 현미경으로 관찰하기 전에, 조직절편을 아세트산 **우라늄**(uranyl acetate)이나 **시트르산납**(lead citrate) 용액에 순차적으로 담가 뚜렷한 대조가 보이는 전자현미경 사진을 얻는다.

가끔 투과전자현미경으로 조직세포화학이나 면역세포화학반응을 관찰하기 위해 특수 염색을 할 때도 있다. 인산효소와 에스테라아제 방법이 이런 목적을 위해 이용된다(그림 1.3). 형광염료 대신 중금속이 함유된 물질(heavy metal-containing compound)을 항체와 결합시켜 투과전자현미경으로 면역세포화학기법을 적용할 수도 있다. 이런 유사한 원리로, 투과전자현미경으로 관찰할 수 있도록 개발된 전자현미경 자가조직방사선촬영기법(EM autoradiography technique)이 있다(그림 1.8b). 이런 방법들은 특히 세포내 물질의 기원과 경로, 세포 표면에 있는 특정 수용체의 위치, 섭취된 약물과 기질의 세포내 위치 등을 알아내는 데 사용된다.

동결파쇄(freeze-fracture)는 투과전자현미경검사 관찰을 위한 특수 표본 제작법으로, 특히 막을 연구할 때 중요하다.

동결파쇄(freeze fracture)기법은 동결된 시료를 물리적으로 분리(쪼갬)하여 내부 구조가 드러나도록 하는 특별한 표본 준비 방법이다. 이 방법은 조직을 고정할 수도, 하지 않을 수도 있다. 만약 고정을 했다면, 고정 후 다음 과정 전에 조직을 씻어 주어야 한다. 글리세롤(glycerol)과 같은 동결보호제를 조직 내로 침투시키고 약 −160℃에서 급속 동결시킨다. 동결보호제를 사용하여 급속 동결시키며, 아주 작은 조직을 사용하면 얼음결정체가 형성되는 것을 막을 수 있다. 동결조직은 진공상태의 동결파쇄기에서 칼날 끝이나 면도날로 쳐서 쪼갠다.

세포막의 소수성 부분에 파쇄면이 생겨 세포막의 내부가 노출된다. 세포막이 파쇄되면 두 개의 새로운 표면이 나타난다.

세포밖 공간을 뒤로 하는 면은 E면(E-face)이라 하고, 세포질을 뒤로 하는 면을 P면(P-face)이라고 한다. 파쇄 면을 복제하기 위해 탄소(carbon)와 백금(platinum) 증기로 표본을 코팅한다. 그 후 조직은 녹여 버리고 조직 대신 표면 복제물을 그리드 위에 올려 투과전자현미경으로 관찰한다. 이런 복제물은 중합체 수준에서 자세히 관찰할 수 있다(그림 2.5, 39쪽). 동결파쇄기법의 가장 일반적인 용도 중 하나는 세포와 세포를 결합시키는 통합막단백질이 있는 폐쇄띠(zonula occludens)를 관찰하는 것이다(그림 5.15c, 164쪽).

주사전자현미경검사에서는 전자선이 표본을 투과하지 않고 그 표면을 따라 스캔한다.

투과전자현미경 영상보다 주사전자현미경 영상이 TV 화면에서 보는 영상과 더 닮았다. 주사현미경 영상은 표본의 표면구조를 묘사하고 삼차원으로 보여준다. 조직을 관찰하기 위해서는 표본을 고정하고 임계점건조(critical point drying)로 탈수시킨 후, 금-탄소 필름(gold-carbon film)을 증발시켜 코팅하고 알루미늄 조각에 올린 후 주사전자현미경의 진공 챔버에 놓는다. 광물화된 조직의 경우 모든 연조직은 표백제로 제거하고 난 후 광물질의 구조적 특성을 관찰할 수 있다. 브라운관 표면을 따라 전자선을 스캔하는 것처럼, 주사선으로 스캔한다. 표면에서 반사된 산란전자(반사전자 backscattered electron)와 표면에서 방출된 전자(이차전자 secondary electron)는 한 개 이상의 감지기에 모아져 고해상도 삼차원 표본 표면영상을 만든다. 초기 현미경 기종에서는 영상이 고해상도 CTR(cathode ray tube)이나 사진판에 찍혔지만, 최근 기기들은 민감한 감지기와 CCD로 디지털화한 영상을 고해상도 컴퓨터 화면에 보여준다.

다른 감지기들을 이용하여 표면에서 방출되는 엑스선, 표면 아래 조직분자에서 나오는 음극선 발광, 그리고 표면에서 방출된 매우 저에너지의 오제 전자(Auger electrons)를 측정할 수 있다.

투과전자현미경과 주사전자현미경의 특징을 결합한 주사투과현미경(STEM)은 엑스선 전자 탐색자 미세분석에 이용된다.

주사전자현미경 구성을 이용하여 표본을 놓는 곳에 그리드(grid)를 넣고, 감지기로 투과전자를 모아 CTR에 영상을 재구성하면 투과영상을 만들 수도 있다. 이런 주사현미경 구성이나 주사투과전자현미경(scanning-transmission electron microscope, STEM)은 전자탐침엑스선미세분석(electron-probe X-ray microanalysis)을 위한 기기로 사용 가능하다.

현미경에 감지기를 붙여 절편에 전자선을 쏘아 방출되는 엑스선을 모으고, 적절한 분석기로 분석하면 조직 절편 안에 있는 원자번호 12번 이상의 원소 분포를 지도화할 수 있다. 충분한 엑스선을 생성하기 위해서는 농도가 충분해야 한다. 그리고 충분한 농도의 원소로 반정량적 결과를 얻을 수도 있다. 따라서 투과전자현미경과 주사전자현미경은 모두 "광학" 기기로 사용될 뿐 아니라 정교한 분석도구로 전환되어 사용될 수도 있다.

삼차원 전자현미경(three-dimensional electron microscopy, 3DEM)은 전체 세포, 세포들의 연결, 그리고 세포소기관을 재구성하는 데 사용된다.

TEM에서 얻은 단일 2D 이미지는 세포의 크기, 모양, 수, 인접한 구조와의 관계 등 다른 세포 구조를 해석하는 데 여러 가지 한계가 있다. 그러나 단일 2D 이미지(연속 절편에서)를 활용하여 관찰하고자 하는 구조의 3D 모델을 재현할 수 있다. 재구성된 3D 모델 영상의 구조는 연구자들이 부피, 표면적, 공간 분포, 그리고 다른 구조 사이의 접촉 영역에 대한 새로운 정보를 얻게 해준다.

지난 10년 동안, 삼차원 전자현미경(three-dimensional electron microscopy, 3DEM)은 여러 강력한 이미징 방식을 포함하도록 빠르게 발전하였다. 일반적으로, 3D 재구성은 TEM과 SEM 모두에서 가능하며, 표본의 다양한 부위에 대한 영상 정보를 수집하고 3D 재구성 소프트웨어를 사용하여 분석할 수 있다. 연속 절편 TEM(serial section TEM), 집중 이온 빔 SEM(focused ion beam SEM), 연속 블록 표면 SEM(serial block-face SEM), 이미지 분할, 그리고 세포와 조직의 3D 재구성 등 여러 방법이 현재 초미세 구조 수준에서 3D 이미지를 얻는 데 사용되고 있다. 3D 재구성은

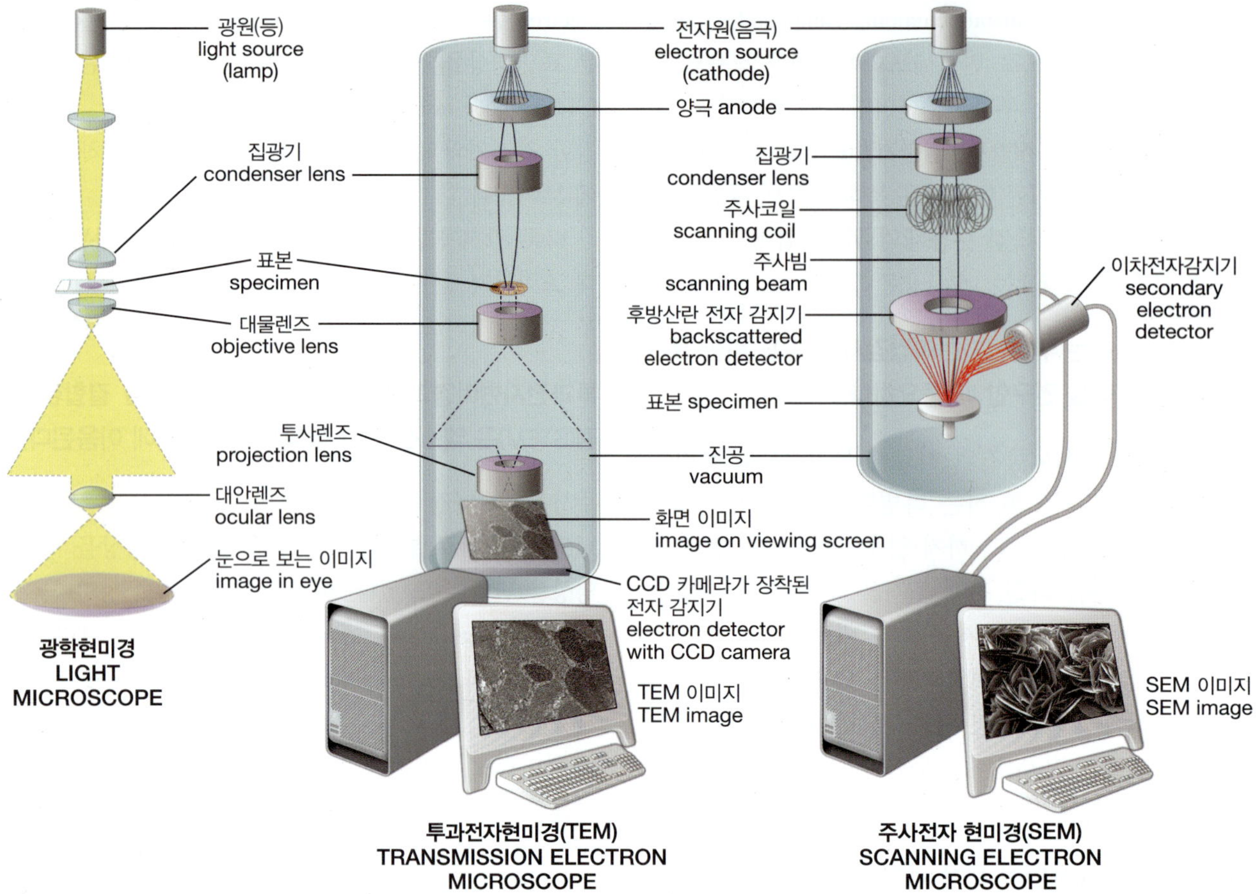

그림 1.15 다양한 종류의 현미경들의 광로를 비교한 그림. 세 가지 종류의 현미경들의 차이를 쉽게 비교할 수 있도록 광학현미경(*왼쪽*)은 위 · 아래를 뒤집어 나타내었고, *TEM*(*가운데*), *SEM*(*오른쪽*)을 보여준다. TEN과 SEM의 표본은 높은-진공(10^{-4} ~10^{-7} Pa) 상태에 삽입되어야 한다.

특히 뇌의 신경세포 간의 구조적 및 기능적 연결을 연구하는 분야인 **커넥토믹스**(connectomics)에서 유용하다. 최근에는 노랑초파리(*Drosophila melanogaster*) 뇌의 시냅스 연결망 전체 이미징이 이루어졌으며, 따라서 3DEM 기법을 사용하여 인간 뇌의 모든 신경 연결을 지도화하는 것이 미래에는 가능할 수도 있다. 아래에서는 EM 수준에서 자주 사용되는 3D 시각화 접근법들을 설명한다.

- **연속 절편 TEM**(serial section TEM, SSTEM). 이 기법은 에폭시 수지로 포매된 조직을 초미세절단기로 절단하여, 표본 전체의 연속된 절편들을 준비하는 것을 포함한다. 준비된 연속 절편의 각 절편은 그리드에 놓이고 TEM을 사용하여 별도로 이미징된다. SSTEM을 사용하는 장점은 모든 개별 절편을 보존, 보관, 재이미징 할 수 있다는 것이다. 이미지 분석 소프트웨어를 사용하여 EM 이미지를 정렬, 분할, 모델링하여 선택한 구조의 3D 이미지를 생성할 수 있다.
- **집중 이온 빔 SEM**(focused ion beam SEM, FIBSEM). 이 기법은 두 개의 이미징 칼럼(column)을 가진 이중 빔 기기의 장점을 활용한다. 첫 번째 칼럼은 SEM에 있는 표준 전자 열이며, 두 번째 이온 칼럼은 양전하 이온을 생성한다(주로 액체 금속 갈륨[gallium]을 이온의 원료로 사용). 두 칼럼 모두 스캔 코일을 가지고 있어, 전자와 이온의 빔이 이미징 샘플의 표면을 가로질러 이동할 수 있다. 높은 운동량의 이온 빔이 표본 위를 움직이면서 표본의 매우 얇은 층을 깎아낸다. 그 후 이미징 전자 빔이 따라오게 되며, SEM 검출기가 후방산란 전자와 방출된 이차전자를 포착하여 밀링(milling) 라운드 사이의 블록 표면을 시각화한다. 일련의 이미지가 생성되어 3D 이미지로 조립된다.
- **연속 블록 표면 SEM**(serial block-face SEM, SBFSEM). 이 기법의 기본 원리는 SEM의 진공 챔버 내에 초미세절단기가 있어서 포매된 표본의 얇은 조각을 제거하는 것이다. 블록 표면의 상단은 다이아몬드 나이프가 지정된 깊이로 표면을 깎기 전에 이미징되며, 새로운 블록 표면이 드러나고 이것은 다시 이미징된다. 이 반복적인 과정을 통해 블록에서 순차적으로 제거된 조직의 자동 정렬된 연속 이미지를 얻게 된다. 수집된 이미지는 3D 이미지 분석 소프트웨어를 사용하여 재구성된다. 관찰하고자 하는 특정 세포소기관은 분할되어 3D로 재생성될 수 있다(그림 1.16).

이미지 세분화는 관찰하고자 하는 구조의 모든 픽셀(pixel)에 라벨을 하여 구조를 시각화할 수 있게 한다.

3D 모델을 생성하는 과정에서, **이미지 세분화**(image segmentation)

는 관찰하고자 하는 구조의 시각화를 가능하게 한다. 이 과정에서 구조물의 각각의 픽셀은 “라벨(label)”을 부여받는다. 세분화는 연구자가 수동으로 수행하거나 컴퓨터 알고리즘을 사용하여 자동으로 수행할 수 있다. 예를 들어, 핵막과 관련된 모든 픽셀을 식별하고 “핵막” 라벨로 배정하면 사용자는 연속 절편 전체에서 픽셀 분포를 추적하고 이를 3D 객체로 재구성할 수 있다(그림 1.16).

- **수동 세분화**(manual segmentation)는 노동 집약적이고 시간이 많이 소요되는 과정이다. 주로 연구자가 컴퓨터 마우스, 펜, 또는 스타일러스를 사용하여 드로잉 태블릿 또는 터치 감지 화면에서 선택한 구조를 추적하는 방식으로 이루어진다. 그런 다음 사용자가 3D 이미지 스택에 레이블을 “칠(paints)”한다.
- **자동 세분화**(automatic segmentation)는 사용자 정의 또는 기존 기준에 기반한 이미지 **세분화 알고리즘**(segmentation algorithms)을 사용한다. 가장 일반적으로, **기본 임계값 세분화**(basic thresholding segmentation) 알고리즘이 좋은 3D 이미징을 만드는데 가장 좋다. 이 절차 동안, 연구자는 특정 픽셀 강도 임계값을 선택하고, 선택된 강도 값 이상인 모든 픽셀은 자동으로 구조물 라벨이 만들어진다. 이 접근법은 높은 대비를 가지고 선택적으로 염색된 관찰하고자 하는 구조(예: 비오시틴 염색된 개별 뉴런 또는 오스뮴 테트록사이드 염색이 골격근 세포의 세포질 주변과 비교하여 T세관의 내강에서 낮은 경우)의 이미지에 특히 적합하다. 자동 세분화는 3D 모델을 생성하는 가장 빠른 방법이다. 그러나 표본 내의 픽셀 강도의 이질적인 분포로 인해 조직 표본의 재구성이 잘 안될 수 있다. 현재로서는 완전히 자동화된 세분화 프로토콜이 아직 개발 중에 있으며 미래에 3DEM 이미지 분석을 완전히 자동화할 더 강력한 알로리즘이 개발될 것이다.

원자력현미경검사(Atomic Force Microscopy)

원자력현미경검사는 분자와 원자 수준의 해상도에서 표면의 형상을 연구하기에 가장 유력한 도구 중 하나이다.

생물학연구에 가장 유용한 새로운 현미경 중 하나가 **원자력현미경**(atomic force microscope, AFM)이다. 우리가 볼 수 없어도 손가락 끝으로 얼굴 피부를 만져 감촉을 느끼는 것과 같은 방식으로 작동하는 **비광학적 현미경**(nonoptical microscope)이다. 손가락 끝의 감각은 뇌에서 처리되어 얼굴을 만지는 동안 표면의 형상을 추정할 수 있게 한다.

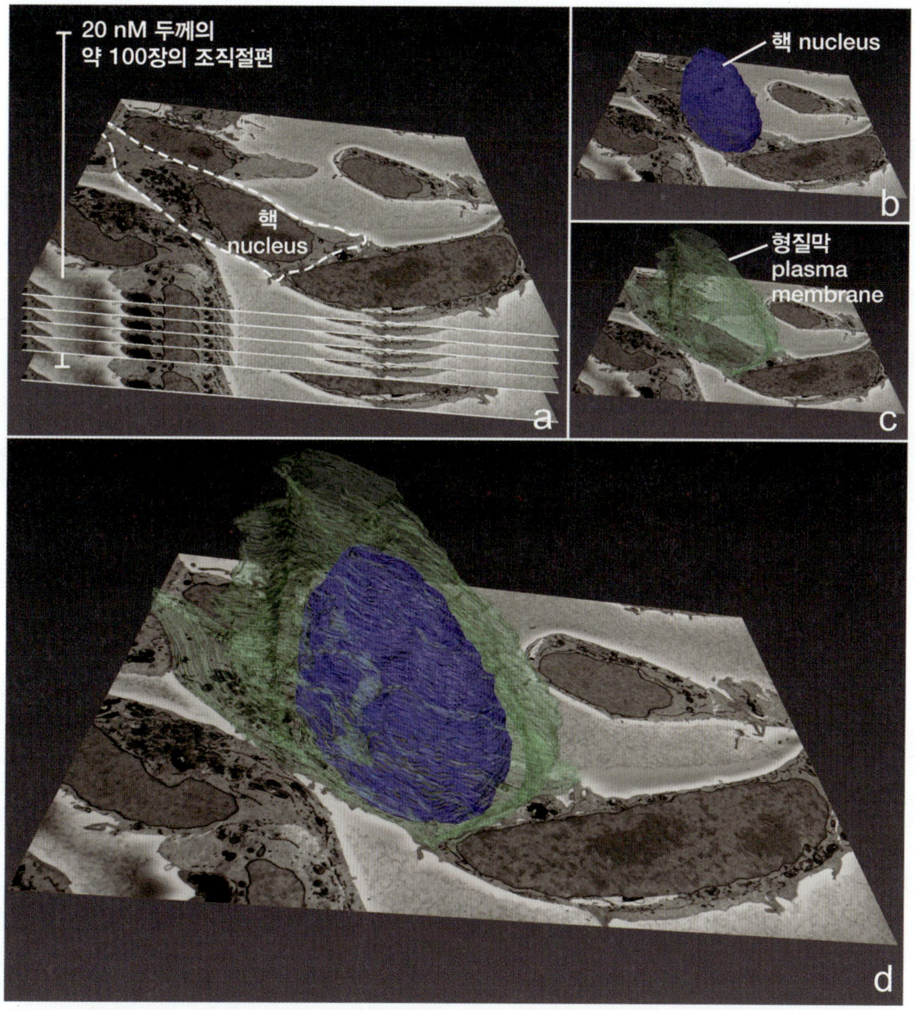

그림 1.16 연속블록면 주사전자현미경(SBFSEM)을 사용한 세포막과 핵막 이미지. SBFSEM을 사용하여 얻은 배양 중인 인간 배아 콩팥 세포(HEK-293 세포주)의 이미지이다. 세포는 일반적인 SEM 검사 준비과정을 거쳤고, 표본을 포함하는 에폭시 수지 블록은 초미세 절단기가 들어 있는 진공 챔버에 배치되었다. **a.** 블록면의 윗부분은 전자 빔에 의해 이미화되었고, 블록면은 초미세 절단기에 의해 약 20 nm 두께로 절단된 후 드러난 새로운 블록면은 다시 이미징되었다. 이 과정은 약 100개의 연속 절편 이미지가 모아질 때까지 반복되었다. *점선*은 삼차원(3D) 재구성을 하고자 하는 세포의 윤곽을 표시하고 있다. 세포질 내의 검은색 포함물은 세포에 의해 흡수된 금 나노입자를 나타낸다. 블록 이미지화된 면과 후속적으로 스캔되고 제거된 연속 절편이 표시되었다. 수집된 3D 데이터 세트는 패널 **b**(*파란색 구조*)에 표시된 핵막과 패널 **c**(*녹색 구조*)에 표시된 세포막을 추적하여 수동으로 분할되었다. 패널 **d**는 세포 내의 세포막과 핵의 재구성 3D 이미지를 겹쳐 보여준다. ×8,000(패널 d). (Dr. Louis J. Maher and Brandon A. Wilbanks, Mayo Clinic, Rochester, MN. 제공.)

원자력현미경의 탐색자는 그 끝에 원자 하나 크기의 날카롭고 뾰족한 부분이 있어서, x축에 수평방향으로 표본을 스캔하고 이를 y축을 따라 아주 좁은 간격으로 반복한다. 이 날카로운 끝은 높은 신축성이 있는 **캔틸레버**(cantilever) 끝에 위치하는데, 표본의 표면에서 "원자력(atomic force)"과 만나면 캔틸레버가 휘게 된다(그림 1.17). 캔딜레버의 윗면에서 반사된 레이저선은 캔딜레버를 벗어나 다이오드(diode)로 이동한다. 이런 배열은 캔딜레버의 아주 미세한 굴절 변화가 다이오드에서 극대화되기 때문에 "광학적 지레(optical lever)"로 작용한다고 할 수 있다. 원자력현미경은 캔딜레버의 끝에 시료가 닿게 하거나(**접촉방식** contact mode), 마치 앞을 보지 못하는 사람이 지팡이를 사용하는 것처럼 표면을 지나며 두드려(**두드림 방식** tapping mode) 감지한다(그림 1.17, 삽화). 캔딜레버의 끝이 표본을 가로지르며 z축의 위, 아래로 움직이면, 이 움직임은 반사된 레이저선의 움직임으로 다이오드에 기록된다. 시료 아래의 압전(piezoelectric)장치는 다이오드와 함께 정밀한 피드백 순환을 활성화시키며 표본을 위, 아래로 움직여 레이저 선이 다이오드의 중심에 맞게 된다. 캔딜레버의 끝이 아래로 너무 내려가면 압전장치는 보정하기 위해 표본을 올리고, 이 끝이 위로 올라가면 표본을 낮추어 보정해 준다. x축과 y축 신호와 함께 압전 장치에 나타나는 전류를 z축으로 해석하며 분자 수준의 해상도 표본 형태도를 제공한다. 가끔은 원자 수준의 해상도도 가능하다(그림 1.18).

생물학 표본을 관찰할 때 원자력현미경의 주된 장점은 고해상도 광학 기기(예: TEM 또는 SEM)와는 달리 표본을 진공상태에 넣을 필요도 없고, 심지어 물속에서도 관찰이 가능하다는 것이다. 따라서 원자력현미경은 살아 있는 세포와 그 주위 환경을 영상화하는 것이 가능하다.

가상현미경검사(Virtual Microscopy)

가상현미경검사는 광학현미경으로 유리슬라이드 표본을 관찰하던 방법을 대체하여 디지털화한 방법이다.

가상현미경검사(virtual microscopy)는 일반적인 광학현미경을 디지털 기술로 통합한 것이다. 자동 초점화기술을 이용하여 유리슬라이드를 스캔하여 2D 디지털 파일을 생성하고, 전용 가상 현미경 서버에 저장된다(그림 1.18). 유리슬라이드 영상들을 얻기 위해서는 스캔과정이 필요하며, 각각의 시스템은 타일조각 또는 선형조각으로 영상을 얻어 가상 슬라이드로 만들기 위해 영상을 연결한다. **가상슬라이드**(virtual slide)는 유리슬라이드 표본을 디지털화하여 광학현미경 없이도 관찰할 수 있다. 일반적으로 유리슬라이드는 단일 초점평면(예: 40X 대물렌즈)에서 디지털화되지만 다양한 초점평면에서도 이미지를 얻을 수 있다.

가상현미경(virtual microscope)이라고 하는 여러 구입가능한 소프트웨어 패키지는 광학현미경과 유사한 방식으로 어떤 네트워크 장치에서도 디지털 슬라이드를 관찰할 수 있도록 웹 접속을 제공하고 있다. 가상현미경은 표준화된 광학현미경에서는 가능하지 않은 표본의 관찰과 조작에 새로운 가능성을 제공한다. 아래에 그 내용을 설명하였다.

- 가상현미경 뷰어를 포함한 모든 네트워크 장치(예: 태블릿 컴퓨터, 스마트폰)에서 디지털화된 슬라이드를 원격으로 볼 수 있다.
- 원활한 점진적 이미지 확대 및 축소가 가능하다(보통 범위는 0.06~40×)
- 관찰 영역이나 초점면의 변경 없이도 저배율과 고배율 간 전환이 가능하다.

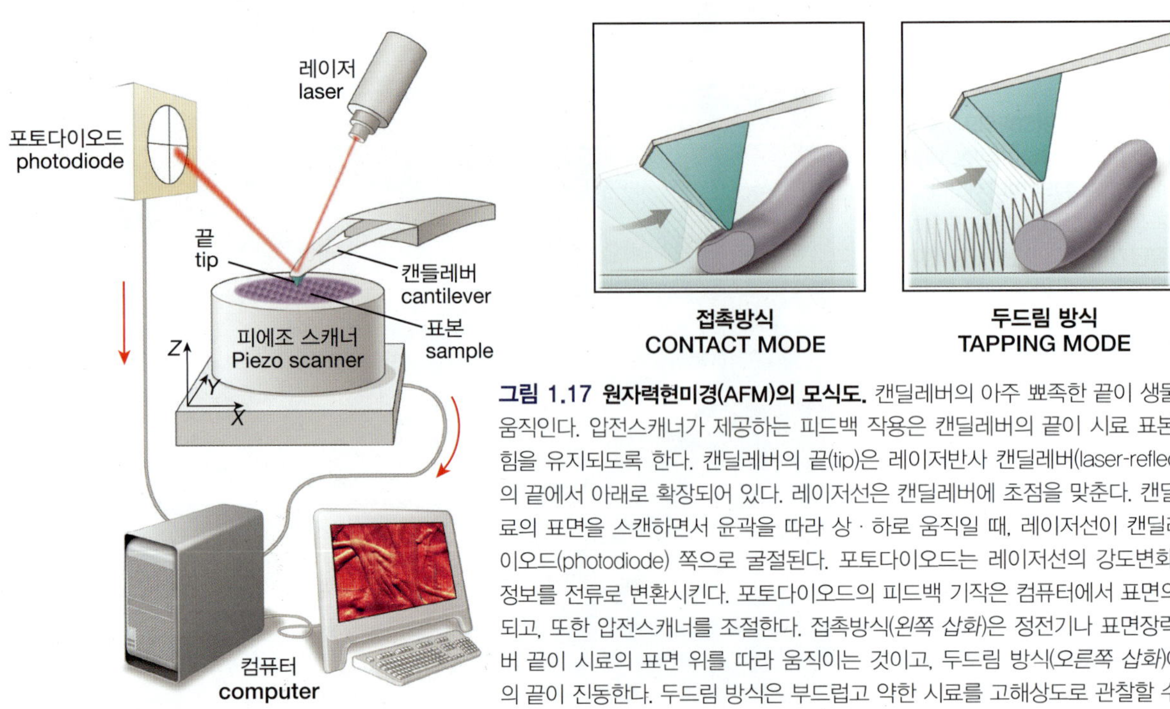

그림 1.17 원자력현미경(AFM)의 모식도. 캔딜레버의 아주 뾰족한 끝이 생물학적 표본 위로 움직인다. 압전스캐너가 제공하는 피드백 작용은 캔딜레버의 끝이 시료 표본 위에서 일정한 힘을 유지되도록 한다. 캔딜레버의 끝(tip)은 레이저반사 캔딜레버(laser-reflective cantilever)의 끝에서 아래로 확장되어 있다. 레이저선은 캔딜레버에 초점을 맞춘다. 캔딜레버의 끝이 시료의 표면을 스캔하면서 윤곽을 따라 상·하로 움직일 때, 레이저선이 캔딜레버에서 포토다이오드(photodiode) 쪽으로 굴절된다. 포토다이오드는 레이저선의 강도변화를 측정하여 이 정보를 전류로 변환시킨다. 포토다이오드의 피드백 기작은 컴퓨터에서 표면의 이미지로 처리되고, 또한 압전스캐너를 조절한다. 접촉방식(*왼쪽 삽화*)은 정전기나 표면장력에 의해 캔딜레버 끝이 시료의 표면 위를 따라 움직이는 것이고, 두드림 방식(*오른쪽 삽화*)에서는 캔딜레버의 끝이 진동한다. 두드림 방식은 부드럽고 약한 시료를 고해상도로 관찰할 수 있도록 한다.

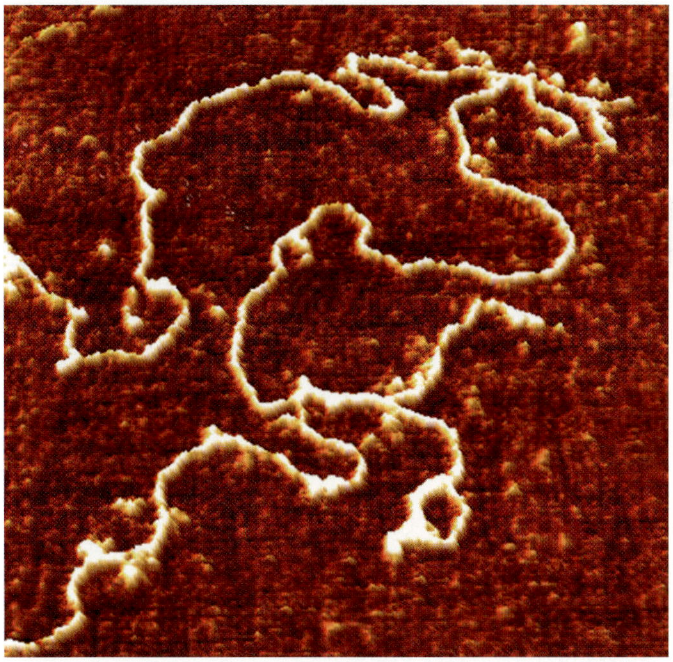

그림 1.18 단일 DNA 분자의 원자력현미경 영상. 캔틸레버의 뾰족한 끝이 시료의 표면 위에서 굴곡을 따라 상 · 하, 앞 · 뒤로 움직이며 스캔하는 접촉방식으로 관찰한 사진이다. 표본은 아주 부드러운 운모의 표면 위에 놓여 있다. 각 DNA 분자에는 감지하기에 충분한 굴곡이 있다. DNA 분자에서 더 굵게 보이는 부분은 이 분자에 단백질이 결합한 곳이고, 이 부분에서는 캔틸레버 끝의 움직임이 더 크다. 측정된 스캔영역은 540 × 540 nm이고, DNA 분자의 길이는 0~40 nm 범위이다. ×185,000. (Dr. Gabriela Bagordo, JPK Instruments AG, Berlin, Germany. 제공.)

- 실시간으로 슬라이드의 화면 이미지 방향변화를 알 수 있도록, 축소된 전체 슬라이드 이미지 방향을 보여준다(이미지가 확대 축소되는 동안에도 이와 같은 이미지 방향변화를 화면에서 볼 수 있다).
- 화면의 포인터 위치와 상응하는 부위의 디지털 확대 이미지 위치를 표시해주는 확대된 유리슬라이드의 전체 축소 이미지를 같이 보여준다.
- 이미지 끌어 옮기기, 회전, 측정 도구, 색 조절, 다양한 초점면에서 얻어진 이미지 중에서 면간 선택 가능 등의 부가 기능이 있다.

교육적인 관점에서 학생들은 가상현미경을 이용하여 다양한 염색법으로 염색된 다른 조직이나 같은 조직의 이미지를 함께 비교할 수 있다. 광학현미경에서는 가능하지 않았던 또 다른 특성은 각각의 가상 슬라이드에 학생이나 강사의 글 입력, 자유롭게 그리기(freehand drawing) 등을 통한 주관적인 주석을 달 수 있다는 것이다. 이런 주석은 가상현미경 슬라이드와 함께 쉽게 저장될 수 있다. 가상현미경검사는 실험실 환경에서 여러 학생들이 함께 관찰할 수 있어 공동, 팀기반학습(team-based learning)을 촉진한다(그림 1.19).

가상 현미경은 병리학 교육, 연구, 원격 병리학 실습(**원격병리학 telepathology**)에서도 활용된다. 병리학 전문가들이 온라인에서 가상 슬라이드를 함께 볼 수 있는 가상환경 형성이 가능하다. 원격병리학은 현재 많은 다른 응용 분야에서 사용되고 있으며, 원격에서 제공되는 조직병리학 진단이 포함된다. 디지털화된 슬라이드(가상 현미경)의 사용이 선호되지만, 일부 개발도상국에서는 여전히 아날로그 이미징이 원격병리학에서 사용되고 있다.

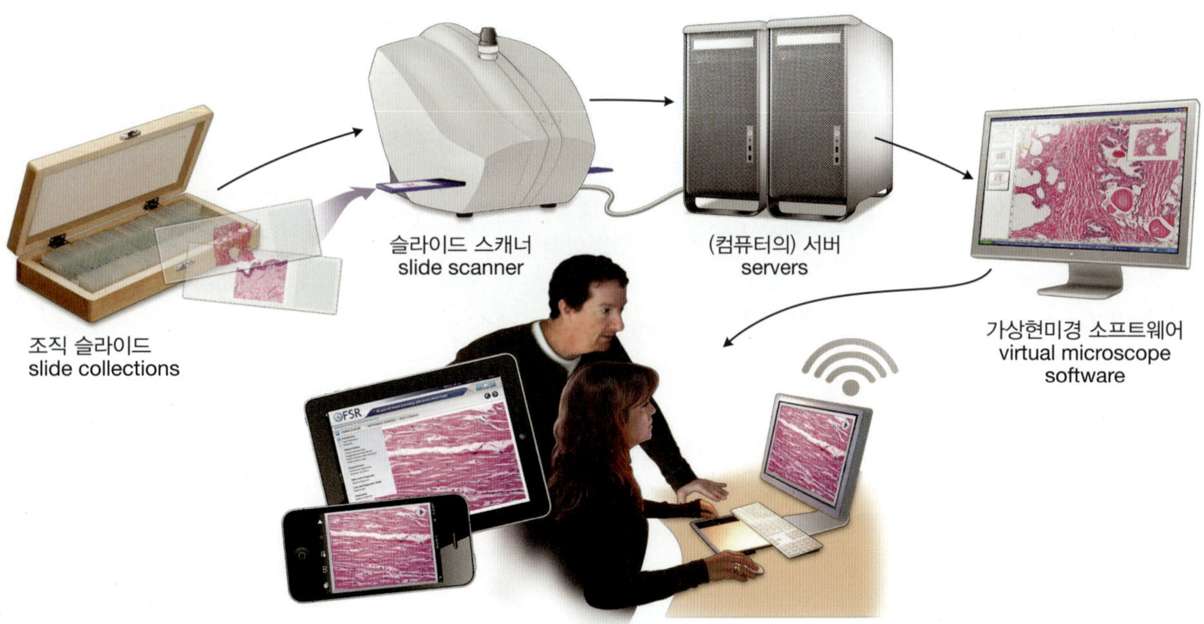

그림 1.19 가상현미경검사. 유리슬라이드 표본은 전용 가상현미경검사 서버에 저장되는 디지털 파일을 만들기 위해 고해상도로 자동화된 슬라이드 스캐너를 이용해 촬영된다. 가상슬라이드는 유리슬라이드를 디지털화한 것이고 가상현미경이라는 전문 소프트웨어를 이용하여 볼 수 있게 된다. 가상슬라이드는 원격 관찰을 하기 위해 컴퓨터 네트워크나 인터넷으로 배포된다. 가상슬라이드는 가상현미경검사 응용프로그램이 있는 태블릿 컴퓨터나 스마트폰과 같은 모바일 장치에서 개인적으로 관찰할 수도 있고 또는 여러 명이 함께 관찰할 수도 있다.

조직연구 방법 (METHODS)

조직학 연구방법 개요(OVERVIEW OF METHODS USED IN HISTOLOGY)

- **조직학**(histology, microscopic anatomy 현미경적 해부학)이란 몸의 조직과 기관의 현미경적 구조를 연구하는 학문이다.
- **광학현미경검사**(light microscopy, 유리슬라이드를 관찰하기 위한 것)과 **가상현미경검사**(virtual microscopy, 컴퓨터 화면 또는 모바일 장치에서 디지털화된 현미경 표본을 관찰하기 위한 것)의 활용은 조직학 학습과정에서 세포, 조직, 기관을 관찰하기 위한 가장 일반적인 방법이다.

조직표본 준비(TISSUE PREPARATION)

- **포르말린**(formalin)으로 고정된 조직을 일반 염색 방법인 **헤마톡실린과 에오신**(hematoxylin and eosin, H&E)으로 염색한 조직 절편은 **광학현미경**(light microscope)으로 조직학 연구를 하기 위해 가장 일반적으로 사용되는 표본이다.
- 조직시료를 제작하는 첫 단계는 시료를 보존하고 효소 분해를 막기 위한 **고정**(fixation)이다.
- 두 번째 단계는 **표본**(specimen)을 **탈수하고**(dehydrate), 투명화한 후에 조직절단을 하기 위해 **파라핀**(paraffin)이나 에폭시 수지로 **포매한다**(embed).
- 세 번째 단계는 표본을 유리슬라이드에 **봉입하고**(mount), 광학현미경으로 관찰하기 위해 **염색한다**(stain).
- **확장 현미경검사**(expansion microscopy, ExM)를 위해서는 표본이 수화겔에 의해 침투되어 물리적으로 확장될 수 있도록 하는 특별한 준비가 필요하다.
- **투과전자현미경**(transmission electron microscope, TEM)을 위한 표본 준비 단계는 광학현미경과 유사하지만, 다른 고정제(글루타르알데히드와 사산화 오스뮴), 포매 매질(플라스틱과 에폭시 수지), 그리고 염색 염료(중금속)가 필요하다.

염색과정(STAINING PROCEDURES)

- 에오신(eosin)은 **산성 염료**(acidic dye, 분홍색 pink)이며 **순수 음전하**(net positive charge)를 띠고 있다. 특히 단백질의 아미노산기와 같이 세포나 조직에서 양전하를 띠는 양이온기와 반응한다(호산성 구조).
- **헤마톡실린**(hematoxylin)은 **염기성 염료**(basic dye, 파란색 blue)로 작용하고 **양전하**(net positive charge)를 띠고 있다. 핵산(호염기성 구조)의 음전하 이온화 인산기와 반응한다.
- **과요오드산쉬프반응**(periodic acid-Schiff [PAS] reaction)은 탄수화물이나 탄수화물 함량이 높은 분자를 특징적인 주홍색으로 염색한다. 이 방법은 세포의 글리코겐, 세포나 조직의 점액(mucus), 기저막, 결합조직의 세망섬유를 확인하는 데 이용된다.
- **면역조직화학**(immunocytochemistry)은 항원과 항체 사이의 특이 반응 원리를 이용하며, 항체에는 형광염료(광학현미경검사를 위해)나 금입자(전자현미경검사를 위해)를 붙인다. **직접**(direct) 또는 **간접**(indirect) **면역세포화학법**(immunocytochemical method)은 모두 세포와 조직의 관찰하고자 하는 특정 항원의 위치를 알기 위해 이용된다.
- **조직화학적**(histochemical) 및 **세포화학적**(cytochemical) 절차는 특정 세포 구성요소와 염료 간의 **특이적 결합**(specific binding)을 기반으로 하며, 이는 **내재된 효소 활성**(inherent enzymatic activity)을 나타낸다.
- **혼성체화**(hybridization) 기법은 관찰하고자 하는 염기서열과 뉴클레오타이드탐침의 상보적 나선 결합에 의해 mRNA나 DNA의 위치를 알아내는 방법이다.
- **형광제자리혼성체화방법**(fluorescence in situ hybridization [FISH] procedure)은 동시에 여러 탐침들을 관찰할 수 있도록 뉴클레오타이드탐침에 형광염료를 결합시킨 방법이다. 이 기법은 유전적 검사에 널리 사용된다.
- **자가조직방사선촬영**(autoradiography)은 조직 절편 위에 사진 감광제를 덮는 방법을 이용해 조직 안의 방사능 물질의 위치를 확인한다.

현미경검사(MICROSCOPY)

- 조직 절편은 이차원(2D)이지만 기관은 삼차원(3D)이기 때문에 현미경 영상을 올바로 해석하는 것이 매우 중요하다.
- **해상력**(resolving power)은 근접하고 있는 두 개의 구조물의 영상을 분리할 수 있는 현미경 렌즈나 광학계의 성능이다. **명시야현미경**(bright-field microscope, 학생이나 연구자들이 가장 흔히 사용함)의 해상력은 약 0.2 μm이다.
- 명시야현미경 외의 다른 광학 기기로는 **위상차현미경**(phase contrast microscopy), **암시야현미경**(darkfield microscopy), **형광현미경**(fluorescence microscopy), **공초점현미경**(confocal scanning microscopy), **자외선현미경**(ultraviolet microscopy), 그리고 **초고해상현미경**(super-resolution microscopy) 등이 있다.
- **투과전자현미경**(Transmission electron microscope [TEM], 이론적 해상도는 0.05 nm)은 영상을 만들기 위해 표본과 전자선의 상호작용을 이용한다.
- **주사전자현미경**(scanning electron microscopes [SEM], 해상도는 2.5 nm)은 시료 표면에서 반사되거나 방출된 전자를 감지기하여 시료 표면의 영상으로 재구성한다.
- 삼차원 전자현미경(3DEM)은 세포, 세포간의 연결, 그리고 세포 소기관을 포함한 전체 구조를 재구성하는 데 사용된다. 가장 자주 사용되는 3DEM 방법은 **연속 절편 TEM**(serial section TEM, SSTEM), **집중 이온 빔 SEM**(focused ion beam SEM, FIBSEM), 그리고 **연속 블록 표면 SEM**(serial block-face SEM, SBFSEM)이 있다.
- **원자력현미경**(atomic force microscope [AFM], 해상도는 50 pm)은 비광학현미경으로 초미세한 끝이 있는 탐침(캔딜레버 cantilever)이 표본의 표면에 끌리며 지나는 방법을 이용한다. 캔딜레버가 위 · 아래로 움직인 정보는 저장되고 영상으로 전환된다.

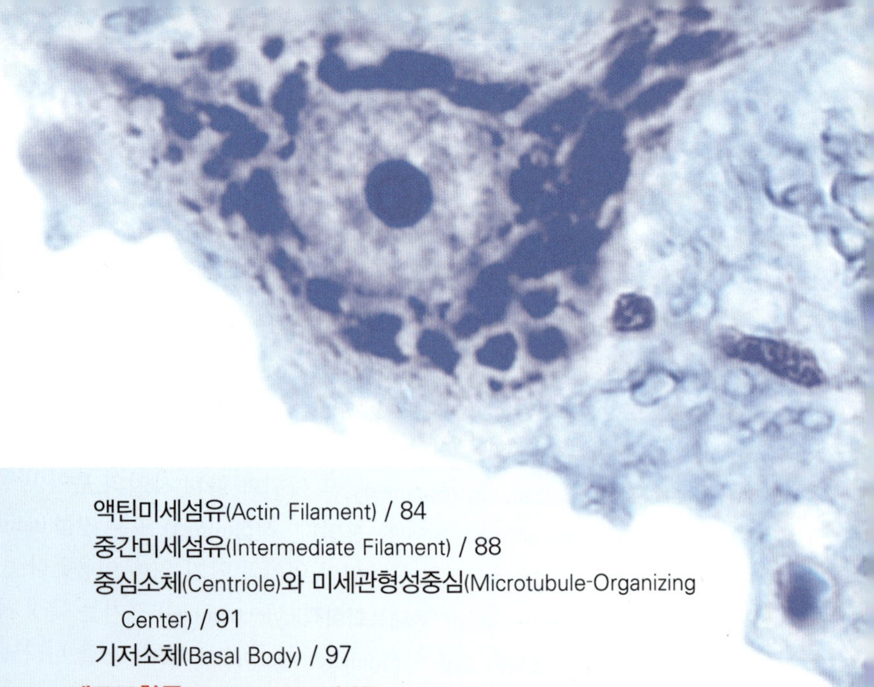

2 세포질
CELL CYTOPLASM

■ 세포(CELL)와 세포질(CYTOPLASM)의 개요

세포는 모든 다세포생물(multicellular organism)에서 구조와 기능을 담당하는 기본 단위(basic unit)이다.

우리 인간이 유기체(organism)로서 일상적인 활동을 할 때, 여기에 수반되는 모든 과정, 즉, 보호(protection), 섭취(ingestion), 소화(digestion), 대사물질(metabolite)의 흡수(absorption), 노폐물(waste)의 제거, 운동(movement), 생식(reproduction), 그리고 심지어 죽음까지, 이 모든 것은 우리 몸을 구성하는 수십조의 세포에서 각각 일어나는 동일한 과정이 총체적으로 반영된 것이다. 큰 관점으로 보면 세포의 종류가 다르다 하더라도 단백질(protein)을 합성하고, 에너지를 변환하며, 필요한 물질을 세포 안으로 흡수하는 기전은 대개 비슷하다. 수축(contraction)을 일으키기 위해서 같은 종류의 분자를 사용하며, 유전물질(genetic material)을 복제하는 방법도 동일하다.

세포 안에 존재하는 특정한 구조 성분이나 도메인(domain)을 통해서 세포의 고유한 기능을 알아 내기도 한다.

일부 세포에서는 앞에 언급한 기능 중 한두 가지가 매우 발달함으로 인해서 그 기능 및 기능을 담당하는 구조를 통해 세포를 구별하는 것까지도 가능하다. 예를 들어, 수축을 담당하는 미세섬유단백질(filamentous protein)은 모든 세포에 있는 성분이지만, 특별히 **근세포**(muscle cell)에는 매우 많은 양이 규칙적으로 배열되어 존재한다. 또한 이 구조를 통해 세포와 조직은 수축(contraction)이라는 특별한 기능을 수행한다. 세포의 활동이나 기능은 그 기능을 수행하는 특별한 구조적 성분이 다량으로 존재한다는 점 외에 세포의 모양, 비슷한 세포들과 이루는 조직의 양상, 그 생산물을 통해서도 알 수 있다(그림 2.1).

세포를 이루는 커다란 두 부분은 세포질(cytoplasm)과 핵(nucleus)이다.

일반적으로 **세포질**(cytoplasm)은 보통 **핵**(nucleus)의 바깥 부분을 가리킨다. 세포질에는 "작은 기관"이라는 뜻의 **소기관**(organelle)과 **세**

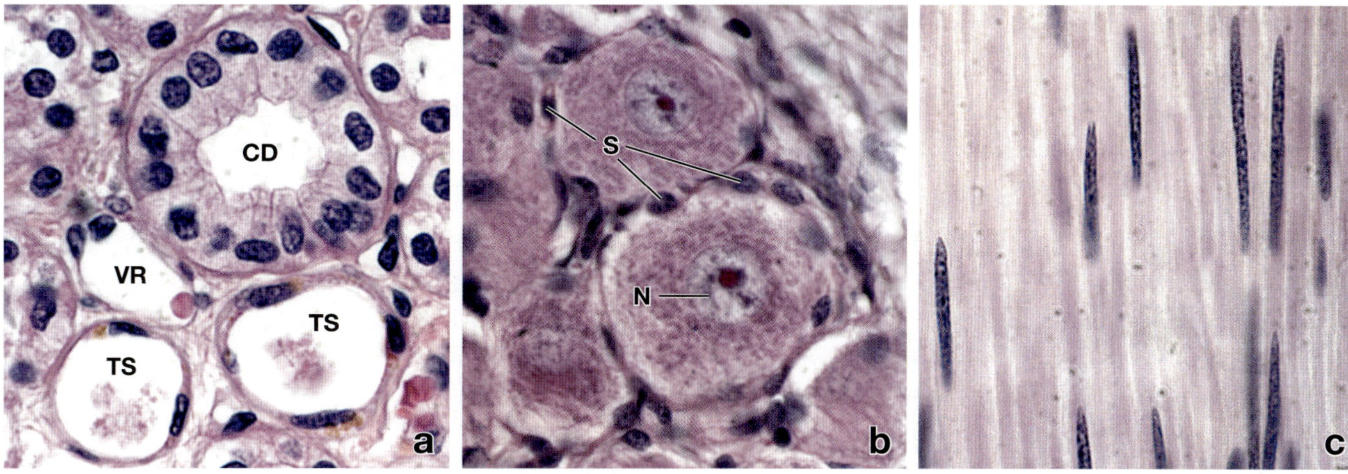

그림 2.1 여러 세포들의 조직학적 특징. 세 개의 현미경사진은 우리 몸의 세 기관을 이루는 다른 종류의 세포의 모습이다. 세포들은 크기, 모양, 방향, 세포질 내용물에 있어 큰 차이를 보이며, 이는 세포의 특별한 활동 및 기능과 관계가 있다. **a.** 신장의 상피세포(epithelial cell). 상피세포의 여러 가지 모양에 주목한다. 경계가 뚜렷한 집합관(collecting duct, *CD*)의 원주세포(columnar cell), 신장단위(nephron)의 세부(thin segment, *TS*)의 편평세포(squamous cell), 신장의 혈관(blood vessel)인 직혈관(vasa recta, *VR*)을 덮는 훨씬 더 납작한 세포가 관찰된다. ×380. **b.** 후근신경절(dorsal root ganglion)의 신경세포. 이들 신경세포체(nerve cell body)의 커다란 크기와 뚜렷한 핵소체(nucleolus)를 가진 크고 창백한 진정염색성(euchromatic) 세포핵(nucleus, *N*)을 주목한다. 각 신경세포는 납작한 위성세포(satellite cell, *S*)들에 의해 둘러싸여 있다. 신경세포의 크기, 진정염색성 핵(euchromatic nucleus), 뚜렷한 핵소체(nucleolus), 니슬소체(Nissl body)의 존재로 보아 이 세포의 매우 긴 돌기(process)인 축삭(axon)을 유지하기 위해 합성 능력이 잘 발달해 있음을 알 수 있다. 니슬소체는 세포질 안에 짙은 과립(granule)으로 관찰되는 과립내형질세망(rough endoplasmic reticulum)이다. ×380. **c.** 소장(small intestine)의 평활근세포(smooth muscle cell). 세포들은 전형적으로 길쭉하고, 방추형(fusiform)이며, 평행하게 배열되어있는 것을 확인한다. 세포핵(nucleus)도 세포의 전반적인 형태를 닮아 길쭉한 형태이다. ×380.

포골격(cytoskeleton), **세포포함물**(inclusion)이 **세포질기질**(cytoplasmic matrix)이라는 수성 겔(aqueous gel) 안에 함유된 상태로 존재한다. 세포골격은 중합단백질(polymerized protein)로 이루어지며, 다시 미세관(microtubule), 중간미세섬유(intermediate filament), 액틴미세섬유(actin filament)로 분류한다. 세포질기질에는 다양한 용질(solute)이 존재하며, 여기에는 나트륨이온(Na^+), 칼륨이온(K^+), 칼슘이온(Ca^{2+})과 같은 무기이온(inorganic ion)은 물론, 중간대사물(intermediate metabolite), 탄수화물(carbohydrate), 지질(lipid), 단백질(protein), 리보핵산(RNA)과 같은 유기분자(organic molecule)도 존재한다. 세포는 세포질기질 안에 있는 이들 용질의 농도를 조절하며, 이는 세포질 안의 대사활동(metabolic activity)에 영향을 준다.

핵(nucleus)은 세포 안에 있는 소기관 중에서 가장 크고, 유전체(genome)를 보관하고 있으며, 이와 함께 데옥시리보핵산복제(DNA replication) 및 리보핵산전사(RNA transcription)에 필요한 효소(enzyme)를 함유한다. 세포질(cytoplasm)과 핵(nucleus)은 각각의 독특한 기능을 수행할 뿐 아니라 세포의 생존을 유지하기 위해 협력하기도 한다. 핵의 구조와 기능에 대해서는 3장(105쪽)에 기술되어 있다.

세포소기관(organelle)은 막성 소기관(membranous organelle, membrane-limited organelle)과 비막성 소기관(nonmembranous organelle)의 두 종류로 구분한다.

세포소기관(organelle)에는 세포의 막체계(membrane system)와 막성 구획(membrane-limited compartment)이 포함되는데, 이들은 대사(metabolism), 합성(synthesis), 에너지 생산과 소비 기능을 수행한다. 하지만 세포소기관 중에는 이들과 달리 막이 없는(비막성, nonmembranous) 구조인 것도 있다. 세포내소기관(intracellular organelle)의 기본 구성은 모든 세포에서 동일하며, 이들은 다음과 같이 두 종류로 분류할 수 있다. (1) 형질막(plasma membrane)을 가진 **막성 소기관**(membranous organelle). 이들은 소기관의 내부 환경(internal environment)과 세포질을 분리한다. (2) 형질막이 없는 **비막성 소기관**(nonmembranous organelle).

막성 소기관의 막은 세포질 안에서 소포 모양(vesicular), 세관 모양(tubular), 그 밖에 다른 형태를 이루며, 무과립내형질세망(smooth endoplasmic reticulum)의 경우처럼 구불구불하거나(convoluted), 미토콘드리아 내막(inner mitochondrial membrane)처럼 주름져(plicated) 있기도 하다. 막의 이런 형태는 표면적을 크게 증가시키며, 이는 생리적, 생화학적 반응이 일어나는데 필수적이다. 이와 같이 소기관의 막에 의해 둘러싸인 공간은 **세포내미세구획**(intracellular microcompartment)을 형성하며 여기에 기질(substrate), 생산물, 기타 물질이 분류되어 농축된다. 또한 각 소기관은 고유한 단백질 조합을 지니고 있다. 막성 소기관에서 이들 단백질은 막에 삽입되어 있거나 내강(lumen)에 분리되어 있다. 예를 들어, 용해소체(lysosome)에 함유된 효소(enzyme)는 이 효소들의 가수분해활성(hydrolytic activity)으로 인해 세포가 파괴될 수 있기 때문에 효소에 내성을 가진 특별한 막에 둘러싸임으로써 세포질기질(cytoplasmic matrix)로부터 분리되어 있다. 비막성 소기관(nonmembranous organelle)의 고유한 단백질은 보통 자가조립(self-assembly)을 통해 중합체(polymer)를 이루어 **세포골격**(cytoskeleton)의 구조적 성분이 된다.

세포질에는 세포소기관 외에도 **세포포함물**(inclusion)이 존재하며, 이는 형질막(plasma membrane)에 둘러싸여 있지 않은 경우가 대부분이다. 이들은 결정(crystal), 색소과립(pigment granule), 지질(lipid), 당원(glycogen), 기타 노폐물 등 다양한 물질로 이루어져 있다(자세한 것은 97~101쪽 참조).

막성 소기관에 해당되는 것들은 다음과 같다.

- **형질막**(세포막, plasma membrane, cell membrane)은 지질이중층(lipid bilayer)으로 이루어지며 세포의 바깥 경계뿐만 아니라, 세포 안에서 많은 소기관의 경계를 이룬다.
- **과립내형질세망**(rough endoplasmic reticulum, rER)은, 내형질세망(endoplasmic reticulum)의 부분 중 리보솜(ribosome)이 부착된 부분이며, 단백질 합성(protein synthesis)과 새로 합성된 단백질의 변형(modification)이 일어나는 장소이다. (역자주; endoplasm은 초기 학자들이 cytoplasm을 ectoplasm[외형질]과 endoplasm[내형질]로 구분하면서 도입된 용어이므로 본 단원에서는 이 기원에 근거하여 endoplasmic을 '내형질'로 번역함)
- **무과립내형질세망**(smooth endoplasmic reticulum, sER)은 내형질세망(endoplasmic reticulum)의 부분 중 약물과 화학물질 등의 생체이물질(xenobiotics)의 해독(detoxification), 지질(lipid)과 스테로이드(steroid)의 합성이 일어나는 부위이며, 리보솜이 존재하지 않는다.
- **골지체**(Golgi apparatus)는 여러 겹의 납작한 수조(cisterna)로 이루어진 막성 소기관이며, 세포내수송(intracellular transport)이나 세포외수송(extracellular transport)을 위해 단백질과 지질을 변형(modifying), 분류(sorting), 포장(packaging)하는 일을 한다.
- **엔도솜**(endosome)은 세포내섭취경로(endocytic pathway) 상에 위치하는, 막에 의해 둘러싸인 구획(compartment)이며, 주요 기능은 세포내섭취소포(endocytic vesicle)를 통해서 얻은 단백질을 분류하여, 최종 목적지인 다른 세포 구획으로 전달하는 것이다.
- **엑소솜**(exosome)은 평균 직경이 100 nm 정도로 크기가 작은, 엔도솜(endosome)에서 기원하고 막에 의해 둘러싸인 소포(vesicle)로서 **다소포체**(multivesicular body)의 내강(lumen)에서 생성된다. 이들은 세포외배출(exocytosis) 과정을 통해 세포외공간으로 배출된다. 엑소솜은 세포가 배출하는 핵산, 단백질, 지질, 대사물질을 운반하며, 단거리 및 장거리 세포간 교류를 담당하는 매개체(mediator) 역할을 한다.
- **용해소체**(lysosome)는 소화효소(digestive enzyme)를 함유한 작은 소기관으로서, 고유한 용해소체막단백질(lysosomal membrane protein)과 용해소체효소(lysosomal enzyme)가 표적화전달(targeted delivery)을 통해 운반되어 엔도솜(endosome)으로부터 형성된다.
- **수송소포**(transport vesicle)에는 **포음소포**(pinocytic vesicle), **세포내섭취소포**(endocytic vesicle), **피막소포**(coated vesicle)가 있으며, 세포내섭취(endocytosis)와 세포외배출(exocytosis)에 모두 관여한다. 그 모양과 이들이 운반하는 물질은 다양하다.
- **미토콘드리아**(사립체, mitochondria)는 산화인산화(oxidative phosphorylation) 과정을 통해 아데노신삼인산(adenosine triphosphate, ATP)을 생성함으로써 세포가 사용하는 에너지 대부분을 제공한다.
- **과산화소체**(peroxisome)는 산화(oxidation)가 일어나는 대사 반응에 주로 관여하는 작은 소기관으로서, 지방산(fatty acid)의 분해 및 반응성산소중간물(reactive oxygen intermediate)의 생성과 분해에 관여한다.

비막성 소기관(nonmembranous organelle)에는 다음에 열거한 것들이 해당된다.

- **미세관**(microtubule)은 액틴(actin), 중간미세섬유(intermediate filament)와 함께 **세포골격**(cytoskeleton)을 구성하며, 튜불린이량체(tubulin dimer)가 추가되거나 제거됨으로써 끊임없이 늘었다 줄었다 한다. 이런 특성을 **동적불안정**(dynamic instability)이라고 한다.
- 세포골격의 또 다른 성분인 **미세섬유**(filament)는 두 군으로 나뉜다. 그 하나인 **액틴미세섬유**(actin filament)는 액틴(actin) 분자로 이루어진 유연한 사슬이며, 다른 하나인 **중간미세섬유**(intermediate filament)는 다양한 단백질로 이루어진 밧줄 같은 섬유이다. 두 섬유 다 장력(tension)에 견디는 인장강도(tensile strength)를 보유하며 전단력(shearing force)에도 견딜 수 있다.
- **중심소체**(centriole)는 **미세관형성중심**(microtubule-organizing center, MTOC), 즉 **중심체**(centrosome)의 중심에 있는 짧은 한 쌍의 원주형(cylindrical) 구조이며, 여기에서 섬모(cilia)의 기저소체(basal body)가 기원한다.
- **리보솜**(ribosome)은 단백질 합성에 필수적이며, 리보솜 RNA(ribosomal RNA, rRNA)와 리보솜단백질(ribosomal protein)로 이루어진다. 이들에서 합성되는 단백질은 과립내형질세망(rER)의 막에 부착된 단백질일 수도 있고 세포질에 있는 단백질일 수도 있다.
- **프로테오솜**(proteasome)은 단백질복합체(protein complex)로서 손상되거나 불필요한 단백질을 효소(enzyme)를 이용하여 작은 폴리펩타이드(polypeptide) 및 아미노산으로 분해한다.

세포소기관(cellular organelle)과 세포포함물(inclusion)의 주요 특징을 표 2.1에 요약하였다. 세포소기관의 정상 기능과 그 이상으로 나타나는 질병은 표 2.2에 요약되어 있다.

표 2.1 세포소기관(Organelle)과 세포질포함물(Cytoplasmic Inclusion): 광학현미경(Light Microscopic) 및 전자현미경(Electron Microscopic) 판별을 위한 핵심 사항

세포소기관(organelle) 또는 세포포함물(inclusion)	크기(μm)	광학현미경(light microscopy) 소견	전자현미경(electron microscopy) 소견
세포핵(nucleus)	3~10	세포에서 가장 큰 세포소기관, 뚜렷한 경계선, 핵소체(nucleolus) 및 염색질(chromatin) 부위 자주 관찰 가능	두 층의 핵막(nuclear envelope)에 싸여 있으며, 이 막에 핵구멍복합체(nuclear pore complex)와 핵주위수조(perinuclear cistern)가 있음 밀집된 뭉친염색질(heterochromatin, condensed chromatin)과 진정염색질(euchromatin, diffused chromatin)이 있는 부위가 구별됨
핵소체(nucleolus)	1~2	대체적으로 둥글고, 세포핵 안에서 호염기성(basophilic) 부위 살아 있는 세포에서는 분열간기(interphase) 전체에 걸쳐 간섭현미경(interference microscopy)을 통해 관찰 가능	원섬유성(fibrillar) 및 과립성(granular) 물질을 함유한 높은 전자밀도의 비막성 구조(nonmembranous structure)
형질막(plasma membrane)	0.008~0.01	관찰 불가능	세포의 외막(external membrane)과 세포 내부의 막성 소기관(membranous organelle)을 둘러싸는 막, 내층(inner) 및 외층(outer) 두 개의 전자치밀층(electron-dense layer)이 중간의 전자투과층(electron-lucent layer)에 의해 분리
과립내형질세망(rER)	면적 약 5~10	*과립상소포체(ergastoplasm)*라는 세포질의 호염기성 부위로 관찰되는 경우가 많음	납작한 판(sheet), 낭(sac), 관(tube) 형태를 이루는 막에 리보솜(ribosome)이 부착
무과립내형질세망(sER)	세포질 전체	관찰 불가능하나, 세포질에서 이 구조가 있는 부위는 뚜렷한 호산성(eosinophilia)을 띠는 경우가 있음	납작한 판(sheet), 낭(sac), 관(tube) 형태를 이루는 막으로서 리보솜(ribosome)은 없음
골지체(Golgi apparatus)	면적 약 5~10	때때로 "염색되지 않는 부위"로 관찰, 중금속으로 염색한 표본에서는 그물 모양 구조로 관찰되며, 간섭현미경(interference microscopy)을 통해 살아 있는 세포에서 관찰 가능.	납작한 판(sheet)을 이루는 막이 겹겹이 쌓임, 세포핵(nucleus) 가까이 있는 경우가 많음
분비소포(secretory vesicle)	0.05~1.0	소포(vesicle)가 매우 큰 경우에만 관찰 가능. (예: 췌장[pancreas]의 효소원과립[zymogen granule])	비교적 작지만 직경이 일정한 많은 수의 막성 소포(membrane-bound vesicle)로 관찰됨, 세포의 한쪽에 집중되어 있는 경우가 많음
미토콘드리아(mitochondria)	0.2~7	조직 상태가 좋은 경우, 대체로 미세하고 짙은 점으로 관찰(간 또는 신경세포), 살아 있는 세포를 야누스그린(Janus green)과 같은 생체염료(vital dye)로 염색하는 경우 관찰 가능	외막(outer membrane)과 내막(inner membrane)의 두 층의 막으로 구성, 내막에는 많은 주름, 즉 능선(cristae)이 형성되어 있음, 스테로이드합성세포(steroid-producing cell)에서는 내막이 세관능선(tubular cristae) 형성
엔도솜(endosome)	0.02~0.5	관찰 불가능	세관소포성(tubulovesicular) 구조, 분할된 내강(lumen)에 전자투과물질(electron-lucent material) 또는 작은 소포(vesicle) 함유
엑소솜(exosome)	0.03~0.1	관찰 불가능	다소포체(multivesicular body)의 내부에서 내강내소포(intraluminal vesicle)로 관찰, 다소포체가 세포막과 융합되면서 세포외공간으로 배출
용해소체(lysosome)	0.2~0.5	특수한 효소조직화학염색(enzyme histochemical staining)을 통해서만 관찰 가능	막성소포(membrane-bound vesicle), 전자밀도는 대개 높음
과산화소체(peroxisome)	0.1~0.5	특수한 효소조직화학염색(enzyme histochemical staining)을 통해서만 관찰 가능	막성소포(membrane-bound vesicle), 흔히 전자밀도가 높은 결정 포함물(crystalloid inclusion)을 함유하고 있음
세포골격 성분(cytoskeletal element)	0.006~0.025	커다란 구조를 이루는 경우에만 관찰 가능(예: 근육원섬유[muscle fibril])	각 유형의 미세섬유(filament)의 굵기와 특징에 따라 긴 선형의 염색 패턴
리보솜(ribosome)	0.025	관찰 불가능	미세한 짙은 점, 흔히 과립형질내세망(rER)에 부착되어 있음
프로테오솜(proteasome)	0.015	관찰 불가능	다른 기질단백질(matrix protein)과 구별 곤란
당원(glycogen)	0.010~0.040	세포질에 흐릿한 보라색("purple haze") 부위로 관찰, 톨루이딘블루(toluidine blue) 염색 표본에서 변색성(metachromasia)을 나타냄	비막성(nonmembranous), 전자밀도가 매우 높은 포도송이 같은 포함물
지방방울(lipid droplet)	0.2~5, 최대 80	아주 큰 경우에 쉽게 발견(예: 지방세포[adipocyte]) 지질(lipid) 자체는 일반적으로 유기용매에 의해 제거되므로, 절편(section)에서 커다란 빈 공간으로 관찰.	비막성포함물(nonmembranous inclusion), 일반적으로 절편상에서 빈 공간으로 관찰

rER(과립내형질세망, rough endoplasmic reticulum), sER(무과립내형질세망, smooth endoplasmic reticulum).

표 2.2 세포소기관(Organelle)과 세포질포함물(Cytoplasmic Inclusion): 기능(Function)과 관련 질병

세포소기관(organelle) 또는 세포포함물(inclusion)	기능(function)	관련 질병
세포핵(nucleus)	유전체(genome)의 보관과 사용	유전 질환(inherited genetic disease), 환경적 요인에 의한 돌연변이(mutation)
핵소체(nucleolus)	리보솜RNA(rRNA) 합성 및 리보솜 소단위(subunit)의 부분적 조립 세포주기(cell cycle) 조절에 관여	베르너증후군(조기노화질병, Werner syndrome, premature aging disease) 세포주기(cell cycle)의 기능 장애로 암발생(cancerogenesis)
형질막(plasma membrane)	이온(ion) 및 영양소 운반 환경 신호(environmental signal)의 인식 세포간(cell-to-cell) 부착 및 세포세포외기질(cell-to-extracellular matrix) 부착	낭성섬유증(cystic fibrosis) 장흡수장애증후군(intestinal malabsorption syndrome) 유당불내성(젖당불내성, lactose intolerance)
과립내형질세망(rER)	결합된 리보솜(ribosome)을 통해 분비되거나 막에 삽입될 단백질의 mRNA를 번역(translation). 단백질의 화학적 변형과 막지질(lipid) 합성에도 관여	가성연골무형성증(pseudoachondroplasia) 인산칼슘결정축적병(가성통풍, calcium phosphate dihydrate crystal deposition disease, CPPD disease, pseudogout)
무과립내형질세망(sER)	지질 및 스테로이드(steroid) 대사과정 담당	간내형질세망축적병(hepatic endoplasmic reticular storage disease)
골지체(Golgi apparatus)	단백질의 화학적 변형 분비되거나 다른 소기관으로 운반될 분자의 분류(sorting) 및 포장(packaging)	I세포질병(I-cell disease) 다낭신장병(polycystic kidney disease)
분비소포(secretory vesicle)	형질막(plasma membrane)으로 분비될 단백질의 운반 및 저장	파킨슨병(Parkinson disease)의 레비소체(Lewy body) 풋인슐린당뇨병(proinsulin diabetes)
미토콘드리아(mitochondria)	산소성에너지(aerobic energy)의 공급(산화인산화[oxidative phosphorylation], ATP), 세포자멸사(apoptosis)의 개시	머프(MERRF)와 같은 미토콘드리아근육병(mitochondrial myopathy), 멜라스(MELAS), 컨스-세이어증후군(Kearns-Sayre syndrome) 레버유전성시신경위축(Leber hereditary optic atrophy)
엔도솜(endosome)	세포내섭취물질(endocytosed material)의 운반 용해소체(lysosome)의 생물발생(biogenesis)	만노스6인산수용체결핍증(I세포질병, M-6-P receptor deficiency, I-cell disease)
엑소솜(exosome)	세포간 교류(intercellular communication) 및 물질 교환에서 수송 매개체(transport vehicle)의 역할	이들이 운반하는 화물(cargo)에 따라 신생물(neoplasia) 발생, 종양 성장(tumor growth), 전이(metastasis) 형성, 치료에 대한 저항 등의 양상
용해소체(lysosome)	거대분자(macromolecule)의 소화(digestion)	용해소체축적병(lysosomal storage disease)(글상자 2.1 임상적용: 용해소체축적병 참조)
과산화소체(peroxisome)	산화적소화(oxidative digestion)(예: 지방산[fatty acid]), 지질의 생물합성(biosynthesis), 반응성산소중간물(reactive oxygen intermediate)의 대사	젤베거스펙트럼질병(Zellweger spectrum disease)은 과산화소체생물발생장애(peroxisomal biogenesis disorder)로서 여기에는 젤베거증후군(Zellweger syndrome), 레프숨병(Refsum disease), 엑스연관부신백색질형성장애증(X-linked adrenoleukodystrophy) 등이 있음.
세포골격 성분(cytoskeletal element)	세포이동(cell motility), 세포부착(cell adhesion), 세포내(intracellular) 및 세포외수송(extracellular transport) 등의 다양한 기능. 세포골격(cellular skeleton) 유지	무운동섬모증후군(immotile cilia syndrome), 알츠하이머병(Alzheimer disease), 수포표피박리증(epidermolysis bullosa)
리보솜(ribosome)	전령RNA(mRNA)에서 단백질암호화서열(protein-coding sequence)을 번역(translation) 하는 과정을 통해 단백질 합성.	알츠하이머병(Alzheimer disease)의 리보솜 기능 장애, 다이아몬드-블랙판빈혈증(Diamond-Blackfan anemia) 많은 항생제(antibiotic)는 세균리보솜(bacterial ribosome)에 선택적으로 작용(예: 테트라사이클린[tetracycline], 아미노당화물[aminoglycoside], 젠타마이신[gentamicin], 스트렙토마이신[streptomycin])
프로테오솜(proteasome)	불필요하고 손상된 단백질을 파괴하기 위해 유비퀴틴(ubiquitin)으로 표지한 후 제거	세포질에 접힘오류단백질(misfolded protein)이 축적되는 특징을 보이는 질병: 파킨슨병(Parkinson disease), 알츠하이머병(Alzheimer disease), 앙겔만증후군(Angelman syndrome), 세포내포함물근육병증(inclusion body myopathy)

표 2.2 세포소기관(Organelle)과 세포질포함물(Cytoplasmic Inclusion): 기능(Function)과 관련 질병 (계속)

세포소기관(organelle) 또는 세포포함물 (inclusion)	기능(function)	관련 질병
당원(glycogen)	포도당(glucose)을 분지된 중합체(branched polymer)의 형태로 단기간 저장. 간, 골격근(skeletal muscle), 지방조직(adipose tissue)에서 발견	간-저혈당 및 근육-에너지 관련 병태생리를 나타내는 주요 질병군을 포함하여 당원축적병(glycogen-storage disease)으로 알려진 여러 질병들
지방방울(lipid droplet)	에스터화 형태(esterified form)의 지방산(fatty acid)을 고에너지 저장분자로서 저장	고쉐병(Gaucher's disease), 니이만-픽병(Niemann-Pick disease) 등의 지질축적병(lipid storage disease), 간경변(liver cirrhosis)

ATP(아데노신삼인산, adenosine triphosphate); MELAS(멜라스, mitochondrial myopathy, encephalopathy, lactic acidosis, and stroke-like episodes syndrome); MERRF(머프, myoclonic epilepsy and ragged red fibers syndrome); mRNA(전령RNA, messenger RNA); rER(과립내형질세망, rough endoplasmic reticulum); ROIs(반응성산소중간물, reactive oxygen intermediates); rRNA(리보솜RNA, ribosomal RNA); sER(무과립내형질세망, smooth endoplasmic reticulum).

■ 막성 소기관(MEMBRANOUS ORGANELLE)

형질막(Plasma Membrane)

형질막(plasma membrane)은 두 층의 지질로 이루어진 구조로서 투과전자현미경(transmission electron microscopy)을 통해 관찰된다.

형질막(plasma membrane, cell membrane, plasmalemma)은 세포의 기능과 생존에 필수적인 많은 생리, 생화학적 과정에 활발하게 참여하는 동적 구조이다. 온전한 조직을 고정(fixation), 절편제작(section), 염색(stain)을 적절히 시행한 후 투과전자현미경(transmission electron microscope, TEM)을 사용하여 그 단면을 관찰하면, 형질막은 두 개의 짙은 전자치밀층(electron-dense layer) 사이에 염색되지 않아 밝은 전자투과층(electron-lucent layer)이 있는 구조로 관찰된다(그림 2.2). 형질막의 전체 두께는 약 8~10 nm이다.

형질막은 양친화성(amphipathic) 지질이중층(lipid layer)으로 이루어지며 내재성막단백질(integral membrane protein)은 안에 삽입되고, 표재성막단백질(peripheral membrane protein)은 그 표면에 부착한다.

현재까지 형질막(plasma membrane)의 분자적 구조는 **변형유동모자이크모델**(modified fluid-mosaic model)로 설명하고 있다(그림 2.3). 이 막의 주성분은 **인지질**(phospholipid), **콜레스테롤**(cholesterol), **단백질** 분자이다. 이 중에서 인지질 분자는 두 층을 이루며 양친화성(amphipathic), 즉 소수성인 동시에 친수성이다. 막 내부에 지질 분자의 지방산사슬(fatty-acid chain)이 서로 마주보고 있는 두 층 사이는 **소수성**(hydrophobic)이므로 수분과 친화력이 없다. 반대로 막 표면에 있는 지질 분자의 극성 머리(polar head group)는 물과 친화력이 있는 **친수성**(hydrophilic)이다. 지질은 **지질이중층**(lipid bilayer)의 내층(inner leaflet)과 외층(outer leaflet) 사이에서 비대칭으로 분포하며, 같은 생체막(biologic membrane)이라도 그 성분에 있어 상당한 차이가 있다.

형질막(plasma membrane)은 대체로 단백질(protein) 분자가 전체 질량의 절반 정도를 차지한다. 단백질은 대개 지질이중층 안에 삽입되어 있거나, 이를 완전히 관통하기도 한다. 이런 단백질을 **내재성막단백질**(integral membrane protein)이라고 한다. 다른 종류의 단백질인 **표재성막단백질**(peripheral membrane protein)은 지질이중층 안에 삽입되어 있지 않다. 이들은 주로 막의 세포외표면(extracellular surface) 및 세포내표면(intracellular surface)으로 돌출한 내재성막단백질(integral protein)과 강한 이온상호작용(ionic interaction)을 통해 연결됨으로써 형질막과 결합하고 있다(그림 2.3 참조). 또한 형질막의 세포외표면쪽에서 탄수화물(carbohydrate)이 단백질에 부착하여 **당단백질**(glycoprotein)을 이루기도 하고, 이중층을 이루는 지질 자체에 부착하여 **당지질**(glycolipid)을 형성하기도 한다. 이들 표재성 분자는 세포 표면에 **세포외투층**(cell coat) 또는 **당질층**(glycocalyx)이라는 층을 형성한다(그림 2.2 참조). 이 층은 막 표면에 세포외미세환경(extracellular microenvironment)을 조성하며, 대사(metabolism), 세포인식(cell recognition), 세포연결(cell association)에 있어 특별한 기능을 갖고, 호르몬(hormone)이 부착하는 수용체(receptor)의 역할도 한다.

지질라프트(lipid raft)라는 형질막의 미세도메인(microdomain)은 지질이중층 안에서 단백질의 이동과 분포를 조절한다.

형질막(plasma membrane)의 유동성(fluidity)은 정지 상태의 전자현미경(electron micrograph)으로는 판별할 수 없다. 실험을 통해서 막은 마치 평면을 이루는 액상의 지질처럼 움직인다는 것이 밝혀졌다. 오래전부터 내재성막단백질(integral membrane protein)은 형질막의 표면에서 마치 빙산이 바다를 떠 다니듯이 자유로이 떠 다닐 것으로 추측되었다(그림 2.3 참조). 그러나 지질이중층

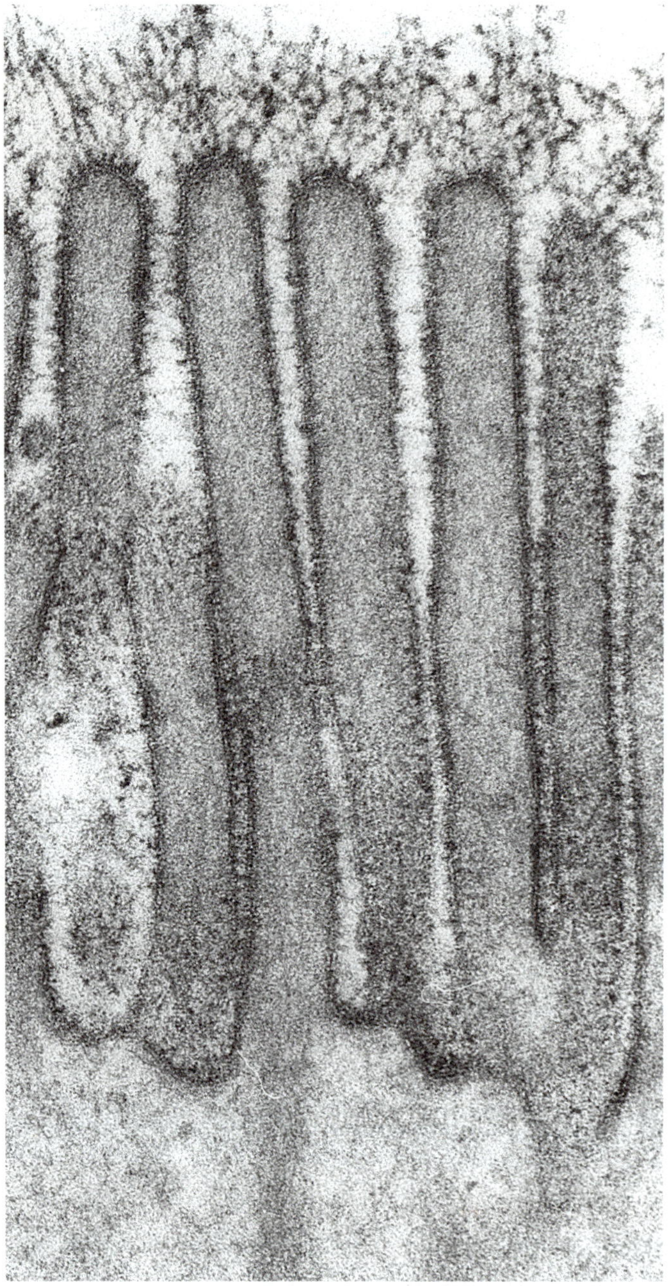

그림 2.2 흡수세포(absorptive cell)의 자유표면에 있는 미세융모(microvilli)의 전자현미경사진. 이 전자현미경사진(electron micrograph)은 미세융모가 있는 흡수세포의 자유표면부분(apical portion)을 보여준다. 이 배율에서 형질막(plasma membrane)의 전형적인 특징이라고 할 수 있는, 두 전자치밀층(electron-dense layer)을 그 사이에 있는 하나의 전자투과층(electron-lucent layer)이 분리하는 것을 볼 수 있다. 당질층(glycocalyx)의 당단백질(glycoprotein)이 미세융모(microvilli) 끝에서 내강(lumen)으로 돌출된 것이 관찰되며, 형질막의 외층(outer leaflet) 및 당질층 사이의 관계가 특히 잘 나타나 있다. 당질층의 당단백질에는 디펩타이드효소(dipeptidase), 이당분해효소(disaccharidase)와 같은 종말소화효소(terminal digestive enzyme)가 존재한다. ×100,000. (Dr. Ray C. Henrikson 제공.)

(lipid bilayer) 안에서의 단백질의 분포와 이동은 과거에 예상한 만큼 그렇게 자유롭지 않다. 형질막에는 두께와 조성이 다를 뿐 아니라 구조와 기능에서 뚜렷한 차이를 보이는 부위가 군데군데 존재한다. 이런 부위를 **지질라프트**(lipid raft)라고 하며, 여기는 **콜레스테롤**(cholesterol) 및 **글리코스핑고지질**(glycosphingolipid)의 함유량이 높다. 콜레스테롤의 높은 함유량과 고도로 포화된 긴 지방산사슬(fatty-acid chain)이 존재함으로 인해서, 지질라프트가 있는 부위는 더 두껍고 주위의 형질막보다 유동성이 떨어진다(그림 2.4). 콜레스테롤은 지질라프트를 고정하는 동적 "접착제"의 역할을 하기 때문에, 지질라프트에서 이를 제거하면 함께 있던 지질과 단백질이 흩어져 버린다.

일반적으로 지질라프트에는 두 종류가 있다.

- **평면지질라프트**(planar lipid raft)는 지질과 콜레스테롤 구성이 독특한 것 외에 **플로틸린**(flotillin)이라는 47 kDa의 단백질 군이 있는 것이 특징이다. 플로틸린은 지질라프트의 분자표지자(molecular marker)일 뿐 아니라, 단백질 뼈대로 생각된다. 이 단백질은 특정한 막 단백질을 지질라프트로 동원하는데 관여하고, 다양한 신호전달경로(signaling pathway)에 능동적으로 참여한다.
- **소낭라프트**(caveolar raft) 또는 **소낭**(caveola, "작은 굴"이라는 뜻)은 형질막에 있는 작은(직경 50~100 nm), 플라스크 모양의 함입(invagination)으로, **카베올린**(caveolin)이라는 작은(18~24 kDa) 내재성막단백질(integral membrane protein)이 존재한다. 카베올린의 소중합체화(oligomerization)가 일어나면 형질막의 함입 형성에 필수적인 카베올린틀(caveolin scaffold)이 조성된다. 또한 이들 단백질은 콜레스테롤 및 신호전달(signal transduction)에 관여하는 여러 단백질과도 결합한다. 소낭은 **평활근세포**(smooth muscle cell)에서 매우 뚜렷하며(413쪽 참조), 여기에는 다양한 칼슘통로(Ca^{2+} channel) 나트륨칼슘교환체(Na^{+}/Ca^{2+} exchanger) 및 세포내 칼슘 농도를 리간드매개조절(ligand-mediated regulation) 방식으로 조절하는데 관여하는 G단백질결합수용체(G protein-coupled receptor)도 존재한다.

지질라프트에는 세포의 신호전달에 관여하는 여러 가지 내재성막단백질 및 표재성막단백질이 존재한다. 따라서 이들은 지질의 바다에 떠 있는 "**신호전달플랫폼**(signaling platform)"에 비유되기도 한다. 각각의 지질라프트에는 특정한 신호를 받고 전달하는 데 필요한 모든 장비, 즉 수용체(receptor), 결합인자(coupling factor), 효소(enzyme), 기질(substrate)을 갖추고 있다. 지질라프트에서의 신호전달이 더 빠르고 높은 효율을 보이는 이유는 상호작용하는 데 필요한 단백질이 가까이 위치하기 때문이다. 또한 특정한 신호분자(signaling molecule)를 분리하기 위한 신호 전달용 지질라프트가 별도로 존재한다.

세균(bacteria) 및 바이러스감염(viral infection)에서, 세포가 이들 미생물(microorganism)과 만나는 최초의 접촉은 지질라프트(lipid raft)에서 일어난다. 예를 들면, 이질균(*Shigella flexneri*), 살모넬라균(*Salmonella typhimurium*) 등 일부 세균은 지질라프트를 탈취하여 자신의 신호전달기전(signaling mechanism)으로 삼아 병원균이 세포

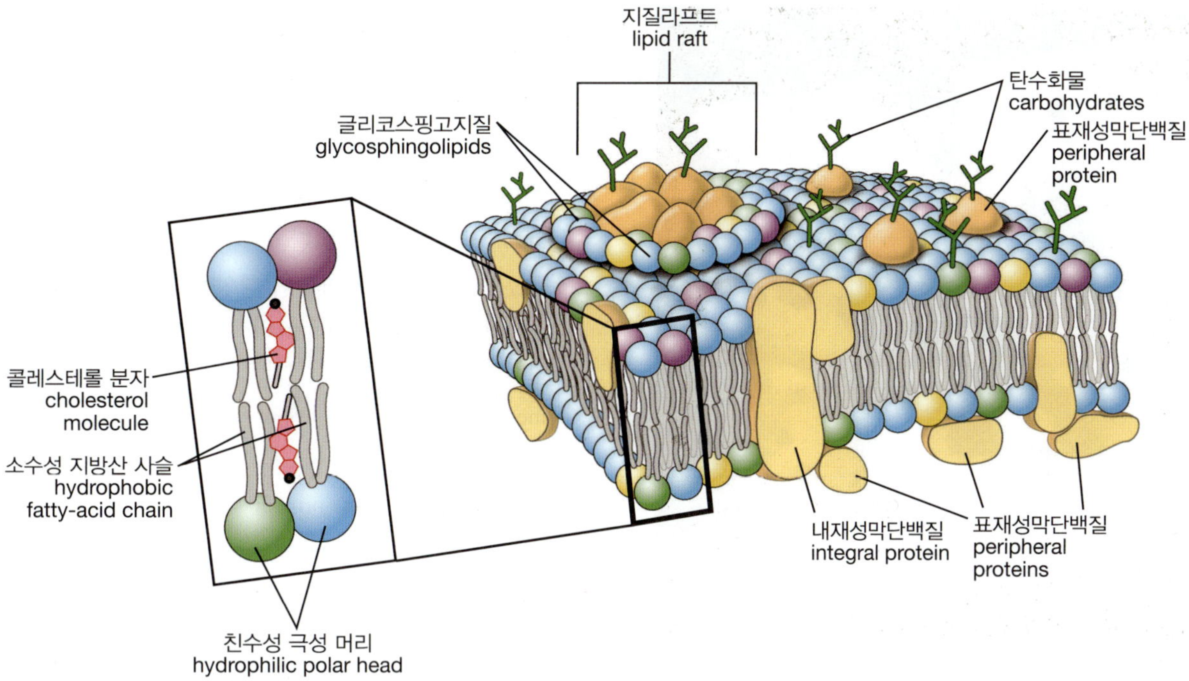

그림 2.3 형질막(plasma membrane)의 변형유동모자이크모델(modified fluid-mosaic model)을 나타낸 그림. 형질막은 주로 인지질(phosopholipid) 분자, 콜레스테롤(cholesterole), 단백질 분자로 이루어진 지질이중층(lipid bilayer)이다. 인지질의 소수성(hydrophobic) 지방산 사슬(fatty acid chain)은 서로 마주보며 막의 내부를 이루는 반면, 친수성(hydrophilic)인 인지질의 극성머리(polar head)는 막의 세포외(extracellular) 및 세포내표면(intracellular surface)을 형성한다. 콜레스테롤 분자는 막의 양쪽 면 모두에서 인지질 사이의 틈에 삽입되어 있다. 글리코스핑고지질(glycosphingolipid)과 콜레스테롤의 함량이 높고, 주위보다 융기된 지질라프트(lipid raft)에 주목한다. 여기에는 내재성막단백질(integral membrane protein)과 표재성막단백질(peripheral membrane protein)이 다량 존재한다. 지질라프트는 이중층 막에서 비대칭으로 분포하는 인지질 높이보다 더 위로 돌출해 있다. (*인지질 머리는 다양한 색깔로 나타내었음*). 탄수화물사슬(carbohydrate chain)은 내재성막단백질 및 표재성막단백질에 모두 부착하여 당단백질(glycoprotein)을 형성할 뿐 아니라, 극성인 인지질 머리와도 결합하여 당지질(glycolipid)을 형성한다.

안으로 들어가는 통로로 이들을 이용한다. 많은 세균들이 지질라프트를 이용하여 포식작용(phagocytosis) 및 이후에 동반되는 용해소체(lysosome) 안에서의 파괴를 피하기도 한다. 또 다른 경우에는, 세균이 침입하면서 지질라프트연관수용체(raft-associated receptor)를 사용하여 지질라프트 성분으로 이루어진 공포(vacuole)를 형성하기도 한다. 이들 세균은 이 공포를 사용하여 포식구획(phagocytic compartment)에서 감지되는 위험을 피해 세포 안으로 이동한다.

내재성막단백질(integral membrane protein)은 동결분할절단법(freeze fracture)이라는 조직처리 방법을 통해 관찰할 수 있다.

형질막(plasma membrane) 자체에 포함된 내재성막단백질의 존재는 **동결분할절단법**(freeze fracture)이라는 방법을 통해서 확인되었다. 조직을 동결분할절단법에 따라 처리하여 전자현미경(electron microscopy)으로 관찰하면(그림 2.5a), 막은 전형적으로 소수성면(hydrophobic plane)을 따라, 즉 지질이중층의 두 층 사이에서 쪼개지며, 형질막 내부를 지나는 두 면이 드러나게 된다. 이 두 면을 각각 E면 및 P면이라고 한다(그림 2.5b). 동결분할절단법에 대한 자세한 조직 처리 기법은 1장 조직연구 방법(Method, 23쪽)을 참조하도록 한다.

E면(E-face)의 외부는 세포외공간(extracellular space)이고, **P면**(P-face)의 외부는 세포질(원형질, cytoplasm, protoplasm)이다. 주사전자현미경(SEM)으로 관찰할 때 E면과 P면에서 관찰되는 수많은 입자는 막의 내재성막단백질(integral protein)을 가리킨다. 대체로 E면보다 P면에서 더 많은 입자가 관찰되는 이유는 더 많은 단백질이 있기 때문이다(그림 2.5c).

내재성막단백질은 세포대사(cell metabolism), 조절(regulation), 통합(integration), 세포신호전달(cell signaling)에 있어 중요한 기능을 한다.

막단백질(membrane protein)은 그 기능에 따라 여섯 가지로 분류된다. 이들은 펌프(pump), 통로(채널, channel), 수용체(receptor), 링커(linker), 효소(enzyme), 구조적 단백질(structural protein)이다(그림 2.6). 한 종류에 속하는 단백질은 반드시 그 기능만을 갖는 것은 아니다. 즉, 구조적단백질이면서도 수용체, 효소, 펌프 또는 이들 중 몇 가지 기능을 동시에 가질 수도 있다.

- **펌프**(pump)는 나트륨이온(Na^+)과 같은 특정한 이온(ion)이 능동적으로(actively) 막을 통과하도록 운반하는 역할을 한다. 펌프는 거대분자(macromolecule)의 대사전구물질(metabolic precursor), 예를 들어 아미노산(amino acid), 당질(sugar)과 같은 분자를 그 자체로 또는 나트륨펌프(Na^+ pump)에 연결시켜 운반한다.

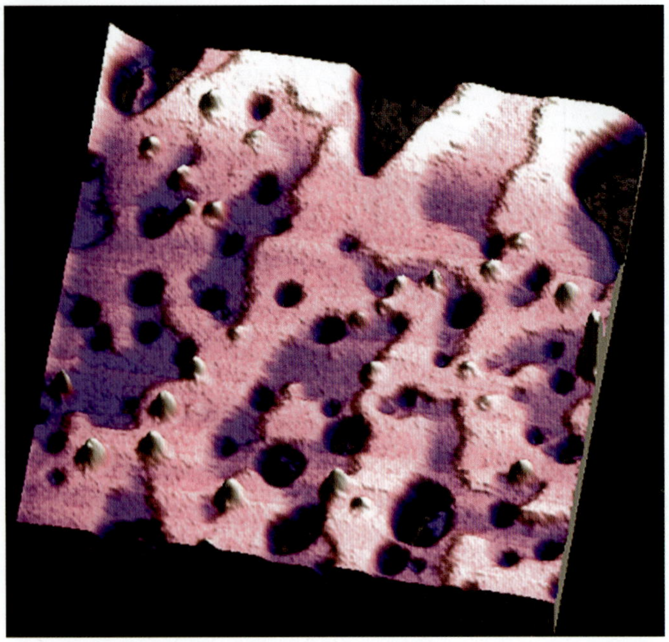

그림 2.4 원자력현미경(atomic force microscopy, AFM)의 태핑모드(tapping mode)를 통해 얻은 지질라프트(lipid raft)의 영상. 이 영상은 5 nm 두께의 지질이중층(lipid bilayer)을 운모지지대(mica support)에 펼쳐놓은 사진이다. 이중층은 디올레일포스파티딜콜린(dioleoylphosphatidylcholine, dioleoyl-PC), 스핑고미엘린(sphingomyelin), 콜레스테롤로 이루어진다. 스핑고미엘린과 콜레스테롤로 함께 구성된 지질라프트(lipid raft)는 그림에서 *분홍색*을 띤 부분이며, 지질라프트가 없는 그 외의 이중층 부위는 *청자색*을 띠고 있다. 스핑고미엘린 분자가 디올레일포스파티딜콜린분자보다 더 길기 때문에, 지질라프트는 다른 부위보다 약 0.8 nm 정도 더 돌출되어 있으며, 감도가 높은 원자력현미경(AFM)을 이용하여 이 돌출부위를 감지할 수 있다. 검은색 부분은 운모지지대(mica support)이다. 이 영상은 또한 위나선균독소VacA(*Helicobacter pylori* toxin VacA, *흰색 입자*) 분자를 보여주며 이는 주로 지질라프트에 있는 단백질 수용체와 결합한다. 영상에 나타난 부위의 넓이는 800 nm^2이다. (Drs. Nicholas A. Geisse, Timothy L.Cover, Robert M. Henderson, and J. Michael Edwardson 제공.)

- **통로**(channel)는 작은 이온(ion)과 분자, 수분이 양방향으로 형질막을 통과하도록 하는 수동확산(passive diffusion)을 가능하게 한다. 교통반(틈새이음, gap junction)은 인접한 두 세포의 세포막을 연결하는 규칙적으로 배열된 통로(channel)에 의해 형성되며, 이를 통하여 신호전달경로(signaling pathway)에 관여하는 이온과 작은 분자의 통과가 가능해진다. 이 신호전달은 한 세포의 세포질에서 인접한 세포의 세포질로 일어난다.
- **수용체단백질**(receptor protein)은 형질막의 세포외표면에 부착하는 분자인 리간드(ligand)를 인식하여 이것과 국소적으로 결합할 수 있으며, 이런 과정은 호르몬자극(hormonal stimulation), 피막소포(coated-vesicle)의 세포내섭취(endocytosis), 항체반응(antibody reaction) 등에서 일어난다. 신호전달분자(signaling molecule)가 부착한 수용체는 여러 분자스위치(molecular switch), 즉 이차전령(second messenger)을 순차적으로 가동하여 이를 통해 세포 내부의 신호전달경로에 신호를 전달함으로써 생리적 반응을 개시한다.
- **링커단백질**(linker protein)은 세포 안에 있는 세포골격(cytoskeleton)을 세포 바깥의 세포외기질(extracellular matrix)과 연결시켜 고정한다. 링커단백질의 하나의 예로서, 세포질의 액틴미세섬유(actin filament)를 세포외기질 단백질인 피브로넥틴(섬유결합소, fibronectin)과 연결하는 인테그린 계열(integrin family)의 단백질이 있다.
- **효소**(enzyme)는 그 역할이 다양하다. 에이티피분해효소(ATPase)는 이온펌프(ion pump)의 작용에 관여한다. 에이티피합성효소(ATP synthase)는 미토콘드리아내막(inner mitochondrial membrane)의 주요 단백질이며, 이당분해효소(disaccharidase), 디펩타이드효소(dipeptidase)와 같은 소화효소는 내재성막단백질(integral membrane protein)이다.
- **구조적 단백질**(structural protein)은 동결분할절단방법(freeze fracture method)을 통해 관찰할 수 있으며, 이는 특히 인접한 세포와 연접을 이루고 있는 부위에서 뚜렷하다. 일부 단백질 및 지질은 특수한 기능을 수행하기 위하여 형질막(plasma membrane)의 정해진 구역에 집중되는 경우가 자주 있으며, 그런 경우는 상피세포(epithelial cell)와 같은 극성세포(polarized cell)에서 잘 관찰된다.

내재성막단백질은 막의 지질이중층 안에서 이동한다.

막과 결합한 입자는 세포의 표면을 따라 이동할 수 있다. 또한 세포연접(cell junction)같은 형질막의 흐름을 가로막는 장벽이 파괴될 경우 효소(enzyme)와 같은 내재성막단백질 조차 세포의 한 표면에서 다른 표면으로 이동할 수 있다(예: 자유표면에서 외측표면으로 이동). 막의 유동성은 막에 있는 인지질(phospholipid)의 종류와 그 국소적 함유량에 좌우된다.

앞에서 언급한 것처럼, 내재성막단백질이 있는 지질라프트(lipid raft)도 형질막의 다른 지역으로 이동할 수 있다. 지질라프트에 고정된 내재성막단백질의 이동에 의해 신호전달은 더 정확히 일어나게 되고 비특이적 상호작용(nonspecific interaction)은 방지된다. 막단백질(membrane protein)과 세포 내외 구조 간의 물리적 연결로 인하여 단백질의 외측 이동(lateral migration)이 제한되기도 한다. 이런 물리적 연결이 존재할 수 있는 위치는 다음과 같다.

- 세포골격성분(cytoskeletal element)에 결합된 단백질과 막단백질이 근처 세포질로 연장된 부위 사이
- 막단백질(membrane protein)의 세포질도메인(cytoplasmic domain)
- 세포외기질(extracellular matrix)과 부착하는 표재성막단백질(peripheral protein)과 세포 표면에서 연장된 내재성막단백질(integral membrane protein) 사이(즉, 세포외도메인).

이런 연결로 인해서 단백질은 형질막의 특정한 부위에 제한되거나, 세포내 미세섬유(intracellular filament)와 세포외 미세섬유

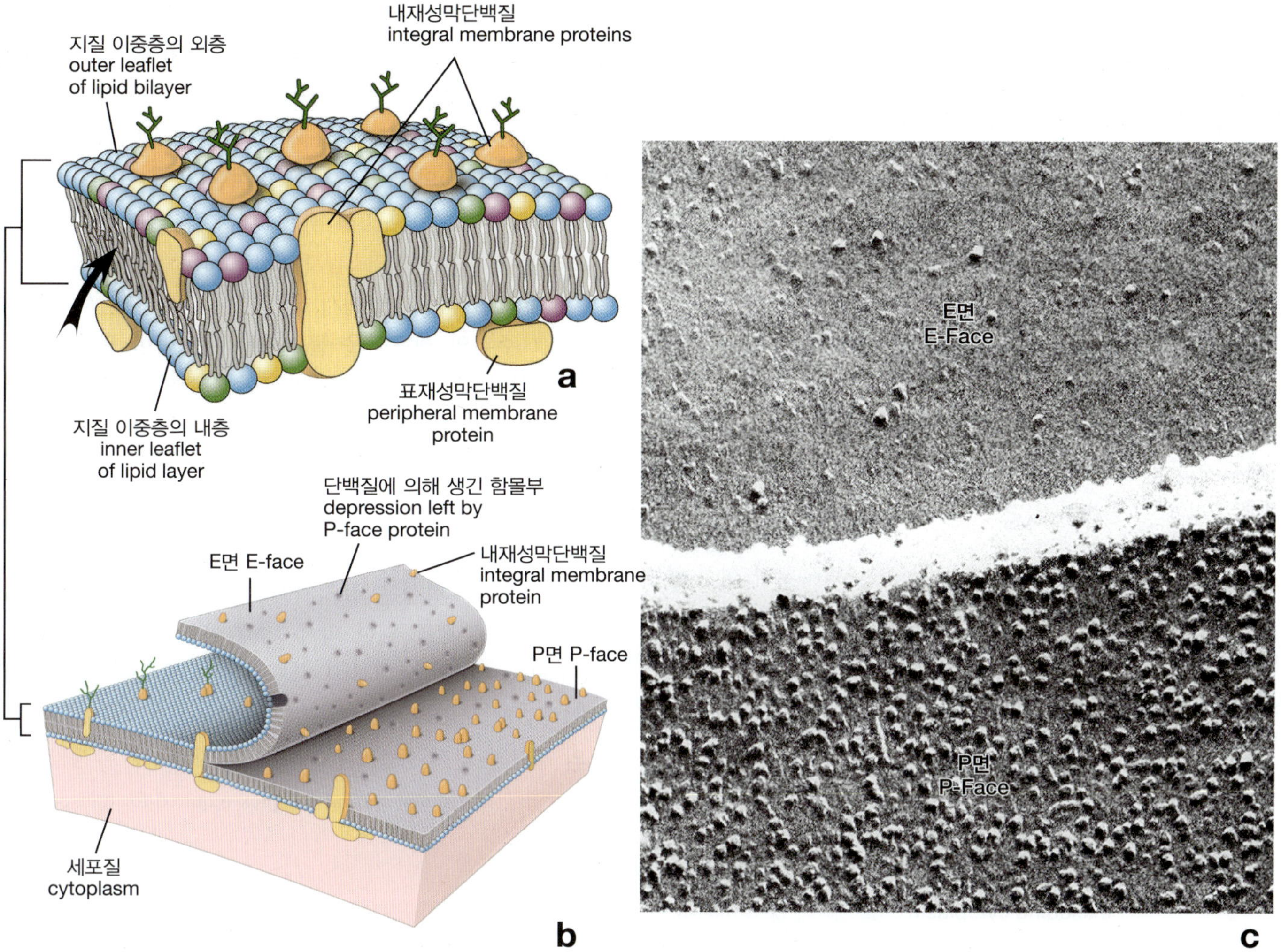

그림 2.5 형질막(plasma membrane)의 동결분할절단검사(freeze fracture examination). a. 형질막의 단면을 나타낸 그림으로 *화살표*는 막의 지질이중층에서 소수성 부분(hydrophobic portion)을 따라 잘 갈라지는 면을 가리킨다. 막이 갈라질 때 일부 단백질은 외층(outer leaflet)에 붙어 있지만, 대부분은 내층(inner leaflet)에 남게 된다. **b.** 형질막의 층(leaflet)이 분할면(cleavage plane)을 따라 분리된 영상. 갈라진 막 표면에 피막을 입혀 레플리카(replica)를 형성한 후 레플리카를 조직에서 분리하여 주사전자현미경(SEM)으로 관찰한다. 단백질은 작은 돌기로 나타난다. 내층의 레플리카는 그 밑에 세포질(원형질, cytoplasm, protoplasm)이 있기 때문에 *P면(P-face)*이라 한다. 외층은 *E면(E-face)*이라 하며, 그 밑에 세포외공간(extracellular space)이 있다. **c.** 동결분할절단 레플리카의 전자현미경사진에서 하나의 상피세포(epithelial cell) 형질막의 E면(E-face)과 인접한 세포의 형질막 P면(P-face)이 관찰된다. 분할면은 한 세포의 막에서 다른 세포의 막으로 이어지며, 이는 사진 중앙을 가로지르는 빈 공간이 세포간공간(intercellular space)이라는 것을 통해 알 수 있다. 내재성막단백질(integral membrane protein) 대부분이 삽입되어 있는 P면에 비해 E면의 입자가 희박한 것에 주목한다. (Dr. Giuseppina d'Elia Raviola 제공.)

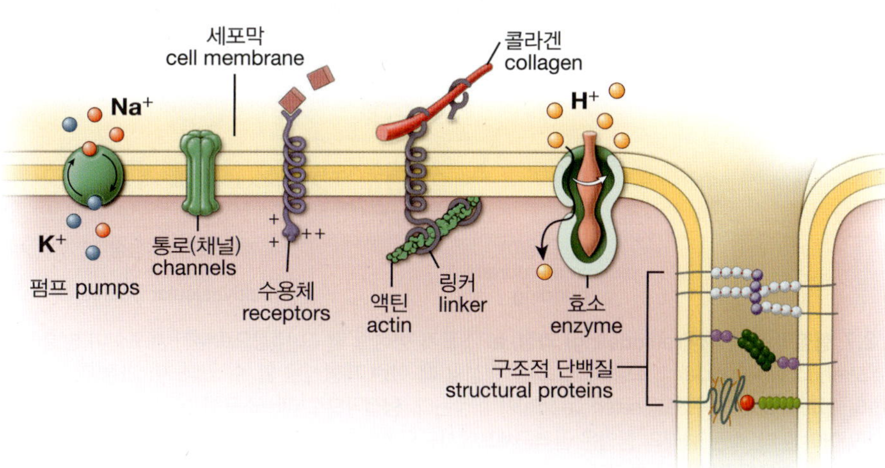

그림 2.6 내재성막단백질(integral membrane protein)의 여러 가지 기능. 내재성막단백질의 여섯 가지 주요 카테고리를 그림으로 나타내었다. 이들은 펌프, 통로(채널), 수용체, 링커, 효소, 구조적 단백질이다. 이들 카테고리는 서로 배타적인 것이 아니며, 세포간연접(cell-to-cell junction)을 담당하는 막구조단백질이 동시에 수용체, 효소, 링커 또는 이 중 여러 기능을 함께 담당하기도 한다.

(extracellular filament) 사이에서 막통과링커(transmembrane linker)로 작용할 수 있다(다음 절 참조).

형질막은 끊임없이 재형성(remodeling)된다.

세포막과 세포소기관의 형질막은 끊임없이 형태가 변화한다. 동영상현미경관찰(video microscopy)을 통해서 형질막은 돌출(bulging), 함입(invagination), 발아(budding), 소관 형성(tubulation), 파형돌기 형성(ruffling), 융합(fusion), 분열(fission) 등의 변화를 보이는 것으로 나타났다. 이들 과정은 결과적으로 세포의 모든 주요 기능, 즉 물질 분자의 합성과 분해, 세포내섭취(endocytosis), 세포외배출(exocytosis), 신호 전달(signaling), 면역학적 방어기전, 세포분열, 세포 이동과 같은 과정에 필수적이다. 이와 같은 형질막의 재형성에는 크게 두 종류가 있다.

- **세포내섭취소포**(endocytic vesicle)를 생성하는 경우처럼 형성 중인 소포(vesicle)나 소관(tubule)으로부터 **세포질을 방출**하는 재형성(그림 2.7). 이 과정에는 클라트린(clathrin), 카베올린(caveolin), COP-I, II 등 형질막의 내면(세포질면)에 존재하는 단백질이 관여한다. 이들 단백질은 형질막의 형태를 소포 모양의 함입으로 유도하는데 기여한다(47쪽 참조). **다이나민**(dynamin) 계열의 막절단단백질(membrane scission protein)은 세포막에서 소포를 분리시키는 데 반드시 필요하다. 이와 비슷한 종류의 함입 구조는 골격근세포(skeletal muscle cell)에서 횡세관(T tubule, transverse tubule)이 세포 외부와 소통하는 곳에서 관찰된다. 평활근에서는 **소낭**(caveola)과 세포내섭취소포(endocytic vesicle)가 칼슘이온(Ca^{2+})의 평형 유지에 기여한다.
- 생성되는 구조 안으로 **세포질이 유입**되는 재형성. 이 과정은 세포질에 침투한 **바이러스입자**(viral particle)가 세포막으로부터 발아(budding)하는 과정에서 일어난다(그림 2.8). 바이러스 입자와 그 주위의 세포질을 둘러싸는 세포막이 돌출하면서 소포를 형성한 다음 이 소포와 세포막 사이의 연결부가 좁아진다. 세포막의 협착이 계속 진행되면 발아하는 소포와 세포 사이에는 세포막협착부(membrane neck, stalk)라는 내부에 세포질이 포함된 매우 가느다란 줄기만 남게 되며 최종적으로 이 세포막협착부가 절단되어야 소포가 분리된다. 바이러스 입자를 함유한 소포의 형성은 골지체(Golgi), 과립내형질세망(rER), 바이러스의 복제를 위한 막에 의해 싸인 복제복합체(replication complex) 등 세포 내부에 존재하는 막에서도 일어날 수 있다(그림 2.8). 소포(vesicle)의 분리나 세포질로 채워진 소관(tubule)의 절단과 함께 동반되는 세포막의 재형성은 **수송필수엔도솜분류복합체**(endosomal sorting complex required for transport, ESCRT)

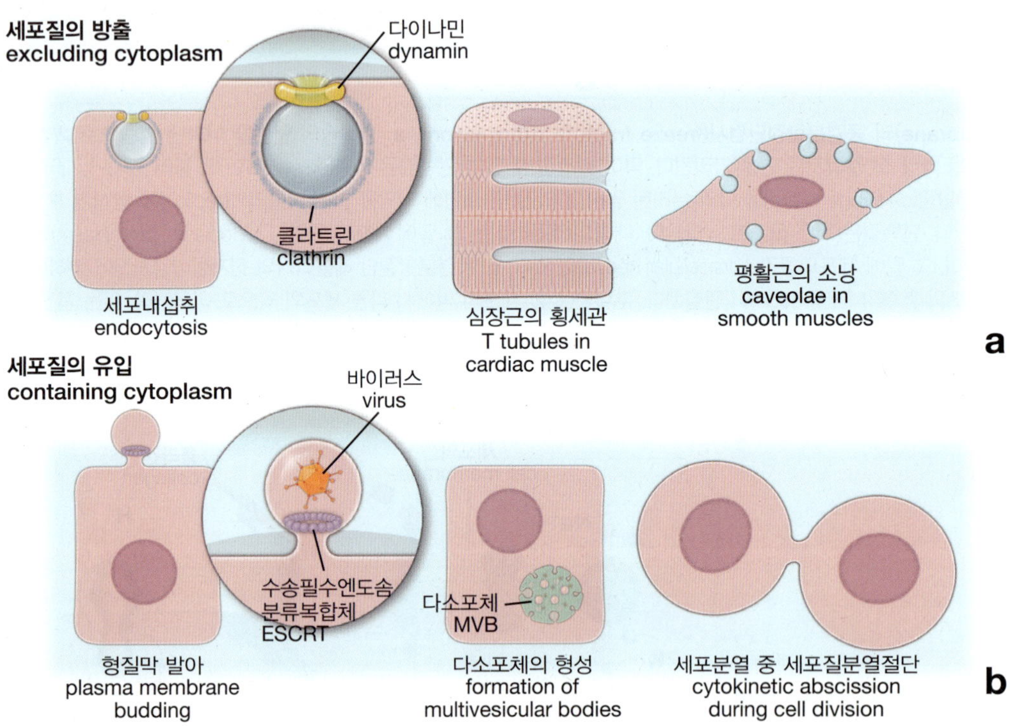

그림 2.7 형질막의 재형성(remodeling) 과정. a. 소포가 형성될 때 그 내강으로부터 세포질이 방출되는 경우에 일어나는 형질막의 재형성 과정을 나타내었다. 세포내섭취소포(endocytic vesicle)나 소낭(caveola)을 형성할 때 이런 재형성을 볼 수 있다. 이 과정에는 클라트린(clathrin), 카베올린(caveolin), COP-I, COP-II 등의 단백질이 필요하며 결과적으로 피막소포(coated vesicle)가 형성된다. 형질막으로부터 소포를 분리할 때는 다이나민(dynamin) 계열의 막절단단백질(membrane scission protein)이 반드시 있어야 한다. 소관 형태의 함입은 골격근세포에서도 관찰되며, 이 경우는 횡세관(T-tubule)의 내강이 세포의 외부 환경과 소통한다. **b.** 새로 형성된 구조 안으로 세포질이 유입되는 경우에 일어나는 형질막의 재형성 과정이다. 이 과정은 세포막이나 세포내 구조로부터 소포가 발아(budding)할 때 일어난다. 세포질이 가득한 소포나 소관이 분리될 때는 수송필수엔도솜분류복합체(endosomal sorting complex required for transport, ESCRT)라는 단백질의 조절을 받는다. ESCRT가 매개하는 막의 분리가 세포질에 인접한 막의 내면에서 일어나는 것과 달리 세포질이 제거된 소포나 소관이 막에서 분리될 때는 막절단단백질인 다이나민 계열에 의해 일어나는 것을 주목한다.

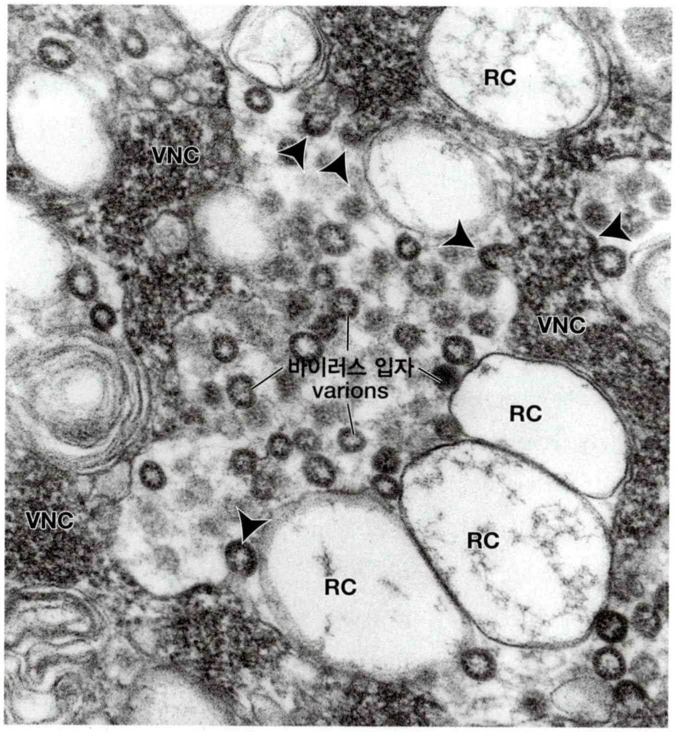

그림 2.8 바이러스 입자(viral particle)를 함유한 소포의 발아(budding). 이 전자현미경사진은 배양된 버빗원숭이(African green monkey)의 신장 상피세포 세포주(Vero E6)를 중증급성호흡증후군(severe acute respiratory syndrome, SARS)을 일으키는 코로나바이러스(coronavirus)에 감염시킨 것이다. 배양된 Vero E6 세포주는 인터페론(interferon) 유전자군과 사이클린의존인산화효소억제제(cyclin-dependent kinase inhibitor) 유전자가 결핍되어 있어 알파(α-) 또는 베타 인터페론(β-interferon)을 분비할 수 없으므로 바이러스 감염에 취약하다. SARS-CoV 코로나바이러스를 주입한 지 3~5일 후에 Vero E6 세포를 수집하고 감마선을 조사하여 불활성화시킨 후에 전자현미경 관찰을 위해 표준 처리 과정을 시행하였다. *화살촉표시*는 과립내형질세망이나 골지체 수조 안으로 바이러스 입자(viral particle, *varion*)를 함유한 소포가 발아(budding)하는 모습을 가리키고 있다. 이들 수조는 바이러스 입자를 함유한 소포가 세포질 안에 저장된 세포 구획을 나타내며 이후에 이 구획 전체가 세포 표면으로 옮겨가서 그 바이러스 함유물을 세포외공간으로 배출한다. *VNC*로 표시된 부위는 바이러스의 뉴클레오캡시드(nucleocapsid)가 세포 내부에 포함된 곳을 가리킨다. *RC*로 지적된 커다란 수조는 바이러스의 복제복합체(replication complex) 역할을 하는 이중막에 둘러싸인 소포이다. ×55,000. (Dr. Cynthia Goldsmith, Centers for Disease Control and Prevention, Atlanta, Georgia 제공).

라는 단백질 복합체에 의해 조절된다. 수송필수엔도솜분류복합체(ESCRT)는 **다소포체**(multivesicular body, MVB), **엑소솜**(exosome), **미세소포**(microvesicle), **자멸사소체**(apoptotic body) 등의 세포 구조 형성과 유사분열후 **핵막의 재봉입**(resealing), **자가용해소체**(autophagosome)**의 폐쇄**에도 참여한다. 또한 세포분열 과정 중 두 딸세포로 세포질이 분리되는 단계인 **세포질분열절단**(cytokinetic abscission)에서도 형질막의 재형성은 필수적이다. 수송필수엔도솜분류복합체(ESCRT)에 의해 매개되는 막의 분리는 세포질이 채워진 세포막협착부(membrane neck)에 인접한 곳에서부터 시작된다(그림 2.7. 참조). 이러한 기전은 세포의 바깥쪽에서 세포막협착부를 수축시켜서 절단하는 막절단단백질(membrane scission protein)인 다이나민(dynamin) 군이 사용하는 기전의 반대라고 생각할 수 있다(그림 2.7. 참조).

세포손상(cell injury)으로 인한 형질막의 형태 변화는 자주 일어나며, 이런 경우에는 **형질막수포**(plasma membrane bleb)가 형성된다. 이것은 형질막이 돌출한 동적인 구조로서, 급성세포손상(acute cell injury)이 있거나, 분열 또는 사멸하는 세포 및 세포의 이동 중에 흔히 관찰된다. 수포형성(blebbing)은 형질막을 지지하는 세포골격(cytoskeleton)인 액틴미세섬유(actin filament)로부터 형질막이 분리된 결과이다. 팔로이딘(phalloidin), 시토칼라신B(cytochalasin B)와 같이 미세섬유에 작용하는 **세포골격독물**(cytoskeletal toxin)은 막에 많은 양의 수포를 형성한다. 또한 인간면역결핍바이러스(human immunodeficiency virus), 에볼라(Ebola), 인간T세포림프친화바이러스(human T-lymphotropic virus)에 의한 **바이러스 감염**(viral infection)에서는 감염된 숙주세포의 표면으로부터 바이러스가 발아하는 과정 중에 수송필수엔도솜분류복합체(ESCRT)가 "탈취(hijacking)"되어 세포막협착부(membrane stalk)의 절단이 일어난다.

신호전달과정(Signaling Process)

세포의 신호전달(cell signaling)은 세포표면수용체(cell surface receptor), 세포표면통로(cell surface channel) 등의 내재성막단백질(integral membrane protein)과 엑소솜(exosome)으로부터 배출된 분자 등이 담당한다.

세포신호전달(cell signaling)이란 세포 외부의 자극(stimulus)이 세포에 의해 수용되고, 처리되며, 전달되어, 자신의 생리적 반응을 조절하는 과정을 말한다. 하나의 세포는 서로 다른 여러 가지 자극을 동시에 수용할 수 있으며, 이 자극을 통합하여 하나의 반응으로 나타내어야 할 때가 있다. 신호전달과정(signaling process)은 유전자발현(gene expression)의 조절, 세포외배출(exocytosis), 세포내섭취(endocytosis), 분화(differentiation), 세포의 성장과 사멸, 세포골격 재편성(cytoskeletal reorganization), 세포의 이동, 수축(contraction) 및 세포이완(cell relaxation)에 관여한다. 또한 각각의 세포는, 시냅스(synapse)로 신경전달물질(neurotransmitter)을 분비함으로써 가까이 있는 세포에 신호전달 물질을 보내기도 하고 호르몬(hormone)을 분비함으로써 멀리 있는 세포에 보내기도 한다.

신호전달경로(signal transduction pathway)란 세포가 외부 환경에 반응하는 기전이다. 신호전달은 분자 수준의 계층적 연쇄 반응(hierarchical cascade)으로서, 조직 및 세포의 특이성(specificity)을 매개하고, 신호의 증폭(amplification) 및 조절(modulation)을 가능하게 하며, 생리, 생화학적 조절을 담당한다. 이 반응은 **일차전령**(primary messenger) 또는 리간드(*ligand*)라고 하는, 대체로 수용성인 외부의 **신호분자**(signaling molecule)에 의해 유발된다. 이와 같은 과정이 국소적으로 일어나는 경우 자가분비(autocrine) 조절 또는 주변분비(paracrine) 조절이라 하고(21장 내분비기관[Endocrine Organs] 902~905쪽 참조), 혈액을 통해서 표적세포로 전달되는 경우는 내분비신호전달(endocrine signaling)이라 한다. 또한 신호전달물질은 불용성(insoluble)인 경우도 있고, 세포막에 고정되어 있을 수도 있으며, 세포외기질(extracellular matrix)에 국소적으로 존재하기도 한다. 후각자극제(odorant), 기계적신호(mechanical signal), 진동(vibration), 광선 등의 감각계통(sensory system)의 신호분자 또는 자극의 원천은 외부에서 기원하는 경우가 많다.

신호전달경로(signaling pathway)는 대부분 일차전령(primary messenger)이 특정한 수용체(receptor)와 결합하는 것으로부터 시작되며, 이런 리간드(ligand)가 없을 때 수용체는 불활성상태(inactive state)에 있다. 수용체가 생성한 신호는 **이차전령계통**(second messenger system)에 의해 세포 안에 있는 표적 분자(target molecule)로 전달된다. 수용체는 전형적으로 다음 세 가지로 분류되는데, **통로단백질**(channel protein, 38쪽), **세포내수용체**(intracellular receptor), **세포표면수용체**(cell surface receptor, 21장 내분비기관[Endocrine Organs], 903~904쪽 참조) 등이며 이후의 단원 앞부분에서 자세히 설명한다. 마지막 군에는 G단백질연결수용체(G-protein-linked receptor family)군(12장 신경조직[Nerve Tissue], 446쪽 참조), 효소연결수용체(enzyme-linked [catalytic] receptor)군(21장 내분비기관[Endocrine Organs], 902쪽 참조), 세포세포외기질수용체(cell-to-extracellular matrix receptor)의 인테그린(integrin) 계열(5장 상피조직[Epithelial Tissue], 168쪽 참조)이 포함된다.

엑소솜매개 신호전달(exosomal signaling)은 세포간 교류 경로(intercellular communication pathway)에 해당하며 기능적 단백질, 대사물질, 핵산 등이 엑소솜(exosome)을 운반 수단으로 사용하여 이를 수용하는 세포로 전달된다. 엑소솜은 크기가 아주 작고 막에 싸인 **화물소포**(cargo vesicle)로서 거의 모든 원핵(prokaryotic) 및 진핵(eukaryotic) 세포들에서 세포외공간으로 배출된다. 엑소솜의 자세한 구조와 기능은 54쪽에 서술하였다. 엑소솜은 혈액과 모든 체액에 존재하며 메시지와 화물 분자(cargo molecule)를 기원한 세포로부터 목적지까지 자가분비(autocrine), 주변분비(paracrine), 내분비기전(endocrine mechanism)을 통해서 운반한다.

화물 분자를 함유한 엑소솜(exosome)은 표적세포(target cell)와 상호작용하여 세포의 형질막과 직접 융합하거나, 수용체를 통하여 흡수된다. 막과 직접 융합하는 경우, 스네어(SNARE) 단백질과 Rab에 의한 매개 과정을 거치며, 수용체-리간드 복합체가 매개하는 경로에는 포식작용(phagocytosis), 거대포음작용(micropinocytosis), 미세포음작용(micropinocytosis) 등이 있다(44~46쪽). 이후에 엑소솜은 그 내용물을 표적세포의 세포질에 직접 배출하여, 신호전달 연쇄 반응을 일으킨다. 화물 운반 과정을 마친 엑소솜은 전형적인 엔도솜경로(endosomal pathway)를 따라 표적세포의 세포질 안에서 분해된다.

세포표면수용체(cell surface receptor)가 활성화되면 번역후변환(posttranslational modification)으로 이어지며, 이는 신호의 증폭(amplification)을 돕는다.

세포내 단백질의 **번역후변환**(posttranslational modification)에는 여러 가지가 있으며 세포가 받아들이는 신호의 증폭(amplification)을 돕는다. 이 과정에는 다음과 같은 것들이 있다.

- **인산화**(phosphorylation): 인산기(phosphate group, PO_4^{3-})의 첨가
- **당화**(glycosylation): 당질(sugar moiety)의 다양한 조합을 첨가
- **아세틸화**(acetylation): 아세틸 그룹(acetyl group, $COCH_3$)의 부착
- **메틸화**(methylation): 메틸 그룹(methyl group, CH_3)의 첨가
- **니트로실화**(nitrosylation): 단백질없는 시스테인잔기(cysteine residue)에 산화질소(nitric oxide, NO)를 반응
- **유비퀴틴첨가반응**(ubiquitination): 단백질 유비퀴틴(ubiquitin)의 부착
- **SUMO단백질첨가반응**(SUMOylation): 작은유비퀴틴관련변환자(small ubiquitin-related modifier, SUMO) 단백질 첨가

일반적으로 세포표면수용체가 활성화되면 세포내반응(intracellular reaction)에 관여하는 인산화효소(kinase, 활성효소)에 연결된 연쇄반응이 시작된다. **단백질인산화효소**(단백질키나아제, protein kinase)와 **단백질인산분해효소**(protein phosphatase)는 각각 세포 단백질의 인산화(phosphorylation)와 탈인산화(dephosphorylation)를 촉매하는 효소군이다. 세린(serine), 트레오닌(threonine), 티로신(tyrosine) 등의 잔기(residue)에 인산화가 일어나면 단백질의 활성, 함량, 세포 내의 위치에 변화가 생길 수 있다.

세포에는 여러 가지의 단백질인산화효소가 존재하며 다음과 같이 분류된다.

- **이차전령의존성단백질인산화효소**(second messenger-dependent protein kinase)에는 고리형AMP의존단백질인산화효소A(cyclic adenosine monophosphate [cAMP]-dependent protein kinase A, PKA, 그림 13.12 참조), 고리형GMP의존단백질인산화효소G(cyclic GMP-dependent protein kinase G, PKG, 그림 13.12 참조), 미오신경쇄인산화효소(myosin light chain kinase, MLCK, 그림 11.28 참조)가 포함되는 칼슘칼모듈린의존인산화효소(calcium/calmodulin-dependent kinase) 등이 있다.
- **이차전령비의존성단백질인산화효소**(second messenger-independent protein kinase)에는 미토겐활성화단백질인산화효소(mitogen-activated protein kinase, MAPK), 사이클린의존인산화효소(cyclin-dependent kinase), 단백질티로신인산화효소(protein tyrosine kinase) 등의 효소들이 있다.

결론적으로, 세포 안에서 특정한 인산화(phosphorylation) 반응이 일어나는 공간적 시간적 양상은 이후 여러 단원에서 강조될 많은 세포 반응과 매우 밀접한 관련이 있다.

막수송(Membrane Transport)과 소포수송(Vesicular Transport)

세포를 드나는 물질은 반드시 형질막(plasma membrane)을 통과하여야 한다.

지용성(fat-soluble)이며 하전되지 않은(uncharged) 작은 분자 등 일부 물질은 대사 에너지의 소비나 수송단백질의 도움 없이 농도경사(concentration gradient)가 낮은 쪽으로 **단순확산**(수동확산, simple diffusion, passive diffusion)에 의해 형질막을 통과한다(그림 2.9). 그 외에 다른 모든 분자는 형질막을 지나는 개별적인 통로로 **막수송단백질**(membrane transport protein)을 필요로 한다. 이러한 수송단백질(transport protein)에는 두 종류가 있다.

- **운반체단백질**(carrier protein)은 크기가 작은 수용성 분자(water-soluble molecule)를 운반한다. 이들은 고도로 선택적이어서, 단 한 종류의 분자만을 운반하는 것도 있다. 운반체단백질이 운반할 분자와 결합하면, 이 단백질에 일련의 구조적 변화(conformational change)가 일어나 막의 반대쪽에 분자를 방출한다(그림 2.9 참조). 나트륨펌프(Na^+/K^+ pump) 또는 양성자펌프(H^+ pump)와 같은 일부 운반체단백질은 농도경사(concentration gradient)나 전기화학적경사(electrochemical gradient)를 역행해서 분자를 운반하는 **능동수송**(active transport)을 해야 하므로 에너지를 필요로 한다. 포도당운반체(glucose carrier) 같은 다른 운반체단백질은 **수동수송**(passive transport)을 담당하며, 따라서 에너지를 필요로 하지 않는다.
- **통로단백질**(채널단백질, channel protein)도 마찬가지로 크기가 작은 수용성분자를 운반한다. 이 경우에는 형질막을 관통하는 친수성통로(hydrophilic channel)를 만들어야 하기 때문에, 통로(채널)는 대체로 많은 막포괄도메인(membrane-spanning domain)을 포함하는 막통과단백질(transmembrane protein)로 구성된다. 통로단백질에는 대개 막의 이중층을 부분적으로 관통하는 **구멍도메인**(pore domain)이 있어, 이들이 이온선택성필터(ion-selectivity filter)의 역할을 한다. 구멍도메인의 정교한 이온선택성은 바로 그 입체 구조를 변화시키는 능력에 있다(그림 2.9 참조). 통로의 이온선택성은 세포의 요구량에 따라 조절된다. 통로단백질을 통한 운반이 조절되는 방식은 여러가지이며, 신경세포(neuron)의 **전압의존성이온통로**(voltage-gated ion channel)에서는 막전위(membrane potential)에 의해, 근육세포(muscle cell)의 아세틸콜린수용체(acetylcholine receptor)와 같은 **리간드의존성이온통로**(ligand-gated ion channel)에서는 신경절달물질(neurotransmitter)에 의해, 내이(internal ear)의 **기계자극의존성이온통로**(mechanically gated ion channel)에서는 기계적부하(mechanical stress)에 의해 조절된다.

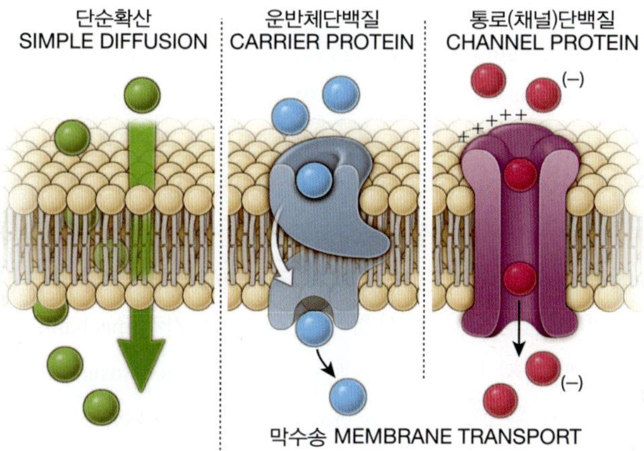

그림 2.9 형질막을 통과하는 분자의 이동. 지용성(fat-soluble) 물질과 기타 하전되지 않은(uncharged) 작은 분자(*녹색*)는 단순확산(simple diffusion)에 의해 농도경사(concentration gradient)가 낮은 쪽으로 형질막을 통과한다. 그 외의 분자는 형질막을 통과할 수 있도록 개별적인 통로를 제공하는 막수송단백질(membrane transport protein)을 필요로 한다. 작은 수용성(water-soluble) 분자(*파란색*)가 형질막을 건너가려면 이들을 수송할 고도의 선택성을 지닌 운반체단백질(carrier protein)이 있어야 한다. 운반체단백질이 운반할 분자와 결합하면, 단백질에 일련의 입체형태변화(conformational change)가 일어나 막의 건너편에 분자를 방출한다. 이 과정에서 에너지가 필요하면, *능동수송(active transport)*이라고 한다(예: 농도경사[concentration gradient]를 역행해서 양성자이온[H^+ ion]을 운반). 에너지가 필요하지 않을 때는 *수동수송(passive transport)*이라고 한다(예: 포도당[glucose] 운반). 이온(ion) 및 기타 작은 하전분자(charged molecule, *자주색*)는 이온선택성 통로단백질을 통해 형질막을 통과한다. 예를 들어 신경세포(neuron)에서는, 이온운반이 막전위(membrane potential)에 의해 조절된다(전압의존성이온통로, voltage-gated ion channel). 골격근세포(skeletal muscle cell)에는 신경근육이음부(neuromuscular junction)에 리간드의존성이온통로(ligand-gated ion channel)이 있다.

소포수송(vesicular transport)에 의해서 형질막의 통합성(integrity)이 유지되며, 서로 다른 세포 구획(cellular compartment) 간에 물질 이동이 가능해진다.

일부 물질은 **소포수송**(vesicular transport)을 통해 세포를 드나든다. 이 과정에서는 형질막의 국소적인 형태변화(configurational change) 및 이를 통한 막으로부터의 소포(vesicle) 형성, 소포와 막의 융합(fusion)이 그 특징이다(그림 2.10).

거대한 분자가 세포를 드나들고 세포 안에서 이동하는 주요 기전을 **소포발아**(vesicle budding)라고 한다. 형질막의 한 부위에서 발아(budding)에 의해 형성된 소포는 형질막의 다른 부위와 융합한다. 세포 안에서는 이 과정을 통해 소포의 내용물이 형질막으로 이루어진 여러 구획 사이를 이동할 수 있다.

세포막(cell membrane)에서 일어나는 소포수송을 설명할 때는 특히 다음과 같은 용어가 사용된다.

- **세포내섭취**(endocytosis)는 물질이 세포로 들어가는 소포수송

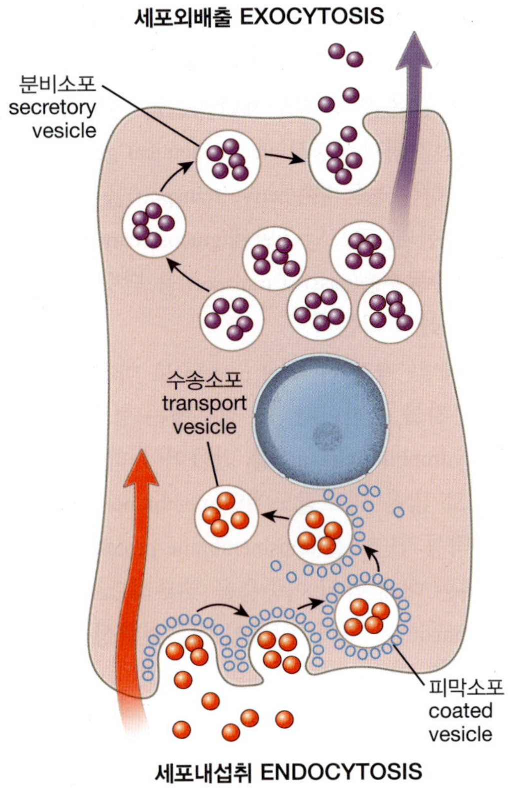

그림 2.10 세포내섭취와 세포외배출. 세포내섭취와 세포외배출은 소포수송(vesicular transport)의 두 가지 주요 형태이다. 세포내섭취(endocytosis)는 분자 및 기타 물질을 세포 안으로 들여온다. 세포외배출(exocytosis)에서는 합성된 분자 및 기타 물질이 세포 바깥으로 배출된다. 세포내섭취는 형질막에서 소포(vesicle)의 형성 및 발아(budding)와 관계가 깊다. 세포외배출은 세포내소기관(intracellular organelle)에서 기원한 소포가 형질막과 융합(fusion)하는 것을 동반하며, 주로 분비작용에 사용한다.

(vesicular transport) 과정을 가리킨다. 일반적으로, 세포내섭취는 형질막의 조성을 조절하고 외부 환경의 변화에 따른 세포의 반응을 조절하는 데 관여한다. 그 외에 영양분 흡수, 세포신호전달(cell signaling), 세포 형태의 변환에도 핵심적인 역할을 한다.

- **세포외배출**(exocytosis)은 전반적으로 물질을 세포 바깥으로 내보내는 소포수송을 가리킨다. 이때 수송되는 물질을 화물분자(cargo molecule)라고 일컫는다. 세포외배출은 또한 세포가 소포를 이용해서 세포 내부의 형질막을 세포 표면으로 운반하는 수단이 되기도 한다. 위의 두 과정 모두 전자현미경(electron microscope)을 통해 관찰할 수 있다.

세포외배출과 세포내섭취는 불가분의 관계이다. 세포외배출이 사라지면 세포내섭취도 일어나지 않는다.

소포가 형질막과 융합하면 화물단백질(cargo protein)이 세포외공간으로 배출된다. 세포외배출(exocytosis)이 일어난 후에 소포의 막과 여기에 포함된 단백질은 형질막으로부터 세포내흡수(endocytosis)를 통해 수거되어 소포를 재활용함으로써 분비세포의 팽창이나 수축이 방지된다. 신경말단(nerve terminal)에서 **세포외배출을 억제**하는 파상풍(tetanus)이나 보툴리눔신경독소(botulinum neurotoxin)는 **세포내흡수도 차단**하는 것이 최근 실험을 통해 밝혀졌다. 이들 연구는 세포외배출과 세포내흡수가 함께 일어나며, 세포외배출 및 소포 막의 융합을 주도하는 단백질(**스네어[SNARE] 단백질**, 49~50쪽 참조)이 **세포내흡수를 시작**하는 데에도 관여한다는 것을 의미한다.

세포내섭취(Endocytosis)

세포내섭취(endocytosis)란 외부 환경으로부터 막단백질, 액체, 영양소, 지질, 신호분자를 세포내섭취소포(endocytic vesicle)를 통해 흡수하는 세포의 작용이다. 세포내섭취가 일어난 다음에는 세포내섭취소포의 내용물과 막 성분이 재활용되어 세포 표면의 막으로 이동하기도 하고, 말기엔도솜(late endosome)으로 운반되어 나중에 분해되기도 한다.

세포내섭취(endocytosis)에서 일어나는 액체와 대분자(macromolecule)의 흡입은 대개 세 가지의 다른 기전을 통해 일어난다.

세포내섭취기전(endocytic mechanism) 중 일부에서는 소포형성(vesicle formation)이 일어나는 동안 특별한 단백질을 필요로 한다. 소포형성에서 형질막과 상호작용하는 가장 잘 알려진 단백질은 **클라트린**(clathrin)이다. 클라트린의 존재가 세포내섭취소포(endocytic vesicle)의 형성에 중요한 것은 확실하지만, 소포가 클라트린비의존성 방식으로 형성되는 경우도 많으며, 그런 경우는 카베올린(caveolin)이나 플로틸린(flotillin) 등 다른 단백질이 사용된다. 따라서 세포내섭취(endocytosis)는 **클라트린의존성**(clathrin-dependent) 또는 **클라트린비의존성**(clathrin-independent)으로 나눌 수 있다. 일반적으로, 세포내섭취에는 세 가지 기전(mechanism)이 있는 것으로 알려져 있다. 여기에는 **포음작용**(pinocytosis, [그리이스어 *cell drinking*]), **포식작용**(phagocytosis, [그리이스어 *cell eating*]), **수용체매개세포내섭취**(receptor-mediated endocytosis)가 있다. 포음작용은 미세포음작용(micropinocytosis)과 거대포음작용(macropinocytosis) 두 가지 다른 방식으로 일어날 수 있으며 나누어서 설명한다.

- **미세포음작용**(micropinocytosis)은 액체와 작은 단백질 분자를 비특이적으로 흡입하는 과정이다. 이때는 직경이 150 nm 이하인 작은 소포가 형성된다. 미세포음작용은 유기체의 거의 모든 세포에서 일어나며, **구성분비경로**(constitutive pathway)를 이용하기 때문에 세포표면에서 작은 소포들이 끊임없이 생성된다(그림 2.11a). 소포의 형성에는 보통 지질라프트에서 발견되는 단백질인 **카베올린**(caveolin)과 **플로틸린**(flotillin)이 관여한다. 근세포(muscle cell)가 아닌 세포 중에서는 신경세포, 백혈구를 제외한 모든 세포에서 카베올린1(caveolin-1), 카베올린2(caveolin-2)가 발현하며, 카베올린3(caveolin-3)는 근세포에서만 발견된다. 플

로틸린1(flotillin-1), 플로틸린2(flotillin-2)는 소낭(caveola)과는 별개인 소포에서 발견된다. 또한 막절단단백질(membrane scission protein)로서 GTP분해효소(GTPase)의 하나인 **다이나민**(dynamin) 같은 기계효소(mechanoenzyme)는 포음소포(pinocytotic vesicle)의 절단(scission;형질막 일부가 떨어져 나가는 것)에 관여한다. 포음소포는 투과전자현미경(TEM)으로 관찰할 수 있으며, 표면은 매끄럽다. 이들은 특히 혈관의 내피(endothelium)와 평활근세포(smooth muscle cell)에 풍부하다(그림 2.11b). 카베올린1은 14~16개의 단량체(monomer)가 모여 형성된 복합체로써 막 곡면(curvature)을 변화시켜 소포형성을 유발할 수 있으므로 미세포음작용에서는 클라트린이 필요하지 않다. 또한 액틴 세포골격의 재형성도 요구되지 않기 때문에, 미세포음작용을 **클라트린비의존성-액틴비의존성-세포내섭취**(clathrin-independent, actin-independent endocytosis)라고 한다.

- **거대포음작용**(macropinocytosis)은 세포외 액체, 용질, 영양소, 항원(antigen)을 비특이적으로 흡입하는 활동이다. 이것은 액틴 세포골격(actin cytoskeleton)이 형질막에서 재정렬되어 **막표면파형돌기**(surface membrane ruffle)를 형성하는 액틴의존성(actin-dependent) 과정이다. 세포막의 파형돌기는 하늘거리는 프릴처럼 연장과 수축을 반복하면서 세포외 액체를 포집한다. 이 활동에 의해 크기가 큰(직경 > 0.2 μm) **거대포음소포**(macropinosome)라는 세포내섭취소포가 만들어진다(그림 2.11c 참조). 거대포음소포는 액체 운반 능력이 크기 때문에 면역계통의 세포인 대식세포(macrophage)와 수상돌기세포(dendritic cell)가 세포 외부로부터 가능한한 많은 액체를 섭취하는 데 사용된다. 거대포음작용에서 세포내로 유입되는 용질과 막의 분량은 다른 어떤 세포내섭취 과정보다 크다. 거대포음작용은 조절된 과정이며 대식세포집락자극인자1(macrophage colony-stimulating factor-1, CSF-1), 표피성장인자(epidermal growth factor, EGF), 혈소판유래성장인자(platelet-derived growth factor, PDGF) 등 다양한 성장인자(growth factor)의 자극을 받아 일어난다. 거대포음소포가 정해진 성숙 단계를 거치는 동안 그 함유물은 말기엔도솜이나 용해소체 안에서 분해되거나 형질막으로 재활용된다. 형질막파형돌기(plasma membrane ruffle)가 생기는 과정 초기에 세포의 뚜렷한 부위에서 액틴 세포골격의 재형성이 일어나기 때문에 거대포음작용은 **클라트린비의존성**(clathrin-independent)이면서 **액틴의존성세포내섭취**(actin-dependent endocytosis)에 해당한다.
- **포식작용**(phagocytosis)는 세포부스러기(cell debris), 세균(bacteria), 기타 이물질 등 커다란 입자를 섭취하는 작용이다. 이는 비선택적과정(nonselective process)으로서, 형질막에서 위족(pseudopodium)을 뻗어 포식할 입자를 둘러싸서 **포식**

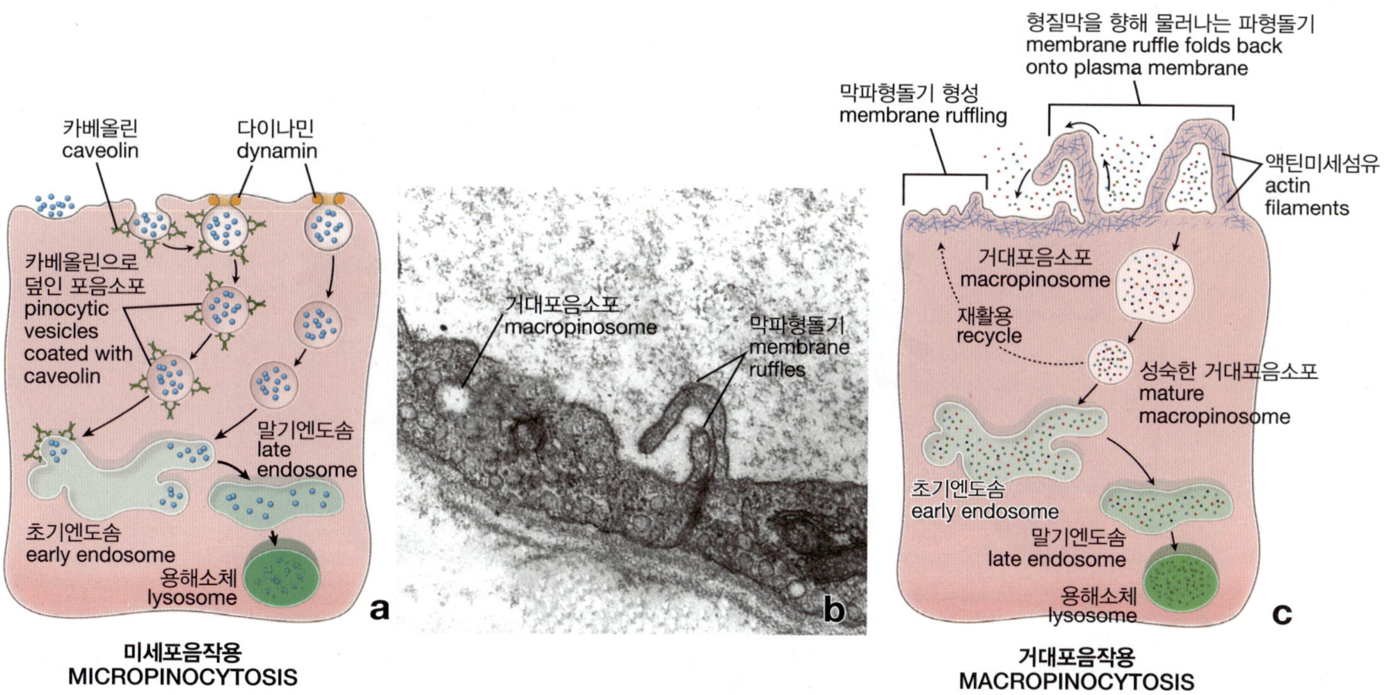

그림 2.11 포음작용(pinocytosis). a. 미세포음작용(micropinocytosis)에서는 세포 표면에서 작은 소포(vesicle)를 만들어내는 동적 과정이 필요하다. 우선 포음될 물질(작은 수용성 단백질, 콜로이드 추적자[colloidal tracer])이 형질막의 세포외표면(extracellular surface)과 접촉한다. 이어서 표면이 함몰되고, GTP분해효소(GTPase)인 다이나민(dynamin)에 의해 막에서 소포는 분리되며 세포 안에서 포음소포(pinocytotic vesicle)를 형성한다. 일부 물질의 포음작용이 일어나는 경우, 카베올린(caveolin)이 관여하기도 한다. **b.** 이 전자현미경사진에서는 혈관(blood vessel) 내피세포(endothelial cell)의 세포질 안에 있는 표면이 매끄러운 수많은 포음소포를 볼 수 있다. 또한 막파형돌기(membrane ruffles)도 관찰되며 이는 거대포음소포(macropinosome)의 형성에 필수적이다. ×55,000. **c.** 거대포음작용(macropinocytosis)에서는 형질막과 그 기저를 이루는 액틴세포골격의 재정렬에 의해 표면막파형돌기(surface membrane ruffle)가 형성되고 이을 통해서 대량의 세포 외부의 액체를 포집할 수 있다. 커다란 소포인 거대포음소포(macropinosome)는 세포질로 흡수된 다음 성숙 과정을 거쳐서 초기 용해소체와 융합되기도 하고, 재활용을 위해 형질막으로 복귀하기도 한다.

소체(phagosome)라는, 직경이 약 250 nm 이상인 커다란 소포 안에 가둔다. 포식작용은 백혈구의 일종인 단핵포식계통(mononuclear phagocyte system, MPS)에 속하는 특수화된 세포 군에서 주로 나타난다. 포식작용은 보통 수용체매개과정(receptor-mediated process)으로, 침입한 미생물 및 세포 표면에 부착한 항체(antibody)의 비항원결합부위(F_C분절, non-antigen-binding domain, F_c fragment)를 포식세포 표면의 수용체가 인식한다(그림 2.12a). 포식작용은 또한 병원체(pathogen)의 표면에 흔히 발현되어 있는 **병원체연관분자패턴**(pathogen associated molecular pattern, PAMP)을 톨유형수용체(Toll-like receptor)가 인식함으로써 시작되기도 한다(344쪽). 이와 같이 병원체연관분자패턴(PAMP)이 인식되면, 전사인자(transcription factor)인 카파B핵인자(nuclear factor kappa B, NF-κB)의 활성화로 이어져 포식작용의 세포 반응을 유발하는 유전자를 조절한다. 흡입된 탄소입자(carbon particle), 무기물 먼지, 석면(asbestos fiber) 등의 무생물 물질도 F_c분절수용체(F_c receptor)의 매개없이 단핵포식계통(MPS)을 이루는 세포들에 의해 제거된다(그림 2.12b). 이러한 포식소체형성(phagosome formation) 과정에는 클라트린(clathrin)이 필요하지 않으나, 포식소체가 형성되기 위해서는 처음에 형질막에서 위족(pseudopodium)의 연장(extension)이 반드시 일어나야 하므로, 액틴미세섬유(actin filament)의 해중합(depolymerization) 및 재중합(repolymerization)이 동반되는 액틴세포골격의 재정렬(rearrangement)은 필수적이다. 따라서 포식작용(phagocytosis)은 **클라트린비의존성**(clathrin-independent)이면서 **액틴의존성세포내섭취**(actin-dependent endocytosis)라고 한다.

- **수용체매개세포내섭취**(receptor-mediated endocytosis)는 특정한 분자가 세포 안으로 유입되게 하는 방식이다. 이 기전에서는, **화물수용체**(cargo receptor)라는 특정 분자에 대한 수용체가 세포막의 명확히 구분된 부위에 모여 있다. 이 부위는 형질막에서 지질라프트(lipid raft)에 해당하는 곳이며, 나중에 **피막오목**(coated pit)을 형성한다(그림 2.13a). **피막오목**(*coated pit*)이라 하는 이유는, 전자현미경(EM) 하에서 이 부위가 전자치밀(electron-dense) 물질이 축적된 구조로 관찰되기 때문이다. 이 물질은 형질막의 세포질면에 밀집된 **클라트린**(clathrin) 분자이다. 화물수용체(cargo receptor)는 형질막에 접촉하는 특정 분자를 인식하고 이와 결합한다. 이어서 클라트린 분자들이 바구니 모양의 구조로 중합되면 이로 인하여 형질막의 형태가 변화하여 소포와 유사한 함입(invagination)이 생성된다(그림 2.13b). 클라트린은 **클라트**

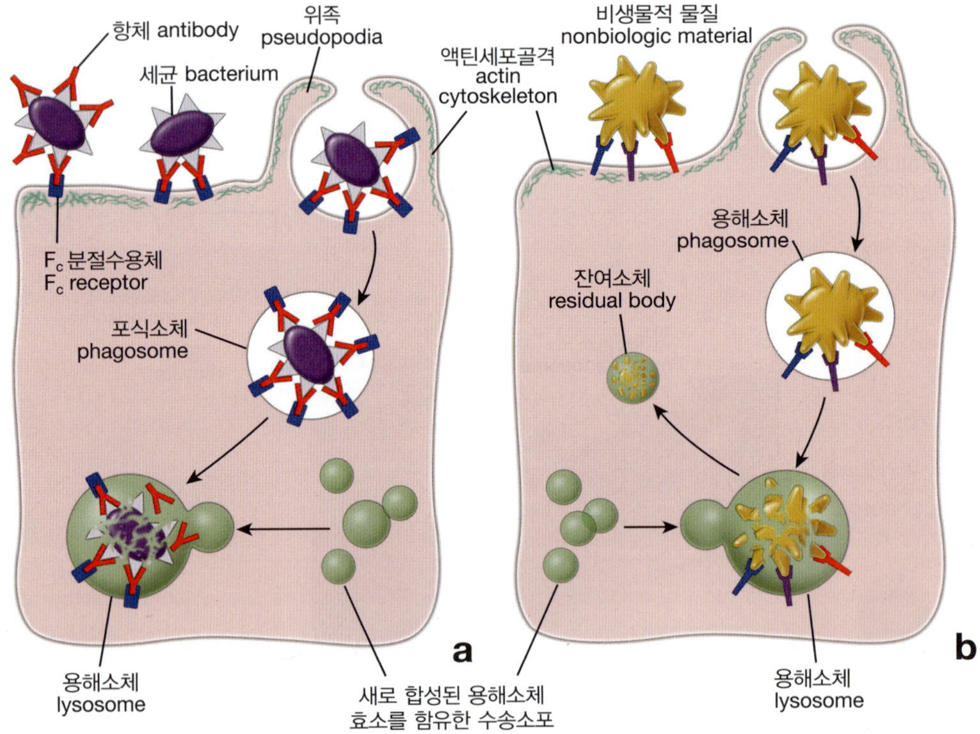

그림 2.12 포식작용. a. 이 그림은 면역반응(immune response)의 결과로 파괴된 세균(bacterium)과 같이 큰 입자의 포식작용(phagocytosis)이 일어나는 단계를 보여준다. 세균은 그 표면항원(surface antigen)에 부착한 항체(antibody)에 의해 둘러싸인다. 포식세포(phagocytic cell)의 형질막 표면에 있는 F_c분절수용체(F_c receptor)는 항체의 F_c분절(F_c portion)을 인식한다. 이 상호작용을 통해 액틴 세포골격(actin cytoskeleton)의 재배열이 시작된다. 액틴미세섬유(actin filament)의 해중합(depolymerization) 및 재중합(repolymerization)에 의해 *위족(pseudopodia)*이라는 형질막의 일시적 돌출 구조를 생성한다. 이들은 포식될 입자를 둘러싸서 포식소체(phagosome)를 형성한다. 용해소체효소(lysosomal enzyme)의 표적화운반(targeted delivery)에 의하여 포식소체는 용해소체(lysosome)로 성숙하고 이것은 포식된 내용물을 소화한다. **b.** 염증(inflammation)으로 인해 생긴 생물체 부스러기는 물론, 흡입된 탄소입자(carbon particle), 무기물 분진(inorganic dust), 석면(asbestos fiber)과 같은 무생물 물질도 F_c분절수용체(F_c receptor)의 개입없이 내재화(internalized)된다. 이들 입자는 형질막의 여러 수용체와 결합한다.

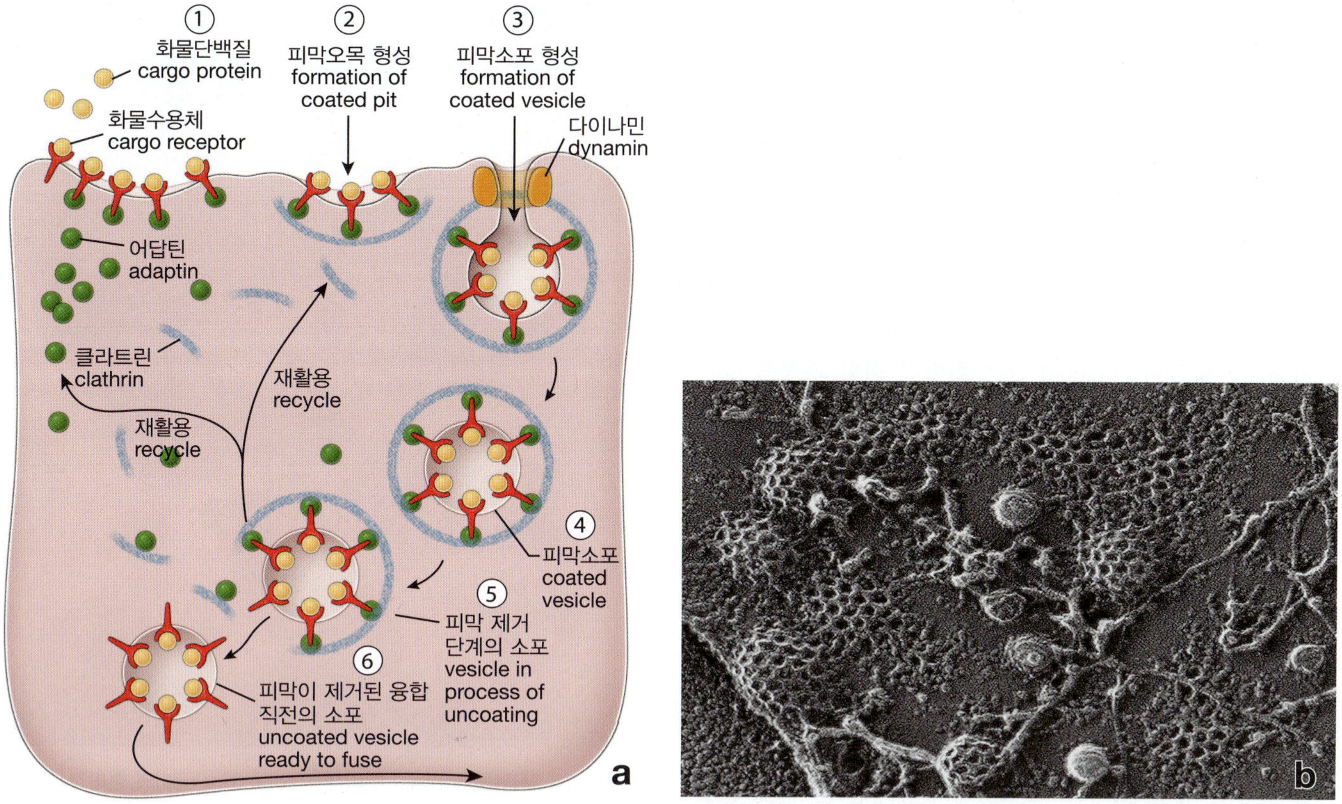

그림 2.13 수용체매개세포내섭취. a. 수용체매개세포내섭취(receptor-mediated endocytosis)의 단계를 나타낸 그림으로, 선택된 분자를 세포 안으로 들여보내는 수송기전에 해당한다. 화물수용체(cargo receptor)는 특정 분자가 형질막과 접촉하면, 이를 인식하여 결합한다. 결합된 화물수용체분자복합체(cargo receptor-molecule complex)는 어답틴(adaptin)에 의해 인식된다. 어답틴은 형질막의 특정 부위에 있는 이들 복합체 중 적절한 것을 선택하고 모아 세포 안으로 운반하는 것을 돕는 단백질이다. 그 다음에는 클라트린(clathrin) 분자들이 아답틴화물수용체분자복합체(adaptin-cargo receptor-molecule complex)에 부착하면서 얇은 바구니 모양의 구조로 중합하여 피막오목(coated pit)을 형성한다. 클라트린은 형질막과의 상호작용을 통해 형질막의 형태 변화를 유도하여 깊은 함몰 구조로 변화시킨다. 이 함몰 구조, 즉 완전히 형성된 피막오목은 다이나민(dynamin)이라는 단백질 복합체에 의해 피막소포(coated vesicle)라는 구조가 되어 형질막에서 분리되며, 이것이 막으로부터 세포 내부로 발아(budding)하는 과정이다. 선택된 화물단백질(cargo protein)과 이들의 수용체는 세포외공간(extracellular space)으로부터 피막소포(coated vesicle)의 내강(lumen) 안으로 유입된다. 소포의 발아와 내재화(internalization) 이후에, 피막단백질(coat protein)은 제거되어 재활용된다. 피막이 사라진 소포는 이를 처리할 세포소기관과 합쳐지기 위해 목적지로 운반된다. **b.** A431 세포 형질막의 세포질면(cytoplasmic surface)을 신속냉동딥에치방법(quick-freeze deep-etch technique)으로 처리한 후 전자현미경으로 관찰한 것. 이 영상에서는 여러 형성 단계의 피막오목과 클라트린피막소포(clathrin-coated vesicle)가 관찰된다. 피막오목과 클라트린피막소포가 액틴미세섬유(actin filament)가 없는 부위에서 생성되는 것을 주목한다. 작고 균일한 포음소포(pinocytotic vesicle)들은 클라트린 피막이 없으며 액틴미세섬유 가까이 존재한다. ×200,000. (Dr. John E. Heuser, Washington University School of Medicine 제공.)

린어답터프로틴(clathrin adaptor protein, AP180), 즉 어답틴(adaptin)을 통해서 화물수용체(cargo receptor)와 상호작용한다. 어답틴은 세포 안으로 운반할 적절한 화물(cargo)분자를 기계적으로 선별한다. 따라서 소포가 형성될 때, 선별된 화물단백질(cargo protein)과 화물수용체가 세포외공간으로부터 소포의 내강(lumen) 안으로 끌려 들어온다. 막절단단백질(membrane scission protein)로 GTP분해효소(GTPase)의 하나인 다이나민(dynamin)이라는 커다란(100 kDa) 기계효소(mechanoenzyme)는 수용체매개세포내섭취에서 형성되는 클라트린피막소포(clathrin-coated vesicle)가 형질막으로부터 분리되는 과정을 매개한다. 수용체매개세포내섭취의 결과로 형성되는 소포의 종류를 피막소포(coated vesicle)라고 하며, 그 과정 자체를 클라트린의존성세포내섭취(clathrin-dependent endocytosis)라고 한다. 클라트린피막소포(clathrin-coated vesicle)는 형질막에서부터 초기엔도솜(early endosome)으로 가는 과정 및 골지체에서 초기 및 말기엔도솜(late endosome)으로 가는 물질의 이동 과정에도 관여한다.

세포외배출(Exocytosis)

분비소포(secretory vesicle)가 형질막으로 이동하는 것은 정상 세포에서 매우 중요한 기능이다. 분비소포가 형질막과 융합하는 과정은 복잡하며 다양한 단백질과 지질이 관여한다. 세포외배출과 막의 융합에 대한 분자적 기전에 대한 이해는 여러 질병의 약리학적 치료에 대한 이론적 기반을 제공한다.

세포외배출(exocytosis)이란 소포(vesicle)가 세포질에서부터 형질막으로 이동하여, 세포외공간(extracellular space)으로 그 내용물을 방출하는 과정이다.

세포가 배출하려고 생성한 여러 가지 물질분자는 먼저 생성된 곳에서 골지체(Golgi apparatus)로 운반된다. 다음 단계는 그 분비산물(secretory product)을 분류(sorting)하고 수송소포(transport vesicle)에 담아 포장(packaging)하는 과정이며, 이렇게 형성된 수송소포는 나중에 **세포외배출**(exocytosis)이라는 과정을 통해 형질막과 융합한다. 이들 소포의 세포내 수송이 가능한 이유는 그 표면에 코우토머(coatomer)인 COP-I, COP-II 같은 특수한 단백질이 존재하여 이들의 이동을 매개하기 때문이다(67쪽 참조). 이 경로를 따라 이동하는 분자는 세포의 다양한 구획을 통과하는 동안 당화(glycosylation) 및 황산화(sulfation) 같은 화학적 변환 과정을 자주 거치게 된다. 세포외배출(exocytosis)에 의해 형질막에 삽입되는 막은 나중에 세포내섭취(endocytosis) 과정에 의해 세포질에 있는 구획으로 되돌아온다. 세포외배출에는 크게 두 가지 경로가 존재한다.

- **구성분비경로**(constitutive pathway)에서는, 배출될 물질이 수송소포(transport vesicle)안에 담겨 형질막으로 끊임없이 수송된다. 이 과정을 통해 분비되는 단백질은 합성 직후에 골지체(Golgi apparatus)를 통해 방출된다. 이 과정은 모든 세포에서 어느 정도는 일어나며, 형질세포(plasma cell)에서 항체인 면역글로불린(immunoglobulin)의 분비와 섬유모세포(fibroblast)에서 전아교질(procollagen)의 분비 등이 대표적인 경우이다. 투과전자현미경(TEM)으로 관찰하면 이들 세포에 분비과립(secretory granule)이 없는 것을 알 수 있다.
- **조절분비경로**(regulated secretory pathway)는 내분비세포(endocrine cell), 외분비세포(exocrine cell), 신경세포(neuron) 등 특수한 세포에서 볼 수 있으며, 세포질에 있는 분비소포(secretory vesicle)에 분비단백질이 농축되어 일시적으로 저장된다(그림 2.14). 분비가 일어나려면 호르몬자극(hormonal stimulus)이나 신경자극(neural stimulus)과 같은 자극을 통한 조절이 필요하며, 그 대표적인 예는 위점막(gastric mucosa)의 주세포(으뜸세포, chief cell), 췌장(pancreas)의 세엽세포(acinar cell) 등이 분비소포(secretory vesicle)를 배출하는 경우이다. 분비하기 위한 신호전달(signaling) 자극이 주어지면 세포질 안으로 칼슘이온(Ca^{2+})이 일시적으로 유입(influx)된다. 유입된 칼슘이온은 다음 단계로 분비소포를 형질막과 융합시켜 내용물을 방출한다(그림 2.15). 과거에는, 불활성전구체(inactive precursor), 즉 효소원(zymogen)을 함유한 분비소포(secretory vesicle)를 효소원과립(*zymogen granule*)이라고 일컬었다.

세포 바깥으로 배출하는 것 외에, 골지체(Golgi apparatus)와 다른 세포소기관 사이에서 단백질을 운반하는 경우에도 엔도솜 경로(endosomal pathway)가 이용될 수 있다. 이런 방식은 용해소체구조적단백질(lysosomal structural protein)과 같이 특정 소기관에만 존재하는 단백질을 정확히 그 소기관으로 운반하는 데 사용된다.

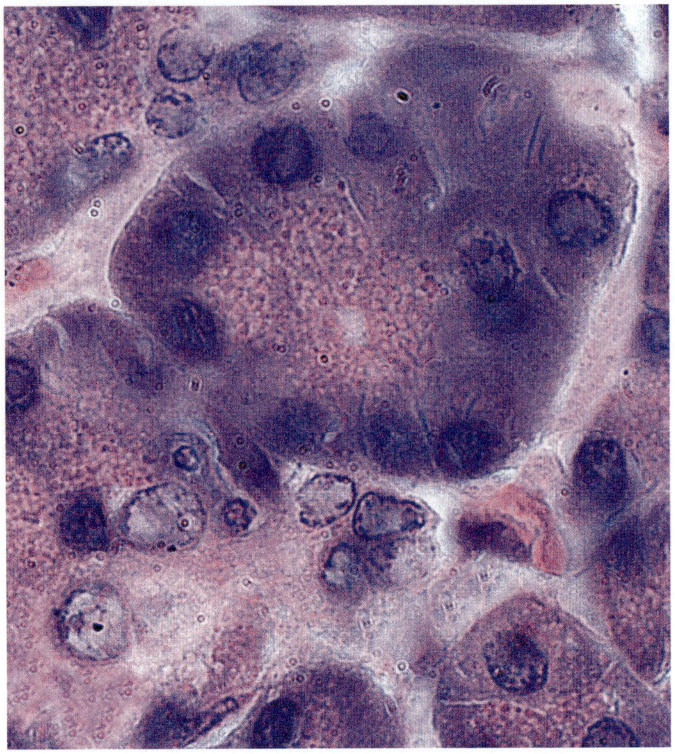

그림 2.14 췌장(pancreas) 분비세포(secretory cell)의 현미경사진. 분비될 단백질을 함유한 분비소포(secretory vesicle)가 세포 자유표면을 가득 채우고 있는 것을 주목한다. 세포가 축적된 과립(granule)을 배출하기 위해서는 외부로부터 신호를 받아야 한다. ×860.

소포가 운반될 때 세포의 적절한 구획으로 정확히 향하게 하는 표적화(targeting)는 처음엔 정박단백질(docking protein)에 의해 조절되며, 수용성NSF부착수용체(soluble NSF attachment receptor, SNARE) 단백질 사이의 상호작용에 의해 그 특이성(specificity)이 보장된다.

앞에서 언급한 것처럼, 세포막 및 골지체 수조(cisterna) 등의 막에서 발아하여 새로 생성된 소포(vesicle)는 세포 안의 여러 표적막(target membrane)과 융합할 수 있다. 발아(budding)하면서 클라트린 피막(clathrin coat)의 분리가 일어난 직후에, 소포는 세포의 적절한 구획(compartment)으로 운반되도록 표적화(targeting)되어야 한다. **표적화기전**(targeting mechanism)은 대도시에서 승객을 원하는 주소로 올바르게 수송할 수 있는 택시 기사의 능력에 비유된다. 원하는 목적지의 주소에 해당하는 정보는 이동하는 소포의 막에 부착된 **Rab-GTP분해효소**(Rab-GTPase)에 의해 인식된다. Rab-GTP분해효소는 표적막(target membrane)에 있는 **결속단백질**(tethering protein)과 상호작용한다. 이 초기의 상호작용을 통해 소포는 인식되고, 도달하는 소포들을 정박(docking)시키는 데 필요한 숫자만큼의 결속단백질이 동원된다. Rab-GTP분해효소와 그 수용체(receptor)가 이루는 **정박복합체**(docking complex)에 의해 소포는 표적 구조의 막 가까이에 고정된다(그림 2.16).

스네어(SNARE)라는 막통과단백질(transmembrane protein)의 한

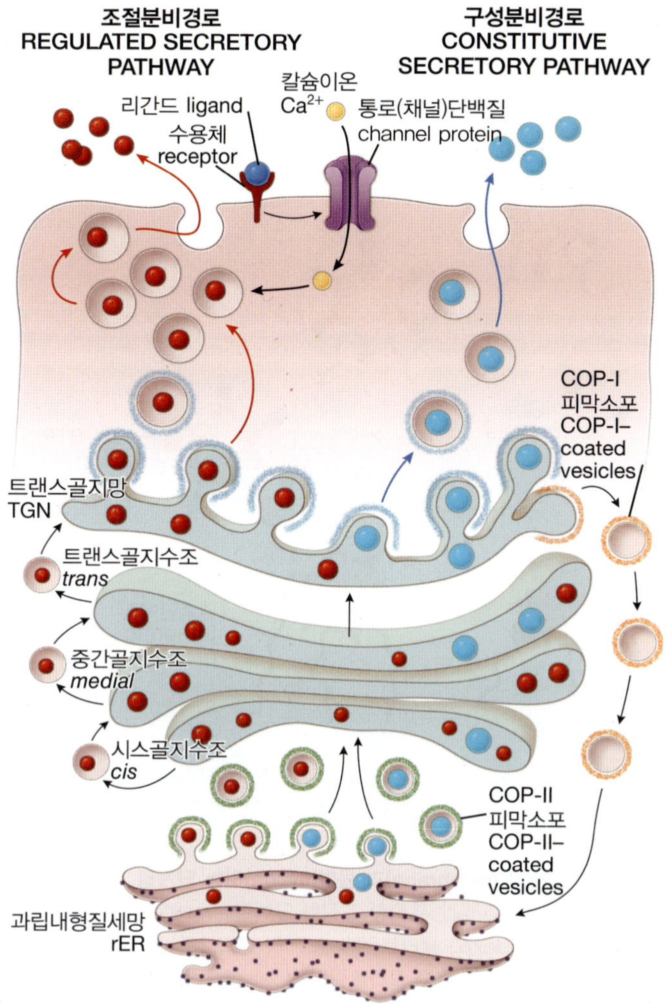

그림 2.15 세포외배출(exocytosis)의 두 가지 경로를 보여주는 그림. 새로 합성되는 단백질은 과립내형질세망(rough endoplasmic reticulum, *rER*)에서 합성된다. 최초의 번역후변환(posttranslational modification)이 일어난 후에, 이들은 COP-II 피막소포(COP-II-coated vesicle)에 담겨 골지체(Golgi apparatus)로 운반된다. 골지체에서 추가적인 변환이 일어난 후 분류(sorting), 포장(packaging) 과정을 거친 최종의 분비생산물(secretory product)은 트랜스골지망(*trans*-Golgi network, *TGN*)에서 형성된 소포에 담겨 형질막으로 운반된다. 역행수송(retrograde transport)은 골지체의 수조(cisterna) 사이에서 일어나며 COP-I피막소포(COP-I-coated vesicle)에 의해 매개됨을 주목한다. 두 가지 뚜렷한 경로가 나타나 있다. *파란 화살표*는 구성분비경로(constitutive pathway)를 가리키며 이때는 단백질이 합성 직후에 세포에서 분비된다. 이 경로를 사용하는 세포에서는, 분비생산물은 거의 저장되지 않으며, 따라서 세포질에는 분비소포(secretory vesicle)가 거의 없다. *빨간 화살표*는 조절분비경로(regulated secretory pathway)를 나타내며, 이때는 호르몬 또는 신경자극에 의해 단백질 분비가 조절된다. 그림 2.14의 췌장세엽세포(pancreatic acinar cell)처럼 이 경로를 이용하는 세포는, 분비단백질이 세포질의 분비소포 안에 농축되고 일시적으로 저장된다. 적절한 자극이 주어지면, 분비소포는 형질막과 합쳐져서 그 내용물이 배출된다.

종류는 소포막과 표적막 모두에서 발현되며 정확한 소포 이동과 막의 융합을 동시에 매개한다. SNARE라는 약자는 "수용성 NSF부착수용체(**S**oluble **N**SF **A**ttachment **RE**ceptor)"에서 온 것이다. 스네어는 원래 이들이 위치하는 부위를 따라서 분류된다. 소포(vesicle)에 발현된 **v스네어(소포특이성스네어**, vesicle-specific SNARE, v-SNARE)는 표적막(target membrane)에 발현된 **t스네어(표적특이성스네어**, target-specific SNARE, t-SNARE)와 상호작용한다. 소포(vesicle)가 표적 구조의 막에 도달할 때 두 종류의 SNARE 단백질은 서로를 인식하여야 하며, 둘이 결합하여 **트랜스스네어복합체**(*trans*-SNARE complex)라는 알파나선구조(α-helical configuration)를 형성한다. 트랜스스네어복합체가 제대로 형성되어야 특정한 소포와 표적막 사이의 상호작용에 있어서 그 특이성이 보장된다. 또한, 이 복합체는 소포와 형질막의 상호 견인을 유발하는데 이를 통해서 막의 융합이 시작된다.

막이 융합되면, 트랜스스네어복합체를 구성했던 단백질은 융합된 한 층의 막에 존재하며 이때는 **시스스네어복합체**(*cis*- SNARE complex)라고 일컫는다. 이 복합체는 **NSF/α-SNAP단백질복합체**(NSF/α-SNAP protein complex)의 도움을 받아 해체되며, 재활용되어 다음 소포의 융합이 일어날 때 사용된다.

SNARE 단백질과 이들 사이의 상호작용에 대한 연구는 주로 신경근연접부(neuromuscular junction)와 기타 신경 종말(nerve terminal)에 집중되었다. 신경 종말에서는 세 개의 SNARE 단백질이 신경전달물질(neurotransmitter)을 함유한 시냅스소포(synaptic vesicle)의 운반과 이들이 연접이전형질막(presynaptic plasma membrane)에 융합되는 과정에 관여한다.

- **시냅토브레빈**(synaptobrevin)은 18 kDa 정도 크기의 내재성막단백질(integral membrane protein)로서 시냅스소포(synaptic vesicle)에 존재하는 v스네어(v-SNARE)이다.
- **신택신**(syntaxin)은 33 kDa 정도 크기의 내재성막단백질로서 연접이전형질막(presynaptic plasma membrane)에서 발견되는 t스네어(t-SNARE)이다.
- **SNAP-25**는 23 kDa 정도 크기의 표재성막단백질(peripheral membrane protein)로서, 팔미토일화(palmitoylation)라는 과정을 통해 변형된 지질인 팔미트산(palmitic acid)을 매개로 하여, 연접이전형질막의 세포질면에 공유결합을 통해 부착한다. 이 단백질은 연접종말(synaptic terminal)에서 신경전달물질(neurotransmitter)이 배출되는 데 매우 중요하며 t스네어의 하나로 생각된다.

이들 세 종류의 SNARE 단백질 사이의 상호작용은 트랜스스네어복합체의 형성과 신경전달물질의 분비에 꼭 필요하다. 이들의 세포내 도메인(intracellular domain)에는 중복나선구조(coiled-coil structure)를 형성할 수 있는 특성이 있다. 이 세 단백질 모두 자신만의 고유한 평행한 네 개의 나선형 다발을 형성하게 된다. 시냅토브레빈(synaptobrevin)과 신택신(syntaxin)은 각각 하나의 나선형 부위를 제공하며, SNAP-25는 두 개의 나선형 부위를 제공함으로써 복합체의 형성에 기여한다.

만일 이들 세 단백질 중 하나라도 그 작용에 결함이 있으면, 신경 종말(nerve ending)에서 신경전달물질(neurotransmitter)의 분비

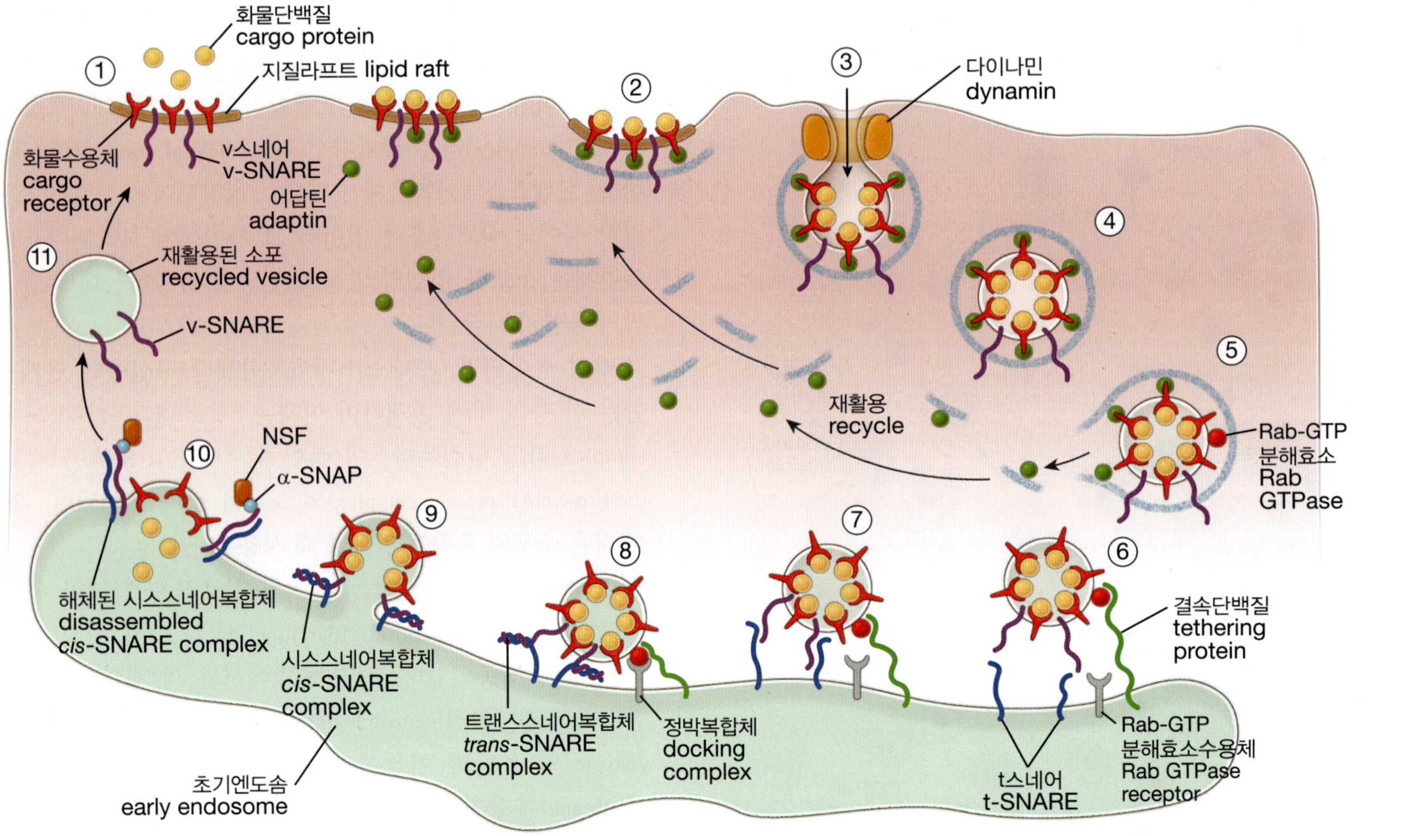

그림 2.16 수송소포(transport vesicle)의 형성, 표적화(targeting), 정박(도킹, docking), 표적막(target membrane)과 융합(fusion)하는 단계들. **(1)** 화물(카고)단백질(cargo protein)과의 상호작용을 위해 준비된 화물(카고)수용체(cargo receptor)를 함유한 지질라프트(lipid raft). 특정한 표적화 단백질(targeting protein)인 v스네어(v-SNARE)가 존재함을 주목한다. **(2)** 소포형성(vesicle formation)의 초기단계: 어답틴복합체(adaptin complex)와 클라트린(clathrin)의 결합으로 인해 피막오목(coated pit) 형성. **(3)** 중합이 완성된 피막소포(coated vesicle)의 형성, 즉 발아(budding). **(4)** 피막소포가 그 목적지로 이동. **(5)** 클라트린피막(clathrin coat)의 해체. Rab-GTPase의 활성이 발현됨을 주목한다. **(6)** Rab-GTPase와 결속단백질(tethering protein)의 상호작용을 통해 소포는 표적막에 부착. **(7)** 정박(도킹)과정(docking process)의 시작(결속단백질 동원이 필요). **(8)** Rab-GTPase와 그 표적막(target membrane)의 단백질 사이에서 정박(도킹)복합체(docking complex)의 형성: 고정된 소포 표면의 v스네어는 표적막의 t스네어(t-SNARE)와 상호작용하여 시스스네어복합체(*cis*-SNARE complex) 형성. **(9)** 소포가 표적막과 융합. **(10)** 화물단백질이 초기엔도솜구획(early endosomal compartment)으로 배출 NSF/a-SNAP 단백질복합체(protein complex)의 상호작용에 의해 시스스네어복합체 해체. **(11)** 소포표적화(vesicle targeting)와 융합을 한 차례 더 수행하기 위해 수송소포(transport vesicle) 안에서 v스네어 재활용.

에 장애가 발생한다. 예를 들어 혐기성 세균인 클로스트리듐 보툴리눔(*Clostridium botulinum*)이 생성하는 **보툴리눔신경독**(botulinum neurotoxin)은 신경근육전달(neuromuscular transmission)을 차단한다. 이 독소는 신경세포의 세포막과 결합한 다음 세포 안으로 흡수된다. 이후에 이 독소는 세포내섭취소포(endocytic vesicle)의 막을 통과하여 신경근연접(neuromuscular junction)을 이루는 신경 종말의 세포질로 들어간다. 보툴리눔독소에는 A~G의 7개의 혈청형(serotype)이 존재하는 데 이들은 각각 SNARE 단백질의 서로 다른 부위를 절단한다. SNARE가 절단되면 신경종말에서 아세틸콜린(acetylcholine)의 분비가 차단되며 근육세포의 탈분극(depolarization)이 일어나지 않게 된다. 혈청형 B, D, F, G는 **시냅토브레빈**(synpatobrevin)을, 혈청형 A, C, E는 **SNAP-25**를, 혈청형 C는 **신택신**(syntaxin)을 파괴한다. 사람에서 근육을 마비시킴으로써 목숨을 위협하는 질병인 **보툴리즘**(botulism)을 일으키는 혈청형은 A, B, E이다. 안구를 움직이는 근육, 안면 근육, 연하작용(swallowing)을 하는 인두 근육에서 시작하여 상지, 흉부의 호흡 근육, 하지의 근육을 차례로 침범하는 하행성 마비(descending paralysis)가 증상의 특징 중 하나이다. 횡격막이 대표적인 호흡근육의 마비는 호흡을 억제하고 결국 호흡부전(respiratory failure)을 유발하게 된다.

하지만, 보툴린 독소(botulin toxin) 혈청형 A와 B는 오히려 신경 및 근육 질환을 앓는 환자에서 치료 목적으로 쓰이기도 한다. 안과학(ophthalmology) 영역에서는 병적으로 눈을 깜빡이는 **안검연축**(blepharospasm)이나 시각 축이 바르게 정렬되지 않은 **사시**(strabismus)를 치료할 목적으로 소량의 보툴린 독소를 특정한 근육에 투여하는 경우가 있다. 사시의 경우, 안구를 잘못된 방향으로 당기는 근육을 마비시키는 데 이 독소가 사용된다. **근긴장이상증**(dystonia)과 같은 **운동장애**(movement disorder)에서는 제어가 불가능한 반복적인 골격근 수축은 물론 **위장관평활근**(gastrointestinal smooth muscle) **및 괄약근**(sphincter)**의 연축**(spasm)까지도 보툴린 독소로 함께 치료한다. 또한 표정근육에 극히 적은 양의 보툴린 독소(**오나보툴리눔톡신A** [onabotulinumtoxinA], **보톡스**[botox])를 주입함으로써 미용 목적으로 안면 주름을 개선하는 데 사용하기도 한다.

또 하나의 혐기성 세균인 클로스트리듐 테타니(*Clostridium tetani*)는 **테타노스파스민 독소**(tetanospasmin toxin)를 생성하여 **파상풍**(tetanus)을 일으킨다. 테타노스파스민은 v스네어 단백질인 **시냅토브레빈**(synaptobrevin)을 파괴하며 중추신경계통의 억제성 운동신경종말의 시냅스 소포(synaptic vesicle)에서 억제성 신경전달물질 중 주로 글리신(glycine)과 감마아미노뷰티르산(γ-aminobutyric acid, GABA)의 분비를 차단한다. 생리적으로 억제성 신경전달물질은 운동신경원의 흥분성 활동을 감소시키고 조절하는 것이다. 이러한 억제성 조절을 잃어버리면 운동신경원은 과도한 근육 수축을 일으켜, 근육의 강직(stiffness) 및 경축(rigidity)(특히 경부근육 및 저작근육), 통증이 동반된 근육수축과 근육연축(muscle spasm)을 유발한다.

SNARE 단백질군이 세포내흡입(endocytosis)의 시작에 관여하는 점도 중요하다. 예를 들어 시냅토브레빈(synaptobrevin)은 클라트린어답터단백질(clathrin adaptor protein, AP-180)과 결합하며 SNAP-25는 세포내섭취소포(endocytic vesicle)의 운반에 관여하는 단백질인 인터섹틴(intersectin)과, 신택신(syntaxin)은 다이나민(dynamin)과 결합한다.

엔도솜(Endosome)

세포질 안에서 그물 모양의 막성 구획을 이루는 엔도솜은 세포 표면으로 운반되거나 용해소체에서 분해되기 위해 세포 내로 섭취된 물질과 막단백질의 분류에 중요하다.

세포내흡입(endocytosis)의 모든 과정이 일어나는, 막에 의해 둘러싸인 구획의 존재는 전자현미경(TEM)으로 세포질을 관찰함으로써 밝혀졌다(그림 2.17). 이전에 **초기분류엔도솜**(early sorting endosome) 또는 **초기엔도솜**(early endosome)으로 명명되었던 이들 구획은 세포막 가까이 위치한 세포질에 한정되어 있다. 초기엔도솜의 표면으로부터 형질막을 향하여 발아(budding)한 많은 소포가 다시 돌아올 수 있는 것은 초기엔도솜이 지닌 분류 기능 덕분이다. 초기엔도솜은 형질막의 함입을 통해 처음 발생하므로, 그 막에는 세포 표면 단백질이 있고 내부에는 세포 외부의 용해성 물질이 함유된다. 처음 생성된 세포내흡입소포(endocytic vesicle)는 자기들끼리 직접 융합하기도 하고, 이미 존재하는 초기엔도솜에 흡수되기도 한다. 또한 트랜스골지망(trans-Golgi network, TGN)과 내형질세망(endoplasmic reticulum)에서 기원한 소포는 초기엔도솜의 형성과 그 내용물 조성에 기여하는 경우가 많다.

초기엔도솜 구획으로 운반된 소포의 내용물은 이 구획에 머무르게 된다. 초기엔도솜은 성숙하면서 그 내부의 산성도가 상

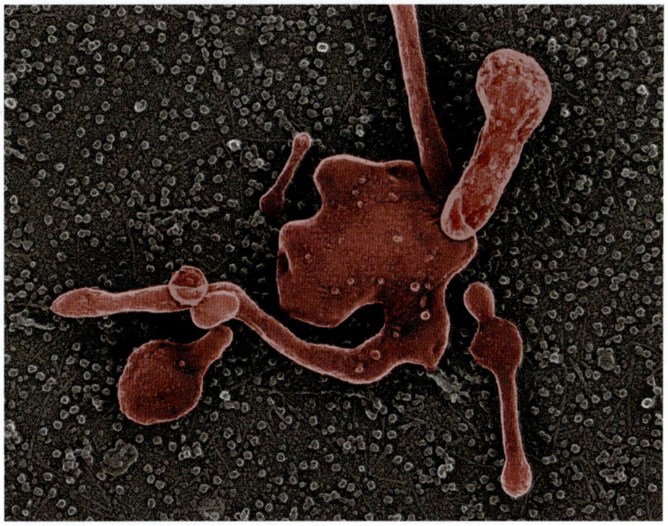

그림 2.17 초기엔도솜(early endosome)의 전자현미경 사진. 이 딥에치전자현미경사진(deep-etch electron micrograph)에서 점균류의 일종인 딕티오스텔리움(*Dictyostelium*)의 초기엔도솜의 구조를 볼 수 있다. 초기엔도솜은 형질막 가까운 곳에 위치하며, 많은 다른 분류구획(sorting compartment)과 마찬가지로 전형적인 세관소포형(tubulovesicle) 구조를 나타낸다. 세관부분(tubular portion)에는 막의 재활용 구획으로 운반될 대부분의 내재성막단백질(integral membrane protein)이 함유되어 있는 반면, 내강부분(luminal portion)에는 분비될 화물단백질(cargo protein)이 모여 있다. 엔도솜의 내강은 막의 함입(invagination)에 의해 여러 구획(compartment), 즉 수조(*cisterna*)로 세분되며, 모양이 자주 바뀐다. ×15,000 (Dr. John E. Heuser, Washington University School of Medicine 제공.)

승하고 세포질 깊은 곳으로 이동하여 **말기분류엔도솜**(late sorting endosome) 또는 **말기엔도솜**(late endosome)이 된다. 수송필수엔도솜분류복합체(ESCRT)라는 세포질 단백질 복합체가 막의 재형성을 조절하며(40~41쪽), 이 과정이 초기엔도솜의 분류 및 말기엔도솜으로 성숙되는 기초가 된다. 그 분류 기능은 말기엔도솜까지 지속된다. 일부 말기엔도솜에서는 엔도솜의 막 자체가 함입됨으로써 그 안에 내강내소포(intraluminal vesicle)를 형성하는 경우도 있다. 이들 구조를 세포내 **다소포체**(multivesicular body, MVB) 또는 다소포엔도솜(multivesicular endosome)이라 하며 이들에서도 분류가 일어난다. 그 일부는 내용물을 분해할 목적으로 **용해소체**(lysosome)로 성숙하기도 하며, 일부는 이들 내강내소포(intraluminal vesicle)를 세포외배출(exocytosis)을 통해 세포 밖으로 내보기 위해 형질막과 융합하는 경우도 있다. 이처럼 다소포체로부터 기원한 세포외소포를 **엑소솜**(exosome)이라 일컫는다.

엔도솜(endosome)을 안정적인 세포질소기관(cytoplasmic organelle)로 보는 관점과, 세포내섭취(endocytosis)의 결과로서 형성된 일시적 구조로 보는 두 가지 관점이 있다.

세포내섭취경로(endocytic pathway)에 대한 최근의 생체외(in vitro) 및 생체내(in vivo) 실험 관찰에 의하여 이들을 통해 엔도솜구획(endosomal compartment)의 기원과 형성을 설명하는 두 가지 서로 다른 모델이 제시되었다.

- **안정적 구획 모델**(stable compartment model)에 의하면 초기엔도솜(early endosome) 및 말기엔도솜(late endosome)을 세포의 외부 환경과 골지체(Golgi apparatus) 사이에서 소포수송(vesicular transport)을 통해 그 연결을 유지하는 영구적인 세포소기관으로 설명한다. 형질막으로부터 형성된 피막소포(coated vesicle)가 초기엔도솜과만 융합하는 이유는 특정한 표면수용체(surface receptor)가 발현되어 있기 때문이다. 이 수용체는 초기엔도솜의 막에 상주하는 성분으로 남아 있게 된다.
- **성숙 모델**(maturation model)에 의하면, 초기엔도솜은 형질막에서 기원한 세포내섭취소포(endocytic vesicle)로부터 처음부터 새것으로(de novo) 형성된다. 따라서 초기엔도솜 막의 조성은 세포 표면과 골지체 사이를 오가는 동안 일부 성분이 재활용됨에 따라 점점 변화한다. 이런 성숙과정은 말기엔도솜에서 더 나아가 용해소체(lysosome)까지 이어진다. 이 구획이 성숙해지면서 초기엔도솜에 있는 특정한 수용체, 예를 들어 피막소포(coated vesicle)에 대한 수용체는 재활용(recycling), 분해(degradation), 불활성화(inactivation) 과정을 통해 제거된다.

두 모델 모두 내재화된(internalized) 물질의 경로를 설명하고, 확인하고, 연구함에 있어 서로 배타적이라기 보다는 사실상 보완적이다.

초기엔도솜의 주된 역할은 세포내섭취경로(endocytic pathway)를 통해 내재화된 단백질을 분류하고 재활용하는 것이다.

이름의 의미하듯 **초기엔도솜**(early endosome)은 세포내섭취를 통해 내재화된 단백질을 분류하고 재활용한다. 분류 과정은 주로 **수송필수엔도솜분류복합체**(ESCRT)에 의해 조절된다(40~41쪽). 네 개의 독립된 단백질부복합체(protein subcomplex, ESCRT0~III)가 결합하여 형성된 ESCRT는 세포막협착부(membrane neck)를 세포 내부에서 절단하는 역할을 한다. 초기엔도솜에서 연장된 세관(tubule) 및 소포(vesicle)가 이루는 공간적인 형태로 인해서 국소적인 pH의 차이가 분류기전(sorting mechanism)의 근거가 되는 환경이 조성된다. 이 기전에는 리간드가 수용체로부터 분리되는 것도 포함된다. 또한 세관과 소포의 좁은 직경으로 인해 커다란 분자가 특정한 분류구획에 들어가는 것이 물리적으로 차단되는 것도 분류에 도움이 된다. 분류가 끝나면, 단백질은 대부분 빠르게 재활용되거나 분해되며, 여분의 막은 형질막으로 되돌아간다.

내재화한 리간드수용체복합체(ligand-receptor complex)의 운명은 초기엔도솜(early endosome)의 분류 및 재활용에 대한 특성에 좌우된다.

세포 안으로 내재화된(internalized) 리간드수용체복합체(ligand-receptor complex)가 처리되는 경로는 다음 네 가지이다.

- **수용체**(receptor)**는 재활용되고 리간드**(ligand)**는 분해된다.** 세포는 세포내섭취(endocytosis)라는 과정을 통해 표면수용체(surface receptor)를 이용하여 물질을 선택적으로 끌어들인다. 이 과정은 세포에서 가장 자주 일어난다. 이 과정이 중요한 이유는 표면수용체가 재활용되는 방편이 되기 때문이다. 초기엔도솜(early endosome)의 산성 환경에서는 대부분의 리간드수용체복합체(ligand-receptor complex)가 분리되어 있다. 거의 대부분 내재성막단백질(integral membrane protein)인 수용체는(38쪽 참조), 좁은 직경의 초기엔도솜 세관(tubule) 끝에서 떨어져 나간 소포(vesicle)를 통해 재활용되어 세포 표면으로 돌아온다. 한편 리간드는 대부분 엔도솜의 구형(spherical) 공포부분(vacuolar part)에서 분리되며, 이 부분은 나중에 다소포체(multivesicular body, MVB)가 되어 리간드를 말기엔도솜(late endosome)으로 운반하고, 리간드는 결국 용해소체에서 파괴된다(그림 2.18a). 이 경로는 **저밀도지질단백질수용체복합체**(low-density lipoprotein [LDL]-receptor complex), **인슐린포도당전달체수용체복합체**(insulin-glucose transporter [GLUT] receptor complex), 다양한 **펩타이드호르몬**(peptide hormone)과 이들 수용체(receptor)의 처리에 사용된다.
- **수용체**(receptor)**와 리간드**(ligand) **둘 다 재활용된다.** 수용체가 재활용될 때 리간드수용체복합체(ligand-receptor complex)의 분리가 항상 동반되는 것은 아니다. 하나의 예로 엔도솜(endosome)의 낮은 pH로 인해 철분 운반 단백질(iron-carrier protein)인 **트랜스페린**(transferrin)과 결합했던 철분(iron)이 분리되지만, 트랜스페린은 그 수용체와 계속 결합한 상태이다. 하지만 이 트랜스페린수용체복합체(transferrin-receptor complex)가 일단 세포 표면으로 돌아가면, 트랜스페린이 분리된다. 세포 외부는 pH가 중성이므로 트랜스페린은 다시 철분과 결합하고 그 수용체에 인식되어 이와 결합한다. 이런 방식은 외부의 항원(antigen) 단백질이 부착된 상태로 세포 표면에 복귀하여 재활용되는 **I형 및 II형 주조직적합복합체**(major histocompatibility complex, MHC) **분자**에서도 이용된다(그림 2.18b).
- **수용체**(receptor)**와 리간드**(ligand) **모두 분해된다.** 이 경로에 해당되는 경우는 **표피성장인자**(epidermal growth factor, EGF)와 그 수용체이다. 다른 여러 단백질처럼 표피성장인자도 세포 표면에 있는 수용체와 결합한다. 리간드수용체복합체는 세포 안으로 내재화(internalized)되고 초기엔도솜(early endosome)으로 운반된다. 여기에서, 표피성장인자는 수용체에서 분리되며, 둘 다 별개의 다소포체(MVB)에서 분류, 포장되어 말기엔도솜(late endosome)으로 운반된다. 리간드와 수용체는 그 곳으로부터 용해소체(lysosome)로 운반되어 여기에서 파괴된다(그림 2.18c).
- **수용체**(receptor)**와 리간드**(ligand) **모두 세포를 통해서 전달된다.** 이 경로는 **면역글로불린**(immunoglobulin), 즉 **분비면역글로불린 A**(secretory IgA)가 타액(saliva) 및 모유로 분비될 때 사용되는

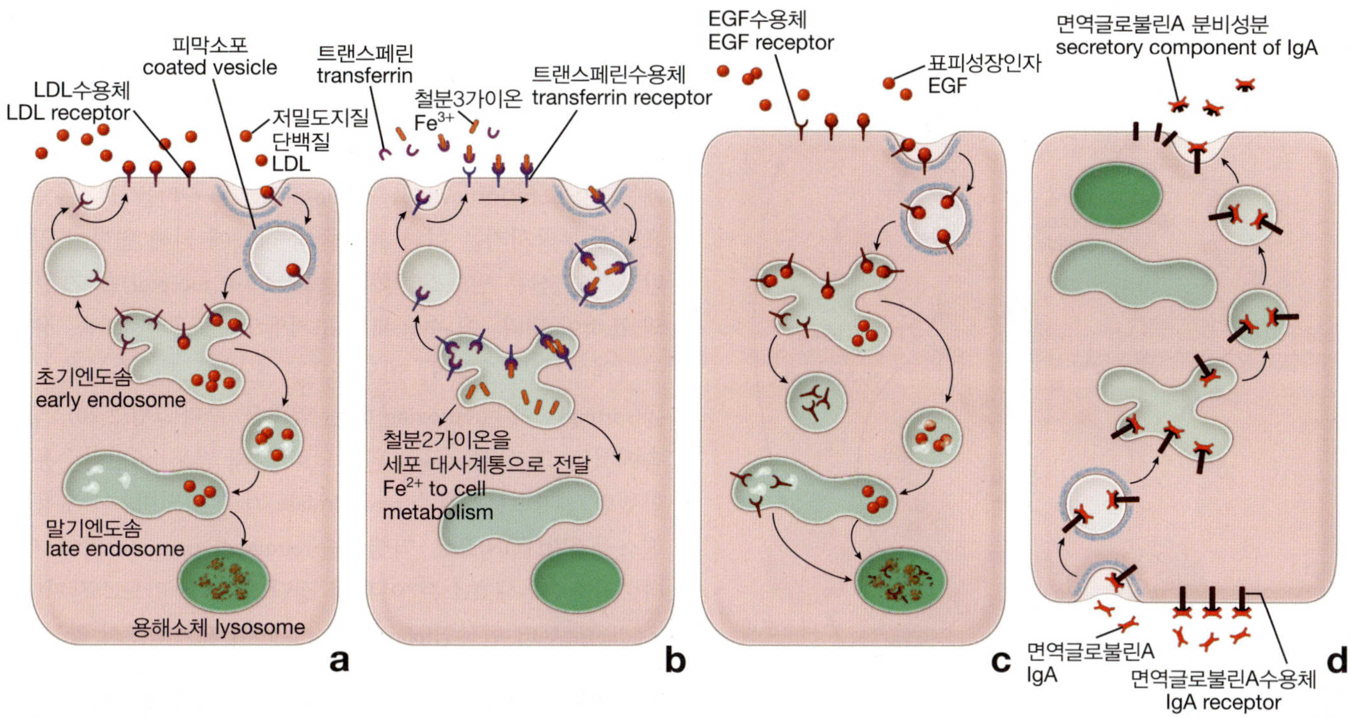

그림 2.18 수용체매개세포내섭취(receptor-mediated endocytosis)에서 수용체(receptor)와 리간드(ligand)의 처리. 이 그림은 내재화된 리간드수용체복합체(ligand-receptor complex)가 처리되는 네 가지 경로를 보여준다. **a.** 세포 안으로 내재화된 리간드수용체복합체는 분리되어, 수용체는 세포 표면으로 재활용되고, 리간드는 말기엔도솜으로 가서 결국 용해소체 안에서 파괴된다. 이 과정은 저밀도지질단백질수용체복합체(LDL-receptor complex), 인슐린포도당전달체수용체복합체(insulin-GLUT receptor complex) 및 기타 다양한 펩타이드호르몬수용체복합체(peptide hormone-receptor complex)에서 일어난다. LDL, 저밀도지질단백질(low-density lipoprotein); GLUT, 포도당전달체(glucose transporter). **b.** 내재화된 수용체와 리간드 둘 다 재활용된다. 리간드수용체복합체는 분리되지 않으며, 복합체 전체가 표면에서 재활용된다. 이 과정으로 처리되는 예는 철분트랜스페린수용체복합체(iron-transferrin-transferrin receptor complex)이다. 일단 철분(iron, Fe^{3+})이 엔도솜(endosome) 안으로 가면, 트랜스페린수용체복합체(transferrin-transferrin receptor complex)는 다시 세포 표면으로 와서 트랜스페린(transferring)이 분리된다. 초기엔도솜 안에서 철분3가이온(Fe^{3+})은 효소 철환원효소(ferrireductase)에 의해 철분2가이온(Fe^{2+})으로 환원된 후 세포질로 배출된다. **c.** 내재화된 리간드수용체복합체가 초기엔도솜 안에서 분리된다. 분리된 리간드와 수용체는 말기엔도솜으로 가서 그 이후에 분해가 진행된다. 이 경로는 많은 성장인자(growth factor)에서 볼 수 있다(표피성장인자수용체복합체, EGF-receptor complex). EGF, 표피성장인자(epidermal growth factor). **d.** 내재화된 리간드수용체복합체가 세포를 통과하여 운반된다. 분리는 일어나지 않으며, 복합체 전체가 세포통과(transcytosis)를 통해 운반되고, 세포 표면의 다른 부위에서 분비된다. 이 경로는 면역글로불린(immunoglobulin), 특히 분비면역글로불린A(secretory IgA)가 타액(saliva)으로 분비될 때 이동하는 경로이다. 항체면역글로불린A수용체복합체(antibody IgA-receptor complex)는 타액선(salivary gland)의 분비세포(secretory cell)의 기저면(basal surface)에서 내재화된 다음 자유표면(apical surface)에서 분비된다. IgA, 면역글로불린A(immunoglobulin A).

기전이다. **세포통과**(transcytosis)라고 흔히 일컫는 이 과정에서, 물질은 상피세포(epithelial cell) 안을 관통하여 운반되며, 운반되는 동안에 변화가 일어날 수 있다(그림 2.18d). 산모의 면역글로불린G(IgG)가 태반장벽(placental barrier)을 통해 태아(fetus)에게 전달될 때도 비슷한 경로를 이용한다.

초기엔도솜과 말기엔도솜의 차이는 세포내 위치, 형태, 산성화 상태, 기능이다.

초기엔도솜(early endosome)과 말기엔도솜(late endosome)이 세포 안에서 집중되어 있는 곳은 다르다. **초기엔도솜**(early endosome)은 세포질 주변부에 있지만, 말기엔도솜은 골지체와 핵 가까이에 위치하는 경우가 많다. 초기엔도솜은 소관소포(tubulovesicle) 형태를 하고 있으며 그 내강은 막의 함입에 의해 분리된 수조(cisterna)로 나뉘어져 있다. 초기엔도솜 안에서 말기엔도솜으로 운반될 단백질과 재활용을 위해 소포로 포장되는 단백질은 각각 분류되어 분리된 상태이다. 초기엔도솜은 세포질보다 조금 더 강한 산성(pH 6.2~6.5)을 나타낸다.

말기엔도솜(late endosome)은 초기엔도솜과는 달리 더 복잡한 구조를 이루며 그 내부의 막이 양파처럼 겹겹이 싸인 경우가 많다. 말기엔도솜의 막이 함입되면 **세포내소포**(intraluminal vesicle)를 함유한 **다소포체**(multivesicular body, MVB)가 형성된다. 말기엔도솜 내부의 pH는 산성도가 더 높아서 평균적으로 5.5 정도이다. 초기엔도솜과 말기엔도솜 사이에서 물질을 운반하는 특수한 소포가 전자현미경(TEM)을 통해서 발견된 연구도 있다. 다소포체는 용해소체(lysosome)로 성숙하여 분해되거나, 또는 형질막과 융합함으로써 세포외배출(exocytosis)을 통해 엑소솜(exosome) 및 다른 내용물을 분비하기도 한다(그림 2.19).

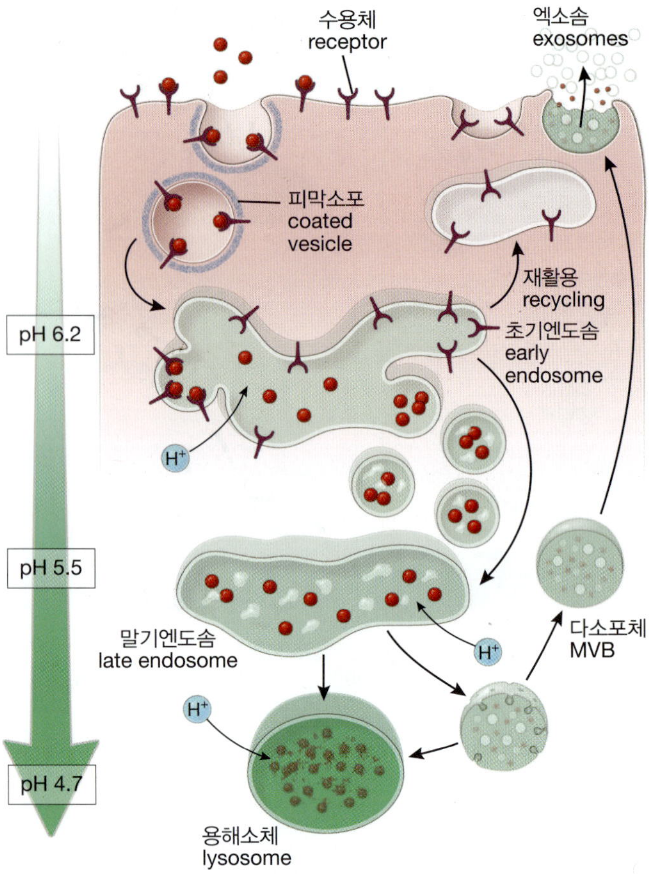

그림 2.19 세포의 엔도솜구획(endosomal compartment)을 도식화한 그림. 이 그림은 세포 표면에서 세포내섭취(endocytosis)에 의해 흡수되고 용해소체에서 파괴될 단백질(*붉은 원*)의 처리 과정을 나타낸 것이다. 단백질은 처음에는 세포내섭취소포(피막소포, endocytic coated vesicle, coated vesicle) 안에 존재하다가 이를 통해 세포질의 주변부에 위치하는 초기엔도솜(early endosome)으로 운반된다. 초기엔도솜의 분류(sorting) 능력으로 인하여, 수용체는 보통 형질막으로 운반되어 재활용되며, 섭취된 단백질은 골지체와 세포핵 가까이에 위치한 말기엔도솜(late endosome)으로 운반된다. 말기엔도솜에 운반된 단백질은 결국 용해소체에서 파괴된다. 세포 내의 다소포체(multivesicular body, *MVB*)는 전형적인 방식을 따라 성숙하여 용해소체가 되며, 그 내용물은 파괴되거나, 세포막과 융합함으로써 내강내소포가 엑소솜(exosome)의 형태로, 그리고 기타 내용물은 세포외배출(exocytosis) 과정을 통해 배출된다. 초기엔도솜에서 용해소체에 이르는 동안 pH의 변화를 산성화척도(acidification scale, *왼쪽*)로 나타낸 것을 참고한다. 산성화(acidification)는 양성자(proton)를 엔도솜구획(endosomal compartment)으로 능동수송함으로써 이루어진다.

용해소체(lysosome)로 성숙할 말기엔도솜(late endosome)은 새로 합성된 용해소체효소가 만노스6인산수용체(mannose-6-phosphate receptor)에 의해 매개되는 표적화 과정을 통해 준비된다.

일부 엔도솜(endosome)은 과립내형질세망(rER)의 소포수송체계(vesicular transport system)를 이용하기도 한다. 새롭게 합성된 용해소체효소(lysosomal enzyme), 즉 **가수분해효소**(hydrolase)는 이 경로를 통해 끊임없이 공급된다. 처음에 가수분해효소는 **전가수분해효소**(prohydrolase)라는 효소기능이 없는 불활성 전구체(inactive precursor)로 과립내형질세망에서 합성된다. 고도로 당화된(glycosylated) 이 단백질이 특별한 폴딩(접힘, folding) 과정을 거치면 **신호반**(signal patch)이 표면에 노출된다. 이와 같은 인식신호(recognition signal)가 형성되는 것은 단백질이 입체적으로 접히는 과정을 통해 특정한 아미노산이 서로 가까이 위치하게 되기 때문이다. 용해소체(lysosome)에 포함될 단백질의 신호반(signal patch)에는 **만노스6인산**(mannose-6-phosphate, M-6-P)을 전가수분해효소 표면에 부착시키는 여러 효소들의 작용에 의해 변형이 일어난다. 만노스6인산은 **만노스6인산수용체**(M-6-P receptor)를 가진 단백질의 표적이 된다. 이 수용체는 초기엔도솜, 말기엔도솜, 용해소체, 골지체에서 발견되며, 엔도솜으로 운반될 전가수분해효소를 분류(sorting), 회수(retrieving)하는 역할을 한다(그림 2.20). 말기엔도솜에서는 그 산성(acidic) 환경으로 인해 만노스6인산수용체와 결합했던 전가수분해효소(prohydrolase)가 분리되며, 이 수용체는 트랜스골지망(TGN)으로 역행수송(retrograde transport)되어 재활용된다. 전가수분해효소는 이후에 절단 과정과 만노스잔기(mannose residue)로부터 인산염(phosphate group)이 제거되면서 활성화된다.

말기엔도솜의 내용물은 용해소체 안에서 파괴되지만, 다소포체(multivesicular body)안에서 발견되는 내강내소포(intraluminal vesicle)는 엑소솜(exosome)이라는 구조로 세포외기질로 배출되기도 한다.

별도의 신호가 없는 경우 말기엔도솜(late endosome)으로 운반되는 물질은 용해소체(lysosome) 안에서 파괴되는 것이 기본적인 과정이다. 말기엔도솜은 용해소체로 성숙하기 때문에 **전용해소체**(prelysosome)라고도 한다. 말기엔도솜은 서로 융합하기도 하고, 성숙한 용해소체에 흡수되기도 한다. 이들 소기관의 다양한 활동은 동영상현미경(video microscopy)을 사용해서 관찰한 연구자들에 의해 발견되었다.

일부 말기엔도솜은 더 심화된 변화 양상을 보이기도 한다. 이 경우 말기엔도솜의 막이 함입되어 **내강내소포**(intraluminal vesicle)를 형성하며, 문자 그대로 말기엔도솜의 내강(lumen) 안에 소포(vesicle)로 존재한다. 이들 소포 또한 세포질의 성분 일부를 함유하며 말기엔도솜 막의 함입을 통해 획득한 특정 단백질을 함유하기도 한다. 내강내소포의 형성에는 수송필수엔도솜분류복합체(ESCRT)라는 세포질 단백질 복합체가 관여한다(40~41쪽).

엑소솜(Exosome)

엑소솜(exosome)은 다소포체(multivesicular body)에서 기원하며 새롭게 알려진 세포간 교류 방식이다.

엑소솜(exosome)은 엔도솜(endosome)에서 기원하는 직경이 40~100 nm인 아주 작은 막성 소포로서 세포로부터 세포외공간으로 분비된다. 크기가 나노미터 수준인 이들 소포는 다소포체(multivesicular body)가 형질막과 융합하는 과정을 통해 배출된다

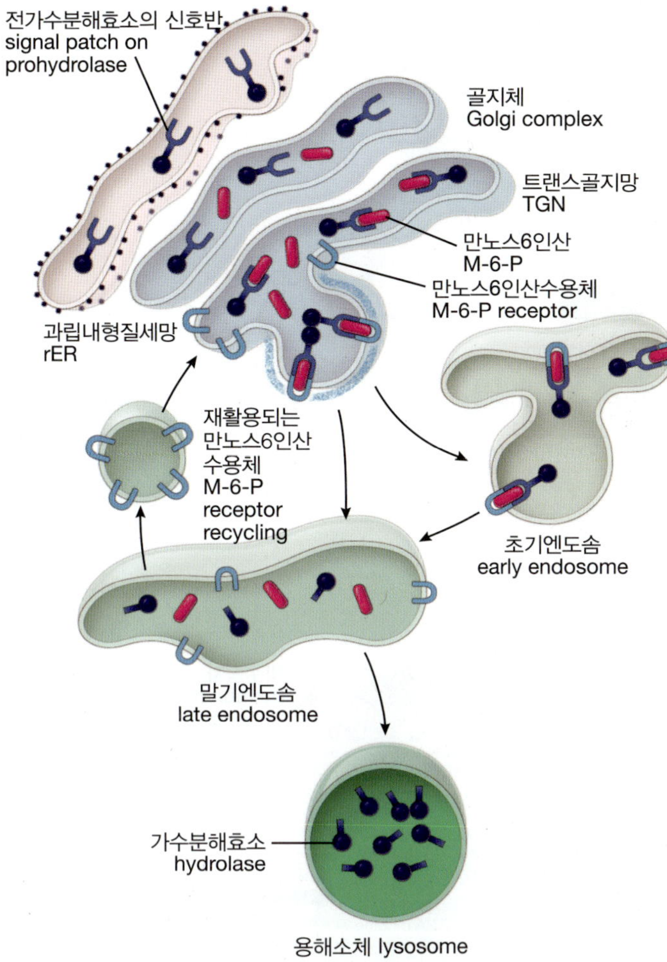

그림 2.20 새로 합성된 용해소체효소(lysosomal enzyme)의 이동 경로. 용해소체가수분해효소(lysosomal hydrolase)와 같은 용해소체효소는 과립내형질세망(rough endoplasmic reticulum, *rER*)에서 합성되고 당화(glycosylated)된다. 그 다음에 효소는 특정한 방식으로 접혀 신호서열(signal patch)이 형성되면 여기에 만노스6인산(*M-6-P*)의 첨가가 일어남으로써 이 효소는 만노스6인산수용체(M-6-P receptor) 활성을 지닌 특정 단백질에 의해 표적화(targeting)가 가능해진다. 만노스6인산수용체는 골지체의 트랜스골지망(*TGN*)에서 발현되며, 여기에서 용해소체효소가 분류되어 소포 안에 포장되고 이들은 나중에 초기엔도솜 또는 말기엔도솜으로 운반된다. 만노스6인산수용체는 재활용되어 골지체로 복귀한다.

(그림 2.21). 엑소솜은 체내 모든 체액, 즉 혈액, 림프액(lymph), 뇌척수액(cerebrospinal fluid), 안구의 유리체(vitreous body), 간질액(interstitial fluid), 양수(amniotic fluid) 외에도 체외로 배출하는 타액(saliva), 유즙(breast milk), 정액(semen), 소변 등에도 다량 존재한다.

세포외공간에 엑소솜(exosome)이 존재한다는 사실은 1980년대 말에 밝혀졌으며, 이 때는 세포의 노폐물로 생각되었다. 그러나 최근 연구를 통해서 엑소솜이 단거리 및 장거리의 세포간 교류를 위한 수송 소포(transport vesicle)의 역할을 하는, 실질적으로 기능하는 소포인 것이 확인되었다. 엑소솜의 막은 이들이 기원한 세포의 형질막에서 기원한 다양한 막통과단백질(transmembrane protein)을 공유하며, 그 중에는 부착분자(adhesion molecule), 수용체(receptor), 신호분자(signaling molecule) 등이 있다. 또한 엑소솜은 DNA 및 다양한 종류의 RNA 조각이 포함된 핵산, 단백질, 지질, 사이토카인(cytokine), 전사인자수용체(transcription factor receptor), 성장인자(growth factor)와 기타 생활성 물질을 표적 세포로 운반하기도 한다(그림 2.21 참조). CD9, CD63, CD81, CD82와 같은 테트라스파닌(tetraspanin) 계열의 막통과단백질(transmembrane protein) 및 ALIX, TSG101, 플로틸린1(flotillin-1), 클라트린(clathrin) 등의 막연관단백질은 엑소솜의 막에 가장 풍부하므로 엑소솜의 일반적인 표지물질로 자주 사용된다. 그러나 엑소솜이 기원한 각각의 세포에 특이적인 표지 물질의 발견으로 그 수는 더 늘어났다. 암세포에서 배출된 엑소솜은 신생물(neoplasia) 생성, 종양의 성장, 전이 형성(metastasis formation), 치료에 대해 저항하는 양상을 조장할 수 있다. 예를 들어, 유방암(breast cancer)과 전립선암(prostate cancer) 세포는 자신들의 마이크로RNA(microRNA, miRNA)를 다른 세포에 전달함으로써 신생물변형(neoplastic transformation)을 유발하기도 한다.

엑소솜(exosome)에 함유된 물질의 전달 방법은 다양하며, 엑소솜과 세포 표면 수용체와의 선택적인 결합(selective binding)을 통해 특정한 신호 전달을 유발하거나, 세포내흡입(endocytosis)을 통하거나, 또는 엑소솜의 막과 흡수하는 세포의 막이 융합하여 엑소솜의 내용물이 직접 세포 안으로 유입되는 방법을 사용한다. 그러므로 엑소솜은 신호전달(signal transduction), 항원제시(antigen presentation), 면역반응(immune response) 및 다른 여러 세포 작용에 있어 참신한 방식으로 제시된다.

엑소솜에 대한 임상적 연구는 급속도로 발전하고 있다. 엑소솜은 또한 효과적인 백신 개발의 참신한 접근 방식을 제공하고 있다. 최근에는 코로나바이러스병-19(COVID-19)의 면역원뉴클레오캡시드(immunogenic nucleocapsid)와 돌기단백질(spike protein)의 발현을 유발하는 **엑소솜기반전령RNA백신**(exosome-based mRNA vaccine)이 시험되었다. 이 백신은 장기간 지속되는 세포성(cellular) 및 체액성 면역 반응(humoral response)을 유도함으로써, 엑소솜에 기반한 전령RNA백신(mRNA vaccine)이 코로나바이러스병-19와 다른 감염성 질환을 막기 위한 새로운 접근법이라는 것을 시사한다. 더 나아가서 유전적 치료물질(gene-based agent)을 함유한 엑소솜을 유전질환(genetic disorder)을 앓는 환자에게 주입하는 것뿐 아니라, 치료약제를 함유한 엑소솜을 표적 부위에 전달하는 것 또한 시험이 진행되고 있다.

용해소체(Lysosome)

용해소체는 소화성 세포소기관으로서 용해소체효소(lysosomal enzyme)와 반응하는 조직화학염색법(histochemical procedure)을 통해서만 관찰이 가능하다.

용해소체(lysosome)는 단백분해효소(protease), 핵산분해효소

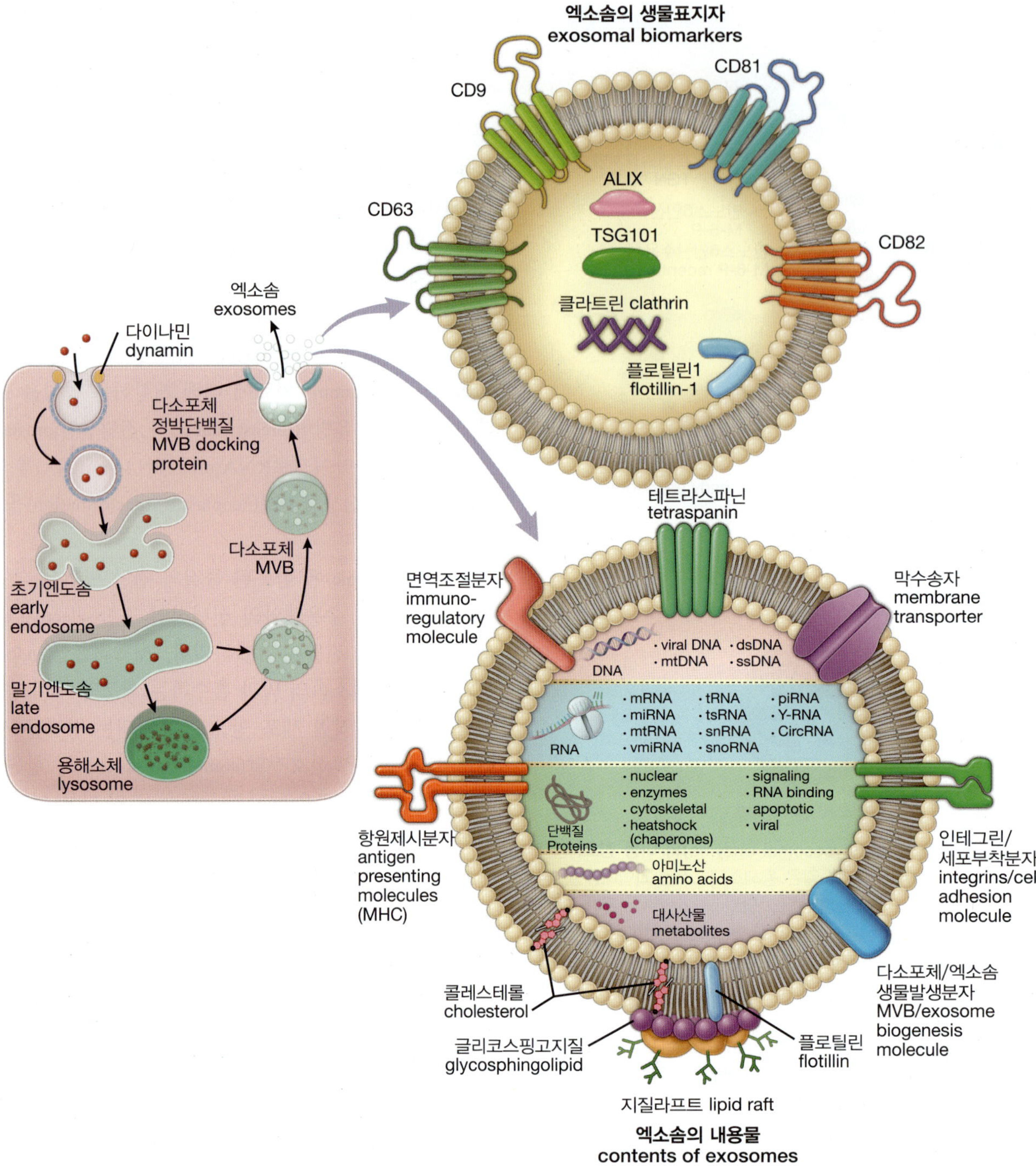

그림 2.21 엑소솜의 기원, 구조, 내용물. 엑소솜(exosome)은 막에 의해 둘러싸인 작은 소포로서 다소포체(multivesicular body, MVB)의 내강에서 기원한다. 이들은 세포외배출(exocytosis)을 통해 세포 외부로 나온다. 엑소솜은 세포로부터 배출된 DNA 및 다양한 종류의 RNA 조각이 포함된 핵산, 단백질, 아미노산, 대사산물뿐 아니라 여러 종류의 막통과단백질(transmembrane protein)을 세포외공간으로 운반한다. 따라서 엑소솜은 단거리 및 장거리에 이르는 세포간 교류의 매개체라고 할 수 있다. 막통과단백질 중 테트라스파닌(tetraspanin) 계열(CD9, CD63, CD81, CD82)과 막연관 단백질(ALIX, TSG101, flotillin-1, clathrin 등)이 엑소솜의 보편적인 표지물질인 것을 주목한다. 엑소솜은 표적세포에 전달되어 신호전달, 항원제시(antigen presentation), 면역반응 및 기타 세포 기능에 영향을 주기도 한다.

(nuclease), 당화물가수분해효소(glycosidase), 지질분해효소(lipase), 인지질분해효소(phospholipase) 등의 **가수분해효소**(hydrolytic enzyme)가 풍부한 세포소기관이다. 용해소체는 세포에서 **주요소화구획**(major digestive compartment)이 되며, 세포내섭취경로(endocytic pathway)를 통해 들어온 거대분자(macromolecule)뿐 아니라 자가포식작용이라는 과정을 통해 세포 자신의 일부도 파괴한다. 자가포식(autophagy)이란 세포질의 성분, 특히 막성 소기관(membrane-bounded organelle)을 용해소체 안에서 소화함으로써 제거하는 것이다. 자가포식에 대한 더 자세한 내용은, 59~62쪽을 참조하도록 한다.

용해소체 생물발생(lysosomal biogenesis)**에 대한 원래의 가설**은 거의 반세기 전에 제기되었으며, 용해소체가 골지체(Golgi apparatus)

로부터 기능을 모두 갖춘 완전한 세포소기관으로서 발아(budding)하여 나온다는 것이었다. 이렇게 새로 형성된 용해소체를 **일차용해소체**(primary lysosome)라 하고, 그 후에 엔도솜(endosome)과 융합이 일어난 것을 **이차용해소체**(secondary lysosome)라고 일컬었다. 그러나 일차 및 이차용해소체가설(hypothesis)은 새로운 연구 결과를 통해 단백질 분비 경로가 자세히 알려지고, 세포내섭취소포(endocytic vesicle)의 처리 과정을 이해하게 되면서 그 근거가 빈약해졌다. 현재 널리 인정되는 것은 **용해소체의 형성**이 일련의 복잡한 과정을 통과하며 이 복잡한 과정이 말기엔도솜(late endosome) 형성으로 집약되어, 이것이 용해소체(lysosome)가 된다는 것이다. **새로 합성된 용해소체효소**(lysosomal enzyme) **및 용해소체의 구조적 막단백질**(membrane protein)**이 말기엔도솜**(late endosome)**을 향하여 표적화된 운반**(targeted delivery)이 일어나는 것도 모두 이들 경로를 통해서다. 앞에서 언급한 것처럼, 용해소체효소는 과립내형질세망(rER)에서 합성되고 만노스6인산수용체(M-6-P receptor)와의 결합력에 따라 골지체(Golgi apparatus)에서 분류된다(53~54쪽 참조).

용해소체의 막은 그 내강(lumen)안에서 일어나는 가수분해 소화작용에 저항하는 독특한 특성을 지닌다.

용해소체(lysosome)는 한 집단의 가수분해효소(hydrolytic enzyme)를 내부에 함유하는 동시에 자신이 함유한 효소에 의한 가수분해(hydrolysis)에 저항하는 특수한 막을 지니고 있다(그림 2.22). **용해소체막**(lysosomal membrane)에는 콜레스테롤(cholesterol)과 **라이소비스포스파티드산**(lysobisphosphatidic acid)이라는 독특한 지질로 구성된 흔치 않은 인지질(phospholipid) 구조가 있다. 용해소체막을 이루는 대부분의 구조적 단백질은 **용해소체연관막단백질**(lysosome-associated membrane protein, LAMP), **용해소체막당단백질**(lysosomal membrane glycoprotein, LGP), **용해소체내재성막단백질**(lysosomal integral membrane protein, LIMP)로 분류된다. 이 세 종류 단백질은 용해소체가 가진 전체 막 단백질의 50%를 넘으며, 내강면(luminal surface)쪽이 고도로 당화(glycosylation)되어 있다. 이 당질(sugar) 분자는 이들 단백질의 내강 부분 거의 전체를 덮고 있어서, 이들 단백질이 가수분해효소에 의해 소화되는 것을 막는다. 용해소체막의 라이소비스포스파티드산(lysobisphosphatidic acid)은 막에 대한 가수분해효소의 작용을 억제하는 데 있어 중요한 역할을 하는 듯 하며 같은 종류의 막단백질이 말기엔도솜(late endosome)에서도 발견된다. 또한, 용해소체 및 말기엔도솜에는 **양성자펌프**(proton [H^+] pump)가 있어 수소이온(H^+ ion)을 용해소체의 내강으로 운반함으로써 낮은 pH(~4.7)를 유지한다. 용해소체막에는 또한 **수송단백질**(transport protein)도 있으며, 이들은 아미노산, 당질, 뉴클레오티드(nucleotide)등 소화의 최종 산물을 세포질로 운반하여, 거기에서 합성에 이용하거나 세포 밖으로 배출한다.

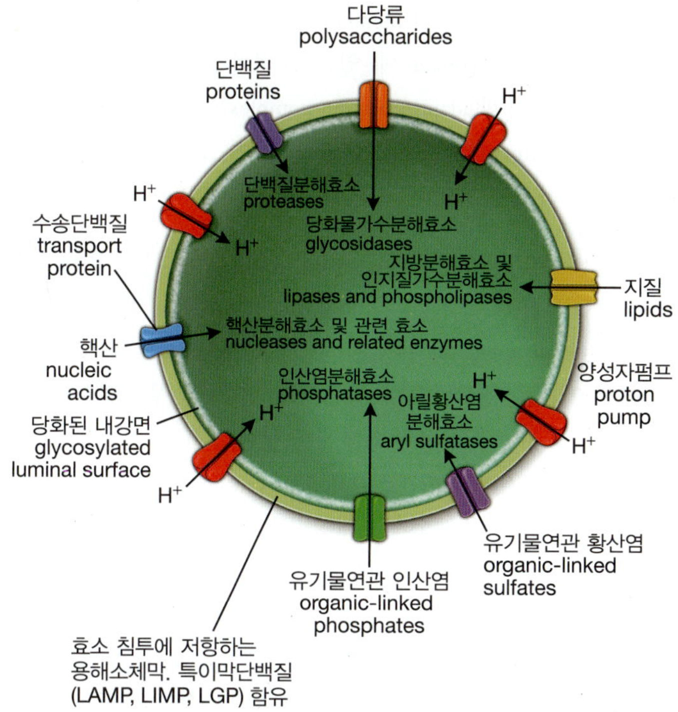

그림 2.22 용해소체의 모식도. 이 그림은 용해소체(lysosome) 안에 존재하는 몇 가지 용해소체효소(lysosomal enzyme) 및 이들 각각의 기질(substrate)을 도식화한 그림이다. 주요 용해소체막특이단백질(lysosomal membrane-specific protein)과 그 밖에 막 운반을 담당하는 기타 단백질도 일부 표시하였다. LAMP 용해소체연관막단백질(lysosome-associated membrane protein); LGP 용해소체막당단백질(lysosomal membrane glycoprotein); LIMP 용해소체내재성막단백질(lysosomal integral membrane protein).

일부 약물들은 용해소체의 기능에 영향을 주기도 한다. 예를 들어 말라리아(malaria)의 예방 및 치료에 사용되는 **클로로퀸**(chloroquine)은, 용해소체에 축적되는 **용해소체지향제**(lysosomotropic agent)이다. 이 약물은 용해소체 내부의 pH를 상승시킴으로써, 많은 용해소체 효소를 불활성화(inactivation)시킨다. 이와 같은 용해소체에 미치는 클로로퀸(chloroquine)의 작용이 오히려 항말라리아활성(antimalarial activity)을 나타낸다. 이 약물은 **말라리아기생충**(malaria parasite)인 열대열원충(*Plasmodium falciparum*)의 산성 식포(food vacuole)에 축적되어 소화작용을 방해함으로써 기생충이 죽도록 유도한다.

용해소체의 막단백질은 과립내형질세망(rER)에서 합성되며 특별한 용해소체표적화신호(lysosomal targeting signal)를 가진다.

앞에서 언급한 것처럼, 많은 수용성 용해소체효소(lysosomal enzyme)가 말기엔도솜(late endosome) 및 용해소체로 운반되는 세포내 수송에는 신호로서 만노스6인산(M-6-P)과 그 수용체가 관여한다. 말기엔도솜을 포함하여 용해소체로 수송될 모든 막단백질(membrane protein)은 과립내형질세망(rER)에서 합성된 후 골지체(Golgi apparatus)로 운반되어 거기에서 분류된다. 그러나 이들은 만노스6인산신호(M-6-P signal)를 갖지 않으므로 용해소체로 표적화(targeting)되기 위해서는 다른 방법을 사용해야 한다. 이 경우에는 내재성막단백질(integral membrane protein) 세포질쪽의 짧은 C 말단구역(C-terminus domain)에 있는 표적화신호(targeting signal)가 어답틴단백질복합체(adaptin protein complex)에 의해 인식되어 클라트린피막소포(clathrin-coated vesicle) 안에 포장된다. 이들 막단백질이 그 목적지에 도달하는 경로는 두 가지이다.

- **구성 분비경로**(constitutive secretory pathway)에서는, 용해소체내재성막단백질(LIMP)이 피막소포(coated vesicle) 안에 포장되어 골지체(Golgi apparatus)에서 나와 세포 표면으로 운반된다. 거기에서 이들은 세포안으로 섭취되고, 초기 및 말기엔도솜이 있는 구획을 통해 결국 용해소체에 도달한다(그림 2.23).
- **골지기원 피막소포 분비경로**(Golgi-derived coated vesicle secretory pathway)에서는, 용해소체내재성막단백질(LIMP)이 분류 및 포장된 후 클라트린피막소포(clathrin-coated vesicle)에 실려 골지체로부터 배출된다(그림 2.23 참조). 이들 수송소포(transport vesicle)는 이동하다가 v스네어(v-SNARE)의 엔도솜특이성분(endosome-specific component)과 t스네어(t-SNARE) 정박단백질(docking protein)의 상호작용에 의해 말기엔도솜과 융합한다(48~49쪽 참조).

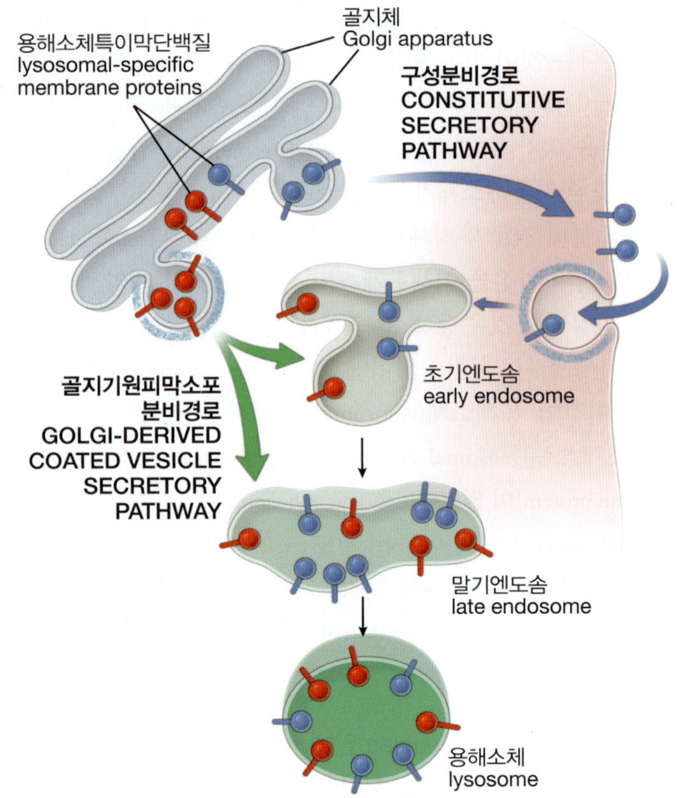

그림 2.23 용해소체의 생물발생(lysosome biogenesis). 이 그림은 용해소체특이막단백질(lysosomal-specific membrane protein)이 초기엔도솜과 말기엔도솜으로 운반되는 조절(regulated) 및 구성분비경로(constitutive secretory pathway)를 나타낸 것이다. 용해소체막에는 용해소체효소(lysosomal enzyme)에 의한 소화로부터 막을 보호하는 고도로 당화된 특수한 막단백질이 있다. 이들 용해소체특이단백질은 과립내형질세망(rough endoplasmic reticulum)에서 합성되고, 골지체로 운반되어, 두 가지 경로를 통해 목적지에 도달한다. *파란 화살표*는 하나의 용해소체막단백질이 골지체를 나와 세포 표면으로 운반되는 구성분비경로를 가리킨다. 표면에서 이들은 세포내섭취되고 초기엔도솜과 말기엔도솜을 경유하여 결국 용해소체에 이르게 된다. *녹색 화살표*는 엔도솜 및 골지체에서 기원한 피막소포를 경유하는 분비경로(secretory pathway)를 가리킨다. 여기에서는, 다른 용해소체단백질의 분류 및 포장이 일어난 후 클라트린피막소포에 담겨 골지체를 떠났다가 초기 및 말기엔도솜과 합쳐진다.

용해소체 안에서 일어나는 세포내 소화작용(intracellular digestion)에 물질을 공급하는 세 가지 다른 경로가 있다.

용해소체(lysosome)에서 소화될 대상의 특성에 따라 세 가지 다른 경로를 통해 물질이 용해소체에 공급된다(그림 2.24). 소화 과정에서 대부분의 소화 대상물은 세포내섭취과정(endocytic process)을 통해 운반된다. 하지만 세포는 자신의 노화된 일부, 기능을 잃은 세포소기관, 불필요한 분자를 분해하는 데에도 용해소체를 이용한다. 이러한 소화 작용에는 세 가지 경로가 있다.

- 세균(bacteria), 세포 조각(cell debris), 기타 이물질 등 **세포외거대입자**(extracellular large particle)는 포식작용(phagocytosis)을 통해 흡수된다. 세포질 안으로 내재화된(internalized) 물질이 담겨 형성된 **포식소체**(phagosome)는, 이후에 가수분해효소(hydrolytic enzyme)를 받아들여 말기엔도솜(late endosome)이 되고 성숙해서 용해소체가 된다.
- 세포외단백질(extracellular protein), 형질막단백질(plasma-membrane protein), 리간드수용체결합체(ligand-receptor complex)와 같은 **세포외소입자**(extracellular small particle)는 **포음작용**(pinocytosis), **수용체매개세포내섭취**(receptor-mediated endocytosis)에 의해 내재화된다. 이들 입자는 초기 및 말기엔도솜 구획을 통과하는 세포내섭취경로(endocytic pathway)를 따라가다 최종적으로 용해소체 안에서 파괴된다.
- 세포소기관(organelle), 세포질단백질(cytoplasmic protein), 및 기타 세포 성분 등 **세포내입자**(intracellular particle)는 내형질세망(endoplasmic reticulum)의 막에 의해 세포질기질(cytoplasmic matrix)로부터 분리되어 용해소체 안으로 운반된 후 파괴된다. 특히 이 과정을 **자가포식작용**(autophagy)이라 일컫는다.

또한 일부 세포에서는 용해소체효소가 세포외공간(extracellular space)으로 직접 방출되어 세포외기질(extracellular matrix)의 성분을 파괴한다. 이런 경우는 골흡수(bone resorption)를 담당하는 파골세포(osteoclast)와 급성염증(acute inflammation)에서 나타나는 호중구(neutrophil)에서 볼 수 있다.

일부 세포의 용해소체는 그 수, 크기, 내용물을 통해 광학현미경(light microscope)에서도 관찰이 가능하다.

백혈구(white blood cell)의 하나인 **호중구**(neutrophil)에 많은 아주르친화과립(azurophilic granule)은 용해소체이며, 특별한 염색

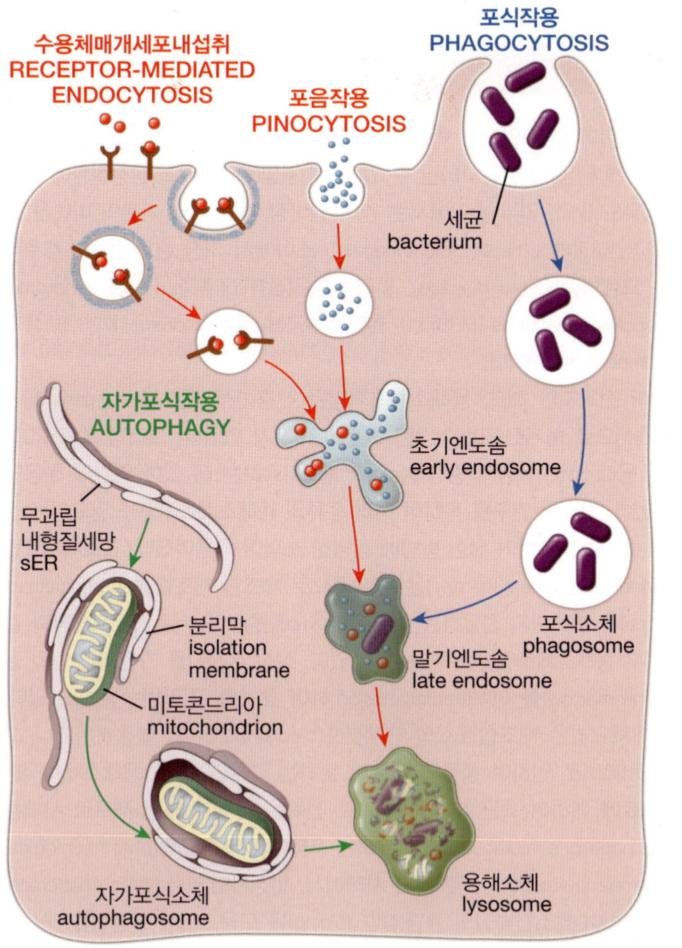

그림 2.24 용해소체(lysosome)에서 소화(digestion)될 물질의 운반 경로. 세포외부의 작은 입자는 대부분 수용체매개세포내섭취와 포음작용 두 가지 경로 모두를 통해 내재화된다. 이들 두 세포내섭취경로는 *빨간 화살표*로 표시하였다. 세균, 세포찌꺼기와 같은 커다란 외부 입자는 포식경로(*파란색 화살표*)를 통해서 소화가 일어난다. 세포는 자신의 세포소기관 및 기타 세포내단백질을 자가포식경로(autophagic pathway)를 통해 소화하기 위하여 용해소체를 사용하기도 한다(*녹색 화살표*). 세포내부 입자는 무과립형질내세망(*sER*)의 분리막(isolation membrane)에 의해 세포질기질과는 격리되어 있으며, 용해소체로 운반되어 분해된다.

(staining)을 통해서 관찰이 가능하다. 포식된 세균과 손상된 세포의 조각을 함유한 용해소체가 **대식세포**(macrophage)에서 관찰되는 경우도 있다.

용해소체(lysosome)의 내용물이 가수분해(hydrolysis)에 의해 파괴되면 **잔여소체**(residual body)라는, 찌꺼기로 가득찬 공포(vacuole)가 흔히 형성되며, 세포가 살아 있는 내내 남아 있게 된다. 예를 들어, 신경세포(neuron)에서는, 잔여소체를 **노화색소**(age pigment) 또는 **지방갈색소과립**(lipofuscin granule)이라 한다. 잔여소체는 세포노화(cell aging)로 인해 나타나는 정상 소견이다. 용해소체효소(lysosomal enzyme) 중 일부가 결핍되면 소화되지 않은 기질(substrate)이 잔여소체에 축적되는 병적 소견이 나타난다. 이런 경우에 다양한 질병이 발생하는데 이를 모두 합해서 **용해소체축적병**(lysosomal storage disease)이라고 일컫는다(글상자 2.1 참조).

자가포식작용(Autophagy)

자가포식작용(autophagy)은 많은 세포질 단백질, 세포소기관, 기타 세포 구조가 용해소체구획(lysosomal compartment)에서 분해되는 세포의 주요 활동이다(그림 2.25). 이 중요한 과정을 통해 세포는 동화기능(anabolic function)과 이화기능(catabolic function) 사이에서 균형을 이루게 되며, 불필요한 세포소기관(organelle)을 제거할 수 있다. 소화된 세포소기관의 성분은 정상적인 세포 성장 및 발달에 재활용된다.

자가포식작용(autophagy) 과정에서 세포질 단백질과 소기관은 용해소체 분해작용(lysosomal degradation)의 기질(substrate)이 된다.

자가포식작용(autophagy)은 기아(굶주림, starvation), 세포분화

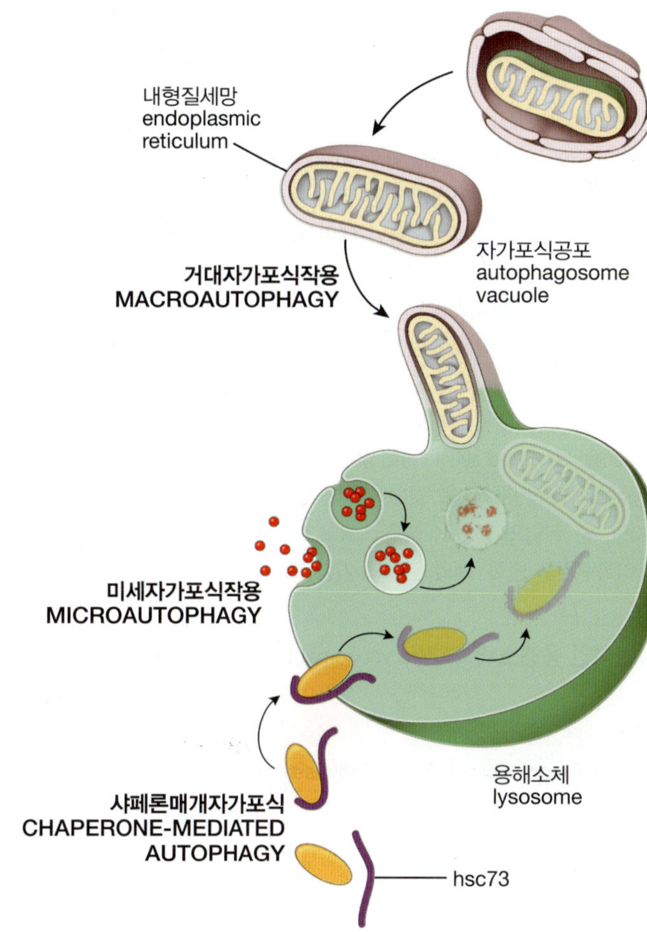

그림 2.25 세포질의 구성물을 파괴하는 세 개의 자가포식경로(autophagic pathway). *거대자가포식작용(macroautophagy)*에서는, 세포질 일부분이나 세포소기관 전체가 내형질세망(endoplasmic reticulum)의 세포내막으로 둘러싸여 이중막에 싸인 자가포식공포(autophagosome vacuole)를 형성한다. 용해소체와 합쳐진 다음에, 공포의 내막과 내용물은 파괴된다. *미세자가포식작용(microautophagy)*에서는, 세포질 단백질이 용해소체막의 함입(invagination)에 의하여 용해소체 안으로 내재화된다. 용해소체에서 *샤페론매개자가포식(chaperone-mediated autophagy)*은 특정한 세포질 단백질을 파괴하는 가장 선택적인 과정이다. 이 과정은 *샤페론(chaperone)*이라는 단백질의 도움을 필요로 한다. 샤페론단백질인 hsc73은 단백질과 결합하여 이를 용해소체 내강으로 운반되는 것을 도와주며 단백질은 그곳에서 파괴된다.

글상자 2.1

임상적용: 용해소체축적병(Lysosomal Storage Disease)

용해소체단백질(lysosomal protein)의 유전정보가 있는 유전자에 돌연변이(mutation)가 생긴 환자들에서 여러 가지 유전질환(genetic disorder)이 확인되었다. 이런 질환을 **용해소체축적병**(lysosomal storage disease, LSD)이라 하며, 용해소체의 기능장애가 그 특징이다. 문제가 되는 단백질은 가수분해효소(hydrolytic enzyme)이거나 그 보조인자(cofactor)인 경우가 대부분이며, 조금 드물게 용해소체 막단백질(membrane protein)이나 분류(sorting), 표적화(targeting), 수송에 관여하는 단백질에 이상이 있다. 이로 인해 나타나는 결과는 용해효소가 정상적으로 기질(substrate)로 사용할 특정 물질이 세포에 축적되는 것이다. 이와 같이 용해되지 않고 축적된 물질은 세포의 정상 기능을 방해하여 결국 세포를 죽음에 이르게 한다.

현재까지 49가지의 질병이 알려져 있으며, 집합적 발병률(collective incidence)은 7,000명 중 1명의 비율이다. 환자 전체 그룹으로 보았을 때 이 질병이 있는 경우 기대수명(life expectancy)은 15년이다. 용해소체축적병은 1881년에 영국 안과의사(ophthalmologist)인 워렌 테이(Warren Tay)에 의해 처음 보고되었다. 그는 심한 신경근육증상(neuromuscular symptom)이 있는 12개월 유아에서 망막이상(retinal abnormality)이 동반된 소견을 보고하였다. 1896년에, 미국 신경과의사(neurologist) 버나드 삭스(Bernard Sachs)는 일찍이 영국의 테이(Tay)가 발견했던 것과 똑같은 안과 증상이 있는 환자에 대해 기술하였다. 이 질병은 오늘날 **테이삭스병**(Tay-Sachs disease, 가족성흑암시백치)으로 알려져 있다. 이 질병은 용해소체갈락토스화물분해효소(lysosomal galactosidase), 즉 베타헥소사미니데이스(β-hexosaminidase)라는 한 효소의 결핍이 그 원인이다. 이 효소는 신경세포에 있는 강글리오사이드(ganglioside)를 용해소체에서 분해하는 단계를 촉매한다. 그 결과로서 GM_2강글리오사이드가 축적되고 이는 신경세포의 잔여소체(residual body) 안에 동심원층판구조(concentric lamellated structure)로 발견되며, 정상적인 세포 기능을 방해한다.

용해소체축적병(LSD)을 갖고 태어난 소아들은 출생할 때는 정상처럼 보이지만, 곧 질병의 임상적 징후(clinical sign)가 나타난다. 여기에는 성장 둔화, 이목구비의 변화, 뼈와 관절의 기형으로 인한 심한 운동 장애가 종종 동반된다. 이미 익힌 언어와 학습 능력이 저하되는 경우도 있다. 심한 지능 저하와 함께 행동 장애도 나타날 수 있다. 폐 감염(infection)과 심장질환에 걸리는 경우도 많다. 일부 소아에서는 간이나 비장 같은 내부 기관의 비대가 나타난다(간비장비대, hepatosplenomegaly). 소아에서 가장 흔한 용해소체축적병은 고쉐병(Gaucher disease), 헐러증후군(점액다당류증I, Hurler syndrome, mucopolysaccharidosis [MPS] I,), 헌터증후군(Hunter syndrome, MPS II), 폼페병(Pompe disease)이다.

얼마 전까지만 해도, 용해소체축적병은 신경변성질환(neurodegenerative disorder)으로 여겨졌으며 아무런 치료의 여지가 없었다. 그러나 최근 20여 년간, 용해소체축적병의 증상(symptom)을 치료하는 데 있어 약간의 성공을 거두었다. 유전학 연구를 통하여 여러 종류의 용해소체축적병을 일으키는 결핍된 효소를 대체하기 위한 방법에 상당한 노력이 기울여졌다. **효소대체요법**(enzyme replacement therapy)은, 인위적으로 제조한 재조합효소(recombinant enzyme)를 세포까지 전달하는 것으로서 시스틴증(cystinosis) 및 고쉐병과 같은 일부 용해소체축적병에 적용할 수 있다. 정상 유전자를 가진 일반인의 골수(bone marrow)를 이식(transplantation)하여 효소를 공급받는 방법도 있다. 효소대체요법은 재조합효소의 생체분포(biodistribution)가 불충분하거나 고가의 치료비로 인하여 성공에 이르지 못하는 경우가 많다. 용해소체축적병의 치료에 대하여 최근 부상하는 치료 전략은 문제가 있는 세포로 샤페론분자(chaperone molecule)를 전달하는 **약리적샤페론요법**(pharmacological chaperone therapy)이다. 몇 가지 사례에서, 합성샤페론(synthetic chaperone)이 돌연변이 효소단백질의 폴딩(접힘, folding)을 도움으로써 안정성을 개선하여 이들의 용해소체운반(lysosomal delivery)을 촉진한다. 미래에는, 신생아선별검사(newborn screening test)의 개발과 더불어 효소대체요법, 약리적샤페론요법, **유전자이식요법**(gene transfer therapy)과 같은 여러 치료법의 조합을 통하여 조기 검출이 가능해지고 용해소체축적병 환자의 임상적 성과가 개선될 수 있을 것이다.

일반적인 용해소체축적병(Lysosomal Storage Disease) 요약

질병	결핍 단백질	축적 생산물 또는 결손 과정
스핑고지질(sphingolipid) 분해의 장애(disorder)		
고쉐병(Gaucher disease)	글루코세레브로사이드분해효소(glucocerebrosidase)	글루코실세라마이드(glucosylceramide)
테이삭스병(Tay-Sachs disease)	β-헥소사미니데이스(hexosaminidase), α-소단위(subunit)	GM_2강글리오사이드(ganglioside)
잔트호프병(Sandhoff disease)	β-헥소사미니데이스(hexosaminidase), β-소단위(subunit)	GM_2강글리오사이드(ganglioside), 소당류(oligosaccharide)
크라베병(Krabbe disease)	갈락토실세라미데이스(galactosylceramidase)	갈락토실세라마이드(Gal-ceramide), 갈락토실스핑고신(gal-sphingosine)
니이만-픽병(Niemann-Pick disease) A, B	스핑고미엘리네이스(sphingomyelinase)	스핑고미엘린(sphingomyelin)
당단백질(glycoprotein) 분해의 장애		
아스파틸글리코사민뇨증(aspartylglycosaminuria)	아스파틸글리코사미니데이스(aspartylglycosaminidase)	*N*연결소당류(*N*-linked oligosaccharide)
α-만노시드증(mannosidosis)	α-만노시데이스(mannosidase)	α-만노시드(mannoside)

글상자 2.1

임상적용: 용해소체축적병(Lysosomal Storage Disease) (계속)

글리코사미노글리칸(glycosaminoglycan) 분해의 장애		
후를러증후군(점액다당류증 I, Hurler syndrome, mucopolysaccharidosis I, MPS I)	α-L-아이두로니데이스(iduronidase)	더마탄황산염(dermatan sulfate), 헤파란황산염(heparan sulfate)
헌터증후군(점액다당류증 II, Hunter syndrome, MPSII)	L-아이두로네이트황산염분해효소(iduronate sulfatase)	더마탄황산염(dermatan sulfate), 헤파란황산염(heparan sulfate)
마로토-라미증후군(점액다당류증 IV, Maroteaux-Lamy syndrome, MPS IV)	N아세틸갈락토사민4황산염분해효소(GalNAc4-sulfatase) / 아릴황산염분해효소(arylsulfatase) B	더마탄황산염(dermatan sulfate)
기타 단일 효소 결핍장애		
폼페병(글리코겐증 II, Pompe disease, glycogenosis II)	α-1,4-포도당화물분해효소(glucosidase)	당원(glycogen)
월만병(가족성황색종증, Wolman disease, familial xanthomatosis)	산성지질분해효소(acid lipase)	콜레스테롤에스테르(cholesterol ester), 트리글리세라이드(triglyceride)
캐너번병(Canavan disease, aspartoacylase deficiency)	아스파토아실레이스(aspartoacylase)	*N*아세틸아스파트산(*N*-acetylaspartic acid)
용해소체생물발생(lysosomal biogenesis)의 장애		
포함체세포병(점액지질증, inclusion-cell [I-cell] disease, mucolipidosis II)	*N*아세틸글루코사민1인전이효소(GlcNAc-1-phosphotransferase, GlcNAcPTase)의 결핍으로 인해 대부분의 수용성 용해소체 가수분해효소 분류(sorting)에 지장을 초래	용해소체에 용해소체 가수분해효소(lysosomal hydrolase)가 존재하지 않음
용해소체막(lysosomal membrane)의 장애		
다논병(Danon disease)	LAMP2	자가포식공포(autophagic vacuole)의 존재
시스틴증(cystinosis)	시스티노신(시스틴전달체, cystinosin, cystine transporter)	시스틴(cystine)

LAMP2(용해소체연관막단백질2, lysosome-associated membrane protein 2); MPS I, II, VI(점액다당류증I, II, VI, mucopolysaccharidosis type I, II, VI)

(cellular differentiation), 세포사멸(cell death), 세포노화(cell aging) 등의 과정에서 아주 중요한 역할을 한다. 원래 효모(yeast) 용으로 개발된 유전자선별검사(genetic screening test)를 통해서, 연구자들은 대략 33가지의 **자가포식관련유전자**(autophagy-related gene, Atg gene)를 포유동물(mammal)의 유전체(genome)에서 발견하였으며, 특정 조건에서 이들 유전자가 활성화되고 억제되는 과정을 추적할 수 있었다. 충분한 영양소와 성장인자(growth factor)가 주어지면, **포유류라파마이신표적**(mammalian target of rapamycin, mTOR)으로도 알려진 세린/트레오닌인산화효소(serine/threonine kinase)의 효소 활성이 상승한다. 포유류라파마이신표적(mTOR)의 활성이 상승하면 자가포식작용에 억제효과(inhibitory effect)를 나타낸다. 그 반대 현상은 굶주림, 저산소증(hypoxia), 고온 환경에서 관찰되며, 이 경우에 포유류라파마이신표적의 활성이 없기 때문에 자가포식관련유전자(Atg gene)가 활성화된다. 그 결과 **Atg1단백질인산화효소자가포식조절복합체**(Atg1 protein-kinase autophagy-regulatory complex)가 형성되어 자가포식 과정이 시작된다. 일반적으로 자가포식작용은 특징이 뚜렷한 세 가지 경로로 이루어진다.

- **거대자가포식작용**(macroautophagy)은 간단히 자가포식(autophagy)이라고도 하는 비특이적과정(nonspecific process)이다. 세포질의 일부 혹은 전부가 먼저 내형질세망(endoplasmic reticulum)의 두 층 또는 여러 층의 막에 둘러싸이게 된다. 이를 **분리막**(isolation membrane)이라 하며, 이를 통해서 **자가포식소체**(autophagosome)라는 이름의 공포(vacuole)가 형성된다. 이 과정에는 여러 개의 Atg유전자(Atg gene)에 유전정보가 있는 단백질이 관여한다. 처음에는 **Atg12-Atg5-Atg16L 단백질**(protein)로 이루어진 복합체가 내형질세망(endoplasmic reticulum)의 한 부분에 부착하고 이것에 의해 분리막의 경계가 명확해진다. 이어서, **Atg8**가 동원되어 막에 부착한다. 이들 단백질은 그 형태가 변함으로써 이로 인해 분리막의 형태도 곡면으로 변화되

어 파괴될 소기관이 밀폐되도록 완전히 둘러싼다. 이런 과정을 통해 일단 자가포식소체가 완성되면, Atg12-Atg5-Atg16L 복합체와 Atg8은 여기에서 떨어져 나간다. 용해소체효소(lysosomal enzyme)가 표적화운반(targeted delivery)을 통해 전달된 후 자가포식소체는 용해소체(lysosome)로 성숙한다. 분리막(isolation membrane) 또한 용해소체의 가수분해구획(hydrolytic compartment) 안에서 분해된다. 거대자가포식작용은 기아(starvation)의 첫 단계에 간(liver)에서 나타난다(그림 2.26).

- **미세자가포식작용**(microautophagy)도 또한 비특이적과정(nonspecific process)이며, 정상적인 생리 활동으로서 일어난다. 이때는 세포질 단백질이 천천히, 끊임없이 분해된다. 미세자가포식작용에서는, 세포질의 작은 수용성 단백질이 용해소체막의 함입(invagination)에 의해 용해소체 안으로 유입된다.
- **샤페론매개 자가포식**(chaperone-mediated autophagy)은 단백질 분해에 있어 유일한 선택적 과정(selective process)이다. 여기에는 **hsc73**이라는 **열충격샤페론단백질**(heat-shock chaperone protein)과 같은 특정한 세포질 샤페론(chaperone)의 도움이 필요하다.

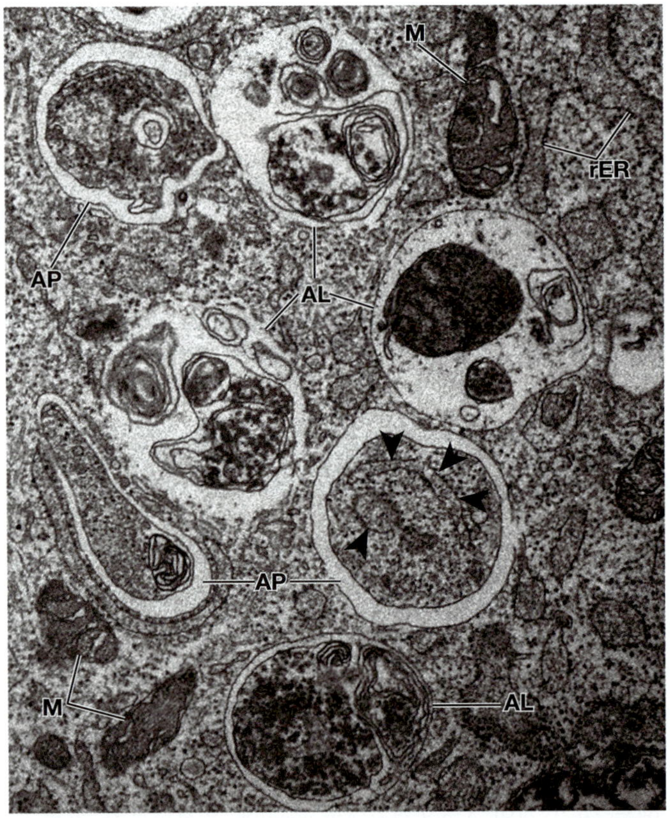

그림 2.26 영양소가 결핍된 마우스 배자 섬유모세포(fibroblast)의 전자현미경 사진. 전자현미경사진에서 많은 자가포식소체(autophagosome, *AP*)가 관찰된다. 자가포식소체는 두겹의 막에 의해 싸인 구조로서 그 안에 미토콘드리아나 내형질세망 등 세포내기관의 조각(*화살촉 표시*)이 아직 분해되지 않은 채 남아 있는 것에 주목한다. 자가포식소체가 용해소체(lysosome)와 융합되면 자가용해소체(autolysosome, *AL*)가 되며, 자가포식소체 내막을 포함한 모든 내용물이 분해된다. *M*, 미토콘드리아(mitochondria); *rER*, 과립내형질세망(rough endoplasmic reticulum) ×26,300. (Drs. Chieko Kishi-Itakura, Noboru Mizushima. 제공.)

이 과정은 영양소 결핍으로 활성화되는데, 분해된 단백질에 표적화신호(targeting signal)가 있어야 하며 용해소체막(lysosomal membrane)에도 특정한 수용체가 있어야 한다. 샤페론매개직접수송(chaperone-mediated direct transport)은 여러 다른 세포소기관에 단백질이 유입되는 과정과 비슷하다. hsc73가 단백질과 결합하면 그 단백질은 자신이 최종적으로 분해될 용해소체의 내강(lumen)으로 막을 통과해서 들어가기가 용이해진다. 간, 신장 등의 기관에서는 세포질 단백질의 대략 30% 정도가 샤페론매개자가포식에 의해 분해된다.

프로테오솜매개 분해(Proteasome-Mediated Degradation)

용해소체경로(lysosomal pathway)외에 세포에는 용해소체 없이 단백질을 분해하는 기능도 있다. 이 과정은 **프로테오솜**(proteasome)이라는 세포질(cytoplasmic) 또는 핵(nuclear) 단백질의 커다란 복합체(protein complex) 안에서 일어난다. 이는 사실 ATP의존단백질분해효소복합체(ATP-dependent protease complex)로서, 특별히 이 과정을 통해 파괴되도록 표지된(tagged) 단백질을 파괴한다. 이와 같은 **프로테오솜매개 분해작용**(proteasome-mediated degradation)은 잘못 접히거나(misfolded), 변성되거나(denatured), 비정상인 아미노산으로 인해 형성된 비정상적 단백질을 세포가 파괴할 때 사용된다. 또한 이 경로는 신속하게 불활성화 또는 분해되어야 하는 정상적으로 수명이 짧은 조절 단백질(regulatory protein)을 분해하는 데에도 사용된다. 이런 단백질의 예는 세포주기(cell cycle)의 진행을 조절하는 유사분열사이클린(mitotic cyclin), 전사인자(transcription factor), 종양억제자(tumor suppressor) 및 종양촉진자(tumor promoter) 등이다.

프로테오솜매개 분해작용을 통해 분해될 단백질은 폴리유비퀴틴사슬(polyubiquitin chain)에 의해 인식되고 표지(tagging)되어야 한다.

단백질이 프로테오솜매개경로(proteasome-mediated pathway)를 통해 분해될 때는 두 과정이 연속적으로 일어난다.

- **폴리유비퀴틴화**(polyubiquitination) 단계에서는, 분해되기로 지정된 단백질에 **유비퀴틴**(ubiquitin)이라는 8.5 kDa의 작은 단백질이 공유(covalent) 결합을 통해 여러번 표지(tagging)된다. 이 표지반응(tagging reaction)은 **유비퀴틴활성화효소**(ubiquitin-activating enzyme) **E1**, **E2**, **E3**라는 세 개의 유비퀴틴연결효소(ubiquitin ligase)에 의해 촉매된다. 목표가 된 단백질은 먼저 효소에 의한 연쇄반응을 통해 하나의 유비퀴틴 분자로 표지된다. 이는 다른 여러 유비퀴틴 분자가 연속적으로 부착하도록 하는 신호(signal)가 되며, 결과적으로 유비퀴틴결합체(ubiquitin conjugate)의 연쇄 화합물을 형성한다. 프로테오솜 안에서 파괴될 단백질은 최소한 4개 이상의 유비퀴틴 분자로 이루어진 **폴리유비퀴틴**

사슬(polyubiquitin chain)에 의해 표지되어 이것이 프로테오솜복합체(proteasome complex)를 형성할 분해신호(degradation signal)의 역할을 하여야 한다.

- **26S 프로테오솜복합체(26S proteasome complex)로 표지된(tagged) 단백질의 분해.** 프로테오솜(proteasome)은 술통처럼 생긴 속이 빈 원주(cylinder)로 이루어지는데, 여기에는 20S 중심입자(20S core particle, CP)가 있으며 그 역할은 폴리유비퀴틴화 단백질(polyubiquitinated protein)을 작은 폴리펩타이드와 아미노산으로 분해하기 위한 다중촉매성 단백질분해효소활성(multicatalytic protease activity)이 나타나도록 하는 것이다. 원주(cylinder) 형태의 중심입자(CP) 양쪽 끝에는 두 개의 19S조절입자(19S regulatory particle, RP)가 있다. 중심입자를 술통이라 할 때 뚜껑에 해당하는 한쪽 끝 조절입자(RP)는 폴리유비퀴틴(polyubiquitin) 표지(tag)를 인식하고, 단백질을 곧게 펴서 중앙의 분해공간으로 들어가도록 조절한다. 술통의 바닥에 해당하는 반대쪽 끝의 조절입자(RP)는, 단백질 분해가 완결된 다음 그 결과로 생긴 짧은 펩타이드와 아미노산을 배출한다. 유비퀴틴 분자는 몇 개의 탈유비퀴틴화효소(deubiquitinating enzyme, DUB enzyme)에 의해 분리되어 재활용된다(그림 2.27).

프로테오솜매개 분해작용(proteasome-mediated degradation)의 기능 장애로 인해 생기는 질병에는 두 종류가 있다. 그 첫 번째 부류는 유비퀴틴활성화효소(ubiquitin-activating enzyme)에 대한 정보가 실린 유전자에 돌연변이(mutation)가 생겨 프로테오솜(proteasome)의 기능이 소실되는 경우이다. 이때는 단백질 분해가 감소하고 그 결과로 이들이 세포질에 축적되는 경우로, 앙겔만증후군(Angelman syndrome)과 알츠하이머병(Alzheimer disease)에서 볼 수 있다. 두 번째 부류의 원인은 이 계통을 담당하는 단백질의 과발현(overexpression)으로 인해 단백질의 분해가 빨라지기 때문이며, 인간유두종바이러스(human papillomavirus) 감염에서 볼 수 있다. 특정한 프로테오솜억제제(proteasome inhibitor)를 사용하여 다발성골수종(multiple myeloma) 치료에서 성과를 얻었으며, 연구자들은 다른 질병을 치료하기 위한 추가적인 억제제의 개발에 기대를 걸고 있다.

과립내형질세망(Rough Endoplasmic Reticulum)

세포의 단백질 합성 계통을 이루는 것은 과립내형질세망(rough endoplasmic reticulum)과 리보솜(ribosome)이다.

단백질 합성(protein synthesis)을 주된 기능으로 가진 여러 세포들은 그 세포질이 염기성염료(basic dye)에 진하게 염색된다. 이같이 호염기성(basophilia)을 나타내는 이유는 RNA가 있기 때문이다. 염기성 염료에 잘 염색되는 세포질의 이 부분을 과립상소포체(ergastoplasm)라고 일컫는다. 췌장세엽세포(pancreatic acinar cell) 같은 분비세포(secretory cell)의 과립상소포체는 과립내형질세망(rough endoplasmic reticulum, rER)이라는 세포소기관의 광학현미경(light microscope) 소견이다.

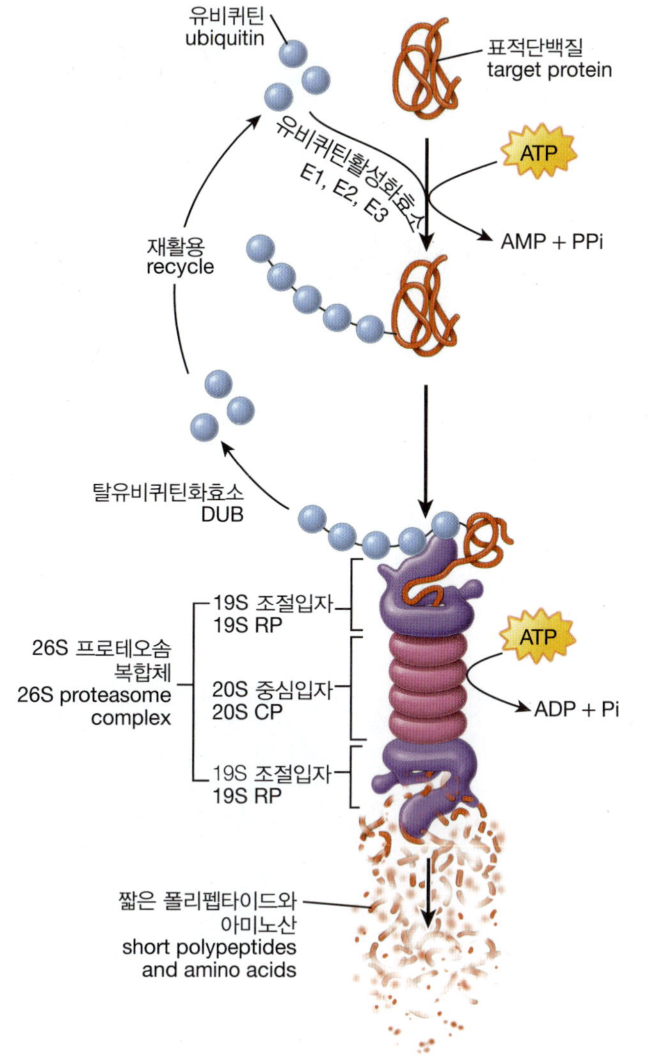

그림 2.27 프로테오솜매개 분해작용(proteasome-mediated degradation). 이 분해경로는 파괴하기로 정해진 단백질을 폴리유비퀴틴사슬(polyubiquitin chain)로 표지(tagging)함으로써 시작된다. 다음 단계에서 이 단백질은 프로테오솜복합체(proteasome complex) 안에서 분해되며 분리된 유비퀴틴 분자는 재사용이 가능하다. 유비퀴틴은 *ATP*의 존재 하에 세 개의 유비퀴틴활성화효소(ubiquitin-activating enzyme)인 E1, E2, E3의 복합체에 의해 활성화되어 단일한 폴리유비퀴틴사슬을 형성하며, 이는 26S 프로테오솜복합체(proteasome complex)의 작용을 유발하는 분해신호(degradation signal)의 역할을 한다. 단백질의 주된 파괴장소가 되는 중심입자(20S core particle [CP])의 입구를 이루는 조절입자(19S RP)는 폴리유비퀴틴 표지를 인식하여, 접힌 단백질을 펴고 분해 장소로의 진입을 조절한다. 분해 장소의 반대쪽에 있는 조절입자(19S RP)는 단백질 분해가 완결된 후에 짧은 펩타이드와 아미노산을 배출한다. 유비퀴틴 분자는 몇 가지 탈유비퀴틴화효소(deubiquitinating enzyme, *DUB*)에 의해 분리되고 재활용된다. ADP, 아데노신2인산(adenosine diphosphate).

투과전자현미경(TEM)에서 관찰되는 과립내형질세망(rER)은 서로 연결된 여러 개의 수조(cisterna)로 구성되며 이 수조는 막성 구조로서 납작한 낭(sac)의 형태를 하고 있다. 과립내형질세망을 이루는 막의 외면에는 돌출된 많은 입자가 관찰된다(그림 2.28). 이들 입자를 리보솜(ribosome)이라 하며, 리보솜정박단백

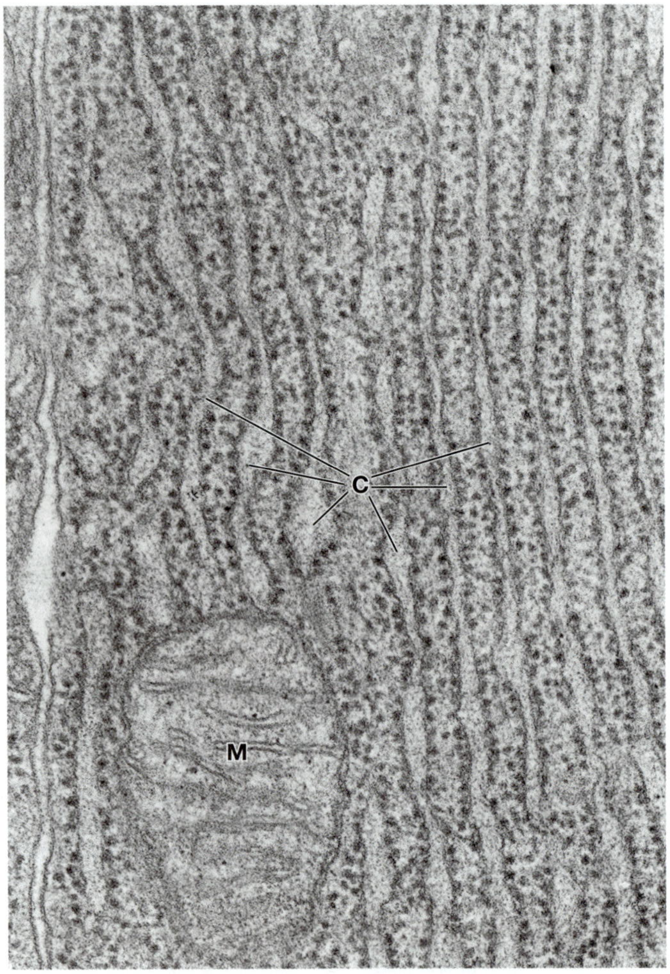

그림 2.28 과립내형질세망(rough endoplasmic reticulum)의 전자현미경사진. 위(stomach)에 있는 주세포(chief cell)의 사진으로서 평행하게 배열된 과립내형질세망(rER)의 막성 수조(membranous cisternae, *C*)가 가득 찬 것이 관찰된다. 폴리리보솜(polyribosome)은 수조를 둘러싸는 막의 세포질면에 존재한다. 리보솜(ribosome)이 과립처럼 부착된 막의 형태 때문에 과립내형질세망(rough endoplasmic reticulum)이라고 명명되었다. 세포질에는 약간의 자유리보솜(free ribosome)이 존재한다. *M*, 미토콘드리아(mitochondrion) ×50,000.

질(docking protein)을 통해 내형질세망의 막에 부착한다. 리보솜의 직경은 15~20 nm이며, 작은소단위(small subunit)와 큰소단위(large subunit)로 구성된다. 각각의 소단위는 길이가 다른 **리보솜RNA**(ribosomal RNA, rRNA)로 이루어지며 그 밖에 여러 종류의 단백질이 있다. 과립내형질세망은 흔히 핵막(nuclear envelope)의 외막(outer membrane)과 이어져 있다(다음 절 참조). 이 외에도 리보솜은 무리를 지어 짧은 나선형 배열(spiral array)을 이루기도 하는데 이를 **폴리리보솜**(폴리솜, 무리리보솜, polyribosome, polysome)이라 한다(그림 2.29). 여기에는 여러 개의 리보솜이 한 가닥의 **전령RNA**(messenger RNA, mRNA)에 붙어 있는 형태를 하고 있다.

단백질 합성(protein synthesis)에는 전사(transcription)와 번역(translation) 과정이 있다.

세포의 단백질 합성은 세포핵(nucleus) 안에서 일어나는 **전사**(transcription)라는 과정에서 시작된다. 이것은 단백질 합성에 필요한 유전부호(genetic code)가 DNA에서 **전전령RNA**(pre-mRNA)로 전사(transcribe)되는 과정이다. 이 전전령RNA 분자에 전사후변환(posttranscriptional modification)이 일어난다. 이 과정에서는 RNA 절단, 인트론(intron) 제거, 엑손(exon)의 연결, 3′ 말단(3′ end)에 폴리A(poly [A]) 서열 첨가를 통한 차폐물 형성(capping), 5′ 말단(5′ end)에 메틸구아노신차폐물(methylguanosine cap, M(7) GPPP)의 첨가 등이 일어난다. 이 과정의 완결로 얻어진 **전령RNA**(mRNA) 분자는 세포핵을 떠나 세포질로 이동한다(그림 2.30). 전사(transcription) 다음에는 **단백질번역**(translation)이 일어나며, 이때는 부호화되어 전령RNA에 담긴 메시지가 리보솜복합체(ribosomal complex)에 해독되어 폴리펩타이드(polypeptide)를 형성한다. 전형적으로 하나의 전령RNA분자에 많은 리보솜이 뉴클레오타이드(nucleotide) 80개 간격으로 부착된 **폴리리보솜복합체**(polyribosome

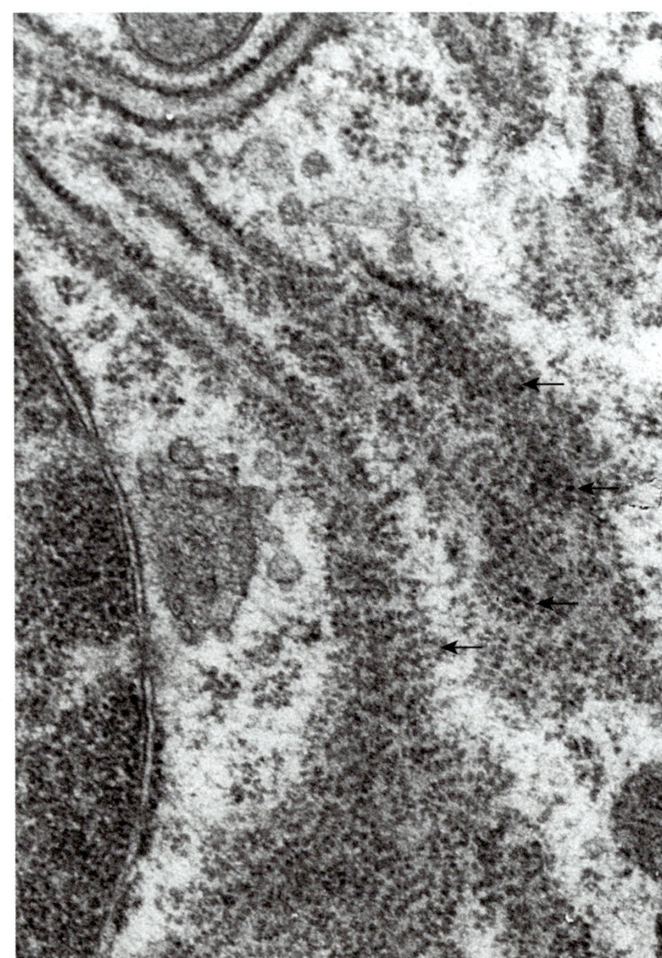

그림 2.29 과립내형질세망과 폴리리보솜복합체(polyribosome complex)의 전자현미경사진. 이 사진은 세포핵에 가까이 있는 과립내형질세망(rER)을 두 평면으로 절단한 단면이다. 절단면 안에서 내형질세망은 방향이 바뀌어 있다. 즉 *위쪽 좌우* 형질내세망의 막은 그 표면에 대해 직각방향으로 절단되어 있으며 *중앙*에서는 형질내세망이 비틀려서 공중에서 막을 내려다보는 방향으로 관찰된다. 커다란 나선형 집합물(*화살표*)은 폴리리보솜을 이루는 리보솜 사슬이며, 전령RNA(mRNA) 분자의 단백질 번역(translation)에 활발히 참여하고 있다. ×38,000.

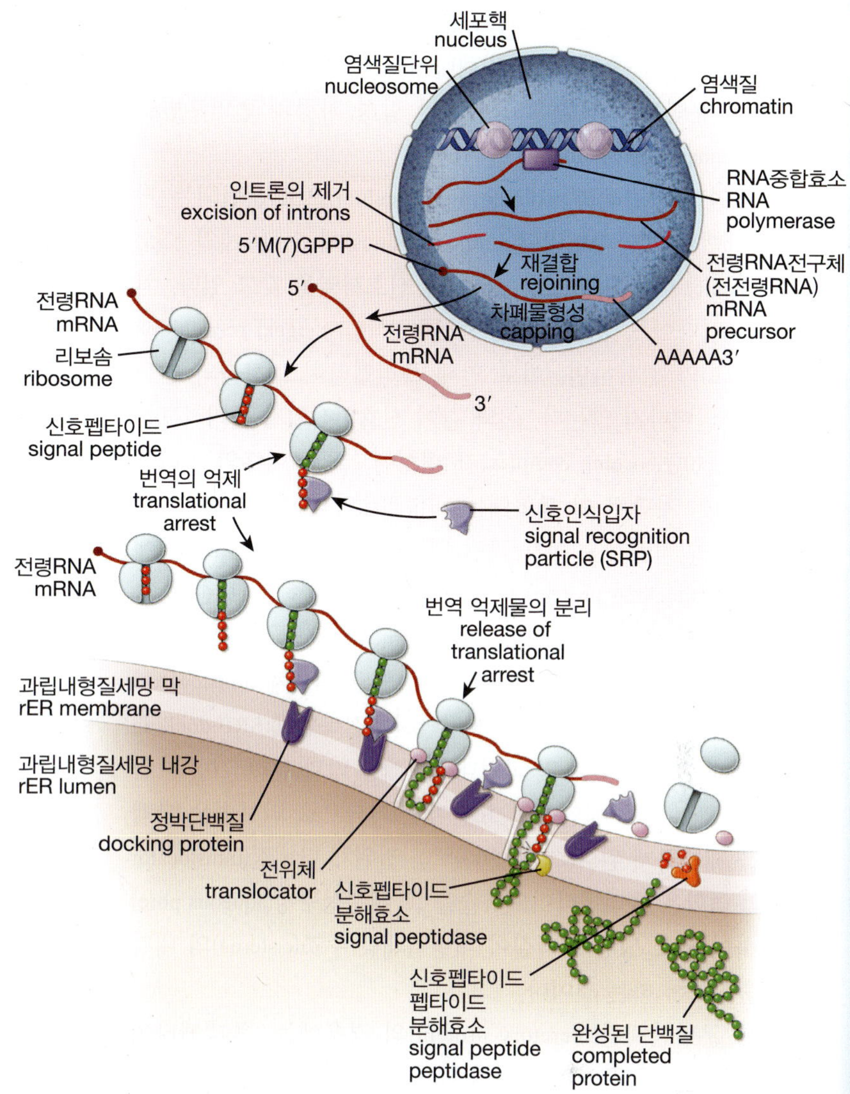

그림 2.30 단백질 합성(protein synthesis) 과정의 요약. 단백질 합성은 세포핵(nucleus) 안에서 일어나는 전사(transcription)와 함께 시작된다. 이 과정에서, 단백질의 유전부호(genetic code)는 DNA에서 전령RNA전구체(mRNA precursor)로 복사된다. 전전령RNA(pre-mRNA) 분자는 전사후변형(posttranscriptional modification)과정을 거치며, 이때는 RNA 절단, 인트론(intron)의 절제(excision), 엑손(exon)의 재결합, 3′ 말단(3′ end)에 폴리A(poly [A]) 서열 첨가를 통한 차폐물형성(capping), 5′ 말단(5′ end)에 메틸구아노신차폐물(methylguanosine cap, M [7] GPPP) 첨가 등의 과정이 포함되고, 이 과정을 통해 생긴 전령RNA분자(mRNA molecule)가 세포핵에서 세포질로 나온다. 세포질에서 전령RNA서열은 리보솜복합체(ribosomal complex)에 의해 해독되며 이를 단백질번역(translation)이라 하고, 그 결과로 폴리펩타이드사슬(polypeptide chain)이 형성된다. 새로 합성된 폴리펩타이드의 아미노말단(amino-terminus)쪽 첫 부분에 해당하는 15~60개의 아미노산을 신호서열(signal sequence) 또는 신호펩타이드(signal peptide)라고 하며 이것은 단백질을 그 목적지, 예를 들어 과립형질내세망(*rER*)의 내강(lumen) 등으로 인도한다. 신호펩타이드는 신호인식입자(signal recognition particle, *SRP*)와 상호작용하여, 폴리펩타이드사슬이 과립형질내세망의 막에 위치하기 전까지 합성되는 것을 막는다. 신호인식입자가 과립형질내세망의 세포질면(cytoplasmic surface)에 있는 정박단백질(docking protein)과 결합하면 리보솜(ribosome)과 전위체단백질(translocator protein)이 정렬하게 된다. 리보솜과 전위체가 결합하면, 신호인식입자정박단백질복합체(SRP-docking protein complex)가 리보솜에서 분리되어 단백질합성이 재개된다. 전위체단백질은 폴리펩타이드사슬이 과립형질내세망의 수조 내강으로 들어가게 한다. 신호서열은 신호펩타이드분해효소(signal peptidase)에 의해 폴리펩타이드로부터 잘려나가 신호펩타이드펩타이드분해효소(signal peptide peptidase)에 의해 파괴된다. 단백질 합성이 완결되자마자, 리보솜은 전위체단백질로부터 떨어져 나온다.

complex) 또는 **폴리솜**(polysome)을 형성한다. 과립내형질세망의 세포질면(cytoplasmic surface)에 부착된 하나의 폴리솜은 하나의 전령RNA 분자를 번역(translation)하여 특정 단백질의 사본 여러 개를 동시에 만들어 낸다. 이와 대조적으로 **자유리보솜**(free ribosome)은 세포질 안에 존재한다. 이들은 어떤 세포내 구조의 막에도 부착되지 않지만 구조적으로나 기능적으로나 과립내형질세망의 폴리솜과 동일하다.

세균(bacteria)**이 가진 원핵리보솜**(prokaryotic ribosome)과 그렇지 않은 **진핵리보솜**(eukaryotic ribosome) 사이의 구조적 차이점을 연구한 연구자들은 항생제(antibiotic) 등의 화학물질이 세균의 리보솜과 결합함으로써 인간 세포에는 해를 주지 않고 세균 감염을 없앨 수 있음을 알게 되었다. 스트렙토마이신(streptomycin) 같은 아미노글리코사이드(aminoglycoside) 종류, 에리트로마이신(erythromycin)같은 마크롤라이드(macrolide) 종류, 클린다마이신(clindamycin) 같은 링코사마이드(lincosamide) 종류, 테트라사이클린(tetracycline), 클로람페니콜(chloramphenicol) 등 여러 종류의 항생제는 세균리보솜(bacterial ribosome)의 다른 부분과 결합함으로써 단백질 합성을 차단한다.

신호펩타이드(signal peptide)는 단백질의 번역후수송(posttranslational transport) 과정을 안내한다.

세포 바깥으로 배출되거나 형질막(plasma membrane), 미토콘드리아 기질(mitochondrial matrix), 내형질세망(endoplasmic reticulum), 세포핵(nucleus) 등 특정한 세포소기관의 일부가 될 대부분의 단백질이 합성된 후 목표 지점까지 정확히 운반되려면 분류신호(sorting signal)가 필요하다. 이런 신호 역할을 하는 **신호서열**(signal sequence), 즉 **신호펩타이드**(signal peptide)는 새로 합성되는 단백질의 아미노말단(amino-terminus)에서 처음 15~60개의 아미노산(amino acid) 서열(sequence)로 존재하는 경우가 많다. 신호서열은 항공 여행가방에 붙이는 비행수하물 태그(airline tag)에 비유할 수 있다. 수하물 태그가 공항에서 한 항공기로부터 다른 항공기로 정확히 전달되도록 보장해 주는 것처럼 신호서열도 새로 합성된 단백질이 세포 소기관들을 거쳐가며 운반될 때 올바르게 인식되고 전달되는 것을 보장해 준다. 폴리펩타이드가 목적지에 정확히 도달하기까지 운반되는 도중에도 다양한 합성 과정과 번역후변환(posttranslational modification)이 일어난다.

예를 들면 내형질세망(endoplasmic reticulum)으로 운반되는 거의 모든 단백질은 아미노말단(amino-terminus)에 5~10개의 소수성(hydrophobic) 아미노산으로 이루어진 신호서열을 갖고 있다. 처음 생성된 펩타이드의 신호서열이 **신호인식입자**(signal recognition particle, SRP)와 결합하면, 이로 인해 폴리펩타이드 사슬의 연장은 더 이상 일어나지 않는다. 이와 같이 신호인식입자-폴리리보솜복합체(SRP-polyribosome complex)가 형성됨으로써 이후의 폴리펩타이드 합성이 차단된 이 복합체는 내형질세망의 막을 향하여 운반된다. 신호인식입자(SRP)가 과립내형질세망(rER)의 세포질면에서 **정박단백질**(docking protein)과 결합하면 이로 인해 리보솜은 과립내형질세망의 내재성막단백질(integral membrane protein)인 **전위체**(translocator)와 정렬된다. 리보솜이 정렬된 전위체(translocator) 단백질과 결합하면 신호인식입자-정박단백질복합체(SRP-docking protein complex)는 리보솜 및 과립내형질세망 막과 분리되며, 따라서 번역(translation)을 차단하던 요인이 제거되므로 리보솜은 단백질 합성을 재개하게 된다(그림 2.30 참조). 전위체 단백질(translocator protein)의 역할은 폴리펩타이드사슬을 그 친수성구멍(aqueous pore)에 삽입하여 새로 생긴 단백질이 내형질세망 수조(cisterna)의 내강으로 배출되도록 하는 것이다.

간단한 분비단백질(secretory protein)의 경우에는, 폴리펩타이드가 합성되자마자 끊임없이 전위체(translocator)에 의해 내강으로 운반된다. 신호서열(signal sequence)은 폴리펩타이드사슬 전체가 다 합성되기 전에 이미 과립내형질세망(rER) 막의 수조면(cisternal face)에 위치하는 신호펩타이드분해효소(signal peptidase)에 의해 폴리펩타이드에서 잘려 나간다. 내재성단백질(integral membrane protein)의 경우는, 폴리펩타이드 서열을 따라 단백질이 형성되는 동안 막을 양방향으로 관통하면서 단백질이 합성되도록 유도함으로써 마지막으로 막에 삽입된 이후의 단백질에서 기능도메인이 나타나게 할 수 있다. 단백질 합성이 완결되는 즉시 리보솜은 전위체 단백질(translocator protein)과 분리됨으로써 다시 자유로운 상태가 되어 세포질로 되돌아간다.

세포 밖으로 배출될 단백질이 운반되는 첫 단계는 단백질의 번역후변환(posttranslational modification)과 과립내형질세망(rER) 안으로의 격리이다.

막에 부착된 폴리솜(polysome)에 의해 폴리펩타이드사슬의 합성이 일어남에 따라 합성된 단백질은 과립내형질세망 수조(cisterna)의 내강 안으로 유입되어, 거기에서 효소에 의한 번역후변환(posttranslational modification)이 일어난다. 이 변환 과정에는 중심당화(core glycosylation), 이황결합(disulfide bond)과 내부수소결합(internal hydrogen bond)의 형성, 분자 샤페론(chaperone)의 도움을 받아 새로 합성된 단백질의 접힘(folding), 소단위(subunit)의 부분적 조립 등이 포함된다. 그 다음에 단백질은 이웃한 과립내형질세망 수조의 내강 안에서 농축되거나, 내형질세망의 연속적인 수로를 따라 이동하여 세포의 다른 부분으로 운반된다. **튜니카마이신**(tunicamycin) A, B, C, D 등의 일부 항생제는 공통적으로 과립내형질세망에 작용하여 당단백 합성과정의 하나인 *N*연결당화(*N*-linked glycosylation)를 억제한다. 이와 같이 당단백의 합성을 억제함으로써 바이러스에 감염된 세포의 당질층(표면외투층, surface coat, glycocalyx)의 형성을 지연시키고 복제 중인 바이러스의 보호성 바이러스캡시드(viral capsid)의 형성을 억제한다. 이 약물의 이름인 튜니카마이신(*tunica*는 라틴어로 피막, 피복[coat]을 의미)은 약물의 작용기전이 반영된 것이다. 튜니카마이신은 비록 그람양성세균(gram-positive bacteria)에 대한 매우 효과가 좋은 항생제이며 항바이러스 활성도 강력하지만 그 강한 독성 때문에 치료제로서는 사용할 수 없다. 과립내형질세망(rER)에 영구적으로 존재하는 적은 수의 단백질과 구성분비경로(constitutive pathway)를 통해 분비되는 단백질을 제외하면, 정상적으로 단백질은 새로 합성된 직후 몇 분 안에 골지체(Golgi apparatus)로 운반된다. 특징적으로 과립내형질세망에서 번역후변환이 일어난 단백질이 골지체로 운반되지 못하는 질병이 몇가지 있다. 예를 들어 **알파1항트립신결핍증**(α1-antitrypsin deficiency)에서는 단 하나의 아미노산이 바뀌었을 뿐이지만 과립내형질세망에서 알파1항트립신(α1-antitrypsin, A1AT)을 배출할 수 없다. 이로 인해 혈액과 폐에서 알파1항트립신(A1AT)의 활동이 감소하고 간세포(hepatocyte)의 과립내형질세망에 불완전한 알파1항트립신이 병적으로 축적되어, 만성폐쇄폐질환(chronic obstructive pulmonary disease)인 **폐기종**(emphysema)과 간 기능장애가 발생한다.

구성분비경로(constitutive pathway)의 비중이 커다란 세포, 예를 들어 형질세포(plasma cell)와 활성화된 섬유모세포(fibroblast) 등의 세포에서는 과립내형질세망 수조에 새로 합성된 단백질로 이루어진 내용물이 가득 차서 확장된 형태로 관찰되기도 한다.

과립내형질세망은 단백질 생성 과정에서 **품질검사**(quality checkpoint)의 역할도 한다. 만약 새로 합성된 단백질에 적절한 번역후변환(posttranslational modification)이 일어나지 못하거나 접힘오류(misfolded)가 있으면, 역전위(retrotranslocation)라는 기전을 통해 과립내형질세망(rER)에서 세포질로 다시 배출된다. 하자가 있는 단백질은 여기에서 탈당화(deglycosylated)와 폴리유비퀴틴화(polyubiquitylated)가 일어나 프로테오솜(proteasome)에서 분해된다(62~63쪽 참조).

과립내형질세망(rER)은 활성분비세포(active secretory cell)에서 가장 고도로 발달해 있다.

과립내형질세망이 특히 잘 발달되어 있는 세포는 분비세포(secretory cell)처럼 단백질을 합성하여 세포 바깥으로 분비하는 세포와 신경세포(neuron)처럼 형질막(plasma membrane)의 양이 많은 세포이다. 분비세포에 포함되는 세포로는 선세포(glandular cell), 활성화된 섬유모세포(fibroblast), 형질세포(plasma cell), 상아질모세포(odontoblast), 사기질모세포(ameloblast), 골모세포(osteoblast) 등이다. 그러나 과립내형질세망(rER)이 분비세포와 신경세포에만 있는 것은 아니다. 사실상, 신체의 모든 세포에는 과립내형질세망이 기본적으로 존재한다. 하지만 단백질을 분비하지 않아 그 수가 줄어든 경우도 있고, 넓게 분산되어 광학현미경(light microscope)으로 관찰할 때 basophilia(호염기성)를 띠는 영역이 뚜렷이 나타나지 않을 수도 있다.

과립내형질세망이 가장 많이 발달된 세포는 활성화된 분비세포(active secretory cell)이며, 그 이유는 분비단백질이 과립내형질세망의 리보솜(ribosome)에 의해서만 합성되기 때문이다. 그러나 모든 세포에서 용해소체(lysosome), 골지체(Golgi apparatus), 과립내형질세망, 핵막(nuclear envelope)(이들 구조는 다음 절에서 설명) 등의 영구적인 성분 및 형질막의 내재성막단백질(integral membrane protein)은 과립내형질세망의 리보솜에서 합성된다.

코우토머(coatomer)는 과립내형질세망(rER)과 골지체(Golgi apparatus) 사이의 쌍방향이동(bidirectional traffic)을 매개한다.

과립내형질세망(rER)에서 배출되고 그리로 유입되는 운반에는 두 종류의 피막소포(coated vesicle)가 관여한다. 과립내형질세망과 골지체(Golgi apparatus) 사이에서 단백질을 운반하는 소포는 클라트린(clathrin)과 유사한 단백질 피막에 덮여 있다(48쪽). 그러나 형질막을 드나드는 쌍방향 수송을 매개하는 클라트린과는 달리, 과립내형질세망에서 가장 가까운 골지체의 수조인 시스골지망(*cis*-Golgi network, CGN)으로 가는 **선행수송**(anterograde transport)에는 한 종류의 단백질만이 관여한다. 또 다른 종류의 단백질은 시스골지망(CGN)에서 과립내형질세망으로 가는 **역행수송**(retrograde transport)을 매개한다(그림 2.31). 이들 두 종류의 단백질을 모두 **코우토머**(coatomer, COP)라고 한다.

- **COP-I**은 수송소포(transport vesicle)가 시스골지망(CGN)에서 기원하여 과립내형질세망(rER)으로 되돌아가는 것을 매개한다(그림 2.32a). 이 **역행수송**(retrograde transport)은 어떻게 보면 과립내형질세망 단백질이 정상적인 선행수송(anterograde transport) 과정 중에 실수로 시스골지망으로 잘못 수송된 것을 되돌리는 구출작전(salvage operation)인 셈이다. COP-I은 또한 골지체의 수조(cisterna) 사이의 역행수송을 담당하기도 한다.

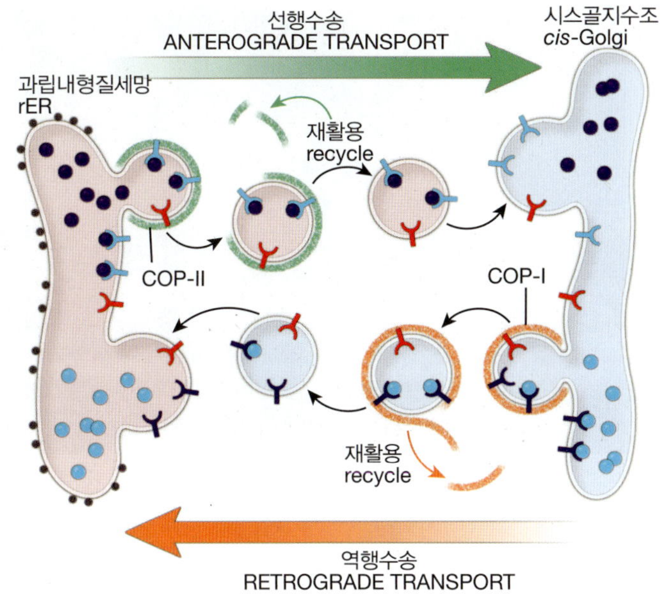

그림 2.31 과립내형질세망과 시스골지망 사이의 선행 및 역행수송. 두 종류의 피막소포가 과립내형질세망(rough endoplasmic reticulum)을 오고 가는 단백질 운반에 관여한다. 이들 소포는 COP-I 및 COP-II 단백질피막복합체(protein coat complex)에 각각 덮여 있다. COP-II는 과립내형질세망에서 시스골지망(*cis*-Golgi network, CGN)으로 이동하는 선행수송(anterograde transport)에 관여하며, COP-I은 시스골지망에서 과립내형질세망으로 돌아가는 역행수송(retrograde transport)에 관여한다. 소포가 형성된 다음에는, 피막 성분이 소포에서 분리되어 기원했던 곳으로 가서 재활용된다. COP-I 단백질피막은 골지체 안에서 수조 사이의 역행수송에도 관여한다(그림 2.15 참조).

- **COP-II**는 과립내형질세망(rER)에서 시스골지망(CGN)으로 향하는 수송소포(transport vesicle)를 형성함으로써 **선행수송**(anterograde transport)을 담당한다(그림 2.32b). COP-II는 과립내형질세망에서 소포가 분리되기 위해 발아(bud)하는 동안 세망의 막이 예리한 각도로 구부러지는 물리적 변형 과정을 도와준다. 과립내형질세망에서 생성되는 대부분의 단백질은 시스골지망에 도달하기 위해 COP-II피막소포(COP-II-coated vesicle)를 이용한다.

COP-I이나 COP-II로 덮인 피막소포가 형성된 직후에 피막(coat)은 새로 형성된 소포가 그 표적구조와 융합할 수 있도록 소포에서 떨어져 나간다. 피막의 성분은 기원한 지점으로 되돌아가 재활용된다.

"자유"리보솜("free" ribosome)은 세포질의 구조나 기능적 성분으로서 세포에 남을 단백질을 합성한다.

세포핵, 미토콘드리아(mitochondria), 과산화소체(peroxisome)의 성분이 될 단백질은 **자유리보솜**(free ribosome)에서 합성되어 세포액(cytosol)으로 배출된다. 생성된 단백질의 표적신호(targeting signal)가 짧은 하나의 예는 과산화소체(peroxisome)로 운반될 단백질로서 그 표적신호가 세 개의 아미노산 서열(Ser-Lys-Leu)로 이루어져 있다. 이 같은 경우 수용성 샤페론(soluble chaperone)과 같은

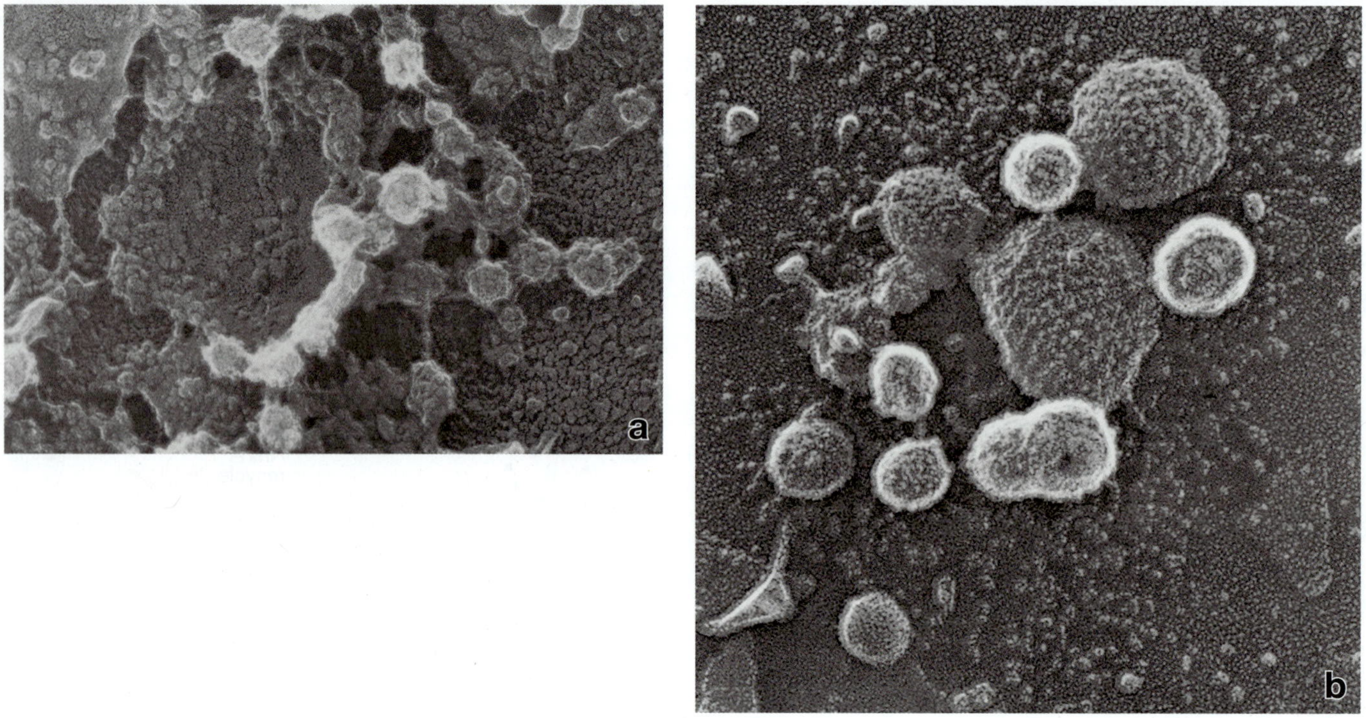

그림 2.32 COP-I피막소포와 COP-II피막소포의 전자현미경사진. a. 사진에서 COP-I피막소포(coated vesicle)가 시스골지망(CGN)에서 과립내형질세망(rER)으로 가는 역행수송(retrograde transport)이 시작되었음을 볼 수 있다. 이 영상은, 신속냉동딥에치(quick-freeze deep-etch) 방법으로 처리한 조직 사진이며, 시스골지망의 구조와 여기에서 소포가 형성되어 나오는 것을 주목할 것. ×27,000. **b.** 선행수송(anterograde transport)을 담당하는 COP-II피막소포의 사진. 이들 소포의 표면피막(surface coat)이 클라트린피막소포(clathrin-coated vesicle)와 다른 것에 주목한다. ×50,000. (Dr. John E. Heuser, Washington University School of Medicine 제공.)

특수 단백질을 사용하여 특정한 소기관으로 운반되도록 유도된다(77~80쪽). 하지만 자유리보솜에서 합성된 단백질은 신호서열(signal sequence)이 없으며 따라서 세포액에 그저 머물러 있는 상태이다. 세포질이 호산성(acidophilia)을 보이는 것은 세포 안에 많은 양의 단백질이 형성되어 존재하기 때문이다. 이런 세포와 그 생산물로는, 발생하는 적혈구(red blood cell)에서 생성되는 혈색소(hemoglobin), 발생하는 근육세포(muscle cell)와 이의 수축단백질(contractile protein)인 액틴(actin)과 미오신(myosin), 신경세포(nerve cell)에 함유된 신경미세섬유(neurofilament), 피부의 각질세포(keratinocyte)에 함유된 케라틴(keratin)이 있다. 또한 미토콘드리아(mitochondria)에 함유된 대부분의 효소(enzyme)도 자유폴리솜(free polysome)에서 합성되어 이 소기관 안으로 들어간다.

이들 세포에서 관찰되는 **호염기성**(basophilia) 부분을 이전에는 과립상소포체(ergastoplasm)라고 일컬었으며, 이런 염색성을 띠는 이유는 많은 양의 RNA가 존재하기 때문이다. 이런 경우, 리보솜(ribosome)과 폴리솜(polysome)은 내형질세망의 막에 부착되어 있지 않고 세포질 안에서 자유로이 이동한다. 신경세포(nerve cell)에서 관찰되는 커다란 호염기성 구조는, **니슬소체**(Nissl body)라고 일컫는데, 여기에는 과립내형질세망과 많은 자유리보솜(free ribosome)이 함께 존재한다(그림 2.33). 모든 리보솜에는 RNA가 있다. 세포질이 호염기성을 띠는 이유는 내형질세망의 막 성분 때문이 아니라 리보소체RNA(ribosome RNA)가 가진 인산염(phosphate group) 때문이다.

무과립내형질세망(Smooth Endoplasmic Reticulum)

무과립내형질세망(sER)은 리보소체(ribosome)가 없고 서로 연결된 짧은 세관(tubule)으로 이루어진다.

세포에 **무과립내형질세망**(smooth endoplasmic reticulum)의 양이 많으면 광학현미경(light microscope)으로 관찰할 때 세포질에서 뚜렷한 호산성(호산염색성, eosinophilia, acidophilia)을 띠게 된다. 무과립내형질세망은 구조가 과립내형질세망(rER)과 비슷하지만 리보솜정박단백질(ribosome-docking protein)이 없다. 형태는 판(sheet)보다는 세관(tubular) 모양이며, 과립내형질세망과 분리된 경우도 있고, 연결되어 있을 수도 있다. 무과립내형질세망은 지방산(fatty acid)과 인지질(phospholipid)의 합성 등 **지질대사**(lipid metabolism) 기능을 가진 세포에 풍부하며, 지방친화성약물(lipophilic drug)을 투여한 동물의 간세포(hepatocyte)에서 그 양이 증가한다. 무과립내형질세망(sER)은 부신피질세포(adrenocortical cell), 고환의 라이디히세포(Leydig cell, interstitial cell)처럼 **스테로이드**(steroid)를 합성하고 **분비**하는 세포에서 잘 발달해 있다(그림 2.34). 골격근(skeletal muscle)과 심장근(cardiac muscle)에서, 무과립내형질세망은 **근형질세망**(sarcoplasmic reticulum)이라고도 한다. 이 때는 수축(contraction)의 필수 요소인 칼슘이온(Ca^{2+})을 분리하여 저장하며, 그 위치도 수축

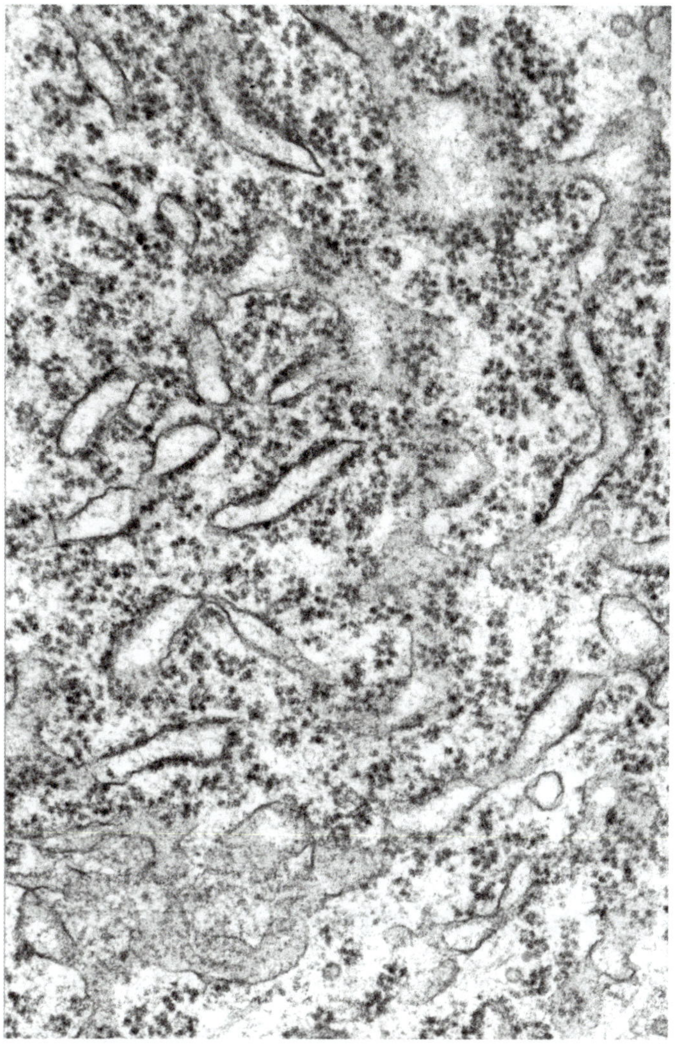

그림 2.33 과립내형질세망을 보여주는 신경세포체(nerve cell body)의 전자현미경사진. 이 사진에서는 과립내형질세망(rER)은 물론 그 막 사이에 있는 많은 자유리보솜(free ribosome)도 관찰된다. 광학현미경으로 신경세포의 핵주위세포질(perinuclear cytoplasm)에서 관찰되는 특징적인 세포질의 호염기성(basophilic) 구조, 즉 니슬소체(Nissl body)는 이들 자유리보솜과 막에 부착된 리보솜(ribosome)이 함께 형성하고 있다. ×45,000.

자극(contractile impulse)이 세포 안까지 도달하도록 형질막이 함몰(invagination)된 부위 가까운 곳이다. 무과립내형질세망은 또한 과산화소체(peroxisome)의 신생(de novo) 생물발생(biogenesis) 과정에도 관여한다(78~80쪽).

무과립내형질세망(sER)은 생체이물질(xenobiotics)의 해독(detoxification)에 관여하는 주요 세포소기관이다.

무과립내형질세망(sER)은 특히 간에 잘 발달해 있고, **시토크롬 P450**(cytochrome P450)와 관련이 있는 다양한 **해독효소**(detoxifying enzyme)를 함유한다. 이들 효소는 무과립내형질세망의 형질막에 직접 고정되어 있으며 특히 간에서 이런 양상이 더 뚜렷하다. 헴(heme) 함유 효소군의 하나인 시토크롬 P450 효소 화합물은 외부 약물 및 화학 물질 등과 같은 많은 생체이물질(xenobiotics), 스테로이드, 발암물질(carcinogen)의 대사에 관여한다. 시토크롬 P450 효소는 약제, 살충제(pesticide), 발암물질과 같은 소수성화합물(hydrophobic compound)을 화학 반응을 통해 신체에서 제거될 수 있는 형태인 수용성 물질로 변환함으로써 이들을 해독한다. 결론적으로, 간에 있는 무과립내형질세망의 시토크롬 P450 효소는 약물의 대사 속도를 조절함으로써 체내에 약물이 존재하는 시간에 영향을 미친다. 시토크롬 P450 화합물은 스테로이드 호르몬(에스트로겐, 테스토스테론 등), 지방산, 스테롤(콜레스테롤, 담즙산[bile acid] 등)의 합성에도 중요하다.

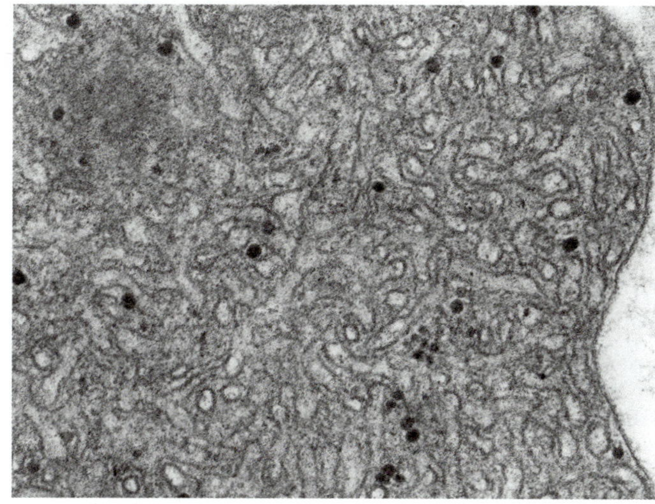

그림 2.34 무과립내형질세망(smooth endoplasmic reticulum)의 전자현미경사진. 이 사진은 스테로이드 호르몬을 생산하는 고환의 간질세포(라이디히세포, interstitial cell, Leydig cell)에서 잘 발달한 무과립내형질세망(sER)을 보여준다. 사진에서 보듯이 무과립내형질세망은 세관이 복잡하게 서로 연결되어 있다. 짙은 작은 알갱이는 당원 입자(glycogen particle)이다. ×60,000.

한 개인의 **시토크롬 P450** 효소의 특성을 통해 치료 약물의 최적 용량에 대한 정보를 얻게 되면 과다투여(overdose)로 인한 부작용을 사전에 예방할 수 있으며, 또한 정반대로 비효과적인 치료도 막을 수 있다. 예를 들어, **CYP2C9 유전자**에는 항응고제(anticoagulant), 또는 **혈액희석제**(blood thinner)라고도 하는 **와파린**(warfarin) 및 페니토인(phenytoin), 톨부타미드(tolbutamide), 이부프로펜(ibuprofen) 등의 약물을 대사하는 여러 시토크롬 P450 효소 중 하나에 대한 유전정보가 있다. 약물을 대사하는 능력은 유전적으로 결정되며, 그 정도에 따라 초급속(ultrarapid), 고속(rapid), 충분(정상,extensive), 중간(intermediate), 빈약(poor) 대사자(metabolizer)로 분류할 수 있다. 환자가 가진 특정한 유전자 변이를 파악함으로써 어떤 종류의 대사자(metabolizer)인지 알게 되면 와파린을 투여할 때 이 약물의 가장 흔하면서도 잠재적으로 위험한 부작용인 신체내 출혈(internal bleeding)을 방지할 수 있는 수준까지 그 투여 용량을 조절할 수 있다. 이와 같은 방식으로 치료를 개인화(personalization)하는 것을 **개인맞춤의학**(personalized medicine)이라 한다.

정해진 시간 동안 간이 해독(detoxification)을 담당하는 정도는 간세포(liver cell)에 존재하는 무과립내형질세망(sER)의 양으로 측정할 수 있다. 무과립내형질세망은 다음과 같은 기능도 담당한다.

- 지질(lipid)과 스테로이드(steroid)의 대사(metabolism)
- 당원(glycogen)의 대사
- 막의 형성과 재활용(recycling)

이와 같이 광범위하게 이질적인 기능으로 인해서, 그 기능을 담당할 많은 효소가 무과립내형질세망에 존재하는데, 여기에는 가수분해효소(hydrolase), 메틸화효소(methylase), 6인산포도당분해효소(glucose-6-phosphatase), ATP분해효소(ATPase), 지질산화효소(lipid oxidase) 등이 포함된다.

골지체(Golgi Apparatus)

골지체는 분비세포(secretory cell)에 잘 발달되어 있으며 헤마톡실린(hematoxylin)이나 에오신(eosin)으로 염색되지 않는다.

골지체(Golgi apparatus)는 100년 전에 조직학자(histologist)인 카미요 골지(Camillo Golgi)에 의해 처음 기술되었다. 그는 오스뮴(osmium)으로 처리한 신경세포(nerve cell)를 연구하다가, 세포핵 주위에 그물 구조를 형성하고 있는 세포소기관을 발견하였다. 또한 분비세포(secretory cell)에서도 잘 발달되어 있다고 알려졌다. 분비 상태에 따른 골지체(Golgi apparatus)의 형태와 위치 변화는 전자현미경(EM)으로 관찰되기 이전, 그리고 과립내형질세망(rER)과의 기능적 연관성이 확립되기 전에 이미 기술되었다. 이 소기관은 세포외배출(exocytosis)을 통해 단백질을 분비하는 세포와 신경세포(nerve cell)처럼 많은 양의 막 및 막연관단백질(membrane-associated protein)을 합성하는 세포에서 그 기능이 활발하다.

광학현미경(LM)으로 관찰하면, 형질세포(plasma cell), 골모세포(osteoblast), 부고환(epididymis)의 세포 등 골지체가 큰 분비세포에서는 전형적으로 과립상소포체(ergastoplasm)에 부분적으로 둘러싸인 밝은 부위가 관찰된다(그림 2.35). 전자현미경(EM)에서 골지체는 막이 연속적으로 나란히 배열된 납작한 낭(sac) 또는 수조(cisterna)와 세관(tubule)이 미세관형성중심(microtubule-organizing center, MTOC)에 가까운 미세관(microtubule)의 그물 구조에 둘러싸여 있는 것으로 관찰된다(91~95쪽 참조). 소포수송(vesicular transport)을 담당하는 작은 소포도 수조 옆에서 관찰된다.

골지체는 형태적으로, 그리고 기능적으로 극성(polarity)을 지닌다. 과립내형질세망(rER)에 가장 가까이 놓여 있는 납작한 수조를 형성면(forming face), 또는 시스골지망(*cis*-Golgi network, CGN)이라 하며, 내형질세망에서 멀리 있는 수조는 성숙면(maturing face), 또는 트랜스골지망(*trans*-Golgi network, TGN)이라 한다(그림 2.36, 2.37). 트랜스골지망과 시스골지망 사이에 있는 수조는 보통 중간

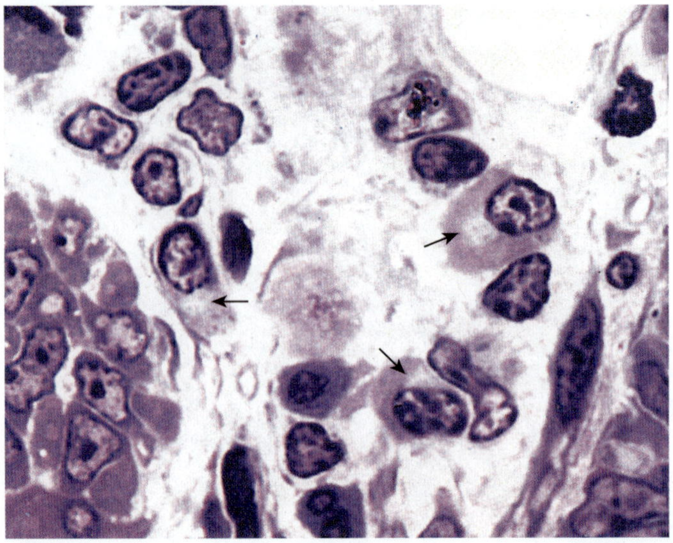

그림 2.35 형질세포(plasma cell)의 현미경사진. 소장(small intestine)의 고유판(lamina propria)을 플라스틱포매표본(plastic-embedded specimen)으로 제작하여 톨루이딘블루(toluidine blue)로 염색한 현미경사진이다. 형질세포가 적당한 위치에 놓인 경우 핵에 가까운 세포질에서 밝은 부위를 볼 수 있다. 이같이 염색되지 않는 부위(*화살표*)는 골지체의 막성 수조(membranous cisterna)가 많이 모인 곳이다. 주위에 있는 세포질이 짙은 이염색성(metachromasia)을 띠는 이유는 잘 발달된 과립형질내세망(rER)과 함께 존재하는 리보솜 때문이다. ×1,200.

골지망(medial-Golgi network)이라고 한다.

골지체의 기능은 단백질의 번역후변환, 분류, 포장이다.

분비성단백질이나 막단백질에 상관없이 새로 합성된 단백질은 모두 크기가 작은 COP-II피막수송소포(COP-II-coated transport vesicle)에 담겨 과립내형질세망(rER)에서 시스골지망(CGN)으로 운반된다. 거기에서 이들은 수송소포(transport vesicle)에 실려 한 수조(cisterna)에서 다음 수조로 전달된다. 하나의 수조에서 발아(budding)한 소포는 인접한 수조에 융합한다(그림 2.38).

단백질과 지질이 골지체의 평행한 수조를 연이어 이동하는 과정에서 이들에는 일련의 번역후변환(posttranslational modification)이 일어나며, 이 과정이 진행되는 동안 전 단계에서 과립내형질세망에서 첨가되었던 *N*연결소당류(*N*-linked oligosaccharide)의 변형이 함께 일어난다. 일반적으로, 당단백질(glycoprotein)과 당지질(glycolipid)에 존재하던 소당류(oligosaccharide)는 잘려 나간 후에 다른 곳으로 옮겨진다.

단백질과 지질의 당화(glycosylation)에는 탄수화물을 대사하는 여러 효소가 이용되며, 이들 효소는 소당류 사슬(oligosaccharide chain)에 있는 당질(sugar) 성분을 첨가, 제거, 변환하는 기능을 가진다. 말기엔도솜(late endosome)과 용해소체로 운반될 단백질에는 만노스6인산(M-6-P)이 첨가된다(51~53쪽 참조). 또한 당단백질은 인산화(phosphorylation)되고 황산화(sulfation)되기도 한다. 일부 단백질의 경우 단백질분해(proteolysis)도 수조 안에서 시작된다.

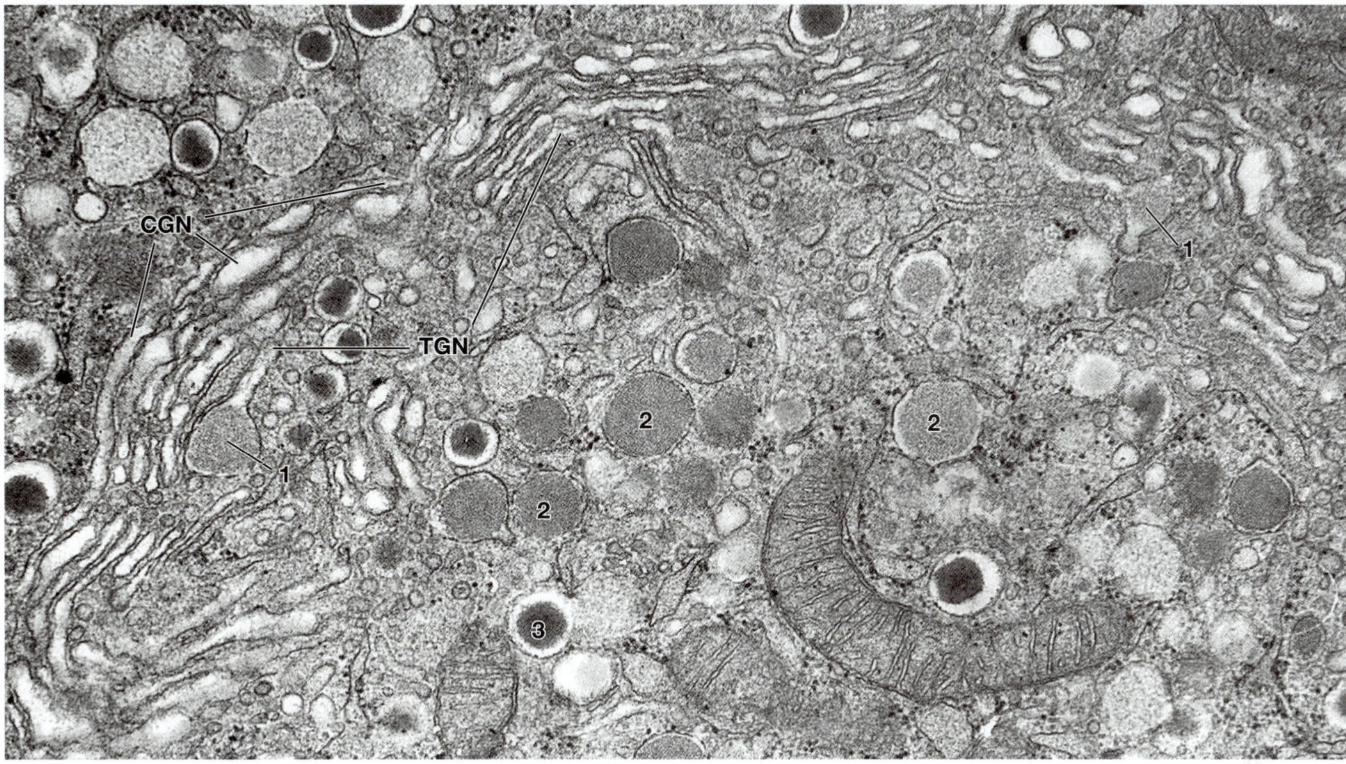

그림 2.36 골지체(Golgi apparatus)의 전자현미경사진. 이 췌장(pancreas)의 섬세포(islet cell)의 전자현미경사진에서 잘 발달된 골지체를 볼 수 있다. 골지체의 막으로 이루어진 납작한 낭(sac)이 여러 층을 이루며 배열되어 있다. 시스골지망(*CGN*)은 바깥쪽 볼록한 면에 납작한 소포로 나타나며, 안쪽 오목한 면의 납작한 소포는 트랜스골지망(*TGN*)을 형성한다. 여러 개의 소포가 트랜스골지망에서 발아(budding)한다**(1)**. 이들 소포가 배출되고**(2)**, 최종적으로 분비소포(secretory vesicle)**(3)**가 된다. ×55,000.

골지체에서부터 일어나는 네 가지의 단백질 분비 경로를 통해 단백질은 세포의 여러 부분으로 분산된다.

단백질이 트랜스골지망(TGN)을 통해 골지체에서 나온다는 것은 이미 언급하였다. 골지체의 그물 구조 및 인접한 세관소포성배열(tubulovesicular array)은 다음에 열거한 장소로 단백질을 운반할 수송소포를 분류하는 분류기지(sorting station)의 역할을 한다(그림 2.39).

- **자유표면형질막**(apical plasma membrane). 많은 세포외 단백질과 막단백질은 여기로 운반된다. 이 구성분비경로(constitutive pathway)는 클라트린으로 덮이지 않은 피막소포를 사용하는 경우가 많다. 대부분의 세포에서, 자유표면형질막으로 운반될 분비단백질은 특정한 분류신호(sorting signal)가 있어 이에 근거한 단백질의 분류가 트랜스골지망(TGN)에서 이루어진다. 그 후에 단백질은 세포의 자유표면으로 운반된다.
- **기저외측형질막**(basolateral plasma membrane). 막의 기저외측도메인(basolateral domain)으로 운반될 단백질도 트랜스골지망(TGN)에 의해 특정한 분류신호(sorting signal)가 첨가된다. 이 구성분비경로(constitutive pathway)에는 상피특이성 적응단백질(epithelium-specific adaptor protein)이 부착된 피막소포가 사용된다. 운반된 막단백질은 끊임없이 세포의 기저외측표면으로 삽입된다. 이런 방식의 표적화(targeting)는 극성(polarity)을 띤 대부분의 상피세포(epithelial cell)에 존재한다. 그러나 간세포(hepatocyte)에서 세포막의 기저외측도메인과 자유표면도메인(apical domain)으로 운반될 단백질의 분류 과정은 매우 다르다. 자유표면도메인과 기저외측도메인 양쪽에 분포하는 모든 내재성막단백질(integral membrane protein)은 먼저 트랜스골지망에서 기저외측도메인의 형질막으로 운반된다. 여기에서 두 가지 단백질 모두 세포내섭취(endocytosis)를 통해 초기엔도솜(early endosome) 구획으로 분류되어 이동한다. 기저외측도메인으로 갈 단백질은 역방향으로 재활용되어 기저외측막으로 가지만, 자유표면에 분포하는 단백질은 세포질을 가로지르는 세포통과(transcytosis)에 의해 자유표면세포막으로 운반된다.
- **엔도솜**(endosome) **또는 용해소체**(lysosome). 세포소기관으로 운반될 단백질은 대부분 특정한 신호서열(signal sequence)을 지닌다. 이들은 트랜스골지망(TGN)에서 분류되어 특정한 세포소기관으로 운반된다. 그러나 트랜스골지망의 분류기전(sorting mechanism)이 완벽하지는 않다. 예를 들어 용해소체내재성막단백질(lysosomal integral membrane protein, LIMP) 중 10% 정도는 직접 초기엔도솜이나 말기엔도솜으로 가는 것이 아니라, 먼저 자유표면형질막(apical plasma membrane)으로 가는 연장 노선을 경유하며(그림 2.23 참조), 거기에서 역방향으로 이동하여 엔도

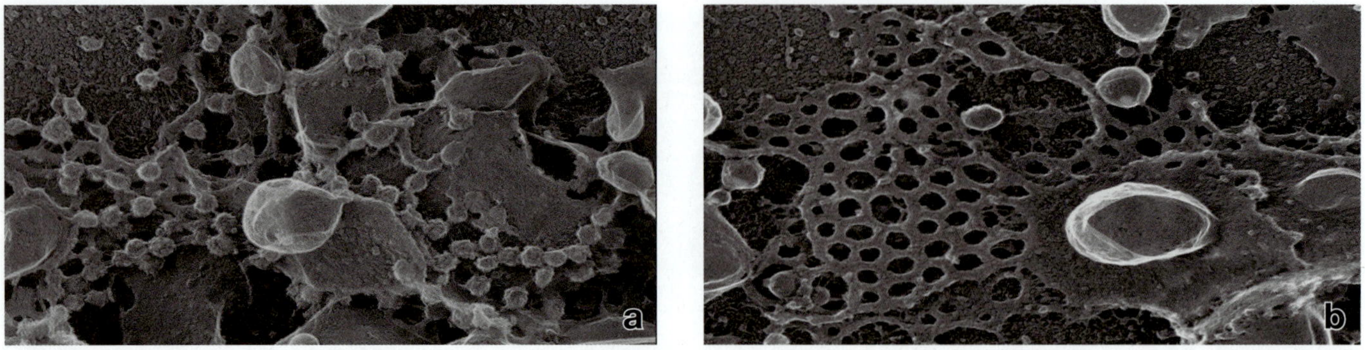

그림 2.37 골지체 수조(Golgi cisterna)의 전자현미경사진. a. 이 주사전자현미경사진(scanning electron micrograph)은 배양된 차이니즈햄스터 난소세포주(Chinese hamster ovary [CHO] cell line)를 신속냉동하여 골지체의 레플리카(replica)를 제작한 것이다. 트랜스골지망(*trans*-Golgi network)의 수조에서는 피막소포(coated vesicle)가 형성되고 있는 중이다. **b.** 실험적으로 트랜스골지망(TGN)의 수조를 코우토머(coatomer)가 고갈된 세포액(cytosol)에서 숙성하면 소포 형성(vesicle formation)이 감소하는 것을 알 수 있다. 다공(fenestrated) 형태의 트랜스골지망의 수조에서 소포가 관찰되지 않는 것에 주목할 것. ×85,000. (Dr. John E. Heuser, Washington University School of Medicine 제공.)

솜경로(endosomal pathway)에 들어간다. 용해소체로 들어갈 효소는 만노스6인산(M-6-P)으로 표지되며, 이를 통해서 초기엔도솜이나 말기엔도솜으로 이동한 다음에 성숙한 용해소체로 발달한다(53~54쪽 참조).

- **자유표면세포질**(apical cytoplasm). 트랜스골지망(TGN)에서 pH와 칼슘이온(Ca^{2+}) 농도 변화로 인해 뭉치거나 결정화된(crystallized) 단백질은 커다란 **분비소포**(secretory vesicle) 안에 저장된다. 이들 소포는 분비단백질(secretory protein)을 안

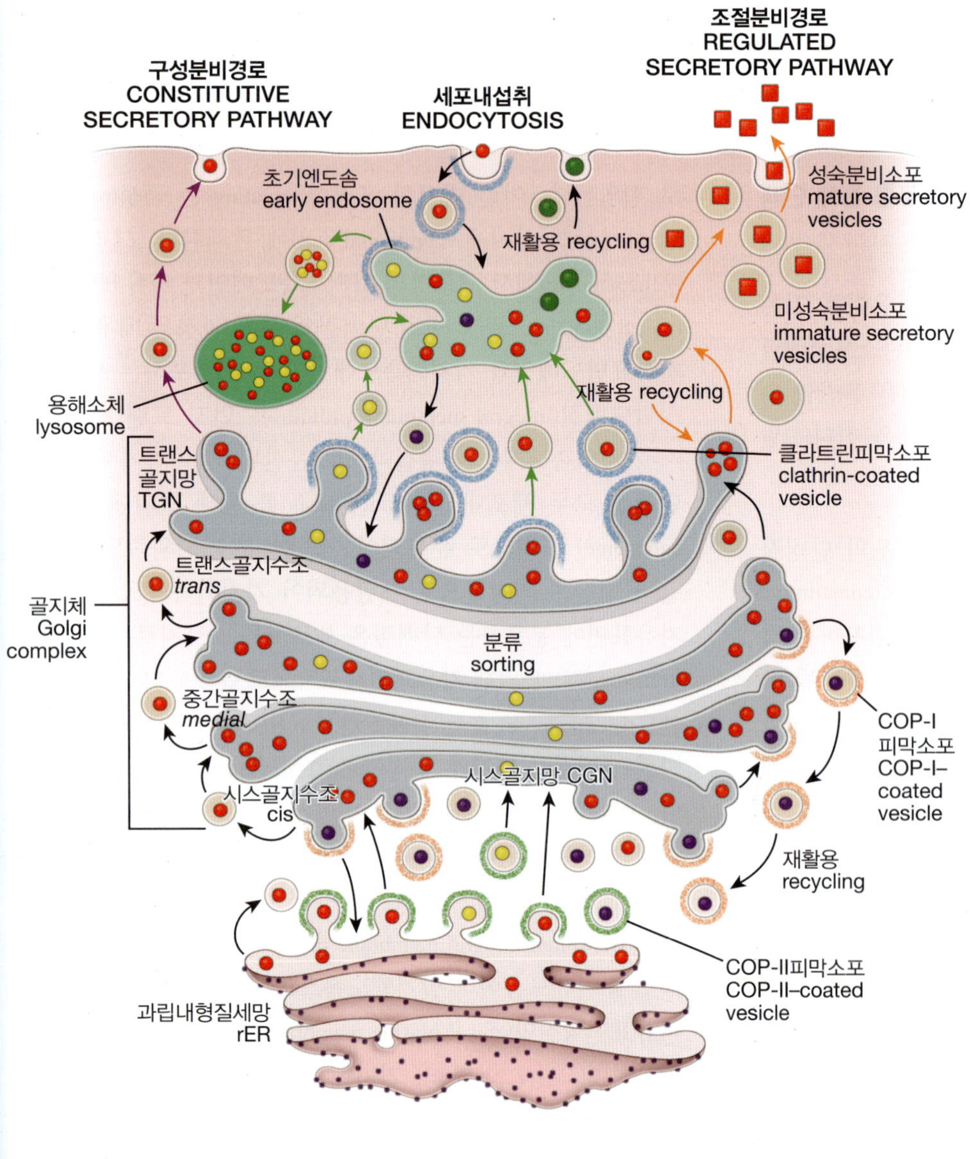

그림 2.38 골지체와 소포 운반(vesicular trafficking). 골지체에는 끝부분이 팽대되어 있는 납작한 수조가 여러 겹으로 배열되어 있다. 골지체 수조(Golgi cisterna)는 기능적으로 분리된 구획을 이룬다. 과립내형질세망(*rER*)에 가장 가까운 수조는 시스골지망(CGN)이며, 여기로는 과립내형질세망에서 기원한 COP-II피막소포(COP-II-coated transport vesicle)가 융합하여 새로 합성된 단백질을 전달받는다. 시스골지망에서 과립내형질세망으로 이동하는 역행수송(retrograde transport)은 물론, 골지 수조 사이에서 일어나는 역행수송도 COP-I피막소포(COP-I-coated vesicle)에 의해 매개된다. 일단 단백질이 시스골지망 안에서 변환되면, 수송소포가 이 구획의 팽창된 끝부분에서 떨어져 나와 단백질은 이를 통해 중간골지(medial-Golgi) 수조로 운반된다. 이 과정은 계속 일어나며, 동일한 방식으로 트랜스골지망(*TGN*)의 수조로 옮겨져 최종 목적지에 따라 분류되어 다른 수송소포로 포장된 후 배송된다.

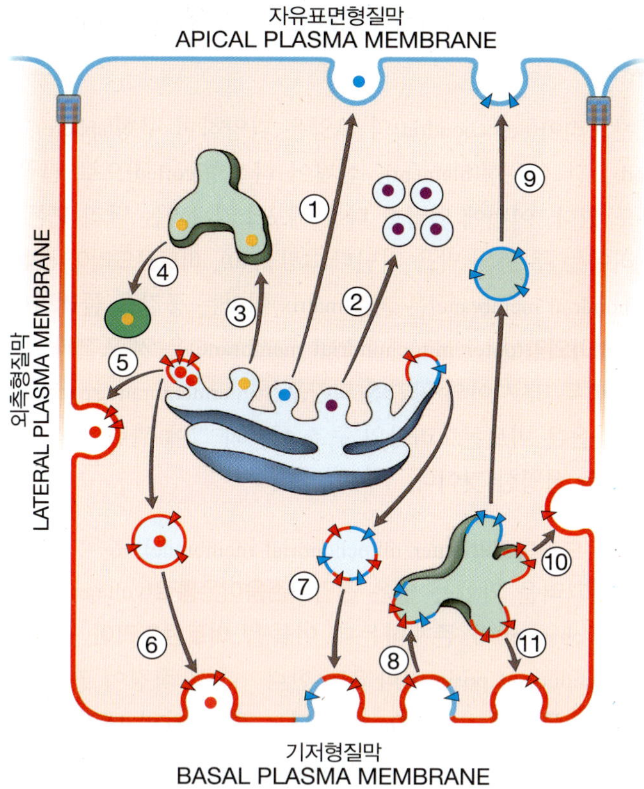

그림 2.39 트랜스골지망(*trans*-Golgi network)에서 단백질 운반 단계 요약. 트랜스골지망(TGN)의 세관소포성배열(tubulovesicular array)는 다음에 열거하는 목적지로 단백질을 전달하는 수송소포(transport vesicle)의 분류기지(sorting station) 역할을 한다. **(1)** 자유표면 형질막(apical plasma membrane): 상피세포(epithelial cell)의 경우, **(2)** 단백질을 저장한 분비소포(secretory vesicle)가 축적된 세포질의 자유표면 부위(apical region): 분비세포(secretory cell)의 경우, **(3)** 초기(early) 또는 말기엔도솜구획(late endosomal compartment), **(4)** 용해소체(lysosome)로 표적화(targeted)된 용해소체신호(lysosomal signal)를 가진 선별된 단백질, **(5)** 외측형질막(lateral plasma membrane): 상피세포의 경우, **(6)** 기저형질막(basal plasma membrane): 상피세포의 경우, **(7)** 기저형질막(basal plasma membrane)으로 운반되었다가 세포의 자유표면, 기저부, 외측의 형질막 표면으로 갈 단백질: 간세포(hepatocyte)의 경우, **(8)** 세포내섭취(endocytosis)를 통해 들어와서 초기엔도솜에서 분류된 모든 단백질, **(9)** 초기엔도솜(early endosome)에서 온 자유표면형질막(apical plasma membrane), **(10)** 외측형질막(lateral plasma membrane), **(11)** 기저형질막(basal plasma membrane). 다른 형질막 표면으로 가는 단백질의 경로에 두 가지 표적화기전(targeting mechanism)이 있음을 주목한다. 상피세포에서는, **(1)**, **(5)**, **(6)** 단계에 나타낸 것처럼 단백질은 트랜스골지망에서 종착지가 될 세포 표면으로 직접 운반되도록 표적화(targeting)된다. 간세포(hepatocyte)에서는, **(7)**~**(11)** 단계에 나타낸 것처럼 모든 단백질이 우선 기저세포표면으로 분비되며, 그 다음에 이들이 엔도솜구획(endosomal compartment)을 경유하여 종착지인 세포 표면으로 운반된다.

에 함유한 채 성숙 과정을 수행한다. 그 외에 모든 비분비단백질(nonsecretory protein)은 클라트린피막소포(clathrin-coated vesicle)에 담겨 엔도솜구획(endosomal compartment)이나 트랜스골지망으로 가서 재활용된다(그림 2.38 참조). 성숙한 분비소포는 결국 형질막과 융합하여 세포외배출(exocytosis)을 통해 분비생산물(secretory product)을 배출한다. 이런 유형의 분비 과정은 외분비선(exocrine gland)에 있는 고도로 전문화된 분비세포의 특징이다.

단백질을 분류하여 수송소포 안에 포장하는 과정은 트랜스골지망에서 일어난다.

트랜스골지망(TGN)에 도달한 단백질은 수송소포(transport vesicle) 안에 담겨 세포의 여러 부위에 전달된다. 세포에서 단백질의 개별적인 목적지는 단백질 폴리펩타이드사슬(polypeptide chain)에 삽입된 분류신호에 따라 달라진다. 트랜스골지망에서 단백질의 분류(sorting) 및 포장(packaging)의 실질적인 기준은 주로 분류신호 및 물리적 특성이다.

- **분류신호**(sorting signal)는 선형으로 배열된 아미노산(amino acid)이나 이에 결합된 탄수화물 분자를 통해 구현된다. 이런 종류의 신호는 기계적 분류장치(sorting machinery)를 통해 인식되며, 단백질이 알맞은 피막수송소포(coated transport vesicle)에 올바르게 적재되도록 안내한다.
- **물리적 특성**은 기능적으로 연관된 단백질 군을 함께 포장할 때 중요하다. 이들 단백질군은 처음에 별개의 지질라프트(lipid raft)에 나누어져 있다가 나중에 표적화된 세포소기관으로 가도록 지정된 수송소포로 옮겨진다.

미토콘드리아(Mitochondria)

미토콘드리아는 많은 양의 에너지를 생성하고 소모하는 세포에 풍부하다.

미토콘드리아(사립체, mitochondria) 또한 초기의 세포학자(cytologist)들이 세포에 야누스그린B(Janus Green B)로 생체염색(vital stain)을 시행할 때부터 관찰되었다. 현재까지 확실하게 알려진 것은 미토콘드리아가 분열간기(interphase)에 분열(division)에 의해 그 수가 증가하며, 그 분열 시기가 세포주기(cell cycle)와는 맞지 않는다는 것이다. 미토콘드리아가 그 위치를 이동하고 일시적으로 형태를 바꿀 수 있다는 사실은 동영상현미경검사(videomicroscopy)를 통해 확인되었다. 이들이 세포의 한 곳에 있다가 에너지가 필요한 곳이 있을 때 그곳으로 옮겨 가는 것으로 보아 이동발전소(mobile power generator)로 생각되기도 한다.

미토콘드리아(mitochondria)는 아데노신삼인산(ATP)을 생성하기 때문에, 횡문근세포(striated muscle cell) 및 액체와 전해질 수송(electrolyte transport)에 관여하는 세포와 같이 많은 양의 에너지를 사용하는 세포에 풍부하다. 미토콘드리아는 또한 세포에서 에너지가 필요한 곳에 모여 있으므로, 정자(sperm)의 중간부분(middle piece), 횡문근세포(striated muscle cell)의 근육원섬유간공간(intermyofibrillar space), 신장 근위곡요세관(proximal convoluted tubule) 세포의 기저외측형질막(basolateral plasma membrane)의 포위술(infolding) 가까운 곳에 존재한다.

미토콘드리아는 진핵세포(eukaryotic cell)가 포식한 호기성세균(aerobic bacteria)으로부터 진화하였다.

미토콘드리아(mitochondria)는 원시원핵세포(primitive eukaryotic cell)와 공생관계(symbiosis)를 이루며 생존한 호기성 원핵세포(aerobic prokaryote), 즉 유박테륨(*Eubacterium*)에서 진화하였다고 추측된다. 이 가설을 뒷받침하는 것은 미토콘드리아가 스스로의 유전체(genome)를 가지고 있고, 분열(division)에 의해 수가 증가하며, 자신들의 구조 단백질 일부를 스스로 합성한다는 사실이다. 미토콘드리아DNA(mitochondrial DNA, mtDNA)는 끝이 이어진 작은 원형(circular) 분자로서 여기에는 산화인산화(oxidative phosphorylation) 반응에 관여하는 13개의 효소(enzyme), 자체의 유전자번역(translation) 기능을 담당하는 데 필수적인 2개의 미토콘드리아리보솜RNA(mitochondrial rRNA), 미토콘드리아전령RNA(mitochondrial mRNA)를 번역하는 데 사용되는 22개의 전달RNA(transfer RNA, tRNA)에 대한 유전정보가 있는 유전자가 포함되어 있다. 미토콘드리아DNA는 기본적으로 반수체(haploid)이며 모친의 DNA만 유전되는 것이 특징이다.

미토콘드리아는 자신의 리보솜 합성을 포함하여 단백질 합성을 위한 완벽한 체계를 갖추고 있다. 그 외의 미토콘드리아단백질(mitochondrial protein)의 유전정보는 핵DNA(nuclear DNA)에 의해 부호화(encode)된다. 새로운 폴리펩타이드는 세포질에 있는 자유리보솜(free ribosome)에 의해 합성되고, 두 개의 단백질 복합체의 도움을 받아 미토콘드리아로 이동된다. 이 두 단백질은 미토콘드리아외막전위효소복합체(translocase of outer mitochondrial membrane [TOM] complex)와 미토콘드리아내막전위효소복합체(translocase of inner mitochondrial membrane [TIM] complex)이다. 미토콘드리아막(mitochondrial membrane)을 통해 단백질이 건너가는 전위(translocation)가 일어나려면, 에너지가 필요할 뿐 아니라 여러 개의 특수한 샤페론(chaperone) 단백질의 도움을 받아야 한다.

미토콘드리아는 적혈구(red blood cell)와 종말각질세포(terminal keratinocyte)를 제외한 모든 세포에 존재한다.

어떤 종류의 세포에서는 미토콘드리아(mitochondria)의 개수, 모양, 내부 구조가 세포의 주요 특징이 되기도 한다. 미토콘드리아의 수가 많을 때는 이들이 가진 막의 양이 많기 때문에 세포질의 호산성(acidophilia)이 증가한다(역자주: 막이 함유한 단백질, 주로 효소에 의해서라는 것이 정확한 표현임). 미토콘드리아는 이를 기본적으로 구성하는 ATP합성(ATP synthesis) 및 전자수송(electron transport)에 관여하는 효소를 표지하기 위한 특수 염색법인 조직화학염색법(histochemical procedure)을 통해 염색할 수 있다.

미토콘드리아에는 명확하게 구획을 분리하는 두 개의 막(membrane)이 있다.

미토콘드리아(mitochondria)의 모양은 다양하며 구형(sphere), 막대형(rod), 긴 섬유형(filament), 심지어 나선형(coiled)으로 관찰되는 경우도 있다. 이전에 언급한 다른 세포소기관과는 달리 모든 미토콘드리아는 두 층의 막을 지닌다(그림 2.40). 미토콘드리아내막(inner mitochondrial membrane)은 기질(matrix)이라는 공간을 둘러싼다. 미토콘드리아외막(outer mitochondrial membrane)은 세포질과 접하고 있다. 이 두 막 사이의 공간을 막간공간(intermembrane space)이라고 한다. 다음은 미토콘드리아의 구조 성분과 그에 관련된 기능에 대한 특징을 설명한 것이다.

- 미토콘드리아외막(outer mitochondrial membrane). 6~7 nm 두께의 매끄러운 막에는 많은 전압의존음이온통로(voltage-dependent anion channel)가 존재하는데 이들을 미토콘드리아 구멍단백질(mitochondrial porin)이라고도 한다. 대략 직경이 3 nm인 이 커다란 통로로는 5 kDa이나 되는 큰 크기의 대전되지 않은 분자가 통과할 수 있다. 따라서 작은 분자, 이온, 대사물질(metabolite)은 막간공간(intermembrane space)으로 들어가는 것이 가능하지만, 속막(inner membrane)을 통과하지는 못한다. 그 결과 막간공간의 환경은 이온과 작은 분자에 대해서는 세포질과 비슷하다. 외막(outer membrane)에는 막간공간으로 이동할 단백질 및 폴리펩타이드와 결합하는 수용체(receptor)가 존재한다. 또한 여기에는, 인지질분해효소A_2(phospholipase A_2), 모노아민산화효소(monoamine oxidase), 아세틸조효소A합성효소(acetyl coenzyme A [Acetyl CoA] synthase)와 같은 여러 가지 효소도 존재한다.
- 미토콘드리아내막(inner mitochondrial membrane). 투과전자현미경(TEM)으로 관찰한 결과 이 막은 미토콘드리아외막(outer mitochondrial membrane)보다 얇다. 여기에는 능선(crista)이라는 주름이 많이 형성되어 있으며, 이것은 내막(inner membrane)의 표면적을 상당히 증가시킨다(그림 2.40 참조). 이 주름은 기질(matrix)로 돌출해 있으며 그 사이에 미토콘드리아의 내부구획(inner compartment)이 형성된다. 스테로이드대사(steroid metabolism)를 담당하는 일부 세포에서는 내막이 기질(matrix)을 향해 세관형(tubular) 또는 소포형(vesicular)으로 돌출된 양상을 보이기도 한다. 내막에는 인지질(phospholipid)인 카디오리핀(cardiolipin)이 풍부하며, 이로 인해 이온은 이 막을 통과할 수 없다. 능선(crista)을 이루는 막에는 세 가지 주요 기능을 하는 단백질이 존재한다. 이들은 호흡 과정 중 전자수송사슬(electron transport chain)의 산화반응(oxidation reaction), ATP 합성, 기질(matrix) 안팎으로 대사물(metabolite)의 수송을 조절하는 일을 한다. 호흡사슬(respiratory chain)을 담당하는 효소는 내막에 부착

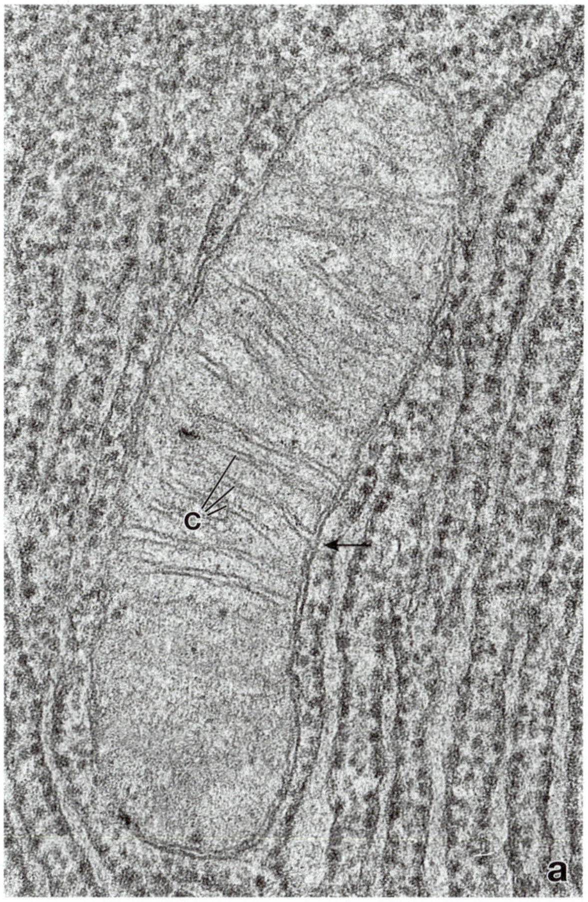

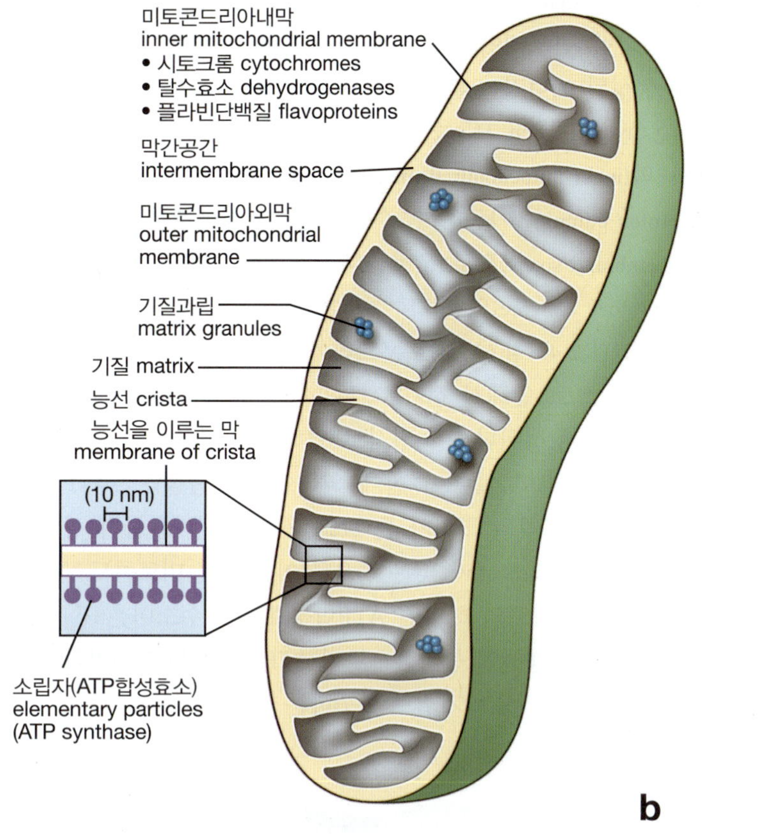

그림 2.40 미토콘드리아(mitochondrion)의 구조. a. 이것은 췌장세엽세포(pancreatic acinar cell) 미토콘드리아(mitochondrion)의 전자현미경사진(electron micrograph)이다. *화살표*가 가리키는 부위에서 뚜렷이 관찰되는 것처럼 미토콘드리아내막(inner mitochondrial membrane)이 일련의 접힘(infolding)을 통해서 능선(crista, *C*)을 형성하는 것에 주목한다. 미토콘드리아외막(outer mitochondrial membrane)은 매끄럽고 연속적인 막으로 내막과 분리되어 있고 뚜렷하게 구별된다 × 200,000. **b.** 미토콘드리아의 구조적 성분을 나타낸 모식도이다. 소립자(elementary particle[별도 *확대그림*])의 위치에 주목한다. 그림으로 나타낸 이들의 형태는 ATP합성효소(*ATP* synthase)의 입체 구조가 반영된 것이다.

되어 머리(head)가 기질을 향해 돌출되어 있다(그림 2.40 참조). 투과전자현미경(TEM)으로 관찰하면, 이들 효소는 테니스 라켓처럼 생긴 **소립자**(elementary particle)라는 구조를 이루고 있다. 이들의 머리(head)의 크기는 직경이 대략 10 nm이며 산화인산화(oxidative phosphorylation) 과정을 통해 ATP를 생성하는 효소를 지닌다.

- **막간공간**(intermembrane space). 이 공간은 내막(inner membrane)과 외막(outer membrane) 사이에 위치하며, 내막에서 생성된 ATP를 사용하는 특수한 효소가 존재한다. 이들 효소는 크레아틴인산화효소(creatine kinase), 아데닐산인산화효소(adenylate kinase), **시토크롬 *c***(cytochrome *c*)이다. 특히 마지막 것은 세포자멸사(apoptosis)를 일으키는 중요한 요인이다(126~129쪽 참조).
- **기질**(matrix). 미토콘드리아기질(mitochondrial matrix)은 미토콘드리아속막(inner mitochondrial membrane)에 둘러 싸인 부분으로 **시트르산회로**(크렙스회로, citric acid cycle, Krebs cycle)에 관여하는 수용성 효소와 **지방산베타산화작용**(fatty acid β-oxidation)에 관여하는 효소를 함유한다. 기질의 주요 산물은 이산화탄소(CO_2)와 환원NADH(reduced NADH)이며, 뒤의 것은 전자수송사슬(electron transport chain)에 전자를 공급하는 원천이 된다. 미토콘드리아에는 칼슘이온(Ca^{2+})과 다른 2가양이온(divalent cation) 및 3가양이온(trivalent cation)을 저장하는 높은 전자밀도의 **기질과립**(matrix granule)이 있다. 이들 과립은 세포질에 2가 및 3가 양이온의 농도가 증가할 때 수가 많아지고 크기도 커진다. 미토콘드리아는 농도경사(concentration gradient)에 역행하여 양이온을 축적할 수 있다. 따라서 미토콘드리아는 ATP 생성 이외에도, 무과립내형질세망(sER)의 역할과 마찬가지로 세포질기질의 몇 가지 이온의 농도를 조절한다. 기질에는 미토콘드리아DNA(mitochondrial DNA), 리보솜(ribosome), 전달RNA(tRNA) 등도 있다.

미토콘드리아에는 시트르산회로(citric acid cycle)와 산화인산화(oxidative phosphorylation)를 통해서 ATP를 생성하는 효소 체계가 있다.

미토콘드리아(mitochondria)는 산화인산화(oxidative

phosphorylation), 시트르산회로(citric acid cycle), 지방산베타산화작용(fatty acid β-oxidation) 등 다양한 대사 경로를 사용하여 ATP를 생성한다. 미토콘드리아기질(mitochondrial matrix)에서 이들 반응을 통해 생성된 에너지는 환원NADH(reduced NADH)에서 유도된 수소이온(hydrogen ion, H^+)을 통해 전달된다. 이들 이온은 미토콘드리아내막(inner mitochondrial membrane)에 존재하는 일련의 **양성자펌프**(proton pump)를 가동하여, 수소이온을 기질에서부터 막간공간(intermembrane space)으로 운반한다(그림 2.41). 이 펌프가 호흡효소(respiratory enzyme)의 **전자수송사슬**(electron transport chain)을 구성한다(그림 2.40 참조). 미토콘드리아내막을 통과하는 수소이온(H^+)의 운반으로 인해서 **전기화학적양성자경사**(electrochemical proton gradient)가 형성된다. 이 경사로 인해서 **양성자에 큰 원동력**이 가해지며, 수소이온은 이 힘에 의하여 **ATP합성효소**(ATP synthase)라는 막에 부착된 크기가 큰 효소를 통해 전기화학적 경사도(electrochemical gradient)가 낮은 쪽으로 이동한다. 미토콘드리아내막을 통과하는 경로의 하나인 ATP합성효소를 수소이온(H^+)이 에너지 흐름에 역행하여 통과함으로써 ATP가 합성된다. 이와 같이 양성자가 미토콘드리아기질로 복귀하는 것을 **화학삼투커플링**(chemiosmotic coupling)이라고 한다. 새로 생성된 ATP는 미토콘드리아내막에 위치하며 전압차이에 의해 가동되는 **ATP/ADP교환단백질**(ATP/ADP exchange protein)에 의해 기질에서 막간공간으로 운반된다. 여기에서 ATP는 외막에 있는 **전압의존음이온통로**(voltage-dependent anion channel, VDAC)를 통해 미토콘드리아에서 나와 세포질로 간다. 이와 동시에 세포질에서 생성된 ADP가 재충전(recharging)을 위해 신속하게 미토콘드리아로 들어온다.

많은 **미토콘드리아결함**(mitochondrial defect)은 ATP를 생성하는 효소의 결함이 그 원인이다. 가장 영향을 많이 받는 세포는 근육세포(muscle cell), 신경세포(neuron)와 같이 ATP를 많이 사용하는 대사 기능이 활발한 조직이다. 예를 들어, **머프**(myoclonic epilepsy with ragged red fiber, MERRF)는 근육쇠약(muscle weakness), 실조(ataxia), 발작(seizure), 심장부전(cardiac failure), 호흡부전(respiratory failure)이 그 특징이다. 환자의 근육조직(muscle tissue)을 현미경으로 관찰하며, 비정상적인 미토콘드리아가 덩어리짐으로 인해서, 적색근육섬유(red muscle fiber)의 테두리가 너덜너덜하게 보인다. MERRF의 원인은 라이신(lysine)에 대한 전달RNA(tRNA)의 유전정보를 부호화하는 미토콘드리아DNA(mitochondrial DNA) 유

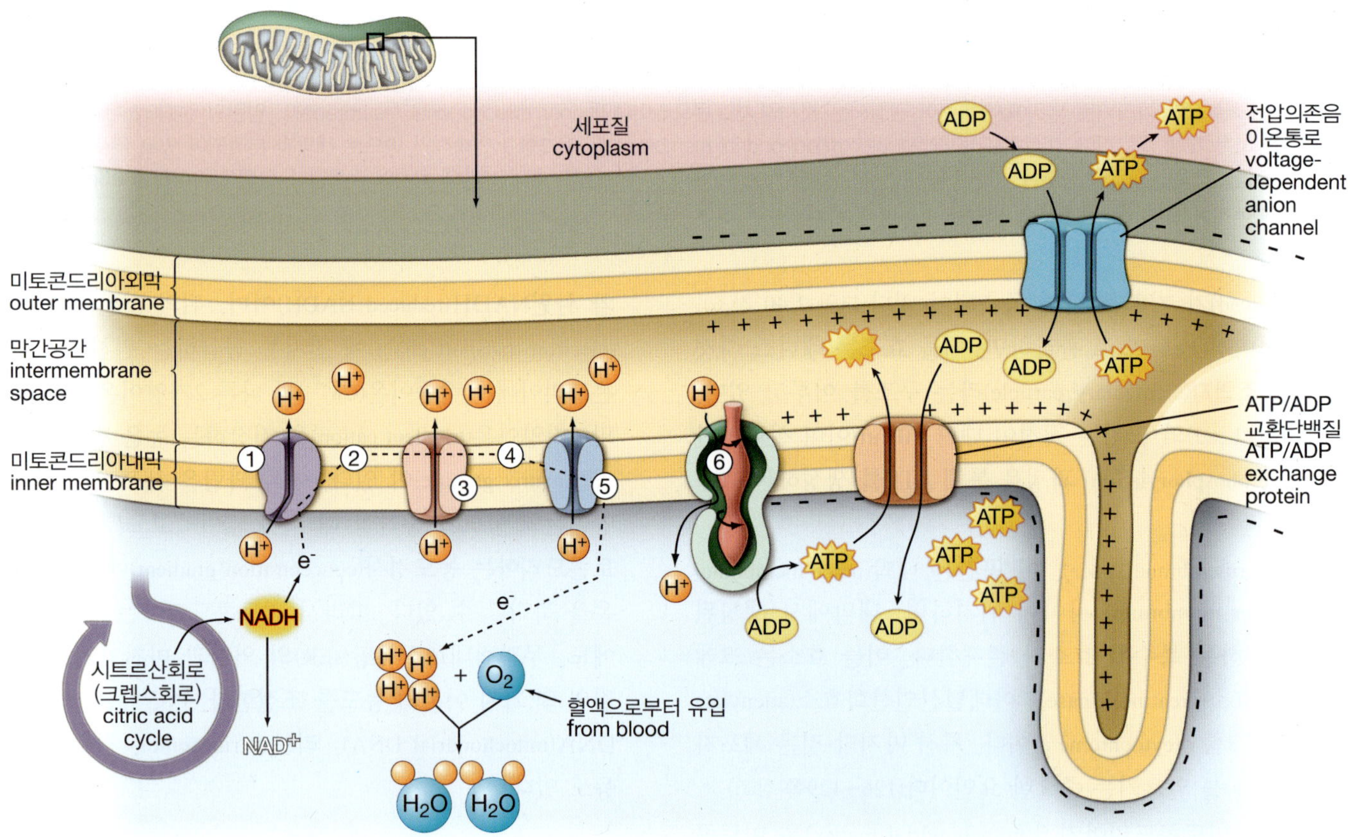

그림 2.41 미토콘드리아(mitochondria)가 에너지를 생산하는 과정을 도식화한 그림. 미토콘드리아내막(inner mitochondrial membrane)에 위치한 ATP합성효소복합체(ATP synthase complex)와 단백질의 전자수송사슬(electron transport chain)을 나타내었다. 전자수송사슬에 의해 기질과 막간공간 사이에 양성자 경사(proton gradient)가 형성되며 이것이 아데노신삼인산(ATP)을 생산하는 데 사용된다. 전자수송사슬과 ATP생성에 관여하는 단백질의 순서를 번호로 나타내었다. *1*. NADH탈수소효소복합체(NADH dehydrogenase complex); *2*. 유비퀴논(ubiquinone); *3*. 시토크롬 b-c_1복합체(cytochrome b-c_1 complex); *4*. 시토크롬 c(cytochrome c); *5*. 시토크롬산화효소복합체(cytochrome oxidase complex); *6*. ATP합성효소복합체(ATP synthase complex).

전자의 돌연변이(mutation)에 있다. 이런 결함으로 인하여 호흡효소(respiratory enzyme)로 이루어진 전자수송사슬(electron transport chain)에 두 개의 병적 복합체를 생성함으로써 ATP 생성에 영향을 주게 된다.

미토콘드리아(mitochondria)는 세포의 삶과 죽음을 결정한다.

실험 연구를 통하여 미토콘드리아(mitochondria)가 세포 스트레스를 감지하여 세포가 생존을 계속 유지할 것인지 아니면, 죽음에 이를 **세포자멸사**(세포예정사, apoptosis, programmed cell death)의 단계를 시작할 것인지를 결정하는 능력이 있음을 알게 되었다. 세포가 죽어갈 때 미토콘드리아에 의한 주요 현상은 막간공간(intermembrane space)에서 세포질로 시토크롬 *c*(cytochrome *c*)를 방출하는 것이며 그 원인은 미토콘드리아외막에 있는 **전압의존음이온통로**(voltage-dependent anion channel, VDAC)에 변화가 생기기 때문이다. 이 현상은 전세포자멸(proapoptotic) 단계의 **Bcl-2 단백질군**에 의해 조절되며(128~129쪽 참조), 세포자멸사로 이어지는, 효소에 의한 단백질 분해의 연쇄반응을 유발한다. Bcl-2단백질군은 일차적으로 미토콘드리아외막의 투과성을 조절하고 또한 그에 부수적인 시토크롬 *c*의 비가역적 배출과 이어지는 시스테인아스파트산분해효소(캐스페이스, casepase)의 활성화를 통해 세포자멸사(apoptosis)로 이어지게 된다. 그러나 번역후변환(translational modification)과 같은 특정 조건하에서 Bcl-2단백질은 항세포자멸물질(antiapoptotic agent)로 작용하기도 한다.

미토콘드리아의 형태는 활동 상태에 따라 달라진다.

투과전자현미경(TEM)을 사용하여 관찰함으로써 미토콘드리아(mitochondria)에는 두 가지 뚜렷한 형태가 있음이 밝혀졌다. **정통형태**(orthodox configuration)일 때는 능선(crista)이 뚜렷하고, 미토콘드리아 전체에서 기질(matrix)의 비중이 크다. 이와 같은 활성화된 형태의 미토콘드리아는 건강한 세포에서 관찰된다. 이런 형태에서는 대부분의 시토크롬 *c*(cytochrome *c*)가 능선 안에 분리 저장되어 있으며, 미토콘드리아외막을 교란시켜 시토크롬 *c*의 분비를 유도하려는 요인에 대한 저항력이 크다. 기질이 **밀집형태**(condensed configuration)로 변형되면 미토콘드리아막의 탈분극(depolarization)이 유발된다. 이런 상태에서는 능선의 굴곡이 사라지며 전자현미경으로 이를 관찰하기가 어렵다. 기질은 부피가 감소하고 농축된 양상을 띠며 막간공간(intermembrane space)이 소기관 전체 크기의 50%까지 증가하게 된다. 이런 변화가 일어나면 세포자멸사(apoptosis)에서 보는 것처럼 시토크롬 *c*가 막간공간으로 유입되어 미토콘드리아로부터 배출이 더 용이해진다.

과산화소체(peroxisome, 미세소체 microbody)

다양한 산화효소(oxidative enzyme)를 함유한 과산화소체는 한 층의 막에 싸인 세포소기관이다.

과거에 미세소체(microbody)라고도 일컬었던 **과산화소체**(peroxisome)는 막에 의해 둘러싸이고 동적이면서 다기능인 구형(spherical)의 세포소기관으로서 산화적 대사 반응에 관여한다. 전자현미경으로 관찰하면 이들은 세포질 전체에 퍼져 있는 작은(직경 0.1~0.5 μm) 소포의 모양을 하고 있다. 과산화소체는 세포에서 지질 대사에 참여하기 대문에 내형질세망, 미토콘드리아, 용해소체 및 세포포함물(inclusion)인 지방방울(lipid droplet)과 상호작용한다. 최근 연구에서 과산화소체는 대사산물, 지질, 단백질을 교환하기 위해 내형질세망, 미토콘드리아, 용해소체 등의 세포소기관과 막이 직접 접촉하는 부위를 가진 것으로 알려졌다. 과산화소체는 간과 신장 세포에 가장 풍부하지만, 다른 세포에서도 대부분 관찰된다. 이들의 크기는 다양하며 그 수는 한 세포에 10^2~10^3개 정도이다. 세포에 있는 과산화소체의 수는 식이(diet), 약물(drug), 호르몬자극(hormonal stimulation)에 반응하여 증가한다. 인간을 제외한 대부분의 동물에서는 과산화소체가 요산염산화효소(urate oxidase, uricase)도 함유하고 있으며, 이는 독특한 **크리스털로이드포함물**(crystalloid inclusion, 뉴클레오이드 nucleoid)로 관찰되기도 한다.

과산화소체에는 **산화효소**(oxidative enzyme), 특히 과산화수소분해효소(카탈레이스, catalase) 및 다른 과산화효소(peroxidase)가 많기 때문에, 연구가들은 그 주요 기능이 **반응성산소중간물**(reactive oxygen intermediate, ROI), 대표적으로 **과산화수소**(hydrogen peroxide, H_2O_2)의 대사를 담당하는 것이라고 추측해왔다. 거의 대부분의 산화효소는 산화반응(oxidative reaction)의 결과로 반응성산소중간물(ROI)을 생산하며, 이 물질은 세포에 대해 독성을 지닌다. 포식세포(phagocytic cell) 등의 일부 세포는 살아 있는 세균을 포식한 후 반응성산소중간물을 이용하여 무력화시키고 죽인다(345~347쪽 참조). 과산화소체에 함유된 과산화수소분해효소(catalase)는 **반응성산소중간물의 분해**를 조절함으로써 세포를 보호하며, 그 대표적인 예는 과산화수소를 물(H_2O)과 산소(O_2)로 분해하는 것이다. 간의 간세포(hepatocyte)에서는 다양한 해독과정(detoxification process)이 일어나기 때문에 산화효소가 특히 중요하다. 예를 들어 간세포의 과산화소체는 섭취한 알코올을 아세트알데히드(acetaldehyde)로 변환함으로써 해독하는 역할을 한다.

그러나 최근에 과산화소체가 지방산을 분해하고 해독함으로써 지질 대사(lipid metabolism)에 주요 기능을 한다는 증거가 나타났다. 중간사슬지방산(medium chain fatty acid) 및 긴사슬지방산(long chain fatty acid)은 주로 미토콘드리아(mitochondria)에서 산화되지만, **매우긴사슬지방산**(very long chain fatty acid)**의 베타산화**

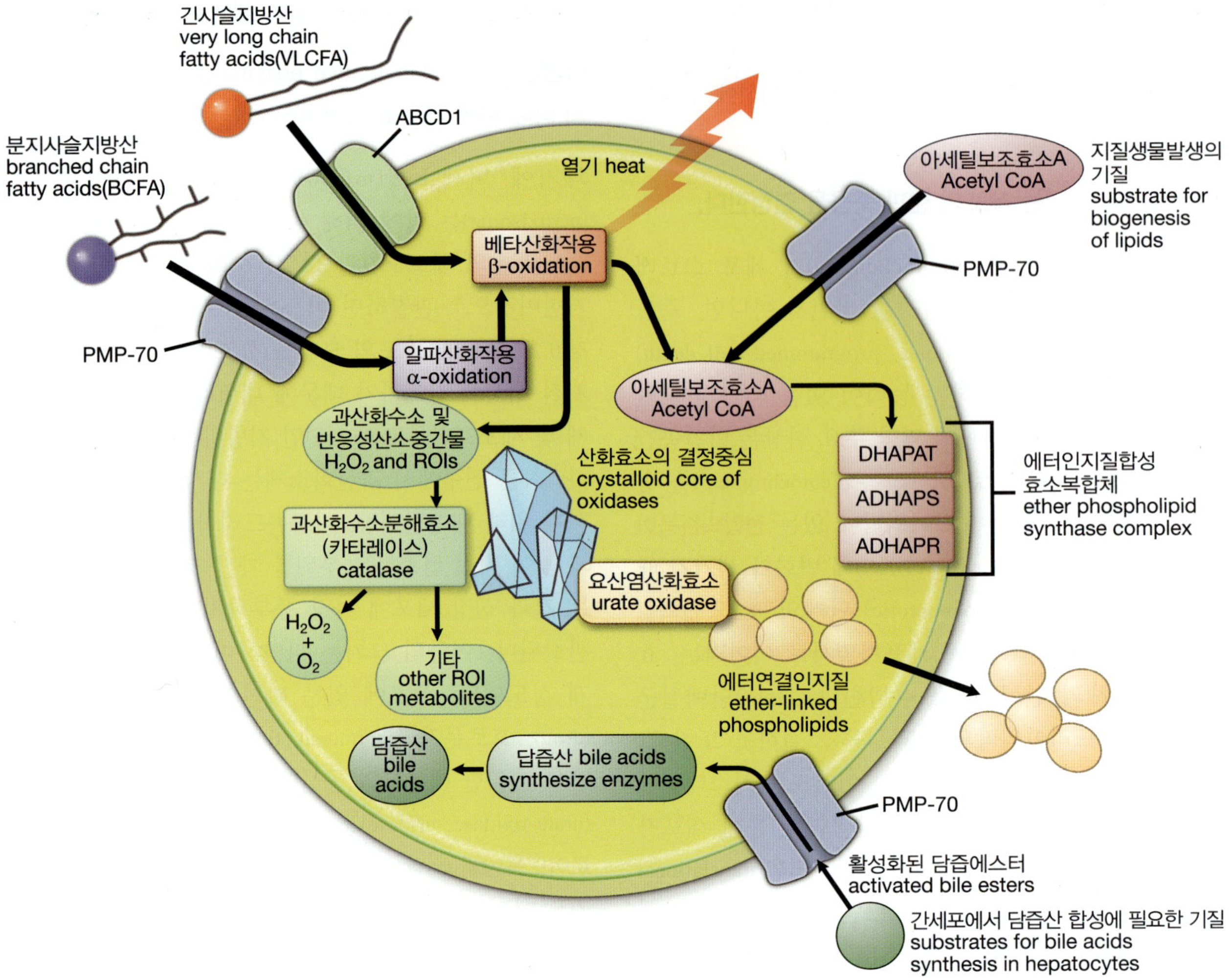

그림 2.42 과산화소체(peroxisome)의 모식도. 이 그림은 과산화소체 기질(matrix)에 존재하는 과산화소체 효소 및 이들과 연관된 대사 경로(metabolic pathway)를 도식화하여 나타낸 것이다. 또한 일부 과산화소체 막단백질(peroxisomal membrane protein)도 제시되어 있다. 산화효소(oxidase)의 결정중심(crystalloid core)은 종(species)에 따라 존재하지 않는 경우도 있다. ABCD1 D아과(subfamily D)의 ATP결합상자수송체(ATP-binding cassette [ABC] transporter); ADHAPR, 알킬다이하이드록시아세톤인산염환원효소(alkyl dihydroxyacetone phosphate reductase); ADHAPS, 알킬다이하이드록시아세톤인산염합성효소(alkyl dihydroxyacetone phosphate synthase); DHAPAT, 다이하이드록시아세톤인산염아실기전달효소(dihydroxyacetone phosphate acyltransferase); PMP-70, 과산화소체막단백질70(peroxisomal membrane protein-70); ROI, 반응성산소중간물(reactive oxygen intermediate).

(β-oxidation) 과정과 **분지사슬지방산**(branched chain fatty acid)**의 알파산화**(α-oxidation) 과정은 거의 유일하게 과산화소체에서만 일어난다는 것이 알려졌다. 또한 포유류 세포의 과산화소체는 콜레스테롤, 돌리콜(dolichol), 지방산연결인지질(fatty acid-linked phospholipid), 예를 들어 수초(myelin sheath)의 성분인 에테르인지질(ether phospholipid)의 생합성에 관여한다는 것도 밝혀졌다. 간에서 과산화소체는 콜레스테롤의 유도체인 담즙산(bile acid)의 합성에도 관여한다. 앞에서 언급했듯이 베타산화과정(β-oxidation)은 미토콘드리아에서도 일어난다. 일부 세포의 경우 과산화소체의 베타산화과정이 미토콘드리아에서 일어나는 수준과 같으므로 세포의 지방산 대사의 균형을 유지하는 데에도 기여한다. 과산화소체의 기능을 그림 2.42에 요약하였다.

최근에는 대사 과정에서의 역할 외에 과산화소체가 다양한 대사 경로에서 세포간 신호를 담당하고 있다는 주장이 제기되었다. 과산화소체 내부의 반응성산소중간물(ROI)의 함량이 변화하면 이를 통해 자가포식(autophagy)을 촉진하고 세포 생존률을 개선하며 세포 면역을 조절하는 세포내 과정이 영향을 받을 수 있는 것으로 확인되었다.

과산화소체의 생물발생은 복잡하며 기존의 과산화소체에서 발생하기도 하고 새롭게 생성되기도 한다.

과산화소체의 생물발생(biogenesis)은 아직 완전히 밝혀지지 않았으나, 두 가지 주장이 일반적으로 받아들여진다.

- **고전적 모델**(classical model)은 기존의 과산화소체가 성장하고 분열함으로써 새로운 과산화소체가 발생한다는 것이다. 이는 간에 약물을 투여하여 과산화소체의 증식을 유발한 후 이를 전자현미경으로 확인함으로써 증명되었다.

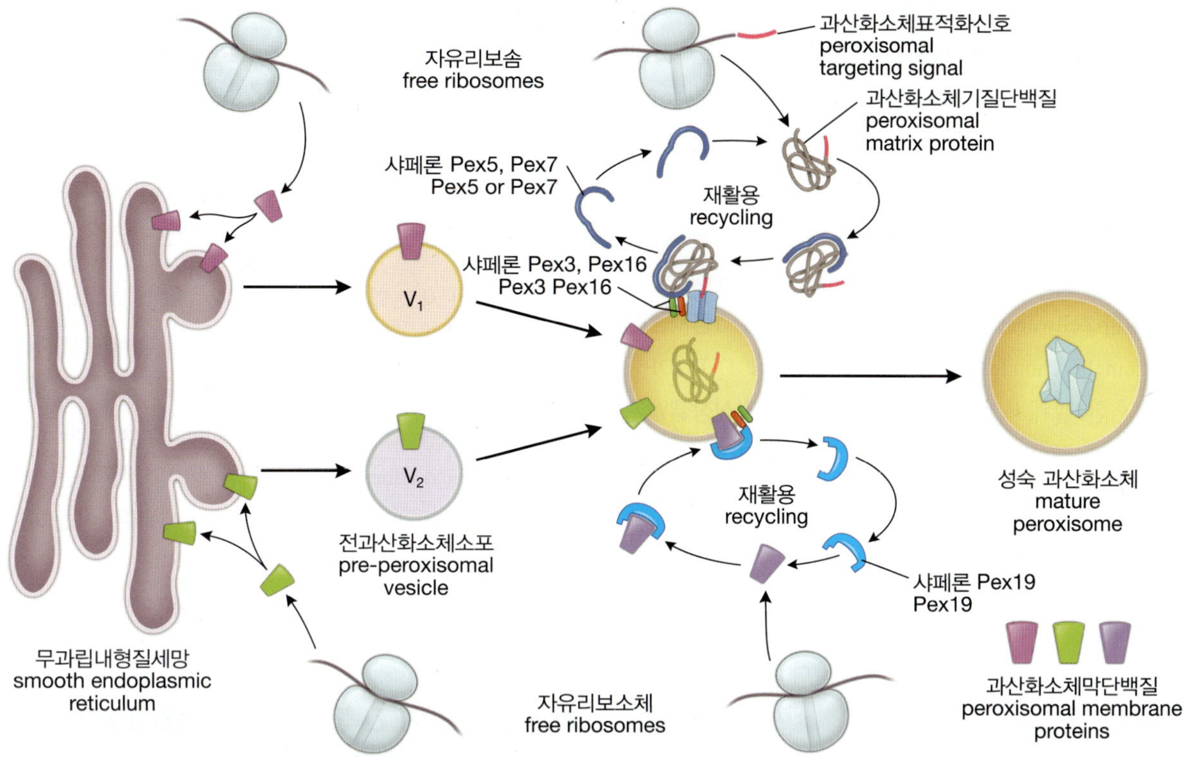

그림 2.43 과산화소체(peroxisome)의 신생(de novo) 형성 과정. 과산화소체 막단백질(peroxisomal membrane protein)은 세포질의 자유리보솜(free ribosome)에서 합성된다. 이들은 먼저 무과립내형질세망(sER)에 편입된다. 무과립내형질세망 중 과산화소체 막단백질이 집중된 부위가 발아하여 전과산화소체소포(pre-peroxisomal vesicle)를 형성한다. 형성 초기 단계에는 서로 다른 종류의 막단백질을 가진 두 종류의 소포(V_1, V_2)가 있는 것으로 되어 있으며, 단백질이 이들 별개의 소포로 분리됨으로 인해 이들의 상호작용과 미성숙한 과산화소체의 조성이 사전에 방지된다. 이들 두 부류의 소포는 융합하여 과산화소체의 전구체를 형성한다. 특정한 과산화소체 기질단백질(matrix protein) 및 막 단백질이 이 전구체로 표적화(targeting)된다. 이들 단백질의 운반에는 수용성 세포질 수용체인 샤페론(chaperone) 단백질이 관여한다. 샤페론은 세포질에 있는 각각의 과산화소체 단백질과 결합하여 이들을 수송한다. 샤페론 중 일부(Pex3, Pex16)는 이들을 소포의 정박(docking)이 일어날 위치로 운반하고, 일부(Pex19)는 과산화소체 막에 삽입하며, 또 다른 일부(Pex5 또는 Pex7)는 기질 단백질이 내강으로 유입되도록 유도하는 유입수용체(import receptor)의 역할을 한다. 단백질이 처리된 후 샤페론은 세포질로 되돌아가 재활용된다. 과산화소체로 운반될 단백질은 과산화소체 표적화신호(targeting signal)를 가지고 있음을 주목할 것.

- **대안적 모델**(alternative model)은 과산화소체가 무과립내형질세망(sER)에서 막단백질과 지질을 획득하고, 세포질로부터 기질 단백질을 얻어서 새 것으로(de novo) 발생한다는 주장이다. 과산화소체의 신생 발생은 면역형광염색법(immunofluorescent technique)을 사용하여 표지시킨 페록신(peroxin) 분자를 인간 세포에서 관찰함으로써 확인되었다.

과산화소체의 신생발생은 무과립내형질세망의 표면으로부터 전과산화소체소포(pre-peroxisomal vesicle, PPV)가 발아(budding)하여 형성되는 것에서 시작된다(그림 2.43). 서로 다른 조합의 **페록신**(peroxin)을 함유한 최소한 두 종류의 전과산화소체소포(PPV)가 발견되었다. 페록신은 과산화소체의 조성과 기능에 필수적인 32개의 과산화소체 단백질 군이다. 두 전과산화소체소포 내부의 단백질의 집적은 과산화소체가 미숙하게 조성되는 것을 사전에 차단한다. 이들 초기의 과산화소체의 전구체는 서로 융합한 후 특정한 과산화소체기질단백질(peroxisomal matrix proteins)과 부가적인 과산화소체막단백질(peroxisomal membrane proteins)을 운반하도록 표적화된다. 과산화소체로 수송될 모든 단백질은 카르복시말단(carboxy-terminus, PTS1)에 **세린-라이신-류신**(Ser-Lys-Leu)의 아미노산 세 개의 서열로만 구성된 **과산화소체표적화신호**(peroxisomal targeting signal, PTS)가 부착되어야 한다.

과산화소체막단백질(peroxisomal membrane protein)은 **페록신 19**(peroxin 19, Pex19)의 도움을 받아 과산화소체막에 삽입된다. 이 수용성 샤페론(chaperone)은 과산화소체막단백질에 부착하여 이들을 정박(docking)될 위치로 운반하고 과산화소체막에 삽입하며, 삽입 후에는 세포질로 복귀하여 재활용된다.

과산화소체기질단백질(peroxisomal matrix protein) 또한 페록신(Pex5, Pex7)을 사용한다. 이들 수용체는 세포질의 과산화소체기질 단백질과 결합한 후 이들을 과산화소체 막에 있는 정박수용체(docking receptors, [Pex3, Pex16])까지 수송한다. 여기서 단백질은 과산화소체 내강으로 운반되며, 수용체는 세포질로 가서 재활용된다.

일반적으로 과산화소체 관련 질환의 원인은 과산화소체의 기능 장애나 과산화소체 생물발생(biogenesis)의 오류로 인한 과산화소체 결핍이 대부분이다. 인간의 다양한 대사질환은 과산화소체의 생물발생 및 기능에 필요한 **과산화소체 단백질**(페록신, peroxin)의 정보를 담고 있는 **PEX유전자**(PEX gene)의 돌연변이로부터 발생한다. 이런 돌연변이가 발생하면 과산화소체로 가야 하는 기질(matrix)과 막(membrane) 단백질을 운반하는 능력에 장애가 나타난다. **과산화소체 질환**(peroxisomal disorder)이 있는 경우 과산화소체 지질 대사에 문제가 생겨 매우긴사슬지방산(very long chain fatty acid)과 분지사슬지방산(branched chain fatty acid)의 축적이 일어나며 에테르지질(ether lipid)과 담즙산(bile acid)의 합성에 장애가 발생한다. **과산화소체 생물발생 질환**(peroxisomal biogenesis disorder)에는 **젤웨거스펙트럼질환**(Zellweger spectrum disorder, ZSD), **1형지근점상연골형성이상**(rhizomelic chondrodysplasia punctata type 1, RCDP1) 등이 있으며, 가장 흔한 젤웨거스펙트럼질환으로는 **뇌간신장젤웨거증후군**(cerebrohepatorenal Zellweger syndrome), **신생아부신백색질형성장애**(neonatal adrenoleukodystrophy, NALD), **유아레프숨병**(infantile Refsum disease)이 있다. 이들 중 가장 심한 질병은 젤웨거증후군(Zellweger syndrome)으로 두개안면기형(craniofacial malformation), 간장종대(hepatomegaly), 신경학적 장애 및 발달 장애, 망막 변성(retinal degeneration), 난청(deafness) 등을 유발한다. 젤웨거증후군을 앓는 유아 대부분이 1년을 넘기지 못한다. 신생아부신백질형성장애나 유아레프숨병의 임상 증상도 이와 비슷하나 진행은 다소 느린 편이다. Pex3, Pex15, Pex19 유전자에 돌연변이가 있는 경우가 가장 심각한 양상의 표현형을 보이며, 과산화소체는 전혀 발생하지 않는다. 과산화소체 질환의 치료는 아직까지는 미흡할 뿐이다.

■ 비막성 소기관(NONMEMBRANOUS ORGANELLE)

미세관(Microtubule)

미세관(microtubule)은 내부가 비어 있는 비분지성(nonbranching)의 단단한 관(tube)으로서 이를 구성하는 중합단백질(polymerized protein)은 빠른 속도로 중합되고 해체된다. 미세관은 대개 세포질에 있으며 여기에 있는 **미세관형성중심**(microtubule-organizing center, MTOC)에서 기원한다. 세포핵 가까이 위치한 미세관형성중심에서 자라나온 미세관은 세포의 주변부로 뻗어나간다. 미세관은 섬모(cilia)와 편모(flagella)에도 존재하며, 여기에서는 축미세관(axoneme)과 그 뿌리에 해당하는 구조인 기저소체(basal body)의 성분이 된다. 또한 이들은 중심소체(centriole)와 유사분열방추(mitotic spindle), 성장하는 축삭(axon)처럼 세포에서 뻗어나가는 돌기(process)에도 존재한다.

미세관은 세포의 많은 핵심적인 기능에 관여한다.

- **세포내소포수송**(intracellular vesicular transport): 분비소포, 엔도솜, 용해소체의 이동. 미세관은 세포 안에서 소포이동을 가능케하는 운송 체계를 형성하며, 이는 흔히 중앙철도역(grand central station)에서 뻗어 나가는 철도의 선로에 비유된다.
- **섬모**(cilia)**와 편모**(flagella)**의 운동**
- **염색체**(chromosome)**를 유사분열방추**(mitotic spindle)**에 부착**하여 유사분열(mitosis)과 감수분열(meiosis)이 일어나는 동안 이들을 이동
- **세포의 형태**, 특히 비대칭성(asymmetry)을 유지
- **세포의 확장 및 이주**(migration)**에 대한 조절**

미세관이 세포의 확장과 운동을 조절하는 역할을 하지만, 이 기능은 액틴 중합(actin polymerization)에 의해 매개되므로, 필수적인 요소는 아니다(84~85쪽 참조). 미세관은 액틴 중합을 조절하고, 이동하는 세포의 진행연(선두연, leading edge)으로 소포를 운반하며, 초점부착(focal adhesion)의 해체를 용이하게 하는 등의 간접적인 역할을 한다(183~184쪽 참조). 또한 미세관은 이동하는 반대 방향에 있는 세포의 뒤쪽 끝부분인 수축연(후미연, trailing edge)의 길이가 줄어드는 속도를 늦춰서 세포의 이동을 억제하고 이동 방향을 조절하는데 영향을 주기도 한다.

미세관은 길이가 긴 중합구조로서 동일한 양의 알파튜불린과 베타튜불린으로 구성된다.

미세관(microtubule)의 직경은 20~25 nm이다. 미세관의 벽은 두께가 5 nm 정도이며 구형의(globular) **튜불린이량체분자**(dimeric tubulin molecule) 13개가 둥글게 배열되어 있다. 튜불린이량체(tubulin dimer)의 분자량은 110 kDa이며, 분자량이 각각 55 kDa인 알파튜불린(α-tubulin)과 베타튜불린(β-tubulin) 분자가 하나씩 만나 형성된다(그림 2.44). 이량체의 중합(polymerization)은 끝과 끝이 만나고 하나의 머리에 다음 것의 꼬리가 이어지는 방식으로, 한 이량체의 알파(α) 분자가 다음 이량체의 베타(β) 분자와 반복적으로 연결된다. 길이 방향으로 연결된 이량체는 **원미세섬유**(protofilament)라는 선형 구조를 이루게 된다. 이량체의 직경인 5 nm마다 관찰되는 축주기성(axial periodicity)은 단백질 분자의 길이에 해당한다. 길이 1 μm 정도의 작은 미세관 하나에는 약 16,000개의 튜불린이량체가 있다.

미세관의 성장은 미세관형성중심에서 시작되며, 그 안에 있는 감마튜불린고리(γ-tubulin ring)가 각 미세관의 핵형성(nucleation) 지점에 해당한다.

미세관 형성의 시작점을 찾아 따라가면 수백 개의 **감마튜불린고리**(γ-tubulin ring)가 주요 부분을 이루는 미세관형성중심(MTOC)에 도달하게 되며, 이들 고리의 역할은 미세관이 바르게 조립되기 위한 주형(template)이 되는 것이다. 미세관형성중심에서 시작되는 핵형성(nucleation)의 양상은 실험을 통해 배양 세포에서도 관찰할 수 있다(그림 2.45). 감마튜불린고리 하나에 알파튜불린(α-tubulin) 및 베타튜불린(β-tubulin)의 이량체(dimer)가 끝과 끝이 만나는 방식으

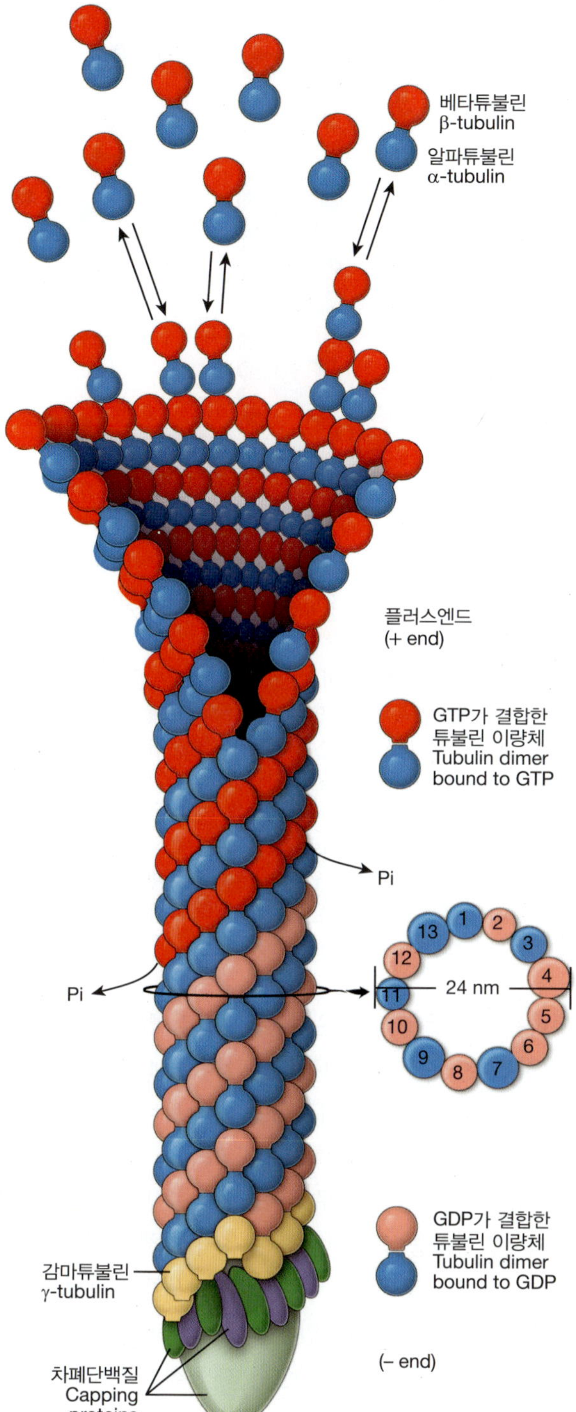

그림 2.44 미세관의 중합. *왼쪽*에는 미세관(microtubule)이 조립되는 동안 일어나는 튜불린이량체(tubulin dimer)의 중합(polymerization) 과정을 나타내었다. 각각의 튜불린이량체는 하나의 알파튜불린(α-tubulin)과 하나의 베타튜불린(β-tubulin) 소단위(subunit)로 구성된다. 미세관의 플러스말단(plus [+] end)은 성장말단(growing end)으로서 구아노신3인산(guanosine triphosphate, *GTP*) 분자가 결합한 튜불린이량체가 굽은 판에 삽입된 후 이것이 닫혀서 미세관이 형성된다. 튜불린이량체가 삽입되면 GTP의 가수분해(hydrolysis)가 일어나서, 인산염(phosphate group)이 분리되고 구아노신2인산튜불린(guanosine diphosphate [*GDP*]-tubulin) 분자와 중합체(polymer)를 이룬다. 미세관의 마이너스말단(minus [−] end)에는 감마튜불린고리(γ-tubulin ring)가 있으며, 미세관의 핵형성(nucleation)에 필요하다. 이쪽 말단은 보통 미세관형성중심(MTOC) 안에 삽입된 상태로서 여러 개의 차폐단백질(capping protein)이 존재한다. *오른쪽* 그림의 미세관의 횡단면에서 각각 13개의 튜불린이량체로 이루어진 것을 알 수 있다.

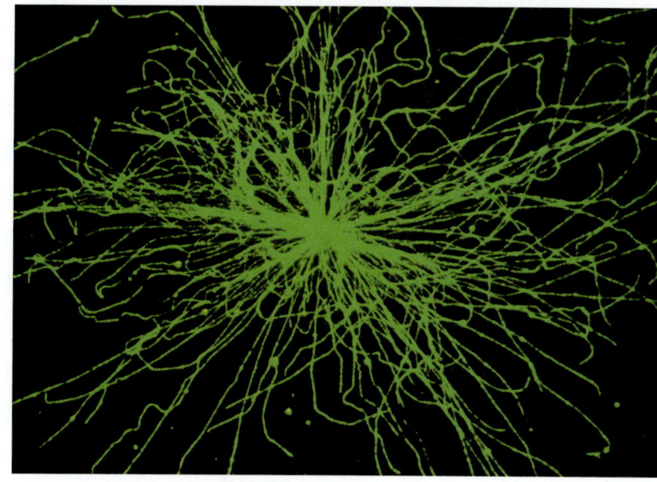

그림 2.45 세포면역화학염색법(immunocytochemical method)을 통해서 관찰한 배양세포에서 미세관의 핵형성 활동. 인간 유방암세포(breast cancer cell)에서 채취한 미세관의 변화 양상은 그 핵형성(nucleation) 활동을 관찰함으로써 체외(in vitro)에서 연구할 수 있다. 미세관을 일차항체(primary antibody)로서 항알파튜불린(anti-α-tubulin) 및 항베타튜불린(anti-β-tubulin) 단일클론항체(monoclonal antibody)의 혼합물과 반응시켰으며, 플루오레세인염료(fluorescein dye)와 결합한 항마우스염소면역글로불린G(fluorescein isothiocyanate-goat antimouse immunoglobulin G)를 이차항체로 반응시켜 가시화하였다. 튜불린 이량체의 중합을 통해 120 가닥이 넘는 미세관의 형성을 사진에서 볼 수 있다. 이들은 모두 미세관형성중심(microtubule-organizing center, MTOC)에서 기원하여 대략 20~25 μm의 길이로 일정한 방사상 배열을 이루며 연장되는 양상을 보인다. (Drs. Wilma L. Lingle and Vivian A. Negron 제공.)

로 첨가된다. 미세관의 조립 과정을 최대로 단순화한 과거의 모델은 완전히 형성된 미세관의 성장말단(growing end)에 튜불린이량체가 하나씩 추가됨으로써 끊임없이 길어지는 것으로 생각되었다. 그러나 냉동전자현미경(cryoelectron microscopy)을 사용한 많은 실험 연구에 의하면, 최초의 조립은 튜불린이량체로 이루어진 굽은 판모양의 구조에서 시작하여 미세관의 성장말단이 폐쇄됨으로써 튜브 형태가 완성되는 것으로 나타났다(그림 2.44 참조).

튜불린이량체의 중합(polymerization)에는 **구아노신3인산**(guanosine triphosphate, GTP)과 **마그네슘이온**(Mg^{2+})이 필요하다. 각각의 튜불린 분자는 형성 중인 미세관에 중합되기 전에 구아노신3인산과 결합한다. 튜불린이량체에 GTP가 결합하면 이량체 사이에 더 강한 외측상호작용(lateral interaction)이 발생하여 중합이 더 잘 진행된다. 어느 시점에 도달하면, 구아노신3인산(GTP)은 가수분해되어 구아노신2인산(guanosine diphosphate, GDP)으로 전환된다.

이와 같은 중합 방식으로 인해 각각의 원미세섬유(protofilament)를 이루는 이량체가 전부 같은 방향으로 배열되기 때문에 미세관은 극성구조(polar structure)가 된다. 각각의 미세관에는 알파튜불린(α-tubulin)이 위치하는 **비성장말단**(nongrowing [−] end)이 있다. 세포 안에서 이것은 대개 미세관형성중심(MTOC) 안에 삽입되어 있으며, 액틴차폐단백질(actin-capping protein)에 의해 자주 안정화(stabilization)된다(그림 2.44 참조). 미세관의 **성장말단**(growing [+] end)에는 베타튜불린(β-tubulin)이 위치하며, 세포 주변부로 연장되어 있다. 항정 상태(steady state)에서 튜불린이량체는 미세관으로부터 분리되어, 세포질에 있는 자유로운 튜불린 이량체의 풀(pool)에 유입된다. 이 풀은 중합된 미세관의 튜불린과 평형(equilibrium) 상태에 있게 되어 결과적으로 중합(polymerization)과 해중합(depolymerization)은 평형 상태를 이룬다. 세포나 세포에서 분리한 미세관을 저온 또는 고압에 노출시키면 이 평형은 해중합이 일어나는 방향으로 옮겨간다. 이와 같이 반복적으로 고온과 저온에 교대로 노출시킴으로써 튜불린과 미세관의 정제(purification)가 가능해진다. 중합 또는 해중합의 속도는 특정한 **미세관연관단백질**(microtubule-associated protein, MAP)의 상호작용에 의해서도 변화될 수 있다. 이들 중 MAP-1, MAP-2, MAP-3, MAP-4, MAP-τ, TOG-ρ와 같은 단백질은, 미세관 중합을 조절하고 미세관을 특정한 세포소기관에 고정하는 역할을 한다. 미세관연관단백질(MAP)은 또한 섬모(cilia) 및 편모(flagella)의 경우와 같이 세포에서 해체가 일어나지 않는 미세관의 형태가 유지되도록 하는 데에도 관여한다.

미세관의 길이는 튜불린이량체가 첨가되거나 제거되는 동적불안정(dynamic instability)이라는 과정을 통해 매 순간 변화한다.

실시간동영상현미경관찰(real-time video microscopy)로 배양세포(cultured cell)를 관찰하면 세포의 **미세관**(microtubule)이 튜불린이량체(tubulin dimer)의 첨가(중합, polymerization)에 의해 세포 주변부를 향해 끊임없이 성장하다가 갑자기 튜불린이량체의 제거(해중합, depolymerization)에 의해 미세관형성중심(MTOC)이 있는 방향으로 오므라드는 것처럼 보인다(그림 2.46). 이런 끊임없는 리모델링 과정은 **동적불안정**(dynamic instability)으로 알려져 있으며, 미세관의 조립(assembly) 및 해체(disassembly) 과정에서 일어나는 구아노신3인산(GTP)의 가수분해(hydrolysis) 양상 때문이다. GTP와 결합한 성장말단의 튜불린이량체는 미세관이 해체되지 않도록 보호한다. 반대로 구아노신2인산(GDP)과 결합한 튜불린이량체는 해중합되기 쉬우므로 미세관 해체가 빨라져 위축되고 길이가 짧아진다. 해체 과정에서는 GDP가 결합한 튜불린이량체들 사이에 외측상호작용(lateral interaction)이 사라짐으로 인해 이량체로 이루어진 원미세섬유(protofilament) 끝부분이 말리면서 갈라지는 "분열 말단(split end)"을 형성한다(그림 2.46 참조). 미세관이 성장단계에서 위축단계로 바뀌는 과정을 **미세관붕괴**(microtubule catastrophe)라고도 한다.

미세관형성중심(MTOC)은 먹이를 잡으려는 카멜레온(chameleon)에 비유할 수 있으며, 그 동작은 마치 카멜레온이 긴 혀를 먹이에 닿게 하려고 이를 향해 발사하는 것과 비슷하다. 내밀었던 혀를 입 안으로 끌어당기는 이 과정을 카멜레온은 먹이를 잡는데 성공할 때까지 반복한다. 미세관이 세포질을 탐색하기 위해 미세관형성중심에서 세포 주변부를 향하여 미세관을 발사했다가 회수하는 동작은 카멜레온이 혀를 멀리 뻗는 것과 비슷한 전략이다. 발사된 미세관이 미세관연관단백질(MAP) 등의 안정화요인(stabilization factor)과 만나 접촉하는 순간부터는 그 운동성이 달라진다. 이와 같은 **선택적 안정화 과정**(selective stabilization process)을 통해 세포는 미세관을 매개로 하여 세포 주변부의 구조 및 세포소기관과 미세관형성중심을 연결하는 유기적 체계를 갖게 된다.

앞에서 언급한 것처럼, 미세관과 미세관연관단백질(MAP)의 연결을 통해 이러한 동적불안정(dynamic instability)이 효과적으로 차단되고 미세관은 안정화된다. 대표적으로 섬모(cilia)나 편모(flagella)에 있는 축미세관(axoneme)의 경우를 예로 들 수 있다. 신경세포 같은 어떤 세포에서는, 미세관형성중심(MTOC)에서 미세관의 핵형성(nucleation)이 일어난 다음 **카타닌**(katanin)이라는 **미세관절단단백질**(microtubule-severing protein)의 작용에 의해 이 미세관이 분리되기도 한다. 분리된 미세관 중합체의 이 짧은 조각은 키네신(kinesin)과 같은 분자적운동단백질(molecular motor protein)에 의해 기존의 미세관을 따라 이동한다.

유사분열(mitosis), 섬모 및 편모에서의 미세관의 구조와 기능은 이 단원 뒷부분과 5장 상피조직(Epithelial Tissue, 150~157쪽)에서 설명하였다.

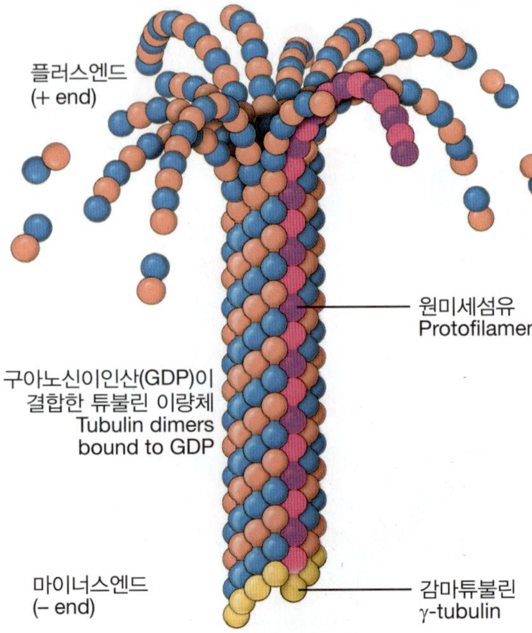

그림 2.46 미세관의 해중합. 미세관(microtubule)은 동적불안정(dynamic instability)이라 일컫는 연속적인 재형성과정(remodeling process)이 일어나는 동적 구조이다. 이들은 *구아노신삼인산(GTP)*과 결합한 튜불린이량체(tubulin dimer)의 첨가(중합, polymerization)로 길이가 연장되었다가 GTP를 가수분해한 튜불린이량체의 제거(해중합, depolymerization)에 의해 움츠러든다. *구아노신이인산(GDP)*과 결합한 튜불린이량체는 서로 간의 외측상호작용(lateral interaction)을 상실함으로써 해중합되기 쉽다. 이로 인하여 원미세섬유(protofilament)를 이루는 미세관의 끝부분이 갈라져 벌어지게 된다. *분홍색*으로 강조한 하나의 원미세섬유에서 튜불린이량체의 배열에 주목한다.

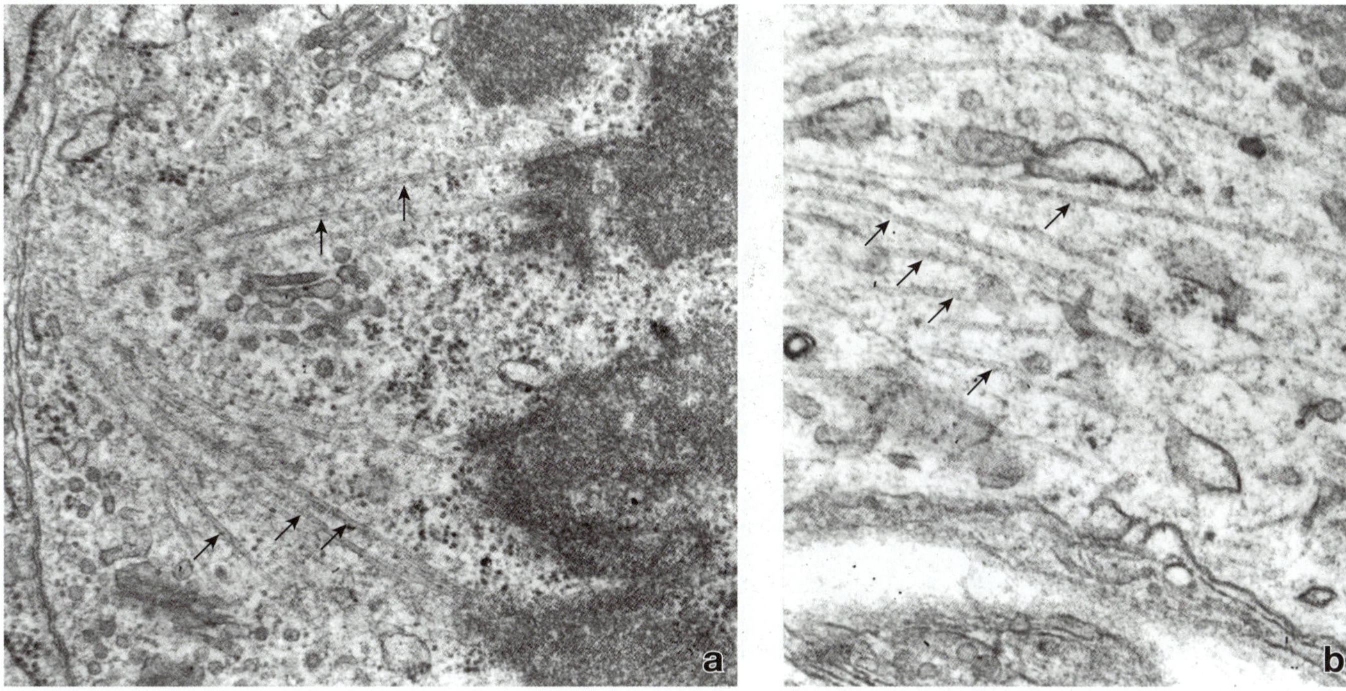

그림 2.47 미세관(microtubule)의 전자현미경사진. a. 분열하는 세포에서 유사분열방추(mitotic spindle)의 미세관(*화살표*)을 보여주는 사진. *오른쪽*에서, 미세관은 염색체(chromosome)에 부착되어 있다. ×30,000. **b.** 신경세포(nerve cell)의 축삭(axon)에 있는 미세관(*화살표*)의 사진. 두 세포 모두에서 미세관은 길이 방향으로 관찰된다. ×30,000.

미세관은 여러 가지 영상 기법을 통해 관찰이 가능하다.

생체외(in vitro)로 분리된 미세관 및 세포질 안에 있는 생체내(in vivo) 미세관을 전자현미경으로 관찰하는 것은 이들의 구조와 기능을 연구하는 기본적인 방법이다. 그림 2.47에서 보는 것처럼 투과전자현미경(TEM)으로 미세관을 관찰하기는 용이하다. 냉동전자현미경관찰(cryoelectron microscopy)에 미세관의 독특한 분자 구조를 가시화하기 위한 단층영상재구성(tomographic reconstruction)을 조합함으로써 이들의 고해상도 영상을 얻을 수 있다(그림 2.48). 다른 방법으로는 원자력현미경관찰(atomic force microscopy)을 통해서 미세관의 고해상도 이미지를 얻는 것이 가능하다. 과거에는, 특수염색, 편광현미경(polarization microscope), 위상차현미경(phase contrast microscope) 등의 광학현미경 관찰방법을 통해서 미세관을 관찰하였다. 광학현미경은 해상도가 높지 않기 때문에 오늘날에는 형광염료(fluorescent dye)를 결합시킨 튜불린항체(tubulin antibody)를 사용하여 면역세포화학염색법(immunocytochemical method)을 시행함으로써 미세관을 세포골격(cytoskeleton)의 다른 성분과 쉽게 구별하여 관찰할 수 있다(그림 2.49).

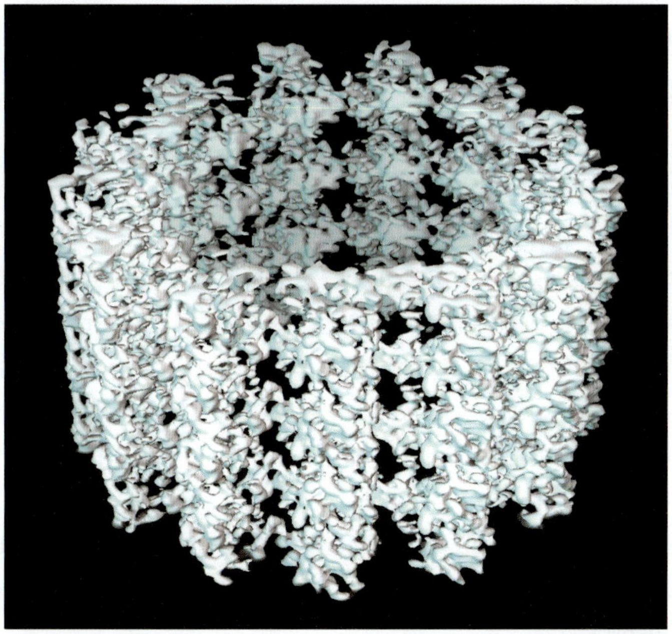

그림 2.48 온전한 미세관(microtubule)의 입체 재구성. 이 영상은 냉동전자현미경관찰(cryoelectron microscopy)을 통해서 얻은 것이다. 동결수화미세관(frozen hydrated microtubule)의 단층영상(tomographic image)을 모은 후에 8 옹스트롬(angstrom, Å)의 해상도로 디지털 재구성하였다. 이 배율에서는 알파튜불린(α-tubulin)분자가 이루는 나선형 구조를 구분할 수 있다. ×3,250,000. (Dr. Kenneth Downing 제공.)

세포내소기관의 이동은 미세관과 관련된 분자적운동단백질에 의해 일어난다.

수송소포, 미토콘드리아, 용해소체와 같은 세포소기관 및 기타 세포질 구조의 이동이 일어나는 세포 활동에서는 미세관이 목적지로 올바르게 인도하는 역할을 한다. **분자적운동단백질**(molecular motor protein)은 이들 소기관 또는 구조에 부착하여 미세관으로 형성된 선로를 따라 이동한다(그림 2.50). 이동하는 데 필요한 에너지는 ATP의 가수분해(hydrolysis)를 통해 얻는다. 이와 같은 분자적 운동단백질은 두 가지 군이 발견되었으며 이들 모두 한 방향으로

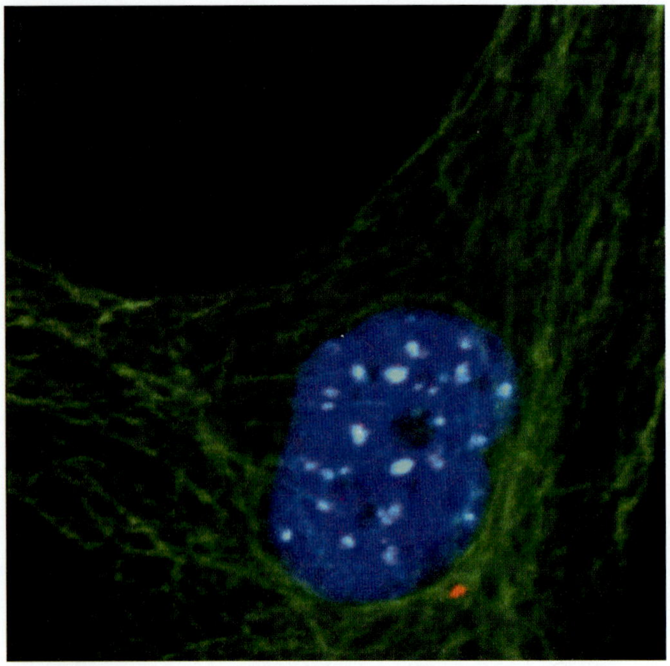

그림 2.49 형광염료(fluorescent dye)를 사용하여 염색한 미세관(microtubule). 이 면역형광염색공초점현미경사진(confocal immunofluorescent image)에서는 조직배양(tissue culture) 중인 상피세포(epithelial cell)에 있는 미세관의 구성을 볼 수 있다. 이 경우에는 표본을 튜불린(tubulin, *녹색*), 센트린(centrin, *빨강*), 동원체(kinetochore, *하늘색*)와 반응하는 세 가지 일차항체(primary antibody)를 사용하여 면역염색(immunostain)하였고, 이들 일차항체와 반응하는 세 가지 다른 형광물질로 표지된 이차항체(secondary antibody)의 혼합액에서 반응시켰다. 세포핵(nucleus)은 DNA 이중나선(double helix)과 결합하는 형광분자(*짙은 파랑*)로 염색하였다. 핵 가까이에 놓인 미세관형성중심(MTOC) 즉, 중심체(centrosome, *빨강*)에 미세관이 집중되어 있음을 주목할 것. 크고 복제되지 않은 동원체와 더 작은 복제된 한 쌍의 동원체가 모두 존재함을 볼 때 이 세포는 세포주기(cell cycle)의 합성기(S phase)에 있음을 알 수 있다. ×3,000. (Drs. Wilma L. Lingle and Vivian A. Negron 제공.)

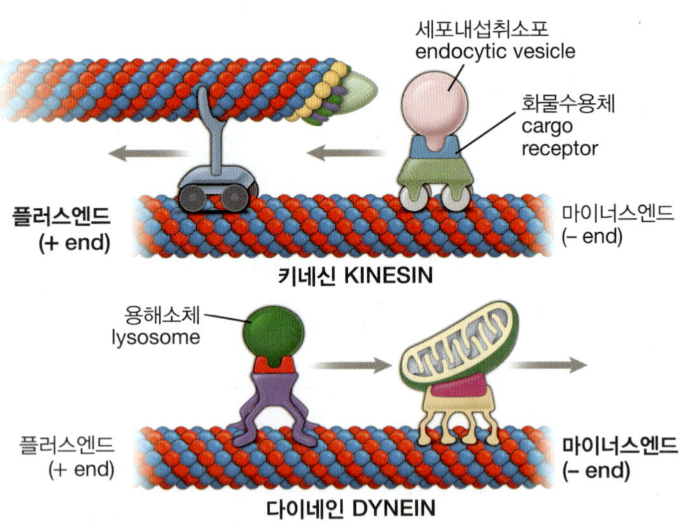

그림 2.50 미세관과 협동하는 분자적운동단백질(molecular motor protein). 미세관은 분자적운동단백질(molecular motor protein)의 길잡이 역할을 한다. ATP로 가동되는 이들 미세관연관운동단백질(microtubule-associated motor protein)은 세포소기관처럼 이동하는 구조에 부착하며 미세관의 선로를 따라서 이동한다. 확인된 두 종류의 운동성 분자 중에서 다이네인(dynein)은 미세관의 마이너스말단(minus [−] end), 즉 세포의 중심을 향하여 이동하며, 키네신(kinesin)은 플러스말단(plus [+] end), 세포의 주변부를 향하여 이동한다.

만 이동하는 데 관여한다.

- **다이네인**(dynein)은 운동성 단백질 분자의 한 군이다. 이들은 미세관을 따라 **마이너스말단**(minus [−] end)**을 향하여** 이동한다. 따라서, **세포질 다이네인**(cytoplasmic dynein)은 세포소기관을 세포 주변부에서부터 미세관형성중심(MTOC)으로 운반할 수 있다. 다이네인 군의 다른 하나는, 섬모(cilia)와 편모(flagella)에 있는 **축미세관 다이네인**(axonemal dynein)이다. 이것은 축미세관(axoneme)에서 하나의 미세관이 인접한 미세관에 대해 활주운동을 가능하게 한다.
- **키네신**(kinesin)은 또 다른 군의 운동단백질로서, 미세관을 따라 **플러스말단**(plus [+] end)**을 향하여** 이동한다. 따라서 이들은 세포소기관을 세포 중심에서 세포 주변부로 운반한다.

다이네인과 키네신은 유사분열(mitosis) 및 감수분열(meiosis)에 함께 관여한다. 다이네인의 역할은 염색체를 유사분열방추(mitotic spindle)의 미세관을 따라 운반하는 것이다. 이와 동시에 키네신은 극미세관(polar microtubule)의 운동에 관여한다. 한 쪽 방추극(spindle pole)에서 뻗어 나온 미세관들은 중기판(metaphase plate)을 넘어 반대쪽 방추극에서 뻗은 미세관들과 겹쳐 있다. 키네신은 이 미세관들 사이에 위치하면서 겹친 부분이 줄어들도록 활주운동(sliding movement)을 일으키며 이로 인하여 양쪽 방추극은 딸세포(daughter cell)쪽으로 서로 멀어지게 된다(그림 2.51).

액틴미세섬유(Actin Filament)

액틴미세섬유는 거의 모든 세포에 존재한다.

액틴(actin) 분자는 분자량이 42 kDa로서 매우 풍부하게 존재하며, 근세포가 아닌 일부 세포의 경우 단백질 전체 분량의 20%를 구성하기도 한다(그림 2.52). 미세관을 이루는 튜불린과 마찬가지로, 액틴 분자도 중합(polymerization)에 의해 자발적으로 조립하며 나선형배열(helical array)을 이루어 직경이 6~8 nm인 미세섬유를 형성한다. 이들은 미세관보다 더 가늘고, 짧으며, 더 유연하다. 결합하지 않은 상태의 세포질내의 액틴 분자를 **G액틴**(구형액틴, G-actin, globular actin)이라 하고 이와 달리 중합되어 미세섬유를 이루는 액틴을 **F액틴**(F-actin, **미세섬유액틴** filamentous actin)이라 한다. 액틴미세섬유(actin filament), 즉 마이크로필라멘트(microfilament)는 극성(polarity)을 띤 구조이다. 길이 성장이 빠른 말단을 **플러스말단**(plus end, barbed end), 느린 말단을 **마이너스말단**(minus end, pointed end)이라 한다.

액틴은 액틴미세섬유의 플러스말단에 첨가되며, 마이너스말단으로부터 유리된다.

액틴중합(actin polymerization)은 동적 과정으로서 액틴미세섬유

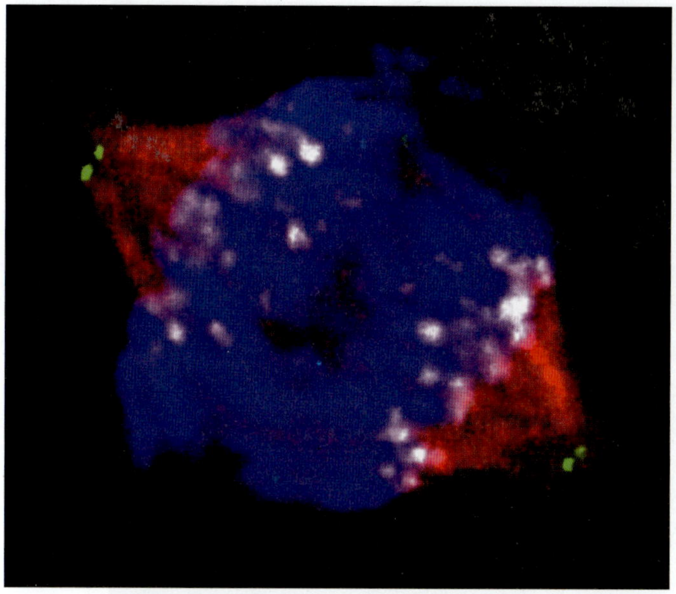

그림 2.51 유사분열방추(mitotic spindle) 안에서 키네신유사 운동단백질(kinesin-like motor protein)의 분포. 유사분열(mitosis) 후기(anaphase)에 있는 유선(mammary gland) 상피세포(epithelial cell)의 면역형광염색공초점현미경사진(confocal immunofluorescent image)이다. 각각의 유사분열방추극(mitotic spindle pole)에는 두 개의 중심소체(centriole, 녹색)가 있다. Eg5(*빨강*)라는 유사분열특이적 키네신유사분자(mitosis-specific kinesin-like molecule)는 동원체(kinetochore, *흰색*)를 방추극에 이어주는 유사분열방추미세관(mitotic spindle microtubule)의 일부와 관계가 있다. Eg5의 운동 기능은 자매염색체(sister chromatid, *파랑*)를 딸세포(daughter cell)로 분리하는 데 필요하다. 이 세포를 먼저 Eg5(*빨강*), 센트린(centrin, 녹색), 동원체(kinetochore, *흰색*)와 반응하는 세 가지 일차항체(primary antibody)로 면역염색(immunostain)한 후에 각각의 일차항체와 반응하는 형광물질로 표지된 이차항체(secondary antibody)에 반응시켰다. 염색체(chromosome)는 DNA 이중나선(double helix)과 반응하는 형광염료로 염색하였다. ×3,500. (Drs. Wilma L. Lingle and Vivian A. Negron 제공.)

의 플러스말단(plus end)에서 주로 일어나며 칼륨이온(K^+), 마그네슘이온(Mg^{2+}), ATP 등을 필요로 한다. 각각의 G액틴 분자가 미세섬유에 중합된 후에 ATP는 ADP로 가수분해(hydrolysis)된다. 그러나 ATP로부터 가수분해된 인산염(phosphate)은 즉시 분리되지 않으며, 미세섬유는 ADP가 부착된 일시적 형태의 액틴과 결합하지 않은 인산염이 공존하는 상태로 얼마간 유지된다(그림 2.53).

정상적인 조건에서 G액틴분자는 액틴미세섬유의 플러스말단(plus end)에 첨가되며, 마이너스말단(minus end)으로부터 유리된다. 그러므로 플러스말단에 첨가된 각각의 새로운 G액틴분자는 그 다음에 또 다른 액틴분자가 첨가되면서 액틴미세섬유의 길이를 따라 운반되고 결국 마이너스말단(minus end)에서 액틴 미세섬유로부터 분리된다. 이런 현상을 답차현상(트레드밀링, treadmilling)이라 한다(그림 5.5 참조).

새로운 G액틴이 플러스말단에 첨가되는 속도가 마이너스말단에서 분리되는 속도보다 빠르면 액틴미세섬유는 길이가 늘어난다. 반대로, G액틴이 첨가되는 속도보다 분리되는 속도가 빠르면 미세섬유는 길이가 줄어드는 양상을 보인다. G액틴이 첨가되는 속도와 분리되는 속도가 동일하면 미세섬유의 길이는 변함없이 유지된다. 이런 상태를 답차현상항정상태(steady state of treadmilling)라고 한다.

중합과정의 조절은 G액틴의 국소적 농도와 중합을 촉진 또는 저해하는 액틴결합단백질(actin-binding protein, ABP)과의 상호작용에 달려 있다.

버섯, 곰팡이, 해면류에서 분리된 천연 독소 중에는 액틴미세섬유와 결합하여 이들의 중합과 해중합에 영향을 미치는 것들이 있다. **팔로이딘**(phalloidin)은 7개의 아미노산으로 이루어진 폴리펩타이드로서 알광대버섯(팔로이드버섯, *Amanita phalloides*, death cap mushroom)에 존재하며, 인접한 액틴 분자 사이를 고정시킴으로써 액틴미세섬유의 해체를 차단한다. 이 독소는 F액틴과 매우 강하게 결합하므로 여기에 형광물질을 표지하여 액틴미세섬유를 광학적으로 가시화하는 염료로 사용하기도 한다. **시토칼라신**(cytochalasin)은 다양한 종류의 진균(fungus)에서 생성되며 액틴미세섬유의 플러스말단에 결합하여 섬유의 조립과 해체를 차단한다. **라트렁큘린A**(Latrunculin A)은 홍해에 서식하는 도둑나팔해면(*Latrunculia magnifica*, Red Sea sponge)에서 생산되며 G액틴 단량체과 결합하여 액틴미세섬유로 중합되는 것을 막는다. **재스플라키놀리드**(jasplakinolide)는 피지(Fiji) 및 팔라우섬(Palau island)에 서식하는 별해면과에 속하는 Jaspis해면(*Jaspis johnstoni*)에서 분리된 저분자 물질로서 액틴 단량체를 안정화하여 액틴미세섬유로 중합되는 것을 촉진한다.

액틴결합단백질(actin-binding protein)은 액틴미세섬유의 조립, 해체, 조성에 관여한다.

액틴미세섬유의 중합 속도를 조절하는 것 외에 액틴결합단백질(ABP)은 미세섬유의 조성에도 관여한다. 예를 들어 많은 단백질이 액틴미세섬유를 변형시킬 수 있고, 액틴미세섬유가 다양한 특징을 갖도록 섬유에 작용하기도 한다.

- **액틴결속단백질**(actin-bundling protein)은 평행하게 배열된 액틴미세섬유 사이에 교차결합(cross-link)을 생성함으로써 액틴미세섬유다발(actin filament bundle)을 만든다. 대표적인 예는 미세융모(microvillus)로서 여기에는 액틴미세섬유가 액틴결속단백질인 **파씬**(fascin) 및 **핌브린**(fimbrin)에 의해 교차결합을 이루고 있다. 미세융모는 이 교차결합에 의해 지지되며 이로 인하여 굳건한 특성을 지니게 된다.
- **액틴미세섬유절단단백질**(actin filament-severing protein)은 긴 액틴미세섬유를 잘라 작은 조각으로 만든다. 이런 단백질의 한 예는 액틴결합단백질의 하나인 **겔솔린**(gelsolin, 90 kDa)으로서 정상적으로는 액틴중합(actin polymerization)을 유발하지만, 높은 칼슘이온 농도(Ca^{2+} concentration)에서는 액틴미세섬유를 절단하고 중합을 차단하여, 액틴겔(actin gel)을 액체상태로 변환한다. 액틴 세포골격의 신속한 재형성에 관여하는 **코필린**(cofilin,

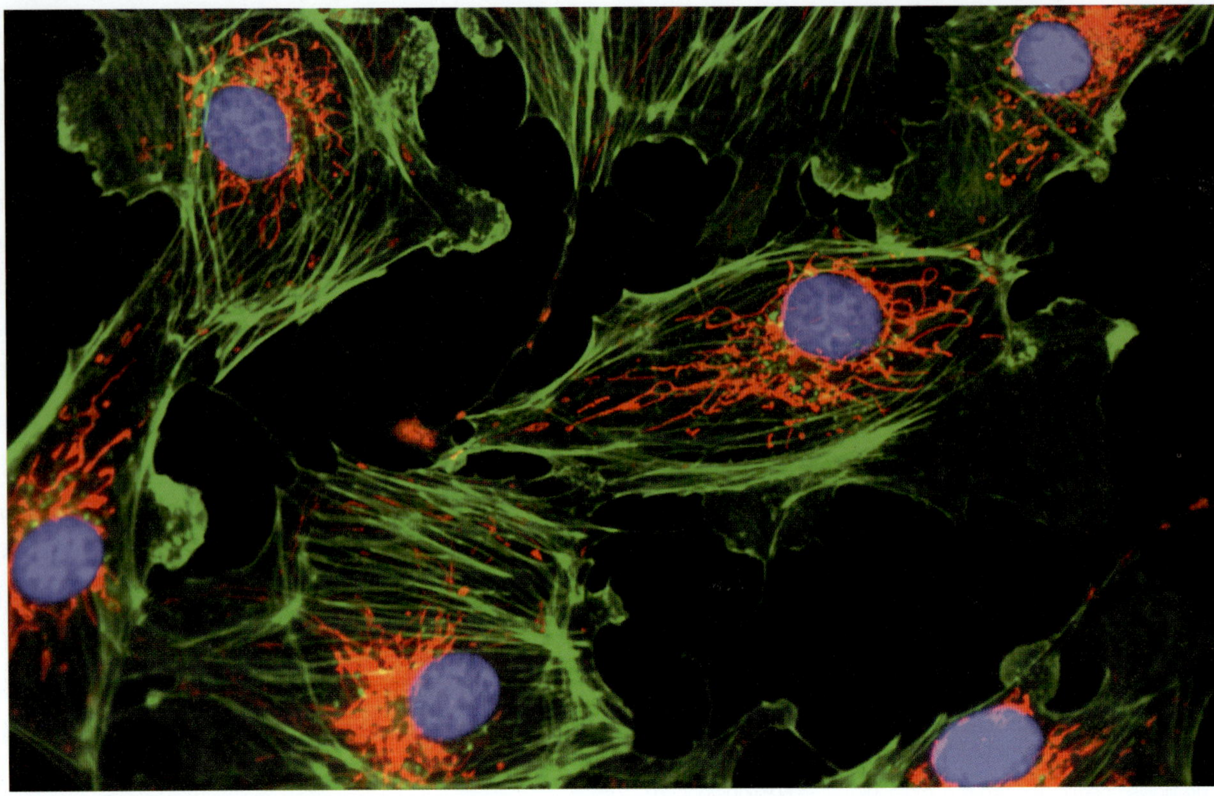

그림 2.52 배양(culture)한 폐동맥 내피세포(endothelial cell)에서 액틴미세섬유(actin filament)의 분포. 세포를 고정한 후 플루오레세인 형광염료(fluorescein dye)를 부착시킨 NDB팔라시딘염색(NDB phallacidin stain)을 시행하였다. 팔라시딘은 액틴미세섬유와 결합하여 이를 안정화함으로써, 이들의 해중합(depolymerization)을 막는다. 세포 주변부의 형질막(plasma membrane) 바로 밑에 액틴미세섬유가 집중되어 있는 것을 확인할 것. 이들 세포에는 두 가지 염색 방법을 추가적으로 시행하였다. 미토트래커레드(MitoTracker Red)와 같은 미토콘드리아 선택성 염료(mitochondria-selective dye)를 사용하여 세포 중앙에 있는 미토콘드리아(*붉은색*)를 염색하여 가시화하였으며, 다피염색(DAPI stain)은 핵DNA(nuclear DNA)와 반응하여 핵이 *청색* 형광(fluorescence)을 띠도록 한다. ×3,000. (Molecular Probes, Inc., Eugene, OR 제공.)

18-kDa)이라는 단백질은 액틴미세섬유를 절단하여 중합과 해중합에 모두 사용이 가능한 결합하지 않은 상태의 플러스말단과 마이너스말단을 발생시킨다.

- **액틴차폐단백질**(actin-capping protein)은 액틴미세섬유의 자유 종말에 부착함으로써 액틴 분자의 추가적인 첨가를 차단한다. 이런 단백질에는 **트로포모듈린**(tropomodulin)이 있으며, 골격근세포(skeletal muscle cell) 및 심장근세포(cardiac muscle cell)에서 추출할 수 있다. 트로포모듈린은 액틴 미오필라멘트(myofilament)의 자유종말(free end)과 결합하여, 근섬유분절(sarcomere)에서 이 미세섬유의 길이를 조절한다.

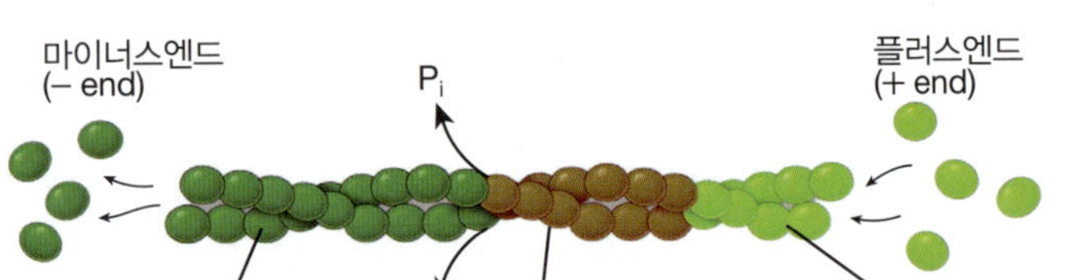

그림 2.53 액틴미세섬유의 중합. 액틴미세섬유(actin filament)는 극성을 띠는(polarized) 구조이다. 빠른 길이 성장을 보이는 이들의 한쪽 끝을 *플러스말단(plus end, barbed end)*이라 하며, 천천히 길이가 연장되는 다른 쪽 끝을 *마이너스말단(minus end, pointed end)*이라고 한다. 동적 과정(dynamic process)인 액틴 중합(polymerization)에는 에너지원인 아데노신삼인산(*ATP*) 분자가 필요하다. ATP는 G액틴(G-actin) 분자가 미세섬유에 추가된 다음에는 가수분해되어 아데노신이인산(*ADP*)이 된다. 인산염(phosphate group)은 즉시 분리되지 않으며 따라서 아데노신이인산무기인산(ADP-P_i)과 결합한 액틴의 일과성 형태(transient form)를 미세섬유에서 검출할 수 있다.

- **액틴교차결합단백질**(actin cross-linking protein)은 액틴미세섬유가 서로 교차결합(cross-link)을 이루게 하는 데 관여한다. 이런 단백질은 적혈구의 세포골격에서 발견된다. **스펙트린**(spectrin), **어두씬**(adducin), **단백질 4.1**(protein 4.1), **단백질 4.9**(protein 4.9) 등 많은 단백질이 액틴미세섬유의 교차결합에 관여한다.
- **액틴운동단백질**(actin motor protein)은 미오신(myosin) 단백질 군의 하나로서, ATP의 가수분해를 통해 얻은 에너지를 사용하여 액틴미세섬유를 따라 마이너스말단에서 플러스말단으로 이동한다. 근세포(muscle cell)와 같은 일부 세포의 경우 액틴미세섬유의 크기, 양, 미세섬유의 특성 뿐만 아니라 이들이 함유한 액틴운동단백질에도 특징이 있다. 근세포에는 두 종류의 미세섬유(filament), 즉 **미오필라멘트**(myofilament)가 있다. 하나는 **가는미세섬유**(thin filament)라고 하는 6~8 nm 액틴미세섬유(actin filament)이며(그림 2.54), 다른 하나는 근세포의 대부분을 이루는 단백질로서 **굵은미세섬유**(thick filament)라고 하는 15 nm 미세섬유인 미오신II이다. **미오신II**(myosin II) 분자는 두 개의 머리

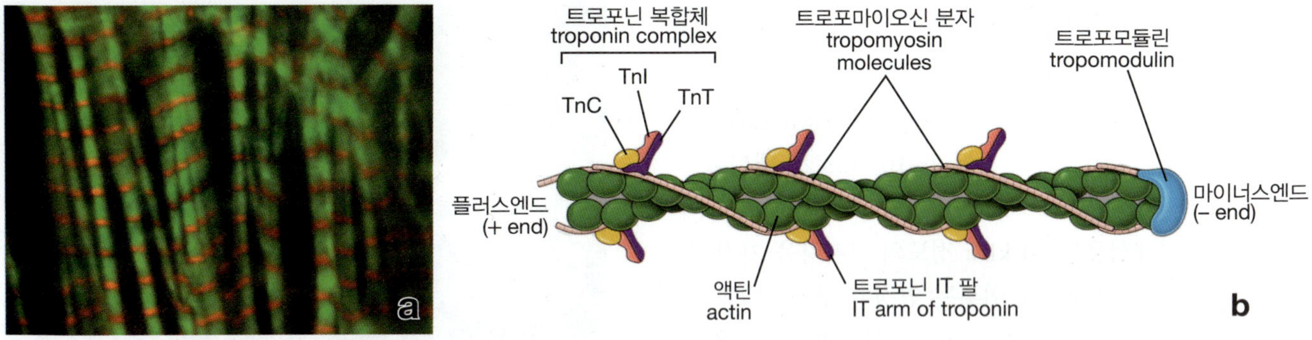

그림 2.54 심근세포에서 가는미세섬유의 구성과 구조. **a.** 닭 심근세포(cardiac myocyte)의 가는미세섬유(thin filament)를 보여주기 위해 액틴(actin, *녹색*)을, 가는미세섬유의 서서히 자라는 마이너스(–)말단의 위치를 보여주기 위해 트로포모듈린(tropomodulin, *빨강*)을 염색한 면역형광염색(immunofluorescence) 현미경사진이다. 근섬유분절(sarcomere)에서 가는미세섬유의 길이와 배열이 일정하기 때문에 트로포모듈린은 규칙적인 줄무늬로 나타난다. ×320. **b.** 가는미세섬유의 모식도. 가는미세섬유의 극성은 빨리 자라는 플러스(+)말단과 서서히 자라는 마이너스(–)말단으로 표시하였으며, 명확한 이해를 위해 가는미세섬유 전체 중 일부분 만을 선택하였다. 트로포모듈린은 서서히 자라는 마이너스말단에서 액틴과 트로포마이오신(tropomyosin)에 결합하고 있다. 트로포닌복합체(troponin complex)는 가는미세섬유 길이를 따라 액틴단량체(actin monomer) 7개마다 한 개씩 트로포마이오신 분자와 결합한다. (Drs. Velia F. Fowler and Ryan Littlefield 제공)

와 긴 막대같은 꼬리가 있다. 근육수축(muscle contraction)에서 액틴, 미오신 및 다른 액틴결합단백질(ABP) 사이의 특징적인 구조 및 기능적 연관성은 11장(근육조직, 389~393쪽)에서 설명하였다.

미오신II 외에도, 근세포가 아닌 세포에는 **미오신I**(myosin I)이 있으며, 이것은 하나의 구형도메인(globular domain)과 다른 분자 및 소기관에 부착하는 짧은 꼬리로 구성된 단백질이다. 많은 연구를 통해서 멜라닌세포(melanocyte), 신장과 장(intestine)의 흡수세포(absorptive cell), 신경의 성장원추(growth cone), 속귀(inner ear)의 털세포(hair cell)와 같은 여러 세포에서 세포의 운동 기능에 관여하는 다양한 미오신동형(myosin isoform)이 존재하는 것으로 밝혀졌다.

액틴미세섬유는 세포의 다양한 기능에 관여한다.

액틴미세섬유(actin filament)는 형질막 가까이에서 다발을 이루는 경우가 많다. 형질막과 관련된 액틴미세섬유의 기능은 다음과 같다.

- **막단백질의 고정과 이동.** 액틴미세섬유는 세포 전체를 통해 입체적인 그물구조의 형태로 분포하며, 초점부착(focal adhesion)과 같은 특수한 세포연접(cell junction)에 고정물의 역할을 한다.
- 흡수상피세포(absorptive epithelial cell) 표면에 있는 **미세융모**(microvilli) **내부의 중심 구조 형성.** 액틴미세섬유는 세포의 자유표면의 형태를 유지하는 기능을 하며, 특히 액틴미세섬유로 이루어진 **종말망**(terminal web)은 세포 표면의 장력케이블의 역할을 한다.
- **세포의 이동**(locomotion). 세포의 이동은 액틴미세섬유의 성장말단에서 중합(polymerization)의 결과로 얻어진 동력에 의해 일어난다. 이런 기전은 특히 침습종양(invasive tumor)과 같은 암에서 변형된 세포가 이동할 때 많이 사용한다. 세포가 진행하는 쪽 세포질 가장 끝부분인 **진행연**(선두연, leading edge)에서 액틴의 중합이 일어나며 이로 인해 액틴섬유가 길어지면서 형질막을 앞으로 밀어내는 방식을 통해 세포는 표면에서 돌기를 뻗는다. 이동 방향의 액틴미세섬유는 계속 연장되지만 반대쪽 부분의 **수축연**(후미연, trailing edge, tail)에서는 액틴의 해중합(depolymerization)이 일어나서 세포질이 수축된다. 이동하는 세포가 나아가는 방향으로 뻗은 세포질 돌기의 끝부분을 **층판위족**(lamellipodium, 복수형 -ia)이라 한다. 그 내부에는 형질막을 향하고 있는 액틴미세섬유 다발의 플러스말단이 끊임없이 연장되고 있다.
- **세포돌기**(cell process)**의 연장.** 이들 세포돌기는 표면에 **세사위족**(filopodium, 복수형 -ia)이라는 작은 돌출 구조를 보이는 여러 세포에서 관찰된다. 층판위족(lamellipodium)과 마찬가지로, 세사위족에는 10~20가닥의 액틴미세섬유가 같은 방향으로 느슨하게 조직된 집합체를 이루며, 이 경우에도 플러스말단은 형질막을 향한다. 액틴미세섬유는 또한 세포질유동(cytoplasmic streaming)에도 매우 중요하며, 이것은 배양세포(cultured cell)에서 자주 관찰되는, 액체가 흐르는 것과 비슷한 운동이다.

리스테리아증(listeriosis)이라는 감염(infection)의 원인인 세균 리스테리아모노사이토게네스(*Listeria monocytogenes*)는 세포에 침투한 후 세포의 액틴 중합 기능을 탈취하여 세포 내에서의 이동뿐만 아니라 조직을 따라 전파되는 과정에도 사용한다. 이 병균은 숙주(host)의 포식소체(phagosome) 안으로 내재화(internalization)된 다음(그림 2.24 참조), 포식소체의 막을 파괴하고 세포질로 탈출한다. 숙주세포의 세포질 안에서 세균의 한쪽 말단이 액틴미세섬유 ... 을 유발하면, 중합된 액틴미세섬유에 의해 이 세균을 ... 켓과 같이 액틴섬유를 독특한 형태의 연기자국 ... 발사된다. 액틴 중합을 이용하여 숙주 ... 세균은 이를 통해 다음 세포로 건 ...

중간미세섬유(Intermediate Filament)

중간미세섬유(intermediate filament)는 지지 또는 일반적인 구조 형성 역할을 담당한다. 밧줄 같은 이들 미세섬유에 중간(intermediate)이라는 명칭이 붙은 이유는 이들의 직경이 8~10 nm로서 액틴미세섬유(actin filament)와 미세관(microtubule)의 중간 크기이기 때문이다. 거의 모든 중간미세섬유는 50 kDa 정도의 분자량을 가진 소단위로 구성된다. 중간미세섬유를 이루는 안정된 구조단백질 중 대다수가 유전자 변형(genetic modification)이 거의 일어나지 않아 보존성이 매우 높은 효소에서 진화하였다는 증거도 일부에서 발견된다.

중간미세섬유는 비극성이고 다양성이 매우 큰 소단위가 모여 형성된다.

마이크로필라멘트(microfilament)나 미세관과는 달리, 중간미세섬유 단백질 소단위는 다양성(diversity)과 조직특이성(tissue specificity)이 상당히 크다. 또한 효소활성(enzymatic activity)이 없는 비극성(nonpolar) 미세섬유를 형성한다. 대부분의 미세관과 액틴미세섬유의 전형적 특징인, 끊임없이 제거되고 재생되는 현상은 나타내지 않는다. 이런 이유 때문에, 중간미세섬유는 세포 안에서 구조 형성에 있어서 주요 기능을 담당하며, 또 세포질, 핵, 세포외 섬유를 연결하여 조직 차원의 연속체를 구성하는 데 기여할 것으로 생각된다(그림 2.55).

중간미세섬유 단백질(intermediate filament protein)의 특징은 고도로 보존된 중앙의 **간상도메인**(rod-shaped domain)과 양쪽 끝부분에 위치하는 매우 변이가 심한 **구형도메인**(globular domain)이 있는 것이다(그림 2.56). 여러 종류의 중간미세섬유는 간상도메인의 아미노산 서열에 있어 차이를 보이며, 분자량에 있어서도 약간의 편차가 있지만, 미세섬유의 자가조립(self-assembly)에 꼭 필요한 상동부위(homologous region)를 모두 가지고 있다. 중간미세섬유는 한 쌍의 **나선형단량체**(helical monomer)가 다시 서로 꼬여서 이루는 **중복나선이량체**(coiled-coil dimer)에서부터 조립이 시작된다. 두 개의 중복나선이량체는 평행하지만 반대 방향을 지향하는 반대평행방식(antiparallel fashion)으로 또 다시 서로 꼬여 두 개의 중복나선이량체로 이루어진 **말단편차사량체**(staggered tetramer)를 형성함으로써, 중간미세섬유의 비극성단위(nonpolarized unit)가 만들어진다(그림 2.56 참조). 이렇게 형성된 각각의 사량체는 기본 단위가 되어 미세섬유의 축과 평행하게 배열된다. 사량체의 끝은 서로 연결되어 미 섬유의 자유 종말(free end)을 형성한다. 이와 같은 조립 과정의 미세섬유로 가득 채워진 들쭉날쭉한 끝부분을 가진 안정적 섬유가 생성되며, 이를 이루는 인접한 사량체들 사이 eral binding)을 유발하는 상호작용을 통해서 섬유는

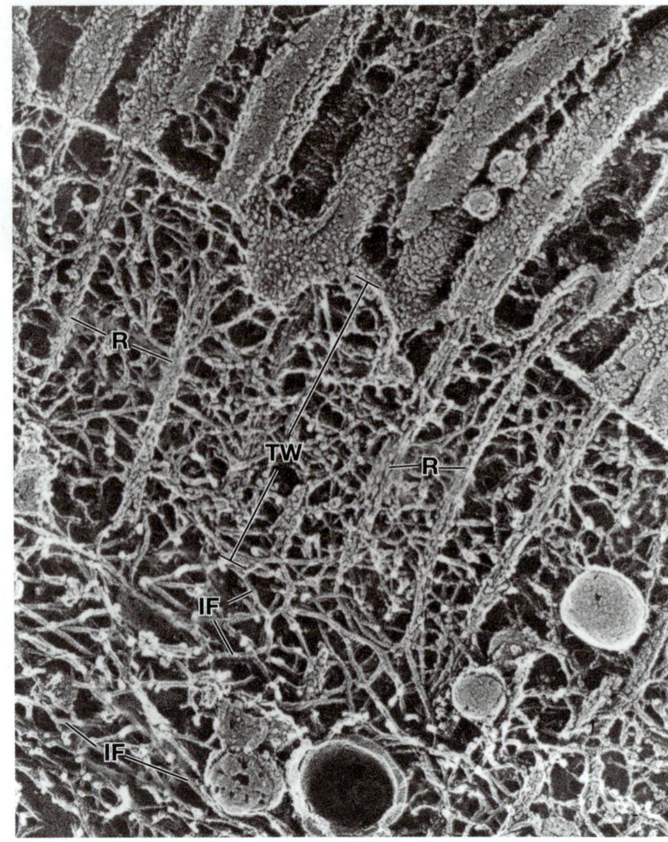

그림 2.55 상피세포 자유표면의 중간미세섬유를 보여주는 전자현미경사진. 신속냉동딥에치기법(quick-freeze deep-etch technique)을 사용해서 얻은 이 전자현미경사진에서는 상피세포(epithelial cell)의 종말망(terminal web, *TW*)과 그 기저를 이루는 중간미세섬유(intermediate filament, *IF*)가 관찰된다. 미세융모(microvilli)에서 뻗은 길고 곧은 액틴미세섬유(actin filament) 중심(core), 즉 세근(rootlet, *R*)은 액틴결합단백질(actin-binding protein)을 함유한 액틴미세섬유의 밀집된 그물구조에 의해 교차연결(crosslink)을 형성하고 있다. 미세융모의 액틴미세섬유를 고정하는 종말망 아래에서도 중간미세섬유의 그물구조가 관찰된다. ×47,000. (Hirokawa N, Keller TC 3rd, Chasan R, Mooseker MS. Mechanism of brush border contractility studied by the quick-freeze, deep-etch method. *J Cell Biol* 1983;96:1325–1336에서 저자 허락하에 인용.)

중간미세섬유는 다양한 세포에서 발견되는 세포골격 성분의 이질적 군이다.

중간미세섬유(intermediate filament)는 기본 유전자 구조, 단백질 성분, 분포하는 세포에 따라 여섯 가지 군으로 분류한다(표 2.3).

- **Classes 1 및 2.** 중간미세섬유 중에서 가장 다양성이 큰 군이며 **케라틴**(각질, keratin, cytokeratin)이라 일컫는다. 이 군에는 서로 다른 50가지 이상의 동형(isoform)이 존재하며, 중간미세섬유의 대부분을 차지한다. 인간 중간미세섬유의 전체 유전자 약 70개 중에서 54개의 유전자가 케라틴 분자를 발현시키는 데 관여한다. 케라틴은 이종중합체(heteropolymer)로만 조립되며, 이때 **산성세포케라틴**(acid cytokeratin, class 1)과 **염기성세포케라틴**(basic cytokeratin, class 2) 분자가 하나씩 만나 이종이량체(heterodimer)를 형성한다. 개별적인 케라틴 이량체는 특

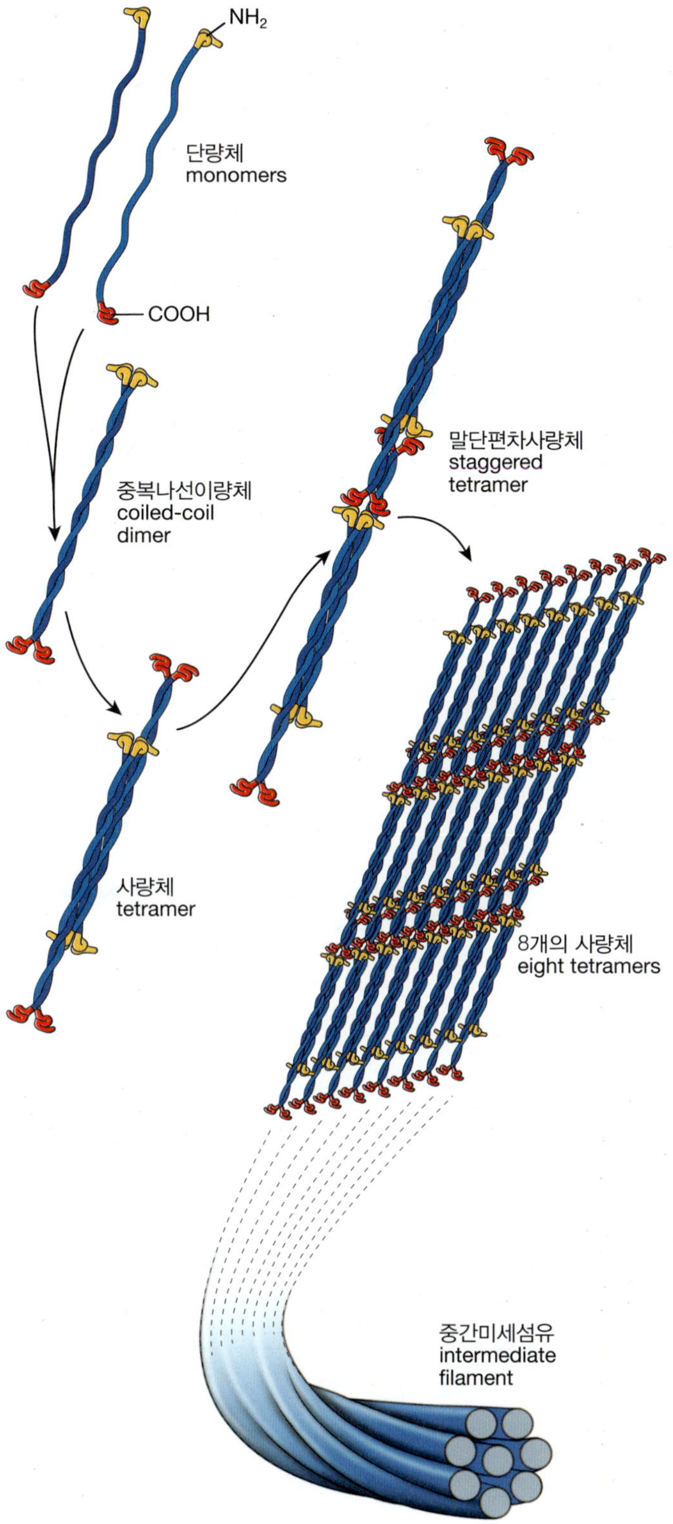

그림 2.56 중간미세섬유의 구조와 중합(polymerization). 중간미세섬유(intermediate filament)는 평행하게 배열된 한 쌍의 단량체(monomer)가 서로 꼬이면서 안정적인 이량체(dimer)로 자가조립(self-assembly)됨으로써 형성된다. 두 개의 중복나선이량체(coiled-coil dimer)는 서로에 대해 평행하지만 반대 방향을 지향하는 반대평행방식(antiparallel fashion)으로 한 번 더 꼬여서 말단편차사량체(staggered tetramer)를 형성한다. 이 사량체는 중간미세섬유의 비극성단위(nonpolarized unit)가 된다. 구조적 단위인 각각의 사량체는 미세섬유의 축과 평행하게 배열되면서 길이 성장이 일어나는 자유종말쪽 말단과 결합한다. 들쭉날쭉한 말단의 나선형 배열 구조에 인접한 사량체 사이의 외측결합력(lateral binding interaction)이 더해지면서 섬유는 더욱 안정화된다.

정한 상피(epithelium) 유형의 특징이 된다. 하지만 일부 상피세포(epithelial cell)는 한 종류 이상을 발현할 수도 있다. 케라틴미세섬유(keratin filament)는 상피성으로 기원하는 다른 세포에서도 발견된다. 새로운 명명법에 의하면, 케라틴은 세 개의 발현군(expression group)으로 나뉜다. 이들은 **단층상피**(simple epithelium) **케라틴**(keratin), **중층상피**(stratified epithelium) **케라틴**, **경성케라틴**(hard keratin)이라고도 하는 **구조적케라틴**(structural keratin)이다. 세 번째 것은 피부부속기관(skin appendage)인 털과 손 · 발톱에서 발견된다. 케라틴 미세섬유는 상피세포의 세포질에 널리 퍼져 있으며, 부착반점(desmosome)을 통해 인접한 세포의 케라틴미세섬유와도 연결된다. 케라틴소단위(keratin subunit)는 다른 종류의 중간미세섬유와는 중합하지 않는다. 따라서 이들은 뚜렷한 세포특이적(cell-specific) 및 조직특이적 인식체계(tissue-specific recognition system)를 갖고 있다.

- Class 3. 이 군에는 네 종류의 단백질이 있다. 이들은 몸에서 가장 광범위하게 분포하는 중간미세섬유 단백질인 **비멘틴**(vimentin) 및 비멘틴과 유사한 단백질에 속하는 **데스민**(desmin), **아교세포원섬유산성단백질**(glial fibrillary acidic protein, GFAP), **페리페린**(peripherin)이다. 이들은 여러 종류의 세포에서 발견되는 다양한 세포질 미세섬유군을 구성한다. 케라틴(keratin)과는 달리, 데스민을 제외한 class 3 단백질은 한 종류의 단백질로 이루어진 동종중합체미세섬유(homopolymeric filament)를 형성하는 편이다. 비멘틴은 섬유모세포(fibroblast)를 비롯하여 모든 중배엽기원세포(mesoderm-derived cell)에서 가장 풍부하게 존재하는 중간미세섬유이다(그림 2.57). 데스민은 특징적으로 근세포(muscle cell)에서 관찰된다. 아교세포원섬유산성단백질(GFAP)은 신경아교세포(glial cell)에서 발견되며, 특히 별아교세포(astrocyte)에 특이성을 갖는다. 페리페린은 여러 말초신경세포(peripheral nerve cell)에서 발견된다.
- Class 4. 이 군을 예전부터 **신경미세섬유**(neurofilament)라고 한 이유는 신경세포의 축삭에서 주로 발현되는 중간미세섬유 단백질이 이 군에 포함되기 때문이다. 신경미세섬유 단백질에는 분자량이 다른 세 종류가 있으며, 분자량이 작은 **L신경미세섬유**(NF-L), 분자량이 중간 정도인 **M신경미세섬유**(NF-M), 분자량이 큰 **H신경미세섬유**(NF-H)로 분류된다. 이들은 서로 중합하여 이종이량체(heterodimer)를 형성하며 그 중 한 단백질 분자는 NF-L이고 다른 하나는 나머지 두 단백질 중 하나이다. 세 단백질 모두 세포체(cell body)에서 축삭 및 가지돌기의 끝까지 퍼져 있는 신경미세섬유를 형성함으로써 신경세포를 구조적으로 지지한다. 그러나 class 4 단백질의 유전자는 또한 여러 가지 다른 중간미세섬유 단백질의 유전정보도 가지고 있다. 여기에는 신경세포의 **네스틴**(nestin)과 **알파인터넥신**(α-internexin)뿐만 아니라, 근세포(muscle cell)의 **시네민**(synemin), **신코일린**

표 2.3 중간미세섬유(Intermediate Filament)의 종류와 발견되는 곳 및 관련 질병

단백질 종류	분자량(kDa)	발견되는 곳	관련 질병
Class 1, 2: 케라틴(keratin)			
산성세포케라틴 (acid cytokeratins)	40~64	모든 상피세포(epithelial cell)	단순수포표피박리증 (Epidermolysis bullosa simplex)
염기성세포케라틴 (basic cytokeratins)	52~68	모든 상피세포(epithelial cell)	케라틴 돌연변이로 인한 각피증(keratoderma) 질환 미이즈만각막이상증(Meesman corneal dystrophy)
Class 3: 비멘틴(vimentin) 및 비멘틴 유사 군			
비멘틴(vimentin)	55	내피세포(endothelial cell), 근섬유모세포(myofibroblast), 일부 평활근세포(smooth muscle cell)를 포함하는 중간엽(mesenchyme) 기원 세포와 신경외배엽기원(neuroectoderm) 기원 일부 세포	데스민관련근육병증(desmin-related myopathy, DRM) 확장심근병증(dilated cardiomyopathy) 알렉산더병(Alexander disease) 근위축측삭경화증(amyotrophic lateral sclerosis, ALS)
데스민(desmin)	53	근세포(muscle cell) 네스틴(nestin), 시네민(synemin), 파라네민(paranemin)과 조립(coassemble)	
아교세포원섬유산성단백질 (glial fibrillary acidic protein, GFAP)	50~52	신경아교세포(neuroglial cell)(주로 별아교세포[astrocyte] 및 뇌실막세포[ependymal cell]에도 적은 양 존재), 슈반세포(Schwann cell), 장아교세포(enteric glial cell), 감각신경절(sensory ganglia)의 위성세포(satellite cell), 뇌하수체세포(pituicyte)	
페리페린(peripherin)	54	말초신경세포(peripheral neuron)	
Class 4: 신경미세섬유(Neurofilaments)			
신경미세섬유 L (neurofilament L, NF-L)	68	신경세포(Neuron) NF-M 또는 NF-H와 조립	샤르코-마리-투스병(Charcot-Marie-Tooth disease) 파킨슨병(Parkinson disease)
신경미세섬유 M (neurofilament M, NF-M)	110	신경세포(Neuron) NF-L과 조립	
신경미세섬유 H (neurofilament H, NF-H)	130	신경세포(neuron) NF-L과 조립	
네스틴(nestin)	240	신경줄기세포(neural stem cell), 일부 신경외배엽기원(neuroectodermal origin) 세포, 근세포(muscle cell) 데스민(desmin)과 조립	
알파인터넥신(α-internexin)	68	신경세포(neuron)	
시네민(synemin) α/β^{a}	182	근세포(muscle cell) 데스민(desmin)과 조립	
신코일린(syncoilin)	64	근세포(muscle cell)	
파라네민(paranemin)	178	근세포(muscle cell) 데스민(desmin)과 조립	
Class 5: 라민(Lamin)			
라민(lamin) A/C[b]	62~72	핵(nucleus)이 있는 모든 세포의 핵	에머리-드레이푸스근육디스트로피(Emery-Dreyfuss muscular dystrophy)
라민(lamin) B	65~68	핵(nucleus)이 있는 모든 세포의 핵	사지연결대근육디스트로피(limb girdle muscular dystrophy)
Class 6: 염주미세섬유(Beaded Filament)			
파키닌(phakinin, CP49)[c]	49	눈의 수정체섬유(lens fiber) 세포 필렌신(filensin)과 조립	소아백내장(juvenile-onset cataract) 선천성백내장(congenital cataract)
필렌신(filensin, CP115)	115	눈의 수정체섬유(lens fiber) 세포 파키닌(phakinin)과 조립	

[a] 시네민(synemin)-α 및 -β는 DMN 유전자(gene)의 두 가지 대체 전사물(transcript)을 의미한다.
[b] 라민(lamin)C는 라민A의 스플라이스산물(splice product)이다.
[c] 필렌신/파키닌(filensin/phakinin) 이종이량체(heterodimer)의 분자량은 131 kDa이다.

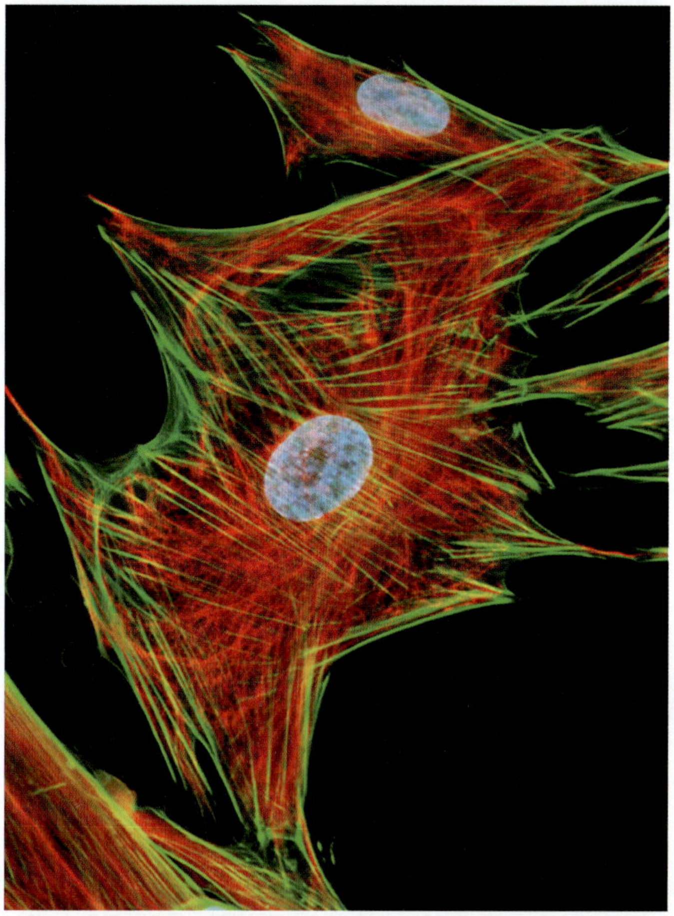

그림 2.57 인간 태아 폐의 섬유모세포에서 중간미세섬유(intermediate filament)의 분포. 인간 태아의 폐에서 채취하여 배양한 섬유모세포(fibroblast)에서 비멘틴(vimentin, *빨강*)과 액틴미세섬유(actin filament, *녹색*)의 분포를 나타내었다. 비멘틴(vimentin)은 중간엽(mesenchyme)에서 기원한 모든 세포에서 발현되는 중간미세섬유 단백질이다. 배양된 섬유모세포에서 비멘틴 미세섬유는 세포질의 중심에서 관찰되는 반면, 액틴미세섬유는 세포 표면 가까이에 주로 집중되어 있다. 이 면역형광염색(immunofluorescent) 사진은 간접면역형광염색법(indirect immunofluorescence technique)을 사용한 것이다. 비멘틴 미세섬유를 마우스항비멘틴일차항체(anti-vimentin primary antibody)로 처리한 후 텍사스레드형광염료(Texas red fluorescent dye)와 결합한 항마우스염소이차항체(goat anti-mouse secondary antibody)와 반응시켰다. 액틴미세섬유는 녹색형광염료(green fluorescent dye)와 결합한 팔로이딘(phalloidin)으로 대조염색(counterstain)하였다. 세포핵(nucleus)은 호크스트형광염색법(Hoechst fluorescent stain)을 사용하여 파란색을 띠도록 염색하였다. ×3,500. (Michael W. Davidson, Florida State University에서 저자 허락받아 인용.)

(syncoilin), 파라네민(paranemin)도 포함된다. 이 군의 단백질은 조직에서 이종중합체(heteropolymer)로 중합하는 경향이 있다.

- Class 5. 라민(lamin), 특히 세포핵라민(nuclear lamin)은 핵막(nuclear envelope)과 밀접한 관계를 맺으며 그물구조를 구성한다. 라민에는 두 종류의 단백질이 있으며, 이들은 라민A(lamin A)와 라민B(lamin B)이다. 세포질에 있는 다른 종류의 중간미세섬유와는 달리, 라민은 몸의 거의 모든 분화세포(differentiated cell)의 핵질(nucleoplasm) 안에 존재한다. 이들의 구조와 기능에 대해서는 113쪽에 설명하였다.
- Class 6. 이것은 수정체(lens)에서만 발견되는 중간미세섬유로서, "염주미세섬유(beaded filament)"라고도 한다. 파키닌(phakinin)과 필렌신(filensin)이라는 두 단백질이 포함된다. 이들 미세섬유의 표면에 일정한 간격으로 나타나는 염주 모양은 필렌신 분자 카르복시말단(carboxy-terminus)의 구형(globular) 구조가 그 원인이다. 이것은 조립된 미세섬유의 중심으로부터 바깥쪽으로 돌출되어 있다.

중간미세섬유연관단백질은 세포세포연접 및 세포세포외기질연접의 통합의 기본이 된다.

여러 가지 중간미세섬유연관단백질(intermediate filament-associated protein)은 세포골격 안에서 세포의 분자적 구조 형성의 핵심적인 역할을 담당한다. 플렉틴(plectin)군과 같은 일부 단백질은 액틴미세섬유, 미세관, 중간미세섬유와 결합하는 부위가 있으며 세포골격이 온전하게 형성되는데 중요하다. 라민(lamin)은 세포핵에 있는 중간미세섬유로서, 핵내막(inner nuclear membrane)에 있는 많은 단백질, 예로써 에메린(emerin), 라민B수용체(lamin B receptor, LBR), 뉴림(nurim), 여러 가지 층판연관폴리펩타이드(lamina-associated polypeptide)와 관계가 있다. 이들 단백질 중 일부는 중간미세섬유, 액틴, 염색질, 신호전달 단백질에 대한 결합부위가 여러 개 있다. 따라서 염색질의 구성, 유전자 발현(gene expression), 세포핵의 유기적 구성, 세포신호전달에 대한 기능을 가지며, 핵골격(nucleoskeleton)과 세포골격의 연결을 결정적으로 가능하게 한다. 중간미세섬유연관단백질의 또 다른 중요한 군은 데스모플라킨(desmoplakin), 데스모플라킨유사단백질(desmoplakin-like protein), 플라코글로빈(plakoglobin)이다. 이들 단백질은 중간미세섬유가 부착하는 부착판(attachment plaque)을 형성하며, 부착반점(desmosome), 반결합체(hemidesmosome)의 기본 구조를 이룬다. 중간미세섬유는 세포세포연접(cell-to-cell junction) 및 세포세포외기질연접(cell-to-extracellular matrix junction)과 연결되어 있으므로 기계적 강도(mechanical strength)를 유지하고, 외부로부터 세포에 가해지는 힘에 저항할 수 있다. 표 2.4에는 세포골격 미세섬유 세 가지의 특징이 요약되어 있다.

중심소체(Centriole)와 미세관형성중심(Microtubule-Organizing Center)

미세관형성중심(MTOC)은 중심소체를 중심으로 하여 그 주위에서 중합한다.

중심소체(centriole)는 광학현미경으로도 관찰되며, 9개의 3중미세관(microtubule triplet)이 이루는 짧은 막대 모양의 원주(cylinder) 한 쌍으로 구성된다. 휴지기 세포(resting cell)에서 이 한 쌍의 중심소체는 서로 직각을 이루는 직각방향배열(orthogonal orientation)을 하고

표 2.4 세 가지 세포골격 성분(Cytoskeletal Element)의 특징 요약

	액틴미세섬유(마이크로필라멘트, actin filament, microfilament)	중간미세섬유(intermediate filament)	미세관(microtubule)
형태	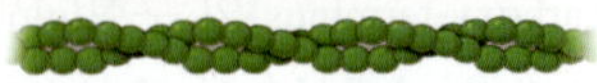 이중가닥(double-strand) 실 모양의 나선형 배열(helical array)	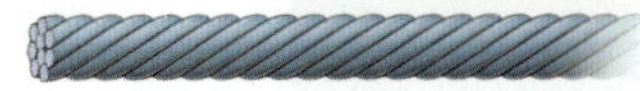 밧줄 같은 섬유	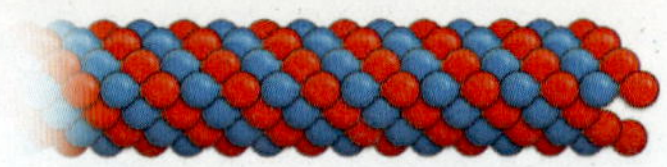 비분지성(nonbranching)으로 길고 내부가 비어 있는 원주형 관
직경(nm)	6~8	8~10	20~25
기본 단백질 단위	G-액틴(G-actin) 단량체(monomer) (분자량 42 kDa)	다양한 중간미세섬유 단백질 (분자량 ~50 kDa)	α- 및 β-튜불린(tubulin) 이량체(dimer) (분자량 54kDa). 미세관형성중심(MTOC)에서 발견되는 γ-튜불린은 미세관의 핵형성(nucleation)에 필요. δ-, ε-, ζ-, η-튜불린은 미세관형성중심 및 기저소체(basal body)와 관련.
효소활성(enzymatic activity)	ATP 가수분해활성(hydrolytic activity)	없음	GTP 가수분해활성(hydrolytic activity)
극성(polarity)	있음. 마이너스말단(minus [−] end, pointed end)은 느린 성장 말단 플러스말단(plus [+] end, barbed end)은 빠른 성장 말단.	비극성(nonpolar) 구조	있음. 마이너스말단(minus [−] end)은 비성장말단(nongrowing end)으로, 미세관형성중심(MTOC)에 삽입 플러스말단(plus [+] end)은 성장말단(growing end)
중합 과정	G-액틴(actin) 단량체(monomer)가 성장하는 미세섬유에 첨가 중합(polymerization)에는 K^+, Mg^{2+}가 필요하며, ATP는 각각의 G-액틴 분자가 미세섬유에 삽입된 후 ADP로 가수분해	두 쌍의 단량체가 두 개의 중복나선이량체(coiled-coil dimer) 형성. 두 중복나선이량체는 서로 꼬여서 말단편차사량체(staggered tetramer) 형성. 이들은 미세섬유의 축을 따라 배열되어 연장되는 구조의 자유말단(free end)과 결합	핵형성(nucleation) 부위에서, α- 및 β-튜불린(tubulin) 이량체가 γ-튜불린 고리(ring)에 추가. 각각의 튜불린 이량체는 미세관에 삽입되기 전에 마그네슘이온(Mg^{2+})의 존재 하에 GTP와 결합. 중합이 일어난 후 GTP는 GDP로 가수분해.
조합에 필요한 에너지 원천	아데노신3인산(ATP)	없음	구아노신3인산(GTP)
특징	가늘고 유연한 섬유(filament)	튼튼하고 안정된 구조	동적불안정(dynamic instability) 보유
관련 단백질	여러 가지 기능을 가진 다양한 액틴결합단백질(ABP)이 존재(예: 파씬[fascin] = 다발형성; 겔솔린[gelsolin] = 미세섬유 절단; CP 단백질 = 차폐물 형성[capping]; 스펙트린[spectrin] = 교차결합[crosslinking]; 마이오신[myosin] I 및 II = 운동 기능)	중간미세섬유연관단백질(intermediate filament-associated protein)에 속하는 단백질 군: 플렉틴(plectin)은 미세관, 액틴, 중간미세섬유와 결합. 데스모플라킨(desmoplakin)과 플라코글로빈(plakoglobin)은 중간미세섬유를 부착반점(desmosome)과 반결합체(hemidesmosome)에 연결	미세관연관단백질(microtubule-associated protein)에 속하는 단백질 군: MAP-1, -2, -3, -4, MAP-τ, TOG-ρ는 미세관의 조립, 안정화, 미세관을 특정 소기관에 고정. 소기관의 이동에는 다이네인(dynein) 및 키네신(kinesin) 등의 운동단백질(motor protein)이 필요
세포내 위치	미세융모(microvilli)의 중심 종말망(terminal web) 형질막(plasma membrane) 밑에 농축됨 근육의 수축성분(contractile element) 분열세포의 수축륜(contractile ring)	세포질을 가로지르며 뻗어 부착반점(desmosome) 및 반결합체(hemidesmosome)를 연결. 세포핵 안에서 핵내막(inner nuclear membrane)의 바로 밑에 존재.	섬모(cilia)의 중심 미세관형성중심(MTOC)에서 뻗어나와 세포의 주변부로 퍼져 있음 유사분열방추(mitotic spindle) 중심체(centrosome)
주요 기능	필수요소를 제공(근세포[muscle cell]의 근섬유분절[sarcomere]의 구성)	기계적 강도 제공 및 전단력(shearing force)에 저항	세포 안에서 소기관의 이동을 가능케 하는 그물처럼 연결된 선로("railroad track") 제공 섬모(cilia)의 운동과 세포분열 시에 염색체(chromosome)의 이동을 담당

ABP, actin-binding protein; 액틴결합단백질; ADP, adenosine diphosphate; 아데노신2인산; ATP, adenosine triphosphate; 아데노신3인산; GDP, guanosine diphosphate; 구아노신2인산; GTP, guanosine triphosphate; 구아노신3인산; MAP, microtubule-associated protein; 미세관연관단백질; MTOC, microtubule-organizing center; 미세관형성중심; MW, molecular weight 분자량.

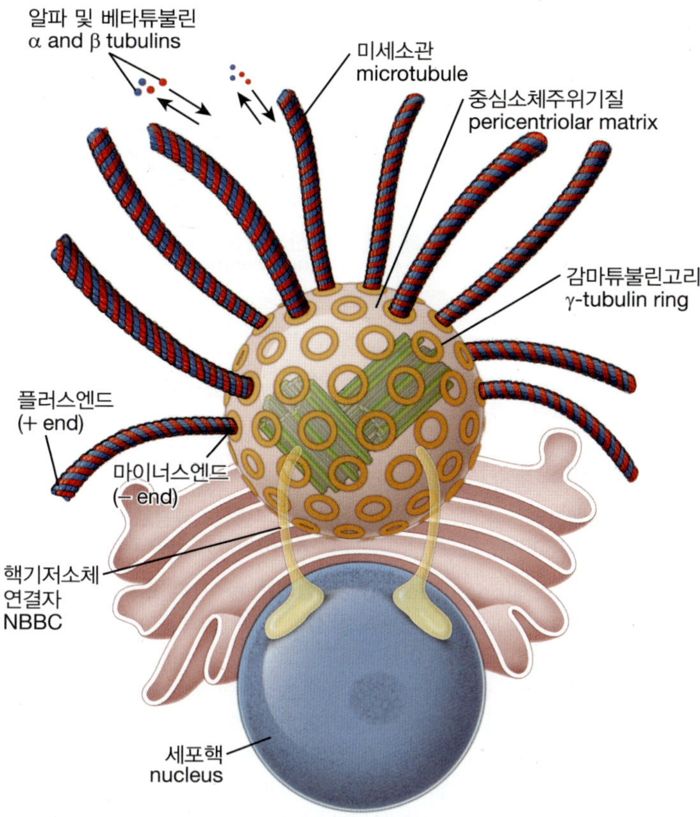

그림 2.58 미세관형성중심(MTOC)의 구조. 이 그림은 세포핵과 골지체에 대한 미세관형성중심(microtubule-organizing center)의 위치를 보여준다. 일부 동물에서는, 미세관형성중심이 핵기저소체연결자(nucleus-basal body connector, *NBBC*)라는 수축성단백질(contractile protein)에 의해 핵막(nuclear envelope)에 고정되어 있다. 미세관형성중심에는 중심소체(centriole)와 감마튜불린고리(γ-tubulin ring)가 풍부한 무정형(amorphous)의 단백질 기질이 있다. 각각의 감마튜불린고리는 하나의 미세관이 발달하게 될 핵형성(nucleation) 부위의 역할을 한다. 미세관의 마이너스(−)말단은 미세관형성중심에 부착되어 있고, 플러스(+)말단은 형질막을 향하는 성장말단이 됨을 주목할 것.

있다. **중심소체**(centriole)는 대개 세포핵 가까이 있으며, 골지체에 둘러싸인 경우가 많고, 그 인접한 곳에 무정형의(amorphous) 농축된 **중심소체주위물질**(pericentriolar material)이 있는 부위가 있다. 중심소체와 중심소체주위물질이 위치하는 세포의 이 부위를 **미세관형성중심**(microtubule-organizing center) 또는 **중심체**(centrosome)라고 일컫는다(그림 2.58). 미세관형성중심(MTOC)은 대부분의 미세관이 형성되고, 이들이 세포 안의 특정한 부위를 향해 이동하기 시작하는 곳이기도 하다. 미세관형성중심은 미세관의 수, 극성(polarity), 방향(direction), 지향점(orientation)을 조절하며, 세포주기 중 분열간기(interphase)에 일어나는 미세관의 형성을 담당한다. 유사분열(mitosis) 과정에서는 복제된 미세관형성중심이 유사분열방추극(mitotic spindle pole)의 역할을 한다. 미세관형성중심 자체의 발생은 오직 중심소체의 존재 여부에 달려 있다. 중심소체가 없으면, 미세관형성중심도 사라지고, 미세관의 형성은 극도로 감소한다.

미세관형성중심의 중심소체주위기질(pericentriolar matrix)에는 미세관 형성을 주도하는 많은 고리 모양의 구조가 있다.

미세관형성중심(MTOC)는 중심소체와 무정형의 중심소체주위기질(pericentriolar matrix)로 이루어지며, 중심소체주위기질에는 고리 형태의 감마튜불린(γ-tubulin)을 포함하여 200개 이상의 단백질이 존재한다. 각각의 **감마튜불린고리**(γ-tubulin ring)는 튜불린 이량체(tubulin dimer)의 조립을 통해 성장하는 미세관의 핵형성(nucleation)이 일어나는 부위가 되며, 이때 알파튜불린(α-tubulin) 및 베타튜불린(β-tubulin) 이량체는 감마튜불린고리와 특정한 방향성을 유지하며 첨가된다. 미세관의 마이너스말단(minus end)은 미세관형성중심에 부착된 상태로 존재하는 반면, 플러스말단(plus end)은 형질막으로 향하는 성장말단(growing end)이 된다(그림 2.58 참조).

중심소체는 섬모(cilia) 및 편모(flagella)의 기저소체(basal body)를 발생시키고 세포분열이 일어나는 동안에는 유사분열방추(mitotic spindle)를 정렬한다.

중심소체(centriole)가 발견된 지는 100년이 넘었지만 그 정확한 기능, 복제(replication), 조립에 대해서는 아직도 연구가 진행 중이다. 잘 알려진 중심소체의 기능은 두 가지이다.

- **기저소체**(basal body) **형성**. 중심소체의 중요한 기능 중 하나는 섬모와 편모의 조립에 필요한 기저소체를 형성하는 것이다(그림 2.59). 기저소체는 기존의 중심소체와의 접촉 없이 처음부터 새 것으로(de novo) 형성되는 경우가 있으며 이를 **무중심소체경로**(acentriolar pathway)라 하고, 기존의 중심소체를 복제함으로써 형성되는 경우 이를 **중심소체경로**(centriolar pathway)라 한다. 중심소체 중 95% 정도는 무중심소체경로(acentriolar pathway)를 통해 형성된다. 두 경로 모두에서 **전중심소체**(procentriole)라는 중심소체 직전 단계의 전구체(precursor)를 여러 개 형성하며, 이들은 적절한 부위의 자유표면세포막(apical cell membrane)으로 다가가면서 성숙해져 **기저소체**(basal body)가 된다(그림 2.60). 기저소체는 섬모(cilium)의 형성중심(organizing center) 역할을 한다. 여러 개의 미세관이 기저소체에서 위로 자라 나와 세포막을 밖으로 밀어내면서 길이가 길어지고 결국 성숙한 섬모가 된다. 중심소체 복제 과정은 95~96쪽에 설명하였다.
- **유사분열방추**(mitotic spindle) **형성**. 유사분열(mitosis)이 일어나는 동안, 유사분열방추극(mitotic spindle pole)의 위치는 중심소체의 위치에 의해 결정된다. 중심소체는 또한 제대로 기능하는 미세관형성중심(MTOC)의 형성에도 반드시 필요하며, 이는 유사분열방추를 구성하는 미세관의 핵형성(nucleation)을 미세관형성중심이 담당하기 때문이다. 예를 들어, 각각의 중심소체 주위에 별 모양 구조로 나타나는 **성상미세관**(astral microtubule)들은

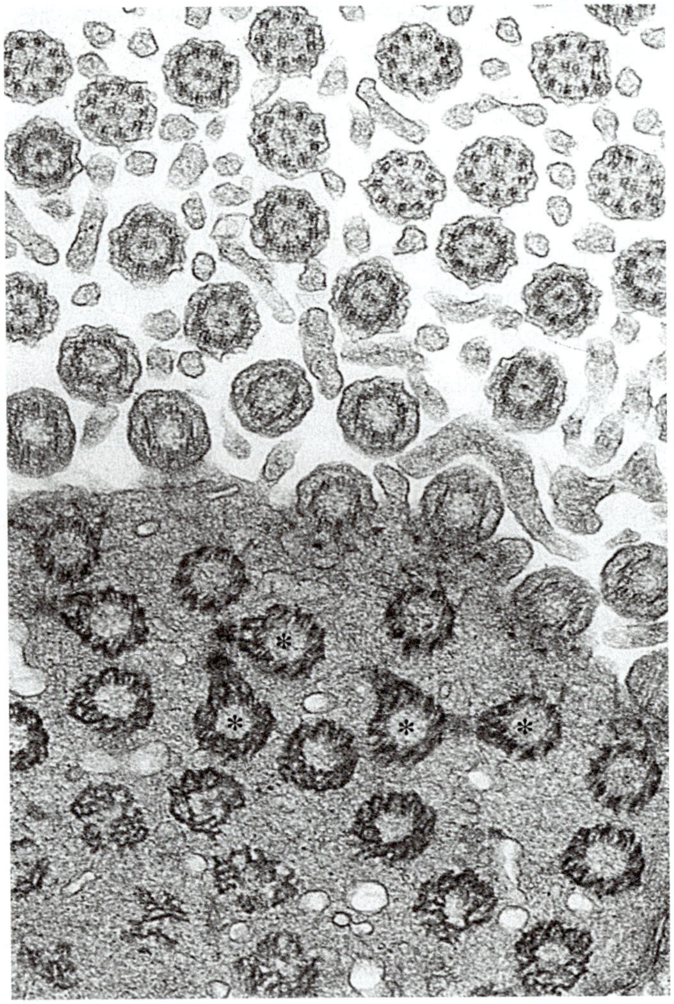

그림 2.59 기저소체와 섬모. 호흡계통(respiratory tract)에 있는 섬모세포(ciliated cell)의 자유표면 부분을 비스듬히 절단한 이 전자현미경사진에서는 기저소체(basal body)와 섬모의 단면을 볼 수 있다. 2개의 중심미세관(central microtubule)을 주위에서 9개의 미세관이 둘러싸는 섬모의 9 + 2의 미세관 배열에 주목할 것. 기저소체는 중심에 한 쌍의 미세관을 갖고 있지 않다. 여러 개의 기저소체 단면에서 외측으로 돌출한 기저족(basal foot)이 관찰된다(*별표*). ×28,000. (Patrice C. Abell-Aleff 제공.)

생성되는 유사분열방추의 축이 결정되는 데 매우 중요하다. 동물세포 일부에서는, 유사분열방추 자체가, 특히 주로 동원체미세관(kinetochore microtubule)이 미세관형성중심(MTOC)에 의하지 않고, 염색체(chromosome)에서 기원한 미세관으로 이루어지기도 한다. 실험 연구에 따르면 중심소체가 없는 경우, 성상미세관이 발생하지 않기 때문에 유사분열방추의 방향에 문제가 발생한다(그림 2.61). 결론적으로 유사분열 과정에서 중심소체의 기본적인 역할은 미세관형성중심(MTOC)을 통해서 유사분열방추의 정확한 위치를 정하는 것이며, 이는 성상미세관이 이 미세관형성중심으로부터 자라나와 발생 중인 유사분열방추의 축을 결정함으로써 구현된다.

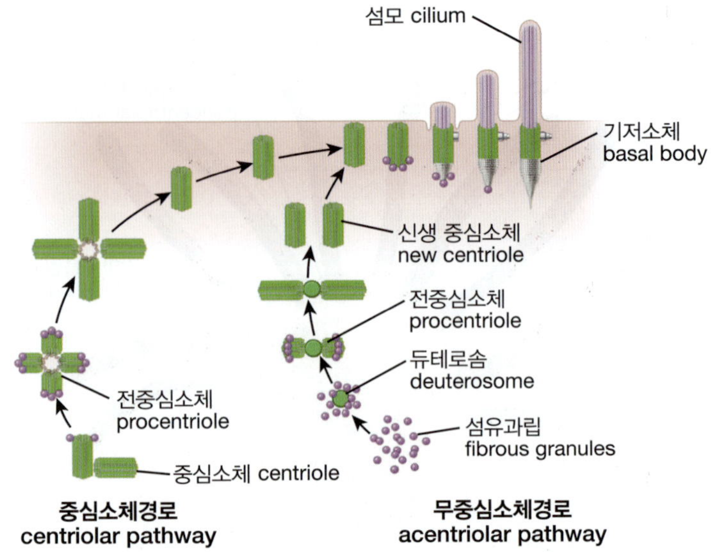

그림 2.60 기저소체(basal body)가 형성되는 두 가지 경로. 중심소체경로(centriolar pathway)에서는, 기존의 중심소체(centriole) 한 쌍이 형성중심(organizing center) 역할을 하여 이를 복제함으로써 새로운 중심소체가 생겨난다. 이 경로를 이용함으로써 섬모세포(ciliated cell)는 성숙한 중심소체 근처에 다수의 중심소체를 생성할 능력을 보유한다. 이와 달리 섬모세포(ciliated cell)의 기저소체 형성에 큰 비중을 차지하는 무중심소체경로(acentriolar pathway)에서는, 새로운 중심소체가 섬유과립(fibrous granule)으로부터 처음부터 새 것으로(de novo) 생성되며, 이 섬유과립은 성분이 미세관이 아닌 듀테로솜(deuterosome)이라는 구조 주위에 위치한다. 두 경로 모두 전중심소체(procentriole)를 생성하며, 이것은 적절한 부위의 자유표면세포막(apical cell membrane)으로 다가가면서 성숙해져 기저소체가 된다. 섬유과립은 선조세근(striated rootlet)의 형성에 기여한다. (Hagiwara H, Ohwada N, Takata K. Cell biology of normal and abnormal cilio-genesis in the ciliated epithelium. *Int Rev Cytol* 2004;234:101-139에 근거.)

중심소체의 주요 특징은 3중미세관의 원주형 배열 및 이와 관련된 단백질이다.

투과전자현미경(TEM)을 통해 관찰한 중심소체는 각각 길이가 약 0.2 μm인 막대 모양으로 **9개의 3중미세관**(nine triplets of microtubule)으로 구성된다. 이 미세관들은 중심소체의 장축(long axis)에 평행하게, 조금 비틀린 다발을 이루며 배열되어 있다(그림 2.62). 세 개의 미세관은 인접한 미세관끼리 벽을 공유하는 방식으로 융합되어 있다. 가장 내부에 위치한 **A미세관**(A microtubule)은 13개의 원미세섬유(protofilament)가 완전한 고리를 이루며, 알파(α-) 및 베타튜불린이량체(β-tubulin dimer)를 함유한다. 중간의 **B미세관**(B microtubule)과 외부의 **C미세관**(C microtubule)은 서로, 또는 A미세관과 튜불린이량체를 공유하기 때문에 이들을 모두 C자 형태로 보는 것이 옳다. 이 세 미세관은 길이가 같지 않으며, C미세관은 A 또는 B미세관보다 대개 더 길이가 짧다.

중심소체를 이루는 3중미세관들의 한 가운데에는 내강(lumen)이 존재한다. 세포핵(nucleus)으로부터 멀리 있는 내강의 원위부(distal part)에는 20 kDa의 칼슘결합단백질(Ca^{2+}-binding protein)인 **센트린**(centrin)이 위치한다(그림 2.63). 핵에 가까운 내강의 근위부

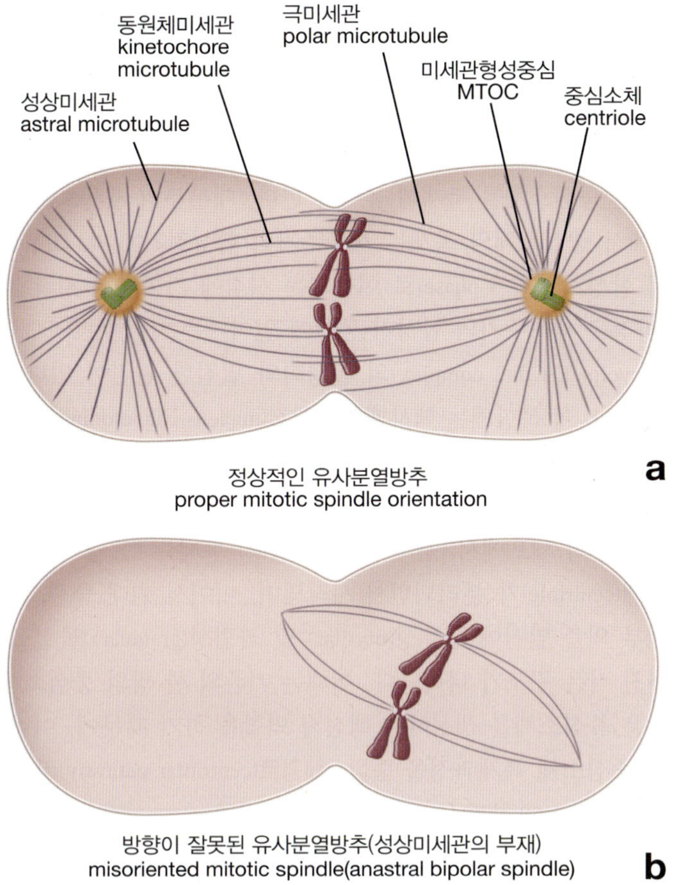

그림 2.61 정상 세포분열(cell division) 및 중심소체(centriole)가 없는 세포에서 유사분열방추(mitotic spindle). a. 이 모식도는 정상세포가 유사분열(mitosis)을 진행할 때 유사분열방추(mitotic spindle)의 방향을 나타낸 것이다. 중심소체의 위치와 방추미세관(spindle microtubule)의 배열에 주목할 것. *MTOC*, 미세관형성중심(microtubule-organizing center). **b.** 중심소체가 없는 세포에서는, 유사분열이 일어나지만 동원체미세관(kinetochore microtubule)만 있는 유사분열방추가 형성된다. 이런 경우 유사분열방추의 양쪽 극(pole)에 유사분열이 일어나는 동안 방추(spindle)를 적절한 평면에 위치하도록 해 주는 성상미세관(astral microtubule)이 없다. 이와 같이 방향이 틀어진 방추를 무성상양극성방추(anastral bipolar spindle)라고 일컫는다. (Marshall WF, Rosenbaum JL. How centrioles work: lessons from green yeast. Curr Opin Cell Biol 2000;12:119-125에 근거.)

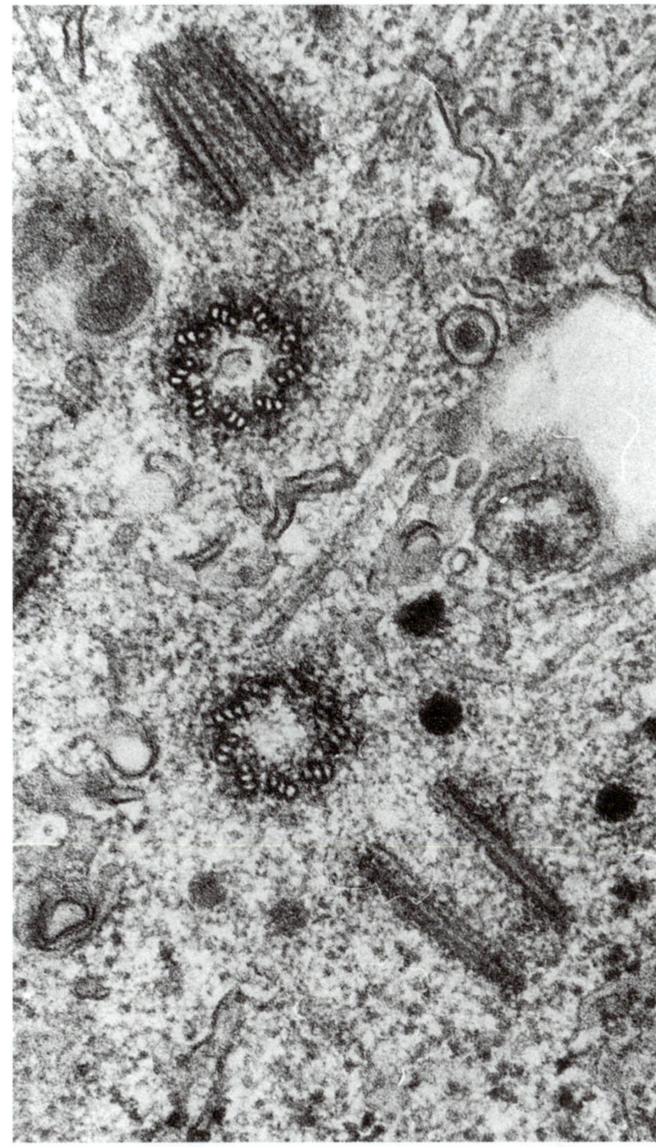

그림 2.62 섬유모세포(fibroblast)에서 부모(parent) 및 딸중심소체(daughter centriole)의 전자현미경사진. 가로로 절단된 한 쌍의 중심소체 각각에서 미세관의 삼중체(triplet)의 형태를 주목할 것. *오른쪽 하단*의 중심소체는 길이 방향으로 그 중심부를 지나도록 절단되었으며, *왼쪽 상단*은 그 벽 자체를 통과하도록 길이 방향으로 절단되었다. ×90,000. (Drs. Manley McGill, D. P. Highfield, T. M. Monahan, and Bill R. Brinkley 제공.)

(proximal part)는 **감마튜불린**(γ-tubulin)이 벽을 이루며, 이는 3중미세관(triplet microtubule)의 주형(template) 역할을 한다. 또한 새로 발견된 단백질로서, 튜불린 군의 **델타튜불린**(δ-tubulin), **엡실론튜불린**(ε-tubulin), **제타튜불린**(ζ-tubulin), **에타튜불린**(η-tubulin) 분자 외에 **페리센트린**(pericentrin) 단백질복합체도 중심소체 안에 존재한다. 그 밖에 분자들이 모여 고리 형태를 이루는 **p210단백질**(protein p210) 등의 단백질도 중심소체의 원위부 말단을 형질막에 연결한다. 인간의 림프구(lymphocyte)에서는 한 쌍의 중심소체 사이를 연결하고 있는 미세섬유가 발견되었다. 다른 동물에서는, 근위연결섬유(proximal connecting fiber) 및 원위연결섬유(distal connecting fiber)의 두 단백질 섬유가 한 쌍의 중심소체를 각각 연결하기도 한다(그림 2.63 참조).

이런 연결 구조는 세포가 분열할 때 중심소체를 딸세포(daughter cell)로 각각 분리하는 데 관여한다. 일부 동물에서는, 각 중심소체의 근위부 말단이 **핵기저소체연결자**(nucleus-basal body connector, NBBC)라는 수축성단백질(contractile protein)에 의해 핵막에 부착한다. 이들의 기능은 유사분열이 일어나는 동안 중심소체를 유사분열방추극(mitotic spindle pole)과 연결하는 것이다. 인간 세포의 경우는, 중심체와 핵의 연결이 세포골격의 미세섬유에 의해 유지될 것으로 추측된다. 포유류 중심소체의 뚜렷한 특징은 한 쌍을 이루는 중심소체 서로 간에 차이가 있다는 것이다. **성숙중심소체**(mature centriole)라는 중심소체 한 쌍 중 하나는 별모양의 위성돌기(satellite process)와 판모양 부속물(appendage)이 있으며, 그 기능은 아직 알려지지 않고 있다(그림 2.63 참조). **미성숙중심소체**(immature centriole)

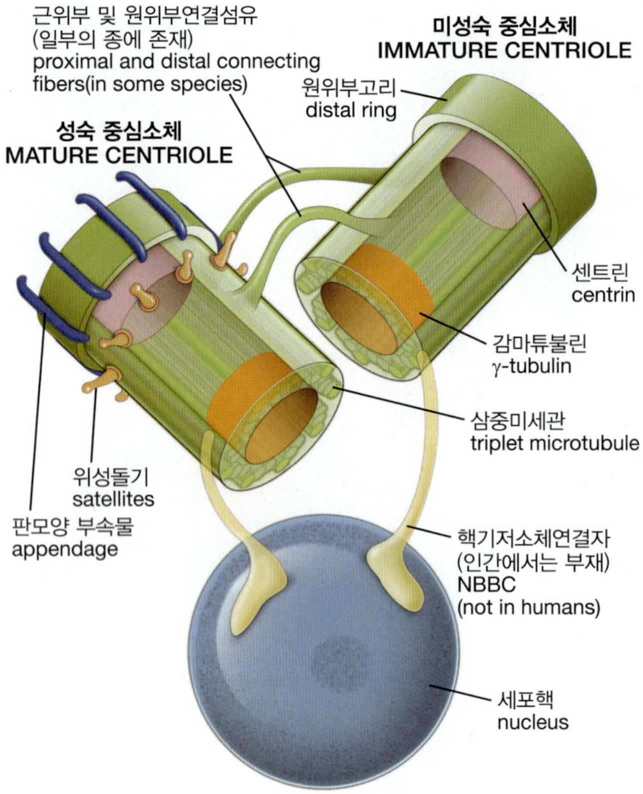

그림 2.63 중심소체(centriole) 구조를 나타낸 모식도. 분열하지 않는 세포에서 중심소체는 한 쌍으로 존재하며, 둘은 서로 직각을 이루고 있다. 중심소체 둘 중 하나는 바로 이전 세포주기 동안에 생기지만, 다른 하나는 적어도 2회 이전의 세포주기에 형성되어 더 성숙한 상태이다. 성숙한 중심소체의 특징은 위성돌기(satellite)와 판모양 부속물(appendage)이 존재하는 것이다. 중심소체는 세포핵 가까운 곳에 위치한다. 각각의 중심소체는 기본적으로 삼중미세관(microtubule triplet)이 한가운데 내강(lumen)을 둘러싸는 원주형(cylindrical) 구조이다. 내강의 근위부(proximal part)는 감마튜불린(γ-tubulin)으로 덮여 있으며, 이는 삼중미세관의 핵형성(nucleation) 시에 주형(template)의 역할을 할 뿐 아니라 미세관이 질서정연하게 형성되도록 유도한다. 각 내강의 원위부(distal part)에는 센트린(centrin)이란 단백질이 있다. 일부 동물에서는 두 단백질, 즉 근위연결섬유(proximal connecting fiber) 및 원위연결섬유(distal connecting fiber)에 의해 두 중심소체가 한 쌍을 이루도록 연결되어 있다. 또한 사람을 제외한 일부 동물에서는 각 중심소체의 근위부 말단이 핵기저소체연결자(nucleus-basal body connector, *NBBC*)라는 수축성단백질(contractile protein)에 의해 핵막(nuclear envelope)에 부착되어 있다.

라는 한 쌍 중 다른 하나의 중심소체에는 이러한 위성돌기나 부속물이 없다.

중심체(centrosome) 복제는 세포주기 과정과 동시성을 가지며, 섬모발생(ciliogenesis) 과정과도 연결된다.

섬모발생(ciliogenesis)을 위해서 기저소체를 복제 또는 형성하는 중심체(centrosome)의 활동은 세포주기의 진행 상황과 시기적으로 맞춰져 있다. 섬모의 조립은 세포주기의 합성전기(G_1 phase) 동안에 이루어지며, 가장 풍부한 때는 정지기(G_0)이고, 세포가 분열기(M phase)에 들어가기 전에 해체된다. 이 현상은 그림 2.64에 도해하였으며, 중심체 복제(centrosome duplication), 일차섬모형성(primary cilium formation), 세포주기의 진행 과정 사이의 관계를 표시하였다.

각각의 딸세포(daughter cell)는 세포분열(cell division) 후 한 쌍의 중심소체만을 물려받으므로, 다음 세포분열이 일어나기 전에 자신이 가진 중심소체를 복제해 놓아야 한다. 대부분의 체세포(somatic cell)에서 중심소체의 복제는 세포주기의 합성전기(G_1기, G_1 phase)에서 합성기(S기, S phase)로 이행되는 시점에 가까와서 시작된다. 이 과정은 세포주기의 합성기 동안에 일어나는 **사이클린E-CDK2복합체**(cyclin E-Cdk2 complex)의 활성화와 밀접한 관련이 있다(그림 3.11 참조). 이 복합체는 핵샤페론단백질(nucleus-chaperoning protein)인 **뉴클레오포스민/B23**(nucleophosmin/B23)를 직접 인산화하며, 이 단백질에 의해 중심소체의 복제가 시작된다.

대부분의 세포에서, 중심체(centrosome) 복제는 한 쌍이었던 중심소체(centriole)가 분리되면서 시작되며, 이어서 원래 중심소체의 근위부 외측 말단에 섬유성(fibrillar) 및 과립성(granular) 물질로 이루어진 작은 구조가 나타난다. 이때는 기존의 한 쌍의 중심소체가 새로운 중심소체를 생성하는 핵심적 역할을 하기 때문에, 이런 종류의 중심소체 복제과정을 **중심소체경로**(centriolar pathway)라고 일컫는다(그림 2.60 참조).

이 **섬유과립**(fibrous granule)은 서로 융합하여 **듀테로솜**(deuterosome)이라는 여러 개의 밀집된 구형(spherical) 구조가 되며, 이들로부터 **전중심소체**(procentriole, bud)가 생겨나고, 점점 커지면서 원래의 부모 중심소체와 직각을 이루는 부속구조(appendage)로서 존재한다(그림 2.60 참조). 보통 세포주기의 합성기(S)에서 합성후기(G_2) 말기까지 미세관은 섬유과립(fibrous granule)성 구조 안에서 발생하기 시작하며, 처음에는 9개의 단일소관으로 이루어진 고리로 존재하다가 이중소관(doublet)을 거쳐 마침내 성숙하여 삼중소관(triplet)이 된다. 전중심소체(procentriole)가 세포주기의 합성기(S) 및 합성후기(G_2)를 거치며 성숙하는 동안에 부모-딸 관계인 각각의 쌍은 세포핵 주위로 이동한다. 유사분열이 시작되기 전에, 세포핵의 반대쪽에 자리를 잡은 중심소체와 그 주위를 둘러싸는 무정형의 중심소체주위기질(pericentriolar material)에서 성상미세관(astral microtubule)이 만들어지기 시작한다. 이런 과정을 통해 그 사이에서 양극성(bipolar)의 유사분열방추(mitotic spindle)가 발생할 극(pole)이 결정된다. 유사분열(mitosis) 및 섬모발생(ciliogenesis)에서 일어나는 중심소체 복제의 중요한 차이점은 유사분열의 경우 단 하나의 딸중심소체싹(daughter centriole bud)이 부모중심소체(parent centriole)의 외측면에서 기원하지만, 섬모 발생 시에는 10개나 되는 중심소체가 부모중심소체를 둘러싸면서 발생하는 것이다.

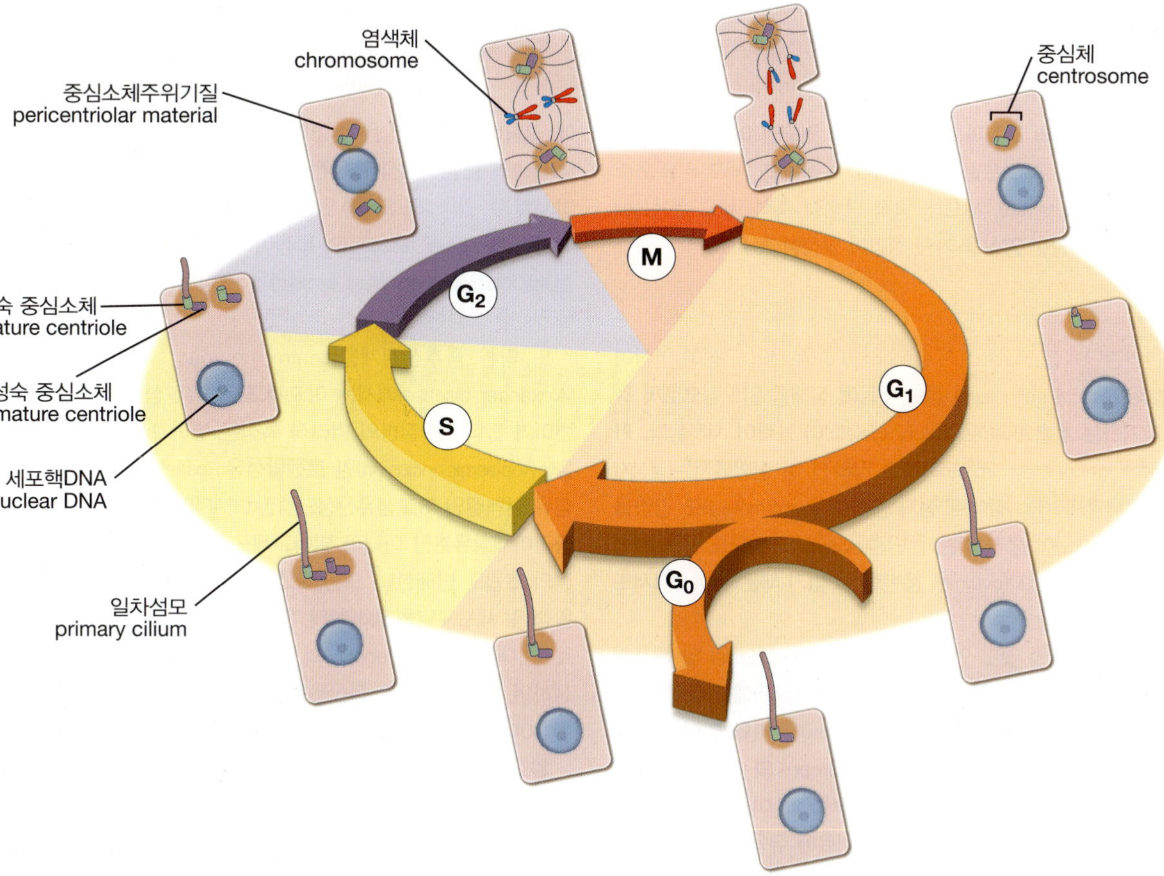

그림 2.64 중심체 복제와 세포주기(cell cycle)에서 일차섬모형성의 관계. 유사분열(mitosis)을 통해 세포가 발생한 후 이 세포에는 무정형의 중심소체주위기질(pericentriolar material)에 둘러싸인 하나의 중심체(centrosome), 즉 미세관형성중심(MTOC)이 존재한다. 일차섬모형성(primary cilium formation)은 합성전기(G_1 phase)에 시작되며, 이때는 중심체가 세포막으로 이동하여 섬모형성(ciliogenesis) 과정을 시작한다. 필요한 구조단백질(structural protein)과 수송단백질(transport protein)이 동원되고 활성화되면서 일차섬모축미세관(primary cilium axoneme, 9 + 0)이 성숙한 중심소체(centriole) 바로 위에 형성된다. 정지기(G_0)는 물론 합성전기(G_1 phase) 말기에도, 일차섬모(primary cilium)는 세포외부환경에서 오는 신호(signal)를 받아들이고 해독하는 외부안테나의 역할을 한다. 중심소체의 복제는 세포주기의 합성전기(G_1 phase)에서 합성기(S phase)로 이행되는 시점에 가까와서 시작되며, 합성기가 되면 두 개의 중심소체를 관찰할 수 있다. 합성후기(G_2 phase) 말기 동안, 중심소체는 완전히 성숙해진 반면에 일차섬모는 해체된다. 이로 인해 중심소체는 세포막에서 멀리 이동하여 유사분열방추(mitotic spindle)의 형성에 참여할 수 있게 된다. 세포분열(cell division)이 일단 완결되면, 중심소체는 합성전기(G_1 phase)에 섬모재조립(ciliary reassembly) 과정으로 진행할 수 있다. (Santos N, Reiter JF. Building it up and taking it down: the regulation of vertebrate ciliogenesis. Dev Dyn 2008;237:1972-1981에 근거.)

기저소체(Basal Body)

세포 표면에서 섬모가 발생하려면 중심소체에서 유래한 기저소체가 있어야 한다.

한 가닥의 섬모(cilium)에는 하나의 **기저소체**(basal body)가 있어야 한다. **섬모발생**(ciliogenesis) 중에 일어나는 중심소체의 형성은 기저소체의 생성에는 없어서는 안될 과정이다. 새로 형성된 중심소체는 세포의 자유표면으로 이동하여 섬모의 미세관 조립에 필요한 형성중심(organizing center)의 역할을 한다. 운동섬모(motile cilium)의 중심 구조인 축미세관(axoneme)은 두 개의 중심미세관(central microtubule)이 9개의 2중미세관(microtubule doublet)에 둘러싸여 있는 미세관으로 이루어진 정교한 형태(9 + 2 형태)를 하고 있다. 기저소체 또한 미세관형성중심(MTOC)과는 다른 방식으로 구조적인 역할을 담당한다. 축미세관의 2중미세관은 기저소체의 A 미세관(A microtubule) 및 B미세관과 이어져 있으며, 이들 미세관의 플러스말단(plus end)에 알파(α-) 및 베타튜불린이량체(β-tubulin dimer)가 추가됨으로써 성장한다. 섬모(cilia) 및 기저소체의 구조와 섬모발생 과정에 대한 자세한 설명은 5장 상피조직(Epithelial Tissue, 159~160쪽)에 기술하였다.

■ 세포포함물(INCLUSION)

세포포함물에는 세포의 대사활동(metabolic activity)의 생산물이 함유되어 있으며, 주로 색소과립, 지방방울, 당원으로 구성된다.

세포포함물(inclusion)은 독특한 염색성을 띠는 세포질 또는 세포핵의 구조로서, 세포의 대사산물(metabolic product)로부터 생성된다. 이들은 세포 안에서 이동하지 않고 생명활성도 없는 성분이다. 이들 중 색소과립(pigment granule) 같은 일부 구조는 형질막에 싸여

글상자 2.2

임상적용: 미세관(Microtubule)과 미세섬유(Filament)의 이상

미세관, 액틴, 중간미세섬유의 조직과 구조에 이상이 있으면 여러 질병이 생길 수 있다. 이러한 비정상은 세포골격에 결함을 초래하고, 세포내 소포수송(intracellular vesicular transport), 세포내 병적 단백질 축적, 세포 운동(cell mobility) 장애와 관련된 다양한 양상을 가진 질병이 발생한다.

미세관(Microtubule)

미세관 및 미세관연관단백질(microtubule-associated protein)의 구성에 이상이 있으면 호흡상피(respiratory epithelium) 섬모 운동에 장애를 일으킴으로써 축적된 분비물을 제거하는 호흡계통(respiratory system)이 능력이 저하된다. **카르타게너증후군**(Kartagener's syndrome)이라고 알려진 이 질병에서는(글상자 5.2, 159쪽 참조), 미세관의 기능 장애로 정자 운동성(sperm motility)도 영향을 받아 남성불임(male sterility)이 생기게 된다. 난관(oviduct)의 섬모도 운동 기능이 소실되어 여기를 지나는 난자(ovum)를 운반할 수 없기 때문에 여성에서도 불임(infertility)이 생길 수 있다.

미세관은 세포 운동은 말할 것도 없고 세포내섭취(endocytosis) 및 세포외배출(exocytosis) 시에 일어나는 소포수송(vesicular transport)에도 아주 중요하다. **콜히친**(colchicine)과 같은 약물은, 튜불린(tubulin) 분자와 결합하여 중합(polymerization)을 방해한다. 이 약은 호중구(neutrophil)의 이동을 억제하고, 따라서 조직에 요산염결정(urate crystal)이 축적될 때 이들의 반응을 억제함으로써 통풍(gout)의 급성발작(acute attack) 치료에 유용하다. **빈블라스틴**(vinblastine)과 **빈크리스틴**(vincristine, Oncovin)은 미세관에 부착하여 세포분열에 없어서는 안될 유사분열방추(mitotic spindle)의 형성을 억제하는 또 다른 종류의 약물들이다. 이 약물은 항암요법(cancer therapy)에서 항유사분열(antimitotic) 및 항증식약제(antiproliferative agent)로 사용된다. 또 다른 약인 **파클리탁셀**(paclitaxel, **탁솔** Taxol)은 유방암(breast cancer)의 화학요법(chemotherapy)에 사용된다. 이 약물은 미세관을 안정화하여, 해중합(depolymerizing)을 방지함으로써(콜히친 작용의 반대), 암세포가 세포분열의 여러 단계에 멈춰 있도록 한다.

액틴미세섬유(Actin Filament)

액틴미세섬유는 백혈구 이동(leukocyte migration)의 여러 단계는 물론 여러 세포의 포식기능(phagocytotic function)에도 아주 중요하다. **시토칼라신 B**(cytochalasin B) 및 **시토칼라신D**(cytochalasin D) 등 진균(fungus)에서 분리한 일부 화학물질은, 액틴미세섬유의 플러스말단에 결합함으로써 액틴중합(actin polymerization)을 방해하여, 림프구(lymphocyte)의 이동, 포식작용(phagocytosis), 세포분열(cell division, cytokinesis)을 억제한다. **팔로이딘**(phalloidin) 같은 독버섯(poisonous mushroom)의 여러 가지 독소(toxin)도, 액틴미세섬유에 결합하여 이를 안정화하고, 해중합(depolymerization)을 방해한다. NDB팔라시딘(NDB-phallacidin)과 같이 플루오레세인염료(fluorescein dye)에 결합시킨 팔로톡신(phallotoxin) 계열의 유도물질은 실험실에서 액틴미세섬유를 염색하기 위해 자주 사용된다(그림 2.47, 2.51 참조). 세포가 이들 물질에 장시간 노출되면, F액틴(F-actin)과 G액틴(G-actin) 사이의 동적평형(dynamic equilibrium)이 교란되어, 세포는 죽음에 이르게 된다.

중간미세섬유(Intermediate Filament)

이미 언급한 대로, 중간미세섬유의 분자 구조는 조직특이적(tissue-specific)이며, 많은 다른 종류의 단백질로 이루어진다. 중간미세섬유의 적절한 중합에 결함이 생겨도 많은 질병이 발생한다. 이런 결함은 실험동물(laboratory animal)의 중간미세섬유 유전자에 돌연변이를 일으킴으로써 실험적으로 유발시킬 수 있다. 뇌조직에 있는 신경미세섬유(neurofilament)의 변화는 **알츠하이머병**(Alzheimer disease)의 특징이며, 신경미세섬유와 다른 미세관연관단백질(microtubule-associated protein)을 포함하는 **신경원섬유매듭**(neurofibrillary tangle)을 형성한다.

또 다른 중추신경계통(central nervous system)의 질병인 **알렉산더병**(Alexander disease)에서는 아교세포원섬유산성단백질(GFAP) 유전자에 돌연변이가 있다. 이 질병의 병리적 특징은 별아교세포(astrocyte)의 세포질 포함물(cytoplasmic inclusion)인 **로젠탈섬유**(Rosenthal fiber)로서 여기에 중간미세섬유 단백질인 아교섬유산성단백질(GFAP)이 축적되어 있다. 변성된 GFAP는 중간미세섬유뿐만 아니라 별아교세포의 구조와 기능에 기여하는 다른 단백질의 조립도 방해한다. 또한, 로젠탈섬유의 다발은 별아교세포의 유사분열의 완성 및 세포분열을 방해한다. 알렉산더병에 걸린 유아는 머리가 비정상적으로 큰 대두증(macrocephaly)과 함께 백색질뇌병증(leukoencephalopathy)이 발생하여, 발작(seizure), 정신운동장애(psychomotor impairment)를 보이다가 보통 10대에 사망하게 된다.

알코올간경화증(alcoholic liver cirrhosis)의 뚜렷한 증상 중 하나는 케라틴중간미세섬유(keratin intermediate filament)로 이루어진 호산성세포질내포함물(eosinophilic intracytoplasmic inclusion)이 있는 것이다 이 포함물을 **맬로리소체**(Mallory body)라고 하며, 광학현미경으로도 간세포(hepatocyte)의 세포질에서 관찰할 수 있다(그림 F2.2.1).

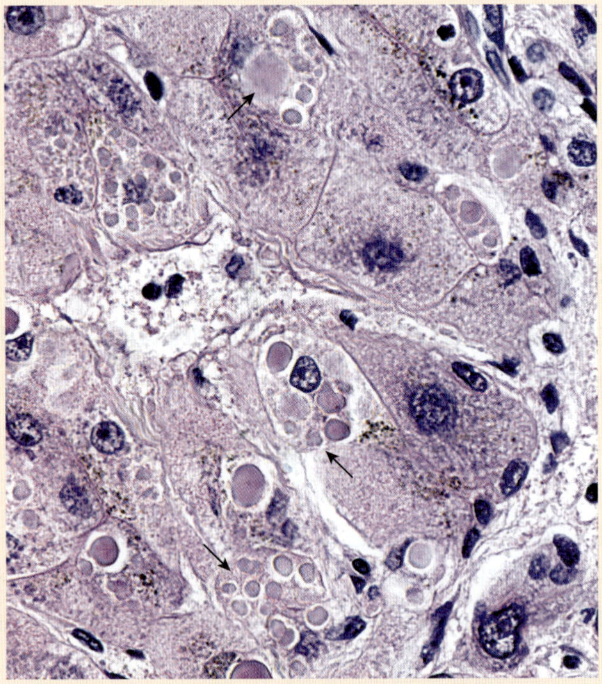

그림 F2.2.1 맬로리소체(Mallory body)의 현미경사진. 케라틴(keratin) 중간미세섬유(intermediate filament)의 축적으로 인한 세포내포함물은 특정한 세포의 손상과 관계있는 경우가 많다. 알코올간경화증(alcoholic liver cirrhosis)의 간세포에는 맬로리소체(Mallory body)라고 알려진 이같은 포함물(*화살표*)이 나타난다. 맬로리소체가 있는 세포 주위에는 림프구(lymphocyte)와 대식세포(macrophage)가 모여드는 염증반응(inflammatory reaction)이 강하게 나타난다. ×900.

있지만, 기타 지방방울(lipid droplet)이나 당원(glycogen) 같은 것들은 세포질기질(cytoplasmic matrix) 또는 세포핵기질(nuclear matrix)에 둘러싸여 있다.

- **지방갈색소**(lipofuscin)는 통상적인 헤마톡실린-에오신(H&E) 염색 표본에서 볼 수 있는 황갈색을 띤 색소이다. 이것은 특히 신경세포(neuron), 골격근세포(skeletal muscle cell), 심장근세포(cardiac muscle cell)와 같은 분열 능력이 없는 세포에서 잘 관찰된다. 대부분의 진핵세포(eukaryotic cell)에서 지방갈색소는 세포 노화(cellular senescence)의 결과로 수 년에 걸쳐 축적된다. 따라서 이를 **"일상마모"색소**("wear-and-tear" pigment)라고 하기도 한다. 지방갈색소는 미토콘드리아의 산화분해(oxidative degradation) 및 용해소체 소화(lysosomal digestion)의 결과로 세포 안에 축적된 산화지질(oxidized lipid), 인지질(phospholipid), 금속(metal), 유기분자의 집합체이다. 대식세포(macrophage) 등의 포식세포(phagocytic cell)는 세균(bacteria), 이

글상자 2.3

임상적용: 중심소체(Centriole)의 비정상적인 복제(Duplication)와 암(Cancer)

정상적인 세포분열(cell division)의 결정적인 조건 중 하나는 유사분열(mitosis) 과정 중에 염색체(chromosome)와 기타 세포소기관(organelle)이 정확히 배분되는 것이다. 세포주기 중 합성기(S phase)에 염색체 DNA(chromosomal DNA)의 복제(replication)가 일어난 다음에는, 세포주기의 진행에 정밀하게 조율된 중심소체(centriole)의 복제가 단 한번 일어난다. 유사분열이 일어나는 동안, 중심소체는 양극성(bipolar) 유사분열방추(mitotic spindle)의 형성을 담당하며, 이것은 두 개의 딸세포(daughter cell) 사이에서 동일한 염색체로 분리되도록 하는 데 아주 중요하다. 중심소체 복제를 조절하는 기전에 변화가 생기면 중심소체와 이를 둘러싸는 중심체(centrosome, 미세관형성중심 microtubule-organizing center, MTOC)의 증식 및 이상으로 발전할 수 있다. 다수의 중심체를 가진 세포는 종양억제단백질(tumor-suppressor protein, p53)이 매개하는 세포주기정지(cell cycle arrest) 및 방추조립관문억제(spindle assembly checkpoint inhibition)를 뛰어넘어 유사분열방추가 변형된 채, 즉 다극성(multipolar) 또는 지향오류성(misoriented) 방추를 지닌 상태로 세포분열에 진입한다(그림 F2.3.1). 그 결과로 세포분열 과정에서 염색체는 비정상적으로 배분된다. 이와 같은 다극성 세포분열(multipolar cell division)은 비정배수(aneuploidy)를 유발하고 이로 인해서 세포는 죽게 된다.

그러나 일부 암세포는 여분의 중심체들을 두 극으로 이동시킨 상태에서 다음 세포분열을 진행하여 생존 가능한 딸세포를 생성하는 경우도 있다. 이와 같은 중심체집락화(centrosome clustering)는 성상미세관(astral microtubule)과 세포막 사이의 상호작용에 의해 좌우되며 그 결과로 비정배수나 비대칭성 세포 분열이 유발되기도 한다. 다수의 중심소체가 흔히 관찰되는 특정한 암세포의 경우에는 중심체집락화가 그 생존을 획득하는데 필수적인 특이한 조건일 가능성이 매우 높다.

또한 여분의 중심체에서는 감마튜불린(γ-tubulin) 같은, 미세관의 핵형성(nucleation)에 반드시 필요한 중심소체주위기질단백질(pericentriolar matrix protein)이 소실되는 경우가 많아 이로 인하여 이들 중심체의 미세관형성중심(MTOC) 활성이 억제됨으로써 방추 형성에 참여하지 못한다.

결과적으로 염색체의 수의 변화로 인하여 종양유전자(oncogene)의 활성이 증가하거나 종양억제유전자(tumor suppressor gene)에 의한 보호 기능이 감소될 수 있으며, 이런 변화는 악성 세포 변환을 촉진하는 것으로 알려져 있다.

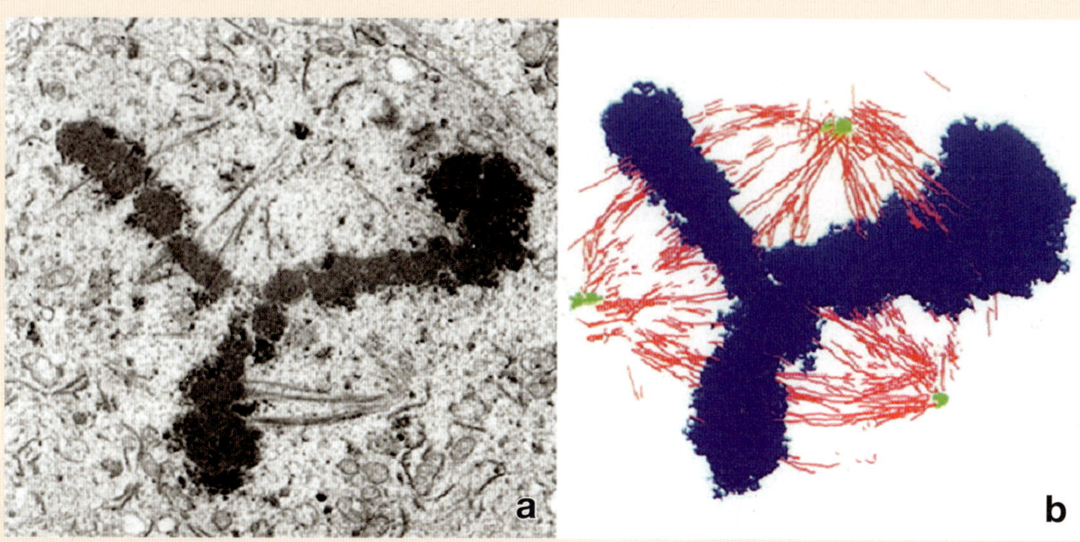

그림 F2.3.1 종양세포(tumor cell)에서 관찰되는 다극성유사분열방추(multipolar mitotic spindle). a. 침습성유방암세포(invasive breast tumor cell)의 전자현미경사진으로서 세포분열(cell division)의 중기(metaphase)에 비정상적인 대칭성 삼극성유사분열방추(tripolar mitotic spindle)를 볼 수 있다. ×16,000. **b.** 분열 중인 종양세포의 인접하지 않은 여섯 개의 절단면 사진으로부터 재구성한 이 그림에서 미세관(microtubule, *빨강*), 유사분열방추(mitotic spindle pole, *녹색*), 중기염색체(metaphase chromosome, *파랑*)를 각각 다른 색깔로 나타내었으며, 비정상적인 유사분열방추의 구조를 더 분명하게 보여준다. 유사분열방추를 입체적으로 재구성하여 자세히 분석한 결과 각각의 방추극(spindle pole)에는 최소한 2개의 중심소체가 있으며, 한 방추극에서는 인접해 있지만 뚜렷이 다른 두 부위에 미세관들이 모여 있는 것을 발견했다. (Lingle WL, Salisbury JL. Altered centrosome structure is associated with abnormal mitoses in human breast tumors. *Am J Path* 1999;155:1941-1951에서 인용.)

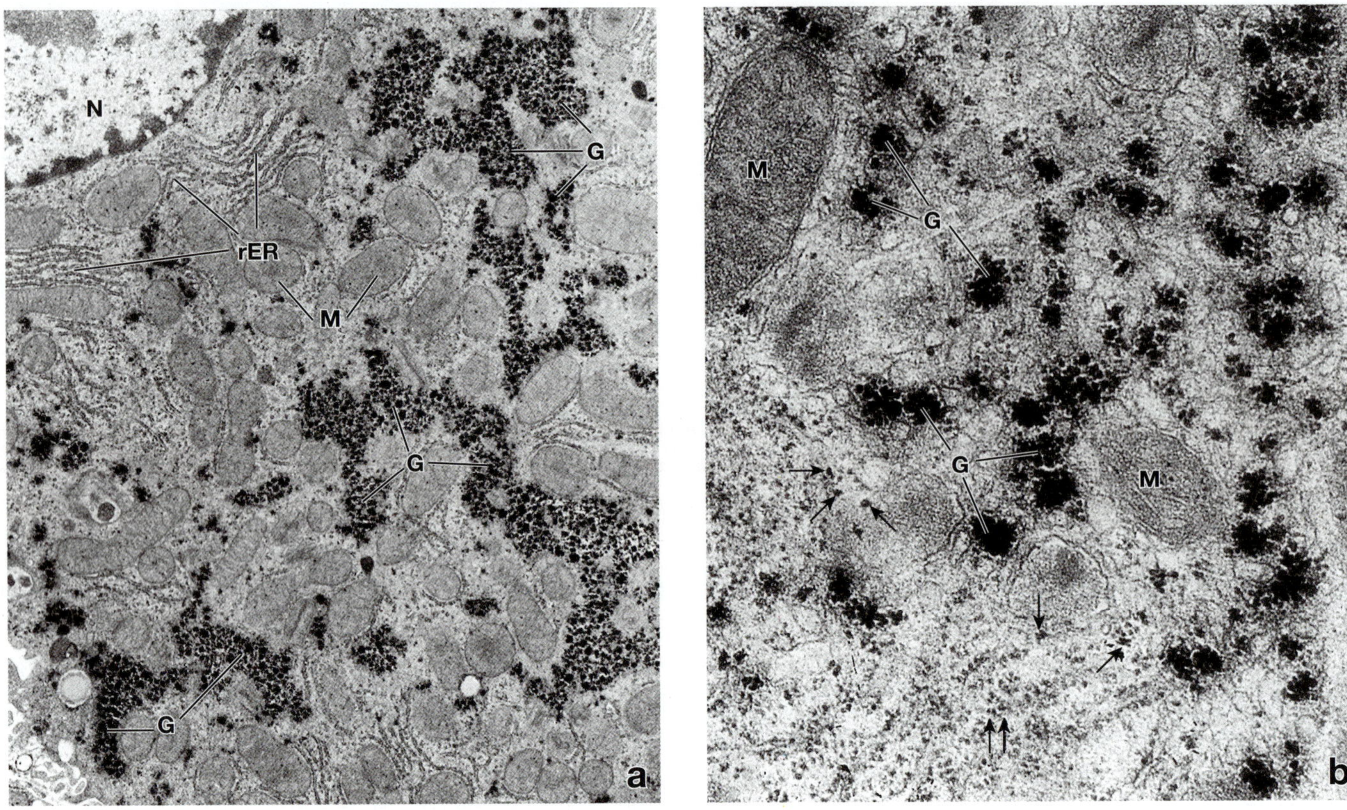

그림 2.65 당원(glycogen) 세포질포함물(inclusion)이 있는 간세포(liver cell)의 전자현미경사진. a. 이 저배율 전자현미경사진에서는 간세포(hepatocyte)의 세포질 일부가 세포핵(nucleus, *N*, *왼쪽 상단*)의 부분과 함께 관찰된다. 당원(glycogen, *G*)은 전자밀도가 높은(electron-dense) 불규칙한 알갱이로 관찰된다. 과립내형질세망(rough endoplasmic reticulum, *rER*)과 미토콘드리아(mitochondria, *M*)도 뚜렷하다. ×10,000. **b.** 이 고배율의 전자현미경사진에서는 당원(*G*)이 작은 입자의 집합체로 관찰된다. 가장 작은 집합체(*화살표*)도 자세히 보면 더 작은 수많은 당원입자(glycogen particle)로 이루어진 듯하다. 당원은 리보솜(ribosome, *왼쪽 하단*)보다 뚜렷하게 전자밀도가 더 높다. ×52,000.

물질(foreign particle), 죽은 세포, 자기 자신의 세포소기관 등을 소화(digestion)하면서 축적되어 생긴 지방갈색소를 함유하기도 한다. 실험 연구에 의하면, 지방갈색소의 축적은 세포가 받는 스트레스의 정확한 지표가 된다고도 한다.

- **혈철소**(hemosiderin)는 많은 세포의 세포질에서 발견되는 **철분저장복합체**(iron-storage complex)이다. 이는 혈색소(hemoglobin)의 소화할 수 없는 성분에 의해 형성되었을 가능성이 크며, 존재하는 경우 적혈구(red blood cell)가 포식(phagocytosis)된 것을 의미하기도 한다. 비장(spleen)은 노쇠한 적혈구가 포식되는 곳이기 때문에 혈철소가 가장 잘 나타난다. 그러나 폐에서도 관찰이 가능하며, 특히 폐감염(pulmonary infection) 후 폐포(alveolus)에 작은 출혈(hemorrhage)이 동반되는 경우에 폐조직에 있는 폐포대식세포(alveolar macrophage)에서 관찰할 수 있다. 광학현미경하에서는 짙은 갈색 과립(granule)으로 관찰되며, 지방갈색소와 다소 구분이 되지 않는다. 혈철소과립(hemosiderin granule)은 철분을 검출하는 데 사용하는 조직화학염색법(histochemical method)을 통하여 검출할 수 있다.
- **당원**(glycogen)은 포도당(glucose)이 저장되는 형태로서, 고도로 분지된(branched) 중합체이다. 통상적인 헤마톡실린-에오신(H&E) 염색법으로는 염색되지 않는다. 그러나 특수한 고정(fixation) 및 염색(staining) 과정을 거치면 광학현미경(light microscope)으로도 관찰할 수 있다. 이런 염색법에는 톨루이딘블루(toluidine blue) 염색이나 PAS염색법(periodic acid-Schiff method, PAS method)이 있다. 간과 횡문근세포(striated muscle cell)에는 보통 많은 양의 당원이 함유되어 있으며, 당원이 위치하는 곳은 염색되지 않은 부위로 관찰되기도 한다. 전자현미경(EM)에서 당원은 직경 25~30 nm의 과립(granule)이나 또는 세포질의 상당한 부분을 차지하는 과립의 집합체로 관찰되기도 한다(그림 2.65).
- **지질포함물**(lipid inclusion, **지방방울** fat droplet)은 세포 대사(metabolism)에 필요한 에너지를 제공하기 위한 영양성 포함물인 경우가 많다. 세포 안에서 지질방울(lipid droplet)은 장흡수세포(intestinal absorptive cell)의 경우처럼 짧은 기간 동안 존재하기도 하고, 지방세포(adipocyte)의 경우와 같이 오랜 기간 동안 있는 경우도 있다. 지방세포에서는, 지질포함물이 세포질 부피의 대부분을 차지함으로 인하여 세포소기관이 세포 주변의 얇은 테두리 안에 짓눌려 있는 형태가 흔하다. 일반적으로 지질방울은 광학현미경(light microscopy) 및 전자현미경(electron

microscopy) 관찰을 위한 조직 처리 과정 중에 유기용매에 녹아 사라진다. 따라서 광학현미경으로 관찰할 때, 지질방울로 보이는 것은 사실 지질(lipid)이 있다가 빠져나가서 생긴, 세포질에 있는 빈 공간이다. 지질대사(lipid metabolism)를 담당하는 효소에 유전적 결함이 있는 환자에서는, 비정상적인 부위에 또는, 병적인 양으로 지질방울이 축적되기도 한다. 이런 질병은 **지질 축적병**(lipid storage disease)으로 분류된다.

- **결정포함물**(crystalline inclusion)이 일부 세포에서 광학현미경으로 관찰되기도 한다. 인간의 경우, 이런 포함물은 고환(testis)의 세르톨리세포(버팀세포 Sertoli cell, sustentacular cell)와 라이디히세포(Leydig cell, interstitial cell)에서 관찰된다. 투과전자현미경(TEM)으로 관찰하면, 결정포함물은 여러 종류의 세포에서 발견되며, 위치하는 장소도 세포핵과 대부분의 소기관을 포함하는 세포의 거의 모든 부위이다. 이들 포함물 중 일부에서는 바이러스단백질(viral protein), 저장물질, 세포대사산물로 밝혀지지만, 그 외에는 의미를 정확히 알 수 없는 경우도 많다.

■ 세포질기질(CYTOPLASMIC MATRIX)

세포질기질은 농축된 수성겔로서 크기와 형태가 다른 여러 분자로 이루어진다.

세포질기질(cytoplasmic matrix, ground substance)은 **세포액**(cytosol)이라고도 하며, 광학현미경이나 고전적인 투과전자현미경(TEM)에 의해서는 이렇다 할 만한 구조를 나타내지 않고, 전통적으로 전해질(electrolyte), 대사산물(metabolite), RNA, 합성 단백질 등 크기와 모양이 다른 분자를 함유하고 있는 농축된 수용액(aqueous solution)으로 기술되어 왔다. 대부분의 세포에서는 이것이 가장 큰 하나의 구획이다. 세포질기질은 세포의 생존에 꼭 필요한 단백질 합성과 분해, 영양소의 분해와 같은 생리적 반응이 일어나는 곳이다. 0.25~0.5 μm 두께의 조직 절편을 고압전자현미경(high-voltage EM, HVEM)으로 관찰한 결과 가느다란 **미세섬유주가닥**(microtrabecular strand) 및 **교차결합체**(cross-linker)가 복잡한 입체적 그물구조를 이루고 있는 것을 알게 되었다. 이런 그물 구조는 자유리보솜(free ribosome)이 담당하는 세포질 반응, 조절되고 지향된 세포질 운반, 세포소기관의 이동을 가능하게 하는 구조적인 환경을 제공한다.

101 HISTOLOGY NOTEBOOK

세포질 (CELL CYTOPLASM)

세포(CELL) 및 세포질(CYTOPLASM)의 요약

- **세포**(cell)는 모든 다세포유기체(multicellular organism)의 구조적 그리고 기능적인 기본 단위이다.
- 세포에는 주된 두 구획이 있으며, **세포질**(cytoplasm)과 **세포핵**(nucleus)이다. 세포질은 **세포소기관**(organelle)과 **세포포함물**(inclusion)이 **세포질기질**(cytoplasmic matrix) 안에 잠겨 있으며, 세포핵은 유전체(genome)를 지니고 있다.
- 세포소기관은 대사기능이 활발한 구조 또는 구획이며 **막성 소기관**(membranous organelle)과 **비막성 소기관**(nonmembranous organelle)으로 분류된다.

형질막(PLASMA MEMBRANE)

- **형질막**(plasma membrane)은 투과전자현미경(TEM)을 통해 관찰되는 양친화성(amphipathic) 지질이중층(lipid bilayer) 구조이다. 형질막은 인지질(phospholipid), 콜레스테롤(cholesterol)과 이에 삽입된 내재성막단백질(integral membrane protein) 및 주위에 위치하는 표재성막단백질(peripheral membrane protein)로 이루어진다.
- **내재성막단백질**(integral membrane protein)에는 세포대사(cell metabolism), 조절(regulation), 통합(integration)을 담당하는 중요한 기능이 있다. 여기에는 펌프(pump), 통로(channel), 수용체(receptor protein), 링커단백질(linker protein), 효소(enzyme), 구조단백질(structural protein)이 포함된다.
- **지질라프트**(lipid raft)는 콜레스테롤과 글리코스핑고지질(glycosphingolipid)이 고농도로 존재하는 형질막의 미세도메인(microdomain)을 가리킨다. 이들은 유동성의 신호전달플랫폼(signaling platform)으로서 내재성막단백질과 표재성막단백질을 운반한다.
- **세포막**(cell membrane)과 소기관의 **내부형질막**(internal plasma membrane)에서는 **끊임없는 재형성**(continuously remodeling)이 일어난다. 이와 같은 재형성 과정 중에 세포질은 유입되기도 하고 배출되기도 한다. 재형성 과정은 **수송필수엔도솜분류복합체**(ESCRT) 계열 및 **다이나민**(dynamin) 단백질에 의해 매개된다.
- 형질막은 함입(invaginate)되어 **소포발아**(vesicle budding)가 일어난다. 소포발아에 의해 분자가 세포 안으로 들어갈 수 있고(**세포내섭취** endocytosis), 세포 바깥으로 나갈 수 있으며 (**세포외배출** exocytosis), 수송소포(transport vesicle) 안에 담겨 세포질 안에서 이동할 수도 있다.

막 수송(MEMBRANE TRANSPORT)과 소포 수송(VESICULAR TRANSPORT)

- 지용성이며 하전되지 않은 작은 분자, 기체 등은 에너지의 소비 없이 **단순(수동)확산**(simple [passive] diffusion)에 의해 형질막을 통과한다. 그 외에 다른 모든 분자는 형질막을 지나는 통로인 **막수송단백질**(membrane transport protein)을 필요로 하며, 여기에는 운반체 단백질(carrier protein)이나 통로(채널, channel) 등이 있다.
- **능동수송**(active transport)에서는 분자가 농도경사나 전기화학적 경사를 역행하여 막을 통과하면서 운반되어야 하므로 에너지를 필요로 한다. **수동수송**(passive transport)에서는 운반체 단백질을 필요로 하지만 에너지는 소비되지 않는다.
- **세포내섭취**(endocytosis)는 세포가 액체와 거대분자(macromolecule)를 흡수하는 것이다. 이 과정에 관여하는 기전은 세 가지이다. **포음작용**(pinocytosis; 미세포음작용에서는 작은 소포를 통해, 거대포음작용에서는 큰 소포를 통해 액체와 용질을 흡수), **포식작용**(phagocytosis; 큰 입자의 흡수), **수용체매개세포내섭취**(receptor-mediated endocytosis; 수용체와 결합된 특정한 분자를 흡수).
- **초기엔도솜**(early endosome)과 **말기엔도솜**(late endosome)은 막에 의해 둘러싸인 세포질 구획을 가리키며 섭취한 물질이나 막 단백질을 세포 표면으로 수송하거나 용해소체에서 분해하기 위해 분류하는 데 필수적이다.

막 수송(MEMBRANE TRANSPORT)과 소포 수송(VESICULAR TRANSPORT) (계속)

- 수용체매개세포내섭취 과정에서 일어나는 **소포형성**(vesicle formation)에는 **클라트린**(clathrin) 단백질과의 상호작용이 동반되며, 이 단백질은 전자현미경에서 **피막오목**(coated pit)이나 **피막소포**(coated vesicle)로 관찰되는 바구니 모양 구조로 조립된다.
- **세포외배출**(exocytosis)은 수송소포(transport vesicle)가 형질막과 합쳐짐으로써 그 내용물을 세포외공간(extracellular space)으로 배출하는 세포의 분비(secretion) 과정이다. 세포외배출에서의 막의 융합과 세포내섭취의 개시에는 **스네어단백질**(SNARE protein)**군**이 필요하다.
- **엑소솜**(exosome)은 엔도솜에서 기원하고 막에 의해 둘러싸인 아주 작은 소포이며 세포에 의해 세포외 공간으로 분비된다. 이들은 단거리 및 장거리 세포간 교류와 세포간 물질 교환에서 운반 수단으로 사용된다.
- **구성세포외배출(constitutive exocytosis)**에서는, 수송소포의 내용물이 끊임없이 운반되어 형질막을 통해 배출된다. **조절분비세포외배출**(regulated secretory exocytosis)에서는, 소포의 내용물이 세포 안에 저장되었다가 호르몬(hormone)이나 신경자극(neural stimulation)이 있을 때 분비된다.

단백질 분해 과정(DEGRADATION OF PROTEINS)

- **용해소체**(lysosome)는 가수분해효소(hydrolytic enzyme)를 함유한 소화소기관(digestive organelle)으로서 세포내섭취를 통해 얻은 물질이나, 자가용해(autophagy)를 통해 자기 자신의 일부를 분해한다. 이들에게는 가수분해에 의한 소화작용에 저항하는 특별한 구조단백질(structural protein)로 이루어진 독특한 막을 갖고 있다.
- **용해소체는** 새로 합성된 용해소체단백질(lysosomal protein), 즉 효소와 구조단백질을 받아들임으로써 **엔도솜**(endosome)**에서 발달한다**. 이들 단백질은 용해소체표적화신호인 **만노스6인산**(mannose-6-phosphate, M-6-P)에 의해 표적화된다.
- 일부 **말기엔도솜은 엔도솜 막의 내부 함입**(inward invagination)을 통해 내강내소포(intraluminal vesicle)를 형성한다. 이들 **다소포체**(multivesicular body, MVB)는 용해소체 안에서 분해되거나 형질막과 융합함으로써 내부의 소포를 **엑소솜**(exosome)의 형태로 배출한다.
- **프로테오솜**(proteasome)은 단백질 분해 기능을 공유한 비막성 소기관이다. 세포질 단백질 복합체인 이들은 잘못 접혔거나(misfolded) 불필요한 단백질을 용해소체의 도움 없이 **유비퀴틴**(ubiquitin)으로 표지시킨 후 파괴한다.

내형질세망(ENDOPLASMIC RETICULUM)

- **과립내형질세망**(rough endoplasmic reticulum, rER)은 **리보솜**(ribosome)이 부착된 내형질세망의 부분을 가리킨다. 이것은 단백질 합성 및 새로 합성된 단백질의 번역후변환(posttranslational modification)이 일어나는 장소이다. 과립내형질세망은 활성분비세포(active secretory cell)에서 가장 고도로 발달해 있으며, 광학현미경(light microscopy)으로는 호염기성(basophilic) 부위, 즉 **과립상소포체**(ergastoplasm)로 관찰된다.
- **무과립내형질세망**(smooth endoplasmic reticulum, sER)은 리보솜이 없고, 복잡하게 연결된 세관(tubule)들로 이루어진다. 여기에는 **사이토크롬 P450 해독효소**(cytochrome P450 detoxifying enzyme) (간에 풍부) 및 당원(glycogen) 및 **지질대사**(lipid metabolism)에 관여하는 효소가 존재한다. 골격근세포(skeletal muscle cell)에서는 무과립내형질세망이 칼슘이온(Ca^{2+})의 저장소 역할도 한다.

골지체(GOLGI APPARATUS)와 기타 막성 소기관

- **골지체**(Golgi apparatus)는 여러 층으로 겹겹이 쌓인 납작한 수조(cisterna)로 이루어진다. 골지체는 단백질의 번역후변환(posttranslational modification)과 분류(sorting) 및 이 단백질들이 세포의 주요 네 부위로 가도록 포장(packaging)하는 기능이 있다. 네 부위는 **자유표면 형질막**(apical plasma membrane), **기저외측 형질막**(basolateral plasma membrane), **엔도솜**(endosomes)과 **용해소체**(lysosomes), **자유표면 세포질**(apical cytoplasm)이다.
- **미토콘드리아**(mitochondria)는 길쭉하고 이동 능력이 있는 세포소기관으로서, ATP를 생성하기 위하여 호흡효소(respiratory enzyme)로 이루어진 **전자수송사슬**(electron-transport chain)이 일어나는 장소이다. 이들은 많은 양의 에너지를 만들고 소비하는 세포에 풍부하며, **세포자멸사**(세포예정사, apoptosis, programmed cell death)를 유도하기도 한다.
- **과산화소체**(peroxisome)는 대사 과정 중 산화반응(oxidative reaction)에 주로 관여하는 작은 소기관이다. 그 기능은 **지방산**(fatty acid)의 분해, 에테르인지질(ether phospholipid)의 합성, 그리고 과산화수소(H_2O_2) 같은 **반응성산소중간물**(reactive oxygen intermediate, ROI)을 생성하고 분해하는 것이다.

미세관(MICROTUBULES)

- **미세관**(microtubule)은 길고 단단한 내부가 비어있는 관(tube)으로서(직경 20~25 nm), **알파튜불린**(α-tubulin) 및 **베타튜불린**(β-tubulin)으로 이루어진다. 이들은 미세관형성중심(MTOC) 안에 있는 **감마튜불린고리**(γ-tubulin ring)에서 기원한다. 이들의 길이는 **동적불안정**(dynamic instability)이라고 알려진 연속적인 재형성(remodeling) 과정을 통해 튜불린 이량체가 더해지거나 제거됨에 따라 매 순간 변한다.
- 미세관은 세포내 **소포수송**(vesicular transport)과 **유사분열방추**(mitotic spindle)를 위한 선로를 형성한다. 또한 이들은 **섬모**(cilia)와 **편모**(flagella)의 운동과 세포 형태의 유지에도 관여한다.
- 미세관을 따라 일어나는 **세포소기관의 이동**은 **다이네인**(dynein)과 **키네신**(kinesin) 같은 분자적운동단백질(molecular motor protein)이 관여한다.
- **중심소체**(centriole)는 **9개의 3중미세관**(nine microtubule triplet) 한 쌍으로 이루어진 짧은 막대 모양의 원주형(cylinder) 구조이다. 미세관형성중심은 중심소체를 중심점으로 하여 그 주위에서 조립된다. 중심소체는 섬모와 편모를 위한 **기저소체**(basal body)를 제공하며 세포분열(cell division)이 일어나는 동안 유사분열방추(mitotic spindle)를 정렬한다.

액틴미세섬유(ACTIN FIL AMENT)

- **액틴미세섬유**(actin filament), 즉 마이크로필라멘트(microfilament)는 미세관보다 가늘고(직경 6~8 nm), 짧고 더 유연하다. 이것은 **G액틴**(G-actin, globular actin) 분자가 중합하여 **F액틴**(F-actin, filamentous actin)을 형성한 것이다.
- 액틴미세섬유는 **초점부착**(focal adhesion) 같은 **세포세포외기질부착부**(cell-to-extracellular matrix attachment), 막단백질(membrane protein)의 이동, 미세융모(microvillus)의 구조적 중심 형성, **층판위족**(lamellipodia) 및 **세사위족**(filopodia)의 형성 등과 같이 세포의 일부를 연장함으로써 세포의 운동도 담당한다.
- **액틴운동단백질**(actin motor protein)은 미오신(myosin)군이 대표적이며, ATP를 가수분해하여 액틴미세섬유를 따라 이동하는 데 필요한 에너지를 얻음으로써 근육수축(muscle contraction)에 관여한다.

중간미세섬유(INTERMEDIATE FILAMENT)

- **중간미세섬유**(intermediate filament)는 밧줄 같은 섬유로서(직경 8~10 nm) 세포에 안정성을 부여하고 부착반점(desmosome) 및 반결합체(hemidesmosome) 같은 세포연접(cell junction)과도 연결된다.
- 중간미세섬유는 비극성(nonpolar)이며, 매우 다양한 소단위(subunit)로 이루어진다. 여기에는 **케라틴**(keratin, 상피세포[epithelial cell]에 존재), **비멘틴**(vimentin; 중배엽[mesoderm] 기원세포에 존재), **데스민**(desmin; 근세포[muscle cell]에 존재), **신경미세섬유단백질**(neurofilament protein; 신경세포[nerve cell]에 존재), **아교섬유산성단백질**(GFAP; 신경아교세포[neuroglial cell]에 존재), **라민**(lamin; 세포핵[nucleus]에 존재), **염주미세섬유단백질**(beaded filament protein; 수정체[eye lens]에 존재) 등이 포함된다.

세포포함물(INCLUSION)

- **세포포함물**(inclusion)에는 세포 대사활성(metabolic activity)의 산물이 담겨 있다. 주로 색소과립, **지질방울**(lipid droplet), **당원**(glycogen) 등으로 이루어지며, 색소과립 중에서 **지방갈색소**(lipofuscin)는 가장 흔히 관찰되는 **일상마모색소**("wear-and-tear" pigment)이다.

3 세포핵
THE CELL NUCLEUS

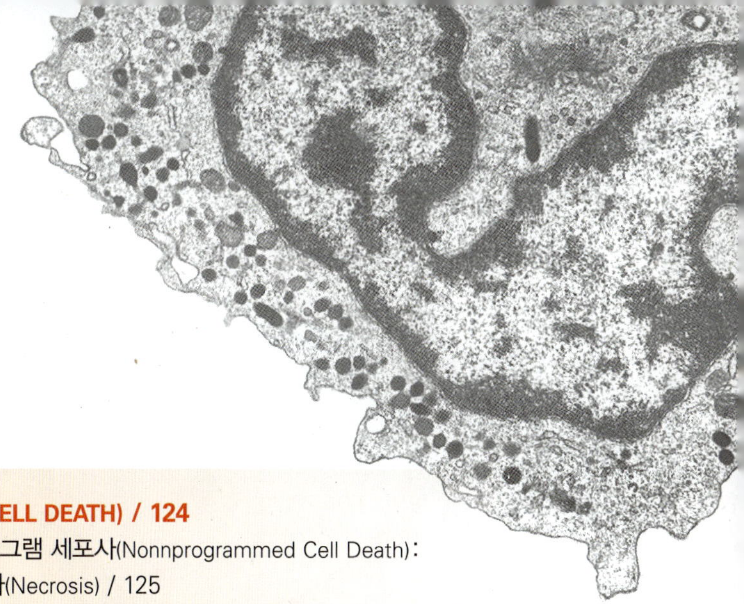

■ 핵의 개요(OVERVIEW OF THE NUCLEUS)

핵은 진핵세포(eukaryotic cell)에 있는 구조로, 유전체(게놈 genome, 유전정보)가 들어 있는 막에 둘러싸인 구역이다.

핵(nucleus)에는 유전정보(genetic information)가 들어 있으며, DNA 및 RNA 복제에 필요한 기구도 있다. 분열하지 않고 있는 상태의 중간기 세포(interphase cell)에서 핵은 다음과 같은 구성성분으로 이루어져 있다.

- **염색질**(chromatin)은 핵에 있는 물질로, **진정염색질**(euchromatin)과 **이질염색질**(heterochromatin)로 구성되어 있다. 염색질은 DNA, 그리고 DNA와 거의 동일한 양의 다양한 핵단백질(nuclear protein, 예를 들어 히스톤 histone)들로 구성되어 있으며, 이 단백질들은 DNA의 기능에 필요하다.
- **핵소체**(핵인, 인 nucleuolus, 복수는 nucleoli)는 핵 내부에 있는 작은 구조로, 리보솜 RNA(rRNA)를 활발하게 전사하는 DNA와 여기에서 전사된 RNA, 그리고 단백질로 구성되어 있다. 핵소체는 rRNA를 합성하는 장소이며 세포주기(cell-cycle)를 조절하는 단백질이 포함되어 있다.
- **핵막**(nuclear envelope)은 세포의 핵을 둘러싸고 있는 이중막(double membrane)이다. 이 구조는 내막(inner membrane)과 외막(outer membrane), 그리고 그 사이에 위치한 핵주위수조공간(perinuclear cisternal space)으로 구성되어 있으며, **핵공**(nuclear pore)에 의해 뚫려 있다. 핵막의 외막은 과립형질내세망(rER)과 연속되어 있으며 표면에 리보솜이 부착되어 있기도 하다(그림 3.1).
- **핵질**(nucleoplasm)은 염색질과 핵소체를 제외한 나머지 핵 내의 성분이다.

현미경으로 간단하게 핵의 구조를 관찰하는 것만으로도 세포의 상태에 대한 충분한 정보를 얻을 수 있다. 핵의 크기, 형태 및 구조의 관찰은 종양의 진단에서 매우 중요한 위치를 차지하고 있다. 예를 들어 **죽어가는 세포**(dying cell)에서는 관찰할 수 있는 핵의 변화가 나타난다. 이러한 변화는 다음과 같다.

- **핵용해**(karyolysis)는 DNA 가수분해효소(DNAase)에 의해 DNA가 완전히 용해되어 핵이 사라지는 경우이며,
- **핵농축**(pyknosis)은 염색질이 농축되어 핵이 위축되는 경우(핵이 농축된 염기호성 구조로 나타남)이고,
- **핵파괴**(karyorrhexis)는 핵이 여러 조각으로 나누어지는 경우이다(이러한 변화가 일어나기 전에 핵농축이 먼저 나타난다).

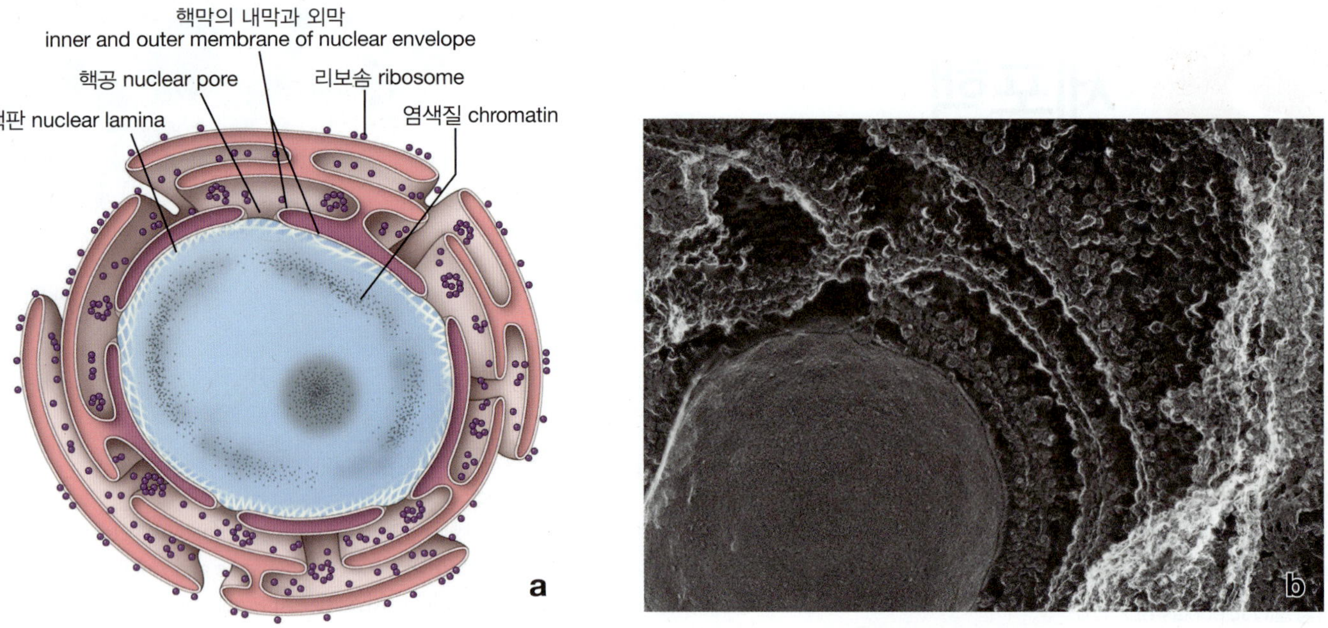

그림 3.1 핵과 rER의 관계. a. 핵의 벽은 핵을 둘러싸고 있는 이중막으로 구성되어 있다. 이 중 외막은 rER의 막과 연속되어 있다. 따라서 핵주위공간은 rER 내강과 통해 있다. 내막은 핵판(nuclear lamina)을 형성하는 핵 내의 중간미세섬유(intermediate filament)와 인접해 있다. **b.** 신속동결 심부부식기법(quick-freeze deep-etch technique)을 이용하여 제작한 표본의 전자현미경사진에서는 핵막에 의해 둘러싸인 커다란 구형의 핵이 관찰된다. 외막에 리보솜이 부착되어 있고 rER과 연속되어 있다. ×12,000. (Dr. John E. Heuser, Washington University School of Medicine 제공.)

■ 핵의 성분(NUCLEAR COMPONENTS)

염색질(Chromatin)

염색질은 DNA와 단백질의 복합체이며, 핵에 특징적인 염기호성(basophilia)을 나타내는 구조이다.

각각의 진핵세포에는 60억 비트의 정보가 부호화되어 있는 DNA가 있으며, 한 세포에 있는 DNA의 전체 길이는 약 1.8 m로 핵의 직경보다 10만 배나 된다. 따라서 DNA는 매우 구불구불하게 꼬여 있고 빽빽하게 밀집되어 있다. 이는 독특한 핵단백질 복합체인 **염색질**(chromatin)의 형성에 의해 일어난다.

이 염색질복합체는 DNA와 구조단백질로 구성되어 있다. 유사분열(mitosis) 시 염색질은 더욱 꼬이게 되어 **염색체**(chromosome)가 형성된다. 각각의 인체 세포에는 46개의 염색체가 있다. 염색질 단백질에는 **히스톤**(histone)이라고 하는 다섯 가지 기본 단백질과 **비히스톤성 단백질**(nonhistone protein)들이 있다. 이 염색질 구조는 유전자 발현에 필요한 염색체 부위에 전사에 필요한 기구(transcriptional machinery)가 접근할 수 있다는 특징이 있다.

인간유전체(genome) 염기서열 지도는 2003년에 완성되었다.

인간유전체(human genome)는 사람의 46개 염색체 전체 DNA의 염기서열로 모든 유전정보가 들어 있다. 인간유전체의 염기서열지도는 인간유전체연구사업(Human Genome Project)에 의해 13년에 걸쳐 분석되어 2003년에 완성되었다. 인간유전체에는 28억5000만개의 뉴클레오타이드(nucleotide) 염기쌍이 존재하며, 이는 단백질을 합성할 수 있는 약 23,000개의 유전자부호로 구성되어 있다. 오랫동안 유전자는 유전체 내에 쌍으로 존재한다고 알려져 왔으나, 최근의 연구에 의하면 DNA 서열의 상당 부분은 쌍으로 존재하지 않는다고 밝혀졌다. 이러한 **복제수변이**(copy number variation, CNV)는 인간유전체에 광범위하게 존재하고 있으며, 유전적 불균형(genetic imbalance)의 원인이 된다. 즉 유전체에 항상 한 쌍씩 존재한다고 생각되어왔던 유전자가 때에 따라서는 하나, 둘, 셋 또는 그 이상 존재한다는 것이다. 이전에 **유전자**(gene)는 폴리펩타이드 사슬을 형성하는 DNA 서열의 일부라고 정의되었지만, 현재에는 기능적인 생성물을 중복적으로 형성할 수 있는 일정한 유전체 염기서열(genomic sequence)의 집합체라고 정의할 수 있다.

일반적으로 핵에는 농축된 형태의 *이질염색질(heterochromatin)*과 분산된 형태의 *진정염색질(euchromatin)*의 두 종류의 염색질이 존재한다.

대부분의 세포에서 염색질은 균일한 형태로 존재하지 않고, 옅게 염색되는 배경에 짙게 염색되는 염색질 덩어리가 있는 형태로 나타난다. 짙게 염색되는 구조는 고도로 농축된 염색질로 **이질염색질**(heterochromatin)이라고 하며, 옅게 염색되는 구조(전사된 유전자가 위치하는 부위)는 분산된 형태로 **진정염색질**(euchromatin)이라고 한다(6쪽 참조).

이질염색질에는 구성이질염색질과 선택이질염색질의 두 종류가 있다. **구성이질염색질**(constitutive heterochromatin)은 모든 세포

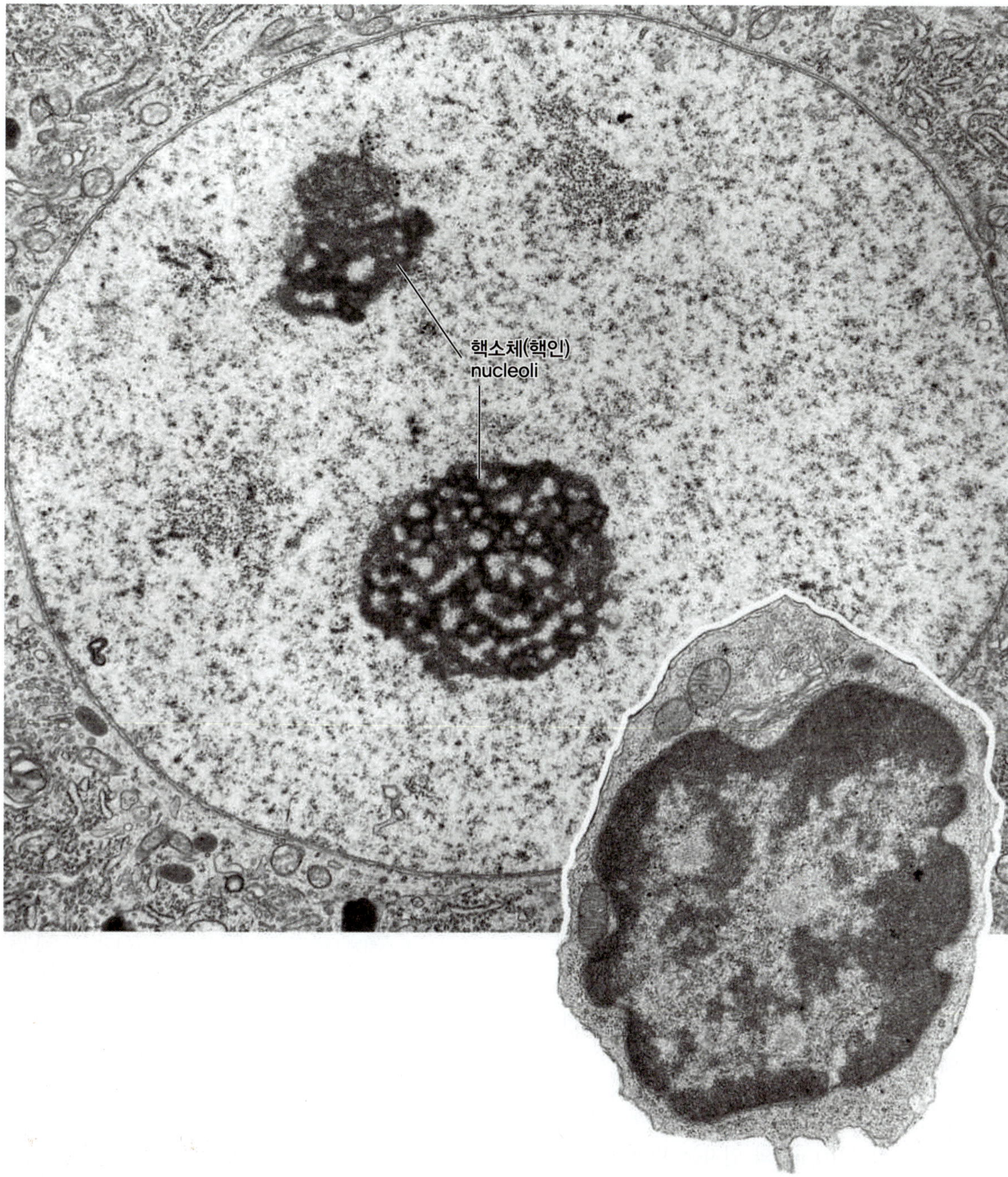

그림 3.2 서로 다른 두 유형의 세포 핵의 전자현미경사진. 큰 전자현미경사진은 신경세포(nerve cell)의 핵이다. 이 단면에서는 두 개의 핵소체(nucleolus)가 나타난다. 이 활성이 높은 세포의 핵에는 분산된 염색질(extended chromatin), 즉 진정염색질(euchromatin)이 거의 대부분을 차지하고 있다. ×10,000. **삽입그림.** 작은 핵은 순환하는 림프구(circulating lymphocyte)의 핵이다(전체 세포가 전자현미경사진에 나타나 있다). 이 세포는 비교적 활성이 낮은 세포로 세포질과 세포소기관이 적다. 이 핵의 염색질은 대부분이 농축(이질염색질 heterochromatin)되어 있다. 옅게 나타나는 부분은 진정염색질이다. ×13,000.

에서 염색체의 동일한 부위에 항상 농축되어 있는 고도로 중복된 DNA 서열로 유전적으로 불활성화된 부분이다. 구성이질염색질의 대부분은 염색체에서 중심절(centromere)과 텔로미어(말단소체, 종말절 telomere) 부근에 위치한다. **선택이질염색질**(facultative heterochromatin) 역시 농축되어 있고 전사과정에 관여하지 않는다. 그렇지만 구성이질염색질에 비해 선택이질염색질은 DNA 서열이 중복적이지 않고, 핵과 염색체에서 그 위치가 일정하지 않다. 일부 세포에서 선택이질염색질은 세포주기의 단계에서 특정한 조건 하에 전사활성을 나타내며(109쪽 바소체에 대한 기술 참조), 핵에서 위치가 변화하고(즉, 중심부에서 주변부로), 단 하나의 대립유전자(allele)에서 전사 활성화(단일대립형질 유전자발현 monoallelic gene expression)가 나타나기도 한다.

이질염색질은 다음 세 부위에 배열되어 있다(그림 3.2).

- **핵주위염색질**(marginal chromatin)은 핵의 가장자리에 위치한다. (광학현미경으로 관찰했을 때 핵막으로 여겨졌던 구조가 실제로는 대부

분 핵주위염색질이다.)

- **염색질핵소체**(염색질뭉치, karyosome)는 핵 전체에 퍼져 있는 염색질 덩어리로 그 크기와 모양은 불규칙적이다.
- **핵소체연합염색질**(nucleolar-associated chromatin)은 핵소체와 연관되어 있는 염색질이다.

이질염색질은 헤마톡실린(hematoxylin)과 염기성염료(basic dye)에 의해 염색되며, 포일겐염색(Feulgen stain, DNA의 디옥시리보스를 검출하는 특수한 조직화학반응, 7쪽)으로 쉽게 검출할 수 있고, 획스트염료(Hoechst dye)나 요오드화프로피디움(propidium iodide)과 같은 형광생체염료(fluorescent vital dye)로도 염색할 수 있다. 헤마톡실린-에오신(hematoxylin and eosin, H&E) 염색표본에서 핵이 뚜렷하게 나타나는 이유는 이 이질염색질이 염색되기 때문이다.

진정염색질은 광학현미경 하에서는 뚜렷하게 나타나지 않는다. 진정염색질은 핵형질(nucleoplasm) 내 이질염색질 사이나 그 주변에서 "투명한(clear)" 부위로 나타난다. 일반적인 전자현미경 하에서 이질염색질과 진정염색질 사이에 명확한 구별은 없으며, 모두 과립형(granular) 또는 미세섬유형(filamentous)으로 나타나지만, 진정염색질이 덜 밀집된 상태로 나타난다.

진정염색질은 활성화된 염색질, 즉 DNA의 유전정보가 해독되고 전사될 수 있는 길게 펼쳐진 염색질이다. 진정염색질은 뉴런(neuron)이나 간세포(liver cell)와 같이 대사활성이 높은 세포에 뚜렷하게 나타난다. 이질염색질은 순환하는 작은 림프구(small lymphocyte)나 정자(sperm)와 같이 대사활성이 낮은 세포, 또는 형질세포(plasma cell)와 같이 한 종류의 물질만을 생산하는 세포에 많이 나타난다.

염색질 구조의 가장 작은 단위는 DNA와 히스톤으로 이루어진 거대분자복합체인 뉴클레오솜이다.

뉴클레오솜(nucleosome)은 염색체 내의 진정염색질과 이질염색질 모두에서 나타난다. 이 직경 10 nm의 입자는 단백질 중심부를 DNA 분자가 나선형으로 둘러싸 형성되는 구조로 염색질이 일차적으로 꼬인 구조이다. 이 단계에서 DNA 분자는 꼬이지 않은 DNA 분자에 비해 7배 정도 짧아진다. 뉴클레오솜의 중심부는 여덟 개의 **히스톤 분자**(histone molecule, **8량체**[octamer]라고 함)로 형성되어 있다. 이 중심 8량체를 DNA 사슬(약 146 뉴클레오타이드 쌍)이 두 번 둘러싸고 있다. 인접한 각 뉴클레오솜 입자 사이에는 직경 2 nm 정도의 DNA 사슬이 이들을 이어주고 있다. 핵에서 염색질을 추출하면 투과전자현미경(TEM)으로 관찰할 수 있으며 이를 "**실에 꿰인 구슬**(beads on a string)" 형태라고 한다(그림 3.3a).

다음 단계에서는 뉴클레오솜의 긴 실모양 구조가 꼬여 **직경 30 nm의 염색질원섬유**(30-nm chromatin fibril)를 형성한다. 염색질원섬유의 꼬인 나선 한 바퀴는 6개의 뉴클레오솜에 의해 형성되며, 이는 꼬이지 않은 DNA 분자에 비해 40배 정도 짧은 구조이다. 길게 뻗어 있는 30 nm 염색질미세섬유는 다시 **고리 도메인**(loop domain; 15,000~100,000 염기쌍을 함유)을 만들며, 이는 **염색체뼈대**(염색체골격, chromosome scaffold)에 부착되어 있거나 비히스톤성 단백질로 구성된 **핵기질**(nuclear matrix)에 부착되어 있다. 이질염색질에서는 염색질섬유가 서로 꼬여 빽빽하게 밀집되어 있으나, 진정염색질에서는 성글게 배열되어 있다.

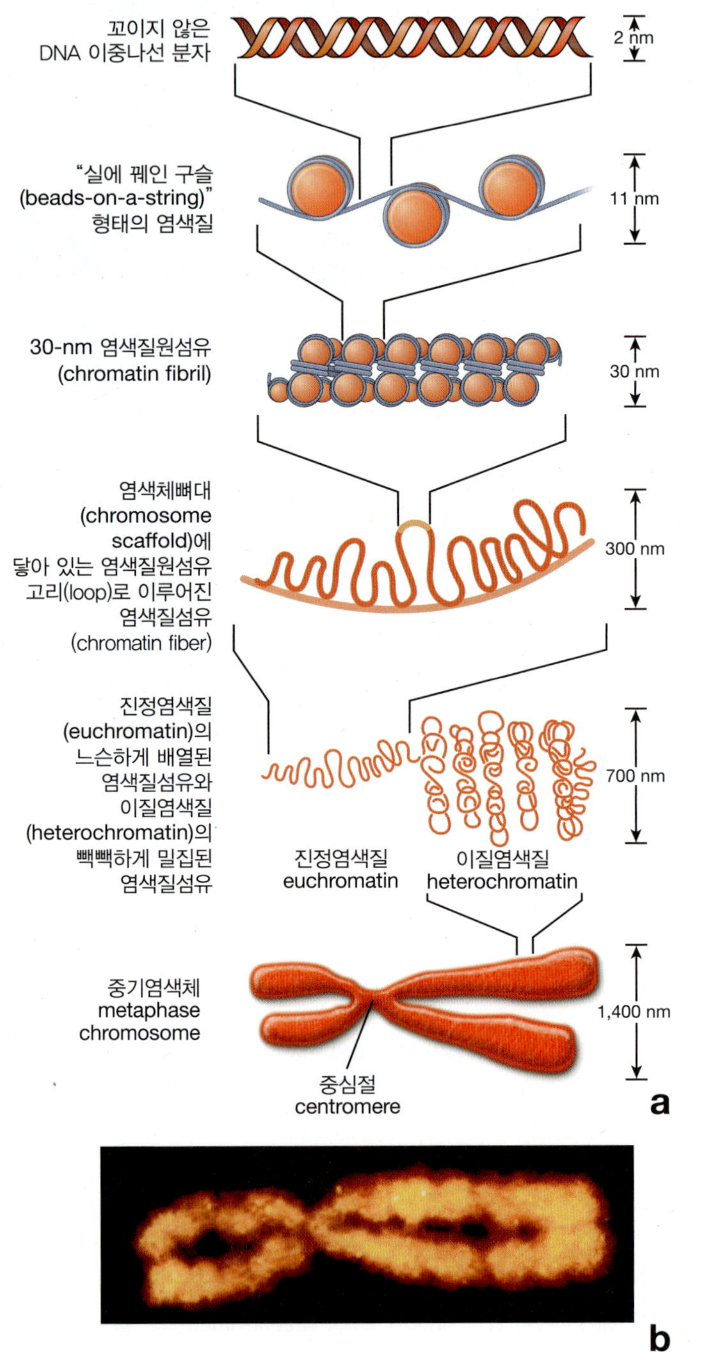

그림 3.3 염색질(chromatin)이 밀집되어 형성하는 염색체구조(chromosomal structure). a. 이 그림에서는 핵 염색질의 밀집 단계를, DNA 이중나선(double helix)으로부터 고도로 농축된 형태로 나타나는 염색체(chromosome)에 이르기까지 순차적으로 나타내었다. **b.** 원자력현미경(atomic force microscope)을 사용하여 관찰한 사람 중기 2번 염색체(chromosome 2)의 구조. ×20,000. (Dr. Tatsuo Ushiki 제공.)

분열하는 세포에서 염색질은 농축되어 염색체(chromosome)라는 뚜렷한 구조를 형성한다.

유사분열 중 유연한 단백질뼈대(protein scaffold)에 부착된 염색질 고리도메인(loop domain)으로 이루어진 **염색질섬유**(chromatin fiber)는 농축되어 **염색체**(chromosome, 그리스어로 염색된 물체[colored bodies]라는 의미)를 형성한다. 각각의 염색체는 두 개의 **염색분체**(chromatid)로 이루어져 있으며, **중심절**(centromere)이라고 하는 부위에서 서로 결합되어 있다(그림 3.3b). 이와 같이 염색체가 두 분체로 이루어진 것은 세포주기의 합성기(S기)에서(117~119쪽 참조) 다음의 유사분열을 준비하기 위해 DNA가 복제되기 때문이다.

염색체의 각 종말부에 위치해 있는 **텔로미어**(종말절, 말단소체, 끝분절 telomere)는 세포분열시 점차 짧아진다. 최근의 연구에 의하면 텔로미어의 길이는 세포의 수명을 나타내는 중요한 표지가 된다. 영원히 생존하기("불멸화 immortalized"되기) 위해서는 텔로미어의 길이를 유지시켜주는 기전이 활성화되어야만 한다. 예를 들어 악성세포(malignant cell)로 변형된 세포의 경우에는 **텔로머라제**(텔로머레이스, telomerase)라고 하는 효소가 있어 텔로미어 말단에 중복된 뉴클레오타이드 서열을 첨가해준다. 최근 이 효소의 발현이 세포의 수명을 연장해주며 세포의 성장을 촉진한다는 사실이 밝혀졌다. 따라서 항암치료에 사용할 수 있는 표적물질로 텔로머라제에 대한 연구가 현재 이루어지고 있다.

성숙한 생식세포(gametes), 즉 난자와 정자를 제외한 모든 인체 세포는 **23쌍의 상동염색체**(23 homologous pairs)로 이루어진 **46개의 염색체**(46 chromosomes)를 함유하고 있다(쌍을 이루는 염색체 각각은 동일한 모양과 크기를 갖고 있다). 이 중 22쌍은 각 쌍이 동일한 염색체로 이루어져 있으며(즉, 쌍을 이루는 염색체 내에는 동일한 유전체가 포함되어 있음), 이를 **상염색체**(autosome)라고 한다. 23번째 쌍의 염색체는 **성염색체**(sex chromosome)이며 X와 Y로 표시한다. 여성에는 두 개의 X 염색체가 있고, 남성에는 하나의 X 염색체와 하나의 Y 염색체가 있다. 46개의 염색체는 대부분의 체세포에 존재하며 이를 **배수체**(이배체, diploid [2n])라고 한다. 유사분열과 감수분열(meiosis) 시 나타나는 변화를 단순하게 기술하기 위해 염색체의 수는 소문자 (n)으로 표시하고 DNA의 양은 소문자 (d)로 표시한다. 세포분열 직후 배수체 염색체에는 (2d)의 DNA가 있지만 S기 이후에는 이의 2배, 즉 (4d)의 DNA가 존재한다(119~120쪽 참조).

감수분열(meiosis) 후 난자와 정자에는 반수체(haploid) (1n)인 23개의 염색체와 역시 반수체(1d)의 DNA가 있다. 체세포의 염색체 수(2n)와 배수체 DNA의 양(2d)는 정자의 핵과 난자 핵의 융합에 의해 **수정**(fertilization)이 일어난 후 회복된다(120~124쪽 참조).

핵형(karyotype)에서 염색체쌍은 그 크기와 형태 및 염색체에서 나오는 형광색에 따라 정렬된다.

염색체 표본은 분열하는 세포를 기계적으로 파열시킨 다음 고정하고 유리슬라이드 위에 얹은 후 염색하여 제작하며, 이를 **중기도말표본**(metaphase spread)이라고 한다. 과거에는 염색체 도말표본을 항상 김사염색(Giemsa stain) 방법으로 염색하였으나, 최근에는 제자리혼성체화기법(*in situ* hybridization technique)이 개발되어 형광제자리혼성체화(fluorescent *in situ* hybridization, FISH)가 더 많이 사용되고 있다. 도말표본은 형광현미경으로 관찰한 후, 컴퓨터에 연결된 카메라를 사용하여 염색체쌍의 이미지를 얻는다. 염색체쌍은 영상처리소프트웨어(image-processing software)를 통해 형태에 따라 정렬하여 **핵형**(karyotype)을 분석한다(그림 F3.1.1a 참조). 비분리(nondisjunction), 전위(transposition, 그림 F3.1.1a 참조), 결손(deletion, F3.1.1b 참조), 특정한 유전자 부위의 중복(duplication) 등 염색체 이상이 원인이 되는 질환을 진단하기 위한 **세포유전학적 검사**(cytogenetic testing)에는 다양한 분자탐색물질(molecular probe)들이 사용되며, 이들 중 대부분은 현재 상용화되어 있다. 핵형 분석은 또한 태아의 성 감별에도 사용되며, 일부 유전질환의 출산전 진단에도 사용된다(그림 1.7 참조).

바소체(Barr body)는 선택이질염색질(facultative heterochromatin) 부위로, 태아의 성 감별에 이용할 수 있다.

일부 염색체는 중간기(interphase)에 발현이 억제되어 빽빽하게 밀집된 이질염색질의 형태로만 존재하는 경우가 있다. 예를 들어 여성의 **X 염색체**(X chromosome) 중 하나는 이러한 염색체이며, 태아의 성별 감정에 이용된다. 이 염색체는 핵소체 주위에서 뚜렷하게 염색되는 구형의 구조로 나타나며, 1949년 바(Barr)와 바트램(Bartram)에 의해 암코양이의 신경세포에서 처음 발견되어 현재 **바소체**(Barr body)라고 불린다. 여성에서 바소체는 **선택이질염색질**(facultative heterochromatin)에 속하는 부위로, 농축되어 있으며 유전자 전사 과정이 일어나지 않는다. 배아발생기에 여성 접합자(zygote)에서 무작위적으로 선택된 하나의 X 염색체인 바소체는 염색체 전체에 걸쳐 염색질 농축이 일어나며, 이러한 상태가 일생 동안 유지된다.

처음 바소체는 박절된 조직에서 발견되었지만, 이후 도말표본(smear, 뺨 안쪽의 구강 점막을 긁어 만들거나, 혈액도말 표본에서 호중구[neutrophil]를 관찰)에서도 비교적 많은 수의 세포들에서 바소체를 찾을 수 있었다. 구강 점막 세포에서는 바소체가 핵막(nuclear envelope) 부근에서 관찰된다. 호중구(neutrophil)에서 바소체는 핵엽(nuclear lobe) 중 하나에 붙어 있는 북채(drumstick) 모양의 구조로 나타난다(그림 3.4). 바소체는 핵에서 작은 부분만을 차지하고 있기 때문에 그 방향에 따라 바소체가 나타날 수도 있고 나타나지 않을 수도 있다. 따라서 박절표본과 도말표본 어느 경우에도, 바소체를 확인하기 위해서는 반드시 여러 개의 세포를 관찰하여야만 한다.

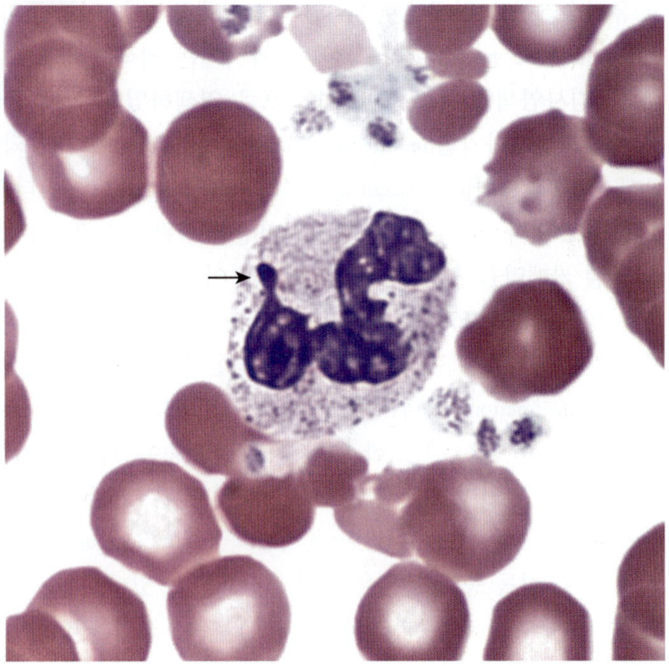

그림 3.4 여성 환자의 혈액도말표본(blood smear)에서 관찰한 호중구(중성호성백혈구 neutrophil)의 현미경사진. 여성 환자의 두 번째 X 염색체(X chromosome)는 억제되어 호중구의 중간기 핵(interphase nucleus)에서 핵엽(nuclear lobe)에 부속된 북채(drumstick) 모양의 구조(*화살표*)로 나타난다. ×250.

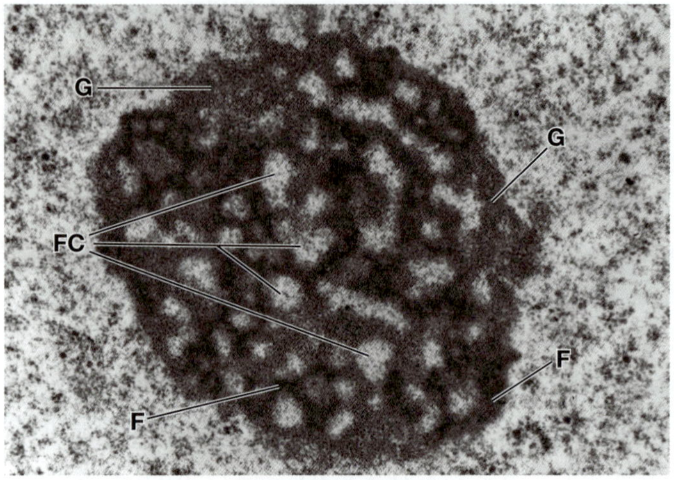

그림 3.5 핵소체(nucleolus)의 전자현미경사진. 이 신경세포(nerve cell)의 핵소체에서는 원섬유중심(fibrillar center, *FC*)을 둘러싸고 있는 실부분(fibrillar [*F*] material)과 과립부분(granular [*G*] material)이 나타난다. 실부분과 과립부분 양쪽에서 모두 나타나는 그물구조는 *핵소체사(nucleolonema)*이다. 핵소체사에는 rRNA와, rRNA를 전사하는 DNA를 함유한 유전자, 그리고 특정 단백질들이 위치해 있다. ×15,000.

핵소체(핵인, 인, Nucleolus)

핵소체는 리보솜 RNA(rRNA)가 합성되고 리보솜 조립(assembly)이 시작되는 장소이다.

핵소체(핵인, 인 nucleolus)는 핵 내에서 전사활성이 있는 리보솜 RNA(rRNA) 유전자로 구성된 막에 둘러싸여 있지 않은 구조이다. 기본적으로 이 구조는 리보솜이 생성되고 조립되는 장소이다. 핵소체의 크기는 다양하지만, 특히 단백질합성이 활발한 세포에 잘 발달되어 있다. 일부 세포에는 한 개 이상의 핵소체가 존재한다(그림 3.5). 핵소체는 형태적으로 구별되는 다음의 세 부위로 나누어진다.

- **원섬유중심**(fibrillar center)에는 다섯 개의 서로 다른 염색체(13, 14, 15, 21, 22)의 DNA 고리(loop)가 있으며, 여기에는 rRNA 유전자와 RNA 중합효소 I(RNA polymerase I), 그리고 전사인자(transcription factor)들이 함유되어 있다.
- **실부분**(섬유부, fibrillar material, pars fibrosa)은 활발하게 전사가 이루어지고 있는 리보솜 유전자와 다량의 전사된 rRNA가 함유되어 있는 부위이다.
- **과립부분**(과립부, granular material, pars granulosa)은 리보솜 조립(ribosomal assembly)의 첫 단계가 이루어지는 곳으로, 전리보솜 과립(preribosomal particle)들이 밀집되어 있는 부위이다.

과립부분과 실부분으로 형성된 그물구조를 **핵소체사**(핵소체실 nucleolonema)라고 한다. 리보솜 RNA(rRNA)는 과립부분과 실부분 모두에 있으며 각각 밀집된 과립과 극도로 가느다란 미세섬유의 형태로 나타난다. 리보솜 소단위(ribosomal subunit)를 전사하는 유전자는 이 그물 사이에 위치하며 RNA 중합효소 I(RNA polymerase I)에 의해 전사된다. 리보솜 RNA(rRNA)는 소형 핵소체 RNA(small nucleolar RNA, snoRNA)에 의해 더 가공되고 변환된 후, 세포질에서 생성되어 핵으로 들어온 단백질을 이용하여 rRNA 소단위로 조립된다. 부분적으로 조립된 리보솜소단위(전리보솜, preribosome)는 핵공(nuclear pore)을 통해 핵으로부터 세포질로 이동하여 세포질에서 완전하게 성숙된 리보솜으로 조립된다.

핵소체는 세포주기(cell cycle)의 조절에 관여한다.

뉴클레오스테민(nucleostemin)은 핵소체 내에 존재하는 최근에 확인된 단백질로, p53 결합단백질이며 세포주기를 조절하고 세포분화에 영향을 준다. 세포분화가 진행될수록 이 단백질의 농도는 저하된다. **악성세포**(malignant cell)에는 뉴클레오스테민이 있어, 이 단백질이 악성세포의 **통제불가능한 증식**(uncontrlled proliferation)에 관여할 것이라고 생각된다(그림 3.2). 또한 DNA 바이러스, RNA 바이러스, 그리고 레트로바이러스(retrovirus) 및 바이러스 단백질(viral protein)은 핵소체와 상호작용하여 바이러스 감염시 과립부분과 실부분을 재배치시킨다. 이들 바이러스는 자체 복제과정에서 핵소체의 성분을 이용할 수 있다. 바이러스는 핵소체와 그 성분들을 표적으로 하여 전사와 번역을 증가시키고 세포주기를 바꿔 바이러스의 복제를 용이하게 할 것이라는 증거가 있다.

글상자 3.1

임상적용: 세포유전검사(Cytogenetic Testing)

세포유전검사(cytogenetic testing)는 유전질환을 진단하고 평가하는 중요한 검사로 염색체분석(analysis of chromosome)이라고도 한다. 염색체이상(chromosome abnormality)은 모든 출생아의 약 0.5%에서 나타나며, 첫 3분기 유산(first trimester miscarriage, 자연유산 spontaneous abortion)의 50% 정도에서 발견되고, 다양한 종양세포의 95% 정도에서도 확인된다. 염색체분석은 말초혈액(peripheral blood), 골수(bone marrow), 조직(피부 또는 융모막융모 chorionic villi, 생검에서 얻은), 양막천자(amniocentesis)를 통해 양수(amniotic fluid)에서 얻은 세포 등에서 시행할 수 있다.

염색체 연구는 분열하는 세포의 핵으로부터 전체 염색체를 추출하는 것으로 시작된다. 다음 이 염색체는 유리 슬라이드 위에 놓고 특수한 형광탐색물질(fluorescence probe, FISH 기법)로 염색한 후 현미경으로 관찰한다. 하나의 DNA 탐색물질(DNA probe)이 특정한 염색체의 특정한 부분과 부합되면 현미경으로 관찰할 수 있는 색 신호를 내게 된다. 모든 염색체의 영상을 얻기 위해 여러 탐색자들을 혼합하여 다른 색으로 표지되게 하면 각각의 염색체가 서로 다른 색으로 나타나게 된다. 이러한 방법으로 표지된 핵형(karyotype)을 이용하여, 세포유전학자들은 염색체 수의 변화와, 부가(addition) 또는 결손(deletion) 등의 염색체이상(chromosomal abnormality)을 포괄적으로 분석할 수 있게 되었다. 핵형에서는 각각의 염색체쌍에 번호를 붙이고, 성염색체는 X와 Y로 표시한다. X와 Y염색체를 가진 경우 남성을 나타낸다(그림 F3.1.1a 참조). 그림 F3.1.1a에서 *흰색 외곽선의 네모* 내에는 XX염색체가 있으며, 이는 여성을 나타낸다.

염색체의 일부가 떨어져 나와 다른 염색체에 붙는 경우가 있다. 이러한 현상이 일어났을 경우, 이를 **전위**(translocation)라고 한다. 그림 F3.1.1a의 *적색 외곽선 네모* 안에서는 8번 염색체와 14번 염색체가 전위된 형태로 나타난다. 이렇게 색으로 표지된 이미지에서는 원래 8번 염색체의 일부(*연한 파랑으로 표지된 부분*)가 14번 염색체에 붙어 있고 14번 염색체의 작은 부분(*적색 부분*)이 8번 염색체로 옮겨 간 것을 확인할 수 있다. 이러한 염색체 전위는 급성골수백혈병(acute myeloid leukemia, AML), 비호지킨림프종(non-Hodgkin lymphoma, NHL), 버킷림프종(Burkitt lymphoma)과 같은 일부 림프종(lymphoma, 혈구의 암 cancers of blood cells)에서 나타난다.

그림 3.1.1b는 **프래더-윌리/안젤만증후군**(Prader-Willi/Angelman syndrome, PWS/AS)으로 의심되는 환자의 혈액을 배양하여 얻은 림프구의 중기도말표본(metaphase spread)으로, 여러 DNA 탐색물질을 사용하여 15번 염색체의 반응을 나타낸 사진이다(15번 염색체쌍을 *노란색 외곽선 네모* 속에 확대하였다). *녹색*으로 표시된 탐색물질(D15Z1)은 15번 염색체의 중심절(centromere) 부분을 나타내고, 인접한 *오렌지색* 탐색물질(D15S10)은 15번 염색체의 PWS/AS 부위와 반응한다. PWS/AS의 경우 이 부위의 결손(deletion)이 동반된다. 사진에서 15번 상동염색체 중 하나에는 이 부위가 소실되었다(오렌지색 신호가 보이지 않음). 세 번째의 *적색* 탐색물질(PML)은 15번 염색체의 긴팔 원위부에 나타나며, 양쪽 염색체 모두에서 관찰된다. PWS/AS는 심한 지능장애(severe intellectual disability), 근긴장저하(muscular hypotonia), 작은 키(short stature), 생식샘저하증(hypogonadism), 인슐린저항성 당뇨병(insulin-resistant diabetes) 등이 특징인 질환이다. 이 결손이 모계로부터 유전되었을 경우에는 안젤만증후군(Angelman syndrome)이 나타나고, 부계로부터 유전되었을 경우에는 프래더-윌리증후군(Prader-Willi syndrome)이 나타난다. 이 표본은 이중가닥 DNA와 반응하여 *청색* 형광을 나타내는 DAPI로 대조염색하였다.

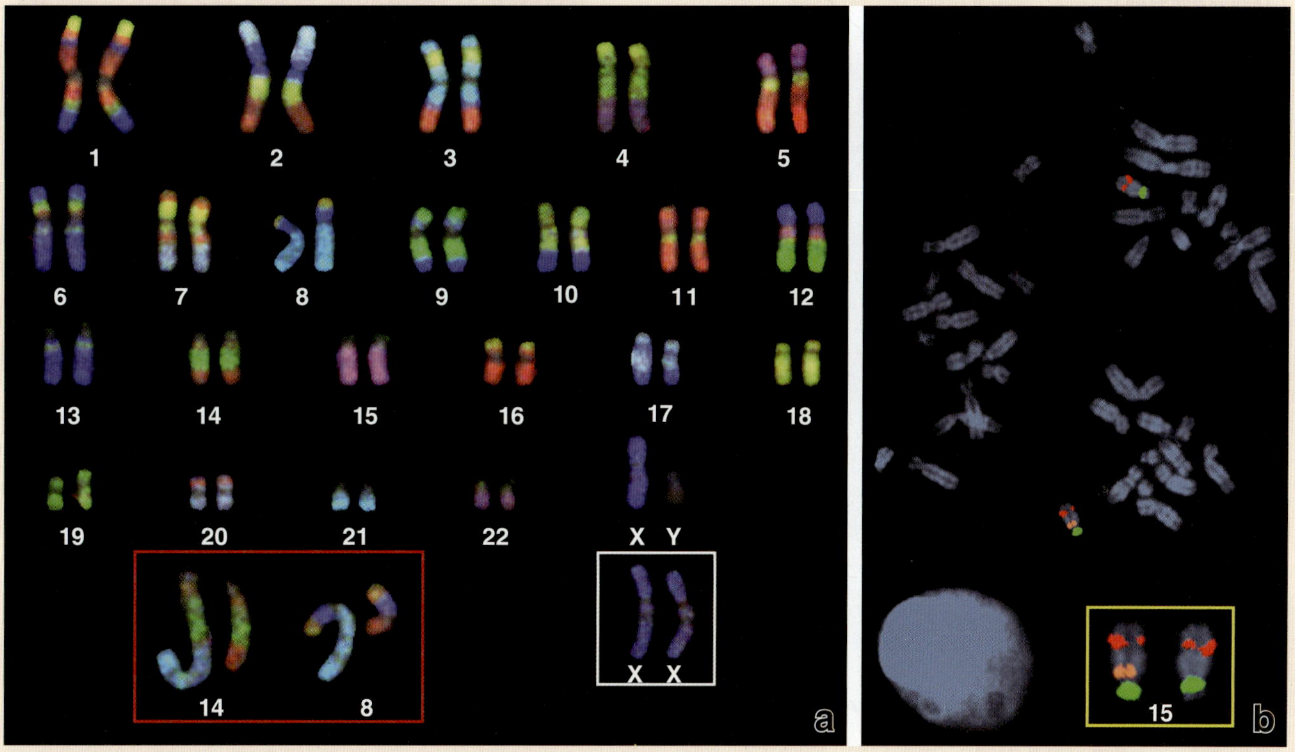

그림 F3.1.1 FISH 기법을 사용하여 얻은 핵형(karyotype). a. 정상 남성의 핵형. *흰색 외곽선 네모(white box)* 속에는 정상 여성의 XX 염색체가 나타나 있다. *적색 외곽선 네모(red box)* 안에서는 8번 염색체와 14번 염색체의 이상이 확인된다. (The Applied Imaging International Ltd., Newcastle upon Tyne, United Kingdom 제공.) **b.** 프래더-윌리/안젤만증후군(Prader-Willi/Angelman syndrome) 환자의 중기도말표본(metaphase spread). *황색 외곽선 네모(yellow box)* 안에는 15번 염색체쌍을 확대하였다. (Dr. Robert B. Jenkins 제공.)

핵소체는 헤마톡실린(hematoxylin)과 염기성염료에 짙게 염색되며 티오닌(thionine) 염료에는 변색성으로 염색된다.

핵소체의 호염기성(basophilia)과 변색성(metachromasia)의 원인은 핵소체 내 RNA의 인산기(phosphate) 때문이며, 이는 리보핵산분해효소(ribonuclease, RNAse)를 사용하여 RNA를 미리 분해하면 염색되지 않는 것으로 보아 확실하다. 이미 설명한 바와 같이 핵소체에도 DNA가 존재하지만 농도가 매우 낮아 포일겐반응(Feulgen reaction)으로도 검출할 수 없는 정도이다. 따라서 광학현미경하에서 핵소체는 포일겐 음성으로 나타나며, 핵소체를 둘러싸고 있는 핵소체연관 염색질(nucleolus-associated chromatin)은 포일겐 양성으로 나타난다.

핵막(Nuclear Envelope)

핵형질과 세포질을 분리하는 핵막은 두 겹의 막으로 이루어져 있으며 그 사이에는 핵주위수조공간이 있다.

핵막(nuclear envelope)은 염색질을 둘러싸고 있으며, 핵구획(nuclear compartment)과 세포질 사이에서 선택적 투과가 이루어지는 장벽을 형성한다. 핵막은 두 겹의 막(내막과 외막)으로 이루어져 있으며, 그 사이에는 핵주위수조공간(perinuclear cisternal space)이 있다. 핵주위수조공간은 과립형질내세망(rER)의 수조와 연속되어 있다(그림 3.1 참조). 이 두 막은 일정한 간격을 두고 핵공(nuclear pore)이 뚫려 있어, 핵과 세포질 사이에서 단백질, 리보핵단백질(ribonucleoprotein) 및 RNA를 능동운반(능동수송, active transport)한다. 핵막의 두 막은 구조와 기능이 서로 다르다.

- 외핵막(outer nuclear membrane)은 형질내세망(endoplasmic reticulum)의 막과 매우 비슷하며, 실제로 과립형질내세망(rER)의 막과 연속되어 있다(그림 3.6). 핵막 외막의 세포질쪽 표면에는 리보솜도킹단백질(ribosomal docking protein)이 있고 여기에 폴리리보솜(polyribosome)이 부착되어 있다.
- 내핵막(inner nuclear membrane)은 단단한 단백질성 중간미세섬유그물(network of intermediate protein filament)에 의해 지지되며, 이 그물 구조를 핵판(nuclear lamina) 또는 섬유판(fibrous lamina)이라고 한다(그림 3.6). 내막에는 특수한 라민수용체(lamin receptor)와 몇 종류의 핵판연합단백질(lamina-associated protein)들이 있어 염색체와 결합하고 있으며, 염색체와 핵판과의 부착

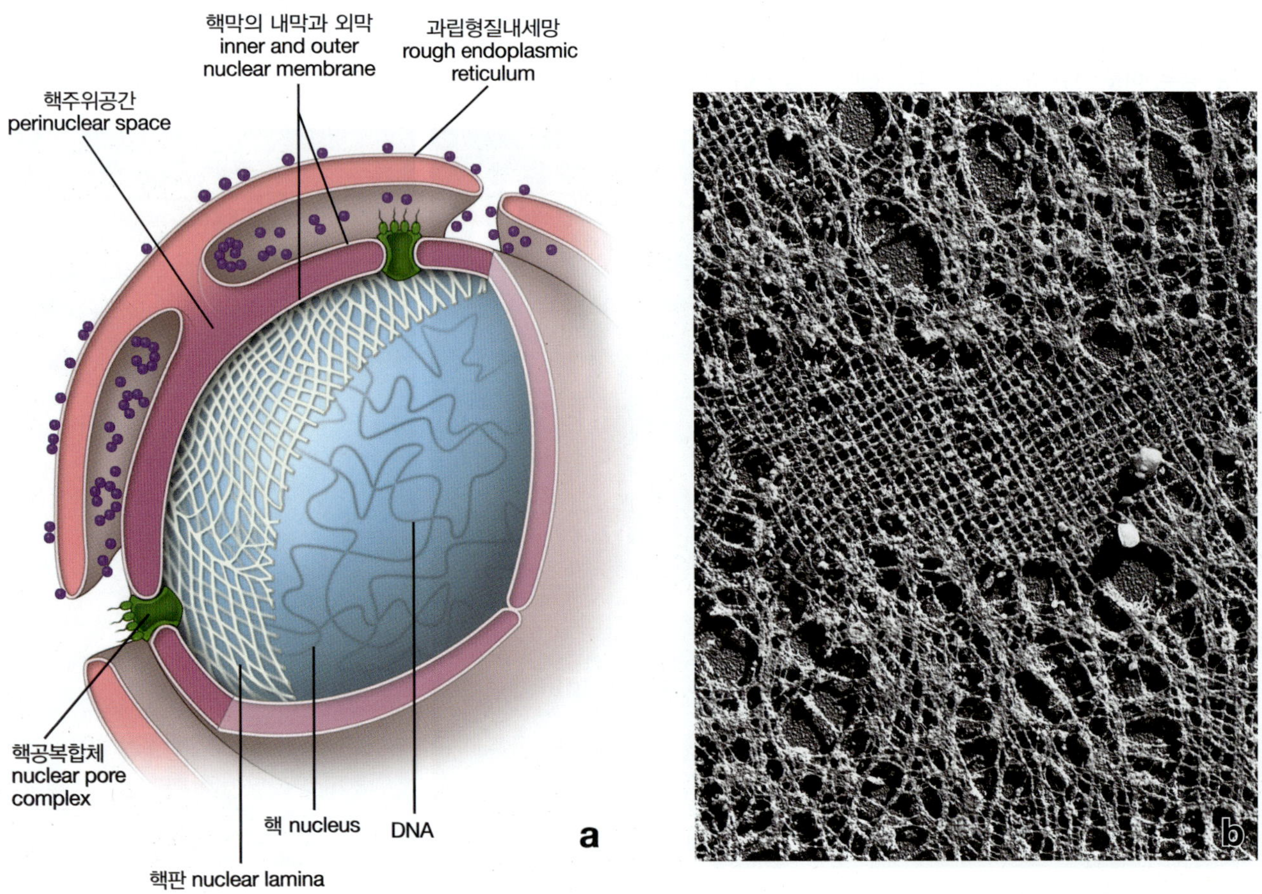

그림 3.6 핵판(nuclear lamina)의 구조. a. 이 그림에서는 내핵막(inner nuclear membrane)에 인접한 핵판의 구조를 나타내었다. 절단된 핵판을 통해 들여다보이는 구조는 핵 내의 DNA이다. 핵막은 핵공복합체(nuclear pore complex)에 의해 뚫려 있고 이는 세포질과 핵 사이의 선택적 양방향운반(bidirectional transport)을 할 수 있게 해준다. **b.** 개구리(*Xenopus*) 난자의 일부 핵판의 전자현미경사진. 핵판은 중간미세섬유(intermediate filament, 라민 lamin)로 구성되어 있으며 사각의 격자형으로 배열되어 있다. ×43,000. (Aebi U, Cohn J, Buhle L, Gerace L. The nuclear lamina is a meshwork of intermediate-type filaments. *Nature* 1986;323:560-564에서 인용.)

글상자 3.2

임상적용: 세포주기의 조절과 암 치료(Regulation of Cell Cycle and Cancer Treatment)

세포주기의 조절(cell-cycle regulation)에 대한 자세한 정보는 암 연구에 큰 충격을 주었고, 새로운 암 치료제의 개발에 상당한 도움이 되었다. 예를 들어 종양억제유전자(tumor-suppressor gene)의 불활성화가 암세포의 성장과 분열에 큰 역할을 한다는 사실이 밝혀져 있다. 이 유전자에서 부호화되는 단백질은 여러 DNA 손상 체크포인트에서 쓰인다. 예를 들어 **유방암감수성유전자 1**(cancer susceptibility gene 1, BRCA-1)과 **유방암감수성유전자 2**(cancer susceptibility gene 2, BRCA-2)의 돌연변이는 양측성 유방암(bilateral breast cancer)에 이환될 위험도를 높인다. 이들 종양억제유전자에서 생성된 단백질, 즉 BRCA-1과 BRCA-2는 DNA 손상에 대한 반응으로 나타나는 여러 작용, 즉 체크포인트(checkpoint) 활성화, 유전자 전사, DNA 손상의 수리 등에 직접적으로 관여한다. 이들은 상동염색체 재조합(homologous recombination)과 DNA의 수리에 관여하는 **RAD-51 단백질**(RAD-51 protein)과 함께 인간유전체의 안정성을 유지한다. 손상된 BRCA 단백질은 RAD-51과 상호작용을 할 수 없다. 환자에서 이러한 유전자의 돌연변이를 선별검사함으로써 암의 조기발견을 훨씬 앞당길 수 있다.

p53 돌연변이(p53 mutation)가 나타난 일부 환자에서 방사선치료에 저항성이 나타난다고 알려져 있다. 치료방사선에 노출되면 DNA 손상 체크포인트에서 이를 감지하여 암세포가 세포주기를 정지하도록 해준다. 그러나 이들 세포는 아포토시스를 시작하는 기능성 p53이 없기 때문에 세포가 죽지 않게 된다.

을 강화한다.

핵판은 중간미세섬유로 이루어져 있으며 내핵막에 접해 있다.

핵판(nuclear lamina)은 가늘고 전자밀도가 높은 중간미세섬유(intermediate filament)로 이루어진 그물 모양의 층으로 핵막 바로 아래에 위치한다. 핵판은 지지 또는 "핵골격(nucleoskeletal)" 기능을 하는 이외에, DNA 복제, 전사, 유전자 조절과 같은 핵에서 일어나는 여러 기능에 필수적이다. 핵막의 막 성분이 계면활성제(detergent)에 의해 파괴된 후에도 핵판은 남아 핵의 형태를 그대로 유지해준다.

생화학적으로 분리하여 분석한 핵판의 주성분은 중간미세섬유(88~91쪽 참조)의 일종인 **핵라민**(nuclear lamin)과 **라민연합단백질**(lamin-associated protein)들이다. 기본적으로 핵판은 중간미세섬유를 형성하는 라민 A와 라민 C 단백질(lamin A and lamin C proteins)로 구성되어 있다. 이 미세섬유들은 직각으로 교차하는 격자(orthogonal lattice) 형태로 교차연결되어 있으며, 주로 라민 B 단백질과 내핵막의 라민 수용체와의 연결을 통해 내핵막에 부착되어 있다. 라민 수용체군에는 라민 A와 라민 B 모두에 부착하는 **에메린**(emerin, 34 kDa), 라민 A에 부착하는 **누림**(nurim, 29 kDa) 및 그 이름이 의미하는 바와 같이 라민 B에 부착되는 58 KDa의 **라민 B 수용체**(lamin B receptor, LBR)가 있다.

세포질의 중간미세섬유와는 달리 라민은 유사분열(mitosis) 시 분해되고 분열이 끝나면 재조립된다. 핵라민은 염색질, 염색질연합단백질, 핵공 및 핵막의 막성분을 지지하는 뼈대의 역할을 하는 것으로 보인다. 또한 이외에도 핵의 조직화(nuclear organization)와 세포주기(cell-cycle) 조절, 분화, 유전자발현 등에 관여한다.

핵판 구조 또는 기능의 이상은 일부 유전질환(라민병증 laminopathy) 및 아포토시스와 관련되어 있다. **라민 A/C**(lamin A/C)의 돌연변이에 의해 횡문근, 지방조직, 말초신경, 골격 발달 등에 이상이 나타나거나 조로(premature aging) 등의 증상이 나타나는 조직특이성 질환(tissue-specific disease)이 유발된다. **에메리 드레이푸스 근디스트로피**(Emery-Dreifuss muscular dystrophy, EDMD)의 여러 유형 중 두 가지 유전성 질환은 라민 또는 라민수용체의 돌연변이와 연관되어 있다는 것이 최근 밝혀졌다. EDMD 중 성염색체열성(X-linked recessive) 질환은 **에메린**(emerin)의 돌연변이에 의해 유발되는 반면 상염색체우성(autosomal dominant) 질환은 라민 A/C의 돌연변이에 의해 유발된다. EDMD는 일반적으로 주요 인대의 조발성 구축(early onset contracture), 매우 서서히 일어나는 근육약화(muscle weakness), 근위축(wasting) 및 심근병증(cardiomyopathy, 심근의 약화) 등이 주증상인 질환이다.

핵막에는 핵공이라고 하는 구멍이 있다.

핵막의 이중막에는 수많은 부위에 직경 70~80 nm 정도의 "구멍(opening)"이 뚫려 있다. 이들 **핵공**(nuclear pore)은 핵막의 내막과 외막이 합쳐지면서 형성된다. 일반적인 투과전자현미경(TEM)으로 관찰하면 핵공 구멍을 가로지르는 가로막(diaphragm) 비슷한 구조가 나타난다(그림 3.7). 또한 작은 치밀소체(dense body)가 핵공 중앙에서 관찰되는 경우가 많다(그림 3.8). 이러한 구조는 리보솜이나 다른 단백질복합체(전달체 transporter)가 핵공을 통과하는 중에 고정(fixation)되어 나타나는 구조라고 생각되기 때문에, 이들을 **중앙마개**(central plug)/**전달체**(transporter)라는 용어를 사용하여 기술한다.

음성염색(negative staining)과 고전압 전자현미경(high-voltage transmission electron microscopy) 또는 동결전자 단층촬영(cryoelectron tomography) 등의 특수한 방법으로 관찰하면, 핵공의 더 자세한 구조를 밝힐 수 있다(그림 3.8 참조). 핵공의 주변부에는 8개의 다중도메인 단백질 소단위(multidomain protein subunit)가 팔각형의 **중심뼈대**(central framework)를 이루어 배열하고 있으며, 원통 모양의 구조를 형성하고 있어 이를 **핵공복합체**(nuclear pore complex, NPC)라고 한다. 핵공복합체 전체의 크기는 125×10^6 Da에 달하

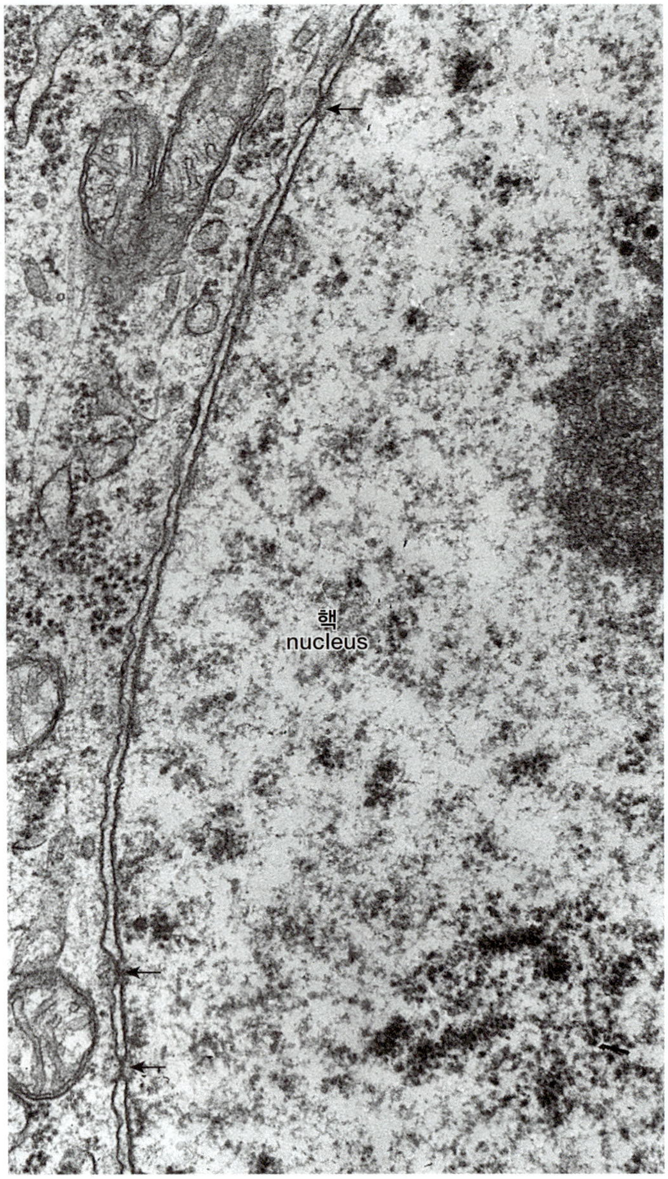

그림 3.7 핵막(nuclear envelope)의 전자현미경사진. 핵공복합체(nuclear pore complexe, *화살표*)와 핵막(nuclear envelope)을 구성하는 두 막이 관찰된다. 각 핵공의 주변부에 있는 내막과 외막은 서로 이어진 것처럼 보인다. ×30,000.

며, **뉴클레오포린**(nucleoporin, **Nup 단백질** Nup protein)이라는 약 50 종류의 서로 다른 핵공복합체 단백질(nuclear pore complex proteins)로 이루어져 있다. 이 중간의 뼈대는 **세포질고리**(cytoplasmic ring)와 **핵고리**(nuclear ring) 사이에 끼워져 있다(그림 3.9). 세포질고리에서는 8개의 짧은 **단백질원섬유**(protein fibril)가 나와 세포질 쪽으로 돌출되어 있고 중심부 쪽을 향하고 있다. 핵형질고리 복합체에는 **핵바구니**(nuclear basket, 또는 물고기 포획틀과 비슷한 핵 "우리[cage]")라고 하는 구조가 부착되어 있다. 이 바구니는 8개의 가느다란 50 nm 길이의 미세섬유가 원위부에서 모여 직경 30~50 nm의 **종말고리**(terminal ring)를 형성하여 만들어진다(그림 3.9 참조). 핵공복합체의 **중심핵공**(central pore)을 둘러싸는 중간 뼈대는 꼭 맞는 조리개(close-fitting diaphragm) 또는 문이 있는 통로(gated channel)로 작용한다. 또한 각각의 핵공복합체에는 작은 분자가 통과할 수 있는 하나 또는 그 이상의 수분으로 채워진 통로(water-filled channel)가 포함되어 있다.

핵공복합체는 양방향 핵세포질 운반(bidirectional nucleocytoplasmic transport)이 일어나게 한다.

핵공복합체(NPC)가 핵과 세포질 사이에서 단백질의 통과를 조절한다는 것은 여러 실험을 통해 밝혀졌다. 핵은 단백질합성을 수행할 수 없으므로 핵공복합체는 매우 중요한 구조가 된다. 핵소체에서 리보솜 단백질은 리보솜 소단위(ribosomal subunit)를 만들고, 이는 핵공을 통해 세포질로 운반된다. 반대로 히스톤이나 라민과 같은 핵단백질은 세포질에서 합성되어 핵공을 통해 핵으로 운반된다. 핵공복합체를 통과하는 것은 대체로 분자의 크기에 따라 달라진다.

- **큰 분자**(large molecule, 분자량이 큰 단백질이나 거대분자복합체)는 **핵정위신호**(nuclear localization signal, NLS)라고 하는 신호서열(signal sequence)에 부착되어 핵공을 통과한다. 핵으로 들어갈 분자가 부착된 핵정위신호는 **핵수입수용체**(nuclear import receptor, **임포틴** importin)라고 하는 가용성 세포액 수용체(soluble cytosolic receptor)와 결합하며, 이 수용체가 이들을 세포질로부터 적절한 핵공으로 유도한다. 다음 이들은 **GTP 에너지가 필요한 기전**(GTP energy-dependent mechanism)을 통해 핵공을 통과하게 된다. 단백질과 RNA가 핵으로부터 나가는 기전도 핵으로 들어오는 기전과 비슷하다. 이러한 단백질에는 **핵수출서열**(nuclear export sequence, NES)이 포함되어 있어 **엑스포틴**(exportin, 핵 내의 물질을 세포질로 이동시키는 단백질) 및 GTP 분자와 결합한다. 단백질-엑스포틴-GTP 복합체는 핵공복합체를 통과하는 과정에서 GTP가 가수분해되고 핵수출서열(NES) 단백질은 배출된다. 핵공복합체에서는 단백질과 모든 종류의 RNA 및 완전한 입체구조를 하고 있는 리보솜 소단위를 통과시킨다.
- **이온과 작은 분자량**(9 Da 이하)**의 수용성 분자**(ions and smaller water-soluble molecule)는 **수분으로 채워진 통로**(water-filled channel)를 단순확산(simple diffusion)에 의해 통과한다. 이 과정은 비특이적이며 핵신호서열이 필요하지 않다. 이러한 작은 분자가 확산에 의해 통과할 수 있는 통로의 유효 직경은 9 nm로 핵공 전체의 직경 70~80 nm와는 큰 차이가 있다. 그렇지만 확산이 가능한 작은 분자량의 단백질조차도 실제 통과 속도가 단순확산 속도보다는 빠르기 때문에, 통과 과정에 선택적인 기전이 있다고 추측되고 있다.

세포분열 시에 핵막은 분해되어 염색체가 분리될 수 있게 해주고, 분열 후 딸세포가 형성되면 재조립된다.

세포분열 전기(prophase) 말에 효소(키나아제 kinase)가 활성화되어

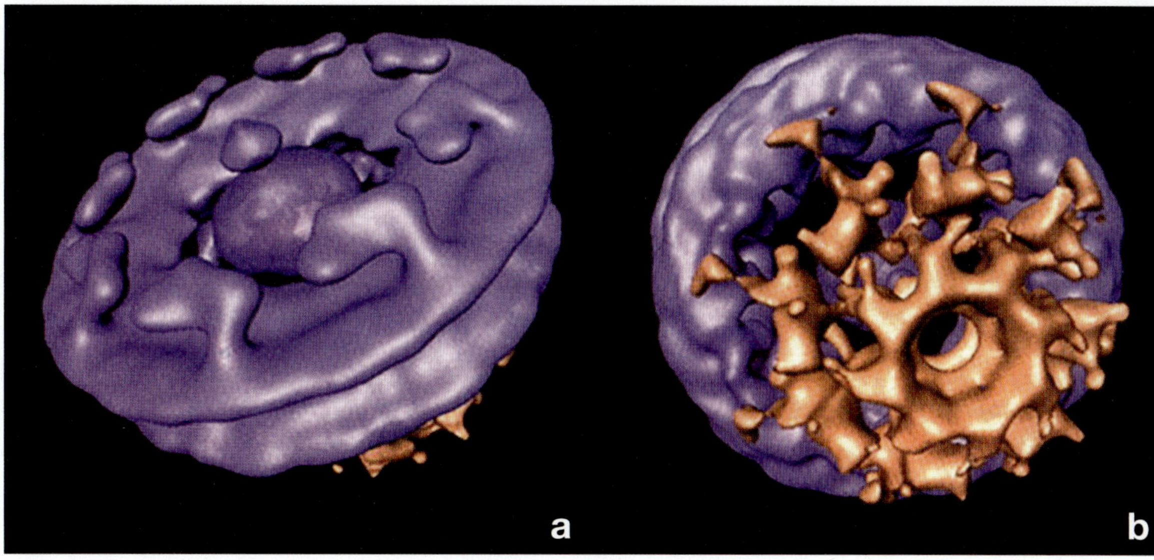

그림 3.8 핵공복합체(nuclear pore complex, NPC)의 동결전자단층촬영(cryoelectron tomography). 동결수화(frozen-hydrated)된 딕티오스텔리움(*Dictyostelium*)의 핵을 전자단층촬영하여 그 표면을 입체화(rendering)한 것으로 핵공복합체(nuclear pore complex, NPC)의 미세한 구조들이 잘 나타난다. ×320,000. **a.** NPC의 세포질쪽 표면(cytoplasmic face)에는 여덟 개의 단백질원섬유(protein fibril)들이 중간의 통로 주위에 나타난다. 이들은 세포질고리(cytoplasmic ring) 소단위에서 돌출되어 중심부 쪽을 향하고 있다. 중앙부의 통로에는 중앙마개(central plug) 또는 전달체(transporter)가 나타나며, 이는 리보솜이나 다른 단백질전달체(protein transporter)가 핵공을 통과하는 중에 촬영된 것이다. **b.** NPC의 핵쪽 표면(nuclear face)에 있는 핵형질고리(nucleoplasmic ring) 소단위와 연결된 핵미세섬유(nuclear filament)로 구성된 바구니(basket) 모양의 구조를 갈색으로 표시하였다. (Beck M, Förster F, Ecke M, Plitzko JM, Melchior F, Gerisch G, Baumeister W, Medalia O. Nuclear pore complex structure and dynamics revealed by cryoelectron tomography. *Science* 2004;306:1387-1390에서 인용.)

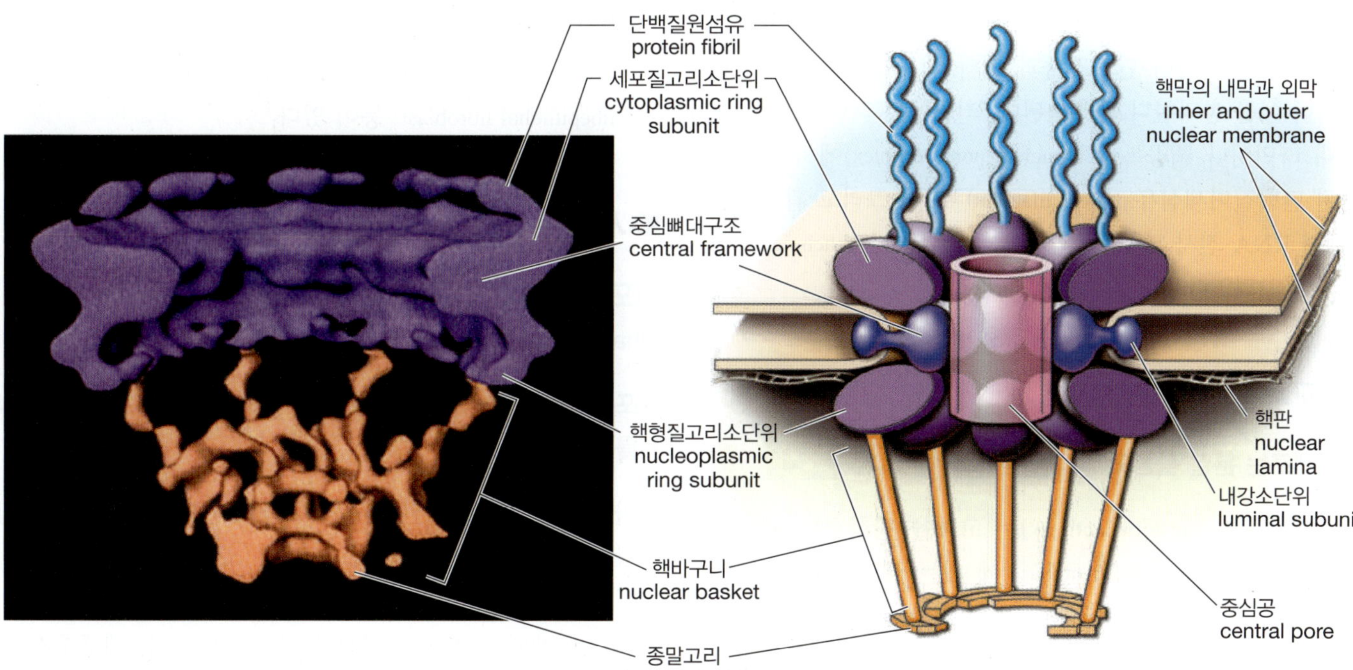

그림 3.9 핵공복합체(nuclear pore complex)의 시상단면(sagittal section). 동결전자단층촬영한 핵공복합체(그림 3.8)의 시상단면으로, 오른쪽은 이를 단순화하여 비교한 그림이다. 중앙마개(central plug)/전달체(transporter)는 중앙 통로에서 제거하였다. ×320,000. 각각의 핵공에는 8개의 단백질 소단위가 핵공 주위에서 8각형의 중심뼈대구조(octagonal central framework)를 형성한다. 이들 소단위들은 세포질고리(cytoplasmic ring)와 핵형질고리(nucleoplasmic ring) 사이에 끼어 있다. 8개의 짧은 단백질원섬유(protein fibril)가 세포질고리로부터 나와 세포질로 돌출되어 있다. 핵쪽에는 8개의 얇은 미세섬유(filament)가 원위부에서 고리모양으로 연결된 바구니(basket) 모양의 구조가 핵고리에 닿아 있다. 이 바구니의 고리는 핵공운반(nuclear pore transport)이 가능하도록 그 직경을 조정할 수 있다. 중앙 통로를 둘러싸고 있는 원통형의 중심뼈대는 꼭 맞는 조리개의 역할을 한다. (Beck M, Förster F, Ecke M, Plitzko JM, Melchior F, Gerisch G, Baumeister W, Medalia, O. Nuclear pore complex structure and dynamics revealed by cryoelectron tomography. *Science* 2004;306:1387-1390에서 인용.)

핵막에 존재하는 핵라민(nuclear lamin)과 핵판연합단백질(lamina-associated protein)들을 인산화(phosphorylation)시킨다. 인산화 후 이들 단백질은 가용성으로 변화하여 핵막은 분해된다. 핵막의 지질성분은 단백질과 분리되어 작은 세포질소포(cytoplasmic vesicle) 내에 저장된다. 다음 복제된 염색체는 분열방추(mitotic spindle)의 미세관(microtubule)에 부착되어 활발히 이동하게 된다.

핵막의 재조립(reassembly)은 세포분열 말기(anaphase)가 끝날 무렵 인산분해효소(phosphatase)가 활성화되어 핵라민의 인산잔기(phosphate residue)를 제거함으로써 시작된다. 종기(telophase)에 핵라민은 재중합(repolymerize)되어 핵판을 형성하고 딸세포의 염색체를 둘러싸게 된다. 이와 동시에 핵막의 지질성분이 들어 있던 소포와 구조 막단백질 성분이 융합되어 이미 형성된 핵판의 표면을 덮는다. 종기가 끝날 무렵에는 각각의 딸세포에서 핵막이 완성되게 된다.

핵형질(Nucleoplasm)

핵형질은 핵막에 의해 싸여 있는 물질 중 염색질과 핵소체를 제외한 나머지를 말한다.

핵형질(nucleoplasm)에서는 결정체, 바이러스 및 기타 포함물이 나타나기도 하지만, 최근까지의 형태학적 방법으로는 대부분 형태가 없는 무형질로 관찰된다. 그러나 염색질 및 핵소체의 합성과 대사활성에 연관된 여러 단백질들과 기타 대사물질들이 핵형질 속에 있거나 이를 통과한다고 추측된다. 최근에는 핵형질 내에 배열된 핵내 라민이나 핵공복합체(nuclear pore complex)에서 안쪽으로 돌출된 단백질미세섬유(protein filament) 부분, 그리고 활성화된 유전자에서 RNA 전사 및 가공 과정에 필요한 기구(machinery) 등이 새롭게 확인되었다.

■ 세포교체(CELL RENEWAL)

성체의 체세포는 분열 활성도에 따라 분류할 수 있다.

세포의 분열 활성도(mitotic activity)는 고배율 광학현미경의 한 시야에서 분열 중기(mitotic metaphase)에 있는 세포의 수를 세거나, 분열 직전 새로 형성되는 DNA에 삽입된 삼중수소 티미딘(tritiated thymidine)을 자기방사법으로 연구하여 측정할 수 있다. 이러한 방법으로 세포의 집단을 정적(static), 안정적(stable), 교체성(renewing)으로 분류할 수 있다.

- 정적세포집단(static cell population)은 중추신경계의 세포나 골격근 및 심근세포와 같은 더 이상 분열하지 않는(분열후세포 postmitotic cell) 세포 집단이다. 그러나 특정한 조건 하에서 이러한 세포들 중 일부(예를 들면 심근세포[cardiac myocyte])는 유사분열을 다시 시작할 수 있다.
- 안정적세포집단(stable cell population)은 가끔씩 분열하여 천천히 정상적인 조직이나 기관의 구조를 유지하는 세포 집단을 말한다. 이 세포들은 손상(injury)에 의해 자극되어 분열 활성도가 높아질 수 있다. 골막세포(periosteal cell)와 연골막세포(perichondrial cell), 평활근세포(smooth muscle cell), 혈관의 내피세포(endothelial cell), 결합조직의 섬유모세포(fibroblast) 등이 이러한 범주로 분류된다.
- 교체성세포집단(renewing cell population)은 천천히 교체될 수도 있고 빠르게 교체될 수도 있지만 분열 활성도가 규칙적인 경우를 말한다. 이러한 세포의 분열은 두 개의 딸세포가 되어 형태학적으로나 기능적으로 분화될 수도 있고, 또는 두 딸세포가 모두 줄기세포로 작용할 수도 있다. 딸세포는 여러 번 분열하여 성숙된 상태에 이를 수도 있다. 완전히 분화된 세포는 결국 신체에서 소실된다.
- 천천히 교체되는 세포집단(slowly renewing population)에는 대부분의 관상 장기(hollow organ)의 평활근세포(smooth muscle cell), 자궁벽의 섬유모세포(fibroblast), 안구 수정체(lens)의 상피세포 등이 있다. 천천히 교체되는 세포집단은 위장관의 평활근이나 수정체의 상피세포와 같이 일생 동안 천천히 크기가 커진다.
- 빠르게 교체되는 세포집단(rapidly renewing population)에는 혈구(blood cell), 피부의 상피세포와 진피 섬유모세포(dermal fibroblast), 위장관 점막(mucosal lining)의 상피하섬유모세포(subepithelial fibroblast) 등이 있다.

■ 세포주기(CELL CYCLE)

세포주기 내의 각 시기와 체크포인트 (Phases and Checkpoints within the Cell Cycle)

세포주기는 세포의 성장과 분열을 일으키는 자가조절성 활동의 순서를 말한다.

배아세포와 조직배양된 세포를 포함해서, 교체되는 세포집단과 성장하는 세포집단 모두에서 세포주기(cell cycle)의 목적은 두 개의 딸세포(daughter cell)를 생성하는 것이다. 각각의 세포에는 부모세포의 염색체와 동일한 염색체가 함유되어 있다. 세포주기는 세포가 계속해서 성장하는 시기인 중간기(interphase)와 유전체(genome)가 분할되는 것이 특징인 M기(분열기 M phase, 유사분열기 mitosis)의 두 주요 시기로 나누어진다. 중간기는 다시 G_1(gap_1)기(G_1 phase), S(synthesis)기(S phase) 및 G_2(gap_2)기(G_2 phase)의 세 시기로 나누어진다(그림 3.10).

빠르게 교체되는 인체 세포의 경우, 약 24시간 만에 위와 같은 순서로 완전한 세포주기가 진행된다. 주기 전체에 걸쳐 세포주

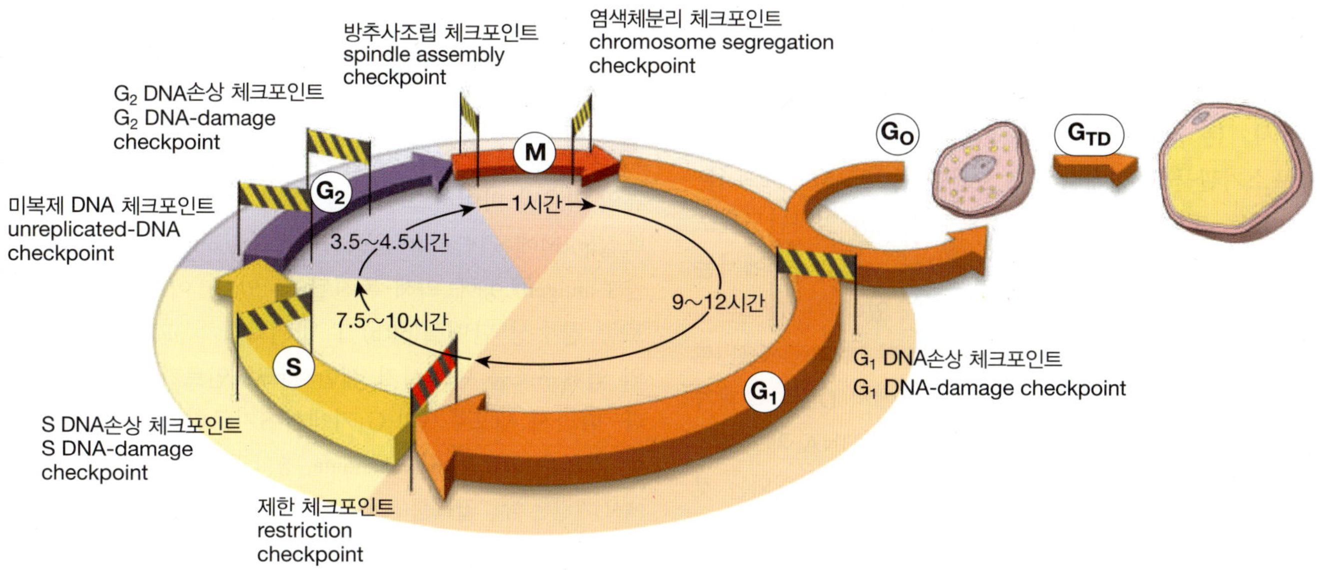

그림 3.10 세포주기 체크포인트(checkpoint). 이 그림은 빠르게 분열하는 세포에서 세포주기를 DNA 합성과 연관시켜 나타내었다. 유사분열 이후 세포는 중간기(interphase)에 들어간다. G_1기는 DNA 합성이 일어나기 전의 기간이다. S기는 DNA 합성이 일어나고 있는 시기이다. G_2기는 DNA 합성 후의 기간이다. G_O는 세포가 더 이상 분열하지 않는 시기를 말한다. G_O기에 있는 세포라도 적절한 자극이 주어지면 다시 세포주기로 돌아갈 수 있다. G_O기에 있는 세포는 최종분화(terminal differentiation) 단계, 즉 G_{TD}에 들어가 영원히 분열하지 않는 세포(예: 성숙한 지방세포 mature fat cell)가 될 수 있다. 세포주기의 각 시기의 평균 시간을 그림에 나타내었다. 각각의 시기에는 체크포인트(checkpoint)가 있어 이전 단계가 완전히 끝나고 DNA에 손상이 없을 경우에만 다음 단계로 진행하도록 해준다.

기의 각 주기가 이행되는 것을 조절하는 생화학적 경로로 구성된 몇 가지 **체크포인트**(checkpoint) 또는 내부관리기전(internal quality control mechanism)이 존재한다. 세포주기는 일정한 시기에 있는 여러 체크포인트에서 특정한 조건이 맞는지, 예를 들면 세포가 일정한 크기에 도달했는지를 확인한 후 다음 과정으로 진행된다. 체크포인트에서는 세포가 세포내 신호 또는 외부 신호에 반응하여 세포주기를 진행하도록 점검하고 조절하는 역할을 한다.

G_1기는 세포주기 중 가장 길고 다양한 활동이 일어나는 시기로, M기가 끝날 때 시작된다.

G_1기(G_1 phase) 동안에 세포는 영양분을 모아 RNA를 합성하고, DNA 합성과 염색체 복제에 필요한 단백질을 합성한다. 이 시기의 세포주기 진행은 다음의 두 체크포인트에서 점검된다. (1) **제한 체크포인트**(restriction checkpoint)는 세포의 크기와 세포의 생리적인 상태, 세포외기질과의 상호작용에 민감하다. (2) **G_1 DNA손상 체크포인트**(G_1 DNA-damage checkpoint)는 새로 복제된 DNA가 완전한 상태인지를 점검한다. 예를 들어 DNA가 회복할 수 없는 손상을 입었을 경우, G_1 DNA손상 체크포인트에서는 고농도의 **p53 종양억제단백질**(tumor suppressing protein p53)을 감지하여 S기로 들어가는 것을 방지한다. 이 손상된 세포는 프로그램된 세포사(programmed cell death, 아포토시스 apoptosis) 과정에 들어간다고 생각된다.

제한 체크포인트(restriction checkpoint, 또는 "**돌아올 수 없는 지점**[point of no return]")는 세포주기에서 가장 중요한 체크포인트이다. 이 체크포인트에서 세포는 S기로 들어가서 다음 분열을 계속할 것인지, 아니면 그만두고 세포주기를 나올 것인지를 스스로 평가하여 결정한다. G_1기에서 세포주기를 나온 세포의 대부분은 **G_O기**(G_O phase, "O"는 세포 바깥[outside]을 의미한다)로 들어가 **최종분화**(terminal differentiation, G_{TD})를 시작한다. 따라서 G_1기는 빠르게 분열하는 세포(rapidly dividing cell)에서와 같이 몇 시간(평균 9~12시간) 정도에 불과할 수도 있고, 더 이상 분열하지 않는 세포(nondividing cell)에서는 살아 있는 동안 영원히 지속될 수도 있다. 이 체크포인트는 표적촉진자(target promoter)와 연관된 **필수전사인자군**(essential transcription factor, E2F)과 **망막모세포종 감수성 단백질**(retinoblastoma susceptibility protein, pRb)의 상호작용에 의해 중개된다. 정상 세포에서는 망막모세포종 감수성 단백질(pRb)과 필수전사인자군(E2F)의 상호작용에 의해 여러 유전자들이 불활성화되고 세포주기의 진행이 차단된다.

S기에서는 DNA가 복제된다.

S기(S phase)는 DNA 합성과 함께 시작되며, 그 기간은 7.5~10시간 정도이다. S기 동안 DNA는 두 배가 되고 새로운 염색분체(chromatid)가 형성되며, 이는 유사분열의 전기 또는 중기에 명백하게 나타난다. 염색체 복제(chromosome replication)는 염색체 DNA의 여러 부위에 있는 **복제단위**(레플리콘 replicon)로부터 시작된다. 각각의 복제단위는 S기 중 구체적인 시간계획에 따라 복제된다. 이 시기에 **S DNA손상 체크포인트**(S DNA-damage checkpoint)가 존재하여 DNA 복제가 잘 이루어지고 있는지를 점검한다.

G_2기에 세포는 세포분열을 준비한다.

이 시기에 세포는 세포분열을 준비하기 위해 복제된 DNA를 점검한다. 이 시기는 유사분열 단계로 들어가기 전에 세포를 성장시키고 세포소기관들을 재배열하는 기간이다. **G_2기**(G_2 phase)는 빠르게 교체되는 세포에서는 1시간 정도로 짧지만 일차난모세포(primary oocyte)와 같은 일부 다배수체 세포(polyploid cell)에서는 거의 그 기간이 무한대로 연장되어 있을 수도 있다. **G_2 DNA손상 체크포인트**(G_2 DNA-damage checkpoint)와 **미복제 DNA 체크포인트**(unreplicated DNA checkpoint)의 두 체크포인트에서 DNA 복제가 잘 이루어지고 있는지를 점검한다. 이 중 미복제 DNA 체크포인트에서는 DNA 합성이 완성되기 전에 세포가 M기로 진행되는 것을 방지한다.

유사분열은 M기에서 일어난다.

유사분열(mitosis)은 거의 모든 경우에서 **핵분열**(karyokinesis, 핵의 분할)과 **세포질분열**(cytokinesis, 세포질의 분할)이 함께 일어나며, 그 기간은 한 시간 정도이다. 유사분열은 여러 시기로 다시 나눌 수 있으며 다음 단락에서 더 자세하게 설명하였다. 두 개의 동일한 딸세포로 분리되면 **M기**(M phase)는 끝나게 된다. M기에는 너무 이른 시기에 후기(anaphase)로 진행되는 것을 방지하는 **방추조립 체크포인트**(spindle-assembly checkpoint)와, 모든 염색체가 정확하게 분리될 때까지 세포질분열(cytokinesis)을 막는 **염색체격리 체크포인트**(chromosome-segregation checkpoint)의 두 체크포인트가 있다.

세포주기 체크포인트의 기능이상으로 유발되는 유사분열 파국에 의해 세포사나 종양세포가 나타날 수 있다.

세포주기의 G_1, S, G_2기에 나타나는 세 가지 DNA손상 체크포인트와 M기에 나타나는 방추조립 체크포인트(spindle-assembly checkpoint) 중 어느 하나의 기능이상에 의해 **유사분열 파국**(mitotic catastrophe)이 초래될 수 있다. 유사분열 파국이란 유사분열 이전 또는 분열 단계에서 세포주기가 정지되지 못해 염색체 분리이상(aberrant chromosome segregation)이 나타나는 현상을 말한다. 정상 상태에서는 이러한 세포들이 아포토시스 기전의 활성화에 의해 사멸한다. DNA 또는 유사분열 방추사의 손상에 대응해서 아포토시스 기전의 활성화를 수행하지 못하면, 세포분열의 다음 단계에서 비대칭적으로 분열할 가능성이 높아진다. 이 결과 **비정상배수체 세포**(홀배수체 세포, aneuploid cell; 비정상적인 수의 염색체가 있는 세포)가 형성될 수 있다. 따라서 유사분열 파국은 종양형성(oncogenesis, 종양세포 발생 tumor cell development)을 유발하는 기전 중의 하나로 여겨지고 있다.

G_1기에서 제한 체크포인트(restriction checkpoint)의 기능이상으로 인해 세포의 악성전환(malignant transformation)이 일어날 수 있다. 악성세포는 다른 세포와 접촉할 경우 분열이 억제되는 정상적인 과정인 접촉억제(contact inhibition)가 일어나지 않는 세포이다. 악성세포는 세포배양시 배지가 한 층의 세포로 완전히 덮인 후에도 그 위로 자라날 수 있다. 제한 체크포인트의 기능이상은 몇 종류의 암유발 바이러스 단백질, 예를 들어 망막모세포종 감수성 단백질(pRb)에 결합하는 **원숭이바이러스**(simian virus, SV40)**의 T 항원**(T-antigen) 등에 의해 촉진될 수 있다. 이러한 결합은 망막모세포종 감수성 단백질(pRb) T 항원복합체(pRb-T-antigen complex)의 입체구조를 변화시켜 제한 체크포인트가 작동하지 못하게 한다. 따라서 세포주기의 G_1기에서 S기로의 진행이 촉진된다. 이러한 기전은 **중피종**(mesothelioma, 흉곽 흉막강의 내면을 덮고 있는 상피에서 기원된 암), **골육종**(osteosarcoma, 뼈암의 한 종류) 및 **뇌실막세포종**(ependymoma, 어린이에서 자주 발생하는 뇌종양의 일종) 등에서 나타나는 암발생기전(carcinogenesis)이다.

예비줄기세포 집단이 활성화되어 다시 세포주기로 들어갈 수 있다.

G_O기의 세포집단 중 **예비줄기세포**(reserve stem cell)로 확인된 세포의 경우, 신체조직 내에서 손상에 대한 반응으로 다시 세포주기로 재진입할 수 있다. 이러한 세포의 활성화는 정상적인 **상처치유**(wound healing) 과정에서 나타날 수 있으며, 강한 X선 조사(X-irradiation)에 의한 급성 방사선노출 후 정세관상피(seminiferous epithelium)의 재증식(repopulation)이나, 상당한 부분이 절제된 간(liver)과 같은 기관의 재생 중에서도 나타날 수 있다. 그렇지만 손상이 아주 위중하여 예비줄기세포조차도 모두 사멸된 경우에는 재생 잠재력(potential)이 완전히 소실된다.

세포주기의 조절(Regulation of the Cell Cycle)

세포주기의 이행은 각 주기마다 주기적으로 생성되고 분해되는 단백질에 의해 주도된다.

세포주기는 일부 세포질단백질복합체(cytoplasmic protein complex)에 의해 조절된다. 이들 중 일부는 합성과 분해가 세포주기의 특정한 시기와 일치하는 생화학적 발진기(biochemical oscillator)로 작용한다. 서로 다른 단백질 농도의 증가와 감소를 유발하는 세포 및 분자의 변화가 세포주기의 "원동력(engine)"이 된다. 다른 단백질들은 세포주기의 전반에 걸쳐 있는 여러 체크포인트에서 세포주기의 분자적 변화가 제대로 이루어지는지를 활발하게 점검하는 기능을 한다(위에서 설명하였음). 체크포인트의 단백질복합체는 세포주기를 빠져나오게 하거나 들어가게 할 수 있어, 상황이 좋은 경우에는 성장과 분열을 촉진하고 상황이 좋지 않을 경우에는 세포분열을 중단하거나 분열 속도를 감소시킬 수 있다.

사이클린(cyclin)과 사이클린의존키나아제(cyclin dependent kinase, Cdk)라는 두 가지 단백질로 구성된 단백질 복합체는 세포가 세포주기 분열에서 체크포인트를 통과하도록 도와주는 역할을 한다.

세포주기의 조절에 대해 이해하게 된 첫 번째 이정표는 1970년대에 **성숙촉진인자**(maturation promoting factor, MPF)라고 하는 단백질의 발견으로부터 시작되었다. 성숙촉진인자(MPF)는 유사분열의 시작을 조절하는 것으로 보인다. 이 물질을 개구리의 미성숙 난자(immature frog oocyte)에 주입하면 정상적으로는 G_2기에 정지되어 있어야 할 난자가 바로 유사분열 과정으로 들어간다. 이후 성숙촉진인자는 다음과 같은 두 종류의 단백질로 이루어져 있음이 알려지게 되었다.

- **Cdc2**(Cdk-1이라고도 함)는 Cdk 단백질군(Cdk family)에 속하는 32 kDa의 단백질이며,
- **사이클린 B**(cyclin B)는 사이클린 단백질군(cyclin family)에 속하는 45 kDa의 단백질로 세포주기의 핵심적인 조절물질이다. 사이클린은 구성단백질(constitutive protein)로 합성되지만 세포주기 동안 이 단백질의 농도는 유비퀴틴 매개 분해(ubiquitin-mediated degradation)에 의해 조절된다.

현재 **사이클린-Cdk 복합체**(cyclin-Cdk complex)는 세포주기의 서로 다른 시기에 서로 다른 단백질을 표적으로 작용하여 세포주기에 따른 기능들을 조절한다고 알려져 있다. 표 3.1에서는 여러 종류의 사이클린이 서로 다른 종류의 Cdk와의 상호작용을 통해 이들 두 단백질의 조합이 어떻게 세포주기의 진행에 영향을 주는지에 대해 요약하였다. 세포주기의 어떠한 시기를 통과하기 위해서는 사이클린 Cdk 활성의 증가(cyclin-Cdk activity)가 필요하며, 다른 시기를 통과하기 위해서는 사이클린 Cdk 활성의 감소가 필요하다(그림 3.11). 사이클린 Cdk 활성의 증가는 사이클린의 자극에 의해

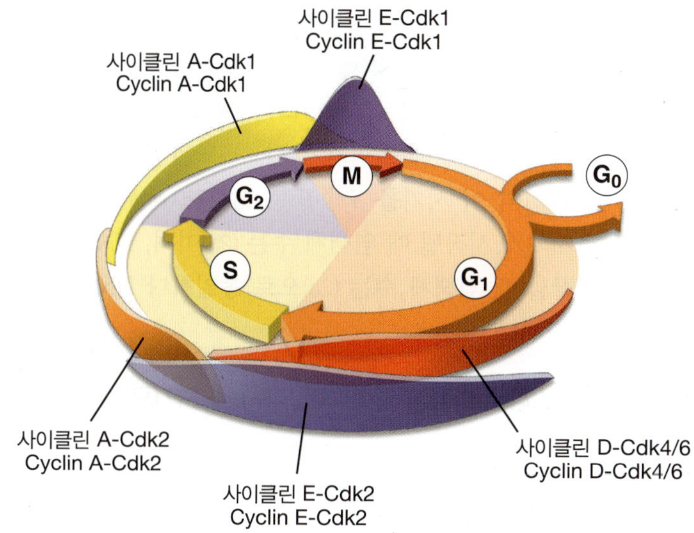

그림 3.11 사이클린-사이클린의존키나아제 복합체(cyclin-Cdk complex)에 의한 세포주기의 조절. 이 그림에서는 세포주기의 여러 다른 시기에 나타나는 사이클린-사이클린의존키나아제(cyclin-Cdk) 활성의 변화 양상을 나타내었다.

이루어지고, 이의 감소는 Inks(키나아제 억제제 inhibitors of kinase), Cips(Cdk 억제 단백질 Cdk inhibitory protein) 및 Kips(키나아제 억제 단백질 kinase inhibitory proteins)와 같은 단백질의 억제작용에 의해 이루어진다.

유사분열(Mitosis)

세포분열은 세포의 수를 증가시키고, 세포집단을 새로 교체(renewal)하며, 상처 치유를 가능하게 하는 중요한 과정이다.

유사분열은 염색체가 분리되고 핵이 분열된 다음 세포의 분열이 일어나, 염색체의 수와 DNA의 양이 부모세포와 동일한 두 개의 딸세포를 형성하는 과정이다.

유사분열(mitosis)은 복제된 염색체와 유전자를 두 개의 동일한 집

표 3.1 사람 세포주기의 조절을 위해 사용되는 사이클린-사이클린의존키나아제 복합체(Cyclin-Cyclin-Dependent Kinase Complex)의 기능 요약

사이클린 유형	연관된 사이클린 의존키나아제	세포주기에서 작용 시기	표적 효과단백질
사이클린 D	Cdk4/6	G_1기 진행	종양억제단백질 p53, 망막모세포종감수성단백질(pRb)
사이클린 E	Cdk2	S기 진입	ATM[a] 또는 ATR[b] 단백질 키나아제, 종양억제단백질 p53
사이클린 A	Cdk2	S기 진행	복제단백질 A, DNA 폴리머라제, 미니염색체유지(minichromosome maintenance, Mcm) 단백질
사이클린 A	Cdk1	S기에서 G_2기, M기 진입	Cdc25 인산분해효소(Cdc25 phosphatase), 사이클린 B
사이클린 E	Cdk1	M기 진행	염색질연관단백질, 히스톤 H1, 핵라민, 미오신조절단백질, 중심절단백질, 전사인자 *c-fos/jun*, *c-myb*, *oct-1*, SWI5; p60src 단백질키나아제, 카제인키나아제 II, c-mos 단백질키나아제

[a] Ataxia-telangiectasia mutated protein kinase.
[b] ATM-and Rad3-related kinase.
Cdk, cyclin-dependent kinase.

단으로 분할하는 과정에 사용되는 용어이다. 세포분열 과정에는 핵(**핵분열** karyokinesis)과 세포질(**세포질분열** cytokinesis)이 모두 분열된다. 세포질분열 과정에서는 핵 이외의 세포소기관들이 두 딸세포에 분배된다. 유사분열에 들어가기 전, 세포에서는 DNA를 복제하며 세포주기의 이 시기를 *S*기 또는 합성기(*synthesis phase*)라고 한다. 이 시기가 시작될 때 염색체 수는 (2n)이며, DNA의 양도 (2d)이지만, 끝날 때 염색체 수는 (2n)으로 동일하나 DNA의 양은 (4d)로 두 배가 된다.

유사분열은 S기 바로 다음에 일어나며, 다시 네 시기로 나누어진다.

유사분열은 다음의 네 시기로 이루어져 있다(그림 3.12).

- **전기**(prophase)는 복제된 염색체가 농축되면서 시작되며, 이는 현미경으로 관찰할 수 있다. 염색체가 점차 농축되면, 각각의 상동염색체쌍(homologous pair)에서 기원된 네 개의 염색체 각각은 두 개의 **염색분체**(chromatid)로 이루어져 있는 형태로 관찰된다. 이 자매염색분체는 **코헤신**(cohesin)이라고 하는 단백질 고리(ring of proteins)에 의해 **중심절**(centromere)에서 서로 연결되어 있다. 전기의 후기 또는 **전중기**(prometaphase, 유사분열의 독립된 한 시기로 여겨지기도 한다)에 핵막은 무과립형질내세망(sER)과 비슷한 작은 운반소포(transport vesicle)들로 분해되기 시작한다. 일부 세포에는 아직 나타나기도 하는 핵소체(nucleolus)는 전중기에 완전히 사라지게 된다. 또한 **동원체**(kinetochore)를 형성하는 고도로 특수화된 단백질복합체가 중심절 부근의 각각의 염색분체에 나타난다(그림 3.13). 중심절 부근에서 동원체를 이루는 단백질복합체에는 **위성 DNA**(satellite DNA)라고 하는 특수한 중복적인 DNA 서열이 부착되어 있고, 이는 모든 염색체에서 거의 비슷하다. 방추사에서 자라나온 미세관(microtubule)은 이 동원체에 부착되어 있고, 따라서 염색체에도 부착되게 된다.
- **중기**(metaphase; 그림 3.14)는 세 종류의 미세관으로 구성된 유사분열방추(mitotic spindle)가 세포의 반대편 끝부분에 위치한 미세관형성중심(microtubule-organizing center, MTOC) 주위로 조직화되면서 시작된다. 유사분열방추는 세 종류의 미세소관으로 구성되어 있다.
- **성상미세관**(astral microtubule)은 감마튜불린고리(γ-tubulin ring)로부터 생성되어 미세관형성중심 주위를 별 모양으로 뻗어나온다(그림 2.61, 95쪽 참조). 이들은 세포 내에서 분열방추가 자리잡는데 관여한다.
    - **극성미세관**(polar microtubule) 역시 미세관형성중심에서 나온다. 이들은 분열방추의 양극 사이에 있는 모든 미세소관 중 동원체와 연결되어 있지 않은 모든 미세소관의 성분이다. 반대쪽 극에서 나오는 극성미세관들은 운동단백질(motor porotein)을 통해 중앙부에서 상호작용하여 유사분열방추의 양극이 수직 방향으로 떨어져 있게 하는 양극성(bipolarity)을 나타내게 해준다.
    - **동원체미세관**(kinetochore microtubule)은 미세관형성중심(MTOC)에서 나와 세포질에서 동원체를 찾는다. 동원체미세관이 결국 동원체에 부착되면 이를 미세관형성중심 쪽으로 끌고 가며 다른 미세관들도 동원체에 부착된다. 각각의 염색분체의 동원체에 30~40개의 미세관이 결합할 수 있다. 일부 동물에서는 동원체미세관이 미세관형성중심에서 형성되지 않고 동원체에서 형성되는 경우도 있다. 동원체미세관 및 이와 연합된 운동단백질(motor protein)들은 염색체를 세포의 중앙부, 즉 **적도판**(equatorial, metaphase plate)으로 이동시킨다.
    - **후기**(anaphase; 그림 3.15)는 자매염색분체(sister chromatid)가 처음 분리되면서 시작된다. 이러한 분리는 두 개의 염색분체를 함께 결합시키고 있던 코헤신(cohesin)이 분해될 때 일어난다. 이에 따라 염색분체는 분리되기 시작하며, 분자운동기(molecular motor)인 다이네인(dynein)이 동원체미세관 위로 미끄러지면서 염색분체를 반대쪽 세포 끝에 있는 미세관형성중심(MTOC) 쪽으로 끌고 간다.
- **종기**(telophase; 그림 3.16)는 각 세포의 끝으로 이동한 염색체 주위에 이를 둘러싸는 핵막이 복원되면서 시작된다. 꼬여 있던 염색체는 풀어지고 점차 뚜렷하게 관찰되지 않게 된다. 단 중간기 핵에서도 농축되어 있을 부분은 풀어지지 않는다. 핵소체가 다시 나타나고, 세포질이 분할되어 두 딸세포(daughter cell)가 형성된다. 세포질분열(cytokinesis)은 분열방추의 양극 중간의 세포막에 고랑이 형성되면서 시작된다. 세포의 주위에 매우 가늘게 배열된 액틴미세섬유로 형성된 **수축성고리**(contractile ring)가 나타나 **분열고랑**(cleavage furrow)을 분리한다. 이 고리 속에는 작은 미세섬유를 형성한 **미오신 II**(myosin II) 분자가 액틴미세섬유와 함께 작용하여 고리를 수축하게 한다. 이 고리가 팽팽해지면 세포는 두 개의 딸세포로 나누어진다. 딸세포의 염색체에는 동일하게 복제된 DNA가 있기 때문에 딸세포는 유전학적으로 동일하고, 동일한 종류와 수의 염색체를 갖게 된다. 딸세포는 (2d)의 DNA와 (2n)의 염색체 수를 갖고 있다.

감수분열(Meiosis)

감수분열은 두 번의 연속된 핵분열과 이에 이어지는 세포분열에 의해, 체세포 염색체의 반과 체세포 DNA의 반을 갖는 생식세포를 형성하는 것이다.

접합자(zygote, 난자와 정자가 융합된 세포)와 접합자에서 기원된 모든 체세포(somatic cell)는 염색체 수가 **배수체**(diploid, 2n)이다. 따라서 이들 세포에는 모든 염색체가 두 벌씩 있고, 이들 염색체에서

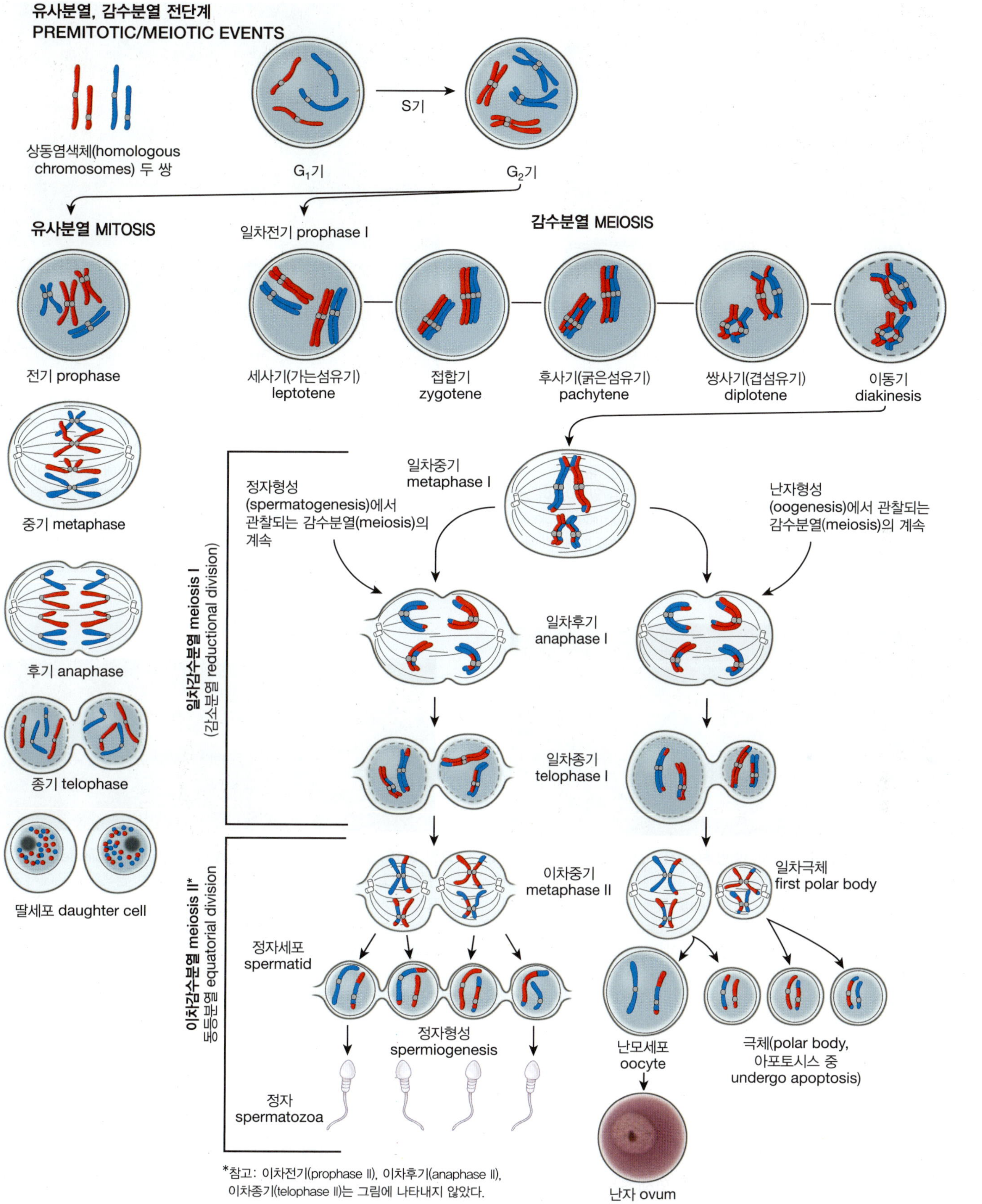

그림 3.12 두 쌍의 염색체(2n)가 있는 세포에서 유사분열(mitosis)과 감수분열(meiosis)의 비교. 모계와 부계 염색체를 각각 *적색(red)*과 *청색(blue)*으로 표시하였다. 유사분열에서는 유전적으로 부모세포와 동일한(2n) 딸세포를 생성한다. 감수분열에는 감소분열(reductional division)과 균등분열(equational division)의 두 성분이 있어 두 개의 염색체(1n)만을 가진 딸세포를 생성한다. 또한 감수분열 일차전기(prophase I)에서 염색체가 쌍을 이룰 때, 염색체의 일부가 교환되어 유전적 다양성(genetic diversity)이 나타나게 된다. 사람에서 일차극체(first polar body)는 분열하지 않지만, 일부 생물 종에서는 분열하는 경우도 있다.

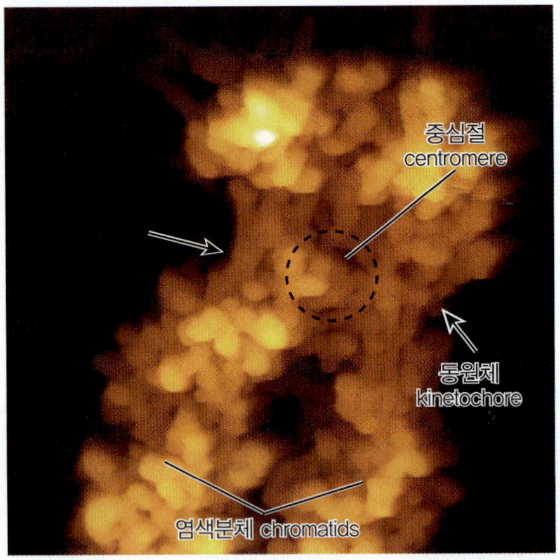

그림 3.13 사람 중기(metaphase) 염색체에서 중심절 부위(centromeric region)의 원자력현미경 이미지(atomic force microscopic image). 이 이미지에는 두 자매염색분체(sister chromatid)의 표면이 나타나며, 염색분체가 서로 연접하는 접합부인 중심절(centromere)이 관찰된다. 각각의 염색분체에서 중심절의 반대쪽에는 특수한 단백질복합체인 동원체(kinetochore)가 있으며, 이 동원체는 유사분열방추(mitotic spindle)의 동원체미세관(kinetochore microtubules)이 부착되는 부위이다. 염색체의 표면에는 염색체뼈대(chromosome scaffold)에 부착된 염색질원섬유(chromatin fibril)로 형성된 돌출된 고리들이 나타난다. ×40,000. (Tatsuo Ushiki 제공.)

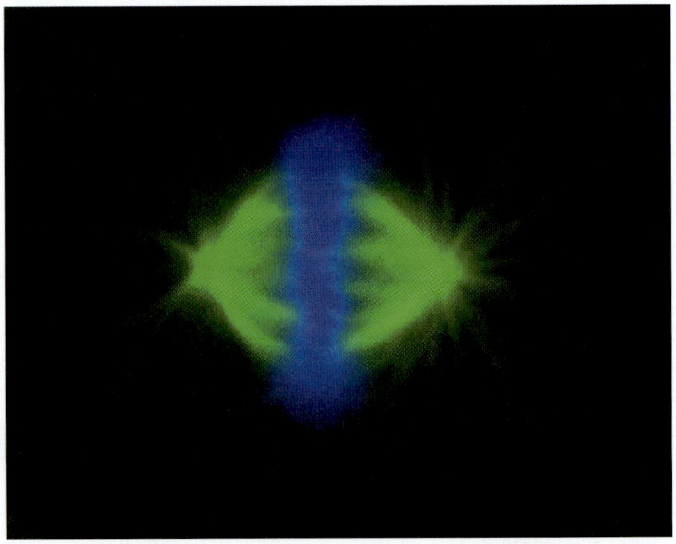

그림 3.14 중기(metaphase)의 유사분열방추(mitotic spindle). α 튜불린(α-tubulin)에 대한 항체에 플루오레세인(fluorescein, 녹색[*green*] 형광)을 결합시켜 간접면역형광염색방법으로 관찰한 개구리(*Xenopus*) XL-177 세포의 유사분열방추(mitotic spindle). DNA는 형광 DAPI 염색에 의해 *청색(blue)* 형광으로 나타난다. 중기에서 핵막이 분해되고 DNA는 농축되어 염색체를 형성하며, 미세관(microtubule)은 유사분열방추(mitotic spindle)를 형성한다. 유사분열방추 미세관에서 미세관연합운동단백질(microtubule-associated motor protein)의 활성에 의해 세포 중앙에 중기판(metaphase plate)이 형성되고 여기에 염색체들이 정렬된다. ×1,400. (Dr. Thomas U. Mayer 제공.)

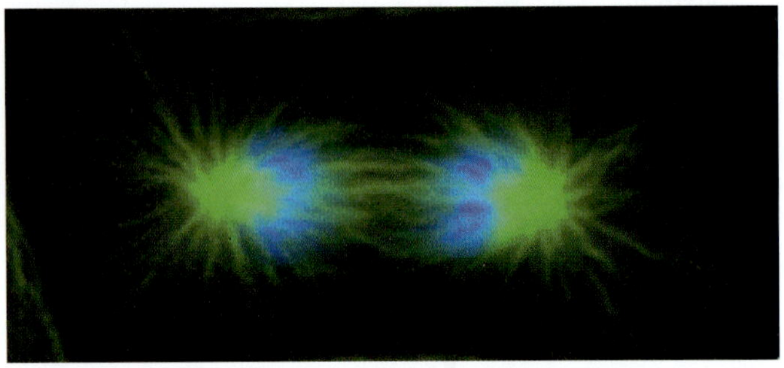

그림 3.15 후기(anaphase)의 유사분열방추(mitotic spindle). 그림 3.13에서와 동일한 방법으로 제작한 동일한 종류의 세포 표본에서 얻은 면역형광 이미지이다. 이 시기에 자매염색분체(sister chromatid)를 함께 이어주는 연결부가 해체된다. 다음 미세관연합분자운동기(microtubule-associated molecular motor, 디네인[dynein]과 키네신[kinesin])에 의해 염색분체가 세포의 반대쪽 극(pole)으로 끌려가게 된다. 분자운동기는 동원체미세관(kinetochore microtubule)을 따라 미끄러져 염색분체를 중심체(centriole) 쪽으로 향하게 하고, 또한 극성미세관(polar microtubule, 분리된 염색체 사이에서 관찰됨)은 서로를 멀어지게 하여, 유사분열방추의 반대쪽 극의 분리되고 있는 세포 속으로 이동한다. ×1,400. (Dr. Thomas U. Mayer 제공.)

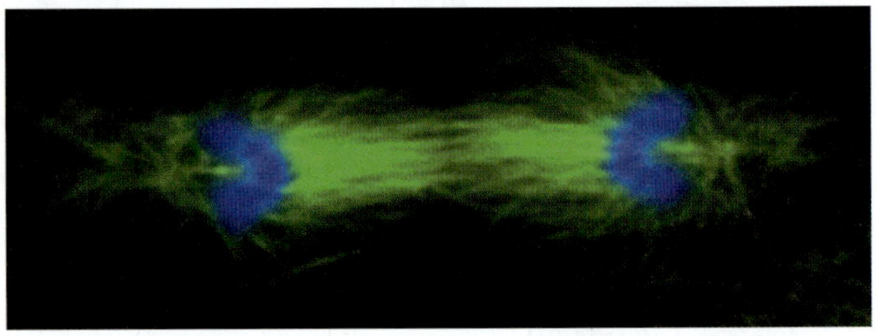

그림 3.16 말기(telophase)의 유사분열방추(mitotic spindle). 이 시기에 DNA는 분리되고 핵막은 유사분열방추의 각 극에 있는 염색체 주위에서 재구성된다. 세포질분열(cytokinesis)이 되는 동안 세포는 둘로 분리된다. 세포의 중간부분에 액틴(actin), 셉틴(septin), 미오신(myosin), 미세관(microtubule) 및 다른 단백질들이 모여 단백질로 형성된 고리를 만들어 수축시키면 한 세포였던 두 세포 사이에 다리(bridge)만 남고 분리된다. 꼬인 염색체는 펴지며 중간기에도 농축되어 있을 부분을 제외하고는 모두 풀어져 뚜렷하지 않게 된다. 표본 세포의 종류와 염색은 그림 3.13, 3.14에서와 동일한 세포를 동일한 방법으로 제작한 것이다. ×1,400. (Dr. Thomas U. Mayer 제공.)

부호화된 모든 유전자도 두 벌이 존재한다. 이러한 염색체쌍은 비슷하지만 완전히 동일하지는 않기 때문에 **상동염색체**(homologous chromosome)라고 한다. 이들 중 한 벌의 염색체는 부계로부터 기원되었고 다른 한 벌은 모계로부터 기원되었다. **생식세포**(gamete)는 각 염색체쌍 중의 하나만을 갖고 있기 때문에 **반수체**(haploid, 1n)라고 한다. 생식자발생(gametogenesis) 중 염색체 수가 반수체 상태(사람에서는 23개의 염색체)로 감소하는 것은 **감수분열**(meiosis)에 의해 일어난다. 감수분열에서는 두 번의 분열이 연속적으로 일어나며, 이 중 두 번째 분열은 S기를 거치지 않고 바로 일어난다. 이러한 감소(reduction)는 한 종(species)의 생물에서 일정한 수의 염색체를 유지하기 위해 필요하다. 염색체의 수가 반(1n)으로 감소하는 현상은 일차감수분열 중 일어나며, 이차감수분열 중에는 DNA의 양이 반(1d)으로 감소한다.

감수분열 중 염색체쌍은 염색체의 일부를 교환할 수 있고, 따라서 염색체의 유전자 성분을 변화시킬 수 있다. 이러한 유전자 교환을 교차(*crossing-over*)라고 하며, 염색체쌍 중의 일부에서 일어나는 교차에 의해 반수체의 생식자는 거의 무한한 유전적 다양성(genetic diversity)을 나타내게 된다.

감수분열에 동반되어 나타나는 세포질의 변화는 남성과 여성에서 다르게 나타난다.

감수분열시 핵에서 일어나는 변화는 남성과 여성에서 동일하지만, 세포질의 변화에는 상당한 차이가 있다. 그림 3.12에서는 정자발생(spermatogenesis)과 난자발생(oogenesis) 시 감수분열에서 일어나는 핵 및 세포질의 핵심적인 변화를 그림으로 나타내었다. 감수분열의 일차중기(metaphase I)까지의 변화는 양성 모두에서 동일하다. 그러므로 그림에서는 일차중기 이후 달라지는 분열 과정의 차이를 나타내었다.

남성에서 **일차정모세포**(primary spermatocyte)는 두 단계의 감수분열을 거쳐, 유전적으로는 각각 다르지만 형태학적으로는 동일한 네 개의 반수체 **정자세포**(spermatid)로 변화한다. 각각의 정자세포는 **정자**(spermatozoon)로 분화할 수 있는 능력이 있다. 반면에 여성에서는 **일차난모세포**(primary oocyte)가 두 단계의 감수분열을 거쳐 하나의 반수체 **난자**(ovum)와 세 개의 반수체 **극체**(polar body)를 형성한다. 난자는 대부분의 세포질을 받아 생식세포(gamete)로 기능할 수 있게 된다. 반면 극체는 매우 적은 세포질만을 받게 되며 퇴행성 변화를 보인다.

핵에 일어나는 변화는 남성과 여성 모두에서 비슷하다.

감수분열(meiosis)에서는 그 사이에 S기(S phase)가 없이 두 번의 연속적인 분열이 일어난다. 감수분열로 들어가기 이전의 S기에서는 DNA가 복제되어 자매염색분체(두 개의 평행한 DNA 사슬)를 형성하고 이는 중심절에서 이어져 있다. DNA의 양은 (4d)가 되지만 염색체의 수는 이전과 동일하다(2n). 이 다음에 세포는 **감소분열**(reductional division, 일차감수분열 meiosis I)과 **균등분열**(equational division, 이차감수분열 meiosis II)을 하게 된다.

감소분열(reductional division)이라는 이름이 의미하듯이 **일차감수분열**(meiosis I) 중에 염색체의 수가 배수체(2n)에서 반수체(1n)로 줄어들며, DNA의 양도 (4d)에서 (2d)로 감소한다. 일차전기(prophase I) 중 두 가닥의 염색체가 농축되고 한 쌍의 상동염색체(homologous chromosome, 정상적으로 하나는 부계에서 유전되며, 다른 하나는 모계에서 유전된다)가 중심절(centromere)에서 쌍을 이룬다. 이 시기에 부계와 모계의 염색체 사이에서 유전물질(genetic material)의 재조합(recombination)이 이루어질 수 있다. 일차중기에서 상동염색체의 중심절은 유사분열방추(mitotic spindle)의 적도판(equator)을 따라 정렬되며 일차후기(anaphase I)에는 분리되어 각각의 딸세포에 분배된다. 이 결과로 염색체의 수(1n)와 DNA 양(2d)이 감소된다.

이차감수분열(meiosis II) 이전에는 DNA의 복제(replication)가 일어나지 않는다. 이차감수분열은 항상 염색체 수의 변화가 일어나지 않는 균등분열이다. 염색체 수는 (1n) 그대로이며, 염색분체의 수로 나타나는 DNA의 양은 (1d)로 감소한다. 이차감수분열의 이차중기 중 각각의 염색체는 유사분열방추의 적도판을 따라 정렬되며, 이차후기(anaphase II)에 자매염색분체(sister chromatid)는 분리된다. 따라서 각각의 염색체는 한 가닥의 염색체 두 개로 분리되어 반수체의 딸세포로 분배된다.

감수분열 과정의 시기는 유사분열의 시기와 유사하다.

일차전기(Prophase I)

감수분열의 일차전기는 상동염색체가 **짝짓기**(pairing)를 하고, **접합**(synapsis, 상동염색체가 가깝게 연합되는 현상) 및 상동염색체 유전물질의 **재조합**(recombination)이 이루어지는 긴 시기이다. 일차전기는 다음의 다섯 단계로 다시 나누어진다(그림 3.12).

- **세사기**(가는섬유기, leptotene). 이 단계에서는 염색질이 농축되어 염색체가 나타난다. 자매염색분체도 농축되며, **감수분열특이 코헤신복합체**(meiosis-specific cohesion complex, Rec8p)에 의해 서로 연결되어 있다. 이 시기에 부계와 모계의 상동염색체가 짝을 이루기 시작한다. 상동염색체의 짝짓기는 염색체가 활발하게 서로를 찾고 있는 과정이라고 할 수 있다. 짝을 찾은 후 이들은 약간의 틈새를 두고 옆으로 나란히 정렬된다.
- **접합기**(zygotene). 상동염색체가 서로 밀접하게 연합되는 접합(synapsis)이 이 시기에 일어나며, 후사기(pachytene)까지 이어진다. 이 과정에서는 **이음실복합체**(synaptonemal complex)라는 삼중구조가 형성되어 염색체를 함께 연결해준다. 이음실복합체는 철도의 두 선로 사이에 하나의 선로가 추가된 것으로 비유할 수 있다. 이 선로 사이의 가로 연결이 상동염색체의 뼈대물질(scaffold material)을 함께 묶어주는 가로미세섬유(transverse filament)이다.
- **후사기**(굵은섬유기, 비사기 pachytene). 이 시기에 접합(synapsis)이 완성된다. 이 시기의 초기에 **교차**(crossing-over)가 일어나 서로 다른 두 염색체의 DNA 가닥(strand)이 전위(transposition)된다.
- **쌍사기**(겹섬유기, 배사기 diplotene). 이 시기의 초기에 이음실복합체는 용해되고 염색체는 더 농축된다. 상동염색체는 서로 분리되기 시작하며 염색체 사이에 새로운 접합부인 **교차점**(교차 chiasmata, 단수는 chiasma)이 나타나 서로를 이어준다. 자매염색분체는 아직 밀접하게 연관되어 있다. 교차점이 나타난 것은 교차(crossing-over)가 일어났음을 의미한다.
- **이동기**(diakinesis). 상동염색체가 더욱 농축되고 짧아져 가장 두꺼워지게 된다. 핵소체(nucleolus)는 사라지며 핵막(nuclear envelope)은 분해된다.

일차중기(Metaphase I)

일차중기(metaphase I)는 유사분열 중기와 비슷하지만 염색체쌍(paired chromosome) 중 하나는 **적도판**(equatorial plate)의 한쪽에 다른 하나는 반대쪽에 배열되어 있는 점에서 차이가 있다. 아직 상동염색체는 교차점(chiasmata)에서 연결되어 있다. 중기의 후기에 교차점이 분할되어 염색체는 완전히 분리된다. 핵막이 분해되면 분열방추의 미세관(microtubule)이, 중심절 근처에 있는 다층단백질구조(multilayered protein structure)인 **동원체**(kinetochore)를 통해 염색체와 상호작용하기 시작한다(그림 3.13). 염색체는 이동하기 시작하여 마지막에는 방추의 적도판을 따라 중심절을 정렬시킨다.

일차후기 및 일차종기(Anaphase I and Telophase I)

일차후기(anaphase I)와 **일차종기**(일차말기, telophase I)는 유사분열의 후기 및 종기와 유사하지만 중심절이 분할되지는 않는다. 자매염색분체는 코헤신복합체(cohesin complex)에 의해 중심절에서 함께 붙어 있다. 각 상동염색체의 부계 또는 모계염색체는 일부분이 교환된 채로 각각의 극(pole)으로 이동된다. 각각의 부계염색체와 모계염색체는 중기판의 양쪽에 **무작위적으로 배열**(random assortment)되거나 **분리**(segregation)되고, 전체적으로 모든 염색체쌍이 무작위적으로 분리되어 모이기 때문에 유전적 다양성(genetic diversity)이 나타나게 된다. 일차감수분열이 끝나면 세포질이 분할된다. 이 결과로 형성된 딸세포(**이차정모세포**[secondary spermatocyte]와 **난모세포**[oocyte])는 염색체 수가 반수체(1n)이며, 각 상동염색체쌍 중 하나를 갖고 있다. 그렇지만 이 세포에는 아직 배수체의 DNA(2d)가 있다.

이차감수분열(Meiosis II)

일차감수분열(meiosis I) 이후 세포는 S기를 거치지 않고 빠르게 **이차감수분열**(meiosis II)로 들어간다. 이차감수분열은 균등분열이며 유사분열과 거의 같다. 이 시기에 단백질분해효소인 **세파라제**(separase)가 자매염색분체 사이에 있는 코헤신복합체를 분할한다. 중심절 부위에 있는 코헤신복합체의 분할에 의해 양쪽 중심절 사이의 결합이 끊어진다. 이차후기(anaphase II)에 이러한 분할에 의해 자매염색분체가 분리되어 반대쪽 극으로 이동한다. 이차감수분열 중 세포는 이차전기(prophase II), 이차중기(metaphase II), 이차후기(anaphase II), 이차종기(telophase II)를 거치며, 이 시기들은 유사분열과정과 거의 동일하지만 세포의 염색체가 반수체(1n)이고, 이 과정에서 형성되는 딸세포들은 DNA의 양이 반수체(1d)라는 점만이 다르다. 유사분열에 의해 생성된 세포가 부모세포와 유전적으로 동일한 것과는 달리, 감수분열에 의해 생성된 세포는 유전적으로 독특(genetically unique)하다.

■ 세포사(CELL DEATH)

사람도 다른 모든 다세포생물과 마찬가지로 세포증식(cell proliferation)과 세포사(cell death)의 비율에 따라, 전체적인 세포가 얼마나 증가하는지 아니면 감소하는지를 나타내는 지표인 순세포생성(net cell production)이 결정된다. 이들 중 어느 하나에 이상이 나타나면 **세포축적질환**(disorders of cell accumulation; 예를 들어, 과다형성 hyperplasia, 암 cancer, 자가면역질환 autoimmune disease)이나 **세포소실질환**(disorders of cell loss, 위축[atrophy], 퇴행질환[degenerative disease], 후천성면역결핍증후군[AIDS], 허혈손상[ischemic injury] 등)이 유발된다. 따라서 세포의 생성과 세포사 사이의 균형(항성성 homeostasis)이 잘 유지되어야 한다(그림 3.17).

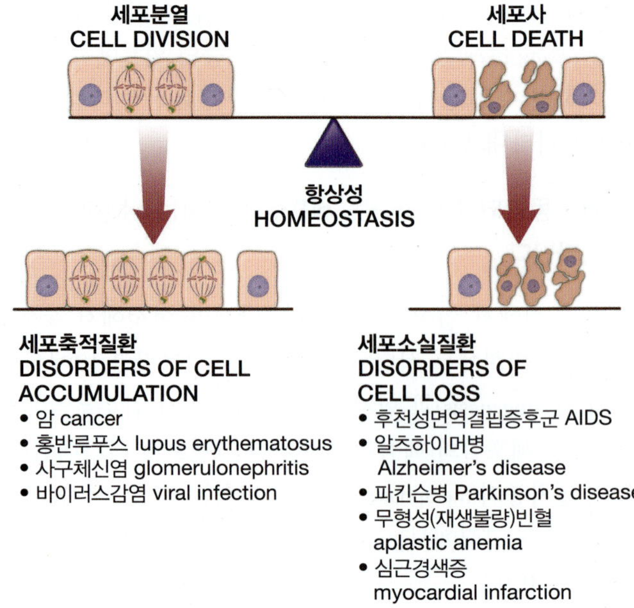

그림 3.17 세포사(cell death)와 세포분열(cell division)의 상관관계를 단순하게 나타낸 그림. 정상 생리학적 환경(항상성 homeostasis) 하에서 세포분열과 세포사의 비율은 서로 비슷하다. 세포사의 비율이 세포분열 비율보다 높으면 세포의 수는 감소한다. 이러한 경우의 질환을 세포소실질환(disorders of cell loss)이라고 분류한다. 이 상황이 반대가 되어 세포분열이 세포사보다 많으면 세포 수의 순증가(net gain)가 일어나며 다양한 세포축적질환(disorders of cell accumulation)으로 나타나게 된다.

세포사는 급성 세포손상이나 내부적으로 존재하는 자살프로그램에 의해 일어난다.

세포사(cell death)는 우발적인 세포손상(cell injury)이나 세포 스스로를 파괴하게 하는 기전에 의해 일어난다. 최근에 몇 가지 새로운 세포사 유형들이 자극의 종류, 분자기계(molecular machinary), 형태의 차이에 기반하여 확인되었다. 죽어가는 세포를 현미경으로 관찰한 연구에서 밝혀진 바로는 죽어가는 세포에서 세포사의 여러 유형이 동시에 나타날 수 있으며 여러 가지 서로 다른 세포사 유형의 특징이 함께 나타날 수 있다(일부 세포사의 유형은 중복되지만 완전히 동일하지는 않은 신호전달경로를 공유할 수 있다). 세포사의 기전은 비교적 복잡하기 때문에 세포사는 여러 다른 방법으로 분류할 수 있다. 이 단락에서는 세포의 형태와 분자기전 및 자극의 종류에 따라 비교적 단순한 분류로 설명하였다.

세포사는 서로 다른 신호전달 과정에 의해, 프로그램된 세포사(programmed cell death)와 비프로그램 세포사(nonprogrammed cell death)의 두 가지 범주로 나눌 수 있다.

- **프로그램된 세포사**(programmed cell death)는 고도로 통제되는 세포내 신호전달경로에 의해 일어나는 생리학적 과정이다. 프로그램된 세포사(*programmed cell death*)라는 용어는 이를 시작하게 하는 기전(trigger mechanism)이나 분자기계(molecular machinery)에 관계 없이 세포내 사멸 프로그램에 의해 중개되는 모든 세포사를 말한다. 그러나 이러한 내부적으로 암호화된 자살 프로그램은 다시 캐스페이스(caspase)에 의해 통제되고 세포막의 무결성이 유지되는 **아포토시스 세포사**(apoptotic cell death)와, **캐스페이스**(caspase)와 무관한 과정에 의해 일어나며 세포막은 유지되는 **비아포토시스 세포사**(nonapoptotic cell death)로 나누어진다.
- **비프로그램 세포사**(nonprogrammed cell death) 또는 **괴사**(necrosis)는 사고에 의해 세포가 사멸하는 병리학적 과정이다. 이는 급성세포손상(acute cllular injury) 또는 세포막의 파괴를 일으키는 유해한 물리적, 화학적 환경(예를 들어 저체온증[hypothermia], 저산소증[hypoxia], 방사선[radiation], 수소이온농도저하[low pH], 세포외상[cell trauma])에 노출되었을 경우에 일어난다. 괴사 과정에는 빠른 **세포종창**(cell swelling)과 **용해**(lysis)의 두 특징적인 변화가 나타난다.

비프로그램 세포사(Nonprogrammed Cell Death): 괴사(Necrosis)

괴사는 세포의 항상성(homeostasis) 유지 능력의 장애로 시작된다.

괴사(necrosis)에 의한 세포의 죽음은 극단적인 환경적 변화 또는 과도하거나 해로운 자극에 노출되었을 경우 일어난다. 괴사에서는 세포막의 손상을 동반하며 이는 감염(infection, 예를 들어 박테리아 또는 바이러스 감염), 독성물질(toxin) 또는 물리적 손상에 의해 일어날 수 있고, 세포질 종창(cytoplasmic swelling)과 이에 따른 세포소기관 기능의 상실을 초래한다. 세포 손상에 의해서 세포막이 손상되면 수분이 유입되고 이온 펌프의 파괴로 인해 세포 외부의 이온(예를 들어 Ca^{2+})들도 유입된다. 미토콘드리아, rER, 핵과 같은 세포소기관들에는 세포종창과 세포막 파열(세포용해 cell lysis)에 의한 비가역적인 변화가 일어난다. 최종적인 형질막의 파괴로 인해 용해소체효소(lysosomal enzyme)를 포함한 세포질 내의 물질들이 세포외공간(extracellular space)으로 유리된다. 따라서 괴사에 의한 세포사의 경우에는 광범위한 주위 조직의 손상과 **심한 염증반응**(intense inflammatory response)이 동반되는 경우가 많다(그림 3.18). 괴사는 허혈(ischemia)과 외상(trauma)에서 흔히 나타난다. 이는 지저분하고 혼란스러우며 파괴적인 과정으로 죽을 운명이 아닌 세

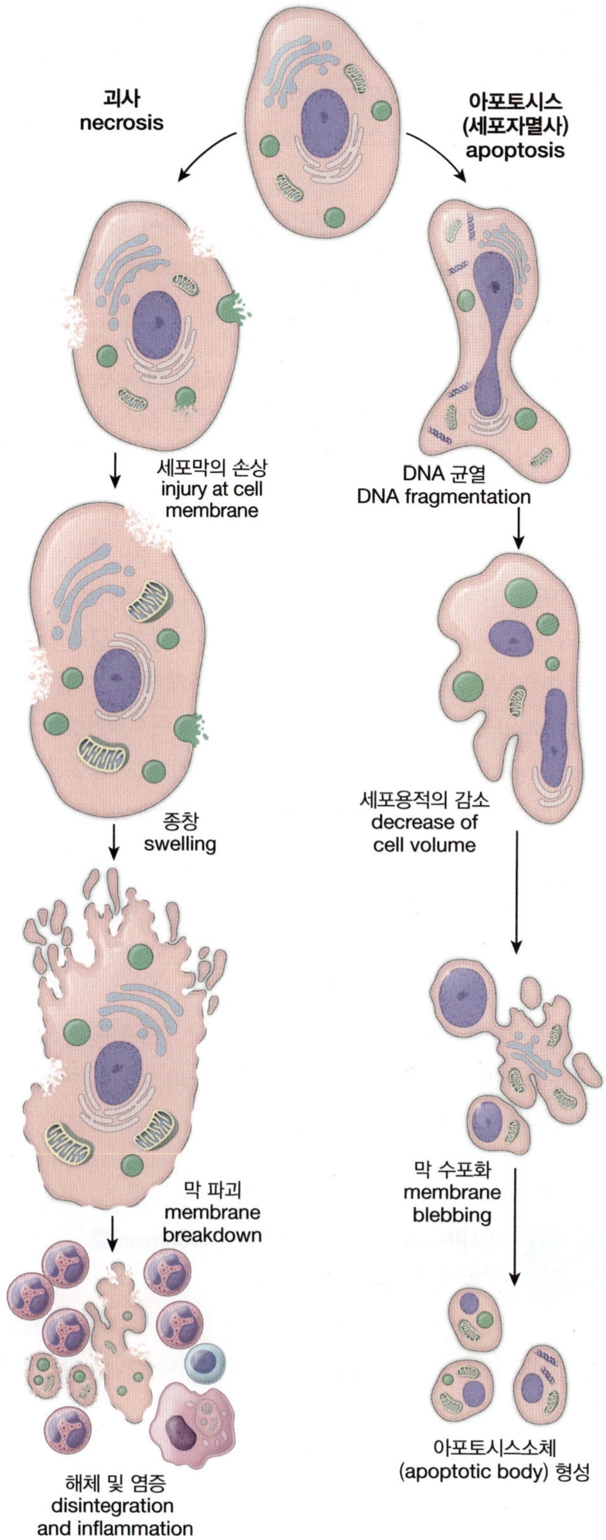

그림 3.18 괴사(necrosis)와 아포토시스(apoptosis)에서 일어나는 변화를 간단하게 나타낸 그림. 이 그림에서는 괴사와 아포토시스의 주요 단계를 나타내었다. 괴사(왼쪽)에서는 세포막이 파괴되어 수분과 세포외부의 이온들이 세포 내부로 들어오게 되면 세포소기관들의 비가역적인 변화가 유발된다. 용해소체 효소(lysosomal enzyme)가 세포외공간으로 유리되면 주위조직의 손상이 유발되고 심한 염증반응(inflammatory response)이 일어나게 된다. 아포토시스(오른쪽)에서 세포는 DNA 균열(DNA fragmentation), 세포 크기의 감소, 아포토시스소체(apoptotic body) 형성, 전체 막 구조는 유지한 상태로 막수포화(membrane blebbing) 등의 형태학적 및 생화학적 변화가 나타나고, 이로 인해 세포는 해체된다. 아포토시스소체는 염증반응을 유발하지 않고 포식세포들에 의해 제거된다.

포가 불행하게도 소멸되는 현상이다.

프로그램된 세포사(Programmed Apoptotic Cell Death): 아포토시스와 아노이키스(Apoptosis and Anoikis)

아포토시스(apoptosis)는 정상 생리학적 조건에서 일어나는 카스파제 의존성 세포사(caspase dependent cell death)의 유형이다.

아포토시스(세포자멸사, apoptosis; 그리스어로 '떨어지는 것[*falling off*]', 꽃잎이 꽃에서 떨어지듯이)는 더 이상 필요 없는 세포들이 생체로부터 제거되는 생리학적 과정이다. 이 과정은 **카스파제**(캐스페이스[caspase])라고 하는 특정한 효소에 의해 제어되는 연쇄적인 효소 반응에 의해 일어나며, 이에 따라 세포의 위축, 세포막의 수포화(blebbing), DNA 균열(DNA fragmentation) 및 세포소기관 기능의 소실이 초래된다. 아포토시스는 정상적인 배아발생과정, 또는 난소의 난포폐쇄(follicular atresia)와 같은 정상 생리학적 변화 과정에서 나타난다. 세포는 내부적으로 존재하는 자살프로그램(internally encoded suicide program, 내재성 미토콘드리아경로 intrinsic mitochondrial pathway)의 활성화, 또는 외부경로(extrinsic pathway, 사멸수용기 또는 세포독성 T 림프구와의 상호작용)에 의해 스스로 사멸과정을 시작하게 된다. 아포토시스의 특징은 세포막의 통합성은 유지된 채 통제된 자가분해(autodigestion)가 일어나는 것으로, 그 내부 물질을 유출시키지 않고 주위 세포를 손상시키지 않은 채 "존엄사(dies with dignity)"하는 것이다.

면역계의 일부 세포(예를 들어 **세포독성 T림프구**[cytotoxic T lymphocyte], **자연살해세포**[natural killer (NK) cell] 등) 또는 이 세포들에서 분비되는 물질들은 다른 세포에 독성 작용을 나타낼 수 있다. 이들은 특정한 세포(예를 들어 암으로 변형된 세포 또는 바이러스에 감염된 세포[virus-infected cell])를 파괴하는 과정을 시작할 수 있다. 이러한 세포사는 하나의 기전으로만 일어나지는 않는다. 예를 들어 세포독성 T세포에 의해 유발되는 세포사에서는 **퍼포린**(*perforin*)과 같은 단백질과 효소들이 세포막에 삽입되어 괴사(세포막의 파괴)와 아포토시스(**카스파제-3 효소**[caspase-3 enzyme]의 자극) 양쪽의 특징이 모두 나타날 수 있다. 표 3.2에 아포토시스와 괴사의 차이점에 대해서 요약하였다.

표 3.2 괴사(Necrosis)와 아포토시스(Apoptosis)를 구분하는 특징

세포사의 유형	괴사(necrosis)	아포토시스(apoptosis)
세포종창(cell swelling)	+	−
세포위축(cell shrinkage)	−	+
세포막(plasma membrane) 손상	+	−
세포막 수포화(blebbing)	−	+
염색질 응집(aggregation of chromatin)	−	+
핵 균열(fragmentation)	−	+
올리고뉴클레오솜 DNA 조각	−	+
무작위적 DNA 분해	+/−	−
Release of cytochrome *c* and SMAC/DIABLO from mitochondria	−	+
카스파제(caspase) 연쇄반응 활성화	−	+

아포토시스에서는 일련의 전형적인 형태학적 변화와 생화학적 변화가 특징적으로 나타난다.

아포토시스(apoptosis)에서 세포는 스스로의 죽음("세포자살 cellular suicide")에 능동적으로 참여한다. 이 세포사 과정은 다양한 외부 및 내부 신호에 의해 활성화된다. 아포토시스 과정의 세포에서는 다음과 같은 형태학적 및 생화학적 특징들이 나타난다(그림 3.18).

- **DNA 균열**(DNA fragmentation)이 핵에서 일어나며, 이는 세포가 사멸되는 비가역적인 변화이다. DNA 균열은 핵 내의 Ca^{2+} 의존성 및 Mg^{2+} 의존성 엔도뉴클레아제(핵속핵산분해효소, Ca^{2+} dependent and Mg^{2+} dependent endonuclease)가 활성화된 결과로 나타난다. 이 효소는 선택적으로 DNA를 절단하여 작은 올리고뉴클레오솜 조각(oligonucleosomal fragment)을 만든다. 핵의 염색질은 응집되고, 핵은 핵막에 붙어 있는 여러 개의 조각들로 나누어진다.
- **세포 크기의 감소**(decrease in cell volume)는 세포질이 수축되어 나타난다. 세포골격은 세포의 표면에 평행하게 배열된 다발로 재구성된다. 리보솜은 세포질 내에서 덩어리를 형성하고, rER은 동심원상의 소용돌이 모양으로 나타나며, 대부분의 세포내섭취소포(endocytotic vesicle)들은 세포막과 융합된다.
- **미토콘드리아 기능상실**(loss of mitochondrial function)은 미토콘드리아 막에 위치한 채널의 투과성이 변화하여 유발된다. 미토콘드리아의 온전한 상태가 파괴되어 미토콘드리아 막전위(transmembrane potential)가 떨어지고 전자전달계(electron-transport chain)는 손상된다. **시토크롬 *c***(cytochrome *c*)와 **SMAC/DIABLO**(second mitochondria-derived activator of caspases/direct inhibitor of apoptosis-binding protein with low isoelectric point [pI])와 같은 미토콘드리아 막 사이의 단백질이 세포질 내로 유리되어 연속적으로 작용하는 단백질용해효소인 **카스파제**(caspase)를 활성화하며, 이 효소가 세포를 해체한다. **Bcl-2 단백질**(Bcl-2 protein, 128쪽 참조)의 영향 하에서 조절된 시토크롬 *c*와 SMAC/DIABLO의 유리가 아포토시스를 시작하는 결정권자(decision maker)의 역할을 한다. 따라서 일부 학자들은 미토콘드리아를 "자살결사대의 지도자가 있는 본부(headquarters for the leader of a crack suicide squad)" 또는 "쿠데타의 지도자를 감

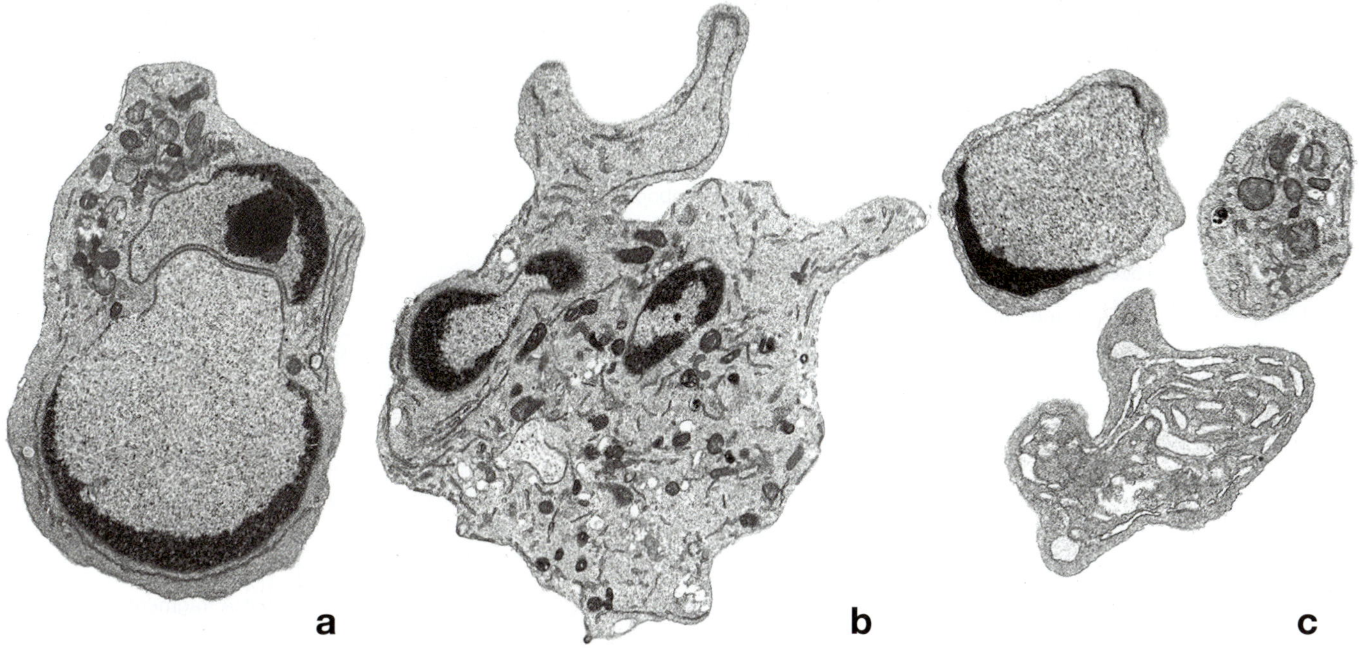

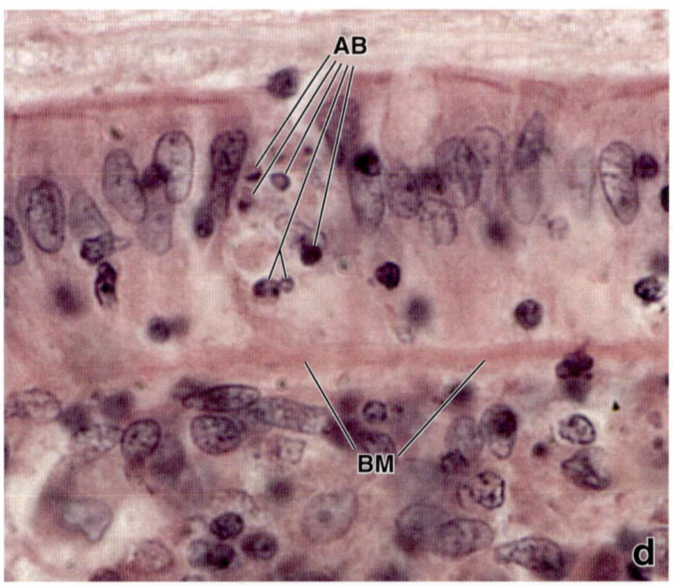

그림 3.19 아포토시스 세포(apoptotic cell)의 전자현미경사진. a. 이 전자현미경사진에서는 아포토시스의 초기 단계에 있는 림프구를 관찰할 수 있다. 이미 핵 균열이 일어났고 DNA 균열의 비가역적 변화가 시작되었다. 사진에서는 핵막(nuclear envelope)에 인접한 이질염색질(heterochromatin)이 관찰된다. ×5,200. **b.** DNA 균열이 계속된다. 핵 조각(*왼쪽*) 중 하나에서 이질염색질이 핵막에 싸인 채 바깥쪽으로 뻗어나가 다른 핵 조각을 형성하기 시작하고 있다. 세포질은 재구성되고 일부가 바깥쪽으로 뻗어나가 아포토시스소체(apoptotic body)를 형성한다. ×5,200. **c.** 핵 조각, 세포소기관, 세포질의 일부를 함유한 아포토시스소체. 이 소체들은 결국 단핵포식세포계(mononuclear phagocytotic system)의 세포들에 의해 포식된다. ×5,200. (Dr. Scott H. Kaufmann 제공.) **d.** 이 현미경사진은 사람 결장(colon) 장상피(intestinal epithelium)의 광학현미경사진으로, 한 층의 흡수세포(absorptive cell) 층 내에 있는 아포토시스소체(*AB*)를 관찰할 수 있다. *BM*, 기저막(basement membrane). ×750.

금한 경비가 삼엄한 교도소(high-security prison for the leaders of a military coup)"로 비유하기도 한다.

- 세포막의 변화로 나타나는 **막수포화**(membrane blebbing)는 세포막의 세포질쪽 표면에서 바깥 표면으로 일부 분자(예를 들어 포스파티딜세린[phosphatidylserine])가 자리를 옮겨 전위되는 변화이다. 이러한 변화로 세포막의 물리적 및 화학적 특성이 바뀌어 세포막 전체의 구조는 유지한 채 막수포가 나타나게 된다(그림 3.18 참조).
- **아포토시스소체 형성**(formation of apoptotic body)은 아포토시스의 마지막 단계에서 일어나며, 세포 파괴의 원인이 된다(그림 3.19a~c). 이 막에 둘러싸인 소포는 세포소기관과 핵 물질을 함유한 세포질수포(cytoplasmic bleb)에서 기원된다. 이들은 포식작용을 하는 세포들에 의해 흔적도 남기지 않고 신속하게 제거된다. 아포토시스소체의 제거는 매우 효율적이어서 아무런 염증 반응도 일어나지 않는다. 아포토시스는 유사분열보다 20배 정도 더 빨리 진행된다. 그러므로 일반적인 H&E 염색표본에서 아포토시스 과정에 있는 세포를 찾기는 쉽지 않다(그림 3.19d).

유사분열 파국(mitotic catastrophe)은 세포분열 과정 중 일어나는 프로그램된 아포토시스 세포사이다.

- **유사분열 파국**(mitotic catastrophe)은 유사분열 중 일어나는 세포사의 한 유형이다(이 장의 앞 부분에 기술하였음). 이는 세포 손상(cellular damage) 및 G_1, S, G_2 DNA 손상 체크포인트(DNA damage checkpoint) 또는 방추조립 체크포인트(spindle-assembly checkpoint) 등 여러 **세포주기체크포인트**(cell cycle checkpoint) 중 어느 하나의 기능이상에 의해 일어난다(116~118쪽 참조). 유사

분열 이전에 세포주기를 정지시키지 못하게 되면 염색체 분리에 문제가 발생한다. 중기/후기 이행기에 나타나는 세포사는 DNA 손상에 반응하여 카스파제-2 효소가 활성화되어 아포토시스 경로가 시작되고 세포사가 일어난다.

아포토시스는 외적 및 내적 자극에 의해 조절된다.

아포토시스과정(apoptotic process)은 다양한 외적 및 내적 자극에 의해 활성화된다. **종양괴사인자**(tumor necrosis factor, TNF)와 같은 일부 인자는 세포막 수용체에 작용하여 카스파제 연쇄반응(caspase cascade)을 동원하고 활성화시켜 아포토시스를 유발한다. 따라서 TNF 수용체는 "**사멸수용체**(death receptor)"라고도 한다. 이외에도 아포토시스를 일으키는 외부수용체에는 전환성장인자 β(transforming growth factor-β, TGF-β), 일부 신경전달물질(neurotransmitter), 자유라디칼(자유기 free radical), 산화제(oxidant), 자외선(UV), 이온화방사선(전리방사선 ionizing radiation) 등이 있다.

카스파제(캐스페이스, caspase)는 시스테인 단백질분해효소(cysteine protease)의 한 종류로 아포토시스를 일으키는 신호를 단백질분해 연쇄반응(proteolytic cascades)을 통해 전달한다. 이 연쇄반응은 카스파제가 다른 카스카제를 분해하고 활성화시켜 다른 세포 표적을 통해 세포사를 일으키는 반응이다. 카스파제 연쇄반응의 상단에는 **카스파제-8**(caspase-8)과 **카스파제-9**(caspase-9)가 있으며, 하단에 있는 **카스파제-3**(caspase-3)과 **카스파제-6**(caspase-6) 그리고 **카스파제-7**(caspase-7)은 효과기로 작용하여 세포표적을 분해한다.

아포토시스는 세포막에 구멍을 내는 단백질인 **퍼포린**(perforin)과 **그랜자임**(granzyme, 세린 단백질분해효소 serine protease)을 세포막에 삽입하는 과정에 의해서도 활성화될 수 있다. 이는 세포독성 T 림프구에 의해 분비되며, 바이러스에 감염된 세포 또는 바이러스에 의해 변형된 세포의 세포막에 삽입된다. 그랜자임은 직접 카스파제-3 효소에 작용하여 아포토시스를 촉진하는 Bcl-2 단백질군의 일부를 활성화하며, 이에 따라 미토콘드리아에서 시토크롬 *c*가 세포질로 유출된다.

아포토시스를 활성화시키는 내부 인자로는 **종양유전자**(oncogene, 예를 들어 *myc*과 *rel*), p53과 같은 **종양억제물질**(tumor suppressor), **영양박탈 항대사물질**(nutrient-deprivation antimetabolite) 등이 있다(그림 3.20). 아포토시스 경로는 또한 유사분열파국(mitotic catastrophe), 즉 세포주기의 특정한 DNA 특이 체크포인트(specific DNA-damage checkpoint)의 기능이상을 일으킬 수 있는 변화에 의해 활성화될 수도 있다(116~118쪽 참조). 유사분열파국에서는 염색질 농축이 유발되며 미토콘드리아에서 시토크롬 *c*가 유리되어 카스파제 연쇄반응을 일으키고, DNA 균열(DNA fragmentation)을 유발한다.

아포토시스는 다른 세포로부터 오는 신호(signal)와 주위환경에서 들어오는 이른바 **생존인자**(*survival factor*)들을 통해 억제될 수 있다. 이러한 인자에는 성장인자, 에스트로겐이나 안드로겐과 같은 호르몬, 중성 아미노산(neutral amino acid), 아연(zinc) 및 세포외기질 단백질과의 상호작용 등이 있다. 활성화된 카스파제의 기능은 아포토시스촉진 SMAC/DIABLO 복합체를 조절하는 **아포토시스 억제물질**(apoptosis inhibitor, IAP)과의 결합을 통해 억제될 수 있다. 일부 세포 또는 바이러스의 단백질이 카스파제 억제제로 작용한다. 예를 들면, 신경아포토시스억제단백질(neuronal apoptosis inhibitory protein, NAIP)은 조기 아포토시스를 방지하는 효과가 있다.

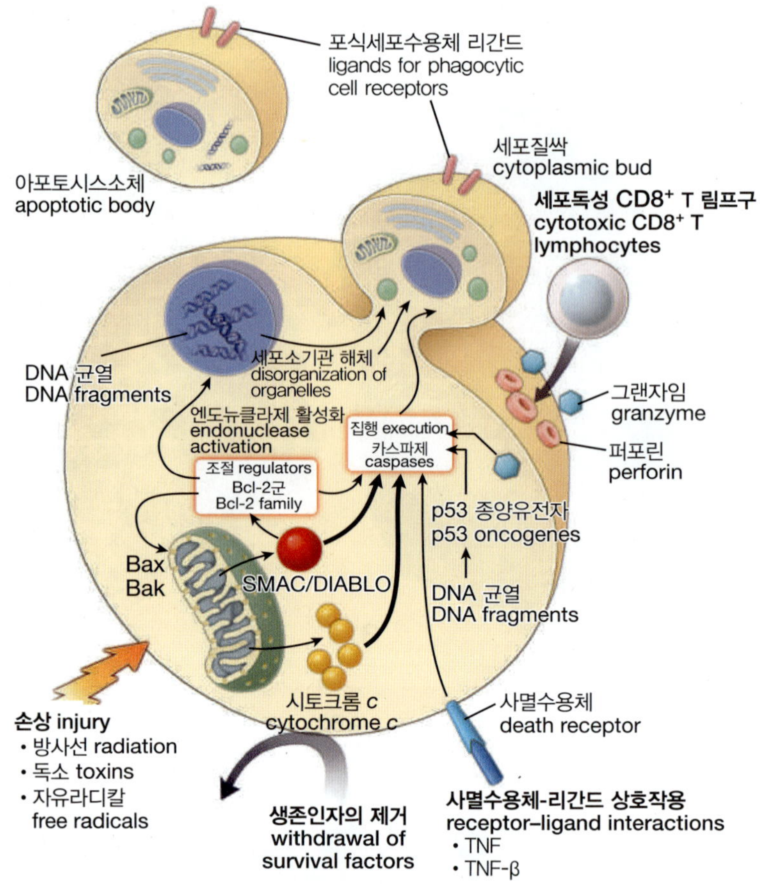

그림 3.20 아포토시스(apoptosis)를 일으키는 기전을 간단하게 나타낸 그림. 외부 및 내부 자극 모두가 카스파제 연쇄반응(caspase cascade)을 활성화시켜 아포토시스를 유발할 수 있다. 여러 외부 활성물질들이 세포에 작용하여 아포토시스를 유발하는 신호를 시작하게 한다. 종양괴사인자(TNF)와 전환성장인자 β(TGF-β)는 "사멸수용체(death receptor)"를 통해 작용한다. 또 다른 외부 경로에는 세포독성($CD8^+$) T 림프구(cytotoxic [$CD8^+$] T lymphocytes)의 작용에 의해 시작되는 퍼포린(perforin)/그랜자임(granzyme) 경로가 있다. 아포토시스의 내재성(미토콘드리아) 경로(intrinsic [mitochondrial] pathway)는 미토콘드리아에서 통제 하에 유리되는 시토크롬 *c*와 SMAC/DIABLO가 내재성 경로를 활성화하는 중요한 내부 단계가 된다. 아노이키스(anoikis)는 아포토시스와 동일한 신호경로를 공유하지만 이는 불충분하고 부적절한 세포-기질 상호작용에 의해 시작되는 점이 다르다. *SMAC/DIABLO*는 second mitochondria-derived activator of caspases/direct inhibitor of apoptosis-binding protein with low isoelectric point의 첫 글자들을 모아서 만든 용어이다.

Bcl-2군(B-cell lymphoma 2 family)은 아포토시스 과정을 조절하는 핵심 인자이다.

그러나 가장 중요한 아포토시스 조절기능은 **Bcl-2군**(B-cell

lymphoma 2 family)의 단백질로부터 나오는 내부신호이다. 이 단백질군에 속하는 단백질 중에는 세포의 생존과 사멸을 결정하는 항아포토시스(antiapoptotic) 단백질과 아포토시스촉진(proapoptotic) 단백질이 있다.

- Bcl-2 단백질군에서 아포토시스촉진 단백질에는 Bad(Bcl-2 연관 사멸촉진인자, Bcl-2-associated death promoter), Bax(Bcl-2 연관 X 단백질, Bcl-2-associated X protein), Bid(Bcl-2 상호작용 도메인, Bcl-2-interacting domain) 및 Bim(Bcl-2 상호작용 세포사 매개인자, Bcl-2-interacting mediator of cell death) 등이 있다. Bak 또는 Bax는 미토콘드리아 외막에서 시토크롬 *c*를 유출시키는 아포토시스구멍(apoptotic pore)을 형성하는 데 필요하다.
- Bcl-2 단백질군에서 항아포토시스 단백질에는 Bcl-xL(B-cell lymphoma-extra large)이 있다. Bcl-xL은 Bax와 Bak의 작용을 방해하여 시토크롬 *c*의 유출을 막아 카스파제 연쇄반응을 억제한다.

Bcl-2 단백질군의 단백질들은 서로의 상호작용을 통해 그 작용을 억제하거나 촉진함으로써, 다양한 아포토시스 실행단계를 조절한다. 또한 이들은 독립적으로 미토콘드리아에 작용하여 가장 강력한 아포토시스 유발물질인 시토크롬 *c*와 SMAC/DIABLO의 유리를 조절한다. 종양세포는 항아포토시스단백질을 발현하거나 아포토시스촉진 단백질을 발현하지 않거나 아포토시스촉진 매개물질들의 돌연변이를 일으켜 아포토시스에 대한 저항성을 획득할 수 있다.

아노이키스는 아포토시스의 한 형태로 세포와 세포외기질의 상호작용이 결여되어 유발된다.

아노이키스(anoikis, 그리스어로 집없는 방랑자[*homeless wanderer*])는 세포박리에 의해 유발되는 아포토시스(cell-detachment-induced apoptosis)이며 박리된 세포가 더 이상 성장하거나 부적절한 세포외기질과 재부착하는 것을 방지한다. 아노이키스는 아포토시스와 동일한 경로를 함께 쓰고 있지만, 세포와 세포외기질의 부적절한 상호작용에 의해 시작되는 점에서 다르다. 이러한 조건에서 세포주기는 중단되고 아포토시스가 시작된다. 세포사이기질에서 나오는 신호는 세포-세포외기질 연접(cell-to-extracellular matrix junction)에 닿아 있는 부위의 세포막에 내재된 인테그린(integrin)에 의해 감지된다(167~171쪽 참조). 인테그린은 세포골격(cytoskeleton)과의 연결에 의해 아포토시스와 DNA 손상반응 및 사멸수용체(death receptor)를 조절하는 내재경로-신호기전에 관여한다. 이 신호전달경로의 결합에 의해 아노이키스가 일어나며, 이는 아포토시스촉진 Bcl-2 단백질군의 활성화에 의해 시작된다. 아노이키스가 일어나면 시토크롬 *c*와 SMAC/DIABLO가 세포액으로 유리되고, 이는 카스파제 효소를 활성화하여 아포트시스를 유발한다. **전이암**(metastatic cancer) 세포의 경우 아노이키스를 회피하는 기전이 발달해 있다. 이러한 아노이키스 저항성은 인테그린수용체(integrin receptor) 종류의 변화와 항아포토시스인자(antiapoptotic factor)의 활성화, 종양유전자(oncogene) 활성화, 성장인자수용체(growth factor receptor) 신호의 변화 등 다양한 원인에 의해 일어난다.

프로그램된 비아포토시스 세포사(Programmed Nonapoptotic Cell Death)

여러 종류의 프로그램된 비아포토시스 세포사의 특징에는 세포막의 파열(rupture), 세포소기관의 병리학적 변화 및 카스파제 연쇄반응이 활성화되지 않는 면역세포의 관여 등이 있다.

몇 가지 프로그램된 세포사의 유형 중에는 전형적인 아포토시스나 괴사의 특성과 부합되지 않는 경우가 있다. 비아포토시스 세포사는 대부분 세포막의 파괴가 없지만 카스파제가 관여하지 않는 것이 특징적이다. 현미경으로 관찰하면 세포사가 진행되는 세포에는 커다란 세포질 공포(cytoplasmic vacuole)가 나타나거나(자가포식현상 autophagy, 엔토시스 entosis, 파라토시스 paratopsis), 미토콘드리아 변형(미토토시스 mitotopsis), 면역세포 형태의 변화(피로토시스 pyroptosis, NETosis), 괴사 비슷한 변화가 나타난다(네크로토시스 necroptosis)(그림 3.21). 프로그램된 비아포토시스 세포사에는 다음과 같은 유형들이 있다.

- **자가포식현상**(autophagy)은 자신의 성분을 용해소체를 통해 분해시켜 세포를 교체할 수 있는 통제 가능한 세포내 처리과정이다. 이 과정은 세포내 막성분(대부분 sER 수조의 일부)이 세포소기관이나 세포질의 일부를 둘러싸, 완전히 닫힌 이중막 공포(double membrane-bound vacuole)를 형성하면서 시작된다. 이 공포를 **자가포식소포**(autophagosome)라고 하며, 처음에는 용해소체효소가 없으나 용해소체와 융합되면 분해가 시작된다. 자가포식현상에서 사용되는 세 가지 경로에 대한 자세한 내용은 59~61쪽에 설명하였다.
- **엔토시스**(entosis, 그리스어로 안쪽[*inside*])는 비아포토시스성 세포사로, 세포외기질에서 박리된 유사한 세포를 활발하게 내재화(internalization)하는 과정이다. 내재화된 후 "삼켜진(swallowed)" 세포는 **용해소체기전**(lysosomal mechanism)에 의해 분해되거나, 아니면 다시 바깥으로 나가기 전까지 숙주(host)세포에서 살아있다. 엔토시스는 특정한 수용체에 의해 조절되는 과정으로 **카드헤린**(cadherin)과 두 개의 유사한 유형의 세포 사이(예; 상피 내부)에 형성되는 세포사이연접(cell-to-cell junction)과 관련되어 있다. 이 현상은 **세포카니발리즘**(cell cannibalism)과는 다르다. 세포카니발리즘은 전이한 종양에서 관찰되는 비특이적인 처리과정으로, 암세포가 자신을 공격하는 면역세포를 "먹어치우고(eating)" 죽이는 현상을 말한다.

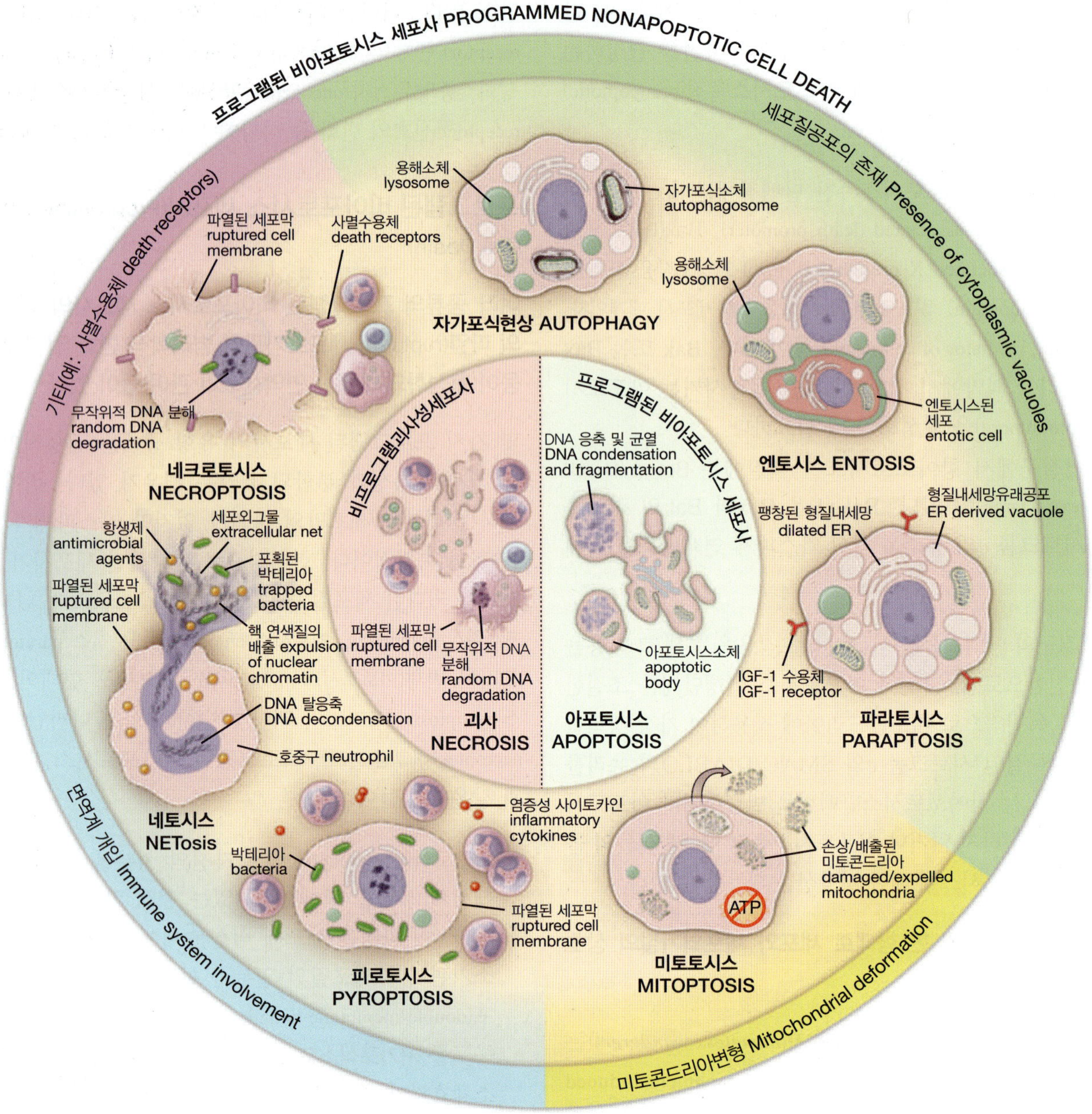

그림 3.21 프로그램된 비아포토시스 세포사(programmed nonapotoic cell death)의 분류. 이 다이아그램에서는 신호전달 의존성, 형태학적 특징, 분자적 기전을 기초로 프로그램된 비아포토시스 세포사의 분류하는 최신의 개념을 나타내었다. 비교를 위해 괴사(비프로그램 세포사)와 아포토시스(프로그램된 세포사)의 특징을 중앙부에 나타내었다. *ER*, 형질내세망(endoplasmic reticulum); *IGF*, 인슐린성장인자 1(insulin growth factor 1).

- **파라토시스**(paraptosis)는 비아포토시스성 대체세포사(alternative, nonapoptotic cell death)로 성장인자수용체(growth factor receptor, 예를 들어, 인슐린성장인자수용체[insulin growth factor(IGF-1) receptor])에 의해 유발될 수 있다. 아포토시스와는 달리 카스파제에 의해 세포사가 유발되지 않고 **미토겐활성화단백질키나아제**(mitogen activated protein kinase, MAPK)에 의해 유발된다. 세포에서 파라토시스는 세포질 내에 커다란 공포(vacuole)들이 다수 형성되고, 미토콘드리아가 팽창하는 특징이 나타난다.
- **미토토시스**(mitoptosis)는 미토콘드리아가 파편화되고 융합되어 아데노신삼인산(ATP) 생성이 저하되는 프로그램된 과정을 말한다. 이 과정은 **미토콘드리아자살**(mitochondrial suicide)이라고도 한다. 미토콘드리아의 파편들은 자가포식공포(autophagic vacuole)에 의해 분해되거나 미토토시스소체(mitoptotic body)가 되어 세포 밖으로 배출된다. 광범위한 미토콘드리아의 파편화는 ATP가 생성되지 못하게 되어 세포사를 일으킨다.
- **피로토시스**(pyroptosis [*pyro*는 그리스어로 '불'이고 *ptosis*는 '떨어진다'는 의미이다])는 강한 염증반응을 일으키는 특정한 미생물 감염에 의해 유발되는 세포사의 한 유형이다. 이 경로는 독특하게 **카스파제-1 효소**(caspase-1 enzyme)에 의해 유발된다. 이 효소는 아포토시스를 유발하는 카스파제 연쇄반응에 속하지 않는 효소이다. 카스파제-1은 주위 조직에 강한 염증반응을 일으키는 인터루킨-1(interleukin-1, IL-1)과 IL-18 같은 염증성 사이토카인

(inflammatory cytokine)들을 활성화시킨다.

- 호중구세포외덫연관세포사(neutrophil extracellular trap-associated cell death, 네토시스[NETosis])는 호중구(neutrophil) 내에 존재하는 병원체(pathogen)에 의해 시작되는 특이한 종류의 세포사이다. 포식된 병원체를 인식한 일부 호중구는 핵의 히스톤 구조를 변형시켜 염색질의 탈응축(decondensation)과 핵막의 파괴를 유발한다. 핵의 염색질은 세포질로 유리되며 결국에는 손상된 세포막을 통해 세포외기질(extracellular matrix)로 유출되어 세포외그물(extracellular matrix)을 형성한다(그림 3.21). 이 과정은 "자살네토시스(suicidal NETosis)"라고 하는 호중구의 세포사를 유발한다. 탈응축된 염색질세사와 히스톤은 항균성 과립 물질과 합해져 커다란 세포외세사로 이루어진 그물(호중구세포외덫 neutrophil extracellular trap)을 형성하며, 이는 다양한 병원체들(박테리아, 바이러스, 곰팡이, 기생충 등)을 포획하고 죽일 수 있다.
- 네크로토시스(necroptosis)는 조절 가능한 카스파제 비의존성 세포사(caspase-independent cell death) 기전으로, 여러 종류의 세포에서 유발될 수 있다. 이는 종양괴사인자수용체(tumor necrosis factor receptor [TNFR] 또는 사멸수용체[death receptor])와 Fas 신호전달경로(Fas signaling pathway)의 활성화에 의해 시작된다. 네크로토시스 세포사는 조절 가능한 죽음이지만, 조절이 불가능한 죽음인 괴사와 동일한 형태학적 변화가 나타난다. 네크로스타틴-1(necrostatin-1)은 네크로토시스만을 억제하는 물질로, 허혈성 손상에 의해 유발된 조직 손상을 현저하게 감소시킨다.

서로 다른 세포사의 유형들은 서로로부터 독립적으로 분리되어 있지 않다.

서로 다른 세포사의 유형들은 서로 상호작용을 일으킨다. 예를 들어, 사멸수용체(death receptor)의 활성화는 아포토시스와 네크로토시스 모두를 유발할 수 있다. 미토토시스 시 일어나는 미토콘드리아의 파괴는 자가포식세포사 또는 아포토시스 세포사를 유발할 수 있다. 일반적으로 세포막이 파괴되는 괴사와 유사한 세포사는 몇 가지 프로그램된 비아포토시스 세포사에서도 나타날 수 있다. 이러한 경우 세포내 염증유발물질들이 유리되어 염증성 조직반응을 일으킬 수 있으며, 이는 네크로토시스, 네토시스, 피로토시스에서 관찰할 수 있다.

세포핵 (CELL NUCLEUS)

핵의 개요(OVERVIEW OF THE NUCLEUS)

- **핵**(nucleus)은 진핵세포(eukaryotic cell)에 있는 구조로, **유전체**(게놈 genome, 유전정보)가 들어 있는 막에 둘러싸인 구역이다.
- 분열하지 않는 세포의 핵은 **염색질**(chromatin, DNA 함유)과 **핵소체**(nucleolus, rRNA 합성 장소)가 **핵형질**(nucleoplasm) 내에 들어 있으며 **핵막**(nuclear envelope)에 의해 싸여 있는 구조이다.

핵 염색질(NUCLEAR CHROMATIN)

- **염색질**(chromatin)은 DNA 및 이와 연관된 단백질의 복합체이며 H&E 염색표본에서 호염기성염색(basophilic staining)을 나타낸다.
- 핵에는 두 종류의 염색질, 즉 분산된 형태의 **진정염색질**(euchromatin)과 농축된 형태의 **이질염색질**(heterochromatin)이 존재한다.
- **뉴클레오솜**(nucleosome)은 염색질 구조의 가장 작은 단위이다. 이 구조는 DNA 분자가 일차적으로 꼬인 구조이다.
- 분열하는 세포에서 염색질은 농축되어 **염색체**(chromosome)라는 뚜렷한 구조를 형성한다.

핵소체(NUCLEOLUS)

- **핵소체**(nucleolus)는 **리보솜 RNA**(rRNA)**가 합성**되고 **리보솜 조립**(assembly)이 시작되는 장소이며, 세포주기(cell cycle)의 조절에 관여한다.
- 핵소체에는 **원섬유중심**(fibrillar center, rRNA 유전자가 위치한 염색체의 DNA 고리를 함유), **실부분**(fibrillar material, 활발하게 리보솜 유전자가 전사되는 부분), **과립부분**(granular material, 리보솜의 조립이 시작되는 장소)의 뚜렷한 세 부분이 있다.

핵막(NUCLEAR ENVELOPE)

- 핵형질과 세포질을 분리하는 **핵막**(nuclear envelope)은 두 겹의 막으로 이루어져 있으며 그 사이에는 **핵주위수조공간**(perinuclear cisternal space)이 있다. **외핵막**(outer nuclear membrane)에는 리보솜이 부착되어 있고, 과립형질내세망(rER)의 막과 연속되어 있다. **내핵막**(inner nuclear membrane)은 **핵판**(nuclear lamina, **섬유판** fibrous lamina)에 의해 지지된다.
- **핵판**(nuclear lamina)은 특수한 중간미세섬유인 **핵라민**(nuclear lamin)과 **라민연관단백질**(lamin-associated protein)로 구성되어 있다. 라민은 유사분열 기간에는 해체되고 분열이 끝나면 재조립된다.
- 핵막에는 **핵공**(nuclear pore)이라고 하는 일정하게 배열된 구멍이 있다. 핵공에는 원통 모양의 구조인 **핵공복합체**(nuclear pore complex, NPC)가 함유되어 있으며, 양방향 핵세포질운반(bidirectional nucleocytoplasmic transport)에 관여한다.

세포주기(CELL CYCLE)

- **세포주기**(cell cycle)는 세포의 성장과 분열을 일으키는 자가조절성 활동의 순서를 말한다. 세포주기의 진행은 여러 **체크포인트**(checkpoint)에서 점검된다.
- **G_1기**(G_1 phase)기는 세포주기 중 가장 길고 다양한 활동이 일어나는 시기로, 유사분열(M기 M phase)이 끝날 때 시작된다. G_1기 동안에 세포는 영양분을 모아 RNA를 합성하고, DNA 합성과 염색체 복제에 필요한 단백질을 합성한다. 이 시기에는 세포주기에서 가장 중요한 체크포인트인 **제한 체크포인트**(restriction checkpoint)가 있으며, 자신의 복제능력(replicative potential)을 평가한다.
- **S기**(S phase)에서는 DNA가 복제되며 DNA 합성이 잘 이루어지고 있는지는 **S DNA손상 체크포인트**(S DNA-damage checkpoint)에서 점검된다.
- **G_2기**(G_2 phase)에 세포는 유사분열(M기)을 준비하며, 계속해서 새롭게 합성된 DNA를 점검한다(G_2 DNA손상 체크포인트[G_2 DNA-damage checkpoint]와 **미복제 DNA 체크포인트**[unreplicated-DNA checkpoint]에서).
- 유사분열(mitosis)은 M기(M phase)에서 일어나며, 방추조립 체크포인트(spindle-assembly checkpoint)와 염색체격리 체크포인트(chromosome-segregation checkpoint)에서 제어된다.
- 세포주기의 이행은 각 주기마다 주기적으로 생성되고 분해되는 두 종류의 단백질인 **사이클린**(cyclin)과 **사이클린의존키나아제**(cyclin dependent kinase, Cdk)에 의해 주도된다. 이 단백질들은 각 세포주기마다 일정한 주기로 합성되고 분해된다.

유사분열(MITOSIS)

- **유사분열**(mitosis)은 염색체가 분리되고 핵이 분열된 다음 세포의 분열이 일어나, 염색체의 수와 DNA의 양이 부모세포와 동일한 두 개의 딸세포(daughter cell)를 형성하는 과정이다.
- 유사분열은 **S기** 바로 다음에 일어나며, 다시 네 시기로 나누어진다. **전기**(prophase)는 염색체가 농축되어 관찰할 수 있게 되는 시기로, 핵막은 분해되고 미세관(microtubule)으로부터 분열방추(mitotic spindle)가 발달된다. **중기**(metaphase)는 적도판(equatorial plate)에 염색체가 정렬되는 시기이다. **후기**(anaphase)는 자매염색분체(sister chromatid)가 분리되기 시작하여 세포의 양쪽 극으로 끌려가는 시기이다. **종기**(telophase)에는 핵막이 복원되고 세포질이 분할된다.
- **유사분열**(mitosis)은 유전학적으로 동일한(**동일한 수의 염색체와 동일한 양의 DNA** [same number of chromosomes and amount of DNA]를 함유한) 두 개의 딸세포가 형성되면서 종료된다.

감수분열(MEIOSIS)

- **감수분열**(meiosis)은 두 번의 연속된 핵분열과 이에 이어지는 세포분열에 의해, 체세포 염색체의 반과 체세포 DNA의 반을 갖는 생식세포(gamete)를 형성하는 것이다.
- **일차감수분열**(meiosis I, 감소분열 reductional division)의 전기에 상동염색체(homologous chromosome)가 짝을 짓고 부계와 모계 유전물질의 재조합이 이루어진다. 이러한 염색체쌍(교환된 일부 포함)에서 반수체(haploid)의 염색체와 배수체(diploid)의 DNA를 갖는 두 개의 딸세포가 형성된다.
- **이차감수분열**(meiosis II)은 S기를 거치지 않고 빠르게 일어난다. 이차감수분열에서는 자매염색분체(sister chromatid)가 분할되어 **반수체의 염색체와 반수체의 DNA**(haploid number of chromosomes and a haploid amount of DNA)를 갖는 두 개의 딸세포가 형성된다.

세포사(CELL DEATH)

- **세포사**(cell death)는 급성 세포손상(**비프로그램 괴사** nonprogrammed necrosis)이나 프로그램된 세포사(programmed cell death, **아포토시스** apoptosis, **아노이키스** anoikis)에 의해 일어난다.
- **아포토시스**(**세포자멸사**, apoptosis)는 정상 생리학적 조건 하에서, 비정상적이거나 노화된 세포를 조직에 염증반응(inflammatory response)을 일으키지 않고 제거하는 기전이다. 아포토시스가 일어나는 세포에서 세포막의 구조는 유지되며, 카스파제(caspase)가 필요한 기전에 의해 일어난다.
- 아포토시스를 분자적으로 조절하는 기전은 아포토시스촉진 **Bcl-2 단백질군**(proapoptotic Bcl-2 family of proteins)이 미토콘드리아 막의 투과성을 증가시켜 **시토크롬 *c***(cytochrome *c*)와 **SMAC/DIABLO**를 세포질로 유리시키는 과정이다.
- 프로그램된 아포토시스 세포사(programmed apoptotic cell death)에서 시토크롬 *c*(cytochrome *c*)와 SMAC/DIABLO는 **카스파제**(caspase)라고 하는 세포질 단백질분해효소(cytoplasmic protease)들을 연속적으로 활성화한다. 이 결과 세포질 단백질이 분해되고 세포는 해체된다.
- **아노이키스**(anoikis)는 세포-세포외기질(cell-to-extracellular matrix) 상호작용의 결핍으로 유발되는 아포토시스의 한 유형이다.
- **프로그램된 비아포토시스 세포사**(programmed nonapoptotic cell death)는 세포막이 파괴되고 카스파제가 활성화되지 않는 프로그램된 세포사를 말한다. 이의 예로는 자가포식현상(autophagy), 엔토시스(entosis), 파라토시스(paratopsis), 미토토시스(mitotopsis), 피로토시스(pyroptosis), 네토시스(NETosis), 네크로토시스(necroptosis)가 있다.

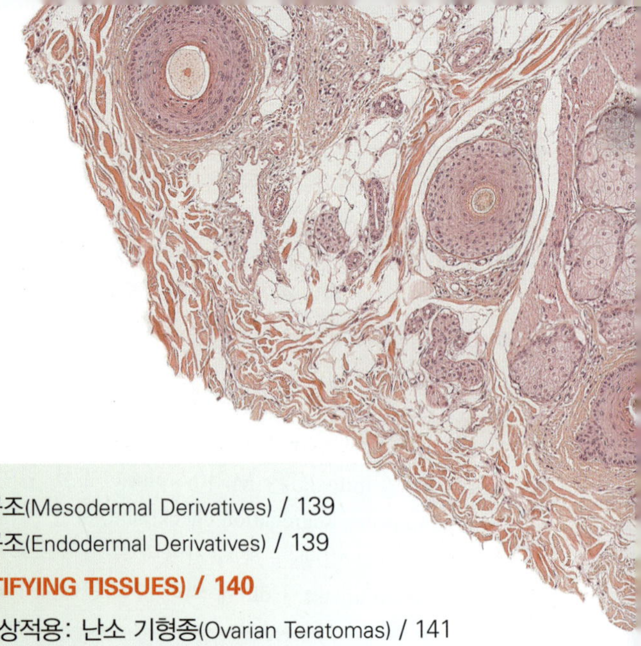

4 조직: 기본 개념과 분류 TISSUES: CONCEPT AND CLASSIFICATION

■ 조직 개요(OVERVIEW OF TISSUES)

조직은 세포들이 짜임새 있게 체계를 이루어 모여 있는 집단으로, 한 가지 이상의 특정 기능을 수행한다.

인체를 구성하는 여러 기관들의 **세포**(cell)와 **세포바깥성분**(extracellular component)은 광학현미경으로 관찰했을 때, 체계적이면서도 대개는 독특한 양상으로 구성되어 있음을 쉽게 알 수 있다. 이러한 체계적 배열 양상은 세포들이 서로 협력해서 특정 기능을 수행함을 뜻한다. 이렇게 모여서 공통 기능을 수행하는 세포들의 체계화된 집단을 **조직**(tissue)이라 한다[프랑스어, *tissu*, 짜여 있는; 라틴어, *texo*, 짜다].

흔히 세포가 인체의 기본적 기능 단위라고들 하지만, 실질적 기본 단위는 세포가 아니라 조직으로, 조직은 그 구성 세포들의 협동 작용을 통해서 인체의 정상 기능 유지를 주도한다. 조직에 포함된 세포들은 특수한 부착연접인 세포 사이 부착 장치(cell-to-cell junction; 160~172쪽)를 통해 서로 연결되어 있다. 또한 세포들은 자신들 주위를 둘러싸고 있는 환경을 감지하고, 특수한 세포 사이 연결 장치인 틈새이음(교통반, gap junction; 172쪽)을 통해 소통한다. 이러한 세포들의 협동 작용을 촉진시키면 세포들이 하나의 기능 단위로 작동할 수 있다. 그 밖에 특정 조직의 세포들이 통일된 방식으로 작용하게 하는 다른 장치에는 다양한 자극(호르몬 자극, 신경 자극, 기계자극 등)에 대해 반응을 일으키는 특이적 막수용체(membrane receptor)가 있다.

모든 기관(organ)들은 구조 및 생리적 특성이 각기 다르지만, 단 네 가지 기본조직들로 구성되어 있다.

조직(tissue)이라는 개념은 인체 내에 있는 다양한 세포들의 유형을 식별하고 이 세포들이 서로 어떻게 연관되어 있는지를 이해하는 데 기본이 된다. 우리 몸의 기관(장기)들은 저마다 전반적 형태와 구조의 짜임새와 생리학적 특성이 다르지만, 이 기관들을 구성하는 조직은 다음 네 가지 기본 유형들로 분류된다.

- **상피**(epithelium, **상피조직** epithelial tissue)는 신체 표면을 감싸고, 체강(body cavity)의 속면을 덮으며, 샘(gland)을 형성한다.
- **결합조직**(connective tissue)은 구조 및 기능 측면 모두에서 나머지 세 기본조직을 받쳐주거나 지지한다.
- **근육조직**(muscle tissue)은 수축능력이 있는 세포들로 구성되어 있으며, 운동을 일으킨다.
- **신경조직**(nerve tissue)은 신체 안팎에서 온 정보를 받아서 전달하고 통합함으로써 신체 활동을 조절한다.

네 기본조직은 저마다 몇 가지 전반적인 형태적 특징과 기능적 특성들에 따라 정의된다. 각각의 기본조직 유형은 다시 그 다양한 세포 집단의 구체적 특성과 포함될 수 있는 모든 특수한 세포바깥 물질에 따라 세분될 수 있다.

기본조직을 분류함에 있어, 각 조직을 구분해서 정의하는 잣대는 두 개가 있다. 상피와 결합조직을 정의하는 데 기본이 되는 것은 주로 형태이고, 근육조직과 신경조직을 정의하는 데 기본은 주로 기능이다. 여기에 그치지 않고 이와 동일한 잣대들이 각 조직을 세분하는 데에도 적용된다. 예를 들어 근육조직 자체는 기능에 따른 구분이지만, 민무늬근육조직과 가로무늬근육조직으로 세분하는 것은 순전히 형태적 구분이지 기능적 구분이 아니다. 또 다른 유형의 수축조직인 근상피(myoepithelium)는 기능이 근육조직과 같지만 위치 때문에 일반적으로 상피로 분류된다.

이러한 몇 가지 이유들로 인해 조직 분류는 간단한 공식으로 단순화할 수 없다. 오히려 학생들은 네 가지 기본조직과 그 하위 분류들을 구분해서 정의하는 다양한 세포 집단의 특성 또는 특징들을 공부하기를 권장한다.

■ 상피(EPTHELIUM)

상피는 세포들이 서로 밀착해서 자유면에 위치하는 특성이 있다.

상피세포(epithelial cell)들은 단층을 이루든 중층을 이루든 항상 서로 맞닿아 있다. 상피세포는 그 밖에도 대개 특수한 세포 사이 연접들을 통해 결합되어 있어서 자유면과 이웃 결합조직 사이를 차단하는 장벽을 이루게 된다. 상피세포들 사이에 있는 **세포사이공간**(intercellular space)은 매우 좁아서 세포 사이 연접이 있는 곳 외에는 어떤 구조물도 존재하지 않는다.

자유면(free surface)은 신체 바깥면과 여러 내장의 바깥면에 존재하며, 체강과 관(tube)의 속면에도 존재하는데, 이 속면은 궁극적으로 신체 바깥면에 이어지는 것과 바깥면에 이어지지 않고 밀폐되어 있는 것이 모두 해당된다. 밀폐되어 있는 체강과 관에는 가슴막안(흉막강, pleural cavity)과 심장막안(심낭, pericardial cavity)과 복막강(peritoneal cavity)뿐 아니라 심혈관계통(cardiovascular system)도 포함된다. 이 모든 구조들은 속면이 상피로 덮여 있다. 상피는 **샘**(gland)과 그 관(duct)도 형성하는데, 이 관은 샘이 생산한 산물을 자유면이나 대롱 형태 구조의 속공간(lumen)으로 분비하는 과정을 돕는다.

상피는 대개 기능보다는 세포 형태와 세포층 수를 기준으로 분류한다. 세포 형태에는 편평(squamous), 입방(cuboidal), 원주(columnar) 세포가 있다. 층은 한 층인 **단층**(simple)이나 여러 층인 **중층**(stratified)으로 기술한다. 그림 4.1에서는 세 곳에서 상피를 관찰할 수 있다. 그 중 둘(그림 4.1a와 b)은 한 세포층으로 구성된 단층상피(simple epithelium)로서, 그 구조의 속공간에 접하는 자유면을

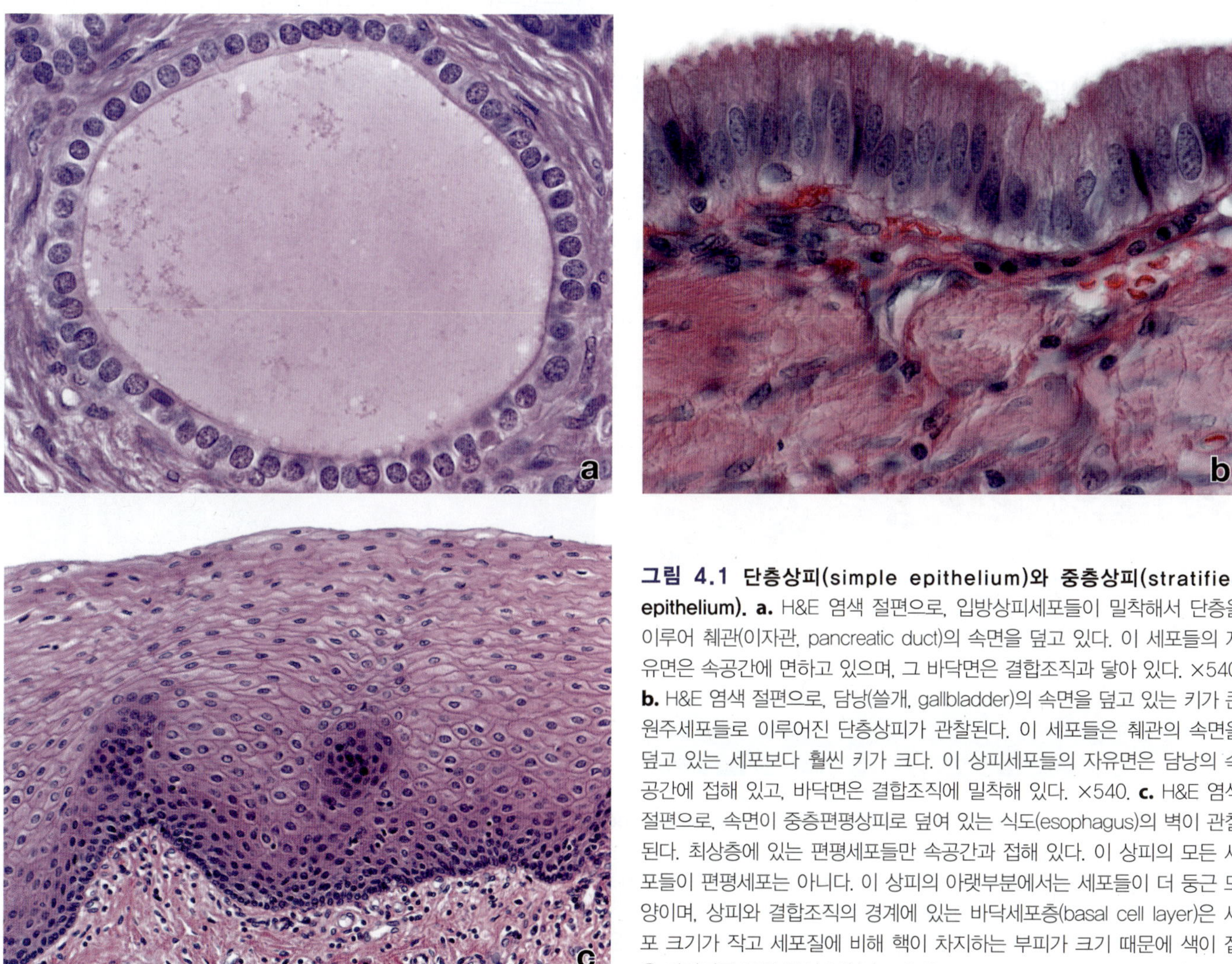

그림 4.1 단층상피(simple epithelium)와 중층상피(stratified epithelium). a. H&E 염색 절편으로, 입방상피세포들이 밀착해서 단층을 이루어 췌관(이자관, pancreatic duct)의 속면을 덮고 있다. 이 세포들의 자유면은 속공간에 면하고 있으며, 그 바닥면은 결합조직과 닿아 있다. ×540. **b.** H&E 염색 절편으로, 담낭(쓸개, gallbladder)의 속면을 덮고 있는 키가 큰 원주세포들로 이루어진 단층상피가 관찰된다. 이 세포들은 췌관의 속면을 덮고 있는 세포보다 훨씬 키가 크다. 이 상피세포들의 자유면은 담낭의 속공간에 접해 있고, 바닥면은 결합조직에 밀착해 있다. ×540. **c.** H&E 염색 절편으로, 속면이 중층편평상피로 덮여 있는 식도(esophagus)의 벽이 관찰된다. 최상층에 있는 편평세포들만 속공간과 접해 있다. 이 상피의 모든 세포들이 편평세포는 아니다. 이 상피의 아랫부분에서는 세포들이 더 둥근 모양이며, 상피와 결합조직의 경계에 있는 바닥세포층(basal cell layer)은 세포 크기가 작고 세포질에 비해 핵이 차지하는 부피가 크기 때문에 색이 짙은 머리띠를 두른 듯이 보인다. ×240.

이루고 있다. 이 두 상피의 가장 큰 차이점은 세포의 형태로, 그림 4.1a는 입방형이고 그림 4.1b는 원주형이다. 셋째 예(그림 4.1c)는 세포들이 여러 층으로 모여 있는 중층편평상피(stratified squamous epithelium)이다. 편평세포들로 이루어진 최상층만이 속공간에 접해 있으며, 다른 층 세포들은 특수한 세포 사이 연접을 통해 서로 결합되어 있거나 특수한 세포-세포바깥바탕질 연결 장치를 통해 그 밑에 있는 결합조직에 부착되어 있다

상피의 자유면에서는 특수한 **표면변형구조**(surface modification)들을 관찰할 수 있는데, 이 구조들은 저마다 특정한 기능을 수행한다. 단층상피에는 미세융모(microvilli)나 고정섬모(stereocilia)나 섬모(cilia)가 존재할 수 있다. 중층상피는 신체의 바깥면에서는 각질화(keratinization) 되어 있는 경향이 있고, 내장의 속공간에서는 각질화가 되어 있지 않은 경향이 있다.

모든 상피는 **바닥판**(기저판, basal lamina) 위에 놓여 있는데, 이 판은 그 위에 있는 상피세포들과 그 밑에 있는 결합조직이 부착하는 구조가 된다. 결합조직에 분포하는 혈관은 일반적으로 바닥판을 통과하지 않는다. 따라서 상피는 일종의 **무혈관조직**(avascular tissue)이다. 상피세포에 공급되는 모든 영양소는 자유면에서 흡수되거나 그 밑에 있는 조직으로부터 확산을 거쳐 들어와야 한다.

■ 결합조직(CONNECTIVE TISSUE)

결합조직의 특성은 세포바깥바탕질에 기인한다.

결합조직세포들은 상피세포와 달리 서로 멀찍이 떨어져 있다. 세포들 사이에 있는 공간은 세포가 만든 물질로 채워져 있다. 세포 바깥에 있는 이 물질을 **세포바깥바탕질**(세포외기질, extracellular matrix)이라 한다. 세포와 이 바탕질의 성상은 조직의 기능에 따라 차이가 있다. 따라서 결합조직을 분류함에 있어 세포뿐 아니라 세포바깥바탕질의 구성 성분과 짜임새도 고려해야 한다.

배아결합조직(embryonic connective tissue)은 배아의 세 배엽층(germ layer) 중 중간에 있는 중배엽(mesoderm)에서 유래하며, 배아를 구성하고 탯줄(umbilical cord)의 내부를 채우고 있다. 배아결합조직으로부터 인체의 다양한 결합조직이 기원한다.

대부분의 상피와 가까이 접해 있는 결합조직의 유형은 **성긴결합조직**(loose connective tissue)이다(그림 4.2a). 사실 대부분의 상피는 결합조직의 위에 놓여 있다. 성긴결합조직의 세포바깥바탕질에는 성글게 배열된 아교질섬유(collagen fiber)들과 수많은 세포들이 포함되어 있다. 이 세포들 중 일부인 섬유모세포(fibroblast)는 세포바깥바탕질을 생산하고 유지 보수한다. 그러나 이들 세포 중 대부분은 혈관을 거쳐 이주해온 것으로, 면역체계와 연관된 역할을 한다. 이와는 대조적으로 내구성만 요구되는 곳에서는 아교질섬유들이 더 많이, 더 빽빽하게 채워져 있다. 반면에 세포들은 비교적 드문드문 분포하며, 섬유를 생산하는 세포인 섬유모세포가 대부분이다(그림 4.2b). 이러한 유형의 결합조직은 **치밀결합조직**(dense connective tissue)이라 한다.

특수결합조직(specialized connective tissue)의 예에는 뼈, 연골, 혈액이 포함된다. 이 결합조직의 특징은 세포바깥바탕질의 성상이 조직에 따라 전문화되어 있다는 사실이다. 예를 들어 **뼈**(bone)의

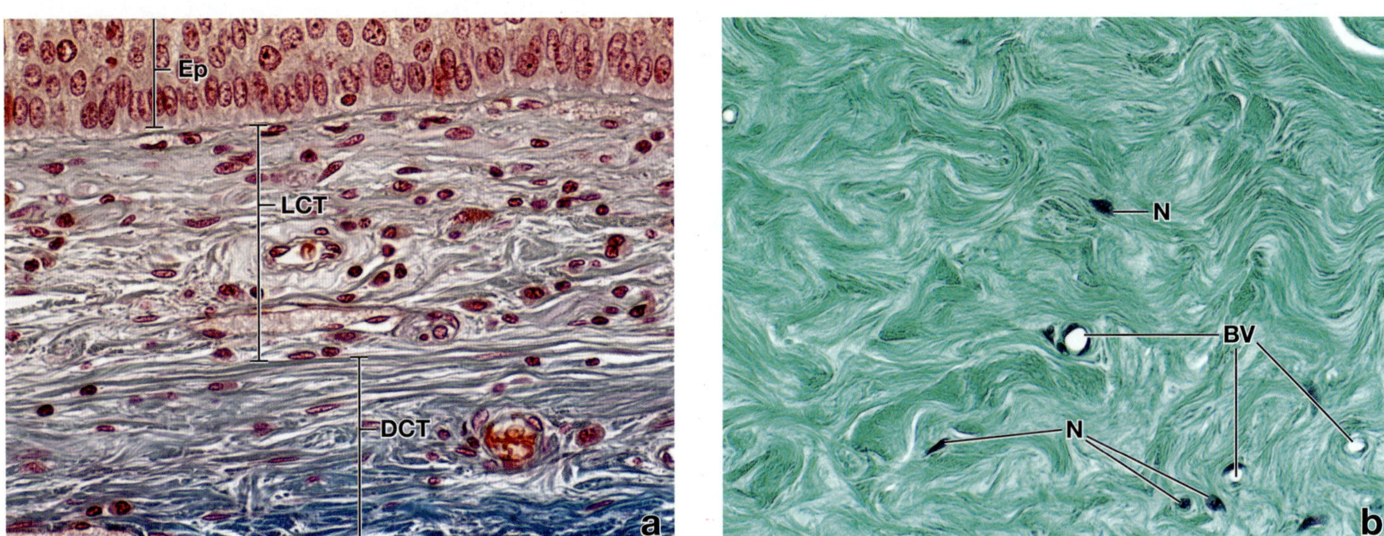

그림 4.2 성긴결합조직(loose connective tissue)과 치밀결합조직(dense connective tissue). a. 말로리-아잔(Mallory-Azan) 염색법을 적용한 후두덮개(epiglottis) 절편으로, 중층상피(*Ep*) 중 아랫부분과 그에 인접한 성긴결합조직(*LCT*)과 그 밑에 있는 치밀결합조직(*DCT*)이 관찰된다. 일반적으로 성긴결합조직은 여러 종류의 세포들을 다수 포함하고 있다. 그 핵은 크기와 모양이 다양하다. 핵이 길쭉한 세포는 섬유모세포(fibroblast)일 가능성이 가장 크다. 치밀결합조직은 굵은 아교질섬유 다발을 포함하고 있기 때문에 청색 염료에 더 진하게 염색된다. 또한 성긴결합조직에 비해 핵의 수가 적게 관찰된다. ×540. **b.** 말로리 염색법을 적용한 치밀결합조직 표본으로, 수많은 아교질섬유들이 빽빽이 모여 있는 한 부위가 관찰되고 있다. 몇 개 안 되는 핵(*N*)은 섬유모세포의 핵이다. 섬유들이 조밀하게 모여 있으면서 세포 수가 적은 것이 치밀결합조직의 특징이다. 이 절편에서 관찰되는 혈관(*BV*)은 a 사진에 비해 수가 적고 작다. ×540

바탕질에는 인산칼슘 분자들이 아교질섬유에 연결된 상태로 침착되어 있다. **연골**(cartilage)의 바탕질에는 다량의 수분이 하이알유로난(hyaluronan) 집합체에 결합된 채로 포함되어 있다. **혈액**(blood)도 세포와 세포바깥바탕질로 구성되는데, 이 바탕질은 단백질이 풍부한 액체 형태로서 혈장(*plasma*)이라고 하며 온몸을 구석구석 순환하면서 산소와 영양소를 운반하고 조직에 있던 이산화탄소와 대사산물을 제거한다. 역시 이 조직들 모두도 그 특성을 결정하는 것은 세포가 아니라 세포바깥바탕질이다.

지방조직(adipose tissue)은 특수결합조직의 또다른 예이다. 그러나 지방조직은 나머지 결합조직과 다른 점이 있는데, 왜냐하면 가장 두드러지게 차별화된 특징이 세포바깥바탕질이 아니라 세포인 **지방세포**(adipocyte)와 관련이 있기 때문이다. 지방조직은 에너지 항상성 유지에 중요한 역할을 한다. 지방세포는 세포내 지방방울(lipid droplet)에 예비에너지를 저장하고, 특정 호르몬을 분비함으로써 에너지대사를 조절한다(9장, 지방조직; 312쪽).

■ 근육조직(MUSCLE TISSUE)

근육조직으로 분류하는 근거는 구성하는 세포들이 수축할 수 있다는 기능적 특성이다.

근육세포(근세포, muscle cell)의 특징은 세포질에 수축단백질인 액틴(actin)과 마이오신(myosin)이 대량으로 포함되어 있고, 이 세포들이 근육조직 내에 독특한 양상으로 배열되어 있다는 점이다. 대부분의 근육세포들은 운동을 효율적으로 일으키기 위해서 다른 세포와 전혀 다르게 다발 형태로 모여서 배열되어 있기 때문에 주위 조직과 쉽게 구별된다. 근육세포들은 일반적으로 길쭉하며 그 세로축들이 동일 방향으로 나란히 배열되어 있다(그림 4.3). 핵들도 근육세포와 마찬가지로 한 방향으로 나란히 배열되어 있다.

근육은 특정 유형(예: 민무늬근육, 뼈대근육, 심장근육)마다 세포의 모양과 배열 상태에 큰 차이가 있지만, 모든 종류의 근육에 공통점이 하나 있다. 세포질의 대부분이 각각 가는근육잔섬유(thin myofilament)와 굵은근육잔섬유(thick myofilament)를 형성하는 수축단백질인 액틴과 마이오신으로 구성되어 있다는 점이다. **뼈대근육**(골격근, skeletal muscle; 그림 4.3a) 세포와 **심장근육**(심근, cardiac muscle; 그림 4.3b) 세포는 가로무늬(횡문, cross striation)가 있는데, 이 무늬는 두 근육잔섬유(근미세섬유)들의 독특한 배열 양상에 주로 기인한다. **민무늬근육**(평활근, smooth muscle) 세포(그림 4.3c)는 가로무늬가 없는데, 이는 근육잔섬유들의 배열 양상이 뼈대근육세포나 심장근육세포만큼 질서정연하지 않기 때문이다.

수축단백질인 **액틴**(actin)과 **마이오신**(미오신, myosin)은 어느 세포에나 있지만 오로지 근육세포에만 대량으로 존재하면서 고도로 질서정연하게 체계화된 배열을 이루고 있어서, 수축 작용을 하면 한 장기 전체나 한 생명체 차원에서 운동이 일어날 수 있다.

■ 신경조직(NERVE TISSUE)

신경조직은 신경세포들과 이에 관련된 몇 가지 지지세포들로 구성된다.

모든 세포가 전기적 특성을 나타내지만, 특히 **신경세포**(뉴런, neuron, nerve cell)는 신체 한 곳에서 다른 곳으로 전기임펄스를 전달하는 데 고도로 특화(전문화)되어 있으며, 또한 이 전기임펄스를 통합하는 데에도 특화되어 있다. 신경세포는 외부 및 내부 환경에서 온 정보를 받아서 처리하며, 이 기능을 수행할 특수한 감각수용기나 감각기관을 구성하기도 한다.

신경세포는 두 가지 상이한 유형의 돌기가 존재한다는 특징이 있는데, 이 돌기를 통해 다른 신경세포와 교류하고 상피세포나 근육세포와 상호작용한다. 길고(1 m 이상인 경우도 있음) 하나뿐인 **축삭**(axon)은 **세포체**(cell body)에서 시작된 전기임펄스를 멀리 다른 곳에 전달한다. 세포체에는 신경세포의 핵이 포함되어 있다. **가지돌기**(dendrite)는 대개 복수로 존재하며, 다수의 전기임펄스를 받아서 세포체를 향해 운반한다. (조직학 표본에서는 축삭과 가지돌기의 구조가 동일하게 보이기 때문에 둘을 구분하기가 대체로 불가능하다.) 축삭은 **시냅스**(연접, synapse)라고 하는 신경세포 연결부위에서 끝나는데, 이곳에서 **신경전달물질**(neurotransmitter) 분비를 거쳐 전기임펄스가 한 세포에서 다음 세포로 전달된다. 이 화학물질은 시냅스에서 분비된 후에 인접한 신경세포에서 전기임펄스를 일으켜서 소통하게 된다.

뇌와 척수로 구성된 **중추신경계통**(central nervous system, CNS)에서는 지지세포를 **신경아교세포**(신경교세포, neuroglial cell)라 부른다. 중추신경계통 외의 신체 부위에 있는 신경조직으로 구성된 **말초신경계통**(peripheral nervous system, PNS)의 지지세포는 **슈반세포**(Schwann cell, 신경집세포 neurilemmal cell)와 **위성세포**(satellite cell)가 있다. 지지세포들은 여러 가지 중요한 기능을 수행한다. 이 세포들은 신경세포들 사이를 채우거나, 일부 유형의 신경세포를 절연해서 전도속도를 향상시키는 **말이집**(수초, myelin sheath)을 만들거나, 활발히 포식(phagocytosis)해서 세포 잔해를 제거하거나, 중추신경계통에서 혈액뇌장벽(blood-brain barrier) 형성에 참여한다.

통상적인 헤마톡실린-에오신 염색 절편에서 신경(nerve)의 형태로 신경조직이 관찰되기도 하는데, 신경은 수많은 신경세포돌기들과 이에 수반된 지지세포들로 구성된다(그림 4.4a). 신경은 성긴결합조직 내에서 세로단면이나 가로단면으로 관찰되는 경우가 가장 많다. 자율신경계통(autonomic nervous system, ANS)을 포함해서 말초신경계통에 있는 신경세포체들이 모여서 관찰되는 구조는 **신경절**(ganglia)이라 하며, 이곳에서 신경세포체는 위성세포들에 둘러싸여 있다(그림 4.4b).

신경세포와 지지세포들은 신경외배엽(neuroectoderm)에서 유래하는데, 신경외배엽은 배아의 등쪽에 있는 외배엽(ectoderm)이라는 상피층 중에 정중선 근처에 있는 부분이다. 신경외배엽은 결국

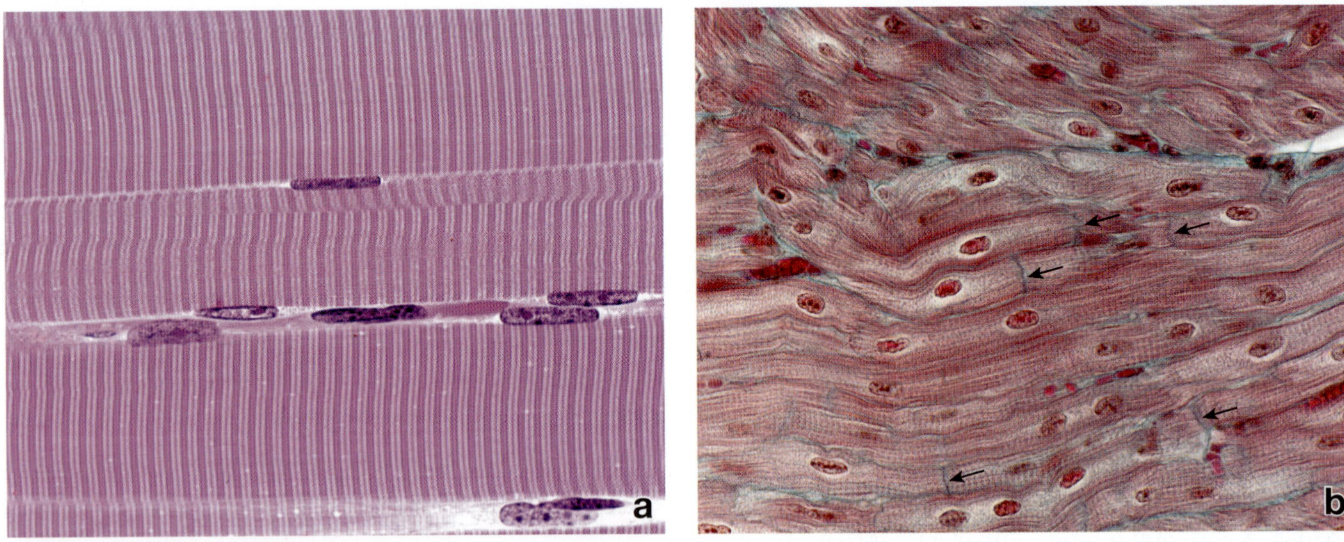

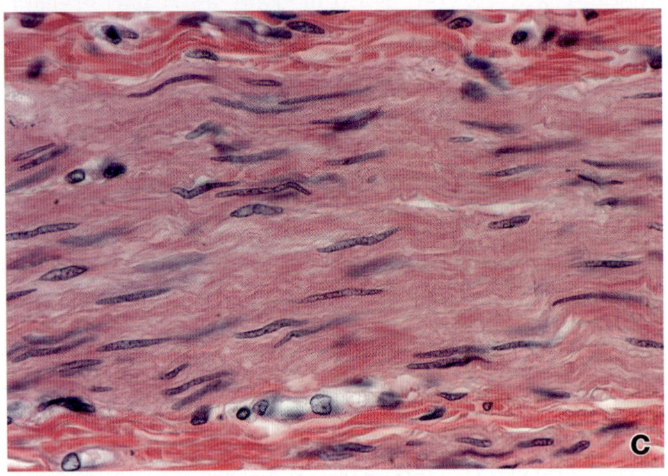

그림 4.3 근육조직(muscle tissue). a. H&E 염색 표본으로, 세로 방향으로 절단된 세 개의 뼈대근육섬유(뼈대근육세포)의 일부분이 관찰된다. 이 굵고 긴 세포의 두 가지 두드러진 특징은 독특한 가로무늬가 있고 수많은 핵이 이 세포의 가장자리를 따라서 위치한다는 것이다. ×420. **b.** 말로리 염색법을 적용한 표본으로, 역시 가로무늬가 있는 심장근육섬유들이 관찰된다. 이 근육섬유 집단을 구성하는 각각의 세포는 뼈대근육섬유에 비해 훨씬 작으며, 끝과 끝이 연결된 채 줄줄이 배열되어 전체적으로 긴 근육섬유를 이룬다. 이 표본에서는 대부분의 근육섬유들이 세로 방향으로 절단되어 관찰되고 있다. 이렇게 근육조직은 근육섬유들이 체계적으로 모여서 한 방향으로 나란히 배열된 덕분에 근육섬유 집단이 힘을 모아서 기능을 수행할 수 있다. 사이원반(intercalated disc; *화살표*)은 심장근육세포들이 서로 결합하는 연결지점을 가리킨다. ×420. **c.** H&E 염색 표본으로, 장의 벽에서 세로층을 이루는 민무늬근육세포들이 관찰된다. 이 현미경 사진의 *위*와 *아래*에 있는 더 진하게 염색된 조직은 결합조직이다. 그 중간에 있는 민무늬근육세포들은 모두 핵이 길쭉하며 세포질에 가로무늬가 없다. ×512.

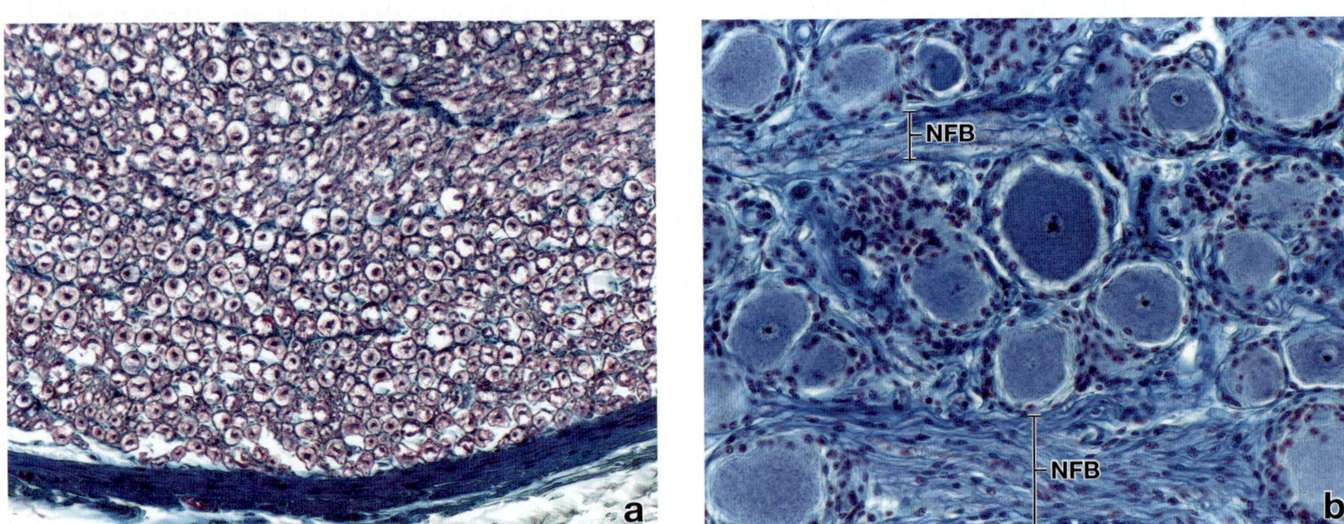

그림 4.4 신경조직(nerve tissue). a. 말초신경(peripheral nerve)의 말로리(Mallory) 염색 절편. 이 신경조직은 결합조직에 결속되어 있는 통신용 광섬유들처럼 생긴 수많은 말이집축삭(유수축삭, myelinated axon)들로 구성되어 있다. 이 축삭들은 가로절단되었기 때문에 작고 붉은 반점 같은 구조들로 보인다. 축삭 주변에 관찰되는 빈 공간은 본래 말이집(myelin)이 차지하고 있던 곳으로, 말이집은 표본 제작 과정에서 용해되어 사라졌다. 결합조직은 청색으로 염색되어 있다. 결합조직은 말이집축삭 주위에서 섬세한 그물 구조를 형성하며, 축삭 다발을 둘러쌈으로써 하나의 구조 단위인 신경(nerve)을 형성한다. ×270. **b.** 아잔(Azan) 염색법을 적용한 신경절(ganglion) 절편으로, 둥글고 큰 신경세포체들과 이들을 둘러싸는 작은 위성세포(satellite cell)들의 핵이 관찰된다. 이 신경세포체에 연결된 축삭의 시작부분은 말이집에 둘러싸여 있지 않다. 이 축삭들은 신경세포체 무리들 사이에서 신경섬유다발(nerve fiber bundle, *NFB*)로 관찰된다. ×270.

속으로 떨어져 들어가서 신경관(neural tube)을 형성한다. 중추신경계통에 있는 **뇌실막세포**(ependymal cell)와 맥락얼기(choroid plexus) 세포 등과 같은 신경계통 세포들 중 일부는 상피세포의 특징인 흡수 및 분비 기능을 간직하고 있다.

■ 조직 발생(HISTOGENESIS OF TISSUES)

배아 발생기 초기에 창자배형성(장배형성, gastrulation)이 일어나면 세겹배엽원반(삼층판배엽원반, trilaminar germ disc) 상태인 **세겹배아**(trilaminar embryo)가 형성된다. 세 배엽층(germ layer)은 **외배엽**(ectoderm)과 **중배엽**(mesoderm)과 **내배엽**(endoderm)으로 구성되며, 이들로부터 모든 조직과 기관이 기원한다.

외배엽 유래 구조(Ectodermal Derivatives)

외배엽(ectoderm)은 세 배엽층 중 가장 바깥에 위치한다. 외배엽에서 유래한 구조는 두 가지 유형(표면외배엽과 신경외배엽)으로 대별할 수 있다.

표면외배엽(surface ectoderm)으로부터는 다음 구조들이 발생한다.

- **표피**(epidermis)와 표피에서 유래한 구조인 털, 손발톱, 땀샘(sweat gland), 기름샘(피지샘, sebaceous gland), 유선(젖샘, mammary gland)의 실질과 분비관.
- 눈의 **각막**(cornea)의 상피와 **수정체**(lens)의 상피.
- 치아의 **사기질기관**(enamel organ)과 **사기질**(법랑질, enamel).
- **내이**(속귀, internal ear)를 구성하는 구조.
- 뇌하수체 전엽인 **샘뇌하수체**(adenohypophysis).
- **입안**(구강, oral cavity) 점막과 **항문관**(anal canal) 중 아랫부분의 점막.

신경외배엽(neuroectoderm)으로부터는 다음 구조들이 발생한다.

- **신경관**(neural tube)과 이 관에서 유래하는 구조인 **중추신경계통의 구성 성분**. 뇌실막(뇌와 척수의 내부공간의 속면을 덮고 있는 상피), 솔방울샘(송과체, pineal body), 뇌하수체 후엽인 신경뇌하수체(neurohypophysis), 눈의 망막.
- **신경능선**(neural crest)과 여기에서 유래하는 구조인 **말초신경계통의 구성 성분**(뇌신경절, 척수신경절, 자율신경절; 말초신경; 슈반세포). 부신수질의 크롬친화세포(chromaffin cell), 광범위신경내분비계통(diffuse neuroendocrine system)의 장내분비세포(enteroendocrine cell; 일명 *amine precursor uptake and decarboxylation* [APUD] system), 멜라닌세포의 전구세포인 멜라닌모세포(melanoblast), 머리의 중간엽(mesenchyme)과 여기에서 유래한 인두활(인두궁, pharyngeal arch) 등의 구조(인두활에는 근육, 결합조직, 신경, 혈관 등이 포함됨), 상아질모세포(odontoblast), 각막내피(corneal endothelium).

중배엽 유래 구조(Mesodermal Derivatives)

중배엽(mesoderm)은 배아의 세 배엽층 중 중간에 위치한다. 이 배엽층으로부터 다음 구조들이 발생한다.

- **결합조직**(connective tissue). 배아결합조직(중간엽), 고유결합조직(성긴결합조직 및 치밀결합조직), 특수결합조직(연골, 뼈, 지방조직, 혈액 및 조혈조직, 림프조직)이 포함된다.
- **가로무늬근육**(횡문근, striated muscle)과 **민무늬근육**(평활근, smooth muscle).
- **심장**(heart), **혈관**(blood vessel), **림프관**(lymphatic vessel). 그 속면을 덮고 있는 내피도 포함된다.
- **비장**(지라, spleen).
- **신장**(콩팥, kidney), **생식샘**(gonad; 난소와 고환) 및 생식관(genital duct)과 이 관에서 유래한 구조(요관, 자궁관, 자궁, 정관).
- **중피**(mesothelium). 중피는 심장막안(심낭, pericardial cavity), 가슴막안(흉막강, pleural cavity), 복막강(peritoneal cavity)의 속면을 덮고 있다.
- **부신피질**(adrenal cortex).

내배엽 유래 구조(Endodermal Derivatives)

내배엽(endoderm)은 세 배엽층 중 가장 깊이 위치한 층이다. 내배엽은 초기 배아 때 원시장(원시창자, primitive gut)의 벽을 형성하는데, 원시장관(primitive gut tube)에서 기시하는 기관들의 속면을 덮고 있는 상피부분이 내배엽 기원이다. 내배엽에서 유래하는 구조들은 다음과 같다.

- **소화관 상피**(alimentary canal epithelium). 입안 상피와 항문관 중 아랫부분의 상피는 외배엽 기원이기 때문에 제외.
- 소화관의 바깥에 위치한 **소화샘**(digestive gland; 간, 췌장, 담낭 등) **상피**
- **방광**(urinary bladder) **상피**와 **요도**(urethra)의 대부분에서 속면을 덮고 있는 **상피**.
- **호흡계통**(respiratory system) **상피**.
- **갑상샘**(thyroid gland)과 **부갑상샘**(parathyroid gland)과 **가슴샘**(흉선, thymus)의 상피 성분.
- **편도**(tonsil)의 실질.
- **고실**(tympanic cavity)과 **이관**(귀관, auditory tube, Eustachian tube)의 속면을 덮고 있는 **상피**.

갑상샘과 부갑상샘은 인두(pharynx)의 바닥부분과 벽에 있던 상피가 속으로 자라들어감으로써 발생한다. 곧 두 샘은 본래 시작되었던 곳과의 연결이 끊어진다. 가슴샘은 인두벽의 상피가 자라들어감으로써 발생하며, 계속 성장하면서 가슴세로칸(종격, mediastinum)으로 이주해 들어간 후에 역시 처음 시작된 곳과의 연결을 상실한다. 그림 4.5에 세 배엽층에서 유래한 구조들을 요약했다.

■ 조직 식별(IDENTIFYING TISSUES)

세포 내 특정 구조의 유무와 세포들 사이의 특이적 위치 관계를 기준으로 조직의 유형을 식별한다.

네 가지 기본조직에 관한 다음 몇 가지 기본적 사실과 개념을 명심하고 있으면 조직 슬라이드 표본을 검사하고 해석하는 과제를 수행하는 데 도움이 된다. 첫 목표는 세포 집단을 조직으로 인식하고 이들이 다음 특징들을 나타내는지를 알아내는 것이다. 세포들이 표면에 모여 있는가? 세포들이 이웃 세포와 접촉하고 있는지, 아니면 서로 멀찍이 떨어져 있고 그 사이에 식별 가능한 물질이 존재하는가? 세포들이 근육이나 신경 같이 특수한 성질이 있는 집단에 속하는가?

네 기본조직의 구조와 기능은 각각 다음 장들에서 따로 설명한다. 한 가지 특정 조직을 주제로 공부할 때 우리는 기관을 구성하는 여러 조직들을 종류별로 분리해서 생각하는데, 이는 어떤 의미에서는 인위적이라 할 수 있다. 하지만 이 같은 인위적 분리는 인체의 다양한 기관들의 조직학과 이 기관들이 기능 단위를 이루며 통합된 계통으로 작동하는 방식을 이해하고 파악하는 데 요긴하다.

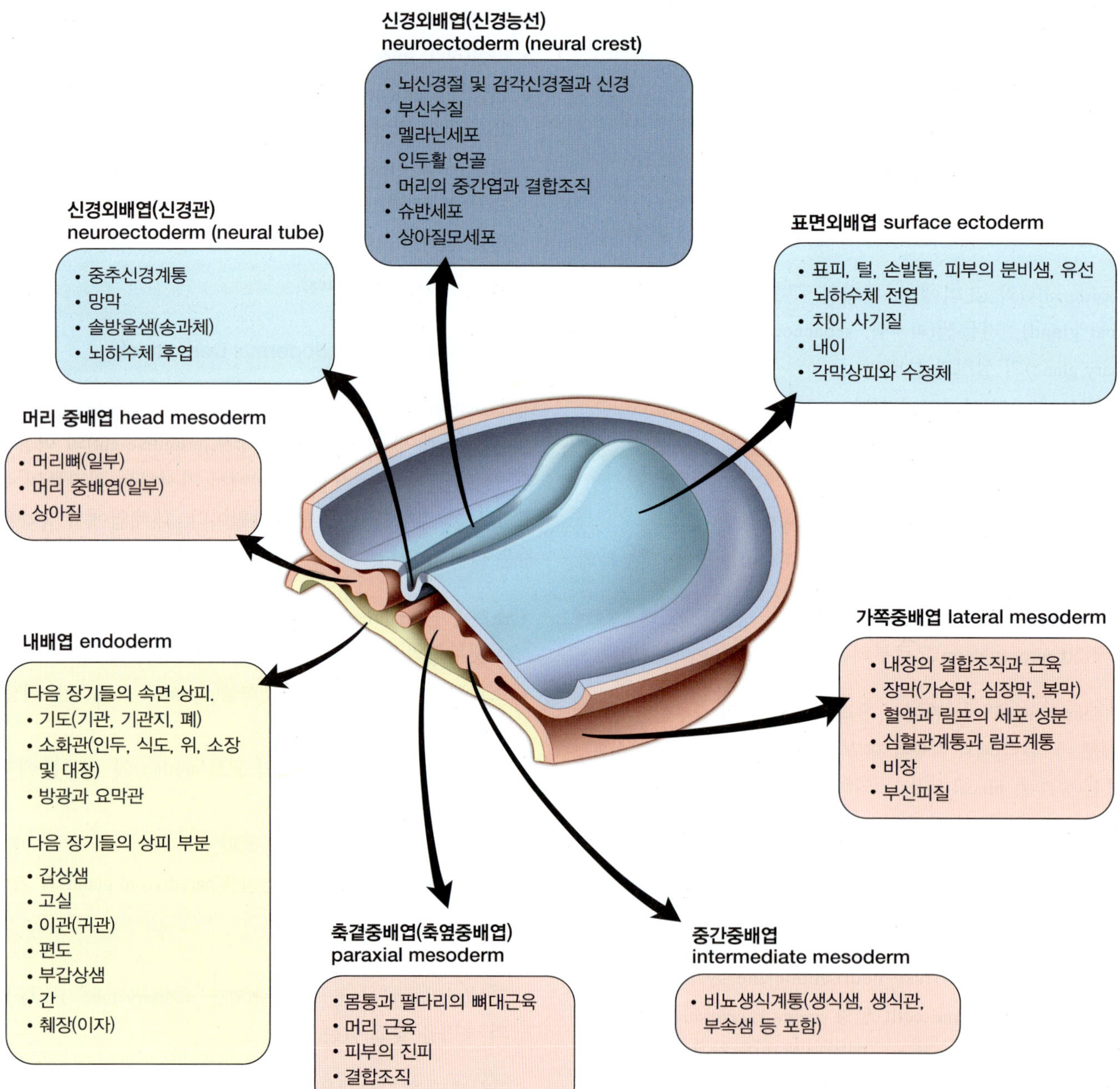

그림 4.5 세 배엽층(germ layer)에서 유래한 구조들. 세 배엽층인 외배엽(ectoderm), 내배엽(endoderm), 중배엽(mesoderm)과 각 배엽층에서 유래한 구조들을 표시했다. (Moore KL, Persaud TVN. *The Developing Human, Clinically Oriented Embryology*. WB Saunders, 1998에 근거해서 작성.)

글상자 4.1

임상적용: 난소 기형종(Ovarian Teratoma)

특정 조건 하에서는 비정상적 분화가 일어나기도 한다는 사실은 임상의학 분야에서 중요하게 취급된다. 초기 배아에서 유래한 사람배아줄기세포(human embryonic stem cell)는 다능성줄기세포(pluripotent stem cell)로 간주되며, 다양한 체세포들과 조직으로 분화할 수 있다. 대부분의 종양은 한 배엽층에서만 기원한 세포에서 유래한다. 하지만 만일 종양 세포가 다능성줄기세포에서 기원했다면, 세 배엽층 모두에서 각각 기원한 세포와 비슷한 형태로 분화한 세포들이 종양에 포함될 수 있다. 그 결과, 다양한 유형의 성숙 조직들이 무질서하게 섞여 있는 종양이 형성된다. 이 종양을 **기형종**(teratoma)이라 한다.

다능성줄기세포는 대부분이 생식샘(gonad)에서 관찰되기 때문에 기형종은 거의 항상 생식샘에서 발생한다. 난소에서 이 종양은 대개 속이 찬 덩어리 구조로 발생하며, 성숙한 기본조직들에서 볼 수 있는 특징을 포함하고 있다. 비록 이 조직들이 실제 기능을 하는 구조들을 형성하지는 못하지만, 장기를 닮은 구조들이 자주 관찰되기도 한다(즉 치아, 털, 표피, 장의 일부분 등등). 기형종은 고환에서도 발생할 수 있다. 그러나 고환 기형종은 드물다. 또한 난소 기형종은 대개 양성이지만, 고환에 생긴 기형종은 덜 분화된 조직들로 구성되며 대개 악성으로 진행한다. 완전히 분화된 조직들을 포함한 속이 차 있는 덩어리 형태인 난소 기형종의 예는 그림 F4.1.1의 중앙에 있는 현미경사진에서 관찰할 수 있다. 이 사진은 저배율 현미경사진으로, 여러 구조들이 뒤죽박죽 섞여 있음은 알 수 있지만 구체적으로 어떤 조직이 있는지는 식별할 수 없다. 그러나 **덧붙인 사진**(a~f)에서 알 수 있듯이 고배율 현미경사진에서는 분화된 성숙 조직들이 확실히 식별된다. 이 종양은 난소의 **성숙기형종**(mature teratoma)으로, 흔히 **유피낭종**(피부모양기형낭종, dermoid cyst)이라고도 한다. 이 양성종양은 핵형이 정상 여성 핵형인 46XX이다. 유전자 검사 결과를 근거로 판단하면, 이 조직들은 난자가 단성생식을 거쳐 발생하는 것으로 여겨진다. 성숙기형종은 소아기와 초기 생식가능연령기에 흔한 난소 종양이다.

그림 F4.1.1에 제시한 예에서 알 수 있듯이, 전체적 구조가 무질서해도 개별 조직의 특징은 쉽게 식별할 수 있다. 다시 강조하지만 세포 집단을 식별하고 이 집단이 나타내는 중요한 특징을 파악하는 것이 중요하다.

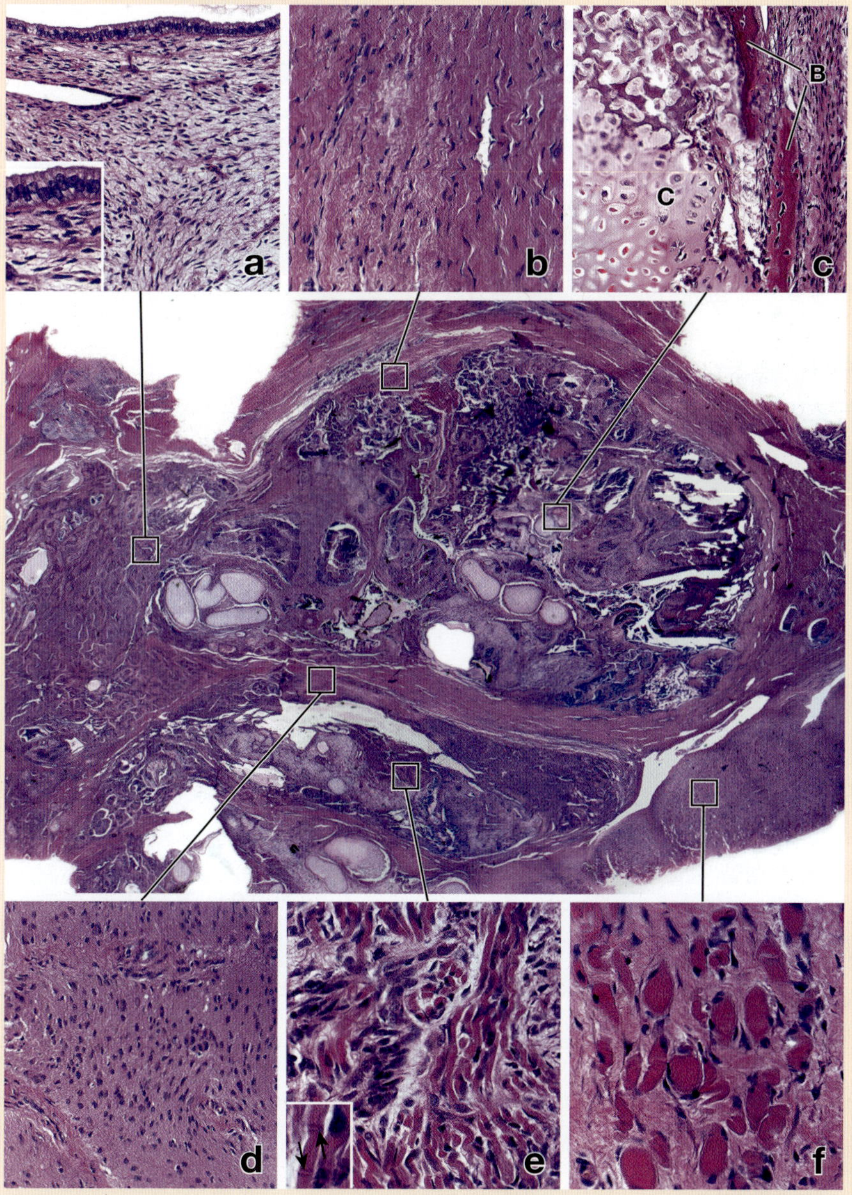

그림 F4.1.1 난소 기형종(ovarian teratoma). 중앙에는 H&E로 염색한 난소 기형종 절편의 저배율 현미경사진이 있다. 이 종양은 다양한 기본조직들로 구성되어 있는데, 각 조직들은 꽤 분화되어 있는 상태로, 고배율로 확대해서 보면 쉽게 식별할 수 있다. 정상과 다른 특징은 실제 기능을 하는 기관들을 구성하는 조직 체계가 결여되어 있다는 점이다. *네모칸*으로 표시한 부위에 있는 조직은 **a~f** 현미경사진에서 더 큰 배율로 확대해서 관찰할 수 있다. 확대한 현미경사진에서는 이 종양에 있는 기본조직들 중 일부를 식별할 수 있다. ×10. **a.** 작은 물혹 속 공간의 측면을 덮고 있는 단층원주상피. ×170. **삽입 사진**. 이 상피와 그 밑에 있는 결합조직의 고배율 사진. ×320. **b.** 힘줄처럼 생긴 구조를 형성하는 규칙치밀결합조직. ×170. **c.** 유리연골(*C*)과 발생 중인 조각뼈(골소주, *B*)가 관찰되는 부위. ×170. **d.** 신경아교세포들을 포함한 뇌 조직. ×170. **e.** 심장근육섬유들. ×220. **삽입 사진**. 고배율 현미경사진으로, 사이원반(*화살표*)들이 관찰된다. ×320. **f.** 뼈대근육섬유들의 가로단면. ×220.

101 HISTOLOGY NOTEBOOK

조직(TISSUE): 기본 개념과 분류

조직 개요

- **조직**(tissue)은 세포들이 체계적으로 모여 있는 집단으로, 한 가지 이상의 특정 기능을 수행한다.
- 모든 **기관**(organ)은 단 **네 가지 기본조직**(basic tissue), 즉 상피(상피조직)와 결합조직과 근육조직과 신경조직으로 구성되어 있다.

상피조직(EPITHELIAL TISSUE)

- **상피**(epithelium)는 세포들이 서로 밀착해서 자유면에 모여 있는 특성이 있다.
- 상피조직은 신체 표면을 감싸고, 체강과 관의 속면을 덮으며, **샘**(gland)을 형성한다.
- 상피는 형태적 특징, 즉 **세포층 수**(단층, 중층)와 **세포 형태**(편평, 입방, 원주)를 기준으로 분류한다.
- 상피세포의 자유면에는 **표면변형구조**인 미세융모나 고정섬모나 섬모가 관찰된다.
- 상피세포들은 **바닥판**(basal lamina) 위에 놓여 있다.

결합조직(CONNECTIVE TISSUE)

- **결합조직**의 특징은 **세포바깥바탕질**(extracellular matrix)에 기인한다. 결합조직은 구조 및 기능 측면에서 나머지 세 기본조직을 받쳐주고 지지한다.
- 결합조직은 세포바깥바탕질의 내용물과 개별 세포들의 특성을 기준으로 세 종류, 즉 **배아결합조직**(embryonic connective tissue)과 **고유결합조직**(proper connective tissue; 성긴결합조직과 치밀결합조직)과 **특수결합조직**(specialized connective tissue)으로 분류한다.
- 특수결합조직의 예에는 **뼈**, **연골**, **지방조직**, **혈액**이 있다.

근육조직(MUSCLE TISSUE)

- **근육조직**으로 분류하는 근거는 구성 세포들의 수축 능력이다.
- 모든 종류의 **근육세포**(muscle cell)에는 수축단백질인 **액틴**(actin)과 **마이오신**(myosin)이 포함되어 있는데, 이 두 단백질은 근육잔섬유 형태로 배열되어 있어서 근육수축이 일어나게 한다.
- **뼈대근육**(skeletal muscle)과 **심장근육**(cardiac muscle) 세포들에는 가로무늬가 있는데, 이 무늬는 근육잔섬유들이 독특한 방식으로 배열되어 있음으로 인해 형성된다. **민무늬근육**(smooth muscle) 세포에는 가로무늬가 보이지 않는다.

신경조직(NERVE TISSUE)

- **신경조직**은 신체 안팎에서 온 정보를 받아서 전달하고 통합한다.
- **신경세포**(nerve cell, neuron)는 전기임펄스를 전달하는 데 고도로 특화되어 있다. 전형적인 신경세포는 한 개의 세포체와 하나뿐인 긴 **축삭**(axon)과 다수의 **가지돌기**(dendrite)들로 구성되어 있는데, 축삭은 세포체에서 시작된 임펄스를 다른 곳으로 운반하고 가지돌기는 임펄스들을 받아서 세포체를 향해 운반한다.
- 신경세포는 뇌와 척수로 구성된 **중추신경계통**(central nervous system, CNS)과 신경 및 신경절로 구성된 **말초신경계통**(peripheral nervous system, PNS)에 모두 분포한다.
- 중추신경계통에 있는 지지세포는 **신경아교세포**(neuroglial cell)라 칭한다. 말초신경계통에 있는 지지세포는 **슈반세포**(Schwann cell, **신경집세포** neurilemmal cell)나 **위성세포**(satellite cell)라 불린다.

조직 발생(HISTOGENESIS OF TISSUES)

- 세 **배엽층**(germ layer)은 모든 조직과 기관이 시작되는 곳으로, **외배엽**(ectoderm)과 **중배엽**(mesoderm)과 **내배엽**(endoderm)이 포함된다.
- 외배엽에서 유래한 구조들은 표면외배엽이나 신경외배엽 중 하나로부터 발생한다.
- **표면외배엽**(surface ectoderm)으로부터는 표피 및 그 파생물, 눈의 각막상피와 수정체 상피, 치아 사기질, 내이의 구성원들, 샘뇌하수체, 입안 점막과 항문관 중 아랫부분의 점막 등이 발생한다.
- **신경외배엽**(neuroectoderm)으로부터는 신경관 및 신경능선과 이 둘에서 유래한 구조들이 발생한다.
- **중배엽**(mesoderm)으로부터는 결합조직, 근육조직, 심장과 혈관과 림프관, 비장, 신장, 생식샘과 생식관 및 그 파생물, 체강의 속면을 덮고 있는 중피, 부신피질 등이 발생한다.
- **내배엽**(endoderm)으로부터는 소화관 상피, 소화관의 바깥에 위치한 소화샘(간, 췌장, 담낭)의 상피, 방광 상피와 요도 중 대부분의 상피, 호흡계통 상피, 갑상샘과 부갑상샘과 가슴샘, 편도 실질, 고실 및 이관의 상피 등이 발생한다.

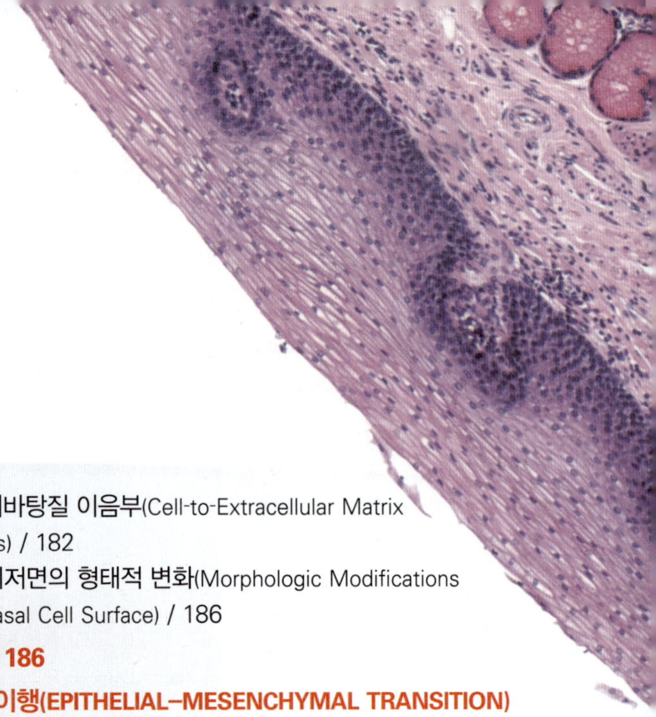

5 상피조직 EPITHELIAL TISSUE

■ 상피의 구조와 기능의 개요(OVERVIEW OF EPITHELIAL STRUCTURE AND FUNCTION)

상피는 체표면을 덮고, 체강을 싸주며, 샘을 구성한다.

상피(epithelium)는 **몸의 바깥 표면**(exterior body surface)을 덮어주고, **안쪽의 막힌 공간**(internal closed cavity, 혈관계통 포함)과 외부와 교통하는 **체강**(body tube; 소화관, 호흡관 및 비뇨관)을 싸주는 조직으로 혈관이 없다. 상피는 또한 **샘의 분비부분**(secretory portion[실질 parenchyma] of glands)과 분비관을 형성한다. 특수화된 상피세포는 **특수감각**(냄새, 맛, 청각 및 시각)**의 수용기**(receptors for the special senses)로 작용하기도 한다.

상피를 구성하는 세포들은 다음과 같은 세 가지 주요한 특징을 갖는다.

- 이들은 밀집되어 세포와 세포를 부착시켜주는 분자에 의해 서로 부착되어 특수한 **세포이음부**(cell junction)를 구성하고 있다(그림 5.1).
- 이들은 기능적으로나 형태학적으로 극성을 나타낸다. 다시 말해 **자유표면**(free surface) 또는 **꼭대기면**(apical domain), **외측면**(lateral domain) 및 **기저면**(basal domain)이 각기 다른 기능과 연관되어 있다. 각 면의 특성은 세포막을 구성하는 지질과 막통과단백질에 의해 결정된다.
- 기저면은 그 아래의 **기저막**(basement membrane)에 부착되며, 기저막은 세포가 없고 단백질과 다당류가 풍부한 층으로, 조직화학적 방법을 이용하면 광학현미경 하에서 관찰이 가능하다(그림 1.2, 7쪽 참조).

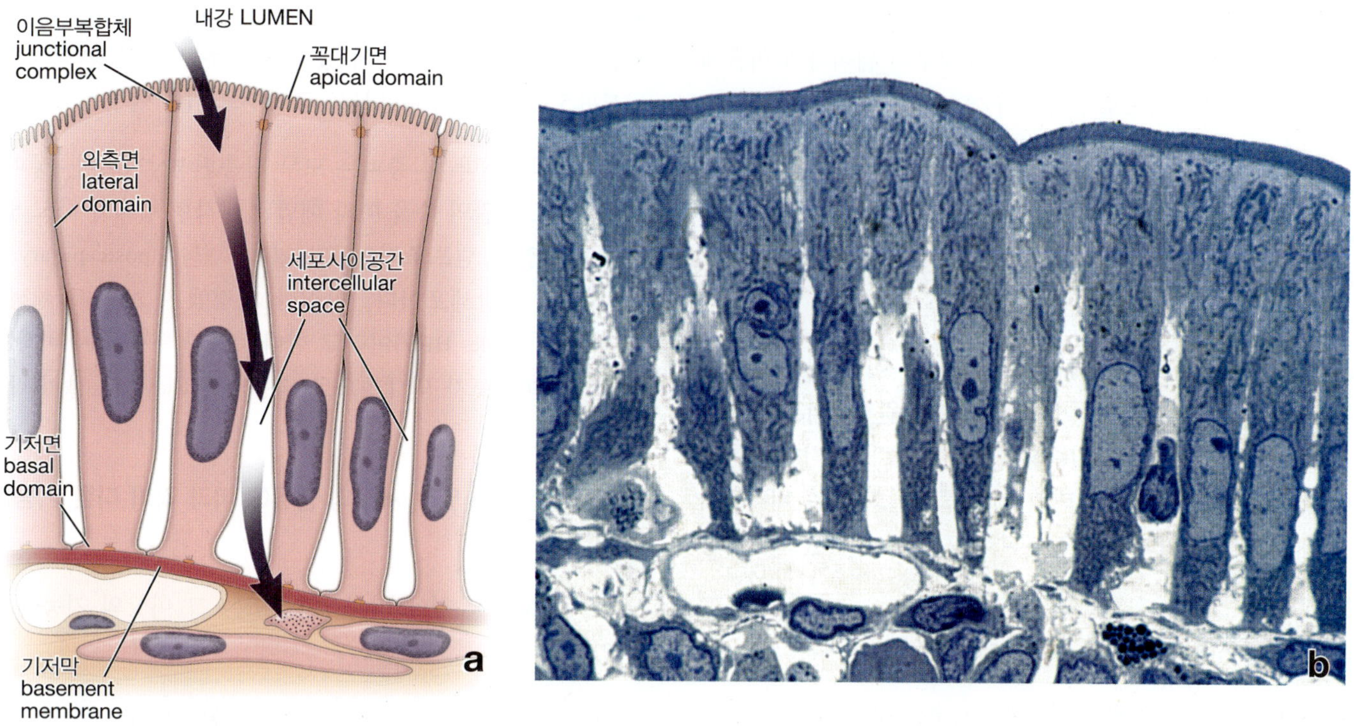

그림 5.1 소장의 흡수상피세포의 그림. a. 전형적 상피세포의 세 영역이 그림에 표시되어 있다. 세포이음부복합체는 주변 세포들 사이를 부착시켜주거나 내강과 세포사이공간을 분리시켜 내강과 그 아래의 결합조직 사이에 액체의 움직임을 제한시켜주는 역할을 한다. 흡수 과정에서 흡수물질의 세포내경로(*화살표*)는 장 내강으로부터 세포로 들어와 세포 외측면을 통과하여 결국 기저막을 통과하여 결합조직으로 가게 된다. **b.** 장상피를 플라스틱에 포매하여 얇게 자른 뒤 톨루이딘 블루 염색을 한 사진으로 활발한 액체 수송을 보여주는 사진이다. 옆의 그림과 비슷하게 세포사이공간이 뚜렷하며, 아래의 결합조직으로 들어가기 전의 액체를 잘 나타내주고 있다. ×1,250.

상피세포에 자유표면이 없는 특수한 경우가 있다(상피모양조직 epithelioid tissues).

일부 부위에서 세포들이 빽빽하게 모여 있으나 자유표면이 없는 경우가 있다. 이들 세포들은 빽빽이 모여 있고 기저막이 있으므로 상피로 분류할 수도 있으나, 자유표면이 없으므로 이러한 세포 덩어리는 **상피모양조직**(epitheloid tissue)으로 분류하는 것이 적절하다. 상피모양조직은 선조중간엽세포(결합조직에서 발견되는 배아기원의 미분화세포)로부터 기원된다. 이 상피모양조직의 선조세포는 자유표면으로부터 시작되거나 또는 발달기간 동안 어느 시점에서 자유 표면을 가질 수도 있지만 성숙한 세포들에는 표면과 연결이 사라지게 된다. 상피모양구조물은 대부분의 내분비샘에서 전형적으로 볼 수 있다. 예를 들면, **고환**(testis)의 라이디히세포(도판 5.3, 198쪽), **난소**(ovary)의 황체세포, **췌장**(pancreas)의 랑게르한스세포, **부신**(adrenal gland)의 실질 및 **뇌하수체**(pituitary gland) 전엽 등이다. **가슴샘**(thymus)의 상피그물세포도 이 범주에 넣을 수 있다. 또한 상피모양조직은 어떤 종류의 손상이나 감염에 반응하거나 또는 상피에서 기원되는 여러 종양에서처럼 결합조직 큰포식세포가 축적됨으로써 형성되기도 한다.

상피는 외부환경과 결합조직 사이에서 선택적 장벽을 만든다.

덮개상피와 피복상피는 세포층을 형성하여 아래쪽의 결합조직을 외부환경, 내강(internal cavity) 또는 혈액이나 림프와 같은 액체결합조직 등으로부터 분리시켜주는 역할을 한다. 또한 덮개상피는 **선택적장벽**(selective barrier)으로 작용하여 외부환경(체강 포함)과 결합조직 사이의 특수물질 통과를 촉진하거나 억제한다.

■ 상피의 분류(CLASSIFICATION OF EPITHELIUM)

상피는 전통적으로 분류하면 두 가지 요인, 즉 세포층의 수와 표면 세포의 형태에 기초를 두고 있다. 따라서 이 용어는 기능적인 면이 아니라 구조적인 면만을 반영한다. 상피는

- **단층**(simple): 한 층의 세포층일 경우
- **중층**(stratified): 두 층 이상의 세포층일 경우를 말한다.

상피를 구성하는 개개의 세포는

- **편평**(squamous): 세포의 폭이 높이보다 클 경우
- **입방**(cuboidal): 가로, 세로, 높이가 거의 비슷한 경우
- **원주**(columnar): 세포의 높이가 폭을 훨씬 능가할 경우(키작은[*low columnar*] 원주라는 용어는 세포의 높이가 다른 부위보다 약간 클 경우를 말함)로 분류할 수 있다.

따라서 세포층의 수(단층 또는 중층)와 표면세포의 형태를 기술함으로써 다양한 상피의 양상을 쉽게 분류할 수 있다. 외분비샘의 일

부 세포는 꼭대기가 내강을 향해 있는 **피라미드**(pyramidal) 형태이다. 그러나 이 세포들은 세포의 높이와 기저부의 넓이와의 비율에 따라 입방형 또는 원주형으로 분류한다.

중층상피(stratified epithelium)에서 세포의 형태나 키는 일반적으로 층에 따라 다르나, **표층의 세포 형태만이 상피의 분류에 이용된다.** 예를 들어, 중층편평상피는 한 층 이상의 세포층으로 구성되며, 표면층은 납작하거나 편평한 세포로 구성되어 있다.

어떤 경우에는 제3의 요인—**꼭대기세포표면구역의 특수화**(specialization of the apical cell surface domain)—이 이러한 분류계통에 추가될 수 있다. 예를 들어, 어떠한 단층원주상피는 자유표면에 섬모가 있으면 단층섬모원주상피로 분류된다. 이러한 원칙은 중층편평상피에도 적용되어 표면의 세포를 각질화 또는 비각질화로 분류한다. 따라서 표피는 각질화된 세포가 표면에 있으므로 중층편평각질상피라고 한다.

거짓중층상피와 이행상피는 특수한 유형의 상피이다.

상피의 두 가지 특수한 유형은 거짓중층상피와 이행상피이다.

- **거짓중층상피**(pseudostratified epithelium)는 일부 세포들이 자유표면까지 도달하지 못하지만 나머지 모든 세포들은 기저막(도판 5.2, 196쪽) 위에 존재한다. 따라서 이것은 실제로 **단층상피**(simple epithelium)이다. 거짓중층상피는 신체에서 제한적으로 분포한다. 또한 모든 세포들이 기저막과 접촉하고 있는지 확인하는 것도 쉽지 않다. 그러므로 거짓중층상피의 확인은 정상적으로 이 상피가 분포하는 부위를 아는 데 달려 있다.
- **이행상피**(transitional epithelium, **요상피** uroithelium)는 콩팥의 작은콩팥잔으로부터 요도의 근위부에 이르는 하부비뇨관을 싸주는 상피에 적용하는 용어이다. 요상피는 **중층상피**(stratified epithelium)로 확장될 수 있는 특수한 형태적 특징을 가지고 있다(도판 5.3, 198쪽). 이 상피에 대하여는 20장 비뇨계통 881~883쪽에 설명하였다.

각 상피의 세포형태와 적절한 용어를 표 5.1에 나타내었다.

내피와 중피는 혈관계통과 체강을 둘러싸는 단층편평상피이다.

일부 상피에는 특수한 이름이 붙어 있다.

- **내피**(endothelium)는 혈관과 림프관을 싸주는 상피다. 내피세포는 혈액과 조직 사이에 위치한다는 점 때문에 혈관의 내피세포는 **혈관내피세포**(vascular endothelium)라고 부른다. 이것은 고도로 분화된 단순편평상피로 세포수송을 조절하고 모니터하며, 혈관평활근 장력을 조절하고, 면역반응, 다양한 호르몬의 합성과 분비, 활성대사산물 등을 조절해준다(13장 순환계통 참조, 506~512쪽)
- **심장내막**(endocardium)은 심장의 심실과 심방을 싸주는 상피다.
- **중피**(mesothelium)는 막혀 있는 체강(즉, 복강, 심장막강 및 흉막강; 도판 5.1, 194쪽)의 내용물을 덮어주고 벽을 싸주는 상피다.

내피, 심장내막 및 중피는 모두 단층편평상피이다. 상피세포는 일반적으로 혈관의 축을 따라 배열된 다각형 형태를 하고 있다. 예외적으로 일부 림프조직의 **모세혈관후세정맥**(postcapillary venule)의 내피는 입방세포이다. 이러한 세정맥은 **키큰내피세정맥**(high endothelial venule, HEV)이라고 한다. 또 다른 예외는 비장으로 정맥동의 내피세포가 막대형으로 술통의 널(stave)과 같이 배열하고 있다.

상피는 구성하고 있는 세포의 종류에 따라 각기 다른 기능을 수행한다.

상피는 세포의 유형에 따라 하나 또는 그 이상의 기능을 수행할 수 있다.

- **분비**(secretion): 위샘(gastric gland)의 원주상피
- **흡수**(absorption): 장(intestine)과 콩팥의 근위곱슬세관의 원주상피
- **수송**(transportation): 상피표면에서 운동섬모에 의해 일어나는 물질이나 세포의 수송(기관지나무에서 먼지입자들의 수송) 또는 상피를 가로질러 결합조직과의 물질 수송(포음작용 또는 세포내섭취)
- **기계적 보호작용**(mechanical protection): 피부(표피)의 중층편평상피 및 방광의 이행상피
- **수용기 기능**(receptor function): 외부자극을 받아들이고 전달하는 혀의 맛봉우리, 코점막의 후각상피 및 눈의 망막

분비나 흡수에 관여하는 상피는 전형적으로 단층, 또는 아주 드문 경우 거짓중층이다. 세포의 키는 종종 분비작용이나 흡수작용의 수준을 반영한다. 단층편평상피는 상피통과수송이 매우 활발한 것을 나타낸다. 중층상피는 일반적으로 상피를 통한 투과가 불가능하다. 일부 거짓중층상피에서는 기저세포가 성숙한 세포를 만드는 **줄기세포**(stem cell)로 세포교체를 담당하고 있다.

■ 세포극성(CELL POLARITY)

상피세포는 뚜렷한 **극성**(polarity)을 나타낸다. 상피세포에는 **꼭대기면**(apical domain), **외측면**(lateral domain) 및 **기저면**(basal domain)이 있다. 각 세포표면에는 특수한 생화학적 특징들이 있다. 이러한 특성과 세포들의 기하학적 배열이 각 세 영역(면)의 기능적 극성을 결정한다.

꼭대기면은 항상 바깥 표면이나 막힌 공간의 내강을 향한다. 외측면은 이웃한 세포와 교통하며, 특수화된 부착 영역이 특징이다.

표 5.1 상피의 유형(Types of Epithelium)

분류		전형적 위치	주 기능
단층편평(simple squamous)	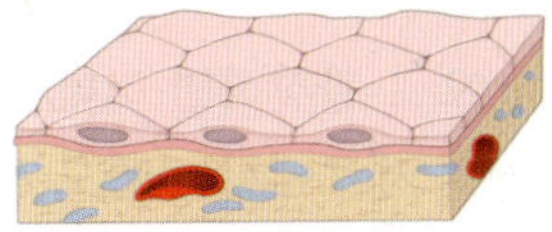	혈관계통(vascular system, 내피 endothelium) 체강(body cavities[중피 mesothelium]) 보우만주머니(bowman capsule, 콩팥 kidney) 폐의 호흡공간(respiratory spaces in lung)	중추신경계의 교환 및 장벽(exchange, barrier in central nervous system) 교환 및 윤활작용(exchange and lubrication)
단층입방(simple cuboidal)	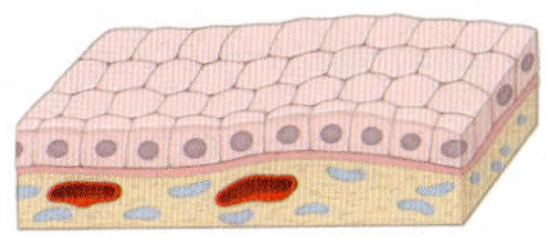	외분비샘의 작은 분비관(small ducts of exocrine glands) 난소의 표면(surface of ovary[종자상피 germinal epithelium]) 콩팥의 요세관(kidney tubules) 갑상샘의 소포(thyroid follicles)	흡수 및 통로(absorption and conduit) 장벽(barrier) 흡수 및 분비(absorption and secretion)
단층원주(simple columnar)	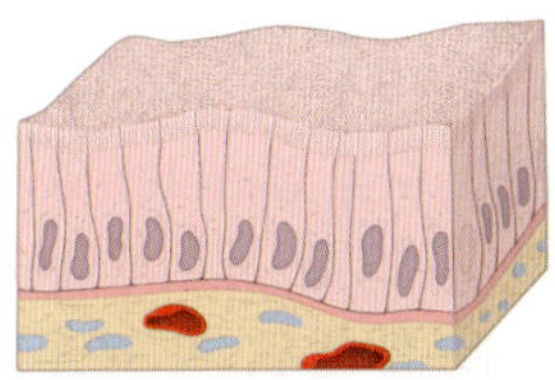	소장 및 결장(small intestine and colon) 위 내벽 및 위샘(stomach lining and gastric glands) 담낭(gall bladder)	흡수 및 분비(absorption and secretion) 분비(secretion) 흡수(absorption)
거짓중층(pseudostratified)	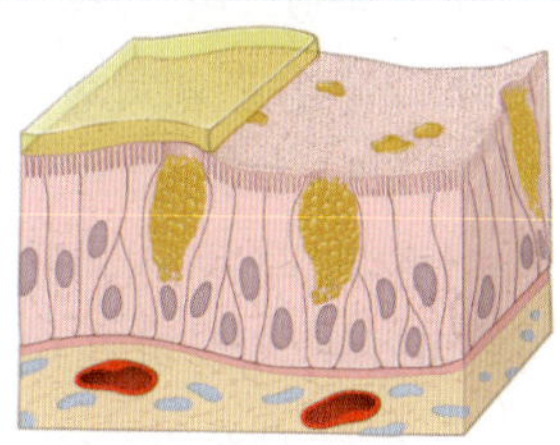	기관 및 기관지나무(trachea and bronchial tree) 정관(ductus deferens) 부고환의 날세관(efferent ductules of epididymis)	분비 및 통로(secretion and conduit) 흡수 및 통로(absorption and conduit)
중층편평 (stratified squamous)	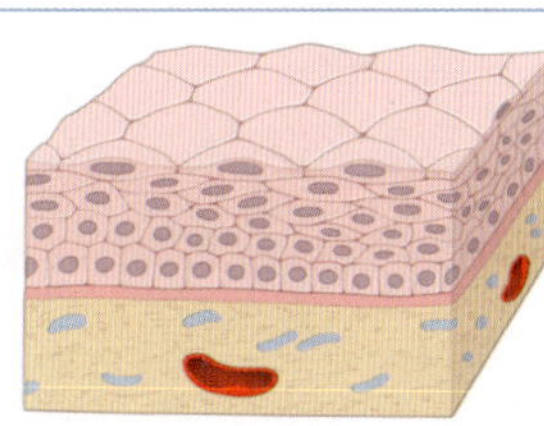	표피(epidermis) 구강 및 식도(oral cavity and esophagus) 질(vagina)	장벽 및 보호(barrier and protection)
중층입방(stratified cuboidal)	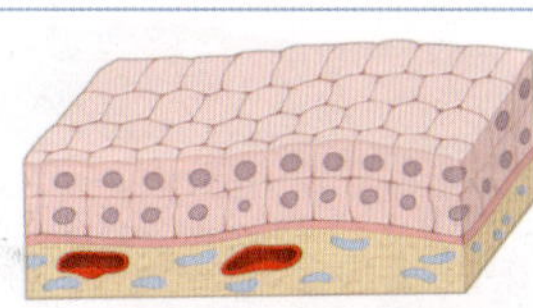	땀샘의 분비관(sweat gland ducts) 외분비샘의 큰분비관(large ducts of exocrine glands) 항문직장 경계부(anorectal junction)	장벽 및 통로(barrier and conduit)
중층원주(stratified columnar)	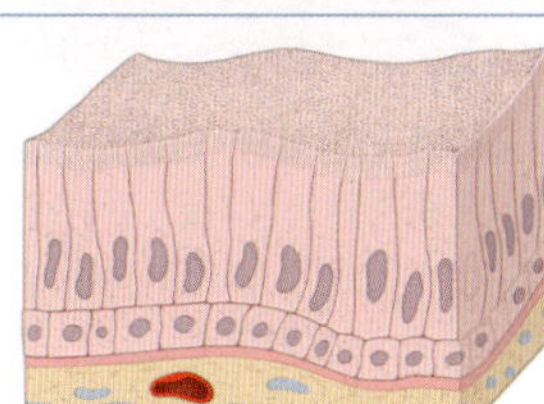	외분비샘의 큰분비관(largest ducts of exocrine glands) 항문직장 경계부(anorectal junction)	장벽 및 통로(barrier and conduit)
이행(요상피) (transitional [urothelium])	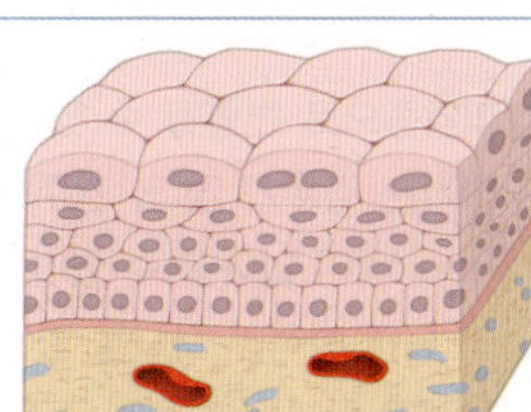	콩팥술잔(renal calyces) 요관(ureters) 방광(bladder) 요도(urethra)	장벽, 확장성 특성(barrier, distensible property)

기저면은 기저판 위에 놓여 있으며 아래의 결합조직에 세포들을 고정시킨다.

상피세포에서 극성을 나타내는 분자기전은 우선 첫 번째로 이웃한 세포들 사이에 완벽한 기능적 장벽을 만드는 것이다. 세포이음부복합체(이 장의 후반부에 설명하였음)는 상피세포의 꼭대기 부분에 형성된다. 이 특수한 부착부위는 폐쇄연접뿐 아니라, 전자삼투압 차이에 따라 용질을 세포 주변부로 이동시키는 것을 조절하기도 한다. 또한 이음부복합체는 꼭대기면을 기저면과 외측면으로부터 분리시키고 다른 분자신호를 특수화하고 인식하게 한다.

■ 꼭대기면과 그 부속구조(THE APICAL DOMAIN AND ITS MODIFICATIONS)

많은 상피세포에서 **꼭대기면**(apical domain)에는 특수한 기능을 수행하는 특수한 표면구조들이 있다. 또한 꼭대기면은 특수한 효소(예를 들어, 가수분해효소), 이온통로 및 운반단백질(예를 들어, 글루코스 운반체)을 포함하고 있다. 이러한 표면구조에는

- **미세융모**(microvilli): 액틴미세섬유 심지를 함유한 세포질돌기
- **부동모**(stereocilia, **부동융모** stereovilli): 특별히 긴 미세융모
- **섬모**(cilia): 미세관다발을 함유한 세포질돌기

미세융모(Microvilli)

미세융모는 대부분의 상피세포의 자유표면에 있는 손가락 모양의 세포질돌기이다.

전자현미경(EM)으로 관찰하면 **미세융모**(microvilli)는 그 형태가 매우 다양하다. 어떤 세포에서는 짧고 불규칙하며 기포 같은 돌기이고 또 다른 세포에서는 키가 크고 빽빽이 배열한 동일한 돌기들로 세포 자유표면을 크게 증가시킨다. 일반적으로 미세융모의 수와 형태는 세포의 흡수능력과 연관된다. 따라서 주로 액체를 운반하고 대사산물을 흡수하는 세포는 키가 큰 미세융모를 빽빽이 가지고 있다. 상피통과수송이 별로 활발하지 않은 세포에서는 미세융모의 형태가 불규칙하다.

액체운반상피(예를 들어, 장이나 콩팥의 요세관 상피) 중 세포의 자유표면에 뚜렷한 수직 줄무늬가 있는 경우, 15,000개 정도의 미세융모가 빽빽이 배열한 것을 광학현미경으로 쉽게 관찰할 수 있다. 장의 흡수세포의 경우, 이 표면의 구조는 원래 **줄무늬가장자리**(striated border)라고 불렀으며, 콩팥의 요세관세포에서는 **솔가장자리**(brush border)라고 불렀다. 광학현미경 상에서 뚜렷한 표면구조가 없을 경우, 미세융모는 보통 짧고, 수도 적으므로 광학현미경 상에서 관찰하기 어렵다. 각 종 상피에서 미세융모의 다양한 형태를 그림 5.2에 나타내었다. 장상피의 미세융모(줄무늬가장자리)는 가장 잘 발달된 것으로, 콩팥 세포의 솔가장자리보다 더 가지런하다.

글상자 5.1

임상적용: 상피화생(Epithelial Metaplasia)

성숙한 상피세포 유형이 다른 성숙한 상피유형으로 바뀌는 가역적 변화를 **상피화생**(epithelial metaplasia)이라고 한다. 화생은 일반적으로 스트레스, 만성 염증 및 비정상적인 자극에 대해 적응하는 반응이다. 새로운 환경에 더 잘 적응하고 비정상적인 자극에도 더 잘 견딜 수 있는 세포들이 원래의 세포들을 대체하는 것이다. 화생은 상피줄기세포의 프로그램이 달라져 그 유전자발현 양상이 변화하기 때문에 일어난다.

가장 흔한 상피화생은 샘상피에서 일어나는 것으로 원주상피에서 중층편평상피로 대체되는 **원주편평**상피화생(columnar to squamous epithelial metaplasia)이다. 예를 들어, 계속된 흡연으로 기관과 기관지의 거짓중층호흡상피가 편평상피로 변하는 **편평화생**(squamous metaplasia)의 경우가 흔하다. 여성의 자궁경관이 만성 감염되었을 때도 일어난다(예를 들어, 사람유두종 바이러스 감염). 이 경우에는 자궁경관의 단층원주상피가 중층편평상피로 대체된다(그림 F5.1.1). 또한 주혈흡충증과 같은 기생충 감염 시에도 요로상피(이행상피)에 편평화생이 일어난다.

경우에 따라 **편평원주**상피화생(squamous-to-columnar epithelial metaplasia)도 생길 수 있다. 예를 들어, 위식도역류(*바렛 식도*)에 의해 식도 아랫부분의 비각화중층편평상피가 장상피인 술잔세포가 있는 단층원주상피로 화생변형이 일어날 수 있다.

화생은 보통 가역적 현상이며 화생을 일으킨 자극이 사라지면 조직은 정상적인 패턴으로 되돌아간다. 비정상적인 자극이 오랫동안 지속되면 편평화생세포들이 편평상피암종으로 변형될 수 있다. 폐, 자궁목과 방광의 암은 편평화생상피로부터 생기는 경우가 많다. 원주화생이 생긴 상피에서는 **샘암종**(glandular adenocarcinoma)이 일어날 수 있다.

화생이라고 진단이 되면 병적인 자극을 없애기 위해(예; 금연, 감염인자의 제거) 모든 노력을 기울여야 하고 주기적인 조직검사 등으로 화생이 일어난 부위가 암으로 변화하지 않도록 관찰해야 한다.

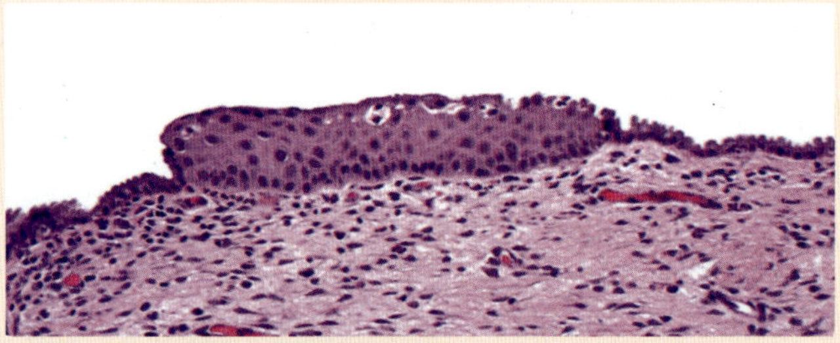

그림 F5.1.1 자궁목의 편평화생. 단층원주상피로 내면이 둘러싸인 자궁경부 사진. 사진의 중앙에 중층편평상피로 구성된 섬과 같은 구조가 나타나 있다. 그 화생상피의 양쪽은 단층원주상피로 덮여 있다. 화생은 줄기세포의 프로그램 변화에 의해 야기되므로 화생편평세포들은 정상적인 중층편평상피와 같은 특성을 가지고 있다. ×240. (Dr. Fabiola Medeiros 제공.)

미세융모의 내부구조는 액틴미세섬유를 묶어주는 단백질에 의해 가로로 연결된 액틴미세섬유 심지를 함유하고 있다.

미세융모(microvilli)는 20~30개의 뚜렷한 **액틴미세섬유**(actin filament) 심지를 함유하고 있다. 그들의 날카로운(플러스) 끝은 **빌린**(villin)에 고정되어 있으며 빌린은 미세융모의 끝에 위치하며 액틴을 묶어주는 95 kDa 단백질이다. 액틴다발은 표면쪽 세포질로 뻗어 내려간다. 여기에서 액틴미세섬유의 수평그물인 **종말그물**(terminal web)에 연결된다. 종말그물은 미세융모 기저부의 바로 아래에 있다(그림 5.3a). 미세융모 안의 액틴미세섬유는 **액틴을 다발로 묶어주는 단백질**(actin-bundling protein)인 **파스킨**(fascin, 57 kDa), **에스핀**(espin, 30 kDa) 및 **핌브린**(fimbrin, 68 kDa)에 의해 10 nm 간격으로 가로연결되어 있다. 이 가로연결은 미세융모를 지지해주고 강도를 준다. 또한 액틴미세섬유의 심지는 액틴을 미세융모 형질막에 결합시켜주는 분자인 **미오신 I**(myosin I)과 연결되어 있다. 상피세포배양에서 빌린을 첨가해주면 세포의 자유표면에 미세융모 형성을 유도해준다.

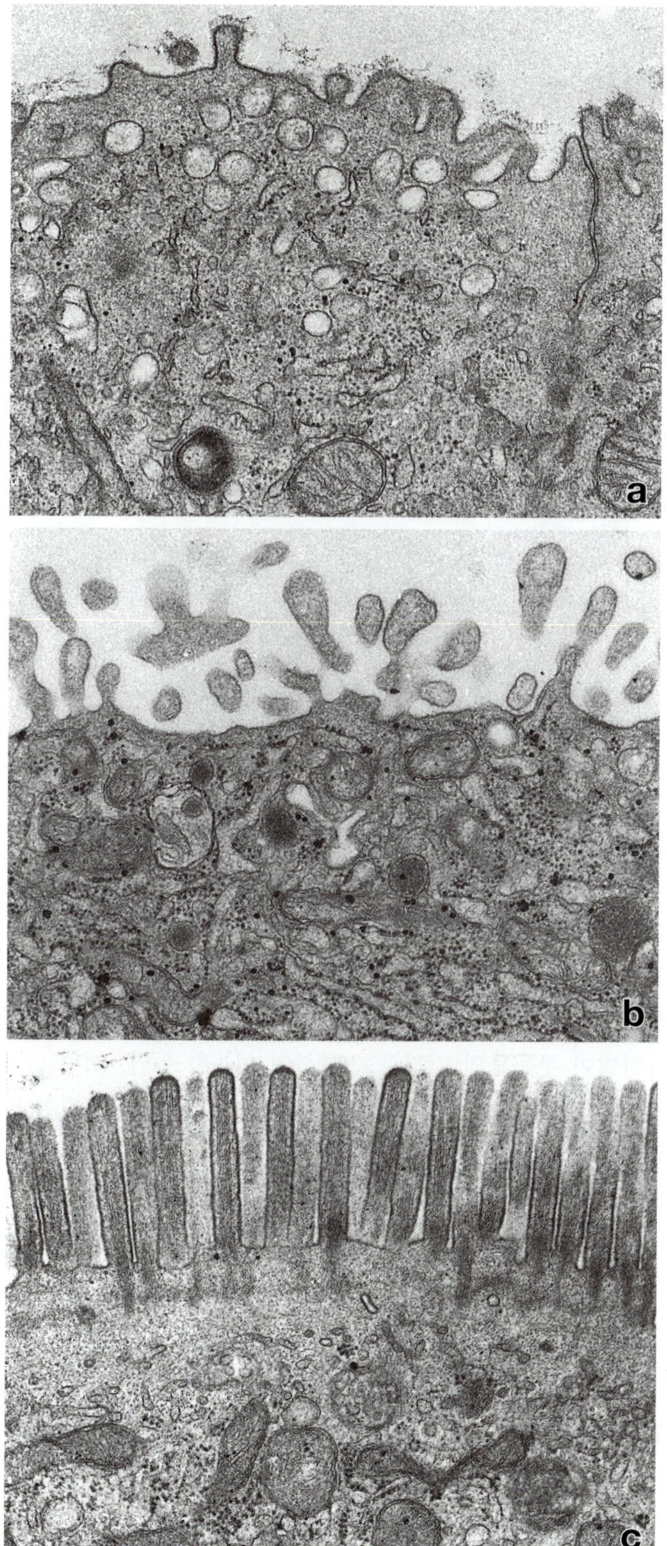

그림 5.2 각기 다른 세포의 다양한 미세융모 전자현미경사진. a. 자궁샘의 상피세포; 작은 돌기들. **b.** 태반의 합포체영양막; 불규칙하고 가지를 친 미세융모. **c.** 장흡수세포; 수가 많고 일정하며 규칙적으로 배열된 미세융모. 모든 사진 ×20,000

종말그물(terminal web)은 **스펙트린**(spectrin, 468 kDa)에 의해 고정된 **액틴미세섬유**(actin filament)로 구성되어 있으며 스펙트린은 또한 종말그물을 위쪽 세포막에 고정시킨다(그림 5.3b). 종말그물에는 **미오신 II**(myosin II)와 **트로포미오신**(tropomyosin)이 있으므로 수축할 수 있는 능력이 있다. 이 단백질들은 딱딱한 액틴심지가 종말그물에 고정되어 있는 미세융모들을 펼쳐 미세융모사이 간격을 넓게 함으로써 세포 윗부분의 직경을 감소시킨다.

미세융모의 기능적, 구조적 특징은 표 5.2에 요약하였다.

부동모(Stereocilia)

특별히 길고 움직이지 않는 미세융모를 부동모라고 한다.

부동모(streocilia)는 상피에서 널리 분포되지 않고 있다. 부동모는 실제로 남성생식계통의 **부고환**(epididymis), **정관**(ductus deferens)의 근위부, **내이의 감각세포**(sensory [hair 털] cell of the inner ear) 등에 국한되어 있다. 이런 흔치 않은 표면구조는 전통적으로 미세융모와 다른 구조물로 생각되었었다.

생식관의 **부동모**(stereocilia)는 세포의 꼭대기면에서 뻗어 나온 매우 긴 돌기로 흡수를 촉진시킨다. 세포 꼭대기에서 나온 돌기와 세포질다리에 의해 서로 연결된 굵은 줄기 부분이 부동모의 독특한 형태라고 할 수 있다. 전자현미경으로 내부 구조를 관찰하면 이것은 특별히 긴 미세융모이므로 일부 조직학자들은 **부동융모**(stereovilli)라는 용어를 쓰기도 한다(그림 5.4a). 광학현미경으로 관찰하면 이 돌기들은 끝이 뾰족한 다발로 모여 있으므로 그림붓의 털을 닮았다.

부동모도 미세융모처럼 **핌브린**(fimbrin)에 의해 가로로 연결된 **액틴미세섬유**(actin filament) 다발에 의해 지지되고 있다. 액틴미세섬유의 플러스(barbed)종말은 부동모의 끝을 향해 있고, 마이너스(pointed)종말은 기저부를 향하고 있다. 이러한 액틴심지의 구조는 미세융모와 여러가지 면에서 유사하나, 이것은 120 μm 정도까지

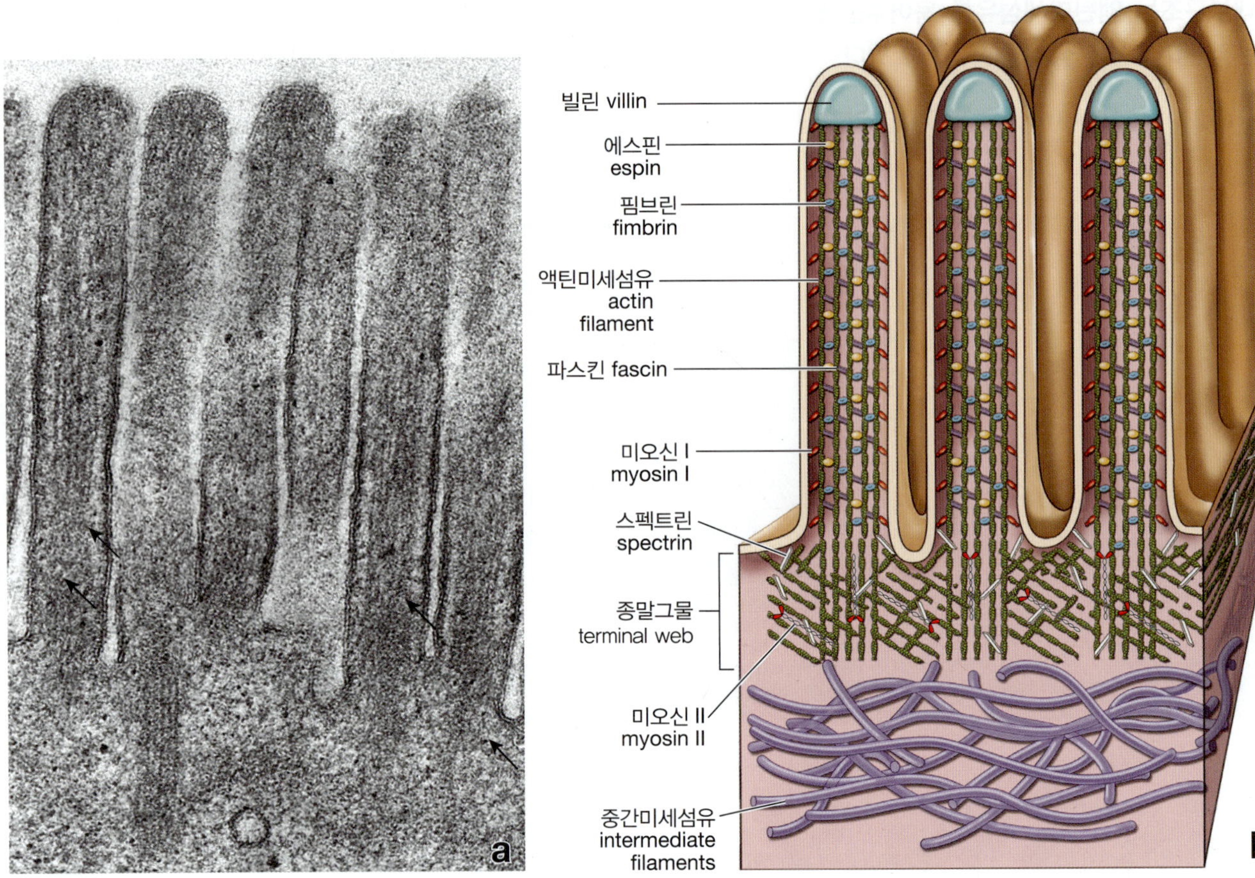

그림 5.3 미세융모의 분자구조. a. 그림 5.2c의 미세융모의 고배율사진. 미세융모(*화살표*) 속에 액틴미세섬유가 표면쪽 세포질의 종말그물로 뻗어 있는 것을 확인할 것. ×80,000. **b.** 미세융모의 분자구조와 특수 액틴결합단백질들(핌브린, 에스핀 및 파스킨)의 위치를 나타내는 그림. 미세융모 내부의 미오신 I과 종말그물 내의 미오신 II의 분포를 확인할 것. 스펙트린 분자는 액틴미세섬유를 종말그물 내에 안정시키고, 꼭대기 세포막에 고정시켜 준다.

긴 경우가 있다.

부동모는 미세융모로부터 액틴 다발의 외측에 액틴미세섬유를 더 추가하고, 액틴미세섬유의 길이를 더 길게 함으로써 발달하게 된다. 미세융모와는 달리 80 kDa짜리 액틴결합 단백질인 **에즈린**(ezrin)이 부동모의 형질막에 밀착됨으로써 액틴미세섬유를 형질막에 고정시켜준다. 부동모의 줄기 부분과 꼭대기 세포 돌출 부분에는 액틴미세섬유들을 가로로 연결시켜주는 분자인 **알파 액티닌**(α-actinin)이 포함되어 있다(그림 5.4b). 미세융모와 부동모의 놀라운 차이점은 크기와 에즈린의 존재 외에도 부동모의 꼭대기에 빌린이 없다는 점이다.

귀의 감각상피에 있는 부동모는 몇 가지 독특한 특징이 있다.

귀의 감각상피에 있는 부동모(stereocilia of the sensory epithelium) 또한 미세융모에서 기원된다. 이들은 기계적 진동에 매우 민감하며, 흡수구조라기보다는 **기계적감각수용기**(sensory mechanoreceptor)로 작용한다. 부동모는 직경이 일정하며 점점 키가 커지는 물결진 다발로 배열하여 계단과 같은 형태를 하게 된다(그림 5.5a). 부동모의 내부구조는 고밀도의 **액틴미세섬유**(actin filament)가 **에스핀**(espin)에 의해 가로로 연결되는 것이 특징이며, 에스핀은 부동모의 정상적 구조와 기능에 꼭 필요하다. 감각상피의 부동모에는 에즈린과 알파 액티닌이 없다. 부동모는 지나친 자극에 의해 쉽게 손상을 받으므로, 그 구조들이 계속하여 재생됨으로써 일생 동안 적절한 작동조건을 유지할 수 있는 분자기전을 가지고 있다. 학자들이 형광물질로 표지한 액틴분자를 이용하여 부동모에서 전체 액틴미세섬유다발이 부동모의 기저부를 향하여 이동할 동안, 액틴 단량체가 끊임없이 꼭대기에 추가되며, 기저부에서 제거되는 것을 발견하였다(그림 5.5b, c). 이러한 액틴심지의 **트레드밀 효과**(treadmilling effect)는 고도로 조절되며 부동모의 길이에 달려 있다.

부동모의 기능과 구조적 특징을 미세융모 및 섬모와 비교하여 표 5.2에 요약하였다.

섬모(Cilia)

섬모(cilia)는 신체의 거의 모든 세포에 존재하는 표면구조이다. 섬모는 표면형질막으로부터 털과 같이 돌출된 구조로 내부에 미세관으로 구성된 **축세사**(axoneme)를 포함하고 있다. 축세사는 **기저체**(basal body)로부터 뻗어 나가며, 기저체는 중심체에서 기원한 **미세관 구조중심**(microtubule-organizing center, MTOC)으로 섬모세포의 꼭대기 부분에 위치한다. 기저체는 그들을 세포질에 고정시켜주는

표 5.2 **상피세포의 자유표면영역과 그 부속구조들의 요약**

		기본구조	가로단면	운동궤적	분포와 기능
미세융모(Microvilli)		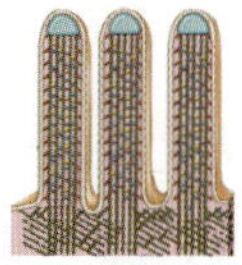 길이는 평균 1~3 μm이고 액틴미세섬유다발이 종말그물에 고정되어 있음	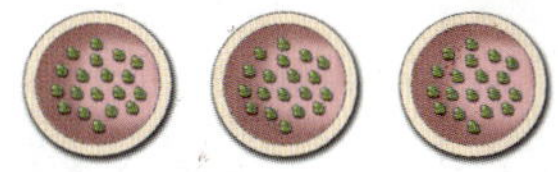 액틴다발형성단백질에 의해 가로연결된 액틴미세섬유 심지가 있음. 직경은 50~100 nm	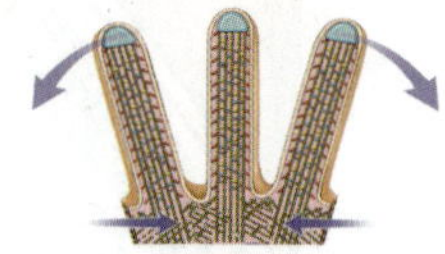 종말그물의 수축에 의해 수동적으로 움직임	• 여러 상피에 존재 • 세포의 흡수표면을 증가시킴 • 광학현미경 상에서 줄무늬가장자리(장의 흡수세포)나 솔가장자리(콩팥의 요세관세포)로 관찰됨
부동모(Stereocilia)		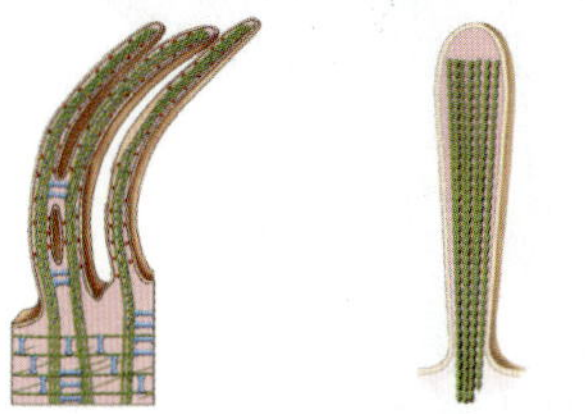 길이가 120 μm 정도로 상당히 길고 액틴미세섬유다발이 종말그물에 고정되어 있음. 재생이 가능함(내이)	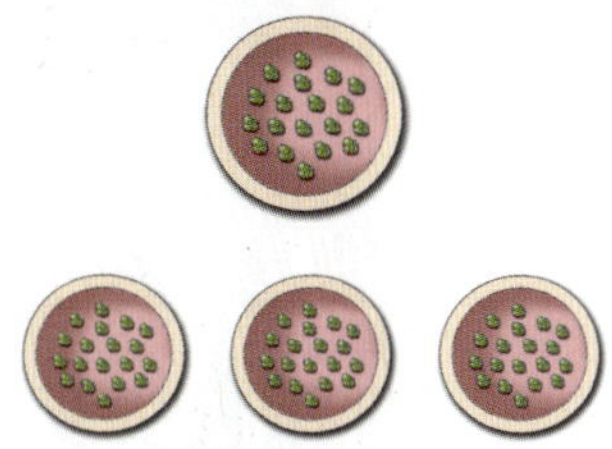 액틴다발형성단백질에 의해 가로연결된 액틴미세섬유 심지가 있음. 직경은 100~150 nm	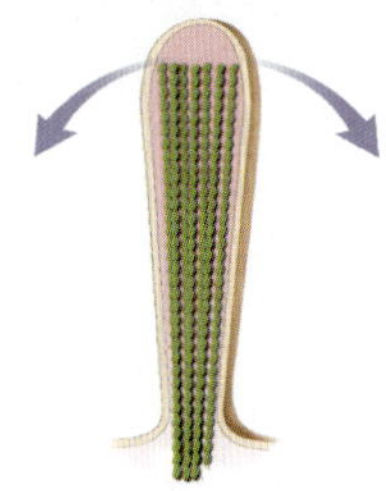 액체의 흐름(생식계통)이나 내림프의 진동(내이)에 의해 수동적으로 움직임	• 한정된 분포 • 남성생식계통(부고환, 정관의 근위부)은 흡수기능이 있음 • 내이의 감각털세포는 기계적수용기로 작용
섬모(Cilia)	운동(Motile)	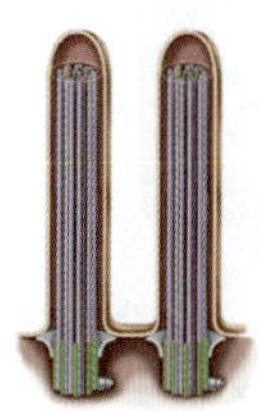 길이는 5~10 μm(정자의 편모는 50~100 μm)이고 축세사와 기저체가 있음. 섬모의 발생과 정상적인 기능에 필요한 특수한 편모내 수송계가 있음	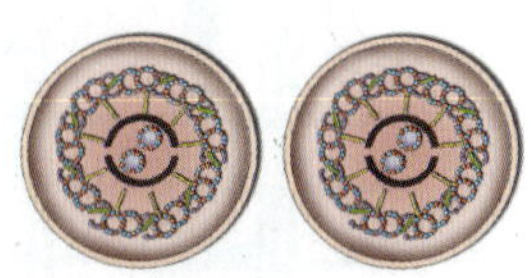 9+2 패턴으로 배열된 미세관 및 미세관연관운동단백질이 있음. 지름은 약 250 nm	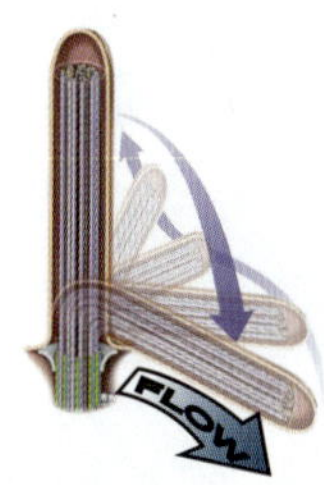 능동적으로 움직임. 빠른 정방향운동과 느린 되돌이운동(반원뿔 궤적)	• 상피표면을 따라 분비물, 단백질, 이물질 및 세포 등을 운반하는 세포에 가장 흔히 발달(난관, 기관과 기관지, 뇌의 뇌실막과 후각상피) • 정자의 편모는 정자를 앞으로 이동시킴
	일차(Primary)	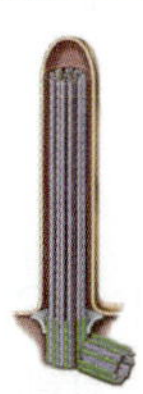 길이는 평균 2~3 μm 이고 축세사와 기저체가 있음. 세포막에 칼슘통로가 있고 편모내수송계가 발달해 있음	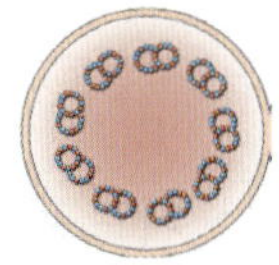 원발섬모: 9 + 0 패턴으로 배열된 미세관 심지: 섬모 다이네인, 중앙의 한 쌍의 미세관과 방사살이 없음. 지름은 약 250 nm	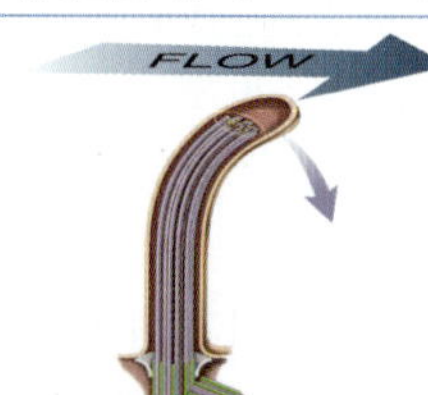 능동적인 움직임이 없음. 액체의 흐름에 의해 수동적으로 휘어짐	• 신체의 거의 모든 세포에 존재함 • 콩팥의 분비관, 담관상피, 갑상샘, 가슴샘, 신경세포, 슈반세포, 연골세포, 섬유모세포, 부신피질 및 뇌하수체세포들 • 감각을 감지하는 안테나 역할을 함 • 세포밖 변화를 감지하여 신호를 만들어 전달함
	결절(Nodal)	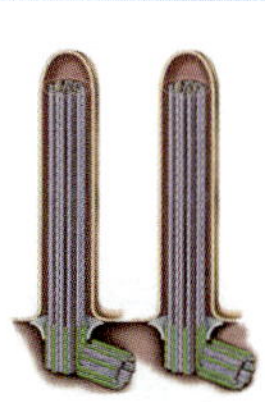 길이는 5~6 μm이고 일차섬모와 비슷하지만 능동적으로 움직임	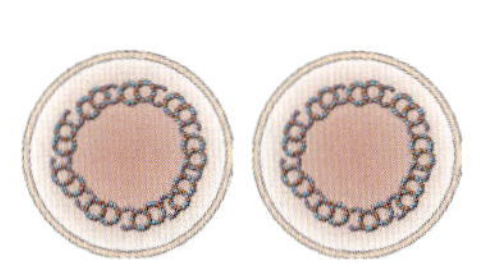 결절섬모: 9 + 0 패턴으로 배열된 미세관심지와 미세관연관 운동단백질(섬모 다이네인)이 있음. 중앙의 한 쌍의 미세관과 방사살은 없다. 지름은 약 250 nm	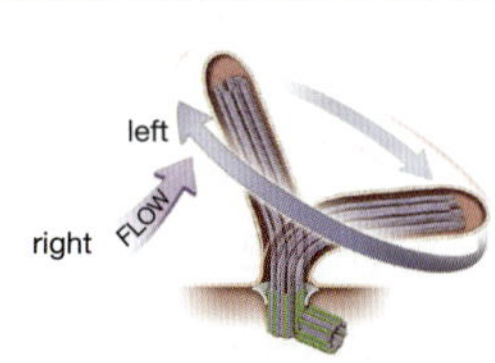 능동적인 회전운동(원뿔궤적)	• 배아의 이배엽판에서 원시창자가 만들어질 때 원시 결절근처에서 발견됨 • 내장기관이 좌우비대칭으로 발생하는데 중요한 역할을 함

LM, 광학현미경(light microscope).

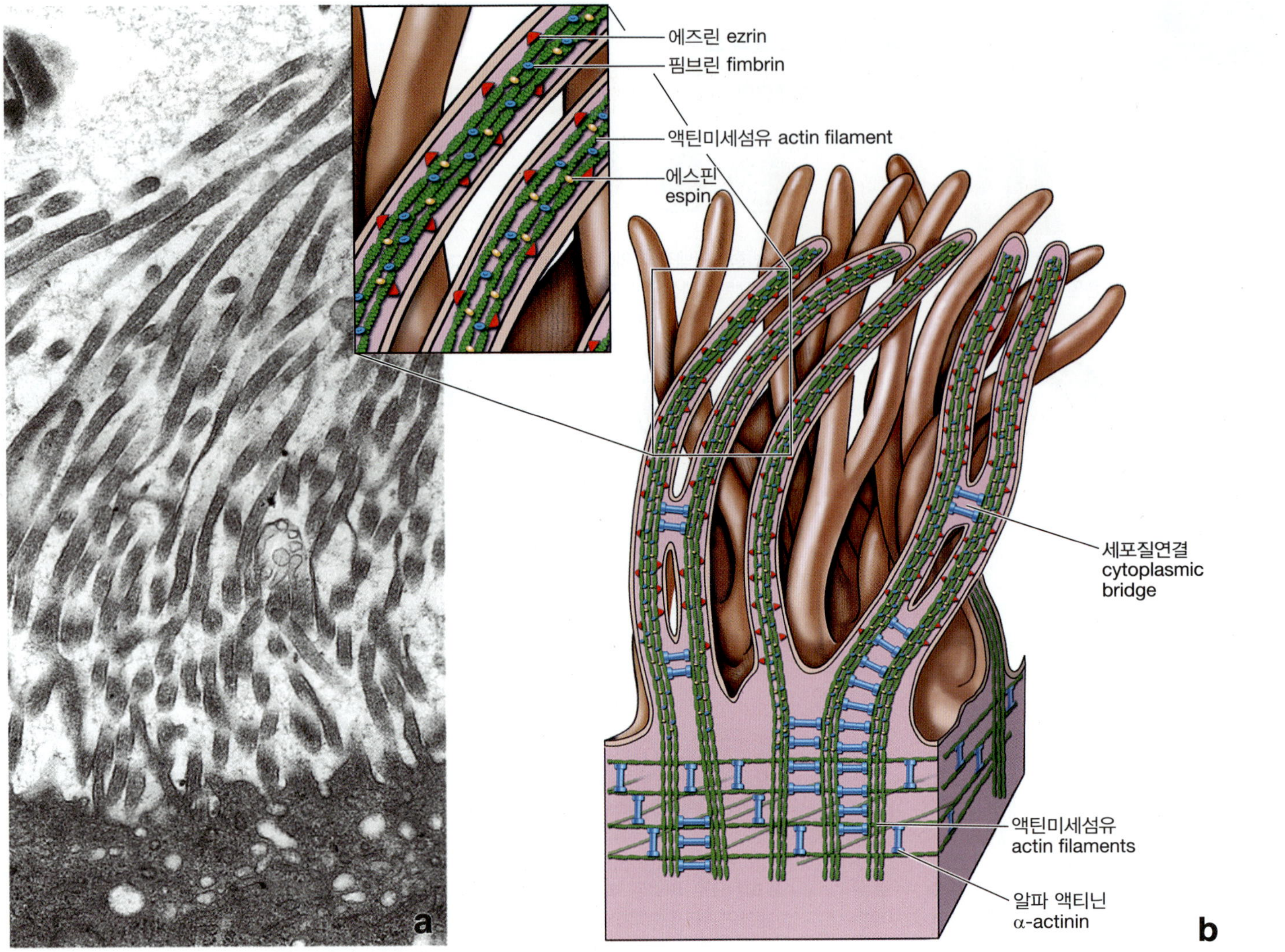

그림 5.4 부동모의 분자구조. a. 부고환 부동모의 전자현미경 사진. 세포질돌기는 미세융모와 비슷하나 길이가 매우 길다. ×20,000. **b.** 부동모의 분자구조를 나타내는 그림. 이들은 세포의 꼭대기 부분의 돌출부에서 시작되며 세포질다리에 의해 서로 연결된 굵은 줄기 부분을 가지고 있다. 부동모 내의 액틴미세섬유 분포, 길어진 부분(**삽입그림**)에서의 액틴연관 단백질인 핌브린과 에스핀, 종말그물의 알파 액티닌, 자유표면의 세포돌출구조 및 때때로 나타나는 이웃한 부동모 사이의 세포질다리 등을 관찰할 것.

몇 개의 부속 구조와 연관되어 있다. 섬모, 기저체 및 기저체 연관 구조들이 합하여 세포의 **섬모기구**(ciliary apparatus)를 형성한다.

일반적으로 섬모는 운동섬모, 원발섬모 및 결절섬모로 분류된다.

섬모는 기능적 특징에 따라 세 가지 기본 카테고리로 분류된다.

- **운동섬모**(motile cilia)는 역사적으로 모든 섬모 중 가장 많이 연구되었다. 이것은 상피세포의 자유표면에서 많이 볼 수 있다. 운동섬모와 그 반대구조(counterpart)인 **편모**(flagella)는 **전형적인 9 + 2 축세사구조**(typical 9 + 2 axonemal organization)를 보이며, 운동성에 필요한 힘을 생성하는 데 필요한 미세관연관 운동단백질을 함유하고 있다.
- **원발섬모**(primary cilia [monocilia])는 거의 모든 진핵세포에서 발견되는 한 개의 돌기이다. 단일섬모란 세포당 단 한 개의 섬모만 있는 경우를 가리킨다. 원발섬모는 축세사의 미세관 배열이 다르고 미세관연관 운동단백질이 없으므로 부동성이다. 이들은 **화학감지체**(chemosensor), **후각감지체**(osmosensor) 및 **기계감지체**(mechanosensor)로 작용하여 인체의 여러 장기에서 빛, 냄새 및 소리를 감지한다. 원발섬모가 발달조직에서 정상적 조직형성에 필수적이라는 사실은 널리 알려져 있다.
- **결절섬모**(nodal cilia)는 배아에서 장배형성 시기에 이층 **배아판**(bilaminar embryonic disc)에서 발견된다. 이들은 **일차결절**(primitive node)을 둘러싸는 영역에 모여 있으므로 이름이 결절섬모이다. 결절섬모는 축세사 내부구조가 원발섬모와 비슷하나 **회전운동**(rotational movement)을 하는 능력이 뛰어나다. 결절섬모는 초기의 배아 발달에 중요한 역할을 한다.

세 종류 섬모의 기능과 구조는 표 5.2에 요약되어 있다.

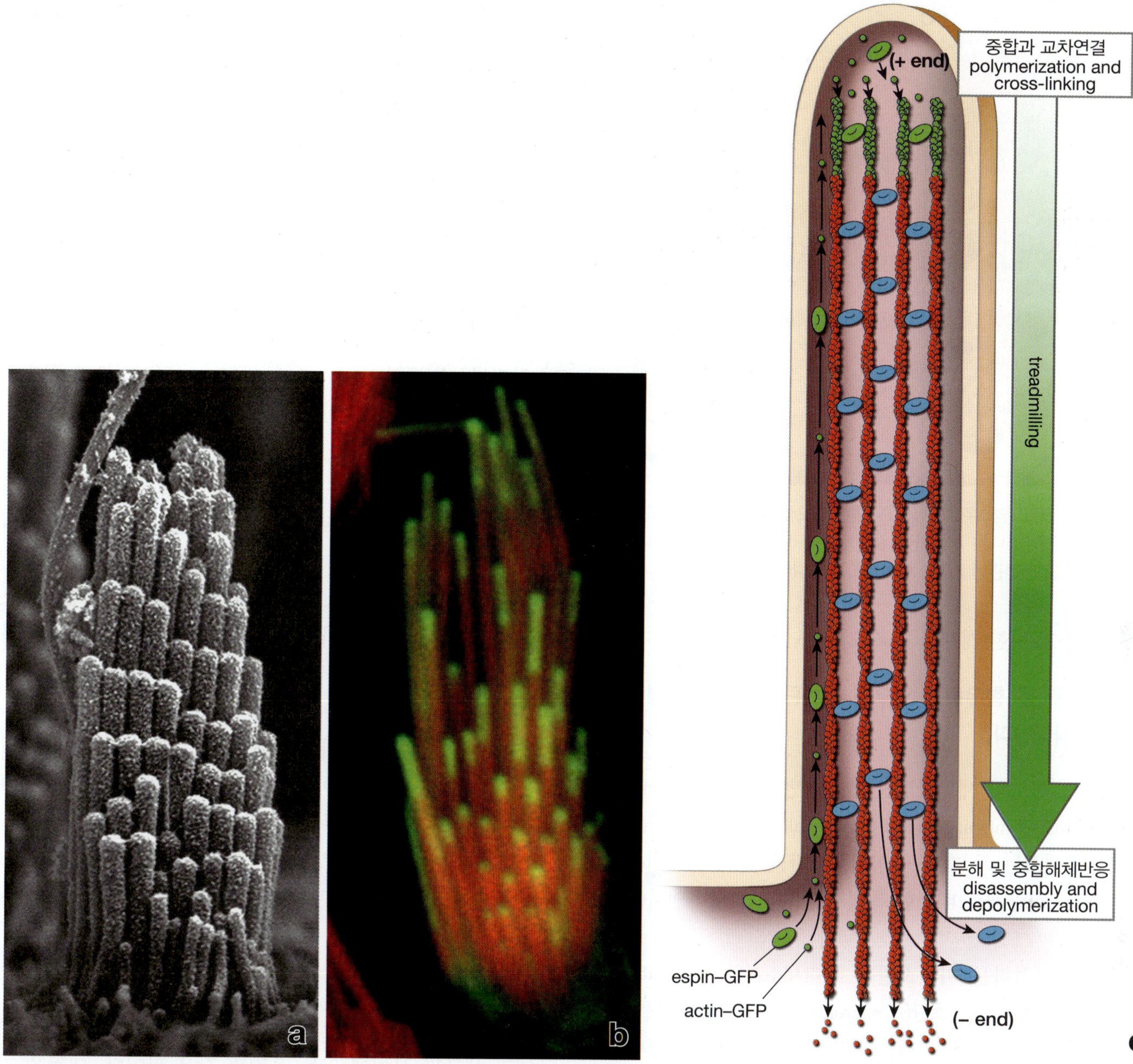

그림 5.5 역동적 리모델링을 통한 부동모 내부구조의 유지. a. 내이의 감각상피 부동모의 주사전자현미경사진이다. 이들은 직경이 일정하고 점차 키가 커지는 융기 다발로 구성된다. ×47,000. **b.** 부동모(*초록색*)의 끝에서 베타액틴-초록형광단백질(*GFP*)과 에스핀-*GFP*이 결합된 콘포컬현미경 사진. 부동모의 심지를 이루고 있는 액틴미세섬유는 로다민/팔로이딘으로 대조염색하였다(*적색*). ×35,000. **c.** 액틴미세섬유 심지가 재구성(remodel)되는 기전을 설명하는 그림. 액틴의 중합과 액틴미세섬유의 가시(플러스)끝으로 교차연결되는 에스핀은 부동모의 끝에서 일어난다. 액틴미세섬유의 분해와 중합해체반응은 부동모의 기저부 가까이에서 액틴미세섬유의 뾰족한(마이너스) 끝에서 일어난다. 부동모의 끝에서 일어나는 집합과 기저부에서 일어나는 분해의 비율이 균형이 잡혀 있으면 액틴 분자는 안쪽으로 역주행하거나 트레드밀을 하게 되어 결국 부동모는 일정한 길이를 유지하게 된다. (Rzadzinska AK, Schneider ME, Davies C, et al. An actin molecular treadmill and myosins maintain stereocilia functional architecture and self-renewal. *J Cell Biol* 2004;164:887–897. 제공)

운동섬모는 상피표면을 따라 액체와 물질을 이동시킬 수 있다.

운동섬모(motile cilia)는 운동을 할 수 있는 내부구조를 가졌다. 대부분의 섬모상피, 예를 들어 기관, 기관지 또는 난관의 세포들에는 수백 개의 섬모가 질서정연하게 줄지어 배열하고 있다. 기관과 기관지나무에서 섬모는 점액과 갇힌 미립물질을 구강인두로 쓸어 보내 거기에서 침과 함께 삼켜 신체로부터 제거시킨다. 난관에서 섬모는 난자와 액체를 자궁 쪽으로 운반시키는 것을 돕는다.

섬모는 상피표면에 “상고머리” 모양을 나타낸다.

광학현미경 하에서 **운동섬모**(motile cilia)는 직경이 대략 0.25 μm, 길이가 5~10 μm인 짧고 가는 머리카락 같은 구조로 세포의 자유표면으로부터 튀어나온다(그림 5.6). 섬모의 기저부에서 세포를 가로질러 뻗는 가늘고 짙게 염색되는 띠가 보이며 이것이 **기저소체**(basal body)이다. 이들은 염색되어 광학현미경으로 관찰했을 때 연속적인 띠로 나타난다. 그러나 전자현미경으로 관찰하면 각 섬

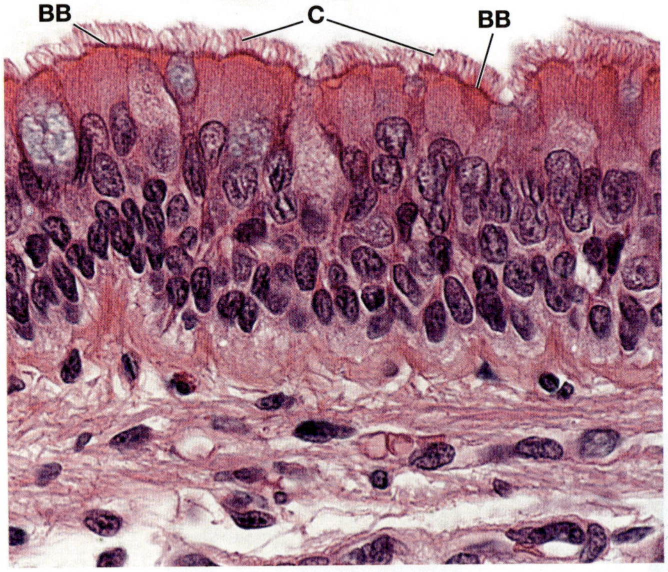

그림 5.6 섬모상피. H&E 염색된 기관의 거짓중층섬모상피 표본사진. 섬모(*C*)는 세포의 자유표면에서 뻗어 나온 머리카락 같은 돌기로 나타난다. 섬모돌기 바로 아래의 진한 선은 섬모와 연관된 기저소체(*BB*)에 의해 나타난다. ×750.

모의 기저소체는 뚜렷한 개개의 구조로 나타난다.

운동섬모는 축세사를 함유하고 있으며 미세관이 9 + 2의 형태로 배열된 구조로 나타난다.

전자현미경으로 섬모의 세로단면을 관찰하면 **축세사**(axoneme)라고 하는 **중심미세소관**(internal core of microtubule)을 볼 수 있다(그림 5.7a). 가로단면에서는 두 개의 중심미세소관을 둘러싸는 미세소관들이 9쌍 또는 이량체로 배열한 특징적인 형태를 나타낸다(그림 5.7b).

각 이량체를 구성하는 미세소관은 **B 미세소관**(B microtubule)의 벽이 불완전하여 **A 미세소관**(A microtubule)의 벽의 일부를 공유하는 구조로 나타난다. A 미세소관은 **13개의 튜불린원시세사**(13 tubulin protofilament)가 나란히 배열한데 비해, B 미세소관은 **10개의 튜불린원시세사**(10 tubulin protofilament)로 구성되어 있다. 섬모의 미세소관을 이루는 튜불린분자들은 함께 강하게 결합하여 아세틸화와 다글루탐산화 과정에서 중개후 변경된다. 이러한 과정으로 섬모축세사의 미세소관은 매우 안정적이고 중합해체반응(depolymerization)에 견딘다.

고배율로 가로단면을 관찰했을 때 각 이량체는 미세소관연합운동단백질인 **섬모 다이네인**(ciliary dynein)을 함유한 한 쌍의 "팔"을 나타낸다. 이 운동단백질은 부근의 미세소관의 표면을 따라 움직이기 위하여 아데노신삼인산(ATP) 가수분해 에너지를 사용한다(그림 5.7). 다이네인 팔들은 24 nm 간격으로 A 미세소관을 따라 나타나며 부근의 이량체의 B 미세소관과 일시적인 교차다리를 형성하기 위하여 팔을 뻗는다. **넥신**(nexin, 165 kDa)에 의해 형성된 수동적 탄력성분은 A 미세소관을 근처 이량체의 B 미세소관과 86 μm 간격으로 연속적으로 연결시킨다. **두 개의 중심미세소관**(two central microtubule)은 분리되어 있으나 섬모의 길이를 따라 14 nm 간격으로 **중심집돌기**(central sheath projection)에 의해 부분적으로 둘러싸여 있다(그림 5.7 참조). **방사살**(radial spoke)은 9개의 각 이량체로부터 두 개의 중심미세소관 쪽으로 29 nm 간격으로 뻗어 있다. 방사살을 형성하는 단백질과 바깥쪽 이량체 사이를 연결시키는 넥신은 섬모가 큰 폭으로 진동하게끔 해준다.

기저소체와 기저소체 연관구조들이 섬모를 자유표면 쪽 세포질에 단단하게 고정시킨다.

9 + 2 미세소관 배열(9 + 2 microtubule array)은 섬모의 꼭대기부터 기저부까지 연속되는데 반해, 바깥쪽 한 쌍의 미세소관은 **기저소체**(basal body)와 합쳐진다. 기저소체는 변형된 중심소체이다. 기저소체는 아홉 개의 짧은 미세소관이 고리처럼 배열된 **삼중미세소관**(microtubule triplet)으로 MTOC 기능을 한다. 섬모 축세사의 이중미세소관(A와 B 미세소관)은 기저소체의 삼중미세소관 중 두 개와 연속된다. 삼중미세소관의 세 번째 불완전한 **C 미세소관**(C microtubule)은 바닥에서 기저소체와 축세사 사이의 이행부 가까운 기저소체 꼭대기의 **이행구역**(transitional zone)까지 뻗어 있다. 섬모의 **두 개의 중심미세소관**(two central microtubule)은 이행구역에서 시작되어 축세사의 꼭대기까지 뻗어 있다(그림 5.7b). 따라서 기저소체의 가로절단면에서는 9개의 삼중미세소관이 원으로 배열하고 있는 것을 볼 수 있으나 두 개의 중심미세소관은 볼 수 없다.

기저소체는 몇 개의 기저소체연관구조(basal body-associated structure), 예를 들어 날개판(alar sheet, 이행섬유 transitional fiber), 기저발(basal feet) 및 줄무늬 뿌리(striated rootlets)들과 연관되어 있다(그림 5.7과 5.8 참조).

- **날개판**(alar sheet, 이행섬유 transitional fiber)은 기저소체의 이행구역과 세포막 사이에 있는 옷깃과 같은 판이다. 이것은 기저소체의 C 미세소관의 꼭대기 끝 근처에서 기원하여 세포막의 세포질쪽 면에 부착한다(그림 5.7).
- **기저발**(basal foot)은 보통 기저소체의 중간부위에서 볼 수 있는 부속구조이다(그림 5.8 참조). 전형적 섬모상피세포에서 모든 기저발은 같은 방향을 향하고 있으므로(그림 5.9) 이들이 섬모운동을 조정하는 기능을 한다는 가설이 있었다. 이들은 섬모를 원하는 방향으로 회전시킴으로 기저소체를 조절하는 데 관여한다. 기저발과 연관된 미오신 분자를 확인한 것이 이 가설을 지지해 준다.
- **줄무늬 뿌리**(striated rootlet)는 **rootletin**(220 kDa 단백질)을 함유한 원미세섬유가 세로로 배열하여 구성하였다. 줄무늬뿌리는 세포질 속으로 깊이 돌출되어 기저소체를 자유표면 쪽 세포질에 단단히 고정시켜 준다(그림 5.8 참조).

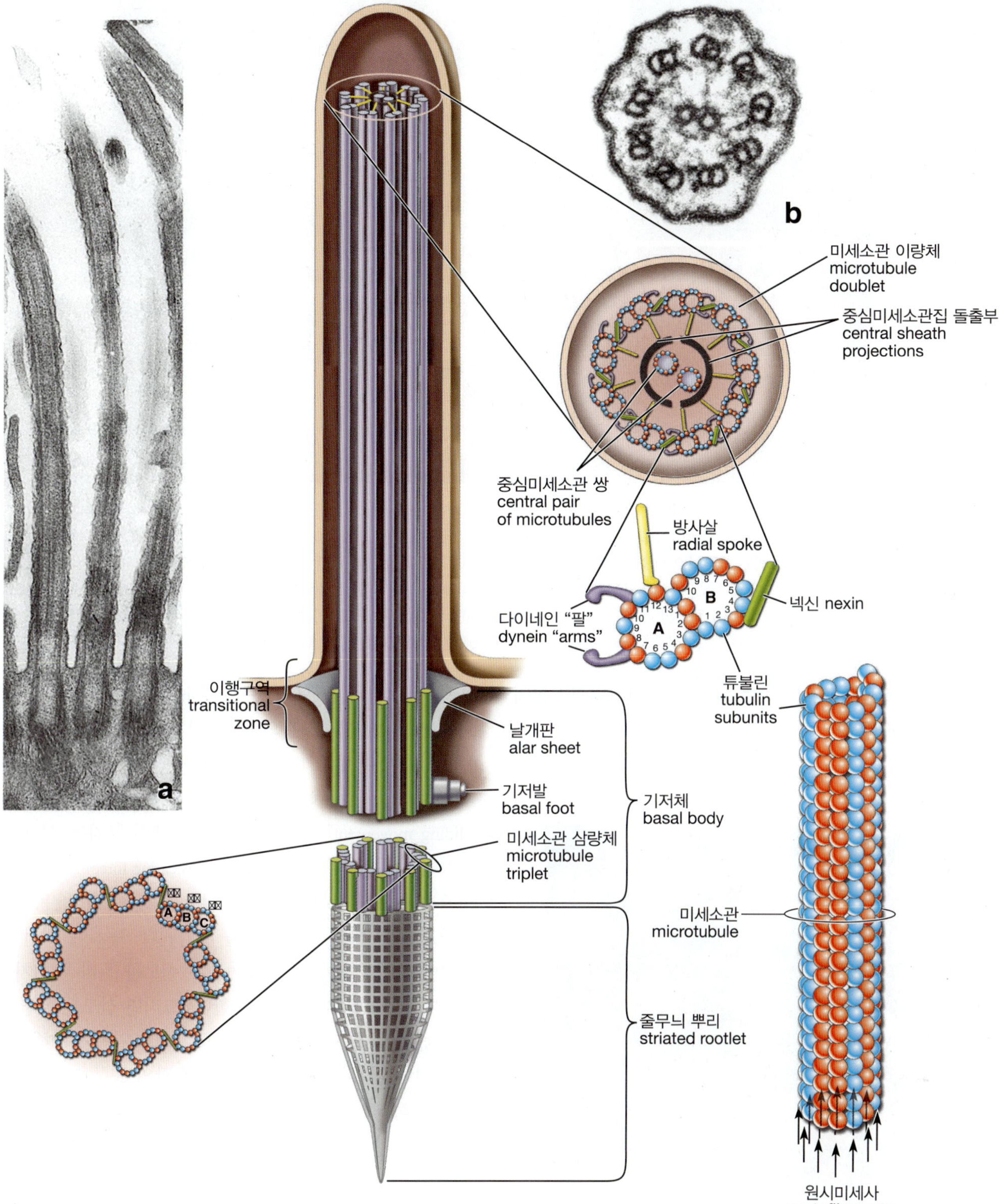

그림 5.7 섬모의 분자구조. 이 그림에서는 섬모와 기저소체 내 미세소관의 삼차원 배열을 볼 수 있다. 섬모의 가로절단(*오른쪽*)면에서 한 쌍의 중심미세소관과 이를 둘러싸는 아홉 개의 미세소관 이량체(9 + 2 형태)를 보여주고 있다. 미세소관 이량체의 분자구조가 가로절단면 아래에 있다. 이량체의 A 미세소관이 13개의 튜불린 이합체가 나란히 배열하고 있는 반면(*아래 오른쪽*), B 미세소관은 10개의 튜불린 이합체로 구성되며 나머지 이합체를 A 미세소관과 공유하고 있다. A 미세소관으로부터 나온 다이네인 팔은 옆의 이량체의 B 미세소관과 임시 교차다리를 만든다. 기저소체는 줄무늬뿌리에 의해 세포질에 단단히 고정된다. 기저소체의 정중절단면에서 기저발을 볼 수 있다. 기저소체의 가로절단면(*아래 왼쪽*)에서 9개의 미세소관 삼량체가 배열한 것을 볼 수 있다. 이 구조들은 넥신 분자들에 의해 연결되어 고리모양을 이루고 있다. 섬모의 각 미세소관은 삼량체의 안쪽 A 미세소관과 B 미세소관이 이어진 것이다. C 미세소관은 더 짧고 이행구역까지만 뻗어 있다. **삽입그림 a.** 난관의 섬모 종단면의 전자현미경사진. 섬모 내부의 구조는 미세소관이다. 섬모의 이 부위에서는 한 쌍의 중심미세소관이 없으므로 기저소체는 비어 있는 것으로 나타난다. x 20,000. **삽입그림 b.** 섬모의 가로절단면의 전자현미경사진으로 해당하는 구조들의 그림이 아래에 있다. ×180,000.

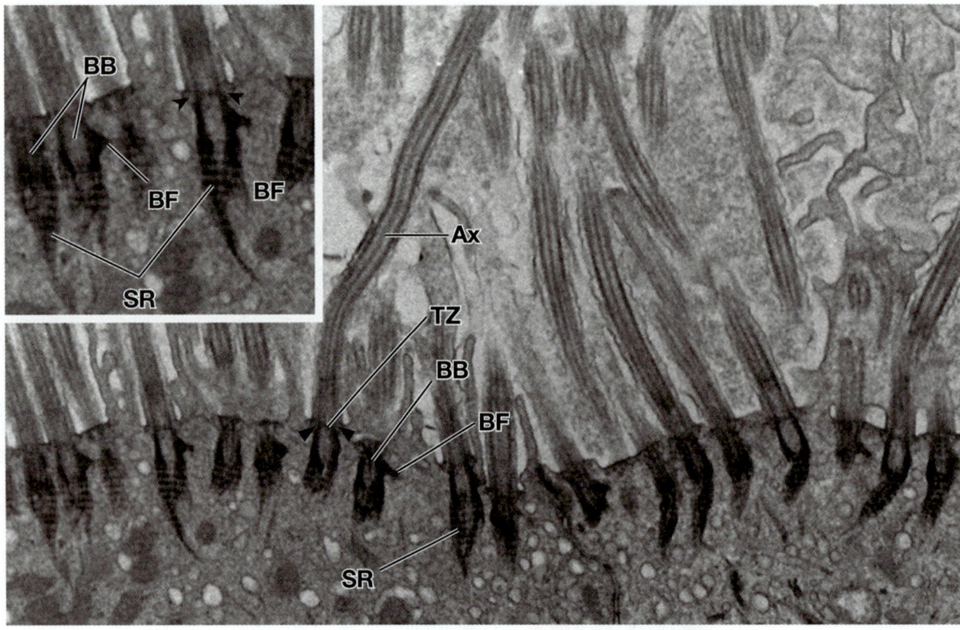

그림 5.8 호흡점막의 섬모가 덮인 표면. 비강의 호흡상피에서 세로로 절단된 섬모의 전자현미경사진. 이 배율에서 섬모의 이 부분에서는 대부분의 기저소체(*BB*)가 한 쌍의 중심미세소관이 없으므로 비어 있는 것으로 나타난다. 기저소체의 자세한 구조와 기저소체 연관 구조들이 이 표본에서 잘 나타나 있으며 삽입그림 속의 고배율 사진도 그렇다. 이 표본에서 거의 모든 기저소체는 줄무늬뿌리(*SR*)를 가지고 있다. 이들이 기저소체를 자유표면 세포질 안에 깊숙이 고정시킨다. 각 기저소체는 비대칭적으로 옆으로 튀어나온 한 개의 기저발(*BF*)을 가지고 있으며 이 표본에서는 몇 개가 잘 나타나 있다. 이행구역(*TZ*)은 기저소체의 위쪽 끝에서 9 + 2 미세소관 배열로 형성된 축세사(*Ax*)로 뻗어 있다. 한 쌍의 중심소체는 이 표본의 대부분에서 나타나 있다. 또한 날개집(*화살표머리*)은 이행구역과 세포막 사이에서 날개 같은 구조를 펴고 있다. *오른쪽*에서 첫 번째와 두 번째 기저소체에 잘 보존된 날개집을 관찰할 수 있다. ×15,000. **삽입그림** ×25,000. (Dr. Jeffrey L. Salisbury 제공.)

이중미세소관의 미끄러짐으로 일어나는 섬모운동은 다이네인 팔의 ATPase 활성으로 시작된다.

섬모의 활동(ciliary activity)은 이중미세소관들 서로간의 운동에 기초를 두고 있다. 섬모의 운동은 다이네인 팔에 의해 시작된다(그림 5.7b 참조). A 미세소관의 팔에 위치한 **섬모 다이네인**(ciliary dynein)은 근처 이량체의 B 미세소관과 임시적인 교차다리를 형성한다. ATP의 가수분해가 B 미세소관을 따라 다리에 **미끄러지는운동**(sliding movement)을 일으킨다. 다이네인 분자는 섬모의 끝을 향한 미끄러짐 동안 지속적인 전단응력(shearing force)을 생성한다. 이 ATP 의존기 때문에 강직함을 유지하는 섬모는 **효과적운동**(effective stroke)이라고 하는 빠른 전진운동을 나타낸다. 동시에 넥신 단백질과 방사살이 제공한 수동적 탄력연결은 섬모를 똑바른 위치로 되돌리기 위하여 필요한 에너지를 축적한다. 그러면 섬모는 유연해지고, 느린 회귀동작 즉, **회복운동**(recovery stroke)으로 옆쪽을 향해 굽어진다.

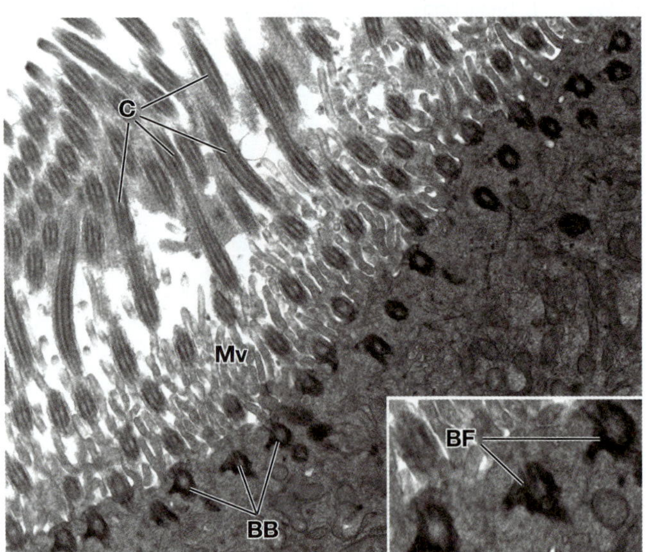

그림 5.9 기저소체와 섬모. 일차 섬모 부동증을 진단하기 위한 어린이의 비강점막의 생검에서 얻은 진단 전자현미경사진으로 정상적인 기저소체(*BB*)와 섬모(*C*)를 보여준다. 이것은 섬모세포의 윗부분의 비스듬히 절단한 표본이다. 가로절단면에서 보이는 기저소체는 사선이나 종으로 절단된 섬모에서보다 더 치밀한 구조로 나타난다. 몇 개의 미세융모(*Mv*) 단면이 자유표면에서 관찰된다. ×11,000. **삽입그림**. 세 개의 기저소체가 기저발(*BF*) 높이에서 절단되었다. 모든 기저발이 같은 방향을 향하고 있음에 주목할 것. 이들은 섬모운동을 조정하기 위하여 기저소체를 원하는 각도로 회전하게 한다. ×24,000. (Patrice C. Abell Aleff 제공.)

그러나 아홉 이량체의 A 미세소관의 모든 다이네인 팔이 동시에 임시적 교차다리를 형성하려 한다면 섬모의 효과적운동은 일어나지 않는다. 따라서 활동적인 전단응력의 조절이 필요하다. 최근의 증거로 9 + 2 섬모에서 한 쌍의 중심미세소관이 9개의 바깥 이량체와 관련되어 회전한다는 것을 제시하였다. 이 회전은 중심미세소관과 연결된 키네신이라고 하는 또 다른 운동단백질에 의해 일어난다고 할 수 있다. 중심미세소관은 다이네인 팔이 효과적운동을 하기 위한 상호작용의 순서를 점차적으로 조절해주는 "분배자"로 작용할 수 있다.

섬모는 동시발생적 양상으로 앞으로 치고 나간다.

9 + 2 형태를 가진 **운동섬모**(motile cilia)는 정교하고 동시성으로

파동치는 운동을 한다. 연속적인 줄로 배열한 섬모에서 각 줄의 섬모는 운동주기에서 다음 줄보다 약간 앞서서 움직임으로써 상피를 가로질러 지나가며 파도같은 움직임을 만들게 된다. 앞서 설명한 바와 같이 섬모운동의 동시성은 기저소체의 기저발이 담당하고 있다. **섬모형성**(cilia formation) 과정 동안, 모든 기저발은 기저소체를 회전시킴으로써 효과적 운동과 같은 방향으로 배열된다. 이 배열은 섬모로 하여금 점액을 상피표면에서 이동시키거나, 액체나 다른 물질들이 관상기관이나 분비관을 통해 흘러가는 것을 촉진하는 **후시성리듬**(metachronal rhythm)을 수행하게 한다.

원발섬모는 비운동성이며 9 + 0 배열의 미세소관을 함유한다.

9 + 2 미세소관 형태를 한 운동섬모와 달리, 원발섬모 또는 단섬모는 9 + 0 미세소관 배열을 하고 있다. 이들은 하나의 세포가 한 개의 그러한 섬모를 가지고 있으므로 원발섬모 또는 단섬모라 불리운다(그림 5.10). **9 + 0 미세소관 배열**(9 + 0 microtubule arrangement)을 한 또 다른 형의 섬모가 있다. 이러한 형태의 섬모에는 다음과 같은 특징이 있다.

- 운동성이 없으며 액체의 흐름에 의하여 수동적으로 구부러진다.
- 운동 가능한 힘을 낼 수 있는 미세소관 연관 단백질이 없다.
- 축세사의 중심부에 있는 한 쌍의 중심미세관과 방사살, 그리고 그들을 둘러싸는 단백질이 없다.
- 축세사가 미성숙한 반대부분과 직교하는 성숙한 중심체와 닮은 기저소체로부터 기원한다.
- 원발섬모형성은 세포주기 진행과 중심소체 복제와 동시성으로 일어난다.

원발섬모(primary cilia)는 상피, 결합, 근육, 신경조직의 대부분의 세포에 존재한다. 이들은 또한 **줄기세포**(stem cell)에도 존재하며 **배아발생**(embryogenesis) 또는 태아발달시기의 대부분의 세포에 존재한다. 예를 들어 **남성생식계통**(male reproductive tract)의 고환그물과 날세관 상피세포, **여성생식계통**(female reproductive tract)의 난관과 질의 상피세포, **담관**(biliary tract)을 싸주는 상피세포, **콩팥**(kidney) 세관의 상피세포(그림 5.10b), **중추신경계통**(central nervous system)의 액체가 들어 있는 공간을 싸주는 상피모양 뇌실막세포, **망막**(retina)의 광수용체세포 및 **귀**(ear)의 전정털세포에 존재한다. 표 5.3에 원발섬모가 존재하는 각종 조직과 장기를 표시하였다.

원발섬모는 전에는 기능을 하지 않는 9 + 2 운동섬모의 퇴화된 발달이상으로 분류되었었다. 지난 수년간의 실험연구로 원발섬모가 지구위치추적계통(GPS)의 수신안테나로서의 기능을 하는 중요한 **세포신호기구**(cellular signaling device)로 그 위상이 상승되었다. 위성으로부터 정보를 받아 GPS 수신기가 사용자의 정확한 위치를 계산해 내는 안테나와 유사하게 원발섬모도 세포밖환경으로부터 화학적, 삼투적, 광선 및 기계적 자극을 받아들인다. 이러한 자극에 반응하여, 원발섬모는 외부환경의 변화에 대해 세포과정을 변화시키도록 세포에 전달하는 신호를 낸다. 수많은 척추동물의 세포에서 원발섬모를 통한 신호는 세포분열, 조직재생 중의 세포이동과 그 이후 유전자 발현의 조절에 꼭 필요하다.

9 + 0 미세소관 배열을 보이는 원발섬모는 발달 중 기관의 액체의 흐름을 감지하는 신호수용체로 작용한다.

원발섬모는 콩팥, 간 및 췌장 등 분비기관에서 액체흐름의 감지장치로 작용한다. 이들은 분비관을 싸주는 상피세포의 표면에서 세

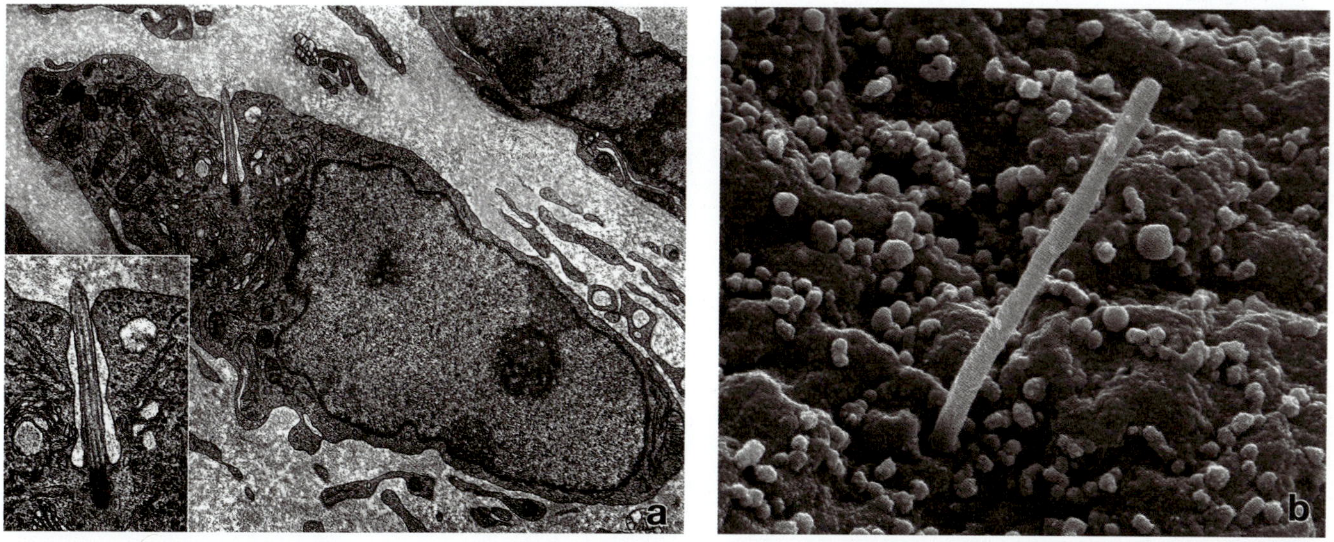

그림 5.10 결합조직과 콩팥세관의 원발섬모. a. 전자현미경 표본에 원발섬모를 포함한 자궁의 결합조직에서 세포밖기질에 둘러싸인 섬유모세포가 나타나 있다. 원발섬모는 9 + 0 미세소관 배열양상이 특징적이다. ×45,000. **삽입그림**은 섬모의 고배율 사진이다. 기저소체와 거기로부터 나오는 미세소관 이량체를 관찰할 것. ×90,000. **b.** 이 주사전자현미경은 콩팥의 집합요세관 내강으로 돌출한 원발섬모를 나타내고 있다. 원발섬모는 집합요세관세포의 자유표면에서 뚜렷하며 요세관을 통과하는 액체에 의해 활성화되는 기계적수용체로 작용한다. 섬모의 수동적 굽힘은 칼슘통로를 열고 칼슘이 세포로 유입되므로써 신호 연쇄반응을 시작한다. ×65,000. (Dr. Tetyana V. Masyuk 제공.)

표 5.3 원발섬모를 가진 세포들을 함유한 조직과 장기들

조직	세포의 예
상피조직	다음과 같은 구조를 덮는 상피세포들 혈관과 림프관(내피세포) 기도(호흡상피와 후각상피) 구강(구강점막) 콩팥세관 담도가지(담도세포) 췌장의 관 여성생식관(자궁관, 자궁, 질) 남성생식관(전립샘, 고환날세관, 고환그물, 정낭, 근육모양세포) 젖샘관(근상피세포 포함)
결합조직	결합조직의 모든 유형의 섬유모세포 힘줄의 힘줄세포 뼈의 골모세포 및 골세포 연골의 연골모세포 및 연골세포 발달 중 치아의 사기질모세포 및 상아질모세포 관절낭의 윤활세포
근육조직	평활근세포 골격근세포
신경조직	신경세포 슈반세포 뇌실막세포
장기	**세포의 예**
피부	기저세포 각질세포 멜라닌세포 섬유모세포(진피 내)
콩팥	발세포 사구체혈관사이세포 사이질세포 혈관의 내피세포 콩팥세관과 보우만주머니의 상피세포
고환	라이디히세포 근육모양세포 고환그물과 고환날세관의 상피세포
난소	종자상피 난포세포 내난포막세포 버팀질세포
비장	그물세포
간	담도관세포 간별세포
내분비샘	부신, 갑상샘, 부갑상샘, 뇌하수체 및 랑게르한스섬(췌장의 내분비부)의 분비세포
감각기관	망막의 빛수용기세포 후각상피 맛봉오리 내이

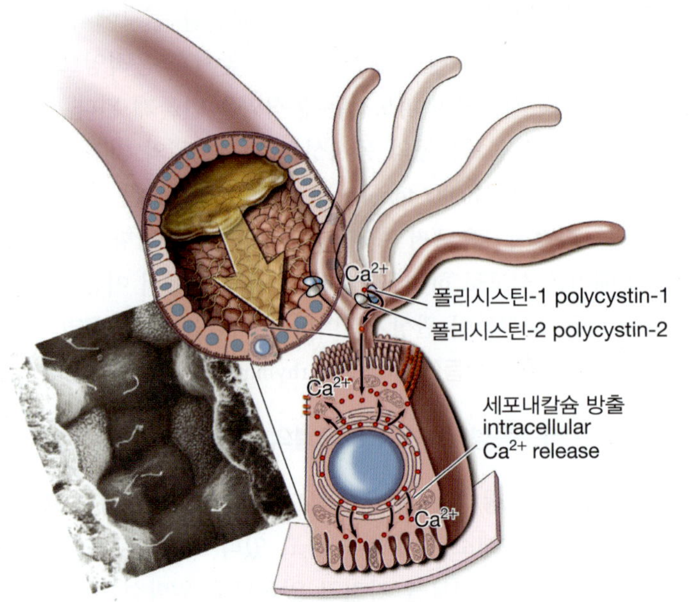

그림 5.11 액체흐름의 일차감지장치로서의 원발섬모. 콩팥세관의 원발섬모는 요세관을 통과하는 액체흐름의 일차센서로 작용한다. 원발섬모가 기울어지면 다낭신장질환연관 단백질(polycystin-1과 policystin-2)에 의해 형성된 칼슘통로의 기계적수용체를 열게 된다. 따라서 칼슘이 세포 안으로 들어오게 되고 형질내세망으로부터 세포내칼슘이 더 방출된다. 삽입그림의 주사전자현미경사진에서 원발섬모가 집합세관 내강으로 돌출한 것을 볼 수 있다. ×27,000. (Dr. C. Craig Tisher 제공.)

포박 공간으로 뻗는다(그림 5.11) 예를 들어, 콩팥의 사구체와 요세관의 원발섬모는 **기계적수용체**(mechanoreceptor)로 작용한다. 콩팥소체와 요세관을 통과하는 액체흐름은 원발섬모를 구부러지게 하여 칼슘을 세포 안으로 들어오도록 유도한다(그림 5.11 참조). 사람에서 PKD1와 PKD2, 그리고 PKHD1 이 세 가지 유전자의 돌연변이로 이러한 원발섬모의 발달에 영향을 미쳐 **다낭신장질환**(polycystic kidney disease, PKD)을 유발한다. 이러한 유전자에 의해 부호화된 단백질, polycystin-1과 polycystin-2는 **원발섬모**(primary cilia)와 연관된 **칼슘통로**(calcium channel) 형성에 필수적이다(그림 5.10b 참조). PKHD1유전자는 polycystin-2-binding domain을 목표로 하는 큰 단백질인 fibrocystin/polycystin을 부호화한다.

PKD에는 발생연령과 계승양상에 따라 두 가지 형이 있다. **보통염색체우성형**(autosomal dominant form, ADPKD)은 500~1,000명 중 한 명에서 나타나며 보통 성인에서 시작된다. 이경우 양쪽 콩팥에 여러 개의 커다란 낭종이 특징적으로 나타나며 결국 콩팥피질을 파괴시켜 콩팥부전에 이르게 된다. **보통염색체열성형**(autosomal recessive form, ARPKD)은 훨씬 드물며(20,000~40,000명 중 한 명) 출생 직후나 이른 유아기에 나타난다. 이런 경우 종종 일찍 사망한다.

ARPKD 환자에서 종종 콩팥과 연관되지 않은 병변이 나타나는 경우가 있으며 이는 섬모의 이상 때문인 것으로 밝혀졌다. 여기에는 담도계통의 확장과 함께 **췌장과 간에 낭종**(cysts in the pancreas and liver)이 생기는 것 외에 **망막색소변성**(retinitis pigmentosa, 망막의 광수용체에 이상이 생겨 점차 시력을 상실하는 것), 감각신경 청각소실,

당뇨병 및 학습불능 등이 있다. 원발섬모의 역할에 관한 지식이 여러 중요한 내부 장기의 병적상태를 이해하는 데 도움을 준다.

초기 배아 발생 시, 9 + 0 미세소관 배열을 한 결절섬모는 내부장기의 좌우 비대칭을 결정한다.

인체의 내부장기는 그 위치와 형태에 따라 **좌우 비대칭**(left-right asymmetry)을 보인다. 이러한 비대칭은 내부장기의 적절한 기능에 꼭 필요하며, 발달 중 배아의 유전적 요인에 의해 조절된다.

섬모는 배아발달의 초기에 좌우대칭을 깨는데 중요한 역할을 한다. 이 과정은 장배형성 동안 형성된 중앙구조인 두겹배아원반의 배쪽 표면의 **일차결절**(primitive [ventral] node) 근처에서 시작된다. 이 부위의 세포들에서 원발섬모의 형태와 비슷한 운동섬모(세포당 한 개)의 특수한 종류가 관찰된다. 그러나 이러한 특수한 원발섬모는 9 + 0 미세소관 배열에도 불구하고 운동성이 있으며 내부장기의 **한방향 시계방향 회전운동**(unidirectional clockwise rotation)을 결정하는 역할을 한다. 이들은 일차결절 근처에 위치하므로 **결절섬모**(nodal cilia)라고 한다. 원발섬모가 운동성이 없는데 반하여 이들은 근처의 미세소관 이중체에서 B미세소관에 대해 A미세소관을 움직이는 다이네인(운동단백질복합체)을 함유하고 있다. 이에 더하여 한 쌍의 중심미세소관이 없고 방사형 살이 안정되므로 결절섬모로 하여금 앞으로 치고 나가는 대신 시계방향으로 회전하게끔 한다. 결절섬모운동의 궤적은 9 + 2 섬모에서는 반뿔 궤적인데 반해, 완전한 원뿔인 이러한 운동이 중심미세소관이 없다는 것이 그 원인인 것으로 생각된다(표 5.2).

장배형성 동안 결절섬모의 시계방향 회전이 왼쪽으로 **배아밖 용액의 한방향흐름**(결절흐름)(unidirectional flow [nodal flow] of the extraembryonic fluid)을 생성한다. 결절성흐름은 작은 신호분자를 배아의 왼쪽으로 이동시켜 왼쪽신호전달경로를 야기시킨다. 이러한 흐름에 의해 야기된 기계적 자극은 세포에 의해 감지된다. 예를 들어, 일차결절을 둘러싸고 있는 비운동성원발섬모는 기계적수용체의 칼슘통로를 열어 더 강한 흐름에 반응하게 하여 태아의 오른쪽과는 다른 특수한 신호전달기전을 야기시킨다. 이것이 발달 후기에 **비대칭적 좌측유전체발현**(asymmetric left-sided gene expression)을 일으키게 된다.

결절섬모가 움직이지 않거나 없을 때 결절성흐름은 일어나지 않고 신체내부 장기들이 무작위적으로 위치하게 된다. 따라서 **원발섬모운동이상증**(primary ciliary dyskinesia, 부동섬모증후군 immotile cilia syndrome)은 흔히 **좌우바뀜증**(situs inversus)을 초래하며 이는 심장과 복부장기들의 위치가 뒤바뀌는 상태를 의미한다. 자세한 것은 글상자 5.2(159쪽)를 참조할 것.

글상자 5.2

임상적용: 원발섬모운동이상증(Primary Ciliary Dyskinesia, 부동섬모증후군 Immotile Cilia Syndrome)

섬모(cilia)는 우리 몸의 거의 모든 기관에 존재하며 중요한 역할을 하고 있다. 섬모의 기능장애가 인체의 여러 질환과 관계가 있다는 증거들이 점차 증가하고 있다. 섬모의 기능에 이상이 있는 유전적 질환들을 합쳐 **원발섬모운동이상증**(primary ciliary dyskinesia, PCD) 또는 **부동섬모증후군**(immotile cilia syndrome)이라고 한다. PCD는 보통염색체 열성질환에 속하며 발병율은 신생아 20,000명당 1명 정도이다.

PCD 환자의 임상증상은 운동섬모의 분포와 관련이 있다. 예를 들어, 호흡상피에서 일어나는 점액섬모수송은 박테리아나 기타 세균 등의 침입으로부터 몸을 보호하는 중요한 기전 중 하나이다. 호흡관의 상피를 덮고 있는 운동섬모는 기도를 청소하는 역할을 한다. 점액섬모수송계통에 이상이 있으면 섬모의 다이네인 팔이 없는 구조적 이상에 의한 **카르타게너 증후군**(Kartagener's syndrome)이 된다(그림 F5.2.1). 또한 카르타게너 증후군 환자의 기저체를 전자현미경으로 관찰하면 기저발이 각기 다른 방향을 향하고 있는 경우가 종종 발견된다. 섬모의 방사살과 다이네인 팔이 제대로 형성되지 않는 **영증후군**(Young syndrome)에서도 호흡관의 섬모기능에 이상이 나타난다. PCD 환자에서 가장 뚜렷한 증상은 만성호흡곤란(기관지염 및 부비동염), 중이염(중이의 염증), 지속적 기침 및 천식 등이다. 이와 같이 호흡계통에 문제가 발생하는 것은 섬모의 심각한 운동장애로 인해 기관과 기관지의 점막섬모수송이 제대로 일어나지 않기 때문이다.

정자의 편모, 고환의 수출소관 및 여성생식계통의 섬모는 호흡관의 섬모와 같은 9 + 2 패턴의 구조로 되어 있다. 따라서 남성 PCD 환자는 편모가 움직이지 않으므로 생식능력이 없다. 여성 PCD 환자는 일부 생식능력이 있기는 하지만 자궁외임신의 빈도가 크다고 한다. 그러한 환자에서 섬모운동이 일부 손상받기는 했지만, 난자를 난관을 통해 자궁까지 운반하기에는 충분하다.

일부 PCD 환자들에서 **수두증**(hydrocephalus internus, 뇌에 액체가 축적되는 것)이 발생하거나 안쪽 뇌실이 점차적으로 팽창되는 경우도 있다. 뇌척수액으로 채워진 뇌 속 공간의 내면은 9 + 2 패턴의 운동섬모를 가진 뇌실막세포로 덮여 있다. 이러한 섬모는 뇌척수액이 뇌실 사이의 좁은 공간을 지나 순환할 때 이러한 섬모의 기능이 중요할 것으로 생각된다.

PCD 환자의 약 50%에서 **좌우바뀜증**(situs inversus, 내장기관의 좌우 위치가 뒤바뀐 상태)이 나타나며 이런 것들이 내장기관의 좌우비대칭과 결절섬모의 기능을 연관짓는 단서가 된다.

PCD가 의심되는 증상을 가진 환자를 확진하기 위하여는 전자현미경으로 검사를 해야만 한다(그림 F5.2.1).

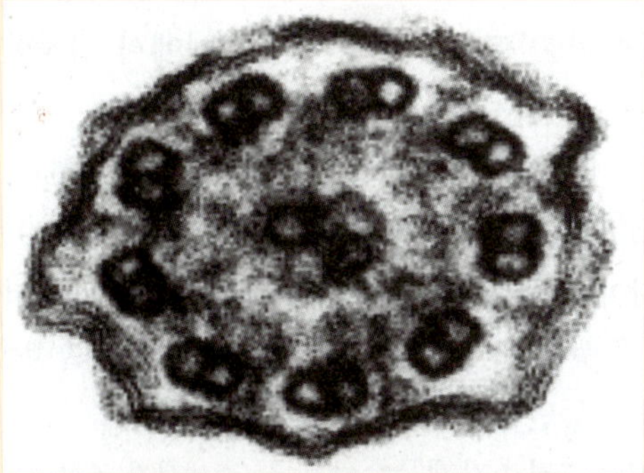

그림 F5.2.1 원발섬모운동이상증(PCD) 환자의 섬모를 촬영한 전자현미경사진. 이중미세관에 다이네인 팔이 없다. ×180,000. (Patrice Abell-Aleff 제공.)

섬모발생의 첫 번째 단계는 중심소체의 생성이다.

분화하는 세포들에서 **섬모기구형성**(ciliary apparatus formation 섬모발생 ciliogenesis)의 첫 번째 단계는 다수의 중심소체가 생성되는 것이다. 이 과정은 **중심소체경로**(centriolar pathway, 2장 세포질, 96쪽 참조) 또는 더 흔하게는 이미 있는 중심소체와 관계없이 중심소체가 형성되는 **무중심소체경로**(acentriolar pathway)에서 일어난다. 두 경로 모두에서 다수의 중심소체의 직전 전구체인 **전중심소체**(procentriole)가 생겨난다. 전중심소체는 성숙해져(길어져) 한 섬모당 한 개의 **중심소체**(centriole)를 형성하고 세포의 자유표면으로 이동한다. 스스로 날개판(이행섬유)에 의해 자유표면쪽 세포막에 수직으로 정렬한 후, 중심소체는 **기저소체**(basal body)의 기능을 한다고 추정된다. 섬모기구형성의 다음 단계는 남은 기저소체연관구조들, 즉 기저발과 줄무늬뿌리를 형성하는 것이다. 기저소체를 구성하는 9개의 각 삼량체로부터 미세소관 이량체가 α와 β 튜불린 분자들의 중합에 의해 위로 자란다. 자유표면 쪽 세포막의 성장돌기가 점차 보이게 되며, 성숙한 섬모에서 보는 것과 같은 9 이량체를 함유하게 된다. 운동섬모의 **길이성장시기**(elongation stage) 동안 두 개의 단독 중심미세소관의 조립이 이행구역에서 γ 튜불린 고리로부터 시작된다. 잇따른 튜불린 분자의 중합으로 미세소관 이량체 고리 안에서 일어나 특징적인 축세사의 9 + 2 배열을 하게 된다. 이후 축세사가 기저소체로부터 위로 자라 올라가 세포막을 바깥쪽으로 밀어 올리며 **성숙섬모**(mature cilium)를 형성하게 된다.

섬모형성은 전구체분자를 성장 중인 섬모에 공급하는 양방향성 편모내수송에 달려 있다.

섬모가 성장하여 길어지는 동안 전구체 분자는 **편모내수송**(intraflagellar transport, IFT)에 의해 세포체로부터 길어진 축세사의 가장 원위단으로 전달된다. 섬모는 단백질 합성을 위한 분자기구가 없으므로 IFT는 섬모가 형성되고 성장하는 데 필요한 단백질을 전달해 줄 수 있는 유일한 기전이다. 어떤 면에서 IFT는 건축현장에서 건축자재와 기구들을 올리고 내리는데 사용되는 수직 엘리베이터에 비교할 수 있다. 빌딩이 높아지면 엘리베이터 트랙도 확장되게 된다. 이와 비슷하게 IFT는 길어지고 있는 섬모의 세포막과 밖의 미세소관 이량체와 사이에서 성장하는 축세사 내에서 위아래로 이동하는 약 17개의 각기 다른 **편모내수송단백질**(intrafl agellar transport protein)이 모여 만들어진 뗏목 같은 플랫폼(raft-like platform)을 이용한다(그림 5.12). 화물(cargo)분자(비활동적인 세포질 다이네인 분자를 포함)는 섬모의 기저부 근처에서 선착할 동안 IFT 플랫폼에 실리게 된다. 가득 선적된 플랫폼은 **키네신 II**(kinesin II)를 운동단백질로 이용하여 섬모의 끝을 향해 위로 이동한다(순행성이동). "건축자재"는 섬모 끝(축세사가 조합되는 장소)에서 부려지게 된다. 여기에서 입자들은 다시 돌게 되고 플랫폼은 교체될 성분들(비활성화된 카네신II를 포함)을 집은 후 머리를 다시 섬모의 기저부로 향하게 된다(역행성 이동). 이 과정동안 **세포질 다이네인**(cytoplasmic dynein)은 활성화되어 플랫폼을 다시 섬모의 기저부로 가져오기 위한 운동단백질로 이용된다(그림 5.12). IFT를 포함한 뗏목 단백질(키네시스, 세포질 다이네인, 폴라리스, IFC20 등)은 섬모형성에 중요하며 그 이후 기능하는 섬모의 유지에 중요하다. 이 단백질을 부호화하는 유전자의 돌연변이는 섬모손실이나 섬모 기능이상을 초래한다. 예를 들어 IFT20 단백질은 정자편모형성에 관여하는 화물단백질을 운반한다. 이 유전자의 돌연변이는 남성의 생식능력과 정자형성에 영향을 줄 수 있다.

■ 외측면과 세포부착의 특수화(THE LATERAL DOMAIN AND ITS SPECIALIZATIONS IN CELL-TO-CELL ADHESION)

상피세포의 **외측면**(lateral domain)은 이웃한 세포들의 외측면과 밀접한 접촉상태에 있다. 다른 면들과 마찬가지로 외측면도 독특한 단백질이 있어 이 경우에는 연접의 특수한 구조를 이루는 **세포접착분자**(cell adhesion molecule, CAM)가 특징적이다. 외측세포막을 구성하는 지질과 단백질의 분자구성은 세포 자유면의 분자구성과 비교하여 뚜렷하게 다르다. 또한 일부 상피에서 외층세포막 표면은 주위세포들과 깍지를 끼거나 은촉이음(tongue-and-groove) 면을 만들기 위하여 주름이나 돌기들, 함입과 돌출부 등을 형성한다.

광학현미경으로 관찰할 때 종말막대는 세포와 세포의 접착부가 된다.

전자현미경이 출현하기 전에 상피세포들 간의 밀착은 세포사이(시멘트)물질이라고 하는 점성 접착물질 때문이라고 생각되었었다. 이 시멘트는 대부분의 입방세포와 원주세포의 자유표면과 외측면에서 짙게 염색된다. 상피 표면에 수직인 면에서 보면 이 염색된 물질은 점과 같은 구조로 나타난다. 그러나 그 절단면이 상피표면과 평행하여 그 부분을 포함하며 이 점과 같은 성분은 붙어 있는 세포들 사이에서 짙은 막대나 선으로 나타난다(그림 5.13). 실제로 이 막대구조는 세포들을 함께 묶어 두기 위해 각 세포를 둘러싸는 다각형 구조(또는 띠)를 형성하고 있다. 이 띠의 배열은 여섯 개짜리 깡통 음료를 함께 들게끔 되어 있는 플라스틱 고리에 비교할 수 있다.

이것의 위치가 세포의 끝부분이고 막대와 같은 형태 때문에 광학현미경에서 보이는 이 염색된 부분을 **종말막대**(terminal bar)라고 부른다. 이제는 이와 같은 세포사이 시멘트란 없다는 것이 확실해졌다. 그러나 종말막대는 중요한 구조복합체이다. 전자현미경으로 관찰하면 이 구조는 상피세포들을 연결시켜주는 특별한 부위이다(그림 5.14a). 이 부위는 또한 이웃한 상피세포들 사이로 물질의 통과(확산)를 막아주는 장벽이 된다. 이 장벽과 부착구조를 이루고 있는 특수한 구조성분들은 전자현미경으로 쉽게 확인할 수 있으며

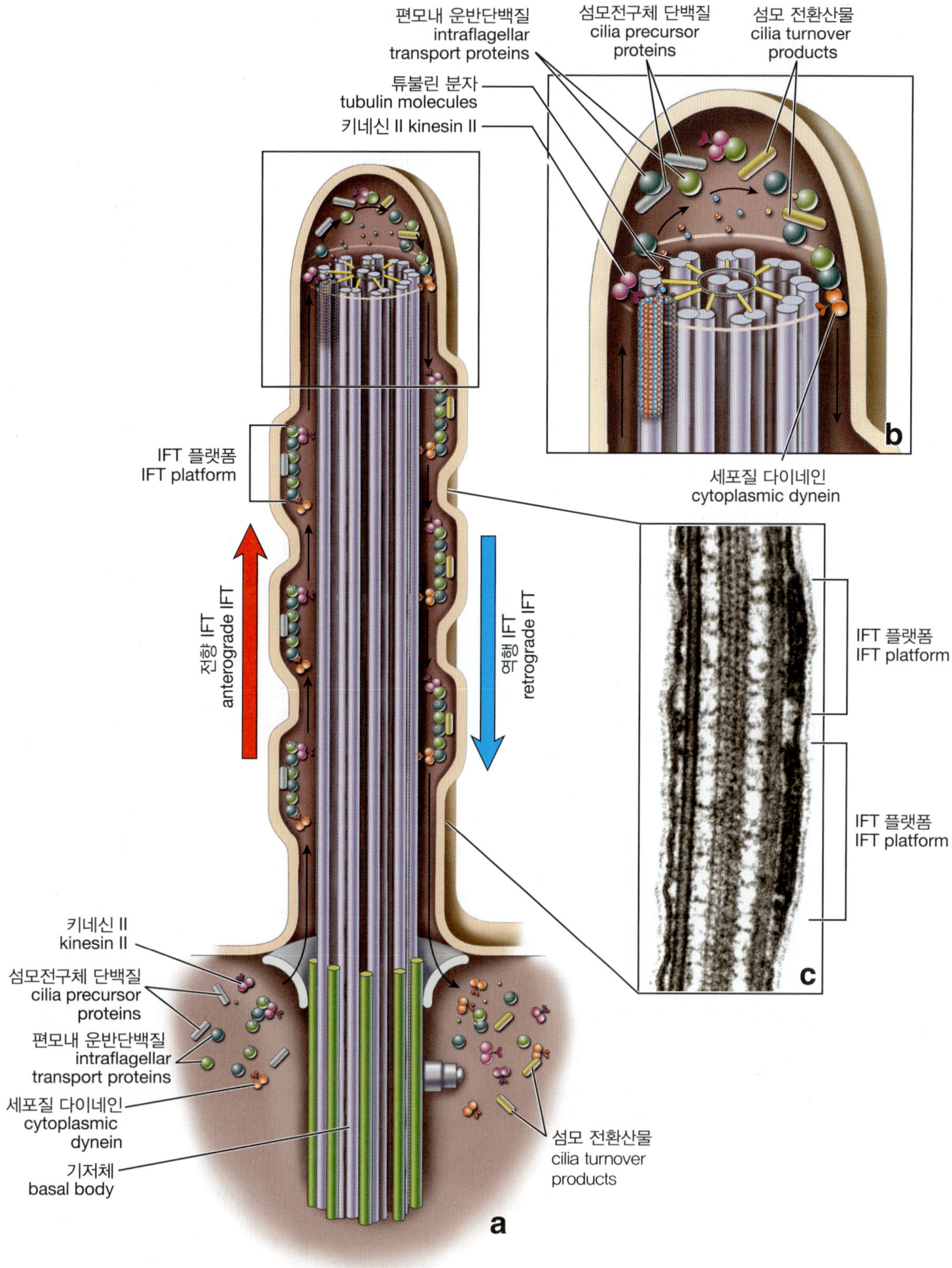

그림 5.12 섬모 내의 편모내 수송기전. **a.** 섬모의 조합과 유지는 뗏목과 같은 플랫폼을 사용하는 편모내 수송기전(*IFT*)에 달려 있다. 이들은 길어진 섬모의 바깥 미세관 이량체와 세포막 사이를 위, 아래로 움직인다. 화물분자(비활동적인 세포질 다이네인 분자를 포함)는 섬모의 기저부 근처에서 선착할 동안 *IFT* 플랫폼에 실리게 된다. 가득 선적된 플랫폼은 **키네신II**(kinesin II)를 운동단백질로 이용하여 섬모의 끝을 향해 위로 이동한다(순행성이동). **b.** 화물은 섬모 끝(축세사가 조합되는 장소)에서 부려지게 된다. 여기에서 입자들은 다시 돌게 되고 플랫폼은 교체될 성분들(비활성화된 키네신II를 포함)을 집은 후 머리를 다시 섬모의 기저부로 향하게 된다(역행성 이동). **c.** 클라미도모나스 편모와 두 군의 *IFT* 플랫폼 종단면의 전자현미경사진. ×55,000. (Pedersen LB, Veland IR, Schrøder JM, et al. Assembly of primary cilia. *Dev Dyn* 2008;237:1993–2006. 제공.)

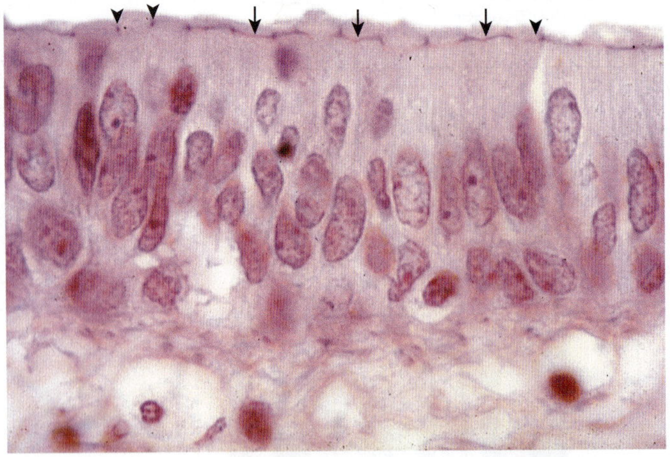

그림 5.13 거짓중층상피의 종말막대. 거짓중층상피의 종말막대를 나타낸 H&E 염색된 표본의 사진. 막대는 절단면에서 점(*화살표머리*)으로 나타난다. 막대가 절단된 표면에 평행하여 절단된 표본 내에 놓여 있다면 선이나 막대(*화살표*)같이 나타난다. ×550.

모두 함께 **이음부복합체**(junctional complex)라고 부른다(표 5.5, 175쪽). 이 복합체는 각 세포들을 함께 붙여주는 역할을 한다. 이음부복합체에는 세 종류가 있다(그림 5.14b).

- **폐쇄이음부**(occluding junction)는 불투과성이며 상피세포의 장벽으로의 기능을 한다. 이것은 **치밀이음부**(tight junction)라고 불리며, 이웃한 세포들 사이에 일차 **곁세포확산장벽**(paracellular diffusion barrier)을 형성한다. 이들은 세포사이공간으로 수분과 다른 분자들의 이동을 제한함으로써 조직구역 간의 물리화학적 분리상태를 유지시켜준다. 이들이 이웃한 세포들 사이에서 가장 위쪽에 위치하므로 폐쇄연접은 자유표면과 외측면 간의 지질 및 특수한 막단백질의 이동을 방지함으로써 이 두 면의 **세포극성**(cell polarity)과 통합성을 유지시킨다. 또한 폐쇄이음부는 다양한 신호분자를 세포표면으로 끌어 모아 세포골격의 **액틴미세섬유**(actin filament)와 연결시킨다.
- **고정이음부**(anchoring junction)는 세포골격을 다른 세포의 세포골격과 연결시킴으로써 상피세포에게 기계적 안정성을 준다. 이 연접은 상피의 구조적 단위를 형성하고 유지시켜주는 데 중요한 역할을 한다. 고정이음부는 **액틴** 및 **중간미세섬유**(actin and intermediate filament)와 상호작용하며, 세포의 외측면뿐아니라 기저면에서도 발견될 수 있다. 이들의 신호전달능력을 통해 고정이음부는 세포와 세포 사이인식, 형태형성 및 분화에 중요한 역할을 한다.
- **틈새이음부**(communicating junction)는 이웃한 세포들 간에 작은(1,200 kDa) 분자들(예를 들어, 이온, 아미노산, 당, 뉴클레오타이드, 이차전령 및 대사산물)의 확산에 의해 직접적인 교통을 할 수 있다. 이러한 세포사이교통은 장기들의 항상성을 유지하는 데 중요한 조화된 세포활동을 가능하게 해준다.

폐쇄이음부(Occluding Junctions)

폐쇄띠(zonula occludens, 복수 *zonulae occludentes*)는 상피세포 사이 이음부복합체의 가장 위쪽에 있는 연접이다.

폐쇄띠(zonula occludens)는 인접한 세포들의 세포막의 부분적 봉합에 의해 형성된다.

폐쇄띠(zonula occludens) 또는 **치밀이음부**(tight junction)를 투과전자현미경(TEM)으로 관찰하면 인접한 세포들의 세포막이 세포사이공간을 봉합하기 위하여 가까이 접촉하고 있는 좁은 부위를 나타내고 있다(그림 5.15a). 고배율에서 폐쇄띠는 세포 사이에서 연속적인 띠로 나타나지 않고 일련의 국소적 융합부위로 나타난다. 이 국소융합은 세포사이공간을 붙여주는 막통과단백질에 의해 형성된다(그림 5.15b). 봉합을 형성하기 위한 이들 단백질 배열은 동결절단기법에 의해서 가장 잘 관찰할 수 있다(그림 5.15c). 세포막이 폐쇄띠 부위에서 절단되면 연접단백질은 융기와 같은 구조로 세포막의 P면에서 관찰된다. 절단된 반대면인 E면은 반대면으로부터 단백질입자들이 떨어져 나감으로써 생긴 상보적 고랑을 나타내게 된다. 이랑과 고랑은 서로 연결된 **막내입자 가닥**(intramembranous particle strand)을 이루어 세포사이공간 내에 기능적인 봉합을 형성한다. 가닥의 수와 그물의 정도는 각 세포들에 따라 다양하다.

폐쇄띠는 세 개의 상피세포가 만나는 모퉁이 지점에서 특수한 형태를 지닌다.

폐쇄띠(zonula occludens)는 두 개의 인접한 세포 사이공간을 봉합하기 때문에 **이세포접촉**(bicellular contact) 구조물로 분류되어 왔다. 그러나 대부분의 꼭대기 구역 상피들은 다각형이므로 이웃한 세포들과 이세포접촉을 한 경우에만 폐쇄띠가 형성된다. 세 개의 상피세포가 만나는 모퉁이의 **삼세포접촉**(tricellular contact) 부위에 **삼세포 폐쇄띠**(tricellular zonula occludens)를 형성한다(그림 5.16). 폐쇄띠가 삼세포접촉 부위에 다가가면 수평으로 달리던 막내입자 가닥이 수직으로 방향을 바꿔 각 상피세포의 측면구역을 따라 수직으로 달려 한 쌍의 수직가닥을 형성한다. 이 두 개의 수직가닥을 **중심봉합성분**(central sealing element)이라고 하며(그림 5.16 참조) 이세포접촉에서 나타나는 것과 다른 독특한 단백질을 함유하고 있다. 이 성분들은 삼세포접촉의 특수한 부위의 상피장벽을 유지하는 데 더 효과적이다. 이 세 개 세포의 형질막은 모퉁이 만나는 지점의 세포밖공간을 완벽하게 봉합시키지 못 한다. 이 모퉁이에는 세포밖공간의 구성성분인 **중심통**(central tube)이라고 하는 좁고 긴 공간을 봉합해주는 중심봉합성분이 있다. 중심통이 상피장벽으로는 취약한 부분이므로 이 부위를 봉합하여 상피투과장벽을 유지시키는 독특한 단백질(예를 들어, **트라이셀루린** tricellulin)이 필요하다.

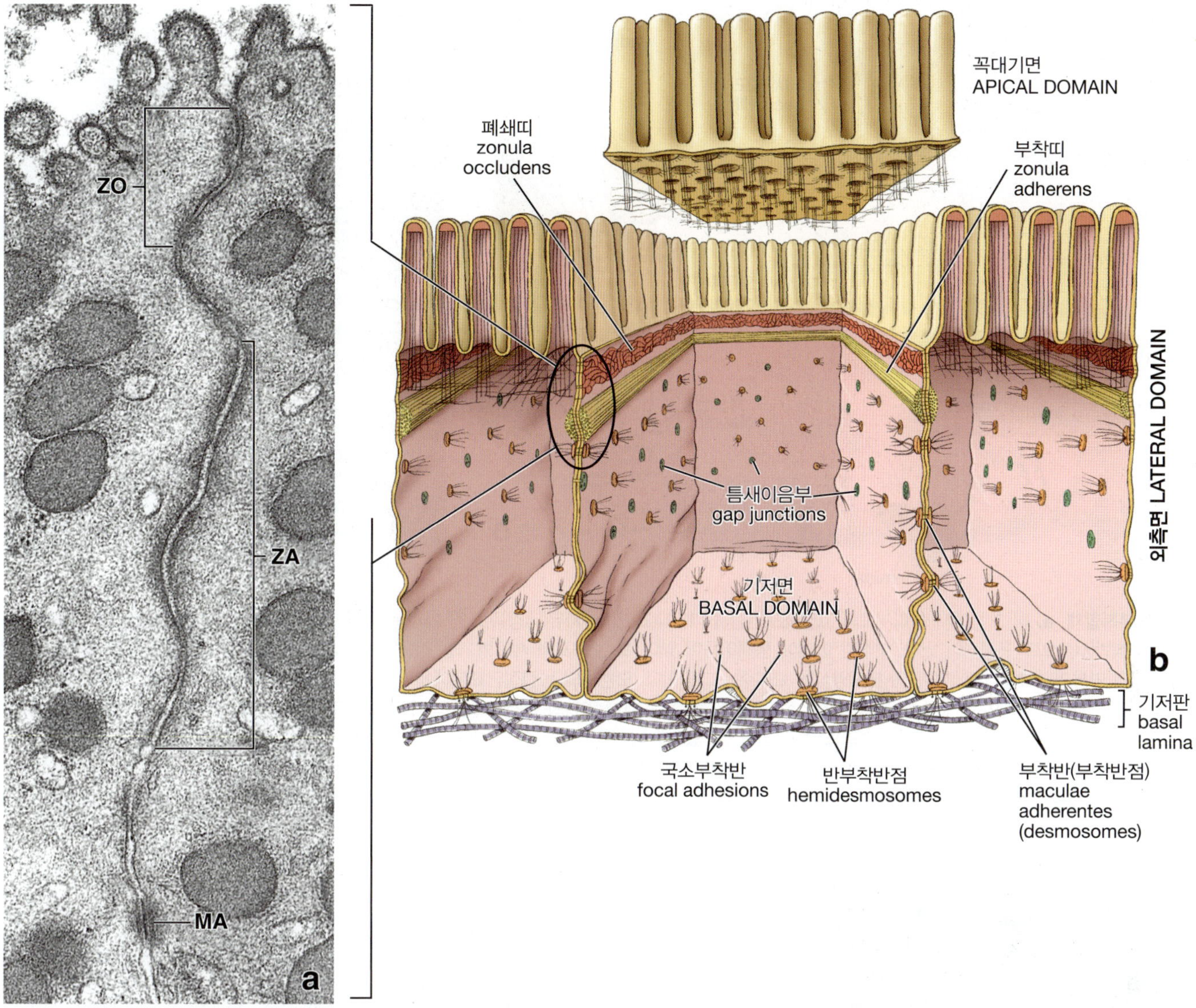

그림 5.14 이음부복합체 a. 위점막에서 두 개의 나란한 상피세포의 자유표면 전자현미경사진으로 이음부복합체를 나타내고 있다. 이는 폐쇄띠(*ZO*), 부착띠(*ZA*) 및 부착반(*MA*)으로 구성되어 있다. ×30,000. **b.** 원주상피세포의 세 부위에 분포하고 있는 세포연접을 나타낸 그림. 미세융모가 있는 자유표면은 이음부복합체의 공간배열을 더 잘 보여주기 위하여 들어올렸음.

폐쇄띠 가닥을 형성하는데 몇 개의 단백질이 포함되어 있다.

폐쇄띠 가닥(zonula occludens strand)은 막통과단백질의 줄로 배열한 위치에 해당한다. 폐쇄띠를 구성하는 세 개의 주 막통과단백질은 다음과 같다(그림 5.17; 표 5.4).

- **클로딘**(claudin)은 최근에 폐쇄띠 가닥의 통합성분으로 확인된 단백질군(20~27 kDa)이다. 클로딘은 각 가닥의 중축이 된다. 또한 클로딘(특히 클로딘-2와 클로딘-16)은 이온과 다른 작은 분자들이 세포곁으로 통과할 수 있는 **세포밖 수용성통로**(extracellular aqueous channel)를 형성할 수 있다. 현재까지 약 24개의 다른 클로딘 군의 단백질이 확인되었다. 최근에 사람에서 **클로딘 14**(claudin-14)를 부호화한 유전자의 돌연변이가 **유전적 청각소실**(hereditary deafness)과 연관되어 있음이 밝혀졌다. 클로딘 14의 돌연변이형은 코티기관(청각 수용체) 폐쇄띠의 투과성을 증가시켜 활동전위 발생에 영향을 미친다.
- **오클루딘**(occludin)은 60 kDa 단백질로 폐쇄띠에서 처음 발견된 단백질이다. 이것은 인접한 세포들 사이뿐 아니라 자유표면과 외측면 간의 장벽을 유지하는데도 참여한다. 오클루딘은 대부분의 폐쇄연접에 존재한다. 그러나 몇 가지 상피세포들은 그 가닥에 오클루딘을 가지고 있지 않으나, 잘 발달되고 기능적으로 충분히 작용하는 폐쇄연접을 가지고 있다. 여러 종류의 바이러스가 폐쇄띠 단백질과 결합하여 치밀이음을 세포나 조직에 침투하는데 활용하고 있다(예를 들어 C형 간염 바이러스, 아데노 바이러스). 예를 들어 **C형간염**(hepatitis C) 바이러스의 바이러스 피막단백질은 오클루딘과 결합하여 폐쇄띠의 원상태를 파괴시켜 바이러스가 세포로 침범할 수 있게 한다.

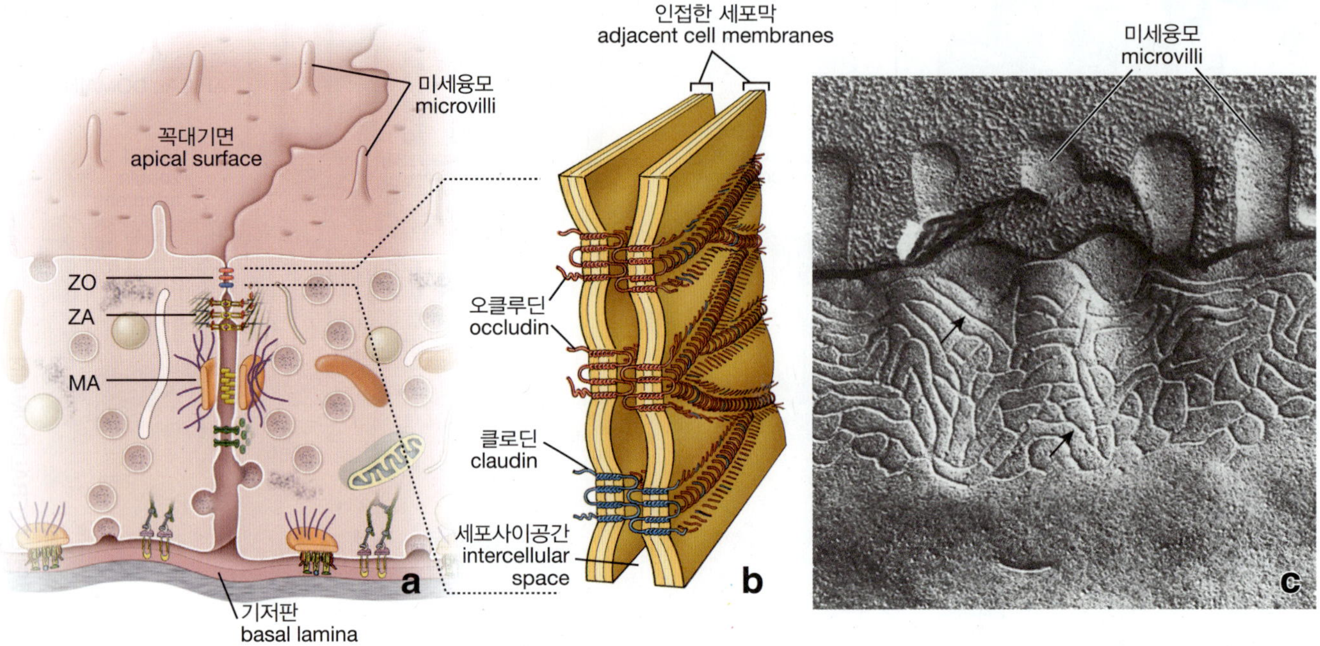

그림 5.15 이음부복합체. a. 이 그림에서 상피세포의 고정세포연접을 나타내고 있다. 자유(내강쪽)표면 가까운 곳의 이음부복합체는 폐쇄띠(*ZO*), 부착띠(*ZA*) 및 *부착반점*이라고 하는 부착반(*MA*)으로 구성되어 있다. 부착반 아래에 틈새이음이 있다. 또한 세포와 세포밖기질 이음(반결합체와 국소부착)이 기저부 세포막에서 관찰된다. **b.** 오클루딘 이음 내의 막통과단백질인 오클루딘의 분포양상을 보여주는 그림이다. 오른쪽의 동결절단표본에서 나타난 고랑과 능선의 패턴을 비교해 볼 것. **c.** 여기에 보이는 폐쇄띠의 동결절단표본은 세포의 꼭대기 부위 가까이의 절단막에 위치한 능선(*화살표*)의 연결그물을 나타내고 있다(세포 표면의 미세융모를 확인할 것). 이것은 막의 P-face이다(절단된 막의 E-face는 상보적으로 고랑의 패턴을 나타내고 있다.). 능선은 폐쇄띠의 형성에 관여하고 있는 막통과단백질(대부분 오클루딘)의 선모양 배열을 나타내고 있다. 마주보는 세포의 막은 첫 번째 세포와 짝이 되며, 비슷한 단백질 그물을 포함하고 있다. 세포들 사이에서 단백질 상호작용을 하는 실제 장소는 연결그물을 형성하고 있다. ×100,000. (Hull BE, Staehelin LA. Functional signifi cance of the variations in the geometrical organization of tight junction networks. *J Cell Biol* 1976;68:688–704. 제공.)

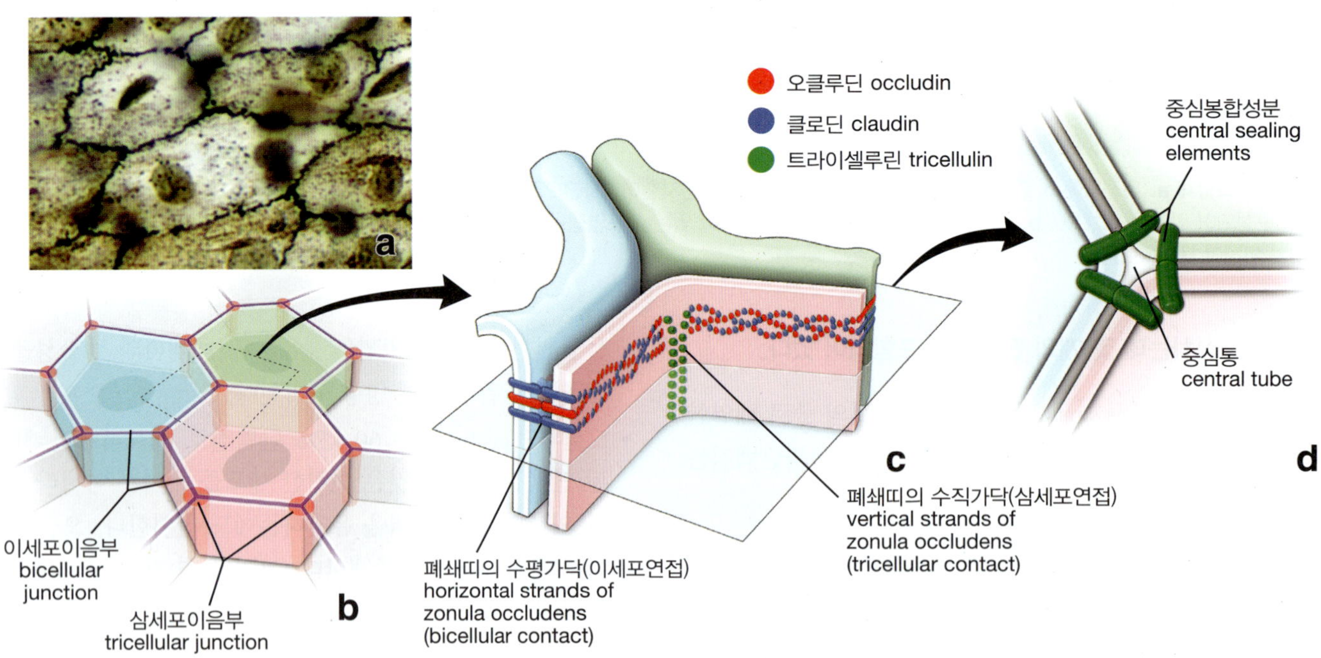

그림 5.16 폐쇄띠의 삼세포연결부. a. 은염으로 입힌 중피세포의 꼭대기 부분 사진으로 다각형모양의 상피세포를 보여주고 있다. 그 경계부는 은침착으로 인한 검은선으로 표시되어 있다. 두 개의 세포들이 서로 가깝게 위치한 부위 외에도 세 개의 세포가 서로 마주쳐 삼세포접촉부를 이룬 부위도 있다. ×700. **b.** 다각형모양의 상피세포와 삼세포, 이세포접촉부를 보여주는 그림. **c.** 폐쇄띠의 수평띠(오클루딘과 클로딘이 형성한)는 두 개의 근접한 세포 사이의 공간만을 막아줄 수 있다. 세 개의 상피세포가 만나는 구석에서 폐쇄띠는 삼세포연결부를 형성한다. 이 삼세포연결부에 근접한 폐쇄띠의 수평띠는 각 상피세포의 구석에서 수직방향으로 방향을 바꾸게 된다. 이러한 한 쌍의 수직방향띠는 트라이셀루린을 포함한 독특한 단백질로 구성된다. **d.** 삼세포연결부 단면에서 이 세 세포 사이의 좁은 공간을 경계지워주는 트라이셀루린의 수직방향띠에 의해 중심부가 채워져 있다. 이 공간을 *중심통*(*central tube*)이라 하며 여기로 수분과 용질의 세포사이통과가 이루어진다.

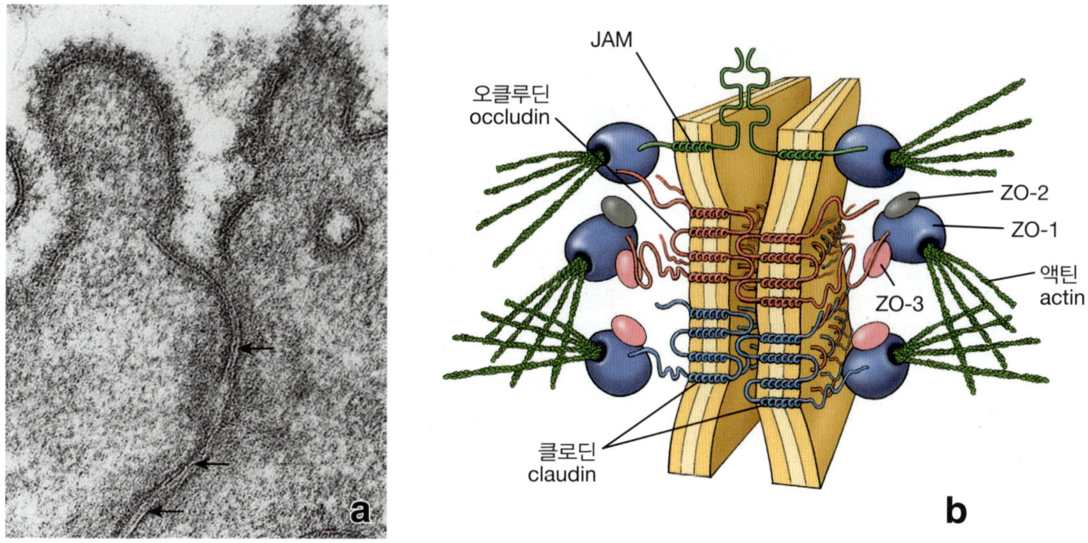

그림 5.17 폐쇄띠. a. 이웃한 세포막의 바깥층판이 가까이 붙어 있는 것을 나타낸 폐쇄띠의 전자현미경사진. 이 이음을 구성하는 데 관여한 세포밖 구역의 단백질(오클루딘)은 전자밀도가 높은 한 개의 선으로 나타난다(*화살표*). ×100,000. **b.** 폐쇄띠를 형성하는 세 개의 막통과단백질, 즉, 오클루딘, 클로딘 및 이음부착분자(*JAM*)를 나타낸 그림. 오클루딘과 클로딘은 네 개의 막통과구역과 두 개의 세포밖 고리를 가지고 있는 반면, *JAM*은 단지 하나의 막통과구역만 가지고 있으며 세포밖 부분은 두 개의 면역글로불린양 고리를 함유하고 있다. 폐쇄이음과 연관된 몇 개의 주단백질과 다른 것들과의 상호작용을 볼 수 있다. 연관단백질 중의 하나인 ZO-1이 세포골격인 결합 액틴미세섬유와 상호작용하는 것을 관찰할 것.

- **이음부부착분자**(junctional adhesion molecule, JAM)는 40 kDa 단백질로 면역글로불린 수퍼계열(IgSF)에 속한다. JAM 자신은 폐쇄띠 가닥을 형성하지는 않고 대신 클로딘과 연합되어 있다. 이들은 내피세포들의 폐쇄연접 형성뿐 아니라 혈관에서 결합조직으로 이주한 단핵구와 내피세포의 폐쇄연접 형성에도 관여한다.
- **트라이셀루린**(tricellulin)은 64 kDa 단백질로 삼세포연접부위 폐쇄띠의 특수한 부위에 위치하고 있다. 트라이셀루린은 이음부를 구성하는 성분으로 **앵귤린 단백질군**(angulin family of proteins, angulin-1, angulin-2, angulin-3)에 의해 이 이음부로 오게 되었다 이 앵귤린 단백질들은 또한 세 개의 상피세포가 만나는 접점에서 발현된다. 트라이셀루린은 상피장벽을 유지하고 삼세포연접의 액틴세사를 구성하여 액틴세포골격에 의해 형성되는 장력을 보조하는데 중요한 역할을 하고 있다.

이 막통과단백질의 세포밖 부분은 지퍼로 작용하여 두 인접한 세포들 사이의 공간을 봉합해주어 세포곁확산을 막는 장벽을 만든다. 이 세 가지 단백질의 세포질 쪽 부분에는 **PDZ 구역 단백질**(PDZ domain protein)이라고 하는 조절 및 신호단백질을 끌어당기는 독특한 아미노산 순서를 함유하고 있다. 이 단백질에는 **폐쇄띠 단백질**(zonula occludens protein) **ZO-1, ZO-2** 및 **ZO-3** 등이 있다(그림 5.17 참조). 오클루딘과 클로딘은 ZO-1과 ZO-3을 통해 액틴 세포골격과 상호작용하고 있다. 폐쇄띠를 형성하는 동안 모든 ZO 단백질들이 조절작용에 관여하고 있다. 또한 ZO-1는 종양억제인자이고, ZO-2는 표피성장인자에 필요하다. ZO-3 단백질은 ZO-1 및 세포질구역의 오클루딘과 상호작용한다. 폐쇄띠 부위에 위치한 단백질들을 표 5.4에 요약하였다. 거대세포바이러스와 뎅규 바이러스 및 콜레라 독소와 같은 여러 병원성 인자들은 ZO-1 및 ZO-2와 작용하여 이음부를 투과할 수 있게 만든다.

폐쇄띠는 세포사이공간과 결합조직구획을 내강으로부터 분리시키고 있다.

폐쇄띠(zonula occludens)가 상피의 한쪽에서 다른 쪽으로 물질이 선택적으로 이동하는 데 중요한 역할을 한다는 것이 이제 확실해졌다. 상피를 통한 물질이동에 있어서 확산장벽을 만드는 능력은 두 가지 뚜렷한 경로에 의해 조절된다(그림 5.18a).

- **세포통과경로**(transcellular pathway)는 상피세포의 세포막을 가로질러 일어난다. 이 경로를 통한 이동의 대부분은 능동적이며 에너지를 필요로 하는 특수한 **막수송단백질**(transport protein)이나 **통로**(channel)가 필요하다. 이러한 단백질이나 통로는 선택된 물질을 꼭대기 세포막에서 세포질 내로 이동시키고 이 물질은 다시 폐쇄띠 아래쪽의 외측세포막을 거쳐 세포사이 구획으로 들어간다.
- **세포곁통과경로**(paracellular pathway)는 두 상피세포 사이의 폐쇄띠를 거쳐 일어난다. 이 경로를 통한 수분, 전해질 및 다른 작은 분자들의 양은 **폐쇄띠**(zonula occludens)와 **삼세포 폐쇄띠**(tricellular zonula occludens)의 **치밀함**(tightness)에 달려 있다. 폐쇄띠의 투과성은 폐쇄띠 가닥의 분자성분과 봉합에 있는 능동수분통로의 수에 달려 있다(다음 단락을 참조할 것). 정상적인 조건 하에서 이 경로를 통해 이동하는 물질은 세포통과경로에 의해 조절된다.

표 5.4 폐쇄띠 이음부를 구성하는 주요 단백질

폐쇄띠 단백질	관련 단백질	기능
클로딘(Claudin)	Claudin, ZO-1, JAM	폐쇄띠 가닥의 구조 형성: 세포곁통로에 수용성 물질 통로 형성
오클루딘(Occludin)	Occludin, ZO-1, ZO-2, ZO-3, Vap33, actin	대부분의 폐쇄이음부에 존재: 자유표면과 외측면 사이의 장벽 유지
JAM	JAM, ZO-1, claudin	내피세포에 존재: 내피세포 사이의 상호작용 및 단핵구 부착
ZO-1	ZO-2, ZO-3, occludin, claudin, JAM, cingulin, actin, ZONAB, ASIP, AF-6	모든 막통과단백질로부터 오는 신호를 전달: 액틴미세섬유와 상호작용: 종양억제 작용
ZO-2	ZO-1, occludin, cingulin, 4.1R	상피성장인자 수용기의 신호전달기전에 중요
ZO-3	ZO-1, occludin, actin	ZO-1, 오클루딘 및 세포골격인 액틴미세섬유와 상호작용
AF-6	RAS, ZO-1	물질운반과 신호전달에 관여하는 작은 단백질
Cingulin	ZO-1, ZO-2, ZO-3, cingulin, myosin II	액틴미세섬유를 연결하여 복합체를 형성하게 하는 산성 단백질, 고온에 안정적
Symplekin	CPSF-100	이중위치 단백질: 폐쇄띠 및 핵질의 염색질간 입자에 존재
ASIP/Par3	PKC	비대칭적으로 분포하는 단백질들의 위치를 재조정
Rab3b	GTPase	RAS 계열에 속하는 단백질: 수송소포의 위치를 고정시키는 단백질 복합체의 조립과정을 조절
Rab13	δ-PDE	
Rab8	G/C kinase, Sec4	
Sec4	Rab8	화물 소포를 세포막 쪽으로 이동시키는 데 필요한 GTPase
Sec6	Sec8	골지소포가 세포막에 융합하는 것을 도와줌
Sec8	Sec6	폐쇄띠 형성 후 LDLP 수용기가 기저외측면으로 이동하는 것을 막아줌

AF, 항분비요소(antisecretory factor); *ASIP*, 아구티 신호단백질(agouti signaling protein); *CPSF*, 분할 및 폴리아데닐화 특수요소(cleavage and polyadenylation specifi city factor); *G/C*, 종자중심(germinal center); GTPase, GTP 분해효소(guanosine triphosphatase); *JAM*, 이음부 접합분자(junctional adhesion molecule); *LDLP*, 저밀도 지질단백질(low-density lipoprotein); *PDE*, 포스포다이에스터분해효소(phosphodiesterases); *PKC*, 단백질 인산화효소C(protein kinase C); *RAS*, 쥐육종(rat sarcoma); *ZO*, 폐쇄띠(zonula occludens); *ZONAB*, 폐쇄띠연관 핵산결합(zonula occludens 1-associated nucleic acid binding).

폐쇄띠의 투과성은 폐쇄띠 가닥의 숫자와 복잡성뿐 아니라 다양한 클로딘 분자에 의해 형성된 기능적 수분통로에 달려 있다.

다양한 종류의 상피를 관찰해보면 폐쇄띠를 형성하는 가닥의 수와 복잡성은 다양하다. 일부 콩팥 세뇨관에서와 같이 그물연결가닥이나 융합 부위가 엉성한 경우 세포사이경로는 수분이나 용질을 일부 투과시킨다. 반대로 장이나 방광의 상피처럼 폐쇄띠 가닥이 많고 광범위하게 얽혀 있으면 세포사이부위는 투과성이 매우 낮다.

그러나 일부 상피세포에서는 폐쇄띠 가닥의 수가 봉합의 치밀함과 직접적으로 연관되지는 않는다. 각기 다른 폐쇄띠 사이에서 치밀함의 차이는 각 폐쇄띠 가닥 내의 수분통로가 얼마나 있느냐로 설명할 수 있다(그림 5.18b). **클로딘**(claudin)은 각 폐쇄띠 가닥의 구조를 이루는 단백질일 뿐 아니라 **세포밖 수용성통로**(extracellular aqueous channel)을 이루는 단백질이기도 하다. 예를 들어, 특수한 콩팥 상피세포들 사이에서 클로딘-16이 마그네슘에 대한 수용성 채널로 작용하고 있다는 것이다. 비슷하게 클로딘-2는 다른 콩팥 상피에서는 투과성이 큰 수용성 통로로 작용한다고 한다. 따라서 오클루딘이나 다른 단백질에 대한 클로딘의 비율이 이웃한 두 세포의 폐쇄띠 가닥의 치밀함과 투과성을 결정한다.

삼세포 폐쇄띠(tricellula zonula occludens) 이음부는 상피세포의 모서리에 독특하게 형성된 투과성장벽이다. 앞에서 설명한 바와 같이 이 이음부의 중심관은 상피장벽에서 약한 부분으로 수분과 용질의 세포곁통로가 된다. 이 이음부의 폐쇄도의 조절은 **트라이셀루린**(tricellulin)과 중심봉합성분에서 발견되는 기타 구조단백질에 의해 이루어진다(162~165쪽 참조). 트라이셀루린 분자를 나타내지 않는(트라이셀루린 넉다운세포) 세포에 대한 최근의 실험적 연구에 따르면 상피간 전기저항이 감소되고 수분 및 용질과 다른 거대분자들의 투과성이 증가한 것을 발견했다.

폐쇄띠는 세포막의 각 구획의 구성요소를 정해준다.

이음부분에서 **폐쇄띠**(zonula occludens)는 상피층을 가로지르는 물질의 이동 뿐 아니라 세포막 자체의 특수 단백질을 함유하고 있는 **지질의 이동도 제한한다**(restricts the movement of lipid rafts). 상피세포의 세포막에 있는 단백질 중 일부는 자유표면에 국한되어 있고, 다른 일부는 외측면이나 기저면에 국한되어 있다. 예를 들어, 장 상피의 경우 펩타이드와 당류(디펩타이드효소 및 이당분해효소)의 최종소화에 필요한 효소들은 자유표면의 미세융모의 세포막에 존

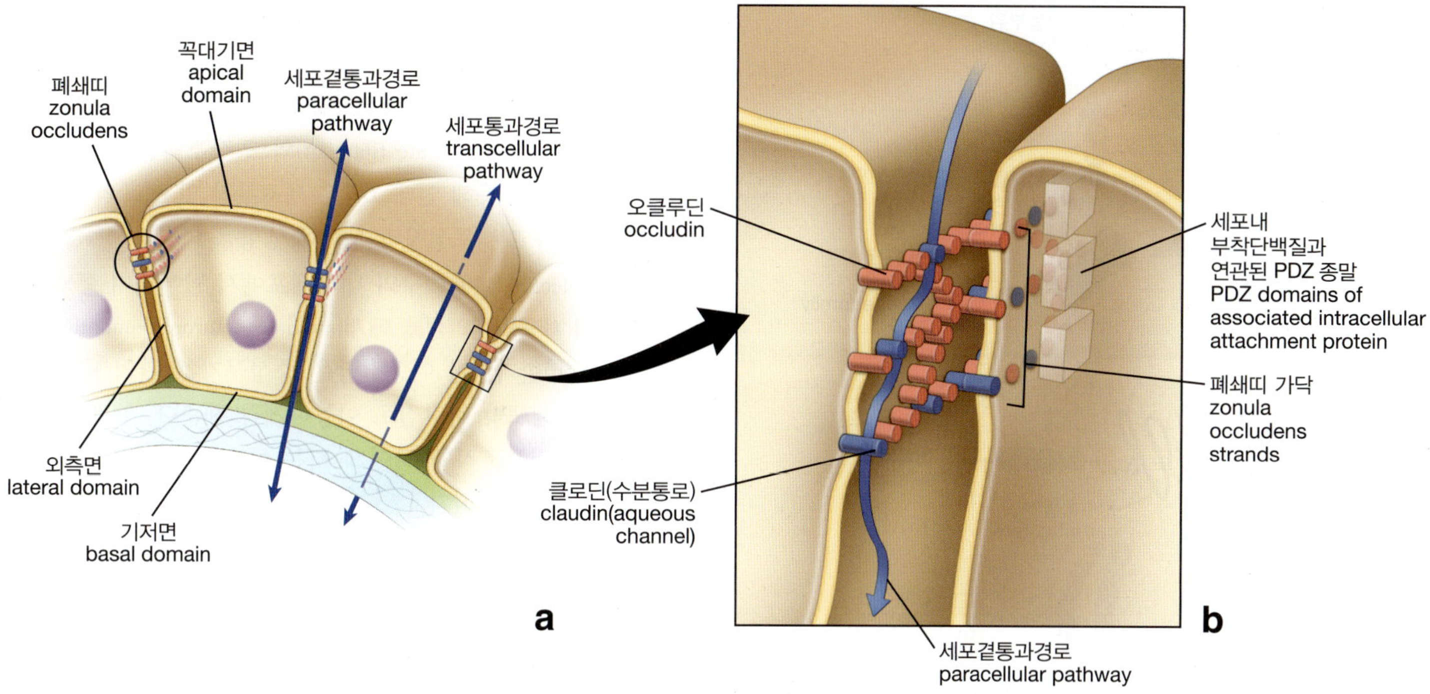

그림 5.18 상피의 물질수송의 두 가지 형태인 세포통과경로와 세포곁경로 a. 세포통과경로는 상피세포의 세포막을 통과하는 것으로 에너지가 소요되는 막수송단백질과 통로가 필요한 능동적 수송계이다. 세포곁경로는 두 상피세포 사이의 폐쇄띠를 가로지르게 된다. 이 경로를 통해 수송되는 수분, 전해질 및 다른 작은 분자들의 양은 폐쇄띠의 팽팽함에 달려 있다. **b.** 폐쇄띠 가닥의 세포밖부분과 세포질부분의 구조들. 이웃한 세포들의 폐쇄띠의 두 개의 가닥이 서로 지퍼 양식으로 합쳐져 세포사이 움직임에 장벽을 형성한다. 수분구멍은 세포 사이 수분을 이동하게 한다. 장벽의 투과성은 지퍼 봉합부위의 클로딘과 오클루딘의 혼합 비율에 달려 있다. 폐쇄띠 가닥의 세포질쪽 부분에는 PDZ 영역 단백질을 끌어당겨 세포신호로 작용한다.

재한다. 반면에 수분, 아미노산 및 당분의 세포통과수송에 필요한 나트륨펌프는 폐쇄띠의 아래쪽의 외측 세포막에 국한되어 존재한다.

고정이음부(Anchoring Junction)

고정이음부(anchoring junction)는 세포골격에 결합된 단백질을 이용하여 이웃한 두 상피세포를 부착시키는 기능을 한다. 상피세포의 외측면에는 두 종류의 고정이음부가 있다.

- **부착띠**(zonula adherens, 복수 *zonulae adherentes*)는 세포 내의 액틴미세섬유 그물과 결합되어 있음
- **부착반**(macula adherens, 복수 *maculae adherentes*) 또는 **부착반점**(desmosome)은 중간미세섬유와 결합되어 있음

또한 고정이음부의 또 다른 두 가지 이음부는 상피세포가 결합조직 바탕질에 접하는 부위에 존재한다. 이 **국소부착**(focal adhesion, 국소접촉 focal contact)과 **반부착반점**(hemidesmosome)은 세포기저면에서 자세히 설명하기로 한다(167~171쪽 참조).

세포와 세포가 부착되는 곳, 세포와 세포외바탕질이 부착하는 곳에서 세포부착분자가 중요한 역할을 한다.

세포부착분자(cell adhesion molecule, CAM)로 알려진 세포통과단백질은 세포의 외측면과 기저면에서 모든 고정이음부에서 중요한 부분을 형성하고 있다. CAM의 세포밖부분은 이웃한 세포의 CAM의 바깥부분과 결합해 있다. 서로 다른 종류의 CAM이 결합한 경우, **이종결합**(heterotypic binding)이라고 하고, 같은 종류 끼리 결합한 경우에는 **동종결합**(homotypic binding)이라고 한다(그림 5.19). CAM은 비교적 약한 강도로 선택적인 결합을 하기 때문에 세포들이 서로 결합했다가도 쉽게 분리될 수 있다.

CAM의 **세포질부분**(cytoplasmic domain)은 다양한 세포내 단백질을 통해 **세포골격**(cell cytoskeleton)을 구성하는 성분들에 결합되어 있다. 세포골격의 연결을 통해 CAM은 세포부착, 세포증식 및 세포이동에 연관된 다양한 세포내과정을 조절한다. 또한 CAM은 세포 사이 및 세포내 정보교환, 세포인식, 세포사이 확산의 장벽조절, 면역반응 유발 및 아포토시스 등 세포의 다양한 기능에 관여한다. 배아발생 초기부터 모든 조직의 종류와 분화단계는 특정 CAM의 발현 여부에 의해 정해진다. 하나 또는 몇 개의 CAM 발현양식에 변화가 오면 조직분화나 성숙과정에 문제가 생길 수 있다. 지금까지 약 50개의 CAM이 발견되었으며 분자구조를 바탕으로 카데린, 인테그린, 셀렉틴 및 면역글로불린 초계열의 네 가지 주요계열로 구분할 수 있다(그림 5.19 참조).

- **카데린**(cadherin)은 결합띠에 주로 존재하는 막통과 **칼슘의존 CAM**(Ca^{2+}dependent CAM)이다. 이곳에서 카데린은 이웃한 상

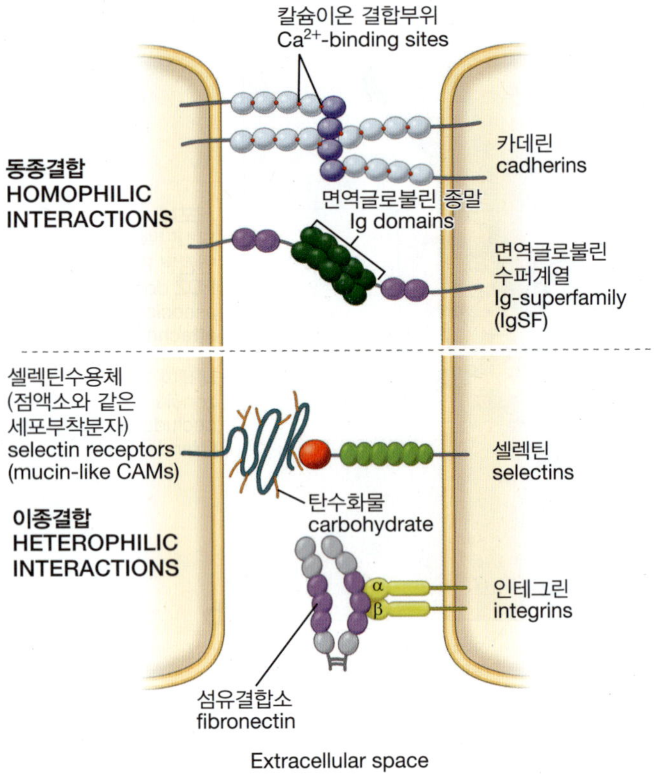

그림 5.19 세포부착물질(*CAM*). 카데린과 면역글로불린 수퍼계열(*IgSF*) CAM은 두 개의 이웃한 세포들에서 두 개의 동일한 물질이 동종결합하고 있다. 두 개의 다른 종류의 CAM(예: 셀렉틴 및 인테그린) 사이에서 결합이 일어나면 이종결합(동일한 한 쌍의 분자들은 서로 결합하지 않는다)이라고 한다. 인테그린이 세포밖 바탕질 단백질(예: 파이브로넥틴)과 결합하고 있다. 이 그림을 단순화시키기 위하여 다른 세포내부착단백질은 표시하지 않았다.

피세포의 카데린과 동종결합을 한다. 이들은 카테닌이라고 하는 세포질 내 단백질 계열의 도움을 받아 세포골격인 **액틴미세섬유**(actin filament)에 연결되어 있다. 이러한 상호작용을 통해 카데린은 세포의 성장과 분화를 조절하는 기전에 신호를 전달한다. 카데린은 세포간 상호작용을 조절하고 세포의 인식과 배아세포이동에 관여한다. 카데린 중 가장 많은 연구가 이루어진 Epithelial **E-카데린**(E-cadherin)은 세포 사이의 결합띠 이음부를 유지시킨다. 이들은 또한 상피에서 종양이 발생하는 것을 억제하는 중요한 역할을 한다.

- **넥틴**(nectin)은 막통과 **칼슘비의존 면역글로불린같은 CAM**(Ca^{2+}-independent immunoglobulin-like CAM) 중의 하나이다. 카데린과는 반대로 넥틴은 같은 종 내에서는 동종친화성 상호작용을 나타내고 연관된 넥틴 종과는 이종친화성 상호작용을 나타낸다. 이들은 또한 강력한 부착이음부를 만들 수 없다. 이러한 약한 이음부 종류들은 배아 발달 동안 빠른 조직 리모델링이나 재생 등에 세포간 부착의 역동적 조절을 하기에 적합하다.
- **인테그린**(integrin)은 15개의 알파 사슬과 9개의 베타사슬로 이루어진 **막통과당단백질**(transmembrane glycoprotein)로 구성되어 있다. 이러한 성분은 인테그린 분자들이 각기 다른 조합을 형성하여 다양한 단백질과 상호작용(이종결합)할 수 있게 한다. 인테그린은 **세포외바탕질 분자**(extracellular matrix molecule, 콜라겐, 라미닌 및 피브로넥틴)와 상호작용하며 세포골격인 **액틴**(actin)과 **중간미세섬유**(intermediate filament)와도 상호작용을 한다. 이러한 상호작용을 통해 인테그린은 세포부착 및 세포의 이동과 형태를 조절하고 세포성장과 분화에 영향을 미친다.
- **셀렉틴**(selectin)은 백혈구와 내피세포에서 발현되며 **중성구와 내피세포의 세포인식과정을 매개**(mediate neutrophil-endothelial cell recognition)한다. 이 이종결합은 중성구가 혈관의 내피세포를 통과하여 세포밖 바탕질로 이동하게끔 해준다. 셀렉틴은 또한 림프구가 림프조직에 모이게 하는 **림프구 귀소과정**(lymphocyte homing)에도 관여한다.
- **면역글로불린 수퍼계열**(immunoglobulin superfamily, IgSF). 면역반응에 관여하는 많은 분자들은 그 구조에 공통점을 가지고 있다. 그러나 면역기능이 없는 것으로 알려진 몇 가지 분자들도 이러한 공통구조를 가진 것들이 있다. 이러한 공통구조를 포함한 분자들을 만드는 유전자를 모두 합쳐 **면역글로불린 유전자 수퍼계열**(immunoglobulin gene superfamily)이라고 부른다. 이것은 사람의 유전체 중에서 가장 큰 유전자군이며 여기에서 만들어진 당단백들은 중요한 생체 내 기능을 담당하고 있다. IgSF에 속한 당단백질은 세포와 세포 사이의 동종결합을 매개하고, 세포사이부착분자(ICAM), 세포와 세포부착분자(C-CAM), 혈관세포부착분자(VCAM), 다운증후군세포부착분자(DSCAM), 혈소판 내피세포부착분자(PECAM), 이음부 부착분자(JAM) 및 그 외의 다른 것들로 분류된다. 이 단백질들은 세포의 부착과 분화, 암과 종양의 전이, 새로운 혈관형성, 염증, 면역반응, 미생물 부착 등 다양한 과정에서 중요한 역할을 한다.

결합띠는 이웃한 두 상피의 외측면을 부착시키는 역할을 한다.

상피표면의 정상적 형태는 상피세포들의 외측면이 서로 단단히 부착되어 외부에서 가해진 힘을 잘 견디어 내는데 달려 있다. 폐쇄띠는 맞닿은 두 세포막을 융합시키고 있지만, 물리적인 힘을 견디어 내는 힘은 제한되어 있다. 폐쇄띠 아래에 강한 결합부위가 이 부위를 보강해주고 있다. 폐쇄띠처럼 이 외측부착부분도 세포주위를 빙 둘러싸는 띠 또는 벨트 모양으로 **결합띠**(zonula adherens)라고 부른다.

결합띠는 막통과 단백질인 카데린(cadherin)과 넥틴(nectin)으로 이루어져 있다.

결합띠는 막통과단백질인 **카데린**(cadherin)으로 구성되어 있다. 세포질 쪽에서 E-카데린의 꼬리는 **카테닌 단백질**(catenin protein, α-and β-catenin)에 결합되어 있다(그림 5.20a). 이와 같은 **E-카데린-카테닌 복합체**(E-cadherin-catenin complex)는 **빈쿨린**(vinculin)과 **알파 액티닌**

글상자 5.3

임상적용: 병원체의 표적이 되는 이음부복합체(Junctional Complexes as a Target of Pathogenic Agents)

상피(epithelium)는 물리적 장벽을 형성하여 외부환경으로부터 해로운 병원체가 침범할 때 우리 몸을 보호하며 또한 내적 항상성을 유지하게 한다. 바이러스, 세균, 기생충 등이 상피의 보호기능을 뚫고 침입하는 가장 쉬운 방법은 세포 사이에 형성되어 있는 이음부복합체를 파괴하는 것이다. 세포막의 이음부에 있는 특수한 단백질은 병원체가 분비한 물질이나 병원체 표면에 발현된 물질에 의해 영향을 받는다.

박테리아(Bacteria)

식중독을 일으키는 흔한 박테리아인 클로스트리듐 퍼프린젠스는 폐쇄띠이음부를 공격한다. 이 세균은 외부환경에 널리 분포되어 있으며 사람이나 가축의 장내 세균총에서 발견된다. 식중독은 이러한 병균에 오염된 음식을 먹은 지 8~22시간 후에 나타나며 극심한 복통과 설사가 전형적 증상이다. 증상은 보통 24시간 안에 좋아진다. 클로스트리듐 퍼프린젠스가 분비하는 장독소는 35 kDa의 작은 단백질로 이들의 카복시 종말은 폐쇄띠의 클로딘 분자와 결합하며, 아미노 종말은 자유표면의 세포막 내에 구멍을 형성한다. 장독소가 클로딘과 결합하면 폐쇄띠가닥에 통합되지 못하므로 이음부의 기능을 상실하고 파괴된다. 이런 종류의 식중독에서 나타나는 탈수현상은 세포곁통로를 통해 많은 양의 액체가 장 내강으로 이동하기 때문에 일어난다.

위 안에 서식하는 또 다른 세균인 헬리코박터 필로리는 세포밖구역의 폐쇄띠단백질과 결합한다. 이 과정 중에 세균 표면에 발현된 128 kDa 크기의 단백질인 CagA가 상피세포의 세포질 안으로 침투하여 ZO-1과 JAM을 공격한다. 그 결과 폐쇄띠장벽은 파괴되고 티로신 키나제의 신호전달기전이 감소되어 세포골격의 재배열이 일어나게 된다. *H. pylori*는 이렇게 보호장벽을 파괴하여 위궤양이나 위암을 일으키게 된다.

바이러스(Virus)

RNA 바이러스 중 한 특수계열은 세포내 JAM 신호전달 경로를 이용하여 유아에게 장염(장의 염증)을 일으킨다. 바이러스 단백질과 JAM 분자가 상호작용을 하여 레오바이러스의 세포내섭취를 통해 세포 내로 들어간다. 이러한 상호작용은 핵요인-κB 단백질(NF-κB)을 활성화시켜 핵 내로 들어가 아포토시스를 유발하는 세포내 연쇄반응을 일으킨다. JAM이 외부자극을 핵으로 전달하는 신호전달체계에 관여한다는 사실이 이 덕분에 밝혀졌다.

종양을 유발하는 아데노 바이러스와 유두종 바이러스는 PDZ 발현 서열을 포함하는 폐쇄띠연관단백질을 공격한다. 이 바이러스들이 생산한 종양단백질은 PDZ 결합부위를 통해 ZO-2와 다수 PDZ함유단백질-1(MUPP-1)에 결합한다. 그 결과 바이러스와 결합된 폐쇄띠와 종양억제단백질이 분해되어 종양유발을 촉진하게 된다.

기생충(Parasite)

흔한 집먼지진드기 중 하나인 세로무늬먼지진드기(*Dermatophagoides pteronyssinus*) 또한 폐쇄띠이음부를 파괴한다. 집먼지진드기는 거미, 전갈, 진드기 등을 포함하는 주형강(Arachnid family)에 속한 동물이다. 이 진드기의 분변을 먼지와 함께 흡입하면, 분변에 포함된 세린 펩티다제와 시스테인 펩티다제에 의해 오클루딘과 ZO-1 단백질이 분해되어 호흡상피의 폐쇄띠가 분리된다. 이렇게 폐의 상피의 보호장벽이 파괴되면 흡입한 알레르기 항원이 폐조직에 노출되어 면역반응이 일어나고 심한 천식발작이 일어나게 된다.

(α-actinin)에 결합하고 이는 다시 세포골격의 액틴미세섬유와 결합한다. 이웃한 두 세포에 존재하는 E-카데린 분자의 세포밖성분은 **칼슘이온**(Ca^{2+})이나 다른 세포밖 연결단백질에 의해 서로 연결되어 있다. 따라서 결합띠의 구조와 기능이 제대로 이루어지려면 칼슘이 꼭 필요하다. 칼슘이온을 제거하면 두 E-카데린 분자가 분리되어 이음부가 파괴된다. 최근의 연구에 따르면 E-카데린-카테닌 복합체(E-cadherin-catenin complex)는 세포를 단단히 부착시켜줄 뿐만 아니라 상피세포의 극성, 분화, 이동, 증식, 생존을 조절해주는 **주된분자**(master molecule)의 역할을 한다고 할 수 있다.

앞에서 기술한 바와 같이 대부분의 상피세포에서 결합띠는 E-카데린-카테닌 복합체로 구성되어 있으나 많은 경우에 **넥틴계열**(nectin family, 넥틴-1, 넥틴-2, 넥틴-3, 넥틴-4)에 속하는 세포부착분자를 함유하고 있다. 넥틴은 막통과단백질로 세포밖부분은 부근의 형질막단백질과 동종애적이거나 이종애적으로 연관되어 있다. 넥틴의 꼬리부분은 넥틴을 **액틴세포골격**(actin cytoskeleton)에 고정시키는 커다란(206 kDa) 액틴결합단백질인 **아파딘**(afadin)과 결합하고 있다(그림 5.20a 참조). 일부 특수한 세포결합부위에는 카데린이 없고 넥틴이 주된 CAM으로 작용한다. 넥틴이 주가 된 폐쇄띠는 카데린이 주가 된 것과 근본적으로 다르다. 넥틴분자는 강한 세포결합을 시키지 못한다. 이러한 **약한 넥틴이 기초가 된 결합이음부**(weak nectin-based adhering junction)는 역동적 조절이나 신속한 조직 리모델링이 일어나는 부위에 형성된다. 그러한 이음부는 세르톨리세포와 정모세포 사이에서 또는 눈의 섬모상피의 색소세포와 비색소세포 사이 그리고 치아유두 내의 이음부와 태아발생 중의 신경관에서 관찰된다. 최근 연구에 따르면 **넥틴-아파딘 복합체**(nectin-afadin complex)는 호흡기상피로 들어가는 **홍역 바이러스**(measles virus, MV)에 필수 표적단백질이다. 홍역바이러스는 세포곁통로를 이용하여 넥틴과 결합하여 기도상피의 외측면에 통로를 만들어 기도상피에 빠르게 퍼지도록 한다.

결합띠를 전자현미경으로 관찰하면 형질막의 세포질 쪽을 따라 뚜렷한 세포사이공간과 솜털반이 있다.

투과전자현미경으로 관찰해 보면 결합띠는 이웃한 두 세포의 세포막 사이가 15~20 nm 정도 떨어져 있다(그림 5.20b). 이 **세포사이공간**(intercellular space)은 전자밀도가 낮아 아무것도 없는 것처럼 보이지만 실제로 E-카데린 분자의 세포바깥부분과 칼슘이온이 존재한다. 결합띠 부위의 세포막 내면에 약간 전자밀도가 높은 층이 있으며, 이를 **솜털반**(fuzzy plaque)이라고 한다. 솜털반은 **E-카데린-**

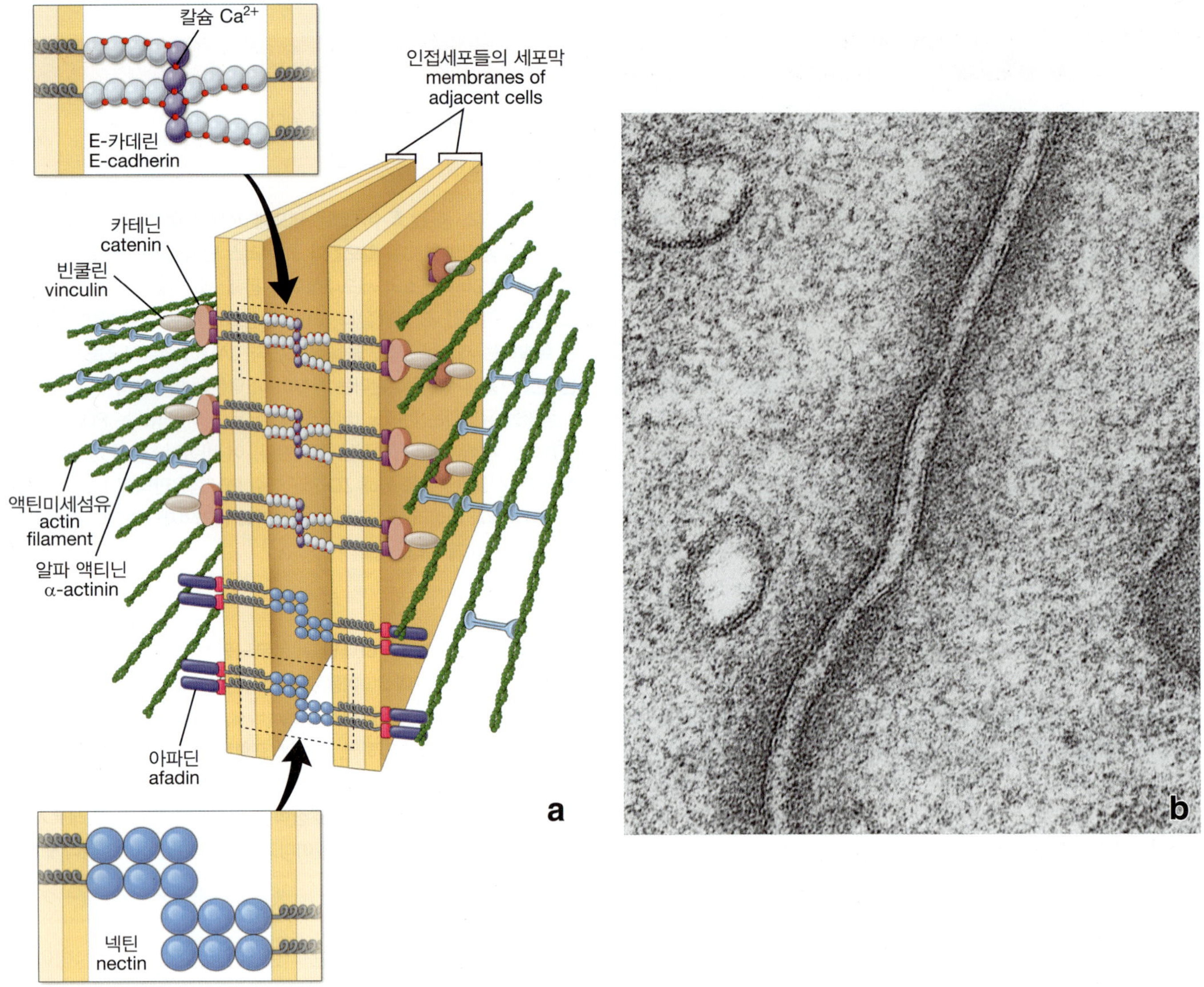

그림 5.20 결합띠. a. 결합띠의 분자구조. 액틴미세섬유들이 알파 액티닌과 빈쿨린에 의해 E-카데린-카테닌복합체에 부착되어 있다. E-카데린-카테닌복합체는 이웃한 세포의 세포막에 묻혀 있는 같은 물질과 결합하고 있다. 세포통과단백질 사이의 결합은 칼슘이온에 의해 매개된다. Nectin proteins shown in the lower part of the junction are members of a calcium-independent family of transmembrane proteins. Their interactions are not as strong as that between cadherins; thus, they mediate much weaker adhering junctions found in specialized areas exposed to dynamic changes and rapid tissue remodeling. **b.** 그림 5.15a의 결합띠의 고배율 전자현미경사진이다. 두 세포의 세포막은 비교적 일정한 간격으로 떨어져 있다. 이 간격에는 전자밀도가 짙은 E-카데린의 세포밖부분이 약간 보일 뿐 전체적으로 비어 있는 듯 보인다. 세포막의 세포질 쪽 부분은 액틴미세섬유를 포함하여 비교적 전자밀도가 높게 나타나고 있다. ×100,000.

카테닌 복합체(E-cadherin-catenin complex)의 세포질부분과 여기에 결합한 여러 단백질(알파 액티닌 및 빈쿨린)이 있는 자리이다. 액틴미세섬유도 여기에 부착된다. 광학현미경 표본에서 종말막대라고 알려진 것도 이 솜털반이다. 전자밀도가 높은 솜털반 부위에 결합한 6 nm 굵기의 액틴미세섬유(actin filament)들은 상피세포의 꼭대기 부분에서 수평으로 뻗어 종말그물을 형성한다.

부착판은 상피 이외의 조직을 안정시키는 넓은 판과 같은 이음부이다.

일반적으로 상피 이외의 조직에서는 세포들을 서로 부착시키는 특수한 구조가 잘 발달해 있지 않지만, 예외적인 부위가 한 곳 있다. 심장근육세포(cardiac muscle cell)들은 세포의 양쪽 끝이 서로 연결되어 실처럼 긴 수축단위를 형성한다. 세포들은 전형적인 부착반점 또는 부착반과 결합띠를 닮은 넓은 부착판(broad adhesion plate)이 결합된 구조에 의해 서로 부착되어 있다. 이 부착부는 띠 모양이 아니고 넓은 면을 가지고 있으므로 부착판(fascia adherens)이라고 부른다(그림 5.21). 부착판은 분자적인 수준에서는 결합띠와 그 성분이 비슷하며 또한 폐쇄띠(zonula occludens)의 성분인 ZO-1 단백질도 포함하고 있다.

부착반(부착반점)은 이웃한 상피세포 사이에 발달한 반점모양의 세포사이이음부이다.

부착반(macula adherens, 라틴어 *macula*, 점)은 특히 강한 부착력이 있는 세포사이 고정이음부이며 이는 미세해부를 통해 입증된 바

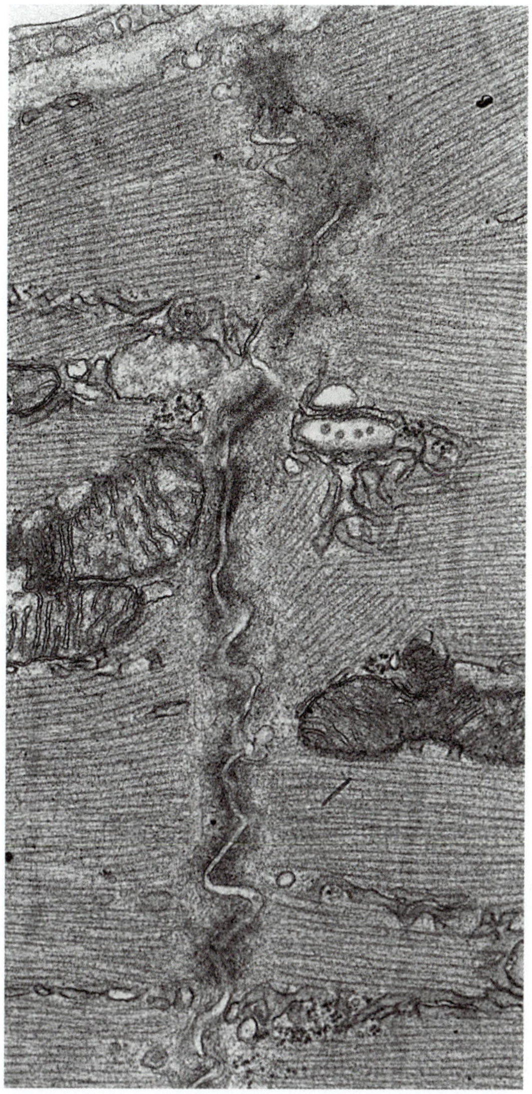

그림 5.21 부착판. 두 개의 심장근이 서로 맞닿아 있는 것을 보여주는 전자현미경사진. 두 세포 사이의 구불구불한 세포사이공간은 투명하게 보인다. 두 세포 세포막의 세포질 쪽 부분에 액틴미세섬유를 함유한 결합띠에서 보이는 것과 같은 전자밀도가 높은 물질이 나타나 있다. 부착부위가 넓적한 판 모양이기 때문에 이것을 *부착판*이라고 부른다. ×38,000.

있다. 부착반은 원래 표피세포에서 **부착반점**(desmosome, 그리스어 *desmo* 결합, *soma* 몸)이라고 불렀다. 이 이음부는 세포의 외측면에 위치하고 있으며 일련의 반점 모양을 하고 있으며(그림 5.14a 참조), 중간미세섬유가 여기에 고정됨으로써 직접 세포와 세포를 접촉시켜준다. 여러 연구결과들을 종합해 볼 때 부착반은 상피세포들을 서로 부착시키는 물리적인 기능뿐 아니라 조직의 형태발생과 분화에도 관여할 것으로 여겨진다.

단층입방상피나 단층원주상피의 세포에서 부착반은 폐쇄(폐쇄띠)이음부나 고정(접합띠)이음부와 함께 나타난다. 부착반이 세포의 외측표면에 작은 반점 모양으로 위치하므로 결합띠와 같이 세포를 둘러싸는 연속적인 구조가 아니다. 따라서 상피 표면에 수직으로 자른 표본에서는 전체 외측표면에서 부착반이 전혀 보이지 않는 경우가 종종 있다. 그러나 표본에 결합띠는 항상 나타난다.

부착반에서 데스모글린과 데스모콜린이 이웃한 세포의 세포막을 연결시켜준다.

전자현미경으로 관찰하면 부착반은 상당히 복잡한 구조를 하고 있다. 이웃한 세포의 세포질 쪽 세포막에 **부착반점소판**(desmosomal attachment plaque)이라고 하는 전자밀도가 높은 원반 모양의 구조가 있다. 이 구조는 크기가 400 nm × 250 nm × 10 nm이며 **중간미세섬유**(intermediate filament)를 고정시켜주고 있다(그림 5.22a). 미세섬유들은 부착판부위에서 머리핀 모양으로 돌아 다시 세포질 쪽으로 뻗어 있다. 이들은 부착부위로부터 세포 전체를 통해 물리적인 힘을 흩어지게 하는 역할을 한다고 생각된다. 분자적 수준에서 보면 각 부착판은 중간미세섬유를 고정시키는 몇 가지 단백질, 주로 **데스모플라킨**(desmoplakin)과 **플라코글로빈**(plakoglobin)으로 구성되어 있다(그림 5.22b).

부착반의 **세포사이공간**(intercellular space)은 결합띠에 비해 뚜렷하게 넓으며(30 nm 이하) 그 중앙에 **중간선**(intermediate line)이라고 하는 전자밀도가 높은 띠가 있다. 이 선은 막통과당단백질인 **데스모글린**(desmoglein)과 **데스모콜린**(desmocollin)의 세포밖부분으로 이들은 칼슘의존 세포부착물질인 카데린 계열의 단백질이다. 칼슘의 존재 하에 데스모글린과 데스모콜린의 세포밖부분은 이웃한 세포의 동일한 부분과 결합한다(동종결합). X-ray를 이용한 연구결과에 따르면 이 단백질의 세포바깥부분은 옆 세포에 존재하는 두 단백질의 세포바깥부분과 결합하여 데스모솜 부위의 세포사이공간에 마치 **카데린 지퍼**(cadherin zipper) 같은 결합구조를 형성한다(그림 5.22b 참조). 데스모글린과 데스모콜린의 세포질쪽 부분은 데스모솜의 부착판에 통합되어 있다. 이들은 데스모솜의 구조를 이루고 있으며 **중간미세섬유**(intermediate filament)를 고정시켜주는 **플라코글로빈**(plakoglobin)과 **데스모플라킨**(desmoplakin)과 상호작용을 한다.

각기 다른 상피의 세포들마다 각기 다른 종류의 부착구조가 있다.

생리적인 장벽의 역할을 하는 상피에서는 이음부복합체가 특별히 중요하다. 왜냐하면 이음부복합체에 의해 형성된 물리적인 장벽이 조직의 구획을 나누고 상피를 통한 물질의 이동을 제한하는 역할을 하기 때문이다. 이런 기능을 직접 담당하는 것은 이음부복합체 중에서도 폐쇄띠이지만, 결합띠와 부착반의 부착성질도 이 장벽이 무너지지 않도록 하는데 일조를 하고 있다. 다른 상피의 경우 이웃한 세포들이 여러 방향의 힘을 견딜 수 있게 더 단단히 결합시키는 것이 필요하다. 예를 들어 표피의 중층편평상피의 경우 수많은 부착반이 이웃한 세포들을 단단히 붙어있게 해준다. 심장근도 세포 간에 강한 결합을 필요로 하므로 부착반과 부착판이 이러한 기능을 하고 있다.

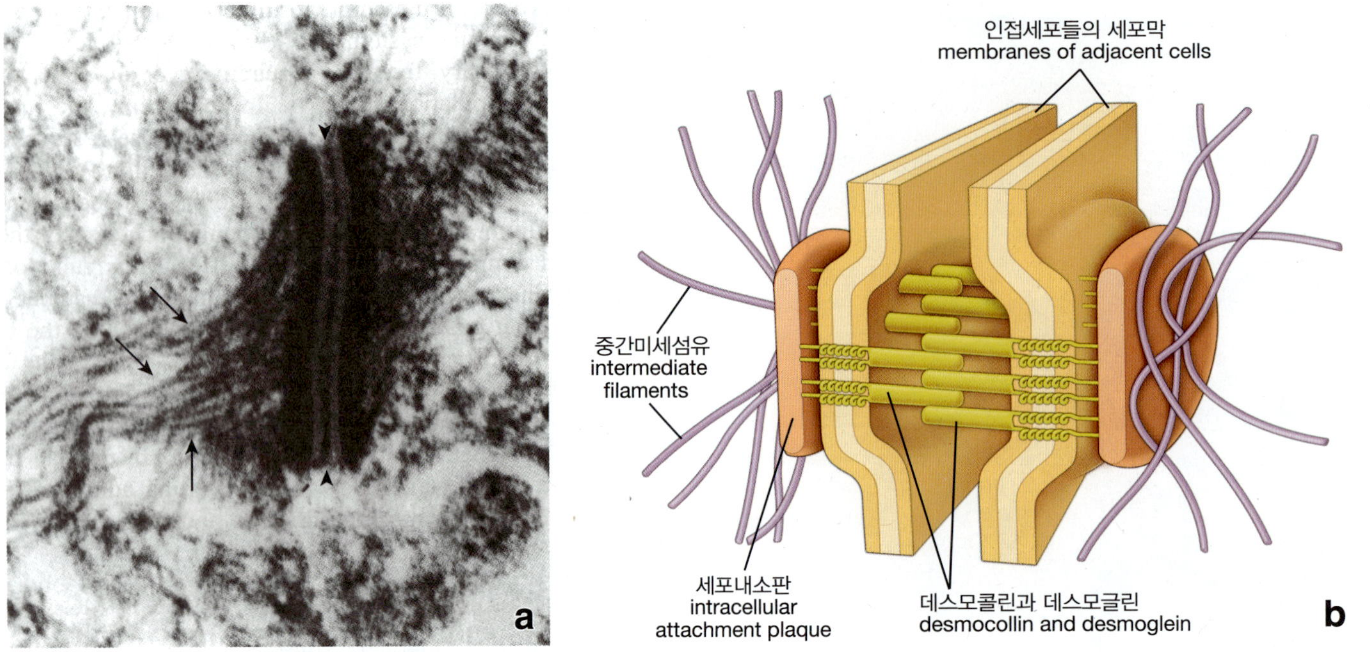

그림 5.22 부착반(부착반점)의 분자구조. a. 부착반의 전자현미경사진으로 중간미세섬유(*화살표*)가 세포막의 내면에 위치한 전자밀도가 강한 소판에 부착되어 있다. 세포사이 공간 또한 데스모콜린과 데스모글린을 함유한 전자밀도가 강한 물질(*화살표 머리*)이 차지하고 있다. 부착반의 위쪽과 아래쪽의 세포사이공간은 잘 나타나 있지 않다. 그 이유는 이 구조를 이루는 성분을 보여주기 위하여 세포막을 파괴하는 과정을 거쳤기 때문이다. ×40,000. (Dr. Ernst Kallenbach 제공.) **b.** 부착반의 구조를 나타내는 모식도. 중간미세섬유가 세포 내 부착소판에 부착되어 있다. 마주보는 세포의 데스모콜린과 데스모글린의 세포바깥부분이 서로 깍지를 끼어 배열하여 카데린 "지퍼"를 형성하고 있다.

교통이음부(Communicating Junctions)

틈새이음부(gap junction)라고도 하는 **교통이음부**(communicating junction) 또는 **넥서스**(nexus)는 한 세포에서 다른 세포로 신호물질이 직접 이동할 수 있는 유일한 통로이다. 이들은 상피, 평활근, 심장근 및 신경에 이르기까지 다양한 조직에 존재한다. 틈새이음부는 액체나 전해질이 이동하는 상피, 혈관이나 장의 평활근 및 심장근과 같이 부근의 세포들의 협동작용이 필요한 부위에서 중요하다. 틈새이음부는 **막을 통과하는 통로**(transmembrane channel)이나 **구멍**(pore)이 빽빽하게 배열되어 있다. 이 구멍을 통해 이온, 조절물질 및 작은 대사산물들이 통과할 수 있다. 이 틈새이음부의 구멍의 숫자는 세포들 사이의 틈새이음부 숫자만큼 매우 다양하다.

틈새이음부의 구조와 기능을 연구하기 위하여 다양한 방법들을 사용한다.

틈새이음부의 구조와 기능을 연구하기 위하여 다양한 방법들을 사용해 왔다. 틈새이음부의 연구를 위하여 염료나 형광물질 또는 방사성동위원소를 주입하거나 세포사이의 **전류의 흐름**(electric current flow)을 측정하는 등 다양한 방법들을 사용해 왔다. 마이크로 피펫으로 형광염료를 세포에 주입하면 잠시 후 이 형광물질이 바로 근처의 세포들에서 쉽게 관찰할 수 있다. 틈새이음부에 의해 연결된 세포들의 전기의 전도를 연구해 보면 낮은 전기저항을 나타내 전류가 많이 흐르는 것을 알 수 있다. 따라서 틈새이음부는 **저저항이음부**(low-resistance junction)라고도 부른다.

최근의 분자생물학적 기법이 발달하여 틈새이음부를 구성하는 단백질인 코넥신의 cDNA를 분리하여 이를 배양세포에 발현시키는 것이 가능해졌다. 주입한 세포에 발현된 코넥신은 틈새이음부를 생성하며 이것은 분리하여 분자생물학적, 생화학적 방법으로 분석하거나 전자결정학기법이나 원자력 현미경 등의 첨단영상기법으로 연구할 수도 있다.

틈새이음부는 커넥신 단백질군에 속한 12개의 소단위로 구성된다.

투과전자현미경으로 관찰해 보면 **틈새이음부**(gap junction)는 이웃한 세포들의 세포막의 일부분이 맞닿은 것처럼 나타난다(그림 5.23a). 틈새이음부의 구조를 자세히 조사하기 위하여 동결전자현미경과 같은 고배율 영상기법을 이용해 왔다. 이와 같은 연구 결과 마주보고 있는 막에 **코넥손**(connexon)이라고 하는 **두 개의 반쪽짜리 통로**(two half-channel)가 빽빽이 집단을 이루고 있는 것을 알 수 있다. 이웃한 세포들 사이의 세포밖공간을 가로지르는 코넥손들이 이러한 통로들을 이루고 있다. 한 쪽 세포막에 있는 코넥손은 이웃한 세포의 세포막에 있는 코넥손과 정확하게 만나게 배열되어 이름 그대로 세포사이의 교통이 가능하다.

각 코넥손은 **코넥신**(connexin, Cx)이라고 하는 막단백질 6개가 대칭형으로 배열되어 이루어진 구조이다. 따라서 전체 통로는 12개의 단백질 소단위로 구성된 셈이 된다. 이 소단위들은 직경 2.8 nm이고 길이가 10 nm인 원통형의 막통과통로를 빙 둘러싸듯이 배열되어 있다(그림 5.23b).

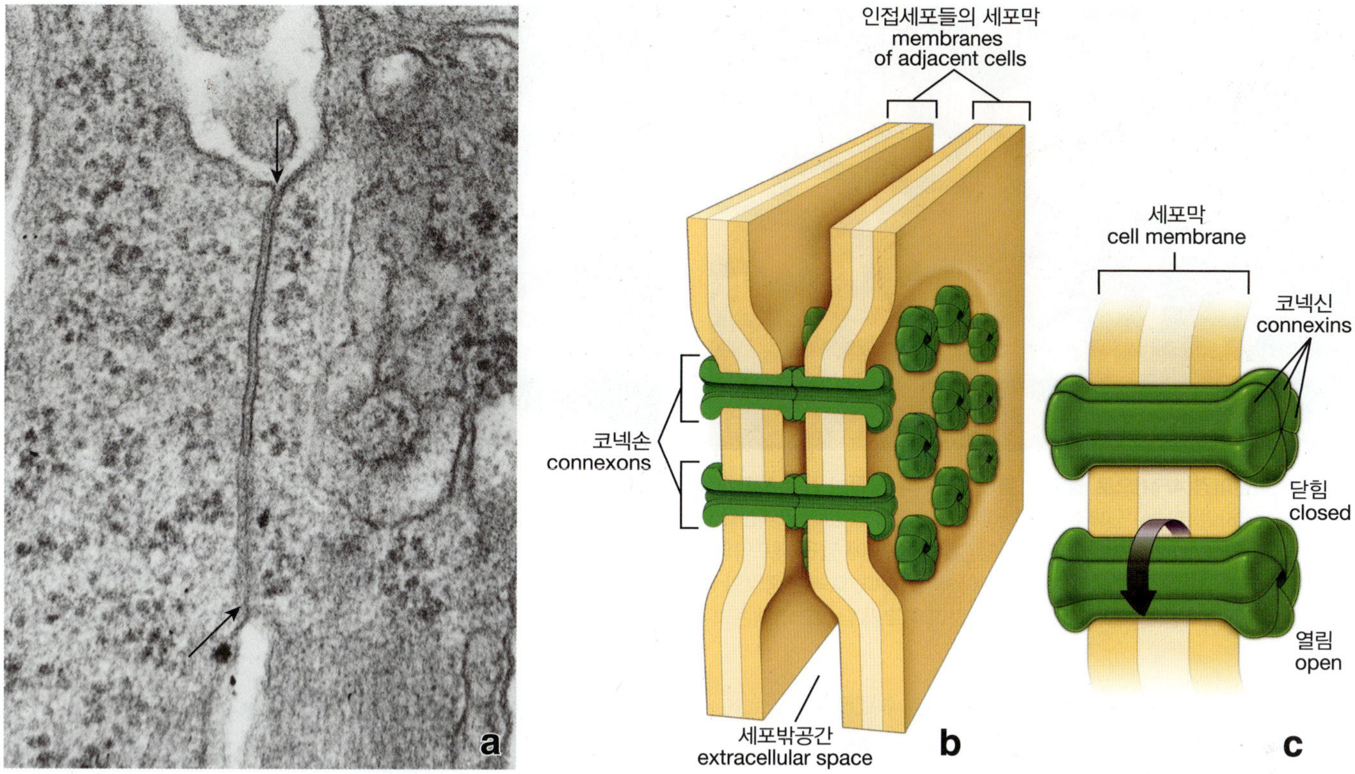

그림 5.23 틈새이음부의 구조. a. 틈새이음부를 형성하는 두 개의 이웃한 세포의 세포막의 전자현미경사진이다. 단위막(*화살표*)은 서로 근접해 있어 세포사이공간이 2 nm 정도 떨어진 틈새를 형성하고 있다. ×76,000. **b.** 틈새이음부 부위에서 마주한 두 세포의 세포막과 두 세포 사이를 관통하는 구조성분들을 나타내는 모식도이다. 각 통로는 각 세포의 세포막을 관통하는 아령과 같은 막통과단백질이 6개의 소단위로 원형배열을 하고 있다. 이 복합체를 *코넥손*이라고 하며 2 nm 정도의 중심구멍이 있다. 마주한 두 세포의 코넥손들이 서로 이어져 두 세포를 연결하는 통로가 형성되며, 이를 통해 작은 분자들이 이 세포에서 저 세포로 직접 이동할 수 있다. 반대로 세포사이공간에 있는 물질은 코넥손 복합체 부근으로 흘러들어가 틈새이음부 부위로 투과해 들어갈 수 있으나 통로로 들어갈 수는 없다. **c.** 각 코넥손의 통로 직경은 각각의 코넥신의 형태변화에 따라 다르게 조절된다.

지금까지 약 21개의 코넥손 계열 단백질이 발견되었다. 이들은 모두 세포막의 지질층을 네 번 통과하는 구조로 되어 있다(즉, 이들은 네 개의 막 통과구역을 가지고 있다). 대부분의 코넥손은 마주보는 세포막에 있는 코넥손과 짝이 지어져 있다(동종 결합). 이 통로는 양 방향으로 균등하게 물질을 지나게 하지만 이종통로(heterotypic channel)는 물질이동 속도가 다른 비대칭 통로로 작용한다.

원자력현미경으로 관찰하면 코넥신의 형태학적 변화로 틈새이음부가 열리고 닫힌다는 것을 관찰할 수 있다.

과거에는 틈새이음부를 분리하여 전자현미경으로 관찰해 보면 코넥신 소단위가 회전하여 틈새이음부통로를 여닫는다고 생각해 왔었다(그림 5.23c). 최근의 원자력현미경(AFM)을 이용하여 코넥손에서 일어나는 구조 변화의 역동적인 장면을 볼 수 있었다. 틈새이음부의 통로들은 개개의 코넥신의 형태변화가 가역적으로 일어나 빠르게 여닫힌다고 한다. 틈새이음부통로의 폐쇄를 일으키는 코넥신 분자의 형태학적 변화는 칼슘이온에 의해 시작된다(그림 5.24). 그러나 그 외의 다른 기전에 의해서도 틈새이음부 세포질부분의 구멍이 닫히거나 열릴 수 있다는 것이 밝혀졌다.

코넥신 유전자의 돌연변이가 몇 가지 질병의 주 원인이 되고 있다. 예를 들어 **코넥신-26**(connexin-26, Cx26) 유전자에 돌연변이가 있으면 **선천성 난청**(congenital deafness)이 생긴다. 코넥신-26에 의해 형성된 틈새이음부는 내이에서 볼 수 있으며, 달팽이관 감각상피에서 K^+이온의 이동에 중요한 역할을 한다. **Cx46**과 **Cx50** 유전자에 돌연변이가 일어나면 선천성 **백내장**(cataract)이 생기게 된다. 두 단백질 모두 눈의 렌즈에서 상피세포와 렌즈섬유 사이에서 광범위한 틈새이음부를 형성하고 있다. 이 틈새이음부는 혈관이 없는 수정체에 영양분을 공급하고 대사산물을 제거하는 데 중요한 역할을 한다.

이 단원에서 설명한 모든 이음부에 대하여 표 5.5(175쪽)에 요약되어 있다.

세포 외측면의 형태학적 특징(Morphological Modifications of the Lateral Cell Surface)

세포 외측면의 주름은 이웃한 세포와 깍지를 끼는 듯한 세포질 돌기를 형성하고 있다.

상피세포의 **외측면**(lateral surface)은 **안쪽으로 접히거나**(infolding) **주름**(plicae)을 형성하여 이웃한 세포와 구불구불한 경계면을 보이고 있다(그림 5.25). 이 이 주름은 세포의 외측면의 표면적을 증가시키고 이것은 특히 장상피나 담낭상피와 같이 수분과 전해질의 이

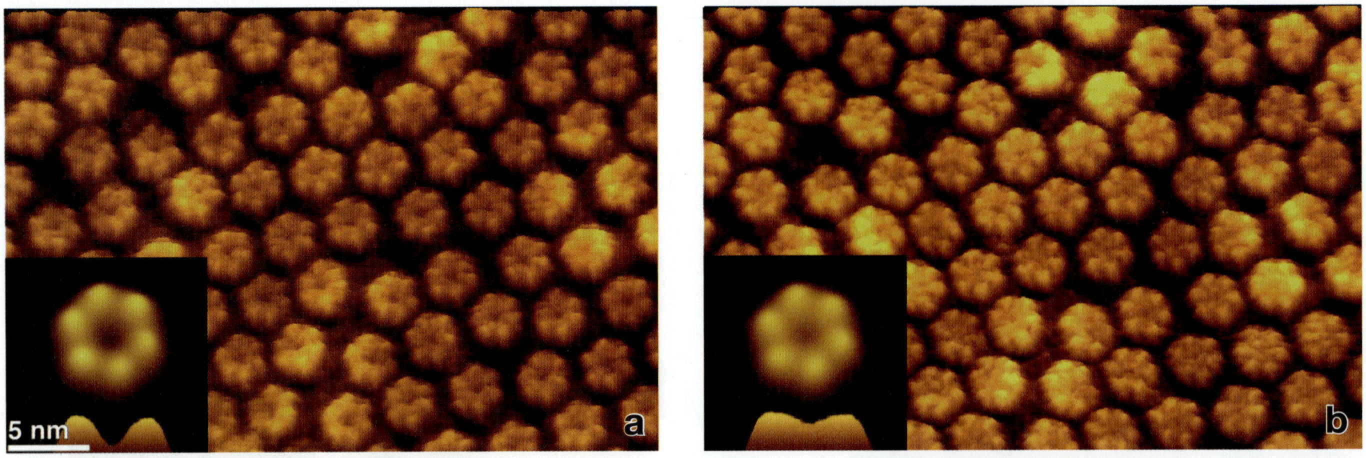

그림 5.24 원자력현미경(*AFM*)으로 촬영한 틈새이음부의 사진. HeLa 세포주로부터 얻은 세포막의 세포 바깥표면을 나타내고 있다. 코넥신-26 유전자 여러 개를 HeLa 유전체에 삽입하여 코넥신 단백질이 과다하게 발현되게 하였다. 코넥신-26 단백질이 모여 형성한 틈새이음부를 두 종류의 완충액에 담근 후, 틈새이음부의 구조를 *AFM*으로 관찰하였다. **a.** 칼슘이온이 포함되지 않은 완충액에 담긴 세포막의 틈새이음부. ×500,000. **삽입사진**은 한 개의 코넥손을 고배율로 확대한 것이다. 각각의 코넥신 분자가 모여 코넥손을 형성한 것을 뚜렷이 볼 수 있다. 코넥손 중앙의 통로는 열려 있다. ×2,000,000. **b.** 칼슘이온을 포함한 완충액에 담긴 세포막의 코넥손. ×500,000. **삽입사진**. 코넥신 분자의 입체구조가 변하여 통로가 닫히고 코넥손의 높이가 낮아진 것을 관찰할 것. ×2,000,000. (Dr. Gina E. Sosinsky 제공.)

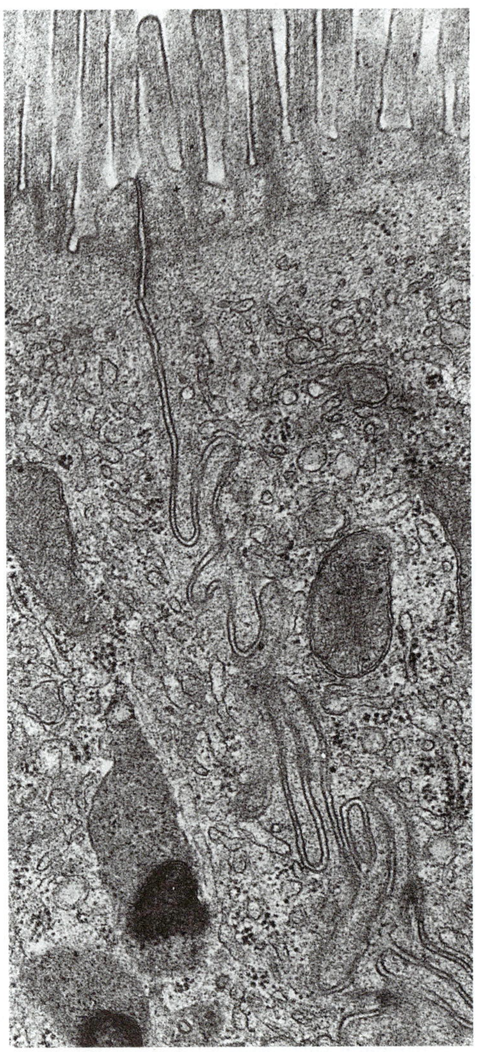

그림 5.25 외측지상돌기(외측깍지낌, lateral interdigitation). 장의 이웃한 두 흡수세포의 외측면이 서로 깍지 끼듯 맞물려 있는 형태를 촬영한 투과전자현미경 사진. ×25,000.

동이 주 기능인 상피에서 더욱 뚜렷하다. 이런 수분이동이 활발한 경우에서는 나트륨이온은 세포막에 있는 나트륨 펌프에 의해 외측 세포막 밖으로 능동운반된다. 전기적인 균형을 맞추기 위하여 음이온이 세포 밖으로 확산되어 나가고, 이어서 세포질과 세포사이공간의 전해질 농도 차이로 인한 삼투압차에 의해 수분이 세포 밖으로 이동한다. 이렇게 세포 밖으로 나간 수분이 축적되면 **세포사이공간**(intercellular space)이 넓어지지만 외측 표면 꼭대기 부분의 세포사이이음부 때문에 어느 정도 이상은 확장이 불가능하다. 따라서 세포사이공간의 수압은 점차 높아지고 세포사이공간에 고인 등장액이 아래쪽 결합조직으로 흘러 들어간다. 세포외측면의 꼭대기 부분에 폐쇄이음부가 있기 때문에 세포사이공간에 고인 액체가 반대방향으로 흘러나가지 못한다. 나트륨 펌프의 작용으로 세포질 내 전해질과 수분이 고갈되면 자유표면의 세포막을 통해 수분과 전해질이 확산되어 들어온다. 자유표면에는 미세융모가 발달해 있어서 세포막의 표면적이 넓으며 그 때문에 나트륨 펌프가 작동하는 동안 내강(장 또는 담낭)의 수분과 전해질이 결합조직 쪽으로 끊임없이 흘러 들어가게 된다.

■ 기저면과 세포와 세포외바탕질 연접의 특수 구조 (THE BASAL DOMAIN AND ITS SPECIALIZATIONS IN CELL-TO-EXTRACELLULAR MATRIX ADHESION)

상피세포의 기저면(basal domain)에는 다음과 같은 특징이 있다.

- **기저막**(basement membrane): 상피세포의 기저면 아래에 위치하는 특수한 구조로, 그 아래에는 결합조직 지질(stroma)이 존재한다.

표 5.5 이음부 구조의 요약

	분류	주요 결합단백질	세포 바깥면에 결합하는 단백질	세포골격성분	관련된 세포 내 부착단백질	기능
폐쇄이음부(세포와 세포) Occluding Junction (*Cell-to-Cell*)	**폐쇄띠(치밀이음)** Zonula occludens (tight junction) 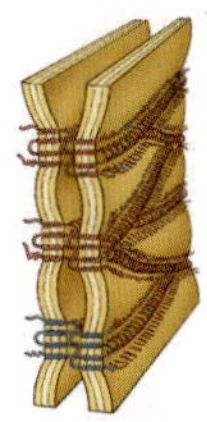	오클루딘, 클로딘, 이음접합분자, 트라이셀루린(삼세포 연접부)	주변세포의 오클루딘, 클로딘, 이음접합분자, 트라이셀루린	액틴미세섬유	ZO-1, ZO-2, ZO-3, 앵굴린, AF-6, 싱굴린, 심플렉틴, ASIP/Povr 3, Rab36, 13, 8, Sec4, 6, 8	이웃한 세포사이틈새를 봉쇄. 세포사이틈새를 통한 물질이동(투과정) 조절, 자유표면의 세포막을 경계지음. 세포신호전달에 관여
고정이음부(세포와 세포바기질) Anchoring Junction (*Cell-to-Cell*)	**부착띠** Zonula adherens 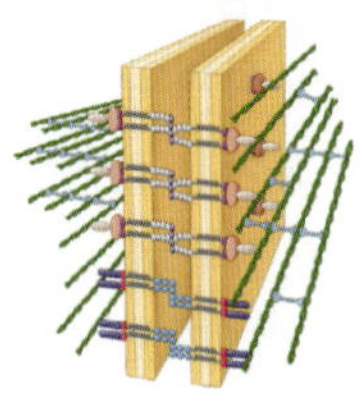	E-카데린—카테닌 복합체	주변세포의 E-카데린—카테닌 복합체	액틴미세섬유	α-액티닌, 빈쿨린, 카데닌, 아파딘	세포골격의 액틴미세섬유를 세포이음부의 세포막에 결합시킴
	부착반(데스모솜) Macula adherens (desmosome) 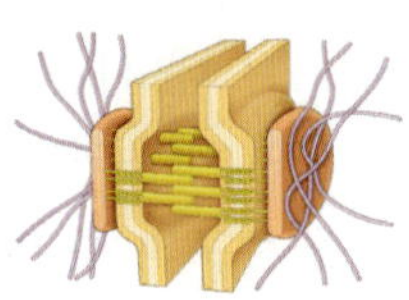	카데린 (예: 데스모글린, 데스모콜린)	주변세포의 데스모글린, 데스모콜린	중간미세섬유	데스모플라킨, 플라코글로빈	중간미세섬유를 세포이음부의 세포막에 결합시킴
고정이음부(세포와 세포) Anchoring Junction (*Cell-to-Extracellular Matrix*)	**국소부착** Focal adhesion 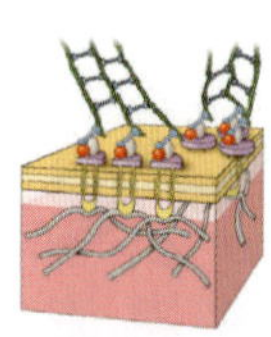	인테그린	세포외바탕질 단백질(예: 파이브로넥틴)	액틴미세섬유	빈쿨린, 탈린, α-액티닌, 팍실린	세포골격의 액틴미세섬유를 세포외바탕질에 부착시킴. 세포바깥에서 오는 신호를 감지하여 세포 안으로 전달
	반부착반점 Hemidesmosome 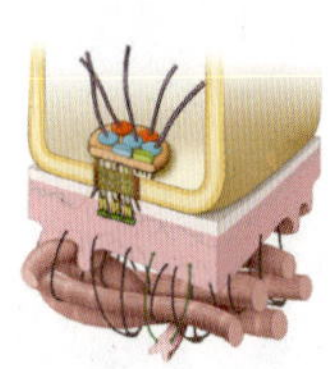	인테그린 ($\alpha_6\beta_4$ 인테그린), 콜라겐 XVII	세포외바탕질 단백질(예: 라미닌 332, 콜라겐 IV)	중간미세섬유(플렉틴과 상호작용을 통한 미세관과 액틴미세섬유)	데스모플라킨 같은 단백질 BP230 플렉틴	중간미세섬유를 세포외바탕질에 결합시킴
틈새이음부(세포와 세포) Communicating Junction (*Cell-to-Cell*)	**틈새이음부(넥서스)** Gap junction (nexus) 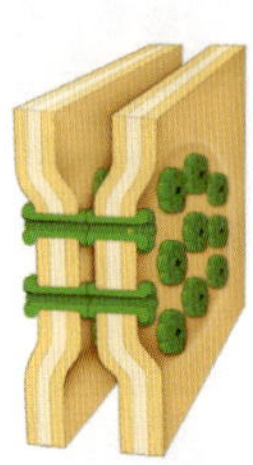	코넥신	주변세포의 코넥신	없음	알려지지 않음	이웃한 두 세포끼리 작은 이온이나 신호물질을 주고 받을 수 있는 통로 형성

AF, 항분비요소(antisecretory factor); *ASIP*, 아구티 신호 단백질(agouti signaling protein); *BP*, 물집유사 물집증(bullous pemphigoid); *JAM*, 이음접합분자(junctional adhesion molecule); *ZO*, 폐쇄띠(zonula occludens).

- **세포-세포외바탕질 이음부**(cell-to-extracellular matrix junction): 상피세포의 기저면은 국소부착(focal adhesion)과 반부착반점(hemidesmosome)에 의해 세포외바탕질에 부착 되어 있다.
- **기저세포막주름**(basal cell membrane infolding): 세포의 표면적을 넓혀주는 형태학적 구조로, 이웃한 세포 및 세포기질단백질과 상호작용을 용이하게 한다.

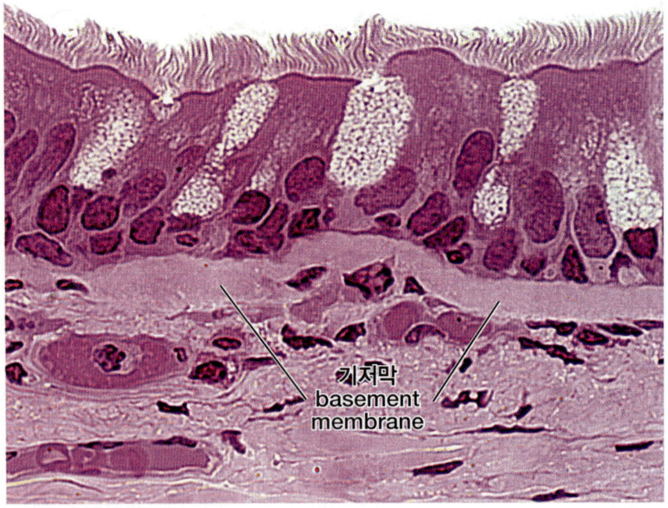

그림 5.26 기관(trachea)의 기저막. 기관의 H&E 염색표본에서 거짓중층섬모원주상피를 촬영한 광학현미경사진이다. 상피 바로 아래에 균일하게 염색된 두꺼운 층이 기저막이다. 기저막은 실제로 결합조직의 일부이며, 대부분 조밀하게 밀집된 콜라겐섬유로 이루어져 있다. ×450.

기저막의 구조와 기능(Basement Membrane Structure and Function)

기저막(basement membrane)이란 상피의 기저면에 위치한 다양한 두께로 나타나는 무정형의 치밀층을 가리키는 용어이다. **기저막**은 기관(trachea) 등의 일부 장기의 H&E 염색표본에서 뚜렷하게 관찰되며(그림 5.26), 방광(urinary bladder)이나 요관(ureter)의 조직표본에서 관찰되기도 한다. 그러나 일반적으로 광학현미경 표본에서 기저막을 관찰하기 위해서는 특수염색을 해야 한다. 이는 기저막의 두께가 매우 얇으며, 기저막과 이에 이웃한 결합조직이 모두 에오신에 염색되어 구분할 수 없기 때문이다. 기관의 조직표본에서 관찰되는 기저막은 본래의 기저막과 그 아래에 위치한 결합조직의 촘촘하게 배열된 콜라겐원섬유층이 합쳐져 형성된 것이다. 기저막은 H&E 염색(그림 5.27a)에 의해서는 나타나지 않지만, **과요오드산쉬프(PAS)염색방법**(periodic acid-Schiff [PAS] staining method, 그림 5.27b)에 의해 **양성반응**(positive reaction)을 나타낸다. PAS 염색표본에서 기저막은 상피와 결합조직 사이에서 선명하게 구분되는 얇은 자홍색 층으로 나타난다. 이는 염색액이 단백당의 당 성분과 반응하여 나타난 결과로, 기저막에는 충분한 양의 단백당이 축적되어 있어 광학현미경으로 관찰이 가능하다. 또한 은염(silver salt)의 환원반응을 이용하여 기저막의 당 성분을 검게 염색하는 방법도 이를 관찰하는 데 사용된다. 본래 **기저막**(basement membrane)은 상피조직에서만 사용되는 용어이었으나, 말초신경 지지세포와 지방세포 및 근세포의 주위에서도 **PAS 양성반응**(PAS positive) 또는 **은 양성반응**(silver reactive)을 나타내는 이와 유사한 층이 관찰된다(그림 5.28). 조직표본에서 이 층은 세포와 결합조직

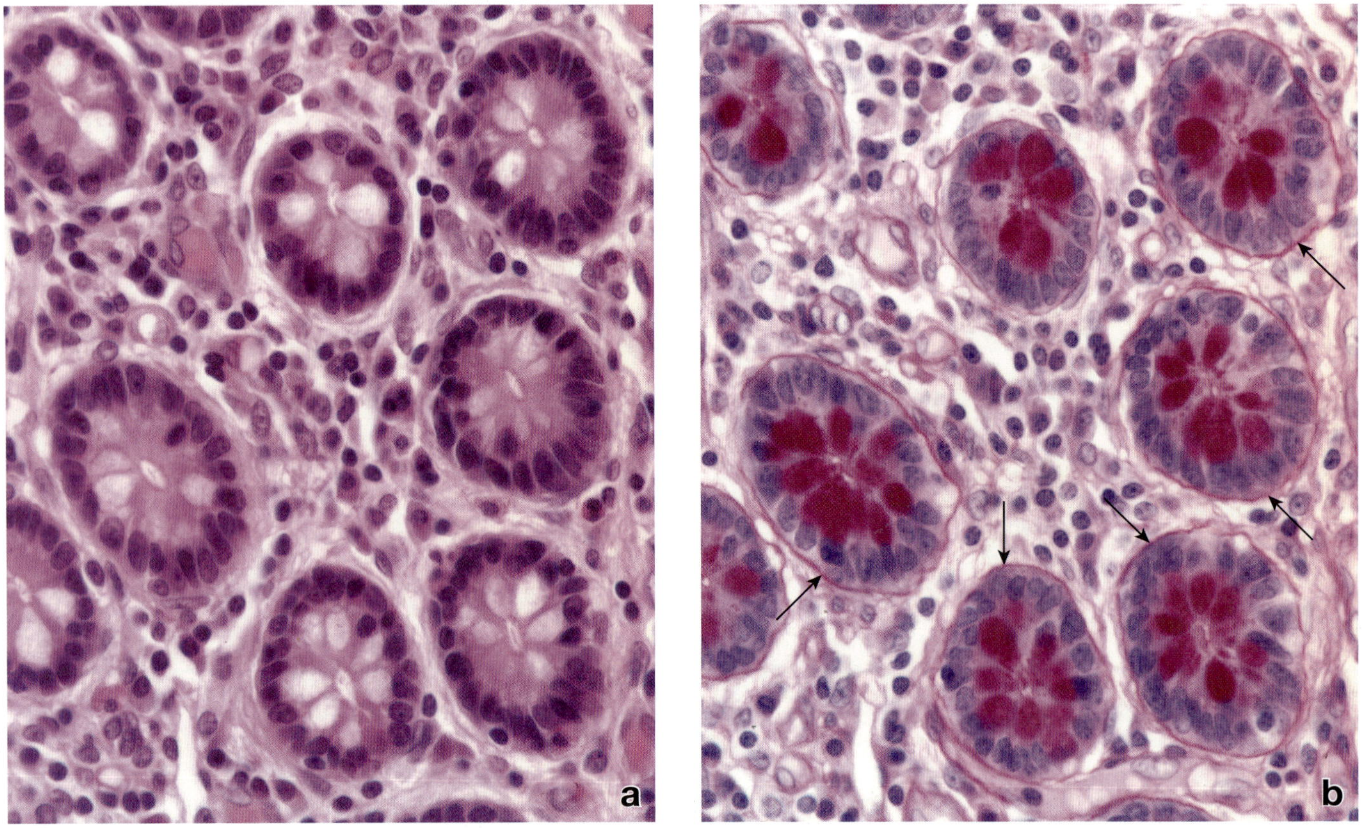

그림 5.27 연속절단한 결장(colon) 장샘 조직표본의 광학현미경사진. 장샘이 가로절단되어 둥근 형태로 나타나 있다. **a.** 장샘의 H&E 염색표본이다. 기저막과 술잔세포 내의 점액은 염색되지 않았다. ×550. **b.** PAS 방법을 이용하여 염색한 장샘의 표본이다. 샘을 구성하는 상피의 기저부와 결합조직 사이에서 자홍색의 얇은 층(*화살표*)으로 나타난 기저막이 관찰된다. 술잔세포 내에 존재하는 점액도 PAS 양성반응을 나타낸다. ×550.

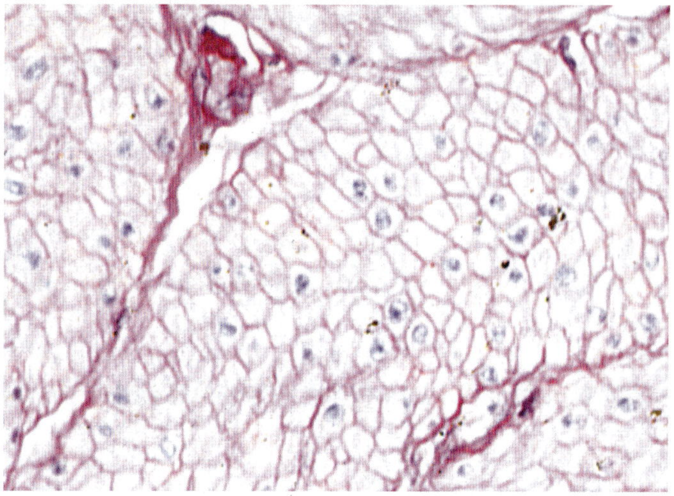

그림 5.28 평활근의 외판(external lamina). 평활근을 PAS 방법에 의해 염색한 후, 헤마톡실린으로 대조염색(핵이 옅게 염색됨)한 조직표본의 광학현미경사진이다. 가로절단된 근세포들이 PAS 양성반응을 나타낸 기저막에 둘러싸여 다각형의 형태로 관찰된다. 세포질은 염색되지 않았다. 각각의 평활근세포들은 어느 부위에서 절단되었느냐에 따라 절단면에 핵이 포함되거나 포함되지 않을 수 있다. 따라서 일부 다각형의 세포에서는 핵이 관찰되며, 또 다른 세포에서는 핵이 관찰되지 않는다. ×850.

사이에서 세포를 뚜렷하게 구분해준다. 지방세포 이외의 결합조직세포들은 PAS 양성반응 또는 은 양성반응을 나타내는 층에 의해 둘러싸여 있지 않다. 결합조직세포들이 기저막에 의해 둘러싸여 있지 않은 것은 이 세포들이 결합조직섬유에 부착되어 있지 않음을 의미한다. 실제로, 대부분의 결합조직 세포들은 적절한 자극을 받으면 결합조직 내에서 자유롭게 이동한다.

기저판은 상피세포와 그 아래에 위치한 결합조직 사이에서 이들을 부착시켜주는 구조이다.

기저판(basal lamina)이란 용어는 일반적인 투과전자현미경표본을 관찰한 결과에 근거하여 붙여진 것이다. 전자현미경으로 상피의 **기저막**(basement membrane) 부위를 관찰하면 상피와 결합조직 사이에서 전자밀도가 높은 물질로 이루어진 40~60 nm 두께의 층이 관찰된다(그림 5.29). 이 층을 **기저판**(basal lamina)이라고 하며, 때로는 **치밀층**(lamina densa)이라고 하기도 한다. 이를 고배율로 관찰하면 이 층에서 **라미닌**(laminin)과 **IV형 콜라겐분자**(type IV collagen molecule) 및 다양한 종류의 **단백당**(proteoglycan)과 **당단백질**(glycoprotein)로 구성된 3~4 nm 굵기의 얇은 미세섬유 그물을 확인할 수 있다. 기저판과 상피세포 사이에는 약 40 nm 두께의 전자밀도가 낮은 층인 **투명층**(lamina lucida)이 존재한다. 투명층에는 주로 **파이브로넥틴수용체**(fibronectin receptor)와 **라미닌수용체**(laminin receptor)로 구성된 세포부착분자(CAM)의 세포바깥 부분이 포함되어 있다. 이 수용체들은 인테그린계열(integrin family)에 속한 막통과단백질(transmembrane protein)이다.

개선된 전자현미경표본 제작 방법이 개발됨에 따라, 투명층은 고정 과정에서 형성된 인공산물임이 밝혀졌다. 생체 조직에서 기저판은 한 층의 치밀층으로 이루어져 있다.

저온고압동결법(HPF)을 이용한 고정법에 의해 전자현미경표본을 제작하면(화학적 고정 과정을 거치지 않음) 글루타르알데히드(glutaraldehyde)로 고정한 일반적인 전자현미경표본보다 조직의 형태가 잘 보존된다. 이렇게 제작한 전자현미경표본을 관찰해보면 기저판이 치밀층으로만 이루어진 것을 알 수 있다. 투명층은 나타

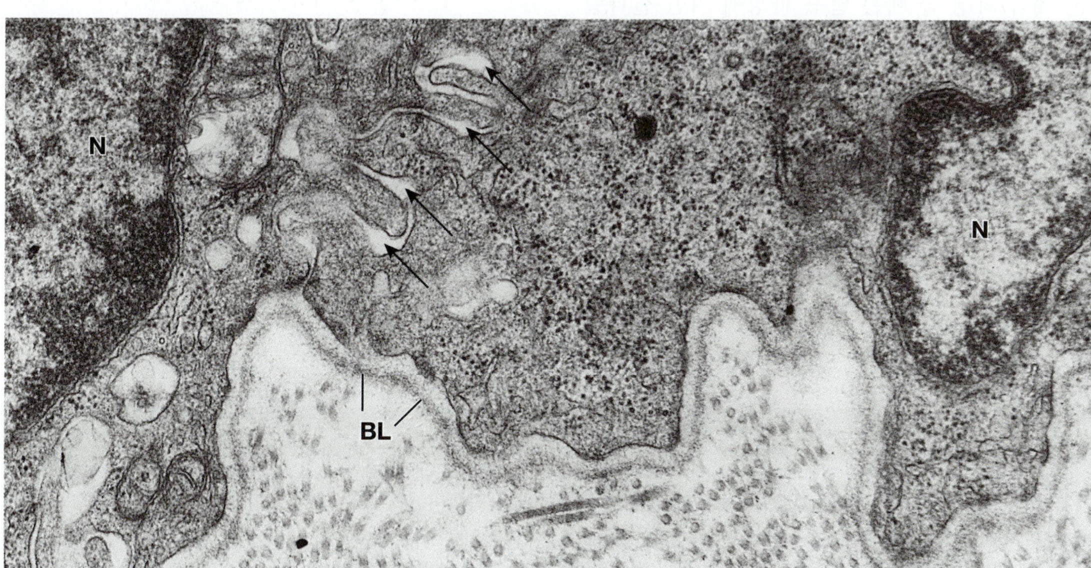

그림 5.29 이웃한 두 상피세포와 그 아래의 기저판(basal lamina)을 촬영한 투과전자현미경사진. 이웃한 두 상피세포의 기저부와 핵(*N*)의 일부분이 관찰된다. 두 세포의 외측면이 서로 깍지 끼듯 맞물려 있으므로 두 세포 사이의 세포사이공간(*화살표*)이 부분적으로 불분명하게 나타난다. 상피세포 기저면의 구불구불한 윤곽을 따라 뻗어 있는 얇은 층은 기저판(*BL*)이다. 기저판 아래에서 가로절단된 수많은 콜라겐원섬유(세망원섬유)가 관찰된다. ×30,000.

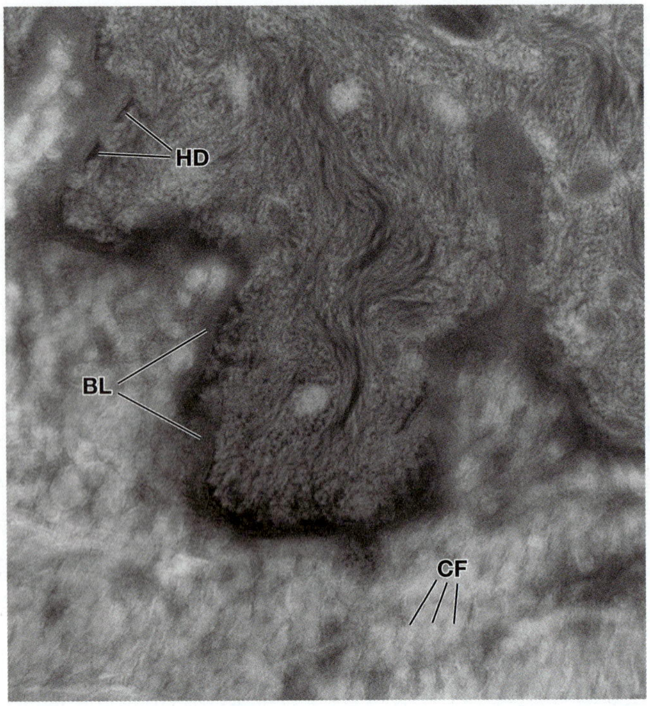

그림 5.30 저온고압동결법(low-temperature, high-pressure freezing)으로 제작한 상피세포 표본의 투과전자현미경사진. 사람 피부의 상피세포 기저면의 투과전자현미경사진이다. 조직을 저온고압동결법으로 처리하면 화학적인 방법으로 고정한 조직에 비해 조직의 구성성분이 잘 보존된다. 이러한 방법으로 제작한 표본에서는 치밀판(lamina densa) 또는 투명판(lucida)이 구분되지 않는다. 따라서 투명판은 상피세포가 위축되어 세포의 기저면에 분포한 고농도의 거대분자들로부터 분리되어 형성된 인공물처럼 나타난다. 이 부위에서 농축된 거대.분자들이 침전되어 형성된 인공물로 관찰되는 구조가 *치밀판*이다. *BL*, 기저판; *HD*, 반부착반점; *CF*, 콜라겐원섬유 ×55,000. (Douglas R Keene 제공.)

나지 않는다. 따라서 투명층은 화학적인 방법으로 조직을 고정할 때 상피세포가 위축되어 형성된 인공산물로, 거대분자를 많이 포함하고 있는 상피세포의 기저면과 분리되어 나타난 것이다. 또한 전자현미경 조직표본 제작 과정 중 빠른 탈수 과정에 의한 결과일 수도 있다. 일반적인 투과전자현미경사진에서 관찰되었던 여러 구조들이 저온고압동결법(HPF)으로 제작한 표본에서는 관찰되지 않는다(그림 5.30).

상피 이외의 세포를 둘러싸는 기저판을 외판(external lamina)이라고 한다.

근세포(muscle cell)와 **지방세포**(adipocyte) 및 **말초신경지지세포**(peripheral nerve supporting cell)는 상피의 기저판과 유사한 전자밀도가 높은 세포외물질로 둘러싸여 있다. 이 물질이 앞에서 설명한 PAS 양성반응을 나타내는 물질이다(그림 5.28 참조). 광학현미경표본에서 상피세포 이외의 세포를 둘러싸는 PAS 양성반응을 나타내는 세포외물질을 가리킬 때는 일반적으로 **기저막**(basement membrane)이란 용어를 사용하지 않지만, 전자현미경표본에서는 이를 가리킬 때 **기저판**(basal lamina) 또는 **외판**(external lamina)이라는 용어를 사용한다.

기저판은 여러 물질들이 모여 형성된 판(sheet)과 같은 구조이다.

신체의 여러 부위에 존재하는 상피의 기저판(콩팥의 사구체, 폐, 각막, 수정체) 성분을 분석해보면 콜라겐, 라미닌, 단백당 및 당단백질의 네 그룹에 속한 50여 종류의 다양한 단백질이 발견된다. 이 단백질들은 상피세포에서 합성, 분비된 것이며, 외판으로 둘러싸인 상피이외의 세포들도 이러한 단백질을 합성, 분비한다.

- **콜라겐**(collagen). 신체에 존재하는 약 28종류의 콜라겐 중 3종류 이상이 기저판에 포함되어 있다. 그중 가장 많은 것은 기저판을 구성하는 전체 단백질의 50%를 차지하는 **IV형 콜라겐**(type IV collagen)이다. 기저판의 기본 골격을 이루고 있는 IV형 콜라겐 분자의 특성과 기능에 대해서는 다음 단원에서 자세히 설명하였다. IV형 콜라겐에는 여러 종류의 동형구조(isoform)가 있으며, 이러한 동형구조들은 다양한 조직에 존재하는 기저판에 특이성을 부여해 준다. 기저판에서는 원섬유를 형성하지 않는 콜라겐인 **XV형 콜라겐**(type XV collagen)과 **XVIII형 콜라겐**(type XVIII collagen)도 발견된다. XV형 콜라겐은 골격근세포와 심장근세포를 둘러싸는 외판의 구조를 안정화시키는 기능을 한다. XVIII형 콜라겐은 혈관과 상피의 기저판에 존재하며, 혈관형성 과정에 관여할 것으로 추정된다. 또한 **VII형 콜라겐**(type VII collagen)은 기저판을 그 아래의 세망판(reticular lamina)에 고정시키는 고정원섬유(anchoring fibril)의 주성분이다(추후에 설명함).
- **라미닌**(laminin). 세 개의 폴리펩타이드사슬로 구성된 십자가 모양의 당단백질(140~400 kDa)이다. 라미닌은 기저판의 여러 성분들이 조립되기 시작할 때 중요한 역할을 한다. 라미닌 분자에는 상피세포의 기저면에 위치한 여러 종류의 **인테그린 수용**

글상자 5.4

기능적 고찰: 기저막과 기저판의 용어(Basement Membrane and Basal Lamina Terminology)

여러 문헌을 보면 **기저막**(basement membrane)과 **기저판**(basal lamina) 두 용어가 무분별하게 혼용되고 있다. 어떤 사람들은 광학현미경표본과 전자현미경표본 구분 없이 *기저막*이라는 용어를 쓴다. 또 어떤 사람들은 *기저막*이라는 용어는 제쳐놓고 광학현미경과 전자현미경 표본 모두에서 *기저판*이라는 용어를 사용한다. 원래 *기저막*은 광학현미경에서 정의한 구조이므로 이 책에서는 광학현미경 수준에서 상피의 구조를 설명할 때만 이 용어를 사용하였다. 전자현미경 표본에서 사용하는 용어인 기저판은 상피세포와 결합조직의 경계면에 위치한 얇은 층을 의미한다. 광학현미경에서 사용하는 기저막은 기저판과 그 아래의 그물판을 합쳐서 부르는 용어이다. 말초신경을 감싸는 세포나 근육세포 주위를 둘러싸는 기저판은 **외판**(external lamina)이라고 부른다.

체(integrine receptor)와 결합하는 부위가 있다. 라미닌은 이러한 결합부위를 이용하여 다양한 **세포-세포외바탕질의 상호작용**(cell-to-extracellular interaction)에 관여한다. 또한 라미닌은 상피의 발생, 분화 및 재형성 과정에서도 중요한 역할을 한다. 라미닌 분자는 약 15종류로 세분된다.

- **엔탁틴/니도겐**(entactin/nidogen). 거의 모든 부위의 기저판에 존재하는 작은 막대 모양의 황산화 당단백질(150 kDa)로, **라미닌**(laminin)과 **IV형 콜라겐그물**(type IV collagen network)을 연결하는 기능을 한다. 엔탁틴 분자는 칼슘과 결합하고, 세포의 부착을 도와주며, 호중구를 불러들여(chemotaxis) 포식작용을 촉진하고, 라미닌, 펄레칸, 섬유결합소, IV형 콜라겐과 상호작용을 하는 뚜렷한 도메인들로 구성되어 있다.
- **단백당**(proteoglycan). 기저판의 부피 중 대부분을 차지하고 있다. 단백당은 **중심단백질**(protein core)과 여기에 부착된 **헤파란**(heparan sulfate, 펄레칸[perlecan], 아그린[agrin]), **황산화콘드로넥틴**(chondroitin sulfate, 예: 바마칸[bamacan]) 및 **황산화더마탄 곁사슬**(dermatan sulfate side chain) 등의 글리코스아미노글리칸으로 구성되어 있다. 단백당 분자에는 음이온기가 무척 많으며, 여기에 수많은 물분자들이 결합해 있다. 또한 단백당은 강한 음전하를 띠고 있어, 기저판을 통한 이온의 이동을 조절하는 역할을 한다. 기저판에 존재하는 황산화헤파란 중 가장 많은 것은 분자량이 큰 다중도메인 단백당인 **펄레칸**(perlecan, 400 kDa)이다. 펄레칸은 라미닌, IV형 콜라겐 및 엔탁틴/니도겐과 결합함으로써 기저판과 교차결합을 이룬다. **아그린**(agrin, 500 kDa)은 콩팥 사구체의 기저판에서만 발견되는 또 다른 중요한 단백당이다. 아그린은 콩팥의 여과과정 및 세포-세포외바탕질의 상호작용에 중요한 기능을 한다.

기저판 내에서 IV형 콜라겐 분자들은 그물구조를 형성한다.

IV형 콜라겐분자(type IV collagen molecule)는 다른 유형의 콜라겐과 마찬가지로 세 개의 폴리펩타이드사슬로 이루어져 있다. 각각의 폴리펩타이드사슬은 짧은 **아미노말단도메인**(amino-terminus domain, 7S domain), 중간의 긴 **콜라겐성나선도메인**(collagenous helical domain, 다른 두 사슬과 상호작용을 하여 콜라겐 분자를 형성함) 및 **카르복시말단의 구형비콜라겐성도메인**(carboxy-terminus globular noncollagenous domain, NC1 domain)으로 구성되어 있다. IV형 콜라겐분자의 폴리펩타이드사슬(α1~α6)은 삼중나선구조를 이루어 세 종류의 **콜라겐프로토머**(collagen protomer)를 형성한다. 이들을 각각 $[\alpha 1(\text{IV})]_2\ \alpha 2(\text{IV})$ 프로토머, $\alpha 3(\text{IV})\ \alpha 4(\text{IV})\ \alpha 5(\text{IV})$ 프로토머 및 $[\alpha 5(\text{IV})]_2\ \alpha 6(\text{IV})$ 프로토머라고 표기한다(표 6.2 참조).

프로토머의 조립은 세 개의 NC1 도메인이 모여 **NC1 삼량체**(NC1 trimer)를 형성하면서 시작된다(그림 5.31). 기저판 조립의 다음 단계는 **IV형 콜라겐 이량체**(type IV collagen dimer) 분자의 형성이

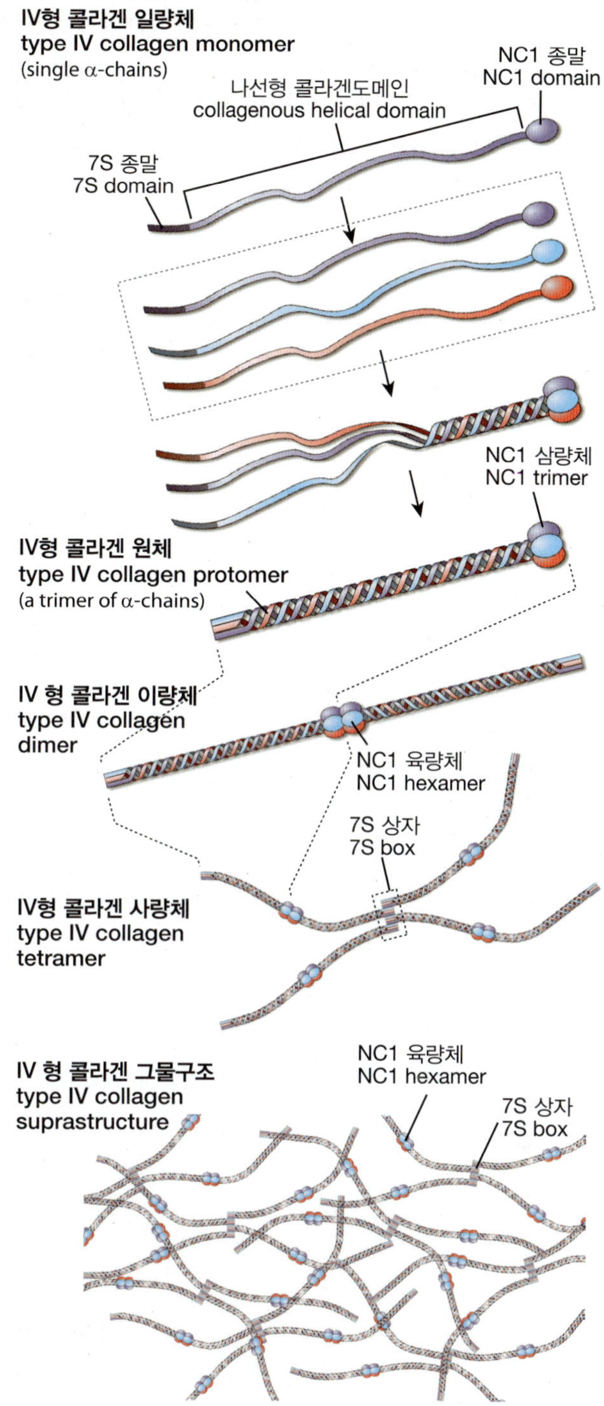

그림 5.31 IV형 콜라겐 그물구조(collagen suprastructure)의 형성과정. IV형 콜라겐 분자는 아미노말단(7S 도메인), 중간의 나선형 콜라겐도메인(collagenous helical domain), 카르복시말단(NC1 도메인)의 세 도메인으로 구성되어 있다. NC1 도메인에서 세 개의 폴리펩타이드사슬로 이루어진 IV형 콜라겐 프로토머(type IV collagen protomer)의 조립과정이 시작된다. 프로토머의 조립과정은 NC1 도메인으로부터 7S 도메인 쪽으로 마치 지퍼가 채워지는 것처럼 진행되어 IV형 콜라겐 프로토머의 조립이 완성된다. 그 다음 단계로, IV형 콜라겐 프로토머의 이량체가 형성된다. 두 개의 IV형 콜라겐 프로토머는 NC1 도메인을 통해 연결되며, 이들의 두 개의 NC1 삼량체가 서로 결합되어 NC1 육량체를 형성한다. 이후, 네 개의 이량체는 7S 도메인에서 서로 연결되어 사량체를 형성한다. 이 연결부위를 7S박스(7S box)라고 한다. 이러한 사량체들의 7S 도메인이 서로 연결되거나 옆으로 포개져 IV형 콜라겐의 그물구조가 형성된다.

다. 이것은 두 개의 NC1 삼량체가 상호작용하여 **NC1 육량체**(NC1 hexamer)를 형성함으로써 이루어진다. 이후, 네 개의 IV형 콜라겐 이량체가 7S 도메인 부위에서 서로 연결되어 **사량체**(tetramer)를 형성한다. 이때 사량체의 7S 도메인(7S박스[*7S box*]라고 함)이 사량체의 입체구조를 결정하게 된다. 마지막으로, 수많은 콜라겐사량체의 끝부분이 서로 연결되어 **IV형 콜라겐기본틀**(type IV collagen scaffold)이 형성된다. 이 기본틀이 기저판의 그물구조를 형성한다. 이러한 그물구조의 조립은 유전적으로 결정된다. $[\alpha1(\text{IV})]_2\ \alpha2(\text{IV})$ 프로토머는 모든 부위의 기저판에 존재한다. α3(Ⅳ) α4(Ⅳ) α5(Ⅳ) 프로토머는 주로 콩팥과 폐의 기저판에 분포하며, $[\alpha5(\text{IV})]_2\ \alpha6(\text{IV})$ 프로토머는 피부, 식도 및 콩팥의 보우만주머니(Bowman capsule)에만 존재한다.

기저판의 자가조립은 상피세포의 기저면에 결합한 라미닌 중합체와 IV형 콜라겐그물의 상호작용에 의해 시작된다.

기저판의 구성요소들은 **자가조립과정**(process of self-assembly)을 통해 판(sheet)과 같은 형태를 갖추게 된다. 이 과정은 **IV형 콜라겐**(type IV collagen)과 **라미닌**(laminin)에 의해 시작된다. 이러한 분자들의 아미노산서열에는 자가조립에 필요한 정보가 포함되어 있다(기저판의 다른 구성요소들은 스스로 판과 같은 형태를 형성할 능력이 없음). 배양한 세포를 이용한 연구 결과, 기저판의 자가조립 과정의 첫 단계는 상피세포의 기저면에서 라미닌 분자들이 **칼슘의존중합체**(calcium-dependent polymerization)를 형성하는 것임이 밝혀졌다(그림 5.32). 이 과정은 CAM(인테그린 integrin)의 도움을 받는다. 이와 동시에, IV형 콜라겐 그물이 라미닌 중합체에 결합한다. 이러한 두 구조는 주로 엔탁틴/니도겐에 의해 결합되며, 그 밖의 다른 단백질(펄레칸, 아그린, 섬유결합소)도 이들 결합에 보조적인 역할을 한다. IV형 콜라겐과 라미닌으로 이루어진 기본틀에 다른 구성요소들이 상호작용 하여 충분한 기능을 수행할 수 있는 기저판이 형성된다.

기저판 아래에는 세망섬유층이 존재한다.

전자현미경표본에서 관찰되는 기저판이 광학현미경표본에서 관찰되는 기저막에 해당되는지에 대해서는 아직도 논란이 되고 있다. 일부 학자들은 **기저막**(basement membrane)은 **기저판**(basal lamina)과 **III형 콜라겐**(type III collagen, 세망섬유 reticular fiber)의 소단위 원섬유로 이루어진 세망층판(reticular lamina)으로 구성되어 있다고 주장한다. 세망층판은 엄밀한 의미에서 결합조직에 속한 구조이며, 상피에서 생성된 것이 아니다. 과거에는 세망층판의 구성성분은 은(silver) 양성반응을 나타내는 반면, 기저판의 탄수화물 성분 및 세망섬유에 결합한 기질은 PAS 양성반응을 나타낸다고 생각했었다. 그러나 일부 부위의 기저판에서 PAS와 은에 모두 양성반응을 나타내어 논란이 되고 있다. 예를 들어, 정상 콩팥 사구체에서 상피세포의 기저판에는 콜라겐섬유(세망섬유)가 분포하지 않으나(그림 5.33), PAS 염색과 은 염색에서 모두 양성반응을 나타낸다. 또한 비장 정맥동(venous sinus)의 기저판은 판(sheet) 형태의 얇은 층으로 나타나는 다른 혈관의 기저판과는 달리 고리 모양의 독특한 형태로 나타나며, 이러한 구조는 전자현미경뿐만 아니라 PAS 염색과 은 염색 방법에 의해서도 뚜렷하게 관찰된다(그림 5.34).

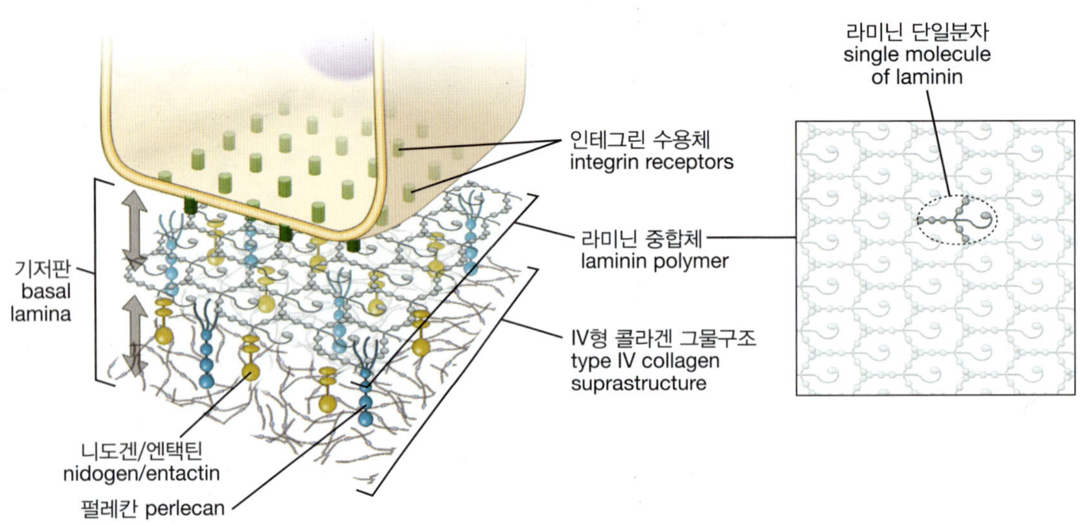

그림 5.32 기저판의 분자적 구성요소. 기저판이 형성되기 위해서는 우선 상피세포에서 각각의 구성요소들을 합성하여 분비해야 한다. 기저판의 조립은 상피세포의 기저면 바깥쪽에서 이루어진다. 기저판은 상피세포의 기저면에서 라미닌 분자들이 칼슘의존 중합체를 형성함으로써 생성되기 시작한다. 그다음, 라미닌 중합체가 인테그린 수용체에 의해 세포막에 고정된다. 이와 동시에, 라미닌 중합체 가까이에서 IV형 콜라겐 그물구조가 조립된다(그림 5.31 참조). 이러한 두 구조들은 엔탁틴 또는 니도겐 및 여러 보조 단백질(예: 펄레칸)에 의해 서로 결합된다. IV형 콜라겐과 라미닌으로 이루어진 기본틀에 다른 구성요소들이 작용하여 충분한 기능을 수행할 수 있는 기저판이 형성된다.

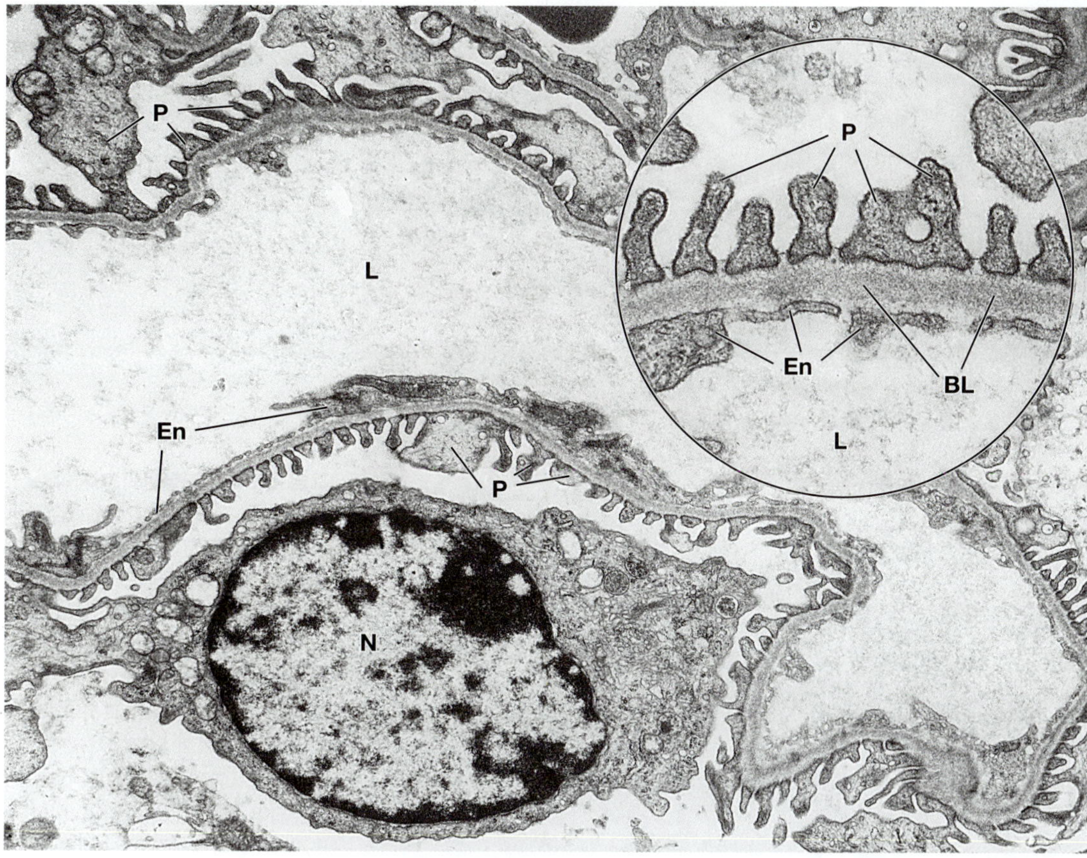

그림 5.33 콩팥 사구체의 기저판. 콩팥 사구체의 투과자현미경사진으로, 모세혈관 내피세포(*En*)와 상피세포(발세포, podocyte, *P*)의 세포질돌기 사이에 위치해 있는 기저판(*BL*)이 관찰된다. 발세포는 내피세포의 바깥면(내강 바깥쪽)을 둘러싸고 있는 상피세포이다. ×12,000. **삽입그림.** 내피세포와 기저판 및 발세포의 상호관계가 관찰되는 고배율 사진. 내피세포와 발세포 사이에서 두 세포 공통의 기저판이 관찰되며, 기저판 주변에 콜라겐원섬유가 존재하지 않는다. *L*, 모세혈관의 내강; *N*, 상피세포의 핵. ×40,000.

기저판은 여러 구조들에 의해 아래쪽에 위치한 결합조직에 부착되어 있다.

기저판의 반대쪽인 결합조직 쪽에서, 기저판은 다음과 같은 여러 기전에 의해 결합조직에 부착되어 있다.

- **고정원섬유**(anchoring fibril, **VII형 콜라겐** type VII collagen)는 일반적으로 반부착반점(hemidesmosome) 부위에서 발견된다. 고정원섬유는 기저판으로부터 결합조직으로 뻗어 나와 **고정판**(anchoring plaque)에서 끝나거나, 고리 모양으로 돌아 기저판으로 되돌아간다(그림 5.35). 고정원섬유는 결합조직의 **III형 콜라겐**(type III collagen, 세망 reticular)섬유를 감고 돌아 상피를 단단히 고정시켜 준다. 고정원섬유는 고정접합부의 기능에 중요한 영향을 미친다. VII형 콜라겐 유전자에 돌연변이가 나타나면 **비정상수포표피박리증**(dystrophic epidermolysis bullosa)이라는 유전성 피부질환이 유발된다. 이 질환에서는 피부의 상피와 아래쪽의 기저막 사이가 분리된다.
- **피브릴린 미세원섬유**(fibrillin microfibril)는 직경이 10~12 nm인 실모양의 구조로, 치밀층(lamina densa)을 탄력섬유에 부착시킨다. 피브릴린 미세원섬유는 탄력성이 없는 것으로 알려져 있다. 피브릴린 유전자(FBN1)에 돌연변이가 나타나면 **마르팡증후군**(Marfans syndrome) 등의 결합조직질환이 유발된다.
- 기저판의 아래쪽에서는 **치밀층의 돌출구조**(discrete projections of the lamina densa)들이 세망층판의 III형 콜라겐과 직접 결합한다.

기저판 내의 각 장기 특유분자들은 다양한 기능을 수행한다.

최근에 **기저판**(basal lamina)이 단순히 상피를 지지하는 물리적인 구조가 아니라 세포의 활성을 조절하는 중요한 기능을 한다는 사실이 알려졌다. 또한 각 기관에 존재하는 기저판의 특정 물질이 밝혀졌다. 기저판은 형태적으로 모두 유사하나, 분자구성과 기능은 각 조직에 따라 차이가 있다. 지금까지 밝혀진 기저판의 기능은 다음과 같다.

- **세포부착**(structural attachment). 앞에서 설명한 바와 같이 기저판은 상피세포를 이웃한 결합조직에 부착시키는 기능을 한다. 상피세포는 세포-세포외바탕질이음부(cell-to cell matrix junction)에 의해 기저판에 고정되어 있으며, 기저판은 고정원섬유와 피브릴린미세원섬유에 의해 결합조직에 고정되어 있다.
- **구획형성**(compartmentalization). 구조적으로 기저판과 외판은 상

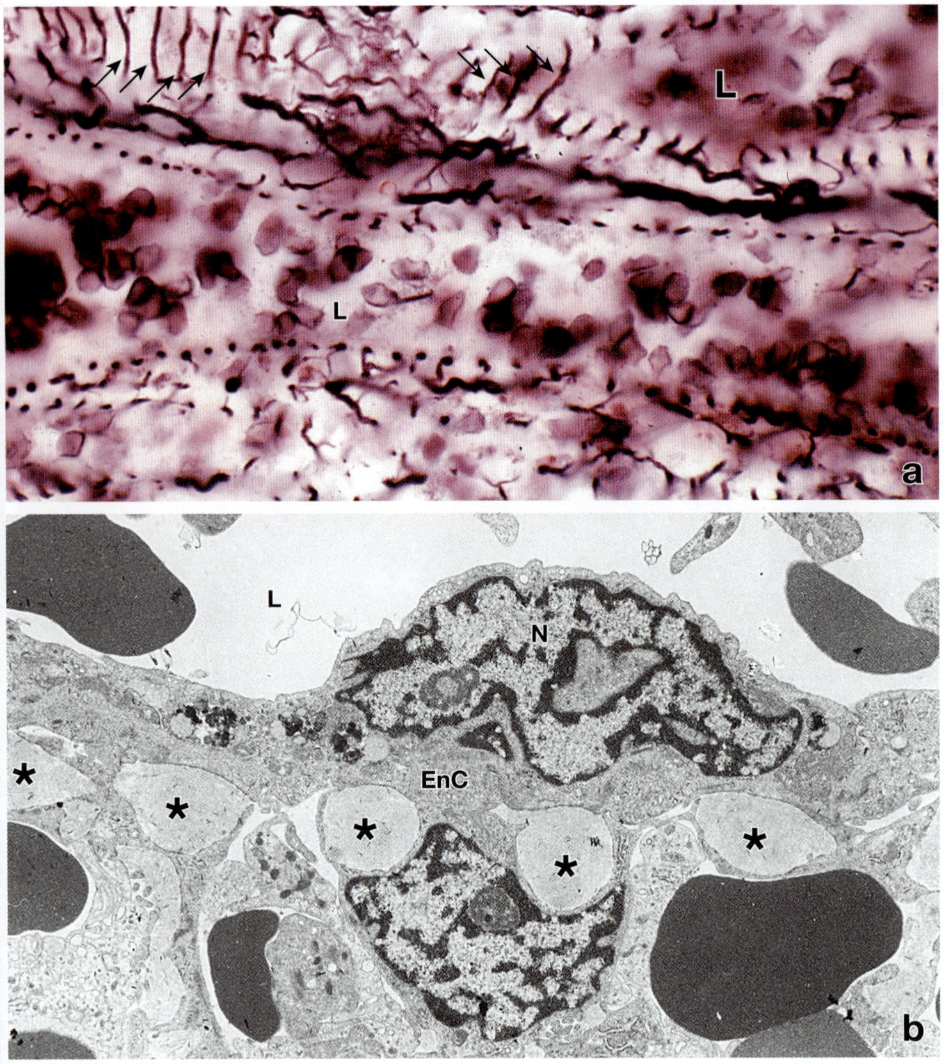

그림 5.34 비장혈관의 기저막. a. 도은법을 이용하여 염색한 비장 조직표본에서 세로절단된 두 개의 정맥동을 촬영한 광학현미경사진이다. 정맥동은 연속된 층 또는 층판이 아닌 술통의 쇠테두리와 같은 고리 모양의 변형된 기저막에 의해 둘러싸여 있다. 고리 모양의 기저막은 은(silver)에 의해 검게 염색되었으며, 혈관 벽이 접선 방향으로 절단된 부위에서는 띠 모양으로 나타난다(*화살표*). 사진의 오른쪽 부위에서는 혈관의 중심부분이 절단되어 내강(*L*)이 관찰된다. 혈관벽의 양쪽에서 고리 모양 기저막의 절단면이 관찰된다. 아래쪽 혈관에서는 고리 모양의 기저막이 가로절단되어 일련의 점으로 나타난다. ×400. **b.** 정맥동 벽의 투과전자현미경사진으로, 세로절단된 내피세포(*EnC*)가 관찰된다. 내피세포의 핵(*N*)이 내강(*L*) 쪽으로 돌출되어 있다. 전자현미경에서 균일한 전자밀도를 나타내는 기저판(*별표*)은 다른 부위에서처럼 얇은 층 또는 층판 형태가 아닌 고리 모양의 구조가 일렬로 배열되어 나타난다. 이러한 구조의 위치와 절단면은 위 사진에서 은(silver)에 반응을 나타낸 점과 같은 구조와 일치한다. ×25,000.

피조직, 신경조직, 및 근조직을 주변의 결합조직과 분리시켜 준다. 뼈와 연골과 같은 특수결합조직은 전체가 하나의 연속된 구획으로 나타난다(각각의 세포가 외판에 의해 둘러싸인 지방세포는 예외임). 그러나 상피조직, 근육조직 및 신경조직은 기저판 또는 외판에 의해 둘러싸여 이웃한 결합조직으로부터 분리되어 있다. 어떤 물질이 한 조직에서 다른 조직으로 이동하기 위해서는(즉, 한 구획에서 다른 구획으로 이동하려면) 반드시 기저판이나 외판을 통과해야만 한다.

- **여과**(filtration). 결합조직으로 들어가거나 결합조직에서 다른 조직으로 이동하는 물질들은 기저판의 그물구조와 음전하에 의해 일부 조절된다. 이러한 여과 기능은 콩팥에서 가장 잘 밝혀졌다. 콩팥에서 혈장은 모세혈관과 이웃한 상피세포 사이의 기저판을 통해 여과되어 콩팥소체(renal corpuscle) 내의 요공간(urinary space)에 모이게 된다.
- **조직의 뼈대형성**(tissue scaffolding). 기저판은 손상된 조직이 재생될 때 이를 유도하는 발판이 된다. 손상 후 남아 있는 세포들은 기저판을 바탕으로 증식하고 새로운 세포로 생성되어 본래의 조직 형태를 유지한다. 예를 들어, 신경이 손상됐을 때 외판이 온전한 상태로 남아 있으면 이를 따라 축삭이 자라나 새로운 신경근접합부가 형성된다. 기저판은 또한 정상 세포의 이동을 돕고, 종양세포의 침입을 방지하는 장벽의 역할도 한다.
- **조절과 신호전달**(regulation and signaling). 기저판에 포함된 여러 분자들은 세포 표면의 수용체와 상호작용함으로써 상피세포의 형태, 증식, 분화, 운동성 및 유전자 발현과 아포토시스를 조절하여 형태발생이나 상처치유 과정에 영향을 미친다. 이에 대한 예로, 최근에 내피세포의 기저판이 종양의 혈관형성 과정에 관여한다는 사실이 밝혀졌다.

세포-세포외바탕질 이음부(Cell-to-Extracellular Matrix Junction)

상피를 구성하는 세포들의 정상적인 배열은 상피세포의 기저면에 접하고 있는 세포외바탕질에 의해 유지된다. 이와 같이 상피 고유의 형태를 유지하기 위해 상피와 결합조직 사이에는 **고정이음부**(anchoring junction)가 발달되어 있다. 주요 두 가지 고정이음부에

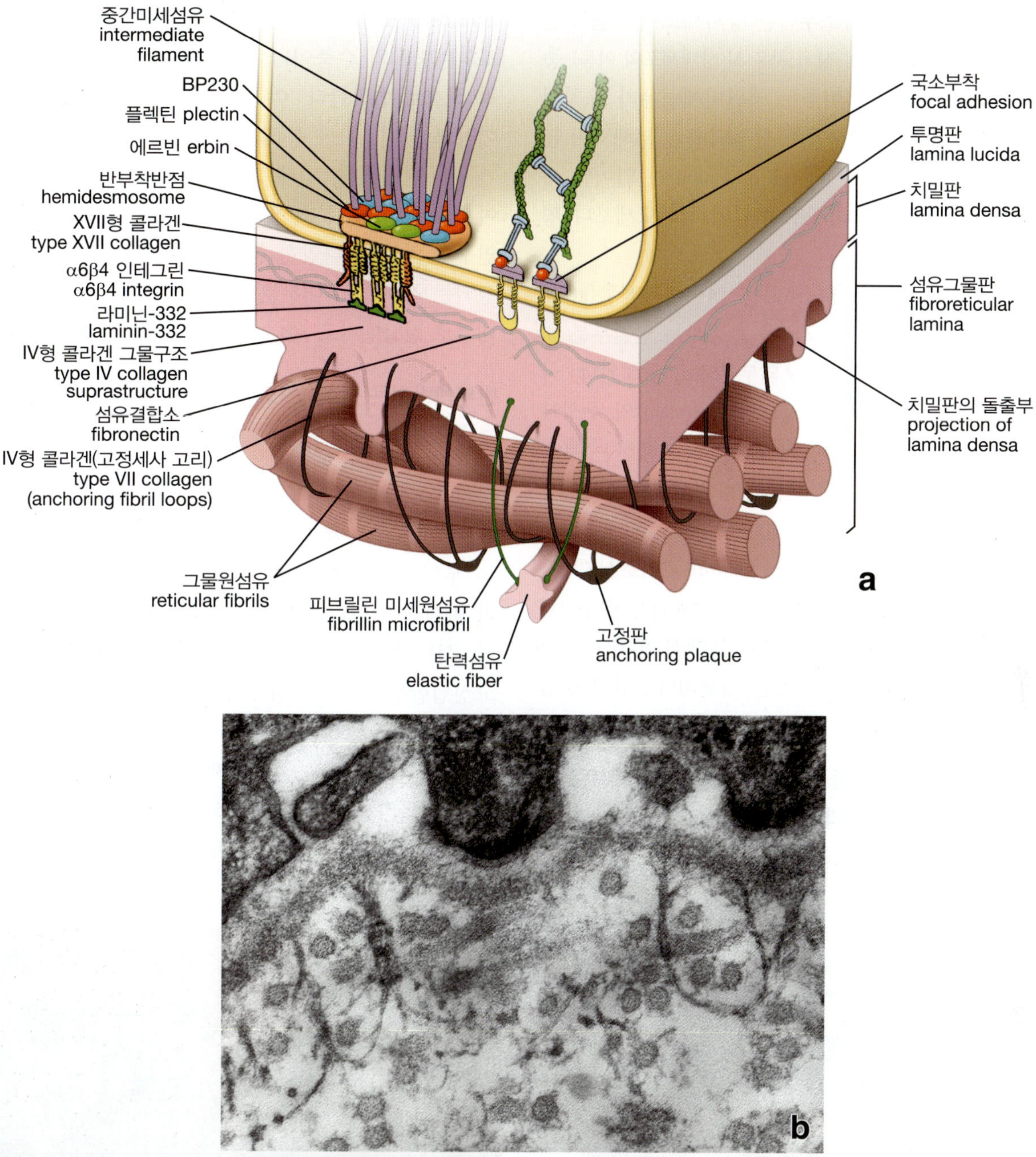

그림 5.35 상피세포의 기저부분을 간단하게 나타낸 그림과 투과전자현미경사진. a. 상피세포와 그 아래에 위치해 있는 결합조직을 부착시키는 세포 성분과 세포외 성분을 간단하게 나타낸 그림이다. 기저판의 아랫면으로부터 뻗어 나온 고정원섬유는 결합조직의 콜라겐원섬유(세망원섬유)에 결합하여 기저판을 결합조직에 단단히 고정시켜준다. 기저판의 투명판과 치밀판에 라미닌(*녹색*), XVII형 콜라겐(*빨간색*) 및 인테그린(*노란색*)은 기저판을 반부착반점의 세포내부착판(intracellular attachment plaque)에 고정시켜 준다. **b.** 사람 피부의 고배율 투과전자현미경사진으로, 상피세포의 기저부와 그 아래의 기저판이 관찰된다. 상피세포의 기저막 바로 아래에 위치한 전자밀도가 낮은 부위는 투명층이며, 이 층에는 라미닌과 XVII형 콜라겐 분자로 이루어진 고정미세섬유가 존재한다. 고정미세섬유는 상피세포의 기저막을 기저판에 부착시켜 준다. 기저판으로부터 뻗어나온 고리 모양의 섬유는 VII형 콜라겐으로 이루어진 고정원섬유이다. 고정원섬유는 기저판을 세포외기질 내에 존재하는 세망섬유(III형 콜라겐) 및 부착판에 고정시켜준다. ×200,000. (Douglas R Keene 제공.)

는 다음과 같은 구조가 있다.

- **국소부착**(focal adhesion)은 상피세포의 세포골격을 이루는 액틴미세섬유를 기저판에 고정시킨다.
- **반부착반점**(hemidesmosome)은 상피세포의 세포골격을 이루는 중간미세섬유를 기저판에 고정시킨다.

이외에 상피세포의 기저면에 위치해 있는 막통과단백질(주로 인테그린 계열에 속하는 부착물질)은 기저판과 상호작용한다.

국소부착은 세포골격의 액틴미세섬유와 세포외바탕질의 단백질들을 연결하는 동적 연결(dynamic link) 부위이다.

국소부착(focal adhesion)은 세포골격의 액틴미세섬유와 세포외바탕질 단백질들을 서로 연결시켜 주는 구조이다. 세포질 내의 긴 액틴미세섬유다발(스트레스섬유, stress fiber)은 국소부착을 통해 기저판에 부착되어 있다(그림 5.36a). 국소부착은 상피세포에서 **동적 변화**(dynamic change)가 일어날 때(예: 상처 치유 시 상피세포의 이동) 중요한 역할을 한다. 세포외골격을 이루는 액틴미세섬유가 규칙성 있게 재구성되고, 이에 맞춰 국소부착이 형성되거나 분해되어 **분자 수준의 세포 이동**(molecular bases for cell migration)이 일어날 수 있게 해준다. 또한 국소부착은 상피세포 이외에 섬유모세포나 평활근세포에서도 발견된다.

일반적으로 **국소부착**(focal adhesion)은 **액틴미세섬유**(actin filament)와 결합하는 세포질 부분, 세포막을 관통하는 연결부분 및 세포외바탕질의 단백질과 결합하는 세포외부분으로 구성된다. 국소부착을 구성하는 막통과단백질(transmembrane protein)의 주성분은 **인테그린**(integrin)으로, 인테그린은 국소부착이 존재하는 부위에 밀집되어 있다. 국소부착의 세포질부분에서 인테그린은 **액틴부착단백질**(actin-binding protein, α 액티닌, 빈쿨린, 탈린, 팍실린[paxillin]) 뿐만 아니라 **국소부착키나제**(focal adhesion kinase)나 **티로신키나제**(tyrosin kinase) 등과 같은 여러 조절단백질과 상호작용한다(그림 5.36b). 또한 인테그린은 국소부착의 세포외부분에서 흔히 라미닌(laminin)이나 섬유결합소(fibronectin)와 같은 세포외바탕질의 당단백질과 결합한다.

국소부착은 세포 외부로부터 신호를 받아들여 이를 세포 내부로 전달하는 과정에서 중요한 역할을 한다.

국소부착(focal adhesion)은 **신호감지**(signal detection) 및 **신호전달**(transduction)에 관여하는 중요한 부위이기도 하다. 국소부착은 세포외바탕질의 수축이나 기계적인 변화를 감지하여, 이를 생화학적 신호로 변환한다. 이러한 현상을 **기계적감작**(mechanosensitivity)이라고 하며, 이를 통해 세포는 외부의 기계적 자극에 반응하여 기능이 변화된다. 인테그린은 기계적 신호를 세포 내부로 전달하여 세포의 이동, 분화 및 성장 과정에 다양한 영향을 미친다. 최근 연구에 의하면, 다양한 종류의 성장인자 수용체의 자극에 의해 생성되는 신호들도 대부분 국소부착을 이루는 단백질을 통해 세포 내부로 전달된다고 한다.

반부착반점은 상피세포와 결합조직을 강하고 안정적으로 결합시키는 구조이다.

상피세포에서 마찰이 일어나는 부분이나 상피와 그 아래에 위치한 결합조직을 분리시키는 기계적 전단응력이 발생하는 부분에는 부착반점(desmosome)과 유사한 고정접합부(anchoring junction)가 발달되어 있다. 이러한 고정접합부는 특히 각막, 피부, 구강점막, 식도점막 및 질점막에서 발견된다. 이러한 부위에서 관찰되는 고정접합부는 부착반점의 반쪽과 유사한 구조로 나타나므로 **반부착반점**(hemidesmosome)이라고 한다. 반부착반점은 상피세포의 **기저면**(basal cell surface)에 존재하며 세포막을 기저판에 단단히 부착시키는 기능을 한다(그림 5.37a). 반부착반점을 투과전자현미경으로 관찰해보면, 세포 기저부의 세포막 내면에서 **세포내부착판**

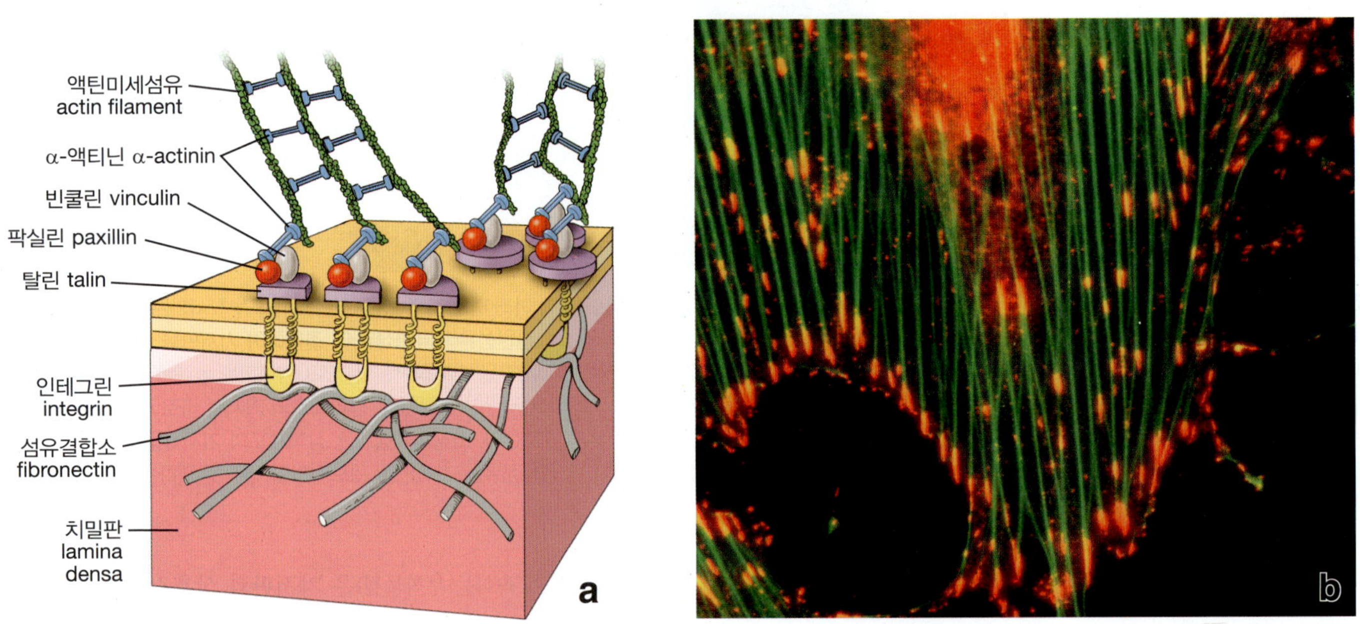

그림 5.36 국소부착(focal adhesion)의 분자 구조. a. 국소부착의 분자구조를 간단하게 나타낸 그림이다. 국소부착의 세포질부분은 여러 종류의 액틴부착단백질(actin-binding protein)로 이루어져 있다. 막통과단백질의 하나인 인테그린의 세포질 부분은 이러한 액틴부착단백질과 결합하며, 세포바깥 부분은 세포외기질 단백질(예: 섬유결합소 fibronectin)과 결합한다. **b.** 섬유결합소로 코팅된 유리접시에서 배양한 세포의 형광현미경사진으로, 플루오레세인(fluorescein)이 표지된 팔로이딘(phalloidin)에 의해 염색된 액틴미세섬유(스트레스 섬유)가 *녹색*으로 관찰된다. 또한 간접 면역형광(indirect immunofluorescence) 방법을 이용하여 포스포티로신(phosphotyrosine)에 대한 단일클론 일차 항체를 결합시킨 후, 로다민(rhodamine)이 표지된 이차 항체(*빨간색*)를 처리하여 국소부착을 관찰하였다. 포스포티로신은 티로신키나제의 반응에 의한 생성물로, 이 효소는 연관단백질의 티로신 분자를 인산화시킨다. 따라서 티로신키나제는 국소부착을 이루는 단백질에 결합하므로 국소부착이 형성된 부위가 *붉은색*으로 표지된다. 세포의 가장자리에서 국소부착과 액틴미세섬유의 상호관계를 확인할 수 있다. ×3,000. (Dr. Keith Burridge 제공.)

(intracellular attachment plaque)을 확인할 수 있다. 이 구조는 부착반점의 부착판처럼 **데스모플라킨유사 단백질**(desmoplakin-like family of protein)로 이루어져 있으며, 이는 세포골격의 중간미세섬유와 결합한다. 세포내부착판을 구성하는 주요 단백질은 다음과 같다.

- **플렉틴**(plectin, 450 kDa)은 반부착반점의 부착판에 중간미세섬유를 교차연결시키는 기능을 한다. 최근 연구에 의하면, 플렉틴은 미세관, 액틴미세섬유 및 미오신Ⅱ와도 상호작용한다고 한다. 따라서 플렉틴은 세포골격의 모든 구성요소를 통합시키는 결합단백질이라고 할 수 있다.
- **BP230**(230 kDa)은 중간미세섬유를 세포내부착판에 부착시키는 단백질이다. BP30이 정상적으로 기능하지 못하면 피부에 수포가 형성되는 증상을 나타내는 **수포성유천포창**(물집유사천포창 bullous pemphigoid)이라는 질환이 유발된다. 이 질환을 앓고 있는 환자의 혈액을 검사해보면 반부착반점의 구성요소인 BP230과 XVII형 콜라겐에 대한 항체가 다량 검출된다. 따라서 BP230을 **수포성유천포창항원1**(bullous pemphigoid antigen 1, BPAG1), XVII형 콜라겐을 **수포성유천포창항원2**(bullous pemphigoid antigen 2, BPAG2) 또는 **비피180**(BP 180)이라고 한다.
- **에르빈**(erbin, 180 kDa)은 BP230과 인테그린을 결합시키는 단백질이다.

부착반점을 이루는 막통과단백질은 칼슘 농도에 의존하는 카데린(cadherin) 군에 속하지만, **반부착반점**(hemidesmosome)의 막통과단백질은 **세포기질수용체의 인테그린 종류**(integrin class of cell matrix receptors)에 속한다. 반부착반점을 이루는 막통과단백질에는 다음과 같은 것들이 있다.

- **$\alpha_4\beta_6$인테그린**($\alpha_4\beta_6$ integrin)은 두 개의 폴리펩타이드사슬로 이루어진 이질이합체(heterodimer) 형태의 분자이다. 세포외도메인은 기저판 내부로 들어가 라미닌(라미닌-332 laminin-332), 엔탁틴/니도겐, 펄레칸 등을 포함한 IV형 콜라겐그물과 상호작용한다. 반부착반점의 세포외면에서 라미닌 분자들은 실 모양의 **고정미세섬유**(anchoring filament)를 형성하여 인테그린과 기저판을 연결해 준다(그림 5.37b). **라미닌-332**(laminin-332)과 **$\alpha_4\beta_6$인테그린**($\alpha_4\beta_6$ integrin)은 상호작용하여 반부착반점을 안정화시키며, 반부착반점 형성과 상피부착 유지에 중요한 기능을 한다. 라미닌-332에 돌연변이가 나타나면 피부에 **접합부수포성표피박리증**(접합부물집표피박리증, junctional epidermolysis bullosa)이라고 하는 유전질환이 발병한다.
- **XVII형 콜라겐**(type XVII collagen, BPAG2, BP 180)은 라미닌-332의 발현과 기능을 조절하는 막통과단백질(180 kDa)이다. 실험결과에 의하면 XVII형 콜라겐은 혈관형성 과정 중 상피세포의 이동을 억제하며, 피부에서 각질세포(keratinocyte)의 이동을 조절한다고 한다(그림 5.37b).
- **CD151**(32 kDa)은 인테그린 수용체를 밀집시켜 세포-세포외바탕질의 상호작용을 촉진하는 당단백질이다.

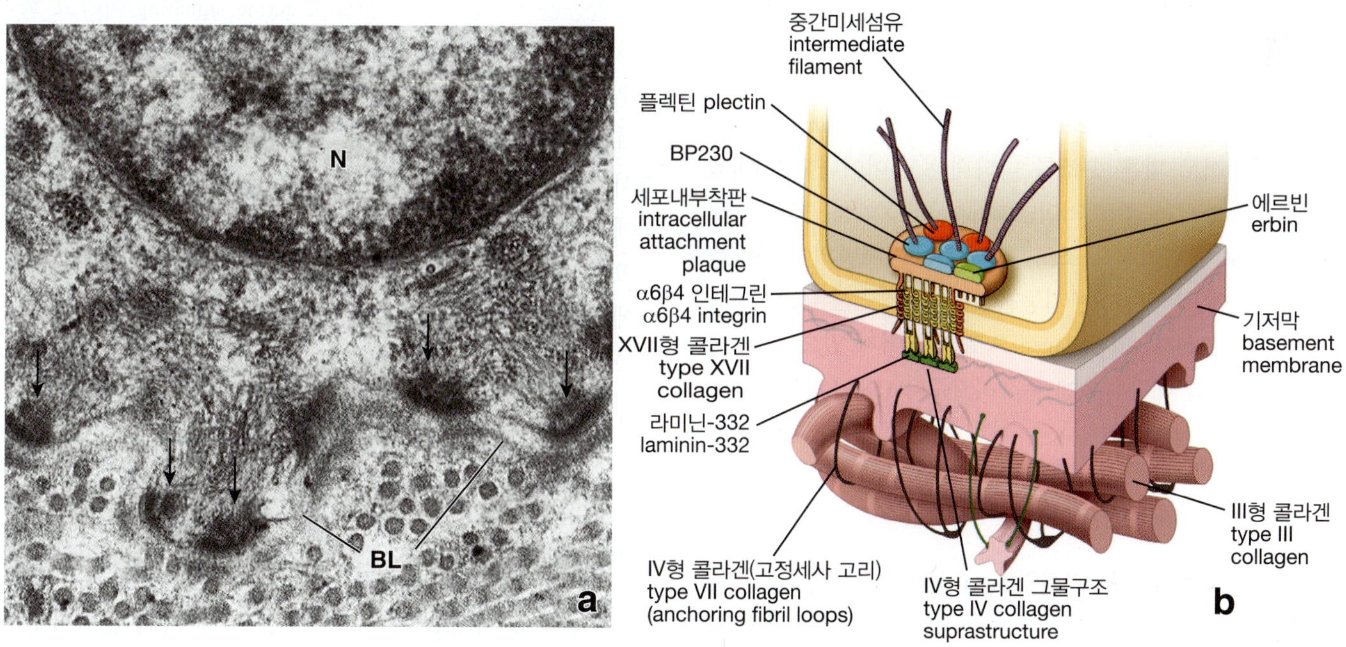

그림 5.37 반부착반점(hemidesmosome)의 분자 구조. a. 잇몸 상피세포의 기저부분을 촬영한 투과전자현미경사진이다. 핵(*N*)의 아래쪽에서 반부착반점의 세포내부착판(intracellular attachment plaque, *화살표*)에 부착된 중간미세섬유들이 관찰된다. 세포막 아래에는 기저판(*BL*)과 결합조직의 콜라겐원섬유(세망원섬유, 대부분 가로절단 되었음)가 존재한다. ×40,000. **b.** 반부착반점의 분자 구성을 간단하게 나타낸 그림. 세포내부착판은 플렉틴(plectin), BP230, 에르빈(erbin) 등의 단백질로 이루어져 있으며, 인테그린이나 XVII형 콜라겐과 같은 막관통부착분자에 결합되어 있다. 세포 내의 중간미세섬유들도 세포내부착판에 고정되어 있다. 인테그린의 세포바깥부분은 라미닌-332 및 IV형 콜라겐과 결합한다. 세포내부착판은 고정원섬유(VII형 콜라겐), 라미닌 및 인테그린의 도움을 받아 세포외기질의 세망섬유(Ⅲ형 콜라겐)에 고정된다.

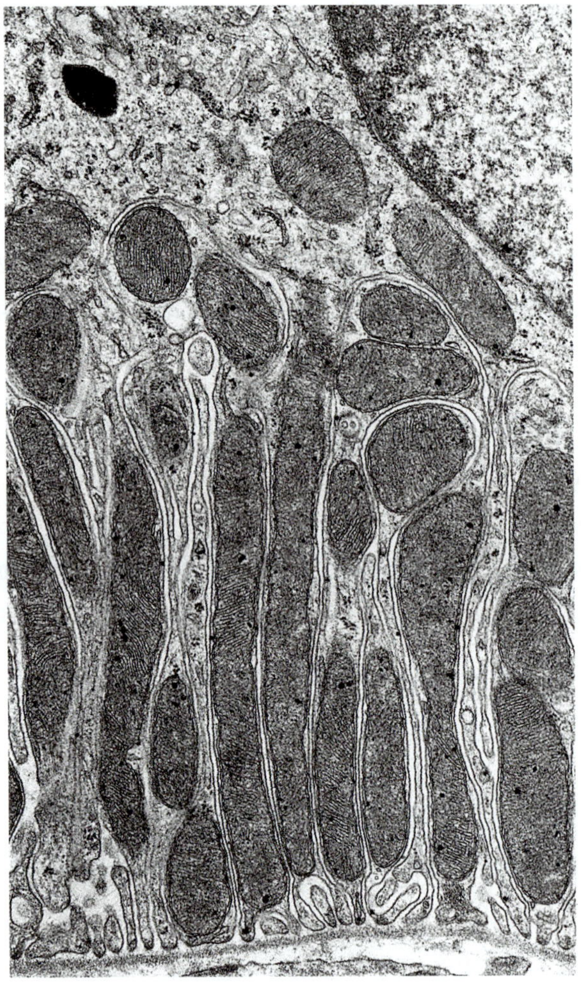

그림 5.38 기저주름(basal infolding). 콩팥 세뇨관 상피의 기저부분을 촬영한 투과전자현미경사진으로, 세포막 주름이 관찰된다. 나란히 배열된 미토콘드리아를 확인할 수 있다. 수직으로 배열된 미토콘드리아도 특징적이다. 이웃한 두 세포의 기저주름이 서로 깍지 끼듯 맞물려 있다. ×25,000.

고정미세섬유(*anchoring filament*)와 고정원섬유(*anchoring fibril*)는 명칭은 유사하나 서로 다른 구조를 나타내는 용어이다. **고정미세섬유**(anchoring filament)는 주로 **라미닌**(laminin)과 **XVII형 콜라겐**(type XVII collagen)으로 이루어진 구조로, 상피세포 기저면의 세포막을 그 아래의 기저판에 부착시키는 기능을 한다. **고정원섬유**(anchoring fibril)는 **VII형 콜라겐**(type VII collagen)으로 이루어져 있으며, 기저판을 아래쪽에 위치한 세망섬유에 부착시켜준다(158~159쪽 참조).

상피세포 기저면의 형태적 변화(Morphologic Modifications of the Basal Cell Surface)

액체를 운반하는 **상피세포의 기저면**(basal cell surface)에는 **주름**(infolding)이 발달해 있다. 이러한 주름은 기저면의 표면적을 넓혀, 이 부위에 운반단백질과 통로가 존재할 수 있게 해준다. 이와 같은 기저면의 형태변화는 능동운반에 의해 물질을 운반하는 세포(예: 콩팥의 근위세뇨관과 원위세뇨관, 그림 5.38)와 침샘의 일부 분비관에서 뚜렷하게 관찰된다. 또한 이러한 세포의 기저부에는 수많은 미토콘드리아가 밀집되어 있어 능동운반에 필요한 에너지를 공급해 준다. 미토콘드리아는 흔히 세포주름의 세포질 내에 수직 방향으로 배열되어 있다. 이러한 세포를 광학현미경으로 관찰하면, 세포막 기저면에 발달된 주름과 수직으로 배열된 미토콘드리아에 의해 세포 기저부에 줄무늬가 나타난다. 따라서 침샘의 분비관 중 이러한 형태적 특징을 나타내는 세포로 이루어진 분비관을 **줄무늬관**(striated duct)이라고 한다.

■ 샘(GLAND)

일반적으로 샘은 분비 방식에 따라 다음과 같이 두 가지 유형으로 구분된다(그림 5.39).

- **외분비샘**(exocrine gland)은 자신이 생성한 생성물을 상피 표면으로 직접 배출하거나, 표면과 연결된 분비관(duct) 또는 관(tube)을 통해 배출한다. 분비관은 분비물을 있는 그대로 운반하기도 하고, 어떤 경우에는 운반 과정 중 분비물의 성분을 농축시키거나 다른 성분을 추가하기도 한다.
- **내분비샘**(endocrine gland)은 분비관이 없는 샘이다. 내분비샘은 생성물을 결합조직으로 배출하며, 이렇게 배출된 물질들은 혈류를 타고 표적세포에 도달한다. 내분비샘으로부터 생성된 물질을 **호르몬**(hormone)이라고 한다.

어떤 경우에는 내분비세포에서 분비된 물질이 혈류를 타고 멀리 가지 않고 주변의 상피세포에 영향을 미치기도 한다. 이러한 분비활동을 **주변분비 신호전달**(paracrine signaling)이라고 한다(그림 5.39 참조). 주변분비방식에 의해 분비된 물질은 신호전달 범위가 매우 제한되어 있어 이웃한 세포외바탕질로 방출되며, 확산에 의해 표적세포에 도달한다. 예를 들어, 혈관 내피세포는 혈관벽을 수축시키거나 확장시키는 다양한 인자들을 분비하여 혈관평활근세포에 영향을 미친다.

또한 많은 세포들은 자신과 동일한 물질을 분비한 세포의 수용체에 결합하는 물질을 분비한다. 이러한 유형의 신호전달을 **자가분비 신호전달**(autocrine signaling, 그림 5.39 참조)이라고 한다. 많은 예에서 자가분비 신호전달물질은 음성되먹임경로를 통해 자신의 분비를 조절한다. 이러한 신호전달기전은 면역계통의 세포와 인터루킨 계열의 신호전달물질들에서 흔히 사용된다.

외분비샘의 분비세포들은 다양한 기전에 의해 생성물을 분비한다.

외분비샘의 분비세포들은 다음과 같은 세 가지 분비기전을 통해 생성물을 분비한다(그림 5.39 참조).

- **샘분비**(merocrine secretion). 분비물이 **막으로 둘러싸인 소포**(membrane-bounded vesicle)에 담겨 자유표면 쪽으로 운반된 후,

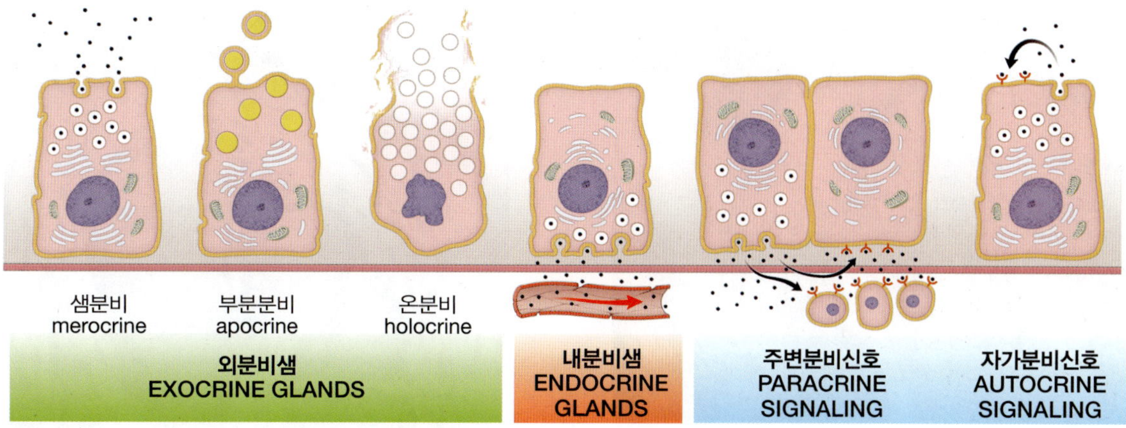

그림 5.39 샘의 유형과 이들의 분비기전. 두 가지 유형의 샘(외분비샘과 내분비샘)과 이웃한 세포에 작용하는데 사용되는 두 가지 유형의 신호전달기전(주변분비 paracrine, 자가분비 autocrine)을 간단한 그림으로 나타내었다. 외분비샘의 기본적인 세 가지 유형의 분비방식을 그림에 나타내었다. 샘분비(merocrine secretion)는 외분비샘의 가장 흔한 분비방식으로, 세포막의 자유면에서 세포외배출(exocytosis)을 통해 소포 내 함유물질을 배출한다. 온분비(holocrine secretion)의 가장 대표적인 예는 털주머니의 피지샘에서 관찰되며, 분비세포가 파괴되어 분비가 이루어진다. 부분분비(apocrine secretion)의 예는 젖샘에서 관찰할 수 있으며, 젖 형성과정에서 지방은 이 방식을 통해 배출된다.

소포가 세포막에 융합되어 세포외배출에 의해 내용물이 방출된다. 샘분비는 가장 흔한 분비기전이며, 췌장 샘꽈리세포(pancreatic acinar cell) 등의 분비세포에서 이러한 분비 방식의 예를 관찰할 수 있다.

- **부분분비**(apocrine secretion). 분비세포의 첨단부에 축적된 분비물이 세포막과 약간의 세포질에 싸여 방출된다. 이러한 분비기전은 **수유 중인 젖샘**(lactating mammary gland)에서 커다란 지방 방울이 젖으로 배출될 때 관찰된다.
- **온분비**(holocrine secretion). 분비물이 분비세포의 성숙 과정 동안 세포질에 축적되며, **계획된 세포죽음**(programmed cell death) 경로에 의해 세포가 죽음과 동시에 세포 찌꺼기와 분비물이 함께 샘의 내강으로 방출된다. 이러한 분비기전은 **피부의 피지샘**(sebaceous gland of skin)과 **안검의 안검판샘**(tarsal gland, meibomian gland of the eyelid)에서 관찰된다.

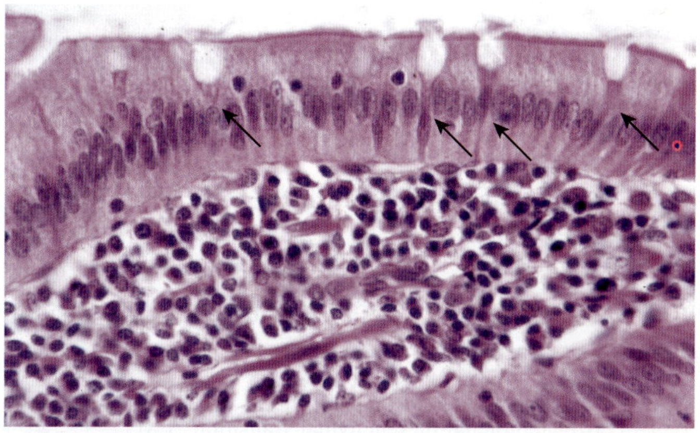

그림 5.40 단세포샘(unicellular gland). 장 상피의 광학현미경사진으로, 흡수세포들 사이에 하나씩 따로 산재되어 있는 술잔세포(goblet cell, *화살표*)가 관찰된다. 술잔세포는 가장 단순한 유형의 외분비샘인 단세포샘이다. ×350.

외분비샘은 단세포샘과 다세포샘으로 분류된다.

단세포샘(unicellular gland)은 가장 단순한 형태의 외분비샘이다. 단세포샘은 분비부가 하나의 세포로 이루어져 있으며, 이는 다른 종류의 상피세포들 사이에 단독으로 산재해 있다. 단세포샘의 대표적인 예에는 점액을 분비하는 **술잔세포**(goblet cell)가 있으며(그림 5.40), 이 세포는 다른 원주세포들 사이에 위치하고 일부 호흡관 및 소화관의 내면을 덮는 상피와 장샘에 분포한다.

다세포샘(multicellular gland)은 두 개 이상의 세포로 이루어진 외분비샘이다. 다세포샘은 형태가 복잡하므로, 분비세포(실질)의 배열과 분비관의 분지 여부에 따라 여러 형태로 세분한다.

가장 단순한 형태의 외분비샘은 분비세포들이 모여 세포판을 이루고 있는 경우이다. 예를 들어, 위(stomach)의 내면과 위오목(gastric pit)을 덮는 상피는 점액을 분비하는 세포들로 이루어진 세포판을 형성하고 있다(그림 5.41).

나머지 대부분의 다세포샘은 표면의 상피가 결합조직 쪽으로 함입되어 형성된다. 이 경우, 샘의 끝 부분은 분비세포로 이루어져 있으며, 이 부분으로부터 상피 표면까지 이어진 세포들은 분비관(duct) 역할을 한다. 분비관이 분지하지 않은 샘을 **단순샘**(simple gland), 분지한 샘을 **복합샘**(compound gland)이라고 한다. 또한 분비부가 관 모양인 샘을 **관상샘**(대롱샘, tubular gland), 플라스크나 포도 모양인 샘을 **샘꽈리샘**(alveolar gland, acinar gland), 관의 끝이 주머니 모양으로 부풀어 있는 샘을 **관샘꽈리샘**(대롱꽈리샘, tubuloalveolar gland)이라고 한다. 관상샘의 분비부는 곧게 뻗어 있거나, 갈라져 있거나, 꼬여 있다. 또한 샘꽈리샘의 분비부도 하나인 경우와 갈라진 경우가 있다. 외분비샘은 분비관과 분비부의 유형별 조합에 따라 다양한 형태로 분류되며, 신체 여러 부위에서 이들을 관찰할 수 있다. 외분비샘의 분류와 각각의 특징을 표 5.6에 요약하였다.

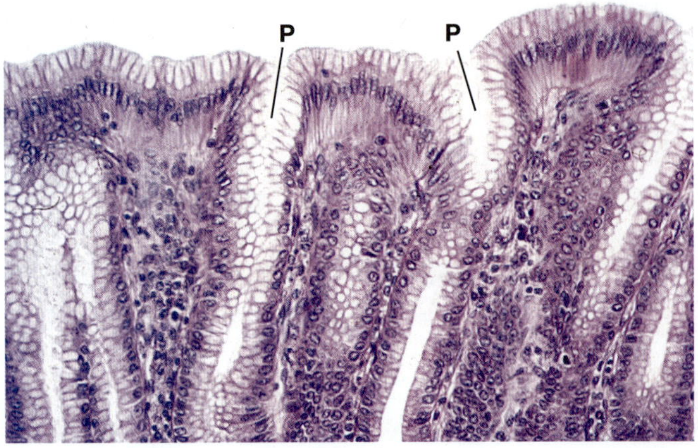

그림 5.41 위(stomach)의 내면을 덮는 점액분비세포. 위 점막표면의 광학현미경사진이다. 위의 내면은 위오목(gastric pit, *P*)을 구성하는 세포인 점액분비세포로 덮여 있다. 위오목은 단순관상샘(simple tubular gland)을 이루고 있다. ×260.

점액샘과 장액샘은 분비물의 특성에 따라 붙여진 명칭이다.

관상 장기(예: 소화관, 호흡관 및 비뇨생식계통)에 분포한 외분비샘은 흔히 점액샘(*mucous* gland), 장액샘(*serous* gland) 및 혼합샘으로 분류한다.

점액샘 분비물(mucous secretion)은 점성이 높아 끈적끈적한 반면, **장액샘 분비물**(serous secretion)은 점성이 낮다. 점액을 분비하는 세포의 대표적인 예로는 술잔세포, 설하샘(혀밑샘, sublingual gland)의 분비세포 및 위(stomach)의 표면세포 등이 있다. 점액분비물이 끈적끈적한 이유는 분비물에 포함된 단백질에 음이온기가 많은 소당류(oligosaccharide)가 붙어 있기 때문이다. 따라서 이러한 **점액원과립**(mucinogen granule)을 포함하고 있는 세포는 **PAS 양성반응**(PAS positive)을 나타낸다(그림 5.27a 참조). 그러나 점액원과립의 성분들은 대부분 수용성이므로 조직표본 제작과정에서 소실되는 경우가 많다. 따라서 파라핀에 포매하여 H&E 염색한 조직표본에서 점액세포의 세포질은 비어 있는 것처럼 나타난다. 점액세포의 또 다른 특징은 세포질에 축적된 분비물에 눌려 납작해진 핵으로, 이 핵은 기저부에 위치하고 있다(그림 5.42).

점액을 분비하는 세포와는 달리 **장액세포**(serous cell)는 탄수화물 함량이 적은 단백질이나 순수한 **단백질생성물**(protein secretion)을 분비한다. 장액세포의 핵은 전형적으로 둥글거나 타원형이며(그림 5.43), 분비과립이 잘 보존되어 있는 경우 자유표면 쪽 세포질 부분이 에오신에 짙게 염색된다. 또한 핵 주위에 과립형질내세망이 잘 발달해 있어 이 부위의 세포질은 호염기성을 나타낸다. 이는 단백질합성세포의 주된 특징 중 하나이다.

이하선(귀밑샘, parotid gland)과 췌장(이자, pancreas)의 **샘꽈리**(acinus, 복수형은 acini)는 **장액세포**(serous cell)로 이루어져 있다. 악하선(턱밑샘, submandibular gland) 등과 같은 일부 외분비샘의 샘꽈리에는 점액세포와 장액세포가 섞여 있다. 일반적인 방법으로 제작한 조직표본에서 장액세포들이 샘꽈리의 내강으로부터 바깥쪽

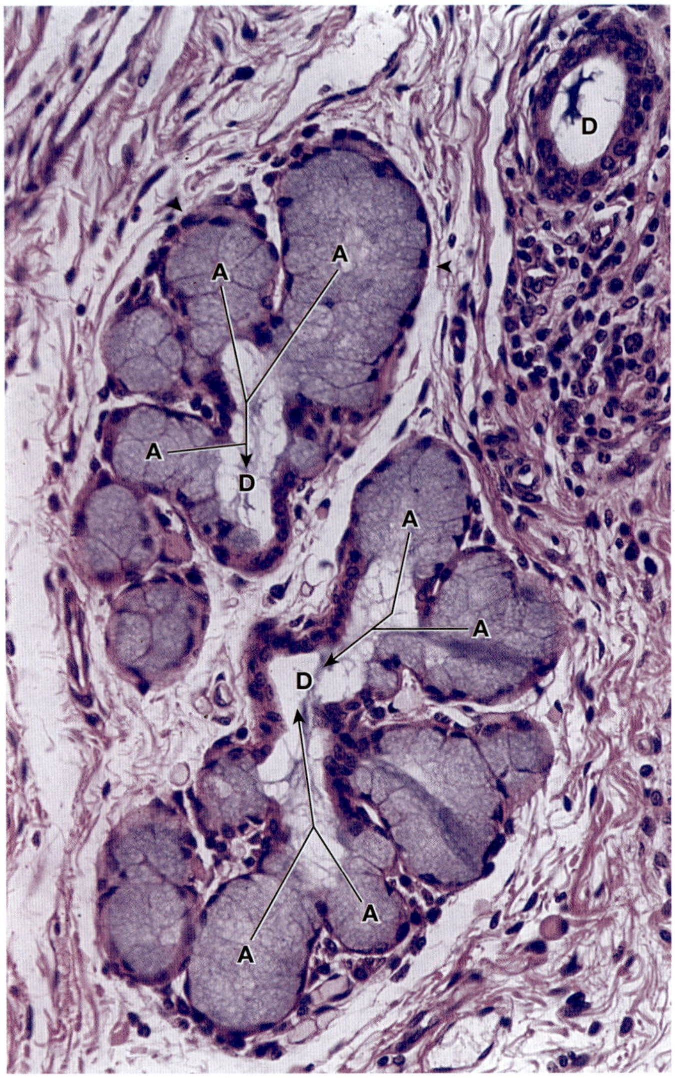

그림 5.42 점액을 분비하는 복합샘(compound gland). 후두에 분포하는 점액분비샘의 작은 두 개의 엽(lobe)을 촬영한 광학현미경사진이다. 분비관(*D*)의 시작 부위와 이 부위로 분비된 점액(*화살표*)이 관찰된다. 샘꽈리(*A*)를 구성하는 각각의 분비세포는 뚜렷하게 구분되지 않는다. 분비세포의 핵(*화살표머리*)은 납작한 형태로, 세포의 기저부분에 위치해 있어 전형적인 점액분비세포의 특징을 나타낸다. 분비세포의 세포질은 점액으로 가득 차 있으며, 이는 조직표본 제작 과정에서 보존되어 푸른색으로 염색되었다. ×350.

으로 밀려나 점액세포의 가장자리에서 초승달 또는 **반달**(demilune, half moon) 모양으로 관찰되기도 한다.

■ 상피-중간엽이행(EPITHELIAL-MESENCHYMAL TRANSITION)

상피세포들은 상피-중간엽 이행이 가능하며 각자의 특성을 잃고 중간엽세포의 양상을 띤다.

상피-중간엽이행(epithelial-mesenchymal transition, EMT)은 상피세포가 그 특성을 잃고 중간엽세포의 특성을 취득하는 것이다. 이 이행과정에서 상피세포는 세포연접, 세포꼭대기, 기저부의 특수화

표 5.6 다세포샘 분류

	분류		위치	특징
단순샘	단순관상샘	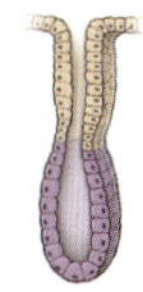	대장: 결장의 장샘	분비세포(술잔세포)로 이루어진 분비부가 곧은 관 모양인 샘
	단순나선관상샘	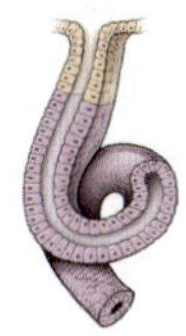	피부: 에크린땀샘	분비부가 진피의 심부에 위치해 있으며, 꼬인 관 모양인 샘
	단순분지관상샘	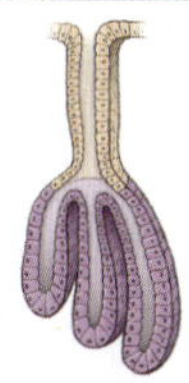	위: 유문부의 점액분비샘 자궁: 자궁내막샘	분비부의 직경이 넓고 분지된 관모양인 샘으로, 점성이 높은 점액을 분비함
	단순샘꽈리샘	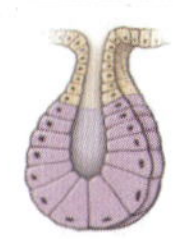	요도: 요도곁샘과 요도주위샘	이행상피가 돌출되어 형성된 샘으로 분비부는 한 층의 분비세포로 이루어짐
	분지샘꽈리샘	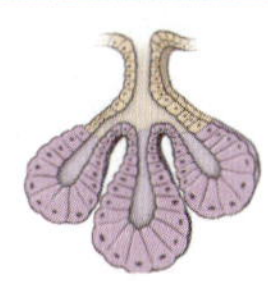	위: 분문부의 점액분비샘 피부: 피지샘	분비부는 점액분비세포로 이루어져 있으며, 하나의 짧은 분비관을 통해 생성물을 직접 내강으로 배출함
복합샘	복합관상샘	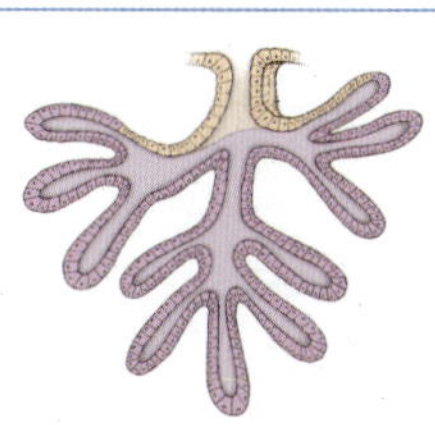	십이지장: 부르너점막하샘	분비부가 꼬인 관 모양인 복합관상샘은 십이지장의 점막하층의 심부에 위치함
	복합샘꽈리샘	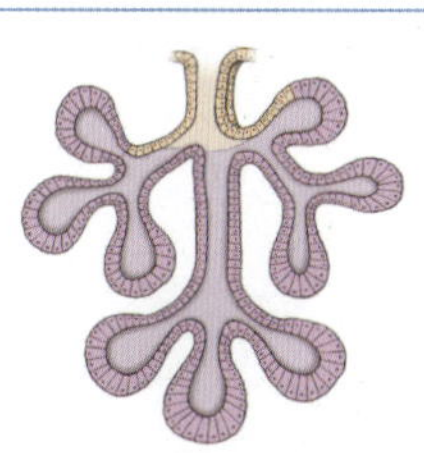	췌장: 외분비부	복합샘꽈리샘의 분비부는 주머니 모양이며, 피라미드 형태의 장액분비세포들로 이루어짐
	복합관샘꽈리샘	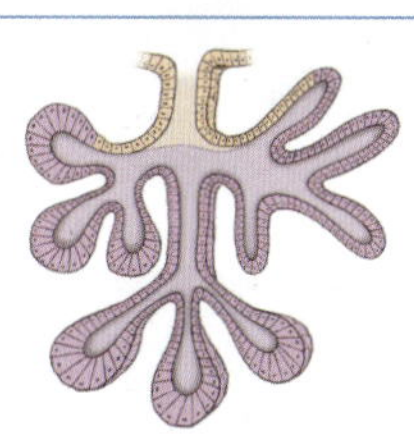	턱밑샘(Neck region and oral cavity)	복합관샘꽈리샘은 분지된 관 모양의 점액분비부와 분지된 샘꽈리 모양의 장액분비부로 이루어져 있음. 장액분비부가 점액분비부의 한쪽 끝을 모자 모양으로 둘러싸기도 함(반달)

된 부위와 상피표지물 등을 잃게 되고 새로 변형된 세포들은 세포 운동성, 방추형세포 형태와 중간엽표지 등을 취득하게 된다(그림 5.44). 이 과정 중 기저막은 사라지고 새로 변형된 중간엽세포들은 원래의 상피층으로부터 이동해간다(그림 5.44 참조). 이것들은 아포토시스와 아노이키스(세포탈락으로 인한 아포토시스)에 대해 저항성이 증가된다. EMT 과정 중 상피세포가 중간엽세포형으로 다시 프로그램되고 변화되는 것은 **국소 사이토카인 농도**(local cytokine concentration; 예를 들어 TGF β, FGF, EGF) 균형의 변화에 의해 시

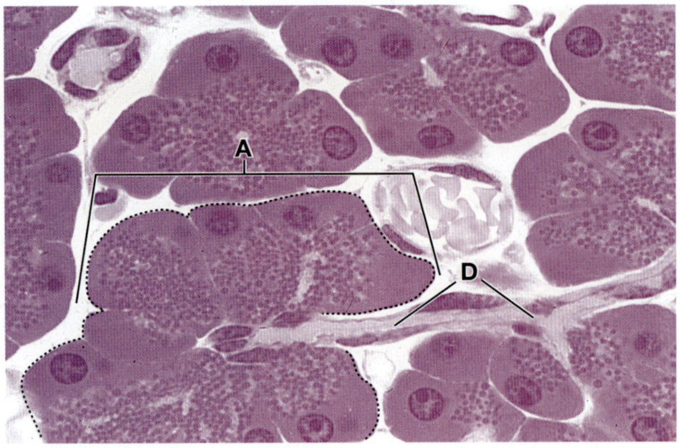

그림 5.43 장액을 분비하는 복합샘(compound gland). 췌장의 샘꽈리(*A*; *파선으로 경계를 표시하였음*) 및 분비관(*D*)의 광학현미경사진이다. 샘꽈리를 구성하는 분비세포의 세포질 내에서 관찰되는 작고 둥근 입자들은 분비물의 전구물질을 포함하고 있는 효소원과립(zymogen granule)이다. ×320.

작된다. 이러한 국소 사이토카인 농도의 변화는 EMT-TF(예를 들어 Snail family, Twist1, Zeb1)라고 하는 특수한 전사인자를 증진시킨다.

EMT는 전환가능과정(reversable process)이다. 중간엽-상피이행(mesenchymal-epithelial transition, MET) 과정 동안 일부 중간엽세포들은 상피세포형으로 되돌아갈 수 있다(그림 5.44 참조). EMT-TF는 miRNA와 기타 부호해석후 조절물질(예를 들어 miR-200 family, miR34)에 의해 조절된다. 이러한 요소들은 EMT 과정을 억누르기 위해 EMT-TF를 억제조절할 수 있으므로 MET 변형에 영향을 미친다.

EMT와 MET 과정은 이행이 일어나는 부위를 고려하여 세 가지 유형으로 구분할 수 있다.

- **제1형**(type 1)은 **배아발달**(embryonic development) 시 일어난다. EMT의 전형적인 예는 초기배아의 GAS 동안에 일어나며 배아덩이위판의 상피세포들(두겹배아원반의)이 배아덩이위판과 배아덩이아래판 사이의 공간으로 함입되어 들어가 **중배엽**(mesoderm, 삼겹배아원반의)을 이루게 다. 중배엽세포들은 EMT 과정 중 취득한 중간엽세포들의 특징을 갖고 이동하여 중간중배엽, 축곁중배엽, 측판중배엽이 된다. 이 중배엽세포들은 MET 과정을 거쳐 요생식계통, 척삭, 체절, 복부와 흉부의 체벽 그리고 장관의 벽을 구성하게 된다. 이후의 태아발달 동안 EMT 및 MET 과정을 몇 번 더 거치게 된다(예를 들어 체절형성 또는 심장발달 동안).
- **제2형**(type 2)은 손상 후 **상처치유**(wound healing) 과정 중 일어난다. 치유과정 동안 EMT에 의해 결합조직 흉터가 형성되고 세포의 프로그램이 형성되고 세포분화가 일어난다. 따라서 이러한 치유과정은 **수복섬유증**(reparative fibrosis)이라고 할 수 있다. 사이질조직에 있는 대부분의 섬유모세포는 EMT 기전을 통해 생겼다고 할 수 있다. 병적인 상황에서 결합조직이 비정상적으로 형성되면 세포외바탕질에 과도한 섬유가 침착되어(**진행섬유증** progressive fibrosis) 장기에 손상을 입힐 수 있다. EMT는 콩팥, 간, 폐, 장 그 외 기타 장기에 조절되지 않는 섬유증에 관여하고 있어, 그 부위의 섬유모세포나 근육모세포는 EMT 과정

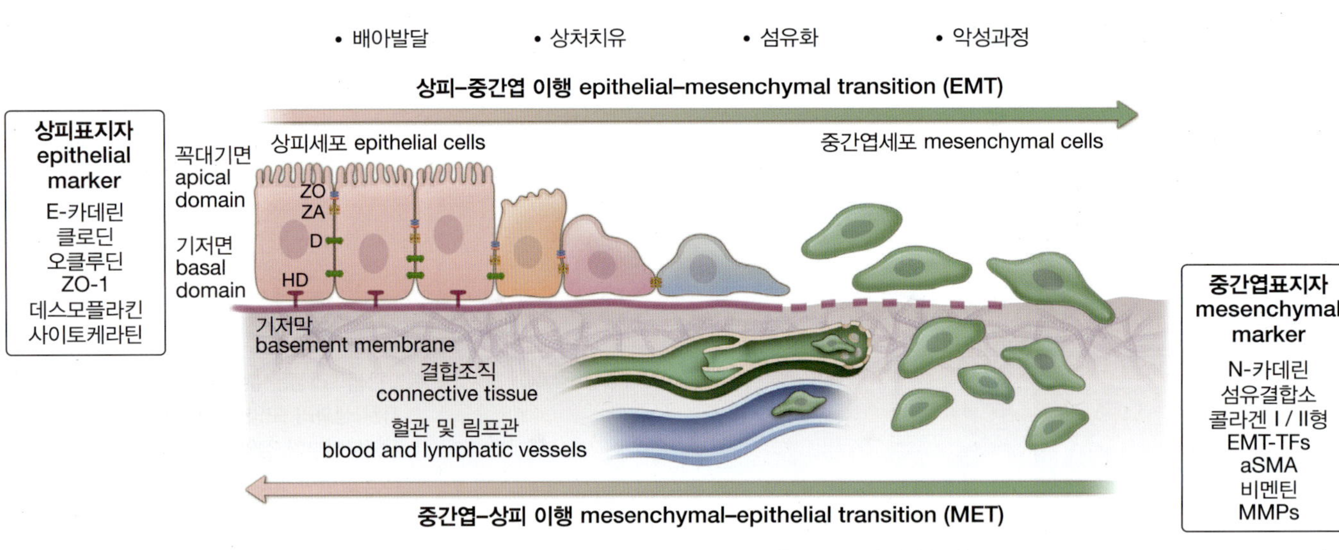

그림 5.44 상피-중간엽 이행과정. 이 그림은 상피-중간엽 이행(*EMT*)과정 중 일어나는 순차적 변화로 상피세포(왼쪽의 *분홍색* 세포들)들이 그 특성을 잃고 중간엽세포의 형태(오른쪽의 *초록색* 세포들)를 취하고 있다. 이행과정 동안 상피세포의 기능적 극성을 나타내는 이음부복합체에 포함되어 있는 특수한 막통과단백질이 점차 사라진다. 꼭대기 구조물(예를 들어 미세융모)은 폐쇄띠(*ZO*), 부착띠(*ZA*), 부착반점(*D*)과 반부착반점(*HD*)이 함께 사라진다. 기저부 구조물은 세포외바탕질로부터 떨어지고, 새로 변형된 세포들은 운동성과 방추형 세포형태와 중간엽세포 표지자를 획득하게 된다. *EMT* 과정 중 기저막이 사라지고 새로 변형된 중간엽세포는 원래의 상피층으로부터 이동하여 아래쪽 결합조직을 침범하게 된다. 변형된 암세포의 경우 림프관과 혈관을 타고 말단전이부위로 이동할 수 있다. *EMT*는 가역과정이므로 일부 중간엽세포는 종래에는 상피세포로 돌아올 수도 있다. α*SMA*, α평활근액틴; *EMT-TFs* 상피-중간엽 전사인자(Snail, Twist1, Zeb1); MMPs 바탕질 금속단백질분해효소; *ZO-1*, 폐쇄띠-1단백질.

글상자 5.5

기능적 고찰: 점막과 장막(Mucous and Serous Membrane)

표면상피(surface epithelium)와 **결합조직**(connective tissue)이 **막**(membrane)이라고 하는 기능적 단위를 형성하는 경우도 있는데, 이를 흔히 **점막**(mucous membrane)과 **장막**(serous membrane)으로 구분한다. 여기서 말하는 막이란 세포막과는 전혀 다른 것이며 점액성, 장액성이라는 용어는 샘의 분비물 특성을 설명할 때와는 전혀 다른 뜻으로 쓰인 것이므로 혼동하지 말아야 한다.

점막(mucous membrane, mucosa)은 신체외부와 이어진 공간, 즉 소화관, 호흡관, 비뇨생식관의 내면을 덮고 있다. 점막은 표면의 상피, **고유판**(lamina propria)이라고 하는 결합조직, 상피와 결합조직 사이의 기저판으로 이루어져 있다. 가끔은 점막의 가장 깊은 곳에 **점막근육판**(muscularis mucosae)이라는 평활근 층이 존재하기도 한다.

장막(serous membrane, serosa)은 복강, 심막강, 늑막강의 벽을 형성하고 있다. 이 세 공간은 외부환경과는 격리된 폐쇄공간이다. 장막은 **중피**(mesothelium)라고 하는 상피, 결합조직 그리고 둘 사이의 기저판으로 구성된다. 장막에는 샘이 없지만 항상 맑은 액체로 촉촉이 젖어 있다.

에 의해 변형된 상피세포에서 기원된 것이다. EMT에서 MET로의 순차적 이행은 체절세포의 분화와 교차분화에서도 관찰된다. 예를 들어, 사람배아줄기세포에서 간세포로 분화하기까지 여러 번의 EMT와 MET 과정을 반복해야 한다.

- **제3형**(type 3)은 **악성과정**(malignant process)에서 일어나 종양상피세포가 EMT 과정 동안 중간엽표현형을 가진 세포로 변형된다. 이 변형된 암세포들은 주위조직으로 침입해 들어가 림프관이나 혈관을 타고 **말단전이부위**(distal metastatic sites)로 이동해 간다. 최근 연구에 의하면 EMT 악성종양 진행과정에서 대사성 프로그램에 관여하는 효소가 암의 치료에 생체표지자로 사용될 수 있다고 한다.

■ 상피세포의 교체(EPITHELIAL CELL RENEWAL)

대부분의 상피세포는 전체 개체에 비해 수명이 짧다.

신체 표면 또는 내면을 덮는 상피와 수많은 샘상피는 **지속적으로 교체되는 세포집단**(continuously renewing cell population)에 속한다. 세포가 교체되는 속도(즉, 교체율)는 부위에 따라 다르다. 예를 들어, 사람 소장의 내면을 덮는 상피세포는 4~6일마다 새로운 세포로 교체된다. 이렇게 교체되는 세포는 자가유지되고 있는 **성체줄기세포**(adult stem cell)의 세포분열에 의해 생성된다. 이러한 세포들은 **오목**(niche)이라고 하는 부위에 위치해 있다. 소장의 경우, 성체줄기세포의 오목은 장샘의 아랫부분에 위치해 있다. 이후, 성체줄기세포는 이동하여 네 종류의 주요 세포로 분화한다. 장세포(enterocyte, 흡수 기능을 하는 원주형 세포), 술잔세포(goblet cell, 점액분비 세포) 및 장내분비세포(enteroendocrine cell, 호르몬을 분비하는 조절세포)는 장융모를 따라 소장 내강 표면에 이를 때까지 계속 분화하고 성숙한다. 이렇게 새로 분화된 세포들은 장융모의 꼭대기에 도달하면 아포토시스에 의해 내강으로 떨어져 나간다. 네 번째 세포인 파네트세포(Paneth cell)는 아래쪽으로 이동하여 장샘의 기저부에 위치하게 된다. 이 과정 중 장상피에서 발현되는 **전사인자 Math1**(transcription factor Math1)이 세포의 운명을 결정한다. 분비세포 계열(예: 술잔세포, 장내분비세포, 파네트세포)로 분화할 세포들은 Math1의 발현이 증가한다. Math1의 발현이 억제되면 모든 세포들이 흡수세포(장세포)로 분화된다.

이와 유사하게 **피부중층편평상피**(stratified squamous epithelium of skin)가 새로운 세포로 교체되는데 약 47일이 걸린다(15장 외피계통, 604쪽 참조). **기저층**(straturn basale, **종자층** stratum germinativum)이라고 하는 상피의 가장 아래층에 존재하는 세포들이 분열하여 교체될 새로운 세포를 생성한다. 세포 분화가 진행되면서, 기저층에서는 계속 새로운 세포가 생성되므로 세포들은 점점 표면 쪽으로 밀려 올라간다. 결국 세포는 각질화되고 피부 표면에서 떨어져 나가게 된다. 위에서 예를 든 두 경우 모두, 세포 생성 속도와 탈락 속도가 같아 상피의 두께가 일정하게 유지된다. 최근 사람의 각질세포로부터 **유도만능줄기세포**(induced pluripotent stem cell [ips] cell)가 만들어질 수 있음이 밝혀졌다. 이는 성인 체세포에 다양한 배아전사인자를 발현시키면 다기능 상태로 다시 프로그램 될 수 있음을 의미한다. 각질세포로부터 만들어진 유도만능줄기세포는 형태적 및 기능적으로 사람배아줄기세포와 동일한 특징을 나타낸다. 장차 유도만능줄기세포는 맞춤세포치료(세포재조합 및 세포이식)와 질환 모델 제작에 중요한 역할을 할 것이다. 이러한 예로, 환자의 표피로부터 만들어진 유도만능줄기세포를 실험실에서 질환 유형에 맞는 세포로 분화시킬 수 있으며, 신약치료에 대한 반응 검사에 사용할 수도 있을 것이다.

크고 복잡한 형태의 샘을 구성하는 상피세포들은 수명이 길므로 세포가 성숙한 후에는 세포분열이 자주 일어나지 않는다. 이러한 상피세포들은 비교적 세포분열이 적게 일어나는 **안정적인 세포집단**(stable cell population)의 특징을 나타내며, 간(liver)의 상피세포가 이러한 예에 속한다. 그러나 외상이나 독소에 의해 간조직이 크게 손상되면 남아 있는 간조직의 세포들이 활발하게 분열하기 시작한다. 손상된 간조직은 기본적으로 건강한 간조직의 세포분열에 의해 복원된다.

101 HISTOLOGY NOTEBOOK

상피조직 (EPITHELIAL TISSUE)

상피구조의 개요(OVERVIEW OF EPITHELIAL STRUCTURES)

- **상피**(epithelium)는 혈관이 분포하지 않는 조직으로, 신체의 표면과 내강을 덮어주고 샘을 형성한다. 상피는 외부 환경과 그 아래에 위치해 있는 결합조직 사이에서 장벽을 형성한다.
- **상피세포**(epithelial cell)는 다음과 같은 세 가지 주요 특징이 있다. 상피세포는 특수한 **세포접합부**(cell junction)에 의해 서로 밀접하게 연결되어 있으며, 구조적 및 기능적으로 **극성**(polarity)을 나타내고(자유면, 외측면 및 기저면은 각각 다른 기능을 수행함), 기저면은 그 아래에 위치해 있는 **기저막**(basement membrane)에 부착되어 있다.

상피의 분류(CLASSIFICATION OF EPITHELIUM)

- 한 층의 세포들이 기저막에 놓여 있는 **상피**(epithlium)를 **단층상피**(simple epithelium)라고 한다. 단층상피를 이루는 세포들은 높이와 너비가 다양하다(편평형, 입방형, 원주형).
- 두 층 이상의 세포들로 이루어진 상피를 **중층상피**(stratified epithelia)라고 하며, 표면에 위치한 세포의 형태에 따라 상피의 유형을 분류한다.
- **거짓중층상피**(pseudostratified epithelium)는 중층상피처럼 관찰된다. 이 상피는 모든 세포들이 기저막 위에 놓여 있으나, 세포의 높이가 서로 다른 단층상피이다.
- **이행상피**(transitional epithelium, **요상피** urothelium)는 하부 비뇨관의 내강을 덮어주는 중층상피이다. 이 상피의 자유표면에 위치한 세포들은 비뇨기관의 팽창 정도에 따라 크고 둥근 돔 모양의 세포로부터 편평한 세포로 형태가 변한다.

자유면(APICAL DOMAIN)

- **자유면**(apical domain)에는 특수한 기능을 수행하기 위해 세포막이 변형되어 발달된 구조들이 존재한다.
- **미세융모**(microvillus)는 액틴미세섬유 중심속을 포함하고 있는 손가락 모양의 작은 세포질 돌기이다. 미세융모는 자유면의 흡수면적을 넓혀주며, 광학현미경에서 **줄무늬가장자리**(striated border) 또는 **솔가장자리**(brush border)로 나타난다.
- **부동모**(stereocilium, **입체섬모** stereovillus)는 남성생식계통(흡수)과 내의 감각상피(**감각성 기계적수용기** sensory mechanoreceptor)에 국한되어 분포하는 길이가 긴 미세융모이다.
- **운동섬모**(motile cilia)는 자유면의 세포막이 머리카락 모양으로 돌출된 구조로, 9 + 2 구조로 배열된 미세관으로 이루어진 중심속인 **축미세섬유**(축미세관, axoneme)을 포함하고 있다. 섬모의 운동은 미세관기반 운동단백질(microtubule-based motor protein)인 **다이네인**(dynein)의 활성에 의해 야기되는 쌍을 이룬 미세관의 조화로운 미끄러짐에 의해 일어난다.
- **일차섬모**(primary cilia, **단일섬모** monocilium)는 9 + 0 구조로 배열된 미세관으로, 운동성이 없으며, 화학적 감각과 삼투압 및 기계적 감각을 감지하는 기능을 한다. 일차섬모는 거의 모든 진핵세포에 존재한다.

외측면: 세포와 세포 사이 부착(LATERAL DOMAIN: CELL-TO-CELL ADHESIONS)

- **외측면**(lateral domain)에는 이웃한 세포의 외측면 사이에 **이음부복합체**(junctional complex; **폐쇄이음부** occluding junction, **고정이음부** anchoring junction 또는 **교통이음부** communicating junction)를 형성하는 **세포부착분자**(cell adhesion molecule, CAM)가 존재한다.
- **폐쇄띠**(zonula occludens, tight junction)는 이웃한 세포의 외측면 가장 위쪽에 위치하며, 세포 사이의 물질이동을 제한한다(곁세포 통로 paracellular passage).
- **고정이음부**(anchoring junction; **부착띠** zonula adherens와 **부착반점** macula adherens)은 **세포부착분자**(CAM)을 이용하여 상피세포를 이웃한 세포의 세포골격에 부착시킨다. 모든 고정접합부는 칼슘의존 **카데린**(cadherin) 단백질군을 이용한다. 일부 특수화된 세포사이 연접은 칼슘비의존**넥틴**(nectin)을 일차 세포부착분자(CAM)로 사용한다.
- **부착띠**(zonula adherens)는 세포 전체 둘레를 따라 발달되어 있으며, 폐쇄접합부의 바로 아래에 위치해 있다. 부착띠는 액틴미세섬유와 상호작용하는 **E카데린카테닌복합체**(E-cadherin-catenin complex)로 구성되어 있다. **부착반점**(macula adherens, desmosome)은 국소적으로 산재되어 분포하는 점 모양의 접합부구조로, 부착반점판(desmosomal plaque)을 중간미세섬유에 고정시켜주는 **데스모글레인**(desmoglein)과 **데스모콜린**(desmocollin)으로 이루어져 있다.
- **틈새이음**(communicating junction, gap junction)은 빽빽하게 밀집되어 배열된 막 관통통로(두 개의 절반 통로인 **코넥손**[connexon]에 의해 형성됨)로 이루어져 있다. 틈새이음은 세포 사이에서 이온, 조절물질 및 분자량이 작은 대사물질들이 서로 교환될 수 있게 해준다.

기저면: 기저막 및 세포-세포외바탕질 부착(BASAL DOMAIN: BASEMENT MEMBRANE AND CELL-TO-EXTRA CELLULAR MATRIX ADHESION)

- **기저면**(basal domain)에는 **기저막**(basement membrane), **세포-세포외바탕질이음부**(cell-to-extracellular matrix junction, 국소부착[focal adhesion]과 반부착반점[hemidesmosome]) 및 **기저세포막주름**(basal cell membrane infolding)이 존재한다.
- **기저막**(basement membrane, 광학현미경에서 PAS 양성으로 나타남)은 특수한 세포외 기질단백질로 이루어진 치밀층으로, **기저판**(basal lamina, 전자현미경으로 관찰됨)과 **세망판**(reticular lamina)으로 구성되어 있다.
- **기저판**(basal lamina)은 **라미닌중합체**(laminin polymer)로 구성된 뼈대와 그 아래에 위치해 있는 **IV형 콜라겐그물**(type IV collagen suprastructure)로 이루어져 있으며, 여러 세포부착분자들이 상호작용하는 자리를 제공한다.
- **기저판**은 고정원섬유를 통해 그 아래에 위치해 있는 **세망판**(reticular lamina, III형 콜라겐)에 부착되어 있으며, 피브릴린 미세원섬유를 통해 탄력섬유와 결합하고 있다.
- **기저막**(basement membrane)은 상피가 결합조직에 부착하는 자리를 제공하며, 결합조직을 다른 조직과 분리시켜 구획을 형성하고, 상피로 드나드는 물질을 여과하며, 조직의 재생과정에서 뼈대 역할을 하고, 세포 신호전달에 관여한다.
- **국소부착**(focal adhesion)은 인테그린을 통해 **액틴미세섬유**(actin filament)를 기저막에 고정시키는 동적 고정접합부이다. 국소부착은 빠르게 형성되고 분해됨으로써 세포이동에 분자적 기반을 마련해준다.
- **반부착반점**(hemidesmosome)은 주로 인테그린을 통해 접합부를 이루며, 세포사이판을 통해 **중간미세섬유**(intermediate filament)를 기저막에 부착시키는 안정적인 고정접합부이다.

상피-중간엽 이행(EPITHELIAL-MESENCHYMAL TRANSITION)

- **상피세포**(epithelial cell)은 **상피-중간엽 이행**(epithelial-mesenchymal transition, EMT)이 일어나면 상피의 특성을 잃고 중간엽세포의 특성을 갖게 된다. 이 반대의 과정을 **중간엽-상피 이행**(mesenchymal-epithelial transition, MET)이라고 한다. 이 두 가지 과정은 태아발생, 상처치유과정, 섬유화, 암세포의 악성변환에서 일어난다.

샘(GLAND)

- **샘**(gland)은 자신이 생성한 물질을 분비하는 방식에 따라 **외분비샘**(exocrine gland)과 **내분비샘**(endocrine gland)으로 분류한다.
- **외분비샘**(exocrine gland)은 자신이 생성한 물질을 직접 상피표면으로 배출하거나 분비관을 통해 배출시킨다. 분비관을 통해 배출되는 경우, 생성물은 변형(농축, 어떤 물질의 제거 또는 첨가)되어 배출될 수도 있다.
- **외분비샘**은 점액을 분비하는 **점액샘**(mucous gland)과 단백질이 풍부한 액체를 분비하는 **장액샘**(serous gland)으로 분류한다.
- 외분비샘을 이루는 세포들은 **샘분비**(merocrine, 생성물을 세포외배출을 통해 배출함), **부분분비**(apocrine, 얇은 세포질층으로 둘러싸인 생성물을 포함한 소포를 통해 배출함) 및 **온분비**(holocrine, 생성물을 죽어가는 분비세포와 함께 배출함)의 세 가지 기전을 통해 물질을 분비한다.
- **내분비샘**(endocrine gland)에는 분비관계통이 발달되어 있지 않다. 내분비샘은 자신의 생성물(호르몬)을 혈류로 배출하여 멀리 떨어진 표적세포에 존재하는 특수 수용체에 작용하게 한다.

상피세포의 재생(EPITHELIAL CELL RENEWAL)

- 상피세포(epithelial cell)는 **지속적으로 재생하는 세포집단**(continuously renewing cell population)에 속한다. 상피세포는 여러 상피의 특정 부위(**오목**(niche)에 존재하는 **성체줄기세포**(adult stem cell)의 세포분열에 의해 새로운 세포로 대체된다.

도판 5.1 ■ 단순편평상피와 단순입방상피(Simple Squamous and Cuboidal Epithelia)

상피(epithelium)는 특수한 기능을 하는 다양한 유형의 세포들로 이루어져 있다. 상피를 이루는 세포들은 서로 가깝게 부착되어 있으며, 전형적으로 신체의 자유표면에 위치해 있다. 자유표면에는 신체의 표면, 내부 장기들의 외면, 신체 내강과 관 및 분비관의 내면 등이 포함된다.

상피는 이를 구성하는 세포의 형태 및 배열방식에 따라 분류할 수 있다. 한 층의 세포들로 이루어진 상피를 **단층상피**(simple epithelium)라고 하며, 여러 층으로 배열된 세포로 이루어진 상피를 **중층상피**(stratified epithelium)라고 한다. 또한 세포의 형태가 높이에 비해 너비가 넓으면 **편평**세포(squamous cell), 높이와 너비가 비슷하면 **입방**세포(cuboidal cell) 그리고, 너비에 비해 높이가 크면 **원주**세포(columnar cell)라고 한다.

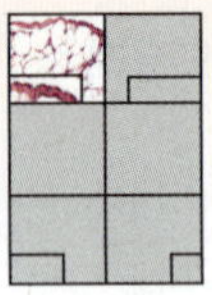

단층편평상피(Simple squamous epithelium), 난소간막(mesovarium), 사람, H&E, ×350; 삽입그림 ×875. 난소간막의 표면을 덮고 있는 상피인 **중피**(mesothelium)의 광학현미경사진으로, 중피는 신체의 내강을 덮고 있는 **단층편평상피**(simple squamous epithelium)를 가리키는 용어이다. 이러한 저배율에서는 **중피세포**(mesothelial cell, *MC*)의 핵만 관찰된다. 중피세포의 아래에는 얇은 결합조직(*CT*) 층과 지방세포(*A*)가 존재한다. 삽입그림은 중피세포의 핵(*N*)을 고배율로 촬영한 사진이다.

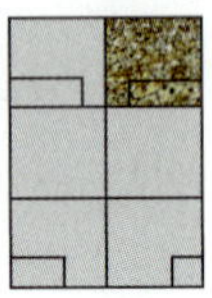

단층편평상피(Simple squamous epithelium), 장간막, 흰쥐, silver impregnation, ×350; 삽입그림 ×700. 전층표본(whole mount) 제작방법에 의해 제작된 장간막 표본의 중간배율 광학현미경사진이다. 이 방법에서는 장간막을 슬라이드 위에 펼쳐 부착시킨 다음 조직을 처리한다. 장간막의 표면에 초점을 맞춰 촬영하였다. **중피세포**(mesothelial cell)의 경계부위에 은 입자가 침착되어 검은 선으로 뚜렷하게 나타난다. 세포들은 다각형이며, 서로 가깝게 부착되어 있다. **삽입그림**에서 둥글거나 타원형인 중피세포의 핵(*N*)들이 관찰된다. 중피세포가 납작하므로 핵이 구형이 아닌 원반형을 나타낸다.

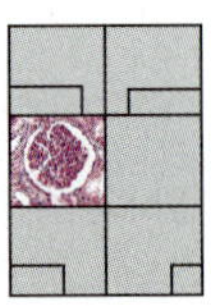

단층편평상피(Simple squamous epithelium), 콩팥, 사람, H&E, ×350. 콩팥소체의 광학현미경사진이다. 콩팥소체의 벽을 구성하는 보우만주머니의 벽쪽층은 **단층편평상피**(simple squamous epithelium, *SSE*)로 이루어져 있다. 콩팥소체의 내부에는 모세혈관그물이 존재하며, 이 부위에서 혈액이 여과되어 요공간(*US*)을 거쳐 근위곡요세관(토리쪽곱슬세관, *PCT*)을 통해 흘러 나간다. 보우만주머니의 벽쪽층을 구성하는 **편평세포**(squamous cell)의 핵(*N*)은 타원형이며, 요공간 쪽으로 약간 돌출되어 있다. 단층편평상피의 자유면은 요공간에 접해 있으며, 기저면은 결합조직층(*CT*)에 접해 있다.

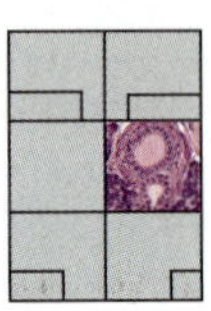

단층입방상피(Simple cuboidal epithelium), 췌장, 사람, H&E, ×700. **단층입방상피**(simple cuboidal epithelium)로 둘러싸인 두 개의 췌장 분비관(*PD*)의 광학현미경사진이다. 분비관세포의 핵(*N*)은 구형이며, 이는 입방형인 세포의 형태와 일치한다. 상피세포의 자유면은 분비관의 내강에 접해 있으며, 기저면은 결합조직(*CT*)에 접해 있다. 상피세포의 자유면을 자세히 살펴보면, 이웃한 두 세포 사이에서 종말막대(terminal bar, *TB*)가 관찰된다.

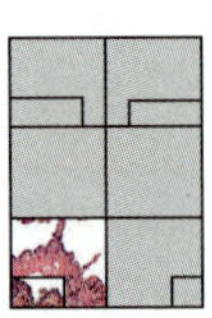

단층입방상피(Simple cuboidal epithelium), 폐, 사람 H&E, x175; 삽입그림 ×525. 폐에 존재하는 가장 작은 세기관지의 내강을 둘러싸는 상피의 광학현미경사진이다. 이 상피의 유형은 입방세포(*CC*)로 이루어진 **단층입방상피**(simple cuboidal epithelium)이다. 삽입그림은 **입방세포**(cuboidal cell, *CC*)의 고배율 사진이다. 이 세포들은 크기가 작고 세포질도 적으므로, 핵들이 서로 가깝게 접하고 있는 것처럼 관찰된다. 상피세포의 자유면은 기도(*AW*)에 접하고 있으며, 기저면은 기저막과 그 아래에 위치해 있는 결합조직(*CT*)에 접해 있다.

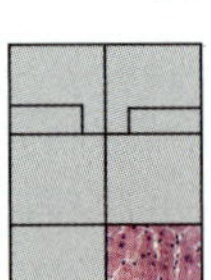

단층입방상피(Simple cuboidal epithelium), 간, 사람, H&E, ×450; 삽입그림 ×950. 간 실질(parenchyma)의 광학현미경사진으로, 줄(cord)을 이루고 있는 **단층입방세포**(simple cuboidal cell)인 **간세포**(hepatocyte, *H*)가 관찰된다. 여러 개의 간세포는 줄을 이루고 있으며, 줄들 사이에는 정맥동(sinusoid, *S*)이 존재한다. 삽입그림은 간세포의 고배율 사진으로, 특징적으로 세포의 자유면에서 고랑이 관찰된다. 이웃한 두 세포의 고랑이 접하는 부위에서 작은 관 구조인 세관(canaliculus, *C*)이 형성된다. 간세포로부터 생성된 담즙은 이 세관을 통해 분비된다.

A, 지방조직(adipose tissue)
AW, 기도(airway)
C, 세관(canaliculus)
CC, 입방세포(cuboidal cells)
CT, 결합조직(connective tissue)
H, 간세포(hepatocytes)
MC, 중피세포(mesothelial cells)
N, 핵(nucleus)
PCT, 근위곡세관(proximal convoluted tubule)
PD, 췌장분비관(pancreatic duct)
S, 정맥동(sinusoid)
SSE, 단층편평상피(simple squamous epithelium)
TB, 종말막대(terminal bar)
US, 요공간(urinary space)

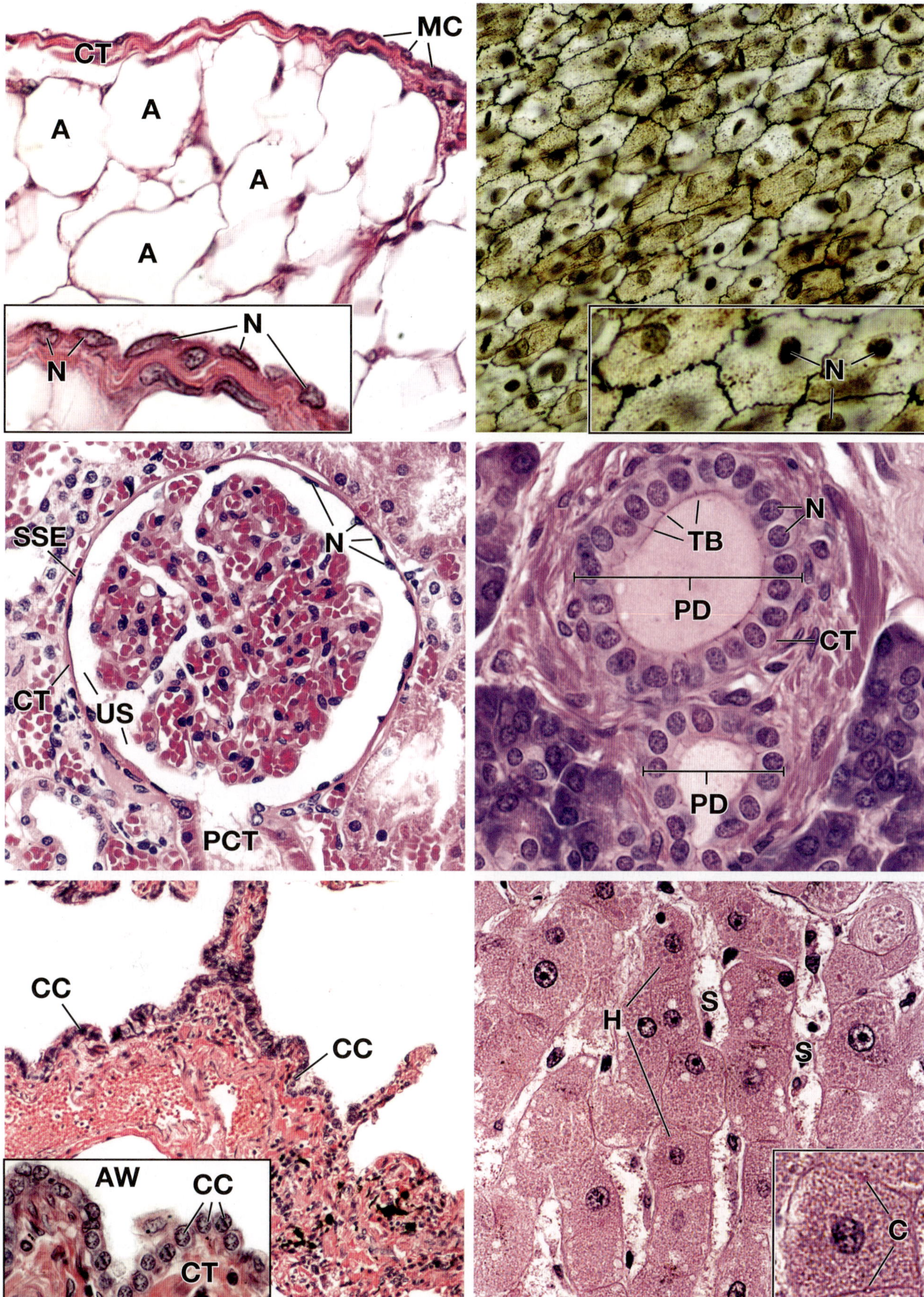
MC
CT
A
A
A
A
N
N
N
SSE
N
CT
US
PCT
N
TB
PD
CT
PD
CC
CC
AW
CC
CT
H
S
S
C

도판 5.2 ■ 단층상피와 중층상피(Simple and Stratified Epithelia)

한 층의 세포로 이루어진 **단층상피**(simple epithelium)는 장, 혈관계통, 소화샘과 그 밖의 외분비샘 및 콩팥과 같이 물질운반, 흡수 및 분비 기능이 활발한 기관에 주로 분포한다. **중층상피**(stratified epithelium)는 여러 층의 세포로 이루어져 있으며, 피부, 구강점막, 식도 및 질(vagina)과 같이 마찰을 많이 받는 면에 발달된 전형적인 상피이다.

단층상피(Simple epithelium), 췌장 외분비부, 원숭이, H&E ×450.

이 사진에서는 세 가지 유형의 상피를 관찰할 수 있다. 동그라미로 표시된 부위에서 피라밋 모양의 분비세포들로 이루어진 기능적 단위구조인 샘꽈리(acinus)가 뚜렷하게 관찰된다. 샘꽈리는 구형 또는 관 모양의 구조로 나타난다. 샘포의 중앙에는 분비세포의 자유면과 내강이 위치해 있다. 이 샘꽈리에서는 내강이 뚜렷하게 관찰되지 않으나, 사진의 중간 오른쪽 아래 부위에 위치해 있는 샘꽈리에서는 내강이 뚜렷하게 관찰된다(동그라미로 표시된 부위 참조). 샘꽈리를 이루는 세포의 높이(동그라미로 표시된 부위의 가장자리로부터 내강까지의 길이)는 너비보다 길므로 이 상피는 **단층원주**(simple columnar)상피이다. 두 번째 유형의 상피는 사진의 좌우로 길게 뻗어 있는 세로절단된 작은 분비관(화살표)에서 관찰할 수 있다. 이 상피는 편평한 모양의 세포(핵의 형태 참고)로 이루어져 있으므로 **단층편평**(simple squamous)상피에 속한다. 이 분비관은 직경이 더 큰 분비관(별표)으로 이어지며, 가로절단된 큰 분비관에서 세 번째 유형의 상피를 관찰할 수 있다. 이를 구성하는 상피세포는 핵이 둥글고 세포의 형태가 정사각형이므로 이 분비관의 상피는 **단층입방상피**(simple cuboidal epithelium)이다.

단층입방상피(Simple cuboidal epithelium), 콩팥, 사람, H&E ×450.

여러 유형의 콩팥요세관이 관찰되는 조직표본이다. **화살표**로 지적한 상피는 **단층입방상피**(simple cuboidal epithelium)의 또 다른 예이다. **화살표**로 가리킨 부위는 상피세포의 외측면이며, 세포의 너비와 높이가 거의 같은 것을 확인할 수 있다. **별표**로 지적한 가로절단된 구조는 다른 유형의 콩팥요세관으로, 직경은 조금 작지만 이 세관도 단층입방상피로 이루어져 있다.

단층원주상피(Simple columnar epithelium), 결장, 사람, H&E ×350.

사진에서 관찰되는 결장의 **단층원주상피**(simple columnar epithelium)는 한 층으로 배열된 흡수세포와 점액분비세포(술잔세포)로 이루어져 있다. 술잔세포는 생성물을 포함하고 있는 부분이 "술잔"모양(화살표)으로 밝게 염색되어 나타난다. 이 상피는 결장의 내강을 덮고 있으며, 결합조직 쪽으로 뻗어 내려가 장샘(*GL*)을 형성한다. 두 종류의 세포 모두 키가 크며, 핵이 세포의 기저부분에 위치해 있다. 결합조직(*CT*)에는 수많은 세포들이 포함되어 있으며, 이들 중 대부분은 림프구와 형질세포이다.

거짓중층상피(Pseudostratified epithelium), 기관, 원숭이, H&E ×450.

원주상피에서 **원주세포**(columnar cell, *CC*) 외에 **기저세포**(basal cell, *BC*)들이 뚜렷한 층을 이루고 있는 것이 관찰된다. 원주세포는 핵이 길쭉하고 섬모가 발달되어 있으며, 상피 표면으로부터 기저막(기관에서 두껍고 세포성분이 없는 균질성 부위로 뚜렷하게 관찰되는 결합조직 *CT*의 일부임)까지 뻗어 있다. 기저세포는 원주세포들 사이에 산재되어 있다. 세포가 두 층인 것처럼 나타나 있으나, 모든 세포가 기저막에 닿아 있으므로 한 층으로 간주한다. **거짓중층원주상피**(pseudostratified columnar epithelium)는 다층상피처럼 나타나나, 실제는 그렇지 않으므로 붙여진 명칭이다. 췌장 외분비부의 샘꽈리(동그라미 부위)와 유사한 형태의 기관샘의 샘꽈리를 **동그라미**로 표시하였다. 샘꽈리의 내강과 분비세포의 경계가 뚜렷하게 관찰된다. 이 샘의 상피는 단주원주상피이다.

거짓중층상피(Pseudostratified epithelium), 부고환, 사람, H&E ×450.

거짓중층원주상피(pseudostratified columnar epithelium)를 관찰할 수 있는 다른 조직표본의 광학현미경사진이다. 이 부위의 상피에서도 기저세포(*BC*)와 원주세포(*CC*)의 핵이 두 층으로 뚜렷하게 관찰된다. 그러나 앞의 사진에서 설명한 바와 같이, 뚜렷하게 관찰되지는 않지만 두 세포 모두 기저막에 닿아있으므로 이 상피는 거짓중층상피이다. 사진 **오른쪽** 부위의 수직으로 향하고 있는 상피는 다른 부위보다 핵이 더 많고 두께도 더 두껍게 나타나 있다. 이는 상피가 비스듬한 면에서 절단되었기 때문이다. 일반적으로 상피세포의 실제 배열 양상을 관찰하기 위해서는 상피의 두께가 가장 얇은 부위를 선택하는 것이 바람직하다.

중층편평상피(Stratified squamous epithelium), 질, 사람, H&E ×225.

질 벽을 덮고 있는 **중층편평상피**(stratified squamous epithelium)의 광학현미경사진이다. 상피의 깊은 층에 위치한 세포들, 특히 기저층의 세포들은 크기가 작고 세포질의 양이 적어 핵들이 서로 밀집해 있는 것처럼 나타난다. 세포들은 점점 커지고 납작해져 원반모양의 비늘구조를 형성하여 떨어져 나간다. 가장 표면 쪽 세포가 이러한 형태를 유지하고 있으므로 이 상피를 **중층편평**(*stratified squamous*)상피라고 한다.

BC, 기저세포(basal cell)
C, 섬모(cilia)
CC, 원주세포(columnar cell)
CT, 결합조직(connective tissue)
GL, 장샘(intestinal gland)
화살표, *위 왼쪽,* 단층편평상피로 덮여 있는 분비관; *위 오른쪽,* 요세관의 입방형세포의 외측경계; *중간 왼쪽,* 술잔세포의 점액성분
별표, 분비관 또는 요세관의 단층입방상피

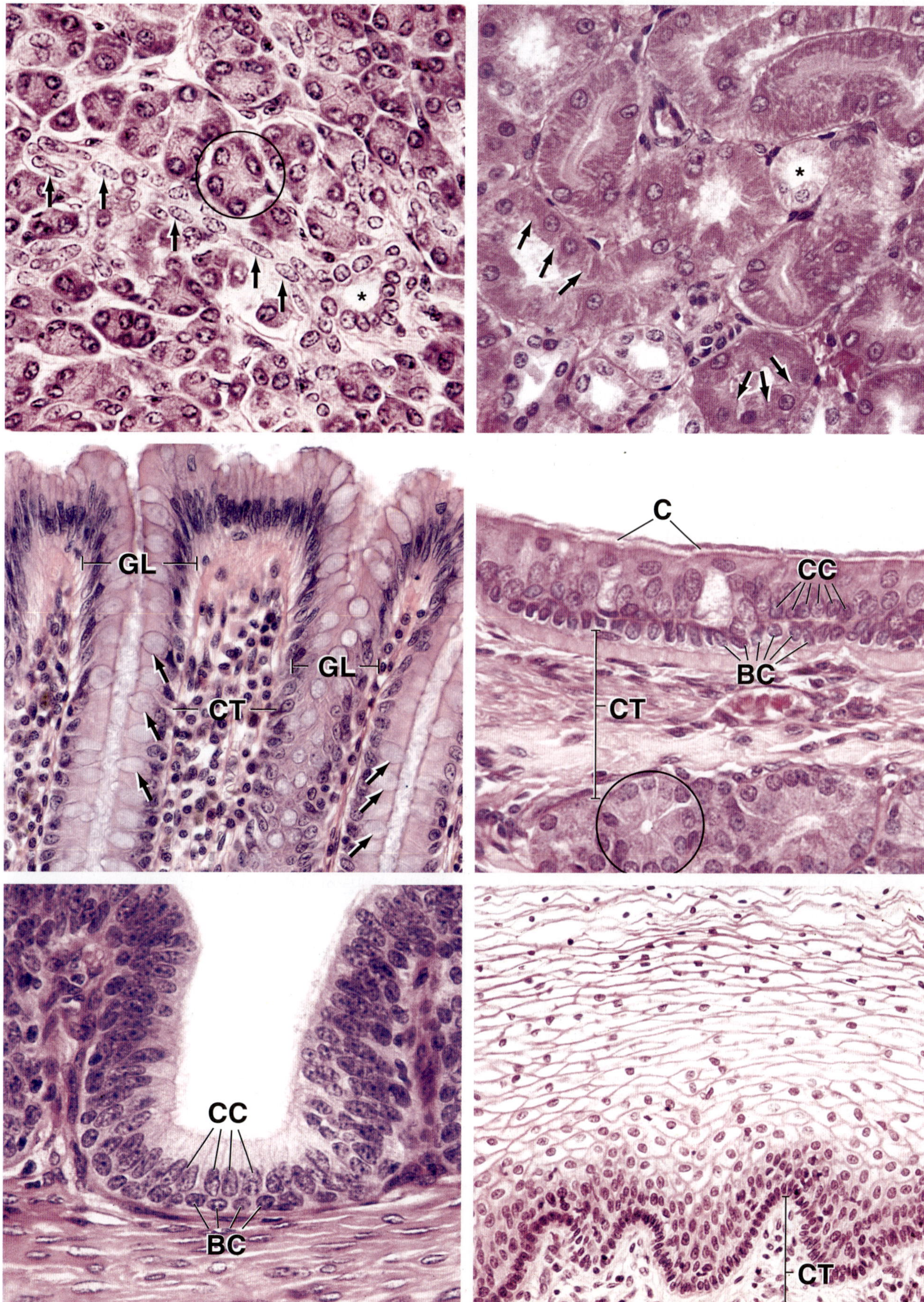
GL
GL
CT
C
CC
BC
CT
CC
BC
CT

도판 5.3 ■ 중층상피와 상피모양조직(Stratified Epithelia and Epithelioid Tissues)

상피와 유사한 형태의 조직이지만 세포에 자유면이 없는 경우, 이를 **상피모양조직**(epithelioid tissue)이라고 한다. 이러한 특징적인 구조는 내분비기관에서 관찰된다. 내분비샘은 전형적인 상피로부터 기원되나, 발생 과정 중 상피와의 연결이 끊어진다.

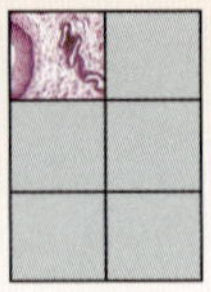

중층상피(Stratified epithelium), 식도, 원숭이, H&E ×250.

식도 벽에서 관찰되는 두 가지 유형의 상피를 촬영한 사진이다. 사진 **왼쪽 부위**에서 식도의 내면을 덮는 상피가 관찰된다. 이 상피는 여러 층의 세포로 이루어져 있으며, 표면의 세포가 납작하므로 **중층편평상피**(stratified squamous epithelium, *SS*)이다. 사진 **오른쪽 부위**에서 여러 단면에서 절단된 식도샘의 분비관이 관찰된다. 상피의 표면에 대해 수직인 방향으로 절단된 부위를 관찰하면 상피의 실제적인 특징이 뚜렷하게 나타난다. 이 상피는 두 층의 세포로 이루어져 있으며, 표면 세포의 형태가 입방형이므로 **중층입방상피**(stratified cuboidal epithelium, *StCu*)이다.

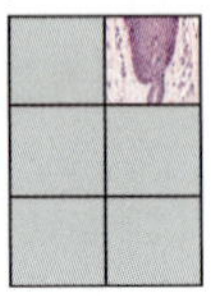

중층상피(Stratified epithelium), 피부, 사람, H&E ×450.

땀샘의 분비관이 피부의 **중층편평상피**(stratified squamous epithelium, *SS*)로 연결되는 부위를 촬영한 사진이다. 표피 내에서 분비관이 주행하는 경로를 파선으로 표시하였다. 이 분비관의 상피도 두 층의 세포로 구성되어 있으며, 내강 쪽 세포(표면세포)가 입방형에 가까우므로 **중층입방상피**(stratified cuboidal epithelium, *StCu*)이다. 이 사진에서는 표피의 표면세포가 관찰되지 않으므로 사진에서 제공된 정보만으로는 중층편평상피임을 확인할 수 없다.

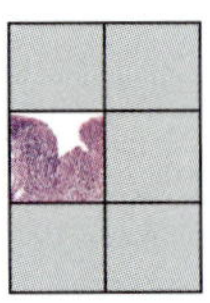

상피이행부(Epithelial transition), 항문직장경계, 사람, H&E ×300.

대장 종말부의 광학현미경사진이다. 사진 **왼쪽 부위**에서 관찰되는 상피는 결장의 내강을 덮고 있는 전형적인 **단층원주상피**(simple columnar epithelium, *SCol*)이다. 이 상피는 항문관 부위에서 **중층입방상피**(stratified cuboidal epithelium, *StCu*)로 갑자기 이행된다(화살표머리). 대부분의 표면층 세포와 그 아래층의 세포들이 입방형임을 확인할 수 있다. 사진 왼쪽 아래 부위에서 관찰되는 단층원주상피는 장샘의 내강을 덮고 있는 **단층원주상피**(simple columnar epithelium)와 이어진 장샘의 일부이다. 이 부위의 결합조직(*CT*)에는 림프구들이 밀집되어 있으며, 이 페이지의 다른 조직 표본에서 관찰되는 결합조직과는 다른 형태를 나타낸다.

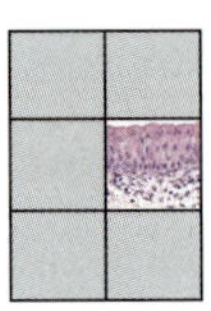

이행상피(Transitional epithelium, 요상피 urothelium), 방광, 원숭이, H&E ×400.

방광의 내면을 덮고 있는 **이행상피**(transitional epithelium)의 광학현미경사진이다. 이행상피는 방광의 팽창 정도에 따라 형태가 변하는 중층상피이다. 이 사진에서와 같이 방광이 팽창되지 않은 상태에서는 세포가 4~5층으로 배열되어 있으며 표면세포(별표)는 크고 둥근 형태를 나타낸다. 표면세포 바로 아래의 세포들은 약간 작고 서양배 모양이다. 깊은 층의 세포들은 더 작고 핵들이 촘촘하게 배열되어 있다. 방광이 팽창되면 표면세포가 옆으로 당겨져 편평세포의 형태로 변하며, 상피의 두께도 세 층 정도로 줄어든다. 사람이나 동물에서 떼어낸 방광의 벽은 팽창상태를 유지시키기 위해 특별한 처치를 하지 않으면 수축되어 있다. 따라서 방광 상피의 일반적인 형태는 이 사진에서와 같이 나타난다.

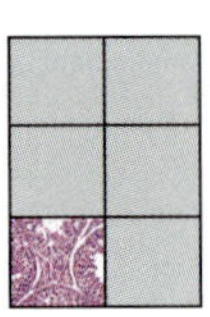

상피모양조직(Epithelioid tissue), 고환, 원숭이, H&E ×350.

고환 **간질세포**(interstitial cell, 라이디히세포 Leydig cell)의 광학현미경사진이다. 이 세포들은 뚜렷한 상피세포의 특징을 나타내고 있다. 그러나 이 세포들에는 자유면이 없으며, 표면의 상피가 아닌 중간엽세포로부터 발생된 세포이다. 이와 같이 상피세포처럼 이웃한 세포와 밀접하게 연결되어 있는 세포를 **상피모양세포**(epitheloid cell)라고 한다. 라이디히세포는 호르몬을 분비하는 기능을 한다.

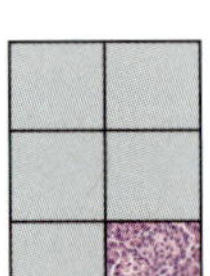

상피모양조직(Epithelioid tissue), 췌장 내분비부, 사람, H&E ×450.

췌장의 **내분비섬**(endocrine islet, **랑게르한스섬** islet of Langerhans, *En*)을 이루고 있는 세포들도 **상피모양 배열**(epitheloid arrangement)을 하고 있다. 이 세포들은 표면의 상피가 함입되어 분화된 것이지만 서로 밀접하게 연결되어 있으며 자유면이 없다. 반면, 주변에 위치해 있는 췌장 외분비부(*Ex*)의 샘꽈리도 내분비섬처럼 표면 상피로부터 발생되었다. 그러나 샘꽈리를 이루는 세포들은 자유면이 있으며, 이 부위를 통해 생성물을 방출한다. 내분비섬에 분포하는 모세혈관(*C*)이 뚜렷하게 관찰된다. 이밖에 부신, 부갑상샘 및 뇌하수체 등의 내분비샘도 상피모양조직으로 이루어져 있다.

C, 모세혈관(capillary)
CT, 결합조직(connective tissue)
En, 내분비세포(endocrine cells)
Ex, 외분비세포(exocrine cells)
IC, 간질세포(라이디히세포, interstitial [Leydig] cells)
SCol, 단층원주상피(simple columnar epithelium)
SS, 중층편평상피(stratifed squamous epithelium)
StCu, 중층입방상피(stratified cuboidal epithelium)
화살표머리, 단층원주상피가 중층입방상피로 이행되는 부위
화살표, 표면입방세포
별표, 돔모양세포

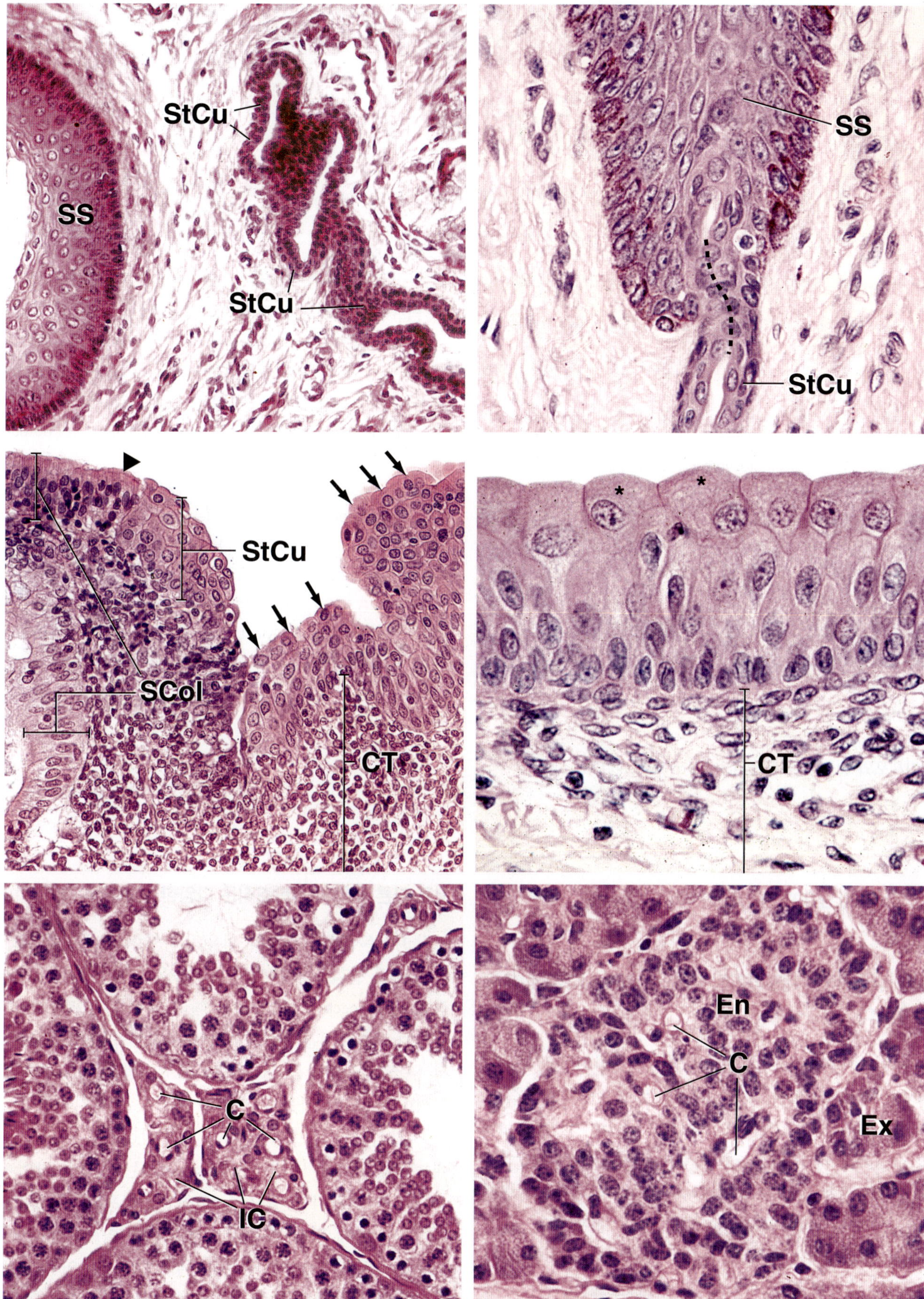
SS
StCu
StCu
SS
StCu
StCu
SCol
CT
*
*
CT
C
IC
En
C
Ex

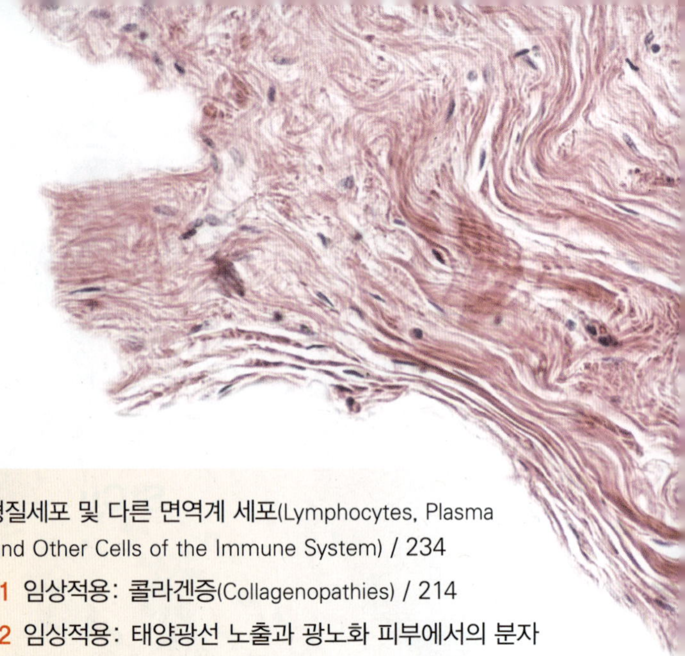

6 결합조직
CONNECTIVE TISSUE

■ 결합조직의 개요(OVERVIEW OF CONNECTIVE TISSUE)

결합조직은 조직특이적인 세포외기질 내에 존재하는 다양한 세포들로 구성되어 있다.

결합조직(connective tissue)은 일반적으로 **세포**(cell)와 **세포외기질**(extracellular matrix, ECM)로 구성되어 있다. 세포외기질에는 섬유성단백질(콜라겐섬유, 탄력섬유 및 세망섬유)과, **기질**(ground substance)을 구성하는 특수 분자들로 이루어진 무형질 성분(단백당 proteoglycan, 다기능접착당단백질 multiadhesive glycoprotein 및 글라이코스아미노글라이칸 glycosaminoglycan [GAGs])이 존재한다. 결합조직은 신체 전체에 걸쳐 방대하고 연속적인 구획(compartment)을 형성한다. 이들은 다양한 상피의 기저판(basal laminae)과 연결되어 있으며, 근육세포와 신경을 지지하는 세포들의 기저막 또는 외판(바깥판, external laminae)과 연결된다.

서로 다른 유형의 결합조직은 다양한 기능을 한다.

조직 내 존재하는 세포와 섬유의 유형이나 세포외기질 내 기질성분에 따라 결합조직은 다양한 기능을 한다. 예를 들어 성긴결합조직(loose connective tissue)에는 여러 유형의 세포들이 존재한다 (그림 6.1). 세포 성분 중 하나인 섬유모세포(fibroblast)는 조직 내에서 구조적인 역할을 담당하는 세포외섬유(extracellular fiber)들을 생성한다. 또한 이들은 기질을 생성하고 유지시킨다. 다른 유형의 세포성분인 림프구(lymphocyte), 형질세포(plasma cell), 큰포식세포(macrophage) 및 호산구(eosinophil)는 신체의 방어계통(defense system)과 연관되어 있으며, 조직 내 세포외기질에서 작용을 한다. 이에 반해 다른 유형의 결합조직에 속하는 뼈조직은 뼈세포(osteocyte)라고 하는 한 종류의 세포로만 이루어져 있다. 이들 뼈세포는 뼈조직의 대부분을 구성하는 섬유를 생성한다. 뼈기질의 섬유들은 특수한 패턴을 이루며 배열하고 석회화가 되어 단단한 뼈조직을 만듦으로써 뼈의 독특한 특성을 나타낸다. 이와 유사하

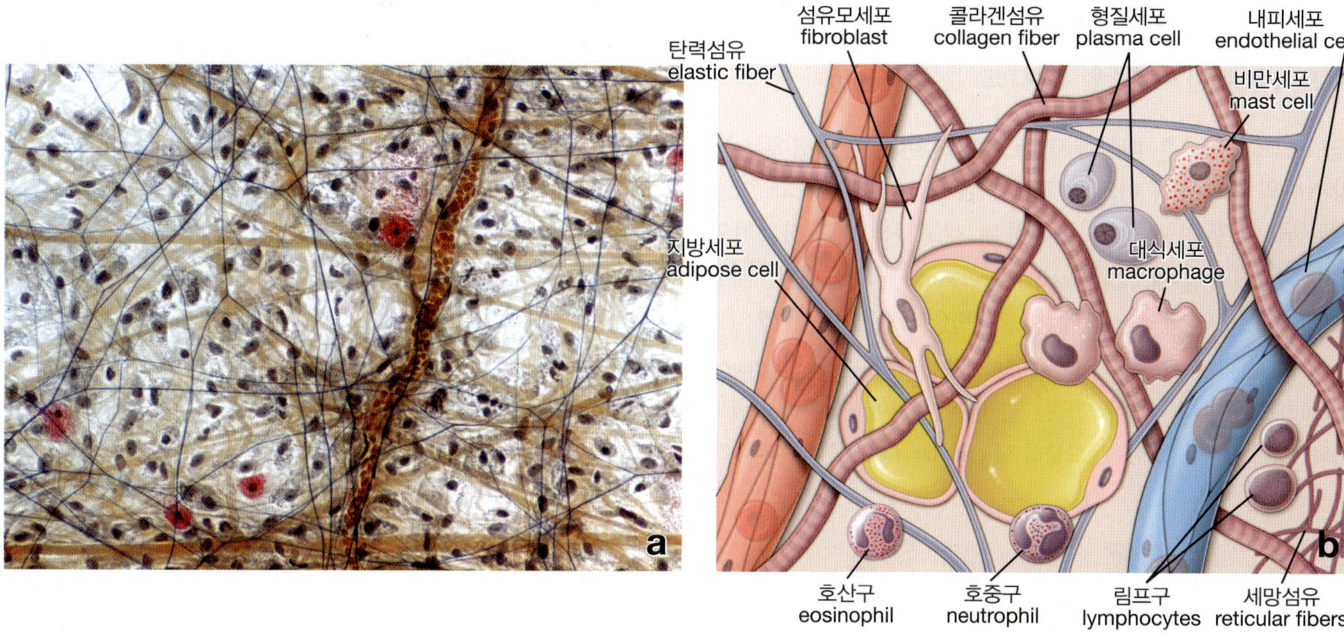

그림 6.1 성긴결합조직(loose connective tissue). a. 장간막(mesentery)을 펼쳐서 베르호프헤마톡실린(Verhoeff's hematoxilyn)으로 염색한 조직표본의 광학현미경 사진으로, 핵과 탄력섬유(elastic fiber)가 관찰된다. 비만세포(mast cell) 과립을 관찰하기 위한 사프라닌(safran)과, 그 밖의 단백질(주로 콜라겐섬유 collagen fiber)을 구별하기 위한 오렌지 G(orange G)로 대조 염색하였다. 탄력섬유는 *암청색(blue-black)*의 가늘고 긴 가지를 친 실 모양의 구조로 나타나며, 시작 부위와 끝나는 부위를 구별할 수 없다. 콜라겐섬유는 주황색의 길고 곧은 섬유로, 탄력섬유 보다 상당히 두껍다. 이 사진에서 관찰되는 대부분의 핵은 섬유모세포(fibroblast)의 핵으로 추정된다. 다른 유형 세포(예: 림프구[lymphocyte], 형질세포[plasma cell] 및 큰포식세포[macrophage])의 핵들도 존재하지만 잘 구별되지 않는다. 비만세포는 세포질 내에 존재하는 *선홍색(bright reddish)*의 과립에 의해 구별할 수 있다. 호산구(eosinophil)와 호중구(neutrophil)가 관찰되는 경우, 특수한 형태로 분절된 핵과 특수 과립(호산구의 경우 *붉은색*)에 의해 구별된다. 적혈구로 채워진 작은 혈관이 관찰된다. ×150. **b.** 성긴결합조직의 구성성분을 간단하게 나타낸 그림. 성긴결합조직에서 빈번히 관찰되는 여러 유형의 세포와, 이를 둘러싸는 세포외기질이 나타나 있다. 세포외기질에는 혈관과 여러 유형의 섬유가 포함되어 있다. 이 그림에서 고르게 칠해진 *분홍색(pink)* 배경은 기질(ground substance)을 나타낸다.

게, 힘줄과 인대에서도 섬유들이 이들 조직의 두드러진 특성을 나타낸다. 이들 섬유들은 평행하게 배열되어 있고 빽빽이 모여 있어 최대의 강도를 나타낼 수 있다.

결합조직은 세포외성분들의 조성 및 구성, 그리고 그들의 기능에 기초하여 우선적으로 분류된다.

결합조직(connective tissue)은 여러 가지 기능을 하는 다양한 조직으로 이루어져 있다. 이들 특성들을 반영하여 편리하게 결합조직을 분류할 수 있다. 표 6.1에 결합조직을 분류하고, 이를 세분하였다.

■ 배아결합조직(EMBRYONIC CONNECTIVE TISSUE)

신체의 다양한 결합조직은 배아 중간엽에서 기원된다.

배아 배엽(germ layer)의 중간층인 **중배엽**(mesoderm)에서 신체의 거의 모든 결합조직들이 기원된다. 배아 초기에 중배엽 세포들과 신경능선(neural crest)의 일부 특정 세포들이 증식하고 이주하여, **중간엽**(mesenchyme)이라고 하는 **일차결합조직**(primitive connective tissue)을 형성한다. 중간엽의 증식 및 성숙에 의해 성인의 다양한 결합조직뿐 아니라 근육, 혈관계, 비뇨생식계 및 체강을 덮는 장막(serous membrane) 등이 형성된다. 중간엽세포가 증식하고 구성되는 방식에 따라 특정 부위에서 형성되는 성숙한 결합조직의 유형이 결정된다.

표 6.1 결합조직의 분류

배아결합조직(Embryonic Connective Tissue)	
중간엽(Mesenchyme)	점액결합조직(Mucous connective tissue)
고유결합조직(Connective Tissue Proper)	
성긴결합조직 (Loose connective tissue)	치밀결합조직(Dense connective tissue)
	규칙(Regular)
	불규칙(Irregular)
특수결합조직(Specialized Connective Tissue)[a]	
연골(7장, Cartilage)	혈액(10장, Blood)
뼈(8장, Bone)	조혈조직(10장, Hemopoietic tissue)
지방조직(9장, Adipose tissue)	림프조직(14장, Lymphatic tissue)

[a] 과거에는 탄력조직과 세망조직을 특수결합조직의 독립된 범주로 분류하였다. 예를 들어 탄력조직이라고 불린 조직은 척주(spinal column)과 연관되어 있는 특정 인대(ligament)와 탄력동맥(elastic artery)의 중간층(tunica media) 부위이다. 세망조직은 세망섬유와 세망세포가 있는 것이 특징이며, 이들은 함께 입체적인 지질(stroma)을 형성한다. 세망조직은 조혈조직(특히 적색골수[red bone marrow])과 림프기관(림프절[lymph node] 및 비장, 지라[spleen], 흉선, 가슴샘[thymus]는 제외)의 지질로 작용한다.

배아결합조직은 배아와 탯줄 내에 존재한다.

배아결합조직은 두 가지 특수한 유형으로 분류할 수 있다.

- 중간엽(mesenchyme)은 배아에서 주로 발견된다. 중간엽에는 작은 방추형의 세포들이 비교적 고르게 존재한다(그림 6.2a). 이들 세포는 세포질돌기를 뻗어 이웃하는 세포들의 세포질돌기와 결합하여 입체적인 세포그물(cellular network)을 형성한다. 세포질돌기가 서로 연결되는 곳에는 교통반(간극연결, 틈새이음 gap junction)이 존재한다. 세포외공간에는 점성이 있는 기질(ground substance)로 채워져 있다. 또한 콜라겐섬유(아교섬유 collagen fiber)와 세망섬유(망상섬유, 그물섬유[reticular fiber])들이 존재하며, 이들은 매우 가늘고 상대적으로 수가 적게 분포되어 있다. 콜라겐섬유가 적게 분포하는 것은 태아가 성장하는 데에 있어서 신체적 저항을 덜 받게 하기 위함이다.
- 점액결합조직(mucous connective tissue)은 탯줄(umbilical cord)에 존재한다. 점액결합조직은 주로 하이알루론산(hyaluronan)으로 구성되어 있는 젤라틴성 특수 세포외기질로 이루어져 있다. 이러한 기질을 와튼젤리(Wharton jelly)라고도 한다. 점액결합조직에는 방추형의 세포가 널리 분포하고 있으며, 출산에 가까운 탯줄에서 이들 세포는 섬유모세포와 유사하게 보인다(가느다란 세포질돌기가 있으며, 이들은 일반적인 헤마톡실린-에오신 [H&E] 염색에서는 잘 관찰되지 않는다). 와튼젤리에는 성글게 배열된 다는 콜라겐섬유 사이에 커다란 세포사이공간(intercellular space)이 존재한다. 와튼젤리로부터 분리한 세포들 중 일부는 중간엽줄기세포(mesenchymal stem cell) 표지물질을 발현하며, 적절한 조건 하에서는 뼈세포(osteocyte), 연골세포(chondrocyte), 지방세포 및 신경계 세포로 분화할 수 있는 능력을 가지고 있다. 이들 세포를 **와튼젤리중간엽줄기세포**(Wharton jelly mesenchymal stem cell)라고 하며, 이들은 앞으로 치료제로 사용될 수 있다.

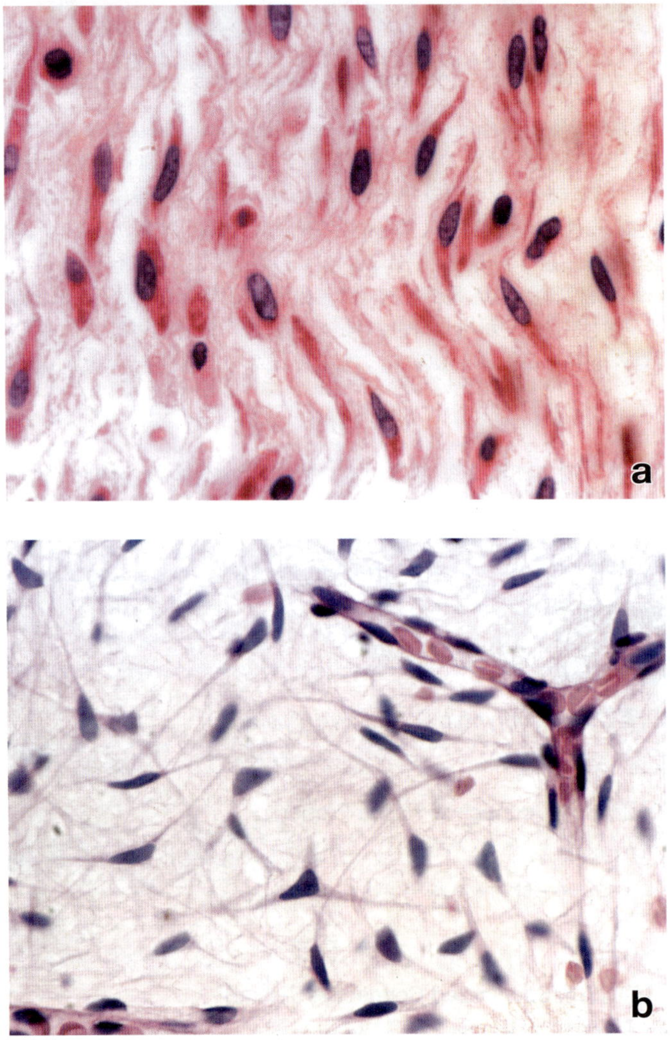

그림 6.2 배아결합조직(embryonic connective tissue). a. 발생 중인 태아 중간엽(mesenchyme)의 H&E 염색표본 사진이다. 중간엽세포는 형태학적으로 동일한 세포집단으로 나타나지만, 다양한 종류의 세포로 분화될 세포들을 생성한다. 중간엽세포에는 세포질돌기가 있으며, 흔히 끝이 점점 좁아지는 방추형 세포로 관찰된다. 이 조직의 세포외성분(extracellular component)은 풍부한 기질과, 성글게 배열된 세망섬유로 이루어져 있다. ×480. **b.** 탯줄에 존재하는 와튼젤리(Wharton jelly)의 H&E 염색표본 사진이다. 와튼젤리는 거의 겔(gel) 형태의 특수한 기질로 이루어져 있으며, 이러한 기질은 방추형의 중간엽세포 사이의 넓은 공간을 채우고 있다. ×480.

■ 고유결합조직(CONNECTIVE TISSUE PROPER)

일반적으로 결합조직은 두 가지 범주로 분류된다.

- 성긴결합조직(loose connective tissue), 간혹 성근조직(areolar tissue)이라고도 한다.
- 치밀결합조직(dense connective tissue)은 콜라겐섬유의 배열 방향에 따라 규칙치밀결합조직(dense regular connective tissue)과 불규칙치밀결합조직(dense irregular connective tissue)의 두 가지 유형으로 다시 분류한다.

성긴결합조직은 다양한 유형의 세포성분이 풍부하게 관찰되고, 성글게 배열되어 있는 결합조직섬유들이 나타나는 것이 특징이다.

성긴결합조직(loose connective tissue)은 세포성분이 많은 결합조직으로, 콜라겐섬유는 가늘고 성글게 분포한다(그림 6.3). 그러나 기질은 풍부하고, 사실 섬유보다 더 많이 존재한다. 기질은 점액에서 겔(gel)까지 다양한 점도를 나타내며, 이들은 결합조직에 분포하는 작은 혈관으로부터 산소와 영양소를 조직으로 확산시키고, 이산화탄소와 대사산물을 다시 혈관으로 들어가게 하는 데에 중요한 역할을 한다.

성긴결합조직(loose connective tissue)은 신체 표면을 덮거나 신체의 내부 표면을 둘러싸고 있는 상피의 아래에 주로 위치한다. 또한 샘상피와도 연관되어 있으며, 가장 작은 혈관들을 둘러싸고 있다(도판 6.1, 238쪽). 성긴결합조직은 상피표면에 뚫고 침범한 박테리아와 같은 병원체(pathogenic agent)들이 가장 먼저 접하는 장소

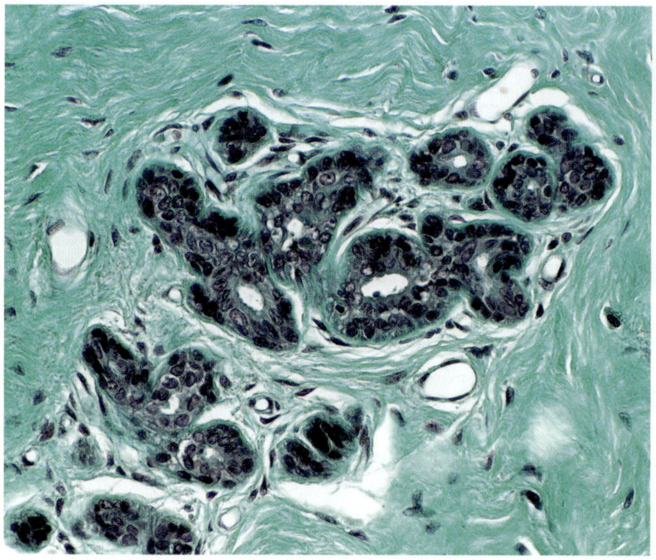

그림 6.3 성긴결합조직(loose connective tissue)과 불규칙치밀결합조직(dense irregular connective tissue). 마송삼색염색(Masson's trichrome) 방법에 의해 염색한 젖샘의 광학현미경사진으로, 성긴결합조직과 불규칙치밀결합조직을 비교 관찰할 수 있다. 사진의 *중앙(center)*에 성긴결합조직이 샘상피(glandular epithelium)를 둘러싸고 있다. 성긴결합조직은 성글게 배열된 콜라겐섬유와 여러 종류의 많은 세포들로 이루어져 있다. 이 저배율 사진에서 많은 수의 핵이 관찰된다. 이 사진의 *위 왼쪽(upper left)*과 *아래 오른쪽(lower right)* 부분에서 불규칙치밀결합조직이 관찰된다. 성긴결합조직에 비해 불규칙치밀결합조직에는 적은 수의 핵이 관찰된다. 그러나 콜라겐은 훨씬 더 풍부하여 굵은 섬유를 이루고 있다. ×100.

이다. 성긴결합조직에 존재하는 대부분의 세포 유형은 특정한 자극에 반응하여 혈관으로부터 국소적으로 이주해 들어온 일과성자유세포(transient wandering cell)이다. 따라서 성긴결합조직은 **염증과 면역반응**(inflammatory and immune reaction)이 일어나는 장소가 된다. 이러한 반응이 일어나면 성긴결합조직에는 부종이 생긴다. 이 물질이 지속적으로 존재하는 신체 부위에는 다수의 면역세포들이 존재한다. 예를 들어, 호흡관이나 소화관의 점막에 있는 성긴결합조직인 **점막고유판**(lamina propria)에는 면역세포들이 다수 분포한다.

불규칙치밀결합조직에는 섬유성분이 풍부하고 세포성분이 적은 것이 특징이다.

불규칙치밀결합조직(dense irregular connective tissue)은 대부분이 콜라겐섬유로 구성되어 있다. 세포는 거의 없고, 전형적인 섬유모세포 한 종류로 이루어져 있다. 이들 조직은 역시 상대적으로 적은 양의 기질을 포함하고 있다(도판 6.1, 238쪽). 불규칙치밀결합조직은 많은 양의 콜라겐섬유를 포함하고 있기 때문에 강한 내구성을 나타낸다. 특히 콜라겐섬유는 다발을 이루며 여러 방향으로 배열(그래서 불규칙이라 함)되어 있어, 장기나 구조들이 외부의 압력에 견뎌 낼 수 있게 한다. 피부의 진피(dermis)에는 상대적으로 두꺼운 불규칙치밀결합조직 층인 **세망층**(reticular layer 혹은 **심부층**[deep layer])이 존재한다. 세망층은 피부를 서로 다른 방향으로 잡아당겼을 때 피부조직의 파열을 방지해 준다. 이와 유사하게 관상장기(예를 들어 소화관 intestinal tract)에도 **점막하층**(submucosa)이라고 하는 독특한 불규칙치밀결합조직이 존재한다. 이 층에도 섬유다발들이 여러 방향으로 주행을 하고 있어 장기가 과도하게 늘어나거나 팽창되는 것에 견딜 수 있다.

규칙치밀결합조직은 밀집된 굵은 섬유다발과 세포들이 일정한 방향성을 가지고 배열하고 있는 것이 특징이다.

규칙치밀결합조직(dense regular connective tissue)은 힘줄(건 tendon), 인대(ligament) 및 널힘줄(건막 aponeurosis)의 기능을 담당하는 주된 성분이다. 불규칙치밀결합조직에서와 같이 규칙치밀결합조직에도 세포외기질(ECM)이 거의 없는 것이 특징이다. 그러나 규칙치밀결합조직에는 섬유들이 일정한 방향으로 평행하게 배열하고 있으며, 빽빽한 다발을 형성하고 있어 최대 강도를 나타낸다. 세포들은 다발을 이루고 있는 섬유들을 생성하고 유지시키는 역할을 하며, 생성한 섬유다발 사이에 배열하고 있다.

- **힘줄**(tendon)은 뼈에 근육을 부착시키는 끈 모양의 구조(cord-like structure)로, 평행한 방향으로 배열하고 있는 콜라겐섬유다발로 이루어져 있다. 이들 섬유다발 사이에는 섬유모세포가 줄지어 배열되어 있으며, 이를 **힘줄세포**(tendinocyte)라고 한다(그림 6.4와 도판 6.2, 240쪽). 힘줄세포는 콜라겐 다발의 하중(loadbearing)으로부터 이들 세포를 분리시켜 주는 특수한 세포외기질에 의해 둘러싸여 있다. 힘줄을 가로 절단하여 H&E 염색을 하면, 힘줄세포는 별모양으로 관찰된다. 힘줄의 세로축을 따라 평행하게 자른 투과전자현미경 단면에서는 힘줄세포의 세포질돌기가 콜라겐섬유들 사이에 위치하여 마치 얇은 세포질판(cytoplasmic sheet)처럼 관찰된다. 그러나 대부분의 세로 절단한 H&E 염색 표본에서 이들 세포는 전형적으로 납작한 호염기성 핵이 줄지어 있는 것처럼 관찰된다. 세로 절단한 H&E 염색 표본에서 세포질판은 힘줄세포의 세포체로부터 뻗어 나와 주위 콜라겐섬유들과 섞이게 되어 잘 구분되지 않는다. 힘줄의 성분들은 **힘줄외막**(건상막, epitendineum)이라고 하는 얇은 결합조직 피막에 의해 둘러싸여 있으며, 이 힘줄외막의 콜라겐섬유는 거의 방향성이 없이 배열하고 있다(도판 6.2, 240쪽). 일반적으로, 힘줄은 몇 개의 힘줄다발들로 나누어지며, 힘줄외막의 결합조직 성분들이 안쪽으로 들어와 **힘줄내막**(힘줄속막, endotendineum)을 이루어 이들 힘줄다발(fascicle)을 둘러싼다. 이들 막에는 힘줄에 분포하는 신경과 작은 혈관들이 포함되어 있다.
- **인대**(ligament)는 힘줄과 마찬가지로 평행하게 배열되어 있는 섬유와 섬유모세포로 구성되어 있으나, 힘줄 섬유보다 덜 규칙적으로 배열되어 있다. 인대는 척주(spinal column)에서와 같이 일부 탄력성(elasticity)이 요구되는 부위에서 뼈와 뼈를 연결시켜준다. 대부분의 인대에서 콜라겐섬유가 주된 세포외기질 섬

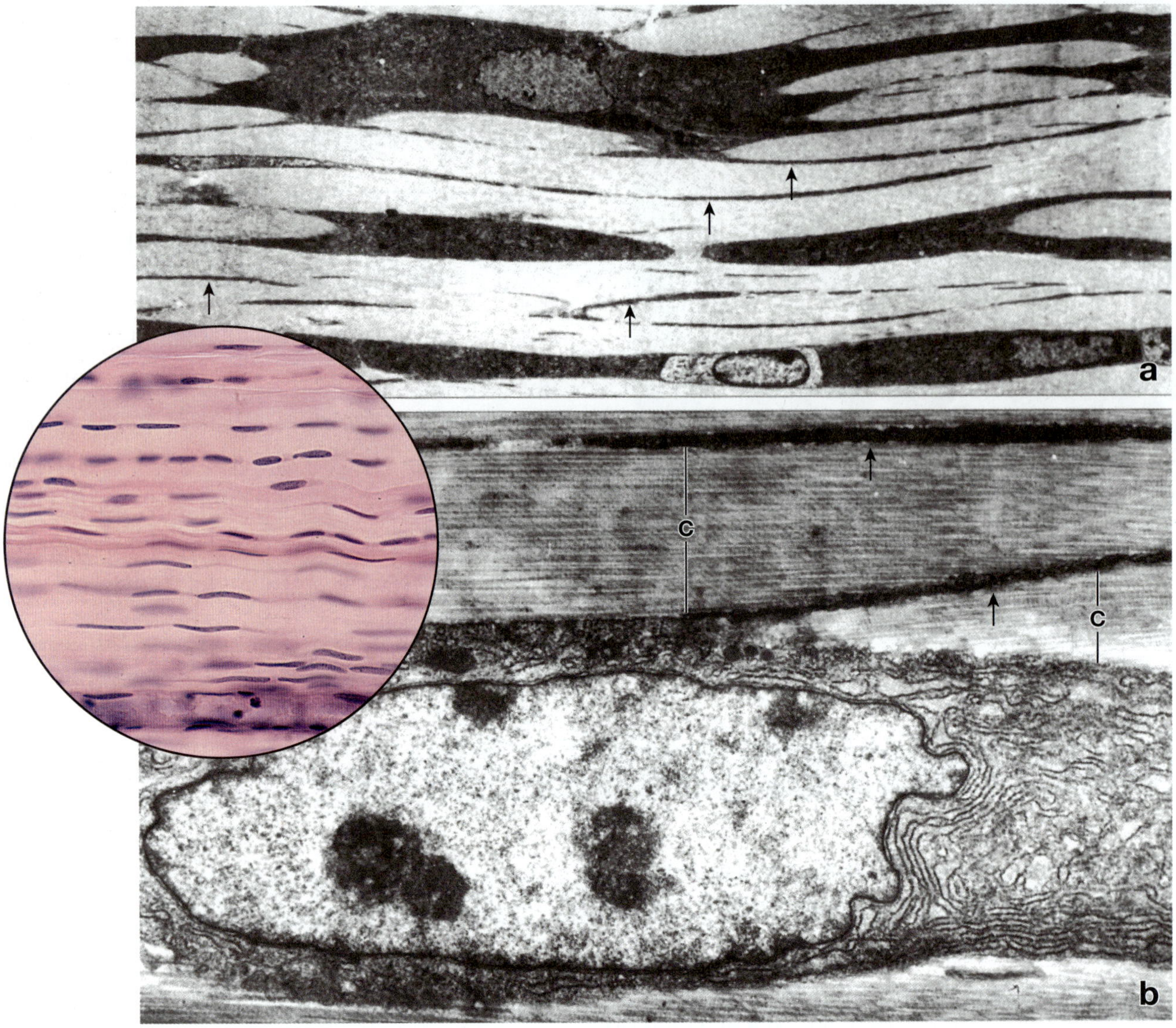

그림 6.4 규칙치밀결합조직—힘줄(dense regular connective tissue—tendon). a. 힘줄의 저배율 전자현미경사진으로, 힘줄세포(tendinocyte, 섬유모세포 fibroblast)와, 콜라겐 다발들 사이에 위치해 있는 힘줄세포의 가느다란 세포질돌기(*화살표*)가 관찰된다. ×1,600 **b.** 힘줄세포의 고배율 전자현미경사진에서 과립형질내세망(*rER*)이 뚜렷하게 관찰된다. 콜라겐섬유(collagen fiber, *C*)를 이루고 있는 빽빽하게 밀집되어 있는 콜라겐원섬유(collage fibril)를 확인할 수 있다. 화살표는 힘줄세포의 돌기를 가리킴. ×9,500. **삽입그림.** 힘줄의 광학현미경사진. 질서정연하게 규칙적으로 배열된 콜라겐섬유다발이 관찰된다. 힘줄세포는 콜라겐섬유 사이에 줄지어 배열되어 있다. ×200. (전자현미경사진은 *Electron micrographs modified* from Rhodin J. *Histology*. *New York*: Oxford University Press; 1974에서 인용.)

유성분을 이루지만, 척주와 연관된 일부 인대(예를 들어 황색인대 ligamentum flavum)는 대부분이 탄력섬유로 이루어져 있고, 콜라겐섬유는 적은 양 포함되어 있다. 이와 같은 인대를 **탄력인대**(elastic ligament)라고 한다.

- **널힘줄**(aponeurosis)은 넓고 납작한 힘줄이다. 힘줄에서 섬유들이 평행하게 주행하는 것에 비해 널힘줄의 섬유들은 여러 층을 이루며 배열한다. 한 층을 이루는 콜라겐섬유들은 다음 층의 섬유들과 직각 방향을 이루며 배열한다. 각 층에서 섬유들은 규칙적으로 배열하고 있기 때문에, 널힘줄은 규칙치밀결합조직에 속한다. 이와 같은 콜라겐섬유의 **직각 방향의 배열**(orthogonal array)은 안구의 각막에서도 관찰되며, 이들은 안구의 투명성에 도움을 준다.

■ 결합조직섬유(CONNECTIVE TISSUE FIBERS)

결합조직섬유는 세 가지 유형으로 나뉘어진다.

결합조직섬유들은 결합조직의 구조와 기능에 따라 다양한 양 존재한다. 각 유형의 섬유들은 섬유모세포에 의해 생성되고, 긴 펩타이드사슬로 이루어진 단백질들로 구성되어 있다. 결합조직섬유에는 다음과 같은 유형이 있다.

- **콜라겐섬유**(아교섬유 collagen fiber)
- **세망섬유**(망상섬유, 그물섬유 reticular fiber)
- **탄력섬유**(elastic fiber)

콜라겐섬유와 원섬유(Collagen Fibers and Fibrils)

콜라겐섬유는 가장 풍부하게 존재하는 결합조직섬유의 유형이다.

콜라겐섬유(collagen fiber)는 결합조직을 구성하는 성분 중 가장 많다. 이들은 유연하며, 장력이 매우 높다. 광학현미경 하에서 전형적인 콜라겐섬유는 폭과 길이가 다양하며, 구불구불한 구조로 나타난다. 콜라겐섬유는 에오신(eosin)과 다른 산성염료에 쉽게 염색된다. 이들은 또한 말로리삼색(Mallory trichrome) 결합조직염색의 아닐린블루(aniline blue) 염료나, 마송삼색(Masson trichrome) 염색의 라이트그린(light green) 염료에 염색이 된다.

투과진자현미경(TEM)으로 관찰하면, 콜라겐섬유는 가늘고 긴 실 모양의 소단위 다발로 나타난다. 이들 소단위를 **콜라겐원섬유**(collagen fibril, 그림 6.5)라고 한다. 각각의 콜라겐섬유 내에서 콜라겐원섬유의 직경은 비교적 일정하다. 발생 중 또는 미성숙한 조직 내에 존재하는 콜라겐원섬유는 직경이 15~20 nm 정도이나, 힘줄이나 상당한 힘을 받는 조직들에서 관찰되는 규칙치밀결합조직 내에 존재하는 콜라겐원섬유의 직경은 300 nm 이상이 된다.

콜라겐원섬유는 68 nm 주기의 가로무늬 패턴을 나타낸다.

콜라겐원섬유를 오스뮴이나 다른 중금속으로 염색하여 투과전자현미경으로 관찰하면, 가까이 위치하는 일련의 가로무늬띠가 나타난다. 이들 가로무늬띠는 원섬유의 길이를 따라 68 nm의 간격으로 반복되어 나타난다(그림 6.5, 삽입그림). 이러한 규칙적인 가로무늬 패턴은 원자간력현미경(atomic force microscope, AFM)으로 관찰한 콜라겐원섬유의 표면에서도 관찰된다(그림 6.6). 가로무늬 패턴은 원섬유 소단위의 구조, 특히 콜라겐원섬유를 구성하는 콜라겐 분자의 크기와 형태 및 분자들의 배열에 의해 나타난다(그림 6.7). **콜라겐 분자**(collagen molecule, 이전에는 트로포콜라겐이라 불림)는 길이 300 nm, 폭 1.5 nm로 머리부분과 꼬리부분이 있다. 각각의 원섬유 내에서 콜라겐 분자들은 분자와 분자 사이에 간격을 두고 머리부분에서 꼬리부분으로 이어지며 열을 지어 배열하고, 이와 같은 열들이 여러 겹 겹쳐 배열하고 있다. 이러한 간격은 원자간력현미경으로 관찰하면 뚜렷하게 관찰된다(그림 6.6 참조). 원섬유의 장력은 이웃한 열에 있는 콜라겐 분자들 사이에 형성된 공유결합(covalent bond)에 의해 생성된다. 투과전자현미경에서 관찰되는 가로무늬 패턴(그림 6.5, 삽입그림 참조)은 각 열에서 콜라겐 분자가 머리부분에서 꼬리부분으로 이어지면서 배열할 때 생긴 간격에 오스뮴이 침착되어 나타난다.

콜라겐 분자는 세 개의 폴리펩타이드사슬이 서로 꼬여 형성한 삼중나선 구조이다.

하나의 **콜라겐 분자**(collagen molecule)는 세 가닥의 **알파사슬**(α-chain)이라고 하는 폴리펩타이드사슬로 구성되어 있다. 각각의 알파사슬은 오른쪽으로 꼬여 있는 삼중나선을 형성한다(그림 6.7d). 알파사슬 끝부분을 제외한 전체 폴리펩타이드사슬에서 매번 세 번째 아미노산은 **글라이신**(glycine) 분자로 구성되어 있다. 전체 사슬에서 각각의 글라이신 앞에는 흔히 **수산화프롤린**(hydroxyproline) 또는 **수산화라이신**(hydroxylysine)기가 위치하며, **프**

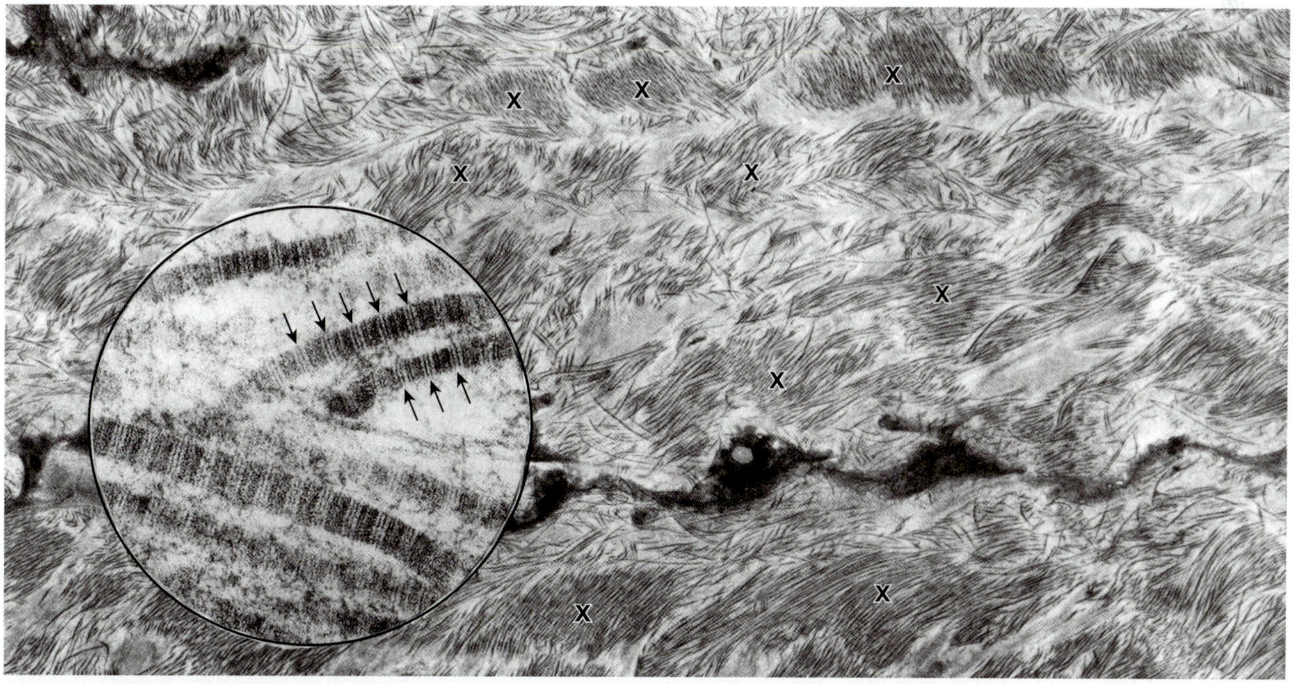

그림 6.5 불규칙치밀결합조직에 존재하는 콜라겐원섬유(collagen fibril). 젊은 남성의 고환(testis) 피막을 이루는 불규칙치밀결합조직의 전자현미경사진이다. 실 모양의 콜라겐원섬유가 어떤 부위(X)에서는 뭉쳐서 비교적 두꺼운 다발을 형성하고 있으며, 그 밖의 다른 부위에서는 흩어져 있다. ×9,500. **삽입그림.** 동일한 표본의 세로로 배열된 콜라겐원섬유를 확대한 사진이다. 줄무늬가 관찰된다. *화살표*는 줄무늬가 68 nm 간격으로 반복되어 나타남을 가리킨다. ×75,000.

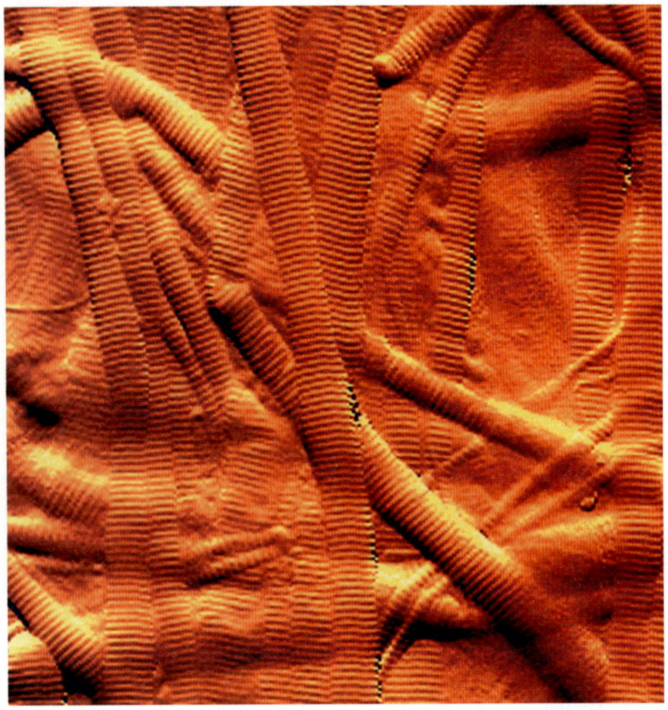

그림 6.6 불규칙치밀결합조직에 존재하는 콜라겐원섬유(collagen fibril). 결합조직에 존재하는 I형 콜라겐원섬유의 원자간력현미경사진(atomic force microscopic image)으로, 콜라겐원섬유 표면에서 줄무늬가 관찰된다. 콜라겐원섬유는 결합조직 기질 내에서 서로 겹치거나 교차하는 등 불규칙적으로 배열되어 있다. ×65,000. (Dr. Gabriela Bagordo, JPK Instruments AG, Berlin, Germany 제공.)

롤린(proline)도 흔히 글라이신 기에 이어 나타난다. 프로린과 하이드록시프롤린의 고리 구조는 단단한 삼중나선 구조의 조립에 필요한 알파사슬의 급회전을 허용한다. 프롤린과 수산화프롤린과 함께 글라이신은 삼중나선구조에 필수적인 아미노산이다—삼중나선의 중심에 들어갈 만큼 작은 유일한 아미노산이다(그림 6.7e). 나선구조와 연관된 구조로는 수산화라이신 기에 결합되어 있는 당 잔기(sugar group)가 있다. 이들 당 성분 때문에 콜라겐은 **당단백질**(glycoprotein)이라고 기술할 수도 있다.

나선구조를 형성하는 알파사슬은 모두 똑같지는 않다. 크기에 있어서 아미노산은 600개에서 3,000개까지 다양하다. 현재 서로 다른 유전자에 의해 합성되는 알파사슬에는 적어도 42종이 확인되었으며, 이들은 몇 개의 서로 다른 염색체 상에 위치한다. 콜라겐에 포함되어 있는 알파사슬의 조합에 따라 콜라겐은 29종 이상의 유형으로 분류된다. 이들 다양한 콜라겐은 발견된 시기에 따라 로마 숫자 I에서 XXIX로 표시하였다. 대조적으로, 콜라겐 사슬을 인코딩하는 유전자의 명명법은 대문자 "COL"(콜라겐) 뒤에 콜라겐 유형을 설명하는 숫자, 대문자 A(α) 뒤에는 알파-사슬 번호의 조합으로 작성된다. 예를 들어, I형 콜라겐 알파1(α1)-사슬을 인코딩하는 유전자는 COL1A1로 식별되며, 여기서 COL1은 I형 콜라겐을 나타내고 A1은 알파1-사슬을 나타낸다. 따라서 유전자 COL9A3는 IX형 콜라겐 분자에서 알파3(α3)-사슬을 인코딩하는 역할을 한다.

이들 콜라겐은 **동형삼량체**(homotrimeric, 세 개의 동일한 알파사슬로 구성됨)이거나 **이종삼량체**(heterotrimeric, 두 개 또는 세 개가 모두 유전적으로 구분되는 알파사슬로 구성됨) 구조이다. 예를 들어, 성긴결합조직이나 치밀결합조직에서 발견되는 **I형 콜라겐**(type I collagen)은 이종삼량체이다. 알파사슬의 두 개가 동일한 알파1(α1, COL1A1 유전자에 의해 인코딩)이고, 나머지 하나는 다른 알파2(α2, COL1A2 유전자에 의해 인코딩)로 구성되어 있어, $[\alpha1(I)_2\ \alpha2(I)]$ 로 표시한다(표

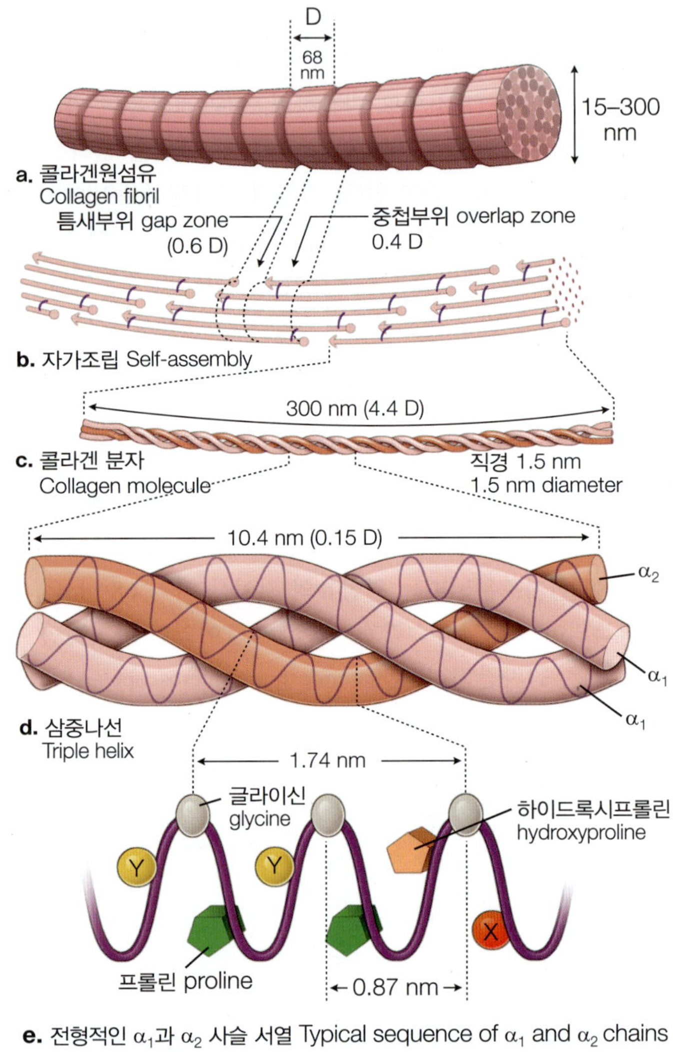

그림 6.7 I형 콜라겐원섬유가 순차적으로 형성되는 과정의 분자적 특성을 간단하게 나타낸 그림. a. A콜라겐원섬유에는 68 nm의 간격을 두고 주기적으로 나타나는 줄무늬가 존재한다. **b.** 각각의 콜라겐원섬유는 콜라겐 분자들이 측면으로 겹쳐져 배열되는 방식으로 자가 조립되며, 콜라겐 분자는 이웃한 분자의 라이신 및 수산화라이신 잔기와 공유결합에 의해 교차결합을 이룬다(결합부위를 *보라색*으로 나타냄). **c.** 각 분자의 길이는 약 300 nm 이며, 직경은 1.5 nm 정도이다. **d.** 콜라겐 분자는 프롤린과 글라이신 사이의 수많은 수소결합에 의해 교차결합을 이루고 있는 삼중나선 구조이다. **e.** T삼중나선은 세 개의 α 사슬로 이루어져 있다. α 사슬을 이루는 아미노산은 세 번째 마다 글라이신이 위치해 있다. 일반적으로 글라이신 다음의 *X* 위치에는 프롤린이, 글라이신 앞의 *Y* 위치에는 하이드록시프롤린이 존재한다. 일부 아미노산들(예: 글루탐산[glutamic acid], 류신[leucine], 페닐알라닌[phenylalanin])은 *X* 위치를 선호하며, 이외의 다른 아미노산들(예: 아르기닌[arginine], 글루타민[glutamine], 라이신[lysine], 메티오닌[methionine], 트레오닌[threonine])은 *Y* 위치를 선호한다.

6.2). II형 콜라겐(type II collagen)은 동형삼량체로, 유리연골이나 탄력연골에 존재하며, 매우 가는 원섬유의 형태로 나타난다. II형콜라겐의 콜라겐 분자는 세 개의 동일한 알파1-사슬(COL2A1 유전자에 의해 인코딩)로 구성되어 있으며, 이들 알파사슬은 다른 콜라겐들과는 다르기 때문에 $[\alpha 1(\text{II})]_3$로 표시한다.

일부 콜라겐은 중합 패턴에 따라 구분된다.

대부분의 콜라겐 분자는 원섬유나 그물구조의 형태로, 중합하여 초분자집합체(supramolecular aggregate)를 형성하고, 이들의 구조나 아미노산 사슬의 유사성에 따라 몇 개의 소집단으로 나눌 수 있다.

- 원섬유성콜라겐(fibrillar collagen)에는 제I형, II형, III형, V형 및 XI형 콜라겐 분자가 속해 있다. 이들은 연속적으로 반복되는 글라이신-프롤린-수산화프롤린(glycine-proline-hydroxyproline)의 서열이 나타나며, 68 nm 주기의 가로무늬가 있는 원섬유로 중합하는 것이 특징이다(그림 6.7a).
- 단속삼중나선 원섬유연관 콜라겐(fibril-associated collagens with interrupted triple helix, FACIT)은 콜라겐 분자의 삼중나선구조가 중간에 끊어져 있어 콜라겐 분자를 유연하게 해준다. 이들은 다른 원섬유의 표면에 위치하며, IX형, XII형, XIV형, XVI형, XIX형, XX형, XXI형, XXII형, XXVI형, XXVII형 및 XXIX형 콜라겐 등이 있다. 예를 들어 IX형 콜라겐 분자는 연골의 II형 콜라겐 원섬유가 교차하는 지점에서 II형 콜라겐에 결합하여 상호작용한다. 이러한 IX형 콜라겐 분자는 II형콜라겐원섬유를 세포외기질(ECM)의 단백당에 결합시켜줌으로써 연골조직을 안정화시키는 작용을 한다.
- 육각형그물형성 콜라겐(hexagonal network-forming collagen)에는 VIII형과 X형 콜라겐이 있다.
- 막통과콜라겐(transmembrane collagen)에는 XIII형(병터 유착부위에서 발견), XVII형(반결합체 hemidesmosome 내에서 발견), XXIII형(전이 암세포 metastatic cancer cell에서 발견) 및 XXV형(뇌특이 콜라겐) 등이 속한다.
- 다중콜라겐(multiplexin, 여러 개의 삼중나선 도메인이나 단절이 나타나는 콜라겐) 기저막 부위에 존재하는 XV형과 XVIII형이 이 유형에 속한다. 이러한 콜라겐 분자는 콜라겐 분자에 유연성을 부여하는 독특한 비삼중나선 영역(non-triple-helical regions)으로 연결된 여러 개의 짧은 삼중나선 도메인을 가지고 있습니다.
- 기저막형성콜라겐(basement membrane-forming collagen)에는 상피세포의 기저막에서 초분자 콜라겐을 형성하는 IV형 콜라겐(177~180쪽 참조)과; 구슬모양의 세사(beaded filament)를 형성하는 VI형 콜라겐; 기저막을 세포외기질에 부착시키는 고정원섬유(anchoring fibril)를 형성하는 VII형 콜라겐; 그리고 말초 신경에서 지지세포(supporting cells)의 기저막 조립에 역할을 하는 XXVIII형 콜라겐 등이 있다.

표 6.2에는 현재까지 특성화된 콜라겐(I~XXIX)과, 이들 콜라겐의 구조적 변형 및 콜라겐에 부여된 몇 가지 역할들이 나열되어 있다.

콜라겐섬유의 생합성과 분해(Biosynthesis and Degradation of Collagen Fibers)

콜라겐섬유의 형성은 섬유모세포의 안과 밖 모두에서 일어난다.

원섬유성콜라겐(fibrillar collagen, I형, II형, III형, V형 및 XI형)의 합성은 섬유모세포 내에서 프로콜라겐(전아교질, procollagen)의 합성을 유도하는 일련의 반응 단계를 거쳐 일어난다. 이들 합성 과정은 세포 내에 있는 막-결합 세포소기관에서 일어나지만, 실제 원섬유의 생성은 세포 밖에서 일어나고, 콜라겐 분자를 생성하고 세포의 유도 하에 이들 분자를 세포외기질에서 원섬유로 조립을 하기 위해서는 세포막에 위치한 효소 활성이 요구된다(그림 6.8).

콜라겐 분자의 합성과정에는 일련의 세포내반응들이 관여한다.

거의 모든 원섬유성콜라겐의 합성과정 단계는 유사하나, I형 콜라겐(type I collagen)에서 가장 자세하게 연구되어 있다. 콜라겐 분자의 합성과정은 세포에서 사용되는 필수적인 다른 단백질들을 분비하는 세포내과정과 유사하다. 콜라겐생합성(collagen biosynthesis)에서만 나타나는 독특한 특징은 세포 내에서 여러 단계의 단백질 번역이후처리과정(posttranslational processing)을 거친 후, 세포 밖에서 원섬유의 조립을 수행하는 것이다. 세포내과정은 다음과 같다.

- 콜라겐 알파사슬은 크기가 큰 구형 아미오말단과 카르복시말단 프로펩타이드(propeptide)를 포함하는 프로알파사슬(pro-α chain, 전구프로콜라겐 분자 preprocollagen molecules)이라고 하는 긴 전구체의 형태로 과립형질내세망(rER)에서 합선된다. 새롭게 합성된 폴리펩타이드는 즉시 과립형질내세망의 수조로 들어가 세포내과정(intracellular processing)을 시작한다.
- 과립형질내세망 수조 내에서 전구프로콜라겐 분자의 단백질번역이후처리과정(posttranslational modification)이 몇 단계에 걸쳐 일어나며, 그 과정은 다음과 같다:
  - 아미노말단 신호사슬이 잘려 나간다.
  - 프롤린(proline)과 라이신 잔기에 수산화가 일어난다(lysine residues are hydroxylated). 이때 폴리펩타이드는 여전히 비나선구조로 나타난다. 프로알파사슬에서 프롤린수산화효소(prolylhydroxylase)와 라이신수산화효소(lysylhydroxylase)의 작용에 의해 프폴린과 라이신 잔기에 수산기(hydroxyl group)가 부가되는 반응에 **아스코르빈산**(ascorbic acid, **비타민 C**)이 보조인자로 필요하다. 이러한 프롤린과 라이신의 수산화과정 없이는 콜라겐 분자의 삼중나선구조에 필수적인 수소결합을 형성할 수 없다. 이러한 이유로 **괴혈병**(scurvy, 비타민C 결핍) 시

표 6.2 콜라겐의 유형, 조성, 분포 및 기능

유형	조성[a]	분포	기능
I	$[\alpha1(I)]_2\ \alpha2(I)$	피부, 뼈, 힘줄, 인대, 상아질(dentin), 공막(sclera), 근막(fascia) 및 장기의 피막(신체 콜라겐의 90% 차지)	힘, 장력(tension) 및 잡아당기는 힘에 대한 저항력 제공
II	$[\alpha1(II)]_3$	연골(유리연골 및 탄력연골), 척삭(notochord) 및 척추사이원반(추간판 intervertebral disc)	간헐적 압력(intermittent pressure)에 대한 저항력 제공
III	$[\alpha1(III)]_3$	성긴결합조직과 장기(자궁, 간, 비장, 콩팥, 폐 등), 평활근, 신경내막(endoneurium), 혈관 및 태아의 피부에 풍부함	가느다란 섬유들이 성글게 그물을 이루며 배열하는 세망섬유를 형성. 다양한 장기를 이루는 특정 세포들과 혈관을 지지하는 골격구조를 제공
IV	$[\alpha1(IV)]_2\ \alpha2(IV)$ 또는 $\alpha3(IV)\ \alpha4(IV)\ \alpha5(IV)$ 또는 $[\alpha5(IV)]_2\ \alpha6(IV)$	상피세포(예: 표피, 위장관 점막, 신장 사구체 등)의 모든 기저판(바닥판), 비상피세포(예: 근육세포, 지방세포, 슈반세포 등)의 바깥판(외판) 및 수정체피막(낭)에서 발견	세포가 결합조직에 부착되도록 지원하고 도움. 신장에서는 여과 장벽에 기여
V	$[\alpha1(V)]_2\ \alpha2(V)$ 또는 $\alpha1(V)\ \alpha2(V)\ \alpha3(V)$	결합조직 간질(stroma)을 통해 일정하게 분포; 세망섬유 그물(reticular network)과 연관; 비장의 적색속질(red pulp)의 세망섬유에 분포	원섬유의 생체역학(biomechbiom property) 조절을 위해 XII형과 XIV형 콜라겐과 함께 I형 콜라겐섬유의 표면에 분포
VI	VI $[\alpha1(VI)]_2\ \alpha2(VI)$ 또는 $\alpha1(VI)\ \alpha2(VI)\ \alpha3(VI)$ 또는 $\alpha3(VI)$ 사슬을 대체하는 $\alpha4(VI)$, $\alpha5(VI)$ 및 $\alpha6(VI)$와 조합	Forms part of the cartilage matrix immediately surrounding the chondrocytes. Expressed in external lamina of skeletal muscles (1, 2, 2), myotendinous junctions (5), and both the perimysium and the endomysium (6).	연골세포와 골격근세포를 기질에 부착; I형 콜라겐원섬유와 공유결합됨
VII	$[\alpha1(VII)]_3$	피부, 안구, 자궁 및 식도의 고정원섬유(anchoring fibril)에 존재	기저판을 결합조직섬유에 고정
VIII	$[\alpha1(VIII)]_2\ \alpha2(VIII))$	내피세포의 생성물	혈관신생(혈관형성 angiogenesis)과정 동안 내피세포의 운동을 촉진
IX	$\alpha1(IX)\ \alpha2(IX)\ \alpha3(IX)$	II형 콜라겐원섬유와 연관된 연골에서 발견	교차지점에서 단백당 분자와의 상호작용에 의해 연골의 II형 콜라겐섬유의 네트워크를 안정화함
X	$[\alpha1(X)]_3$	정상적인 성장판(growth plate)의 비대지역(zone of hypertrophy)에 있는 연골세포에서 생성	연골 내에서 II형, IX형 및 XI형 콜라겐의 배열에 필요한 육방격자(hexagonal lattice)를 형성함으로써 뼈의 무기질화과정에 기여
XI	$[\alpha1(XI)]_2\ \alpha2(XI)$ 또는 $\alpha1(XI)\ \alpha2(XI)\ \alpha3(XI)$	연골세포에 의해 생성; II형 콜라겐원섬유와 연관; I형 콜라겐원섬유의 중심부 형성	II형 콜라겐원섬유의 길이 조절; 연골기질의 점성(cohesive property)에 필수적임
XII	$[\alpha1(XII)]_3$	피부와 태반에서 분리; 기계적 압박이 높은 조직에 풍부함	원섬유의 생체역학(biomechbiom property) 조절을 위해 V형과 XIV형 콜라겐과 함께 I형 콜라겐섬유의 표면에 분포
XIII	$[\alpha1(XIII)]_3$	뼈, 연골, 장, 피부, 태반 및 가로무늬근에서 발견되는 희귀 막통과콜라겐	VII형 콜라겐과 함께 기저판에 연관
XIV	$[\alpha1(XIV)]_3$	태반으로부터 분리; 골수에서도 감지됨	원섬유의 생체역학(biomechbiom property) 조절을 위해 V형과 XII형 콜라겐과 함께 I형 콜라겐섬유의 표면에 분포; 강한 세포와 세포 사이 결합력을 가짐
XV	$[\alpha1(XV)]_3$	중간엽(mesenchyme)에서 기원한 조직에 분포; 심장과 골격근에서 발현	기저판을 그 아래 결합조직에 결합시키는 데에 관여
XVI	$[\alpha1(XVI)]_3$	조직에 널리 분포; 섬유모세포와 동맥의 평활근세포와 연관되나, I형 콜라겐원섬유와는 연관되어 있지 않음	결합조직의 구조 보존에 기여
XVII	$[\alpha1(XVII)]_3$	또 다른 희귀 막통과콜라겐으로 상피세포막에서 발견	반부착반점(반결합체, hemidesmosome) 구조를 안정화시키기 위해 인테그린(integrin)과 상호작용함
XVIII	$[\alpha1(XVIII)]_3$	상피와 혈관의 기저막에서 발견	내피세포의 증식과 혈관신생을 억제하는 것으로 생각되는 기저막의 헤파란황산염 단백당을 나타냄

표 6.2 콜라겐의 유형, 조성, 분포 및 기능 (계속)

유형	조성[a]	분포	기능
XIX	$[\alpha1(XIX)]_3$	사람 횡문근육종(rhabdomyosarcoma) cDNA 사슬에서 발견; 섬유모세포와 간에 존재	혈관과 지질의 확고한 상호작용으로 혈관신생에 관여
XX	$[\alpha1(XX)]_3$	닭 배아조직에서 발견; 각막상피, 복장연골(sternal cartilage) 및 힘줄에도 분포	다른 콜라겐원섬유의 표면에 결합
XXI	$[\alpha1(XXI)]_3$	사람 잇몸(gingiva), 심장근과 골격근 및 I형 콜라겐원섬유를 함유하고 있는 다른 조직들에서 발견	치밀결합조직의 3차원적 구조를 유지하는 기능 담당
XXII	$[\alpha1(XXII)]_3$	근힘줄접합(myotendinous junction), 골격근과 심장근, 관절연골윤활액 접합(articular cartilage-synovial fluid junction) 및 모낭(hair follicle)과 진피 사이 경계부에서 발견	단속삼중나선 원섬유연관 콜라겐(FACIT)군에 속함; 피부 연접부 조직에서 발현; 모낭의 형태발생 및 순환 동안 상피와 중간엽세포의 상호작용에 영향을 줌
XXIII	$[\alpha1(XXIII)]_3$	전이종양(metastatic tumor)세포에서 발견; 심장, 망막(retina) 및 전이전립선암세포(metastatic prostate cancer cell)에서도 발현	세포외기질 단백질(XIII형, XXV형 콜라겐, 피브로넥틴, 헤파린)과 상호작용하는 막통과콜라겐; 전이전립선암 환자에서 발현 증가
XXIV	$[\alpha1(XXIV)]_3$	발생 중인 뼈와 안구에서 I형 콜라겐과 같이 발현	원섬유성 콜라겐; 태아 발생 동안뼈나 안구에서 I형 콜라겐의 원섬유형성과정을 조절하는 고대 분자로 여겨짐
XXV	$[\alpha1(XXV)]_3$	뇌 특이 막통과콜라겐; 알츠하이머병 환자의 뇌에 있는 아밀로이드판(amyloid plaque)에서 발견; 신경세포에서 과발현	알츠하이머병에서 아밀로이드판의 원섬유화된 β아밀로이드에 결합
XXVI	$[\alpha1(XXVI)]_3$	신생아와 성인의 고환(testis)과 난소(ovary)에서 발견	특정 콜라겐 결합 분자 샤페론(collagen-binding molecular chaperone)인 HSP47과 상호 작용; 콜라겐 성숙에 필요
XXVII	$[\alpha1(XXVII)]_3$	사람 태아 골단 연골(epiphyseal cartilage)에서 발현	연골내골화(endochondral bone formation) 과정 중 연골에서 뼈로의 전환에 역할
XXVIII	$[\alpha1(XXVIII)]_3$	후근 신경절(dorsal root ganglia)에서 유래하는 말초 신경에서 발현; 구조는 콜라겐 VI형과 유사	말초신경 섬유-지지세포에서 기저막 조립에 역할을 할 가능성이 가장 높음
XXIX	$[\alpha1(XXIX)]_3$	표피(epidermis)에서 발견	표피 무결성(integrity) 및 기능에 영향. 이 콜라겐의 부족은 아토피성 피부염(atopic dermatitis)의 특징.

[a] 각 콜라겐 분자는 나선구조로 꼬여 있는 세 개의 알파사슬 폴리펩타이드로 구성되어 있다. "조성" 칸의 괄호안에 있는 로마숫자는 α사슬이 다른 숫자의 사슬과 서로 다른 독특한 구조를 하고 있다는 것을 의미한다. 따라서 I형 콜라겐의 경우에는 두 개의 동일한 α1사슬과 하나의 α2사슬로 이루어져 있고, II형 콜라겐의 경우에는 동일한 세 개의 α1사슬로 이루어져 있다.
■ 원섬유성 콜라겐(fibrillar collagen); ■ 단속삼중나선 원섬유연관 콜라겐(FACIT); ■ 기저막형성콜라겐(basement membrane-forming collagen); ■ 육각형그물형성 콜라겐(hexagonal network-forming collagen); □ 막통과콜라겐(transmembrane collagen); ■ 다중플렉신(multiplexin).
cDNA, 상보적DNA(complementary DNA); *ECM*, 세포외기질(extracellular matrix); *FACIT*, 단속삼중나선 원섬유연관 콜라겐(fibril-associated collagens with interrupted triple helix).

상처 치유와 뼈형성(bone formation)이 일어나지 못하게 된다.

- 일부 수산화라이신 잔기에 *O*결합형 당기(*O*-linked sugar group)가 추가되고, *N*결합형 당(*N*-linked sugar)이 두 말단 부위에 결합한다.
- 카르복시말단에 이황화결합(다이설파이드결합 disulfide bond)에 의해 안정화된 **구형구조**(globular structure)가 형성된다. 이러한 구형구조의 형성은 삼중나선구조를 형성할 때 세 가닥의 알파사슬이 정확하게 배열할 수 있게 해 준다.
- 하나의 **삼중나선**(triple helix, 카르복시말단에서 시작)은 세 α 사슬에 의해 형성된다. 단, 말단부위에는 폴리펩타이드사슬이 나선구조를 형성하지 않고 풀려 있는 상태로 남아 있다.
- 콜라겐 분자의 형태는 사슬내(intrachain)와 사슬사이(interchain)에 형성되는 수소결합과 이황화결합에 의해 영향을 받는다.
- 삼중나선구조는 샤페론 단백질(chaperone protein)인 **hsp47**이 결합함으로써 안정화 된다. 이들 샤페론단백질은 또한 세포 내에서 삼량체(trimer)가 미성숙한 집합체를 형성하는 것을 막는 역할도 한다. 이상의 과정으로 만들어진 분자가 **프로콜라겐**(procollagen)이다.

- 접힌 프로콜라겐 분자는 골지복합체를 통과하여 작은 다발로 모이기 시작한다. 이러한 다발화(bundling)는 프로콜라겐의 플려 있는 말단부의 측면이 서로 결합함으로써 일어난다. 프로콜라겐의 자유집합체(free aggregate)나 작은집합체(small aggregate)들은 분비과립(secretory vesicle) 내에서 형성되어 세포표변까지 수송된다.

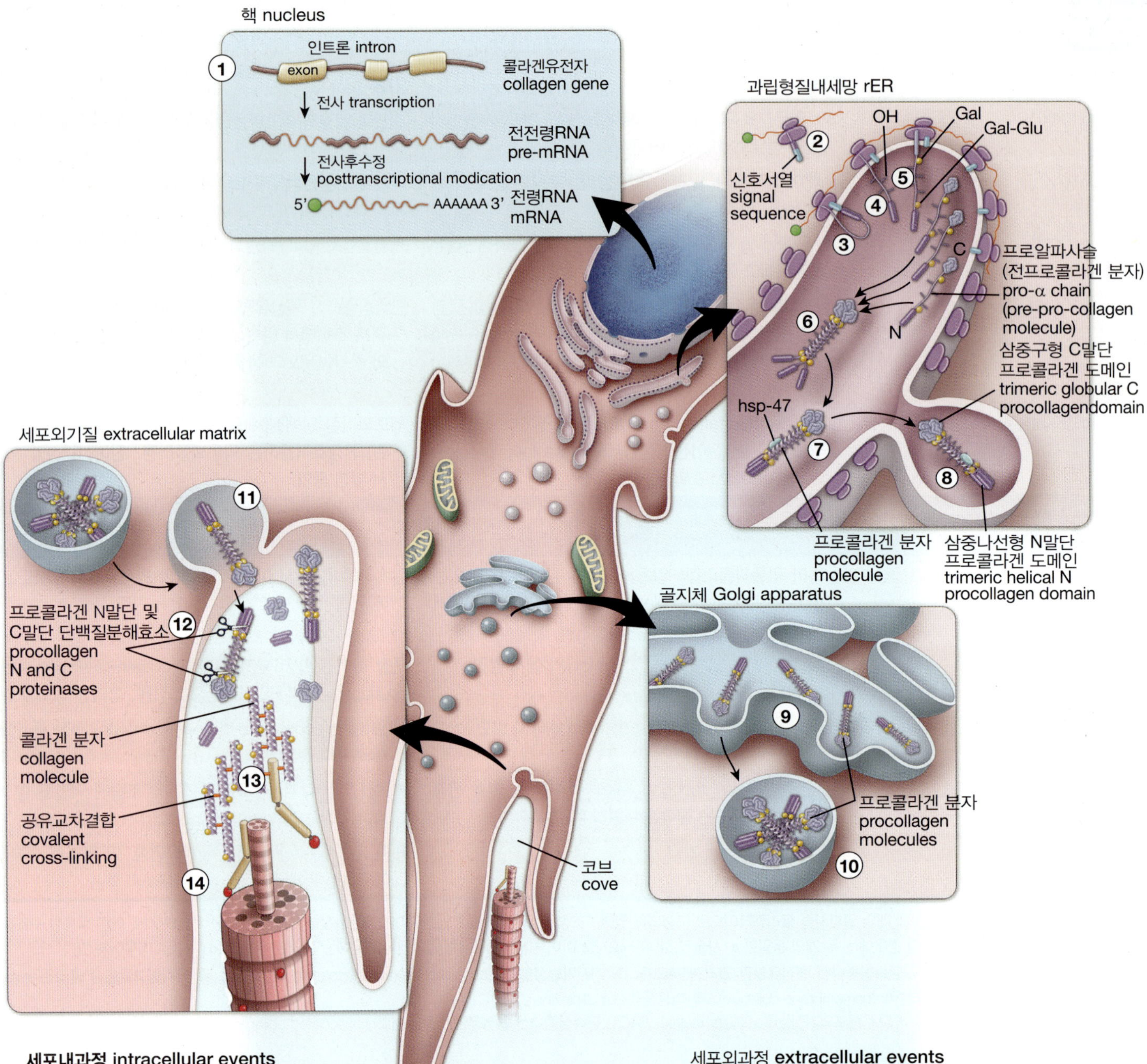

세포내과정 intracellular events

1. 핵에서 전령RNA(mRNA) 형성
2. 리보솜에서 신호서열을 갖고 있는 프로알파사슬(pro-α-chain)의 합성을 시작함
3. 과립형질내세망(rER) 내에서 프로알파사슬이 합성됨
4. 프롤린과 라이신 잔기의 수산화가 일어나고(비타민 C 필요), 프로α 사슬로부터 신호사슬이 잘려 나감
5. 과립형질내세망(rER) 내에서 특정 수산화 잔기에 당질화(glycosylation)가 일어남
6. 지퍼와 같은 방식으로 C 말단으로부터 N 말단 쪽으로 프로콜라겐(procollagen) 분자의 삼중나선 구조가 형성됨
7. 사슬내(intrachain)와 사슬사이(interchain)에 형성되는 수소결합과 이황화결합 및 샤페론 단백질(chaperone protein, 예: hsp47)에 의해 삼중나선의 안정화가 이루어짐
8. 프로콜라겐 분자가 골지복합체로 운반됨
9. 프로콜라겐 분자는 골지복합체 내에서 분비소포(secretory vesicle)에 포장됨
10. 분비소포는 미세관(microtubule)과 연관된 분자운동단백질(mdecular motor protein)에 의해 세포막으로 이동됨

세포외과정 extracellular events

11. 프로콜라겐 분자가 세포외배출(exocytosis)에 의해 세포 밖으로 배출됨
12. 프로콜라겐 N 말단 단백질분해효소(procollagen N-proteinase)와 프로콜라겐 C 말단 단백질분해효소(procollagen C-proteinase)에 의해 삼합체를 이루고 있는 구형의 C 말단 프로콜라겐 도메인(C-procollagen domain)과 나선형의 N 말단 프로콜라겐 도메인(N-procollagen domain)이 각각 잘려 나감
13. 콜라겐 분자는 공유결합에 의한 교차결합을 이루어 중합체인 콜라겐원섬유를 형성함(자가조립, 섬유모세포의 코브[cove]에서)
14. 이렇게 생성된 Ⅰ형 콜라겐은 다른 유형의 콜라겐(V형 콜라겐, 원섬유연관콜라겐 FACIT)과 결합되어 콜라겐원섬유의 형성이 완성됨

그림 6.8 콜라겐 생합성(collagen biosynthesis). 콜라겐 생합성과정에서 일어나는 현상과 이 과정에 참여하는 세포소기관을 나타낸 간단한 그림. 굵은 숫자는 *맨 아래쪽*에 열거한 콜라겐 생합성의 각 단계에서 일어나는 현상을 나타낸다.

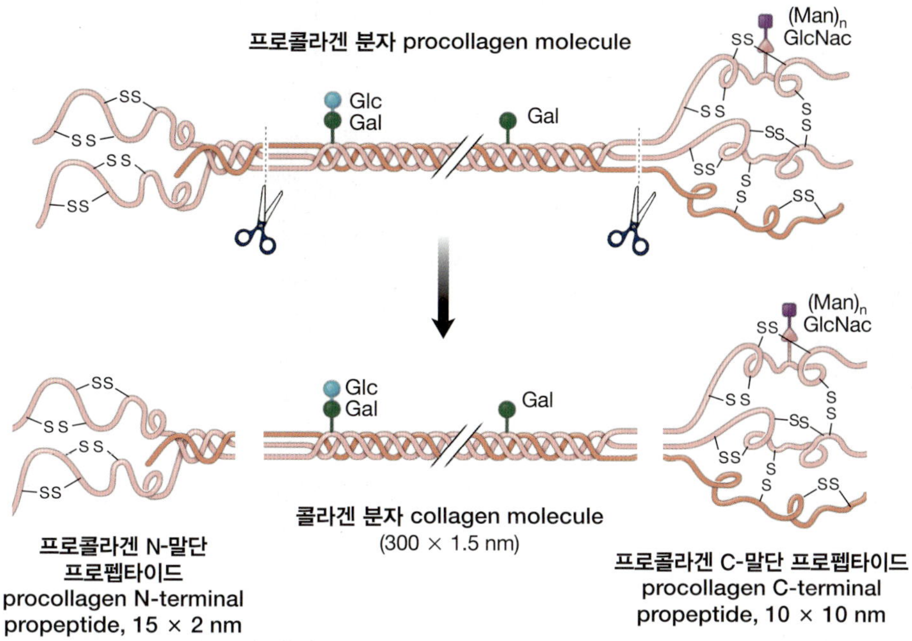

그림 6.9 프로콜라겐 분자의 분할(cleavage). N 말단과 C 말단이 있는 프로콜라겐의 간단한 그림이다. 위쪽 그림에 그려진 *가위*는 콜라겐 분자를 형성하기 위해 프로콜라겐의 C 말단과 N 말단을 각각 자르는 카르복시펩타이드분해효소(carboxypeptidase)와 아미노펩타이드가수분해효소(aminopeptidase)를 나타낸 것이다. 프로콜라겐 분자의 C 말단에 존재하는 당의 소단위(sugar subunit)는 만노스(mannose, [Man]n)에 결합되어 있는 GlcNac(*N*-아세틸글루코사민, *N*-acetyl glucosamine)이다. 구형의 N 말단 프로펩타이드는 작은 짧은 삼중나선 도메인(triple-helical domain)이거나 비나선 도메인(nontriple-helical domain)인 반면, C 말단 프로펩타이드는 하나의 큰 비나선 도메인이다.

콜라겐원섬유의 형성(원섬유형성 fibrillogenesis) 과정은 세포 밖에서 일어난다.

- 세포 밖으로 분비되면, 프로콜라겐은 세포막에 연결되어 있는 프로콜라겐펩타이드가수분해효소(procollagen peptidase)에 의해 풀려 있는 말단부분(the uncoiled end)이 잘려져 나가 성숙한 **콜라겐 분자**(collagen molecule)로 전환된다(그림 6.9). 혈청 내 **프로콜라겐 I형 N-말단 프로펩타이드**(procollagen type I N-terminal propeptide, PINP)의 농도를 측정하여 I형 콜라겐 대사의 지표로 삼을 수 있다. 유방암이나 전립샘암에서 뼈에 전이가 일어나면 I형 콜라겐의 합성이 증가하여 혈청 내 프로콜라겐 I형 N-말단 프로펩타이드의 농도가 증가한다.
- 콜라겐 분자 집합체들은 함께 배열하여 궁극적으로 **콜라겐 원섬유**(collagen fibril)를 형성하며, 이러한 과정을 **원섬유형성**(fibrillogenesis)이라고 한다. 분비과립의 방향과 새롭게 형성되는 원섬유의 방향을 일치시키기 위해 세포는 분비과립이 세포 표면의 적절한 위치에 배열되도록 조절한다. 동시에 세포는 **코브**(cove)라고 하는 콜라겐 집합체를 형성하는 특수한 장소를 만든다. 이러한 세포 표면이 함입된 구조는 콜라겐 분자들이 축적되어 조립할 수 있게 해준다(그림 6.8 참조). 코브 내에서 콜라겐 분자는 열을 지어 배열하고, 머리부분이 꼬리부분으로 이어지는(head-to-tail) 양상으로 세로방향으로 자가조립(self-assemble) 된다. 이들은 또한 측면으로 1/4씩 겹쳐 배열하는 패턴(quarter-staggered pattern)으로 조립된다(그림 6.7 참조). 그러고 나서 콜라겐 분자는 라이신과 수산화라이신의 알데히드기 사이에 형성된 공유결합에 의해 서로 교차결합(cross-linked)을 이룬다. 이러한 공유 가교 결합(covalent cross-links)은 구리 의존성 라이실 산화효소(copper-dependent lysyl oxidase, LOX)에 의해 촉매된다. 콜라겐 생합성과정은 **원섬유**(fibril)라고 하는 잘 조직된 중합체(polymer)를 형성하는 과정이다. 원섬유는 서로 모여 더 큰 **콜라겐섬유**(collagen fiber)로 조립된다. 콜라겐섬유는 분자량을 기준으로 했을 때 섬유 하나가 강철과 비교할 만한 장력을 갖는다. 예를 들어 직경 1 mm인 I형 콜라겐섬유를 끊어 내려면 10~40 kg의 힘이 필요하다.

멘케스 증후군(Menkes kinky hair syndrome)은 **구리 수송 단백질**(copper-transport protein, ATP7A)을 코딩하는 유전자의 돌연변이로 인해 발생하는 X연관 열성 질환으로, 전신적 구리 결핍과 그에 따른 구리 의존 효소의 기능 장애로 이어진다. **라이실 산화효소**(lysyl oxidase)는 적절한 기능을 위해 구리가 필요하기 때문에, 구리 결핍은 콜라겐의 교차결합(cross-linking)과 섬유 형성의 마지막 단계에서 엘라스틴(elastin) 분자에 영향을 미친다. 결함이 있는 콜라겐과 엘라스틴 섬유는 태아막의 조기 파열, 성장 부진, 비정상적인 골격 발달, 느슨한 피부와 관절, 동맥류, 상처 치유 불량, 색소가 적은 짧고, 약하고, 부서지기 쉽고, 꼬인 머리카락(필리 토르티: 라틴어 *pili*는 머리카락, 라틴어 *torti*는 꼬임) 등 이 질병에서 나타나는 많은 결합조직과 관련된 징후를 일으킨다.

콜라겐원섬유는 보통 한 종류 이상의 콜라겐으로 구성되어 있다.

일반적으로 서로 다른 유형의 콜라겐 원섬유는 한 종류 이상의 콜라겐 분자들로 구성된 원섬유로 군집한다. 예를 들어 **I형 콜라겐 원섬유**(type I collagen fibril)는 적은 양의 II형, III형, V형 및 XI형 콜라겐을 포함하고 있다. 최근 연구에서 I형 콜라겐원섬유가 조립되기 전에 V형과 XI형 콜라겐 분자로 이루어진 원섬유 중심부(fibrillar core)의 형성이 선행됨이 밝혀졌다. 이어 I형 콜라겐 분자는 원섬유 중심부의 표면에 침착되고 중합된다(그림 6.10). 추가로

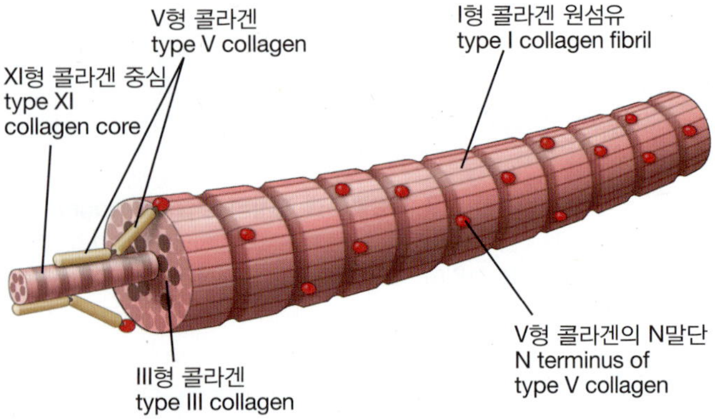

그림 6.10 I형 콜라겐원섬유(type I collagen fibril). I형 콜라겐원섬유에는 소량의 II형, III형, V형 및 XI형과 같은 다른 유형의 콜라겐이 포함되어 있다. 원섬유의 중심부에는 I형 콜라겐원섬유 조립의 시작에 관여하는 V형과 XI형 콜라겐이 존재한다.

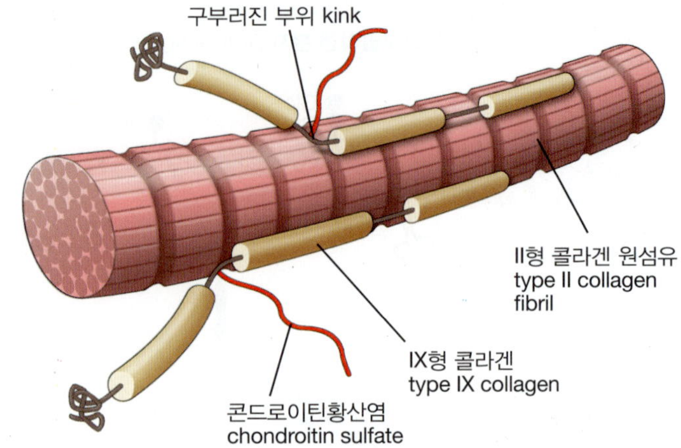

그림 6.11 II형 콜라겐원섬유(type II collagen fibril). 연골기질을 이루는 II형 콜라겐원섬유와 IX형 콜라겐 분자 사이의 상호작용을 그림으로 나타내었다. IX형 콜라겐은 콜라겐원섬유와 글리코사미노글리칸(GAG) 분자를 연결시켜 연골기질 섬유의 그물구조를 안정화시킨다.

약간의 II형과 III형 콜라겐 분자가 I형 콜라겐원섬유에 추가 된다. 따라서 V형과 XI형 콜라겐은 원섬유형성에 중요한 조절자이다. 이들은 원섬유가 적절한 직경에 도달한 후, 콜라겐 분자의 침착을 제한함으로써 I형 콜라겐원섬유의 두께를 조절한다.

일반적으로 완전하게 성숙한 콜라겐섬유는 섬유 표면에 놓여 있는 콜라겐 분자 중 단속삼중나선 원섬유연관 콜라겐(FACIT)군과 연관되어 있다. 예를 들어, I형 원섬유는 XII형 콜라겐과 XIV형 콜라겐과 연관되어 있다. 이러한 연관된 콜라겐들은 콜라겐섬유가 세포외기질 내에서 입체적인 형태를 구성하는 데에 관여한다. 연골에 풍부한 II형 콜라겐원섬유는 일반적으로 직경이 I형 원섬유보다 작다. 이들 원섬유는 IX형 콜라겐(FACIT 소집단 중 다른 유형)과 연관되어 있다. IX형 콜라겐은 II형 원섬유 표면 위에 놓여 있으며, 단백당이나 다른 연골기질의 성분에 고정되어 있는 형태로 나타난다(그림 6.11).

콜라겐 분자는 다양한 유형의 결합조직과 상피세포들에 의해 합성된다.

콜라겐 분자는 결합조직세포에 의해 주로 합성된다. 이들 세포에는 섬유모세포를 비롯하여 다양한 결합조직세포들(예를 들어 연골조직 내 연골세포[chondrocyte], 뼈조직 내 뼈모세포[osteoblast], 혈관 내 혈관주위세포[pericyte])이 있다. 추가로 기저막(basement membrane, 137쪽 참조)의 콜라겐 분자는 상피세포에 의해 합성된다. 콜라겐 합성은 성장인자(growth factor), 호르몬(hormone) 및 사이토카인(cytokine) 사이의 복잡한 상호작용에 의해 조절된다. 예를 들어, 형질전환성장인자 단백질번역이후처리과정(transforming growth factor β, TGF-β)이나 혈소판유래성장인자(platelet-derived growth factor, PDGF)는 섬유모세포에서의 콜라겐 합성을 촉진시키는 반면, 스테로이드호르몬(글루코코르티코이드 glucocorticoid)은 콜라겐 합성을 저해한다.

콜라겐섬유는 단백질분해과정이나 포식작용에 의해 분해된다.

신체의 모든 단백질은 지속적으로 분해되고 재합성되고 있다. 이러한 과정을 통해 조직은 성장하고 재구성된다. 콜라겐섬유도 느리지만 끊임없이 합성과 분해를 반복한다. 콜라겐 분자의 반감기는 수 일에서 수 주(예를 들어, 피부나 연골)까지 다양하다. 불용성인 콜라겐 분자는 초기에 물리적인 힘, 자유라디컬(free radical)의 작용 및 단백질분해효소의 분해작용에 의해 조각으로 나눠진다. 이후 특정 **단백질분해효소**(proteinase)의 작용에 의해 더 작게 분해된다. 그 결과 형성된 콜라겐 조각은 세포에 의해 포식되어 용해소체 내 가수분해효소에 의해 분해된다. 일부 질환에서 **과도한 콜라겐 분해**(excessive collagen degradation)가 관찰된다(예를 들어, 류마티스관절염 시 연골기질 내 콜라겐의 분해 또는 **골다공증**[osteoporosis] 시 뼈기질 내 콜라겐의 분해). 분비된 콜라겐 분자는 다음의 두 가지 서로 다른 경로에 의해 주로 분해된다.

- 단백질분해효소에 의한 **분해작용**(proteolytic degradation)은 **기질금속단백질분해효소**(matrix metalloproteinase, MMP)라고 하는 효소의 활성에 의해 세포 밖에서 일어난다. 이 효소는 결합조직에 존재하는 다양한 세포들(섬유모세포, 연골세포, 단핵구, 중성호성백혈구 및 큰포식세포)과 일부 피부세포(표피의 각질세포 keratinocyte) 및 종양세포(cancer cell) 등에 의해 합성되며, 세포외기질(ECM)로 분비된다. 기질금속단백질분해효소(MMP)에는 **콜라겐분해효소**(collagenase, I형, II형, III형 및 X형 콜라겐을 분해), **젤라틴분해효소**(gelatinase, 대부분 유형의 변성 콜라겐, 라미닌 laminin, 피브로넥틴[섬유결합소] fibronectin 및 탄력소 elastin를 분해), **스트로멜리신**(stromelysin, IV형 콜라겐과 단백당을 분해), **막형 기질금속단백질분해효소**(membrane-type MMP, 종양세포에 의해 생성되며 강한 세포주위 섬유소용해 활성 fibrinolytic activity을 나타냄) 및 **큰포식세포 금속탄력소분해효소**(macrophage metalloelastase, 탄

력소, IV형 콜라겐 및 라미닌을 분해) 등이 있다.

일반적으로 변성되지 않은 콜라겐 분자의 삼중나선 구조는 기질금속단백질분해효소에 의해 잘 분해되지 않는다. 이에 반해, 손상받았거나 변성된 콜라겐(젤라틴)은 이들을 주로 분해하는 젤라틴분해효소뿐만 아니라 여러 기질금속단백질분해효소에 의해 쉽게 분해된다. 기질금속단백질분해효소의 활성은 **금속단백질분해효소 조직억제제**(tissue inhibitor of metalloproteinase, TIMP)에 의해 효소특이적으로 억제된다. 기질금속단백질분해효소가 침습성(이주하는) 종양세포에서 분비되므로, 종양세포가 퍼지는 것을 막기 위해 기질금속단백질분해효소의 활성을 억제하는 합성 치료제에 대한 연구가 활성화되고 있다.

- **포식작용에 의한 분해**(phagocytic degradation) 과정은 세포 내에서 일어난다. 이 작용은 큰포식세포(macrophage)에 의해 일어나며, 세포외기질 성분들의 제거에 관여한다. 섬유모세포도 역시, 콜라겐원섬유를 포식하여 세포 내 용해소체 내에서 분해할 수 있다.

세망섬유(Reticular Fibers)

세망섬유는 다양한 조직과 장기의 세포성분을 지지하는 세포골격을 형성한다.

세망섬유(reticular fiber)와 I형 콜라겐섬유는 모두 콜라겐원섬유를 구성한다는 공통적인 특징을 나타낸다. 그러나 콜라겐섬유와는 달리, 세망섬유는 **III형 콜라겐**(type III collagen)으로 구성되어 있다. 세망섬유를 구성하는 각각의 원섬유도 68 nm의 가로무늬 패턴을 보인다(I형 콜라겐섬유의 원섬유와 동일). 세망섬유의 원섬유는 직경이 작고(약 20 nm), 분지하며, 두꺼운 다발을 형성하지 않는다.

세망섬유는 일반적인 H&E 염색에서 잘 관찰되지 않는다. 특수한 방법을 이용하여 광학현미경으로 관찰하면 세망섬유는 가느다란 실 모양으로 나타난다. 이들 섬유는 I형 콜라겐섬유보다 당 성분을 더 많이 포함하고 있기 때문에, **과요오드산쉬프반응**(periodic acid-Schiff [PAS] reaction)을 이용하여 염색하면 쉽게 관찰할 수 있다. 또한 세망섬유는 고모리와 월더의 염색법(Gomori and Wilder method)과 같은 특수한 은염색법으로 관찰할 수 있다. 은염으로 처리하면 세망섬유가 검게 나타나므로, 이들 섬유를 **은친화적**(argyrophilic)이라고 한다(그림 6.12). 이 염색에서 굵은 콜라겐섬유는 갈색으로 나타난다.

세망섬유는 그물모양 패턴이나 네트워크를 이루며 배열하므로 세망섬유라 이름 지어졌다.

성긴결합조직에서 **세망섬유**(reticular fiber) 그물은 지방세포, 작은 혈관, 신경 및 근육세포를 둘러싸고 있을 뿐 아니라, 결합조직과 상피의 경계부에서 관찰된다. 이들은 배아조직에서도 관찰된다. 세망섬유의 분포는 조직의 성숙도를 나타내는 지표가 된다. 세망

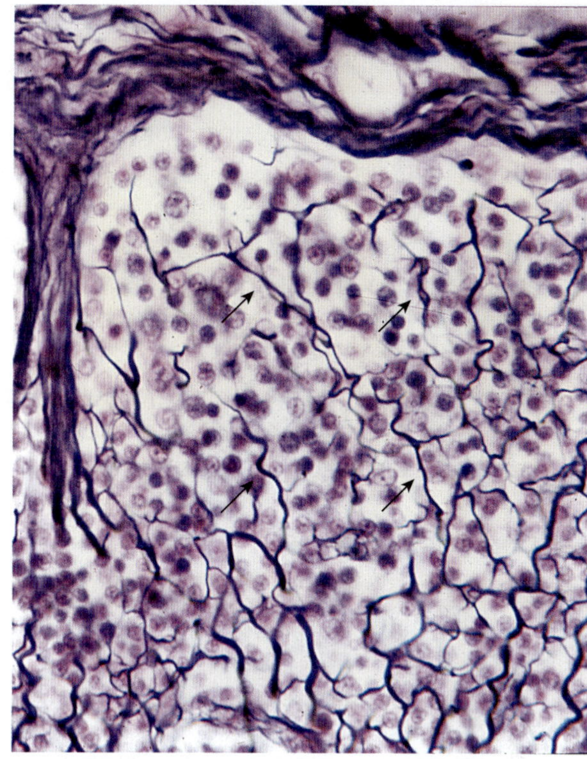

그림 6.12 림프절(lymph node)에 존재하는 세망섬유(reticular fiber). 은염색(silver preparation)을 위해 제작된 림프절의 광학현미경사진이다. 사진의 *위쪽*에서 결합조직피막이 관찰되며, *왼쪽*에서 피막으로부터 뻗어 나온 잔기둥(trabecula)이 관찰된다. 세망섬유(*화살표*)는 불규칙하게 서로 연결되어 그물구조를 이루고 있다. ×650.

섬유는 상처치유의 초기 단계와 반흔(흉터)이 형성되는 시기에 뚜렷하게 관찰되며, 이들은 새롭게 생성된 세포외기질에 기계적인 힘을 제공한다. 배아 발생이나 상처 치유과정 중 세망섬유는 점차적으로 더 강한 I형 콜라겐섬유로 대체된다. 또한 세망섬유는 조혈조직과 림프조직(흉선; 가슴샘 제외)을 지지하는 지질(stroma)로 작용하기도 한다. 이들 조직에서는 특수한 세포 유형인 **세망세포**(reticular cell)가 콜라겐섬유와 세망섬유를 생성한다. 이 세포는 세포의 세포질로 섬유들을 둘러싸 섬유를 다른 성분들로부터 분리시킨다는 점에서 매우 특별하다.

두 조직을 제외한 다른 조직들에서는 섬유모세포가 세망섬유를 생성한다. 섬유모세포 외에 다른 세포들이 세망섬유를 생성하는 예로는, 말초신경의 신경내막(endoneurium)의 경우 슈반세포(Schwann cell)가 세망섬유를 분비하고, 혈관의 중간막(tunica media) 및 소화관(alimentary canal)의 근육층에서는 평활근세포가 세망섬유와 다른 콜라겐섬유들을 분비한다.

탄력섬유(Elastic Fibers)

탄력섬유는 조직이 늘어나거나 팽창할 수 있게 해준다.

탄력섬유(elastic fiber)는 콜라겐섬유보다 매우 가늘고, 가지를 내며 배열하여 입체적인 그물을 형성한다. 이들 섬유는 콜라겐섬유와

글상자 6.1

임상적용: 콜라겐증(Collagenopathies)

특정 콜라겐 합성에 결함이 있거나 비정상적으로 일어나는 것이 원인인 **콜라겐증**(collagenopathy, 콜라겐질환 collagen disease)을 통해 신체에서 콜라겐이 얼마나 중요한 역할을 하는지 잘 알 수 있다. 대부분의 콜라겐증은 다양한 콜라겐의 알파사슬을 부호화하는 유전자에 변이가 일어난 경우 발생한다. 콜라겐 유전자 변이나 그 결과 나타나는 콜라겐의 분자 구조 및 그 신체 기능에 나타나는 효과에 따라, 콜라겐에 나타나는 변이는 중등 정도부터 치명적인 정도까지 다양한 수준의 유전질환을 일으킨다.

예를 들어, 1형 콜라겐 유전자(COL1A1 및 COL1A2)의 돌연변이는 뼈 취약성 장애인 **불완전골형성증**(osteogenesis imperfecta)을 유발한다. 덜 심각한 유형의 골형성부전증에서 일부 돌연변이는 비정상적인 메신저 RNA(mRNA)의 생성을 초래하는데, 이는 핵에 포획되어 유지되거나, 거친형질내세망(rER)에서 완전히 번역되기 전에 세포질에서 분해된다. 결과적으로 정상적인 양의 프로콜라겐 분자의 절반만 합성된다. 이 질환의 더 심각한 유형에서는 미스센스 돌연변이가 글리신 잔류물을 대체 아미노산으로 대체하여 비정상적인 삼중나선 및 프로콜라겐 형성을 초래하여 콜라겐섬유의 자가 조립 및 가교에 영향을 미친다. COL1A1과 COL1A2 돌연변이 외에도 불완전골형성증과 관련된 유전자가 최소 13개 이상 있으며, 이는 콜라겐의 번역 후 변형에 관여한다. 앞으로 잠재적으로 결함이 있는 콜라겐의 침착을 제어하거나, 유전자 돌연변이로 인한 질병 과정을 역전시키는 유전자치료가 가능할 것이다. 다음 표에 사람에서 가장 흔하게 나타나는 콜라겐증을 나열하였다.

사람에서 가장 흔한 콜라겐증

콜라겐 유형	질환	증상
I	불완전골형성(Osteogenesis imperfecta)	작은 외상에도 반복되는 골절, 취약뼈(brittle bone), 비정상적인 치아, 얇은 피부, 약한 힘줄, 청색공막(blue sclerae), 및 진행성 청력소실
II	니스트 형성이상(Kniest dysplasia); 2형 연골무형성증(achondrogenesis, type 2)	단신(short stature), 제한적인 관절가동력, 실명까지 초래하는 시각변화, 넓어진 골간단(wide metaphysis) 및 방사선사진에 나타나는 비정상적인 관절
III	3형 엘러스 단로스 증후군 운동기능과잉증(Ehlers-Danlos syndrome, type 3, 테나신 X 유전자의 부가변이); 4형 혈관 엘러스 단로스 증후군(vascular Ehlers-Danlos syndrome, type 4)	3형: 모든 관절의 과운동성(hypermobility), 탈구(dislocation), 손가락관절(finger joint)의 변형, 골관절염(osteoarthritis) 조기 발병. owing to clinical presentation and mutation of tenascin X gene, hEDS is included in this group. (However, to date, no collagen gene mutation was found. 4형: 창백하고 투명하며 얇은 피부, 심한 멍, 조기 이환(morbidity)과 사망(혈관과 내부 장기 파열로 인한) vEDS is caused by mutation of 1-chain of collagen III gene (COL3A1).
IV	알포트증후군(Alport's syndrome)	Hematuria resulting from structural changes in the glomerular basement membrane of the kidney, progressive hearing loss, and ocular lesions Different mutations in type IV collagen genes are responsible for Alport syndrome (COL4A3), benign familial hematuria (COL4A4), X-linked Alport syndrome (COL4A5), and diffuse leiomyomatosis with Alport syndrome (COL4A6).
V	고전적 1형과 2형 엘러스 단로스 증후군(Ehlers-Danlos syndrome, types 1 and 2, I형 콜라겐 유전자의 부가변이)	피부증상(약한 피부, 과다력성 hyperelasticity, 상처치유 지연)을 포함한 3형 엘로스 단로스 증후군과 동일한 증상, 1형이 2형보다 더 심각한 피부이상을 나타냄. More than 90% of cEDS is caused by mutation of 1- and 2-chains of collagen V gene (COL5A1 and COL5A2, respectively).
VI	Bethlem myopathy; Ullrich congenital muscular dystrophy	Symptoms include slowly progressive muscle weakness with contractures and hypermobility in wrist and ankle joints. Caused by mutation of COL6A1, COL6A2, COL6A3, and, recently found, COL6A4, COL6A5, and COL6A6 genes.
VII	킨들러증후군(Kindler's syndrome)	고정원섬유(anchoring fibril) 부재로 인한 작은 외상에도 피부에 심한 물집(blistering)과 흉터형성(scarring), resulting from the absence of anchoring fi brils encoded within COL7A1 gene.
IX	다발골간단형성이상(Multiple epiphyseal dysplasia, MED)	연골내골화 손상, 다발골간단형성이상(MED) 및 미성숙 퇴행성 관절질환으로 인한 골격 변형. Mutations affect genes encoding different chains of type IX collagen: COL9A1 (MED type 4), COL9A2 (MED type 2), and COL9A3 (MED type 3).
X	쉬미드 골간단연골형성장애증(Schmid metaphyseal chondrodysplasia)	척추체(vertebral body)의 변형과 긴뼈의 골간단연골형성장애가 특징적으로 나타나는 골격 변형. (mutation of COL10A1 gene).
XI	Weissenbacher-Zweymuller 증후군, Stickler 증후군(II형 콜라겐 유전자에 부가변이)	두개안면 변형과 골격 변형, 심한 근시(myopia), 망막박리(retinal detachment) 및 진행성 청력소실 뿐 아니라 II형 콜라겐증과 유사한 임상 특징을 나타냄. (mutations of COL11A1 and COL11A2 genes).
XVII	일반 위축성 양성물집표피박리증(Generalized atrophic benign epidermolysis bullosa, GABEB)	불완전한 반결합체(hemidesmosome), 피부위축, 손발톱이영양증(nail dystrophy) 및 탈모(alopecia)로 인한 기계적 진피표피 박리, 물집표피박리증(epidermolysis bullosa)을 동반하는 물집이 생기는 피부 질환. (mutations of COL17A1 gene).
XVIII	노브로크증후군 (Knobloch syndrome)	기저막 형성 이상; 눈 이상(망막 박리 retinal detachment, 근시 myopia, 백내장 cataracts, 수정체 탈구 dislocation) 및 두개골 결함이 특징. 콜라겐 XVIII 유전자(COL18A1)의 a1-사슬 돌연변이로 인해 발생.

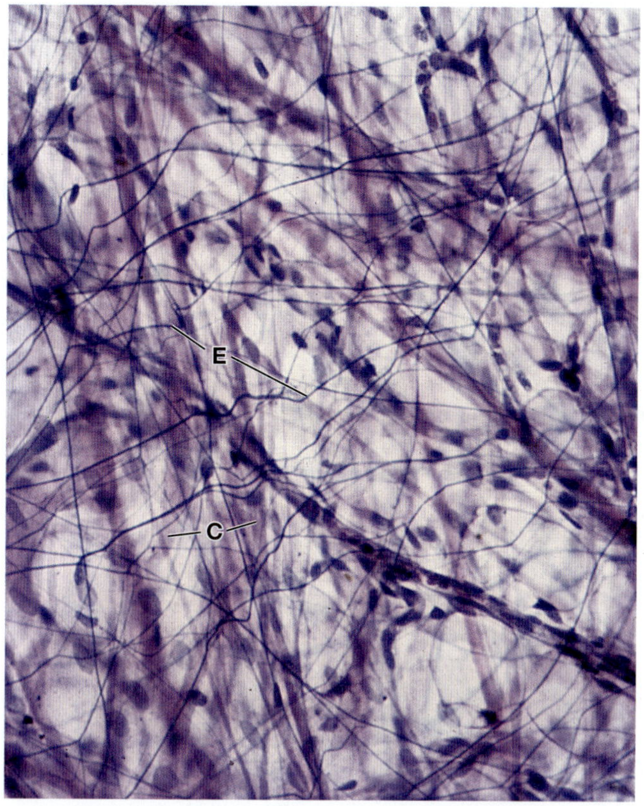

그림 6.13 콜라겐섬유(collagen fiber)와 탄력섬유(elastic fiber). 레조르신푹신(resorcin-fuchsin) 염색한 펼친 장간막(mesentery spread)의 광학현미경사진이다. 장간막은 매우 얇으므로 광학현미경으로 조직 전체 두께의 초점을 맞출 수 있다. 섬세한 실 모양의 분지된 가닥(strand)은 탄력섬유(elastic fiber, *E*)이다. 콜라겐섬유(collagen fiber, *C*)도 뚜렷하게 관찰된다. 콜라겐섬유는 탄력섬유보다 훨씬 두꺼우며, 서로 교차하고 있으나 분지하지는 않는다. ×200.

함께 조직이 확장되는 것을 제한하고, 과도하게 늘어나 조직이 파열되는 것을 막아 준다(도표 6.3, 242쪽). 탄력섬유는 콜라겐섬유과 세망섬유를 생성하는 세포들과 동일한 세포, 특히 섬유모세포, 평활근세포, 내피세포 및 연골세포에 의해 생성된다.

탄력섬유는 에오신에 염색되기는 하지만 일반적인 H&E 염색에서 콜라겐섬유로부터 뚜렷하게 구분되지 않는다. 특정 고정액을 사용하면 탄력섬유의 굴절성이 증가하므로 H&E 염색표본에서도 콜라겐섬유와 구분할 수 있다. 또한 그림 6.13에서와 같이 이들 섬유는 오르세인(orcein)이나 레소르신 푹신(resorcin-fuchsin)과 같은 특수 염료에 선택적으로 염색된다.

탄성 물질은 척추인대(vertebral ligament), 후두(larynx) 및 탄력동맥의 세포외기질을 이루는 주된 성분이다.

탄력인대에 존재하는 탄성 물질은 콜라겐섬유가 섞인 두꺼운 섬유로 구성되어 있다. 이와 같은 탄성 물질의 예로는 척추(vertebral column)의 **황색인대**(ligamentum flava)와 목의 **목덜미인대**(항인대 ligamentum nuchae)에서 발견된다. 후두(larynx) **성대**(vocal fold)의 탄력인대에는 더 가는 섬유가 존재한다.

탄력동맥에서 탄성 물질은 틈새(gap) 또는 개구부(opening)가 있는 엘라스틴 시트(elastin sheet)인 창층판(유창층판 fenetrated lamellae) 구조로 존재한다. 이 층판 구조는 평활근세포 층 사이에 동심원으로 배열되어 있다. 혈관 벽의 중간막(tunica media)에 있는 콜라겐섬유와 마찬가지로 동맥의 탄성 물질은 섬유모세포가 아닌 평활근세포에 의해 생성된다. 탄력섬유와 달리, 층판 구조에는 미세원섬유(microfibril)가 없다. 전자현미경사진에서 보면 무정형의 엘라스틴 성분만 관찰된다.

탄력소(엘라스틴) 분자의 탄력성은 분자 내에 존재하는 특이한 폴리펩타이드 뼈대와 관련이 있으며, 이들은 불규칙한 나선구조를 형성한다.

탄력소(elastin; 전구탄력소 tropoelastin, 72 kDa)는 신체에서 가장 소수성인 단백질(hydrophobic protein) 중 하나이다. 단백질 내 소수성 영역(전체 단백질 구조의 80% 이상을 차지)이 침수성 영역과 번갈아 나타나는 것이 특징이다. 콜라겐과 마찬가지로 엘라스틴은 프롤린과 글라이신이 풍부하지만, 콜라겐과 달리 수산화프롤린이 적고, 수산화라이신은 거의 없다. 글리신, 발린, 프로린, 류신과 같은 비극성 아미노산이 반복적인 모티프로 배열되어 있어 엘라스틴 분자는 소수성을 띠고 섬유가 무작위로 꼬여 불규칙한 나선구조를 형성한다. 이와 같은 구조 때문에 탄력섬유는 서로 "미끄러지거나(slide)", 늘어났다가 원래 상태로 되돌아갈 수 있다. 엘라스틴의 친수성 도메인에는 라이신과 알라닌이 풍부하며 이들은 교차결합(cross-linking)에 참여한다.

또한 탄력소에는 이 단백질에만 독특하게 존재하는 두 개의 커다란 아미노산인 **데스모신**(부착소 desmosine)과 **아이소데스모신**(isodesmosine)이 포함되어 있으며, 이들은 탄력소분자 내에서 서로에 대해 공유결합을 형성한다. 이러한 공유결합은 탄력소분자의 네 부위를 데스모신이나 아이소데스모신의 교차결합(cross-link)으로 연결한다(그림 6.14). 탄력소는 다양한 두께의 섬유를 형성하거나, 층판(lamellar layer, 탄력동맥에서처럼) 구조를 이룬다.

탄력소는 사람 유전체에서 가장 큰 유전자 중 하나에 의해 단백질로 번역된다. **엘라스틴(ELN) 유전자**(elastin gene)는 7번 염색체에 있는 약 48킬로베이스의 게놈 DNA로 구성되어 있다. 사람 ELN 유전자를 분석한 결과, 기능적으로 다른 엘라스틴의 소수성 및 친수성 도메인은 유전자에서 번갈아 나타나는 별도의 엑손에 암호화되어 있음이 밝혀졌다. ELN 유전자는 엑손/인트론 비율이 약 1:20인 34개의 엑손을 가지고 있으므로 ELN 전체 킬로베이스의 10% 미만이 엘라스틴을 암호화하는 유전자서열로 작용한다. 탄력소 유전자는 28 킬로베이스(kilobase)로 구성되어 있으나, 이 유전자의 10% 이하가 탄력소를 부호화하는 유전자서열로 작용한다.

엘라스틴 유전자의 인트론에는 반복되는 유전자서열이 대량 포함되어 있기 때문에 복제 오류의 가능성이 증가한다. 이러한 오류는 상행 대동맥 협착증(SVAS) 및 피부 이완증 증후군과 같은 질병으로 이어질 수 있다. **대동맥판판막위협착증**(상행대동맥협착증

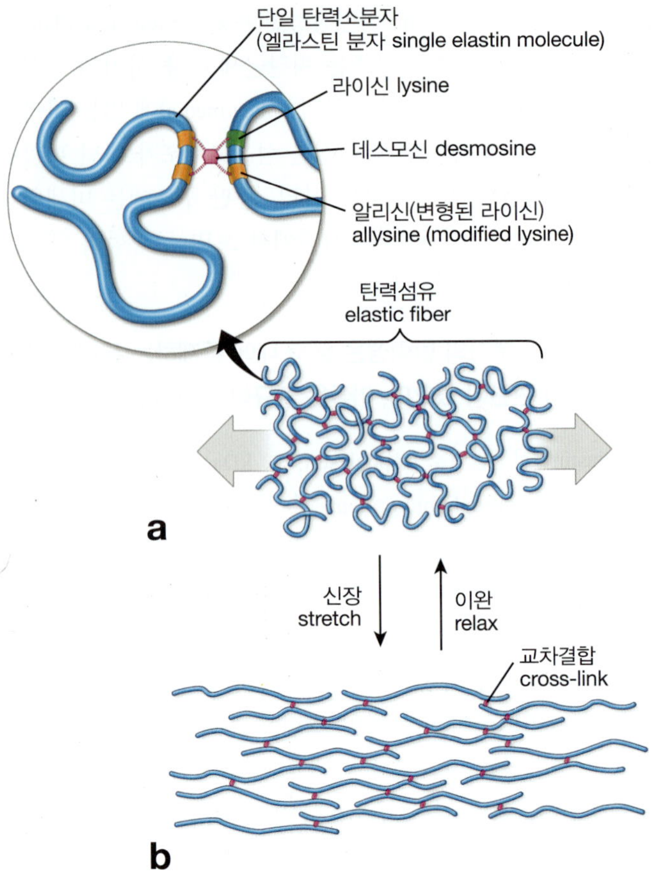

그림 6.14 탄력소(elastin) 분자와 이들 사이의 상호작용을 간단하게 나타낸 그림. a. 탄력소 분자는 데스모신(desmosine)과 아이소데스모신(isodesmosine) 사이에 형성된 공유결합(*자주색*)에 의해 교차결합을 이룬 그물구조를 형성한다. *삽입그림*은 탄력소 분자를 확대한 그림으로, 데스모신에 의해 형성된 공유결합에 의해 서로 연결되어 탄력소 분자가 무작위로 꼬여있는 형태로 나타난다. **b.** 잡아 늘렸을 때(stretching)의 효과를 나타내었다. 잡아 늘이는 힘을 제거하면 그물구조는 그림 a에 나타난 이완상태의 그물구조로 되돌아간다. (Alberts B, et al. *Essential Cell Biology*, p. 153. Copyright 1997. Routledge, Inc., part of The Taylor & Francis Group에서 인용.)

supravalvular aortic stenosis, SVAS)에서 돌연변이된 탄력소는 상행 대동맥 벽에 더 얇은 탄성 섬유와 무질서한 탄력층판을 형성한다. 이로 유발된 보상 반응으로 평활근의 생성과 축적이 증가하고, 이는 동맥 벽을 두껍게 하고 내강은 점차 좁아지게 한다. **이완피부증**(cutis laxa)은 주름지고, 겹치며, 처지고, 탄력이 없는 피부를 특징으로 하는 유전적 또는 후천적 질환으로, 진피층 탄력섬유의 합성 결함이 원인이다. 대부분의 이완피부증 유전형의 경우 돌연변이된 엘라스틴이 신체에 널리 퍼져 있기 때문에 이와 연관된 여러 기관 시스템의 기형을 유발한다.

탄력섬유는 교차결합된 엘라스틴 분자와 피브릴린 미세섬유와 연관된 단백질의 네트워크로 구성된다.

피브릴린-1(fibrillin-1, 350 kDa)은 세포외공간에서 머리-꼬리(head-to-tail) 배열로 중합되는 직경이 10~12 nm인 가느다란 **피브릴린 미세원섬유**(fibrillin microfibril)를 형성하는 당단백질이다. 전자현미경으로 관찰하면 피브릴린 미세원섬유는 56 nm 간격으로 규칙적인 밀도(구슬모양)로 나타나는데, 이는 피브릴린-1의 3차원적 분자 구조에 기인할 가능성이 높다. 중합하는 동안, 하나의 피브릴린-1 분자의 꼬리 도메인(tail domain, C-말단 C-terminus)은 뒤로 접히면서 다른 분자의 머리 도메인(head domain, N-말단 N-terminus)에 교차결합된다(그림 6.15). 피브릴린 미세원섬유(fibrillin microfibril)는 탄력섬유형성과정(elastogenesis)의 초기 단계에 탄력섬유 조립을 위한 기질로 작용한다. 미세원섬유가 먼저 형성되고, 탄력소가 미세원섬유의 표면 위에 침착된다. 탄력소는 투과전자현미경(transmission electron micrograph, TEM)과 주사전자현미경(scanning electron micrograph, SEM) 모두에서 전자밀도가 낮은 무정형 구조

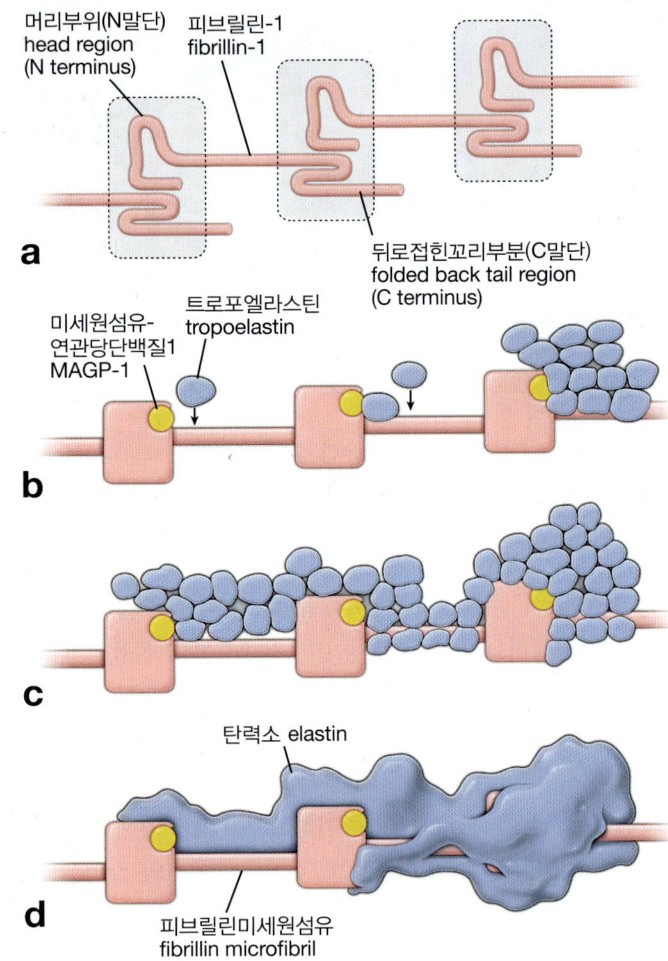

그림 6.15 a. 탄력섬유형성과정(elastogenesis)의 도해. a. 탄력섬유는 결합조직의 세포외기질에서 형성된다. 이 모델은 피브릴린 미세원섬유(fibrillin microfibril)의 분자 구조를 보여준다. 피브릴린-1 분자는 머리-꼬리 배열로 중합되어 피브릴린 미세원섬유를 형성한다. 규칙적으로 나타나는 밀도있는 구조(*구슬모양*)는 하나의 피브릴린-1 분자의 꼬리 도메인(tail domain, C-말단 C-terminus)이 뒤로 접히면서 다른 분자의 머리 도메인(head domain, N-말단 N-terminus)과 상호작용하여 형성된다. **b.** 탄력섬유의 형성은 구슬모양 영역에서 미세원섬유와 연관되어 있는 MAGP-1 분자에 의해 시작된다. MAGP-1이 있으면, 피브릴린 미세원섬유와 MAGP-1이 교차결합되어 탄력소 분자가 미세원섬유에 침착될 수 있다. **c.** 탄력소 분자는 작은 덩어리로 쌓인다. 이들은 리실 산화효소에 의해 교차결합된다. **d.** 성숙한 탄력섬유는 탄력소 분자들이 점차 융합하고 섬유 내에서 피브릴린 미세원섬유와 통합하여 무정형의 탄력섬유를 형성한다.

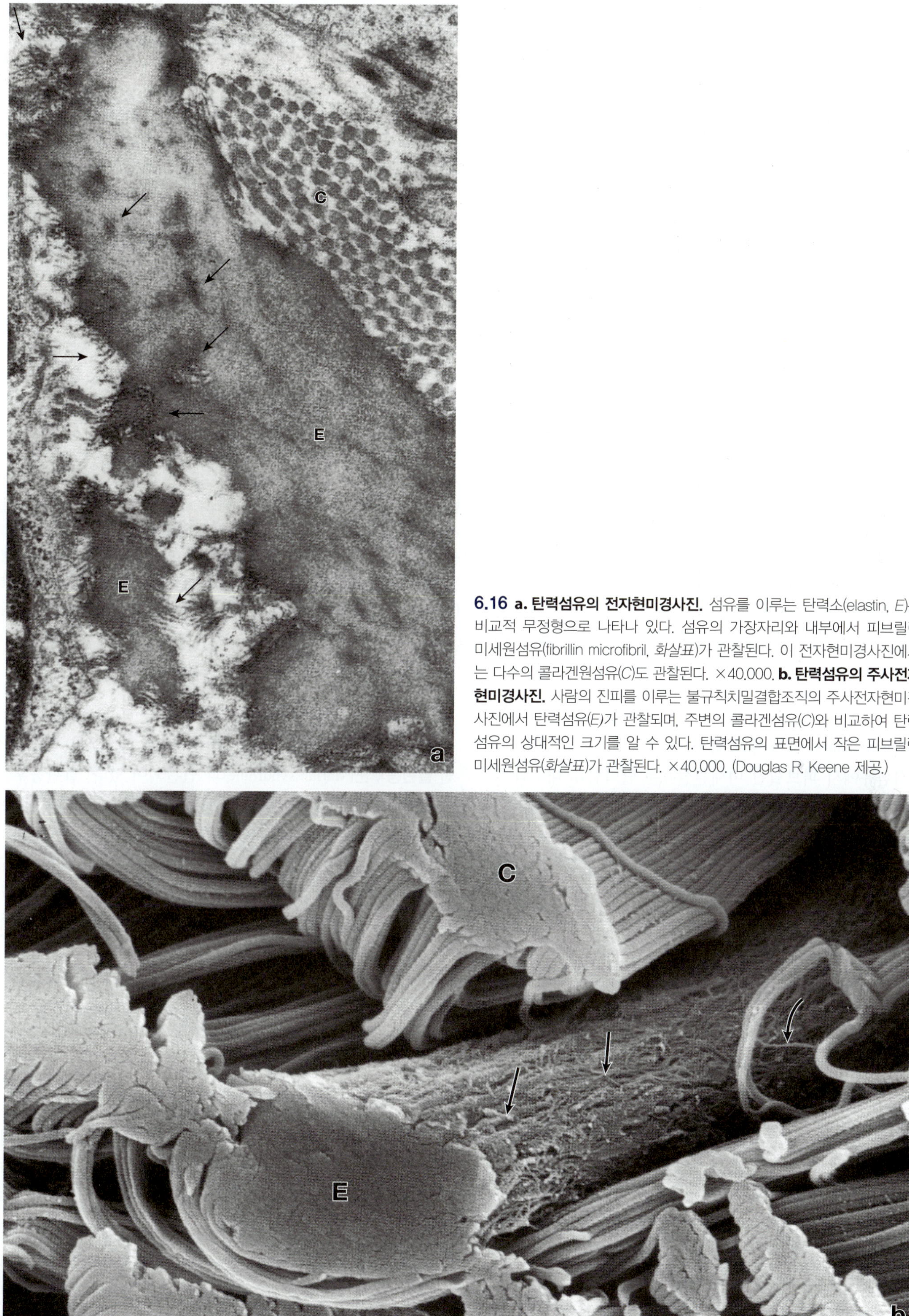

6.16 a. 탄력섬유의 전자현미경사진. 섬유를 이루는 탄력소(elastin, *E*)은 비교적 무정형으로 나타나 있다. 섬유의 가장자리와 내부에서 피브릴린 미세원섬유(fibrillin microfibril, *화살표*)가 관찰된다. 이 전자현미경사진에서는 다수의 콜라겐원섬유(*C*)도 관찰된다. ×40,000. **b. 탄력섬유의 주사전자현미경사진.** 사람의 진피를 이루는 불규칙치밀결합조직의 주사전자현미경사진에서 탄력섬유(*E*)가 관찰되며, 주변의 콜라겐섬유(*C*)와 비교하여 탄력섬유의 상대적인 크기를 알 수 있다. 탄력섬유의 표면에서 작은 피브릴린 미세원섬유(*화살표*)가 관찰된다. ×40,000. (Douglas R. Keene 제공.)

글상자 6.2

임상적용: 태양광선 노출과 광노화 피부에서의 분자 변화(Sun Exposure and Molecular Changes in Photoaged Skin)

피부의 **나이에 따른 노화**(Chronologic aging)는 중층편평상피(외피)와 그 아래에 있는 진피층 결합조직의 구조적, 기능적 변화와 연관된 복잡한 과정이다. 이와 같은 변화가 태양 광선이나 자외선복사(ultraviolet [UV] radiation)에 지속적으로 노출되어 강화될 때 이러한 과정을 **광노화**(photoaging)라고 한다. 태양 광선에 장기적으로 노출하게 되면 피부, 특히 얼굴, 목, 손등 및 앞팔(전완 forearm) 등 신체에서 노출되어 있는 부위의 노화를 가속화 시킨다. 광노화와 연관된 임상 징후에는 색소이상(색소침착이상 dyspigmentation), 주근깨(freckle), 깊은 주름(deep wrinkle), 증가된 이완증(laxity), 피부암 위험도 증가 등을 들 수 있다.

광노화 피부 진피에 나타나는 가장 뚜렷한 변화는 결합조직섬유와 연관되어 있다. 노화된 피부에서는 정상적으로 I형과 III형 콜라겐섬유의 합성 감소가 관찰되지만, 이러한 변화는 태양에 노출된 부위에서 더욱 뚜렷하게 나타난다. 태양 광선에 노출되면 원섬유형성과정(fibrillogenesis, 211쪽) 중 콜라겐 분자 사이에 형성되는 교차연결을 변화시켜 콜라겐 생합성에 영향을 주게 된다. 이러한 변화는 콜라겐섬유 형성에 비정상적인 안정성을 나타나게 하며, 효소 분해과정에 대한 저항성을 감소시킨다.

나이가 듦에 따라 **탄력섬유**(elastic fiber)의 수도 감소하지만, 광노화 피부에서는 비정상적으로 굵고 비기능적인 탄력섬유의 수가 증가되어 있다. 광노화 피부의 **피브릴린 미세원섬유**(fibrillin microfibril)에 대한 최근 연구에서 미세원섬유 그물이 태양 광선 조사에 의해 영향받음이 밝혀졌다. 과다한 태양 광선 노출은 피브릴린 미세원섬유에 광범위한 변화를 일으킨다. 이들의 밀도가 희박해지고, 길이가 짧아져 단속 비기능성 탄력섬유(aberrant nonfunctional elastic fiber) 세포외기질을 형성하여, 결과적으로 무정형의 균질한 탄력소 덩이로 퇴화된다.

광노화는 특징적으로 비기능성 기질 성분의 축적과 연관된 결합조직 기질의 비정상적인 분해를 일으킨다. 방사선 조사에 의해 손상된 피부 부위에 존재하는 섬유모세포와 중성구는 기질금속단백질분해효소(matrix metalloproteinases, MMP-1와 MMP-9), 탄력소분해효소(elastase) 및 다른 단백질분해효소(카텝신 G, cathepsin G) 등을 분비한다. 이들 분해효소들은 금속단백질분해효소의 조직저해제(tissue inhibitor, TIMP)에 의해 조절되어 기질 단백질들이 세포 내에서 분해되지 않는다. 광노화된 피부에는 금속단백질분해효소 조직저해제가 현저하게 감소되어 있어 피부가 쉽게 광손상(photodamage) 받게 된다.

태양 광선이나 자외선 조사에 의한 광손상을 막기 위한 가장 좋은 방법은 피부에 자외선 침투를 방지하는 생리적, 화학적 자외선차단제(sunscreen)를 사용하는 것이다. 손상된 피부 치료에 사용되는 다른 방법도 있다. 이러한 방법에는 항염증제(antiinflammatory medication) 사용으로 피부의 염증반응을 감소시키고, 세포외기질의 분해를 방지하기 위해 탄력소분해효소와 다른 기질금속단백질분해효소의 활성을 억제하며, 결합조직 세포외기질의 파괴를 조절하기 위해 기질금속단백질분해효소의 활성을 억제하는 합성 효소저해제(synthetic inhibitor)의 자연적인 사용이나 적용을 촉진하는 방법 등이 있다.

로 나타난다. 반면, 피브릴린 미세원섬유는 전자밀도가 높고, 탄력섬유 기질(elastic matrix) 내에서도 쉽게 관찰할 수 있다(그림 6.16). 성숙한 탄력섬유에서 피브릴린 미세원섬유는 탄력섬유 내부와 주변부에 위치한다. 탄력섬유 내에 미세원섬유가 존재하는 것은 성장과정과 관련이 있다. 따라서 탄력섬유가 형성되고 두꺼워짐에 따라 미세원섬유는 새롭게 침착되는 탄력소 내에 갇히게 된다.

피브릴린 미세원섬유 외에도 다음 단백질을 포함한 여러 관련 단백질이 탄력섬유의 조절 및 조립에 관여한다:

- **에밀린1**(EMILIN-1, 탄력소와 미세원섬유 사이에 존재하는 단백질, 106 kDa)은 탄력소와 피브릴린 미세원섬유 사이에서 발견되는 또 다른 당단백질로, 섬유형성과정 중에 탄력소가 침착되는 것을 조절하는 단백질로 생각된다.
- **엠에이지피1**(MAGP-1, 미세원섬유-연관 당단백질 microfibril-associated glycoprotein, 20~30 kDa)은 또다른 당단백질로, 거의 모든 탄력소-연관 피브릴린 미세원섬유의 구성 요소이다. 이것은 탄력소 분자, 피브릴린-1 및 다양한 세포외기질(ECM) 단백질에 결합한다. EMILIN-1과 MAGP-1 모두 탄력섬유형성과정 조절에 중요한 역할을 한다.

탄력섬유형성과정 중 **피브릴린 미세원섬유**(fibrillin microfibril)가 없으면 혈관에서 비정상적인 탄력소 판(sheet)이나 층판(lamellae)을 형성하게 된다. **피브릴린 유전자**(fibrillin gene, FBN1)의 비정상적인 발현은 복합적인 상염색체우성(autosomal dominant) 결합조직질환인 **말판증후군**(Marfan syndrome)과 연관되어 있다. 말판증후군을 앓고 있는 사람의 피부 생검 표본을 면역형광염색 하면 탄력소연관 피브릴린 미세원섬유(elastin-associated fibrillin microfibril)가 부족한 것을 관찰할 수 있다. 이 질환에서는 비정상적인 탄력조직이 형성된다. 또한 **에밀린1 유전자 위치**(EMILIN-1 gene locus)에 변이가 나타나면 탄력섬유의 미세구조가 변하고, 탄력동맥의 형태가 변한다.

탄력섬유의 생합성과정은 콜라겐 합성과정과 유사하다

언급된 바와 같이, **탄력섬유**(elastic fiber)는 결합조직의 **섬유모세포**(fibroblast), 탄력연골(elastic cartilage)의 **연골세포**(chondrocyte), 혈관벽 내의 **평활근세포**(smooth muscle)와 **내피세포**(endothelial cell)에 의해 생성된다.

과립형질내세망(rER)의 표면에서 전령RNA(mRNA)의 번역이 일어나고, 탄력소(elastin; 전구탄력소 tropoelastin)의 폴리펩타이드사슬은 과립형질내세망의 내강으로 방출된다. 그런 다음 탄력소는 골지체로 운반되고, 그곳에서 아주 약간의 번역후변형(post-translational modification)이 일어난 후 세포외공간(extracellular space)으로 분비된다. 탄력소(elastin; 전구탄력소 tropoelastin)의 분비는 세포막의 특정 영역에서만 일어난다. 이러한 영역은 탄력소가 축적되는 지지대 역할을 하는 피브릴린 미세원섬유의 세포외 축적이 일어나는 곳이다. MAGP-1이 존재할 경우, 탄력소는 작은 덩어리의 형태로 쌓이고, 이 작은 덩어리들이 점차 융합하고 섬유 내에서 피브릴린 미세원섬유와 통합하여 무정형의 탄력섬유를 형성한다(그림 6.15 참조).

탄력소의 합성은 콜라겐 생성과 함께 일어난다; 실제적으로, 두 과정은 세포에서 동시에 발생할 수 있다. 다른 결합조직 성분의 합성과 마찬가지로, 프로콜라겐(procollagen)과 프로엘라스틴(proelastin)의 순서대로 일어나는 변형 및 조립 과정은 각 분자의 폴리펩타이드사슬 시작 부분에 통합된 신호사슬(signal sequence)에 의해 조절된다. 이 신호사슬은 프로콜라겐과 프로엘라스틴의 성분들이 분리된 상태로 유지되게 하고, 이들이 세포의 세포소기관을 통과할 때 적절하게 식별되게 한다.

■ 세포외기질(EXTRACELLULAR MATRIX)

세포외기질(extracellular matrix, ECM)은 결합조직 내에서 세포들을 둘러싸고 지지해 주는 복합적이고 복잡한 그물구조이다. 이전에 언급한 바와 같이 세포외기질에는 서로 다른 유형의 구조단백질로부터 형성되는 **콜라겐섬유**(collagen fiber)나 **탄력섬유**(elastic fiber)와 같은 다양한 섬유성분들이 포함되어 있다. 또한, 세포외기질에는 다양한 **단백당**(proteoglycan, 예를 들어 아그리칸 aggrecan, 신데칸 syndecan), **다기능접착당단백질**(multiadhesive glycoprotein, 섬유결합소 fibronectin, 라미닌 laminin) 및 **글리코사미노글리칸**(glycosaminoglycan, 데르마탄황산염 dermatan sulfate, 케라탄황산염 keratan sulfate, 히알루로난 hyaluronan)도 포함되어 있다. 이러한 마지막 세 가지 분자군이 **기질**(ground substance)을 구성한다.

세포외기질에서 발견되는 모든 분자들은 공통 도메인을 공유하며, 세포외기질의 기능은 이들 분자 사이의 상호작용에 의존한다. 각각의 결합조직세포는 다양한 구조적 배열을 형성하는 세포외기질 분자들을 서로 다른 비율로 분비하므로, 세포외기질은 그들이 존재하는 특정 조직의 기계적 특성 및 생화학적 특성을 나타내게 된다. 예를 들면, 성긴결합조직 세포외기질의 특성은 연골이나 뼈조직의 세포외기질의 특성과 다르다.

세포외기질은 기계적 및 구조적으로 조직을 지지할 뿐 아니라, 세포 밖에서의 정보 전달에도 영향을 미친다.

세포외기질은 조직의 기계적 및 구조적 지지뿐 아니라 장력도 제공한다. 이들은 생화학적 장벽으로 기능하기도 하며, 기질에 의해 둘러싸여 있는 세포들의 대사 기능을 조절하는 역할을 한다. 세포외기질은 세포-세포외기질 부착분자(cell-to-ECM adhesion molecule)를 통해 조직 내에 세포를 부착시키며, 세포가 이동할 수 있게 해준다(예를 들면, 상처치유과정 동안). 최근 연구를 통해 세포외기질이 배아 발생과 세포 분화에 조절 효과를 나타냄이 밝혀졌다. 기질은 성장인자를 결합시키거나 보유 retain할 수 있으며, 결과적으로 세포 성장을 조절한다. 세포외기질은 부착분자의 도움으로 결합조직세포들의 형질막을 가로질러 정보의 전달에도 영향을 줄 수 있다. 따라서 세포외기질 성분(섬유와 기질 분자)에 대한 최근 견해는 이들이 역동적이며 서로 상호작용하는 체계를 형성한다는 것이다. 이러한 체계는 세포에게 세포 밖 환경에 대한 생화학적 및 기계적인 변화에 대한 정보를 제공한다.

글리코사미노글리칸, 단백당, 다기능접착당단백질로 구성되어 있는 기질은 세포와 섬유 사이 공간을 채우고 있는 세포외기질 성분이다.

기질(ground substance)은 점성이 있고, 미끈거리며, 수분이 많이 포함되어 있는 투명한 성분이다. 기질은 동결건조된 조직절편이나 염기성염료로 염색된 동결절편 및 PAS 방법으로 염색하여 광학현미경으로 관찰하면 무정형으로 나타난다. 일반적인 H&E 염색 표본에서 기질은 조직을 고정하고 탈수하는 과정 동안 빠져나가 소실된다. 그 결과 배경은 투명하게 나타나고, 세포와 섬유 성분만 뚜렷하게 관찰된다. 따라서 대부분 조직표본에서 기질이 투명하게 나타나거나, 잘 관찰되지 않아 기질의 기능적 중요성이 과소평가되어 왔다. 기질은 중심단백질로 구성된 매우 큰 거대분자인 **단백당**(proteoglycan), 당백당에 공유결합되어 있는 **글리코사미노글리칸**(glycosaminoglycan [GAG] molecule) 및 **다기능접착당단백질**(multiadhesive glycoprotein)의 대표적인 세 종류의 물질로 구성되어 있다:

글리코사미노글리칸은 기질의 물리적인 특성을 나타내게 한다.

글리코사미노글리칸(GAG)은 기질성분 중 가장 많은 양 존재하는 이종다당류(heteropolysaccharide) 성분으로, 이당류(disaccharide) 단위구조가 반복되어 나타나는 분지하지 않는 긴사슬 다당류(long-chain unbranched polysaccharide)이다.

이당류 단위구조에는 두 종류의 변형된 당 성분인 ***N*-아세틸갈락토사민**(*N*-acetylgalactosamine, GalNAc) 또는 ***N*-아세틸글루코사민**(*N*-acetylglucosamine, GlcNAc) 중 하나와, **글루쿠론산염**(glucuronate)이나 **이드우론산염**(iduronate)과 같은 우론산(uronic acid)이 포함되어 있다. 글리코사미노글리칸(GAG, 히알루로난 hyaluronan은 예외)은 결합조직세포에서 합성되며, **단백당**(proteoglycan)이라고 하는 단백질번역이후 변형된 단백질에 공유결합한다. 예를 들어, 헤파린(heparin)은 헤파란황산염(heparan sulfate)이 효소에 의해 잘려져 형성되고, 이와 같은 방식으로 데르마탄황산염(dermatan sulfate)은 콘드로이틴황산염(chondroitin sulfate)으로부터 변형되어 형성된다.

글리코사미노글리칸은 대부분의 당 성분에 황산염기(sulfate group)와 카르복실기(carboxyl group)를 많이 함유하고 있어, 글리코사미노글리칸은 **고도의 음전하를 띠게 되며**(highly negatively charged), 이러한 특성으로 염기성염료에 염색된다. 또한 높은 밀도의 음전하(다중음이온 polyanion)는 물과 반응하여 수화된 겔(hydrated gel)을 형성한다. 이와 같은 수화된 겔 형태로 구성된 기질은 수용성 분자가 빠르게 확산될 수 있게 한다. 이와 동시에, 글리코사미노글리칸의 단단한 성질은 세포들을 위한 구조적 뼈대를 제공한다. 글리코사미노글리칸은 주로 기질 내에 존재하며, 세포외기질 내에 존재하는 세포 표면에서도 관찰된다. 이들은 특수한 당 잔기, 그들 사이 결합의 성질 및 황산화(sulfation)된 정도에 따라 7종의 독특한 글리코사미노글리칸군으로 구분할 수 있다. 표 6.3에 글리코사미노글리칸과 이들의 특성을 나열하였다.

히알루로난은 세포외기질 내에서 항상 자유 탄수화물사슬로 존재한다.

글리코사미노글리칸 **히알루로난**(hyaluronan, **히알루론산염** hyaluronic acid)은 몇 가지 측면에서 다른 글리코사미노글리칸과 다르다. 다른 글리코사미노글리칸에는 당이 수백 개 또는 그 이하로 존재하는데 반해, 히알루로난은 수천 개의 당으로 이루어진 탄수화물 사슬로 구성되어 있는 길이가 길고 단단한 분자이다. 히알루로난분자는 크기가 매우 크고(100~10,000 kDa), 많은 양의 수분을 함유하고 있다. 이들은 세포 표면에 있는 효소에 의해 합성되므로, 다른 글리코사미노글리칸과 같이 단백질번역이후과정을 통해 변형되지 않는다. 히알루로난분자는 글리코사미노글리칸 중 유일하게 황산염기를 포함하고 있지 않다.

각각의 히알루로난분자는 항상 자유탄수화물사슬의 형태로 존재한다, 즉, 이들은 단백질에 공유결합하지 않으며, 따라서 단백당을 형성하지 않는다. 그러나 단백당은 특정 **결합단백질**(링크단백질 link protein)에 의해 히알루로난에 간접적으로 결합하여 **단백당 집합체**(proteoglycan aggregate)라고 하는 거대한 고분자물질(giant macromolecule)을 형성한다(그림 6.17). 이러한 거대 소수성 단백당 집합체에 의해 발생되는 압력과 팽압 때문에 연골조직은 유연하면서 압력에 견딜 수 있어 탁월한 충격흡수제로 작용할 수 있다.

히알루로난(hyaluronan)의 또 다른 중요한 기능은 세포외기질의 원하는 위치에 특정 분자를 고정시키는 것이다. 예를 들면, 세포외기질에는 전환성장인자β(TGF-β)와 같은 일부 성장인자에 대한 결합부위가 있다. 성장인자가 단백당에 결합하면, 단백당은 국소적으로 집합체를 형성하거나 확산될 수 있어, 결과적으로 세포외 환경으로 이주하는 거대분자(macromolecule), 미생물, 또는 전이성 암세포(metastatic cancer cell)의 이동을 억제하거나 증진시킬 수 있다. 또한 히알루로난분자는 빽빽한 히알루로난 그물을 형성하여 다른 거대분자들이 확산되는 것을 어렵게 함으로써 효율적인 절연체

표 6.3 글리코사미노글리칸

명칭	분자량(kDa)	이당류 조성	분포	기능
히알루로난 (Hyaluronan)	100~10,000	D-글루쿠론산(D-glucuronic acid) + *N*-아세틸글루코사민(*N*-acetylglucosamine)	윤활액, 유리체액 (vitreous humor), 결합조직 세포외기질	히알루로난의 거대 중합체는 많은 양의 수분을 이동시킬 수 있다. 따라서 이 중합체는 탁월한 윤활제(lubricant)나 충격흡수제(shock absorber)이다.
콘드로이틴4황산염 (chondroitin 4 sulfate)	25	D-글루쿠론산(D-glucuronic acid) + *N*-아세틸갈락토사민 4(*N*-acetylgalactosamine 4) 황산염	연골, 뼈, 심장판막 (heart valve)	콘드로이틴황산염과 히알루로난은 관절연골에서 발견되는 아그레칸의 기본 구성성분이다. 아그레칸은 관절연골의 충격흡수기능을 부여한다.
콘드로이틴6황산염 (chondroitin 6 sulfate)	25	D-글루쿠론산(D-glucuronic acid) + *N*-아세틸갈락토사민 6(*N*-acetylgalactosamine 6) 황산염		
데르마탄황산염 (Dermatan sulfate)	35	L-이드우론산(L-iduronic acid) + *N*-아세틸갈락토사민 4(*N*-acetylgalactosamine 4) 황산염	피부, 혈관, 심장판막	데르마탄황산염 단백당은 심혈관질환, 종양발생, 감염, 상처치유, 섬유화 및 세포 기능 조절인자로 관여한다.
케라탄황산염 (Keratan sulfate)	10	갈락토스(Galactose) 또는 갈락토스 6 황산염(galactose 6-sulfate) + *N*-아세틸갈락토사민 6(*N*-acetylgalactosamine 6) 황산염	뼈, 연골, 각막	케라탄황산염 단백당은 단백질 리간드의 세포 인식, 축삭 길찾기(axonal guidance), 세포의 운동성(motility), 각막의 투명성 및 배아 착상(implantation)에 관여한다.
헤파란황산염 (heparan sulfate)	15	D-글루쿠론산 또는 L-이드우론산 2 황산염 + *N*-설파민 글루코사민 또는 *N*-아세틸글루코사민	기저판, 세포표면을 이루는 구성성분	섬유모세포성장인자(fibroblastic growth factor, FGF)와 그 수용체의 상호작용을 촉진.
헤파린(heparin)	40	D-글루쿠론산 또는 L-이드우론산 2 황산염 + *N*-설파민 글루코사민 또는 *N*-아세틸글루코사민 6 황산염	비만세포와 호염기구의 과립에만 존재	항응고제(anticoagulant)로 기능, 섬유모세포성장인자와 그 수용체의 상호작용을 촉진.

ECM, 세포외기질; *kDa*, 킬로달톤(kilodalton)

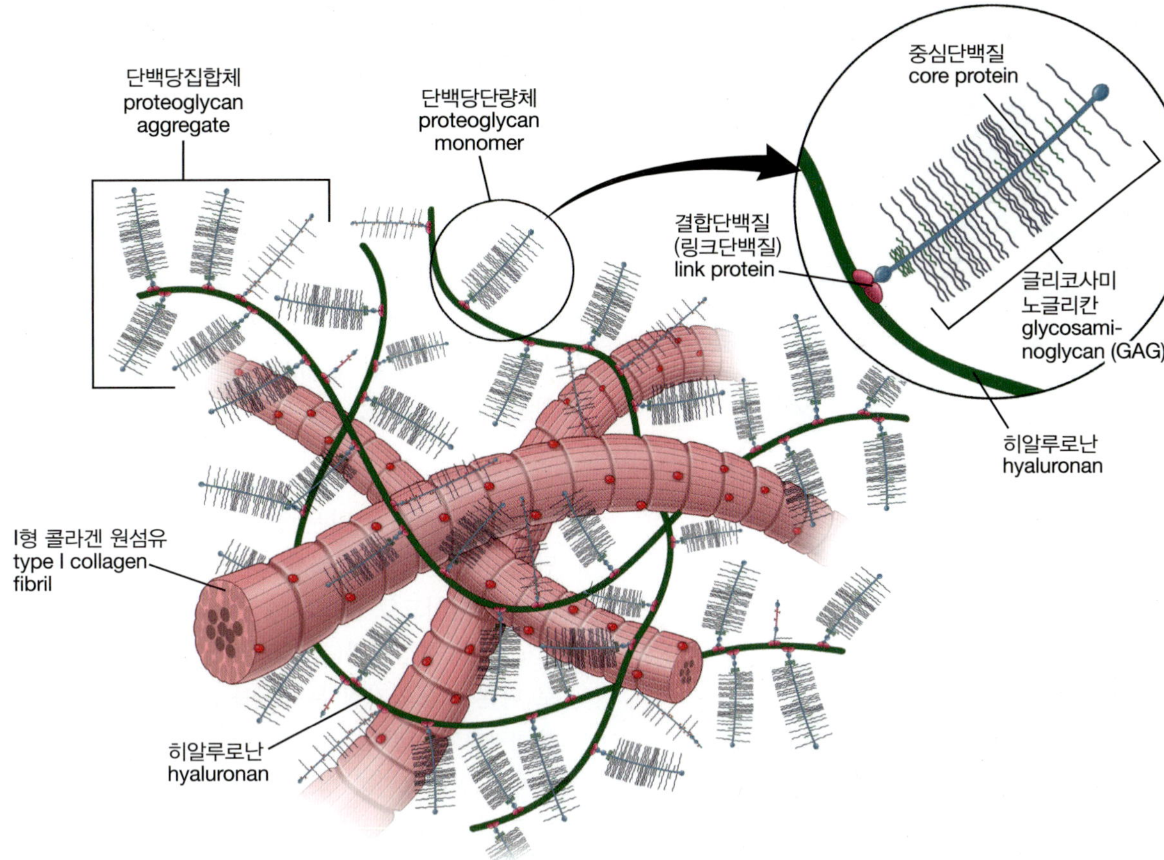

그림 6.17 단백당(proteoglycan)의 구조. 연골의 기질을 이루는 성분을 간단하게 나타낸 그림으로, 오른쪽 그림에 단백당과 하이알루로난(hyaluronan) 분자와의 관계를 나타내었다. 단백당 단량체는 중심단백질(core protein)과 글리코사미노글리칸(GAG)으로 이루어져 있으며, 두 구조는 공유결합에 의해 연결되어 있다. 단백당 단량체의 중심단백질에 연결된 글리코사미노글리칸의 수는 다양하다. 단백당 단량체의 중심단백질 말단 부위는 연결단백질(link protein)과 상호작용하며, 이 단백질은 단량체를 하이알루로난에 부착시켜 단백당집합체(proteoglycan aggregate)를 형성한다. 그림의 *왼쪽*에는 여러 단백당 단량체와 결합되어 있는 선형의 집합체를 형성하는 하이알루로난 분자들이 콜라겐원섬유 그물과 뒤엉켜 있다.

(insulator)로 작용한다. 이러한 특성으로 히알루로난(다른 다당류도)은 결합조직 내에서 혈장단백질(plasma protein)의 분포와 수송을 조절한다.

단백당은 중심단백질에 공유결합되어 있는 글리코사미노글리칸으로 구성되어 있다.

결합조직에 있는 대부분의 글리코사미노글리칸은 중심단백질에 연결되어 **단백당**(proteoglycan)을 형성한다. 글리코사미노글리칸은 중심부로부터 직각 방향으로 뻗어 마치 시험관 닦는 솔과 같은 구조를 한다. 글리코사미노글리칸은 두 개의 갈락토오스(galactose)와 하나의 자일룰로오스(xylulose)로 구성되어 있는 특정 삼당류(trisaccharide)에 의해 중심단백질에 결합된다. 삼당류 링커(trisaccharide linker)는 세린(serine)과 트레오닌(threonine) 기가 풍부한 중심단백질에 *O*-글리코시드결합(*O*-glycosidic bond)을 통해 연결되며, 여러 개의 글리코사미노글리칸이 부착될 수 있다. 단백당은 매우 다양하다(그림 6.18). 중심단백질에 결합되어 있는 글리코사미노글리칸의 수가 하나(예: 데코린 decorin)에서 200개 이상(예: 아그레칸 aggrecan)에 이른다. 하나의 중심단백질에 동일한 글리코사미노글리칸이 결합하거나(피브로글리칸[fibroglycan]이나 베르시칸[versican]의 경우), 서로 다른 글리코사미노글리칸이 결합하는 경우(아그레칸[aggrecan]이나 신데칸[syndecan]의 경우)가 있다.

단백당은 모든 결합조직의 기질에 존재하며, 많은 유형의 세포 표면에 막결합분자(membrane-bound molecule)의 형태로 존재한다. **신테칸-1**(syndecan-1)과 같은 막통과단백당(transmembrane proteoglycan)은 세포를 세포외기질에 결합시켜 준다(그림 6.18 참조). 예를 들어, 신데칸은 B림프구의 표면에서 두 번의 서로 다른 시기에 발현된다. 신데칸-1 분자는 분화를 겪는 림프구가 골수 기질 단백질에 부착되는 초기 발생 동안 처음 발현된다. 이 단백당은 B림프구가 순환계통으로 방출됨과 동시에 발현이 감소된다. B림프구가 신데칸을 발현하는 두 번째 시기는 결합조직 내에서 B림프구가 형질세포(plasma cell)로 분화하는 동안 일어난다. 신데칸-1은 형질세포를 결합조직의 세포외기질 단백질에 부착시킨다.

아그레칸(aggrecan, 1,000~2,500 kDa)은 중요한 세포외단백당 중 하나이다. 아그레칸의 분자들은 히알루로난의 긴 사슬에 링크단백질에 의해 비공유결합(noncovalent)으로 결합되어 있다(병 닦는 솔의 뼈대에 연결되어 있는 짧은 털과 같은 모양). 각각의 아그레칸 중심단백

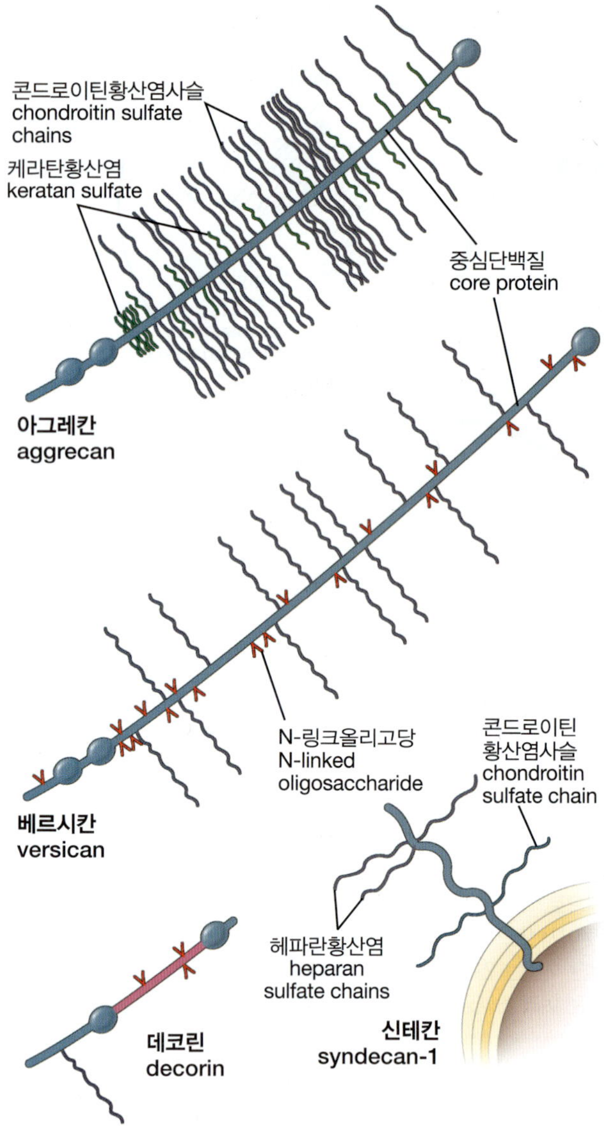

그림 6.18 결합조직 기질에 존재하는 일반적인 단백당 단량체(proteoglycan monomer). 단백당 분자에는 여러 종류가 있다. 중심단백질(protein core)에 부착된 글리코사미노글리칸(*GAG*)의 수는 다양하여 데코린(decorin)의 경우 한 개이며, 아그레칸(aggrecan)의 경우 200개가 넘는다. 베르시칸(versican)은 동일한 글리코사미노글리칸(*GAG*) 분자(황산화 콘드로이틴 chondroitin sulfate)가 중심단백질에 결합되어 구성되어 있는 반면, 아그레칸은 중심단백질에 황산화콘드로이틴과 황산화케라탄이 혼합되어 부착되어 있다. 신데칸(syndecan)은 막통과단백당(transmembrane proteoglycan)으로, 세포막을 세포외기질(extracellular matrix)에 부착시킨다.

질에는 여러 개의 콘드로이틴황산염, 케라탄황산염사슬이 삼당류 링커(trisaccharide linker)를 통해 공유결합으로 연결되어 있다. 가장 흔히 관찰되는 단백당을 표 6.4에 요약하였다. 아그레칸은 연골 특이적 단백당(cartilage-specific proteoglycan)이며, 연골 구조와 관절 기능에 중요한 구성 요소이다.

다기능접착당단백질은 세포외기질을 안정화시키고 이들을 세포 표면에 부착시키는 중요한 역할을 한다.

다기능접착당단백질(multiadhesive glycoprotein)은 세포외기질 내에 적은 양 존재하나 중요한 단백질군이다. 이들은 세포외기질을 안정화시키고, 세포외기질을 세포 표면에 부착시키는 중요한 역할을 하는 다중도메인 및 다기능분자이다. 이들은 콜라겐, 단백당 및 글리코사미노글리칸과 같은 다양한 세포외기질 단백질에 대한 결합부위(binding site)를 포함하고 있으며, 인테그린과 라미닌 수용체와 같은 세포표면 수용체와도 상호작용을 한다(그림 6.19). 다기능접착당단백질은 세포 운동 및 세포 이동과 연관된 세포외기질의 기능을 조절하고 중재할 뿐만 아니라 세포의 증식 및 분화를 자극한다. 특징이 잘 알려져 있는 다기능접착당단백질에는 다음과 같은 것들이 있다:

- **피브로넥틴**(섬유결합소 fibronectin, 250~280 kDa)은 결합조직 내 당단백질 중 가장 많은 양 존재한다. 섬유결합소는 카복시 말단이 이황결합(disulfide bond)에 의해 연결되어 있는 두 개의 유사한 펩타이드로 구성되어 있는 이합체분자로, 50 nm 길이의 팔(arm)을 형성한다(그림 6.19 참조). 각 섬유결합소 분자는 서로 다른 세포외기질 분자(예를 들어, 헤파란황산염, I형, II형 및 III형 콜라겐, 피브린[섬유소], 히알루로난, 섬유결합소) 및 세포 표면 수용체인 인테그린과 상호작용하는 몇 개의 결합 도메인을 함유하고 있다. 세포 표면 수용체에 결합하면 섬유결합소를 활성화시켜 원섬유가 조립되기 시작한다. 섬유결합소는 세포를 세포

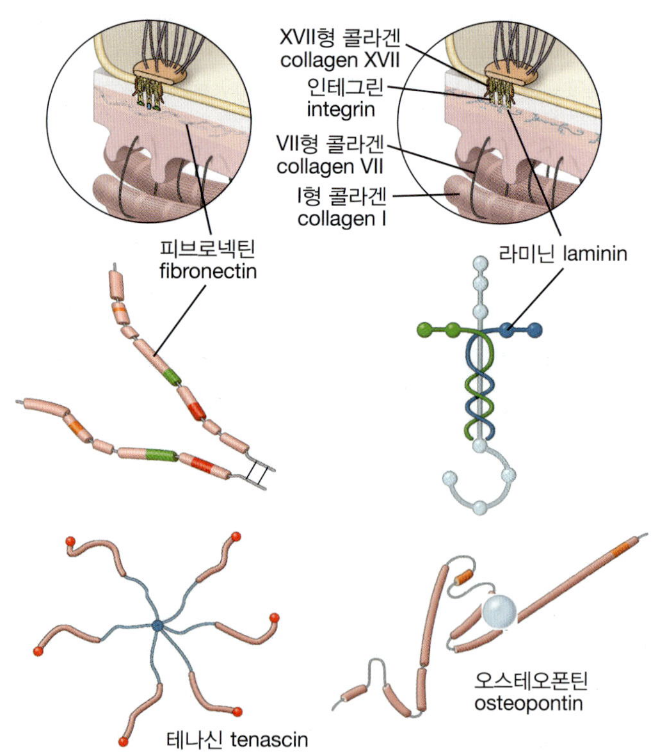

그림 6.19 일반적인 다기능부착당단백질(multiadhesive glycoprotein). 이러한 단백질은 세포외기질에 존재하며, 기질을 안정화시키고 이를 세포 표면에 연결시키는 데 중요하다. 이들은 형태가 다양한 다기능 분자로, 콜라겐, 단백당 및 글리코사미노글리칸과 같은 여러 종류의 세포외기질 단백질과 결합하는 결합부위가 많이 존재한다. 이러한 다기능부착단백질은 인테그린수용체(integrin receptor)나 라미닌수용체(laminin receptor)와 같은 기저막 수용체와 상호작용한다.

표 6.4 단백당

명칭	분자량(kDa)	이당류 조성	분포	기능
아그레칸 (Aggrecan)	250	선형분자; 링크단백질에 의해 히알루로난에 결합; ~100의 케라탄황산염분자와 ~66개의 콘드로이틴황산염사슬 포함.	연골, 연골세포	연골 세포외기질의 수화(hydration) 담당
데코린 (Decorin)	38	단 하나의 콘드로이틴황산염이나 데르마탄황산염사슬로 이루어진 작은 단백질	결합조직, 섬유모세포, 연골, 뼈	콜라겐원섬유형성에 관여; 이웃하는 콜라겐 분자에 부착함으로써 섬유가 방향성 있게 배열하게 함; 원섬유의 두께 조절 및 전환성장인자 β와 상호작용함.
베르시칸 (Versican)	260	링크단백질과 연관; 중심단백질에 부착되어 있는 12~15개의 콘드로이틴황산염사슬 포함.	섬유모세포, 피부, 평활근, 뇌, 콩팥의 혈관사이세포(mesangial cell)	중심단백질에 상피성성장인자 유사 도메인 포함; 세포 대 세포, 세포 대 세포외기질 상호작용에 참여; 피불린1(fibulin-1)에 결합
신데칸-1 (Syndecan-1)	33	다양한 양의 헤파란황산염과 콘드로이틴황산염 분자를 포함하고 있는 적어도 4가지 다른 유형의 막통과단백당군.	배아 상피, 중간엽세포, 발생 중인 림프조직세포, 림프구, 형질세포	세포외도메인(extracellular domain)은 콜라겐, 헤파린, 테나신 및 피브로넥틴과 결합; 세포내도메인(intracellular domain)은 액틴에 의해 세포골격과 결합.

EGF, 상피성성장인자(epithelial growth factor); *kDa*, 킬로달톤(kilodalton)

외기질에 부착시키는 중요한 역할을 한다. 최근까지 적어도 20종의 서로 다른 피브로넥틴 분자가 확인되었다.

- **라미닌**(laminin, 140~400 kDa)은 기저판(basal laminae)과 외판(external laminae)에 존재한다. 이들은 IV형 콜라겐 분자, 헤파란황산염, 엔탁틴(entactin), 라미닌 및 세포 표면에 있는 라미닌 수용체에 대한 결합부위를 포함하고 있다. 기저판 조립과정 및 이 과정에서의 라미닌의 기능에 대해서는 5장에서 설명하였다(177~180쪽 참조).
- **테나신**(tenascin, 280 kDa/단량체)은 배아발생과정(embryogenesis) 중에 관찰되고, 이들의 합성은 성숙한 조직에서는 일어나지 않지만, 상처치유과정 중에 다시 나타나며, 근육힘줄연접부와 악성종양에서도 관찰된다. 테나신은 아미노 말단이 결합되어 있는 6개의 사슬이 이황결합으로 연결된 이합체 분자이다(그림 6.19 참조). 이들은 섬유결합소, 헤파린 및 EGF유사성장인자(EGF-like growth factor)에 대한 결합부위를 포함하고 있어, 세포를 세포외기질에 부착시키는 데에 관여한다.
- **오스테오폰틴**(osteopontin, 44 kDa)은 뼈의 세포외기질에 존재하며, 이들은 뼈모세포(osteoblast)에 결합하여 이들 세포를 주변의 뼈표면에 부착시킨다. 오스테오폰틴은 칼슘이온을 분리하여 세포외기질의 석회화를 촉진하는 중요한 역할을 한다.

결합조직 세포외기질에 존재하는 주요 다기능접착당단백질을 표 6.5에 요약하였다.

■ 결합조직세포(CONNECTIVE TISSUE CELLS)

결합조직세포들은 결합조직 내에 상주하거나 이주할 수 있다.

상주세포집단(resident cell population)을 구성하는 세포들은 비교적 안정화되어 있고, 특징적으로 이동이 거의 없어 조직에 영구적으로 상주하는 것으로 생각된다. 이들 상주세포에는 다음과 같은 세포들이 있다.

- **섬유모세포**(fibroblast)와 이들과 밀접하게 연관되어 있는 세포유형인 **근섬유모세포**(myofibroblast),
- **큰포식세포**(대식세포, macrophage),
- **지방세포**(adipocyte),
- **비만세포**(mast cell),
- **성체줄기세포**(adult stem cell).

자유세포집단(wandering cell population) 또는 **일과성세포집단**(transient cell population)은 특정 자극에 의해 혈액으로부터 조직 내로 이주해 들어온 세포들을 말하며, 이들 세포는 다음과 같다.

- **림프구**(lymphocyte),
- **형질세포**(plasma cell),
- **호중구**(neutrophil),
- **호산구**(eosinophil),
- **호염기구**(basophil),
- **단핵구**(monocyte).

섬유모세포와 근섬유모세포(Fibroblast and Myofibroblast)

섬유모세포는 결합조직의 주된 세포이다.

섬유모세포(fibroblast)는 콜라겐섬유, 탄력섬유, 세망섬유 및 기질의 탄수화물복합체를 합성한다. 연구결과 하나의 섬유모세포가 세포외기질의 거의 모든 성분들을 합성할 수 있음이 밝혀졌다.

섬유모세포는 콜라겐섬유 가까이에 위치한다. 그러나 일반

표 6.5 다기능접착당단백질

명칭	분자량(kDa)	이당류 조성	분포	기능
피브로넥틴	250~280	두 개의 유사한 폴리펩타이드가 이황결합(disulfide bond)에 의해 연결된 이량체(dimer) 분자	많은 조직의 세포외기질에 존재	세포 부착에 관여하며, 세포 이동을 중개함; 인테그린, IV형 콜라겐, 헤파린 및 피브린 결합부위 포함
라미닌	140~400	세 개의 폴리펩타이드(하나의 α사슬과 두 개의 β사슬)가 교차하여 형성한 분자	모든 상피세포 기저판, 근육세포의 외판(external lamina), 지방세포 및 슈반세포(Schwann cell)에 존재	세포 표면을 기저판에 고정. IV형 콜라겐, 헤파란황산염, 헤파린, 엔탁틴, 라미닌 및 세포 표면에 있는 인테그린 수용체에 대한 결합부위 포함
테나신	1,680	6개의 사슬이 이황결합에 의해 서로 연결되어 형성한 거대 단백질	배아 중간엽, 연골막(perichondrium), 뼈막(periosteum), 근힘줄접합, 상처부위, 종양	세포가 세포외기질에 부착하는 것을 중개; 피브로넥틴, 헤파린, 상피성성장인자 유사 성장인자, 인테그린 및 세포부착물질(CAM)에 대한 결합부위 포함
오스테오폰틴	44	당화된 폴리펩타이드(glycosylated polypeptide) 단일 사슬	뼈	뼈파괴세포(osteoclast)와 결합; 칼슘, 수산화인회석(hydroxyapatite) 및 뼈파괴세포 세포막에 있는 인테그린 수용체에 대한 결합부위 포함
엔탁틴/니노겐	150	막대기모양의 황화된 당단백질(sulfated glycoprotein) 단일 사슬	기저판 특이 단백질	라미닌과 IV형 콜라겐을 연결; 퍼레칸(perlecan)과 피브로넥틴에 대한 결합부위 포함

CAM, 세포부착물질(cell adhesion molecule); *ECM*, 세포외기질; *EGF*, 상피성성장인자(epithelial growth factor); *kDa*, 킬로달톤(kilodalton)

H&E 염색표본에서는 흔히 핵만 관찰된다. 핵은 길쭉하거나 원반구조로 나타나며, 간혹 뚜렷한 핵소체(nucleolus)가 관찰된다. 세포질의 대부분은 옅게 염색되는 가늘고 납작한 세포질돌기로 이루어져 있으나 이 돌기는 콜라겐섬유와 섞여 있어 잘 관찰되지 않는다. 일부 특수하게 제작된 표본에서 세포질과 섬유 성분을 구분할 수 있다(그림 6.20a). 활발하게 성장하거나 상처치유과정 시(**활성 섬유모세포** activated fibroblast) 세포외기질 성분들이 합성될 때, 섬유모세포의 세포질은 더욱 풍부해지고, 단백질합성에 관여하는 과립형질내세망이 크게 발달하여 세포질은 호염기성(basophilia)을 나타낸다(그림 16.20). 투과전자현미경으로 관찰하면 섬유모세포의 세포질에서 과립형질내세망과 뚜렷한 골지복합체가 관찰된다(그림 6.21).

근섬유모세포(myofibroblast)는 섬유모세포와 평활근세포의 특성을 모두 나타낸다.

근섬유모세포(myofibroblast)는 길쭉한 방추형의 결합조직세포로, 일반적인 H&E 염색에서 쉽게 구분되지 않는다. 이들 세포의 특징은 [세포질 내에] 비근육형 미오신과 같은 액틴운동단백질과 연관된 액틴미세섬유 다발이 존재한다는 것이다(793쪽). 근섬유모세포에서 **α 평활근액틴**(α-smooth muscle actin, α-SMA; 혈관의 평활근에서 발견되는 액틴 동형단백질)의 발현은 전환성장인자β1(TGF-β1)에 의해 조절된다. 액틴 다발은 형질막 한쪽에서 시작하여 세포질을 가로질러 반대편 형질막에 종지한다. 액틴 섬유가 형질막에 부착하는 부위는 세포가 세포외기질에 부착하는 연결부로 작용하며, 이를 **피브로넥서스**(fibronexus)라고 한다. 이 부위는 상피세포에서

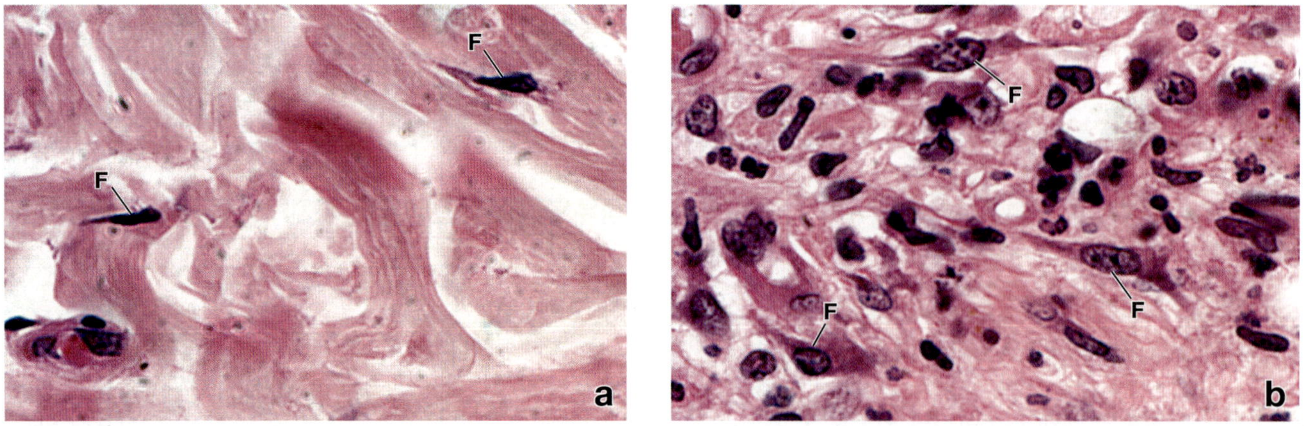

그림 6.20 결합조직의 섬유모세포(fibroblast). a. 일반적인 표본제작 방법에 의해 파라핀에 포매하고 H&E 염색을 시행한 결합조직의 광학현미경사진으로, 섬유모세포(fibroblast, *F*)의 핵이 관찰된다. ×600. **b.** 상처 치유과정에서 활성화된 섬유모세포(*F*)는 세포질이 호염기성을 나타내어 광학현미경으로 쉽게 관찰된다. ×500.

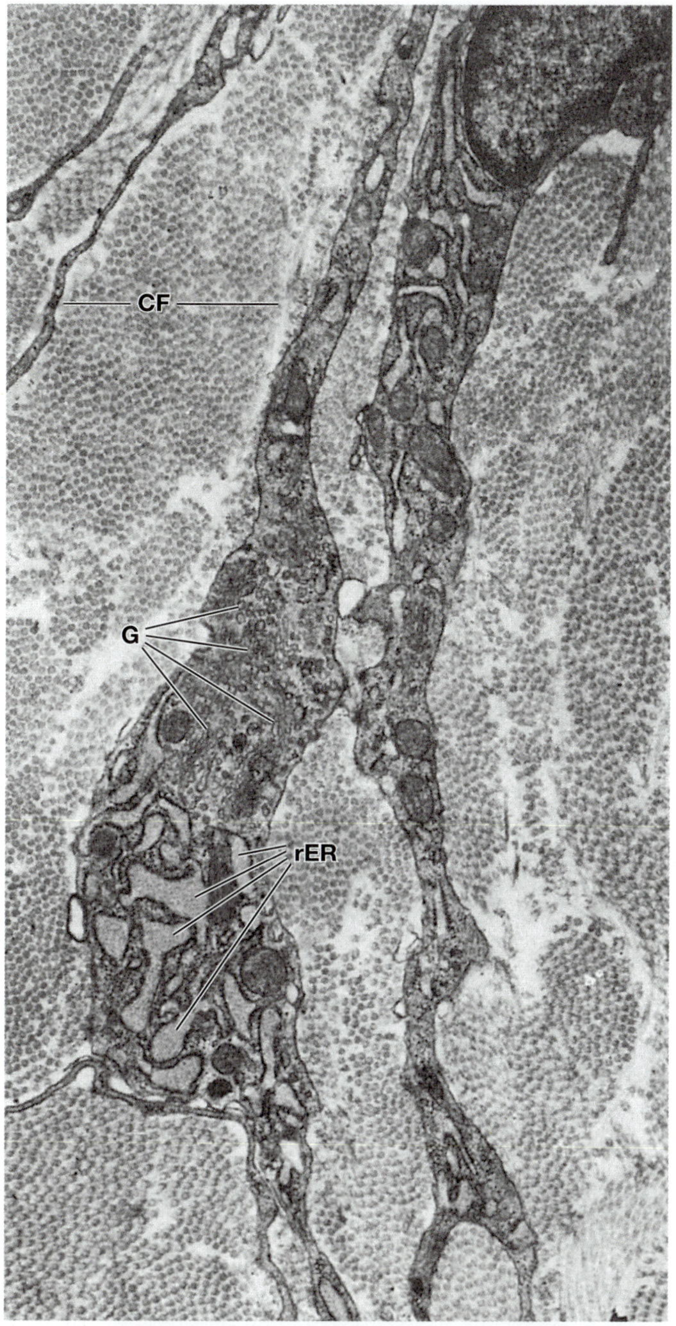

그림 6.21 섬유모세포(fibroblast)의 전자현미경사진. 여러 개의 섬유모세포의 세포질돌기가 관찰된다. 사진의 *위 오른쪽(upper right)* 부위에 섬유모세포의 핵이 위치해 있다. 세포질에서 과립형질내세망(*rER*)이 뚜렷하게 관찰되며, 수조(cisterna)가 확장되어 있어 이 세포에서 활발한 합성이 일어나고 있음을 알 수 있다. 골지복합체(Golgi apparatus, *G*)의 막은 과립형질내세망(*rER*)과 가깝게 위치해 있다. 세포 주위에서 많은 콜라겐원섬유가 관찰되며, 이들 중 대부분이 가로절단되어 이 배율에서는 *작은 점*으로 나타난다. ×11,000.

발견되는 국소부착(focal adhesion)을 닮았다(183~186쪽 참조). 이러한 배열은 세포내 액틴 다발의 수축에 의해 생성된 힘을 세포외기질로 전달하는 **기계적에너지변환계통**(mechanotransduction system)의 기반이 된다.

투과전자현미경으로 관찰하면 근섬유모세포는 평활근세포의 특징을 가지고 있는 섬유모세포로 나타난다. 근섬유모세포에는 과립형질내세망과 골지복합체가 관찰될 뿐만 아니라, 평활근세포에서 발견되는 것과 유사하게 세로방향으로 배열된 액틴미세섬유와 치밀소체(dense body)가 관찰된다(그림 6.22). 평활근세포에서와 같이 근섬유모세포의 핵은 세포 수축과 연관되어 흔히 찌글찌글하게 나타난다. 그러나 근섬유모세포는 주변을 둘러싸고 있는 기저판(basal lamina)이 없다는 점(평활근은 기저판 또는 외판에 의해 둘러싸여 있음)에서 평활근세포와 구분할 수 있다. 또한 근섬유모세포는 보통 단독으로 존재하지만, 이들 세포의 세포질 돌기가 다른 근섬유

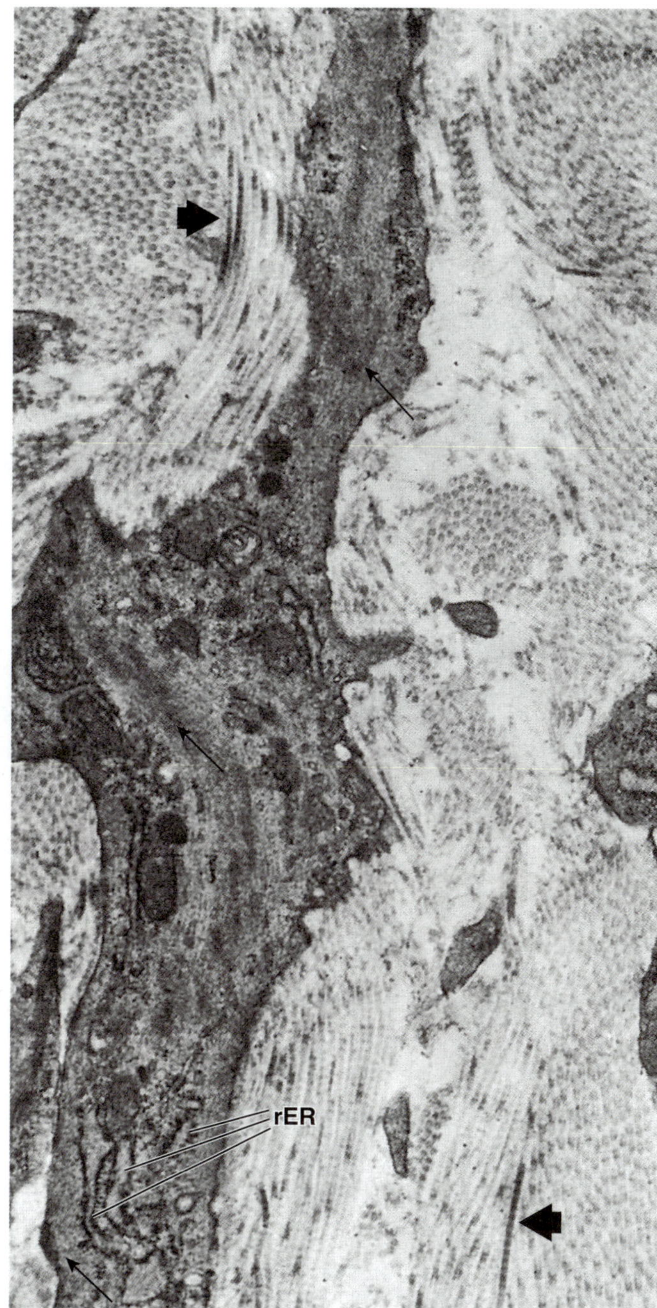

그림 6.22 근섬유모세포(myofibroblast)의 전자현미경사진. 이 세포는 그림 6.21과 비교해 보아 과립형질내세망(*rER*)이 중등도로 발달되어 있는 등 일부 섬유모세포의 특징을 나타낸다. 그러나 다른 부위에서는 평활근세포의 형태적 특징인 가는 미세섬유(thin filament) 집합체와 치밀소체(cytoplasmic density, *화살표*)가 관찰된다. *화살표머리*는 세로절단된 콜라겐원섬유를 가리킨다. ×11,000.

모세포의 세포질돌기와 연결될 수 있다. 이러한 연결부위에서는 교통반(간극연결, 틈새이음 gap junction)이 관찰되며, 이는 세포사이 정보전달(intercellular communication)이 이루어질 수 있음을 의미한다.

큰포식세포(대식세포, Macrophage)

큰포식세포(대식세포, macrophage)는 단핵구(monocyte)에서 기원한 포식작용을 하는 세포로, 세포질 내에 많은 양의 용해소체(lysosome)를 포함하고 있다.

조직구(histiocyte)로 알려져 있는 결합조직 내 큰포식세포(대식세포, macrophage)도 단핵구(monocyte)라고 하는 혈구에서 기원된다. 단핵구가 혈류로부터 결합조직으로 이주하여 결합조직 내에서 큰포식세포로 분화한 것이다.

조직 내 큰포식세포를 일반적인 조직 염색 후 광학현미경으로 관찰하면, 이들이 활발한 포식작용(phagocytic activity)을 하고 있다는 명백한 증거인 세포질 내에 포식한 물질들이 관찰되지 않는 한, 이들 세포를 확인하기 어렵다. 큰포식세포를 구분하는 또 다른 특징은 함입되어 있거나 콩팥모양을 하고 있는 핵이 관찰된다는 것이다(그림 6.23a). 또한 세포질 내에 용해소체가 풍부하게 존재하며, 산성인산분해효소(acid phosphatase) 활성을 이용하여 염색하면 관찰할 수 있다(광학현미경과 투과전자현미경 모두에서). 산성인산분해효소 염색에 양성반응을 나타내는 것은 큰포식세포를 확인하는 데에 도움이 된다. 투과전자현미경으로 관찰하면, 큰포식세포의 표면에서 수 많은 주름구조와 손가락모양의 돌기가 관찰된다(그림 6.23b). 이들 표면 돌기는 포식되는 물질들을 에워싼다. 세포질돌기 표면을 따라 존재하는 큰포식세포의 용해소체는 포식 능력이 있는

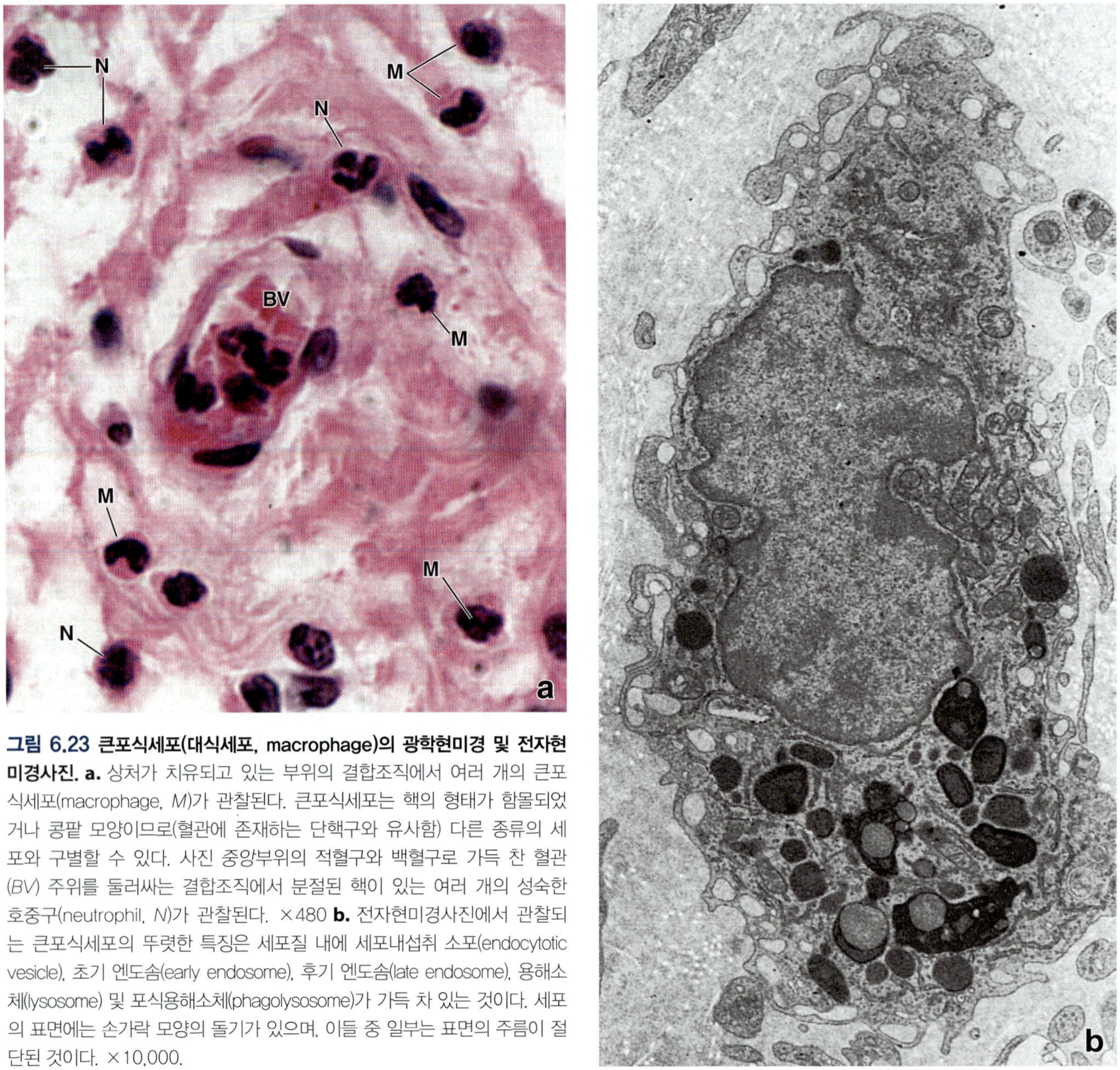

그림 6.23 큰포식세포(대식세포, macrophage)의 광학현미경 및 전자현미경사진. a. 상처가 치유되고 있는 부위의 결합조직에서 여러 개의 큰포식세포(macrophage, *M*)가 관찰된다. 큰포식세포는 핵의 형태가 함몰되었거나 콩팥 모양이므로(혈관에 존재하는 단핵구와 유사함) 다른 종류의 세포와 구별할 수 있다. 사진 중앙부위의 적혈구와 백혈구로 가득 찬 혈관(*BV*) 주위를 둘러싸는 결합조직에서 분절된 핵이 있는 여러 개의 성숙한 호중구(neutrophil, *N*)가 관찰된다. ×480 **b.** 전자현미경사진에서 관찰되는 큰포식세포의 뚜렷한 특징은 세포질 내에 세포내섭취 소포(endocytotic vesicle), 초기 엔도솜(early endosome), 후기 엔도솜(late endosome), 용해소체(lysosome) 및 포식용해소체(phagolysosome)가 가득 차 있는 것이다. 세포의 표면에는 손가락 모양의 돌기가 있으며, 이들 중 일부는 표면의 주름이 절단된 것이다. ×10,000.

세포들에서 나타나는 특징적인 구조이다. 큰포식세포는 세포내섭취 소포(endocytotic vesicle)인 포식용해소체(phagolysosome)와 포식작용의 다른 증거(예를 들어, 잔여소체 residual body)도 함유하고 있다.

과립형질내세망, 무과립형질내세망 및 골지복합체에서는 큰포식세포의 포식작용, 분해작용 및 분비기능에 필요한 단백질 합성을 담당한다. 분비물질들은 기본 세포외배출 경로 및 조절성 세포외배출 경로를 통해 세포 밖으로 배출된다. 조절성 분비경로는 포식작용, 면역 복합체(immune complex), 보체(complement) 및 림프구로부터의 신호(다른 세포 활성에 영향을 주는 생물학적 활성 물질인 **림포카인**[lymphokine] 분비)에 의해 활성화될 수 있다. 큰포식세포에 의해 분비되는 분비물질에는 면역반응, 아나필락시스(anaphylaxis) 및 염증과 관련된 다양한 물질들이 포함되어 있다. 또한 중성단백질분해효소(neutral protease) 및 글리코사미노글리칸분해효소(GAGase, 글리코사미노글리칸을 분해하는 효소)를 분비하여 결합조직에서 큰포식세포의 이주를 촉진한다

큰포식세포는 항원제시세포로 면역반응에 있어서 중요한 역할을 한다.

큰포식세포의 주 기능이 포식작용을 통한 방어작용(예를 들어, 박테리아 포식)이나 정화작용(예를 들어, 세포찌꺼기[파편] 포식)이지만, 면역반응에도 중요한 역할을 한다.

큰포식세포는 표면에 **주요조직적합유전자복합체 II**(major histocompatibility complex II, MHC II) 분자라고 하는 특수 단백질을 포함하고 있으며, 이들 분자는 큰포식세포가 **$CD4^+$도움T림프구**(helper $CD4^+$ T lymphocyte)와 상호작용할 수 있게 해준다. 큰포식세포가 이종세포를 에워쌀 때 이종세포의 항원 짧은폴리펩타이드(antigens-short polypeptide, 아미노산 7~10개 길이)가 주요조직적합유전자복합체 II(MHC II) 표면에 놓이게 된다. 만약 $CD4^+$ T림프구가 표면에 위치한 항원을 인식하게 되면 활성화 되어 면역반응을 시작하게 된다(14장 참조). 큰포식세포가 $CD4^+$도움T림프구에 대한 항원을 "제시"하기 때문에 이들을 **항원제시세포**(antigen-presenting cell, APC)라고도 한다.

큰포식세포는 조직손상부위에 호중구 다음에 도착하여 분화한다.

조직손상부위에서 손상된 지역에 가장 먼저 도착하는 세포는 호중구(중성구 neutrophil)이다. 이들은 이물질이나 감염물질을 처음 인식하고, 활성산소중간물질(reactive oxygen intermediate)이나 산소무관살해기전(oxygen-independent killing mechanism)에 의해 분해를 시작한다(345~347쪽 참조). 이 분해과정 동안 손상부위에 많은 양의 분비물질과 세포찌꺼기가 생성된다. 그러나 호중구의 작용에도 살아남은 미생물이 존재할 수 있다. 24시간 후, 혈관으로부터 단핵구가 손상부위로 들어가 큰포식세포로 분화하고, 그곳에 염증이 가라앉을 때까지 남아 있는다. 동시에 큰포식세포는 호중구와 침범한 미생물에 의해 생성된 일부 분자들과의 상호작용에 의해 활성화된다. 이와 같은 과정 동안 큰포식세포는 다양한 유전자 활성화에 의해 시작되는 일련의 기능적, 형태학적 및 생화학적 변형과정을 겪는다.

고전적 활성큰포식세포(M1큰포식세포, M1 macrophage)는 염증과 세포외기질 파괴 및 아포토시스를 증진시킨다.

큰포식세포는 인터페론 γ(interferon γ, IFN-γ)와 종양괴사인자 α(tumor necrosis factor α, TNF-α) 또는 박테리아 지질다당류(lipopolysaccharide, LPS)에 의해 활성화되어 **고전적 활성큰포식세포**(classically activated macrophage) 또는 **M1큰포식세포**(M1대식세포, M1 macrophage)가 된다. 이들 활성큰포식세포는 산화질소(nitric oxide, NO) 및 다른 중간산물을 생성함으로써 염증 부위에서 미생물을 파괴할 수 있다. 이들은 $CD4^+$도움T림프구(helper $CD4^+$ T lymphocyte)에 작용하는 인터루킨12(interleukin-12, IL-12)도 분비한다. 그 다음 T도움세포는 $CD8^+$세포독성T림프구(cytotoxic $CD8^+$ T lymphocyte)를 자극하여 염증부위에 도달하게 하는 인터루킨2(interleukin-2, IL-2)를 분비한다. 요약하면, M1큰포식세포는 **만성염증**(chronic inflammation)과 **조직 손상**(tissue injury)을 유발한다. 큰포식세포는 커다란 이물질을 만나면 100개 이상의 핵이 있는 거대세포로 융합하여 이물질을 에워싼다. 이들 다핵세포(multinucleated cell)를 **이물거대세포**(foreign body giant cell, **랑게르한스세포**[Langhans cell])라고 한다.

대체활성큰포식세포(M2큰포식세포)는 염증을 종식시키는 데에 작용하며, 세포외기질 재건, 세포 증식 및 혈관형성(angiogenesis)을 증진시킨다.

조직손상부위에서 염증 자극이 제거되면, 신체는 세포 찌꺼기를 제거하고, 새로운 세포외기질 성분을 합성하며, 손상조직에 혈관을 재공급하는 재생모드로 변환된다. 이 과정 동안 큰포식세포는 인터루킨 4(IL-4), 인터루킨 5(IL-5), 인터루킨 10(IL-10) 또는 인터루킨 13(IL-13)과 같은 사이토카인(cytokine)에 의해 활성화된다. 이렇게 활성화된 세포를 **대체활성큰포식세포**(alternatively activated macrophage) 또는 **M2큰포식세포**(M2대식세포, M2 macrophage)라고 하며, 이들은 일반적으로 항염증성(anti-inflammatory)을 나타낸다. 이들은 B림프구를 형질세포(plasma cell)로 분화시키는 인터루킨 4(IL-4)와, 혈관형성을 촉진시키는 혈관내피성장인자(vascular endothelial growth factor, VEGF)를 분비한다. M2큰포식세포는 세포외기질 성분(예를 들어, 피브로넥틴[fibronectin] 및 다른 다기능접착당단백질)도 분비하며, **염증 종식**(resolution of inflammation)에 관여한다. 이들 세포는 항염증성, 증식성 및 혈관형성 활성이 있어 **상처치유**(wound repair)를 증진시킨다. M2큰포식세포는 기생충 감염(예를 들어, 주혈흡충증[schistosomiasis])의 억제에도 효과적이다. M2큰포식세포는 이러한 유익한 작용뿐만 아니라 **알레르기**(allergy) 및

천식(asthma)의 발병기전에도 관여한다.

비만세포(Mast Cells)

비만세포는 골수에서 발생되고 결합조직에서 분화된다.

비만세포(mast cell)는 크고 난원형인 결합조직세포(직경이 20~30 mm)로, 핵은 구형이고 세포질에는 짙은 호염기성을 띠는 수많은 과립들로 가득 차 있다. 이들 세포는 사람 조직에서 쉽게 확인되지 않으며, 과립을 잘 보존할 수 있는 특수한 고정액을 사용해야만 관찰 가능하다. 글루타르알데히드로 고정을 하면 비만세포의 과립은 톨루이딘블루(toluidine blue)와 같은 염기성염료에 염색되어 관찰할 수 있다. 이때 과립은 짙게 염색되며, 과립 내에 고도로 황산화된 단백당인 헤파린(heparin)을 함유하고 있기 때문에 변색성을 나타낸다(그림 6.24a). 세포질에는 약간의 과립형질내세망, 미토콘드리아와 골지복합체가 있으며, 세포 표면에는 수많은 미세융모와 주름이 관찰된다

비만세포(mast cell)는 유사한 과립을 함유하고 있는 백혈구인 호염기구(basophil)와 서로 연관되어 있으나 동일하지는 않다(표 6.6). 이들 두 세포 모두 골수에 있는 다능성 조혈줄기세포(pluripotential hemopoietic stem cell, HSC)로부터 기원한다. 비만세포선조세포(mast cell progenitor, MCP)는 처음에는 단핵구 모양의 과립이 없는 세포(granule-free cell)로 말초 혈액을 순환한다. 이러한 미성숙 비만세포는 결합조직으로 이주한 후 분화하여 그들의 특징적인 과립을 생성한다(그림 6.24b). 이에 비해 호염기구선조세포(basophil progenitor, BaP)는 분화 후 순환계통 내에 남아 있는다. 성숙한 비만세포의 표면에는 수많은 고친화성 F_c수용체(F_c receptor, FcεRI)가 존재하며, 여기에 면역글로불린 E(IgE)가 결합한다. 특정 항원이 비만세포 표면에 부착되어 있는 면역글로불린 E 항체 분자에 결합하면 F_c수용체들이 모이게 된다. 이러한 군집은 비만세포를 활성화시켜 비만세포 과립의 세포외배출(exocytosis, 탈과립 degranulation)을 유발하고, 과립 내에 들어 있던 물질들은 세포외기질로 방출되게 된다. 비만세포는 보체단백질(complement) 활성화과정 동안 면역글로불린E와 무관한 기전에 의해 활성화될 수도 있다.

사람에서 형태학적 및 생화학적 특성에 따라 두 가지 유형의 비만세포가 확인되었다. 피부, 장의 점막하층, 유방 및 액와림프절(겨드랑 림프절 axillary lymph node)의 결합조직에 존재하는 대부분의 비만세포는 격자 모양의 내부구조가 있는 세포질 과립을 포함하고 있다. 이들 세포는 과립과 연관된 트립신분해효소(tryptase)와 카이메이스(chymase)를 함유하고 있으며, 이 세포를 MC_{TC}비만세포(MC_{TC} mast cell) 또는 결합조직비만세포(connective tissue mast cell)라고 한다. 이에 반해, 폐와 장점막(intestinal mucosa)에 존재하는 비만세포는 소용돌이 모양의 내부구조가 나타나는 과립을 포함하고 있다. 이들 세포는 트립신분해효소만을 생성하며, 이들은 MC_{TC}비만세포(MC_{TC} mast cell) 또는 점막비만세포(mucosal mast cell)라고 한다. 코점막(nasal mucosa)에서는 이들 두 유형의 세포가 거의 동일한 양 관찰된다.

비만세포는 피부나 점막의 결합조직에 특별히 많이 존재하지만, 뇌와 척수에는 존재하지 않는다.

결합조직비만세포(connective tissue mast cell, MC_{TC}비만세포[MC_{TC}

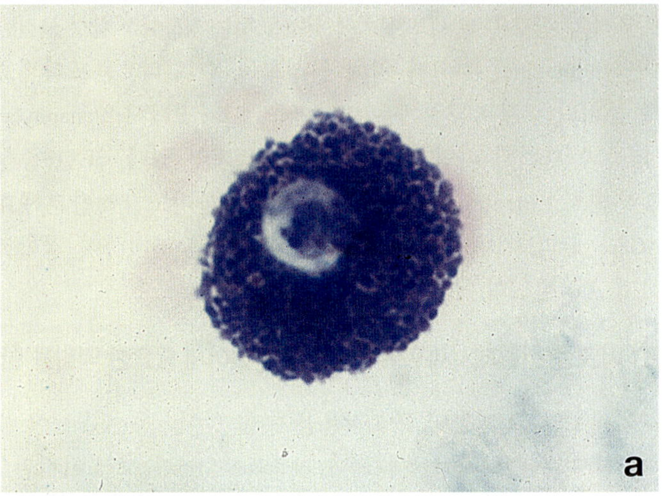

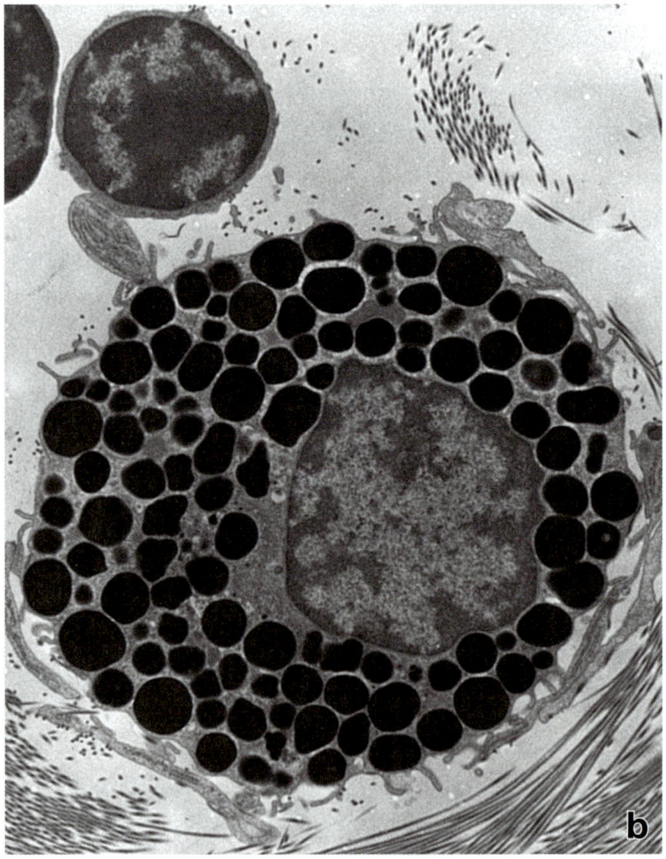

그림 6.24 비만세포(mast cell). a. 톨루이딘블루(toluidine blue)로 염색된 비만세포의 광학현미경사진이다. 과립은 짙게 염색되며, 그 수가 많으므로 어떤 부위에서는 단단한 덩어리처럼 나타난다. 옅게 염색된 부위에는 핵이 위치해 있다. ×1,250 **b.** 이 전자현미경사진에서는 과립으로 가득 채워진 비만세포의 세포질이 관찰된다. 사진의 *위 왼쪽* 부위에 작은 림프구(lymphocyte)가 위치해 있다. ×6,000.

표 6.6 비만세포와 호염기구의 특성 비교

특성	비만세포	호염기구
기원	조혈줄기세포(Hemopoietic stem cell)	조혈줄기세포
분화하는 장소	결합조직	골수
세포 분열	일어남(때때로)	일어나지 않음
혈액을 순환하는 세포	없음	있음
세포 수명	수 주에서 수 개월	수 일
크기	20~30 μm	7~10 μm
핵의 형태	둥글다	엽으로 나눠져 있음(보통 두 엽으로 이루어짐)
과립	많음, 크기가 큼, 변색성을 나타냄	적음, 작음, 호염기성을 나타냄
면역글로불린E(IgE) 항체에 대한 고친화성 표면수용체(FcεRI)	존재	존재
세포 활성에 대한 표지물질	트립신분해효소(tryptase)	아직까지 알려져 있지 않음

FcRI, Fc receptors.

mast cell])는 피부의 작은 혈관, 모낭(털부머니, hair follicle), 피지샘(피지선, 기름샘 sebaceous gland) 및 땀샘(한선, sweat gland) 주변 결합조직에 주로 분포한다. 이들 비만세포는 장기를 덮는 피막(capsule)이나 내부 장기 내 혈관 주변 결합조직에도 존재하며, 중추신경계에 없다는 것이 매우 눈에 띄는 특징이다. **뇌척수막**(meninge, 뇌와 척수를 둘러싸는 결합조직의 막)에는 비만세포가 존재하지만, 뇌와 척수 내 작은 혈관 주위 결합조직에는 비만세포가 존재하지 않는다. 뇌와 척수에 비만세포가 없는 것은 알레르기 반응 시 부종에 의한 손상으로부터 이들 구조를 보호하기 위함이다. 비만세포는 흉선(가슴샘 thymus)에도 많이 있으며, 흉선보다는 적지만 다른 림프기관에도 존재하나, 비장(지라 spleen)에는 존재하지 않는다.

대부분의 비만세포 분비물(염증매개체 mediator of inflammation)은 과립 내에 저장되어 있으며, 비만세포가 활성화될 때 방출된다.

비만세포는 짙은 호염기과립(basophilic granule)을 함유하고 있으며, 이들 과립에 **염증매개체**(mediator of inflammation)로 알려져 있는 화학물질들을 저장하고 있다. 비만세포에서 생성되는 염증매개체는 다음의 두 가지 부류로 구분할 수 있다. **미리 형성된 염증매개체**(preformed mediator)은 분비과립 내에 저장되어 있다가 세포가 활성화되었을 때 방출된다. **새롭게 합성된 염증매개체**(newly synthesized mediator)은 흔히 휴지기세포에는 존재하지 않고, 활성화된 비만세포에서 합성, 분비된다.

비만세포 과립 내에서 발견되는 **미리 형성된 염증매개체**(preformed mediator)에는 다음과 같은 것들이 있다.

- **히스타민**(histamine)은 일종의 생체 아민(biogenic amine)으로 작은 혈관의 투과성을 증가시키며, 주변 조직의 부종과 가려운 감각이 나타나는 피부 반응의 원인이 된다. 또한 기관지나무(bronchial tree)에서의 점액 생성을 증가시키고, 폐의 공기통로에 존재하는 평활근을 수축시킨다. 히스타민의 효과는 **항히스타민제**(antihistaminic agent)에 의해 차단될 수 있다. 항히스타민제와 같은 경쟁적 억제제(competitive inhibitor)는 히스타민의 화학구조와 유사하여 히스타민 수용체에 결합하지만 효과를 나타내지 못한다.
- **헤파린**(heparin)은 황산화된 글리코사미노글리칸으로 항응고제(anticoagulant)이다. 이들의 발현은 비만세포나 호염기구의 과립 내에서 일어난다. 헤파린은 항트롬빈 III(antithrombin III)나 혈소판인자 IV(platelet factor IV)와 결합하여 응고인자(coagulation factor) 연쇄반응을 차단한다. 이와 같은 항응고 특성에 기반하여 헤파린은 **혈전증**(thrombosis) 치료에 유용하다. 헤파린은 섬유모세포성장인자(FGF) 및 FGF 수용체와도 상호작용하여 세포 내에서 신호전달을 유도한다.
- **세린계단백질가수분해효소**(serine protease; 트립신분해효소 tryptase와 카이메이스 chymase). **트립신분해효소**(tryptase)는 사람 비만세포의 과립 내에 선택적으로 농축되어 있다(호염기구에는 없음). 트립신분해효소는 비만세포에서 히스타민과 함께 분비되며, 비만세포 활성화의 표적물질로 작용한다. **카이메이스**(chymase)는 혈관조직 손상에 반응하여 앤지오텐신 II(angiotensin II) 생성에 중요한 역할을 한다. 또한 비만세포 카이메이스는 기질금속단백질분해효소(MMP)를 활성화시키고, 혈관평활근세포, 특히 죽상경화성 병변(atherosclerotic lesion)에서 혈관평활근세포의 아포토시스를 유도한다.
- **호산구화학주성인자**(eosinophil chemotactic factor, ECF)와 **호중구화학주성인자**(neutrophil chemotactic factor, NCF)는 호산구와 중

글상자 6.3

임상적용: 상처치유에서 근섬유모세포의 역할(Role of Myofi broblasts in Wound Repair)

근섬유모세포의 중요한 역할은 **상처치유**(wound healing) 중에 나타난다. 깔끔한 수술적 피부 절개 후 피브린과 혈구를 포함하는 **혈병**(blood clot)이 절개 부위 가장자리 사이 좁은 공간을 채우면서 치유과정이 시작된다. 초기 손상후 빠르면 24시간 내에 시작되는 **염증과정**(inflammatory process)은 작은 영역에 손상이 일어나게 하고, 손상되거나 죽은 조직의 제거를 도우며, 새로운 세포외기질 단백질 침착을 시작하게 한다. 염증의 초기 단계 동안 호중구와 단핵구가 손상부위로 침투한다(호중구의 최대 침투는 손상 후 초기 1~2일에 일어난다). 단핵구는 큰포식세포로 변형된다(호중구는 손상 후 3일까지 이들 세포로 교체된다; 348쪽). 동시에 국소적인 성장인자에 반응하여 섬유모세포와 혈관내피세포가 증식하기 시작하고, 복구 과정에서 특징적으로 나타나는 특수한 형태의 조직인 **육아조직**(granulation tissue)을 형성하기 위해 혈병의 섬세한 피브린 기질로 이주한다. 완전하게 발생한 육아조직은 일반적으로 손상 후 5일까지 절개부분의 틈새를 이어주게 된다. 이러한 육아조직은 수많은 작은 혈관들과, 섬유모세포, 근섬유모세포 및 다양한 수의 다른 염증세포들로 구성되어 있다. 이주하는 섬유모세포들은 세포외기질을 잡아당기는 힘을 발휘하여 스트레스를 받는 방향을 따라 세포외기질을 재배열한다. 전환성장인자 β1(TGF-β1)과 같은 성장인자와 기계적인 힘에 의해 섬유모세포는 **근섬유모세포(myofibroblast)**로 분화하게 된다. 이와 같은 과정은 α 평활근액틴(α-SMA) 합성을 모니터링함으로써 관찰할 수 있다. 이러한 액틴 유형은 섬유모세포의 세포질에는 존재하지 않는다(그림 F6.3.1). 근섬유모세포는 결합조직 섬유의 단축을 유발하는 안정된 수축력(평활근세포 수축력 정도)을 생성, 유지하여 상처를 봉합한다. 동시에 근섬유모세포는 콜라겐섬유와 다른 세포외기질 성분을 합성하여 주변 조직으로 배출함으로써 조직 재건에 관여한다.

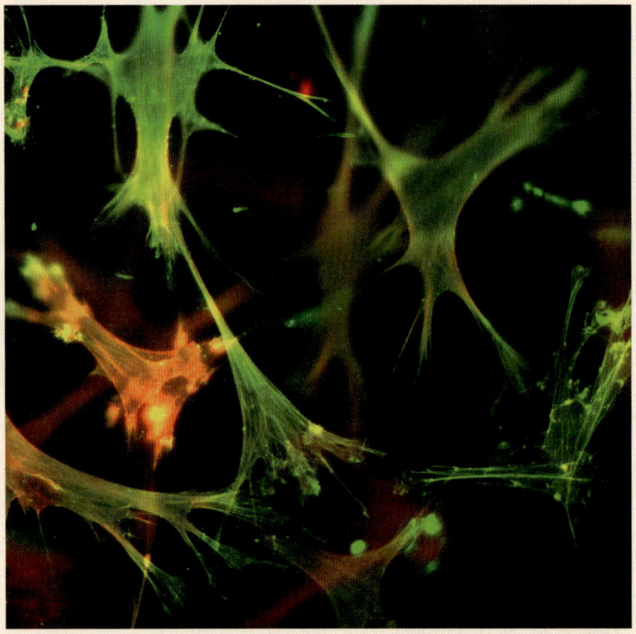

그림 F6.3.1 배양된 섬유모세포와 근섬유모세포. 콜라겐 격자 위에 배양된 야생형 3T3섬유모세를 면역형광 염색한 사진이다. 전환성장인자 β1(tumor growth factor β1, TGF-β1)과 같은 특정 성장인자의 자극으로 일부 섬유모세포가 근섬유모세포 분화의 표지물질인 α 평활근액틴(α smooth muscle actin, α-SMA)을 발현하는 근섬유모세포로 분화한다. F 액틴미세섬유(F-actin filament, *녹색 green*)를 보여주는 플루오레세인으로 표지된 팔로이딘(fluorescein-labeled phalloidin)으로 염색된 세포와, α 평활근액틴에 대한 일차항체로 표지한 후 아이소타이오사이안산 플루오레스세인(FITC, *빨간색 red*)이 복합된 항마우스 염소 이차항체로 나타낸 세포들이 관찰된다. F 액틴미세섬유와 α 평활근액틴이 동시에 발현되는 세포는 *노란색(yellow)*으로 나타나 있다. 일부 세포는 분화가 종료되었고, 일부 세포는 분화 초기 단계에 있다. 1000배 (Dr. Boris Hinz가 제공)

상처 치유 2주째가 되면 복구 조직에 세포 양이 감소하고, 근섬유모세포는 아포포시스과정을 겪어 사라지며, 그 결과 아주 적은 수의 세포성분들만 존재하는 **결합조직 흉터**(connective tissue scar)가 생긴다. 일부 병적인 상태에서는 근섬유모세포가 유지되고 지속적으로 복구과정을 진행하게 된다. 이렇게 복구과정이 계속되면 과도한 결합조직 구축을 초래하여 **비대 흉터**(hypertrophic scar)를 형성하게 된다. 결합조직 대부분의 수축 질환(contractive disease, 섬유종증 fibromatosis)에서 과다한 근섬유모세포가 관찰된다. 예를 들어, **손바닥섬유종증**(palmar fibromatosis, **뒤퓌트랑병**[Dupuytren's disease])의 경우, 손바닥널힘줄(palmar aponeurosis)이 두꺼워지는 것이 특징이며, 더욱 진행하여 네 번째와 다섯 번째 손가락의 진행성 굴곡 구축(오그라듦 progressive flexion contracture)이 나타난다(그림 F6.3.2). 흉터조직이 원 상처 크기를 지나게 자라나 줄어들지 않는다면 이를 **켈로이드**(keloid)라고 한다. 켈로이드의 형성은 다른 인종보다 아프리카계 미국인에서 매우 흔하게 관찰된다.

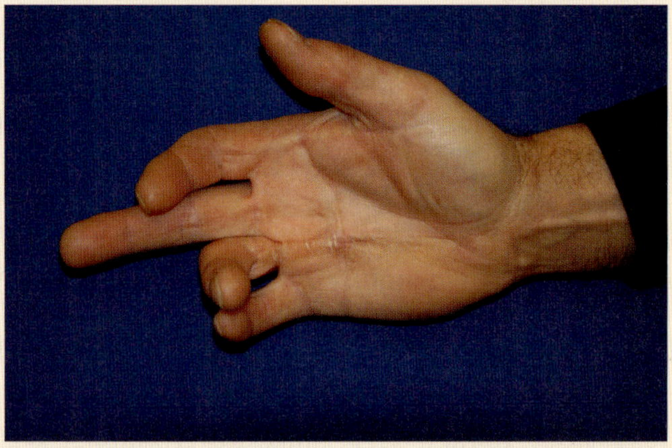

그림 F6.3.2 뒤퓌트랑병(Dupuytren's disease) 환자의 손. 뒤퓌트랑병은 손바닥에 있는 결합조직 수축 질환의 예 중 하나이다. 이 질환의 경우, 반지의 기저부가 닿는 손의 주름 부위가 가장 흔하게 영향을 받으며, 과다한 수의 근섬유모세포가 침투해 들어와 작은 손가락에 협착된 섬유성띠(contracted fibrous cord)를 형성한다. 대부분의 환자들이 영향 받은 손으로 납작한 면을 집으려 할 때 문제가 발생한다고 보고하고 있다. 좀 더 심한 경우에는 손가락이 영구적으로 고정이 되어 손을 씻거나, 호주머니에 손을 넣는 일과 같은 일상 생활이 불편하게 된다(Dr. Richard A. Berger로부터 제공).

글상자 6.4

기능적 고찰: 단핵포식세포계통(The Mononuclear Phagocyte System)

원래 제안된 큰포식세포, 단핵구 및 그 전구체의 **단핵포식세포계통**(mononuclear phagocyte system, MPS)로 분류한 것은 공통적인 형태, 기능, 기원 및 세포 동역학(kinetics)에 근거하였다. 최근 연구에서는 모든 큰포식세포가 단핵구에서 유래한다는 고전적인 단핵포식세포계통에 대한 개념에 도전하여, 상주큰포식세포가 자체 재생(self-renewal)에 의해 전적으로 유지된다고 제안하고 있다.

단핵포식세포계통의 세포는 식세포작용(phagocytosis)과 항원 처리(antigen processing) 및 항원 제시(antigen presentation)에 주로 관여하는 식세포들의 네트워크를 대표한다. 단핵포식세포계통 세포는 단핵구, 큰포식세포 및 가지돌기세포(dendritic cell)로 구성되며 물리적 및 기능적 특성에 따라 분류된다. **단핵구**(monocyte)는 순환세포(circulating cell)이며 혈액으로부터 조직 구획(tissue compartment)으로 쉽게 이동하여 조직 내에서 큰포식세포로 분화한다. **큰포식세포**(macrophage)는 신호분자의 지시에 따라 표적조직 내 목적 지점(destination point)으로 이동하여 그곳에서 이물질, 병원체 및 미생물과 반응하여 면역 반응을 시작한다. 또한 큰포식세포는 케모카인(chemokine)과 사이토카인(cytokine)을 분비하고 패턴인식수용체(pattern recognition receptor, PRR), 보체(complement) 수용체, 면역글로불린(Ig)의 Fc 단편(Fc fragment) 수용체와 같은 다양한 수용체를 발현한다. **가지돌기세포**(dendritic cell)는 적응면역 반응(adaptive immune response)에서 식세포 기능을 하는 항원 제시 세포이다.

앞서 언급했듯이, 고전적 분류에서는 모든 큰포식세포가 골수 조혈줄기세포(bone marrow hematopoi-etic stem cell)에서 유래한 단핵구에서 유래한다는 가정에 근거했다. 최근에는 단핵포식세포계통의 세포가 혈구형성과정(조혈, hematopoiesis) 중에 별도의 계열(wave)에 속하는 두 개의 별개의 전구세포 집단에서 발생한다는 것이 받아들여지고 있다. 초기 집단은 **난황**(yolk sac, 배아외 원시 조혈 단계 extraembryonic primitive hematopoietic wave)에서 유래한 **적혈구-골수전구세포**(erythro-myeloid progenitor cell)에서 유래한다. 이러한 배아 큰포식세포는 임신 3~4주에 처음 발견되며 혈액 단핵구와 독립적으로 발달한다. 이들은 발달 중인 조직과 기관으로 이동하여 **상주큰포식세포**(resident macrophage)가 된다 두 번째 집단은 **골수 조혈줄기세포**(bone marrow hematopoietic stem cell, 조혈 계열)에서 유래하며 **단핵구-유래 큰포식세포**(monocyte-derived macrophage)를 나타낸다. 단핵구는 발달이 훨씬 늦은 시기인 임신 17주경에 순환계에 처음 나타난다. 따라서 단핵포식세포계통의 세포들은 배아 기원이 다른 세포 집단들이 혼합된 유형을 포함한다는 것을 이해하는 것이 중요하다. 두 큰포식세포 집단 모두 항원제시세포이다; 그러나 서로 다른 표현형과 다양한 기능을 나타낸다. 난황- 유래 상주큰포식세포(york sac-derived resident macrophage)는 자체적으로 유지가 가능하며 조직에서 상주하는 자체 재생능력을 지닌 식세포 집단을 나타내는 반면, 단핵구-유래 큰포식세포는 순환하는 혈액내 단핵구의 유입으로 보충된다.

상주조직 큰포식세포(resident tissue macrophage)도 각 조직 환경에 적응하여 특정 기능을 수행한다. 예를 들어, **미세아교세포**(microglia cell)는 주로 중추신경계의 모세혈관을 따라 위치하며 식작용을 하는 작고 별 모양의 세포를 나타낸다. 이들은 난황의 적혈구-골수 전구세포에서 발생하여 배아기 및 출산전후기(perinatal stage) 발달 단계 동안 중추 신경계로 이동하여 분화한다. 마찬가지로 간(**쿠퍼세포** Kupffer cell), 폐(**폐포큰포식세포** alveolar macrophage), 피부(**랑게르한스세포** Langerhans cell)의 큰포식세포도 난황에서 유래한다; 이들의 조직 특이 큰포식세포(tissue-specific macrophage) 표현형의 획득은 이들이 상주하는 기관의 발달 및 성숙과 연관된다. 뇌의 미세아교세포와 피부의 랑게르한스 세포는 골수-유래 단핵구에 의해 보충될 수 없다.

이와 유사하게 과립구/큰포식세포 전구세포(granulocyte/macrophage progenitor cells, GMP) 융합으로부터 기원되는 **뼈파괴세포**(osteoclast)도 단핵포식세포계통에 속한다. 또한 장 점막고유판과 자궁내막(uterine endometrium)의 상피하집(subepithelial sheath)의 섬유모세포(fibroblast)는 형태학적으로, 효소학적으로 및 기능적으로 결합조직 상주큰포식세포(resident connective tissue macrophage)의 특징을 갖는 세포로 분화되는 것으로 나타났다.

단핵포식세포계통에 속하는 다양한 세포들을 아래 표에 정리하였다.

단핵포식세포계통 세포

세포 이름	분포
단핵구(monocyte) 및 그들의 골수 전구세포: 단핵모구(monoblast), 전단핵구(promonocyte)	혈액과 골수
상주큰포식세포(resident macrophage)	결합조직, 비장, 림프절, 골수, adipose tissue 및 흉선(가슴샘)
가지돌기세포(dendritic cell)	림프절, 비장(spleen)
굴모세혈관별큰포식세포(stellate sinusoidal macrophage, 쿠퍼세포 Kupffer cell)	간
폐포큰포식세포(alveolar macrophage)	폐
사구체혈관사이세포(mesangial cell)	신장(콩팥, kidney)
태반큰포식세포(placental macrophage, 호프바우어 세포 Hofbauer cell)	태반(placenta)
흉막과 복막의 큰포식세포	장막강(serous cavity)
미세아교세포(microglia)	중추신경계통
랑게르한스세포(Langerhans cell)	피부의 표피, 구강점막, 음경꺼풀(foreskin), 여성생식기(female genital) 상피
장큰포식세포(intestinal macrophage)	위장관(gastrointestinal tract): 점막하층(submucosa)과 점막고유판(lamina propria)
세관주위큰포식세포 및 사이질큰포식세포(peritubular and interstitial macrophage)	고환(testis)
뼈파괴세포(osteoclast, 조혈전구세포[hemopoietic progenitor cell]로부터 기원)	뼈
섬유모세포유래 큰포식세포(fibroblast-derived macrophage, 중간엽세포로부터 기원)	장의 점막고유판, 자궁내막(uterine endometrium)
다핵거대세포(multinucleated giant cell, 예를 들어 이물거대세포[foreign body giant cells], 랑게르한스거대세포[Langhans giant cell]; 여러 개의 큰포식세포가 융합하여 형성)	병적 육아종(pathological granulom), 봉합 육아종(suture granulom), 결핵(tuberculosis)

성구를 각각 염증 부위로 유인한다. 호산구의 분비는 히스타민과 류코트리엔(leukotriene)의 효과를 상쇄시킨다.

새롭게 생성된 염증매개체(newly synthesized mediator)에는 다음과 같은 것들이 있다:

- **류코트리엔 C**(leukotriene C, LTC_4)는 비만세포에서 분비되며, 세포외기질 내에서 잘려져 두 개의 활성 **류코트리엔 D**(leukotriene D, LTD_4)와 **류코트리엔 E**(leukotriene E, LTE_4)를 생성한다. 이들은 글루타티온결합변형지질군(modified lipid conjugated to glutathione, LTC_4) 또는 시스테인결합변형지질군(modified lipid conjugated to cysteine, LTD_4와 LTE_4)에 속한다. 이들 류코트리엔은 아나필락시스(anaphylaxis) 동안 비만세포에서 분비되며(아나필락시스에 대한 설명은 글상자 6.5 참조), 호산구의 이주, 혈관 투과성 증가 및 염증을 촉진시킨다. 히스타민과 유사하게 류코트리엔도 폐 공기통로에 존재하는 평활근의 지속적인 수축을 촉진하여, **기관지연축**(bronchospasm)의 원인이 된다. 류코트리엔의 기관지 수축 효과는 히스타민의 효과보다 더 천천히 그리고 더 오래 일어난다. 류코트리엔에 의해 일어나는 기관지연축은 **류코트리엔수용체 길항제**(leukotriene receptor antagonist, 저해제 blocker)로 처리하면 막을 수 있으나 항히스타민제는 효과가 없다. 류코트리엔수용체 길항제는 **천식**(asthma) 치료에 가장 많이 처방되는 약으로, 급성 천식발작(aacut asthma attack)을 예방하고 치료하는 데에 모두 사용된다.
- **종양괴사인자 α**(tumor necrosis factor α, TNF-α)는 비만세포에 의해 생성되는 주된 사이토카인으로, 내피세포(endothelial cell)에서의 부착분자(adhesion molecule)의 발현을 증가시켜 항암효과를 나타낸다.
- 일부 **인터루킨**(IL-4, -3, -5, -6, -8 및 -16), **성장인자**(과립구큰포식세포콜로니자극인자, GM-CSF) 및 **프로스타글란딘 D_2**(prostaglandin D_2, PGD_2)도 역시 비만세포가 활성화되는 동안 분비된다. 이들 매개체(mediator)들은 과립에 저장되지 않고, 세포에 의해 합성된 후 즉각적으로 세포외기질로 방출된다.

알레르기항원과의 상호작용에 의해 비만세포가 활성화되어 방출되는 이들 매개체는 **알레르기반응**(allergic reaction)의 다양한 증상(symptom) 및 징후(sign)를 나타낸다.

글상자 6.5

임상적용: 알레르기 반응에서 비만세포와 호염기구의 역할(The Role of Mast Cells and Basophils in Allergic Reactions)

사람이 비만세포나 호염기구의 표면에 있는 고친화성 수용체(high-affinity receptor, FcRI)에 결합되어 있는 면역글로불린E(IgE)에 반응하는 특정 항원(알레르기항원 allergen)에 노출되면, 비만세포가 활성화된다. 이와 같은 유형의 면역글로불린E 의존 활성화는 **알레르기반응**(allergic reaction)이라고 하는 일련의 과정을 시작한다. 이러한 반응은 즉시형과민반응(immediate hypersensitivity reaction, 일반적으로 알레르기항원에 노출된 후 수초에서 수분 내에 일어남), 후기반응(late phase reaction) 또는 만성 알레르기 염증(chronic allergic inflammation)으로 일어날 수 있다.

즉시형과민반응(immediate hypersensitivity reaction)에는 히스타민과 다른 매개체의 면역글로불린E매개 방출이 포함된다. 위 매개체에 의한 임상 증상은 매우 다양하고, 이는 어떤 기관 계통이 영향을 받느냐에 따라 나타난다.

피부 표층에서의 매개체 방출은 홍반(erythema, redness), 종창(부기, swelling), 가려움(itching) 또는 통증감각(pain sensation) 등을 나타낼 수 있다. 호흡기계통의 증상으로는 재채기(sneezing), 콧물(rhinorrhea, 코감기 runny nose), 점액 생성 증가, 기침, 기관지연축(bronchospasm, 기관지 수축) 및 폐부종(pulmonary edema) 등이 나타난다. 이러한 증상을 보이는 사람은 가슴에 긴장감(조임 tightness), 가쁜 호흡 및 천명(쌕쌕거림, wheezing) 등이 동반된다. 위장관 역시 영향을 받아 구역(nausea), 구토(vomiting), 설사(diarrhea) 및 복부경련(abdominal cramping) 등의 증상이 나타날 수 있다.

매우 민감한 사람의 경우 곤충에 의해 항원이 체내로 들어가면, 비만세포와 호염기구가 다량의 과립을 방출하게 되어 하나 이상의 계통에 영향을 주게 된다. 이와 같은 상태를 **아나필락시스**(anaphylaxis)라고 한다. 체순환계통 혈관이 확장되고 투과성이 증가하여 **아나필락시스쇼크**(anaphylactic shock)의 원인이 될 수 있다. 이 폭발적이고 생명을 위협하는 반응에서는 심각한 저혈압(hypotension, 혈압 감소)과, 순환하는 혈액 양의 감소(혈관 누수 leaky vessel) 및 기관지 나무 평활근세포의 수축 등이 특징적으로 나타난다. 사람들은 호흡하기 어렵고, 구역 및 구토를 동반한 발진(rash)이 나타난다. 아나필락시스쇼크의 증상은 보통 1~3분 내에 일어나며, 에피네프린과 같은 혈관수축제(vasoconstrictor)의 즉각적인 처치가 필요하다. 호염기구에서 방출되는 특정 세포 표지물질에 대한 분석 방법이 아직 개발되지 않았기 때문에(비만세포와 같은 다른 세포와는 달리), 전신성아나필락시스반응(systemic anaphylactic reaction)에서 호염기구 활성화에 대한 평가는 여전히 문제가 있다.

즉시형과민반응의 징후나 증상이 해결된 후, 6~24시간 후에 영향을 받았던 사람에서 **후기 알레르기 반응**(late-phase allergic reaction)이 나타날 수 있다. 후기반응의 증상은 적혈(redness), 지속되는 피부 종창(swelling), 콧물(nasal discharge), 재채기 및 기침이 나타나며, 보통 백혈구 수치(white blood cell count)의 증가를 동반한다. 이러한 증상들은 보통 몇 시간 동안 지속되고 나서, 초기 알레르기항원에 노출된 때부터 1~2일 내에 사라진다. 호흡기계통에서, 후기반응은 지속되는 천식(persistent asthma) 발생과 연관되어 있다고 믿어진다.

만약에 알레르기항원에 지속적으로 노출된다면(예를 들면, 개를 가지고 있는 사람이 개에 대한 알레르기가 있다면), **만성 알레르기 염증**(chronic allergic inflammation)을 유발할 수 있다. 이런 사람들의 조직에는 호산구, T림프구와 같은 다양한 면역세포들이 축적되어 있어, 더 심한 조직 손상과 염증이 지속되는 등의 원인이 될 수 있으며, 영향 받은 조직에 영구적인 구조적, 기능적 변화를 초래할 수 있다.

호염기구(Basophils)

골수에서 발생, 분화하는 호염기구는 비만세포와 많은 특징을 서로 공유한다.

호염기구(basophil)는 혈류를 순환하는 과립백혈구로, 말초 백혈구(white blood cell, leukocyte)의 1% 이하로 존재한다. 호염기구와 비만세포는 골수에 존재하는 공통된 전구세포(precursor cell)에서 기원하지만, 발생학적으로 이들은 비만세포와는 독립된 세포계열이다. 호염기구는 **골수**(bone marrow)에서 발생, 성숙하며, 성숙한 세포의 형태로 혈관으로부터 방출된다. 이들 세포는 호염기성 과립, 유사한 매개체(mediator)을 분비하는 능력, 세포막 위에 있는 **면역글로불린 E항체**(IgE antibody)에 대한 많은 수의 **고친화성 F_c 수용체**(high-affinity F_c receptor) 등 비만세포와 많은 수의 공통된 특징들을 나타낸다. 이들 세포는 알레르기반응에 참여하고(글상자 6.5 참조), 비만세포와 같이 히스타민, 헤파린, 황산화헤파린, ECF, NCF 및 다른 염증매개체들을 분비한다. 비만세포와는 달리 호염기구는 프로스타글란딘 D_2(PGD_2)와 인터루킨 5(IL-5)를 생성하지 않는다. 호염기구와 이들의 특성에 대해서는 10장에서 더 자세하게 설명하였다.

지방세포(Adipocytes)

지방세포는 중성지방(neutral fat)을 저장하고 다양한 호르몬을 생성하는 특수화된 결합조직세포이다.

지방세포(adipocyte)는 중간엽줄기세포(mesenchymal stem cell)로부터 분화하여 세포질에 점차적으로 지방을 축적한다. 이들 세포는 성긴결합조직에 단독으로 또는 집단을 이루며 존재한다. 많은 지방세포가 밀집되어 있는 경우, 이들을 **지방조직**(adipose tissue)이라고 한다. 지방세포는 다양한 호르몬, 염증매개체 및 성장인자 합성에도 관여한다. 이러한 특수결합조직에 대해서는 9장에서 설명하였다.

성체줄기세포와 혈관주위세포(Adult Stem Cells and Pericytes)

다양한 조직과 장기에 성체줄기세포가 있는 오목(niche)이 존재한다.

성숙한 개체에 있는 다양한 조직들에는 **성체줄기세포**(adult stem cell)라고 하는 줄기세포의 저장소가 있다. 배아줄기세포(embryonic stem cell)와 비교하면 성체줄기세포는 다중 세포계열(multiple lineage)으로 분화할 수 없으며, 단지 특수한 세포계열로만 분화할 수 있다. 성체줄기세포는 많은 조직과 장기에서 발견되며, **오목**(niche)이라고 하는 특수한 부위에 위치하고 있다. 다양한 조직과 장기(골수는 예외)에 존재하는 기생부위 내에 위치한 세포들을 **조직줄기세포**(tissue stem cell)라고 한다. 이들은 위장관(gastrointestinal tract)에서도 확인되었다. 예를 들어, 위(위샘의 목 isthmus of the gastric gland), 소장, 대장(장샘의 기저부 base of the intestinal gland) 및 다른 많은 부위에서 발견되었다. 골수는 줄기세포의 유일무이한 저장소이다. **조혈줄기세포**(hemopoietic stem cell, HSC; 10장 참조)뿐 아니라, 골수에는 적어도 두 개의 서로 다른 줄기세포 집단이 포함되어 있다: 폭넓은 발생 능력을 보이는 **다중성 성체전구세포**(multipotent adult progenitor cell, MAPC)와, 연골세포(chondrocyte), 뼈모세포(osteoblast), 지방세포(adipocyte), 근육세포(muscle cell) 및 내피세포로 분화할 수 있는 **골수지질세포**(bone marrow stromal cell, BMSC)이다. 다중성 성체전구세포는 배아줄기세포에 대응하는 성인의 세포이다. **중간엽줄기세포**(mesenchymal stem cell)라고 성체줄기세포가 모여 있는 오목을 성인의 성긴결합조직에서 발견할 수 있다. 이들 세포는 분화하여 상처치유나 새로운 혈관 생성(혈관신생 neovascularization)에서와 같이 새로운 조직으로 복구하거나 형성하는 세포가 된다.

모세혈관과 세정맥에서 발견되는 혈관주위세포는 중간엽줄기세포이다.

외막세포(adventitial cell)라고도 하는 **혈관주위세포**(pericyte, perivascular cell)는 모세혈관과 세정맥 주위에서 발견된다(그림 6.25). 그들의 핵은 내피 세포와 비슷한 모양을 하고 있다(즉, 납작하지만 혈관의 관 형태에 따라 구부러져 있음). 일부 연구들이 혈관주위세포가 진정한 중간엽줄기세포라는 설명을 뒷받침하고 있다. 외부자극을 주면 이에 반응하여 혈관주위세포가 골수에 있는 줄기세포와 유사한 단백질 코호트를 발현하는 것이 실험적 연구를 통해 밝혀졌다. 혈관주위세포는 모세혈관 내피세포의 기저판과 연속되어 있는 기저판 물질들에 의해 둘러싸여 있어, 이들은 진정하게 결합조직 구획 내에 놓여 있지 않다. 혈관주위세포가 **중간엽줄기세포**(mesenchymal stem cell)라는 사실은 망막 모세혈관에서 배양한 혈관주위세포가 뼈모세포, 지방세포, 연골세포 및 섬유모세포 등 다양한 세포로 분화할 수 있는 능력을 보이는 연구를 통해 실험적으로 확인되었다.

투과전자현미경 연구 결과, 가장 작은 세정맥을 둘러싸는 혈관주위세포가 같은 혈관의 내피세포와 거의 동일한 세포질의 특성을 나타내었고, 좀 더 큰 세정맥에 연관된 혈관주위세포는 작은 정맥 중간층(tunica media)의 평활근세포의 특징을 나타내었다. 우연히 얻은 세정맥의 장축과 평행하게 절단된 행운의 절편에서, 하나의 혈관주위세포의 근위부와 원위부에서 각각 내피세포와 평활근세포의 특징이 모두 나타나는 것을 관찰하였다. 이와 같은 연구는 새로운 혈관이 발달하는 동안 **혈관주위세포**(pericyte)의 특성을 가진 세포가 혈관 벽에서 발견되는 평활근으로 분화될 수 있음을 시사한다.

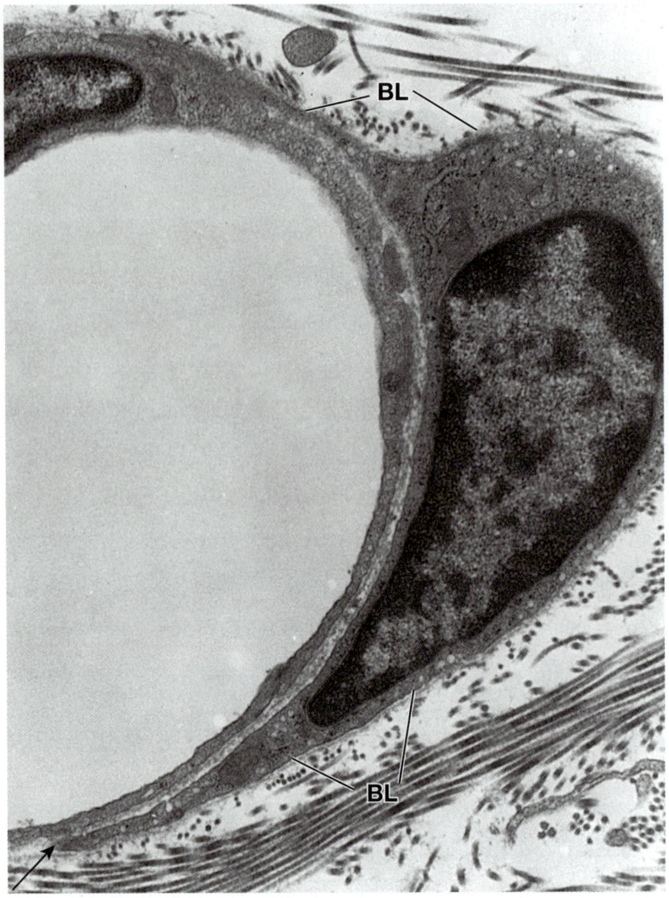

그림 6.25 작은 혈관의 전자현미경사진. 사진의 *위 왼쪽* 부위에서 관찰되는 핵은 혈관 벽을 이루는 내피세포의 핵이다. 사진의 *오른쪽* 부위에서는 또 하나의 세포인 혈관주위세포(pericyte)가 관찰되며, 이는 내피세포와 가깝게 접하고 있다. 내피세포를 덮고 있는 기저판(basal lamina, *BL*)이 갈라져(*화살표*) 혈관주위세포를 둘러싸고 있다. ×11,000.

상처치유 과정에서 섬유모세포와 혈관은 세정맥의 외막과 연관된 중간엽줄기세포로부터 발생된다.

한 쌍의 병체결합 동물(교차순환 crossed-circulation)을 사용한 상처치유에 대한 자가방사선 연구로부터 세정맥의 외막 층에 위치한 중간엽줄기세포를 밝힐 수 있었으며, 이러한 작은 정맥들이 상처치유에 있어서 새로운 세포들의 일차적인 기원임을 알 수 있었다. 또한 상처 주변 결합조직에 있는 섬유모세포, 혈관주위세포 및 내피세포들이 세포분열에 참여, 새로운 결합조직과 혈관을 형성하는 새로운 세포가 된다.

림프구, 형질세포 및 다른 면역계 세포(Lymphocyte, Plasma Cell, Other Cells of the Immune System)

림프구는 주로 면역반응에 관여한다.

결합조직 **림프구**(lymphocyte)는 결합조직에 있는 자유세포(wandering cell) 중 크기가 가장 작다(그림 6.24b 참조). 이 세포는 짙게 염색되는 이질염색질의 핵과 핵 주위를 둘러싸고 있는 얇은 테두리 모양의 세포질을 포함하고 있어, 결합조직 림프구의 세포질이 거의 관찰되지 않는다. 정상적으로는 전신의 결합조직에서 적은 수의 림프구가 관찰된다. 그러나, 병원체에 의해 **염증**(inflammation)이 생긴 조직에서는 그 수가 급격하게 증가한다. 림프구는 호흡관과 위장관의 점막고유판(lamina propria)에 가장 많은 수 존재하며, 이들 계통에서 주로 상피층을 가로질러 신체로 들어온 병원체나 외부물질에 대한 면역감시(immunosurveillance)에 관여한다.

림프구는 주요 기능에 따라 T세포, B세포 및 자연살해세포 등 적어도 세 종류의 세포 유형으로 구분되는 이형세포집단이다.

림프구(lymphocyte)는 분자 수준에서 **분화무리**(cluster of differentiation, CD) 단백질이라고 하는 형질막에 위치하는 특수 물질을 발현하는 것이 특징이다. CD단백질은 표적세포의 특정 리간드를 인식한다. 일부 CD단백질은 특정 유형의 림프구에만 존재하기 때문에 각 CD단백질은 특정 세포의 표지단백질로 여겨지고 있다. 이들 특정 표지물질에 따라 림프구는 아래와 같은 세 종류의 기능적 세포 유형으로 분류할 수 있다.

- **T림프구**(T lymphocyte)에는 CD2, CD3, CD5와 CD7 표지단백질과 **T세포수용체**(T-cell receptor, TCR)가 존재하는 것이 특징이다. 이들 세포의 수명은 매우 길며, **세포매개면역**(cell-mediated immunity)에 있어서 효과기(effector) 세포이다.
- **B림프구**(B lymphocyte)는 CD9, CD20단백질이 존재하는 것이 특징이며, 면역글로불린 IgM과 면역글로불린 IgD에 결합한다. 이들 세포는 수명이 다양하고, 항원을 인식하며, 항체매개면역(antibody-mediated immunity, 체액면역 humoral immunity) 반응에 효과기 세포이다.
- **자연살해림프구**(NK lymphocyte)는 다른 림프구에서는 발견되지 않는 CD16, CD 56 및 CD94 단백질을 발현하는 비T림프구, 비B림프구이다. 이들 세포는 면역글로불린을 생성하지도 않고, 세포 표면에 T세포수용체(TCR)도 발현하지 않는다. 따라서 자연살해림프구는 항원특이성도 없다. 하지만 T림프구와 유사하게 이들 세포들도 바이러스에 감염된 세포나 일부 종양세포들을 세포독성기전(cytotoxic mechanism)에 의해 파괴한다.

림프구는 항원에 반응하여 활성화되고, 여러 차례 분열하여 자신에 대한 클론을 생성할 수 있다. 뿐만 아니라, B림프구 클론은 형질세포로 성숙된다. 면역 반응 동안 T림프구와 B림프구에 대한 설명과 그들의 기능에 대해서는 14장에서 자세하게 설명하였다.

형질세포는 항체를 생성하는 세포로 B림프구에서 기원된다.

형질세포(plasma cell)는 항원이 신체에 처음 들어 오는 장소(예를 들어, 위장관과 호흡관)인 성긴결합조직에서 관찰되는 주요 구성성분

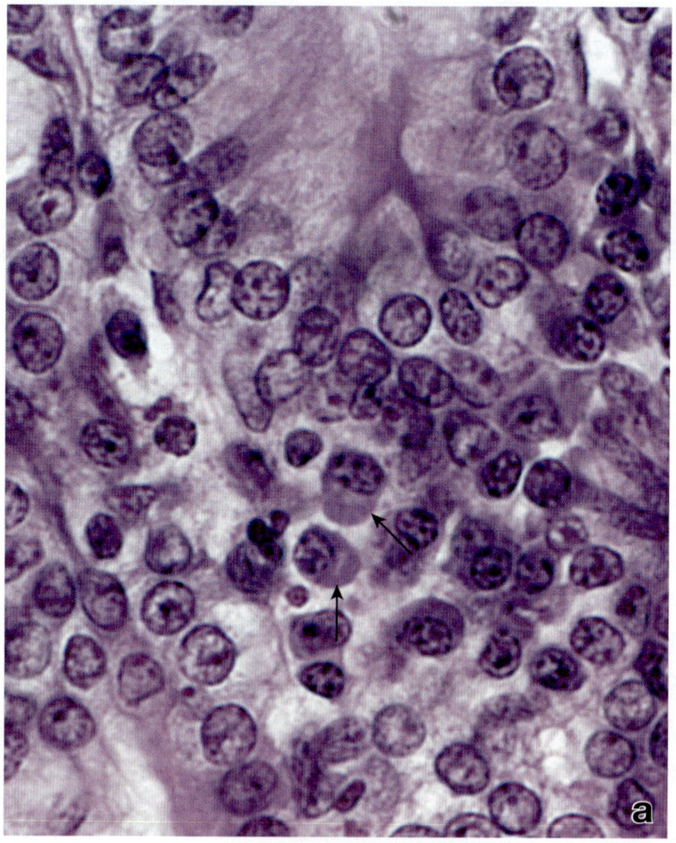

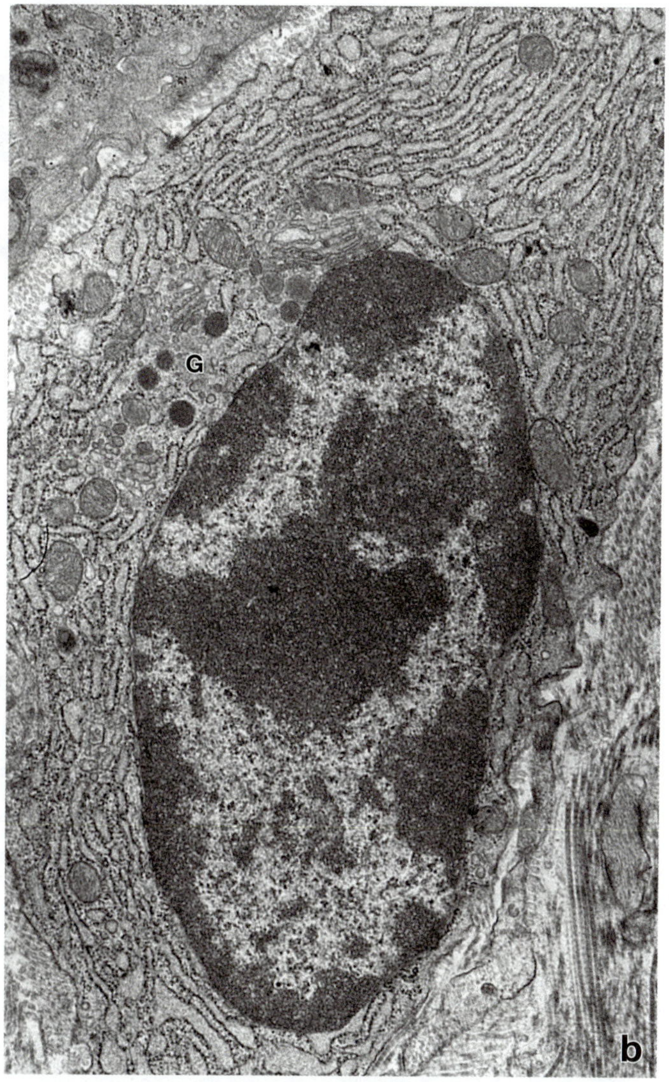

그림 6.26 형질세포(plasma cell). a. 형질세포의 일반적인 H&E 염색 표본 사진으로, 형질세포의 전형적인 특징이 관찰된다. 핵의 가장자리에 위치해 있는 이질염색질 덩어리가 옅게 염색된 진정염색질 부위와 교대로 배열되어 있다. 골지복합체(*화살표*)는 잘 염색되지 않으며, 세포질은 호염기성을 나타낸다. ×5,000. **b.** 전자현미경사진에서 형질세포 세포질의 대부분을 차지하고 있는 잘 발달된 과립형질내세망(*rER*)이 관찰된다. 골지복합체(Golgi apparatus, *G*)도 비교적 크게 발달된 것으로 보아 이 세포가 분비 기능을 담당함을 알 수 있다. ×15,000.

중 하나이다. 이들은 침샘(salivary gland), 림프절(lymph node) 및 조혈조직(hematopoietic tissue)의 정상적인 구성성분이다. 전구체인 **B림프구**(B lymphocyte)로부터 일단 형질세포로 분화되면, 이들은 이주할 수 있는 능력이 매우 제한되고 수명도 10~30일로 다소 짧다.

형질세포는 상대적으로 크기가 큰 난원형(20 μm)의 세포로, 세포질이 상당히 많은 양 포함되어 있다(그림 6.26a). 골지복합체는 크기가 커서 매우 뚜렷하게 관찰되지만 염색은 잘 안 된다. 광학현미경 조직표본에서는 호염기성인 세포질과 대비되어 염색이 안 되는 투명한 지역으로 나타난다.

핵(nucleus)은 구형이며 전형적으로 한쪽으로 치우쳐 위치해 있다. 이들은 크기가 작으며, 림프구의 핵보다 크지 않다. 핵은 투명한 진정염색질(euchromatin) 부분과, 주변에 있는 커다란 이질염색질(heterochromatin) 덩어리로 관찰된다. 이와 같이 이질염색질이 수레바퀴의 바퀴살(spokes of the wheel)이나, 시계의 숫자판(numbers on a clock)처럼 배열하고 있는 모습으로, 형질세포의 핵은 전통적으로 **마차바퀴 모양**(cartwheel)이나 **아날로그 시계의 시계문자판**(analog clock face)을 닮았다고 설명하고 있다(그림 6.26b). 형질세포의 이질염색질 핵은 많은 양의 단백질을 합성하는 형질세포의 기능과는 다소 맞지 않는 동떨어진 모습일 수 있다. 그러나 이와 같은 모습을 나타내는 것은 세포가 단지 한 가지 유형의 단백질—특정 항체—만을 많은 양 생성하기 때문에 전사 때 단지 작은 분절의 유전체만 노출되기 때문이다.

호산구, 단핵구 및 호중구도 결합조직에서 관찰된다.

면역 반응과 조직 손상이 일어나면 그 결과, 특정 세포, 특히 호중구와 단핵구가 혈액으로부터 결합조직으로 빠르게 이주하게 된다. 결합조직 내에 이들 세포가 존재하게 되면 급성염증반응(acute inflammatory reaction)이 일어났음을 시사한다. 급성염증반응이 일어나면 다량의 단핵구에 이어, 호중구가 상당 수 결합조직으로 이주한다. 언급한 바와 같이 단핵구는 큰포식세포로 분화하게 된다. 이들 세포와 기능에 대해서는 10장에 설명하였다. **알레르기반응**(allergic reaction)과 **기생충 감염**(parasitic infection) 시에 기능을 하는 **호산구**(eosinophil)에 대해서도 10장에서 설명하였다. 호산구는 만성면역반응(chronic immunologic response) 시에 정상 결합조직, 특히 장의 점막고유판에서 관찰될 수 있다.

결합조직 (CONNECTIVE TISSUE)

결합조직의 개요

- **결합조직**(connective tissue)은 전신에 걸쳐 다른 조직들을 연결하고 지지하는 연속적인 분획(compartment)을 형성한다. 결합조직은 다양한 유형의 상피의 기저판이나 근육세포의 외판 및 신경을 지지하는 세포들과 연결되어 있다.
- 결합조직은 다양한 **세포**(cell)군과 조직 특이 **세포외기질**(expracellular matrix, ECM)로 구성된다. 세포외기질은 섬유성 단백질과 **기질**(ground substance)로 이루어져 있다.
- 결합조직은 주로 세포외 구성성분들의 조성이나 구조 및 그들의 기능에 따라 분류되며, **배아결합조직**(embryonic connective tissue), **고유결합조직**(connective tissue proper) 및 **특수결합조직**(specialized connective tissue)으로 나눈다.

배아결합조직

- **중간엽**(mesenchyme)은 배아 중배엽에서 기원하며, 신체의 다양한 결합조직들이 이곳에서 기원된다. 중간엽에는 가느다란 콜라겐섬유와 세망섬유를 포함하는 점성이 있는 기질에 방추형 세포의 느슨한 그물이 들어 있다.
- **점액결합조직**(mucous connective tissue)은 탯줄에 존재한다. 이곳에는 젤라틴성, 히알루로난이 풍부한 세포외기질 내에 방추형의 세포들이 널리 퍼져 있는 형태로 존재한다. 탯줄의 기질을 **와튼젤리**(Wharton jelly)라고 한다.

고유결합조직

- **고유결합조직**(connective tissue peoper)에는 **성긴결합조직**(loose connective tissue)과 **치밀결합조직**(dense connective tissue)으로 구분할 수 있다. 치밀결합조직은 다시 **불규칙치밀결합조직**(dense irregular)과 **규칙결합조직**(dense regular)으로 나눈다.
- **성긴결합조직**(loose connective tissue)은 많은 수의 다양한 세포성분이 느슨하게 배열하는 섬유들이 있는 풍부한 겔 형태의 기질에 박혀 있는 형태로 나타나는 것이 특징이다. 이 조직은 특징적으로 샘, 다양한 관상장기, 혈관을 둘러싸고 있으며, 내부나 외부의 표면을 덮고 있는 상피의 바로 아래에 분포한다.
- **불규칙치밀결합조직**(dense irregular connective tissue)은 몇 개의 세포(주로 섬유모세포)와 불규칙하게 분포하고 있는 콜라겐섬유다발을 포함하고 있으며, 상대적으로 기질성분은 적게 분포한다. 이들 조직은 강한 내구성을 제공하여 장기가 과도하게 늘어나거나 팽창되는 것에 견딜 수 있게 한다.
- **규칙치밀결합조직**(dense regular connective tissue)은 빽빽하게 모여 평행한 방향으로 배열하고 있는 콜라겐섬유다발과, 이들 섬유다발 사이에 납작하게 배열하고 있는 세포(힘줄세포)들이 관찰되는 것이 특징이다. 이 조직은 주로 힘줄, 인대 및 널힘줄의 기능적인 성분이다.

결합조직섬유

- **결합조직섬유**(connective tissue fiber)에는 콜라겐섬유, 세망섬유 및 탄력섬유의 주된 세 가지 유형이 있다.
- **콜라겐섬유**(collagen fiber)는 결합조직을 구성하는 성분 중 가장 많은 양 존재한다. 이들 섬유는 유연하고 높은 장력을 나타내며, 68 nm의 특징적인 가로무늬 패턴을 나타내는 **콜라겐원섬유**(collagen fibril)로부터 형성된다.
- **콜라겐섬유형성**(collagen fiber formation)은 섬유모세포 내(전콜라겐 분자의 합성)에서 일어나는 과정과 섬유모세포 바깥, 세포외기질에서 일어나는 과정(콜라겐 분자의 원섬유로의 중합과정 및 원섬유의 더 큰 콜라겐섬유로의 조립과정)의 두 과정에 의해 형성된다.
- **세망섬유**(reticular fiber)는 **III형 콜라겐**(type III collagen)으로 구성되며, 다양한 조직과 장기(림프기관에 풍부)에서 세포를 지지하는 세포골격을 형성한다.
- 림프조직과 조혈조직에서 세망섬유는 **세망세포**(reticular cell)에 의해 생성되며, 다른 조직에서는 섬유모세포에 의해 생성된다.
- **탄력섬유**(elastic fiber)는 섬유모세포와 평활근세포에 의해 생성되며, 이들은 조직을 늘어나고 팽창될 수 있게 한다.
- Elastic fi bers are composed of cross-linked **elastin** molecules associated with a network of **fibrillin microfibrils**, which are made of fi brillin and fi brillin-associated proteins (EMILINs and MAGPs).

세포외기질

- **세포외기질**(ECM)은 결합조직을 기계적 구조적으로 지지하고, 세포 밖에서의 소통에 관여하며, 세포 이동의 경로를 제공한다. 세포외기질에는 섬유성 단백질 외에 **단백당**(proteoglycan), 수화된 **글리코사미노글리칸**(glycosaminoglycan, GAG) 및 **다기능접착당단백질**(multiadhesive glycoprotein) 등이 포함되어 있다.
- **글리코사미노글리칸**(GAG)은 기질 성분 중 가장 풍부한 이종다당류 성분이다. 이들 분자는 많은 황산염기와 카르복실기 잔기를 포함하는 가지를 내지 않는 긴 사슬 다당류로 구성되며, 중심단백질에 공유결합되어 **단백당**(proteoglycan)을 형성한다. 이들은 기질의 물리적인 성질을 나타내게 한다.
- 가장 크고 긴 글리코사미노글리칸 분자는 **히알루로난**(hyaluronan)이다. 단백당은 특수한 **링크단백질**(link protein)에 의해 히알루로난에 간접적으로 결합하여 커다란 거대분자인 **단백당집합체**(proteoglycan aggregate)를 형성한다.
- 단백당집합체에 물이나 다른 분자(예: 성장인자)들이 결합하여 거대분자, 미생물 또는 전이암세포들의 세포외기질에서의 운동이나 이동을 조절한다.
- **다기능접착당단백질**(multiadhesive glycoprotein, 예: 피브로넥틴, 라미닌 및 테나신)은 다기능을 하는 분자로, 다양한 세포외기질 단백질(예: 콜라겐, 단백당 및 글리코사미노글리칸)에 대한 결합부위를 포함하고 있다. 이들은 인테그린이나 라미닌 수용체와 같은 세포 표면 수용체와도 상호작용을 한다.

결합조직세포

- 결합조직세포는 **상주세포집단**(resident cell population; 상대적으로 안정, 이주하지 않음) 또는 혈관으로부터 이주해 온 **자유세포집단**(wandering cell population) 또는 **일과성세포집단**(transient cell population)으로 구분한다.
- **상주세포집단**(resident cell population)에는 섬유모세포(근섬유모세포), 큰포식세포, 지방세포, 형질세포 및 성체줄기세포 등이 포함된다. **자유세포집단**(wandering cell population)에는 림프구, 형질세포, 호중구, 호산구, 호염기구 및 단핵구 등이 포함된다(10장에서 설명).
- **섬유모세포**(fibroblast)는 결합조직의 주된 세포이며, 콜라겐과 다른 세포외기질 성분들을 합성한다.
- 액틴 미세섬유와 이와 연관된 운동단백질인 비근육형 미오신을 발현하는 섬유모세포를 **근섬유모세포**(myobroblast)라고 한다.
- **큰포식세포**(macrophage)는 **단핵구**(monocyte)로부터 기원된 포식작용을 하는 세포로 많은 양의 용해소체(lysosome)를 함유하고 있으며, 면역반응작용에 중요한 역할을 한다.
- **지방세포**(adipocyte)는 중성지방을 저장하고, 다양한 호르몬을 생성하는 특수한 결합조직세포이다(9장 참조).
- **비만세포**(mast cell)는 골수에서 발생하여 결합조직에서 분화되는 세포이며, 세포질 내에 염증매개체를 저장하고 있는 호염기성 과립들을 포함한다. 비만세포는 활성화되면 류코트리엔, 인터루킨 및 다른 염증증진 사이토카인 등을 합성한다.
- **성체줄기세포**(adult stem cell)는 다양한 조직과 장기에 있는 특정 장소(**오목**[niche]이라고 하는)에 위치하고 있다. 이들은 결합조직의 다른 세포들과 구분하기 어렵다.

도판 6.1 ■ 성긴결합조직과 불규칙치밀결합조직(Loose and Dense Irregular Connective Tissue)

성긴결합조직과 불규칙치밀결합조직은 결합조직의 여러 유형 중 두 가지 유형이다. 다른 것들로는 연골, 뼈, 혈액, 지방조직 및 세망조직이 있다. **성긴결합조직**(loose connective tissue)은 상대적으로 높은 밀도의 세포들이 가늘고 성긴 콜라겐섬유의 기질 내에 존재하는 것이 특징이다. 이에 반해, **불규칙치밀결합조직**(dense irregular connective tissue)에는 세포성분이 적고, 거의 모든 세포들이 섬유모세포이며, 이들은 이 조직의 기질을 형성하는 콜라겐섬유를 많은 양 생성, 유지시킨다. 성긴결합조직과 연관되어 있는 전형적인 세포에는 **섬유모세포**(fibroblast), 콜라겐형성세포 및 면역계통에 관여하는 세포 및 신체의 방어계통에 관여하는 세포들이 존재한다. 따라서 성긴결합조직에는 다양한 양의 림프구, 큰포식세포, 호산구, 형질세포 및 비만세포들이 있다.

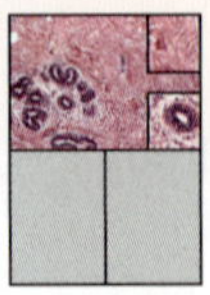

성긴결합조직과 불규칙치밀결합조직, 젖샘, 사람, H&E ×175; 삽입그림 ×350.
이 사진은 비교의 목적으로 성긴결합조직(*LCT*)과 불규칙치밀결합조직(*DICT*)을 보여주는 저배율 사진이다. **성긴결합조직**(loose connective tissue)이 샘상피(glandular epithelium, *GE*)를 둘러싸고 있다. **불규칙치밀결합조직**(dense irregular connective tissue)은 굵은 콜라겐섬유 다발과 일부 세포들로 주로 구성되어 있는 반면, 성긴결합조직은 상대적으로 소량의 섬유성분과 상대적으로 많은 수의 세포 성분으로 구성되어 있다. 위 삽입그림(*upper inset*)은 치밀결합조직의 고배율 사진이다. 단지 적은 수의 세포핵과, 상대적으로 대부분을 차지하고 있는 콜라겐섬유들이 관찰된다.아래 삽입그림(*lower inset*)에는 샘상피와 그 주변을 둘러싸고 있는 성긴결합조직이 나타나 있다. 성긴결합조직의 세포성분에는 상대적으로 적은 양의 섬유모세포와, 많은 양의 림프구, 형질세포 및 다른 유형의 결합조직세포들을 포함하고 있다.

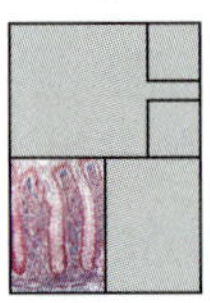

성긴결합조직, 결장, 원숭이, 말로리삼색염색 ×250.
이 사진은 결장의 장샘(intestinal gland) 사이에 위치한 점막고유판(lamina propria)이라고 하는 세포성분이 매우 많은 **성긴결합조직**(loose connective tissue, *LCT*)을 보여주는 사진이다. 샘조직을 대표하는 단층의 원주형 점액분비상피세포가 관찰된다. 말로리 염색에서 세포핵은 적색(*red*), 콜라겐은 청색(*blue*)으로 염색된다. 세포들이 청색으로 염색된 콜라겐섬유 골격에 의해 둘러싸여 있다. 이 사진에서는 결장의 점막근육(muscularis mucosa, *MM*)이라는 평활근의 띠도 관찰되며, 그 아래에 결장의 점막하층(submucosa)을 구성하는 **불규칙치밀결합조직**(dense irregular connective tissue, *DICT*)이 있다. 내강쪽 표면에 있는 상피세포(*Ep*) 바로 아래에 위치한 콜라겐섬유(*C*)는 좀 더 밀도가 높아 사진에서 뚜렷하게 나타난다.

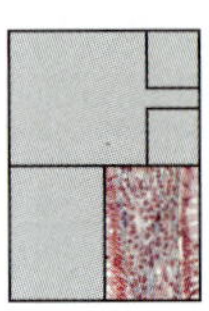

성긴결합조직, 결장, 원숭이, 말로리삼색염색 ×700.
왼쪽 그림의 네모부분을 확대한 사진이다. 사진의 양옆에서 상피세포(*Ep*)의 기저부가 관찰된다. 이들 세포들을 둘러싸는 간질(버팀질 stroma)을 형성하는 **콜라겐섬유**(collagen fiber, *CF*)는 가느다란 실(thread)처럼 나타난다. 사진에 나타나 있는 세포들은 **림프구**(lymphocyte, *L*), **형질세포**(plasma cell, *P*), 섬유모세포, 평활근세포, 큰포식세포(*M*) 및 간혹 비만세포 등이 관찰된다.

CF, 콜라겐섬유(collagen fibers)
DICT, 불규칙치밀결합조직(dense irregular connective tissue)
Ep, 장피세포(epithelial cells)
GE, 샘상피(glandular epithelium)
L, 림프구(lymphocyte)
LCT, 성긴결합조직(loose connective tissue)
M, 큰포식세포(대식세포, macrophage)
MM, 점막근육(muscularis mucosa)
P, 형질세포(plasma cells)

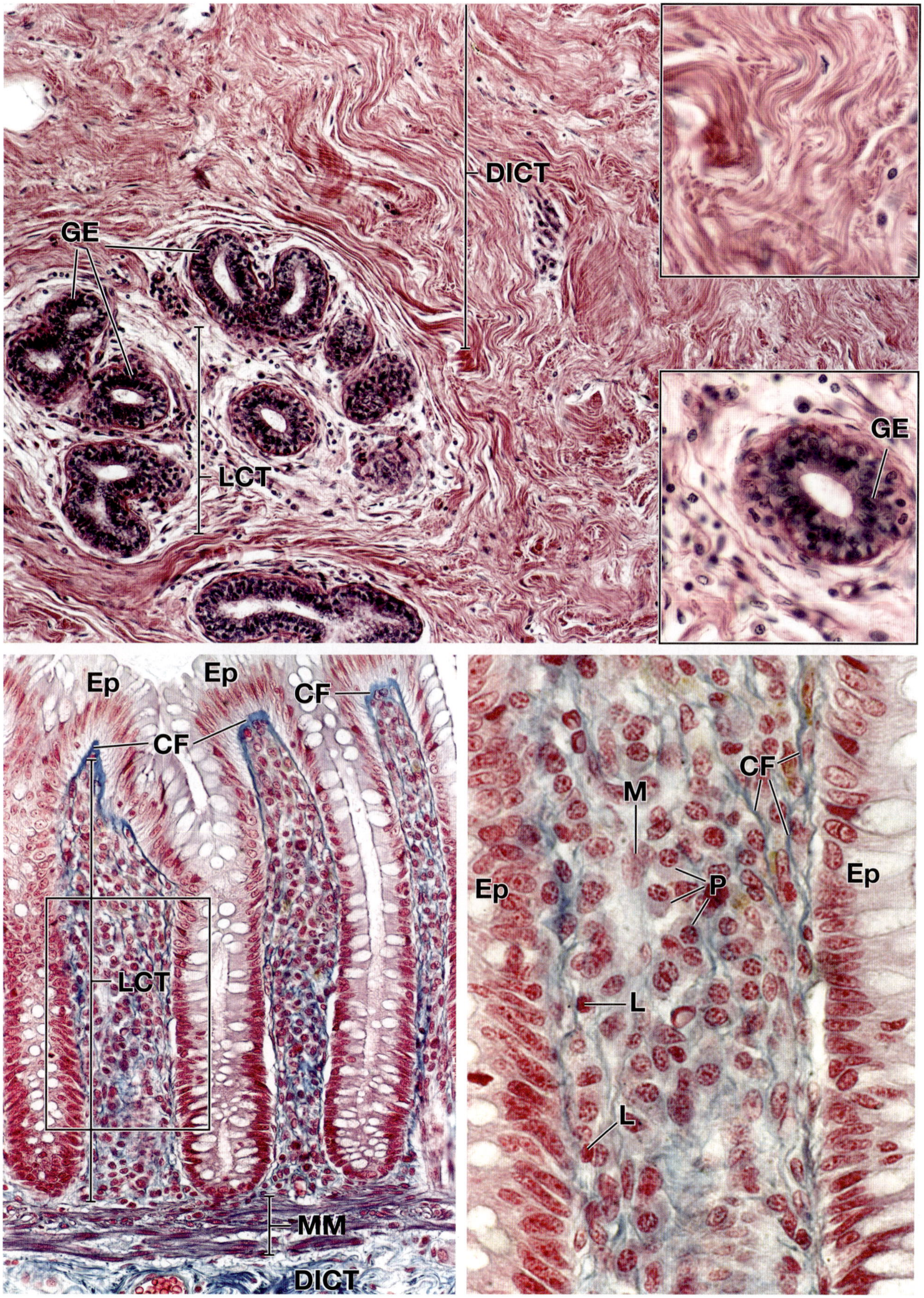
DICT
GE
LCT
GE
Ep
Ep
CF
CF
LCT
MM
DICT
CF
M
P
Ep
Ep
L
L

도판 6.2 ■ 규칙치밀결합조직, 힘줄과 인대(Dense Regular Connective Tissue, Tendons, and Ligaments)

규칙치밀결합조직(dense regular connective tissue)는 섬유들이 매우 밀집되어 있으며, 다발을 이루며 평행하게 배열되어 있는 것이 특징이다. 콜라겐섬유를 구성하는 콜라겐원섬유 역시 평행한 방향으로 배열되어 있다. 이러한 유형의 조직에는 뼈에 근육을 부착시키는 **힘줄**(tendon)과 뼈와 뼈를 부착시키는 **인대**(ligament)가 있다. 인대는 여러 가지 면에서 힘줄과 유사하나, 인대의 섬유들과 다발 형성이 덜 규칙적이다.

인대와 마찬가지로 힘줄에서 섬유다발들은 **힘줄내막**(힘줄속막, endotendineum)이라고 하는 불규칙치밀결합조직에 의해 서로 분리되어 있으며, 이를 통해 혈관과 신경들이 주행한다. 섬유다발들은 힘줄내막으로부터 뻗어 나온 결합조직 중격(septa)에 의해 부분적으로 나눠지며, 중격에는 더 작은 혈관과 신경들이 존재한다. 일부 다발들은 서로 모여 더 큰 기능적 단위를 형성하며, 이들은 더 두꺼운 결합조직인 **힘줄다발막**(peritendineum)에 의해 둘러싸여 있다. 이들 다발과 다발들이 모인 집단들은 불규칙치밀결합조직인 **힘줄외막**(epitendineum)에 의해 둘러싸여 있다.

힘줄에서 *힘줄세포*(*tendinocyte*)라고 불리는 섬유모세포는 길쭉한 세포로, 막(sheet)과 같이 매우 가느다란 세포질돌기가 있어 섬유들 사이에 위치하거나 이들을 에워싸고 있다. 세포질돌기의 가장자리는 이웃하는 힘줄세포와 맞닿아 있으며, 합포체(syncytium)와 같은 세포질그물을 형성한다.

가장 규칙적인 치밀결합조직은 안구(eye) 각막(cornea)의 간질이다(24장 참조). 이 조직에서 콜라겐원섬유는 층판(lamellae)을 이루며 평행하게 배열하고 있으며, 이들 층판 구조 사이에는 커다랗고 납작한 섬유모세포가 위치한다. 이웃하는 층판들은 서로에 대해 거의 직각방향을 이루며 배열하고 있어 **직교배열**(orthogonal array)을 형성한다. 각 층판 내에서 원섬유의 크기와 원섬유 사이 간격의 규칙성과, 층판 사이의 직각 방향의 배열 로 각막의 투명성이 나타난다고 생각되고 있다.

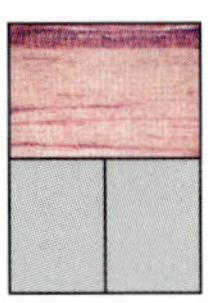

규칙치밀결합조직, 힘줄, 세로단면, 사람, H&E 염색 ×100.

이 사진에서는 힘줄을 둘러싸고 있는 불규칙치밀결합조직인 **힘줄외막**(epitendineum, *Ept*)이 관찰된다. 힘줄을 구성하는 **힘줄다발**(tendon fascicles, *TF*)들은 덜 치밀한 결합조직에 의해 둘러싸여 있으며, 이들은 힘줄외막과 연관되어 있다. 이와 같은 세로단면에서는 하나의 힘줄다발이 이웃하는 다발과 합쳐지는 것으로 나타나, 각각의 힘줄다발을 둘러싸고 있는 결합조직인 **힘줄내막**(endotendineum, *Ent*)은 어느 지점에서 사라지는 것처럼 나타난다. 이것은 실질적으로 힘줄다발들이 합쳐지기 보다는 표본의 단면이 비스듬히 잘렸기 때문이다. 힘줄다발을 구성하는 콜라겐은 이들을 구성하는 각각의 콜라겐원섬유도 규칙적으로 배열하고 있어 균질하게 나타난다. 힘줄세포(tendinocyte)의 핵은 길쭉한 형태로 길이를 따라 배열하고 있다. 이들 세포의 세포질은 콜라겐과 섞여 있어 핵만 나타나므로, 핵의 모양으로 세포의 특징을 나타내고 있다.

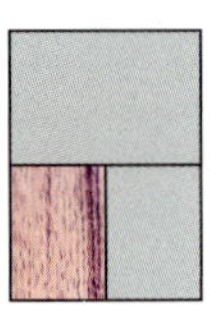

규칙치밀결합조직, 힘줄, 세로단면, 사람, H&E 염색 ×400.

고배율 사진으로, 규칙적으로 한 줄을 이루며 배열하고 있는 **힘줄세포의 핵**(tendinocyte nucleus, *TC*)을 관찰할 수 있으며, 이들 사이에는 콜라겐이 있다. 콜라겐은 매우 균질하게 나타난다. 일반적인 H&E 염색 파라핀 표본에서 힘줄세포의 세포질은 주변의 콜라겐과 구분되지 않는다. 표본 단면의 방향과 표본 두께 내에서의 핵의 위치 때문에 핵의 형태가 다양하게 나타난다. 힘줄내막을 따라 주행하는 작은 혈관(*BV*)들도 관찰된다.

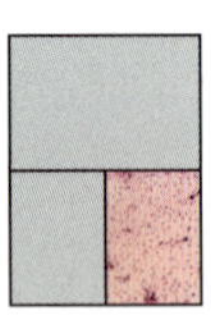

규칙치밀결합조직, 힘줄, 가로단면, 사람, H&E 염색 ×400.

이 표본은 잘 보존되어 있으며, 빽빽하게 밀집되어 있는 콜라겐 섬유들은 잘려진 단면만 관찰되지만 균질하게 나타난다. 핵은 세로단면에서 매우 일정한 패턴으로 관찰되었던 것과는 달리 불규칙하게 흩어져 있는 것처럼 나타난다. 이 사진은 **왼쪽 사진**의 아래에 **점선부분**(*dashed line*)을 지나는 힘줄의 임의로 절단된 가로단면이다. 절단된 단면에 있는 세포의 핵들은 불규칙하게 배열하고 있다. 하나의 다발을 둘러싸는 **힘줄내막**(endotendineum, *Ent*) 내에서 여러 개의 작은 혈관(BV)들이 관찰된다.

BV, 혈관(blood vessel)
Ent, 힘줄내막(endotendineum)
Ept, 힘줄외막(epitendineum)
TC, 힘줄세포의 핵(tendinocyte nuclei)
TF, 힘줄다발(tendon fascicle)
점선, 힘줄의 가로 절단면(arbitrarycros s-sectional cut of tendon)

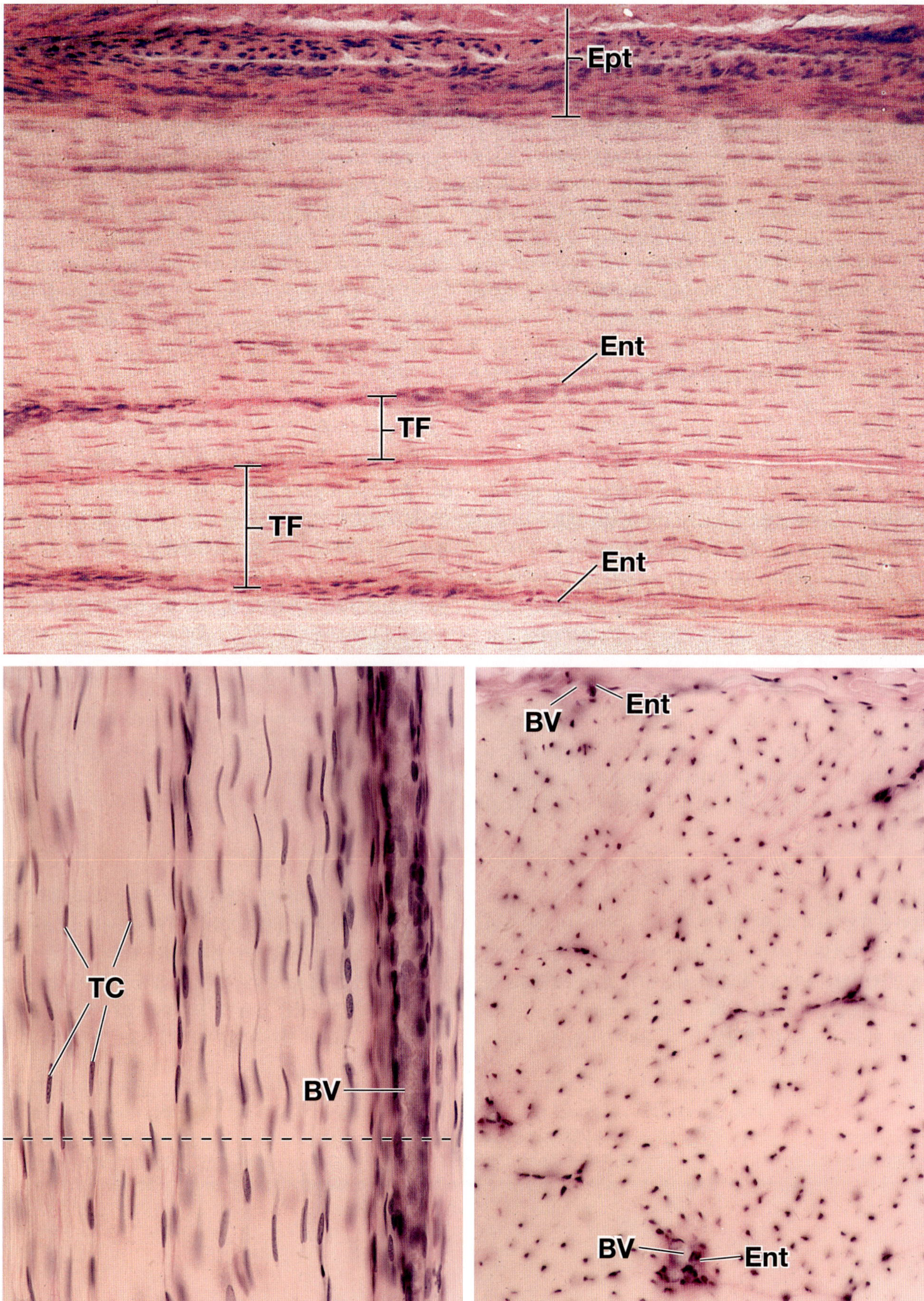
Ept
Ent
TF
TF
Ent
TC
BV
BV
Ent
BV
Ent

도판 6.3 ■ 탄력섬유와 탄력층판(Elastic Fibers and Elastic Lamellae)

탄력섬유(elastic fiber)는 신체 전체를 통해 성긴결합조직과 치밀결합조직 모두에 존재하지만, 그 양은 콜라겐섬유보다 적다. 탄력섬유는 일반적인 H&E 염색 표본에서는 뚜렷하게 나타나지 않지만, 특수한 방법으로 염색하면 쉽게 관찰된다. (탄력물질들을 선택적으로 염색하는 방법에는 다음과 같은 것들이 있다: 바이게르트 탄력염색[Weigert elastic tissue stain], 자주-보라; 고모리 알데히드푹신 염색[Gomorii's aldehyde fuchsin stain], 청색-검정; 베르회프 헤마톡실린 탄력염색[Verhoeff's hematoxylin elastic tissue stain], 검정; 변형된 탠저-우나 오르세인 염색[Taenzer-Unna orcein stain], 적색-갈색.) 특수 탄력염색과 H&E염색과 같은 대조염색의 조합으로, 탄력섬유뿐 아니라 다른 조직의 성분들을 나타낼 수 있으며, 이를 통해 탄력물질과 다른 결합조직 성분들 간의 관계에 대한 연구가 가능하다.

탄력물질(elastic material)은 섬유의 형태나 층판의 형태로 관찰된다. 성긴결합조직과 치밀결합조직 및 탄력연골(elastic cartilage, 도판 7.3 262쪽 참조)에서 탄력물질은 섬유의 형태로 관찰된다. 유사하게, 경추(cervical vertebrae)를 연결하고 목초동물(grazing animal)에서 특히 뚜렷하게 발달되어 있는 탄력인대(elastic ligament)는 탄력섬유와 콜라겐섬유가 혼합되어 단단하게 밀집되어 있는 배열을 한다. 주요 큰동맥(예: 대동맥[aorta], 폐동맥[pulmpnary artery], 총경동맥[common carotid artery] 및 대동맥의 주요가지)에서 *중간막*(*tunica media*)은 창이 있는 탄력조직 층과, 평활근세포와 콜라겐조직으로 이루어진 층이 교대로 나타나는 구조로 구성되어 있다. 이러한 구조는 늘어나기 쉽고, 이 탄성의 반동(rebound)으로 혈액이 말초로 추진되어 나가는 것을 돕는다. 모든 동맥과 가장 직경이 큰 세동맥(arteriole)에는 얇은 내피(endothelium)와 바로 아래 결합조직을 지지하는 *내탄력막*(*internal elastic membrane*)이 있다. 중간막의 콜라겐 성분과 탄력 성분 모두 이 층에 있는 평활근세포로부터 생성된다.

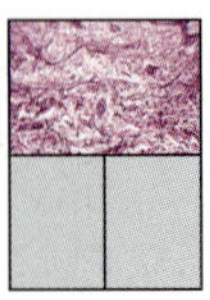

탄력섬유, 진피, 원숭이, 바이게르트 염색 ×160.

이 사진은 진피(*dermis*)라고 하는 피부의 결합조직으로, **자주색으로 나타나 있는 탄력섬유**(elastic fiber, *E*)의 특성과 분포를 보여준다. **콜라겐섬유**(collagen fiber, *C*)는 에오신에 염색이 되어 두 가지 유형의 섬유들이 쉽게 구분된다. 사진의 위에 있는 결합조직은 상피와 가까이 위치하며(진피의 유두층 papillary layer), 약간 굵은 콜라겐섬유와 가느다란 탄력섬유(사진의 왼쪽 위 참조)들을 포함하고 있다. 사진의 아랫부분에는 상대적으로 두꺼운 탄력섬유와 콜라겐섬유들이 관찰된다. 대부분의 탄력섬유들이 짧은 직사각형의 모습으로 나타나 있다. 이와 같은 모습은 표본 절단시 칼날이 비스듬히 잘려 섬유들이 표본의 두께를 따라 비스듬히 주행하기 때문에 나타난 것이다. 주의 깊게 관찰하면 일부 섬유들은 점 모양으로 나타나 있는 것을 알 수 있다. 이들은 탄력섬유가 가로절단된 것이다. 전체적으로 진피의 탄력섬유는 3차원적으로 서로 교차하는 배열을 하고 있으므로 다양한 형태로 나타나게 된다.

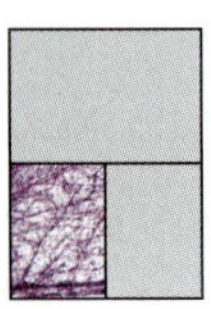

탄력섬유, 장간막, 흰쥐, 바이게르트 염색 ×160.

이 사진은 장간막을 홀마운트(whole mount) 제작하여 결합조직 성분들과 탄력섬유를 구분하여 염색한 표본이다. **탄력섬유**(elastic fiber, *E*)는 가늘고 길며 십자로 교차하고 가지를 내는 실과 같은 형태로 관찰되며, 이들의 시작과 끝은 식별되지 않는다. **콜라겐섬유**(collagen fiber, *C*)는 에오신으로 대조염색 되며, 길고 곧으며 탄력섬유보다 상대적으로 굵은 형태로 나타난다.

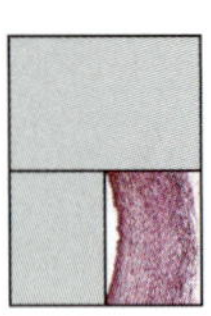

탄력층판, 탄력동맥, 원숭이, 바이게르트 염색 ×80.

탄력물질은 실과 같은 섬유뿐 아니라 판(sheet)이나 층판(lamellae)으로도 나타난다. 이 사진은 탄력물질을 관찰하기 위해 염색한 탄력동맥(폐동맥)의 벽 사진이다. 각각 **구불구불한 선**(*wavy line*) 구조는 **탄력물질의 층판**(lamella of elastic material)으로 창이 있는 판(sheet)이나 막(membrane)을 형성한다. 이 단면에서 탄력막(elastic membrane)은 가장자리에서 관찰된다. 이 표본은 H&E 대조염색을 시행하지 않았다. 탄력층판 사이에 비어 있는 것처럼 나타나는 공간에는 콜라겐섬유와 평활근세포가 포함되어 있지만, 여기에서는 염색되지 않은 상태로 존재한다. 혈관의 근육층에서는 탄력소와 콜라겐이 평활근세포에 의해 분비된다.

신체에서 탄력물질을 많은 양 포함하고 있는 조직은 탄력동맥의 벽과, 척주(spinal column)와 연관된 일부 인대에 분포한다.

BV, 혈관(blood vessel)
C, 콜라겐섬유(collagen fibers)
D, 땀샘(duct of sweat gland)
E, 탄력섬유(elastic fibers)

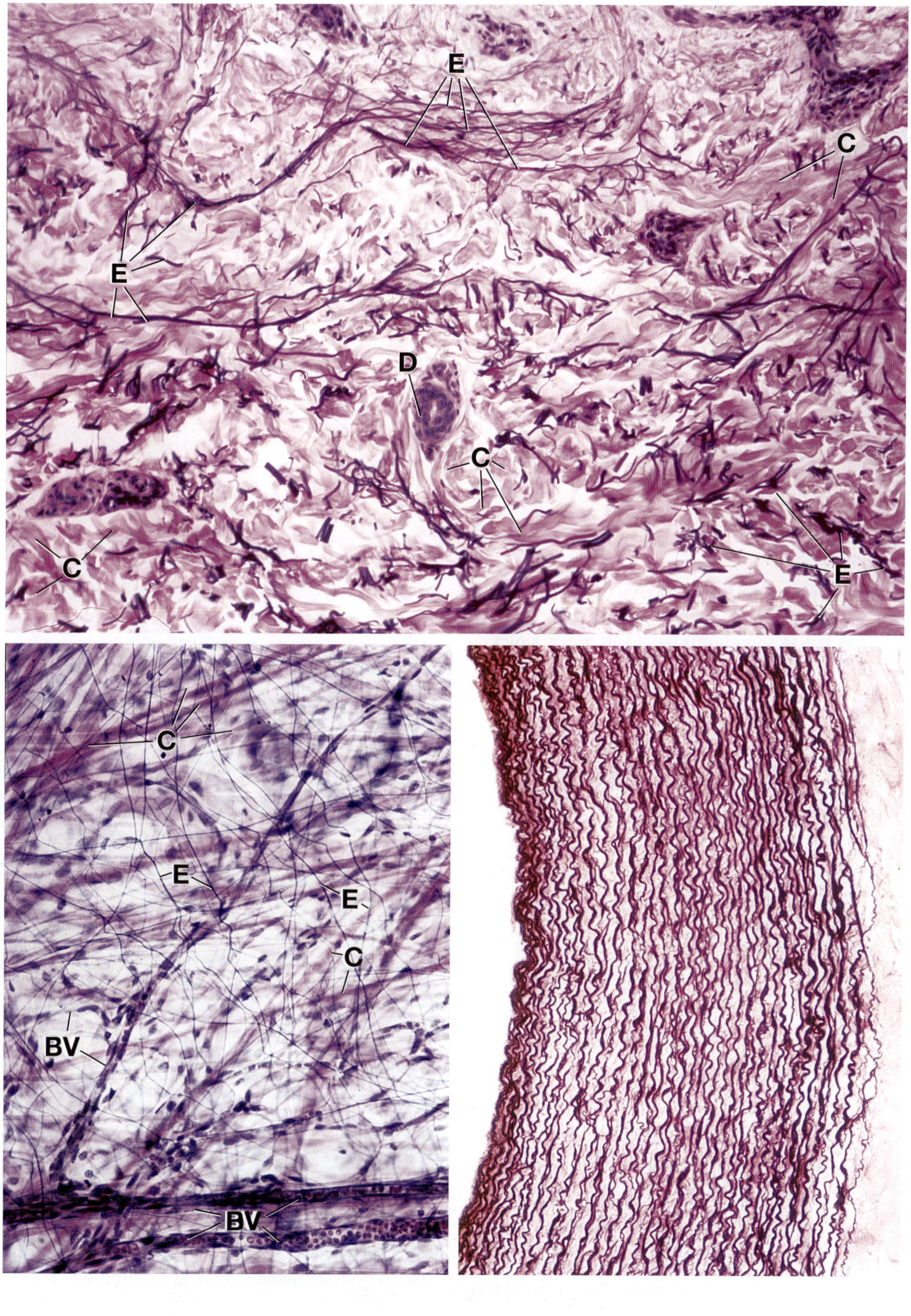
E
C
E
D
C
C
E
C
E
E
C
BV
BV

7 연골
CARTILAGE

■ 연골의 개요(OVERVIEW OF CARTILAGE)

연골은 연골세포와 특수한 세포외바탕질로 구성된 결합조직이다.

연골(cartilage)은 **연골세포**(chondrocyte)와 많은 양의 **세포외바탕질**(extracellular matrix)로 구성된 조직으로 혈관이 분포하지 않는다. 세포외바탕질은 연골 부피의 95% 이상을 차지하며, 연골 고유의 기능을 수행하는 부위이다. 연골세포는 바탕질에 비해 차지하는 비율이 적지만, 바탕질을 생성하고 유지하는데 매우 중요한 역할을 한다(그림 7.1).

연골의 세포외바탕질은 단단하고 견고하지만 유연하기도 하여, 연골에 탄성을 제공한다. 연골에는 혈관이 분포하지 않으므로 세포외바탕질을 이루는 구성성분은 연골세포의 생존에 매우 중요하다. 연골바탕질에는 **2형 콜라겐**(type II collagen)에 비해 **글라이코스아미노글라이칸**(glycosaminoglycan, GAG)이 많이 포함되어 있으므로 바탕질 내에 산재되어 있는 연골세포의 영양공급은 연골을 둘러싸는 결합조직에 분포하는 혈관으로부터 확산되어 들어오는 물질에 의해 이루어져 조직의 활성이 유지된다. 상반된 생물물리적 특성이 있는 두 종류의 구조물질 즉, 질긴 콜라겐 원섬유 그물과 많은 양의 물을 함유한 단백당집합체(proteoglycan aggregate)는 바탕질을 이루고 있으며, 이들 사이에는 긴밀한 상호작용이 이루어지고 있다. 단백당집합체는 유연성이 있으므로 윤활관절 같은 부위에서 운동이 일어날 때 무게를 지탱할 수 있게 해준다. 이러한 특성은 신체가 성장하는 동안에도 유지되므로 연골은 태아 발생과 골격의 성장에 매우 중요하다.

연골은 바탕질의 특성에 따라 형태 및 물리적 특성이 다른 세 가지 유형으로 분류된다.

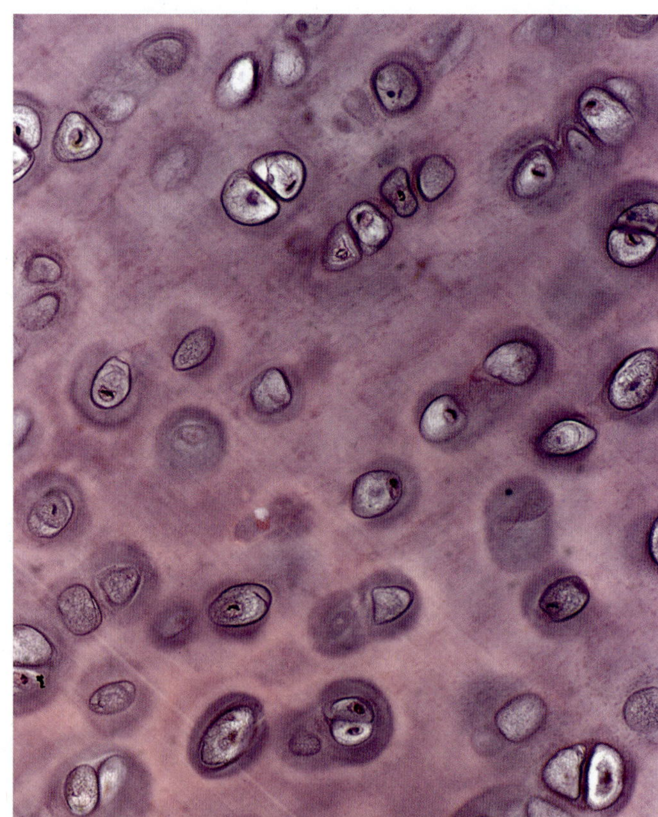

그림 7.1 유리연골(hyaline cartiolage)의 일반적인 구조. 유리연골 H&E 염색표본의 광학현미경사진으로, 일반적인 조직학적 특성이 관찰된다. 세포외바탕질이 매우 풍부하며 연골세포 집단이 서로 멀리 떨어져 분포하고 있다. ×450.

- **유리연골**(hyaline cartilage)의 바탕질은 2형 콜라겐섬유, 글라이코스아미노글라이칸, 단백당 및 다중부착제의 역할을 하는 당단백질(multiadhesive glycoprotein)로 이루어져 있다.
- **탄력연골**(elastic cartilage)의 바탕질은 유리연골을 이루는 바탕질 성분 외에 탄력섬유와 탄력층판을 포함하고 있다.
- **섬유연골**(fibrocartilage)의 바탕질은 유리연골을 이루는 바탕질 성분 외에 1형 콜라겐섬유를 포함하고 있다. 표 7.1에 각 유형별 연골의 분포, 기능 및 특성을 정리하였다.

■ 유리연골(HYALINE CARTILAGE)

유리연골의 바탕질은 균질성(homogeneous)이며 무정형이다.

유리연골의 바탕질은 생체 상태에서 유리처럼 보이기 때문에 유리질(초자질, 그리스어로 유리[hyalos, glassy]를 뜻함)이라고 한다. **연골바탕질**(cartilage matrix) 내에는 **연골세포방**(lacuna)이라고 하는 빈 공간들이 있으며, 이러한 연골세포방 내에는 **연골세포**(chondrocyte)가 위치한다. 유리연골은 단일물질로 이루어진 비활성인 조직이 아니라 다양한 물질로 이루어진 살아 있는 조직이다. 유리연골은 표면의 마찰을 줄여주고, 윤활관절의 운동을 원활하게 해주며, 뼈에 가해지는 힘을 분산시켜 준다. 유리연골은 정상 상태에서 재생이 잘 일어나지 않지만 일생동안 마찰에 의해 마모되어 없어지지는 않는다. 예외로 관절연골은 노화에 의해 손상되는 경우가 많다(글상자 7.1). 유리연골의 바탕질은 콜라겐(주로 2형 콜라겐 원섬유와 연골특이콜라겐 분자), 여러 종류의 글라이코스아미노글라이칸으로 구성된 단백당집합체 및 다중부착당단백질(비콜란겐성 단백질) 등의 거대물질로 이루어져 있다. 연골바탕질을 이루는 여러 구성성분의 상대적 분포를 그림 7.2에 나타내었다.

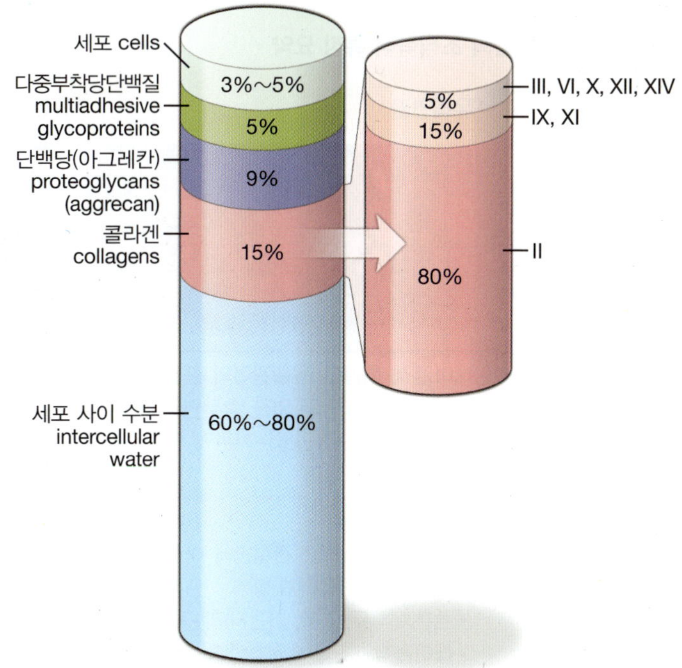

그림 7.2 유리연골의 구성성분. 단백당집합체와 결합하고 있는 수분은 유리연골 수분함유중량(wet weight)의 60~80%를 차지한다. 연골 전체 무게의 약 15%는 콜라겐 분자가 차지하고 있으며, 이들 중 2형 콜라겐이 가장 풍부하다. 연골세포는 연골 전체 부피의 3~5%를 차지한다.

유리연골의 바탕질은 연골세포에 의해 생성되며, 세 종류의 주요 물질을 포함하고 있다.

유리연골 바탕질에 존재하는 세 종류의 물질은 다음과 같다.

- **콜라겐 분자**(collagen molecule). 콜라겐은 연골의 주된 바탕질단백질로, 네 종류의 콜라겐 분자가 비교적 가늘고(직경 20 nm) 짧은 바탕질원섬유(matrix fibril)를 형성하여 입체적인 그물구조를 이루고 있다. 원섬유의 대부분은 **2형 콜라겐**(type II collagen)으로 이루어져 있으며(그림 7.2 참조), **9형 콜라겐**(type IX collagen)은 원섬유와 바탕질 단백당의 상호작용을 촉진시키고, **11형 콜**

글상자 7.1

임상적용: 골관절염(Osteoarthritis)

퇴행성질환인 **골관절염**(osteoarthritis)은 가장 흔한 유형의 관절질환이다. 골관절염의 발병기전은 잘 알려져 있지 않다. 그러나 노화와 관절연골의 손상과는 연관이 있다. 대부분의 사람들은 65세 정도가 되면 골관절염의 징후가 나타난다. 골관절염에서는 **만성통증**(chronic pain)이 특징적으로 나타나며 **관절의 변형**(joint deformity) 및 **관절연골의 파괴**(destruction of articular cartilage)가 다양하게 동반된다. 일반적으로 골관절염은 엉덩관절(고관절 hip joint), 무릎관절(슬관절 knee joint), 허리뼈(하부요추 lower lumbar vertebra) 등과 같이 체중을 많이 받는 관절이나 손과 발의 관절에 발병한다. 이러한 환자의 관절연골 바탕질에서는 단백당의 양이 줄어들어 수분함량이 감소하게 된다. 또한 연골세포도 골관절염의 발병에 중요한 역할을 한다. 인터루킨 1(interleukin-1, IL-1)과 종양괴사인자 α(tumor necrosis factor α, TNF-α)가 분비됨에 따라 연골세포의 바탕질금속단백질분해효소(matrix metalloproteinase)의 생성은 촉진되는 반면, 2형 콜라겐과 단백당의 합성은 저해된다. 이 질환의 발병 초기에는 관절연골의 표면층이 파괴되나 결국에는 전체 층이 모두 파괴되어 뼈가 노출되게 된다. 이러한 변화에 의해 점차 관절의 운동범위가 줄어들고 운동 시 많은 통증을 느끼게 된다. 골관절염에 적합한 치료 방법은 아직 없으며, 다만 통증을 완화 시키고 관절의 운동범위를 넓히기 위해 뻣뻣한 관절을 부드럽게 해 주는데 중점을 둔 치료가 행해지고 있다. 골관절염은 나이가 들면서 안정화될 수도 있지만, 일반적으로 점차 더 악화되어 결국 영구적인 장애를 초래하게 된다.

표 7.1 연골의 조직학적 특징 요약

조직학적 특징	유리연골	탄력연골	섬유연골
	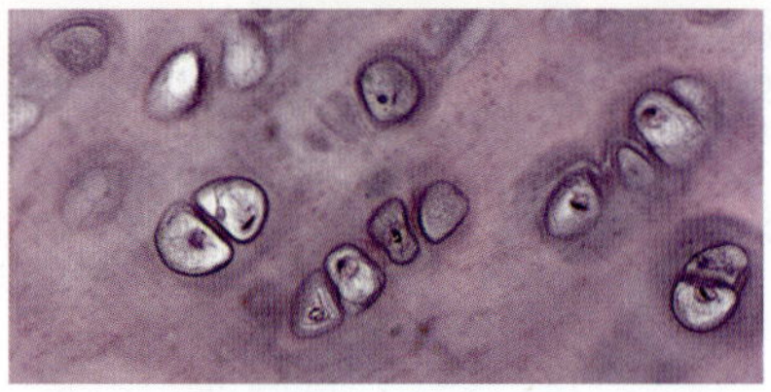	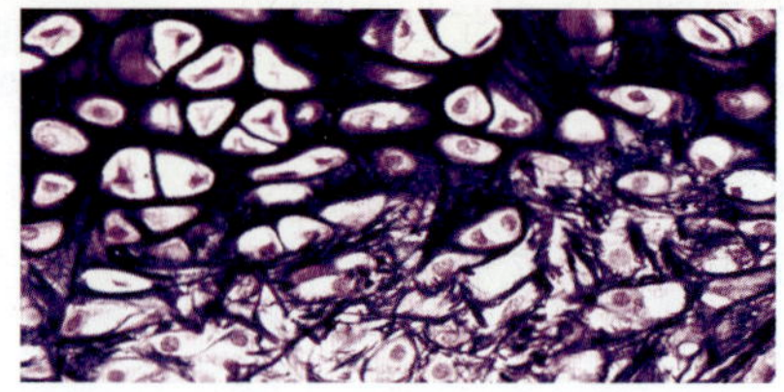	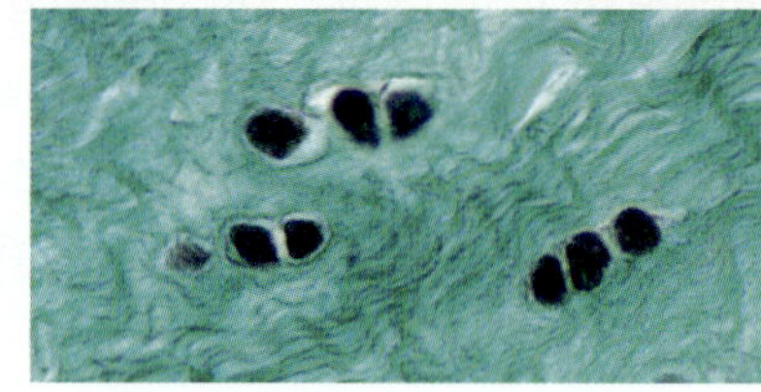
분포 위치	태아골격, 뼈끝판, 윤활관절의 관절면, 흉곽의 갈비연골, 코안의 연골, 후두연골(방패연골, 반지연골, 모뿔연골), 기관의 연골고리 및 기관지의 연골판	귀바퀴, 바깥귀길, 귀관(유스타키오관), 후두연골(후두덮개, 잔뿔연골, 쐐기연골)	척추사이원반, 두덩결합, 관절원반(복장빗장관절과 턱관절)
기능	• 압박을 견딤 • 충격을 흡수하고 관절면에 마찰을 줄여주어 운동을 원활하게 함 • 호흡계(후두, 기관, 기관지)의 구조적 지지 • 태아골격과 연골속뼈형성 및 뼈 성장의 기초가 됨	연조직을 유연하게 지지	충격에 의한 변형을 방지
연골막 유무	있음(관절연골과 뼈끝판은 제외)	있음	없음
석회화 발생 유무	일어남(예: 연골속뼈형성과정 중, 노화 진행 과정 중)	일어나지 않음	일어남(예: 뼈 치유 과정 중 섬유연골성 가골[fibrocartilaginous callus]의 석회화)
주된 세포 유형	연골모세포와 연골세포	연골모세포와 연골세포	연골세포와 섬유모세포
세포외바탕질의 특성	2형 콜라겐원섬유와 아그레칸단량체(가장 중요한 단백당)	2형 콜라겐원섬유, 탄력섬유 및 아그레칸단량체	1형과 2형 콜라겐섬유 단백당 단량체: 아그레칸(연골세포가 분비함), 베르시칸(섬유모세포가 분비함)
성장	사이질성장과 덧붙이성장, 어른에서는 성장이 잘 일어나지 않음		
재생	재생이 잘 안됨. 일반적으로 흉터를 형성하여 섬유연골로 대체됨		

라겐(type XI collagen)은 원섬유의 크기를 조절하며, **10형 콜라겐**(type X collagen)은 콜라겐 원섬유를 입체적인 육각형의 격자 형태로 만들어 연골이 기계적 특성에 핵심적인 역할을 하게 한다. 또한 연골세포의 주변 바탕질에는 연골세포를 바탕질 골격에 부착시켜 주는 **6형 콜라겐**(type VI collagen)이 존재한다. 2형, 6형, 9형, 10형 및 11형 콜라겐의 대부분은 연골바탕질에만 존재하므로 **연골특이콜라겐분자**(cartilage-specific collagen molecule)라고 한다(표 6.2 콜라겐의 유형 참조).

- **단백당**(proteoglycan). 유리연골의 무형질에는 세 종류의 단백당 즉, **하이알루론산**(hyaluronan), **황산화콘드로이틴**(chondroitin sulfate) 및 **황산화케라탄**(keratan sulfate)이 포함되어 있다. 연골바탕질의 황산화콘드로이틴과 황산화케라탄은 성긴결합조직의 바탕질에서와 같이 **중심단백질**(core protein)에 연결되어 **단백당단량체**(proteoglycan monomer)를 형성한다. 유리연골에서 가장 중요한 단백당단량체는 **아그레칸**(aggrecan)이며, 이는 사람에서 아그레칸 유전자(ACAN)에 의해 부호화(encode)되는 연골특이단백당중심단백질(cartilage-specific proteoglycan core protein)로 알려져 있기도 하다. 아그레칸은 분자량이 250 kDa으로, 각 분자는 약 100개의 황산화콘드로이틴과 60개의 황산화케라탄으로 이루어져 있다. 아그레칸 분자는 황산기를 포함하고 있으므로 물분자와 친화력이 있다. 선형의 하이알루론산은 다수의 아그레칸 분자(300개 이상)와 결합하고 있으며, 아그레칸 분자는 연결단백질에 의해 하이알루론산 아미노 말단 부위에 부착하여 **단백당집합체**(proteoglycan aggregate)를 형성한다. 음전하가 많은 단백당집합체는 정전기적 상호작용과 다중부착당단백질에 의해 바탕질의 콜라겐원섬유와 결합한다(그림 7.3). 이러한 복합체는 복잡하게 얽혀 있는 콜라겐원섬유에 파묻혀 있어 유리연골 특유의 물리적 특성을 나타내게 된다. 연골바탕질에는 단백당집합체를 형성하지 않는 다른 종류의 단백당(예; 데코린 decorin, 비글리칸 biglycan 및 파이브로모듈린 fibromodulin)도 포함되어 있으며, 이들은 다른 물질과 결합하여 바탕질을 안정화하는 데 도움을 준다.
- **다중부착당단백질**(multiadhesive glycoprotein)은 연골세포와 바탕질 분자 사이의 상호작용에 영향을 미치며, 비콜라겐성당

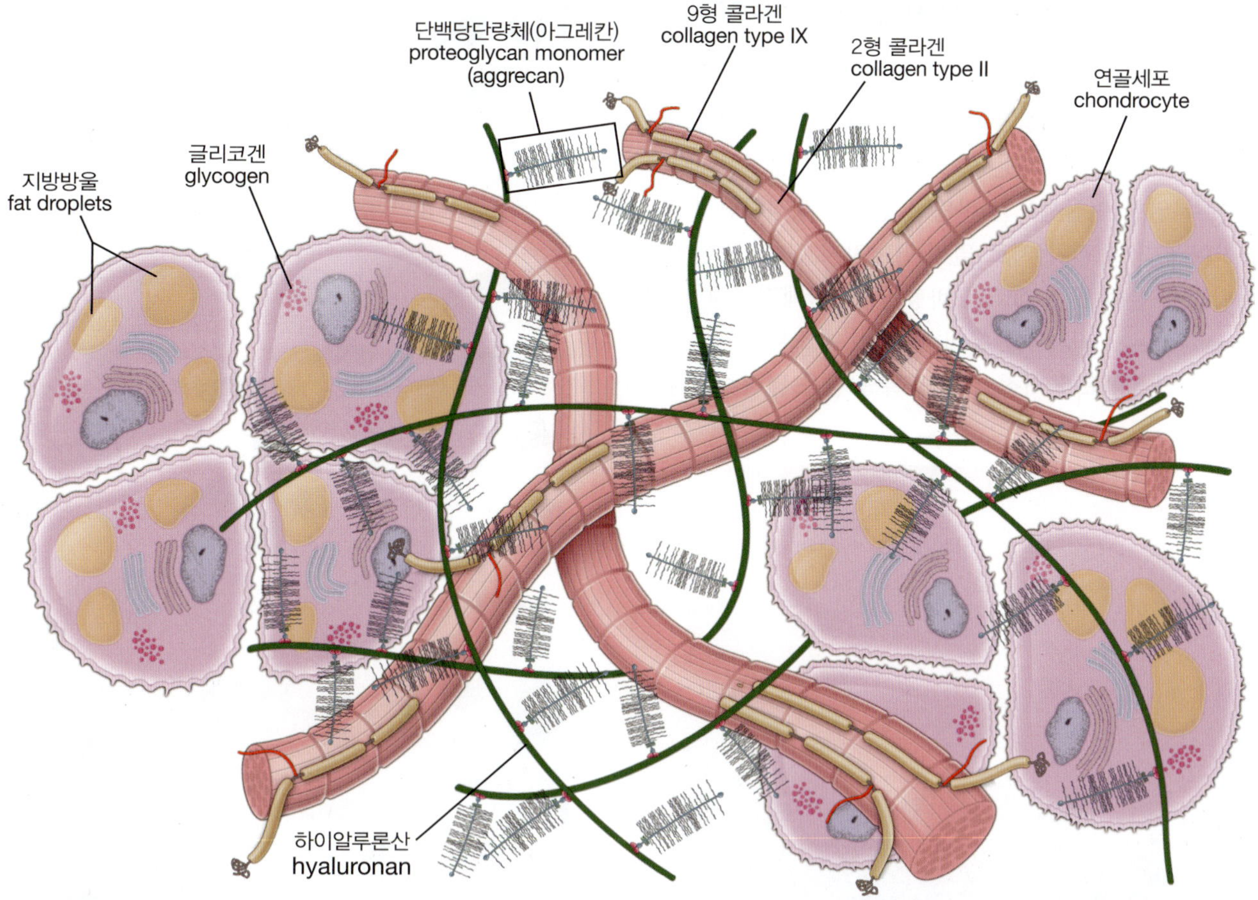

그림 7.3 유리연골 바탕질의 분자구조. 유리연골 바탕질을 이루는 단백당집합체와 2형 콜라겐원섬유 및 연골세포 사이의 관계를 간단한 그림으로 나타내었다. 다수의 단백당단량체와 결합하여 선형 집합체를 형성하는 하이알루론산이 콜라겐원섬유와 복잡하게 얽혀 있다. 단백당단량체(아그레칸)는 중심단백질에 결합한 약 180개의 글라이코스아미노글라이칸으로 이루어져 있다. 중심단백질의 말단에는 하이알루론산 결합 부위(hyaluronan-binding region)가 있으며, 하이알루론산은 연결단백질에 의해 이 부위에 부착한다. 세포외바탕질 내에 동형집단을 이룬 연골세포가 산재해 있다.

단백질(*noncollagenous glycoprotein*) 또는 비단백당연관당단백질(*nonproteoglycan-linked glycoprotein*)이라고 한다. 이러한 단백질들에는 연골세포의 콜라겐 수용체로 작용하는 분자량이 34 kDa 인 **안코린 CII**(anchorin CII, 연골아넥신 V cartilage annexin V)와 연골세포를 바탕질에 부착시켜 주는 **테나신**(tenascin)과 **파이브로넥틴**(fibronectin) 등이 있다(표 6.5, 224쪽 참조). 다중부착당단백질은 연골의 생성과 변성의 임상적 지표로 사용된다.

유리연골의 바탕질은 다량의 수분을 함유하고 있으므로, 분자량이 작은 대사산물이 확산해 들어올 수 있으며 조직의 탄성이 높다.

일반적인 결합조직의 바탕질과 같이 연골바탕질도 다량의 수분을 함유하고 있다. 유리연골 전체 무게의 60~80%는 수분이 차지한다(그림 7.2 참조). 이러한 수분의 대부분은 **아그레칸하이알루론산 집합체**(aggrecan-hyaluronan aggregate)와 단단히 결합 되어 있으므로 삼투성 팽윤압(osmotic swelling pressure)이 높다. 연골은 바탕질 내의 이러한 유체역학적 도메인에 의해 탄성을 갖게 된다. 그물을 이루고 있는 2형 콜라겐섬유는 연골의 형태를 유지하고 장력을 부여하며, 아그레칸에 의해 형성된 팽윤압에 저항할 수 있는 바탕이 된다. 일부 수분은 느슨하게 결합 되어 있어 분자량이 작은 대사산물이 연골세포로 확산하여 들어오거나 나갈 수 있게 해준다.

관절운동이 일어날 때 압력이 가해지면 관절연골에 부분적으로 일시적인 수분함량의 변화가 나타난다. 연골바탕질에 함유된 다량의 수분은 바탕질 내에서 자유롭게 이동하여 관절에 가해지는 다양한 압력에 반응하고 하중을 견뎌낼 수 있게 해준다. 일생을 통해 연골에서는 변성에 의해 소실된 바탕질 성분을 세포가 새롭게 합성하여 대체시키는 **내부재구성**(internal remodeling)이 지속적으로 일어난다. 바탕질의 재생 속도는 바탕질 성분의 변화를 감지하는 연골세포의 능력에 비례한다. 성분의 변화를 감지한 연골세포는 적절한 유형의 새로운 물질을 합성한다. 또한 바탕질은 연골세포에 신호를 전달하는 역할을 한다. 따라서 윤활관절과 같은 부위의 관절연골에 압력이 가해지면 기계적, 전기적 및 화학적 신호가 연골세포로 전달되며, 연골세포는 이 신호에 따라 적절한 바탕질 성분을 합성한다. 그러나 노화가 일어나면 바탕질을 이루는 구성성분이 변화할 때 연골세포는 이러한 자극에 대해 반응하는 능력이 소실된다.

연골세포는 세포외바탕질을 생성하고 유지시키는 특수한 세포이다.

유리연골(hyaline cartilage)의 연골세포는 하나씩 따로 떨어져 있거나 몇 개의 세포들이 모여 **동형집단**(isogenous group)을 이루고 있다(그림 7.4). 동형집단을 이루고 있는 연골세포는 새로 분열한 세포들이다. 새롭게 분열한 연골세포는 바탕질 성분을 생성하면서 바탕질에 둘러싸이게 되어 점차 서로 멀리 떨어지게 된다. 또한 연골세포는 바탕질을 분해하는 효소인 바탕질금속단백질분해효소(matrix metalloproteinase, MMPs)를 분비한다. 이 효소는 성장하는 동형집단 내에서 연골세포가 커질 수 있도록 공간을 넓혀주고 위치를 이동할 수 있게 해준다.

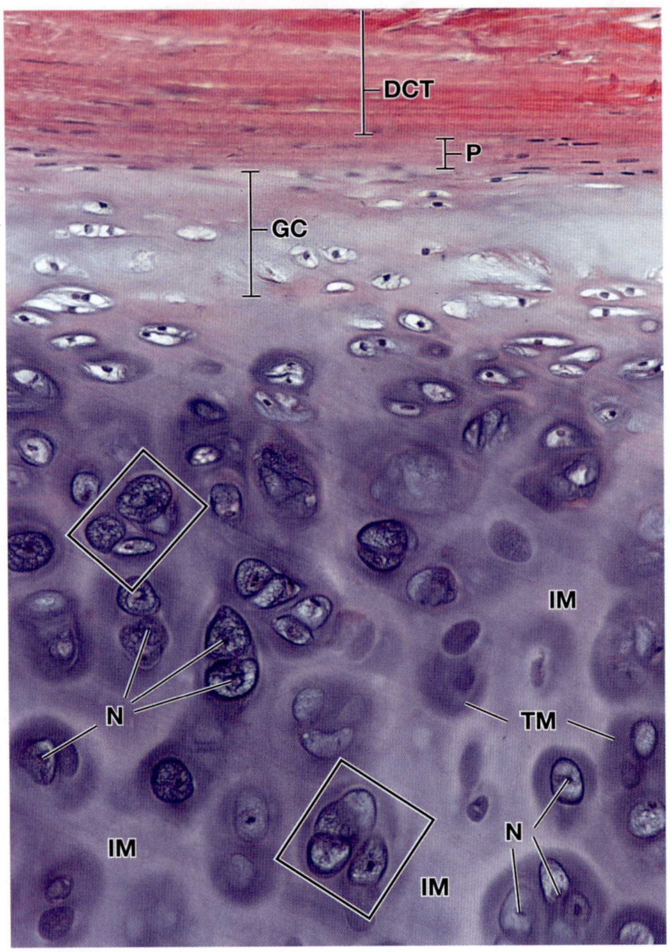

그림 7.4 유리연골 H&E 염색표본의 광학현미경사진. 사진의 *위쪽* 부분에서 연골막(perichondrium, *P*)의 바깥쪽 층인 치밀결합조직(dense connective tissue, *DCT*)과 새로운 연골세포가 기원하는 안쪽 층이 관찰된다. 연골막 아래에 위치한 옅은 호염기성 부위는 새로운 연골이 생성되고 있는 층(growing cartilage, *GC*)으로, 속이 빈 공간 으로 나타난 연골세포방 내에 연골모세포와 미성숙 연골세포의 핵이 위치해 있다. 이 층은 이미 존재하고 있던 유리연골 표면에 새로운 연골이 더해지는 부위(덧붙이성장 appositional growth) 이다. 이 표본에서는 핵(nucleus, *N*)이 뚜렷하게 관찰되는 성숙한 연골세포가 연골세포방을 채우고 있는 것도 잘 관찰할 수 있다. 이러한 연골세포는 연골바탕질을 생성한다. 짙게 염색된 부위는 연골세포방을 둘러싸는 피막바탕질 또는 구역바탕질(territorial matrix, *TM*)이며, 연골세포로부터 좀 더 멀리 떨어진 옅게 염색된 부위는 구역사이바탕질(interterritorial matrix, *IM*)이다. 연골세포가 쌍을 이루거나 무리를 지어 동형집단(isogenous group, *직사각형*)을 이루고 있는 것이 관찰되며, 이는 연골 내에서 성장(사이질성장 interstitial growth)이 일어나고 있음을 말해준다. ×480.

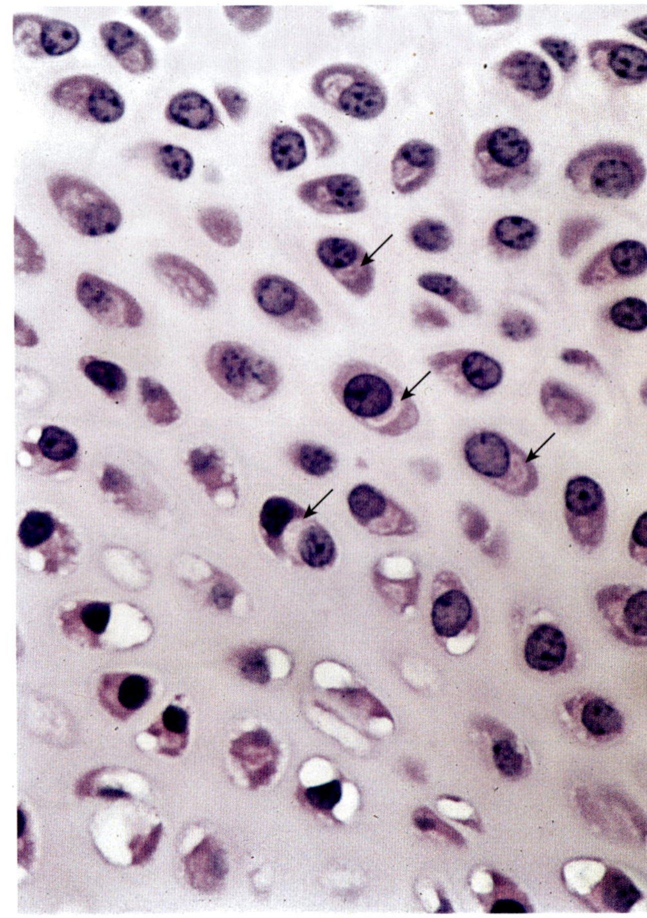

그림 7.5 성장 중인 어린이 연골의 광학현미경사진. 조직을 글루타르알데히드(glutaraldehyde)로 고정한 후 플라스틱에 포매 하여 H&E 염색을 시행하였다. 사진의 *위쪽* 부분에서 형태가 잘 보존된 연골세포가 관찰된다. 연골세포의 세포질은 전체적으로 짙은 호염기성을 나타내며, 투명하게 나타난 부위(*화살표*)는 골지체가 위치해 있는 곳이다. ×520.

연골세포의 세포질 형태는 세포의 활성에 따라 달라진다. 바탕질을 활발하게 생성하는 연골세포에서 단백질 합성이 일어나는 부위의 세포질은 호염기성을 나타내며, 커다란 골지체가 위치하는 투명한 부위가 나타난다(그림 7.5). 연골세포는 바탕질 성분인 콜라겐뿐만 아니라 여러 종류의 글라이코스아미노글라이칸과 단백당을 분비한다. 활성이 떨어진 노화된 연골세포는 세포질 내에 축적된 지방방울과 글리코겐이 조직표본 제작 과정에서 제거되어 세포질의 일부가 빈 공간으로 뚜렷하게 나타나게 된다. 이러한 연골세포는 지방방울과 글리코겐이 제거됨과 동시에 위축이 일어나 형태가 심하게 찌그러지게 된다. 활동이 활발한 연골세포를 투과전자현미경(transmission electron microscope, TEM)으로 관찰하면 잘 발달된 과립세포질그물, 큰 골지체, 분비과립, 중간잔섬유, 미세관 및 액틴 미세잔섬유 등이 나타난다(그림 7.6).

유리연골의 바탕질 성분은 균일하게 분포되어 있지 않다.

유리연골에 존재하는 단백당은 황산기를 많이 포함하고 있으므로

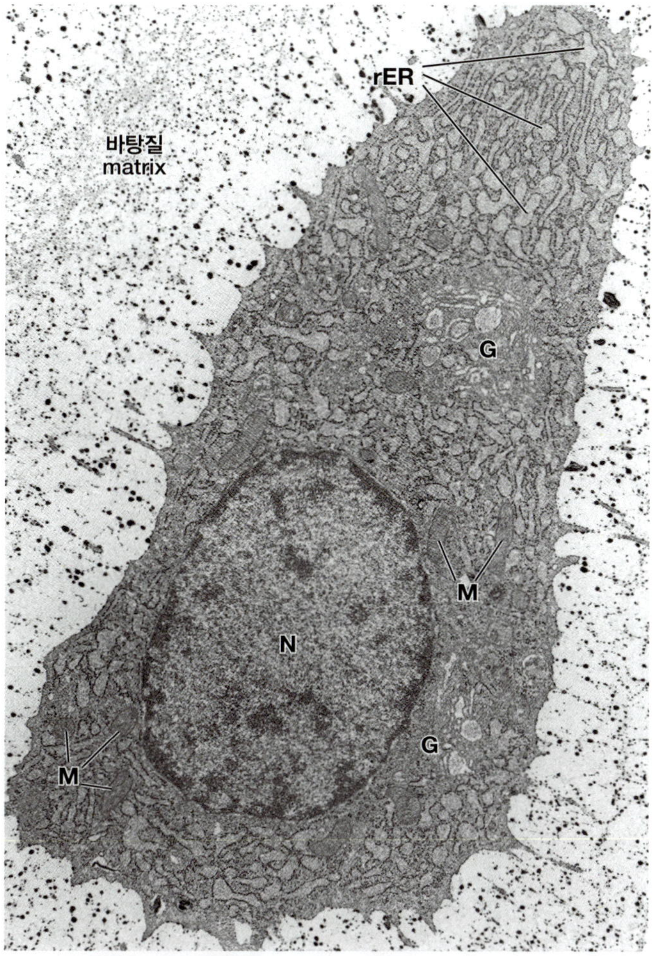

그림 7.6 활발하게 활동하고 있는 어린 연골세포와 이를 둘러싼 바탕질의 전자현미경사진. 그림 7.5에서와 같이 연골세포의 핵(*N*)은 한쪽으로 치우쳐 있으며 세포질 내에 약간 팽대된 과립세포질그물(*rER*), 골지체(*G*) 및 미토콘드리아(*M*)가 잘 발달 되어 있다. 과립세포질그물과 골지체가 잘 발달 되어 있는 것은 세포가 연골바탕질을 활발하게 생성하고 있음을 나타낸다. 바탕질 내에서 관찰되는 수많은 검은 입자들은 바탕질에 포함 되어 있는 단백당이다. 세포 주변의 피막바탕질 또는 구역바탕질 부위에 특히 커다란 입자들이 위치해 있다. ×15,000. (Dr. H. Clarke Anderson 제공.)

무형질(ground substance)은 헤마톡실린과 같은 염기성 염료로 염색하면 잘 관찰할 수 있다(도판 7.1, 258쪽). 따라서 연골 조직표본에서 나타나는 호염기성 또는 이염색성을 관찰하면 바탕질 내 황산화 단백당의 분포와 상대적인 농도에 대한 정보를 얻을 수 있다. 유리연골의 바탕질은 균일하게 염색되지 않으며, 염색성에 따라 다음과 같이 세 부위로 구분한다(그림 7.7).

- **피막바탕질**(세포주위바탕질, capsular [pericellular] matrix)은 연골세포와 인접한 주변 부위를 둘러싸고 있는 고리 모양의 바탕질로, 매우 짙게 염색된다(그림 7.4 참조). 피막바탕질에는 황산화 단백당, 하이알루론산, 비글리칸(biglycan) 및 몇몇 종류의 다중부착당단백질(예: 파이브로넥틴 fibronectin, 데코린 decorin 및 라미닌 laminin) 등이 가장 많이 분포한다. 피막바탕질은 신체에서 유일하게 6형 콜란겐원섬유가 분포하고 있는 곳이다. 6형 콜라겐원섬유는 빽빽한 그물을 이루어 연골세포 주위를 둘러싸고 있으며, 연골세포 표면의 인테그린 수용체(integrin receptor)와 결합하여 연골세포를 바탕질에 부착시켜 준다. 피막바탕질에는 9형 콜라겐도 다량 포함되어 있다.
- **구역바탕질**(territorial matrix)은 피막바탕질 보다 좀 더 멀리 떨어진 바탕질 구역으로, 동형집단을 둘러싸고 있으며 불규칙하게 짜여진 그물 형태의 2형 콜라겐원섬유와 소량의 9형 콜라겐을 포함하고 있다. 구역바탕질은 피막바탕질에 비해 황산화 단백당이 적게 포함되어 있으므로 덜 짙게 염색된다.
- **구역사이바탕질**(interterritorial matrix)은 구역바탕질을 둘러싸는 부위로, 연골세포 집단들 사이의 공간을 채우고 있다.

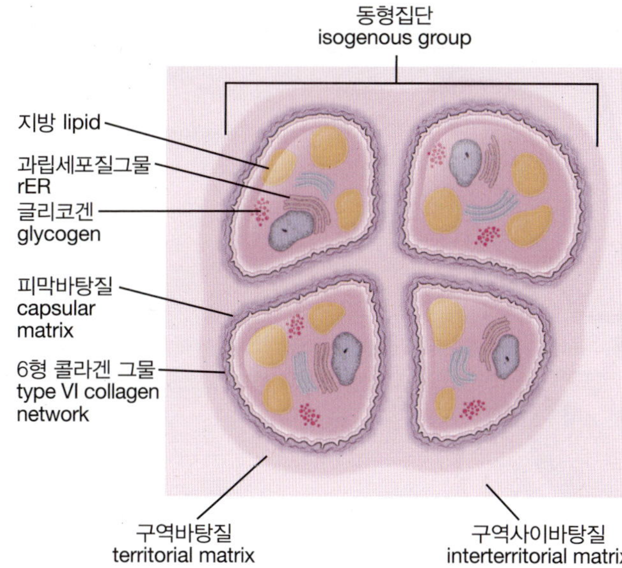

그림 7.7 연골바탕질을 단순하게 나타낸 그림. 피막바탕질(capsular matrix), 구역바탕질(territorial matrix) 및 구역사이바탕질(interterritorial matrix)을 확인할 수 있다. 각 바탕질의 특성은 본문에서 설명하였다. *rER*, 과립세포질그물(rough-surfaced endoplasmic reticulum).

이와 같이 황산화 단백당의 양과 콜라겐원섬유의 분포는 부위에 따라 차이가 있으며, 나이가 들면 단백당의 양이 줄어들어 염색성이 달라진다.

유리연골은 태아 골격의 발생에 필수적인 연골모델이 된다.

태아의 발생 초기에 유리연골은 **연골속뼈형성**(연골내골화 endochondral ossification)를 통해 발생하는 뼈의 모형이 된다(그림 7.8). 대부분의 긴뼈는 성숙한 뼈의 형태와 유사한 연골모델로부터 발생이 시작된다(도판 7.2, 260쪽). 발생이 진행되는 동안 대부분의 연골은 뼈로 대체되며, 뼈의 양쪽 끝에는 **뼈끝성장판**(epiphyseal growth plate, 뼈끝원반 epiphyseal disc)이라고 하는 연골조직이 남아 성장이 일어나도록 해준다. 이 연골은 뼈의 길이 성장이 일어나는 동안 계속 그 기능을 유지한다(그림 7.9). 성장이 끝난 성인에서 관절의 관절면(관절연골)과 흉곽(가슴우리 rib cage, 갈비연골[늑연골] costal cartilage)에는 초기 연골모델의 연골조직이 남아 있다. 또한 성인의 기관,

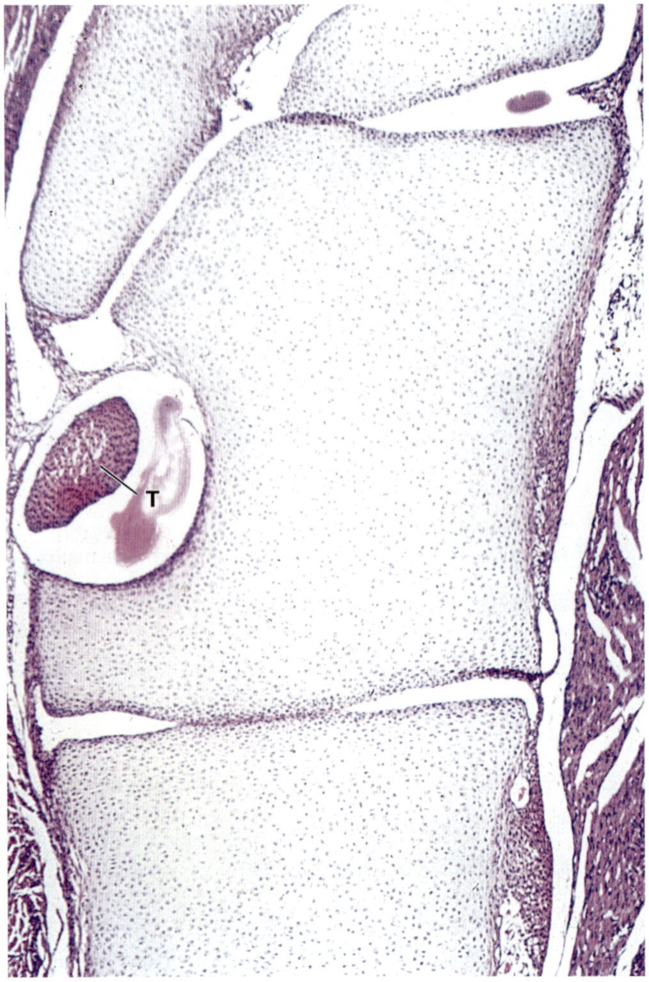

그림 7.8 태아의 발 골격을 이루는 연골의 광학현미경사진. 발생 중인 발목뼈(족근골, tarsal bone)는 유리연골로 이루어져 있으며, 이는 연골속뼈형성(endochondral ossification)을 통해 점차 뼈로 대체된다. 발목뼈 사이에 윤활관절이 형성되어 있다. 발목뼈 유리연골모델에서 관절면을 제외한 나머지 표면은 연골막으로 덮여 있으며, 이 연골막으로부터 관절막도 발생된다. 사진의 *왼쪽*에서 연골이 오목하게 패인 부위에 위치한 발생 중인 힘줄(tendon, *T*)이 관찰된다. ×85.

기관지, 후두 및 코에도 유리연골이 존재한다.

유리연골은 단단히 부착된 결합조직인 연골막으로 둘러싸여 있다.

연골막(perichondrium)은 치밀불규칙결합조직으로, 섬유모세포와 유사한 세포들이 관찰된다. 연골막은 여러 면에서 분비샘이나 장기들을 둘러싸는 피막과 유사하나 연골막에서는 새로운 연골세포가 기원된다. 성장이 활발하게 일어나는 연골에서 연골막은 바깥쪽 섬유층과 새로운 연골세포가 분화되는 안쪽 세포층으로 뚜렷하게 구분된다. 새로운 연골이 활발하게 형성되지 않거나 성장이 느린 연골에서는 이러한 연골막의 두 층이 뚜렷하게 구분되지 않는다. 그림 7.4에 성장이 일어나고 있는 연골에서 새롭게 분화하는 연골세포의 형태 변화를 나타내었다.

관절면을 덮고 있는 유리연골에는 연골막이 없다.

가동관절의 관절면을 덮고 있는 유리연골(hyaline cartilage)을 관절연골(articular cartilage)이라고 한다. 관절연골의 기본적인 구조는 일반적으로 유리연골과 유사하나, 자유면 또는 관절면은 연골막으로 싸여있지 않으며, 뼈와 접하고 있는 반대쪽 면에도 연골막이 없다. 관절연골은 발생 초기의 유리연골 모델이 뼈로 대체되고 남은 나머지 연골로, 성장을 마친 성인에서도 그대로 남아 있다. 성인의 관절연골은 두께가 2~5 mm이며, 4구역으로 나누어진다(그림 7.10과 그림 7.11).

- 표층구역(superficial zone, 접선구역 tangential zone)은 관절면에 가장 가깝게 위치한 부위로, 압력을 직접 받는 구역이다. 이 구역에는 길쭉하고 납작한 연골세포가 위치하며, 이 연골세포는 관절면에 평행하게 주행하는 2형 콜라겐원섬유 다발에 의해 둘러싸여 있다.
- 중간구역(intermediate zone, 이행구역 transitional zone)은 표층구역 아래에 위치하며 바탕질 내에는 둥근 연골세포가 산재 되어 있다. 콜라겐원섬유는 표층구역에 비해 덜 풍부하며 관절면에 대

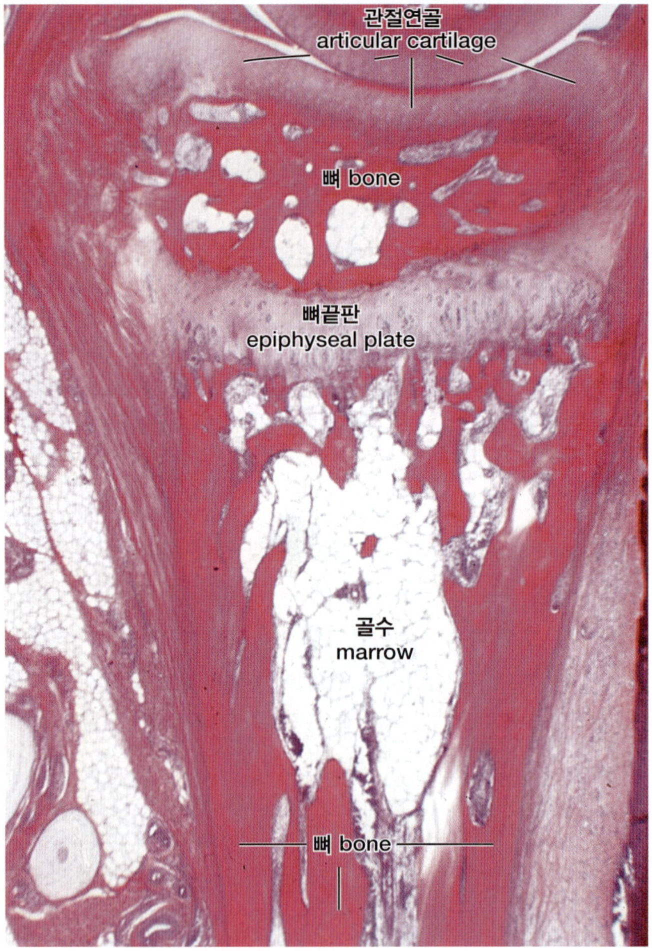

그림 7.9 성장 중인 긴뼈 몸쪽 끝(proximal end)의 광학현미경사진. 뼈끝(epiphysis) 몸쪽 부위와 깔때기 모양의 뼈몸통(diaphysis) 사이에 유리연골로 이루어진 뼈끝판(epiphyseal plate)이 위치해 있다. 뼈끝 표면을 덮고 있는 연골은 윤활관절을 구성하는 관절연골이며, 유리연골로 이루어져 있다. 뼈끝판을 이루는 연골은 뼈의 길이 성장이 끝나면 사라지지만, 관절연골은 일생동안 계속 남아 있다. 뼈의 내부 공간은 골수로 채워져 있다. ×85.

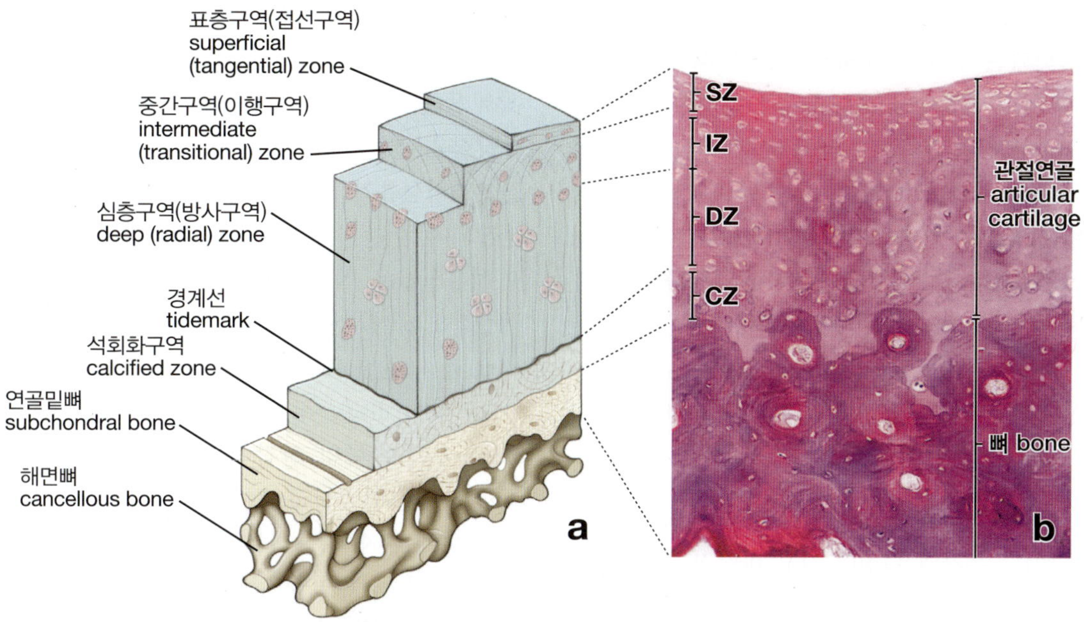

그림 7.10 관절연골(articular cartilage)의 그림과 광학현미경사진. a. 관절연골의 각 구역을 구성하는 콜라겐 그물과 연골세포의 분포양상을 간단한 그림으로 나타내었다. **b.** 성인 관절연골의 광학현미경사진으로, 표층구역(superficial zone, *SZ*)에는 길쭉하고 납작한 연골세포가, 중간구역(intermediate zone, *IZ*)에는 둥근 모양의 연골세포가 분포하고 있다. 심층구역(deep zone, *DZ*)에서 연골세포는 짧은 세포 기둥을 이루고 있다. 연골밑뼈(sunchondral bone)와 접하고 있는 석회화구역(calcified zone, *CZ*)에서 석회화된 바탕질에 의해 둘러싸인 작은 연골세포가 관찰된다. 석회화구역의 바탕질은 다른 구역의 바탕질보다 옅게 염색되었다. *경계선*에 의해 석회화구역과 연골밑뼈가 분리되어 있다. ×160.

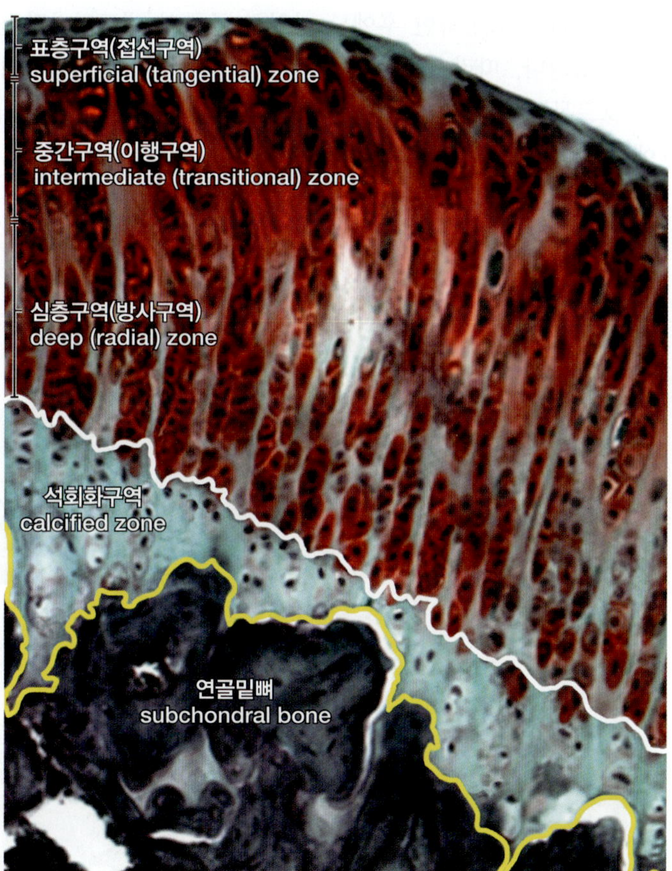

그림 7.11 12주 된 생쥐 무릎관절의 정강뼈 표면을 덮고 있는 관절연골(articular cartilage)의 광학현미경사진. 관절연골의 조직학적 특징을 관찰하는데 흔히 사용하는 염색액인 사프란오(safran O), 패스트그린(fast green) 및 헤마톡실린(hematoxylin)의 혼합액으로 염색한 표본이다. 표층구역(접선구역)은 표면에 평행하게 다발을 이루며 배열하고 있는 2형 콜란겐 원섬유가 밀집되어 있으므로 옅은 녹색으로 염색되었다. 중간구역(이행구역)과 심층구역(방사구역)은 연골특이단백당(cartilage-specific proteoglycan, 주로 황산화 글라이코스아미노글라이칸)의 농도가 높으므로 사프란오에 의해 짙은 빨간색으로 염색되었다. 석회화구역은 다수의 작은 연골세포를 포함하고 있는 석회화된 바탕질 내에 콜라겐원섬유가 파묻혀 있어 옅은 녹색으로 염색되었다. 석회화구역은 *흰색으로 표시된 경계선*(tidemark, 연골과 뼈 이음부)에 의해 심층구역과 분리되며 *노란 선*으로 표시된 시멘트선(cement line)에 의해 연골밑뼈(subchondral bone)와 분리된다. 전형적인 뼈단위가 관찰되는 연골밑뼈는 짙은 파란색으로 염색되었다. ×240. (Schultz M, Molligan J, Schon L, et al. Pathology of the calcified zone of articular cartilage in post-traumatic osteoarthritis in rat. *PLoS One*. 2015;10[3]:e0120949으로부터 허락받아 사용.)

해 비스듬한 방향으로 배열되어 있다.

- 심층구역(deep zone, **방사구역** radial zone)은 작고 둥근 연골세포들이 짧은 기둥을 이루어 관절면에 수직 방향으로 배열하고 있는 것이 특징이다. 뼈의 세로축에 평행하게 주행하는 콜라겐원섬유가 연골세포 기둥 사이에 위치해 있다(그림 7.11 참조).
- **석회화구역**(calcified zone)은 바탕질이 석회화되어 있는 것이 특

징이며, 작은 연골세포들이 존재한다. 이 구역은 잔잔한 물결 모양의 고도로 석회화된 경계선(tidemark, **연골뼈이음부** chondro-osseus junction)에 의해 심층구역(방사구역)과 분리된다. 경계선 위쪽에서는 연골세포방 내의 연골세포가 증식하여 사이질 성장이 일어난다. 관절연골에서 재생이 일어날 때, 이 부위의 연골세포는 관절면 쪽으로 이동한다. 석회화구역은 **연골밑뼈**(subchondral bone, 관절연골 바로 아래에 있는 뼈층)의 위쪽에 위치해 있으며 **시멘트선**(cement line)에 의해 그 경계가 뚜렷하게 나타난다(그림 7.11 참조). **관절손상**(joint injury)이 있는 경우, 연골밑뼈에서는 활발하게 석회가 일어나 연골밑뼈판(subchondral bone plate)이 더 두꺼워지게 된다.

성인의 관절연골에서는 2형 콜라겐이 매우 안정적인 그물구조를 이루고 있으며, 단백당 분자의 수명이 길고 바탕질금속단백질분해효소(MMP-1와 MMP-13)의 활성도가 낮으므로 재생이 매우 느리게 일어난다.

■ 탄력연골(ELASTIC CARTILAGE)

탄력연골의 바탕질 내에는 특징적으로 탄력소가 존재한다.

탄력연골바탕질(elastic cartilage matrix)에는 유리연골바탕질을 이루는 성분 외에 복잡하게 얽혀 있는 탄력섬유가 치밀한 그물을 이루고 있으며, 이러한 탄력성분들이 서로 연결되어 층판을 형성하고 있다(그림 7.12와 도판 7.3, 262쪽). 탄력섬유와 탄력층판은 파라핀 절편을 리조르신푹신(resorcin-fuchsin)이나 오르세인(orcein)과 같은 특수 염료로 염색한 표본에서 가장 잘 관찰된다. 탄력연골은 탄력성분을 포함하고 있으므로 유리연골의 일반적인 특성인 단단함과 유연성 외에 탄성을 갖게 된다.

탄력연골은 바깥귀(외이, external ear), 바깥귀길벽(외이도벽, wall of the external acoustic meatus), 귀관(auditory tube, Eustachian tube) 및 후두덮개(epiglottis) 등에서 관찰된다. 이러한 부위에 존재하는 탄력연골은 유리연골처럼 연골막으로 둘러싸여 있다. 유리연골과는 달리 탄력연골의 바탕질은 노화가 진행되면서 석회화되지 않는다.

■ 섬유연골(FIBROCARTILAGE)

섬유연골은 연골세포 및 치밀결합조직과 혼합된 연골바탕질로 이루어져 있다.

섬유연골(fibrocartilage)은 치밀결합조직과 유리연골이 혼합된 조직으로, 연골세포가 콜라겐섬유 다발들 사이에 흩어져 있거나 열을 지어 동형집단을 이루고 있다(그림 7.13과 도판 7.4, 264쪽). 섬유연골의 연골세포는 유리연골 세포와 유사하나, 연골바탕질의 양은 유리연골보다 훨씬 적다. 또한 섬유연골은 유리연골이나 탄력연골과는 달리 연골막으로 둘러싸여 있지 않다. 섬유연골 조직표본에서 둥근 핵이 있는 세포들과 이를 둘러싸는 소량의 무정형 연골바탕질을 관찰할 수 있다. 이러한 둥근 핵은 연골세포의 핵이다. 결합조직섬유가 모여 있는 부위에서는 납작하거나 길쭉한 핵이 관찰되며, 이는 섬유모세포의 핵이다.

섬유연골은 척추사이원반(추간판 intervertebral disc), 두덩결합(치골결합, pubic symphysis), 복장빗장관절(흉쇄관절, sternoclavicular joint)과 턱관절(측두하악관절, temporomandibular joint)의 관절원반(articular disc), 무릎관절(슬관절, knee joint)의 반달(반달연골, meniscus), 손목의 삼각섬유연골복합체(triangular fibrocartilage complex) 및 힘줄(tendon)이 뼈에 부착하는 부위에 분포한다. 이러한 부위에 존재하는 섬유연골은 조직에 가해지는 압력과 장력을 견디어낸다. 섬유연골은 충격을 흡수하는 기능도 한다. 따라서 섬유연골의 바탕질 양에 따라 충격을 흡수하는 정도가 달라진다.

섬유연골의 세포외바탕질은 1형과 2형 콜라겐원섬유가 모두 있는 것이 특징이다.

섬유연골을 이루는 세포는 연골이 발생하는 동안뿐 아니라, 충분히 분화하여 성숙한 후에도 다양한 종류의 세포외바탕질 성분을 합성한다. 따라서 섬유연골은 물리적인 힘, 영양상태의 변화 및 호르몬이나 성장인자의 농도 변화 등과 같은 외부 환경의 변화에 반응할 수 있다. **섬유연골의 세포외바탕질**(extracellular matrix of

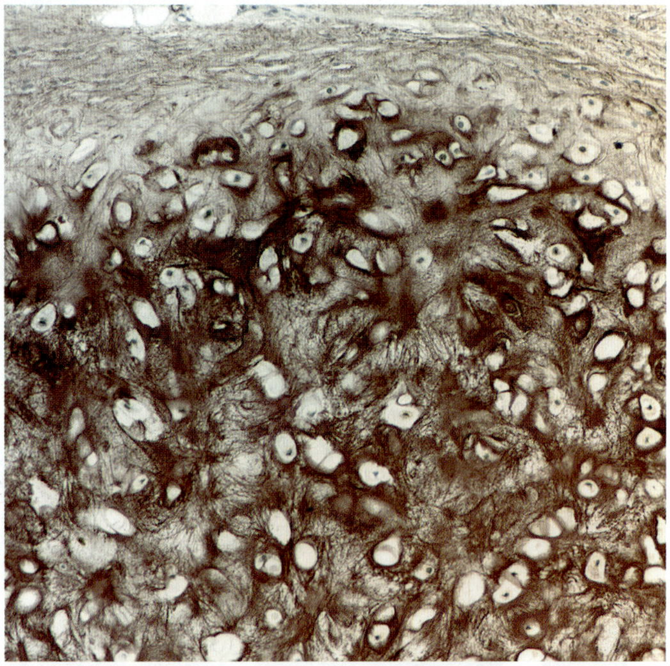

그림 7.12 후두덮개(epiglottis)를 이루는 탄력연골(elastic cartilage)의 광학현미경사진. 후두덮개를 오르세인(orcein)으로 염색한 조직표본으로, 연골바탕질 내에 포함된 탄력섬유가 *갈색(brown)*으로 나타난다. 다양한 크기의 탄력섬유가 바탕질의 대부분을 차지하고 있다. 많은 연골세포방 내에서 연골세포의 핵이 뚜렷이 관찰된다. 사진의 *위쪽 끝(top)* 부분에서 관찰되는 구조는 연골막이다. ×180.

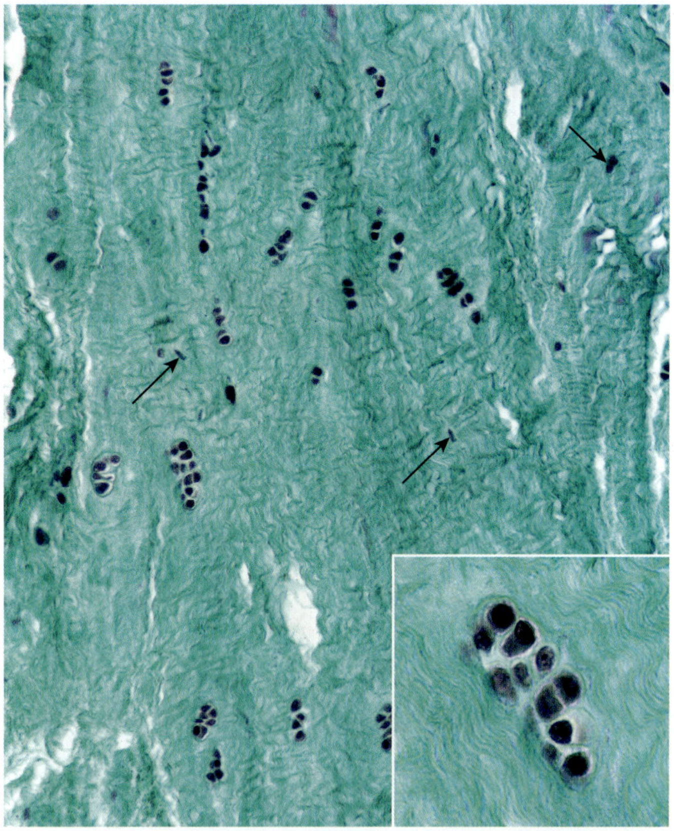

그림 7.13 척추사이원반(intervertebral disc)을 구성하는 섬유연골(fibrocartilage)의 광학현미경사진. 고모리삼색염색(Gomori trichrome)에 의해 콜라겐섬유(collagen fiber)가 녹색으로 염색되었다. 조직에 섬유가 매우 많이 분포하고 있으며 길쭉한 핵(*화살표*)을 포함한 섬유모세포(fibroblast)는 비교적 수가 적다. 또한 핵이 둥근 연골세포가 다수 관찰되며, 이들은 서로 가깝게 밀집되어 콜라겐섬유다발 사이에 열을 지어 있거나 동형집단을 이루고 있다. ×60. **삽입그림.** 동형집단의 고배율사진으로, 연골세포가 연골세포방 내에 위치해 있으며 비교적 적은 양의 연골바탕질이 연골세포를 둘러싸고 있다. ×700.

fibrocartilage)에는 매우 많은 양의 **1형 콜라겐**(type I collagen, 결합조직 바탕질의 특성)과 **2형 콜라겐**(type II collagen, 유리연골 바탕질의 특성)이 포함되어 있다.

이러한 콜라겐의 상대적인 비율은 부위에 따라 다를 수 있다. 예를 들어, 무릎관절의 반달에는 2형 콜라겐이 적게 포함되어 있는 반면, 척추사이원반에는 1형과 2형 콜라겐섬유가 동일하게 존재한다. 또한 노화가 진행됨에 따라 1형 콜라겐과 2형 콜라겐의 비율이 달라진다. 노인에서는 연골세포가 지속적으로 2형 콜라겐원섬유를 생성하여 주변 바탕질로 내보내므로 2형 콜라겐의 양이 더 많아지게 된다. 또한 섬유연골의 세포외바탕질에는 연골세포가 생성하는 아그레칸보다 섬유모세포가 분비하는 단백당단량체인 **베르시칸**(versican)이 더 많이 포함되어 있다. 베르시칸은 하이알루론산과 결합하여 다량의 수분을 함유한 단백당집합체를 형성하기도 한다(표 6.4, 196쪽 참조). 섬유연골의 세포외바탕질 내에 존재하는 단백당복합체가 단백질가수분해효소에 의해 분해되면 **척추사이원반변성**(intervertebral disc degeneration)이 일어난다.

■ 연골의 발생 및 성장(CHONDROGENESIS AND CARTILAGE GROWTH)

연골발생 과정에서 대부분의 연골은 중간엽으로부터 기원한다.

연골이 발생하는 과정인 **연골발생**(연골형성, chondrogenesis)은 연골선조중간엽세포(chondroprogenitor mesenchymal cell)들이 밀집되어 둥근 세포 집단을 형성하는 것으로부터 시작된다. 머리 부위에서는 신경능선 세포(neural crest cell)로부터 기원한 외배엽중간엽(신경능선중간엽 ectomesenchyme) 세포들이 모여 연골을 형성한다. 유리연골이 형성될 부위에는 중간엽세포 또는 외배엽중간엽세포들이 밀집하여 집단을 이루고 있으며, 이를 **연골발생결절**(chondrogenic nodule)이라고 한다. 이러한 세포들에서 **전사인자 SOX-9**(transcription factor SOX-9)이 발현되면 이 세포들은 **연골모세포**(chondroblast)로 분화되어 연골바탕질을 분비하기 시작한다(SOX-9의 발현과 2형 콜라겐의 분비는 동시에 일어남). 세포 사이에 바탕질이 점차 축적됨에 따라 연골모세포는 서로 멀어지게 되며, 연골모세포가 바탕질에 의해 완전히 둘러싸이게 되면 **연골세포**(chondrocyte)라고 한다. 연골발생결절의 바로 바깥쪽을 둘러싸고 있는 중간엽조직은 연골막으로 분화한다.

연골발생은 세포외리간드(extracelluar ligand), 핵수용체(nuclear receptor), 전사인자(transcription factor), 부착분자(adhesion molecule) 및 바탕질단백질 등과 같은 여러 물질에 의해 조절된다. 특히 연골바탕질단백질인 아그레칸은 연골발생 동안 중요한 역할을 한다. 실험을 통해 아그레칸이 연골선조세포로부터 연골세포가 분화하는데 필요한 물질임이 밝혀졌다. 사람에서 **아그레칸유전자**(agrecan gene, ACAN)의 돌연변이가 일어나면 사춘기가 정상적으로 시작됨에도 불구하고 긴뼈의 뼈끝연골 성장이 일찍 멈추게 된다. 이는 뼈가 일찍 성숙하여 키가 매우 작고 골관절염이 일찍 발병하는 특징이 있는 골격계 질환인 **척추골단뼈몸통이형성증**(spondyloepimetaphyseal dysplasia)과 연관이 있다(글상자 7.1 참조). 또한 인체에 가해지는 기계적 힘도 연골의 발생과 성장에 영향을 미친다. 이러한 힘은 연골의 형태, 재생 및 노화를 조절할 뿐만 아니라 연골 내에서 세포와 세포외바탕질 사이의 상호작용에도 영향을 미친다.

연골은 덧붙이성장과 사이질성장의 두 가지 방식으로 성장한다.

바탕질의 분비가 시작되면서 연골은 다음과 같은 두 과정을 통해 지속적으로 성장한다.

- **덧붙이성장**(부가성장, appositional growth)은 이미 존재하고 있던 연골 표면에 새로운 연골이 형성되는 과정이다.
- **사이질성장**(간질성장, interstitial growth)은 이미 존재하고 있던 연골 내에서 새로운 연골이 형성되는 과정이다.

덧붙이성장에서 새롭게 생성되는 연골세포는 연골막 안쪽 층으

글상자 7.2

임상적용: 연골의 악성종양; 연골육종(Malignant Tumors of the Cartilage; Chondrosarcomas)

연골육종(chondrosarcomas)은 연골바탕질을 분비하면서 서서히 자라는 악성 종양이다. 매년 미국에서 진단되는 일차 뼈종양의 약 3.6%는 연골육종이다. 연골육종은 뼈종양 중 골육종(osteosarcoma, 뼈에 발생하는 악성종양) 다음으로 흔한 바탕질분비종양(matrix-producing tumor)이다. 이 종양은 45세 이상의 장년층, 특히 여성보다 남성에서 빈번히 발병한다.

연골육종은 주로 몸통뼈대(axial skeleton, 척추 vertebra, 골반뼈 pelvic bone, 갈비뼈 rib, 어깨뼈 scapula, 복장뼈 sternum에서 가장 흔히 발병)와 긴뼈의 뼈몸통끝(metaphysis)에서 발병한다(넙다리뼈 femur와 위팔뼈 humerus에서 가장 흔히 발병). 일반적으로 환자들은 몇 달씩 지속되는 둔한 심부통증(deep pain)을 호소한다. 연골에 발생한 종양은 뼈들 사이에 압축되어 있으므로 발병 초기에는 촉진할 수가 없다. 따라서 초기 진단과 뼈 속 깊은 부위에 발생한 골수내 종양(deep intramedullary tumor)의 크기를 판단하기 위해서는 방사선촬영, 컴퓨터단층촬영(CT) 및 자기공명영상(MRI) 스캔이 필수적이다.

연골육종은 등급에 따라 분류하며, 이는 환자의 예후와 밀접한 연관이 있다. 광학현미경 상에서 악성도가 가장 낮은 종양을 등급 1, 악성도가 가장 높은 종양을 등급 3으로 나타낸다. 대부분의 연골육종(90%)은 악성도가 높지 않으며(등급 1, 2), 다른 부위로 전이되지 않고 골수로 침투하여 기존의 뼈잔기둥(bony trabecula) 주변을 둘러싸는 유리연골을 형성한다(그림 F7.2.1). 이러한 유리연골의 연골세포방 내에는 여러 개의 연골모세포가 있으며, 이 연골모세포의 핵은 형태가 다양하고 매우 짙게 염색되며 두 개인 경우도 있다. 또한 연골바탕질이 석회화되어 연골속뼈형성이 일어나는 경우도 있다. 등급 3의 연골육종에서는 흔히 허파와 림프절로 전이가 일어난다.

최근에는 콜라겐의 유형별 분포를 면역조직화학적 방법으로 조사하여 조직의 분화 정도를 판단할 수 있으며 이는 환자의 예후와도 연관이 있다. 생검 조직에서는 **2형과 10형 콜라겐**(collagen types II and X) 및 단백당인 **아그레칸**(aggrecan)이 발현되면, 종양의 분화도가 높고 예후가 좋은 것을 나타낸다. 반면, **1형 콜라겐**(collagen type I)이 발현되면 종양의 분화도가 낮으며(세포외 바탕질이 섬유화됨) 예후도 좋지 않다. 또한 연골육종에서는 태아의 중간엽세포가 연골모세포로 분화되는데 필수적인 **전사인자 SOX-9**(transcription factor SOX-9)도 발현된다.

연골육종은 주로 종양 부위를 광범위하게 제거하는 외과적 수술로 치료한다. 화학요법이나 방사선 치료는 별로 도움이 되지 않는다. 악성도가 낮은 종양의 경우, 수술로 적절히 제거하면 환자의 생존률이 매우 높다.

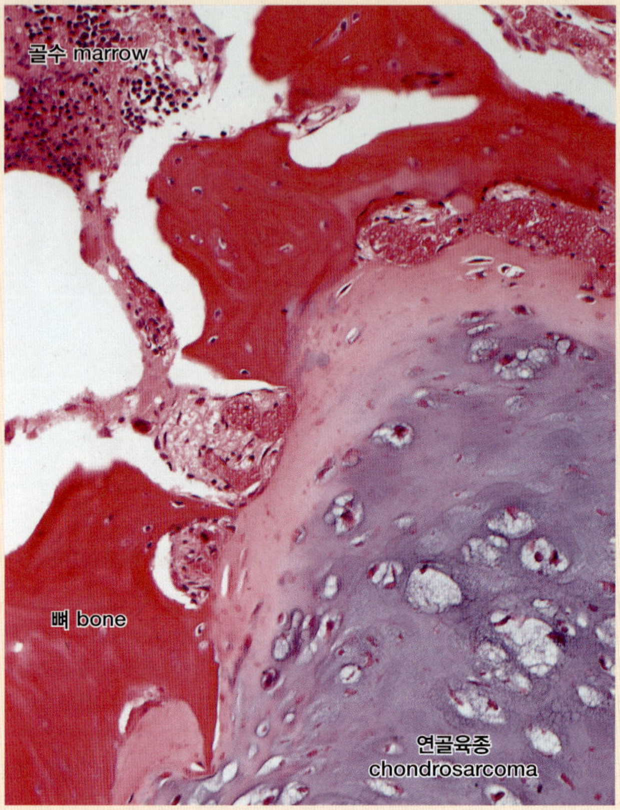

그림 F7.2.1 긴뼈의 뼈끝에 발병한 연골육종(chondrosarcoma, 등급 1)의 H&E 염색표본의 광학현미경사진. 골수의 뼈잔기둥 사이로 침투한 연골육종의 광학현미경사진이다. 성숙 정도가 다양한 악성 연골세포를 확인할 수 있다. 사진의 *위 왼쪽* 모서리 부위에서 활발한 활동을 하고 있는 골수가 관찰된다. ×240. (Dr. Fabiola Medeiros 제공.)

로부터 기원한다. 이 세포는 연골막의 콜라겐 성분(1형 콜라겐)을 합성하는 세포로, 형태와 기능이 섬유모세포와 유사하다. 그러나 연골의 성장이 시작되면 전사인자 SOX-9의 발현에 의해 세포의 분화가 진행되면서 세포질 돌기가 사라지고 핵이 둥글어지며 세포질의 양이 눈에 띄게 증가한다. 이러한 변화를 거쳐 연골막 세포는 연골모세포가 된다. 연골모세포는 2형 콜라겐을 포함한 연골바탕질 성분을 생성한다. 바탕질이 새롭게 합성되면서 연골의 부피가 증가하고, 동시에 새로운 섬유모세포도 생성되어 연골막의 세포 수가 유지된다.

사이질성장에서는 연골세포방 내에 위치한 연골세포가 분열하여 새로운 연골세포를 생성한다(그림 7.4 참조). 연골세포는 분열할 수 있으며 이를 둘러싸는 바탕질이 늘어나 새로운 바탕질이 축적될 수 있으므로 사이질성장이 가능하다. 분열한 연골세포의 딸세포는 처음에는 동일한 연골세포방 내에 위치한다. 새로운 바탕질이 분비되면 두 딸세포 사이에 벽이 형성되고, 이때 각 세포는 자신의 연골세포방 내에 위치하게 된다. 지속적으로 바탕질이 분비되면서 세포는 이동하여 서로 좀 더 멀리 떨어지게 된다. 따라서 전체적인 연골의 성장은 연골 내부에서 분열한 연골세포에 의한 새로운 바탕질 성분의 분비와, 연골막으로부터 분화된 연골모세포에 의한 바탕질 성분의 분비를 통해 일어난다(글상자 7.2).

■ 유리연골의 재생(REPAIR OF HYALINE CARTILAGE)

연골은 재생이 잘되지 않는 조직이다.

연골은 매우 강하고 반복적인 스트레스에 잘 견딜 수 있다. 그러나 연골에는 혈관이 분포하지 않고 연골세포의 이동과 분열 능력이 제한되어 있기 때문에 연골은 약하게 손상되더라도 재생되기가 무척 어렵다. 그러나 연골막을 포함하고 있는 손상의 경우에만 일부 재생이 일어날 수 있다. 이러한 재생은 연골막에 있는 **다기능 선조세포**(pluripotential progenitor cell)에 의해 일어난다. 그러나 이 때에도 연골세포는 거의 재생되지 않고 대부분의 손상 부위는 치밀결합조직으로 채워진다.

분자 수준에서 살펴보면, 연골의 재생은 흉터를 형성하는 **1형 콜라겐**(type I collagen) 의 축적과 **연골특이콜라겐**(cartilage-specific collagen)의 발현 사이의 일시적인 균형에 의해 일어난다. 그러나 성인에서 일반적으로 상처 부위에 새로 형성되는 혈관은 연골의 재생보다 뼈의 성장을 자극한다. 관상동맥우회수술(coronary artery bypass graft surgery)과 같은 심흉수술(cardiothoracic surgery)에서는 흉강을 열기 위해 갈비연골을 절단해야만 한다. 이때, 연골의 재생능력 저하는 심각한 문제를 일으킬 수 있다. 이러한 문제를 해결하기 위해 자가세포이식, 인공바탕질 삽입 및 성장인자 투여 등과 같은 다양한 치료 방법이 제시되고 있다.

석회화된 유리연골은 뼈로 대체된다.

유리연골(hyaline cartilage)은 연골바탕질 내에 인산칼슘결정체가 축적되는 과정인 **석회화**(calcification)가 잘 일어난다. 유리연골의 바탕질에서는 다음과 같은 세 가지 경우에 석회화가 일어난다.

- 성장기나 성인의 뼈에서 뼈조직과 접하고 있는 관절연골 심부에서는 석회가 일어난다. 그러나 관절연골의 표면 부위는 석회화되지 않는다.
- 성장기 동안 뼈로 대체될 예정인 연골(연골속뼈형성 endochondral ossification)에서는 항상 석회화가 일어난다.
- 성인에서 노화 과정의 하나로 시간이 지남에 따라 유리연골이 석회화된다.

대부분의 경우, 석회화된 연골은 일정 시간이 지나면 뼈로 대체된다. 예를 들어, 노인의 기관(trachea)을 이루는 연골은 흔히 뼈로 대체된다(그림 7.14). 연골세포는 바탕질을 통해 영양분을 공급받고 노폐물을 내보낸다. 바탕질이 심하게 석회화되면 확산이 저해되어 연골세포는 팽창되어 죽게 된다. 이러한 일련의 과정이 일어난 후, 석회화된 바탕질은 결국 제거되고 뼈로 대체된다.

일반적으로 연골이 제거되는 과정에 **연골파괴세포**(chondroclast)라고 하는 특별한 유형의 세포가 관여할 것이라고 알려져 있다. 이 세포는 형태와 기능이 뼈파괴세포(osteoclast)와 유사하다. 발생 중인 아래턱뼈(하악골)에서 메르켈연골(Meckel's cartilage)은 흡수된 후 뼈로 대체(연골속뼈형성, endochondral ossification)되지 않으므로 연골파괴세포의 형태와 기능에 대한 초기 연구에서 많이 사용되었다. 또한 **연골파괴세포**(chondroclast)는 여러 관절질환이 있는 관절연골의 심부에서도 관찰된다. 예를 들어 **류마티스관절염**(rheumatoid arthritis)의 경우, 석회화되거나 되지 않은 관절 연골조직에서 이러한 다핵세포를 확인할 수 있다. 최근 관절 병리조직샘플을 이용한 연골파괴세포의 면역세포화학적 연구에서 연골파괴세포는 **뼈파괴세포와 같은 표현형**(osteoclast-type phenotype)을 나타냄이 밝혀졌다. 이는 **연골파괴세포가** 연골을 파괴할 수 있는 능력이 있는 **성숙한 뼈파괴세포**(chondroclasts are mature osteoclasts)이며, 연골이 제거되고 있는 어느 부위에서도 관찰이 가능함을 의미한다.

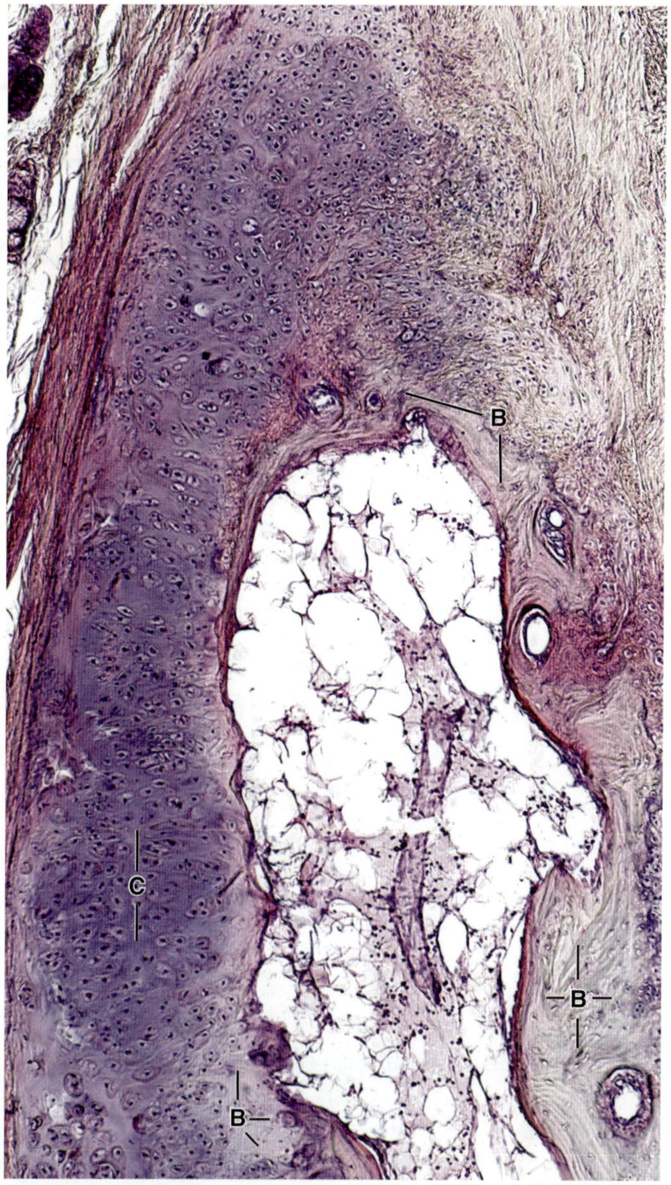

그림 7.14 노인 기관연골고리(tracheal ring)를 H&E 염색한 조직표본의 광학현미경사진. 사진의 *왼쪽*에서 다소 짙은 호염기성을 나타내는 부위는 연골바탕질(cartilage matrix, *C*)이다. 옅은 호산성을 나타내는 부위는 기존의 연골바탕질이 대체되어 형성된 뼈조직(bone tissue, *B*)이다. 사진의 *중앙(center)*에서 연골 내에 형성된 커다란 골수공간이 관찰된다. ×75.

101 HISTOLOGY NOTEBOOK

연골 (CARTILAGE)

연골의 개요(OVERVIEW OF CARTILAGE)

- **연골**(cartilage)은 단단하고 견고할 뿐만 아니라 유연 하기도한 결합조직으로, **연골세포**(chondrocyte)와 특수한 **세포외바탕질**(extracellular matrix, 전체 연골 부피의 95%)로 이루어져 있다.
- 연골세포는 세포외바탕질에 의해 둘러싸인 **연골세포방**(lacuna) 내에 위치한다.
- 연골은 혈관이 분포하지 않는 **무혈관구조**(avascular structure)이므로 세포외바탕질의 구성성분은 연골세포와 연골을 둘러싸는 결합조직에 분포하는 혈관 사이에서 일어나는 물질의 확산에 매우 중요하다.
- 연골에는 **유리연골**(hyaline cartilage), **탄력연골**(elastic cartilage) 및 **섬유연골**(fibrocartilage)의 3가지 유형이 있다.

유리연골(HYALINE CARTILAGE)

- 유리연골의 **세포외바탕질**(extratracellular matrix)은 연골세포에 의해 생성되며, 균질성이고 무정형이므로 유리처럼 보인다.
- 유리연골의 바탕질에는 3종류의 물질 즉, **콜라겐 분자**(collagen molecule, 2형 콜라겐이 주를 이루며 이외에 6형, 9형, 10형 및 11형 콜라겐과 같은 연골특이콜라겐[cartilage-specific collagen]이 있음), 글라이코스아미노글라이칸(glycosaminoglycan, GAG)을 포함하고 있는 **단백당집합체**(proteoglycan aggregates) 및 **다중부착단백당**(multiadhesive glycoprotein)이 포함되어 있다.
- 유리연골의 무형질에는 3가지 종류의 GAG, 즉 **하이알루론산**(hyaluronan), **황산화콘드로이틴**(chondroitin sulfate), 및 **황산화케라탄**(keratan sulfate)이 포함되어 있다. 황산화콘드로이틴과 황산화케라탄은 중심단백질에 부착하여 **단백당단량체**(proteoglycan monomer)를 형성한다. 유리연골에 가장 많이 포함되어 있는 단백당단량체는 아그레칸이다.
- **하이알루론산**(hyaluronan)은 다수의 아그레칸과 상호작용하여 분자량이 큰 **단백당집합체**(proteoglycan aggregates)를 형성한다. 단백당집합체는 음전하를 띠고 있으므로 많은 양의 수분을 함유하고 있다.
- **연골세포**(chondrocyte)는 하나씩 따로 떨어져 분포하거나 **동형집단**(isogenous groups)이라고 하는 세포 집단을 이루고 있다.
- 개개의 연골세포를 둘러싸는 세포외바탕질(**피막바탕질**, capsular matrix)이나 동형집단을 둘러싸는 세포외바탕질(**구역바탕질**, territorial matrix)은 각각 포함하고 있는 콜라겐 양이 다르며 염색성도 다르다. **구역사이바탕질**(interterritorial matrix)은 구역바탕질을 둘러싸며 동형집단 사이의 공간을 채우고 있다.
- 유리연골은 연골에 단단히 부착된 결합조직인 **연골막**(perichondrium)으로 둘러싸여 있다. 윤활관절의 관절연골 표면 또는 관절면에는 연골막이 없다.
- 유리연골은 태아골격의 발생(**연골속뼈형성** endochondral ossification)과 성장 중인 뼈의 발달(**뼈끝성장판** epiphyseal growth plate)에 매우 중요한 조직이다.

탄력연골(ELASTIC CARTILAGE)

- **탄력연골**(elastic cartilage)은 유리연골의 바탕질 성분 외에 치밀한 **탄력섬유**(elastic fiber) 그물과 **서로 연결된 탄력물질판**(interconnecting sheet of elastic material)을 포함하고 있다.
- 탄력연골은 세포외바탕질 내에 **탄력소**(elasin)를 포함하고 있어 신축성이 매우 크므로 반복되는 구부러짐을 견딜 수 있다.
- 탄력연골은 **바깥귀**(외이, external ear), **가운데귀**(중이 middle ear, 귀관 auditory tube) 및 **후두**(larynx)에 분포한다. 또한 탄력연골은 항상 연골막에 의해 둘러싸여 있다.
- 탄력연골은 노화 과정 중 **석회화되지 않는다**(does not calcify).

섬유연골(FIBROCARTILAGE)

- **섬유연골**(fibrocartilage)은 치밀결합조직과 유리연골이 혼합된 조직이다.
- 섬유연골은 주로 척추사이원반, 두덩결합, 힘줄이 부착하는 곳 및 일부 관절 내(예: 무릎관절의 반달연골)에 분포한다.
- 섬유연골의 **세포외바탕질**(extracellular matrix)에는 **1형**과 **2형 콜라겐원섬유**(type I and type II collagen fibril)가 포함되어 있으며, 이들의 분포비율은 각각 다르다. 또한 무형질에는 아그레칸보다 **베르시칸**(versican)이 더 많은 양 포함되어 있다.

연골의 발생과 성장(CHONDROGENESIS AND CARTILAGE GROWTH)

- 대부분의 연골은 **연골발생**(chondrogenesis) 과정 중 중간엽으로부터 기원한다. **전사인자 SOX-9**(transcription factor SOX-9)이 발현되면 중간엽세포는 연골을 생성하는 **연골모세포**(chondroblast)로 분화하기 시작한다.
- 연골은 **덧붙이성장**(appositional growth, 이미 존재하고 있던 연골 표면에 새로운 연골이 형성됨)과 **사이질성장**(interstitial growth, 이미 존재하고 있던 연골 내에서 연골세포의 분열에 의해 새로운 연골이 형성됨)의 두 가지 방식으로 성장한다.

유리연골의 재생(REPAIR OF HYALINE CARTILAGE)

- 연골은 혈관이 분포하지 않는 조직이므로 **재생이 잘되지 않는다**(limited ability for repair). 연골의 재생 시에는 대부분 치밀결합조직이 생성된다.
- 노화 과정 중 유리연골은 **석회화**(calcification)되기 쉬우며 이는 뼈로 대체된다.

도판 7.1 ■ 유리연골(Hyaline Cartilage)

유리연골(hyaline cartilage)은 **연골세포**(chondrocyte)와 균질성의 특수한 세포외바탕질로 구성된 혈관이 분포하지 않는 결합조직이다. 연골바탕질은 **2형 콜라겐**(type II collagen) 분자, **단백당집합체**(proteoglycan aggregates) 및 **다중부착당단백질**(multiadhesive glycoprotein)로 이루어져 있다. 또한 연골바탕질에는 대부분을 차지하고 있는 2형 콜라겐원섬유 이외에 6형, 9형, 10형 및 11형 콜라겐과 같은 **연골특이콜라겐**(cartilage-specific collagen)도 포함되어 있다. 이러한 유형의 모든 콜라겐은 입체적인 그물구조를 형성하여 서로 상호작용하고 있다. 연골바탕질은 매우 많은 양의 수분을 함유하고 있어 연골 전체 중량의 60% 이상은 수분이며, 이의 대부분은 단백당집합체(아그레칸단량체가 기다란 하이알루론산에 결합 되어 있음)와 결합하고 있다.

성인에서 유리연골은 후두, 기관 및 기관지의 뼈대를 이루며 갈비뼈 끝에서 관절을 형성하고 윤활관절의 관절면을 덮고 있다. 또한 유리연골은 태아의 주요 골격을 이루며 뼈의 성장에도 중요한 역할을 한다. 윤활관절의 관절연골을 제외한 신체 대부분의 유리연골은 **연골막**(perichondrium)이라고 하는 치밀결합조직에 의해 둘러싸여 있다.

유리연골에서는 연골모세포에 의해 이미 존재하고 있던 연골 표면에 새로운 연골이 더해지는 **덧붙이성장**(appositional growth)과 세포외바탕질 내에서 연골세포가 분열하고 분화하여 새로운 연골이 형성되는 **사이질성장**(interstitial growth)이 모두 일어난다. 새롭게 분열한 세포는 새로운 연골바탕질을 생성하므로 연골 내부로부터 부피가 증가하게 된다. 따라서 연골의 전체적인 성장은 연골세포에 의한 새로운 바탕질의 사이질분비(interstitial secretion)와 새롭게 분화된 연골모세포에 의한 바탕질의 덧붙이분비(appositional secretion)에 의해 이루어진다.

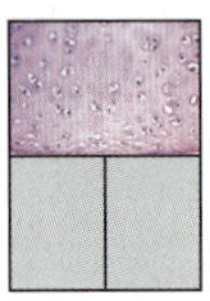

유리연골, 기관(trachea), 사람, H&E ×450.

통상적인 방법으로 제작한 기관의 조직표본 사진으로, 유리연골이 관찰된다. 유리연골은 많은 양의 바탕질과 **연골세포**(chondrocyte, *Ch*)로 구성되어 있으며 혈관이 분포하지 않는다. 연골세포는 바탕질을 생성하며 **연골세포방**(lacuna, *L*)이라고 하는 공간 내에 위치한다. 유리연골은 연골 표면에 단단히 부착하고 있는 결합조직인 **연골막**(perichondrium, *P*)에 의해 둘러싸여 있다. 연골막은 연골에서 **덧붙이성장**(appositional growth)이 일어날 때 새로운 연골세포가 기원하는 장소이다. 연골막은 흔히 바깥쪽 섬유층과 안쪽 세포층의 뚜렷한 두 층으로 구분된다. 안쪽 세포층에는 연골모세포(chondroblast)와 연골선조세포(chondroprogenitor cell)가 위치하며, 이 세포들에 의해 덧붙이성장이 일어난다.

연골바탕질(cartilage matrix)에는 콜라겐원섬유가 포함되어 있으나 무형질에 파묻혀 있으므로 잘 관찰되지 않는다. 연골바탕질은 황산화글라이코스아미노글라이칸을 포함하고 있으므로 헤마톡실린과 같은 염기성염료에 의해 호염기성을 나타낸다. 연골세포방 가까이에서 둘러싸고 있는 바탕질은 염기성염료에 의해 더 짙게 염색되며, 이 부위를 **피막**(capsule, *Cap*)바탕질이라고 한다. 간혹 바탕질의 일부분이 짙게 염색되어(화살표) 피막바탕질 처럼 나타난다. 이는 피막바탕질이 비스듬한 방향으로 잘려 연골세포방이 한 단면에 나타나지 않기 때문이다.

또한 둘 또는 그 이상의 연골세포가 바탕질로 이루어진 얇은 벽을 사이에 두고 매우 가깝게 모여 있는 것이 자주 관찰된다. 이는 하나의 선조세포로부터 기원한 동형세포 집단이다. 이러한 방식으로 연골세포가 증식하여 새로운 바탕질을 생성하면 연골의 **사이질성장**(interstitial growth)이 일어나게 된다.

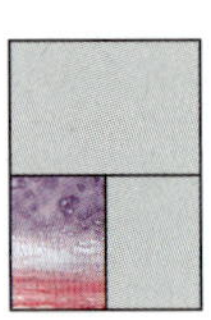

유리연골, 기관(trachea), 사람, H&E ×160.

사망한 지 얼마 되지 않은 시신으로부터 얻은 유리연골을 냉장실에서 고정하여 제작한 조직표본의 광학현미경 사진이다. 이러한 조직처리 과정을 거치면 음전하를 띤 황산기가 잘 보존되어 바탕질이 헤마톡실린에 더 짙게 염색된다. 또한 연골세포를 둘러싸는 피막바탕질(화살표)도 짙게 염색되어 뚜렷하게 관찰된다. 이는 피막바탕질에 가장 많은 양의 황산화글라이코스아미노글라이칸이 포함되어 있음을 나타낸다. 연골바탕질이 호염기성으로 염색된데 반해, **연골막**(perichondrium, *P*)은 호산성으로 염색된다. 연골막과 짙게 염색된 바탕질 사이에 위치한 옅게 염색된 부위는 생성된 지 얼마 되지 않은 바탕질로, 적은 양의 황산기를 포함하고 있다.

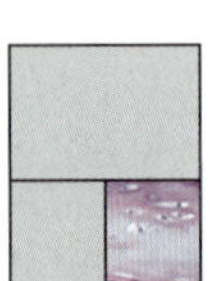

유리연골, 기관(trachea), 사람, H&E ×850.

아래 왼쪽 사진의 사각형 부위의 고배율 광학현미경 사진이다. 사진 위쪽의 연골세포(chondrocyte, *Ch*)는 동형집단을 이루고 있으며, 바탕질을 생성하여 사이질성장이 일어나고 있음을 나타낸다. 피막바탕질은 아직 뚜렷하게 형성되지 않았다. 옅은 호염기성으로 염색된 부위에서 **연골막**(perichondrium, *P*)으로부터 분화된 미성숙 연골세포(화살표)가 관찰된다. 연골바탕질과 인접한 연골막 내에 세포질이 거의 없으며 핵이 길쭉한 미성숙 연골세포(*FCh*)가 존재한다. 이 세포는 연골세포로 분화하여 바탕질을 생성하기 시작하게 된다. 사진의 바닥쪽 끝에서 관찰되는 핵은 연골막의 바깥층에 위치한 섬유모세포(fibroblast, *Fib*)의 핵이다. 섬유모세포의 핵은 연골막 안쪽 층에 위치한 미성숙 세포의 핵에 비하여 더 납작하다.

Cap, 피막(capsule)
Ch, 연골세포 (chondrocytes)
FCh, 연골세포로 분화될 예정인 미성숙 세포 (formative chondrocytes)
Fib, 섬유모세포(fibroblasts)
L, 연골세포방(lacuna)
P, 연골막(perichondrium)
화살표, 미성숙 연골세포(immature chondrocytes)
별표, 연골세포방을 둘러싸는 피막바탕질로, 조직 절단 시 연골세포방과 연골세포가 포함되지 않음

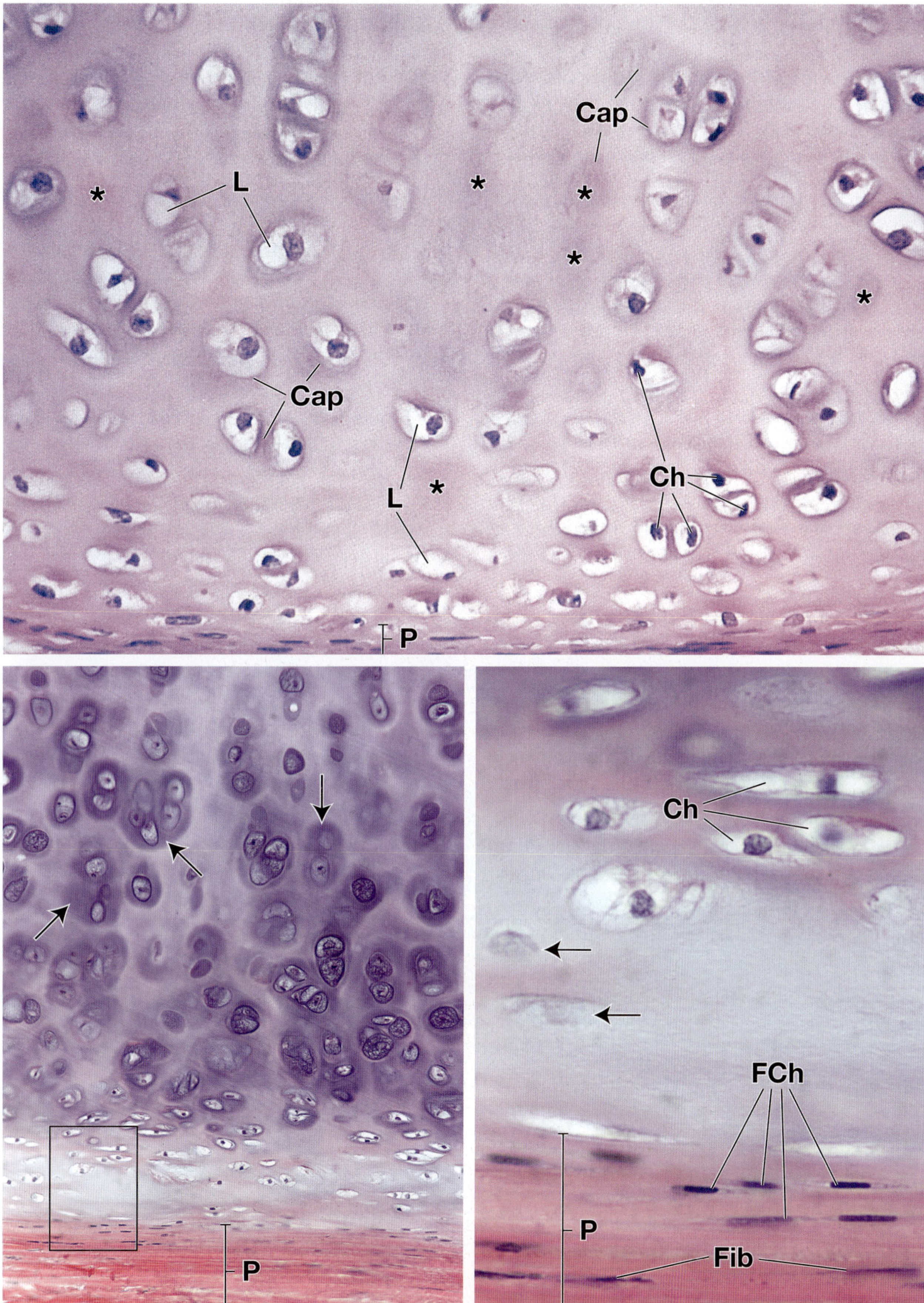
Cap
L
*
Cap
Ch
L
P
Ch
FCh
P
Fib
P

도판 7.2 ■ 유리연골과 발생 중인 뼈(Hyaline Cartilage and the Developing Skeleton)

유리연골(hyaline cartilage)은 연골속뼈형성 과정을 통해 형성되는 태아 뼈의 모델이 된다. 유리연골은 가동관절에서와 같이 뼈가 서로 맞닿는 부위를 제외하고는 모두 뼈로 대체된다. 이러한 관절에서 연골은 끝까지 남아 뼈끝을 덮는 관절연골을 형성하여 서로 맞닿는 두 뼈의 관절면이 부드럽고 매끄럽게 움직일 수 있게 해준다. 또한 연골은 사이질성장이 일어나는 조직으로, 뼈가 무게를 견디고 지탱할 수 있게 해주며, 긴뼈에서 성장판을 형성하여 길이 성장이 일어나게 한다. 뼈의 성장에 관여하는 유리연골의 역할에 대하여 아래에 간단히 언급하였으며 도판 8.3과 8.4에서 더 자세하게 설명하였다.

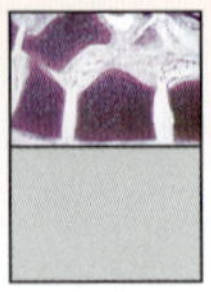

발생 중인 뼈, 태아의 발, 흰쥐, H&E ×85.

발뼈로 분화될 예정인 **연골**(cartilage, *C*)의 조직표본이다. 사진의 위쪽 두 부위에서 발생 중인 인대(ligament, *L*)가 관찰되며 이는 연골과 연결되어 있다. 인대 내에서 섬유모세포의 핵이 희미하게 관찰된다. 이들은 열을 지어 배열되어 있으며 그 사이로 콜라겐섬유가 주행하고 있다. 연골바탕질의 가장자리를 제외한 모든 부위는 헤미톡실린과 에오신에 의해 염색되어 짙게 나타난다. 바탕질에 포함된 콜라겐은 에오신에 의해 염색되고 황산화글라이코스아미노글라이칸은 헤마톡실린에 의해 염색되어 이러한 결과가 나타난다. 사진에서 관찰되는 바와 같이 뼈로 대체될 예정인 연골바탕질에는 칼슘염이 침착되며, 이러한 칼슘염도 헤마톡실린에 짙게 염색된다. 바탕질이 석회화되면서 연골세포가 비대해짐으로 인해 바탕질의 곳곳에서 커다란 연골세포방(연골세포가 연골세포방으로부터 떨어져 나가 밝게 나타남)이 관찰된다. 따라서 연골의 중앙부위에서와 같이 이러한 커다란 연골세포방이 존재하는 바탕질은 짙게 염색된다.

관절안(joint cavity, *JC*)과 접하고 있는 부위를 제외한 나머지 연골은 연골막에 의해 둘러싸여 있으며, 관절안 쪽의 연골은 표면이 직접 노출되어 있다. 두 연골 사이에 위치한 관절안은 **결합조직**(connective tissue, *CT*)에 의해 완전히 둘러싸여 있다. 관절안과 접하고 있는 결합조직은 성인에서 윤활막(synovial membrane)으로 분화하여 관절안을 채우는 윤활액(synovial fluid)을 생성한다. 따라서 성인의 관절안을 둘러싸는 모든 면은 중간엽으로부터 기원한 조직으로 이루어져 있다. 윤활액은 간질액의 여과를 통해 형성된 점성이 있는 물질로, 하이알루론산과 글라이코스아미노글라이칸 등의 여러 물질을 포함하고 있다. 관절안은 상피에 의해 둘러싸여 있지 않으므로 윤활액을 세포외바탕질의 일종으로 간주할 수 있다.

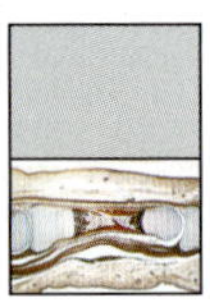

발생 중인 뼈, 태아의 손가락, 사람, thionine-picric acid ×30.

발생 중인 손가락의 긴뼈와 그 양쪽 끝에 위치한 관절의 광학현미경 사진이다. 이 사진보다 조금 전 시기에는 각각의 뼈가 긴뼈 모양의 유리연골로 이루어져 있다. 이 사진에서 연골은 뼈끝에만 **뼈끝연골**(epiphyseal cartilage, *C*)로 남아 있다. **골수공간**(marrow cavity, *MC*)을 둘러싸는 원통형의 뼈조직(bone tissue, *B*)은 뼈몸통(diaphysis)이다. 골수공간 양쪽 끝의 짙게 염색된 부위는 뼈로 대체되고 있는 석회화된 연골바탕질(화살표머리)이다. 골수공간의 양쪽에서 생성된 뼈가 **뼈몸통끝**(metaphysis)이 된다. 이 조직표본에서 석회화된 연골은 짙은 갈색(*dark brown*)으로 나타나 있다. 뼈몸통끝에 새로 생성된 뼈는 뼈몸통의 뼈와 같이 **황갈색**(*yellow brown*)을 나타내지만 석회화된 연골과 섞여 있으므로 이와 같은 저배율 사진에서는 확인하기 어렵다. 연골이 지속적으로 증식함에 따라 뼈의 길이가 길어진다. 그 후에 연골은 석회화되고 파괴되어 새로 생성된 뼈가 그 부위를 채우게 된다. 연골이 성장하고 뼈로 대체되는 과정이 끝나면 뼈의 길이 성장은 멈추게 되며, 연골은 관절면에만 남게 된다. 이 과정에 대해서는 연골속뼈형성(endochondral bone formation, 도판 8.3, 도판 8.4)에서 자세히 설명하였다.

B, 뼈(bone)
C, 연골(cartilage)
CT, 결합조직(connective tissue)
JC, 관절안(joint cavity)
L, 인대(ligament)
MC, 골수공간(marrow cavity)
화살표머리, 석회화된 연골(calcified cartilage)

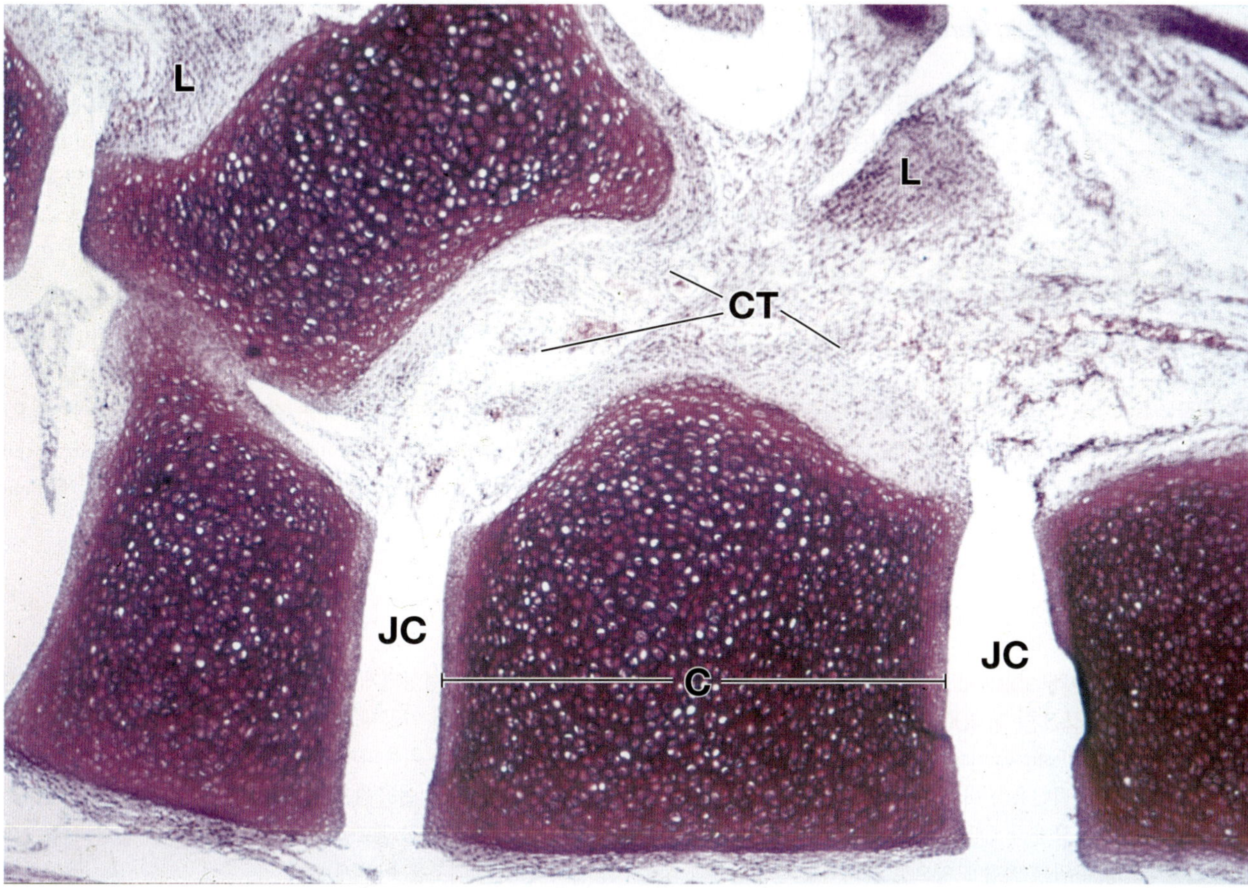
L
L
CT
JC
C
JC

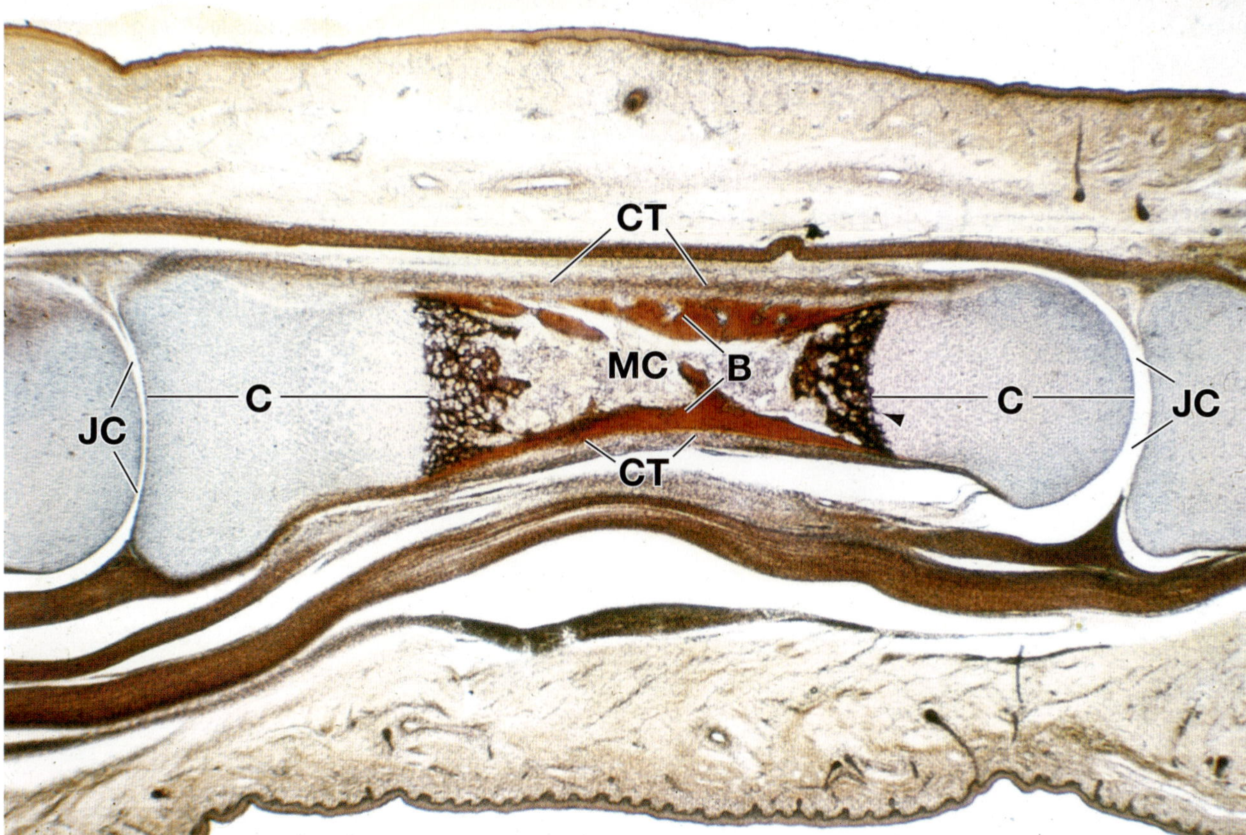
CT
MC
B
JC
C
C
JC
CT

도판 7.3 ■ 탄력연골(Elastic Cartilage)

탄력연골(elastic cartilage)의 바탕질에는 유리연골의 세포외바탕질에 함유된 2형 콜라겐과 그 밖의 성분들 외에 탄력섬유와 탄력층판이 포함되어 있다. 탄력연골은 귀바퀴, 귀관, 후두덮개 및 후두의 일부분(예: 쐐기연골 cuneiform cartilage, 모뿔연골의 성대돌기 vocal process of arytenoid cartilage)에 분포한다. 바탕질에 포함된 탄력성분은 조직에 탄성을 부여하므로 탄력연골은 유리연골과는 달리 탄력성이 크다. 탄력연골은 연골막에 의해 둘러싸여 있으며, 덧붙이 성장과 사이질성장을 통해 크기가 커진다. 그러나 탄력연골은 유리연골과는 달리 석회화되지 않는다.

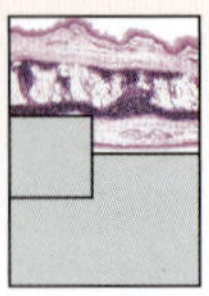

탄력연골, 후두덮개(epiglottis), 사람, H&E와 오르세인 염색 ×80.

탄력연골(elastic cartilage, *EC*)이 중심속을 이루고 있는 후두덮개의 조직표본으로, 탄력연골이 보라색으로 염색되었다. **보라색**(*purple*)으로 염색된 탄력섬유가 포함된 바탕질과 염색이 되지 않아 밝게 나타난 연골세포방이 이러한 저배율에서도 뚜렷이 관찰된다. 연골의 가장자리는 **연골막**(perichondrium, *PC*)으로 덮여 있으며, 이를 구성하는 결합조직섬유도 희미하게 관찰된다. 탄력연골 내부에는 지방조직(adipose tissue, *AT*)으로 채워진 작은 구멍들(후두개 구멍 epiglottic foramina)이 있다.

탄력연골의 위쪽과 아래쪽은 결합조직으로 둘러싸여 있으며, 양쪽 표면은 비각질중층편평상피(stratified squamous nonkeratinized epithelium, *SE*)로 덮여 있다. 사진 아래쪽에서 결합조직 내에 분포한 점액샘(mucous glands, *MG*)이 관찰된다.

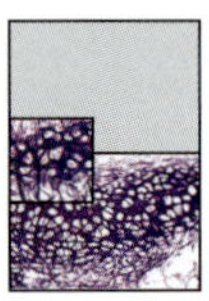

탄력연골, 후두덮개(epiglottis), 사람, H&E와 오르세인 염색 ×250; 삽입그림 ×400.

후두덮개 **탄력연골**(elastic cartilage) 부분의 고배율 사진이다. 보라색(*purple*)을 띤 탄력섬유가 바탕질 내에서 길쭉한 모양으로 나타난다. 탄력섬유는 연골의 가장자리에서는 뚜렷하게 관찰되지만 바탕질의 중심부에서는 연골세포방 주위를 벌집 모양으로 둘러싸는 탄력성분과 섞여 분명하게 나타나지 않는다. **탄력섬유**(elastic fiber, *E*)는 지방조직(adipose tissue, *AT*)을 이루는 지방세포들 사이에서도 관찰된다.

연골 내의 일부 연골세포방은 바탕질로 이루어진 얇은 벽을 사이에 두고 쌍을 이루어 배열하고 있다. 바탕질로 이루어진 벽은 이웃하는 연골세포방 사이에서 막대 모양으로 나타난다. 이는 하나의 세포가 분열하여 둘이 되고, 이곳에서 사이질성장이 일어났음을 의미한다. 연골세포가 바탕질을 분비함에 따라 두 세포는 점차 멀리 이동하고 이들 사이에 벽이 이루어져 두 개의 연골세포방이 형성되게 된다. 이 사진에서 관찰되는 대부분의 **연골세포**(chondrocyte, *Ch*)는 연골세포방의 일부 만을 채우고 있다. 이는 조직처리 과정에서 연골세포가 위축되거나 늙은 연골세포에 포함되어 있는 지방방울이 소실되기 때문이다. 연골세포방 내의 연골세포가 위축되거나 조직처리 과정 중 떨어져 나가면 연골세포방은 염색되지 않고 밝게 나타나, 짙게 염색된 바탕질과 뚜렷한 대조를 이루게 된다.

삽입그림은 탄력연골을 더 고배율로 관찰한 것이다. 이 사진에서도 연골의 가장자리에 위치한 탄력섬유(elastic fiber, *E*)가 세로방향으로 뚜렷하게 관찰된다. 이 부위에서 관찰되는 대부분의 연골세포는 그다지 위축되지 않아 전형적인 둥근 핵과 세포질을 확인할 수 있다. 일부 연골세포방에는 두 개의 연골세포가 포함되어 있으며, 이는 사이질성장이 일어나고 있음을 의미한다.

AT, 지방조직(adipose tissue)
Ch, 연골세포(chondrocytes)
E, 탄력섬유(elastic fi ber)
EC, 탄력연골(elastic cartilage)
MG, 점액샘(mucous gland)
PC, 연골막(perichondrium)
SE, 비각질중층편평상피(stratified squamous nonkeratinized epithelium)

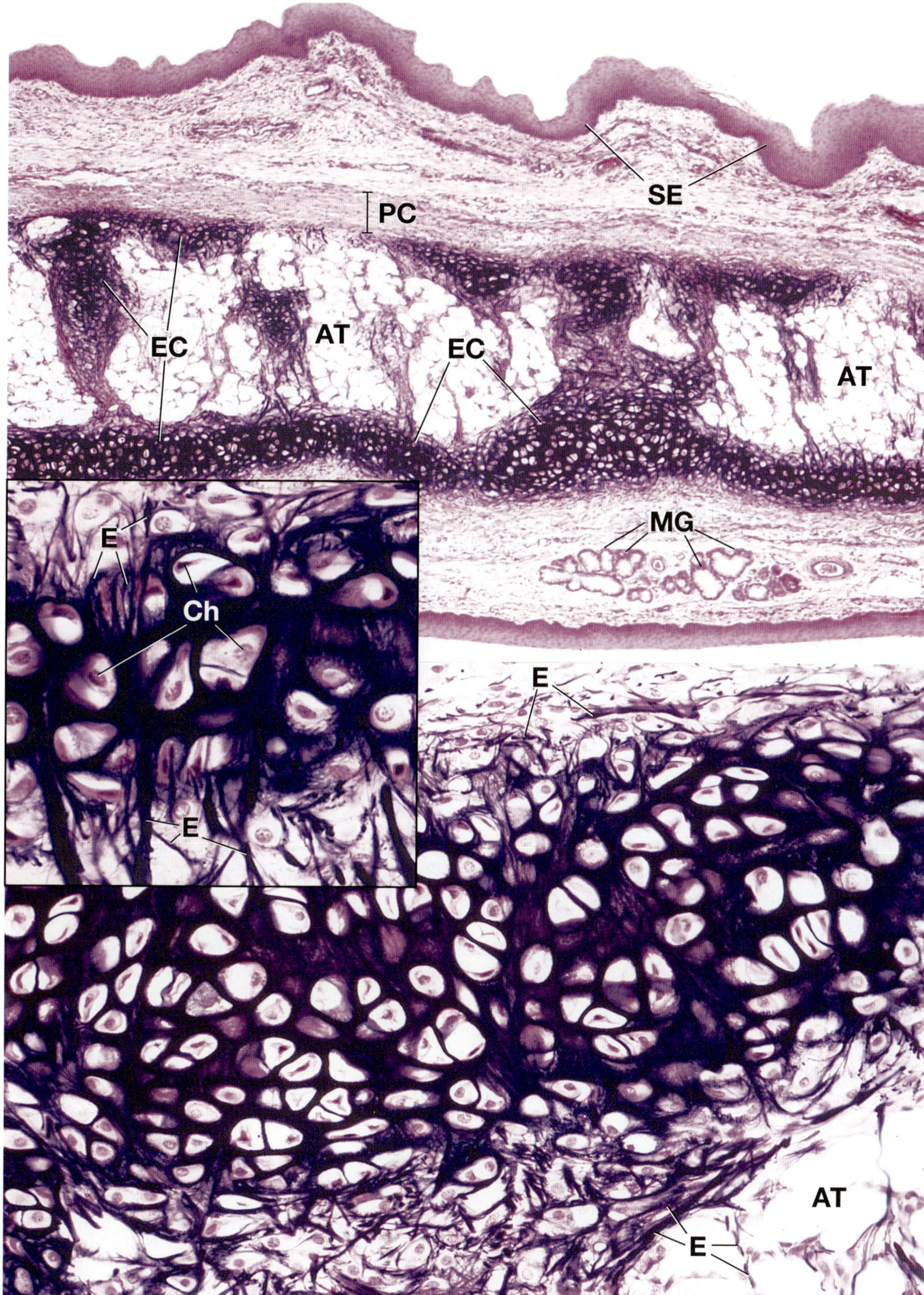
SE
PC
EC
AT
EC
AT
MG
E
Ch
E
E
AT
E

도판 7.4 ■ 섬유연골(Fibrocartilage)

섬유연골(fibrocartilage)은 불규칙치밀결합조직과 연골이 혼합된 조직이다. 섬유연골의 바탕질에는 2형 콜라겐 이외에 많은 1형 콜라겐다발이 포함되어 있다. 연골조직의 함량은 부위에 따라 다양하지만 대부분에서 연골세포와 바탕질은 섬유연골조직 부피의 극히 일부분을 차지한다. 섬유연골은 척추사이원반, 두덩결합, 무릎관절, 턱관절, 복장빗장관절 및 어깨관절에 분포하며, 힘줄과 인대가 부착하는 뼈 고랑을 따라 분포하기도 한다. 섬유연골이 분포하는 부위는 갑작스런 충격을 흡수하기 위해 탄력성과 치밀결합조직의 도움이 필요한 곳으로, 조직에 가해지는 압력과 장력을 모두 견뎌내야 하는 부위이다. 섬유연골을 광학현미경으로 관찰해보면 치밀결합조직 사이에 구분하기 힘들 정도로 적은 양의 연골이 섞여 있는 것으로 나타난다. 이러한 연골은 콜라겐 다발 사이에 무리 지어 있는 둥근 형태의 연골세포(동형집단)와 그 주변을 둘러싸는 호염기성의 피막바탕질과 구역바탕질로 구분된다. 섬유연골은 연골막으로 둘러싸여 있지 않다.

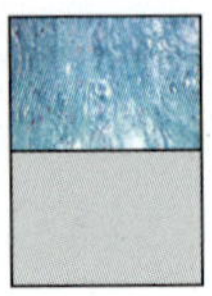

섬유연골, 척추사이원반(intervertebral disc), 사람, Mallory trichrome ×160.

섬유연골(fibrocartilage)의 저배율 사진으로, 말로리삼색염색 방법에 의해 콜라겐이 밝은 청색으로 염색되었다. 조직에는 콜라겐 섬유가 많이 분포하고 있으며 **섬유모세포**(fibroblast, *F*)의 핵이 길쭉하거나 방추형인 작은 점으로 나타나 있다. 일반적인 치밀결합조직에서와 같이 섬유모세포가 비교적 적게 분포한다. 반면, **연골세포**(chondrocyte, *Ch*)는 훨씬 수가 많으며 서로 무리를 지어 **동형집단**(isogenous group)을 이루고 있다. 일부 연골세포는 타원형의 집단을 이루고 있거나 한 줄로 배열되어 있다. 연골세포를 둘러싸는 바탕질이 거의 투명하게 나타나므로 주변의 섬유성 결합조직과 구별된다.

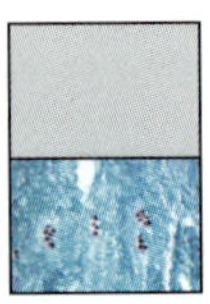

섬유연골, 척추사이원반(intervertebral disc), Mallory trichrome ×700.

위쪽 사진의 **사각형** 부위를 고배율로 관찰한 사진이다. 연골세포는 연골세포방(화살표) 내에 위치하며 세포질이 짙게 염색되어 있다. 연골세포방은 소량의 **연골바탕질**(cartilage matrix)로 둘러싸 여 있으며, 그 주변에는 치밀결합조직이 분포한다. 이 사진의 **왼쪽**에서와 같이 많은 연골세포가 모여 있는 부위에서 연골바탕질이 가장 잘 관찰된다. 위쪽의 저배율 사진에서도 세포 집단 주변이 거의 투명하게 나타나며, 이 부위가 연골바탕질에 해당한다. 고배율 사진을 자세히 살펴보면, 일부 콜라겐섬유가 바탕질에 포함되어 가느다란 다발을 이루고 있는 것처럼 나타나 있다.

Ch, 연골세포(chondrocytes)	**F,** 섬유모세포(fibroblast)	**화살표,** 연골세포방(lacunae)

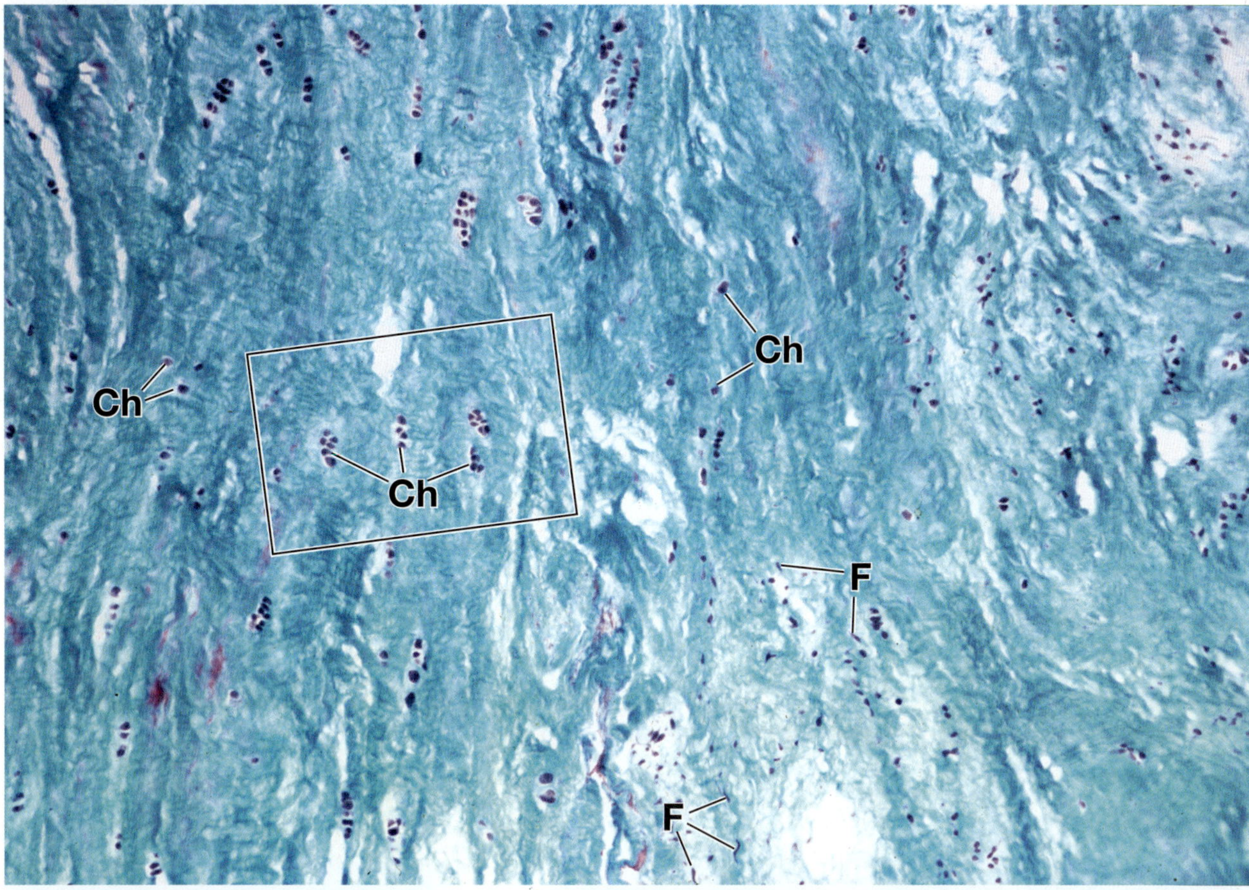
Ch
Ch
Ch
F
F

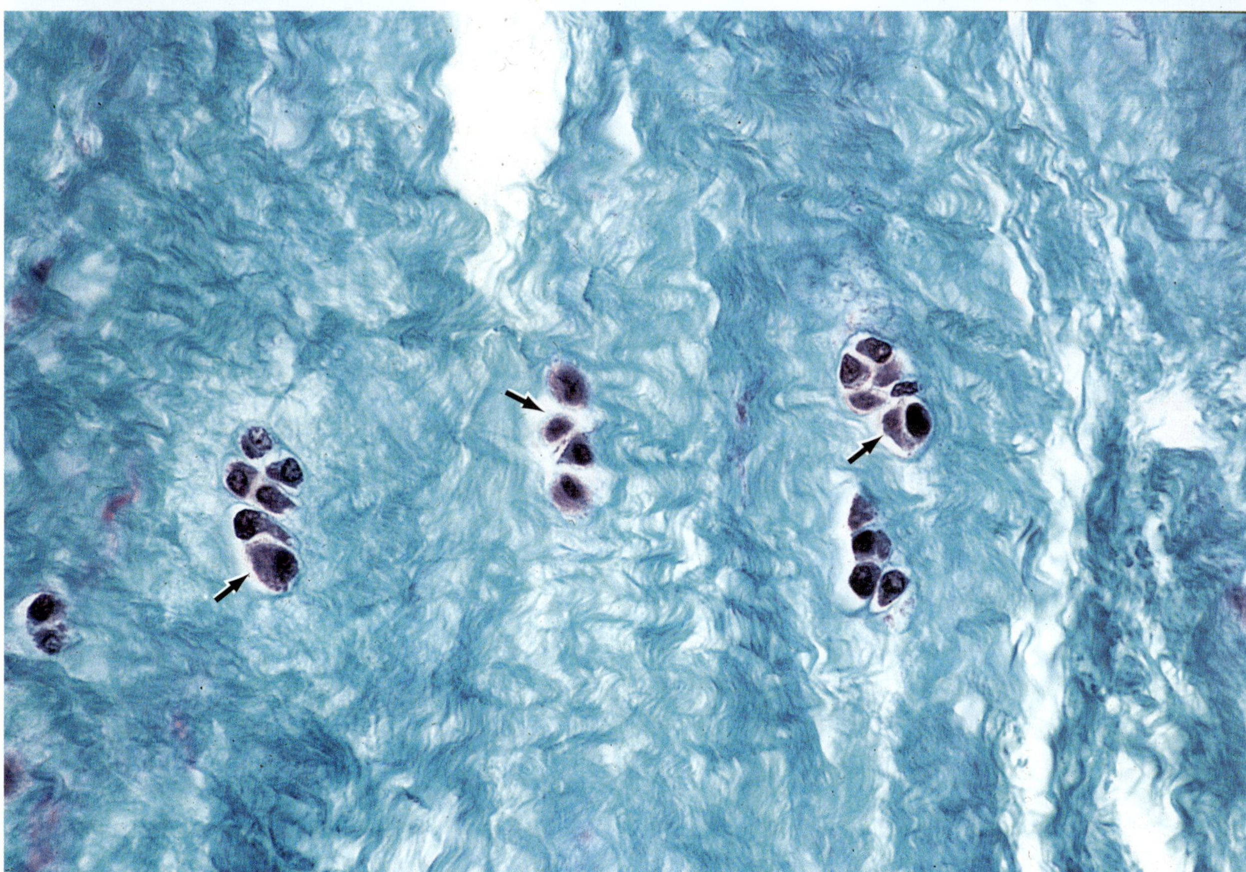

8 뼈 BONE

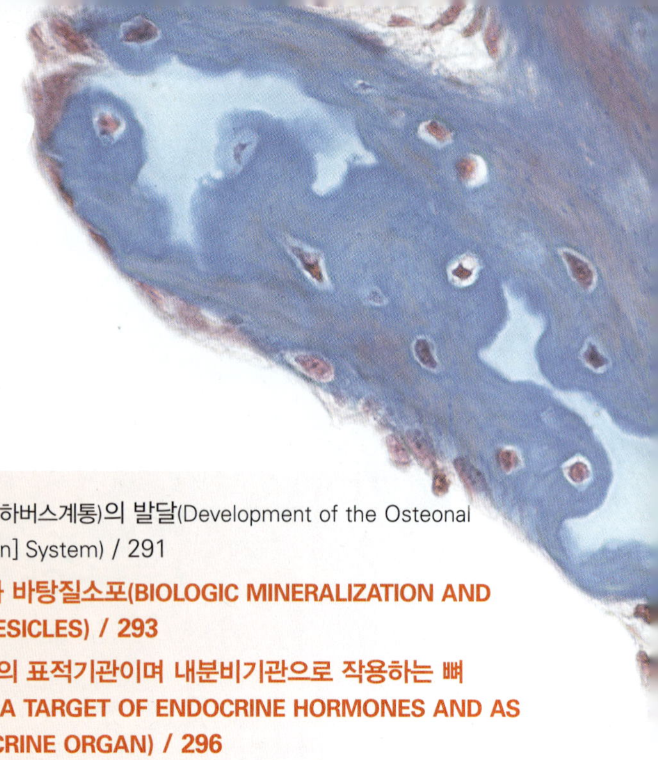

뼈의 개요(OVERVIEW OF BONE)

뼈는 세포외바탕질에 무기질이 침착되어 있는 특수결합조직이다.

뼈(bone)는 특수한 형태의 결합조직으로, 다른 일반적인 결합조직과 마찬가지로 세포와 세포외바탕질로 이루어져 있다. 뼈는 일반적인 결합조직과는 달리 바탕질에 무기질이 침착되어 있는 매우 단단한 조직으로, 지지(*support*)와 보호(*protection*) 기능을 한다. 뼈바탕질에 침착된 무기질의 주성분인 인산칼슘은 수산화인회석결정(hydroxyapatite crystal [$Ca_{10}(PO_4)_6(OH)_2$])의 형태로 존재한다.

뼈는 무기질 함량이 높으므로 **칼슘과 인산염의 저장고**(storage site for calcium and phosphate) 역할도 한다. 신체의 칼슘이나 인산염의 농도가 낮아지면 뼈에 저장된 칼슘과 인산염이 혈액으로 이동한다. 따라서 뼈는 지지와 보호 기능 이외에 혈중 칼슘 농도를 일정하게 유지하는 중요한 역할을 한다.

뼈바탕질은 주성분인 I형 콜라겐과 그 밖의 바탕질단백질(비콜라겐단백질)로 이루어져 있다.

뼈바탕질(bone matrix)의 주성분은 I형 콜라겐(type I collagen)이며, 5형 콜라겐(type V collagen)도 다량 포함되어 있다. 또한 뼈바탕질에서는 3형, 11형 및 13형 콜라겐과 같은 다른 유형의 콜라겐도 발견된다. 이러한 콜라겐 분자들은 뼈바탕질 단백질 전체 무게의 약 90%를 차지한다.

뼈바탕질에는 무형질(ground substance)을 구성하는 다른 유형의 바탕질단백질(비콜라겐단백질, noncollagenous protein)도 포함되어 있다. 이러한 단백질은 전체 뼈바탕질 단백질 무게의 10% 정도만을 차지할 만큼 소량 존재하지만 뼈의 발생, 성장, 재구성 및 치유에 매우 중요하다. 콜라겐과 무형질에 무기질이 침착되어 뼈조직을 형성한다. 뼈바탕질에는 다음과 같은 네 가지 유형의 비콜라겐단백질이 있다.

- **단백당거대분자**(proteoglycan macromolecule)는 중심단백질과 공유결합에 의해 이 단백질에 부착되어 있는 다수의 **글라이코스아미노글라이칸**(glycosaminoglycan 하이알루론산, 황산화콘드로이틴 및 황산화케라탄)으로 이루어져 있다. 황산화케라탄과 같은 일부 단백당은 수산화인회석결정체와 단단히 결합하는 뼈특이단백질인 **오스테오아드헤린**(osteoadherin)을 포함하고 있다. 단백당은 뼈에 가해지는 압력을 견뎌낼 수 있게 하며, 성장인자와 결합하고, 무기질의 침착을 억제시키기도 한다. 단백당에 대해서는 6장에서 자세히 설명하였다(표 6.3, 220쪽).
- **다중부착당단백질**(multiadhesive glycoprotein)은 뼈세포와 콜라겐 섬유를 무기질이 침착된 무형질에 부착시키는 기능을 한다. 이러한 **당단백질**(glycopotein) 중 **오스테오넥틴**(osteonectin)은 콜라겐과 수산화인회석결정을 부착시키며, 뼈세포에 의해 생성되는 **포도플라닌**(podoplanin, E11)은 뼈가 물리적 충격을 견디게 하고, **덴틴바탕질단백질**(dentin matrix protein, DMP)은 무기질 침착 과정에 매우 중요한 역할을 한다. **오스테오폰틴**(osteopontin [BSP-1]이라고도 함)과 같은 **뼈시알로프로테인**(bone sialoprotein)은 세포를 뼈바탕질에 부착시키고, **BSP-2**는 세포를 바탕질에 부착시킬 뿐만 아니라 무기질 침착 과정에서 인산칼슘의 형성을 유도한다.
- **뼈특이비타민 K 의존단백질**(bone-specific, vitamin K-dependent protein)에는 **오스테오칼신**(osteocalcin), **단백질 S**(protein S) 및 **바탕질글라단백질**(matrix Gla-protein, MGP)이 있다. 오스테오칼신은 혈중 칼슘을 바탕질로 끌어들이고 뼈의 재구성과정 중 뼈파괴세포를 유인하고 자극하며, 단백질 S는 세포자멸사 과정 중 세포의 제거를 도와주고, 바탕질 글라단백질은 혈관의 석회화에 관여한다.
- **성장인자**(growth factor)와 **사이토카인**(cytokine)에는 인슐린유사성장인자(insulin-l ike growth factor, IGF), 종양괴사인자(tumor necrosis factor, TNF-α), 전환성장인자β(transforming growth factor β), 혈소판유래성장인자(platelet-derived growth factor, PDGF), **뼈형성단백질**(bone morphogenic protein, BMP), **스클레로스틴**(sclerostin, BMP의 길항제) 및 **인터루킨**(IL-1, IL-6) 등의 분자량이 작은 조절단백질이 있다. 이들 중 뼈형성단백질(BMP)은 중간엽세포가 뼈모세포로 분화되도록 유도하는 중요한 기능을 한다. 최근에는 임상에서 대규모의 뼈수술, 척추융합술 또는 뼈이식 등을 하고 난 후 뼈조직의 재생을 유도하기 위해 재조합 DNA 기술을 이용한 사람 **BMP-7**(recombinant human BMP-7)을 사용하기도 한다. BMP-7은 **뼈발생단백질-1**(osteogenic protein-1, OP-1)이라고도 한다.

뼈바탕질에는 뼈소관에 의해 서로 연결된 뼈세포방이 있다.

뼈바탕질 내에는 **뼈세포방**(lacunae, 단수 *lacuna*)이라고 하는 공간이 있으며, 각각의 뼈세포방에는 **뼈세포**(osteocyte)가 위치해 있다. 뼈세포에는 **뼈소관**(canaliculus)이라고 하는 가느다란 통로를 지나는 수많은 세포질 돌기가 있다. 뼈소관은 무기질화된 뼈바탕질을 관통하여 이웃한 뼈세포방을 서로 연결하여 뼈세포의 세포질 돌기들이 접촉할 수 있게 해준다(도판 8.1, 302쪽). 이러한 방식으로 단단한 조직 전체에 걸쳐 뼈소관과 뼈세포방이 서로 연결되어 그물을 이루고 있으며, 그 내부에 위치해 있는 세포와 세포질 돌기도 서로 이어져 있다. 전자현미경으로 관찰하면 뼈세포의 세포질 돌기들 사이에 틈새이음(gap junction)이 발달해 있음을 알 수 있다. 이와 같이 뼈세포는 뼈조직의 생존 유지에 필수적이다.

뼈조직에는 뼈세포 이외에 다음과 같은 네 가지 유형의 다른 세포가 있다.

- **뼈선조세포**(osteoprogenitor cell)는 중간엽세포로부터 기원한 세포이며, 뼈모세포로 분화한다.
- **뼈모세포**(osteoblast)는 세포외바탕질을 생성하는 세포이며, 자신이 분비한 바탕질에 둘러 싸이게 되면 **뼈세포**(osteocyte)라고 명칭이 바뀐다.
- **뼈표면세포**(bone-lining cell)는 더 이상 활발한 성장이 일어나지 않는 뼈의 표면에 남아 있는 세포로, 뼈바탕질의 생성이 중단된 비활성 뼈모세포라고 할 수 있다.
- **뼈파괴세포**(osteoclast)는 뼈가 제거되거나 재구성될 때, 또는 손상되었을 때, 뼈의 표면에서 뼈조직을 흡수하는 세포이다.

뼈선조세포와 뼈모세포는 뼈세포의 전구세포이다. 뼈파괴세포는 포식세포로, 중성구과립구(neutrophilic granulocyte)와 단핵구(monocyte)로 분화될 골수의 혈구형성선조세포(hemopoietic progenitor cell)들이 서로 융합하여 형성된다. 각 세포에 대해서는 뒤에서 더 자세히 설명하였다.

■ 뼈의 일반적인 구조(GENERAL STRUCTURE OF BONES)

인체 장기의 하나인 뼈(Bone as an Organ)

뼈는 근육뼈대계통을 이루는 장기로, 뼈조직으로 구성되어 있다.

일반적으로 **뼈**(bone)는 뼈조직과 그 밖의 혈구형성조직, 지방조직, 혈관 및 신경 등을 포함한 특수화된 결합조직으로 이루어져 있다. 뼈와 근육 및 관절은 근육뼈대계통을 이룬다. 근육뼈대계통은 신체를 지지하고 운동을 할 수 있게 하며 신체 장기를 보호하는 중요한 기능을 한다. 근육뼈대계통은 뼈(성인의 골격은 206개의 뼈로 구성됨), 골격근, 힘줄, 연골, 인대, 관절 및 이러한 구성 요소를 지지하고 연결해 주는 결합조직으로 이루어져 있다.

뼈는 형태에 따라 분류할 수 있으며, 뼈의 형태에 따라 해면뼈와 치밀뼈의 위치도 다양하다.

해면뼈와 치밀뼈조직은 뼈의 특정한 부위에 위치해 있다. 이러한 뼈조직의 분포는 뼈의 형태에 따라 다르므로 뼈를 분류하는 데 있어 중요한 요소가 된다. 뼈는 형태에 따라 다음과 같이 네 가지 유형으로 분류할 수 있다.

- **긴뼈**(long bone)는 한쪽 방향으로 길쭉하게 뻗어 있는 뼈로, 뼈몸통(diaphysis)과 뼈몸통 양쪽 끝에 위치한 두 개의 뼈끝(epiphysis)으로 구성되어 있다(예: 정강뼈[경골 tibia]와 손허리뼈[중수골 metacarpal]). 그림 8.1에 세로절단한 긴뼈의 형태를 간단한 그림으로 나타내었다.
- **짧은뼈**(short bone)는 길이와 너비가 거의 같은 뼈이다(예: 손목뼈[수근골 carpal bones of the hand]).
- **납작뼈**(flat bone)는 얇은 판 모양의 뼈이다(예: 머리덮개뼈 bones of the calvaria, skull cap와 복장뼈[흉골 sternum]). 납자뼈는 비교적 두꺼운 두 층의 치밀뼈와 그 사이에 위치한 해면뼈로 이루어져 있다.
- **불규칙뼈**(irregular bone)는 위에서 설명한 세 가지 유형에 속하지 않는 형태의 뼈로, 형태가 복잡하거나(예: 척추뼈 vertebra) 공기로 채워진 공간이 있다(예: 벌집뼈[사골 ethmoid bone]).

긴뼈는 중간부위의 **뼈몸통**(diaphysis)과 양쪽 끝의 팽대 부위인 **뼈끝**(epiphysis)으로 이루어져 있다(그림 8.2). 뼈끝의 관절면은 유리연골로 덮여 있다. 뼈몸통과 뼈끝 사이에 위치한 깔때기 모양의 부분을 **뼈몸통끝**(metaphysis)이라고 한다. 뼈몸통끝은 뼈몸통의 끝부터 **뼈끝선**(epiphyseal line)까지의 구역이다. 뼈의 내부에는 골수로 채워진 넓은 공간이 있으며, 이를 **골수공간**(marrow cavity, medullary cavity)이라고 한다. 뼈몸통을 이루는 대부분의 뼈는 치밀뼈이며, 골수공간에 접하고 있는 일부분만 해면뼈로 이루어져 있다. 뼈끝

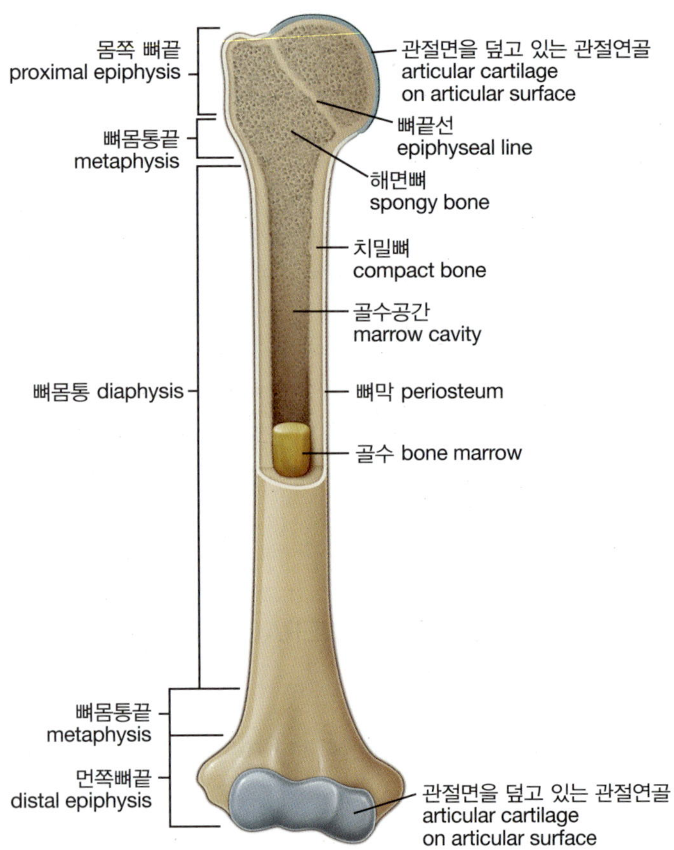

그림 8.1 긴뼈(long bone)의 일반적인 구조. 성인 긴뼈의 뼈몸통(diaphysis)은 황색골수(yellow merrow)로 채워진 넓은 골수공간(marrow cavity)과 이를 둘러싸는 원통형의 두꺼운 치밀뼈(compact bone)로 이루어져 있다. 소량의 해면뼈가 치밀뼈의 내면을 덮고 있는 경우도 있다. 긴뼈의 양쪽 끝, 즉 뼈끝(epiphysis)은 주로 해면뼈(spongy bone)로 이루어져 있으며 바깥면은 얇은 치밀뼈로 덮여 있다. 뼈끝으로부터 뼈몸통으로 이어진 나팔 형태의 뼈몸통부분을 뼈몸통끝(metaphysis)이라고 한다. 그림에서 *푸른색*으로 표시된 부분은 긴뼈의 관절면(articular surface)이다. 관절면은 유리연골(hyaline cartilage, 관절연골 articular cartilage)로 덮여 있으며, 이를 제외한 뼈의 바깥면은 모두 뼈막(periosteum)이라고 하는 섬유결합조직층(fibrous layer of connective tissue)에 의해 덮여 있다.

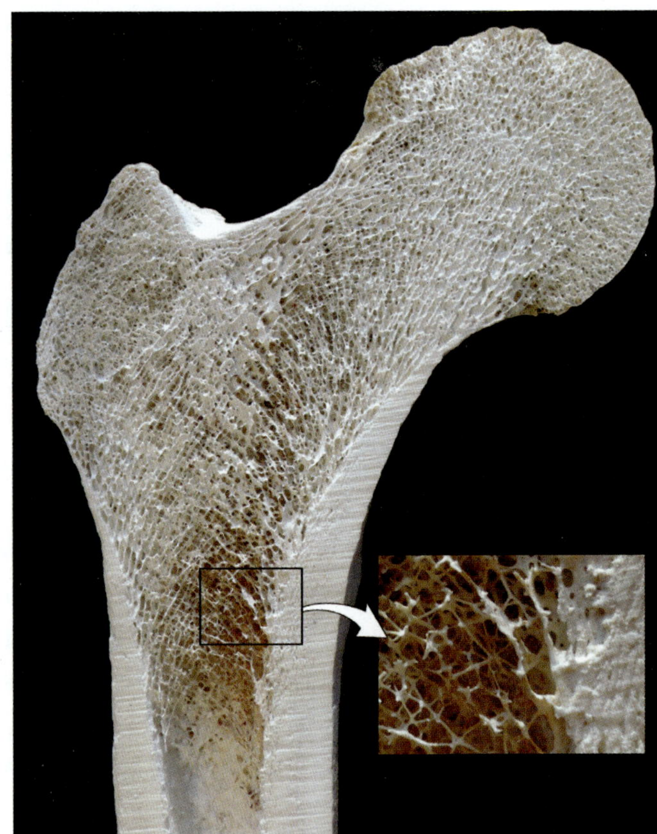

그림 8.2 성인 긴뼈(long bone)의 뼈끝(epiphysis). 알칼리가수분해에 의해 처리된 넙다리뼈(femur) 몸쪽 뼈끝(proximal epiphysis)의 세로절단 표본의 광학현미경사진이다. 뼈의 안쪽 부분은 스폰지 형태의 해면뼈(spongy bone)로 이루어져 있다. 해면뼈는 서로 연결된 수많은 뼈잔기둥(trabecula)으로 이루어져 있으며, 이는 서로 연결되어 미로를 이루고 있는 골수공간(marrow space)에 의해 분리되어 있다. 뼈잔기둥의 입체적인 배열 방향은 무작위적인 것이 아니라 엉덩관절에 가해지는 하중(엉덩관절[hip joint]에 작용하는 힘과 넙다리뼈머리[head of femur]로 전해지는 힘)의 강도와 방향성에 따라 달라진다. 넙다리뼈의 바깥쪽 부분은 치밀뼈(compact [dense] bone)로 이루어져 있다. 치밀뼈는 골수공간을 둘러싸고 있는 뼈몸통(diaphysis)에서 특히 잘 관찰된다. *삽입그림*은 사진에 표시된 사각형 부위 즉, 해면뼈와 치밀뼈의 경계 부위를 고배율로 관찰한 것이다.

글상자 8.1

임상적용: 관절질환(Joint Diseases)

관절염(arthritis)은 여러 요인에 의해 발병될 수 있으며, 다양한 정도의 통증과 운동장애가 나타날 수 있다. 관절염은 관절연골의 손상에 대한 병리적 반응으로 유발된다.

일시적인 충격이나 반복적인 외상에 의해 관절연골이 손상되면 연골이 석회화되어 뼈조직으로 대체되기 시작한다. 이러한 과정을 통해 **관절강직**(ankylosis, 관절을 이루는 두 뼈가 융합되어 움직일 수 없게 됨)이 유발될 수 있다. 육상선수나 축구선수의 발과 무릎관절, 현악기 연주자의 손과 손가락에 특히 이러한 질환이 잘 발생한다.

류마티스관절염(rheumatoid arthritis)이나 **결핵**(tuberculosis) 환자에서는 관절에서 일어나는 면역반응이나 감염에 의해 관절연골이 손상되어 심한 관절통과 진행성 관절강직이 나타난다. 증세가 심한 환자에서는 손상된 관절을 인공관절로 교체하는 수술을 통해 통증을 완화시키고 관절의 운동기능을 회복시키곤 한다.

이 밖에 요산 결정이 발가락이나 손가락 관절에 축적되어 관절연골이 손상되는 경우도 흔하게 나타난다. 이러한 관절 손상을 **통풍성관절염**(gouty arthritis) 또는 **통풍**(gout)이라고 한다. 통풍은 고혈압 치료를 위해 티아지드 계열의 이뇨제(thiazide diuretics)를 널리 사용하게 되면서 발병률이 증가하게 되었다. 유전적으로 취약한 사람의 경우, 이러한 약물에 대한 부작용으로 통풍이 가장 흔히 나타난다. 통풍에서는 관절 내에 있는 날카로운 결정 때문에 참을 수 없는 극심한 통증이 유발된다. 또한 이러한 자극에 의해 관절 내에 석회화된 물질이 축적되어 관절이 변형되고 운동범위가 줄어들게 된다.

에서는 이와 반대로 대부분이 해면뼈로 이루어져 있으며, 바깥쪽 표면은 얇은 층을 이루고 있는 치밀뼈로 덮여 있다(그림 8.2 참조).

짧은뼈는 표면에 치밀뼈로 이루어진 얇은 층이 있으며 내부에는 해면뼈와 골수공간이 존재한다. 일반적으로 짧은뼈는 긴뼈에서와 같이 이웃하는 뼈와 운동관절을 이루고 있으며, 관절면은 유리연골로 덮여 있다. 관절면을 제외한 뼈의 모든 바깥면은 섬유성결합조직막(fibrous connective capsule)인 **뼈막**(periosteum)으로 둘러싸여 있다.

뼈는 운동을 할 수 있게 하고 운동 시 안정을 유지하기 위해 이웃한 뼈 사이에는 다양한 유형의 관절이 형성되어 있다.

운동이 자유로운 **운동관절**(movable joint, **윤활관절**[synovial joint]이라고도 함)에서 이웃한 두 뼈가 접하는 부위를 관절면이라고 한다. 관절면은 유리연골로 덮여 있으며, 이는 그 위치와 기능 면에서 **관절연골**(articular cartilage)이라고 한다. 관절을 이루는 뼈 사이의 공간을 관절안(관절강, joint cavity)이라고 하며 윤활액(synovial fluid)을 포함하고 있다. 관절연골에 대해서는 7장 연골(250~252쪽)과 글상자 8.1에서 자세히 설명하였다.

관절안을 둘러싸는 **관절주머니**(관절낭, articular capsule)는 바깥쪽 층인 치밀불규칙결합조직과 안쪽 층인 **윤활막**(synovial membrane)으로 이루어져 있으며 윤활막은 **관절연골**(articular cartilage)의 가장자리에 부착되어 있다. 윤활막은 관절안(joint cavity)을 둘러싸고 있지만 상피로 분류하지 않는다. 윤활막은 중간엽에서 기원한 두 가지 유형의 윤활세포(활막세포, synoviocyte), 즉 대식세포유사세포(macrophage-like cell)인 A형과 섬유모세포유사세포(fibroblast-like cell)인 B형으로 구성되어 있다. 대부분의 윤활관절에서 관절주머니는 인대에 의해 외부로부터 보강되어 있다. 일부 윤활관절은 관절면 사이에 섬유연골 구조를 포함하고 있다(예: 무릎관절의 반달연골 또는 턱관절[temporomandibular joint]의 관절내원반). 또한 뼈는 운동관절 외에 **부분운동관절**(slightly movable joint)이나 **부동관절**(immovabel joint)에 의해서도 연결되어 있다. 이러한 관절들에는 관절안이 없으며 섬유연골(예: 약간의 운동이 가능한 척추사이원반이나 두덩결합), 불규칙결합조직(예: 머리뼈 봉합 구조) 또는 연골(예: 가슴우리를 이루는 뼈들 사이)에 의해 결합되어 있다. 이와 같이 뼈는 뼈조직, 규칙결합조직(예: 인대)과 불규칙결합조직(예: 관절주머니) 및 윤활관절의 관절연골에 의해 뼈대계통의 기능을 수행할 수 있다.

관절연골이 손상되어 발병하는 가장 흔한 특발관절질환인 **골관절염**(osteoarthritis)을 치료하기 위해 외과적으로 관절을 대체하는 것을 **관절성형**(arthroplasty)이라고 한다. 이 수술 과정에서는 뼈조직 아래에 위치해 있는 손상된 관절면을 제거하고, 정상적인 관절의 해부학적 구조를 모방하여 제작한 인공관절(**인공삽입물**[보형물, prosthesis]라고 함)로 대체한다. 이러한 인공관절은 금속, 플라스틱 또는 세라믹 재질을 사용하여 제작한다. 티타늄금속인공삽입물(titanum metal prosthesis, 수산화인회석결정이나 성장인자로 코팅하거나 또는 둘을 모두 사용하여 코팅함)은 생체적합성이 매우 탁월하므로 가장 흔하게 사용한다. 이는 살아있는 뼈와 이식된 인공관절 표면 사이의 구조적 및 기능적 연결을 강화시킨다.

뼈의 바깥면(Outer Surface of Bones)

뼈는 뼈선조세포를 포함하고 있는 섬유성치밀결합조직막인 뼈막에 의해 둘러싸여 있다.

다른 뼈와 관절을 이루는 부위를 제외한 뼈의 모든 바깥면은 **뼈막**(periosteum)으로 둘러싸여 있다. 관절부위는 연골로 덮여 있다. 활발히 성장 중인 뼈를 둘러싸고 있는 뼈막은 치밀불규칙결합조직으로 이루어진 빠깥쪽 섬유층과 뼈와 직접 접하고 있는 안쪽 세포층으로 구성되어 있다. 세포층은 뼈선조세포를 함유하고 있는 **뼈대줄기세포**(skeletal stem cell)을 포함하고 있다. 뼈 표면에서 뼈형성 과정이 활발하게 진행되지 않는 경우에는 뼈막의 대부분은 섬유층으로 이루어져 있으며, 안쪽층은 잘 구별되지 않는다. 그러나 뼈막에 적절한 자극이 가해지면, 조금 밖에 없던 **뼈막세포**(periosteal cell)들이 분열하여 뼈모세포로 분화한다. 뼈막세포에 의해 분비되는 **페리오스틴**(periostin)은 분자량이 90 kDa인 세포외바탕질 단백질로, 기계적 스트레스, 손상 및 뼈 재생 등에 반응하는 뼈막의 중요한 조절자이다.

일반적으로 뼈막에 분포하는 콜라겐섬유는 뼈 표면에 평행하게 배열되어 있다. 인대나 힘줄이 뼈에 부착하는 부위에서는 콜라겐섬유가 뼈의 세로축에 대해 비스듬한 방향이나 직각인 방향으로 주행하여 뼈바탕질의 콜라겐섬유와 합쳐진다. 이러한 섬유를 **관통섬유**(perforating fiber) 또는 **샤피섬유**(Sharpey fiber)라고 한다. 샤피섬유는 외주위층판(outer circumferentail lamella)과 사이질층판(interstitial lamella)으로 이어지나 뼈단위(osteon)까지는 연결되지 않는다.

뼈의 내강(Bone Cavities)

뼈의 내강은 뼈선조세포를 포함하고 있는 결합조직세포층인 뼈속막(enddosteum)에 의해 덮여 있다.

치밀뼈가 골수공간과 접하고 있는 면과 해면뼈의 뼈잔기둥(trabecula)을 **둘러싸는 조직**(lining tissue)을 **뼈속막**(endosteum)이라고 한다. 뼈속막은 한 층의 세포로만 이루어진 매우 얇은 막으로, 뼈바탕질을 생성하는 뼈모세포(osteoblast)와 뼈표면세포(bone-lining cell)로 분화될 뼈선조세포(osteoprogenitor cell)를 포함하고 있다. 뼈선조세포와 뼈표면세포는 광학현미경 상에서 두 세포 모두 형태가 납작하고 핵이 길쭉하며 세포질도 뚜렷한 차이가 없으므로 구별하기가 힘들다. 뼈의 내강을 둘러싸고 있는 이러한 세포를 **뼈속막세포**(endosteal cell)라고 한다.

골수공간과 해면뼈 사이 공간은 골수로 채워져 있다.

적색골수(red bone marrow)는 분화과정의 각 단계에 있는 혈구, 이를 지지하는 뼈대를 이루고 있는 그물세포(reticular cell)와 그물섬유(reticular fiber) 그물 및 혈관으로 구성되어 있다. 성장기 동안 적색골수는 뼈가 성장하는 것에 비례해서 부피가 증가하지는 않는다. 성장 말기 또는 어른이 되면 혈구형성의 속도가 감소하게 되며 골수의 조직은 대부분 지방세포로 대체된다. 이를 **황색골수**(yellow marrow)라고 한다. 황색골수는 과도한 출혈 등과 같은 자극을 받게 되면 적색골수로 전환될 수 있다. 성인에서 적색골수는 복장뼈(흉골, sternum)나 엉덩뼈능선(장골능선, iliac crest) 등 몇몇 부위의 해면뼈 사이 공간에 국한되어 있다. 진단이나 이식을 하기 위해 골수조직이 필요한 경우, 이러한 부위에서 채취하여 사용한다.

■ 뼈조직의 유형(TYPES OF BONE TISSUE)

뼈조직은 치밀뼈와 해면뼈 조직으로 분류한다.

뼈를 절단하면 구조적으로 뚜렷한 두 종류의 뼈조직이 배열되어 있음을 확인할 수 있다(그림 8.2와 도판 8.2, 304쪽 참조). 뼈의 바깥쪽은 치밀층(**치밀뼈** compact bone)으로 이루어져 있으며 뼈의 안쪽은 **뼈잔기둥**(가느다란 조각뼈[spicule]들이 서로 연결됨)을 형성하고 있는 스폰지와 같은 그물층(**해면뼈** spongy bone)으로 이루어져 있다. 그물층 사이의 공간은 연속되어 있으며 생체에서 골수와 혈관으로 채워져 있다.

성숙뼈(Mature Bone)

성숙뼈는 뼈단위(하버스계통)라고 하는 단위 구조로 이루어져 있다.

성숙뼈는 대부분 원통형의 단위 구조인 **뼈단위**(osteon) 또는 **하버스계통**(Haversian system)으로 이루어져 있다(그림 8.3). 뼈단위는 **뼈단위관**(osteonal canal, **하버스관** Haversian canal)인 중심관을 둘러싸는 **동심원상의 뼈바탕질 층판**(concentric lamellae, 단수 *lamella*)으로 구성되어 있으며, 뼈단위관에는 뼈단위에 분포하는 혈관과 신경이 포함되어 있다. 뼈세포의 세포질 돌기가 존재하는 뼈소관(canaliculus)은 뼈단위관을 중심으로 방사상으로 뻗어 있다(도판 8.1, 302쪽). 그물 형태로 연결되어 있는 뼈소관은 뼈단위관으로 연결되어 뼈세포와 혈관 사이에서 물질교환이 이루어지게 한다. 뼈단위와 뼈단위 사이에는 동심원상 층판의 일부가 남아 있는 경우가 있으며 이를 **사이질층판**(interstitial lamella)이라고 한다(그림 8.3). 이러한 구조적 특징 때문에 성숙뼈를 **층판뼈**(lamellar bone)라고도 한다.

일반적으로 뼈단위의 세로축은 긴뼈의 세로축과 평행하게 주행한다. 뼈단위를 이루는 동심원상의 층판 내에 존재하는 콜라겐섬유는 층판의 방향과 평행하게 주행하며, 이웃한 층판의 콜라겐섬유는 이와 반대 방향으로 주행한다. 콜라겐섬유의 이와 같은 배열 방식에 의해 층판뼈의 절단면은 합판과 같은 형태로 나타나게 되어 뼈단위의 강도가 높아진다.

층판뼈의 층판구조는 뼈단위 이외의 부위에서도 관찰되어 긴뼈 뼈몸통의 안쪽과 바깥쪽을 따라 **주위층판**(circumferential lamella)이 나무의 나이테와 같은 형태로 나타난다(그림 8.3 참조). 층판뼈에는 이웃한 뼈단위관을 연결하는 **관통관**(perforating canal, **볼크만관** Volkmann canal)이 발달되어 있으며, 이 관을 통해 층판뼈의 표면과 내면에 분포하는 혈관과 신경이 뼈단위로 이어진다(그림 8.4). 대부분의 볼크만관은 뼈단위의 세로축에 대해 수직 방향으로 주행한다(그림 8.3 참조). 볼크만관은 동심원상의 층판에 의해 둘러싸여 있지 않으며, 이것이 조직학적으로 구분되는 중요한 특징이다.

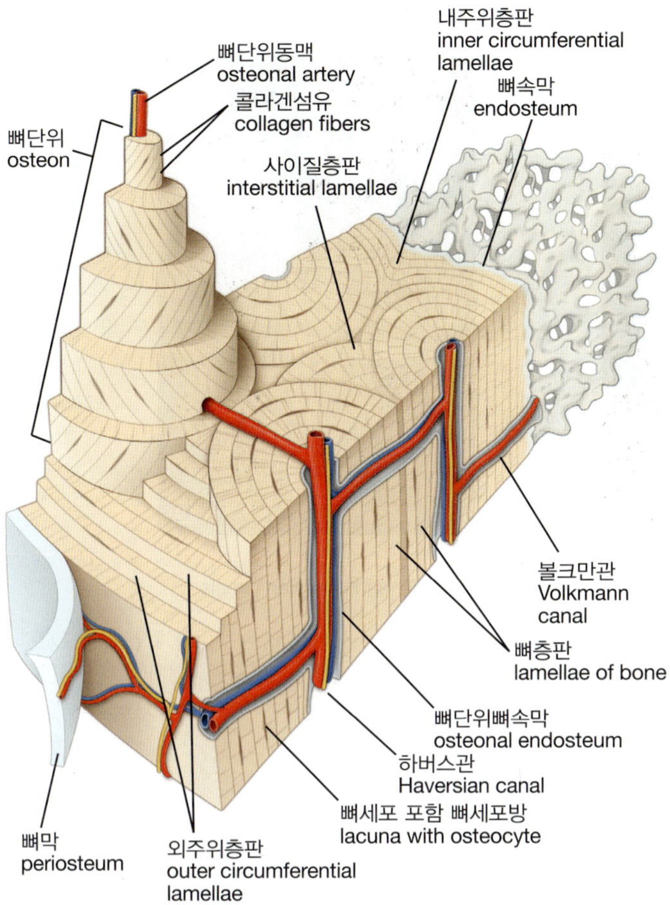

그림 8.3 긴뼈(long bone)를 구성하는 치밀뼈(compact bone)의 입체구조 그림. 뼈단위(osteon, 하버스계통 Haversian system)는 하버스관(Haversian canal)과 이를 둘러싸는 동심원상의 층판으로 이루어져 있다. 이 그림에서는 하버스계통 중 하나를 뼈의 절단면으로부터 위쪽으로 솟아오른 길쭉한 원통형의 구조로 나타내었다. 하버스계통은 여러 층의 동심원상 층판으로 이루어져 있으며, 부분적으로 층판을 제거하여 이웃한 층판의 콜라겐섬유가 서로 직각으로 배열된 것을 나타내었다. 사이질층판(interstitial lamella)은 뼈가 재구성되고 새로운 뼈단위가 형성되는 과정에서 생성된다. 치밀뼈의 안쪽과 바깥쪽 면을 따라 연속된 층판을 이루고 있는 내주위층판(inner circumferential lamella)과 외주위층판(outer circumferential lamella)이 발달되어 있다. 내주위층판과 치밀뼈의 내면을 덮고 있는 해면뼈, 즉 골수공간과 접해 있는 면은 얇은 뼈속막(endosteum)으로 덮여 있다. 뼈의 바깥면은 두꺼운 결합조직층으로 이루어진 뼈막(periosteum)으로 덮여 있다. 하버스관과 볼크만관(Volkmann canal) 내부에는 영양동맥과 정맥의 가지 및 이와 동반하여 주행하는 신경이 존재한다. 이러한 혈관과 신경은 뼈막과 뼈속막에도 분포한다.

성숙 해면뼈는 치밀뼈와 구조적으로 유사하다.

성숙 **해면뼈**(spongy bone)의 뼈조직은 **뼈잔기둥**(trabeculae) 또는 **조각뼈**(spicule)가 서로 연결되어 있으며 그 사이에 다양한 크기의 골수공간이 존재하는 것을 제외하면 치밀뼈와 구조적으로 유사하다. 해면뼈의 뼈바탕질은 층판을 이루고 있다.

영양구멍을 통해 골수공간 내로 이어지는 동맥은 긴뼈의 뼈몸통에 혈액을 공급한다.

뼈에는 골수로 이어지는 혈관이 통과하는 **영양구멍**(nutrient foramen)이 있으며, 영양구멍은 뼈몸통과 뼈끝에 가장 많이 존재한다(그림 8.5). 뼈몸통끝동맥(metaphyseal artery)은 뼈에 공급되는 혈액을 보충해 준다. 영양구멍이나 뼈몸통의 뼈조직으로부터 빠져나온 정맥은 뼈막으로 이어져 뼈로부터 나온 혈액을 배출한다.

뼈몸통과 뼈끝에 분포하는 **영양혈관**(nutrient artery)은 뼈막싹(periosteal bud)을 이루는 혈관으로부터 발생된다. 반면 뼈몸통끝동맥은 발생과정(즉, 뼈가 굵어짐) 중 뼈막혈관으로부터 기원하여 뼈몸통끝으로 이어진 것이다.

뼈조직을 순환하는 혈액은 중앙부위로부터 바깥쪽을 향해 흐른다.

뼈조직에 영양을 공급하는 혈관은 골수공간으로부터 뼈조직으로 연결되며 뼈막정맥을 통해 밖으로 배출된다. 따라서 혈류는 중앙부위로부터 바깥쪽을 향해 흐르는 원심성 순환방식을 따라 흐르게 된다. 뼈조직의 영양공급에 있어, 볼크만관은 혈관이 치밀뼈를 관통하는 주된 통로이다. 여기서 나온 직경이 작은 혈관이 하버스관을 통해 주행하며, 여기에는 세동맥과 세정맥 또는 하나의 모세혈관이 포함되어 있다. 치밀뼈의 가장 바깥쪽 부분은 하버스관으로부터 혈액공급을 적게 받으므로 뼈막동맥의 가지에 의해 일부 혈액이 공급된다(그림 8.5 참조). 뼈조직에는 림프관이 분포하지 않으며, 뼈막에서만 림프의 배출이 일어난다.

미성숙뼈(Immature Bone)

발생 중인 태아에서 처음 형성된 뼈조직을 **미성숙뼈**(immature bone)라고 한다. 미성숙뼈는 성숙뼈와 다른 다음과 같은 몇 가지 차이점이 있다(그림 8.6).

- 미성숙뼈는 층판 형태를 나타내지 않는다. 콜라겐섬유의 배열상태를 살펴보아도 미성숙 뼈는 **비층판성**(nonlamellar)이다. 비층판뼈는 콜라겐섬유가 불규칙하게 서로 얽혀 있으므로 **다발뼈**(bundle bone) 또는 **격자뼈**(woven bone)라고 한다.
- 미성숙뼈는 성숙뼈보다 단위 면적당 많은 세포를 포함하고 있다.
- 미성숙뼈의 세포는 불규칙하게 배열되어 있는 반면, 성숙뼈의 세포는 세포의 세로축이 층판과 평행하게 배열되어 있다.
- 미성숙뼈의 바탕질은 성숙뼈의 바탕질보다 더 많은 양의 무형질을 포함하고 있다. 미성숙 뼈의 바탕질은 헤마톡실린에 진하게 염색되는 반면, 성숙뼈의 바탕질은 에오신에 더 짙게 염색된다.

일반적인 조직표본에서 뚜렷하게 관찰되지는 않지만(그림 8.7), 처음 형성된 미성숙뼈는 무기질이 많이 침착되지 않으나 성숙뼈는 지속적으로 오랜 기간에 걸쳐 무기질이 침착된다. 뼈조직의 연마표본(ground section)을 미세방사선 촬영법(microradiograph)으로 분

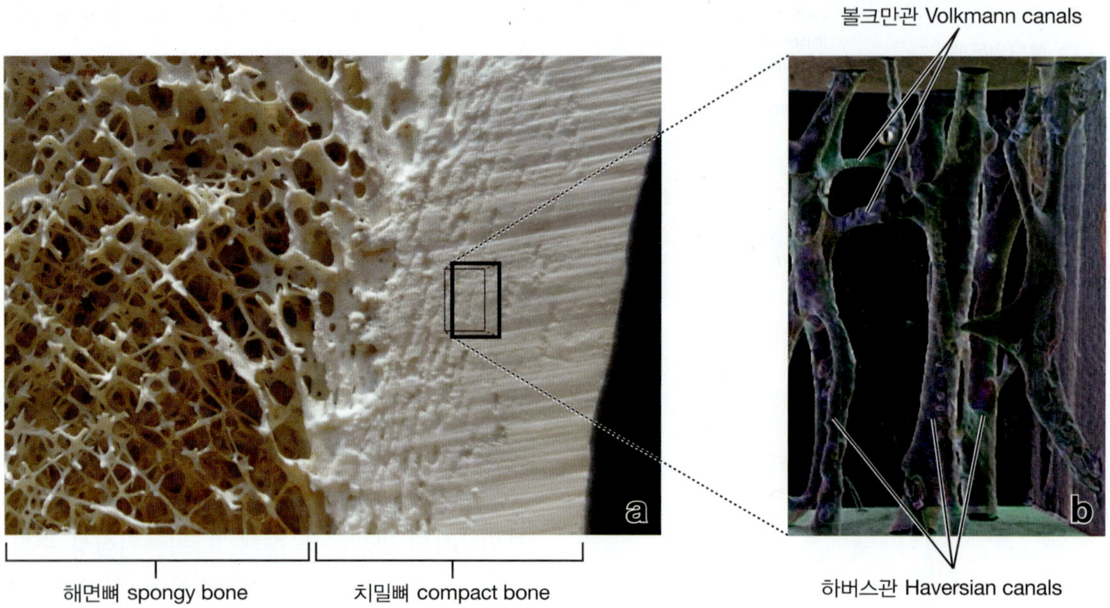

그림 8.4 치밀뼈의 하버스관과 볼크만관의 삼차원 재구성. a. 넙다리뼈 뼈몸통의 치밀뼈와 해면뼈 경계 부위의 고배율 사진이다. **b.** 사진 a의 치밀뼈에 표시된 작은 사각형 부위를 고해상정량적전산화단층촬영법(high-resolution quantitative computed tomography, CT)을 이용하여 하버스관과 볼크만관을 삼차원 재구성한 사진이다. 모든 하버스관은 서로 평행하게 같은 방향으로 주행하며, 이에 수직으로 배열된 볼크만관에 의해 연결되어 있다. ×180. (Dr. Mark Knackstedt, Australian National University 제공.)

석해 보면 갓 형성된 뼈단위가 오래전에 형성된 뼈단위보다 무기질이 덜 침착된 것으로 나타나 성숙뼈에 이차무기질침착(secondary mineralization)이 일어남을 확인할 수 있다(그림 8.25 참조).

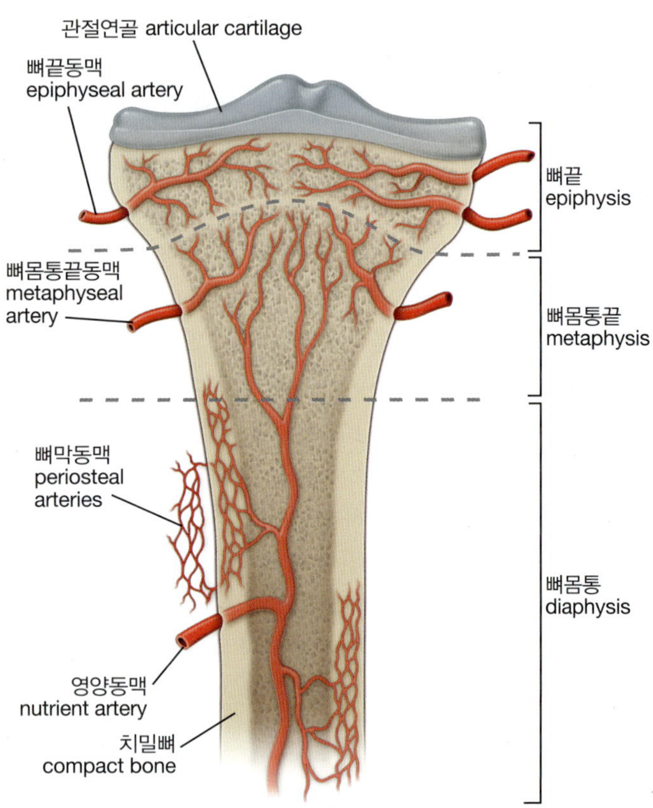

그림 8.5 성인 긴뼈의 혈관분포를 나타낸 그림. 영양혈관(nutrient artery)과 뼈끝동맥(epiphyseal arteriy)은 영양구멍(nutrient forame)을 통해 뼈로 들어간다. 영양구멍은 발생과정 중 뼈막혈관이 통과하던 부위에 형성된 구멍이다. 뼈몸통끝동맥(metaphyseal artery)는 뼈막동맥으로부터 기원하며, 뼈막동맥은 뼈의 직경이 커지면서 뼈몸통끝에도 분포하게 된다.

미성숙뼈(immature bone)는 성숙뼈보다 빠르게 형성된다. 성숙뼈는 성인 뼈조직의 주된 유형이며, 미성숙뼈는 발생 중인 태아 뼈조직의 대부분을 이룬다. 그러나 성인에서도 뼈의 재구성이 일어나고 있는 부위에는 미성숙뼈가 존재한다. 또한 성인의 이틀오목(alveolar socket)의 벽과 힘줄이 뼈에 부착하는 부위에서도 미성숙뼈가 흔히 관찰된다. 이와 같이 이틀오목의 벽을 이루는 뼈조직이 미성숙뼈이므로 성인에서 치아교정이 가능하다.

■ 뼈조직을 구성하는 세포(CELLS OF BONE TISSUE)

이미 앞에서 설명했듯이 뼈조직에는 뼈선조세포, 뼈모세포, 뼈세포, 뼈표면세포 및 뼈파괴세포의 다섯 가지 유형의 세포가 존재한다. 뼈파괴세포를 제외한 나머지 세포는 동일한 계열의 세포로부터 분화된 것으로 알려져 있다(그림 8.8). 이 세포들은 각각 기능적 활성상태(뼈의 성장)에 따라 미분화 세포에서 분화된 세포로 변환된다. 반면 뼈파괴세포는 다른 계열의 세포로부터 기원하며, 뼈의 재구성과정에서 뼈조직을 흡수하는 기능을 한다.

뼈선조세포(Osteoprogenitor Cells)

뼈선조세포는 중간엽줄기세포(mesenchymal stem cell)로부터 기원한다.

새로운 뼈가 형성되는 과정인 **뼈발생**(osteogenesis)은 뼈가 정상적인 기능을 수행하는 데 필수적이다. 뼈발생 과정에는 분열 능력

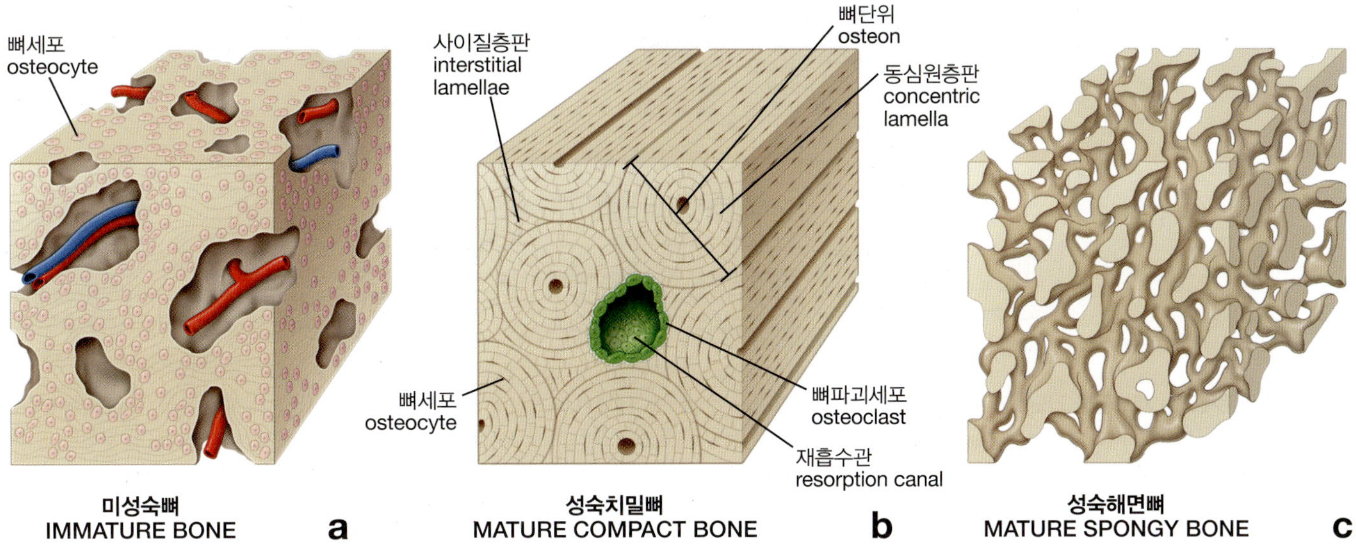

그림 8.6 미성숙뼈, 성숙 치밀뼈 및 성숙 해면뼈의 그림. a. 미성숙뼈(immature bone, 무층뼈 woven bone)는 콜라겐이 불규칙하게 배열되어 있어 일정한 형태의 층판 구조가 나타나지 않는다. 세포들도 무작위로 배열되어 있다. **b.** 성숙치밀뼈는 세포들이 동심원상으로 배열되어 있어 하버스계통을 이루는 층판이 형성되어 있음을 알 수 있다. 성숙뼈의 재흡수관(resoprtion canal)은 뼈파괴세포(osteoclast)로 덮여 있으며(절삭원추[cutting cone]에서), 이 세포의 세로축은 하버스관과 동일한 방향으로 놓여 있다. **c.** 성숙해면뼈에는 수많은 뼈잔기둥(trabecula, 가느다란 조각뼈[spicule]들이 서로 연결되어 있음)이 그물을 이루고 있다. 이러한 뼈잔기둥 그물 사이의 공간은 연속되어 있으며, 살아 있는 뼈조직에서는 골수로 채워져 있다.

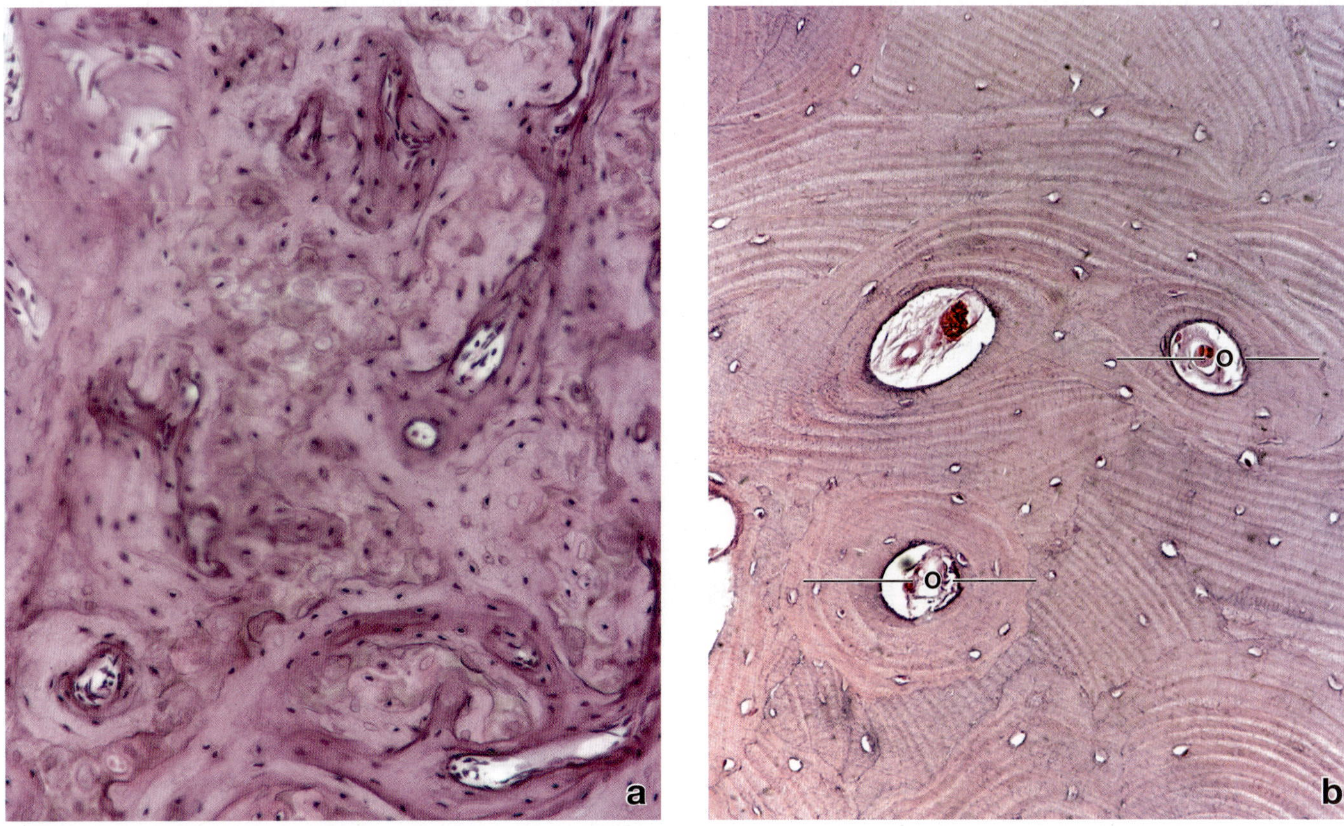

그림 8.7 탈회된 미성숙뼈와 성숙뼈의 광학현미경사진. a. 탈회된 미성숙뼈의 H&E 염색표본으로, 세포와 세포외바탕질이 관찰된다. 미성숙뼈는 세포가 풍부하며, 바탕질은 뼈단위를 형성하는 층판을 이루지 않는다. ×130. **b.** 가로절단된 탈회 성숙뼈의 H&E 염색표본으로, 동심원상의 층판 구조를 이루고 있는 몇 개의 뼈단위(osteon, *O*)가 관찰된다. 하버스관에는 혈관, 신경 및 결합조직이 포함되어 있다. 뼈세포(osteocyte)는 통상적인 표본제작 과정에서 위축되어, 뼈세포방 벽에 부착되어 있는 작은 핵만 관찰될 뿐 뼈세포방은 빈 공간으로 나타난다. 성숙뼈는 미성숙뼈에 비해 단위 면적당 분포하는 뼈세포의 수가 적다. 이웃한 뼈단위 사이에서 사이질층판(interstitial lamella)이 관찰된다. ×160.

이 있으며 적절한 자극에 반응하여 뼈를 형성하는 세포로 변환될 수 있는 **뼈선조세포**(osteoprogenitor cell, 뼈모세포의 전구세포)가 필요하다. 뼈선조세포는 섬유모세포, 뼈모세포, 지방세포, 연골세포 및 근세포 등 여러 가지 유형의 세포로 분화할 수 있는 골수의 **중**

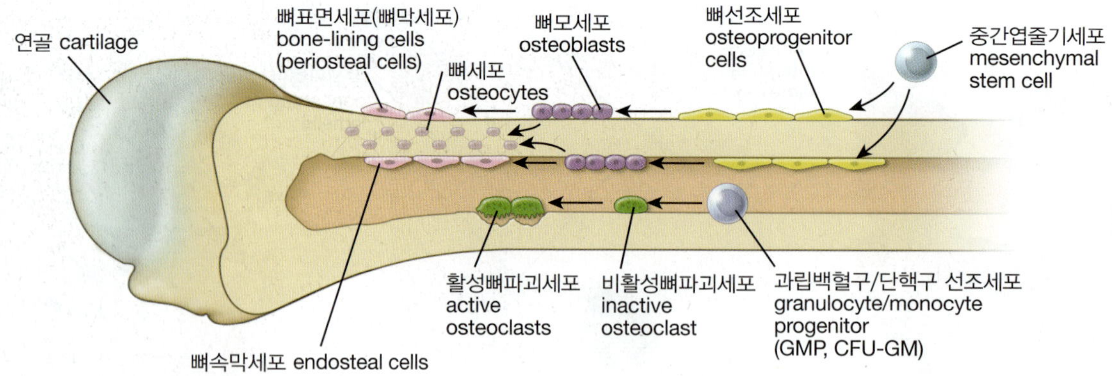

그림 8.8 뼈조직에 존재하는 세포들을 간단하게 나타낸 그림. 뼈파괴세포(osteoclast)를 제외한 뼈조직의 모든 세포는 중간엽줄기세포(mesenchymal stem cell)로부터 기원되며, 이들은 뼈선조세포(osteoprogenitor cell)와 뼈모세포(osteoblast)로 분화된 후 뼈세포(osteocyte)가 되고, 뼈표면세포(bone-lining cell)로도 분화된다. 뼈의 바깥면에 존재하는 뼈표면세포는 뼈막의 일부로, *뼈막세포(periosteal cell)*라고도 한다. 뼈의 안쪽 면에 존재하는 뼈표면세포는 흔히 뼈속막세포(endosteal cell)라고 한다. 뼈선조세포와 뼈표면세포는 형태가 유사하여 광학현미경으로 관찰하면 서로 구분하기가 어렵다. 뼈파괴세포는 혈구형성선조세포(hemopoietic progenitor cell)로부터 기원하며, 이후 뼈흡수세포(bone-resorbing cell)로 분화된다. 뼈파괴세포의 분화과정에 대한 자세한 사항은 그림 8.15에 나타내었다.

간엽줄기세포(mesenchymal stem cell)로부터 기원한다. 뼈선조세포의 분화를 유도하는 가장 중요한 인자는 **중심결합인자 알파-1**(core binding factor alpha-1, CBFA1) 또는 **런트연관전사인자 2**(runt-related transcription factor 2, RUNX2)라고 하는 전사인자이다. 이 단백질은 뼈모세포의 특징을 결정짓는 여러 유전자의 발현을 촉진한다. 인슐린유사성장인자 1(IGF-1)과 인슐린유사성장인자 2(IGF-2)는 뼈선조세포의 증식과 뼈모세포로의 분화를 촉진시킨다. 267쪽에서 설명하였듯이, 뼈형성단백질(bone morphogenic protein, BMP)도 뼈모세포의 분화에 중요한 역할을 한다. 최근 임상에서 골절 시 **간헐방사전자장자극**(pulsed electromagnetic field stimulation, PEMF) 치료를 시행하면 뼈조직의 재생이 촉진되어 골절 치유에 많은 도움이 된다는 여러 연구 보고가 있다. 이러한 효과는 방사전자장자극에 의해 뼈선조세포의 분화가 촉진되어 나타난 것으로 생각된다. 앞으로 이러한 방법을 이용하여 뼈결손, 골적치유 촉진 및 척추유합 수술 후 척추의 유합을 치료하기 위한 효과적인 조직공학적 기법을 개발할 수 있을 것이다.

뼈선조세포는 뼈바탕질을 분비하는 뼈모세포로 분화될 휴지기 세포이다.

뼈선조세포(osteoprogenitor cell)는 뼈의 바깥쪽 면과 안쪽 면 및 뼈에 분포하는 미세혈관 주변에 존재한다. 형태학적으로 뼈선조세포는 뼈막의 가장 안쪽 층을 형성하는 **뼈막세포**(periosteal cell)와 골수공간, 뼈단위관(하버스관) 및 관통관(볼크만관)을 덮고 있는 **뼈속막세포**(endosteal cell)와 유사하다. 성장 중인 뼈에서 뼈선조세포는 형태가 납작하고 옅게 염색되는 길쭉한 타원형의 핵이 있으며 세포질은 호산성 또는 호염기성으로 옅게 염색된다. 이를 전자현미경으로 관찰해보면, 과립세포질그물, 자유리보솜 및 골지체와 그 밖의 세포소기관을 확인할 수 있다.

뼈모세포(Osteoblasts)

뼈모세포는 뼈바탕질을 분비하는 뼈형성세포이다.

매우 유사한 기능을 하고 있는 섬유모세포나 연골모세포와 같이 **뼈모세포**(osteoblast)는 분열 능력을 유지하며 여러 가지 물질을 분비하는 세포이다. 뼈모세포는 **1형 콜라겐**(type I collagen; 뼈조직 전체 단백질의 90% 정도를 차지함)과 **뼈바탕질단백질**(bone matrix protein)을 분비하여 무기질이 침착되기 전의 뼈바탕질인 **뼈모양조직**(osteoid)을 형성한다. 뼈모세포는 오스테오칼신 및 오스테오넥틴과 같은 **칼슘결합단백질**(calcium-binding protein)과, 뼈시알로프로테인(bone sialoprotein, BSP-1[오스테오폰틴 osteopontin과 BSP-2]), 트롬보스폰딘(thrombospondin)과 같은 **다중부착당단백질**(multiadhesive glycoprotein), 다양한 **단백당**(proteoglycan)과 이들의 집합체 및 **조직비특이알칼리인산가수분해효소**(tissue nonspecific alkaline phosphatase, TNAP)와 같은 다양한 뼈바탕질단백질을 생성한다. 이들 중 혈중 조직비특이알칼리인산가수분해효소와 오스테오칼신의 농도는 임상에서 뼈모세포의 활성을 나타내는 지표로 사용되고 있다.

또한 뼈모세포는 뼈바탕질의 석회화 과정에도 관여한다. 석회화 과정은 뼈모세포가 막으로 둘러싸인 직경 50~250 nm의 작은 **바탕질소포**(matrix vesicle)를 분비함으로써 시작된다. 바탕질소포는 뼈모세포가 뼈바탕질을 생성하는 동안에만 활발히 분비된다. 바탕질소포의 구조와 작용에 대해서는 이 장의 후반부에서 자세히 설명하였다(293~297쪽).

뼈모세포를 광학현미경으로 관찰하면 입방형 또는 다각형의 세포가 발생 중인 뼈 표면에 한 줄로 나란히 배열하고 있는 것을 확인할 수 있다(그림 8.9). 새롭게 생성된 바탕질은 즉시 석회화되지는 않는다. 석회화된 바탕질은 에오신에 짙게 염색되지만 새롭게 생성된 바탕질은 이보다 옅게 염색되거나 거의 염색되지 않는다. 새롭게 생성된 바탕질의 이와 같은 염색성 때문에 뼈모세포와 뼈

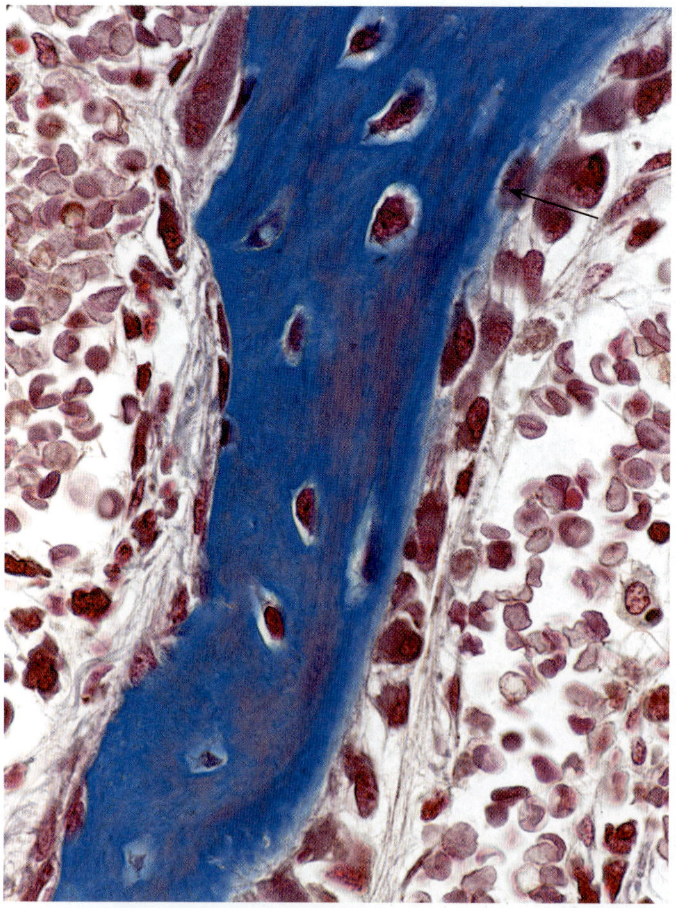

그림 8.9 성장 중인 조각뼈(spicule)의 말로리아잔(Mallory-Azan) 염색표본의 광학현미경사진. 뼈세포는 *짙은 푸른색*으로 염색된 조각뼈의 바탕질 내에 파묻혀 있다. 무기질이 침착되지 않은 바탕질(뼈모양조직 osteoid)에 위치해 있는 뼈세포는 활발한 대사가 이루어지고 있다. 뼈모세포는 바탕질을 분비하는 세포로, 무기질이 침착되지 않은 바탕질(뼈모양조직 osteoid) 표면에 위치해 있다. 다수의 뼈모세포가 조각뼈의 오른쪽에 줄지어 배열되어 있다. 이 세포와 석회화된 바탕질 사이에서 엷게 염색된 얇은 뼈모양조직층이 관찰된다. 뼈모양조직은 뼈모세포에 의해 생성된 석회화되지 않은 바탕질이다. 뼈모세포 중 하나(*화살표*)가 자신이 생성한 뼈모양조직에 의해 둘러싸여 있으며, 이를 뼈세포(osteocyte)라고 한다. 조각뼈의 왼쪽에서는 성장이 일어나지 않고 있으며, 이곳에 위치해 있는 뼈모세포는 활동을 중단한 세포이다. 이러한 세포는 핵이 납작하고 세포질도 거의 관찰되지 않는다. ×550.

조직 사이에 밝은색 띠가 있는 것처럼 나타난다. 이 띠가 석회화되지 않은 바탕질인 **뼈모양조직**(osteoid)이다.

활성뼈모세포(active osteoblast)의 세포질은 짙은 호염기성을 나타내고, 골지체가 매우 잘 발달 되어 있어 핵 옆에 투명한 부위로 나타난다. 또한 세포질 내에서 과요오드산쉬프(periodic acid-Schiff, PAS) 양성반응을 나타내는 작은 과립이 관찰되며, 세포막은 알칼리인산가수분해효소에 대한 강한 조직화학염색 반응을 나타낸다.

성장 중인 뼈 표면에서 활발하게 바탕질을 분비하는 뼈모세포와는 달리, **비활성뼈모세포**(inactive osteoblast)는 뼈 표면에서 납작한 형태로 관찰된다. 이러한 세포는 뼈선조세포와 형태가 유사하다. 뼈모세포는 기계적 자극에 반응하여 뼈의 성장과 재구성과정에 관여한다. 뼈모양조직이 지속적으로 형성되면서 뼈모세포는 결국 뼈모양조직바탕질(osteoid matrix)에 의해 완전히 둘러싸이게 되며 이를 뼈세포라고 한다.

모든 뼈모세포가 뼈세포로 분화하지는 않는다. 전체 뼈모세포 중 10~20%만이 뼈세포가 되고 대부분의 뼈모세포는 세포자멸사를 통해 죽게 된다. 일부 세포는 비활성세포가 되거나 또는 뼈막세포나 뼈속막세포로 분화한다(그림 8.8 참조).

뼈모세포의 세포질 돌기는 이웃한 뼈모세포 및 뼈세포와 틈새이음에 의해 연결되어 있다.

뼈모세포를 전자현미경으로 관찰해보면, 가느다란 세포질 돌기가 주변의 뼈모양조직을 관통하여 이웃한 뼈세포의 세포질 돌기와 틈새이음에 의해 연결되어 있는 것을 확인할 수 있다. 뼈모세포와 이웃한 뼈세포 사이(또는 이웃한 뼈모세포 사이)에 발달된 이러한 접합부를 통해 뼈조직 내에서 세포들 사이의 물질교환이 일어날 수 있다.

뼈모세포의 세포질 내에는 특징적으로 과립세포질그물과 자유리보솜이 매우 잘 발달 되어 있다(그림 8.10). 이러한 형태적 특징은 광학현미경 상에서 뼈모세포의 세포질이 호염기성을 나타내는 이유가 되며, 세포외바탕질의 성분인 콜라겐과 단백당을 합성하는 뼈모세포의 기능과도 일치한다. 골지체 주변의 세포질에는 바탕질의 전구체로 추정되는 솜털 같은 형태의 물질이 들어 있는 수많은 소포가 있다. 이 소포가 광학현미경 표본에서 PAS 양성반응을 나타내는 과립에 해당한다. 또한 뼈모세포는 바탕질소포(matrix vesicle)를 생성하기도 하며, 이는 세포막이나 미세융모가 바깥쪽으로 공 모양으로 돌출되어 바탕질 내로 떨어져 나가는 방식으로 생성된다. 뼈모세포의 세포질에는 수많은 막대 모양의 미토콘드리아 및 소수의 치밀소체와 용해소체 등 여러 세포소기관이 존재한다.

뼈세포(Osteocytes)

뼈세포는 뼈모세포가 분비한 뼈바탕질에 의해 둘러싸인 성숙한 세포이다.

뼈모세포가 뼈모양조직 또는 뼈바탕질에 의해 완전히 둘러싸이게 되면 **뼈세포**(osteocyte)라고 부른다(그림 8.9 참조). 뼈모세포가 뼈세포로 변환되는 데는 약 3일이 걸린다. 이 기간 동안 뼈모세포는 많은 양의 세포외바탕질을 생성하며(세포 부피의 약 3배), 세포 부피가 본래 뼈모세포 부피에 비해 약 70% 감소되고, 세포 크기 및 세포소기관의 수도 감소하며, 세포체로부터 긴 세포질 돌기가 방사상으로 뻗어 나온다. 각각의 뼈세포에는 약 50개의 세포질 돌기가 발달되어 있다. 뼈바탕질에 무기질이 침착되고 난 후, 뼈세포는 이와 유사한 형태의 공간 또는 **뼈세포방**(lacuna) 내에 위치하게 된다. 뼈세포의 세포질 돌기는 **뼈소관**(canaliculus) 내에 위치하며(그림 8.11), 뼈발현커넥신(bone-expressed connexin)으로 이루어진 **틈새**

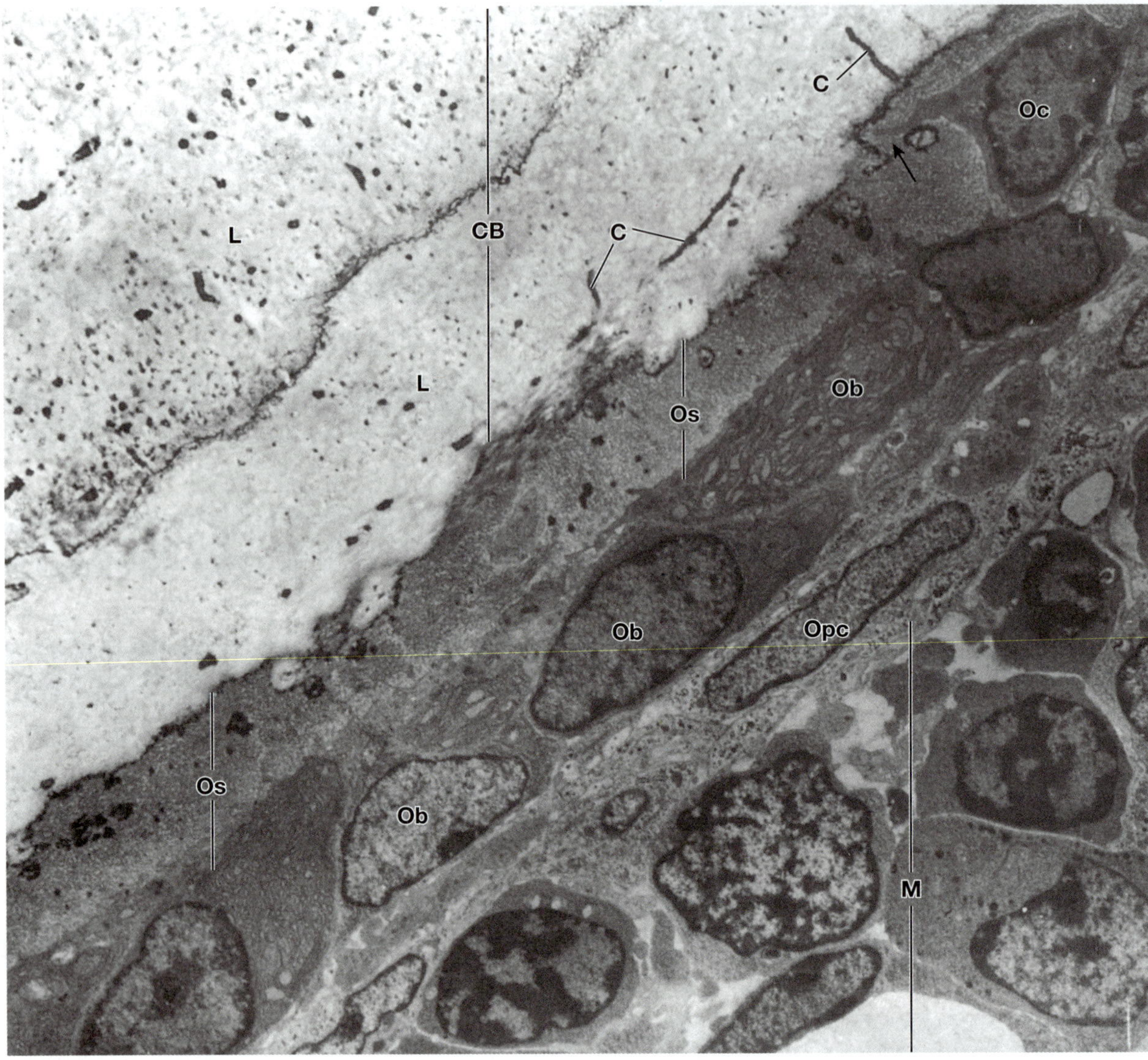

그림 8.10 활발한 뼈형성 과정이 진행되고 있는 부위의 투과전자현미경사진. 이전 광학현미경사진(그림 8.9 참조)에서 관찰된 조각뼈의 성장이 일어나고 있는 부위의 투과전자현미경사진이다. 사진의 *아래 오른쪽* 모서리에서 발생 중인 혈구들로 채워진 골수공간(marrow cavity, *M*)이 관찰된다. 골수와 뼈모세포 사이에 길쭉한 핵이 있는 뼈선조세포(osteoprogenitor cell, *Opc*)가 위치해 있다. 뼈모세포는 뼈가 성장하고 있는 부위에 줄지어 배열되어 있으며, 뼈모양조직(osteoid, *Os*) 층에 의해 덮여 있다. 동일 부위에 위치한 세포 중 하나(*위 오른쪽* 모서리)에는 작은 세포질 돌기(*화살표*)가 나타나 있으며, 뼈모양조직에 파묻혀 있다. 이 세포는 뼈모양조직 내에 위치해 있으므로 뼈세포(osteocyte, *Oc*)라고 부른다. 사진의 나머지 부위(*위 왼쪽*)는 석회화된 뼈바탕질(calcified bone matrix, *CB*)로 이루어져 있다. 이 바탕질 내에서 뼈세포의 세포질 돌기를 포함하고 있는 뼈소관(canaliculus, *C*)이 관찰된다. 이미 형성된 뼈의 이웃한 두 층판(*L*) 사이의 경계가 불규칙한 검은 선으로 뚜렷하게 나타나 있다. ×9,000.

이음(gap junction)에 의해 이웃하는 뼈세포 및 뼈표면세포와 연결되어 있다. 또한 뼈세포는 산화질소(nitric oxide)나 글루탐산수송체(glutamate transporter)와 같은 다양한 신호물질을 발현하여 멀리 떨어진 뼈모세포, 골수혈관 내피세포, 혈관주위세포 및 이 밖의 여러 세포들과 간접적으로 신호를 주고받는다. 뼈세포의 세포질 돌기는 다른 세포들과 정보를 주고받을 뿐만 아니라(틈새이음에 대해서는 5장 상피조직, 172~173쪽에서 설명하였음) **헤미채널**(hemichannel, 틈새이음 채널의 절반)을 포함하고 있어 세포외바탕질과도 정보를 교환할 수 있다.

뼈소관과 그 내부에 위치한 뼈세포의 세포질 돌기는 H&E 염색 표본에서 잘 관찰되지 않으나 연마표본에서는 뚜렷하게 관찰된다(도판 8.1, 302쪽). 일반적으로 뼈세포는 핵 주위 세포질이 감소하므로 뼈모세포보다 크기가 작다. 통상적인 방법에 의해 제작된 광학현미경 표본에서 뼈세포는 뼈조직을 절단하기 전에 시행되는 뼈바탕질의 탈회 과정에서 위축되고, 이때 형성되는 인공산물에 의해 형태가 심하게 변형되어 핵만 뚜렷하게 관찰된다. 세포의 형태가 잘 보존되도록 처리한 표본에서 뼈모세포에 비해 옅은 호염기성을 나타내는 뼈세포의 세포질을 확인할 수 있으나 더 자세한 구조는 관찰하기 힘들다(도판 8.2, 304쪽).

뼈세포는 뼈에 가해지는 기계적 힘에 반응하는 세포로, 활발한 대사활동과 다양한 기능을 한다.

과거에 뼈세포는 뼈바탕질의 유지에만 관여하는 비활동적인 세포로 알려졌다. 그러나 최근 연구에서 뼈세포가 활발한 대사활동과

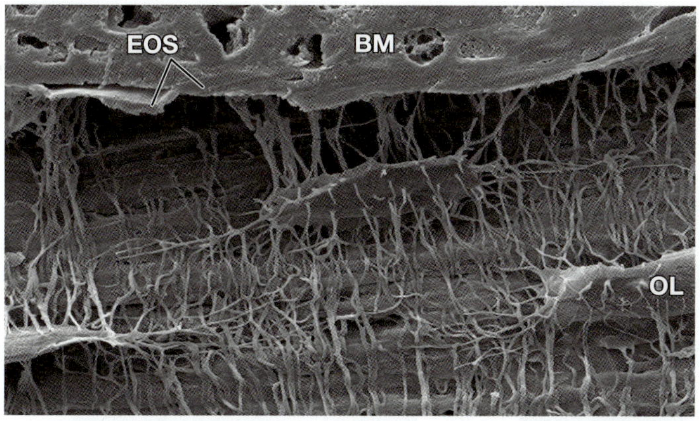

그림 8.11 수많은 뼈소관(canalicuclus) 그물에 의해 연결되어 있는 뼈세포방(osteocyte lacuna). 4개월 된 생쥐 뼈를 산부식(acid-etched)법으로 처리하고 수지에 포매하여 제작한 표본의 주사전자현미경사진으로, 뼈세포가 들어 있는 세 개의 뼈세포방(osteocyte lacuna, *OL*)과 뼈속막세포(endosteal cell)가 수많은 뼈소관 그물에 의해 서로 연결되어 있는 것이 관찰된다. 이 방법으로 조직을 처리하면 뼈세포방, 뼈소관 및 골수공간은 수지로 채워지나, 무기질이 침착된 바탕질은 수지가 침투하지 못한다. 따라서 일반적으로 조직을 인산으로 처리하여 무기질을 제거한 후, 수지에 포매하는 방법을 사용한다. 사진의 *위쪽 부분*에는 골수세포(marrow cell, *BM*)가 존재하며, 이는 뼈속막(endosteum, *EOS*)에 의해 뼈조직과 분리되어 있다. ×2,000. (Dr. Lynda Bonewald 제공.)

다양한 기능을 하는 세포임이 밝혀졌다. 뼈세포는 뼈에 가해지는 기계적 힘에 반응하는 **기계적에너지변환**(mechanotransduction) 과정에 관여한다. 기계적 자극이 감소하면(예: 운동억제, 근무력, 무중력 상태) 뼈조직이 소실되는 반면, 이 자극이 증가하면 뼈형성이 촉진된다.

뼈는 약간의 유연성이 있으므로 뼈에 압박이 가해지면(예: 보행 중 넙다리뼈[대퇴골]나 정강뼈[경골]에 힘이 가해짐) 압박받은 면에 위치한 뼈소관과 뼈세포방 밖으로 사이질액이 빠져나오게 된다. 뼈에 압박이 가해진 순간, 뼈소관을 통해 사이질액이 이동하여 **단기전위**(transient electrical potential, **유동전위** streaming potential)가 발생된다. 이러한 유동전류는 조직액으로 덮여 있는 뼈세포막에 위치한 전압작동칼슘통로(voltage-gated calcium channel)를 열리게 한다. 이에 따라 세포 내 칼슘, 아데노신삼인산, 산화질소의 농도 및 프로스타글란딘 E_2(prostaglandin E_2, PGE_2)의 합성이 증가하여 뼈형성에 관여하는 *c-fos*와 *cox-2* 유전자의 발현이 변화한다. 또한 액체 흐름의 전단응력(shear stresss)에 의해 뼈소관 내에 축적된 세포내물질을 뼈소관 밖으로 흐르게 하는 **헤미채널**(hemichannel)이 열린다. 그리고 인슐린유사성장인자-1(IGF-1) 유전자가 발현되어 뼈선조세포의 뼈모세포로의 전환을 촉진 시키는 IGF-1의 생성이 증가한다. 따라서 가장 빈번하게 압박을 받은 뼈 부위에 가장 많은 뼈바탕질이 축적되게 된다. 최근의 연구에 의하면 다른 세포들과 마찬가지로 뼈세포에도 기계적 감각의 감지와 분자 신호전달에 관여하는 일차섬모가 있어 뼈세포방 내의 사이질액의 흐름을 감지한다고 알려져 있다(일차섬모의 자세한 구조와 기능은 5장, 상피조직, 157~158쪽 참조).

뼈에 가해지는 압박이 감소하면 뼈세포는 **바탕질금속단백질분해효소**(matrix metalloproteinase, MMP)를 분비하여 이에 반응한다. 이때 분비된 바탕질금속단백질분해효소는 바탕질을 분해하여 뼈세포 주변에 빈 공간을 형성한다. 반대로 뼈에 가해지는 압박이 증가하면 뼈세포는 바탕질을 생성하는 뼈모세포와 유사한 분자적 기전으로 작용한다. 따라서 뼈세포는 뼈소관 및 뼈세포방 주위바탕질의 가역적인 재구성에 중요한 역할을 담당한다. 이러한 과정을 **뼈세포성 재구성**(osteocytic remodeling)이라고 한다.

뼈세포는 뼈세포방 및 뼈소관 주변 미세환경의 뼈세포성 재구성 시, 기능적으로 다른 활성을 나타낸다.

뼈세포를 전자현미경으로 관찰하면 **뼈세포성 재구성**(osteocytic remodeling) 과정에서 다양한 활성을 나타냄을 확인할 수 있다. 실제로 조직학적 및 미세방사선학적 연구를 통해 뼈세포가 주변 뼈바탕질의 재구성에 영향을 미친다는 여러 증거(예: 뼈세포방이 확장되고 방사선 투과율이 감소)가 제시되었다. 위 단락에서 설명한 바와 같이, 뼈세포는 주변 환경의 변화에 대해 자신의 미세환경(뼈세포방의 크기나 뼈소관의 직경)을 조정할 수 있다. 뼈의 내부에 위치한 뼈세포방과 뼈소관의 표면적은 뼈 자체의 표면적보다 수백 배 크므로, 하나의 뼈세포에 의해 제거되는 뼈바탕질의 양이 소량일지라도 칼슘과 인산염의 혈중 농도에는 상당한 영향을 미치게 된다.

뼈세포를 전자현미경으로 관찰하면 각각 다른 형태적 특징을 나타내는 다음과 같은 세 가지 상태로 구분된다.

- **휴지기뼈세포**(quiescent osteocyte)는 과립세포질그물이 거의 발달되어 있지 않고 골지체도 매우 작다(그림 8.12a). 전자밀도가 높은 층판 구조는 세포막에 닿아 있는 석회화된 사이질을 나타낸다.
- **분비기뼈세포**(formative osteocyte)는 바탕질을 합성, 분비하여 축적하는 상태에 있으며 뼈모세포와 유사한 형태적 특징을 나타낸다. 즉, 과립세포질그물과 골지체가 잘 발달 되어 있고 뼈세포방 내의 뼈세포 주위 공간에서 뼈모양조직이 관찰된다(그림 8.12b).
- **흡수기뼈세포**(resorptive osteocyte)는 분비기뼈세포에서와 같이 형질내세망과 골지체가 잘발달 되어 있다. 또한 용해소체가 뚜렷하게 관찰된다(그림 8.12c). 뼈흡수 과정에서 주된 작용을 하는 것은 흡수기뼈세포가 아니므로 흡수기뼈세포에 의한 뼈의 분해(과거에 **뼈세포성뼈용해**[osteocytic osteolysis]라고 부름)에 대한 개념은 받아들여지지 않고 있다. 그러나 일부 뼈세포방과 뼈소관 주변에서 뼈의 재구성이 일어나고 있음이 관찰된바, 이것이 특히 위치 변화, 스트레스 및 생식 주기 동안 칼슘과 인의 항상성을 유지 시키는 작용을 할 것으로 생각된다. 또한 뼈세포방과 뼈소관의 크기 또는 이를 둘러싸는 세포외바탕질의 변화는

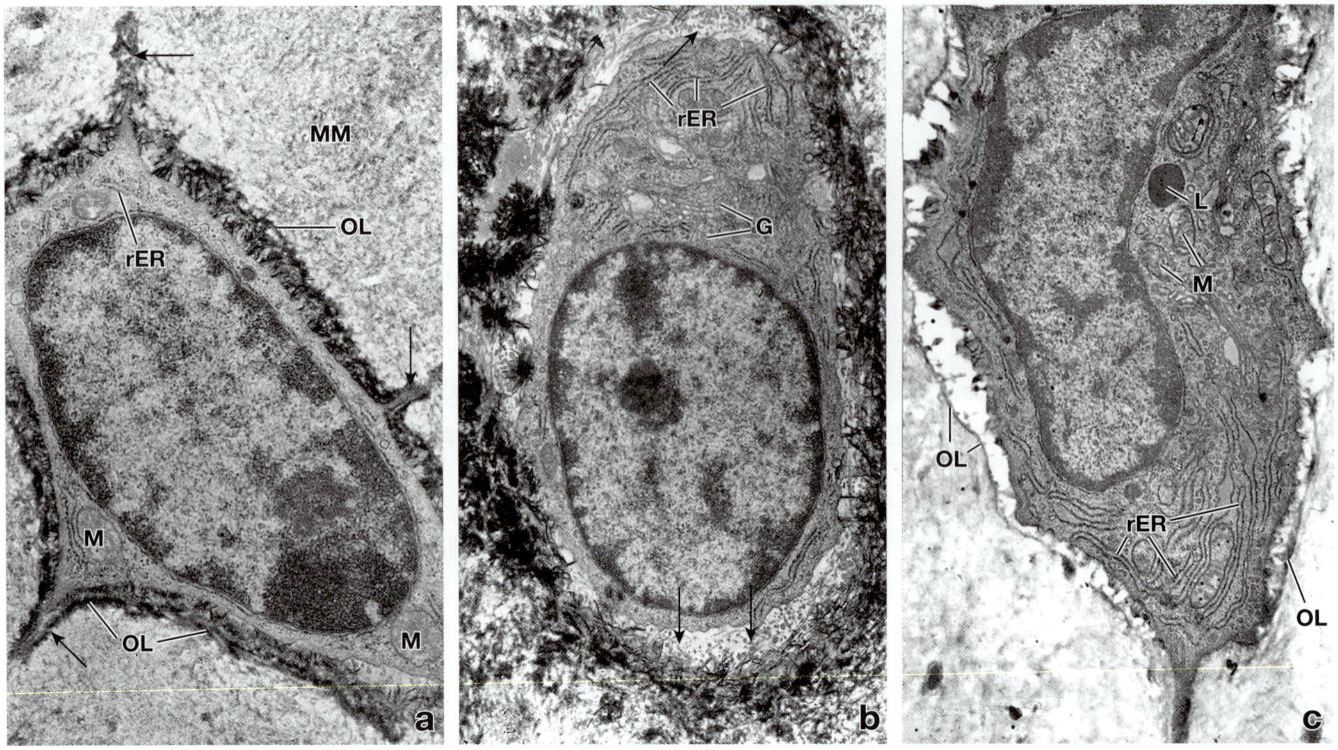

그림 8.12 활성상태가 서로 다른 세 종류 뼈세포의 투과전자현미경사진. a. 과립세포질그물(*rER*)과 미토콘드리아(mitochondria, *M*)가 잘 발달되어 있지 않은 휴지기 뼈세포(quiescent osteocyte). 뼈세포는 뼈세포방을 가득 채우고 있으며, *화살표*는 뼈소관 내로 뻗어있는 세포질 돌기를 가리킨다. 석회화된 바탕질(*MM*)의 수산화인회석결정(hydroxyapatite crystal)은 대부분 제거된 상태이지만, 세포 주위 공간에 일부가 남아 있다. 이러한 수산화인회석결정 때문에 세포 주위 공간이 뚜렷하게 관찰되지 않는다. 뼈세포방을 경계 짓는 검은 띠는 호오스뮴층(osmiophilic lamina, *OL*)이다. ×25,000. **b.** 잘 발달된 과립세포질그물(rER)과 커다란 골지체(Golgi apparatus, *G*)를 포함하고 있는 형성기 뼈세포(formative osteocyte). 형성기 뼈세포 뼈세포방 내의 세포 주위 공간에는 특징적으로 소량의 뼈모양조직(osteoid)이 존재한다. 뼈모양조직에서 아직 석회화되지 않은 콜라겐섬유(collagen fiber, *화살표*)가 관찰된다. 형성기 뼈세포는 호오스뮴층에 의해 둘러싸여 있지 않다. ×25,000. **c.** 잘 발달된 과립세포질그물(rER), 커다란 골지체(Golgi apparatus), 미토콘드리아(mitochondria, *M*) 및 용해소체(lysosome, *L*)를 포함하고 있는 흡수기 뼈세포(resorptive osteocyte). 세포 주위 공간에는 콜라겐섬유가 없으나, 솜털 같은 형태의 물질이 약간 존재한다. 흡수기 뼈세포가 위치해 있는 뼈세포방 주변에는 호오스뮴층(osmiophilic lamina, *OL*)이 잘 발달되어 있지 않다. ×25,000.

뼈에 가해지는 기계적 힘에 대한 기계적에너지변환과 뼈모세포의 반응을 조절할 수도 있을 것이다.

뼈세포는 수명이 긴 세포이며, 세포자멸사(apoptosis), 변성과 괴사(necrosis) 및 노화에 의해 죽게 된다. 또한 뼈의 재구성 시 뼈파괴세포에 의해서도 죽을 수 있다. 사람에서 정상 **뼈세포의 수명**(life span of osteocyte)은 **10~20년**(10 to 20 years)이다. 뼈에서 죽은 뼈세포의 수는 나이가 듦에 따라 증가하여 출생 시에는 전체 뼈의 약 1%를 차지하다 80대에는 75%에 이르게 된다. 따라서 사람의 나이가 뼈세포 수명의 상한선을 넘게 되면 뼈세포는 죽게 되며(노화) 뼈세포방과 뼈소관은 무기질이 침착된 조직으로 채워질 수 있다는 가설이 성립된다.

뼈표면세포(Bone-Lining Cells)

뼈표면세포는 뼈모세포에서 기원한 세포로, 재구성이 일어나고 있지 않은 뼈의 표면을 덮고 있다.

뼈조직의 재구성이 일어나고 있지 않은 부위의 뼈 표면은 세포질이 적고 세포소기관도 잘 발달 되어 있지 않은 한 층의 납작한 세포들로 덮여 있다(그림 8.13a). 이러한 세포를 **뼈표면세포**(bone-lining cell)라고 한다. 뼈의 바깥면에 위치한 뼈표면세포를 **뼈막세포**(periosteal cell), 안쪽면에 위치한 뼈표면세포를 **뼈속막세포**(endosteal cell)라고 한다(그림 8.8 참조). 뼈표면세포의 세포질 돌기는 틈새이음에 의해 이웃한 세포와 연결되어 있다(그림 8.13b).

뼈표면세포는 뼈모세포로부터 유래한 세포로, 뼈바탕질 내에 파묻혀 있는 뼈세포에 영양을 공급하여 생존을 유지 시키며 뼈조직의 안과 밖으로 칼슘과 인산염의 운반을 조절하는 기능을 한다. 뼈표면세포는 이웃한 뼈세포의 세포질 돌기가 위치한 뼈소관 내부로 돌기를 뻗어(그림 8.13b 참조) 틈새이음을 통해 서로 연결되어, 이를 통해 그 기능을 수행한다. 이와 같이 뼈표면세포는 여러 면에서 뼈세포와 유사하다.

뼈파괴세포(Osteoclasts)

뼈파괴세포는 뼈조직을 흡수하는 세포이다.

뼈파괴세포(osteoclast)는 뼈조직이 파괴되고 있는 부위에 위치한 거

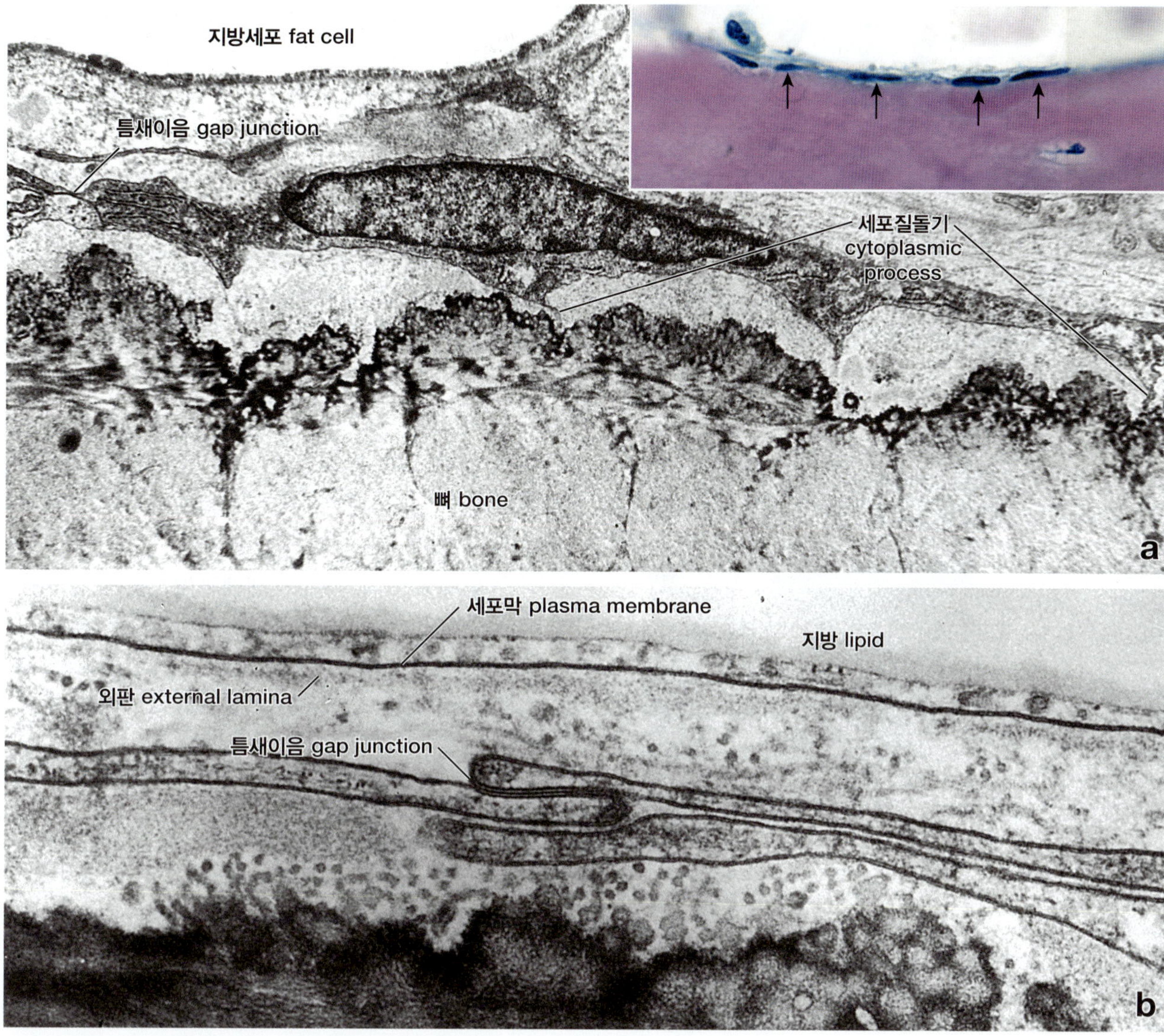

그림 8.13 뼈표면세포(bone-lining cell)의 투과전자현미경사진. a. 성숙뼈의 조각뼈 표면에 위치해 있는 뼈표면세포는 세포질의 양이 매우 적고 약간의 과립세포질그물(*rER*)과 자유리보솜(free ribosome)을 포함하고 있다. 이웃한 뼈표면세포 사이에는 틈새이음(gap junction)이 발달 되어 있다. 석회화되지 않은 뼈바탕질(뼈모양조직 osteoid) 내부로 뻗어있는 세포질 돌기도 뚜렷하게 관찰된다. 또한 골수를 이루는 지방세포(fat cell)도 관찰된다. ×8,900. (Miller SC, Bowman BM, Smith JM, Jee WS. Characterization of endosteal bone-lining cells from fatty marrow bone sites in adult beagles. *Anat Rec* 1980;198:163-173로부터 허락을 받아 사용.) **삽입그림.** H&E 염색한 조각뼈의 고배율 사진으로, 뼈표면세포의 배열방향을 확인할 수 있다. 조각뼈의 표면에 위치해 있는 뼈표면세포(뼈속막세포 endosteal cells)를 *화살표*로 표시하였다. ×350. **b.** 두 개의 뼈표면세포의 세포질을 고배율로 관찰한 투과전자현미경사진이다. 두 세포 사이에 위치한 틈새이음(gap junction)이 뚜렷하게 관찰된다. 사진의 *위쪽 끝* 부분에서 지방세포(fat cell)의 모서리, 즉 지방(lipid), 얇은 테두리를 이루고 있는 세포질, 세포막(plasma membrane) 및 외판(external lamina)이 뚜렷하게 관찰된다. ×27,000.

대한 다핵세포로, 뼈흡수가 진행되고 있는 조직 표면에 맞닿아 있다(그림 8.14). 뼈파괴세포와 접하고 있는 뼈 표면에는 뼈파괴세포의 활성에 의해 얕게 패인 공간인 **침식움**(resorption bay, **하우쉽 공간** Howship lacuna)이 있다. 뼈파괴세포는 크기가 크고 강한 호산성을 나타내므로 뚜렷하게 관찰된다. 또한 많은 용해소체를 포함하고 있으므로 산성인산염분해효소(acid phosphatase)에 대해 강한 조직화학 반응을 나타낸다. 이 효소들 중 철분을 포함하고 있는 35 kDa의 **타타르산염저항산성인산염분해효소**(tartrate-resistant acid phosphatase, TRAP)는 뼈파괴세포의 활성과 분화 정도를 나타내는 임상적 지표로 사용되고 있다.

뼈파괴세포는 다양한 사이토카인의 자극을 받은 단핵혈구형성선조세포들이 융합되어 형성된다.

뼈조직의 다른 세포들과는 달리, **뼈파괴세포**(osteoclast)는 뼈모세포와는 다른 선조세포로부터 기원한다. 뼈파괴세포는 과립백혈구(granulocyte)와 단핵구(monocyte)의 공동 전구세포인 단핵혈구형성세포(mononuclear hemopoietic cell), 즉 **과립백혈구**(granulocyte, GMP/**대식세포 선조세포** macrophage progenitor cell, CFU-GM)들이 융합하여 생성된다(그림 10.19 참조). 뼈파괴세포의 형성과정에는 골수의 버팀질세포(stromal cell)가 중요한 역할을 한다. 이러한 버팀질세포는 단핵구콜로니자극인자(monocyte colonystimulating factor, M-CSF),

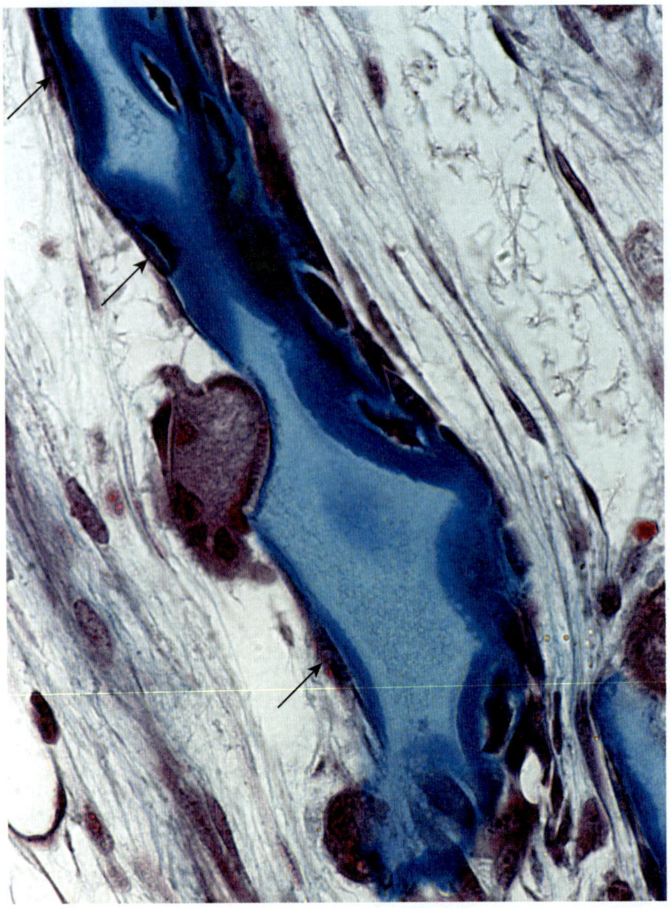

그림 8.14 조각뼈(spicule) 표면에 위치한 뼈파괴세포(osteoclast)의 광학현미경사진. 말로리 방법으로 염색한 조직표본에서 석회화된 연골로 이루어진 조각뼈(spicule, *옅은 푸른색*)와 이를 덮고 있는 뼈조직(*짙은 푸른색*)이 관찰된다. 조각뼈의 왼쪽에 위치해 있는 뼈파괴세포는 뼈조직을 흡수하여 형성된 조각뼈의 함몰부위(하우쉽 공간 Howship's lacuna) 내에 놓여있다. 뼈파괴세포와 조각뼈 사이에서 관찰되는 밝은 띠는 뼈파괴세포의 주름가장자리(ruffled border)에 해당한다. 화살표는 조각뼈의 성장이 일어나지 않는 면에 위치해 있는 휴지상태의 뼈표면세포(bone-lining cell, 뼈선조세포 osteoprogenitor cell)를 가리킨다. 반면 조각뼈의 반대쪽에서는 표면에 위치한 뼈모세포와 표면의 바로 아래쪽 바탕질에 파묻혀 있는 뼈세포가 관찰되어 새로운 뼈조직이 생성되고 있음을 알 수 있다. ×550.

종양괴사인자(TNF) 및 인터루킨(interlukin)과 같은 다양한 사이토카인을 분비하여 과립백혈구/대식세포 선조세포(GMP)로부터 뼈파괴세포와 대식세포가 분화하도록 해준다. 뼈파괴세포로 분화하는 세포, 즉 뼈파괴세포 전구세포는 초기에 중요한 전사인자인 **씨포스**(c-fos)와 **핵인자-κB**(NF-κB)를 발현하며, 이후 세포 표면에 **핵인자-κB수용체활성기**(receptor activator of nuclear factor-κB, RANK)라고 하는 수용체 분자를 발현한다. 이 RANK 수용체는 버팀질세포 표면에 있는 **RANK리간드분자**(RANK ligand [RANKL] molecule)와 상호작용한다(그림 8.15). **RANK-RANKL 신호전달기전**(RANK-RANKL signaling mechanism)은 뼈파괴세포의 분화와 성숙 과정에 매우 중요하다. **염증**(inflammation) 시, 활성화된 T 림프구는 세포막에 부착된 RANKL과 가용성 RANKL 두 가지를 모두 생성한다. 따라서 염증반응 과정에서 뼈파괴세포에 의한 뼈흡수가 촉진될 수 있다. 이러한 과정은 RANKL과 결합하는 또 다른 "유인" 수용체("decoy" receptor)인 **오스테오프로테게린**(osteoprotegerin, OPG)에 의해 차단될 수 있다. 오스테오프로테게린은 RANKL을 제거하여 RANK-RANKL 신호전달기전에 영향을 미치며, 뼈파괴세포의 생성을 강력하게 억제한다. 오스테오프로테게린은 주로 뼈모세포로부터 생성되며, 인터루킨1(IL-1), 종양괴사인자(TNF), 전환성장인자 β(TGF-β) 및 비타민 D와 같은 다양한 뼈 대사 조절인자들에 의해 합성이 조절된다. 뼈세포가 자극을 받으면 프로스타글란딘 E2(PGE2)를 분비하며, 이는 RANKL의 생성을 촉진한다. 그러나 뼈형성이 활발한 부위에 위치한 뼈모세포는 오스테오프로테게린을 생성하여 RANKL의 활성을 억제한다. 따라서 주변 부위의 뼈파괴세포는 활성이 높은 반면, 새로운 뼈가 형성되고 있는 중심부에 위치한 뼈파괴세포는 활성이 거의 없게 된다. 뼈파괴세포의 분화와 뼈흡수에 의한 뼈의 재구성을 촉진하는 모든 물질은 골수 내에서 오스테오프로테게린/RANKL 계통(OPG/RANKL system)을 통해 작용한다. 오스테오프로테게린(OPG)과 RANK리간드(RANKL)는 혈액에서 검출할 수 있으며, 이들의 농도를 측정하여 여러 뼈질환을 진단하고 치료 효과를 분석할 수 있다.

새로 형성된 뼈파괴세포는 활성화되어 뼈를 흡수하는 세포가 된다.

새로 생성된 **뼈파괴세포**(osteoclast)는 뼈를 흡수하기 위해 활성화되어야만 한다. 이 과정을 통해 뼈파괴세포는 뚜렷한 극성을 갖는(polarized) 세포가 된다. 뼈를 활발하게 흡수하고 있는 뼈파괴세포에는 다음과 같은 특수화된 세 구역이 나타난다.

- **주름가장자리**(ruffled border)는 뼈와 직접 맞닿는 부분으로, 세포막이 깊게 주름져 형성된 미세융모 형태의 구조가 발달 되어 있다. 이 구조는 세포의 표면적을 넓혀 가수분해효소를 내보내고, ATP의존양성자펌프를 통해 양성자를 방출하며, 뼈조직의 분해산물과 조직파편을 흡수한다. 주름가장자리는 뼈파괴세포의 다른 부위보다 옅게 염색되며, 뼈흡수가 일어나고 있는 부위의 뼈 표면에서 밝은 띠로 나타난다(그림 8.14 참조). 전자현미경으로 관찰하면 주름가장자리의 돌기들 사이에 뼈바탕질로부터 나온 수산화인회석결정(hydroxyapatite crystal)이 존재하는 것을 확인할 수 있다(그림 8.16). 주름가장자리 안쪽과 주변의 세포질에는 많은 수의 미토콘드리아와 용해소체가 존재한다. 뼈파괴세포의 핵은 뼈 표면으로부터 먼 쪽에 치우쳐 있으며, 핵 주변에는 과립세포질그물, 여러 층판을 이루고 있는 골지체 및 수많은 소포들이 분포한다.
- **투명구역**(clear zone, 봉합구역 sealing zone)은 주름가장자리 주위를 둘러싸는 고리 모양의 세포질 부위로, 흡수가 일어나고 있는 뼈 부위의 경계가 된다. 투명구역은 주름가장자리가 뼈바탕질을 분해하고 흡수할 수 있도록 폐쇄공간을 만들어 주는 기

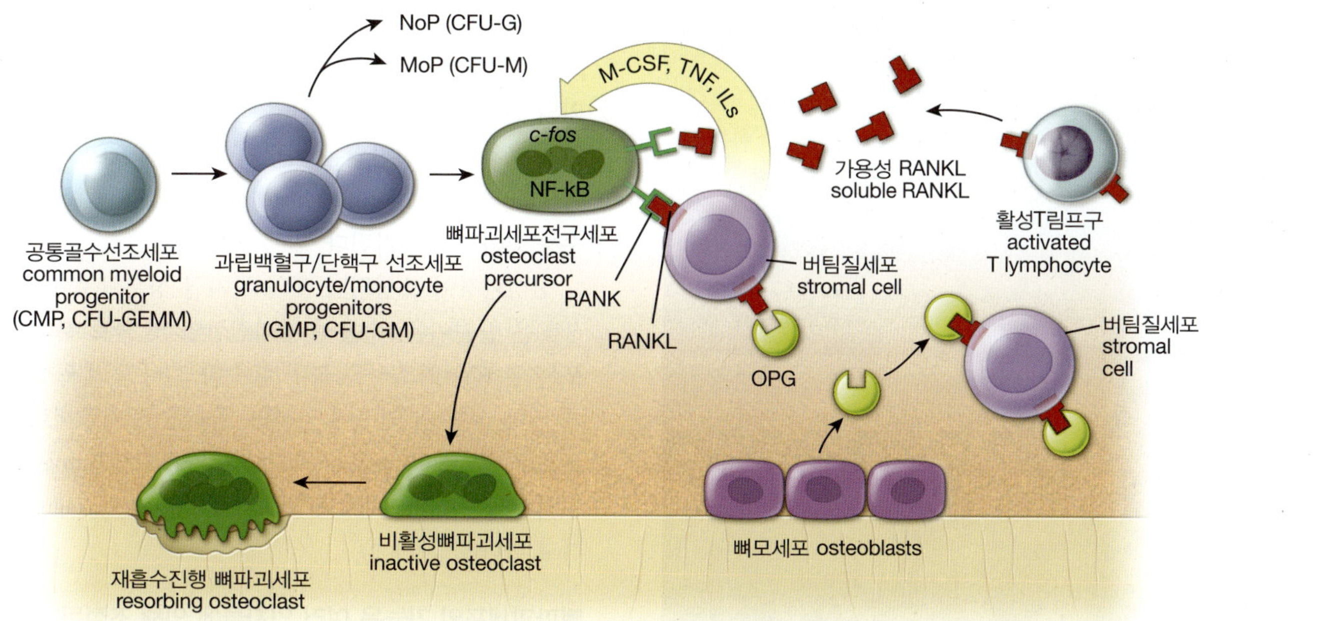

그림 8.15 뼈파괴세포(osteoclast)의 기원. 뼈파괴세포는 다기능공통골수선조세포(*CMP, CFU-GEMM*)로부터 기원된 *과립백혈구/단핵구 선조세포(GMP, CFUGM)*)들이 융합하여 형성된다. 호중구 선조세포(*NoP, CFU-G*) 및 단핵구 선조세포(*MoP, CFU-M*)와 같은 과립백혈구와 단핵구 계열의 세포들도 과립백혈구/단핵구 선조세포로부터 기원한다. 뼈파괴세포의 형성과정은 골수의 버팀질세포로부터 분비되는 단핵구콜로니자극인자(monocyte colony-stimulating factor, *M-CSF*), 종양괴사인자(tumor necrosis factor, *TNF*) 및 여러 종류의 인터루킨(interleukin, *IL*) 등에 의해 영향을 받는다. 뼈파괴세포의 전구세포는 *c-fos*, 핵인자 κB(NFκB) 및 *RANK(핵인자 κB 수용체 활성인자 receptor activator of nuclear factor-κB)*라고 하는 수용체 분자들을 발현한다. RANK 수용체와 *RANK리간드분자(RANK ligand [RANKL] molecule)*의 상호작용에 의한 신호전달은 뼈파괴세포의 분화와 성숙에 매우 중요하다. 염증 시, T림프구는 가용성 RANKL과 세포막에 부착된 RANKL을 생성하여 뼈흡수를 촉진시킨다. 이러한 과정은 *오스테오프로테게린(osteoprotegerin, OPG)*에 의해 차단될 수 있다. 활성화된 T 림프구는 막에 부착된 RANKL과 가용성 RANKL을 생성하여 뼈파괴세포의 형성을 촉진시킬 수 있다.

능을 한다. 이 구역에는 다른 세포소기관은 없고 액틴잔섬유만 풍부하게 존재한다. 액틴잔섬유는 고리 모양으로 배열되어 있으며, 그 양쪽 면은 빈쿨린(vinculin)과 탈린(talin)과 같은 액틴결합단백질(actinbinding protein)로 둘러싸여 있다(그림 8.17). 투명구역의 세포막에는 **세포외바탕질부착분자**(extracellular matrix adhesion molecule)가 있어 세포막과 석회화된 뼈바탕질 사이를 단단히 봉합해준다. $\alpha_v\beta_3$ 비트로넥틴수용체($\alpha_v\beta_3$ vitronectin receptor), $\alpha_2\beta_1$ 1형 콜라겐 수용체($\alpha_2\beta_1$ type I collagen receptor) 또는 $\alpha_v\beta_1$ 비트로넥틴/피브리노겐 수용체($\alpha_v\beta_1$ vitronectin/fibrinogen receptor)와 같은 여러 유형의 **인테그린세포외수용체**(integrin extracellular receptor)가 이러한 봉합을 유지시켜 준다.

- **바닥가쪽구역**(basolateral region)은 분해산물을 세포 밖으로 내보내는 기능을 하는 부위이다(그림 8.17 참조). 주름가장자리에서 흡수한 뼈조직 분해산물을 포함하고 있는 수송소포(transport vesicle)는 이 부위에서 세포막과 융합한 후 포함물을 세포 밖으로 방출한다. 이러한 소포 내에는 타타르산염저항산성인산염분해효소(TRAP)도 포함되어 있으며, 이는 흡수한 물질을 잘게 부수는 작용을 할 것으로 생각된다.

뼈파괴세포는 세포 밖의 제한된 미세환경으로 양성자와 용해소체 가수분해효소를 분비하여 뼈조직을 분해한다.

뼈파괴세포(osteoclast) 세포질 내의 소포 중 일부는 용해소체이다. 용해소체의 내용물은 주름가장자리 세포질 돌기들 사이의 틈새인 세포외공간으로 배출되며, 이는 **용해소체효소**(lysosomal enzyme)가 세포 밖에서 작용하는 대표적인 예이다. 이렇게 배출된 용해소체 가수분해효소에는 **카텝신 K**(cathepsin K, 시스테인단백분해효소[cysteine protease]의 한 종류)와 **바탕질금속단백질분해효소**(matrix metalloproteinase)가 포함되어 있어 콜라겐과 같은 뼈바탕질 단백질을 분해한다.

그러나 이러한 분해 과정이 시작되기 전에 뼈 표면이 산성화되어 뼈바탕질로부터 무기질 성분이 제거되는 탈회가 일어나야만 한다. 뼈파괴세포의 세포질 내에는 **탄산탈수소효소 II**(carbonic anhydrase II)가 포함되어 있으며, 이는 이산화탄소와 물을 결합시켜 탄산(carbonic acid, H_2CO_3)을 생성한다. 이렇게 생성된 탄산은 중탄산염(bicarbonate, HCO_3)과 양성자(proton, H^+)로 해리된다. 양성자는 주름가장자리에 존재하는 **ATP의존양성자펌프**(ATP-dependent proton pump)에 의해 세포 밖으로 운반되며, 그 결과 침식움(resorption bay)의 미세환경은 산성(pH 4~5)이 된다. 투명구역은 뼈와 뼈파괴세포 사이의 세포외공간을 폐쇄하여 이러한 산성환

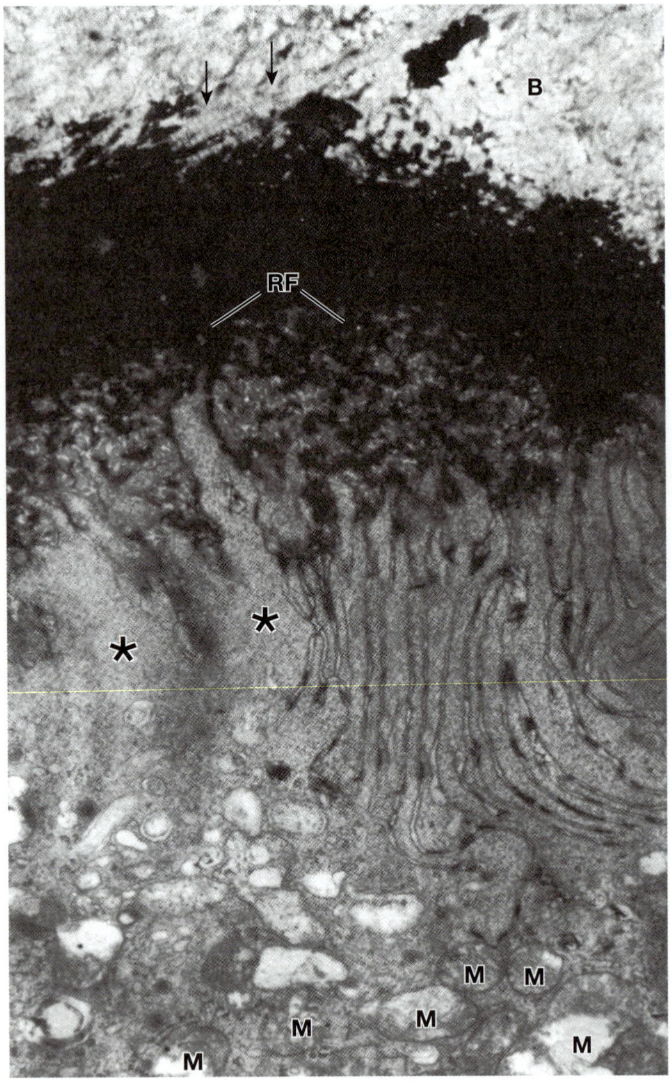

그림 8.16 뼈파괴세포(osteoclast)의 투과전자현미경사진. 뼈 표면(*B*)과 이 부위에서 뼈를 파괴하고 있는 뼈파괴세포의 일부분을 촬영한 사진이다. 뼈파괴세포의 흡수면(resorption front, *RF*)에는 수많은 세포막 주름이 발달되어 있다. 이러한 주름을 광학현미경으로 관찰하면 주름가장자리(ruffled border)로 뚜렷하게 나타난다. 표본을 세포막 주름에 평행한 방향으로 절단한 경우(*별표*), 주름 부위의 세포질이 넓게 나타난다. 뼈파괴세포의 세포질 내에는 수많은 미토콘드리아(*M*), 용해소체 및 골지체가 발달되어 있으며, 이는 뼈바탕질을 흡수하고 분해하는 이 세포의 기능과 연관되어 있다. 사진의 위쪽 부분에서 약간의 콜라겐섬유가 관찰되며, *화살표*로 지적한 부위에서는 68 nm 간격의 가로띠도 관찰된다. ×10,000.

경을 유지시켜 준다. 주름가장자리의 세포막에는 **양성자펌프**(proton pump)와 연계된 **염소이온통로**(chloride channel)가 존재하여 세포 내외의 전기적 균형을 유지시켜 준다(그림 8.17 참조). 세포 내에 과도하게 축적된 중탄산염은 바닥가쪽구역의 세포막에 존재하는 **염소탄산염단백질**(chloridecarbonate protein) 교환체를 통해 염소이온과 수동 교환되어 제거된다.

산성환경이 조성되면 뼈의 무기질 성분(주로 수산화인회석으로 구성됨)은 칼슘이온, 수용성 무기인산염 및 물로 분해된다. 뼈파괴세포는 분해된 뼈조직을 모두 흡수하고 나면 세포자멸사에 의해 죽게 된다. 최근의 연구에 의하면, 골다공증 치료제로 사용되는 비스포스포네이트(bisphosphonate)나 에스트로겐(estrogen)과 같은 뼈흡수억제제는 **뼈파괴세포의 세포자멸사**(osteoclast apoptosis)를 촉진한다고 한다(글상자 8.2).

뼈파괴세포의 기능은 여러 인자들에 의해 조절된다.

흡수된 뼈조직의 분해산물은 세포내섭취소포(endocytic vesicle)에 싸여 뼈파괴세포 내로 운반된다. 주름가장자리에서 운반된 세포내섭취소포의 함유물은 혈관과 접하고 있는 바닥막에서 배출된다(그림 8.17 참조). 따라서 주름가장자리에는 많은 덮힌오목(coated pit)과 덮힌소포(coated vesicle)가 존재한다. 뼈파괴세포는 뼈의 재구성이 진행되고 있는 부위에서 관찰된다(재구성과정에 대해서는 다음에 더 자세히 설명함). 따라서 뼈단위(osteon)가 파괴되는 곳이나 성장 과정에서 뼈의 형태가 변형되는 부위에는 뼈파괴세포가 비교적 많이 존재한다.

부갑상샘의 주세포(principal [chief] cell)에서 분비되는 **부갑상샘호르몬**(parathyroid hormone, PTH)은 세포외액의 칼슘과 인산염의 농도 조절에 가장 중요하다. 뼈파괴세포에는 부갑상샘호르몬 수용체가 없으므로 부갑상샘호르몬은 뼈파괴세포에 간접적으로 영향을 미친다. 반면 뼈세포와 뼈모세포 및 T림프구는 아데닐사이클라제(adenyl cyclase)를 활성화시켜 세포 내 고리형 아데노신삼인산(cAMP)의 농도를 높여주는 **부갑상샘호르몬 수용체**(PTH receptor)를 갖고 있다. 따라서 뼈세포와 뼈모세포가 일시적으로 부갑상샘

글상자 8.2

임상적용: 골다공증(뼈엉성증, Osteoporosis)

뼈에 구멍이 많아지는 것을 의미하는 **골다공증**(osteoporosis)은 가장 흔한 뼈 질환의 하나로, 점차적으로 벼 밀도가 감소하고 미세구조가 파괴되는 질환으로 미국, 유럽 및 일본의 골다공증 환자 수는 약 7,500만 명에 달한다. 골다공증은 뼈파괴세포에 의한 뼈 흡수와 뼈모세포에 의한 뼈형성과정이 균형을 이루지 못해 점차 뼈의 질량이 감소하고 뼈조직이 약해져 골절될 위험이 커지는 특징이 있다. 건강한 사람의 경우, 뼈파괴세포의 활성은 주로 부갑상샘호르몬에 의해 조절되며, 인터루킨 1(IL-1)과 종양괴사인자(TNF)에 의해 영향을 받기도 한다. 또한 뼈파괴세포의 분화는 대식세포콜로니자극인자(M-CSF)와 인터루킨 6(IL-6)에 의해 조절된다. 여성호르몬인 *에스트로겐*(*estrogens*, 특히 에스트라디올[estradiol])은 이러한 사이토카인의 합성을 저해하여 뼈파괴세포의 활성을 억제시킨다. 에스트로겐 혈중 농도가 떨어진 폐경기 여성에서는 이러한 사이토카인의 분비가 증가되어 뼈파괴세포의 활성이 증가된 결과로 뼈흡수가 촉진된다. 폐경기 여성의 1/3과 대부분의 노인들이 골다공증을 앓고 있다. 미국에서 골다공증에 의한 골절은 연간 130만 예가 넘는

글상자 8.2

임상적용: 골다공증(뼈엉성증, Osteoporosis) (계속)

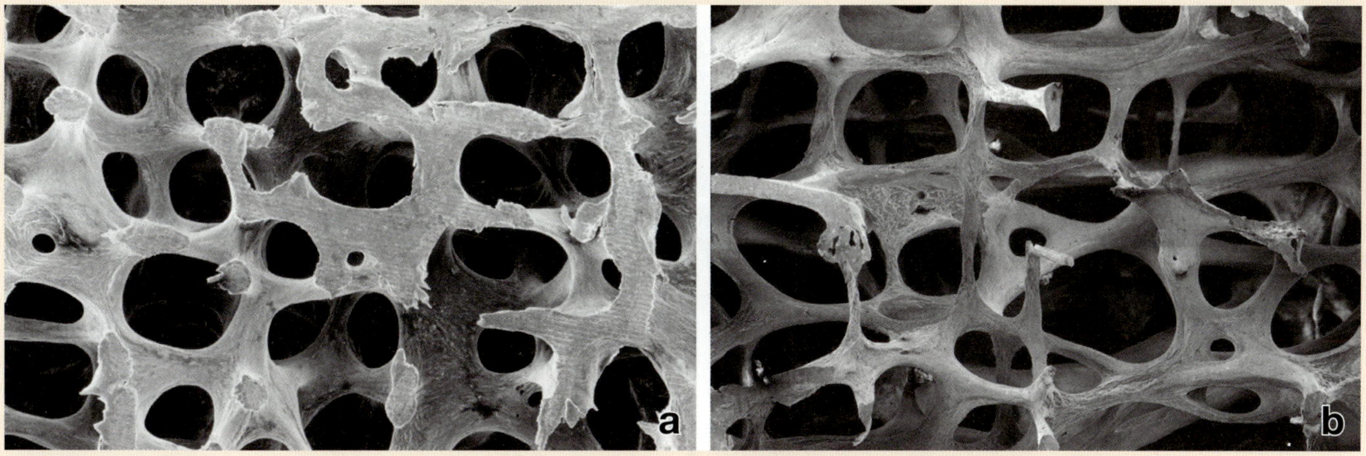

그림 F8.2.1 해면뼈(trabecular bone)의 주사전자현미경사진. a. 건강한 사람의 척추몸통(vertebral body)를 이루는 해면뼈의 주사전자현미경사진이다. **b.** 골다공증 징후를 나타낸 노년기 여성의 척추몸통을 이루는 해면뼈의 주사전자현미경사진이다. 정상인과 골다공증 환자의 척추뼈에서 해면뼈의 구조를 서로 비교할 수 있다. (Dr. Alan Boyd 제공.)

다고 한다.

골다공증에는 다음과 같은 세 가지 유형이 있다.

- **1형 일차 골다공증**(type I primary osteoporosis)은 폐경기 여성에서 주로 발병하는 유형이다. 이 질환은 2형에 비해 일찍 발병하므로, 노년에 발병하는 골다공증에 비해 오랜 시간에 걸쳐 심각한 증상이 나타난다.
- **2형 일차 골다공증**(type II primary osteoporosis)은 70대나 80대 노인에서 발병하는 유형으로, 사망이나 신체기능 장애를 일으키는 원인이 될 수 있다.
- **이차골다공증**(secondary osteoporosis)은 약물 치료(예: 코르티코스테로이드), 뼈의 재구성과정에 영향을 미치는 질환(영양실조, 장기간에 걸친 무활동 및 뼈에 가해지는 하중 감소[예: 우주여행] 등에 의한) 및 대사성뼈질환(예: 부갑상샘기능항진증 hyperparathyroidism, 전이암 metastatic cancer) 등에 의해 발병하는 유형이다.

골다공증 환자의 뼈조직은 조직학적으로는 정상이지만, 조직의 질량은 감소되어 있으므로(그림 F8.2.1) 강도가 매우 약하다. 따라서 가벼운 외상에 의해서도 쉽게 골절된다. 일반적으로 넙다리뼈의 머리와 목 부분 골절(흔히 *엉덩관절골절[고관절골절] hip fracture*이라고 함), 손목 골절 및 척추의 압박골절 등이 자주 발생하며, 이로 인해 노인들은 휠체어 신세를 지게 된다. 골절에 의해 고통을 받는 환자들은 사망률이 높은 편으로, 골절 자체는 사망의 직접적인 원인이 되지 않으나 오랜 기간에 걸친 입원에 의한 무활동과 폐렴(pneumonia), 폐동맥혈전증(pulmonary thrombosis) 및 폐색전증(pulmonary embolism) 등과 같은 합병증이 그 원인이 된다.

골다공증의 일반적인 치료방법에는 식이요법, 비타민 D 제제와 칼슘 제제 및 뼈의 질량 감소를 지연시키기 위한 운동요법 등이 있다. 이러한 식이요법과 운동요법 외에 뼈흡수를 억제 시키는 약물치료도 이용되고 있다.

폐경기 여성에서는 몇 가지의 치료 방법이 사용되고 있다. 에스트로겐과 프로게스테론을 이용한 **호르몬대체요법**(hormone replacement therapy, HRT)은 폐경기 여성에서 골다공증으로 인한 골절의 위험을 줄이는 효과는 있지만 부작용으로 심혈관질환, 혈액 응고 및 유방암이 유발될 위험이 있다고 한다. 호르몬대체요법은 심한 폐경기 증상(예: 홍조)을 나타내거나 다른 치료 방법을 견뎌내지 못하는 환자와 심혈관질환이나 유방암에 대한 위험 요소 또는 병력을 갖고 있지 않은 환자에서 골절위험을 줄이기 위해 추천한다.

랄록시펜(raloxifene)과 같은 **선택적에스트로겐수용체조절제**(selective estrogen receptor modulator, SERM)는 뼈조직에서 에스트로겐 수용체에 결합하여 에스트로겐 작용제(에스트로겐의 작용을 흉내 냄)처럼 작용하지만, 다른 조직에서는 에스트로겐 수용체의 작용을 차단 한다(에스트로겐 대항제로 작용). 선택적에스트로겐수용체조절제 치료법은 뼈조직에서는 에스트로겐과 같은 효과를 나타내지만 다른 조직에서는 에스트로겐에 대한 부작용(유방암의 발병 위험률 증가와 같은)을 나타내지 않는 장점이 있다. 또한 에스트로겐 이외의 치료제로는 뼈파괴세포의 세포자멸사를 유도하여 이 세포의 활성을 저해시키는 **비스포스포네이트**(bisphosphonate, 예: 알렌드로네이트[alendronate]나 리세드로네이트[risedronate]) 계열의 약물이 있다.

골다공증의 호르몬요법으로는 뼈와 콩팥에 부갑상샘호르몬과 동일한 효과를 나타내는 **재조합형 사람부갑상샘호르몬**(human parathyroid hormone recombinant, 예: 테리파라타이드 teriparatide)을 사용하기도 한다. 이 호르몬은 적당량 투여하면 뼈모세포의 활성을 높여 뼈형성을 촉진하고 해면뼈의 두께를 증가시킨다. 부갑상샘호르몬의 분비는 신체운동의 강도나 기간에 따라 조절되나, 단기간의 고강도 운동과 장기간의 저강도 운동은 부갑상샘호르몬 분비에 영향을 미치지 않는다.

뼈파괴세포 계열 세포의 발생, 사멸, 분화 및 기능을 조절하는 핵인자-κB 수용체활성기(RANK), RANK리간드(RANKL) 및 오스테오프로테게린(OPG) 분자 등을 이용한 방법도 골다공증 환자의 치료에 사용되고 있다. 사람 **단클론항체**(monoclobal antibody, denosumab)는 RANKL에 대한 가용성 유인수용체(decoy receptor)의 역할을 하는 오스테오프로테게린과 같은 작용을 한다. 사람 단클론항체는 RANK-RANKL 신호 경로를 차단하여 분화 중인 뼈파괴세포의 활성과 생존력을 억제시켜 세포 수를 감소시킴으로써 뼈흡수를 방지하는 작용을 한다.

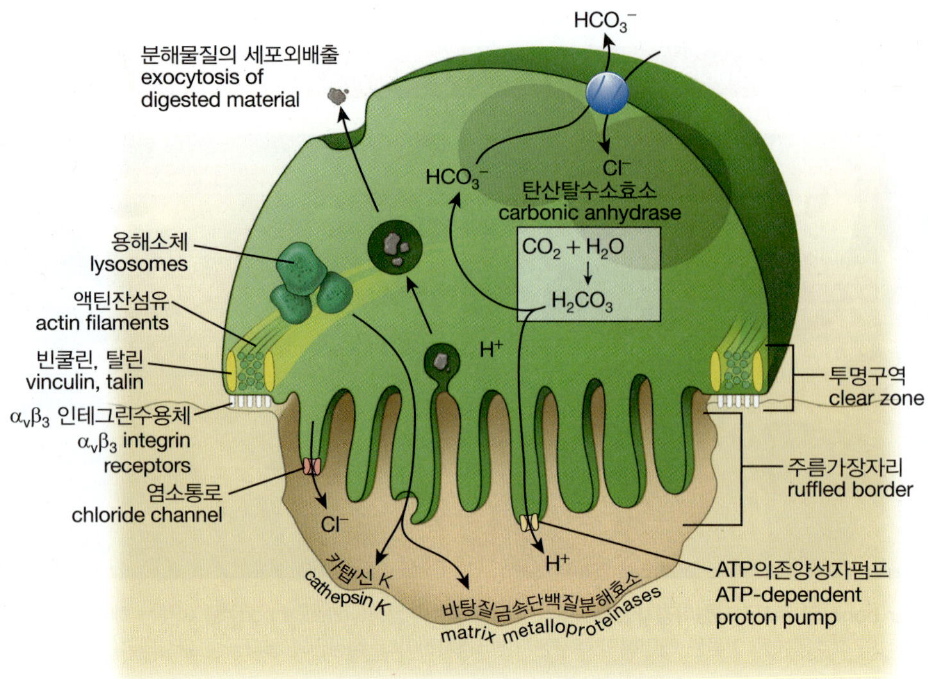

그림 8.17 뼈파괴세포(osteoclast)를 간단하게 나타낸 그림. 뼈파괴세포의 구조와 이의 세 구역, 즉 주름가장자리, 투명구역 및 바닥가쪽구역을 간단하게 나타낸 그림이다. 투명구역에는 수많은 액틴잔섬유가 고리모양으로 배열되어 있으며, 그 양쪽은 빈쿨린(vinculin) 및 탈린(talin)과 같은 액틴결합단백질(actin-binding protein)에 의해 둘러싸여 있다. 투명구역의 세포막에는 세포와 세포외바탕질을 부착시키는 물질(인테그린 수용체 integrin receptor)이 존재한다. 양성자와 염소의 이동 경로에 대해서는 본문에서 자세히 설명하였다.

호르몬에 의해 자극을 받으면 고리형 아데노신삼인산/인슐린유사성장인자-1(cAMP/IGF-1) 경로를 통해 뼈의 양을 증가시킨다. 그러나 오랫동안 지속적으로 부갑상샘호르몬에 의해 자극을 받는 경우에는 T림프구(그림 8.15 참조)와 뼈모세포에 의해 RANKL의 생성이 증가되어 뼈파괴세포의 활성이 고도로 높아지게 되고, 결국 골다공증(뼈엉성증, osteoporosis)을 유발하게 된다. 에스트로겐은 T림프구에 의한 RANKL의 생성을 억제시킨다. 갑상샘의 소포곁세포(parafollicular cell)에 의해 분비되는 **칼시토닌**(calcitonin)은 뼈파괴세포의 활성을 억제시키는 작용을 한다.

이외에 카텝신 K(cathepsin K), 탄산탈수소효소 II(carbonic anhydrase II) 및 양성자 펌프를 인코딩하는 단백질(TCIRG1)도 뼈파괴세포의 활성을 조절하는 중요한 역할을 한다. 이러한 단백질이 결여되면 뼈파괴세포의 기능 장애로 인해 뼈가 비정상적으로 치밀해지는 선천성 희귀질환인 **골화석증**(osteopetrosis)이 유발된다. 뼈파괴세포가 제대로 기능을 하지 못하는 골화석증 환자의 뼈는 방사선 사진에서 치밀하게 나타나지만, 실제로는 매우 약해 쉽게 부서지고 부러진다.

최근의 연구에 의하면 건강한 뼈세포와 죽어가는 뼈세포는 뼈가 재구성되는 동안 뼈파괴세포에 정보를 전달하여 뼈파괴세포를 동원할 수 있다고 알려져 있다. 손상된 뼈의 뼈세포가 세포자멸사를 통해 죽을 때 생성된 세포자멸사체(apoptotic body)는 RANKL을 발현한다. RANKL은 RANK-RANKL 신호전달 경로를 통해 뼈파괴세포의 활성을 증가시킨다(표 8.1).

■ 뼈형성(BONE FORMATION)

뼈형성과정은 연골속뼈형성(endochondral ossification)과 막속뼈형성(intramembranous ossification)으로 구분된다.

뼈형성과정은 뼈의 전구체에 해당하는 연골모델로부터 뼈가 형성되는 **연골속뼈형성**(endochondral ossification)과 연골모델이 없이 단순하게 뼈가 형성되는 **막속뼈형성**(intramembranous ossification)으로 구분된다. 팔다리의 뼈와 체중을 지탱하는 중심축 골격을 이루는 뼈의 일부(예: 척추)는 연골속뼈형성을 통해 형성된다. 머리와 얼굴의 납작뼈(flat bone), 아래턱뼈(하악골, mandible) 및 빗장뼈(쇄골, clavicle) 등은 막속뼈형성을 통해 형성된다.

뼈형성과정에는 이와 같이 뚜렷하게 구분되는 두 가지 방식이 있지만, 각각의 방식을 통해 형성된 뼈가 실제로 막뼈(membrane bone) 또는 연골속뼈(endochondral bone)로 분류되는 것은 아니다. 이러한 명칭은 다만 발생 초기에 뼈가 형성되는 기전을 나타내는 것이다. 뼈가 어떤 방식을 통해 형성되었든 초기에 형성된 뼈조직은 나중에 일어나는 재구성과정에서 연골속뼈형성(endochondral formation) 또는 막속뼈형성(intramembranous formation)에 의해 새로운 뼈조직으로 대체된다. 또한 덧붙이성장(appositional growth)을 통해 완성된 뼈에 새로운 뼈조직이 덧붙여지기도 하며, 이러한 덧붙이성장은 두 가지의 뼈형성과정 모두에서 일어난다. 일반적으로 긴뼈를 연골속뼈형성을 통해 형성된 뼈로 분류하지만, 긴뼈가 지속적으로 성장하는 과정에는 연골속뼈형성에 의한 조직발생과 뼈

표 8.1 뼈모세포, 뼈세포 및 뼈파괴세포의 조직학적 특징 요약

조직학적 특징	뼈모세포	뼈세포	뼈파괴세포
	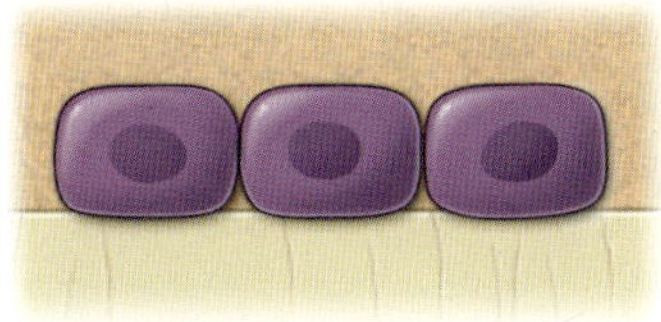	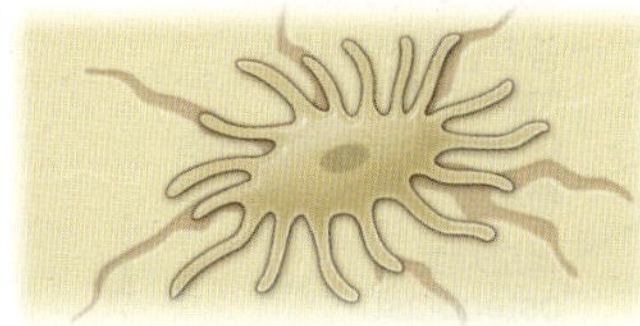	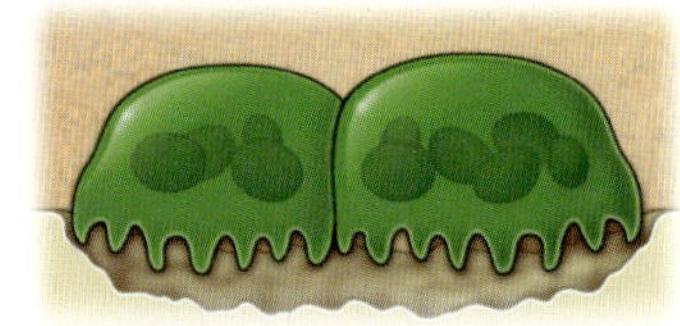
분포 위치	뼈 표면: 재흡수관의 폐쇄원추	뼈바탕질의 뼈세포방과 뼈소관	뼈 표면: 재흡수관의 절삭원추
분포 비율	>5%	~95%	>1%
기능	뼈바탕질 생성: 바탕질소포를 분비하여 무기질침착 과정을 시작함	뼈바탕질 유지: 기계적 압박 감지, 칼슘과 인산염의 체내 항상성 조절	가수분해효소를 분비하여 석회화된 뼈바탕질을 재흡수함
세포의 형태	입방형 또는 다각형의 단핵세포: 호염기성 세포질; 골지체는 염색 안됨	난원형의 작은 단핵세포: 옅은 세포질; 긴 세포질 돌기	큰 다핵세포: 호산성세포질; 주름가장자리; 침식움 내에 위치함
전구세포	뼈선조세포	뼈모세포	혈구형성세포(과립백혈구대식세포선조세포 GMP, CFU-GM)
분화과정/전사인자	CBFA1(RUNX2); IGF-1	뼈모세포로부터 선택적 과정/잘 알려져 있지 않음	c-fos; NF-κB; RANK-RANKL 신호전달
주요 호르몬/조절수용체	RANKL, PTH 수용체	RANKL, PTH 수용체	RANK, 칼시토닌수용체(calcitonin receptors); 타타르산염저항산성인산염분해효소(tartrate-resistant acid phosphatase, TRAP) 수용체
수명	몇 주(~12일)	몇 년(~10~20년)	며칠(~3일)
생화학적 표지물질	오스테오칼신(osteocalcin): 뼈시알로프로테인(bone sialoprotein, BSP-2)	상아질바탕질단백질-1(Dentin matrix protein-1, DMP-1); 포도플라닌(podoplanin, E11 protein); 스클레로스틴(sclerostin); 섬유모세포성장인자-23(fibroblastic growth factor-23, FGF-23)	타타르산염저항산성인산염분해효소(tartrate-resistant acid phosphatase, TRAP); 카텝신 K(cathepsin K); 바탕질금속단백질분해효소-9(matrix metalloproteinase-9, MMP-9)

CBFA1, 중심결합인자알파-1(core binding factor alpha-1); GMP/CFU-GM, 과립백혈구/대식세포 선조세포(granulocyte/macrophage progenitor cell); IGF-1, 인슐린유사성장인자 1(insulin-like growth factor 1); PTH, 부갑상샘호르몬(parathyroid hormone); RANK, 핵인자-κB수용체활성기(receptor activator of nuclear factor-κB); RANKL, RANK 리간드분자; RUNX2, 런트연관전사인자 2(runt-related transcription factor 2).

막조직(periosteal tissue)의 세포분열에 의해 일어나는 막속뼈형성이 모두 관여한다.

막속뼈형성(Intramembranous Ossification)

막속뼈형성은 중간엽세포 집단이 뼈모세포로 분화하여 뼈조직의 형성이 시작되는 과정이다.

사람에서 막속뼈형성은 수정 후 약 8주에 배자결합조직인 중간엽조직에서 시작된다. 이때 옅게 염색되는 방추형의 **중간엽세포**(mesenchymal cell)들 중 일부가 뼈가 될 특정 부위(예: 머리의 납작뼈 발생)로 이동하고 세포집단을 형성하여 **뼈형성중심**(ossification center)이 된다. 이러한 세포집단으로부터 막속뼈형성과정이 시작된다(그림 8.18a). 이후 뼈형성중심을 이루는 중간엽세포들은 점차 길이가 길어져 **중심결합인자A1전사인자**(CBFA1 transcription factor)를 발현하는 **뼈선조세포**(osteoprogenitor cell)로 분화한다. 이 전사인자는 뼈모세포의 분화과정에 필수적이며, 막속뼈형성과 연골속뼈형성 과정에 필요한 유전자 발현에 중요한 역할을 한다. 뼈선조세포의 세포질 염색성은 호산성에서 호염기성으로 변하며, 투명한 골지체 부위가 뚜렷하게 나타난다. 이러한 세포질 변화가 일어나면서 뼈선조세포는 **뼈모세포**(osteoblast)로 분화되며, 이후 뼈모세포는 콜라겐(주로 제1형 콜라겐), 뼈시알로프로테인(bone sialoprotein), 오스테오칼신(osteocalcin) 등 여러 뼈바탕질 성분(뼈모양조직 osteoid)을 분비한다. 뼈형성중심의 가장자리에는 뼈모세포가 일렬로 배열되어 있으며, 중앙 부위에 위치한 뼈모세포는 계속해서 뼈바탕질 성분(뼈모양조직)을 분비한다. 시간이 지남에 따라 뼈바탕질에 무기질이 침착되고, 뼈바탕질에 의해 둘러싸여 있는 뼈모세포는 **뼈세포**(osteocyte)가 된다(그림 8.18b). 점점 더 많은 양의 뼈바탕질이 생성되면서 뼈세포는 이웃한 뼈세포와 서로 멀리 떨어지게 되나 가느다란 세포질 돌기에 의해 서로 연결된다. 뼈바탕질에 무기질이 침착됨에 따라 서로 연결된 뼈세포의 세포질 돌

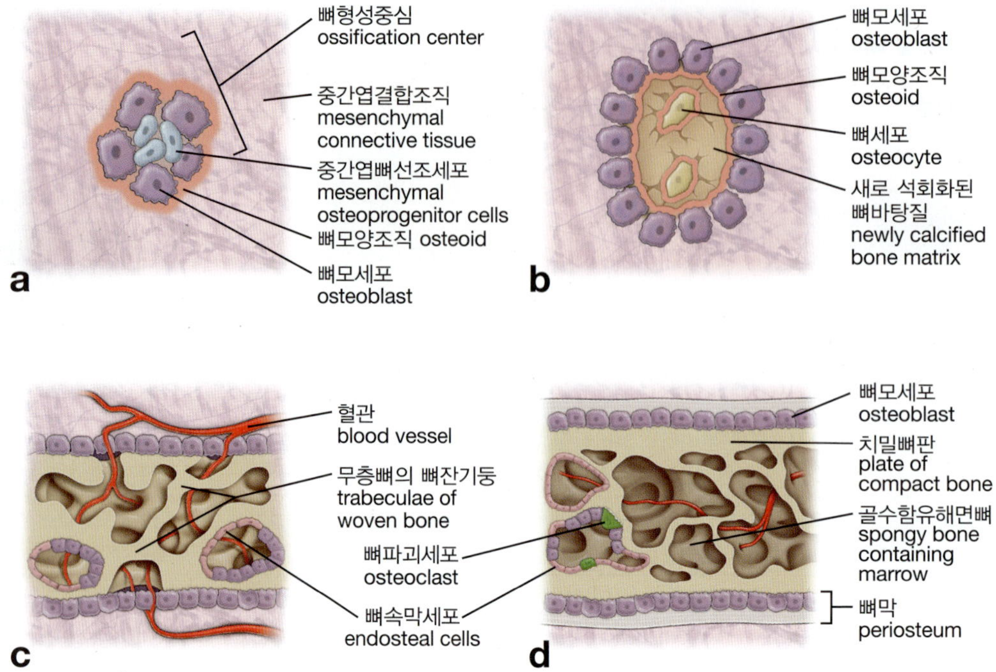

그림 8.18 막속뼈형성(intramembranous ossification). a. 중간엽 결합조직 내에 뼈형성중심(ossification center)이 나타난다. 뼈형성중심은 중간엽으로부터 기원한 뼈선조세포들이 밀집되어 형성되며, 뼈선조세포(osteoprogenitor cell)는 후에 뼈를 형성하는 세포인 뼈모세포(osteoblast)로 분화한다. 뼈모세포는 석회화되지 않은 뼈바탕질인 뼈모양조직(osteoid)을 생성하기 시작한다. **b.** 뼈형성중심의 가장자리에 일렬로 배열된 뼈모세포들은 뼈형성중심의 중심부를 향해 뼈모양조직을 지속적으로 분비한다. 이러한 과정이 진행되면서 뼈모양조직이 석회화되고, 뼈모세포는 뼈바탕질에 파묻히게 되어 뼈세포(osteocyte)가 된다. 뼈세포는 세포질 돌기를 통해 이웃한 뼈세포 및 뼈모세포와 서로 정보를 주고받는다. **c.** 새로 형성된 뼈조직을 광학현미경으로 관찰하면 뼈모세포와 뼈속막세포(endosteal cell)에 의해 둘러싸인 두꺼운 뼈잔기둥(trabecula)으로 이루어진 미성숙뼈(immature bone, 무층뼈 woven bone)의 형태로 나타난다. **d.** 뼈조직은 더욱 성장하고 재구성되어 미성숙뼈의 안쪽과 바깥쪽은 치밀뼈(compact bone)로, 그 사이는 해면뼈(spongy bone)로 대체된다. 뼈잔기둥 사이의 공간은 혈관과 함께 들어온 골수세포로 채워진다. 골수공간 중 어떤 공간은 비활성 뼈속막세포에 의해 둘러싸여 있으며, 다른 공간은 뼈모세포, 뼈파괴세포 및 뼈속막세포에 의해 둘러싸여 활발한 재구성과정이 진행된다.

기는 뼈소관(canaliculus) 내에 위치하게 된다.

조직표본에서 초기에 형성된 뼈바탕질은 작고 불규칙한 조각뼈(spicule)나 뼈잔기둥(trabecula)의 형태로 나타난다.

조직표본에서 뼈바탕질은 해면뼈와 같이 작고 불규칙한 조각뼈나 뼈잔기둥의 형태로 나타난다. 다수의 뼈선조세포들이 초기에 형성된 조각뼈 표면으로 이동하여 뼈모세포로 분화한 후, 뼈바탕질을 분비하여 본래의 뼈에 덧붙여 준다(그림 8.19, 도판 8.5, 310쪽). **덧붙이성장**(appositional growth)이라고 하는 이 과정에 의해 조각뼈는 점점 더 커지고 주변의 뼈잔기둥 그물과 이어져 발생 중인 뼈의 기본 형태를 갖추게 된다. 뼈선조세포는 세포분열을 계속하여 그 수를 유지하고 조각뼈의 성장에 필요한 뼈모세포를 지속적으로 공급해준다. 이렇게 생성된 뼈모세포는 계속해서 뼈바탕질을 축적하여 **무층뼈**(격자뼈, woven bone)를 형성한다(그림 8.18c). 271~272쪽에서 설명한 미성숙뼈의 내부에는 결합조직과 혈관으로 채워진 서로 연결된 공간이 있다. 미성숙뼈는 점차 더 성장하고 재구성되어 새로 생성된 뼈의 중심부는 해면뼈(spongy bone)가 되며, 가장자리는 치밀뼈(compact bone)로 대체된다(그림 8.18d). 뼈잔기둥 사이의 공간은 혈관을 따라 들어온 골수세포들로 채워진다. 이러한 과정을 통해 형성된 뼈조직을 **막뼈**(membrane bone, **막속뼈** intramembranous bone)라고 한다.

연골속뼈형성(Endochondral Ossification)

연골속뼈형성(endochondral ossification) 역시 앞으로 뼈가 될 부위에서 중간엽세포가 증식하고 밀집하여 뼈형성과정이 시작된다. 다양한 섬유모세포성장인자(fibroblastic growth factor, FGF)와 뼈형성단백질(bone morphogenic protein, BMP)에 의해 자극을 받은 중간엽세포(267쪽 참조)는 2형 콜라겐을 생성하는 연골모세포로 분화한 후, 연골바탕질을 생성한다.

맨 처음, 형성하고자 하는 뼈와 유사한 형태의 연골모델이 만들어진다.

연골모델(cartilage model, 앞으로 형성될 뼈의 축소판)은 사이질성장과 덧붙이성장을 통해 성장한다(도판 8.3, 306쪽). 연골모델의 길이성장은 사이질성장을 통해 일어난다. 연골모델의 너비성장은 새로운 연골세포에 의해 생성된 연골바탕질이 본래의 연골에 덧붙여지는 덧붙이성장에 의해 일어난다. 이 새로운 연골세포는 연골덩이(cartilage mass) 주위를 둘러싸는 연골막의 연골발생층(chondrogenic layer)으로부터 분화된다. 가장 처음 형성된 연골모

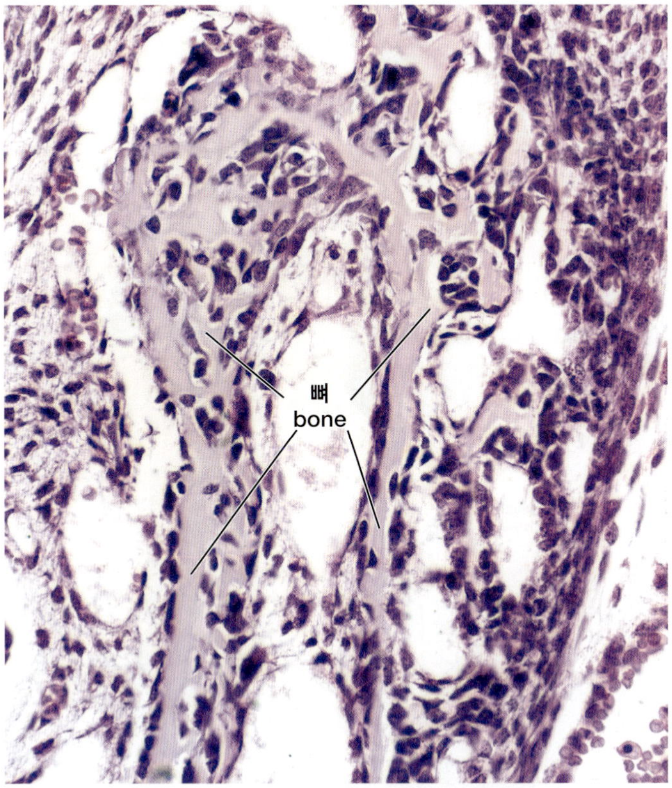

그림 8.19 막속뼈형성이 진행 중인 아래턱뼈(mandible)의 조직표본. 발생 중인 아래턱뼈의 H&E 염색표본의 광학현미경사진이다. 이와 같은 발생 초기의 아래턱뼈는 다양한 크기와 형태의 조각뼈(spicule)로 이루어져 있다. 조각뼈는 서로 이어져 뼈잔기둥(trabecula)을 형성하고 있어 발생 중인 뼈의 일반적인 형태(연골모델이 없음)를 나타낸다. 조각뼈의 성장이 일어나고 있는 부위에서 새로 생성된 뼈조직의 표면에 배열하고 있는 수많은 뼈모세포가 관찰된다. 생성된 지 오래되어 석회화된 조각뼈 부위에는 바탕질에 파묻혀 있는 뼈세포가 존재한다. 사진의 *오른쪽 부위*, 조각뼈 바로 옆에서 관찰되는 세포 밀도가 높은 조직은 발생 초기의 뼈막(periosteum)이다. ×250.

델의 형태를 그림 8.20의 첫 번째 그림에 나타내었다.

뼈형성 초기에 연골모델을 둘러싸는 뼈테두리(cuff of bone)가 나타난다.

이 시기에 연골모델의 중간 부위를 둘러싸는 연골막에서는 더 이상 연골세포가 생성되지 않는다. 대신에 뼈모세포(osteoblast)가 생성된다. 따라서 연골의 이 부위를 둘러싸는 결합조직은 더 이상 기능적으로 연골막(*perichondrium*)이라고 할 수 없으며, 그 기능에 맞춰 **뼈막**(periosteum)이라고 부른다. 또한 이 층에 위치한 세포들은 뼈모세포로 분화하고 있으므로 뼈막 내에서 **뼈발생층**(osteogenic layer)이 뚜렷하게 구분된다. 이러한 변화들에 의해 연골모델 주변에 뼈층이 형성된다(도판 8.3, 306쪽). 이러한 뼈는 생성된 위치에 따라 뼈막뼈(perosteal bone)로, 또는 발생기전에 따라 막속뼈(intramembranous bone)로 분류할 수 있다. 긴뼈의 경우, 발생 중인 뼈의 뼈몸통 부분에 위치한 연골모델 주위에 이를 둘러싸는 뚜렷한 원통형의 뼈막뼈인 **뼈테두리**(bony collar)가 형성된다. 그림 8.20의 두 번째 그림에 뼈테두리를 표시하였다.

뼈막에 의해 뼈테두리가 형성되면 연골모델의 중간 부위에 위치한 연골세포는 비대해진다.

연골세포가 비대해지면서 그 주변의 연골바탕질이 흡수되어 **비대연골세포**(hypertrophic cell)들 사이에 불규칙한 형태의 연골판이 형성된다. 비대연골세포는 조직비특이알칼리성인산염가수분해효소(TNAP), RANK리간드분자(RANKL) 및 혈관내피성장인자(vascular endothelial growth factor, VEGF)를 합성하기 시작하며, 이와 동시에 주변의 **연골바탕질**(cartilage matrix)은 **석회화**(calcification)가 진행된다(그림 8.20 세 번째 그림 참조). 연골바탕질의 석회화를 뼈조직에서 일어나는 무기질화와 혼돈하지 말아야 한다.

연골바탕질이 석회화되면 영양분의 확산이 저해되어 연골모델 내의 연골세포들이 죽게 된다.

연골세포가 죽게 되면 대부분의 바탕질이 파괴되며, 이웃한 연골세포방들이 합쳐져 커다란 공간이 형성된다. 이러한 변화가 일어나는 동안 일부 혈관이 뼈몸통 부위의 뼈테두리를 뚫고 자라 들어와 연골모델의 내부 공간에 분포하게 된다(그림 8.20의 네 번째 그림 참조).

혈관이 침투해 들어올 때 중간엽줄기세포들도 함께 연골모델의 내부 공간으로 이동한다.

발생 중인 뼈막에 존재하는 **중간엽줄기세포**(mesenchymal stem cell)는 혈관과 함께 연골모델의 내부로 이동해 들어와 골수공간 내에서 뼈선조세포로 분화한다. 또한 연골 내부로 침투하는 혈관을 통해 **혈구형성줄기세포**(hemopoietic stem cell, HSC)도 들어오며, 이들은 혈관 밖으로 나가 모든 계열의 혈액세포를 생산하는 골수조직으로 분화한다. 석회화된 연골이 파괴되고 제거되는 과정이 진행되면서 일부는 불규칙한 형태의 조각뼈로 남게 된다. 이후, 뼈선조세포는 남아있는 석회화된 연골조각뼈(calcified cartilage spicule) 표면으로 이동해 뼈모세포로 분화되고, 그 위에 뼈바탕질(뼈모양조직)을 축적하기 시작한다. 또한 재프로그램된 비대연골층의 연골세포는 전환분화에 의해 일부 뼈모세포로 분화하기도 한다. 이러한 방식으로 형성된 뼈를 연골속뼈(endochondral bone)라고 한다. 긴뼈 뼈몸통의 내부에서 뼈조직이 처음으로 형성되는 부위를 **일차뼈형성중심**(primary ossification center, 그림 8.20의 다섯 번째 그림 참조)이라고 한다. 석회화된 연골과 그 아래에 덧붙여진 얇은 뼈조직을 합쳐 **혼합조각뼈**(mixed spicule)라고 한다.

조직표본에서 혼합조각뼈는 두 조직의 염색성 차이에 의해 비교적 쉽게 구별된다. 석회화된 연골은 호염기성을 나타내는 데 반해, 뼈조직은 뚜렷한 호산성을 나타낸다. 말로리염색(Mallory stain)에 의해 뼈조직은 짙은 청색, 석회화된 연골은 옅은 청색으로 나타

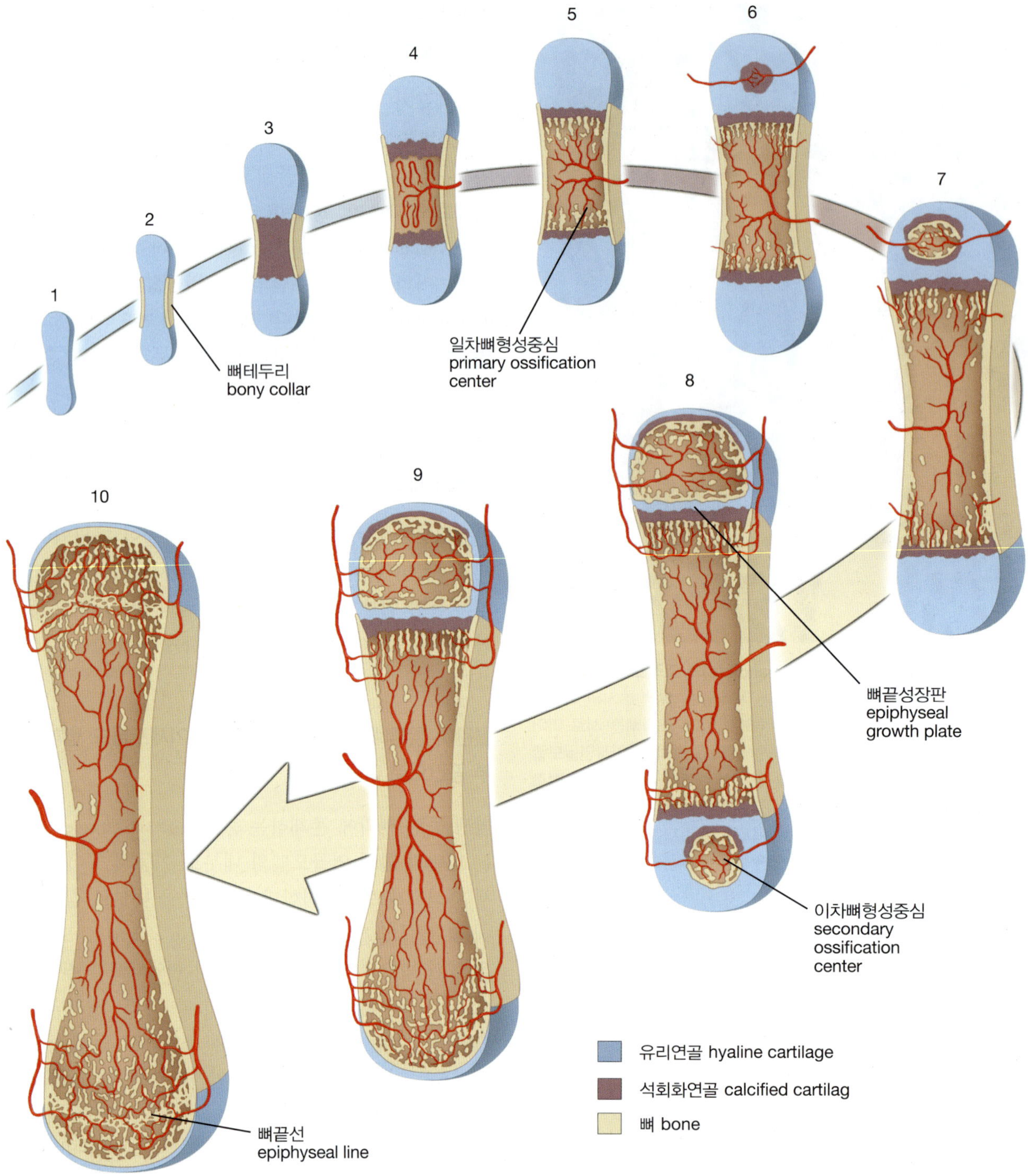

그림 8.20 긴뼈의 발생과정을 간단하게 나타낸 그림. 그림 *1~10*은 긴뼈의 세로단면 그림이다. *(1)*; 긴뼈의 발생과정은 연골모델이 형성되면서 시작된다. *(2)*; 그 다음, 연골모델의 뼈몸통 주위에 뼈막(연골막)뼈테두리(periosteal [perichondrial] collar of bone)가 형성된다. *(3)*; 이후, 뼈몸통 부분의 연골바탕질이 석회화되기 시작한다. *(4)*; 혈관과 결합조직세포가 석회화된 연골 내에 형성된 골수공간으로 침투해 들어간다. *(5)*; 골수공간의 양쪽 끝에는 석회화된 연골조각뼈(spicule of calcified cartilage)가 남아있다. 일차뼈형성중심(primary ossification center)이 형성되면 석회화된 연골조각뼈의 표면에 연골속뼈(endochondral bone)가 생성된다. 발달 중인 골수공간의 양쪽 끝에 형성된 뼈조직은 뼈몸통끝(metaphysis)이 된다. 뼈막뼈(perosteal bone)는 막속뼈형성 과정에 의해 계속해서 생성된다. *(6)*; 뼈막뼈의 생성과정에서는 연골이 파괴되거나 석회화된 연골 조각뼈에 뼈가 축적되지 않으므로 형태적으로 구분될 수 있다. 혈관과 혈관주위세포들이 몸쪽뼈끝연골(proximal epiphyseal cartilage)로 침투해 들어간다. *(7)*; 몸쪽뼈끝에 이차뼈형성중심(secondary ossification center)이 형성된다. *(8)*; 먼쪽뼈끝에도 이와 유사한 뼈끝뼈형성중심(이차뼈형성중심)이 형성된다. *(9)*; 양쪽 뼈끝과 뼈몸통 사이에 뼈끝연골(epiphyseal cartilage)이 형성된다. 긴뼈의 길이성장이 진행되면서 먼쪽뼈끝연골(distal epiphyseal cartilage)이 사라진다. *(10)*; 몸쪽뼈끝연골이 사라지면 마침내 성장이 멈추게 된다. 이후 뼈몸통끝(metaphysis)과 뼈끝이 이어지게 된다. 뼈끝판(epiphyseal plate)이 존재하던 부위는 뼈끝선(epiphyseal line)으로 남게 된다.

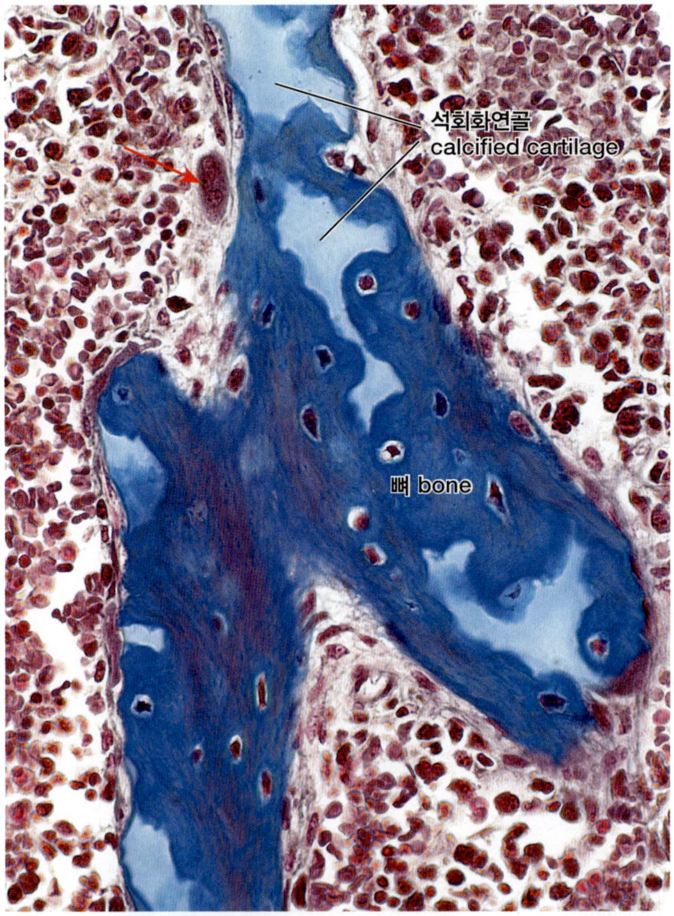

그림 8.21 연골속뼈형성과정에서 형성된 혼합조각뼈(mixed spicule)의 광학현미경사진. 혼합조각뼈의 말로리아잔(Mallory-Azan) 염색표본으로, 석회화된 연골조각뼈에 뼈조직이 침착되어 있다. 사진의 중앙 부위에서 이미 성장한 조각뼈(spicule)들이 서로 이어져 뼈잔기둥(trabecula)를 형성하고 있는 것이 관찰된다. 뼈잔기둥 내에는 석회화된 연골이 아직 남아 있으며, 뼈조직은 *짙은 청색*으로, 석회화된 연골은 *옅은 청색*으로 염색되었다. 조각뼈의 *위쪽 부분*에서는 재구성과정이 시작되려 하고 있으며, 조각뼈 표면에 위치해 있는 하나의 뼈파괴세포(osteoclast, *화살표*)가 관찰된다. ×275.

난다(그림 8.21). 또한 석회화된 연골에는 세포가 존재하지 않으나 새로 생성된 뼈조직에서는 뼈바탕질 내에서 뼈세포가 관찰된다. 이러한 혼합조각뼈는 잠시 동안 남아 있으며 석회화된 연골성분이 제거되면 사라진다. 혼합조각뼈에서 석회화된 연골 성분이 제거되고 남은 뼈조직은 덧붙이성장에 의해 계속 성장하여 점점 더 커지고 단단해지거나, 일부는 재흡수된 후 새로운 조각뼈로 대체된다.

연골속뼈의 성장(Growth of Endochondral Bone)

연골속뼈는 임신 중기 태아기부터 청년기까지 계속해서 성장한다.

앞에서 설명한 연골속뼈형성 과정은 임신 12주 정도의 태아 때부터 시작된다. 이후 청년기까지 계속되는 성장과정을 다음 단락에 설명하였다.

긴뼈의 길이성장은 뼈끝연골(epiphyseal cartilage)에서 일어난다.

뼈몸통의 골수공간이 점점 커지는 시기에(그림 8.20의 여섯 번째 그림 참조) 골수공간의 양쪽 끝에 위치한 연골은 여러 층으로 뚜렷하게 구분된다. 이 부위의 연골을 **뼈끝연골**(epiphyseal cartilage)이라고 하며, 이 연골을 이루는 각 층이 그림 8.22와 도판 8.4, 308쪽에 나타나 있다. 연골속뼈형성이 진행되는 동안 혈관이 분포하지 않는 연골은 점차 혈관을 포함한 뼈조직으로 대체된다. 이러한 대체 과정은 **혈관내피성장인자**(vascular endothelial growth factor, VEGF)에 의해 자극을 받아 10형 콜라겐과 바탕질금속단백질분해효소(연골바탕질을 분해하는 효소)가 발현되어 진행된다. **뼈끝연골층**(zones in the epiphyseal cartilage)을 뼈몸통의 일차뼈형성중심에서 먼쪽으로부터 순서대로 열거하면 다음과 같다.

- **예비연골층**(zone of reserve cartilage)에서는 세포분열이 일어나지 않으며 바탕질도 활발하게 생성되지 않는다.
- **증식층**(zone of proliferation)은 예비연골층 바로 아래, 뼈몸통 쪽에 위치한 층이다. 이 층에서는 연골세포들이 분열하여 세로방향으로 길게 배열된 세포기둥을 형성하고 있다. 이 층의 연골세포는 예비연골층의 세포보다 크며, 콜라겐(주로 2형과 11형)을 비롯한 다양한 연골바탕질 단백질을 생성한다.
- **비대층**(zone of hypertrophy)에는 매우 큰(비대된 hypertrophic) 연골세포가 존재한다. 이러한 연골세포의 세포질에는 글리코겐이 축적되어 있어 조직표본에서 투명하게 나타난다(조직 처리 과정에서 소실됨). 이 층에 존재하는 연골세포는 대사활성이 활발하여 계속해서 2형 콜라겐을 분비하며, 10형 콜라겐의 분비도 많아진다. 또한 비대연골세포는 뼈의 재흡수와 뼈형성 사이의 균형을 유지하기 위해 혈관의 침투를 유도하는 혈관내피성인자(VEGF)와 뼈파괴세포에 영향을 미치는 RANK리간드분자(RANKL)를 분비한다(280~281쪽 참조). 연골바탕질은 비대해진 연골세포 기둥에 눌려 길쭉한 띠를 이루고 있다.
- **석회화연골층**(zone of calcified cartilage)에서는 비대해진 연골세포가 죽고 연골바탕질이 석회화되기 시작한다. 이렇게 석회화된 연골은 새로운 뼈가 덧붙여질 기본 틀이 된다. 과거에는 이 층의 몸쪽 부위에 위치한 연골세포는 핵이 농축되고 세포자멸사(apoptosis)가 일어나 퇴행성 성숙이 진행되는 성장판 연골세포의 마지막 단계라고 생각했다. 그러나 최근 연구에 의하면 비대연골세포는 세포자멸사에 의해 죽는 것만 아니라, 일부 비대연골 세포는 연골세포에서 뼈모세포로의 전환분화를 통해 직접 뼈모세포로 변할 수 있다고 한다.
- **흡수층**(zone of resorption)은 뼈몸통에 가장 가깝게 위치해 있다. 따라서 이 층의 석회화된 연골은 골수공간 내의 결합조직과 직접 접하고 있다. 이 층에서는 작은 혈관과 함께 뼈선조세포들이 연골세포가 죽어 없어진 공간으로 침투해 들어온다. 이들은

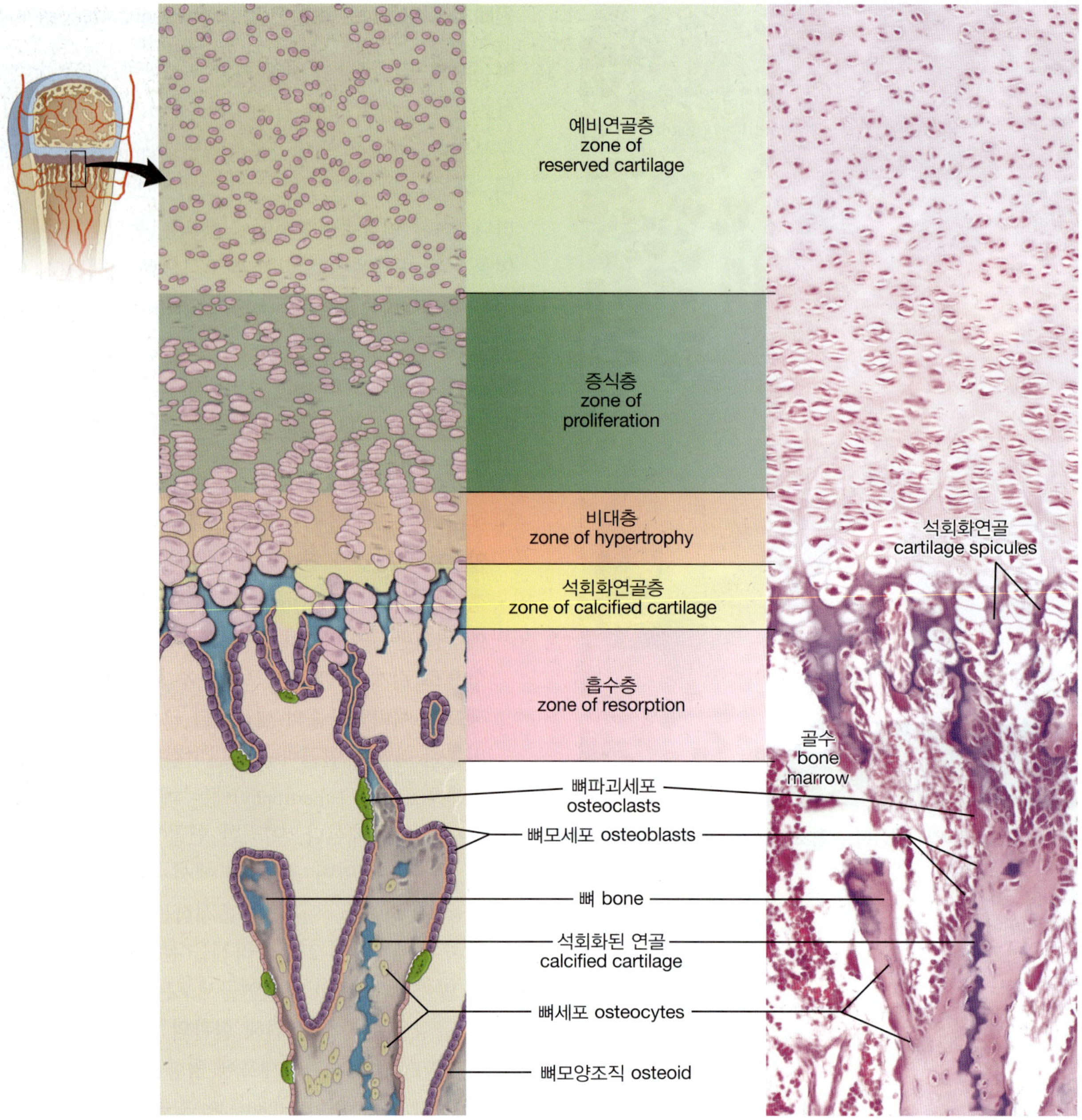

그림 8.22 세로절단된 태아 손허리뼈(중수골, metacarpal bone)의 뼈몸통쪽 뼈끝성장판. 오른쪽 사진은 뼈형성 과정이 활발하게 진행되고 있는 뼈몸통쪽 뼈끝성장판의 광학현미경사진이다. H&E 염색표본(×180)에서 연골세포가 분열하고, 비대해지며, 세포자멸사가 일어나고, 빈 공간으로 뼈형성세포가 침투해 들어오는 각 층이 뚜렷하게 구분된다. *왼쪽* 그림은 사진의 해당 부위를 간단한 그림으로 나타낸 것이다. 그림에는 골수세포를 제외한 뼈모세포(osteoblast), 뼈파괴세포(osteoclast) 및 뼈의 내면을 덮고 있는 뼈속막세포(endosteal cell)가 나타나 있다. 조각뼈 내에 석회화된 연골(calcified cartilage, *파란색*)이 존재한다.

세로 방향으로 길쭉한 석회환된 연골 조각뼈를 남긴 채 더 깊숙이 침투해 들어간다(그림 8.22 참조). 가로절단 표본에서 연골세포가 없는 석회화된 연골은 벌집모양으로 나타난다. 침투해 들어온 혈관과 함께 이동한 뼈선조세포는 분화하여 뼈모세포가 된다.

처음 뼈형성중심이 형성될 때와 같은 방식으로 석회화된 연골조각뼈 표면에 뼈조직이 덧붙여진다.

석회화된 연골조각뼈에 뼈조직이 덧붙여지고, 연골이 재흡수되면 원시적인 해면뼈가 생성된다. 이 해면뼈는 뼈파괴세포의 활성에 의해 부분적으로 파괴되며, 이곳에 새로운 뼈조직이 덧붙여지는 재구성과정을 통해 지속적으로 성장하고 외부에서 가해지는 물리적 힘에 적응해 나간다.

출생 직후, 뼈끝의 몸쪽 부위에 **이차뼈형성중심**(secondary ossification center)이 형성된다. 뼈몸통에서와 같이 연골세포는 비대해져 파괴되고, 점차 연골바탕질이 석회화되며, 새로 형성된 골수공간 내로 뼈막의 혈관과 뼈선조세포들이 침투해 들어온다(그림 8.20 일곱 번째 그림 참조). 이후, 뼈끝의 먼쪽 부위에도 이와 유사한 뼈형성중심이 형성된다(그림 8.20 여덟 번째 그림 참조). 시기적으로 조금 늦게 형성되었지만 이 뼈형성중심도 이차뼈형성중심이다. 이차뼈형성중심이 형성되고 난 후, 본래의 연골모델 중 연골이 남아 있는 부위는 뼈끝 표면을 덮고 있는 관절연골과, 뼈끝과 뼈몸통 골수공간 사이를 분리해주는 원반형의 **뼈끝성장판**(epiphyseal growth plate)뿐이다(도판 8.3, 306쪽).

뼈끝성장판의 연골은 성장 과정을 유지시키는 기능을 한다.

뼈가 적절한 비율과 고유의 형태를 유지하며 성장하기 위해서는 길이성장 동안 뼈의 표면과 내부에서 재구성이 일어나야만 한다. 뼈끝성장판의 증식층은 새로운 연골을 생성하여, 이를 토대로 뼈조직이 형성될 수 있게 해준다. 뼈의 성장 과정에서는 다음과 같은 과정이 진행된다.

- 뼈가 성장하는 동안 뼈끝성장판의 두께는 비교적 일정하게 유지된다.
- 증식층에서 새롭게 생성되는 연골의 양만큼 흡수층에서 연골이 재흡수된다.
- 흡수된 연골 부위는 해면뼈로 대체된다.

실제적인 뼈의 길이성장은 뼈끝성장판에서 새로운 연골바탕질이 생성될 때 일어난다. 새롭게 생성된 연골바탕질에 의해 뼈끝은 뼈몸통으로부터 멀어지게 되고, 이에 따라 뼈가 길어지게 된다. 이후 비대, 석회화, 재흡수 및 뼈형성 과정이 차례대로 진행되면서 태아 발달 시기 동안 새로 증가된 양만큼의 연골조직이 뼈조직으로 대체된다.

이 과정이 진행되는 동안, 겉질층판(cortical lamella)과 뼈막 사이에 새로운 뼈조직이 덧붙여지는 덧붙이성장이 일어나 뼈의 직경이 커지게 된다. 또한 뼈의 내면을 덮고 있는 뼈속막 쪽에서는 뼈의 재흡수가 일어나 골수공간도 커지게 된다. 이미 앞에서 설명하고, 그림 8.23에 요약한 바와 같이 이렇게 뼈가 길어지는 동안 뼈의 일부는 재흡수되고, 다른 부분은 뼈조직이 침착되는 재구성과정이 동반된다.

뼈끝성장판에서 더 이상 새로운 연골이 증식되지 않으면 성장이 멈추게 된다.

뼈끝성장판에서 새로운 연골의 증식이 멈추게 되면 이미 생성된 연골은 서서히 새로운 뼈조직으로 대체되어 결국 모두 없어지게 된다. 이때 뼈끝과 뼈몸통에 위치한 골수공간은 서로 합쳐지게 된다. 이와 같이 뼈끝성장판이 사라지는 것을 **뼈끝폐쇄**(epiphyseal closure)라고 한다. 그림 8.20의 아홉 번째 그림에 아래쪽 뼈끝연골이 사라진 것을, 열 번째 그림에 양쪽 뼈끝연골이 사라진 것을 나타내었다. 뼈의 길이성장이 완성된 후에는 뼈의 관절면에만 연골이 남아 있게 된다. 뼈끝성장판이 위치해 있던 흔적은 뼈조직으로 이루어진 **뼈끝선**(epiphyseal line)으로 확인할 수 있다(그림 8.2 참조).

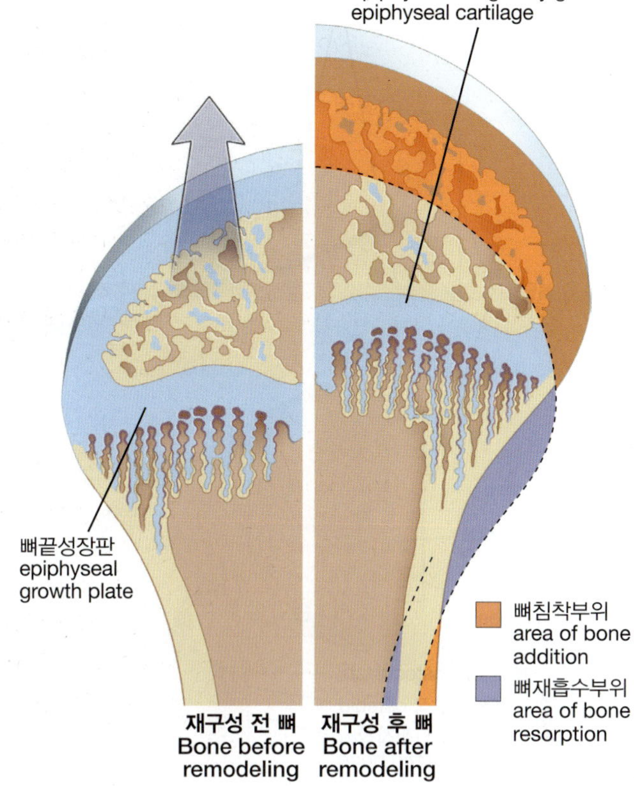

그림 8.23 긴뼈 외부재구성(external remodeling)의 그림. 뼈성장 과정이 진행되는 두 시기의 그림이다. 어린 뼈(재구성 전)는 *왼쪽*, 성장한 뼈(재구성 후)는 오른쪽에 나타내었다. 오른쪽 그림에 성장한 뼈와 어린 뼈의 형태를 겹쳐서 나타내었다(*오른쪽 반*). 뼈가 성장하였지만 일반적인 형태는 유지하고 있다. 이 그림에 나타난 바와 같이 어떤 특정한 뼈가 길이성장을 하면서 본래 형태를 유지하기 위해서는 한쪽 면에서는 뼈가 흡수되고, 다른쪽 면에서는 뼈가 침착된다. (Ham AW. Some histophysiological problems peculiar to calcifi ed tissues. *J Bone Joint Surg Am*. 1952;34:701 – 728 참고.)

뼈단위계통(하버스계통)의 발달(Development of the Osteonal [Haversian] System)

치밀뼈에는 전형적으로 뼈단위가 존재한다.

치밀뼈(compact bone)는 다양한 방식으로 형성된다. 치밀뼈는 태아의 해면뼈에 지속적으로 뼈조직이 덧붙여져 형성되거나, 본래의 치밀뼈에 뼈조직이 덧붙여져 생성될 수도 있으며(예: 치밀뼈의 주위층판 circumferential lamella), 더 진행되면 오래된 치밀뼈의 뼈단위(osteon)와 사이질층판(interstitial lamella)으로 이루어지게 된다. 새로운 뼈단위가 형성되는 과정을 **내부재구성**(internal remodeling)이라고 한다.

새로운 뼈단위가 생성될 때, 뼈파괴세포는 치밀뼈를 재흡수하여 터널 형태의 공간을 형성한다.

치밀뼈에서 새로운 뼈단위가 형성될 때, 우선 뼈파괴세포의 활성에 의해 터널 형태의 재흡수공간(resorption cavity)이 형성된다. 이

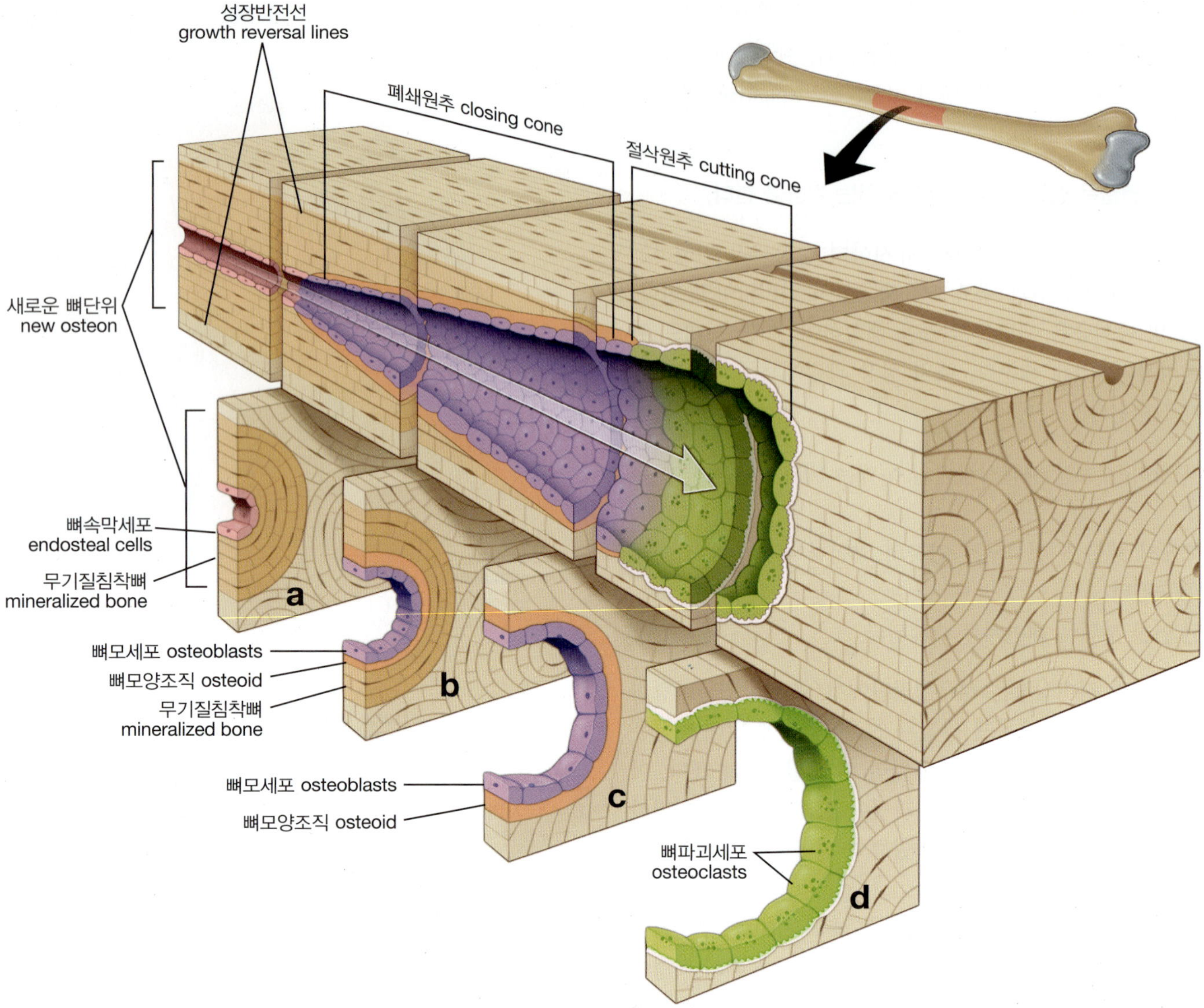

그림 8.24 뼈재구성단위(bone-remodeling unit)의 그림. 뼈의 재구성단위는 앞으로 진행하는 절삭원추(cutting cone)와 뒤쪽의 폐쇄원추(closing cone)로 이루어져 있다. 뼈파괴세포에 의해 형성된 절삭원추는 치밀뼈를 관통하는 터널 형태의 재흡수관(resorption cavity)을 뚫는 역할을 한다. 치밀뼈 내에서 이의 작용을 그림의 *가장 왼쪽*(구획 *a*에 해당하는 부위)에 나타내었다. 절삭원추는 뼈단위를 따라 *화살표*로 지적한 방향으로 구획 *d*를 향해 이동한다. 구획 *d*에는 뼈파괴세포(*녹색 세포*)에 의해 둘러싸인 절삭원추의 가로 단면이 나타나 있다. 재흡수관은 뼈모세포(*보라색 세포*)로 이루어진 폐쇄원추의 작용에 의해 새로운 뼈단위가 형성되는 자리이다. 뼈모세포는 재흡수관 벽에 연속적인 층판 형태로 뼈모양조직을 축적하기 시작한다. 점차 새로운 뼈조직이 형성되어 재흡수관을 채우게 된다. 구획 *b*와 *c*에서 뼈모세포 아래에 축적되어 있는 뼈모양조직이 관찰되며, 구획 *a*와 *b*에서는 무기질이 침착된 뼈조직이 관찰된다. 연속해서 뼈층판이 축적됨에 따라 재흡수관의 직경은 점차 줄어들어 마침내 비교적 작은 직경의 성숙된 하버스관이 된다. 하버스관은 구획 *a*에 나타난 바와 같이 뼈속막세포(*분홍색 세포*)에 의해 둘러싸여 있다. 새로 생성된 뼈단위의 가장자리에는 절삭원추에 의해 형성된 재흡수관과 재구성되지 않은 뼈바탕질 사이의 경계를 나타내는 성장반전선(growth-reversal line)이 나타난다.

는 새로운 뼈단위를 형성하기 위한 공간을 확보하기 위한 것이다. 뼈파괴세포가 치밀뼈를 재흡수하여 적당한 크기의 원통형 터널이 형성되면 혈관과 그 주변의 결합조직이 터널로 침투해 들어온다. 이렇게 터널을 채운 조직은 곧바로 새로운 뼈조직을 생성하여 재흡수공간의 벽에 덧붙이기 시작한다. 이러한 두 세포의 활성, 즉 뼈파괴세포의 재흡수와 뼈모세포의 합성은 **뼈재구성**(bone-remodeling) 단위를 형성한다. 뼈재구성단위는 앞쪽의 **절삭원추**(cutting cone, **재흡수관**[resorption canal]이라고도 함)와 뒤쪽의 **폐쇄원추**(closing cone)의 두 부분으로 뚜렷이 구분된다(그림 8.24). 절삭원추의 맨 앞쪽에는 뼈파괴세포가 있으며, 바로 뒤이어 모세혈관고리와 혈관주위세포(pericyte)가 따라 들어간다. 이 부위에서는 세포분열이 활발하게 일어나며, 분열한 세포들은 뼈모세포, 혈관주위세포 및 내피세포 등으로 분화한다(뼈파괴세포는 단핵혈구형성선조세포[mononuclear hemopoietic progenitor cell]로부터 기원함). 뼈파괴세포는 직경이 약 200 μm인 관을 뚫는다. 이 관은 장차 형성될 뼈단위계통(하버스계통)의 지름을 결정짓는다. 뼈재구성단위의 전체 길이 중 절삭원추는 매우 작은 부위를 차지하고 있으므로 폐쇄원추에 비해 관찰되는 경우가 드물다.

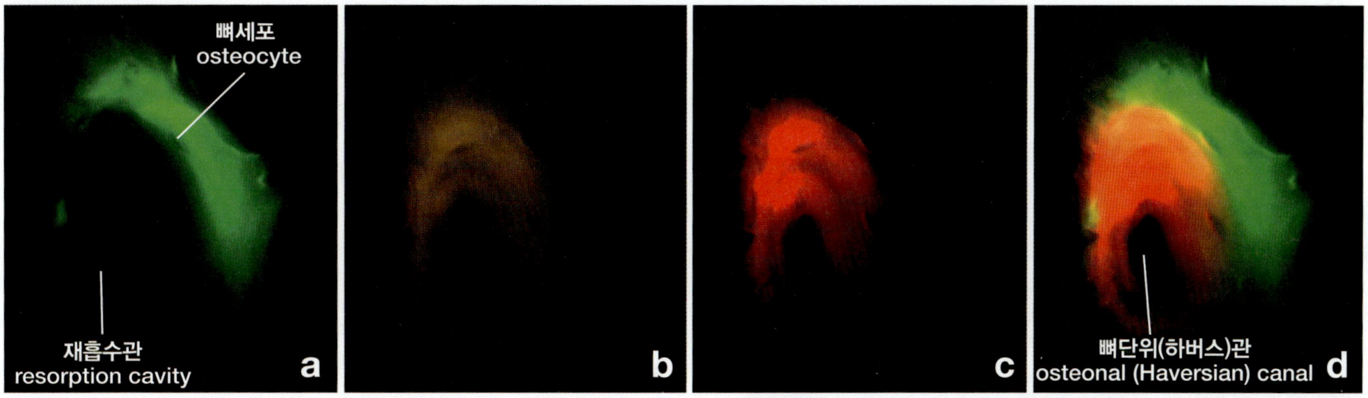

그림 8.25 뼈재구성(bone remodeling) 동안 형성되는 뼈단위(osteon). 실험동물(생쥐)에게 세 종류의 다른 형광염료(칼세인 calcein, 자일레놀 오렌지 xylenol orange 및 알리자린 콤플렉손 alizarin complexone)를 9일 간격으로 27일 동안 매일 복강 내 주사하여 뼈재구성과정을 실험하였다. 이러한 염료는 칼슘이온에 대해 높은 친화력이 있으며 무기질침착 과정 동안 뼈바탕질 내로 침투된다. 뼈조직을 파라포름알데하이드 용액에 고정하고 정밀 톱을 사용하여 절단하였다. 빛의 산란과 흡수를 최소화하기 위해 조직을 광투명시약(optical clearing reagent)인 2,2′-티오디에탄올(2,2′-thiodiethanol, TDE)에 포매하였다. 각각의 형광 표지물질은 사진 a, b 및 c에서 관찰되는 바와 같이 서로 다른 방사파장을 갖고 있다. 사진 d는 새로 형성된 뼈단위들 전체를 겹친 영상이다. 이러한 일련의 형광으로 표지된 사진은 뼈단위의 형성이 주변으로부터 뼈단위관을 향해 구심적(중심 쪽을 향한)으로 이루어짐을 보여준다. **a.** 첫 번째 9일 동안 칼세인을 주사하였다. 재흡수관(폐쇄원추 closing cone)의 가장자리에 새롭게 축적된 뼈바탕질이 녹색 형광(497~557 nm 사이의 발광)으로 나타나 있다. **b.** 칼세인 처리 후, 두 번째 9일 동안 자일레놀 오렌지를 주사하였다. 오렌지색은 원래의 재흡수관이 좁아져 있는 2차로 축적된 뼈바탕질에 형광 반응을 나타낸다. 이 영상은 545~625 nm 사이의 형광 발광을 나타내었다. **c.** 세 번째 9일 동안 새롭게 무기질화된 바탕질을 표지하기 위해 알리자린 콤플렉손을 주사하였다. 이 영상은 새로 형성된 뼈단위의 중앙에 위치한 뼈단위관(하버스관) 경계 부위에 축적된 뼈바탕질층(*빨간색*; 610~690 nm 사이의 발광)을 보여주고 있다. **d.** 이 영상에서는 뼈바탕질이 가장 일찍 침착된 바깥쪽(가장자리) 뼈단위 층판(*녹색 표지*)으로부터 가운데 층판(*오렌지색 표지*)을 통해 가장 최근에 침착된 뼈단위관 근처의 안쪽 층판(*빨간색 표지*)에 이르는 세 종류의 형광 구역이 겹쳐 있는 것을 관찰할 수 있다. ×380. (Dr. Bariş Baykal, University of Health Sciences, Gülhane Faculty of Medicine, Ankara, Türkiye 제공.)

장차 형성될 하버스계통의 크기가 정해지고 나면 뼈모세포는 뼈바탕질의 유기성분(뼈모양조직 osteoid)을 분비하여 재흡수관의 벽면에 연속적으로 층판을 형성하면서 관을 채우기 시작한다. 이 과정은 뼈 재구성 속도를 측정하기 위해 실험동물에 각각 다른 형광색소를 순차적으로 주사한 결과를 나타낸 그림 8.25의 뼈조직 절편에서 관찰할 수 있다. 시간이 지남에 따라 각 층판의 바탕질은 석회화된다. 바깥쪽으로부터 안쪽을 향해(*from the periphery inward*) 순차적으로 층판이 쌓여감에 따라 재흡수관은 점차 좁아져 결국 성숙된 뼈단위관(osteonal canal)의 크기에 이르게 된다(그림 8.25 참조).

성인의 치밀뼈에는 형성 시기와 크기가 다양한 하버스계통이 존재한다.

미세방사선촬영술을 이용하여 뼈의 연마표본을 분석해 보면, 최근에 생성된 하버스계통이 오래전에 생성된 하버스계통에 비해 무기질이 덜 침착된 것을 알 수 있다(그림 8.26). 이는 뼈단위가 완전히 형성된 후에도 지속적으로(어느 정도까지) 이차적인 무기질 침착이 일어나고 있음을 의미한다. 그림 8.26에서는 치밀뼈의 내부재구성도 활발히 일어나고 있음을 확인할 수 있다. 정상 성인에서는 뼈조직의 생성과 재흡수가 균형을 이루고 있지만, 노인에서는 흔히 생성량보다 재흡수량이 많아지게 된다. 이러한 불균형이 과도하게 진행되면 **골다공증**(osteoporosis)이 유발된다(글상자 8.2 참조).

■ 무기질 침착과 바탕질소포(BIOLOGIC MINERALIZATION AND MATRIX VESICLES)

세포외바탕질에서 일어나는 무기질침착 과정은 뼈모세포에 의해 조절된다.

뼈의 유기 바탕질(organic mstrix)인 **뼈모양조직**(osteoid)은 뼈의 뼈모세포, 발생 중인 치아의 사기질모세포(ameloblast) 및 상아질모세포(odontoblast)와 같은 뼈형성세포(bone-forming cell)에 의해 생성된다. 뼈모양조직이 축적되면 뼈모세포는 뼈와 연골 및 치아의 상아질, 시멘트질 그리고 사기질의 **세포외바탕질**(extracellular matrix)에서 **무기질침착**(mineralization) 과정을 시작한다. 이들 중 사기질을 제외한 나머지 구조의 바탕질에는 콜라겐원섬유와 무형질이 포함되어 있다. 동시에 이들을 둘러싸는 콜라겐원섬유와 무형질 내에도 무기질이 침작 되기 시작한다. 사기질에서는 사기질기관(enamel organ)에 의해 분비된 세포외바탕질 내에 무기질이 침착된다.

뼈모세포(osteoblast)는 세포외바탕질 성분의 대부분을 합성하며 오스테오칼신(osteocalcin), 뼈시알로프로테인(bone saialoprotein) 및 오스테오아드헤린(osteoadherin)과 같은 **조절단백질**(regulatory protein)을 분비하여 무기질침착 과정을 조절한다. 또한 뼈모세포는 다양한 생리물질로부터 기원한 인산기를 가수분해하는 **조직비특이알칼리성인산염분해효소**(tissue nonspecific alkaline phosphatase, TNAP)의 활성을 조절하여 국소적인 인산이온 농도를 조절하기도 한다. 무기질침착 과정은 세포외바탕질 내에서 일어나지만 이 과

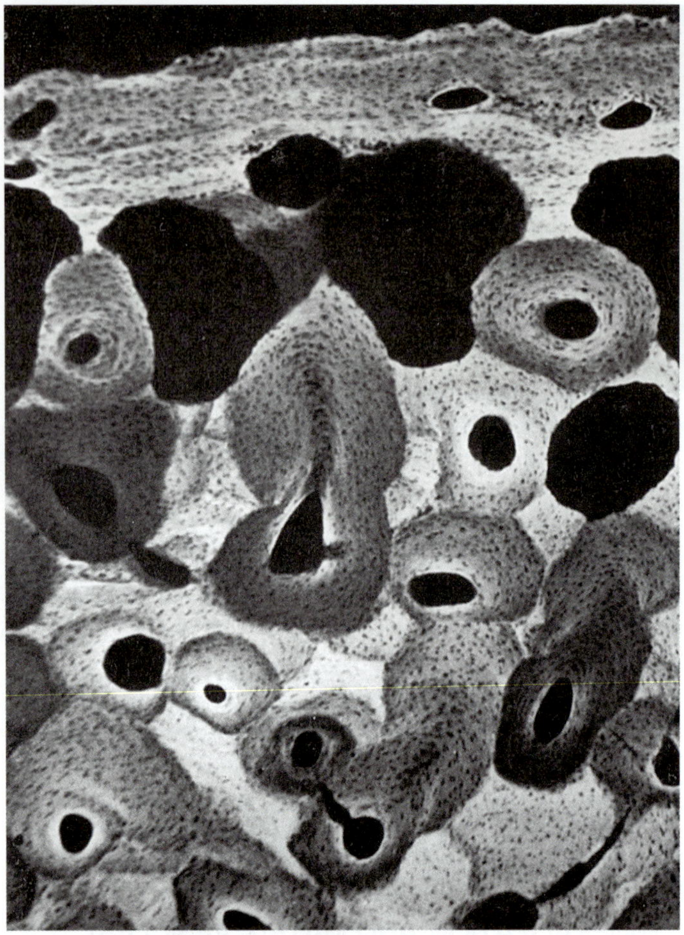

그림 8.26 가로절단된 뼈조직의 광학현미경사진. 건강한 19세 청년의 뼈를 200 ㎛ 두께로 가로절단한 표본으로, 무기질침착이 다양하게 일어난 여러 개의 뼈단위(osteon)가 관찰된다. 뼈막 표면(periosteal surface, *위쪽* 부위)에서 미성숙뼈가 성숙뼈로 활발하게 교체되고 있다. 미세방사선사진에서 뼈조직은 무기질의 침착 정도에 따라 밝고 어둡게 나타난다. 즉, 무기질이 많이 침착된 부위는 방사선이 편향되어 필름을 투과하지 못해 *밝게* 나타나는 반면, 무기질이 적게 침착된 부위는 방사선이 덜 편향되어 *어둡게* 나타난다. 사이질층판(형성된지 오래된 뼈조직)은 매우 밝게, 일부 뼈단위는 매우 어둡게 나타난 것을 확인할 수 있다(대부분의 뼈단위는 새롭게 형성된 것임). 하버스관은 연조직만으로 이루어져 있으므로 검게 나타난다. ×157. (Dr. Jenifer Jowsey 제공.)

정은 뼈모세포에 의해 관장되며, 막수송체(memebrane transporter), 효소 및 주변의 세포외바탕질 단백질에 의해 조절된다.

세포외바탕질 내에 국소적으로 칼슘과 인산염이온이 축적되어야만 무기질침착 과정이 시작된다.

뼈, 연골, 상아질 및 시멘트질에서 무기질침착이 일어나는 부위의 바탕질 내 칼슘(Ca^{2+})과 인산염(PO_4)의 이온 농도는 정상보다 훨씬 높아야만 한다. 이러한 무기질침착 과정은 다음과 같은 기전을 통해 일어난다. 세포외바탕질의 칼슘이온은 **오스테오칼신**(osteocalcin) 및 그 밖의 뼈시알로프로테인(bone sialoprotein) 등과 결합하여 국소적으로 농도가 높아진다. 고농도의 칼슘이온에 의해 자극을 받은 뼈모세포는 **조직비특이알칼리성인산염분해효소**(TNAP)를 분비하여 국소적인 인산염의 이온 농도를 높인다. 인산염의 농도가 높아지면 아울러 칼슘의 농도가 더 높아지게 되며, 이러한 부위에서 무기질침착이 시작된다.

바탕질소포 내에서 수산화인회석결정체가 형성되기 시작하며 이후 세포외바탕질로 확산된다.

세포외바탕질의 칼슘과 인삼염의 농도가 높아지면 뼈모세포는 작은(직경 50~200 nm) **바탕질소포**(matrix vesicle)를 분비하여 **무기질침착**(mineralization) 과정을 시작한다. 이러한 바탕질소포는 뼈모양조직과 접하고 있는 뼈모세포의 세포막이나 미세융모로부터 떨어져나온 **액토솜**(ectosome)이다. 바탕질소포의 세포막은 몇몇의 막수송체와 효소를 포함하고 있으며 바탕질소포의 내강은 인산칼슘 결정체의 형성과 성장에 적합한 미세환경을 제공한다. 바탕질소포는 **아넥신**(annexin), **조직비특이알칼리성인산염분해효소**(TNAP), 탄산탈수소효소(carbonic anhydrase) 및 파이로포스파타제(pyrophosphatase)를 포함하고 있다. 조직비특이알칼리성인산염분해효소(TNAP)와 아넥신 A5는 1형 콜라겐과 결합하는 바탕질소포의 표면에서 발현되며 소포를 세포외바탕질에 부착시켜 준다. 아넥신 A5는 바탕질소포 내로 칼슘이온이 유입되도록 해주는 이온통로단백질(channel protein)이다. 바탕질소포 내로 칼슘이온이 유입됨과 동시에 **나트륨인산염상호수송체 3**(Na^+-phosphate cotransporter 3, NPT3)를 통해 인산염 이온이 운반된다.

바탕질소포매개무기질침착(matrix vesicle-mediated mineralization)의 초기 단계는 바탕질소포 내에서 일어난다(그림 8.27). 이 단계는 다음과 같이 진행된다.

- 바탕질소포는 칼슘과 인산염을 축적하여 국소적 등전점을 증가시킨 결과 작은(직경 10nm) 비결정의 둥근 입자인 **무정형인산칼슘**(amorphous calcium phosphate, $Ca_9[HPO_4][PO_4]_5[OH]$)을 형성한다. 이 입자는 칼슘결핍수산화인회석(calcium-deficient hydroxyapatite)이라도 한다.
- 무정형인산칼슘은 결정화가 진행되어 옥타칼슘포스페이트(octacalcium posphate, $Ca_8H_2[PO_4]_6 \cdot 5H_2O$)를 형성한다.
- 바탕질소포 내에 존재하는 고농도의 칼슘과 인산염이온에 의해 옥타칼슘포스페이트 결정체는 점점 커져 불용성인 바늘 모양의 **수산화인회석결정**(hydroxyapatite crystal, $Ca_{10}[PO_4]_6[OH]_2$)을 형성하고, 이 결정체는 바탕질소포 내에 축적된다.
- 바탕질소포의 막은 인지질분해효소에 의해 구멍이 뚫리고 이를 통해 길쭉해진 수산화인회석결정체가 내강으로부터 주변의 세포외바탕질로 나오게 된다.

바탕질소포 밖에서 일어나는 두 번째 **콜라겐무기질침착과정**(collage mineralization phase)에서 수산화인회석결정은 **무기질침착결절**(mineralized nodule)을 형성한다(그림 8.28). 이 단계는 다음과 같

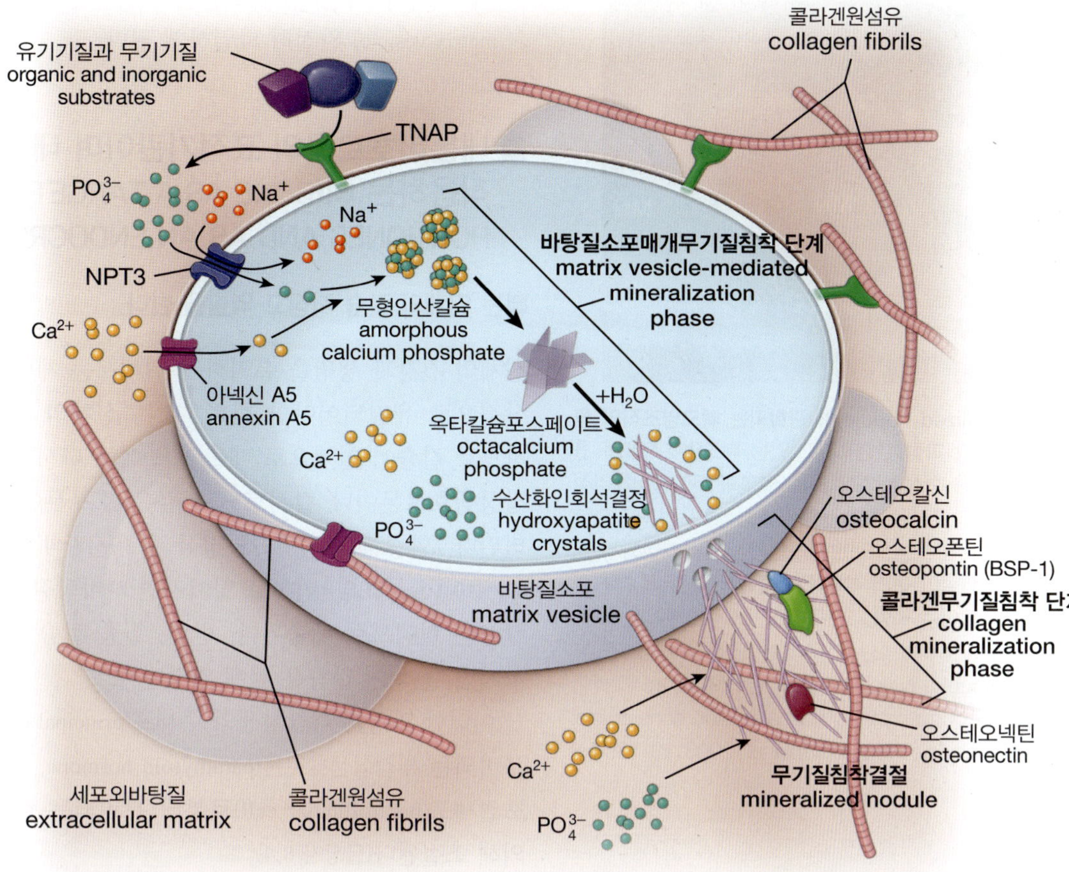

그림 8.27 무기질침착 과정(mineralization process)과 바탕질소포(matrix vesicle)의 역할을 간단하게 나타낸 그림. 뼈모양조직과 접하고 있는 뼈모세포로부터 바탕질소포가 분비된다. 바탕질소포의 세포막에는 칼슘통로(아넥신 annexin), 나트륨인산염상호수송체(Na^+-phosphate cotransporter, *NPT3*) 및 조직비특이알칼리성인산염분해효소(*TNAP*)를 포함한 몇몇의 단백질이 존재한다. TNAP는 세포 밖의 인산염 농도를 증가시키고, 인산염은 NPT를 통해 소포 내로 수송된다. 칼슘이온(Ca^{2+})은 아넥신 A5를 통해 유입된다. 바탕질소포매개무기질침착(matrix vesicle-mediated mineralization) 단계에서 칼슘과 인산염이온은 소포 내강 내에 축적되고 단계적으로 수산화인회석결정의 형성과정이 시작된다. 수산화인회석결정은 인지질분해효소에 의해 뚫린 소포막 구멍을 통해 소포 내강으로부터 세포외바탕질로 나온다. 그 다음, 바탕질소포의 밖에서 콜라겐무기질침착(collage mineralization) 과정이 진행되고 그 결과, 수산인회석결정은 무기질침착결절(mineralized nodule)을 형성하게 된다. 세포외바탕질 내에 존재하는 고농도의 칼슘과 인삼염이온 및 칼슘결합단백질은 수산화인회석결정이 커지는데 적합한 환경을 제공한다. 수산화인회석결정은 콜라겐원섬유 사이에서 빠르게 커져 무기질침착결절에 의해 생성된 근처의 결정체와 합쳐진다. 이러한 방식으로 뼈모양조직에서 무기질침착파동(wave of mineralization)이 진행된다. *BSP*, 뼈시알로프로테인(bone sialoprotein).

글상자 8.3

임상적용: 영양인자가 뼈형성과정에 미치는 영향(Nutritional Factors in Bone Formation)

뼈의 무기질침착은 영양인자와 호르몬의 영향을 받는다. 성장기 동안 **칼슘결핍**(clcium deficiency)이 일어나면 뼈바탕질이 정상적으로 석회화되지 않아 **구루병**(rickets)이 발병한다. 구루병은 음식물을 통한 칼슘 섭취가 부족하거나 창자에서 칼슘 흡수에 필요한 비타민 D(일종의 스테로이드호르몬 전구체 prohormone)가 결핍된 경우 발병한다. 구루병을 심하게 앓고 있는 어린이의 뼈를 방사선 촬영하면 휜 다리(종아리와 넓적다리의 긴뼈가 바깥쪽으로 휨) 및 가슴과 머리뼈의 변형(일반적으로 "정방형 square"을 나타냄) 등의 특징적인 방사선학적 징후가 나타난다. 구루병을 성장기 동안 치료하지 않으면 뼈가 변형된 상태로 영구히 남아 있게 되며 키가 자라지 않게 된다. 성인에서 영양이나 비타민이 결핍되면 **뼈연화증**(osteomalacia)이 발병한다. 구루병과 뼈연화증은 영양공급이 충분히 이루어지는 나라에서는 더 이상 중요한 문제가 되지 않지만 개발도상국에서는 가장 발병률이 높은 소아질환 중 하나이다.

비타민 D는 창자에서 칼슘 흡수에 영향을 미칠 뿐만 아니라 석회화 과정에도 중요한 작용을 한다. 이외에 비타민 A와 C도 뼈조직에 영향을 미친다. 비타민 A가 결핍되면 연골속뼈형성에 의한 뼈 성장이 억제되며, 과다하면 뼈조직이 약해져 긴뼈가 골절되기 쉽다. 비타민 C는 콜라겐 합성에 필수적이며, 결핍 시 **괴혈병**(scurvy)이 발병한다. 괴혈병을 앓고 있는 상태에서 생성된 뼈바탕질은 정상적으로 석회화되지 않는다. 폐경기 여성에서도 무기질침착이 충분히 이루어지지 않으며, 이러한 질환을 **골다공증**(osteoporosis)이라고 한다(글상자 8.2 참조).

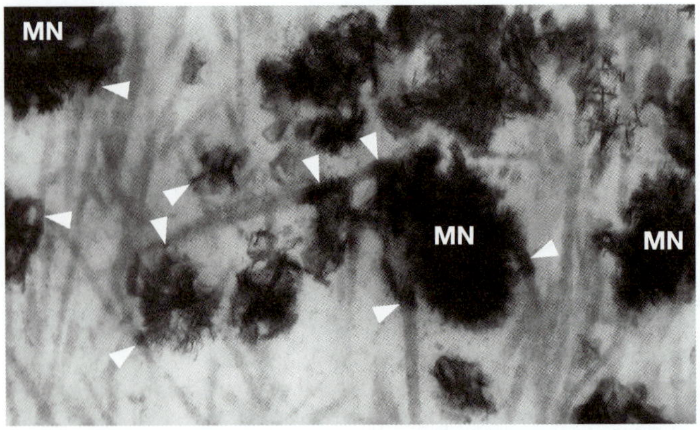

그림 8.28 무기질침착결절(mineralized nodule)이 관찰되는 뼈모양조직의 투과전자현미경사진. 콜라겐무기질침착 과정이 진행되고 있는 뼈모양조직에서 콜라겐원유에 의해 둘러싸인 각각 다른 형성 단계에 있는 몇몇의 무기질침착결절(mineralized nodule, *MN*)이 관찰된다. 무기질침착결절은 바탕질소포의 내강으로부터 빠져나온 수산화인회석결정에 의해 생성되며 콜라겐원섬유들 사이에서 계속해서 크기가 커진다. 무기질침착결절이 여러 부위에서 콜라겐원섬유와 부착하고 있는 것이 관찰되며(*화살표머리*), 이는 바탕질소포의 표면에서 발현되는 조직비특이알칼리인산가수분해효소(*TNAP*)와 아넥신 A5와 같은 단백질의 콜라겐 부착부위의 일부이다. ×30,000 (Amizuka N, Li M, Kobayashi M, et al. Vitamin K2, a gamma-carboxylating factor of gla-proteins, normalizes the bone crystal nucleation impaired by Mg-insufficiency. *Histol Histopathol*. 2008;23:1353–1366로부터 허락받아 사용.)

이 진행된다.

- 세포외바탕질 내에 존재하는 고농도의 칼슘과 인산염이온 및 칼슘결합단백질(오스테오폰틴[BSP-1], 오스테오칼신 및 오스테오넥틴 포함)은 지속적인 **수산화인회석결정형성**(nucleation of hydroxyapatite crystal)이 일어나기에 적합한 환경을 제공한다.
- 수산화인회석결정은 콜라겐원섬유와 단백당무형질분자(proteoglycan ground substance molecule) 사이에서 빠르게 커져 무기질침착결절에 의해 생성된 근처의 결정체와 합쳐진다. 이러한 방식으로 뼈모양조직에서 **무기질침착파동**(wave of mineralization)이 진행된다.
- 이 시기가 지난 후에 **바탕질소포**는 **붕괴**되고(disintegration of matrix vesicle) 완전히 파열하게 된다.

■ 내분비호르몬의 표적기관이며 내분비기관으로 작용하는 뼈(BONE AS A TARGET OF ENDOCRINE HORMONES AND AS AN ENDOCRINE ORGAN)

뼈는 인체의 칼슘 저장고 역할을 한다.

신체의 건강과 생명을 유지하기 위해서는 체내의 칼슘 농도가 정상적으로 유지되어야만 한다. 뼈는 신체의 칼슘 저장고로 작용하므로 칼슘이 혈액으로 배출되고 뼈로 다시 되돌아오는 것은 부갑상샘호르몬이나 칼시토닌과 같은 호르몬에 의해 철저히 모니터된다. 혈중 칼슘 농도가 정상 수준(사람의 정상 혈중 칼슘 농도는 8.9~10.1 mg/dL임) 이하로 떨어지면 뼈바탕질 내에 축적되어 있던 칼슘은 혈액으로 배출된다. 반면, 혈중 칼슘 농도가 정상보다 높아지면 혈액 내 칼슘은 뼈에 저장된다.

이러한 과정은 부갑상샘의 주세포(principal cell, chief cell)로부터 분비되는 **부갑상샘호르몬**(parathyroid hormone, PTH)과 갑상샘의 소포곁세포(parafollicular cell)로부터 분비되는 **칼시토닌**(calcitonin)에 의해 조절된다(글상자 8.4).

- **부갑상샘호르몬**(PTH)은 뼈에 작용하여 **낮아진 혈중 칼슘 농도**를 정상 수준으로 **높이는**(*raise low blood calcium level*) 작용을 한다.
- **칼시토닌**(calcitonin)은 뼈에 작용하여 높아진 혈중 칼슘 농도를 정상 수준으로 낮추는 작용을 한다.

부갑상샘호르몬(PTH)은 신체의 전체적인 칼슘이온의 분포를 조절한다. 뼈세포와 뼈파괴세포(뼈파괴세포에는 부갑상샘 수용체가 없으므로 RANK-RANKL 신호전달경로를 통해 간접적으로 자극)를 자극하여 뼈바탕질의 재흡수를 촉진시키며, 칼슘을 혈액으로 배출시킨다. 앞에서 설명한 바와 같이(275~278쪽 참조) 뼈세포에 의한 뼈바탕

글상자 8.4

기능적 고찰: 호르몬이 뼈 성장에 미치는 영향(Hormonal Regulation of Bone Growth)

부갑상샘호르몬이나 칼시토닌 이외에 다른 호르몬도 뼈 성장에 중요한 영향을 미친다. 이들 중 하나가 **뇌하수체성장호르몬**(pituitary growth hormone, GH, somatotropin)이다. 이 호르몬은 전신의 성장을 촉진하며, 특히 뼈끝연골과 뼈의 성장에 많은 영향을 미친다. 성장호르몬은 뼈선조세포에 직접 작용하여 세포분열과 분화를 촉진시킨다. 뼈끝성장판의 연골세포는 성장호르몬의 자극을 받은 간(liver)으로부터 생성된 인슐린유사성장인자 1(insulin-like growth factor I, IGF-1)에 의해 조절된다. 인슐린유사성장인자 1 이외에 인슐린과 갑상샘호르몬도 연골세포의 활성을 촉진시킨다. 아동기에 성장호르몬 분비 조절 기전에 장애가 있거나 뇌하수체의 성장호르몬 분비 종양이 발생한 경우에는 뼈가 비정상적으로 길어지는 **거인증**(gigantism)이 나타난다. 반면, 아동기에 성장호르몬이 분비되지 않거나 적게 분비되면 긴뼈의 성장 장애에 의해 **뇌하수체왜소증**(pituitary dwarfism)이 유발된다. 또한 발생과정 중이나 유아기에 갑상샘호르몬이 분비되지 않거나 적게 분비되면 뼈가 성장하지 못하여 왜소증이 나타난다. 이러한 질환을 **선천갑상샘저하증**(congenital hypothyroidism)이라고 한다. 성인에서 성장호르몬이 과다하게 분비되면 이미 성장판이 닫혔으므로 뼈의 길이성장은 일어나지 않는다. 대신에 손, 발, 아래턱뼈, 코 및 머리뼈의 막뼈가 비정상적으로 두꺼워지고 선택적으로 과도 성장하게 된다. 이는 뼈 표면에 위치한 뼈모세포의 활성이 증가한 때문으로, 이러한 질환을 **말단비대증**(acromegaly)이라고 한다.

질의 재흡수는 뼈세포성재구성(osteocytic remodeling) 시에 일어난다. 또한 부갑상샘호르몬은 콩팥으로부터 배설되는 칼슘량을 감소시키며 작은창자에서 칼슘의 흡수를 촉진 시킨다. 이 외에 부갑상샘호르몬은 뼈흡수 과정에서 생성된 과량의 인산염을 콩팥을 통해 배출시켜 생체의 항상성을 유지 시키기도 한다.

칼시토닌(calcitonin)은 뼈파괴세포에 작용하는 부갑상샘호르몬의 작용을 억제하여 뼈바탕질의 재흡수를 억제한다. 칼시토닌은 젊은이 에서는 활성이 높으나 나이가 들면서 감소한다.

부갑상샘호르몬에 의한 혈중 칼슘 농도와 뼈바탕질의 재흡수 조절기전은 다소 복잡하다. 부갑상샘호르몬은 **합성대사작용**(anabolic action)뿐만 아니라 **분해대사작용**(catabolic action)을 한다. 실제로, 골다공증을 앓고 있는 폐경기 여성에게 부갑상샘호르몬을 피하주사한 임상실험에서 뼈형성이 의미 있게 증가하고 뼈밀도가 높아진 결과를 얻었다. 또한 부갑상샘호르몬 투여에 의해 긴뼈(엉덩뼈 ilium), 척추뼈몸통(vertebral body) 및 노뼈(요골, radial bone)와 넙다리뼈(대퇴골, femoral bone)의 뼈몸통에서 해면뼈(spongy bone, cancellous bone)의 양도 증가했다(글상자 8.2 참조). 이러한 부갑상샘호르몬의 역설적인 합성대사작용의 기전은 투여량과 연관이 있다. 부갑상샘호르몬을 짧은 기간 또는 간헐적으로 투여하면 합성대사작용을 나타내어, 뼈세포와 뼈모세포에서 고리AMP/인슐린유사성장인자-1 경로(cAMP/IGF-1 pathway)를 통해 뼈바탕질의 침착을 촉진 시킨다. 반면, 오랫동안 또는 지속적으로 투여하면 분해대사작용을 나타내어, 뼈모세포와 T림프구에서 RANKL의 생성이 촉진되고 뼈파괴세포가 활성화되어 뼈바탕질을 재흡수한다.

뼈세포는 인산염과 글루코스 대사를 조절하는 호르몬을 생성한다.

최근 뼈모세포와 뼈세포에 의해 생성되는 새로운 호르몬이 밝혀졌다. 신체의 미네랄과 영양 상태의 항상성 유지에 관여하는 이러한 호르몬에는 다음과 같은 것들이 있다.

- **섬유모세포성장인자 23**(fibroblast growth factor 23, FGF-23)은 뼈세포에 의해 생성되는 호르몬으로, 콩팥에서 활성 비타민 D의 농도와 특수인산염수송체(specific phosphate transporter)의 활성을 변화시켜 혈중 인삼염의 농도를 조절한다. 섬유모세포성장인자 23(FGF-23)은 뼈바탕질이 재흡수될 때 수산화인회석으로부터 유리된 과도한 양의 인산염을 제거하는 부갑상샘호르몬의 작용을 도와주는 중요한 인자이다.
- **오스테오칼신**(osteocalcin)은 뼈모세포로부터 생성되는 호르몬으로, 에너지 대사와 글루코스 대사의 조절경로에 관여한다. 오스테오칼신은 지방세포와 췌장의 인슐린생성세포에 작용한다. 또한 오스테오칼신은 고환의 라이디히세포(Leydig cell)에서 테스토스테론의 생성을 유도하기도 한다.

섬유모세포성장인자 23(FGF-23)과 오스테오칼신은 오직 뼈조직에서만 생성되어 되먹임 조절기전을 통해 멀리 떨어진 표적기관에 작용하는 전형적인 내분비호르몬과 같은 기능을 한다. 뼈조직에서 생성되는 호르몬의 기능을 이해하면 골다공증(osteoporosis)이나 당뇨병(diabetes mellitus)과 같은 여러 대사질환을 앓고 있는 환자들의 진단과 치료 개선에 많은 도움이 될 것이다.

■ 뼈의 치유기전(BIOLOGY OF BONE REPAIR)

뼈조직은 손상 후, 직접 또는 간접 치유과정을 통해 스스로 치유될 수 있다.

골절 후 일어나는 뼈 치유과정에는 두 종류, 즉 직접 치유과정과 간접 치유과정이 있다. **직접(일차) 뼈치유과정**(direct [primary] bone healing)은 골절된 뼈를 외과적으로 압축판을 대어 고정시켜 안정시켰을 때 일어난다. 따라서 골절된 조각뼈들 사이에서는 운동이 일어나지 않는다. 이 과정에서 골절된 뼈조직에서는 성숙뼈에서와 같이 내부재구성 과정이 진행된다. 뼈파괴세포에 의해 형성된 절삭원추는 골절선을 가로질러 뼈의 세로축에 평행한 방향으로 재흡수관을 형성한다. 이후, 재흡수관은 폐쇄원추 내에 위치한 뼈모세포로 채워진다(자세한 사항은 293~296쪽 참조). 이러한 과정을 통해 뼈단위가 형성됨과 동시에 하버스계통이 복구된다.

간접(이차) 뼈치유과정(indirect [secondary] bone healing)은 뼈막과 주변의 연조직으로부터 연골속뼈형성과 막속뼈형성을 통해 일어난다. 이러한 유형의 뼈치유과정은 골절된 뼈를 연식(비고정식)이나 고정식 뼈고정술(예: 석고붕대[cast], 부착용 버팀대[fracture brace], 외부고정[external fixation], 골수내못고정술[intramedullary nailing] 또는 골절된 뼈 틈새를 금속판으로 채우는 등으로 치료)을 이용하여 치료한 경우에 일어난다. 간접 뼈치유과정의 주요 단계를 그림 8.29에 나타내었다.

골절은 뼈 치유과정에 필요한 급성 염증반응을 일으킨다.

골절(fracture) 시 나타나는 초기 반응은 다른 조직의 손상과 유사하게 조직 파괴와 출혈이 동반된다. 맨 처음 골절된 뼈에 **골절혈종**(fracture hematoma, 골절된 뼈 말단 주변 부위로 혈액이 모여 듦)이 형성되며(그림 8.29b), 골절된 조각뼈의 말단 부위에서 뼈괴사(bone necrosis)가 일어난다. 주변의 손상된 연조직과 혈병(blood clot)을 이루고 있는 혈소판으로부터 사이토카인(예: TNF-α, IL-1, IL-6, IL-11, IL-18)이 분비되어 급성 염증반응이 시작된다. 손상부위에 중성구(neutrophil)가 침투하고, 이어서 대식세포(macrophage)가 이동하는 것을 보아 이러한 염증반응이 일어나고 있음을 알 수 있다. 이후, 섬유모세포와 모세혈관이 증식하여 손상 부위로 자라 들어오며, 주변의 연조직과 골수로부터 특수한 중간엽줄기세포(mesenchymal stem cell)도 이 부위로 이동한다. 적혈구와 이를 둘

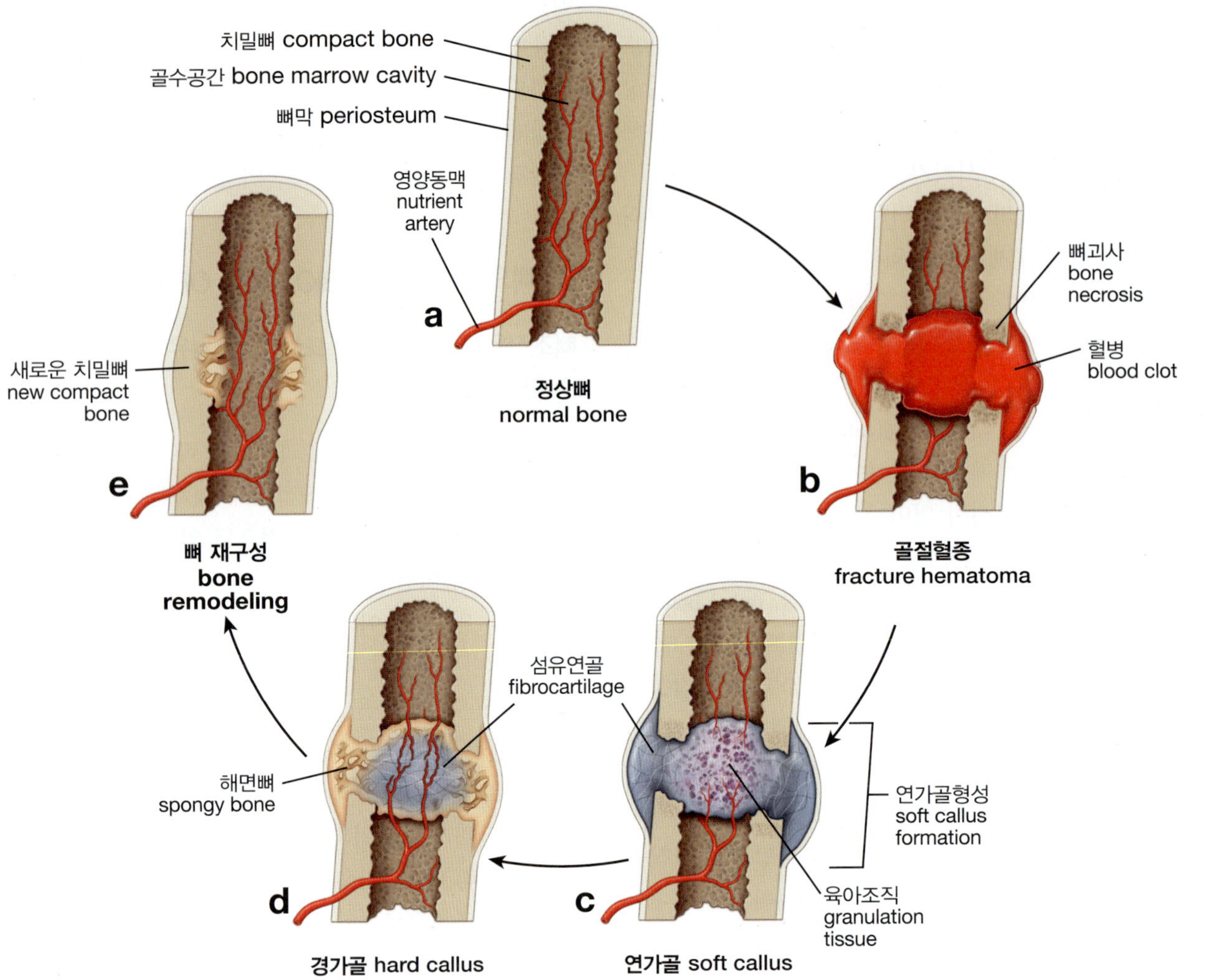

그림 8.29 골절과 치유과정의 단계. a. 골절이 일어나기 전 건강한 뼈의 형태. **b.** 손상에 대한 초기 반응으로 골절혈종(fractured hematoma)이 생성되어 골절된 뼈의 끝 부위를 둘러싼다. 골절된 조각뼈의 끝 부위에서 괴사가 일어난다. 중성구(neurtophil)와 대식세포(macrophage)의 침윤이 일어나고, 섬유모세포가 활성화되며, 모세혈관의 증식이 일어나 급성염증반응이 일어나고 있음을 알 수 있다. 골절혈종은 점차 육아조직(granulation tissue)으로 대체된다. **c.** 육아조직이 발달 되면서 그 내부에 섬유연골바탕질이 축적된다. 새로 생성된 섬유연골은 골절된 부위의 틈새를 채워 연가골(soft callus)을 형성한다. 연가골은 골절된 뼈의 양쪽 끝을 이어 붙여 안정시킨다. **d.** 뼈막에 존재하는 뼈선조세포는 뼈모세포로 분화하여 가골의 표면에 새로운 뼈조직을 덧붙이기 시작하고(막속뼈형성 과정 intramembranous process), 섬유연골로 이루어진 연가골은 새로 생성된 뼈조직 층에 의해 둘러싸이게 된다. 연가골 내의 연골은 석회화되고, 연골속뼈형성 과정(endochondral ossification)과 같은 방식에 의해 점차 뼈로 대체된다. 새로 축적된 무층뼈(woven bone)는 경가골(bony hard callus)을 형성한다. **e.** 경가골을 이루고 있는 무층뼈는 재구성과정을 통해 중심부에 골수공간이 있으며 층판 구조를 하고 있는 성숙뼈로 대체된다. 또한 경가골은 뼈파괴세포와 뼈모세포의 작용에 의해 본래 형태의 뼈로 복원된다.

러싸는 피브린(fibrin) 그물로 이루어진 골절혈종은 점차 **육아조직**(granulation tissue)으로 대체된다. 육아조직은 일종의 새로 형성된 성긴결합조직으로, 2형과 3형 콜라겐섬유를 포함하고 있다. 섬유모세포와 뼈막세포도 이러한 치유과정에 관여한다.

육아조직은 골절된 뼈를 안정시키는 반고형 상태의 구조인 섬유연골성 연가골(fibrocartilaginous soft callus)로 전환된다.

육아조직이 점차 치밀해지면서 뼈막에 존재하는 골격줄기세포(skeletal stem cell)로부터 연골모세포가 분화되고 새로운 연골바탕질이 생성되어 육아조직의 가장자리로 침투해 들어간다. 치밀결합조직과 새롭게 생성된 연골은 계속 성장하여 골절된 부위를 둘러싸는 **연가골**(soft callus)을 형성한다(그림 8.29c). 이 가골은 골절된 뼈 양끝이 서로 밀접해 있지 않을지라도 골절된 뼈를 이어 붙여 안정시키는 역할을 한다(그림 8.30).

골절된 부위의 섬유연골은 뼈가골(bony callus)로 대체되어 하중을 지탱할 수 있게 된다.

가골이 형성되는 동안 뼈막에 위치한 뼈선조세포는 분열하고 분화하여 뼈모세포가 된다. 새로 생성된 뼈모세포는 골절된 부위로부터 조금 떨어진 곳에 형성된 가골 표면에 뼈모양조직을 축적하기 시작한다(막속뼈형성 과정). 이러한 뼈형성과정은 골절부위를 향해 진행되어 섬유연골성 가골을 새로운 뼈조직으로 둘러쌀 때까지 계속된다. 새로 생성된 뼈로부터 자라나온 뼈발생싹은 가골 내부로 침투해 들어가 뼈조직을 축적하기 시작하여, 결합조직섬유

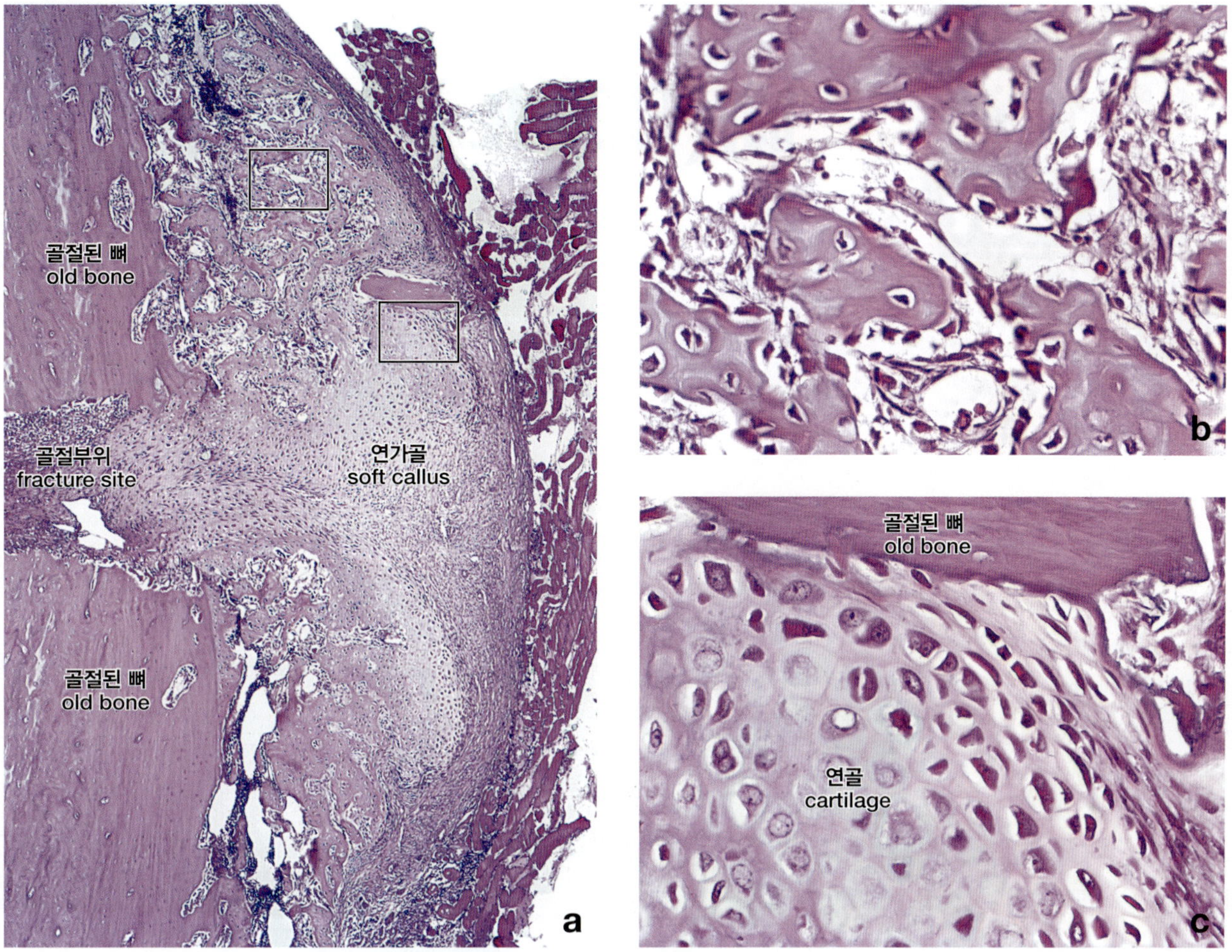

그림 8.30 치유과정이 진행되고 있는 골절된 긴뼈의 광학현미경사진. a. 골절된 지 3주가 지난 뼈의 저배율 H&E 염색표본 사진으로, 골절된 뼈의 양쪽 끝 부위와, 그 사이에 위치해 있는 섬유연골로 이루어진 연가골(soft callus)이 관찰된다. 이 시기에 연가골의 연골에서는 연골속뼈형성(endochondral ossification)이 진행된다. 또한 뼈막에 존재하는 뼈모세포는 가골의 바깥면에 새로운 뼈바탕질을 분비한다. 사진의 *오른쪽*에서 뼈막에 의해 덮여 있는 연가골과 이곳에 부착되어 있는 골격근이 관찰된다. ×35. **b.** 사진 **a**의 가골에 표시된 *위쪽 사각형* 부위의 고배율 사진으로, 뼈잔기둥(trabecula)을 둘러싸고 있는 뼈모세포(osteoblast)가 관찰된다. 본래 이 부위에 존재하던 섬유연골 바탕질은 뼈로 대체되었다. 초기에 생성된 뼈조직은 미성숙뼈이며, 이는 후에 치밀뼈로 대체된다. ×300. **c.** 사진 **a**의 가골에 표시된 *아래쪽 사각형* 부위의 고배율 사진이다. 골절된 뼈(old bone)가 골절부위로부터 멀리 떨어져 뼈막 가까이에 위치해 있으며, 이웃한 부위에는 연골이 존재한다. 이 조각뼈는 뼈파괴세포의 작용에 의해 제거되며, 연골은 석회화되고 사진 **b**에서 관찰되는 것과 같은 뼈잔기둥으로 대체된다. ×300.

와 연골로 이루어진 가골은 점차 **경가골**(hard callus)로 대체된다(그림 8.29d). 또한 골수공간 내에서는 뼈속막의 증식과 분화가 일어나며, 뼈는 골절된 양쪽 끝 부위로부터 중심부를 향해 자라게 된다. 이렇게 자란 뼈가 서로 이어지면, 뼈막 및 뼈속막으로부터 골절된 뼈의 뼈모세포가 생성되어 해면뼈를 이루게 된다. 해면뼈는 일반적인 연골속뼈형성 과정에서와 같은 방식으로 점차 치밀뼈로 대체된다. 이렇게 형성된 경가골은 좀 더 견고해지고 기계적으로 단단해진다.

뼈는 재구성과정을 통해 본래 형태로 복원된다.

경가골은 골절부위를 기계적으로 안정시키는 단단한 구조이지만, 정상적인 뼈로 완전히 복원되지는 않는다. 새로 형성된 무층뼈가 층판뼈로 전환되기 위해서는 경가골의 뼈재구성이 일어나야 한다. 이어서 골수공간도 복구되어야 한다. 치밀뼈가 형성되는 동안 뼈파괴세포의 작용에 의해 남아있는 뼈가골이 제거되고, 점차 **뼈의 재구성과정**(bone remodeling)이 진행되어 뼈의 본래 형태로 복원된다(그림 8.29e).

건강한 사람의 경우, **뼈치유**(bone healing) 과정이 완료되는 데 6~12주가 소요된다. 그러나 골절된 정도나 골절된 뼈의 종류에 따라 그 기간이 달라질 수 있다. 염증반응은 1주일 정도 진행되며, 일반적으로 통증과 부종을 동반하고 육아조직을 형성하게 된다. 연가골은 골절 후 약 2~3주 후에 형성되며, 골절된 조각뼈가 새로 형성된 뼈에 의해 견고하게 이어지는 경가골은 골절 후 3~4개월 후에 형성된다. 뼈의 재구성과정은 뼈가 완전히 본래의 형태로 복원되기까지 수 개월에서 몇 년에 걸쳐 진행된다. 골절된 뼈를 제자리에 맞추고(예: 해부학적으로 정상적인 형태로 재배치함) 내부고정(핀, 나사 또는 부목 plate)이나 외부고정(석고붕대 또는 핀과 나사를 이용) 방법을 이용해 고정하면 치유과정이 더욱 효과적으로 진행될 수 있다.

101 HISTOLOGY NOTEBOOK

뼈(BONE)

뼈의 개요(OVERVIEW OF BONE)

- **뼈**(bone)는 칼슘과 인산염 등의 **무기질이 축적된 세포외바탕질**(mineralized extracellular matrix)을 포함하고 있는 특수결합조직이다.
- 뼈는 **뼈대**(skeleton)를 구성하여 신체를 지지하고, 생명 유지에 중요한 장기를 보호하며, 신체운동의 기계적 바탕을 제공하고, 골수를 함유하고 있다.

뼈의 일반적인 구조(GENERAL STRUCTURE OF BONES)

- **뼈**(bone)는 형태에 따라 긴뼈, 짧은뼈, 납작뼈 또는 불규칙뼈로 구분한다.
- **긴뼈**(long bone)의 형태는 관 모양이며, 두 개의 끝부위(**몸쪽뼈끝** proximal epiphysis, **먼쪽뼈끝** distal epiphysis)와 긴 몸통부위(shaft, **뼈몸통** diaphysis)로 이루어져 있다. 뼈몸통과 뼈끝 사이의 경계 부분을 **뼈몸통끝**(metaphysis)이라고 한다.
- 뼈는 **샤피섬유**(Sharpey fiber)에 의해 뼈 표면에 부착하고 있는 결합조직막인 **뼈막**(periosteum)으로 덮여 있다. 뼈막에는 뼈모세포로 분화될 수 있는 뼈선조세포(뼈막세포)로 이루어진 층이 있다.
- **뼈**의 내부공간(bone cavity)은 **뼈속막**(endosteum)으로 덮여 있다. 뼈속막은 뼈선조세포(뼈속막세포), 뼈모세포 및 뼈파괴세포를 포함하고 있는 한 층의 세포층으로 이루어져 있다.
- 뼈는 가동관절인 **윤환관절**(synovial joint)에 의해 이웃한 뼈와 관절을 이루고 있다. 관절을 이루고 있는 두 뼈의 관절면은 **유리연골**(hyaline cartilage, **관절연골** articular cartilage)로 덮여 있다.

뼈조직의 일반적인 구조(GENERAL STRUCTURE OF BONE TISSUE)

- 발생 중 형성된 뼈를 **미성숙뼈**(immature bone, **무층뼈** woven bone)라고 한다. 미성숙뼈는 콜라겐의 배열 상태가 **성숙뼈**(mature bone, **층판뼈** lamellar bone)와 다르다.
- 뼈조직은 **치밀**(compact, dense)뼈조직과 **해면**(spongy, cancellous)뼈조직으로 구분한다. 치밀뼈는 뼈의 바깥쪽, 뼈막의 바로 아래에 위치하는 반면, 해면뼈는 뼈의 안쪽에 위치하고 스폰지와 같은 뼈잔기둥 그물로 이루어져 있다.
- **성숙뼈**(mature bone, **층판뼈** lamellar bone)는 대부분 **뼈단위**(osteon, **하버스계통** Haversian system)로 이루어져 있다. 뼈단위는 혈관과 신경을 포함하고 있는 **뼈단위관**(osteonal canal, **하버스관** Harversian] canal)을 중심으로 동심원상의 층판 구조를 이루고 있다. **관통관**(perforating canal, **볼크만관** Volkmann canal)은 뼈단위관에 대해 직각 방향으로 배열되어 있으며, 이웃한 뼈단위관을 서로 연결한다.
- 동심원상으로 배열된 층판 사이에는 **뼈세포**(osteocyte)를 포함하고 있는 **뼈세포방**(lacuna)이 위치하며, 뼈세포는 **뼈소관**(canaliculus)을 통해 이웃한 뼈세포 및 뼈단위관과 서로 연결된다.

뼈를 구성하는 세포와 세포외바탕질(CELLS AND EXTRACELLULAR MATRIX)

- **뼈선조세포**(osteoprogenitor cell)는 골수 내에 존재하는 줄기세포로부터 분화하며, 중심부착인자 알파-1(core binding factor alpha-1, CBFA1) 또는 전사인자(RUNX2)에 의해 뼈모세포로 분화한다.
- **뼈모세포**(osteoblast)는 뼈선조세포로부터 분화된 세포로, 무기질이 침착되지 않은 **뼈모양조직**(osteoid)을 생성하며, 바탕질소포를 분비하여 뼈바탕질의 무기질침착을 시작한다.
- **뼈세포**(osteocyte)는 뼈의 성숙한 세포로, 뼈바탕질의 **뼈세포방**(lacuna) 내에 갇혀있다. 뼈세포는 수많은 **뼈소관**(canaliculus) 내에 위치한 긴 세포질 돌기를 통해 이웃한 세포와 정보를 주고받으며, 뼈에 가해지는 기계적 힘에 반응한다.
- **뼈파괴세포**(osteoclast)는 혈구형성선조세포로부터 분화된 세포로, 뼈형성과 뼈재구성 과정이 진행되는 동안 뼈바탕질을 흡수한다. 뼈파괴세포는 RANK-RANKL 신호전달기전(RANK-RANKL signalling mechanism)에 의해 분화되고 성숙된다.
- **뼈바탕질**(bone matrix)에는 1형 콜라겐이 가장 많이 존재하며, 그 밖에 다양한 비콜라겐단백질과 조절단백질이 포함되어 있다.

뼈형성(BONE FORMATION)

- 뼈의 발생과정은 **연골속뼈형성**(enochondral ossifiaction, 뼈의 전구체로 연골모델이 있음)와 **막속뼈형성**(intramembranous ossification, 연골모델 없이 진행됨) 과정으로 구분된다.
- 머리뼈(skull), 아래턱뼈(mandible) 및 빗장뼈(clavicle)의 납작뼈(flat bone)는 **막속뼈형성**(intramembranous ossifiaction)를 통해 형성되며, 그 밖의 모든 뼈는 연골속뼈형성을 통해 형성된다.
- **연골속뼈형성**(endochondral ossifi cation) 과정에서는 **유리연골모델**(hyaline cartilagemodel)이 형성된다. 이어서, 이 연골모델을 둘러싸고 있는 뼈선조세포는 뼈형성세포로 분화하여 연골표면에 뼈를 축적하고(**뼈테두리** periosteal bony collar), 이후 뼈몸통을 뚫고 들어가 **일차뼈형성중심**(primary ossifi cation center)을 형성한다.
- 그 다음, 뼈끝 내에 **이차뼈형성중심**(secondary ossification center)이 형성된다.
- 일차뼈형성중심과 이차뼈형성중심은 **뼈끝성장판**(epiphyseal growth plate)에 의해 분리된다. 아동기와 청소년기의 뼈끝성장판에서는 새로운 연골이 생성되어 뼈의 성장이 이루어진다.
- **뼈끝성장판**(epiphyse al growth plate)은 여러 층(예비연골층, 증식층, 석회화연골층, 흡수층)으로 구분된다. 흡수된 석회화 연골은 뼈로 대체된다.

뼈의 성장, 재구성 및 치유(BONE GROWTH, REMODELING, AND REPAIR)

- 연골속뼈의 길이성장은 뼈끝성장판을 구성하는 **연골의 사이질성장**(interstitial growth of cartilage)에 의해 이루어진다.
- 뼈의 두께성장은 치밀뼈와 뼈막 사이에서 일어나는 뼈의 **덧붙이성장**(appositional growth)에 의해 일어난다.
- 뼈는 뼈파괴세포와 뼈모세포로 이루어진 **뼈재구성단위**(bone-remodeling unit)에 의해 일생을 통해 지속적으로 재구성된다. 뼈는 이러한 재구성과정을 통해 기계적 하중에 대한 형태변화를 나타낸다.
- 뼈는 **직접치유과정**(direct healing process, **일차치유과정** primary healing process) 또는 **간접치유과정**(indirect healing process, **이차치유과정** secondary healing process)을 통해 스스로 치유될 수 있다.
- 손상 후, 뼈막세포는 활성화되어 **연가골**(soft callus, **섬유연골가골** fibrocartilage callus)을 생성하며, 이어서 연가골은 **경가골**(hard callus, **뼈가골** bony callus)로 대체된다.

뼈의 생리적 작용(PHYSIOLOGIC ASPECTS OF BONE)

- 뼈는 신체의 **칼슘저장고**(reservoir for Ca^{2+})로 작용한다. 혈중 칼슘 농도가 정상 수준 이하로 떨어지면 뼈바탕질로부터 칼슘이 제거되어 혈액으로 배출된다. 이와 마찬가지로 혈중 칼슘 농도가 정상보다 높아지면 혈액 내 칼슘은 뼈에 저장된다.
- 혈중 칼슘 농도는 부갑상샘으로부터 분비되는 **부갑상샘호르몬**(parathyroid hormone, PTH)과 갑상샘으로부터 분비되는 **칼시토닌**(calcitonin)에 의해 유지된다.
- **부갑상샘호르몬**(PTH)은 뼈세포와 뼈파괴세포(뼈파괴세포에는 부갑상샘호르몬 수용체가 없으므로 RANK-RANKL 신호전달 경로를 통해 간접적으로)에 작용하여 뼈바탕질을 흡수함으로써 혈중 칼슘 농도를 높인다.
- **칼시토닌**(calcitonin)은 부갑상샘호르몬이 뼈파괴세포에 미치는 영향을 저해하여 뼈흡수를 억제시켜 혈중 칼슘 농도를 낮춘다.

도판 8.1 ■ 뼈, 연마표본(Bone, Ground Section)

뼈(bone)는 세포외바탕질이 석회화되어 있는 특수결합조직이다. 뼈바탕질의 콜라겐섬유와 무형질을 이루는 단백당 사이에는 인산칼슘이 **수산화인회석결정**(hydroxyapatite crystal [$Ca_{10}(PO_4)_6OH_2$])의 형태로 축적되어 있다. 뼈는 칼슘과 인산염의 저장고로서 작용하여, 필요한 경우 이들을 혈액으로 배출하여 항상성을 유지시킨다. 뼈바탕질의 뼈세포방 내에는 **뼈세포**(osteocyte)가 위치해 있으며, 이웃한 뼈세포방을 연결해 주는 뼈소관 내에는 가느다란 세포질 돌기가 뻗어 있다. 따라서 뼈세포는 석회화된 조직 내에서 연속된 그물과 같이 서로 연결되어 있다. 뼈는 골격계통을 이루는 하나의 장기로, 뼈조직으로 구성되어 있다.

뼈의 연마표본은 뼈를 고정하지 않고 건조 시켜 톱으로 얇게 자른 후, 광학현미경으로 관찰할 수 있을 정도로 더 얇게 갈아 제작한다. 이렇게 제작된 표본을 먹물로 처리하여 세포, 혈관 및 석회화되지 않은 바탕질 등과 같은 유기물질로 채워진 공간을 뚜렷이 구분하기도 한다. 가장 간단한 방법은 연마된 뼈조직을 슬라이드에 붙인 다음, 점성이 있는 포매액으로 포매하여 이 도판에 제시된 표본과 같이 표본 내 공간을 채우고 있는 공기를 보존시키는 것이다. 이러한 과정에서 일부 뼈단위관과 관통관 내부가 포매액으로 채워져 검게 나타나지 않고 투명하게 보인다. 이러한 방법으로 제작한 표본은 치밀뼈의 구조를 관찰하기에 매우 적절하다.

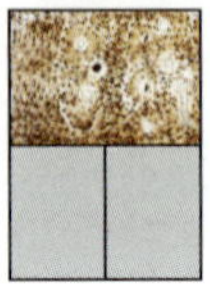

연마뼈(Ground bone), 긴뼈, 사람, ×80.

가로절단한 긴뼈의 저배율 사진으로, **주위층판**(circumferential lamellae, *CL*)이 관찰되는 것으로 보아 뼈의 바깥 면 또는 가장자리 부분임을 알 수 있다. (이 사진에서 뼈막이 부착된 면은 관찰되지 않음.) 주위층판의 오른쪽에는 둥근 형태의 **뼈단위**(osteon, *O*) 또는 하버스계통이 있다. 뼈단위 사이에서 관찰되는 **사이질층판**(interstitial lamella, *IL*)은 이전에 형성된 뼈단위의 일부분이 남은 흔적구조이다.

뼈단위는 원통형의 구조이다. 뼈의 뼈몸통에서 뼈단위는 뼈의 세로축에 평행하게 배열되어 있다. 따라서 긴뼈의 뼈몸통 부분을 가로절단한 경우, 뼈단위는 이 사진에서와 같이 가로절단 되어 나타난다. 각 뼈단위의 중심에는 혈관, 결합조직 및 뼈의 내면을 둘러싸는 세포가 포함되어 있는 **뼈단위(하버스)관**(osteonal [Haversian] canal, *HC*)이 있다. 연마표본에서 유기물질은 보존되지 않으므로 하버스관과 다른 공간들은 이 사진에서처럼 먹물이나 공기로 채워져 검게 나타난다. 하버스관을 둘러싸는 동심원상의 층판은 석회화된 물질로 이루어져 있으며, 마치 나무테처럼 보인다. 또한 하버스관 주위에는 동심원상으로 배열된 뼈세포방이 있으며, 이들은 검정색의 작고 길쭉한 구조로 나타난다.

성장 중인 뼈와 성장을 마친 성인의 뼈에서는 끊임없는 내부재구성이 일어난다. 이 과정에서 이미 형성된 뼈단위는 파괴되고 새로운 뼈단위가 형성된다. 뼈단위는 완전히 파괴되지 않고 일부가 남게 되며, 이웃한 뼈단위의 일부도 함께 파괴될 수 있다. 이렇게 뼈단위가 파괴되어 형성된 빈 공간은 새로운 뼈단위로 채워지게 된다. 일부 남아있는 기존의 뼈단위는 사이질층판이 된다.

골수로부터 기원된 혈관은 **관통(볼크만)관**(perforating [Volkmann] canals, *VC*)을 통해 하버스관으로 들어온다. 어떤 경우에는 이웃한 하버스관이 관통관을 통해 연결되기도 한다. 하버스관은 동심원상의 층판에 의해 둘러싸여 있지만, 볼크만관은 층판을 관통하므로 두 관은 쉽게 구분된다.

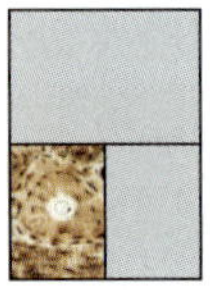

연마뼈(Ground bone), 긴뼈, 사람, ×300.

위 사진의 **뼈단위**(osteon)를 고배율로 촬영한 사진이다. 사진의 아래쪽에서 사이질층판(interstitial lamellae, *IL*)이 관찰된다(위 사진을 90° 회전시킨 것임). **뼈세포방**(lacunae, *L*)과 이곳으로부터 뻗어 나온 가느다란 끈 모양의 뼈소관도 관찰된다. 뼈소관은 뼈바탕질 내에 존재하는 좁은 공간으로, 뼈세포의 세포질 돌기가 위치해 있다. 각각의 뼈세포방은 뼈소관을 통해 이웃한 뼈세포방과 정보를 주고받으며, 뼈 전체를 통해 입체적인 연결통로를 이루고 있다.

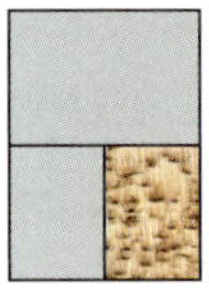

연마뼈(Ground bone), 긴뼈, 사람, ×400.

주위층판(circumferential lamella) 부위를 더 고배율로 촬영한 사진이다. 긴뼈 뼈몸통 부위의 내면과 외면에는 주위층판이 있다. 이와 같은 부위의 주위층판은 뼈막과 뼈속막으로부터 기원된 뼈모세포에 의해 형성되는 반면, 뼈단위는 발달 중인 하버스관 내에 위치해 있는 뼈모세포에 의해 형성된다. 이 사진에서는 뼈세포방(lacunae, *L*)과 뼈소관뿐만 아니라 층판도 관찰된다. 층판은 사진에서 가로방향으로 뻗어 있는 희미한 선(화살표)으로 나타나 있다. 이웃한 층판의 콜라겐섬유는 서로 다른 방향으로 배열되어 있다. 이러한 배열 방식의 차이에 의해 이웃한 층판 사이의 경계가 희미한 선으로 나타난다.

CL, 주위층판(circumferential lamellae)
HC, 하버스관(Haversian canal)
IL, 사이층판(interstitial lamellae)
L, 뼈세포방(lacuna)
O, 뼈단위(osteon)
VC, 볼크만관(Volkmann canal)
화살표, 층판경계(lamellar boundary)

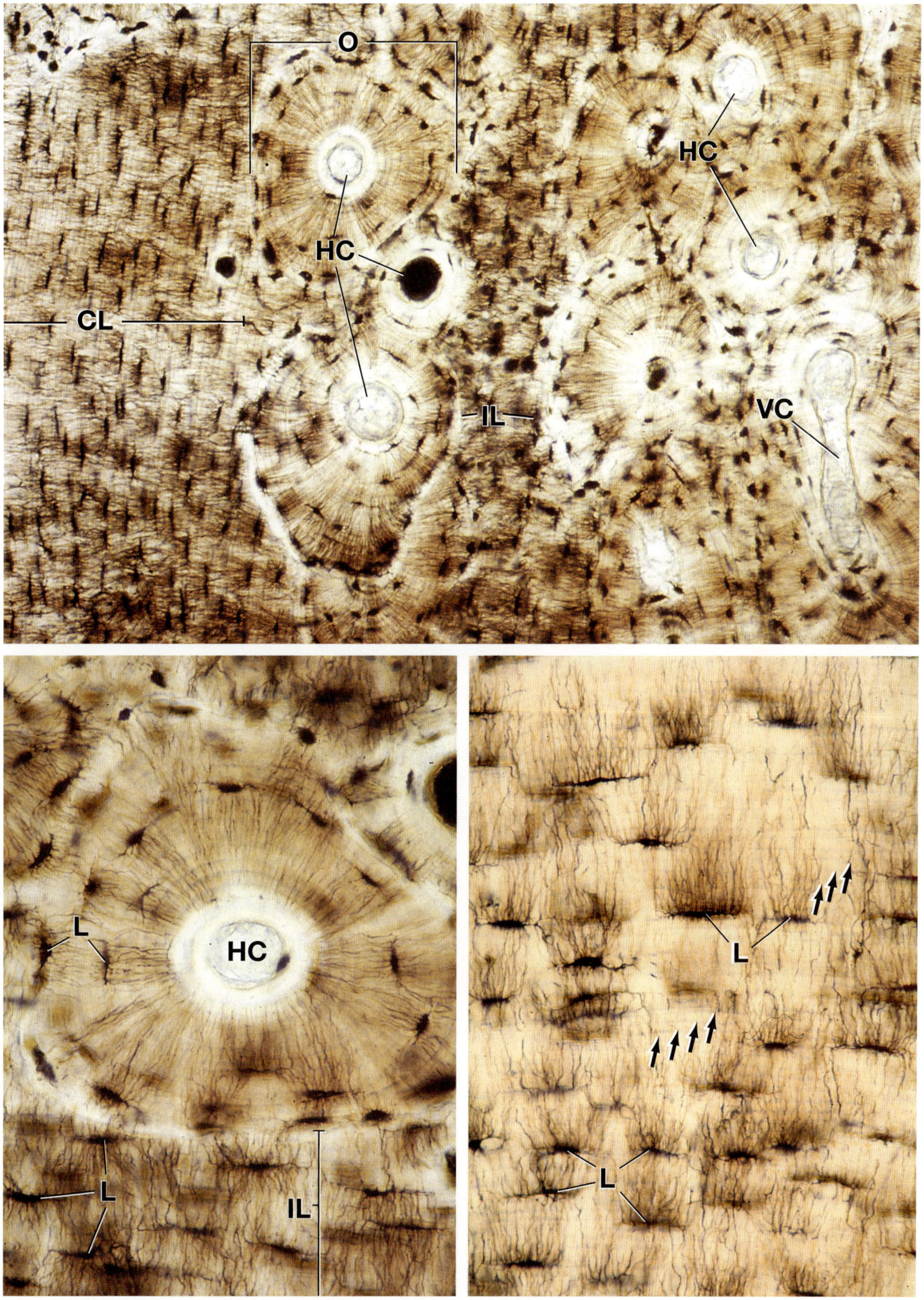
O
HC
HC
CL
IL
VC
L
HC
L
IL
L
L

도판 8.2 ■ 뼈와 뼈조직(Bone and Bone Tissue)

뼈(bone)는 특수결합조직의 하나로, 세포외바탕질에 무기길이 침착되어 있는 것이 특징이다. 석회화된 바탕질은 다른 결합조직과 구별되는 뼈조직 만의 특징으로, 뼈조직을 신체를 지지하고 보호할 수 있도록 단단하게 만든다. 뼈조직의 무기질 성분은 수산화인회석결정의 형태로 침착되어 있는 인산칼슘이다. 뼈는 칼슘과 인산염의 저장고로도 작용한다. 뼈바탕질의 무기질성분은 필요시, 혈액으로 배출되어 혈중 무기질 농도를 일정하게 유지시킨다. 뼈바탕질에는 주로 1형 콜라겐이 분포하며, 5형, 3형, 11형 및 13형과 같은 다른 유형의 콜라겐도 소량 포함되어 있다. 이 외에 뼈조직의 무형질을 이루는 바탕질단백질에는 단백당, 다중부착당단백질, 성장인자 및 사이토카인 등이 있다. 일반적으로 뼈의 조직표본은 칼슘 성분을 제거(탈회뼈)한 후 다른 연조직과 같이 얇게 절단하여 제작한다.

참고 현미경사진: 신생아 위팔뼈(상완골) 몸쪽 끝의 탈회 표본사진이다. **뼈끝**(epiphysis, *E*)의 내부는 수많은 **뼈잔기둥**(trabecula, *T*)이 그물처럼 연결된 해면뼈로 이루어져 있다. 반면 바깥 부분은 **치밀뼈**(compact bone, *CB*)라고 하는 단단한 뼈조직으로 이루어져 있다. 치밀뼈의 두께는 부위에 따라 차이가 있다. **뼈끝성장판**(epiphyseal growth plate, *EGP*)에 이웃한 넓은 부위인 **뼈몸통끝**(metaphysis, *M*)은 **해면뼈**(spongy bone, *SB*)로 이루어져 있다. 뼈의 몸통 부분인 **뼈몸통**(diaphysis, *D*)은 치밀뼈(*CB*)로 이루어져 있으며, 골수공간은 **골수**(bone marrow, *BM*)로 채워져 있다. 이 시기의 골수는 활발하게 혈구를 생성하는 혈구형성조직으로 구성되어 있다. 성장 중인 뼈의 **관절연골**(articular cartilage, *AC*)과 뼈끝성장판(epiphyseal growth plate, *EGP*)은 연골로 이루어져 있다.

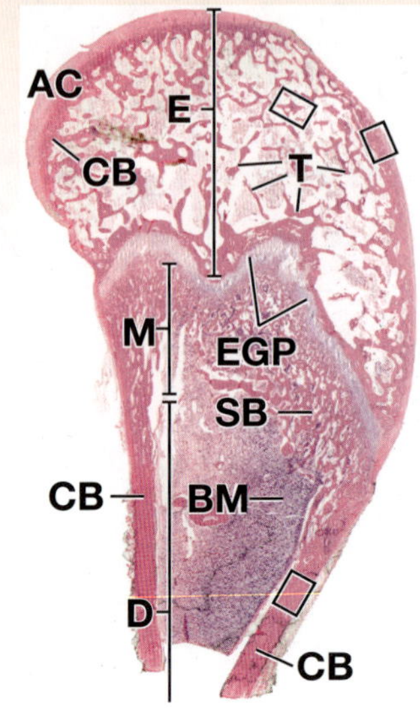

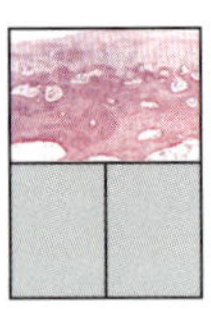

관절면(articular surface), 긴뼈, 사람, H&E ×178.

위에 첨부된 사진의 위 오른쪽 사각형 부위 즉, 뼈끝 관절면을 고배율로 촬영한 사진으로, 관절연골과 그 아래에 위치한 뼈조직이 관찰된다. 옅게 염색된 부위는 접시위팔관절(관절와상완관절 glenohumeral joint, 어깨관절 shoulder] joint)의 **관절연골**(articular cartilage, *AC*)이다. 성장 중인 연골의 특징인 **연골세포**(chondrocytes, *Ch*)의 동형집단이 관찰된다. 연골 아래쪽에 짙게 염색된 부위는 **치밀뼈**(compact bone, *CB*)이다. **하버스관**(Haversian canal, *HC*)과 질서정연하게 배열된 **뼈세포**(osteocyte, *Oc*)는 연골과 구분되는 뼈조직의 특징적인 구조이다. 뼈세포는 뼈바탕질 내에 위치해 있으나 핵만 뚜렷하게 관찰된다. 층판을 이루고 있는 뼈바탕질은 하버스관을 중심으로 선형 또는 원형으로 배열되어 있다. 뼈조직 내에서 관찰되는 불규칙한 공간은 **재흡수관**(resorption canal, *RC*)으로, 혈관, 뼈파괴세포 및 뼈모세포를 포함하고 있다. 재흡수관이 관찰되는 것으로 보아, 뼈의 재구성과정이 활발하게 진행되고 있음을 알 수 있다.

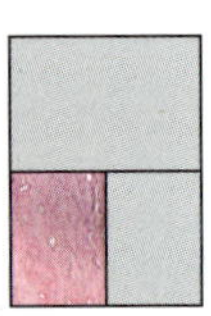

치밀뼈(compact bone), 긴뼈, 사람, H&E ×135.

위에 첨부된 사진의 아래쪽 사각형 부위, 즉 뼈몸통을 고배율로 촬영한 사진이다. 뼈의 바깥면은 **뼈막**(periosteum, *P*) 이라고 하는 치밀결합조직으로 덮여있다. 이 사진에서 뼈막을 제외한 나머지 부위는 **치밀뼈**(compact bone, *CB*)이다. **하버스관**(Haversian canal, *HC*)은 **뼈세포**(osteocyte, *Oc*)들에 의해 둘러싸여 있으며, 뼈바탕질 내에서 뼈세포의 핵이 뚜렷하게 관찰된다. 뼈바탕질을 흡수하는 세포인 **뼈파괴세포**(osteoclast, *Ocl*)도 관찰된다. 뼈파괴세포는 뼈의 재구성과정이 진행되는 부위에서 발견되는 다핵세포이다(도판 8.4 참조.)

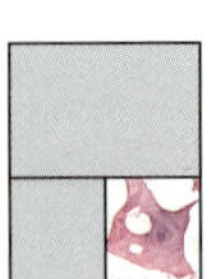

해면뼈(spongy bone), 긴뼈, 사람, H&E ×135.

위에 첨부된 사진의 위 왼쪽 사각형 부위, 즉 뼈끝의 해면뼈를 고배율로 촬영한 사진이다. 이 부위의 뼈조직은 가지를 친 수많은 뼈잔기둥으로 구성된 입체적인 구조를 이루고 있지만, 뼈조직의 기본 구조와 구성요소는 치밀뼈와 동일하다. **뼈세포**(osteocyte, *Oc*)의 핵이 관찰된다. 뼈가 성숙 됨에 따라 뼈조직은 재배열되어 **하버스관**(Haversian canal, *HC*)과 이를 둘러싸는 뼈바탕질층으로 이루어진 **뼈단위**(osteon, *O*)가 형성된다. 사진에 나타난 두 개의 동그란 구멍은 뼈조직이 제거되어 형성된 **재흡수관**(resorption canal, *RC*)으로, 이는 후에 새로운 뼈단위로 채워진다. 해면뼈 주변의 공간에는 주로 지방세포로 이루어진 골수가 존재한다. 골수에는 지방세포 외에 뼈나 조혈조직으로 분화될 여러 유형의 세포도 포함되어 있다.

AC, 관절연골(articular cartilage)
BM, 골수(bone marrow)
CB, 치밀뼈(compact bone)
Ch, 연골세포(chondrocytes)
D, 뼈몸통(diaphysis)
E, 뼈끝(epiphysis)
EGP, 뼈끝성장판(epiphyseal growth plate)
HC, 하버스관(Haversian canal)
M, 뼈몸통끝(metaphysis)
O, 뼈단위(osteons)
Oc, 뼈세포(osteocytes)
Ocl, 뼈파괴세포(osteoclasts)
P, 뼈막(periosteum)
RC, 재흡수관(resorption canal)
SB, 해면뼈(spongy bone)
T, 뼈잔기둥(trabeculae)

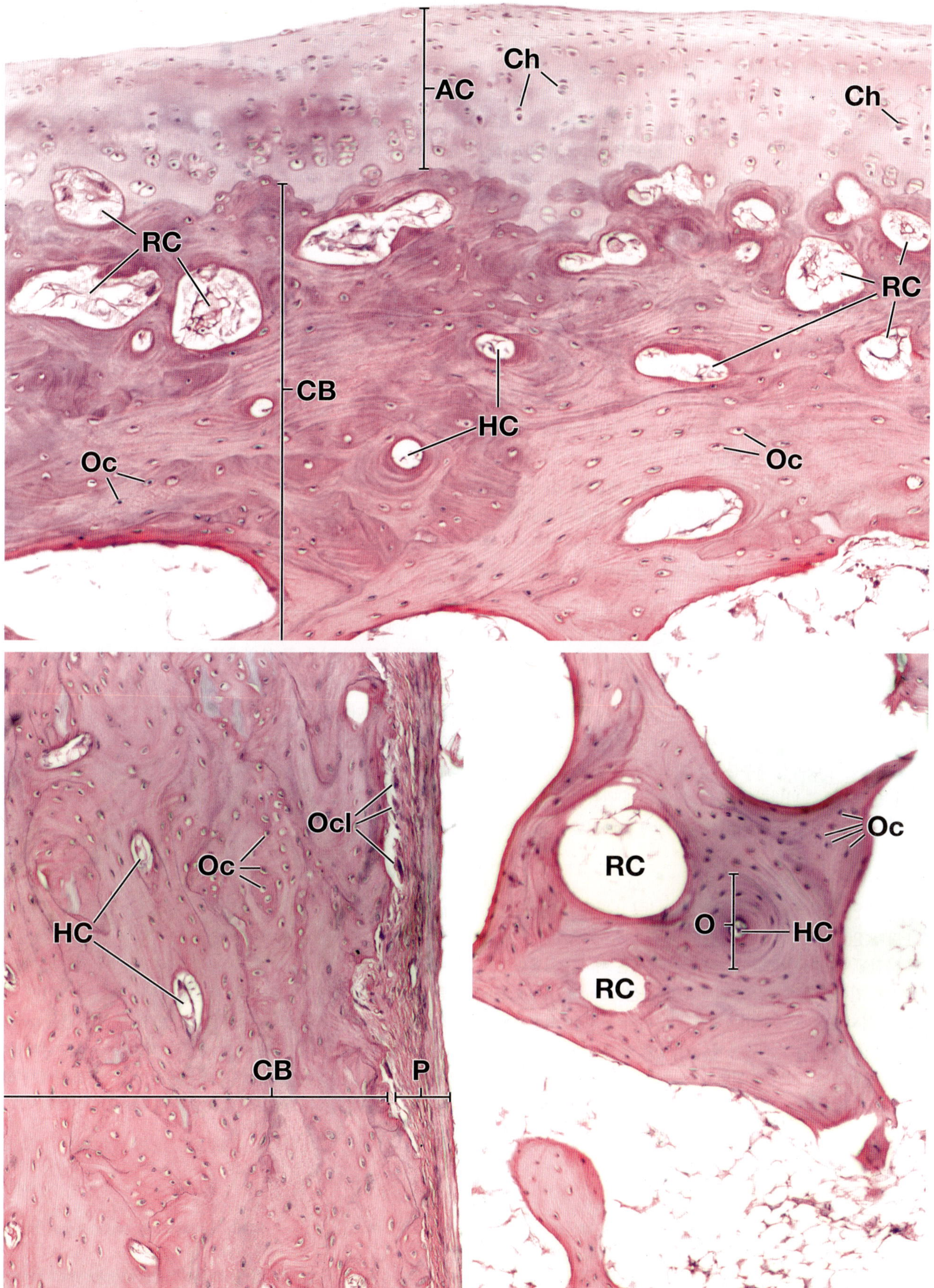
AC
Ch
Ch
RC
RC
CB
HC
Oc
Oc
Ocl
Oc
HC
CB
P
Oc
RC
O
HC
RC

도판 8.3 ■ 연골속뼈형성 I(Endochondral Bone Formation I)

연골속뼈형성(endochondral bone formation)은 새로 형성될 뼈의 전구체인 연골모델로부터 뼈가 형성되는 과정이다. 연골모델은 장차 형성될 뼈의 축소형이다. 연골속뼈형성 과정에서는 연골모델이 제거되고 그 부위가 뼈조직으로 대체되어 뼈가 형성된다. 가장 먼저 연골모델의 뼈몸통 주위에 뼈형성 세포가 출현한다. **뼈모세포**(osteoblast)라고 하는 이 뼈형성 세포는 연골모델 주변의 중간엽으로부터 기원된 뼈선조세포가 분화된 세포이다. 뼈모세포는 콜라겐, 뼈시알로프로테인, 오스테오칼신과 이외의 뼈바탕질 성분을 생성한다. 이러한 생성물이 축적되어 *뼈막뼈테두리*(*periosteal bony collar*)라고 하는 뼈모양조직(osteoid, 석회화 되지 않은 뼈)을 형성하며, 이는 후에 석회화된다. 뼈막뼈테두리가 형성되면 연골모델 중심부에 위치한 연골세포는 비대해지고(*위 사진* 참조), 이어서 죽게 되며, 이 부위의 바탕질은 석회화되기 시작한다. 동시에, 혈관이 얇은 뼈테두리를 뚫고 자라 들어와 뼈몸통 중심부에 분포하게 되며, 이때 골수의 전구세포들도 함께 침투해 들어온다. 혈관과 함께 골수로 들어온 뼈선조세포는 뼈모세포로 분화한다. 긴뼈의 경우, 이러한 과정은 연골모델의 뼈끝 부위에서 반복된다(아래 사진 참조). 실제적인 뼈의 침착 과정은 다음 도판에서 설명하였다.

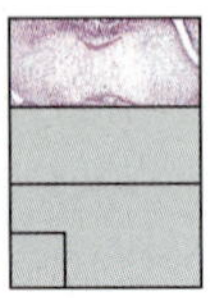

발생 중인 뼈, 태아 손가락, 원숭이, H&E ×240.

태아 손가락뼈에서 일어나는 연골속뼈형성 과정 중 초기의 광학현미경사진이다. 발생 중인 뼈의 양쪽 **뼈끝**(epiphysis, *E*)은 연골로 이루어져 있다. 태아의 손가락뼈는 다른 뼈와 관절을 이루고 있으며, 사진의 양쪽 가장자리에서 **관절안**(관절강, joint cavity [*JC*])이 관찰된다. 이 긴뼈의 중간 부위에서 현저한 **비대**(hypertrophy, *HCh*)가 일어난 **연골세포**(chondrocyte)가 관찰된다. 연골세포의 세포질은 매우 밝게 나타나며, 일부는 표본 제작과정에서 씻겨나가 빈 공간으로 나타난다. 일부 연골세포에서 관찰되는 짙은 호염기성의 작은 점은 이 세포의 핵이다. 이 부위의 연골바탕질은 석회화되어 있으며, 비대해진 연골세포들 사이에서 눌려 이를 둘러싸는 가는 선모양의 조직 띠를 이루고 있다. **석회화된 연골바탕질**(calcified cartilage matrix, *CCM*)은 통상적인 H&E 염색표본에서 헤마톡실린에 짙게 염색된다. 이 시기에 연골모델 주변에는 뼈조직으로 이루어진 뼈막**뼈테두리**(periosteal bony collar, *BC*)가 생성되며, 연골을 둘러싸고 있는 중간엽으로부터 기원된 뼈형성세포는 덧붙이성장에 의해 뼈조직을 생성한다. 이러한 뼈형성 과정을 막속뼈형성(intramembranous bone formation)이라고 하며, 이에 대하여는 뒤에 설명하였다.

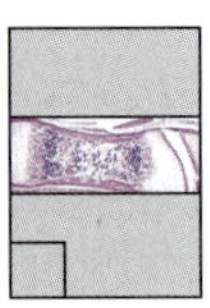

발생 중인 뼈, 태아 손가락, 사람, H&E ×60.

발생 후기 뼈의 광학현미경사진이다. 뼈몸통의 대부분은 골수로 채워진 **골수공간**(bone marrow cavity, *Cav*)이 차지하고 있다. 골수의 일부에는 혈구형성 **골수세포**(bone marrow cell, *BMC*)가 자리 잡고 있다. 골수공간의 나머지 대부분은 지방조직으로 채워져 있으며, 이는 염색이 안 된 빈 공간으로 나타나 있다. 발생 초기에 관찰된 얇은 뼈테두리는 이 표본에서 비교적 두꺼운 **뼈몸통뼈**(diaphyseal bone, *DB*)로 분화하였다. 골수공간의 양쪽 끝 부위에서 연골속뼈형성에 의해 형성된 뼈조직(**연골속뼈** endochondral bone, *EB*)이 관찰된다. 연골속뼈는 뼈몸통뼈와 같이 호산성을 나타낸다. 뼈의 몸통부분에서 이러한 과정이 진행되는 동안, 양쪽 뼈끝에 위치한 **연골**(cartilage, *C*) 속으로 혈관 및 뼈막으로부터 기원된 결합조직(뼈막싹 periosteal bud)이 침투해 들어와 발생 초기의 뼈몸통에서와 유사한 뼈형성과정이 진행된다(뼈막뼈테두리는 형성되지 않음).

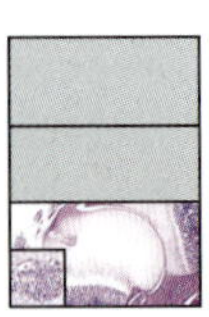

발생 중인 뼈, 긴뼈의 몸쪽뼈끝, 사람, H&E ×60; 삽입그림 ×200.

위 사진에서보다 발생이 상당히 많이 진행된 뼈의 광학현미경사진이다. 긴뼈의 몸쪽뼈끝에 **이차뼈형성중심**(secondary ossification center, *SOC*)이 형성되었다. 이후, 먼쪽뼈끝에도 이와 유사한 뼈형성중심이 형성된다. 뼈형성중심에서는 뼈몸통에서 일어난 뼈형성과 유사한 연골속뼈형성 과정이 진행된다. 시간이 지남에 따라 이러한 뼈형성중심은 점점 커져 커다란 공간(파선)을 형성한다. 이어서 **뼈끝성장판**(epiphyseal growth plate, *EGP*)이 형성된다. 연골로 이루어진 이 성장판은 몸쪽뼈끝의 이차뼈형성중심과 뼈몸통의 일차뼈형성중심을 분리시킨다. 이 연골판은 뼈의 길이성장에 필수적이며, 성장이 멈출 때까지 형태와 기능을 유지한다. 삽입그림은 이차뼈형성중심의 고배율 사진이다. 이 부위에서 이미 새로운 **연골속뼈**(endochondral bone, *EB*)가 생성되고 있다. 주변의 **연골**(cartilage, *C*)이 호염기성을 나타내는데 반해, 새로 생성된 뼈는 호산성을 나타낸다. 이차뼈형성중심 내에 생성된 연골속뼈와, 뼈몸통의 위쪽 끝 부위에서 **석회화된 연골**(calcified cartilage)이 대체되어 생성된 연골속뼈(*EB*)의 염색성은 동일하다.

BC, 뼈테두리(bony collar)
BMC, 골수세포(bone marrow cells)
C, 연골(cartilage)
Cav, 골수공간(bone marrow cavity)
CC, 석회화연골(calcified cartilage)
CCM, 석회화연골바탕질(calcified cartilage matrix)
DB, 뼈몸통뼈(diaphyseal bone)
E, 뼈끝(epiphysis)
EB, 연골속뼈(endochondral bone)
EGP, 뼈끝성장판(epiphyseal growth plate)
HCh, 비대 연골세포(hypertrophic chondrocytes)
JC, 관절안(joint cavity)
SOC, 이차뼈형성중심(secondary ossifi cation center)
점선, 뼈끝뼈형성중심(epiphyseal center of ossifi cation)

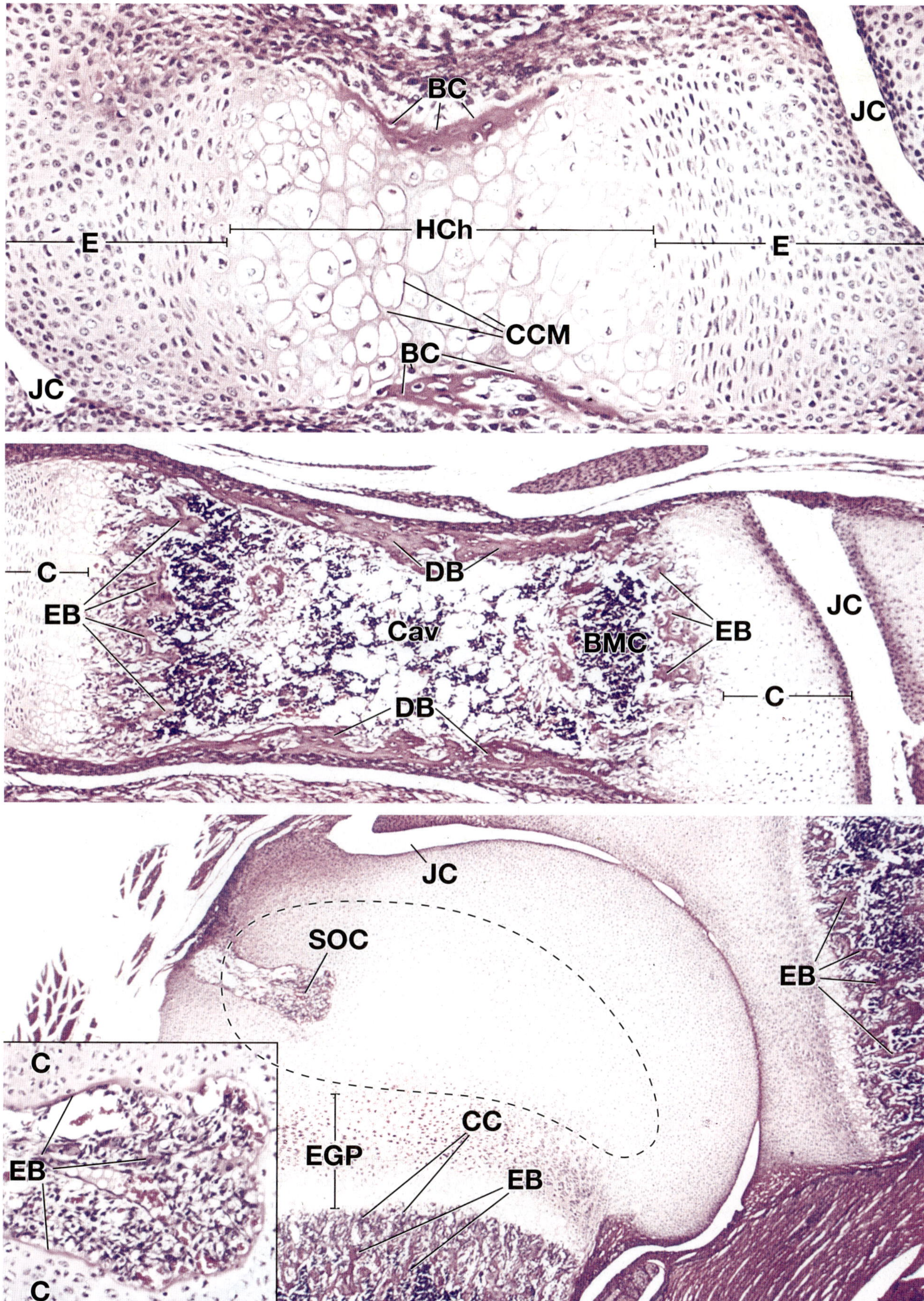
BC
JC
HCh
E
E
CCM
BC
JC
C
EB
DB
Cav
BMC
EB
JC
C
DB
JC
SOC
EB
C
EB
C
EGP
CC
EB

도판 8.4 ■ 연골속뼈형성 II(Endochondral Bone Formation II)

연골속뼈형성(endochondral bone formation)은 긴뼈(예: 팔다리와 손가락, 발가락 뼈)의 길이성장에 중요한 과정이며, 이를 통해 성인이 될 때까지 키가 자라게 된다. 일차뼈형성중심과 이차뼈형성중심 사이에 **뼈끝성장판**(epiphyseal growth plate)이 남아 있는 동안 뼈의 길이성장은 지속된다. 성장 중인 뼈의 골수공간 양쪽 끝 부위에서 뼈끝성장판을 뚜렷하게 관찰할 수 있다. 골수공간으로부터 멀리 떨어져 성장 중인 뼈의 양끝에 존재하는 연골세포는 연골바탕질에 의해 둘러싸여 있고 아직 뼈형성 과정에는 참여하지 않는다. 이 부위를 예비연골층이라고 한다. 이러한 연골세포는 점차 변화하여 증식하고 비대해져 결국 죽게 되며, 이들의 형태와 세포외바탕질의 변화를 광학현미경으로 관찰하면 연골속뼈형성 과정에서 각각 다른 기능을 하는 뚜렷한 층들로 구분된다.

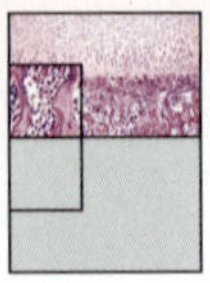

연골속뼈형성, 긴뼈의 뼈끝, 사람, H&E ×80; 삽입그림 ×380.

뼈끝을 도판 8.3에서보다 고배율로 촬영한 광학현미경사진이다. 여러 층으로 구분되는 뼈끝성장판이 관찰된다. 이는 연골속뼈형성이 활발하게 일어나 뼈의 길이성장이 이루어지고 있음을 의미한다. 각 층은 뚜렷하게 구분되지 않아 그 경계가 다소 모호하다. 뼈형성과정이 골수(*BM*)공간 쪽을 향해 진행되므로 골수공간으로부터 가장 먼 쪽에 위치한 층이 첫 번째 층이다. 뼈끝성장판은 다음과 같이 다섯 층으로 구분된다.

- **예비연골층**(zone of reserve cartilage, *ZRC*). 이 층의 연골세포는 아직 뼈의 성장에 관여하지 않는 휴지상태의 세포이다. 이 세포들은 크기가 작고 무리를 이루지 않고 있으며, 대체로 하나의 연골세포방 내에 하나의 세포가 존재한다. 이 세포들 중 일부는 증식하여 증식층의 특징을 나타내기 시작한다.
- **증식층**(zone of proliferation, *ZP*). 이 층의 세포들은 분열하여 그 수가 많아지고, 예비연골층의 연골세포보다 크기도 다소 커져 이웃한 세포와 가깝게 위치하게 되며 줄지어 배열되기 시작한다.
- **비대층**(zone of hypertrophy, *ZH*). 이 층의 세포는 줄지어 배열되어 있으며, 이전 층세포보다 크기가 훨씬 크다.
- **석회화연골층**(zone of calcified cartilage, *ZCC*). 이 층의 연골바탕질에는 칼슘염이 침착되어 있다. 석회화된 연골은 새로운 뼈가 형성될 발판이 된다. 이 구역의 몸쪽 부위에 위치한 연골세포에서는 세포자멸사가 진행된다.
- **흡수층**(zone of resorption, *ZR*). 골수공간의 결합조직과 접하고 있는 층으로, 연골의 침식이 일어난다. 연골세포가 죽어 형성된 빈 공간으로 혈관과 뼈선조세포들이 침투해 들어와 길쭉한 형태의 **석회화연골**조각뼈(calcified cartilage spicule, *CC*)를 형성한다. 뼈 선조세포는 뼈모세포로 분화되어 석회화연골조각뼈 표면을 둘러싼다. 이후, 뼈모세포에의해 생성된 **연골속뼈**(endochondral bone, *EB*)가 석회화된 연골조각뼈 표면에 축적되어 삽입그림에서 관찰되는 것과 같은 **혼합조각뼈**(mixed spicule)가 형성다. 석회화연골(calcified cartilage, *CC*) 표면에서 뼈를 생생하기 시작한 **뼈모세포**(osteoblast, *Ob*)가 관찰된다. 삽입그림의 아래 오른쪽 부위에서 연골속뼈(endochondral bone, *EB*)와 석회화된 연골(calcified cartilage, *CC*)을 포함하고 있는 혼합조각뼈가 관찰된다. 조각뼈 표면에 몇 개의 뼈모세포(osteoblast, *Ob*)와 뼈파괴세포(osteoclast, *Ocl*)가 존재하며, 이미 뼈바탕질 내에 파묻혀 있는 뼈세포(osteocyte, *Oc*)도 관찰된다.

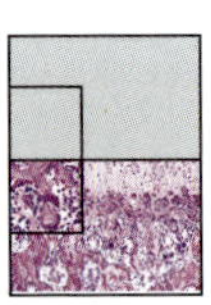

연골속뼈형성, 긴뼈의 뼈끝, 사람, H&E ×150; 삽입그림 ×380.

위 사진의 아래쪽 부위를 고배율로 촬영한 광학현미경사진이다. **석회화연골조각뼈**(calcified cartilage spicule) 표면에 뼈조직이 침착되어 있는 것이 관찰된다. 사진의 아래쪽 부위에서 조각뼈들이 성장하여 서로 연결된 **뼈잔기둥**(bone trabecula, *T*)를 이루고 있는 것도 관찰된다. 이러한 초기의 뼈잔기둥에는 연골바탕질이 푸르게 염색된 석회화된 연골이 아직 남아 있다(붉게 염색된 뼈조직과 비교됨). 활발하게 뼈형성 과정이 진행되고 있는 조각뼈 표면에 **뼈모세포**(osteoblast, *Ob*)가 줄지어 배열되어 있다. 삽입그림은 **뼈파괴세포**(osteoclast, *Ocl*)의 고배율사진이다. 뼈파괴세포는 조각뼈 표면에 위치해 있다. 조각뼈는 대부분 석회화된 연골로 이루어져 있으며, 붉게 염색된 소량의 뼈조직도 포함되어 있는 것을 확인할 수 있다. 밝게 염색된 부위(화살표)는 뼈파괴세포의 **주름가장자리**(ruffled border)이다.

BM, 골수(bone marrow)
CC, 석회화연골(calcified cartilage)
EB, 연골속뼈(endochondral bone)
Ob, 뼈모세포(osteoblast)
Oc, 뼈세포(osteocyte)
Ocl, 뼈파괴세포(osteoclast)
T, 뼈잔기둥(trabeculae)
ZCC, 석회화연골층(zone of calcified cartilage)
ZH, 비대층(zone of hypertrophy)
ZP, 증식층(zone of proliferation)
ZR, 흡수층(zone of resorption)
ZRC, 예비연골층(zone of reserve cartilage)
화살표, 뼈파괴세포의 주름가장자리(ruffled border of osteoclast)

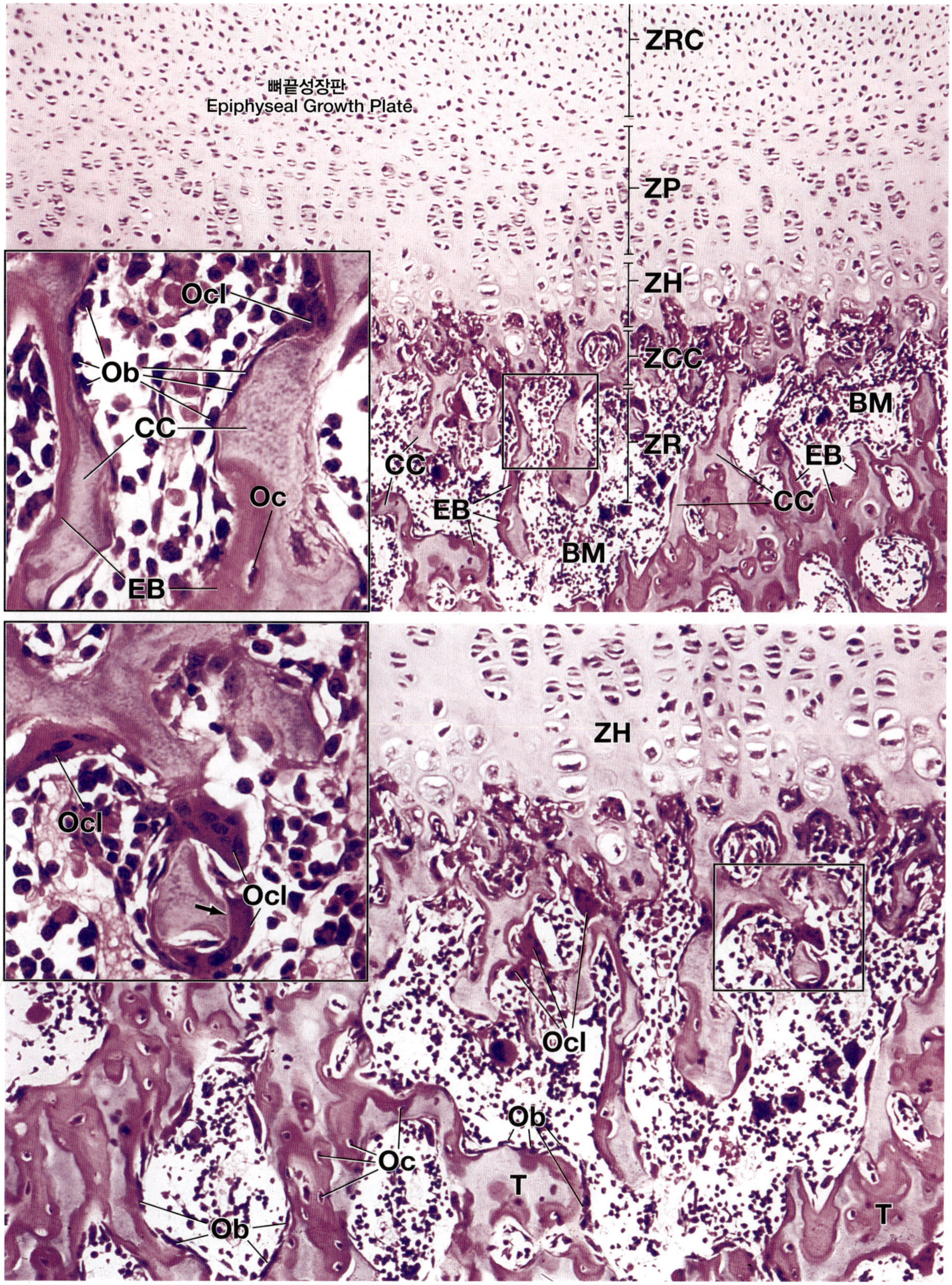
뼈끝성장판
Epiphyseal Growth Plate
ZRC
ZP
ZH
ZCC
ZR
Ocl
Ob
CC
Oc
EB
BM
CC
EB
CC
EB
BM
Ocl
Ocl
ZH
Ocl
Ob
Oc
Ob
T
T

도판 8.5 ■ 막속뼈형성(Intramembranous Bone Formation)

막속뼈형성(intramembranous bone formation)과정은 머리뼈의 납작뼈(flat bone)와 같이 형성 초기부터 지지기능을 수행하지 않아도 되는 뼈에서 일어난다. 이 과정은 중간엽 세포들이 증식하고, 뼈를 형성하는 세포인 **뼈모세포**(osteoblast)로 분화되어 진행된다. 뼈모세포는 뼈의 특수한 세포외바탕질을 생성한다. 초기에 생성된 바탕질을 **뼈모양조직**(osteoid)이라고 하며, 이 조직에 무기질이 침착되어 뼈가 형성된다.

뼈모세포가 계속해서 뼈바탕질을 생성하는 동안 일부 세포는 바탕질 내에 파묻히게 되어 **뼈세포**(osteocyte)가 된다. 뼈세포는 새로 생성된 뼈조직을 유지시키는 기능을 한다. 나머지 뼈모세포는 계속해서 뼈 표면에 뼈조직을 침착시킨다. 뼈모세포는 지속적으로 재생산되어 그 수가 적절히 유지되므로 계속해서 뼈의 성장이 일어날 수 있다.

이렇게 새로 생성된 뼈조직은 처음에 **조각뼈**(spicule)의 형태로 나타나며, 이들은 성장이 진행됨에 따라 크기가 커지고 서로 이어져 성숙뼈에서와 유사한 형태의 입체적인 뼈잔기둥을 형성한다. 뼈잔기둥 사이의 공간에는 혈관과 결합조직(중간엽 mesenchyme)이 채워져 있다. 뼈가 계속해서 성장하는 동안 뼈의 재구성이 일어난다. 재구성과정이 진행될 때, **뼈파괴세포**(osteoclast)는 뼈조직의 일부를 흡수하여 뼈의 크기에 알맞은 형태를 유지시키며, 혈관을 침투시켜 성장 과정에 필요한 영양을 공급받을 수 있게 한다.

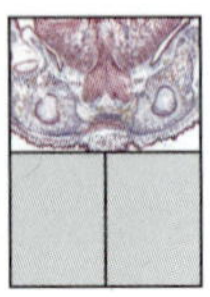

막속뼈형성, 태아 머리, 사람, Mallory trichrome ×45.
발생 초기 아래턱뼈의 가로절단 표본으로, 다양한 형태와 크기의 **조각뼈**(bone spicule, *BS*)들로 이루어져 있다. 조각뼈들은 입체적으로 서로 연결되어 아래턱뼈의 일반적인 형태를 나타내고 있다. 사진의 왼쪽 부분에서 관찰되는 **발생 중인 치아**(developing teeth, *DT*)와 **메켈연골**(Meckel cartilage, *MC*) 및 구강(oral cavity, *OC*)을 살펴보면 상호 위치 관계를 이해할 수 있다. 사진의 바닥쪽 표면에서 목의 턱밑 부위의 **표피**(epidermis, *Ep*)가 관찰된다. 사진의 위쪽 절반을 차지하고 있는 커다란 구조는 발생 중인 혀이다. 혀는 입체적으로 서로 직각인 방향으로 배열된 발생 중인 골격근으로 구성되어 있는 것이 특징이다.

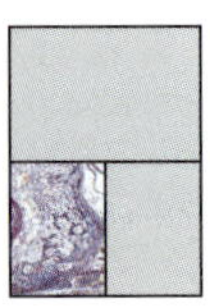

막속뼈형성, 태아 머리, 사람, Mallory trichrome ×175.
위 사진의 사각형 부위를 고배율로 촬영한 광학현미경사진으로, 발생 중인 아래턱뼈를 구성하는 **조각뼈**(bone spicule, *BS*)들이 서로 연결되어 있는 것이 관찰된다. 발생 중인 조각뼈들 주위 공간은 중간엽조직으로 채워져 있다. 이러한 중간엽 세포들에는 뼈에 분포하는 혈관과 뼈모세포로 분화될 줄기세포가 포함되어 있다. 발생 중인 아래턱뼈의 한쪽에 위치해 있는 치밀결합조직(*CT*)은 뼈막으로 분화된다. 이 사진에서는 수많은 혈관(*BV*)과 **발생 중인 치아**(developing tooth, *DT*)의 사기질기관(enamel organ)도 관찰된다.

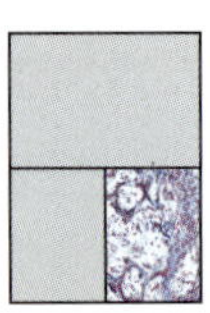

막속뼈형성, 태아 머리, 사람, Mallory trichrome ×350.
아래 왼쪽 사진의 일부를 고배율로 촬영한 사진으로, 푸르게 염색된 새로 생성된 뼈모양조직과 붉게 염색된 석회화된 뼈가 뚜렷하게 관찰된다. **뼈모세포**(osteoblast)는 활성에 따라 두 가지 형태로 관찰된다. 뼈모양조직의 표면에 위치해 있는 편평하며 핵이 길쭉한 세포는 비교적 활성이 낮은 뼈모세포(*IOb*)이다. 반면, 뼈모양조직에 인접한 부위에 위치해 있는 키가 큰 원주형 세포는 새로운 뼈모양조직을 활발하게 생성하는 뼈모세포(*AOb*)이다. 일부 조각뼈에서 뼈바탕질에 의해 완전히 둘러싸인 세포가 관찰된다. 이는 자신이 분비한 바탕질에 파묻히게 된 뼈모세포로, 이를 **뼈세포**(osteocyte, *Oc*)라고 한다. 이러한 고배율 사진에서는 중간엽세포(mesenchymal cell, *MeC*)가 듬성듬성하게 분포되어 있는 중간엽의 조직학적 특성을 잘 관찰할 수 있다. 이 사진의 오른쪽 끝부분에 위치해 있는 세포의 밀도가 높은 결합조직(*CT*)은 발생 중인 연골막이다. 이 세포들 중 일부는 뼈선조세포의 특성을 나타내며, 이는 뼈모세포로 분화하여 뼈 표면에 새로운 뼈조직을 부가시켜 성장이 일어나게 한다.

AOb, 활성뼈모세포(active osteoblast)
BS, 조각뼈(bone spicules)
BV, 혈관(blood vessels)
CT, 결합조직(connective tissue)
DT, 발생 중 치아(developing teeth)
Ep, 표피(epidermis)
IOb, 비활성뼈모세포(inactive osteoblast)
MC, 메르켈원반(Meckel cartilage)
MeC, 중간엽세포(mesenchymal cells)
Oc, 뼈세포(osteocyte)
OC, 구강(oral cavity)

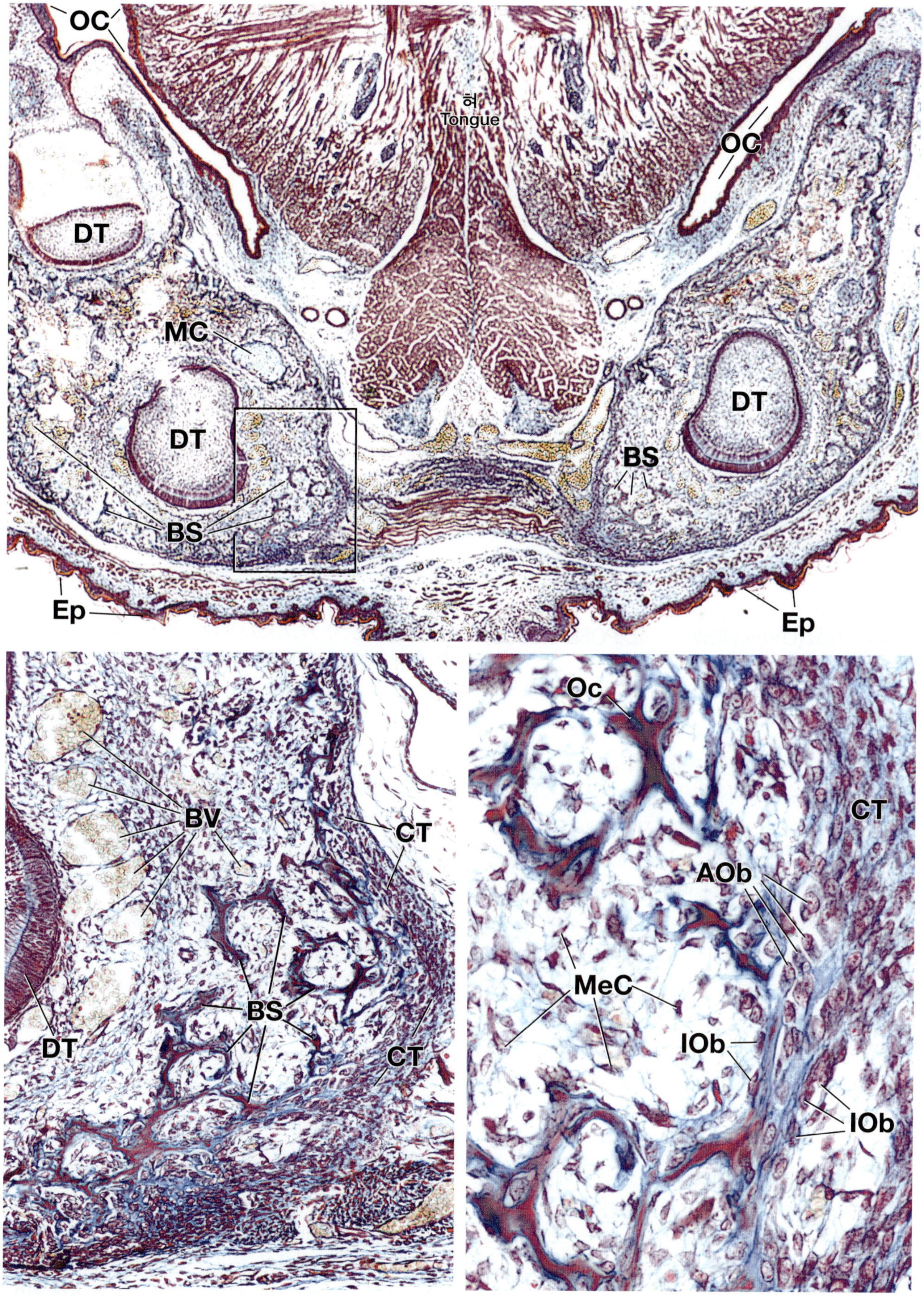
OC
혀
Tongue
OC
DT
MC
DT
DT
BS
BS
Ep
Ep
BV
CT
BS
DT
CT
Oc
CT
AOb
MeC
IOb
IOb

9

지방조직
ADIPOSE TISSUE

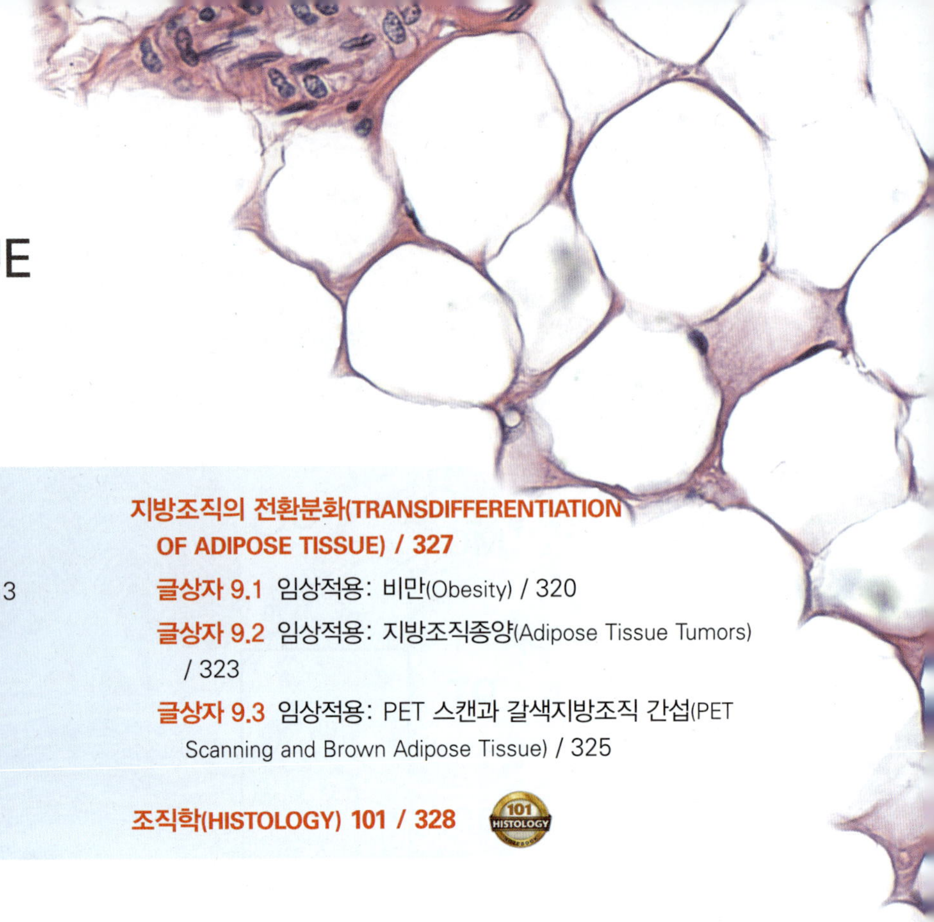

■ 지방조직의 개요(OVERVIEW OF ADIPOSE TISSUE)

지방조직은 에너지 항상성에 중요한 역할을 하는 특수결합조직 중 하나이다.

단독으로 있거나 집단을 이루며 존재하는 **지방세포**(fat cell 또는 adipocyte)들이 성긴결합조직 전역에서 발견된다. 조직 내에 주된 세포가 지방세포로 이루어져 있는 조직을 **지방조직**(adipose tissue)이라고 한다. 지방세포는 에너지 항상성에 중요한 역할을 한다. 외부 환경으로부터 영양소의 공급이 매우 다양함에도 불구하고, 신체는 생존을 위해 에너지를 지속적으로 공급해야 한다. 영양소의 공급이 부족할 때 신체의 에너지 수요를 충족시키기 위해, 지방조직은 효율적으로 과잉 에너지를 저장한다. 신체는 탄수화물과 단백질을 저장하는 제한된 용량을 가지고 있으므로, 에너지 저장은 지방세포의 **지방방울**(lipid droplet)에 **중성지방**(트라이글리세라이드, triglyceride)의 형태로 저장된다. 중성지방은 음식섭취가 에너지소비보다 더 많을 때에는 에너지가 추가되고, 에너지소비가 음식섭취보다 클 때에는 에너지를 이용하는 동적인 형태의 **에너지 저장**(energy storage)을 대표한다. 지방세포에 저장된 에너지는 사용되기 위해서 신체의 다른 부위로 빠르게 방출된다.

중성지방은 사람이 사용할 수 있는 대사 에너지 저장이 가장 농축되어 있는 형태이다. 중성지방에는 물이 거의 없기 때문에 탄수화물과 단백질의 약 2배의 에너지 밀도를 갖는다. 탄수화물과 단백질의 에너지 밀도가 16.8 kJ/g(4 cal/g)인데 반해, 중성지방의 에너지 밀도는 약 37.7 kJ/g(9 cal/g)이다. 음식이 고갈되었을 때, 중성지방은 물과 에너지의 중요한 자원이다. 일부 동물은 자신의 물 균형 유지를 위해 지방산 산화로부터 얻은 대사 물에만 의존할 수 있다. 예를 들어, 낙타의 혹은 거의 지방조직으로 이루어져 있으며, 이것은 사막 동물의 물과 에너지의 원천이다.

지방세포는 지방을 저장하는 저장소로서의 역할뿐 아니라 다른 기능도 수행한다. 이들은 곁분비물질(paracrine substance)과 내분비물질(endocrine substance)을 분비하여 에너지 대사를 조절하기도 한다. 지방세포의 새롭게 발견된 분비 기능은 지방조직에 대한 생각을 이제 중요한 **내분비기관**(endocrine organ) 중 하나로 생각하게 한다. 지방세포에서의 증가한 내분비 활성이 비만(obesity)과 연관된 대사 합병증이나 심혈관계 합병증과 관련되어 있다는 상당한 증거가 이미 밝혀졌다.

과거에는 두가지 주요 지방조직 유형: 즉 백색지방조직(단방/단일방울)과 갈색지방조직(다방/다중방울)만이 확인되었으나, 최근 세 번째 유형인 옅은갈색지방조직(소수방울)이 포함된다.

세 가지 유형의 지방조직인 백색지방조직(white adipose tissue), 갈색지방조직(brown adipose tissue), 옅은갈색지방조직(베이지색지방조직, beige adipose tissue)은 모두 이들 지방조직이 생체 내에서 보이는 색깔에 따라 이름이 붙여졌으며, 이와 같은 차이는 이들 조직 내의 높은 미토콘드리아 밀도와 많은 혈관 분포에 기인한다.

- **백색지방조직**(white adipose tissue)은 성인 사람에 발달되어 있는

유형이다.

- **갈색지방조직**(brown adipose tissue)은 사람에서 태아기에 많은 양 존재하며, 출생 후 첫 10년 동안 그 양이 감소하지만 주로 내부 장기 주변으로 다양한 양이 계속 남아 있다.
- **옅은갈색지방조직**(**베이지지방조직**, beige adipose tissue) 또는 "브라이트(brite, brown-in-white)" 지방조직은 성인의 피하 백색지방조직 내에 갈색-유사 지방세포(brown-like adipocyte)가 축적된 형태로 존재한다.

일반적으로 백색지방조직은 과잉 에너지를 지방의 형태로 저장하는 반면, 갈색지방조직과 옅은갈색지방조직은 열을 생성하여 에너지를 발산한다. 모든 지방 조직은 에너지 항상성을 조절하기 위해 생물학적 활성 물질을 생성한다.

■ 백색지방조직(WHITE ADIPOSE TISSUE)

백색(단방)지방조직(white [unilocular] adipose tissue)은 건강한 정상인 몸무게의 약 10% 정도를 차지한다.

백색지방조직의 기능(Function of White Adipose Tissue)

백색지방조직은 에너지 저장, 절연 작용, 생체 장기의 완충 작용 및 호르몬 분비 등의 기능을 한다.

백색지방조직은 피부 아래 결합조직에 있는 지방층[*panniculus adiposus; Lat. panniculus,* 작은 옷 *a little garment; adipatus,* 지방 *fatty*]이라고 하는 **피하근막**(subcutaneous fascia, 표면근막 superficial fascia)의 지방 층을 구성한다. 지방조직의 열전도율(thermal conductivity)은 골격근의 약 반 정도밖에 안되기 때문에, 피하근막은 열 손실률을 낮춤으로써 추위에 대한 중요한 열 절연체 역할을 한다. 지방조직은 복부, 궁둥이(buttock), 액와(겨드랑이, axilla) 및 넓적다리(thigh) 피부 아래에 있는 결합조직에 밀집되어 발견된다. 성별에 따라 신체의 서로 다른 부분의 피부에서 이들 지방층의 두께가 다른 것은 여성과 남성의 신체 윤곽에 있어서의 차이를 설명해준다. 여성과 남성에 모두에서 **유방의 지방패드**(mammary fat pad)는 지방이 쉽게 축적되는 부위로, 수유를 하지 않는(nonlactating) 여성의 **유방**(breast)은 주로 지방조직으로 구성되어 있다. 수유하고 있는 여성에서는 유방의 지방패드가 유방의 기능을 지지하는 데에 중요한 역할을 한다. 유방의 지방패드는 젖 생산을 위한 지방과 에너지를 제공하지만, 젖샘(유선, mammary gland) 기능에 작용하는 다양한 스테로이드, 단백질 및 호르몬 반응을 조절하는 다양한 성장인자를 합성하는 장소이기도 하다.

초기에 지방조직은 대망(큰그물막, greater omentum), 복막 및 후복막공간(retroperitoneal space)에 우선적으로 위치하고, 콩팥 주변에 풍부하게 존재한다. 지방조직은 **골수**(bone marrow)와 다른 조직들 사이 공간을 채우는 부위에서도 발견된다. 지방조직은 손바닥(palm)과 발바닥(sole), 내장심장막(장측심장막, visceral pericardium; 심장 바깥쪽 주위) 아래, 안구 주위의 안와(orbit)에서 완충(cushion) 역할을 한다. 이 지방조직은 칼로리 섭취가 감소되는 동안에도 이러한 구조적 기능을 유지한다. 다른 지방조직에 지방이 고갈되어 있을 때 이 구조적 기능을 하는 지방조직은 감소되지 않고 남아 있다.

백색지방조직은 호르몬, 성장인자 및 사이토카인 등을 포함하여 다양한 아디포카인을 분비한다.

백색지방세포(white adipocyte)는 **아디포킨**(adipokin)이나, 호르몬, 성장인자 및 사이토카인 등 생물학적 활성을 띠는 물질의 집단을 활발하게 합성하고 분비한다(그림 9.1). 이러한 이유로 지방조직은 에너지 항상성(energy homeostasis), 지방형성(adipogenesis), 스테로이드 대사(steroid metabolism), 혈관신생 및 면역반응에 있어서 중요한 역할을 하는 조직이라고 생각되고 있다.

아디포킨 중 가장 주목할 만한 것은 1994년 발견된 16 kDa의 펩타이드호르몬인 **렙틴**(leptin, *Gr. leptos,* 얇은)이다. 렙틴은 에너지 항상성 조절에 관여하며, 지방세포에서만 분비된다. 렙틴은 음식 섭취를 방해하고, 대사율 촉진 및 체중 감소를 촉진한다. 렙틴은 신체 내 에너지 저장이 충분할 때 음식물 섭취를 조절하는 **혈액 내 포만인자**(circulating satiety factor)로 작용한다. 또한 렙틴은 지방조직의 에너지 상태를 음식물 섭취를 조절하는 뇌의 섭식중추로 전달하는 내분비 신호전달경로에도 관여한다. 이들은 중추신경계에

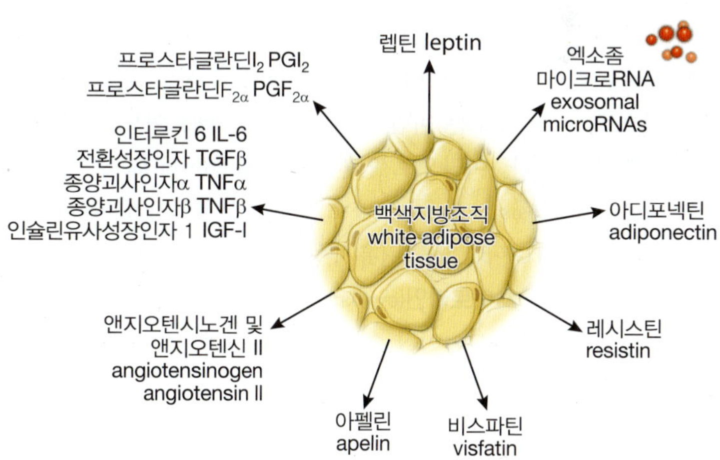

그림 9.1 백색지방조직에서 분비되는 주요 아디포킨. 이 그림은 호르몬(예: 렙틴), 사이토카인(예: 인슐린유사성장인자 1) 및 특수한 생물학적 기능을 하는 다른 분자(예: 프로스타글란딘) 등 백색지방조직에서 분비되는 다양한 유형의 아디포킨을 간단한 그림으로 나타낸 것이다. 세포 간 소통을 용이하게 하는 세포외 나노소포(extracellular nanovesicle)인 엑소좀(exosome)의 분비에 주목하자. 엑소좀은 멀리 떨어져 있는 기관의 유전자 발현 조절을 담당하는 지방세포 RNA(adipocyte RNA, 마이크로RNA microRNA)의 작은 조각을 포함하고 있으며, 이는 전신 대사에 영향을 미친다. IGF-1, 인슐린유사성장인자 1; IL-6, 인터루킨-16; PGI_1, 프로스타글란딘I_1; TGF-β, 형질전환성장인자 β; TNF-α, 종양괴사인자 α; TNF-β, 종양괴사인자 β.

서 작용을 하며, 주로 **시상하부**(hypothalamus)에 존재하는 특수 수용체에 결합한다. 렙틴은 또한 **스테로이드호르몬**(steroid hormone; 테스토스테론 testosterone, 에스트로겐 estrogen, 글루코코르티코이드 glucocorticoid)의 생성을 조절한다. 뿐만 아니라 렙틴은 지방저장소로부터 대사가 활발하게 일어나는 다른 조직으로 지방세포의 영양 상태를 소통한다(예를 들면, 지방조직으로부터 다른 부위에 있는 근육으로).

지방조직은 렙틴뿐 아니라, **아디포넥틴**(adiponectin), **레시스틴**(resistin), 레티놀결합단백질 4(retinol binding protein 4, RBP4), 비스파틴(visfatin), 아펠린(apelin), 플라스미노겐활성인자억제제 1(plasminogen activator inhibitor-1, PAI-1), 종양괴사인자(tumor necrosis factor, TNF), 인터루킨 6(interleukin-6, IL-6), 단핵구 화학주성단백질 1(monocyte chemotactic protein-1, MCP-1) 및 **안지오텐시노겐**(angiotensinogen, AGE)과 같은 다양한 아디포킨들을 분비한다. 예를 들어, 앤지오텐시노겐은 간에서 합성되며, 지방조직에 의한 이들 펩타이드의 생성 증가는 비만의 가장 흔한 합병증 중 하나인 고혈압(hypertension, 혈압의 증가)을 유발한다.

최근, 백색지방세포에서 분비되어 온전한 상태로 혈관을 순환하는 엑소좀(exosome, 막으로 둘러싸인 세포외소포 extracelluar vesicle)에서 **마이크로RNA**(miRNA)가 발견되었다. 이 miRNA는 지방세포에 특이적인 온전한 유전정보를 포함하고 있는 작은 RNA 분자(약 22개의 뉴클레오타이드)이다. 엑소좀 miRNA는 포도당/지질 대사, 인슐린 신호전달, 염증, 다양한 조직에서 백색 및 갈색 지방세포의 분화와 같은 여러 대사과정에 참여한다.

지방세포는 또한 성호르몬과 글루코코르티코이드의 합성을 조절하는 데 도움을 준다. 지방세포에서 발현되는 특정 효소들이 이러한 호르몬들을 비활성 형태에서 활성 형태로 전환시킨다. 이러한 방식으로, 이들 효소는 비만한 사람의 성 스테로이드호르몬 수치에 영향을 미친다. 비만으로 인한 **성장인자**(growth factor, 종양괴사인자 tumor necrosis factor α [TNF-α]), 전환성장인자(transforming growth factor β, TGF-β), 인슐린유사성장인자 1(insulin-like growth factor 1, IGF-1) 및 **사이토카인**(cytokine)의 분비 증가는 비정상적인 대사와 당뇨(diabetes)로 이어질 수 있다. 표 9.1에는 지방세포에 의해 생성되는 가장 중요한 물질들과 그들의 기능을 요약하였다.

지방세포의 분화(Differentiation of Adipocytes)

백색지방세포는 PPARγ/RXR 전사인자 조절에 의해 중간엽줄기세포로부터 분화된다.

배아 발생 동안 **백색지방세포**(white adipocyte)는 작은 세정맥(venule)의 외막(adventitia)과 연관되어 있는 미분화된 혈관주위 **중간엽줄기세포**(mesenchymal stem cell)로부터 기원한다(그림 9.2). **레티노이드X수용체**(retinoid X receptor, RXR)와 복합체를 이루고 있

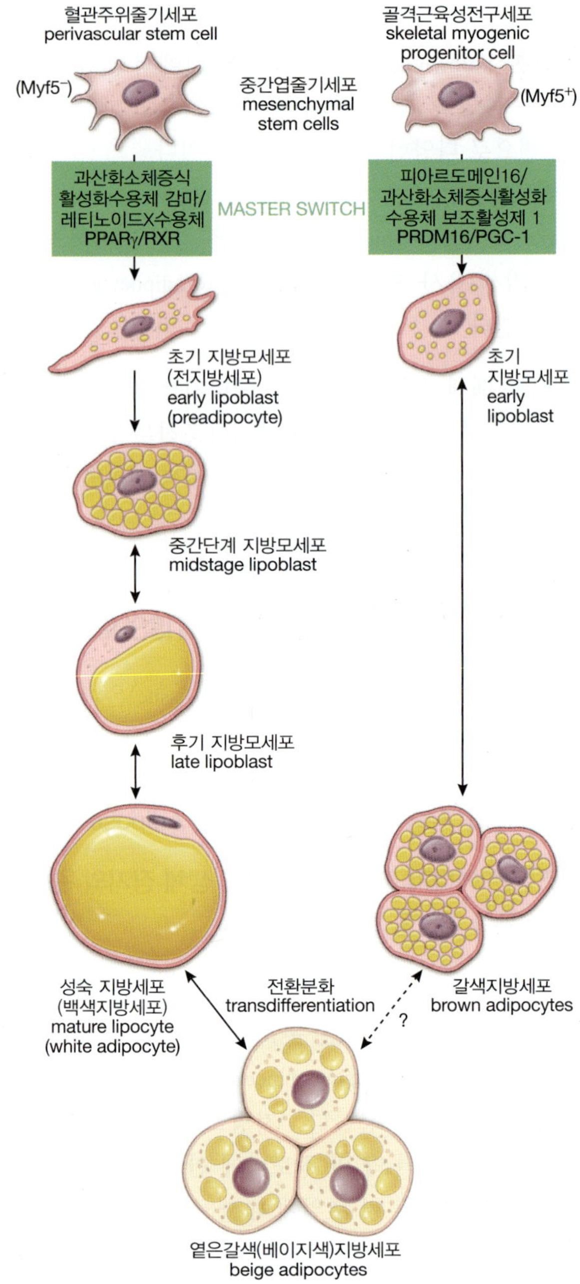

그림 9.2 갈색과 백색 지방조직 세포의 발생. 갈색지방세포와 백색지방세포는 뚜렷하게 다른 세포계열로부터 발생된다. 백색지방세포는 작은 혈관의 외막과 연관된 미분화된 혈관주위 중간엽줄기세포로부터 기원된다. 이 세포는 PPARγ/RXR 전사인자의 발현에 의해 백색지방세포 계열로 운명 지워진 초기 지방모세포(전지방세포)로 분화된다. 갈색지방세포도 중간엽에서 기원되지만, 이들은 발생 중인 배아의 피부근육분절(dermatomyotome)에서 발견되는 일반적인 골격근전구세포(myogenic progenitor cell)로부터 기원되며, 근육성인자 5(myogenic factor 5, Myf5)를 발현한다. 이 세포들은 PRDM16/PGC-1 전사인자를 발현함으로써 갈색지방세포 계열로 운명 지워진 초기 지방모세포로 분화된다. 백색지방세포의 발생 과정에서는 근육성인자(myogenic factor)를 발현하지 않으며 Myf5 음성이라는 점에 유의하자. 지방모세포는 외판(기저판)이 발달되고, 세포질 내에 많은 수의 지방방울들이 축적되기 시작한다. 백색지방조직에서 이들 지방방울들은 하나의 커다란 지방방울로 융합되어 결국 성숙세포의 세포질을 가득 채우게 된다. 이때 핵과 세포질 및 세포소기관들은 압축되어 지방방울 주위에 얇은 테두리 모양으로 남게 된다. 갈색지방조직에서는 각각의 지방방울들이 분리되어 남아 있다. 옅은갈색(베이지색)지방세포는 백색지방세포에서 발생한다. 그림 9.9에서 볼 수 있듯이 옅은갈색지방세포는 전구세포로부터 발생되기도 하지만, 백색지방세포로부터의 전환분화(transdifferentiation)가 가장 일반적인 발생 경로이다.

표 9.1 지방조직에서 합성되고 분비되는 분자와 그들의 기능 요약

분자	주요 기능 또는 영향
아실화자극단백질(acylation-stimulating protein, ASP)	지방조직에서 중성지방 합성률에 영향.
아디포넥틴(adiponectin)	간과 근육에서 지방산 산화 촉진. 혈장 중성지방과 포도당 농도를 감소시키고, 세포에서 인슐린 민감도 증가. 가족성 복합고지질혈증(familial combined hyperlipidemia)의 발병기전에 역할을 함. 인슐린저항성(insulin resistance) 및 고인슐린혈증(hyperinsulinemia)과 연관.
아디포필린(adipophilin)	세포에서 지방 축적에 대한 특수한 표지물질로 작용.
아디프신(adipsin)	지방산 저장을 촉진하고, 중성지방의 합성을 자극함으로써 지방조직의 대사를 조절하는 세린계 단백질분해효소(serine proteinase).
앤지오텐시노겐(angiotensinogen, AGE) 및 앤지오텐신 II (angiotensin II, AngII)	앤지오텐시노겐(AGE)는 혈압과 혈청 내 전해질 농도를 조절하고, 지방조직의 대사와 분화에도 관여하는 혈관작용 앤지오텐신II(vasoactive angiotensin II, AngII)의 전구체. 발생 동안 앤지오텐신II(AngII)는 지방모세포의 분화를 억제하고, 성숙 지방세포에서 지방 저장을 조절.
아펠린(apelin)	심장근의 수축성 증가. 혈압을 낮춤.
인슐린유사성장인자 1(Insulin-like growth factor 1, IGF-1)	다양한 세포들의 증식을 촉진하고, 성장인자의 많은 효과들을 중개함.
인터루킨 6(interleukin-6, IL-6)	면역계 세포들과 상호작용하고, 포도당과 지질 대사를 조절. 암이나 다른 소모성 장애(wasting disorder)에서 지방조직의 활성을 감소시킴.
렙틴(leptin)	식욕이나 신체의 에너지 소비를 조절. 신체의 지방 축척에 대한 신호를 뇌로 전달. 새로운 혈관의 형성(혈관형성, angiogenesis)을 증가. 혈관긴장도(vascular tone) 조절에 의한 혈압조절에 관여. 뼈형성(bone formation)의 효력 있는 억제제.
플라스미노겐활성인자억제제 1(plasminogen activator inhibitor-1, PAI-1)	섬유소용해(피브린용해, fibrinolysis; 혈병을 분해하는 과정)를 억제.
프로스타글란딘 I_2 와 $F_{2\alpha}$(Prostaglandins I_2와 $F_{2\alpha}$, PGI_2 and $PGF_{2\alpha}$)	염증, 혈액응고(blood clotting), 배란, 월경 및 산 분비 등의 조절을 도움.
레시스틴(resistin)	인슐린저항성 증가. 비만 및 2형 당뇨(type 2 diabetes)와 연관.
레티놀결합단백질 4(retinol binding protein 4, RBP4)	주로 내장지방조직(visceral adipose tissue)에서 생성. 인슐린 민감성(insulin sensitivity)을 감소시키고, 포도당의 항상성을 변화시킴.
전환성장인자(transforming growth factor β, TGF-β)	증식, 분화, 아포토시스 및 발생 등 다양한 생물학적 반응을 조절.
종양괴사인자 α와 β(tumor necrosis factor α와 β, TNF-α & TNF-β)	인슐린 수용체 신호전달을 간섭하고, 비만 시 인슐린저항성 전개의 원인이 됨.
비스파틴(visfatin)	내장지방조직에서 생성; 이 물질의 농도는 내장지방조직의 크기와 밀접하게 연관됨. 신체질량지수(신체비만지수 body mass index) 조절에 관여. 혈액 내 포도당 농도를 감소시킴.

Vázquez-Vela ME, Torres N, Tovar AR. White adipose tissue as endocrine organ and its role in obesity. *Arch Med Res* 2008;39: 715-728로부터 변형.

는 **과산화소체증식활성화수용체 감마**(peroxisome proliferator-activated receptor gamma, PPARγ)라고 하는 전사인자가 지방세포의 분화와 지방대사의 개시에 중요한 역할을 한다는 것이 최근 연구결과에 의해 밝혀졌다. 이들은 **초기 지방모세포**(early lipoblast, adipoblast) 또는 전지방세포(preadipocyte)가 백색지방조직의 성숙지방세포로 성숙되는 과정을 유도한다. 과산화소체증식활성화수용체 감마(PPARγ) 표적 유전자의 대부분은 지방조직에서 지방형성과정(lipogenic pathway)에 영향을 주며, 중성지방의 저장을 시작하게 한다. 그러므로 **과산화소체증식활성화수용체 감마/레티노이드X수용체 복합체**(PPARγ/RXR)는 백색지방세포 분화의 "**마스터스위치**(master switch)" 조절자로 여겨진다.

백색지방조직은 태아 발생 중간에 형성된다.

지방모세포(lipoblast)는 초기에 태아의 작은 혈관을 따라 존재하는 간질혈관세포(stromal-vascular cell)로부터 발생되며, 이때에는 세포질에 지방이 없다. 이들 세포는 과산화소체증식활성화수용체 감마/레티노이드X수용체 복합체(PPARγ/RXR) 전사인자 발현에 의해 초기 단계에 지방세포로 운명 지워진다. 이러한 세포들이 집단을 이루고 있는 것을 간혹 **원시지방장기**(primitive fat organ)라 한다. 이 구조에는 증식 중인 초기 지방모세포와 모세혈관들이 존재하는 것이 특징이다. 지방모세포에 지방이 축적되면 전형적인 지방세포의 형태가 된다.

초기 지방모세포는 섬유모세포처럼 보이지만 작은 지방포함물과 얇은 외판이 발달되어 있다.

투과전자현미경(TEM) 연구 결과, **초기 지방모세포**(early lipoblast)는 길쭉한 형태를 하고, 여러 개의 세포질돌기를 내며, 형질내세망과 골지복합체가 풍부하게 관찰된다. 지방모세포가 분화를 시작함에 따라 과립세포질세망(rER)은 감소하고 소포(vesicle)의 수는 증가한다. 작은 **지방포함물**(lipid inclusion)이 세포질의 한쪽 끝 쪽에 나타난다. 포음소포(pinocytotic vesicle)와 **외판**(external lamina)도 관찰된다. 외판의 존재는 지방세포를 고유결합조직의 세포들과 구분할 수 있는 특징이 된다.

중간 단계의 지방모세포는 난원형으로 지방의 축적이 세포의 크기를 변화시킨다.

계속되는 발생과정 동안 초기 지방모세포는 난원형의 형태를 하게 된다. 이 단계 세포의 가장 특징적인 모습은 매우 밀집되어 있는 소포와 작은 지방방울들이 핵 주변과, 세포의 양극으로 뻗어 있는 것이다. 글리코겐 입자들은 지방방울의 주변부에 나타나고, 포음소포와 기저판이 더욱 뚜렷하게 관찰된다. 이와 같은 특징의 세포를 **중간단계 지방모세포**(midstage lipoblast)라고 한다.

성숙 지방세포는 하나의 커다란 지방포함물과, 얇은 테두리 모양의 세포질이 이를 둘러싸고 있는 것이 특징이다.

분화 후기에 세포들은 크기가 커지고 더욱 구형(공 모양, spherical)이 된다. 작은 지방방울들이 뭉쳐 **하나의 커다란 지방방울**(single large lipid droplet)을 형성하고, 이 지방방울은 세포질의 중앙부위를 차지한다. 무과립세포질세망이 풍부하게 존재하고, 과립세포질세망은 덜 뚜렷하게 나타난다. 이러한 세포를 **후기 지방모세포**(late lipoblast)라고 한다. 궁극적으로 지방덩어리는 핵을 세포질의 한쪽 끝으로 치우치게 하여, H&E염색한 표본에서 세포는 도장이 새겨진 반지(*signet-ring*)와 같은 모양을 한다. 이들은 하나의 지방방울을 함유하고 있으므로, **단방**[unilocular, 라틴어. *unus*, 단일 *single; loculus*, 작은 공간 *a little place*] **지방세포**(adipocyte) 또는 성숙 지방세포(mature lipocyte)라고 한다.

지방세포 및 지방조직의 구조(Structure of Adipocytes and Adipose Tissue)

단방지방세포는 크기가 큰 세포로 간혹 직경이 100 μm 또는 그 이상이 된다.

백색지방세포(white adipocyte)는 단독으로 존재할 때 구형이며, 지방조직에서 집단으로 모여 있을 때에는 다각형 모양이나 난원형의 모양을 한다. 세포에 지방이 축적되기 때문에 크기가 크며, 핵은 납작하여 지방덩어리의 한쪽으로 치우쳐 위치하고, 세포질은 지방 주위로 가느다란 테두리만 형성한다. 일반적인 조직표본제작과정에서 지방은 자일렌과 같은 유기용매에 녹아 없어져서 지방조직은 다각형의 형태의 섬세한 그물 모양으로 나타난다(그림 9.3). 그물의 가느다란 띠가 이웃하는 지방세포들을 구분하며, 이러한 띠는 두 세포의 세포질과 세포외기질이 있는 부위이다. 그러나, 이러한 띠는 보통 매우 얇아, 광학현미경 하에서 이들 성분들을 구분하기는 어렵다.

지방조직에는 혈관 분포가 풍부하며, 모세혈관들은 이웃하는 지방세포들이 만나는 그물구조의 모서리 부분에서 발견된다. 지방세포는 자신이 분비한 세망섬유(III형콜라겐)에 의해 둘러싸여 있어, 은염색을 하면 관찰할 수 있다. 특수염색을 하면 무수신경섬유(unmyelinated nerve fiber)와 많은 수의 비만세포도 관찰된다. 백색지방의 특성을 표 9.2에 요약하였다.

지방세포에서 지방방울은 막에 의해 둘러싸여 있지 않다.

지방세포에서 지방방울과 이를 둘러싸는 세포질 사이 경계면을 전자현미경으로 관찰하면, 5 nm 두께의 지방의 농축된 층이 이 층과 평행하게 위치하는 5~10 nm 직경의 **바이멘틴 미세섬유**(vimentin filament)에 의해 보강되어 있는 것을 볼 수 있다. 이 층은 지방방울의 소수성 물질(hydrophobic content)들을 친수성 세포기질(hydrophilic cytoplasmic matrix)과 분리시켜 준다. 지방세포의 핵주위 세포질에는 크기가 작은 골지복합체, 자유리보솜, 작은 과립세포질세망, 미세섬유 및 중간미세섬유 등이 포함되어 있다. 미세섬유 형태의 미토콘드리아와 여러 가지 형태의 무과립형질내세망들도 역시 지방방울을 둘러싸고 있는 세포질 테두리에서 관찰된다(그림 9.4).

지방조직의 조절(Regulation of Adipose Tissue)

지방조직의 조절을 소화과정의 조절 및 중추신경계의 기능과 분리하여 설명하는 것은 거의 불가능하다. 지방조직, 소화관 및 중추신경계로부터 나오는 호르몬과 신경신호(neural signal) 사이의 상호 연결은 식욕, 배고픔, 포만감 및 에너지 항상성을 조절하는 **뇌-소화관-지방축**(brain-gut-adipose axis)을 이룬다(그림 9.5).

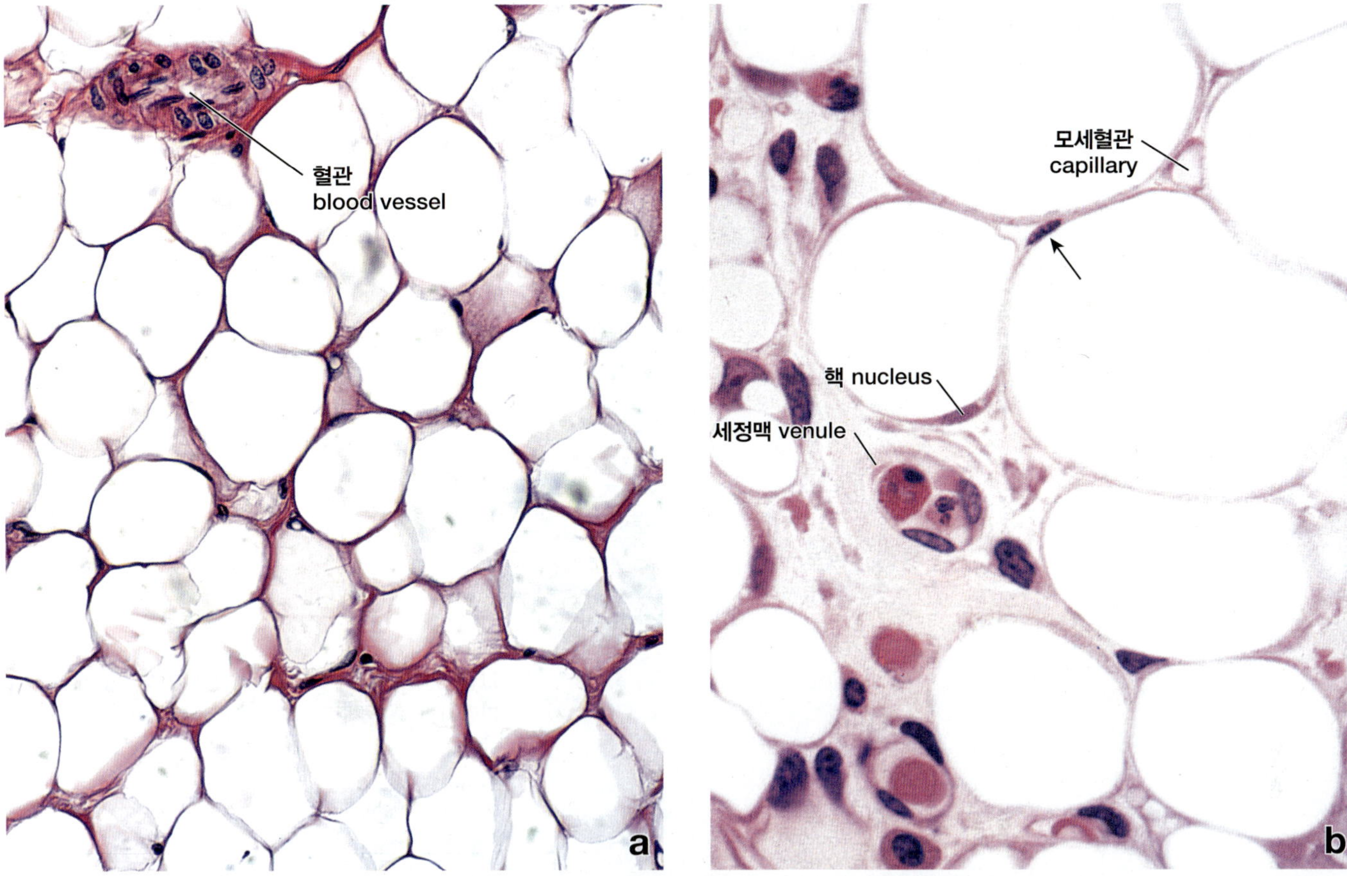

그림 9.3 백색지방조직. a. H&E 염색한 백색지방조직 파라핀 표본 사진으로, 특징적인 그물구조가 관찰된다. 각 빈 공간은 하나의 커다란 지방방울이 있던 공간으로, 조직표본제작과정 동안 용해되어 빠져나가 비어 있다. 공간 주변으로 에오신에 염색된 물질들은 이웃하는 세포들의 세포질과 그 사이에 있는 약간의 결합조직 성분이 염색된 것이다. ×320. **b.** 글루타르알데히드로 고정하고 플라스틱에 포매한 백색지방조직 표본의 고배율 사진이다. 각 지방세포의 세포질이 잘 나타나 있고, 세포 핵의 일부도 이 단면에서 잘 관찰된다. 지방세포에 가까이 접해 있는 두 번째 핵(*화살표*)은 섬유모세포의 핵으로 생각되며, 이들을 확실하게 구분하기 쉽지 않다. 지방세포의 크기가 크기 때문에 세포와 한 단면에서 핵을 관찰하기 쉽지 않다. 이 사진에서는 모세혈관과 작은 세정맥도 뚜렷하게 관찰된다. ×950.

개인의 지방조직의 양은 단기체중조절과 연관된 계통과 장기체중조절계통의 두 가지 생리계통에 의해 결정된다.

각 개인에서 지방조직의 양은 두 가지 생리계통에 의해 조절된다. 첫 번째 계통은 **단기체중조절계통**(short-term weight regulation)과 연관되어 있으며, 이들은 식욕과 하루의 대사를 조절한다. 최근 위장관에서 생성되는 두 개의 분자량이 작은 펩타이드호르몬이 이 계통과 연관되어 있음이 알려졌으며, 이들 호르몬에는 식욕자극제인 **그렐린**(ghrelin)과 식용억제제인 **펩타이드YY**(peptide YY, PYY)가 있다. 두 번째 계통은 **장기체중조절**(long-term weight regulation)과 연관되어 있으며, 이들은 식욕과 지속적인 대사(수개월과 수년)를 조절한다. **렙틴**(leptin)과 **인슐린**(insulin)이라고 하는 두 가지 주요 호르몬이 이 계통에 영향을 미친다. 이들은 갑상샘호르몬, 글루코코르티코이드 및 뇌하수체(pituitary gland)의 호르몬 등과 함께 작용한다(그림 9.5 참조).

그렐린과 펩타이드YY는 단기체중조절계통의 한 부분으로 식욕을 조절한다.

최근 발견된 잠재적인 식용촉진제인 **그렐린**(ghrelin)은 위 상피세포(gastric epithelial cell)에서 생성되는 28개의 아미노산으로 구성된 크기가 작은 폴리펩타이드이다. 식욕촉진 작용뿐 아니라 뇌하수체(pituitary gland)의 전엽(anterior lobe)에서 성장호르몬 분비에 관여한다. 사람에서, 그렐린은 **시상하부**(hypothalamus)에 있는 수용체를 통해 작용하며, 배고픔에 대한 감각을 증가시킨다. 따라서 이들은 "식사개시(meal initiator)" 인자로 여겨지고 있다. 15번 염색체에 유전적 변이가 원인이 되는 **프래더-윌리증후군**(Prader-Willi syndrome)의 경우, 그렐린이 과도하게 생성되며 병적인 비만을 초래한다. 이 증후군 환자의 경우 강박적인 식사(compulsive eati)와 음식에 대한 집착(obsession)이 초기 단계부터 발생한다. 이 환자에서 먹는 것에 대한 충동은 생리적이고 압도적이어서 조절하기가 매우 어렵다. 치료하지 않는다면, 이 환자는 비만과 연관된 합병증으로 30세가 되기 전에 사망하게 된다.

위장관 호르몬 **펩타이드YY**(peptide YY)는 크기가 작고 36개

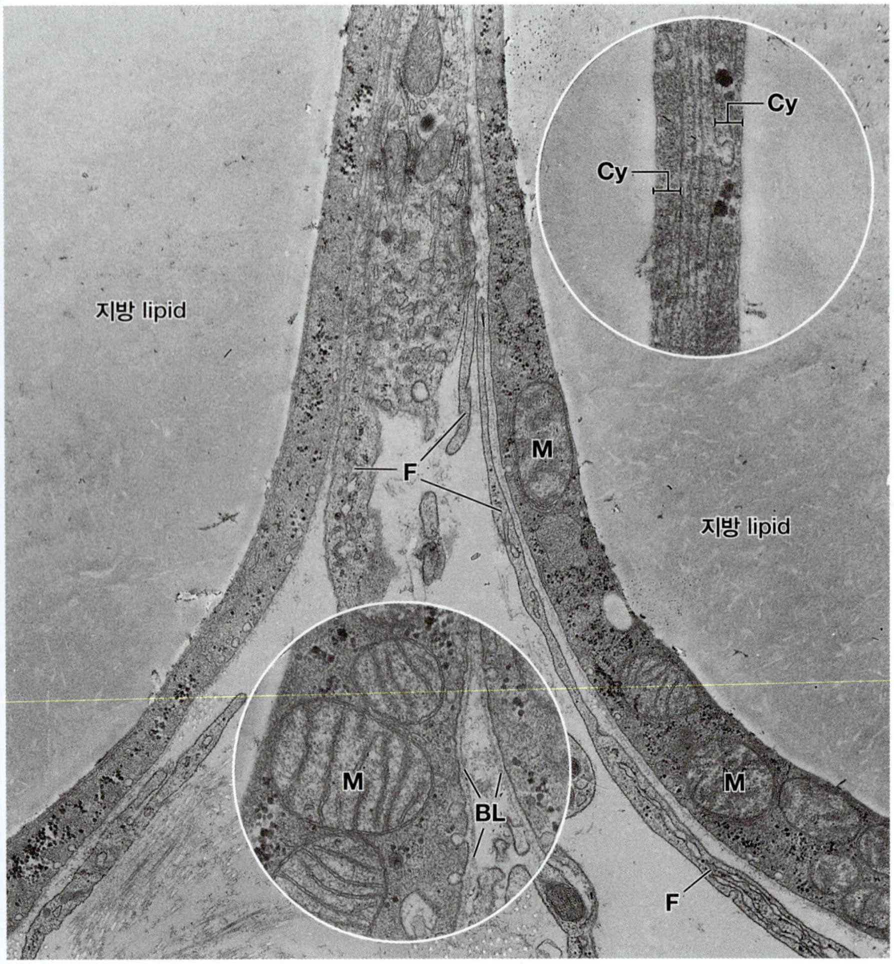

그림 9.4 두 개의 이웃하는 지방세포 부위를 보여주는 전자현미경사진. 지방세포의 세포질에서 미토콘드리아(*M*)와 글리코겐(후자는 매우 짙은 입자로 나타남)이 관찰된다. ×15,000. **위 삽입그림.** 이웃한 두 개의 지방세포의 얇아져 있는 세포질(*Cy*). 각 세포는 외판(기저판)과 매우 가는 섬유모세포의 세포질돌기가 들어 있는 좁은 공간에 의해 서로 분리되어 있다. ×65,000. **아래 삽입그림.** 지방세포의 외판(기저판, *BL*)은 세포들을 서로에 대해 적절하게 분리하는 층으로 나타난다. *F*, 섬유모세포돌기. ×30,000.

의 아미노산으로 이루어져 있으며, 소장에서 생성된다. 이들은 식사 후 바로 포만감을 최대로 느끼게 하여 체중 감소를 촉진하고 유지하는 데에 중요한 역할을 한다. 이 호르몬도 역시 **시상하부**(hypothalamus)에 있는 수용체에 작용하여 **식욕을 억제**(suppress appetite)한다. 이 호르몬은 포만감(satiety) 또는 충만한 감각을 유도하여 먹는 것을 멈추게 함으로써 음식 섭취를 감소시킨다. 임상연구에서 사람에게 펩타이드YY를 투입하면 24시간 동안 33%의 음식 섭취를 감소시키는 것으로 나타났다.

두 가지 호르몬, 렙틴과 인슐린은 장기체중조절계통에 관여한다.

사람에서 염색체 7에 존재하는 **렙틴**(leptin)과 **Ob**(Lep) **유전자**의 발견은 **에너지 항상성**(energy homeostasis)의 메커니즘에 대한 통찰력을 제공하고, **비만**(obesity)의 병인 연구와 **기아**(starvation)에 대한 생물학적 반응을 연구하기 위한 기초를 제공하며, **섭식을 제어하는**(control feeding) 신경기전을 이해하는 데 도움이 되었다.

렙틴(16 kDa 단백질)은 에너지 항상성, 대사 및 신경 내분비 기능 조절에 중요한 역할을 하는 지방조직에서 분비하는 호르몬이다. 신체에서 혈액 내 렙틴의 농도는 지방조직 덩어리의 크기와 저장된 에너지 양을 반영한다. 또한 중추신경계가 음식 섭취와 에너지 소모 사이의 균형을 유지하도록 안내한다. 렙틴은 시상하부의 렙틴 수용체와 결합함으로써 뇌에 즉각적인 영향을 주어 식욕을 조절한다. 이 신경내분비계통은 기아나 비만과 연관된 위험으로부터 사람들을 보호한다. 또한 렙틴은 지방산 산화(fatty acid oxidation)를 자극하고 비지방조직에서 체내 축적을 줄여 인슐린 민감성(insulin sensitivity)을 개선한다. 렙틴 수치는 기아(즉 **신경성식욕부진**[anorexia nervosa] 환자) 동안 떨어지고, 적응 반응을 유발하여 에너지 소모를 감소시킨다(예: 월경 중단, 인슐린 저항성, 면역 기능 변화). 비만이 있는 사람은 대부분 높은 내인성 렙틴 수치를 가지고 있다. 생쥐와 사람에서 렙틴이나 렙틴 수용체를 코딩하는 유전자의 돌연변이는 **병적비만**(morbid obesity)을 유발하고, 렙틴은 렙틴 결핍 환자(leptin-deficient patient)에 있어서 비만을 효과적으로 치료할 수 있다.

혈액 내 포도당 농도를 조절(regulates blood glucose level)하는 췌장호르몬인 **인슐린**(insulin) 역시 지방조직 대사 조절에 관여한다. 인슐린은 지방세포에서 지방방울 내 포도당의 중성지방으로의 전환을 증가시킨다. 렙틴과 마찬가지로 인슐린은 시상하부에 있는 중추 센터에 작용하여 **체중을 조절**(regulates weight)한다. 렙틴과는 달리, 인슐린은 지방조직의 축적에 요구된다. 최근 비만억제제(antiobesity drug)에 대한 연구는 시상하부에서 인슐린과 렙틴 신호전달을 억제할 수 있는 물질 개발에 집중되고 있다.

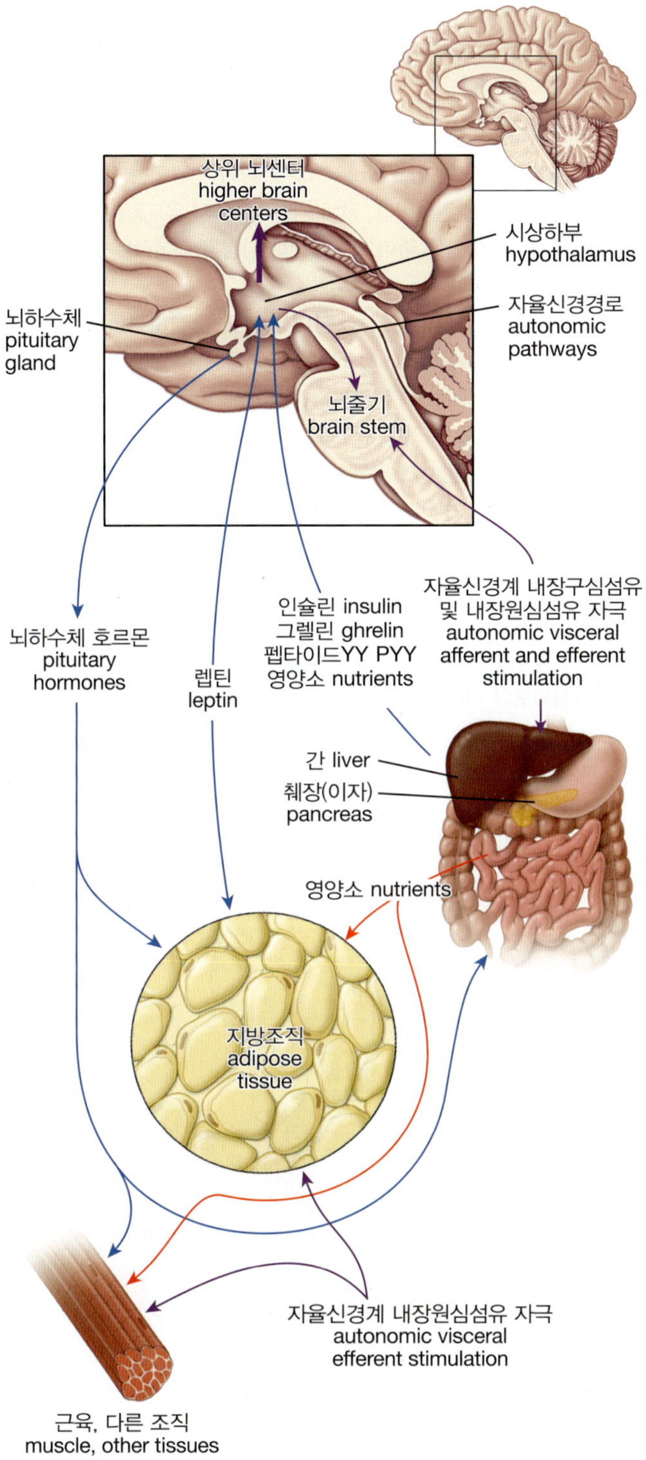

그림 9.5 에너지 항상성 조절. 에너지 항상성 조절에 관여하는 뇌-소화관-지방조직축(brain-gut-adipose axis)에서 지방조직과 중추신경계 및 위장관계(gastrointestinal system)와의 관계를 간략한 그림으로 나타낸 것이다.

지질의 축적과 동원은 신경계 인자와 호르몬 인자에 의해 영향을 받는다.

지방조직의 주된 대사기능 중 하나가 혈액으로부터의 **지방산 섭취**(uptake of fatty acid)와, 지방세포 내에서 지방산의 **중성지방으로의 전환**(conversion to triglyceride) 과정이다. 그러고 나서 중성지방은 세포의 지방방울 내에 저장된다. 지방조직이 신경기전이나 호르몬 기전에 의해 자극되면 저장된 중성지방은 글리세롤(glycerol)과 지방산으로 분해되며, 이러한 과정을 **동원**(가동화, mobilization)이라고 한다. 이때 지방산은 지방세포의 세포막을 가로질러 모세혈관으로 들어간다. 모세혈관 내에서 지방산은 **알부민**(albumin) 운반체단백질(carrier protein)에 결합하여 다른 세포로 수송되고, 그곳에서 대사 연료로 사용된다.

신경기전에 의한 동원(neural mobilization)은 공복(fasting) 기간 동안이나 심한 추위에 노출되었을 때 특히 중요하다. 설치동물을 이용하여 실험적인 기아상태를 유도하였을 때, 기아 초기 단계 동안에 신경이 제거된 지방패드에 있는 지방세포에 지속적으로 지방이 축적됨을 관찰하였다. 이때 반대쪽 신경이 분포하는 지방패드에 있는 지방세포에서 지방을 동원한다. 지금은 **노르에피네프린**(norepinephrine, 교감신경계 신경세포의 신경종말에서 분비)이 **지질분해효소**(lipase)의 활성화를 유도하는 일련의 대사 단계를 시작하는 것으로 알려져 있다. 이 효소는 지방세포에 저장되어 있는 지질의 90% 이상을 구성하는 중성지방을 분리한다.

호르몬에 의한 동원(hormonal mobilization)에는 호르몬과, 지방세포로부터 지방산 분비를 조절하는 효소의 복합적인 계통이 관여한다. 이 계통에는 **인슐린**(insulin), 갑상샘호르몬(thyroid hormone) 및 부신스테로이드(adrenal steroid) 등이 포함된다. 인슐린은 지질 합성효소(지방산합성효소 fatty acid synthase, 아세틸조효소A카르복시화효소 acetyl-CoA carboxylase)를 자극함으로써 지질의 합성을 증진시키고, 호르몬민감지질분해효소(hormone-sensitive lipase)의 활성을 억제함으로써 지질의 분해를 억제하여 지방산의 분비를 차단하는 데에 중요한 호르몬이다. 또 다른 췌장호르몬인 **글루카곤**(glucagon)과 뇌하수체에서 분비되는 **성장호르몬**(growth hormone) 모두 지질의 이용(utilization)을 증가시킨다(지질분해 lipolysis). **갑상샘호르몬**(thyroid hormone)은 지방생성(lipogenesis, 지질 형성)을 증가시키며, 이어 지방세포에 저장되어 있는 지질을 유리 지방산(free fatty acid)으로 분해하는 지방분해효소(lipolytic enzyme)를 촉진한다. 코르티솔(cortisol)과 같은 **부신스테로이드**(adrenal steroid)는 지방세포에서 지방 분해를 자극하여 유리 지방산과 트리글리세리드를 에너지 활용을 위해 방출한다. 뿐만 아니라, 증가된 **종양괴사인자 알파**(tumor necrosis factor α, TNF- α)의 농도는 비만과 당뇨와 연관된 인슐린저항성의 전개에 원인 인자(causative factor)로 여겨져 왔다.

■ 갈색지방조직(BROWN ADIPOSE TISSUE)

신생아에 풍부한 갈색지방조직은 성인에서는 현저하게 감소한다.

주요 발열조직(thermogenic tissue)인 **갈색지방조직**(brown adipose tissue)은 신생아에 많은 양 존재한다. 신생아의 경우 체중 대비 체표면의 비율(surface-to-mass ratio)이 높기 때문에 갈색지방조직은 과다한 열손실을 상쇄시키고, 치명적인 저체온증(hypothermia,

글상자 9.1

임상적용: 비만(Obesity)

비만(obesity)은 미국에서 유행병이다. 미국국립보건원에 의한 최근 추정에 따르면, 미국인의 약 2/3가 비만이 있고, 매년 300,000명이 비만과 연관된 대사질환(예를 들어 당뇨, 고혈압, 심혈관질환 및 암)으로 사망한다. 신체에서 지방이 차지하는 비율이 비슷한 나이와 성별의 사람에서 지방이 차지하는 평균 비율을 초과할 때 비만이라고 한다. 비만의 보편화는 최근 10년에 12%에서 18%로 증가되어왔다. 이러한 증가는 남성과 여성 모두에서, 사회경제적 수준과 관계없이 나타났으며, 18~29세 연령 그룹에서 가장 큰 증가가 보고되었다.

체중/신장^{2}으로 표현되는 **신체질량지수**(신체비만지수, body mass index, BMI)는 신체 지방 총량과 밀접하게 연관되어 있으며, 성인에서 과체중이나 비만을 분류할 때 흔히 사용된다. 신체질량지수는 18.5~24.9 kg/m^{2}이 정상 수치로 생각된다. 이러한 신체질량지수가 25~29.9 kg/m^{2}이면 과체중이며, 30 kg/m^2 이상이면 비만이다. 비만은 고혈압, 심혈관질환, 당뇨 및 암과 같은 많은 병과 연관되어 있을 뿐 아니라 사망률 위험도 증가와도 연관되어 있다. 비만은 개인의 유전자 구성 및 자신들의 환경 사이에 상호 작용 결과로 발생되는 만성 질환이다.

비만 유전자(obesity gene)는 렙틴(leptin), 그렐린(ghrelin) 및 에너지 밸런스를 조절하는 다른 인자들을 포함하는 단기체중조절계통(short-term weight regulation system)과 장기체중조절계통(long-term weight regulation system)의 분자 성분들을 부호화한다. 또한 이들 인자 중 일부는 지방조직에 의한 포도당 대사를 조절하며, **2형 당뇨**(type 2 diabete)와 연관되는 인슐린저항성(insulin resistance) 발생에 관여한다. 장차 지방세포에서 유도되는 단백질들에 대한 심층 연구로부터 비만을 줄이고, 인슐린저항성을 극복하는 잠재적인 치료제 개발이 가능할 것이다.

비만이 있는 사람의 지방조직을 **현미경으로 관찰하면**(microscopic examination), 거대 지방방울(gigantic lipid droplet)을 함유하고 있는 비대지방세포(hypertrophic adipocyte)가 관찰된다. 손상받거나 죽은 지방세포의 세포찌꺼기가 비대지방세포들 사이에 산재되어 관찰된다. 이러한 죽은 지방세포는 비만한 사람에서 비만하지 않은 사람보다 약 30배 이상 더 흔하게 관찰된다. 커다란 대식세포가 비만한 지방조직 사이로 침투해 들어가며, 이들은 손상받은 세포나 죽은 세포들의 찌꺼기를 제거하고, 아디포킨(adipokine)의 분비를 변화시킨다(그림 F9.1.1). 또한 대식세포는 지방세포 전구세포로부터 지방세포로 분화하는 것을 억제하여, 이미 존재하고 있던 지방세포의 비대(hypertrophy)를 유발한다. 대식세포가 세포찌꺼기를 제거하는 데 소요되는 긴 시간과 대식세포의 거대한 크기 때문에, 비만한 지방조직에서는 **만성적인 낮은 수준의 염증**(chronic low-grade inflammation) 징후가 나타난다. 대식세포의 수는 지방세포의 크기와 양성적으로 상관 관계가 있으며, 인슐린저항성의 출현과 일치한다.

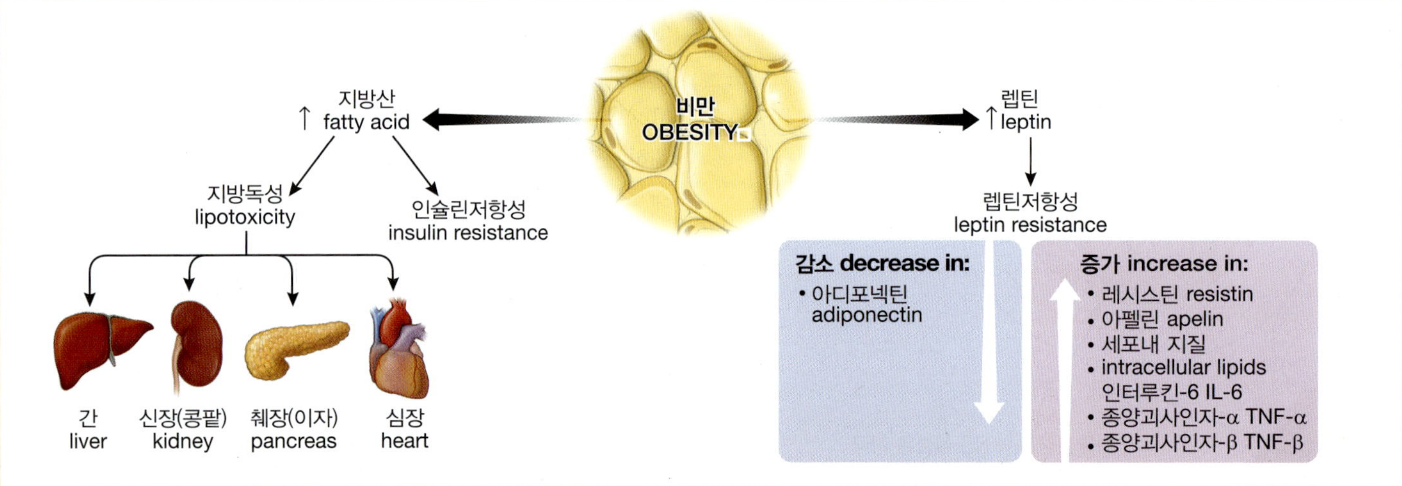

그림 F9.1.1 비만 시 지방세포 대사의 변화. 비만이 있는 사람의 지방세포는 비대해지고, 과량의 렙틴을 생성한다. 증가한 렙틴 분비는 지방조직 외의 조직에서 렙틴에 대해 저항성을 갖게 하는 원인이 된다. 비대 지방세포는 과량의 지방산과 인슐린저항성을 증진시키는 아디포킨을 대량 분비한다. 이들은 콩팥(콩팥지방독성 renal lipotoxicity), 간(비알콜성 지방간 질환 nonalcoholic fatty liver disease), 췌장 및 심장과 같은 장기에 지방을 병적으로 축적시킨다. (Vázquez-Vela ME, Torres N, Tovar AR. White adipose tissue as endocrine organ and its role in obesity. *Arch Med Res* 2008;39:715–728로부터 변형.)

미숙아 사망의 주요 위험인자)을 피할 수 있도록 돕는다. 신생아에서 갈색지방조직은 전체 체중의 약 5%를 구성하며, 주로 등, 척주(spine)의 위쪽 반을 따라 위치하며, 어깨(shoulder)에도 존재한다. 갈색지방조직의 양은 신체가 커감에 따라 점차적으로 감소하지만, 10살까지 남아 있어 경부(cervical), 액와(axillary), 척추옆(paravertebral), 종격(mediastinal), 흉골(sternal) 및 복부 등에 널리 분포한다. 그 이후에는 대부분 지역에서 사라지고, 콩팥, 부신 및 큰 혈관(대동맥 aorta)의 주위와, 목 부위(목 심부 deep cervical, 쇄골상부 supraclavicular), 등(back, 견갑간부[interscapular]와 척추옆[paravertebral]) 및 흉부(thorax , 종격 mediastinum)에만 남아 있다. 암세포를 확인하기 위해 사용되는 다량의 방사능 표지된 포도당(^{18}F-FDG)의 흡수에 기초한 **양전자방출단층촬영술**(Positron emission tomography, PET)은 위에 언급한 성인 신체에서 발견되는 갈색지방조직의 특징적인 패턴을 검출할 수 있다(글상자 9.3, 325쪽 참조).

이와 같은 결과는 조직생검(tissue biopsy)에서 확인되었다.

갈색, 다방지방조직의 지방세포는 수많은 지방방울들을 함유하고 있다.

갈색(다방)지방조직(brown [multilocular] adipose tissue)의 세포들은 백색지방조직의 세포에 비해 크기가 작다. 각 세포의 세포질에는 수많은 지방방울들을 함유하고 있어, 하나의 커다란 지방방울만 함유하고 있는 백색 단방 지방세포에 비해 이들을 **다방지방세포**(*multilocular*)라고 한다. 성숙 갈색지방세포의 핵은 전형적으로 세포질 내에 한쪽으로 치우쳐 위치하지만, 백색지방세포처럼 납작한 핵의 모양을 하지는 않는다. 일반적인 H&E 염색표본에서 갈색지방세포의 세포질은 속이 빈 공포(vacuole)들도 가득 차 있으며, 이빈 공포의 공간은 원래 채워져 있는 지질 성분들이 표본제작과정 중에 용해되어 없어져 나타난 구조이다(그림 9.6). 포함하고 있던 지질 성분이 빠져나간 갈색지방세포는 결합조직의 세포보다는 상피세포와 가깝게 닮았다. 갈색지방세포는 많은 수의 공 모양의 미토콘드리아를 포함하고 있으며 미토콘드리아에는 수많은 능선(cristae)이 발달되어 있다. 또한 작은 골지복합체와 단지 적은 양의 과립세포질세망과 무과립세포질세망이 존재한다. 미토콘드리아에는 많은 양의 시토크롬산화효소(cytochrome oxidase)가 함유되어 있어, 갈색지방세포가 갈색을 띠게 한다.

갈색지방조직은 결합조직의 격벽(partition)에 의해 소엽(lobule)으로 나누어지지만, 소엽 내 각 세포들 사이에는 결합조직 간질(stroma)이 거의 존재하지 않는다. 이 조직에는 모세혈관도 풍부하게 분포하여 갈색의 색을 더욱 짙게 나타나게 한다. 수많은 무수 노르아드레날린성 교감신경섬유(noradrenergic sympathetic nerve fiber)들이 지방세포들 사이에 분포한다. 갈색지방조직의 특징은 표 9.2에 나열하였다.

갈색지방세포는 PRDM16/PGC-1 전사인자의 조절 하에 중간엽 골격근형 전구(Myr5 양성) 줄기세포로부터 분화된다.

갈색지방세포(brown adipocyte)도 **중간엽줄기세포**(mesenchymal stem cell)로부터 기원되지만, 백색지방세포로 분화하는 세포계열과 다른 계열에서 기원한다. 세포계열을 추적하는 실험을 통

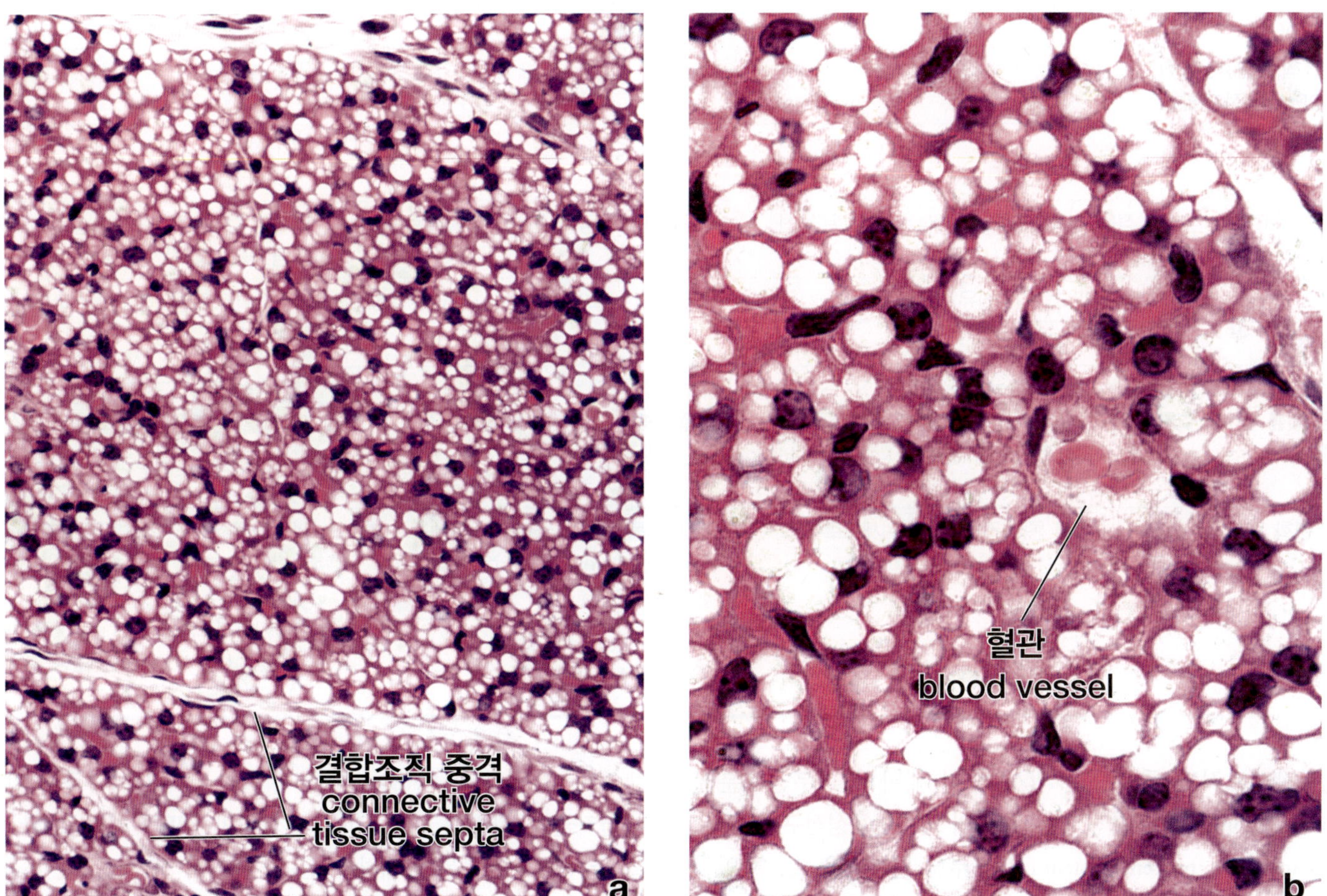

그림 9.6 갈색지방조직. a. 신생아로부터 얻은 갈색지방조직을 파라핀 포매하여 H&E 염색한 사진이다. 세포 내에 다양한 크기의 지방방울들이 포함되어 있다. ×150. **b.** 고배율 사진으로, 대부분의 갈색지방세포에서 중앙에 위치한 둥근 모양의 핵이 관찰된다. 대부분 세포의 형태는 다각형 모양이고, 서로 밀집되어 있으며, 세포질 내에는 수많은 지방방울들을 함유하고 있다. 일부 세포에는 커다란 지방방울이 핵을 세포질 주변부 쪽으로 몰아, 핵이 한쪽으로 치우쳐 있다. 콜라겐섬유와 모세혈관 그물이 갈색지방세포 주변을 둘러싸고 있다. ×320.

표 9.2 지방조직 특성 요약

특성	백색지방조직	갈색지방조직	옅은갈색(베이지색)지방조직
	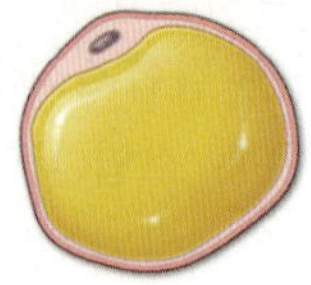	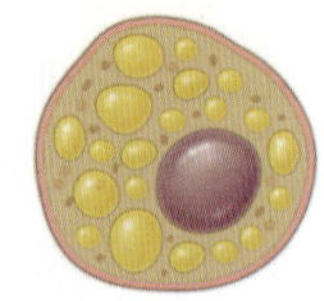	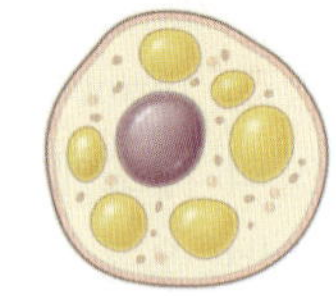
분포 장소	피하층(subcutaneous layer), 유선(mammary gland), 대망(greater omentum), 장간막(mesentery), 후복막공간(retroperitoneal space), 장측심장막(visceral pericardium), 안와(orbit, eye socket), 골수강(bone marrow cavity)	신생아에 많은 양 존재. 성인에서는 후복막공간, 목 심부,목의 쇄골상부, 견갑간부, 등의 척추옆 부위 및 종격에 잔유물로 남음.	몸 전체의 피하 백색지방조직(subcutaneous white adipose tissue)에 다양한 크기의 퇴적물 형태로 분포.
기능	대사 에너지 저장, 절연, 충격 흡수, 호르몬 생성 및 대사 수분의 원천	열 생성(발열 thermogenesis)	열 생산(열생성 thermogenesis), 호르몬 생산(바토킨 batokine)
지방세포의 형태	단방, 구형, 납작한 핵, 테두리 모양의 세포질. 커다란 직경(15~150 μm)	다방, 구형, 한쪽으로 치우친 둥근 핵. 작은 직경(10~25 μm)	소수방울형(paucilocular), 구형, 둥근 핵. 작은 직경(10~25 μm)
전구세포	혈관주위 중간엽줄기세포(Myf5 음성)	일반 골격근 전구세포(Myf5 양성)	혈관주위 중간엽줄기세포(Myf5 음성)
특정 세포 표지인자	Ob(leptin), HOXC8, HOXC9	LHX8, ZIC1	TMEM26, TBX1
분화에서 "마스터스위치" 전사인자	PPARγ/RXR	PRDM16/PGC-1	PRDM16의 낮은 발현
비결합(짝풀림)단백질 1(UCP-1) 유전자 발현	없음	있음	있음
열생성 기전	없음	UCP-1 의존성	UCP-1 의존적이지 않음, ATP-Ca^{2+} cycling 활용
미토콘드리아	적음, 길쭉한 모양, 세사성, 덜 발달된 능선	많음, 크기가 큼, 둥근 형, 잘 발달된 능선	많지만 갈색지방세포보다는 적고, 크기가 큼, 둥근 형, 잘 발달된 능선
신경분포	약간의 교감신경섬유	고밀도의 노르아드레날린성 교감신경섬유	고밀도의 노르아드레날린성 교감신경섬유
혈관 형성	약간의 혈관	고도의 혈관성 조직	고도의 혈관성 조직
환경적 스트레스에 대한 반응(예를 들어, 추위 노출)	지방형성(lipogenesis) 감소. 지질단백질 지질분해효소 활성 증가. 갈색지방조직으로 전환 분화(transdifferentiation).	지방형성 증가. 지질단백질 지질분해효소 활성 감소. 열 생산 증가.	지방형성 증가. 지질단백질 지질분해효소 활성 감소. 열 생산 증가.
성장과 분화	전 생애를 통해 간질 혈관주위세포로부터.	태아기 동안 일반 골격근 전구세포(skeletal myogenic progenitor cell)에서; 성인에서 감소	전 생애에 걸쳐 백색지방세포에서 갈색지방세포로의 전환분화와, 전구세포로부터 새롭게 분화. 크롬친화세포종(pheochromocytoma), 동면종(hibernoma) 또는 만성 추위 노출 시 개체에서 유도됨.

해 갈색지방조직과 골격근은 발생 중인 배아의 피부근육분절(dermatomyotome)에서 발견되는 공통의 **골격근육성전구줄기세포**(skeletal myogenic progenitor stem cell)로부터 기원됨을 알 수 있었다. 백색지방세포와는 달리 갈색지방세포의 분화는 다른 전사인자 쌍에 의해 영향을 받는다. **피아르도메인16**(PR domain containing 16, PRDM16)으로 알려진 아연집게단백질(zinc-finger protein)이 활성화되면, 근육성전구세포들은 몇 개의 **과산화소체증식활성화수용체 보조활성제 1**(PPARγ coactivator-1, PGC-1) 전사인자군의 일부 전사인자들을 합성하고, 이것은 갈색지방세포의 분화를 활성화하고 골격근의 발생은 억제하게 된다. 따라서 **피아르도메인16/과산화소체증식활성화수용체 보조활성제 1**(PRDM16/PGC-1)은 갈색지방세포 분화를 조절하는 "**마스터스위치**(master switch)" 조절자로 여겨지고 있다. 이 조절인자는 갈색지방세포 대사(열발생 thermogenesis)에 필수적인 **비결합단백질**(짝풀림단백질, uncoupling protein [UCP-1]

글상자 9.2

임상적용: 지방조직종양(Adipose Tissue Tumors)

수많은 양성 및 악성 **지방조직종양**(adipose tissue tumor)의 다양성에 대한 연구를 통해 위에 언급한 일련의 지방조직 분화과정을 확인하고, 더욱 이해할 수 있다. 상피성 종양이나 섬유모세포기원 종양과 마찬가지로 다양한 지방조직종양은 지방조직 분화의 정상적인 패턴을 반영한다. 즉, 종양 유형의 구분을 통해 정상 지방조직 분화에 있어서 어떤 주어진 단계에 특정 세포들로 주로 구성되어 있음을 설명할 수 있다.

성인 지방조직의 가장 흔한 양성종양은 **지방종**(lipoma)이다. 이것은 연계된 다른 모든 연부조직 종양보다 더 흔하게 나타난다. 종양에서 가장 두드러진 세포의 형태에 따라 지방종을 세분한다. 예를 들어, 가장 **보편적인 지방종**(conventional lipoma)은 성숙한 백색지방세포들로 구성되는 반면, **섬유지방종**(fibrolipoma)의 경우에는 지방세포 주변을 과량의 섬유성 조직들이 둘러싸고 있고, **혈관지방종**(angiolipoma)의 경우에는 일반적으로 지방세포들이 많은 수의 혈관성 통로(vascular channel)들에 의해 분리되어 있다. 대부분의 지방종은 구조적 염색체이상(chromosome aberration)을 보이며, 흔히 12번 염색체에 균형적 재배열(balanced rearrangement)이 일어난다. 지방종은 중년이나 노인의 피하조직에서 흔히 관찰된다. 이들은 성숙한 지방세포들의 덩어리로 잘 구분되며, 연하고 통증이 없는 특징이 있으며, 등, 가슴 및 팔, 다리 근위부의 피하 근막에서 주로 관찰된다. 지방종은 단순한 외과적 처치로 제거할 수 있다.

지방조직의 악성종양의 경우 **지방육종**(liposarcoma)이라고 하며, 매우 드물게 발생한다. 지방육종의 경우 전형적으로 노인에서 확인되며, 주로 다리, 복부 및 어깨 부위의 심부지방조직에서 발견된다. 지방육종은 고분화된 성숙 지방세포와, 초기 미분화 세포 모두를 포함한다(그림 F9.2.1). 분화 초기 단계에 있는 세포들을 더 많이 포함하고 있는 종양이 더 공격적이고, 더 전이가 잘 된다. 지방육종의 경우 보통 수술적으로 제거하지만, 종양이 이미 전이가 된 경우에는 수술 전과 수술 후 치료법으로 화학요법(chemotherapy)과 방사선요법(radiation therapy)을 모두 사용할 수 있다.

지방종에 있어서 백색지방조직 종양이 우선적으로 관련되어 있다 하더라도 갈색지방조직의 종양 역시 발견되며, 이를 **갈색지방종**(동면종, hibernoma)이라고 하는 것은 놀라운 일이 아니다. 갈색지방종은 매우 드물게 나타나며, 양성이고, 갈색지방의 천천히 자라는 연부조직 종양으로, 주로 견갑골주위부위(periscapular region), 액와오목(axillary fossa), 목 또는 종격에서 가장 흔하게 발생된다. 대부분의 갈색지방종은 백색지방조직과 갈색지방조직이 서로 혼합되어 있으며, 순수한 갈색지방종은 매우 드물다.

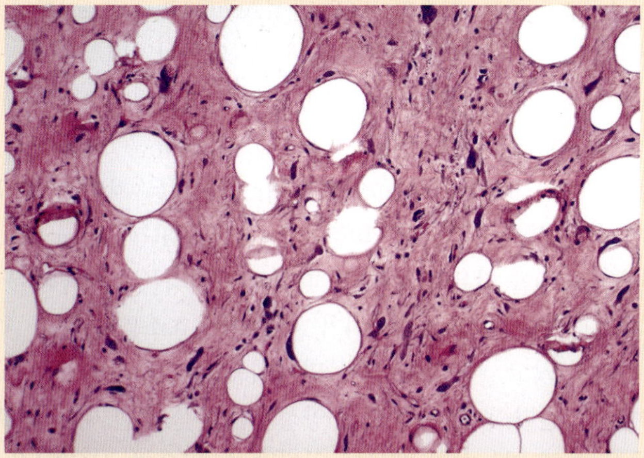

그림 F9.2.1 고분화된 지방육종. 이것은 복부의 후복막공간(retroperitoneal space)으로부터 수술적으로 제거하여 얻은 종양 사진이다. 고분화된 지방육종은 크기와 형태에 있어서 다양한 성숙한 지방조직이 지배적인 것이 특징이다. 지방육종은 과다염색된 비정형의 핵(atypical hyperchromatic nuclei)이 있는 세포(이들 중 대부분이 섬유모세포)를 포함한 결합조직의 넓은 섬유성 중격 사이에 산재되어 있다. 상대적으로 적은 수의 산재되어 있는 방추형의 세포가 결합조직 내에서 관찰되며, 이들은 과다염색된 다형태(pleomorphic)의 핵을 포함하고 있다. ×340. (Dr. Fabiola Medeiros가 제공.)

또는 더모게닌 thermogenin)이라고 하는 특수 미토콘드리아 단백질을 부호화하는 유전자(예를 들어, UPC-1)의 발현도 조절한다. 임상에서의 관찰을 통해 정상상태에서 갈색지방조직은 혈액 내 증가된 노르에피네프린의 농도에 반응하여 커질 수 있음을 확인했다. 이러한 결과는 에피네프린과 노르에피네프린을 과다하게 분비하는 부신수질 내분비종양(endocrine tumor)인 크롬친화세포종(pheochromocytoma) 환자에서 관찰되었다. 이러한 사람에서 UCP-1 유전자는 노르에피네프린 자극에 의해 활성화되며, 아포토시스를 억제함으로써 갈색지방세포를 보호하기도 한다. 과거에는 비결합단백질이 갈색지방조직에서만 발현된다고 생각했었으나, 최근에는 여러 개의 유사한 비결합단백질들이 다른 조직에서도 발견되었다. UCP-2는 고인슐린혈증(hyperinsulinemia) 및 비만과 연결되어 있으며, 체중조절에 관여한다. UCP-3는 골격근에서 발현되며, 갑상샘호르몬의 발열 효과에 관여하고, UCP-4와 UCP-5는 뇌 미토콘드리아에 특이적인 분자이다.

갈색지방세포에서 지질 대사는 열발생이라고 알려져 있는 과정을 통해 열을 생성한다.

동면동물에는 많은 양의 갈색지방조직(brown adipose tissue)이 있다. 이 조직은 지질의 준비된 자원으로 작용한다. 이들은 산화되었을 때 열을 생성하여 동면으로부터 깨어날 때 갈색지방을 통해 혈액을 데우고, 추위에서는 체온을 유지하는 데에 관여한다. 이와 같은 열 생산을 비오한열생산(nonshivering thermogenesis)이라고 한다.

갈색지방조직은 또한 비동면동물(nonhibernating animal)이나 사람에도 존재하며, 역시 열 생성의 자원으로 작용한다. 백색지방조직에서는 지질 동원에 의해 지질이 이동하고, 갈색지방세포에서 열은 교감신경계에 의해 자극 받았을 때 생성된다. 그러므로 정상적으로 존재하는 갈색지방조직은 **인간적응열발생**(human adaptive thermogenesis)이라는 환경에서 유도되고 기능한다. 앞으로의 연구는 증가한 갈색지방의 기전을 찾는 방향에 집중될 것이며, 이것은 음식조절유도비만이나 유전적획득비만에서 잠재적으로 매력적인 치료방법이 될 수 있을 것이다.

갈색지방조직의 발열 작용은 미토콘드리아 내막에서 발견되는 UCP-1에 의해 활성화된다.

진핵세포(eukaryotic cell)에서 미토콘드리아는 미토콘드리아 내막을 가로질러 형성되는 전기화학적 양성자구배(electrochemical proton gradient)의 형태로 에너지를 생성하고 저장한다. 이전에 언급한 바와 같이(73~77쪽 참조), 이러한 에너지는 양성자가 미토콘드리아 내막에 있는 효소인 ATP 합성효소(ATP synthase)를 통해 미토콘드리아 기질(mithchondrial matrix)로 되돌아가면서 아데노신 삼인산염(adenosine triphosphate, ATP)을 합성하는 데에 이용된다.

갈색지방세포의 세포질에는 크기가 크고 둥근 모양의 독특한 **미토콘드리아**(mitochondria)가 있으며, 여기에는 지방산 산화를 ATP 합성과 결합시키지 않는 **비결합단백질**(짝풀림단백질, uncoupling protein [UCP-1])을 함유하고 있다. 따라서 양성자는 농도구배를 따라 미토콘드리아 기질로 되돌아가 ATP 합성효소를 통과해 ATP를 생산하지 않고, 미토콘드리아 막사이공간(intermembrane space)을 주행하게 한다. 이러한 과정은 양성자 반환을 위한 대안 경로가 UCP-1을 통해 가능하기 때문에 일어날 수 있으며, UCP-1은 미토콘드리아 내막을 가로질러 양성자를 수송하는 것을 용이하게 한다. 미토콘드리아 안쪽 분획으로부터의 양성자의 운동은 미토콘드리아 양성자구배를 소멸시켜 ATP 합성 대신 비결합호흡(uncoupling respiration)을 소비하게 된다. 미토콘드리아에서 생성되는 에너지는 **열발생**(thermogenesis)이라는 과정을 통해 열로 소멸되게 된다.

갈색지방조직의 대사 활성은 교감신경계에 의해 조절되며, 외부 온도 환경과 관련되어 있다.

갈색지방조직의 **대사 활성**(metabolic activity)은 교감신경종말에서 분비되는 **노르에피네프린**(norepinephrine)에 의해 주로 조절되며, 이들은 지방분해(lipolysis) 및 중성지방의 가수분해(hydrolysis of triglyceride)를 촉진하고, 미토콘드리아에서 UCP-1의 발현과 활성을 증가시킨다. 추위 스트레스 동안 **비결합단백질**(UCP-1)의 활성이 증가하는 것을 실험동물을 통해 알 수 있었다. 뿐만 아니라 추위는 갈색지방세포에서 포도당전달체(glucose transporter, Glut-4)를 과발현시켜 포도당의 활용도 촉진한다. 최근 성인의 **양전자 방출단층촬영술 스캔**(PET scan)을 이용한 임상연구에서 외부 온도와 신체에 축적되어 있는 갈색지방의 양 사이에 연관성이 있음을 관찰하였다. 겨울 기간 동안 특히 마른 사람에서 목 부위와 쇄골상부(supraclavicular region)에 갈색지방조직 양이 증가하는 것을 보고하였다. 이와 같은 결과는 추위에 노출된 외부 노동자의 부검(autopsy) 결과에서도 증명되었으며, 이들에서 많은 양의 갈색지방조직이 발견되었다. 현대의 분자영상기술(molecular imaging technique)의 발달로 임상의사들은 신체에 분포하는 갈색지방의 위치를 정확하게 알 수 있으며, 이것은 암 병소(cancerous lesion)의 적절한 감별진단(differential diagnosis)에 필수적이다(글상자 9.3, 325쪽 참조).

갈색지방조직은 다양한 신체 기능 조절에 기여하는 활성 물질인 바토킨을 분비한다.

백색지방조직과 마찬가지로, 갈색지방조직도 **바토킨**(batokine)이라 불리는 생물학적으로 활성화된 물질을 활발하게 합성하고 분비한다(그림 9.7). 바토킨은 열생성 활동(thermogenic activity), 면역 활동, 혈관형성(vascularization), 기질 활용(substrate utilization) 및 전신 에너지 소비와 포도당 항상성 유지와 연관된 기능 등 다양한 기능의 조절에 기여한다.

여러 바토킨은 국소적으로(자가분비[autocrine] 및 곁분비[paracrine] 기전을 통해) 작용하여 자체 열생성 활동을 증진시키기 위해 혈관형성 및 신경 분포를 포함하여 갈색지방조직의 비대(hypertrophy)와 과형성(hyperplasia)을 촉진한다. 이러한 분자의 예로는 교감신경 분포를 증가시키고 세포 분열을 촉발하는 신경성장인자(nerve growth factor, NGF) 및 섬유모세포 성장인자21(fibroblast growth factor 21, FGF21)과 갈색지방조직의 혈관 형성을 촉진하는 혈관내피성장인자

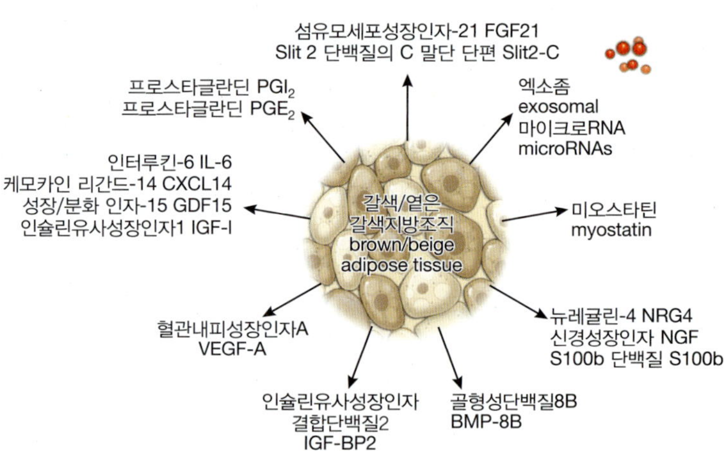

그림 9.7 갈색/옅은갈색(베이지색)지방조직에서 분비되는 주요 바토킨(batokine). 이 개략적 도면은 갈색 및 옅은갈색(베이지색)지방조직에서 분비되는 다양한 유형의 바토킨을 보여준다. 이는 열생성 활동, 면역 활동, 혈관 형성, 기질 활용 및 기타 기능과 같은 다양한 기능의 조절에 기여한다. 여기에는 지방조직의 전환분화를 자극하는 섬유모세포성장인자-21(FGF21), 지방 열생성을 자극하는 Slit 2 단백질의 C 말단 단편(Slit2-C), 뼈 성장에 영향을 미치는 인슐린유사성장인자 결합단백질2(IGF-BP2), 신경돌기의 성장을 촉진하는 뉴레귤린-4(NRG4), 신경분포를 촉진하는 교감신경종말을 표적으로 하는 신경성장인자(NGF) 및 S100b 단백질, 지방조직의 혈관 형성을 유도하는 혈관내피성장인자A(VEGF-A), 갈색지방조직에 국소적으로 작용하여 열 생성을 증가시키고 시상하부에서 교감신경계를 활성화하는 골형성단백질8B(BMP-8B); 골격근의 성능을 감소시키는 미오스타틴; 면역계통에 작용하는 인터루킨-6(IL-6), 인슐린유사성장인자1(IGF-1), 케모카인(C-X-C 모티프) 리간드-14(CXCL14), 성장/분화 인자-15(GDF15); 갈색지방세포의 발달을 촉진하는 프로스타글란딘(PGI2 및 PGE2); 멀리 있는 장기의 유전자 발현을 조절하여 전신 대사에 영향을 미치는 엑소좀 마이크로 RNA 등이 있다.

글상자 9.3

임상적용: 양전자방출단층촬영술과 갈색지방조직 간섭(PET Scanning and Brown Adipose Tissue Interference)

양전자방출단층촬영술(positron emission tomography, "PET scan"이라고도 함)은 신체에서 악성세포들의 위치를 파악할 수 있는 기술이다. 양전자방출단층촬영술은 방사능 물질의 붕괴 동안 생성되는 양전자가 전자와 만날 때 만들어지는 고에너지 감마선(high-energy gamma ray)의 검출에 기초한다. 촬영 과정을 위해 방사능추적자(radioactive tracer)의 주사가 필요하며, 주로 **18-플루오린-2-플루오로-2-디옥시-D-포도당**(18-fluorine-2-fluoro-2-deoxy-D-glucose, ^{18}F-FDG)를 사용한다. 악성세포들이 정상세포보다 훨씬 더 빠른 속도로 포도당을 대사하기 때문에, 이 방사성포도당 동위원소(radioactive glucose isotope)를 양전자방출단층촬영술 영상에 사용한다. 동위원소 주사 후, 검출기가 전신을 스캔하고, ^{18}F-FDG 추적자가 신체 세포 내로 통합되면서 방출되는 방사선을 기록한다. 컴퓨터가 신호를 영상으로 재조립하여, 신체에서 ^{18}F-FDG 분포에 대한 생물학적 지도를 구축한다. 최근, 더 정확한 진단과 개선된 생검(biopsy) 방법에 의해 양전자방출단층촬영술과 컴퓨터단층촬영술(computed tomography)이 결합된(PET/CT) 스캐너가 더 많이 이용된다.

양전자방출단층촬영술 영상에 있어 한 가지 결점은 많은 정상 조직과 양성 손상부위 역시 높은 포도당 대사를 보일 수 있고, 그렇게 되면 악성조직으로 잘못 해석될 수 있다는 것이다. 예를 들어, 증가한 포도당 전달체의 활성에 의해 중개되는 포도당 흡수의 증가로 인해 갈색지방조직은 양전자방출단층촬영술 스캔에서 **허위양성**(false-positive)으로 해석될 가능성이 높다. 갈색지방조직이 목, 쇄골상부 및 종격에 존재하기 때문에(319~320쪽 참조), 양전자방출단층촬영술 스캔에서 이 부위가 잘 나타난다. 특히 저체중 환자나, 겨울 기간 동안 갈색지방조직이 더 풍부할 때에 잘 나타난다. 이 ^{18}F-FDG의 흡수는 추위 스트레스와 관련되어 교감신경의 활성이 증가할 때 활성화된 갈색지방조직에서 잘 일어난다. 갈색지방의 전형적인 양전자방출단층촬영술 영상은 양쪽에 나타나며, 대칭적으로 나타난다. 그렇지만 종격에서는 영상이 비대칭적이거나 국소적으로 나타나 악성 종양처럼 나타날 수 있다. 종격에 있는 갈색지방에 ^{18}F-FDG 흡수로 나타나는 허위양성 결과는 젊은 여성이 유방암(breast cancer)의 진단과 병기결정(staging)을 위해 스캔 받을 때 많이 보고가 되었다. 따라서 갈색지방에서 방사능추적자의 흡수가 많이 증가될 수 있다고 이해하고 있는 것은 허위양성 결과를 피하고, 정확하게 진단하는 데에 매우 중요하다(그림 F9.3.1).

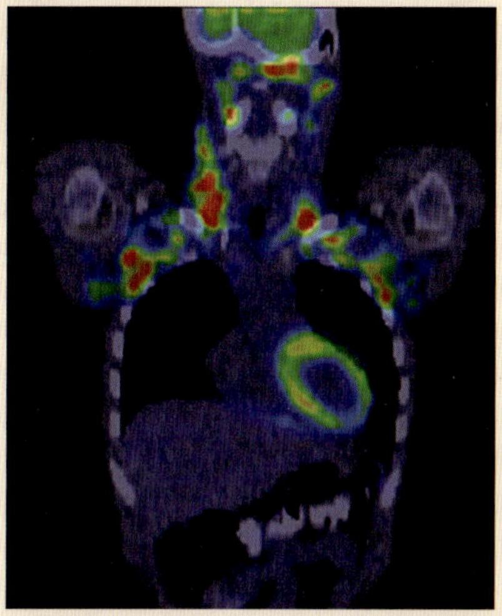

그림 F9.3.1 건강한 젊은 여성의 양전자방출단층촬영술/컴퓨터단층촬영술(computed tomography) 관상 단면 영상. 전신 양전자방출단층촬영술/컴퓨터단층촬영술 스캔 관상 단면의 위 부분에서 양쪽 목, 쇄골상부 및 위 액와지역에 ^{18}F-FDG 흡수(*빨간색*)가 과도하게 증가되어 있는 것을 관찰할 수 있다. 또한 중간 정도의 강도로 흡수된 방사능추적자의 신호가 심장근(*노란색*)에서 감지된다. 강한 대사 활성을 보이는 부위들은 저밀도의 갈색지방조직 분포 패턴과 상관 관계가 있다. 양전자방출단층촬영술/컴퓨터단층촬영술 영상을 통해 ^{18}F-FDG 흡수가 증가한 지역의 정확한 위치를 알 수 있으며, 갈색지방조직에서의 추적자의 흡수와 악성 종양을 감별할 수 있다. (Dr. Jolanta Durski가 제공.)

A(vascular endothelial growth factor A, VEGF-A) 등이 있다.

일부 바토킨은 백색지방조직, 림프조직, 간, 췌장, 심장 및 뼈와 같은 말초조직을 표적으로 하는 내분비 인자(endocrine factor)로 작용한다. 여기에는 FGF21, 뉴레귤린-4(neuregulin-4, NRG4), VEGF-A, 미오스타틴(myostatin) 및 골형성단백질8B(bone morphogenetic protein 8B, BMP-8B)가 있다. 또한 갈색지방세포에서 분비되는 엑소좀 miRNA 분자는 간, 골격근, 심장 등과 같이 멀리 위치한 장기에 작용하여 신체 대사에 전신적 영향을 미친다.

■ 옅은갈색지방조직(BEIGE ADIPOSE TISSUE)

옅은갈색(베이지색)지방조직은 백색지방조직과 갈색지방조직의 중간에 대당하는 세포적, 분자적 특징을 나타낸다.

최근, 신체 전반의 피하 백색지방조직 내에서 새로운 유형의 지방 조직이 발견되었다. 이 지방조직은 **옅은갈색지방세포**(베이지색지방세포, beige adipocyte) 또는 "**브라이트**(*brite*, *brown-in-white*)" 지방세포라고 불리는 갈색과 유사한 지방세포로 구성되어 있다. 이러한 소수의 지방방울을 가진 세포의 형태는 백색지방세포와 갈색지방세포 사이의 중간 형태를 띠며, 갈색지방세포보다 적은 수의 지방방울을 포함하고 있다. 옅은갈색(베이지색)지방세포는 UCP-1 단백질의 발현으로 인해 열을 생성하는 능력이 있지만, 이 활동이 완전히 UCP-1에 의존하는 것은 아니다. 갈색지방세포와 비교했을 때 옅은갈색지방세포는 미토콘드리아에서 UCP-1 단백질의 발현 수준이 훨씬 낮으나, 냉자극 또는 호르몬(노르에피네프린) 자극에 반응하여 UCP-1 발현이 크게 유도된다. 세포 내 Ca^{2+} 증가가 ATP 합성을 활성화하여 ATP의존 대사성 열발생을 통해 열을 생성하고 에너지 소비를 증가시키는 것으로 예측된다. 세 가지 유형의 지방조직과 UCP-1 분포 비교는 그림 9.8에 나와 있다.

옅은갈색(베이지색)지방세포는 갈색지방세포와 유전적으로 다르다. 이들은 백색지방세포 전구체 줄기세포에서 발생하므로,

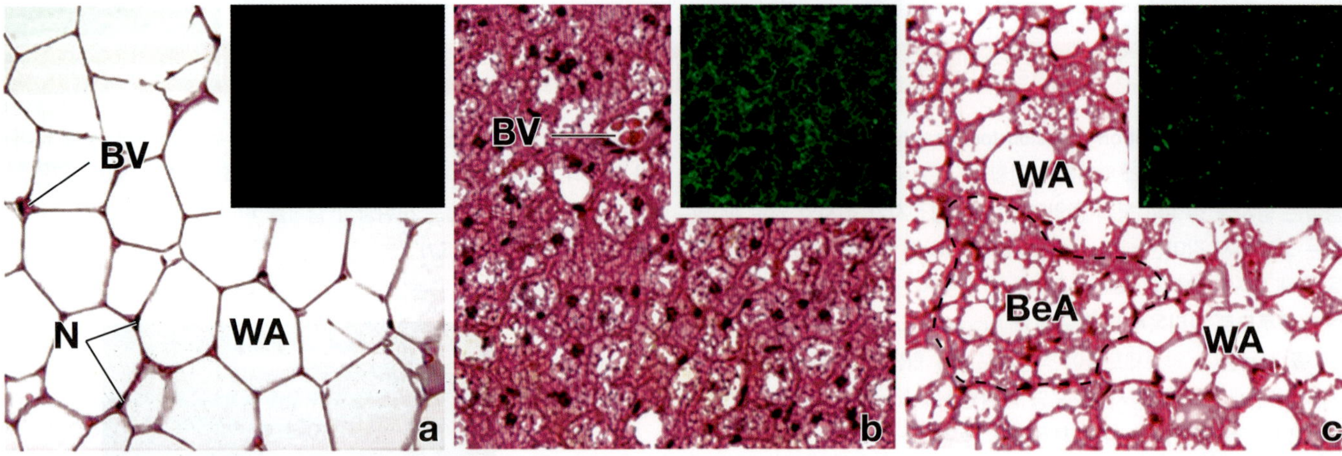

그림 9.8 UCP-1 면역형광을 이용한 세 가지 유형의 지방조직. C57BL/6 마우스에서 세 가지 다른 지방 조직의 현미경 사진을 얻었고, 헤마톡실린과 에오신(H&E) 염색를 위해 조직을 통상적으로 처리했다. **a.** 피하지방패드에서 관찰한 백색지방조직. 백색지방세포(*WA*)는 서로 밀접하게 모여 있고, 형태에 있어서 큰 지방방울(일반적인 슬라이드 준비과정에서 지방이 용해되어 빠져나가기 때문에 빈 공간으로 나타남)이 있는 다면체 모양으로 보인다. 납작한 핵(*N*)이 있는 좁은 테두리 모양의 세포질에 주목하자. 이 단면에서 몇 개의 혈관(*BV*)과 더 작은 모세혈관을 관찰할 수 있다. **b.** 견갑사이부위(interscapular region)에서 관찰한 갈색지방조직. 갈색지방세포는 다각형이고 빽빽하게 모여 있으며 세포질에는 수많은 지질방울이 있다. 핵은 둥글고 일반적으로 지질방울에 의해 세포 주변으로 밀려난다. 갈색지방조직은 혈관(*BV*) 네트워크이 광범위하게 분포한다. **c.** 피하지방패드에서 관찰한 옅은갈색(베이지색)지방조직. 옅은갈색(베이지색)지방세포(*BeA*)는 백색지방조직(*WA*) 내에 주머니 함유물(*점선*으로 표시된 영역 참조)을 형성한다. 각 사진에 삽입된 그림에서 각 조직의 UCP-1 분포 패턴을 제공하고 있다. 백색지방조직은 UCP-1 활성을 나타내지 않고(염색 없음), 갈색지방조직은 UCP-1이 풍부하고, 옅은갈색(베이지색)지방조직은 갈색지방세포가 축적된 영역(백색지방세포[*WA*] 사이에 분산되어 있음)에서 염색되어 나타난다. UCP-1 염색은 UCP-1 단백질에 대한 1차 염소 다클론항체(polyclonal antibody)를 처리한 후, Alexa Fluor 488 형광염료가 접합된 2차 항염소항체로 처리하는 간접 면역 형광 기술을 사용하여 시각화하였다. ×180. (브라질 리우데자네이루 대학 Carlos A. Mandarim-de-Lacerda 교수 제공.)

갈색지방세포와 같은 골격근성 발생 전구세포(skeletal myogenic pregenital cell) 기원을 가지고 있지 않다(그림 9.9). 옅은갈색(베이지색)지방세포는 Myf5 음성(Myf5 negative)이며, t-box 전사인자-1 (t-box transcription factor-1, tBX1)과 막횡단단백질-26(transmembrane protein-26, TMEM26)과 같은 특정 베이지 표지인자(beige marker)를 발현한다. 연구에 따르면, 옅은갈색(베이지색)지방세포는 두 가지 독립적인 공존 경로를 통해 생성되는 것으로 나타났다.

- 백색에서 갈색으로의 전환분화(White-to-brown transdifferentiation, 백색지방세포의 전구체세포는 Myf5 음성임에 유의하자. 314쪽 참조). 새로 형성되는 옅은갈색(베이지색)지방세포의 대다수(80%~95%)가 이 경로를 통해 발생한다.
- 백색지방조직 내에 위치한 특정 백색지방 전구세포로부터의 새로운 분화(신분화, de novo differentiation). 백색지방 전구체세포(white adipocyte precursor cell), 특히 tBX1 및 TMEM26 표지인

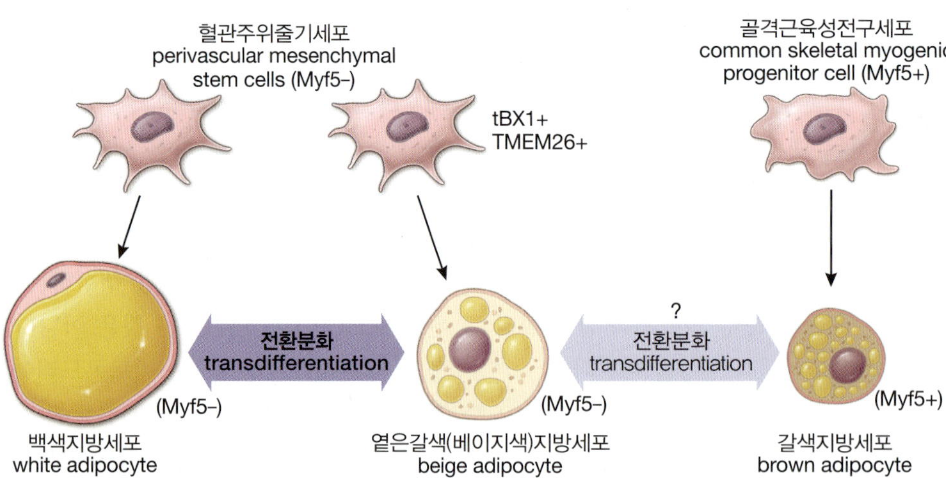

그림 9.9 옅은갈색(베이지색)지방세포의 발생. 옅은갈색(베이지색)지방세포는 갈색지방세포와 유전적으로 다르다. 옅은갈색(베이지색)지방세포의 발생 경로에는 두 가지 경로가 있다. 첫 번째이자 가장 흔한 경로는 흰색지방세포에서 갈색지방세포로의 전환분화(transdifferentiation) 경로로, 옅은갈색(베이지색)지방세포 발생의 80%~95%를 차지한다. 이 과정은 추위나 노르에피네프린 자극에 노출된 후 유도된다. 두 번째 경로로 백색지방조직 내에 있는 혈관주위 중간엽줄기세포(특정 백색지방 전구체)에서 새롭게 분화(de novo differentiation)하는 것이다. 전구세포, 특히 tBX1 및 TMEM26 표지인자를 발현하는 세포는 옅은갈색(베이지색)지방세포로 증식하고 분화될 가능성이 크다. 백색지방세포와 옅은갈색(베이지색)지방세포 모두 근육성인자5(Myf5)에 음성이라는 점에 유의하자. 갈색지방세포의 발생은 일반적인 골격근성 발생 전구세포(skeletal myogenic pregenital cell)로부터 진행되므로 Myf5 단백질 표지인자를 발현한다. 갈색지방세포에서 옅은갈색(베이지색)지방세포로의 전환분화는 아직 명확하지 않다. 옅은갈색(베이지색)지방세포에서 Myf5 표지인자가 발현된다는 보고는 몇 건 뿐이다.

자를 발현하는 세포는 옅은갈색(베이지색)지방세포로 증식하고 분화할 수 있는 능력이 더 뛰어나다. PRDM16이 이 과정에서 중요한 전사 공동 조절인자(transcriptional co-regulator)인 것 같다.

옅은갈색(베이지색)지방세포는 갈색지방세포와 유사하게 생물학적 활성물질인 바토킨을 활발하게 합성하고 분비한다 (그림 9.7 참조).

■ 지방조직의 전환분화(TRANSDIFFERENTIATION OF ADIPOSE TISSUE)

지방세포는 개체의 발열에 대한 요구에 반응하여 백색지방세포에서 갈색지방세포로, 또는 갈색지방세포에서 백색지방세포로 전환될 수 있다.

만성적으로 추위에 노출되게 되면 개체에서 발열의 요구가 증가하게 된다. 실험을 통해 이와 같은 상태일 때 성숙한 백색지방세포가 열을 생성하는 갈색지방세포로 전환되는 것이 밝혀졌다. 역으로, 에너지 밸런스가 양성이고 신체에서 중성지방 저장 능력의 증가를 요구할 때에는 갈색지방세포가 백색지방세포로 전환될 수 있다. 이와 같은 현상을 **전환분화**(transdifferentiation)라고 하며, 실험동물에서 관찰된다. 추위에 노출된 후 3~5일 후에 마우스에서 백색지방조직은 조직 내에 소수 방울을 포함하는 UCP-1 양성 **옅은갈색(베이지색)지방세포**(beige adipocyte) 주머니를 생성하는 "**갈변현상**(browning phenomenon)"을 겪는다. 지방세포 표현형에 있어서의 이러한 변화는 세포분열(DNA 양의 증가 없음) 또는 아포토시스 없이 일어나며, 이는 백색지방세포가 직접 갈색지방세포로 전환된다는 것을 제시한다. 이러한 결과는 서로 다른 유전자들의 발현이 관찰되는 것에 의해서도 증명된다. 의미있는 견해는 자연적이거나 유도된 갈색지방조직이 풍부한 마우스가 비만에 강하다는 사실이다. 기능을 하는 갈색지방세포가 없도록 유전적으로 변형된 마우스의 경우 **비만**(obesity)이나 **2형 당뇨**(type 2 diabetes)에 더 쉽게 걸리는 경향이 있다. 만약에 갈변현상이 생체 내 유전체 재프로그래밍 기전(genome-reprogramming mechanism)에 의해 얻어지는 것이라면, 이러한 기전은 신체의 갈색지방조직의 양을 조절함으로써 미래의 비만 및 2형 당뇨에 대한 치료 전략에 유용할 수 있을 것으로 생각된다. 이러한 발견은 비만과 2형 당뇨 조절을 선도할 수 있을 것이다.

백색지방세포에서 갈색지방세포로의 전환분화는 추위에 노출되거나 신체활동에 의해 유도된다.

추위에 노출되거나 신체활동을 하면 몇 단계의 분자 경로를 경유하여 백색지방세포에서 갈색지방세포로의 전환이 유도된다. 추운 기온은 중추신경계에서 감지되어, 노르아드레날린성 교감신경계 자극을 증가시킨다. 북부 국가(northern country)의 야외 근로자와 크롬친화세포종(pheochromocytoma, 노르에피네프린 분비 종양)이 있는 사람에서 갈색/옅은갈색(베이지색)지방조직의 양이 증가하는 것이 발견되었다. 최근 연구에 따르면 백색지방조직에 분포하는 교감신경의 밀도가 백색지방세포에서 갈색지방세포로의 전환분화(white-to-brown transdifferentiation)에 가장 중요한 요인 중 하나임을 밝혀졌다. 신체 운동에 의한 자극은 더욱 복잡하고, 심장에서 심방과 심실의 나트륨배설펩타이드(natriuretic peptide)의 분비에 관여하며, 이들은 콩팥에서 작용하고 갈색지방세포 분화에 필수적인 전사인자를 활성화시킨다. 전환분화의 또 다른 촉발제(trigger)로는 특수 전사인자("마스터조절자 master regulator")와 섬유모세포 성장인자21(fibroblast growth factor-21, FGF-21)과 같은 성장인자의 활성화에 의한 지방조직 유전자의 재프로그래밍을 포함한다. 많은 역학 연구에서 갈색/옅은갈색(베이지색)지방조직의 존재 또는 양과, 체중 및 비만 관련 합병증 사이에 역상관관계(inverse correlation)가 있음이 입증되었다. 미래에는 지방세포의 전환분화에 관여하는 이러한 신호 경로와 분자들이 비만, 당뇨 및 다른 대사질환의 약리학적 처치에 있어서 새로운 길을 열 것으로 생각된다.

지방조직 (ADIPOSE TISSUE)

지방조직의 개요(OVERVIEW OF ADIPOSE TISSUE)

- **지방조직**(adipose tissue)은 에너지 항상성(에너지를 지방방울에 중성지방의 형태로 저장)과 호르몬(아디포카인, adipokine) 생성에 있어서 중요한 역할을 하는 특수결합조직이다.
- 지방조직에는 **백색지방조직**(white adipose tissue, 단방지방조직 unilocular adipose tissue)과 **갈색지방조직**(brown adipose tissue, 다방지방조직 multilocular adipose tissue)의 두 가지 유형이 있다.

백색지방조직(WHITE ADIPOSE TISSUE)

- **백색지방조직**(white adipose tissue)은 건강한 정상 성인 체중의 적어도 10% 정도를 차지한다. 백색지방조직은 이를 지지하는 콜라겐섬유 및 세망섬유와 함께 **피하근막**(subcutaneous fascia)을 구성하고, 유방의 지방패드(mammary fat pad)에 밀집되어 있으며, 일부 내부 장기를 둘러싸고 있다.
- **백색지방세포**는 크기가 매우 크며(직경이 100 μm 또는 그 이상), 세포질에는 하나의 커다란 지방방울(lipid droplet, 단방 unilocular)과 얇은 테두리 모양의 세포질 및 주변부에 치우쳐 있는 납작한 핵이 있다.
- 백색지방세포 내에 있는 하나의 커다란 지방방울은 세포질 포함물(cytoplasmic inclusion)로 막에 의해 둘러싸여 있지 않다.
- 백색지방조직은 다양한 **아디포카인**(adipokine)들을 분비하며, 여기에는 호르몬(예: 렙틴 leptin), 성장인자 및 사이토카인 등이 포함된다.
- 백색지방세포는 **PPARγ/RXR 전사인자**(PPARγ/RXR transcription factor, 백색지방세포 분화의 "마스터스위치")의 조절 하에 중간엽줄기세포로부터 분화한다.
- 지방조직의 양은 두 가지 호르몬 경로에 의해 조절된다: **단기체중조절계통**(short-term weight regulation pathway, **펩타이드YY** [peptide YY]와 **그렐린** ghrelin)와 **장기체중조절계통**(long-term weight regulation pathway, **렙틴** leptin과 **인슐린** insulin).
- 지방세포에 저장된 **중성지방**(triglyceride)은 **신경기전에 의한 동원**(neural mobilization, 교감신경섬유로부터 분비되는 노르에피네프린 관여)과/또는 **호르몬기전에 의한 동원**(hormonal mobilization, **글루카곤**[glucagon]과 **성장호르몬**[growth hormone] 관여) 동안 활성화 되는 지질분해효소에 의해 분비된다.

갈색지방조직(BROWN ADIPOSE TISSUE)

- **갈색지방조직**(brown adipose tissue)은 신생아에 풍부하지만(전체 신체용적의 5%), 성인에서는 현저하게 감소한다.
- **갈색지방세포**(brown adipocyte)는 백색지방세포보다 크기가 작으며, 여러 개의 지방방울(다방, multilocular)을 함유하고 있고, 세포질에는 둥근 핵이 존재한다.
- 갈색지방조직은 성장인자, 사이토카인, 엑소좀 miRNA와 같은 다양한 **바토킨**(batokine)을 분비한다.
- 갈색지방세포는 **PRDM16/PGC-1 전사인자**(PRDM16/PGC-1 transcription factor, 갈색지방세포 분화에 대한 "마스터스위치")의 조절 하에 중간엽줄기세포로부터 분화한다.
- 갈색지방세포는 **비결합단백질**(uncoupling protein, UCP-1) 또는 **더모게닌**(thermogenin)이라고 하는 특수한 미토콘드리아 단백질을 발현하며, 이들은 갈색지방세포의 대사에 필수적이다.
- 갈색지방조직에서 지질 대사는 지방산 산화가 미토콘드리아에서의 ATP 생성과 결합되지 않음으로써 열을 생성한다(**열발생** thermogenesis).
- 갈색지방조직의 **대사 활성**(metabolic activity)은 교감신경으로부터 분비되는 **노르에피네프린**(norepinephrine)에 의해 조절되며, 외부 온도 환경과 관련되어 있다(추운 날씨는 갈색지방조직의 양을 증가시킴).

옅은갈색(베이지색)지방조직(BEIGE ADIPOSE TISSUE)

- **옅은갈색(베이지색)지방조직**(beige adipose tissue)은 신체 전반에 널리 분포되어 있으며, 백색지방조직 내에 갈색지방세포가 주머니의 형태로 분포하고 있다.
- **옅은갈색(베이지색)지방세포**(beige adipocyte)는 백색지방세포와 갈색지방세포 사이의 중간적 특징을 나타내며, 갈색지방세포보다 적은 수의 지방방울(소수방울형)을 포함한다.
- 옅은갈색(베이지색)지방조직은 갈색지방조직과 유사하게 다양한 **바토킨**(batokine)을 분비한다..
- 백색지방세포는 신체의 열생성 요구에 반응하여 백색지방세포에서 갈색지방세포로 **전환분화**(transdifferentiation)를 겪을 수 있다. 전환분화는 신체 내 옅은갈색(베이지색)지방세포의 주요 공급원이다.
- 추위 노출, 호르몬 활동(노르에피네프린), 신체 활동은 백색지방세포-갈색지방세포의 전환분화를 유도하여 백색지방조직 내에서 옅은갈색(베이지색)지방세포의 수를 증가시킨다
- 옅은갈색(베이지색)지방세포도 **비결합단백질**(uncoupling protein, UCP-1)을 발현하지만, 열생성 활동은 UCP1에만 온전히 의존하지 않는다.

지방조직(adipose tissue)은 전신에 걸쳐 널리 분포하고 있으며, 그 양은 개인에 따라 다르다. 지방조직은 **지방세포**(adipocyte)라고 하는 **중성지방**(triglyceride)을 저장하는 세포들로 구성되어 있는 특수결합조직이다. 지방세포는 중성지방을 형성하고, 에너지 소모가 에너지 흡수를 넘어설 때 **지방산**(fatty acid)을 혈액으로 방출한다. 또한 지방세포로부터 분비된 **글리세롤**(glycerol)과 지방산은 포도당 대사에 참여한다. 지방세포는 **아디포카인**(adipokine)과 **바토킨**(batokine)도 분비한다. 지방조직은 대사 기능과 내분비 기능을 보완하기 위해 혈관분포가 풍부한 조직이다. 지방조직에는 두 가지 유형이 있다. **백색지방조직**(white adipose tissue)이 더 흔하게 관찰되며 풍부하게 분포한다. 백색지방세포는 크기가 매우 크고, 세포질 내에 하나의 커다란 공포를 포함하며, 이 공포에는 지방이 중성지방의 형태로 저장되어 있다. 일반적인 H&E 염색 표본에서 백색지방조직은 그물과 같은 구조로 나타난다(저배율 사진 참조). 두 번째 유형의 조직은 **갈색지방조직**(brown adipose tissue)으로, 이들은 좀 더 크기가 작은 세포들로 구성되어 있다. 이들 세포의 세포질에는 많은 수의 소포들이 세포 전체를 채우고 있는 것이 특징이다. 갈색지방조직 역시 혈관이 풍부하게 분포한다. 갈색지방조직은 사람 신생아에서 관찰되며, 체온을 유지하는 데에 관여한다. 세 번째 유형은 옅은갈색(베이지색)지방조직이다. 옅은갈색(베이지색)지방세포는 백색지방조직 내에 갈색처럼 보이는 지방세포의 주머니에 존재한다. 이들은 백색지방세포와 갈색지방세포의 중간 형태를 보이며, 갈색지방세포보다 지방 소포가 적다. 일반적으로 백색지방조직은 지방방울에 에너지를 저장하는 반면, 갈색지방조직과 옅은갈색(베이지색)지방조직의 대사 기능은 지방을 산화하여 열을 생성하는 것이다.

참고 현미경사진: 이것은 피부 진피하층(hypodermis)의 백색지방조직 사진이다. 지방조직은 소엽 내에 밀집되어 있는 수많은 지방세포들로 구성되어 있다. 불규칙치밀결합조직(*DICT*)이 지방조직을 둘러싸고 있다. 일반적인 H&E 조직표본제작과정 중에 세포 안의 지방이 빠져 나가 지방조직은 마치 그물과 같은 형태로 나타난다. 조직의 주변부에서 작은 혈관(*BV*)들이 관찰된다. 이들은 지방조직 내로 풍부한 모세혈관망(capillary network)을 뻗고 있다. 일부 한선(땀샘 sweat gland)의 관(*SGD*)이 치밀결합조직 내에서 관찰된다.

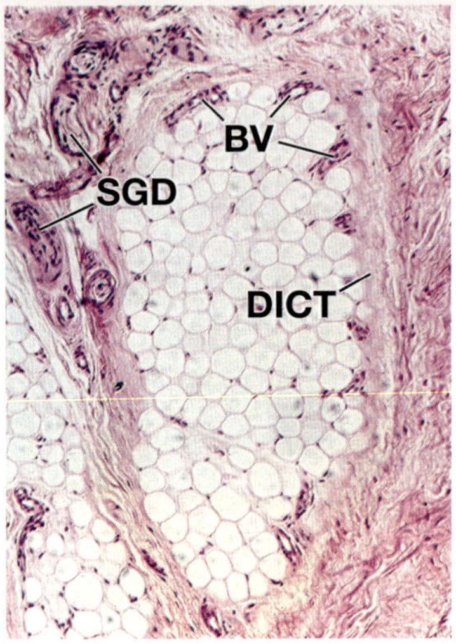

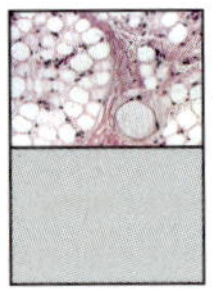

백색지방조직, 사람, H&E ×363; 삽입그림 ×700.

위 **백색지방조직**(white adipose tissue) 표본 저배율 사진의 고배율 사진이다. 일부 소엽 내에 있는 지방세포를 관찰할 수 있다. 소엽은 불규칙치밀결합조직(*DICT*)에 의해 주변의 구조들과 구분된다. 잘 보존된 표본에서 **지방세포**(adipocyte, *A*)는 공 모양을 하며, 하나의 커다란 지방을 함유한 공포(vacuole)와, 이를 둘러싸고 있는 얇은 테두리 형태의 세포질이 관찰된다. 지방은 조직표본제작과정 동안 빠져나가 테두리 모양의 세포질과 거의 비어 있는 공간으로 나타난다. 세포들 사이에 매우 가늘고 섬세한 결합조직 간질이 지방세포들을 서로 지탱하고 있으며, 이들 간질 내에는 주로 모세혈관과 세정맥으로 이루어진 작은 혈관(*BV*)들이 관찰된다. 지방조직 내에서 관찰되는 대부분의 핵들은 섬유모세포, 지방세포 또는 작은 혈관 세포의 핵이다. 그러나 섬유모세포의 핵과 지방세포 핵은 서로 구분하기 힘들다. **삽입한 그림**에서는 지방세포의 핵(*N*)이 상대적으로 쉽게 확인된다. 핵은 테두리 모양의 세포질(*Cy*) 내에 위치하여, 지방세포가 고전적인 인장반지(signet ring) 모양을 하게 한다. 삽입된 그림 내 두 번째 핵(*N′*)은 절단 면을 벗어나 일부만 잘려, 이웃한 두 지방세포의 세포질 테두리 사이에 위치한 것처럼 보인다. 이것은 아마도 섬유모세포의 핵으로 생각된다. 지방세포의 크기가 상대적으로 크기 때문에 주어진 세포의 절단면에서 세포의 핵이 포함되게 절단되는 경우가 매우 드물다. 섬세한 결합조직 간질 내에서 관찰되는 다른 세포는 비만세포(*MC*)이다.

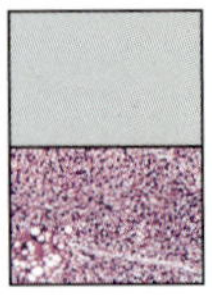

갈색지방조직, 사람, H&E ×450; 삽입그림 ×1,100.

갈색지방조직(brown adipose tissue)은 크기가 작은 지방세포들로 구성되어 있으며, 세포들이 최소한의 세포사이 공간 내에 서로 가까이 밀집되어 있다. 이와 같은 배열 때문에 이 배율에서 각각의 세포들을 구분하는 것은 매우 어렵다. 고배율로 관찰하면(여기에는 보여주지 않았음) 일부 각각의 세포들을 확인하는 것이 가능하다. 고배율에서 확인되는 하나의 세포의 경계를 점선으로 둘레를 표시하였다. 각 세포들은 세포질 내에 수많은 작은 지방으로 채워져 있는 공포(fat-containing vacuole)들을 포함하고 있으며, 세포 내에 핵(*N*)도 포함되어 있다. 언급한 바와 같이 갈색지방조직은 혈관이 많이 분포하며, 이 표본에서 혈관에 포함된 적혈구에 의해 입증되는 바와 같이 수많은 혈관(*BV*)들이 관찰된다. 소엽 내에 존재하는 섬유모세포를 지방세포의 핵과 구분하는 것은 훨씬 더 어려운 일이다. 고배율(삽입된 그림)에서조차, 어떤 핵이 어떤 세포에 속하는 지를 구분하는 것은 어렵다. **삽입된 그림**에서 모세혈관(*C*)이 관찰된다. 이들도 역시 적혈구의 존재로 쉽게 확인할 수 있다. 각 소엽이 서로 약하게 구분되는 곳(화살표)에 있는 결합조직 중격에서 작고 길쭉한 섬유모세포의 핵이 관찰된다. 이들은 결합조직 중격을 형성하는 섬유모세포이다.

A, 지방세포(adipocyte)
BV, 혈관(blood vessels)
C, 모세혈관(capillary)
Cy, 세포질(cytoplasm)
DICT, 불규칙치밀결합조직(dense irregular connective tissue)
MC, 비만세포(mast cells)
N, 지방세포의 핵(nucleus of adipocyte)
N′, 섬유모세포의 핵(nucleus of fibroblast)
SGD, 땀샘(한선) 관(sweat gland ducts)
화살표, 결합조직 중격(connective tissue septa)

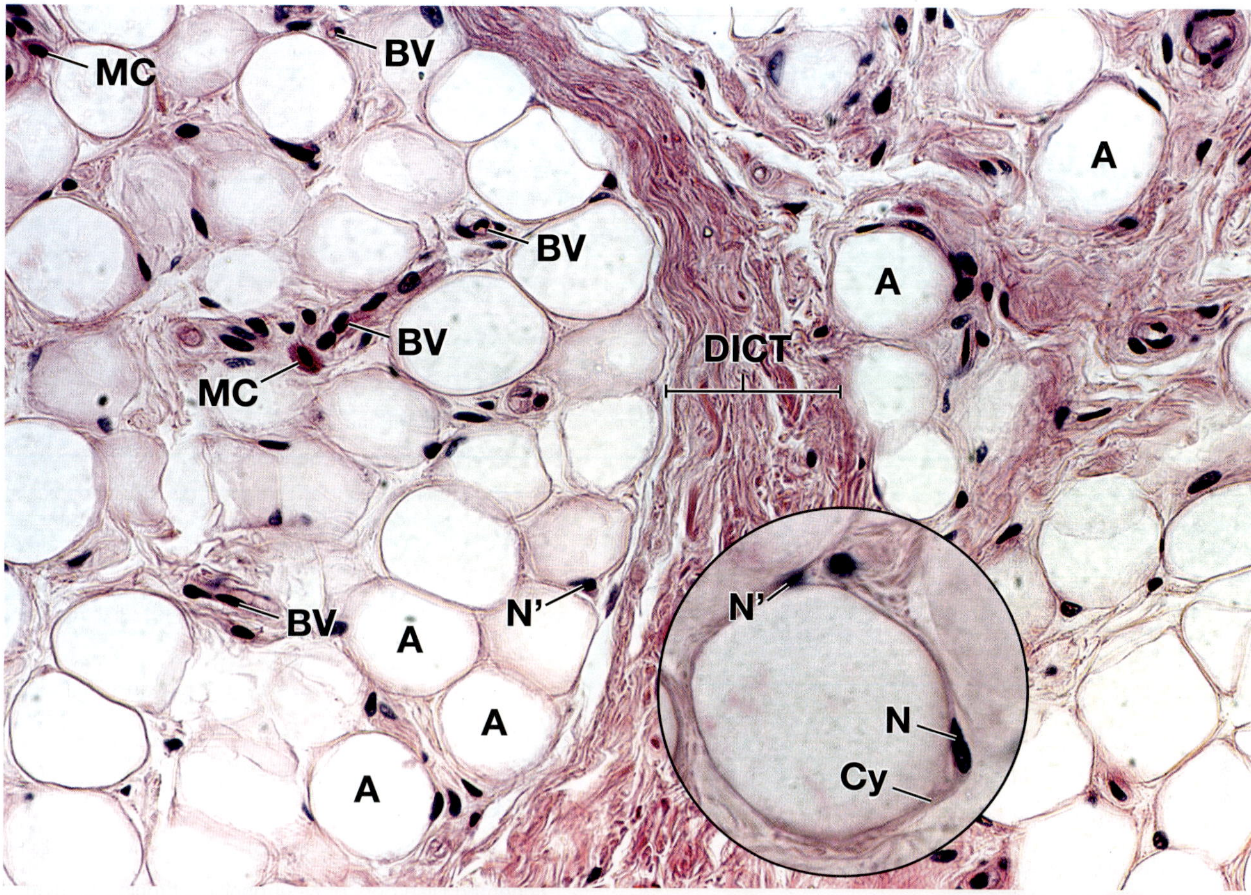
MC
BV
A
BV
A
BV
MC
DICT
N'
BV
A
N'
A
N
A
Cy

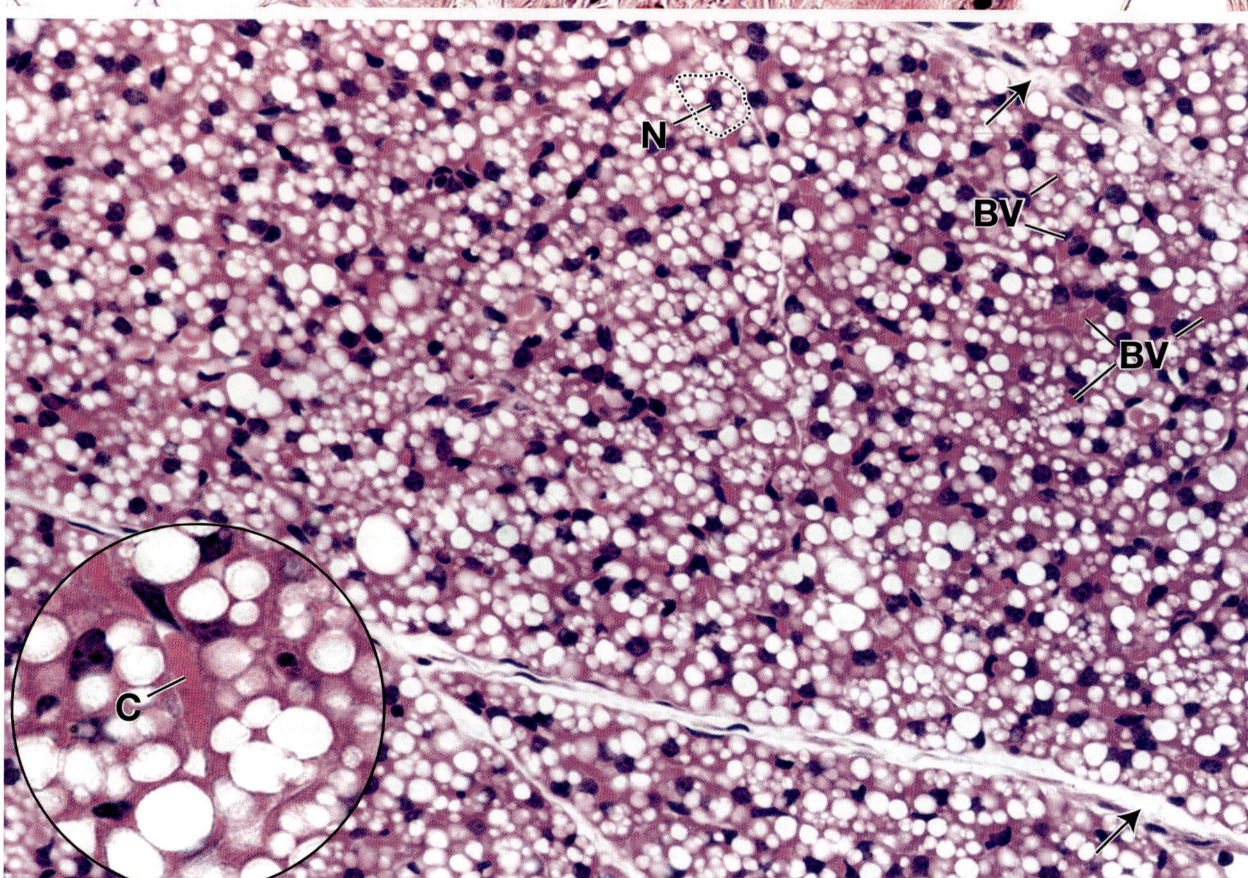
N
BV
BV
C

10 혈액
BLOOD

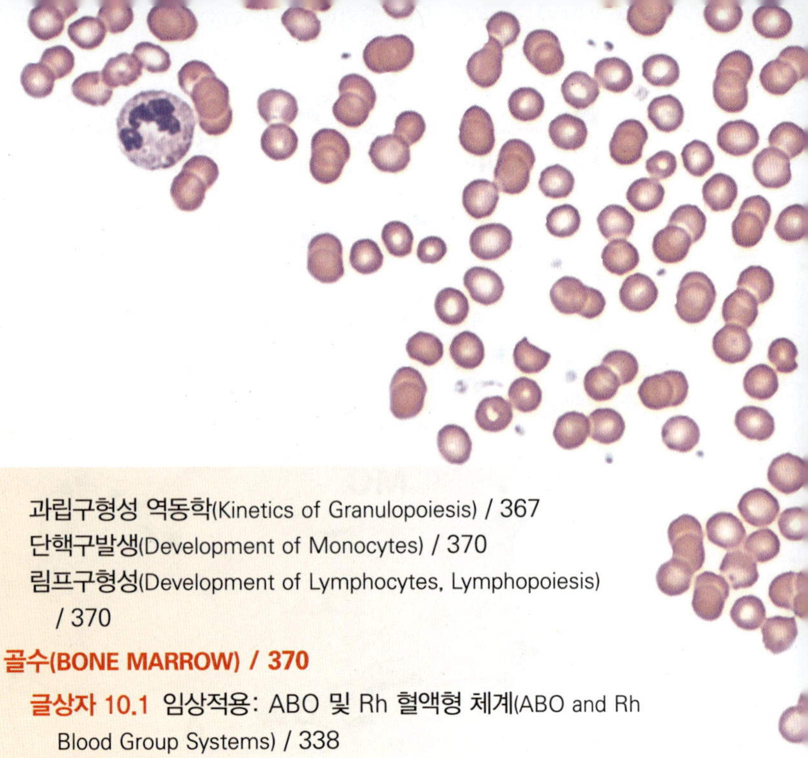

■ 혈액의 개요(OVERVIEW OF BLOOD)

혈액은 액체로 이루어진 결합조직으로 심장혈관계를 순환한다.

다른 결합조직(connective tissue)과 마찬가지로 **혈액**(blood)은 세포(cell)와 세포외성분(extracellular component)으로 구성되어 있다. 전체 혈액의 양은 약 6리터 정도이며 체중의 7~8%를 차지한다. 혈액은 심장의 펌프작용에 의해 심장혈관계통에서 신체 조직으로 나온다. 혈액의 기능들은 다음과 같다.

- 영양분과 산소를 직접 또는 간접적으로 세포에 전달한다.
- 노폐물과 이산화탄소를 세포 바깥으로 운반한다.
- 호르몬과 기타 조절물질(regulatory substance)을 세포 또는 조직으로부터 세포 또는 조직으로 운반한다.
- 완충액(buffer)으로 작용하여 항상성(homeostasis)을 유지하고, 혈액 응고(coagulation)와 체온조절(thermoregulation)에 관여한다.
- 면역계통(immune system)의 체액성 물질(humoral agent)과 세포를 운반하여 병원성 물질(pathogenic agent)이나 이종단백질(foreign protein) 및 변형된 세포(transformed cell, 예: 암세포 cancer cell)로부터 신체를 보호한다.

혈액은 세포와 세포에서 파생된 물질 및 혈장이라고 하는 단백질이 풍부한 액체로 구성되어 있다.

혈액 세포와 그 파생 물질은 다음과 같다.

- **적혈구**(erythrocyte, red blood cell, RBC)
- **백혈구**(leukocyte, white blood cell, WBC)

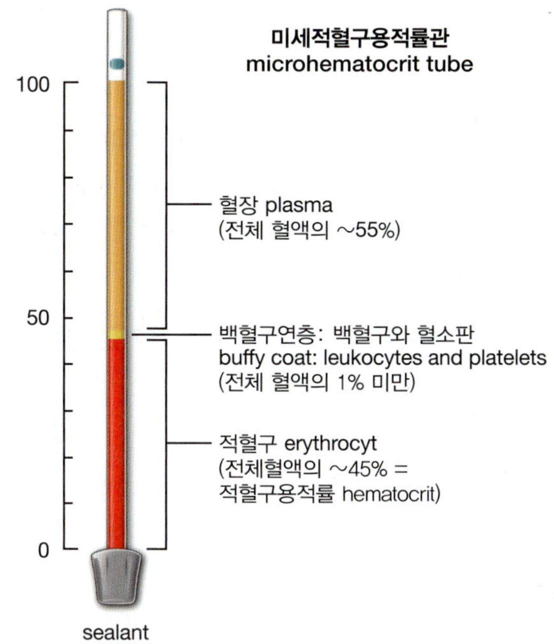

그림 10.1 혈액의 구성성분(blood composition). 혈액의 구성성분은 소량의 혈액을 미세적혈구용적률관(micro-hematocrit tube)에 넣고 원심분리하면 뚜렷하게 나타난다. 농축된 적혈구(packed erythrocyte)의 용적은 전체 혈액의 45%(이를 *적혈구용적률[hematocrit]*이라고 한다) 정도를 차지하고 있다. 적혈구와 혈장 사이의 얇은 층은 *백혈구연층(buffy coat)*이라고 하며 백혈구(leukocyte)와 혈소판(platelet)을 포함하고 있다. 나머지 부분(약 55%)은 *담황색*의 불투명한 층으로 단백질이 풍부한 혈장(plasma)을 나타낸다.

- **혈소판**(thrombocyte, platelet)

혈장(plasma)은 액체로 구성된 세포외물질이며 혈액이 액체의 성질을 나타내게 하는 성분이다. 전체 혈액 내에서 세포와 혈장이 차지하는 비율은 각각 45%와 55%이다. 혈액에서 농축된 적혈구의 양을 **적혈구용적률**(hematocrit, HCT) 또는 **농축세포용적**(packed cell volume, PCV)이라고 한다. 적혈구용적률은 항응고제(anticoagulant)를 넣은 혈액을 원심분리시켜 원심분리시험관(centrifuge tube) 내에서 전체 혈액 중 적혈구가 차지하고 있는 비율을 측정한 것이다(그림 10.1). **정상 적혈구용적률**(normal hematocrit)은 남성에서는 39~50%, 여성에서는 35~45%이다. 따라서 전체 혈액 중 적혈구의 비율은 남성에서 39~50%, 여성에서는 35~45%이다. 적혈구용적률이 낮으면 순환하는 적혈구가 감소되어 있다고 할 수 있으며(이를 **빈혈**[anemia]이라고 한다), 내부 또는 외부 출혈로 인해 상당한 혈액이 손실되었음을 나타낸다.

백혈구(leukocyte)와 **혈소판**(platelet)은 혈액 용적의 약 1%만을 차지하고 있다. 혈액을 원심분리하면 세포분획(cell fraction)은 거의 농축된 적혈구(~99%)로 이루어져 있다. 백혈구와 혈소판은 **백혈구연층**(buffy coat)이라고 하는 적혈구와 혈장 사이에 있는 옅은 색의 층에 위치해 있다(그림 10.1 참조). 표 10.1에 나타나 있듯이 적혈구(혈액 1 L 당 ~5×10^{12})는 백혈구(혈액 1 L 당 ~7×10^{9})에 비해 거의 1,000배 정도 많다.

표 10.1 혈액의 유형성분(Formed Element)

유형성분 (Formed Elements)	성인의 세포/L		
	남성	여성	%
적혈구(Erythrocytes)	4.3~5.7 × 10^{12}	3.9~5.0 × 10^{12}	
백혈구(Leukocytes)	3.5~10.5 × 10^{9}	3.5~10.5 × 10^{9}	100
무과립구(Agranulocytes)			
림프구(Lymphocytes)	0.9~2.9 × 10^{9}	0.9~2.9 × 10^{9}	25.7~27.6[a]
단핵구(Monocytes)	0.3~0.9 × 10^{9}	0.3~0.9 × 10^{9}	8.6[a]
과립구(Granulocytes)			
호중구(Neutrophils)	1.7~7.0 × 10^{9}	1.7~7.0 × 10^{9}	48.6~66.7[a]
호산구(Eosinophils)	0.05~0.5 × 10^{9}	0.05~0.5 × 10^{9}	1.4~4.8[a]
호염기구(Basophils)	0~0.3 × 10^{9}	0~0.3 × 10^{9}	0~0.3[a]
혈소판(Thrombocytes [platelets])	150~450 × 10^{9}	150~450 × 10^{9}	

[a]백혈구 중 백분율(Percentage of leukocytes).

■ 혈장(PLASMA)

조직학에서는 주로 혈액세포(blood cell)를 다루지만 혈장에 대한 간단한 설명도 필요하다고 생각된다. **혈장**(plasma)의 성분은 표 10.2에 요약하였다. 혈장의 중량 중 90% 이상은 수분이고, 이는 단백질, 용해된 기체, 전해질, 영양분, 조절물질 등의 다양한 **용질**(solute)이 들어 있는 용매(solvent)의 역할을 한다. 혈장 내의 용질은 세포의 대사활성에 적절한 pH와 삼투압농도(osmolarity)를 일정하게 맞춰줘 **항상성**(homeostasis)을 유지할 수 있게 해준다.

혈장단백질의 대부분은 알부민, 글로불린 및 섬유소원(피브리노겐)으로 이루어져 있다.

알부민(albumin)은 혈장의 주요 단백질 성분이다. 이 단백질은 혈장단백질 중 가장 작으며(약 70 kDa), 간(liver)에서 생성된다. 알부민은 혈액과 세포외조직액(extracellular tissue fluid) 사이에서 농도구배(concentration gradient)를 형성하는 요인이 된다. **콜로이드삼투압**(colloid osmotic pressure)이라고 하는 혈관 벽의 주 삼투압은 혈액과 조직액의 양을 정확한 비율로 유지해준다. 만약에 상당한 양의 알부민이 혈관 벽을 통해 유출되어 성긴결합조직으로 들어가거나, 콩팥에서 오줌으로 배출되어 혈액에서 소실되면, 혈액의 콜로이드삼투압이 감소하고 조직에 체액이 축적된다. 이러한 조직액의 증가는 저녁에 발목에 나타나는 부종(swelling)으로 쉽게 알 수 있다. 또한 알부민은 운반단백질(carrier protein)로 작용하여 호르몬(티록신 thyroxine)이나 대사물질(빌리루빈 bilirubin) 및 약제(바르비투르산염 barbiturate)와 결합한다.

표 10.2 혈장의 성분(Composition of Blood Plasma)

성분	%
수분(water)	91~92
단백질(protein)-일부민(albumin), 글로불린(globulin), 섬유소원(fibrinogen)	7~8
기타 용질(other solutes)	1~2
전해질(electrolyte)-Na^+, K^+, Ca^{2+}, Mg^{2+}, Cl^-, HCO^{3-}, PO_4^{3-}, SO_4^{2-}	
비단백질성질소물질(nonprotein nitrogen substances)-요소(urea), 요산(uric acid), 크레아틴(creatine), 크레아티닌(creatinine), 암모늄염(ammonium salt)	
영양물질-글루코스(glucose), 지질(lipid), 아미노산(amino acid)	
혈액기체(blood gas)-산소(oxygen), 이산화탄소(carbon dioxide), 질소	
조절물질(regulatory substance)-호르몬(hormone), 효소(enzyme)	

글로불린(globulin)에는 가장 많은 **면역글로불린**(immunoglobulin, γ-글로불린 γ-globulin)과 **비면역글로불린**(nonimmune globulin; **α-글로불린** α-globulin과 **β-글로불린** β-globulin)이 있다. 면역글로불린은 항체(antibody)이며, 형질세포(plasma cell)에서 분비되는 기능성 면역 물질의 한 종류이다(항체에 대해서는 14장 면역계와 림프조직 및 기관, 547~549쪽에서 설명하였다).

비면역글로불린(nonimmune globulin)은 간에서 분비된다. 이들은 혈관계 내에서 삼투압을 유지하고, 구리(copper, 세룰로플라스민[ceruloplasmin]에 의해), 철(iron, 트란스페린[transferrin]에 의해) 및 단백질 **헤모글로빈**(hemoglobin, 합토글로빈[haptoglobin]에 의해) 등 여러 다양한 물질들의 운반단백질로도 작용한다. 또한 비면역글로불린에는 섬유결합소(피브로넥틴 fibronectin), 지질단백질(lipoprotein), 응고인자(coagulation factor) 및 혈액과 혈관외결합조직(extravascular connective tissue) 사이에서 교환되는 물질들이 있다.

섬유소원(피브리노겐, fibrinogen)은 가장 큰 혈장단백질(340 kDa)로 간에서 만들어진다. 다른 응고인자들과의 연쇄반응에 의해 가용성인 섬유소원은 불용성 단백질인 **섬유소**(피브린, fibrin 323 kDa)로 변환된다. 섬유소원이 섬유소로 전환되는 과정에서 섬유소원 사슬이 끊어져 섬유소 단량체(fibrin monomer)가 되며, 이는 곧 중합되어 긴 섬유를 형성한다. 이 섬유들은 교차연결되어 손상된 혈관이 있는 곳에 불투과성의 그물을 만들어 더 이상의 혈액이 소실되는 것을 방지한다.

이러한 큰 혈장단백질과 일부 조절물질을 제외한 대부분의 혈장 내의 성분은 작은 단백질이나 폴리펩타이드(polypeptide)로, 혈관 벽을 통과할 수 있을 정도로 작아 주위 결합조직의 세포외공간으로 들어갈 수 있다.

일반적으로 혈장단백질은 흔히 사용되는 고정액(fixative)과 반응하여, 조직의 혈관 내에 남아 있기도 한다. 혈장단백질은 분자 수준 이상에서 형태를 갖고 있지 않으므로, 헤마톡실린-에오신(hematoxylin and eosin, H&E) 염색된 조직 표본의 혈관 내에서 에오신(eosin)에 의해 균일하게 염색되는 균질성 물질(homogeneous substance)로 나타난다.

혈청(serum)은 응고인자(clotting factor)들을 제거한 혈장이다.

실험실에서 검사하기 위해 혈액을 정맥으로부터 채취(이 방법을 **정맥천자**[venipuncture]라고 함)한다. 혈액이 순환에서 외부로 나오면 곧 응고된다. 응고된 **피덩이**(피떡, blood clot)는 적혈구가 섬유소로 이루어진 그물에 얽혀 있는 구조이다. 검사할 혈액의 응고를 막기 위해 시트르산염(citrate)이나 헤파린(heparin)과 같은 **항응고제**(anticoagulant)를 첨가한다. 시트르산은 혈액응고 연쇄반응을 시작하게 하는 필수 요소인 칼슘이온과 결합하며, 헤파린은 혈장 내의 응고인자들을 불활성화시킨다. 이와 같이 응고인자가 제거된 혈장을 **혈청**(serum)이라고 한다. 일반적인 생화학적 검사에서는 혈장과 혈청을 바꿔서 사용할 수 있다. 일부 특수한 검사에서는 응고인자가 실험결과를 저해할 수 있으므로 혈청을 사용하는 경우가 있다. 반면에 응고 능력(clotting ability)을 검사하기 위해서는 모든 응고인자가 필요하므로 이러한 검사에는 혈청이 적합하지 않다.

결합조직의 간질액은 혈장에서 기원된다.

조직의 세포를 둘러싸고 있는 액체를 **간질액**(interstitial fluid)이라고 하며, 이의 전해질 성분은 간질액이 기원된 혈장의 전해질 성분과 거의 동일하다. 반면에 비결합조직성 조직의 간질액은 상피의 흡수 또는 분비 작용에 의해 상당히 변형되어 있다. 상피는 그들의 기능에 적합한 특수한 미세환경(microenvironment)을 생성할 수 있다. 예를 들어 혈액과 신경조직 사이에는 혈액뇌장벽(blood brain barrier)이 존재한다. 이러한 장벽은 혈액과 고환의 실질조직(parenchymal tissue in the testis), 혈액과 가슴샘(thymus gland), 혈액과 안구(eye) 및 혈액과 다른 상피구획(epithelial compartment) 사이에도 존재한다. 체액과 장벽 및 이들의 기능에 대해서는 이 기관들에 대해 기술하고 있는 단원들에서 설명하였다.

혈구를 검사하기 위해서는 특수한 표본과 염색이 필요하다.

혈액도말표본(혈액펴바른표본, blood smear)은 말초혈액에서 혈구의 종류를 관찰할 수 있는 가장 적합한 방법이다. 이 방법은 일반적인 조직학 표본과는 달리 표본을 파라핀에 포매(embed)하지 않고 박절(section)하지도 않는다. 대신에 혈액 한 방울을 직접 슬라이드 위에 떨어뜨리고 이를 슬라이드의 표면에 얇게 펴서(다른 슬라이드

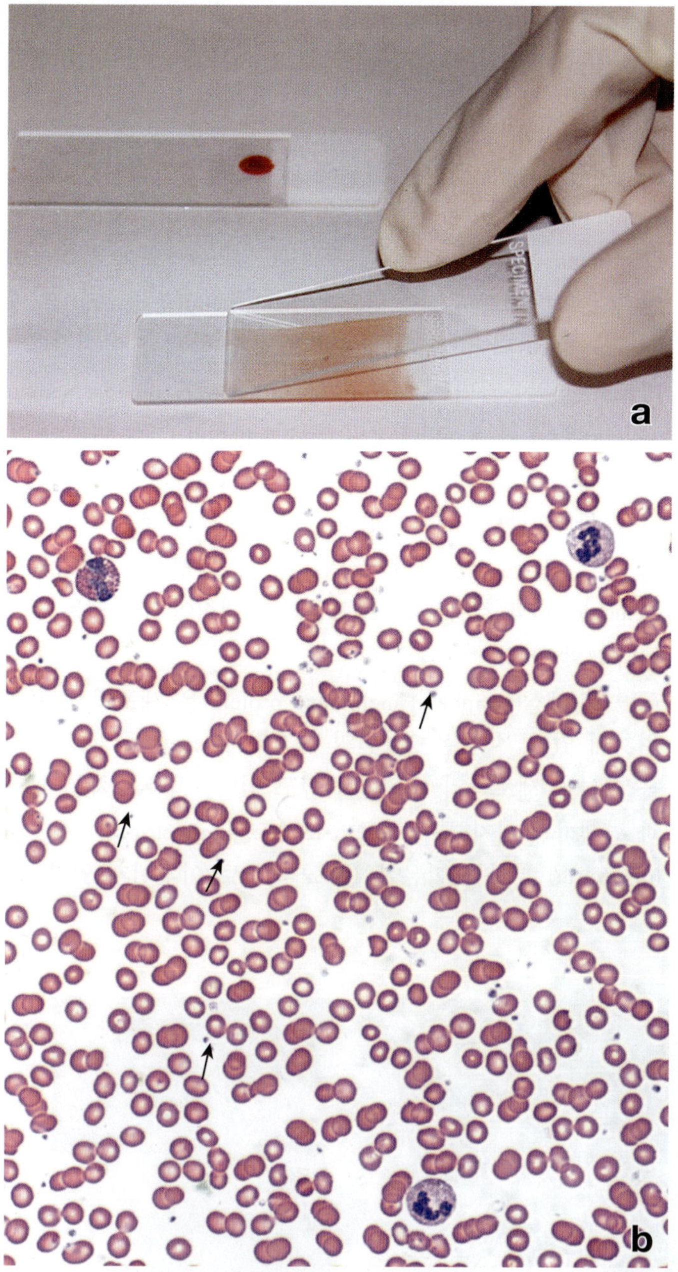

그림 10.2 혈액도말표본(blood smear): 표본제작 방법과 현미경 관찰의 개요 (preparation technique and overview photomicrograph). a. 한 방울의 혈액을 유리슬라이드(glass slide) 위에 직접 떨어뜨리고 다른 슬라이드의 한쪽 끝으로 혈액을 밀어 표면에 얇게 편다. **b.** 라이트염색(Wright stain) 방법을 사용한 말초혈액(peripheral blood) 도말표본을 촬영한 현미경사진으로, 세포가 한 층으로 배열되어 있는 것을 관찰할 수 있다. 세포들은 대부분 적혈구(erythrocyte)이지만 세 개의 백혈구(leukocyte)가 나타난다. 혈소판(platelet)은 *화살표*로 표시하였다. ×350

의 한쪽 끝으로 "밀어[pulled]" 얇게 편다) 한 층의 세포층을 만든다(그림 10.2a). 이 표본을 공기로 건조시킨 후 염색한다. 혈액도말표본의 또 다른 차이는 H&E 대신에 혈구를 염색하는 특수한 염료혼합물을 사용한다는 점이다. 이러한 방법으로 만들어진 표본은 덮개유리를 씌우거나 씌우지 않은 채로 고배율유침렌즈(high-power oil-immersion lens)를 사용하여 관찰한다(그림 10.2b와 도판 10.1, 376쪽).

혈액도말표본은 변형된 로마노프스키염색(modified Romanovsky-type stain) 방법으로 염색한다. 이 방법은 메틸렌블루(methylene blue, 염기성 염료 basic dye), 아주르(azure, 역시 염기성 염료) 및 에오신(eosin, 산성염료 acidic dye)의 혼합물로 염색하는 방법이다. 염색 후 형태에 따라 백혈구는 **과립구**(granulocyte; 호중구 neutrophil, 호산구 eosinophil 및 호염기구 basophil)와 **무과립구**(agranulocyte; 림프구 lymphocyte 및 단핵구 monocyte)로 분류한다. 이 두 종류의 세포에는 모두 과립이 있지만 과립구에는 특수염색된 과립이 확실하게 존재한다. 일반적으로 염기성염료는 핵과 호염기구의 과립 및 세포질의 RNA를 염색하는 반면, 산성염료는 적혈구와 호산구의 과립을 염색한다. 처음에 학자들은 메틸렌블루와 아주르 염료가 에오신과 혼합되어 만들어지는 "중성염료(neutral dye)"가 호중구의 과립을 염색한다고 생각했었다. 그렇지만 호중구의 특수과립이 염색되는 기전에 관해서는 아직도 명확하게 밝혀져 있지 않다. 일부 염기성염료(아주르)는 변색성(metachromatic)이 있어 이들이 염색하는 구조는 보라색 또는 자주색으로 관찰된다.

■ 적혈구(ERYTHROCYTES, RED BLOOD CELLS)

적혈구는 무핵세포이며 양면오목 원반 모양이다.

적혈구(erythrocyte, red blood cell, RBC)는 무핵세포(anucleate cell)이며 전형적인 세포소기관이 존재하지 않는다. 이들의 기능은 단지 혈액 속에서 산소(oxygen)와 결합하여 이를 조직으로 전달하고, 대신에 조직의 이산화탄소(carbon dioxide)와 결합하여 이를 제거하는 것이다. 적혈구의 형태는 양면오목 원반(biconcave disc) 모양으로 **직경은 7.8 μm**(diameter of 7.8μm), 가장자리의 두께는 2.6 μm, 중심부의 두께는 0.8 μm이다(그림 10.3). 이 형태는 가스의 교환에 중요한 세포의 표면적(~140 μm²)을 극대화한다.

적혈구의 수명은 **120일**(120 days) 정도이다. 건강한 사람에서 적혈구의 1% 정도는 노화(senescence, aging)에 의해 매일 순환계에서 제거되지만, 골수(bone marrow)에서 생성된 새로운 적혈구가 손실

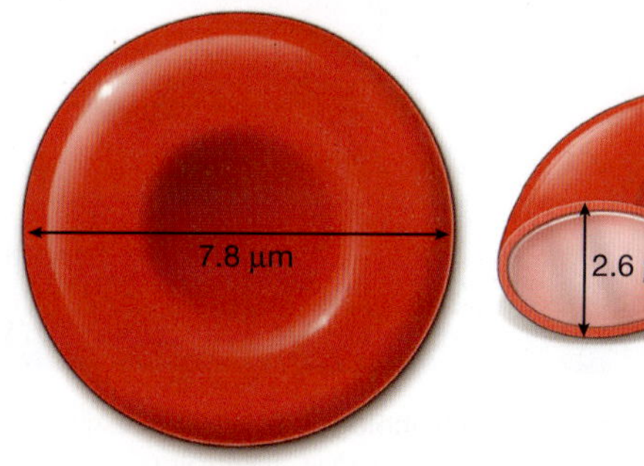

그림 10.3 적혈구(erythrocyte). 적혈구는 무핵세포(anucleated cell)로 양면오목 원반(biconcave disc) 형태이며 헤모글로빈(hemoglobin)을 함유하고 있다. 적혈구의 표면적은 140 μm² 정도이며 평균적혈구(세포)용적(mean corpuscular [cell] volume)은 80~99 fL(1 fL=10^{-15}L)이다.

된 세포를 대체한다. 대부분의 노화된 적혈구(~90%)는 비장, 골수 및 간에서 대식세포(macrophage)에 의해 포식된다. 나머지 노화된 적혈구(~10%)는 혈관 내에서 파괴되어 미량의 헤모글로빈을 혈액 내로 방출한다.

H&E 염색 표본에서 적혈구의 직경은 대부분 7~8 μm 정도이다. 고정된 조직에서 이들의 크기는 비교적 일정하므로, 조직표본에서 다른 세포나 구조의 크기 추정에 적혈구를 사용할 수 있어, 이를 "**조직학적 자**(histologic ruler)"라고 부르기도 한다.

살아 있거나 보존 처리된 적혈구는 양면오목 원반의 형태로 나타나고 있어 단단하고 유연하지 못한 것처럼 보인다(그림 10.4). 그렇지만 적혈구는 실제로 형태를 극적으로 변형시킬 수 있다. 이들은 형태를 구부려 가장 좁은 모세혈관도 쉽게 통과할 수 있다. 적혈구는 에오신(eosin)에 의해 균일하게 염색된다. 투과전자현미경(TEM)으로 초박절편을 관찰하면, 적혈구는 치밀하고 미세한 과립상의 구조로 나타난다.

적혈구의 형태는 순환 중 혈류에 의한 힘에 견딜 수 있도록 구조적 안정성과 유연성을 제공해주는 세포골격에 의해 유지된다.

적혈구가 작은 모세혈관 그물을 통과할 때 강한 전단력(shear force)에 노출되므로 신속하고 가역적인 변형이 일어나야 한다. 이러한 스트레스를 견디기 위해 적혈구의 세포막에는 독특한 세포골격 구조(cytoskeletal structure)가 있다. 전형적인 지질이중층(lipid bilayer) 외에 세포막에는 기능적으로 중요한 두 종류의 단백질군이 존재한다.

- 지질이중층 내에 있는 대부분의 단백질은 **통합막단백질**(integral membrane protein)이다. 이들은 글리코포린(glycophorin)과 밴드 3(band 3)의 두 주요 단백질군으로 구성되어 있다. 이러한 통합막단백질의 세포외도메인(extracellular domain)은 당화(glycosylated)되어 있고 특수한 혈액형 항체를 발현한다. 글리코포린 막통과단백질군(glycophorin family of transmembrane protein)에 속하는 **글리코포린 C**(glycophorin C)는 아래에 위치하는 세포골격 단백질그물을 세포막에 부착시키는 중요한 역할을 한다. **밴드 3 단백질**(band 3 protein)은 적혈구 세포막에서 가장 많은 막통과단백질이다. 이 단백질은 헤모글로빈(hemoglobin)과 결합하며, 세포골격 단백질이 부착되는 장소가 된다(그림 10.5).
- **주변막단백질**(peripheral membrane protein)은 세포막 내표면에 위치해 있다. 이들은 2차원의 육각격자(hexagonal lattice) 그물을 이루며 세포막의 내표면을 덮고 있다. 격자 자체는 내표면과 평행하게 위치하며, 주로 **α-스펙트린**(α-spectrin)과 **β-스펙트린**(β-spectrin) 분자를 함유한 세포골격으로 이루어져 있다. 이들

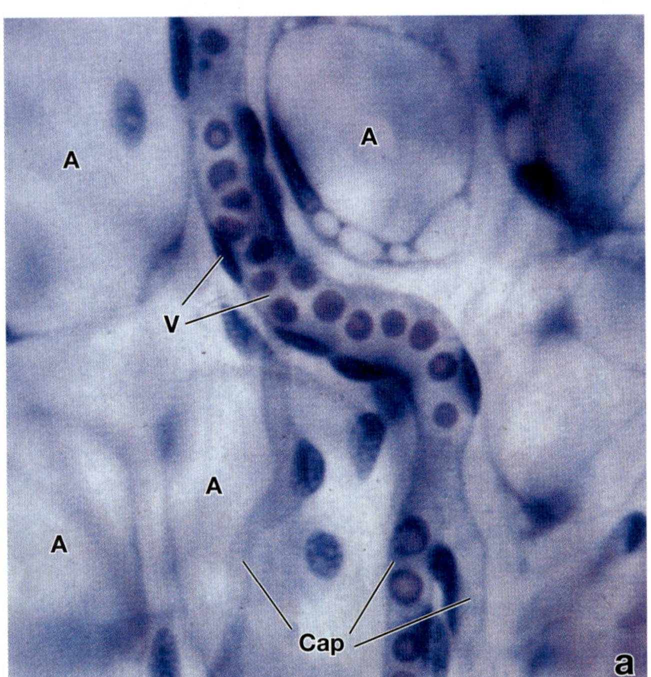

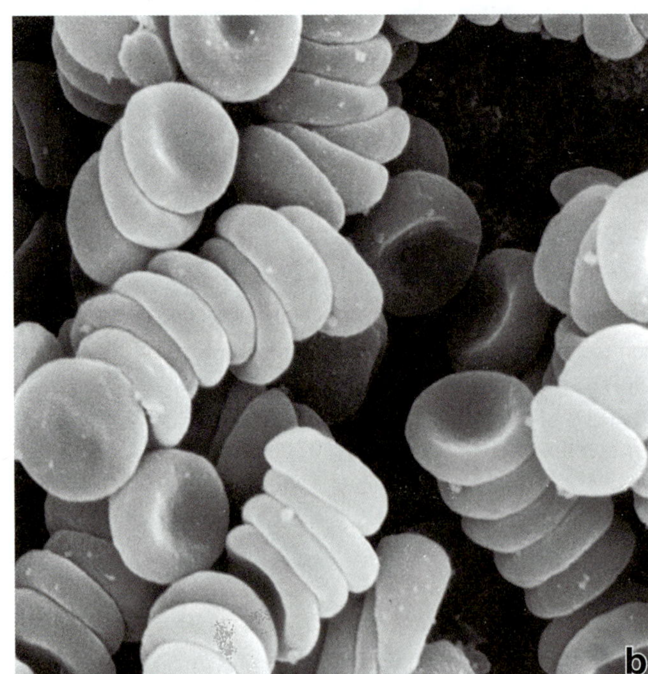

그림 10.4 적혈구의 형태(erythrocyte morphology). a. 세 개의 모세혈관(capillary, *Cap*)이 모여 세정맥(venule, *V*)을 형성하는 부위의 현미경사진으로, 전체 두께의 장간막펼친표본(mesentery spread) 내의 지방조직에서 관찰되었다. 세 모세혈관 중 하나(나머지 두 모세혈관은 비어 있다)에 한 줄로 늘어선 적혈구가 나타난다. 일부 적혈구의 *오른쪽 중앙부*가 옅게 나타나는 것은 이 세포가 양면이 오목한 모양이기 때문이다. 적혈구는 매우 좁은 모세혈관을 통과할 때 그 형태를 변화시킬 수 있으며, 세포 자체가 구부러질 수도 있다. 크고 둥근 구조는 지방세포(adipose cell, *A*)이다. ×470. **b.** 혈액 시험관에 모은 적혈구의 주사전자현미경사진. 세포의 오목한 모양이 뚜렷하게 나타난다. 이 표본에서와 같이 적혈구가 무더기로 쌓여 있는 것은 흔히 나타나며, 이를 연전상(동전포갬모양 rouleau)이라고 한다. 이러한 형태는 혈장 내에 면역글로불린(immunoglobulin)의 농도가 증가되어 있음을 나타낸다. ×2,800.

은 여러 개의 외측 결합부에 의해 함께 묶여 역평행이종이량체(antiparallel heterodimer)로 조립 형성된다. 다음에 이 이량체는 머리와 머리가 서로 연합되어 길고 유연한 사량체(tetramer)를 형성한다. 스펙트린 미세섬유(spectrin filament)는 두 종류의 큰 단백질 복합체에 의해 지질이중층에 부착된다. 이 중 하나는 **밴드 4.1 단백질복합체**(band 4.1 protein complex)로 밴드 4.1, 액틴(actin), 트로포미오신(tropomyosin), 트로포모듈린(tropomodulin), 아덕신(adducin), 디마틴(dematin) 등으로 이루어져 있다(그림 10.5 참조). 이 복합체는 글리코포린 C 및 다른 막통과단백질들과 상호작용한다. 두 번째 복합체는 **안키린 단백질복합체**(ankyrin protein complex)이며 안키린과 밴드 4.2 단백질로 구성되어 있고, 밴드 3 및 다른 통합막단백질과 상호작용한다(그림 10.5).

이러한 독특한 세포골격 배열은 적혈구의 형태를 만들어주고, 세포막에 탄력성과 안정성을 주는 원인이 된다. 세포골격은 역동적이다. 예를 들면 적혈구가 여러 가지 물리적 요인 및 화학적 자극에 의해 변형될 때 스펙트린 분자에 있는 분자결합(molecular bond)은 분리되었다가 재결합할 수 있다. 따라서 세포막의 탄력성과 안정성의 핵심 조절인자는 스펙트린 이량체(spectrin dimer)와 안키린 및 밴드 4.1 복합체 사이의 유연한 상호작용이다. 이러한 세포골격 단백질을 부호화하는 유전자의 발현에 어떠한 결함이 있을 경우에는 비정상적인 형태의 손상되기 쉬운 적혈구가 나타날 수 있다. 예를 들어 **유전구형적혈구증**(hereditary spherocytosis)은 적혈구의 세포막을 세포질에 결합시켜주는 단백질의 상염색체우성 돌연변이에 의해 일어난다. 이 돌연변이는 안키린복합체(ankyrin complex; 밴드 3, 밴드 4.2, 스펙트린과 기타 통합막단백질)에 영향을 미쳐 구형의 적혈구(spherical erythrocyte)를 형성한다. 이 경우에 적혈구 세포막 결합부에 결함이 나타나 세포막이 세포질에서 분리되게 된다. 또 다른 적혈구 세포막의 형태이상으로 **유전타원적혈구증**(hereditary elliptocytosis)이 있으며, 이 질환은 스펙트린 분자에 나타나는 몇 종류의 상염색체우성 돌연변이에 의해 일어난다. 이 돌연변이는 스펙트린과 스펙트린 사이의 외측결합과 스펙트린-안키린-밴드 4.1 단백질 결합부에 결함이 나타난다. 결손 세포의 세포막은 변형된 후 반작용이 일어나지 못해 정상 상태로 돌아오지 못하고 타원형의 세포가 된다. 이 두 질환 모두 환경의 변화(예를 들어

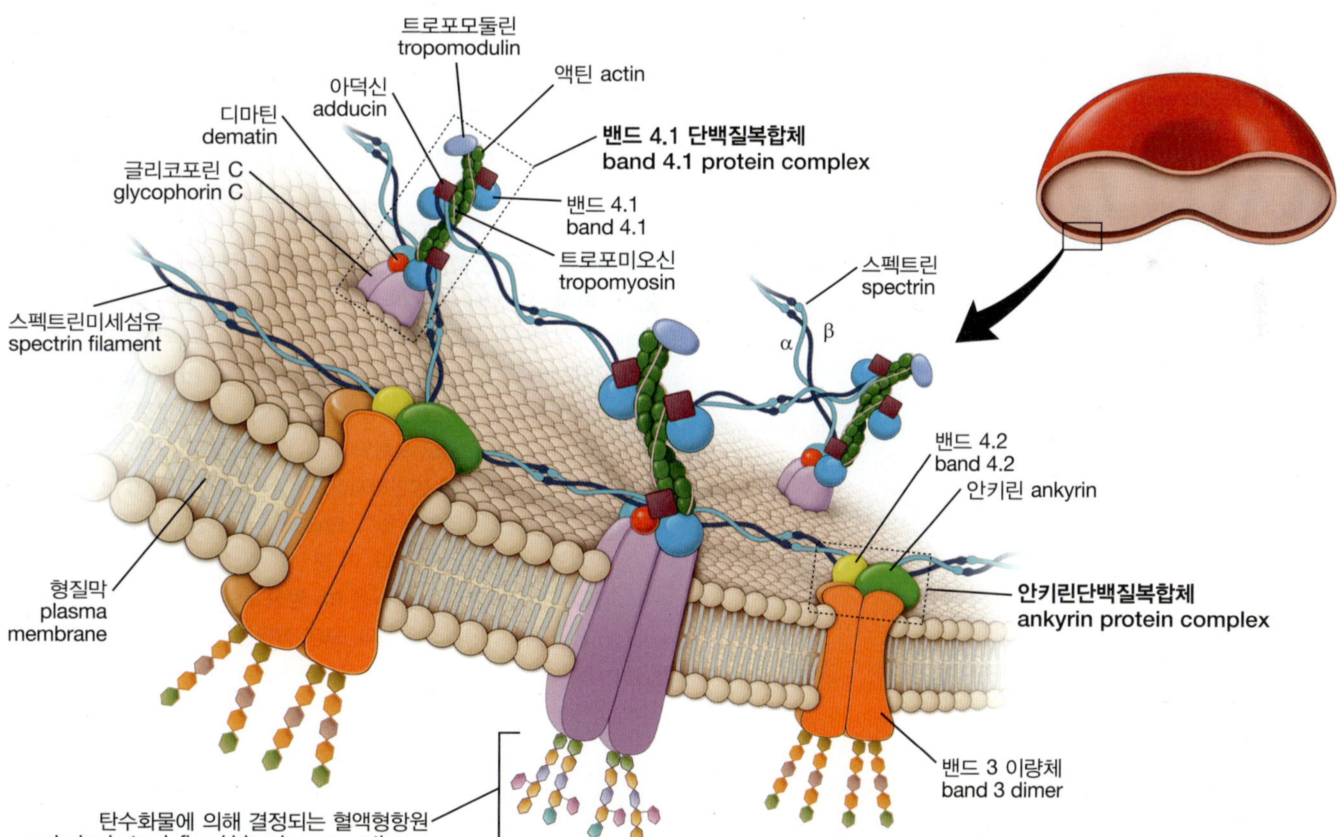

그림 10.5 적혈구 세포막의 구성(erythrocyte membrane organization). 잘려진 적혈구(위 오른쪽)에서 네모 부분을 큰 그림에 나타내었다. 큰 그림에는 주변막단백질과 통합막단백질의 배열이 나타나 있다. 통합막단백질인 글리코포린 C(glycophorin C)는 주변막단백질인 밴드 4.1 단백질복합체와 연합되어 있다. 이와 비슷하게 밴드 3 통합막단백질은 안키린(ankyrin) 단백질복합체와 결합되어 있다. 이들 주변막단백질 복합체는 스펙트린(spectrin)과 상호작용하여 세포골격 육각격자(cytoskeletal hexagonal lattice)를 세포막의 세포질쪽 표면 바로 아래에 형성한다. 스펙트린 격자와 주변막단백질 복합체는 글리코포린 C와 밴드 3 단백질에 의해 세포막에 결합되어 있다. 글리코포린 C와 밴드 3 단백질은 세포외표면쪽으로 당화되어 있고 탄수화물로 구성된 혈액형 항체(carbohydrate-defined blood group antigen)의 대부분을 지지하고 있다.

글상자 10.1

임상적용: ABO와 Rh 혈액형 체계(ABO and Rh Blood Group Systems)

ABO 혈액형 체계(ABO Blood Group System)

수혈(blood transfusion)에 있어 가장 중요한 요소는 **ABO 혈액형 체계**(ABO blood group system)로, *A*, *B*, *O*의 세 항원(antigen)이 원인이 된다(표 F10.1.1). 이들 항원은 당단백질(glycoprotein)과 당지질(glycolipid)로 구성되어 있으며 그 조성은 약간씩만 다를 뿐이다. 이들은 적혈구의 표면에 존재하며 **글리코포린**(glycophorin)과 **밴드 3 단백질**(band 3 protein)이라는 통합막단백질(integral membrane protein)의 세포외도메인에 부착되어 있다. A, B, O의 세 항원에 의해 **A, B, AB, O**의 네 가지 일차 **혈액형**(blood group)이 정해진다. 모든 사람에는 O 항원의 합성을 촉매할 수 있는 효소가 존재한다. A 혈액형의 사람은 O 항원에 N-아세틸갈락토사민(N-acetylgalactosamine)을 부가할 수 있는 효소(**N-아세틸갈락토사민전이효소** *N*-**acetylgalactosamine transferase** 또는 A-글리코실전이효소 A-glycosyltransferase)를 더 갖고 있다. B 혈액형의 사람은 O 항원에 갈락토스(galactose)를 부가할 수 있는 효소(**갈락토스전이효소 galactose transferase** 또는 B-글리코실전이효소 B-glycosyltransferase)를 더 갖고 있다(그림 F10.1.1). AB 혈액형의 사람은 두 효소가 모두 있고, O형은 이 효소들이 모두 없다. 사람에서 **ABO 유전자**(ABO gene)는 9번 염색체(chromosome 9)에 위치한 7개 이상의 엑손(exon)으로 구성되어 있다. O 대립유전자(allele)는 열성(recessive)이며, A 및 B 대립유전자는 공동우성(codominant)이다.

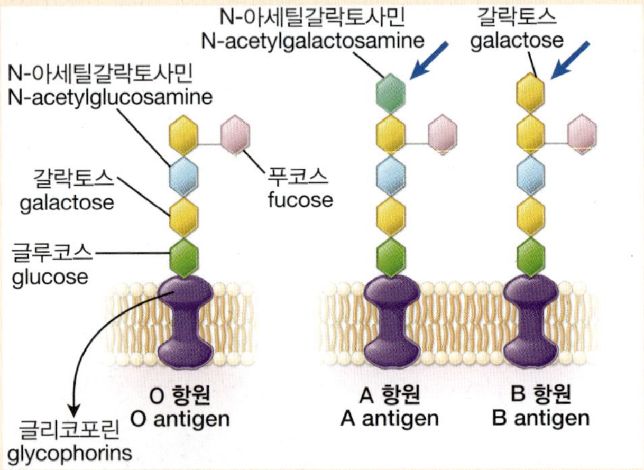

그림 F10.1.1 ABO 혈액형 항원(ABO blood group antigens). ABO 항원은 일차적인 유전자 산물이 아니라 효소반응(당화 glycosylation)에 의한 것이다. 이 그림에서는 ABO 혈액형 체계의 원인이 되는 주요 항원의 차이를 간략하게 나타내었다. O 항원의 면역우세구조(immunodominant structure)는 적혈구 세포막의 통합막단백질인 글리코포린(glycophorin)의 세포외도메인(extracellular domain)에 부착되어 있다. O 항원과 A 항원의 차이는 부가된 N-아세틸갈락토사민(N-acetylgalactosamine, 중앙의 파란색 화살표) 당 분자의 존재 여부이다. 이 당 분자는 A 형 사람의 부호화된 유전자에 의해 발현된 N-아세틸갈락토사민전이효소(N-acetylgalactosamine transferase)에 의해 부가된다. 이와 비슷하게 B 형의 사람에서는 갈락토스(galactose) 분자(오른쪽 파란색 화살표)가 갈락토스전이효소(galactose transferase)에 의해 부가된다. AB 형의 사람에는 두 효소가 모두 존재하고(따라서 A 항원과 B 항원이 모두 존재한다), O 형의 사람에서는 이 두 효소가 모두 결핍되어 있으므로 O 항원의 면역우세 핵심부(immunodominant core)만 존재한다.

이 항원의 서로 다른 탄수화물분자는 A 항원과 B 항원에 대한 특수한 항체에 의해 감지된다. B 항원을 가진 사람은 혈청 내에 A 항원에 대한 항A 항체(anti-A antibody)가 있다. A 항원을 가진 사람은 혈청 내에 B 항원에 대한 항B 항체(anti-B antibody)가 있다. AB 혈액형의 사람에게는 항A 항체와 항B 항체가 모두 없다. 따라서 AB형의 사람은 **만능수혈자**(universal acceptor)가 된다. O형의 사람에게는 혈청 내에 항A 항체와 항B 항체가 모두 있지만 적혈구에는 A 항원과 B 항원이 존재하지 않는다. 따라서 O형의 사람은 **만능공혈자**(universal blood donor)가 된다.

만약에 맞지 않는 혈액을 수혈했을 경우에는 수혈자(recipient)의 항체가 공혈자(donor)의 적혈구를 공격하여 수혈된 적혈구가 파괴되는 **용혈수혈반응**(hemolytic transfusion reaction)이 일어나게 된다. 이러한 목숨이 위험한 부작용을 막기 위해서는 반드시 수혈하는 혈액을 수혈을 받는 사람의 혈액과 교차적합시험(cross-match test)해야만 한다. 이를 위한 시험 과정에서 수혈을 받는 사람의 혈청과 혈액을 주는 공혈자의 적혈구를 시험한다. 이러한 교차적합시험에서 반응이 나타나지 않으면 공혈자의 혈액을 수혈할 수 있다.

Rh 혈액형 체계(Rh Blood Group System)

다른 하나의 중요한 혈액형에는 **레수스(Rh) 항원**(Rhesus [Rh] antigen)에 기반을 둔 **Rh형**(Rh system)이 있다. 사람에서 이 혈액형은 붉은털원숭이(rhesus monkey) 적혈구와 항원 부위를 공유하는 40 kDa의 막통과비당화 **Rh30 폴리펩타이드**(Rh30 polypeptide)에 의해 나타난다. Rh30 폴리펩타이드는 더 큰(90 kDa) 적혈구 통합막단백질복합체의 일부로 이 복합체에는 **Rh50 당단백질**(Rh50 glycoprotein)도 포함되어 있다. Rh30 폴리펩타이드는 세포외도메인에서 여러 항원부위를 발현하지만, 이 중에서 단지 **D, C, c, E, e**의 5종류 **항원**만이 임상적으로 의미가 있다. Rh30과 Rh50 분자의 상호작용이 D, C, c, E, e 항원의 발현에 필수적이다. 이 중 D 항원 하나만이 Rh 혈액형을 결정한다. 따라서 D 항원이 있는 사람은 **Rh 양성**(Rh+)이라고 하며, D 항원이 없는 사람은 **Rh 음성**(Rh−)이라고 한다. 모든 항원은 동일한 항원이 없는 사람에서

표 F10.1.1 ABO 혈액형 체계

혈액형	적혈구표면항원	혈청 항체	줄 수 있는 혈액형	받을 수 있는 혈액형
A	A 항원	항B 항체	A, AB	A, O
B	B 항원	항A 항체	B, AB	B, O
AB	A, B 항원	항체 없음	AB	A, B, AB, O(만능수혈자)
O	O항원(비A 비B 항원)	항A 항체, 항B 항체	A, B, AB, O(만능공혈자)	O

글상자 10.1

임상적용: ABO와 Rh 혈액형 체계(ABO and Rh Blood Group Systems) (계속)

항 Rh 항체(anti-Rh antibody)의 생성을 촉진한다.

Rh 음성(Rh[D−]) 산모와 Rh 양성(Rh[D+]) 태아(fetus) 사이에서 나타나는 **Rh 부적합**(Rh incompatibility)은 조기에 진단되어 예방적인 조치가 이루어지지 않을 경우, 임신 시 중대한 임상적 문제가 된다. Rh(D−) 음성인 산모가 Rh(D+) 양성인 태아를 임신했을 경우 태아 적혈구에 발현되는 D 항원에 대해 항D 항체(anti-D antibody)가 생성된다. 이를 **Rh(D+) 감작**(Rh[D+] sensitization)이라고 한다. 태아적혈구는 임신 중, 분만시 또는 유산이나 낙태의 경우 누출될 수 있다. 첫 번째 임신일 경우 모체에 형성되는 항체는 태아에 반응을 일으킬 정도로 많이 형성되지 않는 것이 일반적이다. 그렇지만 감작된 산모가 다시 Rh(D+) 양성 태아를 임신했을 경우에는 항체가 태반을 통과하여 태아의 적혈구를 공격하여 용혈수혈반응(hemolytic transfusion reaction)을 유발할 수 있으며, 이를 **태아적혈모구증**(erythroblastosis fetalis)이라고 한다. Rh(D−) 음성인 산모에게 다음의 임신 또는 유산, 낙태 시 **항D 면역글로불린**(anti-D immunoglobulin, RhoGAM)을 투여하면 모체의 혈액에 남아 있던 태아의 적혈구를 파괴시켜 다음 임신 시 Rh 부적합 반응을 방지할 수 있다.

삼투압과 기계적 변형)에 적응하지 못해 적혈구가 조기에 파괴되거나 **용혈**(hemolysis) 현상을 일으킨다.

적혈구에는 산소와 이산화탄소의 운반에 특성화되어 있는 헤모글로빈이 함유되어 있다.

적혈구는 산소와 이산화탄소를 단백질인 **헤모글로빈**(hemoglobin, 68 kDa)에 결합시켜 운반한다. 헤모글로빈의 기능은 폐에서 산소 분자와 결합한(산소와의 친화도가 높아야 한다) 다음, 이를 순환계를 통해 운반하여 조직에 이를 내려놓아야 한다(산소와의 친화도가 낮아야 한다). 헤모글로빈 단량체(monomer)는 그 성분과 구조가 횡문근(striated muscle)의 산소결합단백질인 미오글로빈(myoglobin)과 유사하다. 적혈구가 원반 형태인 것은 둥근 형태에 비해 세포막 근처에 더 많은 헤모글로빈이 존재할 수 있기 때문에 가스 교환에 더 유리하기 때문이다. 적혈구 내에는 고농도의 헤모글로빈이 있기 때문에 에오신으로 염색하면 균일하게 나타나며, 투과전자현미경(TEM)에서는 미세한 세포질과립으로 나타난다.

헤모글로빈은 α, β, δ, γ의 네 종류의 글로빈(globin)으로 구성되어 있으며, 각각은 철을 함유한 헴기(heme group)와 복합체를 이루고 있다(그림 10.6). 산소화(oxygenation)되는 동안 네 개의 철을 함유한 헴기 각각이 하나의 산소 분자와 가역적으로 결합한다. 임신기와 출생 후에 헤모글로빈 폴리펩타이드사슬(hemoglobin polypeptide chain)의 합성이 달라지며, 이에 따라 서로 다른 헤모글로빈이 생성된다(그림 10.7). 서로 다른 글로빈 유전자가 활성화됨에 따라 특정한 글로빈사슬이 합성되고, 다음과 같은 종류의 헤모글로빈이 구분된다.

- **헤모글로빈 HbA**(hemoglobin HbA)는 성인에서 가장 흔한 헤모글로빈으로 전체 헤모글로빈의 96%를 차지한다. 이는 두 개의 α 사슬과 두 개의 β 사슬(α2β2)로 이루어진 사량체(tetramer)이다.
- **헤모글로빈 HbA$_2$**(hemoglobin HbA$_2$)는 성인 전체 헤모글로빈의 1.5~3%를 차지한다. 두 개의 α 사슬과 두 개의 δ 사슬(α2δ2)로 구성되어 있다.
- **헤모글로빈 HbF**(hemoglobin HbF)는 성인의 전체 헤모글로빈 중 1% 이하만을 차지하고 있다. 두 개의 α 사슬과 두 개의 γ 사슬(α2γ2)로 구성되어 있으며 태아에서는 가장 흔한 형태의 헤모글로빈이다. HbF 생성은 출생 후에 극적으로 감소하지만, 일부 사람에서는 전 생애에 걸쳐 생성된다. HbF를 보유한 사람은 **낫적혈구병**(sickle cell disease)과 **지중해빈혈**(thalassemia)에 걸릴 확률이 정상보다 약간 높지만, HbF 자체가 병적인 역할을 하지는 않는다.

글로빈사슬을 부호화하는 유전자의 돌연변이는 헤모글로빈 생성 질환을 일으킬 수 있다. 이 중의 한 예는 **헤모글로빈 H**(HbH) **질환**(hemoglobin H [HbH] disease)으로, 글로빈 α 사슬 유전자의 결함에 의해 글로빈 α 사슬의 발현이 감소하게 된다. 분자 수준에서 HbH 질환은 과도하게 β 사슬이 축적되어 β 사슬 사량체를 형성하는 것이 특징이다(β2β2, 그림 10.7). 임상적으로 가벼운 만성용혈빈

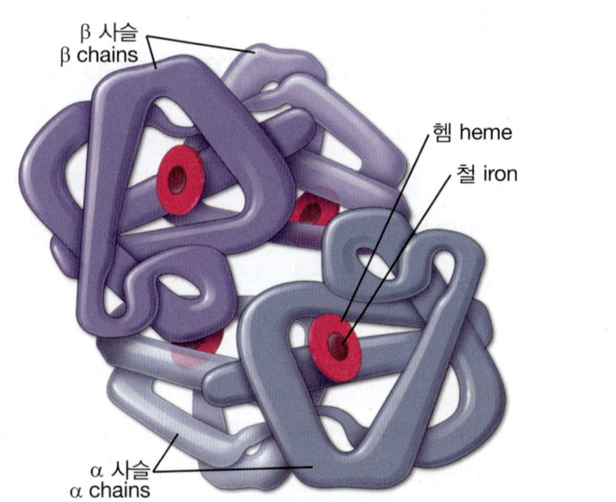

그림 10.6 헤모글로빈 분자(hemoglobin molecule) 구조의 그림. 각각의 헤모글로빈 분자는 네 개의 소단위로 이루어져 있다. 각각의 소단위에는 헤모글로빈의 철(iron) 함유 부위인 헴(heme)이 함유되어 있으며 글로빈 사슬의 소수성 틈새(hydrophobic cleft)에 파묻혀 있다. 글로빈 사슬이 구부러지면 헴이 표면 근처에 위치하게 되고 쉽게 산소에 다가갈 수 있다. α, β, δ, γ 네 종류의 서로 다른 글로빈 사슬이 있으며 항상 쌍으로 존재한다. 글로빈사슬의 종류에 따라 헤모글로빈의 종류가 결정된다. 그림에서는 두 개의 α 사슬과 두 개의 β 사슬로 이루어진 헤모글로빈 A(HbA)를 나타내었다.

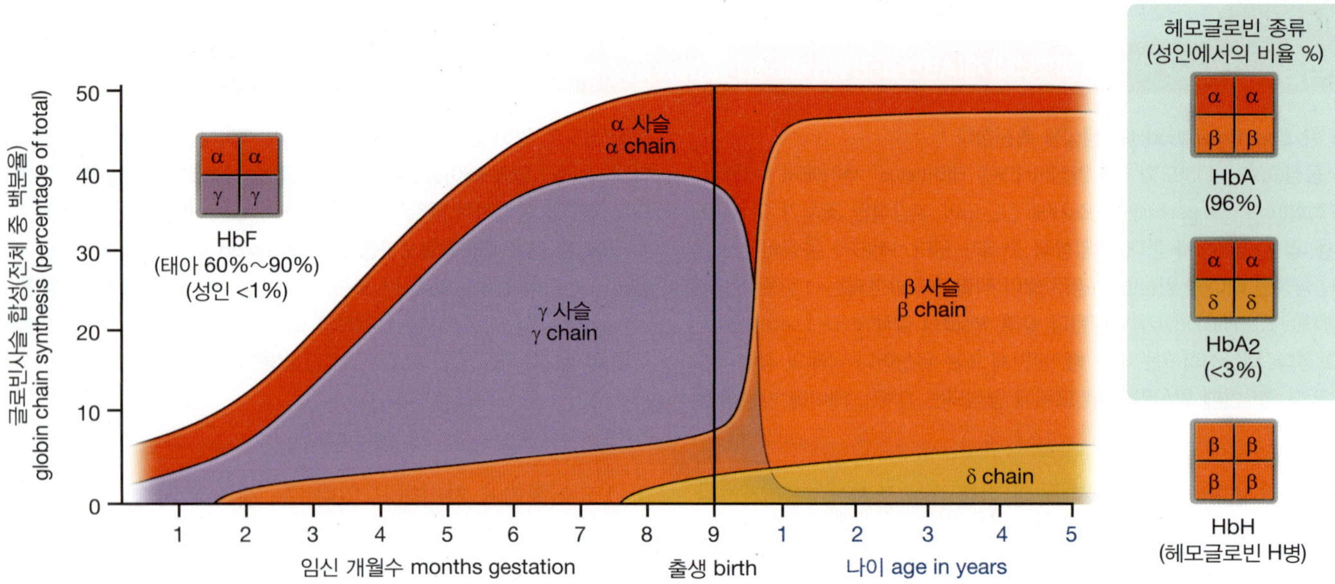

그림 10.7 출산 전과 출산 후 주요 글로빈 사슬의 합성(globin chain synthesis)과 헤모글로빈의 조성(hemoglobin composition). 헤모글로빈의 종류는 임신기와 출생 후가 다르다. 이 그림에서는 네 주요 글로빈 사슬(α, β, δ, γ)과 헤모글로빈 조성(composition)의 시간표(timeline)를 나타내었다. 발생 초기에 α와 γ 사슬은 태아 헤모글로빈(HbF)을 형성하며 출생시까지는 이 헤모글로빈이 대부분을 차지한다. 임신 2개월부터 β 사슬 합성이 점차 증가하기 시작한다. 출생 후 이는 극적으로 상승하여 α 사슬과 함께 성인 헤모글로빈(HbA)을 형성한다. 이 시기에 γ 사슬의 합성은 감소한다. 태아 발달 8개월 동안, δ 사슬의 합성이 시작되어 두 개의 α 사슬과 두 개의 δ 사슬로 구성된 헤모글로빈(HbA_2)이 나타나기 시작한다. *파란색 네모*에 있는 헤모글로빈 HbA(96%)와 HbA_2(3%)는 정상 헤모글로빈으로 간주된다. 극소량 존재할 수 있는 헤모글로빈 HbF는 1% 이하가 정상이다. 병적인 헤모글로빈의 예로는 β 사슬 사량체로 이루어진 HbH를 들 수 있다.

혈(chronic hemolytic anemia)과 많은 망상[그물]적혈구(reticulocyte, 5~10%)가 나타나는 특징이 있다. 다른 하나의 예로는 글로빈 β 사슬을 부호화하는 유전자의 돌연변이로 인한 **낫적혈구병**(sickle cell disease)이다(글상자 10.3 참조). 흥미롭게도 550종류 이상의 비정상 헤모글로빈 분자가 확인되었지만, 이들 중 대부분은 임상적인 증상이 나타나지 않는다.

■ 백혈구(LEUKOCYTES, WHITE BLOOD CELLS)

백혈구(leukocyte)는 다시 두 집단으로 분류할 수 있다. 이러한 분류의 기준은 세포질 내에 뚜렷하게 나타나는 **특수과립**(specific granule)의 존재 여부이다. 이미 설명했듯이 특수과립을 함유한 세포는 **과립구**(granulocyte; 호중구, 호산구, 호염기구)로 분류하고(도판 10.1, 376쪽), 특수과립이 없는 세포는 **무과립구**(agranulocyte; 림프구, 단핵구)로 분류한다(도판 10.2, 378쪽). 그러나 과립구와 무과립구 모두 약간의 비특수성 **아주르친화과립**(azurophilic granule), 즉 용해소체(lysosome)를 갖고 있다. 여러 종류의 백혈구의 수를 표 10.1에 표시하였다.

호중구(중성구, 중성호성백혈구, Neutrophil)

호중구는 그 수가 가장 많은 백혈구이며 가장 흔한 과립구이다.

혈액도말표본에서 **호중구**(neutrophil)의 직경은 10~12 μm이며, 적혈구보다는 확실히 크다. 이 세포의 명칭은 세포질과립이 잘 염색되지 않기 때문에 붙여진 것이지만, 핵이 여러 개의 소엽으로 나누어져 있는 다엽핵(multilobal nucleus)이기 때문에 쉽게 확인할 수 있다 따라서 이 세포는 **다형핵호중구**(polymorphonuclear neutrophil) 또는 다형핵세포(polymorph)라고도 한다. 성숙한 호중구는 2~4

글상자 10.2

임상적용: 당뇨환자의 헤모글로빈(Hemoglobin in Patients with Diabetes)

본문에서 이미 설명했듯이 전체 헤모글로빈의 96%는 **헤모글로빈 HbA** (hemoglobin type HbA)이다. 이 HbA의 약 8%는 약간의 화학적인 차이가 있는 여러 아형(subtype)으로 세분된다. 이 아형에는 HbA1a1, HbA1a2, HbA1b, HbA1c가 있다. 이 아형 중에 **헤모글로빈 A1c형**(hemoglobin type A1c)은 글루코스(glucose)와 비가역적으로 결합하기 때문에 임상적으로 중요하다. 이를 **당화헤모글로빈**(당화혈색소, glycated or glycosylated hemoglobin)이라고 한다. 이 헤모글로빈의 농도는 개개인의 과거 2~3개월의 혈당(blood glucose) 수준을 감시하는 데 사용된다(임상적으로는 **A1c 검사**[A1c test]라고 한다). 정상적인 적혈구의 수명은 120일 정도이며(335쪽 참조), 당화혈색소는 이를 함유한 적혈구가 죽어야 제거되기 때문에 HbA1c 농도는 적혈구의 전체 수명 동안의 글루코스 농도와 직접적으로 비례한다. 건강한 사람이나 혈당이 잘 조절되고 있는 당뇨 환자의 경우 HbA1c 농도는 전체 헤모글로빈의 7%를 넘지 않는다. HbA1c 농도는 식후 또는 공복 등 일상적인 단기간의 혈당 변동에 영향을 받지 않으므로 음식과 관계 없이 언제나 검사를 시행할 수 있다.

글상자 10.3

임상적용: 헤모글로빈 질환(Hemoglobin Disorders)

빈혈(Anemia)

임상적으로 **빈혈**(anemia)은 혈액 내의 헤모글로빈 농도가 동일한 나이와 성의 사람들에 비해 저하되어 있는 경우라고 정의된다. 일반적으로 헤모글로빈 농도의 저하는 남성에서 13.5 g/dL(135 g/L) 이하, 여성에서 12 g/dL(120 g/L) 이하이다. 일부 특정한 빈혈의 경우 헤모글로빈 농도의 저하는 각각의 적혈구 내에 있는 헤모글로빈 농도가 저하되어 일어날 수도 있지만 대부분의 빈혈은 적혈구 수의 감소에 의해 유발된다. 빈혈의 원인에는 혈액의 상실(출혈 hemorrhage), 적혈구 생성의 부족, 또는 혈액 내 적혈구 파괴의 증가 등이 있다. 음식에 철분(iron)이 부족한 경우 또는 비타민 B_{12} 또는 엽산(folic acid)이 부족한 경우 적혈구 생성이 저하된다. 자가면역질환(autoimmune disease)에 의한 위위축(gastric atrophy)이 있는 경우, 회장(ileum)에서 비타민 B_{12} 흡수에 필수적인 **내인인자**(내인자, intrinsic factor)를 분비하는 벽세포(parietal cell)가 파괴되어 **악성빈혈**(pernicious anemia)이 유발된다. 빈혈의 임상증상은 빈혈의 종류와 원인 및 동반된 질환에 따라 다양하다. 쇠약(weakness), 피로(fatigue), 활력의 상실(loss of energy) 등의 공통적인 증상이 가벼운 빈혈에서도 나타날 수 있다. 그 외의 증상에는 호흡곤란(shortness of breath), 잦은 두통, 집중력 저하, 정신착란, 성욕저하, 어지럼증, 다리경련, 불면증, 창백한 피부 등이 있다.

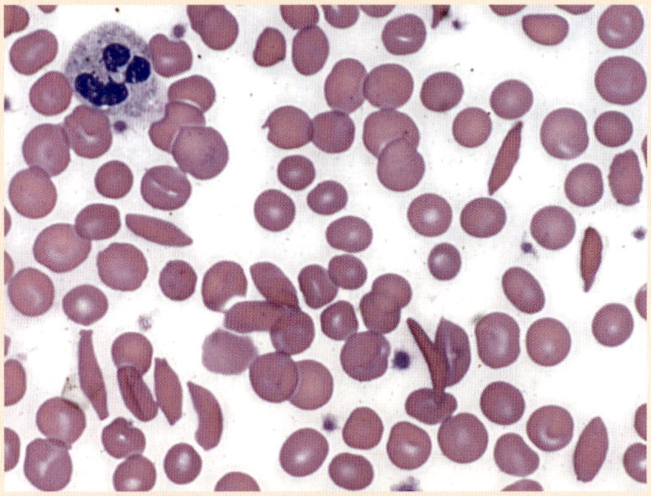

그림 F10.3.1 낫적혈구빈혈 혈액도말표본(sickle cell anemia blood smear)의 현미경사진. 라이트염색(Wright stain)한 낫적혈구빈혈 환자의 혈액도말표본에서 "배(boat)" 모양 및 "낫(sickle)" 모양의 세포가 관찰된다. ×400.

낫적혈구병(Sickle Cell Disease)

낫적혈구병(sickle cell disease)은 **헤모글로빈 A(HbA)의 β-글로빈 사슬**(β-globin chain of hemoglobin A, HbA)을 부호화하는 유전자의 단일점돌연변이(single-point mutation)에 의해 유발된다. 이 돌연변이의 결과 β-글로빈 사슬의 6번 위치에 있는 아미노산인 글루탐산(glutamic acid)이 발린(valine)으로 치환되어 비정상적인 β-글로빈 사슬이 생성된다. 이 비정상적인 β-글로빈 사슬로 이루어진 헤모글로빈을 **낫헤모글로빈**(sickle hemoglobin, HbS)이라고 한다. 친수성인 글루탐산이 소수성인 발린으로 치환되면, 저산소포화도에서 HbS 분자는 응집되어 적혈구의 직경보다 더 길어지게 된다. 정상적인 양면오목 형태의 적혈구는 저산소환경에서 낫 모양이 되므로 이 질환의 이름을 낫적혈구병이라고 한다(그림 F10.3.1). 낫 모양이 되는 과정은 가역적인 과정으로, 동형접합인 사람(homozygous individual)의 경우 산소포화도가 85% 이하로 감소되었을 때 시작되며, 이형접합인 사람(heterozygous individual)의 경우에는 산소포화도가 40% 이하로 감소되었을 때 시작된다. 낫적혈구는 정상 적혈구보다 유연성이 없으며 내피 표면(endothelial surface)에 더 쉽게 부착된다. 따라서 혈액은 좀 더 점성이 높아지고, 적혈구는 작은 모세혈관 내에 쌓여 일부 조직과 기관으로 가는 산소와 영양분의 공급이 감소하게 된다. 큰 혈관도 막힐 수 있으며 어린이에서 뇌졸중(stroke)이 나타나기도 한다. 낫적혈구는 정상 적혈구에 비해 손상에 취약하며 보다 빠르게(20일 후) 파괴된다.

낫적혈구혈병은 동형접합 열성(homozygous recessive)으로 유전되는 질환이다. 그렇지만 이형접합인 경우에도 높은 고도에 오르거나 심한 육체적 스트레스가 있을 경우에는 임상적인 증상이 나타나는 경우도 있다.

개의 소엽이 가느다란 핵실(nuclear strand)로 연결되어 있다(도판 10.1, 376쪽). 이 구조의 배열은 정적이지 않아, 살아 있는 호중구에서는 소엽과 핵실의 형태, 위치 및 그 숫자까지도 변화한다.

호중구의 염색질(chromatin)은 특징적인 배열을 하고 있다. 이질염색질(heterochromatin)의 넓은 부위는 주로 핵막과 접해 있는 핵의 주변부에 위치해 있다. 진정염색질(euchromatin)은 주로 핵의 중앙부에 있으며, 비교적 좁은 부분이 핵막에 닿아 있다(그림 10.8). 여성에서는 **바소체**(Barr body, 농축된 하나의 X 염색체)가 핵소엽에 붙어 있는 북채 모양의 부속물(drumstick-shaped appendage)로 나타난다.

호중구에는 세 종류의 과립이 있다.

호중구의 세포질에는 세 종류의 과립이 있다. 서로 다른 종류의 과립은 이 세포의 포식기능(phagocytotic function)이 다양하기 때문에 나타난다.

- **아주르친화과립**(azurophilic granule, 일차과립 primary granule)은 크고 그 수는 특수과립에 비해 많지 않다. 이 과립은 과립구발생 중 이른 시기에 나타나며, 이는 단핵구와 림프구에서도 마찬가지이다. 아주르친화과립은 호중구의 용해소체(lysosome)이며 투과전자현미경(TEM)에서 얼룩반점의 형태로 나타나고 **골수세포형과산화효소**(마이엘로퍼옥시데이스, myeloperoxidase [MPO]; 일종의 과산화효소[peroxidase])를 함유하고 있다. 골수세포형과산화효소는 매우 반응성이 높은 살균성 차아염소산염(hypochlorite)과 클로라민(chloramine)을 생성한다. 이 세포소기관에는 전형적인 **산성가수분해효소**(acid hydrolase) 외에, 항체와 유사하게 작용하는 **디펜신**(defensin)이라는 양이온 단백질(cationic protein)과 병원체를 죽이는 항균펩타이드인 **카텔리시딘**(cathelicidin)이 함유되어 있다.
- **특수과립**(specific granule, 이차과립 secondary granules)은 가장 작

은 과립으로 아주르친화과립보다는 그 수가 적어도 두 배 정도 많다. 이 구조는 광학현미경으로 간신히 보일 정도이며, 전자현미경에서는 타원형의 구조로 관찰된다(그림 10.8 참조). 특수과립에는 다양한 **효소들**(enzymes; 예를 들어 제4형콜라겐분해효소 type IV collagenase, 젤라틴분해효소 gelatinase, 인지질분해효소 phospholipase)과, **보체활성제**(complement activator) 및 기타 **항균펩타이드**(antimicrobial peptide, 예: 용균효소[라이소자임] lysozyme, 락토페린 lactoferrin)들이 함유되어 있다.

- 호중구에서 **삼차과립**(tertiary granule)에는 두 종류가 있다. 그 중의 하나에는 **인산분해효소**(phosphatase, 기질의 인산기를 제거하는 효소)가 들어 있고 **인산소체**(phosphasome)라고 한다. 다른 종류의 삼차소체에는 젤라틴분해효소(gelatinase)와 콜라겐분해효소(collagenase)와 같은 **금속단백질분해효소**(metalloproteinase)가 있어 결합조직 내에서 호중구의 이주를 용이하게 해주는 기능을 한다고 생각된다.

이러한 과립들 외에 다른 막성세포소기관은 잘 관찰되지 않는다. 세포 중심부에서 작은 골지체(Golgi apparatus)가 나타나고 비교적 적은 수의 미토콘드리아가 있는 정도이다(그림 10.8 참조).

호중구는 운동성이 있는 세포로 순환계를 떠나 결합조직 내의 활동하는 장소로 이동한다.

호중구(neutrophil)는 감염(infection) 부위에 첫 번째로 도달하는 세포로, 강력한 항균능력과 항진균능력이 있는 것이 특징적이다. 이러한 능력은 이 세포에 항균펩타이드(antimicrobial peptide), 호중구특이성단백질분해효소(neutrophil-specific proteolytic enzyme)의 합성과 호흡터짐반응(respiratory burst reaction)에 사용되는 활성산소중간물질(reactive oxygen intermediate, ROI)의 생성, 그리고 호중구세포외덫(neutrophil extracellular trap, NET)의 형성을 할 수 있는 세포 성분과 과정이 있기 때문이다.

호중구와 기타 다른 백혈구(leukocyte)들의 매우 중요한 특성은 **운동성**(motility)이 있는 점이다. 순찰하여 병원체를 찾고 이를 제거하는 면역기능을 수행하기 위해, 백혈구는 반드시 신체의 모든 부분을 돌아다닐 수 있어야 한다. 혈관과 림프관은 호중구와 다른 백혈구가 이동할 수 있는 통로이다. 이 세포들은 혈관과 림프관의 내피(endothelium)를 고도로 통제되어 있는 **혈구누출**(diapedesis)이라는 과정을 통해 순환계 안쪽으로 들어가거나(**혈관내진입** intravasation) 바깥으로 나가는(**혈관외유출** extravasation) 등 반복적으로 통과할 수 있다. 호중구는 조직손상이 일어난 곳으로 들어가는 첫 번째 세포집단 중 가장 수가 많은 세포이다. 혈구누출은 이차림프기관(569~570쪽 참조)의 특수한 모세관이후세정맥(큰키내피세정맥)과 염증이 일어나거나 손상된 말초 조직의 모세관이후세정맥의 내피, 그리고 염증이 일어난 폐와 간의 모세혈관에서 나타난다. 조직 손상이 일어난 곳으로의 이동은 호중구 표면에 있는 **부착분자**(adhesion molecule)에 의해 조절되며, 이 부착분자는 내피세포(endothelial cell)의 리간드(ligand)와 상호작용한다(그림 10.9).

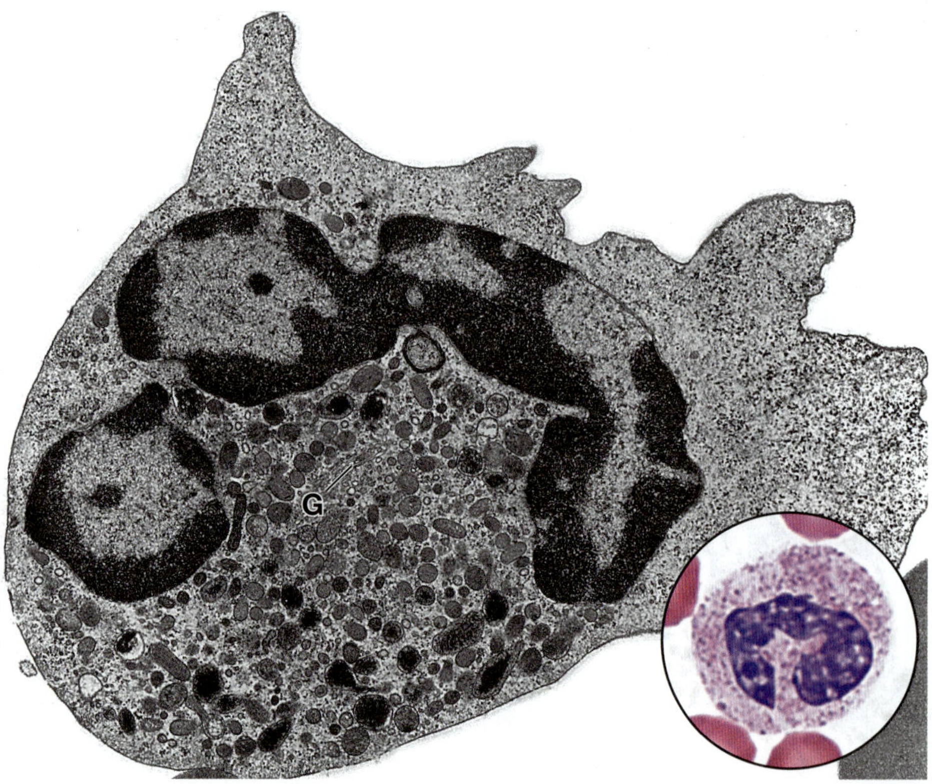

그림 10.8 성숙한 사람 호중구(neutrophil)의 전자현미경 사진. 핵은 여러 엽으로 구성된 전형적인 형태로 나타나며 이질염색질이 주변에 나타나고 진정염색질은 보다 중앙부에 위치해 있다. 작은 골지체(G)가 있으며, 다른 세포소기관은 잘 관찰되지 않는다. 핵의 볼록한 부분 근처에 있는 점상의 구조는 글리코겐(glycogen) 입자이다. 핵의 오목한 면에는 수많은 과립들이 나타난다. 특수과립(specific granule)은 아주르친화과립(azurophilic granule)에 비해 치밀하지 않으며 보다 둥근 형태로 나타난다. 아주르친화과립의 수는 적지만, 전자밀도가 매우 높게 나타난다. ×22,000. (Dr. Dorothea Zucker-Franklin 제공.) 비교하기 위해 *삽입그림*은 광학현미경으로 관찰한 혈액도말표본의 호중구이다. ×1,800.

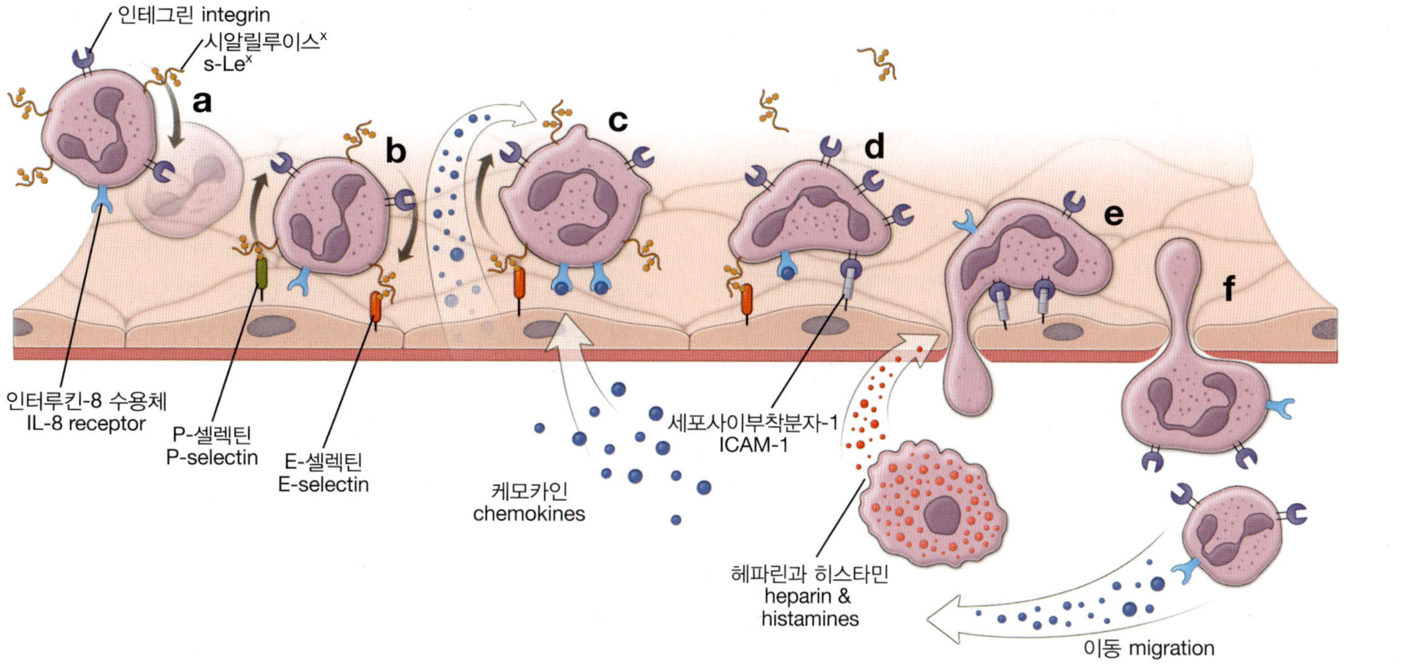

그림 10.9 호중구가 모세관이후세정맥(postcapillary venule)으로부터 결합조직으로 이동하는 단계를 나타낸 그림. a. 혈관을 떠돌아다니는 호중구의 표면에는 시알릴루이스^x(sialyl Lewis^x, s-Le^x) 탄수화물과 같은 세포간인식분자(cell-to-cell recognition molecule)와 인테그린(integrin) 및 인터루킨수용체(interleukin receptor)가 발현된다. **b.** 순환하는 호중구의 표면에 있는 s-Le^x 분자와 모세관이후세정맥 내피에 발현되는 E- 및 P-셀렉틴(E- and P-selectin)의 상호작용에 의해 호중구의 이동은 늦춰진다. **c.** 이 상호작용의 결과 세포는 내피세포 표면을 굴러가게 된다. 다음에 호중구는 내피에 부착되고 내피세포에서 분비되는 케모카인(chemokine, 예: 인터루킨-8, interleukin-8)에 반응한다. **d.** 이들의 분비는 인테그린과 같은 호중구 표면의 부착분자를 발현시켜, 내피표면에 발현되는 면역글로불린상과의 부착분자(예: 세포간부착분자-1 intercellular adhesion molecule-1 [ICAM-1])와 강한 결합을 형성한다. 이러한 상호작용은 호중구를 내피표면에 단단하게 부착시켜준다. **e.** 다음 호중구는 이미 결합조직에 있던 비만세포에서 방출되는 헤파린과 히스타민에 의해 열린 세포간연결(intercellular junction)로 위족을 뻗어 혈관 벽을 지나 이동한다. **f.** 한번 호중구가 순환계를 떠나 결합조직으로 들어가면 호중구 표면에 있는 수용체에 결합하는 화학유인분자(chemoattractant molecule)에 의해 손상부위 쪽으로 더 이동하게 된다.

순환하는 호중구와 내피 내강면의 상호작용에 의해 혈구누출이 시작된다.

호중구 이동의 **시작단계**(initial phase)는 모세관이후세정맥(postcapillary venule)에서 일어나며 호중구-내피세포 인식(neutrophil-endothelial cell recognition) 기전에 의해 조절된다. 부착분자의 하나인 **E-셀렉틴**(E-selectin)과 **P-셀렉틴**(P-selectin)은 모세관이후세정맥의 내피세포 표면에 있으며 두 물질 모두 시알릴루이스^X(sialyl Lewis^x, s-Le^x) 탄수화물을 표면에 다수 발현하는 순환하는 호중구와 상호작용한다. E-셀렉틴과 P-셀렉틴은 s-Le^{x}와 잠시 가역적인 반응을 하기 때문에 호중구는 부분적으로 내피세포(endothelial cell)에 부착된다(그림 10.9 참조). 이 상호작용의 결과로 호중구는 내피의 표면을 천천히 굴러가게 된다. 호중구와 내피세포의 상호작용은 벨크로(Velcro)로 덮인 경사진 표면(내피세포 표면)을 테니스공(호중구)이 굴러가는 것으로 비유할 수 있다. 공이 구르면 벨크로 표면에 있는 미세고리(셀렉틴)가 섬유로 덮인 공의 표면을 붙잡는다. 이러한 상호작용은 테니스 공의 운동을 늦추고 결국에는 멈추게 한다.

두 번째 단계(second phase)에서 **인테그린**(integrin, 예: VLA-5)이라고 하는 호중구 표면에서 발현되는 부착분자(adhesion molecule)에 의해 호중구와 내피세포 표면 사이에 강한 결합이 나타난다. 이들은 내피세포에서 나오는 케모카인 신호(chemokine signal)에 의해 활성화된다. 호중구 표면에서 발현되는 인테그린은 내피세포 표면에 위치한 **면역글로불린상과**(immunoglobulin superfamily)의 부착분자(예를 들어, 세포사이부착분자-1 intercellular adhesion molecule-1 [ICAM-1], 혈관세포부착분자-1 vascular cell adhesion molecule-1 [VCAM-1])와 결합한다. **인터루킨-8**(interleukin-8, IL-8)과 같은 일부 케모카인은 호중구에 있는 수용체와 결합하여 염증(inflammation)이 일어난 장소로 이동할 수 있게 해준다. 이러한 상호작용은 호중구가 내피세포 표면에 안정적으로 부착되게 해주며, 혈구누출 과정이 시작될 수 있게 해준다.

혈구누출은 세포통과경로 또는 세포곁경로를 따라 진행된다.

혈구누출은 호중구와 다른 백혈구가 위족(헛발, pseudopod)을 인접한 두 내피세포(endothelial cell) 사이에 있는 공간인 **세포곁틈새**(paracellular gap)로 뻗어 통과하거나(**세포곁경로** paracellular pathway), 내피세포 내에 뚫려 있는 **세포통과구멍**(transcellular pore)으로 뻗어 통과한다(**세포통과경로** transcellular pathway). 이 두 경로는 모두 에너지가 필요하다. 세포통과구멍의 형성은 내피세포 세포막의 광범위한 리모델링과 세포골격의 재배치, 그리고 세포 내 소기관의 위치변화 등이 나타난다. 이와 비슷하게 세포곁틈새를 여는 것 역시 에너지와 세포사이연접(intercellular junction)의 해체가 필요하다.

각각의 세포가 선택하는 혈구누출 경로는 가장 저항이 적은 경로로 추정되며, 이를 결정하는 몇 가지 인자에는 특정한 내피세포, 이동하는 백혈구의 종류, 이동/염증 자극 등이 연관되어 있다. 일부 기관에는 **세포통과혈구누출**(transcellular diapedesis)이 두드러지게 나타난다. 예를 들어 골수(bone marrow)에서 새롭게 분화하는 세포는 골수 동굴모세혈관(sinusoid)의 내피를 통과할 때 세포통과경로를 경유하여 혈관을 통과한다(370~371쪽 참조). 병리학적인 조건에서 혈액뇌장벽(blood-brain barrier)과 혈액망막장벽(blood-retina barrier)에서 백혈구의 이동(혈관외유출 extravasation)은 전적으로 세포통과경로를 통해 일어난다.

세포곁경로에서 혈구누출은 호중구가 위족을 세포사이연접으로 뻗으면서 진행된다. 세포곁틈새를 만들기 위해서는 세포사이연접의 해체가 필요하다. 손상된 부위에 있는 혈관주위 비만세포(perivascular mast cell)에서 유리되는 히스타민(histamine)과 헤파린(heparin)이 세포사이연접을 해체하여 이러한 세포곁경로를 통한 이동에 중요한 역할을 한다. 이동하는 호중구에서 분비되는 단백질분해효소(protease)는 기저막(basement membrane)을 파괴하여, 아래쪽에 있는 결합조직으로 호중구가 들어갈 수 있게 해준다.

투과전자현미경(TEM)으로 관찰하면 호중구 위족의 세포질에는 막으로 둘러싸인 세포소기관이 없고 미세한 과립상의 세포질기질(cytoplasmic matrix)만이 들어 있는 것으로 나타난다(그림 10.8 참조). 이 미세한 과립으로 나타나는 구조는 액틴미세섬유(actin filament), 일부 미세관(microtubule)과 글리코겐(glycogen) 등이다. 이들은 세포질이 뻗어나가 위족을 형성하고 다음에 수축되어 세포가 앞으로 나가게 끌어당기는 작용을 한다. 일단 호중구가 결합조직에 들어가면 **화학주성**(chemotaxis)이라는 과정에 의해 손상된 부위로의 이동이 일어나게 된다. 화학주성은 화학유인분자(chemoattractant molecule)와 세포외기질단백질이 호중구 표면에 있는 특정한 수용체와 결합하여 일어난다.

호중구는 활성화된 포식세포로, 다양한 표면수용체를 사용하여 염증부위에 있는 세균이나 기타 감염물질을 인지한다.

조직 손상(tissue injury)이 있는 부위에서 호중구는 반드시 이물질(foreign substance)을 먼저 인식한 후 이를 포식할 수 있다. 다른 대부분의 포식세포(phagocytic cell)와 마찬가지로 **호중구**(neutrophil)의 세포막에는 세균이나 이종생물(foreign organism) 및 감염체(감염원, infectious agent)를 인식하고 결합할 수 있는 다양한 수용체(receptor)가 있다(그림 10.10). 이중 일부 미생물 및 감염체는 직접 호중구에 결합(이들의 표면에 변형이 필요하지 않음)하는 반면, 일부는 옵소닌화(opsonized, 항체 또는 보체와 결합되어 있어야 함)되어 있어야만 호중구와 더 쉽게 결합할 수 있다. 포식 과정 중에 호중구에 의해 사용되는 흔한 수용체들은 다음과 같다.

- 호중구 표면에 있는 **F_c 수용체**(F_c receptor)는 세균 표면에 부착된 IgG 항체 중 바깥쪽으로 노출된 F_c 부위에 결합한다(그림 10.10 참조). IgG가 부착된 세균과 호중구의 결합은 호중구의 포식작용을 활성화시켜 세포내대사가 빠르게 증가하게 한다.
- **보체수용체**(complement receptor, CR)는 활성화된 C3 보체단백질, 즉 C3b에 의해 옵소닌화된 면역복합체와의 결합과 흡수를 촉진한다. 세균과 결합 또는 C3b에 부착된 항체와 보체수용체(CR)의 결합은 포식작용을 촉발시켜, 호중구의 용해경로(lytic pathway)와 호흡터짐반응(respiratory burst reaction)을 활성화한다.
- **청소체수용체**(scavenger receptor, SR)는 구조적으로 다양한 막통과당단백질(transmembrane glycoprotein)로, 그람양성 또는 그람음성세균(Gram-positive and Gram-negative bacteria)과 아포토시스체(apoptotic body)의 표면에 존재하는 다중음이온분자인 저밀도지질단백질(low-density lipoprotein, LDL)이 변형된(아세틸화 acetylated 또는 산화 oxidized) 물질과 결합한다. 이러한 수용체와의 결합은 호중구의 포식활성을 증가시킨다.
- **톨유사수용체**(toll-like receptor)는 **패턴인식수용체**(pattern recognition receptor, PRR)라고도 하며, 내독소(endotoxin), 지질다당질(lipopolysaccharide), 펩타이드글리칸(peptidoglycan), 지질테이코산(lipoteichoic acid) 등과 같은 병인성 물질(pathogenic molecule)을 인식하는 호중구의 수용체이다. 이러한 병인성물질은 세균의 표면이나 다른 감염체의 표면에 발현되는 **병원체연관분자패턴**(pathogen-associated molecular pattern, PAMP)이며, 예측할 수 있는 형태로 배열되어 있다. 다른 포식세포들과 마찬가지로 호중구에는 이 병원체연관분자패턴(PAMP)을 인식할 수 있는 다양한 톨유사수용체가 존재한다. 이들 수용체에 세균항원(bacterial antigen)이 결합하면 호중구로부터 **인터루킨-1**(interleukin-1, IL-1), **인터루킨-3**(interleukin-3, IL-3), **종양괴사인자-α**(tumor necrosis factor α, TNF-α)와 같은 사이토카인(cytokine)이 방출된다. 인터루킨-1(IL-1)은 예전에는 **발열원**(pyrogen, 열을 발생시키는 물질)이라고 알려졌던 물질로 프로스타글란딘(prostaglandin)의 합성을 증가시키고, 프로스타글란딘은 시상하부(hypothalamus)의 체온조절중추(thermoregulatory center)에 작용하여 **열**(fever)을 발생시킨다. 따라서 열은 침입한 병원체가 대량의 호중구반응(neutrophilic response)을 유발하여 일어나는 급성반응의 결과라고 할 수 있다.

포식된 세균은 포식용해소체 내에서 호흡터짐(호흡폭발, respiratory burst) 반응 중 생성되는 독성 활성산소중간물질(toxic reactive oxygen intermediate)에 의해 살해된다.

포식(phagocytosis)은 호중구가 항원(antigen)을 인식하고 이에 부착

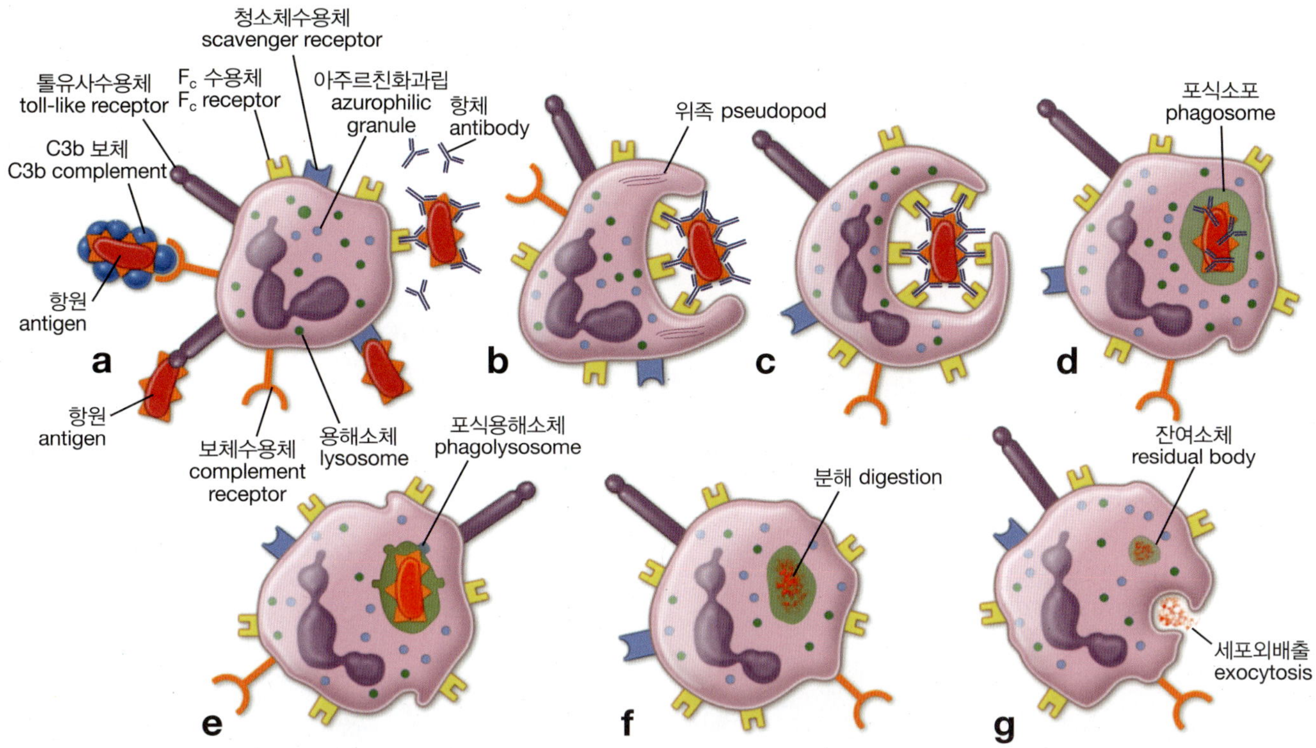

그림 10.10 호중구 포식작용(neutrophil phagocytosis). a. 포식작용은 이물질(foreign material, 항원 antigen)을 인식(recognition)하고 이에 부착(attachment)되면서 시작하며, 이는 항원에 부착된 항체의 F_c 부위와 F_c 수용체의 상호작용에 의해 주로 일어난다. **b.** 항원은 호중구의 위족(pseudopod)에 의해 둘러싸인다. **c.** 위족이 서로 닿아 융합되면 항원은 세포 내부로 들어가게 된다. **d.** 일단 포식소포(phagosome)가 형성되면 막에 부착된 산화효소(oxidase)가 활성화되어 분해가 시작된다. **e.** 다음 특수과립(specific granule)과 아주르친화과립(azurophilic granule)이 포식소포와 융합되어 그들의 내용물을 방출하여 포식용해소체(phagolysosome)를 형성한다. 이러한 융합과 과립의 방출 과정을 *탈과립(degranulation)*이라고 한다. **f.** 과립 내의 효소는 미생물의 살상과 분해 과정에 관여한다. 이러한 전체 분해 과정은 포식용해소체 내에서 일어나며, 이는 세포를 자가손상(self-injury)에서 보호한다. **g.** 분해된 물질은 세포 바깥으로 배출되거나, 호중구 내부에 잔여소체(residual body)로 저장된다.

되면서 시작된다. 바깥으로 뻗어나온 호중구의 위족(pseudopod)이 항원을 둘러싸고 이를 세포 내부로 집어넣어 **포식소체**(phagosome)를 형성한다(그림 10.10). 특수과립과 아주르친화과립이 포식소체 막과 융합하면서 아주르친화과립 내의 용해소체 가수분해효소(lysosomal hydrolase)가 이물질을 분해한다. 포식 중 호중구의 글루코스와 산소 소비는 뚜렷하게 증가하며 이를 **호흡터짐**(호흡폭발, respiratory burst)이라고 한다. 이의 결과로 **활성산소 중간물질**(reactive oxygen intermediate, ROI)이라고 하는 산소를 함유한 화합물들이 합성된다. 여기에는 산소나 히드록실 라디칼(hydroxyl radical)과 같은 자유라디칼(free radical)이 포함되어 있어, 포식용해소체 내에 살아 있는 세균을 움직이지 못하게 하고 살해한다. 자유라디칼은 그 화학구조 내에 짝을 이루지 못한 전자(unpaired electron)를 갖고 있어 활성이 매우 크며, 따라서 지질, 단백질, 핵산과 같은 세포내 분자들을 손상시킬 수 있다.

호중구 내에서 미생물이 죽는 과정을 **산소의존세포내살해**(oxygen-dependent intracellular killing)라고 한다. 이러한 과정에는 일반적으로 두 가지 생화학적 경로가 있다. 이 중 하나는 포식세포 막에 있는 **니코틴아미드아데닌디뉴클레오타이드인산염 산화효소 복합체**(nicotinamide adenine dinucleotide phosphate [NADPH] oxidase complex)를 사용하는 **포식산화효소계**(phagocyte oxidase [phox] system)이다. 다른 하나는 호중구의 아주르친화과립(azurophilic granule) 내에 포함되어 있는 용해소체 효소인 **마이엘로퍼옥시데이스**(골수세포형과산화효소, myeloperoxidase [MPO])와 연관된 작용이다(그림 10.11).

Phox계는 NADPH를 생성하고 이는 궁극적으로 자유라디칼을 형성한다.

포식세포 산화효소경로(phagocyte oxidase pathway) 또는 phox계(phox system) 내에서, 포식작용이 일어나기 전에 세포에서 초과산화물 음이온(superoxide anion)을 합성할 수 있을 정도로 충분한 양의 NADPH를 생성하는 신호가 먼저 나타난다. 글루코스 흡수의 증가와 NADPH 대사의 션트(지름길)는 오탄당인산염경로(pentose phosphate pathway, 또는 **펜토스션트**[*pentose shunt*]라고도 함)를 통해 이루어진다. 세포액 내의 NADPH는 전자공여자(electron donor)가 된다. NADPH 산화효소 복합체(NADPH oxidase enzyme complex)는 전자(electron)를 막을 통해 포식용해소포(phagolysosome) 내부의 산소 분자로 전달하여 자유라디칼(free radical) **초과산화물 음이온**(superoxide anion, O_2^-)을 생성한다. 이 초과산화물 음이온은 활성

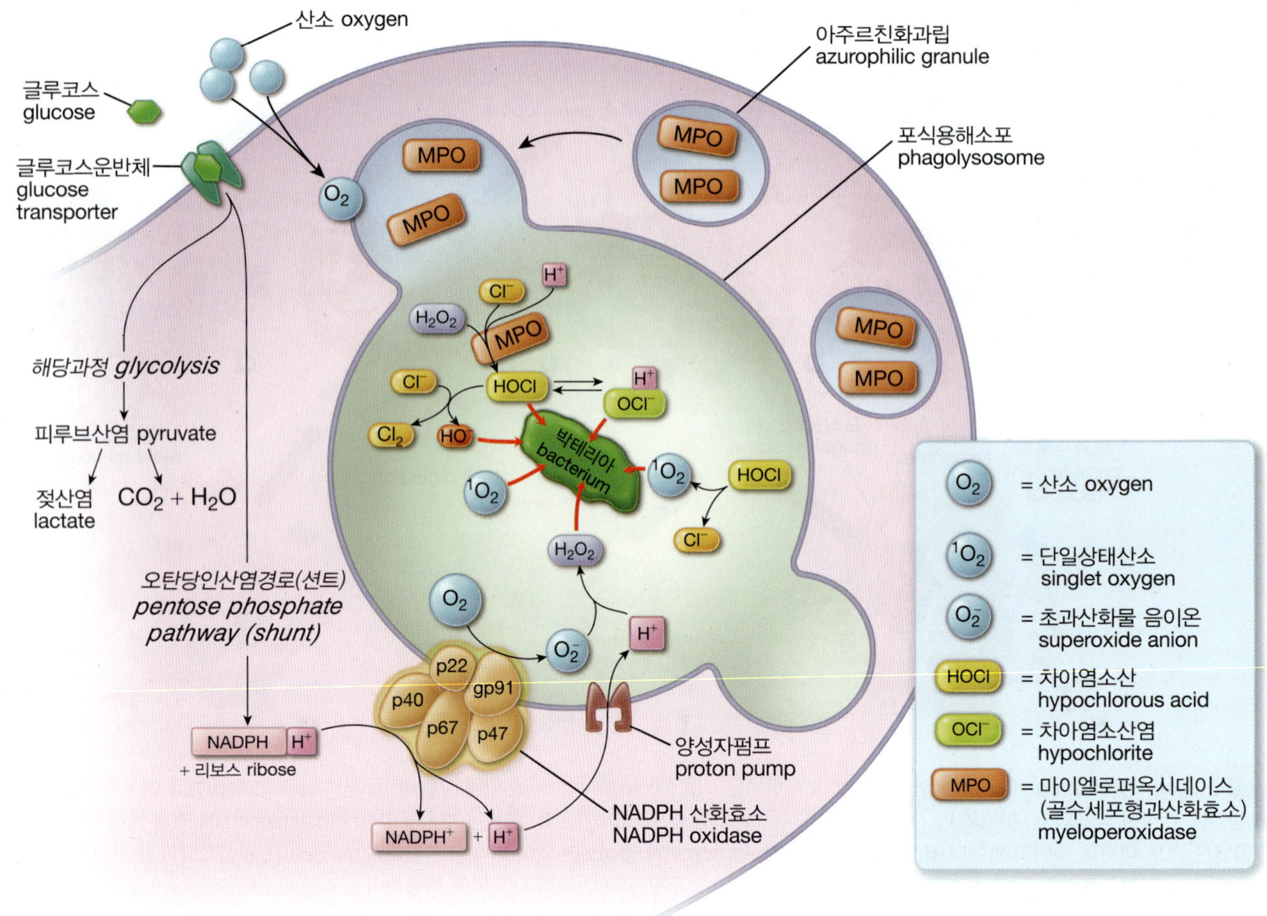

그림 10.11 호중구 호흡터짐반응(respiratory burst reaction)에서 활성산소 중간물질(reactive oxygen intermediate)의 합성에 이르는 경로. 단순화시킨 이 그림에서는 이미 포식된 세균이 함유된 포식용해소체)에서 일어나는 두 가지 산소의존살해기전을 그림으로 나타내었다. 이 중 첫 번째는 NADPH 산화효소복합체(NADPH oxidase complex, 다섯 개의 소단위로 이루어짐)를 이용하는 포식산화효소계(phagocyte oxidase [phox] system)이다. 이 복합체는 과량의 전자(electron)를 포식용해소체 막을 통해 운반한 다음, 여기에서 산소분자와 작용하여 자유 초과산화물 음이온(superoxide anion)을 생성한다. 이 음이온은 활성산소 중간물질(reactive oxygen intermediate)로 전환된다. 또 다른 효소인 초과산화물디스뮤타아제(초과산화물불균등화효소, superoxide dismutase)는 초과산화물 음이온을 단일상태산소(singlet oxygen)와 과산화수소(hydrogen peroxide)로 변환시키며, 계속 초과산화물 음이온과 반응하여 세균을 죽이는 히드록실 라디칼(hydroxyl radical)을 생성하고 계속해서 단일상태산소분자(singlet oxygen molecule)를 더 생성한다. 두 번째의 기전은 호중구 아주르친화과립(azurophilic granule) 내에 포함되어 있는 용해소체 효소인 마이엘로퍼옥시데이스(골수세포형과산화효소, myeloperoxidase [*MPO*])에 의해 일어난다. MPO는 과산화수소(hydrogen peroxide)와 염소 음이온(chloride anion)으로부터 차아염소산(hypochlorous acid, HOCl)을 생성하는 과정을 촉매한다. 차아염소산은 더 대사되어 매우 독성이 높은 차아염소산염(hypochlorite, 표백제 bleach)과 염소(chlorine)가 된다. 일부 차아염소산염은 자연적으로 분해되어 독성이 있는 단일상태산소(singlet oxygen)와 염소이온(chloride ion)이 생성된다. 호중구(*붉은 화살표*로 표시)의 산소터짐(oxygen burst) 중 생성되는 모든 물질들은 포식된 세균을 살상하는 효과가 매우 높은 물질이다.

산소 중간물질(ROI)로 전환된다. 초과산화물디스뮤타아제(초과산화물불균등화효소, superoxide dismutase)는 초과산화물 음이온을 단일상태산소($^1O_2$)와 과산화수소(H_2O_2)로 변환시키며, 계속 초과산화물 음이온과 반응하여 세균을 죽이는 **히드록실 라디칼**(hydroxyl radical, OH^-)을 생성하고 계속해서 단일상태산소분자(singlet oxygen molecule)를 더 생성한다(그림 10.11 참조).

마이엘로퍼옥시데이스연관계(myeloperoxidase-associated system)는 헴(heme)을 조효소로 사용한다.

마이엘로퍼옥시데이스(myeloperoxidase, MPO)가 관여하는 **산소의존살해**(oxygen-dependent killing)는 MPO를 함유한 아주르친화과립이 포식된 세균이 들어 있는 포식소체와 융합되어 일어난다. 호중구가 호흡터짐(respiratory burst) 상태에 있을 때 MPO는 헴(heme)을 조효소로 사용하여 과산화수소(H_2O_2)와 염소 음이온(Cl^-)으로부터 **차아염소산**(hypochlorous acid, HOCl)을 생성한다. 차아염소산의 세균살상능력은 과산화수소에 비해 1,000배 이상 강하며, 더 대사되어 매우 독성이 높은 차아염소산염(hypochlorite, OCl^-, 표백제 bleach)과 염소(chlorine, Cl_2)가 된다. 일부 차아염소산염은 자연적으로 분해되어 독성이 있는 단일상태산소($^1O_2$)와 염소이온(Cl^-)이 생성된다(그림 10.11 참조).

산화질소 역시 세포내살해기전에 참여하지만 사람에서는 이러한 현상이 발견되지 않았다.

이에 더해서 **산화질소**(nitric oxide, NO)와 기타 **활성질소중간물**

질(reactive nitrogen intermediate, RNI)들도 세포내세균살해기전(intracellular microbial killing mechanism)과 연관되어 있다. 산화질소(NO)가 호중구 내에 있기는 하지만, 사람에서는 활성질소중간물질에 의해 일어나는 살해기전이 세균 사멸에 결정적인 역할을 하지 않는다고 알려져 있다. 호중구에서 유래되는 산화질소(NO)는 주로 혈관확장(vasodilatation)을 일으켜, 혈관으로부터 주위 결합조직으로 호중구의 이동을 촉진하는 역할을 한다.

포식된 세균은 세균용해효소와 항균펩타이드를 이용한 다양한 산소비의존 살해기전에 의해 살상되기도 한다.

산소의존호흡터짐반응 외에 미생물은 호중구의 세포질 내에 저장되어 있는 세균용해효소(bacteriolytic enzyme)와 양이온성 항균펩타이드(cationic antimicrobial peptide)에 의해 살상되기도 한다. 이러한 **산소비의존 살해기전**(oxygen-independent killing mechanism)은 세균의 세포막이 표적으로 이를 파괴하고 그 안의 내용물을 누출시킨다. 호중구에는 특히 디펜신(defensin)과 같은 양이온 항균단백질(antimicrobial protein)과 **카텔리시딘**(cathelicidin)이라고 하는 항균펩타이드(antimicrobial peptide)가 대량 함유되어 있다. 특수과립(specific granule)에 저장되어 있는 라이소자임(용균효소, lysozyme)과 카텝신(cathepsin)과 유사하게, 이들 양이온 항균단백질들도 세균의 세포벽(bacterial wall)을 파괴한다. 이에 더해서 세균의 단백질을 분해하는 용해소체 가수분해효소(lysosomal hydrolytic enzyme)들과, 세균의 영양공급경로(nutritional bacterial pathway)에 필요한 철분(iron)을 킬레이트화(chelate)하는 락토페린(lactoferrin) 역시 침입해온 세균을 파괴하는 데 도움을 준다. 이러한 기전들은 산소의존살해경로(oxygen-dependent killing pathway)보다는 효과적이지 못하다. **만성육아종병**(chronic granulomatous disease, 글상자 10.4 참조)과 같이 산소의존경로(oxygen-dependent pathway)에 이상이 있는 환자의 호중구도 포식된 세균을 어느 정도는 죽일 수 있는 능력이 있다. 그렇지만 이 과정이 효과적이지 못하기 때문에 산소의존살해경로에 결함이 있는 환자의 경우에는 위중한 감염질환(serious infection)에 걸릴 위험성이 더 높다.

호중구에 의해 세포내분해가 일어난 후 분해된 물질의 잔해는 잔여소체(residual body)에 저장되거나 세포 바깥으로 세포외배출(exocytosis)된다. 대부분의 호중구는 이 과정에서 죽는다. 죽은 세균과 호중구들이 축적되면 **고름**(pus)이라고 하는 진한 삼출물(exudate)을 형성한다. 고름과 점액분비물(mucus secretion, 예를 들어 감염된 폐에서 나온 분비물)의 색이 황록색(yellow-green color)인 이유는 호중구 아주르친화과립의 MPO 효소에 헴색소(heme pigment)가 있기 때문이다.

네토시스(NETosis)는 호중구세포외덫을 형성하는 것으로 박테리아를 죽이는 대체경로가 된다.

호중구세포외덫연관세포사(neutrophil extracellular trap-associated cell

글상자 10.4

임상적용: 호중구의 유전질환; 만성육아종병(Inherited Disorders of Neutrophils; Chronic Granulomatous Disease)

산소의존살해기전(oxygen-dependent killing mechanism)에 이상이 초래되는 유전성 면역결핍(genetic immunodeficiency) 질환의 전형적인 예로 **만성육아종병**(granulomatous disease, CGD)을 들 수 있다. 호중구와 기타 포식세포(phagocytic cell)에 이상이 나타나는 유전성 질환 중에는 **NADPH 산화효소복합체**(NADPH oxidase complex, phox system)의 한 성분이 없거나 돌연변이가 나타나는 경우가 있다. 이 경우 호중구는 활성산소 중간물질(ROI)을 생성하지 못한다. NADPH 산화효소복합체는 5개의 성분으로 구성되어 있다. 이 중 **당단백질 91**(glycoprotein 91, gp91)과 **단백질 22**(protein 22, p22)는 **시토크롬 B558**(cytochrome B558)이라고 하는 막에 부착된 시토크롬의 일부이다(그림 10.11 참조). 나머지 세 성분, 즉 **단백질 47**(protein 47, p47), **단백질 67**(protein 67, p67), **단백질 40**(protein 40, p40)은 세포질 내에 있으며, **Rac-2 GTPase**의 일부로 산화효소(oxidase) 활성을 갖고 있다. 호중구의 활성화와 포식으로부터의 자극에 의해, 세포질내 단백질은 포식용해소체(phagolysosome)의 형질막으로 위치를 바꿔 활성화된 NADPH 산화효소복합체를 구성하게 된다. 이 효소는 세포액의 NADPH로부터 떼어낸 전자(electron)를 막을 통과시킨 후 포식용해소체 내부에 있는 산소분자(molecular O_2)에 전달하여 살균성 초과산화물 음이온(superoxide anion) O_2^-와 기타 활성산소 중간물질(ROI)을 생성한다.

만성육아종병(CGD)의 약 50~70%는 그 원인이 X 염색체에 위치한 **CYBB**(시토크롬 B, b 소단위 cytochrome B, b subunit) **유전자**(gene)의 돌연변이에 있다. 이 유전자는 당단백질 91(gp91)을 부호화하며, gp91은 NADPH 산화효소복합체가 정상적으로 작용하는데 반드시 필요한 단백질이다. **당단백질 91 결핍**(gp91 deficiency)은 X연관질환이므로 이 유전자 돌연변이가 원인이 되는 만성육아종병을 **X91병**(X91 disease)이라고도 한다. 만성육아종병의 나머지 20~40%는 단백질 47을 부호화하는 7번 염색체 **NCF1 유전자**(NCF1 gene)의 돌연변이이다. NCF2 유전자(단백질 67을 부호화)와 CYBA 유전자(단백질 22를 부호화)의 돌연변이는 만성육아종병의 10% 이하로 드물게 나타난다. NCF1, NCF2 및 CYBA 유전자의 돌연변이는 상염색체열성(autosomal recessive)으로 유전된다.

CGD 호중구는 일부 특정한 종류의 세균과 진균(fungus)을 죽이는 능력이 저하되어 있다. 이 질환에 걸린 사람은 치명적인 세균 및 진균에 반복적으로 감염되는 경우가 많다. 가장 흔히 병변이 나타나는 곳은 외부로부터 미생물이 신체 내부로 들어올 때 장벽(barrier)을 형성하는 조직이나 장기 부위이다. 이러한 부위에는 피부(피부감염 skin infection), 잇몸(치은 gingiva, 부어오른 염증이 있는 잇몸 swollen inflamed gum), 폐(lung, 폐렴 pneumonia), 림프절(lymph node, 림프절염 lymphadenitis), 위장관(gastrointestinal tract, 장염 enteritis과 설사 diarrhea), 간(liver), 비장(spleen) 등이 있다. CGD의 또 다른 특징은 팽창된 종양과 유사한 종괴(덩이, mass)인 **육아종**(granuloma)이 나타나는 것이다. 육아종은 위장관에서 음식물의 통과를 막으며, 요생식관(genitourinary tract)에서는 콩팥과 방광에서 오줌의 흐름을 막는 심각한 문제를 일으킬 수 있다.

death, 네토시스 NETosis)는 독특한 종류의 미생물 살해기전으로 "**자살네토시스**(suicidal NETosis)"라고 하는 호중구의 세포사와 연관되어 있다(129~131쪽 참조). 포식된 병원체를 인식한 일부 호중구는 핵의 히스톤 구조를 변형시켜 염색질의 탈응축(decondensation)과 핵막 및 세포막의 파괴를 유발한다. 세포질은 세포외기질(extracellular matrix)로 유출된 염색질 사이에 분산되어 세포외섬유(extracellular strand)로 이루어진 커다란 그물(web)을 형성하며 이 그물은 항균단백질이 미생물과 접촉할 수 있게 해준다. 세포외그물은 미생물을 움직이지 못하게 하고 살해하여 주위 조직으로 퍼지는 것을 막는 덫(trap)으로 작용한다. 미생물의 파괴에서 생성되는 신호에 의해 염증이 유발되고 이는 감염된 부위로 면역반응세포를 불러들이게 된다.

염증(inflammation)과 상처 치유(wound healing)에는 단핵구, 림프구, 호산구, 호염기구 및 섬유모세포도 관여한다.

단핵구(monocyte) 역시 조직손상에 대한 이차반응의 하나로 결합조직으로 들어간다. 조직손상 부위에서 이 세포는 **대식세포**(macrophage)로 변형되어 세포와 세포의 파편, 피브린, 남아 있는 세균 및 죽은 호중구 등을 포식한다. 정상적인 상처치유(wound healing) 과정에서는 염증반응에 대식세포의 참여가 반드시 필요하다. 호중구가 소비된 후에는 대식세포가 염증부위의 주요 세포가 된다. 염증부위에서 대식세포가 활성화됨과 동시에 부근의 섬유모세포(fibroblast)와, 염증부위 작은 혈관의 외막에 있는 미분화 중간엽세포(undifferentiated mesenchymal cell)는 분열한 후 섬유모세포와 근섬유모세포(myofibroblast)로 분화되어 상처치유 부위에 섬유(fiber)와 기질(ground substance)을 분비한다. 호중구와 마찬가지로 단핵구도 화학주성(chemotaxis)에 의해 염증부위로 이동한다. 림프구(lymphocyte), 호산구(eosinophil) 및 호염기구(basophil)도 **염증**(inflammation)반응에 일부 역할을 맡고 있지만, 이들은 주로 염증 과정의 면역학적 측면(immunologic aspect)에 참여한다(14장 면역계와 림프조직 및 기관, 540쪽 참조). 호산구와 림프구는 만성염증(chronic inflammation) 부위에서 주로 관찰된다.

호산구(Eosinophils)

호산구(eosinophil)의 크기는 호중구와 비슷하고 핵은 보통 두 개의 엽으로 관찰된다(그림 10.12, 도판 10.1, 376쪽 참조). 역시 호중구와 같이 호산구의 이질염색질(heterochromatin)은 핵막 주위에 위치해 있고, 진정염색질(euchromatin)은 핵의 중앙부에 위치해 있다.

호산구는 세포질에 호산성의 큰 굴절반사 과립이 있어 붙여진 명칭이다.

호산구의 세포질에는 수가 많고 크고 길쭉한 특수과립(specific granule)과 아주르친화과립(azurophilic granule)의 두 종류의 과립이 존재한다(이외에는 약간의 막성세포소기관 만이 존재한다).

- **아주르친화과립**(azurophilic granule, **일차과립** primary granule)은 용해소체(lysosome)이다. 이 과립에는 일반적인 **용해소체 산성 가수분해효소**(lysosomal acid hydrolase)들과 다른 가수분해효소(hydrolytic enzyme)들이 다양하게 함유되어 있어, 호산구 내로 들어온 기생충(parasite)과 항원항체 복합체를 파괴한다.
- 투과전자현미경에서 호산구의 **특수과립**(specific granule, **이차과립** secondary granule)은 중앙에 뚜렷한 **결정모양체**(crystalloid body)가 전자밀도가 낮은 기질(matrix)에 둘러싸여 있는 형태로 관찰된다. 이 결정체는 이 과립이 광학현미경에서 굴절반사(refractivity)를 나타내는 원인이 된다. 결정모양체에는 네 종류의 주요 단백질이 함유되어 있다. 이 중에서 **주기저단백질**(주요기초단백질, major basic protein [MBP])은 아르지닌(arginine)이 풍부한 단백질로 과립이 강한 호산성(acidophilia)을 나타내는 원인이 된다. 이외에 **호산구양이온단백질**(eosinophil cationic protein, ECP), **호산구과산화효소**(eosinophil peroxidase, EPO), **호산구유래신경독소**(eosinophil-derived neurotoxin, EDN)가 있다. MBP, ECP 및 EPO는 원생동물(protozoa)과 연충기생충(helminthic parasite)에 강한 세포독성 효과를 나타낸다. EDN은 기생충의 중추신경계 기능이상을 유발한다. 히스타미나제는 히스타민의 활성을 중화시키며, 아릴술파타제는 호염기구와 비만세포(mast cell)에서 분비되는 류코트리엔(leukotriene)을 중화시킨다(6장 결합조직, 228~232쪽 참조). 특수과립에는 또한 **히스타미나제**(histaminase), **아릴술파타제**(arylsulfatase), **콜라겐분해효소**(collagenase) 및 **카텝신**(cathepsin)이 함유되어 있다.

호산구는 알레르기반응, 기생충 감염 및 만성염증과 연관되어 있다.

호산구는 골수(bone marrow)에서 발생하고 성숙된다. 골수를 떠난 후에는 말초혈액을 순환하다가 결합조직으로 들어간다. 호산구는 IgG, IgA, 또는 분비 IgA(secretory IgA)와의 상호작용에 의해 활성화된다. 알레르기반응이 일어난 부위에서 호산구가 분비하는 **아릴술파타제**(arylsulfatase)와 **히스타미나제**(histaminase)는 염증혈관활성중간물질(inflammatory vasoactive mediator)의 과도한 부작용을 완화하는 효과가 있다. 또한 호산구는 다른 면역반응에도 참여하며 항원항체복합체를 포식한다. **알레르기반응**(allergy reaction)이나 **기생충 감염**(parasitic infection) 환자에서 호산구 수는 높게 나타난다(**호산구증가증** eosinophilia). 호산구는 연충기생충(helminthic parasite)에 대한 숙주방어에 중심적인 역할을 한다. 또한 이들은 장관(intestinal tract) 고유판(lamina propria) 내에서 다수 발견되며, 만성염증(chronic inflammation)이 있는 부위(예를 들어 천식 환자의 폐조직)에서도 많이 나타난다.

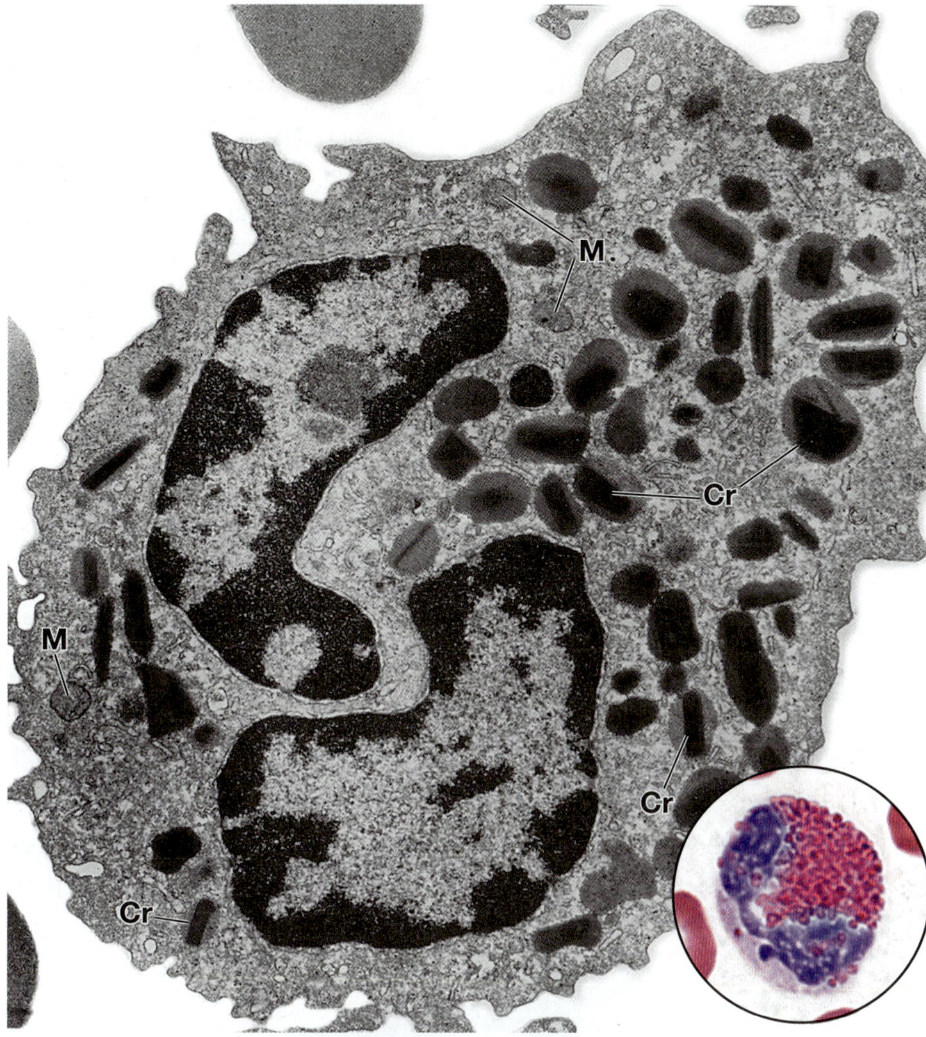

그림 10.12 사람 호산구(eosinophil)의 전자현미경사진. 핵은 두 엽으로 이루어져 있지만, 연결부는 이 절단면에서 관찰되지 않는다. 과립은 호염기구의 과립보다는 크기가 작은 편이며, 전자밀도가 낮은 기질(matrix) 내에 결정체(crystalline body, *Cr*)가 나타난다. *M*, 미토콘드리아. ×26,000(Dr. Dorothea Zucker-Franklin 제공). **삽입그림.** 혈액도말표본에서 관찰되는 호산구의 광학현미경사진. ×1,800.

호염기구(Basophils)

호염기구(basophil)는 크기가 호중구와 비슷하며, 세포질 내에 염기성염료(basic dye)로 염색되는 다수의 큰 과립이 있어 호염기구라는 이름이 붙여졌다(도판 10.1, 376쪽).

호염기구는 백혈구 중 그 수가 가장 적어, 전체 백혈구의 0.5% 이하로 나타난다.

혈액도말표본에서 하나의 **호염기구**(basophil)를 관찰하려면 적어도 몇백 개의 백혈구를 검사해야만 한다. 혈액도말표본에서 호염기구 핵의 엽은 과립에 가려서 뚜렷하게 나타나지 않지만 전자현미경에서는 뚜렷하게 나타난다(그림 10.13). 이질염색질은 주로 핵의 주변부에 위치해 있고, 진정염색질은 핵의 중앙부에 위치해 있다. 세포질소기관은 드물게 관찰된다. 호염기구의 세포막에는 IgE 항체에 친화성이 높은 **F_c 수용체**(F_c receptor)가 있다. 여기에 더해서 호염기구의 표면에는 특수한 39 kDa의 단백질인 **CD40L**이 발현된다. CD40L은 B림프구의 보체수용체(complementary receptor, CD40)와 작용하여 IgE 합성을 증가시킨다.

호염기구의 세포질에는 호중구의 특수과립보다 더 큰 특수과립과, 비특수 아주르친화과립의 두 종류의 과립이 존재한다.

- **아주르친화과립**(azurophilic granule, **일차과립** primary granule)은 호염기구의 용해소체로, 다른 백혈구에서와 비슷하게 다양한 용해소체 산성가수분해효소들을 함유하고 있다.
- **특수과립**(specific granule, **이차과립** secondary granule)은 투과전자현미경에서 과립상 질감으로 나타나며, 미엘린 형태의 구조가 관찰된다. 이 과립에는 헤파린, 히스타민, 황산화헤파란, 류코트리엔, IL-4, IL-13 등 다양한 물질들이 함유되어 있다. 황산화 글리코사미노글리칸(sulfated glycosaminoglycan)인 **헤파린**(heparin)은 항응고제(anticoagulant)로 작용한다. **히스타민**(histamine)과 **황산화헤파란**(heparan sulfate)은 다른 기능도 있지만, 주로 작은 혈관을 확장시키는 혈관활성제(vasoactive agent)로 작용한다. **류코트리엔**(leukotriene)은 변형된 지방으로 폐의 기도(pulmonary airway)에서 평활근을 지속적으로 수축시키는 작용을 시작하게 한다. 인터루킨-4(interleukin-4, IL-4)와 인터루킨-13(interleukin-13, IL-13)은 IgE 항체의 합성을 촉진한다. 특수과립이 진하게 호염기성으로 나타나는 이유는 헤파린과 황

글상자 10.5

임상적용: 헤모글로빈 분해와 황달(Hemoglobin Breakdown and Jaundice)

간세포에서 빌리루빈결합(conjugation of bilirubin)이 저하되거나, 담즙(bile)으로 분비가 억제되거나, 담관계(bile duct system)가 막히게 되면, **빌리루빈**(bilirubin)이 혈액으로 다시 들어가 안구의 공막(sclera)이나 피부가 황색을 띠게 된다. 이러한 상태를 **황달**(jaundice)이라고 한다. 황달은 혈액 내 적혈구의 파괴에 의해서도 발생할 수 있다. 대부분 실수에 의해 일어나는 ABO 부적합 혈액(ABO-incompatible blood)의 수혈에 의해 나타나는 **용혈수혈반응**(hemolytic transfusion reaction)도 이의 한 예이다. 수혈된 적혈구의 심한 용혈(hemolysis)에 의해 저혈압(hypotension, 혈압 저하), 신부전(renal failure), 심지어는 사망에 이르는 등의 전신성 부작용이 나타날 수도 있다.

황달은 또한 다양한 **용혈빈혈**(hemolytic anemia) 질환의 특징이기도 하다. 이러한 용혈빈혈의 원인에는 적혈구의 유전적 결함(예: 유전구형적혈구증 hereditary spherocytosis)이나 병인성 미생물(pathogenic microorganism), 동물 독소(animal venom), 화학물질(chemical), 약제(drug) 등의 외부요인들이 있다. 일부 황달은 신생아에서 흔히 나타나며(**생리적황달** physiologic jaundice), 이는 신생아 간의 빌리루빈결합체계(bilirubin-conjugating system)가 아직 제대로 발달되지 못하여 비효율적이기 때문이다. 신생아에서 과도한 농도(>30 mg/dL)의 비결합빌리루빈(unconjugated bilirubin)이 혈액 내에 있는 경우(과빌리루빈혈증 hyperbilirubinemia) **핵황달**(kernicterus)을 일으킬 수 있다. 이 질환은 독성을 일으키는 농도의 빌리루빈이 뇌 속에 축적되는 희귀한 신경학적 질환이다.

산화헤파란의 글리코사미노글리칸 내에 있는 고농도의 황산기(sulfate) 때문이다.

호염기구의 기능은 비만세포의 기능과 밀접하게 연관되어 있다.

호염기구(basophil)는 기능적으로 결합조직의 비만세포(mast cell)와 밀접하게 연관되어 있지만 동일하지는 않다(표 6.6, 229쪽 참조). 비만세포와 호염기구 모두 그 표면에 발현된 F_c 수용체를 통해 형질세포(plasma cell)에서 분비되는 IgE 항체와 강하게 결합한다. 다음에 IgE 항체가 항원(antigen, 알레르기항원 allergen)에 노출되거나 반응한 경우 호염기구와 비만세포의 활성화가 시작되며, 세포질과립에서 혈관활성물질(vasoactive agent)들이 방출된다. 이러한 물질들은 **과민반응**(hypersensitivity reaction)과 **아나필락시스**(anaphylaxis)에 연관된 몇 가지 혈관 장애(vascular disturbance)의 원인이 된다.

또한 호염기구와 비만세포는 동일한 **호염기구-비만세포선조세포**(basophil-mast cell progenitor [BMCP] cell)에서 기원된다. 만약에 특수한 BMCP 세포가 과립구연관 전사인자인 **CCAAT/증진인자결합**

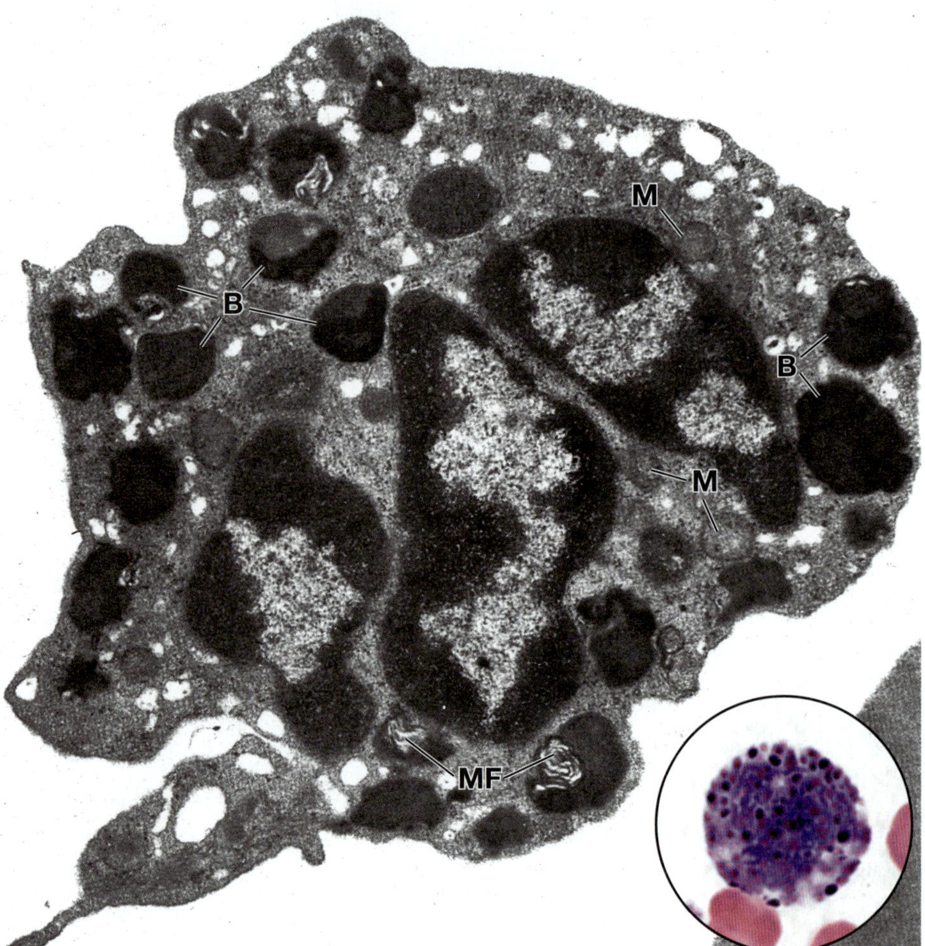

그림 10.13 사람 호염기구(basophil)의 전자현미경사진. 핵은 세 개의 분리된 구조로 나타나지만 연결부는 이 절단면에서 관찰되지 않는다. 호염기구 과립(basophil granule, *B*)은 매우 크며 형태가 불규칙하다. 일부 과립에는 미엘린 형태(myelin figure, *MF*)가 관찰된다. *M*, 미토콘드리아. ×26,000. (Dr. Dorothea Zucker-Franklin 제공.) **삽입그림.** 혈액도말표본에서 관찰된 호염기구의 광학현미경사진. ×1,800.

단백질 α(C/EBPα)를 발현하면 이 세포는 호염기구선조세포(basophil progenitor [BaP] cell)로 분화한다. 호염기구는 골수에서 발생되고 분화된 후 성숙한 단계에서 말초혈액으로 들어간다. C/EBPα 전사인자가 없는 BMCP 세포는 비장(spleen)으로 이동하고 여기에서 더 분화한 후 비만세포선조세포(mast cell progenitor, MCP)가 되어 장(intestine)으로 이동한 다음 성숙한 비만세포가 된다.

림프구(Lymphocytes)

림프구는 림프계통(lymphatic system) 또는 면역계통(immune system)의 주기능 세포이다.

림프구(lymphocyte)는 가장 흔한 무과립구(agranulocyte)로 전체 백혈구 중에서 약 30%를 차지하고 있다. 림프구의 기능을 이해하기 위해서는 혈액이나 림프에 있는 거의 모든 림프구는 재순환하는 면역적격세포(immunocompetent cell; 항원을 인식하고 반응할 수 있으며, 한 림프조직에서 다른 림프조직으로 이동할 수 있는 능력이 있는 세포)라는 점을 알고 있어야 한다. 따라서 림프구는 다른 백혈구와 다음의 몇 가지 측면에서 다르다.

- 림프구는 종말분화세포(terminally differentiated cell)가 아니다. 자극을 받으면 림프구는 분열하여 다른 종류의 효과세포(effector cell)로 분화할 수 있다.
- 림프구는 혈관의 내강에서 조직으로 이동할 수 있고, 나중에 다시 혈관 속으로 돌아와 재순환(recirculate)할 수 있다.
- 림프구의 공통 선조세포(common lymphoid progenitor cell, 360~361쪽 참조)는 골수(bone marrow)에서 기원되지만, 림프구 자체는 면역계와 연관된 골수 바깥의 조직에서 발달될 수 있다(14장 면역계와 림프조직 및 기관, 540쪽 참조).

면역계와 연관된 조직에서 림프구는, 크기에 따라 대, 중, 소의 세 집단으로 나눌 수 있으며 그 직경은 6~30 μm 정도이다. 큰림프구(large lymphocyte)는 특정한 항원과 상호작용하는 표면수용체(surface receptor)가 있는 활성화림프구(activated lymphocyte)이거나, 자연살해림프구(natural killer [NK] lymphocyte)이다. 혈액 내에서 대부분의 림프구는 작은림프구(small lymphocyte) 또는 중간림프구(medium sized lymphocyte)로 그 직경은 6~15 μm 정도이다. 그 중 90% 이상 대부분의 림프구는 작은림프구이다.

혈액도말표본에서 성숙한 림프구의 크기는 적혈구의 크기와 비슷하다.

혈액도말표본을 광학현미경으로 관찰하면, 작은림프구에는 짙게 염색되는 원형의 핵이 있으며 한쪽이 약간 오목하게 함입되어 있다(도판 10.1, 376쪽). 세포질은 핵을 둘러싸는 옅은 푸른색의 매우 얇은 테두리로 나타난다. 세포질에는 미세한 아주르친화과립(azurophilic granule) 외에는 세포소기관이 거의 나타나지 않는다. 전자현미경에서는 자유리보솜과 약간의 미토콘드리아도 관찰된다. 다른 세포소기관은 매우 드물게 있어서 전자현미경 초박절편에서도 거의 보이지 않는다. 광학현미경에서 아주르친화과립으로 나타나는 작고 치밀한 용해소체(lysosome)가 가끔 관찰되며, 세포의 중앙 핵이 약간 함입(indentation)된 부위에 한쌍의 중심소체(centriole)와 작은 골지체(Golgi apparatus)가 있다.

중간림프구(medium lymphocyte)에는 세포질이 좀 더 풍부하며, 핵도 더 크고 이질염색질이 적다. 골지체가 좀 더 발달되어 있다(그림 10.14). 미토콘드리아가 많아지고 폴리솜(polysome)과 작은 과립형질내세망(rER)도 중간림프구에서 관찰된다. 염색된 혈액도말표본에서 림프구의 세포질이 옅은 푸른색으로 나타나는 것은 리보솜(ribosome) 때문이다.

신체에는 기능적으로 구분되는 세 종류의 림프구, 즉 T림프구, B림프구, NK세포가 존재한다.

림프구를 분류하는 기준은 크기와 형태가 아니라 그 기능이다. T림프구(T lymphocyte, T세포 T cell)는 가슴샘(thymus)에서 분화되기 때문에 T세포라고 이름 붙여졌다. B림프구(B lymphocyte, B세포 B cell)는 이들이 처음 조류의 파브리시우스주머니(bursa of Fabricius), 또는 포유류의 주머니유사기관(bursa-equivalent organ, 골수로 밝혀짐)에서 분리된 집단으로 발견되었기 때문에 붙여진 이름이다. 자연살해세포(natural killer [NK] cell)는 B세포나 T세포와 동일한 전구세포(precursor cell)에서 발생되는 세포로 특정한 종류의 변형된 세포(transformed cell)를 죽이도록 프로그램되어 있기 때문에 이러한 이름이 붙여졌다.

- T세포(T cell)는 수명이 길며 세포매개면역(cell-mediated immunity)에 관여한다. T세포에는 T세포수용체(T-cell receptor, TCR)라고 하는 세포표면인식단백질(cell-surface recognition protein)이 있는 것이 특징으로, 이 수용체는 α와 β TCR 사슬의 두 당단백질사슬로 구성되어 있다. 이들은 CD2, CD3, CD5 및 CD7 표지단백질을 표면에 발현하지만, CD4와 CD8 단백질의 유무에 따라 다시 분류한다. $CD4^+$ T림프구($CD4^+$ T lymphocyte)는 CD4 표지를 갖고 있으며, 주조직적합복합체 II(major histocompatability complex II, MHC II)에 결합된 항원을 인식한다. $CD8^+$ T림프구($CD8^+$ T lymphocyte)는 CD8 표지를 갖고 있으며, 주조직적합복합체 I(MHC I)에 결합된 항원을 인식한다.
- B세포(B cell)의 수명은 다양하며 혈액 내 항체의 생성에 관여한다. 성숙한 B세포는 세포 표면에 IgM, IgD 및 MHC II 분자를 발현한다. 이들의 특수한 표지는 CD9, CD19, CD20이다.
- NK세포(NK cell)는 발생 중에 일부 특정한 바이러스에 감염된 세포와 일부 종양세포를 죽이도록 프로그램된 세포이다. 이들

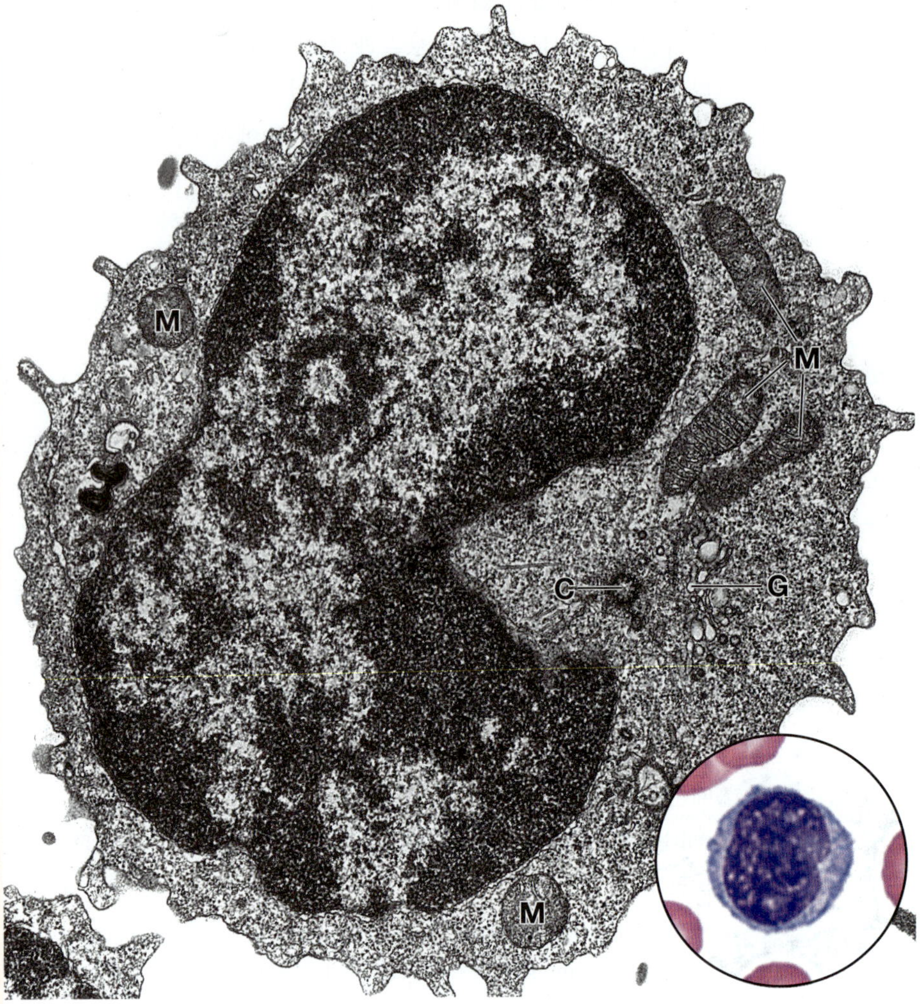

그림 10.14 중간크기 림프구(medium-sized lymphocyte)의 전자현미경사진. 세포질에 작은 반점으로 나타나는 구조는 수많은 자유리보솜(free ribosome)이다. 미토콘드리아(*M*)들도 뚜렷하게 나타난다. 세포의 중심부 또는 중심질(centrosphere) 부위(핵이 함입된 부위)에는 작은 골지체(*G*)와 중심소체(*C*)가 관찰된다. ×26,000. (Dr. Dorothea Zucker-Franklin 제공.) **삽입그림.** 혈액도말표본에서 중간크기 림프구의 광학현미경사진. ×1,800.

은 항바이러스물질인 인터페론 감마(interferon γ, IFN-γ)를 분비한다. NK세포는 B세포나 T세포보다 크며(~15 μm), 핵이 강낭콩 모양이다. NK세포에는 광학현미경에서도 쉽게 관찰할 수 있는 커다란 아주르친화과립(azurophilic granule)이 있기 때문에 대과립림프구(large granular lymphocyte, LGL)라고도 한다. 이들의 특수한 표지물질에는 CD16a, CD56, CD94 등이 있다.

T세포와 B세포는 혈액도말표본과 조직 표본에서는 구별되지 않으며, 세포 표면에 있는 서로 다른 종류의 표지물질(표지자 marker)과 수용체를 면역세포화학염색해야 이들을 구별할 수 있다. 광학현미경에서 NK림프구는 크기, 핵의 형태, 세포질과립의 유무에 의해서도 구별할 수 있지만, 이들에만 있는 특수한 표지물질을 이용하여 면역화학염색하는 것이 NK세포인지를 확인하는 가장 확실한 방법이다.

T림프구와 B림프구, 자연살해세포(NK세포)는 서로 다른 표면 분자를 발현한다.

T림프구와 B림프구는 그 형태에 따라서는 구별할 수 없지만, 표면단백질(CD 단백질)을 면역표지방법(immunolabeling technique)을 사용하여 염색하면 확인할 수 있다. B세포의 표면에는 면역글로불린(immunoglobulin)이 발현되며, 이는 항원수용체(antigen receptor)로 작용한다. T세포의 표면에는 항체가 없지만 대신에 TCR을 발현한다. 이러한 인식단백질(recognition protein)은 가슴샘(thymus)에서의 성숙 과정 중 특정한 단계에서 나타난다. 전반적으로 표면 분자는 특정한 T세포 작용을 중개하거나 증강시키며, 표적세포의 표면에 제시되는 항원과 T세포의 인식(recognition) 또는 결합(binding)에 필요하다.

사람에서 림프구의 60~80%는 성숙 T세포이며, 20~30%는 성숙 B세포이다. 약 5~15%의 세포는 T세포나 B세포에 있는 표면 표지물질을 발현하지 않는다. 이들은 비특이(선천 innate)면역계에 속하는 NK세포(NK cell)이다. NK세포는 특정한 종류의 표적세포를 죽일 수 있는 능력이 있는 세포로 세포독성 $CD8^{+}$ T림프구(cytotoxic $CD8^{+}$ T lymphocyte)와 유사한 방법으로 표적세포를 살해한다. 활성화된 후 NK세포는 세포막에 통로를 만드는 단백질인 퍼포린(perforin)과 DNA를 조각내는 그랜자임(granzyme, 프래그멘틴 fragmentin)을 분비한다.

T림프구에는 세포독성 T세포, 도움 T세포, 억제 T세포, 감마/델타(γδ) T세포, 점막연관불변 T(MAIT)세포, 지역기억세포(Trm) 등 여러 종류가 있다.

세포독성(cytotoxic), 도움(helper), 억제(suppressor), 감마/델타(gamma/delta) T세포의 활성은 표면에 있는 분자에 의해 중개된다. 면역표지기법(immunolabeling technique)에 의해 T세포의 종류를 확인할 수 있고 그 기능에 대해 연구할 수 있다.

- **세포독성 $CD8^+$ T세포**(cytotoxic $CD8^+$ T [CTL] cell)는 세포매개면역의 일차효과세포(primary effector cell)로 작용한다. $CD8^+$ 세포는 특수하게 감작된 T세포로 바이러스에 감염되거나 종양세포의 항원을 TCR을 통해 인식한다. 세포독성 $CD8^+$ T세포는 MHC I 분자에 결합되어 있는 항원만을 인식한다. TCR이 항원-MHC I 복합체와 결합한 후, CTL 세포에서는 림포카인(lymphokine)을 분비하며, 감염된 세포나 종양세포 세포막에 이온 통로를 형성하는 퍼포린(perforin)을 분비하여 세포 용해를 유발한다(14장 면역계와 림프조직 및 기관, 553~554쪽 참조). 세포독성 CTL 세포는 동종이식거부반응(rejection of allograft)과 종양면역학(tumor immunology)에 중요한 역할을 한다.
- **도움 $CD4^+$ T(TH)세포**(helper $CD4^+$ T [TH] cell)는 이물질 항원에 대한 면역반응의 유발에 결정적인 역할을 한다. MHC II 분자에 결합된 항원은 대식세포와 같은 항원제시세포(antigen-presenting cell)에 의해 도움 $CD4^+$ T세포에 제시된다. TCR이 항원-MHC II 복합체와 결합하면 $CD4^+$ T세포를 활성화한다. 활성화된 $CD4^+$ T세포는 인터루킨(IL)을 생성하고 이는 자가분비 형식으로 작용하여 더 많은 $CD4^+$ T세포의 증식과 분화를 촉진한다. 새로 분화되는 도움 $CD4^+$ T세포는 림포카인을 생성, 분비하고 이는 대식세포, 호산구, 비만세포, B세포, T세포, NK세포의 기능과 분화에 영향을 미친다. B세포는 형질세포(plasma cell)로 분화하여 항체를 합성한다. 도움 $CD4^+$ T세포의 몇 가지 하위 분류(예를 들어 TH1, TH2, TH17 세포)가 알려져 있다. 더 자세한 내용에 대해서는 14장 면역계와 림프조직 및 기관(544쪽)에서 설명하였다.
- **조절(억제) T세포**(regulatory [suppressor] T cell)는 표현형이 다양한 T림프구의 집단으로, 면역계의 다른 세포의 활성에 영향을 미쳐 이물질이나 자신에 대한 면역반응을 억제시키는 기능을 한다. **$CD4^+CD25^+FOXP3^+$ 조절 T세포**($CD4^+CD25^+FOXP3^+$ regulatory T cell)는 T림프구가 면역반응을 시작하지 못하게 억제하는 전형적인 세포이다. FOXP3 표지자(FOXP3 marker)는 대부분의 T세포의 특징으로 나타나는 포크헤드 전사인자군(forkhead-box family)이 발현된 것을 나타낸다. 종양과 연관된 **$CD8^+CD45RO^+$ T 억제세포**($CD8^+CD45RO^+$ T suppressor cell)는 IL-10을 분비하며, T세포 활성화를 억제한다. 또한 억제 T세포는 B세포 분화를 억제하고, 골수에서 적혈구계통 세포의 성숙을 조절하는 기능도 한다.
- **감마/델타(γδ) T세포**(gamma/delta [γδ] T cell)는 T세포의 일부만를 차지하는 작은 세포 집단으로 표면에 특이한 TCR을 갖고 있다. 이미 설명한 바와 같이 대부분의 T세포에서 TCR 수용체는 α 및 β TCR이라고 하는 두 당단백질로 구성되어 있다. 반면 일부 T세포에는 하나의 γ 사슬과 하나의 δ 사슬로 이루어진 TCR 수용체가 있다. 이 세포들은 가슴샘(thymus)에서 발달되어 다양한 상피조직(피부 skin, 구강점막 oral mucosa, 장 intestine, 질 vagina)으로 이동한다. 한 번 상피조직에서 집락을 이룬 후에는 혈액이나 다른 림프기관으로 돌아가지 않는다. 이들을 **상피내림프구**(intraepithelial lymphocyte)라고도 한다. 피부 또는 내부 장기의 점막(mucosa)에 위치해 있기 때문에, 이들은 침입해오는 미생물을 막는 첫 방어선(first line of defense)의 역할을 한다.
- **점막연관불변 T세포**(mucosa-associated invariant [MAIT] cell)는 T세포의 한 종류로 두 개의 불변 α 및 β TCR 사슬로 구성된 수용체를 발현한다. 이 세포들은 진균이나 박테리아에 존재하는 리보플라빈(riboflavin, vitamin B_2) 합성경로의 대사물질을 인식한다. 활성화되면 MAIT세포는 INF-γ와 TNF-α를 분비하여 감염된 세포를 파괴할 수 있다.
- **구역기억세포**(resident memory T [Trm] cell)는 재순환하지 않는 기억 T림프구의 한 종류이다. 이 세포는 말초조직(예를 들어 위장관, 폐, 피부, 생식관)에서 항원에 노출되었을 경우 생성되며 처음 노출된 부위에서 면역기억을 유지한다. Trm 세포는 구역에 특수한 표지물질인 CD69, CD103, CD49a를 발현하지만 이들이 말초조직을 떠나 림프절로 이동할 수 있는 성분은 결여되어 있다.

단핵구(Monocytes)

단핵구는 단핵대식세포계(mononuclear phagocytotic system)의 전구세포이다.

단핵구(monocyte)는 혈액도말표본에서 가장 큰 세포이다(평균 직경 18 μm). 이들은 골수(bone marrow)로부터 신체 조직으로 이동하여 조직에서 단핵대식세포계(mononuclear phagocytotic system)의 세포들, 즉 결합조직 대식세포(onnective tissue macrophage), 파골세포(뼈파괴세포 osteoclast), 폐포대식세포(alveolar macrophage), 간의 굴모세혈관주위대식세포(perisinusoidal macrophage, 쿠퍼세포 Kupffer cell) 및 림프절, 비장, 골수의 대식세포 등으로 분화한다(6장 결합조직, 231쪽 참조). 단핵구는 혈액 내에서 3일 정도밖에 머물러 있지 않는다.

단핵구의 핵은 림프구보다 약간 더 함입되어 있다(그림 10.15, 도판 10.2, 378쪽). 세포 중심에 있는 함입부에는 잘 발달된 골지체

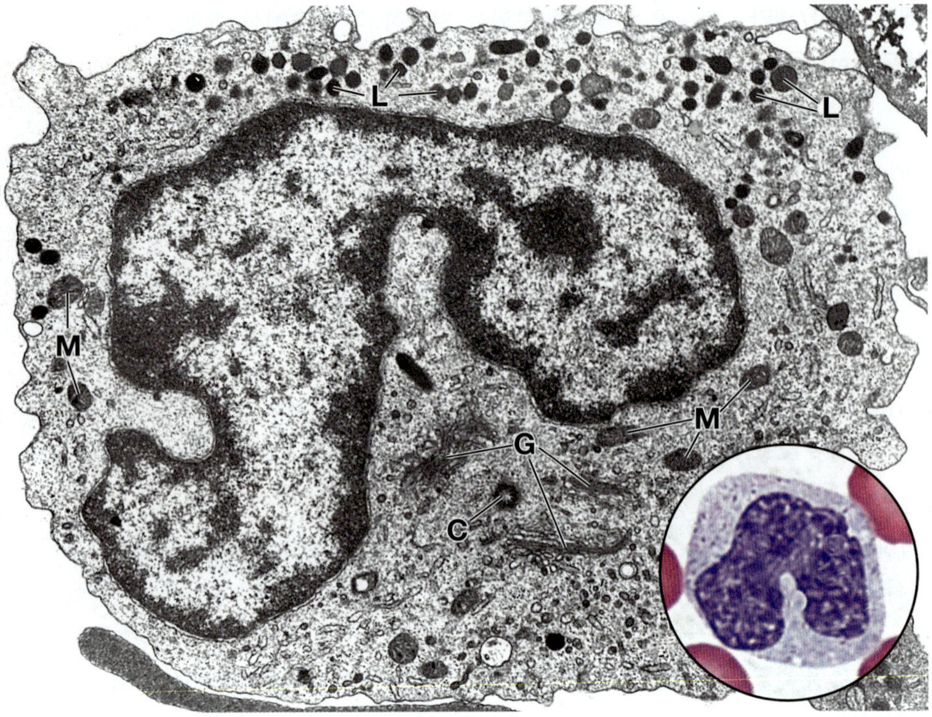

그림 10.15 성숙한 사람 단핵구의 전자현미경사진 (electron micrograph of a human mature monocyte). 이 세포의 핵은 상당히 함입되어 있고, 이 부근에 중심소체(*C*)와 여러 개의 골지체(*G*)가 관찰된다. 작고 짙게 염색되는 과립은 세포의 용해소체(*L*)인 아주르친화과립(azurophilic granule)이다. 좀 더 크고 전자밀도가 높은 구조는 미토콘드리아(*M*)이다. ×22,000. (Dr. Dorothea Zucker-Franklin 제공.) **삽입그림**. 혈액도말표본에서 단핵구의 광학현미경사진. ×1,800.

(Golgi apparatus)와 중심소체(centriole)가 위치해 있다. 단핵구에는 또한 무과립형질내세망(smooth endoplasmic reticulum), 과립형질내세망(rough endoplasmic reticulum) 및 작은 미토콘드리아가 함유되어 있다. 이 세포는 무과립구로 분류됨에도 불구하고 작고 짙게 염색되는 아주르친화과립(azurophilic granule)도 들어 있다. 이들 과립에는 호중구(neutrophil)의 아주르친화과립과 마찬가지로 전형적인 용해소체 효소(lysosomal enzyme)들이 함유되어 있다.

단핵구는 대식세포로 변형되며 면역계에서 항원제시세포로 작용한다.

염증(inflammation)반응에서 단핵구는 혈관을 떠나 염증이 일어난 부위로 이동하여 조직 대식세포(tissue macrophage)로 변형되며, 세균, 다른 세포 및 세포찌꺼기를 포식한다. 단핵구-대식세포는 부분적으로 분해된 항원과 이들의 조각을 세포 표면에 있는 MHC II 분자에 부착하여 도움 $CD4^+$ T세포로 하여금 인식하게 하는 **항원제시세포**(antigen-presenting cell)로 면역반응에서 중요한 역할을 한다.

■ 혈소판(THROMBOCYTES, PLATELETS)

혈소판은 거대핵세포에서 유래된 작고 막에 둘러싸인 무핵성 세포질 조각이다.

혈소판(thrombocyte, platelet)은 **거핵구**(거대핵세포, megakaryocyte)라고 하는 골수의 커다란 다배수체세포(polyploid cell, 핵에 여러 벌의 염색체가 있는 세포)에서 기원된다(그림 10.16). 혈소판은 거핵구의 주변부에 있는 수많은 **혈소판분계통로**(platelet demarcation channel)에 의해 거핵구 세포질로부터 분리되어 나오는 작은 세포질 조각이다. 이 통로를 덮고 있는 막은 세포막의 함입에 의해 생성되며, 따라서 이 통로들은 세포외공간과 이어져 있다. 혈소판분계통로가 계속해서 발달하고 서로 융합됨에 따라, 세포질 조각(cytoplasmic fragment)들이 완전히 분리되어 각각의 혈소판을 형성하게 된다. 성숙된 거핵구는 골수 굴모세혈관(bone marrow sinusoid)의 내피세포 쪽으로 이동하여 원혈소판(proplatelet)이라고 하는 길고 분지된 돌기를 굴모세혈관의 내강으로 뻗으며 돌기 끝부분에서 수많은 혈소판이 방출된다.

사람의 혈소판은 7~10일 동안 순환하며 수명이 다하면 간에서 제거된다.

혈소판은 직경 2~3 μm 정도의 원반 형태의 구조로, 골수에서 혈관계로 들어간 후 순환한다. 지혈 과정(hemostatic event)에 사용되거나 병적인 상태가 아닌 경우, 사용되지 않은 사람 혈소판의 수명은 7~10일 정도이다. 최근의 연구에 따르면 간 굴모세혈관(hepatic sinusoid)에 위치하고 있는 성상굴모세혈관대식세포(stellate sinusoidal macrophages, 쿠퍼세포 Kupffer cell)가 간을 통과하는 혈소판을 접촉한 후 보내주는 방식으로 계속해서 검사한다. 수명이 오래되면 혈소판은 표면에 갈락토스(galactose) 잔기를 노출시키고 이는 간세포와 쿠퍼세포와의 결합을 중개한다. 수명이 다한 혈소판은 쿠퍼세포의 포식작용에 의해 순환계에서 제거된다(771~774쪽 참조).

구조적으로 혈소판은 그 구성과 기능에 의해 네 구역으로 구분된다.

투과전자현미경으로 관찰하면 혈소판 세포질은 다음의 네 구역으로 구분된다(그림 10.17).

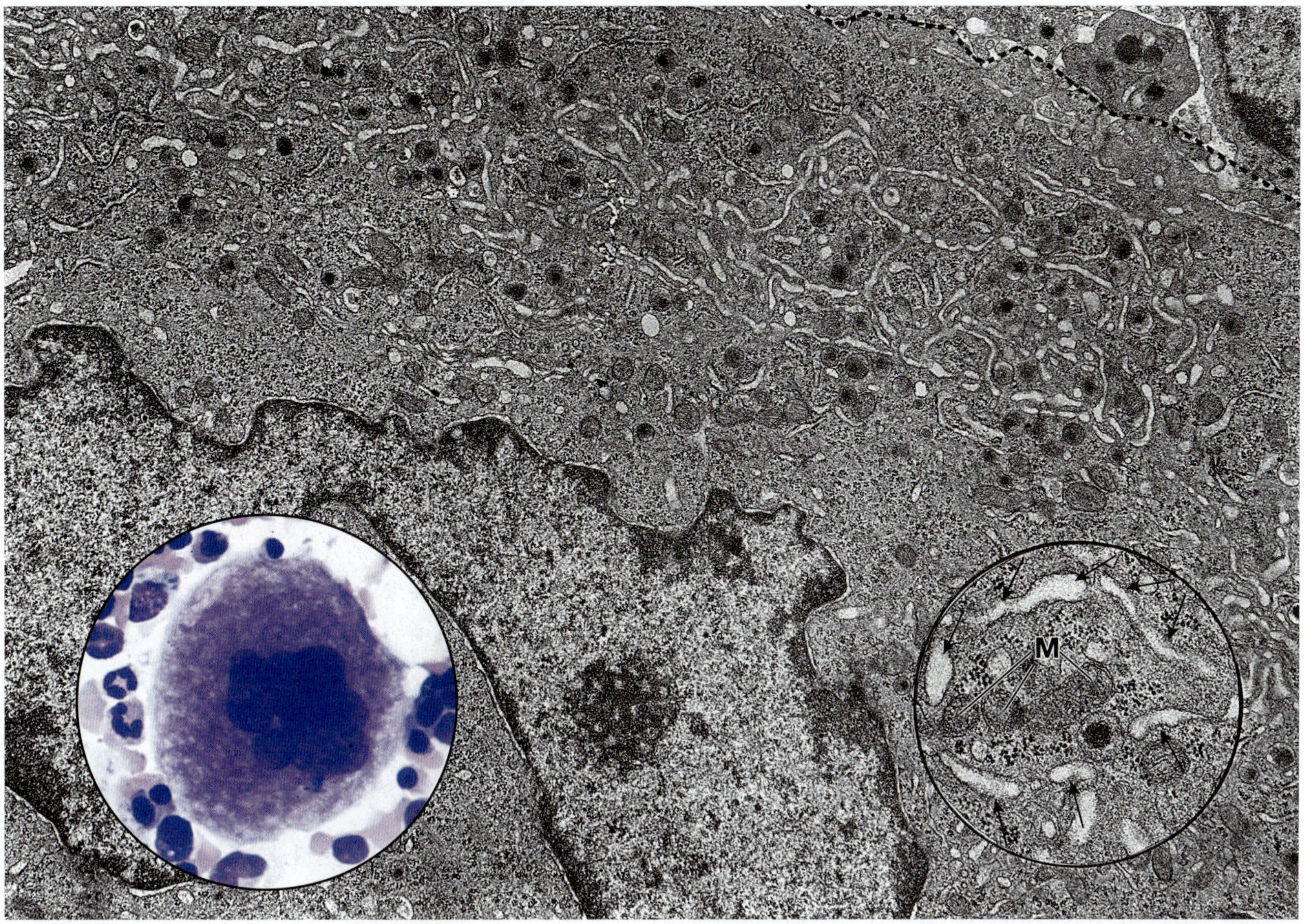

그림 10.16 거핵구의 전자현미경 및 광학현미경사진(electron and light micrographs of a megakaryocyte). 이 전자현미경사진은 골수(bone marrow)의 단면으로 거핵구의 일부가 관찰된다. 핵의 두 엽과 이를 둘러싸고 있는 세포질이 관찰된다. 세포의 경계는 *점선(위오른쪽)*으로 나타내었다. 세포질에는 혈소판 형성의 증거가 되는 혈소판분계통로(platelet demarcation channel)가 많이 나타난다. ×13,000. **왼쪽 삽입그림.** 골수도말표본에서 전체 거핵구의 광학현미경사진. 핵은 여러 엽으로 이루어져 있으며 접혀 있다. 주변 세포질이 "거품모양(foamy)"으로 나타나는 것은 혈소판을 형성하는 세포질 분절화(segmentation)가 일어나고 있는 것을 나타낸다. 주위의 작은 세포들은 발생 중인 혈구들이다. ×1,000. **오른쪽 삽입그림.** 고배율 전자현미경사진으로 혈소판분계통로(*화살표*)에 의해 세포질이 거의 분할되어 있는 것을 관찰할 수 있다. 여기에는 미토콘드리아(*M*), 매우 전자밀도가 높은 γ과립 및 글리코겐 입자(glycogen particle)도 나타난다. 그림 10.17a에 있는 완전히 성숙한 혈액 내의 혈소판과 비교해 보면 비슷한 점과 차이점을 관찰할 수 있다. ×30,000.

- **주변구역**(peripheral zone)은 두꺼운 당질층(glycocalyx)으로 덮인 세포막으로 구성되어 있다. 당질층은 당단백질, 글리코사미노글리칸 및 혈장으로부터 흡착된 몇가지 응고인자(coagulation factor)들로 이루어져 있다. 통합막당단백질(integral membrane glycoprotein)은 혈소판에서 수용체(receptor)로 작용한다.
- 주변구역에 인접한 **구조구역**(structural zone)은 세포막을 지지하는 미세관(microtubule), 액틴미세섬유(actin filament), 미오신(myosin) 및 액틴결합단백질(actin-binding protein)로 이루어져 있다. 8개에서 24개의 나선형 미세관이 들어있는 가장자리띠(marginal band)는 액틴미세섬유그물 바로 아래에 다발로 존재한다. 이러한 다중미세관코일(multiple microtubule coil)은 주변을 둘러싸고 있어 혈소판의 원반 형태를 유지하게 한다.
- **세포소기관구역**(organelle zone)은 혈소판의 중앙부를 차지하고 있다. 여기에는 미토콘드리아, 글리코겐과립 및 세 종류 이상의 과립이 세포질 내에 산재되어 있다. 가장 많은 **α 과립**(α granule, 직경 300~500 nm)에는 주로 피브리노겐(fibrinogen), 응고인자(coagulation factor; 인자 V, 인자 XI, 단백질 S, 안티트롬빈 antithrombin), 플라스미노겐(plasminogen), 플라스미노겐활성제억제제(plasminogen activator inhibitor), 기질금속단백질분해효소 4(metalloprotease 4, MMP-4), 기질금속단백질분해효소 4 조직억제제(tissue inhibitor of metalloprotease 4, TIMP-4) 및 혈소판유래성장인자(platelet-derived growth factor), 내피성장인자(endothelial growth factor, EGF), 혈관내피성장인자(vascular endothelial growth factor, VEGF), 인슐린유사성장인자 1(insulin-like growth factor, IGF-1), 변형성장인자 β(transforming growth factor, TGF-β) 등의 성장인자들이 함유되어 있다. 이 과립 내의 물질들은 혈관복원(vessel repair) 과정의 첫 단계와 혈액응고 및 혈소판응집(platelet aggregation)에서 중요한 역할을 한다. 더 작고 치밀하

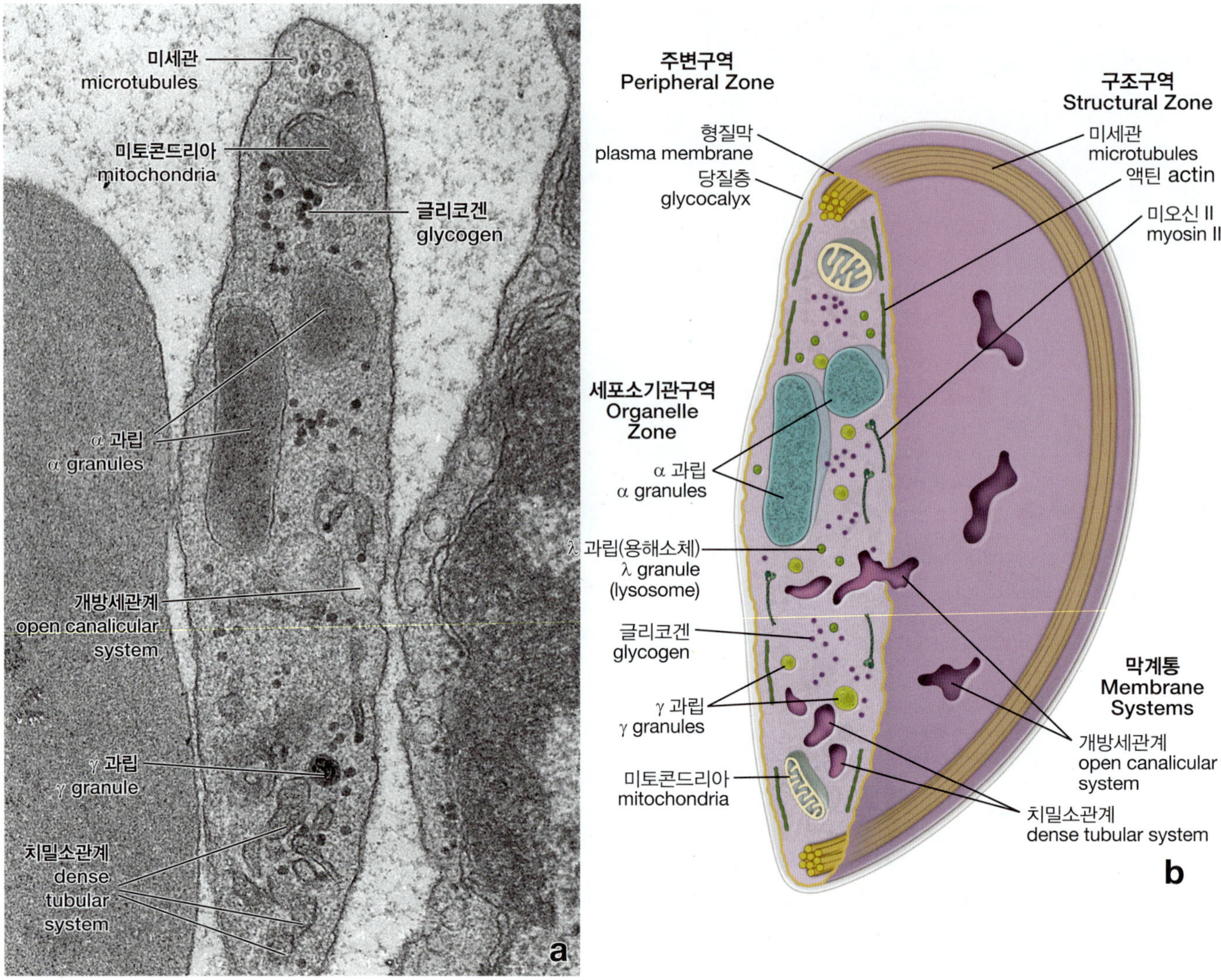

그림 10.17 혈소판(platelet)의 전자현미경사진과 그림. a. *왼쪽* 적혈구(erythrocyte)와 *오른쪽* 내피세포(endothelial cell) 사이에 위치한 혈소판의 전자현미경사진. 관찰되는 세포소기관에는 미토콘드리아, 미세관, 표면과 이어진 하나의 개방세관계(open canalicular system), 치밀소관계(dense tubular system), 약간 전자밀도가 높은 α과립, 하나의 매우 전자밀도가 높은 γ과립, 글리코겐 입자 등이 있다. 혈소판의 기질(matrix)이 배경이 되기 때문에 미세섬유(microfilament)는 뚜렷하게 나타나지 않는다. **b.** 혈소판을 단순하게 그린 그림으로 네 개의 구조적 구역으로 나누어지는 혈소판의 성분들을 보여주고 있다.

고 수도 적은 치밀과립(*dense granule*) 또는 δ 과립(*δ granule*)이라고도 하는 **γ 과립**(γ granule)에는 아데노신이인산(ADP), 아데노신삼인산(ATP), 유리딘삼인산(UTP), 구아노신삼인산(GTP) 등의 뉴클레오타이드, 생체아민(biogenic amine, 세로토닌 serotonin, 히스타민 histamine), Ca^{+2}, Mg^{+2}, K^{+} 등의 양이온(cation)이 들어 있다. 이들은 손상된 혈관에서 혈소판부착(platelet adhesion)과 혈관수축(vasoconstriction)을 촉진한다. **요크혈소판증후군**(York platelet syndrome, YPS)은 혈소판에 있는 Ca^{+2} 통로단백질(Ca^{+2} channel protein)의 돌연변이에 의해 일어나며 혈소판감소증(thrombocytopenia)과 혈소판 δ 과립 내의 Ca^{+2} 결핍이 나타난다. YPS 환자의 혈소판에서는 비정상적으로 큰 거대 고전자밀도 소기관(giant electron-opaque organelle)이 관찰된다. **λ 과립**(λ granule)은 다른 세포에 있는 용해소체(lysosome)와 유사하며 가수분해효소를 갖고 있다. λ 과립의 내용물은 혈관복원의 후기에 피떡 흡수(clot resorption) 기능에 관여한다.

- **막구역**(membrane zone)은 (1) **개방세관계**(open canalicular system, OCS)와 (2) **치밀소관계**(dense tubular system, DTS)의 두 종류의 막통로(membrane channel)로 구성되어 있다. 개방세관계(OCS)는 혈소판 발생시 있었던 혈소판분계통로(platelet demarcation channel)의 잔여물로 단순히 거핵구 세포질 분리에 참여하지 못한 막 부위이다. 사실상 개방세관은 세포막으로부터 함입된 구조이다. 치밀소관계(DTS)에는 거핵구의 과립형질내세망(rER)에서 기원된 전자밀도가 높은 물질이 들어 있으며, 칼슘이온의 저장소로 작용한다. DTS 통로는 혈소판의 표면과 이어져 있지 않다. 그렇지만 이 두 막계통은 여러 부위에서 융합되어 혈소판내 칼슘농도(intraplatelet calcium concentration)를 조절하는 중요한 막복합체를 형성한다.

혈소판은 혈관을 감시하고, 피떡(blood clot)을 형성하며, 손상된 조직을 복원하는 기능을 한다.

혈소판은 **지혈**(hemostasis, 출혈의 중단)의 여러 단계에 작용한다. 이들은 혈관을 덮고 있는 내피(endothelial lining)에 틈이나 손상이 있는지를 계속해서 점검한다. 혈관 벽이 손상되거나 틈이 생기면, 손상 부위에 노출된 결합조직은 혈소판부착(platelet adhesion)을 촉진한다. 손상된 부위의 혈소판부착은 혈소판의 탈과립(degranulation)을 유발하며, 세로토닌, ADP 및 트롬복산 A_2(thromboxane A_2)를 방출한다.

세로토닌(serotonin)은 강력한 혈관수축인자로 혈관 평활근을 수축시켜 손상된 부위로 가는 혈류를 감소시킨다. 뉴클레오타이드인 **아데노신이인산**(adenosine diphosphate, ADP)과 신호전달물질인 **트롬복산 A_2**(thromboxane A_2)는 혈소판이 **일차지혈마개**(primary hemostatic plug)로 계속 응집되게 한다. 응집된 혈소판 덩이는 혈액의 혈관외유출(extravasation)을 중지시킨다.

이와 동시에 활성화된 혈소판에서는 α 과립과 δ 과립 내에 있는 물질들과 **혈소판혈전생성인자**(platelet thromboplastic factor, PF_3)와 같은 응고인자들 및 추가의 세로토닌을 방출한다. 최근의 세포 및 분자 단계의 연구 결과에 따르면 이들은 진정한 "인자(factor)"나 분자 물질이라기보다는 혈소판 세포막의 활성이라고 시사된다. 활성화된 혈소판 세포막의 당질층(glycocalyx)은 촉매반응을 일으키는 지질단백질 표면이 되어 **가용성 피브리노겐**(soluble fibrinogen)을 **피브린**(섬유소, fibrin)으로 변환하고, 혈소판응집이 일어나는 부위에서 혈장의 응고인자들과 상호작용한다. 피브린은 다음, 일차마개 위에 느슨한 그물을 형성하며, 공유교차결합을 통해 더 안정화되어 밀집된 섬유집단을 형성한다(그림 10.18). 혈소판과 적혈구가 이 그물에 부착된다. 손상된 혈관에서 분비되는 조직인자들에 의해 일차지혈마개는 **이차지혈마개**(secondary hemostatic plug)라고 하는 최종적인 피떡으로 변형된다.

최종적으로 피떡이 형성된 이후, 혈소판은 아마도 구조구역에 있는 액틴과 미오신의 작용에 의해 피떡을 수축시킨다. 피떡이 수축되면 혈관을 통한 혈액의 흐름이 정상화된다. 마지막으로 피떡이 기능을 마치게 되면 이는 플라스민(plasmin)에 의해 용해된다. 피브린용해효소인 플라스민은 혈장 내에서는 불활성화된 **플라스미노겐**(plasminogen)으로 존재한다. λ 과립에 있는 용해효소들이 이 용해과정을 돕는다. 플라스미노겐을 활성화하는 **조직플라스미노겐활성인자**(tissue plasminogen activator, TPA)는 주로 내피세포(endothelial cell)에서 유래된다. 피떡은 뇌졸중(stroke)을 유발할 수 있으므로, 최근에는 이러한 손상을 최소화하기 위해 합성 TPA를 응급치료제로 사용하기도 한다. 증상이 나타난지 3~4.5시간 이내에 TPA를 정맥 내 주사하는 처치는 현재 **급성허혈성뇌졸중**(acute ischemic stroke)을 치료하는 표준적인 방법이 되었다. TPA 치료의 목적은 막힌 뇌혈관을 다시 뚫고 뇌의 허혈성 부위에 혈액을 재관류시켜 유병율과 사망률을 낮추고 예방하는 것이다.

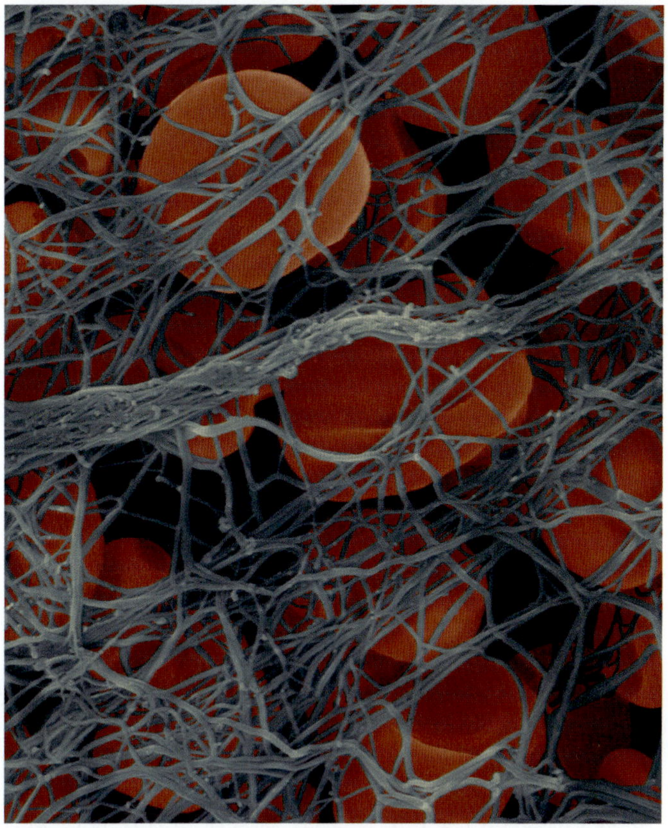

그림 10.18 피떡(blood clot)의 주사전자현미경사진. 피떡 형성의 초기단계를 보여주는 고배율 주사전자현미경사진이다. 피브린섬유(fibrin fiber)가 형성한 느슨한 그물에 적혈구가 들어가 서로 교차결합되어 혈액이 투과할 수 없는 지혈마개(hemostatic plug)를 형성한다. 이는 손상된 혈관의 내강으로부터 세포와 혈액이 빠져나가지 못하게 방지하는 역할을 한다. ×1,600. (Dennis Kunkel Microscopy, Inc. 제공.)

혈소판은 추가적으로 혈관 자체의 바깥쪽 손상된 조직의 복원에 도움을 주는 기능도 한다. α 과립에서 방출되는 혈소판유래성장인자(platelet-derived growth factor)는 평활근세포와 섬유모세포의 분열을 촉진하여 조직 복원에 도움을 준다.

■ 전체혈구계산(온혈구계산, COMPLETE BLOOD COUNT)

전체혈구계산(complete blood count, CBC)은 가장 흔히 시행하는 검사실검사(laboratory test) 중의 하나이다. 이는 혈액에서 세포(적혈구와 백혈구) 및 유형성분(혈소판)의 수와 비율을 계산해준다. 이러한 계산은 자동혈구수계수기(automated blood cell counter)를 통해 수행되며 **흐름세포측정**(flow cytometry) 원리를 이용하여 혈액의 여러 성분을 분석한다.

계산을 하기 위해서 먼저 혈액을 부유액(suspension fluid)으로 희석한다. 세포가 들어 있는 액체가 계수기의 좁은 관을 지나갈 수 있도록, 가느다란 물줄기로 흘려보내면, 광검출기(light detector)와 전기저항센서(electrical impedance sensor)가 세포의 크기와 전기저항의 차이에 의해 세포의 종류를 식별한다. 자동혈액분석기(automatic blood analyzer)는 각 종류의 세포를 대단히 많이(~10,000) 세기 때문에, 이로부터 얻는 데이터는 매우 정확하다. 보다 최근에는 컴퓨터를 이용하여 혈구를 분석하는 방법이 나왔으며, 이 경우 카메라를 통한 이미지처리기법(image processing technology)으로 자동적으로 수를 세고 세포를 분석한다. 그렇지만 아직도 광학현미경 하에서 수동적으로 세포를 세는 방법이 필요한 경우도 있다. 전형적인 전체혈구계산에는 다음과 같은 종류가 있다.

- **백혈구계산**(백혈구계수, leukocyte [white blood cell, WBC] count). 백혈구 수의 증가(백혈구증가증 leukocytosis)는 염증반응(inflammatory reaction; 즉, 감염, 화상, 골절 및 다른 신체손상 등)이 일어났다는 것을 의미한다. 백혈구 수는 격렬한 운동 후에도 증가할 수 있으며, 임신 또는 분만 때문에 증가할 수도 있다. 과다백혈구증가증(hyperleukocytosis, 백혈구 수 $>100 \times 10^9$ cells/L)은 백혈병(leukemia, 혈액암의 한 종류)의 지표이다. 백혈구 수의 감소(백혈구감소증 leukopenia)은 대부분 방사선 또는 화학항암치료(chemotherapy), 자가면역질환, 골수질환(재생불량성[무형성]빈혈 aplastic anemia), 특수한 약제(향정신약품, 항간질제, 면역억제제)의 사용, HIV, AIDS 등이 원인이다.
- **백혈구종류**(leukocyte types, 백혈구감별 WBC differential). 계산되는 백혈구는 호중구, 호산구, 호염기구, 림프구, 단핵구이다. 미성숙 호중구(띠세포 band cell)도 계산된다. 이 세포들 각각은 서로 다른 역할을 하며, 혈액 중에서 그 비율과 분포는 면역계의 상태를 알려주는 중요한 정보가 된다. 이 단원의 단락 중에 이들 세포들의 기능에 대해 설명하였다.
- **적혈구계산**(erythrocytes [red blood cell, RBC] count). 적혈구 수의 증가(적혈구증가증 polycythemia)는 골수에서 적혈구 생성에 영향을 미치는 내부인자에 의한 것일 수도 있고(원발적혈구증가증 primary polycythemia), 적혈구형성(erythropoiesis)을 촉진하는 신체 다른 기관에서 생성된 자극(즉, 호르몬)에 대한 반응일 수도 있다. 원발적혈구증가증의 예로는 진성적혈구증가증(polycythemia vera) 또는 가족성선천적혈구증가증(primary familiar and congenital polycythemia, PFCP)과 같은 유전질환이 있다. 이차적혈구증가증(secondary polycythemia)은 대부분 에리트로포이에틴(적혈구형성인자, erythropoietin) 생성의 증가로 인해 나타나며, 만성저산소증(chronic hypoxia), 고지(high altitude), 에리트로포이에틴분비종양(erythropoietin-secreting tumor) 등이 원인이 된다. 적혈구 수의 감소(빈혈 anemia)는 실혈(loss of blood, 외부 또는 내부출혈 external or internal bleeding), 철 또는 비타민 B_{12} 결핍(iron or vitamin B_{12} deficiency), 영양실조, 임신, 만성질환 및 유전질환(genetic disorder, 예: 낫적혈구빈혈 sickle cell anemia) 등이 원인이 된다.
- **적혈구용적률**(헤마토크리트, hematocrit [HCT], 또는 **농축세포용적** packed cell volume [PCV]이라고도 함)은 혈액에서 적혈구가 차지하는 용적의 비율을 측정한 것이다.
- **헤모글로빈**(혈색소, hemoglobin [Hgb]). 혈액 내 Hgb 농도는 산소를 운반하는 적혈구의 능력을 나타낸다. 정상 Hgb 농도는 남성에서 13.5~17.5 g/dL(140~180 g/L), 여성에서는 12~15.5 g/dL (120~150 g/L) 정도이다. 적혈구용적률과 헤모글로빈 농도는 빈혈과 적혈구증가증을 검사하는 두 가지 주요 검사방법이다.
- **적혈구지표**(erythrocyte indices). 전체혈구계산(CBC)에서는 대부분 네 가지 적혈구지표가 포함되어 있다. **평균적혈구용적**(mean corpuscular volume, MCV)은 적혈구의 크기와 관련된 지표이며, **평균적혈구혈색소량**(mean corpuscular hemoglobin, MCH)은 평균 적혈구 내의 헤모글로빈의 양을 나타내고, **평균적혈구헤모글로빈농도**(mean corpuscular hemoglobin concentration, MCHC)는 평균적혈구의 헤모글로빈 백분율을 표시한다. **적혈구크기분포폭**(erythrocyte distribution width, RDW)은 적혈구의 크기와 형태가 모두 동일한지 다른지를 나타내는 지표이다. 이들 지표들은 다른 측정치와 함께 자동적으로 계산되며 혈액질환의 감별질환에 유용하다.
- **혈소판계산**(thrombocyte [platelet] count). 혈소판은 혈액응고(blood clotting)에 중요하며 이들이 증가하면(혈소판증가증 thrombocythemia) 골수 질환이나 염증, 비장 기능저하 또는 비장적출술(splenectomy)의 결과로 나타날 수 있다. 혈소판 수의 감소(혈소판감소증 thrombocytopenia)는 골수에서 혈소판생성의 감소(예를 들어 유전증후군, 백혈병, 감염, 비타민 B_{12} 결핍증) 또는 말초조직에서 혈소판의 과다한 파괴(예를 들어 자가면역질환, 유전질환, 파종혈관내응고 disseminated intravascular coagulation) 등이 원인이 된다. 혈소판의 파괴는 투약에 의해서도 나타날 수 있다. 이외에 검사된 혈액에서 혈소판의 평균 크기를 나타내는 **평균혈소판용적**(mean platelet volume, MPV)도 계산할 수 있다.

■ 혈구의 형성(FORMATION OF BLOOD CELLS, 혈구형성[조혈] HEMOPOIESIS)

혈구형성(조혈, hemopoiesis, hematopoiesis)은 **적혈구형성**(erythropoiesis, 적혈구의 발생)과 **백혈구형성**(leukopoiesis, 백혈구의 발생) 및 **혈소판형성**(thrombopoiesis, 혈소판의 발생; 그림 10.19)을 포괄하는 용어이다. 혈구의 수명은 한정되어 있어, 계속해서 파괴되고 생성된다. 혈구형성의 궁극적인 목적은 말초혈액에 존재하는 서

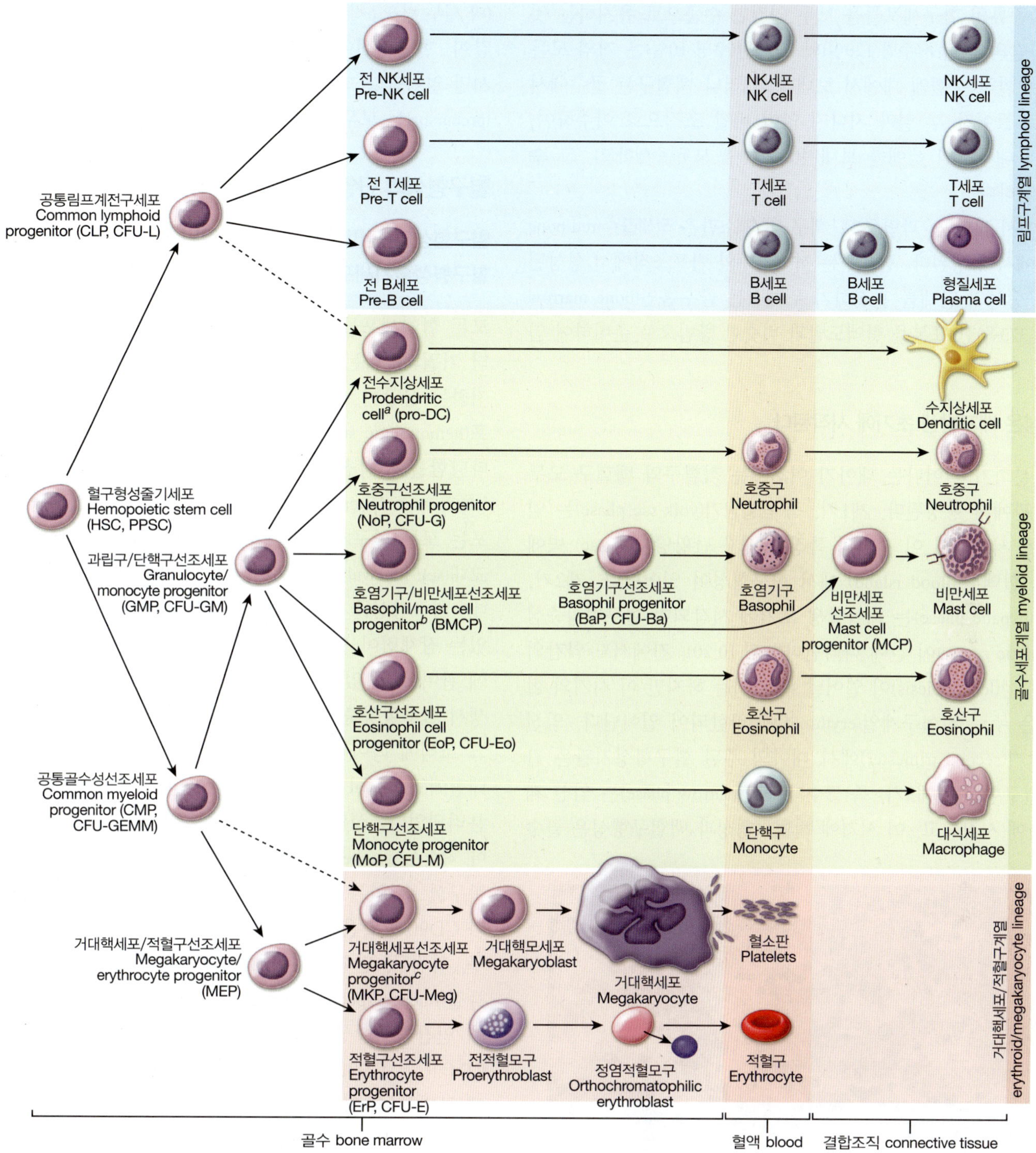

그림 10.19 혈구형성(조혈, hemopoiesis). 이 그림은 혈구형성의 가장 최근 개념에 기반하였다. 여기에서는 골수의 혈구형성줄기세포(hemopoietic stem cell)로부터 혈구들이 발생되어 성숙세포가 되고 이들이 혈액이나 결합조직에 분포하는 양상을 나타내었다. 모든 계열에서 분화과정 중 광범위한 증식이 일어난다. 사이토카인(cytokine, 혈구형성성장인자 hemopoietic growth factor 포함)은 줄기세포에서 혈액 또는 결합조직 내의 성숙세포가 되는 과정 중 어느 한 단계 또는 여러 단계에 작용하여 영향을 준다. 괄호 안에 넣은 두 번째 약어는 선조세포를 나타내는 이전에 사용되던 용어이다. CFU-Ba, 집락형성단위(colony forming unit)—호염기구(basophil); CFU-E, 집락형성단위(colony forming unit)—적혈구(erythrocyte); CFU-Eo, 집락형성단위(colony forming unit)—호산구(eosinophil); CFU-G, 집락형성단위(colony forming unit)—호중구(neutrophil); CFU-GEMM, 집락형성단위(colony forming unit)—과립구(granulocyte), 적혈구(erythrocyte), 단핵구(monocyte), 거대핵세포(megakaryocyte); CFU-GM, 집락형성단위(colony forming unit)—과립구(granulocyte), 단핵구(monocyte); CFU-L, 집락형성단위(colony forming unit)—림프구(lymphoid); CFU-M, 집락형성단위(colony forming unit)—단핵구(monocyte); CFU-Meg, 집락형성단위(colony forming unit)—거대핵세포(megakaryocyte); PPSC, 분화다능성줄기세포(pluripotential stem cell). 보다 명확하게 하기 위해 이들 약어는 본문에는 사용하지 않았다.

[a]전수지상세포(prodendritic cell)"는 공통림프계전구세포(common lymphoid progenitor cell)로부터 분화할 수도 있다.

[b]비만세포계열(mast cell lineage)로 분화되기 위해서는 호염기구/비만세포선조세포(basophil/mast cell progenitor cell)가 비장(spleen)으로 이동한 다음 여기에서 비만세포선조세포(mast cell progenitor cell)가 된다. 이후 비장에서 좀 더 분화된 후 장으로 이동하여 비만세포전구체(mast cell precursor)가 된다.

[c]거대핵세포선조세포(megakaryocyte progenitor cell)는 공통골수성선조세포(common myeloid progenitor cell)로부터 분화할 수도 있다.

로 다른 종류의 혈구세포들을 모두 일정한 수준으로 유지하는 것이다. 사람의 적혈구(수명 120일)와 혈소판(수명 10일)은 거의 모든 생애를 순환하는 혈액 내에서 보낸다. 그러나 백혈구는 골수에서 혈액으로 들어간 후 얼마 지나지 않아 바깥 조직으로 이주하여, 여기에서 대부분의 생애를 보내며(그 기능을 모두 수행하고), 그 수명은 다양하다.

성인에서 적혈구, 과립구, 단핵구 및 혈소판은 **적색골수**(red bone marrow)에서 형성된다. 림프구는 적색골수와 림프조직에서 형성된다. 혈구형성의 단계를 관찰하기 위해서는 골수흡인(bone marrow aspirate, 373쪽)한 표본을 혈액도말과 비슷한 방법으로 준비하여 염색한다.

혈구형성은 배자발생 초기에 시작된다.

골수의 분화가 일어나는 태아기 이전에는 적혈구와 백혈구 모두 여러 기관에서 형성된다. 제1기, 즉 **난황낭기**(yolk-sac phase)는 임신 3주에 시작되며 이 시기의 특징은 배자 난황낭(yolk sac) 벽에 형성된 "혈액섬(blood island)"에서 혈구형성이 일어난다. 제2기, 즉 **간기**(hepatic phase)는 태아발생 초기에 시작되며 혈구형성중심(hemopoietic center)이 간에 나타난다(그림 10.20). 간에서도 약간의 백혈구형성(leukopoiesis)이 일어날 수 있기는 하지만 이 시기의 혈구형성은 주로 적혈구계열(erythroid)에 국한되어 일어난다. 임신 제2석달기(second trimester)에서 태아의 주된 혈구형성기관은 간이다. 혈구형성의 제3기, 즉 **골수기**(bone marrow phase)는 임신 제2석달기에 시작되고, 이 시기에 적혈구형성과 백혈구형성은 골수(와 일부 림프조직)에서 일어난다. 출생 후에는 어른의 경우에서와 같이, 혈구형성이 적색골수(red bone marrow)와 일부 림프조직에서만 일어난다(그림 10.21). 혈구와 생식세포(germ cell)의 전구세포(precursor)는 모두 난황낭(yolk sac)에서 기원한다.

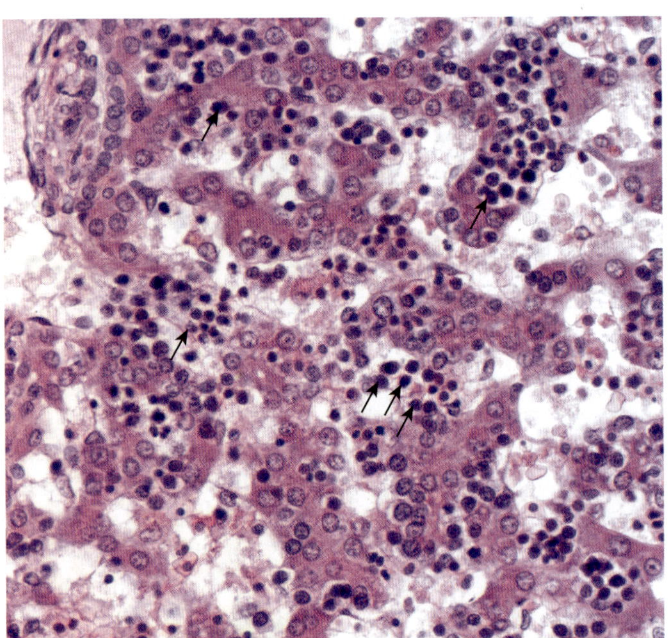

그림 10.20 혈구형성 간기(hepatic stage of hemopoiesis). 활발한 혈구형성이 나타나는 태아 간의 H&E 염색 현미경사진. 작고 둥근 구조(*화살표*)는 대부분 발생 중인 적혈구의 핵들이다. 명확하게 관찰되지는 않지만 이 세포들은 발생 중인 간세포와 간정맥동(vascular sinus) 사이에 위치해 있다. ×350.

혈구형성의 단일계통이론(Monophyletic Theory of Hemopoiesis)

혈구형성의 단일계통이론에 따르면 모든 혈구세포는 하나의 공통 혈구형성줄기세포로부터 기원된다.

모든 혈액세포들이 하나의 공통줄기세포(common stem cell)로부터 기원되었다는 혈구형성 **단일계통이론**(monophyletic theory)을 지지하는 상당한 정황증거들이 밝혀져 있다. 특히 혈구형성줄기세포(hemopoietic stem cell, HSC)의 분리와 입증이 단일계통이론이 타당함을 뒷받침하는 결정적인 증거였다. 분화다능성줄기세포(pluripotential stem cell, PPSC)라고도 알려져 있는 혈구형성줄기세포는 모든 혈구계열의 세포로 분화할 수 있을 뿐만 아니라 자가교대(self-renewal)도 가능하다(즉, 줄기세포의 풀은 지속적으로 유지된다). 혈구형성줄기세포(HSC)는 혈구세포 이외의 세포로 분화할 수 있는 잠재력이 있으며, 여러 가지 조직과 기관에서 세포의 재생에 관여할 수 있다는 사실이 최근 연구를 통해 밝혀졌다. 배자발생시 혈구형성줄기세포(HSC)는 혈액 내에 있으며, 다른 기관에서 그 조직에 특이적으로 분화한다. 인간의 혈구형성줄기세포는 제대혈액(umbilical cord blood,), 태아의 간, 태아와 성인의 골수에서 분리되었다. 성인에서 혈구형성줄기세포는 병적인 상황(예를 들어, 허혈손상 ischemic injury 및 기관기능상실 organ failure)에서 조직을 복구할 수 있는 잠재력이 있다. 인간혈구형성줄기세포는 CD34와 CD90과 같은 특정한 분자표지단백질을 발현하는 동시에 림프구, 과립구, 단핵구, 거대핵세포, 적혈구 등의 계열특이성 표지물질(lineage-specific marker)의 발현은 나타나지 않는다(Lin$^-$). 현재 인간혈구형성줄기세포(human HSC)는 **Lin$^-$, CD34$^+$, CD38$^-$, CD45RA$^-$, CD90$^+$**로 나타나는 세포 표면 표지물질의 특징에 의해 구별할 수 있다. 혈구형성줄기세포(HSC)는 일반적인 조직 염색방법으로는 구별할 수 없지만, 면역화학염색방법을 사용하면 구별하여 분리할 수 있다.

골수의 혈구형성줄기세포(hemopoietic stem cell, HSC)는 선조줄기세포(progenitor stem cell)의 다중집락(multiple colony)을 형성한다.

골수에서 혈구형성줄기세포(HSC)는 공통골수성선조세포와 공통림프계전구세포(common lymphoid progenitor [CLP] cell)의 두 다능력선조세포(multipotential progenitor cell) 집락(colony)으로 분화한다.

최종적으로 **공통골수성선조세포**(common myeloid progenitor [CMP] cell)는 특정한 **계열제한선조세포**(lineage-restricted progenitor)로 분화한다(표 10.3).

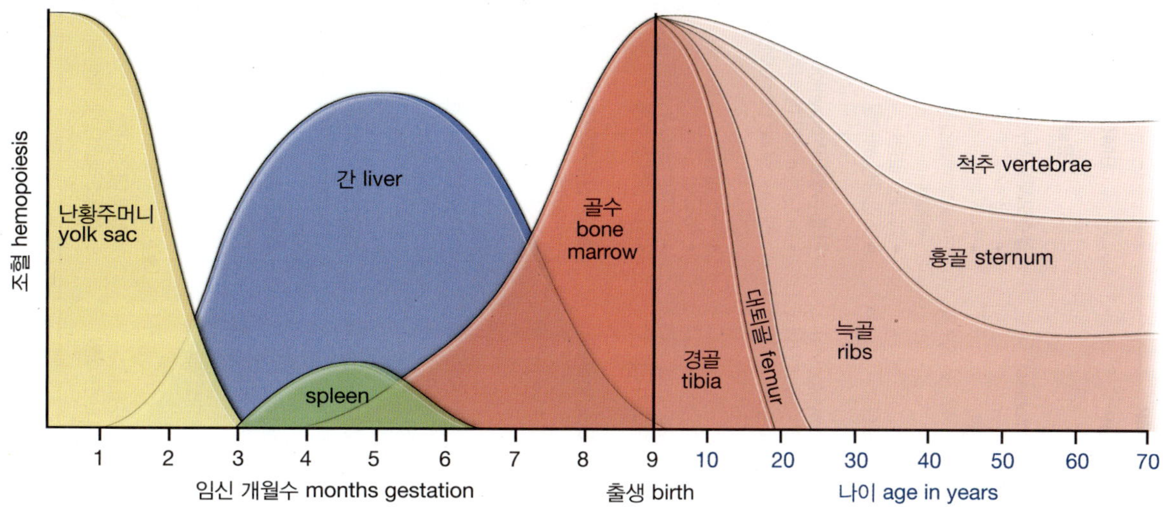

그림 10.21 배자로부터 성인까지 혈구형성 동역학(dynamics of hemopoiesis). 배자기와 태아기에 적혈구는 여러 기관에서 생성된다. 기본적으로 혈구형성은 배자 발달 초기의 난황낭(yolk sac), 임신 제2석달기(second trimester)의 간(liver), 제3석달기(third trimester) 중의 골수(bone marrow), 이 세 주요 기관이 순차적으로 담당한다. 출생 후 거의 모든 혈구형성은 적색골수(red bone marrow)에서 일어난다. 아동기와 청소년기에 혈구형성은 대퇴골(femur)과 경골(tibia)과 같은 장골(긴뼈, long bone)를 포함하는 모든 뼈의 적색골수(red bone marrow)에서 일어난다. 성인에서 혈구형성은 기본적으로 편평골(flat bone, 예: 골반뼈 pelvic bone, 천골 sacrum, 늑골 ribs, 흉골 sternum, 두개골 cranium)과 척추(vertebra)에서 일어난다.

- **거대핵세포/적혈구선조세포**(megakaryocyte/erythrocyte progenitor [MEP] cell): 두 계열로 분화할 수 있는 이 줄기세포에서는, 한 계열로만 분화할 수 있는 **거대핵세포수임선조세포**(megakaryocyte-committed progenitor cell, MKP)와 적혈구 계열로만 분화할 수 있는 **적혈구수임선조세포**(erythrocyte-committed progenitor cell, ErP)가 기원된다.
- **과립구/단핵구선조세포**(granulocyte/monocyte progenitor [GMP] cell): GMP(CFU-GM) 세포 발생에는 고농도의 **PU-1 전사인자**(PU-1 transcription factor) 발현이 필요하다. 이 세포들은 그 다음에 호중구계열로 분화하는 **호중구선조세포**(neutrophil progenitor, NoP), 호산구계열로 분화하는 **호산구선조세포**(eosinophil progenitor, EoP), 나중에 골수에서 호염기구계열로 분화하는 **호염기구선조세포**(basophil progenitor cell, BaP)나, 위장관점막(gastrointestinal mucosa)에서 **비만세포선조세포**(mast cell progenitor, MCP)로 분화할 수 있는 **호염기구/비만세포선조세포**(basophil/mast cell progenitor, BMCP) 및 단핵구계열로 분화하는 **단핵구선조세포**(monocyte progenitor, MoP)가 된다. 특정계열 선조세포 외에 과립구/단핵구 선조세포(GMP cell)에서는 전문항원제시세포(professional antigen- presenting cell)인 **수지상세포**(dendritic cell, DC)가 기원된다. 수지상세포에 대해서는 14장 면역계와 림프조직 및 기관에서 설명하였다(566쪽).

공통림프계전구세포(common lymphoid progenitor [CLP] cell)는 T세포, B세포, 자연살해(NK)세포로 분화할 수 있는 다능력세포(multipotential cell)이다. NK세포는 T세포의 원형으로 생각되었다. 이들은 모두 다른 세포를 파괴할 수 있는 능력이 있다는 점에서 비슷하기 때문이다. 림프구에 대해서는 14장 면역계와 림프조직 및 기관, 544~550쪽에서 설명하였다. 수지상세포(dendritic cell)도 공통림프성선조세포(CLP)로부터 발생한다.

그림 10.22에서는 혈구의 발달 단계에서 각 단계의 세포가 가진 특징이 나타나 있으며, 이를 근거로 조직절편이나 골수도말표본에서 이들을 구별할 수 있다. 혈구발생은 혈구발생줄기세포가 한 계열의 계열제한선조세포(lineage-restricted progenitor cell)로 분화하면서 시작되며, 무작위적으로 일어난다. 이들 선조세포에는 **집락자극인자**(colony-stimulating factor, CSF)들을 포함한 특정한 사이토카인(cytokine)과 성장인자(growth factor)에 대한 표면수용기가 있다. 이 물질들은 특정한 계열로 세포가 성숙하도록 세포의 증식과 성숙 과정에 영향을 준다.

적혈구형성(Development of Erythrocytes [Erythropoiesis])

적혈구의 형성은 공통골수성선조세포(CMP cell)가 에리트로포이에틴(erythropoietin)과 IL-3, IL-4의 영향을 받아 거대핵세포/적혈구선조세포(megakaryocyte/erythrocyte progenitor [MEP] cell)로 분화하는 과정으로부터 시작된다. 이 MEP가 적혈구계열로 최종적으로 분화하는 과정에 **GATA-1 전사인자**(transcription factor GATA-1)의 발현이 필요하다. GATA-1의 영향 하에서, MEP 세포는 **에리트로포이에틴 감수성 적혈구수임선조세포**(erythropoietin-sensitive erythrocyte-committed progenitor, ErP)로 변형되며 **전적혈모구**(풋적혈모구 proerythroblast)를 발생시킨다.

표 10.3 공통골수성선조세포 성숙과정의 특징 요약(Summary of Features during Maturation of Common Myeloid Progenitor Cell)

공통골수선조세포(Common Myeloid Progenitor [CMP] Cell) → MEP (ErP, MKP), GMP (NoP, MoP, EoP, BMCP → BaP)

MEP → ErP

전적혈모구(Proerythroblast)
- 직경 12~15 μm
- 약한 호염기성(basophilic)
- 크고 둥근 핵, 1~2개의 핵소체

호염기적혈모구(Basophilic erythroblast)
- 크기가 작아짐
- 강한 호염기성 세포질
- 작아지고 좀 더 이염색질성 (heterochromatic)

(1주)

다염적혈모구(Polychromatophilic erythroblast)
- 유사분열할 수 있는 마지막 세포
- 헤모글로빈(hemoglobin) 합성 시작
- 회색 또는 탁한 라일락색의 세포질
- 호염기적혈모구보다 작아짐

정염적혈모구(Orthochromatophilic erythroblast[정상적혈모구 normoblast])
- 작고 짙게 염색되는 세포
- 호산성(acidophilia)이 나타나기 시작
- 약한 호염기성(basophilia)은 아직 나타남

다염적혈구(Polychromatophilic erythrocyte, 망상[그물]적혈구 reticulocyte)
- 핵 배출
- 호산성(acidophilia) 세포질, 회색의 흔적이 아직 약간 남아있음

적혈구(Erythrocyte)
- 호산성(acidophilia)
- 양면오목 원반(biconcave disc) 모양
- 직경 7~8 μm

수명(life span):
혈액 내에서 1~120일

MEP → MKP

거대핵모세포 (Megakaryoblast)
- 유사분열할 수 있는 마지막 세포
- 약간 염기호성 세포질, 여러 개의 핵소체
- 직경 15~25 μm
- 크고 함입된 핵, 두 개로 분리(binucleate)될 수도 있음

전거대핵세포 (Promegakaryocyte)
- 직경 45 μm
- 더 풍부한 세포질
- 확대된 핵

(5일)

거대핵세포 (Megakaryocyte)
- 직경 50~70
- 내유사분열(endomitosis)에 의해 확대
- 다배수체(polyploid, 8~64 n)

수명:
골수내, 불명확

혈소판(Platelets)
(골수 내에서 계속 생성됨)

수명:
혈액 내 7~10일

GMP → NoP

골수모세포(Myeloblast)
- 직경 14~20 μm
- 크고 둥근 진정염색질형(euchromatic) 핵; 3~5개의 핵소체
- 과립 없음
- 호염기성 세포질

전골수세포(Promyelocyte)
- 이 단계에서만 아주르친화과립(azurophilic granule)이 생성됨
- 핵은 함입됨
- 핵소체
- 크기가 18~24 μm로 증가
- 염색질이 농축됨

호중골수세포(Neutrophilic myelocyte)
- 유사분열할 수 있는 마지막 세포
- 타원형 핵(elliptical nucleus)
- 특수과립(specific granule)이 나타나고 그 수가 증가, ↑M-1주

(1주)

호중후골수세포(Neutrophilic metamyelocyte)
- 핵은 점진적으로 함입되고 이질염색질형(heterochromatic)이 됨

띠호중구(Band cell)
- 핵은 길어지고 'U'자 모양이 됨

호중구(Neutrophil)
- 핵은 3~5개의 분절(segment) 또는 소엽(lobe)이 됨
- 성숙된 세포는 방출되기 전 골수에 저장됨

수명:
혈액 내, 8~12시간
결합조직(CT) 내, 1~2일

GMP → MoP

단핵모세포(Monoblast)
- 확인하기 어려움

(55시간)

전단핵구(Promonocyte)
- 유사분열할 수 있는 마지막 세포
- 직경 10~15 μm
- 핵은 크고 약간 함입되어 있음
- 1~2개의 핵소체
- 호염기성 세포질
- 성숙과립은 없음

단핵구(Monocyte)
- 큰 강낭콩 모양의 핵
- 2~3개의 핵소체
- 아주르호성과립 (azurophilic granule)
- 용해소체(lysosome)에 해당
- 옅은 호염기성 세포질

수명:
혈액 내, 16시간

대식세포(Macrophage)
- 결합조직(CT) 내에서 분열할 수 있음
- 용해소체(lysosome)로 여겨지는 과립들이 뚜렷함

수명:
결합조직(CT) 내, 불명확

GMP → EoP

골수모세포(Myeloblast)
- 직경 14~20 μm
- 큰 진정염색질형 (euchromatic) 핵; 3~5개의 핵소체
- 과립 없음
- 호염기성 세포질

전골수세포(Promyelocyte)
- 이 단계에서만 아주르친화과립(azurophilic granule)이 생성됨
- 핵은 함입됨
- 핵소체
- 크기가 18~24 μm로 증가
- 염색질이 농축되기 시작

호산골수세포(Eosinophilic myelocyte)
- 유사분열할 수 있는 마지막 세포
- 핵은 함입됨
- 굴절성(refractile) 특수과립 (specific granule)이 나타나고 그 수가 증가, ↑M-1주

(1주)

호산후골수세포(Eosinophilic metamyelocyte)

호산구(Eosinophil)
- 핵은 2개의 소엽으로 나누어 짐
- 성숙된 세포는 방출되기 전 골수에 저장됨

수명:
혈액 내, 8~12시간
결합조직(CT) 내, 1~2일

GMP → BMCP → BaP

골수모세포(Myeloblast)
- 직경 14~20 μm
- 큰 진정염색질형 (euchromatic) 핵; 3~5개의 핵소체
- 과립은 없음
- 호염기성 세포질

전골수세포(Promyelocyte)
- 이 단계에서만 아주르친화과립(azurophilic granule)이 생성됨
- 핵은 함입됨
- 핵소체
- 크기가 18~24 μm로 증가
- 염색질이 농축됨

호염기골수세포(Basophilic myelocyte)
- 유사분열 할 수 있는 마지막 세포
- 핵은 타원형
- 특수과립(specific granule)이 나타나고 그 수가 증가, ↑M-1주

(1주)

호염기후골수세포(Basophilic metamyelocyte)

호염기구(Basophil)
- 핵의 형태가 과립에 의해 모호해 짐
- 성숙된 세포는 방출되기 전 골수에 저장됨

수명:
혈액 내, 8시간
결합조직(CT) 내, 불명확

이 표는 혈구의 성숙 과정을 요약한 것으로, 각 단계의 조직학적 특징과 성숙에 걸리는 시간, 골수를 떠난 후의 수명을 나타내었다. 수직선에 표시한 시간은, 구별할 수 있는 단계 사이의 대략적인 시간이다. '↑M-1주'는 분화가 시작되기 1주 전에 분열 횟수가 증가하는 것을 가리킨다.

BaP, 호염기구선조세포(basophil progenitor); *BMCP*, 호염기구/비만세포선조세포(basophil/mast cell progenitor); *CT*, 결합조직(connective tissue); *EoP*, 호산구선조세포(eosinophil progenitor); *ErP*, 적혈구선조세포(erythrocyte progenitor); *GMP*, 과립구/단핵구선조세포(granulocyte/monocyte progenitor); *MEP*, 거대핵세포/적혈구선조세포(megakaryocyte/erythrocyte progenitor); *MKP*, 거대핵세포선조세포(megakaryocyte progenitor); *MoP*, 단핵구선조세포(monocyte progenitor); *NoP*, 호중구선조세포(neutrophil progenitor).

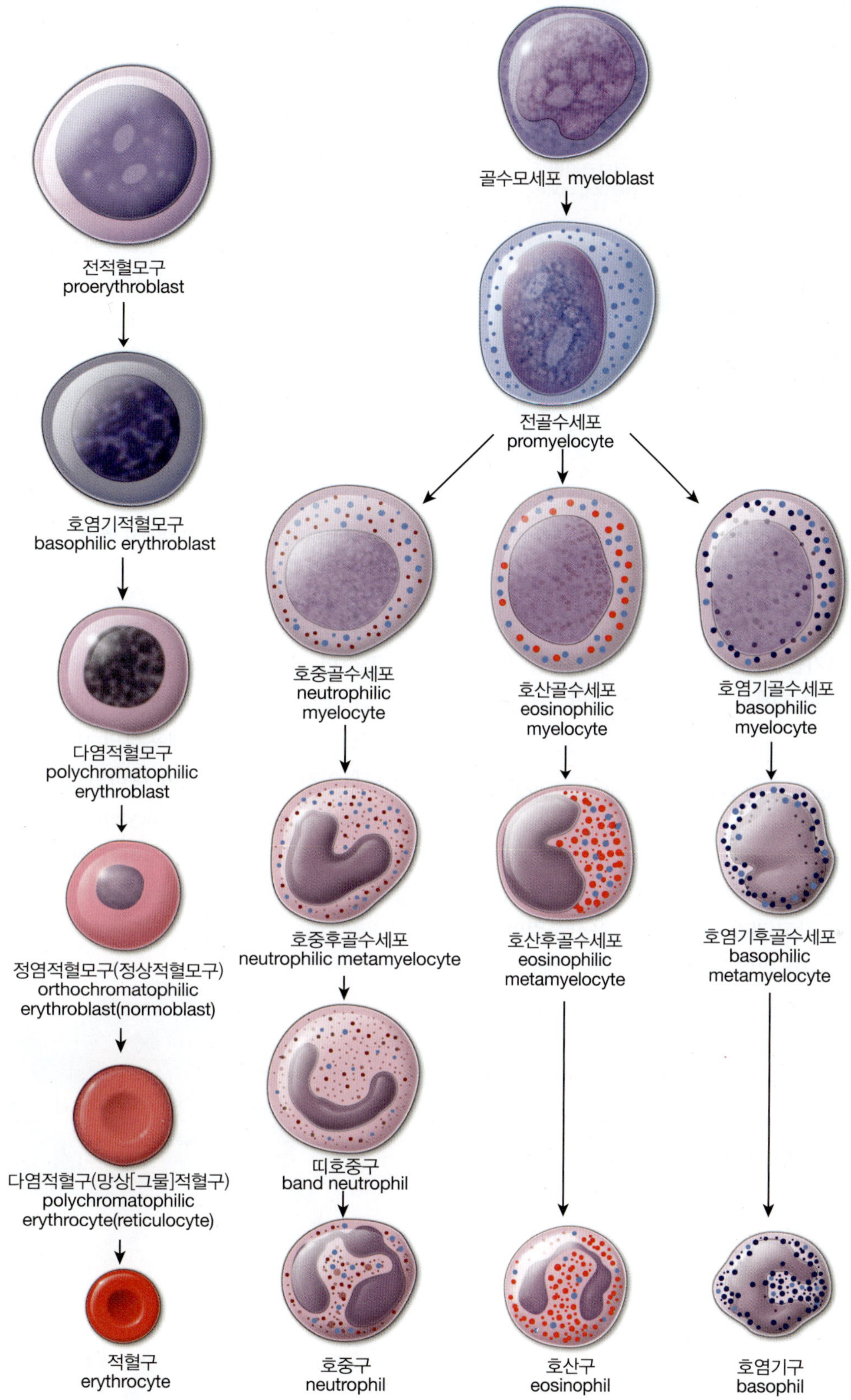

그림 10.22 적혈구 및 과립구 분화 단계(stages of erythrocytic and granular leukocytic differentiation). 이 그림에는 사람의 정상 골수 도말표본에서 관찰되는 전형적인 골수 세포들의 형태를 나타내었다.

적혈구형성에서 현미경을 사용하여 구별이 가능한 첫 단계의 세포는 전적혈모구이다.

전적혈모구(proerythroblast)는 직경 12~20 μm 정도의 비교적 큰 세포이다. 크고 구형인 핵에는 핵소체가 한두 개 관찰된다. 자유리보솜(free ribosome)이 있기 때문에 세포질은 약한 호염기성을 띤다. 전적혈모구 내에서 헤모글로빈(Hgb) 생성에 필요한 성분들이

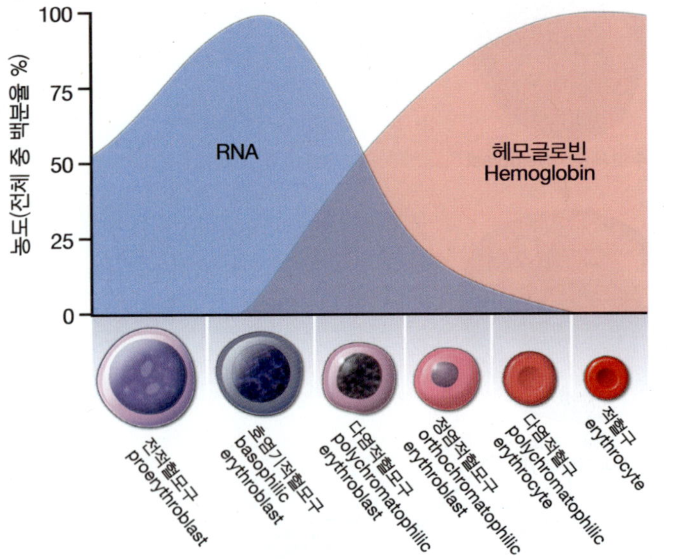

그림 10.23 적혈구발생(erythropoietin) 시 RNA와 헤모글로빈의 상대적 농도 변화의 타임라인.

축적되기 시작한다. 이 시기는 약 24시간 정도 지속된다. 전적혈모구는 일반적인 골수도말표본에서 구별 가능하지만, 찾기는 쉽지 않다.

호염기적혈모구는 전적혈모구의 유사분열에 의해 형성되며, 크기는 더 작다.

호염기적혈모구(basophilic erythroblast)는 전적혈모구의 유사분열에 의해 형성되며, 크기는 더 작고(직경 10~16 μm), 유사분열이 반복되면서 점점 더 이질염색질이 많아진다. 세포질에는 헤모글로빈(Hgb) 형성에 필요한 자유리보솜(폴리리보솜, polyribosome)이 많아져 호염기성이 더 강해진다(그림 10.23). 생성된 헤모글로빈이 세포질 내에 축적되면 세포질의 염색 반응성이 점차 변화되어 에오신(eosin)에 염색되기 시작한다. 이 시기는 약 24시간 정도 지속된다. 헤모글로빈이 염색되어 세포질에 호산성(acidophilia)이 나타나는 동시에, 리보솜이 염색되어 호염기성(basophilia)이 함께 나타나게 되면 이 세포를 **다염적혈모구**(polychromatophilic erythroblast)라고 한다.

다염적혈모구는 세포질에 호산성과 호염기성이 함께 나타난다.

다염적혈모구(polychromatophilic erythroblast)는 두 가지 염색반응이 혼합되어 전체적으로 회색 또는 연보라색을 띠거나, 세포질 내에 뚜렷한 분홍색(호산성)과 자주색(호염기성) 부위가 구분될 수도 있다. 핵은 호염기적혈모구에 비해 작으며, 굵은 이질염색질 과립이 격자 모양으로 배열되어 있기 때문에 다른 세포와 구별할 수 있다. 다염적혈구는 유사분열하여 두 딸세포를 만들 수 있는 마지막 단계의 세포로 동시에 발달과 성숙이 일어난다. 이 시기는 약 30시간 지속된다.

정염적혈모구의 핵은 농축되고 세포질은 호산성으로 나타나므로 쉽게 구별할 수 있다.

적혈구형성의 다음 단계 세포는 **정염적혈모구**(orthochromatophilic erythroblast, 정상적혈모구 normoblast)이다. 이 세포의 핵은 작고 농축되어 진하게 염색된다. 세포질에는 많은 양의 헤모글로빈이 있기 때문에 호산성으로 나타난다(그림 10.24). 이 세포의 크기는 성숙한 적혈구(erythrocyte)보다 조금 더 큰 정도이다. 이 단계에서 정염적혈모구는 더 이상 세포분열을 할 수 없다. 이 시기의 후기에 핵은 세포로부터 배출된다. 흔히 핵의 작은 조각이 남아 있을 수 있으며 이를 **하웰졸리소체**(*Howell-Jolly body*)라고 한다. 이 시기는 약 48시간 정도 지속된다.

다염적혈구(polychromatophilic erythrocyte)는 핵이 방출된 상태의 세포이다.

정염적혈모구는 핵을 세포 바깥으로 배출하며, 이 단계에서 세포는 골수의 굴모세혈관(blood sinusoid)으로 들어갈 준비가 되어 있다. 이 세포에는 헤모글로빈을 합성할 수 있는 약간의 리보솜이 아직 남아있기 때문에 세포질의 대부분이 호산성으로 나타나는 가운데 약간의 호염기성이 나타난다. 따라서 이 세포를 **다염적혈구**(polychromatophilic erythrocyte)라고 한다(그림 10.25) 이 새로운 적혈구의 폴리리보솜을 관찰하기 위해, 이들이 서로 뭉쳐 그물 모양의 무늬를 나타내게 하는 특수 염색을 사용한다. 이러한 이유

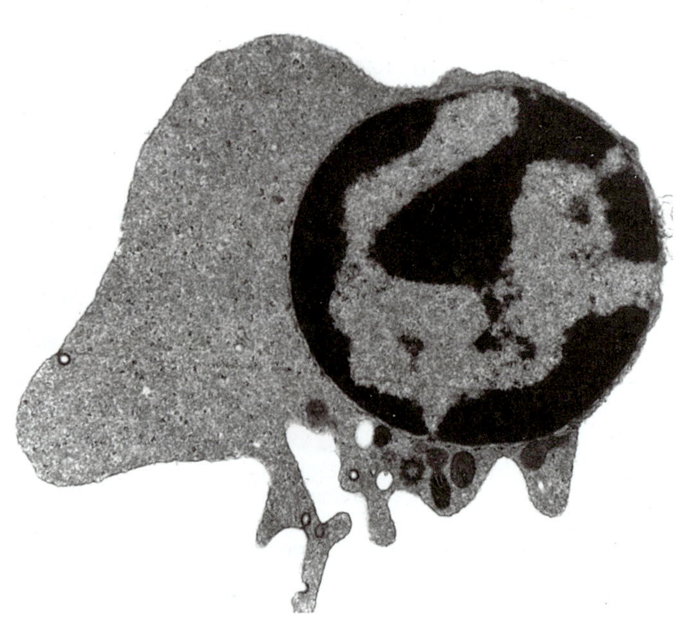

그림 10.24 정염적혈모구(orthochromatophilic erythroblast, 정상모구 normoblast)의 전자현미경 소견. 사진에 나타난 세포는 핵이 배출되기 직전의 정염적혈모구이다. 세포질에는 한 무리의 미토콘드리아가 작은 세포질소포와 함께 핵 아래에서 나타난다. 세포질에 퍼져 있는 짙게 염색되는 미세한 과립들은 리보솜이다. ×10,000. (Dr. Dorothea Zucker-Franklin 제공.)

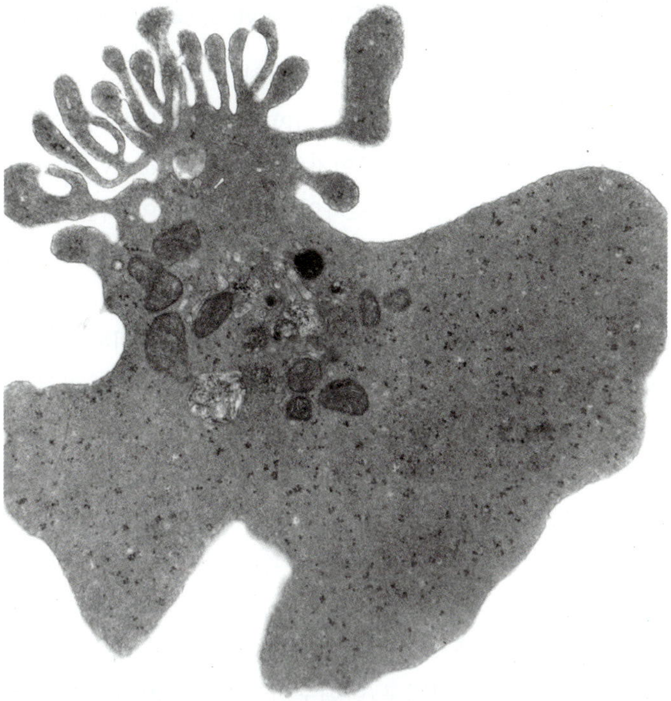

그림 10.25 다염적혈구(polychromatophilic erythrocyte, reticulocyte, 망상[그물]적혈구 reticulocyte)의 전자현미경 소견. 핵은 더 이상 관찰되지 않고, 핵이 배출된 직후 나타나는 가늘고 긴 돌기가 술(fimbria) 모양으로 관찰된다. 미토콘드리아와 초기 및 후기 엔도솜(endosome) 및 리보솜은 아직 남아 있다. × 16,500. (Dr. Dorothea Zucker-Franklin 제공.)

로 다염적혈구는 보통 (더 흔히) **망상적혈구**(그물적혈구, reticulocyte)라고 불린다. 일반적으로 다염적혈구는 골수에서 약 24시간, 다음 말초혈액으로 들어가서 24시간 정도 머무른다. 말초혈액에서 짧게 머무른 후 이 세포는 비장에 들어가 위치하게 된다. 정상적인 혈액에서 망상적혈구는 전체 적혈구 수의 1~2% 정도를 차지한다. 그러나 혈액으로 들어가는 적혈구의 수가 증가하는 경우(예를 들어, 혈액의 손실이 커서 이를 보충하기 위해 적혈구형성 증가하는 경우)에는 망상적혈구의 수도 함께 증가한다.

적혈구형성 시기는 핵과 세포질을 주의 깊게 관찰하여 결정할 수 있다.

적혈구가 성숙할 때 몇 가지 관찰 가능한 경향이 나타나며(그림 10.22 참조), 이는 다음과 같다.

- 전체 **세포의 크기**(size of the cell)의 크기가 변화한다. 전적혈모구가 적혈모구로 분화하면서 그 직경은 12~20에서 7.8 μm로 작아진다.
- **핵의 크기**(size of the nucleus)도 변화한다. 분화하는 동안 핵의 크기는 세포의 크기보다도 더 뚜렷하게 감소한다. 이에 따라 핵 대 세포질의 비율은 전적혈모구의 1:2에서 정염적혈모구의 1:8로 변화한다.
- **핵 염색질의 패턴**(nuclear chromatin pattern)이 달라진다. 전적혈모구가 분화하면서 이질염색질은 두꺼워지고 뭉치고 응축된다. 마지막으로 정염적혈모구의 핵은 최대로 응축되어 관찰할 수 있는 염색질이 보이지 않는다.
- **세포질의 염색성**(staining appearance)이 달라진다. 세포가 분화하면서 세포질이 짙은 푸른색(호염기성 basophilia)에서 회색과 분홍색(호산성 eosinophilia)으로 변화한다. 세포질의 호염기성은 RNA의 양과 분화 초기 단계의 세포질에 있는 세포소기관(예를 들어 미토콘드리아, rER, 폴리리보솜, 리보솜)의 수와 비례한다. 분화하는 적혈구모구에서 RNA의 양과 세포소기관의 수가 감소하면(그림 10.23 참조), 세포질의 호염기성은 점차 옅어져 호산성으로 대체되며 이 호산성은 성숙하는 세포에 축적되는 헤모글로빈의 양과 상관관계가 있다.

적혈구형성 역동학(Kinetics of Erythropoiesis)

유사분열은 전적혈모구, 호염기적혈모구, 다염적혈모구 단계에서 일어난다.

발생의 각 단계에서 적혈모구(erythroblast)는 여러 차례 분열한다. 새로 형성된 호염기적혈모구의 후손이 혈액으로 들어가기까지는 약 1주일이 걸린다. 만들어지자마자 거의 모든 적혈구는 혈액으로 들어간다. 골수는 적혈구의 저장소가 아니다. 적혈구의 생성과 방출은 34 KDa의 당단백질 호르몬인 **에리트로포이에틴**(적혈구형성인자, erythropoietin)에 의해 조절된다. 이 호르몬은 혈액 산소 농도의 감소에 반응하여 콩팥에서 합성되고 분비된다. 에리트로포이에틴은 적혈구수임선조세포(ErP)의 표면에 발현된 특정한 수용기에 결합하여 작용한다.

사람에서 적혈구의 수명은 120일 정도이다.

적혈구의 **나이가 4개월**(~120일) 정도되면 노화된다. 비장(spleen), 골수 및 간(liver)에 있는 대식세포(macrophage) 계열의 세포는 노화된 적혈구를 포식하여 파괴한다. **헴**(heme)과 **글로빈**(globin)은 분리되며, 글로빈은 아미노산으로 가수분해되어 대사 풀(metabolic pool)에 있다가 재활용된다. 헴의 철 성분은 배출되어 비장의 철 저장 풀(iron-storage pool)에 **헤모시데린**(hemosiderin)이나 **페리틴**(ferritin)으로 저장되어 있다가 헤모글로빈이 합성될 때 재활용된다. 헤모글로빈에서 헴을 제외한 나머지 성분은 부분적으로 분해되어 **빌리루빈**(bilirubin)이 되며, 이는 알부민과 결합하여 혈액으로 배출된 후 간으로 운반된다. 간에서 글루쿠로나이드 결합(conjugated)이 일어나 **빌리루빈 글루쿠로나이드**(bilirubin glucuronide)가 되어, 담즙(bile)과 함께 담낭을 거쳐 배출된다.

혈소판형성(Development of Thrombocytes, Thrombopoiesis)

매일 건강한 성인의 골수에서는 1×10^{11} 정도의 혈소판을 만들어내며, 필요한 경우 그 수는 10배나 더 늘어날 수 있다. 골수에서 일어나는 **혈소판형성**(thrombocytopoiesis)은 인터루킨(IL)과 집락자극인자(CSF) 및 호르몬이 필요한 과정으로 세포 분열과 분화가 수반되는 복잡한 과정이다.

혈소판은 두 계열의 세포로 분화할 수 있는 거대핵세포/적혈구 선조세포(MEP)로부터 발생되며, 거대핵세포수임선조세포(MKP)를 거쳐 거대핵세포로 분화된다.

혈소판(platelet)은 골수에서 적혈구 계열 및 과립구 계열과 같은 **공통골수성선조세포**(common myeloid progenitor [CMP] cell)로부터 형성된다. 과립구대식세포집락자극인자(granulocyte-macrophage colony-stimulating factor, GM-CSF)와 IL-3의 영향을 받아 공통골수성선조(CMP) 줄기세포는 두 계열의 세포로 분화할 수 있는 **거대핵세포/적혈구 선조세포**(megakaryocyte/erythrocyte progenitor [MEP] cell)로 분화한다. 그 이후에는 한 계열로만 분화하는 **거대핵세포수임선조세포**(megakaryocyte-committed progenitor [MKP] cell, 또는 CFU-Meg)로 발달하는 과정이 진행되고, 이 세포는 **거대핵모세포**(megakaryoblast)로 발달된다. 거대핵세포수임선조세포(MKP)에서 분화하는 거대핵모세포는 핵엽이 나눠지지 않은 큰 세포(직경 30 μm 정도)이다. 이 단계까지는 아직 혈소판이 발생하지는 않는다. 거대핵모세포에서는 연속적으로 **핵내분열**(endomitosis)이 일어나지만(즉, 염색체는 복제됨), 핵분열(karyokinesis)과 세포질분열(cytokinesis)은 일어나지 않는다. 간과 콩팥에서 생산되는 30 KDa의 당단백질호르몬인 **트롬보포이에틴**(혈소판형성인자, thrombopoietin)의 자극을 받아 복제가 중단되기 전까지 배수성은 $8n$~$64n$까지 증가한다. 이후 이 세포는 혈소판을 형성할 수 있는 거대핵세포(megakaryocyte)가 된다. 이 세포의 직경은 50~70 μm 정도이며, 핵은 여러 개의 핵엽으로 이루어진 복잡한 구조로 나타나고, 세포질에는 아주르친화과립(azurophilic granule)이 산재해 있다. 핵과 세포의 크기는 모두 세포의 배수성(ploidy)에 비례하여 증가한다. 투과전자현미경(TEM)으로 관찰하면 이들 세포에서 여러 개의 중심소체(centriole)와 다수의 골지체가 나타난다.

골수도말표본에서 관찰하면, 혈소판이 될 부분은 거대핵세포 주변세포질의 대부분을 차지하고 있는 것으로 보인다. 투과전자현미경으로 관찰하면 거대핵세포의 주변세포질은 세포막이 함입되어 들어와 나누어진 작은 구획으로 나타난다. 위에서 설명한 바와 같이, 이들 함입부는 혈소판분계통로(platelet demarcation channel)를 이룬다(그림 10.16 참조). **혈소판감소증**(thrombocytopenia, 혈액 내 혈소판 수치가 낮은 상태)은 면역계질환 환자와 암(예를 들어, 백혈병 leukemia) 환자를 치료할 때 나타날 수 있는 임상적으로 심각한 문제이다. 암 환자의 경우 출혈의 위험이 증가하므로 화학요법제(chemotherapeutic agent)의 용량을 제한해야 하는 경우가 흔히 발생한다.

과립구형성(Development of Granulocytes, Granulopoiesis)

과립구(granulocyte)는 여러 계열로 분화할 수 있는 **공통골수성선조세포**(common myeloid progenitor, CMP)로부터 기원하며, 이 세포는 GM-CSF, 과립구집락자극인자(granulocyte colony-stimulating factor, G-CSF)와 IL-3 등 사이토카인의 영향을 받아 **과립구/단핵구 선조세포**(granulocyte/monocyte progenitor, GMP)로 분화한다. GM-CSF는 내피세포(endothelial cell), T세포, 대식세포(macrophage), 비만세포(mast cell), 섬유모세포(fibroblast)에서 분비된다. 이 물질은 과립구/단핵구선조세포(GMP)를 자극하여 과립구(호중구, 호산구, 호염기구)와 단핵구로 분화되게 한다. **호중구선조세포**(neutrophil progenitor, NoP)는 완전히 성숙하기까지 형태학적으로 구별되는 6단계의 세포, 즉 골수모세포(myeloblast), 전골수세포(promyelocyte), 골수세포(myelocyte), 후골수세포(metamyelocyte), 띠세포(band cell, 미성숙세포 immature cell), 성숙호중구(mature neutrophil)로 분화한다. 호산구와 호염기구도 이와 비슷한 형태적 성숙 과정을 거친다. 과립구/단핵구선조세포(GMP)는 GM-CSF, IL-3 및 IL-5의 자극을 받으면 **호산구선조세포**(eosinophil progenitor, EoP)를 거쳐 최종적으로 성숙한 호산구(eosinophil)로 분화한다. 이 중 IL-5가 없으면 **호염기구선조세포**(basophil progenitor, BaP)로 분화되어 최종에는 호염기구(basophil)가 된다. 골수세포 단계가 되어 특수과립(specific granule)이 나타날 때까지는, 호중구 전구세포(neutrophilic precursor)와 호산구 전구세포 및 호염기구 전구세포를 광학현미경 하에서 형태에 따라 구별하는 것이 불가능하다.

골수모세포는 과립구형성 과정에서 구별할 수 있는 첫 단계의 세포이다.

골수모세포(myeloblast)는 과립구형성 과정에서 현미경으로 가장 일찍 구별할 수 있는 골수의 호중구 전구세포(neutrophil precursor cell)이다. 이 세포의 핵은 크고 구형이며, 핵소체가 3~5개 정도 있다. 직경은 14~20 μm이며 핵 대 세포질의 비율이 크다. 과립이 별로 없는 적은 양의 세포질은 짙은 호염기성을 나타낸다. 세포질이 염색되지 않는 부위에 골지체가 흔히 위치한다. 골수모세포가 성숙하여 전골수세포(promyelocyte)로 분화한다.

전골수세포는 아주르친화과립을 형성하는 유일한 세포이다.

전골수세포(promyelocyte)의 핵은 크고 구형이며, 세포질에 아주르친화(일차)과립(azurophilic [primary] granule)이 관찰된다. 아주르친화과립은 전골수세포 단계에서만 형성된다. 이 단계 이후 과립구형성 세포들에서는 아주르친화과립을 생성하지 못한다. 전골수세포가 분열할수록, 또한 다음 단계의 자손 세포들에서 아주르친화과립의 수가 감소하는 이유는 바로 이 때문이다. 전골수세포는 아형(subtype)으로 나누어지지 않는다. 호중구, 호산구, 호염기구 계열의 구별은 다음 단계, 즉 골수세포(myelocyte)에서나 가능하며, 이는 골수세포 단계가 되어서야 특수(이차)과립(specific [secondary] granule)과 제3과립(tertiary granule)이 형성되기 시작하기 때문이다.

골수세포는 특수과립(specific granule)이 나타나는 첫 단계의 세포이다.

골수세포(myelocyte)는 핵이 다소 구형이지만 분열이 계속될수록 뚜렷한 함입부가 나타나고, 점차 이질염색질이 많아진다. 이 단계에서 특수과립(specific granule)이 골지체의 볼록한 면에 형성되어 나타나기 시작한다. 반면에 아주르친화과립은 오목한 면에서 관찰된다. 이러한 차이의 의미가 무엇인지는 아직 확실하지 않다. 골수세포는 계속 분열하여 후골수세포(metamyelocyte)로 분화한다.

후골수세포는 특수과립이 많이 출현하여 호중구, 호산구, 호염기구 계열이 명확히 구분되는 단계의 세포이다.

각 **후골수세포**(metamyelocyte)의 세포질에는 몇백 개의 과립들이 있으며, 이 중에서 특수과립(specific granule)이 아주르친화과립(azurophilic granule)의 수보다 훨씬 많다. 호중구에서 특수과립 대 아주르친화과립의 비는 2:1 정도이다. 핵은 이질염색질이 더 많아지며, 함입부가 더 깊어져 핵은 콩팥 모양이 된다. 이론적으로, 과립구형성 과정의 후골수세포 단계 다음에는 띠 단계(band stage)와 분절 단계(segmented stage)가 이어진다. 그러나 이러한 현상은 호중구 계열에서는 뚜렷하지만, 호산구나 호염기구 계열에서는 그렇지 않다. 호산구나 호염기구 계열에서는 띠 단계와 분절 단계가 만약 관찰된다고 해도 매우 드물게 관찰되며, 대부분의 경우는 후골수세포 다음 단계의 세포가 바로 **성숙 호산구**(mature eosinophil)와 **성숙 호염기구**(mature basophil)가 된다.

호중구계열에서는 뚜렷한 핵엽이 생기기 전에 띠세포가 먼저 나타난다.

띠세포(band [stab] cell)의 핵은 길게 늘어나 있고 폭은 거의 일정하여, 말발굽 모양으로 나타난다. 이 띠호중구(band neutrophil)의 핵에는 협착부가 나타나며 2~4개의 핵엽이 형성될 때까지 협착부는 더욱 뚜렷해진다. 이 단계가 되면 **성숙 호중구**(mature neutrophil)로 간주되며, 이를 **다형핵호중구**(polymorphonuclear neutrophil) 또는 **분엽핵호증구**(segmented neutrophil)라고 한다. 혈액 내 띠호중구의 비율은 대부분 낮지만(0~3%) 급성 및 만성염증이나 감염(infection)이 있는 경우에는 증가할 수 있다.

과립구형성 역동학(Kinetics of Granulopoiesis)

골수에서 과립구형성 기간은 약 2주일 정도이다. 과립구형성(granulopoiesis)의 **유사분열기**(mitotic phase, 증식기 proliferative phase)는 약 1주일 정도 계속되며 골수세포 후기(late myelocyte stage)에서 중단된다. 후골수세포에서 성숙 과립구로 분화하는 **후유사분열기**(post-mitotic phase) 역시 1주일 정도 걸린다. 호중구(neutrophil)의 생성, 골수에서의 유출, 말초혈액 순환, 제거의 균형 즉 호중구의 항상성(homeostasis)에 대해서는 다음 단락에서 설명하겠다.

호중구 항상성은 간질세포(stromal cell)에서 생성되어 호중구에서 발현되는 CXCR4 수용체에 신호를 보내는 CXCL12라고 하는 케모카인에 의해 조절된다.

정상적인 조건에서 골수는 하루에 10^{11}개 이상의 호중구를 생성한다. 성숙된 호중구는 골수 내에 4~6일 정도 머물러 커다란 호중구 저장소인 골수예비저장소(bone marrow reserve)를 형성한다. 정상적인 조건 하에서 간질유래인자 1(stromal derived factor 1, SDF-1)이라고도 하는 간질세포(stromal celll)에서 생성되는 케모카인(chemokine)인 **CXCL12**가 존재하면 호중구가 골수 내에 잔류하게 된다. CXCL12가 호중구에 발현되는 수용체인 **CXCR4**와 결합하면 호중구가 골수 내에 머물러 있게 하는 **잔류신호**(retention signal)가 생성된다. 조직 손상이나 감염이 생겼을 경우 골수예비저장소의 호중구들은 신속하게 동원되어 1시간 이내에 순환계 혈액 내에서 증가하게 된다. 이러한 빠른 방출은 잔류신호가 소실됨에 따른 결과이다. **과립구집락자극인자**(granulocyte colony-stimulating factor, G-CSF) 또는 **인터페론**(interferon-α, interferon-γ) 등의 염증 사이토카인이 골수에서 멀리 떨어진 염증 부위에서 생성되어 전신을 순환하여 골수에 작용한다. 호중구의 동원은 골수에서 CXCL12 농도가 저하되거나 호중구에 발현되는 CXCR4 수용체의 하향조절(down-regulation)에 의해 이루어질 수 있다.

이러한 CXCL12-CXCR4의 관계는 CXCR4의 경쟁적 억제제(competitive antagonist)인 AMD3100이라고 하는 화학물질이 골수에서 호중구 방출을 자극한다는 결과가 실험적으로 입증되어 그 타당성이 밝혀지게 되었다. 이 화학물질은 줄기세포자가이식(autologous stem cell transplantation)에서와 같이 골수에서 호중구의 동원이 필요한 경우 투여하는 약제로 현재 승인되어 있다.

혈액 내에서 호중구는 순환하는 세포 중 가장 짧은 수명을 가진 세포이다. 호중구는 혈액 내에서 혈관주위 조직으로 들어갈 때까지 단지 몇 분에서 16시간 정도까지 머무르게 된다(사람 호중구의 측정된 반감기는 단지 8~12시간이다). 혈액 내의 호중구 수를 조절하는 기전은 아직 확실하게 밝혀지지 않았다. 그렇지만 혈관 내피를 통한 이들 세포의 혈관외유출(diapedesis)은 무작위적으로 일어날 가능성이 가장 높다. 혈액 내를 순환하는 호중구의 절반 정도가 말초혈액을 떠나 결합조직으로 들어가는데 걸리는 시간은 6~8시간 정도이다.

호중구는 결합조직에서 1~2일 정도 살아 있다. 이들은 시간이 지날수록 CXCR4를 상향조절(up-regulation)하여 골수로 다시 돌아가거나 다른 기관(예를 들어 비장과 간)으로 들어간다. 거기에서 이들은 아포토시스(apoptosis)에 의해 파괴된 후 대식세포(macrophage)에 의해 포식된다. 따라서 CXCR4는 골수에서 호중구를 방출하는 신호물질로 작용하며, 혈액순환에서 노화된 호중구를 제거하는 신호물질로도 작용하는 등 호중구 항상성(homeostasis)의 주조절자(master regulator) 역할을 한다.

또한 많은 수의 호중구는 위장관 내강으로 이동하여 대변으로 배출되기도 한다.

호중구에서 CXCR4 수용체를 암호화하는 유전자의 돌연변이가 일어나면 **WHIM 증후군**(WHIM syndrome)이 발생할 수 있다. WHIM은 이 증후군의 임상증상인 사마귀(wart), 저감마글로불린혈증(hypogammaglobulinemia), 감염(infection), 골수집중증(myelokathexis, 만성적 백혈구감소증과 호중구감소증 chronic leukopenia and neutropenia)의 앞 글자로 만들어진 약어(acronym)이다. 상염색체 우성(autosomal dominant)으로 유전되는 이 질환은 **결함이 있는 CXCR4 수용체**(defective CXCR4 receptor)가 호중구 내부로 들어갈 수 없기 때문에 이 신호가 더 항진되고 지속되는 결과가 나타난다. 호중구는 계속 골수 내에 잔류되어 있으므로 만성 호중구감소증(neutropenia, 순환하는 호중구의 결핍)이 나타나게 된다. 골수 내에는 정상적인 수의 호중구가 있음에도 불구하고 혈액 내 호중구의 수는 매우 적으므로(호중구감소증) 환자는 목숨을 위협하는 박테리아 감염에 이환될 가능성이 높아진다. 이들 환자에게 AMD3100을 투여하면 증상이 호전될 수 있다. 이 약을 한 번 투여하면 1~9시간 동안 혈액 내 호중구가 증가하며 일부 환자에서는 24시간 동안 지속되는 경우도 있다.

골수는 수요가 증가할 경우를 대비하여 혈액 내의 호중구를 대체하거나 보충할 수 있는 기능성 호중구의 대형 저장소를 유지하고 있다.

골수에서 혈액으로 호중구가 계속 방출되기 때문에, 혈액에 존재하는 호중구의 약 5~30배 정도의 완전히 성숙되거나 거의 성숙된 호중구가 골수에 정상적으로 존재한다. 이 **골수예비 풀**(bone marrow reserve pool)은 계속해서 혈액으로 호중구를 방출하며, 성숙된 세포들로 다시 보충된다. 이 예비 호중구들은 염증, 감염, 또는 심한 운동에 대한 반응으로 신속하게 방출되기도 한다.

호중구 저장소는 혈관구획(vascular compartment)에도 존재한다. 이 저장소는 자유로운 **순환 풀**(circulating pool)과 작은 혈관 내에 있는 **가장자리 풀**(marginated pool)로 구성되어 있다. 손상이나 감염된 부위에 있는 혈관을 떠나기 전까지 호중구는 내피(endothelium)에 부착되어 있다(342~344쪽 참조). 그러나 정상 상태에서 가장자리 풀에 위치해 있는 호중구는 셀렉틴(selectin)의 작용에 의해 내피에 느슨하게 부착되어 있으며, 필요한 경우 아주 빠르게 동원된다. 이들은 순환 풀과 동적인 평형 상태에 있으며, 가장자리 풀의 크기도 순환 풀의 크기와 거의 동일하다.

골수와 혈관구획에 위치한 저장 풀(reserve pool)의 크기는 과립구형성의 정도, 호중구의 수명, 혈액과 결합조직으로 이동하는 정도에 따라 달라진다. 전체 혈구형성과정(조혈과정, hemopoietic process)은 표 10.3에 요약하였다.

전사인자들이 혈구형성세포의 운명을 좌우하며, 사이토카인과 매개물질들은 혈구형성의 각 단계들을 조절한다.

혈구형성줄기세포(HSC)와 골수 미세환경 사이의 밀접한 상호작용에 의해 이들 다능성줄기세포(multipotential stem cells)의 정체성과 분화 경로가 달라진다. 다양한 골수세포에서 유래되는 신호분자(signaling molecule)들이, 전사인자(transcription factor)라고 하는 상승작용과 억제작용을 하는 일군의 물질이 발현되는 것을 목표로 세포내경로를 개시한다. 발현된 인자들은 이들이 영향을 미치는 세포의 DNA, 특히 촉진부위(promoter) 또는 증강부위(enhancer)에 특이적으로 결합한다. 이들 전사인자들은 이와같이 특정한 유전자의 전사과정을 조절하여, 궁극적으로 분화과정 중 세포의 분화 방향을 결정할 연쇄적인 유전자 변화를 시작한다. 이러한 다양한 전사인자들의 확인 외에도, 최근의 연구에서는 골수 내에서 발견되는 여러 가지 신호분자(signaling molecule)들을 분석하여 그 특징을 찾아내기 시작했다. 여기에는 혈구형성의 진행과 다른 계열 세포로의 분화 속도를 조절하는 당단백질(glycoprotein)들이 포함되며, 이들은 순환하는 호르몬(circulating hormone)의 역할과 국소적인 매개물질(local mediator)의 역할을 함께 수행한다(표 10.4). 에리트로포이에틴(erythropoietin)이나 트롬보포이에틴(thrombopoietin) 같은 특정한 호르몬은 앞에서 설명한 바와 같이 각각 적혈구와 혈소판의 발생과정을 조절한다. 집락자극인자(colony-stimulating factor, CSF)라고 하는 일군의 인자들은 이들이 영향을 미치는 특정한 세포 또는 세포군에 따라 다시 세부적으로 분류한다. 최근에 분리되어 특징이 완전히 밝혀진 집락자극인자들 중에는 과립구와 단핵구 형성을 자극하는 여러 가지 물질과 GM-CSF, G-CSF, 대식세포집락자극인자(macrophage colony- stimulating factor, M-CSF) 등이 있다. 림프구에서 생성되는 인터루킨(interleukin)은 다른 백혈구와 이들의 선조세포에 작용한다. IL-3은 대부분의 선조세포(progenitor cell)들과 최종적으로 분화가 일어난 세포들까지에도 영향을 미치는 사이토카인이다. 어떤 특정한 사이토카인은 혈구형성 과정의 여러 단계에 작용할 수도 있다. 이들은 세포의 분열, 분화 또는 기능에 작용한다. 이들 인자들은 콩팥세포(에리트로포이에틴), 간세포(트롬보포이에틴), T림프구(IL-3), 내피세포(endothelial cell, IL-6), 골수의 외막세포(adventitial cell, IL-7) 및 대식세포(macrophage, 과립구와 대식세포 발생에 영향을 미치는 CSF)와 같은 여러 가지 종류의 세포에서 합성된다.

최근 빠르게 성장하는 바이오산업(biotechnology industry)의 주요 활동 중에는, **사이토카인**(cytokine; 신호복합체로 작용하는 단백질 또는 펩타이드)의 분리, 특성 분석, 생산, 임상 시험 등, 사람의 질

표 10.4 혈구형성 사이토카인, 기원세포 및 표적세포(Hemopoietic Cytokines, Their Sources, and Target Cells)

사이토카인(Cytokine)[a]	심볼(Symbol)	기원세포(Source)	표적세포(Target)
과립구-대식세포 집락자극인자(Granulocyte-macrophage colony stimulating factor)	GM-CSF	T세포(T cell), 내피세포(endothelial cell), 섬유모세포(fibroblast)	CMP, ErP, GMP, EoP, BaP, MKP, 모든 과립구(all granulocyte), 적혈구(erythrocyte)
과립구집락자극인자(Granulocyte colony-stimulating factor)	G-CSF	내피세포(endothelial cell), 단핵구(monocyte)	ErP, GMP, EoP, BaP, MKP
단핵구집락자극인자(Monocyte colony-stimulating factor)	M-CSF	단핵구(monocyte), 대식세포(macrophage), 내피세포(endothelial cell), 외막세포(adventitial cell)	GMP, MoP, 단핵구(monocyte), 대식세포(macrophage), 파골세포(osteoclast)
에리트로포이에틴(Erythropoietin)	EPO	신장(kidney), 간(liver)	CMP, MEP, ErP
트롬보포이에틴(Thrombopoietin)	TPO	간(liver), 신장(Kidney), 골격근(skeletal muscle), 골수(bone marrow)	MKP, 거대핵세포(megakaryocyte)
인터페론-γ(Interferon-γ)	IFN-γ	$CD4^+$ T세포, NK세포	B세포, T세포, NK세포, 호중구(neutrophil), 단핵구(monocyte),
인터루킨-1(Interleukin-1)	IL-1	호중구(neutrophil), 단핵구(monocyte), 대식세포(macrophage), 내피세포(endothelial cell)	$CD4^+$ T세포, B세포
인터루킨-2(Interleukin-2)	IL-2	$CD4^+$ T세포	T세포, B세포, NK세포
인터루킨-3(Interleukin-3)	IL-3	$CD4^+$ T세포	CMP, ErP, GMP, EoP, BaP, MKP, 모든 과립구(all granulocyte), 적혈구계열세포(erythroid cell)
인터루킨-4(Interleukin-4)	IL-4	$CD4^+$ T세포, 비만세포(mast cell)	B세포, T세포, 비만세포(mast cell)
인터루킨-5(Interleukin-5)	IL-5	$CD4^+$ T세포	EoP, 호산구(eosinophil), B세포
인터루킨-6(Interleukin-6)	IL-6	내피세포(endothelial cell), 호중구(neutrophil), 대식세포, T세포, 지방세포(adipocyte), 파골세포(osteoclast)	CMP, ErP, GMP, B세포, T세포, 대식세포, 간세포(hepatocyte), 뼈세포(osteocyte), 파골세포 (osteoclast), 지방세포(adipocyte)
인터루킨-7(Interleukin-7)	IL-7	골수 외막세포(adventitial cell of bone marrow)	조기 전 B세포(pre-B cells), 전 T세포(pre-T cell)
인터루킨-8(Interleukin-8)	IL-8	대식세포(macrophage), 내피세포(endothelial cell)	T세포, 호중구(neutrophil)
인터루킨-9(Interleukin-9)	IL-9	$CD4^+$ T세포	$CD4^+$ T세포, CMP, ErP
인터루킨-10(Interleukin-10)	IL-10	대식세포(macrophage), T세포	T세포, B세포, NK세포
인터루킨-11(Interleukin-11)	IL-11	대식세포(macrophage)	CMP, ErP, GMP, T세포, B세포, 대식세포(macrophage), 거대핵세포(megakaryocyte)
인터루킨-12(Interleukin-12)	IL-12	대식세포(macrophage), 수지상세포(dendritic cell), B세포	T세포
인터루킨-13(Interleukin-13)	IL-13	T세포	B세포

[a] 혈구형성 사이토카인에는 집락자극인자(colony-stimulating factor, CSF), 인터루킨(interleukin) 및 억제인자(inhibitory factor) 등이 있다. 이들은 거의 다 20 KDa 정도의 염기성 폴리펩타이드사슬(basic polypeptide chain)로 이루어져 있는 당단백질(glycoprotein)이다. 이들 중 거의 모든 사이토카인은 선조줄기세포(progenitor stem cell), 계열한정선조세포(lineage- restricted progenitor cell), 수임세포(committed cell) 및 성숙과정에 있거나 성숙된 세포(maturing and mature cell)에 작용한다. 그러므로 위에 열거한 표적 세포는 표적세포 각각이라기보다는 표적 세포 계열 전체를 가리킨다.

BaP, 호염기구선조세포(basophil progenitor); *CMP*, 공통골수성선조세포(common myeloid progenitor); *EoP*, 호산구선조세포(eosinophil progenitor); *ErP*, 적혈구수임선조세포(erythrocyte-committed progenitor); *GMP*, 과립구/단핵구선조세포(granulocyte/monocyte progenitor); *MEP*, 거대핵세포/적혈구선조세포(megakaryocyte/erythrocyte progenitor); *MKP*, 거대핵세포수임선조세포(megakaryocyte- committed progenitor); *MoP*, 단핵구선조세포(monocyte progenitor); *NK*, 자연살해(natural killer).

병을 치료하기 위한 활동이 이루어지고 있다. 몇 가지 혈구형성 및 림프구형성 사이토카인은 DNA 재조합기술(recombinant DNA technology)에 의해 만들어지며 임상에 이미 적용되고 있다. 여기에는 **재조합 에리트로포이에틴**(recombinant erythropoietin), **G-CSF**, **GM-CSF** 및 **IL-3**이 포함되며, 다른 사이토카인들도 활발하게 연구되고 있다. 화학요법 후 백혈구의 생성을 자극하기 위해서, 그리고 골수이식(bone marrow transplantation) 후 백혈구의 회복을 가속화하기 위해 GM-CSF(sargramostim [Leukine], filgrastim [Neuropofen] 등)가 임상적으로 사용되고 있다.

단핵구발생(Development of Monocytes)

단핵구-대식세포계열로 발생하는 세포는 여러 계열의 세포로 분화할 수 있는 다능성 공통골수성줄기세포(CMP stem cell)로부터 기원된다.

단핵구(monocyte)는 골수에서 단핵구와 다른 세 계열의 과립구로 분화할 수 있는 과립구/단핵구선조세포(GMP)에서 기원한다. 또한 과립구/단핵구선조세포(GMP)에서는 수지상세포(dendritic cell)도 기원된다. 공통골수성선조세포(CMP)가 증식하고 분화하여 과립구/단핵구선조세포(GMP) 계열이 되는 것은 IL-3에 의해 조절된다. 계속해서 **단핵구선조세포**(monocyte progenitor cell, MoP cell) 계열로 발생이 진행되는 것은 PU.1과 Egr-1이라는 전사인자(transcription factor)가 지속적으로 존재해야 하며, IL-3와 GM-CSF는 이를 촉진한다. 성숙 세포로의 분화는 GM-CSF에 의해 조절되며, 이에 의해 성숙된 세포는 순환계로 배출된다. 단핵구선조세포(MoP)가 단핵구로 변형되는 시간은 55시간 정도 걸리며, 조직으로 이주하기 전에 혈액에 머무르는 시간은 16시간 정도이다. 조직에서 단핵구는 GM-CSF와 M-CSF의 영향을 받아 조직대식세포(tissue macrophage)로 분화한다. 이 이후 대식세포의 수명에 대해서는 아직 확실히 밝혀져 있지 않다.

림프구형성(Development of Lymphocytes [Lymphopoiesis])

공통림프계전구세포(CLP cell)에서 특정한 세포계열로의 발달과 분화는 다양한 전사인자의 발현에 의해 결정된다.

림프구(lymphocyte)는 말초림프기관(peripheral lymphatic organ)에서 끊임없이 증식하지만, 사람에서 림프구형성이 일어나는 일차적인 부위로 남아 있는 것은 골수이다. 만능성 혈구줄기세포(pluripotent HSC)로부터 **공통림프계전구세포**(common lymphoid progenitor [CLP] cell)로의 분화에는 **이카로스계열전사인자**(Ikaros family of transcription factor)가 결정적인 역할을 한다. CLP 분화 과정을 다음에 요약하였다.

- **T림프구**(T lymphocyte)는 **GATA-3 전사인자**(GATA-3 transcription factor)을 발현하는 공통림프계전구세포(CLP)의 후손으로부터 분화한다. GATA-3을 발현하는 이 세포들은 골수를 떠날 때 전 T림프구(pre-T lymphocyte) 단계에 있으며, 가슴샘(thymus)으로 이동하여 여기에서 분화가 완성되고 가슴샘세포의 교육이 마무리된다(14장 면역계와 림프조직 및 기관, 575~577쪽 참조). 그 다음에 이들은 수명이 긴 작은 T림프구가 되어 순환계에 들어간다.
- **B림프구**(B lymphocyte)는 **Pax5**라고 하는 전사인자에 의해 활성화되는 B세포특이성 유전자(B-cell-specific gene)를 발현하는 공통림프성선조세포에서 분화된다. 이들 세포는 골수, 장연관림프조직(gut-associated lymphatic tissue), 비장과 같은 **파브리시우스 낭상동기관**(bursa-equivalent organ)에서 기원한다.
- **NK세포**(NK cell)는 IL-2와 IL-15의 영향을 받아 미성숙한 전 NK세포(pre-NK cell)로 분화하며 효과기로서의 능력(인터페론 분비와 세포독성[cytotoxicity])을 획득한 후에, 성숙한 NK세포가 될 것이라고 추측된다. 그렇지만 NK 세포의 발달과 계열 형성에 영향을 미치는 인자들은 알려진 것이 별로 없다. 골수는 NK세포를 생성하는 주기관이다. 그러나 최근 연구에 의하면 림프절(lymph node)이나 태아 가슴샘에도 NK선조세포(NK-progenitor cell)가 있을 수 있다는 사실이 밝혀졌다. 림프구는 골수에서 핵이 있는 세포 전체의 30%를 차지하고 있다. 림프구의 생성과 분화에 대해서는 14장 면역계와 림프조직 및 기관, 544~549쪽에서 좀 더 자세히 설명하였다.

■ 골수(BONE MARROW)

적색골수는 모두 뼈 안의 공간, 즉 젊은 장골(긴뼈, long bone)의 수질공간(medullary cavity)과 해면골(spongy bone)의 공간 내에 위치한다.

골수(bone marrow)는 혈관과, 혈관의 특수한 단위인 **굴모세혈관**(sinusoid), 그리고 혈구형성세포(hemopoietic cell)로 이루어진 스폰지 모양의 그물 구조로 구성되어 있다(그림 10.26). 골수굴모세혈관은 혈구형성구획(조혈구획, hemopoietic compartment)과 말초 혈액순환 사이의 장벽이 된다. 조직 단면에서 혈구형성구획의 세포는 굴모세혈관 사이나 굴모세혈관과 뼈조직 사이에서 줄을 지어 있는 "끈(cord)" 모양의 구조로 배열되어 있다.

적색골수의 굴모세혈관은 독특한 혈관 단위를 이룬다. 굴모세혈관이 있는 위치는 정상적으로는 모세혈관이 있는 위치, 즉 동맥과 정맥 사이에 놓여 있다. 이 혈관은 뼈의 피질조직(cortical bone tissue)에 영양분을 공급하던 혈관에서 기원하였다고 믿어진다. 굴모세혈관은 피질수질접합부(corticomedullary junction)에서 이 혈관으로부터 기원된다. 굴모세혈관의 벽은 내피층(endothelial lining), 불연속적인 기저막(discontinuous basement membrane)과 이를 불완전하게 둘러싸는 외막세포(adventitial cell)로 이루어진다. 내피는 단층편평상피로 이루어져 있다.

외막세포(adventitial cell)는 **그물세포**(reticular cell)라고도 하며, 혈구형성끈(hemopoietic cord) 안으로 판 모양의 돌기를 보내어 발생하는 혈구들을 지지한다. 또한 외막세포는 세망섬유(reticular fiber)

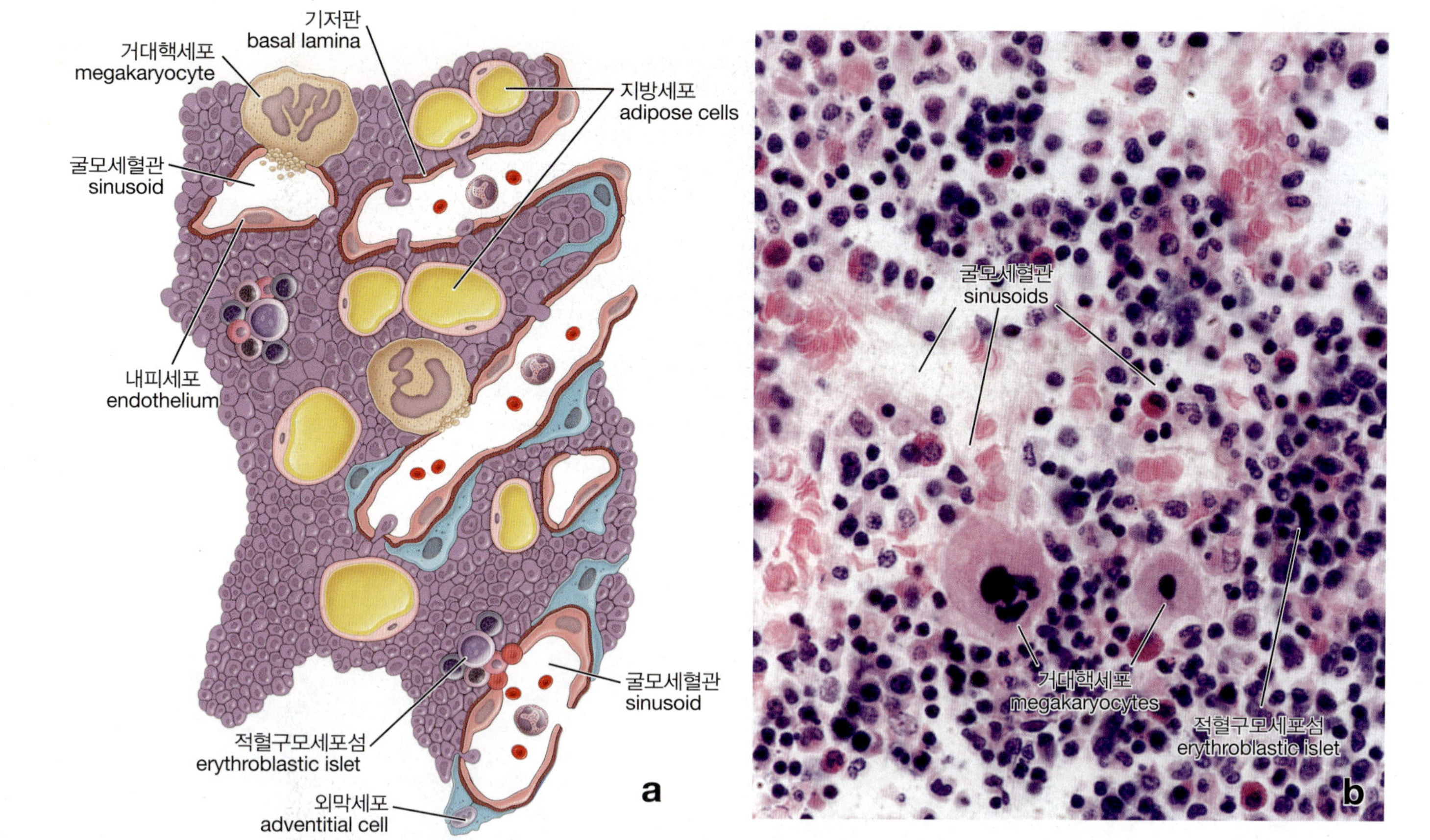

그림 10.26 활발한 혈구형성이 일어나고 있는 골수. a. 골수에서 적혈구를 형성하는 적혈구모세포섬(erythroblastic islet), 혈소판을 굴모세혈관(sinusoid)으로 방출하는 거대핵세포(megakaryocyte), 혈구가 굴모세혈관으로 들어가는 부위에는 없는 기저판(basal lamina, *짙은 적색*) 위의 내피세포(endothelial cell, *분홍색*), 기저판에서 혈구형성구획까지 뻗어있는 외막세포(세망세포, adventitial or reticular cell, *청색*), 및 산재된 지방세포(adipose cell)를 알기 쉽게 나타낸 그림. **b.** H&E 염색을 한 골수 단면의 현미경사진으로서 활성 혈구형성중심(hemopoietic center)이 골수 굴모세혈관 가까운 곳에서 관찰된다. ×420.

를 생성하며, 몇 가지 사이토카인(예를 들어 CSF, IL-5, IL-7)을 분비하여 발생 중의 선조세포들이 혈구로 분화하도록 자극하기도 한다. 혈구형성이 활발하고 성숙한 혈구가 굴모세혈관으로 들어가는 통로가 열려 있으면, 외막세포와 기저막은 성숙한 혈구가 내피세포 쪽으로 이동할 때 이들에 의해 밀리게 되어, 골수공간으로부터 굴모세혈관으로 들어갈 수 있게 해준다.

골수 굴모세혈관은 폐쇄된 순환계이므로, 새로 형성된 혈구가 순환계로 들어가기 위해서는 내피를 뚫고 들어가야 한다.

발생 중인 혈구나 거대핵세포 돌기는 내피세포에 닿아 이를 밀고 있는 상태이므로, 내강 반대쪽 내피세포의 세포막은 내강쪽 세포막에 닿아 이들이 융합할 때까지 계속적인 압력을 가하게 된다. 이러한 압력에 의해 두 막이 융합되면 일시적인 **세포통과혈관유출구멍**(transcellular diapedesis pore)이 형성된다. 활성화된 cis-SNARE 복합체가 양쪽 내피 세포막의 융합을 촉진하며 이는 운반소포(transport vesicle)가 표적 세포막에 융합하는 과정과 비슷하다(48~51쪽). 이동하는 세포나 거대핵세포 돌기는 말 그대로 내피를 관통한다고 할 수 있다. 세포통과구멍은 대부분 내피가 가장 얇은 부분의 세포사이연접 근처에서 형성되는 경향이 있다. 따라서 골수 내피를 통과하여 이주하는 세포는 일차적으로 세포곁경로가 아닌 세포통과경로(transcellular pathway)를 이용한다. 각각의 혈구가 굴모세혈관 내강으로 들어가기 위해서는 눌려져서 구멍으로 밀어넣어져야 한다. 이와 비슷하게 거대핵세포의 돌기 역시 구멍을 관통하여 뻗쳐져야 혈소판이 직접 굴모세혈관 내강으로 방출될 수 있다. 세포통과를 하는 동안 구멍은 수축하여 세포의 온전함(integrity)을 유지할 수 있다. 또한 내피 표면에 있는 부착분자(예를 들어 ICAM-1와 VICAM-1)는 백혈구의 인테그린(integrin)과 상호작용을 통해 내피 장벽의 파괴를 최소화한다. 세포통과 과정에서 혈구가 통과하여 이동이 끝나거나 거대핵세포가 혈소판을 방출한 후에는 이 구멍이 닫히게 되고 거대핵세포는 돌출된 돌기를 끌어당겨 원래대로 돌아온다.

활동성 **적색골수**(red bone marrow)에서 혈구형성끈(cords of hemopoietic cell)에는 주로 발생 중인 혈구와 거대핵세포가 들어 있다. 또한 이 끈에는 대식세포(macrophage), 비만세포(mast cell)와 일부 지방세포(adipose cell)도 존재한다. 혈구형성조직끈은 체계적으로 구성되어 있지는 않지만, 특정한 계열의 혈구가 집단(nest or cluster)을 이루며 존재한다. 적혈구가 발생되는 각각의 집단에는 대식세포가 들어 있다. 이러한 집단은 굴모세혈관(sinusoid) 벽 가

글상자 10.6

임상적용: 골수 세포충실도(Cellularity of the Bone Marrow)

골수 세포충실도(bone marrow cellularity)는 골수의 기능을 평가하는 가장 중요한 요소 중 하나이다. 골수 세포충실도의 평가는 반정량적이며, 지방세포에 대한 혈구형성세포의 비율로 나타낸다. 골수의 구조를 그대로 보존하는 방법인 골수생검(bone marrow biopsy) 표본을 현미경으로 관찰하는 것이 가장 신뢰도가 높다. 골수도말표본은 골수 세포충실도 평가에 정확하지 못하다.

골수의 세포충실도는 나이에 따라 변화한다. 특정한 연령에 대한 정상 골수세포충실도는100에서 나이를 뺀 다음 ±10%를 더해 계산한다. 따라서 30세인 사람의 골수에는 60~80%의 활성 혈구형성세포가 있어야 한다(100 − 30 = 70 ± 10%). 이에 비해 70세인 사람의 세포충실도는 20~40%의 범위이다(100 − 70 = 30 ± 10%). 이 계산에서 보듯이 세포충실도는 연령이 높아질수록 줄어든다. 나이에 적합한 세포충실도인 연령특이지수(age-specific index)는 **정상세포골수**(normocellular bone marrow)라고 한다. 정상 연령특이지수에서 벗어나면 골수에 병적인 변화가 생겼다는 것을 의미한다.

저세포골수(hypocellular bone marrow)는 재생불량성빈혈(무형성빈혈 aplastic anemia)이나 화학요법 이후에 나타나며, 골수 생검에서 매우 적은 수의 혈구형성세포만이 관찰된다(그림 F10.6.1a). 나이가 50세인 사람이 이러한 경우라면 골수세포충실지수(bone cellularity index)가 10~20% 정도로 나타난다. 하지만 동일한 나이에서 급성골수성백혈병(acute myelogenous leukemia)이 발병한 경우 골수세포충실지수는 80~90%로 상승한다. **고세포골수**(hypercellular bone marrow)는 혈구형성세포에서 기원한 종양에 이환된 골수의 특징이다(그림 F10.6.1b)

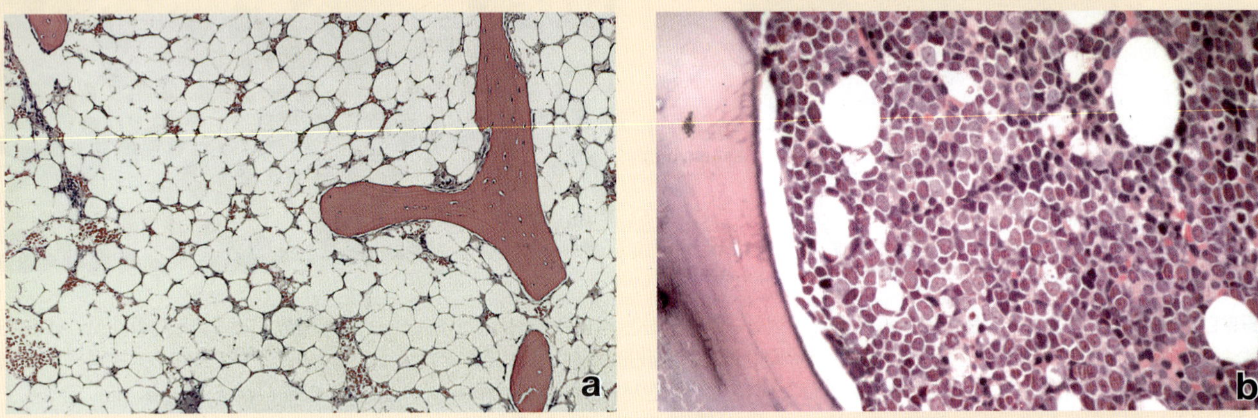

그림 F10.6.1 골수의 세포충실도(cellularity of the bone marrow). a. 이 표본은 재생불량성빈혈(aplastic anemia) 환자의 저세포수골수(hypocellular bone marrow) 표본이다. 골수는 대부분 지방세포로 이루어져 있으며 정상적인 혈구형성 활성이 나타나지 않는다. ×120. **b.** 이 현미경사진은 급성골수성백혈병(acute myelogenous leukemia) 환자의 골수 표본으로 고세포골수(hypercellular bone marrow)가 나타난다. 골소주(bony trabecula) 옆에 있는 공간 전체가 빽빽하게 밀집된 골수모세포(myeloblast)로 채워져 있다. 이 사진에서 지방세포는 거의 관찰되지 않는다. ×280. (Rubin E, Gorstein F, Schwarting R, et al. *Rubin's Pathology* [4th ed.]. Lippincott Williams & Wilkins, 2004, Fig. 20–12, Fig. 20–54에서 인용.)

까이에 위치한다. 거대핵세포도 굴모세혈관 벽 가까이에 있으며, 내피세포에 형성된 구멍을 통해 혈소판을 직접 굴모세혈관 내강으로 방출한다. 과립구형성 집단은 굴모세혈관 벽에서 멀리 떨어져 있다. 성숙한 과립구는 굴모세혈관으로 이동하여 혈액으로 들어간다.

혈구형성 활성이 없는 골수는 주로 지방세포로 채워져 있어 지방조직의 형태로 나타난다.

혈구형성 활성이 없는 골수를 **황색골수**(yellow bone marrow)라고 한다. 팔, 다리, 손가락, 발가락의 장골(long bone)과 같이 더 이상 혈구형성을 하지 않는 성인 골격의 수질공간(medullary cavity)은 대부분 이러한 형태로 나타난다. 이들 뼈에서 적색골수는 완전히 지방으로 대체되어 있다. 사람에서 늑골(rib), 척추(vertebra), 골반(pelvis), 어깨이음구조(팔이음뼈, shoulder girdle)와 같은 혈구형성이 활발한 골수라 하더라도 골수 공간의 반 정도는 지방조직(adipose tissue)이 채우고 있으며, 나머지 반을 혈구형성조직(hemopoietic tissue)이 채우고 있다. 그러나 황색골수도 혈구형성을 할 수 있는 잠재력이 있어 큰 혈액 손실이 있을 경우와 같이 필요할 때는 적색골수로 복귀할 수 있으며, 이는 혈구형성조직이 황색골수 속으로 연장되거나, 아니면 순환하는 줄기세포가 황색골수에 들어와 다시 혈구형성집단을 만드는 두 가지 방식 모두에 의해 일어날 수 있다.

골수검사는 혈액과 골수의 여러 질환의 진단과 치료에 필수적이다.

골수흡인(bone marrow aspirate) 검사 및 골수중심부바늘(천공)생검(bone marrow core needle [trephine] biopsy)은 골수 질환의 진단에 필수적이다. 이 두 방법은 서로 보완적이며 골수를 전체적으로 검사할 수 있는 방법이다. **골수검사**(bone marrow examination) 적응증에는 설명할 수 없는 빈혈(unexplained anemia), 비정상 형태의 말초혈액 도말표본, 혈액악성종양(hematological malignant disorder, 예:

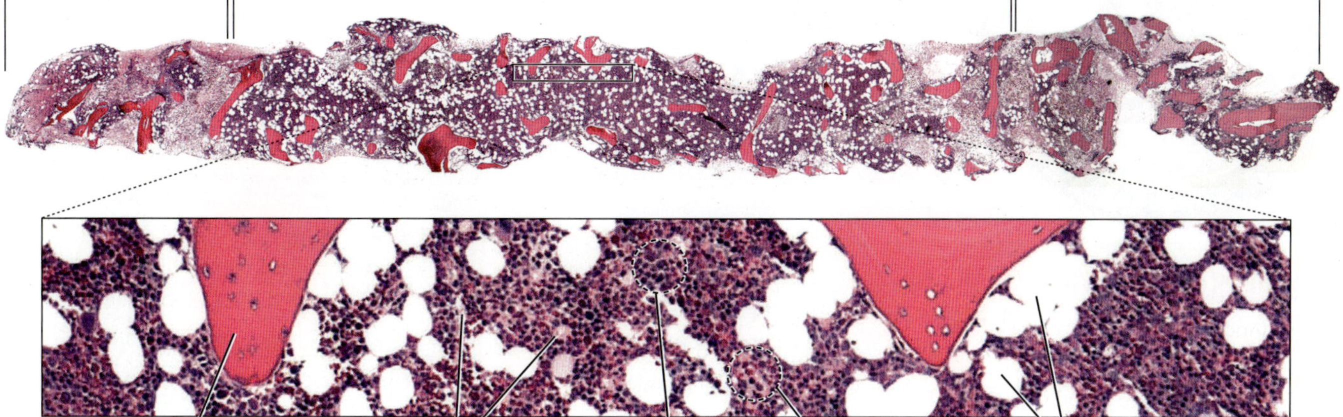

그림 10.27 골수중심부생검 표본. 25세 여성 환자의 후장골능선 부위에서 채취한 골수중심부생검(bone marrow core biopsy) 표본 전체의 저배율사진. 이 여성 환자는 발열, 야간 발한, 피로감, 백혈구증가증(leukocytosis) 및 절대 림프구증가증(absolute lymphocytosis), 비장비대, 거대세포바이러스 중합효소연쇄반응(PCR) 양성, $CD8^+$ T림프구 클론 림프구증식 등의 짧은 병력이 있었다. 사진의 *오른쪽*에는 골소주(bony trabecula)가 파괴된 부분이 있으나 이는 피부 표면 근처에서 바늘에 찔려 생긴 인공산물(artifact)이다. 골수 형태가 제대로 나타나지 않는, 옅고 보다 호산성으로 염색된 부분이 중심부표본의 끝에 나타나며 이는 흡인 인공산물(aspiration artifact)이다. ×12. *아래*에 나타난 사진은 위 사진에 *네모*로 표시한 부위의 고배율 사진이다. 이 환자의 골수는 정상세포골수(normocellular, 세포충실도 70%)이며 혈구형성도 정상이다(골수세포충실도에 대한 설명은 글상자 10.6 참조). ×110. (Dr. Gabriel C. Caponetti, Creighton University 제공.)

백혈병 leukemia)의 진단과 병기결정, 골수로 전이가 예상되는 경우 등이 있다. 대부분의 경우 최종진단은 임상 소견과 말초혈액 검사, 골수흡인검사, 골수중심부생검, 및 기타 특수검사(예: 면역표현형검사 immunophenotyping, 분자유전학검사 molecular genetic study)를 종합하여 내려진다.

골수흡인(bone marrow aspiration) 검사에서 바늘은 피부를 통해 뼈를 관통할 때까지 밀어넣는다. 골수생검에서 가장 흔히 사용되는 해부학적 부위는 장골능선(iliac crest, 관골 hip bone)이다. 바늘에 연결된 주사기에 음압을 이용하여 소량의 골수를 얻는다. 흡인한 물질은 유리슬라이드 위에 도말하여 현미경으로 각각의 세포 형태를 검사한다. **골수중심부생검**(bone marrow core biopsy)에서는 손상되지 않은 골수를 채취하여 검사실에서 분석한다. 생검바늘이 들어갈 수 있도록 피부를 작게 절개한 후, 생검바늘을 회전시켜(코르크따개가 코르크 속을 움직이는 것과 비슷하게) 뼈 속으로 밀어넣은 다음, 골수 내부의 작은 조직 조각을 떼어낸다. 바늘을 빼낸 다음 바늘로부터 떼어낸 중심부 표본은 일반적인 H&E 염색표본 제작 과정에 들어간다. 이 과정에서 얻은 생검 표본은 골수 구조의 분석에 사용한다(그림 10.27). 이 방법은 암의 진단과 병기의 결정 및 화학요법 결과의 분석에 사용된다.

101 HISTOLOGY NOTEBOOK

혈액 (BLOOD)

혈액의 개요(OVERVIEW OF BLOOD)

- 혈액(blood)은 액체로 이루어진 결합조직으로 심장혈관계를 순환한다. 혈액은 혈장(plasma)이라고 하는 단백질이 풍부한 액체와 유형성분(formed element; 백혈구 white blood cell, 적혈구 red blood cell, 및 혈소판 platelet)으로 구성되어 있다.
- 전체 혈액 내 적혈구(red blood cell, erythrocyte)의 용적을 적혈구용적률(hematocrit, HCT) 또는 농축세포용적(packed cell volume, PCV)이라고 한다. 적혈구용적률은 남성과 여성에서 약 45% 정도이다.
- 백혈구(white blood cell, leukocyte)는 혈액 용적의 약 1% 정도를 차지하고 있다.

혈장(PLASMA)

- 혈장단백질의 대부분은 알부민(albumin; 콜로이드삼투압 colloid osmotic pressure 유지), 글로불린(globulin; 면역글로불린 immunoglobulin 및 비면역글로불린 nonimmune globulin 포함) 및 섬유소원(피브리노겐 fibrinogen, 혈액응고에 관여)으로 이루어져 있다. 모든 혈장단백질은 간(liver)에서 분비된다.
- 혈청(serum)은 응고인자(clotting factor)들을 제거한 혈장이다.

적혈구(ERYTHROCYTES, RED BLOOD CELLS)

- 적혈구(erythrocyte)는 헤모글로빈으로 채워져 있는 무핵세포이며(직경 7.8 μm), 양면오목원반(biconcave disc) 모양의 세포로 순환시 받는 전단력(shear force)을 견딜 수 있도록 설계되어 있다. 이 세포의 정상적인 수명은 약 120일이다.
- 헤모글로빈(hemoglobin)은 네 종류의 글로빈(globin)으로 구성되어 있는 특수한 단백질로, 철분을 함유한 헴기(heme group)가 있어 산소(O_2) 및 이산화탄소(CO_2)와 결합하여 이를 운반하고 방출할 수 있다
- 성인의 헤모글로빈(hemoglobin)에는 HbA(전체 헤모글로빈의 ~96%), HbA_2(~3%), HbF(>1%, 그렇지만 태아에서는 일반적인 헤모글로빈)의 세 종류가 있다.

백혈구(LEUKOCYTES, WHITE BLOOD CELLS)

- 백혈구(leukocyte)는 세포질 내에 뚜렷하게 나타나는 특수과립(specific granule)의 존재 여부에 의해 다시 과립구(granulocyte; 호중구 neutrophil, 호산구 eosinophil, 호염기구 basophil)와 무과립구(agranulocyte; 림프구 lymphocyte, 단핵구 monocyte)의 두 집단으로 분류할 수 있다.
- 호중구(neutrophil, 전체 백혈구의 47~67%)는 다형성(polymorphic)의 다엽핵(multilobed nuclei) 세포이다. 이 세포의 특수과립(specific granule)에는 염증(inflammation) 부위에서 미생물을 파괴하는 다양한 효소(enzyme)들과, 보체활성제(complement activator) 및 기타 항균펩타이드(antimicrobial peptide; 예를 들어, 용균효소[라이소자임] lysozyme, 락토페린 lactoferrin) 등이 함유되어 있다.
- 호중구는 모세관이후세정맥(postcapillary venule)에서 호중구-내피세포 인식(neutrophil-endothelial cell recognition) 과정을 통해 혈액에서 조직으로 이동한다. 이 과정에는 부착분자(adhesion molecule; 셀렉틴 selectin과 인테그린 integrin)가 관여하며, 다음에는 호중구가 혈구누출(diapedesis, 내피경유이동 transendothelial migration) 과정을 통해 이동한다.
- 호산구(eosinophil, 전체 백혈구의 1~4%)에는 두 엽으로 이루어진 핵이 있으며, 호산구의 특수과립 내에 함유된 단백질은 원생동물(protozoa)과 연충기생충(helminthic parasite)에 강한 세포독성 효과를 나타낸다. 호산구는 알레르기반응(allergic reaction), 기생충 감염(parasitic infection) 및 만성염증(chronic inflammation)과 연관되어 있다.
- 호염기구(basophil, 전체 백혈구 중 <0.5%)에는 불규칙하게 소엽으로 나누어진 핵이 있으며, 특수과립에는 헤파린(heparin), 히스타민(histamine), 황산화헤파란(heparan sulfate), 류코트리엔(leukotriene) 등이 함유되어 있다. 이 물질들은 알레르기반응과 만성염증에 중요한 역할을 한다.
- 림프구(lymphocyte, 전체 백혈구의 26~28%)는 면역계(immune system)의 주기능 세포이다. 크기는 다양하며 짙게 염색되는 둥근 핵이 얇은 세포질에 둘러싸여 있다.
- 신체에는 세 종류의 림프구, 즉 T림프구(T lymphocyte, T세포 T cell; 세포매개면역 cell-mediated immunity 에 관여), B 림프구(B lymphocyte, B세포 B cell; 항체의 생성에 관여), 자연살해(NK)세포(natural killer [NK] cell; 특정한 바이러스에 감염된 세포와 암세포를 죽이도록 프로그램된 세포)가 존재한다.
- 단핵구(monocyte, 전체 백혈구의 3~9%)는 함입된 핵이 있는 세포이다. 혈관을 통해 이동한 후 대식세포(macrophage)와 단핵포식세포계(mononuclear phagocyte system)의 다른 세포들로 변형된다. 이들은 면역계에서 항원제시세포(antigen presenting cell)로 작용한다.

혈소판(THROMBOCYTES, PLATELETS)

- **혈소판**(thrombocyte)은 거대핵세포(megakaryocyte)에서 유래된 작고 막에 둘러싸인 무핵성 세포질 조각이다. 구조적으로 혈소판은 그 구성과 기능에 의해 네 구역(**주변, 구조, 세포소기관 및 막구역** peripheral, structural, organelle, and membrane zone)으로 구분된다.

혈구의 형성(FORMATION OF BLOOD CELLS, 혈구형성[조혈] HEMOPOIESIS)

- **혈구형성**(**조혈**, hemopoiesis, hematopoiesis)은 배자발생 초기에 시작되며, **적혈구형성**(erythropoiesis, 적혈구의 발생), **백혈구형성**(leukopoiesis, 백혈구의 발생) 및 **혈소판형성**(thrombopoiesis, 혈소판의 발생)이 포함된다.
- 성인에서 **혈구형성줄기세포**(hemopoietic stem cell, HSC)는 골수에 위치해 있다. 사이토카인(cytokine)과 성장인자(growth factor)의 영향에 의해 혈구형성줄기세포(HSC)는 **공통골수계전구세포**(common myeloid progenitor [CMP] cell; 거대핵세포, 적혈구, 호중구, 호산구, 호염기구/비만세포 및 단핵구가 기원됨)와 **공통림프계전구세포**(common lymphoid progenitor [CLP] cell; T세포, B세포, NK세포가 기원됨)로 분화한다.
- **적혈구형성**(erythropoiesis) 시 적혈구는 **전적혈모세포**(proerythroblast), **호염기**(basophilic) 적혈모세포, **다염**(polychromatophilic) 적혈모세포, **정염**(orthochromatophilic) 적혈모세포, **다염적혈구**(polychromatophilic erythrocyte), **성숙적혈구**(mature erythrocyte)의 순으로 진화한다.
- 발생하는 적혈구(red blood cell)는 점차 크기가 작아지고, 헤모글로빈(hemoglobin)의 축적에 의해 세포질의 색(청색에서 적색)이 달라지며, 핵이 바깥으로 배출된다.
- **혈소판형성**(thrombopoiesis)에서 혈소판은 **거대핵세포**(megakaryocyte; 골수에 위치한 커다란 다배수체세포)로부터 생성되며, 거대핵세포는 적혈모세포와 동일한 CMP 줄기세포(CMP stem cell)로부터 발생된다.
- **과립구형성**(granulopoiesis)에서 과립구는 CMP 줄기세포(CMP stem cell)로부터 기원되어 **과립구/단핵구선조세포**(granulocyte/monocyte progenitor, GMP; 단핵구 monocyte 도 기원됨)로 분화되는 세포에서 형성된다. CMP 줄기세포에서는 단핵구도 기원된다.
- **호중구선조세포**(neutrophil progenitor, NoP)는 형태학적으로 구별되는 6단계의 세포, 즉 **골수모세포**(myeloblast), **전골수세포**(promyelocyte), **골수세포**(myelocyte, 처음으로 특수과립이 나타남), **후골수세포**(metamyelocyte), **띠세포**(band cell, 미성숙세포 immature cell), **성숙호중구**(mature neutrophil)로 분화한다. 다른 과립구들도 이와 비슷한 경로로 분화된다.
- **림프구형성**(lymphopoiesis)에서 림프구는 공통림프계전구세포(CLP cell)에서 기원되며, 특정한 전사인자(transcription factor)의 발현에 의해 분화된다. 이들은 골수와 다른 림프조직(lymphatic tissue)에서 분화된다.

골수(BONE MARROW)

- **적색골수**(red bone marrow)에는 활성 혈구형성끈(cords of hemopoietic cell)이 있으며, 이들은 어린이의 수질공간(medullary cavity)과 성인 해면골(spongy bone)의 공간 내에 위치한다.
- 골수에는 특수한 혈관(**굴모세혈관** sinusoid)이 있으며, 새로 형성되는 혈구들과 혈소판이 이 혈관 속으로 배출된다.
- 혈구형성이 활발하지 못한 골수는 주로 지방세포(adipose cell)로 채워져 있으며, 이를 **황색골수**(yellow bone marrow)라고 한다.

도판 10.1 ■ 적혈구와 과립구(Erythrocytes and Granulocytes)

혈액(blood)은 결합조직의 일부로, 액체의 특성을 지니고 있으며, 유형성분(formed element)과 혈장(plasma)으로 구성되어 있다. 유형성분에는 **적혈구**(red blood cell, erythrocyte), **백혈구**(white blood cell, leukocyte), **혈소판**(thrombocyte, platelet)이 있다. 이들 모두는 혈액 용적(blood volume)의 45%를 차지한다. 적혈구는 산소(oxygen)와 이산화탄소(carbon dioxide)를 운반하고 교환한다. 이들은 혈구의 99%를 차지한다. 백혈구는 무과립구와 과립구로 나누어진다. **무과립구**(agranulocyte)는 다시 림프구(lymphocyte)와 단핵구(monocyte)로 분류된다. **과립구**(granulocyte)의 명칭은 이들의 세포질에 있는 과립의 특징 때문이며, 호중구(neutrophil), 호산구(eosinophil), 호염기구(basophil)로 이루어져 있다. 백혈구의 각 세포는 신체의 면역반응과 보호반응에 특수한 역할을 담당한다. 대부분의 경우 이들은 혈액을 떠나 결합조직으로 들어가 자신의 역할을 수행한다. 이와 대조적으로 적혈구는 혈액 안에서만 기능을 수행한다. 혈소판은 혈액응고에 관여하며, 따라서 작은 혈관이 손상되었을 때 필수적인 역할을 한다.

혈액도말(blood smear)은 순환하는 혈액 내의 혈구를 현미경으로 관찰하여 식별한 후 그 수를 세고 비교할 때 사용하는 방법이다. 혈액도말에서는 혈액 한 방울을 유리슬라이드 위에 떨어뜨린 다음, 다른 슬라이드의 가장자리로 밀어서 혈액이 얇게 펴지도록 만든다. 적절하게 제작된 표본에서는 혈구들이 균일한 하나의 세포층을 이루게 되며, 이를 공기에 말린 후 염색한다. 일반적으로 로마노프스키염색(Romanovsky stain)의 변형인 라이트염색(Wright stain)을 사용한다. 현미경을 사용하여 표본을 관찰할 경우 우선 저배율로 옆 페이지 그림처럼 혈구가 균일하게 분포하는 부위를 찾는다. 이렇게 한 다음 고배율로 바꾸면, 여러 종류의 혈구를 쉽게 구별할 수 있고, 이들의 상대적인 수를 비교할 수 있다. 정상적인 각 세포 수의 비율은 다음과 같다. 호중구 48.6%~66.7%; 호산구 1.4%~4.8%; 호염기구 0%~0.3%; 림프구 25.7%~27.6%; 단핵구 8.6%~9.0%.

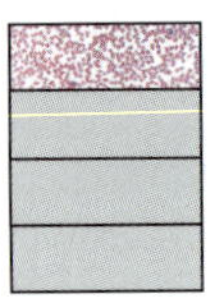

혈액도말표본(blood smear), 사람, Wright 염색, ×200.

이 저배율 사진에서는 혈구가 균일하게 분포하는 혈액도말표본의 일부분이 관찰된다. 대부분의 세포는 **적혈구**(red blood cell)이다. 적혈구는 양면오목(biconcave) 형태이기 때문에 대부분 도넛 모양으로 보인다. 둘 다 과립구(granulocyte)인 백혈구도 관찰된다. 이 중 하나는 **호중구**(neutrophil, *N*)이고 다른 하나는 **호산구**(eosinophil, *E*)이다. 이 배율에서 구별할 수 있는 특징은 세포질의 염색성에 있다. 아래 그림의 고배율 사진에서는 각 세포들의 특징을 더 자세히 관찰할 수 있다.

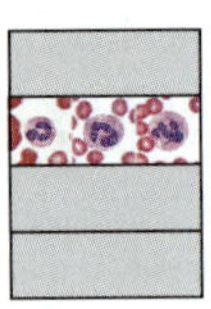

호중구(neutrophil), 혈액도말표본(blood smear), 사람, Wright 염색, ×2,200.

호중구(neutrophil)는 크기와 핵의 형태가 다양하며, 이는 세포의 성숙도와 관련이 있다. 왼쪽의 핵은 띠단계(band stage)를 막 벗어나서 최근에 혈액에 들어온 세포이다. 세포는 비교적 작고, 세포질에는 미세한 과립이 뚜렷하게 나타난다. 가운데의 호중구는 비교적 크고 세포질에는 미세한 과립들이 좀 더 많다. 핵은 아직 U 자 모양이지만 핵의 여러 부분에 협착된 부분이 나타나고 분엽화(lobulation)가 점차 뚜렷해진다. 오른쪽 호중구는 분엽화가 뚜렷하게 진행되어 이미 성숙한 단계임을 쉽게 알 수 있다. 이 세포에서 각각의 소엽(lobule)은 아주 가느다란 핵의 "다리(bridge)"로 연결된다. 이 세포의 핵에서 특징적인 바소체(Barr body, 화살표)를 관찰할 수 있으며, 이는 이 혈액이 여성의 혈액임을 알 수 있게 해준다.

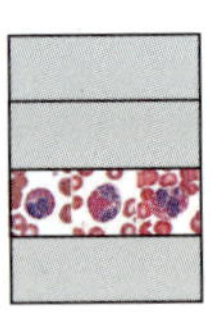

호산구(eosinophil), 혈액도말표본(blood smear), 사람, Wright 염색, ×2,200.

이 표본에서 관찰되는 **호산구**(eosinophil) 역시 그 성숙 단계에 차이가 있음을 알 수 있다. 왼쪽의 호산구는 비교적 작고 분엽화(lobulation)가 나타나기 시작했다. 이 세포의 세포질은 거의 전체가 호산성과립(eosinophilic granule)으로 가득 차 있다. 과립이 없는 밝게 염색된 부위는 아마도 골지체(Golgi apparatus)가 있는 부위일 것이다(화살표). 중간에 있는 호산구는 더 크고 핵은 두 개의 엽으로 뚜렷하게 나뉜다. 한 부위에서 세 개의 과립이 뚜렷하게 관찰된다(화살표). 과립은 구형이며 형태와 크기가 비교적 일정하다. 오른쪽 호산구는 좀 더 성숙하였으며, 엽은 최소한 3개 이상으로 보인다. 초점을 앞뒤로 이동하면, 호산구의 과립은 그 속에 있는 크리스털형 구조 때문에 "불을 켠(light up)" 것처럼 보이기도 한다.

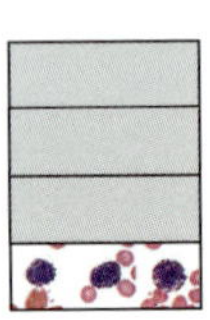

호염기구(basophil), 혈액도말표본(blood smear), 사람, Wright 염색, ×2,200.

여기에 보이는 **호염기구**(basophil), 역시 성숙의 여러 단계가 나타난다. 왼쪽의 호염기구는 비교적 젊고 작다. 호염기과립은 크기가 다양하며 과립에 의해 핵이 잘 관찰되지 않는다. 과립은 호산구의 과립보다는 그 수가 적다. 중간에 있는 호염기구의 핵은 두 개의 엽으로 관찰되지만, 핵을 가리고 있어 핵의 정확한 형태를 발 알 수 없다. 오른쪽 호염기구는 더 성숙한 세포로 보인다. 과립은 이제 핵 전체를 뒤덮고 있다. 몇 개의 혈소판(platelet, 화살표머리)도 사진에서 관찰된다. 이들은 전형적으로 작고 불규칙한 형태의 구조로 나타난다.

E, 호산구(eosinophil)	**N,** 호중구(neutrophil)	**화살표머리:** 혈소판(platelet)

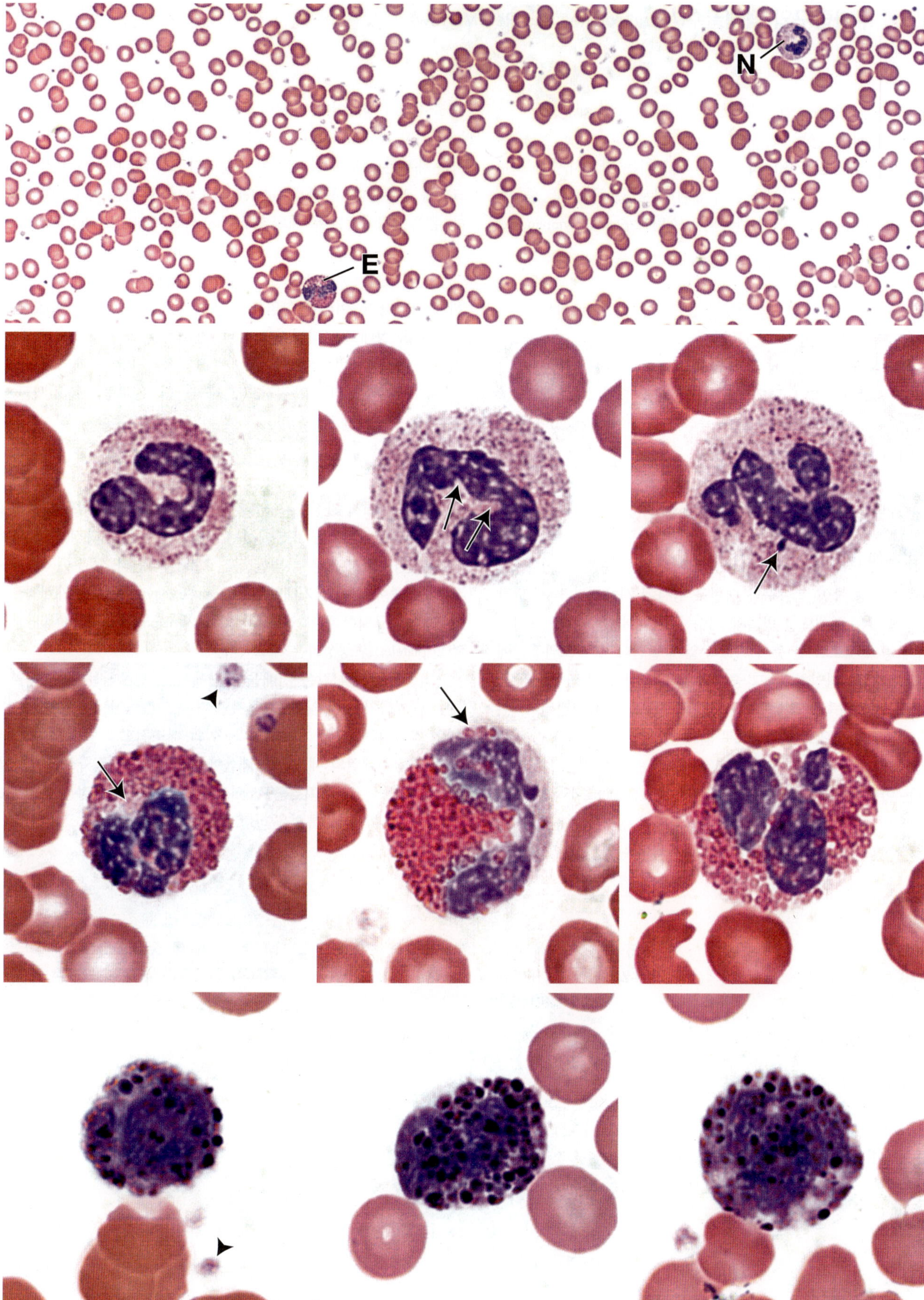
N
E

도판 10.2 ■ 무과립구와 적색골수(Agranulocytes and Red Marrow)

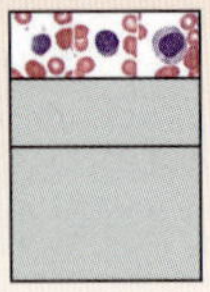

림프구(lymphocyte), 혈액도말표본(blood smear), 사람, Wright 염색, ×2,150.

여기에 나타난 **림프구**(lymphocyte)의 크기는 다양하지만 모두 성숙한 세포들이다. 혈액을 따라 순환하는 림프구는 대, 중, 소의 세 가지로 분류한다. 왼쪽 그림에서 관찰되는 소림프구(small lymphocyte)는 7~9 μm 정도이다. 오른쪽 그림에서 관찰되는 대림프구(large lymphocyte)는 크기가 16 μm나 된다. 가운데 그림의 림프구는 중간 크기이다. 크기의 차이는 대부분 세포질 양의 차이 때문이다. 그러나 비중은 적지만 핵도 세포의 크기를 좌우한다. 분별계수(differential count)에서는 림프구의 크기가 무시된다. 왼쪽 그림에서는 두 개의 **혈소판**(platelet, 화살표)도 관찰된다.

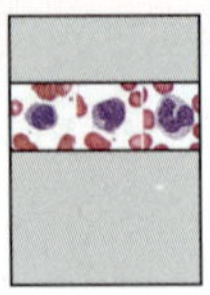

단핵구(monocyte), 혈액도말표본(blood smear), 사람, Wright 염색, ×2,150.

이 사진의 백혈구는 성숙한 **단핵구**(monocyte)이다. 크기는 13~20 μm 정도이며, 단핵구의 대부분은 이중에서도 크기가 큰 쪽 범위에 들어간다. 핵은 단핵구의 가장 큰 특징인 함입(indentation)이 뚜렷하게 나타나며, 이러한 함입부가 특히 뚜렷한 경우도 있어 오른쪽 사진처럼 핵이 U자 형태로 나타나기도 한다. 세포질은 아주 약하게 호염기성을 나타낸다. 호중구와 비슷하게 작은 아주르친화과립(azurophilic granule, 용해소체 lysosome)이 세포질에 특징적으로 나타난다. 왼쪽과 가운데 사진에는 혈소판(platelet, 화살표)이 관찰된다.

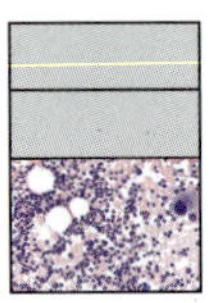

골수도말표본(bone marrow smear), 사람, Giemsa, ×180.

골수도말표본(bone marrow smear)의 저배율 현미경사진이다. 이 표본은 발생 중인 적혈구와 백혈구 검사에 사용된다. 골수도말표본을 제작하는 방법은 혈액도말 방법과 비슷하다. 뼈에서 골수를 흡인하여 슬라이드 위에 놓고 세포가 한 층이 되도록 얇게 펼친다. 골수도말표본에서 관찰되는 세포는 아주 다양하다. 그 중 대부분은 발생 중인 과립구와 적혈구 계열의 세포이다. 성숙한 **적혈구**(erythrocyte, *Ey*)도 다수 관찰된다. 이 세포들은 핵이 없고 호산성으로 염색되므로 쉽게 찾을 수 있다. 이러한 적혈구와 망상적혈구(reticulocyte)의 작은 집단이 섞여 있는 경우도 흔히 나타난다. 망상적혈구는 아주 젊은 적혈구이며 리보솜이 세포질 내에 아직 남아 있다. 리보솜이 있으면 망상적혈구의 색이 약간 변화되어 성숙한 호산성 적혈구와 비교할 때 간신히 인지할 수 있을 정도의 푸른색이 나타난다. 망상적혈구는 고배율에서 가장 잘 구별할 수 있다. 또한 **지방세포**(adipocyte, *A*)도 다소 관찰된다. 골수도말표본에서는 지방성분이 처리 과정 중에 빠져나가므로 세포는 염색되지 않은 투명한 공간으로 나타난다. 골수에 나타나는 전형적인 세포 중에 커다란 **거대핵세포**(megakaryocyte, *M*)도 존재한다. 거대핵세포는 크고 불규칙한 핵이 있는 다배수체 세포(polyploid cell)이다. 이 세포는 혈소판(platelet)을 생성하는 세포이다.

이 도판에서와 같은 저배율 사진에서는, 발생하는 세포 계열의 초기 단계를 구별하기 쉽지 않다. 그렇지만 다음 도판들에서는 발생 중인 두 세포계열의 각 단계를 모두 제시하였다. 이와 대조적으로 발생 후기 단계의 세포, 특히 과립구계열의 세포는 저배율에서도 어느 정도 확실하게 식별할 수 있다. 예를 들어 일부 **띠호중구**(band neutrophil, *BN*)와 젊은 **호산구**(eosinophil, *E*)는 그 형태와 염색특성을 바탕으로 구별할 수 있다.

A, 지방세포(adipocyte)	**E,** 호산구(eosinophil)	**M,** 거대핵세포(megakaryocyte)
BN, 띠호중구(band neutrophil)	**Ey,** 적혈구(erythrocyte)	**화살표,** 혈소판(platelet)

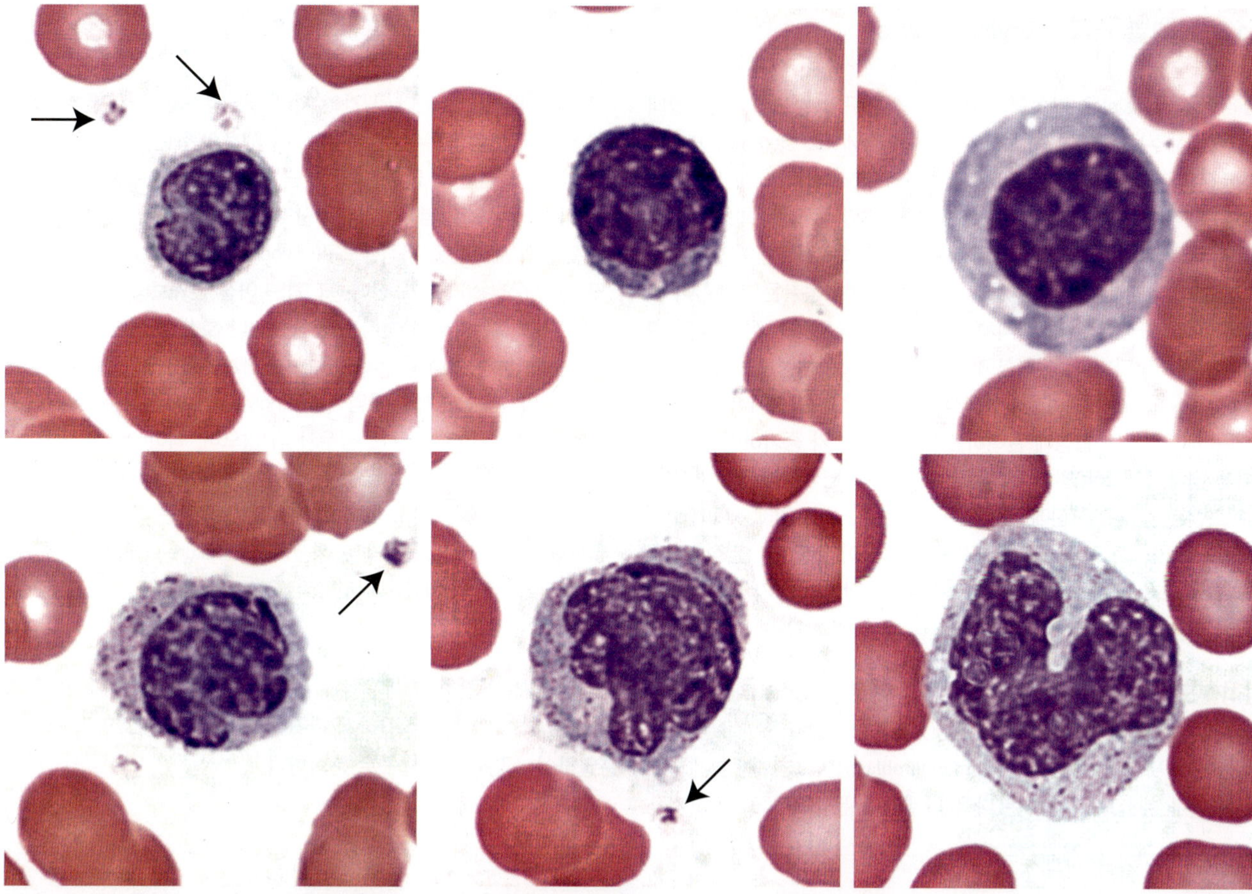

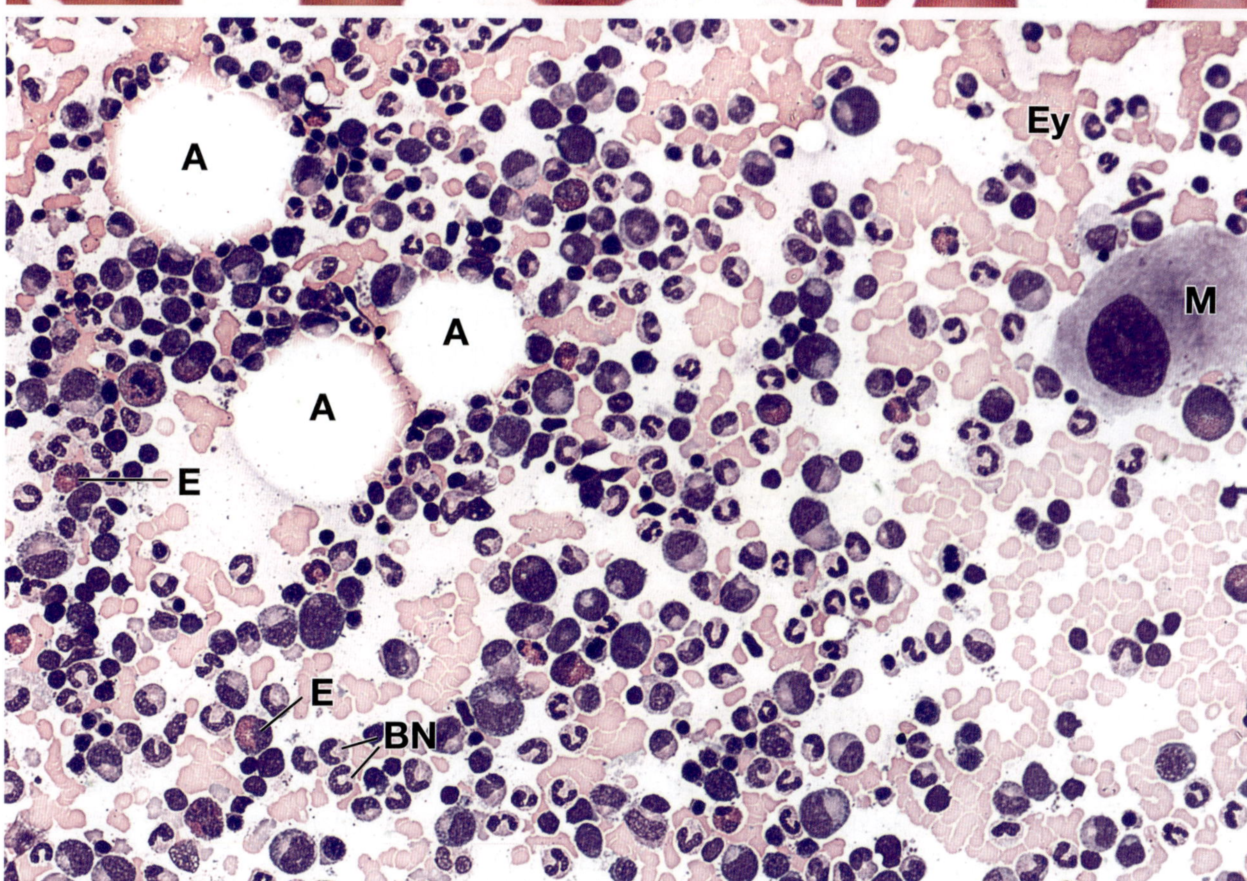
A
A
A
E
Ey
M
E
BN

도판 10.3 ■ 적혈구형성(Erythropoiesis)

적혈구형성(erythropoiesis)은 말초혈액에 있는 적혈구의 농도를 정상 상태로 일정하게 유지해주는 과정이다. 적혈구줄기세포(erythroid stem cell, ErP or CFU-E)가 호르몬의 자극을 받으면 골수에서 전구세포(precursor cell)가 증식되고 분화와 성숙이 일어난다. 적혈구 전구세포 중 구별할 수 있는 최초의 세포는 전적혈모구(proerythroblast)이다. 이 세포에는 아직 헤모글로빈이 형성되지 않는다. 이 세포의 세포질은 호염기성을 나타내며 핵에는 농축된 염색질이 있고 여러 개의 핵소체가 관찰된다. 골지체가 있는 부위는 염색이 잘 안되어 옅게 염색된 부분으로 나타난다. 전적혈모구의 유사분열로 생성되는 호염기적혈모구(basophilic erythroblast)는 크기가 전적혈모구보다 더 작으며 핵도 더 작다. 세포질에는 헤모글로빈 합성에 관여하는 리보솜의 수가 증가하여 강한 호염기성을 띠게 된다. 헤모글로빈이 많아지면 이 세포의 염색성에 서서히 변화가 일어나 세포질은 점차 에오신에 염색되기 시작한다. 세포 안에 헤모글로빈이 눈에 띌 정도로 많아져 염색성의 변화가 나타나면 이 세포는 다염적혈모구(polychromatophilic erythroblast) 단계로 들어간다. 이 단계의 초기에는 세포질이 청회색을 띨 수 있다. 시간이 지나면서 합성되는 헤모글로빈의 양이 증가함에 따라 리보솜의 수는 감소한다. 이 세포의 핵은 호염기적혈모구보다 더 작고 이질염색질은 더 많아진다. 이 단계의 말기에는 핵이 훨씬 작아지고 세포질은 더 호산성으로 염색된다. 이 단계가 분열이 일어나는 마지막 단계이다. 다음 단계의 세포는 정염적혈모구(orthochromatophilic erythroblast)이며 *정상적혈모구(normoblast)*라고도 한다. 그 핵은 이전 단계보다 작으며 심하게 농축되어 있다. 세포질은 푸른색보다는 분홍색이나 호산성을 나타낸다. 세포의 크기는 적혈구보다 약간 더 큰 정도이다. 이 단계에서는 세포분열이 더 이상 일어나지 않는다. 다음 단계인 다염적혈구(polychromatophilic erythrocyte)는 *망상적혈구(reticulocyte)*라고 부르는 경우가 더 많으며, 핵이 소실되고 적색골수 굴모세혈관(blood sinusoid)으로 나갈 준비가 끝난 단계이다. 일부 리보솜이 아직 남아 헤모글로빈을 합성한다. 이 리보솜 때문에 세포는 아주 약한 호염기성을 띤다. 골수에서 이 세포와 전형적인 성숙적혈구(mature erythrocyte)를 비교하면 세포질의 색에 약간의 차이가 나타난다.

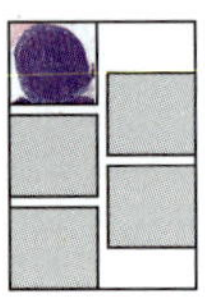

전적혈모구(proerythroblast), 골수도말(bone marrow smear), 사람, Giemsa, ×2,200.
이 사진에 나타난 **전적혈모구**(proerythroblast)는 크기가 큰 세포로, 적혈구 계열로 분화하는 다음 단계의 모든 세포들보다 크기가 크다. 매우 큰 핵이 세포의 대부분을 거의 다 차지하고 있다. 핵에서는 여러 개의 핵소체(*N*)가 뚜렷하게 관찰된다. 세포질은 호염기성이다. 이 세포가 분열하여 호염기적혈모구로 분화한다.

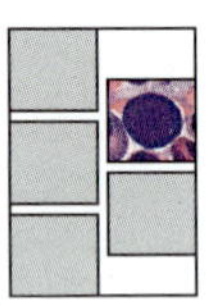

호염기적혈모구(basophilic erythroblast), 골수도말(bone marrow smear), 사람, Giemsa, ×2,200.
이 사진에 나타난 **호염기적혈모구**(basophilic erythroblast)는 그 이전 단계의 세포보다 작다. 핵-세포질 비율(nuclear-cytoplasmic ratio)도 감소한다. 세포질은 크게 증가하며, 전적혈모구에 비해 더 강한 호염기성을 나타낸다. 전형적으로 핵소체는 관찰되지 않는다. 성숙과정이 계속되면서 세포의 크기는 줄어든다.

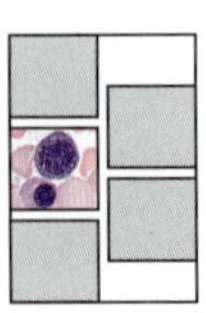

다염적혈모구(polychromatophilic erythroblast), 골수도말(bone marrow smear), 사람, Giemsa, ×2,200.
현미경사진에 두 개의 **다염적혈모구**(polychromatophilic erythroblast)가 나타난다. 이 중 크고 덜 성숙한 단계의 세포에는 핵의 농축이 뚜렷하게 보인다. 세포질은 호염기성이지만 호염기적혈모구에 비해서는 옅은 색으로 나타난다. 세포질은 약간의 호산성도 나타나며, 이는 헤모글로빈이 합성된다는 것을 의미한다. 두 세포 중 크기가 더 작은 세포는 다염적혈모구의 후기 단계이다. 핵의 크기가 더 작아지고 염색질은 더욱 농축되어 있다. 세포질은 이제 호산성을 나타낸다. 하지만, 아직도 어느 정도는 호염기성를 띠고 있다.

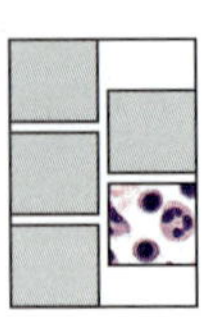

정염적혈모구(orthochromatophilic erythroblast), 골수도말(bone marrow smear), 사람, Giemsa, ×2,200.
두 개의 **정염적혈모구**(orthochromatophilic erythroblast)가 현미경사진에서 관찰된다. 이들의 핵은 점점 더 작아지며 더 치밀해지고 농축된다. 세포질은 주로 호산성을 나타내지만 아직 약간의 호염기성을 띠고 있다. 전체적으로 세포의 크기는 성숙한 적혈구보다 약간 클 뿐이다. 이 단계에서 세포는 더 이상 분열하지 못한다.

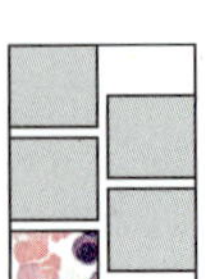

다염적혈구(polychromatophilic erythrocyte), 골수도말(bone marrow smear), 사람, Giemsa, ×2,200.
다염적혈구(polychromatophilic erythrocyte, *PE*)를 이 현미경사진에서 관찰할 수 있다. 핵은 바깥으로 배출되었고 세포질은 약간의 호염기성이 남아 있다. 이 세포 근처에는 여러 개의 **성숙적혈구**(mature erythrocyte, *E*)가 관찰된다. 다염적혈구와 성숙적혈구의 색을 비교해 보면 차이가 나타난다. 다염적혈구는 특수 염색을 사용하여 세포질에 남아있는 리보솜을 관찰가능한 그물 모양의 구조로 나타나게 하면 쉽게 구별할 수 있다. 이와 같은 이유로 다염적혈구를 흔히 **망상적혈구**(*reticulocyte*)라고도 한다.

E, 적혈구(erythrocyte)	**N,** 핵소체(nucleolus)	**PE,** 다염적혈구(polychromatophilic erythrocyte)

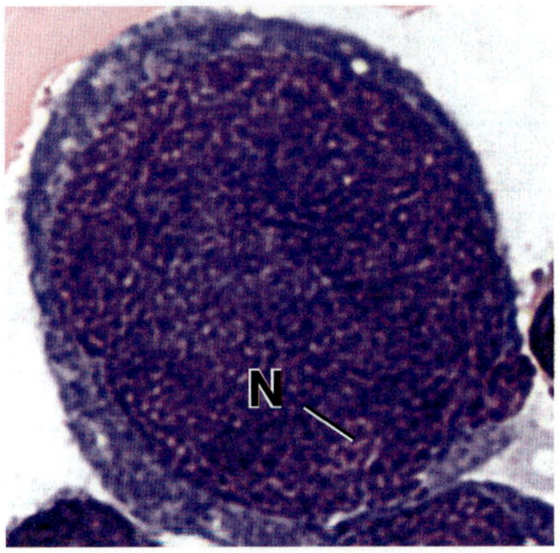

전적혈모구
proerythroblast
(pronormoblast)

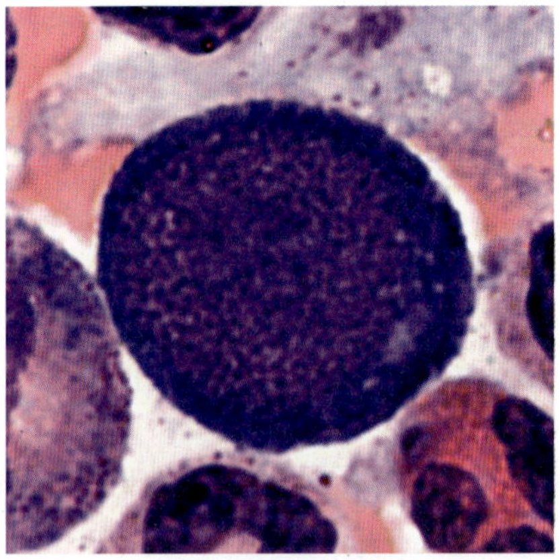

호염기적혈모구
basophilic erythroblast
(basophilic normoblast)

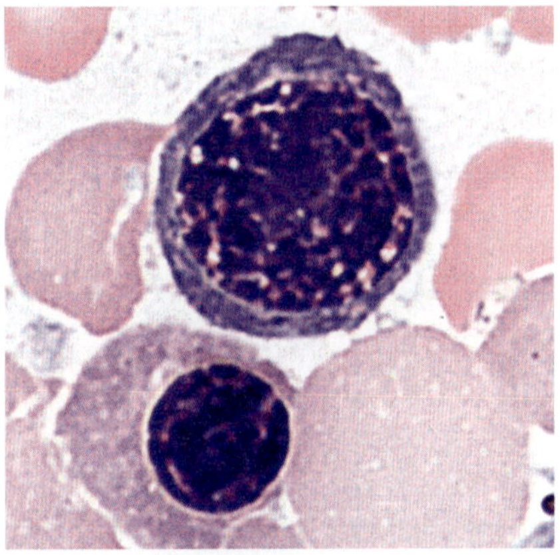

다염적혈모구
polychromatophilic erythroblast
(polychromatophilic normoblast)

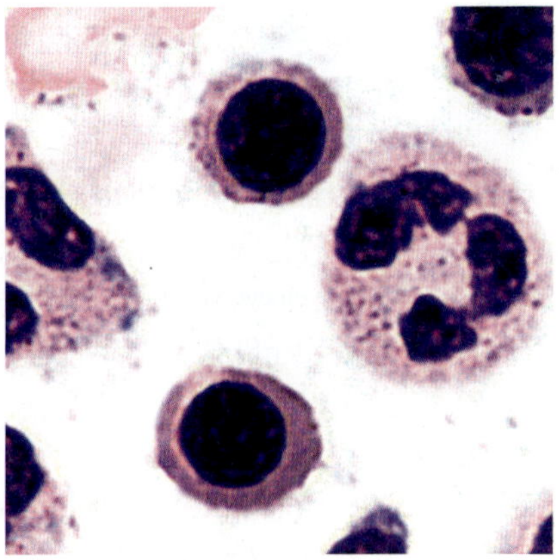

정염적혈구
orthochromatophilic erythroblast
(normoblast)

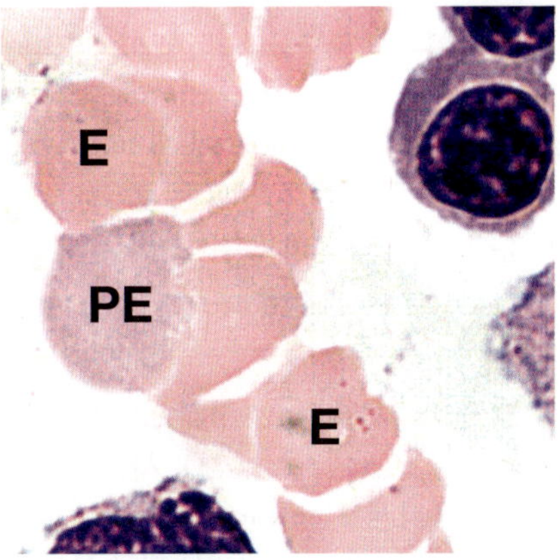

다염적혈구(망상적혈구)
polychromatophilic erythrocyte
(reticulocyte)

도판 10.4 ■ 과립구형성(Granulopoiesis)

과립구형성(granulopoiesis)은 골수에서 과립구(granulocyte; 호중구, 호산구, 호염기구)가 분화하고 성숙하는 과정을 말한다. 과립구형성에서 구별할 수 있는 최초 단계의 세포는 골수모세포(myeloblast)이며, 다음은 전골수세포(promyelocyte), 골수세포(myelocyte), 후골수세포(metamyelocyte), 띠세포(band cell)를 순서대로 거쳐 마지막에는 성숙 과립구가 된다. 계열마다 서로 다른 특수과립(specific granule)이 나타나는 골수세포 이전까지 호중구, 호산구, 호염기구의 전구세포를 형태적으로 구별하는 것은 불가능하다. 특히 골수도말표본에서 호염기구 계열(basophil lineage)의 세포는 그 수가 너무 적기 때문에 이 계열의 세포를 찾기는 지극히 어렵다.

골수모세포(myeloblast)는 크고 둥근 진정염색질형의 핵과 3~5개의 핵소체가 특징적으로 관찰된다. 세포의 직경은 14~20 μm 정도이다. 세포질은 짙은 호염기성으로 나타난다. 옅게 염색되거나 잘 안되는 부위는 골지체가 위치하는 부위이다. **전골수세포**(promyelocyte)는 크기가 15~21 μm로 골수모세포와 비슷한 범위에 있으며, 핵소체가 관찰된다. 전골수세포은 그 염색성이 골수모세포와 비슷하지만, *비특수과립(nonspecific granule)*이라고도 하는 커다란 청흑색의 일차 아주르친화과립(azurophilic granule)이 있어 구별할 수 있다. **골수세포**(myelocyte)는 크기가 16~24 μm의 세포이다. 그 염색질은 보다 더 농축되어 있으며 핵소체는 관찰되지 않는다. 호중성골수세포의 세포질에는 분홍에서 붉은색의 작은 특수과립(specific granule)이 특징적으로 나타나며, 아주르친화과립도 함께 관찰된다. 호산구 계열의 세포도 핵의 형태는 비슷하지만, 특수과립이 더 크다. **후골수세포**(metamyelocyte)는 크기가 12~18 μm 정도이다. 핵-세포질 비율은 더 감소하며 핵은 콩팥 모양으로 나타난다. 이 단계의 세포에는 아주르친화과립이 별로 없으며, 분홍에서 붉은색의 작은 특수과립이 주를 이룬다. 호산성후골수세포는 호중성후골수세포에 비해 특수과립의 수가 더 증가되어 있다. **띠세포**(band cell)는 크기가 9~15 μm로 더 감소해 있다. 핵은 말발굽 모양이며 염색질은 더 농축되어 있다. 호중성띠세포(neutrophilic band cell)에서 관찰되는 과립은 분홍에서 붉은색의 작은 특수과립만이다. 호산성띠세포(eosinophilic band cell)의 특수과립에는 비교적 변화가 없지만, 핵은 콩팥 모양으로 나타난다. 성숙 과립구는 도판 10.1에서 설명하였다.

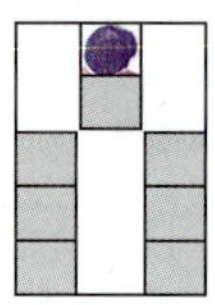

골수모세포(myeloblast), 골수도말(bone marrow smear), 사람, Giemsa, ×2,200.
이 현미경사진에 나타난 골수모세포(myeloblast)는 짙은 푸른색의 세포질과 골지체(*G*)가 있는 옅게 염색되는 부분이 관찰된다. 핵은 둥글며, 몇 개의 핵소체(*N*)를 뚜렷하게 관찰할 수 있다.

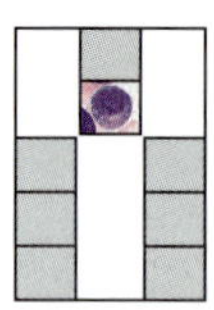

전골수세포(promyelocyte), 골수도말(bone marrow smear), 사람, Giemsa, ×2,200.
전골수세포(promyelocyte)에서는 둥근 핵과, 하나 또는 그 이상의 핵소체(*N*)가 관찰된다. 세포질은 호염기성이며 비교적 큰 청흑색의 아주르친화과립(azurophilic granule, *AG*)이 나타난다.

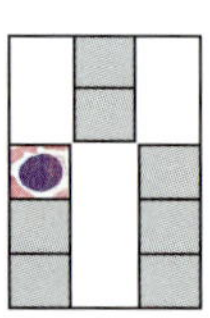

호산성골수세포(eosinophilic myelocyte), 골수도말(bone marrow smear), 사람, Giemsa, ×2,200.
호산성골수세포(eosinophilic myelocyt)의 핵은 호중성골수세포의 핵과 비슷하다. 세포질에는 호산구의 특징인 커다란 특수과립이 있지만 그 수는 적다

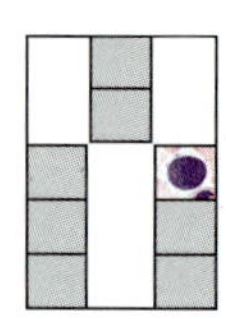

호중성골수세포(neutrophilic myelocyte), 골수도말(bone marrow smear), 사람, Giemsa, ×2,200.
호중성골수세포(neutrophilic myelocyte)의 핵은 아직 둥글지만 핵소체는 보이지 않는다. 세포질에는 작고 짙은 분홍색의 특수과립이 나타난다.

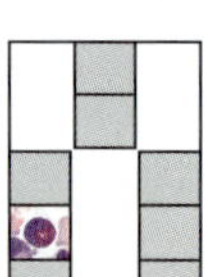

호산성후골수세포(eosinophilic metamyelocyte), 골수도말(bone marrow smear), 사람, Giemsa, ×2,200.
호산성후골수세포(eosinophilic metamyelocyte)에는 콩팥 또는 콩 모양의 핵이 나타난다. 세포질에는 특징적인 호산성과립(eosinophilic granule)이 있으며, 세포질 전체에 걸쳐 나타난다.

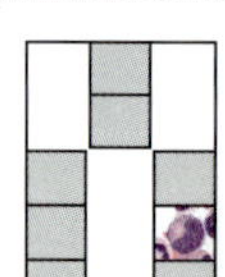

호중성후골수세포(neutrophilic metamyelocyte), 골수도말(bone marrow smear), 사람, Giemsa, ×2,200.
호중성후골수세포(neutrophilic metamyelocyte)와 이전 단계의 세포와의 차이점은 콩팥 또는 콩 모양의 핵이 있다는 점이다. 작고, 짙은 분홍색에서 붉은색의 특수과립이 세포질에 나타나며, 아주르친화과립은 거의 또는 전혀 보이지 않는다.

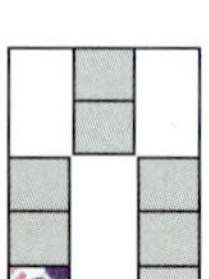

호산성띠세포(eosinophilic band cell), 골수도말(bone marrow smear) 사람, Giemsa, ×2,200.
호산성띠세포(eosinophilic band cell)는 핵이 말발굽 모양이다. 세포질에는 호산성과립이 가득 차 있다.

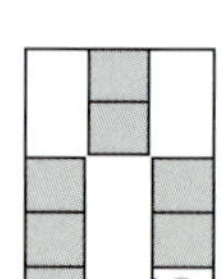

호중성띠세포(neutrophilic band cell), 골수도말(bone marrow smear), 사람, Giemsa, ×2,200.
호중성띠세포(eosinophilic band cell) 또는 비분절호중구(nonsegmented neutrophil)는 말굽 모양의 핵이 있으며, 세포질에는 분홍색에서 붉은색의 작은 특수과립이 풍부하다.

AG, 아주르친화과립(azurophilic granule) **G,** 골지체(Golgi apparatus) **N,** 핵소체(nucleoli)

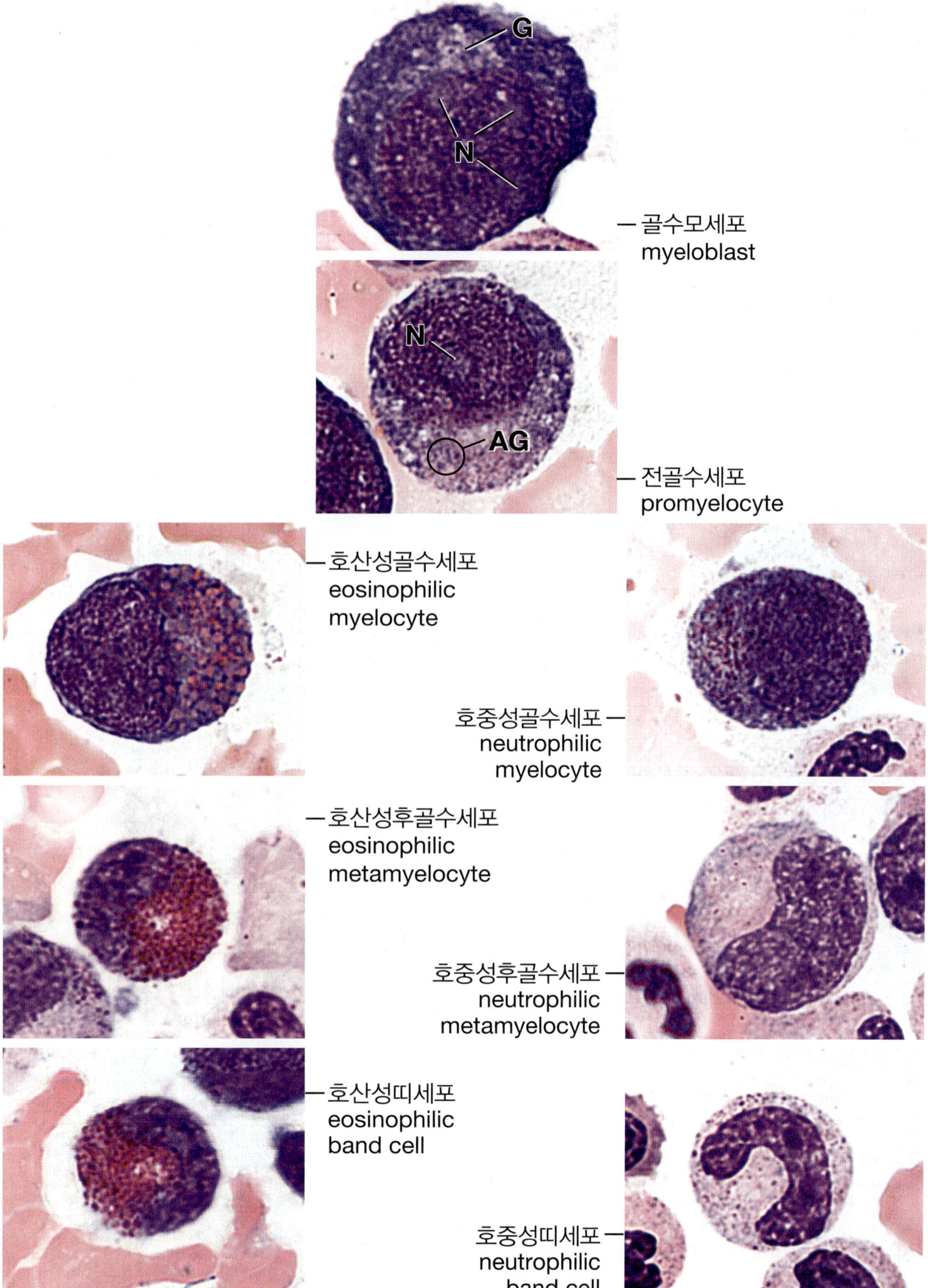
G
N
골수모세포
myeloblast
N
AG
전골수세포
promyelocyte
호산성골수세포
eosinophilic
myelocyte
호중성골수세포
neutrophilic
myelocyte
호산성후골수세포
eosinophilic
metamyelocyte
호중성후골수세포
neutrophilic
metamyelocyte
호산성띠세포
eosinophilic
band cell
호중성띠세포
neutrophilic
band cell

11 근육조직
MUSCLE TISSUE

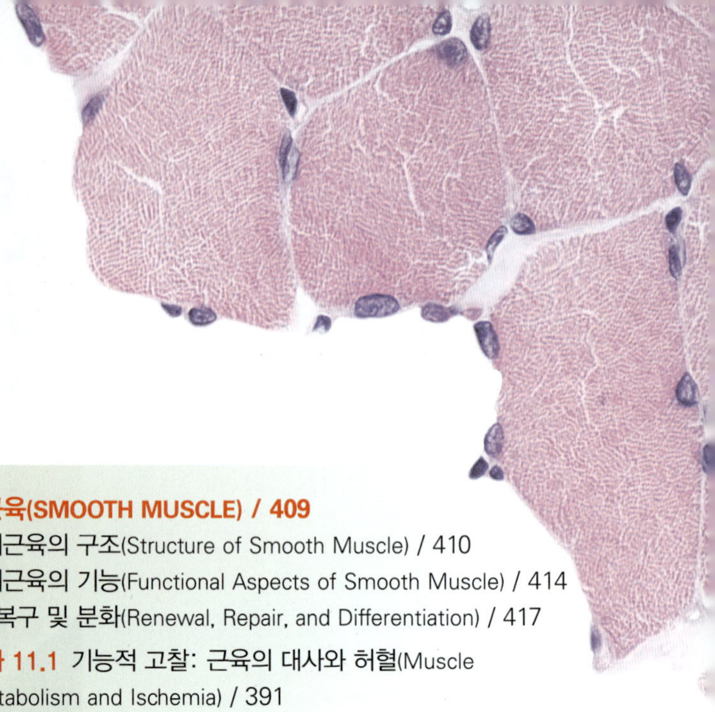

■ 근육의 개요 및 분류(OVERVIEW AND CLASSIFICATION OF MUSCLE)

근육조직(muscle tissue)은 신체의 전체적 및 부분적 운동을 관장하며, 내부 장기의 크기와 형태를 변화시킬 수 있다. 이 조직은 수축(contraction) 기능을 하는 특수하게 분화된 길쭉한 세포들이 서로 평행하게 배열되어 다발을 이루고 있는 특징이 있다(그림 11.1).

근세포는 근잔섬유들의 상호작용에 의해 수축한다.

근세포의 수축에는 두 종류의 근잔섬유(myofilament)가 관여한다.

- 가는잔섬유(thin filament, 직경 6~8 nm, 길이 1.0 μm)는 주로 액틴(actin) 단백질로 이루어져 있다. 가는잔섬유를 구성하는 섬유형액틴(fibrous actin, F-actin)은 구형액틴(globular actin molecule, G-actin)의 중합체이다.
- 굵은잔섬유(thick filament, 직경 15 nm, 길이 1.5 μm)는 주로 미오신 II(myosin II) 단백질로 이루어져 있다. 각각의 굵은잔섬유는 200~300개의 미오신 II 분자로 구성되어 있다. 각 분자의 꼬리 부분은 긴 막대 모양으로, 서로 평행하게 규칙적으로 어긋나게 배열되어 집단을 이루고 있으나, 머리 부분은 규칙적으로 돌출되어 나선 배열을 이루고 있다.

두 종류의 근잔섬유는 근육세포질(sarcoplasm, 그리스어로 *sarcos*는 살, *plasma*는 물체를 의미함)이라고 하는 근세포의 세포질 내에 위치한다. 근세포의 세포질 내에는 다수의 수축잔섬유(contractile filament)가 질서정연하게 배열되어 있으며, 이는 기계적인 일을 생성하는 단 하나의 목적 수행에 사용된다. 액틴과 미오신은 대부분의 다른 유형의 세포에도 분포(상당히 적은 양이지만)하며, 세포질분열(cytokinesis), 세포외배출(exocytosis) 및 세포이동(cell migration)과 같은 세포 활동에 중요한 역할을 한다.

근육은 수축세포의 형태에 따라 분류된다.

근육에는 다음과 같은 주된 두 가지 유형이 있다.

- 가로무늬근육(횡문근, striated muscle)은 광학현미경으로 관찰하였을 때 가로무늬(cross striation)가 나타나는 세포로 구성되어 있다.
- 민무늬근육(평활근, smooth muscle)은 가로무늬를 나타내지 않는 세포로 구성되어 있다.

가로무늬근육조직(striated muscle tissue)은 분포하는 위치에 따라

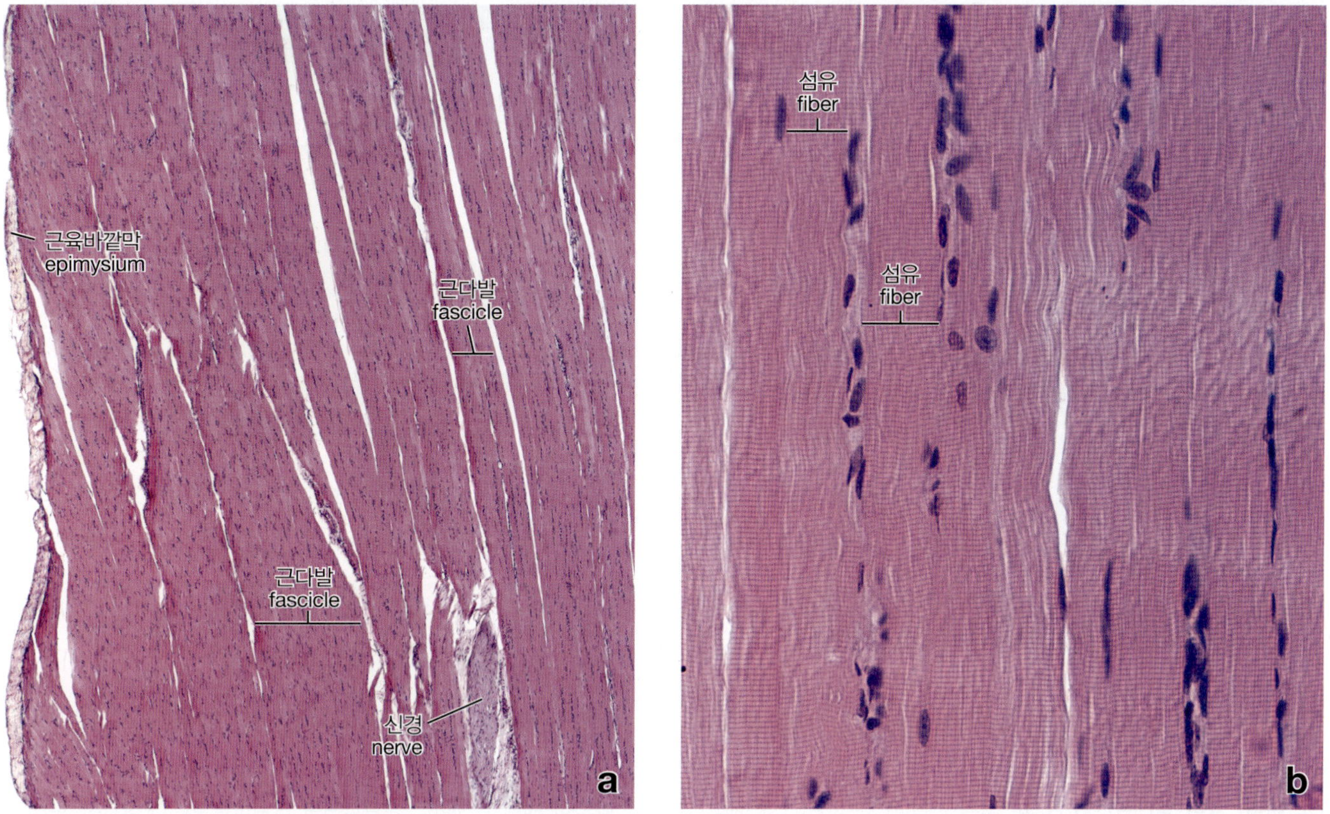

그림 11.1 뼈대근육(skeletal muscla)의 광학현미경사진. a. 세로절단된 뼈대근육의 저배율 광학현미경사진이다. 근섬유(근세포)가 평행한 다발을 이루며 배열되어 있다. 사진에서 이들은 수직방향으로 배열되어 있으며 각 근섬유의 전체 길이는 *위쪽 모서리*로부터 *아래쪽 모서리*까지 이어져 있다. 근육의 절단면에 따라 근다발의 두께가 다양하게 나타난다. 사진의 *왼쪽*에서 근육을 둘러싸는 치밀결합조직집(sheath)인 근육바깥막(epimysium)이 관찰된다. ×160. **b.** 고배율 사진으로, 근섬유의 가로무늬가 잘 관찰된다. 근섬유의 핵들이 세포막 바로 아래 세포질 내에 위치해 있다. ×360.

다음과 같이 세분된다.

- **뼈대근육**(골격근, skeletal muscle)은 뼈에 부착되어 있으며, 몸통뼈대(axial skeleton)과 팔다리뼈대(appendicular skeleton)를 움직이게 하고 신체의 위치와 자세를 유지시킨다. 또한 눈을 구성하는 뼈대근육인 눈바깥근육(외안근, extraocular muscle)은 섬세한 눈의 운동을 담당한다.
- **내장가로무늬근육**(내장횡문근, visceral striated muscle)은 형태적으로 뼈대근육과 동일 하나 혀, 인두, 가로막(횡격막)의 허리 부분(lumbar part) 및 식도의 윗부분과 같은 연조직(soft tissue)에 제한되어 분포한다. 이러한 근육은 말을 하고, 호흡하며, 음식물을 삼키는데 필수적인 역할을 한다.
- **심장근육**(cardiac muscle)은 심장벽과 심장으로 이어지는 큰 정맥의 바닥 부분에서 발견되는 가로무늬근육의 한 유형이다.

가로무늬근육(striated muscle)에 나타나는 가로무늬는 주로 가는잔섬유와 굵은잔섬유의 특수한 세포구축학적 배열에 의해 형성된다. 이러한 배열은 모든 유형의 가로무늬근육에서 동일하게 나타난다. 뼈대근육과 심장근육은 세포의 크기, 형태 및 배열상태가 서로 다르다.

민무늬근육은 근잔섬유가 규칙적으로 배열되어 있지 않으므로 가로무늬가 나타나지 않는다. 또한 민무늬근육의 미오신 근잔섬유는 매우 불안정하다. 민무늬근육은 내장, 혈관계통, 피부의 털세움근(arrector pili muscle) 및 눈의 자체기원근육(intrinsic muscle of the eye)에 제한되어 분포한다.

■ 뼈대근육(SKELETAL MUSCLE)

뼈대근육세포는 다핵융합체(multinucleated syncytium)이다.

뼈대근육에서 일반적으로 **근섬유**(muscle fiber)라고 부르는 근세포는 실제로는 **다핵융합체**(multinucleated syncytium)이다. 근섬유는 발생과정에서 **근모세포**(myoblast, 403쪽 참조)라고 하는 작은 세포들이 융합되어 생성된다. 가로절단 표본에서 성숙한 다핵근섬유는 직경이 10~100 μm인 다각형으로 나타난다(도판 11.1, 420쪽). 근섬유의 길이는 다리의 넙다리빗근(봉공근, sartorius muscle)과 같이 거의 1 m인 경우와 중이의 등자근(등골근 stapedius muscle)처럼 몇 mm인 경우까지 다양하다. (근섬유를 결합조직섬유와 혼동하지 말아야 한다. 근섬유는 근세포를 뜻하며, 결합조직섬유는 결합조직세포의 세포외 생성물 extracellular product이다.)

뼈대근육섬유의 핵은 **근육세포막**(sarcolemma)이라고 하는 형질

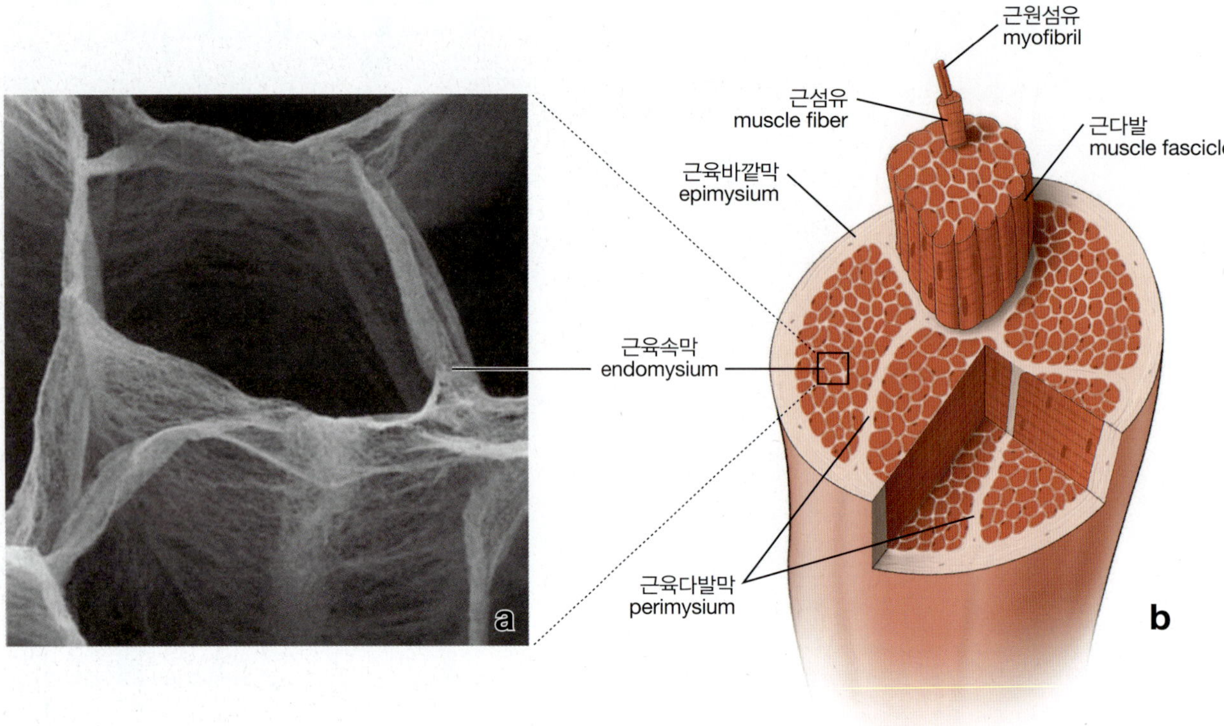

그림 11.2 뼈대근육의 일반적인 구성. a. 소의 반힘줄근(반건형근, semitendinous muscle) 내에 존재하는 결합조직의 동결분할절단 주사전자현미경사진(freeze fracture scanning electron micrograph)이다. 조직을 주사전자현미경 관찰을 위한 일반적인 고정법으로 고정한 후, 수산화나트륨을 사용한 세포해리법(cell maceration method)에 따라 처리하여 근세포를 제거하였다. 각각의 근세포를 둘러싸는 벌집 모양의 섬세한 근육속막(endomysium)이 관찰된다. ×480. **b.** 뼈대근육의 일반적인 구성과 이를 둘러싸는 결합조직과의 관계를 간단하게 나타낸 그림이다. 각각의 근세포를 둘러싸는 근육속막(enomysium), 근다발을 둘러싸는 근육다발막(perimysium) 및 근육 전체를 둘러싸는 근육바깥막(epimysium)의 구성을 확인할 수 있다. (Nishimura T, Hattori A, Takahashi K. Structural changes in intramuscular connective tissue during the fattening of Japanese black cattle: effect of marbling on beef tenderization. *J Anim Sci* 1999;77:93-104에서 인용.)

막(plasma membrane) 바로 아래쪽 세포질 내에 위치한다. 근육세포막은 근세포의 세포막과 그 바깥쪽의 바깥판(external lamina) 및 이를 둘러싸는 그물판(reticular lamina)으로 이루어져 있다.

뼈대근육은 결합조직에 의해 서로 결합 되어 있는 뼈대근육섬유로 이루어져 있다.

각각의 근섬유와 근섬유 다발을 둘러싸는 결합조직은 힘의 전달에 매우 중요하다(그림 11.2). 결합조직은 근육의 끝에서 힘줄(tendon)이나 다른 콜라겐섬유 다발로 이어져 근육을 뼈에 부착시켜 준다. 또한 결합조직에는 많은 혈관과 신경이 분포하고 있다.

근육을 둘러싸는 결합조직은 근섬유와의 관계에 따라 다음과 같은 용어로 불린다.

- **근육속막**(근육내막, endomysium)은 각각의 근섬유를 직접 둘러싸는 섬세한 그물섬유층이다(그림 11.2a 참조). 근육속막에는 근섬유와 평행하게 주행하는 작은 직경의 혈관과 매우 가는 신경가지가 분포한다.
- **근육다발막**(perimysium)은 근섬유 집단, 즉 **근다발**(bundle or fascicle)을 둘러싸는 두꺼운 결합조직층이다. 근다발은 서로 함께 작용하여 특수한 기능을 수행하는 기능적 단위이다. 근육다발막 내에는 큰 혈관과 신경이 주행한다.
- **근육바깥막**(근육외막, epimysium)은 근육을 구성하는 여러 근다발 전체를 둘러싸는 치밀결합조직층이다(그림 11.1a 참조). 주요 혈관과 신경은 근육바깥막을 뚫고 들어가 근육에 분포한다.

뼈대근육섬유는 수축속도, 효소반응속도 및 대사활성에 따라 분류된다.

뼈대근육섬유는 **수축속도**(contractile speed), 근섬유의 미오신아데노신삼인산효소(myosin ATPase)의 **효소반응속도**(enzymatic velocity) 및 **대사적 특성**(metabolic profile)에 의해 분류된다. 수축속도는 근섬유가 얼마나 빠르게 수축하고 이완하느냐에 따라 결정된다. 미오신ATP분해효소의 반응속도는 수축주기 동안 이 효소가 분해하는 ATP 분자의 양에 따라 결정된다. **대사적 특성**(metabolic profile)은 산화적인산화(oxidative phosphorylation) 반응이나 해당과정(glycolysis)을 통해 ATP를 생성하는 능력을 나타낸다. **산화적대사**(oxidative metabolism)가 일어나는 근섬유는 다량의 미오글로빈과, 시토크롬전자전달복합체를 포함하고 있는 많은 수의 미토콘드리아를 함유하고 있다. **미오글로빈**(myoglobin)은 철(ferrous form of iron, Fe^{+2})을 포함하고 있는 분자량이 17.8 kDa인 작은 구형의 산소결합단백질로, 적혈구에 존재하는 헤모글로빈과 유사하며 근섬유에 따라 함유되어있는 양이 다양하다. 미오글로빈은 주로 근섬유 내에 산소를 저장하는 기능을 하여 근대사에 필요한 산소를 원활하게 공급해 준다. 뼈대근육이 **외상성 손상**(traumatic injury)을 입게 되면(예: 압궤[으깸]손상 crush injury) 근육이 파괴(가로무늬근육융해 rhabdomyolysis)되고, 손상된 근세포로부터 **미오글로빈**(myoglobin)이 분비되어 혈액으로 들어간다. 미오글로빈은 콩팥을 통해 혈류로부터 제거되나, 다량의 미오글로빈은 콩팥세관상피(renal tubular epithelium)에 유해하게 작용하여 급성**신부전**(acute renal failure)을 유발할 수 있다. 근육의 손상 여부를 확인하기 위해 혈액 내의 미오글로빈을 검출하는 것은 유용한 검사방법이지만 비특이적이다.

뼈대근육섬유는 생체에서 나타나는 색에 따라 적색근, 백색근 및 중간근의 세 가지 유형으로 구분할 수 있다.

생체에서 관찰되는 뼈대근육섬유의 직경과 고유의 색이 각각 다르다는 사실은 오래전부터 알려져 왔다. 이러한 색의 차이는 H&E 염색표본에서는 뚜렷하게 나타나지 않는다. 그러나 생체조직을 특수한 **숙신산탈수소효소**(succinic dehydrogenase)와 **니코틴아미드아데닌디뉴클레오타이드테트라졸리움**(nicotinamide adenine dinucleotide-tetrazolium, NADH-TR) 및 **미오신ATP분해효소**(myosin ATPase) 반응과 같은 산화효소의 활성에 기초를 둔 조직화학 반응 염색에 의해 여러 유형의 뼈대근육섬유를 확인할 수 있다(그림 11.3). 이러한 뼈대근육섬유는 염색성의 차이에 따라 적색근섬유, 백색근섬유 및 중간근섬유로 분류하여 명명한다.

뼈대근육섬유는 효소활성에 따라 I(느린 산화)형, IIa(빠른 산화해당)형 및 IIb(빠른 해당)형으로 분류한다.

모든 뼈대근육에서는 세 가지 유형의 근섬유가 관찰되며, 이들의 분포 비율은 근육의 기능에 따라 다르다.

- **I형 섬유**(type I fiber) 또는 **느린산화섬유**(slow oxidative fiber)는 생검조직에서 붉게 나타나는 작은 크기의 근섬유로, 많은 수의 미토콘리아, 다량의 미오글로빈 및 시토크롬복합체(cytochrome complex)를 포함하고 있다. 앞에서 설명한 바와 같이, 이 근섬유에는 고농도의 미토콘드리아 산화효소가 분포하므로 숙신산탈수소효소와 니코틴아미드아데닌디뉴클레오타이드테트라졸리움(NADH-TR) 조직화학염색에서 강한 반응을 나타낸다(그림 11.3 참조). I형 섬유는 **느린 수축 피로저항 운동단위**(slow twitch, fatigue-resistant motor unit, 단일수축[twich]은 한 번의 짧은 근수축을 뜻함)이다. 이 근섬유는 다른 유형의 근섬유보다 피로를 덜 느끼지만 장력(tension)은 약하다. 또한 미오신ATP분해효소(myosin ATPase)의 반응속도는 모든 유형의 근섬유 중 가장 느리다. I형 섬유는 주로 포유류의 다리근육과 철새의 가슴근육에서 관찰된다. 특히, 사람의 등에 존재하는 긴 **척주세움근**(척주기립근, erector spinae muscle)을 구성하는 이 근섬유는 직립 자세를 유지하기 위하여 장시간에 걸쳐 느리게 수축하도록 특수하게 발달 되었다. 마라톤 선수와 같이 고도의 지구력이 요구되는 운동선수의 근육에는 이러한 근섬유가 많이 포함되어 있다.

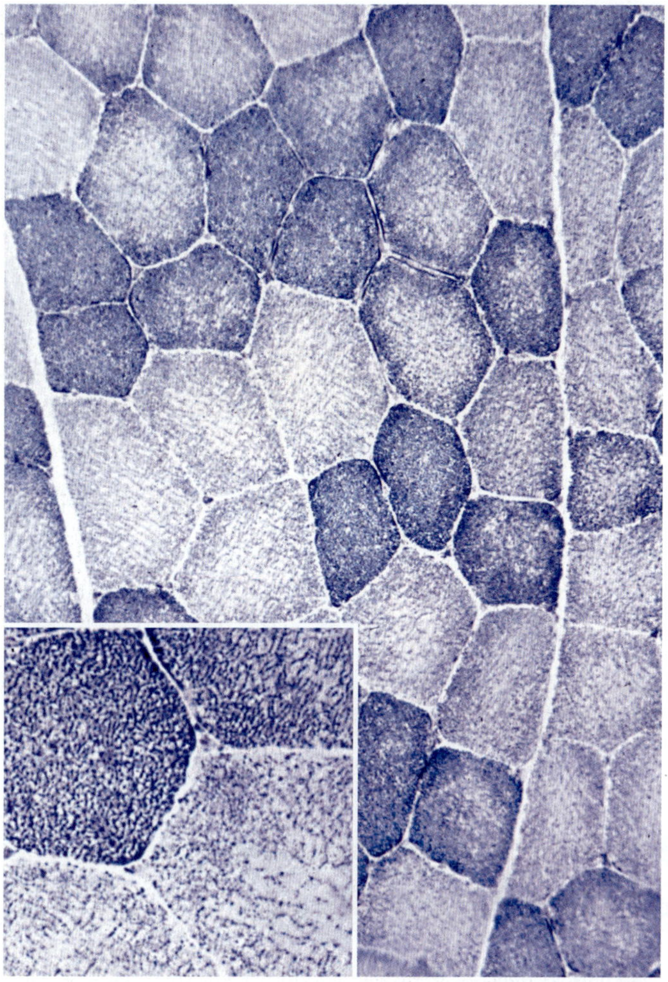

그림 11.3 뼈대근육섬유의 가로절단 표본. 니코틴아미드아데닌디뉴클레오타이드테트라졸리움(NADH-TR) 반응에 의해 염색한 근섬유의 가로절단 표본으로, 두 가지 유형의 근섬유가 관찰된다. 강한 산화효소 활성을 나타내고 있는 짙게 염색된 작은 직경의 근섬유는 I형인 느린산화(slow oxidative)형에 해당한다. 옅게 염색된 직경이 큰 근섬유는 IIb형인 빠른해당(fast glycolytic)형 이다. ×280. **삽입그림.** 두 가지 유형의 근섬유가 관찰되는 부분의 고배율 사진이다. 이 반응에 의해 산화효소를 포함하고 있는 미토콘드리아가 관찰되지만 수축 요소인 근원섬유는 염색되지 않았다. ×550. (Dr. Scott W. Ballinger 조직표본 제공.)

- **IIa형 섬유**(type IIa fiber) 또는 **빠른산화해당섬유**(fast oxidative glycolytic fiber)는 생체조직에서 중간색을 나타내는 중간 크기의 근섬유로, 많은 수의 미톤콘드리아와 높은 농도의 미오글로빈을 포함하고 있다. I형 섬유와는 달리 IIa형 섬유는 다량의 글리코겐을 함유하고 있으며, 무산소 해당작용(anaerobic glycolysis)을 수행할 수 있다. 이 근섬유는 **빠른 수축 피로저항 운동단위**(fast twitch, fatigue-resistant motor unit)를 구성하며, 근

장력이 매우 강하다. 400 m와 800 m 육상선수, 중거리 수영선수 및 하키선수들의 근육에는 이러한 빠른산화해당섬유가 많이 포함되어 있다.

- **IIb형 섬유**(type IIb fiber) 또는 **빠른해당섬유**(fast glycolytic fiber)는 생체조직에서 옅은 핑크색을 나타내는 크기가 큰 근섬유로, I형 섬유와 IIa형 섬유보다 미오글로빈과 미토콘드리아를 적게 포함하고 있다. 이 근섬유는 산화효소의 양은 적지만 무산소효소의 활성도가 높고 많은 양의 글리코겐을 함유하고 있다. IIb형 섬유는 **빠른 수축 피로경향 운동단위**(fast-twitch, fatigue-prone motor unit)이며, 근장력이 매우 강하다. 이 근섬유의 미오신ATP분해효소(myosin ATPase)의 반응속도는 모든 유형의 근섬유 중 가장 빠르다. 따라서 IIb형 섬유는 빠른 수축과 섬세한 운동에 적합하다. **눈바깥근육**(extraocular muscle) 및 **손가락과 발가락의 운동**(movements of the digit)을 조절하는 근육은 대부분 이 근섬유로 구성되어 있다. IIb형 섬유는 I형 섬유보다 근신경접합부(myoneural junction)가 더 많으므로 이러한 근육이 작용할 때 정확한 신경조절이 이루어진다. 단거리 육상선수, 역도선수 및 투척선수의 근육에는 IIb형 섬유가 많이 포함되어 있다.

근원섬유와 근잔섬유(Myofibrils and Myofilaments)

근섬유의 구조적, 기능적 단위는 근원섬유이다.

근섬유(muscle fiber)는 **근원섬유**(myofibril)라고 하는 세로로 배열된 구조적 소단위로 채워져 있다(그림 11.4). 근원섬유는 조직표본에서 잘 관찰되며, 특히 근섬유의 가로단면에서 점 모양으로 뚜렷이 관찰된다. 근원섬유는 근섬유의 전체 길이에 걸쳐 세로방향으로 배열되어 있다.

근원섬유는 근잔섬유 다발들로 구성되어 있다.

근잔섬유(myofilament)는 미오신 II 잔섬유 중합체(굵은잔섬유)와, 액틴 및 이와 연관된 단백질(가는잔섬유)로 이루어져 있다. 근잔섬유는 뼈대근육의 실제적인 수축요소이다. 근잔섬유 다발로 구성된 근원섬유는 **근육세포질그물**(근형질세망, sarcoplasmic reticulum)이라고 하는 잘 발달된 무과립세포질그물(sER)에 의해 둘러싸여 있다. 근육세포질그물은 모든 근세포에서 수축요소를 둘러싸는 특수한 형태의 관상 그물을 형성하고 있다. 무과립세포질그물에 의해 둘러싸여 있는 근원섬유들 사이에는 미토콘드리아와 글리코겐이 위치 해 있다.

가로무늬는 뼈대근육의 주된 조직학적 특징이다.

세로절단한 뼈대근육섬유의 H&E 염색표본에서는 가로무늬가 뚜렷하게 관찰된다. 생체의 근섬유를 염색하지 않고 위상차현미경(phase contrast)이나 편광현미경(polarizing microscope)으로 관찰하

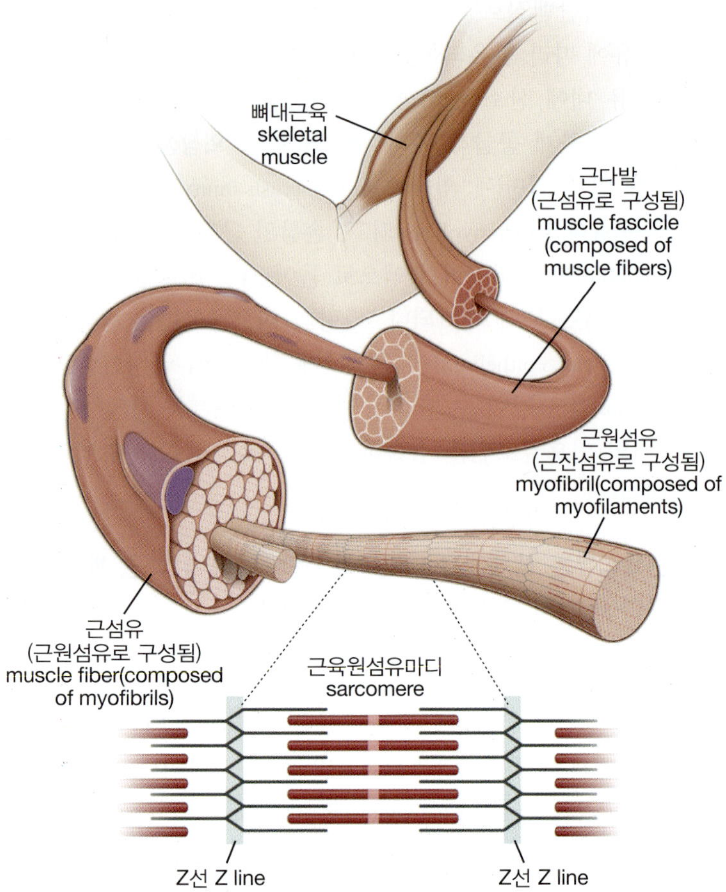

그림 11.4 뼈대근육의 구성. 뼈대근육은 근섬유 다발로 이루어져 있다. 길쭉한 근섬유(근세포)로 이루어진 작은 다발(bundle)이 모여 *큰 다발(fascicle)*을 이룬다. 근섬유 내에는 세로방향으로 배열된 근원섬유의 집단이 있으며, 근원섬유는 두 가지 유형의 근잔섬유, 즉 굵은잔섬유(미오신)와 가는잔섬유(액틴)로 이루어져 있다. 근잔섬유는 규칙적으로 질서정연하게 배열되어 근원섬유와 근섬유에 가로무늬가 나타나게 한다. 근원섬유의 기능적 단위는 근육원섬유마디(sarcomere)이며, 이는 한쪽 Z선(Z line)으로부터 다음 Z선까지 뻗어 있다. A띠(A band)는 미오신잔섬유가 위치해 있는 구역을 나타낸다. 액틴잔섬유는 Z선으로부터 A띠 부위로 뻗어 있으며, 그림에 나타난 바와 같이 이 부위에서 미오신잔섬유와 서로 맞물려 있다.

면 밝은 띠와 어두운 띠가 교대로 나타나는 것을 확인할 수 있다. 이러한 띠를 **A띠**(A band) 및 **I띠**(I band)라고 한다(그림 11.4 참조)

편광현미경으로 관찰하면, 어두운 띠는 복굴절성(birefringent, 즉 두 개의 면에서 편광된 빛을 변형시킴)을 나타낸다. 따라서 어두운 띠는 이중으로 굴절되어 **비등방성**(anisotropic)이므로 **A띠**(A band)라고 한다. 밝은 띠는 단굴절성(monorefringent, 즉 편광된 빛을 변형시키지 못함)을 나타낸다. 따라서 밝은 띠는 **등방성**(isotropic)이므로 **I띠**(I band)라고 한다.

A띠와 I띠는 각각 밀도차가 다른 좁은 부분에 의해 양분된다(그림 11.4 참조). 밝은 I띠는 짙은 선인 **Z선**(Z line)에 의해 양분된다. 이 선은 **Z원반**(Z disc, 독일어로 *zwischenscheibe*, 원반 사이를 뜻함)이라고도 한다. 어두운 A띠는 덜 치밀하고 밝은 부분인 **H띠**(H band, 독일어로 *hell*, 밝은을 뜻함)에 의해 두 부위로 나누어진다. 또한 밝은 H띠는 좁고 진한 선인 **M선**(M line, 독일어로 *mitte*, 중간을 뜻함)에 의해 양분된다.

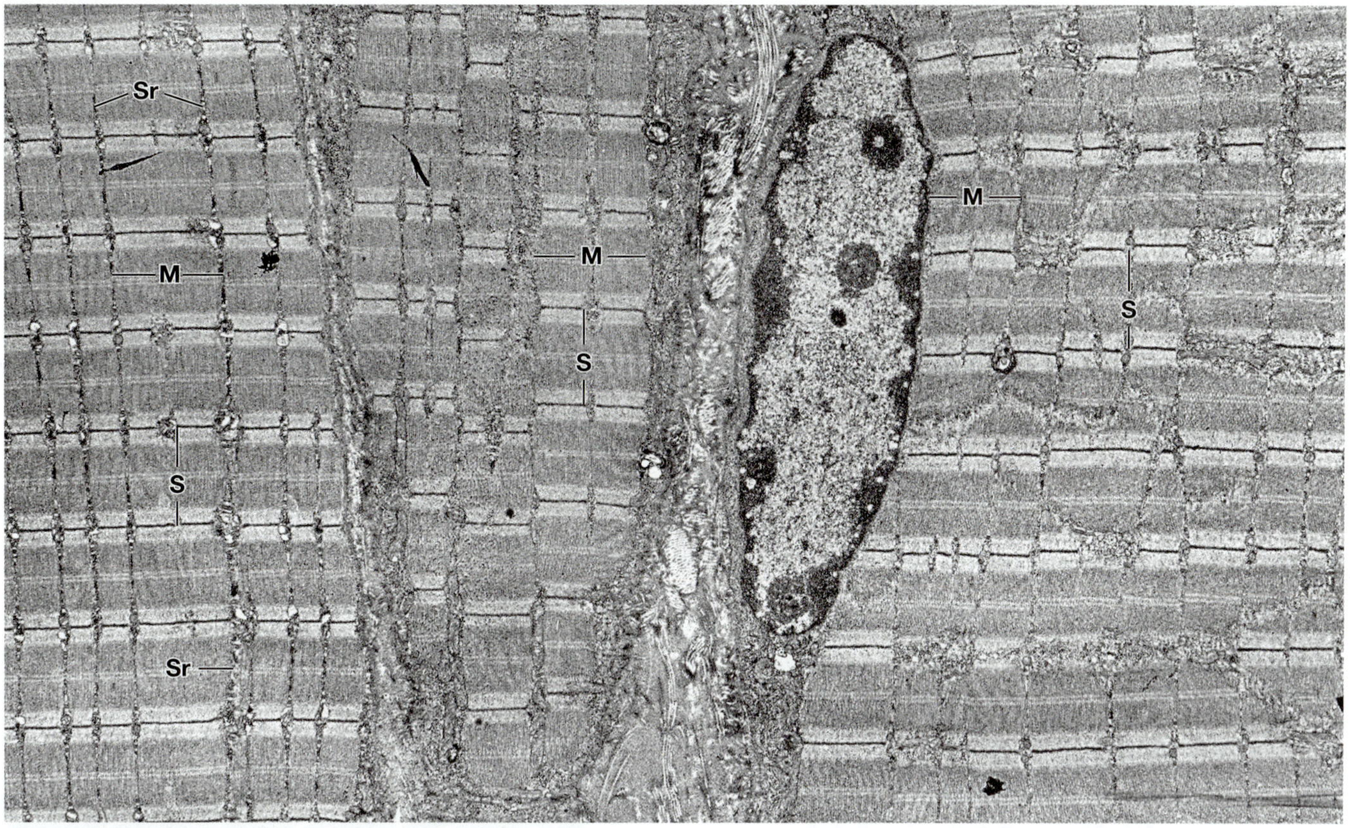

그림 11.5 뼈대근육섬유의 전자현미경사진. 뼈대근육섬유의 일반적인 구성이 관찰되는 저배율 전자현미경사진이다. 이 사진에는 세로로 절단된 세 개의 근섬유의 일부가 나타나 있다. 사진의 *오른쪽*에 위치한 근섬유의 가장자리에서 핵이 관찰된다. 사진의 *가운데*와 *왼쪽*에 위치해 있는 두 근섬유에서 주변의 얇은 근육세포질(sarcoplasm, *Sr*)층에 의해 서로 분리되어 있는 근원섬유가 질서정연하게 배열되어 있는 것이 관찰된다. 이웃한 두 Z선 사이의 근원섬유 부분은 근육원섬유마디(sarcomere, *S*)이며, 이는 반복되어 나타난다. 이 사진에서 관찰되는 가로무늬는 각각의 근원섬유(myofibril, *M*)의 배열에 의한 것이며, 근원섬유에서 관찰되는 가로무늬는 근잔섬유의 배열 때문에 나타난다. 근육원섬유마디의 자세한 구조는 그림 11.10a의 고배율사진에서 관찰할 수 있다. 근섬유 사이의 세포외공간에 존재하는 결합조직은 근육속막(endomysium)을 형성한다. ×6,500.

M선은 잘 제작된 H&E 염색표본에서도 관찰될 수 있지만, 전자현미경으로 관찰해야만 뚜렷하게 나타난다(그림 11.5).

위에서 설명하였듯이 뼈대근육의 가로무늬는 두 종류의 근잔섬유의 배열방식에 의해 나타난다. 근수축 기전을 이해하기 위해서는 이러한 띠의 형태와 연관된 기능적 용어를 이해하여야만 한다.

근원섬유의 기능적 단위는 이웃한 Z선 사이에 위치한 근원섬유 분절인 근육원섬유마디(근절)이다.

근육원섬유마디(근절 sarcomere)는 가로무늬근육의 수축단위로, 근원섬유에서 이웃한 두 Z선 사이의 부분이다. 근육원섬유마디의 길이는 포유류의 이완된 근육에서 2~3 μm 이다. 근육원섬유마디는 4 μm 이상 늘어날 수 있으며, 최대로 수축하면 1 μm까지 줄어들 수 있다(그림 11.6). 이웃한 근원섬유의 근육원섬유마디는 Z선과 함께 일직선으로 배열되어 있으므로 근섬유 전체에서 가로무늬로 나타난다.

근원섬유의 가로무늬는 굵은잔섬유와 가는잔섬유가 중첩되어 나타나는 밀도차에 의해 형성된다.

미오신 굵은잔섬유(myosin-containing thick filament)는 길이가 약 1.6 μm이며, 근육원섬유마디의 중앙부위(즉, A띠)에 위치해 있다. **액틴 가는잔섬유**(actin-containing thin fiament)는 Z선에 부착되어 있으며, A띠 내부로 들어가 H띠 가장자리에 이르게 된다. 두 개의 근육원섬유마디에서 Z선의 양쪽에 위치해 있는 부분은 I띠를 형성하며, 가는잔섬유만으로 이루어져 있다. 근육원섬유마디의 세로단면에서 Z선은 지그재그 형태로 나타난다. **Z선**(Z line)에는 이를 지그재그의 형태로 나눠주는 기질 성분인 Z 기질(Z matrix)이 있다. Z선과 그 기질성분은 액틴결합단백질인 **α 액티닌**(α-actinin)에 의해 이웃한 근육원섬유마디의 가는잔섬유를 지그재그의 각에 고정시킨다. **Z 기질**(Z matrix)에는 Z선을 이웃한 근원섬유 및 세포막에 부착시켜 주는 여러 종류의 단백질(예: 텔레토닌 telethonin, 탈린 talin, 데스민 desmin, 미오틸린 myotilin, 필라민 C filamin C)이 포함되어 있다(그림 11.4와 11.6 참조).

가는잔섬유는 조절단백질과 결합된 액틴 분자 중합체 및 이를 둘러싸고 있는 가는잔섬유 보조단백질로 구성되어 있다.

전형적인 **가는잔섬유**(thin filament)는 직경이 5~6 nm인 액틴 단량체 사슬로 구성된 이중 나선상의 중합체 사슬로 이루어져 있다(그림 11.7). 각각의 가는잔섬유는 직경이 작고, 길이는 근육의 유

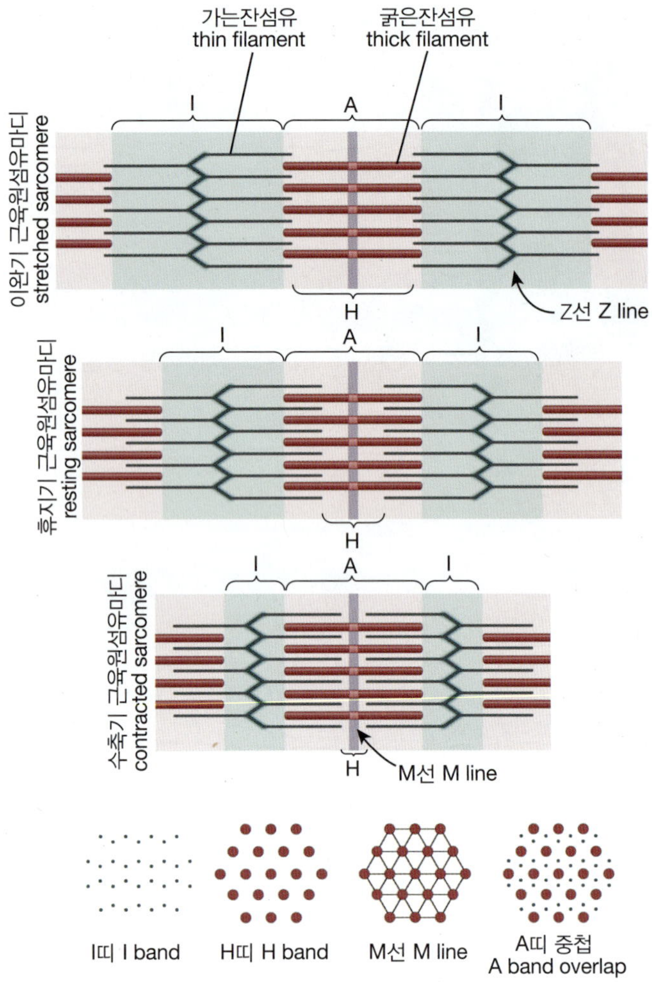

그림 11.6 기능적으로 서로 다른 상태의 근육원섬유마디. 휴지기 상태(*가운데*)에서 가는잔섬유(액틴)와 굵은잔섬유(미오신)는 완전하게 맞물려 있지 않으며, H띠(H band)와 I띠(I band)는 비교적 넓다. 수축 상태(*아래쪽*)에서는 수축 정도에 따라 가는잔섬유와 굵은잔섬유가 맞물리는 부분이 증가한다. 이완된 상태(*위쪽*)에서는 가는잔섬유와 굵은잔섬유가 서로 상호작용하지 않으며, H띠와 I띠가 매우 넓다. A띠의 길이는 굵은잔섬유의 길이와 같으며, 항상 일정하다. 그러나 H띠와 I띠의 길이는 근육원섬유마디의 이완 또는 수축 정도에 비례해서 변화한다. 맨 아래의 가로단면에서 근육원섬유마디의 각각 다른 부위, 즉 I띠의 가는잔섬유를 지나는 부위, H띠의 굵은잔섬유를 지나는 부위, 이웃한 굵은잔섬유가 서로 연결되어 M선을 이루고 있는 A띠의 중심을 지나는 부위 및 A띠의 가는잔섬유와 굵은잔섬유가 중첩된 곳을 지나는 부위의 구성(*왼쪽으로부터 오른쪽으로*)을 나타내었다. 각각의 굵은잔섬유는 육각형을 이루고 있는 가는잔섬유의 중심에 위치해 있다.

형에 따라 달라 1.0~1.3 μm이다. 뼈대근육에 존재하는 두 개의 중요한 조절단백질에는 트로포미오신(tropomyosin)과 트로포닌(troponin)이 있으며, 이들은 두 가닥의 액틴사슬을 휘감고 있다. 이외에 가는잔섬유 보조단백질로 트로포모듈린(tropomodulin)과 네불린(nebulin)이 있다.

- **G액틴**(G-actin)은 분자량이 42 kDa인 작은 분자로, 중합되어 두 가닥의 이중나선 사슬인 F액틴(F-actin)을 형성한다. 이러한 가는잔섬유는 극성이 있어, 모든 G액틴은 같은 방향을 향해 정렬되어 있다. 가는잔섬유의 플러스(가시가 있는) 말단은 α-액티닌(α-actinin)과 보조단백질인 네불린에 의해 Z선에 부착되어 있고, 마이너스(뾰족한) 말단은 M선을 향해 뻗어 있으며 액틴캡핑 단백질(actincapping protein)인 트로포모듈린에 의해 보호되고 있다(그림 11.7 참조). 가는잔섬유를 이루는 각각의 G액틴에는 미오신 부착 부위가 있으며, 이 부위는 이완기에 트로포미오신에 의해 보호된다.
- **트로포미오신**(tropomyosin)은 분자량이 64 kDa인 단백질로, 역시 이중나선상의 두 개의 폴리펩타이드사슬로 구성되어 있다. 트로포미오신은 잔섬유를 형성하여 F액틴 사이의 고랑을 따라 주행한다. 이완된 근육에서 트로포미오신과 이의 조절단백질인 트로포닌복합체(troponin complex)는 액틴분자의 미오신 부착 부위를 가려주고 있다.
- **트로포닌 복합체**(troponin complex)는 세 개의 구형 소단위 복합체로 구성되어 있다. 각각의 트로포미오신 분자는 하나의 트로

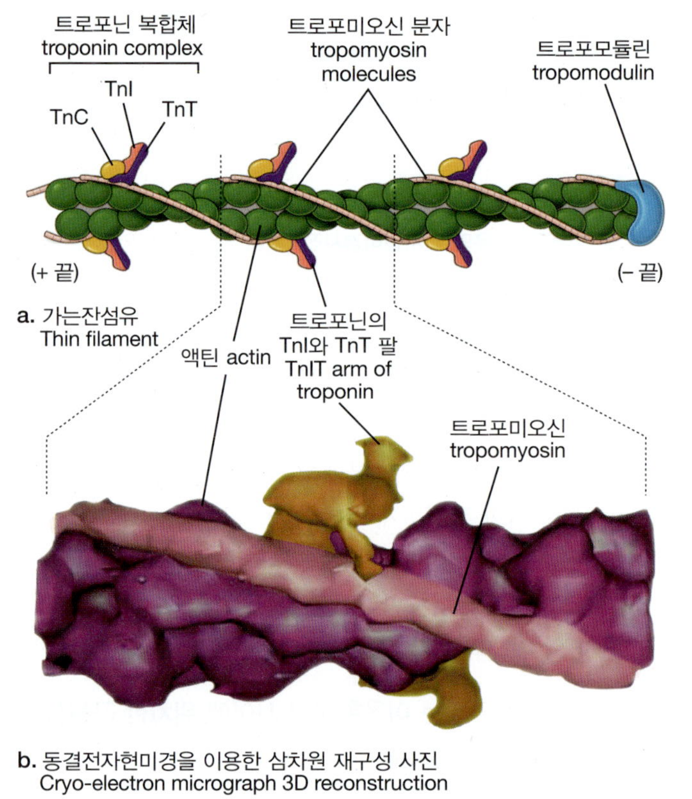

그림 11.7 액틴 가는잔섬유(actin thin filament). a. 가는잔섬유는 주로 나선상으로 꼬여 있는 두 가닥의 액틴잔섬유(섬유액틴, F-actin)로 이루어져 있다. 각각의 액틴분자에는 미오신 부착부위가 있으며, 이는 근수축을 방지하는 트로포미오신에 의해 물리적으로 가려져 있다. 트로포닌 복합체는 중요한 조절단백질로, 이들 중 트로포닌 C(TnC) 성분은 칼슘과 결합한다. 이것을 시작으로 트로포닌 복합체의 구조적 이동이 일어나 트로포미오신과 트로포닌이 재배치되고 액틴분자의 미오신 부착부위가 노출된다. **b.** 액틴, 트로포미오신 및 트로포닌의 결정체 구조를 25 Å의 해상도로 얻은 삼차원 재구성 사진으로, 10개 액틴분자 길이의 가는잔섬유 분절이 나타나 있다. 연장된 트로포닌 I와 트로포닌 T(TnIT)의 팔을 포함하고 있는 비대칭적인 형태의 트로포닌 분자와 길쭉한 막대 모양의 트로포미오신이 관찰된다. *TnC*, troponin-C; *TnT*, troponin-T; *TnI*, troponin-I. (Pirani A, Xu C, Hatch V, Craig R, Tobacman LS, Lehman W. Single particle analysis of relaxed and activated muscle thin fi laments. *J Mol Biol* 2005;346:761–772로부터 허락받아 사용.)

글상자 11.1

기능적 고찰: 근육의 대사와 허혈(Muscle Metabolism and Ischemia)

다른 모든 세포와 같이, 근세포는 ATP와 크레아틴인산(phosphocreatine)의 고에너지인산결합으로부터 에너지를 얻는다. 이러한 고에너지 인산결합 에너지는 **지방산**(fatty acid)과 **글루코스**(glucose) 대사에 의해 생성된다. 활발하게 수축하는 근육의 대사에 사용되는 기질은 주로 글루코스이다. 글루코스는 근육세포질 내에 축적된 글리코겐의 분해에 의해 또는 일반적인 혈액순환을 통해 공급된다. 글리코겐은 뼈대근육과 심장근육 건조중량 중 약 1%를 차지한다.

달리기 중인 다리근육이나 눈바깥근육과 같이, 빠른 수축을 하는 근육에서 대부분의 수축 에너지는 축적된 글리코겐의 무산소 해당과정(anaerobic glycolysis)에 의해 공급된다. 과도한 근육운동을 하는 경우, 이러한 대사경로 과정에서 특히 젖산(lactic acid)과 같은 중간 대사물질이 축적되면 산소 결핍에 의해 허혈성 통증(경련 cramp)이 유발된다. 그러나 최근 연구에 의하면 근육 내 젖산에 의한 pH 변화가 적기 때문에 젖산의 생성만으로는 허혈성 통증을 유발하는 데 충분하지 않다고 한다. 이 연구에서는 허혈성 근육으로부터 분비되는 ATP가 젖산과 함께 작용하여 젖산산증(lactic acidosis)을 감지하는 감각뉴런의 산성감지이온통로 3(acid-sensing ion channel 3, ASIC3)의 pH 민감도를 증가시킴으로써 허혈성 통증을 전달한다고 한다.

수축으로부터 회복 중인 근육이나 휴지상태의 근육에서 사용되는 대부분의 에너지는 산화적 인산화반응을 통해 공급된다. 이러한 대사경로는 두 개의 탄소 분자를 유리시키는 미토콘드리아 내에서의 지방산 β 산화와 밀접한 연관이 있다. 산화적 인산화반응과 그 밖의 최종 대사 반응에 필요한 산소는 순환 중인 적혈구 내에 존재하는 헤모글로빈 및 근세포에 축적된 미오글로빈과 결합하고 있는 산소로부터 공급된다.

포닌 복합체와 결합하고 있다.

- **트로포닌 C**(toponin-C, TnC)는 분자량이 가장 작은 소단위로, 칼슘과 결합하여 수축을 시작하는 데 필수적인 성분이다.
- **트로포닌 T**(troponin-T, TnT)는 분자량이 30 kDa인 소단위로, 트로포닌 복합체를 트로포미오신에 결합시켜 주는 부위이다.
- **트로포닌 I**(troponin-I, TnI)도 분자량이 30 kDa인 소단위로, 액틴과 결합하여 액틴과 미오신의 상호작용을 억제한다.

트로포닌 T(TnT)와 트로포닌 I(TnI) 소단위는 서로 결합하여 비대칭적인 IT 팔(IT arm)을 형성하고 있으며, 이는 트로포닌 복합체의 삼차원 재구성에서 관찰된다(그림 11.7 참조). 심장근육에서 트로포닌 T와 트로포닌 I는 다른 조직에서는 발현되지 않는 심장특이동형단백질(specific cardiac isoform) 형태로 존재한다. 따라서 이 소단위는 심장근육세포 손상을 진단하는 특수 표지물질로 사용되고 있다(408쪽 참조).

- **트로포모듈린**(tropomodulin)은 분자량이 40 kDa인 작은 분자로, 가는잔섬유의 자유(마이너스)말단 부위에 부착하고 있는 액틴결합단백질(actin-binding protein)이다. 액틴캡핑단백질인 트로포모듈린은 근육원섬유마디 내에서 액틴잔섬유의 길이를 유지시키고 조절하는 기능을 한다. 가는잔섬유의 길이변화(I형과 IIb형 근잔섬유에서와 같이)는 수축 시 근육의 길이와 장력의 상호관계에 영향을 미치므로 근육의 생리적 특성에 영향을 미친다.
- **네불린**(nebulin)은 분자량이 600 kDa인 길쭉한 형태의 탄성이 없는 단백질로, Z선에 부착하여 마이너스말단 부위(minus pointed end)를 제외한 가는잔섬유의 대부분의 길이를 따라 주행한다. 분자량이 다른 네불린 아형은 근육의 발생과정에서 가는잔섬유의 길이를 조절해 주므로 가는잔섬유의 길이를 조정해 주는 "분자 자(molecular ruler)"로 작용한다. 또한 네불린은 α 액티닌에 의해 Z선에 부착하고 있는 가는잔섬유를 안정화시킨다.

굵은잔섬유는 주로 미오신 분자로 구성되어 있다.

굵은잔섬유(thick filament)의 주성분은 미오신 II이다. 미오신 II는 뼈대근육에서 액틴 소단위와 주기적으로 상호작용하여 운동을 생성하는 운동단백질인 미오신 단백질군(superfamily)의 하나이다. 이러한 액토미오신 교차결합(actomyosin cross-bridge)에 의해 굵은잔섬유와 가는잔섬유가 서로 미끄러져 들어가 운동을 일으키게 한다.

미오신 II(myosin II)는 분자량이 510 kDa인 긴 막대 모양의 액틴 보조단백질로, 두 개의 **무거운 폴리펩타이드사슬**(heavy polypeptide chain, 각각의 분자량은 222 kDa임)과 네 개의 **가벼운사슬**(light chain)로 구성된 이량체(dimer)이다. 미오신에는 두 개의 둥근 머리(S1 부위)가 있으며, 이는 지렛대팔(lever arm, S2 부위)에 의해 긴 꼬리와 연결되어 있다(그림 11.8). 각각의 미오신 단량체는 분자량이 18 kDa인 하나의 **기본가벼운사슬**(essential light chain, ELC)과 분자량이 22 kDa인 하나의 **조절가벼운사슬**(regulatory light chain, RLC)을 포함하고 있으며, 이들은 미오신 머리 바로 아래의 지렛대팔 부위를 둘러싸고 있다(그림 11.8 참조).

조절가벼운사슬은 지렛대팔을 안정시킨다. 무거운사슬과 가벼운사슬의 상호작용에 의해 근수축의 속도와 강도가 정해진다. 각각의 미오신 둥근 머리는 미오신 분자의 한쪽 끝에서 거의 직각으로 돌출되어 있으며, 이는 무거운사슬의 **운동도메인**(motor domain)에 해당한다. 미오신 머리에는 **두 개의 특수결합부위**(two specific binding site)가 있다. 한쪽 부위는 **ATP분해효소활성**(ATPase activity)을 갖고 있어 아데노신삼인산(ATP)과 결합하며, 다른 쪽 부위는

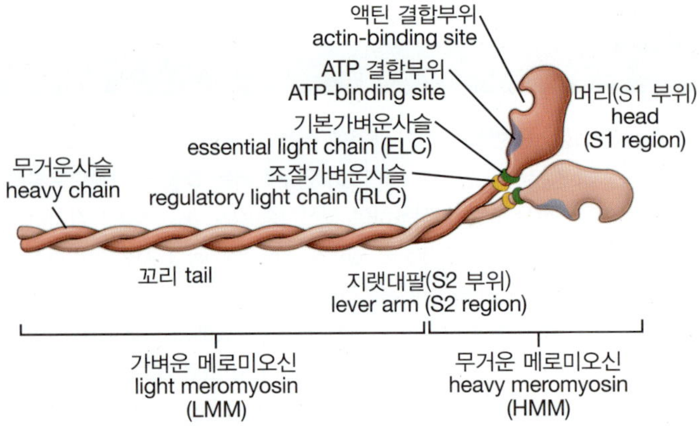

그림 11.8 미오신 II 분자의 간단한 그림. 하나의 미오신 분자는 두 개의 미오신 머리(S1 부위)와 지렛대팔(S2 부위) 및 긴 꼬리로 이루어져 있다. 또한 미오신 분자는 두 개의 무거운사슬과 두 쌍의 가벼운사슬로 구성되어 있다. 미오신분자는 두 종류의 단백질 효소인 α 키모트립신(α-chymotrypsin)과 파파인(papain)으로 처리하여 세분할 수 있다. 미오신 분자를 α 키모트립신으로 처리하면 긴 꼬리 형태의 *가벼운메로미오신(light meromyosin, LMM)*과 *무거운메로미오신(heavy meromyosin, HMM)*으로 분해되며, 무거운메로미오신을 파파인으로 처리하면 머리(S1)와 지렛대팔(S2) 부위로 세분된다. 머리 부위에는 ATP 가수분해효소의 활성도를 갖고 있는 ATP 부착부위와 액틴 부착부위가 있다.

칼슘과 결합한다. 미오신은 효소에 의해 두 조각, 즉 무거운 메로미오신(heavy meromyosin, HMM)과 가벼운 메로미오신(light meromyosin, LMM)으로 분해된다. 무거운 메로미오신은 머리, 지렛대팔 및 두 쌍의 가벼운사슬로 이루어진 반면, 가벼운 메로미오신은 꼬리를 이루고 있다(그림 11.8 참조).

가로무늬근육에서 미오신 분자는 꼬리끼리 마주보며 배열되어 양극성의 **굵은 미오신잔섬유**(thick myosin filament)를 형성하며, 꼬리 분절은 중첩되어 있고, 둥근 머리는 굵은잔섬유로부터 돌출되어 있다(그림 11.9). 굵은잔섬유의 중앙에 위치한 "**빈구역**(bare zone)"에는 둥근 머리가 돌출되어 있지 않다. 굵은잔섬유는 빈구역에서 일군의 M선 단백질군에 의해 서로 연결되어 있다(그림 11.10).

보조단백질은 근육원섬유마디 내에서 가는잔섬유와 굵은잔섬유의 정확한 배열을 유지시켜준다.

근수축의 효율성과 속도를 유지하기 위해 각 근원섬유의 가는잔섬유와 굵은잔섬유는 정확하게 배열되어야 하며, 서로 적절한 거리가 유지되어야만 한다. **보조단백질**(accessory protein)이라고 하는 단백질들은 근잔섬유의 정렬, 부착 및 간격 조절에 필수적이다. 뼈대근육섬유에서 이러한 구조단백질은 근섬유 전체 단백질의 25% 미만을 차지한다. 보조단백질에는 다음과 같은 것들이 있다(그림 11.10 참조).

- **티틴**(titin)은 분자량이 큰 단백질(2,500 kDa)로, 근육원섬유마디의 반을 차지한다. 티틴은 Z선과 가는잔섬유의 N 말단으로부터 굵은잔섬유의 C 말단이 위치한 M선을 향해 뻗어 있다. 굵은잔섬유와 가는잔섬유 사이에서 티틴의 용수철 같은 부위는

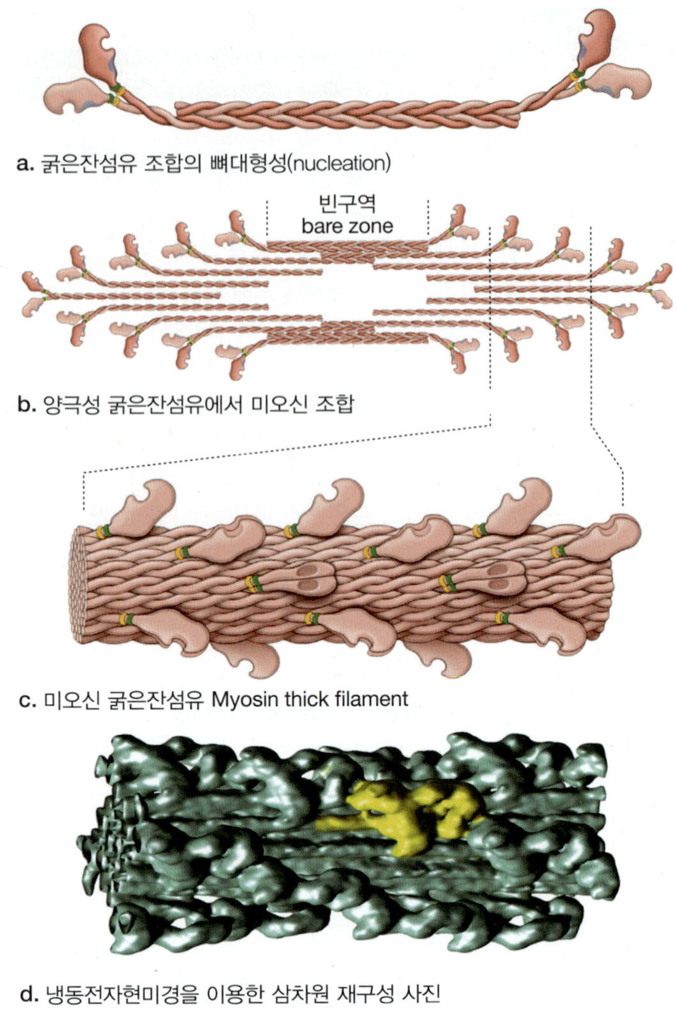

그림 11.9 양극성 굵은 미오신잔섬유의 뼈대형성(nucleation)과 조립(assembly) 및 구조. a. 굵은잔섬유는 두 개의 미오신 분자의 꼬리가 역평행 방식으로 서로 결합되어 조립되기 시작한다. **b.** 미오신 분자가 양극성의 굵은잔섬유로 조합되는 것을 나타낸 그림이다. 미오신 머리는 빈구역(bare zone)으로부터 멀리 떨어진 쪽을 향하고 있다. 빈구역에는 미오신 머리가 없다. 빈구역에서 미오신 꼬리는 서로 반대 방향으로 서로 평행하게 배열되어 있으나, 잔섬유의 먼쪽부위에서는 한쪽 방향으로만 배열되어 중첩되어 있다. **c.** 절단된 양극성 미오신 굵은잔섬유의 그림이다. 미오신 머리가 나선상으로 돌출되어 있다. **d.** 2 nm 해상도의 동결 수화된 타란툴라(trantula) 독거미의 굵은잔섬유의 삼차원 재구성 사진이다. 평행하게 배열된 여러 미오신분자의 머리(하나를 *노란색*으로 표시함)와 꼬리가 관찰된다. (Alamo L, Wriggers W, Pinto A, Bártoli F, Salazar L, Zhao FQ, Craig R, Padrón R. Three-dimensional reconstruction of tarantula myosin filaments suggests how phosphorylation may regulate myosin activity. *J Mol Biol* 2008;384:780–975로부터 허락받아 사용.)

굵은잔섬유를 두 Z선 사이의 중간부위 중앙에 위치하도록 해준다. 티틴은 "용수철"과 같은 분자를 포함하고 있으므로 근육원섬유마디가 과도하게 늘어났을 경우, 근육원섬유마디의 길이를 되돌리기 위한 수동적인 복원력을 형성하여 이를 막아준다.

- **α 액티닌**(α-actinin)은 분자량이 190 kDa인 양극성의 짧은 막대 모양의 액틴결합단백질로, 평행하게 배열된 가는잔섬유 다발을 형성하여 이를 Z선에 고정시켜 준다. 또한 α 액티닌은 Z선

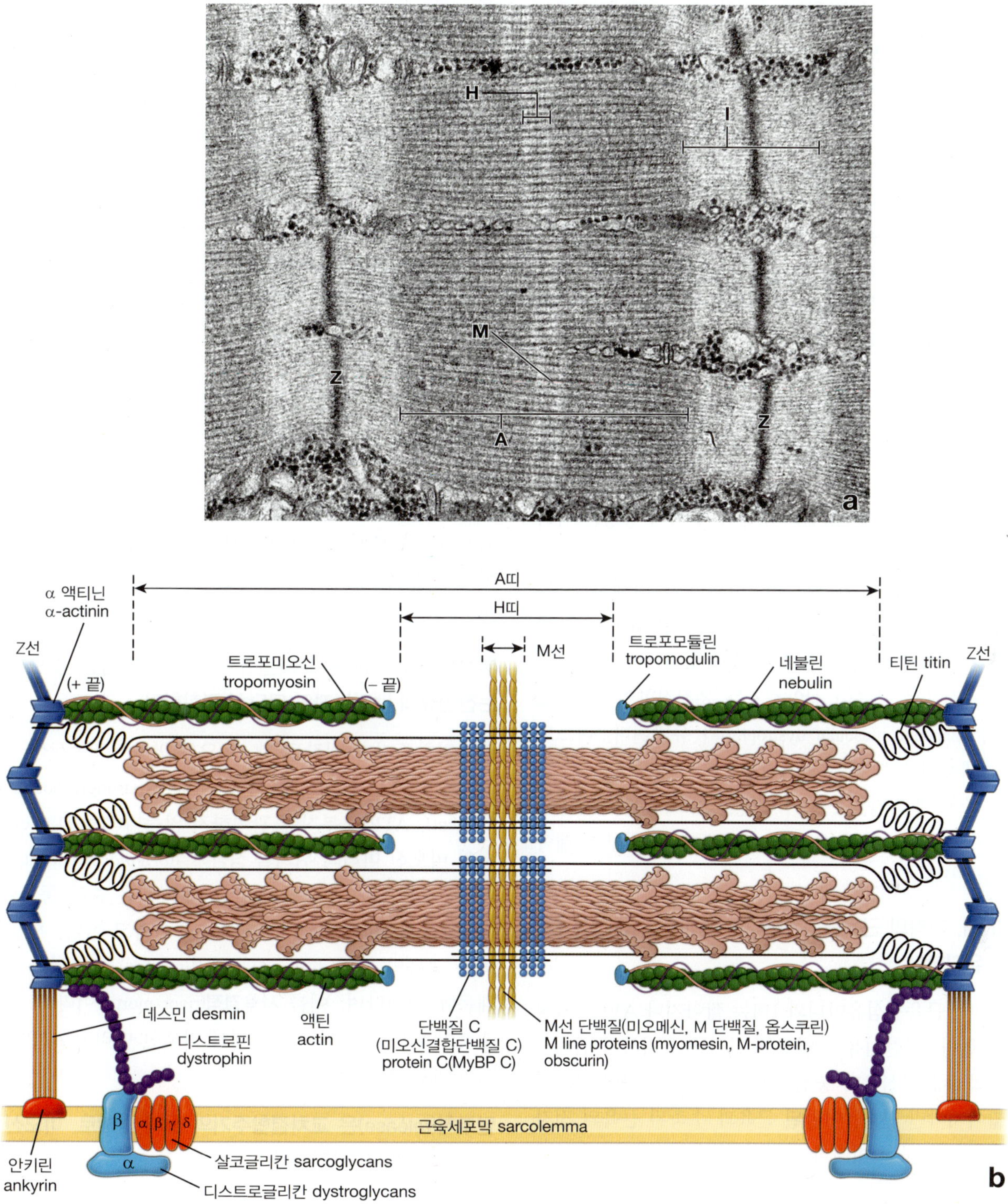

그림 11.10 뼈대근육의 전자현미경사진과 이에 해당하는 근육원섬유마디(sarcomere)의 분자구조. a. 세로절단된 근원섬유의 전자현미경사진이다. Z선에 의해 양분되어 있는 I띠(I band)는 희미하게 관찰되는 가는(액틴)잔섬유로 구성되어 있다. 가는잔섬유는 Z선(Z line)에 부착되어 있으며 I띠를 지나 A띠(A band) 쪽으로 이어져 있다. 굵은잔섬유는 미오신으로 구성되어 있으며, A띠 전체 두께를 차지한다. A띠에는 부가적인 띠와 선이 존재한다. 이들 중 하나는 A띠의 중앙에서 관찰되는 M선이며, 다른 하나는 굵은잔섬유만으로 구성된 전자밀도가 낮은 H띠(H band)이다. A띠의 외측 부위는 가는잔섬유와 굵은잔섬유가 서로 맞물려 있어 전자밀도가 높게 나타난다. × 35,000. **b.** 근육원섬유마디 내에서 근잔섬유와 보조단백질의 분포를 나타낸 그림이다. 보조단백질에는 다음과 같은 것들이 있다. 티틴은 분자량이 큰 탄력분자로, 굵은(미오신)잔섬유를 Z선에 고정시켜주며, α 액티닌(α-actinin)은 가는(액틴)잔섬유를 평행하게 배열된 다발로 묶어 Z선에 고정시킨다. 네불린(nebulin)은 Z선에 부착된 길쭉한 형태의 비탄력 단백질로, 가는잔섬유를 둘러싸 이를 Z선에 고정시켜주는 α 액티닌의 작용을 도와주며, 트로포모듈린(tropomodulin)은 가는잔섬유의 길이를 유지하고 조절해주는 액틴캡핑단백질(actin-capping protein)이다. 트로포미오신(tropomyosin)은 가는잔섬유를 안정화시키고 트로포닌과 연관되어 칼슘이온의 결합을 조절해준다. M선단백질(M line protein, 미오메신 myomesin, M 단백질 M-protein, 옵스쿠린 obscurin)은 굵은잔섬유를 M선에 위치하도록 고정시키고, 미오신결합단백질 C(myosin-binding protein C)는 정상적인 굵은잔섬유의 조립이 일어나도록 해주며 티틴과 상호작용한다. 이 밖에 근육원섬유마디를 근육세포막에 고정시켜주는 두 종류의 단백질(데스민 desmin, 디스트로핀 dystrophin)이 있다. 이러한 다양한 단백질의 상호작용에 의해 근육원섬유마디 내에서 가는잔섬유와 굵은잔섬유의 정확한 배열과 근세포 내에서 근육원섬유마디의 배열을 유지시킨다.

에 파묻혀 있는 티틴의 N 말단부위와 교차결합한다.

- **데스민**(desmin)은 분자량이 53 kDa인 일종의 중간잔섬유로, Z선 부위에서 근육원섬유마디를 격자모양으로 둘러싸 이웃한 근육원섬유마디를 서로 부착시켜 주며, 결합단백질(linkage protein)인 안키린(ankyrin)을 통해 근육원섬유마디를 세포막에 부착시켜 이웃한 근원섬유 사이의 교차결합을 안정시킨다.
- **M선 단백질**(M line protein)은 여러 종류의 미오신결합단백질로 구성되어 있으며, 굵은잔섬유를 M선에 위치하도록 고정시키고, 티틴 분자를 굵은잔섬유에 부착시켜 준다. M선 단백질에는 **미오메신**(myomesin, 185 kDa), **M 단백질**(M-protein, 165 kDa), **옵스쿠린**(obscurin, 700 kDa) 및 **근육크레아틴인산염분해효소**(muscle creatine phosphatase, MM-CK, 81 kDa)가 있다.
- **미오신결합단백질 C**(myosin-binding protein C, MyBP-C)은 분자량이 140~150 kDa인 단백질로, 굵은잔섬유를 정상적으로 조합하고 안정시킨다. 이 단백질은 M선의 양쪽에서 이에 평행한 여러 개의 뚜렷한 가로줄을 형성하여 티틴 분자와 상호작용한다.
- **디스트로핀**(dystrophin)은 분자량이 427 kDa인 큰 단백질로, 근세포의 바깥판(external lamina)에 존재하는 라미닌(laminin)을 액틴잔섬유에 결합시켜 주는 것으로 알려져 있다. 이 단백질이 결핍되면 점차적으로 근육이 쇠약해지는 유전질환인 **뒤시엔느근디스트로피**(Duchenne muscular dystrophy)가 유발된다. 디스트로핀은 X 염색체에 있기 때문에 소년들만이 뒤시엔느근디스트로피로 고통을 받게 된다. 최근 이 질환을 앓고 있는 사람들의 정상적인 기능 회복을 위한 유전자 치료에 대한 연구가 계속 진행 중이다(글상자 11.2).

근육이 수축할 때, 각각의 근육원섬유마디는 짧아지나 근잔섬유는 일정한 길이를 유지한다.

근육이 수축할 때, 근육원섬유마디와 I띠는 짧아지나 A띠는 일정한 길이를 유지한다. 근잔섬유가 일정한 길이를 유지하기 위해서는 가는잔섬유와 굵은잔섬유가 중첩되는 부분이 증가하여 근육원섬유마디가 짧아져야만 한다. 이완된 근육과 수축된 근육의 전자현미경사진을 비교해 보면 이러한 중첩이 일어난 것을 쉽게 확인할 수 있다. 근육이 수축하면 H띠는 좁아지고 가는잔섬유는 H띠 부위로 미끄러져 들어간다. 이러한 현상은 근육이 수축할 때 가는잔섬유가 굵은잔섬유 사이로 미끄러져 지나감을 의미한다.

액토미오신교차결합주기(The Actomyosin Cross-Bridge Cycle)

이완된 근육에서 미오신 머리는 액틴분자의 미오신 부착부위를 덮고 있는 트로포미오신의 방해에 의해 액틴분자와 결합하지 못한다(그림 11.11a). 신경 자극에 의해 근육세포질 내로 분비된 칼슘(Ca^{2+})은 트로포닌과 결합하고, 이어서 트로포미오신에 작용하여 액틴분자의 미오신결합부위를 노출시킨다(그림 11.11b). 이렇게 결합부위가 노출되면, 미오신 머리는 액틴분자와 상호작용하여 교차결합을 형성하고, 두 종류의 근잔섬유는 서로 미끄러져 이동하게 된다.

액틴과 미오신 분자의 빠르고 반복적인 상호작용에 의해 가는잔섬유가 굵은잔섬유를 따라 이동하여 근육의 길이가 짧아진다.

뼈대근육의 교차결합주기를 **액토미오신교차결합주기**(actomyosin cross-bridge cycle)라고 하며, 생화학적 및 기계적으로 일어나는 일련의 복합적인 현상이다. 미오신은 ATPase 활성이 있는 액틴 보조단백질로, ATPase의 주기적 활성에 따라 액틴과 부착 및 탈부착을 끊임없이 반복함으로써 화학에너지를 기계적에너지로 변환시킨다. 하나의 교차결합주기는 부착(attachment), 탈부착(release), 구부러짐(bending), 힘발생(force generation) 및 재부착(reattachement)의 **다섯 시기**(five stage)로 구성되어 있다. 심장근육이나 민무늬근육에서는 조직특이미오신분자(tissue-specific myosin molecule)의 분자구성이 변화하므로 각 시기의 상대적인 지속시간이 달라질 수 있다. 그러나 모든 유형의 근육에서 미오신과 액틴의 상호작용이 일어나는 기본 주기는 동일할 것으로 생각된다.

부착(attachment)은 교차결합주기의 첫 단계로, 미오신 머리가 가는잔섬유의 액틴분자와 단단히 결합한다.

교차결합주기가 시작될 때, **미오신 머리는 가는잔섬유의 액틴분자와 단단히 결합**해 있으며(myosin head is strongly bound to the actin filament), ATP는 부착에 관여하지 않는다(그림 11.11c). 이 단계에서의 미오신 머리의 위치를 **정상배열**(*original* or unbent confirmation)이라고 한다. 이와 같은 배열은 매우 짧은 순간 동안에 이루어지며, 이를 **경직배열**(rigor configuration)이라고 한다. 사후 바로 시작되는 근육의 강직(stiffness)과 경직(rigidity)은 이러한 ATP의 결여 때문에 일어나며, 이를 **사후경직**(rigor mortis)이라고 한다. 활발한 수축이 일어나고 있는 근육에서 미오신 머리에 ATP가 결합 되면 이 단계는 끝난다.

탈부착(release)은 교차결합주기의 둘째 단계로, 미오신 머리가 가는잔섬유로부터 분리된다.

교차결합주기의 둘째 단계에서 **ATP는 미오신 머리와 결합**하여(ATP binds to the myosin head) 액틴부착부위의 구조적 변화를 유도한다. 이러한 변화에 의해 **미오신 머리는** 가는잔섬유의 액틴분자에 대한 친화력이 감소되어 **가는잔섬유로부터 분리된다**(myosin head to uncouple from the thin filament; 그림 11.11d).

구부러짐(bending)은 교차결합주기의 셋째 단계로, ATP의 가수분해에 의해 미오신의 운동이 "다시 시작(reset)" 되어 미오신 머리는 본래의 위치로 이동한다.

미오신 머리가 본래의 위치로 이동하기 위해 미오신의 지렛대

글상자 11.2

임상적용: 근디스트로피—디스트로핀과 디스트로핀연관단백질 (Muscular Dystrophies—Dystrophin and Dystrophin-Associated Proteins)

디스트로핀(dystrophin)은 짧은 머리 부분과 긴 꼬리 부분으로 이루어진 막대 모양의 세포골격단백질로, 뼈대근육세포의 세포막 바로 아래에 위치한다. 디스트로핀의 꼬리 끝 부위에는 F액틴이 결합한다. 두 군의 막통과단백질인 α 디스트로칸과 β 디스트로칸(α- and β-dystroglycan) 및 α 사르코글리칸, β 사르코글리칸, γ 사르코글리칸 그리고 δ 사르코글리칸(α-, β-, γ-, and δ-sarcoglycan)은 **디스트로핀당단백질복합체**(dystrophin-glycoprotein complex)를 형성하며, 이러한 복합체는 디스트로핀을 세포외바탕질단백질인 라미닌(laminin)과 아그린(agrin)에 연결한다. 디스트로글리칸은 디스트로핀과 라미닌 사이에서 실제로 이들을 연결하며, 사르코글리칸은 단지 막에서 디스트로글리칸과 연관되어 있다. 건강한 사람에서 디스트로핀의 분포는 면역염색방법을 이용하여 관찰할 수 있다(그림 F11.2.1).

디스트로핀당단백질복합체를 구성하는 여러 단백질을 부호화하는 단일 유전자의 돌연변이에 의해 여러 유형의 근디스트로피가 유발된다. **뒤시엔느근디스트로피**(Duchenne muscular dystrophy, DMD)와 **베커근디스트로피**(Becker muscular dystrophy, BMD)는 디스트로핀의 발현에 영향을 미치는 돌연변이와 연관이 있으며(그림 F11.2.2), 다른 유형인 **사지대근디스트로피**(limb girdle muscular dystrophy, LGMD)는 네 개의 다른 사르코글리칸을 부호화하는 X 염색체의 짧은 팔에 존재하는 유전자의 돌연변이에 의해 유발되고, **선천근디스트로피**(congenital muscular dystrophy, CMD)는 근라미닌(muscular laminin)의 α2 사슬을 부호화하는 유전자의 돌연변이에 의해 유발된다. 대부분의 뒤시엔느근디스트로피(DMD)는 해독틀변이(frame shift)를 일으키는 높은 빈도의 유전자 결여에 의해 유발되며, 그 결과 병이 든 근섬유에는 디스트로핀이 결핍되게 된다. 디스트로핀 유전자와 그 생성물의 특성감별을 통해 이 질환에 대한 유전자 검사와 산전 진단이 가능하게 되었다.

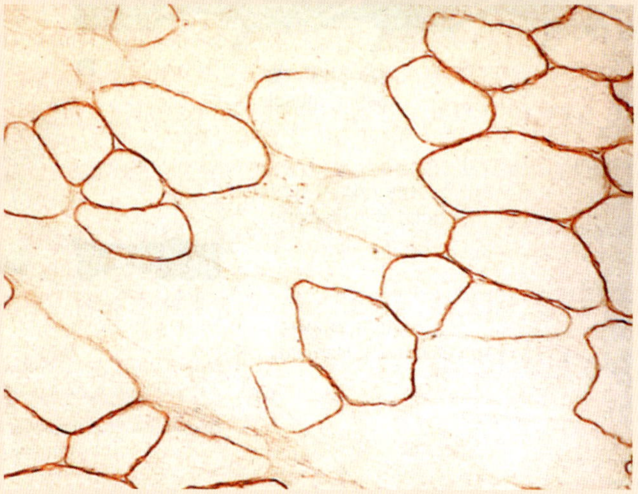

그림 F11.2.2 뒤시엔느근디스트로피(Duchenne muscular dystrophy, DMD) 환자의 디스트로핀 분포. 뒤시엔느근디스트로피로 진단된 환자의 뼈대근육 가로절단 표본이다. 조직표본은 그림 F11.2.1의 표본과 동일한 방법으로 제작되었다. 환자와 정상인의 근섬유에서 디스트로핀의 분포양상과 면역 반응성의 차이를 비교할 수 있다. 이 근육은 비대(hypertrophy) 징후를 나타낸다. 일부 근섬유에서는 디스트로핀이 전혀 발현되지 않았으며, 다른 근섬유에서는 디스트로핀의 발현 정도가 다양하게 나타난다. ×480. (Dr. Andrew G. Engel 제공.)

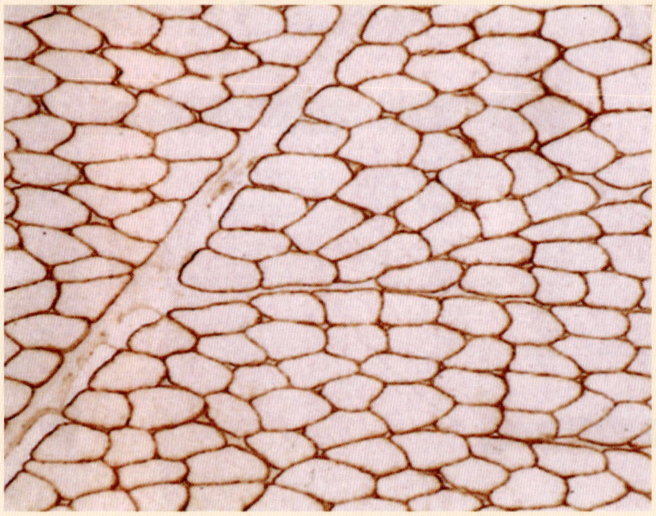

그림 F11.2.1 사람 뼈대근육 내의 디스트로핀(dystrophin) 분포. 디스트로핀에 대한 염소 다클론항체(goat polyclonal antibody)를 이용한 면역과산화효소(immunoperoxidase) 방법에 의해 면역염색한 건강한 사람의 뼈대근육섬유 가로절단 표본이다. 디스트로핀 및 이와 연관된 디스트로핀당단백질복합체는 근세포의 세포골격을 세포막을 따라 분포한 주변의 세포외바탕질과 연결하므로 디스트로핀은 세포막의 경계를 따라 분포한다. 정상적인 뼈대근육세포의 형태와 디스트로핀의 분포양상이 관찰된다. ×480. (Dr. Andrew G. Engel 제공.)

뒤시엔느근디스트로피(DMD)는 X연관열성유전(X-linked recessive trait)이므로 주로 소년에서 발병한다(세계적으로 3,500명 중 1명으로 추정). 뒤시엔느근디스트로피(DMD)는 3~5세 사이에 발병을 시작하며 빠르게 진행된다. 환자의 대부분은 12세경에는 걷기가 힘들게 되고, 20세경에는 인공호흡기를 사용해야만 한다. 베커근디스트로피(BMD)는 뒤시엔느근디스트로피(DMD)와 증상이 비슷하지만 진행속도가 훨씬 느리다. 베커근디스트로피(BMD)의 증상은 12세경에 나타나며, 25~30세에는 걸을 수 없게 된다. 현재까지 근디스트로피에 대한 치료법은 밝혀져 있지 않으며, 삶의 질을 높이기 위해 증상을 완화시키는 치료만 가능하다. 유전자 요법을 환자 치료에 적용하려는 집중적인 연구가 진행되고 있다. 이러한 치료방법 중 하나는 근세포 내의 결손된 디스트로핀 유전자를 대체시키는 것이다. 이 목적을 달성하기 위해 유전공학적으로 변형된 바이러스를 이용하여 "정상(normal)" 유전자를 운반하고, 근세포를 감염시켜 디스트로핀을 발현하는 세포로 유도할 수 있어야 한다. 시도할 수 있는 또 다른 방법은 정상적인 근세포로 분화될 수 있는 "건강한(healthy)" 위성세포(근줄기세포)를 이식하는 것이다. 이러한 줄기세포 치료법은 실험동물에서 검사를 마쳤으며 희망적인 결과를 얻었다.

팔 부위의 회전에 의해 미오신 **머리가 구부러지면서**(myosin head to bend) 미오신 머리의 ATP 부착부위는 더욱 심한 구조적 변화를 나타낸다. 이러한 운동은 ATP가 ADP와 무기 인산염(P_i)으로 분해되면서 시작되나, 이 두 분해산물은 미오신 머리에 결합된 채로 남아 있다(그림 11.11e). 이 단계에서 가는잔섬유에 대한 **미오신 머리의 선상 이동거리**(linear displacement of the myosin head)는 약 5 nm이다. 때때로 이 단계를 "**회복동작**(recovery stroke)"이라고 한다.

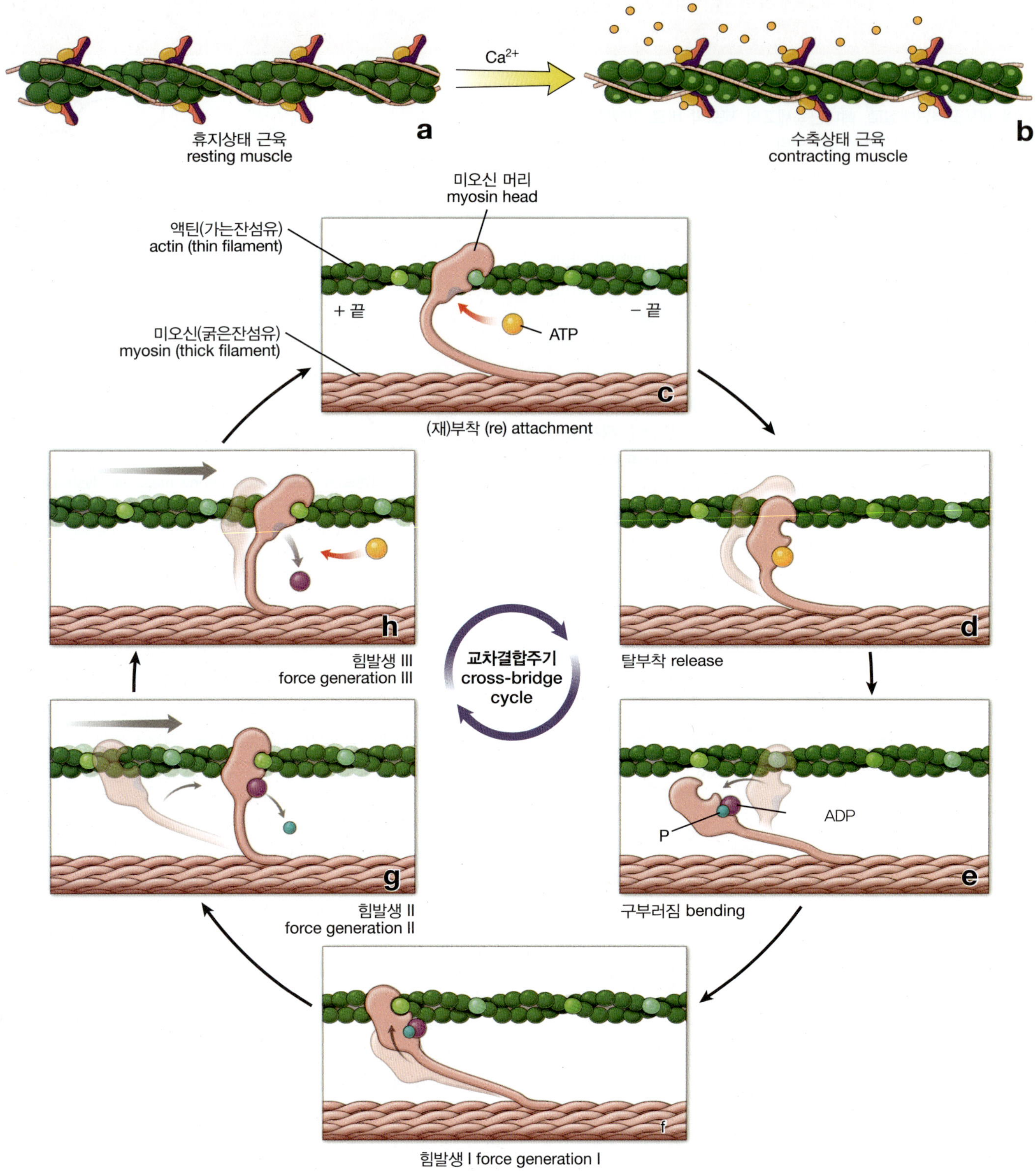

그림 11.11 액토미오신교차결합주기(actomyosin cross-bridge cycle). 교차결합주기에 대한 자세한 설명은 각 단계에 해당하는 이 단원의 본문을 참고하기 바람. **a** 와 **b.** 트로포미오신과 트로포닌 복합체만을 명확하게 나타내었다. **c~h.** 가는잔섬유에 어떤 액틴보조단백질도 표시하지 않았다. *ATP,* 아데노신삼인산; *ADP,* 아데노신이인산; *P,* 무기인산염.

힘발생(force generation)은 교차결합주기의 넷째 단계로, 미오신 머리에서 무기인산염이 방출되고 강한동작(power stroke)이 일어난다.

미오신 머리는 가는잔섬유 액틴분자의 새로운 결합부위와 약하게 결합하고(그림 11.11f), 무기인산염을 방출한다(11.11g). 이러한 방출에 의해 두 가지 효과가 나타난다. 첫째로, 미오신 머리와 새로운 부착부위 사이의 결합력이 증가되며, 둘째로, **미오신 머리**가 구부러지기 전의 본래 위치로 되돌아오면서 **힘을 발생시킨다**(myosin head generates a force). 따라서 미오신 머리가 펴지면서 가는잔섬유는 굵은잔섬유를 따라 이동하게 된다. 이를 수축주기의 "**강한동작**(power stroke)"이라고 한다. 이 단계에서 ADP는 미오신 머리에서 떨어져 나간다(그림 11.11h).

재부착(reattachment)은 교차결합주기의 마지막 다섯째 단계로, 미오신 머리가 새로운 액틴 분자에 단단히 결합한다.

미오신 머리가 가는잔섬유의 **새로운 액틴분자와 다시 단단하게 결합하면**(myosin head is again tightly bound to new actine molecule, 경직배열) 수축주기가 반복된다(그림 11.11c 참조).

두 개의 미오신 머리는 효과적이고 조화로운 방식으로 함께 작용한다. 수축주기 동안 하나의 미오신 머리가 가는잔섬유로부터 분리되어도 동일한 굵은잔섬유의 다른 미오신 머리가 액틴분자에 결합하므로 운동이 일어난다. 미오신 머리는 거울의 상처럼 H띠의 양쪽에서 대칭으로 배열되어 있으므로(역평행 배열 antiparallel arrangement) 가는잔섬유는 A띠 쪽으로 당겨지게 되어 근육원섬유마디가 짧아진다.

근수축의 조절(Regulation of Muscle Contraction)

근수축은 칼슘, 근육세포질그물 및 가로세관 계통에 의해 조절된다.

칼슘(Ca^{2+})은 액틴과 미오신 사이의 반응에 필수적이다. 수축 후, 칼슘은 반드시 제거되어야만 한다. 이러한 칼슘의 빠른 공급과 제거는 근육세포질그물과 가로세관계통(transverse tubular system)에 의해 이루어진다.

근육세포질그물(sarcoplasmic reticulum)은 납작한 수조 형태의 막 부분과 서로 연결된 그물 형태의 통로 부분으로 이루어져 있으며, 칼슘 이온의 저장고로 작용한다. 근육세포질그물은 근섬유 전체 부피의 1~5%를 차지하며 근원섬유 주위를 둘러싸는 그물모양의 구조로, 반복되어 배열되어 있다. 근육세포질그물을 이루는 각각의 그물은 근육원섬유마디 내에 있는 하나의 A-I 경계로부터 다음 A-I 경계에 걸쳐 분포하고 있다. 근육세포질그물의 이웃한 그물은 A-I 경계로부터 다음 근육원섬유마디의 A-I 경계까지 연속된다. 따라서 근육세포질그물의 하나의 그물구조는 A띠를 둘러싸며, 이와 인접한 그물구조는 I띠를 둘러싼다(그림 11.12). A띠와 I띠의 경계에서 두 그물이 만나는 부위에서 근육세포질그물은 약간 팽대되어 근육원섬유마디를 둘러싸는 비교적 규칙적인 고리모양의 통로를 형성한다. 이렇게 팽대된 부위를 **종말수조**(terminal cisterna)라고 하며, 칼슘의 저장고로 작용한다.

종말수조의 세포막에는 칼슘을 근육세포질 내로 방출시키는 **리아노딘수용체**(ryanodine receptor, RyR1은 뼈대근육에 존재하는 주된 동형구조임)라고 하는 많은 수의 **관문칼슘분비통로**(gated Ca^{2+}-release channel)가 있다. 또한 근원섬유를 둘러싸고 있는 근육세포질그물의 주변에는 많은 수의 미토콘드리아와 글리코겐이 분포하여 수축반응에 필요한 에너지를 공급한다. 근육세포질그물의 내강 표면에는 내재된 칼슘 50개까지 결합할 수 있는 강산성 칼슘결합단백질인 **칼세퀘스트린**(calsequestrin)이 포함되어 있다. 칼세퀘스트린은 근수축의 시작에 필요한 칼슘을 근육세포질그물의 내강 표면쪽에는 고농도(20 mM)로 저장시키는 반면, 내강 내에서는 매우 낮게(1 mM 미만) 유지시킨다. 이로 인해 칼슘활성ATPase펌프(Ca^{2+}-activated ATPase pump)가 칼슘을 근육세포질그물의 내강 내로 수송할 때 필요한 농도기울기가 현저히 감소한다.

가로세관계통(transverse tubular system) 또는 **가로계통**(T system)은 세포막이 함입되어 형성된 수많은 세관들로 이루어졌으며, 각각의 세관을 **가로세관**(T tubule)이라고 한다. 가로세관은 근섬유를 뚫고 들어가 모든 A-I 경계부에서 이웃한 종말수조 사이에 위치한다(그림 11.12 참조). 가로세관에는 **디히드로피리딘감지수용체**

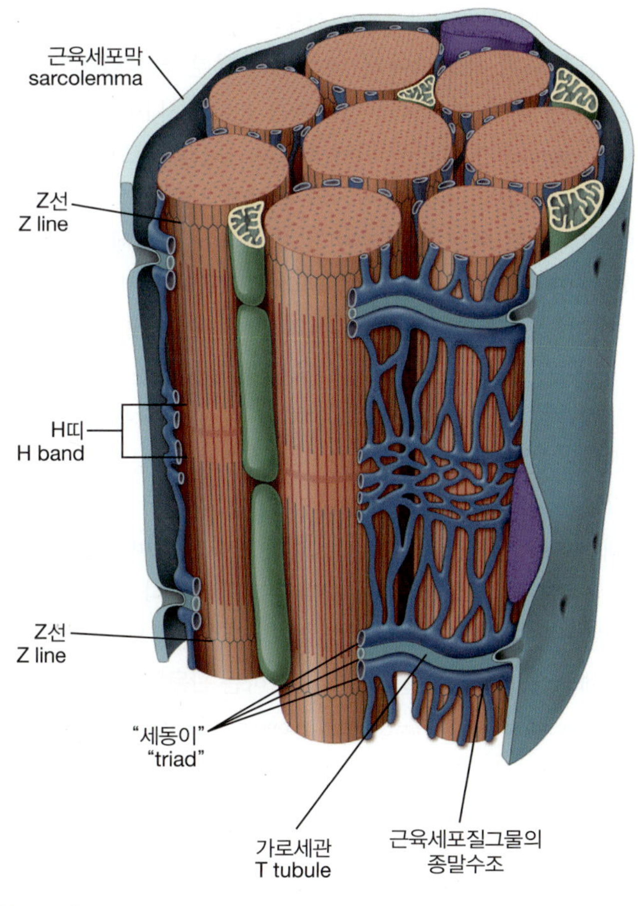

그림 11.12 가로무늬근육의 구성을 간단하게 나타낸 그림. 근육세포질그물의 구조와 근원섬유와의 관계를 나타낸 그림이다. 가로무늬근육에는 하나의 근육원섬유마디 내에 두 개의 가로세관(transverse tubule, *T*)이 발달되어 있다. 각각의 가로세관은 A띠와 I띠의 경계부에 위치하며, 가로무늬근육의 세포막이 함입되어 형성된 구조이다. 하나의 가로세관은 근원섬유를 둘러싸고 있는 근육세포질그물의 종말수조 두 개와 연관되어 있으며, 가로세관의 양쪽에 각각 하나의 종말수조가 위치해 있다. 가로절단면에서 관찰되는 바와 같이 A띠와 I띠의 경계부에 위치한 두 개의 종말수조와 그 사이에 있는 하나의 가로세관으로 이루어진 삼중구조를 *세동이(triad)*라고 한다. 가로세관의 막이 탈분극되면 근육세포질그물로부터 칼슘이온이 방출되기 시작하여 결국 근수축이 유발된다.

(dihydropyridine sensitive receptor, DHSR)라고 하는 **전압감지단백질**(voltage-sensor protein)이 존재한다. 이 단백질은 탈분극감지막통과통로(depolarization sensitive transmembrane channel)로, 세포막이 탈분극될 때 활성화된다. 이 단백질이 구조적으로 변화되면 종말수조에 인접한 세포막에 위치하는 관문칼슘분비통로(리아노딘 수용체의 RyR1 동형구조)에 직접적인 영향을 미치게 된다. **하나의 가로세관**(one T tubule)과 **두 개의 이웃한 종말수조**(two adjacent terminal cisterna)의 복합체를 **세동이**(triad)라고 한다. 이러한 구조는 뼈대근육의 A-I 경계부에서 관찰된다. 세동이는 세포 밖의 환경변화(예: 신경자극)와 세포 안의 반응(예: 칼슘 방출)을 연결하여 근수축을 유도하는 중요한 구조이다.

가로세관 막이 탈분극되면 종말수조로부터 칼슘이 방출되고, 가는잔섬유가 구조적 변화를 일으켜 근수축이 시작된다.

신경자극이 신경근육접합부(neuromuscular junction)에 도달하면 신경말단으로부터 신경전달물질(아세틸콜린 acetylcholine, Ach)이 방출되어 근세포의 세포막에서 국소적인 탈분극이 일어난다. 이후, 탈분극에 의해 세포막에 존재하는 **전압관문나트륨통로**(voltage gated-Na^+ channel)가 열리게 되면 세포외 공간의 나트륨이온이 근세포 내로 유입된다. 나트륨이온의 유입에 의해 근섬유의 세포막 전체로 탈분극이 빠르게 전파된다. 탈분극이 가로세관의 입구에 도달하면, 가로세관 계통의 막을 따라 근세포의 심부로 전달된다. 이때, 전하는 가로세관의 막에 존재하는 **전압감지단백질**(voltage-sensor protein, DHSR)을 활성화시킨다. 이 단백질은 구조 및 기능적으로 칼슘통로의 특성이 있다. 뼈대근육에서 탈분극이 일어나는 동안, 이 전압감지단백질이 짧은 시간 동안 활성화되는 것만으로는 칼슘통로가 열리기에 충분하지 않다. 따라서 칼슘은 가로세관의 내강으로부터 근육세포질로 이동되지 않으며, 이러한 칼슘이동이 근수축을 일으키는 데 필수적이지는 않다. 대신에 이 전압감지단백질이 활성화되어 고농도의 칼슘분자를 저장하고 있는 근육세포질그물의 종말수조에 존재하는 **관문칼슘분비통로**(gated Ca2+-release channel, **리아노딘수용체** ryanodine receptor)가 열려 근육세포질 내로 많은 양의 칼슘이 빠르게 방출된다. 근육세포질 내의 칼슘 농도가 증가되면 가는잔섬유 트로포닌 복합체의 TnC 부위와 칼슘이 결합하여 근원섬유의 수축이 시작된다(394~397쪽 참조). TnC 분자의 구조적 변화에 의해 트로포닌 복합체의 TnI와 액틴분자가 분리되어 액틴분자의 미오신결합부위가 노출된다. 이후 미오신 머리는 액틴분자와 자유롭게 상호작용하여 근수축주기를 시작한다.

세포질 내 자유 칼슘 농도가 감소하면 근육은 이완된다.

이와 동시에 근육세포질그물의 막에 존재하는 **칼슘활성화ATPase 펌프**(Ca^{2+}-activated ATPase pump)는 칼슘을 근육세포질 내 저장 부위로 되돌려 보낸다. 근육세포질그물 내의 자유 칼슘은 칼슘 흡수효율을 높여주는 칼슘결합단백질인 칼세퀘스트린에 의해 저농도로 유지된다. 근육세포질그물 내에서 칼슘은 칼세퀘스트린과 결합하므로 칼슘활성ATPase펌프의 작용에 역행하여 자유 칼슘의 농도 차이를 감소시킨다. 세포질 내의 칼슘 농도는 30 msec 내에 휴지기 상태의 칼슘 농도로 회복된다. 근잔섬유 주변의 칼슘 농도가 정상적인 휴지기 상태의 농도로 회복되면 근육은 이완되고 수축이 정지하게 된다. 그러나 신경자극이 지속적으로 가로세관의 세포막을 탈분극시키는 동안 수축은 지속된다.

운동신경분포(Motor Innervation)

뼈대근육섬유에는 척수나 뇌줄기로부터 기원한 다수의 운동뉴런이 분포한다. 뉴런의 축삭은 근육 근처에서 여러 개의 작은 가지나 종말가지로 나뉘어 각각의 근섬유에 분포한다(그림 11.13).

신경근육접합부는 축삭의 종말가지와 근섬유가 접촉하는 부위이다.

신경근육접합부(neuromuscular junction, 운동종말판 motor end plate)에

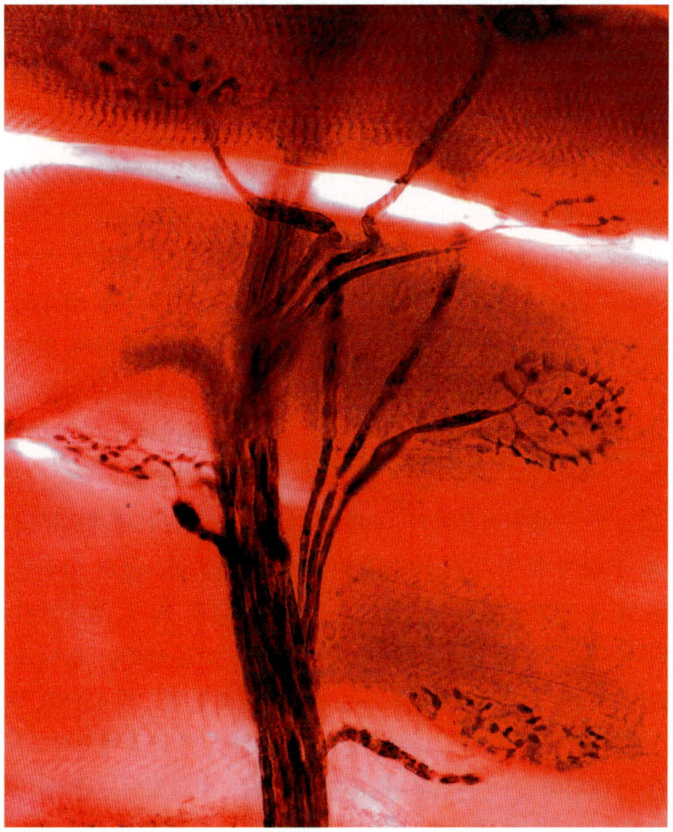

그림 11.13 신경근육접합부(neuromuscular junction)의 광학현미경사진. 은도금법(silver method)에 의해 제작된 표본에서 운동신경과 신경근육접합부(neuromuscular junction, 운동종말판 motor end plate)로 이어지는 종말가지(final branch)가 관찰된다. 이 사진에서 뼈대근육섬유는 수평방향으로 주행하며, 이에 수직방향으로 근섬유를 가로질러 운동신경섬유가 분포하고 있다. 신경섬유의 말단 부위에서는 수초가 없어지며 많은 가지를 내고, 종말부분은 팽대되어 신경근육접합부 집단을 이루고 있다. ×620.

글상자 11.3

임상적용: 중증근무력증(Myasthenia Gravis)

정상 상태에서 **아세틸콜린분자**(acetylcholine [ACh] molecule)는 신경근육접합부에서 시냅스틈새로 방출되어 뼈대근육세포의 세포막에 존재하는 니코틴성아세틸콜린수용체에 결합한다. 앞에서 설명한 바와 같이, 이러한 수용체는 근수축을 유도하는 활동전압을 발생시키는 데 필요한 나트륨의 유입을 조절하는 *전달물질관문나트륨통로*(*transmitter-gated Na*$^+$ *channel*)이다. 아세틸콜린분자는 수용체를 자극한 후, *아세틸콜린분해효소*(*acetylcholinesterase, AChE*)에 의해 아세트산과 콜린으로 분해되고, 축삭종말에서 흡수되어 아세틸콜린합성에 재사용된다(450쪽 참조).

중증근무력증(myasthenia gravis)이라고 하는 임상질환에서는 자신의 수용체 단백질에 대한 항체에 의해 니코틴성아세틸콜린 수용체가 차단된다. 따라서 중증근무력증은 기능적 아세틸콜린 수용체 수의 감소에 의해 유발되는 자가면역질환이다. 또한 중증근무력증에서는 시냅스틈새가 비정상적으로 변화하여(예: 시냅스틈새가 넓어지고 접합부주름이 사라짐) 근섬유의 효율성이 떨어지게 된다. 중증근무력증은 신경 자극에 민감한 근섬유가 눈에 띄게 약화되는 특징이 있다. 발병 초기에 눈바깥근육이 약화 되기 시작하며, 눈꺼풀이 처지고, 복시(double vision)가 나타나며, 전반적인 근육의 약화가 일어나게 된다. 또한 호흡근과 같은 신체의 다른 근육도 영향을 받게 된다. 병이 진행됨에 따라 신경근육접합부의 수가 감소한다. 중증근무력증의 효율적인 약물치료는 아세틸콜린분해효소(AChE) 억제제를 주사하는 것이다. 이러한 물질은 시냅스틈새로 방출된 아세틸콜린의 수명을 연장하여 신경근육접합부에서 아세틸콜린의 신호전달을 강화한다. 아세틸콜린분해효소 억제제를 주사하는 것 이외에 면역억제 치료를 하거나 커진 가슴샘(thymus)을 절제(가슴샘이 커진 경우)하여 면역계통의 작용과 아세틸콜린 수용체에 대한 항체의 생성 속도를 억제시키는 치료법도 이용되고 있다.

서 축삭 끝의 말이집(수초 myelin sheath)과 축삭의 종말부분은 **무수초(종말)슈반세포**(nonmyelinating [terminal] Schwann cell)의 얇은 세포질 부분과 바깥판(외판, external lamina)으로만 싸여 있다. 축삭의 끝은 여러 종말가지로 나뉘어 수용기 부위인 근섬유 표면의 얕은 함몰 부위에 위치하게 된다(그림 11.14). 축삭종말은 전형적인 시냅스전구조(presynaptic structure)와 같아 신경전달물질인 **아세틸콜린**(acetylcholine, ACh)을 포함하고 있는 시냅스전소포(presynaptic vesicle)와 미토콘드리아가 다수 관찰된다.

시냅스틈새로 아세틸콜린이 방출되면 세포막의 탈분극이 시작되어 근세포의 수축이 유발된다.

시냅스틈새(synaptic cleft) 아래에 위치한 근섬유의 세포막에는 다수의 깊은 **접합부주름**(junctional fold, 신경밑주름 subneural fold)이 발달되어 있다. 아세틸콜린 특이 **콜린수용체**(cholinergic receptor)는 시냅스틈새와의 경계가 되는 접합부주름 세포막에 국한되어 존재한다. 바깥판은 접합부주름까지 이어져 있다(그림 11.14a). 축삭종말 시냅스소포 내의 아세틸콜린은 시냅스틈새로 방출되어 가로무늬근육의 세포막에 있는 **니코틴성아세틸콜린수용체**(nicotinic ACh receptor, nAChR)와 결합한다. 가로무늬근육의 니코틴성아세틸콜린수용체는 **전달물질관문나트륨통로**(transmitter-gated Na$^+$ channel)이다. 이 수용체에 아세틸콜린이 결합되면 나트륨 통로가 열려 나트륨이 가로무늬근육 내로 유입된다. 나트륨이 유입되면 국소적인 세포막 탈분극이 일어나며, 위에서 설명한 현상들이 차례로 일어난다. **아세틸콜린분해효소**(acetylcholinesterase, AChE)는 아세틸콜린을 빠르게 분해하여 자극이 지속되지 않도록 해준다. 아세틸콜린의 기능에 대해서는 12장에서 자세히 설명하였다(447~448쪽).

신경근육전달(neuromuscular transmission)은 세균독소나 약물에 의해 차단될 수 있다. 예를 들어, 무산소세균인 클로스트리듐 보툴리눔(*Clostridium botulinum*)에 의해 생성되는 **보툴리눔 독소**(botulinum toxin)는 축삭종말로부터 아세틸콜린의 분비를 차단한다. 보툴리눔 독소는 시냅스소포와 연접전막(presynaptic membrane)의 결합과 융합에 필수적인 **가용성 *N* 에틸말레이미드감지인자부착단백질수용체**(soluble *N*-ethylmaleimide-sensitive factor attachment protein receptor, SNARE)단백질을 분해한다(48~49쪽 참조). 신경근육접합부에서의 전달은 연접후(postsynaptic) 전달을 봉쇄하는 여러 독소나 약물에 의해서도 차단될 수 있다. 남아메리카에서 화살촉에 발라 사용했던 마비성 독소인 **큐라레**(curare) 유도물질은 **니코틴성아세틸콜린수용체**(nicotinic ACh receptor)에 결합하여 이온통로가 열리지 못하게 한다. 따라서 이 독소는 심장근육의 수축에 직접 영향을 미치지 않으면서 뼈대근육(가로막 포함)의 마비를 유도한다. 또한 **숙시닐콜린**(succinylcholine)과 같은 약물은 니코틴성아세틸콜린수용체에 결합하여 이온통로를 열리게 한다. 숙시닐콜린은 응급의학이나 외과 수술 시 단기 근이완제로 사용된다.

접합부주름 바로 아래에 위치한 근섬유의 세포질에는 핵과 미토콘드리아, 과립세포질그물, 자유리보솜 및 글리코겐이 존재한다. 이러한 세포소기관은 시냅스틈새 막의 특이 아세틸콜린수용체와 아세틸콜린분해효소의 합성에 관여할 것으로 생각된다.

하나의 뉴런과 이 뉴런이 지배하는 특정 근섬유를 *운동단위*(*motor unit*)라고 한다.

운동뉴런의 수보다 근섬유의 수가 많으므로 하나의 뉴런은 몇 개에서 수백 개의 근섬유에 분포할 수 있다. **운동단위**(motor unit)는 **하나의 운동뉴런**(single motor neuron)과 이 뉴런이 지배하는 **뼈대근육섬유무리**(group of skeletal muscle fiber)로 이루어져 있다. 가장 정밀한 운동을 수행하는 근육에서는 가장 적은 수의 근섬유에 하나의 운동뉴런이 분포하여 운동단위를 형성한다. 예를 들

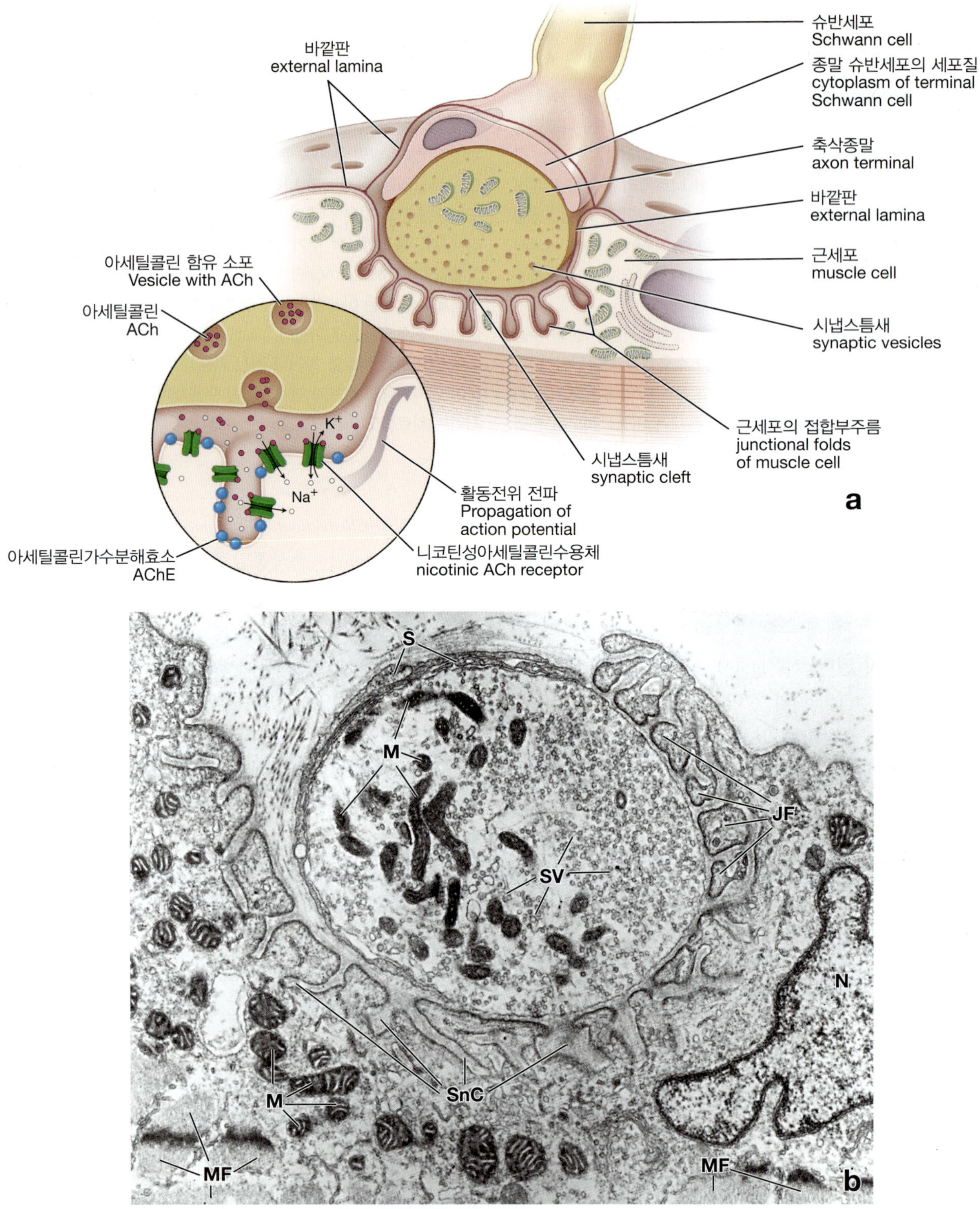

그림 11.14 신경근육접합부(neuromuscular junction). a. 신경근육접합부를 간단하게 나타낸 그림이다. 근세포와 접하고 있는 축삭이 관찰된다. 시냅스틈새(synaptic cleft) 내에는 근세포의 표면적을 넓히는 구조인 접합부주름(junctional fold)이 존재한다. 근세포를 덮고 있는 바깥판(external lamina)은 시냅스틈새 부위까지 연장되어 있다. 축삭종말을 덮고 있는 슈반세포(Schwann cell)의 세포질이 관찰된다. *삽입그림*에 접합부주름에 존재하는 니코틴성아세틸콜린수용체(nicotinic acetylcholine receptor)를 나타내었다. 이 수용체는 아세틸콜린(acetylcholine, *ACh*) 자극에 의해 열려 나트륨과 칼륨 이온이 드나들 수 있게 해준다. 아세틸콜린가수분해효소(acetylcholinesterase, *AChE*)는 아세틸콜린을 분해하여 지속적인 자극을 방지한다. **b.** 신경근육접합부의 전자현미경 사진으로, 뼈대근육섬유의 시냅스틈새 내에 위치해 있는 축삭종말이 관찰된다. 밀집되어 있는 미토콘드리아(mitochondria, *M*)와 다수의 시냅스소포(synaptic vesicle, *SV*)가 관찰된다. 근섬유와 마주하고 있는 운동축삭의 종말 부위는 슈반세포의 세포질(*S*)에 의해 덮여 있으나 말이집(수초, myelin)으로 둘러싸여 있지는 않다. 근섬유와 축삭 사이에서 접합부주름(junctional fold, *JF*)과 신경밑틈새(subneural cleft, *SnC*)가 관찰된다. 근섬유의 바깥판은 신경밑틈새 내에서는 뚜렷하게 관찰되지 않는다. 이밖에 신경근육접합부에서 관찰되는 구조에는 근섬유의 밀집되어 있는 미토콘드리아(mitochondria, *M*)와 핵(nucleus, *N*) 및 일부 근원섬유(myofibril, *MF*)가 있다. ×32,000. (Dr. George D. Pappas 제공.)

어, 눈 근육에서는 한 개의 뉴런이 약 세 개의 근섬유에 분포하지만, 자세를 유지하는 등(back)과 다리(lower limb) 근육에서는 한 개의 뉴런이 수백 개의 근섬유에 분포한다. 다리의 장딴지근육(gastrocnemius muscle)에서는 하나의 운동뉴런이 약 1,000~2,000 개의 근섬유를 지배한다. 따라서 비교적 적은 수의 운동단위에서 일어난 탈분극은 갑자기 몸의 위치를 변화시키기에 충분한 상당한 힘을 생성할 수 있다.

근수축은 운동뉴런종말(motor neuron ending)의 수와 이에 의해 탈분극되는 특정한 근섬유의 수에 따라 결정된다. 하나의 신경근육접합부에서 근섬유의 탈분극은 "실무율(all-or-none)" 현상에 따라 나타나지만, 모든 신경종말이 동시에 탈분극되는 것은 아니므로 수축 자극은 점차적인 반응으로 일어날 수 있다.

근섬유의 고유 구조가 유지되기 위해서는 신경분포가 필수적이다.

운동신경세포는 근세포를 수축시킬 뿐만 아니라 근섬유의 생존에도 영향을 미친다. 근육에 분포하는 신경이 절단되면 근세포는 **조직위축**(tissue atrophy)이라는 퇴행성 변화를 나타낸다. 조직위축의 가장 두드러진 징후는 근육과 근세포가 가늘어지는 것이다. 외과적 수술이나 점진적인 자연적 재생과정에 의해 신경지배가 복구되면 근육은 정상적인 형태와 힘을 되찾을 수 있다.

뼈대근육 수축을 유발하는 현상은 다음과 같은 일련의 단계로 요약할 수 있다.

수축 시 일어나는 현상을 다음과 같은 이 요약할 수 있다(숫자는 그림 11.5의 숫자를 나타냄).

1. 운동뉴런의 축삭을 따라 전달된 신경자극이 신경근육접합부에 도달하면 뼈대근육섬유의 수축이 시작된다.
2. 신경자극에 의해 시냅스틈새로 방출된 아세틸콜린은 아세틸콜린관문나트륨통로(ACh-gated Na^+ channel)와 결합하여 근육세포막을 국소적으로 탈분극시킨다.
3. 전압관문나트륨통로(voltage-gated Na^+ channel)가 열려 나트륨이 근세포 내로 들어간다.
4. 근육세포막 전체로 탈분극이 전파되고, 가로세관 막을 통해서도 계속 전파된다.
5. 가로세관 막에 존재하는 전압감지단백질(voltage sensor protein, DHSR)의 구조가 변화한다.
6. 전압감지단백질의 구조 변화에 의해 가로세관과 인접하고 있는 근육세포질그물의 외측팽대부에 의해 형성된 세동이(triad)에서 관문칼슘분비통로 RyR1(gated Ca^{2+}-release channel)이 활성화된다.
7. 근육세포질그물 내의 칼슘이 근육세포질 내로 빠르게 방출된다.
8. 근육세포질 내의 증가된 칼슘은 근잔섬유로 이동하여 트로포닌 복합체의 TnC 부위에 결합한다.
9. 액토미오신교차결합주기(actomyosin cross-bridge cycle)가 시작된다.
10. 칼슘은 근육세포질그물의 종말수조로 되돌아와 농축되고 칼슘결합단백질인 칼세퀘스트린과 결합하게 된다.

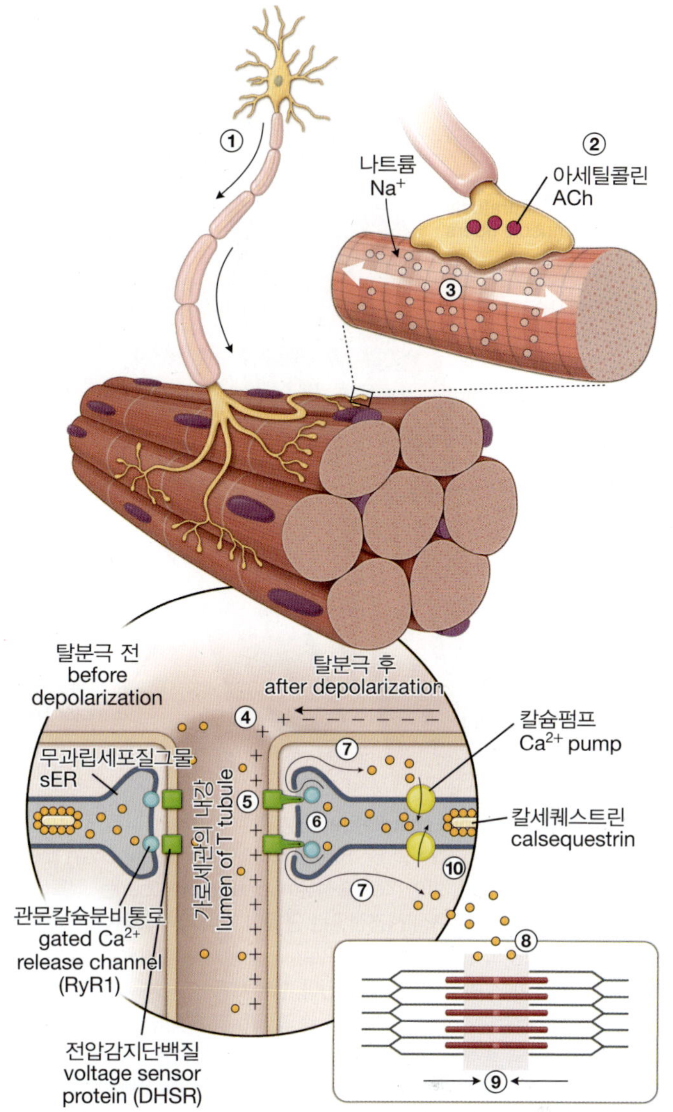

그림 11.15 뼈대근육의 수축과정 요약. 숫자로 표시된 각 현상에 대한 설명은 본문을 참조할 것. *ACh*, 아세틸콜린.

감각신경분포(Sensory Innervation)

근육과 힘줄에 존재하는 피막감각수용기(encapsulated sensory receptor)는 **고유감각수용기**(proprioceptor)의 대표적인 예이다. 이 수용기는 몸감각계통(somatic sensory system)의 일부로, 근육의 늘어나는 정도와 장력에 대한 정보를 제공한다. 고유감각수용기는 공간에서 신체의 위치와 운동에 대한 정보를 중추신경계통으로 전달한다.

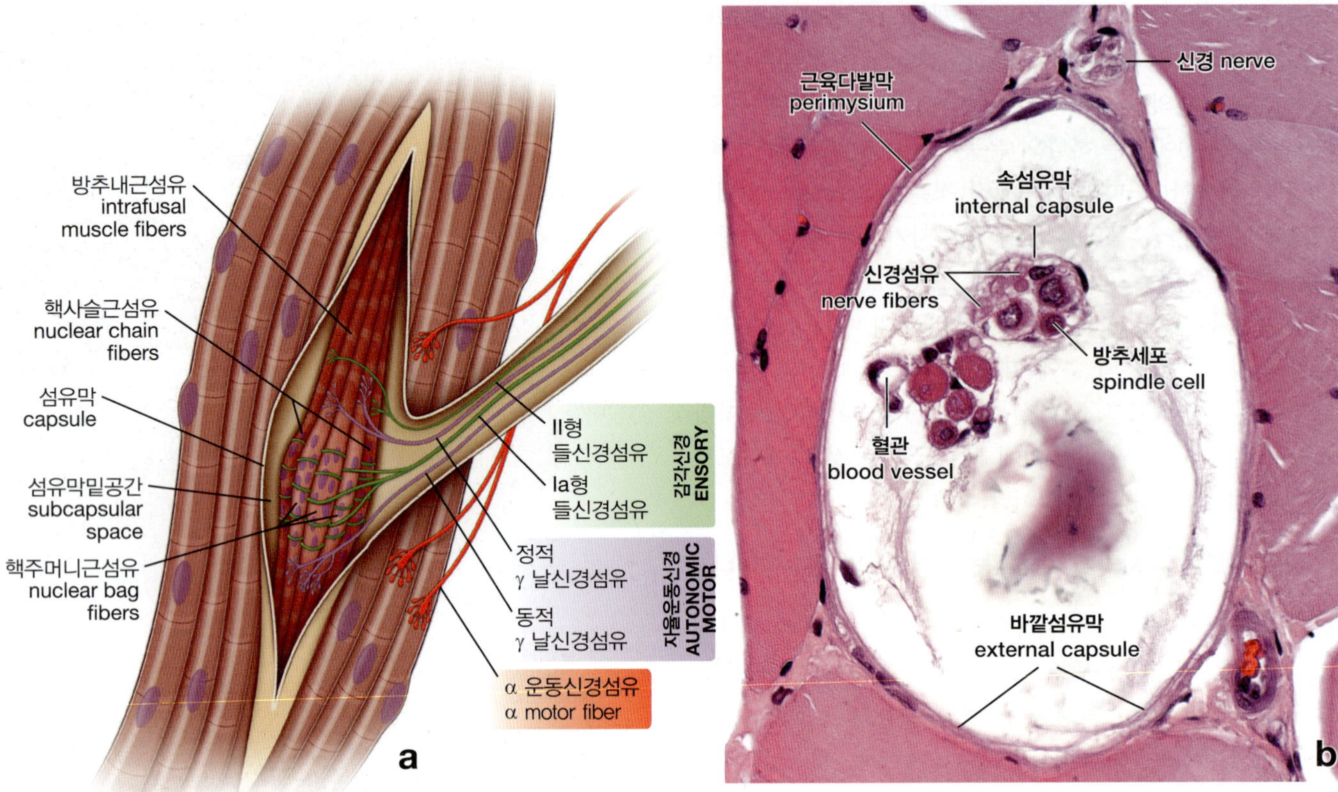

그림 11.16 근방추(muscle spindle). a. 근방추를 간단하게 나타낸 그림이다. 구조를 자세히 묘사하기 위해 근방추의 지름을 확대하였다. 각각의 근방추는 2~4개의 핵주머니섬유(nuclear bag fiber)와 6~8개의 핵사슬섬유(nuclear chain fiber)로 이루어져 있다. 핵주머니섬유는 핵이 근섬유의 팽대된 중심 부위에 밀집되어 있어 *주머니(bag)*란 이름이 붙여졌다. 반면, 핵사슬섬유(nuclear chain fiber)는 핵들이 세포의 중심 부위에 모여 사슬모양으로 배열되어 있다. 근방추에는 Ia(감각)신경섬유와 γ(운동)신경섬유가 분포한다. 들(구심)신경섬유는 근육이 지나치게 늘어나면 몸 운동자극을 억제한다. 운동신경섬유는 근방추에 분포하는 감각신경종말의 민감성을 조절한다. **b.** 가로절단된 근방추의 광학현미경사진으로, 이 수용기는 피막으로 둘러싸여 있으며 액체로 채워져 있다. 그 내부에서 두 개의 방추세포 다발이 관찰된다. 한쪽 다발에서 핵이 있는 여러 개의 방추세포가 관찰된다. 방추세포는 속섬유막(internal capsule)에 의해 둘러싸여 있다. 근방추를 둘러싸고 있는 바깥섬유막(external capsule)과 이웃한 근육바깥막(perimysium)이 희미한 두 층의 테두리를 이루며 수용기를 둘러싸고 있다. 근방추 바깥쪽 바로 위쪽에 위치해 있는 신경은 근방추에 분포하는 신경으로 추정된다. 방추세포의 종류와 이와 연관된 신경의 여러 유형은 H&E 염색표본에서는 구별할 수 없다. 한쪽 방추세포 다발 가까이에 작은 혈관이 위치해 있다. 바깥섬유막 내에서 관찰되는 솜털 형태의 물질은 방추세포를 채우고 있던 액체의 단백당과 당단백질이 표본제작 과정에서 침전된 것이다. ×550.

근방추는 뼈대근육 내에 위치한 특수한 늘임수용기(stretch receptor)이다.

근방추(muscle spindle)는 모든 유형의 뼈대근육에서 관찰되는 특수한 늘임수용기(stretch receptor)로, 변형된 근섬유인 두 종류의 **방추세포**(spindle cell)와 **뉴런종말**(neuron terminal)로 구성되어 있다(그림 11.16). 두 종류의 변형된 근섬유는 **속섬유막**(internal capsule)으로 싸여 있으며, 속섬유막과 바깥쪽의 바깥섬유막(external capsule)은 액체로 채워진 공간에 의해 분리되어 있다. 두 종류의 방추세포 중 하나인 **핵주머니근섬유**(nuclear bag fiber)는 여러 개의 핵들이 팽대된 중간부위에 밀집해 있으며. 다른 하나인 **핵사슬근섬유**(nuclear chain fiber)는 다수의 핵들이 사슬모양으로 배열되어 있다. 전형적인 근방추는 2~4개의 핵주머니근섬유와 6~8개의 핵사슬근섬유로 이루어져 있다. 근방추는 근육의 늘임 정도에 대한 정보를 전달하며, 이러한 감각정보는 두 종류의 **Ia형과 II형 감각들신경섬유**(sensory afferent nerve fiber Ia and II)에 의해 전달된다. Ia형 신경섬유는 두 방추세포의 중간부위를 나선형으로 감고 있는 고리나선신경종말(annulospiral ending)을 이루고 있으며, II형 신경섬유는 핵주머니근섬유의 가로무늬가 있는 양쪽 끝 부위에 분포하는 꽃술신경종말(flowerspray ending)을 형성한다.

뼈대근육이 늘어나면 감각신경섬유 종말이 활성화되어 근육의 길이와 늘어나는 속도에 대한 감각정보를 전달한다. 또한 방추세포에는 척수와 뇌로부터 기원된 두 가지 유형의 **운동날(γ형)신경섬유**(motor efferent nerve fiber, type γ)가 분포되어 있어, 이를 통해 늘임수용기의 민감도가 조절된다. **동적 γ 신경섬유**(dynamic γ fiber, γ-D) 및 **정적 γ 신경섬유**(static γ fiber, γ-S)는 근육이 늘어나고 있는 동적시기(dynamic phase) 또는 늘임에 의해 근육의 길이가 영향을 받지 않는 정적시기(static phase) 동안 방추세포를 지배한다. 근방추는 이러한 정보를 중추신경계통으로 전달하여 특정 근육에 분포하는 운동뉴런의 활성을 조정한다.

또한 근육의 힘줄에는 피막에 싸인 수용기인 **골지힘줄기관**(Golgi tendon organ)이 있으며, 이는 근육의 긴장도 변화에 반응한다. 이 수용기에는 **감각**(들신경, Ib형)**신경섬유**(sensoery [afferernt, Ib] nerve fiber)만이 분포하며, 최적의 범위 내에서 근육의 긴장도(또는 수축력)가 유지되도록 이를 모니터한다.

발생, 회복, 치유 및 재생(Development, Repair, Healing, and Renewal)

근육줄기세포(myogenic stem cell) 계열의 발생은 다양한 근육성조절인자(myogenic regulatory factor)에 의해 조절된다.

근모세포(myoblast)는 배아의 비분절성 축옆중배엽(paraxial mesoderm, 머리근육의 선조세포)이나 몸분절의 분절성 중배엽(축위근육 및 축아래근육 선조세포 epaxial and hypaxial muscle progenitor)으로부터 기원한 다능성근육줄기세포(multipotential myogenic stem cell)의 자가형성집단으로부터 유래한다. 배아 발생 초기에 근모세포는 다른 근육성조절인자(myogenic regulatory factor, MRF)와 함께 근육특이유전자(muscle-specific gene)의 활성화와 모든 종류의 뼈대근육 계열의 분화에 중요한 역할을 하는 **MyoD 전사인자**(MyoD transcription factor)를 발현한다. 뼈대근육은 억제 조절 유전자인 **미오스타틴 유전자**(myostatin gene)가 발현되어 균형적인 발생이 이루어진다. 미오스타틴 유전자는 뼈형성단백질/형질전환성장인자 p(bone morphogenetic protein/transforming growth factor-p, BMP/TGF-p) 단백질군에 속하는 26 kDa 크기의 단백질인 **미오스타틴**(myostatin)의 합성을 유도한다. 미오스타틴은 근육의 성장과 분화를 억제시키는 작용을 한다. MyoD는 특이적으로 미오스타틴 유전자를 발현시키고, 배아기와 태아기뿐만 아니라 분만 후기의 근육발생을 조절한다. 동물이나 사람에서 **미오스타틴 유전자**(myostatin gene)가 불활성된 경우 **과다근육표현형**(hypermuscular phenotype)이 나타나는 것으로 보아 미오스타틴이 뼈대근육 발생의 억제 조절자의 역할을 함을 알 수 있다. 여러 연구에 의하면 미오스타틴의 작용을 억제시키면 근육량이 증가되며, 미오스타틴 신호전달경로는 근디스트로피(muscular dystrophy), 근위축측삭경화증(amyotrophic lateral sclerosis, ALS), 후천선면역결핍증후군(AIDS) 및 암과 같은 **근소모증**(muscle-wasting disease)의 치료와 예방에 응용될 수 있을 것이라고 한다.

뼈대근육 선조세포는 전기 근모세포와 후기 근모세포로 분화한다.

발생 중인 근육에는 다음과 같은 두 가지 유형의 근모세포가 존재한다.

- **전기 근모세포**(early myoblast)는 발생 중인 근육의 힘줄 사이로 뻗어 있는 사슬모양의 구조인 **일차근관**(primary myotube)을 형성한다. 일차근관은 전기 근모세포들이 거의 동시에 융합하여 형성되며, 더욱 분화하여 뼈대근육섬유가 된다. 일차근관을 광학현미경으로 관찰하면 중심에 위치한 여러 개의 핵들이 사슬모양으로 배열되어 있으며, 근잔섬유들에 의해 둘러싸여 있는 것을 확인할 수 있다.

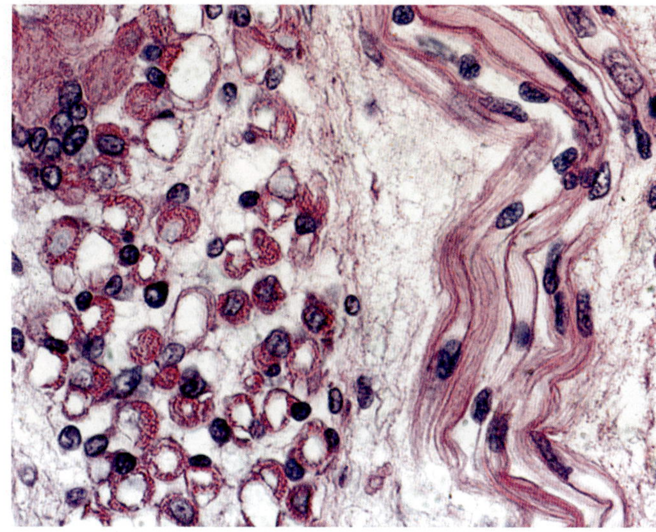

그림 11.17 발생 중인 뼈대근육 근관(myotube)의 광학현미경사진. 이차근관(secondary myotube) 시기의 발생 중인 뼈대근육섬유의 가로절단면(*왼쪽*)과 세로절단면(*오른쪽*)의 광학현미경사진이다. 이러한 근관은 근모세포(myoblast)가 연속적으로 융합되어 형성된 것으로, 길쭉한 관 모양의 구조이다. 근관은 직경이 작고 서로 떨어져 있으며, 중앙에 위치한 핵은 새롭게 생성된 근잔섬유의 수가 증가됨에 따라 세포의 주변부로 이동한다. 성숙한 다핵근섬유(*위 왼쪽*)의 모든 핵들이 세포막 바로 아래 근육세포질 주변부에 위치해 있는 것이 관찰된다. ×220.

- **후기 근모세포**(late myoblast)는 근관이 직접 신경종말과 접하고 있는 발생 중인 근육의 신경분포 구역에서 **이차근관**(secondary myotube)을 형성한다. 새로운 이차근관은 이미 형성된 이차근관의 임의 지점에서 근모세포가 연속적으로 융합하여 형성된다. 이차근관은 일차근관보다 직경이 작으며, 핵들이 드문드문 위치하고, 근잔섬유의 수가 증가되어 있는 것이 특징이다(그림 11.17). 성숙한 다핵 근섬유에서 모든 핵은 세포막 바로 안쪽 근육세포질 가장자리에 위치해 있다.

뼈대근육섬유의 핵처럼 보이는 핵들 중 일부는 위성세포의 핵이다.

태아 발생 후기에 다기능 **근육줄기세포**(myogenic stem cell) 집단에서는 쌍을 이룬 박스전사인자군(paired box transcription factor family member)인 **팍스7**(Pax7)을 발현하는 **위성세포**(satellite cell)가 생성된다. 이때 발생 중인 근육에서 근세포로 분화될 예정인 미분화세포 집단은 그대로 보존된다. 이러한 위성세포(satellite cell)는 근섬유 세포막과 바깥판 사이에 위치해 있다. 위성세포는 크기가 작고 세포질이 매우 적은 세포로, 핵을 가지고 있는 하나의 근섬유와 연관된 핵들 중 2~7%는 위성세포의 핵이다. 광학현미경으로 관찰할 경우, 일반적으로 위성세포의 세포질은 근세포의 근육세포질과 겹쳐 보이므로 구별하기가 힘들다. 위성세포의 핵은 하나이며, 근세포의 핵보다 더 치밀하고 굵은 염색질 그물로 이루어져 있다.

위성세포는 뼈대근육의 재생에 관여하나 그 재생능력은 한정되어 있다. 이 세포는 정상 상태에서는 세포분열을 하지 않으며 Pax7 전사인자를 발현하므로 면역형광염색법을 이용하여 구별

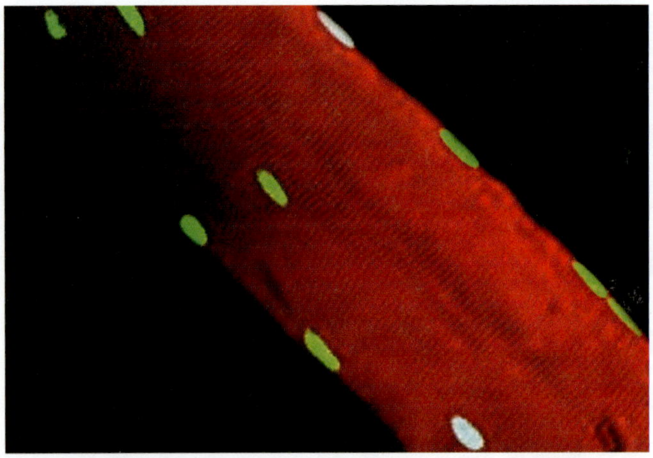

그림 11.18 위성세포(satellite cell)의 공초점현미경(confocal microscopy)사진. 한 개의 가로막 뼈대근육섬유의 공초점현미경사진으로, 세포막 표면에서 줄무늬가 관찰된다. 뼈대근육섬유를 전압감지친지질성스티릴염료(voltage-sensitive lipophilic styryl dye)인 RH414로 염색하여(*붉은 오렌지색*) 일정하게 배열된 줄무늬를 관찰하였으며, 이는 근섬유의 가로세관 분포양상과 일치한다. 뼈대근육의 핵은 프로피디움아이오다이드(propidium iodide)로 염색하였다(*녹색*). *흰색*으로 염색된 두 개의 핵은 위성세포의 핵으로, Pax7 전사인자(transcription factor)와 반응하여 염색되었다. ×550. (Dr. Garry C. Sieck, Mayo Clinic, 제공.)

할 수 있다(그림 11.18). 그러나 근육이 손상된 후에는 일부 위성세포가 활성화되어 **근세포의 근육성선조세포**(myogenic precursor of muscle cell)로 되어 세포주기를 다시 시작하며, 근육 분화의 중요한 전사인자인 **팍스7**(Pax7)과 **미오D**(MyoD)를 동시에 발현하기 시작한다. 이후 근육선조세포는 Pax7의 발현을 억제하고, 분화하여 근모세포를 생성한다. 바깥판이 정상적으로 남아있으면 근모세포는 바깥판과 융합하여 근관을 형성하고, 이후 점차 성숙하여 새로운 근섬유가 된다. 반면, 바깥판이 손상된 경우에는 섬유모세포가 손상된 부위를 복구시켜 흉터조직(scar tissue)이 형성된다.

뼈대근육섬유의 지속적인 변성이 일어나는 질환인 **근디스트로피**(근이영양증, muscular dystrophy)에서는 손상된 근섬유를 대체하기 위해 위성세포가 계속 필요하다. 따라서 결국에는 위성세포가 고갈되게 된다. 최근의 연구 보고에 의하면 이 과정 동안 부족한 위성세포를 보충하기 위해 골수로부터 부가적으로 근육성세포(myogenic cell)가 생성된다고 한다. 근육의 변성속도가 재생속도보다 빠르면 근육의 기능은 소실된다. 앞으로 근디스트로피 환자의 치료를 위해 손상된 근육에 위성세포나 근육성골수(myogenic bone marrow)를 이식하거나, 이러한 세포들의 기능을 회복시키는 방법을 찾아야 할 것이다.

■ 심장근육(CARDIAC MUSCLE)

심장근육(cardiac muscle)은 수축잔섬유(contractile filament)의 배열이 뼈대근육과 같은 유형의 근육이다. 따라서 심장근육세포와 심장근육섬유는 일반적인 조직표본에서 가로무늬를 나타낸다. 또한

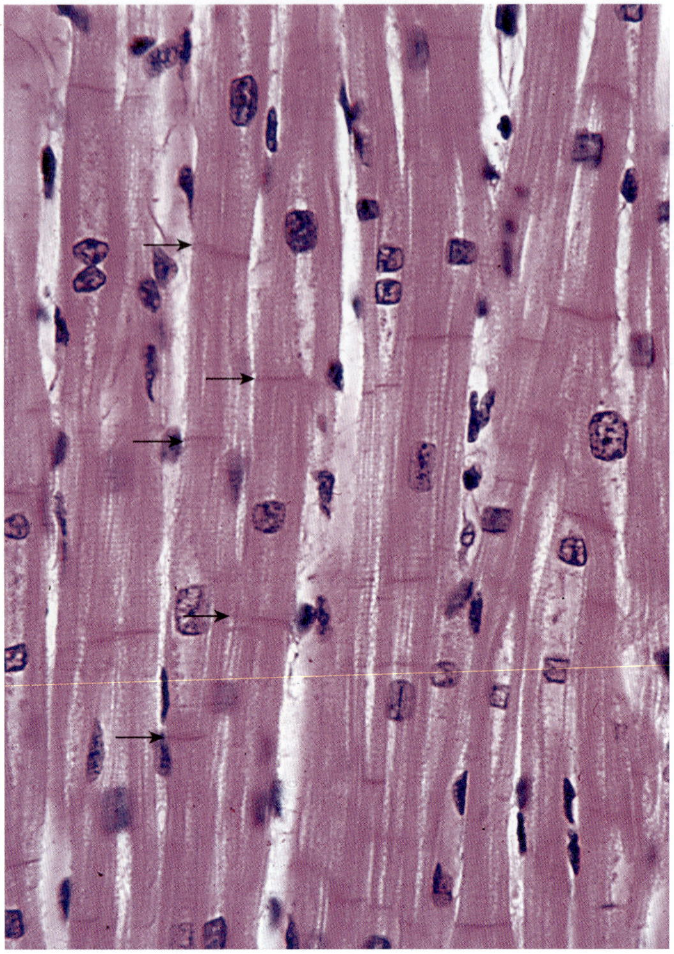

그림 11.19 세로절단된 심장근육의 광학현미경사진. *화살표*는 사이원반(intercalated disc)을 가리킨다. 사이원반은 심장근육세포에 존재하는 특수한 세포 사이 부착구조이다. 가지를 친 근섬유가 뚜렷하게 관찰된다. ×360.

심장근육섬유에서는 **사이원반**(intercalated disc)이라고 하는 근섬유를 가로지르고 있는 짙게 염색된 가로띠가 선모양 또는 계단모양으로 관찰된다(그림 11.19와 도판 11.4, 426쪽). 사이원반은 이웃한 세포가 연결되는 특수화된 부착 부위이다. 심장근육세포는 이러한 선모양의 세포사이접합부에 의해 다양한 길이의 "섬유(fiber)"을 형성한다. 따라서 다핵세포인 뼈대근육이나 내장가로무늬근육(visceral striated muscle)과는 달리 심장근육섬유는 끝과 끝이 연결된 다수의 원통형 세포로 이루어져 있다. 또한 일부 심장근육세포는 사이원반을 통해 두 개 이상의 세포가 결합하여 분지된 섬유를 형성하기도 한다. 심장근육세포는 얇은 결합조직층인 **근육속막**(endomysium)에 의해 둘러싸여 있으며 이곳에는 풍부한 모세혈관 그물이 분포한다.

심장근육의 구조(Structure of Cardiac Muscle)

심장근육의 핵은 세포의 중앙에 위치한다.

심장근육세포(cardiac muscle cell)는 직경이 약 15 μm, 길이가 약 80 μm이며, 이는 근육의 수축 상태에 따라 달라질 수 있다. 각각

의 심장근육세포에는 하나의 핵이 있으나 핵이 두 개 있는 세포도 흔히 관찰된다(408~409쪽 참조). 심장근육세포의 핵은 중앙에 위치해 있으며, 이는 여러 개의 핵이 세포막 바로 아래에 위치해 있는 뼈대근육섬유와 구별되는 특징이다. 투과전자현미경으로 관찰하면 심장근육의 근원섬유는 핵을 피해 양쪽으로 갈라져 지나가므로 양쪽의 **핵옆부위**(juxtanuclear region)는 쌍원뿔 모양으로 나타나며, 이 부위에 세포소기관이 밀집해 있다. 이 부위에는 많은 미토콘드리아, 골지체, 리포푸신 색소과립 및 글리코겐이 위치해 있다. 또한 **심방**(atrium)의 핵옆세포질(juxtanuclear cytoplasm) 내에는 직경 0.3~0.4 μm의 **심방과립**(atrial granule)이 밀집해 있다. 이 과립은 폴리펩타이드호르몬인 **심방나트륨이뇨인자**(atrial natriuretic factor, ANF[라틴어로 *natrium*은 *sodium*을 뜻함])와 **뇌나트륨이뇨인자**(brain natriuretic factor, BNF)를 포함하고 있다. 두 호르몬은 비뇨계통에서 나트륨의 배설에 영향을 미치는 이뇨제로, 콩팥에서 레닌(renin)의 분비를 억제시키고 부신(adrenal gland)에서 알도스테론(aldosterone)의 분비를 억제시킨다. 또한 이 호르몬들은 혈관 민무늬근육의 수축을 억제한다. 울혈심부전(congestive heart failure) 환자의 경우 혈중 BNF 농도가 증가한다.

근원섬유 주변에는 수많은 커다란 미토콘드리아와 글리코겐이 축적되어 있다.

심장근육세포에는 핵 주변 부위에 미토콘드리아가 위치해 있을 뿐만 아니라 근원섬유들 사이에도 커다란 미토콘드리아가 밀집해 있는 특징이 있다. 이 **커다란 미토콘드리아**(large mitochondria)는 하나의 근육원섬유마디(sarcomere) 길이만큼 뻗어 있으며, 겹겹이 쌓인 많은 능선(crista)으로 채워져 있다(그림 11.20). 근원섬유 사이에는 **글리코겐과립**(glycogen granule)도 밀집되어 있다. 따라서 에너지를 이용하여 수축을 유발하는 구조(근원섬유) 주변에 에너지를 저장하는 구조(글리코겐 과립) 및 에너지를 방출하고 되찾는 구조(미토콘드리아)가 위치해 있다.

사이원반은 심장근육세포 사이의 이음부(junction)이다.

앞에서 설명한 바와 같이 **사이원반**(intercalated disc)은 심장근육세포 사이의 부착부위를 나타낸다. 광학현미경으로 사이원반은 근섬유를 가로지르는 진하게 염색된 선모양의 구조로 나타난다. 사이원반은 흔히 계단모양으로 배열된 짧은 분절로 이루어져 있다(그림 11.21). 사이원반 부분을 투과전자현미경으로 관찰하면, 광학현미경에서 관찰되는 진하게 염색된 구조는 근원섬유를 직각으

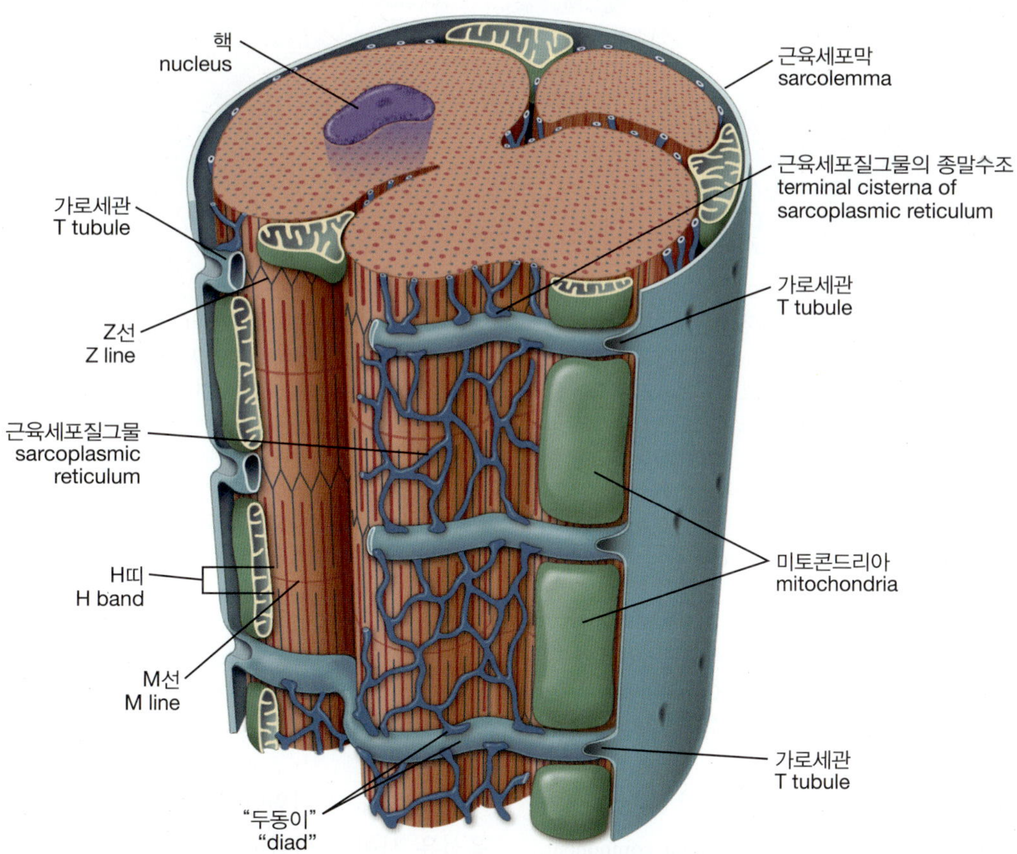

그림 11.20 심장근육섬유의 구성을 간단히 나타낸 그림. 심장근육의 가로세관(T tubule)은 뼈대근육의 가로세관보다 크며, 세포를 둘러싸고 있는 바깥판(external lamina) 성분이 세포 내부로 이어진다. 또한 가로세관이 Z선 부위에 위치해 있는 것도 뼈대근육과 다른 점이다. 가로세관에 이웃해 있는 근육세포질그물은 팽대된 수조(cistern)를 형성하는 대신 연결그물을 이루어 "두동이(diad)"를 형성한다.

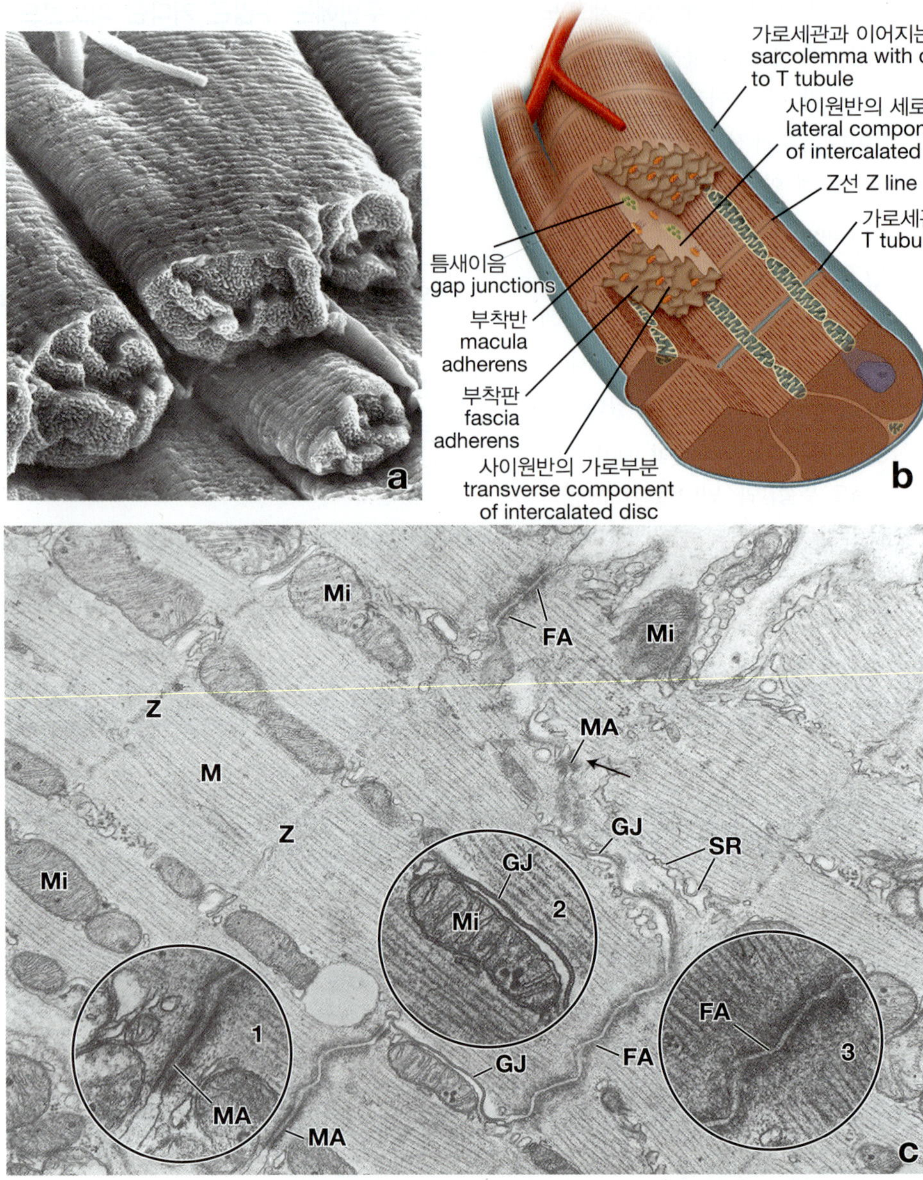

그림 11.21 심장근육섬유의 구조. **a.** 원숭이 오른심실의 심장근육 조직표본의 주사전자지현미경사진이다. 조직표본을 수산화나트륨 용액 내에서 초음파 분쇄하여 콜라겐섬유를 분해하였고 사이원반(intercalated disc)에서 심장근육세포를 분리하였다. 심장근육세포의 분지양상과 사이원반의 가로성분(transverse component)과 세로성분(lateral component)이 뚜렷하게 관찰된다. ×32,000. **b.** 이웃한 심장근육세포 사이의 고도로 특수화된 부착부위인 사이원반의 입체적인 구조를 간단하게 나타낸 그림이다. 사이원반은 근원섬유를 수직으로 가로지르는 가로성분(계단의 수직면에 해당됨)과 가로성분에 수직인 표면의 연속으로 근원섬유에 평행하게 위치하는 세로성분(계단의 디딤대에 해당됨)으로 구성되어 있다. 부착판(fascia adherens)은 가로성분의 주된 구성요소로, 심장근육세포의 끝에서 세포를 연결하고 가는잔섬유가 부착되는 자리이다. 부착반(macula adherens)은 부착판을 보강하고, 세로성분에서도 관찰된다. 틈새이음(gap junction)은 사이원반의 세로성분에서만 관찰된다. **c.** 사이원반에 의해 연결된 두 개의 심장근육세포의 전자현미경사진이다. 두 세포사이의 접합부의 경계선이 거의 직각으로 꺾여 있는 불규칙한 계단모양으로 나타난다. 이 선을 따라가면 사이원반의 여러 부위를 뚜렷하게 관찰할 수 있다. 이러한 부위에는 가로성분(부착판과 부착반)과 세로성분(틈새이음과 부착반)이 있다. *삽입그림 1*은 부착반(macula adherens, *MA*)의 확대사진이다(×62,000). 부착판(fascia adherens, FA)은 부착반보다 잘 발달되어 있어 여러 부위에서 불규칙한 선 모양으로 관찰된다. *삽입그림 2*는 틈새이음(gap junction, *GJ*)의 확대사진이다(×62,000). *삽입그림 3*은 부착판(fascia adherens, FA)의 확대사진이다(×62,000). 심장근육 사이원반의 부착판은 상피조직의 결합띠(zonula adherens)에 해당된다. 이외에 심장근육세포의 전형적인 구조들인 미토콘드리아(mitochondria, *Mi*)와 근육세포질그물(sarcoplasmic reticulum, *SR*) 및 근육원섬유마디(sarcomere)의 구성요소인 Z선(*Z*), M선(*M*) 및 근잔섬유 등이 관찰된다. 이 조직은 최대로 수축된 상태이므로 I띠(I band)가 불분명하게 나타난다. ×30,000. (**사진 a**는 Zhang L, Ina K, Kitamura H. Campbell GR, Shimada T. The intercalated discs of monkey myocardial cells and Purkinje fibers as revealed by scanning electron microscopy. *Arch Histol Cytol* 199659 : 453-465로부터 허락받아 사용.)

로 가로지르는 **가로부분**(transverse component)임을 알 수 있다. 가로부분은 계단의 수직면과 유사하다. **세로부분**(lateral component, 광학현미경에서 관찰되지 않음)은 가로부분에 수직인 표면이 연속된 것으로 근원섬유에 평행하게 위치한다. 가로부분은 계단의 발판에 해당한다. 사이원반의 두 부분에는 다음과 같은 이웃한 심장근육섬유 사이를 연결하는 **특수화된 세포사이이음**(specialized cell-to-cell junction)이 있다.

- **부착판**(fascia adherens, adhering junction)은 사이원반 가로부분의 주된 성분으로 일반적인 H&E 염색표본에서 뚜렷하게 관찰된다. 부착판은 심장근육세포의 끝과 끝을 연결하여 심장근육섬유를 함께 기능하게 한다(그림 5.21, 171쪽 참조). 부착판은 항상 심장근육세포 사이의 가로경계에서 관찰된다. 투과전자현미경으로 관찰하면, 이웃한 세포의 세포사이공간은 상피의 결합띠(zonula adherens)처럼 전자밀도가 높은 물질로 채워져 있다. 부착판은 **종말 근육원섬유마디의 가는잔섬유를 세포막에 부착시키는**(thin filaments in the terminal sarcomere anchor onto the plasma membrane) 작용을 한다. 이러한 점에서 부착판은 종말그물(terminal web)의 액틴잔섬유를 상피에 부착시키는 결합띠와 기능적으로 유사하다.
- **부착반**(macula adherens, 데스모솜 desmosome)은 각각의 근세포를 서로 결합시켜 주는 구조이다. 부착반은 규칙적으로 수축이 반복되는 상태에서 세포가 떨어져 나가지 않도록 해준다. 부착반은 부착판을 보강하며 사이원반의 가로부분과 세포부분 모두에서 관찰된다.
- **틈새이음**(gap junction, communicating junction)은 사이원반 세로부분의 주된 구조적 성분이다. 틈새이음은 이웃한 심장근육세포 사이에서 이온을 지속적으로 통과할 수 있게 하여 세포 사이에서 정보가 전달될 수 있게 한다. 이러한 물질교환을 통해 심장근육섬유는 세포 본래의 성질과 특성을 유지하면서 융합체(syncytium)로서 작용할 수 있게 된다. 틈새이음은 사이원반의 외측면에 위치함으로써 수축 시 생성되는 힘으로부터 심장근육세포를 보호한다.

심장근육세포의 무과립세포질그물은 Z선으로부터 Z선까지 이어지는 근육원섬유마디를 따라 하나의 그물을 이루고 있다.

심장근육의 무과립세포질그물(sER)은 뼈대근육에서 만큼 규칙적으로 배열되어 있지 않으며, 근잔섬유 다발을 완전히 둘러싸지 않아 근원섬유 각각을 구분해주지 않는다. 심장근육의 가로세관은 이웃한 무과립세포질그물의 종말부위 사이에 위치한 Z선 부위에서 근잔섬유 다발을 뚫고 들어간다. 따라서 심장근육에는 **하나의 근육원섬유마디당 하나의 가로세관**(only one T tubule per sarcomere)이 존재한다. **무과립세포질그물의 작은 종말수조**(small terminal cisternae of the sER)는 Z선 위치에서 **가로세관**(T tubule)과 인접해 있어 **두동이**(diad)를 형성한다(그림 11.20 참조). 함입된 가로세관의 세포막에 붙어 있는 바깥판(external lamina)도 가로세관과 함께 근세포의 세포질 쪽으로 들어간다. 심실근(ventricular muscle)의 가로세관은 뼈대근육의 가로세관보다 더 크고 수가 더 많다. 그러나 심방근(atrial muscle)에는 가로세관이 덜 발달되어 있다.

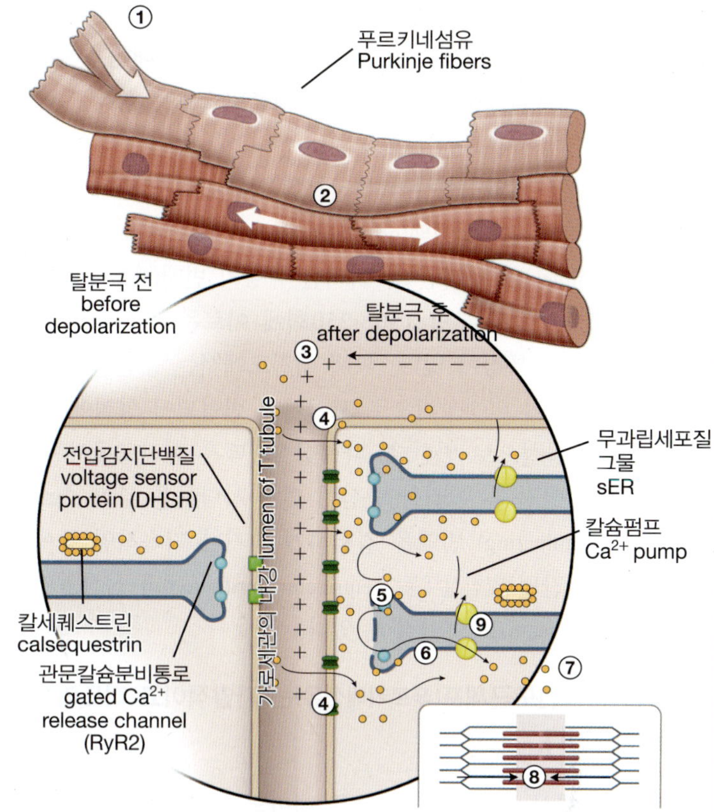

그림 11.22 심장근육의 수축과정 요약. 숫자로 표시된 각 현상에 대한 설명은 본문을 참조할 것. *DSHR*, 디하이드로피리딘민감수용체(dihydropyridine-sensitive receptor); *RyR2*, 리아노딘수용체 2(ryanodine receptor 2); *sER*, 무과립세포질그물(smooth-surfaced endoplasmic reticulum).

수축주기가 시작되기 위해서는 가로세관 내강으로부터 근육세포질내로 칼슘이 이동되어야만 한다.

뼈대근육 단락에서 설명한 바와 같이 가로세관의 막이 탈분극되면 칼슘통로와 구조 및 기능이 유사한 **전압감지단백질**(voltage-sensor protein, DHSR)이 활성화된다. 그러나 심장근육에서는 뼈대근육에서와 달리 오래 지속되는 탈분극에 의해 전압감지단백질이 활성화된 후, 서서히 구조가 변하여 칼슘통로의 기능을 하게 된다(그림 11.22). 따라서 심장근육 수축주기의 첫 단계는 칼슘이 가로세관의 내강으로부터 근육세포질로 이동한 후, 인접한 근육세포질그물의 종말수조에 존재하는 **관문칼슘분비통로**(gated Ca^{2+}-release channel)를 여는 것이다. 심장근육의 근육세포질그물에 존재하는 관문칼슘분비통로는 **리아노딘수용체의 RyR2 동형단백질**(RyR2 isoform of ryanodine receptor)로 구성되어 있으며, 이는 심장근육에 존재하는 리아노딘수용체의 주된 동형구조이다. 이러한 **칼슘유도칼슘분비기전**(calcium-triggered calcium release mechanism)에 의해 추가적인 칼슘 분비가 빠르게 일어나 뼈대근육에서와 동일한 수축주기의 다음 단계가 시작된다. 심장근육과 뼈대근육에서 수축이 시작될 때의 차이점은 심장근육에서 막의 탈분극이 더 오래 지속되고, 가로세관 벽에 존재하는 전압감지칼슘통로가 활성화되는 것으로, 이는 심장근육의 단일수축에서 탈분극의 시작이 약 200 ms 지연되는 이유가 된다(그림 11.22 참조). 또한 뼈대근육에서와는 달리 근육세포질그물로부터의 칼슘 방출만으로는 심장근육 수축을 시작하기에 충분하지 않다.

RyR2 수용체를 암호화하는 유전자에 돌연변이가 일어나면 스트레스에 의한 **다형심실빈맥**(polymorphic ventricular tachycardia, torsades de pointes)이 나타난다. 이러한 유형의 빈맥(빠른 안정기 심박수)은 심전도상에서 분당 150~250회에 이르는 비정상적인 심박수가 나타나는 특징이 있다. 이때 심전도에서는 등전선을 기준으로 QRS 파형이 비정상적으로 꼬이거나 변형되어 양성에서 음성으로, 다시 양성으로 변한다. 다형심실빈맥은 심전도에서 종종 QT 간격이 길어진다. 이러한 증상이 있는 사람들은 짧고 스스로 멈추는(self-terminating) 빈맥을 경험하게 되거나 지속적인 증세가 재발되어 심실잔떨림(심실세동, ventricular fibrillation)과 심장돌연사(sudden cardiac death)로 이어질 수 있다.

특수화된 심장전도근세포(푸르키네섬유)는 자발적이고 리드미컬한 수축을 일으킨다.

자발적인 내재성 수축이나 박동은 배아의 심장근육세포에서뿐만 아니라 조직배양 중인 심장근육세포에서도 뚜렷하게 일어난다. 심장박동은 **심장전도세포**(cardiac conducting cell)라고 하는 특수하게 변형된 심장근육세포에 의해 시작되고, 국소적으로 조절되며, 조정된다(도판 11.5, 428쪽). 이러한 세포들은 **심장의 전도계통**(conducting system of heart)를 형성한다. 심장의 전도세포는 **결절**(node, 오른심방에 국소적으로 축적된 세포들)을 형성하고 **푸르키네섬유**(Purkinje fiber)라고 하는 고도로 특수화된 심장전도근세포를 형성하여 수축자극을 일으키고 심장근육층의 여러 부위로 정확한 순서에 의해 빠르게 전파한다.

푸르키네섬유를 이루는 세포는 심장근육세포와 달리, 크기가 더 크며 근원섬유는 대부분 세포의 주변부에 위치해 있다. 근원섬유가 위치해 있는 세포 주변부와 핵 사이의 세포질에는 다량의 글리코겐이 존재하므로 이 부분은 염색이 잘되지 않는다. 대부분 푸르키네섬유에는 가로세관이 없으나, 심장의 크기에 따라 때때로 발견되는 경우도 있다.

결절에는 부교감신경섬유와 교감신경섬유가 모두 분포한다. 교감신경 자극은 심장전도세포에 대한 자극 빈도를 증가시켜 심장박동을 빠르게 하며, 부교감신경 자극은 심장전도세포에 대한 자극 빈도를 감소시켜 심장박동을 느리게 한다. 이러한 신경들을 통해 전달되는 자극은 수축 자체를 일으키는 것이 아니라 결절에 영향을 미쳐 자체기원심장근육(intrinsic cardiac muscle)의 수축 속도를 변형시킬 뿐이다. 심장 전도계통의 구조와 기능에 대해서는 13장 심혈관계통에서 설명하였다(503~504쪽).

심장근육의 수축을 유발하는 현상은 다음과 같은 일련의 단계로 요약할 수 있다.

심장근육 수축 시 나타나는 현상은 다음과 같다(숫자는 그림 11.22의 숫자에 해당함).

1. 푸르키네섬유를 따라 전달된 세포막의 탈분극이 심장근육세포에 도달하면 심장근육섬유의 수축이 시작된다.
2. 근세포의 세포막을 따라 탈분극이 전파되면 관문나트륨통로가 열려 나트륨이 세포 내로 들어간다.
3. 탈분극은 계속해서 가로세관의 막으로 전파된다.
4. 가로세관의 세포막에 존재하는 전압감지단백질(DHSR)은 구조적 변화를 일으켜 기능적 칼슘통로로 바뀌어 칼슘이 유입된다.
5. 유입된 칼슘에 의해 세포질 내 칼슘 농도가 상승하여 근육세포질그물의 RyR2의존칼슘 분비통로가 열린다.
6. 열린 RyR2의존칼슘분비통로를 통해 근육세포질그물로부터 칼슘이 빠르게 방출되고, 방출된 칼슘은 RyR2의존칼슘분비통로를 통해 유입된 칼슘과 함께 근육세포질 내 칼슘 농도를 증폭시킨다.
7. 근육세포질 내 증가된 칼슘은 근잔섬유로 이동하여 트로포닌 복합체의 TnC와 결합한다.
8. 뼈대근육에서와 유사하게 액토미오신결합주기가 시작된다.
9. 칼슘은 근육세포질그물의 종말수조로 되돌아와 농축되고 칼슘결합단백질인 칼세퀘스트린과 결합하게 된다.

손상과 복구(Injury and Repair)

심장근육세포가 죽게 되는 가장 흔한 이유 중 하나는 심장근육층에 공급되는 혈액 부족(허혈 ischemia)에 의해 유발되는 **심장근육경색증**(myocardial infarction, MI) 때문이다. 심장근육조직의 국소적 손상에 의해 세포가 죽게 되면 이는 섬유성 결합조직으로 대체된다. 따라서 손상된 부위의 심장 기능은 소실된다. 이러한 양상의 손상과 복구는 비치명적인 심장근육경색증에서 나타난다. 심장근육경색증이 의심되는 환자의 경우, 혈액 내 특정 표지물질을 검출하여 정확한 진단을 내릴 수 있다. 이러한 표지물질에는 **심장근육 트로포닌 복합체**(cardiac troponin complex)의 구조적 소단위인 **TnI**와 **TnT**가 있다. 일반적으로 이 표지물질들은 심장근육경색증이 유발된 후 3~12시간 이내에 혈액으로 분비된다. TnI의 혈중 농도는 처음 손상이 일어난 때부터 약 2주 동안 높은 농도를 유지하므로 최근에 발생한 심장근육경색증의 진단에 가장 적합한 표지물질이다.

성숙한 심장근육세포는 세포분열을 할 수 있다.

심장근육세포가 죽게 되면 심장기능과 혈액 분출 능력이 소실된다. 과거에는 한번 심장근육세포가 파괴되면 새로운 근세포로 대체될 수 없다고 생각했다. 그러나 지난 10년간의 연구를 통해 심장근육세포가 일부 분열 능력을 유지하고 있음이 밝혀졌다. 또한 몇몇 연구에서는 심장과 골수에서 내인**심장근육선조세포**(endogenous cardiac muscle progenitor cell)를 발견하였다.

심장이식을 받은 환자로부터 제거된 심장에서 시행된 연구를 통해 심장근육세포의 핵이 분열 중인 것이 밝혀졌다. 비록 이러한 심장에서 분열 중인 핵의 수가 적기는 하지만(0.1%), 이는 손상된 심장근육세포가 세포주기로 다시 들어가 DNA를 합성하고 이어서 유사분열과 세포질분열을 통해 새로운 세포를 생성할 수 있는 잠재력이 있다는 것을 시사한다. 최근 탄소 동위원소(^{14}C)를 사용하여 심장근육세포의 나이를 측정한 연구에서 성인 심장에서는 일생동안 소수의 심장근육세포가 생성된다고 하였다. 이러한 연구에서 젊은이의 경우 연간 약 1%의 심장근육세포가 교체될 수 있으며 이 비율은 나이가 들어감에 따라 1/2까지 줄어든다고 추정하였다.

심장근육세포에서 일어나는 대부분의 DNA 합성은 새로운 심장근육세포를 생성하지는 않는다. 심장근육세포는 세포분열을 하지 않고도 유사분열을 완성할 수 있으므로 **이핵세포**(binucleated cell)가 생성된다. 사람 심장근육세포의 25~57%가 이핵세포로 추정되고 있다.

또한 심장근육세포는 유사분열이나 세포질분열을 완성하지 않고도 염색체 복제를 진행할 수 있으므로 여러 개의 염색체 세트(multiple set of chromosome)를 포함하고 있는 **다배수체핵**(polyploid nuclei)이 생성된다. 성인 심장에서 대부분의 심장근육세포의 핵은 다배수체 이다. 다배수체 핵은 최소한 한 번의 추가 염색체 복제(4n: 4 배수체 tetraploid) 또는 두 번의 추가 염색체 복제(8n: 8 배수체 octaploid)를 통해 생성된다. 심장근육비대(myocardial hypertrophy)나 그 밖의 심장근육세포 손상 시 심장근육세포에서의 다배수(polyploidy)가 증가하며 이는 세포분열로 오인 될 수 있다.

연구를 통해 성인의 심장에 **심장근육선조세포**(cardiac muscle progenitor cell)가 존재하고 있음이 밝혀진바, 이 선조세포는 심장근육세포나 심장에서 발견되는 다른 유형의 세포(예: 내피세포와 민무늬근육세포)로 한정된 분화를 할 수 있다고 한다. 현재에는 사람의 심장근육이 건강한 조직으로 재생되도록 유도하기 위한 선조세포의 분화기전을 규명하는데 초점을 두고 있다.

■ 민무늬근육(SMOOTH MUSCLE)

민무늬근육(smooth muscle)은 일반적으로 끝이 점점 좁아지는 길쭉한 방추형의 세포들이 다발이나 편평한 판을 이루고 있다(그림 11.23과 도판 11.6, 430쪽). 민무늬근육세포는 민무늬근육**섬유**(fiber)라고도 하며, 뼈대근육이나 심장근육에서 관찰되는 가로무늬가 나타나지 않는다. 민무늬근육세포의 길이는 작은 혈관벽에서는 20 μm에 불과하지만 창자벽에서는 약 200 μm에 달하며, 임산부의 자궁벽에서는 500 μm까지 길어질 수 있다. 민무늬근육세포는 세포 사이의 특수화된 교통접합부인 **틈새이음**(gap junction)에 의해 서로 연결되어 있다(그림 11.24). 이 접합부(junction)는 작은 분자와 이온들이 세포 사이를 통과하도록 하여 전체 민무늬근육 다발이나 판의 수축을 조절하는 통신 결합 장치의 역할을 한다.

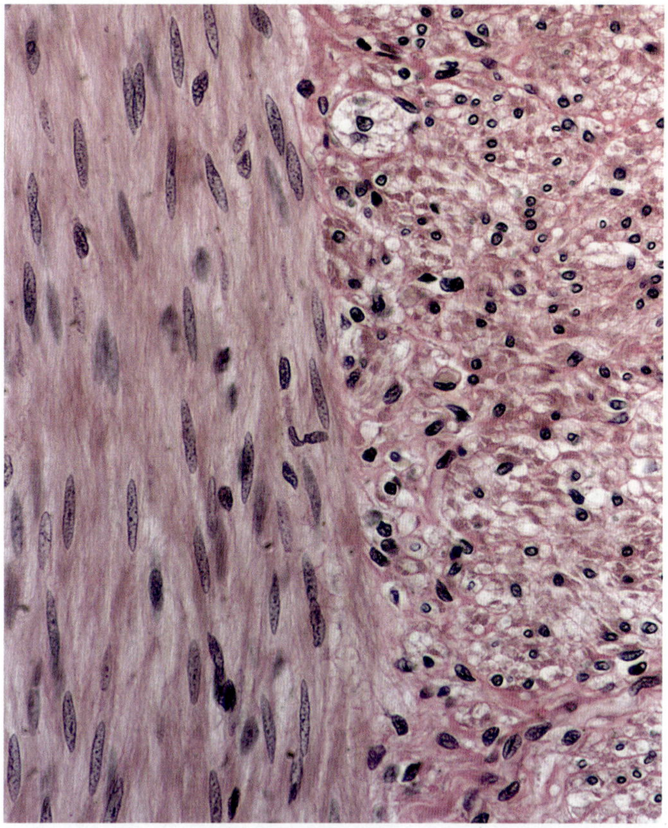

그림 11.23 사람 잘록창자(결장, colon) 민무늬근육의 광학현미경사진. 이 사진의 민무늬근육은 두 층으로 배열되어 있다. *왼쪽* 근섬유는 세로절단 되었으며, *오른쪽* 근섬유는 가로절단 되었다. 민무늬근육세포는 끝으로 갈수록 가늘어지는 길쭉한 형태의 세포이다. 세로절단된 근섬유의 핵은 길고 끝으로 갈수록 가늘어지므로 세포의 형태와 일치한다. 반면, 가로절단된 근세포의 핵은 둥글다. 또한 가로절단된 일부 세포에서는 핵이 관찰되지 않으며, 이는 세포의 끝 부위가 절단되었음을 의미한다. 세로절단된 근세포는 세포들이 서로 겹쳐져 배열되어 있으므로 세포 사이의 경계를 쉽게 구별할 수 없다. ×400.

민무늬근육은 세포질에 존재하는 액틴과 미오신 때문에 일반적인 H&E 염색에서 에오신에 의해 염색이 잘 된다. 민무늬근육세포의 핵은 세포의 중앙에 위치하며, 흔히 세로 단면에서 나선형 코르크 따개 모양으로 나타난다. 이러한 특징은 조직을 고정하는 동안 세포가 수축하기 때문이며, 일반적인 조직표본에서 섬유모세포와 민무늬근육세포를 구별하는 데 유용하다. 수축하지 않은 세포의 핵은 세포의 중심축에 위치하며 끝이 점점 좁아지는 길쭉한 형태로 나타난다. 가로절단된 민무늬근육섬유의 핵은 세포의 수축 또는 이완 상태와 상관없이 둥글게 나타난다. 투과전자현미경으로 관찰하면 대부분의 세포소기관은 핵의 양쪽 끝에 밀집되어 있으며, 다수의 미토콘드리아, 몇몇 과립세포질그물의 수조, 자유리보솜, 글리코겐 과립 및 작은 골지체가 포함되어 있다.

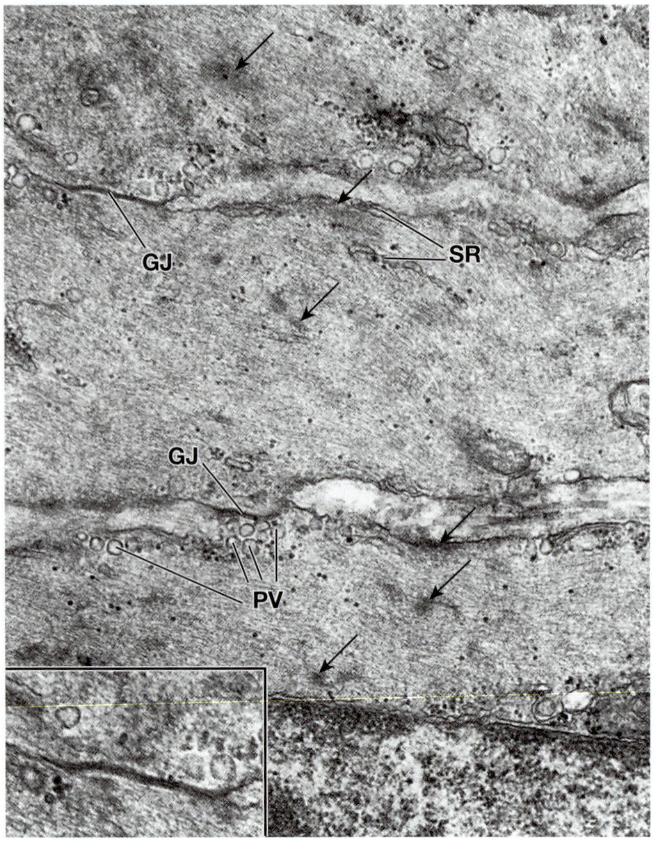

그림 11.24 민무늬근육의 투과전자현미경사진. 세 개의 민무늬근육세포의 일부가 관찰되는 전자현미경사진이다. 사진의 *아래쪽*에서 한 세포의 핵이 관찰된다. 세포질은 가는(액틴)잔섬유로 채워져 있으며, 이는 이 배율에서 확인할 수 있다. 근잔섬유들 사이에서 α 액티닌(α-actinin)을 함유한 치밀소체(cytoplasmic density 또는 dense body, *화살표*)가 관찰된다. 근육세포질그물(sarcoplasmic reticulum, *SR*) 성분과 포음소포(pinocytotic vesicle, *PV*)도 지적하였다. 사진의 *중간부분*과 *윗부분*에 위치해 있는 서로 다른 두 세포에서는 이웃한 세포와 교통할 수 있게 해주는 틈새이음(gap junction, *GJ*)이 관찰된다. 작고 검은 과립은 글리코겐(glycogen)이다. ×25,000. **삽입그림.** 틈새이음의 확대사진으로 포음소포도 관찰된다. ×35,000.

민무늬근육의 구조(Structure of Smooth Muscle)

민무늬근육세포는 수축장치인 가는잔섬유와 굵은잔섬유 및 세포골격을 이루는 데스민과 바이멘틴 등의 중간잔섬유(intermediated filament)를 포함하고 있다.

민무늬근육세포의 근육세포질은 수축장치의 일부인 **가는잔섬유**(thin filament)로 채워져 있다. **굵은 미오신잔섬유**(thick myosin filament)는 민무늬근육세포의 근육세포질 전체에 산재해 있다. 미오신잔섬유는 매우 불안정하여 조직표본 제작과정에서 소실되기 쉽다. 그러나 특수한 기술을 이용하여 굵은잔섬유 고유의 구조적 특성을 유지시킨 상태에서 투과전자현미경으로 관찰할 수 있다. 민무늬근육세포의 가는잔섬유는 근잔섬유들 사이에서 관찰되는 **치밀소체**(cytoplasmic density 또는 dense body)에 부착되어 있다(그림 11.25). 이러한 구조들은 **데스민**(desmin)을 포함한 중간잔섬유와 함께 그물을 이루며 근육세포질 전체에 분포한다. 중간잔섬유는 세포골격의 일부로, 혈관 민무늬근육에는 데스민잔섬유(desmin filament) 외에 **바이멘틴**잔섬유(vimentin filament)도 존재한다.

민무늬근육세포의 수축장치를 구성하는 요소들은 다음과 같다.

- **가는잔섬유**(thin filament)는 **액틴**(actin)과 **트로포미오신**(tropomyosin)의 민무늬근육동형단백질(smooth muscle isoform) 및 두 종류의 민무늬근육특이단백질인 **칼데스몬**(caldesmon)과 **칼포닌**(calponin)을 포함하고 있다. 민무늬근육의 트로포미오신은 트로포닌과 연관되어 있지 않다. 액틴은 민무늬근육미오신(SMM) 분자와 상호작용하여 힘을 생성하는데 관여한다. 액틴잔섬유에서 트로포미오신의 위치는 미오신 머리의 인산화에 의해 조절된다는 연구 보고가 있다. 칼데스몬(120~150 kDa)과 칼포닌(34 kDa)은 미오신 부착 부위를 가려주는(block) 액틴결합단백질(actin-binding protein)이다. 이 단백질들의 작용은 칼슘 농도에 의존적이며 미오신 머리의 인산화에 의해 조절된다.
- **굵은잔섬유**(thick filament)는 뼈대근육의 미오신과는 약간 다른 **민무늬근육미오신**(smooth muscle myosin, SMM)을 포함하고 있다. 민무늬근육미오신도 역시 두 개의 폴리펩타이드 **무거운사슬**(heavy chain)과 네 개의 **가벼운사슬**(light chain)로 이루어져 있다. 그러나 민무늬근육 굵은잔섬유의 구조는 뼈대근육 굵은잔섬유의 구조와 다르다. 민무늬근육미오신 분자의 경우, 뼈대근육에서와 같이 미오신 머리가 양쪽 끝을 향해 배열되어 있는 것이 아니라 한쪽 잔섬유에서는 한 방향을 향해, 다른 쪽 잔섬유에서는 반대 방향을 향해 배열되어 있다. 이와 같은 배열에서 미오신 분자는 바로 인접한 두 분자 사이에 일정 간격을 두고 평행하게 배열되어 있으며, 반대 방향으로 배열된 다른 쪽 미오신 분자의 꼬리 끝부분과 짧게 겹쳐져 반대쪽 잔섬유와 결합 되어 있다(그림 11.26). 미오신 머리의 극성은 한쪽 잔섬유에서는 모두 같은 방향을 향하고 있으며, 반대쪽 잔섬유에서는 반대 방향을 향하고 있다. 이러한 **측극성미오신잔섬유**(side-polar myosin filament)는 중앙에 "빈구역(bare zone)"이 없으나, 대신에 비대칭적으로 가늘어지는 빈 끝부위(bare end)가 있다. 이러한 구조는 굵은잔섬유와 가는잔섬유 사이의 상호작용을 극대화시켜, 중첩된 가는잔섬유가 굵은잔섬유를 전체 길이만큼 끌어당길 수 있게 해준다.

이외에도 민무늬근육의 수축장치와 연관되거나, 수축의 시작 및 조절에 필수적인 단백질들이 몇 개 더 존재한다.

- **미오신가벼운사슬인산화효소**(myosin light chain kinase, MLCK)는 분자량이 130~150 kDa인 효소로, 민무늬근육의 수축기전에 중요하다. 이 효소는 칼슘칼모듈린복합체(Ca^{2+}-calmodulin complex)에 의해 활성화된 후 수축주기를 시작한다. 활성화된 미오신가벼운사슬인산화효소(MLCK)는 미오신조절가벼운사슬

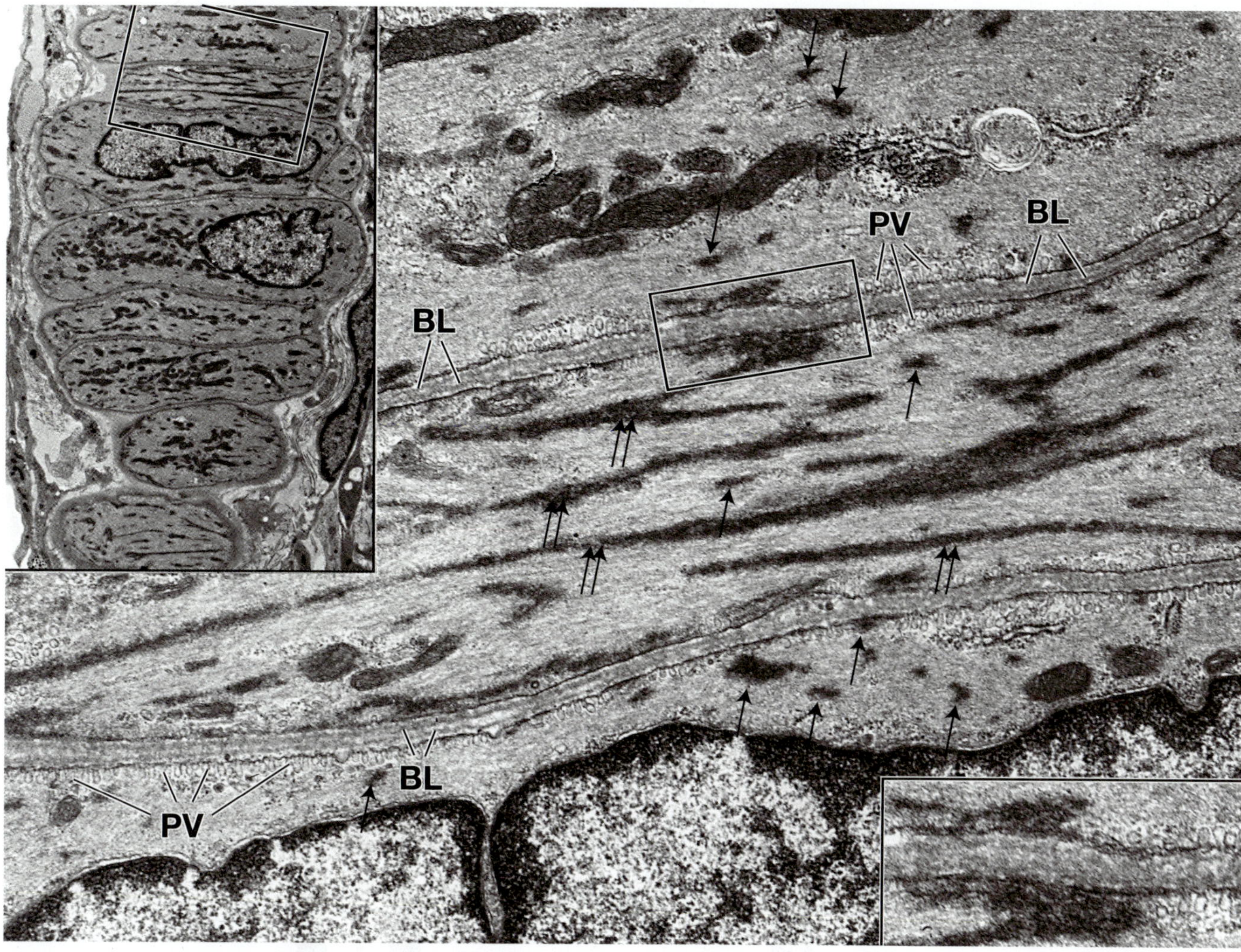

그림 11.25 혈관 민무늬근육세포의 치밀소체(cytoplasmic density)가 관찰되는 투과전자현미경사진. 위쪽 삽입그림. 혈관벽의 민무늬근육만을 절단한 표본이다. 중앙의 큰 전자현미경사진은 *삽입그림*에서 *네모*로 표시된 부위에 있는 세 개의 민무늬근육세포를 확대한 것이다. α 액티닌을 포함한 치밀소체(*화살표 하나*)는 일반적으로 불규칙한 형태의 덩어리로 나타나며, 이들 중 일부는 세포막에 접해 있거나 부착되어 있다. 사진의 *중앙에* 위치한 세포는 세포 표면 가까이에서 절단되어 치밀소체가 가지를 뻗고 있는 형태(*화살표 두 개*)로 관찰된다. 치밀소체의 입체적 모형은 서로 연결된 그물 형태로 나타날 수 있다. *BL*, 바닥판(basal lamina, 바깥판 external lamina); *PV*, 포음소포(pinocytotic vesicle). ×27,000. **아래쪽 삽입그림.** *네모로* 표시된 부위의 세포막에 부착된 치밀소체를 확대한 고배율 사진이다. 각각의 세포는 바닥판에 놓여 있으며, 형성 단계가 다양한 포음소포도 관찰된다. ×49,500.

(myosin regulatory light chain) 중 하나를 인산화시켜 액틴잔섬유와 함께 교차결합(cross-bridge)을 형성할 수 있게 한다.

- **칼모듈린**(calmodulin)은 분자량이 17 kDa인 칼슘결합단백질로, 뼈대근육에 존재하는 트로포닌 C(TnC)와 관련이 있으며, 세포 내 칼슘 농도를 조절한다. **칼슘칼모듈린복합체**(Ca^{2+}-calmodulin complex)는 미오신가벼운사슬인산화효소(MLCK)와 결합하여 이 효소를 활성화시킨다. 또한 칼모듈린은 칼데스몬과 함께 미오신조절가벼운사슬의 인산화를 조절하여 F액틴으로부터 떨어져 나가게 한다.
- **α 액티닌**(α-actinin)은 분자량이 31 kDa인 단백질로, 치밀소체의

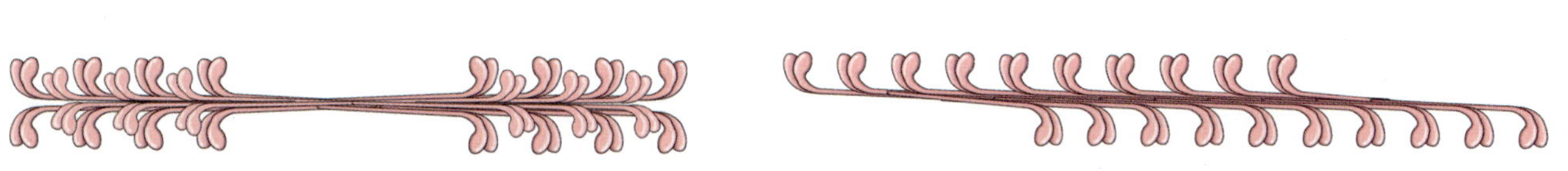

양극성 굵은잔섬유 bipolar thick filament **a**

측극성 굵은잔섬유 side-polar thick filament **b**

그림 11.26 뼈대근육과 민무늬근육의 미오신잔섬유 비교. 서로 다르게 배열된 미오신굵은잔섬유를 간단하게 나타낸 그림이다. **a.** 양극성 굵은잔섬유(bipolar thickfilament)는 뼈대근육과 심장근육에 존재한다. 미오신잔섬유에서 미오신 분자의 나선형 꼬리는 가운데로 모여 있으며, 둥근 머리는 잔섬유의 양끝으로 돌출되어 있다. 둥근머리가 돌출되어 있지 않은 이 잔섬유의 중간부위를 "빈구역(bare zone)"이라고 한다. **b.** 측극성 비나선형 굵은잔섬유(side-polar nonhelical thick filament)는 민무늬근육에 존재한다. 이 잔섬유에서 민무늬근육 미오신 II 분자는 바로 인접한 두 분자 사이에 일정 간격을 두고 평행하게 배열되어 있으며, 반대 방향으로 배열된 다른 쪽 미오신 분자의 꼬리 끝부분과 짧게 겹쳐 반대쪽 잔섬유와 결합되어 있다. 미오신머리의 극성은 잔섬유의 한쪽에서 모두 같은 방향을 향하고 있으며, 반대쪽 잔섬유에서에서는 반대 방향을 향하고 있다. 이러한 잔섬유는 중앙에 "빈구역(bare zone)"이 없으나, 대신에 비대칭적으로 가늘어지는 빈끝부위(bare end)가 있다.

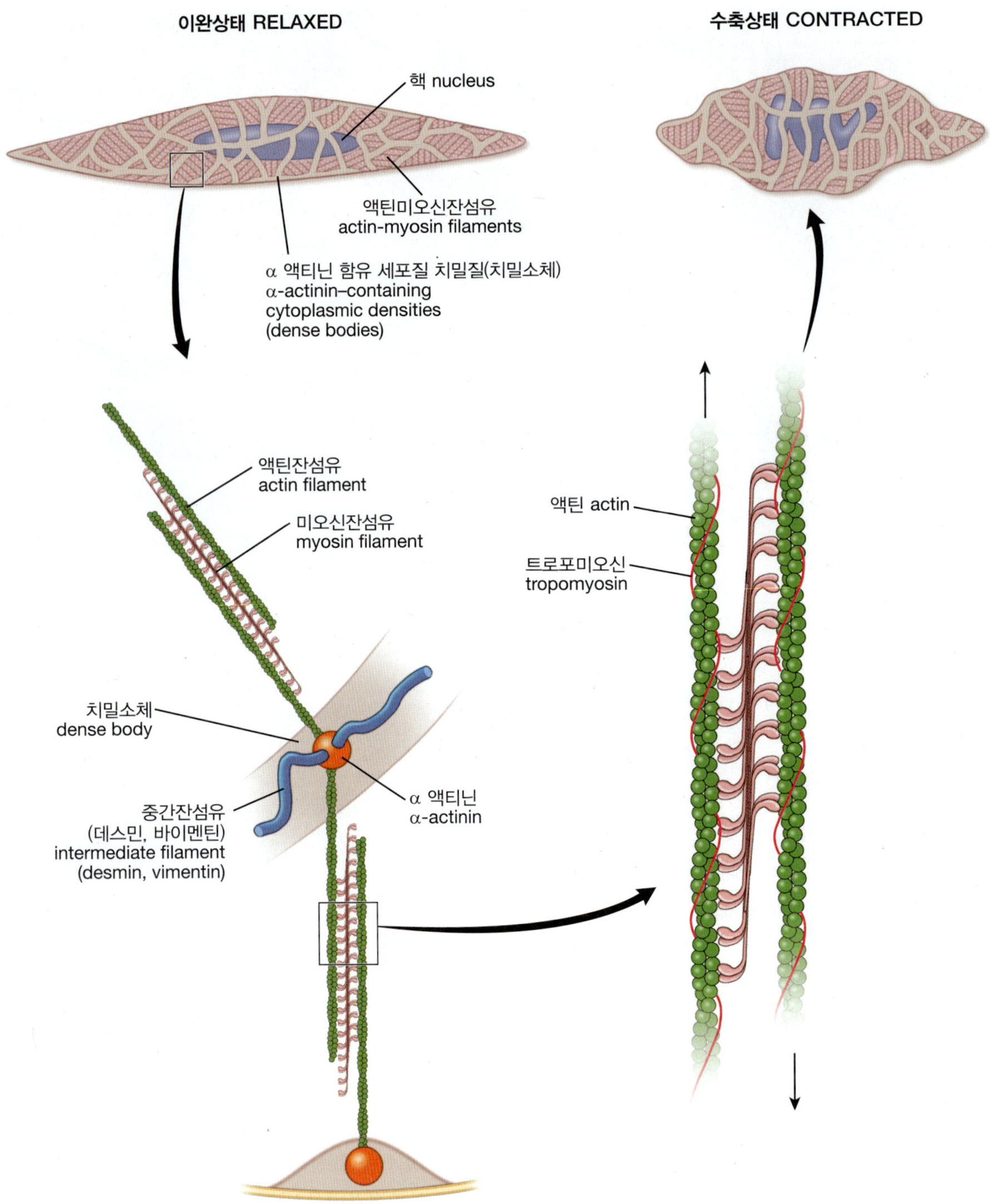

그림 11.27 민무늬근육세포의 수축 모델. 가는잔섬유와 굵은잔섬유를 포함하고 있는 민무늬근육의 근잔섬유(myofilament) 다발이 가는 선(*짙은 갈색*)으로 나타나 있으며, 이들은 치밀소체(cytoplasmic density)를 나타내는 서로 연결된 좀 더 굵은 선 그물(*베이지색*)에 부착되어 있다. 이러한 구조는 이 그림의 *위쪽 부분*에 있는 이완된 근세포와 수축된 근세포 모두에서 관찰된다. 이완된 세포로부터 아래쪽 방향의 *화살표*를 따라가면 두 종류 잔섬유를 확대하여 액틴 가는잔섬유와 상호작용하고 있는 측극성 굵은잔섬유의 자세한 배열을 확인할 수 있다. 두 종류의 근잔섬유 모두 가로무늬근육의 Z선에 해당하는 치밀소체에 부착되어 있다. 치밀소체는 액틴결합단백질인 α 액티닌(α-actinin)을 포함하고 있으며 중간잔섬유(intermediated filament)가 부착하는 부위이다. 치밀소체는 근육세포막에도 부착되어 있다. *오른쪽*에 확대된 측극성 굵은잔섬유의 일부를 나타내었으며 이는 액틴잔섬유와 상호작용하고 있는 것을 알 수 있다. 수축주기 동안 양쪽의 액틴잔섬유는 미오신잔섬유 위에서 서로 반대방향으로 미끄러져 들어가므로 전체 근원섬유의 길이는 짧아지게 된다. 대부분의 수축근잔섬유(contractile myofilament) 다발은 세포의 장축에 대해 비스듬한 방향으로 배열되어 있으므로 수축 시 세포가 짧아지고 핵은 "코르크따개" 모양이 된다.

구조적 성분이 된다.

치밀소체는 가는잔섬유와 중간잔섬유가 부착하는 부위이다.

치밀소체(dense body)는 **α 액티닌**(α-actinin)과 같은 부착판단백질(attachment plaque protein)을 포함하고 있으며, 가는잔섬유와 중간잔섬유를 직접 또는 간접적으로 근육세포막에 고정시킨다. 치밀소체는 세포 내부에서 발생한 수축력을 세포표면으로 전달하여 세포의 형태를 바꾸는 중요한 역할을 한다(그림 11.27). 민무늬근육에서는 두 종류의 중간잔섬유단백질인 **데스민**(desmin)과 **바이멘틴**(vimentin)이 높게 발현된다. 이러한 단백질로 이루어진 중간잔섬유는 치밀소체와 세포골격 및 근육세포막 사이를 결합시키는데 매우 중요하다. 이러한 결합은 치밀소체의 위치를 안정시켜 민무늬근육세포의 수축을 도와주고 주변의 세포막이 안쪽으로 이동하도록 해준다(세포의 형태를 변화시킴).

치밀소체는 뼈대근육의 Z선과 유사한 세포내 구조이다. 치밀소체는 작고 불규칙한 형태의 전자밀도가 높은 독립된 소체로 관찰되지만, 불규칙한 선 모양의 구조로 나타나는 경우도 있어 이러한 개념을 뒷받침해준다. 어떤 조직절편에서는 치밀소체가 근육세포막으로부터 세포의 내부로 이어진 입체적 연결 그물을 이루고 있는 것처럼 가지를 친 형태로 관찰되기도 한다(그림 11.25 참조).

민무늬근육의 수축은 기계적, 전기적 및 화학적 자극 등과 같은 다양한 자극에 의해 시작된다.

민무늬근육세포의 수축기전은 뼈대근육의 수축기전과 전혀 다르다. 민무늬근육에는 수축을 시작하고 조정하는 다양한 신호전달경로가 있다. 이러한 모든 전달경로는 세포 내 칼슘 농도를 증가시키고, 직접 근수축 과정에 관여한다. 따라서 근수축은 다음과 같은 요인들에 의해 유도될 수 있다.

- **기계적 자극**(mechanical impulse)은 혈관 민무늬근육을 수동적으로 잡아 늘이는 것과 같은 자극으로, 혈관 민무늬근육은 이러한 자극에 의해 기계적민감이온통로(mechanosensitive ion channel)를 활성화시켜 근육의 수축을 시작한다(근육성 반사 myogenic reflex).
- **전기적 탈분극**(electrical depolarization)은 민무늬근육이 신경자극을 받을 때 일어날 수 있다. 시냅스신경종말(synaptic nerve ending)로부터 분비되는 아세틸콜린(acetylcholine)이나 노르에피네프린(norepinephrine)과 같은 신경전달물질은 신경 세포막에 위치한 수용체를 자극하여 막전위(membrane potential)를 변화시킨다. 이 과정에 의해 **전압의존칼슘통로**(voltage-dependant Ca^{2+} channel, VDCC)가 열리게 된다(아래 참조).
- **호르몬 또는 화학적 자극**(hormonal chemical stimulus)은 안지오텐신 II(angiotensin II), 바소프레신(vasopressin), 트롬복산 A_2(thromboxane A_2) 등에 의해 유발되며, 이는 특정 세포막 수용체에 작용하여 근수축을 일으킨다. **G단백질연결수용체**(G-protein-coupled receptor, GPCR)나 **티로신인산화효소수용체**(tyrosin kinase receptor, TKR)가 세포외 리간드에 의해 활성화되면 민무늬근육세포에서 중요한 두 종류의 이차전령 물질인 **이노시톨 1, 4, 5삼인산**(inositol 1, 4, 5-triphosphate, IP_3)과 **디아실글리세롤**(diacylglycerol, DAG)의 합성을 자극한다. 이러한 물질들은 **이차전령경로**(secondmessenger pathway)를 통해 작용하므로 근수축을 시작하기 위해 활동전압과 탈분극이 발생 될 필요가 없다. 디아실글리세롤(DAG)은 세포막에 존재하는 수용체작동칼슘통로(receptor-operated Ca^{2+} channel)를 열어 칼슘의 유입을 유도한다. 이노시톨 1, 4, 5삼인산(IP_3)은 근육세포질그물의 막에 존재하는 이노시톨 1, 4, 5삼인산 수용체(IP_3R)를 활성화시켜 칼슘이 근육세포질그물로부터 세포질로 분비되도록 자극한다. 민무늬근육에서 사용되는 그 밖의 이차전령경로에는 **산화질소고리형구아노신일인산**(nitric oxide [NO]-cGMP)이 있다.

민무늬근육에는 가로세관계통 대신에 세포 내 칼슘 농도를 조절하는데 관여하는 몇몇의 단백질을 포함하고 있는 소포가 있다.

민무늬근육세포에는 세포막이 함입되어 형성된 **소포**(caveola)와 유사한 구조가 특징적으로 많이 존재한다(그림 11.24 참조). 소포는 세포막이 함입된 미세영역으로, 콜레스테롤과 글리코스핑고리피드(glycosphingolipid)가 풍부하고, 다양한 종류의 신호단백질을 포함하고 있으며 종종 "함몰된 지질 레프트(invaginated lipid raft)"라고 부른다. 소포는 **카베올린**(caveolin)을 포함하고 있으므로 일반적인 함몰 구조(예: 세포내섭취 소포를 형성하는 덮힌오목[coated pit])와는 다르다. 카베올린은 세포막의 안쪽 막에 존재하는 분자량이 22 kDa인 내재성막단백질(integral membrane protein)이다. 카베올린은 세포막에 소포와 같은 함몰 부위를 생성하기 위해 클래트린 바구니모양의 케이지 대신 카베올린 틀을 올리고머화(oligomerize)하여 동일한 세포내 유입 효과를 달성한다. 민무늬근육세포에 존재하는 소포(caveola)는 수많은 신호단백질들 외에 칼슘을 세포 내로 유입시키는 **일시적수용체전위표준통로**(transient receptor potential canonical [TRPC] channel)와 세포로부터 칼슘을 제거하는 **나트륨칼슘교환기**(Na +/Ca^{2+} exchanger, NCX) 및 세포내 칼슘의 리간드매개(ligand-mediated) 조절에 관여하는 **G단백질연결수용체**(GPCR)와 같은 다양한 **칼슘통로**(Ca^{2+} channel)를 포함하고 있다.

함몰된 소포(caveola)는 종종 무과립세포질그물의 매끈한 면에 가까이 위치하며 세포질소포(cytoplasmic vesicle)에 의해 둘러싸여 있다. 세포막이 함몰되어 형성된 소포(caveola)와 그 아래에 위치한 세포질소포 및 무과립세포질그물(sER)은 뼈대근육의 가로세관계통과 같은 방식으로 작용하여 칼슘을 세포질로 운반한다. 세포 내 칼슘 농도는 민무늬근육의 수축 조절에 매우 중요하다.

민무늬근육의 세포 내 칼슘 농도는 세포외 공간으로부터 유입되는 칼슘과 근육세포질그물로부터 분비되는 칼슘에 의해 조절된다.

몇몇 계통들은 세포 내로 들어오는 칼슘과 무과립세포질그물의 저장 부위로부터 분비되는 칼슘을 조절하여 세포 내 칼슘 농도를 조정한다. 민무늬근육세포에서 세포외 공간으로부터 들어오는 칼슘의 유입(influx)은 세포막에 존재하는 **전압의존칼슘통로**(voltage-dependent Ca^{2+} channel, VDCC)와 **수용체작동칼슘통로**

(receptor-operated Ca^{2+}channel, ROCC)의 연이은 활성화에 따른 세포막의 탈분극에 의해 수행된다. 무과립세포질그물(sER)으로부터의 칼슘 분비는 무과립세포질그물에 존재하는 변형된 **리아노딘수용체**(ryanodine receptor, RyR) 및 **이노시톨 1, 4, 5삼인산수용체**(IP_3 receptors, IP_3R)와 같은 **관문칼슘분비통로**(gated Ca^{2+}-release channel)의 이차전령분자에 의해 직접 활성화되어 수행된다. 휴지상태의 세포에서 전압감지칼슘통로에 의해 활성화되어 세포 내로 유입되는 칼슘의 양은 일반적으로 민무늬근육을 수축시키기에는 충분하지 않으므로 무과립세포질그물로부터 칼슘이 방출되어 보충되어야만 한다. 이후 칼슘은 **칼모듈린**(calmodulin)과 결합하고, **미오신가벼운사슬인산화효소**(myosin light chain kinase)의 인산화가 촉진되어 수축이 시작된다. 수축주기가 시작되면 칼슘은 **ATP의존칼슘펌프**(ATP-dependent calcium pump)에 의해 근육세포질로부터 제거되어 무과립세포질그물로 되돌아가 저장되거나 세포 외부로 운반된다.

민무늬근육의 수축은 굵은잔섬유에서 일어나는 칼슘칼모듈린미오신가벼운사슬인산화효소계통(Ca^{2+}-calmodulin-myosin light chain kinase system)에 의한 칼슘매개변화에 의해 시작된다.

민무늬근육의 수축기전은 약간 변형시킨 뼈대근육의 활주잔섬유모델(sliding filament model)로 설명할 수 있다(그림 11.27 참조). 민무늬근육도 뼈대근육처럼 세포질의 칼슘 농도가 증가하면 수축이 시작되지만, 가는잔섬유의 트로포닌트로포미오신복합체의 작용을 통해 수축이 일어나는 것이 아니라 칼슘 농도가 증가되면 **미오신가벼운사슬인산화효소**(myosin light chain kinase, MLCK)가 활성화되어 **민무늬근육미오신**(smooth muscle myosin) 분자의 두 개의 조절가벼운사슬(regulatory light chain) 중 하나를 인산화 시킴으로써 수축이 시작된다. 칼슘은 칼모듈린과 결합하여 **칼슘칼모듈린복합체**(Ca^{2+}-calmodulin complex)를 형성한 다음, 미오신가벼운사슬인산화효소(MLCK)와 결합하여 미오신의 조절가벼운사슬의 인산화를 촉진 시킨다(그림 11.28). 가벼운사슬이 인산화되면 민무늬근육미오신은 불활성형(접힌)에서 활성형(펴진)으로 구조적 변화를 일으켜 **측극성미오신잔섬유**(side-polar myosin filament)로 조합된다.

또한 가벼운사슬의 인산화에 의해 미오신머리의 액틴부착부위가 활성화되어 액틴잔섬유에 부착하게 된다. ATP가 존재하면 미오신머리가 구부러져 수축이 일어나며, ATP가 탈인산화(dephosphorylation)되면 미오신머리는 액틴으로부터 분리된다. 이러한 인산화(phosphorylation)는 천천히 일어나므로 최대한의 수축이 일어나려면 일반적으로 1초 이상 걸린다. 또한 ATP의 탈인산화에 의해 활성형의 미오신잔섬유는 분해되어 비활성형의 접힌 상태로 되돌아간다(그림 11.28 참조).

민무늬근육미오신(SMM)은 뼈대근육에서 사용되는 ATP의 10% 정도만 가수분해하므로 교차결합주기가 천천히 일어나고 근세포도 천천히 수축하게 된다. 따라서 민무늬근육세포 또는 이와 동일한 기전에 의해 수축이 일어나는 비근육세포는 뼈대근육세포가 동일한 일을 수행하는 데 필요한 ATP의 10%만을 사용하므로 오랜 기간 동안 수축이 유지될 수 있다.

민무늬근육의 수축력은 "걸쇠상태(latch state)"에서 오랫동안 유지될 수 있다.

민무늬근육세포는 미오신의 조절가벼운사슬의 정상적인 인산화 과정 외에도, ATP를 최소한 사용하면서 장시간 수축을 유지할 수 있는 이차적인 수축기전을 갖고 있다. 이러한 수축기전을 이용하여 혈관 민무늬근육에서 장시간 동안 수축력(혈관 긴장도)을 유지할 수 있다. **걸쇠상태**(letch state)라고 하는 이러한 민무늬근육의 수축은 처음의 칼슘의존미오신인산화(Ca^{2+}-dependent myosin phosphorylation) 이후에 일어난다. 액틴분자에 부착된 미오신머리가 탈인산화되면, ATPase의 활성이 감소된다. ATP의 활성이 감소 되면 미오신머리는 액틴잔섬유로부터 분리될 수 없어 수축한 상태를 유지하게 된다. 걸쇠상태는 여러 면에서 뼈대근육의 사후경축(rigor mortis)과 비교된다.

민무늬근육의 기능(Functional Aspects of Smooth Muscle)

민무늬근육은 느리고, 오랫동안 수축하도록 특수화되어 있다.

앞에서 설명한 바와 같이, 민무늬근육세포는 걸쇠상태에서 피로현상 없이 오랫동안 수축을 유지할 수 있다. 민무늬근육세포는 위장관(gastrointestinal tract)과 남성 생식관(male genital tract)에서 일어나는 연동운동(peristaltic movement)과 같은 파동성 수축을 일으키거나, 근육 전체에 걸쳐 수축이 일어나는 압출운동(extrusive movement, 예: 방광, 담낭, 자궁의 수축)을 일으킬 수 있다. 민무늬근육은 신경자극 없이 **자발적 수축운동**(spontaneous contractile activity)을 한다.

민무늬근육의 수축은 일반적으로 **자율신경계통**(autonomic nervous system, ANS)의 신경절후뉴런(postsynaptic neuron)에 의해 조절되며, 대부분의 민무늬근육에는 교감신경과 부교감신경이 모두 분포한다. 위장관에 분포하는 자율신경계통의 제3성분에 해당하는 **창자신경**(enteric division)은 근육층에 분포하는 주된 신경이다.

칼슘은 탈분극이 일어나는 동안 **전압의존칼슘통로**(voltage-dependant Ca^{2+} channel, VDCC)를 통해 세포질로 들어가지만, **수용체작동칼슘통로**(receptor-operated Ca^{2+}channels, RyR, IP_3R)라고 하는 일부 칼슘통로도 이차전령 경로를 통한 호르몬의 작용에 의해 활성화된다(그림 11.28 참조). 따라서 민무늬근육은 뇌하수체 후엽에서 분비되는 호르몬(옥시토신[oxytocin]과 이보다 적은 양의 항이뇨호르몬[antidiuretic hormone, ADH])에 의해 수축을 시작할 수도 있다. 뇌하수체 후엽에서 분비되는 **옥시토신**(oxitocin)도 민무늬근육을 수축시키는 강력한 자극제로, 분만 시 자궁을 수축시키는 데 필수적인 역할을 한다. 옥시토신은 흔히 분만을 유도하거나 촉진하는 데 사용한다. 또한 민무늬근육세포의 작용은 부신속질(adrenal medulla)에서 분비되는 호르몬(에피네프린 epinephrine, 노르에피네프린 norepinephrine)에 의해 촉진되거나 억제될 수 있다. 창자내분비세포(enteroendocrine cell)에서 분비되는 여러 펩타이드호르몬도 소화관이나 그 부속기관의 민무늬근육 수축을 자극하거나 억제한다.

민무늬근육의 신경종말은 근세포에 인접해 있는 결합조직에서만 관찰된다.

민무늬근육에 분포하는 신경섬유는 민무늬근육세포 다발을 둘러싸는 결합조직을 통해 주행한다. 따라서 신경이 분포하는 근세포의 인접 부위에서 신경섬유의 팽대부인 **통과접합부**(bouton en passant)가 관찰된다(443쪽 참조). 이 팽대부에는 신경전달물질을 포함한 시냅스소포(synaptic vesicle)가 존재한다. 그러나 이 신경근육 접합부위(neuromuscular site)는 뼈대근육의 신경근육접합부(neuromuscular junction)와는 구조가 다르다. 일반적으로 신경종말과 민무늬근육 사이에는 10~20 μm(어떤 부위에서는 200 μm에 까지 이름)의 상당히 넓은 틈새가 있다. 신경종말에서 방출되는 신경전달물질은 이 넓은 틈새를 가로질러 확산하여야 근육에 도달하게 된다.

그러나 모든 민무늬근육세포가 직접 신경전달물질에 노출되는 것은 아니다. 위에서 설명한 바와 같이, 민무늬근육세포는 **틈새이음**(gap junction)에 의해 이웃 세포와 연결되어 있다. 민무늬근육은 심장근육처럼 틈새이음을 통해 세포와 세포사이에서 수축을 전파하므로 민무늬근육 다발(bundle)이나 근층(muscle layer)에서 조화로운 운동이 일어난다. 이웃한 두 민무늬근육세포를 연결하는 틈새이음은 본래 **넥서스**(nexus)라고 명명되었으며, 이는 아직도 사용되고 있다.

민무늬근육세포는 결합조직 기질도 분비한다.

민무늬근육세포(smooth muscle cell)는 전형적인 분비세포의 특징을 나타내는 세포로, 핵주위구역(perinuclear zone)에서 잘 발달된 과립세포질그물과 골지체가 관찰된다. 민무늬근육세포는 **4형 콜라겐**(type IV collagen, **바닥판** basal lamina)과 **3형 콜라겐**(type III

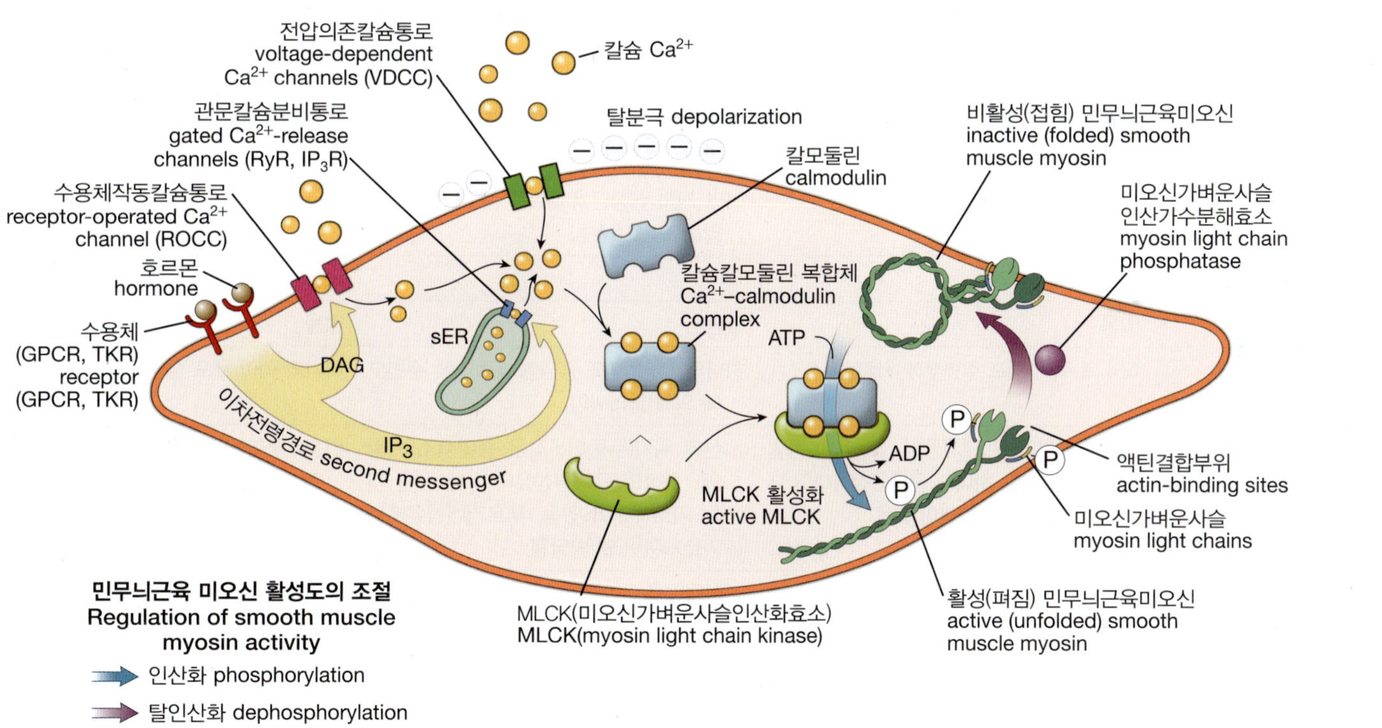

그림 11.28 민무늬근육 수축의 시작 단계를 간단하게 나타낸 그림. 민무늬근육의 수축이 시작되기 위해서는 세포질 내의 칼슘 농도가 증가하여야 한다. 이러한 농도 증가는 세포막의 초기 탈분극과 전압의존칼슘통로(voltage-dependent Ca^{2+} channel, *VDCC*)의 활성화나, 세포 표면에 존재하는 G-단백질연결수용체(G-protein coupled receptor, *GPCR*)와, 또는 티로신인산화효소수용체(tyrosinkinase receptor, *TKR*)의 호르몬자극에 의해 이루어진다. 수용체가 활성화되면 민무늬근육세포에서 두 종류의 중요한 이차전령 물질인 이노시톨 1, 4, 5 삼인산(inositol 1, 4, 5-trisphosphate, *IP_3*)과 다이아실글리세롤(diacylglycerol, *DAG*)의 합성을 자극한다. 다이아실글리세롤(DAG)은 세포막에 존재하는 수용체작동칼슘통로(receptor-operated Ca^{2+} channel, *ROC*)를 열어 세포외 칼슘의 유입을 유도한다. 이노시톨 1, 4, 5 삼인산(*IP_3*) 은 무과립세포질그물의 막에 존재하는 관문칼슘분비통로(gated Ca^{2+}-release channels, *RyR* or *IP_3R*)를 활성화하여 무과립세포질그물로부터 세포질로 칼슘의 분비를 자극한다. 세포 내 칼슘은 칼모듈린(calmodulin)과 결합하여(칼모듈린 한 분자당 네 분자의 칼슘이 결합됨) 칼슘칼모듈린복합체(Ca^{2+}-calmodulin complex)를 형성한다. 이 복합체는 미오신가벼운사슬인산화효소(myosin light chain kinase, *MLCK*)와 결합하여 민무늬근육미오신 분자의 조절가벼운사슬(regulatory light chain) 두 개 중 하나를 인산화시킨다. 인산화가 일어나면 미오신은 비활성(접힘) 상태에서 활성(펴짐) 상태로 구조변화를 일으킨 후, 측극성 잔섬유(side-polar filament)로 조립된다. 미오신 머리의 액틴부착부위가 활성화되면 액틴잔섬유와 결합되게 된다. ATP가 존재하는 경우, 미오신 머리가 구부러져 수축이 일어난다. 미오신가벼운사슬에 의해 민무늬근육미오신 분자가 탈인산화되면 미오신잔섬유의 분해가 촉진된다. *ADP*, 아데노신이인산(adenosin diphosphate).

글상자 11.4

기능적 고찰: 세 가지 근육 유형의 비교(Comparison of the Three Muscle Types)

심장근육은 구조적 및 기능적으로 뼈대근육과 민무늬근육의 특징을 공유하고 있다. 심장근육과 뼈대근육에서 수축요소인 굵은잔섬유와 가는잔섬유는 근육원섬유마디를 구성하며, 이들은 무과립세포질그물과 미토콘드리아에 의해 둘러싸여 있다. 심장근육과 민무늬근육은 틈새이음을 통해 이웃하는 세포와 연결되어 있지만 각각 고유의 특성을 유지한다. 또한 심장근육과 민무늬근육은 신경자극과 무관하게 자발적으로 수축할 수 있으며, 이러한 수축은 자율신경계통과 호르몬 자극에 의해 조절된다. 두 근육 모두 핵이 세포 중앙에 위치하며, 세포소기관은 핵 주변에 위치한다. 이러한 공통적인 특성은 심장근육이 원시적인 순환계통의 민무늬근육으로부터 뼈대근육으로 진화되었음을 의미한다. 세 가지 근육 유형의 주요 특징을 아래 표에 요약하였다.

세 가지 유형의 근육 비교

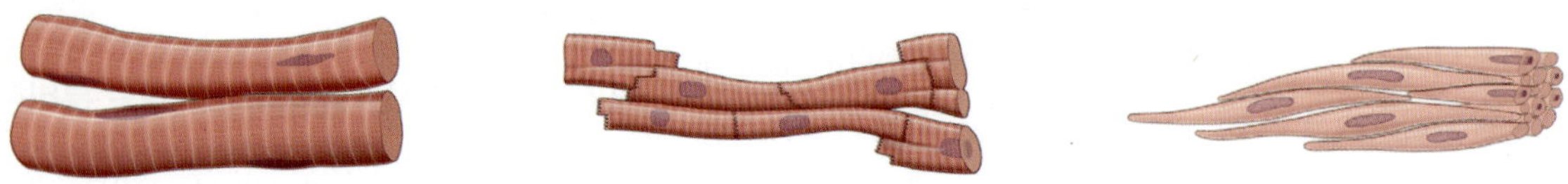

	뼈대근육	심장근육	민무늬근육
구조적 특성			
근세포	크고 길쭉한 세포, 직경: 10~100 μm, 길이: 100 ㎝(넙다리빗근 sartorius m.)까지 긴 경우도 있음.	짧고 폭이 좁은 세포, 직경: 10~100 μm, 길이: 80~100 μm	짧고 길쭉한 방추형세포, 직경: 0.2~2 μm, 길이: 20~200 μm
위치	뼈대의 근육, 내장가로무늬근육(예: 혀, 식도, 가로막)	심장, 위대정맥과 아래대정맥, 허파정맥	혈관, 장기 및 내장
구조적 특성			
결합조직 성분	근육바깥막, 근육다발막, 근육속막	근육속막(심장속막밑결합조직과 심장바깥막밑결합조직)	근육속막, 집(sheath), 다발(bundle)
섬유	하나의 뼈대근육세포	여러 개의 심장근육세포가 선 모양으로 배열하고 가지를 침	하나의 민무늬근육세포
근육원섬유마디	있음	있음	없음
줄무늬	있음	있음	없음
핵	다수의 핵이 세포 주변부에 위치	하나의 핵이 세포 중앙에 위치, 핵 주변부에 의해 둘러싸임	하나의 핵이 세포 중앙에 위치
가로세관	A-I 경계부에 위치(세동이: 두 개의 종말수조와 함께), 하나의 근육원섬유마디 내에 두 개의 가로세관이 있음	z 선에 위치(두동이: 작은 종말수조와 함께), 하나의 근육원섬유마디 내에 한 개의 가로세관이 있음, 푸르키네섬유에는 가로세관이 덜 발달됨	없음, 무과립세포질그물(sER)이 잘 발달됨, 다수의 세포막이 함입된 구조(소포 cavola)와 세포질소포(cytoplasmic vesicle)가 존재
세포사이접합부	없음	사이원반은 1. 부착판 2. 부착반(데스모솜) 3. 틈새이음을 포함	틈새이음(gap junction, nexus)
특징적인 구조	무과립세포질그물(sER)과 가로세관이 잘 발달됨	사이원반, 푸르키네섬유	치밀소체, 데스민 잔섬유, 바이멘틴 잔섬유 소포(caveola) 및 세포질소포(cytoplasmic vesicle)
기능			
신경지배 유형	수의적	불수의적	불수의적
원심성 신경지배	몸신경지배	자율신경지배	자율신경지배
수축 유형	"실무율(all or none)"(1형과 2형 섬유)	"실무율(all or none)" 리드미컬함(박동조율기[pacemaker], 심장의 전도계통)	느리고, 부분적이며, 리드미컬한 자발적 수축(위[stomach]의 박동조율기)

글상자 11.4

기능적 고찰: 세 가지 근육 유형의 비교(Comparison of the Three Muscle Types) (계속)

수축 조절	칼슘과 트로포닌 C(TnC)의 결합에 의해 트로포미오신이 이동되어 액틴잔섬유의 미오신결합부위가 노출됨	칼슘과 트로포닌 C(TnC)의 결합에 의해 트로포미오신이 이동되어 액틴잔섬유의 미오신결합부위가 노출됨	칼슘칼모듈림복합체가 형성되어 미오신가벼운사슬인산화효소가 활성화되면 미오신가벼운사슬의 인산화가 일어남
성장과 재생			
유사분열	일어나지 않음	일어나지 않음(정상 상태)	일어남
요구에 대한 반응	비대(hypertrophy)	비대(hypertrophy)	비대(hypertrophy)와 증식(hyperplasia)
재생	제한적(위성세포와 골수의 근육성세포 myogenic cell)	일어나지 않음(정상 상태)	일어남

sER, 무과립세포질그물; *TnC*, 트로포닌 C.

collagen, **그물섬유** reticular fiber) 뿐만 아니라 탄력소(elastin), 단백당(proteoglycan), 다중부착당단백질(multiadhesive glycoprotein)도 합성한다. 틈새이음이 위치해 있는 부위를 제외한 민무늬근육세포의 모든 부위는 **바깥판**(external lamina)에 의해 둘러싸여 있다. 혈관벽이나 자궁벽과 같은 일부 장기의 민무늬근육세포는 I형 콜라겐과 탄력소를 다량 분비한다.

재생, 복구 및 분화(Renewal, Repair, and Differentiation)

민무늬근육세포는 세포수를 유지하거나 증가시키기 위해 분열할 수 있다.

민무늬근육세포는 손상을 받으면 유사분열(mitosis)을 일으킨다. 또한 민무늬근육에는 규칙적으로 복제하는 세포집단이 존재한다. 자궁 민무늬근육의 증식은 정상적인 월경주기(menstrual cycle)와 임신기간 동안 이루어지며, 이러한 증식은 호르몬에 의해 조절된다. 성인의 혈관 민무늬근육세포도 규칙적으로 분열하여 손상되거나 노화된 세포를 대체하는 것으로 알려져 있다. 위(stomach)와 잘록창자(결장, colon)의 근육층을 이루는 민무늬근육은 일생 동안 규칙적으로 복제하며, 서서히 두꺼워진다.

새로운 민무늬근육세포는 혈관 바깥막(adventitia)에 존재하는 미분화 중간엽줄기세포(mesenchymal stem cell)로부터 분화되는 것으로 알려져 있다. **민무늬근육선조세포의 분화**(differentiation of smooth muscle progenitor cell)는 세포의 안과 밖의 다양한 자극에 의해 조절되며, 발생 중인 근육은 발생단계에 따라 광범위하게 다른 표현형을 나타낸다. 아직까지 민무늬근육세포의 특징을 나타내는 전사인자는 밝혀져 있지 않다. 그러나 MADS박스전사인자(MADS-box transcription factor) 계열의 하나인 **혈청반응인자**(serum response factor, RF)가 대부분의 민무늬근육 분화 표지유전자(marker gene)를 조절하는 것으로 알려져 있다. 또한 민무늬근육세포는 혈관 손상 후 회복과정에서 내피세포(endothelial cell)와 혈관주위세포(pericyte)의 세포분열이나 분화에 의해서도 발생되는 것으로 알려져 있다.

혈관주위세포(vascular pericyte)는 모세혈관과 모세혈관후세정맥(postcapillary venule)의 바닥판 내에 위치하며, 다능성중간엽선조세포(multipotential mesenchymal progenitor cell)로 기능한다. 모세혈관에서 혈관주위세포와 내피세포의 세포질 형태를 구별하기는 어렵다. 모세관후세정맥(postcapillary venule)과 혈관주위세포세정맥(pericytic venule)에서 혈관주위세포는 민무늬근육처럼 혈관을 완전히 둘러싸고 있다(6장 결합조직, 233쪽과 13장 심장혈관계통, 522~523쪽 참조).

치유 중인 상처조직에서 섬유모세포는 형태적 및 기능적으로 민무늬근육의 특징을 나타낸다(**근섬유모세포** myofibroblast, 224쪽 참조). 땀샘, 젖샘, 침샘 및 눈의 홍채 등과 같은 여러 부위에 존재하는 상피세포는 민무늬근육세포의 특징을 나타낸다(**근상피세포** myoepithelial cell). 고환 정세관(seminiferous tubule)에 위치해 있는 **근육모양세포**(myoid cell)는 수축능력이 있으며, 신경섬유 다발을 둘러싸거나 말초신경을 뚜렷한 다발로 구분해 주는 동심원상의 결합조직층인 **신경다발막**(perineurium)의 세포는 수송장벽세포(transport barrier cell)뿐만 아니라 수축세포로 기능한다.

101 HISTOLOGY NOTEBOOK

근육조직 (MUSCLE TISSUE)

근육조직의 개요(OVERVIEW OF MUSCLE TISSUE)

- **근육조직**(muscle tissue)은 신체의 전체 및 부분적인 운동을 관장하며, 내부장기의 크기와 형태를 변화시킬 수 있는 조직이다.
- 근육조직에는 주요 세 가지 유형, 즉 **뼈대근육**(skeletal muscle), **심장근육**(cardiac muscle) 및 **민무늬근육**(smooth muscle)이 있다.

뼈대근육(SKELETAL MUSCLE)

- **뼈대근육**세포(skeletal muscle cell)는 뼈대근육**섬유**(skeletal muscle fiber)라고도 하며, 직경이 10~100 μm인 매우 긴 원통형의 다핵 융합체(multinucleated syncytium)이다.
- 뼈대근육섬유는 결합조직에 의해 서로 부착되어 있다. **근육속막**(endomysium)은 각각의 근섬유를 둘러싸며, **근육다발막**(perimysium)은 여러 개의 근섬유를 둘러싸 **다발**(fascicle)을 형성하고, **근육바깥막**(epimysium)은 근육 전체를 둘러싸는 치밀결합조직이다.
- **뼈대근육섬유의 유형**(type of skeletal muscle fiber)은 수축속도, 효소분해속도 및 대사 양상에 따라 세 가지로 분류된다. 세 가지 유형의 근섬유에는 **적색근**(red, **I형, 느린산화형** type I, slow oxidative), **중간근**(intermediate, **IIa형** type IIa, **빠른산화해당형** fast oxidative glycolytic) 및 **백색근**(white, **IIb형** type IIb, **빠른해당형** fast glycolytic)이 있다.
- 근섬유의 구조적 및 기능적 소단위는 **근원섬유**(myofibril)이다. 근원섬유는 규칙적으로 배열된 **근잔섬유**(myofilament)로 구성되어 있다. 근잔섬유에는 미오신 **굵은잔섬유**(thick filament)와 액틴 **가는잔섬유**(thin filament)가 있다. 뼈대근육의 가장 작은 수축단위는 **근육원섬유마디**(sarcomere)이다.
- **굵은잔섬유**(thick filament)와 **가는잔섬유**(thin filament)의 배열에 의해 밀도차가 나타나며, 이로 인해 근원섬유에 가로무늬가 나타난다. 옅게 염색되는 등방성(isotropic)의 **I띠**(I band)는 양쪽의 Z선에 부착되어 있는 가는잔섬유로 주로 이루어져 있으며, 짙게 염색되는 비등방성(anisotropic)의 **A띠**(A band)는 주로 굵은잔섬유로 이루어져 있다.
- **굵은잔섬유**(thick filament)는 주로 **미오신 II 분자**(myosin II molecule)로 이루어져 있으며, 가는잔섬유는 **액틴**(actin)과 두 가지 주요 조절단백질(**트로포미오신** tropomyosin과 **트로포닌** troponin)로 이루어져 있다.
- 이웃한 근육원섬유마디 사이에 위치해 있는 **Z선**(Z line)에는 액틴결합단백질(**α 액티닌** α-actinin)과 Z 기질단백질이 존재한다.
- **액토미오신교차결합주기**(actomyosin cross-bridge cycle)는 근수축을 유도하는 미오신 머리와 액틴 분자 사이에서 일어나는 일련의 복합적인 생화적 및 기계적 현상이다. 이 주기는 **부착**(attachment), **탈부착**(release), **구부러짐**(bending), **힘발생**(force generation) 및 **재부착**(reattachment)의 다섯 단계로 구분된다.
- 근육의 수축조절에는 칼슘, 근육세포질그물 및 가로세관계통이 관여한다.
- **근육세포질그물**(sarcoplasmic reticulum)의 팽대된 **종말수조**(terminal cisterna)는 칼슘의 저장고로 작용한다. 근육세포질그물의 세포막에는 수많은 **관문칼슘분비통로**(gated Ca^{2+}-release channels, **리아노딘수용체** ryanodine receptor, RyR1)가 존재한다.
- **가로세관**(transverse tubule, T tubule)은 근육세포막이 근섬유의 이웃한 종말수조 사이를 뚫고 들어가 형성된 함입구조이다. 가로세관에는 수많은 **전압감지단백질**(voltage-sensor protein, **디하이드로피리딘감지수용체** dihydropyridine-sensitive receptor, DHSR)이 존재한다.
- 가로세관과 이웃한 두 개의 종말수조를 **세동이**(triad)라고 한다. 세동이는 A띠와 I띠의 경계부에 위치한다(하나의 근육원섬유마디 당 두 개의 세동이가 있음).
- **가로세관**(T tubule) 막이 탈분극하면 종말수조로부터 칼슘이 방출되기 시작하고, 칼슘이 트로포닌트로포미오신복합체에 부착되어 근수축이 시작된다.
- **근이완**(muscle relaxation)은 근육세포질 내 칼슘 농도 저하에 의해 유발된다.
- **신경근육접합부**(neuromuscular junction, 운동종말판 motor end plate)는 축삭종말과 근섬유가 접하는 부위이다. 축삭종말에는 신경전달물질인 **아세틸콜린**(acetylcholine, ACh)이 있다.
- 아세틸콜린이 신경근육접합부의 시냅스틈새로 방출되면 세포막의 탈분극이 시작되어 근수축이 유발된다.
- 피막수용기인 **근방추**(muscle spindle)와 **골지힘줄기관**(Golgi tendon organ)은 근육 및 힘줄에 존재하는 감각성늘임수용기(고유감각수용기 sensory stretch receptor, proprioceptive receptor)이다.

심장근육(CARDIAC MUSCLE)

- **심장근육**(cardiac muscle)은 뼈대근육과 같이 수축잔섬유가 질서정연하게 배열된 가로무늬근육이다.
- **심장근육세포**(cardiac muscle cell, cardiac myocyte)는 하나의 핵이 세포 중앙에 위치한 짧은 원주형의 세포이다. 심장근육세포는 사이원반에 의해 서로 부착되어 심장근육섬유를 형성한다.
- **사이원반**(intercalated disc)은 **부착판**(fascia adherens), **틈새이음**(gap junction) 및 **부착반**(maculae adherentes, 데스모솜 desmosome)을 포함하고 있는 고도로 특수화된 세포사이 부착구조이다.
- 심장근육의 **종말수조**(terminal cisternae)는 뼈대근육의 종말수조보다 매우 적으며, Z선 위치에서 가로세관과 함께 **두동이**(diad)를 형성한다(하나의 근육원섬유마디당 한 개 존재).
- 가로세관의 내강으로부터 심장근육세포의 근육세포질로 칼슘이 유입되는 것은 수축주기가 시작하는 데 필수적이다.
- 특수화된 **심장전도근세포**(cardiac conducting muscle cell, **푸르키녜섬유** Purkinje fiber)는 자발적으로 리드미컬한 수축을 한다.
- **자율신경계통**(autonomic nervous system)은 심장근육의 수축 속도를 조절한다.

민무늬근육(SMOOTH MUSCLE)

- **민무늬근육**(smooth muscle)은 점차 끝이 좁아지는 작고 길쭉한 방추형의 세포(**섬유**[fiber]라고 함)들이 다발이나 판을 이루고 있다. 민무늬근육은 느리고 오랫동안 수축하도록 특수화되어 있다.
- **민무늬근육세포**(smooth muscle cell)는 수축장치인 굵은잔섬유와 가는잔섬유 및 세포골격을 이루고 있는 데스민이나 바이멘틴과 같은 중간잔섬유를 포함하고 있다. 민무늬근육미오신은 **측극성미오신굵은잔섬유**(sidepolar myosin thick filament)로 조합된다.
- 민무늬근육세포는 근육원섬유마디를 형성하지 않으므로 줄무늬를 나타내지 않는다.
- **가는잔섬유**(thin filament)는 액틴, 트로포미오신(민무늬근육 동형단백질), 칼데스몬 및 칼포닌으로 구성되어 있다. 민무늬근육 트로포미오신과 연관된 **트로포닌은 없다**(no troponin).
- 가는잔섬유는 **치밀소체**(dens body, 세포질치밀질 cytoplasmic density)에 부착되어 있다. 치밀소체는 **α-액티닌**(α-actinin)을 포함하고 있으며 근육세포질 전체에 산재되어 있거나 근육세포막 가까이에 위치해 있다.
- 민무늬근육의 **수축**(contraction)은 기계적(수동적으로 잡아당김), 전기적(신경종말에서의 탈분극) 및 화학적(이차전령자로 작용하는 호르몬) 자극과 같은 다양한 자극에 의해 시작된다.
- 민무늬근육에는 가로세관이 발달 되어 있지 않으므로 칼슘은 **소포**(caveola)와 세포질소포(cytoplasmic vesicle)에 의해 운반된다.
- 민무늬근육의 수축은 **칼슘칼모듈린복합체**(Ca^{2+}-calmodulin complex)에 의한 **미오신가벼운사슬인산화효소**(myosin light chain kinase, MLCK)의 활성에 의해 시작된다.

발생, 회복, 치유 및 재생(DEVELOPMENT, REPAIR, HEALING, AND RENEWAL)

- **근모세포**(myoblast)는 중배엽에서 유래한 다능성근육줄기세포(multipotential myoid stem cell)로부터 기원한다. 발생 초기에 이러한 세포는 근육특이유전자발현(muscle-specific gene expression)의 촉진과 모든 뼈대근육 계열의 분화에 핵심적인 역할을 하는 **미오D 전사인자** (MyoD transcription factor)를 발현한다.
- 뼈대근육의 회복과 재생은 **위성세포**(satellite cell)라고 하는 다능성근육줄기세포(multipotential myogenic stem cell)에 의해 일어난다. 이러한 위성세포는 태아 발생과정에서 남겨진 세포로, **팍스7 전사인자**(Pax7 transcription factor)를 발현한다.
- 근육조직이 손상되면 위성세포가 활성화된다. 위성세포는 팍스7과 미오D를 함께 발현하여 뼈대근육세포의 근육선조세포가 된다.
- **심장근육**조직(cardiac muscle tissue)이 손상되면 심장근육세포는 사멸한다. 심장근육은 섬유결합조직으로 대체되어 치유된다.
- **민무늬근육**세포(smooth muscle cell)는 세포 수를 유지하고 그 수와 크기를 증가시키기 위해 분열할 수 있다.

도판 11.1 ■ 뼈대근육 I(Skeletal Muscle I)

근육조직(muscular tissue)은 수축세포의 형태에 따라 분류된다. 근육은 크게 두 가지 종류로 나뉜다. 가로무늬근육(striated muscle)은 광학현미경으로 관찰했을 때 가로무늬가 나타나며, 민무늬근육(smooth muscle)은 가로무늬가 없다. 가로무늬근육은 분포 위치에 따라 뼈대근육(skeletal muscle), 내장가로무늬근육(visceral striated muscle) 및 심장근육(cardiac muscle)으로 세분된다. 뼈대근육은 뼈에 부착하여 축뼈대(axial skeleton)와 팔다리뼈대(appendicular skeleton)를 움직이게 하고, 신체의 위치와 자세를 유지시킨다. 내장가로무늬근육은 형태학적으로 가로무늬근육과 동일하나, 혀(tongue), 인두(pharynx), 식도(esophagus)의 윗부분 및 가로막(diaphragm)과 같은 연조직(soft tissue)에 국한되어 분포한다. 심장근육은 가로무늬근육의 한 종류로, 심장과 심장으로 이어지는 큰 정맥의 바닥부분에서 관찰된다.

가로무늬근육의 가로무늬는 근세포에 존재하는 수축 요소 즉, 주로 액틴(actin) 단백질로 구성된 가는잔섬유(thin filament)와 미오신 II(myosin II)로 구성된 굵은잔섬유(thick filament)의 배열에 의해 나타난다. 두 종류의 근잔섬유(myofilament)는 세포질을 가득 채우고 있다. 뼈대근육세포와 내장가로무늬근육세포는 일반적으로 근섬유(muscle fiber)라고 하며, 발생과정에서 *근모세포(myoblast)*라고 하는 작은 근세포가 융합되어 형성된 다핵의 융합체(syncytium)이다.

각각의 근섬유는 *근육속막(endomysium)*이라고 하는 콜라겐원섬유로 구성된 섬세한 그물구조에 의해 둘러싸여 있다. 또한 근육의 기능적 단위를 이루는 근섬유 다발(bundle)은 비교적 두꺼운 결합조직층에 의해 둘러싸여 있다. 이 결합조직을 *근육다발막(perimysium)*이라고 한다. 마지막으로, 근육 전체를 둘러싸는 치밀결합조직(dense connective tissue)을 *근육바깥막(epimysium)*이라고 한다. 각각의 근섬유에서 생성된 힘은 힘줄(tendon)로 이어지는 이러한 결합조직 성분의 콜라겐(collagenous element)으로 전달된다.

뼈대근육(skeletal muscle), 사람, H&E, ×33.
세로절단된 가로무늬근육의 저배율 광학현미경사진이다. 근육 내에서 근조직은 일련의 **다발**(fascicle, *F*)을 이루며 배열되어 있다. 다발을 이루는 각각의 근섬유는 서로 가깝게 밀집되어 있으므로 구별하기 힘들다. 작은 청색점으로 나타난 구조는 근섬유의 핵이다. 이 배율에서는 뚜렷하게 관찰되지 않지만 다발들 사이에 존재하는 결합조직은 **근육다발막**(perimysium, *P*)이다. 이 사진에서 신경(nerve, *Nv*)도 뚜렷하게 관찰된다.

뼈대근육(skeletal muscle), 사람, H&E, ×33.
가로절단된 근육의 일부분이 관찰되는 광학현미경사진이다. 각각의 근섬유**다발**(fascicle, *F*)을 쉽게 관찰할 수 있다. 이전의 사진과는 대조적으로, 이러한 저배율에서도 주의 깊게 관찰하면 여러 다발들 내에서 개개의 **근섬유**(muscle fiber, *MF*)를 확인할 수 있다. 각각의 근다발은 **근육다발막**(perimysmm, *P*)을 이루는 결합조직에 의해 둘러싸여 있다. 또한 이 사진에서는 근육 전체를 둘러싸는 치밀결합조직인 **근육바깥막**(epimysium, *E*)도 확인할 수 있다.

뼈대근육(skeletal muscle), 사람, H&E, ×256; 삽입그림 ×700.
세로절단된 근육의 고배율 사진에서 두 개의 **근다발**(muscle fascicle, *F*)이 관찰된다. 이 배율에서는 가로무늬를 바로 확인할 수 있다. 몇몇의 예를 제외하고, 핵(*N*)이 각각의 근섬유를 따라 선 모양으로 배열되어 있다. 또한 작은 혈관(*BV*)도 뚜렷하게 관찰된다. 삽입그림은 글루타르알데히드(glutaraldehyde)로 고정한 후 플라스틱으로 포매한 조직표본으로, 두 개의 근섬유의 일부분을 고배율로 확대한 사진이다. 표본을 이 정도로 보존하고 이와 같은 고배율로 관찰하면 근섬유의 주요 띠(band)를 쉽게 확인할 수 있다. 두껍고 진하게 염색된 띠가 A띠(A-band)이다. A띠 사이에 옅게 염색된 부위는 I띠(I-band)이며, Z선(Z-line)에 의해 양분되어 있다. 두 개의 길쭉한 핵(*N*)은 근섬유의 핵이다. 핵 아래에는 모세혈관(capillary, *C*)이 위치해 있으며 내피세포핵(endothelial cell nucleus, *End*)의 일부도 관찰된다. 이와 같은 고배율에서는 섬유모세포(fibroblast)의 핵과 내피세포의 핵은 크기가 작고 이질염색질(heterochromatin)에 의해 짙게 염색되므로 근세포의 핵과 구별된다. 근섬유의 핵(*N*)은 작은 이질염색질 반점이 있는 진정염색질(euchromatin)의 특성을 나타내므로 옅게 염색된다.

뼈대근육(skeletal muscle), 사람, H&E, ×256.
이 가로절단 표본에서는 세로절단 표본에서보다 각각의 **근섬유**(muscle fiber, *MF*)를 쉽게 구별할 수 있다. 예를 들어, 여러 세포들을 가로절단 할 경우(점선 참조), 반대면이나 세로면에서 관찰하면 근세포가 서로 가깝게 위치해 있어 다발 내의 각각의 세포사이의 경계가 불분명할 수 있다. 이 사진에서 뚜렷하게 관찰되는 **결합조직**(connective tissue, *CT*)은 근다발을 분리해주는 근육다발막(perimysium)이다. 각각의 근섬유의 핵은 세포의 주변에 위치해 있다. 이 배율에서는 근육속막에 존재하는 섬유모세포의 핵과 근세포의 핵을 구별하기가 어렵다.

BV, 혈관(blood vessel)
C, 모세혈관(capillary)
CT, 결합조직(connective tissue)
E, 근육바깥막(epimysium)
End, 내피세포핵(endothelial cell nucleus)
F, 다발(fascicle)
MF, 근섬유(muscle fibers)
N, 핵(nuclei)
Nv, 신경(nerve)
P, 근육다발막(perimysium)

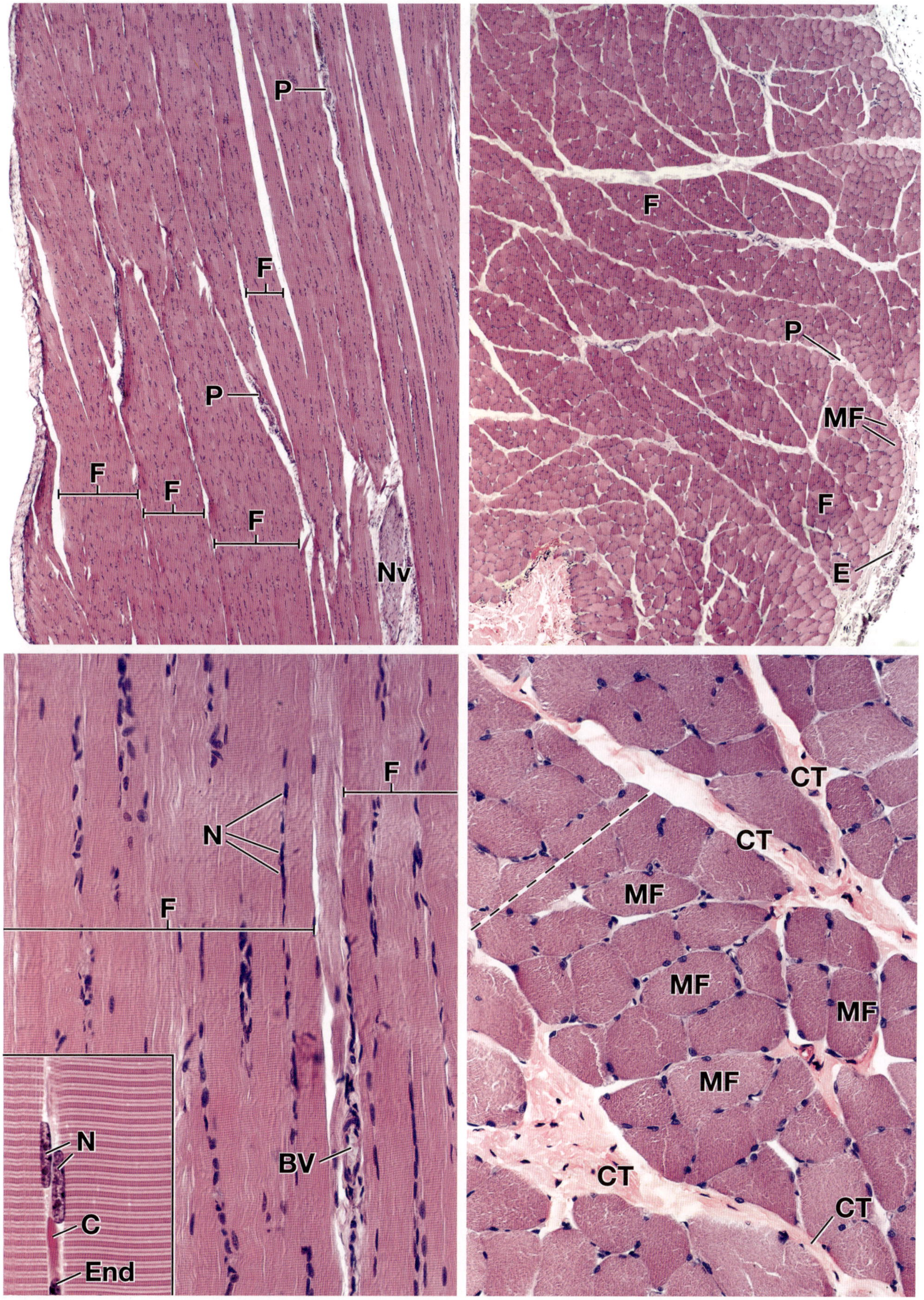
P
F
P
F
F
F
Nv
F
P
MF
F
E
F
N
F
N
C
End
BV
CT
CT
MF
MF
MF
MF
CT
CT

도판 11.2 ■ 뼈대근육 II 및 뼈대근육의 투과전자현미경사진(Skeletal Muscle II and Electron Microscopy)

근원섬유(myofibril)는 근섬유의 구조적 및 기능적 소단위로, **근육원섬유마디**(sarcomere)를 포함하고 있다. 근원섬유는 세포의 가로단면을 고배율의 광학현미경으로 관찰했을 때 점과 같은 구조로 뚜렷하게 나타난다. 따라서 근세포 세포질의 전체적인 형태는 점묘법에 의해 그려진 것처럼 보인다. 각각의 근원섬유는 근육원섬유마디를 이루고 있는 두 종류의 근잔섬유(myofilament) (1) 미오신 II 굵은잔섬유(myosin II thick filament), (2) 액틴(actin)과 이의 보조단백질로 구성된 가는잔섬유(thin filament)로 구성되어 있다. 굵은잔섬유와 가는잔섬유의 규칙적인 배열에 의해 밀도차가 나타나므로 세로절단된 근원섬유에서 가로무늬(cross striation)를 관찰할 수 있다. 가는잔섬유와 굵은잔섬유가 중첩된 부위는 어두운 A띠(dark A-band)를 형성한다. 밝게 나타난 I띠(I-band)에는 가는잔섬유가 존재한다. 광학현미경으로 A띠를 주의깊게 관찰하면 A띠의 중앙에서 옅게 염색된 부위가 나타난다. 이 부위를 *H띠(H-band)*라고 하며, 이 부위에는 굵은잔섬유만 존재한다. 각각의 I띠 중앙에는 가는잔섬유가 부착되는 가늘고 치밀한 Z선(Z-line)이 있다.

Z선 사이의 간격을 *근육원섬유마디(sarcomere)*라고 한다. 근육이 수축하면 근육원섬유마디와 I띠의 길이가 짧아진다. 이때 근잔섬유의 길이는 일정하게 유지되므로, 두 종류의 근잔섬유가 중첩되는 부위가 증가함으로써 근수축이 일어나게 된다.

뼈대근육(skeletal muscle), 사람, H&E, ×512; 삽입그림 ×985.

가로절단된 근다발의 광학현미경사진이다. 각각의 **근섬유**(muscle fiber, *MF*)는 다각형으로, 너비가 약간 다양하게 나타난다. 이 단면에서 다수의 핵이 관찰되나, 일부만이 근섬유의 핵이다. 근섬유의 핵(muscle fiber nucleus, *MFN*)은 근섬유의 바깥쪽 세포질 내에 묻혀 있다. 이에 반해, 근육속막 섬유모세포의 핵(fibroblast nucleus, *FN*)은 근섬유의 밖에 위치하며 일반적으로 근섬유의 핵보다 작고 짙게 염색되어 나타난다. 또한 근섬유 사이에는 모세혈관(capillary, *C*)도 존재한다. 내피세포의 핵(endothelial cell nucleus, *ECN*)도 비교적 짙게 염색된다. 이외에 다른 종류의 핵이 존재할 수도 있지만, 위성세포(satellite cell)의 핵을 구별하기는 매우 어렵다. **삽입그림은 네모로 표시된 부위를 확대한 사진으로**, 두 개의 근섬유(*MF*)핵이 관찰된다. 작고 매우 짙게 염색된 핵(*FN*)은 근육속막 섬유모세포의 핵으로 추정된다. 또한 이 사진에서는 가로절단된 모세혈관(*C*)도 뚜렷하게 관찰되며, 특징적으로 근세포를 채우고 있는 근원섬유가 점이 찍힌 것처럼 또는 점 모양의 구조로 관찰된다.

뼈대근육(skeletal muscle), 사람, H&E, ×512; 삽입그림 ×985.

글루타르알데하이드로 고정하고, 플라스틱에 포매 한 조직표본에서 관찰된 세로절단된 **근섬유**(muscle fiber, *MF*)의 광학현미경사진이다. 근섬유의 너비가 매우 다양하게 나타나지만, 이는 근섬유의 절단된 면이 각각 다르기 때문이다. 근섬유의 핵은 세포의 주변부에 위치하므로 세로단면에서 관찰할 때는 핵의 위치가 다양하게 나타난다. 예를 들어, 3개의 핵(*N*)이 근섬유의 중심부에 위치한 것처럼 나타나 있으며, 이는 근섬유의 주변부가 스치듯 절단되었기 때문이다. 두 개의 핵 양쪽 끝에서 관찰되는 투명한 공간은 세포소기관을 포함하고 있는 세포질 부분이며, 이 부위에 근원섬유는 분포하지 않는다. 다른 근섬유의 핵(*MFN*)이 근섬유 주변부에서 관찰된다. 이 핵들은 앞에서 설명한 세 개의 핵들과 염색질의 분포양상이 유사하다. 또한 이 사진의 **중앙 부위**에 위치한 근섬유를 따라 주행하는 **모세혈관**(capillary, *C*)도 관찰된다. 이 절단면에서는 내피세포의 핵과 근육속막 섬유모세포의 핵을 명확하게 구별하기 어렵다. 세로절단된 근섬유에서 관찰되는 가장 특징적인 구조는 가로무늬이다. **삽입그림은** 근섬유의 고배율 사진으로, 가로무늬 양상(banding pattern)이 관찰된다. 짙게 염색된 선은 A띠(A-band)이다. 옅게 염색된 부위는 I띠(I-band)이며, 짙게 염색된 Z선(Z-line)에 의해 둘로 나누어져 있다.

뼈대근육(skeletal muscle), 사람, 전자현미경사진, ×5,000.

뼈대근육의 저배율 전자현경사진으로, 바로 위 사진 **삽입그림**의 세로절단된 근섬유의 고배율사진과 비교해 보아야만 한다. 이 사진에는 세 개의 **근섬유**(muscle fiber, *MF*)의 일부분이 나타나 있으며, 이들 중 두 근섬유에서 핵(*N*)이 관찰된다. 세포 사이에는 다양한 양의 콜라겐섬유가 존재하며, 이는 **근육속막**(endomysium, *E*)이다. 또한 **근원섬유**(myofibril, *My*)의 가로무늬 양상을 관찰할 수 있다. 위 사진 **삽입그림**의 세로절단된 근섬유에서와는 달리 이 전자현미경사진에서는 각각의 근원섬유(*My*)를 확인할 수 있다. 이는 가장 위쪽 사진의 **삽입그림**인 가로절단된 근섬유의 확대사진에서 관찰되는 점 모양의 구조와 일치한다. 이웃한 근원섬유는 가로무늬의 모양에 맞춰 배열되어 있으며, 너비도 서로 다르게 나타나 있다. 각각의 근원섬유는 기본적으로 장부촉(dowel)과 같은 원통형 구조이므로, 세로단면에서 근원섬유의 너비는 원통형 구조의 절단된 부위에 따라 달라질 수 있다.

C, 모세혈관(capillaries)
E, 근육속막(endomysium)
ECN, 내피세포의 핵(endothelial cell nuclei)
FN, 섬유모세포핵(fibroblast nuclei)
MF, 근섬유(muscle fiber)
MFN, 근섬유의 핵(muscle fiber nuclei)
My, 근원섬유(myofibril)
N, 핵(nucleus)

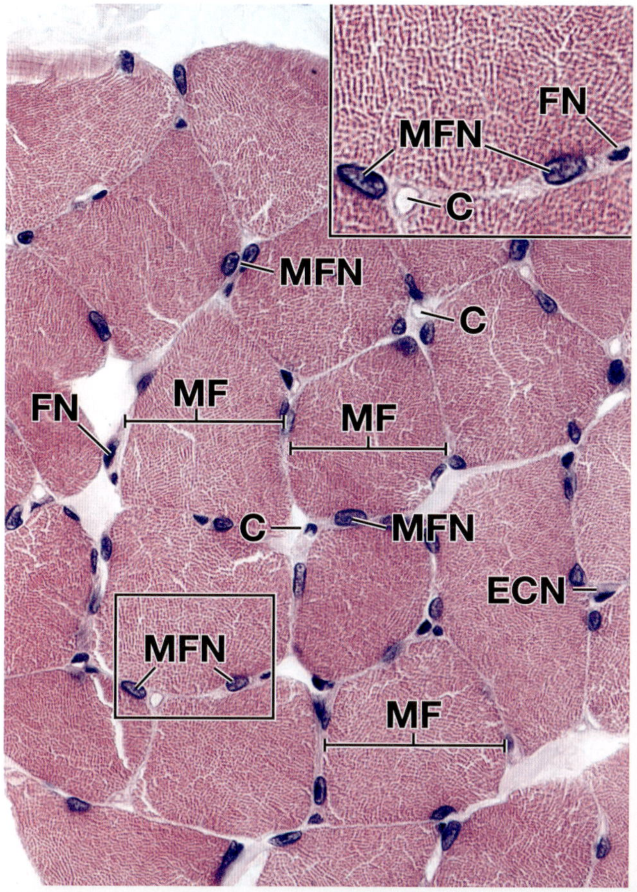
FN
MFN
C
MFN
C
FN
MF
MF
C
MFN
ECN
MFN
MF

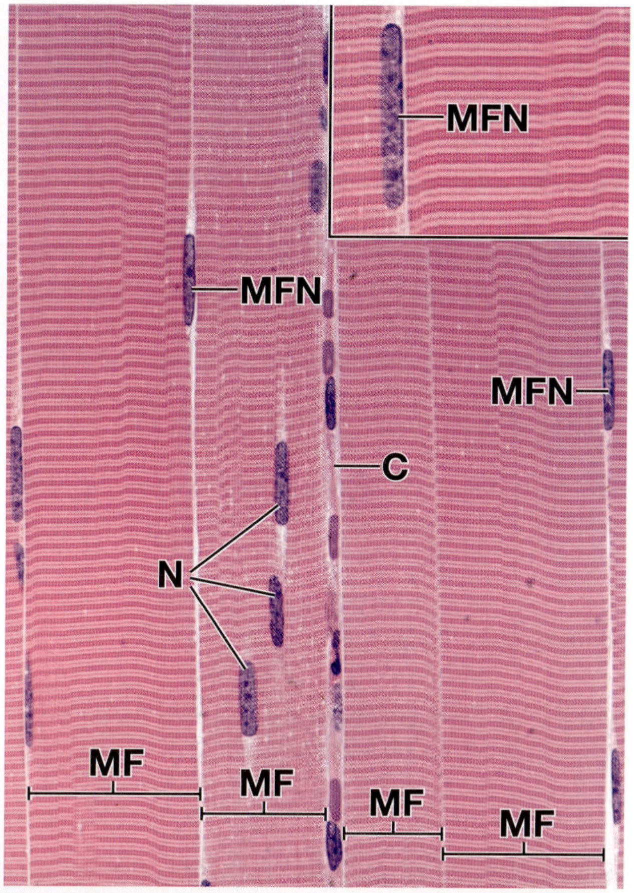
MFN
MFN
MFN
C
N
MF
MF
MF
MF

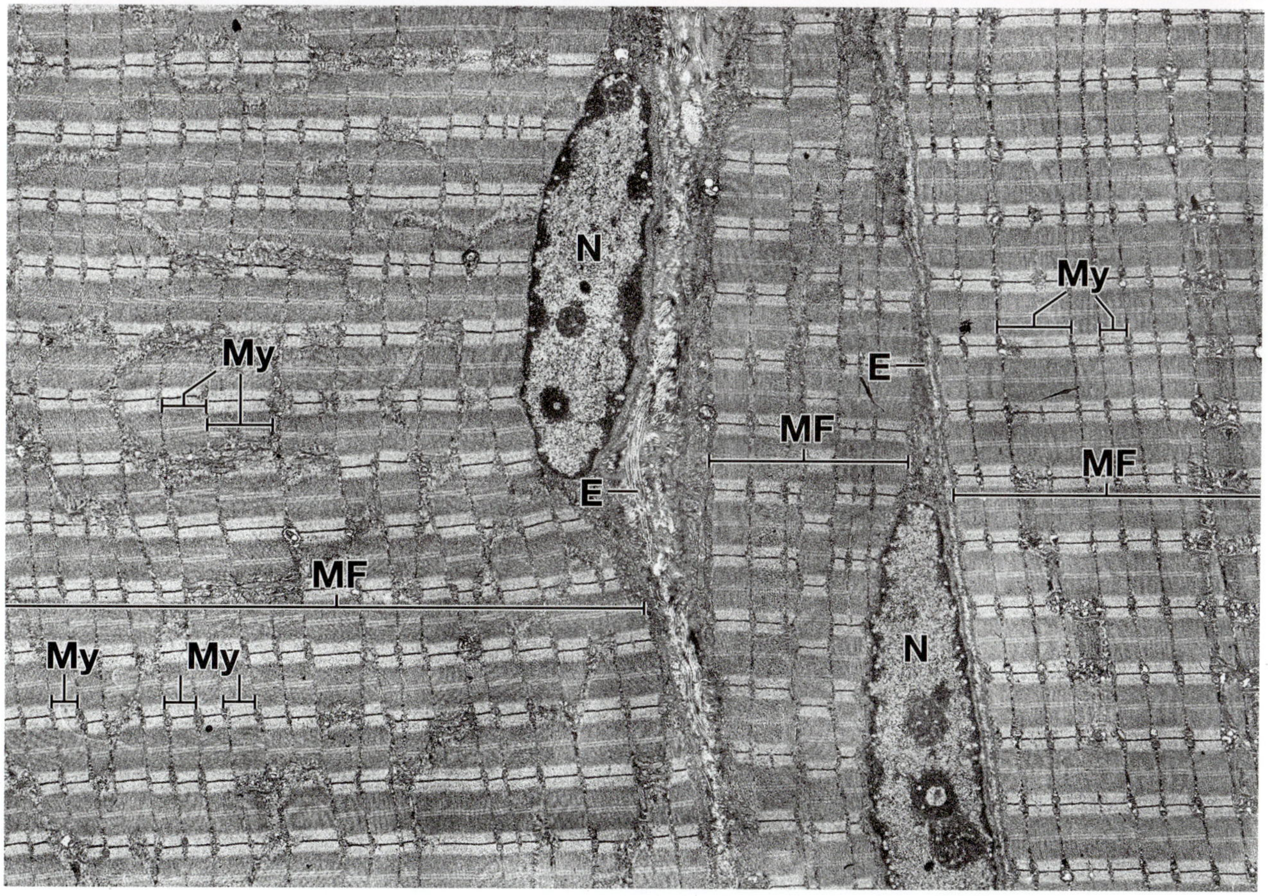
N
My
My
E
E
MF
MF
MF
My
My
N

도판 11.3 ■ 근육힘줄접합부(Myotendinous Junction)

뼈대근육에 의해 생성된 힘은 근섬유가 부착된 힘줄(tendon)을 통해 전달되어 신체를 움직이게 한다. 근섬유와 힘줄을 이루는 콜라겐이 서로 부착되는 부위를 **근육힘줄접합부**(myotendinal junction)라고 한다. 근육힘줄접합부에서 근섬유의 말단 부위는 힘줄과 접하는 면적을 넓히기 위해 수많은 손가락 모양의 세포질돌기를 형성하고 있다. 힘줄의 콜라겐원섬유는 각 세포질돌기의 근세포 바닥판에 부착한다(이 도판의 전자현미경사진 참조). 광학현미경으로 관찰하면 손가락 모양의 세포질돌기는 힘줄과 합쳐진 것처럼 나타난다. 이의 자세한 구조는 전자현미경으로 관찰하면 확인할 수 있다. 근섬유의 마지막 근육원섬유마디(sarcomere)는 손가락 모양의 세포질돌기가 시작하는 부위에서 끝난다. 이 부위에서 끝나는 마지막 근육원섬유마디에는 Z선(Z-line)이 없으며, A띠(A-band)의 액틴잔섬유는 세포질돌기의 말단 부위 근육세포막까지 연속된다.

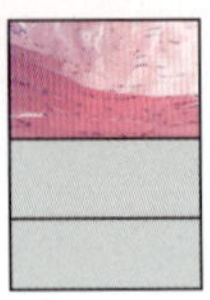

근육힘줄접합부(myotedinous Junction), 원숭이, H&E, ×365.
힘줄(tendon, *T*)과 이웃한 몇 개의 **근섬유**(muscle fiber, *MF*)가 관찰되는 광학현미경사진이다. 힘줄에는 콜라겐다발들 사이에 끼워져 납작해진 세포핵(*N*)이 있는 힘줄세포(tendinocyte)가 산재되어 있다. 힘줄로 이어지는 몇 개의 근섬유(*MF'*)가 관찰되며, 이는 이곳에서 힘줄섬유와 결합하고 있다. 직사각형 부위를 고배율로 확대하여 아래 사진에 나타내었다.

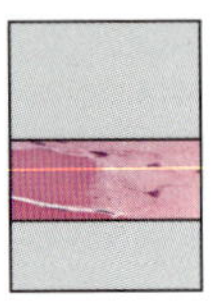

근육힘줄접합부(myotedinous Junction), 원숭이, H&E, ×1,560.
근육힘줄접합부에서 **근섬유**(muscle fiber, *MF*)가 힘줄로 이어지는 부위를 촬영한 광학현미경사진이다. 근섬유의 가로무늬 양상을 뚜렷하게 관찰할 수 있다. 이 배율에서는 손가락 모양의 세포질돌기(화살표)를 형성하며 힘줄로 이어지는 근섬유의 말단부가 선명하게 관찰된다. 손가락 모양의 세포질돌기 사이에는 힘줄의 콜라겐섬유가 존재한다. 근섬유와 이어져 있는 힘줄에서 힘줄세포(tendinocyte, *Tc*)의 핵이 관찰된다.

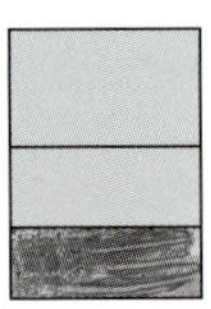

근육힘줄접합부(myotedinous Junction), 원숭이, 전자현미경사진, ×24,000
근육힘줄접합부에서 근육이 힘줄로 이어지는 부위의 전자현미경사진이다. 마지막 **근육원섬유마디**(sarcomere, *S*)에는 Z선이 없다. A띠로부터 뻗어나온 액틴잔섬유(actin filament)는 손가락 모양의 세포질돌기를 따라 주행하여 근육세포막(sarcolemma)에 부착한다. 세포질돌기 사이에는 힘줄을 구성하는 **콜라겐원섬유**(*collagen fibril,* 화살표)가 존재한다. (Dr. Douglas Kelly 제공.)

MF, 근섬유(muscle fibers)	**N,** 핵(nuclei)	**T,** 힘줄(tendon)
MF, 근섬유 말단(terminating muscle fibers)	**S,** 근육원섬유마디(sarcomere)	**Tc,** 힘줄세포(tendinocytes)

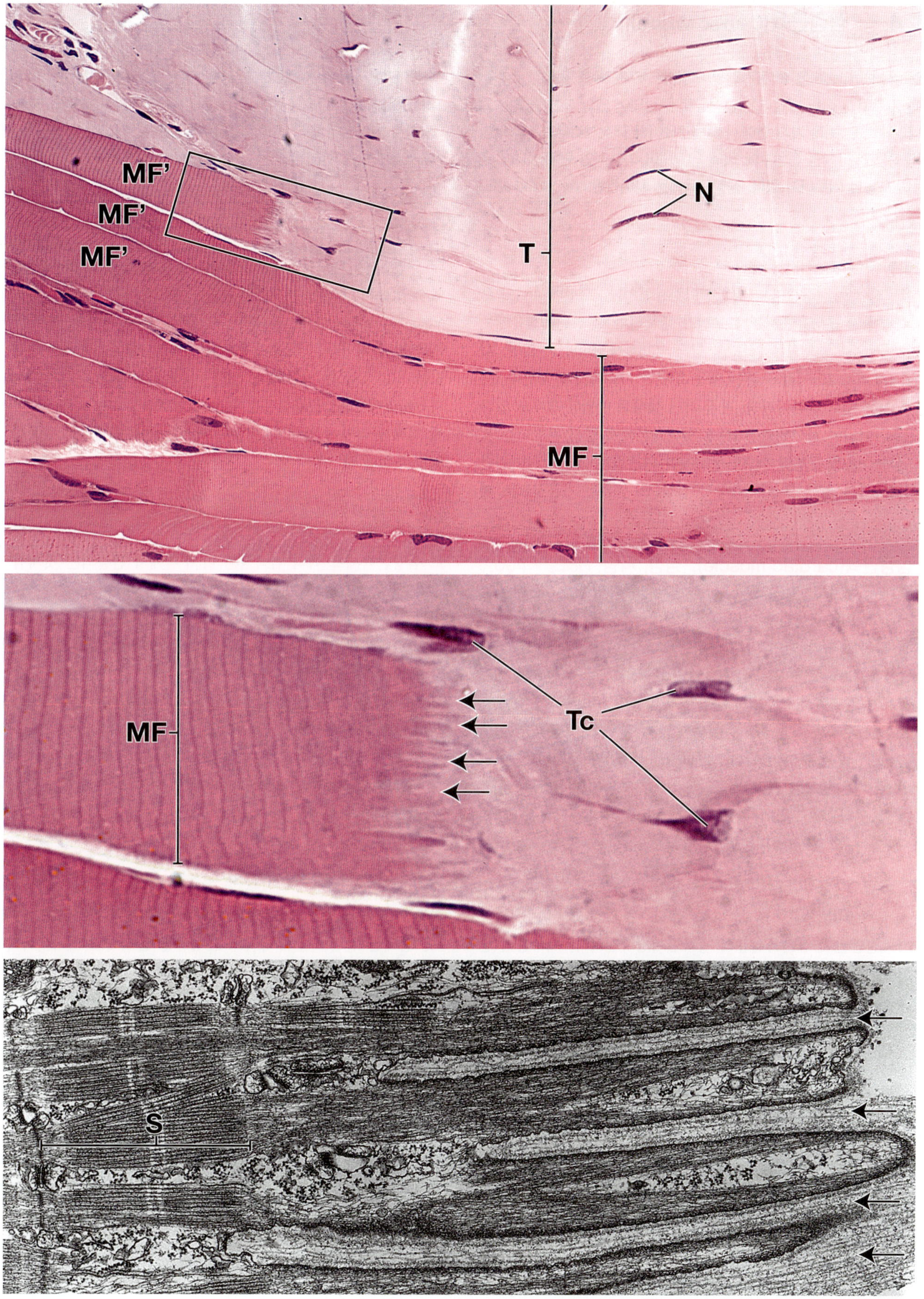
MF'
MF'
MF'
T
N
MF
MF
Tc
S

도판 11.4 ■ 심장근육(Cardiac Muscle)

심장근육(cardiac muscle)은 뼈대근육 및 내장가로무늬근육과 동일한 수축잔섬유 배열과 가로띠 양상을 나타내는 근섬유로 구성되어 있다. 심장근육은 가로무늬를 나타내지만, 여러 가지 면에서 뼈대근육이나 내장가로무늬근육과 다르다. 심장근육은 복합적인 접합부에 의해 연결되어 기능적인 단위(섬유 fiber)를 형성하는 세포들로 이루어져 있다. 심장근육에는 **사이원반**(intercalated disc, 광학현미경에서 세포사이접합부로 나타남)이 존재하며, 핵은 근섬유의 중앙에 위치하고, 근섬유가 가지를 치고 있는 등 다른 종류의 가로무늬근육과는 뚜렷한 조직학적 차이점이 있다. 이러한 모든 특징은 잘 제작된 심장근육 세로절단 표본에서 뚜렷하게 관찰된다.

심장근육(cardiac muscle), 심장, 사람, H&E, ×160. 세로절단된 심장근육의 광학현미경사진이다. 사진에서 수평으로 배열된 근섬유에서 가로무늬가 관찰된다. 심장근육섬유에는 규칙적으로 반복되는 가로무늬(가장 빈번하게 나타남) 이외에, **사이원반**(intercalated disc, *ID*)이라고 하는 매우 뚜렷한 가로띠가 존재한다. 사이원반은 흔히 곧은 띠로 나타나지만, 가끔 계단 형태로 배열된 경우도 있다(오른쪽 사진 참조). 이러한 사이원반은 H&E 염색표본에서 항상 관찰되는 것이 아니므로 심장근육을 구별할 때 이 구조에만 의존할 수 없다. 사이원반은 이웃한 세포사이의 접합부이다. 따라서 심장근육섬유는 기본적으로 뼈대근육섬유와 다르다. 심장근육섬유는 각 세포(심장근육세포)의 끝과 끝이 이어져 형성되었으나, 뼈대근육섬유는 하나의 다핵원형질단위(multinucleated protoplasmic unit)이다. 세로절단된 심장근육을 관찰할 경우, 근섬유의 세로축을 따라 확인하는 것이 유용하다. 이러한 방식으로 관찰하면 근섬유가 가지를 치는 부위를 확인할 수 있다. 이렇게 가지를 치는 두 부위를 **화살표**로 지적하였다. 심장근육섬유는 얇은 결합조직층(*CT*)인 근육속막(endomysium)에 의해 둘러싸여 있으며, 이 사진에서는 섬유모세포의 길쭉한 핵이 위치해 있는 부위에 해당한다.

심장근육(cardiac muscle), 심장, 사람, H&E, ×400. 뼈대근육처럼 심장근육도 선형의 수축단위인 **근원섬유**(myofibril)로 구성되어 있다. 이 사진에서 근원섬유가 세포의 전체 길이를 따라 뻗어 있는 선형 구조라는 것을 분명히 확인할 수 있다. 근원섬유는 핵 주변 부위에서 갈라져 주행하므로 이 부위의 세포질에는 근원섬유가 없으며 가로무늬도 나타나지 않는다. 이러한 핵 주변 세포질 부위(별표)에는 수축과정에 직접 관여하지 않는 세포소기관들이 위치해 있다. 심장근육에는 많은 수의 이핵세포(binucleated cell)가 존재하며, 이러한 이핵세포의 두 핵은 **별표**로 지적한 근원섬유가 분포하지 않는 세포질 부위에서 관찰할 수 있다. 이 부위에는 결합조직 세포의 핵에 해당하는 제3의 핵이 존재한다. 이는 "초점"을 달리하면 뚜렷하게 관찰할 수 있다. 일반적으로 심장근육세포 핵의 염색성은 이 부위에서 관찰되는 것처럼 매우 특징적이다. **별표** 사이에 위치한 핵에서 핵소체(nucleolus)는 짙게 염색되었으며 나머지 부위는 비교적 옅고 고르게 염색된 것을 관찰할 수 있다. 특정 표본에서 나타나는 핵의 이러한 특징을 알아두면 다른 부위에서도 이와 유사한 염색 특징을 나타내는 핵을 쉽게 구별할 수 있다. 이에 대한 예로, 사진의 **왼쪽** 부위에서 이러한 특징을 나타내는 핵을 관찰할 수 있다. 이렇게 하면, 염색성이 다르고 근세포가 관찰되지 않는 부위에 위치한 결합조직세포의 핵(*CT*)도 쉽게 구별할 수 있다. 또한 이 사진에서는 **사이원반**(intercalated disc, ID)도 뚜렷하게 관찰된다. 사이원반은 종종 곧은 띠 형태로 관찰되나 계단 형태로 배열된 것도 관찰할 수 있다.

심장근육(cardiac muscle), 심장, 사람, H&E, ×160. 가로절단된 심장근육섬유의 광학현미경사진이다. 대부분의 근섬유는 둥글거나 매끈한 다각형의 형태이다. 그러나 일부 근섬유는 다소 불규칙하고 길쭉한 형태로 나타난다. 이는 하나의 근섬유와 가지를 친 근섬유가 함께 관찰되기 때문으로 생각된다. 많은 근섬유의 중심부에서 관찰되는 옅게 염색된 부위는 이미 위에서 설명한 위 오른쪽 사진에서 **별표**로 표시된 부위로, 근원섬유가 분포하지 않는 부위이다. 섬세한 결합조직이 각각의 근섬유를 둘러싸고 있다. 이러한 결합조직에는 모세혈관이 분포하며, 때때로 근섬유 다발의 중심부에서 관찰되는 세정맥(veimle, *V*)과 같은 다소 큰 혈관이 분포하기도 한다. 다량의 결합조직(connective tissue, *CT*)이 근섬유다발을 둘러싸고 있으며, 이러한 결합조직에는 사진에서 표시된 세동맥(arteriole, *A*)과 같은 비교적 큰 혈관이 분포한다.

심장근육(cardiac muscle), 심장, 사람, H&E, ×400. 고배율에서는 근원섬유의 절단면을 확인할 수 있다. 이는 근세포의 절단면에서 수많은 붉은 점의 형태로 나타난다. 근원섬유에 의해 둘러싸인 중심부에는 핵(*N*)이 위치해 있다. 이와는 달리, 뼈대근육섬유의 핵은 세포의 주변부에 위치한다. 또한 앞에서 설명한 바와 같이 세포 중심부의 핵 옆 세포질 부위(별표)에는 근원섬유가 분포하지 않으며, 이는 바로 위 사진에서 별표로 표시한 핵 주변 세포질 부위이다. 이 고배율 사진에서는 각각의 근섬유를 둘러싸고 있는 결합조직이 관찰되며 이곳에는 모세혈관(capillary, *C*) 및 때때로 세정맥(venule, *V*)과 같은 좀 더 큰 혈관도 존재한다.

A, 세동맥(arteriole)
C, 모세혈관(capillaries)
CT, 결합조직(connective tissue)
ID, 사이원반(intercalated discs)
N, 심장근육세포핵(nuclei of cardiac muscle cells)
V, 세정맥(venule)
화살표, 근섬유가 가지를 친 부위(sites where fibers branch)
별표, 핵 옆 세포질 부위(perinuclear cytoplasmic areas)

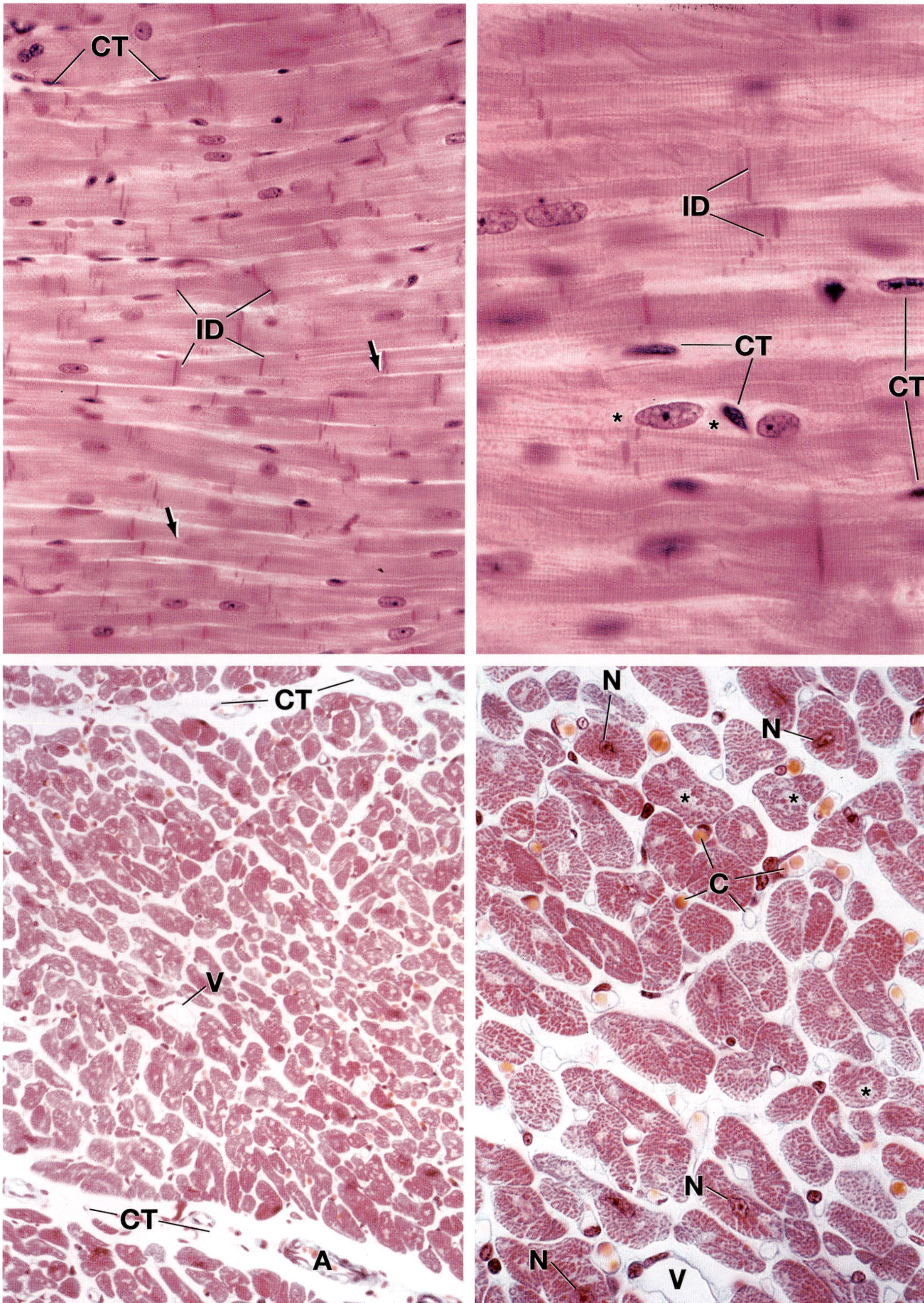
CT
ID
ID
CT
CT
CT
*
*
CT
V
CT
A
N
N
*
*
C
*
N
N
V

도판 11.5 ■ 심장근육, 푸르키네섬유(Cardiac Muscle, Purkinje Fiber)

심장근육세포(cardiac muscle cell)는 자율적이며 주기적으로 수축할 수 있다. 심장박동은 결절(node)이나 근다발 내에 있는 특수하게 변형된 심장근육세포에 의해 조절되고 통제된다. 심장박동은 오른심방과 위대정맥(superior vena cava)이 만나는 부위에 위치하는 특수화된 심장근육세포 집단인 **굴심방결절**(동방결절, sinoatrial node [SA node])로부터 시작된다. 굴심방결절에서 시작된 임펄스는 심장근육섬유를 따라 심방으로 전파된다. 이후 임펄스는 삼천판(tricuspid valve)에 이웃한 오른심실의 안쪽 벽 또는 안쪽 벽에 위치하는 **방실결절**(atrioventricular node, AV node)에 도달한다. 특수화된 심장근육세포는 심실사이막(심실중격, ventricular septum)을 통해 방실결절로부터 방실벽으로 임펄스를 전달한다. 특수화된 심장근육세포는 심실사이막 내에서 모여 **방실다발**(AV bundle, 히스다발 bundle of His)을 이룬다. 이 방실다발은 두 개의 주요 가지인 왼다발(left bundle)과 오른다발(right bundle)로 나뉘어 각각 왼심실과 오른심실로 이어진다. 특수화된 전도섬유는 심장근육섬유보다 네 배 정도 빠르게 임펄스를 전도한다. 이러한 임펄스는 최종적으로 심장근육으로 전파된다. 굴심방결절이 일정한 고유의 심박동을 유지하는 동안, 이는 자율신경계통에 의해 조정된다. 따라서 심박동수는 미주신경(vagus nerve)으로부터 기원된 부교감신경에 의해 감소하거나, 교감신경절로부터 기원된 신경에 의해 증가할 수 있다. 심실 내에 존재하는 특수화된 전도세포를 **푸르키네섬유**(Purkinje fiber)라고 한다. 푸르키네섬유를 이루는 세포는 심장근육세포보다 더 크고 대부분의 근원섬유가 세포의 주변부에 위치한다. 또한 이 세포의 핵도 크다. 핵과 주변부에 위치한 근원섬유 사이의 세포질은 염색이 잘 되지 않으며, 이는 세포의 이 부위에 부분적으로 다량의 글리코겐이 존재하기 때문이다.

참고 현미경사진: 시상절단된 조직표본에서 심방벽(atrial wall, *A*)과 심실벽(ventricular wall, *V*)의 일부분이 관찰된다. 심장의 이 두 부위 사이에 방실사이막(atrioventricular septum, *AS*)이 위치해 있다. 빈 공간은 심방의 안쪽 부위이다.

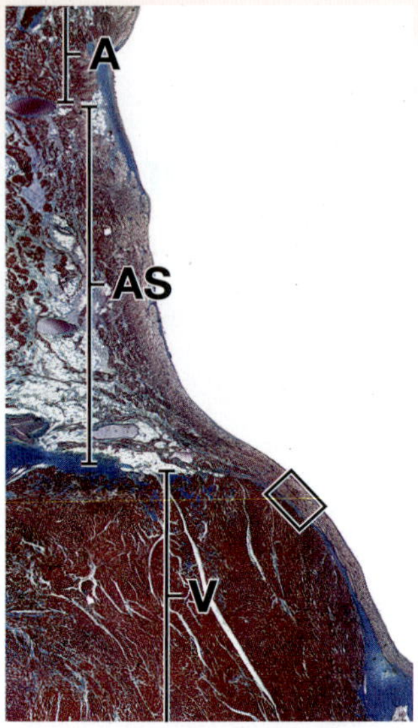

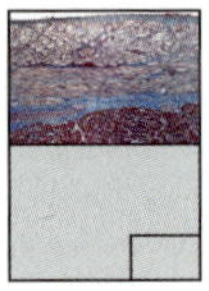

푸르키네섬유(purkinje fiber), 심장, 사람, Masson, ×180.

위에 첨부된 저배율 사진의 직사각형 부위를 확대한 사진이다. **심장속막**(endocardium, *Ec*)이 사진의 위쪽 3/4을 차지하고 있다. 심장속막은 심실을 덮고 있는 **내피**(endothelium, *Et*)로 구성되어 있으나 이 배율에서는 관찰되지 않는다. 내피세포의 바로 아래에는 소수의 민무늬근육과 탄력섬유가 존재하는 **치밀결합조직으로 구성된 내피밑층**(subendothelial layer of dense connective tissue, *SELCT*)이 위치해 있다. 내피밑층의 아래층인 **심장속막의 심장속막밑층**(subendocardial layer of the endocardium, *SELE*)에서 심실벽을 따라 주행하는 **푸르키네섬유**(Purkinje fiber [*Pf*], 히스다발 bundle of His)가 관찰된다. 내피밑층(*SELE*)의 아래 부분은 혈관과 소수의 지방세포를 포함하고 있는 불규칙하게 배열된 결합조직(*DICT*)으로 이루어져 있으며, 이는 사진의 아래쪽에서 관찰되는 **심장근육층**(myocardium, *My*)으로부터 푸르키네섬유를 분리하고 있다. 푸르키네섬유에 비해 심장근육섬유가 매우 짙게 염색되었다.

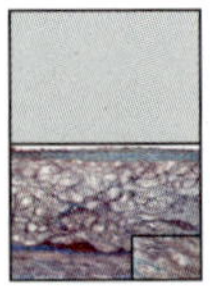

푸르키네섬유(purkinje fiber), 심장, 사람, Masson, ×365; 삽입그림 ×600.

바로 위 사진의 사각형부위를 확대한 사진이다. 심장속막의 내피세포(endothelial cell, *EtC*)가 관찰되며 그 아래에서 민무늬근육(*SM*)을 포함하고 있는 **결합조직으로 구성된 내피밑층**(subendothelial layer of connective tissue, *SELCT*)도 관찰된다. 내피밑층(*SELCT*)의 아래쪽 사진의 나머지 부위는 **심장속막의 심장속막밑층**(subendocardial layer of the endocardium, *SELE*)이 차지하고 있으며, 이 부위에서 다양한 형태로 절단된 푸르키네섬유가 관찰된다. 사진의 위쪽에는 가로절단되거나 사절단된(obliquely sectioned) 섬유가, 아래쪽에는 세로절단된 섬유가 존재한다. 가로절단된 섬유에서 세포의 주변부에 위치하는 근원섬유(myofibril, *M*)가 관찰된다. 세포 내의 세포질은 염색되지 않았다. 핵이 관찰되는 세포의 경우, 핵은 투명한 세포질에 의해 둘러싸여 있다. 사진의 아래쪽 부위에서 서너 개의 세로절단된 푸르키네섬유를 관찰할 수 있다. 세로절단된 섬유에서 **사이원반**(intercalated disc, *ID*)이 관찰된다. 삽입그림에 가로띠가 관찰되는 근원섬유와 사이원반이 나타나 있다. 핵을 둘러싸고 있는 세포질은 염색되지 않아 투명하게 나타난다.

A, 심방벽(atrial wall)
AS, 방실사이막(atrioventricular septum)
DICT, 치밀불규칙결합조직(dense irregular connective tissue)
Ec, 심장속막(endocardium)
Et, 내피(endothelium)
EtC, 내피세포(endothelial cells)
ID, 사이원반(intercalated discs)
M, 근원섬유(myofibrils)
My, 심장근육층(myocardium)
PF, 푸르키네섬유(Purkinje fibers)
SELCT, 결합조직으로 구성된 내피밑층(subendothelial layer of connective tissue)
SELE, 심장속막의 심장속막밑층(subendocardial layer of endocardium)
SM, 민무늬근육세포(smooth muscle cells)
V, 심실벽(ventricular wall)

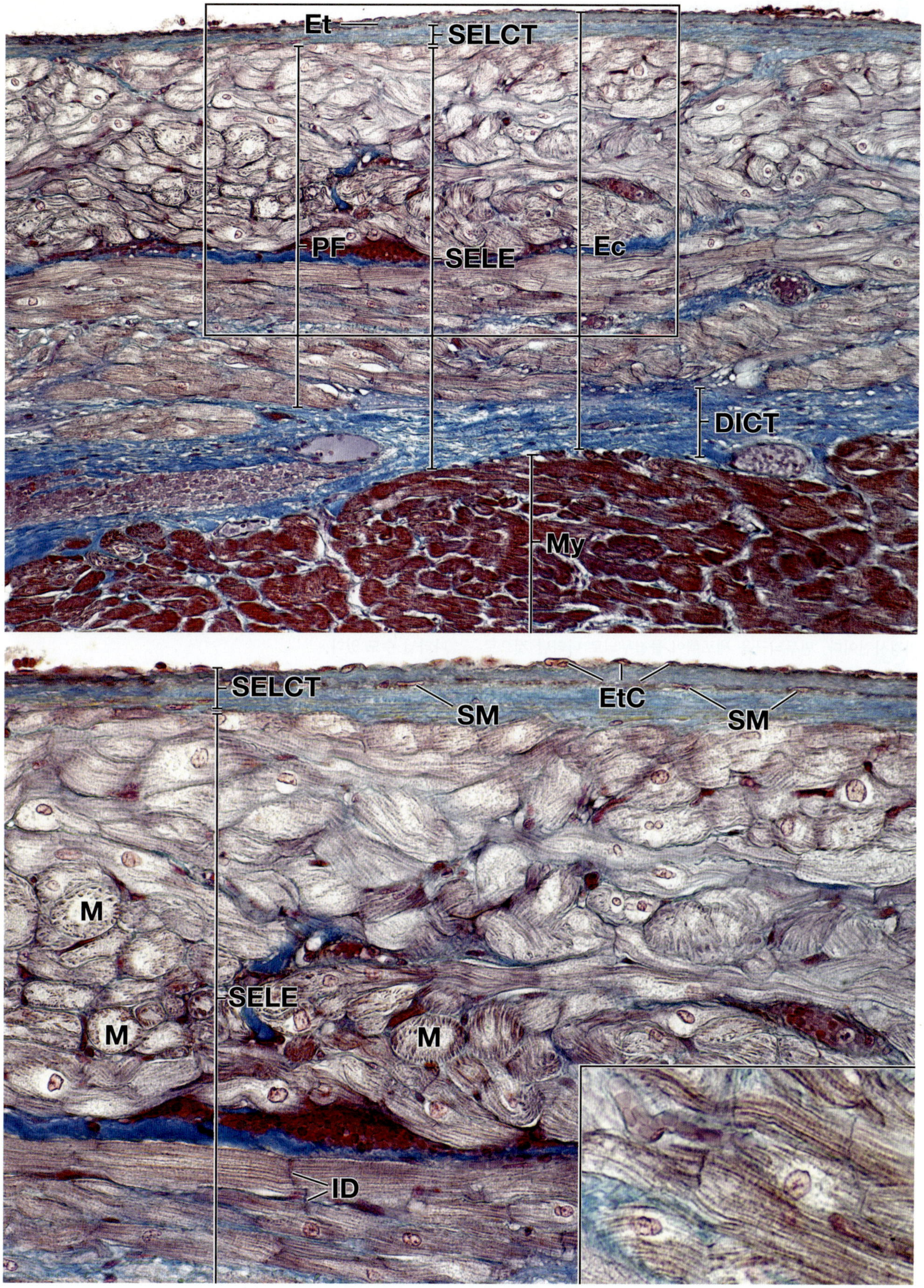
Et
SELCT
PF
SELE
Ec
DICT
My
SELCT
SM
EtC
SM
M
SELE
M
M
ID

도판 11.6 ■ 민무늬근육(Smooth Muscle)

민무늬근육(smooth muscle)은 소화관, 혈관, 비뇨생식관, 호흡관 및 그 밖의 속이 빈 관 모양의 기관에 존재하는 자체기원근육(intrisic muscle)이다. 또한 민무늬근육은 유두, 음낭, 피부(털세움근 arretor pili muscle) 및 눈의 일부분(홍체)에 분포하기도 한다. 민무늬근육은 거의 모든 부위에서 길쭉한 방추형 세포가 다발이나 층을 이루고 있다. 민무늬근육의 길이는 작은 혈관벽에서는 20 μm에 불과하지만 창자의 벽에서는 약 200 μm에 달하며, 임산부의 자궁벽에서는 500 μm까지 길어질 수 있다. 민무늬근육세포는 **틈새이음**(gap junction)에 의해 서로 연결되어 있으며, 이는 세포 사이에서 작은 분자나 이온이 통과할 수 있게 해주며, 근다발이나 근판 전체의 수축을 조절한다. 민무늬근육의 세포질에는 액틴과 미오신이 포함되어 있으므로 일반적인 H&E 염색에서 세포질은 에오신에 의해 고르게 염색된다. 핵은 세포의 중앙에 위치하며 세포의 형태와 유사하게 끝이 점점 가늘어지는 길쭉한 형태이다. 세포가 최대로 수축하면 핵은 코르크따개 모양으로 나타난다. 수축이 덜 된 상태에서 핵은 풀린 나선형으로 나타나기도 한다. H&E 염색표본에서 민무늬근육은 흔히 치밀결합조직과 유사하게 염색된다. 치밀결합조직과 구별되는 민무늬근육의 특징은 핵의 수가 현저히 많으며, 이러한 핵의 형태는 민무늬근육이 세로절단 되었을 때 길쭉하게 나타나고 가로절단 되었을 때 둥글게 나타난다. 이와는 대조적으로 치밀결합조직의 핵은 단위면적당 숫자는 더 적지만 특정 단면에서 다양한 형태로 나타난다.

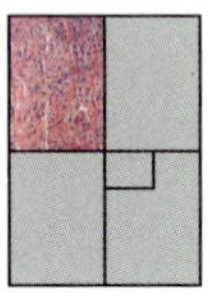

민무늬근육(smooth muscle), 작은창자, 사람, H&E, ×256.
작은창자 **근육층**(muscularis externa)의 저배율 광학현미경사진이다. 사진의 왼쪽 부위에서 세로절단된(*LS*) 두 개의 근다발이, 오른쪽 부위에서 가로절단된(*CS*) 민무늬근육 다발이 관찰된다. 세로절단된 근다발의 민무늬근육세포핵은 모두 길쭉한 형태로 나타난 반면, 가로절단된 민무늬근육 다발의 세포핵은 둥글게 나타난다. 근다발 사이에는 치밀불규칙결합조직(*DICT*)이 존재한다. 민무늬근육세포와 치밀결합조직 모두 에오신에 의해 염색되었으나 치밀결합조직에서는 민무늬근육 다발에 비해 적은 수의 핵이 관찰된다.

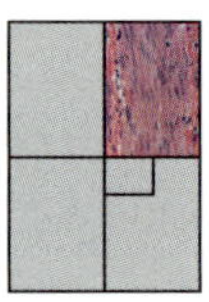

민무늬근육(smooth muscle), 작은창자, 사람, H&E, ×512.
민무늬근육세포(smooth muscle cell, *SMC*) 다발의 고배율 광학현미경사진이다. 민무늬근육 세포핵이 물결무늬로 나타난 것으로 보아 세포가 부분적으로 수축했음을 알 수 있다. 반면, 치밀결합조직(*DICT*)의 핵은 다양한 형태로 나타난다. 이 경우, 콜라겐섬유는 민무늬근육세포의 세포질보다 더 밝은 적색을 나타내고 있어 두 가지 유형의 조직을 구별할 수 있다. 그러나 항상 이 경우와는 같지 않으며 두 조직이 유사하게 염색되어 나타날 수도 있다.

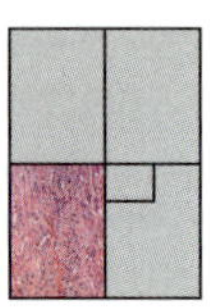

민무늬근육(smooth muscle), 작은창자, 사람, H&E, ×256.
가로절단된 몇 개의 민무늬근육 다발(*SMB*)이 관찰되는 저배율 광학현미경사진이다. 민무늬근육 다발은 **치밀불규칙결합조직**(dense irregular connective tissue, *DICT*)에 의해 서로 분리되어 있으며, 다수의 둥근 민무늬근육 세포핵이 관찰된다.

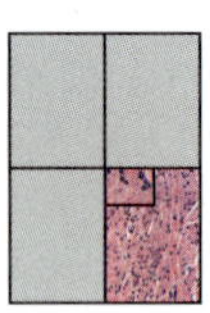

민무늬근육(smooth muscle), 작은창자, 사람, H&E, ×512; 삽입그림 ×1,185.
가로절단된 민무늬근육의 고배율 광학현미경사진이다. 전형적인 민무늬근육 조직표본에서와 같이 민무늬근육세포핵이 고르게 분포되어 있지 않아 어떤 부위에서는 무리를 이루고 있으며(아래쪽 네모 부위), 다른 부위에서는 핵이 거의 없는 것처럼 나타난다(위쪽 네모 부위). 이는 민무늬근육세포가 나란히 배열되어 있기 때문으로, 세포가 절단될 때 이 부위에서 핵이 포함되지 않았다. **삽입그림**은 이러한 부위를 확대한 사진으로, 가로절단된 민무늬근육세포가 다양한 크기의 둥근 형태로 나타난다. 세포핵이 더 많이 관찰되는 부위는 세포핵을 포함하고 있는 부위가 절단된 것이다.

CS, 가로절단된 근다발(cross-sectioned bundles)
DICT, 치밀불규칙결합조직(dense irregular connective tissue)
LS, 세로절단된 근다발(longitudinally sectioned bundles)
SMB, 민무늬근육다발(smooth muscle bundle)
SMC, 민무늬근육세포(smooth muscle cells)

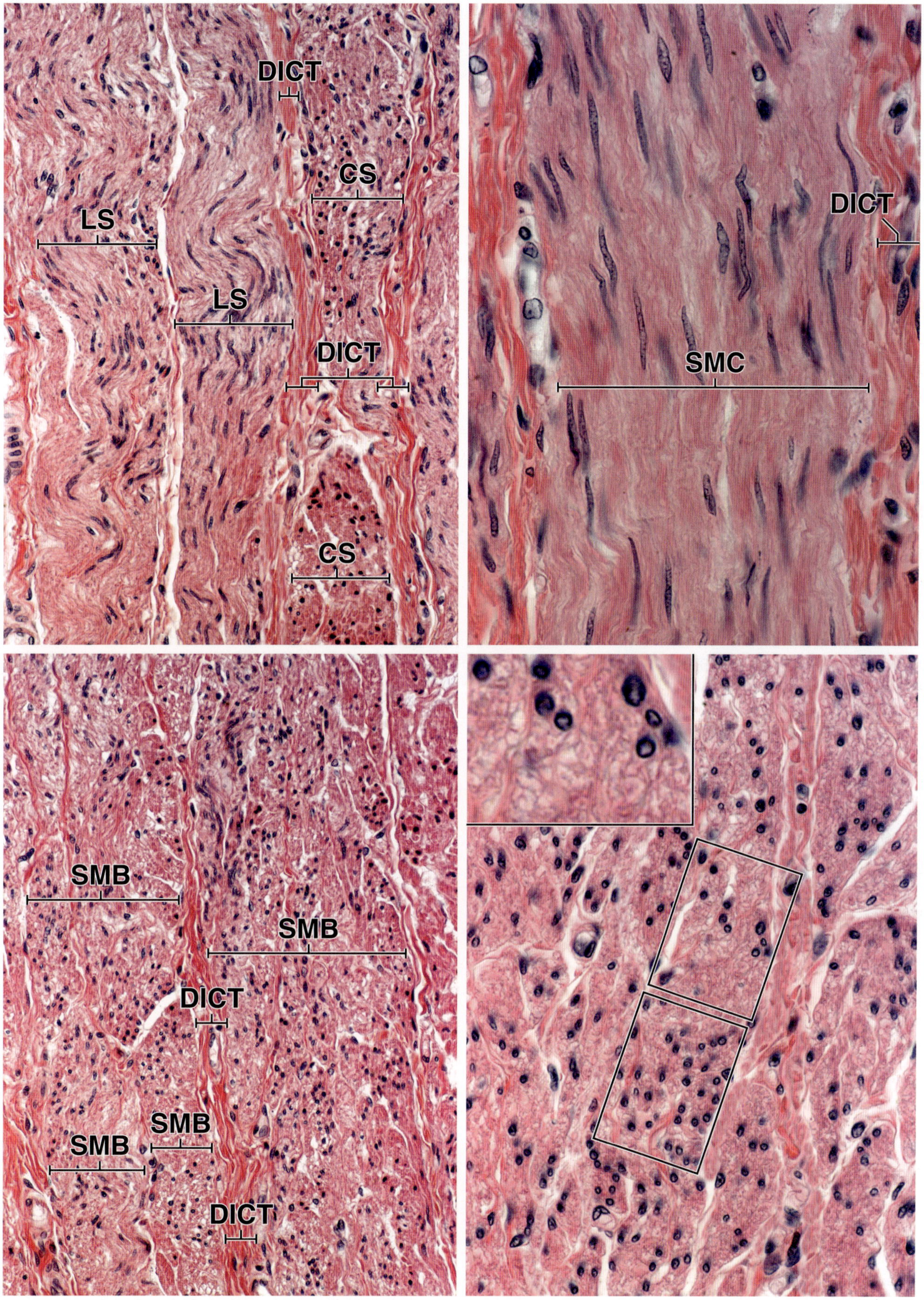
DICT
CS
LS
LS
DICT
CS
DICT
SMC
SMB
SMB
DICT
SMB
SMB
DICT

12 신경조직 NERVE TISSUE

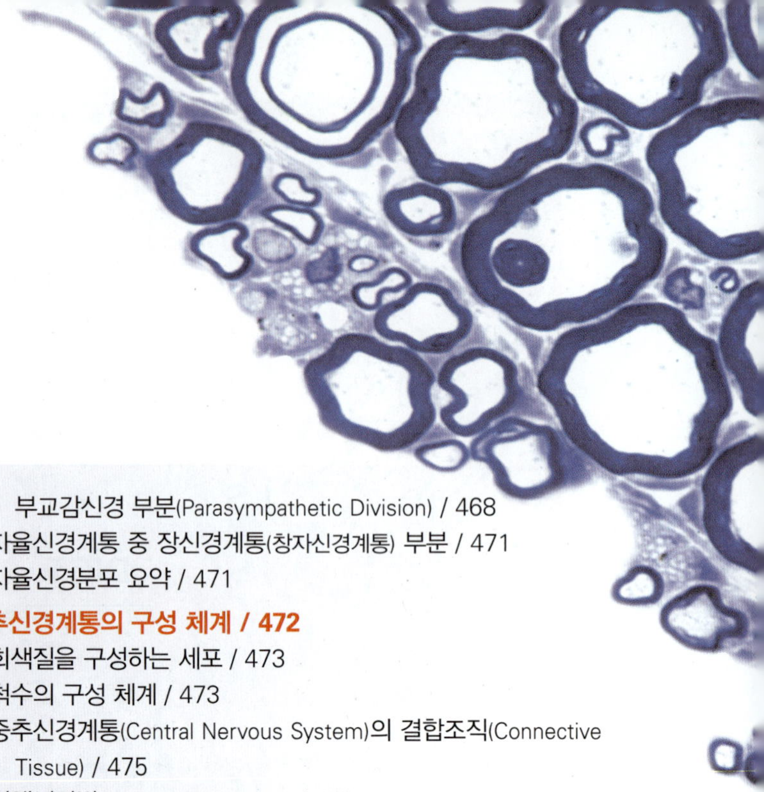

■ 신경계통(NERVOUS SYSTEM) 개요

우리 몸은 **신경계통** 덕분에 외부 및 내부 환경의 끊임없는 변화에 대응할 수 있다. 신경계통은 기관(장기, organ)들과 기관계통(계통, organ system)들의 작용을 조정하고 통합한다. 신경계통은 구조를 기준으로 다음과 같이 구분한다.

- **중추신경계통**(central nervous system, CNS)은 뇌와 척수로 구성되며, 이들은 각각 머리뼈안(두개강, cranial cavity)과 척주관(vertebral canal) 속에 위치하고 있다.
- **말초신경계통**(peripheral nervous system, PNS)은 (1) 중추신경계통에서 시작된 임펄스(신경자극)를 전달하는 날신경인 운동신경과 중추신경계통으로 임펄스를 전달하는 들신경인 감각신경으로 구성된 **신경**(nerve)인 뇌신경(cranial nerve), 척수신경(spinal nerve), 말초신경(peripheral nerve)과, (2) 중추신경계통 밖에 모여 있는 신경세포체(nerve cell body) 집단인 **신경절**(ganglion)과, (3) 특화된 신경종말(감각신경종말이나 운동신경종말 모두)들로 구성된다. 자극(stimulus)을 받아들이는 감각신경(들신경)과, 이 자극을 해석하는 중추신경계통과, 반응을 일으키는 운동신경(날신경)은 함께 작용해서 **신경경로**(neural pathway)를 형성한다. 이 경로에서 **반사궁**(reflex arc)이라 불리는 반사작용이 일어난다. 반사궁에서는 대부분의 감각신경세포가 뇌로 직접 투사되지 않고, 대신에 시냅스(synapse)라는 특화된 신경종말 구조를 통

해 척수에 있는 운동신경세포에 정보를 전달한다.

신경계통은 기능을 기준으로 다음과 같이 구분한다.

- **몸신경계통**(체신경계통, somatic nervous system, SNS)은 중추신경계통 및 말초신경계통의 몸신경부분(somatic part)으로 구성된다[그리스어 *soma*는 몸을 뜻한다]. 몸신경계통은 우리 의도에 따라 통제할 수 있는 자발(수의, voluntary) 기능을 조절하는데, 반사궁은 예외이다. 몸신경계통은 내장, 민무늬근육, 심장근육, 샘을 제외한 인체 모든 부분에 감각신경과 운동신경으로 분포한다.
- **자율신경계통**(autonomic nervous system, ANS)은 중추신경계통 및 말초신경계통의 자율신경부분들로 구성된다. 자율신경계통의 날신경 성분은 민무늬근육(smooth muscle)과 심장전도계통(conducting system of heart)과 샘에 비자발(불수의, involuntary) 운동신경으로 분포한다. 자율신경계통은 내장에서 통증과 자율신경반사를 담당하는 감각신경으로 분포하는 들신경 성분도 포함하고 있다. 자율신경계통은 **교감신경 부분**(sympathetic division)과 **부교감신경 부분**(parasympathetic division)으로 세분한다. 자율신경계통의 또다른 구분인 **장신경계통 부분**(enteric division)은 소화관에서 작용한다. 장신경계통은 부교감신경섬유와 교감신경섬유를 통해 중추신경계통과 정보를 교류한다. 하지만 장신경계통은 교감신경계통이나 부교감신경계통과 무관하게 단독으로 작용할 수도 있다(468쪽).

■ 신경조직(NERVE TISSUE)의 구성 성분

신경조직을 구성하는 세포는 두 종류(신경세포와 지지세포)로 대별된다.

신경세포(neuron, nerve cell)는 신경계통의 실제 기능을 담당하는 단위이다. 신경세포는 핵을 포함한 세포체와 길이가 다양한 여러 개의 돌기들로 구성된다. 신경세포는 자신의 돌기들을 통해 다른 세포가 보낸 자극을 받아들이거나 인체의 다른 곳으로 전기임펄스를 전달하는 전문 기능이 있는 세포로 분화되었다. 인체의 한 부분에서부터 다른 부분으로 임펄스를 전달하는 과정은 대개 신경세포 몇 개가 관여한다. 이 신경세포들은 사슬 같은 방식으로 배열되어 통합 통신망을 이룬다. 신경세포들 사이에 형성된 특수한 접촉 구조이며, 한 신경세포에서 다음 신경세포로 정보를 전달하는 구조를 **시냅스**(연접, synapse)라 한다.

지지세포(supporting cell)는 신경임펄스를 전달하지 않는 세포로, 신경세포 가까이에 위치한다. 이 세포들을 **신경아교세포**(신경교세포, neuroglial cell) 또는 그냥 **아교세포**(교세포, glia)라 부른다. 중추신경계통에는 신경아교세포가 네 가지, 즉 희소돌기아교세포(oligodendrocyte), 별아교세포(astrocyte), 미세아교세포(microglia), 뇌실막세포(ependymal cell)가 있다(457쪽). 이 세포들을 **중추아교세포**(central neuroglia)라 총칭한다. 말초신경계통의 지지세포는 **말초아교세포**(peripheral neuroglia)라 부르며, 슈반세포와 위성세포 및 기타 개별 구조와 관련된 다양한 세포들로 구성된다. **슈반세포**(신경집세포, Schwann cell)는 신경세포의 돌기들을 둘러쌈으로써 이 신경세포를 이웃한 다른 신경세포나 세포바깥바탕질로부터 격리한다. 말초신경계통의 신경절에 있는 말초아교세포는 **위성세포**(satellite cell)라 한다. 이 세포는 핵을 포함한 신경세포의 일부분인 신경세포체를 에워싸며, 민말이집슈반세포(nonmyelinating Remak Schwann cell)와 유사하다. 소화관 벽에 있는 신경절의 지지세포들은 **장아교세포**(enteric neuroglial cell)라 칭한다. 이 세포는 형태와 기능이 중추아교세포와 비슷하다(456쪽).

여러 가지 신경아교세포들의 기능은 다음과 같다.

- 신경세포를 물리적으로 지지하고 보호
- 신경세포체와 그 돌기를 에워싸서 전기적으로 절연함으로써 신경임펄스가 전파되는 속도를 촉진
- 신경세포 손상을 복구
- 중추신경계통 내부의 체액 환경을 조절
- 시냅스틈새(synaptic cleft)에 있는 불필요한 신경전달물질을 치워서 제거함
- 신경계통에 있는 혈관과 신경세포 사이의 대사물질 교환.

신경세포와 신경아교세포 외에 혈관망이 중추신경계통과 말초신경계통 모두에 광범위하게 분포한다. 이 **혈관**(blood vessel)들은 바닥판과 결합조직에 의해 신경조직으로부터 격리되어 있는데, 결합조직의 양은 혈관의 굵기에 따라 다양하다. 중추신경계통은 혈관과 신경조직 사이에 장벽이 있어서 다른 조직이라면 당연히 혈관 밖으로 빠져나올 수 있는 수많은 물질들이 차단된다. 이처럼 혈액에 포함된 물질을 선별해서 제한하는 중추신경계통의 장치를 **혈액뇌장벽**(blood-brain barrier)이라 부르며, 이 장벽에 대해서는 476쪽에서 자세히 설명한다.

신경계통 덕분에 외부 자극에 빠르게 반응할 수 있다.

신경계통은 무척추동물의 단순한 신경효과기(neuroeffector)로부터 진화했다. 원시신경계통에는 단순한 수용기-효과기 반사회로(receptor-effector reflex loop)만 있고, 이 회로가 외부 자극에 반응한다. 고등동물과 사람의 몸신경계통은 뼈대근육세포 같은 효과기세포(effector cell)를 작동시킴으로써 외부 환경에서 온 자극에 반응할 수 있는 능력을 간직하고 있지만, 그 신경세포의 반응은 원시신경계통에 비해 훨씬 더 다양하다. 이 반응은 척수만 관여하는 단순반사에서부터 기억이나 학습처럼 뇌에서 일어나는 복잡한 작용에 이르기까지 매우 다양하다.

자율신경계통은 내부 기관의 기능을 조절한다.

내부 기관마다 특정한 효과기들이 있는데, 자율신경이 전달하는 정보에 반응하는 내부 기관 효과기는 다음과 같다.

- **민무늬근육**(평활근, smooth muscle). 관처럼 생겼거나 속이 빈 내장(혈관, 창자, 담낭, 방광 등)은 민무늬근육이 수축하면 지름이나 형태가 바뀐다.
- **심장전도세포**(cardiac conducting cell)인 **푸르키네섬유**(맥동파전도근섬유, Purkinje fiber). 이 세포는 심장전도계통 내에 위치한다. 푸르키네섬유는 내재한 자체적 탈분극 빈도(주파수)가 있는데, 이 빈도에 따라 심장근육이 수축하는 속도가 결정된다. 자율신경 자극은 이 빈도를 조정할 수 있다.
- **샘상피**(glandular epithelium). 자율신경계통은 분비물의 합성과 조성(성분) 및 방출을 조절한다.

내부 기관의 기능을 조절하는 과정에는 신경계통과 내분비계통의 긴밀한 협동 작용이 포함되어 있다. 일부 뇌 부위와 기타 위치에 있는 신경세포들은 내분비세포로 작용하는데, 이 신경세포들을 **신경내분비조직**(neuroendocrine tissue)이라고 한다. 내분비계통, 소화계통, 호흡계통, 비뇨계통, 생식계통의 기능을 조절하는 데 신경분비물질이 담당하는 다양한 역할은 이어지는 해당 장들에서 설명할 것이다.

■ 신경세포(뉴런, NEURON)

신경세포는 신경계통의 구조 및 기능의 중심이 되는 단위이다.

사람의 신경계통에는 100억 개가 넘는 신경세포가 존재한다. 신경세포는 인체를 구성하는 모든 세포 집단 중에 크기와 모양이 가장 다양하지만 다음 세 부류로 대별할 수 있다.

- **감각신경세포**(sensory neuron)는 수용기에서 시작된 신경임펄스를 중추신경계통에 전달한다. 이 신경세포에서 시작된 돌기들이 몸들신경섬유나 내장들신경섬유가 된다. **몸들신경섬유**(somatic afferent fiber)는 인체 표면에서 시작된 통증감각, 온도감각, 촉각, 압력감각을 전달한다. 이 신경섬유는 그 밖에도 인체 내부에 있는 근육, 힘줄, 관절 등의 기관에서 시작된 통증감각과 고유감각(자기수용감각, proprioception)을 전달해서 몸통과 팔다리의 자세 및 방향에 관련된 정보도 뇌에 제공한다(고유감각은 의식하지 못할 수도 있다). **내장들신경섬유**(visceral afferent fiber)는 내장, 점막, 샘, 혈관에서 시작된 통증 감각과 기타 감각을 전달한다.
- **운동신경세포**(motor neuron)는 중추신경계통이나 신경절에서 시작된 신경임펄스를 효과기세포에 전달한다. 이 신경세포에서 시작된 돌기들은 몸날신경섬유나 내장날신경섬유가 된다. **몸날신경세포**(somatic efferent neuron)는 뼈대근육에 자발운동(수의운동)을 일으키는 신경임펄스를 전달한다. **내장날신경세포**(visceral efferent neuron)는 민무늬근육과 심장전도세포(푸르키네섬유)와 샘에 비자발(불수의) 작용을 일으키는 신경임펄스를 전달한다(그림 12.1).
- **사이신경세포**(interneuron, intercalated neuron)는 감각신경세포와 운동신경세포 사이에서 정보를 교류하고 통합하는 연결망을 형성한다. 전체 신경세포들 중 99.9% 이상이 이 통합연결망에 포함되는 것으로 추산된다.

한 신경세포의 기능별 구성 요소에는 세포체, 축삭, 가지돌기, 시냅스 접합부가 포함된다.

신경세포의 **세포체**(cell body, perikaryon)는 신경세포를 유지하는 데 필요한 핵과 세포소기관들을 포함하고 있다. 세포체에서 뻗어 나온 돌기들은 모든 신경세포가 공유하는 유일한 구조적 특징이다.

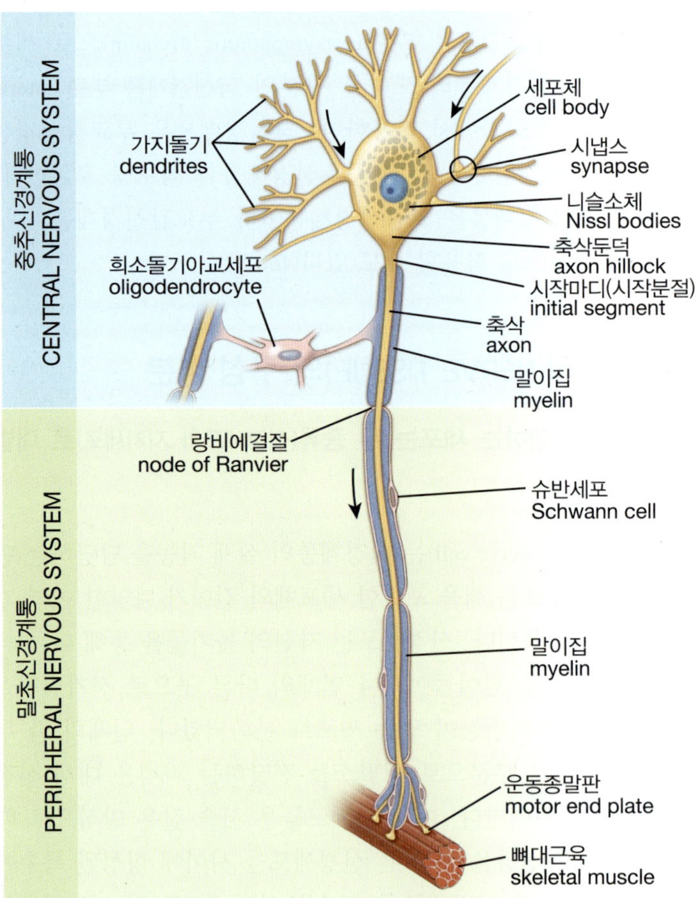

그림 12.1 운동신경세포(motor neuron)를 간단히 그린 그림. 이 신경세포의 세포체(cell body), 가지돌기(dendrite), 축삭(axon) 중 세포체에 가까운 부분은 중추신경계통에 포함되어 있다. 이 축삭이 중추신경계통을 벗어나 말초신경계통으로 진입하면 신경(nerve; 그림에 표시하지 않음)의 일부가 되어 그 효과기인 가로무늬근육(뼈대근육)에 도달한다. 중추신경계통에서 축삭을 에워싸는 말이집(myelin)은 희소돌기아교세포의 산물이자 희소돌기아교세포의 일부분이며, 말초신경계통에서의 말이집은 슈반세포의 산물이자 슈반세포의 일부분이다.

대부분의 신경세포는 **축삭**(axon)이 하나뿐인데, 축삭은 대개 신경세포에서 뻗어 나온 가장 긴 돌기로, 세포체에서 시작한 임펄스를 멀리 시냅스라는 특수한 종말 구조까지 전달한다. 시냅스는 또 다른 신경세포나 효과기세포(근육세포나 샘상피세포 등)와 접촉하는 구조를 형성한다. 신경세포는 대개 **가지돌기**(수상돌기, dendrite)가 많다. 가지돌기는 주위에서부터(즉 다른 신경세포 등으로부터) 임펄스를 받아서 세포체로 전달하는 돌기이며, 대개 축삭보다 짧다.

신경세포는 세포체에서 뻗어 나온 돌기의 수를 기준으로 분류한다.

대부분의 신경세포는 구조적 특징을 기준으로 다음과 같이 분류할 수 있다.

- **다극신경세포**(뭇극신경세포, multipolar neuron)는 축삭이 하나이고 가지돌기가 둘 이상이다(그림 12.2). 신경임펄스는 가지돌기에서 시작해서 세포체를 거쳐 축삭으로 진행하거나, 세포체에

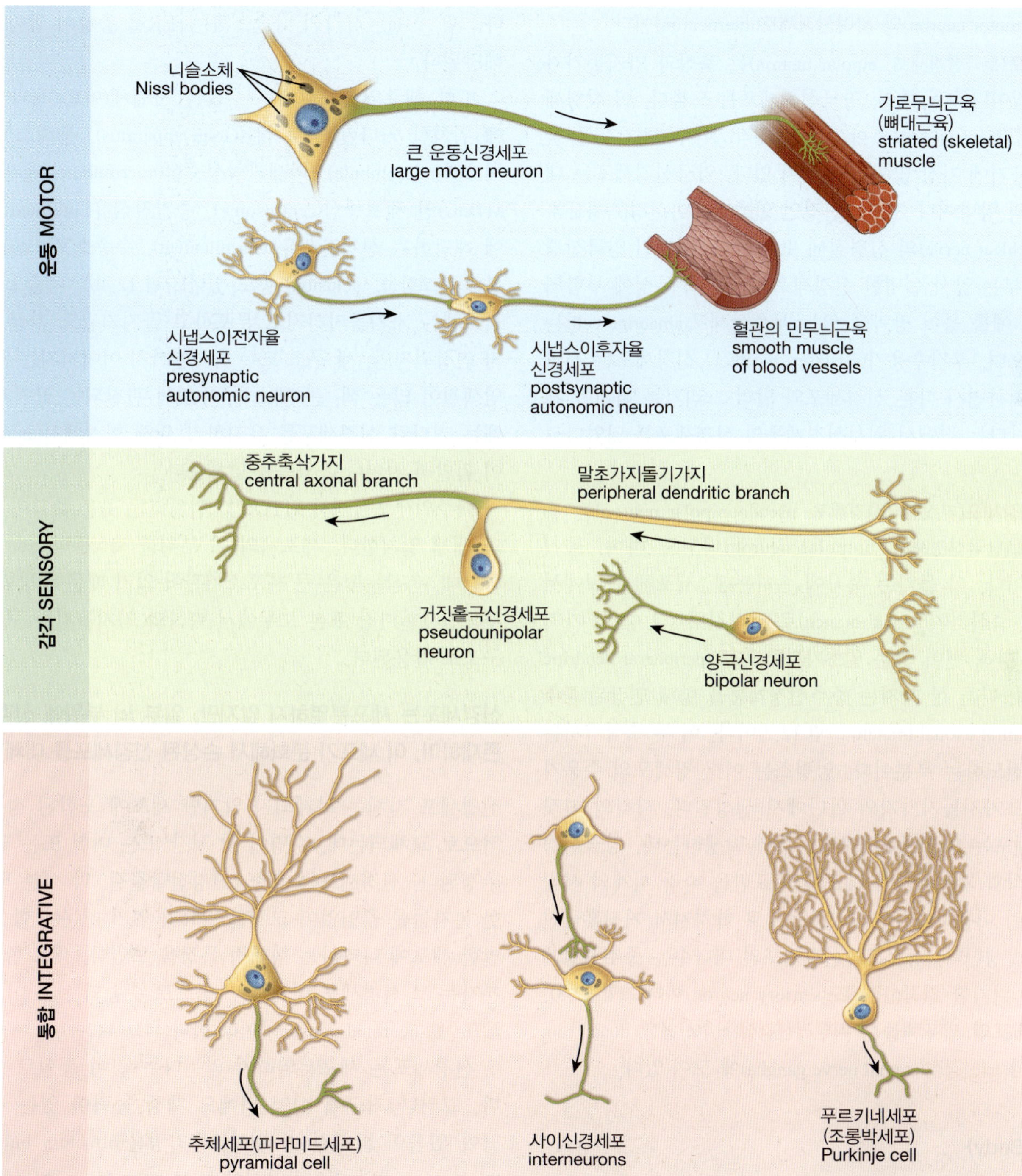

그림 12.2 신경세포(neuron)의 종류별 차이를 간단히 표현한 그림. 거짓홑극신경세포(pseudounipolar neuron)와 양극신경세포(bipolar neuron)와 시냅스이후자율신경세포의 세포체는 중추신경계통의 바깥에 위치한다. 푸르키네세포(Purkinje cell)와 추체세포(pyramidal cell)는 모든 부분이 중추신경계통 내에 위치하는데, 이 세포들 중 대부분은 가지가 울창하게 우거진 나무처럼 복잡하고 정교한 가지돌기를 형성하기 때문에 쉽게 식별할 수 있다. 감각신경세포의 중추축삭가지(central axonal branch)와 나머지 신경세포들의 축삭은 모두 녹색으로 표시했다.

서 시작해서 축삭으로 진행한다. 기능을 기준으로 다극신경세포의 가지돌기와 세포체는 신호를 받는 부분이며, 그 세포막은 임펄스를 생성하기에 적합하도록 특화되어 있다. 축삭은 신경세포에서 임펄스를 전도하는 부분이며, 세포막이 임펄스 전도에 특화되어 있다. 축삭의 끝부분인 시냅스종말에는 여러 가지 신경전달물질들이 들어 있다. 신경전달물질은 시냅스에서 방출되는 작은 분자로, 다른 신경세포는 물론 근육세포와 샘상피에도 작용한다. 신경계통에 있는 다극신경세포 중 대다수는 **운동신경세포**(motor neuron)와 **사이신경세포**(interneuron)이다.

- **양극신경세포**(두극신경세포, bipolar neuron)는 축삭과 가지돌기가 각각 하나씩이다(그림 12.2). 양극신경세포는 드물다. 이 신경세포는 **특수감각**(special sense; 미각, 후각, 청각, 시각, 평형감각)을 감지하는 수용기에 가장 많이 연결되어 있다. 양극신경세포는 대부분이 눈의 망막이나 제8 뇌신경인 안뜰달팽이신경(속귀신경, vestibulocochlear nerve)의 신경절에 모여 있다. 하지만 양극신경세포 중 일부는 앞서 설명한 신경세포의 일반적 특성에 부합되지 않는다. 예를 들어 망막에 있는 무축삭세포(amacrine cell)는 축삭이 없으며, 후각수용기(olfactory receptor) 신경세포는 점막 표면에 위치하면서 다른 신경세포와 달리 느리기는 하지만 재생이 일어난다는 점에서 원시신경계통의 신경세포를 닮았다고 할 수 있다.
- **거짓홑극신경세포**(거짓단극신경세포, pseudounipolar neuron)는 홑극신경세포(단극신경세포, unipolar neuron)라고도 하며, 돌기가 하나뿐이다. 이 돌기는 축삭에 속하는데, 세포체 근처에서 두 개의 긴 축삭가지(axonal branch)로 갈라진다. 그 중 한 가지는 말초를 향해 뻗어 있는 **말초가지돌기가지**(peripheral dendritic branch)이며, 다른 한 가지는 중추신경계통을 향해 연장된 **중추축삭가지**(central axonal branch; 그림 12.2)이다. 이 두 축삭가지는 임펄스를 전도하는 부분이다. 임펄스는 이 신경세포의 수용기 부분인 말초가지돌기가지의 말단에서 생성된다. 각각의 거짓홑극신경세포는 양극신경세포에서부터 발생하는데, 양극신경세포의 축삭과 가지돌기가 세포체의 표면을 따라 시계의 시침과 분침처럼 이동하다가 결국 한 돌기로 합쳐져서 거짓홑극신경세포가 발생한다. 거짓홑극신경세포의 대다수는 중추신경계통 근처에 위치한 **감각신경세포**(sensory neuron)이다(그림 12.3). 감각신경세포의 세포체들은 **뒤뿌리신경절**(척수신경절, dorsal root ganglia)이나 **뇌신경절**(cranial nerve ganglia)에 모여 있다.

세포체(Cell Body)

신경세포체는 단백질을 많이 합성하는 세포로서의 특징을 보인다.

세포체는 신경세포에서 크게 확장된 부분으로, 크고 퍼진염색질(진정염색질, euchromatin)이 많은 핵이 하나씩 포함되어 있다. 핵은 **핵소체**(nucleolus)가 하나 있으며, **핵주위세포질**(perinuclear cytoplasm)에 둘러싸여 있다(그림 12.4a, 도판 12.1, 486쪽). 핵주위세포질을 투과전자현미경(TEM)으로 관찰하면 과립세포질그물(rER)과 자유리보소체(free ribosome)가 많음을 알 수 있는데, 이는 단백질 합성이 활발한 세포의 특징이다. 광학현미경으로 관찰하면 리보소체를 포함한 구조가 **니슬소체**(Nissl body)라 불리는 작은 덩어리들로 나타나는데, 이 소체는 염기성 염료에 진하게 염색되고 싸이오닌(thionine)으로 염색하면 이염색성(metachromasia)을 나타낸다(그림 12.4a). 각각의 니슬소체는 rER을 층층이 쌓아놓은 구조에 해당된다.

또한 핵주위세포질에는 수많은 사립체(미토콘드리아), 핵 주위에 위치한 커다란 골지기관(Golgi apparatus), 용해소체(lysosome), 미세관(microtubule), 미세관형성중심(microtubule-organizing center, MTOC)인 세포중심(centrosome), 중간잔섬유(intermediate filament)에 해당하는 신경잔섬유(neurofilament), 수송소포(transport vesicle), 봉입체(포함물, inclusion) 등도 있다(그림 12.4b). 니슬소체와 자유리보소체는 가지돌기까지도 분포하고 골지기관도 가끔 가지돌기까지 연장되지만, 세 구조 모두 축삭에까지 이어지지는 않는다. 퍼진염색질이 많은 핵, 큰 핵소체, 뚜렷이 관찰되는 골지기관, 니슬소체는 커다란 신경세포를 유지하기 위해 합성대사(anabolism) 작용이 활발히 일어나고 있음을 말해준다.

핵주위세포질에서 MTOC가 위치하는 곳은 축삭이 시작하는 곳과 대개 일치한다. 세포체의 이 부위를 **축삭둔덕**(axon hillock)이라 하는데, 축삭둔덕은 큰 세포소기관이 없기 때문에 광학현미경이나 투과전자현미경 표본 모두에서 축삭과 가지돌기를 구별하는 간판 구조로 활용된다.

신경세포는 세포분열하지 않지만, 일부 뇌 부위에 신경줄기세포가 존재하며, 이 세포가 분화해서 손상된 신경세포를 대체할 수 있다.

신경세포 자체는 복제되지 않지만 세포에 포함된 성분들은 주기적으로 교체되는데, 수명이 몇 시간 또는 며칠 또는 몇 주 정도로 추정된다. 신경세포는 효소, 신경전달물질, 막 성분 및 기타 복잡한 분자들을 끊임없이 교체할 필요가 있기 때문에 합성 작용이 활발한 세포에 나타나는 형태적 특징을 보인다. 새로 합성된 단백질 분자는 그 신경세포 내에서 먼 곳으로 수송되는데, 이 과정을 **신경세포수송**(neuronal transport)이라 한다(441~442쪽).

신경세포는 세포분열하지 않는다는 것이 통설로 인정되어 왔다. 그러나 최근에 성인 뇌에도 재생 능력이 있는 세포가 일부 남아 있음이 밝혀진 바 있다. 후각망울(olfactory bulb)이나 해마(hippocampus)의 치이랑(치아이랑, dentate gyrus) 같은 특정 뇌 부위에 있는 이 **신경줄기세포**(neural stem cell)들이 분열해서 새로운 신경세포를 생성할 수 있다. 이 줄기세포는 분자량이 240 kDa인 중간잔섬유인 **네스틴**(nestin)이라는 단백질을 계속 발현한다는 특징이

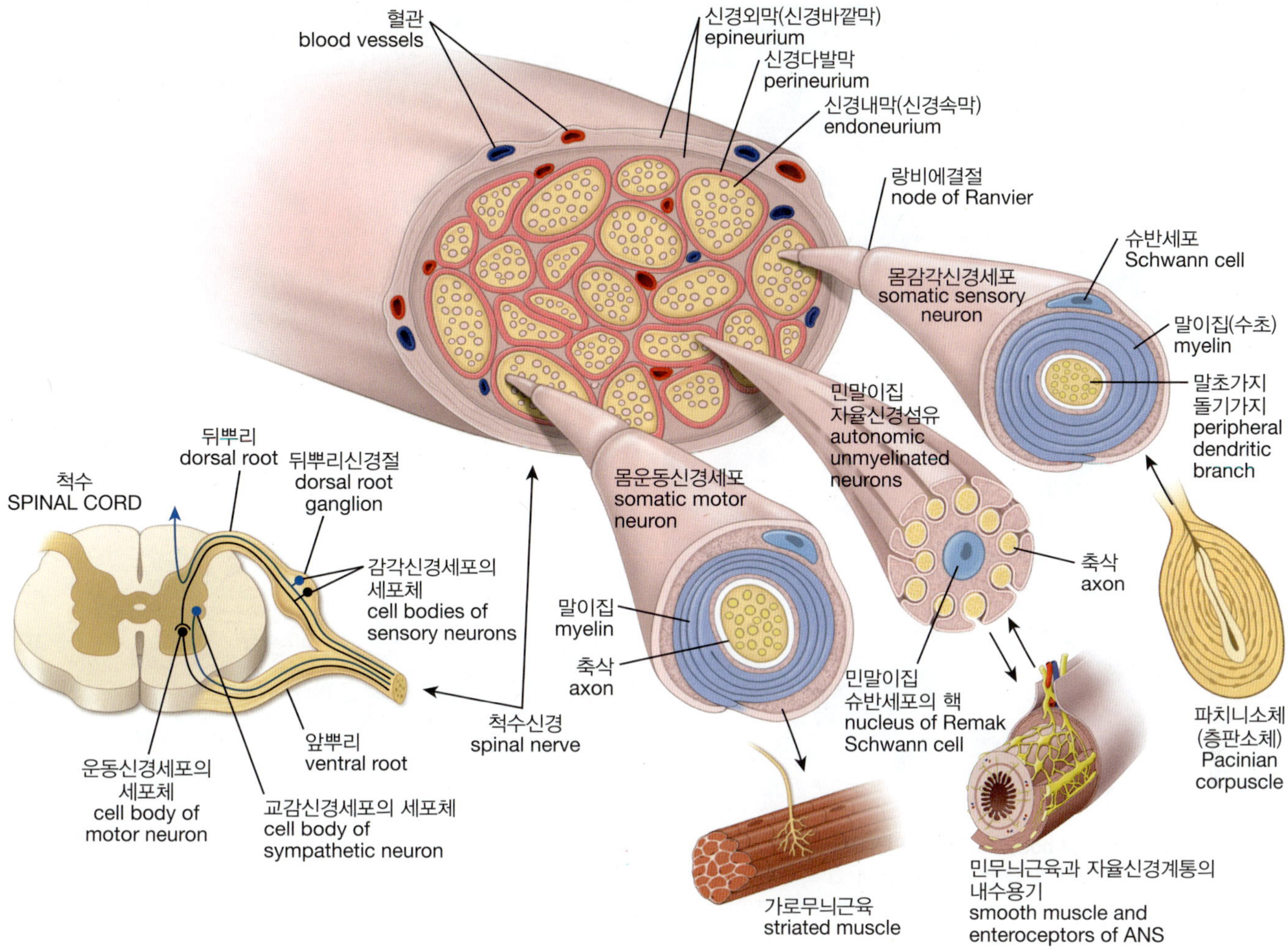

그림 12.3 운동신경세포(motor neuron)와 감각신경세포(sensory neuron)가 배치되어 있는 양상을 간단히 정리한 그림. 운동신경세포의 세포체는 척수 회색질에 속하는 앞뿔(전각, ventral horn)에 위치하고 있다. 그 축삭은 말이집에 둘러싸여 있으며, 척수 밖으로 나온 후 앞뿌리(전근)를 거쳐 척수신경의 일부가 된다. 축삭은 척수신경을 통해 최종 목표인 가로무늬근육섬유에 도달한다. 감각신경섬유는 피부에 있는 수용기(이 그림에서는 파치니소체)의 내부에서 시작한 후에 척수신경에 포함되어 이어지다가 뒤뿌리(후근)를 통해 척수로 들어간다. 감각신경세포의 세포체는 감각신경절인 뒤뿌리신경절(척수신경절)에 모여 있다. 척수신경의 일부분을 확대해서 신경섬유들과 이를 에워싸는 결합조직(신경내막, 신경다발막, 신경외막)의 관계를 보여주고 있다. 그 밖에 감각신경섬유와 운동신경섬유와 민말이집자율신경섬유(autonomic unmyelinated fiber)의 일부분을 확대해서 축삭과 슈반세포의 관계를 보여주고 있다. *ANS*, 자율신경계통(autonomic nervous system).

있으며, 이 단백질은 조직화학기법을 적용해서 신경줄기세포를 식별하는 데 이용된다. 신경줄기세포는 손상 부위로 이주해서 새로운 신경세포로 분화할 능력도 갖추고 있다. 이 새로 생성된 세포들은 다 자란 포유동물 뇌에서도 신경세포로 성숙해서 정상적으로 작용한다는 사실이 동물 모델을 이용한 연구를 통해 입증된 바 있다. 이 연구 결과를 응용하면 장차 신경줄기세포를 이용해서 알츠하이머병이나 파킨슨병 같은 신경변성질환(neurodegenerative disorder)으로 인해 죽거나 손상을 입은 신경세포를 새로운 신경세포로 대체하는 치료법 개발로 이어질 수도 있을 것이다.

가지돌기(Dendrite)와 축삭(Axon)

앞서 언급한 바와 같이, 신경세포에서 두 가지 별개 유형의 신경돌기가 시작되는데, 이는 가지돌기와 축삭으로, 이 두 돌기는 포함된 단백질과 세포소기관이 서로 다르기 때문에 구조와 기능에도 차이가 있다.

가지돌기는 다른 신경세포나 외부 환경에서 온 자극을 받아들이는 수용 장치로 작용하는 돌기이다.

가지돌기(dendrite)의 주된 기능은 다른 신경세포나 외부 환경에서 온 정보를 받고, 이를 세포체에 전달하는 것이다. 일반적으로 가지돌기는 세포체 가까이에 위치한다. 가지돌기는 축삭보다 굵고, 말이집이 없으며, 대개 끝으로 갈수록 가늘어지고, 여러 번 반복해서 가지가 갈라져서 울창하게 우거진 소위 가지돌기나무(dendritic tree)를 형성한다. 가지돌기나무가 있으면 신경세포가 자극을 받아들이는 면적이 크게 늘어난다. 신경세포는 가지돌기나무의 규모와 모양에 따라 여러 종류로 구분된다(그림 12.2). 대부분의 흥분신경세포(excitatory neuron)는 가지돌기에 가지돌기가시(dendritic spine)들이 존재한다.

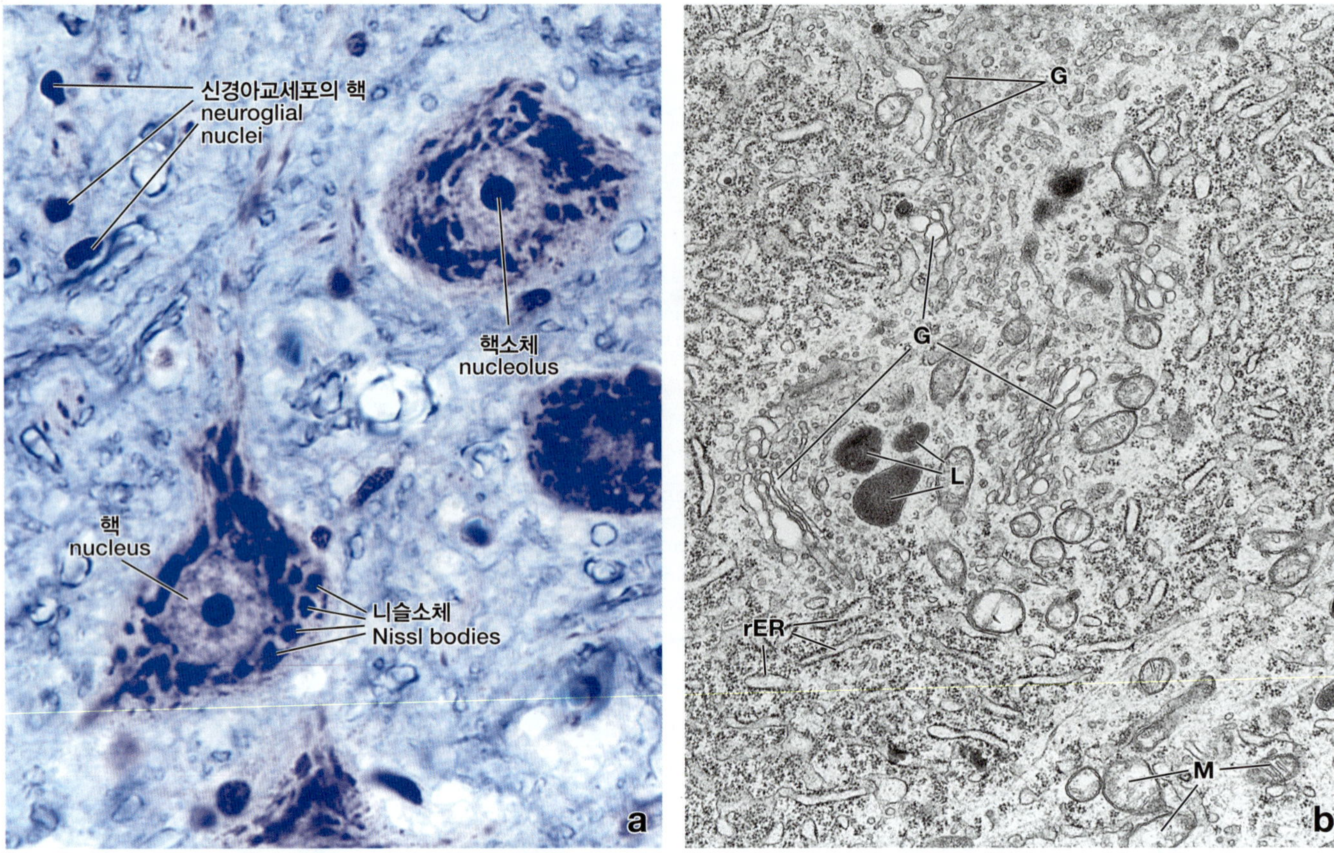

그림 12.4 신경세포체(nerve cell body). a. 톨루이딘블루로 염색한 사람 척수 앞뿔 표본의 일부를 보여주는 현미경사진이다. 이 사진에서 확인할 수 있는 신경세포체의 전형적 특징은 크고 둥글며 옅게 염색되는 핵(nucleus)과, 그 속에 있는 하나의 뚜렷한 핵소체(nucleolus)와, 세포체 세포질에 풍부하게 존재하는 니슬소체(Nissl body) 등이다. 작은 핵들은 대부분 신경아교세포(neuroglial cell)의 핵이다. 사진의 나머지 부분은 신경섬유들과 중추아교세포들의 세포질로 구성되어 있다. ×640. **b.** 신경세포체의 전자현미경사진. 세포질에는 자유리보소체 집단과 과립세포질그물(*rER*)의 단면들이 관찰되는데, 이 구조들은 광학현미경으로 관찰하면 니슬소체로 나타난다. 골지기관(*G*)은 납작한 주머니와 소포 구조의 단면들로 구성된 독립된 부분처럼 보인다. 그 밖에 특징적인 소기관으로는 사립체(*M*)와 용해소체(*L*)가 있다. 이 사진은 배율이 낮은 편이기 때문에 신경잔섬유(neurofilament)와 신경미세관(neurotubule)은 식별하기 힘들다. ×15,000

일반적으로 세포체에 있는 핵주위세포질과 가지돌기 세포질은 포함하고 있는 구조들이 매우 유사하다. 세포체에 특징적으로 분포하는 **리보소체**(ribosome)와 **과립세포질그물**(rER) 등의 소기관들은 가지돌기에서도 관찰되는데, 특히 가지돌기의 밑동 부분에서 그러하다. 그 밖에 작은 **골지전초**(골지분초, Golgi outpost)들이 가지돌기 세포질에 존재하는데, 이 구조는 세포체에 있는 골지기관과는 연결되어 있지 않고 독립적으로 작용하는 골지기관 관련 구조로, 미세관이 조립되는 형성중심(nucleation center)의 역할을 할 것으로 추정된다.

가지돌기의 특징인 가지돌기가시는 시냅스형성력(synaptic plasticity), 학습, 기억 형성에 참여한다.

중추신경계통에 있는 대다수 신경세포들의 가지돌기에서 **가지돌기가시**(dendritic spine)의 존재를 확인할 수 있다(그림 12.5). 가지돌기가시는 가지돌기의 세포막이 돌출된 작은 구조로, 액틴잔섬유(actin filament)와 시냅스이후치밀질(postsynaptic density)을 포함하고 있다. 그 형태는 가는 실발(filopodia)처럼 생긴 작은 돌기에서부터 버섯 형태의 구조에 이르기까지 상당히 다양하다. 버섯 형태인 가지돌기가시는 성숙한 가지돌기가시로 간주되며, 가지돌기에서 관찰되는 가지돌기가시들의 대부분(최대 70~80%)을 차지한다.

성숙한 가지돌기가시를 전자현미경으로 관찰하면 **시냅스이후치밀질**(postsynaptic density)의 존재가 확인되는데, 이 치밀질에는 시냅스에서 관찰되는 것과 유사한 전압관문 나트륨통로(전압개폐 나트륨통로, voltage-gated Na^+ channel) 및 전압관문 칼륨통로(전압개폐 칼륨통로, voltage-gated K^+ channel)는 물론 신경전달물질 수용체들의 무리가 포함되어 있다. 또한 가지돌기가시 내부에 다양한 액틴결합단백질(actin-binding protein)에 연결된 잘 발달된 액틴 세포뼈대가 관찰되며, 미세관도 가끔 관찰되고, 세포질그물(endoplasmic reticulum)의 길쭉한 단면들과 함께 있는 소포(vesicle)들도 관찰된다. 시냅스이후치밀질에는 이웃한 축삭의 세포막이 덧붙여져 있는데, 이 축삭에는 동그란 시냅스소포(연접소포, synaptic vesicle)들이 있는 하나의 활성구역(active zone)이 포함되어 있어서(그림 12.6) 하나의 완벽하게 작동하는 시냅스(연접)를 형성한다. 가지돌기가시와 축삭 사이에 형성된 시냅스의 대부분은 신경전달물질

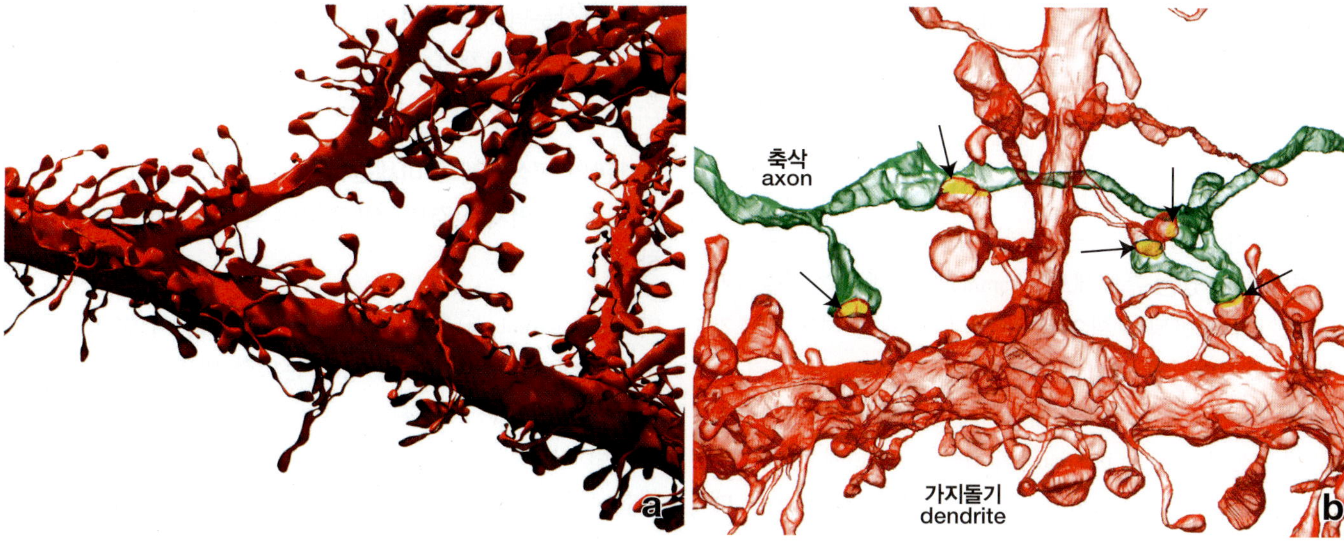

그림 12.5 생쥐 몸감각대뇌피질(somatosensory cerebral cortex)에 위치한 신경세포돌기들을 컴퓨터를 이용하여 3차원(3D)으로 재구성한 영상. 이 영상들은 연속절편한 뇌조직을 촬영한 1850장의 고해상도 투과전자현미경(TEM) 사진들을 바탕으로 컴퓨터를 이용하여 생성한 신경세포와 그 돌기들의 3차원 영상이다. 자동연속절편수집초미세절단기(automated tape-collecting ultramicrotome, ATUM)를 이용해서 29 nm 두께의 절편들을 제작한 후 오스뮴으로 염색하고 탄소로 코팅해서 개별 시냅스소포(synaptic vesicle)를 확인하기에 충분한 해상도로 투과전자현미경으로 촬영했다. 그 다음에는 다중척도디지털용적영상분석장치(multiscale digital volume image set)로 처리해서 신경세포의 돌기들과 소기관들을 자동으로 분류하고 구분했다. 구분된 구조들은 컴퓨터지원 프로그램을 이용해서 수작업으로 색을 입힌 후에 모아서 하나의 3D 영상자료로 재구성했다. **a.** 이 영상에서 입체화한 하나의 가지돌기와 여기에 포함된 가지돌기가시들을 관찰할 수 있다. 이 한 가지돌기가 새로운 가지들을 내는 방식에 주목하라. **b.** 반투명으로 표현한 영상으로, 가지돌기(*적색*)와 축삭(*녹색*)이 접촉해서 형성한 시냅스 구조를 관찰할 수 있다. 이 영상에서 가지돌기가시들이 동일한 축삭과 모두 5개의 시냅스(*화살표*)를 형성하고 있다. 시냅스이후치밀질(postsynaptic density)은 *노란색*으로 표시했다. ×13,000. (Dr. Daniel Berger와 Dr. Jeff W. Lichtman 제공, Harvard University, Cambridge, MA.)

그림 12.6 생쥐 해마(hippocampus)에 있는 추체세포(pyramidal cell)의 세포체쪽 가지돌기에 있는 가지돌기가시(dendritic spine)를 촬영한 전자현미경사진. 300 μm 두께로 얇게 자른 뇌조직 절편을 1~2주간 배양하면서 조직 절편에 남아 있던 세포 파편을 제거해서 손상된 조직이 복구되고 재건되도록 만들었다. 배양을 마친 조직 절편은 전자현미경으로 관찰하기 위한 준비 과정을 거쳤는데, 고압냉동(high-pressure freezing)을 시행한 후에 조직내 수분을 아세톤으로 냉동치환(cryosubstitution) 하고, 오스뮴으로 염색해서 전자현미경용 매질에 포매했다. 이렇게 준비하면 알데하이드를 이용한 통상적인 고정(fixation) 과정에서 일어날 수 있는 단백질 변성으로 인한 조직 변형을 방지함으로써 품질이 매우 우수한 전자현미경 영상을 제작할 수 있다. 이 사진에서 가지돌기가시들을 시냅스소포(synaptic vesicle)가 가득 들어 있는 시냅스단추(synaptic bouton, *SB*)들이 에워싸고 있음에 주목하라. *화살촉표*는 시냅스이후치밀질(postsynaptic density)을 가리킨다. 이 부위에서 시냅스이전성분의 활성구역(active zone)과 시냅스이후치밀질 사이를 가르는 시냅스틈새(synaptic cleft)를 관찰할 수 있다. 가지돌기가시의 세포질에는 액틴세포뼈대가 포함되어 있고, 무과립세포질그물(*sER*)의 단면들이 가끔 관찰되며, 가지돌기가시의 잘록한 부분에서는 수송소포(transport vesicle)들이 관찰된다. 전자밀도가 높은 소기관들도 관찰할 수 있는데, 사립체(*M*)일 가능성이 높다. 가지돌기(*D*)의 단면들도 몇 개가 관찰된다. 왼쪽에 있는 큰 단면은 민말이집축삭(unmyelinated axon)이 비스듬하게 잘린 단면일 가능성이 가장 높은데, 여기에서 미세관의 단면들이 관찰된다. ×95,000. (Michael Frotscher 교수 제공, Institute for Structural Neurobiology, Center for Molecular Neurobiology, Hamburg, Germany.)

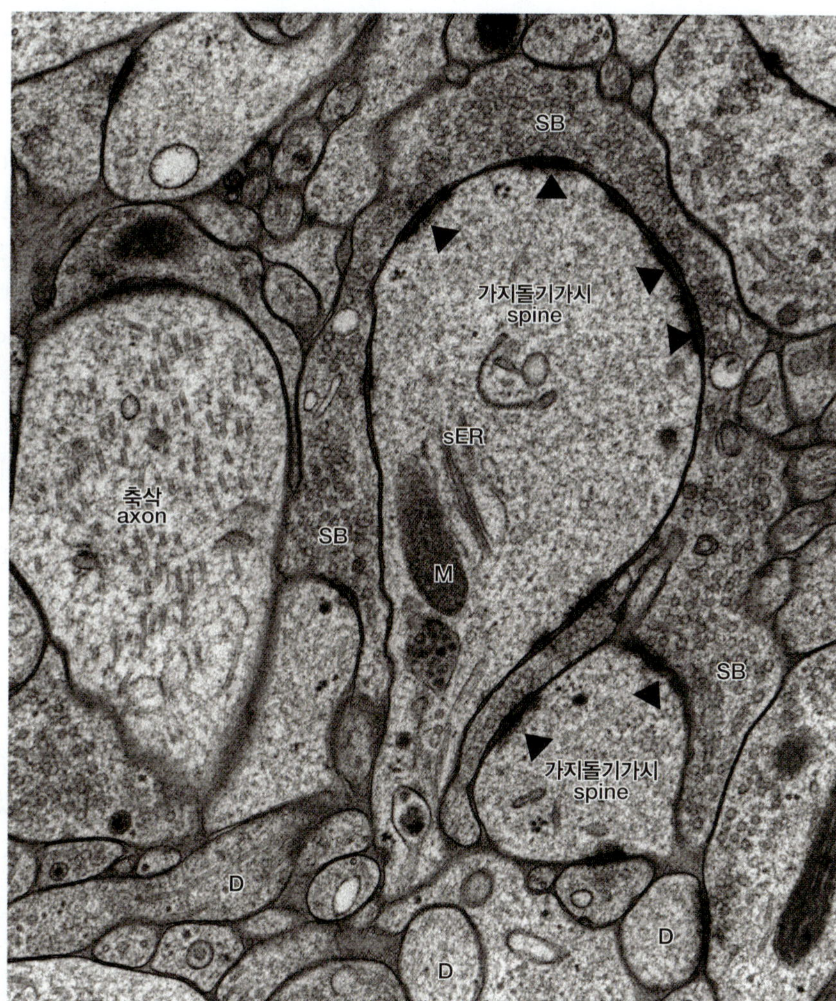

로 **글루탐산염**(glutamate, GLU)을 포함하고 있는데, 이 신경전달물질은 중추신경계통에서 빠른 **흥분시냅스전달**(excitatory synaptic transmission)을 매개한다(447~450쪽).

가지돌기가시는 동적인 구조로, 빠른 속도로 형성되고 해체될 수 있다. 그러나 일부 가지돌기가시는 안정된 구조를 유지하면서 몇 달에서 몇 년간 존속한다. 동물실험에서 새로운 기억을 획득하면 중추신경계통에 있는 추체세포(pyramidal cell)에서 가지돌기가시의 밀도 증가가 동반됨이 확인된 바 있다. 학습을 하면 구조가 안정적인 가지돌기가시의 형성이 유도되는데, 이 구조는 훈련 후에 여러 달 동안 존속할 수 있다. 이상의 실험 결과들은 가지돌기가시가 **시냅스형성력**(synaptic plasticity)과 **학습**(learning)에 관여하고, 대뇌피질에서 장기 **기억**(long-term memory)의 입력(encoding)을 매개함을 입증하는 증거를 제공한다.

축삭은 다른 신경세포나 효과기세포에 자극을 전달하는 실행 장치로 작용하는 돌기이다.

축삭(axon)의 주된 기능은 정보를 세포체에서 멀리 다른 신경세포나 효과기세포로 보내는 것이다(효과기세포의 예로 근육세포가 있다). 축삭은 신경세포마다 하나씩만 있는데, 매우 긴 것도 있다. 중추신경계통의 운동핵(motor nucleus)에 모여 있는 신경세포는 **1형골지신경세포**(긴축삭신경세포, Golgi type I neuron)로, 이 신경세포에서 시작된 축삭은 표적 효과기인 뼈대근육에 도달하기까지 1 m 이상 진행하기도 한다. 반면에 중추신경계통의 사이신경세포는 **2형골지신경세포**(짧은축삭신경세포, Golgi type II neuron)로, 축삭이 매우 짧다. 되돌이가지(recurrent branch)가 세포체 근처 축삭에서 시작되거나(이 가지는 세포체를 향해 되돌아간다) 다른 곁가지(collateral branch)가 축삭에서 시작되기도 하지만, 축삭의 가지내기(분지, branching)는 그 표적 가까이에서 가장 큰 규모로 일어난다.

축삭은 **축삭둔덕**(axon hillock)에서 시작된다. 축삭둔덕에는 대개 니슬소체나 골지수조(Golgi cisternae) 같은 큰 소기관이 없다. 그러나 미세관과 신경잔섬유와 사립체와 소포들은 축삭둔덕을 지나서 축삭으로 진입한다(그림 12.7). 축삭둔덕의 꼭지점과 말이집(myelin sheath; 아래 참조)이 시작하는 곳 사이에 위치한 축삭의 표면부위를 **축삭시작마디**(축삭시작분절, axonal initial segment, AIS)라 한다. 축삭시작마디의 세포막은 구성하는 분자들의 조성 방식 덕분에 축삭 세포막에 속하지 않는 단백질과 지질이 통과하지 못하도록 '말뚝울타리(목책)'처럼 막는 일종의 확산장벽으로 작용한다. 그 밑에 위치한 액틴 세포뼈대도 축삭 세포질로 진입하려고 시도하는 소기관들과 수송소포(transport vesicle)를 제한하는 선별여과장치로 작용한다. 이 기능은 국경검문소의 기능인 여행자가 입국에 필요한 적절한 허가증을 갖고 있는지 검사하는 업무에 비유할 수 있다.

축삭시작마디는 축삭에서 **활동전위**(action potential)가 생성되는 곳이다. 활동전위가 일어나도록 자극하는 것은 세포체의 세포막을 따라 축삭둔덕에 전달된 임펄스인데, 이 임펄스는 이 신경세포의 가지돌기나 세포체가 또 다른 신경세포에서 온 임펄스(자극)를 받은 후에 발생한다(활동전위는 다음에 자세히 설명한다).

미세관의 구성체계와 미세관이 축삭과 가지돌기에서 배열되는 양상은 독특하면서 신경세포의 기능이 극성을 나타내는 데 매우 중요하다.

미세관(microtubule)은 세포 극성(cell polarity)의 중요한 조절 장치이다. 2장 세포질(80~84쪽)에서 논의한 바와 같이 미세관은 세포 내부에 존재하는 세포뼈대(cytoskeleton)의 일부분이다. 미세관은 튜불린 이형이량체(tubulin heterodimer)들로 구성되어 있으며, 상이한 두 끝부분인 하나의 양성말단(plus end)과 하나의 음성말단(minus end)을 포함하고 있다. 미세관은 양성말단에서 튜불린 중합(polymerization) 과정을 통해 길어지면서 신경세포의 끝을 향해 연장된다. 미세관은 음성말단에서 미세관형성중심(MTOC)에 닻줄처럼 고정되어 있는 경우가 많다.

신경세포 내부에 존재하는 미세관 연결망은 확실히 독특한 특징들이 있다. 미세관은 일반적으로 가지돌기보다 축삭에서 더 안정적인데, 이는 튜불린의 유전자부호해독후변형(post-translational modification)과 미세관관련단백질(microtubule-associated protein, MAPs)의 보호작용 덕분이다. **축삭에 있는 미세관**들은 모두 **동일한 방향으로 배열**되어 있어서 그 **양성말단들이 말초부위를 향하고 있다**(그림 12.7). 이 미세관들은 핵주위세포질에 위치한 미세관형성중심(MTOC)이 있는 부위에서 시작된다. 반면에 **가지돌기에 있는 미세관**들은 **극성 배치가 혼재**되어 있다. 즉 세포체에서부터 멀어지는 방향으로 위치한 말단이 양성말단일 수도 있고 음성말단일 수도 있는데, 그 중에 음성말단이 말초 부위를 향하는 역극성(reverse polarity)이 있는 미세관이 가지돌기 미세관의 대부분을 차지한다(그림 12.7). 일반적으로 역극성이 있는 가지돌기 미세관들이 더 안정적이며, 양성말단이 말초 부위를 향하는 축삭 미세관에 상응한다. 이러한 특징들은 역극성 미세관들이 미세관형성중심에 고정되어 있지 않으며, 이 미세관들의 핵심형성(nucleation)이 미세관형성중심과 무관하게 가지돌기 세포질 내에서 독립적으로 일어남을 시사한다. 이러한 배치 양상은 세포 극성의 매우 중요한 조절장치가 되며, 따라서 가지돌기수송(dendritic transport)에 여러 가지 영향을 미친다.

대형 축삭종말(axon terminal) 중 일부는 즉석에서 단백질을 합성할 수 있는데, 이 단백질 합성은 기억 형성 과정의 일부일 가능성이 있다.

거의 모든 구조 단백질과 기능 단백질 분자가 신경세포체에서 합성된다. 이 분자들은 **신경세포수송장치**(neuronal transport system; 441~442쪽에서 설명함)들을 통해 축삭과 가지돌기에 배치된다. 그

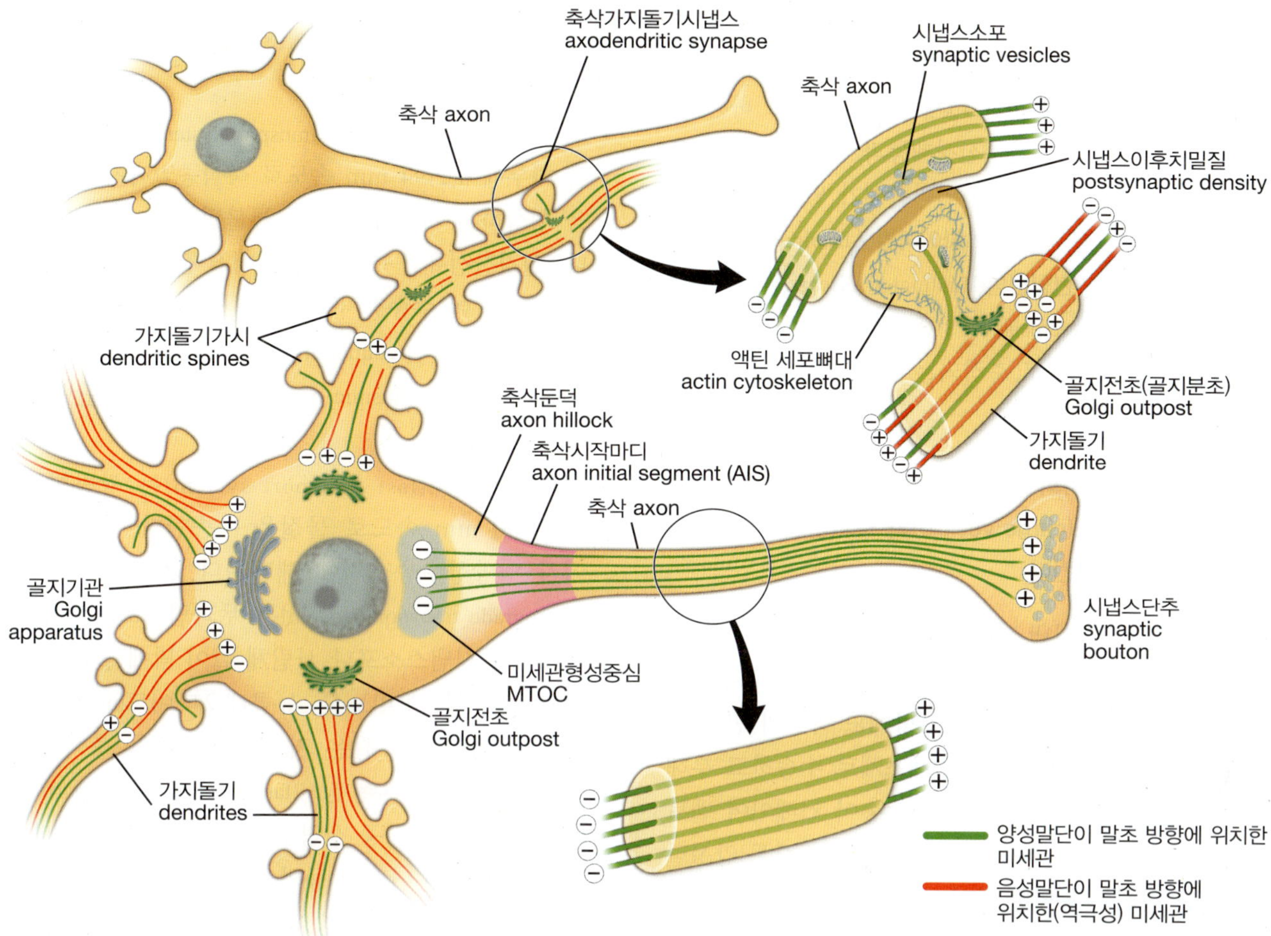

그림 12.7 축삭과 가지돌기에 있는 미세관(microtubule)들의 구성체계. 신경세포 내의 미세관 연결망의 구성체계는 가지돌기에서와 축삭에서가 상이하다. 축삭에 있는 미세관들은 모두 미세관형성중심(microtubule-organizing center, *MTOC*)에서 발원하며, 모두 동일하게 양성말단이 말초 부위를 향하는 방식으로 배치되어 있다. 반면에 가지돌기에 있는 미세관들은 극성 배치가 혼재된 양상을 보인다. 가지돌기 미세관들 중 대부분은 음성말단이 세포체에서 멀리 말초를 향해 위치하는 역극성(reverse polarity)을 보인다. 양성말단이 말초를 향해 배치된 표준극성을 보이는 가지돌기 미세관은 소수이다. 중추신경계통의 가지돌기 미세관들 중 일부는 가지돌기가시(dendritic spine)의 세포질에서 끝난다. 축삭둔덕의 위치를 확인하라. 이 곳은 축삭수송으로 운반될 화물들이 *키네신(kinesin)*이라 불리는 미세관관련운동단백질(microtubule-associated motor protein)에 실리게 되는 부위이다. 또한 축삭시작마디(axon initial segment, *AIS*)는 이곳의 세포막에 있는 단백질과 지질을 나머지 부위의 세포막으로부터 격리한다. 그리고 가지돌기가시가 인접 시냅스이전축삭과 만나서 축삭가지돌기시냅스(axodendritic synapse)를 형성하고 있음을 확인하라. 골지기관은 신경세포체 내에 위치하고 있다. 그러나 가지돌기의 또다른 특징 중 하나가 작은 골지전초(Golgi outpost)가 포함되어 있다는 것이다. 골지전초는 골지기관의 본체와는 연결되어 있지 않으면서 가지돌기와 가지돌기가 신경세포체로 이어지는 곳에 위치해서 작용하는 골지기관이다. 역극성 미세관은 미세관형성중심에 고정되어 있지 않고, 골지전초가 이 미세관의 형성중심으로 작용할 가능성이 있다.

러나 단백질 합성이 신경세포체에서만 일어난다는 통설과 달리 최근 연구 결과에 따르면 일부 대형 신경종말(nerve terminal)에서는 축삭단백질이 즉석에서 합성된다고 한다. 일부 척추동물에서 망막 등에서 시작된 축삭의 종말에는 단백질 합성에 필요한 완벽한 유전자부호해독(translation) 장치를 갖춘 여러리보소체(polyribosome)가 있다. 축삭종말 내부에 있는 이 별도 부위를 **축삭형질주위소판**(periaxoplasmic plaque)이라 하는데, 이 부위는 단백질 합성이 활발히 일어남을 시사하는 생화학적 및 분자적 특징을 지닌다. 축삭형질주위소판 내에서 일어나는 단백질 합성 과정은 신경세포의 활성에 따라 조정된다. 이 단백질은 **신경세포기억**(neuronal cell memory)이 형성되는 과정에 관여할 가능성이 있다.

신경세포수송(Neuronal Transport) 장치

축삭과 가지돌기에 필요한 물질은 세포체에서 합성된 후에 필요한 곳으로 수송되어야 한다.

신경세포의 합성 작용은 신경세포체에서 집중적으로 일어나기 때문에 미세관(microtubule)을 기반으로 한 **신경세포수송**(neuronal transport) 장치가 있어야만 새로 합성된 물질을 그 신경세포의 적절한 내부 구획으로 보낼 수 있다. 수송 과정은 합성 장소에서부터 축삭이나 가지돌기에 있는 최종 목적지까지 먼 거리에 걸쳐 일어나는 경우가 많다. 신경세포수송은 세포속교류(intracellular communication) 작용의 일환으로, 분자와 정보를 미세관을 따라 수송한다. 신경세포수송은 쌍방향으로 진행되며, 가지돌기와 축삭에서 모두 일어난다. 신경세포는 신경세포수송 결함에 특히 취약한데, 왜냐하면 신경돌기가 극도로 길기 때문이다. 알파튜불린(α-tubulin) 및 베타튜불린(β-tubulin)과 미세관을 기반으로 하는 운동단백질에 일어난 돌연변이는 중추신경계통과 말초신경계통 모두에서 몇 가지 신경질환과 직접적인 인과관계가 있음이 밝혀지고 있다. 신경세포수송의 붕괴는 **알츠하이머병**(Alzheimer disease), **파킨슨병**(Parkinson disease), **헌팅턴병**(Huntington disease), **근위축측삭경화증**(amyotrophic lateral sclerosis, ALS) 등에서 축삭에 세포뼈대단백질과 소기관이 비정상적으로 축적되는 현상을 일으키는 원인일 가능성이 높다.

분자원동기인 키네신(kinesin)과 다이네인(dynein)은 신경세포체와 축삭종말 사이에서 화물소포(cargo vesicle)와 소기관의 이동을 지휘함으로써 축삭수송을 일으킨다.

축삭수송(axonal transport)은 시냅스전달을 유지하는 데 필요한 새로 합성된 단백질과 지질과 신경전달물질을 축삭의 먼쪽 부분과 축삭종말에 공급하는 데 꼭 필요하다. 그 밖에도 축삭의 먼쪽 부분에 있던 낡은 단백질과 소기관은 신경세포체로 수송하고 분해해서 재활용하게 된다. 분자원동기가 축삭수송이 컨베이어 벨트 같은 선로를 따라 일어나도록 추진하는데, 이 선로는 모든 양성말단들이 축삭종말을 향하는 동일한 방식으로 미세관들이 배열됨으로써 형성된다. 축삭수송 과정에 대한 설명은 다음과 같다.

- **앞방향수송**(anterograde transport)은 세포체에 있던 물질을 축삭의 끝부분을 향해 운반한다. 축삭에 있는 미세관들은 모두 양성말단이 축삭종말을 향하는 동일한 방향으로 극성을 띠기 때문에 앞방향수송에 참여하는 미세관관련운동단백질(microtubule-associated motor protein)은 **키네신**(kinesin)뿐이다. 키네신은 축삭이 최종 목적지인 수송소포를 미세관을 따라 그 양성말단을 향해 운반한다. 키네신은 삼인산아데노신(adenosine triphosphate, ATP)을 가수분해해서 얻은 에너지를 이용하여 운반 동력을 공급한다.
- **역방향수송**(retrograde transport)은 축삭종말에 있던 물질을 세포체로 운반한다. 이 수송 방식은 **다이네인**(dynein)이라 불리는 미세관관련운동단백질에 의해 일어난다(84쪽).

키네신과 **다이네인**은 모두 그 **동력 특성**이 외부 신호에 의해 조절을 받아서 화물소포(cargo vesicle)가 천천히 이동하게 하거나 더 빨리 이동하게 할 수 있다. 이 속도 조절은 동일한 화물소포에 부착된 운동단백질들이 활성 입체형태와 불활성 입체형태를 교대로 취하게 함으로써 이루어질 가능성이 높다. 동일 화물소포에 몇 개의 운동단백질이 연결되어 있으면 화물소포에 부착된 운동단백질을 교체하지 않고도 다른 미세관으로 갈아탐으로써 장애물을 우회하여 '교통 단속'이나 '교통 체증'을 피할 수 있다.

수송 장치는 물질을 수송하는 속도를 기준으로도 분류할 수 있다.

- **느린 앞방향수송장치**(slow transport system)는 세포체에 있던 물질을 하루에 0.2~4 mm 속도로 축삭종말까지 수송한다. 미세관을 형성하는 기본 단백질인 튜불린(tubulin) 분자나, 액틴 분자나, 신경잔섬유를 구성하는 단백질 같은 구조 성분들이 세포체에 있다가 이 수송장치를 거쳐 다른 곳으로 수송된다. 또한 액틴이나 칼모듈린(calmodulin)이나 여러 가지 대사효소 같은 세포질바탕질(cytoplasmic matrix)을 구성하는 단백질들도 이 방식으로 수송된다.
- **빠른 수송장치**(fast transport system)는 쌍방향으로 하루에 20~400 mm 속도로 물질을 수송한다. 즉 앞방향수송장치이자 역방향수송장치에 해당된다. **빠른 앞방향수송장치**(fast anterograde transport system)는 무과립세포질그물(sER)의 구성 성분이나 시냅스소포나 사립체 같이 막에 둘러싸인 다양한 소기관들과, 당, 아미노산, 뉴클레오타이드(nucleotide), 일부 신경전달물질, 칼슘 같은 저분자량 물질을 축삭종말까지 수송한다. **빠른 역방향수송장치**(fast retrograde transport system)는 앞서 언급한 물질들 중 상당수는 물론 축삭종말에서 세포내섭취(endocytosis) 된 단백질 등의 물질도 신경세포체까지 수송한다. 어느 방향이든 빠른 수송이 일어나려면 ATP가 필요한데, ATP는 미세관관련운동단백질이 사용한다. 빠른 수송은 신경세포체에서 시작해서 축삭이 끝나는 곳까지 이어지는 미세관의 배열 상태가 좌우한다. 역방향수송은 신경종말에 있던 독소나 바이러스가 중추신경계통으로 진입하는 경로가 된다. 오늘날에는 홍당무과산화효소(horseradish peroxidase) 같은 외부 효소나 방사성동위원소를 표지한 추적물질이나 면역조직화학기법으로 검출할 수 있는 추적물질 등을 인위적으로 주입한 후 역방향수송시킴으로써 신경 경로를 추적하고 특정 신경종말이 어느 신경세포체에서 시작되었는지를 확인할 수 있다.

다이네인 분자원동기는 가지돌기수송에 우선적으로 관여하는데, 가지돌기수송 장치는 상당수 미세관들이 역평행 구조로 배열되어 있기 때문에 축삭수송에 비해 더 복잡하다.

가지돌기수송(dendritic transport)은 **극성 배열이 다른 미세관들이 혼재되어**(mixed polarity microtubule) 구성된 다발을 따라서 진행하는데, 이 다발에는 세포체에서 멀어지는 방향의 말단이 양성말단인 '정방향' 미세관과 음성 말단인 '역방향' 미세관이 모두 포함되어 있다. 따라서 운동단백질이 수송소포를 어느 한 방향으로만 운반하는 한 가지 유형만 존재한다 해도 이 운동단백질이 정극성(normal polarity) 미세관 선로와 역극성(reverse polarity) 미세관 선로를 환승하는 것만으로도 쌍방향(앞방향 및 역방향) 수송이 가능해진다. 최근 연구들은 가지돌기운반을 하게 될 소포들을 처음에 분류할 때 **다이네인**(dynein)이 중요한 역할을 함을 시사하고 있다. 다이네인은 음성말단을 향해 미세관을 따라 이동하는 성질이 있기 때문에 역극성 미세관을 이용하여 화물소포를 가지돌기 속으로 수송하는 **앞방향수송**(anterograde transport)**에도 독점적으로 참여**한다. 다이네인은 또한 가지돌기에 있던 소포를 세포체로 수송하는 역방향수송도 일으킬 수 있다. 키네신은 수송소포가 일단 가지돌기 내부에 들어온 뒤에는 가지돌기수송을 지원하는 역할만 수행한다.

시냅스(연접, Synapse)

신경세포는 시냅스를 통해 다른 신경세포와 정보를 교류하고 효과기세포(effector cell)에 정보를 전달한다.

시냅스(synapse)는 신경세포들 사이를 잇는 특수한 연결 구조로서, 한 신경세포에서 다른 신경세포로, 즉 시냅스이전신경세포(presynaptic neuron)에서 시냅스이후신경세포(postsynaptic neuron)로 임펄스가 전달되도록 촉진한다. 시냅스는 축삭과 표적세포인 효과기세포 사이에도 형성되는데, 효과기세포의 예로는 근육세포와 샘세포 등이 있다. 신경세포와 신경세포 사이에 형성되는 시냅스는 형태를 기준으로 다음과 같이 분류한다.

- **축삭가지돌기시냅스**(axodendritic synapse). 이 시냅스는 축삭과 가지돌기 사이에 형성된다. 중추신경계통에서 축삭가지돌기시냅스 중 일부는 축삭과 가지돌기가시(dendritic spine) 사이에 형성된다(그림 12.8).
- **축삭세포체시냅스**(axosomatic synapse). 이 시냅스는 축삭과 세포체 사이에 형성된다.
- **축삭축삭시냅스**(축삭사이시냅스, axoaxonic synapse). 이 시냅스는 축삭과 축삭 사이에 형성된다(그림 12.8).

시냅스는 통상적인 H&E 염색 표본에서는 식별할 수 없다. 그러나 골지(Golgi) 염색법 같은 은침착염색 기법을 적용하면 일부 신경세포들의 전모가 드러날 뿐 아니라 시냅스도 관찰할 수 있는데, 이때 시냅스는 자극을 받는 신경세포의 표면에 부착된 작은 타원형 물체로 나타난다. 전형적인 경우는 한 시냅스이전신경세포의 축삭이 이 타원형 단추 같은 구조를 여러 개 형성하고, 이들이 시냅스이후신경세포에서 자극을 받아들이는 부분들과 접촉한다. 시냅스이전신경세포의 축삭이 시냅스이후신경세포의 표면을 따라 진행하면서 여러 개의 시냅스를 형성하는 경우도 많은데, 이를 **통과시냅스**(boutons en passant; *buttons in passing*이라는 뜻의 프랑스어)라 한다. 그리고 이 축삭은 계속 진행하다가 결국 끝부분이 굵어진 종말가지(terminal branch)가 되어 끝나는데, 이 확장된 끝부분을 **종말단추**(bouton terminal; *terminal button*이라는 뜻의 프랑스어) 또는 끝망울(end bulb)이라 한다. 한 신경세포나 그 돌기들에 형성되는 시냅스

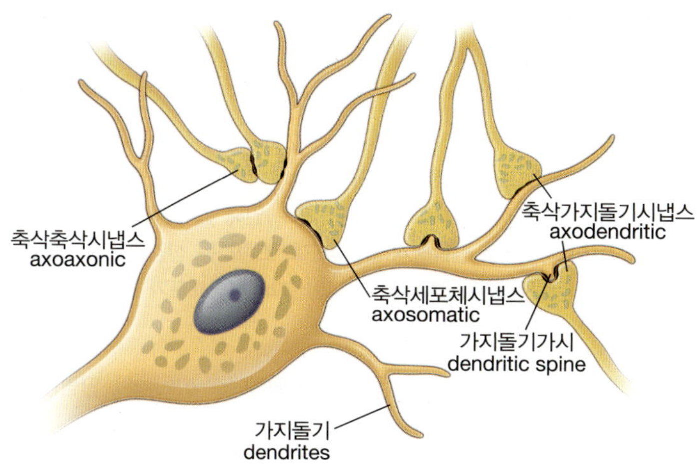

그림 12.8 시냅스(synapse)의 구조를 종류별로 간단히 표현한 그림. 축삭가지돌기시냅스는 가장 흔한 대표적 유형의 시냅스로, 시냅스이전축삭종말과 시냅스이후신경세포의 가지돌기 사이에 형성된다. 몇몇 축삭가지돌기시냅스에서 가지돌기가시를 관찰할 수 있는데, 이 구조는 학습 및 기억과 관련이 있다. 축삭세포체시냅스는 시냅스이전축삭종말과 시냅스이후신경세포체 사이에 형성되고, 축삭축삭시냅스(축삭사이시냅스)는 시냅스이전신경세포의 축삭종말과 시냅스이후신경세포의 축삭 사이에 형성된다. 축삭축삭시냅스는 축삭가지돌기시냅스나 축삭세포체시냅스에서 일어나는 신경전달을 강화하거나 억제할 수 있다.

의 수는 단 몇 개에서부터 수만 개에 이르기까지 매우 다양하며(그림 12.9), 이 숫자는 그 신경세포가 받아들여서 처리하는 임펄스의 수에 비례하는 것으로 보인다.

시냅스는 화학시냅스와 전기시냅스로 분류한다.

신경임펄스가 전도되는 원리와 활동전위가 표적세포에서 생성되는 방식을 기준으로 시냅스(연접)를 분류할 수 있다. 따라서 시냅

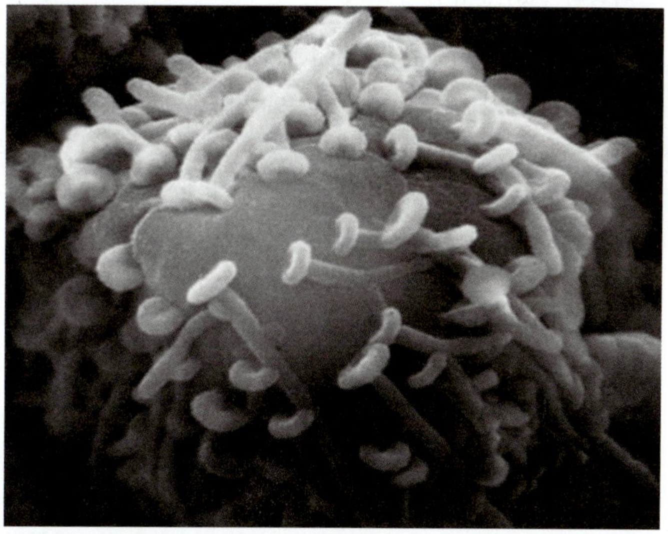

그림 12.9 신경세포체의 주사전자현미경사진. 한 신경세포의 세포체를 촬영한 현미경사진이다. 축삭세포체시냅스(axosomatic synapse)를 구성하는 축삭종말들이 작은 팽이버섯처럼 꼬리가 달린 무수히 많은 타원형 물체처럼 관찰된다. 이 타원형 물체 하나하나는 다른 신경세포들에서 시작하여 이 사진에 있는 커다란 시냅스이후신경세포체와 접촉하는 시냅스이전축삭종말(presynaptic axon terminal)이다. ×76,000. (Dr. George Johnson 제공.)

글상자 12.1

임상적용: 파킨슨병(Parkinson Disease)

파킨슨병은 서서히 진행하는 신경질환으로, 세포체가 뇌의 흑색질(substantia nigra)에 모여 있으면서 바닥핵(기저핵, basal ganglia)으로 투사되는 도파민(dopamine, DA) 분비 신경세포가 소실됨으로 인해 일어난다. 도파민은 뼈대근육 작용이 의도대로 원활하게 일어나도록 조정하는 신경경로의 시냅스 전달을 일으키는 신경전달물질이다. 도파민 분비 신경세포가 소실되면 다음과 같은 전형적 증상들이 일어날 수 있다.

- 팔다리, 특히 힘을 뺀 자세인 손의 안정떨림(resting tremor). 떨림은 대개 스트레스를 받을 때 심해지고, 한쪽 신체에 더 심한 경우가 많다
- 모든 근육에서 긴장(tone)이 증가해서 뻣뻣해지는 경축(rigidity)
- 움직임이 느려지는 운동완만(bradykinesia)과 운동을 개시하지 못하는 운동불능(akinesia)
- 자발적 운동의 결핍
- 자세반사(postural reflex)가 소실되고, 그 결과 균형을 잡지 못하게 되고 종종걸음(festinating gait)이라는 비정상 걸음이 나타난다
- 불분명발음(slurred speech)이 일어나고, 사고가 느려지며, 손글씨가 작고 읽기 힘들어진다

특발파킨슨병(idiopathic Parkinson disease)은 원인이 알려져 있지 않지만 흑색질에 있는 도파민 분비 신경세포가 변성(degeneration)이나 세포자멸사(아포토시스, apoptosis)에 의해 손상을 입어서 소실되는 질환이다. 그러나 몇몇 증거는 유전소질(hereditary predisposition)이 있음을 시사하며, 전체 환자의 약 20%에서 가족 구성원이 비슷한 증상을 보인다.

특발파킨슨병과 비슷한 증상들이 뇌염(encephalitis) 등의 감염, MPTP 같은 독소, 신경계질환 치료에 이용되는 약물, 반복적 외상 등으로 인해 일어날 수 있다. 약물의 예로는 조현병(정신분열병) 치료에 쓰이는 신경이완제(neuroleptics)가 있다. 이러한 원인들로 인해 나타나는 증상들을 **이차파킨슨증**(secondary parkinsonism)이라 한다.

환자의 흑색질을 현미경으로 관찰하면 신경세포들이 변성되었음이 매우 명확하게 드러난다. 흑색질 부위에 특유의 검은 색조가 사라지고, 신경아교세포의 수가 눈에 띄게 증가하는 **신경아교증**(gliosis)이 일어난다. 그 밖에 이 부위 신경세포에 **루이소체**(레비소체, Lewy body)라는 특징적인 세포내봉입소체(intracellular inclusion)가 나타나는데, 이 소체는 알파 시누클린(α-synuclein)과 유비퀴틴(ubiquitin)이라는 단백질과 결합한 중간잔섬유인 신경잔섬유(neurofilament)들이 축적된 것이다.

파킨슨병 치료는 기본적으로 증상치료(대증요법)이며, 증상 완화와 정신병 부작용 사이에서 중용을 유지해야 한다. 레보도파(L-dopa)는 도파민의 전구물질로, 혈액뇌장벽을 통과할 수 있으며, 통과 후에 도파민으로 변환된다. 레보도파는 파킨슨병의 일차치료제로 자주 쓰인다. 기타 약물로는 콜린수용체 차단제(cholinergic receptor blocker) 계통과 아만타딘(amantadine)이 있다. 아만타딘은 신경세포가 도파민을 분비하도록 자극하는 약물이다.

일부 환자들은 *깊은뇌자극(deep brain stimulation)*이라 불리는 치료법으로 접근하면 효험을 보기도 한다. 이 시술법에서는 전기파를 발생하는 전기자극기가 부착된 전극을 환자 뇌의 시상밑핵(subthalamic nucleus)에 삽입한다. 발생한 전기파는 신경자극을 조절하는 신경세포에 작용한다. 이 치료법은 파킨슨병에 동반되는 떨림, 운동완만, 경축 증상을 완화시킴이 밝혀진 바 있다. 또한 이 치료법은 징후와 증상을 조절하는 데 필요한 레보도파의 용량을 줄여주는데, 덕분에 심신을 쇠약하게 만드는 이 치료약의 부작용을 경감할 수 있다.

스를 다음과 같이 분류할 수도 있다.

- **화학시냅스**(chemical synapse): 시냅스이전신경세포에서 신경전달물질이라는 화학물질이 방출됨으로써 임펄스 전달이 이루어진다. 이어서 신경전달물질이 확산되어 시냅스이전신경세포와 시냅스이후신경세포 또는 표적세포 사이에 있는 좁은 세포사이공간을 가로지른다. 화학시냅스의 특수한 유형 중 하나인 **리본시냅스**(ribbon synapse)는 내이(internal ear)의 수용세포인 털세포(hair cell)와 망막의 빛수용기세포(photoreceptor cell)에서 관찰된다(25장 귀 1134쪽 참조).
- **전기시냅스**(electrical synapse): 무척추동물에 많은 이 시냅스는 틈새이음(교통반, gap junction)을 포함하고 있는데, 이온들이 틈새이음을 통해 두 세포 사이를 왕래할 수 있어서 한 세포에서 다음 세포로 전류가 직접 흐를 수 있다. 이 시냅스는 작동하는 데 신경전달물질이 필요하지 않다. 전기시냅스에 상응하는 포유동물의 장치에는 민무늬근육세포와 심장근육세포에 있는 **틈새이음**(gap junction)이 포함된다.

전형적인 화학시냅스는 시냅스이전성분과 시냅스틈새와 시냅스이후막으로 구성되어 있다.

전형적 화학시냅스의 구성 성분은 다음과 같다.

- **시냅스이전성분**(presynaptic element)은 신경전달물질이 방출되는 신경세포돌기의 끝부분으로, 시냅스이전마디(presynaptic knob)나 시냅스이전요소(presynaptic component)나 시냅스단추(synaptic bouton)라고도 한다. 시냅스이전성분의 특징은 **시냅스소포**(synaptic vesicle)들이 있다는 것이다. 이 소포는 막에 둘러싸인 구조로서 지름이 30~100 nm이며 속에 신경전달물질이 들어 있다(그림 12.10). 시냅스소포가 시냅스이전막(presynaptic membrane)이라는 세포막에 부착해서 합쳐지는 과정은 **SNARE**라 불리는 막통과단백질(transmembrane protein) 군이 매개한다(SNARE는 'Soluble NSF Attachment REceptor'의 약자이다; 48~49쪽). 이 작용에 관여하는 개별 SNARE 단백질에는 **시냅토브레빈**(synaptobrevin)과, 시냅스소포에 결합된 v-SNARE와, 표적세포막에 결합된 t-SNARE 단백질인 **신택신**(syntaxin)과 **SNAP-**

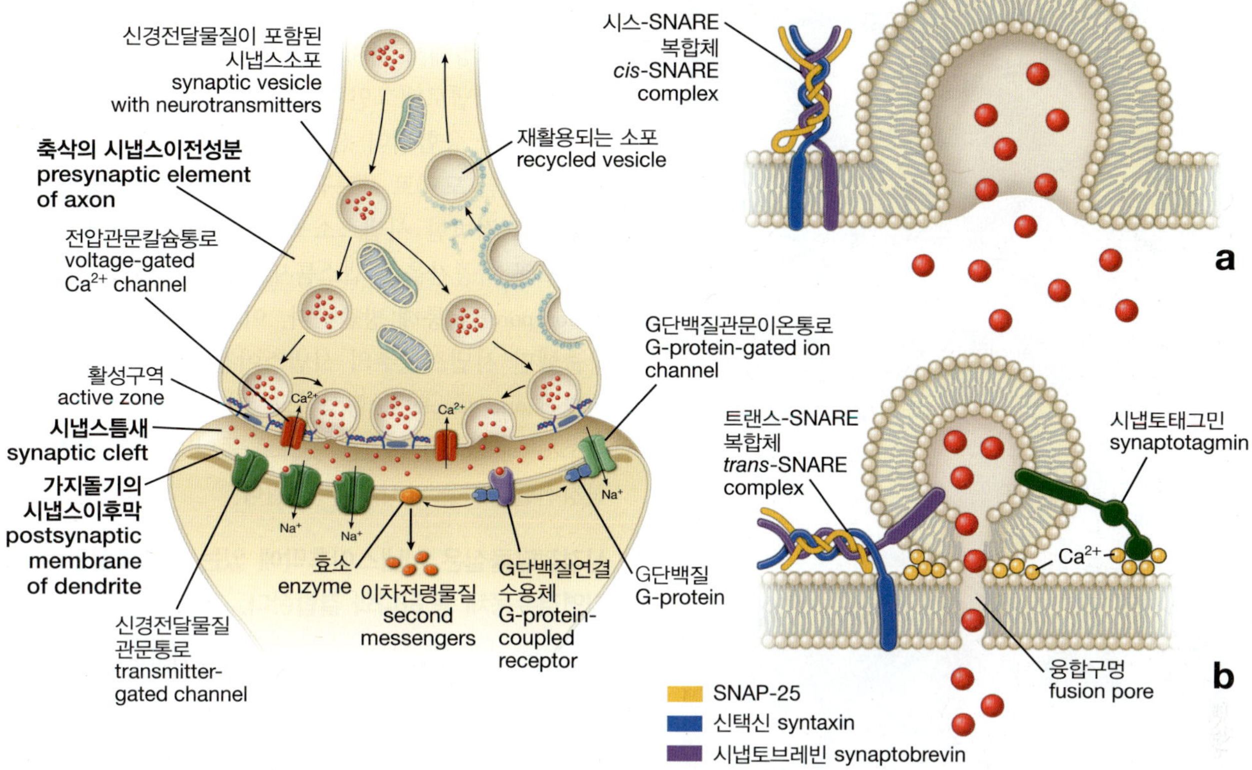

그림 12.10 축삭가지돌기시냅스(axodendritic synapse)의 화학시냅스(chemical synapse)를 간략하게 정리한 그림. 이 그림에는 전형적 시냅스를 구성하는 세 가지 요소가 표시되어 있다. 확장된 시냅스이전성분(presynaptic element)은 축삭 말단에 위치하며, 신경전달물질이 이곳에서 방출된다. 축삭의 시냅스이전성분은 시냅스소포(synaptic vesicle)가 많다는 특징이 있는데, 이 소포 속에 신경전달물질이 들어 있다. 시냅스이전성분의 세포막은 클라트린(clathrin)이 덮인 세포내섭취소포(endocytotic vesicle)들을 형성함으로써 재활용된다. 시냅스틈새는 축삭의 시냅스이전성분과 가지돌기의 시냅스이후막 사이를 가른다. 가지돌기의 시냅스이후막에는 시냅스이후치밀질(postsynaptic density)이라는 특징적 구조가 존재하는 경우가 많으며, 분비된 신경전달물질과 결합하는 수용체가 포함되어 있다. 수용체는 두 가지가 표시되어 있는데, *녹색* 분자는 전달물질관문통로(transmitter-gated channel)를 나타내며, *보라색* 분자는 G단백질연결수용체(G-protein-coupled receptor)를 가리킨다. G단백질연결수용체는 신경전달물질과 결합하면 G단백질관문이온통로(G-protein-gated ion channel)에 작용하거나 효소에 작용해서 이차전령물질을 생성할 수 있다. **a.** 시냅스소포가 시냅스이전막에 융합함으로써 시냅스이전성분에서 신경전달물질이 방출되는 과정을 간략하게 나타낸 그림. SNARE 단백질이 관여하는 융합기전은 2장 세포 세포질(42~44쪽)에 기술되어 있다. 시냅스소포가 시냅스이전막과 융합된 후에 형성되는 시스-SNARE 복합체에 주목하라. **b.** 최근 제시된 세포구멍배출(porocytosis) 모델을 통해 신경전달물질이 방출되는 과정을 설명하는 그림. 이 모델에 따르면 시냅스소포가 시냅스이전막에 있는 칼슘선별통로(calcium-selective channel)에 고정된 채 이 통로의 곁에 나란히 자리를 잡는다. 칼슘 이온이 존재하면 시냅스소포의 이층막이 재편되어 시냅스소포의 속공간을 시냅스틈새에 연결하는 지름이 1 nm인 융합구멍이 일시적으로 형성되고, 이 구멍을 통해 신경전달물질이 방출된다. 시냅스소포를 시냅스이전성분의 세포막에 있는 활성구역에 닻을 내리듯 고정시키는 트랜스-SNARE 복합체와 시냅토태그민이 존재함에도 주목하라.

25가 있는데, t-SNARE 단백질은 특화된 시냅스이전막 부위에서 발견된다. 그 다음에는 **시냅토태그민1**(synaptotagmin 1)이라 불리는 또 다른 소포 결합 단백질이 SNARE 복합체를 대체하고, SNARE 복합체는 곧 NSF/SNAP25 단백질 복합체에 의해 해체된 후 재활용된다. 시냅스이전막의 세포질쪽 면에는 단백질이 치밀하게 축적되어 있다. 이 시냅스이전치밀질(presynaptic density)은 **활성구역**(active zone)이라는 특수 부위를 나타내는데, 바로 이곳에서 시냅스소포가 도킹해서 신경전달물질을 방출한다. 활성구역에는 **Rab-GTPase 도킹 복합체**(Rab-GTPase docking complex; 48~49쪽)와 **t-SNAREs**와 **시냅토태그민 결합 단백질**(synaptotagmin binding protein)이 풍부하다. 시냅스이전막에 첨가되는 소포막(vesicle membrane)은 세포내섭취(endocytosis) 작용을 거쳐 회수된 후 신경종말에 위치한 무과립세포질그물(sER)에 의해 시냅스소포로 재가공된다. 작은 사립체들도 시냅스이전성분에 많이 분포한다.

- **시냅스틈새**(synaptic cleft)는 시냅스이전신경세포와 시냅스이후신경세포 또는 표적세포 사이에 있는 20~30 nm의 간격으로, 신경전달물질은 이 간격을 횡단해야 한다.
- **시냅스이후막**(postsynaptic membrane)에는 신경전달물질이 접촉해서 작용하는 수용체 부위가 있다. 이 막은 시냅스이후신경세포의 세포막 중 일부분이 형성하며(그림 12.11), 그 밑에 치밀한 물질로 이루어진 층이 있다는 특징이 있다. 이 **시냅스이후치밀질**(postsynaptic density)의 실체는 정교하게 서로 연결된 단백질 복합체이다. 이 단백질 복합체는 여러 가지 작용을 수행하는데, 그 예로는 신경전달물질과 수용체의 결합을 세포 내부 신호로 변환하는 작용, 신경전달물질의 수용체를 세포막에 닻을

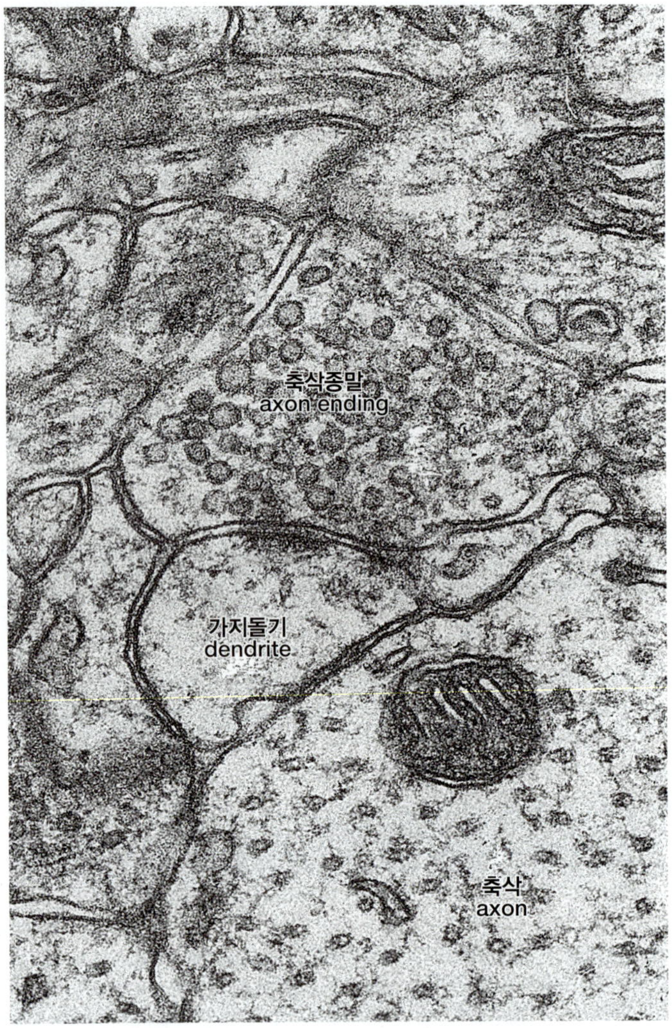

그림 12.11 대뇌피질(cerebral cortex)에 있는 신경돌기들을 촬영한 전자현미경사진. 시냅스 하나가 사진의 중앙에서 관찰되는데, 이곳에서 하나의 축삭종말과 하나의 가지돌기가 맞닿아 있다. 이 축삭종말에서 신경전달물질이 들어 있는 시냅스소포의 둥근 단면들이 많이 관찰되고 있다. 가지돌기의 시냅스이후막에는 시냅스이후치밀질(postsynaptic density)이 관찰된다. 이와 유사한 치밀질이 시냅스의 세포사이공간에 해당되는 시냅스틈새(synaptic cleft)에도 존재한다. X76,000. (Dr. George D. Pappas와 Dr. Virginia Kriho 제공.)

내리듯 고정하고 이동시키는 작용, 수용체의 활성을 조절하는 다양한 단백질을 닻을 내리듯 제자리에 붙들어 매는 작용 등이 있다.

시냅스전달(Synaptic Transmission)

시냅스이전막에 있는 전압관문칼슘통로(전압개폐칼슘통로)는 신경전달물질 방출을 조절한다.

신경임펄스는 시냅스단추에 도달한 후에 세포막 안팎에 전압이 역전되는 **탈분극**(depolarization)을 일으키고, 그 결과로 시냅스단추 세포막에 있는 **전압관문칼슘통로**(voltage-gated Ca^{2+} channel)가 열린다. 세포바깥공간에 있던 칼슘 이온이 이 통로를 통해 유입되면 시냅스소포가 이동해서 시냅스이전막에 닻을 내리듯 고정된 후에 이 막과 합쳐진다. 이어서 세포외배출(exocytosis) 작용에 의해 신경전달물질이 시냅스틈새로 방출된다. 시냅스소포가 시냅스이전막에 도킹해서 합쳐지는 과정을 일으키는 원동력은 SNARE 단백질과 시냅토태그민 단백질의 작용이다. 이처럼 시냅스소포가 세포막과 융합되어 신경전달물질이 대량 방출되는 방식을 보완하는 대안 모델로 **세포구멍배출**(porocytosis) 방식도 있다. 즉 활성구역에 정박한 시냅스소포에 들어 있던 신경전달물질이 시냅스소포의 속공간을 시냅스틈새에 일시적으로 연결하는 융합구멍(fusion pore)을 통해 방출된다. 이와 동시에 앞서 신경전달물질을 방출했던 시냅스단추의 시냅스이전막은 재빨리 세포내섭취소포(endocytotic vesicle)를 형성하고, 이 소포는 시냅스단추 내에서 섭취소체(endosome)가 있는 곳으로 돌아간 후에 장차 재활용되거나 신경전달물질을 다시 채우게 된다.

신경전달물질은 시냅스이후막에 있는 전달물질관문통로나 G단백질연결수용체 중 하나와 결합한다.

방출된 신경전달물질 분자는 **전달물질관문통로**(transmitter-gated channel)라 불리는 시냅스이후막 수용체가 세포 밖으로 노출된 부분에 결합한다. 이 통로를 구성하는 단백질은 신경전달물질이 결합하면 입체구조에 변화가 일어나서 통로의 입구가 열리게 만든다. 최종 단계에서 일어나는 반응은 세포 속으로 들어가는 이온이 무엇인가에 따라 다르다. 예를 들어 나트륨(소듐) 이온이 유입되면 근처 시냅스이후막에 한정된 탈분극이 일어난다. 이때 신경전달물질이 분비되는 양과 지속시간이 충분하다면 탈분극으로 인해 **전압관문나트륨통로**(voltage-gated Na^{+} channel)가 즉시 열리고, 그 결과 신경임펄스가 한번 생성된다.

일부 아미노산과 아민(amine) 신경전달물질은 **G단백질연결수용체**(G-protein-coupled receptor)에 결합함으로써 더 오래 지속되면서 더욱 다양한 시냅스이후반응(postsynaptic response)을 일으키기도 한다. 이 신경전달물질은 시냅스이후막에 있는 막통과수용체(transmembrane receptor) 단백질에 결합한다. 신경전달물질이 이 수용체에 결합하면 G단백질이 활성화되고, 이어서 G단백질이 시냅스이후막의 속면을 따라 이동하다가 결국 효과기 단백질을 활성화시킨다. 이 효과기 단백질에는 막통과단백질인 **G단백질관문이온통로**(G-protein-gated ion channel)나 이차전령물질 분자를 합성하는 **효소**(enzyme) 등이 포함된다(447쪽). 아세틸콜린을 포함한 몇 가지 신경전달물질은 어떤 수용체에 작용하느냐에 따라 전혀 다른 시냅스이후 작용을 일으킬 수 있다(12장 내 이후 부분 참조).

세포구멍배출은 시냅스소포가 시냅스이전막과 융합되지 않은 채 신경전달물질을 분비하는 방식을 가리킨다.

시냅스의 구조를 조사하고 생리학 연구 결과를 분석한 결과, **세포구멍배출**(porocytosis)이라 명명한 또 다른 신경전달물질 분비 방식

모델이 최근에 제안되어 신경전달물질이 무질서하게 방출되지 않는 이유를 설명하고 있다. 이 분비 방식에서는 시냅스소포의 막이 시냅스이전막과 융합되지 않고서도 신경전달물질이 시냅스소포로부터 분비된다. 즉 시냅스소포는 시냅스이전막과 합쳐지는 대신에 SNARE 단백질과 시냅토태그민 단백질에 의해 칼슘 선별통로(Ca^{2+}-selective channel)에 이웃한 시냅스이전막에 닻을 내리듯 고정된다. 칼슘 이온이 있으면 시냅스소포와 시냅스이전막의 구조가 재편되고, 그 결과 직경이 1 nm인 **융합구멍**(fusion pore)이 잠깐 열려서 시냅스소포의 속공간이 시냅스틈새와 통하게 된다. 그러면 막에 잠깐 열린 이 구멍을 통해 신경전달물질이 통제된 방식으로 질서있게 방출될 수 있다(그림 12.10).

신경전달물질의 화학적 성상에 따라 시냅스에서 신경세포의 임펄스가 생성되는 반응 유형이 결정된다.

시냅스이전성분에서 신경전달물질이 방출되면 시냅스이후막에서 **흥분**(excitation)이나 **억제**(inhibition)가 일어날 수 있다.

- **흥분시냅스**(excitatory synapse)에서 **아세틸콜린**(acetylcholine)이나 **글루탐산염**(glutamate)이나 **세로토닌**(serotonin) 같은 신경전달물질이 방출되면 **전달물질관문나트륨통로**(transmitter-gated Na^+ channel)나 다른 양이온의 전달물질관문통로가 열려서 나트륨 이온 등이 세포 속으로 빠르게 유입되고, 그 결과로 시냅스이후막의 일부분에서 국소적으로 전압이 역전되어 문턱값(역치)에 도달하면 탈분극이 일어난다. 그리고 이어서 활동전위가 시작되고 신경임펄스가 생성된다.
- **억제시냅스**(inhibitory synapse)에서 **감마아미노뷰티르산**(γ-aminobutyric acid, GABA)이나 **글라이신**(glycine) 같은 신경전달물질이 방출되면 **전달물질관문염소이온통로**(transmitter-gated Cl^- channel)나 다른 음이온의 전달물질관문통로가 열려서 염소이온 등이 세포 속으로 유입되고, 그 결과 시냅스이후막이 과분극(hyperpolarization) 되면 막전위가 훨씬 더 음성이 된다. 그러면 이 시냅스에서 활동전위가 생성되기가 더 어려워진다.

시냅스이후신경세포에서 신경임펄스가 최종적으로 생성되어 발사(firing) 될지 말지는 이 신경세포에 도달하는 흥분임펄스와 억제임펄스를 가감한 가중(summation) 값에 따라 결정된다. 이 결정 방식 덕분에 시냅스이후신경세포나 근육세포나 샘세포의 반응을 정밀하게 조절할 수 있다. 시냅스의 기능은 한 신경세포에서 다음 신경세포로 신경임펄스를 항상 일정한 방식으로 단순 전파하는 것이 아니다. 오히려 신경세포가 받는 정보를 시냅스 덕분에 가공할 수 있다. 일반적으로 시냅스이전신경세포에서 시냅스이후신경세포로 전달되는 신경임펄스는 이 시냅스에서 제삼의 신경세포들에 의해 수정될 수 있는데, 이 제삼의 신경세포는 비록 시냅스이전신경세포와 시냅스이후신경세포 사이의 직행 경로 상에 있지는 않지만 이 시냅스에 관여할 수 있다(그림 12.8). 이 제삼의 신경세포들은 시냅스이전신경세포나 시냅스이후신경세포의 세포막에 영향을 미침으로써 임펄스 전파를 촉진하거나 억제할 수 있다. 시냅스이후신경세포에서 임펄스가 발사되는 반응은 수많은 시냅스들의 작용이 가중된 결과로 일어난다.

신경전달물질(Neurotransmitter)

신경전달물질로 작용하는 다수의 분자들이 신경계통의 다양한 부분에서 발견되고 있다. 시냅스이전성분에서 방출된 신경전달물질은 시냅스틈새를 통해 확산되어 시냅스이후막에 도달하고, 이곳에 있는 특이수용체(specific receptor)에 작용한다. 신경전달물질의 작용은 그 화학적 성상과 효과기세포의 시냅스이후막에 있는 수용체의 특성에 따라 결정된다.

신경전달물질은 이온친화수용체에 작용해서 막이온통로를 개방하거나 대사친화수용체에 작용해서 G단백질 신호전달 연쇄반응을 작동시킨다.

현재까지 알려진 신경전달물질 중 거의 모두는 통합막단백질(integral membrane protein)인 다양한 수용체에 작용한다. 이 수용체는 크게 두 종류, 즉 이온친화수용체와 대사친화수용체로 대별할 수 있다. **이온친화수용체**(ionotropic receptor)는 통합막통과이온통로(integral transmembrane ion channel)를 포함하고 있는데, 이 통로는 **전달물질관문통로**(transmitter-gated channel) 또는 **리간드관문통로**(ligand-gated channel)라고도 한다. 이온친화수용체에 신경전달물질이 결합하면 수용체 단백질의 입체구조 변화가 촉발되어 결국 통로가 열리고, 이어서 선별된 이온들이 세포 밖으로 나가거나 세포 속으로 들어온다. 그 결과로 효과기세포에서 활동전위가 생성된다. 일반적으로 이온친화수용체를 통한 신호전달 과정은 속도가 매우 빠르고, 뇌의 주요 신경경로나 말초신경계통의 몸운동경로(somatic motor pathway)에서 일어난다. **대사친화수용체**(metabotropic receptor)는 특정 신경전달물질과 결합할 뿐 아니라 그 세포의 내부에 있는 **G단백질**(G-protein)과도 작용한다. G단백질은 세포 속 신호전달에 관여하는 중요한 단백질이다. 이 단백질은 이차전령물질(second messenger) 합성에 관여하는 효소의 활성을 변화시킴으로써 세포 밖에서 온 신호를 세포 속으로 전달한다. 대사친화수용체는 주로 신경세포의 활성을 조정하는 데 관여한다.

가장 흔한 신경전달물질에 관해서는 아래에 기술한다. 말초신경계통 및 중추신경계통에 있는 신경전달물질 몇 가지를 엄선해서 그 특성을 표 12.1에 정리했다.

- **아세틸콜린**(acetylcholine, ACh). 아세틸콜린은 축삭과 가로무늬근육 사이에 있는 신경근육접합부(신경근육시냅스, neuromuscular junction)의 신경전달물질이며(399쪽), 자율신경계통에서도 신

표 12.1 가장 흔한 신경전달물질(neurotransmitter)들의 특징

분자 종류	신경전달물질	수용체 유형과 작용 이온친화수용체	대사친화수용체	정상 기능
에스터	아세틸콜린(ACh)	니코틴 ACh 수용체(nAChR); Na^+ 통로 활성화	무스카린 ACh 수용체(mAChR); G단백질을 통해 작용	신경근육접합부에서 nAChR에 작용해서 빠른 흥분 시냅스전달; PNS(교감신경절, 부신수질 등)와 CNS에도 존재; mAChR에 작용해서 흥분작용이나 억제작용을 모두 일으킴(예: 심박수 감소, 위장관 민무늬근육 수축 등)
모노아민	에피네프린, 노르에피네프린	해당 없음	알파 및 베타 아드레날린 수용체; G단백질을 통해 작용	CNS와 민무늬근육에서 느린 시냅스전달
	도파민	해당 없음	D_1 및 D_2 도파민 수용체; G단백질을 통해 작용	CNS에서 느린 시냅스전달
	세로토닌	5-HT_3 리간드관문 Na^+/K^+ 통로; 이온통로 활성화	5-$HT_{1,2,4\sim7}$ 수용체	빠른 흥분 시냅스전달(5-HT_3 수용체에 작용); 수용체 종류에 따라 흥분작용 또는 억제작용; CNS와 PNS(장신경계통)에서 작용
아미노산	글루탐산염	NMDA, 케인산염(kainite), AMPA; Na^+, K^+, Ca^{2+} 통로 활성화	mGluR 수용체; G단백질을 통해 작용	CNS에서 빠른 흥분 시냅스전달
	GABA	$GABA_A$ 수용체; Cl^- 통로 활성화	$GABA_B$ 수용체; G단백질을 통해 작용	CNS에서 빠른 억제 시냅스전달이나 느린 억제 시냅스전달을 모두 일으킴
	글라이신	글라이신 수용체(GlyR); Cl^- 통로 활성화	해당 없음	CNS에서 빠른 억제 시냅스전달
소형 펩타이드	P물질(substance P)	해당 없음	뉴로키닌 1(NK1) 수용체; G단백질을 통해 작용	민무늬근육과 CNS 감각신경세포의 느린 흥분(특히 통증감각을 전달할 때)
	엔케팔린	해당 없음	δ 아편유사물질(DOP)과 μ 아편유사물질(MOP) 수용체; G단백질을 통해 작용	시냅스 흥분성을 낮춤(느린 시냅스 신호전달); 위장관에서 민무늬근육 이완; 진통 작용
	베타 엔도핀	해당 없음	κ 아편유사물질(KOP) 수용체; G단백질을 통해 작용	뇌와 척수에서 느린 시냅스 신호전달; 진통 작용
자유라디칼	산화질소(NO)	NO는 수용체에 작용하지 않음; 표적세포에서 구아닐산고리화효소(guanylyl cyclase)를 활성화시키고, 이어서 고리일인산구아노신(cGMP) 신호전달을 통해 G단백질 합성을 증가시킴		CNS와 PNS에서 신경전달물질 분비에 영향을 미침; 강력한 혈관확장제로 작용; 위장관에서 민무늬근육 이완

5-HT, 5-hydroxytryptamine; *ACh*, acetylcholine; *AMPA*, α-amino-3-hydroxy-5-methyl-4-isoxazolepropionic acid; *cGMP*, cyclic guanosine monophosphate; *CNS*, 중추신경계통(central nervous system); *GABA*, γ-aminobutyric acid; *mGluR*, 대사친화글루탐산염수용체(metabotropic glutamate receptor); *NMDA*, N-methyl D-aspartate receptor; *NO*, nitric oxide; *PNS*, 말초신경계통(peripheral nervous system).

경전달물질로 작용한다. 자율신경계통에서 아세틸콜린은 시냅스이전교감신경세포(presynaptic sympathetic neuron)와 시냅스이전부교감신경세포(presynaptic parasympathetic neuron)가 분비한다. 시냅스이후부교감신경세포(postsynaptic parasympathetic neuron)도 아세틸콜린을 분비하고, 시냅스이후교감신경세포(postsynaptic sympathetic neuron) 중에 땀샘(sweat gland)에 분포하는 특정 유형도 아세틸콜린을 분비한다. 아세틸콜린을 신경전달물질로 이용하는 신경세포들을 **콜린신경세포**(cholinergic neuron)라 한다. 시냅스이후막에 있는 아세틸콜린 수용체는 **콜린수용체**(cholinergic receptor)라 하며, 두 종류로 나뉜다. 둘 중에 대사친화수용체는 독버섯에서 추출한 물질인 무스카린(muscarine)과 작용하는 **무스카린 콜린수용체**(muscarinic ACh receptor)이고, 이온친화수용체는 담뱃잎에서 추출한 니코틴과 작용하는 **니코틴 콜린수용체**(nicotinic ACh receptor)이다. 심장에 있는 무스카린 콜린수용체는 G단백질 연결 수용체의 한 예로, 칼륨통로(K^+ channel)에 연계되어 있다. 부교감신경이 심장을 자극할 때 분비되는 아세틸콜린은 칼륨통로를 열고, 그 결과로 심장근육세포가 과분극된다. 그러면 과분극으로 인해 심장의 수축 리듬이 느려진다. 반면에 뼈대근육세포에 있는 니코틴 콜린수용체는 이온친화리간드관문나트륨통로(ionotropic ligand-gated Na^+ channel)의 일종이다. 이 통로가 열리면 뼈대근육세포에서 탈분극이 빠른 속도로 일어나서 수축이 개시된다. 아세틸콜린이 시냅스틈새에 방출되는 과정이나 아세틸콜린이 수용체에 결합하는 과정에 영향을 미치는 약물은 여러 가지가 있다. 예를 들어, 남미 원주민이 화살촉 끝에 바르는 독인 **큐라레**(curare)는 니코틴 콜린수용체에 결합해서 나트륨통로를 차단함으로써 근육 마비를 야기한다. **아트로핀**(atropine)은 벨라도나라는 식물인 *Atropa belladonna*에서 추출한 알칼로이드(alkaloid)의 일종으로, 무스카린 콜린수용체의 작용을 차단한다.

- **카테콜아민**(catecholamine)에는 **노르에피네프린**(norepinephrine, NE), **에피네프린**(epinephrine, EPI, **아드레날린** adrenaline), **도파민**(dopamine, DA) 등이 있다. 이 신경전달물질들은 타이로신(tyrosine)이라는 아미노산으로부터 일련의 효소 반응을 거치면서 차례대로 합성된다. 카테콜아민을 신경전달물질로 이용하는 신경세포를 **카테콜아민 신경세포**(catecholaminergic neuron)라 한다. 카테콜아민은 중추신경계통에서 운동이나 기분이나 주의력 등을 조절하는 신경세포가 분비한다. 에피네프린(아드레날린)을 신경전달물질로 이용하는 신경세포는 **아드레날린 신경세포**(adrenergic neuron)라 한다. 이 신경세포들은 모두 노르에피네프린을 에피네프린으로 변환하는 효소를 포함하고 있다. 자율신경계통에서 에피네프린은 시냅스이후 교감신경축삭(postsynaptic sympathetic axon)과 효과기 사이 시냅스에 작용하는 신경전달물질이 된다. 에피네프린은 부신수질(adrenal medulla)의 내분비세포인 크롬친화세포(chromaffin cell)가 **싸움도피반응**(fight-or-flight response) 과정에서 혈류로 분비하는 호르몬이기도 하다.
- **세로토닌**(serotonin), **5-하이드록시트립타민**(5-hydroxytryptamine, 5-HT)이라고도 한다. 세로토닌은 트립토판(tryptophan)이 수산화(하이드록실화, hydroxylation)와 카복실기제거(decarboxylation) 반응을 거쳐 생성된다. 세로토닌은 중추신경계통과 장신경계통(enteric nervous system)의 신경세포에서 신경전달물질로 작용한다. 세로토닌을 신경전달물질로 이용하는 신경세포를 **세로토닌 신경세포**(serotonergic neuron)라 한다. 분비된 세로토닌 중 일부는 시냅스이전신경세포인 세로토닌 신경세포로 재흡수된 후 재활용된다. 최근 연구 결과들은 세로토닌이 배아가 **좌우 비대칭 발생**(asymmetrical right-left development)을 확립하는 데 도움을 주는 중요한 분자임을 시사하고 있다.
- **아미노산**(amino acid) 중에 GABA(γ-aminobutyrate), 글루탐산염(glutamate, GLU), 아스파르테이트(aspartate, ASP), 글라이신(glycine, GLY) 등도 신경전달물질로 작용하는데, 주로 중추신경계통에서 작용한다.
- **산화질소**(nitric oxide, NO)는 자유라디칼(free radical) 특성이 있는 구조가 단순한 기체로, 신경전달물질의 일종임이 확인된 바 있다. 산화질소는 저농도인 상태에서 한 신경세포에서 다른 신경세포로 신경임펄스를 전달한다. 산화질소는 신경세포체에서 합성된 후 시냅스소포에 저장되는 다른 신경전달물질과 달리, 시냅스 내에서 합성되고 즉시 사용된다. 한 학설에 따르면, 흥분신경전달물질인 글루탐산염이 일련의 연쇄반응을 유발하는 과정에서 **산화질소합성효소**(NO synthase)가 활성화되어 산화질소를 생산하고, 이어서 산화질소가 시냅스이전성분에서부터 확산되어 시냅스틈새와 시냅스이후막을 거쳐서 시냅스이후세포에 도달한다. 산화질소의 생체 작용은 구아닐산고리화효소(guanylyl cyclase)를 활성화시킴으로써 개시되고, 그 다음에는 활성화된 이 효소가 표적세포 내에서 고리일인산구아노신(cGMP, cyclic guanosine monophosphate)을 생산한다. cGMP는 결국 G단백질 합성 과정에 작용해서 궁극적으로 신경세포의 활동전위를 생성하거나 조정하는 데 관여한다.
- **소형 펩타이드**(small peptide)도 신경전달물질로 작용함이 밝혀진 바 있다. 여기에는 **P물질**(substance P), **시상하부방출호르몬**(hypothalamic releasing hormone), **베타 엔도핀**(β-endorphin)과 **엔케팔린**(enkephalin)과 **다이노핀**(dynorphin) 등의 **내인성 아편유사 펩타이드**(endogenous opioid peptide), **혈관작용장펩타이드**(vasoactive intestinal peptide, VIP), **콜레시스토키닌**(cholecystokinin, CCK), **뉴로텐신**(neurotensin) 등이 속한다. 이중에 substance P는 아세톤을 이용해서 뇌와 창자 조직에서 추출한 분말(powder)에서 처음 발견되었기 때문에 이런 이름이 붙었다. 이상의 펩타이드들 중 상당수는 소화관에 있는 **장내분비세포**(enteroendocrine cell)에서도 동일한 물질이 합성 및 분비된다. 이 펩타이드들은 분비된 즉시 이웃 세포에 작용하거나(주변분비 paracrine secretion), 혈액을 따라 운반된 후 멀리 있는 표적세포에 호르몬으로 작용한다(내분비 endocrine secretion). 이 물질들은 내분비기관이나 시상하부의 신경분비신경세포(neurosecretory neuron)에서도 합성 및 분비된다.

시냅스틈새로 분비된 신경전달물질은 분해하거나 다시 잡아들인다.

분비된 신경전달물질은 분해하거나 다시 잡아들여야 시냅스이후막을 자극 또는 억제하는 시간을 제한할 수 있다. 시냅스틈새로 분비된 신경전달물질을 제거하는 데 가장 널리 쓰이는 방법은 소위 **고친화성 재흡수**(high-affinity reuptake)이다. 분비된 신경전달물질 중 약 80%가 이 방법으로 제거되는데, 이 과정에서 신경전달물질은 시냅스이전막에 위치한 **전용 신경전달물질 수송단백질**(specific neurotransmitter transport protein)에 결합한다. 이 단백질에 의해 시냅스이전단추의 세포질로 수송된 신경전달물질들은 효소가 파괴하거나 빈 시냅스소포 속으로 재충전된다. 예를 들어 **카테콜아민**(catecholamine)은 시냅스이후수용체(postsynaptic receptor)에 작용한 후에 **나트륨의존수송체**(Na^+-dependent transporter)에 실려서 시냅스이전단추로 재흡수됨으로써 작용이 종결된다. 이러한 재흡수 과정의 효율은 암페타민(amphetamine)이나 코케인(cocaine) 같은 몇 가지 약물로 조절할 수 있는데, 이 약물들은 카테콜아민 재흡수를 차단함으로써 카테콜아민이 시냅스이후신경세포에 작용하는 시간을 연장한다. 카테콜아민은 시냅스이전단추 속으로 들어오는 즉시 시냅스소포에 재충전되어 향후 사용을 대비한다. 작용하고 남은 카테콜아민은 **카테콜 *O*-메틸기전달효소**(catechol *O*-methyltransferase, COMT)가 분해하거나 사립체바깥막(outer mitochondrial membrane)에 있는 또 다른 효소인 **모노아민산화효소**(monoamine oxidase, MAO)가 파괴한다. 모노아민산화효소의 작용을 억제하는 약물은 **임상우울증**(clinical depression) 치료제로 자주 사용된다. 카테콜 *O*-메틸기전달효소 선택억제제(selective COMT inhibitor)도 개발 중에 있다.

나머지 20%의 신경전달물질은 시냅스이후막과 관련이 있는 효소가 분해한다. 예를 들어 **아세틸콜린에스터분해효소**(acetylcholinesterase, AChE)는 근육세포가 시냅스틈새에 분비하는 효소로, 아세틸콜린을 초산(acetic acid)과 콜린(choline)으로 재빨리 분해한다. 그러고나서 콜린은 콜린신경세포의 시냅스이전단추로 재흡수되어 아세틸콜린을 합성하는 데 재사용된다. **신경근육접합부**(neuromuscular junction)에서의 **아세틸콜린에스터분해효소**(AChE) **의 작용**은 여러 가지 약물이나 신경작용제나 살충제가 억제할 수 있다. 그 결과 근육이 수축 상태인 시간이 길어진다. **아세틸콜린에스터분해효소 억제제**(AChE inhibitor)는 임상에서 자가면역신경근육질환(autoimmune neuromuscular disorder)의 일종인 **중증근무력증**(myasthenia gravis; 11장 근육조직, 글상자 11.3, 399쪽 참조)이나 **녹내장**(glaucoma) 치료에 사용되어 왔다. 아세틸콜린에스터분해효소 억제제는 그밖에도 **알츠하이머병**(Alzheimer disease)의 상당수 증상들을 호전시키며, 이 환자의 최우선치료제로 고려되고 있다.

■ 신경계통의 지지세포: 신경아교세포(신경교세포, NEUROGLIA)

말초신경계통의 지지세포는 **말초아교세포**(peripheral neuroglia)라 하고, 중추신경계통의 지지세포는 **중추아교세포**(central neuroglia)라 한다.

말초아교세포(Peripheral Neuroglia)

말초아교세포에는 **슈반세포**(Schwann cell), **위성세포**(satellite cell), 특정 기관이나 조직에 있는 기타 다양한 세포들이 포함된다. 후자의 예로는 운동종말판(motor end plate)과 관련이 있는 **종말신경아교세포**(terminal neuroglia, teloglia) 또는 **종말슈반세포**(종말신경집세포, terminal Schwann cell), 소화관 벽에 위치한 신경절(ganglia)에 있는 **장아교세포**(enteric neuroglia), 망막에 있는 **부챗살아교세포**(뮐러세포, Müller cell) 등이 있다.

슈반세포 발생과 말이집 합성

성숙한 말초신경(peripheral nerve)에서 **슈반세포**(신경집세포, Schwann cell)는 서로 확연히 구별되는 세 가지 표현형 중 하나를 취한다. 즉 (1) 말초신경계통에서 지름이 굵은 축삭에 말이집(수초, myelin sheath)을 형성하는 **말이집표현형**(myelinating phenotype)인 말이집슈반세포(myelinating Schwann cell), (2) 세포막이 세포질 속으로 깊게 파여서 형성된 고랑들 속에 지름이 가는 다수의 축삭들을 가두어 머금고 있는 **민말이집표현형**(nonmyelinating phenotype)인 민말이집슈반세포(nonmyelinating Schwann cell, Remak Schwann cell), (3) 신경의 손상, 복구, 재생 과정에서 중요한 역할을 하는 **복구세포표현형**(repair cell phenotype) 중 하나를 취한다. 민말이집슈반세포는 말이집을 만들지는 못하지만 말초신경이 적절히 발생하고 작용하는 데 꼭 필요하다. 신경이 손상되면 말이집슈반세포는 물론 민말이집슈반세포도 특성이 재설정(reprogramming) 되어 복구슈반세포로 탈분화(dedifferentiation) 된다. 이하 본문에서는 혼동을 피하기 위해 "Schwann cell"은 말이집을 생산하는 세포를 기술하는 데 사용하고, "Remak Schwann cell"은 말초신경계통에서 민말이집신경섬유(unmyelinated nerve fiber)들을 지지는 하지만 말이집을 만들지 않는 세포를 지칭한다.

- **말이집슈반세포**(말이집신경집세포, myelinating Schwann cell)는 말초신경계통에서 가장 주가 되는 신경아교세포이다. 이 세포는 지름이 굵은 모든 말초신경돌기들을 둘러싸는 말이집을 생산하며, 말초신경의 발생, 유지보수, 기능, 재생 과정에 핵심적인 역할을 한다. 슈반세포의 발생과 구조와 기능에 관한 자세한 설명은 곧 기술할 예정이다.

  민말이집슈반세포(민말이집신경집세포, nonmyelinating Remak Schwann cell)는 두 번째로 중요한 슈반세포의 표현형이다. 민말이집슈반세포는 말초신경계통에서 말이집을 만들지 않는다. 대신에 지름이 가는 다수의 축삭들을 품어서 **민말이집신경섬유**(unmyelinated fiber)들, 일명 리막다발(*Remak bundle*)을 형성한다. 대부분의 민말이집신경섬유들은 시냅스이후교감축삭(postsynaptic sympathetic axon)과 시냅스이후부교감축삭(postsynaptic parasympathetic axon)들로 구성된다. 민말이집슈반세포들 중 일부는 신경근육접합부로 이주하는데, 이곳에서 축삭종말을 감싸는 **시냅스주위슈반세포/종말슈반세포**(perisynaptic Schwann cell/terminal Schwann cell, **종말신경아교세포** teloglia)가 된다. 이 세포들은 신경근육접합부에 있는 운동신경종말의 말단에서 관찰된다(그림 11.14).
- **복구슈반세포**(repair Schwann cell)는 슈반세포의 세 번째 표현형

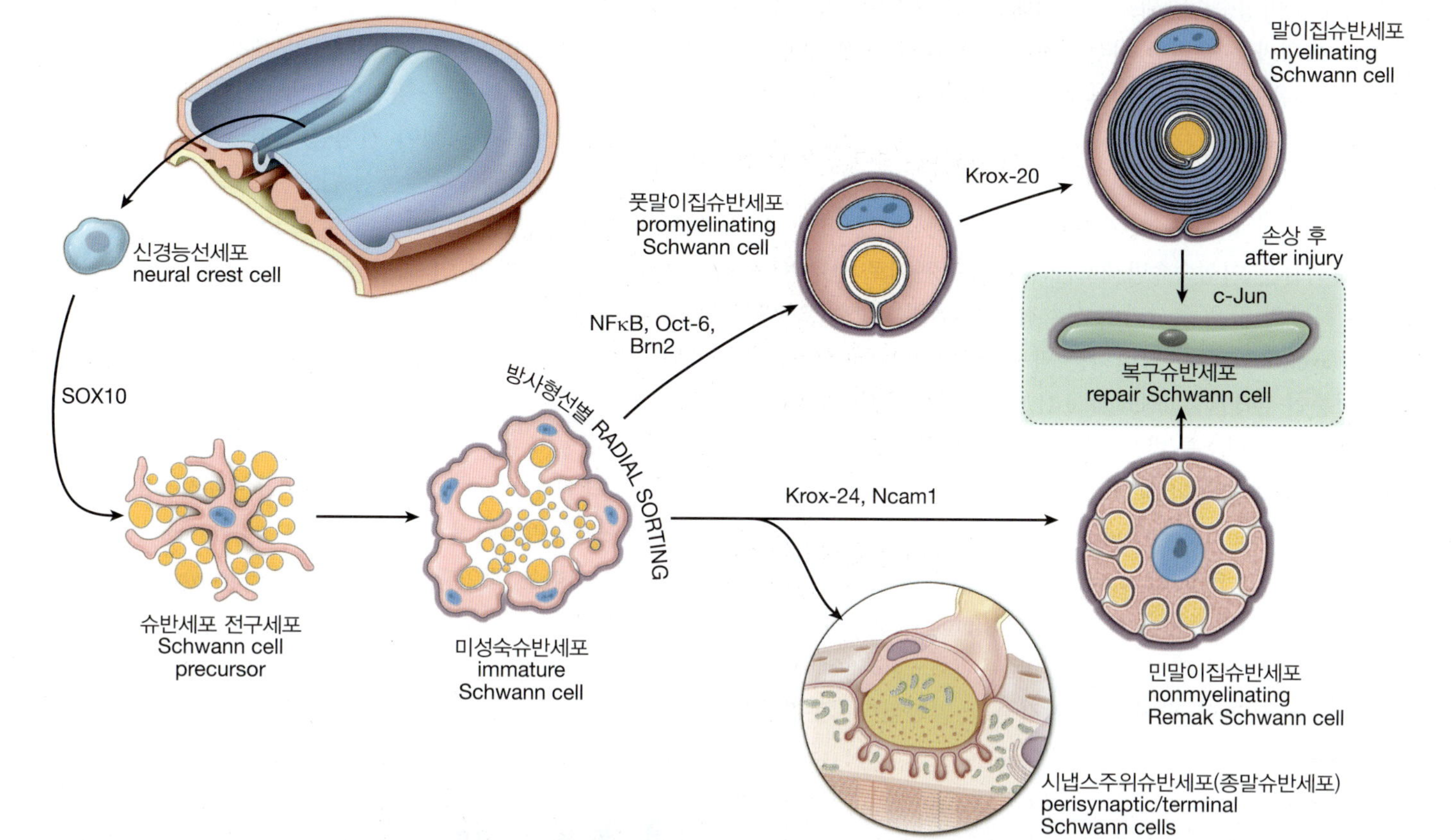

그림 12.12 슈반세포(Schwann cell)의 발생과 말초신경손상 후의 변환 과정. 슈반세포 전구세포는 전사인자인 Sox10의 영향을 받은 신경능선세포로부터 발생한다. 이 전구세포는 더 나아가 미성숙슈반세포로 변환되고, 축삭들을 그 지름을 기준으로 방사형선별을 하게 한다. 지름이 굵은 축삭과 1 대 1 관계에 있는 미성숙슈반세포들은 전사인자인 NF-κB, Oct-6, Brn2의 영향을 받아서 풋말이집슈반세포가 된다. 이 세포들은 전사인자인 Krox-20의 영향을 추가로 받아서 말이집슈반세포로 발생한다. 지름이 가는 나머지 축삭들은 남은 미성숙슈반세포의 세포질에 머금듯 삼켜지고, 이 세포는 Krox-24와 Ncam1의 영향을 받아서 결국 민말이집슈반세포로 분화한다. 신경근육접합부(neuromuscular junction) 근처에 위치한 일부 미성숙슈반세포들은 시냅스주위슈반세포(종말슈반세포)로 발생하는데, 이 세포들도 말이집(myelin)을 생산하지 않는다. 방사형선별은 슈반세포의 최종 표현형과 신경섬유가 말이집신경섬유로 지정될지 민말이집신경섬유로 지정될지를 결정한다. 말초신경이 손상된 후에는 전사인자인 c-Jun이 급속히 상향조절되어 Krox-20의 발현을 하향조절해서 말이집슈반세포가 복구슈반세포로 탈분화되도록 만든다. 이와 유사한 변화가 신경이 손상되었을 때 민말이집슈반세포에서도 일어나서 이 세포의 탈분화로 이어진다.

으로, 말초신경계통에서 손상을 입은 신경의 복구를 촉진하는데 전문화되어 있다. 복구슈반세포는 신경 손상에 대한 반응으로 말이집슈반세포와 민말이집슈반세포가 변환해서 발생한다(그림 12.12). 이렇게 신경 손상이 말이집슈반세포와 민말이집슈반세포가 복구슈반세포로 변환하도록 유도하는 원동력은 성숙한 세포의 탈분화와 세포 특질의 재설정에서 오는데, 재설정 과정에는 말이집 유전자의 하향조절(downregulation)과 함께 신경 복구에 이용되는 특성들의 활성화가 포함된다. 활성화되는 특성에는 영양인자(trophic factor)들의 상향조절(upregulation), 대식세포(macrophage) 동원 등을 일으키는 사이토카인(cytokine)의 합성 증가, 말이집을 청소해서 제거하는 말이집의 자가포식(autophagy) 활성화, **뷩너띠**(band of Büngner)라 불리는 긴 **재생행로**(regeneration track) 형성 등이 포함된다. 뷩너띠는 성장 중인 축삭싹(축삭발아돌기, axonal sprout)이 그 표적에 도달하도록 경로를 안내한다. 신경 재생에 관한 자세한 기술은 '손상에 대한 신경세포의 반응' 절에서 찾을 수 있다(478~482쪽).

슈반세포의 전구세포는 신경능선세포에서 발생해서 장차 축삭에서 유래한 신호에 따라 말이집슈반세포나 민말이집슈반세포로 분화한다.

말초신경계통의 신경 발생 과정에서 **신경능선세포**(neural crest cell)들 중 일부가 전사인자(transcription factor)인 SOX10의 영향을 받아서 **슈반세포 전구세포**(Schwann cell precursor)로 발생한다(그림 12.12). 슈반세포 전구세포는 발생 중인 축삭을 따라 이주해서 최종 목적지에 도달한다. 슈반세포 전구세포는 이주 과정이 완료되는 즉시 **미성숙슈반세포**(immature Schwann cell)로 변이하고, 지름을 기준으로 축삭을 선별해서 분류하는 **방사형선별**(radial sorting)을 수행한다. 이 과정은 슈반세포의 최종 표현형을 결정하고, 신경섬유가 말이집신경섬유로 지정될지 민말이집신경섬유로 지정될지를 결정한다.

방사형선별(radial sorting)은 지름이 다양한 일련의 축삭 집단을 다수의 작은 다발(bundle)들로 분리함으로써 시작된다. 각각의 다발들은 3~8개의 미성숙슈반세포들에 의해 둘러싸이는데, 이 세포들은 주위를 에워싸는 단일한 바깥판(external lamina)을 조직해서 공유한다. 그 다음에 미성숙슈반세포는 세포질돌기를 축삭들 사이로 연장하고, 계속해서 (지름이 6~7 μm보다 큰) 굵은 축삭들을 골라서 분리한 후 각 다발의 가장자리에 있는 자신의 세포체를 향해 위치를 이동시킨다. 미성숙슈반세포들이 계속 증식함에 따라 지름이 굵은 축삭들은 미성숙슈반세포들과 1 대 1 관계로 간추려진다. 이 같은 하나의 굵은 축삭과의 상호접촉 덕분에 미성숙슈반세포는 축삭막(axolemma)에서 발현되는 막통과단백질(transmembrane protein)의 일종인 **뉴레귤린1**(neuregulin-1, Nrg1)으로부터 축삭 신호를 받게 된다. Nrg1 신호를 받으면 **풋말이집전사인자**(promyelinating transcription factor)의 발현이 상향조절되는데, 이 인자에는 nuclear factor κB(NF-κB), octamer-binding transcription factor 6(Oct-6), brain 2 class III POU-domain protein(Brn2) 등이 포함된다(그림 12.12). 이 전사인자들은 풋말이집형성(promyelination)을 촉진하는데, 풋말이집형성 과정에서 **풋말이집슈반세포**(promyelinating Schwann cell)들이 초기 말이집 표지자들을 발현한다. 추가로 KROX20이 반드시 상향조절되어야 **말이집슈반세포**(myelinating Schwann cell)로 성숙할 수 있는데, 이 세포는 말이집특이단백질(myelin-specific protein)들을 발현하고 말이집을 생산한다.

말이집슈반세포의 발생이 진행됨에 따라 최초의 축삭 다발들에 포함되어 있던 굵은 축삭들이 다발 밖으로 끌려 나간다. 이 다발들은 점점 더 가늘어져서 지름이 1 μm 미만인 가느다란 축삭만 남게 된다. 나중에 이 축삭들은 남아 있는 미성숙슈반세포의 세포질에 머금듯 가둬지고, 이 세포들은 결국 **민말이집슈반세포**(nonmyelinating Remak Schwann cell)로 분화한다(그림 12.12).

말초신경계통에서는 말이집슈반세포가 말이집을 생산한다.

슈반세포의 주된 기능은 말이집신경섬유(유수신경섬유, myelinated nerve fiber)와 민말이집신경섬유(무수신경섬유, unmyelinated nerve fiber)를 지지하는 것이다. **말이집슈반세포**(Schwann cell)는 지질이 풍부한 층판 구조인 **말이집**(수초, myelin sheath)을 형성하는데, 말이집은 축삭을 여러 겹 둘러싼다(그림 12.13). 말이집은 축삭을 그 곁에서 둘러싸고 있는 신경내막(신경속막, endoneurium)의 세포바

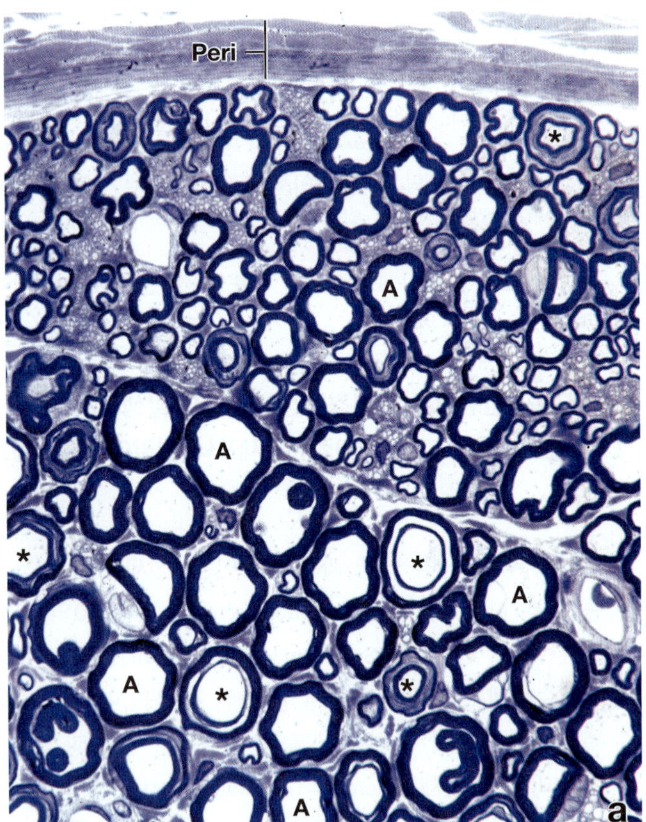

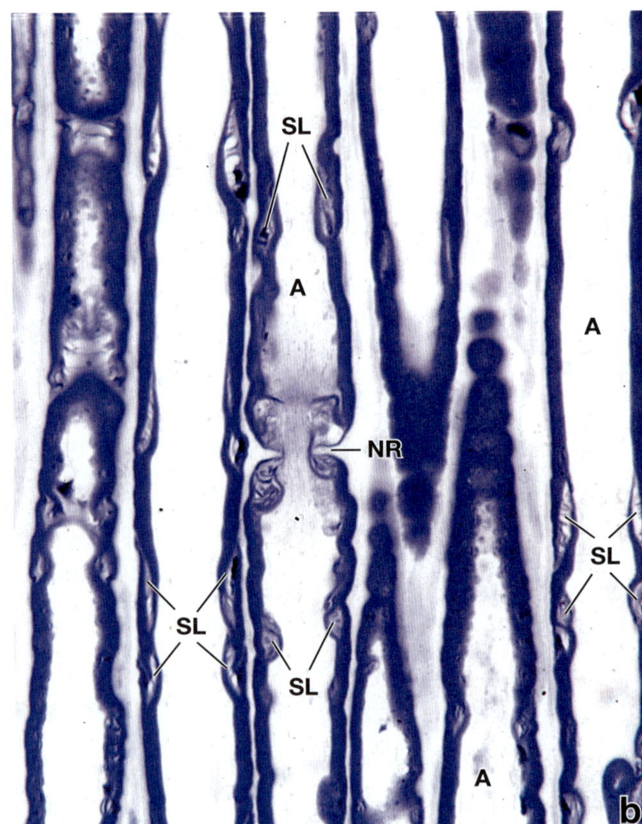

그림 12.13 말초신경(peripheral nerve)의 가로단면과 세로단면의 광학현미경사진. a. 오스뮴(osmium)으로 고정한 후 톨루이딘블루(toluidine blue)로 염색한 말초신경 가로단면 표본의 현미경사진. 축삭(axon, *A*)은 염색되지 않았기 때문에 없는 것처럼 보인다. 말이집(myelin sheath)은 축삭(*A*)을 둘러싸는 *진한색 고리*로 나타난다. 축삭마다 지름이 다르다는 사실도 중요하다. 일부 신경섬유는 말이집이 둘로 분리되어 있는 것처럼 보인다(*별표*). 이는 표본의 단면이 말이집틈새(Schmidt-Lanterman cleft)를 지나기 때문에 나타난 현상이다. *Peri*, 신경다발막(perineurium). ×640. **b. a** 사진과 동일한 표본에서 세로 방향으로 절단된 말이집축삭(*A*)들을 촬영한 광학현미경사진. 랑비에결절(node of Ranvier, *NR*) 하나가 사진의 *중앙 근처에서* 관찰된다. 이 축삭에서 랑비에결절의 위 및 아래에 말이집틈새(*SL*)가 하나씩 관찰된다. 추가로 여러 개의 말이집틈새가 이웃 축삭들에서 관찰되고 있다. 랑비에결절에 있는 슈반세포의 결절주위세포질(perinodal cytoplasm)과 말이집틈새에 있는 슈반세포의 세포질은 거의 염색되지 않은 것처럼 보인다. ×640.

깥성분으로부터 격리한다. 말이집이 있으면 신경임펄스가 빠르게 전달될 수 있다. 축삭둔덕(axon hillock)은 말이집이 둘러싸지 않으며, 축삭이 그 표적세포와 시냅스하는 곳인 종말가지(terminal arborization)도 마찬가지이다. 말이집이 없는 민말이집신경섬유는 민말이집슈반세포의 세포질이 둘러싸면서 보살핀다. 그 밖에도 슈반세포는 말초신경계통의 잔해를 청소하는 데 도움을 주며, 말초신경의 축삭이 다시 자라나는 길을 인도한다(479~482쪽).

말이집형성은 말이집슈반세포가 축삭을 둘러싸고 그 세포막이 양극화될 때 개시된다.

말이집형성(myelination) 과정에서 축삭은 처음에는 슈반세포의 표면에 파인 고랑 속에 자리잡고 있다(그림 12.14a). 그 다음에는 축삭을 따라 나란히 배열되어 있는 슈반세포들이 축삭을 0.08~0.1 mm씩의 분절들로 나눠서 둘러싼다. 그리고 슈반세포의 표면은 기능이 뚜렷이 대비되는 두 영역으로 양극화된다. 슈반세포의 세포막 중에서 그 바깥에 있는 신경내막에 노출된 부분인 **축삭반대쪽 세포막**(abaxonal plasma membrane)이 한 영역을 차지한다. 그 반대 영역은 **축삭쪽 세포막**(adaxonal plasma membrane)인 **축삭주위세포막**(periaxonal plasma membrane)으로, 축삭과 직접 접하고 있다. 축삭이 슈반세포의 세포막에 완전히 둘러싸이면 셋째 영역인 **축삭간막**(mesaxon)이 만들어진다(그림 12.14b). 이 셋째 영역은 축삭반대쪽 세포막과 축삭쪽 세포막을 잇는 두 겹의 막으로, 좁은 세포바깥공간을 봉해서 밀폐시킨다.

말이집은 슈반세포의 축삭간막이 축삭 주위를 여러 겹으로 촘촘히 휘감음으로써 형성된다.

말이집(수초, myelin sheath)은 슈반세포의 축삭간막이 축삭을 둘러쌀 때 만들어지기 시작한다. 이어서 종잇장처럼 늘어난 축삭간막이 축삭 주위를 두루마리 화장지처럼 여러 겹으로 휘감는다. 이 두루마리 화장지처럼 배열된 **층판**(lamella)들 중에 처음에 형성된 몇 겹은 촘촘하지 않기 때문에 세포질이 약간 남아 있다(그림 12.14c). 투과전자현미경으로 관찰하면 이웃한 두 세포바깥면(outer leaflet, extracellular leaflet) 사이에 거리가 12~14 nm인 간격이 존재하고, 마주보는 두 세포질면(inner leaflet, cytoplasmic leaflet) 사이에 슈반세포의 세포질이 남아 있음을 알 수 있다. 휘감기가 진행됨에 따라 두 겹 두루마리 화장지처럼 둘둘 말린 슈

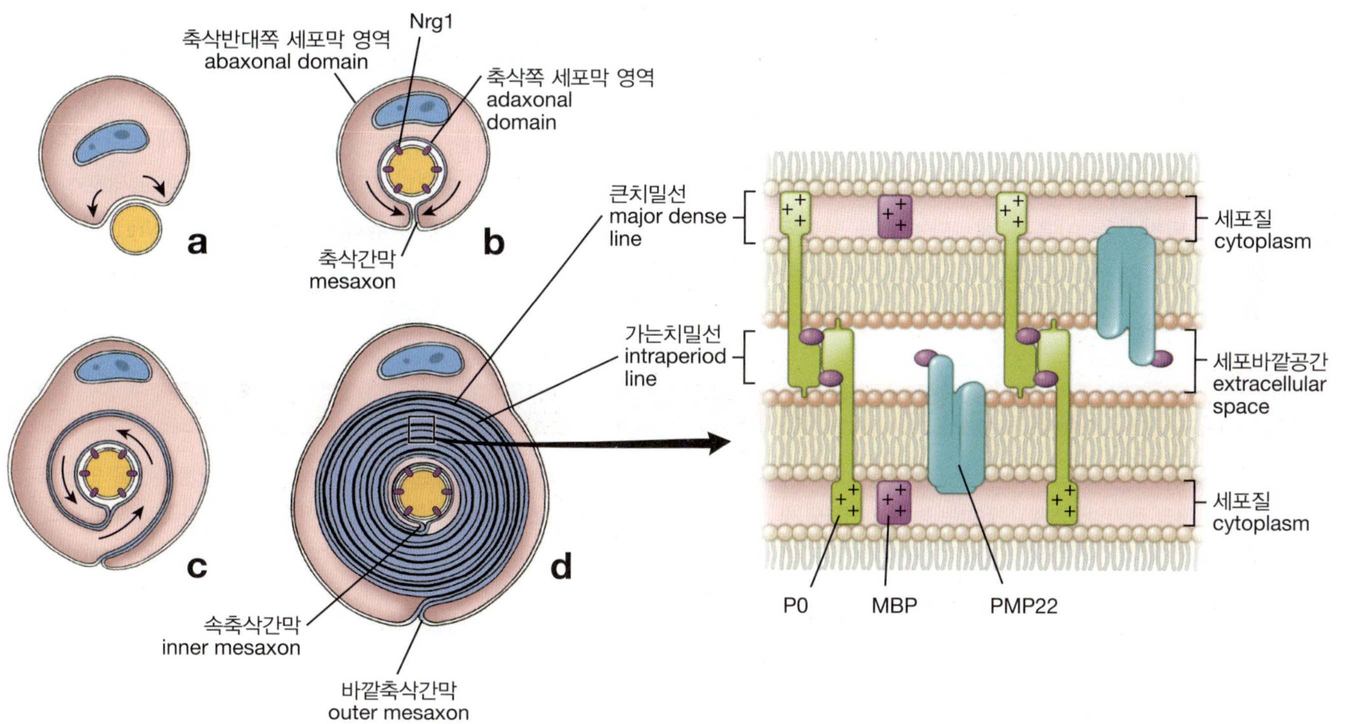

그림 12.14 슈반세포(Schwann cell)가 말이집(myelin sheath)을 형성하는 과정을 단계별로 차례대로 보여주는 그림. a. 축삭은 처음에 미성숙슈반세포의 표면에 파인 고랑 속에 위치한다. **b.** 축삭이 풋말이집슈반세포 하나에 둘러싸인다. 이제 이 슈반세포에 두 영역이 존재하게 된다. 즉 축삭쪽 세포막 영역(adaxonal plasma membrane domain)과 축삭반대쪽 세포막 영역(abaxonal plasma membrane domain)이 있다. 축삭간막(mesaxon)의 세포막은 이 두 영역 사이를 연결한다. 축삭간막의 세포막은 그 속에 박혀 있는 축삭을 에워쌈으로써 말이집형성(myelination)을 개시한다. **c.** 축삭간막이 종잇장처럼 늘어나서 축삭 주위를 휘감으면 여러 겹의 세포막 층판이 만들어진다. **d.** 축삭을 휘감는 과정에서 슈반세포의 마주 놓인 두 세포막 사이에 있던 세포질이 밀려나가고, 그 결과 층판들이 촘촘해져서 말이집이 형성된다. 바깥축삭간막(outer mesaxon)은 슈반세포 세포막이 축삭반대쪽 면(abaxonal surface)에서부터 속으로 말이집까지 연장된 것이다. 속축삭간막(inner mesaxon)은 축삭에 접하고 있는 슈반세포의 축삭쪽 면(adaxonal surface)에서부터 말이집 중 가장 속에 위치한 부분까지 이어진다. *네모칸*으로 표시해서 확대한 그림은 말이집을 촘촘하게 밀착시키는 주요 단백질들을 나타내고 있다. *MBP*, 말이집염기단백질(myelin basic protein); *Nrg1*, 뉴레귤린(neuregulin); *P0*, 제로단백질(protein 0); *PMP22*, 말초말이집단백질 22 kDa(peripheral myelin protein of 22 kilodaltons).

반세포의 세포막들 사이에 남아 있던 세포질이 치약을 짜내듯 밀려나간다.

발생 중인 말이집의 바로 바깥에 접하고 있는 것은 얇은 **핵주위 세포질 바깥깃**(outer collar of perinuclear cytoplasm)으로, **슈반집**(신경집, sheath of Schwann)이라 불린다. 슈반세포의 이 부분은 축삭반대쪽 세포막에 둘러싸여 있으며, 핵과 대부분의 소기관들을 포함하고 있다. 슈반세포의 바깥은 바닥판(basal lamina)에 해당되는 바깥판(external lamina)이 둘러싸고 있다. 가장 바깥에 있는 마지막 층판의 축삭간막이 겹쳐져서 소용돌이 같은 고리가 닫히면 **바깥축삭간막**(outer mesaxon)이 만들어진다. 바깥축삭간막에는 바깥판에 인접한 좁은 세포사이공간이 포함되어 있다. 발생 중인 말이집의 두루마리 화장지 모양 층판들보다 속에는 축삭쪽 세포막에 둘러싸인 얇은 **슈반세포 세포질 속깃**(inner collar of Schwann cell cytoplasm)이 있다. 축삭간막의 막들 사이에 있는 좁은 세포사이공간이 축삭쪽 세포막까지 이어져서 **속축삭간막**(inner mesaxon)이 만들어진다(그림 12.14d).

그리고 일단 축삭간막이 완전히 감기면 처음에 있던 12~14 nm의 간격이 사라져서 여러 겹의 세포막들로 촘촘히 구성된 **말이집**(myelin sheath)이 완성된다. 말이집이 촘촘해지는 시기는 막통과단백질(transmembrane protein)인 **말이집특이단백질**(myelin-specific protein)이 발현하는 시기와 일치하는데, 이 단백질의 예로는 **제로단백질**(protein 0, P0), **말초말이집단백질 22 kDa**(peripheral myelin protein of 22 kilodaltons, PMP22), **말이집염기단백질**(myelin basic protein, MBP) 등이 있다. 말이집을 구성하는 세포막 중에서 마주보는 두 세포질면이 밀착하는 이유는 제로단백질과 말이집염기단백질의 세포질쪽 부분이 양전하를 띠기 때문이다. 밀착 배열된 두 세포질면(inner leaflet)은 투과전자현미경으로 관찰했을 때 전자밀도가 높은(진하게 염색되는) **큰치밀선**(굵은치밀선, major dense line)으로 나타난다(그림 12.14d). 큰치밀선은 진한 동심원 구조이며, 약간 덜 진한 **가는치밀선**(intraperiod line)과 교대로 배열되어 있다. 가는치밀선은 겹쳐 있는 두 세포막의 세포바깥면이 밀접하게 맞닿아 있지만 밀착해 있지는 않기 때문에 나타난다. 두 세포바깥면 사이에는 2.5 nm의 좁은 간격이 존재하는데, 이 간격은 제로단백질의 세포바깥부분을 포함하는 세포바깥공간이 남아 있기 때문에 형성된다(그림 12.14d). 제로단백질은 말이집형성 과정에서 축삭간막의 세포막 성분에 발현되는 분자량이 30 kilodalton인 세포부착분자(cell adhesion molecule)이다. 제로단백질은 막통과 당단백질(transmembrane glycoprotein)의 일종으로, 맞닿은 두 세포막층을 매우 단단하게 부착시키며, 말초신경의 말이집 구조를 형성하는 데 핵심이 되는 성분이다. 구조 및 유전 연구를 시행한 결과, 사람 제로단백질 유전자에 돌연변이가 생기면 말이집의 구조가 불안정해지고, 그 결과로 **말이집탈락병**(demyelinating disease)을 유발할 가능성이 있음이 밝혀진 바 있다(글상자 12.2).

말이집형성 과정에서 말이집의 두께는 슈반세포가 아니라 축삭의 지름에 따라 결정된다.

말이집형성(myelination)은 두 세포가 교류하는 과정의 한 예로, 이 경우는 축삭과 슈반세포가 상호작용한다. 여러 실험 연구를 수행한 결과, 말이집을 이루는 층의 수는 슈반세포가 아니라 축삭에 의해 결정됨이 밝혀졌다. 말이집의 두께는 아교세포성장인자(glial growth factor)의 일종인 **뉴레귤린**(neuregulin, Nrg1)이 조절하는데, 뉴레귤린은 슈반세포의 발생 과정 내내 슈반세포의 성장과 분화

글상자 12.2

임상적용: 말이집탈락병(Demyelinating Disease)

일반적으로 **말이집탈락병**은 말이집이 우선적으로 손상을 입는 질환이다. 이 병의 증상은 축삭을 따라 전기임펄스를 전달하는 능력이 저하되거나 없어지는 현상과 관련이 있다. 몇 가지 면역 매개 질환이 말이집을 침범한다.

기앵-바레증후군(Guillain-Barré syndrome)은 **급성 염증 말이집탈락다신경뿌리신경병증**(acute inflammatory demyelinating polyradiculoneuropathy)이라고도 하며, 생명을 위협할 수 있는 가장 흔한 말초신경계통 질병들 중 하나이다. 이 병에 걸린 환자에서 채취한 신경을 현미경으로 검사하면 신경다발(nerve fascicle)을 구성하는 신경섬유들 주위에 림프구와 대식세포(macrophage)와 형질세포(plasma cell)가 많이 모여 있다. 말이집에 넓게 손상이 생겨서 그 내부에 있던 축삭들이 세포바깥바탕질에 그대로 노출된다. 이는 말이집에 대한 T림프구 매개 면역반응 소견에 부합하는데, 그 결과 말이집이 파괴되어 신경전도가 느려지거나 차단된다. 환자는 상행근육마비(ascending muscle paralysis), 근육협동조정(muscle coordination) 소실, 피부감각 소실 등의 증상을 보인다.

다발경화증(multiple sclerosis, MS)은 중추신경계통의 말이집이 공격을 받는 질환이다. 다발경화증도 주로 말이집이 면역 매개 손상을 입는 특징을 보이는데, 손상된 말이집은 축삭에서 떨어져 나와서 결국 파괴된다. 그 밖에 말이집을 합성하고 유지하는 세포인 희소돌기아교세포(oligodendrocyte)도 파괴된다. 이 질환에서는 말이집염기단백질이 자가면역반응의 가장 중요한 표적인 것으로 보인다. 말이집을 구성하는 지질 및 단백질에 화학적 변화가 일어나서 뇌의 전체 백질(white matter)에 걸쳐 형태가 불규칙한 **판**(plaque)이 많이 만들어진다. 다발경화증의 증상은 어느 중추신경계통 부위의 말이집이 손상을 입었는지에 따라 달라진다. 다발경화증은 대개 한쪽 시야 장애, 피부감각 소실, 근육협동조정과 운동 소실, 배뇨 및 배변 조절 소실 등과 같은 뚜렷한 신경기능장애 증상이 간헐적으로 반복해서 나타나는 특징이 있다.

두 병 모두 치료법은 인터페론이나 면역세포의 표면에 있는 특정 분자를 표적으로 공격하는 단클론항체(monoclonal antibody)를 이용한 면역조절요법을 시행해서 원인이 되는 면역반응을 경감하는 시도와 관련이 있다. 더 중증이면서 점점 더 심해지는 유형의 다발경화증은 면역억제제를 사용해서 치료하기도 한다.

와 이주를 유도한다. Nrg1은 축삭의 세포막인 축삭막(axolemma)의 표면에 발현되는 막통과단백질의 일종이다.

랑비에결절은 이웃한 두 슈반세포가 단속(斷續)하는 곳을 나타낸다.

말이집은 드문드문 끊어져서 마디 구조를 이루고 있는데, 이는 수많은 슈반세포들이 축삭을 따라 줄줄이 소시지처럼 배열되어 있기 때문이다. 이웃한 두 슈반세포들이 만나는 연결 지점에는 말이집이 없다. 이곳을 **랑비에결절**(말이집마디, node of Ranvier)이라 한다. 그리고 연달아 있는 두 랑비에결절 사이에 있는 말이집을 **결절사이분절**(internodal segment)이라 한다(도판 12.2, 488쪽). 랑비에결절은 전기임펄스가 되살아나는 부위를 형성하고, 이 덕분에 전기임펄스가 축삭을 따라 말단을 향해 빠른 속도로 전파될 수 있다. 신경계통에서 전압관문 나트륨통로(voltage-gated Na^+ channel)가 가장 조밀하게 모여 있는 곳이 랑비에결절인데, 이 통로의 발현 정도는 슈반세포의 결절주위세포질과의 상호작용에 의해 조절된다.

말이집은 지질 성분이 약 80%이다. 그 이유는 앞서 설명한 바와 같이 슈반세포 세포막이 축삭 주위를 휘감을 때 슈반세포의 세포질이 마주보는 두 세포막 사이에서 짜내듯 밀려나가는 데 있다. 그러나 전자현미경으로 관찰하면 몇 곳에서는 세포질이 양은 적지만 꼭 관찰된다(그림 12.15, 12.16). 즉 축삭과 말이집 사이에 있는 슈반세포 세포질 속깃(inner collar of Schwann cell cytoplasm), 일련의 말이집 층판들 속에 열도(列島)처럼 배열되어 있는 작은 **말이집틈새**(Schmidt-Lanterman cleft), 랑비에결절에 있는 **결절주위세포질**(perinodal cytoplasm), 말이집의 바깥을 둘러싸고 있는 핵주위세포질 바깥깃(outer collar of perinuclear cytoplasm) 등에서 세포질이 관찰된다(그림 12.17). 이 세포질 부위들은 과거 학자들이 광학현미경으로 연구하면서 슈반집(Schwann sheath)이라 칭했던 구조들이다.

그런데 만일 둥글게 말려 있던 슈반세포를 그림 12.18처럼 풀어서 펼친다고 가정하면 그 전모를 확인할 수 있으며, 슈반세포 세포질 속깃이 말이집틈새와 결절주위세포질을 통해 슈반세포의 세포질과 이어져 있음을 알 수 있다. 말이집틈새에 남아 있는 세포질에는 용해소체들이 포함되어 있으며, 가끔 사립체와 미세관도 관찰되고, 세포질봉입소체(cytoplasmic inclusion)인 치밀소체(dense body)도 포함되어 있다. 말이집틈새의 수는 축삭의 직경에 비례한다. 즉 축삭이 굵을수록 말이집틈새가 많다.

말초신경계통에 있는 민말이집축삭은 민말이집슈반세포와 그 바깥판에 둘러싸여 있다.

말초신경계통에 있는 신경에 포함된 **민말이집**신경섬유(unmyelinated nerve fiber)는 **민말이집슈반세포**(nonmyelinating Remak Schwann cell)의 세포질이 머금듯 둘러싸고 있는데, 이 세포는 그림 12.19에서 표시한 바와 같이 지름이 가는 다수의 축삭들을 품을 수 있다. 민말이집슈반세포들은 축삭의 세로축에 평행하게 길쭉하게 늘어나 있으며, 축삭은 슈반세포의 표면에 꼭 들어맞게 파인 맞춤 고랑에 들어 있다. 이 고랑은 모서리가 열려 있는 것도 있고 닫혀 있는 것도 있는데, 모서리가 열려 있으면 축삭막(axolemma)의 일부가 노출되어 바로 곁에 있는 슈반세포의 바깥판(external lamina)에 접하게 되고, 닫혀서 두 모서리가 모아지면 축삭간막(mesaxon)이 형성된다.

슈반세포의 표면에 있는 고랑 하나에 축삭이 하나만 들어 있을 수도 있고, 여러 축삭 무리가 자리잡고 있을 수도 있다. 말초신경계통에 있는 큰 민말이집슈반세포는 고랑이 20개 이상 있을 수도

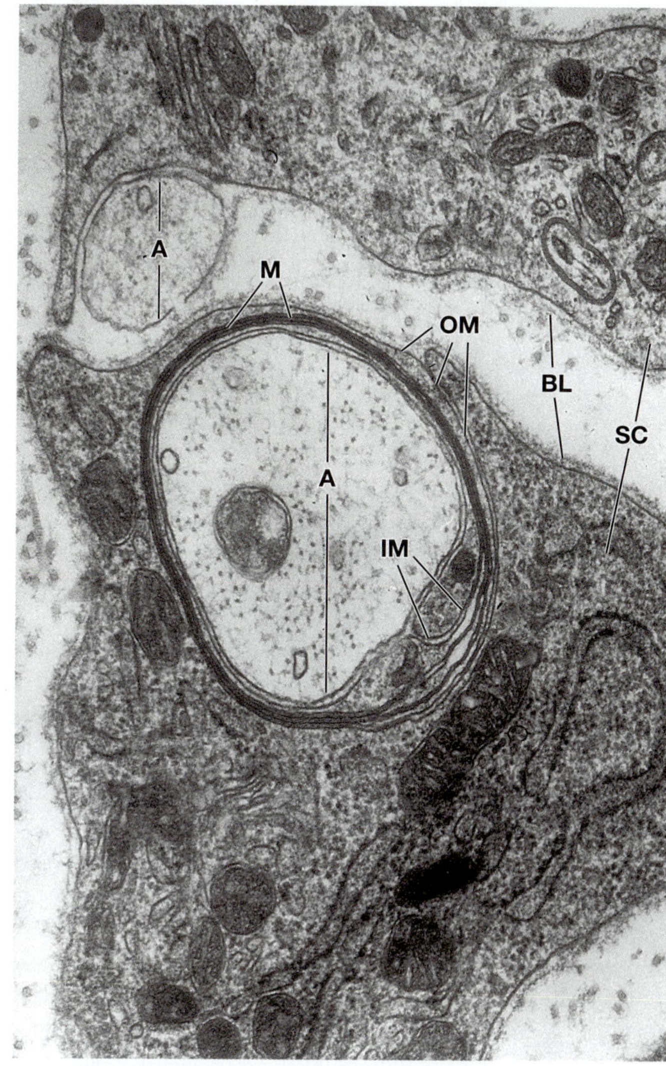

그림 12.15 말이집형성(myelination)이 진행 중인 한 축삭(axon)의 전자현미경사진. 이 말이집형성 단계에서는 말이집(myelin sheath, *M*)이 약 여섯 층판으로 구성되어 있다. 슈반세포(Schwann cell, *SC*)의 속축삭간막(inner mesoaxon, *IM*)과 바깥축삭간막(outer mesaxon, *OM*)은 축삭간막(mesaxon) 세포막의 일부분에 해당된다. 왼쪽 위에 있는 또 다른 축삭(위왼쪽에 있는 *A*)은 아직 슈반세포의 축삭간막 속에 파묻히지 않은 상태이다. 그 밖의 특징은 슈반세포의 바닥판(basal lamina, *BL*)인 바깥판(external lamina)이 관찰되고, 말이집형성이 아직 진행 중이기 때문에 슈반세포 세포질의 양이 많다는 점 등이다. ×50,000. (Dr. Stephen G. Waxman 제공.)

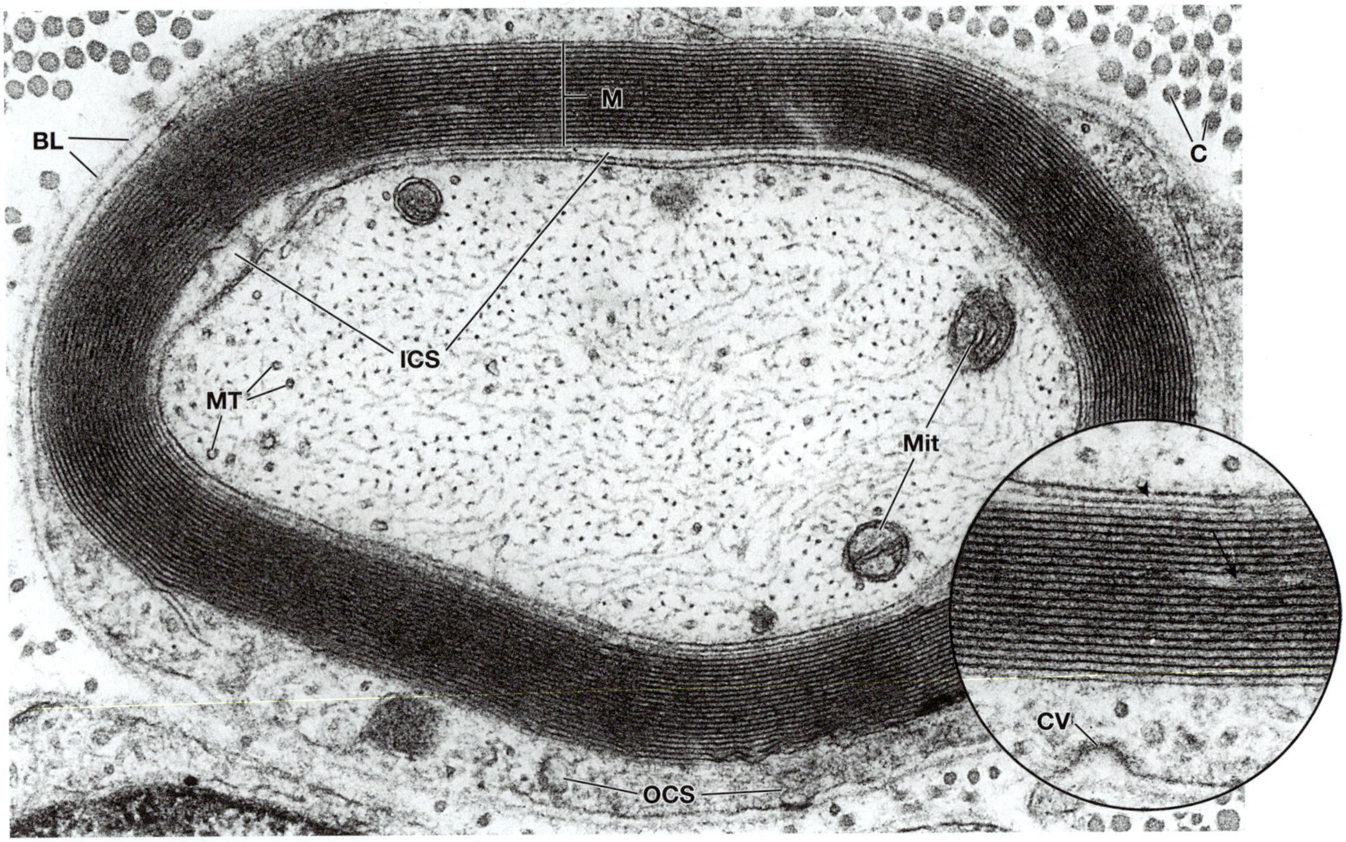

그림 12.16 완성된 말이집축삭(myelinated axon)의 전자현미경사진. 이 사진의 말이집(myelin sheath, *M*)은 슈반세포의 세포막 두 겹이 두 겹 두루마리 화장지처럼 19번이나 감겨 있다. 각 층이 슈반세포 세포막 두 겹으로 이루어진 이유는 말이집형성 과정에서 슈반세포 세포질이 치약을 짜내듯 밀려나갔기 때문이다. 축삭에는 신경잔섬유(neurofilament)가 많이 들어 있는데, 이 잔섬유는 대부분 가로방향으로 절단되었기 때문에 축삭의 단면이 수많은 작은 점들을 찍은 듯이 보인다. 또한 미세관(microtubule, *MT*)들과 몇몇 사립체(mitochondria, *Mit*)도 축삭 내에 또렷하게 관찰되고 있다. 슈반세포 세포질 바깥깃(outer collar of Schwann cell's cytoplasm, *OCS*)은 슈반세포 세포질 속깃(inner collar of Schwann cell's cytoplasm, *ICS*)에 비해 세포질이 많다. 아교질원섬유(collagen fibril, *C*)들은 신경내막(endoneurium)의 원섬유(fibril) 성분을 이룬다. *BL*, 바닥판(바깥판, basal lamina). ×70,000. **확대 삽입 사진.** 말이집의 고배율 전자현미경사진. *화살표*는 말이집에 남아 있는 세포질을 가리키는데, 광학현미경 표본에서는 이 세포질이 말이집틈새(Schmidt-Lanterman cleft)로 나타난다. 이 전자현미경 표본은 절편 두께가 매우 얇기 때문에 말이집틈새가 한 말이집층판에서만 하나의 고립된 섬처럼 관찰되고 있다. 축삭과 슈반세포 사이에 있는 세포사이공간은 *화살촉표*로 표시했다. 막 형성된 덮인소포(coated vesicle, *CV*) 하나가 슈반세포 세포질 바깥깃에서 관찰되고 있다. ×130,000. (Dr. George D. Pappas 제공.)

있는데, 각 고랑에는 완전히 독립된 축삭이 하나만 들어 있거나(말초신경의 말단 부분에서), 아니면 다수의 축삭이 자리잡고 있을 수 있다(신경절 근처인 말초신경의 몸쪽 부분에서). 자율신경계통에서는 민말이집축삭들로 구성된 다발들이 하나의 고랑에 들어 있는 경우가 많다. 민말이집축삭들은 민말이집슈반세포의 세포질 내에서 묶음다발을 형성하기 때문에 민말이집신경(unmyelinated nerve)을 종종 **리막다발**(Remak bundle)이라고 부른다. 민말이집신경섬유의 흥미로운 특징이 하나 관찰되었는데, 바로 축삭들이 같은 신경 내의 이웃한 리막다발들 사이에서 위치를 바꾸기도 한다는 사실이다.

위성세포(Satellite Cell)

신경절(ganglion)에 모여 있는 신경세포들의 세포체는 작은 입방형 세포인 **위성세포**(satellite cell)들이 한 층을 이루며 둘러싸고 있다. 위성세포들은 신경세포체 주위를 완전히 포위하지만 일반 H&E 염색 표본에서는 핵들만 띄엄띄엄 관찰된다(그림 12.20a와 b). 척추곁신경절(paravertebral ganglia) 등의 자율신경절에서는 신경세포의 돌기들이 위성세포들 사이를 통과해서 시냅스를 이루어야 한다(감각신경절에서는 시냅스가 일어나지 않는다). 위성세포들은 신경절에 모여 있는 신경세포의 세포체들 주위에서 잘 정비된 미세환경을 확립 유지하는 데 기여함으로써 전기 절연 기능뿐 아니라 대사물질 교환 수단도 제공한다. 따라서 위성세포는 말이집을 만들지 않는다는 점만 다를 뿐 기능과 역할이 슈반세포와 비슷하다.

장아교세포(Enteric Neuroglial Cell)

자율신경계통 중 장신경계통의 신경절에 모여 있는 신경세포와 그 돌기들은 **장아교세포**(장신경아교세포, enteric neuroglial cell)와 접해 있다. 장아교세포는 형태와 기능이 중추신경계통의 **별아교세포**(astrocyte)와 비슷하다(아래 참조). 장아교세포는 구조, 대사, 신경세포의 보호 및 지지 같은 기능에서 별아교세포와 공통점이 많다. 그러나 최근 연구 결과는 장아교세포들이 장신경계통에서 신

그림 12.17 랑비에결절(node of Ranvier)과 이와 관련된 슈반세포(Schwann cell)의 구조를 알기 쉽게 그린 그림. 축삭을 세로 절단한 상태에서 축삭과 말이집, 슈반세포 세포질, 랑비에결절의 관계를 알 수 있다. 슈반세포 세포질은 네 곳에 위치한다. 즉 슈반세포 세포질 속깃(inner collar of Schwann cell cytoplasm), 슈반세포 세포질 바깥깃(outer collar of Schwann cell cytoplasm), 랑비에결절, 말이집틈새(Schmidt-Lanterman cleft)에서 관찰된다. 하지만 슈반세포의 전체 세포질은 서로 통해 있으며(그림 12.18), 이 말이집의 세로단면 그림처럼 세포질이 섬처럼 몇 곳에 따로따로 떨어져 있지는 않다는 사실을 명심해야 한다. 랑비에결절은 연달아 있는 두 슈반세포가 접해 있는 곳이다. 랑비에결절에서 두 슈반세포의 세포막은 이웃해 있지만 딱 붙어 있지는 않으며, 따라서 이곳에서는 세포바깥액이 신경세포(축삭)의 세포막에 막힘없이 접근할 수 있다. 또한 랑비에결절은 신경임펄스가 전달되는 과정에서 신경세포의 세포막에서 탈분극이 일어나는 곳으로, 전압관문나트륨통로(voltage-gated Na+ channel)들이 매우 조밀하게 모여서 무리를 이루고 있다.

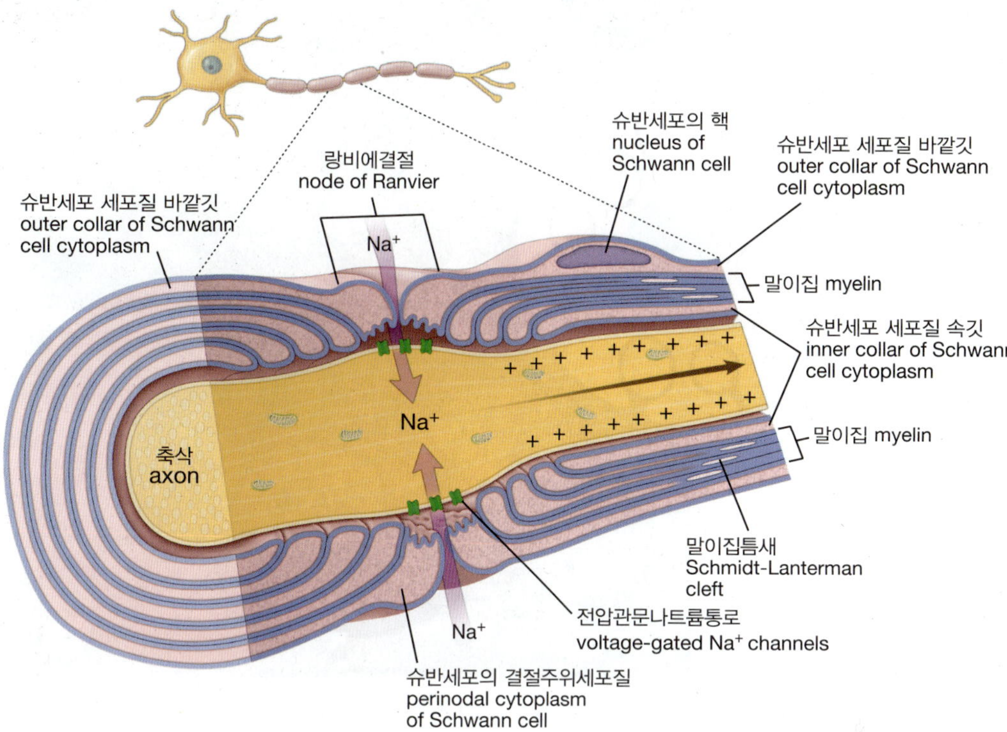

경전달(neurotransmission)에도 참여하고, 소화관에서 신경계통과 면역체계의 협동작용을 조정하는 데도 기여할 가능성을 시사하고 있다.

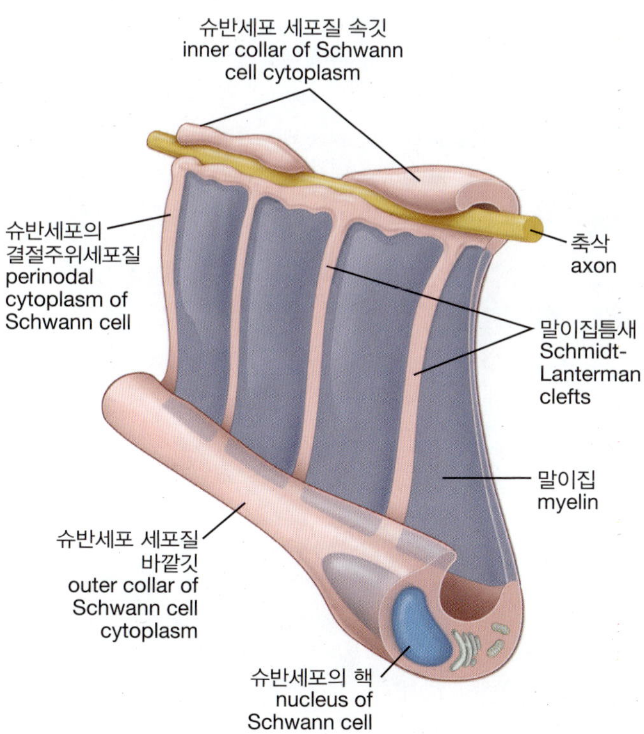

그림 12.18 말이집(myelin)과 슈반세포(Schwann cell) 세포질의 관계를 쉽게 이해할 수 있는 3차원 그림. 휘감긴 슈반세포를 풀어서 펼쳤다고 가정한 그림이다. 슈반세포 세포질 속깃이 어떻게 말이집틈새를 통해 슈반세포 세포질 바깥깃과 이어지는지를 알 수 있다.

중추아교세포(Central Neuroglia)

중추아교세포는 다음 네 종류가 있다.

- **별아교세포**(astrocyte)는 형태가 조금 다른 두 집단으로 구성되며, 중추신경계통 신경세포들을 물리적으로 보호하고 대사를 돕는다.
- **희소돌기아교세포**(oligodendrocyte)는 중추신경계통에서 말이집을 활발하게 형성하고 유지 보수하는 작은 세포이다.
- **미세아교세포**(microglia, microglial cell)는 눈에 잘 띄는 세포는 아니며, 진하게 염색되는 작고 길쭉한 핵이 있고, 포식 기능이 있다.
- **뇌실막세포**(ependymal cell)는 뇌의 뇌실과 척수의 중심관(central canal)의 속면을 덮고 있는 원주형 세포이다.

중추신경계통의 일반염색 조직 표본에서 신경아교세포는 핵만 보인다. 중금속 염색을 하거나 면역세포화학 기법을 적용해야만 신경아교세포의 전모를 관찰할 수 있다.

오랫동안 **신경아교세포**(neuroglial cell, glial cell)는 신경조직을 오로지 물리적으로만 지지한다고 알려져 있었지만 오늘날에는 신경아교세포와 **신경세포**(neuron)가 **기능적으로 상호 의존 관계**에 있다는 점이 강조되고 있다. 신경아교세포가 신경세포를 물리적으로 지지하는 가장 명백한 사례는 발생 과정에서 찾을 수 있다. 뇌와 척수는 **배아신경관**(embryonic neural tube)으로부터 발생한다. 머리 부위의 신경관은 엄청나게 두꺼워지고 접히는 과정을 거친 후에 결국 최종 구조인 뇌가 된다. 이 과정의 초기에는 배아의 신경아교세포

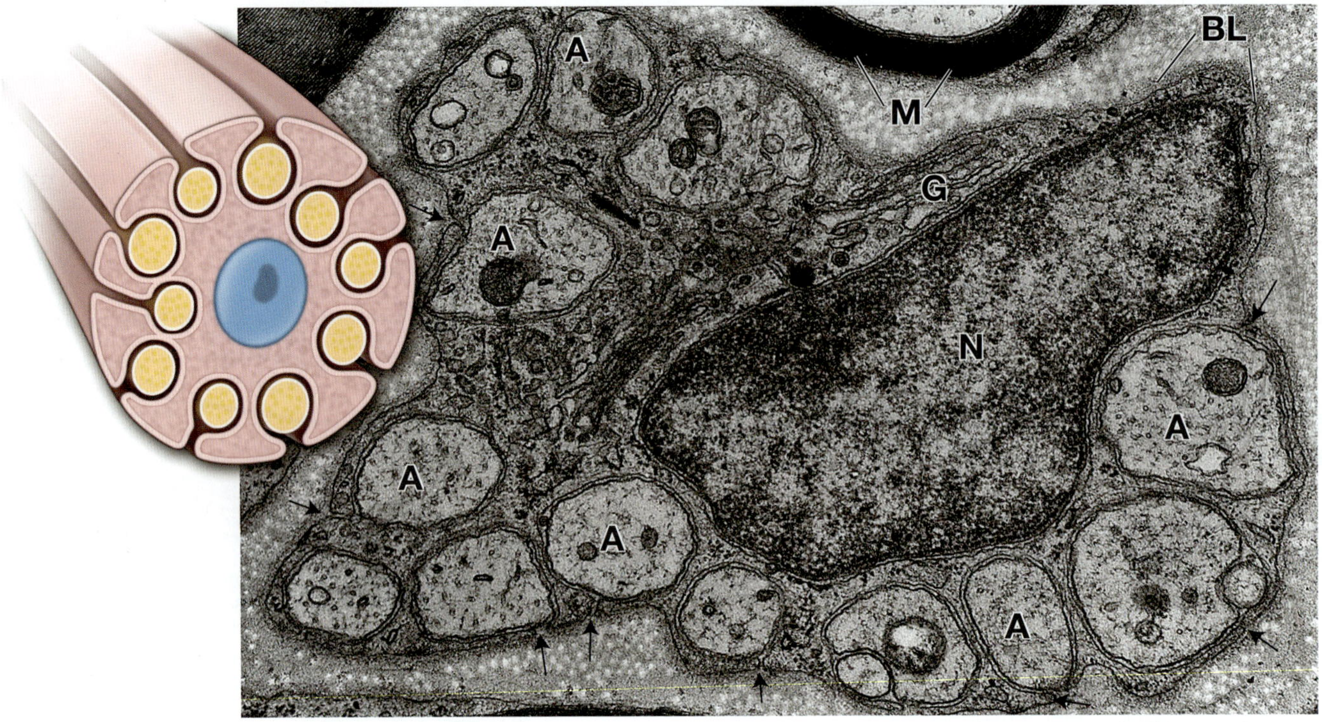

그림 12.19 민말이집신경섬유(unmyelinated nerve fiber)의 전자현미경사진. 민말이집슈반세포(nonmyelinating Remak Schwann cell)의 세포질이 개별 신경섬유(축삭, *A*)들을 머금듯 둘러싸고 있다. *화살표*는 축삭간막(mesaxon)이 있는 곳을 가리킨다. 사실상 각 축삭들은 모두 민말이집슈반세포 세포질에 둘러싸여 있지만 축삭간막에서만은 예외적으로 세포사이공간에 접해 있다. 그 밖에 이 민말이집슈반세포에서 핵(*N*), 골지기관(*G*), 겉을 둘러싸고 있는 바닥판(바깥판, *BL*)도 확실히 관찰할 수 있다. 이 사진의 *윗부분*에서 두 말이집신경섬유(myelinated nerve fiber)의 말이집(*M*)도 뚜렷이 확인할 수 있다. ×27,000. **삽입 그림**. 축삭들과 이들을 머금듯 둘러싸고 있는 민말이집슈반세포의 위치 관계를 알기 쉽게 표현한 그림.

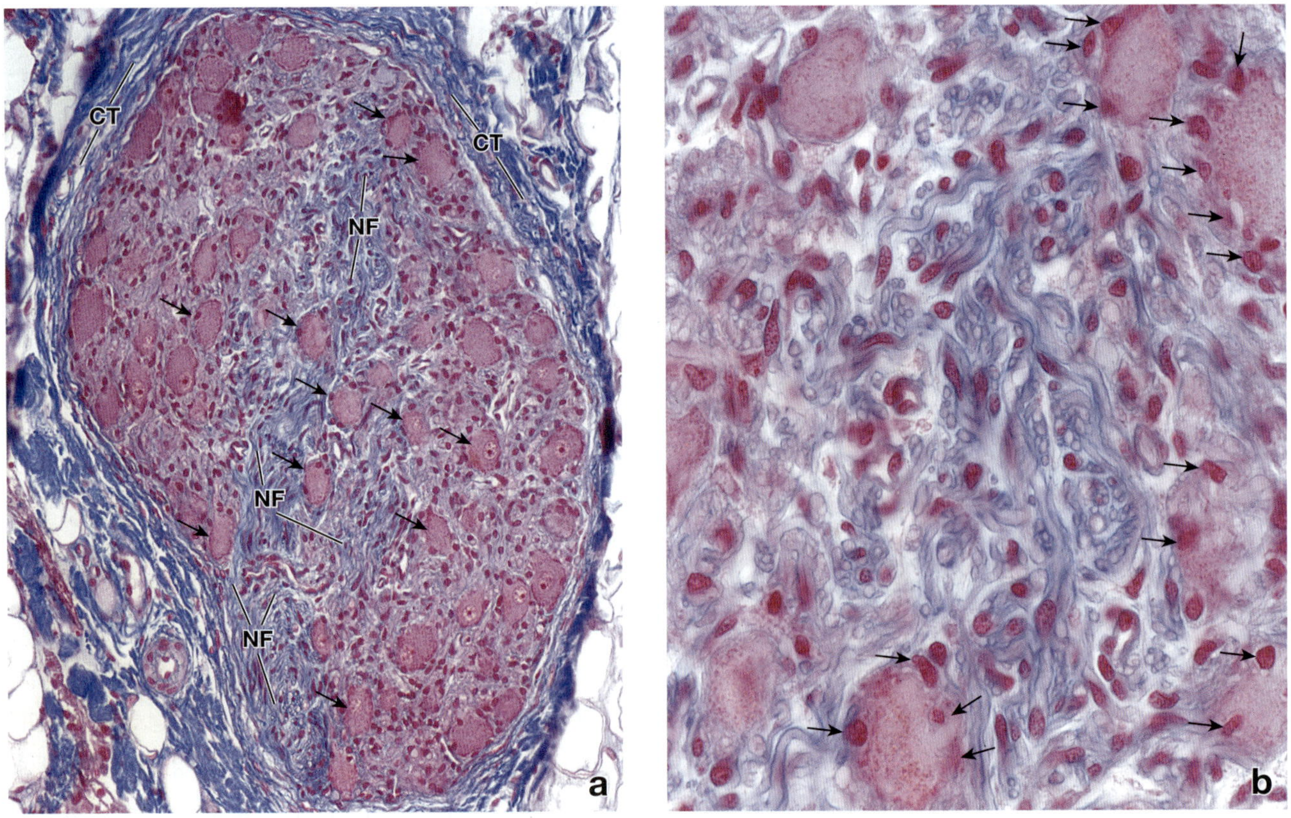

그림 12.20 신경절(ganglion)의 현미경사진. a. 말로리-아잔(Mallory-Azan) 기법으로 염색한 신경절의 광학현미경사진. 신경절 내부에서 커다란 신경세포체(*화살표*)와 신경섬유(*NF*)들을 확인할 수 있다. 위성세포(satellite cell)들은 각 신경세포체의 주위에서 매우 작은 핵들만 관찰된다. 이 신경절은 불규칙치밀결합조직으로 이루어진 피막(*CT*)에 둘러싸여 있다. 신경절의 피막은 신경을 둘러싸고 있는 신경외막(epineurium)과 유사하며, 이 막과 이어져 있다. ×200. **b.** 신경절의 고배율 사진으로, 축삭들이 관찰되고 몇 개의 신경세포체가 그 주위를 둘러싸고 있는 위성세포(*화살표*)들과 함께 관찰된다. 축삭들로 이루어진 부위에서 관찰되는 핵은 대부분 슈반세포의 핵이다. ×640.

의 돌기가 신경관의 속면에서부터 바깥면에 이르기까지 방사형으로 뻗어 있다. 이 세포는 **부챗살아교세포**(radial glial cell)인데, 발생 중인 뇌에서 신경세포들이 제자리를 찾아 이주하도록 인도하는 물리적 내부골조 또는 삭도의 케이블 같은 역할을 한다.

별아교세포는 신경세포와 밀접하게 위치하면서 신경세포의 작용을 돕고 조정한다.

별아교세포(astrocyte)는 신경아교세포들 중에 가장 크다. 별아교세포는 중추신경계통 내에서 광범위한 연결망을 형성하고 신경세포들과 정보를 주고받으면서 신경세포를 지지하고 그 기능의 일부를 조절한다. 별아교세포 중 일부는 뇌의 전체 두께에 걸쳐 이어져서 뇌 발생 과정에서 이주하는 신경세포들을 인도할 내부골조 또는 삭도의 케이블 같은 구조를 이룬다. 다른 별아교세포의 돌기들은 혈관이나 신경세포에까지 뻗어 있다. 이 돌기의 끝부분은 확장되어 종말발(end foot)을 형성하는데, 이들은 혈관의 바깥면이나 축삭막(axolemma)의 대부분을 감싼다. 최근 연구에서는 **반응별아교세포**(reactive astrocyte)는 **포식능력**(phagocytic ability)을 보유해서 발생 중이거나 손상을 입은 뇌에서 신경세포의 일부분을, 즉 시냅스와 신경세포돌기는 물론 신경세포 파편 등을 제거하는 데 관여함이 밝혀진 바 있다. 뇌 발생 과정에서 신경세포들은 시냅스를 과잉 생성한다. 별아교세포의 포식 작용은 이 불필요한 시냅스를 선별해서 제거함으로써 신경세포들이 정밀한 연결망을 구축하도록 만든다. 별아교세포는 말이집을 만들지는 않지만, 만일 뇌에서 주된 포식세포로 작용하는 미세아교세포가 포식작용을 수행할 수 없게 되었을 때(462쪽) 대신해서 말이집 파편을 청소해서 제거해 주는 대안을 제공한다.

별아교세포는 두 종류가 식별된다.

- **원형질별아교세포**(protoplasmic astrocyte)는 주로 뇌의 바깥 부분을 차지하는 **회색질**(*gray matter*)에 더 많다. 이 별아교세포의 돌기는 수가 많고 짧으며 나뭇가지처럼 갈라진다(그림 12.21). 사람은 단일 원형질별아교세포의 미세한 돌기들이 최대 200만개나 되는 시냅스와 접촉해서 작용하는 광범위한 연결망을 형성하기 때문에 회색질이 신경세포 시냅스에서 정보를 중계할 수 있다. 또한 신경전달물질과 이온과 에너지의 항상성(homeostasis)에도 기여한다.
- **섬유별아교세포**(fibrous astrocyte)는 주로 뇌의 내부에 있는 **백질**(*white matter*)에 더 많다. 이 세포의 돌기는 원형질별아교세포에 비해 수가 적고, 더 길며, 직선에 가깝고, 가지내기를 적게 한다(그림 12.22). 백질에서는 전기임펄스가 주로 축삭(대부분 말이집에 둘러싸여 있음)을 따라 전파되기만 하며, 정보 처리는 거의 일어나지 않는다. 섬유별아교세포의 돌기들은 축삭이 백질을

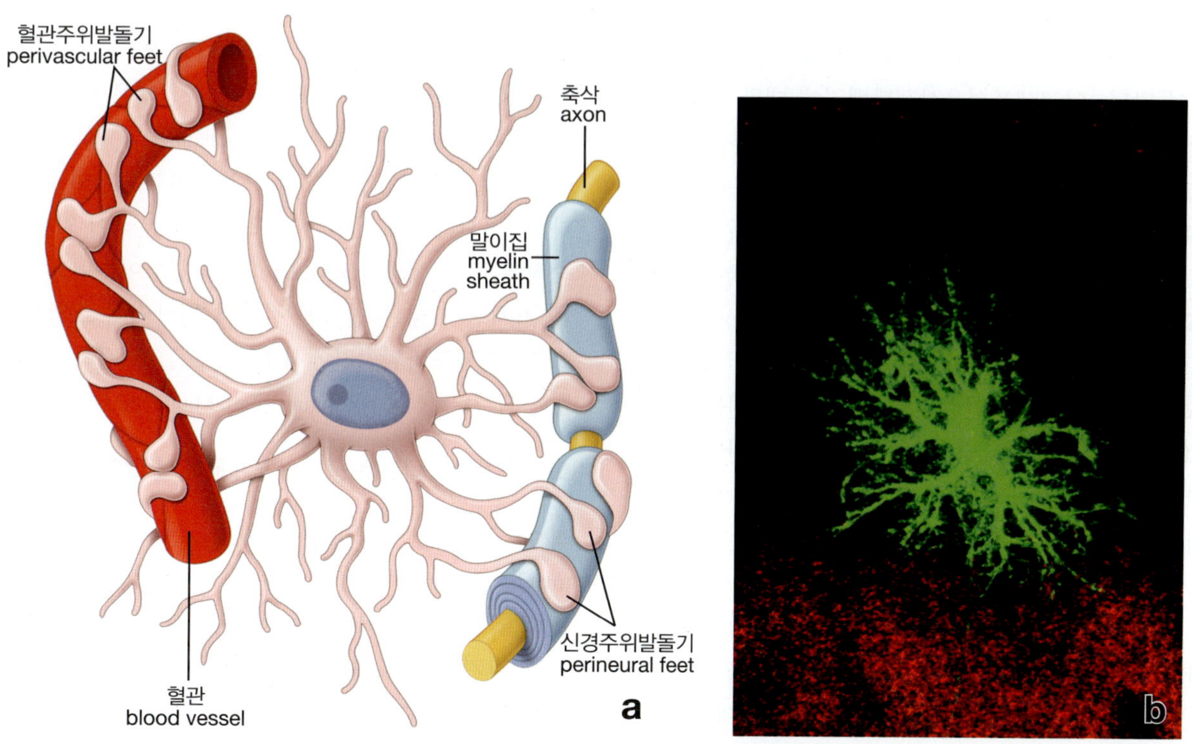

그림 12.21 뇌 회색질(gray matter)에 있는 원형질별아교세포(protoplasmic astrocyte). a. 간단히 표현한 그림으로, 원형질별아교세포의 발돌기(foot process)들이 혈관과 신경세포의 축삭에 접한 채 끝나고 있다. 혈관에 접한 채 끝나는 발돌기들은 혈액뇌장벽(blood-brain barrier) 형성에 참여한다. 이 그림의 혈관에서 발돌기가 감싸지 않은 부분은 이웃 별아교세포들의 발돌기가 감싸기 때문에 실제로는 혈관 전체에 걸쳐 장벽이 형성된다. **b.** 회색질인 치이랑(치아이랑, dentate gyrus)에 분포하는 한 원형질별아교세포(녹색 형광)를 레이저 스캐닝 동일초점현미경(laser-scanning confocal microscope)으로 촬영한 사진. ×480. (Bushong EA, Martone ME, Ellisman MH. Examination of the relationship between astrocyte morphology and laminar boundaries in the molecular layer of adult dentate gyrus. *J Comp Neurol* 2003;462:241–251에서 전재.)

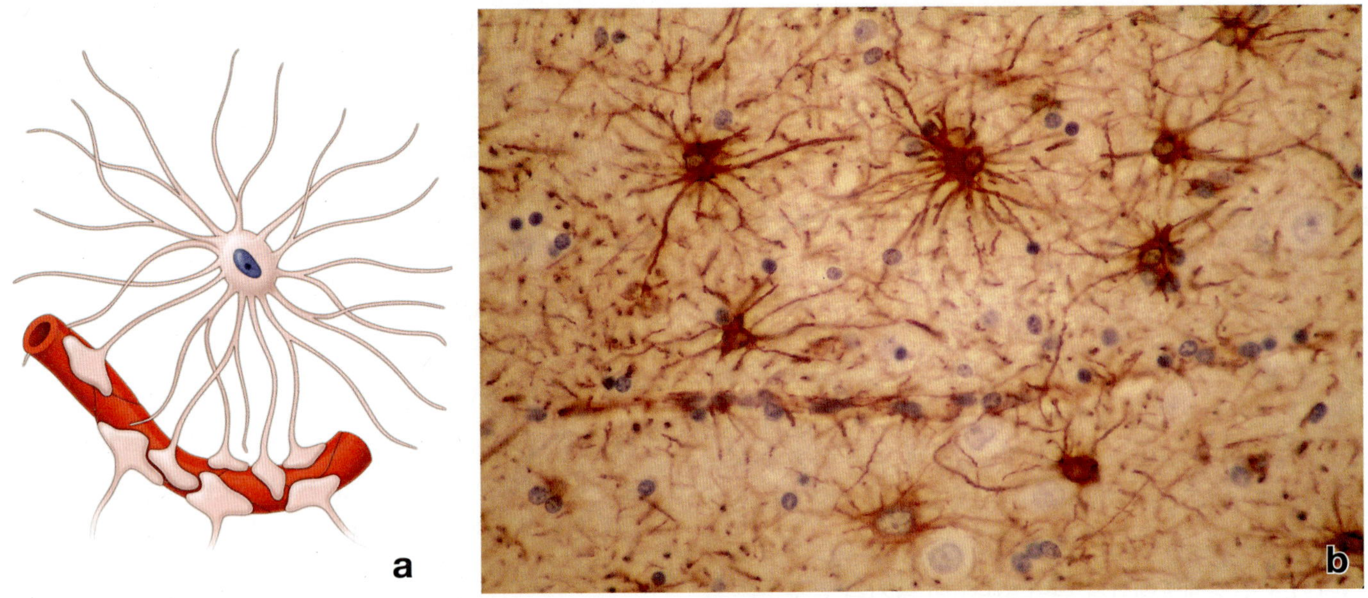

그림 12.22 뇌의 백질(white matter)에 있는 섬유별아교세포(fibrous astrocyte). a. 뇌 백질에 있는 섬유별아교세포의 특징을 간단히 나타낸 그림. **b.** 뇌 백질 조직을 촬영한 광학현미경사진으로, 섬유별아교세포라는 이름에 걸맞게 전방위에 걸쳐 방사형으로 쭉쭉 뻗은 세포질 돌기들이 관찰된다. 이 세포를 관찰하는 데 가장 좋은 방법은 이 사진처럼 아교세포섬유산성단백질(GFAP)에 대한 항체를 이용한 면역염색이다. ×220. (Fuller GN, Burger PC. Central nervous system. In: Sternberg SS, ed. *Histology for Pathologists*. Lippincott-Raven; 1997에서 전재.)

지나는 내내 축삭을 따라 뻗어 있으며, 축삭과 직접 접촉하는 곳은 랑비에결절(node of Ranvier)뿐이다.

두 가지 별아교세포들은 모두 내부에 **아교세포섬유산성단백질**(glial fibrillary acidic protein, GFAP)로 구성된 중간잔섬유 다발이 눈에 띄게 많이 들어 있다. 이 잔섬유는 이름에 걸맞게 섬유별아교세포에 훨씬 더 많다. 아교세포섬유산성단백질에 대한 항체를 이용해서 염색을 시행하면 조직 절편이나 조직 배양 표본에서 별아교세포를 식별할 수 있다(그림 12.22b). 섬유별아교세포에서 기원한 종양인 **섬유별아교세포종**(fibrous astrocytoma)은 성인 원발뇌종양(primary brain tumor) 중 약 80%를 차지한다. 이 종양은 현미경으로 관찰해서 **아교세포섬유산성단백질 특이성**(GFAP specificity)이 관찰되면 진단을 내릴 수 있다.

별아교세포는 신경세포를 출입하는 대사물질과 노폐물의 이동 과정에도 중요한 역할을 한다. 별아교세포는 모세혈관에서 **혈액뇌장벽**(blood-brain barrier)을 구성하는 치밀이음(tight junction)을 유지하는 데 기여한다(476~477쪽). 그 밖에 별아교세포는 말이집축삭에서 랑비에결절이나 시냅스 같이 말이집이 없는 '노출 부위'를 덮어서 가린다. 이 별아교세포는 신경전달물질이 시냅스틈새 밖으로 퍼져 나가지 못하게 막고, 넘치는 신경전달물질을 포음작용(pinocytosis)을 통해 제거한다. 뇌와 척수의 표면 근처에 있는 **원형질별아교세포**(protoplasmic astrocyte)들은 연막(pia mater)의 바닥판에 연막밑돌기(subpial foot)라는 돌기를 뻗어서 **아교경계막**(glia limitans)을 형성한다. 아교경계막은 중추신경계통을 에워싸되 투과성이 비교적 낮은 장벽을 이룬다(그림 12.23).

별아교세포는 뇌의 세포바깥공간에 있는 K^+의 농도가 심하게 변동하지 않도록 막음으로써 신경세포의 작용을 조절한다.

오늘날에는 별아교세포가 뇌의 세포바깥공간에서 **K^+ 농도를 조절**함으로써 신경세포의 미세환경을 일정하게 유지하고 그 작용을 조절한다는 것을 정설로 받아들이고 있다. 별아교세포의 세포막에는 K^+ 이온을 농도가 높은 곳에서 낮은 곳으로 전달하는 칼륨펌프(K^+ pump)와 칼륨 통로(K^+ channel)가 많다. 별아교세포 내부에 K^+이 대량 축적되면 인접 세포바깥공간의 K^+ 경사가 낮아진다. 이어서 별아교세포의 세포막에 탈분극이 일어나고, 그로 인해 축적된 전하는 별아교세포들의 돌기로 이루어진 광범위한 연결망을 거치면서 넓은 면적에 걸쳐서 분산되어 소멸한다. 별아교세포가 뇌의 세포바깥공간에서 K^+ 농도를 일정하게 유지하는 작용을 **칼륨 공간완충작용**(potassium spatial buffering)이라 한다.

희소돌기아교세포는 중추신경계통에서 말이집을 만들고 유지한다.

희소돌기아교세포(oligodendrocyte)는 중추신경계통에서 말이집(myelin sheath)을 직접 만드는 세포이다. 중추신경계통의 말이집은 희소돌기아교세포의 세포막이 두루마리 화장지처럼 여러 겹으로 둘둘 감겨서 형성된다. 하지만 중추신경계통에서 말이집이 형성되는 과정은 말초신경계통에서 슈반세포 축삭간막(mesaxon)의 세포막이 둘러싸는 단순한 과정에(453~456쪽) 비해 더 복잡하다.

희소돌기아교세포는 특수염색을 한 광학현미경 표본에서 별아교세포에 비해 돌기가 적은 작은 세포로 관찰된다. 희소돌기아교세포는 나란히 진행하는 축삭들 사이에 일렬로 배열되어 있는 경우가 많다. 희소돌기아교세포는 각 세포마다 혀처럼 생긴 돌기가

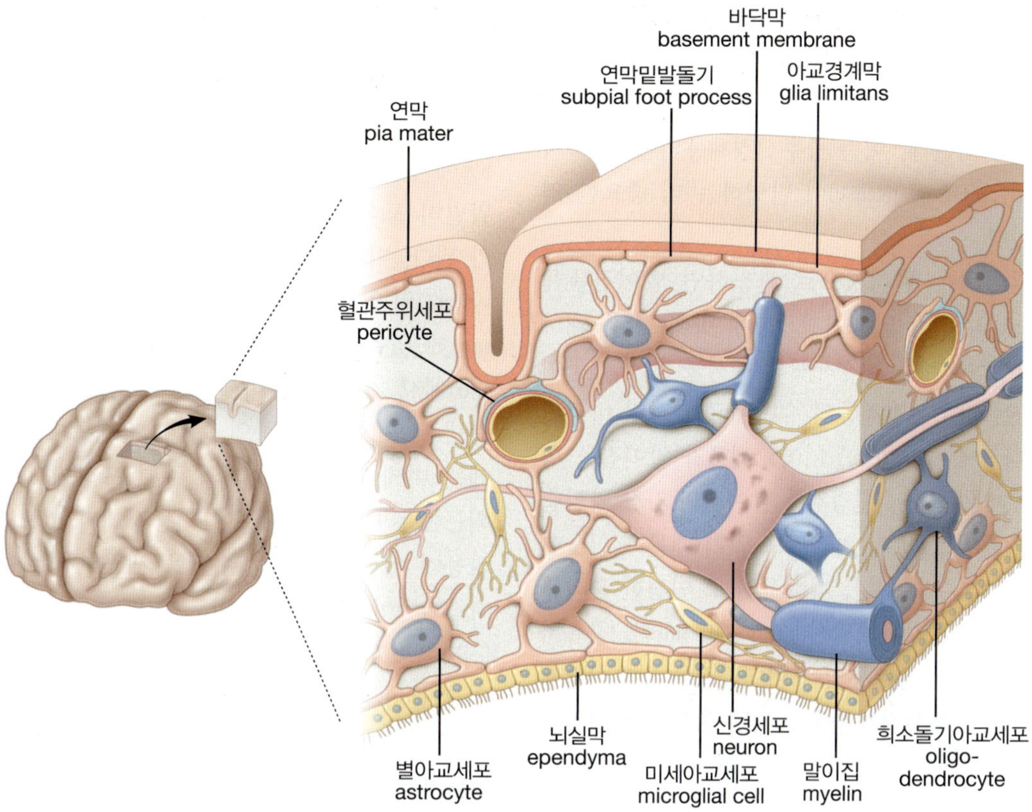

그림 12.23 뇌에 분포하는 신경아교세포(neuroglial cell)들. 이 그림은 네 가지 신경아교세포(별아교세포, 희소돌기아교세포, 미세아교세포, 뇌실막세포)와 뇌 조직에 있는 다른 세포들 또는 일부 구조의 관계를 요약해서 나타내고 있다. 별아교세포와 그 돌기들은 혈관은 물론 축삭 및 가지돌기와도 접해 있음에 주목하라. 별아교세포는 뇌 표면으로도 돌기를 보내는데, 이 돌기가 연막의 바닥막과 만나서 아교경계막을 형성하고 있다. 또한 별아교세포의 돌기들은 중추신경계통 내부에 액체가 차 있는 공간을 향해서도 연장되어 뇌실막을 이루고 있는 뇌실막세포들과도 접촉한다. 희소돌기아교세포는 중추신경계통에서 신경섬유의 말이집형성 과정에 참여한다. 미세아교세포는 포식 기능이 있다.

여러 개씩 돋아나서 축삭을 향해 뻗어나간다. 각 돌기는 축삭의 일부분을 둘러싸서 말이집의 결절사이분절(internodal segment of myelin sheath)을 형성한다. 같은 희소돌기아교세포에서 시작된 다수의 돌기들이 축삭 하나에서 또는 서로 인접한 축삭 몇 개에서 말이집을 형성할 수 있다(그림 12.24). 희소돌기아교세포에서 핵이 포함된 부분은 말이집 부분이 감고 있는 축삭과 어느 정도 거리를 두고 있을 수 있다.

희소돌기아교세포 하나가 근처에 있는 여러 개의 축삭에서 말이집 여러 개를 동시에 만들기도 한다. 따라서 희소돌기아교세포는 세포질 속으로 여러 개의 축삭을 끼워 넣은 후 축삭간막의 세포막이 각 축삭을 일일이 둘러싸는 방식으로는 말이집을 만들 수 없다. 대신에 희소돌기아교세포에서 돋아난 혀처럼 생긴 돌기들이 따로따로 축삭을 휘감으면서 말이집이 형성될 때까지 축삭 가까이에 남아 있는 것으로 보인다.

중추신경계통의 말이집은 말초신경계통의 말이집과 다르다.

중추신경계통과 말초신경계통은 말이집에 중요한 차이점이 몇 가지 더 있다. 중추신경계통의 희소돌기아교세포에는 말초신경계통의 슈반세포와는 다른 말이집특이단백질(myelin-specific protein)들이 말이집형성 과정에서 발현된다. 말초신경계통의 말이집에만 발현되는 P0나 PMP22 대신에 단백질지질 단백질(proteolipid protein, PLP), 말이집 희소돌기아교세포 당단백질(myelin

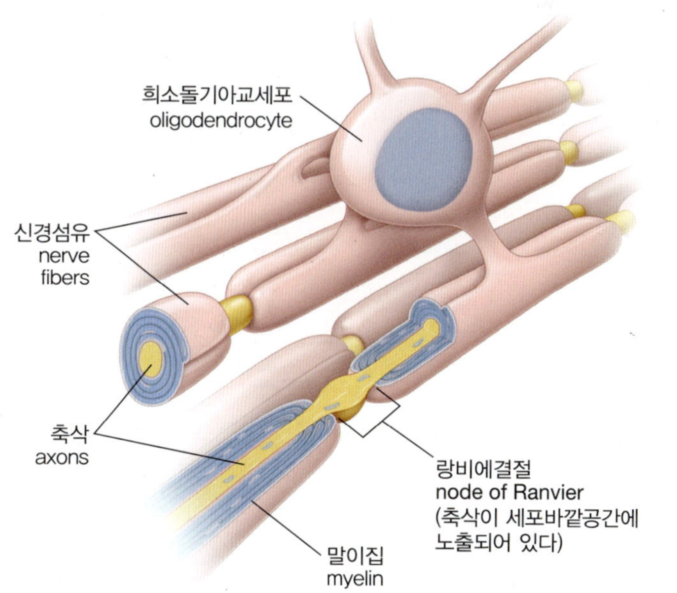

그림 12.24 희소돌기아교세포(oligodendrocyte) 하나가 축삭 몇 개와 연결되어 있는 입체 그림. 희소돌기아교세포의 세포체에서 시작된 세포질 돌기들이 축삭들을 각각 둘러싸는 납작한 세포질 층판을 만든다. 희소돌기아교세포의 세포질과 말이집의 관계는 슈반세포의 경우와 대동소이하다.

oligodendrocyte glycoprotein, MOG), **희소돌기아교세포 말이집 당단백질**(oligodendrocyte myelin glycoprotein, OMgp) 등의 단백질이 중추신경계통 말이집에서 비슷한 기능을 수행한다. 이 단백질들이 충분히 발현되지 못하기도 하는데, 이는 중추신경계통의 몇몇 자가면역 **말이집탈락병**(demyelinating disease)이 발병하는 데 중요한 역할을 하는 것으로 보인다.

중추신경계통의 말이집은 현미경으로 관찰하면 말이집틈새(Schmidt-Lanterman cleft)의 수가 말초신경계통에 비해 적다. 왜냐하면 별아교세포가 중추신경계통 신경세포의 대사를 돕기 때문이다. 희소돌기아교세포는 말초신경계통의 슈반세포와 달리 바깥판(external lamina)이 없다. 게다가 희소돌기아교세포가 말이집을 형성하는 방식도 다르기 때문에 중추신경계통 말이집의 가장 바깥층에는 세포질이 없거나 있어도 적고, 바깥판도 없기 때문에 이웃한 축삭들의 말이집이 맞닿을 수도 있다. 따라서 서로 인접한 축삭들은 말이집끼리 맞닿은 곳에서 가는치밀선(intraperiod line)을 공유하기도 한다. 마지막으로 중추신경계통의 랑비에결절은 말초신경계통에 비해 폭이 넓다. 즉 중추신경계통은 노출된 축삭막의 면적이 더 넓기 때문에 **도약전도**(saltatory conduction; 아래 참조)가 훨씬 더 효율적으로 일어난다.

지지세포와 신경세포의 관계에 있어 중추신경계통과 말초신경계통의 또 다른 차이점은 중추신경계통의 민말이집축삭은 신경아교세포의 돌기에 박혀 있지 않고 완전히 노출되어 있는 경우가 많다는 사실이다. 중추신경계통의 신경조직에는 민말이집축삭을 둘러싸는 지지세포가 없고 바닥판을 구성하는 물질이나 결합조직도 없다는 사실은 조직학 표본이나 투과전자현미경 표본에서 중추신경계통 조직을 말초신경계통 조직과 구별하는 데 도움이 된다.

미세아교세포는 포식을 하는 특성이 있다.

미세아교세포(microglia)는 포식세포(phagocytotic cell)이다. 이 세포들은 평소에는 성인 중추신경계통의 전체 신경아교세포들 중 약 5%에 불과하지만 손상이나 질병이 발생한 부위에서는 증식하고 활발히 포식작용을 하는 **반응 미세아교세포**(reactive microglial cell)가 된다. 미세아교세포는 단핵포식세포계통(mononuclear phagocyte system)의 일부분으로 간주되며(글상자 6.4, 231쪽), 난황주머니(yolk sac)에 있는 적혈구골수세포전구세포(erythro-myeloid progenitor cell)에서 기원한다. 미세아교세포의 전구세포는 배아/태아 때와 출생전후기에 발생 중인 중추신경계통으로 이주한다(464쪽). 과거에는 미세아교세포가 뇌의 주된 포식세포로 간주되었다. 그러나 최근에는 미세아교세포에 기능장애가 있으면 별아교세포의 포식작용이 이를 보상하는 수단을 제공한다는 증거들이 발견되고 있다. 미세아교세포는 별아교세포와 유사하게 시냅스 가지자르기(시냅스 솎아내기, synaptic pruning)에 참여하는데, 이는 학습과 기억의 기반이 되는 세포 작용이며, 특히 뇌 발생이나 뇌 손상 과정에서 중요하다(459쪽). 최근에는 **침입한 미생물과 종양 세포에 맞서 싸우는 방어** 과정에서 미세아교세포가 핵심적인 역할을 하고 있음을 시사하는 증거들이 발견되고 있다. 미세아교세포는 세균이나 손상된 세포나 세포자멸사(apoptosis)를 거친 세포의 잔해를 제거한다. 미세아교세포는 또한 만성 통증질환 등에서 나타나는 신경면역반응(neuroimmune reaction)도 매개한다.

미세아교세포는 신경아교세포들 중에 가장 작으며, 핵이 비교적 작고 길쭉하다(그림 12.25). 미세아교세포를 중금속으로 염색하면 짧고 뒤틀린 돌기들이 관찰된다. 이 돌기들과 세포체는 수많은 가시(돌기, spike)들로 뒤덮여 있다. 이 가시는 다른 포식세포에서 나타나는 주름가장자리(ruffled border)에 상응하는 구조일 가능성이

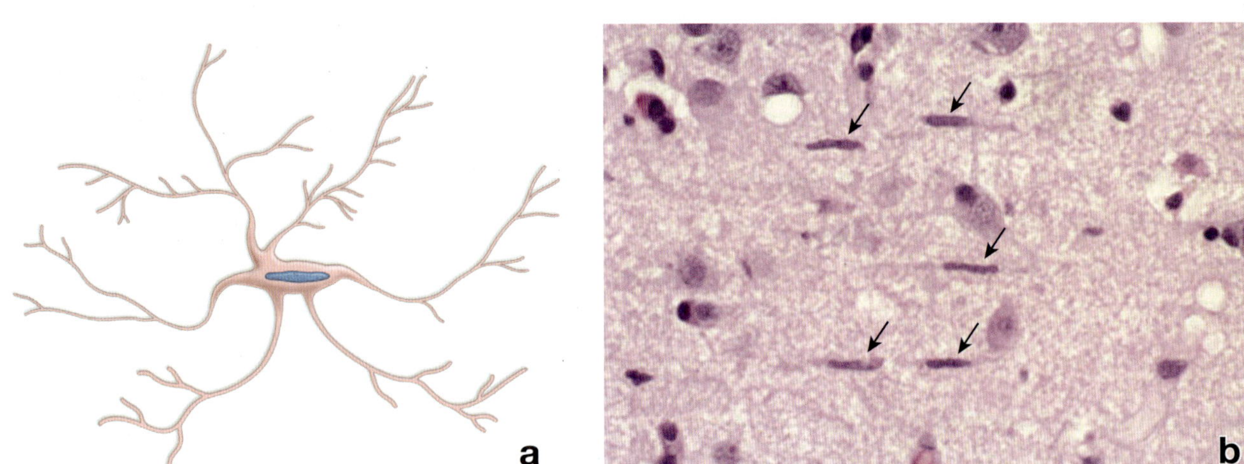

그림 12.25 뇌의 회색질에 있는 미세아교세포(microglia). a. 미세아교세포의 형태와 특징을 간략하게 표현한 그림이다. 길쭉한 핵과 세포체에서 시작된 몇 개 되지 않는 돌기들을 주목하라. **b.** 미세아교세포(*화살표*)의 광학현미경사진으로, 이 세포의 특징인 길쭉한 핵이 관찰된다. 이 표본은 광범위미세아교증(diffuse microgliosis) 환자에서 채취했다. 이 병에 걸리면 미세아교세포의 수가 많아져서 통상적인 H&E 염색 표본에서도 미세아교세포를 쉽게 식별할 수 있다. ×420. (Fuller GN, Burger PC. Central nervous system. In: Sternberg SS, ed. *Histology for Pathologists*. Lippincott-Raven; 1997에서 전재.)

있다. 투과전자현미경으로 관찰하면 수많은 용해소체(lysosome)와 봉입소체(inclusion)와 소포(vesicle)들이 확인된다. 그러나 미세아교세포는 과립세포질그물(rER)이 적고, 미세관이나 액틴잔섬유가 거의 없다.

뇌실막세포는 뇌의 뇌실이나 척수의 중심관(central canal)에서 상피처럼 속면을 덮고 있다.

뇌실막세포(ependymal cell)는 중추신경계통에서 액체가 차 있는 공간의 속면을 상피처럼 덮고 있다. 이 세포들은 액체를 수송하는 세포다운 형태 및 기능적 특징을 갖춘 입방형 또는 원주형 세포로서, 단층을 이루며 모여 있다(그림 12.26). 이 세포들은 꼭대기쪽 측면에 위치한 이음부복합체(junctional complex)를 통해 서로 단단히 결합되어 있다. 뇌실막세포는 전형적인 상피와 달리 바깥판(external lamina)이 없다. 이 세포의 바닥쪽 면을 투과전자현미경으로 관찰하면 수많은 주름들이 세포 속으로 조밀하게 접혀 있는데, 이 주름들은 인접한 별아교세포의 돌기들과 깍지 끼듯 맞물려 있다. 뇌실막세포의 꼭대기면에는 섬모와 미세융모가 있다. 후자는 뇌척수액(cerebrospinal fluid) 흡수에 관여한다.

띠뇌실막세포(tanycyte)는 뇌실막세포의 특화된 유형 중 하나이다. 이 세포는 셋째뇌실(third ventricle)의 바닥에 가장 많다. 띠뇌실막세포의 자유면은 뇌척수액에 직접 접해 있지만, 뇌실막세포와 달리 섬모가 없다. 띠뇌실막세포의 세포체에서 긴 돌기가 하나 시작되는데, 이 돌기는 뇌 실질 속으로 돌출되어 있다. 이 세포들은 기능이 아직 불확실하다. 그러나 이 세포들은 뇌척수액에 있던 물질을 시상하부(hypothalamus)의 문맥(portal circulation) 속 혈액으로 수송하는 데 관여한다. 띠뇌실막세포는 포도당 농도에 민감하다. 따라서 이 세포들은 에너지 평형의 변화를 감지하고 이에 반응하는 데 관여할 가능성이 있으며, 또한 뇌척수액에 포함되어 순환하는 기타 대사물질들을 모니터하는 데에도 관여할 가능성이 있다.

중추신경계통의 속면을 덮고 있는 상피 비슷한 뇌실막의 구조는 **뇌실계통**(system of brain ventricle) 중 몇 곳에서 약간 더 변형되어 이웃한 모세혈관에서 유래한 물질을 수송 및 분비함으로써 뇌척수액을 생산한다. 이 변형된 뇌실막세포들과 이와 관련된 모세혈관을 합해서 **맥락얼기**(choroid plexus)라 한다.

임펄스 전도(Impulse Conduction)

활동전위는 가지돌기나 세포체가 신경자극을 받은 후에 생성된 임펄스들이 축삭둔덕으로 전달되어 그곳에서 촉발한 전기화학적 진행 과정이다.

신경임펄스(신경자극, nerve impulse)는 폭죽의 도화선을 따라 불꽃이 이동하듯이 축삭을 따라 전도된다. 이 전기화학적 과정에 **활동전위**(action potential) 생성이 포함되는데, 활동전위는 세포막의 탈분극(depolarization)이 물결처럼 이동하는 현상으로, 축삭둔덕(axon hillock)의 시작마디(initial segment)에서 개시된다. 시작마디의 세포막에는 **전압관문 나트륨통로**(voltage-gated Na^+ channel)와 **전압관문 칼륨통로**(voltage-gated K^+ channel)가 많다. 자극을 한 번 받으면 시작마디의 축삭막에 있는 전압관문 나트륨통로들이 열리고, 그 결과 Na^+이 축삭형질(axoplasm)로 쏟아져 들어온다. 이렇게 Na^+이 유입되면 본래 음전하(−70 mV)였던 안정막전위(resting membrane potential)가 양전하(+30 mV)로 잠깐 역전되는 탈분극이 일어난다. 탈분극이 일어난 후에는 전압관문 나트륨통로가 닫히고 전압관문

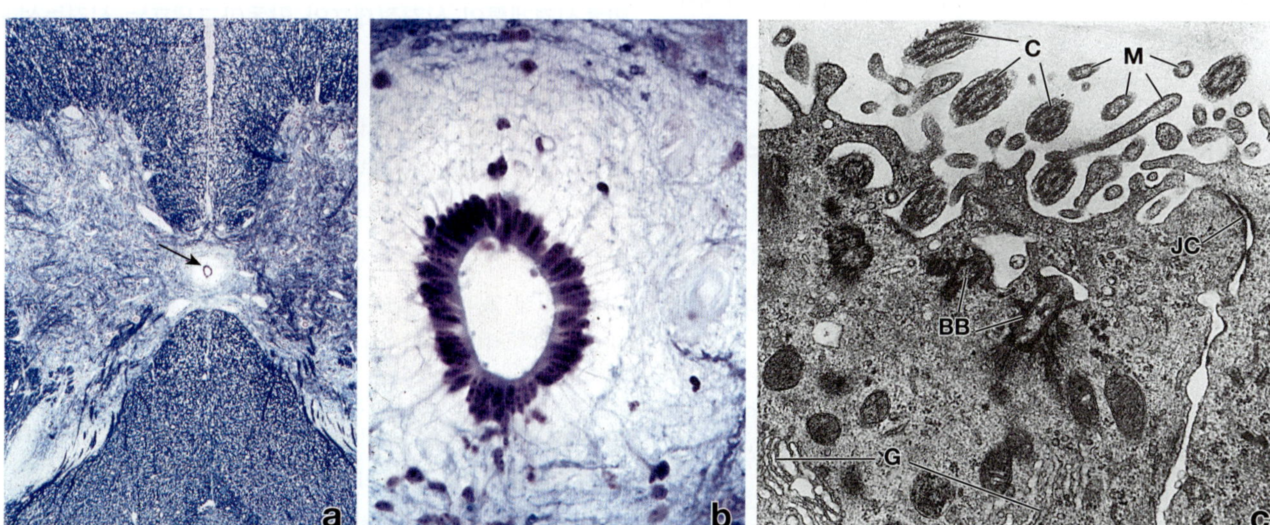

그림 12.26 척수의 중심관(central canal)의 속면을 덮고 있는 뇌실막(ependyma). a. 톨루이딘블루로 염색한 척수 중심 부분의 광학현미경사진. *화살표*는 중심관을 가리킨다. ×20. **b.** 고배율로 관찰하면 중심관의 속면을 덮고 있는 뇌실막세포(ependymal cell)들이 단층으로 배열된 원주세포들로 구성되어 있음을 알 수 있다. ×340. (Dr. George D. Pappas 제공.) **c.** 투과전자현미경 사진으로, 두 원주형 뇌실막세포의 꼭대기 부위 중 일부가 관찰된다. 두 세포는 이음부복합체(junctional complex, *JC*)에 의해 결합되어 있는데, 그 덕분에 중심관의 속공간이 뇌실막세포의 측면에 있는 세포사이공간으로 이어지지 않도록 차단된다. 뇌실막세포의 꼭대기면에는 섬모(*C*)와 미세융모(*M*)가 모두 있다. 꼭대기쪽 세포질에서 바닥소체(basal body, *BB*)와 골지기관(*G*)도 관찰된다. ×20,000. (Dr. Paul Reier 제공.)

칼륨통로가 열린다. 그리고 K^+이 재빨리 축삭 밖으로 나가면 세포막이 안정막전위로 복귀한다. 축삭막 중 한 부분이 탈분극되면 아직 자극을 받지 않아서 여전히 음전하를 띠고 있는 인접한 축삭막 부분을 향해 전류가 흐른다. 이 국소전류는 인접한 축삭막을 연달아 자극하고, 결국 이 막을 따라 탈분극이 반복해서 일어난다. 그 전체 과정이 일어나는 데 걸리는 시간은 1/1,000초 미만이다. 그 신경세포는 아주 짧은 불응기(refractory period)를 거친 후에 다시 한번 활동전위를 생성하는 과정을 반복할 수 있다.

활동전위가 빠른 속도로 전도되는 것은 랑비에결절 덕분이다.

말이집축삭(myelinated axon)은 민말이집축삭에 비해 임펄스 전도 속도가 빠르다. 생리학자들은 신경임펄스가 말이집축삭을 따라 한 랑비에결절(node of Ranvier)에서 다음 랑비에결절로 '건너뛴다'고 표현한다. 이 과정을 **도약전도**(saltatory conduction) 또는 **불연속전도**(discontinuous conduction)라 한다(라틴어 *saltus*는 뛰어넘는다는 뜻임). 말이집축삭에서 축삭을 에워싼 말이집은 전류가 통하지 않기 때문에 축삭을 휘감는 절연층을 형성한다. 따라서 전위 역전은 축삭막 바깥에 말이집이 없는 랑비에결절에서만 일어날 수 있다. 이곳의 축삭막은 세포바깥액에 노출되어 있으며, 전압관문 나트륨통로와 전압관문 칼륨통로들이 밀집해 있다(그림 12.17, 12.24). 이러한 이유 때문에 막전위 역전, 즉 임펄스는 한 랑비에결절에서 다음 랑비에결절로 건너뛰면서 전류처럼 흐른다. 도약전도가 일어나는 속도는 말이집의 두께뿐 아니라 축삭의 직경과도 관계가 있다. 축삭은 직경이 굵을수록 전도 속도가 빠르다.

민말이집축삭(unmyelinated axon)은 처음부터 끝까지 나트륨통로와 칼륨통로가 균일하게 분포해 있다. 그 신경임펄스는 말이집축삭에 비해 전도 속도가 느리며, 막전위 역전 현상이 지속파(continuous wave) 형태로 축삭을 따라 아장아장 이동한다.

■ 신경조직(NERVE TISSUE)을 구성하는 세포의 기원

미세아교세포를 제외한 중추아교세포들과 중추신경계통의 신경세포는 모두 신경관을 구성하는 신경외배엽 세포에서 유래한다.

신경세포와 희소돌기아교세포와 별아교세포와 뇌실막세포는 **신경관**(neural tube)을 구성하는 신경외배엽(neuroectoderm) 세포에서 유래한다. 발생 중인 신경세포들은 신경관을 구성하는 세포들 사이에서 예정된 제 위치로 이주한 뒤에 성숙한 신경세포로 분화하고, 더 이상 세포분열하지 않는다. 그러나 다 자란 포유동물 뇌에는 발생 과정에서 잔류한 **신경줄기세포**(neural stem cell)가 극소수 존재하는데, 이 세포들은 분열 능력을 간직하고 있다. 이 세포들은 뇌 손상이 일어나면 손상 부위로 이주한 후 완전한 기능을 갖춘 신경세포로 분화한다.

희소돌기아교세포(oligodendrocyte)의 전구세포는 이주하는 성질이 강한 세포이다. 이 세포들은 축삭이 시작하는 곳에서부터 뇌나 척수의 백질에 있는 신경로(tract)를 지나 투사되는 운동신경세포들과 발생 과정이 일부 동일한 것으로 보인다. 이어서 분열촉진신호(mitogenic signal) 물질이 발현되는 부위에서 희소돌기아교세포의 전구세포들이 증식한다. 희소돌기아교세포가 축삭과 짝을 짓는 과정은 세포 증식과 분화와 세포자멸사(apoptosis)의 국소적 조절을 모두 거친 후에 완성된다.

별아교세포(astrocyte)도 신경관 세포에서 유래한다. 출생 전이나 생후 초기에 미완성 별아교세포들이 피질(cortex)로 이주한 후 이곳에서 분화를 거쳐 성숙한 별아교세포가 된다. **뇌실막세포**(ependymal cell)는 발생 중인 신경관의 속공간을 직접 둘러싸고 있는 신경상피세포(neuroepithelial cell)들이 증식해서 유래한다.

미세아교세포(microglia, microglial cell)는 다른 중추아교세포와 달리 중배엽 기원인 대식세포의 전구세포에서, 구체적으로는 난황주머니(yolk sac)에 있는 **적혈구골수세포전구세포**(erythro-myeloid progenitor cell)에서 유래한다. 이 세포들은 발생 초기에 신경관으로 침투한 후 집락자극인자 1(colony stimulating factor-1, CSF-1; 발생 중인 신경조직 세포들이 생산함)을 포함한 성장인자의 영향을 받아서 증식하고 아메바처럼 운동성이 있는 세포로 분화된다. 이 세포들은 운동성이 있으며, 발생 중인 뇌에서 흔히 관찰할 수 있다. 미세아교세포는 유일한 중간엽 기원 신경아교세포이기 때문에 **비멘틴 계열 중간잔섬유**(vimentin class of intermediate filament)를 함유하고 있으며, 이 물질은 면역세포화학 염색법을 적용해서 미세아교세포를 식별하는 용도로 활용할 수 있다.

말초신경계통의 신경절세포와 말초아교세포는 신경능선에서 유래한다.

말초신경계통의 **신경절세포**(ganglion cell)들이 발생하는 과정은 **신경능선**(neural crest)에서부터 장차 신경절이 위치할 곳까지 전구세포들이 증식하면서 이주하고, 이주한 곳에서 다시 추가로 증식하는 단계를 거친다. 이주한 신경절세포들에서 돌기가 발생해서 표적 조직(샘 조직이나 민무늬근육세포 등)과 감각을 담당하는 영역에 도달한다. 신경절세포가 처음에는 필요한 수보다 많이 만들어진다. 그 중에 표적 조직과 신호물질을 통한 기능적 접촉을 이루지 못한 세포는 세포자멸사(apoptosis)를 거친다.

슈반세포(Schwann cell)도 이주 중인 신경능선세포로부터 발생하는데, 이 신경능선세포는 초기 배아 신경의 축삭과 함께 이주하게 된다. 몇 가지 유전자가 슈반세포 발생에 관여하는 것으로 알려져 있다. 그 중에서 성결정부위 Y box 10(sex-determining region Y [SRY] box 10, *Sox10*) 유전자는 신경능선으로부터 모든 말초아교세포가 생성되는 데 필요하다. 축삭에서 유래한 뉴레귤린

1(neuregulin-1, *Nrg-1*)은 성장 중인 신경돌기를 따라 **슈반세포 전구세포**(Schwann cell precursor)들이 계속해서 분화하고 분열하도록 돕는다. 모든 미성숙 슈반세포는 어떤 신경돌기와 직접 접촉하는지에 따라 운명이 결정된다. 지름이 굵은 축삭과 접촉한 미성숙 슈반세포는 말이집슈반세포(myelinating Schwann cell)로 분화하고, 그렇지 않고 지름이 가는 축삭과 접촉한 미성숙 슈반세포는 민말이집슈반세포(nonmyelinating Schwann cell)로 성숙한다.

■ 말초신경계통의 구성 체계

말초신경계통(peripheral nervous system, PNS)은 신경종말 부분이 기능에 맞게 변형된 말초신경들과, 중추신경계통의 바깥에 신경세포체들이 모여 있는 신경절들로 구성되어 있다.

말초신경(Peripheral Nerve)

말초신경은 신경섬유들이 결합조직에 의해 결속되어 있는 묶음 다발이라 할 수 있다.

말초신경은 수많은 신경섬유들로 구성되어 있는데, 각 신경섬유는 신체의 기관 및 조직과 뇌 및 척수 사이에서 감각이나 운동(효과기) 정보를 운반한다. **신경섬유**(nerve fiber)라는 용어는 다양하게 쓰이기 때문에 혼동의 여지가 있다. 이 용어는 앞에서 사용한 바와 같이 축삭과 그 곁을 둘러싸고 있는 말이집과 슈반세포를 포함한 전체 구조를 뜻하기도 하고, 축삭만 따로 지칭하기도 한다. 또한 가지돌기나 축삭을 구분하지 않고 신경세포에서 시작된 모든 돌기를 지칭할 때도 사용하는데, 특히 돌기가 축삭인지 가지돌기인지 구별할 수 있는 정보가 부족할 때 그러하다.

말초신경을 구성하는 신경세포의 세포체는 중추신경계통 내부에 있거나 중추신경계통의 바깥에서 **말초신경절**(peripheral ganglia)에 모여 있다. 신경절에는 신경세포체들과 신경섬유들이 포함되어 있는데, 신경섬유는 신경세포체로 이어지거나 신경세포체에서 시작된다(그림 12.20). 신경절 중에 뒤뿌리신경절(척수신경절, dorsal root ganglia)이나 뇌신경절(ganglia of cranial nerve)에 모여 있는 신경세포체들은 감각신경세포에 속하며, 이 신경세포들의 분포는 특정 위치에 국한된다(표 12.2, 그림 12.3). 이 감각신경세포는 **몸들**(somatic afferents) 성분이거나 자율신경계통에 속하는 **내장들**(visceral afferents) 성분에 해당된다(아래 참조). 척추곁신경절(paravertebral ganglia)과 척추앞신경절(prevertebral ganglia)과 종말신경절(terminal ganglia)에 모여 있는 신경세포체들은 자율신경계통의 **내장날**(visceral efferents) 성분인 시냅스이후'운동'신경세포

표 12.2 말초신경절(Peripheral Ganglia)[a]

감각신경세포의 세포체들이 모여 있는 신경절; 이곳은 시냅스를 하는 중계 장소가 아니다

- **모든 척수신경 뒤뿌리신경절(dorsal root ganglia of spinal nerve)**
- **뇌신경 감각신경절(sensory ganglia of cranial nerve)**
  - 삼차신경(trigeminal nerve, V)의 삼차신경절(trigeminal ganglion)
  - 얼굴신경(facial nerve, VII)의 무릎신경절(geniculate ganglion)
  - 안뜰달팽이신경(vestibulocochlear nerve, VIII) 중 달팽이신경 갈래(cochlear division)의 나선신경절(spiral ganglion; 양극신경세포들로 구성)
  - 안뜰달팽이신경(VIII) 중 안뜰신경 갈래(vestibular division)의 안뜰신경절(vestibular ganglion; 양극신경세포들로 구성)
  - 혀인두신경(glossopharyngeal nerve, IX)의 위신경절(superior ganglion)과 아래신경절(inferior ganglion)
  - 미주신경(vagus nerve, X)의 위신경절(superior ganglion)과 아래신경절(inferior ganglion)

시냅스이후 자율신경세포(postsynaptic autonomic neuron)의 세포체들이 모여 있는 신경절; 이곳은 시냅스를 하는 중계 장소이다

- **교감신경절(sympathetic ganglia)**
  - 교감신경줄기신경절(sympathetic trunk ganglia, 척추곁신경절 paravertebral ganglia): 이들 중에 위목신경절이 가장 높이 위치한다.
  - 척추앞신경절(prevertebral ganglia; 배대동맥에서 쌍이 아닌 굵은 동맥들이 시작하는 곳에 인접함): 복강신경절, 상장간막신경절, 하장간막신경절, 대동맥신장신경절 포함
  - 부신수질(adrenal medulla; 변형된 교감신경절로 간주할 수 있음): 부신수질에 있는 개별 분비세포나 쉽게 식별할 수 있는 신경절세포에는 아세틸콜린이 신경전달물질인 시냅스이전 교감신경섬유들이 신경분포한다
- **부교감신경절(parasympathetic ganglia)**
  - 머리 신경절(head ganglion)
    - 눈돌림신경(oculomotor nerve, III)에 연결된 섬모체신경절(ciliary ganglion)
    - 얼굴신경(VII)에 연결된 턱밑신경절(submandibular ganglion)
    - 얼굴신경(VII)에 연결된 날개입천장신경절(pterygopalatine ganglion)
    - 혀인두신경(IX)에 연결된 귀신경절(otic ganglion)
  - 종말신경절(terminal ganglia; 장기 근처나 그 벽에 위치): 위장관에 있는 점막밑신경얼기(submucosal plexus of Meissner)와 근육층신경얼기(myenteric plexus of Auerbach)의 신경절들과(이 신경절은 장신경계통의 신경절이기도 하다) 여러 장기에 있는 독립된 신경절세포들이 포함된다

[a]실습 노트: 혀, 췌장, 방광, 심장 등의 조직 절편에서 관찰되는 신경세포체는 예외 없이 종말신경절인 부교감신경계통의 '신경절세포'에 해당된다.

(postsynaptic "motor" neuron)에 속한다(표 12.2, 그림 12.20).

말초신경계통을 이해하기 위해서는 중추신경계통도 일부를 설명할 필요가 있다.

말초신경계통의 운동신경이 시작되는 운동신경세포의 세포체는 중추신경계통에 있다.

뼈대근육에 분포하는 **몸날**(somatic efferents) 성분인 운동신경세포의 세포체는 뇌줄기(brain stem)나 척수에 있다. 그 축삭은 중추신경계통 밖으로 나와서 말초신경을 통해 진행하다가 뼈대근육에 도달해서 이를 신경지배한다. 몸날 성분은 내장날 성분과 달리 중추신경계통에서부터 효과기까지 단 하나의 신경세포가 임펄스 전달을 완주한다.

감각신경세포의 세포체는 중추신경계통의 바깥이지만 멀리 떨어져 있지는 않은 신경절에 모여 있다.

감각신경계통은 **몸들**(somatic afferent) 성분 및 **내장들**(visceral afferent) 성분 모두에서 신경세포마다 수용기에서부터 감각신경절을 거쳐 척수나 뇌줄기로 연결된다. **감각신경절**(sensory ganglia)은 척수신경 뒤뿌리(dorsal root of spinal nerve)에 위치하거나 일부 뇌신경(V, VII, VIII, IX, X)의 감각신경성분에 연결되어 있다(표 12.2).

말초신경의 결합조직 성분

말초신경(peripheral nerve)의 주성분은 신경섬유들과 이를 지지하는 슈반세포(Schwann cell)들이다. 각각의 신경섬유들과 이에 연계된 슈반세포들은 뚜렷이 구분되는 다음 세 종류의 결합조직 구조가 함께 지지하고 있는데, 세 구조들은 저마다 형태와 기능에 특징이 있다(그림 12.27; 그림 12.3도 참조).

- **신경내막**(endoneurium)에는 신경섬유를 일일이 둘러싸는 성긴결합조직(loose connective tissue)이 포함되어 있다.
- **신경다발막**(perineurium)은 각각의 신경다발(nerve fascicle)을 에워싸는 특화된 결합조직으로 구성되어 있다.
- **신경외막**(epineurium)은 한 말초신경을 전체적으로 둘러싸는 동시에 신경다발들 사이 공간을 메워주는 불규칙치밀결합조직(dense irregular connective tissue)으로 구성되어 있다.

신경내막은 각각의 신경섬유에 접해 있는 성긴결합조직을 이룬다.

신경내막(신경속막, endoneurium)은 통상적인 광학현미경 표본에서는 관찰하기 어렵지만 결합조직이 잘 보이는 특수염색을 하면 관찰할 수 있다. 전자현미경을 이용하면 신경내막을 구성하는 아교질원섬유(collagen fibril)들이 확실하게 관찰된다(그림 12.15과 12.16). 아교질원섬유는 신경섬유에 평행한 것과 신경섬유를 둥글게 둘러싸는 것이 모두 있기 때문에 전체적으로 신경섬유들을 한 묶음으로 엮어서 다발(fascicle, bundle)을 형성한다. 신경섬유들 사이의 좁은 공간에 **섬유모세포**(fibroblast)가 있지만 상대적으로 드물기 때문에 대부분의 아교질원섬유는 슈반세포가 분비하는 것으로 보인다. 슈반세포와 척수신경 뒤뿌리 신경세포들만 모아서 배양했을 때 아교질원섬유가 생성된다는 연구 결과는 이 견해를 뒷받침한다.

띄엄띄엄 분포하는 섬유모세포 외에 신경내막에서 유일하게 관찰되는 결합조직세포는 **비만세포**(mast cell)와 **대식세포**(macrophage)이다. 대식세포는 면역감시(immunologic surveillance) 과정을 조정하며, 신경조직 복구 과정에도 참여한다. 대식세포는 신경 손상이 있은 후에 증식하고 말이집의 잔해를 활발히 포식한다. 일반적인 말초신경의 가로단면 표본에서 관찰되는 핵들 중에 약 90%는 슈반세포의 핵이고, 나머지 10%는 섬유모세포와 모세혈관 **내피세포**(endothelial cell)나 대식세포나 비만세포 같은 기타 세포들이 고르게 차지한다.

신경다발막은 신경다발을 둘러싸는 특수하게 변형된 결합조직으로, 혈액신경장벽 형성에 참여한다.

신경다발(nerve fascicle, nerve bundle)을 둘러싸는 것은 특이한 결합조직세포들로 이루어진 세포판인 **신경다발막**(perineurium)이다. 신경다발막은 대사가 활발히 일어나는 확산 방지 장벽의 역할을 하는데, 이 장벽은 **혈액신경장벽**(blood-nerve barrier)의 일원이 된다. 혈액신경장벽은 슈반세포에 둘러싸여 있는 신경섬유의 이온 환경을 일정하게 유지한다. **신경다발막세포**(perineurial cell)는 물질을 능동수송(active transport)할 수 있는 수용체(receptor)와 수송체(transporter)와 효소를 지니고 있는데, 이는 혈액뇌장벽(blood-brain barrier)을 구성하는 뇌 모세혈관의 내피세포들이 보이는 특성과 비슷하다(476~477쪽).

신경다발막의 두께는 한 세포층 이상으로, 신경다발의 지름에 따라 다르다. 신경다발막의 층들을 구성하는 세포는 모양이 비늘처럼 편평하다. 각 층마다 속면과 바깥면 모두에 바깥판(바닥판)이 있다(그림 12.27b, 486쪽 도판 12.1). 이 세포들은 수축성이 있으며 액틴잔섬유가 상당히 많이 들어 있는데, 이는 민무늬근육세포나 기타 수축 능력이 있는 세포에서 관찰되는 특성이다. 그 밖에 신경다발막세포가 두 층 이상인 경우는(굵은 신경은 최대 5~6층이다) 신경다발막세포 층들 사이에 아교질섬유가 존재하지만 섬유모세포는 없다. **치밀이음**(tight junction)은 **혈액신경장벽**(blood-nerve barrier)의 근간이 되며, 같은 층 신경다발막세포들 사이에 존재한다. 전체적으로 이 세포들이 치밀이음과 바깥판(바닥판) 물질을 이용해서 장벽을 형성하는 배열 방식은 상피모양조직(epithelioid tissue)과 비슷하다. 한편으로 이 세포들은 수축성이 있고 아교질원섬유를 생산할 수 있음이 명백하기 때문에 민무늬근육세포나 섬유모세포와

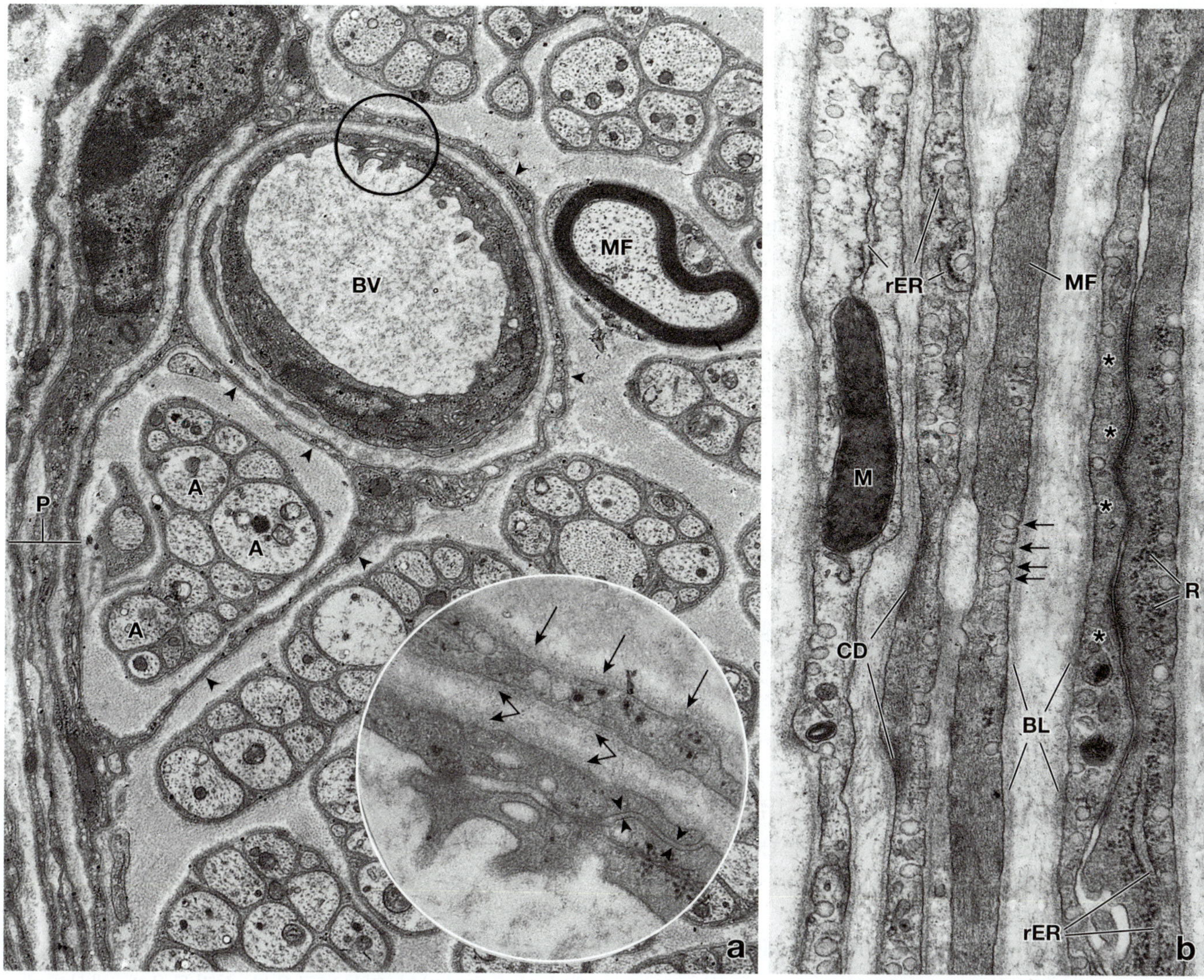

그림 12.27 말초신경(peripheral nerve)과 신경다발막(perineurium)의 전자현미경사진. a. 다수의 민말이집신경섬유들과 하나의 말이집신경섬유(myelinated fiber, *MF*)의 전자현미경사진. 여러 세포층으로 구성된 신경다발막(*P*)은 사진의 *왼쪽*에서 확인할 수 있다. 신경다발막세포(perineurial cell)에서 시작된 돌기들이 내부로도 연장되어(*화살촉표*) 축삭(*A*) 무리 및 그 민말이집슈반세포(Remak Schwann cell)는 물론 작은 혈관(*BV*)까지 에워싸고 있다. 돌기에 에워싸인 이 축삭 무리는 굵은 신경다발에 합류하거나 신경다발에서 갈라져 나오는 작은 신경가지에 해당된다. ×10,000. *원*으로 표시한 곳은 혈관 내피와 그에 이웃한 신경다발막세포의 세포질로 구성되어 있는데, 이곳을 고배율로 확대 관찰한 *삽입 사진*을 오른쪽 아래에 제시했다. 이 삽입 사진에서 혈관과 신경다발막세포의 바닥판(바깥판)이 관찰된다(*화살표*). 혈관 내피세포들 사이에 형성된 이음구조(junction; *화살촉표*)들도 잘 관찰된다. ×46,000. **b.** 신경다발 하나를 둘러싸고 있는 신경다발막의 전자현미경사진. 신경다발막을 구성하는 네 세포층이 관찰된다. 각 층의 양쪽면에 바닥판(*BL*)이 접해 있다. 신경다발막세포의 또 다른 특징으로는 광범위하게 분포하는 액틴잔섬유(미세잔섬유, *MF*), 포음소포(pinocytotic vesicle; *화살표*), 세포질치밀질(*CD*) 등이 있다. 이는 민무늬근육세포의 특징이다. 가장 속에 있는 신경다발막세포 층(사진에서 *오른쪽*)은 한 세포가 다음 세포와 포개어져서 완성하고 있는데, 이곳에 치밀이음(tight junction; *별표*) 몇 개가 관찰된다. 그 밖에 사립체(*M*)와 과립세포질그물(*rER*)과 자유리보소체(free ribosome, *R*)가 세포질에서 관찰된다. ×27,000.

도 유사성이 있다.

신경내막에 결합조직세포가 많지 않은 것은(466쪽) 당연히 신경다발막이 막아서 보호하고 있기 때문이다. 림프구나 형질세포(plasma cell) 같은 대표적 면역세포들은 신경내막 조직이나 신경다발막에서는 관찰되지 않는다. 비만세포나 대식세포는 있지만 림프구나 형질세포 같은 면역세포들이 없는 이유는 신경다발막세포들이 방어벽을 구축한 데 있다. 신경의 내부에는 일반적으로 섬유모세포와 소수의 상주대식세포(resident macrophage)만 존재하며, 가끔 비만세포가 관찰된다.

신경외막은 신경다발들을 둘러싸서 한 묶음으로 결합시키는 불규칙치밀결합조직으로 구성되어 있다.

신경외막(epineurium)은 말초신경에서 가장 바깥에 있는 조직을 형성한다. 이 막은 신경다발막이 완성한 신경다발들을 둘러싸는 전형적인 치밀결합조직(dense connective tissue)이다(488쪽 도판 12.2). 굵은 신경에서는 지방조직도 신경외막에 자주 포함되어 있다.

신경(nerve)에 혈액을 공급하는 동맥과 정맥은 신경외막을 따라 지나가다가 그 가지들이 신경 속으로 파고 들어가서 신경다발막에 포함되어 진행한다. 신경내막 수준의 조직에는 혈액 공급이 충분하지 않다. 이 조직에서 대사 기질(substrate)들과 대사 노폐물이 교환되려면 이 물질들이 확산을 통해 신경다발막집(perineurial sheath)을 통과해서 혈관을 출입해야 한다(그림 12.27).

감각수용기(Afferent Receptor, Sensory Receptor)

감각수용기는 감각신경세포의 말초돌기의 말단에 위치한 특화된 구조이다.

수용기(receptor)는 종류마다 구조가 매우 다양하지만 기본 공통점이 하나 있다. 즉 수용기는 자극을 받으면 그에 대한 반응으로 신경임펄스를 개시한다. 수용기는 다음과 같이 분류한다.

- 외수용기(exteroceptor)는 외부 환경에서 온 자극(온도, 접촉, 냄새, 소리, 시각 자극 등)에 반응한다.
- 내수용기(enteroceptor, interoceptor)는 신체 내부에서 온 자극(소화관과 방광과 혈관이 뭔가 들어차거나 늘어난 정도 등)에 반응한다.
- 고유감각기(자가수용기, proprioceptor)도 신체 내부에서 온 자극에 반응하는데, 신체 자세와 근긴장도(muscle tone)와 운동 등에 관한 감각을 제공한다.

구조가 가장 간단한 수용기는 피막 없이 노출된 축삭으로, 무피막신경종말(nonencapsulated nerve ending) 또는 자유신경종말(free nerve ending)이라 불린다. 이 신경종말은 상피나 결합조직에서, 또는 모낭(털집, hair follicle)에 밀착해서 관찰된다.

대부분의 감각신경종말은 결합조직으로 이루어진 피막에 덮여 있는데, 피막마다 구조가 복잡한 정도가 다르다.

결합조직 피막에 덮여 있는 감각신경종말(sensory nerve ending)을 피막신경종말(encapsulated ending)이라 한다. 피막신경종말 중 상당수는 피부나 관절주머니(joint capsule)에 있는 기계적수용기(mechanoreceptor)인 크라우제끝망울(망울소체, Krause end bulb), 루피니소체(Ruffini corpuscle), 마이스너소체(촉각소체, Meissner corpuscle), 파치니소체(층판소체, Pacinian corpuscle) 등이다. 이 수용기들은 15장 외피계통(617~622쪽)에서 설명할 것이다. 근육방추(근방추, muscle spindle)는 뼈대근육에 있는 피막감각신경종말로, 11장 근육조직(401~403쪽)에서 설명한다. 기능 측면에서 근육방추와 관련이 있는 골지힘줄기관(Golgi tendon organ)은 피막장력수용기(encapsulated tension receptor)로, 근육힘줄접합부(musculotendinous junction)에서 발견된다.

■ 자율신경계통(AUTONOMIC NERVOUS SYSTEM)의 구성 체계

자율신경계통(ANS)은 이 장 첫머리에서 소개한 바 있지만(433쪽), 그 구성 체계와 분포에 관한 특징 중 대표적인 것 몇 가지를 지금부터 공부하면 도움이 될 것이다. 자율신경계통은 다음 세 부분으로 구분된다.

- 교감신경 부분(교감신경계통, sympathetic division)
- 부교감신경 부분(부교감신경계통, parasympathetic division)
- 장신경계통 부분(enteric division)

자율신경계통은 인체의 내부 환경을 조절하고 통제한다.

자율신경계통(autonomic nervous system, ANS)은 말초신경계통의 일부로서, 우리 의도와 무관하게 민무늬근육과 심장근육과 샘상피에 신경 명령을 보낸다. 이 세 효과기는 신경조직의 조절에 반응하는 해당 기관들에 있는 기능 단위이다. 내장-(*visceral*)이라는 용어는 자율신경계통과 그 신경세포에 적용되곤 하는데, 이 신경세포를 내장운동신경세포(visceral motor neuron, 내장날신경세포 visceral efferent neuron)라 칭한다. 그러나 내장운동신경세포의 축삭은 혈관이나 점막이나 샘 같은 내장효과기(visceral effector)에서부터 중추신경계통으로 통증과 반사 정보를 전달하는 내장감각신경세포(visceral sensory neuron, 내장들신경세포 visceral afferent neuron)의 축삭과 나란히(역평행) 진행하는 경우가 많다. 이 감각신경세포는 거짓홑극신경세포(pseudounipolar neuron)로, 다른 감각신경세포와 배치 양상이 동일하다. 즉 앞서 설명한 바와 같이 세포체가 감각신경절에 모여 있으며, 긴 말초축삭(peripheral axon)과 중추축삭(central axon)이 있다.

몸효과기(somatic effector)인 뼈대근육에 전달되는 운동신경 체계와 내장효과기인 민무늬근육과 심장근육과 샘상피에 전달되는 운동신경 체계의 주된 차이점은 전자는 신경세포 하나가 중추신경계통에서부터 몸효과기로 직접 임펄스를 전달하지만, 후자는 이어달리기 하듯 연결된 두 신경세포가 중추신경계통에서부터 내장효과기로 임펄스를 전달한다는 사실이다(그림 12.28). 따라서 중추신경계통 바깥에 시냅스가 일어나는 자율신경절(autonomic ganglion)이라는 환승역이 존재하며, 이곳에서 시냅스이전신경세포(presynaptic neuron) 하나가 시냅스이후신경세포(postsynaptic neuron)들과 접촉을 형성한다. 각 시냅스이전신경세포마다 여러 개의 시냅스이후신경세포와 시냅스한다.

자율신경계통의 교감신경 부분(Sympathetic Division)과 부교감신경 부분(Parasympathetic Division)

교감신경 부분의 시냅스이전신경세포들은 가슴척수와 상위 허리척수에 모여 있다.

시냅스이전신경세포(presynaptic neuron)에서 시작된 축삭들은 가슴척수(흉수, thoracic spinal cord)와 상위 허리척수(요수, lumbar spinal cord)에서부터 척추곁신경절로 전달된다. 교감신경줄기(sympathetic

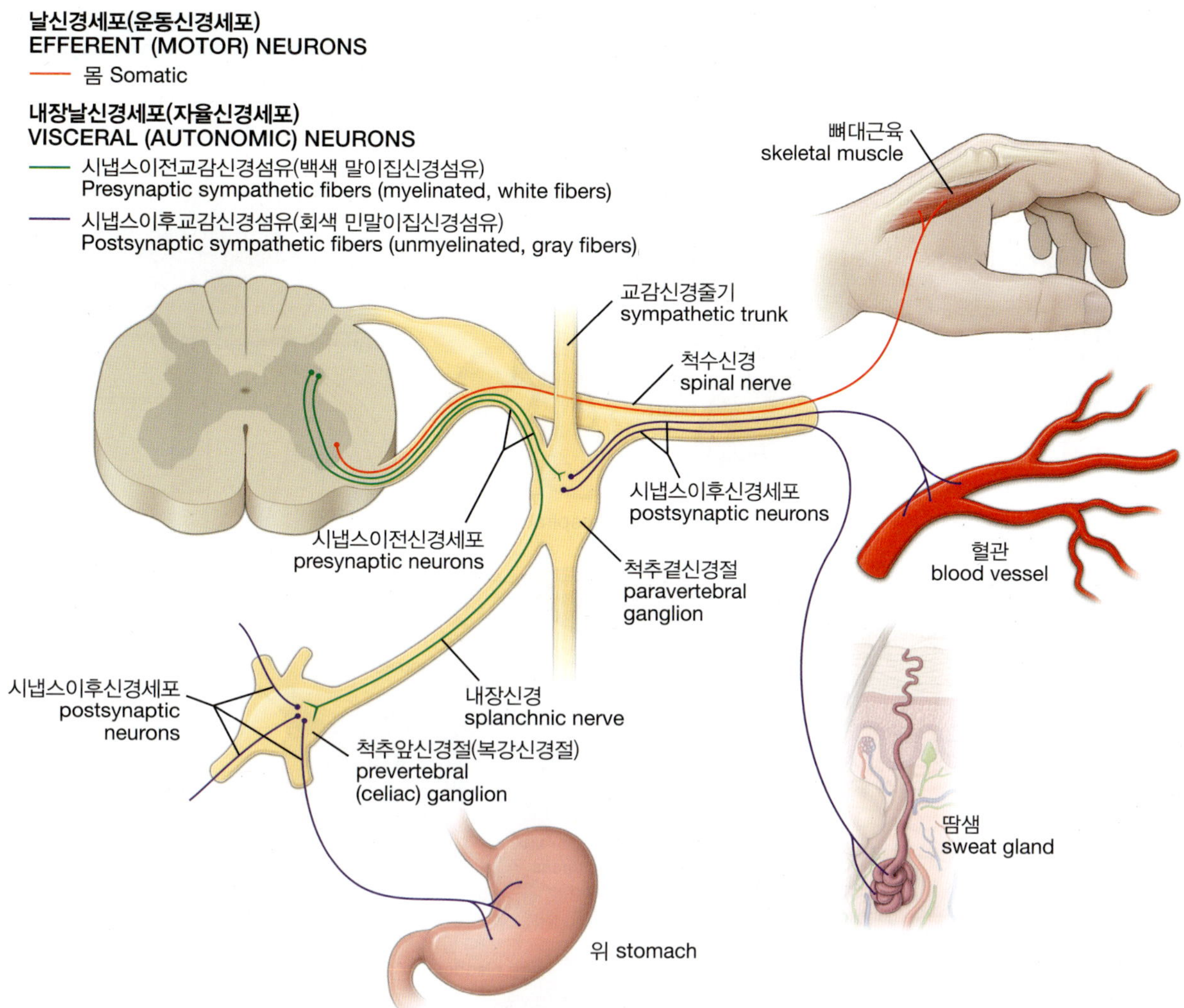

그림 12.28 몸날신경세포(somatic efferent neuron)와 내장날신경세포(visceral efferent neuron)를 알기 쉽게 요약한 그림. 몸날신경계통(운동)은 신경세포 하나가 중추신경계통에서부터 효과기인 뼈대근육까지 임펄스를 전달한다. 내장날신경계통(자율신경계통)은 이어달리기 하듯 연결된 두 신경세포가 임펄스를 전달하며(이 그림에서는 자율신경계통 중 교감신경 부분을 예로 들었다), 두 신경세포 중 시냅스이전신경세포는 세포체가 중추신경계통 내에, 시냅스이후신경세포는 세포체가 척추곁신경절(paravertebral ganglion)이나 척추앞신경절(prevertebral ganglion)에 모여 있다. 그리고 각 시냅스이전신경세포마다 두 개 이상의 시냅스이후신경세포와 시냅스한다. 시냅스이후교감신경섬유(postsynaptic sympathetic fiber)는 혈관 등에 있는 민무늬근육이나 땀샘 등에 있는 샘상피를 신경지배한다. 자율신경계통의 신경세포들은 내장신경들을 통해 뱃속에 있는 장기에 신경분포한다. 이 그림의 예에서는 내장신경이 복강신경절(celiac ganglion)에 연결되는데, 사슬처럼 이어진 두 신경세포 사이의 시냅스가 대부분 이 신경절에서 일어난다

trunk)에 포함된 **척추곁신경절**(paravertebral ganglia)들에는 **교감신경 부분**(sympathetic division)의 시냅스이후신경세포(postsynaptic neuron)의 세포체들이 모여 있다(그림 12.28, 12.29).

부교감신경 부분의 시냅스이전신경세포들은 뇌줄기와 엉치척수에 모여 있다.

시냅스이전부교감신경세포(presynaptic parasympathetic neuron)의 축삭들은 뇌줄기(branstem)인 중간뇌(midbrain) 및 다리뇌(pons) 및 숨뇌(medulla)와 엉치척수(천수, sacral spinal cord) 중 S2~S4 분절에서 시작해서 **내장신경절**(visceral ganglia)로 전달된다. 배나 골반의 장기들 근처나 장기벽에 있는 신경절과 III, VII, IX, X 뇌신경의 내장운동신경절(visceral motor ganglia)에는 **부교감신경 부분**(parasympathetic division)의 시냅스이후신경세포의 세포체들이 모여 있다(그림 12.28, 12.29).

자율신경계통의 교감신경 부분과 부교감신경 부분은 동일 기관에 분포하는 경우가 많다. 이 경우에 교감신경계통과 부교감신경계통은 대개 대항작용(길항작용, antagonism) 관계에 있다. 예를 들어 심장근육은 교감신경계통이 자극하면 수축 속도가 빨라지고, 반면에 부교감신경계통이 자극하면 느려진다.

교감신경계통의 상당수 기능은 내분비기관인 부신수질(adrenal medulla)과 비슷하다. 기능이 비슷한 이유 중 하나는 부신수질 세포와 시냅스이후교감신경세포의 발생 과정에 공통점이 있기 때문이다. 두 세포 모두 신경능선(neural crest)에서 유래하며, 시냅스이전교감신경섬유가 신경분포하고, 기능과 구조가 밀접한 관련이 있

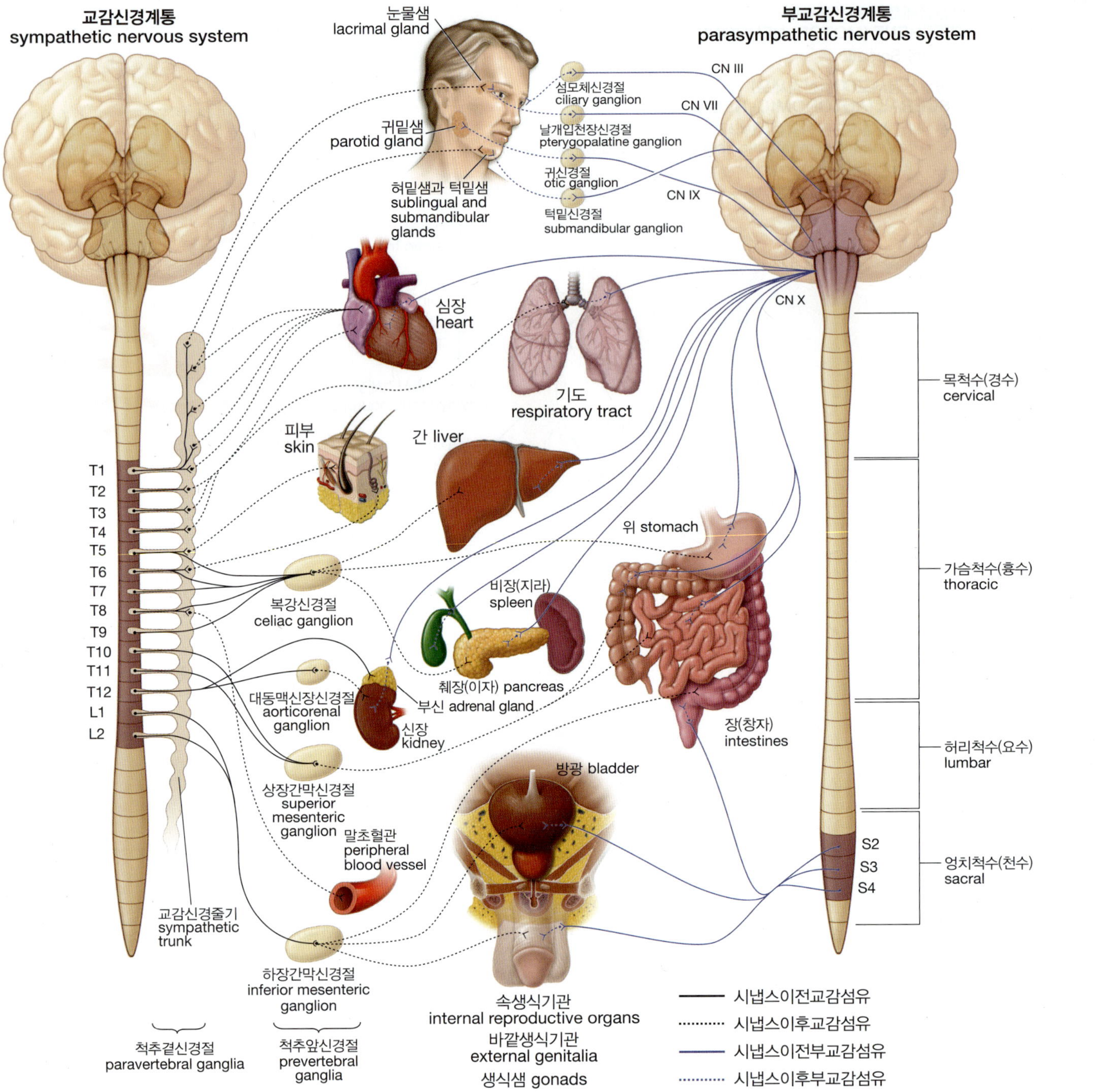

그림 12.29 자율신경계통(autonomic nervous system, ANS) 중 교감신경세포와 부교감신경세포들의 전반적인 배치 양상을 간단히 나타낸 그림. 교감신경계통 날경로(출력경로, outflow)는 그림의 *왼쪽*에, 부교감신경계통 날경로는 *오른쪽*에 표시했다. 교감신경계통 날경로(가슴허리 날경로)는 가슴척수와 상위 허리척수(T1~L2)에서 중추신경계통 밖으로 나온다. 이 시냅스이전섬유들은 두 곳(척추곁신경절과 척추앞신경절)에서 시냅스이후신경세포들에 정보를 전달한다. 척추곁신경절들은 세로 방향으로 연결되어 척주(vertebral column)의 양옆에서 좌우 두 교감신경줄기를 형성한다(*이 그림에서 척수 옆에 세로 기둥 모양으로 표시했음*). 척추앞신경절(*노란색* 타원형 구조들로 표시)은 배대동맥(abdominal aorta)에서 시작하는 굵은 동맥들에 연계되어 있다. 시냅스이후 교감신경섬유들이 내장에 분포하는 양상을 확인하라. 부교감신경계통 날경로(뇌엉치 날경로)는 뇌줄기 회색질에서 시작된 후 III, VII, IX, X 뇌신경을 통해 중추신경계통 밖으로 나오거나, 엉치척수(S2~S4)의 회색질에서 시작한 후 중추신경계통 밖으로 나와서 내장에 신경분포한다. III, VII, IX 뇌신경에 포함되어 진행하는 시냅스이전섬유들은 머리와 목 부위에 위치한 몇몇 신경절(*머리 앞에 타원형 구조들로 표시*)에서 시냅스이후신경세포에 정보를 전달한다. X 뇌신경(미주신경)에 포함되어 진행하거나 엉치척수(S2~S4)에서 시작한 시냅스이전섬유들은 내장 벽에서 종말신경절(terminal ganglia)에 모여 있는 시냅스이후신경세포들과 시냅스 한다. 이렇게 이 내장들은 교감신경과 부교감신경이 모두 분포한다. 이어달리기 하듯 연결된 두 신경세포를 통해 임펄스가 모든 내장에 전달되지만, 부신수질은 예외임에 유의하라. *CN*, 뇌신경(cranial nerve).

는 두 활성물질인 에피네프린이나 노르에피네프린을 생산한다. 큰 차이점은 교감신경세포는 이 물질을 효과기에 직접 전달하지만 부신수질 세포는 혈류를 거쳐 간접적으로 이 활성물질을 전달한다는 사실이다. 부신수질에 분포하는 교감신경계통은 중추신경계통에서부터 효과기까지 이어달리기 하듯 연결된 두 신경세포로 구성되는 자율신경계통의 원칙에 어긋난다고 생각할 수도 있다. 하지만 부신수질 세포를 둘째 신경세포와 기능적으로 동등한 세포라고 간주하면 예외라 할 수 없다. 실제로 이 세포는 신경분비신경세포(neurosecretory neuron)에 해당한다.

자율신경계통 중 장신경계통(창자신경계통) 부분

자율신경계통 중 장신경계통 부분은 소화관에 분포하는 신경절과 그 돌기들로 구성된다.

자율신경계통 중 장신경계통 부분(enteric division of the ANS)은 소화관 벽에 모여 있는 신경세포들과 그 돌기들로 구성된다. 장신경계통은 위장관에서 운동성(장벽 근육 수축), 외분비 및 내분비 기능, 혈액 순환 등을 조절한다. 또한 면역반응과 염증 과정도 조절한다.

장신경계통은 중추신경계통과 별도로 작동할 수 있기 때문에 '**장의 뇌**(brain of the gut)'로 간주된다. 그러나 소화작용이 일어나려면 장신경계통의 신경세포와 중추신경계통이 정보를 교류해야 하는데, 정보 교류는 부교감신경섬유와 교감신경섬유를 통해 일어난다. 소화관에 위치한 내수용기(enteroceptor)들은 소화 진행 상황에 관한 감각 정보를 중추신경계통에 제공한다. 그 다음에 중추신경계통은 소화관의 분비작용과 운동작용을 억제하고 조임근(sphincter)과 혈관을 수축시키는 교감신경 자극과 그 반대 작용을 일으키는 부교감신경 자극을 조정한다. **사이신경세포**(interneuron)는 감각신경세포들이 보낸 정보를 통합한 후 이 정보를 반사 형태로 변환해서 장운동신경세포(enteric motor neuron)에 중계한다. 예를 들어 위(stomach)가 늘어나면 결장(잘록창자, colon) 근육이 수축하도록 장운동신경세포에 자극이 가해져서 배변이 촉발되는 위결장반사(gastrocolic reflex)가 유발된다.

장신경계통의 신경절과 시냅스이후신경세포들은 식도에서부터 항문에 이르기까지 소화관의 고유판(lamina propria), 점막근육판(muscularis mucosae), 점막밑층(submucosa), 근육층(muscularis externa), 장막밑층(subserosa)에 분포한다(그림 12.30). 장신경계통은 미주신경(vagus nerve)이나 엉치척수에서 온 시냅스이전신경섬유가 꼭 필요하지는 않기 때문에 미주신경이나 골반내장신경(pelvic splanchnic nerve)이 절단된 뒤에도 장벽에서는 연동운동(peristaltic movement)이 계속 일어날 수 있다.

장신경계통의 신경세포들은 슈반세포나 위성세포가 지지하지 않고, 대신에 별아교세포를 닮은 **장아교세포**(enteric neuroglial cell)가 지지한다(459~460쪽). **장신경계통 부분**(enteric division)을 구성하는 세포들에서도 뇌의 신경세포에서 일어날 수 있는 병적 변화와 동일한 변화가 일어날 수 있다. **파킨슨병**(Parkinson disease; 글상자 12.1)과 관련이 있는 루이소체(Lewy body)는 물론 **알츠하이머병**(Alzheimer disease)과 관련이 있는 아밀로이드판(amyloid plaque)과 신경원섬유매듭(neurofibrillary tangle)도 환자의 대장 벽에서 발견된 바 있다. 이러한 발견들은 통상적인 위장관생검(gastrointestinal biopsy)을 통해서 이 병을 조기진단할 수 있는 검사법의 개발로 이어질 수 있는데, 그렇게 되면 알츠하이머병 진단을 위해 더 복잡하고 위험한 뇌 생검을 하지 않아도 되고, 파킨슨병을 환자가 사망한 후에나 확진할 일도 없어진다.

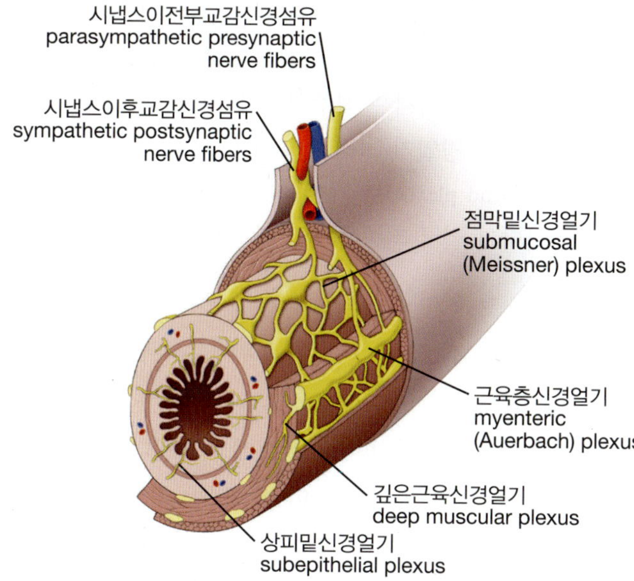

그림 12.30 장신경계통(enteric nervous system). 소장 벽에 있는 장신경계통의 구조를 간단히 묘사한 그림이다. 신경절세포들이 포함되어 있는 신경얼기는 크게 두 곳에 위치한다. 둘 중 얕은 곳에 있는 근육층신경얼기(myenteric plexus)는 두 근육층 사이에 위치한다. 점막밑층(submucosa)에 깊숙이 있는 것은 민말이집신경섬유들과 신경절세포들이 그물처럼 연결된 점막밑신경얼기(submucosal plexus)이다. 미주신경을 통해 온 부교감신경섬유는 소장의 장간막(mesentery)으로 들어간 후에 결국 두 신경얼기 모두의 신경절세포와 시냅스 한다. 시냅스이후교감신경섬유들도 장신경계통에 정보를 전달한다.

자율신경분포 요약

그림 12.28과 12.29에 자율신경계통의 기원과 분포를 요약해서 정리했다. 두 그림을 참조하면서 다음 설명을 공부하기 바란다. 그리고 이 그림들은 한 장기에 부교감신경계통과 교감신경계통이 함께 신경분포하는 경우가 대부분이지만 이 일반적 특성에 중요한 예외가 있다는 사실도 알려주고 있다.

머리(Head)

- 머리에 전달될 **시냅스이전 부교감날경로**(parasympathetic presynaptic outflow)는 그림 12.29에 표시한 바와 같이 뇌신경을 통해 뇌 밖으로 나오지만 경로가 매우 복잡하다. 신경세포체가 표 12.2와 그림 12.28에 열거한 신경절 외의 구조에서 관찰되기도 하는데, 그 예로는 혀가 있다. 이것이 부교감신경계통의 신경세포체들이 모여 있는 '종말신경절(terminal ganglia)'이다.
- 머리에 전달될 **시냅스이전 교감날경로**(sympathetic presynaptic outflow)는 가슴척수에서 시작된다. 시냅스이후신경세포(*postsynaptic neuron*)들은 세포체가 위목신경절(superior cervical

ganglion)에 모여 있고, 그 축삭이 이 신경절 밖으로 나온 후 속목동맥(internal carotid artery)과 바깥목동맥(external carotid artery)에 포위하듯 들러붙어서 동맥주위신경얼기(periarterial plexus)를 형성한다. 속목신경얼기(internal carotid plexus)와 바깥목신경얼기(external carotid plexus)는 각각 속목동맥과 바깥목동맥의 가지를 따라가다가 결국 최종 목적지에 도달한다

가슴(Thorax)

- 가슴 내장에 전달될 **시냅스이전 부교감날경로**(parasympathetic presynaptic outflow)는 미주신경(X)을 거친다. 그 시냅스이후신경세포는 세포체가 내장의 벽이나 실질에 위치한다.
- 가슴 장기에 전달될 **시냅스이전 교감날경로**(sympathetic presynaptic outflow)는 상위 가슴척수에서 시작된다. 심장에 분포할 **시냅스이후교감신경세포**(*sympathetic postsynaptic neuron*)는 세포체의 대부분이 목신경절(cervical ganglion)들에 모여 있으며, 그 축삭들이 심장신경(cardiac nerve)들을 형성한다. 다른 가슴 내장에 분포할 **시냅스이후신경세포**들의 세포체는 교감신경줄기 중 가슴부분에 있는 신경절에 모여 있다. 그 축삭들은 교감신경줄기에서 시작해서 가느다란 내장신경(splanchnic nerve)들을 거쳐 가슴에 있는 내장에 도달한 후 폐신경얼기(pulmonary plexus)와 식도신경얼기(esophageal plexus) 등을 형성한다.

배(Abdomen)와 골반(Pelvis)

- 배 내장에 전달될 **시냅스이전 부교감날경로**(parasympathetic presynaptic outflow)는 미주신경(X)이나 골반내장신경(pelvic splanchnic nerve)을 거친다. 배와 골반의 장기에 분포하는 부교감신경계통의 **시냅스이후신경세포**는 세포체가 대개 표적 장기의 벽에 있는 종말신경절(terminal ganglia)에 모여 있는데, 소화관에서는 이 신경절들이 점막밑신경얼기(submucosal plexus)와 근육층신경얼기(myenteric plexus) 등에 포함되어 있다. 이 신경절들은 자율신경계통 중 장신경계통 부분의 일부분이다.
- 배와 골반의 장기에 전달될 **시냅스이전 교감날경로**(sympathetic presynaptic outflow)는 하위 가슴척수와 상위 허리척수에서 시작된다. 이 신경섬유들은 큰내장신경(greater splanchnic nerve), 작은내장신경(lesser splanchnic nerve), 맨아래내장신경(least splanchnic nerve), 허리내장신경(lumbar splanchnic nerve)으로 구성된 배골반내장신경(abdominopelvic splanchnic nerve)들을 거쳐 척추앞신경절에 도달한다. **시냅스이후신경세포**들은 세포체의 대부분이 척추앞신경절에 모여 있다(그림 12.28). 단 부신수질 세포를 담당하는 시냅스이전섬유만은 척추앞신경절에서 시냅스하지 않는다. 부신수질 세포는 특수한 유형의 시냅스이후 신경세포로서, 신경전달물질을 시냅스틈새 대신에 혈액으로 직접 방출한다.

팔다리(Extremity)와 몸통벽(Body Wall)

몸통벽과 팔다리에는 부교감신경 날경로가 전달되지 않는다. 몸통벽과 팔다리에 실제로 분포하는 자율신경은 교감신경뿐이다(그림 12.28). 모든 척수신경에는 시냅스이후교감섬유가 포함되어 있는데, 이 신경섬유는 민말이집내장날(unmyelinated visceral efferents) 성분에 속하며, 그 세포체는 교감신경줄기에 있는 척추곁신경절에 모여 있다. 땀샘에 분포하는 '교감'신경세포가 분비하는 신경전달물질은 통상적인 노르에피네프린이 아니라 아세틸콜린이다.

■ 중추신경계통의 구성 체계

중추신경계통(central nervous system, CNS)은 머리뼈안(두개강, cranial cavity)에 들어 있는 **뇌**(brain)와 척주관(vertebral canal) 속에 있는 **척수**(spinal cord)로 구성된다. 중추신경계통은 머리뼈와 척추뼈의 보호를 받고 있으며, 수막(뇌척수막, meninges)이라 불리는 결합조직 막 세 겹에도 둘러싸여 있다. 뇌와 척수는 뇌척수액(cerebrospinal fluid, CSF)에 떠 있는 상태라 할 수 있는데, 이 액체는 수막 중 속에 있는 두 겹 사이를 가르는 공간을 차지하고 있다. 뇌는 다시 **대뇌**(cerebrum)와 **소뇌**(cerebellum)와 **뇌줄기**(brain stem)로 세분되고, 뇌줄기는 아래로 척수에 연결되어 있다.

대뇌에서 회색질은 바깥을 덮고 있는 피질(cortex)을 형성하고, 백질은 속에 있는 수질(medulla)을 형성한다.

대뇌의 가장 바깥층을 이루는 **대뇌피질**(대뇌겉질, cerebral cortex)은 신경세포체, 축삭, 가지돌기, 중추아교세포 등으로 구성되며, 시냅스가 많이 일어나는 곳이기도 하다. 막 해부한 뇌의 대뇌피질은 회색을 띠기 때문에 **회색질**(gray matter)이라는 용어를 쓴다. 대뇌피질 외에도 섬처럼 따로 떨어져 있는 회색질인 **신경핵**(nucleus)들이 대뇌와 소뇌의 깊은 곳에서 관찰된다.

백질(white matter)은 신경세포의 축삭들과 이와 관련된 신경아교세포와 혈관들로만 구성되어 있다(신선 표본의 축삭은 흰 빛을 띤다). 이 축삭들은 신경계통 중 한 곳에서부터 다른 곳으로 진행한다. 특정 부위를 출입하는 축삭들 대부분은 기능에 따라 몇몇 집단으로 모여서 신경다발인 **신경로**(tract)를 형성하는데, 그냥 봐서는 각 신경로의 경계를 명확히 구분할 수 없다. 중추신경계통의 백질을 구성하는 신경로 하나를 눈으로 확인하려면 특수한 방법을 써야 하는데, 대표적인 예로는 그 신경로에 축삭을 보내는 세포체를 파괴하는 방법이 있다. 파괴된 축삭(신경섬유)은 적절한 염색법이나 표지법을 사용해서 표시하고, 이어서 그 경로를 추적한다. 신경로가 가장 잘 구분되는 척수에서조차 이웃한 신경로들 사이의 경계가 명확하지 않다.

회색질을 구성하는 세포

회색질(gray matter)에서 어떤 세포의 세포체들이 관찰되는지는 뇌나 척수의 어느 부분을 검사하고 있는지에 따라 달라진다.

회색질의 각 부위들은 기본적으로 신경세포체들과 이와 관련된 축삭과 가지돌기와 신경아교세포의 돌기들이 그물처럼 짜여 있는 구조로 구성되는데, 기능이 다른 각 부위들마다 그 양상이 특색이 있고 다양하다.

회색질에서 축삭과 가지돌기와 신경아교세포의 돌기들이 그물처럼 얽혀 있는 구조를 **신경그물**(neuropil)이라 한다. 신경그물이 어떻게 구성되어 있는지는 H&E 염색법으로는 알 수 없다. 회색질의 세포구축(cytoarchitecture)을 파악하려면 다른 염색법을 적용해야 한다(도판 12.3, 490쪽).

일반적으로 조직학 총론 강좌에서는 중추신경계통 신경세포들이 실제로 어떻게 배열되어 있는지까지 다루지는 않지만, 통상적으로 학생들이 관찰하는 H&E 염색 표본들에 중추신경계통 표본 두 가지를 추가해서 공부하게 된다. 이 둘은 대뇌피질(그림 12.31, 도판 12.3, 490쪽)과 소뇌피질(그림 12.32, 도판 12.4, 492쪽) 표본이다.

소뇌피질(cerebellar cortex)에서 가장 눈에 띄는 구조는 푸르키네세포층(조롱박세포층, Purkinje cell layer; 그림 12.32)이다. **공수병 바이러스**(광견병 바이러스, rabies virus, RABV)에 감염된 사람은 감염된 신경세포의 세포질에 **네그리소체**(Negri body)라 불리는 특징적인 봉입소체(inclusion)가 존재한다. 광학현미경으로 관찰했을 때 호산성(eosinophilic)이며 경계가 명확하고 지름이 2~10 μm인 이 봉입소체는 신경세포가 바이러스에 감염되는 과정에서 형성된 세포내 **바이러스복제구획**(viral replication compartment)을 나타낸다. 이 소체는 환자의 푸르키네세포와 해마(hippocampus)의 추체세포(pyramidal cell)의 세포질에서 쉽게 관찰된다. 네그리소체는 지난 수십 년 동안 공수병 바이러스를 증명하는 데 가장 우선이 되는 조직학적 진단기준으로 활용되어 왔다. 오늘날에는 직접형광항체(direct fluorescent antibody, DFA) 검사법을 기본으로 사용하여 사람과 동물의 공수병을 사후에 진단하고 있다. 최근에는 LN34 범-리사바이러스 실시간 역전사중합효소연쇄반응(LN34 pan-lyssavirus real-time reverse transcription-polymerase chain reaction) 측정법을 도입함으로써 공수병의 진단과 감시를 개선하고 있다.

뇌줄기(brain stem)는 회색질 부위와 백질 부위가 명확히 구분되지 않는다. 그래서 뇌줄기에 위치한 뇌신경핵(회색질)은 경계가 아주 확실하지는 않은 신경로들(백질)에 둘러싸인 섬들처럼 관찰된다. 뇌신경핵 중에 운동신경세포의 세포체들이 모여 있는 운동핵(motor nucleus)은 척수의 앞뿔(anterior horn)에 있는 운동신경세포 집단과 형태와 기능이 거의 동일하다. **그물체**(망상체, reticular formation) 등의 다른 뇌줄기 부위에서는 백질과 회색질의 구분이 훨씬 덜 명확하다.

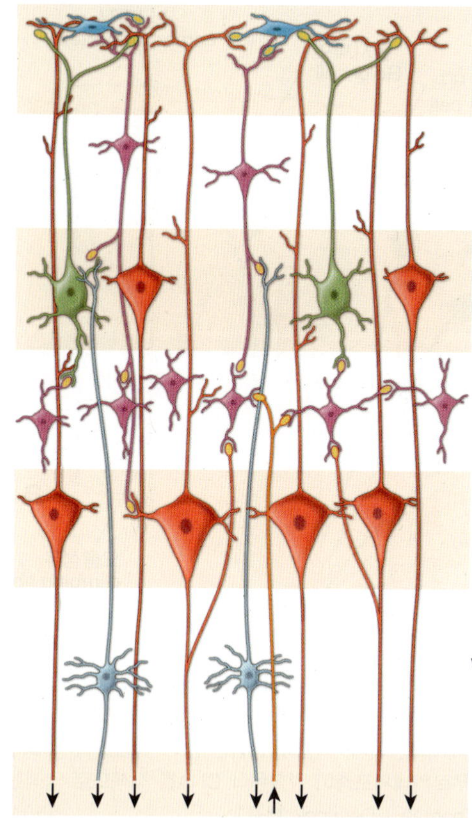
I 분자층
molecular layer
II 바깥과립층
external
granular layer
III 바깥추체세포층
external
pyramidal
cell layer
IV 속과립층
internal
granular layer
V 신경절세포층
(속추체세포층)
ganglionic
layer (internal
pyramidal cell
layer)
VI 다형세포층
multiform
(polymorphic)
cell layer

그림 12.31 대뇌피질 내부신경회로(intracortical cerebral circuit)를 구성하는 신경세포들. 대뇌피질의 구성과 각 층에 분포하는 신경세포들의 연결 상태를 간단히 도시한 그림. 피질들섬유(cortical afferent fiber; *상향 화살표*)가 들어오는 층도 있고, 피질날섬유(cortical efferent fiber; *하향 화살표*)가 시작되는 층도 있다. 작은 사이신경세포(interneuron)는 *노란색*으로 표시했다.

척수의 구성 체계

척수(spinal cord)는 납작하고 길쭉한 원통형 구조로, 뇌줄기와 직접 이어져 있다. 척수는 31 분절(segment), 즉 목분절(cervical segment) 8개, 가슴분절(thoracic segment) 12개, 허리분절(lumbar segment) 5개, 엉치분절(sacral segment) 5개, 꼬리분절(coccygeal segment) 1 개로 구분된다. 각 분절마다 **척수신경**(spinal nerve)이 한 쌍씩 연결되어 있다. 각 척수신경은 뒤뿌리(dorsal root, posterior root)와 앞뿌리(ventral root, anterior root)를 통해 해당 척수분절에 연결되어 있는데, 앞뿌리와 뒤뿌리는 각각 여러 개의 잔뿌리(rootlet)들로 구성되어 있다(그림 12.33; 그림 12.3도 참조).

척수의 가로단면을 관찰하면 그 내부에 **중심관**(central canal)을 둘러싸는 나비처럼 생긴 회갈색 **회색질**(gray matter)과 그 겉에 있는 허연 **백질**(white matter)을 확인할 수 있다(그림 12.34). 척수의 백질에는 주로 척수와 뇌를 오가는 말이집축삭과 민말이집축삭들로 이루어진 신경로(tract)들이 모여 있다(그림 12.3).

척수의 **회색질**은 주성분이 신경세포체 및 그 가지돌기이며, 축삭과 중추아교세포도 함께 포함하고 있다(도판 12.5, 494쪽). 회색

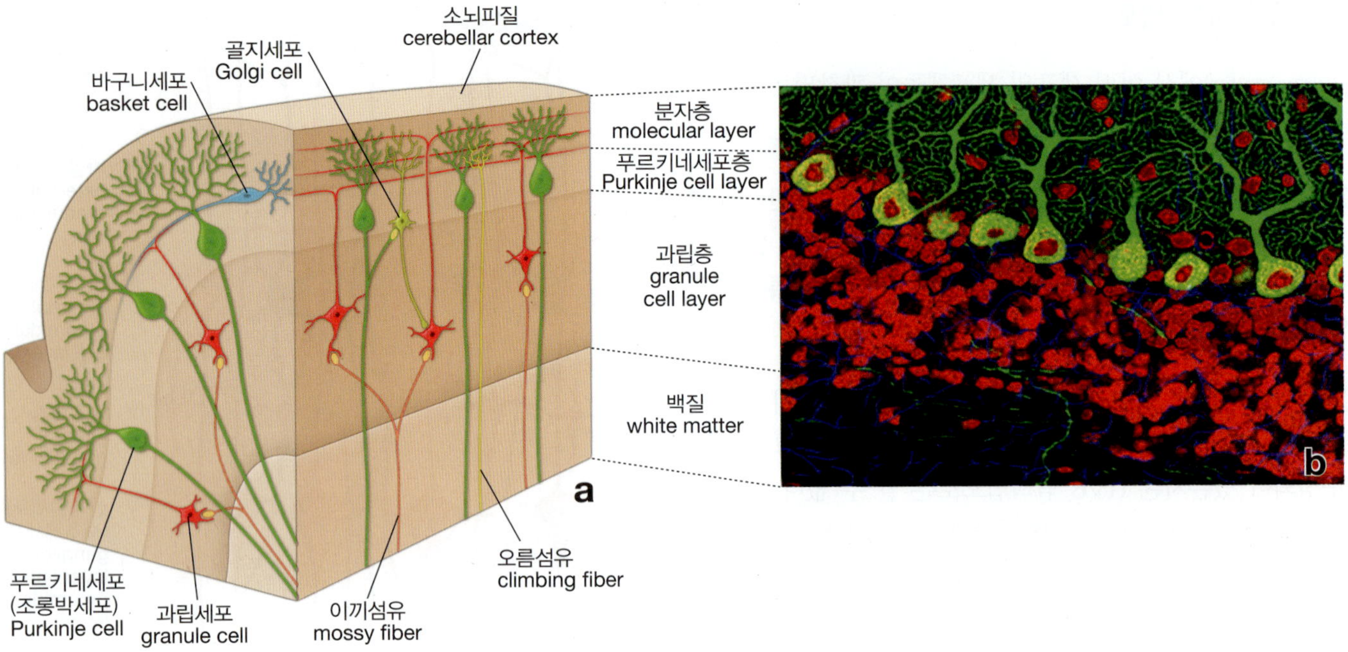

그림 12.32 소뇌피질(cerebellar cortex)의 세포구축 구조. a. 폭이 좁은 소뇌피질의 뇌이랑(gyrus)인 소뇌잎새(소뇌이랑, folium)의 단면을 간략하게 그린 그림. 이 그림에서 사각형 단면의 절단 방향이 소뇌잎새와 평행하다. 그림에 백질과 회색질이 포함되어 있다. 회색질의 세 층이 이 그림에서 확연히 구분된다. 가장 얇은 층이 분자층이고, 중간층이 푸르키네세포층이며, 백질에 인접한 층이 과립층이다. **b.** 이중형광염색법을 적용한 쥐 소뇌 표본으로, 녹색 형광으로 염색한 푸르키네세포(Purkinje cell)들이 일렬로 정렬한 푸르키네세포층이 관찰된다. DNA를 적색으로 염색했기 때문에 모든 세포들의 핵이 적색으로 관찰된다. 푸르키네세포마다 수많은 가지돌기들이 관찰되고 있다. ×380. (Thomas J. Deerinck 제공.)

질에서 기능이 비슷한 신경세포체들끼리 모여 있는 집단을 **신경핵**(nucleus, 복수형은 nuclei)이라 한다. 좀 더 정확히 표현하면 신경핵이라는 용어는 신경세포체 집단에 신경섬유와 신경아교세포를 더한 개념이다. 중추신경계통의 신경핵은 기능과 형태를 기준으로 말초신경계통의 신경절에 상응한다. 시냅스는 회색질에서만 일어난다.

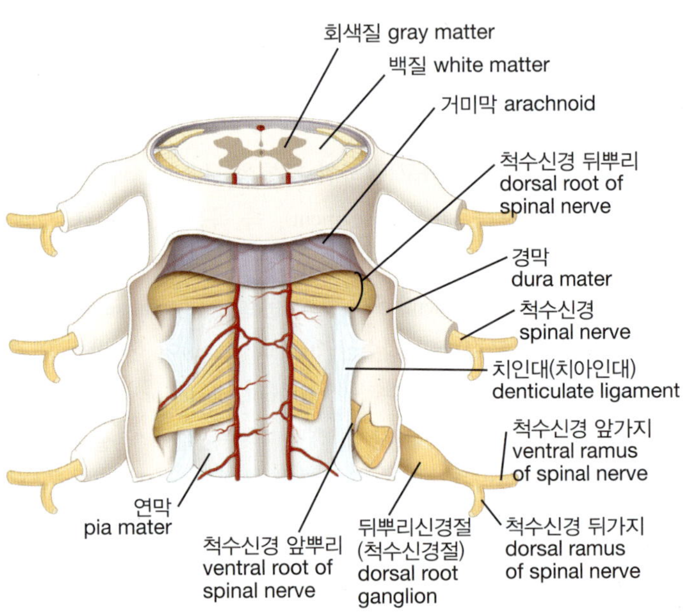

그림 12.33 척수(spinal cord)와 이를 둘러싸는 수막(meninges)을 뒤에서 본 그림. 각 척수신경은 척수에서 잔뿌리(rootlet)들로 시작되는데, 이 잔뿌리들이 합쳐져서 뒤뿌리와 앞뿌리를 형성한다. 뒤뿌리와 앞뿌리가 합쳐져서 척수신경 하나를 형성하고, 척수신경은 조금 지나서 굵은 앞가지와 가는 뒤가지로 갈라진다. 수막 중 가장 바깥층인 경막이 척수와 그 밖으로 출현하는 척수신경을 둘러싸고 있다. 척수를 척주관(vertebral canal)의 벽에 붙들어 매는 연막으로 이루어진 치인대들도 관찰된다.

뼈대근육에 분포하는 운동신경세포의 세포체들은 척수 회색질의 앞뿔(ventral horn)에 모여 있다.

앞뿔운동신경세포(ventral motor neuron)는 **앞뿔세포**(anterior horn cell)라고도 하며, 통상적인 조직표본에서 커다란 호염기성(basophilic) 세포체로 관찰되기 때문에 쉽게 식별할 수 있다(그림 12.34, 494쪽 도판 12.5). 이 운동신경세포는 중추신경계통에서부터 멀어지는 방향으로 임펄스를 전달하기 때문에 날신경세포(efferent neuron)에 속한다.

운동신경세포의 축삭은 척수 밖으로 나와서 앞뿌리(ventral root)를 통과한 후 그 척수분절의 척수신경(spinal nerve)을 구성하는 한 성분이 되며, 결국 뼈대근육에 전달된다. 이 축삭은 시작부분과 끝부분만 빼고 모두 말이집에 덮여 있다. 이 축삭은 근육세포 근처에 이르러 수많은 종말가지(terminal branch)로 갈라지고, 결국 근육세포와 함께 신경근육접합부(neuromuscular junction)를 형성한다(399쪽).

감각신경세포의 세포체들은 척수신경 뒤뿌리에 있는 신경절에 모여 있다.

뒤뿌리신경절(척수신경절, dorsal root ganglia)에 모여 있는 감각신경

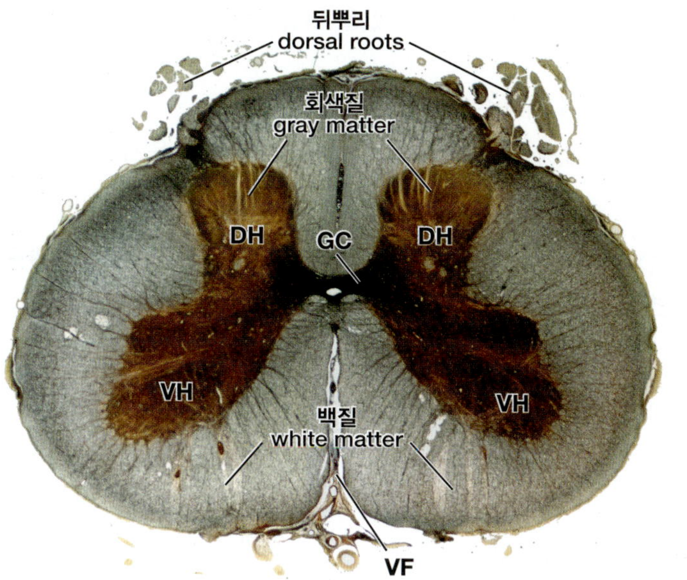

그림 12.34 사람 척수(spinal cord)의 가로단면 표본. 하위 허리척수(lumbar spinal cord; L4∼L5 분절일 가능성이 가장 높음)의 가로단면에 빌쇼스키(Bielschowsky) 은염색법을 적용한 표본의 광학현미경사진. 척수는 바깥부분인 백질과 속부분인 회색질로 구성되어 있는데, 회색질은 신경세포체와 이와 관련된 신경섬유들을 포함하고 있다. 척수의 회색질은 대략 나비처럼 생겼다. 회색질 중 앞과 뒤로 돌출된 부분을 각각 *앞뿔(ventral horn, VH)*과 *뒤뿔(dorsal horn, DH)*이라 한다. 좌우 회색질은 회색질맞교차(gray commissure, *GC*)를 통해 서로 연결된다. 백질은 오름신경로와 내림신경로를 구성하는 신경섬유들을 포함하고 있다. 척수의 겉면은 연막에 덮여 있다. 연막에 있는 혈관과, 앞정중틈새(ventral fissure, *VF*)와, 척수신경 뒤뿌리 중 일부도 이 표본에서 관찰할 수 있다. ×5.

세포는 거짓홑극신경세포(pseudounipolar neuron)이다(도판 12.1, 486쪽). 이 신경세포의 돌기는 하나뿐이지만 곧 말초돌기(peripheral process) 하나와 중추돌기(central process) 하나로 갈라진다. 말초돌기는 말초 영역에서부터 세포체 쪽으로 정보를 가지고 오며, 중추돌기는 세포체에서부터 척수 회색질 등으로 정보를 운반한다. 감각신경세포는 중추신경계통을 향해 임펄스를 전달하기 때문에 들신경세포(*afferent neuron*)에 속한다. 임펄스는 말초돌기의 말단에 형성된 종말수용기가지(terminal receptor arborization)에서 생성된다.

중추신경계통(Central Nervous System)의 결합조직 (Connective Tissue)

수막(뇌척수막, meninges)은 세 겹의 결합조직막으로, 뇌와 척수를 다음과 같이 차례대로 둘러싼다.

- **경막**(dura mater)은 가장 바깥에 있는 막이다.
- **거미막**(arachnoid)은 경막 밑에 있는 막이다.
- **연막**(pia mater)은 뇌와 척수의 표면에 밀착되어 있는 섬세한 막이다.

거미막과 연막은 발생 중인 뇌를 둘러싸는 한 층의 중간엽(mesenchyme) 조직에서 발생한다. 이 층은 발생 중인 수막과 머리뼈의 납개머리뼈들과 피부의 진피층이 되는 원기(primordium)로, **일차수막**(primary meninx, 원시수막 primordial meninx)이라 부른다. 일차수막은 계속해서 분화하여 바깥의 치밀층(dense layer)과 속의 그물층(reticular layer)을 형성하는데, 바깥 치밀층에서는 피부의 진피층과 납개머리뼈들이 발생하고, 속 그물층은 **수막중간엽**(meningeal mesenchyme)으로 간주된다. 이 그물층은 경막으로 발생하는 **경수막**(pachymeninx)과 거미막 및 연막으로 발생하는 **연수막**(연질뇌척수막, leptomeninx)으로 분리된다. 경수막에는 아교질섬유(collagen fiber)를 생산하는 섬유모세포들이 세로 방향으로 배열되어 있고, 연수막은 연수막세포(leptomeningeal cell)들이 성글게 짜여 있는 그물 같은 구조를 이루고 있다. 연수막에 공간형성(cavitation)이 일어나서 거미막잔기둥(arachnoid trabeculae)과 거미막밑공간(subarachnoid space)이 생성된다. 발생이 끝나면 연막이 연수막의 내장층(visceral portion)에, 거미막이 연수막의 벽층(parietal portion)에 해당된다. 이 두 막이 한 구조에서 발생했다는 사실은 성인 수막에서 연수막세포들과 미세한 아교질(collagen) 다발들로 구성된 무수히 많은 섬세한 거미막잔기둥들이 연막과 거미막 사이를 잇고 있음을 관찰하면 실감할 수 있다.

경막은 연막이나 거미막보다 두꺼운 치밀결합조직 판이다.

머리뼈안(cranial cavity)에서 머리뼈의 속면에 부착된 두터운 결합조직 층이 **경막**(dura mater; 라틴어로 강인한 어머니를 뜻함)을 구성한다. 경막은 다음 두 층으로 구성된다.

- **골막층**(periosteal layer, 바깥층 outer layer)은 머리뼈의 속면에 있는 골막(뼈막, periosteum)의 역할을 한다
- **수막층**(meningeal layer, 속층 inner layer)은 대부분의 부위에서 골막층과 합쳐져 있다

이 두 층은 **경막정맥굴**(venous sinus, dural venous sinus)이 있는 곳에서만 분리되어 있는데, 이 정맥굴의 속면은 내피(endothelium)로 덮여 있다. 경막정맥굴은 뇌에 공급된 혈액을 심장으로 돌려보내는 과정에서 거치게 되는 주배수관 같은 역할을 한다. 즉 뇌정맥에 있던 혈액을 받아서 속목정맥(internal jugular vein)으로 배출한다.

경막 중 수막층(속층)이 넓적한 판처럼 연장된 구조를 **경막주름**(dural reflection)이라 한다. 이들은 뇌의 몇몇 부분들 사이를 가르는 칸막이를 형성하면서 머리뼈안(cranial cavity)에 들어 있는 뇌의 각 부분들을 지지하고, 깊숙이 위치한 뇌 부분들 중 일부에까지 거미막을 끌고 간다. 예를 들어 **대뇌낫**(falx cerebri)은 정중면을 따라 좌우 대뇌반구 사이를 가르며, **소뇌천막**(tentorium cerebelli)은 두 대뇌반구의 뒷부분과 소뇌 사이를 가른다.

경막 골막층은 척주관(spinal canal)에서는 척추뼈 골막으로 존재한다. 척추뼈 골막은 경막외공간(epidural space)에 의해 진짜 척수

경막인 경막 수막층으로부터 분리되어 있는데, 이 공간에는 지방 조직과 정맥얼기들이 포함되어 있다. 경막 수막층은 척수를 에워싸는 별도의 대롱 같은 주머니 구조를 형성한다(그림 12.33).

거미막은 경막의 속면에 맞닿아 있는 섬세한 결합조직 판이다.

거미막(arachnoid)은 경막의 속면에 접해 있는 방수층을 형성한다. 거미막에서 연장된 섬세한 **거미막잔기둥**(arachnoid trabeculae)은 뇌와 척수의 표면에 있는 연막에 연결된다. 거미막잔기둥이 거미줄처럼 생겼기 때문에 arachnoid(그리스어 *arachne*에서 유래했으며, 거미줄을 닮았다는 뜻임)라는 용어가 유래한 바 있다. 거미막잔기둥은 길게 늘어난 섬유모세포를 포함한 섬유 형태의 성긴결합조직으로 구성되어 있다. 거미막잔기둥이 가로지르는 공간은 **거미막밑공간**(subarachnoid space)이고, 이 공간에 **뇌척수액**(cerebrospinal fluid, CSF)이 차 있다(그림 12.35). 거미막은 몇몇 부위에서 경막 수막층을 뚫고 경막정맥굴의 내부로 돌출된다. 이 부위는 **거미막과립**(arachnoid granulation)이라 하는데, 거미막밑공간에 있던 뇌척수액을 경막정맥굴 속으로 운반하는 데 관여한다(그림 12.35).

연막은 뇌와 척수의 표면에 직접 밀착해 있다.

연막(pia mater; 라틴어로 다정한 어머니를 뜻함)도 섬세한 결합조직막이다. 연막은 뇌와 척수의 표면에 직접 밀착해 있으며, 뇌와 척수에 분포하는 혈관을 둘러싸고 있는 혈관주위결합조직집(perivascular connective tissue sheath)과 연속된다. 거미막의 양쪽 면과 연막의 속면과 거미막잔기둥은 얇은 단층편평상피로 덮여 있다. 거미막과 연막은 뇌신경이나 척수신경이 경막을 뚫고 나올 때 이 신경이 통과하는 구멍 주위에서 하나로 합쳐진다.

혈액뇌장벽(Blood-Brain Barrier)

혈액뇌장벽은 혈관 속을 순환하는 농도 변동이 심한 전해질과 호르몬과 조직 대사산물로부터 중추신경계통을 보호한다.

혈관 속으로 주입한 생염료(vital dye)가 거의 모든 장기로 침투해서 조직을 염색할 수 있지만, 뇌만은 예외인 현상이 100년도 더 전에 관찰된 바 있다. 이 관찰 결과를 바탕으로 **혈액뇌장벽**(blood-brain barrier)이 최초로 기술되었다. 최근 들어서는 현미경과 분자생물학 기법의 발전으로 인해 이 독특한 장벽의 정확한 위치와 필수 물질을 뇌 조직으로 수송하는 과정에 내피세포가 담당하는 역할이 밝혀지고 있다.

혈액뇌장벽은 중추신경계통의 미세환경을 최적 상태로 유지함으로써 뇌가 적절하게 작용할 수 있게 한다. 순환 중인 혈액으로부터 뇌 조직을 격리하는 것이 혈액뇌장벽의 핵심이다. 혈액뇌장벽의 주요 기능은 다음과 같다.

- 혈액에 독소가 포함되어 있을 위험 가능성으로부터 뇌를 보호하고
- 뇌 조직의 대사수요를 충족시키며
- 중추신경계통 내의 미세환경이 항상성을 유지하도록 조절한다.

혈액뇌장벽의 장벽 기능은 중추신경계통에서 연속모세혈관들의 속면을 덮고 있는 끊김 없이 연결된 단층의 내피세포들에서 비롯된다.

혈액뇌장벽은 초기 배아 때 별아교세포와 모세혈관 내피세포 사이에서 벌어지는 상호작용을 통해 발생한다. 이 장벽의 특성은 대부분이 **내피세포**(endothelial cell)들 사이에 있는 정교한 **치밀이음**(tight junction)에서 비롯되며, 그 결과로 연속내피(continuous endothelium) 형태의 모세혈관이 형성된다. 전자밀도가 높은 추적물질을 이용해서 투과전자현미경으로 관찰한 결과, 내피세포들 사이에서 치밀이음 등이 관찰된 바 있다. 이 치밀이음의 형태는 다른 기관의 내피세포 사이에 존재하는 치밀이음보다는 상피의 치밀이음을 더 많이 닮았다. 투과전자현미경으로 관찰하면 그 밖에도 별아교세포 및 그 종말발돌기(end foot process)가 **내피바닥판**(endothelial basal lamina)과 매우 밀접하게 위치하고 있음을 알 수 있다(그림 12.36). 치밀이음 덕분에 내피세포들 사이에 틈새가 없어져서 용질이나 액체가 신경조직으로 단순확산되어 들어가지 못한다. 그리고 **별아교세포**(astrocyte)의 기능이 정상이어야만 혈액뇌장벽의 치밀이음이 완벽하게 유지됨을 시사하는 증거들이 있다. 그러나 별아교세포 자체와 그 종말발돌기가 물리적으로는 장벽 기능 발휘에 크게 기여하지 않는다. **혈액뇌장벽**(blood-brain barrier)은 몇 가지 뇌 질환 때 제대로 작동하지 않는다. 이 병에 걸린 뇌 조직을 투과전자현미경으로 검사하면 치밀이음이 사라지고 별아교세포의 형태가 변했음을 알 수 있다. 또다른 실험들에서는 별아교세포가 분비한 수용성 인자들이 혈액뇌장벽의 차단 기능을 강화하고 치밀이음의 단백질 함유량을 증가시킨다는 증거들이 제시된 바 있다.

혈액뇌장벽은 혈액에 있던 특정 이온과 물질들이 중추신경계통 조직으로 이동하는 것을 제한한다.

뇌 모세혈관 내피세포는 작은 소포(vesicle)가 몇 개만 관찰되는 것으로 미루어 이 세포를 통과하는 포음작용(pinocytosis)이 극도로 제한되어 있음을 알 수 있다. 분자량이 **500 돌턴(dalton)이 넘는** 물질은 대개 혈액뇌장벽을 통과할 수 없다. 그러나 일부 분자들은 내피세포를 통과해서 모세혈관 밖으로 나오거나 모세혈관 속으로 들어간다. 예를 들어서 O_2와 CO_2와 특정 지용성 분자(에탄올과 스테로이드 호르몬 등)들은 어려움 없이 내피세포를 통과해서 혈액과 중추신경계통의 세포바깥액 사이를 자유롭게 이동한다. 신경세포

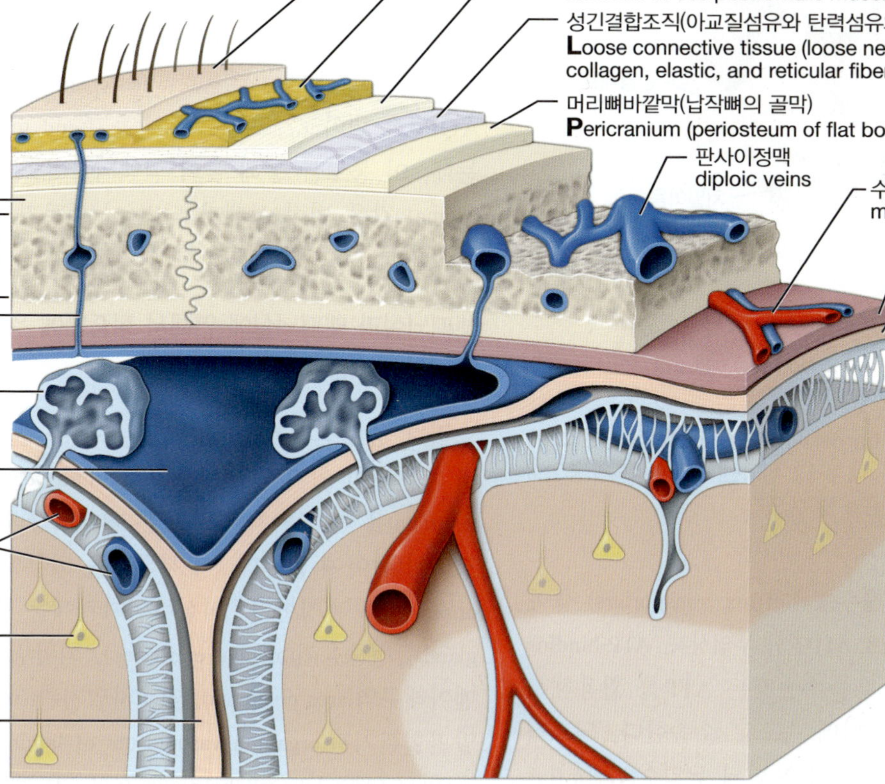

그림 12.35 두피(scalp)와 뇌막(cerebral meninges)의 구조를 간략하게 묘사한 그림. 머리의 꼭대기 부분의 이마단면(frontal section)을 간략하게 묘사한 이 그림에서 두피의 층들과, 머리뼈 중 두정골의 구조와, 머리뼈안(cranial cavity) 내에서 수막과 혈관의 배열 상태 등을 확인할 수 있다. 두피의 다섯 층은 영어 SCALP로 오행시로 만드는 연상법을 이용해서 기억할 수 있다. 즉 (1) Skin(피부); (2) Connective tissue(결합조직), 피부의 바로 밑에 위치한 불규칙치밀결합조직으로, 혈관망이 발달된 피부밑조직이 포함되어 있다; (3) Aponeurosis(널힘줄), 후두근과 전두근을 뼈에 부착시키는 넓적한 힘줄로, 규칙치밀결합조직으로 구성된다; (4) Loose connective tissue(성긴결합조직), 아교질섬유와 탄력섬유와 그물섬유들이 그물 구조를 이루고 있다; (5) Pericranium(머리뼈바깥막), 머리뼈 바깥면을 덮고 있는 골막(periosteum)을 나타낸다. 두피 밑에 있는 두정골 단면에서 치밀뼈로 구성된 속판과 바깥판 사이에 해면뼈(spongy bone)로 구성된 중간층인 *판사이층*을 확인할 수 있다. 판사이층을 지나는 판사이정맥은 경막정맥굴(dural venous sinus)을 머리뼈바깥정맥들에 연결하는데, 이 과정에서 이끌정맥을 거친다. 머리뼈안 내에서 경막 바깥층인 *골막층*(좀 더 진하게 표시한 층)은 머리뼈에 단단히 부착되어 있으면서 골막 역할을 한다. 경막 골막층과 머리뼈 사이에 위치한 수막동맥의 가지들과 이에 동반된 정맥들을 관찰하라. 더 깊이 있는 경막 속층은 *수막층*(밝은 색으로 표시한 층)이다. 머리뼈안의 대부분의 부위에서 경막의 두 층이 서로 합쳐져 있지만, 경막정맥굴이 있는 곳은 예외이다. 이 곳에서 두 층은 속면이 내피로 덮인 혈관의 일종인 경막정맥굴이라는 공간에 의해 분리되어 있다. 머리뼈안의 몇몇 부위에서는 두 경막 수막층이 합쳐진 후 뼈에서 멀리 내부로 돌출되어 경막주름(dural infolding, dural reflection)을 형성하는데, 이 주름은 뇌를 몇몇 부위들로 분할한다. 좌우 대뇌반구 사이를 가르는 가장 큰 경막주름인 대뇌낫을 확인하라. 경막보다 깊은 곳에 거미막이 있다. 거미막은 경막에 인접해 있지만 부착되어 있지는 않다. 거미막은 거미줄처럼 생긴 수많은 거미막잔기둥(arachnoid trabeculae)을 연막에 보낸다. 연막은 뇌의 표면에 밀착해 있으며 뇌 표면의 모든 윤곽을 따라 쭉 이어져 있다. 거미막밑공간은 거미막과 연막 사이에 위치하며, 뇌척수액을 포함하고 있다. 이 공간에는 굵은 혈관(뇌동맥과 뇌정맥)들도 포함되어 있는데, 이 뇌동맥에서 시작된 가지들이 뇌 실질로 들어가고 뇌에서 나온 정맥의 지맥들이 이 뇌정맥으로 배출된다. 거미막과립이라 불리는 몇몇 부위에서는 거미막이 경막 수막층을 통해 밀고 들어가서 경막정맥굴의 내부로 돌출되어 있다. 거미막과립은 거미막밑공간에 있던 뇌척수액을 경막정맥굴로 배출하는 데 관여한다.

는 세포막이 K^+에 대한 투과성이 크기 때문에 세포바깥공간에서의 K^+의 농도 변화에 극도로 민감하다. 앞서 설명한 바와 같이 별아교세포는 중추신경계통의 세포바깥액에서 K^+ 농도가 큰 폭으로 변동하지 않도록 막아준다(460쪽). 혈액뇌장벽을 구성하는 내피세포는 중추신경계통의 세포바깥액으로 이동하는 K^+을 효과적으로 제한함으로써 별아교세포의 작용을 돕는다.

뇌의 모세혈관벽을 가로질러 통과하는 물질들은 유입수송체와 유출수송체가 능동수송한다.

신경세포가 정상적으로 작동하기 위해 필요한 다양한 분자들이 뇌 모세혈관을 출입하는 과정에서 내피세포들을 통과한다. 뇌에 있는 내피세포들은 고극성 막통과수송체(highly polarized transmembrane transporter)를 이용해서 혈액과 중추신경계통 세포바깥액 사이에서 벌어지는 영양소의 유입과 대사노폐물 및 독소

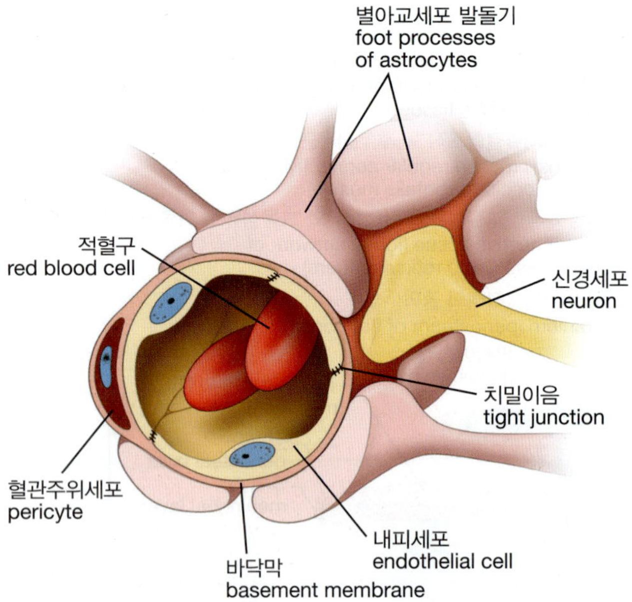

그림 12.36 혈액뇌장벽(blood-brain barrier)의 구조를 간단히 묘사한 그림. 혈액뇌장벽은 정교하고 복잡한 치밀이음, 내피세포 바닥판, 별아교세포의 종말발돌기(end foot process)들로 구성되어 있음을 알 수 있다.

의 유출을 통제한다. 알려진 **유출수송체**(efflux transporters) 중에 주가 되는 종류는 **ATP결합 카세트**(ATP결합 투입상자, ATP-binding cassette, ABC) 수송체이다. 이 유출수송체는 ATP를 활용해서 분자들을 그 농도경사를 거슬러 혈액 속으로 수송한다. 뇌조직에 있는 내피세포들에서 특정 분자에 특화된 **유입수송체**(influx transporter)들이 발현하는데, 이 수송체들은 혈액에 있던 포도당(신경세포가 에너지원으로 거의 전적으로 의존한다), 이온, 뉴클레오타이드, 비타민 등의 영양소를 중추신경계통의 세포바깥액으로 수송하는 과정을 촉진한다. 이 수송체들 중 상당수는 **용질운반체단백질**(solute carrier proteins, SLCs) 슈퍼패밀리에 속한다. 여기에는 포도당수송체(glucose transporter)의 일종인 GLUT1과 양이온아미노산수송체(cationic amino acid transporter)의 일종인 SLC7A1이 포함된다. 이 고분자들이 혈액뇌장벽을 얼마나 쉽게 통과할 수 있는지는 내피세포의 표면에 해당 고분자의 전용 수송체들이 얼마나 많이 발현되느냐에 달려 있다.

내피세포의 세포막에 포함된 몇 가지 단백질들은 약물이나 외부 단백질 같은 특정 분자들을 분해해서 이 물질들이 혈액뇌장벽을 통과하지 못하도록 막음으로써 뇌를 보호한다. 이처럼 혈액뇌장벽이 물질 통과를 제한하는 특성이 있기 때문에 다양한 신경계 질환에서 치료제를 투여하는 데 차질이 생길 수 있다. 예를 들어 신경전달물질인 도파민과 노르아드레날린의 전구물질인 **레보도파**(L-dopa, levodopa)는 혈액뇌장벽을 막힘없이 통과한다. 그러나 레보도파가 내피세포에서 카복실기제거 반응을 거쳐 형성된 **도파민**(dopamine)은 이 장벽을 통과할 수 없기 때문에 중추신경계통으로 들어오지 못한다. 이런 식으로 혈액뇌장벽이 뇌 조직에 있는 레보도파의 농도를 조절한다. 이렇게 혈액뇌장벽이 특정 물질의 통과를 제한하는 특성 때문에 파킨슨병 등에서 나타나는 **도파민 결핍**(dopamine deficiency)을 치료하려면 도파민이 아니라 레보도파를 투여해야 한다.

최근 연구들은 별아교세포의 종말발(end foot)이 뇌 조직에서 **수분 항상성**(water homeostasis)을 유지하는 데에도 중요한 역할을 함을 보여주고 있다. **수분 통로**(water channel)인 아쿠아포린(aquaporin) AQP4가 별아교세포의 종말발돌기(end foot process)에서 발견되는데, 이 통로를 통해 물이 혈액뇌장벽을 통과한다. 뇌부종(brain edema) 같은 병적 상태가 되면 이 통로가 뇌의 삼투평형(osmotic equilibrium)을 재확립하는 데 핵심적인 역할을 한다.

셋째뇌실과 넷째뇌실에 연해서 정중면에 위치한 몇몇 구조들은 혈액뇌장벽이 없는 특징이 있다.

그러나 중추신경계통 중 몇몇 부분은 혈류에 포함된 물질로부터 차단되어 있지 않다. 셋째뇌실(third ventricle)과 넷째뇌실(fourth ventricle)을 따라 위치한 몇 곳은 혈액뇌장벽이 쓸모가 없거나 불완전하거나 아예 없는데, 이 부위들을 **뇌실주위기관**(circumventricular organ)이라 총칭한다. 뇌실주위기관에는 솔방울샘(송과체, pineal gland), 정중융기(median eminence), 뇌활밑기관(subfornical organ), 맨아래구역(area postrema), 맞교차밑기관(subcommissural organ), 종말판혈관기관(organum vasculosum of lamina terminalis), 뇌하수체후엽(posterior lobe of the pituitary gland) 등이 포함된다. 혈액뇌장벽이 결핍된 이 부위들의 기능은 혈액 속을 순환하는 물질을 마치 시료를 채취하듯 검사하고(다른 부위는 이 장벽으로 인해 혈액으로부터 차단되어 있다), 이어서 이 물질에 관한 정보를 중추신경계통에 전달하는 데 관여하는 것일 가능성이 가장 높다. 뇌실주위기관은 뇌가 체액 항상성을 통제하고 신경내분비 작용을 조절하는 데 중요하다. 일부 학자들은 이 기관들을 중추신경호르몬계통(central neurohumoral system)의 내부에 있는 "뇌의 창구(window of the brain)"라 일컫는다.

■ 손상에 대한 신경세포의 반응

신경세포가 손상되면 **축삭변성**(axonal degeneration)과 **신경재생**(neural regeneration)이라 불리는 일련의 복잡한 변화가 유발된다. 이 반응에는 신경세포와 슈반세포와 희소돌기아교세포와 대식세포와 미세아교세포가 참여한다. 말초신경계통에서는 손상을 입은 축삭이 빠르게 재생되지만, 중추신경계통에서 절단된 축삭은 대개 재생되지 못한다. 차이가 이렇게 큰 이유는 희소돌기아교세포와 미세아교세포가 말이집(myelin) 잔해를 재빨리 포식하지 못하는 데다가 혈액뇌장벽으로 인해 대식세포가 대량으로 이주해 들어오는 데 제한이 있기 때문일 가능성이 가장 높다. 말이집 잔해에는 축삭 재생을 억제하는 몇 가지 인자들이 포함되어 있기 때문에 이 잔해를 제거해야만 축삭이 재생될 수 있다.

변성(Degeneration)

한 신경섬유에서 손상 부위보다 말단에 있는 토막이 변성되는 이유는 축삭수송(axonal transport)이 차단되는 데 있다.

손상 부위보다 말단에 있는 축삭이 변성되는 과정을 **선행변성**(앞방향변성, anterograde degeneration) 또는 **왈러변성**(Wallerian degeneration)이라 한다(그림 12.37a와 b). 축삭이 손상을 입은 후 8~24시간이 지나서 나타나는 손상의 첫 징후는 축삭이 붓는 현상이다. 그 다음에는 축삭이 해체되고, 미세관과 신경잔섬유를 포함한 세포뼈대의 성분들이 분해되어 결국 축삭이 수많은 조각들로 산산이 부서진다. 말이집도 파괴된다. 이 과정은 **축삭 세포뼈대의 과립형 분해**(granular disintegration of axonal cytoskeleton)라 한다. 말초신경계통에서 말이집슈반세포(myelinating Schwann cell)는 접촉하던 축삭이 사라지면 몇 가지 변화가 유도된다. 손상이 있은 후에 슈반세포는 본연의 특징적인 유전자 발현 패턴이 사라지고 탈분화(dedifferentiation)를 겪어서 **복구슈반세포**(repair Schwann cell)로 재설정(reprogramming) 된다. 이 재설정 과정에는 복구와 관련된 일군의 전사인자들이 활성화되고 미성숙 슈반세포가 초기 발생 단계 때 특징적으로 발현하던 분자들이 재발현되는 것이 포함된다. 재설정 과정에 있는 슈반세포는 풋말이집전사인자(promyelin transcription factor)들과 말이집특이단백질(myelin-specific protein; 454쪽)의 발현을 하향조절한다. 상피-중간엽 이행(epithelial-to-mesenchymal transition, EMT)과 관련이 있는 유전자들은 상향조절되어 축삭을 둘러싸고 있던 말이집을 해체하는 말이집자가포식(myelin autophagy)을 촉발한다. 변환된 복구슈반세포들은 이와 동시에 몇 가지 **아교세포성장인자**(glial growth factors, GGFs)들과, 축삭관련뉴레귤린(axon-associated neuregulin) 군의 일부와, 축삭 증식의 강력한 자극물질 등을 상향조절하고 분비한다. 그리고 사이토카인 분비가 증가해서 복구슈반세포가 면역세포와

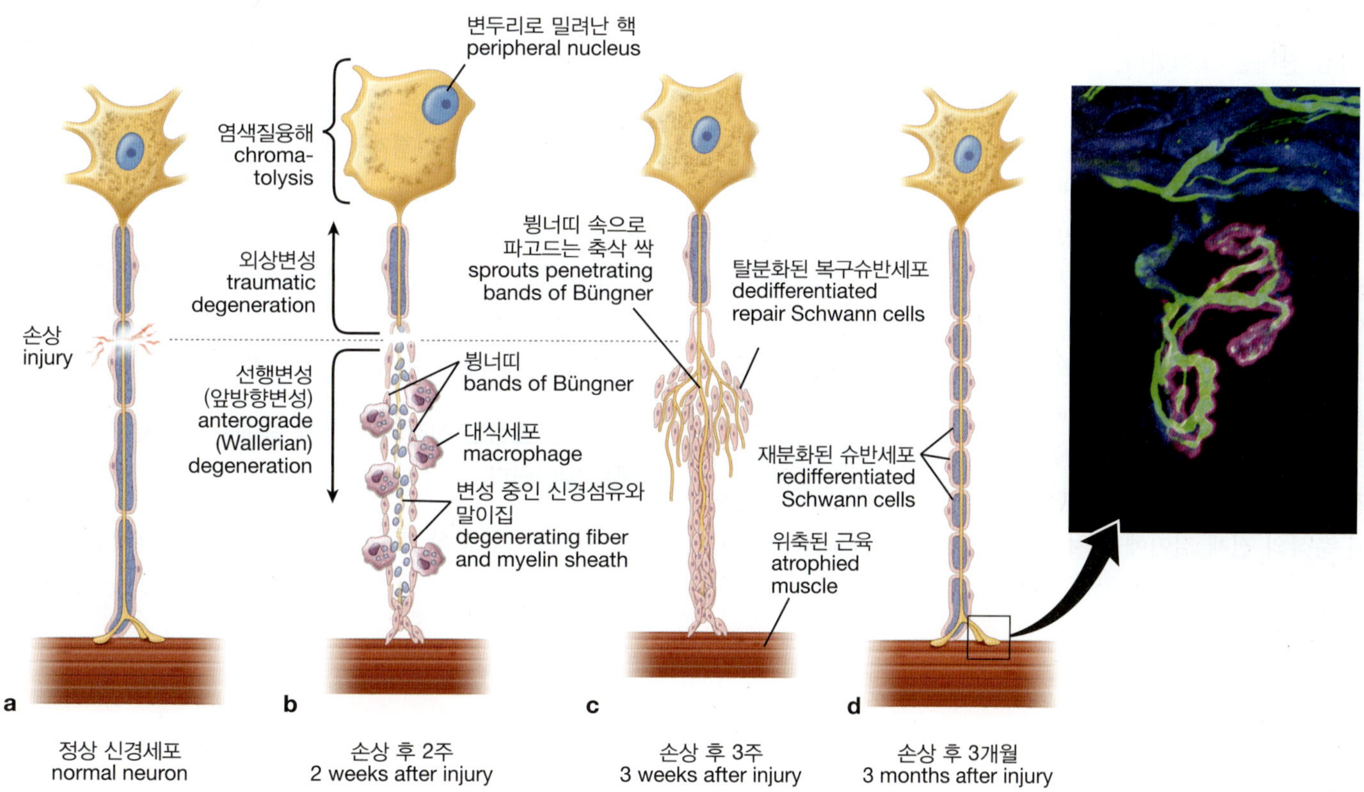

그림 12.37 손상에 대한 신경섬유(nerve fiber)의 반응. a. 손상을 받는 순간의 정상 신경섬유로, 신경세포체와 그 효과기인 뼈대근육(가로무늬근육)도 표시했다. 신경세포의 핵이 차지하는 위치와 니슬소체(Nissl body)의 수와 분포에 주목하라. **b.** 신경섬유가 손상을 입은 그림으로, 신경세포의 핵이 변두리로 밀려났으며, 니슬소체의 수가 매우 적어졌다. 손상된 곳보다 말단에 위치한 신경섬유 토막은 그 말이집과 더불어 변성된다. 슈반세포(Schwann cell)는 복구슈반세포로 탈분화(dedifferentiation)된다. 말이집 잔해는 대식세포들이 포식한다. **c.** 증식 중인 복구슈반세포들이 빙너띠라는 세포띠를 형성하고, 성장 중인 축삭 싹(axonal sprout)이 이 띠 속으로 파고든다. 축삭은 하루에 0.5~3 mm 속도로 자란다. 근육섬유는 확실히 위축된 상태이다. **d.** 자라나온 축삭 싹이 근육섬유에 도달하면 재생이 성공하고 새 신경근육접합부(neuromuscular junction)가 만들어진다. 즉 뼈대근육 기능이 복구된다. **삽입 사진.** 신경재분포(reinnervation)가 일어난 생쥐의 뼈대근육 조직을 촬영한 동일초점 면역형광 영상(confocal immunofluorescent image)이다. 재생 중인 운동축삭(motor axon)은 신경잔섬유에 대한 항체를 이용해서 *녹색*으로 염색했다. 연결이 재건된 두 개의 신경근육접합부가 *분홍색*으로 관찰되고 있는데, 이것은 시냅스이후 아세틸콜린 수용체(postsynaptic acetylcholine receptor)를 특정해서 염색한 결과이다. 복구슈반세포들은 슈반세포특이칼슘결합단백질(Schwann cell-specific calcium-binding protein)인 S100에 대한 항체를 이용해서 *청색*으로 염색했다. 재생 중인 축삭은 복구슈반세포들을 따라 연장되는데, 이 세포들은 재생 중인 축삭이 원래 지배하던 근육섬유와의 시냅스 부위에 도달하도록 인도한다. ×640. (Dr. Young-Jin Son 제공.)

상호작용할 수 있게 되고 **대식세포**(macrophage)들이 신경 손상 부위로 동원될 수 있다. 복구슈반세포는 아교세포성장인자들의 영향을 받아서 분열하고 그 바깥판(external lamina)을 따라서 길게 정렬한다. 손상을 입은 부위보다 말단에 있는 축삭 토막은 이미 포식되어 제거되었기 때문에 복구슈반세포의 바깥판이 길게 배열된 모습이 속이 빈 긴 대롱을 닮았다(그림 12.37b). 중추신경계통의 희소돌기아교세포는 축삭으로부터 신호물질을 받아야만 생존할 수 있다. 희소돌기아교세포는 슈반세포와 달리 축삭과 더 이상 접촉하지 못하면 그에 대한 반응으로 세포자멸사(apoptosis)라는 세포예정사(programmed cell death) 과정을 개시한다.

신경 손상 부위에서 말이집 잔해를 청소해서 제거하는 데 가장 중요한 세포는 단핵구 유래 대식세포이다.

말초신경계통에서는 포식을 담당하는 세포가 도착하기도 전에 **복구슈반세포**(repair Schwann cell)들이 말이집 잔해를 제거하기 시작한다. 신경 손상 후 첫 5~7일 동안에 말이집(myelin)의 약 50%가 복구슈반세포에 의해 해체된다. 나머지 말이집 청소는 대식세포(macrophage)가 수행하는데, 이 세포는 손상 부위로 이주해와서 말이집 잔해를 포식한다. 인터루킨 6(interleukin-6, IL-6), 백혈병억제인자(leukemia inhibitory factor, LIF), 단핵구화학쏠림단백질 1(monocyte chemotactic protein 1, MCP-1)을 포함한 몇 가지 사이토카인(cytokine)을 복구슈반세포가 분비한다. 이 사이토카인들은 평소에는 말초신경에 소수만 존재하던 **상주대식세포**(resident macrophage)를 활성화시켜서 이 세포들이 신경 손상 부위로 이주해와서 증식한 후에 남은 말이집 잔해를 포식하게 만든다.

말초신경계통에서 말이집 잔해를 효율적으로 제거할 수 있는 이유는 **단핵구 유래 대식세포**(monocyte-derived macrophage)들이 대규모로 동원되는 데 있는데, 이 세포들은 혈관을 통해 이주해와서 손상된 신경 근처로 침투한다(그림 12.38). 축삭이 손상되었을 때, 손상된 축삭의 전체 길이에 걸쳐 혈액신경장벽(blood-nerve barrier; 476~477쪽)이 와해되고, 덕분에 이 대식세포들이 손상 부위로 대거 유입될 수 있다. 단핵구 유래 대식세포가 매우 많아짐으로 인해 말이집 제거 속도가 빨라지고, 결국 말초신경에서는 말이집 제거 과정이 대개 2주 내에 완료된다.

중추신경계통에서는 단핵구 유래 대식세포가 손상 부위로 들어오는 데 제한이 있고, 미세아교세포의 포식 작용이 비효율적이며, 별아교세포들이 흉터를 형성하기 때문에 말이집 잔해가 제대로 제거되지 않는다. 그 결과 신경 재생이 막대한 지장을 받는다.

축삭 손상에 대한 중추신경계통의 반응이 말초신경계통과 크게 다른 점 하나는 혈액뇌장벽(blood-brain barrier; 476~477쪽)이 그 축삭의 전체 길이에 걸쳐 와해되지 않고 손상 부위에서만 와해된다는 사실이다(그림 12.38). 때문에 단핵구 유래 대식세포들이 중추신경계통으로 침투하는 데 지장이 생기고, 말이집 잔해가 제거되는 속도가 급격히 느려져서 몇 달에서부터 길면 몇 년이 걸리기도 한다. 손상된 중추신경계통 부위는 미세아교세포의 수가 늘어나긴 하지만 **반응 미세아교세포**(reactive microglia cell)는 이주해온 대식세포만큼 포식 능력이 왕성하지 못하다. 앞서 논의한 바 있지만(459쪽), 별아교세포의 포식작용도 뇌 손상 후에 신경조직을 개조하는 데 역할을 한다. 이같은 비효율적인 **말이집 잔해 청소**(clearance of myelin debris)가 중추신경계통에서 신경 재생이 실패하는 주된 요인이다. 신경 재생에 영향을 주는 또 다른 요인은 **신경아교흉터**(glial scar, 별아교세포 유래 흉터 astrocyte-derived scar)가 형성된다는 사실이다. 이 흉터는 축삭이 변성되어 사라진 빈 공간을 메운다. 흉터 형성은 글상자 12.3에서 논의한다. 코로나바이러스병-19(COVID-19) 감염 뒤에 일어나는 인지장애는 글상자 12.4에서 논의한다.

외상변성은 손상된 신경의 두 토막 중에서 신경세포체에 가까운 토막에서 일어난다.

또한 세포체 쪽 축삭 토막에서는 역행변성(역방향변성, retrograde

글상자 12.3

임상적용: 반응신경아교증(Reactive Gliosis): 중추신경계통의 흉터(Scar) 형성

중추신경계통의 한 부분이 손상을 입으면 병터 근처에 있는 별아교세포들이 활성화된다. 이 세포들은 세포분열하면서 현저하게 비대(hypertrophy)되고, 세포질 돌기의 수도 눈에 띄게 증가한다. 이윽고 이 돌기 속에 **아교세포섬유산성단백질 중간잔섬유**(GFAP intermediate filament)가 빽빽이 들어 찬다. 그리고 결국 흉터 조직이 형성된다. 이 과정을 **반응신경아교증**(reactive gliosis)이라 하며, 그 결과 형성된 영구적 흉터는 흔히 **판**(plaque)이라 칭한다. 반응신경아교증은 그 지속 기간과, 증식(hyperplasia) 정도와, 시간이 지나면서 아교세포섬유산성단백질 면역염색 결과가 변하는 양상이 매우 다양하다.

반응신경아교증을 유도하고 유지하는 생물학적 기전은 몇 가지가 제기된 바 있다. 반응신경아교증이 일어나는 동안 어떤 신경아교세포가 반응하는지는 손상된 뇌의 구조에 따라 다르다. 그리고 원인이 무엇이든 중추신경계통 손상이 일어난 뒤에는 미세아교세포 집단이 거의 즉시 활성화된다. 이 반응 미세아교세포(reactive microglia)는 손상 부위로 이주한 후 활발하게 포식 작용을 한다. 그러나 이 포식 작용과 말이집 잔해 제거 능력은 단핵구 유래 대식세포에 비해 훨씬 더 미약하다. 신경아교증(gliosis)은 수많은 중추신경계통 질환에서 두드러지게 나타나는데, 그 예로는 뇌졸중(stroke), 신경독성 손상(neurotoxic damage), 유전자질환, 염증말이집탈락(inflammatory demyelination), 다발경화증(multiple sclerosis) 같은 신경변성질환이 있다. 중추신경계통 재생에 관한 연구 중 상당부분은 신경아교흉터(glial scar) 생성을 예방하거나 억제하는 데 주안점을 두고 있다

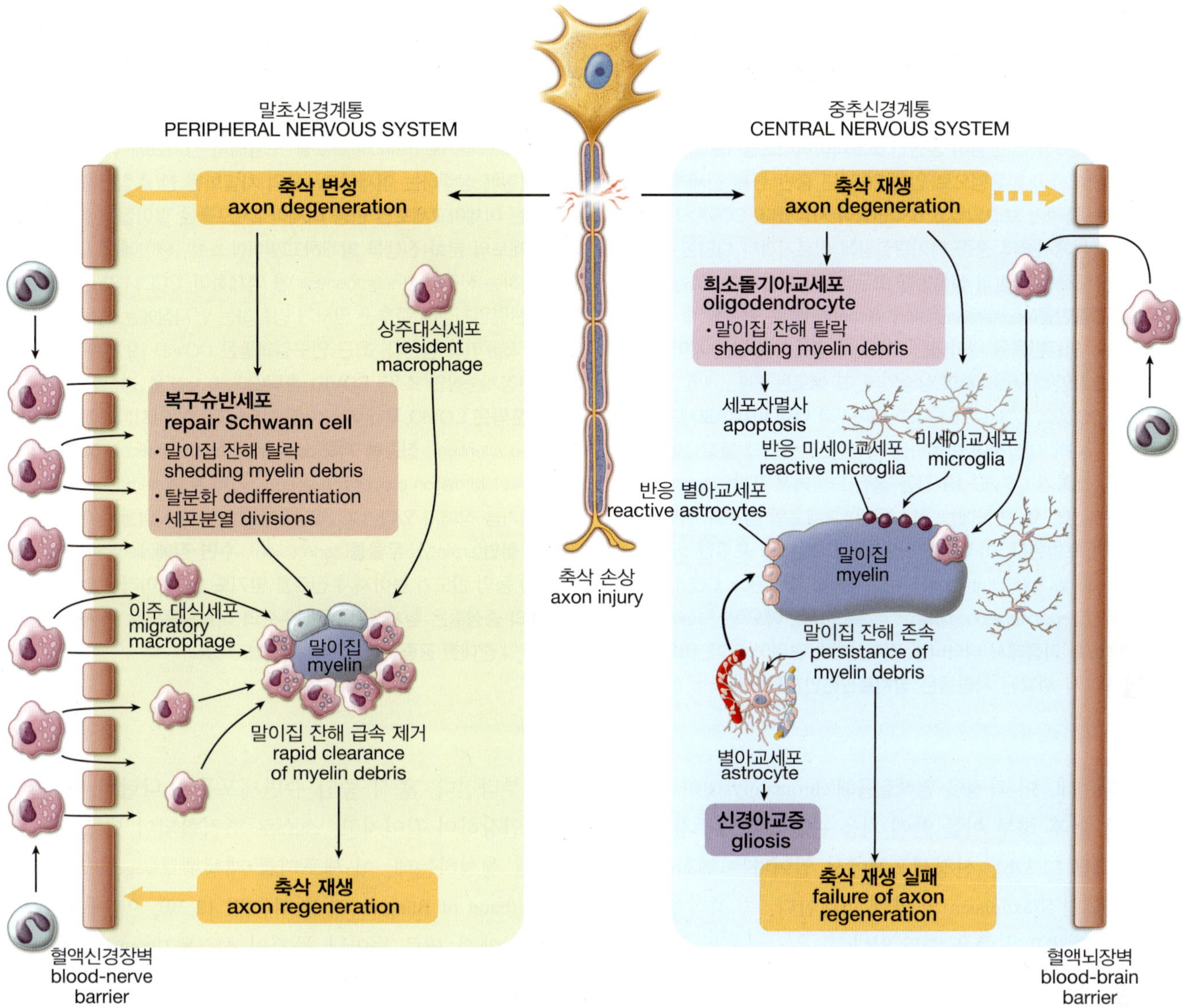

그림 12.38 말초신경계통과 중추신경계통에서 신경 손상에 대한 반응을 요약해서 비교한 그림. 말초신경계통이나 중추신경계통은 모두 신경돌기(축삭과 가지돌기)가 손상을 입으면 그에 대한 반응으로 축삭변성과 신경재생이 일어난다. 이 두 과정에는 신경세포들뿐 아니라 신경아교세포(슈반세포나 희소돌기아교세포)와 포식세포(대식세포와 미세아교세포)도 참여한다. 말초신경계통의 축삭이 손상을 입으면 축삭변성으로 이어지고, 이로 인해 슈반세포의 재설정과 복구슈반세포로의 탈분화가 촉발되며, 손상된 축삭의 전체 길이에 걸친 혈액신경장벽의 와해가 촉발된다. 복구슈반세포는 말이집 해체 및 제거의 시작 단계에서 주된 역할을 한다. 말이집의 약 50%가 이 단계 동안에 해체된다. 혈액신경장벽의 해체 덕분에 단핵구 유래 대식세포(monocyte-derived macrophage)가 대규모로 유입되는데, 이 세포들이 말이집 잔해를 포식한다. 말이집 잔해가 재빨리 청소되는 덕택에 재생이 일어나고, 이어서 혈액신경장벽이 복구된다. 중추신경계통에서는 혈액뇌장벽이 손상 부위에 국한해서 와해되기 때문에 단핵구 유래 대식세포의 유입에 제한이 가해지며, 말이집이 제거되는 속도가 극적으로 느려진다. 게다가 희소돌기아교세포가 세포자멸사를 거치고, 미세아교세포의 포식작용이 비효율적이며, 별아교세포가 흉터를 형성하기 때문에 중추신경계통에서는 신경 재생이 일어나지 못한다.

degeneration)도 약간 일어나는데, 이를 **외상변성**(traumatic degeneration)이라 한다. 이 과정은 조직 표본으로 관찰하면 선행변성(앞방향변성, 왈러변성)과 비슷하게 보인다. 외상변성이 어느 범위까지 일어나는지는 손상이 얼마나 심한지에 따라 다른데, 대개 하나 또는 몇 개의 결절사이분절(internodal segment)까지만 연장된다. 때로는 외상변성이 하나 또는 몇 개의 랑비에결절보다 더 세포체 쪽으로 연장되기도 하는데, 그러면 결국 신경세포체가 죽을 수도 있다. 운동신경섬유가 절단되면 이 신경섬유가 분포하던 근육은 위축(atrophy)을 겪는다(그림 12.37c).

손상된 축삭의 신경세포체를 향해 역행 신호가 전달되면 유전자 발현에 변화가 일어나서 핵주위세포질이 재편성되기 시작한다.

축삭이 손상되면 신경세포체를 향해 역행(역방향) 신호가 전달되고, 그 결과 **c-jun**이라는 유전자의 상향조절로 이어진다. C-jun은 전사인자(transcription factor)로서, 초기 신경 재생뿐 아니라 그 뒤에 일어나는 신경 재생에도 관여한다. 핵주위세포질(perinuclear cytoplasm)과 소기관들이 재편성되는 현상은 며칠 안에 시작한다. 축삭이 손상된 신경세포체는 붓고, 핵이 변두리로 이동한다. 처음에는 니슬소체(Nissl body)가 신경세포체의 중심부에서 사라지고

글상자 12.4

임상적용: 코로나바이러스병-19(COVID-19) 감염 후에 일어나는 인지장애(COGNITIVE IMPAIRMENT)

중증급성호흡증후군 코로나바이러스 2(severe acute respiratory syndrome coronavirus 2, SARS-CoV-2) 감염이 원인인 **코로나바이러스병-19**(coronavirus disease 2019, COVID-19) 범유행으로 인해 2022년 중반 현재 전세계적으로 5억 5천만이 넘는 증례가 보고되었고 630만명이 사망했다. COVID-19 환자는 경미한 호흡증상에서부터 중증 다기관질환에 이르기까지 다양한 증상을 경험한다. 최근 연구들은 사람과 실험동물 모두에서 경미한 COVID 감염이라도 유해한 **신경염증반응**(neuroinflammatory response)들로 귀결될 수 있음을 시사하고 있다. 이 염증반응을 나타내는 지표는 신경독성이 있는 사이토카인(cytokine) 및 케모카인(chemokine)의 상승인데, 그 예로는 IFN-γ, IL6, TNF-α, CXCL10, CCL7, CCL2, CCL11, GMCSF, BAFF과 **백질 미세아교세포**(white matter microglial cell)에 대항하여 반응하는 특성이 있는 기타 물질들이 있다. 연구자들은 경증 호흡기 COVID-19 감염 생쥐 모델에서 해마(hippocampus)의 변화를 발견했는데, 이 변화에는 희소돌기아교세포의 감소와 이로 인한 말이집 소실 등이 포함된다. 이러한 변화들에는 **CCL11**을 포함한 뇌척수액 케모카인(cerebrospinal fluid chemokine) 농도 상승이 동반된다. CCL11은 호산구화학쏠림단백질(eosinophil chemotactic protein) 또는 *에오탁신-1(eotaxin-1)*이라고도 하며, 노화 과정에서 나타나는 인지장애와 관련이 있다. 이와 유사하게 COVID-19에서 회복된 사람들은 **암치료관련인지장애**(cancer therapy-related cognitive impairment, CRCI)와 유사한 지속적인 신경계증상을 경험한다. 메토트렉세이트(methotrexate)를 포함해서 암치료에 이용되는 특정 약물들은 백질에 상주하는 미세아교세포의 차별화된 한 소집단을 활성화시킨다. 활성화된 미세아교세포인 반응 미세아교세포들은 말이집을 형성하는 희소돌기아교세포의 분화 진행을 방해하고(말이집 소실), 해마에서 새로운 신경세포를 생성하는 신경발생(neurogenesis)을 억제하며, CCL11의 증가를 초래한다. 암치료관련인지장애 증후군 환자가 경험하는 인지장애는 흔히 '**화학요법혼탁**(chemo fog)'이라 칭한다. 최근 연구결과들은 COVID-19 생존자들이 이와 유사한 신경계증상인 소위 '**COVID 혼탁**(COVID fog)'을 경험함을 지적하고 있다. 이 혼탁은 COVID 후 인지장애를 나타낸다. 이 인지장애에는 **주의력 장애**(impaired attention), **집중력 저하**(decreased concentration), **정보처리 속도 저하**(slowed information processing speed), **기억 문제**(memory problem) 등과 기타 실행기능 장애가 있다. COVID-19에서 회복한 사람들은 이 인지장애들의 결과로 **불안**(anxiety), **우울증**(depression), **수면 장애**(disordered sleep), **피로**(fatigue) 등의 빈도가 높아져서 진료를 받기도 한다. 이러한 COVID-19 후 인지장애의 증상들은 환자들이 이전 수준의 직업활동으로 복귀하지 못하게 막는 하나의 중대한 공중보건위기로 대두되고 있다.

변두리로 이동하는데, 이 과정을 **염색질융해**(chromatolysis)라 한다. 염색질융해는 손상 후 하루 이틀 안에 처음 관찰되며, 2주경에 최고조에 이른다(그림 12.37b). 신경세포체에서 일어나는 변화는 손상 때 파괴된 축삭형질(axoplasm)의 양에 비례한다. 즉 축삭형질이 많이 소실되면 신경세포가 죽을 수도 있다.

최신 염료와 방사성동위원소추적자(radioisotope tracer) 기법이 개발되기 전에는 선행변성(왈러변성)과 염색질융해를 연구 기법에 응용했었다. 이 기법을 이용하면 실험을 위해 파괴한 신경의 축삭들이 원래 진행하던 경로 및 최종 목적지와 세포체가 있는 곳을 알아낼 수 있다.

재생(Regeneration)

말초신경계통에서는 복구슈반세포들이 분열해서 세포띠를 만드는데, 이 띠는 새로 형성된 흉터 조직 너머로 자라서 새 신경돌기싹이 성장하도록 인도한다.

앞서 설명한 바와 같이 손상 부위에서는 세포들이 재설정되어 **복구슈반세포**(repair Schwann cell)가 생성되는데, 이 세포들은 조직 복구를 촉진하는 데 특화되어 있다. 복구슈반세포들이 세포분열하는 것이 말초신경이 절단되거나 으깨진 후 재생이 일어나는 첫 단계이다. 초기에는 이 세포들끼리 줄줄이 배열되어 **신경내막관**(endoneurial tube)이라는 일련의 원통 구조들을 형성한다. 신경내막관은 그 내부에 있던 말이집과 축삭의 잔해들이 제거되면 결국 짜부라진다. 증식 중인 슈반세포들은 나란히 배열된 긴 돌기들을 연장하며 길어지고, 스스로 조직화되어 세로기둥을 닮은 세포띠를 형성하는데, 이 세포띠를 재생행로(regeneration track) 또는 **뷩너띠**(band of Büngner)라 한다(그림 12.39). 이 세포띠는 재생 중인 축삭에서 새로 돋아난 돌기인 **신경돌기**(neurite) 또는 **싹**(발아돌기, sprout)이 목적지까지 자라도록 인도한다. 뷩너띠가 자리를 잡자마자 축삭의 세포체 쪽 토막에서 수많은 싹들이 자라기 시작한다(그림 12.37c). 각 싹마다 말단 부분에서 **성장원뿔**(growth cone)이 돋는데, 성장원뿔은 액틴잔섬유가 풍부한 실발(filopodia)로 구성되어 있다. 실발의 끝부분은 성장원뿔이 나아갈 방향을 결정한다. 실발은 슈반세포의 바깥판(external lamina)에 있는 섬유결합소(fibronectin)나 라미닌(laminin) 같은 세포바깥바탕질 단백질과 우선적으로 상호작용한다. 따라서 신경돌기싹 하나가 뷩너띠와 연결되면 이 싹은 복구슈반세포들의 바깥판으로 이루어진 층들 사이에서 계속 자라나간다. 이 싹은 뷩너띠를 따라 **하루에 약 3 mm** 속도로 자란다. 새 신경돌기싹들 중 대다수가 뷩너띠와 접촉하지 못하고 변성되기는 하지만 그 수가 많기 때문에 감각신경과 운동신경이 다시 연결될 확률이 높아진다. 신경돌기싹은 손상 부위를 가로지른 후에 말단쪽 토막에 있는 살아남아 있는 뷩너띠 속으로 들어간다. 그 다음에는 이 뷩너띠들이 신경돌기싹을 원래 최종 목적지로 인도하고, 계속 성장하는 데 적합한 미세환경을 제공한다(그림 12.37d). 축삭이 재생되면 그 다음에는 슈반세포로의 재분화(redifferentiation)가 일어나는데, 이 과정은 세포체 쪽에서 시작해

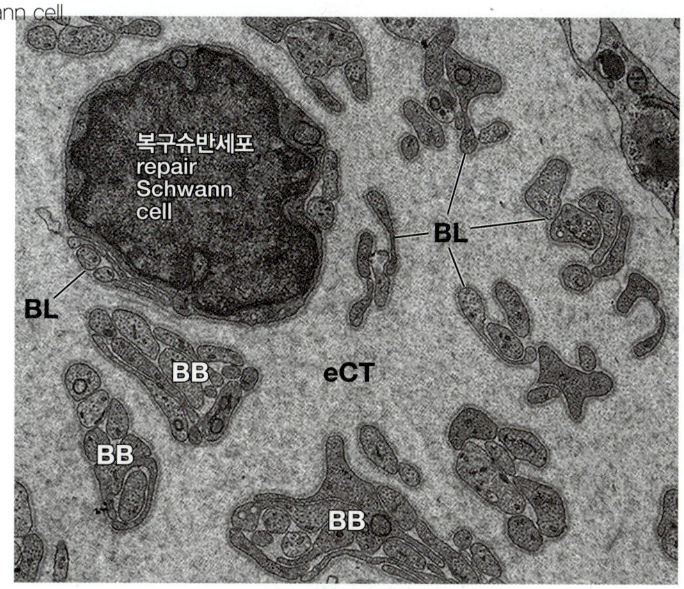

그림 12.39 재생 중인 신경의 말단쪽 토막의 전자현미경사진. 이 사진은 가로절단 후 4주가 지난 생쥐의 정강신경(tibial nerve)의 말단쪽 토막의 가로단면을 나타내고 있다. 복구슈반세포는 얇은 세포질이 큰 핵을 둘러싸고 있으며, 바닥판(basal lamina, *BL*)인 바깥판(external lamina)에 에워싸여 있다. 뷩너띠(band of Büngner, *BB*)의 가로단면 몇 개가 신경내막 결합조직(endoneurial connective tissue, *eCT*)에 박혀 있다. 뷩너띠의 가로단면에는 길게 늘어난 복구슈반세포의 일부분과 나란히 배열된 이 세포의 돌기들이 포함되어 있다. 뷩너띠와 그 성분들은 모두 바닥판에 일일이 둘러싸여 있음에 주목하라. 사진의 *오른쪽 위* 구석에 있는 세포는 결합조직 세포를 나타내는데(바닥판이 없기 때문), 섬유모세포(fibroblast) 또는 대식세포(macrophage)의 일부분으로 추정된다. ×65,000. (Dr. Kristjan R. Jessen 제공, University College London, London, UK.)

서 말단을 향해 진행된다. 그 밖에 재분화된 슈반세포는 말이집특이단백질들을 상향조절하면서 c-jun 전사인자(transcription factor)를 하향조절하는데, c-jun은 손상이 일어난 후에 말이집슈반세포(myelinating Schwann cell)와 민말이집슈반세포(nonmyelinating Schwann cell)가 복구슈반세포로 재설정되는 데 가장 중요한 인자로 작용한다.

운동신경세포와 그 지배 근육의 물리적 접촉이 재건되면 기능도 대개 회복된다.

절단된 신경과 혈관의 단면을 밀착시켜서 다시 이어주는 미세수술을 응급으로 시행해서 절단된 팔다리나 손발가락을 다시 연결하고, 이어서 기능이 회복되는 치료는 비교적 흔히 시행되고 있다. 절단된 축삭에서 돋아난 싹들이 적절한 슈반세포와 다시 접촉하지 못하는 경우가 있는데, 그러면 이 싹들이 무질서하게 자라서 축삭 돌기들이 뒤얽힌 덩어리인 **외상신경종**(traumatic neuroma) 또는 **절단신경종**(amputation neuroma)을 형성하게 된다. 외상신경종은 겉에서 보면 대개 신경이 손상된 곳에서 위치가 고착되지 않은 작은 결절(nodule)로 나타나고, 특징적 증상이 통증인데, 만졌을 때 특히 통증이 심하다. 손상된 운동신경에 외상신경종이 생기면 이로 인해 해당 근육의 신경재분포(reinnervation)가 방해를 받는다.

신경조직 (NERVE TISSUE)

신경계통(NERVOUS SYSTEM) 개요

- 우리 몸은 **신경계통** 덕분에 외부 환경 변화에 반응할 수 있고 내부 기관과 계통의 기능을 조절할 수 있다.
- 신경계통은 구조를 기준으로 **중추신경계통**(central nervous system, CNS; 뇌와 척수)과 **말초신경계통**(peripheral nervous system, PNS; 척수신경과 뇌신경과 신경절 등)으로 나뉜다.
- 신경계통은 기능을 기준으로 **몸신경계통**(somatic nervous system, SNS; 의도대로 조절함)과 **자율신경계통**(autonomic nervous system, ANS; 의도대로 조절할 수 없음)으로 나뉜다.
- 자율신경계통은 **교감신경 부분**(sympathetic division)과 **부교감신경 부분**(parasympathetic division)과 **장신경계통 부분**(enteric division)으로 세분된다. 교감신경 부분은 왕성한 신체 활동과 소위 '싸움도피반응'을 조절하며, 부교감신경 부분은 소위 '휴식소화반응'을 조절하여 인체가 휴식을 취하면서 에너지를 보존하도록 돕는다. 장신경계통 부분은 소위 '장의 뇌'의 역할을 하면서 소화관의 민무늬근육과 혈관과 샘상피를 신경지배함으로써 소화관의 기능을 조절한다.

신경계통의 지지세포: 신경아교세포(NEUROGLIA)

- **말초아교세포**(peripheral neuroglia)에는 슈반세포와 위성세포가 포함된다.
- **말이집신경**(myelinated nerve)에서 **슈반세포**(Schwann cell)는 자신의 세포막을 축삭 주위에 두루마리 화장지처럼 동심원 모양으로 촘촘하게 감은 층판들로 **말이집**(myelin sheath)을 만든다.
- 이웃한 두 슈반세포가 접해 있는 지점을 **랑비에결절**(node of Ranvier)이라 하는데, 이곳에서 전기임펄스가 되살아나서 축삭을 따라 빠른 속도로 전파된다.
- **민말이집신경**(unmyelinated nerve)에서는 신경섬유들이 **민말이집슈반세포**(Remak Schwann cell)의 세포질에 둘러싸여 있다.
- **위성세포**(satellite cell)는 말초신경계통의 신경절에 있는 신경세포체 주위의 미세환경이 잘 정비된 상태를 유지하게 한다.
- **중추아교세포**(central neuroglia)는 네 종류가 있다. 즉 중추신경계통 신경세포를 물리적으로 지지하고 대사를 돕는 **별아교세포**(astrocyte)와, 중추신경계통에서 말이집을 만들고 유지 보수하는 **희소돌기아교세포**(oligodendrocyte)와, 포식 기능이 있으면서 신경면역반응을 매개하는 **미세아교세포**(microglia)와, 뇌실과 척수 중심관의 속면을 상피처럼 덮고 있는 **뇌실막세포**(ependymal cell)가 있다.

신경세포(NEURON)

- **신경조직**(nerve tissue)을 구성하는 세포는 두 종류로 대별되는데, 둘 중에 **신경세포**는 임펄스를 전도하는 데 특화된 세포이고, **지지세포**(supporting cell)는 신경세포와 그 돌기들에 밀접하게 위치하고 있지만 전도 기능이 없다.
- 신경세포는 신경계통의 구조 및 기능의 중심이 되는 단위이다.
- **신경세포**는 분열하지 않지만, 뇌의 특정 부위에서는 **신경줄기세포**(neural stem cell)들이 분열해서 새 신경세포로 분화되기도 한다.
- 신경세포는 다음 세 종류로 구분된다. 즉 수용기에서 시작된 임펄스를 중추신경계통으로 운반하는 **감각신경세포**(sensory neuron)와, 중추신경계통이나 신경절에서 시작된 임펄스를 효과기세포에 전달하는 **운동신경세포**(motor neuron)와, 감각신경세포와 운동신경세포 사이에서 정보를 소통하는 **사이신경세포**(interneuron)로 나뉜다.
- 각각의 신경세포는 **세포체**(cell body, perikaryon) 하나와 **축삭**(axon) 하나와 여러 개의 **가지돌기**(dendrite)로 구성되어 있다. 세포체는 핵과 니슬소체와 기타 소기관들을 포함하고 있으며, 축삭은 대개 세포체에서 시작된 가장 긴 돌기로서 세포체에서부터 멀리 다른 곳으로 임펄스를 전달하고, 가지돌기는 축삭보다 짧은 돌기로서 세포체를 향해 임펄스를 전달한다.
- 신경세포는 **시냅스**(synapse)라 불리는 특화된 연결 장치를 통해서 다른 신경세포나 효과기세포와 정보를 교류한다.
- **화학시냅스**(chemical synapse)는 시냅스 중에 가장 흔한 유형이다. 각 화학시냅스는 신경전달물질이 차 있는 소포들을 포함하고 있는 **시냅스이전성분**(presynaptic element)과, 신경전달물질이 시냅스이전성분에서 방출되어 들어오는 **시냅스틈새**(synaptic cleft)와, 신경전달물질이 결합하는 수용체들이 포함되어 있는 **시냅스이후막**(postsynaptic membrane)으로 구성된다.
- **전기시냅스**(electrical synapse)는 화학시냅스에 비해 덜 흔하며, 실체는 **틈새이음**(gap junction)들로 구성되어 있는 장치이다.
- **신경전달물질**(neurotransmitter)의 화학구조에 따라 시냅스이후막에서 **흥분**(excitatory) 반응이 일어날지, 아니면 **억제**(inhibitory) 반응이 일어날지가 결정된다. 아세틸콜린과 글루탐산염은 주로 흥분 반응을 일으키고, GABA와 글라이신은 억제 반응을 일으킨다.

신경조직을 구성하는 세포들의 기원

- 중추신경계통의 신경세포와 중추아교세포(미세아교세포 제외)는 **신경관**(neural tube)을 구성하던 신경상피세포에서 유래한다. 미세아교세포는 **난황주머니**(yolk sac)에 있던 적혈구골수세포전구세포(erythro-myeloid progenitor cell)에서 유래한 상주대식세포 집단에 해당된다.
- 말초신경계통의 신경절세포와 말초아교세포는 **신경능선**(neural crest)에서 유래한다.

말초신경계통(PERIPHERAL NERVOUS SYSTEM)의 구성체계

- 말초신경계통은 시냅스를 하는 신경종말의 구조와 기능이 특화되어 있는 **말초신경**(peripheral nerve)과 신경세포체들이 모여 있는 **신경절**(ganglion)들로 구성된다.
- 말초신경계통으로 축삭이 지나는 **운동신경세포 세포체**(motor neuron cell body)들은 중추신경계통에 위치하고, **감각신경세포 세포체**(sensory neuron cell body)들은 뒤뿌리신경절 등에 모여 있다.
- 신경섬유들은 결합조직으로 구성된 세 가지 막에 의해 묶음 다발로 결속되어 있다. 셋 중 **신경내막**(endoneurium)은 개별 신경섬유들과 신경섬유에 연계되어 있는 슈반세포들을 감싸고, **신경다발막**(perineurium)은 각각의 신경다발을 에워싸며, **신경외막**(epineurium)은 말초신경 하나를 전체적으로 감싸면서 신경다발들 사이에 있는 간격을 메운다.
- **신경다발막세포**(perineurial cell)는 치밀이음을 통해 이웃 신경다발막세포와 연결되어 있으며, **혈액신경장벽**(blood-nerve barrier) 형성에 기여한다.

중추신경계통(CENTRAL NERVOUS SYSTEM)의 구성체계

- 중추신경계통은 **뇌**(brain)와 **척수**(spinal cord)로 구성되어 있다. 중추신경계통은 머리뼈와 척추뼈의 보호를 받으며, **수막**(meninges)이라 불리는 세 겹의 결합조직막에 둘러싸여 있다. 수막의 세 겹은 각각 **경막**(dura mater)과 **거미막**(arachnoid)과 **연막**(pia mater)이다.
- **뇌척수액**(cerebrospinal fluid, CSF)은 뇌실에 있는 맥락얼기가 생산하며, 거미막과 연막 사이에 위치한 **거미막밑공간**(subarachnoid space)에 차 있다. 뇌척수액은 머리뼈안과 척주 속에서 중추신경계통을 에워싸면서 보호한다.
- 뇌에서 대뇌의 바깥부분인 대뇌피질은 **회색질**(gray matter)로 구성되어 있는 반면에 대뇌의 내부핵심은 주로 **백질**(white matter)로 구성되어 있다. 백질은 축삭들, 축삭에 관련된 신경아교세포들, 혈관 등으로 이루어져 있다.
- **척수**(spinal cord)에서 회색질은 나비처럼 생긴 내부 수질을 구성하고, 백질은 그 주변부를 차지한다.
- **대뇌피질**(cerebral cortex)에는 신경세포체, 축삭, 가지돌기, 중추아교세포 등이 포함되어 있다.
- **혈액뇌장벽**(blood-brain barrier)은 혈액에 포함되어 순환하는 농도 변동이 심한 전해질과 호르몬과 조직 대사산물 등으로부터 중추신경계통을 보호한다.

자율신경계통(AUTONOMIC NERVOUS SYSTEM)의 구성체계

- **자율신경계통**(ANS)은 인체의 내부 환경을 조절하고 통제한다. 자율신경계통의 신경경로는 사슬처럼 연결된 두 신경세포인 **시냅스이전신경세포**(presynaptic neuron)와 **시냅스이후신경세포**(postsynaptic neuron)로 구성되어 있으며, 중추신경계통에서 시작된 임펄스를 내장 효과기에 전달한다.
- 자율신경계통은 교감신경 부분, 부교감신경 부분, 장신경계통 부분으로 세분된다.
- **교감신경 부분**(sympathetic division)의 **시냅스이전신경세포**(presynaptic neuron)들은 세포체가 가슴척수와 허리척수에 위치하지만, **부교감신경 부분**(parasympathetic division)의 **시냅스이전신경세포**들은 세포체가 뇌줄기나 엉치척수에 위치한다.
- 자율신경계통 중 **장신경계통 부분**(enteric division)은 소화관에 분포하는 신경절과 그 돌기들로 구성되어 있다.

손상에 대한 신경세포의 반응

- 말초신경계통에서 손상된 축삭들은 대개 재생되지만, 중추신경계통에서 절단된 축삭들은 재생되지 못한다. 이 차이는 미세아교세포와 별아교세포들이 말이집 잔해를 효율적으로 포식하지 못하는 것과 관련이 있다.
- 말초신경계통에서 신경세포가 손상되면 처음에는 손상 부위보다 말단에 있는 축삭 토막의 완전한 변성이 유도되는데, 이를 **왈러변성**(선행변성, Wallerian degeneration)이라 한다.
- 손상된 신경의 세포체쪽 토막에서는 **외상변성**(traumatic degeneration)이 일어나고, 이어서 **신경재생**(neural regeneration)이 일어난다. 신경재생 과정에서 슈반세포들이 분열하면서 세포띠를 만드는데, 이 세포띠는 축삭에서 자라나온 싹을 효과기가 있는 곳까지 인도한다

도판 12.1 ■ 교감신경절(Sympathetic Ganglion)과 뒤뿌리신경절(척수신경절, Dorsal Root Ganglion)

신경절(ganglion)은 *중추신경계통(CNS)* 바깥에 모여 있는 신경세포체들의 집단으로, 신경섬유들이 출입한다. 감각신경절(sensory ganglia)은 중추신경계통의 바로 바깥에 위치하며, 중추신경계통으로 정보를 보내는 감각신경세포의 세포체들이 모여 있다. 자율신경절(autonomic ganglia)은 *자율신경계통(ANS)*의 말초 운동신경절로서, 시냅스이후신경세포의 세포체들이 모여 있다. 이 신경세포는 민무늬근육과 심장근육과 샘에 신경임펄스를 보낸다. 시냅스이전신경세포는 세포체가 모두 중추신경계통 안에 위치하며, 자율신경절에서 시냅스이후신경세포들과 시냅스 한다. *교감신경절*은 자율신경절의 가장 큰 하위집단이다. 나머지 하위집단은 *부교감신경절*과 *장신경절*이다.

교감신경절(sympathetic ganglia)은 교감신경줄기(sympathetic trunk)에 포함된 **척추곁신경절**(paravertebral ganglia)과 대동맥의 앞면에 있는 **척추앞신경절**(prevertebral ganglia)이다. 이 신경절들로부터는 긴 시냅스이후축삭들이 나와서 내장에 전달된다. **부교감신경절**(parasympathetic ganglia)은 내장 내부나 근처에 위치하는 **종말신경절**(terminal ganglia)로서, 내장에는 이 신경절의 시냅스이후신경세포들이 분포한다. **장신경절**(enteric ganglia)은 소화관의 *점막밑신경얼기(submucosal plexus)*와 *근육층신경얼기(myenteric plexus)*에 자리를 잡고 있다. 장신경절은 시냅스이전부교감섬유를 통해 신경정보를 받을 뿐 아니라 다른 장신경절로부터도 내부 정보를 받으며, 장의 벽을 구성하는 민무늬근육 등에 신경분포한다.

교감신경절(sympathetic ganglion), 사람, 은과 H&E 염색 ×160.

은(silver)으로 염색한 후 H&E로 대조염색한 교감신경절의 현미경사진이다. 이 염색 덕분에 신경섬유(*NF*) 다발 몇 개가 또렷이 식별되고, 시냅스이후신경세포의 크고 둥근 세포체(*CB*)들이 무수히 관찰된다. 신경섬유들의 배열 양상이 제각각임도 알 수 있다. 이 세포체들을 자세히 살펴보면 일부에서 몇 개의 돌기가 세포체와 이어져 있음을 알 수 있다. 따라서 이 세포들은 다극신경세포(multipolar neuron)에 속한다(네모칸으로 표시한 부분은 고배율로 확대했다). 통상 은 염색 표본에서는 결합조직이 눈에 잘 띄지 않지만, 이 사진은 굵은 혈관(*BV*) 근처를 촬영했기 때문에 결합조직을 식별할 수 있다(특히 사진의 윗부분에 뚜렷하다).

교감신경절(sympathetic ganglion), 사람, 은과 H&E 염색 ×500.

교감신경절의 세포체는 일반적으로 크며, 이 사진에서 구조 이름을 약어로 표시한 신경세포체에는 돌기(*P*)가 몇 개 관찰된다. 그 밖에 이 세포체에는 흐리게 염색되는 크고 둥근 핵(*N*)이 하나가 있으며, 그 속에는 진하게 염색되는 동그란 핵소체(*NL*)가 하나 있다. 이렇게 크고 희미하게 염색되는, 즉 염색질(chromatin)이 넓게 퍼져 있는 핵 하나와 커다란 핵소체 하나가 있다는 사실은 이 세포가 단백질을 활발히 합성하고 있음을 뜻한다. 또한 세포체 내부에 지방갈색소(*L*)가 축적되어 있다. 이 색소는 본래 노란색이지만 이 표본에서는 은 때문에 검게 착색되었다. 세포체가 워낙 크다 보니 단면마다 핵이 꼭 포함되지는 않는다. 핵이 포함되지 않은 세포체 단면은 둥근 세포질 덩어리로 관찰된다.

뒤뿌리신경절(dorsal root ganglion), 고양이, H&E ×160.

뒤뿌리신경절(척수신경절)은 자율신경절과 여러모로 다르다. 후자에는 다극신경세포들이 모여 있고 시냅스 연결이 있지만, 뒤뿌리신경절에는 거짓홑극감각신경세포(pseudounipolar sensory neuron)들이 모여 있고 시냅스가 일어나지 않는다. 이 사진에는 H&E 염색한 뒤뿌리신경절의 일부분이 관찰된다. 이 표본은 뒤뿌리신경절의 가장자리를 포함하고 있는데, 이곳에서 이 신경절을 감싸고 있는 결합조직(*CT*)이 관찰된다. 뒤뿌리신경절에 포함된 커다란 신경세포의 세포체(*CB*)들은 대개 포도송이처럼 조밀하게 모여 있다. 그리고 세포체 무리들 사이나 그 주위에서 신경섬유(*NF*) 다발들이 관찰된다. 이 사진에 표시된 신경섬유 다발들은 대부분 세로 방향으로 절단되어 있다.

뒤뿌리신경절(dorsal root ganglion), 고양이, H&E ×350.

동일 신경절을 확대 촬영한 사진으로, 신경섬유를 구성하는 성분들의 특징적 구조가 잘 드러나 있다. 즉 중심에 위치한 축삭(*A*)과, 그 주위를 에워싸는 말이집(myelin)이 차지하던 빈 공간과, 이 공간의 바깥 경계를 이루는 얇은 세포질인 슈반집(화살촉표)이 관찰된다. 감각신경세포의 세포체에서는 크고 희미하게 염색되는 공처럼 생긴 핵(*N*)과 진하게 염색되는 핵소체(*NL*)가 관찰된다. 이 H&E 염색 표본에서는 위성세포(*Sat C*)의 핵들도 관찰된다. 이 세포들은 신경세포체를 완전히 에워싸고, 축삭을 둘러싸는 슈반세포(Schwann cell)들과 연속된다. 위성세포는 신경세포에 비해 훨씬 작다. 이 사진에서 상피처럼 생긴 세포 무리(별표)가 관찰되는 이유는 신경세포체는 거의 포함되지 않고 그 겉에 있는 위성세포들만 약간 깎여 나가는 접선 방향의 단면을 바깥에서 바라보듯이 사진을 촬영한 데 있다.

A, 축삭(axon)
BV, 혈관(blood vessel)
CB, 신경세포(neuron)의 세포체(cell body)
CT, 결합조직(connective tissue)
L, 지방갈색소(lipofuscin)
N, 신경세포의 핵(nucleus)
NF, 신경섬유(nerve fiber)
NL, 핵소체(nucleolus)
P, 신경세포체의 돌기(process)
Sat C, 위성세포(satellite cell)
화살촉표, 수반집(neurilemma)
별표, 위성세포들의 무리

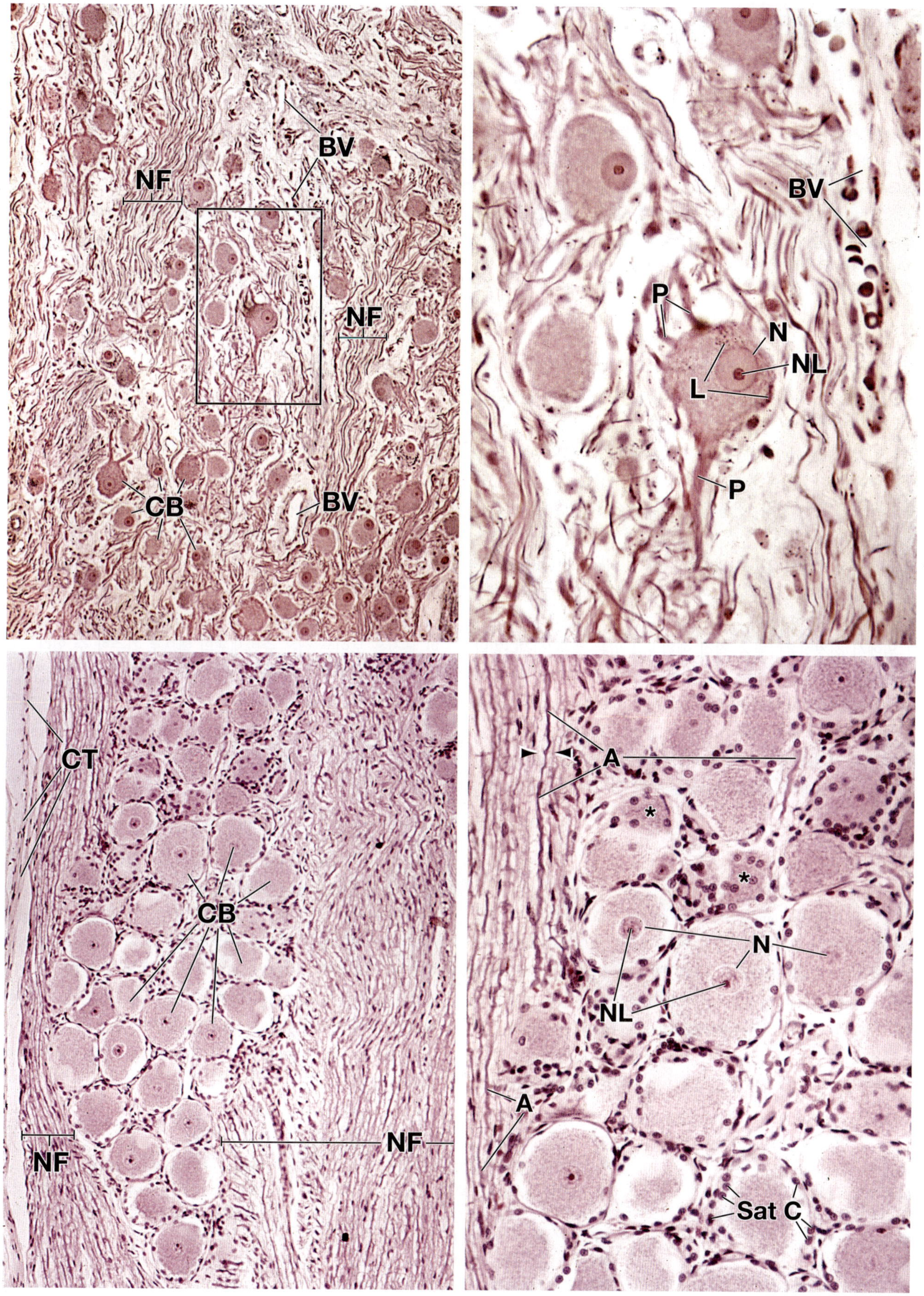
BV
NF
NF
CB
BV
BV
P
N
NL
L
P
CT
CB
NF
NF
A
*
*
N
NL
A
Sat C

도판 12.2 ■ 말초신경(Peripheral Nerve)

말초신경은 결합조직과 **신경다발막**(perineurium)에 의해 결속되어 있는 신경섬유 다발들로 구성된다(신경다발막은 구성 세포들이 한 층 또는 여러 층의 특수한 층판 구조를 형성하고 있다). 이 결합조직은 신경 전체를 둘러싸는 바깥층인 **신경외막**(epineurium)과, 신경섬유들로 구성된 신경다발을 둘러싸는 신경다발막과, 개별 신경섬유에 접해 있는 **신경내막**(endoneurium)으로 구성된다. 신경섬유 하나하나는 축삭 하나와 그 겉을 둘러싸고 있는 세포 성분인 **슈반집**(neurilemma, sheath of Schwann)으로 구성된다. 신경섬유는 말이집(myelin)에 둘러싸인 말이집신경섬유(myelinated fiber)이거나 둘러싸이지 않은 민말이집신경섬유(unmyelinated fiber)이다. 전자의 말이집은 축삭의 바로 바깥을 슈반세포 세포막이 두루마리 화장지처럼 동심원 구조로 촘촘히 둘러싸서 형성한다. 그리고 말이집의 바깥에는 슈반세포 세포질 중 대부분으로 구성된 슈반집이 다시 둘러싸고 있다. 민말이집축삭(unmyelinated axon)은 민말이집슈반세포(Remak Schwann cell)의 표면에 파인 고랑 속에 자리잡고 있다.

말초신경(peripheral nerve), 가로단면, 넓적다리신경(대퇴신경, femoral nerve), H&E ×200과 ×640

이 가로단면에서는 신경섬유다발(*BNF*) 몇 개가 관찰된다. 신경 전체를 겉에서 둘러싸고 있는 막은 치밀결합조직 층인 **신경외막**(epineurium, *Epn*)으로, 해부학 실습을 하면서 시신의 신경을 만질 때 손에 닿는 부분이다. 신경외막은 개별 다발을 둘러싸는 막의 가장 바깥부분 중 일부를 이루기도 한다. 신경외막에는 혈관(*BV*)이 포함되어 있으며, 지방세포가 약간 포함되어 있을 수도 있다. 전형적인 경우는 지방조직(*AT*)이 말초신경을 둘러싸고 있다.

오른쪽 고배율 확대 사진에서는 신경다발막중격(perineurial septum)이 관찰된다. **왼쪽** 사진에 **화살표**로 표시했던 이 중격이 오른쪽 사진에서는 회전해서 수직 방향으로 배치되어 있다.

신경외막 밑에서 신경섬유다발을 직접 에워싸고 있는 층은 **신경다발막**(perineurium, *Pn*)이다. 이 사진은 말초신경의 가로단면이기 때문에 신경다발막세포(perineurial cell)의 핵이 납작하고 길쭉하게 보인다. 이 핵은 측면에서 독자가 보고 있는 셈이며, 역시 측면이 보이는 납작한 세포에 포함되어 있다. 핵들이 배열된 양상에서 알 수 있듯이 이 신경다발막은 몇 세포층으로만 구성되어 있다. 신경다발막은 신경다발막세포들과 세포사이물질로 구성된 특화된 층인데, 세포사이물질은 H&E 표본에서는 거의 식별되지 않는다. 신경다발막(*Pn*)과 신경외막(*Epn*)은 이웃한 두 신경다발의 신경다발막들 사이가 벌어지면서 형성된 **세모꼴 부위**에서 쉽게 구별할 수 있다.

오른쪽 사진에 있는 신경섬유들은 대부분 말이집에 둘러싸여 있으며, 신경이 가로방향으로 절단되었기 때문에 신경섬유도 가로단면이 관찰되고 있다. 신경섬유들은 가로단면 형태가 특징적이다. 각 신경섬유는 중심에 축삭(*A*)이 하나씩 있고, 그 겉을 말이집이 차지하던 자리(*M*)가 둘러싸고 있는데, 이 표본처럼 말이집이 있던 자리에 방사형으로 배열된 침착물이 일부 남아 있을 수 있다. 말이집이 있던 자리의 바깥에는 얇은 세포질로 이루어진 테두리인 **슈반집**(neurilemma, *NI*)이 있다. 슈반집에 가끔씩 슈반세포의 핵(*SS*)이 하나 얹혀 있는 광경을 목격할 수 있다. 이 사진에서는 초승달처럼 생긴 핵의 위모서리가 슈반집(*NI*)과 동일한 평면에 놓여 있는 것으로 보인다. 이러한 특징을 보이는 핵은 슈반세포의 핵으로 간주할 수 있다. 다른 핵들은 슈반집과 무관하게 신경섬유들 사이에 위치하는 것으로 관찰된다. 이 핵들은 신경내막에 드물게 존재하는 섬유모세포(*F*)에 속한다. 신경내막은 개별 신경섬유들 사이를 메우는 섬세한 결합조직이며, 극도로 성근 구조이고, 신경다발의 모세혈관(*C*)들을 포함하고 있다.

말초신경(peripheral nerve), 세로단면, 넓적다리신경(femoral nerve), H&E ×200과 ×640

한 신경다발(nerve bundle)의 세로단면으로, 그 가장자리 부분을 **왼쪽** 사진에서 관찰할 수 있다. 이 신경다발의 일부를 확대한 영상이 **오른쪽** 사진이다. 신경외막(*Epn*)과 신경다발막 사이의 경계는 불확실하다. 신경다발에 포함된 각각의 신경섬유는 특유의 물결 모양이다. 물결 모양인 신경섬유들 사이에 포함된 핵은 **슈반세포**(Schwann cell)의 핵이거나 신경내막에 있는 세포의 핵이다. 고배율 사진이기 때문에 신경의 특징인 특정 성분들을 식별할 수 있다. 이 사진은 신경섬유(*NF*)가 세로단면으로 관찰되고 있음에 유의하라. 그리고 각각의 말이집신경섬유는 중심에 위치한 축삭(*A*)과 그 겉을 둘러싸는 말이집이 있던 자리(*M*)가 관찰되고, 그 바깥 경계를 슈반집(*NI*)이라는 얇은 세포질 띠가 형성하고 있다. 말이집신경섬유라고 단정할 수 있는 또 다른 특징인 **랑비에결절**(node of Ranvier, *NR*)도 이 사진에서 관찰된다. 이곳에 두 슈반세포의 끝부분이 접해 있다. 랑비에결절을 현미경으로 관찰하면 슈반집이 잘록해진 곳으로 보이는데, **오른쪽** 사진처럼 잘록해진 곳에 가로방향 띠가 보이는 경우가 가끔 있다. 이 사진의 핵(*N*)이 슈반세포의 것인지, 아니면 신경내막에 있는 섬유모세포의 것인지는 판별하기 어렵다.

A, 축삭(axon)
AT, 지방조직(adipose tissue)
BNF, 신경섬유다발(bundle of nerve fibers)
BV, 혈관(blood vessel)
C, 모세혈관(capillary)
Epn, 신경외막(epineurium)
F, 섬유모세포(fibroblast)
M, 말이집(myelin sheath)
N, 슈반세포(Schwann cell)의 핵(nucleus)
NF, 신경섬유(nerve fiber)
NI, 슈반집(신경집, neurilemma)
NR, 랑비에결절(node of Ranvier)
Pn, 신경다발막(perineurium)
SS, 슈반세포(Schwann cell)의 핵(nucleus)
화살표, 신경다발막이 연장되어 형성된 중격 (septum)

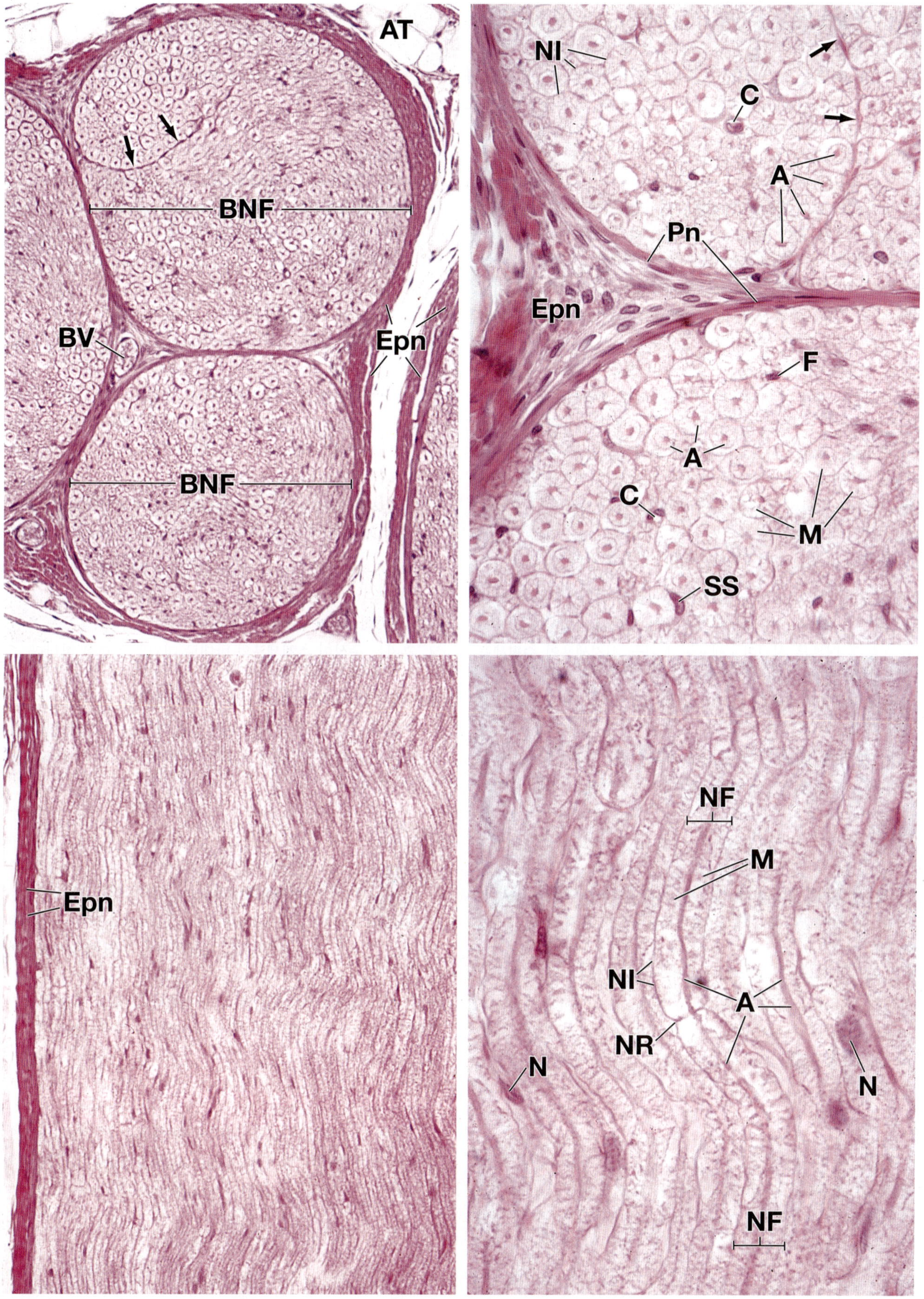
AT
BNF
BV
Epn
BNF
NI
C
A
Pn
Epn
F
A
C
M
SS
Epn
NF
M
NI
A
NR
N
N
NF

도판 12.3 ■ 대뇌(Cerebrum)

대뇌는 뇌의 가장 큰 부분으로, 감각정보를 받아서 저장하는 신경세포체들과, 자발운동(voluntary movement)을 조절하는 신경로와, 다른 뇌 부위를 통합하고 조정하는 신경로는 물론 기억을 형성하는 신경세포와 신경경로 등도 포함하고 있다.

대뇌피질(cerebral cortex), 뇌, 사람, Luxol fast blue-PAS (Periodic acid-Schiff) ×65.

대뇌피질(*CC*)의 저배율 현미경사진이다. 두꺼운 회색질(gray matter)의 전체 층이 관찰되며, 사진의 바닥부분에는 백질(*WM*)이 조금 포함되어 있다. 백질은 면적당 세포 수가 상당히 적은데, 이 세포는 신경세포체가 아니라 신경아교세포(neuroglial cell)이다. 신경세포체는 대뇌피질에 있다. 대뇌피질을 덮고 있는 막은 연막(*PM*)이다. 연막에 둘러싸인 정맥(*V*) 하나가 관찰된다. 또한 대뇌피질의 실질로 들어가고 있는 가느다란 혈관(*BV*) 하나도 관찰할 수 있다. 대뇌피질의 여섯 층을 점선으로 구분했는데, 이 선들은 대략적인 경계만 나타낸다. 층마다 어떤 신경세포가 가장 많은지, 그리고 신경섬유인 축삭과 가지돌기가 어떻게 배열되어 있는지를 기준으로 층을 구분한다. 그러나 신경섬유는 전용 특수염색을 해야만 층을 구분하는 데 이용할 수 있다. 이 사진에서 층 구분은 어떤 신경세포들이 분포하는지를 기준으로, 더 정확히 말하면 신경세포의 구조와 형태를 기준으로 결정한다.

대뇌피질을 구성하는 여섯 층의 이름과 특성은 다음과 같다.

I: **분자층**(plexiform layer, molecular layer)은 주성분이 신경섬유이며, 다른 층에 비해 세포가 적다. 신경섬유는 대부분이 표면에 평행하게 진행하며, 세포 성분은 대부분 신경아교세포이고 가끔 신경세포인 수평세포(horizontal cell of Cajal)가 관찰된다.

II: **바깥과립층**(small pyramidal cell layer, outer granular layer)의 주성분은 작은 추체세포(피라미드세포, pyramidal cell)와 과립세포(granule cell)이다. 후자는 **별세포**(*stellate cell*)라고도 한다.

III: **바깥추체세포층**(layer of medium pyramidal cell, layer of outer pyramidal cell)은 II층과의 경계가 명확하지 않다. 그러나 III층의 추체세포가 약간 더 크며, 전형적인 피라미드(추체) 모양이다.

IV: **속과립층**(granular layer, inner granular layer)은 작은 과립세포가 매우 많은 특징이 있다.

V: **속추체세포층**(신경절세포층, layer of large pyramidal cell, inner layer of pyramidal cell)에 포함된 추체세포들은 대부분의 대뇌피질에서 III층의 추체세포에 비해 작지만, 운동영역(motor area)에 있는 것은 매우 커서 거대추체세포(*Betz cell*)라 불린다.

VI: **다형세포층**(layer of polymorphic cell)은 신경세포의 모양이 다양한데, 대부분 방추형이다. 이 세포는 **방추세포**(*fusiform cell*)라 불린다.

추체세포와 과립세포와 방추세포 외에 대뇌피질에는 두 가지 신경세포, 즉 수평세포와 마르티노티세포(cell of Martinotti)가 더 존재하지만 이 표본에서는 식별할 수 없다. 전자는 I층에만 분포하면서 돌기가 측면으로 뻗어 있고, 후자는 축삭이 추체세포와 반대로 대뇌의 표면을 향한다.

대뇌피질(cerebral cortex) I층, 뇌, 사람, Luxol fast blue–PAS ×350.

I층인 **분자층**(plexiform layer)의 고배율 현미경사진이다. 이 층은 신경섬유와 수많은 신경아교세포(*NN*)로 구성되고, 가끔 수평세포도 관찰된다. 신경아교세포는 핵만 식별되며, 그 세포질은 이 층의 대부분을 구성하는 신경섬유와 구별되지 않는다. 가는 모세혈관(*Cap*)도 관찰된다. 이 혈관의 윤곽이 분홍색인 이유는 바닥막(basement membrane)이 PAS에 염색되는 데 있다.

대뇌피질(cerebral cortex) II층, 뇌, 사람, Luxol fast blue–PAS ×350.

II층인 **바깥과립층**(small pyramidal cell layer)의 현미경사진이다. 작은 추체세포(*PC*)들이 많다. 과립세포(*GC*)도 많지만 이 사진에서는 식별하기 힘들다.

대뇌피질(cerebral cortex) IV층, 뇌, 사람, Luxol fast blue–PAS ×350.

IV층인 **속과립층**(granular layer)의 현미경사진이다. 세포들은 대부분이 과립세포이지만 신경아교세포도 눈에 잘 띈다. 이 사진에서는 모세혈관도 다수 관찰된다. 모세혈관이 여러 방향으로 진행하고 있다.

대뇌피질(cerebral cortex) VI층, 뇌, 사람, Luxol fast blue–PAS ×350.

VI층인 **다형세포층**(layer of polymorphic cell)의 현미경사진인데, 세포 모양이 다양하기 때문에 그런 이름이 붙었다. 추체세포(*PC*)는 쉽게 식별할 수 있다. 그 밖에 분포하는 신경세포는 방추세포(*FC*), 과립세포, 마르티노티세포 등이다.

백질(white matter), 뇌, 사람, Luxol fast blue–PAS ×350.

백질 중 바깥부분의 현미경사진이다. 작고 둥근 핵은 신경아교세포의 핵(*NN*)이다. 대뇌피질에서와 마찬가지로 이 세포의 세포질도 주위와 구분할 수 없다. 따라서 이 세포는 신경돌기들로 이루어진 배경에서 핵만 식별된다. 이 신경그물(neuropil)의 실체는 신경섬유와 신경아교세포의 돌기들이 치밀하게 혼합되어 뭉쳐 있는 구조이다.

BV, 혈관(blood vessel)
Cap, 모세혈관(capillary)
CC, 대뇌피질(cerebral cortex)
FC, 방추세포(fusiform cell)
GC, 과립세포(granule cell)
NN, 신경아교세포(neuroglial cell)의 핵(nucleus)
PC, 추체세포(피라미드세포, pyramidal cell)
PM, 연막(pia mater)
V, 정맥(vein)
WM, 백질(white matter)

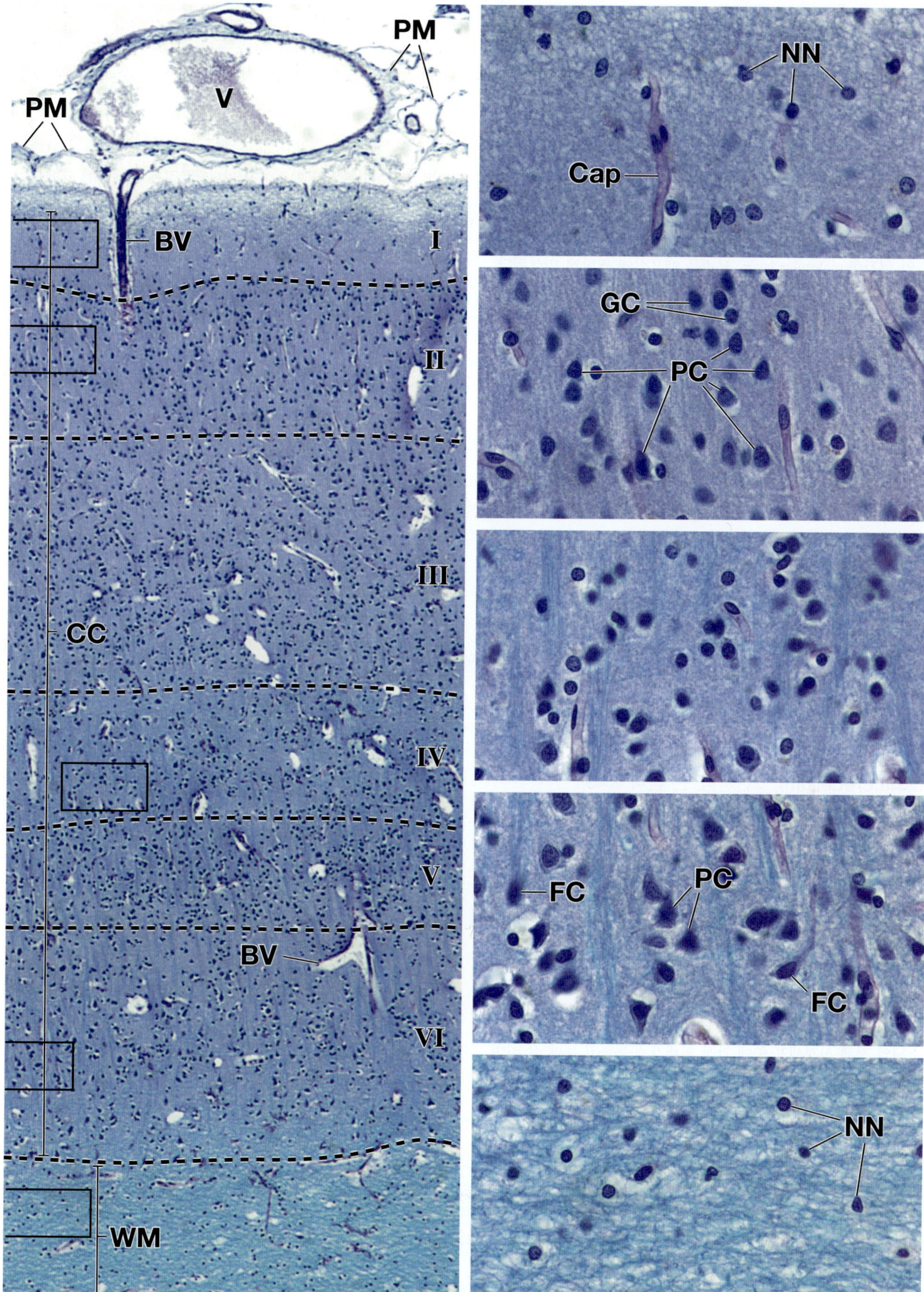
PM
V
PM
BV
I
II
III
CC
IV
V
BV
VI
WM
NN
Cap
GC
PC
FC
PC
FC
NN

도판 12.4 ■ 소뇌(Cerebellum)

소뇌는 대뇌(cerebrum)의 뒤 및 아래에 있는 뇌의 한 부분이다. 소뇌는 자발운동(voluntary movement)뿐 아니라 정상 자세를 유지하는 근육들의 작용도 협동조정한다.

소뇌(cerebellum), 뇌, 사람, H&E ×40.

소뇌피질(cerebellar cortex)은 어느 부위를 현미경으로 관찰해도 보이는 구조가 동일하다. 이 소뇌의 저배율 사진에서 가장 바깥층인 **분자층**(molecular layer, *Mol*)은 에오신에 연하게 염색된다. 그 밑에 보이는 **과립층**(granule cell layer, *Gr*)은 헤마톡실린에 진하게 염색된다. 이 두 층이 함께 소뇌피질을 구성한다. 과립층 밑에는 H&E에 연하게 염색되는 또 다른 부위가 있는데, 위치 외에는 구별할 수 있는 특징이 관찰되지 않는다. 이 부위가 백질(*WM*)이다. 백질은 대뇌에서 그랬듯이 신경섬유와 신경아교세포와 작은 혈관을 포함하고 있지만 신경세포체가 없다. 소뇌의 표면을 덮고 있는 막은 연막(*Pia*)이다. 소뇌동맥과 소뇌정맥 등의 혈관(*BV*)들이 연막 층으로 진행하고 있다. (표본을 만드는 과정에서 소뇌 조직이 쪼그라들었기 때문에 연막이 소뇌의 표면에서 떨어져 나갔다.) 네모칸 부위는 오른쪽 사진에 고배율로 확대했다.

소뇌(cerebellum), 뇌, 사람, H&E ×400.

분자층과 과립층 사이 경계에 플라스크를 닮은 매우 큰 **푸르키네세포**(Purkinje cell, *Pkj*)의 세포체들이 있다. 이 세포는 소뇌의 대표적 특징으로, 각 세포마다 무수히 많은 가지돌기(*D*)들이 분자층에서 울창하게 우거져 있다. 이 세포의 축삭은 하나뿐으로, H&E 염색 표본에서는 대개 관찰하기 힘들다. 이 축삭은 소뇌 밖으로 나가는 정보가 시작되는 통로에 해당된다.

이 사진에서 분자층은 과립층에 비해 관찰되는 신경세포체가 거의 없다시피 한데, 이 사진에 보이는 세포체는 바구니세포(*BC*)이다. 이 세포들은 서로 멀찍이 떨어져 있으며, 핵을 둘러싼 세포질도 기껏해야 조금만 관찰된다. 반면에 과립층은 온통 파란 점을 찍은 것처럼 보이는데, 이는 헤마톡실린에 염색된 수많은 작은 핵들 때문이다. 이 작은 신경세포들은 **과립세포**(granule cell)라 하며, 중추신경계통의 다른 부분에서 시작된 후 소뇌로 들어오는 임펄스를 받고, 이어서 축삭을 분자층으로 보낸다. 이 축삭들은 분자층으로 올라간 후 T자 형태로 갈라져서 수많은 푸르키네세포와 바구니세포(basket cell)의 가지돌기들과 시냅스 한다. 과립층으로 들어오는 이끼섬유(mossy fiber)들은 **소뇌사구체**(*glomerulus*; **화살표**)라 불리는 희미하게 염색되는 곳에서 과립세포와 시냅스 한다. 분자층에 인접한 과립층을 자세히 관찰하면 과립세포의 핵보다 큰 또 다른 핵(*G*)들이 있음을 알 수 있다. 이 핵은 골지세포(Golgi cell)의 핵이며, 이 세포는 2형골지신경세포(짧은축삭신경세포, Golgi type II cell)에 속한다.

소뇌(cerebellum), 뇌, 사람, 은 염색 ×40.

이 사진의 표본은 은 염색법을 적용했다. 은 염색 표본은 H&E 염색 표본 등과 달리 항상 균일하게 착색되지는 않는다. 사진에서 오른쪽에 있는 분자층 중 일부가 왼쪽에 비해 훨씬 더 어둡게 착색되어 있다. 왼쪽에 있는 네모칸 부위는 오른쪽 아래 사진에서 고배율로 관찰할 곳이다. 그러나 은 염색 표본은 이 정도 저배율 사진에서도 푸르키네세포를 쉽게 식별할 수 있는데, 이 세포가 워낙 크고 모양이 독특하며 바깥층인 분자층(*Mol*)과 속층인 과립층(*Gr*) 사이에 정렬해 있기 때문이다. 은 염색의 가장 큰 장점은 **백질**(white matter, *WM*)의 신경섬유들을 자세히 관찰할 수 있다는 사실이다. 은 염색을 하면 신경섬유가 검게 착색된다. 연막(*Pia*)과 소뇌 혈관(*BV*)들도 이 표본에서는 뚜렷이 관찰된다.

소뇌(cerebellum), 뇌, 사람, 은 염색 ×400.

고배율로 확대하면 **푸르키네세포**(Purkinje cell)의 세포체(*Pkj*)가 소뇌의 전체 신경세포 중에 가장 형태가 독특하고 눈에 잘 띄며, 나뭇가지처럼 생긴 다수의 가지돌기(*D*)들도 관찰할 수 있다. 또한 검게 염색된 신경섬유가 과립층(*Gr*) 내부와 푸르키네세포의 세포체 주위와 분자층(*Mol*)에서도 관찰되고 있다. 분자층에는 신경섬유들이 수평으로, 즉 소뇌의 표면에 평행하게 배열되어 있다. 바구니세포(*BC*)는 분자층에서 가장 많이 관찰되는 신경세포이다. **화살표**는 과립세포 축삭의 특징인 T자 형태로 갈라지는 지점을 가리키고 있다. 이 T자 형태로 갈라진 축삭 가지들은 수평 방향으로 진행하면서 수많은 푸르키네세포들과 시냅스를 형성한다.

BC, 바구니세포(basket cell)
BV, 혈관(blood vessel)
D, 가지돌기(dendrite)
G, 골지세포(Golgi cell)
Gr, 과립층(granule cell layer)
Mol, 분자층(molecular layer)
Pia, 연막(pia mater)
Pkj, 푸르키네세포(조롱박세포, Purkinje cell)
WM, 백질(white matter)
화살표, 위 오른쪽 사진, 소뇌사구체(glomeruli); 아래 오른쪽 사진, 축삭이 분자층에서 T자 형태로 갈라지는 지점
네모칸 부위, 고배율로 관찰할 부위

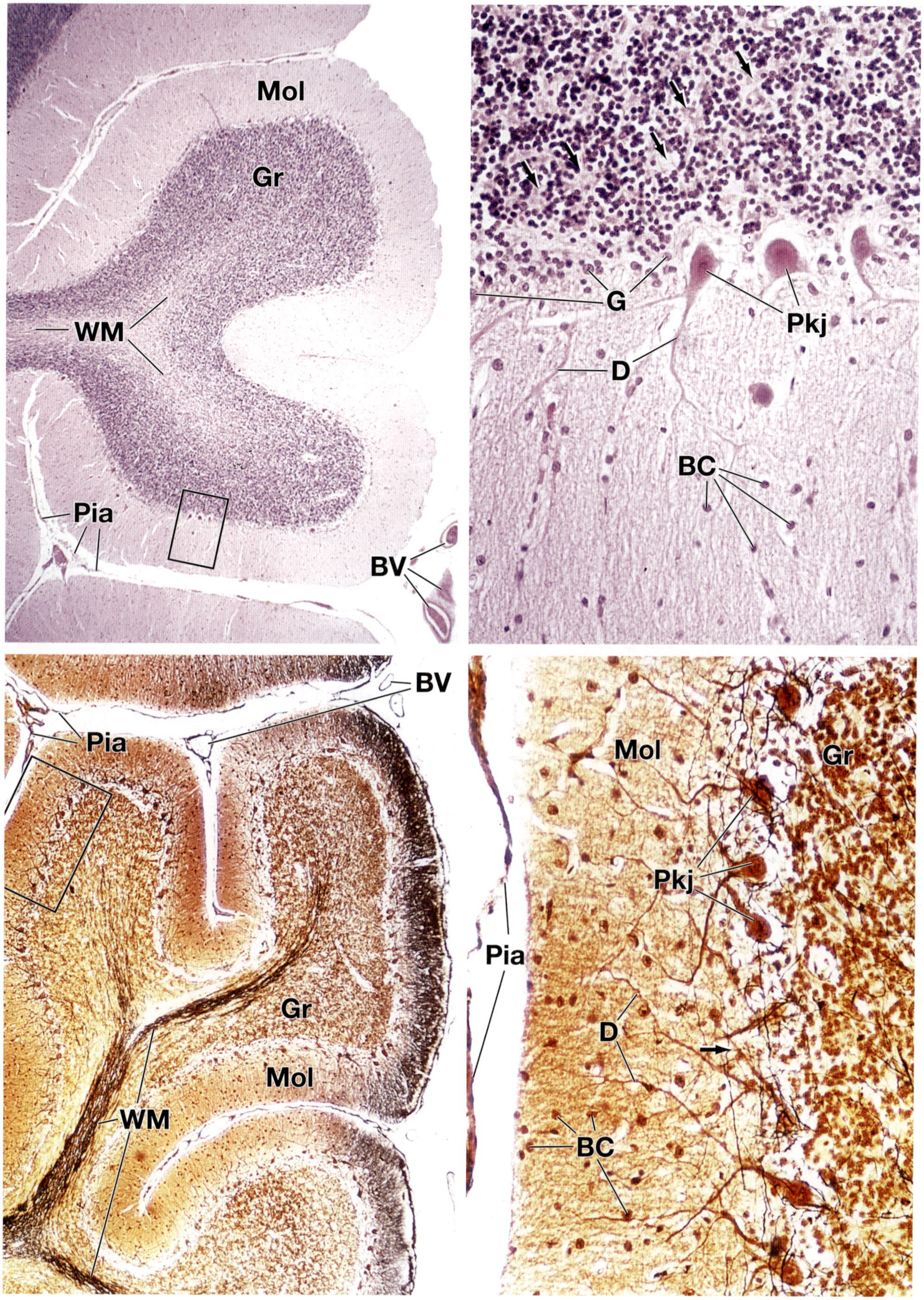
Mol
Gr
WM
Pia
BV
G
Pkj
D
BC
BV
Pia
Gr
Mol
WM
Mol
Gr
Pkj
Pia
D
BC

도판 12.5 ■ 척수(Spinal Cord)

척수는 뚜렷이 구별되는 두 부분으로 구성되어 있다. 바깥부분은 고정(방부처리)하지 않은 표본에서 흰색을 띠기 때문에 **백질**(white matter)이라 불리며, 오름신경섬유(ascending nerve fiber)와 내림신경섬유(descending nerve fiber)들을 포함하고 있다. 이 신경섬유들 중 일부는 뇌로 올라가거나 뇌에서 내려오고, 나머지는 높이가 다른 척수분절들 사이를 연결한다. 척수의 속부분은 고정하지 않은 표본에서 회색을 띠기 때문에 **회색질**(gray matter)이라 하며, 신경세포체들은 물론 신경섬유도 포함하고 있다. 회색질은 전체적 윤곽이 중심관(central canal)을 둘러싸는 H자 또는 나비 모양이다. 회색질은 좌우 **뒤뿔**(dorsal horn, posterior horn)과 **앞뿔**(ventral horn, anterior horn)을 이룬다. 앞뿔은 세포체가 큰 운동신경세포들을 포함하고 있고, 뒤뿔에 있는 신경세포들은 뒤뿌리신경절(dorsal root ganglia)에 세포체가 모여 있는 감각신경세포로부터 정보를 받아서 처리한 후 다른 곳으로 보낸다. 회색질의 면적과 그에 비례하는 척수의 굵기는 척수 높이마다 다르다. 팔다리 운동을 조절하는 큰 운동신경세포가 많이 포함되어 있는 척수분절은 몸통근육을 지배하는 운동신경세포만 있는 척수분절에 비해 상당히 굵고 회색질 면적이 넓다.

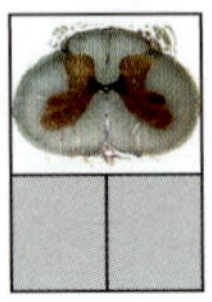

척수(spinal cord), 사람, 은 염색 ×16.

하위 허리척수(lumbar spinal cord)를 지나는 가로단면 사진이다. 이 표본은 오름신경섬유들과 내림신경섬유들에 둘러싸인 회색질을 염색하기 위해 제작했다. 기능적 관점에서 볼 때 같은 곳에서 시작해서 같은 곳에서 끝나는 신경섬유들은 모여서 신경로(tract)를 이룬다. 그러나 개별 신경로들은 특수한 방법을 써야만 구별할 수 있다. 그 예로는 신경섬유가 시작하는 세포체에 손상을 가하거나 특수한 염료나 방사성동위원소를 이용해서 축삭을 표지하는 방법이 있다.

척수의 **회색질**(gray matter)은 대략 나비처럼 생겼다. 앞뒤로 돌출된 부분은 각각 앞뿔(*VH*)과 뒤뿔(*DH*)이다. 좌우 회색질을 연결하는 가로막대 같은 구조는 회색질맞교차(*GC*)라 한다. 앞뿔에 있는 신경세포체인 앞뿔세포(ventral horn cell)는 워낙 크기 때문에 이처럼 배율이 매우 낮은 사진에서도 식별할 수 있다(화살표). 척수를 에워싸는 희미하게 염색된 섬유조직은 **연막**(pia mater, *Pia*)이다. 연막은 척수의 표면을 따라 밀착해 있으며, 깊게 파인 앞정중틈새(*VF*)와 얕게 파인 고랑(sulcus)들 속으로 따라 들어간다. 연막에는 혈관(*BV*)도 있다. 척수신경(spinal nerve)을 구성하는 뒤뿌리(*DR*)들도 이 표본에 포함되어 있다.

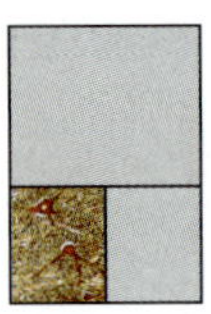

앞뿔(ventral horn), 척수, 사람, 은 염색 ×640.

앞뿔의 한 부위가 관찰된다. **앞뿔세포**(ventral horn cell), 즉 앞뿔 운동신경세포(ventral motor neuron)의 핵(*N*)은 세포체 속에 있는 크고 둥글고 희미하게 염색되는 구조이다. 이 앞뿔세포에는 여러 개의 돌기들이 뚜렷이 관찰된다. 다수의 나머지 핵들은 신경아교세포의 핵이다. 이 세포의 세포질은 식별하기 어렵다. 이 사진의 나머지 부분은 신경섬유들과 신경아교세포의 돌기들로 구성되어 있는데, 이들이 어떻게 짜여 있는지는 파악하기 어렵다. 이 부분을 신경그물(*Np*)이라 한다.

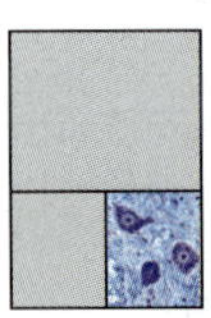

앞뿔(ventral horn), 척수, 사람, 톨루이딘블루(toluidine blue) ×640.

이 척수 표본은 촬영 부위가 **왼쪽** 사진과 비슷하다. 세 개의 앞뿔세포(앞뿔운동신경세포)들을 관찰할 수 있다. 절단면 위치의 차이로 인해 세 신경세포 중 둘에서만 핵(*N*)이 관찰되는데, 두 핵 모두 크고 염색성이 낮으며 중심에는 진하게 염색되는 핵소체(nucleolus)가 있다. 톨루이딘블루로 염색했기 때문에 세포질에 **니슬소체**(Nissl body, *NB*)들이 굵고 진하게 염색되는 덩어리들로 나타난다. 니슬소체는 축삭둔덕(axon hillock)의 내부로는 연장되지 않는다. 축삭은 축삭둔덕에서 세포체 밖으로 돌출된다. 신경아교세포의 핵(*NN*)도 이 사진에서 뚜렷하게 관찰된다.

BV, 혈관(blood vessel)
DH, 뒤뿔(dorsal horn)
DR, 뒤뿌리(dorsal root)
GC, 회색질맞교차(gray commissure)
N, 앞뿔세포(ventral horn cell)의 핵(nucleus)
NB, 니슬소체(Nissl body)
NN, 신경아교세포(neuroglial cell)의 핵(nucleus)
Np, 신경그물(neuropil)
Pia, 연막(pia mater)
VF, 앞정중틈새(ventral fissure)
VH, 앞뿔(ventral horn)
화살표, 앞뿔세포(ventral horn cell)의 세포체(cell body)

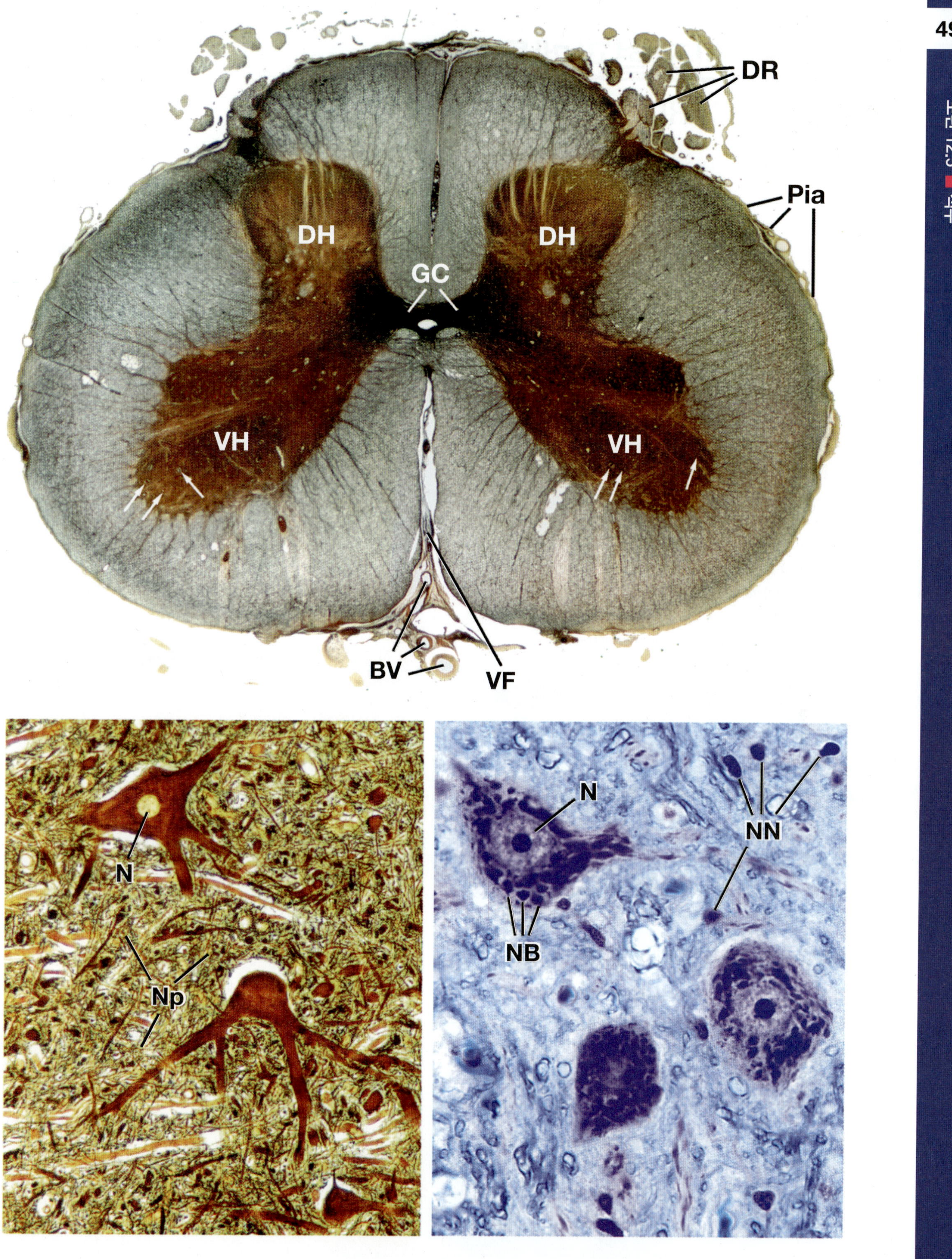
DR
Pia
DH
DH
GC
VH
VH
BV
VF
N
Np
N
NB
NN

13 심장혈관계통
CARDIOVASCULAR SYSTEM

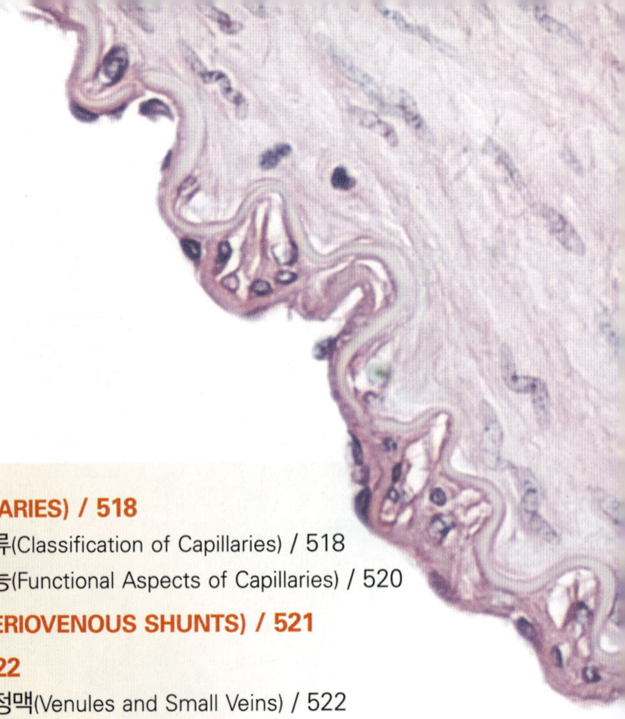

■ 심장혈관계통의 개요 (OVERVIEW OF THE CARDIOVASCULAR SYSTEM)

심장혈관계통은 혈액과 림프를 신체 각 부위의 조직으로 운반하며, 이들로부터 혈액과 림프를 받아들이는 운송체계를 이루고 있다. 액체 상태의 혈액과 림프에는 세포, 영양소, 노폐물, 호르몬, 항체 등과 같은 다양한 성분이 포함되어 있다.

심장혈관계통은 심장, 혈관 및 림프관으로 구성되어 있다.

심장혈관계통(cardiovascular system)은 펌프 역할을 하는 심장과, 신체 각 부위로 혈액을 순환하게 하는 통로 역할을 하는 혈관으로 이루어져 있다(그림 13.1). **심장**(heart)은 높은 압력으로 혈액을 방출하여 동맥으로 보낸다. 온몸을 순환한 혈액은 숨을 들이쉴 때 형성되는 가슴안 내 음압과 뼈대근육에 의한 정맥의 압박에 의해 심장으로 되돌아온다. **혈관**(blood vessel)은 직경이 작고 얇은 벽으로 이루어진 혈관그물인 **모세혈관**(capillary)까지 혈액을 신속히 운반할 수 있도록 배열되어 있어 신체 모든 부위의 조직으로 혈액을 골고루 공급할 수 있다.

모세혈관에서는 혈액과 조직 사이의 양방향 물질 교환이 일어난다. 혈액의 액체 성분인 **혈장**(plasma)은 모세혈관벽을 통과하여 산소와 대사물질을 조직으로 운반하며, 조직에서 이산화탄소 및 노폐물과 교환된다. 혈관 밖으로 나온 액체의 대부분은 모세혈관의 먼쪽 부위 또는 정맥 쪽 끝에서 재흡수된다. 혈관으로 재흡수되지 못한 액체는 림프모세관(lymphatic capillary)으로 들어가 림프(lymph)가 된다. 이렇게 형성된 림프는 **림프관**(lymphatic vessel)을 따라 순환하다 속목정맥(내경정맥, internal jugular vein)과 빗장밑정맥(쇄골하정맥, subclavian vein)이 연결되는 부위에서 결국 혈액과 합류된다. 일반적으로 혈액을 따라 순환하는 백혈구 중 일부는 혈관벽을 빠져나와 조직으로 들어간다. 이러한 현상은 **모세혈관후세정맥**(postcapillary venule)에서 일어난다. 신체에 염증반응(inflammatory reaction)과 같은 병리적 변화가 일어나면 많은 수의 백혈구가 모세혈관후세정맥을 통해 빠져나간다.

동맥(artery)은 혈액을 모세혈관 쪽으로 운반하는 혈관이다. 가장

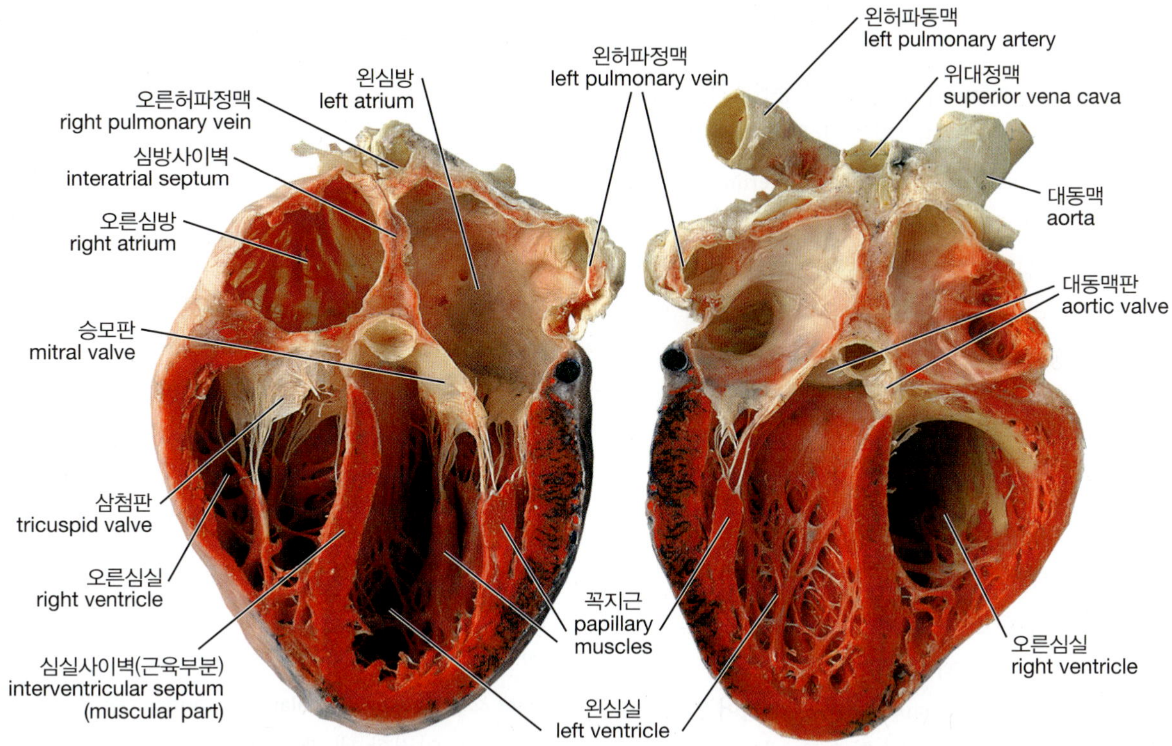

그림 13.1 사람 심장표본의 사진. 심장의 각 방을 관찰할 수 있도록 비스듬한 방향으로 절단하였다. *왼쪽* 사진은 심장 뒷부분의 내부구조이며, *오른쪽* 사진은 심장 앞부분의 내부구조이다. 심실벽과 심실사이벽 근육부분의 두께를 확인할 수 있다. 양쪽 심방을 분리시켜 주는 심방사이벽도 관찰된다.

작은 동맥인 **세동맥**(arteriole)은 기능적으로 연관된 모세혈관그물(network of capillary)로 혈액을 운반한다. 세동맥은 모세혈관그물로 유입되는 혈액의 양을 조절한다. 세동맥과 이와 연관된 모세혈관그물 및 모세혈관후세정맥은 **미세순환바탕**(microcirculatory bed) 또는 **미세혈관바탕**(microvascular bed)이라고 하는 기능적 단위를 형성한다. 모세혈관후세정맥으로부터 시작된 **정맥**(vein)은 미세혈관바탕으로부터 혈액을 모아 심장 쪽으로 운반한다.

혈액은 온몸순환과 허파순환의 두 순환 체계를 통해 신체에 공급된다.

심장과 혈관에 의해 형성되는 순환 경로에는 다음과 같은 두 가지가 있다.

- **허파순환**(폐순환, pulmonary circulation)은 심장과 허파 사이의 혈액순환을 담당한다(그림 13.2).
- **온몸순환**(체순환, systemic circulation)은 허파를 제외한 신체 조직과 심장 사이의 혈액순환을 담당한다.

두 종류의 순환에서 혈관은 일반적으로 동맥, 모세혈관, 정맥의 순서로 배열되어 있다. 그러나 순환의 일부 구역에서는 변형되어 두 모세혈관그물 사이에 정맥이나 세동맥이 끼어 있는 경우가 있으며, 이러한 혈관 배열을 **문맥계통**(portal system)이라고 한다. 정맥문맥계통(venous portal system)은 간으로 혈액을 운반하는 **간문맥계통**(hepatic portal system, 간문맥 hepatic portal vein)과 뇌하수체로 혈액을 운반하는 **시상하부하수체문맥계통**(hypothalamic-hypophyseal portal system)에서 발견된다.

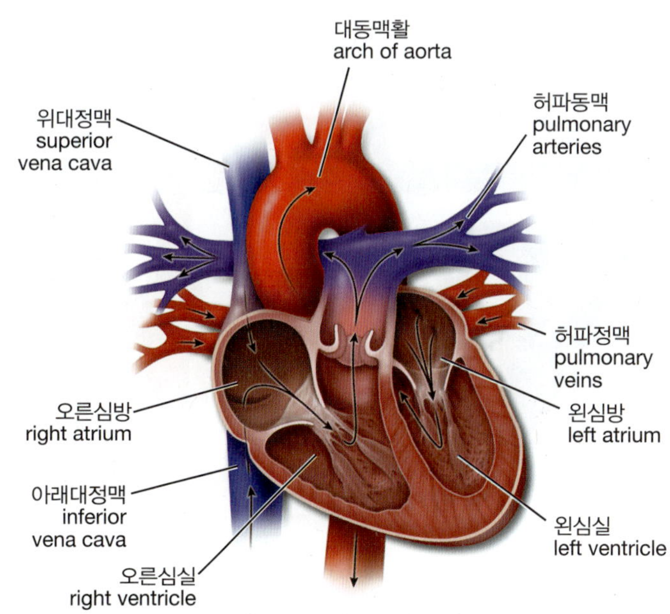

그림 13.2 심장을 통한 혈액의 순환을 간단하게 나타낸 그림. 신체의 모든 조직을 순환한 혈액은 위대정맥과 아래대정맥을 통해 오른심방으로 되돌아온다. 이후, 오른심방으로부터 오른심실로 흘러 들어간 혈액은 허파동맥줄기로 뿜어져 나가 허파동맥을 통해 허파로 운반된다. 허파에서 산소를 공급받은 혈액은 허파정맥을 통해 심장의 왼심방으로 되돌아온다. 그다음, 왼심방의 혈액은 왼심실로 흘러 들어가 대동맥을 통해 신체의 모든 조직으로 운반된다. 심장과 허파 사이에서 이루어지는 순환을 *허파순환(pulmonary circulation)*이라고 하며, 심장과 신체 조직 사이에서 이루어지는 순환을 *온몸순환(systemic circulation)*이라고 한다.

■ 심장(HEART)

심장(heart)은 가슴안(thoracic cavity)의 중간세로칸(중간종격, middle mediastinum)에 비스듬히 놓여 있으며, 정중면에서 왼쪽 2/3 부위로 약간 치우쳐 있다. 세로칸은 복장뼈(흉골, sternum), 척주(vertebral column), 가로막(횡격막, diaphragm) 및 허파(폐, lung)로 둘러싸인 공간이다. 심장 및 심장으로 드나드는 큰 혈관의 시작 부분은 심장막(pericardium)이라고 하는 질긴 섬유막 주머니에 의해 둘러싸여 있다. 질긴 심장막은 가로막 및 가슴안에 위치한 주변 장기들과 단단히 부착되어 있어 심장의 위치를 고정시켜 준다.

심장은 혈액을 한 방향으로 흐르게 하는 근육성 펌프이다.

심장은 왼, 오른 심방(atria)과 왼, 오른 심실(ventricle)의 네 방으로 이루어져 있으며, 이를 통해 혈액을 방출한다(그림 13.1 참조). 각 방의 출구에는 혈액의 역류를 방지하는 판막(valve)이 있다. 왼, 오른 심방은 심방사이벽(심방중격, interatrial septum)에 의해 왼, 오른 심실은 심실사이벽(심실중격, interventricular septum)에 의해 분리되어 있다.

심장의 오른쪽 두 방은 혈액을 허파순환으로 내보낸다. 오른심방(right atrium)은 신체에서 가장 큰 정맥인 위대정맥(상대정맥, superior vena cava)과 아래대정맥(하대정맥, inferior vena cava)을 통해 전신을 순환하고 돌아온 혈액을 받아들인다(그림 13.3). 오른심방으로부터 혈액을 받아들인 오른심실(right ventricle)은 허파동맥(pulmonary artery)을 통해 혈액을 방출하여 허파에 산소를 공급한다. 심장의 왼쪽 두 방은 혈액을 온몸순환으로 내보낸다. 왼심방(left atrium)은 네 개의 허파정맥(폐정맥, pulmonary vein)을 통해 허파로부터 들어오는 고농도의 산소를 포함한 혈액을 받아들인다. 왼심방으로부터 혈액을 받아들인 왼심실(left ventricle)은 대동맥(aorta)을 통해 혈액을 방출하여 허파를 제외한 신체의 모든 부위에 혈액을 공급한다.

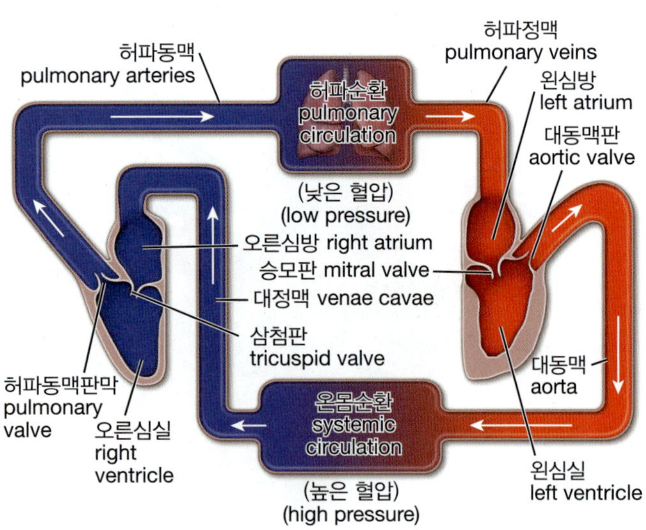

그림 13.3 혈액순환을 간단하게 나타낸 그림. 심장의 오른쪽 부분과 왼쪽 부분을 인위적으로 분리하여 표시하였다. 심장의 오른쪽 부분은 혈압이 낮은 허파순환으로 혈액을 뿜어 내보낸다. 오른심방은 위대정맥과 아래대정맥을 통해 신체를 순환하고 되돌아온 저산소 혈액을 받아들인다. 오른심실은 오른심방으로부터 혈액을 받아들이며, 허파동맥을 통해 허파로 혈액을 뿜어내어 산소를 공급한다. 심장의 왼쪽 부분은 혈압이 높은 온몸순환으로 혈액을 뿜어 내보낸다. 왼심방은 네 개의 허파정맥을 통해 허파에서 산소를 공급받고 되돌아온 혈액을 받아들인다. 왼심실은 왼심방으로부터 혈액을 받아들이며, 대동맥을 통해 신체 모든 부위로 혈액을 뿜어 내보낸다.

심장은 다음과 같은 구성요소로 이루어져 있다.

- 심장근육(cardiac muscle)은 수축하여 혈액을 분출시키는 기능을 한다.
- 섬유성뼈대(fibrous skeleton)는 판막 주위를 둘러싸는 네 개의 섬유고리(fibrous ring)와 이 섬유고리를 연결하는 두 개의 섬유삼각(fibrous trigone) 및 심실사이벽과 심방사이벽의 막부분(membranous part)으로 이루어져 있다. 섬유고리(fibrous ring)는 불규칙치밀결합조직으로 이루어져 있으며, 심장으로부터 기원하는 두 동맥(대동맥 aorta, 허파동맥줄기 pulmonary trunk)의 시작 부분과 심장 및 심실 사이의 구멍(오른방실구멍과 왼방실구멍 right & left atrioventricular [AV] orifice) 주위를 둘러싸고 있다(그림 13.4). 이러한 네 개의 고리는 각 판막의 첨판(leaflet)이 부착하는 자리로, 심장의 혈액이 한 방향으로 흐르게 해준다. 심실사이벽의 막부분(membranous part of interventricular septum)은 심장근육을 포함하지 않은 치밀결합조직으로만 이루어져 있으며, 이곳을 통해 전도계통(conducting system)의 일부인 방실다발(atrioventricular bundle)이 지난다. 섬유성골격에는 심방근과 심실근이 각각 부착되어 있다. 또한 섬유성골격은 심방과 심실 사이에서 전기임펄스의 흐름을 차단하는 절연체 역할도 한다.
- 전도계통(conducting system)은 규칙적인 탈분극을 일으켜 심장

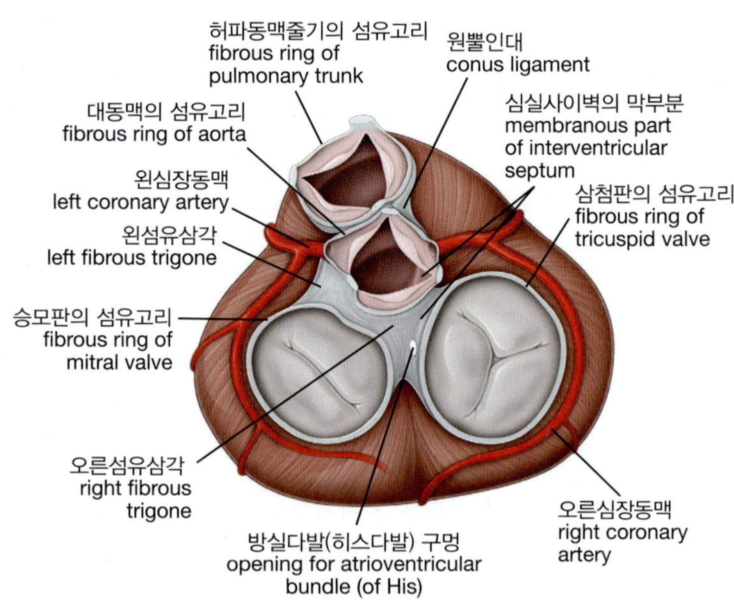

그림 13.4 양쪽 심방을 떼어내고 관찰한 심장의 섬유골격. 심장의 섬유골격은 심장근육이 부착되는 부위이며, 심방과 심실 사이에 위치한 첨판(cuspid valve) 및 대동맥과 허파동맥의 반월판(반달판막)이 부착되는 부위이다. 방실다발은 오른심방으로부터 섬유골격의 막사이벽을 통해 심실사이벽으로 내려간다.

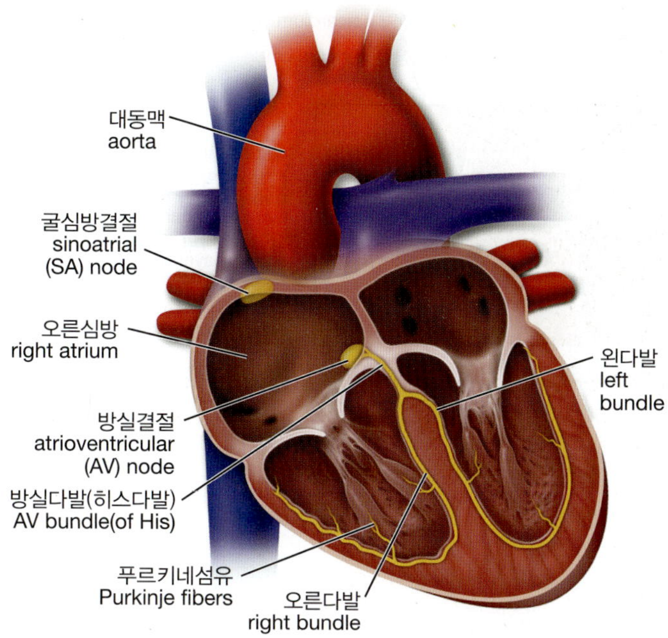

그림 13.5 심장을 이루는 네 방과 임펄스 전도계통(impulse conducting system). 심장을 관상면을 따라 절단하여 내부구조와 전도계통의 주요 구성요소(노란색으로 표시함)들을 나타내었다. 굴심방결절(SA)에서 생성된 임펄스는 심방벽을 따라 방실결절(AV)로 전해진 뒤, 방실다발을 거쳐 푸르키네섬유로 전달된다.

의 각 부위로 전파함으로써 심장근육이 리드미컬하게 수축하도록 한다(그림 13.5). 전도계통은 전기임펄스를 일으키고 이를 심장 전체로 빠르게 전파할 수 있도록 **변형된 심장근육세포**(modified cardiac muscle cell, **푸르키네섬유** Purkinje fiber)로 이루어져 있다. 정상적인 심장박동(heart rhythm)이 갑자기 중단되어 혈액순환이 멈추는 것을 **심장정지**(cardiac arrest)라고 한다. 심장정지는 심장의 전도계통을 통한 전기임펄스의 생성 또는 전파가 제대로 이루어지지 않아 심장이 수축하지 못해 신체로 혈액공급이 중단되는 것이다. 갑자기 발생한 심장정지는 신속한 처치를 필요로 하는 응급상황으로, 이때 **심폐소생술**(cardiopulmonary resuscitation, CPR)과 잔떨림제거(세동제거 defibrillation, 심장에 치료 용량에 맞는 전기충격을 줌) 등의 응급처치를 하면 생명을 구할 수 있다. 심장정지 환자가 제때 응급처치를 받지 못하면 **급성심장사**(sudden cardiac death)로 사망하게 된다. 심장정지와 연관된 병리학적 심장박동 이상에는 빈맥(빠른맥 tachycardia, 심장박동이 빨라짐), 세동(잔떨림 fibrillation, 빠르고 불규칙하며 효율적인 근수축), 서맥(느린맥 bradycardia, 심장박동이 느려짐) 및 무수축(asystole, 심장박동이 없음) 등이 있다.

- **심장혈관계**(coronary vasculature)는 두 개의 심장동맥(관상동맥 coronary artery)과 심장정맥(cardiac vein)으로 이루어져 있다. 왼, 오른 **심장동맥**(left and right coronary artery)은 심장에 혈액을 공급한다. 이 동맥들은 대동맥 판막(aortic valve) 근처의 오름대동맥(scending aorta) 시작 부분으로부터 기원되어 심장바닥(base of heart)을 감아 돈 후, 여러 개로 분지되어 심장꼭대기(apex of heart)를 향해 주행한다. 심장을 순환한 혈액은 여러 개의 **심장정맥**(cardiac vein)으로 배출되며, 이의 대부분은 심장의 뒷면에 위치한 심장정맥굴(coronary sinus)로 유입된다. 심장정맥굴의 혈액은 오른심방으로 배출된다.

심장의 벽(Wall of the Heart)

심장의 벽은 심장바깥막, 심장근육층 및 심장속막의 세 층으로 구성되어 있다.

심장벽을 구성하는 구조는 심방과 심실 내로 연속된다. 심장벽은 세 층으로 이루어져 있다. 이 층들을 바깥에서부터 순서대로 나열하면 다음과 같다.

- **심장바깥막**(심외막, epicardium)은 **장막심장막의 내장층**(visceral layer of serous pericardium)에 해당하며, 심장의 바깥면에 부착되어 있다(그림 13.6). 심장바깥막은 한 층의 중피세포(mesothelial cell)와 그 아래의 결합조직과 지방조직으로 이루어져 있다. 심장에 분포하는 혈관과 신경은 심장바깥막 내에 존재하며, 이들은 심장막안(심낭, peicardial cavity) 내에 위치해 있는 심장을 보호하는 지방조직에 의해 둘러싸여 있다. 심장바깥막은 심장으로 드나드는 큰 혈관 근처에서 꺾여 심장과 큰 혈관의 시작 부위를 둘러싸는 심장막(pericardium)의 안쪽면을 덮고 있는 **장막심장막의 벽층**(parietal layer of serous pericardium)으로 이어진다. 따라서 장막심장막의 두 층 사이에는 아주 적은 양(15~50 mL)의 장액(serous fluid, 심장막액 pericardial fluid)을 포함하고 있는 잠재적 공간이 존재한다. 이 공간을 **심장막안**(pericardial cavity)이라고 한다. 심장막안은 중피세포로 구성된 막에 의해 둘러싸여 있다(그림 13.6).
- 심장막안 내에 많은 양의 액체(혈액이나 심장막삼출액[pericardial effusion])가 고이는 질환을 **심장눌림증**(cardiac tamponade)이라고 한다. 이 질환은 일반적으로 흉부를 둔기로 얻어맞거나 날카로운 흉기에 찔린 경우, 심장근육층이 파열된 경우 또는 심장막염(pericarditis, 심장막의 염증)이 발생한 경우에 유발된다. 이 질환은 심장막안 내에 고인 액체가 심장을 압박하여 심장의 각 방에 충분한 양의 혈액이 채워지지 못하므로 생명이 위태로워질 수 있는 질환이다. **심장막천자**(pericardiocentesis, 심장막안 내에 고인 액체를 뽑아내는 처치) 등의 방법으로 심장을 짓누르는 압력을 완화시킬 수 있다.
- **심장근육층**(심근층, myocardium)은 심장근육으로 이루어진 심장벽의 주된 층이다. 심장근육의 조직학적 구조와 기능에 대해서는 11장 근육조직(404~409쪽)에서 자세히 설명하였다. 심방의 근육층은 심실의 심장근육층보다 훨씬 얇다. 심방은 큰 정맥으로부터 들어오는 혈액을 받아들여 이웃한 심실로 전달하므로, 이 과정에서는 높은 압력이 필요하지 않다. 반면, 심실은 허파

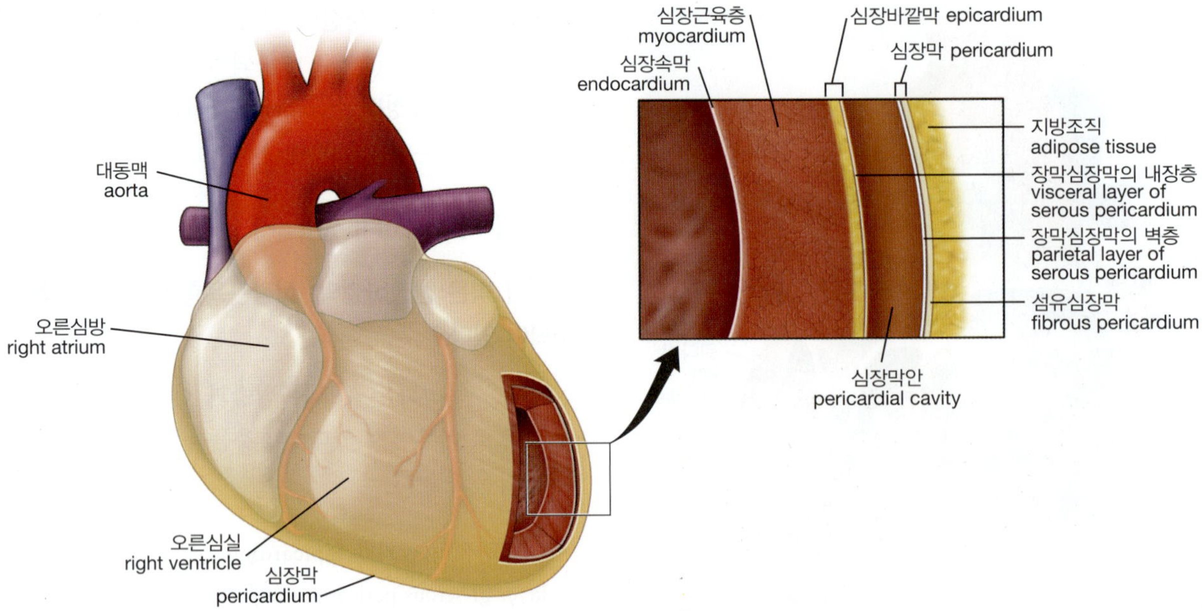

그림 13.6 심장벽과 심장막을 구성하는 층. 심장벽 각 층의 위치 관계를 간단하게 나타낸 그림이다. 중간세로칸(middle mediastinum)에 위치해 있는 심장과 큰 혈관의 시작 부분은 심장막 및 다양한 양의 지방조직에 의해 둘러싸여 있다. 심장바깥막은 질긴 섬유조직으로 이루어진 바깥쪽의 *섬유심장막(fibrous pericardium)*과 그 내면을 덮고 장막심장막(serous pericardium)의 벽층의 두 층으로 구성되어 있다. 장막심장막의 벽층은 심장과 큰 혈관 주위에서 접혀 장막심장막의 장막층 또는 심장바깥막으로 이어진다. 심장바깥막은 심장의 바깥면을 덮고 있다. 장막심장막의 내장층과 벽층 사이의 공간을 심장막안(심낭 pericardial cavity)이라고 하며, 이 공간은 중피세포로 덮여있다. 심장바깥막의 아래쪽에는 심장근육으로 이루어진 심장근육층이 존재한다. 심장바깥막에는 소량의 지방조직이 분포하며, 이 지방조직 내에는 심장동맥과 심장정맥이 포함되어 있다. 심장근육층의 안쪽 층을 *심장속막(endocardium)*이라고 하며, 이는 내강을 덮고 있는 중피와 그 아래에 위치해 있는 얇은 결합조직층으로 이루어져 있다.

순환과 온몸순환으로 혈액을 방출하기 위해 높은 압력이 필요하므로 심장근육층이 매우 두껍다(그림 13.7).

- **심장속막**(심내막, endocardium)은 안쪽의 내피(endothelium)층, 결합조직과 민무늬근육세포로 이루어진 중간의 내피밑결합조직(subendothelial connective tissue)층 그리고 그 아래에 위치한 결합조직층인 **심장속막밑층**(심내막밑층, subendocardial layer)으로 이루어져 있다. 심장속막밑층은 심장근육층의 결합조직과 이어져 있으며, 이 층에는 심장의 전도계통("심박수의 내인성 조절" 단락 참조)이 위치해 있다.

오른심실과 왼심실 사이의 벽을 **심실사이벽**(심실중격, interventricular septum)이라고 한다. 심실사이벽의 막부분을 제외한 나머지 부분에는 심장근육이 존재한다. 심실사이벽의 양쪽면은 심장속막으로 덮여 있다. **심방사이벽**(심방중격, interatrial septum)은 심실사이벽보다 훨씬 얇지만, 섬유조직으로 이루어진 특정 부위를 제외한 나머지 중심부위는 심장근육으로 이루어져 있으며 양쪽 심방에 접하고 있는 면은 심장속막으로 덮여 있다.

심장판막(Hear Valves)

심장판막은 뚜렷한 세 층의 결합조직층과 그 표면을 덮는 심장속막으로 이루어져 있다.

심장판막은 섬유고리를 형성하고 판막이 있는 방실구멍을 둘러싸는 복잡한 골격구조인 불규칙치밀결합조직에 부착되어 있다

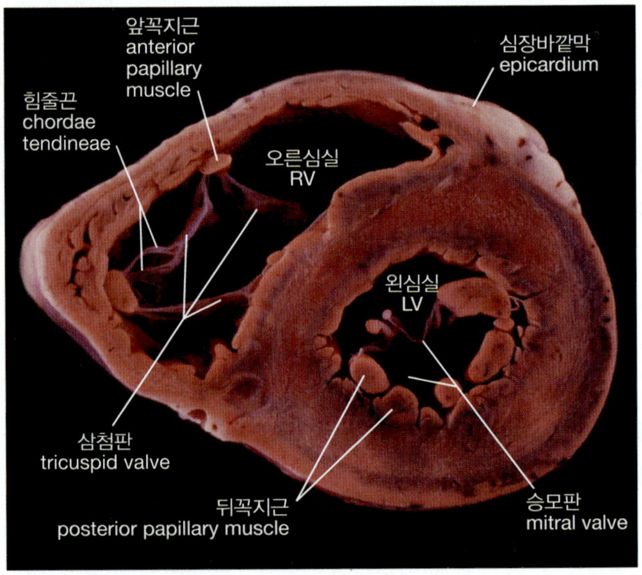

그림 13.7 심실의 수평절단 사진. 사람 심장표본의 심실 부분을 가로절단한 사진이다. 오른심실에 존재하는 삼첨판(오른방실판막)과 왼심실에 존재하는 승모판(왼방실판막)의 첨판과 이곳에 부착하고 있는 힘줄끈(건삭 chordae tendineae)이 관찰된다. 또한, 양쪽 심실벽에서 융기된 꼭지근(유두근)의 가로단면도 관찰된다. 오른심실벽과 왼심실벽의 두께 차이를 확인할 수 있다. 심장바깥막의 지방조직 내에서 심장동맥과 심장정맥의 가지들이 관찰된다. *RV*, 오른심실; *LV*, 왼심실. (Dr. William D. Edwards 제공.)

(그림 13.8). 각 판막은 뚜렷한 세 층, 즉 **섬유층**(fibrosa), **해면층**(spongiosa) 및 **심실층**(ventricularis, 대동맥 반달판막과 허파동맥 반달판막의 심실쪽 면) 또는 **심방층**(atrialis, 승모판과 삼첨판의 심방쪽 면)으로 구성되어 있다.

- **섬유층**(fibrosa)은 방실판막(AV valve)의 심실쪽 면과 반달판막(semilunar valve)의 동맥쪽 면(대동맥 또는 허파동맥줄기를 향한)에 위치한다. 이 층은 심장의 골격 고리를 이루는 불규칙치밀결합조직과 이어져 있다. 섬유층은 주로 치밀하게 밀집된 1형 콜라겐섬유(74%)와 3형 콜라겐섬유(24%)로 이루어져 있으며 판막의 자유 가장자리에 평행하게 배열된 탄력섬유를 약간 포함하고 있다. 섬유층의 심실쪽 면과 심방쪽 면은 내피세포층에 의해 덮여 있다. 섬유층은 판막에 인장강성(tensile stiffness)을 제공한다. 방실판막에서 섬유층은 실과 같은 섬유성 끈인 **힘줄끈**(건삭, chordae tendineae)으로 이어지며 힘줄끈도 내피로 덮여 있다(그림 13.9). 힘줄끈이 부착하는 부위에서 섬유층은 납작한 층이 원통형의 끈으로 변하여 힘줄끈과 방실판막 사이에서 형태 변화 없이 점차적으로 힘을 전달할 수 있다. 힘줄끈은 승모판과 삼첨판의 심실쪽 면으로부터 심실벽의 융기된 근육인 **꼭지근**(유두근, paillary muscle)으로 이어진다.
- **해면층**(spongiosa)은 판막 첨판의 중간층을 이루고 있으며, 성글게 배열된 콜라겐섬유와 탄력섬유 및 **단백당**(proteoglycan)과 **글라이코스아미노글라이칸**(glycosaminoglycan)을 포함하고 있는 다량의 **무형질**(ground substance)로 구성되어 있다. 해면층은 판막이 닫힐 때 동반되는 진동을 약화시키는 충격흡수제로 작용하며, 판막의 첨판(cusp)이 유연하고 쉽게 모양을 바꿀 수 있게 해준다. 해면층은 첨판의 바닥부분에서는 얇지만 자유가장자리 쪽으로 가면서 뚜렷해져 판막이 닫힐 때 첨판이 바르게 맞물리게 하여 판막의 누출(역류)을 방지하는 데 도움을 준다.
- **심실층**(ventricularis)과 **심방층**(atrialis)은 각 판막의 심실쪽 또는 심방쪽 면에 있으며 내피로 덮여 있다. 이 층은 잘 정돈된 **콜라겐섬유**(collagen fiber)와 다수의 **탄력섬유**(elastic fiber) 및 **탄력층판**(elastic lamella)으로 이루어진 치밀결합조직층이다. 심장층과 심실층은 심장수축주기 동안 판막 첨판이 잘 열리고 닫히게 하여 판막의 운동을 촉진한다. 또한 방실판막에서 이 층에는 심방으로부터 기원된 심장근육(심실은 관여하지 않음)과 작은 평활근세포 다발을 포함하고 있어 판막이 닫히는 동안 첨판의 강도와 형태 변화를 조절해 주기도 한다.

심장판막은 기본적인 형태적 패턴과 공통적인 기능적 필요조건을 공유하고 있지만 각 판막은 구조적으로 다르다. 최근 연구에 따르면 분자적 변이에 의해 각 판막의 뚜렷한 구조적 및 생체역학적 특징이 유지된다고 한다.

판막의 첨판에는 혈관이 분포하지 않으며 일생을 통해 판막의 내부 구조를 유지시키는 특수한 판막사이질세포(valvular interstitial cell)를 포함하고 있다.

판막의 첨판에는 혈관이 분포하지 않으나, 승모판과 삼첨판의 바닥

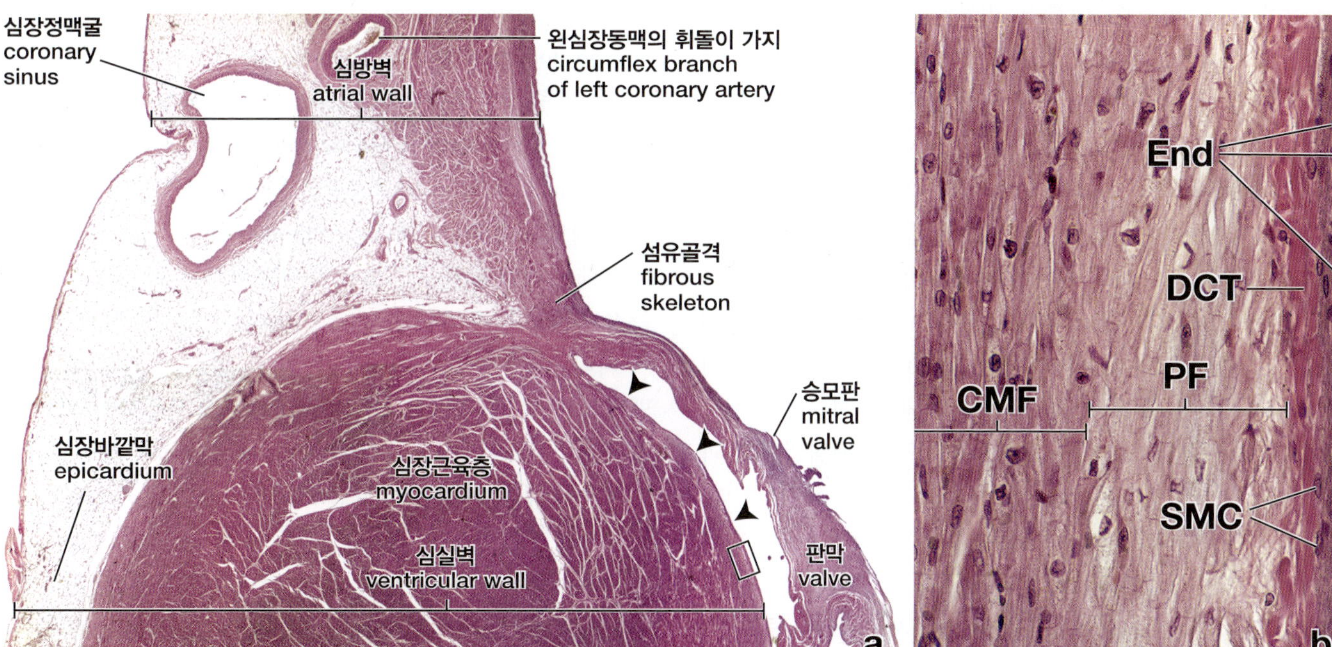

그림 13.8 왼심방과 왼심실 벽의 광학현미경사진. a. 왼심방과 왼심실의 뒤벽을 시상절단한 조직표본의 사진이다. 심장고랑(coronary groove, *방실구 AV groove*)을 지나는 면이 가로절단되어 이 부위에 위치해 있는 심장정맥굴(관상정맥동 coronary sinus)과 왼심장동맥의 휘돌이가지가 관찰된다. 승모판을 둘러싸는 심장골격인 방실고리(AV ring)와 이곳에 부착하고 있는 왼심방과 왼심실의 근육 및 승모판의 첨판도 관찰된다. 심실벽은 (1) 심장속막(*화살표머리*), (2) 심장근육층, (3) 심장바깥막의 세 층으로 구성되어 있다. 심장바깥막에 분포한 혈관과 이를 둘러싸고 있는 지방조직이 관찰된다. 승모판의 층 구조는 그림 13.9b의 고배율 사진에서 확인할 수 있다. ×35. **b.** 왼쪽 사진의 *네모*로 표시된 부위의 고배율 사진으로, 심장 내면의 특징적인 구조가 관찰된다. 심장속막은 납작한 상피세포로 이루어진 안쪽 층인 내피(*End*)와 민무늬근육세포(*SMC*)를 포함하고 있는 치밀결합조직(*DCT*)으로 이루어진 중간층인 내피밑층 및 푸르키네섬유(*PF*)를 포함하고 있는 심장속막밑층으로 이루어져 있다. 사진의 *왼쪽 부위*에서 수많은 심장근육섬유(*CMF*)로 구성된 심장근육층이 관찰된다. ×120.

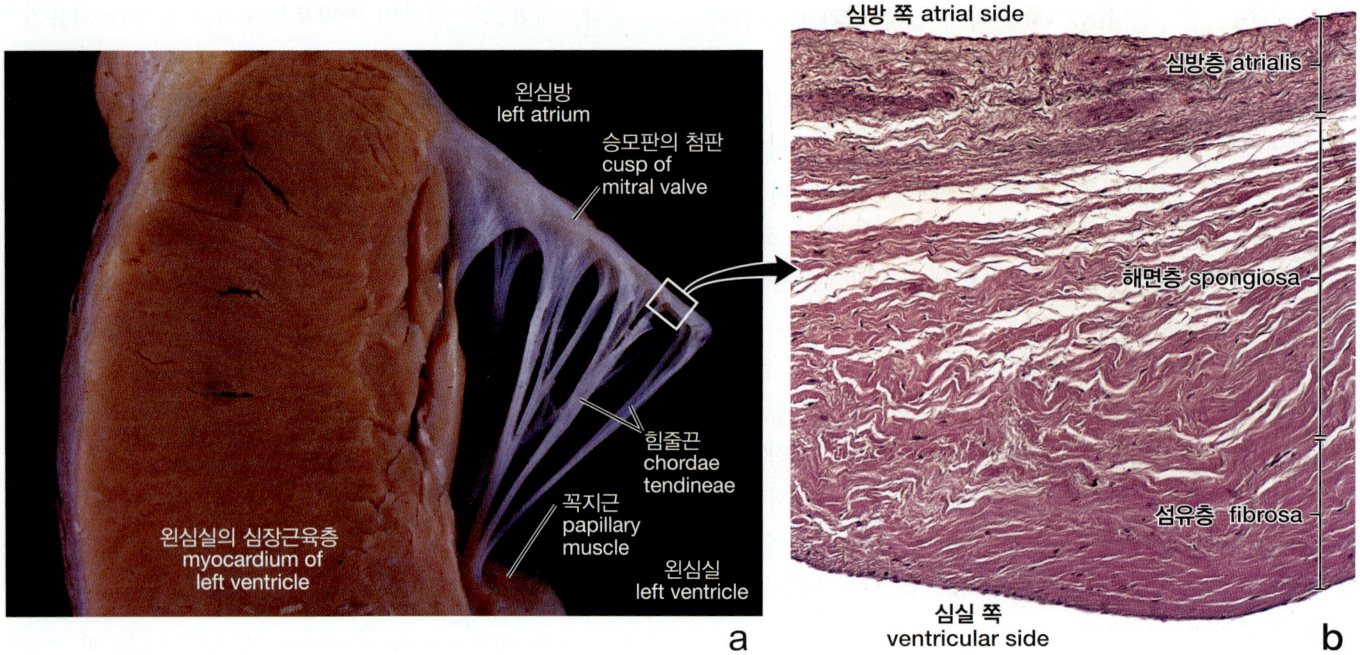

그림 13.9 사람 심장의 승모판(mitral valve) a. 왼심실의 뒤벽과 승모판의 뒤첨판을 시상절단한 심장표본의 사진이다. 유두근으로부터 뻗어 나온 힘줄끈이 심실쪽으로 돌출된 승모판의 첨판에 부착되어 있다. 매우 두꺼운 왼심실의 심장근육층을 확인할 수 있다. 윤기가 흐르는 심장의 내면은 심장속막으로 덮여있으며, 심장근육층의 바깥면은 심장바깥막에 의해 덮여있다. ×2. (Dr. William D. Edwards 제공.) **b.** 승모판의 광학현미경사진이다. 이 사진에서는 승모판의 두 개의 첨판 중 하나의 절단면이 관찰된다. 첨판의 양쪽면은 모두 심장속막으로 덮여 있다. 첨판이 층을 이루고 있는 구조임을 확인할 수 있다. 심방쪽(*사진의 가장 위쪽*) 내피 바로 아래의 첫 번째 층은 치밀하게 밀집된 콜라겐섬유와 탄력섬유로 구성된 심방층(atrialis)이다. 두 번째(중간) 층은 해면층(spongiosa)으로, 첨판의 대부분의 중심속을 이루고 있으며 단백당과 글라이코스아미노글라이칸이 풍부한 무형질 내에 파묻혀 있는 성글게 배열된 콜라겐섬유를 포함하고 있다. 이 층은 승모판이 부착되어 있는 섬유고리 쪽으로 가면서 점차 얇아지며, 자유가장자리 쪽으로 가면서 좀 더 뚜렷해진다. 세 번째 층인 섬유층(fibrosa)은 여러 층의 탄력층판과 콜라겐섬유를 포함하고 있는 치밀결합조직으로 이루어져 있다. 이 배율에서 섬유모세포와 유사한 판막사이질세포(valvular interstitial cell)의 핵이 관찰되나 구별하기 어렵다. ×125.

부분에서 작은 혈관, 림프관, 신경 및 민무늬근육이 관찰되는 경우가 있다. 판막의 표면은 혈액에 노출되어 있으며, 첨판이 매우 얇으므로 혈액 내 산소와 영양분이 충분히 확산하여 들어올 수 있다.

판막의 첨판에는 형태가 독특한 **판막사이질세포**(vevular interstitial cell)가 분포하고 있으며, 이 세포는 일생을 통해 판막의 항상성을 유지시키는 기능을 한다. 판막사이질세포는 심장속막내피세포(endocardial endothelial cell)로부터 기원하나 광학현미경으로 관찰하면 **섬유모세포와 유사**(resemble fibroblast)하다. 판막사이질세포는 혈관의 형성을 억제하는 바이메틴(vimentin)과 콘드로모듈린 1(chondromodulin 1)에 대해 양성반응을 나타낸다. 정상 상태에서 판막사이질세포는 결합조직섬유 및 세포외기질 단백질의 재생과 합성에 필요한 세포외기질 유전자발현의 기본 수준을 유지시킨다. 그러나 활성 상태(예: 판막 발생 시 또는 심장판막병)에서는 활성화된 **근섬유모세포유사세포**(myofibroblast-like cell)로 전환된다. 근섬유모세포유사세포는 판막의 세포외기질을 빠르게 재구성하는 콜라겐, 탄력소, 민무늬근육 α 액티닌, 단백당, 사이질금속단백질분해효소(matrix metalloproteinase) 및 염증사이토카인의 합성에 필요한 단백질을 부호화(encode)하는 유전자를 발현한다.

심장 판막이 변성되면 판막의 구멍이 좁아지거나(협착증 stenosis) 완전히 닫히지 않아(기능부전 insufficiency) 심장의 기능에 이상이 나타나는 질환이 유발된다. 이러한 질환을 통틀어 **판막성심장병**(valvular heart disease)이라고 하며, 점액종성승모판병(myxomatous mitral valve disease), 류마티스심장병(rheumatic heart disease), 증식심장속막염(vegetative endocarditis), 변성석회화대동맥판협착증(degenerative calcific aortic valve stenosis) 및 승모판고리석회화(mitral annular calcification) 등이 여기에 속한다. 세포 수준에서 판막병은 **판막간질세포**(valvular interstitial cell)의 활성화와 세포외기질 단백질과 재구성 효소를 부호화하는 유전자의 발현 증가로 특징지어진다. 판막에 나타나는 병리적 변화는 판막 손상의 유형에 따라 세 가지 범주로 나눌 수 있다. 첫 번째 범주에는 병적인 단백당의 축적, 콜라겐 분해 및 탄력섬유의 분절화에 의한 **세포외바탕질의 변성**(degeneration of extracellular matrix)이 포함된다. 이러한 변화는 **점액종성승모판병**(myxomatous mitral valve disease)의 특징으로 판막이 "늘어지게 되어(floppy)" 쉽게 탈출하고 역류하게 된다. 두 번째 범주에는 콜라겐의 축적, 단백당의 분해 및 탄력섬유의 분절화에 의한 **섬유화**(fibrosis)가 포함된다. 이러한 변화는 **류마티스심장병**(rheumatic heart disease)에서 일어나며 판막이 두껍고 뻣뻣하며 신축성이 없어져 운동이 제한되고 협착이 일어나기 쉽다. 판막의 섬유화는 류마틱열(rheumatic fever)로 알려진 박테리아 감염 시 나타나는 판막의 염증(**판막염** valvulitis)에 의해 시작된다. 염증은 판막에서 혈관발생(angiogenesis)을 유도하고 정상적으로 혈관분포가 없는 판막층에 혈관이 발달하게 된다(vascularization). 이러한 변화는 대부분 승모판(mitral valve, 65~70%)과 대동맥판(aortic valve, 20~25%)에 영향을 미쳐 발병하게 된다. 또한 염증에 의해 탄력조직은 점차적으로 불규칙한 콜라겐섬유 다발로 대체되어 판막이 두꺼워지게 된다. 세 번째 범주에는 판막간질세포에서 시작되는 **결절석회화**(nodular calcification)가 포함된다. 이러한 변화는 **변성석회화대동맥판협착증**(degenerative calcific aortic valve stenosis)에서 나타나며 판막 첨판이 두꺼워지고 칼슘 결절이 형성되는 특징이 있다. 판막석회화(valvular calcification)는 만성 콩팥병과 노인 환자에서도 흔히 늦은 시기에 나타나는 증상이다.

심박수의 내인성 조절(Intrinsic Regulation of Heart Rate)

심장의 수축은 특수화된 심장전도세포에 의해 동시에 일어난다.

심장근육은 신경계통에 의해 직접 자극을 받지 않아도 리드미컬하게 수축할 수 있다. 심장의 펌프 기능이 효율적으로 일어나기 위해서는 심방과 심실이 규칙적인 리듬에 맞춰 조화롭게 수축해야 한다. 이렇게 심장이 규칙적으로 박동하는 것은 **심장전도계통**(conducting system of heart)에 의해 전기활성(임펄스, impulse)이 생성되어 심장벽 전체로 전파되기 때문이다. 심장근육세포가 탈분극되는 속도는 전도계통의 각 부위에 따라 달라 심방에서 가장 빠르며 심실에서 가장 느리다. 심장의 수축주기는 심방이 수축하여 혈액을 심실 쪽으로 보내는 것으로 시작된다. 이후 심장끝(심첨, apex of heart)에서부터 심실의 수축이 일어나 심장 내 혈액을 대동맥과 허파동맥줄기로 뿜어 내보낸다.

심장전도계통(conducting system of heart)은 두 결절, 즉 굴심방결절(동방결절, sinuatrial node)과 방실결절(atrioventricular node) 및 일련의 전도섬유 또는 전도섬유다발(전도섬유로, conduction fiber tract)로 구성되어 있다. 전기임펄스는 위대정맥과 오른심방의 경계 부위에 위치한 특수화된 심장근육세포 집단인 **굴심방결절**(동방결절, sinuatrial node [SA node])에서 생성된다(그림 13.5 참조). 굴심방결절은 가장 빠른 속도로 탈분극되므로 **심장박동조율기**(pacemaker of the heart)라고 한다. 굴심방결절에서는 분당 60~100회 정도의 전기임펄스를 생성한다. 굴심방결절에서 시작된 임펄스는 심방의 심장근육섬유와, 변형된 심장근육섬유로 이루어진 결절사이경로(internodal tract)를 통해 전파된다. 이렇게 전파된 임펄스는 **방실결절**(atrioventricular node, AV node)로 전해진 뒤, 심장의 섬유골격을 관통하는 **방실다발**(atrioventricular bundle [AV bundle], **히스다발** bundle of His)을 통해 심실로 전달된다. 방실다발은 오른다발가지(right bundle branch)와 왼다발가지(left bundle branch)로 분지한 후, 일반적으로 **푸르키네섬유**(Purkinje fiber)라고 하는 **심장속막밑가지**(subendocardial branch)로 이어진다. 전도계통을 이루는 성분은 심장근육섬유보다 네 배 정도 빠른 속도로 임펄스를 전달하며, 이러한 임펄스는 심장의 섬유골격을 관통하여 전달된다.

굴심방결절(SA node)이 제대로 기능을 하지 못하면(예: 혈액순환 장애) 그다음으로 빠르게 탈분극되는 부위에서 심장박동조율기의 기능을 대신하게 된다. 이러한 경우, 방실결절은 분당 50회 정도의 속도로 심장의 수축을 일으킨다. 심실로 전기임펄스가 전파되는 경로가 차단되어 **완전심장차단**(complete heart block) 상태가 되면, 심실은 푸르키네섬유의 탈분극에 의해 분당 30~40회 정도의 속도로 박동하게 된다. 심장의 전도계통을 구성하는 세포들 중 푸르키네섬유의 탈분극 속도가 가장 느리다. 전기임펄스가 심장근육층 전체 부위로 전파되는 양상을 **심전도**(electrocardiography, ECG)를 통해 검사하거나 기록할 수 있다. 심전도는 심장에서 일정 거리만큼 떨어진 피부 표면 여러 부위에 전극을 붙이고, 각 전극 사이의 전위 차이를 측정하여 심장의 전기 활성을 검사하는 방법이다. 심장벽을 통해 전기자극이 전파되는 양상에 따라 심전도의 파형의 형태가 달라진다. 이것을 세밀하게 분석하면 심박수(heart rate), 심장리듬(cardiac rhythm), 심장 각 부위의 자극 전도속도, 전해질 농도의 영향, 심장 약물의 영향 및 병리학적(허혈성)으로 손상된 심장 조직의 위치 등을 알아낼 수 있다.

굴심방결절(SA node)과 방실결절(AV node)을 이루는 **결절심장근육세포**(nodal cardiac muscle cell)는 일종의 변형된 심장근육세포로, 주변의 심방근육세포(atrial cardiac muscle cell)보다 크기가 작다. 결절심장근육세포에는 근원섬유가 적게 분포하며, 사이원반도 발달되어 있지 않다. 방실다발(AV bundle), 다발가지(bundle branch) 및 푸르키네섬유(Purkinje fiber)도 변형된 심장근육세포로 이루어져 있으며, 이들은 주변의 심실근육세포(vetricular muscle cell)보다 더 크다(그림 13.10과 도판 13.1, 532쪽). 전기생리학적 연구를 통해 굴심방결절을 이루는 세포 중 기능적으로 다른 두 종류의 세포가 있음이 밝혀졌다. 이러한 세포에는 자발적으로 임펄스를 발생하는 길잡이 역할을 하는 **박동조율기세포**(pacemaker cell, P cell)와 오른심방으로 임펄스를 전파하는 **이행세포**(transitional cell, T cell)가 있다. 박동조율기세포(P cell)는 굴심방결절 중간에 길쭉한 세포 집단을 이루고 있다.

결절심장근육세포가 기능을 하지 못하는 **굴기능부전증후군**(sick sinus syndrome, SSS)은 주로 노인에서 발병하는 질환으로 전 세계적으로 흔히 전자식 박동조율기를 이식한다. 이 질환은 노화에 따른 굴심방결절에 존재하는 결절심장근육세포의 변성에 의한 것으로, 이에 따라 심방근육으로 임펄스를 생성하여 전달하는 능력이 영향을 받는다. 굴기능부전증후군은 비정상적으로 불규칙한 심장리듬 장애가 특징으로, 비정상적으로 느린 심박수(**느린부정맥** bradyarhythmia)와 빠른 심박수(**빠른부정맥** tachyarrhythmia)가 교대로 나타난다. 박동조율기세포가 기능을 하지 않으면 임펄스가 생성되지 않고 3초 이상 굴정지(sinus arrest)가 나타난다. 굴심방결절이 차단되어 이행세포가 기능을 하지 않으면 생성된 임펄스를 심방근육으로 전달할 수가 없다. 굴기능부전증후군의 증상으로는 **두근거림**

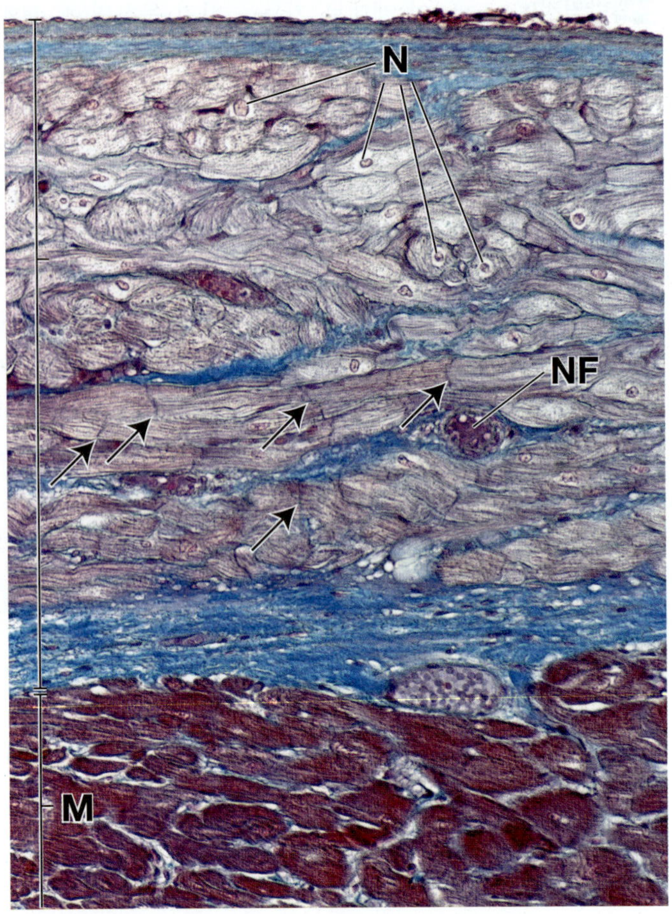

그림 13.10 전도계통을 포함하고 있는 방실벽의 광학현미경사진. 사람 심장벽의 말로리아잔(Mallory-Azan) 염색표본의 사진이다. 사진의 위쪽 2/3 부위에서 심장속막(*E*)이 관찰되며, 두꺼운 층을 형성하고 있는 푸르키네섬유를 확인할 수 있다. 심실의 내강쪽 자유면(*사진의 가장 위쪽*)은 내피로 덮여 있으며 바로 아래에는 결합조직으로 이루어진 내피밑층(*푸른색*으로 염색됨)이 위치해 있다. 심장속막의 깊은 층에는 푸르키네섬유가 존재한다. 푸르키네섬유에 발달 된 사이원반(*화살표*)이 관찰된다. 푸르키네섬유는 다량의 글리콘겐을 포함하고 있으므로 근원섬유에 의해 둘러싸인 세포의 중심부분은 옅게 염색된 균질성 부위로 나타난다. 핵(*N*)은 둥글고 심장근육층(*M*)에 존재하는 심장근육세포의 핵보다 크다. 핵은 옅게 염색된 세포질에 의해 둘러싸여 있다. 푸르키네섬유를 이루는 세포는 직경이 상당히 크므로, 절단면에서 핵이 관찰되지 않는 경우가 많다. 푸르키네섬유들 사이에서 주행하고 있는 자율신경섬유(*NF*)가 관찰된다. ×320.

(palpitation, 불규칙한 심장박동), 조직의 혈액공급 부족으로 인한 **피로**(fatigue), **실신전 증상**(presyncope, 머리가 띵함, 근육허약, 시야흐림, 기절할 것 같은 느낌) 및 **실신**(syncope, faint)이 나타난다. 최근 굴기능부전증후군 환자에 대한 유전자 연구에서 가족성 굴기능부전증후군 및 선천성 굴기능부전증후군과 연관된 여러 유전자 돌연변이가 확인되었다. 굴기능부전증후군의 주된 치료 방법은 영구적으로 전자식 박동조율기를 장착하는 것이다.

전도계통의 마지막 부분은 푸르키네섬유로 이루어져 있다.

방실결절(AV node)에서 시작한 히스다발(bundie of His)을 이루는 **심장전도세포**(cardiac conducting cell)는 심장골격의 섬유조직을 관통한 후, 방실중격(그림 13.5 참조)의 양쪽 면을 따라 뻗어 내려가 푸르키네섬유로 되어 심실의 심장근육층에 종지한다. **푸르키네섬유**(Purkinje fiber)를 형성하는 세포는 심실근세포보다 크다. 이 세포의 세포질 가장자리에는 근원섬유가 위치하며, 세포핵은 둥글고 심장근육층을 이루는 일반적인 심장근육세포보다 크다. 세포가 상당히 크므로 세포의 절단면에 핵이 포함되어 있지 않은 경우가 많다. 푸르키네섬유의 세포에도 사이원반이 존재하나 위치에 따라 그 수와 형태가 다양하다. 이 세포들은 많은 양의 글리코겐을 포함하고 있어 과요오드산쉬프(periodic acid-Sehiff, PAS) 반응에 양성을 나타낸다. H&E 염색 및 그 외의 일반적인 조직염색 표본에서 글리코겐을 다량 포함하고 있는 세포의 중심부분은 옅고 균일하게 염색되어 나타난다(그림 13.10 참조). 푸르키네섬유의 세포에는 글리코겐이 저장되어 있으므로 심실근세포보다 저산소증(hypoxia)에 잘 견딜 수 있다.

심장기능의 전신성 조절(Systemic Regulation of Heart Function)

앞에서 설명한 바와 같이, **심장은** 신경자극을 받지 않고도 **자율적으로 박동한다**(heart beat independently). 그러나 이러한 심장박동의 자발적인 리듬은 자율신경계통의 교감신경과 부교감신경신경을 통해 전달되는 신경임펄스에 의해 빨라지거나 느려질 수 있다. **자율신경**(autonomic nerve)은 심장근육의 수축을 유발하지는 않지만 신체의 다양한 요구에 맞게 심박수를 조절한다(**심박수변동효과** chronotropic effect).

심박수는 부교감신경 자극에 의해 느려진다.

심장에 **분포하는 부교감신경**(parasympathetic nerve supply)은 미주신경(vagus nerve, X번 뇌신경 cranial nerve X)으로부터 기원된다. 부교감신경의 신경절전신경섬유(preganglionic nerve fiber)는 심장 내에서 신경절후뉴런(postganglionic neuron)과 연접한다. 여기서 나온 짧은 신경절후신경섬유(postganglionic nerve fiber)는 주로 굴심방결절(SA node)과 방실결절(AV node) 및 심장벽에 분포하는 심장동맥(관상동맥, coronary artery)에 종지한다. 부교감신경의 신경절후신경섬유 종말에서 신경전달물질인 **아세틸콜린**(acetylcholine)이 방출되면 분당 심박수가 60회 이하로 느려지며(**서맥** bradycardia), 심장의 수축력(force of heart beat)이 감소하고, 심장동맥이 수축한다.

심박수는 교감신경 자극에 의해 빨라진다.

심장에 분포하는 **교감신경의 신경절전섬유**(sympathetic preganglionic fiber)는 척수의 첫째~여섯째 가슴분절(T1-T6)의 가쪽뿔(lateral horn)로부터 기원한다. 이 신경섬유는 교감신경줄기(sympathetic trunk)의 목신경절(cervical ganglion)과 가슴신경절(thoracic ganglion)에 위치한 신경절후뉴런(postganglionic neuron)으로 전기신호를 전달한다(그림 12.28, 469쪽 참조). 여기서 나온 **시냅스후섬유**(postsynaptic fiber)는 굴심방결절(SA node), 방실결절(AV node) 및 심장근육층에 종지하며, 심장바깥막을 통과하여 심장동맥에도 분포한다. 자율신경섬유는 **노르에피네프린**(norepinephrine)을 방출하여 굴심방결절에서 생성된 임펄스의 빈도를 조절한다. 교감신경은 심장의 박동을 빠르게 하고(**빈맥** tachycardia) 심장근육의 수축력을 높인다. 또한 교감신경 자극에 의해 심장동맥의 수축이 저해되어 혈관이 확장된다.

심박수와 수축력은 혈액 내 호르몬 등 여러 물질에 의해서 조절될 수 있다.

심장근육의 수축력과 심박수는 부신속질(부신수질, adrenal medulla)에서 분비되는 호르몬에 의해 조절된다. 부신속질에서 분비된 **에피네프린**(epinephrine)과 **노르에피네프린**(norepinephrine)은 심장순환을 통해 심장근육세포로 전달된다. 에피네프린 또는 노르에피네프린(에피네프린보다 효과가 약함)에 의해 아르레날린수용체(adrenergic receptor, 주로 β_1형)가 활성화되면 심장의 수축력이 증가하며(**수축촉진효과** positive inotropic effect), 심박수가 증가한다(**심박수증가효과** positive chronotropic effect). 이외에 수축촉진효과와 심박수증가효과를 나타내는 물질에는 칼슘(Ca^{2+}), 갑상샘호르몬(thyroid hormone), 카페인(caffeine), 테오필린(theophylline) 및 심장글리코시드디곡신(cardiac glycoside digoxin) 등이 있다. 이러한 물질들은 모두 심장근육세포의 세포 내 칼슘농도를 높이는 작용을 한다. 반면, 심장근육에 **수축억제작용과 심박수감소작용**(negative inotropic and chronotropic action)을 나타내는 물질에는 프로프라놀롤(propranolol) 이나 칼슘채널차단제(Ca^{2+} channel blocker)와 같은 아드레날린수용체대항제(adrenergic receptor antagonist)가 있다. 즉, 이러한 물질을 체내에 투여하면 심박수가 느려지고 심장의 수축력이 감소한다.

중추신경계통은 심장혈관계통의 특정 부위에 위치한 감각수용기를 통해 동맥압과 심장기능을 감시하고 있다.

심장혈관계통의 기능은 중추신경계통에 위치한 특정 중추의 감시를 받고 있다. 심장 근처의 큰 혈관과 심장벽에는 혈압을 감지하는 특수한 감각수용기(sensory nerve receptor)가 있다. 모든 유형의 **심장혈관수용기**(cardiovascular receptor)에서 감지된 정보는 생리적인 반사를 유발한다. 각 감각수용기의 기능은 다음과 같다.

- **압력수용기**(baroreceptor, 고혈압수용기 high-pressure receptor)는 목동맥팽대(경동맥동, carotid sinus)과 대동맥활(대동맥궁, aortic arch)에 위치하며, 동맥의 혈압을 감지한다.
- **용적수용기**(volume receptor)는 심방과 심실의 벽에 위치하며, 중심정맥압(central venous pressure)을 감지하고 심장의 팽창 정도에 대한 정보를 중추신경계통에 전달한다.
- **화학수용기**(chemoreceptor)는 혈액 내 산소와 이산화탄소의 분압 및 수소이온농도지수(pH)의 변화를 감지한다. 이러한 수용기에는 온목동맥(총경동맥, common carotid artery)의 갈림부(bifurcation)에 위치한 **목동맥소체**(경동맥소체, carotid body)와 대동맥활에 위치한 **대동맥소체**(aortic body)가 있다.

목동맥소체는 끈 모양 또는 불규칙한 형태의 집단을 이루고 있는 상피모양세포(epithelioid cell)들로 이루어져 있으며, 이 세포에는 수많은 신경섬유가 분포한다. 목동맥소체에는 들신경(구심신경, afferent nerve)과 날신경(원심신경, efferent nerve)이 모두 분포한다. 대동맥소체의 구조는 목동맥소체의 구조와 기본적으로 유사하다. 목동맥소체와 대동맥소체는 심장박출량(cardiac output)과 호흡수(호흡률, respiratory rate)를 조정하는 신경반사에 중요한 기능을 한다.

■ 동맥과 정맥의 일반적인 구조 (GENERAL FEATURES OF ARTERIES AND VEINS)

혈관벽의 층(Layers of Vascular Wall)

동맥과 정맥의 벽은 3층(*tunic*)으로 구성되어 있다.

혈관벽을 구성하는 3층을 내강 쪽으로부터 나열하면 다음과 같다 (그림 13.11과 도판 13.2, 534쪽).

- **속막**(내막, tunica intima)은 혈관의 가장 안쪽 층으로, (1) 한 층의 편평상피세포로 이루어진 **내피**(endothelium), (2) 내피세포의 **바닥판**(basal lamina, 콜라겐, 당백당 및 당단백질 등으로 이루어진 얇은 세포외층), (3) 성긴결합조직으로 이루어진 **내피밑층**(subendothelial layer)의 세 층으로 구성되어 있다. 때때로 결합조직에서 민무늬근육세포가 관찰되는 경우도 있다. 동맥과 세동맥의 내피밑층에는 탄력소(elastin) 분자들이 구멍 뚫린 판과 같은 층(sheet-like layer) 또는 층판(lamella)을 이루고 있는 구조가 존재하며, 이를 **속탄력막**(internal elastic membrane)이라고 한다. 혈액에 포함된 여러 물질들은 속탄력막의 구멍을 통해 혈관벽 깊숙이 확산하여 들어갈 수 있다.
- **중간막**(tunica media) 또는 중간층은 주로 동심원상으로 배열된 혈관 민무늬근육세포들로 이루어진 층이다. 동맥은 중간막이 비교적 두꺼워 속탄력막으로부터 **바깥탄력막**(external elastic membrane)까지 이어져 있다. 바깥탄력막은 중간막과 바깥막을 분리해 주는 탄력소층이다. 중간막의 민무늬근육세포들 사이에는 다양한 양의 탄력소, 그물섬유 및 단백당이 존재한다. 탄력소는 구멍 뚫린 층 또는 층판을 이루며 동심원상으로 배열되어 있다. 중간막에 포함되어 있는 세포외물질들은 모두 혈관 민무늬근육세포에 의해 생성된 것이다.
- **바깥막**(외막, tunica adventitia)은 가장 바깥쪽의 결합조직층으로, 주로 세로로 배열된 콜라겐섬유와 약간의 탄력섬유로 구성되어 있다. 바깥막의 결합조직은 점차 혈관을 둘러싸는 성긴결합

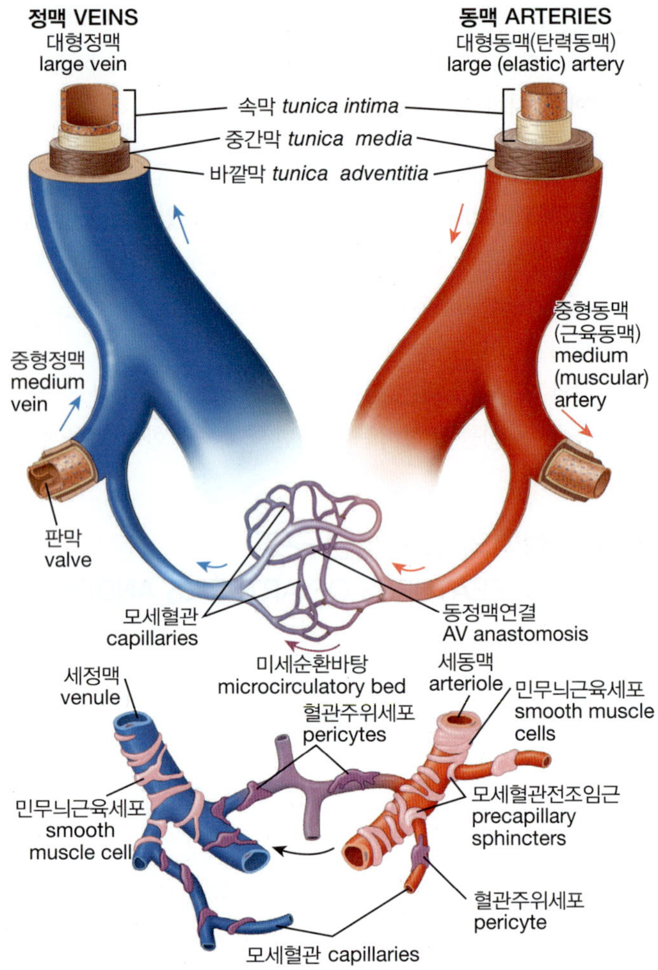

그림 13.11 혈관의 기본구조를 간단하게 나타낸 그림. *위쪽의 두 그림*에 혈관벽을 구성하는 각 층을 표시하였다. *아래쪽 그림*에는 말초조직의 미세순환바탕(microcirculatory bed)의 구성을 나타내었다. 혈관주위세포의 분포 위치 및 바닥판과의 상호관계를 확인할 수 있다. 위쪽 그림에 동정맥연결(AV anastomosis)도 나타내었다.

조직으로 이어진다. 바깥막은 동맥계통에서는 비교적 얇지만, 세정맥과 정맥에서는 매우 두꺼워 혈관벽의 가장 큰 구성요소가 된다. 또한 직경이 큰 동맥과 정맥의 바깥막에는 혈관벽 자체에 혈액을 공급하는 혈관인 **혈관벽혈관**(vasa vasorum)과 혈관벽 민무늬근육의 수축을 조절하는 자율신경그물인 **혈관벽신경**(nervus vasorum, nervusvascularis)이 분포한다.

조직학적으로 혈관벽의 두께와 혈관벽 각 층을 이루는 구성성분의 차이에 의해 동맥과 정맥을 여러 유형으로 구분한다. 각 유형별 혈관의 특징을 표 13.1에 요약하였다.

혈관의 내피(Vascular Endothelium)

성인의 순환계통은 약 60,000마일에 달하는 다양한 크기의 혈관으로 이루어져 있으며, 이 혈관들의 내면은 **내피**(endothelium)라고 하는 단층편평상피(simple squamous epithelium)로 덮여 있다. 내피는 납작하고 길쭉한 다각형의 **내피세포**(endothelial cell)로 이루어져 있으며, 내피세포의 세로축은 혈류의 방향과 동일하게 배열되어 있다. 내피세포의 내강 쪽 표면에서는 다양한 **표면부착분자**와 **수용체**(surface adhesion molecule and receptor, 예: 저밀도지질단백질수용체 low-density lipoprotein receptor [LDL], 인슐린수용체 insulin receptor 및 히스타민수용체 histamine receptor)가 발현된다. 내피세포는 혈액의 항상성 유지에 중요한 역할을 하고 있으며, 그 기능은 다양한 자극에 의해 변화된다. 여러 자극에 의해 내피세포가 활성화되는 것을 **내피활성화**(endothelial activation)라고 하며, 이는 다양한 혈관질환(예: 죽상경화증 atherosclerosis; 글상자 13.1)의 발병기전과도 연관이 있다. 내피세포의 활성화를 일으키는 요인에는 세균과 바이러스의 항원, 세포독소(cytotoxin), 보체생성물(complement product), 지질생성물 및 저산소증(hypoxia) 등이 있다. 활성화된 내피세포는 새로운 표면부착분자를 발현하고 여러 종류의 사이토카인(cytokine), 림포카인(lymphokine), 성장인자(growth factor), 혈관수축제(vasoconstrictor), 혈관확장제(vasodilator) 및 혈액응고 조절물질 등을 생성한다.

내피세포는 구조적 및 기능적으로 혈관벽의 중요한 구성요소이다.

혈관의 내강을 둘러싸는 **내피세포**(endothelial cell)는 혈액과 그 아래에 위치한 결합조직 사이에서 일어나는 다양한 상호작용에 중요한 역할을 하며, 혈관의 여러 기능에 관여한다(표 13.2). 내피세포의 주요 기능은 다음과 같다.

- 내피세포는 **선택적 투과장벽을 유지**(maintenance of a selective permeability barrier)하여 분자량이 작은 분자나 큰 분자를 혈액과 조직 사이에서 선택적으로 이동시킨다. 이러한 장벽은 치밀이음(tight junction), 결합띠(zonula adherens) 및 내피세포 사이에 존재하는 액틴 세포골격과 연결된 다양한 부착분자와 같은 부착복합체에 의해 조정된다. 내피세포를 통한 물질의 이동은 각 물질의 크기와 전하량과 관련이 있다. 크기가 작은 소수성(지용성) 물질(예: 산소, 이산화탄소)들은 내피세포의 세포막을 구성하는 지질이중층을 자유롭게 이동할 수 있다(이 과정을 **단순확산**[simple diffusion]이라고 함). 그러나 물분자나 친수성(수용성) 물질(예: 포도당, 아미노산, 전해질)들은 단순확산을 통해 내피세포 막을 통과하지 못한다. 이러한 분자나 용질들은 능동수송(active transport)에 의해 세포막을 통과해 세포외공간으로 분비되거나(**세포막경유경로** transcellular pathway), 상피세포 사이의 폐쇄띠(zonula occludens)를 관통하여 운반되어야만 한다(**곁세포경로** paracellular pathway, 5장 상피조직, 162~167쪽 참조). 세포막경유경로의 경우, **미세포음소포**(micropinocytotic vesicle)와 **거대포음소포**(macropinocytotic vesicle, 세포내섭취의 클레트린 비의존 형태)들을 이용하여 다량의 혈액 내 물질들을 세포로 운반한다. 또한 어떤 특정 물질(예: 저밀도지질단백질[LDL], 콜레스테롤 cholesterol, 트란스페린 transferrin)들은 내피세포특이표면수용

표 13.1 혈관의 특징

동맥				
혈관	**직경**	**속막(내층)**	**중간막(중간층)**	**바깥막(외층)**
대형동맥(탄력동맥)	>10 mm	내피 결합조직 민무늬근육	민무늬근육 탄력층판	중간막 보다 얇음 결합조직 탄력섬유
중형동맥(근육동맥)	2~10 mm	내피 결합조직 민무늬근육 뚜렷한 속탄력막	민무늬근육 콜라겐섬유 비교적 적은 양의 탄력조직	중간막 보다 얇음 결합조직 약간의 탄력섬유
소형동맥	0.1~2 mm	내피 결합조직 민무늬근육 속탄력막	민무늬근육(8~10층) 콜라겐섬유	중간막 보다 얇음 결합조직 약간의 탄력섬유
세동맥	10~100 μm	내피 결합조직 민무늬근육	민무늬근육(1~2층)	얇음, 잘 구별되지 않는 결합조직 판
모세혈관	4~10 μm	내피	없음	없음
정맥				
혈관	**직경**	**속막(내층)**	**중간막(중간층)**	**중간막(중간층)**
모세혈관후세정맥	10~50 μm	내피 혈관주위세포	없음	없음
근육세정맥	50~100 μm	내피	민무늬근육(1~2층)	중간막 보다 두꺼움 결합조직 약간의 탄력섬유
소형정맥	0.1~1 mm	내피 결합조직 민무늬근육(2-3층)	민무늬근육(2~3층, 속막과 연속됨)	중간막 보다 두꺼움 결합조직 약간의 탄력섬유
중형정맥	1~10 mm	내피 결합조직 민무늬근육 속탄력막(일부혈관)	민무늬근육 콜라겐섬유	중간막 보다 두꺼움 결합조직 약간의 탄력섬유
대형정맥	>10 mm	내피 결합조직 민무늬근육	민무늬근육(2~15층) 콜라겐섬유	중간막 보다 매우 두꺼움 약간의 탄력섬유, 세로방향 민무늬근육 심장근육이 심장 근처의 대형정맥으로연장됨(심장근육덮개)

체(endothelial-specific surface receptor)를 이용한 **수용체매개세포내섭취**(receptor-mediated endocytosis, 글레트린 의존 과정 clethrine dependent process)를 통해 운반된다. 일부 혈관에서는 내피세포 내의 창(fenestration)을 통해 거대 분자들을 운반한다. 내피세포의 창은 투과전자현미경(TEM)으로 관찰된다.

- 내피세포는 **항응고제**(anticoagulant, 트롬보모듈린[thrombomodulin] 등과 같이 응고를 방지하는 물질)와 **항혈전제**(antithrombogenic substance, 프로스타사이클린 prostacyclin, PGI_2 및 조직플라즈미노겐활성제 tissue plasminogen activator와 같이 혈소판의 응집 및 핏덩이[피떡] blood clot나 **혈전**[thrombi]의 형성을 초래하는 인자의 분비를 방지하거나 방해하는 물질)를 생성하여 혈소판과 내피밑결합조직 사이에서 **혈전형성을 방지하는 장벽**을 **유지**(maintenance of a nonthrombogenic barrier)한다. 또한 내피세포의 표면에는 순환하는 항혈전 물질이 결합하고 이를 활성화하는 **해파린유사황산화글리코스아미노글리칸**(heparin-like sulfated glycosaminoglycan)이 풍부하다. 정상 혈관의 내피 표면에는 혈소판이 부착되거나 혈전이 형성되지 않는다. 그러나 내피세포가 손상되면 폰빌레브란트인자(von Willebrand factor)나 플라즈미노겐활성제억제제

표 13.2 내피세포의 특징과 기능 요약

주요 특징	기능	관련 활성물질
선택적 투과장벽 유지	단순확산 능동운반 포음작용 수용체매개 세포내섭취	산소, 이산화탄소 글루코스, 아미노산, 전해질 물, 작은 분자, 수용성단백질 저밀도지질단백질, 콜레스테롤, 트란스페린, 성장인자, 항체 MHC 복합체
혈전형성 방지장벽 유지	항응고제 분비 항혈전물질 분비 혈전형성물질 분비	트롬보모둘린 프로스타사이클린(PGI_2), 조직 플라즈미노겐활성제(TPA), 항트롬빈 Ⅲ, 헤파린 조직트롬보플라스틴, 폰빌레브란트인자, 플라즈미노겐활성제억제제
혈류 및 혈관저항 조정	혈관수축물질 분비 혈관확장물질 분비	엔도텔린, 안지오텐신전환효소 (ACE) 내피유래확장인자(EDRF)/일산화질소(NO),프로스타사이클린
세포성장 조절	성장촉진인자 분비 성장억제인자 분비	혈소판유래성장인자(PDGF), 혈구형성콜로니자극인자(GM-CSF, G-CSF, M-CSF), 헤파린, 형질전환성장인자 β(TGF-β)
면역반응 조절	부착물질을 발현하여 백혈구의 이동 조절 면역기능 조절	셀렉틴, 인테그린, CD표지분자 인터루킨분자(IL-1, IL-6, IL-8), MHC 분자
세포외기질 유지	바닥판 합성 당질층 합성	Ⅳ형 콜라겐, 라미닌 단백당
지질단백질, 콜레스테롤 대사 조절	유리기(free radial) 생성 저밀도지질단백질 산화	활성산소(ROS), 저밀도지질단백질(LDL), 초저밀도지질단백질(VLDL)

CD, 분화무리(cluster of differentiation); *G-CSF*, 과립백혈구콜로니자극인자; *GM-CSF*, 과립백혈구대식세포콜로니자극인자; *LDL*, 저밀도지질단백질; *M-CSF*, *대식세포콜로니자극인자*; *MHC*, 주조직적합성 복합체; *VLDL*, 초저밀도지질단백질. Cotran S, Kumar V, Collins T, et al. eds. Robbins Pathologic Basis of Disease. Saunders; 1999.로부터 인용.

글상자 13.1
임상적용: 죽상경화증(Atherosclerosis)

죽상경화성 손상(atherosclerotic lesion)은 가장 흔한 후천성 혈관질환이다. 미국에서 한 해에 사망하는 사람들 중 절반 이상이 **심장동맥심장병**(coronary heart disease, 글상자 13.3 참조), 심근경색증(myocardial infarction), 뇌졸중(stroke) 및 **말초동맥병**(peripheral artery diasease) 등과 같은 죽상경화증의 합병증과 연관이 있다. 죽상경화증은 처음에 탄력동맥의 속막이 손상되고, 이어서 내피가 손상되어 **내피기능장애**(endothelial dysfunction)가 나타난다. 내피 손상을 일으키는 인자에는 저밀도지질단백질콜레스테롤(LDL cholesterol)의 농도가 증가하는 고지혈증, 고혈당증(당뇨병에서), 고혈압, 흡연 등에 의한 독소 농도 증가 및 거대세포바이러스(cytomegalovirus)나 *폐렴클라미디아(chlamydia pneumoniae)*와 같은 바이러스와 세균에 의한 감염 등이 있다. 혈관 내피의 기능장애가 나타나면 표면부착분자(surface adhesion molecule, 예: ICAM-1)의 발현이 증가하며, 저밀도지질단백질콜레스테롤(LDL cholesterol)에 대한 혈관의 투과성이 증가하고, 내피에 부착하는 백혈구(주로 단핵구)의 수가 증가하게 된다. 또한, 손상 받은 내피에서는 O_2^-, H_2O_2, OH^- 및 $ONOO^-$와 같은 활성산소의 생성이 증가하여 동맥의 속막 내에서 LDL의 산화가 일어난다.

이러한 손상에 반응하여 혈액 내의 **단핵구**(monocyte)는 속막으로 침투해 들어가 대식세포로 분화한다. 대식세포는 산화된 LDL을 포식하여 점차 **거품세포**(foam cell)로 변한다. 거품세포의 세포질은 지방을 함유한 소포로 가득 차 스포지처럼 나타난다. 이러한 거품세포와 혈관벽을 침투해 들어온 T 림프구에 의해 죽상경화증의 초기 병터인 **지방줄무늬**(fatty streak)가 형성된다. 이후, 중간막의 혈관민무늬근육세포들이 내피세포에 의해 생성된 혈소판유래성장인자(PDGF)의 자극을 받아 증식하고 지방줄무늬를 향해 이동한다. 죽상경화증의 후기에 이 병터는 중간막으로부터 이동해 들어온 민무늬근육세포에 의해 합성된 콜라겐이 점차 커지는 지방 중심부를 둘러싸는 결합조직 피막을 형성하여 **섬유성지방판**(fibrofatty plaque)으로 재구성되고 두꺼워지기 시작한다(그림 F13.1.1). 이와 같이 민무늬근육세포, 대식세포, 거품세포, T 림프구, 콜레스테롤 결정 및 세포찌꺼기 등을 포함한 두꺼운 섬유결합조직층을 **죽상판**(atheromatous plaque)이라고 한다. 시간이 지나면서 죽상판에는 지질이 더욱 축적되며, 괴사조직이 축적됨으로써 바탕질분해효소의 활성이 증가한다. 세포자멸사(apoptosis)에 의해 혈관민무늬근육세포들이 점차 소실되고, 내피가 파괴되어 죽상판이 파열되며, 이어서 이 부위에 혈소판이 부착되어 응고가 일어나게 된다(혈전증 thrombosis). 손상이 더 심해지면 혈류가 정체(울혈 stasis)되고 혈액이 응고되어 혈관이 막힐 수 있다. 이 경우에 중간막이 얇아지며, 지질이 침착된 부위에 석회화가 일어나고, 콜레스테롤 결정이 축적되기도 한다. 이와 같이 축적된 콜레스테롤 결정은 조직표본에서 바늘 모양의 틈새로 관찰되며, 이를 *콜레스테롤 틈새*(cholesterol cleft, 그림 13.1.2a,b)라고 한다. 죽상경화증의 병터는 단순한 형태부터 복잡한 형태에 이르기까지 다양하게 나타나며, 대부분 50대나 60대의 노년층에서 발견되나 이른 경우는 20대에서도 발견된다.

글상자 13.1

임상적용: 죽상경화증(Atherosclerosis) (계속)

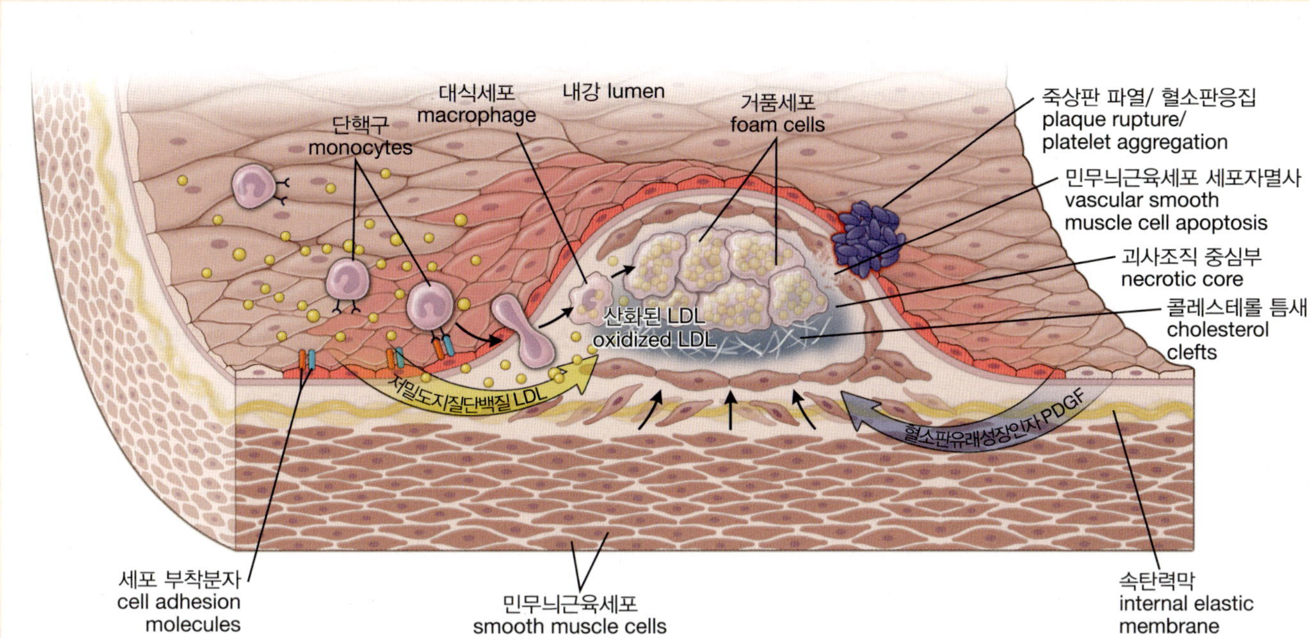

그림 F13.1.1 죽상판 형성과정에서 세포 사이의 상호작용을 간단하게 나타낸 그림. 내피세포의 기능이 손상되면 내피세포(*빨간색*)는 세포부착물질에 대한 발현과 LDL 콜레스테롤 분자(*노란색 화살표*)에 대한 투과성이 증가한다. 혈액 내의 단핵구는 손상된 내피에 부착한 후, 내피 사이를 통해 속막으로 이동해 들어가 대식세포로 분화한다. 속막 내의 LDL은 내피세포에서 생성된 활성산소에 의해 산화되며, 산화된 LDL은 대식세포에 의해 포식된다. 중간막의 민무늬근육세포들은 내피세포로부터 분비된 혈소판유래성장인자(*PDGF*) 등의 여러 성장인자(*파란색 화살표*)에 의해 자극되어 속막으로 이동한다. LDL은 대식세포로부터(또한 혈관민무늬근육세포로부터) 유래된 거품세포의 세포질 내에 축적되는 반면, 콜레스테롤은 괴사조직의 중심부(necrotic core)에 결정 형태로 축적된다. 속막 내의 민무늬근육 세포가 다량의 세포외기질(단백당, 콜라겐)을 생성하여 속막의 두께가 매우 두꺼워지게 된다.

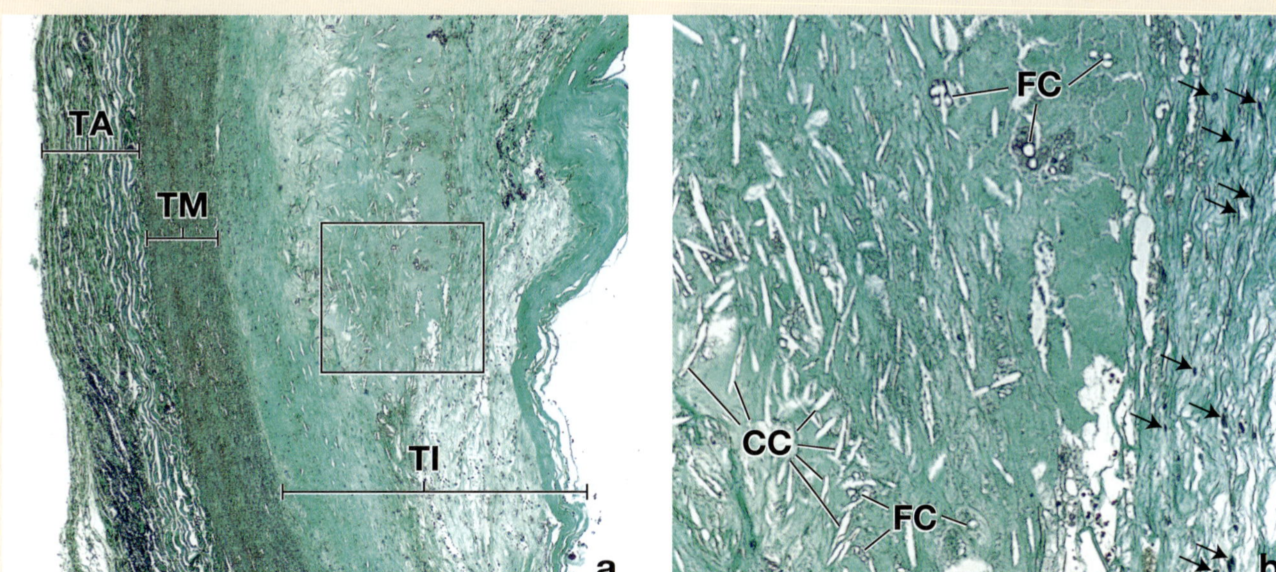

그림 F13.1.2 죽상경화 병터(atheromatous lesion)의 광학현미경사진. a. 마송삼색염색(Masson trichrome) 방법에 의해 염색한 사람 대동맥의 조직표본이다. *섬유판(fibrous plaque)*이라고 하는 이 병터는 결합조직섬유, 민무늬근육세포, 지질을 함유한 대식세포(거품세포) 및 괴사 물질 등으로 이루어져 있다. 병터는 두께가 매우 두꺼워진 속막(*TI*) 내에 위치해 있다. *TM*, 중간막; *TA*, 바깥막. ×40. **b.** 사진 **a**의 *네모 부위*를 고배율로 촬영한 사진이다. 사진의 *오른쪽 부위*에서 죽상판을 이루는 섬유결합조직의 일부가 뚜렷하게 관찰된다. *화살표*는 섬유판의 콜라겐섬유를 생성하는 민무늬근육세포의 핵을 가리킨다. 거품세포(*FC*)와 특징적인 형태의 콜레스테롤 틈새(cholesterol cleft, *CC*)도 뚜렷하게 관찰된다. 콜레스테롤 틈새는 본래 콜레스테롤 결정이 있던 부위로, 표본제작 과정에서 이 결정이 녹아 없어져 틈새 모양의 빈 공간으로 나타난다. 병터의 나머지 부분은 괴사물질과 지질로 이루어져 있다. ×240.

(plasminogen-activator inhibitor)와 같은 **프로트롬빈형성촉진인자**(prothrombogenic agent, 혈전 형성을 촉진하는 물질)들이 세포 밖으로 방출된다.

- 내피세포는 **혈관수축제**(vasoconstrictor, 엔도텔린 endothelin, 안지오텐신전환효소 angiotensin-converting enzyme [ACE], 프로스타글란딘 H_2 prostaglandin H_2, 트롬복산 A_2 thromboxan A_2)와 **혈관확장제**(vasodilator, 일산화질소 nitric oxide [NO], 프로스타사이클린 prostacyclin)를 분비하여 **혈류 및 혈관저항을 조절**(modulation of blood flow and vascular resistance)한다. 이 기능에 대해서는 다음 단락에서 좀 더 자세히 설명하였다.
- 내피세포는 세포막 자유면에서 림프구에 대한 부착분자(adhesion molecule)와 수용체를 발현하고, 세 종류의 인터루킨(interleukin, IL-l, IL-6, Il-8)을 분비하여 림프구와의 상호작용을 조절함으로써 면역반응을 조절하고 조정(regulation and modulation of immune responses)한다.
- 내피세포는 과립구대식세포콜로니자극인자(granulocyte-macrophage CSF, GM-CSF), 과립구콜로니자극인자(granulocyte CSF, G-CSF), 대식세포콜로니자극인자(macrophage CSF, M-CSF)와 같은 혈구형성콜로니자극인자(hemopoietic colony-stimulating factor)와 섬유모세포성장인자(fibroblast growth factor, FGF) 및 혈소판유래성장인자(platelet-derived growth factor, PDGF) 등의 다양한 **성장인자**(growth factor)를 합성, 분비하여 **호르몬합성과 다양한 대사활동**(hormonal synthesis and other metabolic activity)을 수행한다. 또한 내피세포는 헤파린(heparin), 전환성장인자 β(transforming growth factor β, TGF-β) 등의 성장억제인자(growth inhibitor)도 합성한다. 내피세포는 레닌안지오텐신계통(renin-angiotensin system)의 핵심 물질인 안지오텐신 I(angiotensin I)을 안지오텐신 II(angiotensin II)로 변환하여 혈압을 조절하며, 혈액 내 노르에피네프린(norepinephrine), 트롬빈(thrombin), 프로스타글란딘(prostaglandin), 브라디키닌(bradykinin) 및 세로토닌(serotonin) 등을 비활성화시키는 기능을 한다.
- 내피세포는 산화에 의해 **지질단백질을 변형**(modification of lipoprotein)시킨다. 지질단백질, 주로 콜레스테롤 함량이 많은 저밀도지질단백질(low-density lipoprotein, LDL)과 초저밀도지질단백질(very low-density lipoprotein, VLDL)은 내피세포에서 생성된 자유라디칼(자유기, free radical)에 의해 산화된다. 대식세포는 이렇게 산화된 저밀도지질단백질(LDL)을 신속히 포식하여 **거품세포**(foam cell; 그림 F13.1.1 참조)가 된다. 거품세포는 죽상판(atheromatous plaque)이 형성될 때 나타나는 특징적인 세포이다.

내피세포는 중간막의 민무늬근육세포를 수축시키거나 이완시켜 혈류와 혈압을 조절한다.

내피유래이완인자(endothelium-derived relaxing factor, EDRF)는 오래 전에 내피세포에서 발견된 물질로, 혈관을 확장시키는 기능을 한다. 많은 연구자들이 오랫동안 이 물질의 화학적 특성을 규명하려 노력을 기울여왔다. 그 결과 내피유래이완인자가 혈관에 미치는 대부분의 효과는 동맥, 모세혈관 및 모세림프관의 내피에서 분비된 **일산화질소**(nitric oxide, NO)와 그 연관 물질에 의해 일어난다는 사실이 알려지게 되었다. 일산화질소는 기체 상태의 화학물질이며 생체 내에서 매우 짧은 시간 동안 작용하고 몇 초 안에 사라져 버리므로 그 특성을 규명하기가 어려웠던 것이다.

내피세포가 혈류에 의해 전단스트레스(shear stress)를 받으면 일산화질소를 분비하기 시작하여 혈관이 확장된다.

혈관확장(vasodilation, 혈관민무늬근육의 이완)이 일어나면, 혈관의 내강이 넓어져 혈관저항이 감소하고 혈압이 낮아진다. 내피세포에서 분비된 **일산화질소**(nitric oxide, NO)는 심장혈관계통의 항상성 유지에 관여하는 매우 중요한 조절인자 중 하나이다. 일산화질소는 혈관의 직경을 조절하고, 손상된 내피세포에 단핵구(monocyte)가 부착하는 것을 방지하며, 혈관벽 내에서 세포증식과 세포자멸사가 일어나지 않도록 해준다.

일산화질소는 내인성 혈관확장 가스로, **내피일산화질소합성효소**(endothelial nitric oxide synthase, eNOS)에 의해 내피세포에서 지속적으로 합성된다. 칼슘의존효소(Ca^{2+}-dependent enzyme)인 내피일산화질소합성효소는 G-단백질 신호연쇄반응(G-protein signaling cascade)을 거쳐 L 아르기닌(L-arginine)의 산화를 촉매한다. 내피세포는 끊임없이 혈류에 의해 생성되는 항력(dragging force)인 **전단스트레스**(전단응력, shear stress)을 받고 있다. 전단스트레스는 내피일산화질소합성효소(eNOS)를 활성화하는 물질과 혈관내피성장인자(vascular endothelial growth factor, VEGF)의 합성을 촉진하고, 내피세포의 구조와 기능에 다양한 변화를 일으킨다. 내피세포에서 생성된 일산화질소는 세포막과 바닥막을 통과해 중간막으로 확산해 들어가 민무늬근육세포 세포질 내의 구아닐산고리화효소(guanylate cyclase)와 결합한다. 이 효소는 cGMP의 생성을 촉진하여 민무늬근육의 단백질인산화효소 G(protein kinase G, PKG)를 활성화하며, 활성화된 단백질인산화효소 G는 세포 내 칼슘농도를 낮춰 민무늬근육을 이완시킨다(그림 13.12). 일산화질소는 다양한 생리기전과 병리기전에서 신호전달물질로 작용한다. 일산화질소는 정상 상태에서는 항염증제로 작용하지만, 지나치게 많은 양이 합성되면 염증을 유발하게 된다. 또한 일산화질소는 면역반응에도 영향을 미치며(대식세포를 자극하여 고농도의 일산화질소를 분비하게 함), 신경계통에서 강력한 신경전달물질로 작용하고, 세포자멸사의 조절에도 관여한다. 국소적으로 과량의 일산화질소가 생성될 경우 관절, 창자 및 허파에 염증성 질환이 발병하기도 한다. 연구자들은 염증성 질환, 편두통 및 외상뇌손상(traumatic brain injury)과 같은 다양한 질환을 치료하기 위해 일산화질소 억제제의 제약개발에 대해 연구

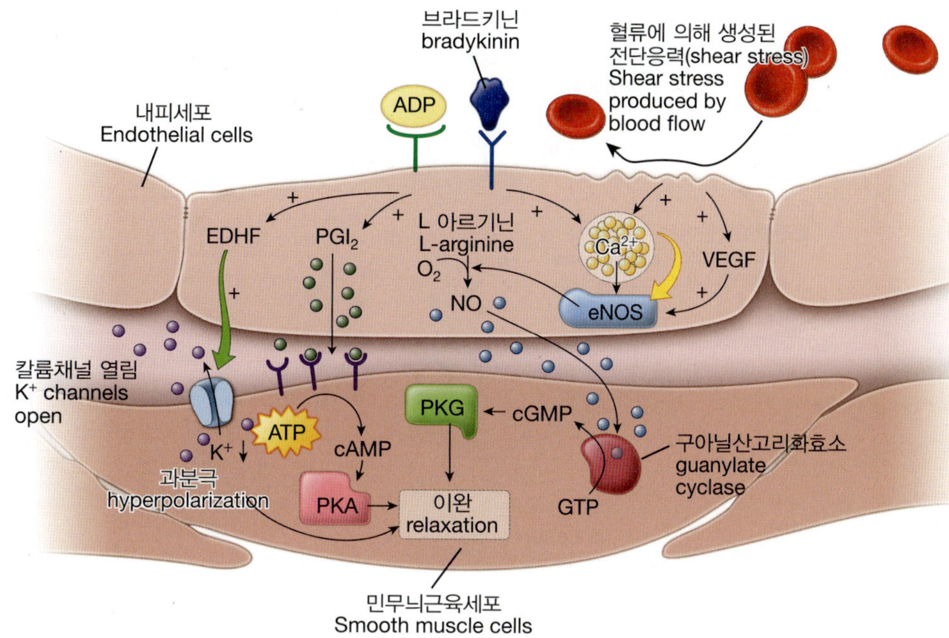

그림 13.12 혈관확장(vasodilatation)의 분자기전. 혈관벽에 존재하는 민무늬근육이 이완되면 직경이 넓어지고 혈관저항이 감소하여 혈압이 낮아진다. 내피세포의 내피일산화질소합성효소(endothelial nitric oxide synthase, *eNOS*)에 의해 합성된 일산화질소(*NO*)는 혈관민무늬근육의 이완을 조절하는 중요한 물질이다. 이 외에 ADP, 내피성장인자(*VEGF*), 브라디키닌(bradykinin), 프로스타사이클린(*PGI₂*) 및 내피유래과분극인자(endothelium-derived hyperpolarizing factor, *EDHF*) 등이 혈관민무늬근육의 이완에 관여한다. 적혈구와 내피세포 사이에서 생성된 전단력 및 내피성장인자에 의해 활성화된 내피일산화질소합성효소(eNOS)는 일산화질소의 합성을 촉진한다. 내피세포에서 분비된 일산화질소는 중간막의 민무늬근육으로 확산되어 들어가 구아닐산고리화효소(guanylate cyclase)를 활성화하여 cGMP 합성을 촉진한다. 이에 의해 cGMP의존단백질인산화효소 G(cGMP-dependent protein kinase G, PKG) 대사경로가 활성화되면 민무늬근육이 이완된다. ADP나 프로스타사이클린(PGI_2)에 의해 대사스트레스가 발생되면 cAMP활성단백질인산화효소 A(cAMP-activated protein kinase A, PKA) 대사경로가 활성화되어 민무늬근육이 이완된다. 또한, 내피유래과분극인자(EDHF)는 칼륨채널을 열어 민무늬근육 세포막을 과분극 시킴으로써 민무늬근육을 이완시킨다. *ATP*, 삼인산아데노신(adenosine triphosphate); *cAMP*, 고리일인산아데노신(cyclic adenosine monophosphate); cGMP, 고리일인산구아노신(cyclic guanosine monophosphate); *GTP*, 삼인산구아노신(guanosine triphosphate). (Noble A, Johnson R, Thomas A, Bass P. *The Cardiovascular System*. London, New York: Churchill Livingstone, 2005에서 인용.)

를 하고 있다.

내피세포에 가해진 **대사스트레스**(metabolic stress)도 민무늬근육을 이완시키는 요인이 될 수 있다. 내피유래이완인자의 하나인 **프로스타사이클린**(prostacyclin, PGI_2)은 민무늬근육을 이완시킬 뿐 아니라 혈소판응집을 강력하게 억제한다. 프로스타사이클린(PGI_2)은 민무늬근육 표면의 수용체에 결합하여 고리AMP활성단백질인산화효소 A(cAMP-activated protein kinase A, PKA)를 활성화함으로써 미오신가벼운사슬인산화효소(myosin light chain kinase, MLCK)를 인산화시켜 칼슘칼모듈린복합체의 활성화를 억제한다. 이러한 유형의 이완은 세포 내 칼슘농도의 변화 없이도 일어날 수 있다. 또 다른 내피유래이완인자의 하나인 **내피유래과분극인자**(endothelium-derived hyperpolarizing factor, EDHF)는 칼슘의존칼륨채널(Ca^{2+}-dependent potassium channel)에 작용하여 혈관민무늬근육의 과분극을 유발함으로써 이를 이완시킨다(그림 13.12 참조).

혈관내피세포에서 생성된 엔도텔린은 순환계통의 생리기전 및 병리기전에 중요한 기능을 한다.

소형동맥과 세동맥의 중간막이 수축하여 **혈관수축**(vasoconstriction, 민무늬근육의 수축)이 일어나면 혈관의 내강이 좁아지고 **혈관저항**(vascular resistance)이 증가한다. 혈관이 수축하면 전신의 혈압이 높아지게 된다. 과거에는 주로 신경임펄스나 호르몬에 의해 혈관수축이 일어난다고 생각했다. 그러나 지금은 내피에서 분비된 여러 물질들이 순환계통의 생리기전이나 병리기전에 중요한 역할을 한다는 사실이 널리 알려져 있다. **엔도텔린군**(endothelin family)은 혈관내피세포에 의해 생성된 21개의 아미노산으로 이루어진 펩타이드로, 가장 강력한 혈관수축제이다. 엔도텔린군은 **엔도텔린 1**(endothelin-1, ET-1), **엔도텔린 2**(endothelin-2, ET-2) 및 **엔도텔린 3**(endothelin-3, ET-3)의 세 펩타이드로 구성되어 있다. 엔도텔린은 자가분비(autocrine) 방식과 주변분비(paracrine) 방식으로 분비되어 혈관의 내피세포와 민무늬근육세포 수용체에 결합한다(그림 13.13). 엔도텔린 1(ET-1)은 혈관 민무늬근육의 엔도텔린수용체(ETA receptor)에 결합하는 물질로, 인체에서 발견되는 혈관수축제 중 그 작용이 가장 강력하다. 엔도텔린에 의한 혈관수축에 의해 유발되는 여러 질환에서 엔도텔린 1(ET-1) 유전자가 과발현되는 경우가 많이 있다. 이러한 질환에는 **고혈압**(systemic hypertension; 글상자 13.2 참조), 폐고혈압(pulmonary hypertension), 죽경화증(atherosclerosis), 울혈심부전(울혈심장기능상실, congestive heart failure), 특발심장근육육병증(idiopathic cardiomyopathy) 및 신

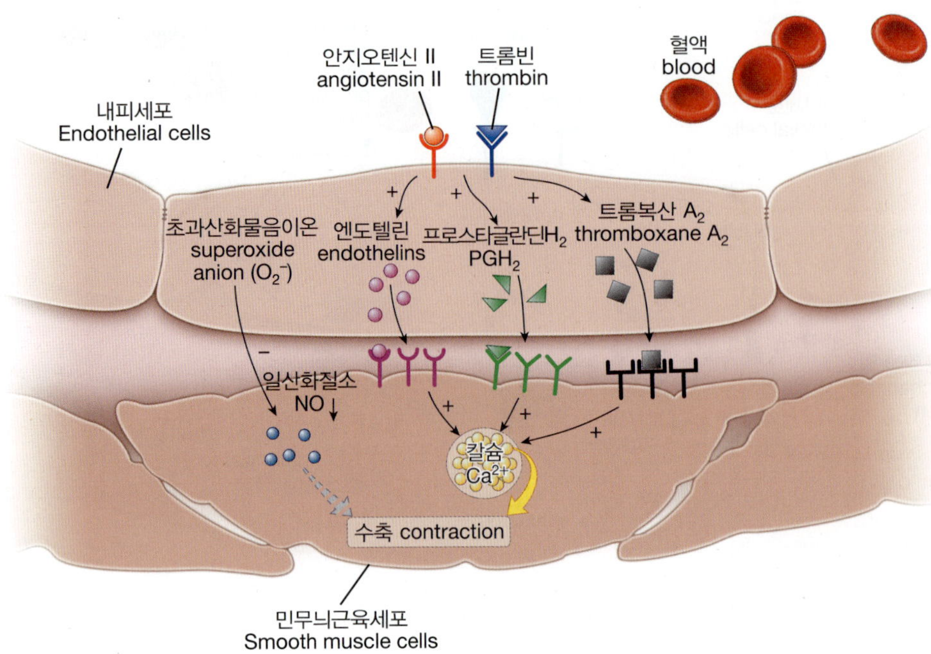

그림 13.13 혈관수축(vasoconstriction)의 분자기전. 혈관벽의 민무늬근육이 수축하면(혈관수축), 직경이 줄어들고 혈관저항이 증가하여 혈압이 높아진다. 내피세포에 안지오텐신 II(angiotensin II)나 트롬빈(thrombin)이 결합하면 민무늬근육 수축을 조절하는 내피유래인자(endothelium-derived factor)의 합성이 촉진된다. 이러한 물질에는 엔도텔린(endothelin, 가장 강력한 혈관수축제), 프로스타글란딘 H_2(PGH$_2$) 및 PGH$_2$로부터 파생된 트롬복산 A_2(thromboxane A_2) 등이 있다. 이 물질들은 민무늬근육 세포막에 존재하는 각각의 수용체에 결합하여, 칼슘 유입을 촉진하고 근육세포질그물(sarcoplasmic reticulum) 내에 저장되어 있던 세포내 칼슘을 세포질로 방출시킨다. 강력한 혈관확장제인 일산화질소(*NO*)의 합성이 억제되거나, 초과산화물음이온(O_2^-)에 의해 일산화질소가 비활성화될 경우에도 민무늬근육 수축이 일어난다. (Noble A, Johnson R, Thomas A, Bass P. *The Cardiovascular System*. London, New York : Churchill Livingstone, 2005에서 인용.)

부전(renal failure) 등이 있다. 이스라엘에 서식하는 독사(*Atractaspis engaddensis*)의 뱀독에는 **사라포독소**(sarafotoxin)가 포함되어 있으며, 이 물질은 엔도텔린 1과 아미노산 서열이 매우 유사한 독성 단백질이다. 이 독소는 혈액으로 침투해 엔도텔린수용체(ETA receptor)에 결합하여 심장동맥을 강하게 수축시키며, 이로 인해 목숨을 잃을 수도 있다. 엔도텔린은 사람의 순환계통에 존재하는 내인성 물질인 데 반해 사라포독소는 뱀독에 포함된 독소라는 사실은 매우 주목할 만하다. 이외에 내피세포에서 생성되는 혈관수축제에는 **트롬복산 A_2**(thromboxane A_2)와 **프로스타글란딘 H_2**(prostaglandin H_2)가 있다. 트롬복산 A_2는 프로스타글란딘 H_2로부터 합성된다. 또한 과산화물음이온(superoxide anion, O_2^-)에 의해 일산화질소가 비활성화되거나 생성속도가 느려질 경우에도 민무늬근육이 수축한다(그림 13.13 참조).

요약하면, 정상적인 생리 조건에서 혈관 내피세포는 기계적자극(압력, 전단스트레스, shear stress) 및 화학물질(호르몬 및 국소적으로 분비되는 혈관활성 물질)과 같은 환경 요인에 의해 활성화된다. 이러한 자극에 반응하여 내피는 혈관운동 기능, 염증 과정, 세포성장 및 지혈을 조절하는 물질을 분비한다. 그러나 **내피 기능이상**(endothelium dysfunction)은 내피세포의 다양한 잠재적 결함을 포함하는 용어로, 내피의 작용이 혈관 확장을 감소시키고 여러 증식성, 혈전형성 및 염증 유발 상태로 전환될 수 있음을 의미한다. 내피 기능이상은 진행성 **죽상경화증**(atherosclerotic disease; 글상자 13.1 참조)과 같은 많은 병리적 상태로 이어질 수 있는 중요한 초기 단계이다.

■ 동맥(ARTERIES)

일반적으로 동맥은 직경의 크기와 중간막의 특성에 따라 다음과 같은 세 가지 유형으로 구분된다.

- **대형동맥**(large artery) 또는 **탄력동맥**(elastic artery)에는 심장의 혈액을 온몸순환과 허파순환으로 운반하는 대동맥과 허파동맥이 있으며(그림 13.2 참조), 이들로부터 분지한 팔머리동맥 줄기(brachiocephalic trunk), 온목동맥(총경동맥, common carotid artery), 빗장밑동맥(쇄골하동맥, subclavian artery) 및 온엉덩동맥(총장골동맥, common iliac artery) 등도 탄력동맥에 속한다.
- **중형동맥**(medium artery) 또는 **근육동맥**(muscular artery, 신체에서 대부분의 "이름 붙여진" 동맥)은 탄력동맥과 뚜렷하게 구분되지 않는다. 이 동맥들 중 일부는 근육동맥과 탄력동맥의 특징을 모두 나타내는 중간형이므로 구분하기가 어렵다.
- **소형동맥**(small artery)과 **세동맥**(arteriole)은 중간막의 민무늬근육층 수에 의해 서로를 구분한다. 중간막이 1~2층의 민무늬근육으로 이루어진 동맥을 세동맥이라고 하며, 3~8층의 민무늬근육으로 이루어진 동맥을 소형동맥이라고 한다.

글상자 13.2

임상적용: 고혈압(Hypertension)

고혈압(hypertension 또는 high blood pressure)은 전체 인구의 약 25%에서 나타나며, 일반적으로 확장기압(diastolic pressure)이 80 mmHg 이상, 수축기압(systolic pressure)이 130 mmHg 이상으로 지속되는 상태를 고혈압이라고 정의한다. 고혈압은 흔히 죽상경화성 혈관질환과 동반되어 나타나며, 뇌졸중(stroke)이나 협심증(angina pectoris)과 같은 심혈관질환의 위험인자가 되기도 한다. 대부분의 고혈압에서는 직경이 작은 근육형 동맥이나 세동맥의 내강이 좁아져 혈관저항이 높아지게 된다. 혈관벽 민무늬근육이 자발적으로 수축하는 경우나 민무늬근육층이 두꺼워진 경우 또는 이 두 가지 경우가 동시에 발생했을 때 혈관의 내강이 좁아진다.

고혈압 환자에서는 혈관벽의 민무늬근육이 증식하여 중간막이 두꺼워진다. 이와 동시에, 일부 민무늬근육세포의 세포질 내에는 지질이 축적된다. 따라서 고혈압은 죽상경화증의 주요 위험인자 중 하나가 될 수 있다. 지질 함량이 많은 음식을 섭취한 동물에 고혈압이 발생하면 혈관벽에 많은 양의 지질이 축적된다. 그러나 지질 함량이 적은 음식을 섭취한 경우에는 고혈압이 생기더라도 속막은 노화에 의해 자연적으로 두꺼워지는 것 이상으로는 두꺼워지지 않는다.

만성 고혈압의 경우, 심장에 가해지는 부하가 증가되며 심장근육도 영향을 받아 왼심실의 벽이 두꺼워진다. 이때 심실비대가 일어나는 이유는 심장근육세포의 직경이 커지고(길이는 변하지 않음), 핵이 특징적인 직사각형 형태로 커지기 때문이다. 왼심실 비대는 **고혈압심장질환**(hypertensive heart disease)에서 가장 흔하게 나타나는 변화이다. 왼심실 비대가 일어나면 왼심실의 벽이 전체적으로 두꺼워지고 탄력을 잃어 혈액을 뿜어낼 때 심장은 더 많은 일을 해야만 한다(그림 F13.2.1). 고혈압심장질환을 치료하지 않으면 심부전(심장기능상실 cardiac failure)으로 진행될 수 있다. 최근 연구에 의하면, 만성고혈압으로 인해 심실비대가 일어난 환자라도 지속적으로 혈압을 낮게 유지하면 심실벽의 비대 정도를 감소시킬 수 있다고 한다.

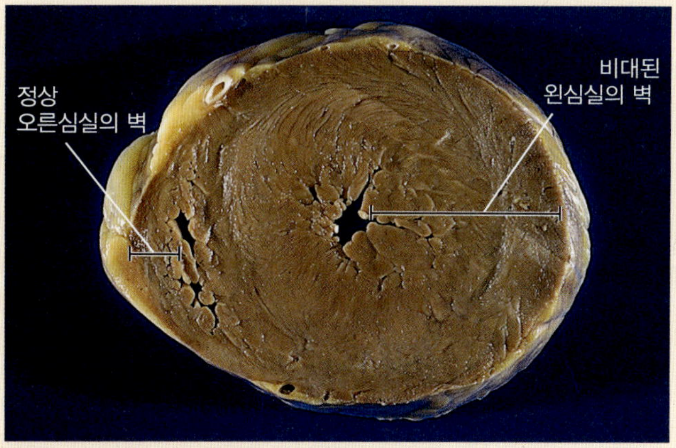

그림 F13.2.1 왼심실 비대가 일어난 심장의 수평절단 표본. 만성 고혈압 환자의 심실을 가로절단한 표본의 사진이다. 왼심실의 벽이 전체적으로 두꺼워져 내강이 좁아져 있다. 오른심실의 벽의 두께는 정상인 것을 확인할 수 있다. (Rubin R, Strayer DS. Rubin's Pathology. 5th ed. Baltimore: Lippincott Williams & Wilkins. 2008로부터 허락받아 사용.)

대형동맥(Large Arteries, 탄력동맥 Elastic Arteries)

탄력동맥의 벽에는 여러 층의 탄력층판이 발달해 있다.

기능적인 관점에서 볼 때, **탄력동맥**(elastic artery)은 혈액을 운반하는 주된 혈관일 뿐만 아니라, 혈류가 지속적으로 일정하게 흐르도록 해주는 중요한 역할을 한다. 혈류는 다음과 같이 형성된다. **수축기**(systole, 심장주기의 수축기) 때, 혈액은 심실로부터 탄력동맥으로 뿜어져 나간다. 심실의 수축에 의해 형성된 압력에 의해 혈액은 탄력동맥과 그 분지를 통해 흐른다. 이와 동시에 탄력동맥의 벽이 팽창된다. 탄력동맥의 중간막과 바깥막에는 콜라겐섬유가 그물을 이루고 있으므로 탄력동맥의 벽은 과도하게 팽창되지 않는다(그림 13.14). **이완기**(diastole, 심장주기의 이완기) 동안 심장에서는 압력이 생성되지 않으나 팽창되었던 탄력동맥이 원래 상태로 되돌아와 혈압과 혈류를 유지시킨다. 이때 초기에는 혈액이 양방향으로 흐른다. 그러나 심장을 향해 흐르는 혈액에 의해 대동맥판막과 허파동맥판막이 닫히면, 그 이후부터 혈액은 말초 부위를 향해 흐르게 된다.

탄력동맥의 속막은 내피와 내피밑층 및 속탄력막으로 이루어져 있으나, 속탄력막은 뚜렷하게 관찰되지 않는다.

탄력동맥의 속막(tunica intima of elastic artery)은 비교적 두꺼우며, 다음과 같은 구성요소로 이루어져 있다.

- 혈관의 내강을 덮고 있는 **내피층**(endothelium lining)과 **바닥판**(basal lamina)에서 내피세포는 납작하고 길쭉한 형태로, 세포의 세로축이 혈류와 평행한 방향으로 배열되어 있다(그림 13.15). 내피세포는 치밀이음부(tight junction, 폐쇄띠 zonula occludens) 및 틈새이음(gap junction)을 통해 이웃한 세포와 서로 연결되어 상피판(epithelial sheet)을 이루고 있다. 내피세포의 세포질에는 **바이벨펠레이드소체**(Weibel-Palade body)라고 하는 막대모양의 구조가 존재한다. 내피세포의 특수한 세포내소기관인 이 소체는 전자밀도가 높게 나타나며, **폰빌레브란트인자**(von Willebrand factor)와 **P 셀렉틴**(P-selectin)을 포함하고 있다. 폰빌레브란트인자는 동맥의 내피세포에서 합성되는 당단백질의 일종이다. 혈액으로 분비된 폰빌레브란트인자는 **응고인자 VIII**(coagulating factor VIII)에 결합하여, 손상된 내피세포에 혈소판이 부착하는 과정에 중요한 역할을 한다. 내피에서 유래한 종양을 확인하고자 할 때, 폰빌레브란트인자에 대한 항체를 이용한 면역조직

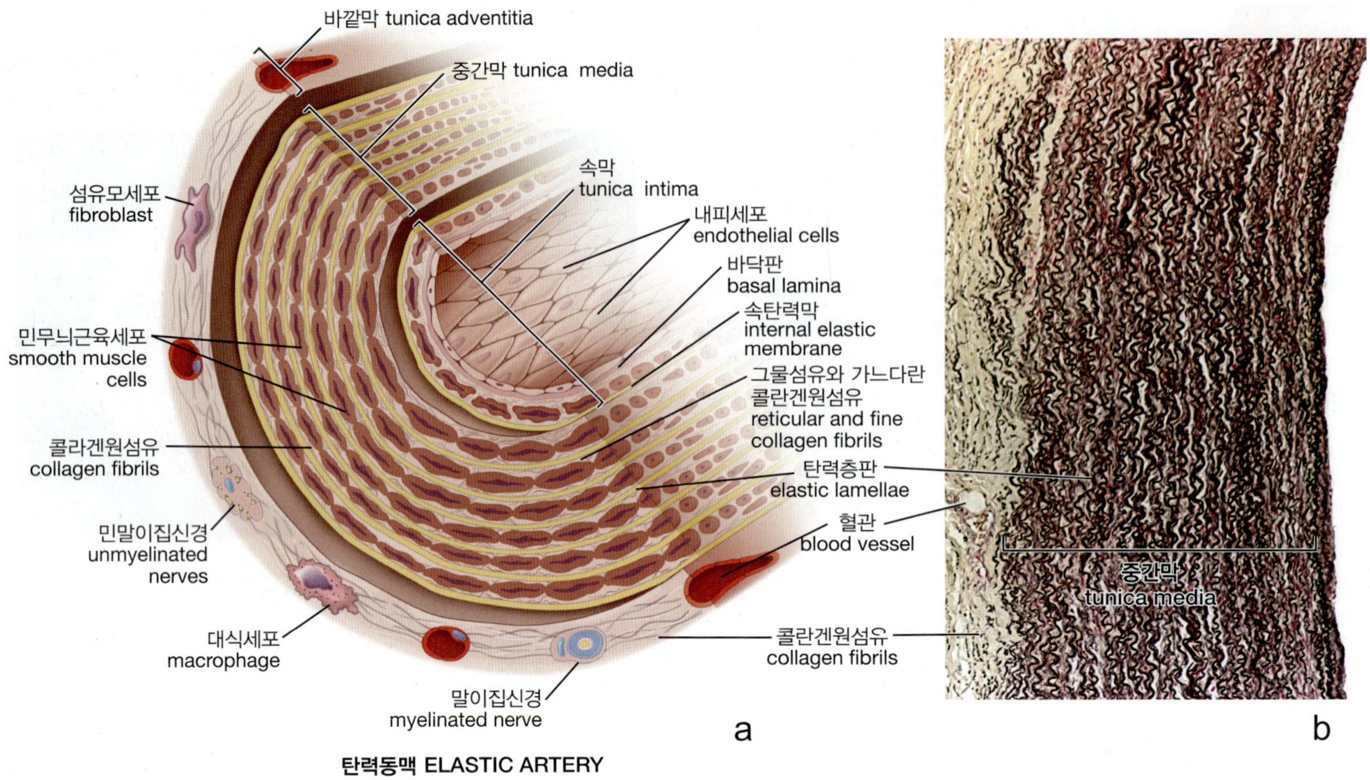

그림 13.14 탄력동맥(elastic artery)의 구조를 나타낸 그림 및 광학현미경사진. a. 전형적인 탄력동맥의 벽을 구성하는 세포성분과 세포외물질을 나타낸 그림이다. 중간막을 구성하는 민무늬근육세포와 그 사이에 발달 된 탄력층판(elastic lamella)이 나타나 있다. 속탄력막(internal elastic membrane)은 동맥벽의 가장 안쪽에 위치해 있는 탄력층판으로, 뚜렷하게 구분되지 않는다. **b.** 바이게르트 레조르신푹신(Weigert's resorcin-fuchsin) 방법으로 염색한 사람 대동맥 조직표본의 저배율 광학현미경사진으로, 중간막의 민무늬근육세포 사이에 발달 되어 있는 여러 층의 탄력층판이 뚜렷하게 관찰된다. 이 사진에서는 탄력동맥의 벽을 이루는 세 층 중 가장 두꺼운 중간막만을 표시하였다. 바깥막에서 탄력층판, 콜라겐섬유 및 혈관 등이 관찰된다. ×48.

화학적 방법이 흔히 사용된다. P 셀렉틴은 중성구가 내피세포를 인식하는 기전에 관여하는 세포부착물질이다. P 셀렉틴은 혈액을 따라 순환하던 중성구(neutrophil)가 혈관 밖 결합조직의 작용 부위로 나갈 수 있게 도와준다(340~343쪽 참조).

- **내피밑층**(subendothelial layer)은 콜라겐섬유와 탄력섬유가 풍부한 결합조직으로 이루어져 있다. 이 층에서 주를 이루는 세포는 민무늬근육세포이다. 민무늬근육세포는 수축성이 있으며, 콜라겐섬유와 탄력섬유뿐만 아니라 세포외기질을 분비한다. 때로 대식세포도 관찰된다.
- 탄력동맥의 벽에는 수많은 탄력층이 발달되어 있으므로 **속탄력막**(internal elastic membrane)이 뚜렷하게 구분되지 않는다. 일반적으로 혈관벽에 존재하는 탄력층 중 가장 내강 쪽에 있는 것을 속탄력막으로 구분한다.

내피세포는 혈관벽의 구조적 및 기능적으로 중요한 요소이다.

내피세포(endothelial cell)는 혈액과 내피밑조직 사이에서 물리적인 장벽 역할을 할 뿐만 아니라 혈관민무늬근육을 수축시키거나 이완시키는 여러 가지 **혈관작용제**(vasoactive agent)를 분비한다. 혈관 내면을 덮고 있는 내피의 다양한 기능에 대해서는 이 단원의 시작 부분에서 자세히 설명하였다(506~512쪽 참조).

탄력동맥의 중간층은 여러 층을 이루고 있는 민무늬근육세포와 이들 사이에 위치한 탄력층판으로 구성되어 있다.

중간막(tunica media)은 탄력동맥 벽의 세 층 중 가장 두꺼우며, 다음과 같은 구성요소로 이루어져 있다.

- **탄력소**(elastin)는 근육세포층 사이에서 구멍이 뚫린 판(sheet) 또는 층판의 형태로 존재한다(그림 13.14와 13.16a 및 도판 13.2, 534쪽 참조). 앞에서도 설명한 바와 같이, 탄력층 판에 있는 구멍은 여러 물질들이 혈관벽 내에서 확산되는 데 도움을 준다. 탄력층판의 수와 두께는 혈압 및 나이와 관련이 있다. 신생아의 대동맥에는 탄력층판이 거의 발달되어 있지 않으나, 성인의 대동맥에는 40~70층의 탄력층판이 존재한다. 고혈압 환자의 경우, 탄력층판의 수가 정상인보다 많고 두께도 두껍다.
- **혈관민무늬근육세포**(vascular smooth muscle cell)는 층을 이루어 배열되어 있다. 민무늬근육세포들은 촘촘한 나선형으로 배열되어 있어 가로절단한 동맥에서 돌림방향으로 배열되어 나타난다. 민무늬근육세포는 길쭉한 핵이 있는 방추형 세포이다. 민무늬근육세포는 틈새이음을 통해 이웃한 세포와 서로 연결되어 있으며, 틈새이음이 위치해 있는 부위를 제외한 나머지 세포 표면은 외판(바닥판)에 둘러싸여 있다. **중간막에는 섬유**

그림 13.15 내피(endothelium)의 구조를 간단하게 나타낸 그림 및 주사전자현미경사진. a. 내피의 내강 쪽 표면을 간단하게 나타낸 그림이다. 내피세포는 길쭉한 형태의 세포로, 이 세포의 세로축은 혈류와 평행한 방향으로 배열되어 있다. 내피세포의 핵도 길쭉하며 혈류와 같은 방향으로 배열되어 있다. **b.** 소형정맥의 주사전자현미경사진으로, 혈관의 내면을 덮고 있는 내피세포가 관찰된다. 방추형인 내피세포의 세로축이 혈류의 방향과 평행하게 배열되어 있는 것을 확인할 수 있다. ×1,100

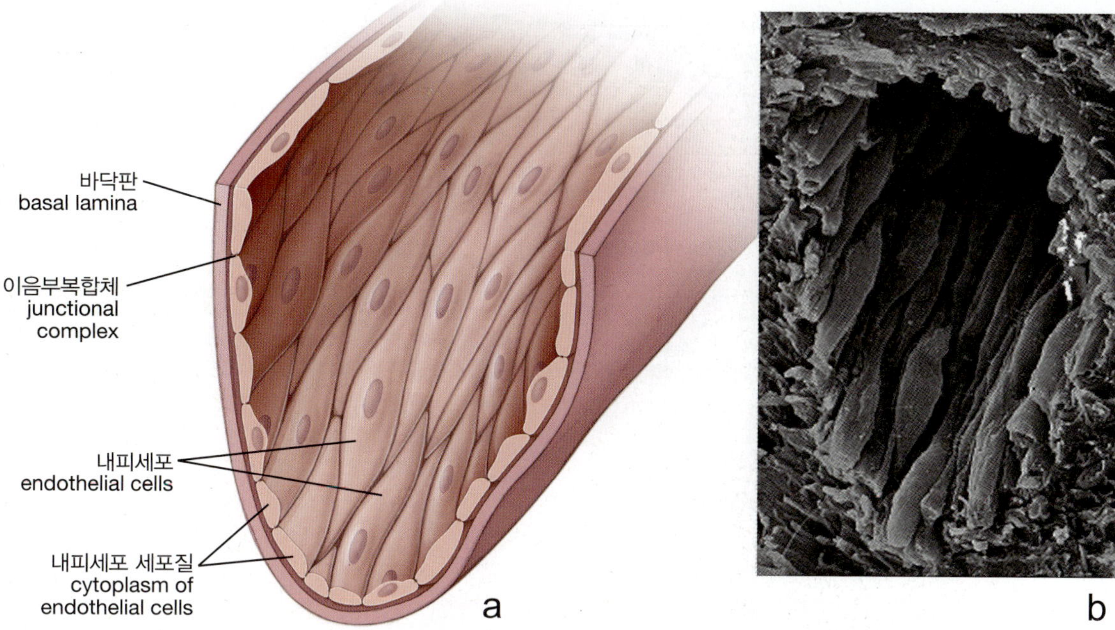

모세포가 존재하지 않는다(fibroblasts are not present in the tunica media). 혈관민무늬근육은 콜라겐과 탄력소 등의 세포외기질을 이루는 다양한 물질들을 합성한다. 또한 민무늬근육세포는 내피세포에서 생성된 성장인자(예: 혈소판유래성장인자[PDGF], 섬유모세포성장인자[FGF])의 자극을 받아 증식하여 이웃한 속막으로 이동해 들어갈 수 있다. 민무늬근육세포의 이러한 특성은 손상된 혈관벽이 정상적으로 복구될 때 중요하며, **죽상경화증**(atherosclerosis)의 발병기전과도 연관이 있다.

- 콜라겐섬유(collagen fiber)와 무형질(ground substance, 단백당 proteoglycan)은 혈관민무늬근육세포에 의해 합성, 분비된다.

탄력동맥의 바깥막은 비교적 얇은 결합조직층이다.

일반적으로 탄력동맥 바깥막의 두께는 중간막 두께의 절반 이하이며, 다음과 같은 구성요소로 이루어져 있다.

- 콜라겐섬유(collagen fiber)와 탄력섬유(elastic fiber)는 엉성한 그물을 이루고 있으며, 탄력섬유는 중간막에서와 같이 층판을 형성하지 않는다. 콜라겐섬유는 심장의 수축기에 동맥벽이 과도하게 팽창되는 것을 막아준다.
- 섬유모세포(fibroblast)와 대식세포(macrophage)는 바깥막에서 가장 많이 관찰되는 세포이다.
- 혈관벽혈관(vasa vasorum)은 직경이 작은 세동맥과 세정맥의 가지 및 모세혈관그물로 이루어져 있다.
- 혈관벽신경(nervus vascularis)은 혈관수축신경(*vasoconstrictor nerve*)이라고도 하며, 무수초신경후교감신경(unmyelinated postganglionic sympathetic nerve fiber)이다. 이 뉴런은 신경전달물질로 노르에피네프린을 분비하여 혈관의 직경을 좁혀준다(혈관수축 vasoconstriction).

혈관벽혈관은 혈관벽에 영양소와 산소를 공급하고 노폐물을 제거하는 기능을 한다.

직경이 큰 혈관으로 공급되는 산소와 영양소 및 혈관 내강으로 배출되는 노폐물은 혈관벽혈관(vasa vasorum)이라고 하는 작은 혈관 그물을 통한 확산에 의해 운반된다. 혈관벽혈관은 혈관벽에 분포하는 직경이 작은 동맥과 이의 가지인 세동맥 및 모세혈관으로 이루어져 있으며 혈관벽의 바깥부분에 분포한다. 혈관벽혈관그물로부터 나온 직경이 작은 정맥은 모세혈관과 세정맥을 거쳐 직경이 좀 더 큰정맥으로 이어지며, 이러한 정맥들은 같은 크기의 동맥과 함께 주행한다. 혈관벽의 내강 쪽 부분은 확산을 통해 내강 내 혈액으로부터 영양소를 공급받는다. 사람에서 직경이 0.5 mm 이하인 혈관에는 혈관벽혈관이 분포하지 않으며, 이러한 혈관의 중간막은 30층 이하의 민무늬근육세포로 이루어져 있다. 혈관벽혈관은 혈관벽에 영양소와 산소를 운반하고 혈관벽 세포에 의해 생성되거나 혈관 내강으로부터 확산된 노폐물을 제거하는 기능을 한다. 동맥벽에 존재하는 혈관벽혈관의 발달 정도와 죽상판 형성의 심각성 사이에는 서로 밀접한 연관이 있다. 혈류역학적 변화(고혈압, 낮은 산소분압, LDL 콜레스테롤의 농도 증가 또는 제거 장애)에 의해 혈관벽혈관의 기능장애가 발생하면 **죽상판**(atheromatous plaque)의 형성이 촉진될 수 있다.

중형동맥(Medium Arteries, 근육동맥 Muscular Arteries)

근육동맥의 중간막에는 탄력동맥에 비해 민무늬근육은 더 많이 분포하며, 탄력소는 더 적게 포함되어 있다.

일반적으로 탄력동맥이 근육동맥으로 이행되면서 탄력성분이 줄어들어 민무늬근육세포가 중간막의 대부분을 차지하게 된다.(그

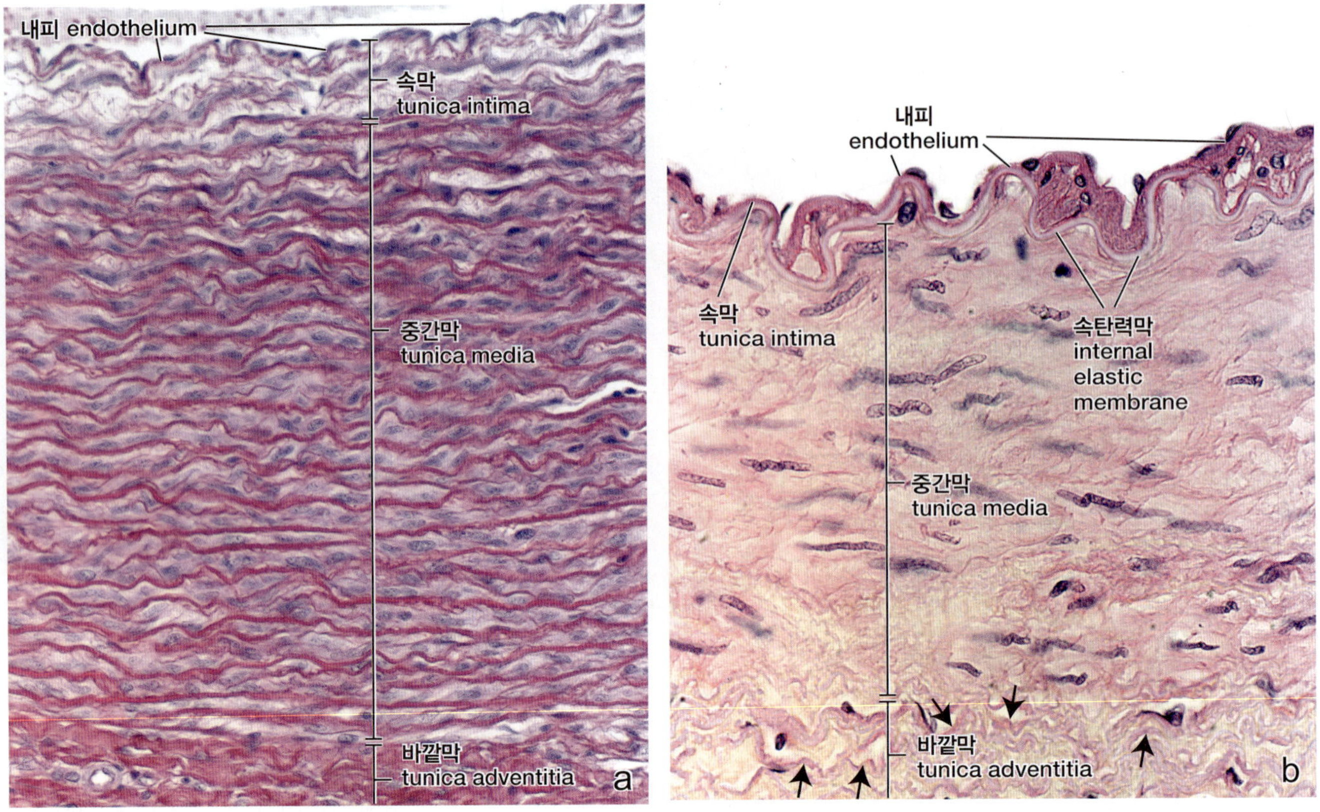

그림 13.16 탄력동맥(elastic artery)과 근육동맥(muscular artery) 벽의 광학현미경사진. a. 가로절단된 사람 대동맥의 레조르신푹신 염색표본의 광학현미경사진으로, 대동맥 벽에 존재하는 탄력물질이 관찰된다. 혈관벽의 속막(tunica intima), 중간막(tunica media) 및 바깥막(tunica adventitia)의 세 층이 뚜렷하게 관찰된다. 속막은 혈관 내면을 덮는 내피세포와 콜라겐섬유, 탄력섬유, 민무늬근육세포 및 대식세포 등을 포함한 그 아래의 얇은 결합조직층으로 이루어져 있다. 속막과 중간막 사이의 경계는 명확하게 구분되지 않는다. 중간막은 수많은 층을 이루고 있는 민무늬근육세포(핵이 *푸른색*으로 염색됨)와 그 사이에 존재하는 여러 층의 구멍 뚫린 탄력층판(*붉은색 물결무늬*의 층판)로 이루어져 있다. 가장 바깥쪽 부분인 바깥막은 주로 결합조직으로 이루어져 있으며, 탄력층판이 없고, 대동맥벽에 분포하는 혈관과 신경이 포함되어 있다. ×300. **b.** 가로절단된 근육동맥의 H&E 염색표본의 광학현미경사진으로, 근육동맥의 벽도 탄력동맥에서와 같이 세 층으로 구성되어 있다. 속막은 혈관의 내면을 덮고 있는 내피, 소량의 결합조직 및 속탄력막으로 이루어져 있다. 속탄력막은 혈관이 수축하면 매우 구불구불하게 나타나며 굴절력이 매우 높다. 혈관수축에 의해 내피세포의 형태도 둥글게 변한다. 중간막은 주로 돌림방향으로 배열된 민무늬근육세포와 콜라겐섬유 및 탄력섬유로 이루어져 있다. 혈관이 수축하면 민무늬근육세포의 핵은 코르크따개의 형태를 나타낸다. 바깥막은 대부분 결합조직으로 이루어져 있다. 이 혈관에서는 바깥탄력막이 뚜렷하게 관찰되지는 않으나, 곳곳에서 탄력섬유(*화살표*)가 관찰된다. ×360.

림 13.17와 도판 13.3, 536쪽 참조). 또한, **속탄력막**(internal elastic membrane)이 뚜렷해져 탄력동맥과 근육동맥을 구분할 때 도움이 된다. 일반적으로 근육동맥에서는 **바깥탄력막**(external elastic membrane)도 뚜렷하게 관찰된다.

근육동맥은 속막이 상대적으로 얇고 속탄력막이 뚜렷하게 나타난다.

근육동맥의 **속막**(tunica intima)은 탄력동맥보다 비교적 얇으며, 내피와 바닥판, 성긴 결합조직으로 이루어진 내피밑층 및 뚜렷한 **속탄력막**(internal elastic membrane)으로 구성되어 있다. 일부 근육동맥에서는 내피밑층이 매우 얇아 내피의 바닥판이 속탄력막과 접하고 있는 것처럼 나타난다. 광학현미경 표본에서 흔히 속탄력막은 민무늬근육의 수축에 의해 구불구불한 물결모양의 구조로 뚜렷이 관찰된다(그림 13.16b).

속막의 두께는 나이 등 여러 요인에 의해 달라질 수 있다. 어린이 근육동맥의 속막은 매우 얇으나, 청소년이 되면 속막의 두께가 혈관벽 전체 두께의 1/6을 차지할 정도로 두꺼워진다. 노인에서는 속막에 지질이 침착되어 두꺼워지며, 이러한 지질은 불규칙한 형태의 "지방줄무늬(fatty streak)"로 나타난다.

근육동맥의 중간막은 대부분 혈관민무늬근육으로 이루어져 있으며, 탄력물질은 거의 없다.

근육동맥의 **중간막**(tunica media)은 민무늬근육세포(smooth muscle cell)와 그 사이의 콜라겐섬유 및 약간의 탄력물질로 이루어져 있다. 민무늬근육세포는 동맥벽에 나선 방향으로 배열되어 있으며, 이의 수축에 의해 혈압이 적절히 유지되고 있다. 탄력동맥에서와 같이 근육동맥의 중간막에는 **섬유모세포가 존재하지 않는다**(no fibroblast). 민무늬근육세포의 틈새이음이 위치해 있는 부위를 제외한 나머지 세포 표면은 외판(바닥판)에 둘러싸여 있다. 민무늬근육세포는 콜라겐, 탄력소 및 무형질 등 세포외기질을 이루는 다양한 물질들을 합성한다.

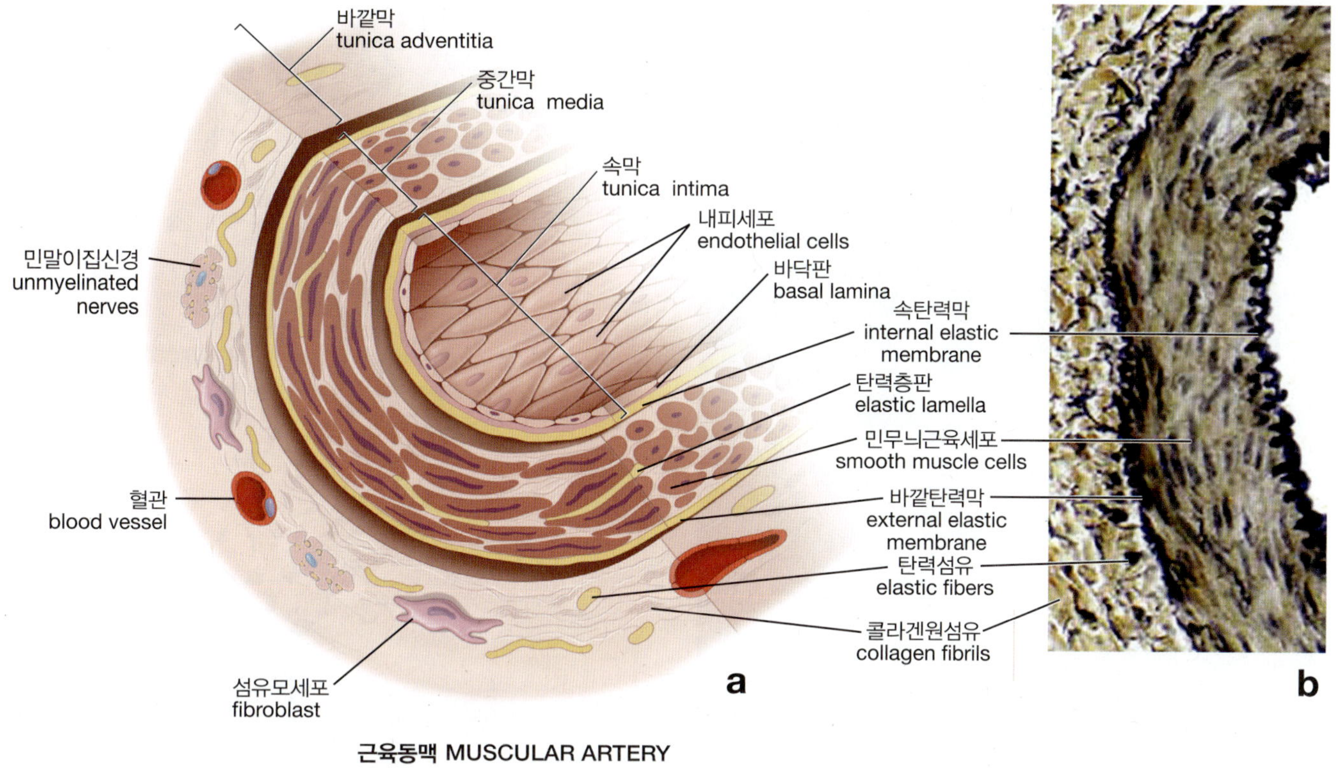

그림 13.17 근육동맥(muscular artery)의 구조를 나타낸 그림 및 광학현미경사진. a. 근육동맥의 벽을 구성하는 세포성분과 세포외물질을 나타낸 그림이다. 혈관벽의 세 층을 이루는 세포성분과 속탄력막 및 바깥탄력막의 분포 위치를 확인할 수 있다. **b.** 가로절단된 근육동맥의 바이게르트 레조르신푹신(Weigert's resorcin-fuchsin) 탄력염색 표본의 광학현미경사진으로, *구불구불한 형태*로 나타난 안쪽의 속탄력막과 바깥쪽의 바깥탄력막이 뚜렷하게 관찰된다. 속탄력막과 바깥탄력막 사이에 위치해 있는 중간막은 매우 두꺼우며, 돌림방향으로 배열된 민무늬근육세포와 콜라겐섬유 및 가느다란 탄력섬유로 이루어져 있다. 이 사진에서 속막은 잘 구분되지 않는 반면, 콜라겐섬유와 탄력섬유를 포함하고 있는 결합조직으로 이루어진 바깥막은 뚜렷하게 관찰된다. ×175.

근육동맥의 바깥막은 비교적 두꺼우며, 흔히 중간막과의 경계부위에 바깥탄력막이 발달해 있다.

근육동맥의 **바깥막**(tunica adventitia)은 섬유모세포, 콜라겐섬유, 탄력섬유 및 일부 혈관으로 이루어져 있으며, 이 부위에는 지방세포도 산재해 있다. 탄력동맥과 비교했을 때, 근육동맥의 바깥막은 중간막의 두께만큼 상당히 두껍다. 바깥막의 세포외물질 중에는 콜라겐섬유가 가장 많다. 그러나 일반적으로 중간막과의 경계 부위에는 탄력물질들로 이루어진 **바깥탄력막**(external elastic membrane)이 존재한다. 직경이 큰 근육동맥의 바깥막에는 혈관벽혈관과 신경이 분포하며, 이들은 분지하여 중간막으로 뻗어 들어간다.

소형동맥과 세동맥(Small Arteries and Arterioles)

소형동맥과 세동맥은 중간막을 이루는 민무늬근육세포의 층수에 의해 구분된다.

앞에서 설명한바와 같이, **세동맥**(arteriole)은 중간막이 1~2층의 민무늬근육세포로 이루어져 있으며, 소형동맥은 3~8층의 민무늬근육세포로 구성되어 있다(그림 13.18과 도판 13.4, 538쪽). 일반적으로 소형동맥의 속막에는 속탄력막이 존재하나, 세동맥에는 없는 경우도 있다. 두 동맥의 내피는 다른 유형의 혈관 내피와 유사하나, 전자현미경으로 관찰해 보면 내피세포 및 중간막의 민무늬근육세포 사이에 틈새이음이 존재하기도 한다. 바깥막은 얇고 경계가 불분명한 결합조직층으로, 혈관을 둘러싸는 주변 결합조직과 이어져 있다.

세동맥은 민무늬근육세포의 수축에 의해 모세혈관그물로 흐르는 혈류량을 조절한다.

세동맥(arteriole)은 모세혈관 바탕(capillary bed)으로 흐르는 혈류를 조절하는 기능을 한다. 세동맥은 모세혈관그물로 이어지는 혈관으로, 세동맥 벽의 민무늬근육이 수축하면 **혈관저항**(vascular resistance)이 증가하며, 모세혈관으로 흐르는 혈류가 감소하거나 차단된다. 세동맥과 모세혈관의 경계 부위에는 민무늬근육이 약간 두껍게 발달해 있으며, 이를 **모세혈관전조임근**(precapillary sphincter)이라고 한다. 대부분의 세동맥은 휴지상태의 직경보다 60~100%까지 늘어날 수 있으며, 40%까지 수축한 상태를 오랫동안 유지할 수도 있다. 또한 모세혈관전조임근은 **혈관운동**(vasomotion)이라고 하는 율동적인 수축과 이완을 하여 세동맥의 직경을 조절한다. 세동맥의 큰 혈관저항 변화는 혈류의 방향과 전신 동맥압에 직접적인 영향을 미치게 된다. 이러한 조절에 의해 혈액을 가장 필요로 하는 부위로 흐르게 한다. 예를 들어, 달리기

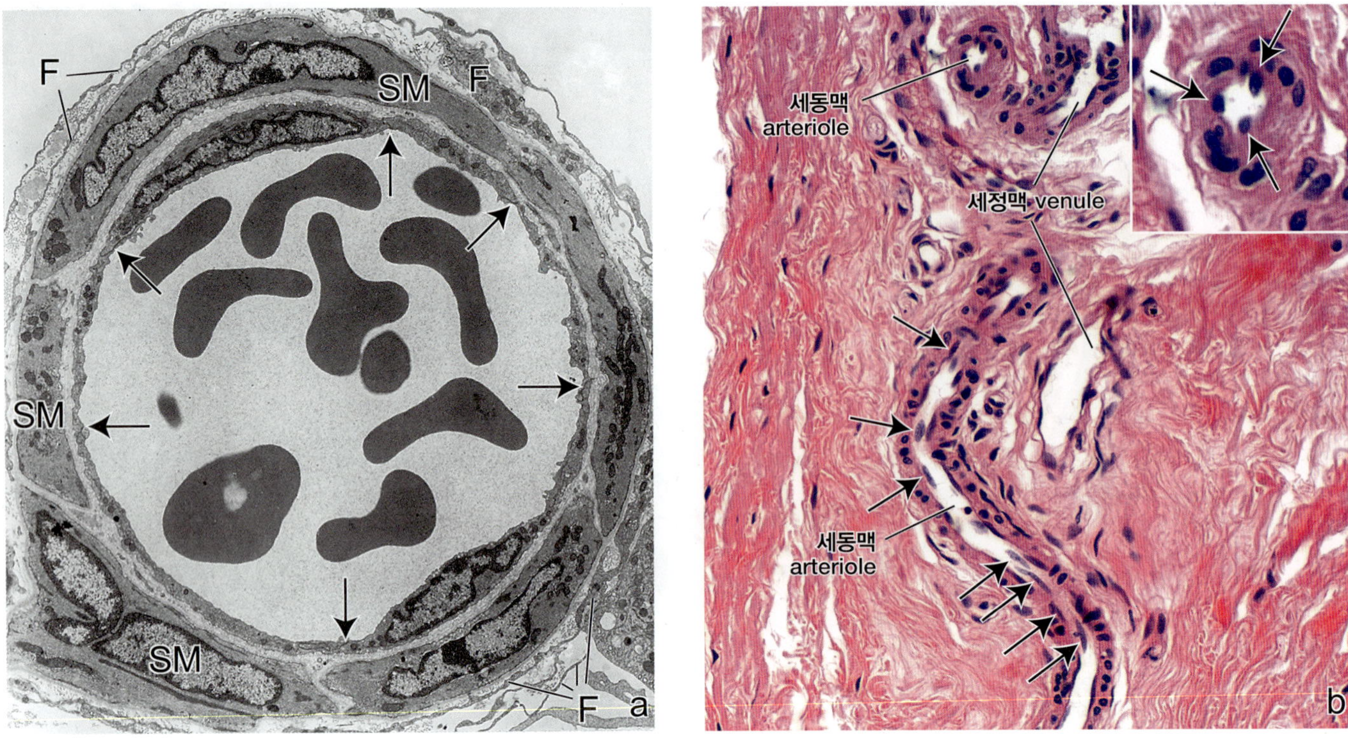

그림 13.18 세동맥(arteriole)의 투과전자현미경사진 및 광학현미경사진. a. 세동맥의 투과전자현미경사진이다. 혈관 속막은 한 층의 내피세포와 매우 얇은 내피밑결합조직층(콜라겐원섬유와 무형질)으로 이루어져 있다. *화살표*는 이웃한 내피세포 사이의 연접부위를 가리킨다. 중간막은 한 층의 민무늬근육세포(*SM*)로 이루어져 있으며, 바깥막은 콜라겐원섬유 및 매우 가느다란 돌기를 내고 있는 여러 층의 섬유모세포(*F*)로 이루어져 있다. 내강 내에서 적혈구가 관찰된다. ×6,000. **b.** 진피에 분포하는 세동맥과 세정맥의 광학현미경사진이다. 세동맥 중 하나는 세로절단되어 있으며, 다른 하나는 가로절단되어 있다. 세로절단된 세동맥의 벽에서 관찰되는 둥글고 난원형인 핵은 중간막을 이루는 민무늬근육세포의 핵이다. 이는 민무늬근육세포가 가로절단 되었음을 의미한다. 길쭉한 형태의 핵(*화살표*)은 내피세포의 핵이다. ×320. **삽입그림.** 가로절단된 세동맥의 고배율사진으로, 내강 쪽으로 돌출된 내피세포의 핵(*화살표*)을 확인할 수 있다. 이는 내피세포의 핵이 가로절단 되었음을 의미한다. 혈관을 둘러싸고 있는 중간막의 민무늬근육세포는 세로절단 되어 핵이 길쭉한 형태로 나타난다. ×600.

처럼 격렬한 운동을 할 경우 뼈대근육에 분포하는 세동맥은 이완되어 혈류량이 증가하며, 장에 분포하는 세동맥은 수축하여 혈류량이 감소한다. 충분한 식사를 마친 후에는 이와 반대의 혈류 조절이 일어난다.

■ 모세혈관(CAPILLARIES)

모세혈관은 직경이 가장 작은 혈관으로, 혈관 직경이 적혈구의 직경보다 작은 경우도 있다.

모세혈관(capillary)은 복잡한 혈관그물을 이루고 있으며, 기체, 대사산물 및 노폐물 등을 포함한 액체가 얇은 벽을 통해 이동할 수 있게 해준다. 신체 전체에 분포한 모세혈관의 총 길이는 약 31,000 km에 이른다. 모세혈관은 한 층의 **내피세포**(endothelial cell)와 이의 **바닥판**(basal lamina)으로 구성되어 있다. 내피세포로 이루어진 관 모양의 구조인 모세혈관의 직경은 한 번에 하나의 적혈구가 통과할 수 있을 정도의 크기이다. 어떤 모세혈관은 내강이 매우 좁아 적혈구가 혈관을 통과할 때 접혀지기도 한다(그림 13.19). 모세혈관을 지나가는 적혈구는 혈관의 내강을 거의 다 차지하고 있어 혈관 밖 조직과 적혈구 사이에서 기체와 영양소는 최단 거리를 통해 확산된다. 가로절단된 모세혈관을 투과전자현미경으로 관찰하면 하나 또는 두세 개의 내피세포가 혈관벽을 이루고 있는 것을 알 수 있다. 모세혈관은 대사가 활발한 세포와 조직에 접해 있으므로 혈액과 세포 사이에서 기체 및 대사산물의 교환이 일어나기에 매우 적합하다. 또한 모세혈관의 내피세포 표면적과 두께에 대한 내강 부피의 비율도 혈관벽을 통한 물질 이동에 적합하게 이루어져 있다.

모세혈관의 분류(Classification of Capillaries)

모세혈관은 연속모세혈관, 창모세혈관 및 불연속모세혈관(또는 굴모세혈관)의 세 가지 유형으로 구분된다.

모세혈관의 구조는 이들이 분포하는 조직과 기관에 따라 다르다. 모세혈관은 형태에 따라 연속모세혈관, 창모세혈관 및 불연모세혈관의 세 가지 유형으로 구분된다.

연속모세혈관(continuous capillary)은 주로 심장근육, 뼈대근육, 민무늬근육, 피부, 허파 및 중추신경계통의 결합조직 내에서 관찰된다. 이 모세혈관은 **구멍이 없는 혈관내피**(uninterrupted vascular endothelium)와 이를 둘러싸는 **연속바닥판**(continuous basal lamina)으로 이루어져 있다(그림 13.20a). 내피세포는 일반적인 세포소기관을

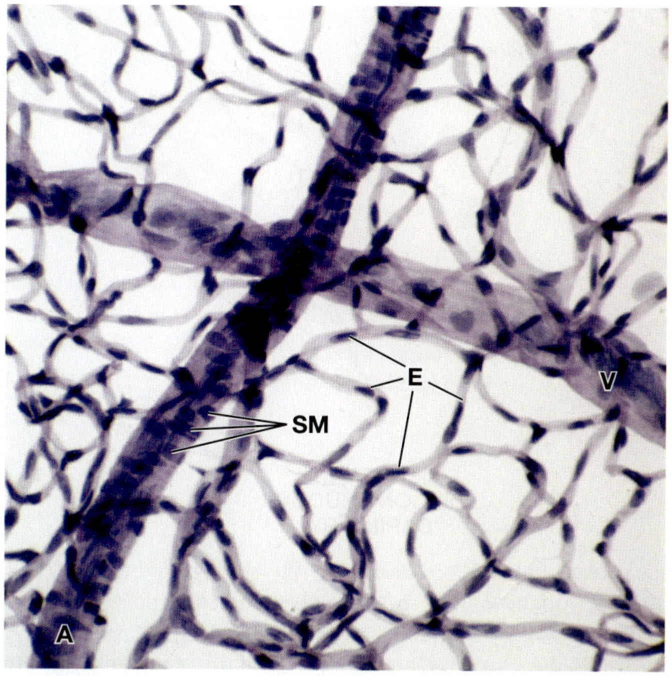

그림 13.19 망막(retina)에 분포하는 모세혈관그물(capillary network)의 광학현미경사진. 전층표본제작방법(whole mount preparation)을 이용하여 제작한 망막 모세혈관의 광학현미경사진이다. 옅은 농도의 효소 용액으로 처리한 망막 조직을 유리슬라이드 위에 펼친 후, 과요오드산쉬프(PAS) 방법으로 염색하고 헤마톡실린으로 대조염색 하였다. 사진에서 수직방향으로 뻗어 있는 구조는 세동맥(*A*)이며, 이 세동맥의 벽에서 돌림방향으로 배열된 민무늬근육세포(*SM*)가 뚜렷하게 관찰된다. 세동맥과 직각으로 교차하는 구조는 세정맥(*V*)이다. 세동맥과 세정맥을 서로 연결하는 모세혈관그물을 확인할 수 있다. 모세혈관의 벽에서 내피세포의 핵(*E*)이 뚜렷하게 관찰된다. 이 배율에서 혈관주위세포(pericyte)는 구별하기 어렵다. ×560. (Mr. Denifeld W. Player 제공.)

포함하고 있으며, 세포 표면에는 약간의 짧은 미세융모가 발달되어 있고, 막으로 둘러싸인 높은 전자밀도의 소포도 존재하며, 세포의 내강쪽 면과 바닥면 바로 아래에는 수많은 포음소포가 존재한다. 포음소포는 직경이 약 70 nm로, 내강과 결합조직 사이에서 분자량이 큰 물질을 운반하는 과정인 **세포통과**(transcytosis)에 관여한다. 가로절단된 연속모세혈관을 투과전자현미경으로 관찰하면 핵 주변의 세포질과 이를 둘러싸는 두 내피세포의 세포막이 나타난다. 핵은 경우에 따라 관찰되지 않을 수도 있다(그림 13.21). 내피세포는 치밀이음(ight junction, 폐쇄이음 occluding junction)에 의해 이웃한 세포와 연결되어 있으며, 이는 전형적인 연속모세혈관의 가로절단 표본에서 관찰된다. 치밀이음은 이웃한 세포 사이의 물질 이동을 제한하여 분자량이 비교적 작은 물질들만(<10 kDa) 통과할 수 있게 한다.

창모세혈관(fenestrated capillary)은 내분비샘이나 수분과 대사산물의 흡수가 활발히 일어나는 쓸개(담낭), 콩팥 및 소화관 등의 부위에 주로 분포한다. 이 유형의 모세혈관에는 혈관벽을 관통하는 원형 구멍인 수많은 **창**(fenestration, 직경 70~80 nm)이 있다(그림 13.20b 참조). 세포막의 바닥면에는 창을 가로지르는 **연속바닥판**(continuous basal lamina)이 존재한다. 창모세혈관의 내피세포에서도 수많은 포음소포가 관찰된다. 창은 형성 중인 포음소포가 세포질을 가로질러 세포막의 반대쪽 면과 연결되어 형성된다(그림 13.22). 일부 창모세혈관에서는 창의 구멍을 가로지르는 얇은 **가로막**(diaphragm)이 발견되기도 한다. 내강 쪽에서 관찰했을 때, 이 가로막은 마차바퀴 모양을 나타내어, 중앙부가 약간 두껍고 가장자리에 14개의 쐐기모양의 틈새가 있다. 이 가로막은 창이 형성될 때, 포음소포 내에 들어 있던 당질층(glycocalyx)으로부터 형성된다. 이러한 유형의 창은 내피세포에서 **여과구멍**(filtration pore)이라고 하는 특수한 물질수송 장소로 작용하며, 굴모세혈관(sinusoidal capillary)의 내피세포 사이에 존재하는 틈새처럼 혈장을 자유롭게 통과시키지는 않는다(그림 13. 20b 참조).

소화관과 담낭에 분포하는 창모세혈관의 경우, 흡수가 일어나지 않을 때에는 내피세포가 두꺼워지고 창의 수도 줄어든다. 그러나 흡수가 활발히 일어날 때에는 내피세포가 얇아지고 포음소포와 창의 수가 급격히 증가한다. 흡수된 물질들에 의해 혈관주위 결합조직의 이온 조성이 변하면 포음작용이 촉진된다. 이러한 변화 양상은 앞에서 설명한 창의 형성방식기전을 뒷받침해준다.

불연속모세혈관(discontinuous capillary, **굴모세혈관**[sinusoidal capillary] 또는 **굴모양혈관**[sinusoid]이라고 함)은 주로 간, 지라(비장) 및 골수에서 관찰된다. 불연속모세혈관은 다른 유형의 모세혈관에 비해 직경이 크고 형태가 불규칙하다. 이 모세혈관을 이루는 내피세포의 세포질에는 커다란 구멍이 있으며, 세포 사이에는 넓고 불규칙한 틈새가 있어 혈장 단백질들이 통과할 수 있게 해준다. 또한 이 모세혈관의 내피세포의 바닥면은 **불연속바닥판**(discontinuous basal lamina)과 접하고 있다. 불연속모세혈관은 이들이 분포하는 기관에 따라 형태적 특징이 다양하며, 특수한 세포를 동반하는 경우도 있다. 예를 들어, 간의 굴모양혈관에는 내피세포 이외에 **쿠퍼세포**(Kupffer cell, 굴모양혈관별대식세포 stellate sinusoidal macrophage)와 비타민 A를 저장하고 있는 **이토세포**(Ito cell, 간별세포 hepatic stellate cell)가 존재한다. 지라에 분포하는 굴모양혈관의 내피세포는 독특한 방추형이며, 세포 사이에는 틈새가 있다. 또한 내피세포를 둘러싸고 있는 바닥판은 흔적으로 남아있거나 불완전한 형태로 나타나고, 전혀 없는 경우도 있다.

혈관주위세포는 모세혈관에 존재하는 미분화중간엽줄기세포이다.

모세혈관과 일부 모세혈관후세정맥에는 혈관주위에 존재하는 세포가 있으며, 이 세포는 세포질돌기를 내어 혈관내피세포를 둘러싸고 있다. 내피세포와 연관되어 있는 이러한 세포의 예로 **혈관주위세포**(pericyte, 조직학적으로 루게세포[*Rouget cell*]라고 알려짐)가 있다(그림 13.21과 13.22 참조). 혈관주위세포는 세포질돌기를 내어 모세혈관을 둘러싸고 있으며, 내피세포의 바닥판이 연속되어 이 세포를 둘러싸고 있다. 혈관주위세포는 수축성이 있는 세포로, 내피세포에서 생성된 일산화질소(NO)에 의해 그 기능이 조절된다. 혈관

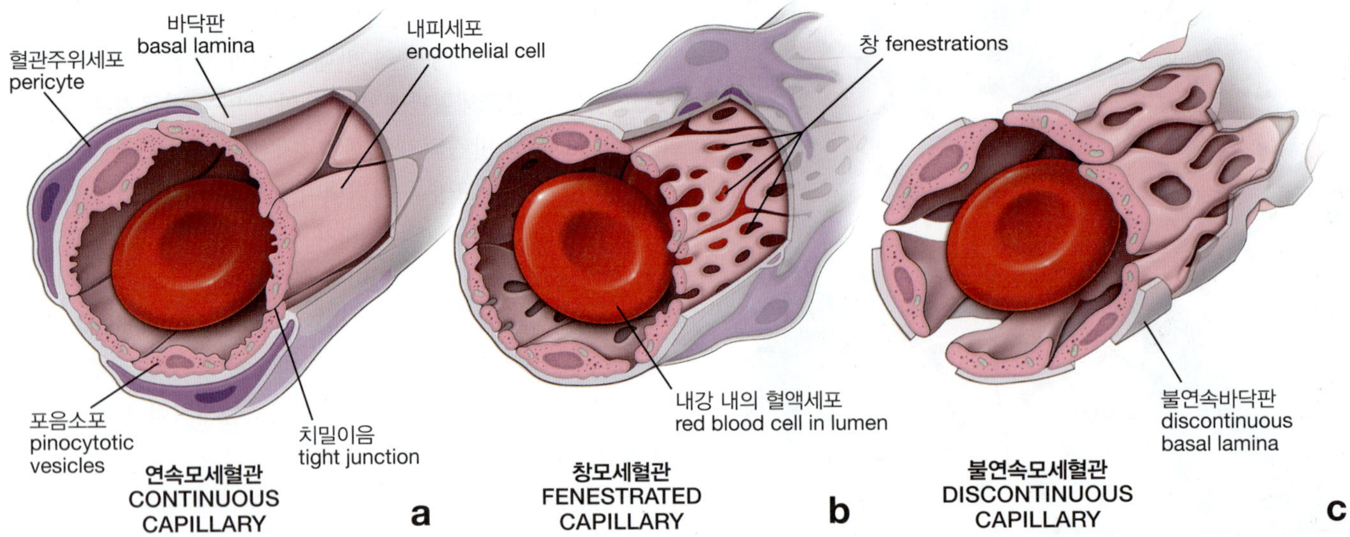

그림 13.20 세 가지 유형의 모세혈관을 간단하게 나타낸 그림. a. 연속모세혈관(continuous capillary)의 내피에는 구멍이 없으며 연속바닥판에 의해 둘러싸여 있다. 이웃한 내피세포는 치밀이음(tight junction)에 의해 서로 연결되어 있어 내강과 주변 조직 사이의 물질이동이 제한된다. **b.** 창모세혈관(fenestrated capillary)은 수많은 구멍이 있는 내피세포로 이루어져 있으며, 연속바닥판에 의해 둘러싸여 있다. 일부 장기에 분포하는 창모세혈관의 내피세포 구멍은 얇은 비막성 가로막(nonmembranous diaphragm)에 의해 덮여있다. **c.** 불연속모세혈관(discontinuous capillary, 굴모세혈관 sinusoidal capillary, 굴모양혈관 sinusoid)의 내피세포에는 커다란 구멍이 있으며, 이웃한 내피세포 사이에는 넓고 불규칙한 세포 사이 틈새가 존재한다. 또한 이 모세혈관은 불연속바닥판에 의해 둘러싸여 있으며, 일부 장기에 분포하는 불연속모세혈관에서는 바닥판이 흔적으로 남아있거나 불완전한 형태로 나타나고, 전혀 없는 경우도 있다.

주위세포는 특수한 모세혈관 바탕(capillary bed, 예: 뇌)에서 혈류를 조절한다고 알려져 있다.

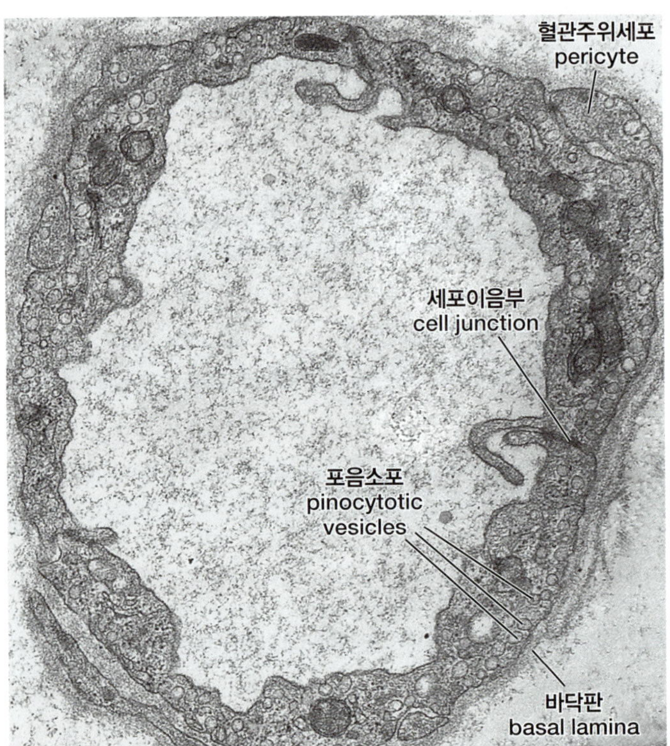

그림 13.21 연속모세혈관(continuous capillary)의 투과전자현미경사진. 연속모세혈관의 벽을 벽을 구성하는 내피세포에는 수많은 포음소포(pinocytotic vesicle)가 존재한다. 내강쪽으로 돌출된 세포질주름(가장자리주름) 부위에서 세포사이연접이 관찰된다. 이 사진에서는 내피세포의 핵이 관찰되지 않는다. 또한 혈관주위세포도 일부 세포질만 관찰된다. 혈관주위세포가 바닥판에 의해 둘러싸여 있는 것을 확인할 수 있다. ×30,000.

또한 혈관주위세포는 모세혈관과 모세혈관후세정맥을 지지하여 구조를 안정시키고 혈관내피세포와 물리적 및 화학적 신호를 주고받는다. 조직학적으로 혈관주위세포는 핵이 크고 이염색질이 풍부한 **미분화중간엽줄기세포**(undifferentiated mesenchymal stem cell)의 특징을 나타낸다. 혈관주위세포에 대한 실험에 의하면 혈관주위세포는 주변 환경의 다양한 신호에 의해 증식, 이동할 수 있으며, 지방세포, 섬유모세포, 연골세포, 뼈세포 및 뼈대근육세포 등과 같은 여러 유형의 세포로 분화될 수 있다고 한다. **배아발생**(embryonic development)이나 **혈관발생**(angigenesis)이 일어날 때(예: 상처치유), 혈관주위세포로부터 내피세포와 민무늬근육세포가 분화된다. 혈관주위세포는 혈관에서 유래한 질환(당뇨망막병증 diabetic retinopaathy, 종양혈관발생 tumor angiogenesis)의 발병기전과도 직접적인 관련이 있다. 또한 혈관주위세포의 증식이 조절되지 못하면 희귀한 혈관종양인 **혈관주위세포종**(hemangiopericytoma)이 유발되며, 이 종양은 모세혈관이 분포하는 신체 어느 부위에서도 발병될 수 있다.

모세혈관의 기능(Functional Aspects of Capillaries)

모세혈관에서는 혈액과 조직 사이에서 양방향 액체 교환이 일어난다.

혈장은 혈압에 의해 모세혈관벽을 통과하여 **모세혈관그물**(capillary network)의 가까운 쪽 또는 **동맥쪽끝**(arterial end)으로부터 조직으로 산소, 영양소 및 다른 구성성분을 운반한다. 조직에서 이러한 분자들은 이산화탄소, 노폐물 및 그 밖의 대사산물과 교환된다. 혈관 밖으로 나온 액체의 약 90%는 모세혈관그물의 먼쪽 또는 **정맥**

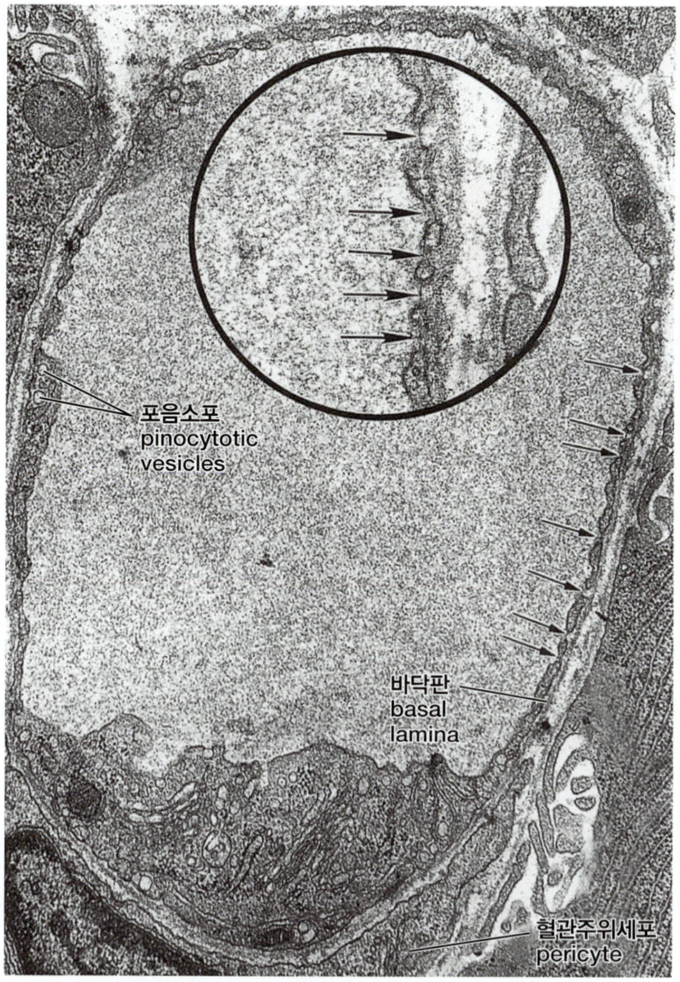

그림 13.22 창모세혈관(fenestrated capillary)의 투과전자현미경사진. 내피세포의 세포질에서 수많은 창(fenestration, *작은 화살표*)이 관찰된다. 창이 없는 내피세포의 일부 두꺼운 세포질 부위에는 포음소포(pinocytotic vesicle)가 존재한다. 사진의 *바닥쪽 부위*에서 혈관주위세포의 일부가 관찰되며, *왼쪽 아래* 모서리 부위에는 이 세포의 핵이 위치해 있다. ×21,500. *삽입그림*에서 창과 이 구멍을 가로질러 걸쳐 있는 가로막(*큰화살표*)을 뚜렷하게 관찰할 수 있다. ×55,000.

쪽끝(venous end)에서 재흡수되며 나머지 10%는 림프관계통을 통해 혈관계통으로 되돌아온다(526쪽 참조). 이 액체는 처음에는 끝이 막힌 **림프모세관**(lymphatic capillary)으로 들어가며, 림프모세관은 점점 더 직경이 큰 림프관과 연결된다. 결국 림프는 가슴림프관(흉관, thoracic duct)과 오른림프관(right lymphatic duct)과 같이 직경이 큰 **림프관**(lymphatic vessel)계통을 통해 혈류로 되돌아온다.

모세혈관그물의 기능을 이해하기 위해서는 두 가지의 중요한 개념, 즉 **혈관운동**(vasomotion, 예: 모세혈관에서의 간헐적인 혈액의 흐름)과 **모세혈관그물밀도**(density of the capillary network) 또는 크기에 대하여 알아두어야 한다.

- **혈관운동**(vasomotion)이란 **모세혈관전조임근**(precapillary sphincter)의 율동적인 수축과 이완에 의해 모세혈관그물을 통해 **간헐적인 혈액의 흐름**(intermittent blood flow)이 일어나는 현상을 말한다. 모세혈관에서 혈액은 연속적으로 흐르지 않으며, 대신에 몇 초마다 흐름을 멈추었다 다시 흐르는 것을 반복한다. 혈관운동은 혈관계통과 말초 조직 사이에서 액체와 영양소의 교환을 조절한다. 예를 들어, 뼈대근육 모세혈관그물을 흐르는 혈류는 운동 중 더 많은 산소와 영양소를 필요로 한다. 근육에서 산소 소모량이 증가하여 산소농도가 감소하면 모세혈관그물을 통해 혈액은 좀 더 빈번하게 흐르고 더 지속적으로 흘러 결국 근육에 더 많은 산소와 영양소를 공급한다. 세동맥의 간헐적인 수축과 이에 따른 혈관 운동은 산소, 활성산소중간물(reactive oxygen intermediate, ROI), 일산화질소 및 조직대사의 노폐물 등에 의해 조절된다.
- **모세혈관그물밀도**(density of the capillary network)는 혈액과 조직 사이에서 물질 교환이 가능한 총면적을 결정한다. 이는 해당 조직의 대사활성과 연관이 있다. 간, 콩팥, 심장근육 및 뼈대근육 등의 조직과 기관에는 모세혈관그물이 매우 잘 발달되어 있는 반면, 대사활성이 낮은 치밀결합조직에는 모세혈관그물이 그다지 잘 발달되어 있지 않다. 혈류는 국소적 및 전신적 신호에 의해 조절된다.

신체가 혈관확장제(예: 일산화질소, 낮은 산소분압)에 의해 영향을 받으면 세동맥 벽의 민무늬근육이 이완되어 혈관확장이 일어나고 모세혈관 바탕으로 흐르는 혈류가 증가한다. 모세혈관의 혈압이 높아지면 많은 양의 혈장액(plasma fluid)이 조직으로 이동하게 된다. 이 과정에 의해 **말초부종**(peripheral edema)이 일어난다. 반면 내피세포에서 분비된 물질, 자율신경계통으로부터 전달된 신호 및 부신에서 분비된 노르에피네프린 등의 국소적 또는 전신적 자극이 가해지면 소동맥의 민무늬근육이 수축하여(혈관수축 vasoconstriction) 모세혈관 바탕(capillary bed)으로 흐르는 혈류가 감소한다. 이러한 경우에는 모세혈관의 혈압이 낮아져 조직액의 흡수가 촉진된다. 혈액량이 감소했을 때, 이러한 현상이 일어나 혈액으로 많은 양의 조직액을 보내게 되므로 저혈량쇼크(hypovolemic shock)를 막을 수 있다.

■ 동정맥션트(ARTERIOVENOUS SHUNTS)

동정맥션트는 혈액이 모세혈관을 우회하여 동맥으로부터 직접 정맥으로 흐를 수 있게 해준다.

일반적인 **미세혈관바탕**(microvascular bed)에서는 동맥의 혈액이 모세혈관으로 흘러 들어가며, 이는 다시 정맥으로 유입된다. 그러나 혈액은 반드시 동맥으로부터 모세혈관을 거쳐 정맥으로 흐르는 것은 아니다. 여러 조직에서 동맥의 혈액이 모세혈관을 우회하여 정맥으로 직접 흐르는 통로가 발견된다. 이러한 연결 통로를 **동정맥연결**(arteriovenous anastomosis, AV anastomosis) 또는 **동정맥션트**(AV shunt)라고 한다(그림 13.11 참조). 동정맥션트는 손가락

끝, 코 및 입술의 피부나 음경과 음핵의 발기조직에서 흔히 발견된다. 동정맥션트의 세동맥은 나선형으로 꼬여 있는 경우가 많으며, 민무늬근육층이 두껍고, 결합조직막에 의해 둘러싸여 있으며, 많은 신경이 분포한다. 일반적인 모세혈관전괄약근과는 달리, 동정맥션트의 세동맥 민무늬근육이 수축하면 혈액이 모세혈관 바탕(capillary bed)으로 흐르며, 민무늬근육이 이완되면 모세혈관 바탕을 우회하여 세정맥으로 흐른다. 동정맥션트는 신체 표면에서 **체온조절**(thermoregulation) 기능을 한다. 피부의 동정맥연결이 닫히면 혈액이 모세혈관 바탕으로 흘러 체온이 소실되며, 피부의 동정맥션트가 열리면 모세혈관으로 흐르는 혈액이 감소하여 체온이 보존된다. 음경 등과 같은 발기조직에서는 동정맥션트가 닫히면 해면체(corpus cavernosum)로 혈액이 흘러 발기반응이 시작된다.

동맥과 정맥을 직접 연결하는 통로(thoroughfare channel)의 가까운 쪽에 위치한 세동맥을 **후세동맥**(metarteriole)이라고 하며(그림 13.23), 이 부위에서도 일부 혈액이 동맥으로부터 정맥으로 직접 흐른다. 세동맥과 후세동맥은 모두 모세혈관과 연결되어 있다. 일반적으로 모세혈관의 벽에는 민무늬근육이 없으나, 세동맥이나 후세동맥과 모세혈관의 경계 부위에는 **모세혈관전조임근**(precapillary sphincter)이라고 하는 민무늬근육으로 이루어진 조임근이 존재한다. 이 조임근의 작용에 의해 모세혈관 바탕으로 흐르는 혈류량이 조절된다.

■ 정맥(VEINS)

정맥벽을 이루는 층은 동맥벽에서처럼 잘 구분되지 않는다. 일반적으로 정맥은 크기에 따라 다음과 같이 네 종류로 구분된다.

- **세정맥**(venule)은 **모세혈관후세정맥**(postcapillary venule)과 **근육세정맥**(muscular venule)으로 세분된다. 세정맥은 모세혈관으로부터 혈액을 받아 운반하며 직경 0.1 mm 이하이다.
- **소형정맥**(small vein)은 근육세정맥으로부터 이어지는 직경 1 mm 이하의 정맥이다.
- **중형정맥**(medium-sized vein)은 신체에서 이름 붙여진 정맥의 대부분을 말한다. 일반적으로 동맥과 함께 나란히 주행하며, 직경이 10 mm 이하이다.
- **대형정맥**(large vein)은 흔히 직경이 10 mm 이상인 정맥으로, 위대정맥(상대정맥, superior vena cava), 아래대정맥(하대정맥, inferior vena cava) 및 간문맥(hepatic portal vein)이 이에 속한다.

대형정맥과 중형정맥의 벽도 속막, 중간막, 바깥막의 세 층으로 구성되어 있으나, 동맥에서처럼 각 층이 뚜렷하게 구분되지는 않는다. 일반적으로 대형정맥과 중형정맥은 각각 대형동맥 및 중형동맥과 나란히 주행한다. 또한 근육세정맥과 세동맥도 함께 주행하는 경우가 많으므로 조직표본에서 두 종류의 혈관을 비교, 관찰

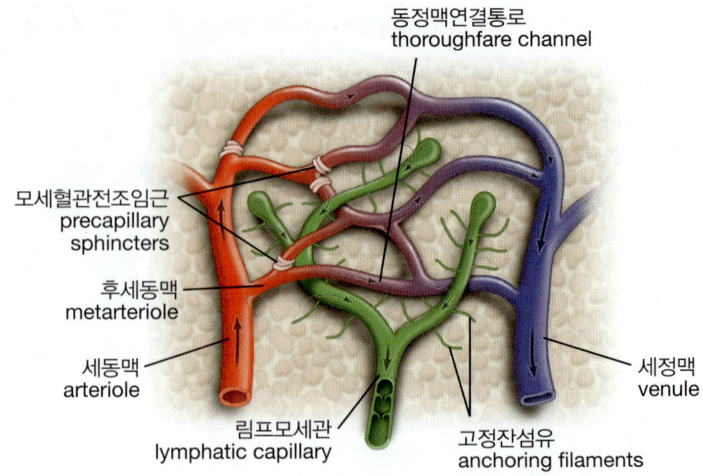

그림 13.23 미세순환(microcirculation)을 간단하게 나타낸 그림. 후세동맥(metarteriole 세동맥과 세정맥을 직접 연결하는 통로의 시작 부분)과 모세혈관그물을 간단하게 나타낸 그림이다. 세동맥과 후세동맥에 발달 되어 있는 모세혈관전조임근(precapillary sphincter)은 모세혈관으로 흐르는 혈류량을 조절한다. 동정맥연결통로(throughfare channel)의 후반부는 모세혈관을 순환한 혈액을 받아들이며, 이 통로의 시작 부분과는 달리 조임근이 존재하지 않는다. 모세혈관그물 사이에 끝이 막힌 림프관이 분포해 있다. 림프모세관의 특징인 고정잔섬유(anchoring filament)와 판막(valve)을 그림에 표시하였다.

할 수 있다. 전형적으로 정맥의 벽은 함께 주행하는 동맥의 벽보다 얇으며, 정맥의 내강은 동맥의 내강보다 더 넓다. 그러나 세동맥의 내강은 일반적으로 그 형태를 유지하나, 정맥의 내강은 흔히 불규칙한 형태로 나타난다. 일부 정맥, 특히 팔다리의 정맥과 같이 중력을 거슬러 혈액을 운반하는 정맥에는 혈액이 심장을 향해 한 방향으로만 흐르게 하는 판막(valve)이 발달되어 있다. 판막은 얇은 결합조직층과 이를 덮고 있는 내피세포로 이루어진 반달 모양의 판(flap) 구조이다.

세정맥과 소형정맥(Venules and Small Veins)

모세혈관후세정맥은 모세혈관그물을 순환한 혈액을 받아들이며, 혈관벽에는 혈관주위세포가 존재한다.

모세혈관후세정맥(postcapillary venule)은 내피, 바닥판 및 혈관주위세포로 이루어져 있다(도판 13.4, 538쪽). 모세혈관후세정맥의 **내피**(endothelium)는 히스타민이나 세로토닌과 같은 혈관작용제들이 작용하는 주된 부위이다. 이러한 물질들은 염증이나 알레르기 반응 시 분비되어 혈액의 액체 성분과 백혈구를 혈관 밖으로 유출시키는 기능을 한다. 림프절에 분포한 모세혈관후세정맥은 림프구를 혈관 밖으로 내보내 림프조직으로 이동하게 해준다. 이 모세혈관후세정맥은 내강이 입방형이나 원주형 내피세포로 덮여 있으므로 흔히 **큰키내피세포세정맥**(high endothelial venule, HEV)이라고 한다. 큰키내피세포세정맥의 기능에 대해서는 14장 면역계와 림프조직 및 기관(568~569쪽)에서 자세히 설명하였다. **혈관주위세포**(pericyte)는 내피세포와 우산 모양으로 연결되어 있는 미분화중간엽줄기세

포이다. 내피세포와 혈관주위세포는 서로 신호를 주고받아 생존과 증식을 돕는다. 두 세포는 바닥판을 서로 공유하고 있으며(그림 13.21 참조), 성장인자를 합성하고, 치밀이음(tight junction)과 틈새이음(gap junction)을 통해 서로 정보를 주고받는다. 모세혈관후세정맥의 혈관주위세포는 모세혈관의 혈관주위세포보다 혈관을 더 잘 감싸고 있다.

림프조직에서 관찰되는 큰키내피세정맥은 특별한 형태의 모세혈관후세정맥으로, 수많은 림프구가 혈액으로부터 림프조직으로 이동할 수 있게 해준다.

림프계통에 분포한 모세혈관후세정맥은 내피세포가 입방형이고 핵이 난원형이므로 **큰키내피세정맥**(high endothelial venule, HEV)이라고 한다. 큰키내피세정맥은 림프절, 편도, 홀림프소절(solitary lymph nodule) 및 뭇림프소절(aggregated lymph nodule)과 같은 이차림프기관(말초림프기관, 지라[spleen] 제외)에서 관찰된다. 큰키내피세정맥의 내피는 수많은 림프구를 불러모을 수 있으며, 이러한 림프구들이 이 정맥의 벽을 통해 이동하는 것을 흔히 관찰할 수 있다. 전자현미경으로 관찰하면, 큰키내피세정맥의 내피세포에서 뚜렷한 골지체, 풍부한 폴리리보솜 및 잘 발달된 과립세포질그물의 그물을 확인할 수 있다. 이러한 특징은 전형적인 분비세포에서 관찰되는 것으로, 이 세포의 세포질 내에 존재하는 분비소포가 이를 반영해준다. 큰키내피세정맥의 내피세포에는 다소포체(multivesicular body), 수송소포(transport vesicle) 및 바이벨펠라드소체(Weibel-Palade body)도 존재한다.

근육세정맥에는 중간막이 발달 되어 있어 모세혈관후세정맥과 구분된다.

근육세정맥(muscular venule)은 모세혈관후세정맥의 먼 쪽에 위치하며, 이 모세혈관후세정맥 그물로부터 혈액을 받아 심장 쪽으로 운반하는 직경 0.1 mm 이하의 정맥이다. 모세혈관후세정맥에는 중간막이 없으나 근육세정맥에는 1~2층의 민무늬근육세포로 이루어진 중간막이 존재한다. 이 세정맥에는 얇은 바깥막이 발달되어 있으며, 혈관주위세포는 관찰되지 않는다.

소형정맥은 근육세정맥으로부터 이어지는 정맥이다.

소형정맥(small vein)은 근육세정맥으로부터 이어지는 정맥으로, 직경이 0.1~1 mm이다. 소형정맥의 벽은 세 층으로 이루어져 있으며, 이를 일반적인 조직표본에서 관찰할 수 있다. 이 혈관의 중간막은 흔히 2~3층의 혈관민무늬근육으로 이루어져 있으며, 바깥막도 비교적 두껍게 발달되어 있다.

중형정맥(Medium Veins)

중형정맥(medium vein)은 직경이 10 mm 이하인 정맥으로, 동맥과 함께 주행하는 대부분의 깊은정맥(deep vein)이 여기에 속한다(예: 노정맥[요골정맥 radial vein], 정강정맥[경골정맥 tibial vein], 오금정맥[슬와정맥 popliteal vein]). 중형정맥에는 중력에 의해 혈액이 역류하는 것을 방지하는 판막이 발달되어 있는 것이 특징이며, 신체의 하부 특히 다리 정맥에 많은 판막이 있다. 다리의 심부정맥에는 혈전(thrombus, 피떡 blood clot)이 자주 형성되며, 이를 **깊은정맥혈전증**(deep vein thrombosis, DVT)이라고 한다. 심부정맥혈전증은 병상에 오래 누워 있거나(예: 수술 후 또는 입원), 골절 등으로 인해 석고붕대를 감았거나, 장거리 비행으로 운동이 제한되어 다리를 움직이지 않았을 때 유발된다. 이때 심부정맥으로부터 떨어져 나온 혈전에 의해 허파동맥이 막혀 **폐색전증**(pulmonary embolism, 허파동맥이 막힘)이 유발될 수도 있다.

중형정맥은 다른 유형의 정맥보다 혈관벽의 세 층이 뚜렷하게 구분된다(그림 13.24).

- **속막**(tunica intima)은 내피, 바닥판 및 얇은 내피밑층으로 이루어져 있다. 내피밑층의 결합조직에는 간혹 민무늬근육세포가 산재되어 있는 경우도 있다. 일부 혈관에서 불연속적인 얇은 속탄력막이 관찰되기도 한다.
- **중간막**(tunica media)은 중형동맥의 중간막보다 훨씬 얇다. 중간막은 돌림 방향으로 배열된 몇 층의 민무늬근육세포와 그 사이에 배열된 약간의 콜라겐섬유와 탄력섬유로 이루어져 있다. 또한 바깥막과 인접한 부위에 세로 방향으로 배열된 민무늬근육세포가 관찰되는 경우도 있다.
- **바깥막**(tunica adventitia)은 일반적으로 중간막보다 두꺼우며, 콜라겐섬유와 탄력섬유 그물로 이루어져 있다(그림 13.24b).

대형정맥(Large Veins)

대형정맥은 중간막은 비교적 얇고, 바깥막이 매우 두껍다.

직경이 10 mm 이상인 정맥을 대형정맥이라고 한다.

- **속막**(tunica intima)은 내피, 바닥판, 얇은 내피밑층 및 약간의 민무늬근육세포로 이루어져 있다(그림 13.25, 도판 13.3, 536쪽). 흔히 속막과 중간막의 경계가 불분명하여 내피 가까이에 분포하고 있는 민무늬근육세포가 속막에 속한 것인지 또는 중간막에 속한 것인지 판단하기가 어려울 때가 많다.
- **중간막**(tunica media)은 비교적 얇은 편이며, 돌림 방향으로 배열된 민무늬근육세포, 콜라겐섬유 및 소수의 섬유모세포로 이루어져 있다.
- **바깥막**(tunica adventitia)은 대형정맥(예: 빗장밑정맥[쇄골하정맥 subclavian vein], 간문맥 portal vein, 대정맥 vena cava)의 벽을 구성하는 세 층 중 가장 두껍다. 바깥막에는 콜라겐섬유, 탄력섬유 및 섬유모세포가 분포하며, 이외에 세로 방향으로 배열된 민무

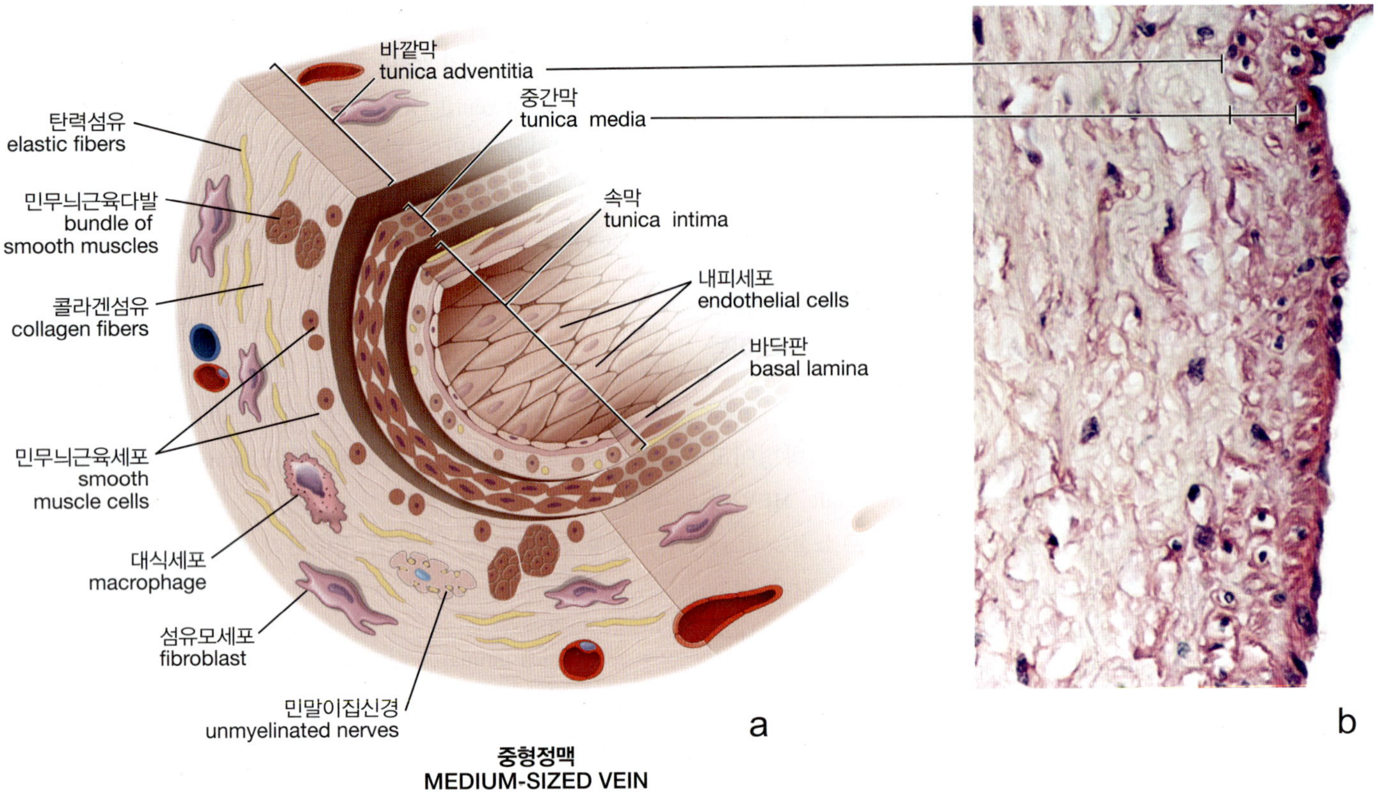

그림 13.24 중형정맥(medium-sized vein)의 구조를 나타낸 그림 및 광학현미경사진. a. 혈관벽을 구성하는 세포성분과 세포외물질을 그림에 나타내었다. 중간막(tunica media)은 돌림방향으로 배열된 몇 층의 민무늬근육세포와 그사이에 산재 되어 있는 콜라겐섬유 및 탄력섬유로 이루어져 있다. 또한 바깥막(tunica adventitia)과의 경계 부위에는 세로방향으로 배열된 민무늬근육세포가 존재한다. **b.** 중형정맥의 H&E 염색표본의 광학현미경사진이다. 속막(tunica intima)은 내피와, 결합조직과 소수의 민무늬근육세포로 이루어진 매우 얇은 내피밑층으로 구성되어 있다. 중간막은 돌림방향으로 배열된 몇 층의 민무늬근육세포와 콜라겐섬유 및 탄력섬유로 이루어져 있다. 혈관벽 중 가장 두꺼운 층인 바깥막을 확인할 수 있다. 바깥막에는 많은 양의 콜라겐섬유와 약간의 탄력섬유가 분포한다. 바깥막에서 관찰되는 핵은 섬유모세포(fibroblast)의 핵이다. ×360.

늬근육세포도 존재한다(그림 13.26). 위대정맥과 아래대정맥 및 허파정맥줄기의 바깥막에는 심방근육층으로부터 기원된 심장근육세포가 분포한다. 이를 **심장근육덮개**(myocardial sleeve)라고 한다. 심장근육덮개의 배열, 길이, 방향 및 두께는 개인에 따라 많은 차이가 있다. 대형정맥의 바깥막에 심장근육층으로부터 기원된 심장근육세포가 존재하는 경우 심장병과 사망의 원인이 되는 가장 흔한 비정성적인 심장박동 장애인 **심방세동**(심방잔떨림, atrerial fibrillation)이 시작될 가능성이 높다. 부검을 통해 심방세동 환자의 허파정맥에서 변형된 심장근육세포를 포함하고 있는 **심장근육덮개**(myocardial sleeve)를 확인할 수 있다.

■ 특수혈관(ATYPICAL BLOOD VESSELS)

신체의 일부에는 다음과 같은 특수한 구조의 동맥과 정맥이 존재한다.

- **심장동맥**(관상동맥, coronary artery)은 중형동맥인 근육동맥에 속하며, 오름대동맥(상행대동맥, ascending aorta)의 가까운 쪽에서 기원한다. 심장동맥은 지방조직에 둘러싸여 심장 바깥막에 위치하며, 이곳에서 분지하여 심장 표면에 분포한다. 심장동맥의 중간막에는 돌림방향으로 배열된 민무늬근육층이 잘 발달되어 있어 같은 크기의 팔다리 동맥에 비해 벽이 두껍다. 젊은이의 심장동맥은 속막의 내피밑층이 매우 얇아 일반적인 H&E 염색표본에서 관찰하기 어려우나, 나이가 들면서 민무늬근육세포와 섬유탄력 조직의 양이 점차 증가하여 이 층이 두꺼워진다(그림 13.27). 속탄력막은 잘 발달되어 있으나, 노인에서는 파괴되거나, 두 겹인 경우, 또는 일부 소실된 경우도 있다. 비교적 "성긴"결합조직으로 이루어진 바깥막에는 세로로 배열된 콜라겐섬유 다발이 존재하여 혈관벽을 보강해 주고 있다. 따라서 심장동맥의 직경은 지속적으로 변화될 수 있다. 심장동맥에 죽상경화증이 발생되면 혈류의 흐름이 원활치 못하게 되며, 심장근육에 산소 공급이 줄어들어 **허혈심장질환**(ischemic heart disease, 글상자 13.3 참조)이 유발된다.
- **경막정맥굴**(경막정맥동, dural venous sinus)은 두 개강 내에 분포하는 특수한 정맥으로, 경막 내에 위치하며 비교적 직경이 큰 내강은 내피세포에 의해 둘러싸여 있고 평활근층은 발달되어 있지 않다.
- **큰두렁정맥**(대복재정맥, great saphenous vein)은 발에서 기원하여 샅고랑인대(서혜인대, inguinal ligament) 바로 아래에 위치한 넙

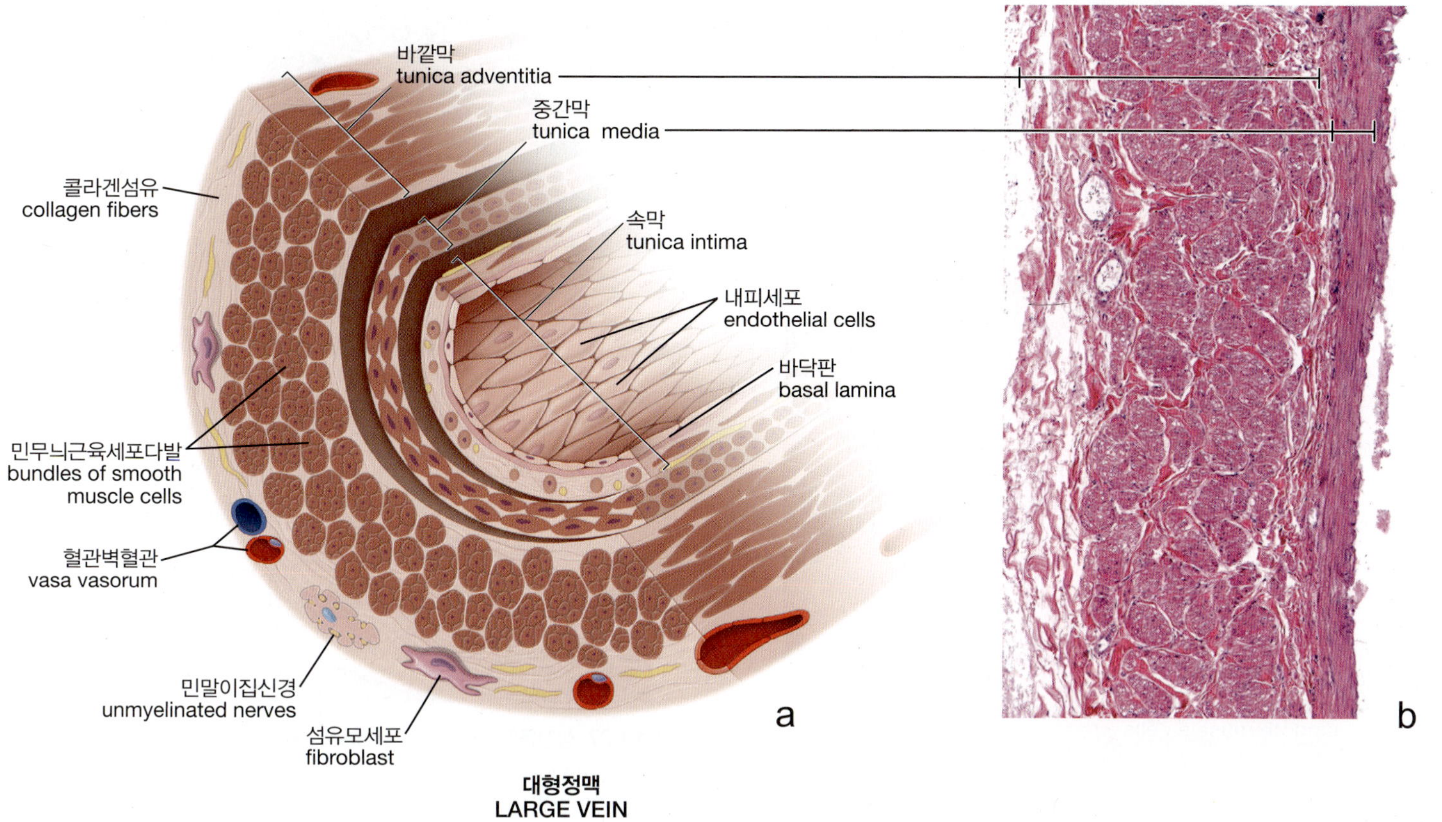

그림 13.25 대형정맥(large vein)의 구조를 나타낸 그림 및 광학현미경사진. a. 혈관벽을 구성하는 세포성분과 세포외물질을 그림에 나타내었다. 돌림방향으로 배열된 민무늬근육세포로 구성된 중간막은 비교적 얇으며, 두꺼운 바깥막에는 세로방향으로 주행하는 많은 수의 민무늬근육 다발이 존재한다. **b.** 사람 문맥(portal vein)의 H&E 염색표본의 광학현미경사진이다. 이 배율에서 속막(tunica intima)은 구별하기 힘들다. 중간막(tunica media)은 돌림방향으로 배열된 민무늬근육세포와 콜라겐섬유 및 탄력섬유로 이루어져 있다. 혈관벽을 이루는 세 층 중 바깥막(tunica adventitia)이 가장 두꺼운 것을 확인할 수 있다. 바깥막에는 많은 양의 콜라겐섬유와 탄력섬유 그물이 분포하며, 세로방향으로 배열된 민무늬근육세포 다발이 두꺼운 층을 이루고 있다. 이러한 민무늬근육 다발은 크기가 다양하며, 이들 사이에는 결합조직섬유가 존재한다. ×125. (Dr. Donald J. Lowrie Jr., University of Cincinnati College of Medicine 제공.)

다리정맥(대퇴정맥, femoral vein)으로 이어지는 다리의 피부밑정맥이다. 이 정맥은 민무늬근육층이 두껍게 발달되어 있어 흔히 **근육정맥**(musular vein)으로 분류한다(그림 13.28). 큰두렁정맥은 돌림방향으로 배열된 민무늬근육층으로 이루어진 중간막이 두꺼울 뿐 아니라, 속막 및 잘 발달 된 바깥막에 세로방향으로 배열된 민무늬근육 다발이 많이 분포하고 있는 특징이 있다. 또한 속막과 중간막 사이에는 얇고 불분명한 속탄력막이 존재한다. **심장동맥우회술**(coronary artery bypass graft, CABG) 수술 시, 동맥 우회로를 만들기가 어렵거나(일반적으로 속가슴동맥[내흉동맥 internal thoracic artery]에서 떼어냄), 우회로를 여러 개 만들어야 할 때 흔히 환자 자신의 다리에서 큰두렁정맥을 떼어 내어 이식 재료로 사용한다. 심장동맥우회술은 미국에서 가장 빈번히 시행되는 대형 수술 중 하나이다.

- **중심부신속질정맥**(central adrenomedullary vein)은 부신속질에 분포하는 정맥으로, 중간막의 구조가 특이하다. 이 정맥의 중간막에는 크기와 형태가 다양한 민무늬근육세포 다발들이 세로방향으로 배열되어 있다(그림 13.29). 이런 불규칙한 형태의 민무늬근육 다발(**근육융기**[muscle cushion]라고도 함)은 중심부신속질정맥의 가까운 쪽 가지에도 존재한다. 이와 같이 중간막에 분포하는 불규칙한 세로 방향의 민무늬근육 다발에 의해 혈관벽의 두께도 불규칙하게 나타난다. 중간막에 민무늬근육 다발이 분포하지 않는 부위의 혈관벽은 속막으로만 이루어져 있으며, 그 바깥쪽에 부신속질의 세포 또는 경우에 따라서 부신겉질의 세포들이 인접해 있다(그림 13.29). 중간막에 분포하는 세로 방향의 민무늬근육이 수축하면 혈액으로 부신속질 호르몬의 배출이 촉진된다.

신체의 다른 부위(예: 망막, 태반 및 지라의 잔기둥[trabecula])에도 혈관벽의 형태가 특수한 정맥이 분포하나, 이에 대해서는 해당 기관을 다루는 단원에서 설명하였다.

■ 림프관(LYMPHATIC VESSELS)

림프관은 조직으로부터 생성된 조직액을 혈류로 운반하며 면역감시(immunologic surveillance)에 중요하다.

신체에는 혈관 이외에 **림프**(lymph)라는 액체가 순환하는 또 다른

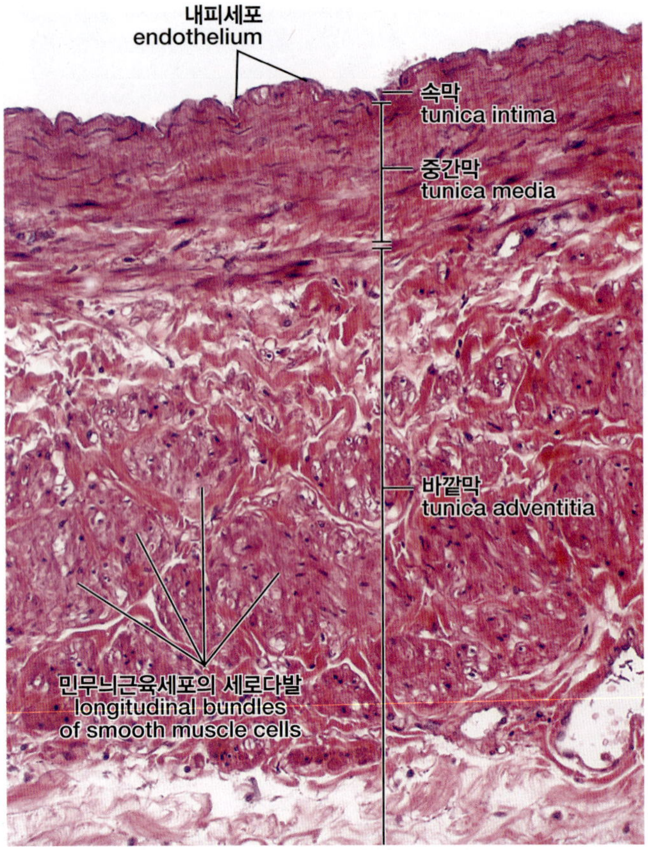

그림 13.26 대형정맥(large vein)의 광학현미경사진. 간문맥(portal vein)의 H&E 염색표본의 광학현미경사진으로, 혈관벽을 이루는 세 층을 확인할 수 있다. 속막(tunica intima)은 내피(endothelium)와 약간의 민무늬근육세포를 포함한 결합조직으로 구성된 얇은 내피밑층으로 이루어져 있다. 비교적 얇은 중간막(tunica media)은 돌림방향으로 배열된 몇 층의 민무늬근육세포로 이루어져 있다. 이 혈관벽에서 가장 두꺼운 층인 바깥막(tunica adventitia)이 뚜렷하게 관찰된다. 바깥막에는 세로방향으로 배열된 민무늬근육 다발(이 표본에서 가로절단되어 나타남)들이 두꺼운 층을 이루고 있으며, 민무늬근육 다발은 콜라겐섬유와 탄력섬유에 의해 서로 분리되어 있다. 바깥막을 이루고 있는 세로방향의 민무늬근육 다발은 굵은 콜라겐섬유와 탄력섬유를 포함하고 있는 결합조직층에 의해 중간막의 민무늬근육층으로부터 분리되어 있음을 확인할 수 있다. ×240. (Dr. Donald J. Lowrie Jr., University of Cincinnati College of Medicine 제공.)

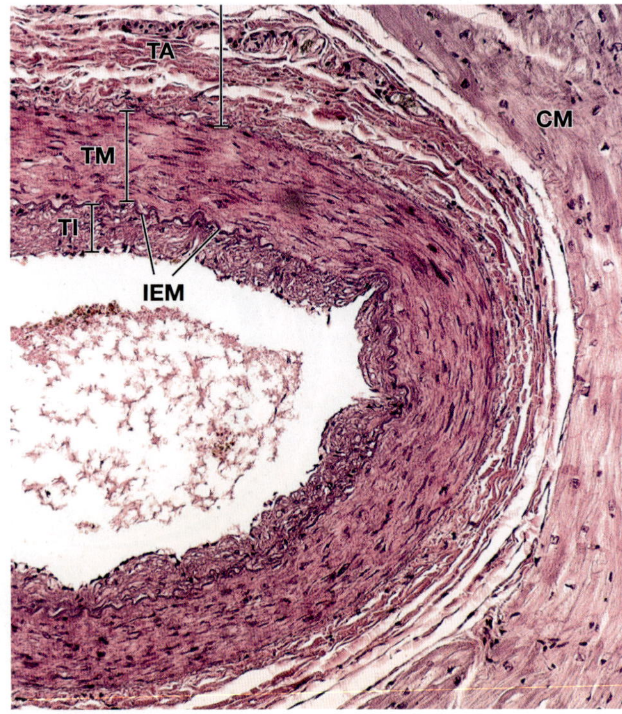

그림 13.27 심장동맥(coronary artery)의 광학현미경사진. 가로절단된 성인 심장동맥의 광학현미경사진으로, 근육동맥과 유사한 혈관벽의 세 층을 관찰할 수 있다. 노화에 따른 변화에 의해 속막(*TI*)의 내피밑층은 유사한 크기의 근육동맥의 내피밑층 보다 상당히 두껍다. 속막과 중간막(*TM*)의 경계부위에서 속탄력막(*IEM*)이 관찰된다. 중간막도 근육동맥의 중간막 보다 두껍다. 바깥막(*TA*)을 이루고 있는 결합조직은 성글게 배열되어 있으며, 바깥쪽 부위에는 세로방향으로 배열된 콜라겐섬유 다발이 위치해 있다. 조직표본 제작 과정 중 조직이 위축되어 바깥막과 심장근육(*CM*) 사이가 분리되어 나타나 있다. ×175.

관이 존재한다. 림프를 운반하는 이 관들은 혈관을 보조하는 역할을 한다. 조직에 혈액을 공급하고, 조직을 순환한 혈액을 다시 심장으로 돌려보내는 혈관과는 달리, **림프관**(lymphatic vessel)은 조직으로부터 생성된 액체를 한 방향으로 운반한다. 앞에서 설명한 바와 같이 혈관을 빠져나온 액체의 90%는 모세혈관그물의 정맥 쪽에서 재흡수되며 나머지 10%는 림프관을 통해 혈관계통으로 되돌아간다. 건강한 성인에서 림프계통은 하루에 1 L당 20~30 g의 단백질을 포함한 사이질액을 최대 8 L까지 혈액순환으로 되돌려 보낸다. 림프관은 **항상성유지기능**(homeostasis function) 외에 **면역감시**(immunologic surveillance)에도 관여하여 말초로부터 항원과 항원제공세포를 림프절로 수송한다. 위장관에서 유미림프관(lacteal)은 암죽입자(chylomicron; 중성지방[triglyceride], 콜레스테롤, 콜레스테롤에스터, 인지질과 불완전지질단백질 B [apolipoprotein B]의 조합)의 형태로 **식이지방**을 **흡수**(absorption of dietary fat) 하는데 중요한 역할을 한다. 이러한 과정은 모두 림프관 벽을 통과한 액체, 용질 및 세포들의 조직적인 이동에 의존하고 있다.

림프관에 영향을 미쳐 결함이 생기면 국소적인 사이질액 축적과 조직부종이 특징인 임상증상을 나타내는 **림프부종**(lymphedema)이 발병할 수 있다. 이 질환의 가장 흔한 증상으로는 팔다리의 부종, 조직의 섬유화, 감염에 대한 민감성 및 지방조직의 축적 등이 있다. **일차림프부종**(primary lymphedema)은 림프관의 발생에 영향을 미치는 유전적 결함에 의해 발병하며 **이차림프부종**(secondary lymphedema)은 수술, 방사선요법, 감염 또는 외상 등에 의해 발병할 가능성이 가장 높다.

직경이 가장 작은 림프관을 **림프모세관**(lymphatic capillary)이라고 한다. 림프모세관은 피부와 점막의 상피 아래에 위치해 있는 성긴결합조직에 특히 많이 분포하며, 미세순환바탕(microcirculatory bed)에서 "끝이 막힌" 관 형태로 시작한다(그림 13.23 참조). 여러 모세림프관들이 모여 **림프관**(lymphatic vessel)이라고 하는 직경이 큰 **집합관**(collecting vessel)을 형성하며, 이는 림프가 여과되는 **림프절**(lymph node) 사슬로 연결된다. 이러한 림프관은 결국 두 개의 주요 림프관으로 모인 후, 목의 바닥부분에서 대형정맥으로 이어져

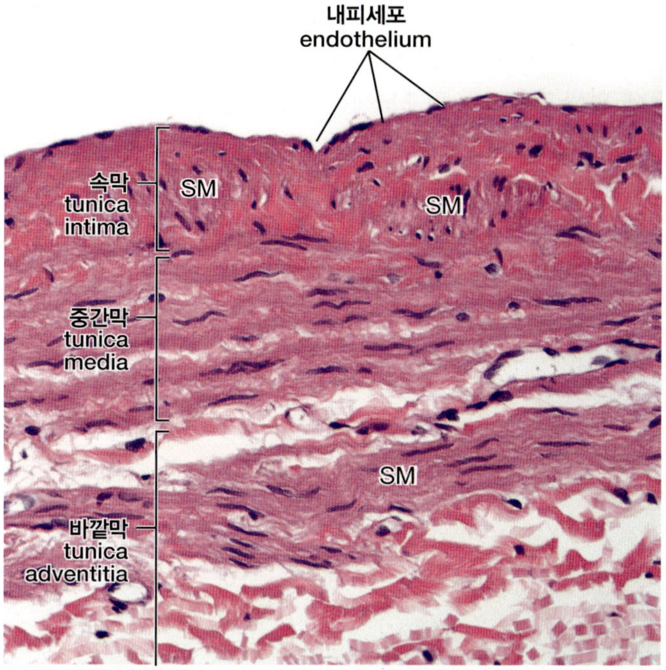

그림 13.28 큰두렁정맥(대복재정맥 great saphenous vein)의 광학현미경사진. 큰두렁정맥 벽의 광학현미경사진이다. 속막(tunica intima)은 일반적인 다른 중형 정맥의 속막보다 두꺼우며, 세로방향으로 배열된 수많은 민무늬근육(*SM*) 다발이 분포하고 있는 특징이 있다. 이러한 민무늬근육 다발은 결합조직섬유에 의해 분리되어 있다. 중간막(tunica media)은 돌림방향으로 배열된 비교적 두꺼운 민무늬근육층으로 이루어져 있다. 바깥막(tunica adventitia)은 매우 잘 발달 되어 있으며, 나선방향, 사선방향 또는 세로방향으로 배열된 민무늬근육섬유층이 존재한다. ×380. (Dr. Joseph J. Maleszewski 제공.)

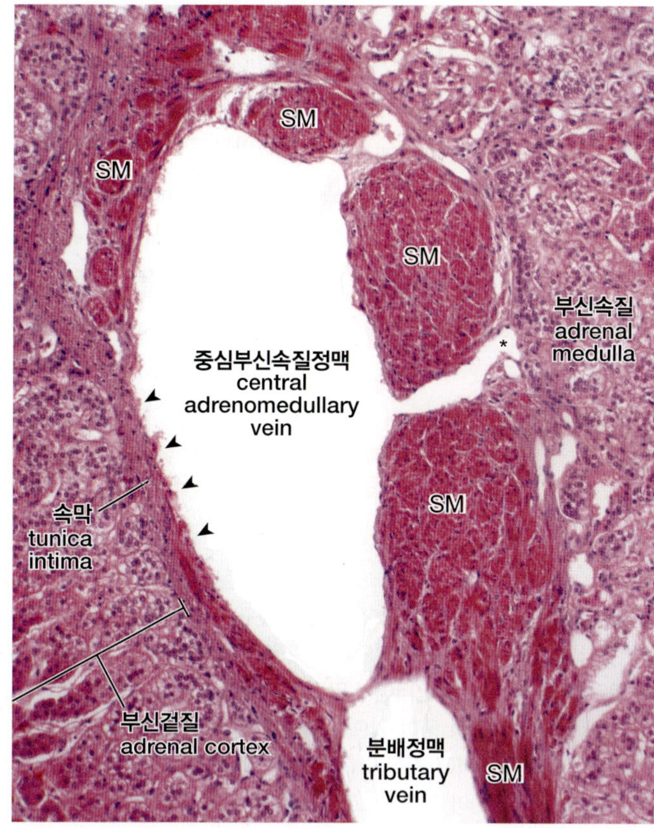

그림 13.29 중심부신속질정맥(central adrenomedullary vein)의 광학현미경사진. 사람 부신의 H&E 염색표본의 광학현미경사진으로, 커다란 중심부신속질정맥과 그 가지가 관찰된다. 이러한 정맥벽에는 세로방향으로 배열된 민무늬근육(*SM*) 다발이 비대칭적으로 분포하고 있으므로 혈관벽의 두께가 매우 불규칙하게 나타난다. 이렇게 비대칭적으로 분포하는 세로방향의 민무늬근육 다발을 *근육융기(muscle cushion)*라고 한다. 두 민무늬근육 다발 사이의 틈새(*별표*) 부위의 혈관벽은 속막(tunica intima)으로만 이루어져 있으며, 이 속막은 부신속질(adrenal medulla)의 크롬친화세포(chromaffin cell)와 접하고 있다. 반대편 혈관벽(*화살표머리*)에는 민무늬근육 다발이 분포하지 않으므로 속막은 부신겉질(adrenal cortex)의 세포들과 직접 접하고 있다. ×120. (Dr. Donald J. Lowrie Jr., University of Cincinnati College of Medicine 제공.)

림프를 혈액으로 되돌려 보낸다. 림프는 속목정맥(내경정맥, internal jugular vein)과 빗장밑정맥(쇄골하정맥, subclavian vein)이 만나는 부위에서 혈관계로 유입된다. 신체 대부분의 부위로부터 림프를 받아 운반하는 가장 큰 림프관인 **가슴림프관**(흉관, thoracic duct)은 왼쪽 목 바닥부분에서 대형정맥으로 연결된다. 다른 하나의 주요 림프관은 **오른림프관**(right lymphatic trunk)이다.

림프모세관은 모세혈관보다 혈관벽의 투과성이 더 크며, 단백질이 풍부한 조직액을 운반한다.

림프모세관(lymphatic capillary)은 조직 내에서 그물을 이루고 있는 작은 관으로, 순환계통의 일부를 이루고 있다. 림프모세관은 투과성이 크므로 혈관보다 더 효과적으로 세포사이공간에 축적된 단백질이 풍부한 액체를 제거한다. 또한 림프모세관은 염증분자, 식이지질 및 면역세포를 흡수하기에 접합하도록 특수화되어 있다. 조직액이 림프모세관 내로 들어오게 되면, 이를 **림프**(lymph)라고 한다. 또한 림프관은 크기가 너무 커서 작은창자에 존재하는 흡수 모세혈관의 창을 통과하지 못하는 단백질과 지방도 운반한다.

림프는 혈류로 합쳐지기 전에 **림프절**(lymph node)을 통과하며, 이곳에서 면역세포들에 노출된다. 따라서 림프관은 혈관계통의 보조적인 역할을 할 뿐 아니라 면역계통의 중요한 구성요소로서 작용한다.

림프모세관은 독특한 떡갈나무잎 형태의 내피세포와 불연속적인 바닥판으로 이루어져 있으며 이웃한 세포와 단추모양 세포사이이음부에 의해 연결되어 있다.

림프모세관(lymphatic capillary)은 기본적으로 내피로 이루어진 끝이 막힌 관으로, 직경이 30~80 μm이다. 림프모세관은 전형적인 모세혈관과는 달리 혈관주위세포나 민무늬근육세포에 의해 둘러싸여 있지 않으며 **연속적인 바닥판이 발달되어 있지 않다**(lack of continuous basal lamina; 그림 13.30). 림프모세관의 내피세포는 독특한 떡갈나무잎 형태이며, 이웃한 세포와 겹치는 가장자리는 서로 맞물려 있다(그림 13.30, 삽입그림 참조). 이러한 세포의 물결무늬 가장자리에는 **불연속**세포사이이음부(discontinuous cell-to-cell junction) 또는 **단추모양세포사이이음부**(button-like cell-to-cell junction)가 발달되어 있다. 이 이음부는 오클루딘(occludin), 클라우딘(claudin), 오클루덴스 1(ZO-1) 및 이음부착분자(junctional adhesion molecules, JAMs)로 구성된 혈관내피세포에 존재하는 **폐쇄이음**(occluding junction, **치밀이음** tight junction)과 유사하다. 또한 림프모세관 내피세포사이이음부에는 고정이음부(anchoring junction)에서 관찰되는 **혈관내피카드헤린**(vascular endothelial cadherin, VE-cadherin)도 존재한다. 내피세포 가장자리 끝에 위치해 있는 치밀이음 사이에서는 **혈소판 및 내피세포부착분자 1**(platelet and endothelial cell adhesion molecule-1, PECAM-1; CD31이라고도 알려짐)이 발현된다. 백혈구 PECAM-1과 내피세포 PECAM-1 사이의 특이항체 상호작용에 의해 림프구는 림프모세관으로 이동한다. 따라서 내피세포의 이러한 부위는 백혈구, 가지돌기세포(dendritic cell) 및 사이질액(interstitial fluid)이 림프모세관으로 들어오는 지점이 된다. 또한 불연속적인 바닥판과 불연속세포사이이음부는 림프모세관의 투과율을 높여 주어 림프의 구성 성분을 최대로 흡수할 수 있게 해준다.

림프모세관은 내피세포와 불완전한 바닥판 및 혈관주위 콜란

글상자 13.3
임상적용: 심장동맥심장병(Coronary Heart Disease)

심장에 산소가 충분히 공급되지 않아 발생하는 질환을 **심장동맥심장병**(coronary heart disease, CHD)이라고 한다. 심장동맥심장병은 미국에서 발병하는 심장병 중 가장 흔한 질환으로, 전체 인구의 6% 정도 까지 이 질환을 앓고 있다. 심장동맥심장병을 일으키는 주원인은 "혈관이 딱딱해지는" **죽상경화증**(atherosclerosis)이다. 나이가 많고 가족력이 있거나 고혈압, 흡연, 고콜레스테롤혈증 및 당뇨병 등이 있으면 죽상경화증이 발병할 위험이 높다. 죽상경화증에서는 혈관벽에 지질, 세포외기질 및 세포 등이 침착되어 **죽상판**(atheromatous plaque)이 형성되므로 심장동맥의 내강이 점차 좁아진다(그림 F13.3.1). 혈관벽 속막에서 세포의 내부와 외부에 지질이 침착되며, 민무늬근육이 증식되고, 단백당 및 콜라겐의 합성이 증가되어 죽상판이 형성된다. 혈관의 내강이 90% 이상 좁아지면 혈류에 심각한 장애가 나타난다. 또한, 죽상판의 표면에서 떨어져 나온 혈전(thrombus, 피떡 blood clot)이 좁아진 혈관을 막으면 급성 허혈성심장질환이 발생할 수 있다. 이 경우, 막힌 심장동맥이 분포하는 심장 부위에 산소 공급이 이루어지지 않아 **협심통증**(anginal pain)이 유발된다. 또한 혈액 공급을 충분히 받지 못한 부위의 심장근육은 죽게 되며 이를 **심근경색증**(myocardial infarction)이라고 한다. 심근경색증의 주로 **심장동맥혈전증**(coronary artery thrombosis)에 의해 발병된다. 심장동맥혈전증에서는 혈관벽에 혈전이 형성될 수 있으며, 이러한 혈전은 흔히 죽상판의 표면을 덮고 있는 속막이 기능을 하지 못하거나 파괴된 부위에 형성된다(그림 F13.3.2). 심근경색증에 의해 손상된 부위는 시간이 지남에 따라 흉터 조직으로 대체되어 치유되나, 이 부위는 수축 기능을 하지 못한다. 심장근육경색이 여러 번 재발 되면 심장의 기능이 심각하게 떨어져 사망에 이르게 된다. 경색증은 뇌, 지라, 콩팥, 허파, 창자, 고환 및 종양(특히 난소와 자궁의 종양) 등의 부위에서도 흔히 유발된다.

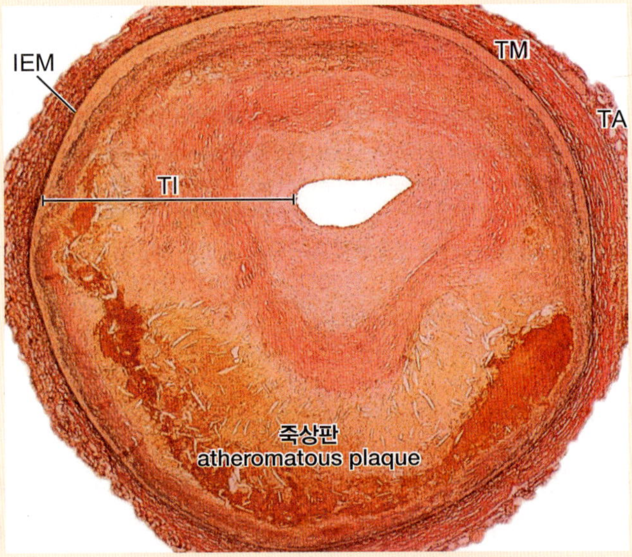

그림 F13.3.1 심장동맥에 형성된 죽상판의 광학현미경사진. 만성 심장동맥심장병 환자의 가로절단된 심장동맥의 저배율 사진이다. 탄력섬유와 결합조직섬유를 관찰하기 위해 베르회프 반 기슨(Verhoeff van Gieson) 방법으로 표본을 염색하였다. 조직표본에서 *검은색 선*은 탄력층판을 나타낸다. 짙은 붉은색으로 염색된 민무늬근육세포로 이루어진 중간막(*TM*)과 질환에 의해 변형된 속막(*TI*) 사이에서 뚜렷한 속탄력막(*IEM*)이 관찰된다. 두꺼운 속막에서 관찰되는 다양한 농도의 분홍색으로 염색된 물질은 콜라겐섬유이다. 속막에는 형성된 지 오래된 죽상판이 존재하며, 죽상판에서 석회화된 부위(*짙은 분홍색-오렌지색*)와 지질이 침착된 부위(콜레스테롤 틈새)가 관찰된다. 혈관의 내강 주위의 옅은 분홍색 부분은 최근에 이 질환에 의해 생성된 물질이 침착된 부위이다. 혈관의 내강이 90% 정도 좁아져 있는 것을 확인할 수 있으며, 이로 인해 심장동맥의 혈류 장애가 초래된다. 혈관의 가장 바깥층에는 바깥막(*TA*)이 존재한다. X34. (Dr. William D. Edwards, Mayo Clinic, Rochester, MN 제공.)

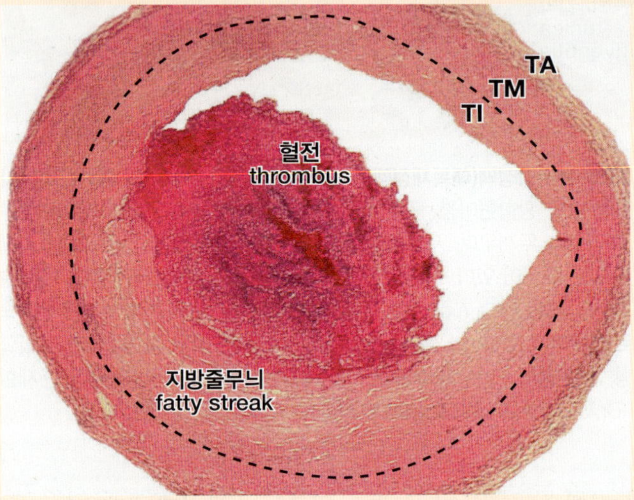

그림 F13.3.2 벽혈전(mural thrombus)이 형성되어 있는 심장동맥의 광학현미경사진. 죽상경화증이 어느 정도 진행된 환자의 가로절단된 심장동맥의 사진이다. 속막(*TI*) 내에서 섬유성지질판(fibrofatty plaque)과 혈전이 형성되어 있는 것을 관찰할 수 있다. 혈전은 섬유성지질판에 부착되어 동맥의 내강을 부분적으로 막고 있다. 속막과 중간막(*TM*)의 경계 부위를 *파선*으로 표시하였다. 혈관의 가장 바깥층에는 바깥막(*TA*)이 존재한다. (Dr. William D. Edwards, Mayo Clinic, Rochester, MN 제공.)

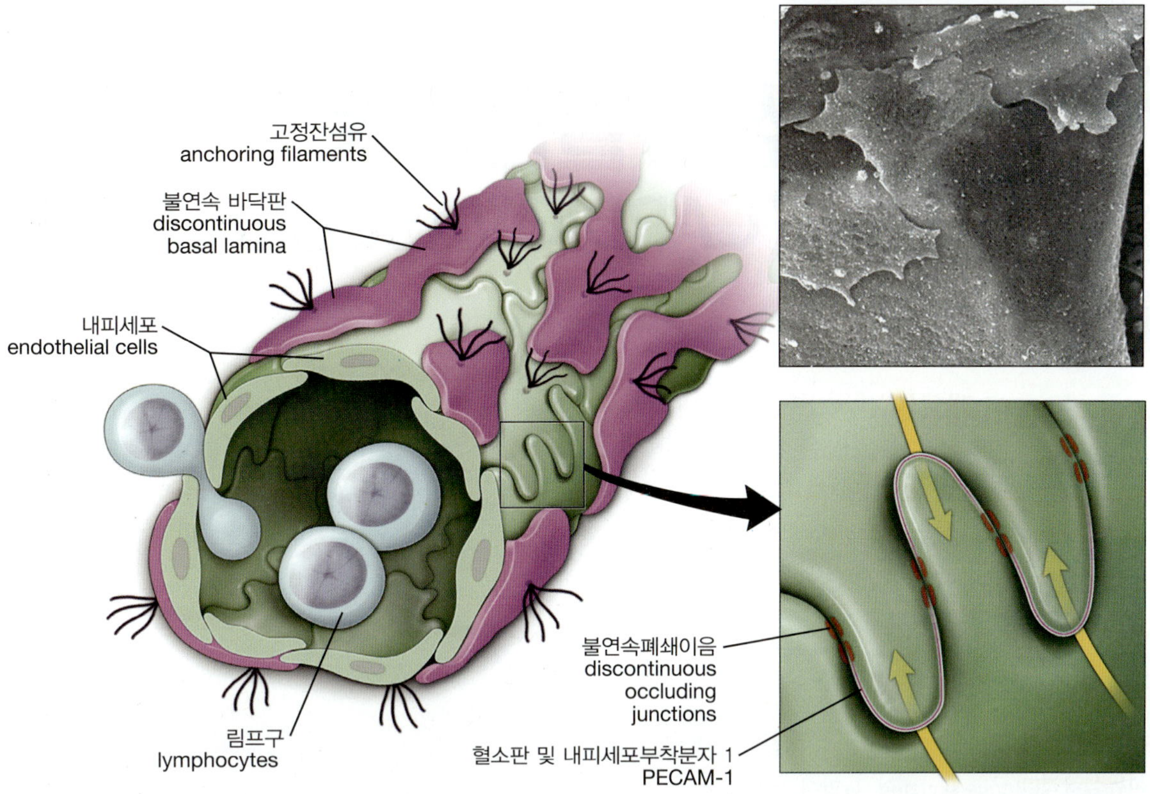

그림 13.30 림프모세관(lymphatic capillary)의 간단한 그림과 주사전자현미경사진. 림프모세관은 불연속적인 바닥판과 고정잔섬유가 존재하는 것이 특징으로, 고정잔섬유는 내피세와 세포외기질 사이를 연결해준다. 고정잔섬유는 탄력섬유에서 발견되는 것과 유사한 피브릴린 미세원섬유로 이루어져 있다. *왼쪽*의 큰 그림에 서로 깍지 끼듯이 맞물려 있는 이웃한 내피세포의 가장자리가 겹쳐 있는 것을 나타내었다. *아래쪽 삽입그림*은 불연속적인 폐쇄이음(단추모양세포이음부)을 포함하고 있는 림프관 내피세포의 바닥 부분을 확대한 것이다. 이러한 이음부는 겹쳐 있는 세포 가장자리에 밀집해 있다. 내피세포 가장자리 끝에 존재하는 치밀이음 사이에서는 혈소판 및 내피세포부착분자 1(PECAM-1)이 발현된다. 백혈구 PECAM-1과 내피세포 PECAM-1의 상호 작용에 의해 림프구는 림프모세관으로 이동할 수 있으며, 이동 방향을 *노란색화살표*로 표시하였다. *위쪽 삽입그림*은 느슨하게 겹쳐 있는 림프관 내피세포의 가장자리가 관찰되는 주사전자현미경사진으로, 림프모세관 주변의 결합조직을 제거한 후 내피세포의 바닥 부분을 관찰하였다. ×32,000. (Baluk P, McDonald DM. Buttons and zippers: endothelial junctions in lymphatic vessels. *Cold Spring Harb Perspect Med.* 2022,12:a041178로부터 허락받아 사용.)

겐 사이를 이어주는 **고정잔섬유**(anchorinf filament)에 의해 주변의 세포외기질과 연결되어 있다. 고정잔섬유는 **피브릴린 미세원섬유**(fibrillin microfibril)로 이루어져 있다. 피브릴린 미세원섬유는 탄력섬유에서 발견되는 것과 유사한 **피브릴린 1**(fibrillin-1) 분자와 미세원섬유 연관단백질인 **에밀린 1**(emilin-1)으로 구성되어 있다. 따라서 림프모세관은 염증 등에 의해 조직의 압력이 높아지더라도 내강이 항상 넓게 유지된다. 동물에서 에밀린 1의 합성이 결핍되면 림프모세관의 구조 및 기능 장애가 나타난다고 한다.

림프관 내피세포는 혈관내피세포와는 달리 완전히 분화된 세포이다. 배아 초기에 프로스페로연관호메오박스전사인자(prospero-related-homeoobox transcription factor, Prox-1) 또는 혈관성장인자 C(vascular endothelial growth factor C, VEGF-C)의 영향에 의해 림프관 내피세포는 기본정맥(cardinal vein)으로부터 뻗어 나와 원시 림프주머니(lymphatic sac)를 형성한다. 그 다음 림프주머니로부터 림프관이 자라 나와 림프관 내피세포 표면에 림프관특이분자(lympatic vessel specific molecule)가 발현되면 독립된 혈관그물을 형성한다. 조직에서 림프관을 확인하는 데 사용하는 표지물질에는 Prox-1, 막경유당단백질(transmembrane glycoprotein)인 **포도플라닌**(podoplanin, PDPN), 혈관내피성정인자수용체 3(vascular endothelial growth factor receptor-3, VEGFR-3) 및 림프관하이알루론산수용체 1(lymphatic vessel hyaluronan receptor-1, LYVE-1)이 있다. 임상적으로 포도플라닌은 혈관종양을 평가하는 데 있어 림프관의 분화를 확인하는 표지물질로 널리 사용되고 있다.

림프모세관과는 달리, **림프관**(lymphatic vessel)은 내강 내의 림프가 새어나가는 것을 저지하는 특징이 있다. 림프관은 **연속적인(지퍼형태의) 치밀이음**(continuous [zipper-like] tight junction)에 의해 연결된 내피세포와 연속적인 바닥판 및 이를 둘러싸는 민무늬근육세포로 이루어져 있다. 림프관은 크기가 점점 커짐에 따라 벽도 두꺼워진다. 이는 림프관의 벽에 결합조직과 민무늬근육 다발이 증가하기 때문이다. 림프관에는 림프가 역류하지 않고 한 방향으로 흐를 수 있게 도와주는 **판막**(valve)이 발달해 있다(도판 13.4, 538쪽). 면역계통에는 심장과 같은 펌프 역할을 하는 구조가 존재하지 않는다. 따라서 림프는 주로 주변의 뼈대근육이 수축할 때 림프관이 눌리는 힘에 의해 천천히 흐른다. 또한 림프관을 둘러싸는 민무늬근육의 수축에 의해서도 림프의 흐름이 촉진될 수 있다.

101 HISTOLOGY NOTEBOOK

심장혈관계통 (CARDIOVASCULAR SYSTEM)

심장혈관계통의 개요(OVERVIEW OF THE CARDIOVASCULAR SYSTEM)

- **심장혈관계통**(cardiovascular system)은 심장, 혈관 및 림프관으로 구성되어 있다.
- 심장혈관계통은 혈액과 림프를 신체 각 부위의 조직으로 운반하며, 이들로부터 혈액과 림프를 받아들인다.
- 심장혈관계통은 **허파순환**(pulmonary circulation, 심장으로부터 동맥혈액을 허파로 전달하며, 허파로부터 정맥혈액을 심장으로 되돌려 보냄)과 **온몸순환**(systemic circulation, 심장으로부터 동맥 혈액을 신체의 모든 조직으로 전달하며, 이를 순환한 정맥 혈액을 심장으로 되돌려 보냄)으로 구성되어 있다.

심장(HEART)

- **심장**(heart)은 네 개의 방(두 개의 심방과 두 개의 심실)으로 이루어진 근육성 펌프이다. 심장은 **심장근육**(cardiac muscle, 수축하여 혈액을 내뿜음), **섬유성골격**(fibrous skeleton, 판막이 부착하고 심방과 심실을 분리시킴), **전도계통**(conducting system, 율동적인 수축을 시작하고 전파함) 및 **심장혈관계**(coronary vasculature, 심장동맥과 심장정맥)로 구성되어 있다.
- 심장의 벽은 심장바깥막, 심장근육층 및 심장속막의 세 층으로 이루어져 있다.
- **심장바깥막**(epicardium, 장막심장막의 내장층)은 심장의 바깥층으로, 중피와 그 아래에 위치한 지방조직으로 이루어져 있다. 바깥막에는 심장혈관계(coronary vasculature, 심장동맥과 심장정맥)가 포함되어 있다.
- **심장근육층**(myocardium)은 심장의 중간층으로, 심장근육으로 이루어져 있다.
- **심장속막**(endocardium)은 심장의 안쪽 층으로, 내피, 내피밑결합조직 및 심장속막밑층으로 이루어져 있다. 심장속막밑층에는 전도계통이 존재한다.
- **심장판막**(heart valve)은 **섬유층**(fibrosa), **해면층**(spongiosa) 및 **심실층**(ventricularis, 반월판 내) 또는 **심방층**(atrialis, 심실판 내)의 세 층으로 이루어져 있다.
- 심장의 수축은 **전도계통**(conducting system)에 의해 시작되고, 동시에 전파된다. 전도계통은 변형된 심장근육으로 이루어진 **굴심방결절**(sinoaterial [or sinu-aterial] node, SA node), **방실결절**(atrioventricula node, AV node), **방실다발**(atrioventricular bundle, AV bundle, **히스다발** bundle of His) 및 **푸르키네섬유**(Purkinje fiber)로 구성되어 있다.
- 심박수는 교감신경(박동수 증가), 부교감신경(박동수 감소), 호르몬(**에피네프린** epinephrine과 **노르에피네프린** norepinephrine) 및 기타 물질들(칼슘, 갑상샘호르몬, 카페인 등)에 의해 조절된다.

동맥과 정맥의 일반적인 구조(GENERAL FEATURES OF ARTERIES AND VEINS)

- 동맥과 정맥의 벽은 세 층(*tunic*)으로 구성되어 있다.
- **속막**(tunica intima)은 혈관의 가장 안쪽 층이며, **내피**(endothelium), 결합조직으로 구성된 **내피밑층**(subendothelial layer of connective tissue) 및 **속탄력막**(internal elastic membrane)으로 이루어져 있다.
- **중간막**(tunica media)은 혈관의 중간층이며, 동심원상으로 배열된 혈관민무늬근육세포와 이들 사이에 위치해 있는 탄력층판으로 이루어져 있다. 동맥에서 중간막은 비교적 두꺼우며, 내막 및 바깥막과의 경계 부위에는 속탄력막과 바깥탄력막이 각각 존재한다.
- **바깥막**(tunica adventitia)은 혈관의 가장 바깥쪽에 위치한 결합조직층이며, 주를 이루는 콜라겐섬유와 이들 사이에 산재되어 있는 약간의 탄력섬유로 이루어져 있다. 바깥막에는 **혈관벽혈관**(vasa vasorum) 및 자율신경 그물인 **혈관벽신경**(nervi vasorum, nervi vascularis)이 존재한다.
- **내피세포**(endothelial cell)는 그 아래에 위치해 있는 혈관민무늬근육세포 및 결합조직과 활발하게 상호작용한다. 내피세포는 혈액과 결합조직 사이에서 선택적 투과장벽을 유지하며, 혈액의 응고를 방지하고(항응고제 및 항혈전제 분비), 혈관저항을 조정하며(혈관수축제 및 혈관확장제 분비), 면역반응을 조절한다.

동맥(ARTERIES)

- **동맥**(artery)은 직경의 크기와 중간막의 두께를 기준으로 대형동맥(탄력동맥), 중형동맥(근육동맥) 및 소형동맥(세동맥 포함)의 세 가지 유형으로 분류한다.
- **탄력동맥**(elastic artery)에는 여러 층의 민무늬근육세포와 이들 사이에 위치해 있는 탄력층판으로 이루어진 중간막이 존재한다. 탄력동맥의 중간막에는 섬유모세포가 존재하지 않는다.
- **근육동맥**(muscular artery)의 중간막은 탄력동맥의 중간막보다 많은 수의 민무늬근육세포로 이루어져 있으나 탄력층판의 수는 더 적다. 또한 속막과의 경계 부위에는 뚜렷한 내탄력막(internal elastic membrane)이 발달되어 있다.
- **소형동맥**(small artery)과 세동맥은 중간막을 이루는 민무늬근육세포의 층수에 따라 구분한다.
- **세동맥**(arteriole)의 중간막은 1~2층의 민무늬근육세포로 이루어져 있으며, 세동맥은 **혈관저항**(vascular resistance)을 조절하여 모세혈관그물로 흐르는 혈류의 양을 조절한다.
- **동정맥션트**(arteriovenous shunt)는 혈액이 모세혈관을 우회하여 동맥으로부터 정맥으로 직접 흐르게 하는 통로이다. 이 경로는 **모세혈관후세동맥**(metarteriole)에 존재하는 모세혈관전조임근의 수축에 의해 조절된다.

모세혈관(CAPILLARIES)

- **모세혈관**(capillary)은 직경이 가장 작은 혈관으로, **연속**모세혈관(continuous capillary, 혈관내피에 구멍이 없음), **창**모세혈관(fenestrated capillary, 수많은 구멍이 뚫린 모세혈관벽과 연속바닥판) 및 **불연속**모세혈관 또는 **굴**모세혈관(discontinuous or sinusoidal capillary, 큰 직경, 큰 구멍, 세포사이 틈새 및 **불연속바닥판**[discontinuous basal lamina])의 세 가지 유형으로 분류한다.
- **혈관주위세포**(pericyte)는 모세혈관을 둘러싸는 미분화 중간엽줄기세포 집단이다.

정맥(VEINS)

- **정맥**(vein)은 크기(직경)에 따라 **세정맥**(venule, <0.1 mm), **소형정맥**(small vein, <1 mm), **중형정맥**(medium vein, <10 mm) 및 **대형정맥**(large vein, >10 mm)의 네 가지 유형으로 분류한다.
- **모세혈관후세정맥**(postcapillary venule)은 모세혈관그물을 순환한 혈액을 받아들이며, 혈관벽에 혈관주위세포가 존재한다. 면역조직에 분포하는 모세혈관후세정맥은 내강이 입방상피로 둘러싸여 있으며(**큰키내피세정맥** high endothelial venule), 이 혈관을 통해 수 많은 림프구들이 혈액으로부터 이동해 들어온다.
- **소형정맥**(small vein), **중형정맥**(medium vein) 및 **대형정맥**(large vein)은 상대적으로 중간막이 얇으며, 바깥막이 매우 잘 발달 되어 있다.
- 팔다리에 분포하는 혈관에는 혈액의 역류를 막아주는 **판막**(valve)이 존재한다.
- 심장 근처에 위치해 있는 **대형정맥**(large vein)의 바깥막에는 **심장근육덮개**(myocardial sleeve)가 존재한다.

림프관(LYMPHATIC VESSELS)

- **림프관**(lymphatic vessel)은 조직으로부터 생성된 사이질액을 혈액으로 운반한다.
- 직경이 가장 작고 투과성이 가장 높은 림프관을 **림프모세관**(lymphatic capillary)이라고 한다. 림프모세관의 림프는 더 큰 림프관으로 흐르게 되며, 이후 가슴관과 오른림프관을 따라 흘러 정맥계로 배출된다.
- 모든 림프관에는 림프의 역류를 막아주는 판막이 존재한다.

도판 13.1 ■ 심장(Heart)

심장혈관계통(cardiovascular system)은 혈액과 림프를 신체 각 부위의 조직으로 운반하며, 이들로부터 혈액과 림프를 받아들이는 운송체계를 이루고 있다. 심장혈관계통은 심장, 혈관 및 림프관으로 구성되어 있다. 혈관은 신체의 각 부위로 혈액을 공급하고, 신체를 순환한 혈액을 심장으로 돌려보내는 통로의 역할을 한다. 심장은 혈액을 뿜어내는 펌프 역할을 한다. 림프관은 조직으로부터 형성된 액체인 *림프*(*lymph*)를 혈관계로 되돌려 보낸다.

심장(heart)은 오른심방, 왼심방, 오른심실, 왼심실의 네 개의 방으로 구성되어 있다. 신체를 순환하고 되돌아온 혈액은 오른심방으로 들어간 후, 오른심실로 운반된다. 오른심실의 혈액은 허파로 뿜어져 나가 산소를 공급받고 다시 왼심방으로 되돌아온다. 왼심방의 혈액은 왼심실로 운반되며, 왼심실의 혈액은 허파를 제외한 신체의 나머지 부위로 뿜어져 나간다. 이를 온몸순환(systemic circulation)이라고 한다.

심장은 배아의 곧은 혈관으로부터 분화되었으므로 심장벽은 모세혈관 및 모세혈관후세정맥보다 큰 혈관의 혈관벽에서처럼 기본적인 세 층으로 이루어져 있다. 혈관에서 이러한 세 층은 내피와 그 아래에 위치해 있는 결합조직으로 이루어진 층을 **속막**(tunica intima), 동맥과 정맥에서 두께가 다양하게 나타나는 근육층을 **중간막**(tunica media), 치밀결합조직으로 이루어진 가장 바깥층을 **바깥막**(tunica adventitia)이라고 한다. 심장에서는 이러한 층을 각각 *심장속막*(*endocardium*), *심장근육층*(*myocardium*) 및 *심장바깥막*(*epicardium*)이라고 한다.

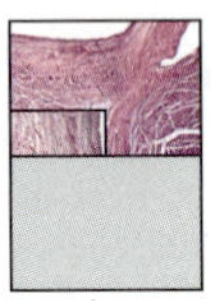

방실사이벽(atrioventricular septum), 심장, 사람, H&E ×45; 삽입그림 ×125.

심실사이벽(atrioventricular septum)과 승모판(*MV*)이 부착된 부위에서 심방벽(*A*)과 심실벽(*V*)을 촬영한 조직표본 사진이다. 심방과 심실의 내면 및 판막의 표면은 단층편평상피인 내피로 덮여 있으며, 이는 심장속막(*En*)에 해당한다. 비교적 얇은 결합조직(*CT*)으로 이루어진 내피밑층과 그 아래에 위치한 변형된 **심장근육세포**(cardiac muscle cell, *CM*)로 이루어진 방실결절(*AVN*) 사이에서 **푸르키네섬유**(Purkinje fiber, *PF*)가 관찰된다. 심방과 심실의 내피밑층과 이어진 치밀섬유결합조직(*DCT*)이 판막의 시작 부위로부터 첨판 내부로 뻗어 있다. 심방벽의 심장근육섬유들이 판막의 위쪽 부분까지 뻗어 있는 것도 관찰된다. **삽입그림.** 네모로 표시된 부위(90도 회전)의 고배율 사진으로, **심장속막**(endocardium, *En*)의 내피층과 치밀섬유결합조직층(*DCT*) 및 심장속막밑층이 뚜렷하게 관찰된다. 내피에 가까이 위치해 있는 치밀하게 밀집된 섬유결합조직과 심장속막밑층의 덜 밀집된 치밀섬유조직 사이에서 얇은 민무늬근육층(*SM*)이 관찰된다. 심장전도계통을 이루는 세로절단된 푸르키네섬유(*PF*)가 특히 뚜렷하게 나타나 있다. 이러한 변형된 심장근육세포는 심장근육층의 크기가 작은 심장근육세포처럼 원섬유로 이루어진 수축장치(fibrillar contractile system)를 포함하고 있으나, 원섬유의 수가 적고 덜 밀집되어 있으며 공포가 형성된 것처럼 나타나는 부위를 둘러싸고 있다. 푸르키네섬유의 일부에서 전형적인 심장근육세포의 구성요소인 **사이원반**(intercalated disc, *ID*)이 뚜렷하게 관찰된다.

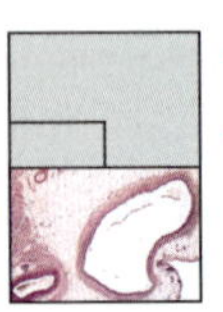

심장동맥과 심장정맥(coronary artery and cardiac vein), 심장, 사람, H&E ×30.

심장고랑(방실사이고랑) 부위에서 가로절단된 심장동맥과 심장정맥의 조직표본 사진이다. 주변의 지방조직(*AT*)은 심장고랑을 따라 주행하는 혈관을 둘러싸 보호하는 쿠션 역할을 한다. 사진의 아래 왼쪽 부위에 존재하는 **심장동맥**(coronary artery, *CA*)은 방실결절(*AVN*)의 일부인 작은 심장근육세포 다발(*CM*)에 의해 둘러싸여 있다. 심장동맥의 오른쪽에서 고리형의 전도다발(*CB*)을 이루고 있는 **푸르키네섬유**(Purkinje fiber)가 뚜렷하게 관찰된다. 짙게 염색된 속막(*TI*)과 이를 경계 짓는 속탄력막(*IEM*)이 상당히 저배율인 이 사진에서도 쉽게 구분된다. 두꺼운 근육층으로 이루어진 중간막(*TM*)과 얇은 섬유층인 바깥막(*TA*)도 뚜렷하게 구분된다. 사진의 위 왼쪽 부위에서 소형동맥(*A′*)이 관찰된다. 큰 혈관인 심장정맥(*CV*)은 동맥에 비해 큰 직경과 비교적 얇은 벽으로 이루어진 전형적인 정맥의 특징을 나타낸다. 이 정맥의 속막(*TI*)도 짙게 염색된 층으로 나타나 있다. 이 배율에서 중간막과 바깥막을 구분하기는 어렵다. 혈관 내강 내에 혈액(*B*)의 세포 성분들이 부분적으로 밀집되어 있다.

A, 심방(atrium)
A′, 소형동맥(small artery)
AT, 지방조직(adipose tissue)
AVN, 방실결절(atrioventricular node)
B, 혈액(blood)
CA, 심장동맥(coronary artery)
CB, 전도다발(conduction bundle)
CM, 심장근육(cardiac muscle)
CT, 결합조직(connective tissue)
CV, 심장정맥(cardiac vein)
DCT, 치밀결합조직(dense connective tissue)
En, 내피(endothelium)
ID, 사이원반(intercalated disc)
IEM, 내탄력막(internal elastic membrane)
LN, 림프절(lymph node)
MV, 승모판(mitral valve)
PF, 푸르키네섬유(Purkinje fibers)
SM, 민무늬근육(smooth muscle)
TA, 바깥막(tunica adventitia)
TI, 속막(tunica intima)
TM, 중간막(tunica media)
V, 심실(ventricle)

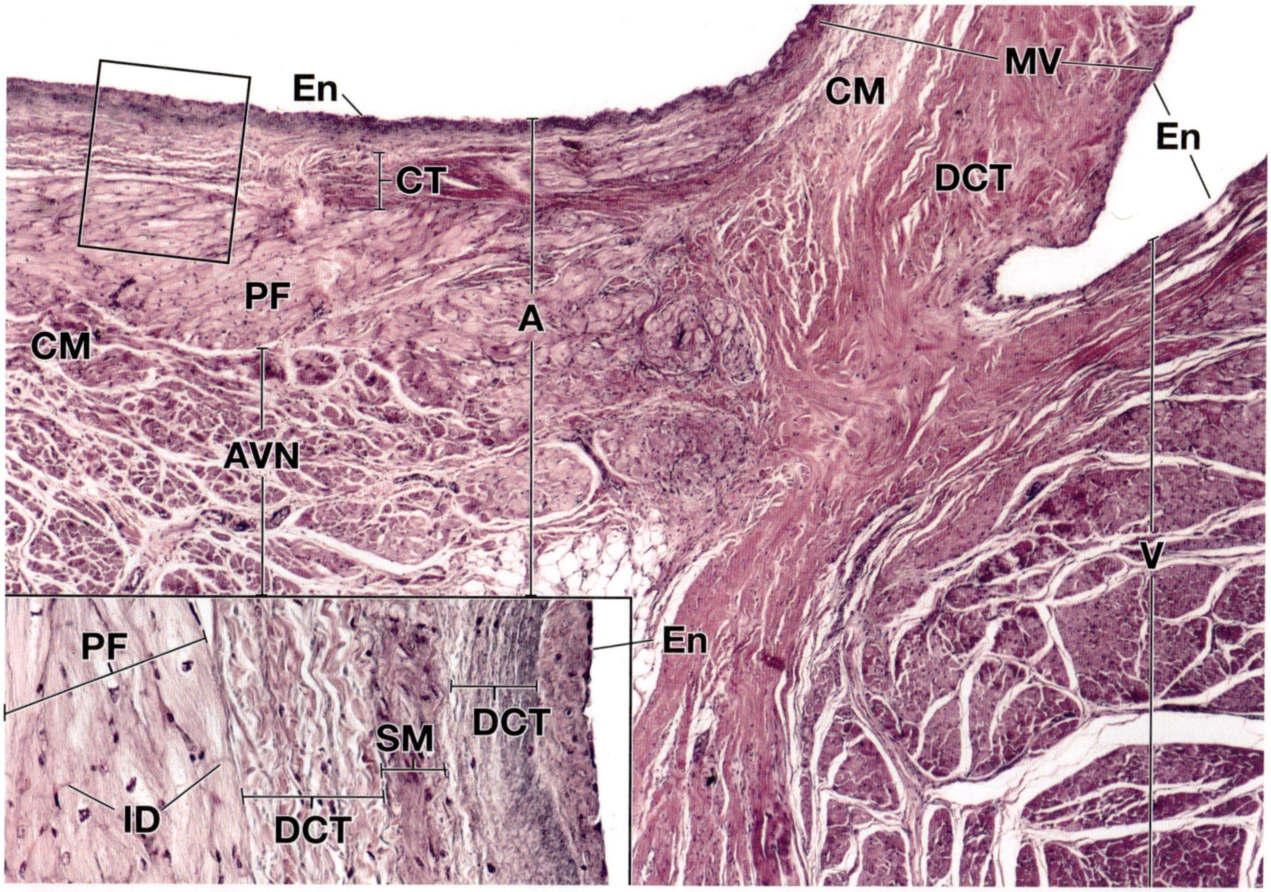
En
CT
CM
MV
En
DCT
PF
A
CM
AVN
V
En
PF
SM
DCT
ID
DCT

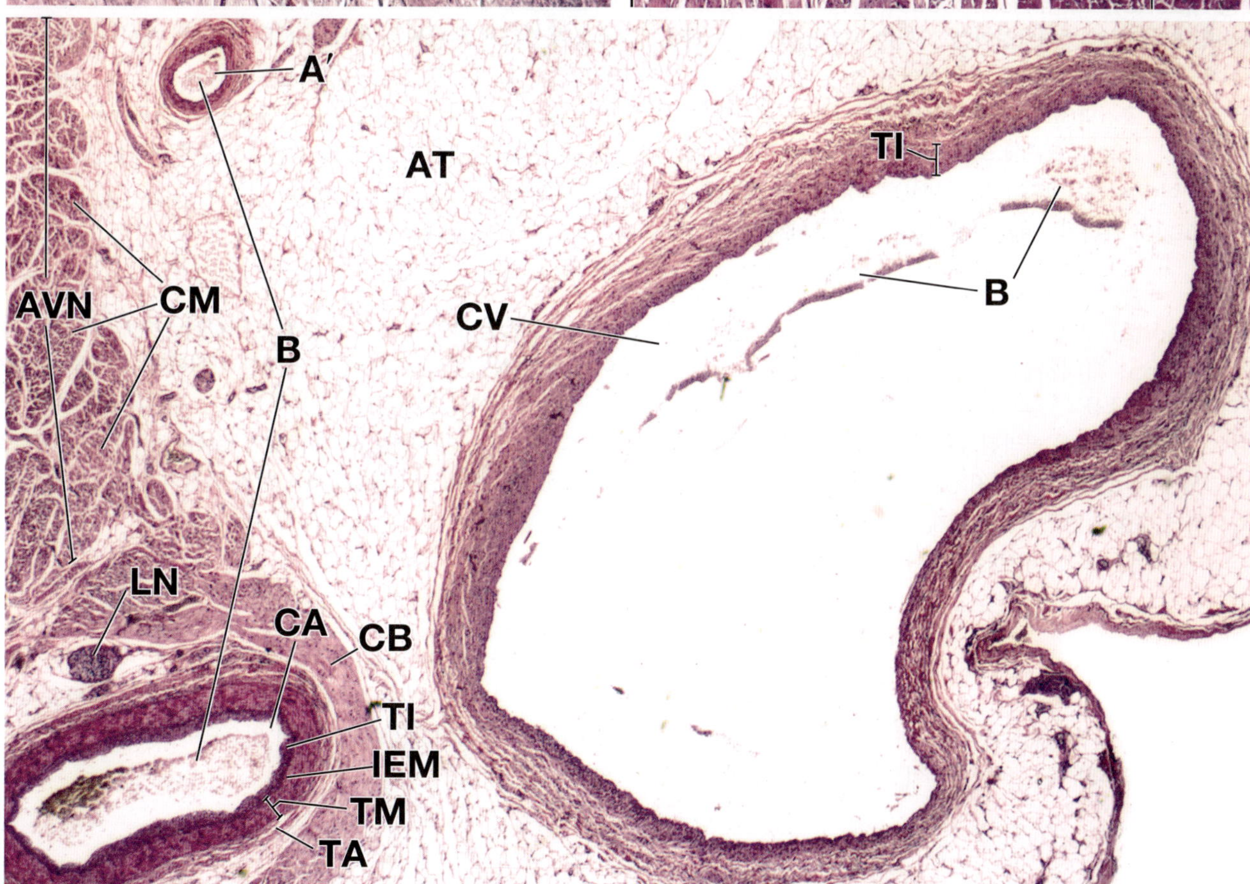
A′
AT
TI
B
CV
AVN
CM
B
LN
CA
CB
TI
IEM
TM
TA

도판 13.2 ■ 대동맥(Aorta)

대동맥(aorta)은 우리 몸에서 가장 큰 동맥으로, 탄력동맥에 속한다. 대동맥의 벽에는 구멍 뚫린 수많은 탄력층판이 존재하여 왼심실의 리드미컬한 수축에 의한 혈압 변화에 견딜 수 있게 해준다. 대동맥의 **속막**(intima)은 근육동맥의 속막보다 두껍다. 속막의 내피밑층은 콜라겐섬유와 탄력섬유 및 민무늬근육세포와 섬유모세포를 포함한 결합조직으로 이루어져 있다. 속막의 바깥 경계에는 속탄력막이 있으며, 이는 중간막에 집중적으로 분포한 구멍 뚫린 탄력층판의 가장 안쪽 층에 해당한다. **중간막**(media)은 대동맥의 벽 중 가장 두꺼워 전체 두께의 대부분을 차지한다. 탄력층판들 사이에는 콜라겐섬유와 민무늬근육세포가 존재한다. 민무늬근육세포는 중간막에 분포하는 콜라겐섬유와 탄력섬유를 합성한다. 나이가 들면서 혈관벽이 두꺼워짐과 동시에 탄력층판의 수와 두께도 증가한다. 35세쯤 된 사람의 가슴대동맥(thoracic aorta)에서는 60층 정도의 탄력층판이 관찰된다. 50세 이후에는 탄력층판이 퇴행성 변화를 나타내고 점차 콜라겐섬유로 대체되어 혈관벽의 탄력성이 소실된다.

바깥막(adventitia)은 동심원상으로 배열된 탄력섬유를 포함한 불규칙치밀결합조직으로 이루어져 있다. 바깥막에는 중간막의 바깥부분에 혈액을 공급하는 작은 혈관인 혈관벽혈관이 분포한다. 바깥막에는 림프모세관도 분포한다.

저배율사진: *위쪽 사진*은 가로절단된 어린이 대동맥의 H&E 염색 조직표본이다. 속막(*I*)은 중간막(*M*)보다 훨씬 옅게 염색되었다. 바깥막(*A*)에는 콜라겐섬유가 많이 분포하여 중간막이나 속막보다 짙게 염색되었다. *아래쪽 사진*은 성인 대동맥의 탄력성분을 관찰하기 위해 염색한 조직표본이다. 속막(*I*)은 탄력물질이 거의 없으므로 매우 옅게 염색되었다. 중간막(*M*)은 다량의 탄력층판을 포함하고 있으므로 짙게 염색되었다. 바깥막(*A*)의 치밀결합조직에도 탄력섬유가 상당히 많이 분포한다.

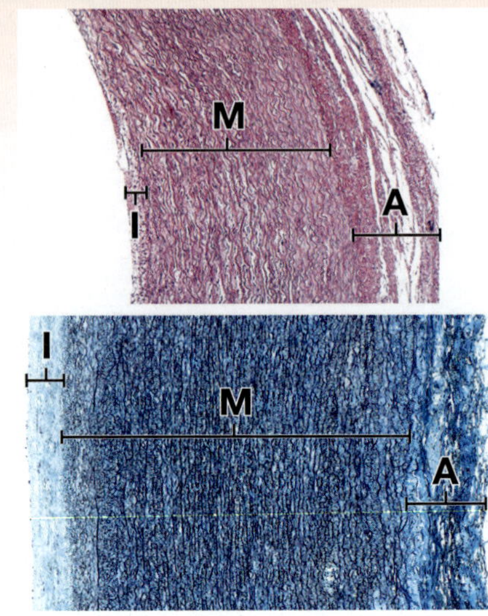

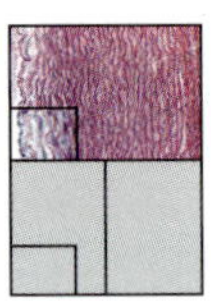

대동맥(aorta), 사람, H&E, ×365; 삽입그림 ×700.
대동맥 벽의 광학현미경사진이다. 속막은 내피(*En*)와 그 아래에 위치한 성긴결합조직(*LCT*)으로 이루어져 있다. 혈관벽 중 가장 두꺼운 층은 중간막(*M*)이다. 호산성을 나타내는 물결모양의 선 구조는 콜라겐섬유이다. 에오신 염색에 의해 탄력층판은 잘 관찰되지 않는다. 콜라겐섬유들 사이에서 관찰되는 핵들은 민무늬근육세포의 핵이다. 이 부위에는 섬유모세포가 존재하지 않는다. 혈관벽의 가장 바깥층인 바깥막(*A*)은 치밀결합조직으로 이루어져 있으므로 에오신에 잘 염색된다. 이 부위에서 뚜렷하게 관찰되는 핵들은 섬유모세포의 핵이다. 바깥막에 분포하는 작은 혈관(*BV*)도 관찰된다. **삽입그림**은 속막과 중간막의 일부를 고배율로 촬영한 것으로, 내피(*En*)가 뚜렷하게 관찰된다. 속막에서 호산성을 나타내는 물질은 콜라겐섬유(*CF*)이다. 이 부위에서 주를 이루는 세포는 민무늬근육세포(*SMC*)이다.

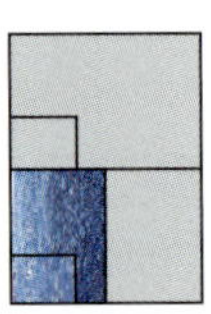

대동맥(aorta), 사람, iron hematoxylin and aniline blue, ×255; 확대사진 ×350.
콜라겐과 탄력소를 구분하여 염색한 조직표본의 광학현미경사진이다. 속막(*I*)은 주로 콜라겐섬유로 구성되어 있다. 내피(*En*)는 몇 개의 핵만 관찰될 뿐 뚜렷하게 나타나지 않는다. 중간막(*M*)에는 물결모양의 검은 선으로 나타난 수많은 탄력층판이 존재한다. 탄력층판 사이에서 관찰되는 푸른색으로 염색된 구조는 콜라겐섬유이다. 중간막을 자세히 관찰하면 탄력층판들 사이에 산재 되어 있는 민무늬근육세포의 핵을 확인할 수 있다. **삽입그림**은 속막을 고배율로 촬영한 사진이다. 혈관벽의 내면에서 내피세포(*EnC*)의 핵이 관찰된다. 속막의 나머지 부분은 대부분 콜라겐섬유(푸른색으로 염색됨)로 이루어져 있으며, 짙게 염색된 탄력섬유(*EF*)도 일부 관찰된다. 불규칙하게 배열된 섬유모세포 핵과 약간의 민무늬근육세포(*SMC*)의 핵들도 관찰된다.

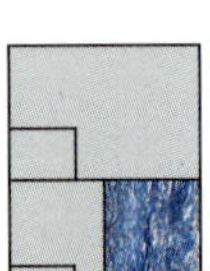

대동맥(aorta), 사람, iron hematoxylin and aniline blue, ×255.
중간막(*M*)의 바깥부분과 여기에 분포한 탄력층판이 관찰되는 사진이다. 사진의 대부분은 바깥막(*A*)이 차지하고 있다. 바깥막에서 굵은 콜라겐섬유(*CF*)들이 뚜렷하게 관찰되며, 바깥 부분에 검은 점 모양의 구조로 나타난 수많은 탄력섬유가 존재하는 것을 확인할 수 있다. 이 탄력섬유들은 동심원상으로 배열되어 있으므로 세로절단면에서 검은 점 모양의 구조로 나타난다.

A, 바깥막(adventitia)
BV, 혈관(blood vessel)
CF, 콜라겐섬유(collagenous fibers)
EF, 탄력섬유(elastic fibers)
En, 내피(endothelium)
EnC, 내피세포(endothelial cells)
I, 속막(intima)
LCT, 성긴결합조직(loose connective tissue)
M, 중간막(media)
SMC, 민무늬근육세포(smooth muscle cells)

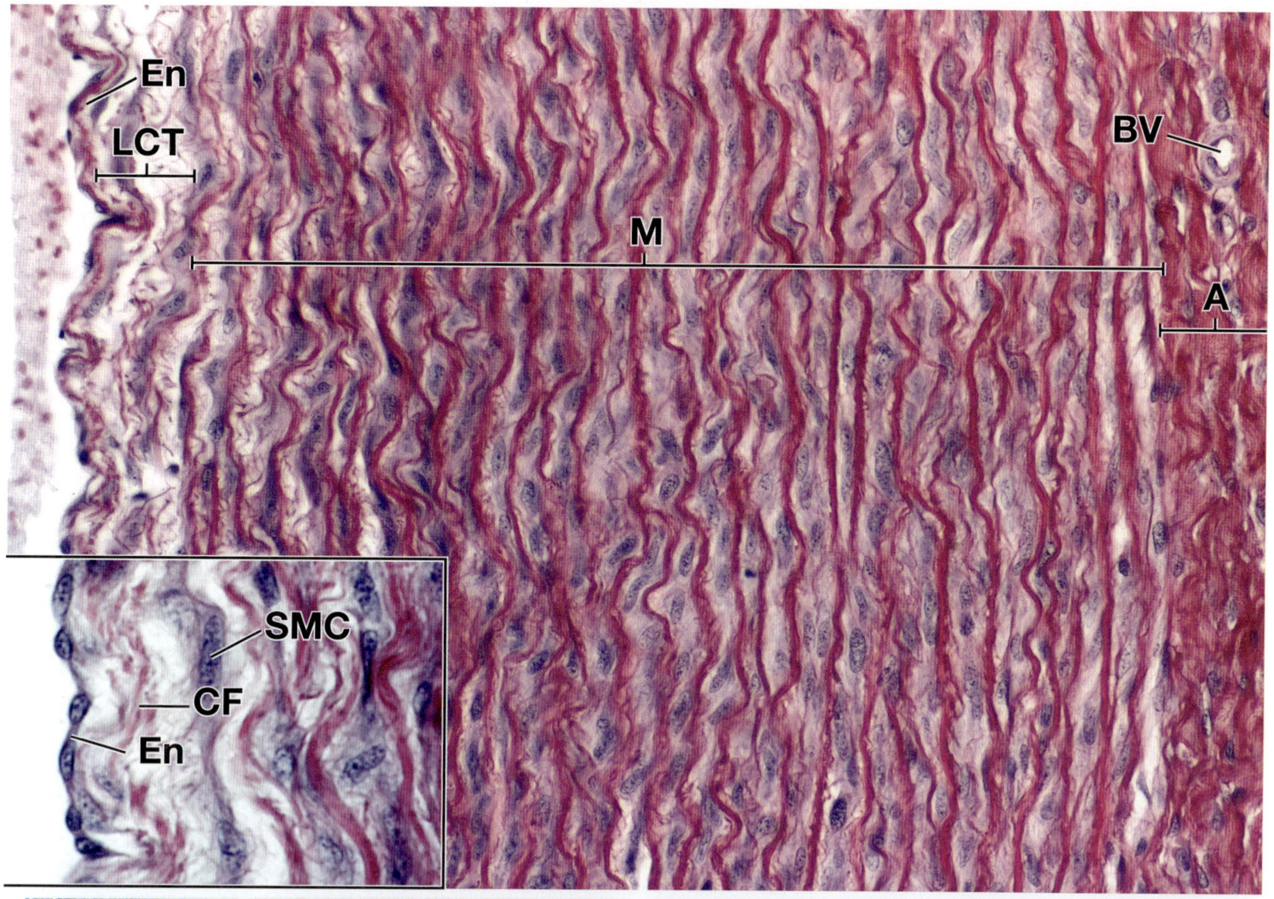
En
LCT
BV
M
A
SMC
CF
En

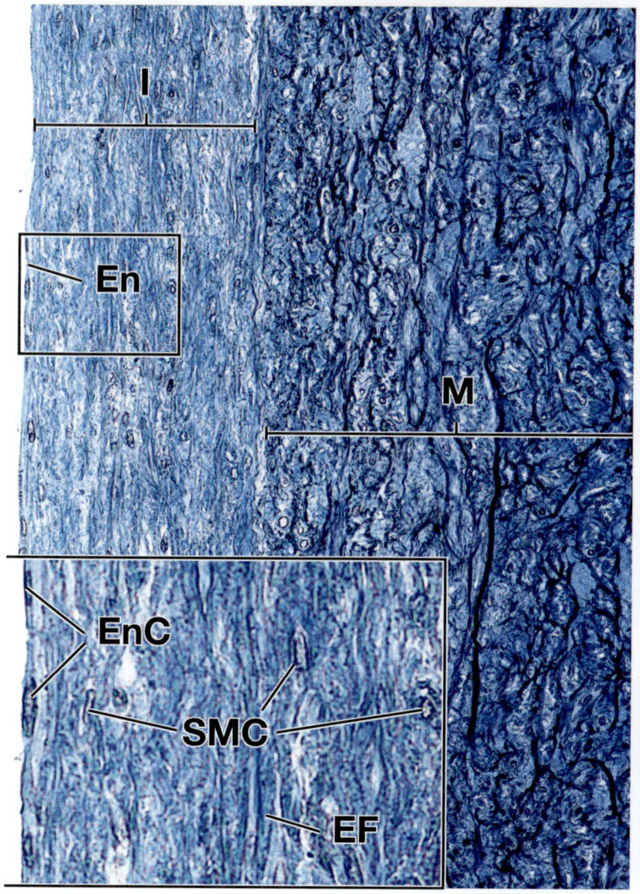
I
En
M
EnC
SMC
EF

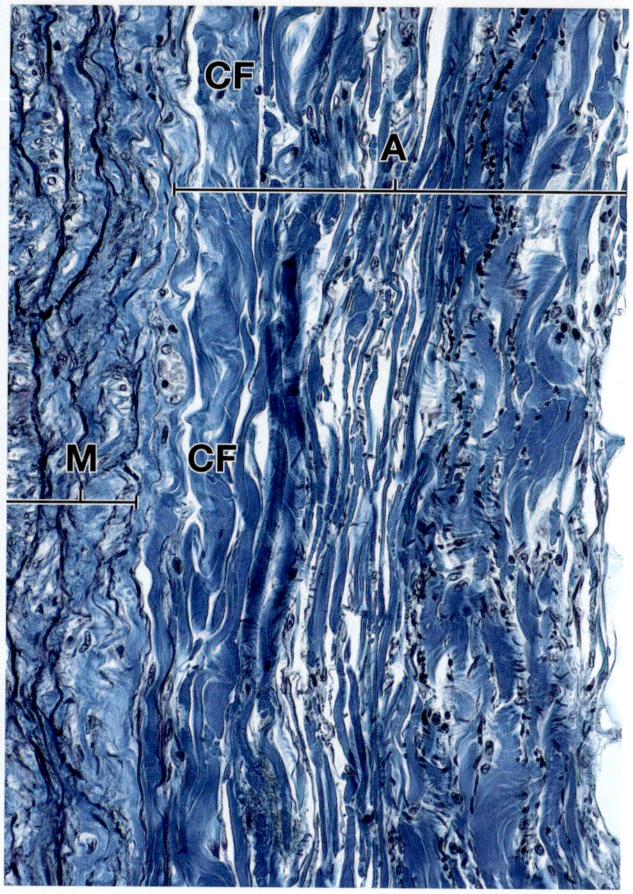
CF
A
M
CF

도판 13.3 ■ 근육동맥과 중형정맥(Muscular Artery and Medium Vein)

근육동맥(muscular artery)은 탄력동맥보다 민무늬근육은 더 많이, 탄력소는 더 적게 분포하는 혈관이다. 따라서 동맥의 가지는 심장에서 멀어질수록 탄력층판은 점차 줄어들고 민무늬근육이 중간막의 주성분이 되게 된다. 근육동맥은 속막과 중간막 사이에 굴절성이 있는 뚜렷한 **속탄력막**(internal elastic membrane)이 존재하며, 중간막과 바깥막 사이에 **바깥탄력막**(external elastic membrane)이 발달되어 있는 것이 특징이다. 신체에서 이름이 붙여진 대부분의 동맥이 근육동맥 또는 중형동맥에 속한다. 중형정맥은 흔히 성긴결합조직에 의해 둘러싸여 동맥과 함께 주행한다. 정맥의 벽도 동맥의 벽과 동일한 세 층으로 이루어져 있으나, 함께 주행하는 동맥에 비해 중간막은 얇고 바깥막은 훨씬 더 두껍다. 일반적으로 정맥의 명칭은 함께 주행하는 동맥과 동일하게 명명한다.

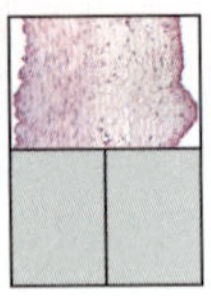

근육동맥(muscular artery)과 중형정맥(medium-sized vein), 원숭이, H&E ×365.

이 사진에서 동맥의 내강은 **왼쪽**에, 정맥의 내강은 **오른쪽**에 나타나 있다. 이 사진의 **중앙부위**에서 두 혈관의 가장 바깥쪽 층인 바깥막이 합쳐져 있다. 물결무늬로 나타난 동맥의 속막 표면에서는 내피(*AEn*)가 뚜렷하게 관찰되나, 정맥의 내피(*VEn*)는 다소 구분하기 힘들다. 내피층 바로 아래에서 속탄력막(*IEM*)이 물결모양의 투명한 얇은 리본처럼 관찰되며, 이는 속막과 중간막(*TM*)의 민무늬근육(*SM*) 사이를 경계 지워준다. 탄력섬유(*EF*)를 포함하고 있는 바깥탄력막은 동맥의 바깥막(*TA'*)과 중간막(TM)을 분리하고 있다. 이 사진에서 중간막이 바깥막(TA')보다 두 배 정도 두꺼운 것을 확인할 수 있다. 사진의 **오른쪽**에 있는 정맥의 중간막은 관찰하기 힘들 정도로 얇다. 정맥의 중간막은 바깥막(*TA*)에 인접해 있는 한 층의 작은 민무늬근육(*SSm*)으로 이루어져 있으며, 바깥막은 중간막보다 두 배 정도 두껍다. 바깥막은 정맥의 가장 바깥쪽에 있는 결합조직층으로 콜라겐섬유 다발을 포함하고 있으며 섬유모세포의 핵(*N*)도 관찰된다.

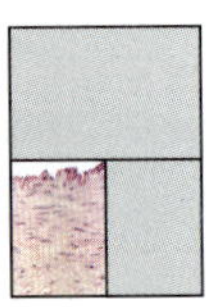

근육동맥(muscular artery), 원숭이, H&E ×545.

위쪽 사진의 네모 부위를 90도 회전시켜 고배율로 촬영한 사진이다. 이 배율에서 편평한 내피세포(*EN*)와 그 아래에 위치한 굴절성이 있는 물결모양의 속탄력막(*IEM*)이 뚜렷하게 관찰된다. 속탄력막은 두꺼운 중간막(*TM*)를 이루는 민무늬근육(*SM*)의 내강쪽 면에 접해 있다. 사진의 **아래쪽** 부위는 바깥막(*TA'*)이 차지하고 있으며, 바깥막은 중간막 보다 세 배 정도 얇다. 동맥의 중간막(*TM*)과 바깥막(*TA'*)의 경계 부위에서 콜란겐섬유(*C*) 다발과 탄력섬유(*EF*) 다발들 사이 존재하는 섬유모세포의 핵(*N*)이 관찰된다.

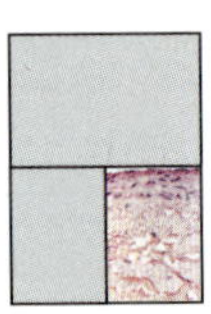

중형정맥(medium vein), 원숭이, H&E ×600.

위쪽 사진의 정맥벽의 일부분을 고배율로 촬영한 사진이다. 저배율에서 관찰했을 때보다 내피세포(*EN*)를 쉽게 관찰할 수 있으며, 동맥의 내피보다 세포질이 풍부해 보인다. 속막(*TI*)과 얇은 중간막(*TM*) 사이의 경계는 명확하게 구분되지 않으나, 위의 사진에서 보다 얇은 중간막을 구성하는 민무늬근육세포(*SM*)는 핵의 형태와 호염기성을 나타내는 세포질에 의해 쉽게 확인할 수 있다. 바깥막(*TA*)은 중간막보다 두 배 정도로 두꺼우며, 콜라겐섬유 다발과 섬유모세포만으로 이루어진 것처럼 나타나 있다. 섬유모세포는 핵(*N*)의 형태로 확인할 수 있다. 이 사진에서 바깥막의 바로 아래쪽에 위치해 있는 성긴결합조직에는 바깥막의 콜라겐섬유 다발보다 더 굵은 콜라겐섬유 다발이 분포하며, 세포는 더 적게 분포한다.

AEn, 세동맥내피(arterial endothelium)
C, 콜라겐다발(collagen bundles)
EF, 탄력섬유(elastic fibers)
EN, 내피세포(endothelial cells)
IEM, 속탄력막(internal elastic membrane)
N, 핵(nuclei)
SM, 민무늬근육(smooth muscle)
SSm, 작은 민무늬근육(small smooth muscle)
TA, 동반된 정맥의 바깥막(tunica adventitia of accompanying vein)
TA', 동맥의 바깥막(tunica adventitia of artery)
TI, 속막(tunica intima)
TM, 중간막(tunica media)
VEn, 정맥내피(venous endothelium)

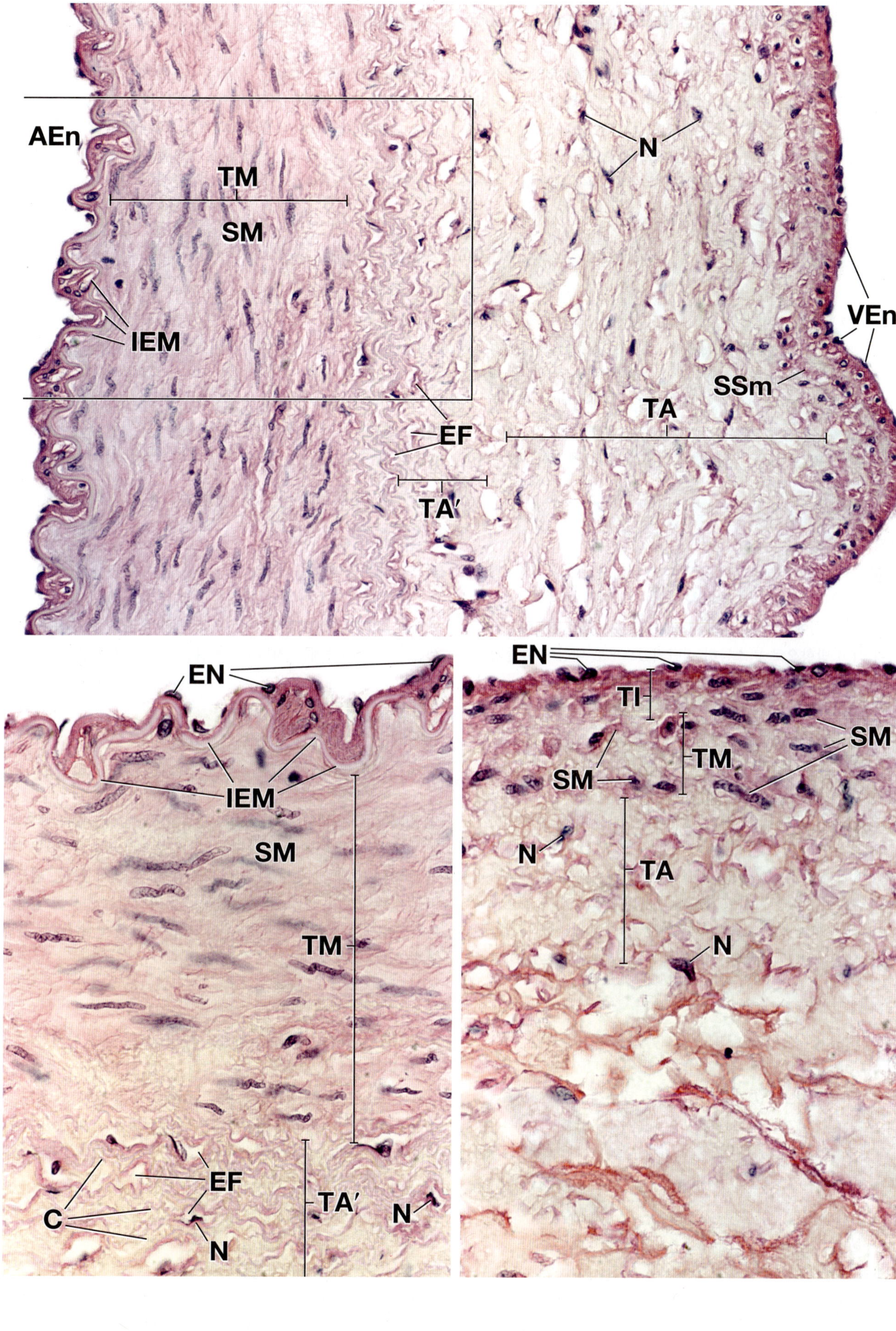
AEn
TM
SM
IEM
EF
TA′
N
VEn
SSm
TA
EN
IEM
SM
TM
EF
C
N
TA′
N
EN
TI
SM
TM
SM
N
TA
N

도판 13.4 ■ 세동맥, 세정맥 및 림프관(Arteriole, Venule, and Lymphatic Vessel)

동맥 가지의 종말 부분 즉, 모세혈관바탕과 동정맥연결이 형성되기 직전의 혈관을 **세동맥**(arteriole)이라고 한다. 세동맥의 벽은 내면을 덮고 있는 내피와 1~2층으로 배열된 민무늬근육으로 이루어져 있다. 세동맥은 크기에 따라 속탄력막이 발달 될 수도 있고 발달 되지 않을 수도 있다. 세동맥은 모세혈관그물로 흐르는 혈류를 조절한다. 일반적으로 세동맥 벽의 민무늬근육이 수축하면 모세혈관그물로 흐르는 혈류가 감소하거나 차단된다. 세동맥과 모세혈관바탕의 경계 부위에는 민무늬근육이 조금 두껍게 발달하여 **모세혈관전조임근**(precapillary sphincter)이 형성되어 있다. 모세혈관전조임근의 근세포는 신경임펄스와 호르몬에 의해 자극을 받아 수축하여 혈액을 가장 필요로 하는 부위의 모세혈관 바탕(capillary bed)으로 혈액을 보낸다.

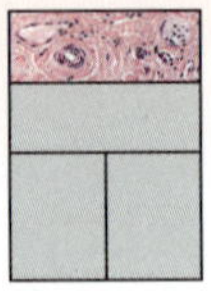

세동맥(arteriole), 세정맥(venule) 및 작은 신경(small nerve), 손가락끝, 사람, H&E ×600.

이 사진에서 가로절단된 두 개의 세동맥(*A*)과 하나의 세정맥(*V*)이 관찰된다. 왼쪽에 위치한 **세동맥**(arteriole)은 중간막을 이루는 두 층으로 배열된 민무늬근육세포가 뚜렷하게 관찰되므로 크기가 큰 세동맥임을 확인할 수 있다. 민무늬근육세포들은 동심원상으로 배열되어 있으므로 핵이 길쭉하게 나타난다. 내강을 둘러싸는 내피세포의 핵은 작고 둥근 형태로 나타나 있다. 내피세포는 형태가 길쭉하며 세포의 세로축이 혈류에 평행한 방향으로 배열되어 있으므로 이 사진에서 세포의 핵은 가로절단된 형태로 나타난다. 오른쪽에 위치한 세동맥은 한 층의 민무늬근육으로 이루어진 매우 작은 크기의 세동맥이다. 이 세동맥에서도 민무늬근육세포의 핵은 길쭉하며, 내강을 덮고 있는 내피세포의 핵은 작고 둥근 형태로 나타난다. 크기가 큰 세동맥의 바로 옆에서 관찰되는 혈관은 세정맥이며, 작은 크기의 세동맥 가까이에서 가로절단된 말초신경(*N*)이 관찰된다. 세동맥과는 달리, **세정맥**(venule)의 벽은 내피와 얇은 결합조직층으로만 구성되어 있다. 세정맥의 내강이 세동맥의 내강보다 큰 것을 확인할 수 있다.

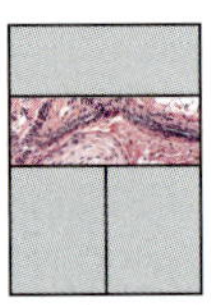

세동맥(arteriole), 손가락끝, 사람, H&E ×350.

세로절단한 **세동맥**(arteriole)의 광학현미경사진이다. 세동맥이 약간 꼬여진 상태에서 절단되었으므로 중간막을 이루는 한 층의 근세포가 부위에 따라 다른 형태로 나타난다. 사진 왼쪽의 *1*구역에서는 혈관벽이 접선 방향으로 비스듬히 절단되었으므로 내강이 관찰되지 않으며, 중간막을 이루는 민무늬근육세포의 핵도 세로절단된 형태로 나타난다. 세동맥이 예각으로 꺾인 후(*2*구역), 혈관벽은 내강이 나타나게 절단되었다. 이 부위의 민무늬근육의 핵은 둥글며, 내강을 덮고 있는 내피세포의 핵은 길쭉한 형태로 나타난다. *3*구역은 또 다시 혈관벽이 스치듯이 살짝 절단되었다. *4*구역에서는 혈관이 좀 더 깊은 부위에서 절단되어 내강이 관찰되며, 일부 내피세포는 내강 쪽에서 바라본 형태(화살표머리)로 나타나 있다. *4*구역의 위쪽에 있는 염색이 안 된 것처럼 나타난 부위는 지방조직(*AT*)이다. 세동맥의 아래쪽에는 치밀불규칙결합조직(*DCT*)이 분포하고 있으며, 피부 표면에 가해지는 압력과 진동을 감지하는 피막신경종말인 파치니소체(*P*)를 포함하고 있다.

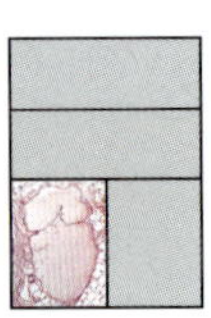

림프관(lymphatic vessel), 손가락끝, 사람, H&E ×175.

이 사진에서 **림프관**(lymphatic vessel)은 U자 형태로 도는 부위에서 절단되었으므로 사진의 위쪽과 아래쪽 끝 부위에서 림프관이 막힌 것처럼 나타난다. 림프관의 벽은 내강을 덮고 있는 내피와 얇은 결합조직층으로 이루어져 있으나, 두 층이 서로 구분되지는 않는다. 림프관의 특징인 **판막**(valve, *Val*)이 내강 내에서 관찰된다. 판막은 얇은 결합조직층으로 이루어져 있으며, 이의 양쪽 면은 내피로 덮여 있다. **화살표**로 지적한 희미하게 관찰되는 핵들은 대부분 내피세포의 핵이다. 내강에는 림프 성분(*L*)의 침전물이 존재하며, 내강 내에서 림프구가 관찰되는 경우도 있다. 림프관의 오른쪽 부위에서 지방조직(*AT*)이 관찰되며, 위 왼쪽 부위에서는 불규칙치밀결합조직(*DCT*)이 관찰된다.

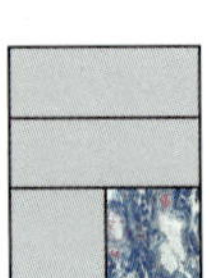

림프관(lymphatic vessel), 손가락끝, 사람, Mallory trichrome ×375.

불규칙치밀결합조직(*DCT*)에 분포하는 **림프관**(lymphatic vessel)의 조직표본 사진이다. 판막(*Val*)의 아래쪽 내강이 비교적 좁아져 있으므로 내강은 전체적으로 불규칙한 형태를 나타낸다. 몇 개의 내피세포 핵(화살표)들이 뚜렷하게 관찰된다. 내피의 바깥쪽에 존재하는 얇은 결합조직층은 림프관 벽을 둘러싸는 치밀결합조직과 합쳐진다. 이 사진에서는 세정맥(*V*)과 세동맥(*A*)도 관찰되며, 이는 림프관보다 벽이 두꺼우며 내강 내에 적혈구가 들어 있으므로 림프관과 쉽게 구별할 수 있다. 또한 사진의 바닥 왼쪽에서 조직표본 제작과정에서 지방방울이 제거된 하나의 지방세포(*Ad*)도 관찰된다. 림프관의 내강은 림프 성분(*L*)의 침전물을 포함하고 있는 반면, 지방방울로 채워진 공간은 경계가 없고 투명하다.

A, 세동맥(arteriole)
Ad, 지방세포(adipocyte)
AT, 지방조직(adipose tissue)
DCT, 치밀불규칙결합조직(dense irregular connective tissue)
L, 림프성분(lymph material)
N, 신경(nerve)
P, 파치니소체(Pacinian corpuscle)
V, 세정맥(venule)
Val, 판막(valve)
화살표머리, 내피세포(endothelial cells)
화살표, 내피세포핵(endothelial cell nuclei)

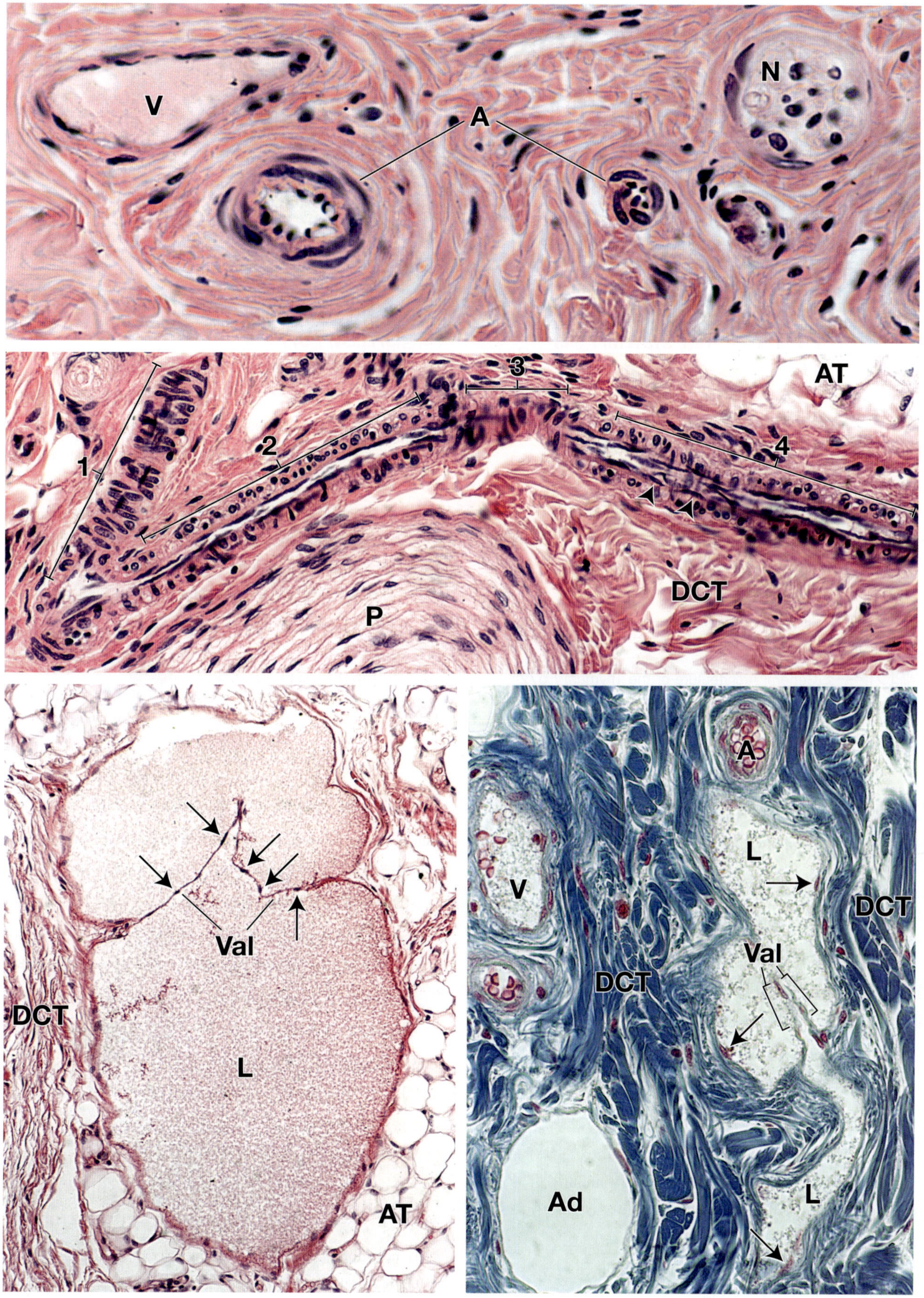
V
A
N
1
2
3
4
AT
DCT
P
Val
DCT
L
AT
A
V
L
DCT
Val
DCT
Ad
L

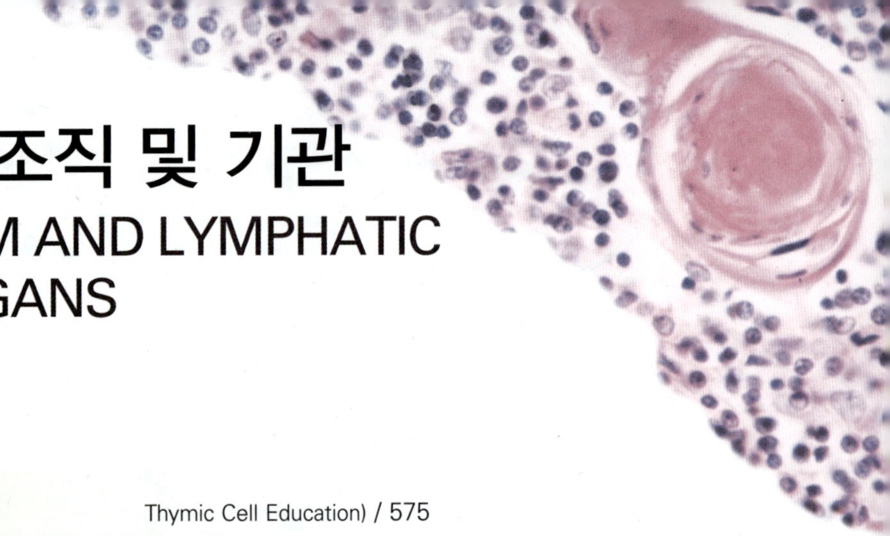

14 면역계와 림프조직 및 기관
IMMUNE SYSTEM AND LYMPHATIC TISSUE AND ORGANS

■ 면역계와 림프계 개요(OVERVIEW OF THE IMMUNE AND LYMPHATIC SYSTEMS)

면역계(immune system)의 생리적 역할은 감염성 미생물과 병원성 물질뿐만 아니라 비감염성 외래 물질과 형질전환된 세포 및 그 산물로부터 신체를 방어하는 것이다. **림프계**(lymphatic system)는 면역계의 형태학적 대응물로, 신체 표면과 내부 체액 구획을 모니터링하는 세포, 조직 및 기관으로 구성된다(그림 14.1). 따라서 **면역계**라는 용어는 림프계의 생리적 역할(즉, 방어기전)을 반영한다. 림프계에는 림프관으로 연결된 일차 및 이차 림프 기관이 포함되어 있으며, 이 림프관은 혈관계로 연결되어 끝난다. 두 시스템은 매우 밀접하게 연관되어 있어 서로 구별할 수 없을 정도이다. 역사적으로, 수두(chickenpox), 홍역(measles), 볼거리(mumps) 같은 질병에서 회복된 후 같은 질병에 대해 내성(즉, 면역)이 생긴다는 것에 주목해 왔다. 또 다른 오래된 관찰은 이런 면역은 그 질환에만 특이성이 있다는 것이다. 즉 수두에 대한 면역이 홍역 감염을 막지는 못한다. 면역계가 신체의 자가조직에 반응하여 홍반루푸스(lupus erythematosus), 자가면역용혈빈혈(autoimmune hemolytic anemia), 일부 유형의 당뇨병(diabetes mellitus), 자가면역갑상샘염(autoimmune thyroiditis, 하시모토병 Hashimoto thyroiditis)과 같은 자가면역질환을 일으킬 수 있다는 것도 알게 되었다.

거의 모든 **면역계 세포**는 골수의 **혈구형성줄기세포**(hemopoietic stem cell, HSC)에서 유래한다. 전구줄기세포에 따라(360~361쪽 참조), 면역세포는 골수계열(단핵구, 대식세포, 과립구, 수지상세포) 또는 림프계열(모든 림프구)에서 유래하게 된다. **림프구**(lymphocyte)는 면역계의 대표적인 세포이며, 유해물질에 반응하는 효과기세포(effector cell)이다. 림프조직은 림프구가 증식, 분화 및 성숙하는 주요 장소로 작용한다. **가슴샘**(thymus)과 **골수**(bone marrow)는 포유류의 **일차림프기관**(primary lymphatic organ)으로(그림 14.1 참조), 림프구가 "만들어지고 훈련 받으며" 특정 항원을 인식하고 파괴할 수 있는 다양한 항원 수용체를 갖추게 되는 장소이다. 일차림프기관에서 성숙 및 신중한 선택 과정을 거친 후, 림프구는 비장(spleen), 림프절(lymph node), 막창자꼬리(appendix), 림프소절(lymphatic nodule) 및 산재성 림프조직(diffuse lymphatic tissue)을 포함한 **이차림프기관**(secondary lymphatic organ) 및 조직으로 이동한다(그림 14.1 참조). 이러한 이차 림프조직 내에 항원이 존재하는 경우, 림프구는 림프

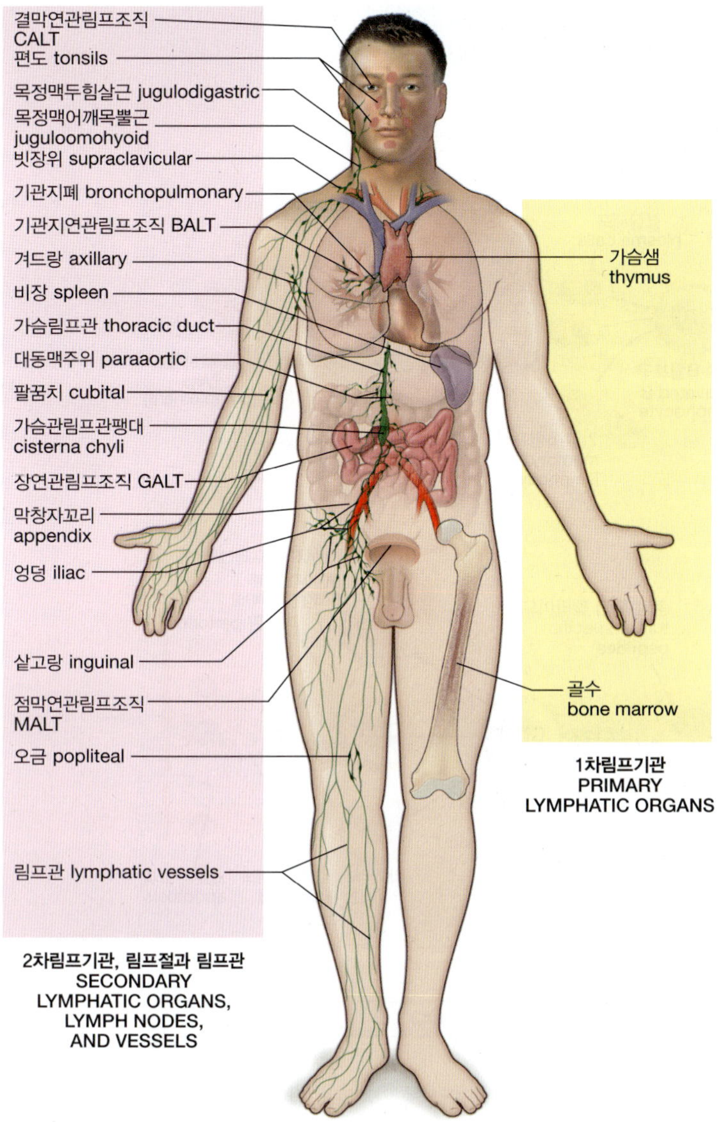

그림 14.1 림프계를 구성하는 구조 개요. 림프계는 이종 미생물, 형질전환된 세포, 그 밖의 유해 물질에 대해 방어하기 위해 신체의 표면과 내면 구획을 감시하는 기능을 하는 세포, 조직, 기관으로 구성되어 있다. 림프구는 림프계에서 가장 중요한 세포이다. 림프구는 일차림프기관에서 분화 및 성숙하며, B림프구의 경우 골수에서, T림프구의 경우 가슴샘에서 성숙한다. 이후 림프구는 혈액이나 림프관으로 들어가 이차림프기관과 조직에 정착하여 항원 의존적 활성화의 마지막 단계를 거친다. 이차림프조직에는 비장, 다양한 림프절 그룹 및 편도와 무리림프소절, 눈꺼풀의 결막연관림프조직(conjunctiva-associated lymphatic tissue, *CALT*), 폐의 기관지연관림프조직(bronchus-associated lymphatic tissue, *BALT*), 위장관의 장연관림프조직(gut-associated lymphatic tissue, *GALT*), 그리고 비뇨생식계 전반의 점막연관림프조직(mucosa-associated lymphatic tissue, *MALT*, 이 그림에서는 방광의 점막으로 표시됨)이 포함된다. 림프는 결합조직의 세포밖 공간으로부터 나온 체액(fluid)이다. 림프는 림프관을 통해 림프절로 흐르며, 림프절은 얕은림프관(superficial lymphatic vessel; 피부와 얕은근막과 연관됨)과 깊은림프관(deep lymphatic vessel; 주된 동맥과 연관됨)을 따라 분포되어 있다. 결국, 림프관은 목의 바닥부위에서 큰 정맥과 만나 림프를 혈류로 내보낸다. 가장 큰 림프관은 가슴림프관(thoracic duct)이다.

구들 간 또는 비림프구와 상호작용하여 **면역적격 효과기 T 및 B세포**(immunocompetent effector T and B cell)와 같은 활성화된 세포가 된다. 이러한 세포는 "자기(self; 그 인체에 정상적으로 존재하는 분자)"와 "비자기(nonself; 이종분자, 즉 인체에 정상적으로는 존재하지 않는 분자)"를 구분할 수 있게 되어 적절한 면역반응을 시작할 수 있다.

항원(antigen)은 특이면역반응(specific immune response)을 일으킬 수 있는 모든 물질이다.

인체는 병원성균(pathogenic organism; 병을 일으키는 균, disease-causing organism)과 외부 환경의 유해물질(감염성 미생물, 독소, 이종세포)에 항상 노출되어 있다. 또한 정상세포가 암세포로 변이되어 이종세포(foreign cell)처럼 되기도 한다. 면역반응은 용해성 물질(예: 이종단백질, 다당류, 독소) 또는 감염성 유기체, 이종조직, 형질전환 조직(transformed tissue) 등과 같은 특이 **항원**(antigen)에 대해 일어난다. "항원"이라는 용어는 면역계 세포에 의해 인식될 수 있는 분자를 의미하며 반드시 병원성 기원을 의미하지는 않는다는 점에 유의하는 것이 중요하다. 대부분의 항원은 면역계통의 세포들에 의해 "처리(processed)"되어 야만 다른 세포들에 의해 면역반응이 일어나게 된다.

역사적으로 **항원**(antigen)이라는 용어는 **특이**(specific, **적응** adaptive) **면역반응**(immune response)을 유도하여 **항체**(antibody) 생성으로 이어지는 물질을 지칭하는 데 사용되었다. 항체는 항원과 결합할 수 있는 물질이다. 그러나 현재 일부 항원은 너무 작거나(일반적으로 20 kDa 이하) 면역 체계의 세포에 의해 감지되기 어려워 면역 반응을 유발하지 못한다는 것이 밝혀졌다. 이러한 이유로, 항상 면역 반응을 유도할 수 있는 특정 유형의 항원을 설명하기 위해 **면역원**(immunogen)이라는 용어가 도입되었다. 따라서 모든 면역원은 항원이지만, 모든 항원이 반드시 면역원인 것은 아니다. 항원과 면역원이라는 용어는 종종 혼용되어 사용된다. 이 장에서는 면역원과 항원의 차이가 관련이 없기 때문에 "항원"이라는 용어를 독점적으로 사용한다.

면역반응은 비특이면역(선천면역)과 특이면역(적응면역)으로 구분된다.

인체는 이종물질 침입과 형질전환세포에 대해 다음과 같은 비특이면역과 특이면역의 두 가지 방법으로 방어한다.

- **비특이면역**(nonspecific immunity, **선천면역** innate immunity): 비특이적 기전이며, 미생물 침입에 대한 일차방어를 담당하고 있다. 비특이면역에는 (1) 인체조직으로 이종 유기체가 침입하지 못하게 차단하는 **물리적 장벽**(physical barrier, 예: 피부 skin, 점막 mucous membrane) (2) 많은 침입미생물을 파괴하는 **화학적 방어**(chemical defenses, 예: 위[stomach] 또는 질[vagina]의 낮은 pH) (3) 이종 미생물을 중화시키는 다양한 **분비물질**(secretory substances, 예: 침에 포함된 티오시안산[thiocyanate], 라이소자임[lysozyme], 인터페론[interferon], 섬유결합소[fibronectin], 혈청 내 보

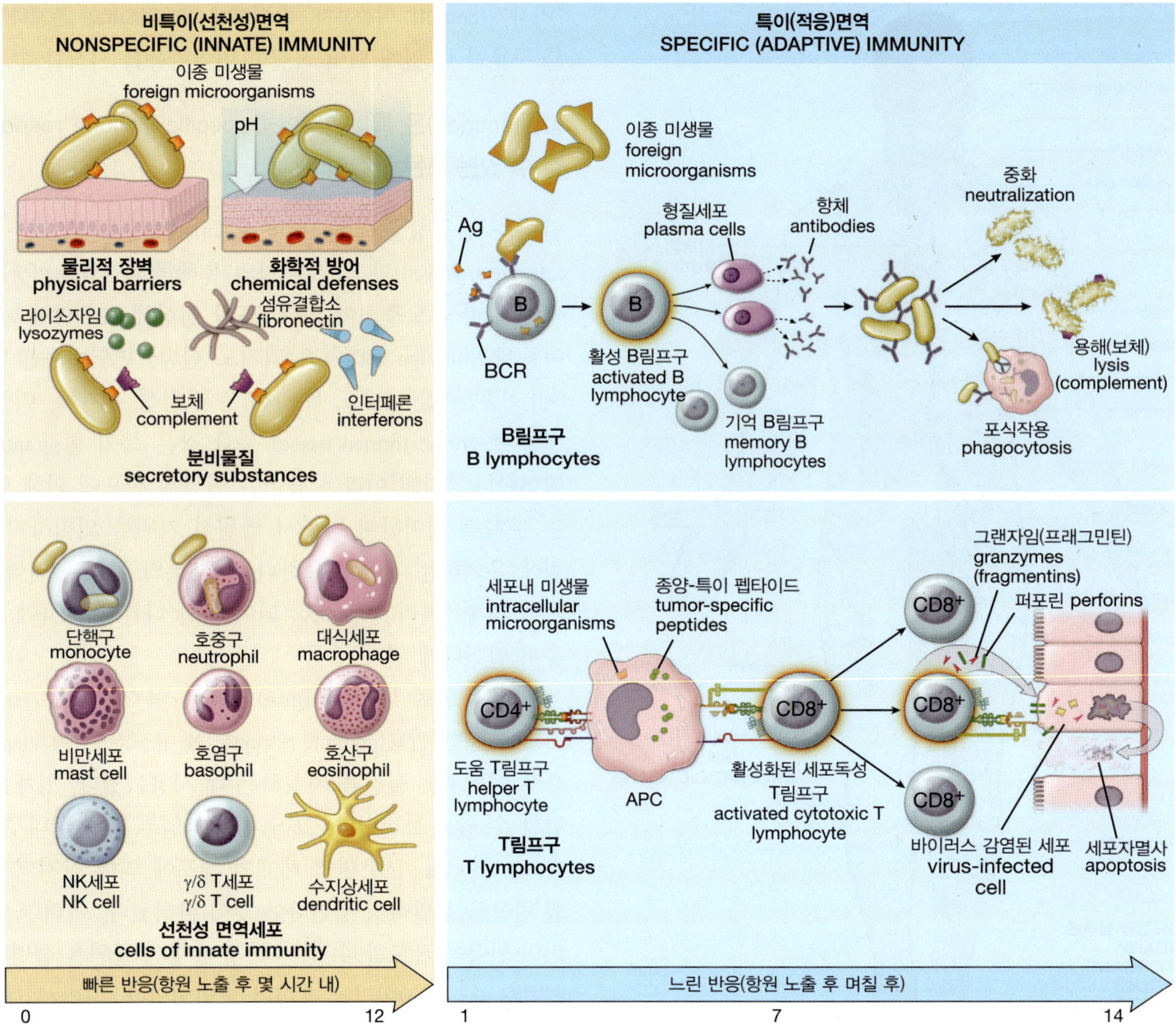

그림 14.2 비특이(선천성)면역과 특이(적응)면역. 신체는 외부 침입자와 형질전환된 세포에 대해 두 가지 면역 방어선을 가지고 있다. 비특이(선천성)면역은 미생물(미생물 침입)에 대한 첫 번째 방어선이다. 이것은 물리적 장벽, 화학적 방어, 다양한 분비물질, 그리고 선천성 면역계를 지원하는 다양한 세포들로 구성된다. 특이(적응)면역은 침입자에 특이적인 항원을 정확하게 표적화할 수 있는 방어를 제공한다. 외부 미생물과의 초기 접촉은 특화된 항원제시세포(*APC*)를 활성화하고, 효과기세포들이 관여하는 일련의 반응들을 시작한다. 적응면역반응 동안, 특이적 B 및 T림프구가 이차림프기관과 조직에서 활성화되어 침입하는 유기체를 파괴한다. Ag, 항원(antigen); *NK*, 자연살해세포(natural killer).

체[complement])이 있고 (4) 선천면역 **세포**(cell)에는 포식세포(예: **호중구** neutrophil, **단핵구** monocyte, **대식세포** macrophage), 자연살해세포(natural killer cell, NK cell), 비만세포(mast cell), 호염구(basophil), 호산구(eosinophils), 수지상세포(dendritic cell)(그림 14.2) 등이 포함된다. 또한 피부, 구강 점막, 호흡기 점막, 장, 질과 같은 다양한 상피조직에 존재하는 특정 유형의 **감마/델타(γ/δ) T림프구**(type of gamma/delta [γ/δ] T lymphocyte)도 이러한 1차 방어기전의 일부로 간주될 수 있다. 예를 들어, **호중구**(neutrophil)는 **톨유사수용체**(toll-like receptor, TLR)와 같은 패턴 **인식 수용체**(pattern recognition receptor, PRR)를 통해 침입하는 세균를 인식할 수 있다. 이러한 수용체는 세균 표면에 일반적으로 발현되는 다양한 병원체 관련 분자를 인식하여 면역반응을 유발한다(344쪽 참조). PRR은 선천성 면역계의 핵심 요소이다. **바이러스 감염**(virus infection)의 경우, 감염된 세포는 인접 세포의 단백질 합성을 감소시켜 바이러스 복제를 억제하는 병원체-비특이적 항바이러스물질인 **인터페론**(interferon)을 생성한다.

- **특이면역**(specific immunity, **적응면역** adaptive immunity): 비특이적 방어가 실패하면, 특정 항원을 표적으로 하는 특이(적응)면역이 활성화된다. **B림프구**(B lymphocyte)와 **T림프구**(T lymphocyte)는 적응면역반응의 **특이성**(specificity)과 **면역기억**(immune memory) 특성을 제공한다(그림 14.2 참조). 특정 항원이나 이종물질에 처음 접촉되면 특수화된 항원제시세포가 활성화되고 면역계의 효과기세포(effector cell)를 포함하는 일련의 반응이 시작되어 결국 면역기억이 형성된다. 적응면역은 B림프구의 막결합형 면역글로불린(B세포 수용체 또는 BCR)과 T림프구의 특이 수용체(즉 T-cell receptor, TCR)를 암호화하는 유전자의 무작위 체세포 재배열을 통해 미생물 공격에 대한 **획득내성**(acquired resistance)

을 얻게 된다. 적응면역반응이 일어나면, 침입물을 파괴하기 위해 특정 B림프구와 T림프구가 활성화된다. 이 재배열은 T세포의 경우 가슴샘에서, B세포의 경우 골수에서 이루어진다. 적응면역 반응 동안, 특정 **B 및 T림프구**(B and T lymphocyte)는 이차림프기관 및 조직에서 활성화되어 침입 유기체를 파괴한다.

비특이(선천)면역과 특이(적응)면역 시스템은 상호 연결되고 중복된다. 대부분의 경우, 선천면역이 먼저 활성화되며, 선천면역 시스템은 병원체의 침입 직후 감염원을 파괴하기 위해 **염증반응**(inflammatory response)을 활성화한다. **호중구**(neutrophil)는 염증반응의 초기 단계에서 염증부위로 모이는 주요 세포 유형이다. 앞에서 설명한 바와 같이, 호중구는 PRR과 보체 수용체를 가지고 있어 침입하는 병원체를 탐식하고 파괴한다. 호중구의 유입 후에는 **단핵구**(monocyte)가 유입되어 **대식세포**(macrophage)로 분화된다. 따라서 대식세포와 호중구는 염증세포라고도 불린다. 염증부위 물질은 림프관에 의해 배출되기 때문에, 병원체(및 항원)는 림프액과 함께 인접한 림프절로 이동하여 T 및 B림프구를 활성화시킨다. 이들은 병원체에 대한 장기기억을 생성할 수 있는 특이(적응)면역반응을 일으킨다.

특이면역(적응면역)은 체액면역과 세포매개 면역으로 나눌 수 있다.

적응면역(adaptive immunity)은 선천면역에 의해 유도되며, 일반적으로 선천면역(즉, 염증반응)이 실패할 경우 활성화된다. 적응면역은 항원에 의해 활성화된다. 선천면역이 병원체를 제거하는 데 오랜 시간이 걸릴수록, 더 많은 항원이 축적되고 더 강력한 적응면역반응이 일어난다. 특정 항원과의 접촉은 체액 면역반응(B림프구에 의한 항체 생성) 또는 세포매개 면역반응(T림프구에 의해 매개됨)으로 구분된다(그림 14.2 참조). 그러나 일반적으로 자극에 따라 한 반응이 우세하더라도, 두 반응이 모두 관여하는 경우가 많다.

- **체액반응**(humoral response, 체액성 면역 humoral immunity)은 **항체**(antibody)라는 단백질의 분비에 의해 매개되며, 이 단백질은 침입자(예: 독소, 바이러스, 세균)를 코팅하고 중화하며, 다른 면역세포에 의해 파괴되도록 한다. **B림프구**(B lymphocyte)는 이 반응의 주요 효과기세포이다. B림프구는 표면 BCR을 사용하여 병원체를 인식하며, 이는 한 종류의 항원에 대해서만 반응하는 특성이 있다. BCR과 항원의 상호작용은 B세포의 증식을 유도한다. B세포 클론의 다른 집단은 **기억 B세포**(memory B cell)와 **형질세포**(plasma cell)로 분화된다. 형질세포는 BCR의 용해성 형태인 **항체**(antibody)를 분비할 수 있다(그림 14.2 참조). 체액면역은 세포 외부에 위치한 병원성 미생물과 그들의 독소(예: 세포 표면 및 위장관, 호흡기 및 비뇨 생식기 관의 내강) 및 세포 외액(예: 혈액, 림프 및 기타 체액) 내에서 주요 방어기전이 이루어진다. 체액면역은 항체와 대식세포의 기능을 향상시키는 순환 중인 작은 단백질로 구성된 보체 시스템의 활성화와 대식세포에 의한 병원성 미생물의 제거를 촉진한다. 일부 질병(예: **파상풍** tetanus, **광견병** rabies, COVID-19)에서는 항체가 매우 중요하고 효과적이어서, 면역이 안된 사람이 면역이 된 사람(또는 동물)의 혈액에서 정제된 항체 주사를 맞음으로써 "면역"이 될 수 있다. 이러한 수동 전이의 효과는 항체가 보호기능을 담당한다는 것을 알 수 있다.

세포매개 면역반응(cell-medicated response, **세포 면역** cellular immunity)은 **T림프구**(T lymphocyte)와 그들의 산물(예: 사이토카인)에 의해 매개되며, 암으로 변형된 세포와 바이러스에 감염된 세포를 특정 "킬러" 세포에 의해 파괴하도록 한다. 세포독성 $CD8^+$림프구는 감염된 세포의 직접적인 살해에 관여한다. 세포면역은 또한 포식세포 내 감염성 미생물과 이식된 외부 세포의 파괴를 촉진한다. T림프구는 항체를 생산하지 않지만, 펩타이드 유래 항원을 인식하는 특수 **항원 수용체**(antigen receptor)를 가지고 있다(그림 14.2 참조). B림프구와 달리, T림프구는 항원을 스스로 인식할 수 없다. T림프구는 다른 항원제시세포(APC)의 표면에 발현된 주조직적합성복합체(MHC) 분자에서 항원이 제시되어야 한다(551~552쪽 참조). 세포매개 면역은 바이러스, 진균, 미이코세균 감염 및 종양 세포에 대한 방어에 중요하며, 이식 거부반응에도 관련된다.

■ 면역계의 세포(CELLS OF THE IMMUNE SYSTEM)

개요(Overview)

면역계의 세포에는 림프구와 다양한 보조세포가 포함된다.

면역계의 세포들은 림프구와 다양한 보조세포들로 구성된다. 세 가지 주요 **림프구**(lymphocyte)로는 B세포, T세포, NK세포가 있다. 보조세포들은 림프구와 상호작용하며, 항원을 림프구에 제시하고 면역반응을 조절하는 데 중요한 역할을 한다. 이러한 세포들에는 **단핵구**(monocyte), **대식세포**(macrophage), **호중구**(neutrophil), **호염구**(basophil), **비만세포**(mast cell), **호산구**(eosinophil), **세망세포**(reticular cell), **수지상세포**(dendritic cell), **소절수지상세포**(follicular dendritic cell), **랑게르한스세포**(Langerhans cell), **상피세망세포**(epithelioreticular cell)가 포함된다. 또한 일부 특수화된 상피 및 기질 세포는 성장, 이동, 효과기세포 및 보조세포의 활성화를 조절하는 특정 물질을 분비하여 면역반응이 잘 일어날 수 있는 환경을 제공한다.

림프기관에서 보조세포들은 성긴 그물망을 형성한다.

림프소절, 림프절, 비장에서는 **세망세포**(reticular cell)와 이런 세포들로부터 생성된 **세망섬유**(reticular fiber)가 정교한 그물망을 형성한다. 림프구, 대식세포, 수지상세포, 소절수지상세포와 그 밖의 면역계통 세포들은 이런 그물에 존재하거나 인체의 성긴 결합조직(loose connective tissue) 안에 있다. 랑게르한스세포는 표피(epidermis)의 중간층에만 위치하며, 감시와 방어기능을 수행한다. 가슴샘에서는 **상피세망세포**(epithelioreticular cell)가 조직 내에서 구조적 그물을 형성한다. 이름 때문에 혼동하기 쉽지만, 이 세포는 세망섬유와는 아무런 관련이 없다.

림프조직의 세포들은 그 표면의 특정 분화군집(CD) 분자에 따라 여러 종류로 구분된다.

다양한 림프조직과 혈구형성조직(hematopoietic tissue) 세포들은 종류마다 독특한 표지물질을 갖고 있다. 1980년대 초반까지, 과학 문헌에서 사용된 이러한 표면분자의 다양한 명칭은 일관성이 없고 혼란스러웠다. 1982년 파리에서 열린 제1회 인간 백혈구 분화항원 국제 워크숍에서는 해당하는 분자의 군집과 다양한 항체를 연결하는 새로운 명명법 체계가 제안되었다. 이 특정 표지들은 현재 **분화군집**(cluster of differentiation, CD) **분자**로 불리며, 세포분화의 다양한 단계에서 발현되는 항원과 관련된 번호로 지정되었다. 예를 들어, CD4는 T림프구에 특이적인 단백질 복합체이며, CD4 항체는 CD4 분자에 반응하는 단일클론 항체이다. 단일클론항체를 이용한 면역조직화학(immunohistochemistry)기법으로 CD 분자를 관찰할 수 있으며, 림프세포나 혈구형성세포의 특정 아형을 분류하는 데 유용하게 사용된다. 어떤 CD 분자는 세포의 분화 초기부터 말기까지 계속 발현되지만, 어떤 CD 분자는 특정 분화 단계나 세포 활성기에만 발현되기도 한다. 현재까지 400개 이상의 CD 분자가 확인되었다. **CD 표지**(CD marker)는 여러 혈구형성조직 질환의 진단 및 치료에 유용하다. 예를 들어, 생검 시료에서 림프구의 특정 CD 표지의 결핍(또는 과발현)은 환자가 이 표지를 발현하는 특정 림프구의 생성 및 분화와 관련된 질환을 가지고 있음을 나타낼 수 있다. CD 분자는 또한 T세포 및 B세포 백혈병(백혈구 형성 조직의 암) 및 기타 혈구형성조직 질환을 구별하는 데 유용하다. 임상적으로 중요한 표지물질들이 표 14.1에 정리되어 있다.

림프구(Lymphocytes)

순환림프구는 림프조직의 가장 주된 세포이다.

림프구(lymphocyte)의 기능을 이해하기 위해서는 혈액이나 림프에 존재하는 대부분의 림프구(약 70%)가 면역적격세포로 **순환풀**(circulation pool)을 구성한다는 것을 알아야 한다. 이 세포들은 순환계통을 돌다가 빠져나와 림프조직으로 들어가 주위 조직에 대한 **면역감시**(immunologic surveillance) 기능을 한 후 다시 순환계통으로 들어간다. 이 세포들은 이종항원을 인식하여 반응할 수 있도록 성숙과정을 거친 성숙림프구(mature lymphocyte, 주로 T세포)로, 수명이 긴 편이며, 림프조직의 어느 한 부위에서 다른 부위로 수송된다. 혈관에서 남은 30%의 림프구는 순환계통과 림프조직 사이를 순환하지 않는다. 이런 세포들은 미성숙세포이거나 특정 조직에 분포하도록 결정지어진 활성세포이며 수명이 짧다. 이런 림프구들은 모세혈관을 빠져나가 호흡관, 소화관, 비뇨관의 상피 아래 결합조직으로 이동하며 상피세포 사이 공간으로도 들어간다. 기능적으로, 인체에서는 **T림프구**(T lymphocyte), **B림프구**(B lymphocyte), **NK세포**(NK cell) 세 종류의 림프구로 구분된다. 이런 기능적 분류는 세포의 크기나 형태적 특징과는 무관하다.

T림프구는 가슴샘에서 분화하며, 순환림프구의 대부분을 차지한다.

T림프구(T lymphocyte, **T세포** T cell)의 명칭은 세포의 분화 장소인 가슴샘에서 유래된 것이다. T림프구는 수명이 길고 **세포매개면역**(cell-mediated immunity)을 담당한다. 순환림프구의 60~80%가 T세포이다. T세포는 CD2, CD3, CD5, CD7 표지분자와 T세포 수용체(TCR)를 발현하고 있다. 그렇지만 T세포는 중요한 표면 표지물질인 CD4, CD8의 유무에 따라 다음과 같은 세부 유형으로 구분된다. 여기서 중요한 점은 CD4와 CD8이 단순한 세포 표지일 뿐만 아니라, MHC 분자에 결합된 펩타이드 항원을 인식하는 활성 공동수용체(co-receptor)라는 것이다(551~552쪽 참조).

- **도움 $CD4^+$ T림프구**(helper $CD4^+$ T lymphocyte): 세포 표면에 CD4를 가진 T세포이다. 분비하는 사이토카인(cytokine)에 따라 더 세분화된다(557쪽 참조). 첫 번째 아형은 주로 인터페론 γ(interferon γ, IFN-γ)와 다른 사이토카인(예: 인터루킨 2[interleukin 2, IL-2] 및 종양괴사인자[tumor necrosis factor, TNF])을 합성하는 도움T세포(helper T cell)로 **Th1세포**(Th1 cell)라고 한다. 이 세포는 세포 내 병원체(예: 세균 및 기타 미생물)를 파괴하는 **대식세포**(macrophage)를 활성화한다. 두 번째 하위 집단은 IL-4, IL-5, IL-10, IL-13을 합성하는 도움T세포로 **Th2세포**(Th2 cell)라고 한다. Th2세포는 **호산구**(eosinophil), **비만세포**(mast cell), **B세포**(B cell, IgE 생산)를 활성화한다. Th2세포는 항체 E(IgE), 비만세포 및 호산구 매개면역반응을 시작하여 세포밖 기생충(예: 연충 helminth)을 파괴하고 알레르기 반응을 매개한다. 세 번째 하위 집단은 IL-17 및 IL-22를 합성하는 도움T세포로, **Th17세포**(Th17 cell)라고 한다. 이들의 주요 기능은 염증부위로 호중구들을 모이게 하여 세포밖 세균과 진균을 파괴하는 것이다. 또한 Th17세포가 생성하는 IL-22는 항균 펩타이드(예: 디펜신)의 생산을 증가시키고 상피의 장벽 기능을 돕는다. Th17 기능의 결함은 피부에서 빈번하고 재발하는 진균 및 세균 감염을 특징으로 하는 **Job 증후군**(Job syndrome, hyper-IgE syndrome)의 발병과 관련된다.
- **세포독성 $CD8^+$ T림프구**(cytotoxic $CD8^+$ T lymphocyte, CTL): 세포 표면에 CD8을 발현하는 T세포이다. 항원을 인식하고 활성화된 후, 이 세포들은 세포독성 단백질을 전달하여 항원을 발

표 14.1 임상에서 가장 많이 이용되고 있는 DC 표지물질

표지물질 (maker)	발현하는 세포	기능/특성	분자량(kDa)
CD1	중간 발생단계의 T세포, 랑게르한스 세포, 수지상세포	지질 항원을 T세포에 제시 β_2 마이크로글로불린과 연관된 MHC I 유사 분자 피부의 T세포 및 랑게르한스 세포의 발달 표지	49
CD2	T세포, NK세포	세포 부착분자 T세포 활성화의 임상 표지물질로 사용됨	50
CD3	T세포	T세포 수용체(TCR)와 복합체 형성	25~28
CD4	도움 T세포, 단핵구, 대식세포	면역글로불린 상과구성원(Ig superfamily member) MHC II 분자와 상호작용 HIV-1 및 HIV-2의 gp120 바이러스 단백질과 결합	56
CD5	T세포, 일부 B세포	성숙 T세포와 B세포에서 발현되는 상호자극분자 Th2 및 Th17 세포 분화에 필수요소 만성 림프성백혈병에서 높게 발현	67
CD7	T세포, 다능성 혈구형성세포	면역글로불린 상과구성원 PI-3kinase와 결합 T세포 급성 림프성백혈병 및 줄기세포백혈병에 대한 유용한 임상표지물질	40
CD8	세포독성 T세포	면역글로불린 상과구성원 MHC I분자와 상호작용	34
CD9	B세포, T세포, 단핵구, 호산구, 호염구, 혈소판, 내피세포, 엑소좀	혈소판응집, 세포부착 및 세포이동 촉진, 엑소좀의 일반적 표지물질	24
CD10	전구 B세포(pre-B cell), 전구 T세포(pre-T cell), 단핵구, 호산구	아연 금속단백질분해효소 급성 림프모구백혈병의 일반 표지물질	100
CD16a	NK세포 또는 비만세포, 대식세포	NK세포에 대한 임상표지물질 응집된 IgG에 대한 F_c 수용체로 작용 포식작용과 항체의존 세포매개세포독성(antibody-dependent cell-mediated cytotoxicity)을 매개함	50~70
CD16b	호중구	응집된 IgG에 대한 F_c 수용체로 작용 호중구 활성화 중재(탈과립, 식균작용, 산화폭발 반응[oxidative burst reaction])	50~70
CD19	B세포, 수지상세포	CD21 및 CD81과의 공동수용체 B세포 발달 모든 단계에 대한 임상표지물질	95
CD20	B세포	Ca^{2+} 통로 형성 B세포 활성화 및 형질세포 발달에서 역활 B세포 발달후기 단계에 대한 임상표지물질 만성 림프성 백혈병에서 B세포 고갈을 유도하기 위한 CD20에 대한 단클론 항체 이용	35~37
CD21	B세포, 소절수지상세포	C3d 보체단백질과 엡스타인바바이러스(E-B virus)에 대한 수용체	145
CD22	B세포	B림프구 세포부착분자 B세포와 T세포 간의 부착 매개	130~140
CD23	B세포, 단핵구, 대식세포, 호산구, 혈소판, 수지상 세포	IgE의 F_c 부분에 대한 저친화성 수용체로 대식세포와 호산구의 IgE의존 세포독성과 포식작용 매개	45
CD24	B세포, 과립구, 상피세포	세포 표면의 시알로당단백질(sialoglycoprotein), B세포 분화 후기단계에서 발현됨	41
CD25	활성화된 T세포와 B세포	IL-2(인터루킨-2)와 결합(IL-2 수용체 α 사슬)	55
CD28	T세포(모든 $CD4^+$와 인간의 50% 이상의 $CD8^+$)	T세포 공동자극분자로 CD80(B7-1) 및 CD86(B7-2)과 상호작용; 공동자극신호는 T세포 활성화 및 IL-2 생산 유도	44
CD31	림프관 내피세포, 혈소판, 대식세포, 백혈구, 거대핵세포	혈소판과 내피세포 접착 분자-1(PECAM-1)로도 알려져 있으며, 림프모세혈관으로의 백혈구 이동에 관여	130

다음 페이지에 계속

표 14.1 임상에서 가장 많이 이용되고 있는 DC 표지물질 (계속)

표지물질 (maker)	발현하는 세포	기능/특성	분자량(kDa)
CD34	혈구형성줄기세포(HSCs)	HSCs의 임상적 표지물질 및 CD62L에 대한 리간드 역할 줄기세포를 골수의 세포밖 기질에 부착시키는 역할	105~120
CD35	T세포, B세포, 단핵구, 수지상 세포, 과립구, 적혈구	보체 수용체1(complement receptor 1) 보체로 덮인 입자의 포식작용을 촉진 C3b와 C4b 보체단백질과 결합	250
CD38	초기 B 및 T세포,활성화된 T세포	NAD 글라이코하이드롤라제(glycohydrolase) T세포 활성과 증식에 대한 표지물질로 이용됨	45
CD40	B세포, 대식세포, 소절수지상세포, 수지상 세포, 활성화된 단핵구, 내피세포 및 혈관민무늬근세포	증식하는 B세포에서 활성화됨 CD40L(CD154)과의 공동자극분자 대식세포와 수지상세포에서 사이토카인 생산 촉진	48
CD40L	활성화된 $CD4^+$ T세포; CD154로 알려짐	T세포와 B세포 간의 상호작용 촉진 B세포 기능 조절 CD40과의 공동자극분자	39
CD45	모든 인간 백혈구	티로신 인산화효소 백혈구 공통 항원 T세포와 B세포 수용체 신호전달에 필요	220
CD45RO, CD45RA	기억 T세포(CD45RO), naïve T세포 (CD45RA), 일부 B세포, 단핵구, 대식세포	티로신 인산화효소 CD45의 아이소형(isoforms) T세포와 B세포 활성화 조절	180
CD49a	조직에 상주하는 기억 $CD8^+$ 세포(Trm)	콜라겐 IV에 대한 림프구의 부착과 관련된 $\alpha1\beta1$ 인테그린의 $\alpha1$ 소단위	200
CD56	NK세포	NK세포의 임상적 마커 신경세포 접착분자(N-CAM)의 소단위	135~220
CD62E	내피세포(내피세포에서만 발견됨)	ELAM-1로 대표됨 백혈구의 Sialyl-Lewis^x(s-Le^x) 탄수화물에 결합	140
CD62L	백혈구	CD34에 결합 림프구가 내피세포 표면을 따라 굴러갈 수 있게 하는 L-셀렉틴, 백혈구 접착 분자를 대표함	150
CD63	모든 세포, 활성화된 혈소판, 엑소좀	리소좀 및 세포 내 소포의 막과 관련된 LAMP-3 단백질 일반적인 엑소좀 마커	30~60
CD69	조직에 상주하는 기억 $CD8^+$ 세포(Trm), γ/δ T세포	막 결합형, II형 C-렉틴 수용체를 대표 림프구 조직 보유의 마커로 간주됨	28~32
CD80	B세포, 대식세포, 수지상 세포, 단핵구; B7-1 수용체로 알려짐	APC 공동자극분자로, CD28 및 CTLA-4와 상호작용	60
CD86	활성화된 B세포, 대식세포, 단핵구, 수지상 세포, 내피세포; B7-2 수용체로 알려짐	APC 공동자극분자로, CD28 및 CTLA-4와 상호작용	80
CD94	NK세포	NK세포의 기능 조절 NK세포의 임상적 마커	43
CD103	피부, 폐, 소화관에 상주하는 기억 $CD8^+$ 세포(Trm)	$\alpha4\beta7$ 인테그린을 대표하며 림프구를 리간드인 E-카드헤린으로 유도 림프구 조직 보유의 마커로 간주됨	175

APC, 항원제시세포(antigen-presenting cell); *CTLA-4*, 세포독성 T림프구 관련 단백질 4(cytotoxic T-lymphocyte-associated protein 4); *ELAM-1*, 혈관내피-백혈구 부착 분자 1(endothelial-leukocyte adhesion molecule 1); *GI*, 위장관(gastrointestinal); *HIV-1*, 인간 면역결핍 바이러스 1형(human immunodeficiency virus-1); *Ig*, 면역글로불린(immunoglobulin); *LAMP*, 리소좀 관련 막 단백질(lysosome-associated membrane protein), *MHC*, 주조직적합복합체(major histocompatibility complex); *NAD*, 니코틴아미드 아데닌 다이뉴클레오타이드(nicotinamide adenine dinucleotide); *N-CAM*, 신경세포 부착 분자(neural cell adhesion molecule); *NK*, 자연살해세포(natural killer); *PECAM-1A*, 혈소판 및 내피세포 부착 분자 1A(platelet and endothelial cell adhesion molecule-1A); *PI-3* kinase, 포스파티딜이노시톨-3 인산화효소(phosphatidylinositol-3 kinase).

현하는 표적세포를 죽인다. 세포독성 T세포의 세포질 과립에서 발견되는 주요 독성 단백질은 NK세포에서 발견되는 것과 동일하며, 그랜자임(granzyme), 퍼포린(perforin), 그랜울리신(granulysin)이 포함되어 있다. 세포독성 T세포는 바이러스에 감염된 세포, 암으로 형질전환된 세포(cancer-transformed cell), 미생물에 감염된 세포, 기생충 등의 표적세포를 죽이며, 이식된 세포와 장기의 급성거부반응에서 중요한 역할은 한다.

- **조절(억제) T림프구**(regulatory [suppressor] T lymphocyte): 다른 면역세포들의 활성에 영향을 주어 이종항원과 자가항원에 대한 면역반응을 억제하는 표현형적으로 다양한 T림프구를 말한다. 예를 들면, 조절세포의 전형적인 예인 $CD4^+CD25^+FOXP3^+$ 표지물질을 가진 T림프구는 면역반응을 개시하는 다른 T림프구들의 활성을 감소시킬 수 있다. FOXP3 표지물질은 포크헤드군전사인자(forkhead family transcription factor)가 발현됨을 나타내며, 많은 T림프구의 특징이기도 하다. 또 다른 $CD8^+CD45RO^+$ 표지물질을 가지고 있는 종양관련 T림프구는 T세포의 활성을 억제할 수 있다. 그 밖의 억제T세포(suppressor T cell)들은 B세포의 분화를 억제하거나 골수에서 적혈구의 성숙과정을 조절하기도 한다.
- **감마/델타 T림프구**(γ/δ T lymphocyte): 전체 T세포의 5% 미만으로 T세포 중에서 비중이 적은 편이며, 표면에 각각 사슬(γ-chain)과 δ-사슬 하나씩으로 구성된 특정 TCR을 가지고 있다. 대부분의 다른 TCR은 α-TCR과 β-TCR 사슬이라고 하는 두 개의 당단백질 사슬로 구성되어 있다. 이런 세포들은 가슴샘에서 분화된 후 다양한 **상피조직**(epithelial tissue)**으로 이동**(migrate)한다(예: 피부, 입안점막, 호흡점막, 장, 질). 상피조직에 자리를 잡고 나면, 혈액과 림프기관 사이를 다시 순환 이동하지 않는다. γ/δ T세포는 외부와 체내환경 경계에 전략적으로 위치하여, 병원체에 대한 일차방어선 역할을 한다. 이 세포들은 항원이 체내에 들어오기 전에 상피세포 표면에서 항원을 만나 반응한다.
- **점막연관불변 T림프구**(mucosa-associated invariant T [MAIT] lymphocyte): 두 개의 불변 α- 및 β-TCR 사슬로 구성된 수용체를 발현하는 T세포의 아형이다. 이 세포들은 진균과 세균에서 발생하는 **리보플라빈합성**(metabolites of riboflavin, 비타민 B_2 vitamin B_2) 경로의 대사산물을 인식한다. 이러한 대사산물은 **MHC I 관련 단백질**(MHC I-related proteins, MR1)이라고 불리는 MHC I 유사 복합체를 발현하는 다른 세포에 의해 MAIT 림프구에 제시되어야 한다. MAIT세포가 활성화되면 IFN-γ 및 TNF-α와 같은 염증성 사이토카인을 분비하며 감염된 세포를 파괴할 수 있다. MAIT세포는 간에서 발견되는 전체 T림프구의 약 50%를 차지한다. MAIT세포의 기능적 손상은 만성 B형 간염 바이러스(HBV) 및 인간 면역결핍 바이러스(HIV) 감염에서 발견되었다. 이 세포들은 위장관의 점막 상피 장벽을 넘어 문맥 순환으로 들어가는 미생물에 대한 두 번째 방어기전을 할 가능성이 크다.
- **거주 기억 T림프구**(resident memory T lymphocyte, Trm): 비순환 기억 T세포의 새로운 T림프구 계통을 나타낸다. 이들은 말초 조직에서 항원에 노출된 후 생성되며 초기 노출 부위에서 면역기억을 제공한다. Trm세포는 거주지 특이적 마커인 CD69, CD103, CD49a를 발현하지만, 말초 조직을 떠나 림프절로 이동할 수 있게 하는 분자는 가지고 있지 않다. Trm세포는 위장관, 폐, 피부, 생식기 계통을 포함한 상피 장벽 조직에 분포한다. 이들은 다른 순환 T세포에 비해 더 강력한 효과기 세포이다. 거주 Trm세포는 특정 조직에서 면역감시를 지속하며, 감염 시 신속하고 강력한 면역반응을 시작하는 데 중요한 역할을 한다.

B림프구는 소낭유사기관(bursa-equivalent organ)에서 분화하며 체액면역을 담당한다.

B림프구(B lymphocyte, **B세포** B cell)는 파브리키우스 소낭(bursa of Fabricicus)에서 처음으로 밝혀졌기 때문에 이렇게 명명되었고(351쪽 참조), 포유류에서는 골수와 같은 소낭유사기관에서 분화한다(글상자 14.1 참조). B림프구는 **체액면역**(humoral immunity)과 관련된 면역단백질, 즉 **면역글로불린**(immunoglobulin, Ig)으로 불리기도 하는 **항체**(antibody)를 합성, 분비하며 수명은 다양하다(그림 14.3과 표 14.2 참조). B세포는 순환 중인 림프구의 20~30%를 차지한다. B세포는 순환하는 면역글로불린을 분비할 뿐 아니라, 항원 특이결합부위(antigen-specific binding site)로 작용하는 **B세포 수용체**(B-cell receptor, BCR)라는 세포막에 결합된 형태의 면역글로불린을 발현한다. 분화가 진행되는 동안, BCR은 미성숙 B세포의 단일 면역글로불린 M(IgM형)에서 **성숙B세포**(mature B cell)의 **IgD**와 **IgM**의 혼합형으로 바뀐다. BCR이 항원을 인식하면 B림프구가 활성화되고 체액면역반응이 시작된다. 또한 B세포는 항원을 T세포에 제시하기 위해 세포 표면에 **2형주조직적합복합체분자**(major histocompatibility complex II [MHC II] molecule)라는 물질을 발현하기도 한다. B세포의 CD표지물질은 CD9, CD19, CD20이다. IgM과 IgD 형태의 막 결합형 면역글로불린을 갖춘 성숙한 B세포는 혈액 순환으로 들어가 말초로 이동하여 비장과 기타 이차림프기관에 정착한다.

자연살해림프구(NK세포)는 T세포나 B세포가 아니며, 특정 표적세포를 죽이는 특수 기능을 수행한다.

NK세포(natural killer [NK] cell)는 비특이(선천)면역에 속하지만 T세포와 B세포를 포함한 적응면역계의 세포와 유사한 점이 있다. NK세포는 B세포, T세포와 공통림프계전구세포(common lymphoid progenitor, CLP)에서 분화하였고 특정 표적세포를 죽이는 기능 때

글상자 14.1

기능적 고찰: T림프구와 B림프구라는 명칭의 유래(Origin of the names *T lymphocyte* and *B lymphocyte*)

1960년대 초, 닭 배아를 이용하여 연구하던 학자들이 조류의 배설강(cloaca)과 관련된 림프조직 덩어리인 파브리키우스 소낭이 림프구 분화의 해부학적 부위 중 하나임을 증명하였다. 이 조직을 닭 배아에서 제거하면(수술적 절제 또는 고용량의 테스토스테론 투여), 성체가 된 닭은 항체를 생성할 수 없어 체액면역(humoral immunity) 장애가 유발되었다. 그리고 비장과 림프절의 소낭의존구역(bursa-dependent area)의 림프구 수도 크게 감소되었다. 이렇게 영향받는 림프구를 **B림프구**(B lymphocyte) 또는 **B세포**(B cell)라고 명명하였다. 포유류(인간을 포함)에서 소낭유사기관은 **골수**(bone marrow)이며, 이곳에서 B림프구가 면역적격세포로 분화한다. 따라서 "B"는 조류의 **파브리키우스 소낭**(bursa of Fabricius)이나 포유류의 **소낭유사기관**(bursa-equivalent organ)의 머리글자에 해당한다.

갓 태어난 마우스를 연구하던 학자들은 가슴샘을 제거하였을 때 세포매개 면역반응에 결함이 생기는 것을 발견하게 되었다. 다른 개체로부터 얻어진 피부를 이식하였을 때 나타나는 거부반응이 대표적인 세포매개반응의 예이다. 가슴샘이 제거된 마우스의 비장과 림프절의 특정부위(가슴샘의존구역 thymus-dependent area)에서 림프구 수가 크게 감소됨을 관찰하였고, 이렇게 감소된 부위는 닭의 파브리키우스 소낭을 제거한 후 관찰된 구역과는 다른 곳이었다. 여기서 영향받은 림프구는 **T림프구**(T lymphocytes) 또는 **T세포**(T cells)라 명명되었다. 따라서 "T"는 **가슴샘**(thymus)의 머리글자에 해당된다.

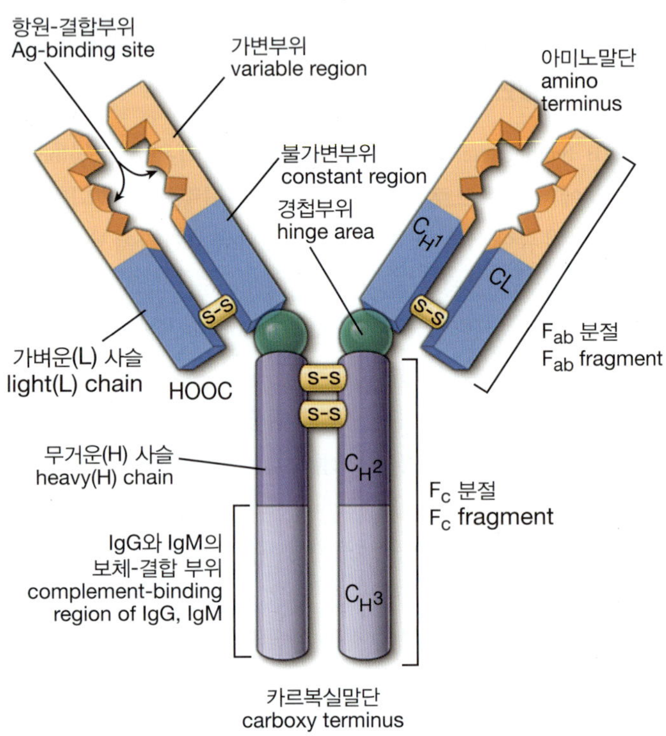

그림 14.3 항체(antibody)분자의 모식도. 항체는 형질세포에서 생산된 Y자 모양의 분자이다. 항체는 2개의 무거운(heavy, *H*) 폴리펩타이드사슬(polypeptide chain)과 2개의 가벼운(light, *L*) 폴리펩타이드사슬로 구성되어 있으며, 이들은 이황결합(disulfide bond, S–S)에 의해 연결되어 있다. *H*사슬과 *L*사슬은 모두 그들 서열에 불가변(constant, 카르복실말단 carboxy-terminus) 또는 가변(variable, 아미노말단 amino-terminus)의 아미노산 영역으로 구성되어 있다. 무거운사슬의 종류에 따라 다섯 가지 *Ig* 아형이 구분된다. 항체분자의 아미노말단 두 부위에 항원(*Ag*)이 결합되며, 이곳은 무거운사슬과 가벼운사슬이 서로 연결되는 아미노말단의 두 부위이다. 파파인(papain)이라는 단백질분해효소로 항체분자를 분해하면 두 개의 F_{ab} 분절(F_{ab} fragment)과 한 개의 결정 F_c 분절(crystallizable F_c fragment)로 쪼개어진다. F_{ab} 분절은 특정 항원이 결합하도록 하고, 반면에 F_c 분절은 두 개의 카르복실말단 무거운 사슬분절(C_H2, C_H3)로 구성되며 효과기 기능(effector function)을 수행한다(예: 보체 활성 complement activation). 다수의 세포들이 그들 표면에 F_c 수용체를 발현하고, 항체의 F_c 부위와 결합한다.

문에 이렇게 명명되었다. 순환 림프구의 5~15%가 NK세포이며 T세포나 B세포보다 크며 세포질 내 과립을 가지고 있어, 가끔 큰 과립 림프구(LGL)라고도 불린다. 이 세포들은 가슴샘에서 성숙과정을 거치지는 않아 TCR을 발현하지 않지만 발생 과정에서, 이 세포들이 표면에 **자연독성 수용체**(natural cytotoxicity receptor, NCR)를 발현하여 형질전환세포(transformed cell)를 인식할 수 있도록 유전적으로 프로그래밍이 일어난다. 이러한 생식선 유래 암호된 활성화 수용체는 종양이나 바이러스에 감염된 세포의 병원체 유래 항원이나 스트레스 유발 항원에 직접 결합할 수 있다. NK세포가 표적세포를 죽이는 방식은 세포독성 $CD8^+$ T림프구와 유사하다. NK세포가 형질전환세포를 인식하면 활성화되고, **퍼포린**(perforin, 구멍형성 단백질)과 **그랜자임**(granzyme, 표적세포의 **세포자멸사**[apoptosis]를 유도하는 단백질)을 분비하여 이러한 세포를 직접 제거한다. NK세포가 발현하는 특정 표지는 CD16a, CD56, CD94이다.

NK세포는 표적세포의 세포자멸사를 직접 유도할 뿐만 아니라 염증반응과 세포용해를 유도하는 염증성 사이토카인을 분비하여 표적세포를 간접적으로 죽이는 추가적인 기전을 사용한다. 이 세포들은 **항체의존성 세포매개 세포독성**(antibody-dependent cell-mediated cytotoxicity, ADCC) 면역반응을 사용하여 항체로 코팅된 표적세포를 죽인다(555~556쪽 참조). **CD16a**($F_c\gamma$RIIIa)는 **IgG 항체의 F_c 수용체**이며 NK세포의 CD16a 수용체와 미생물을 코팅하는 IgG 항체 간의 상호작용은 ADCC 기전을 유발한다. 이 기전을 통해 적응면역계의 항원 특이성(형질 세포에서 분비된 IgG 항체에 의함)과 NK세포의 세포독성이 결합되어 항원 특이적 살해가 이루어진다. 따라서 NK세포의 CD16a 결합은 강력한 세포자멸 신호로 작용하여 NK세포 매개 살해를 유도한다.

표 14.2 인간 면역글로불린의 특성

동형단백질	분자량(kDa)	혈청농도(mg/mL)	성인 혈액 중 총 Ig에 대한 비율	F_c 부위를 통해 결합하는 세포	주요 기능
IgG	145	12.0	85	대식세포, B세포, NK세포, 호중구, 호산구	이차면역반응에서 주요 Ig 모든 5종류의 Ig 중에서 반감기(23일)가 가장 길 보체활성 화학주성 자극 태반을 건너가 신생아가 수동면역(passive immunity)을 갖게 함
IgM	190(950)[a]	1.5	5~10	B세포	일차면역반응 동안 생성되는 주요 Ig 보체결합에 가장 효과적인 Ig 대식세포의 활성 B림프구의 Ag 수용체로 제공됨
IgA	160(385)[b]	2.0	5~15	B세포	눈물, 초유, 침, 질액 등의 신체 분비물과 코안, 기관지, 장, 전립샘의 분비물에 존재 이런 액에 있는 미생물의 증식에 대한 보호기능과 이런 공간을 덮고 있는 세포를 통과해 인체로 침입한 미생물이나 이종분자에 대한 방어
IgD	185	0.03	<1	B세포	성숙B림프구의 표면에 항원 수용체(IgM과 함께)로서 작용(혈청 안에 극미량 존재)
IgE	190	3×10^{-5}	<1	비만세포, 호염구	히스타민, 헤파린, 류코트리엔을 유리하도록 비만세포 자극, 아나필락시스(anaphylaxis)의 호산구 화학주성 인자 자극 아나필락시스의 과민반응에 반응 기생충 감염에서 증가됨

[a]IgM은 혈청에서 오량체(pentameric)로 존재.
[b]IgA는 혈청에서 이량체(dimeric)로 존재.
Ag, 항원(antigen); *Ig*, 면역글로불린(immunoglobulin); *NK*, 자연살해세포(natural killer).

NK세포는 표면 수용체에서 유래한 활성화 및 억제 신호 간의 불균형을 인식하여 표적세포를 죽이도록 활성화된다.

NK세포의 기능은 표면에 있는 활성화 및 억제 수용체에 의해 생성된 여러 신호의 통합에 의해 결정된다(그림 14.4 참조). 정상적인 생리적 조건에서 순환하는 NK세포는 대부분 비활성 상태이며, 다양한 신호경로를 통해 활성화되어 특정 종양 또는 바이러스에 감염된 조직으로 이동하여 침투한다. 일반적으로, NK세포는 표면에 두 가지 유형의 조절 수용체를 발현한다.

- **활성화 수용체**(activating receptor): NKp46, NKp44, NKp30과 같은 **자연 세포독성 수용체**(natural cytotoxicity receptor, NCR)로 알려진 활성화 수용체는 종양 및 바이러스에 감염된 세포에서 발현되는 리간드(ligand)를 인식하고 활성화 신호를 보낸다.
- **억제 수용체**(inhibitory receptor): KIR(killer cell immunoglobulin like receptor), NKG2A, KLRG1, TIGIT와 같은 억제 수용체는 NK세포의 작용을 억제하는 MHC I 분자와 반응한다.

NK세포의 활성화(NK cell activation)는 잠재적 표적세포와의 상호작용 중에 각각의 수용체에 의해 시작된 **활성화** 및 **억제 경로** 간의 **동적 불균형**(dynamic imbalance)에 의해 제어된다. 모든 정상적인 건강한 세포는 NK세포의 억제 수용체에 대한 리간드로 작용하는 충분한 MHC I 분자를 발현한다. 억제 및 활성화 경로 간의 균형은 NK세포가 비활성 상태(살해 모드가 아님)로 유지되도록 하여, 정상적인 건강한 세포들이 NK세포의 공격으로부터 보호받도록 한다(그림 14.4 참조). 그러나 바이러스 감염 중에는 MHC I 분자가 감소되거나 때로는 소실되어, NK 억제 경로에 대한 신호가 감소하고 억제 및 활성화 신호 간의 불균형이 발생한다. 유사한 불균형으로는 종양으로 변형된 세포가 표면에 활성화 리간드를 과발현할 때도 발생하며, NK 활성화 수용체로부터의 신호가 증가한다. 따라서 NK세포는 적절한 리간드를 인식하는 표면 수용체를 통해 활성화 및 억제 신호의 통합에 의해 조절된다. 이러한 신호 간의 불균형이 발생하면 NK세포는 활성화되어 살해 모드로 전환된다(그림 14.4 참조).

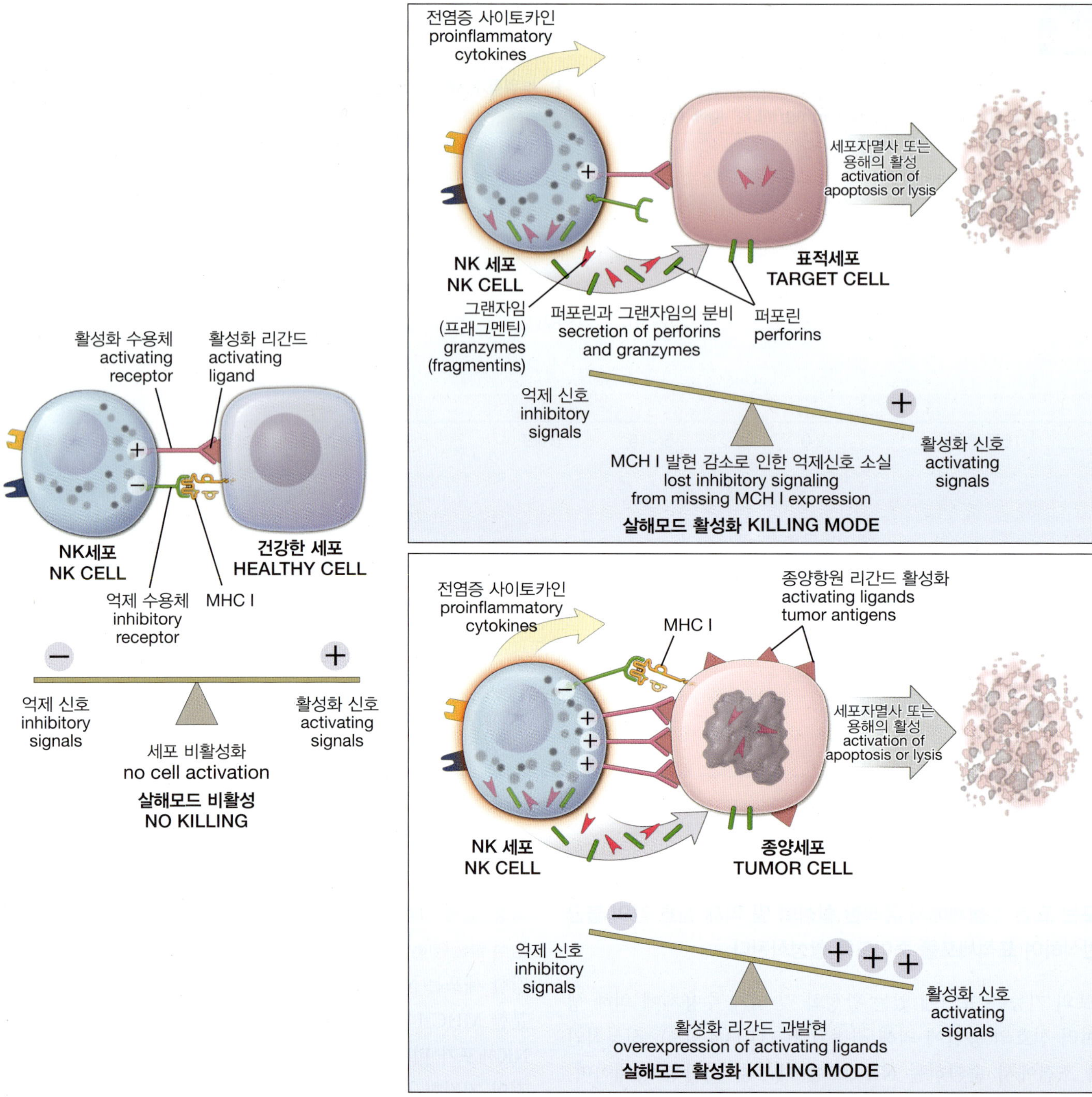

그림 14.4 NK세포의 활성화. 자연살해(NK)세포는 표적세포의 표면 수용체에서 유래된 활성화 신호와 억제 신호 간의 불균형을 인식하여 표적세포를 죽이도록 활성화된다. 정상적인 조건에서는(*왼쪽 모식도*), NK세포의 활성화 수용체(예: NKp46, NKp44, NKp30)가 대부분의 "건강한" 세포에서 발현되는 리간드를 인식하여 NK 세포에 활성화 신호를 보낸다. 이러한 신호는 억제 수용체(예: KIR, NKG2A, KLRG1, TIGIT)에서 유래된 억제 신호에 의해 중화되며, 이 수용체들은 주조직적합성복합체 I(*MHC I*) 분자와 상호작용한다. 억제 신호와 활성화 신호가 모두 존재하고 적절하게 균형을 이루는 경우, *NK*세포는 비활성 상태로 유지된다. 병리적 상태에서는, 예를 들어 바이러스 감염 시 *MHC I* 분자들이 하향 조절되거나 손실되어 *NK* 억제 신호가 감소하게 된다(*오른쪽 위 모식도*). 또한 종양으로 변형된 세포는 표면에 활성화 리간드를 과발현하는 경우가 많으며, 이는 NK세포의 활성화 수용체에 의해 인식된다(*오른쪽 아래 모식도*). 이러한 활성화 신호와 억제 신호 간의 불균형이 *NK*세포를 활성화시켜 살해 모드로 전환되게 한다.

림프구의 발달(Development)과 분화(Differentiation)

림프구는 일차림프기관에서 항원의 작용 없이 분화한다.

인간과 그 밖의 포유류에서는 **골수**(bone marrow, **소낭유사기관**[bursa-equivalent organ]이라 함)와 **가슴샘**(thymus)을 **일차(중심)림프기관**(primary [central] lymphatic organ)이라고 한다. 림프구는 이런 조직에서 면역적격세포로 분화한다. 분화 초기에 림프구들은 무수히 많은 항원 중 단 하나만을 인식하도록 유전적으로 프로그램되는데, 이 과정을 **항원비의존증식 및 분화**(antigen-independent proliferation and differentiation)라고 한다. 이렇게 면역능력을 갖춘

naïve 세포들(항원에 노출된 적은 없는 세포)은 혈액이나 림프로 들어가 체내를 순환하며, 많은 수가 이차림프기관에 분포하게 된다.

림프구는 이차림프기관에서 항원의 자극을 받아 활성화된다.

면역적격 림프구들은(B림프구에서 분화한 형질세포, 대식세포와 함께) 성인의 효과기림프조직(effector lymphatic tissue)과 기관들(즉, 림프소절, 림프절, 편도, 비장)에 형성되어 있는 세망세포, 세망섬유 사이에 위치한다. 이런 **이차(말초)림프기관**(secondary [peripheral] lymphatic organ)에서, naïve T림프구와 B림프구는 **항원의 자극을 받아 활성화**(antigen-dependent activation)되어, **효과기 림프구**(effector lymphocyte)와 **기억세포**(memory cell)로 분화된다.

항원에 대한 면역반응(Immune Responses to Antigens)

염증은 항원에 대한 초기 반응이다.

이종분자, 병원체 등의 항원이 침입한 후, 인체에서 일어나는 초기 반응이 **염증반응**(inflammatory response)이라는 비특이방어기전이다. 염증반응은 항원이 퍼지지 못하게 고립시키고, 호중구에서 분비한 효소로 소화하거나 대식세포가 포식하여 세포질에서 분해하는 것이다. 대식세포에 의해 분해된 항원 조각들은 일부가 MHC II 분자에 표출되어 면역 능력을 가진 도움 $CD4^+$ T림프구에 제시되고, 이로 인해 특이면역반응이 유도될 수 있다.

특이면역반응은 일차면역반응과 이차면역반응으로 구분된다.

면역적격세포들이 이종항원(예: 병원성미생물, 이식된 조직, 독소)에 노출되면 항원에 대한 **특이면역반응**(specific immune response)이 일어난다.

어떤 항원을 인체가 처음 만나 일어나는 면역반응을 **일차면역반응**(primary immune response)이라고 한다. 이런 반응은 항원에 대항하는 항체(대부분 IgM) 또는 특이적 림프구가 혈액에서 검출되기까지 며칠 간의 지연기간(lag period)이 있는 것이 특징이다. 항원에 대한 초기 반응은 그 특정 항원에 반응하도록 유전적으로 프로그램된 하나 또는 소수의 B림프구에 의해 일어나며, 그 후 항원 특이적 **B림프구**(B lymphocyte)의 일부 세포가 **기억세포**(memory cell)가 되어 순환계에 남아 있게 된다.

이차면역반응(secondary immune response)은 일차면역반응보다 더 빠르고 강하게(주로 IgG class의 분비 항체가 더 많음) 일어난다. 이미 특정 항원에 반응할 수 있도록 프로그램되어 있는 기억 B림프구가 준비되어 있기 때문이다. 이차반응은 주요 세균질환, 바이러스 질환에 대한 **예방접종**(immunization)의 이론적 기반이 된다. 페니실린(penicillin)이나 곤충의 독과 같은 일부 항원들은 1형으로 알려진 **과민반응**(hypersensitivity reaction) 또는 **아나필락시스**(anaphylaxis) **과민반응**(hypersensitivity reaction)이라고 하는 강렬한 이차면역반응을 유발한다(글상자 14.2 참조). 그러나 아무리 강한 면역반응이 일어나더라도, 항체 자체는 항원을 죽이거나 파괴할 수 없다. 단지 다른 면역세포들이 이를 파괴할 수 있게 표지를 해줄 뿐이다.

도움 T 및 세포독성 T림프구는 MHC 분자에 결합된 항원을 인식하고 결합한다.

도움 T림프구와 세포독성 T림프구는 면역계의 "순찰" 역할을 하여 **특이면역반응**(specific immune response, 체액성 및 세포매개반응)을 시작하는 데 중추적인 역할을 한다. 두 종류의 림프구는 **T세포 수용체**(T-cell receptor, TCR)를 가지고 있으며, 이것은 T세포막의 CD3 마커 근처에 노출된 막관통 단백질이다(그림 14.5). TCR은 항원이 "식별 분자"인 **MHC 분자**(MHC molecule)에 부착되어 있을 때만 항원을 인식한다. 또한 도움T림프구는 **항원제시세포**(antigen-presenting cell,

---

글상자 14.2

임상적용: 과민반응(Hypersensitivity Reactions)

어떤 개인이 항원에 노출되어 면역적으로 민감화되면, 다음에 다시 같은 **항원**(antigen)에 노출되었을 때 이차반응이 일어나게 된다. 이때 예상치 못한 조직 손상 반응이 수반되는데 이것을 **과민반응**(hypersensitivity reaction)이라 한다. 이런 반응은 면역적으로 민감하게 된 사람이 곤충에 물리거나 페니실린(penicillin) 주사를 맞은 후 관찰된다. 과민반응은 여러 종류가 있지만 가장 흔한 형태가 **알레르기반응**(allergic reaction, **I형** type I [immediate 또는 anaphylactic] hypersensitivity)이다. 이 반응은 일반적으로 **항원**(antigen, **알레르겐** allergen)에 노출된 후 약 15~30분 이내에 나타나고 피부(두드러기, urticaria와 습진, eczema), 눈(결막염 conjunctivitis), 코안(콧물, rhinorrhea, 코염, rhinitis), 폐(천식, asthma), 소화관(위염, gastritis) 등에서 여러 증상들이 유발된다. 알레르기반응은 **비만세포**(mast cell)나 **호염구**(basophil)의 과립물질이 항체유도로 유리되도록 하는 **IgE 항체**(IgE antibodies)에 의해 매개된다. 이 과립에는 과민반응으로 나타나는 괴로운 증상을 일으키는 매개물질(즉, 히스타민 histamine, 세린단백분해효소 serine protease, 호산구화학주성인자 eosinophil chemotactic factor)과 새롭게 합성되는 매개물질(즉, 류코트리엔 leukotriene, 인터루킨 interleukin) 등이 포함되어 있다. **호산구**(eosinophil)는 호산구화학주성인자에 의해 비만세포의 탈과립 부위로 모여들어 비만세포와 호염구가 유리한 매개물질의 효과를 중화한다. 따라서 호산구는 알레르기나 다른 과민반응 부위의 결합조직에서 종종 발견된다. 알레르기반응은 혈소판활성인자(platelet activation factor, PAF)에 의해 증폭되며, 이는 혈소판응집과 히스타민(histamine), 헤파린(heparin), 혈관활성물질(vasoactive substance)의 추가적 분비를 유도한다. 증상의 치료로는 히스타민 수용체를 차단하는 **항히스타민제 약물**(antihistamine medication)을 사용한다.

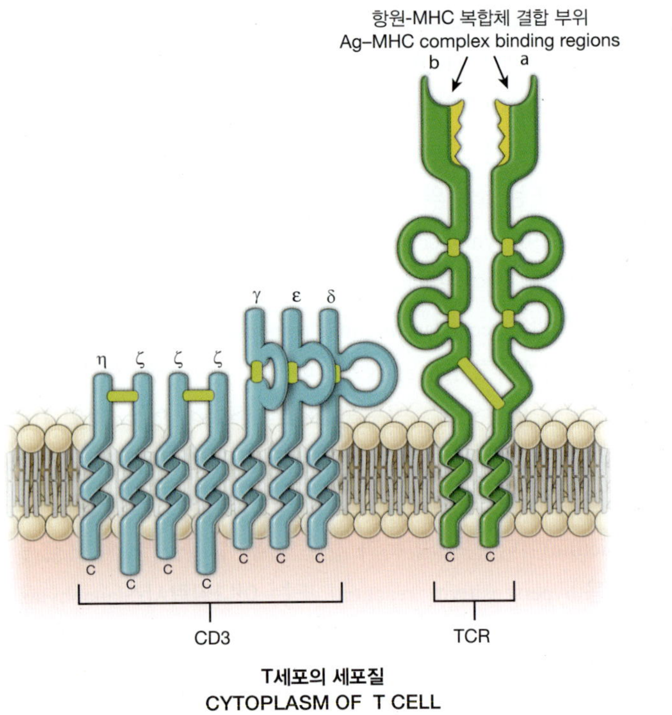

그림 14.5 CD3-TCR 복합체의 분자구조 모식도. CD3분자는 다섯 종류의 폴리펩타이드사슬로 구성되어 있으며, 분자량은 16~28 kDa이다. 이 분자는 두 개의 폴리펩타이드사슬(α와 β)을 가지고 있는 T세포 수용체(*TCR*)과 근접하여 연관되어 있다. T세포는 주조직적합복합체(major histocompatibility complex, *MHC*) 분자의 표면에 있는 항원(*Ag*)과 *TCR*이 상호작용하면 활성화된다. 이런 상호작용은 CD3 분자를 통해 세포의 내부로 신호가 전달되도록 한다. 이런 신호는 T세포를 자극하여 인터루킨을 분비하게 한 후, T세포가 분열하고 분화하도록 자극한다.

APC)라고 불리는 세포에 의해 "제시"된 항원만 인식할 수 있다. 세포독성 T림프구는 암으로 변형되거나 바이러스에 감염된 세포와 같은 세포에 노출된 "외래" 항원에만 반응할 수 있다.

두 종류의 MHC 분자는 세포 표면에 펩타이드를 표출(display)한다.

MHC 분자는 T림프구에 의해 인식되기 위해 펩타이드를 표출하는 분자로 작용한다. 이들은 세포 표면에 소화된 "외래" 및 "자가" 단백질의 짧은 조각을 표출한다. 이러한 단백질은 세포 내부에서 MHC 분자에 결합한 후 세포 표면으로 운반된다. MHC I 및 MHC II 분자는 인간의 염색체 6에 위치한 주조직적합성 유전자 복합체(major histocompatibility gene complex)로 알려진 "슈퍼 유전자(supergene)"의 산물이다. 이 유전자 복합체의 발현은 이를 생성하는 개별 세포뿐만 아니라 조직 유형 및 세포 분화 정도에 특이적인 분자를 생성한다.

MHC I는 모든 핵을 가진 세포와 혈소판의 표면에 발현되며, 세포질 단백질에서 유래한 펩타이드 조각을 세포독성 $CD8^+$ T림프구(cytotoxic $CD8^+$ T lymphocyte)에 제시한다. MHC I 분자는 세포 표면에 세포가 활발히 합성하는 모든 펩타이드(길이 8~10 아미노산)의 짧은 조각들을 표출함으로써 이 기능을 수행한다. 이 분자는 비정상적인 숙주세포(예: 바이러스에 감염되거나 암으로 변형된 세포)를 제거할 수 있도록 표적으로 작용한다. 따라서 모든 내인성 "자가" 펩타이드는 신체의 모든 세포 표면에 표출되지만, 바이러스 또는 암 특이적 펩타이드는 감염되거나 변형된 세포의 표면에만 표출된다(그림 14.6 참조).

MHC II는 분포가 제한적이고(그림 14.6 참조), 모든 APC(예: 대식세포, 수지상세포 및 B림프구)의 표면에 발현되며 면역 상호작용에서 중요한 역할을 한다. MHC II 분자는 APC가 식균 작용을 통해 획득한 부분적으로 소화된 외래 펩타이드(18~20개의 아미노산으로 구성됨)를 도움 $CD4^+$ T림프구(helper $CD4^+$ T lymphocyte)에 제시한다.

MHC 분자의 조직 분포는 T세포 반응을 독특하게 제한한다.

MHC I 및 MHC II 분자의 조직 분포가 T세포 반응을 독특하게 제한한다는 것을 알아야 한다. 모든 핵을 가진 세포는 바이러스의 복제 및 재생산을 위한 세포 기구를 포함하고 있기 때문에, 감염되거나 변형될 경우 세포독성 $CD8^+$ T림프구와 소통할 수 있도

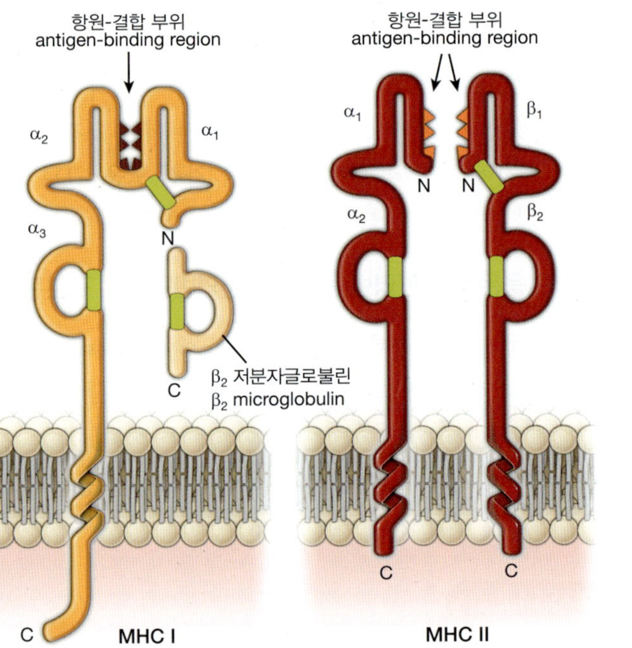

그림 14.6 MHC I 분자와 MHC II 분자의 분자구조 모식도. MHC I 분자는 신체의 모든 유핵세포의 표면과 혈소판에서 발현되는 일종의 당단백질이다. *MHC I* 분자는 세포독성 $CD8^+$ T림프구에 의해 인식될 수 있도록 내인성으로 합성된 펩타이드를 제시한다. 따라서 *MHC I* 분자는 비정상적인 숙주세포가 생성한 비정상적인 단백질(예: 바이러스 같은 세포내 병원체에 감염된 세포나 암세포와 같이 형질전환된세포)을 제거하기 위한 표적물질로 작용한다. *MHC I*은 α무거운사슬(α heavy chain; 45 kDa)에 더 작은 $β_2$저분자글로불린폴리펩타이드($β_2$ microglobulin polypeptide; 12 kDa)가 비공유결합으로 붙어 있다. $β_2$저분자글로불린은 T세포의 성숙을 촉진하고 화학주성인자(chemotactic factor)로 작용한다. *MHC II* 분자도 당단백질이지만 항원제시세포(*APC*)로 알려진 제한된 세포군에서만 발현된다. *MHC II* 분자는 도움 $CD4^+$ 림프구에게 외인성(이종)펩타이드를 제시한다. *MHC II* 분자는 α사슬(33 kDa)과 β사슬(29 kDa) 두 개의 사슬로 구성되며, 각각 올리고당류기(oligosaccharide group)를 가지고 있다. *MHC I*의 항원결합부위는 *MHC II*보다 더 좁다. 따라서 제시되는 펩타이드는 *MHC I*이 8~10개 아미노산이고, *MHC II*는 18~20개 아미노산이다.

록 MHC I 분자를 갖추어야 한다. 이러한 방식으로 MHC I 분자는 세포내 항원을 세포독성 $CD8^+$ T림프구에 제시한다. 감염이나 변형이 없는 경우, MHC I 분자는 내인성 항원 펩타이드를 세포독성 $CD8^+$ T 림프구에 제시한다. 자가 반응성 T세포는 가슴샘에서 선택되고 제거되기 때문에, 자가 항원의 제시는 비정상적인 비자가 항원을 발현하는 세포에만 반응하는 세포독성 $CD8^+$ T림프구에 의한 지속적인 감시를 가능하게 한다. 이러한 기전을 통해 감염된 세포와 형질전환된 세포가 제거된다. 반면, MHC II 분자는 전문 APC의 표면에만 발현되며, 이들은 식균 작용을 통해 세포밖 환경에서 항원 펩타이드를 얻는다. 항원을 도움 $CD4^+$ T림프구에 제시하면 면역반응의 조정(coordination of an immune response)이 유도되고 선천면역세포 및 세포독성 $CD8^+$ T림프구가 감염 부위로 모이게 된다. 항원 제시 후 생성된 도움 $CD4^+$ T림프구의 아형은 APC가 분비하는 사이토카인에 따라 달라진다. 다른 PRR(패턴 인식 수용체)의 활성화와 그에 따른 하위 전사인자에 따라 서로 다른 사이토카인이 분비된다.

T세포와 B세포의 활성화(Activation of T and B Cells)

도움T세포(helper $CD4^+$ T cell)의 활성화에는 세 가지 자극 신호가 필요하다.

도움 $CD4^+$ T세포가 완전히 활성화되고, 그 후에 분화하고 증식하려면 세 가지 자극 신호가 필요하다.

- 첫 번째 신호는 항원 신호(antigen signal)로, TCR과 항원-MHC 복합체 간의 상호작용으로 생성된다. 이 결합은 항원에 노출된 경험이 없는 도움 T세포의 초기 활성화를 유발한다. 이후 CD4 분자가 TCR-항원-MHC 복합체와 결합함으로써 이 상호작용이 안정화되며, 이 과정은 주로 이차림프기관에서 일어난다.
- 두 번째 신호는 공동자극신호(costimulatory signal)로, T세포의 막 분자와 APC(항원제시세포) 표면분자 간의 상호작용을 통해 전달된다. 가장 잘 알려진 상호작용은 T세포 막에 발현된 CD28 분자와 APC막에 발현된 B7 분자(또는 B7-1 (CD80) 및 B7-2 (CD86)) 간의 상호작용이다. 다른 공동자극신호는 APC의 CD40과 T세포의 CD40L(CD154) 간의 상호작용에 의해 생성된다. 또한, T세포는 CTLA-4(세포독성 T림프구 관련 단백질 4)로 알려진 고친화성 억제 수용체를 가지며, 이 수용체는 B7(CD80 및 CD86) 단백질과 결합하기 위해 경쟁한다. CTLA-4는 B7-CD28 상호작용의 경쟁적 억제자로서 면역반응을 억제하며, 이는 자가 항원에 대한 내성을 유지하는 데 중요하다. TCR과 항원-MHC 복합체의 상호작용이 공동자극신호 없이 발생할 경우, T세포의 활성화 과정이 중단되어 부적절한 반응을 방지하게 된다. 최근에는 B7-CD28 공동자극신호를 차단하여 면역반응을 억제하는 치료용 CTLA-4-Ig 융합 단백질이 개발되었다. 이 단백질은 CTLA-4 수용체의 세포 바깥쪽 영역과 인간 IgG의 F_c 조각이 융합된 형태로, B7 분자에 결합하여 이를 차단한다. CTLA-4-Ig(아바타셉트 abatacept)는 류마티스 관절염 및 소아 특발성 관절염 치료에 사용되며, 이식거부반응 예방을 위한 임상 시험 중에 있다.
- 세 번째 신호는 사이토카인 신호(cytokine signal)로, 도움 $CD4^+$ T세포가 특정 항원 신호(첫 번째 신호)와 공동자극신호(두 번째 신호)를 받은 후에 생성된다. 세 번째 신호는 APC가 분비하는 사이토카인으로 향후 발달 방향에 영향을 준다. 다양한 사이토카인들은 도움T세포의 분화 경로를 결정하는 특정 전사인자를 활성화한다. 사이토카인은 $CD4^+$ T세포를 특정 하위 집합(Th1, Th2, Th17)으로 추가 분화시키는 역할을 한다. 예를 들어, IFN-γ와 IL-12는 T-박스 전사인자 TBX21 또는 T-bet(T-box expressed in T cell)을 활성화하여 도움 $CD4^+$ Th1세포 표현형의 분화를 유도한다. 반면, IL-4는 전사인자 GATA-3를 활성화하여 Th2세포 표현형으로의 분화를 유도하고, IL-6 및 IL-23은 RORγT 전사인자를 활성화하여 도움 $CD4^+$ Th17세포의 분화를 유도한다. APC가 항원을 도움T세포에 제시할 때 분비할 사이토카인은 침입 미생물에 발현된 병원체 관련 분자에 의해 활성화된 패턴 인식 수용체(PRR)에 따라 달라진다. 예를 들어, TLR9(톨 유사 수용체 9)라는 특정 PRR은 엔도좀 구획 내에서 바이러스 및 세균의 DNA를 감지하여 인터페론(IFN-γ)을 분비하게 한다. IFN-γ는 바이러스나 세균의 확산을 막기 위해 인접한 세포의 단백질 합성을 억제할 뿐만 아니라 대식세포 내로 이입된 병원체가 세포 내에서 살해되는 것을 촉진하기 위해 도움 Th1 표현형 분화를 유도한다.

세포독성 $CD8^+$ T세포의 활성화는 두 가지 다른 기전을 통해 이루어진다.

세포독성 $CD8^+$ T림프구(CTL)는 항원제시세포(APC, 예: 대식세포, 수지상세포)와의 상호작용을 통해 두 가지 다른 기전으로 활성화될 수 있다.

- 첫 번째 기전은 앞에서 설명한 도움 $CD4^+$ T세포의 활성화와 유사하다. 항체노출 경험이 없었던 세포독성 T세포의 활성화 과정은 TCR과 항원-MHC 복합체의 상호작용으로 시작된다. 도움 T세포와는 달리, 세포독성 T세포는 MHC I 분자에 표출된 처리된 항원만을 인식할 수 있다. 이 결합은 항체노출 경험이 없었던 세포독성 T세포의 초기 활성화를 유발하며, TCR-MHC I 복합체는 이후 CD8 분자에 의해 안정화된다. 필수적인 공동자극신호는 T세포막에 발현된 CD28 분자와 APC에 발현된 B7 분자 간의 상호작용에서 생성된다. 초기 결합 자극

이 충분히 강하면, APC는 세포독성 CD8$^+$ 세포가 IL-2를 분비하도록 유도할 수 있을 만큼 강력한 공동자극신호를 제공한다. IL-2는 자가분비 방식으로 작용하여 세포독성 CD8$^+$ 세포가 완전히 활성화된 면역능력을 갖춘 효과기세포로 분화되도록 유도하고 촉진한다.

- 세포독성 CD8$^+$ T세포의 활성화의 **두 번째 기전**은 같은 APC에서 동일하게 처리된 항원을 인식하는 **도움 CD4$^+$ T세포의 도움을 필요**로 한다. APC는 MHC I과 MHC II 분자를 모두 발현하기 때문에, 동일한 항원 펩타이드를 서로 다른 MHC를 통해 각각 세포독성 CD8$^+$ 세포와 도움 CD4$^+$ T세포에 동시에 제시할 수 있다. 도움 CD4$^+$ 세포와 세포독성 CD8$^+$ 세포의 TCR은 각각 해당 MHC에 결합한다. 이 기전에서, APC에 있는 B7 분자는 도움 CD4$^+$ 세포의 CD40L 분자 발현과 IL-2 사이토카인 분비를 촉진한다. 도움 CD4$^+$ 세포의 CD40L과 APC의 CD40 간의 상호작용은 APC의 공동자극분자 발현을 증가시켜 항원에 노출 경험이 없는(naïve) 세포독성 CD8$^+$ 세포의 활성화 과정을 강화한다. 이 활성화 기전은 세포독성 CD8$^+$ 세포의 높은 독성 때문에, 관련 항원을 표적으로 하는 세포독성 CD8$^+$ 세포만이 활성화되도록 한다.

완전히 활성화된 **세포독성 CD8$^+$ T림프구**가 항원-MHC I 복합체를 인식하면, T세포 수용체(TCR)가 이에 결합한다. 세포독성 CD8$^+$ TCR이 표적세포의 MHC I 분자에 제시된 항원 펩타이드와 상호작용할 때, 퍼포린(perforin)과 그랜자임 B(granzyme B)를 분비하게 되며, 이는 카스파제 효소 연쇄 반응을 활성화하여 표적세포의 내재성 세포자멸사(apoptosis) 경로를 유도한다.

세포독성 CD8$^+$ T림프구는 MHC I 제한적이고, 도움 CD4$^+$ T림프구는 MHC II 제한적이다.

앞서 언급한 바와 같이, 결합된 MHC 분자의 종류에 따라 도움 CD4$^+$ T림프구 또는 세포독성 CD8$^+$ T림프구에 의해 각각 인식된다. MHC 분자가 외래 항원을 세포독성 T림프구 또는 도움 T림프구에 제한적으로 제시하는 것은 면역 감시(*immune surveillance*)의 핵심 요소이다.

MHC I 분자는 표면에 제시한 펩타이드 항원과 **세포독성 CD8$^+$ T림프구**가 발현하는 TCR과 CD8 분자와 만 서로 상호작용한다. 따라서 이 세포들은 **MHC I에 제한적**이다고 할 수 있다. 이러한 상호작용은 세포독성 T림프구가 감염되었거나 변형된 표적세포를 인식할 수 있게 한다(그림 14.7a).

반면, MHC II 분자는 표면에 제시된 펩타이드 항원과 도움 **CD4$^+$ T림프구**가 발현하는 TCR과 CD4 분자와 만 서로 상호작용한다(그림 17.7b). 따라서 이 세포들은 **MHC II에 제한적**이다고 할 수 있다. MHC II 분자는 대식세포와 같은 항원제시세포(APCs)에 존재하며, 이들의 주요 기능은 T림프구에 항원을 제시하는 것이다.

B세포가 활성화되어 형질세포로 분화하기 위해서는 도움 T림프구와의 상호작용이 필요하다.

각 **B림프구**는 자신이 인식하도록 유전적으로 프로그램 된 단일 항원이나 항원 결정 부위와 만 반응한다. B세포의 활성화는 **두 가지 신호**가 필요하다. 첫 번째 신호는 **B세포 수용체**(BCR)와 **항원** 간의 상호작용에서 비롯된다. 결합된 항원분자는 수용체매개 세포내섭취(receptor-mediated endocytosis)를 통해 B세포 내로 이입되며, 항

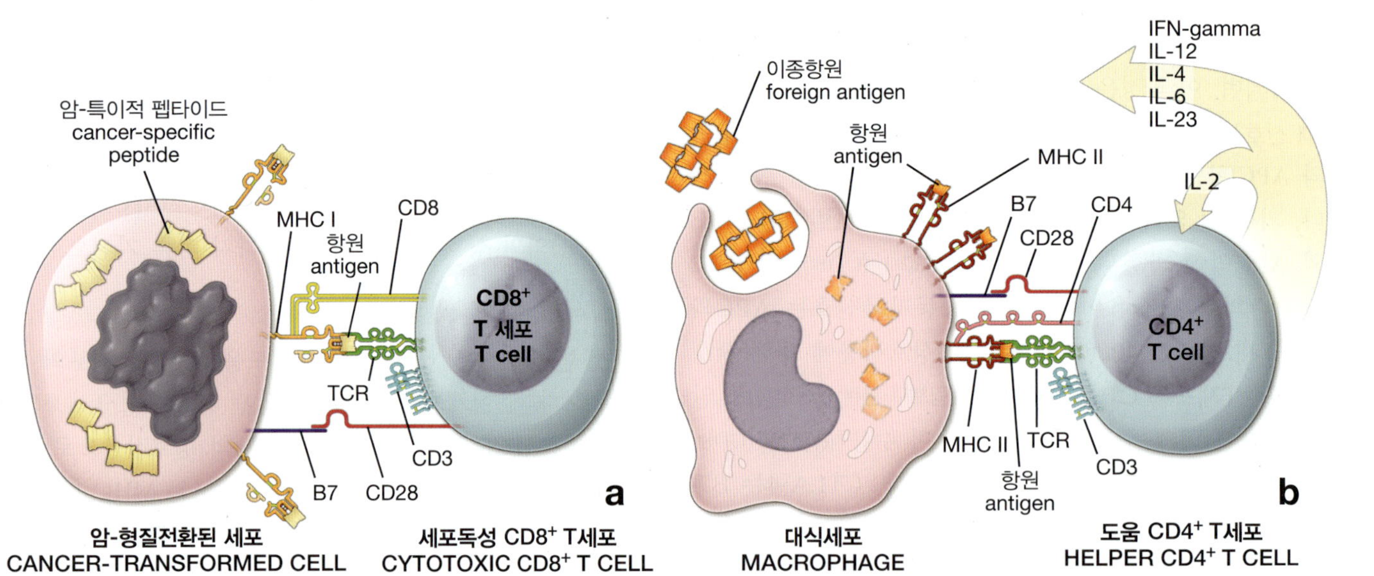

그림 14.7 항원제시 과정 동안에 일어나는 분자 상호작용 모식도. 활성화되기 위해서는 세포독성 T림프구와 도움 T림프구 모두가 MHC 분자의 정확한 형(class)을 인식해야 할 뿐 아니라 제시되는 항원을 "비자기(nonself)"로 분별하는 것이 필요하다. 항원-MHC복합체와 특정 T세포 수용체(TCR) 사이의 상호작용에는, CD28과 B7분자의 상호작용에 의한 상호자극신호(costimulatory signal)가 필요하다. 상호자극신호가 없으면, T세포가 완전히 활성화될 수 없다. **a.** 신체의 모든 유핵세포는 세포독성 CD8$^+$ T림프구와 상호작용하기 위해, 바이러스 항원이나 암(종양특이적 tumor-specific) 단백질을 *MHC I* 분자에 의해 제시한다. **b.** 항원제시세포(예: 대식세포)에서 이종항원은 도움 CD4$^+$ T림프구와 상호작용하기 위해 *MHC II* 분자에 의해 제시된다.

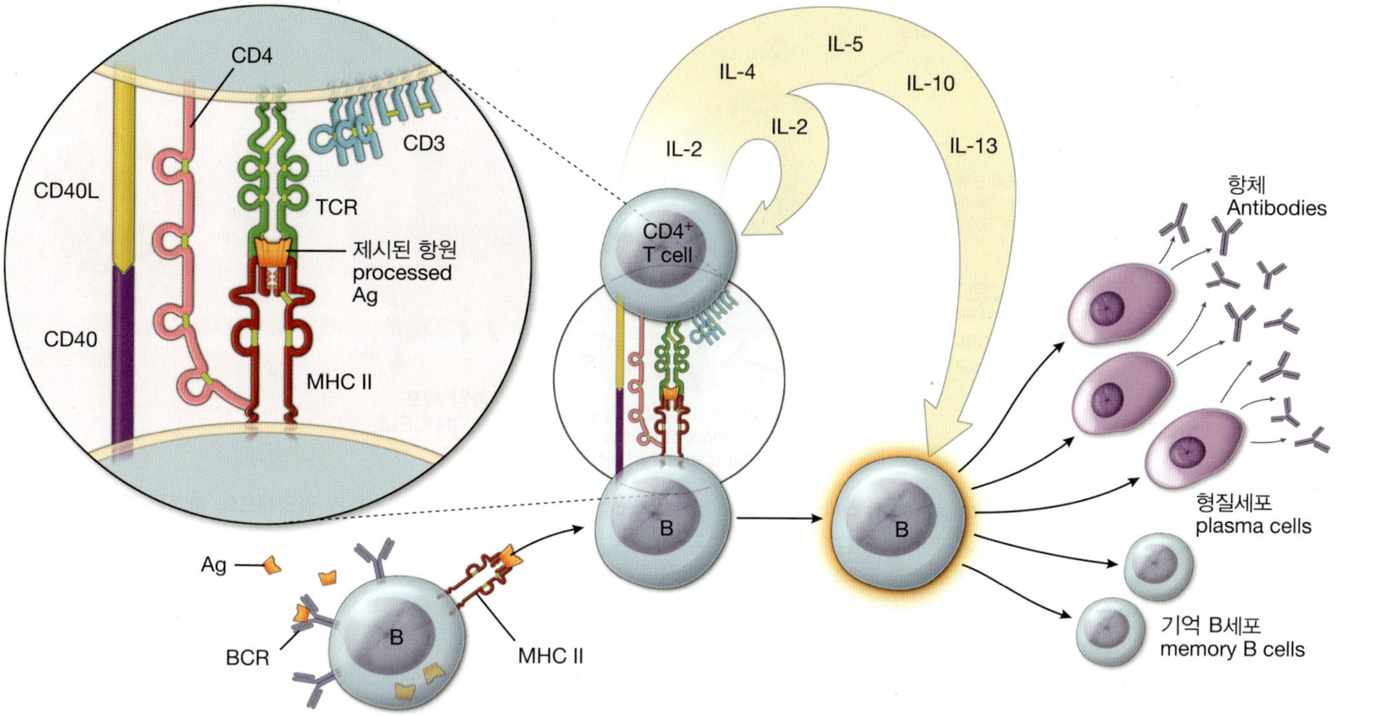

그림 14.8 B림프구가 활성화되어 형질세포와 B기억세포를 형성하는 모식도. 세포표면의 B세포 수용체(*BCR*; 세포막에 결합된 항체)에 항원(*Ag*)이 결합하면 B세포는 활성화된다. B세포는 *BCR*-항원 복합체를 세포 내로 내재화하여 항원을 일부 소화한 후, *MHC II* 분자에 부착하여 세포 표면에 표출하는 항원제시세포의 역할을 한다. 도움 $CD4^+$ T림프구(Th2 세포)의 T세포 수용체(*TCR*)가 항원과 *MHC II* 분자를 모두 인식하여, 도움 $CD4^+$ T림프구가 활성화된다. 도움 $CD4^+$ T림프구가 활성화되면, IL-2, IL-4, IL-5, IL-10, IL-13를 포함하는 인터루킨들이 분비되어 B림프구가 형질세포와 기억 B세포로 분열, 분화하는 것을 촉진한다. B세포와 T세포 사이의 상호자극분자복합체를 보여주고 있다.

원의 조각들은 MHC II 분자의 도움을 받아 세포 표면에 표출된다. 상보적인 TCR을 가진 도움 T세포는 B세포에 결합하여 두 번째 **보조자극 신호**를 제공한다. 이 결합은 일반적으로 B세포 표면의 **CD40** 분자와 도움 T세포 표면에 있는 리간드(**CD40L** 또는 CD154) 간의 반응을 포함한다. 이러한 상호작용은 B 림프구의 활성화 과정을 완료하고, 관련된 T세포가 B세포의 분열과 분화를 자극하는 특정 사이토카인을 분비하도록 유도한다. 자세한 B세포 활성화 과정은 그림 14.8에 모식화되었다. 활성화된 B림프구는 형질세포와 기억 B세포로 분화한다.

- **형질세포**(plasma cell)는 특정 항체를 합성하고 분비한다. 이 과정에서 활성화된 B세포는 BCR을 막 단백질로 합성하였던 것에서 가용성 형태인 **항체**를 형성하는 것으로 전환된다.
- **기억 B세포**(memory B cell)는 동일한 항원에 노출되었을 때 처음보다 그 다음 노출에 더 빠르게 반응한다. 기억 B세포는 Bcl-2 단백질을 높은 수준으로 발현하며, 이 단백질은 림프구에서 항세포자멸사(antiapoptosis) 역할을 하여 이들의 긴 수명을 촉진한다. 인간에서 기억 B세포의 표지자는 CD27이다.

형질세포에 의해 만들어진 특정 항체는 자극 항원에 결합하여 **항원-항체 복합체**(antigen-antibody complex)를 형성한다. 이 복합체는 NK세포에 의한 파괴와 대식세포 및 호산구에 의한 식작용을 포함한 다양한 방법으로 제거된다.

항체의존 세포매개 세포독성(ADCC)에서, IgG 분자의 특이성이 NK세포를 표적세포로 유도한다.

NK세포, 대식세포, 호중구, 호산구를 포함한 여러 세포들의 막은 **면역글로불린 F_c 수용체**(immunoglobulin F_c receptor)를 가지고 있으며 특정 표적세포를 죽일 수 있다. 표적세포는 보통 IgG 항체로 코팅되어 있다. NK세포는 표면에 CD16a($F_c\gamma$RIIIa) 수용체를 발현하여 항체의 F_c 영역을 인식하고 이러한 표적세포를 선호적으로 공격하고 파괴한다(그림 14.9). 항체로 코팅된 표적세포를 NK세포가 인식하고 파괴하는 과정을 **항체의존성 세포매개 세포독성**(antibody-dependent cell-medicated cytotoxicity, ADCC)이라고 한다. ADCC에서 표적세포를 코팅하는 항체는 종양 특이 항체를 포함하는 경우가 많다. 앞에서 설명한 바와 같이(548쪽 참조), 이 기전을 통해 적응면역 시스템을 대표하는 IgG 항체의 항원 특이성이 NK세포의 세포독성과 결합하여 항원 특이적 살해를 한다. 이 결합(F_c 영역을 통해)은 표적세포의 세포자멸사(apoptosis)와 용해를 초래한다.

항원이 세균인 경우, 항원-항체 복합체는 **보체 시스템**(complement system)이라고 불리는 혈장 단백질 시스템을 활성화할 수 있으며, 그 구성요소 중 하나인 C3가 보통 세균에 결합하여 대식세포에

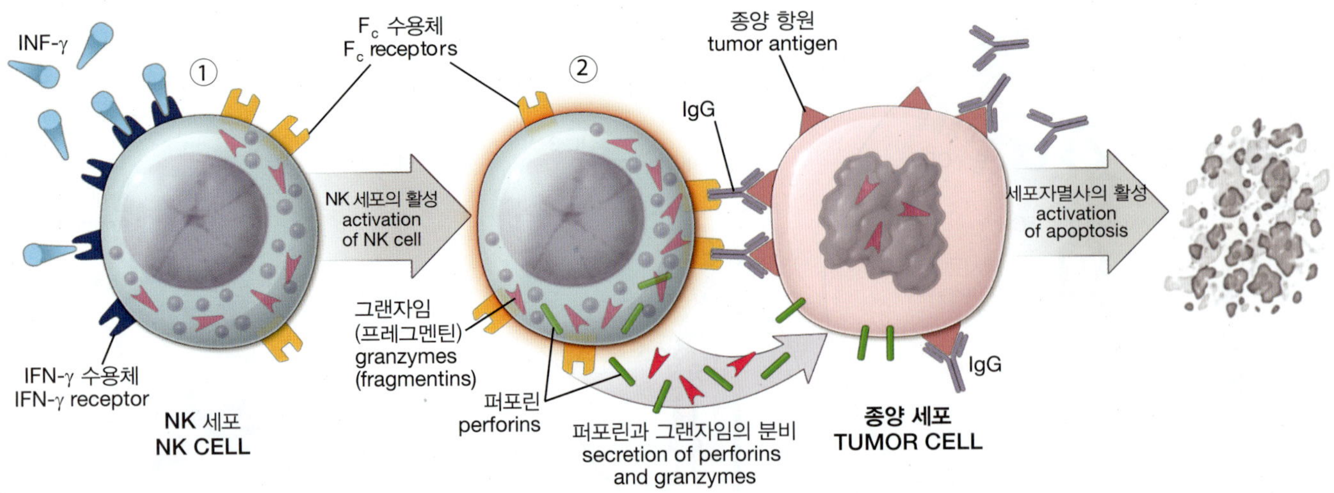

그림 14.9 항체의존 세포매개 독성(antibody-dependent cell-mediated cytotoxicity, ADCC)에 의해 형질전환된 종양세포의 파괴를 유도하는 자연살해세포(natural killer cell, NK세포)의 활성 모식도. *ADCC* 반응에는 **(1)** 강력한 *NK*세포 활성자인 인터페론γ(interferon γ, *IFN-γ*)이 *NK*세포 표면 수용체(*IFN-γ*)와 결합하여 NK세포를 활성화하거나, **(2)** NK세포의 F_c 수용체와 항체 또는 항체와 보체로 덮인 표적세포가 결합하는것 등이 포함된다. 이런 반응은 일반적으로 종양특이항체의 작용이나 활성화된 *NK*세포에 의해 분비된 퍼포린(perforin)과 그랜자임(granzyme, 프레그멘틴 fragmentin)의 작용을 통해 표적세포의 세포자멸사 또는 용해를 유도한다. IgG, 면역글로불린 G(immunoglobulin G).

의한 식작용의 리간드(ligand)로 작용한다. 보체 결합 이종세포도 ADCC의 표적이 된다.

세포매개 면역반응에서, 세포독성 $CD8^+$ T림프구(CTL)는 형질전환된 세포와 바이러스에 감염된 세포를 표적으로 하여 파괴한다.

세포독성 T세포의 TCR이 형질전환된 세포 또는 바이러스에 감염된 세포의 표면에 있는 항원-MHC I 복합체를 인식하고 결합하면 활성화 과정이 시작된다. 먼저, 세포독성 T세포는 세포주기로 들어가 세포분열을 진행하여 "**클론 확장**(clonal expansion)"을 겪고, 이후 효과기("킬러 killer") 세포로 분화한다. 분화 과정에서 퍼포린과 그랜자임(프래그멘틴)을 포함한 특정 단백질을 함유하는 많은 분비소포가 형성된다. 세포독성 T세포는 항원과의 상호작용의 결과로 이러한 단백질들을 분비한다. **퍼포린**(perforin)은 표적세포에 부착하여 표적 세포막에 링 모양의 막관통 채널을 형성하는 구멍 형성 단백질이며, 이러한 채널은 막의 투과성을 증가시켜 세포 사멸에 기여한다. **그랜자임**(granzyme)은 세포질 과립에서 방출되는 외인성 세린 단백질분해효소로, 퍼포린이 생성한 구멍을 통해 표적세포로 들어간다. 세포 내로 들어간 그랜자임은 카스파제(caspases)를 활성화하여 세포가 세포자멸사(apoptosis)하도록 유도한다(그림 14.10). 표적세포를 죽인 후, 활성화된 세포독성 T세포의 대부분은 죽지만(세포자멸사), 일부는 도움 T세포와 상호작용한 후 기억세포가 된다.

$CD4^+$ $CD25^+$ $FOXP3^+$ 조절(억제) T림프구는 다른 림프구의 면역반응을 억제하는 도움 $CD4^+$ 세포의 하위 집단을 나타낸다.

항원과 접촉하여 면역반응이 시작되면, 면역 체계는 이 반응의 크기를 조절하고 시간이 지나면서 이를 종료할 수 있다. 앞에서 설명한 바와 같이, 이 과정은 활성화된 T세포에 발현된 **CTLA-4 수용체**에 의해 조절되며, 이는 B7-CD28 공동자극신호를 억제한다(553쪽 참조). 또한 **조절(억제) T세포**(regulatory [suppressor] T cell)라고 불리는 특정 T림프구는 다른 림프구의 항원에 대한 반응을 감소시키거나 억제한다. 이들은 면역학적 **자기관용**(self-tolerance)을 조절하고 유지하는 데 중요한 역할을 하며 이를 통해 자가면역 질환을 예방한다. 이러한 세포들의 특성화는 어려운 과제로 남아있지만, 최근 연구에 따르면 이 세포들은 CD25 및 $FOXP3^+$ 표지 단백질을 공동 발현하는 $CD4^+$ T림프구 집단에 속하는 것으로 확실히 밝혀졌다. **$CD4^+$ $CD25^+$ $FOXP3^+$ T세포**는 가슴샘에서 기원하며 전체 T세포 수의 약 5%를 차지한다. 이들은 IL-10 및 형질전환성장인자 β(TGF-β)와 같은 사이토카인을 분비하며, TGF-β는 특정 클래스(classes)의 T 및 B 효과기세포의 증식을 강력하게 억제하는 역할을 한다. 조절(억제) T세포는 B세포에 의한 항체 형성을 감소시키거나 억제하고, 세포독성 T세포의 세포매개 면역반응 능력을 완화한다. 이들은 **지연형 과민반응**(**IV형 과민반응** type IV hypersensitivity reaction)에서 중요한 역할을 하며, 피부나 점막을 통해 체내로 들어오는 항원에 대한 반응을 하향 조절한다. 지연형 과민반응의 대표적인 예는 **결핵 검사**(tuberculin screening, **망토우 검사** Mantoux test)로, 결핵균(*Mycobacterium tuberculosis*)의 추출물을 진피층 사이에 주사하면 결핵에 노출된 피부에서 피부 경화(hardening) 및 홍반(erythema, 발적 redness)이 유발된다. 망토우반응은 투베르큘린 주사 후 48시간에 최고조에 이른다.

조절(억제) T세포는 여러 자가면역 및 감염성 질환의 발병에 관여하며, **이식거부반응**(graft rejection) 예방에 중요한 역할을 한다. 억제 T림프구는 골수에서 적혈구 세포 성숙의 조절에도 관여할 수 있다.

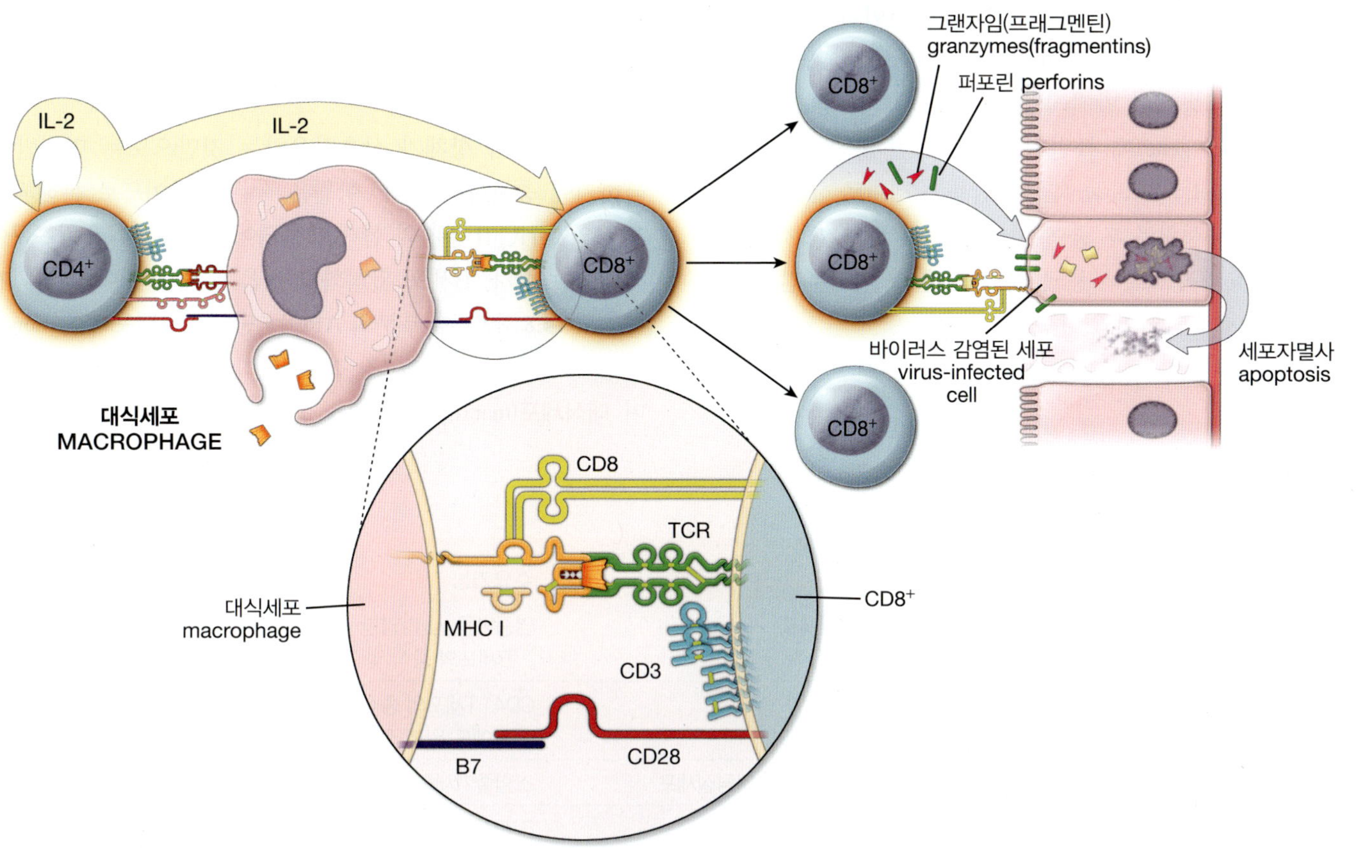

그림 14.10 바이러스 감염된 숙주세포를 제거하는 T세포 활성화 모식도. 도움 CD4$^+$ T림프구의 T세포 수용체(*TCR*)-CD3 복합체는 대식세포의 표면에 존재하는 *MHC II* 분자에 제시된 이종항원을 인식한다. 이런 인식과정은 빠르게 T림프구의 반응을 개시시켜 *IL-2*를 분비하게 한다. 또한 이 대식세포는 세포독성 CD8$^+$ T림프구의 세포표면에 있는 특정 *TCR*과 상호작용하는 *MHC I* 분자(신체의 모든 다른 세포도 발현함)를 발현한다. 세포독성 CD8$^+$ T림프구도 IL-2 수용체를 가지고 있다. 이런 수용체에 결합한 IL-2는 세포의 분열과 분화를 자극한다. 새롭게 생성된 세포독성 CD8$^+$ T림프구는 바이러스 감염된 부위로 이동하며, 그곳에서 *TCR*은 감염된 세포의 *MHC I* 분자에 제시되어 있는 바이러스 항원을 인식한다. "비자기" 단백질로 인식에 성공한 후에, 세포독성 CD8$^+$ T림프구는 퍼포린과 그랜자임을 분히하여 감염된 세포를 죽인다. 감염된 세포와 세포독성 CD8$^+$ T림프구의 상호작용에는 상호자극신호가 필요하지는 않다.

활성화된 T림프구는 다양한 사이토카인을 합성한다.

사이토카인(cytokine)은 주로 활성화된 T림프구에서 합성된 용해성 폴리펩타이드(polypeptide)이며, 면역계의 효과기세포(T세포, B세포, NK세포), 단핵구(monocyte), 대식세포 및 그 밖의 항원제시세포(APC)의 기능에 다양한 영향을 미친다. 일반적으로 사이토카인은 성장인자와 비슷하지만, 어떤 표적세포에 작용하여 무슨 기능을 하는지는 차이가 있다. 성장인자가 다른 체세포에 작용하는 반면, **사이토카인**은 면역방어기전에 관여하고 **림프구에 작용**(act on lymphocyte)하는 물질이라 할 수 있다. 화학주성인자(chemotactic factor), 분열촉진인자(mitogenic factor), 이동억제인자(migration inhibitory factor), 인터페론(interferon), 인터루킨(interleukin) 등이 이런 물질에 포함된다.

사이토카인은 면역계의 여러 세포들 사이에서 **화학전령**(chemical messenger) 역할을 하며, 분비하는 세포 자신에게 작용하거나(autocrine control), 인접해 있는 세포들에게 영향을 준다(paracrine control). 또한 호르몬처럼 다른 계통(예: 중추신경계, 내분비계, 혈구형성계통)의 세포에 작용하여 면역계의 상태를 알리는 역할도 한다. 사이토카인은 특정 수용체를 통해 기능을 하기 때문에, 사이토카인의 조절을 받는 세포들은 사이토카인 수용체를 갖고 있다.

인터루킨(interleukin)은 도움 CD4$^+$ T림프구, 대식세포, 내피세포(endothelial cell)에 의해 합성된다. 인터루킨은 T세포, B세포, NK세포 및 혈구형성세포의 성장과 분화를 촉진한다. 사이토카인 수용체 하위 신호전달 경로는 특정 전사인자를 활성화하여 분화, 증식 및 세포 대사 등을 포함한 다양한 과정을 조절한다. 도움 CD4$^+$ T세포는 인터루킨 분비를 통해 여러 종류의 세포가 관여하는 면역 반응을 조절할 수 있다. 지금까지 38종류 이상의 인터루킨이 확인되었다. 처음으로 발견되고 연구된 것은 IL-2이며, T세포의 증식을 유도하는 가장 중요한 사이토카인이다. 여러 **면역억제제**(immunosuppressive agent, 예: 사이클로스포린 A cyclosporine A, 타크로리무스 tacrolimus, 라파마이신 rapamycin)는 이식거부반응을 예방하기 위해 널리 사용된다. 이들은 T림프구의 중요한 성장인자인 **IL-2를 암호화하는 유전자**의 발현을 억제하여 T세포 증식을 차단한다. 라파마이신은 세포주기의 G1 단계에서 T세포를 정지시키고 세포자멸사를 촉진하여 T세포 증식을 억제하기도 한다.

여러 사이토카인 수용체 유전자의 돌연변이가 면역결핍병(immunodeficiency disorder), 패혈증(bacterial sepsis), 림프기관의 암, 자가면역질환 등에서 발견되었다. 예를 들면, **IL-12수용체 유전자**(IL-12 receptor gene)에 돌연변이가 있으면 항산균(진균)감염(mycobacteria [fungal] infection) 시 면역반응을 제대로 하지 못한다. 화학요법이나 방사선치료 후 줄어든 세포 회복, 일부 암 치료 등에 사이토카인이 효과적으로 사용되고 있다. 일부 인터루킨의 주요 기능은 표 14.3에 요약되어 있다.

항원제시세포(Antigen-Presenting Cell, APC)

APC는 도움 CD4$^+$ T림프구와 상호작용하여 면역반응을 촉진한다.

단순히 항원과 항체가 상호작용하는 것만으로는 면역반응을 자극하기에 충분하지 않다. 항원은 작은 펩타이드로 분해되어 특정 APC의 MHC II 분자와 함께 표출되어 도움 CD4$^+$ T림프구에게 제시되어야 한다. B세포 활성화 과정을 통해 항원이 처리되기도 한다(그림 14.8 참조). 대부분의 APC는 단핵포식세포계통(mononuclear phagocyte system, MPS; 6장 결합조직 참조, 글상자 6.4, 231쪽)에 속하며 **대식세포**(macrophage), 간 조직의 **굴주위대식세포**(perisinusoidal

표 14.3 인터루킨(Interleukin)의 특징

명칭	약자	분비세포	주요기능
인터루킨-1	IL-1	호중구, 단핵구, 대식세포, 내피세포	염증반응 시 다양한 세포를 자극; 발열 유도; CD4$^+$ T세포(Th17)와 B세포의 증식 및 분화 촉진
인터루킨-2	IL-2	T세포	CD4$^+$ T세포의 증식 및 분화를 유도하며, CD8$^+$ T세포, B세포, NK세포에도 일부 작용; Ig 합성 자극
인터루킨-3	IL-3	CD4$^+$ T세포, 가슴샘의 상피세망세포, 버팀질세포	조혈줄기세포의 초기 증식 유도
인터루킨-4	IL-4	CD4$^+$ T(Th2)세포, γ/δ T세포, 비만세포, 호염구	B세포와 CD4$^+$ T세포의 Th2 아형의 증식 및 분화 유도; 대식세포 활성화; IgE 및 IgG 합성 촉진
인터루킨-5	IL-5	CD4$^+$ T(Th2)세포, γ/δ T세포, NK세포, 비만세포, 호산구	호산구의 증식 및 분화 유도; B세포의 IgA 분비 자극
인터루킨-6	IL-6	내피세포, 호중구, 대식세포, T세포, 뼈모세포, 민무늬근 세포	조혈세포의 분화를 자극; 활성화된 B세포의 성장을 유도하고, CD4$^+$ T세포의 Th17 아형의 분화를 촉진
인터루킨-7	IL-7	골수의 외막세포(adventitial cell), 내피세포	B세포와 T세포의 전구세포 성장 및 분화 자극
인터루킨-8	IL-8	대식세포, 단핵구, 내피세포	T림프구, NK세포, 호중구에 대한 화학주성 인자로 작용
인터루킨-9	IL-9	CD4$^+$ T(Th2, Th17)세포	비만세포의 성장 및 활성화를 촉진; CD4$^+$ T세포의 Th2 아형 및 조혈세포의 성장 자극
인터루킨-10	IL-10	대식세포, 수지상세포, T세포, B세포	APC(항원제시세포)를 통한 면역억제 효과; T세포에서 사이토카인 합성을 억제하는 인자로 작용; 대식세포 기능 억제
인터루킨-11	IL-11	골수버팀질세포(섬유모세포)	주로 거대핵세포의 성장 촉진
인터루킨-12	IL-12	대식세포, 단핵구, 수지상세포	NK세포의 성장을 자극하고, CD4$^+$ T세포의 Th1 아형과 CD8$^+$ T세포의 분화를 촉진
인터루킨-13	IL-13	T세포, 비만세포, 호염구	B세포 반응 조절하고, IgE 합성을 촉진; M2 대식세포의 대체 활성화 촉진; B세포에서 MHC II 발현 촉진
인터루킨-14	IL-14	T세포, 소절수지상세포, 악성 B세포	정상 및 악성 B세포의 증식 유도
인터루킨-15	IL-15	CD4$^+$ T세포, 대식세포, 단핵구, 기타 세포 유형	CD8$^+$ T세포의 증식 및 분화 유도; NK세포의 활성화 자극
인터루킨-16	IL-16	T세포, 비만세포, 호산구	CD8$^+$ 및 CD4$^+$ T세포, 단핵구, 호산구의 이동 활성화
인터루킨-17	IL-17	CD4$^+$ T세포의 Th17 아형, CD8$^+$ T세포, NK세포, γ/δ T세포, 호중구	상피세포, 내피세포, 섬유모세포를 자극하여 사이토카인, 케모카인, 메탈로프로테아제 분비 유도
인터루킨-18	IL-18	활성화된 대식세포, 수지상세포, 각질세포, 쿠퍼세포	CD4+ T세포의 Th1 아형 분화 유도; T세포 및 NK세포에 의해 IFN-γ 합성 유도
인터루킨-19	IL-19	단핵구	단핵구 활성화
인터루킨-20	IL-20	CD4$^+$ T세포의 Th1 아형, 단핵구, 상피세포	CD4$^+$ T세포의 Th2 아형 분화 촉진; 각질세포 증식 자극

APC, 항원제시세포(antigen-presenting cell); *IFN-γ*, 인터페론 감마(interferon-γ); *Ig*, 면역글로불린(immunoglobulin); *NK*, 자연살해세포(natural killer).

macrophage, 쿠퍼세포 Kupffer cell), 표피(epidermis)의 **랑게르한스세포**(Langerhans cell), **진피의 대식세포**(dermal macrophage) 그리고 비장, 가슴샘, 림프절 및 피부의 **수지상세포**(dendritic cell) 등이 여기에 속한다. 예외적으로 **B림프구**와 가슴샘의 type II, type III **상피세망세포**(epithelioreticular cell)는 MPS에 속하지 않은 APC다.

ACP가 항원을 도움 T세포에게 제시하기 위해서는 세포내 처리 과정을 통해 항원을 작은 펩타이드 조각으로 만들어 MHC II 분자를 이용하여 세포 표면에 표출시켜야 한다. APC는 항원을 세포 내로 섭취하여 18~20개 아미노산 펩타이드 조각으로 자른다. 이렇게 잘라진 펩타이드 조각들은 APC의 엔도솜(endosome)에서 MHC II 분자에 결합하고 항원-MHC II 복합체는 APC의 세포막으로 수송되어 세포 표면에 표출된다(그림 14.11).

대식세포는 APC의 작용 이외에도 면역반응에서 중요한 기능을 한다.

대식세포는 항원을 T림프구와 B림프구에게 제시해 줄 뿐 아니라, 면역반응에서 중요한 비특이적 기능을 한다.

- 단백질이나 다당류 항원을 세포 내로 섭취한 후 부분적으로 분해한 다음, MHC 분자와 함께 도움 $CD4^+$ T림프구에게 제시한다.
- 도움 $CD4^+$ T림프구와 함께 용해소체 작용을 통해 병원성 미생물을 소화한다.

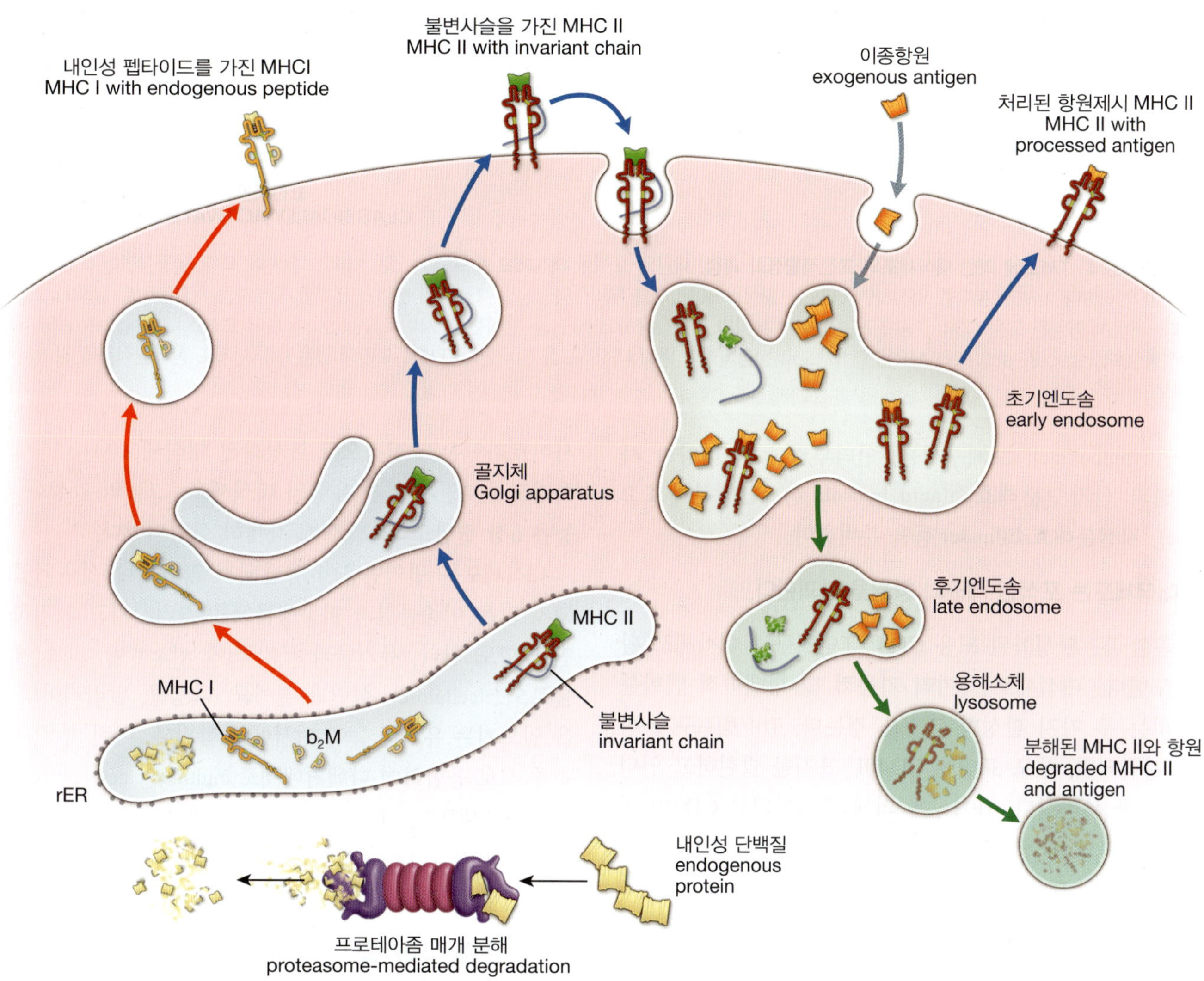

그림 14.11 MHC I과 MHC II의 합성과 항원제시과정 경로 모식도. 세포질 항원(*Ag*)이 *MHC I* 분자(*빨간색 경로*)에 의해 제시되는 과정으로, 세포질 단백질 항원은 프로테아좀매개 분해(proteasome-mediated degradation)에 의해 8~10개의 아미노산 분절로 잘라진 후 조면소포체(rough-surfaced endoplasmic reticulum, *rER*) 안으로 들어간다. *rER* 내에서 새로 합성된 *MHC I* 분자의 α 사슬은 처리된 항원(*노란색*)과 β_2저분자글로불린(β_2 micoglobulin, β_2M)과 상호작용하여 안정한 복합체를 형성한다. 이 복합체는 골지체를 거쳐 전형적인 분비경로에 의해 *rER*을 떠난다. 항원-*MHC I* 복합체는 세포 표면에 제시되며, 여기서 세포독성 $CD8^+$ T림프구에 의해 인식될 수 있다. *MHC II* 분자는 *rER*에서 조립된 후, 항원결합 부위를 막고 있는 불변사슬(invariant chin)에 결합한다. 이 시점에서 *MHC II* 분자와 불변사슬은 세포 표면으로 표출된다(*파란색 경로*). *MHC II* 분자와 불변사슬은 세포 표면에 잠시 머무른 후, 초기엔도솜(early endosome)으로 내재화되어 불변사슬은 분해된다. 이종(exogenous, 외인성)항원(*오렌지색*)은 세포 내로 내재화되어 단백질분해에 의해 엔도솜에서 일부 소화된다(*회색 경로*). 이 상태의 *MHC II* 분자는 처리된 이종항원과 결합할 수 있고 세포표면으로 되돌아간다. 세포표면에서 항원-MHC II 복합체는 도움$CD4^+$ T림프구에 의해 인식되고 면역반응이 개시된다. 만약 MHC II 분자가 항원을 포획하는데 실패하면, 용해소체(lysosomal compartment)에서 분해된다(*녹색 경로*).

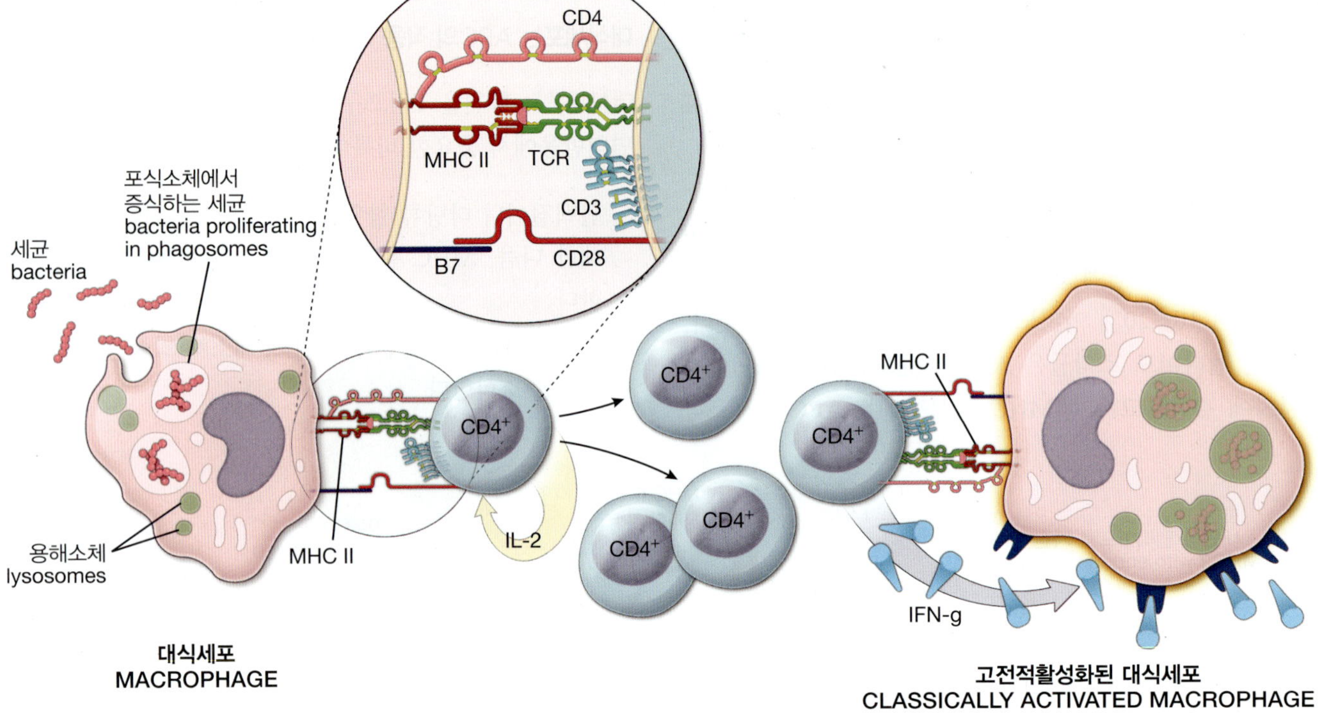

그림 14.12 도움 CD4$^+$ T세포에 의한 대식세포의 고전적활성화 과정. 세균을 포식한 대식세포의 표면에 있는 *MHC II* 분자에 의해 세균항원이 노출되면, 이것을 도움 CD4$^+$ T림프구가 인식한다. *MHC II* 분자를 인식하면 T세포는 활성화되어 IL-2를 분비한다. IL-2는 T세포의 분열과 분화를 자극하는 자가분비호르몬(autocrine hormone)으로 작용한다. 새롭게 형성된 도움 CD4$^+$ T림프구도 *MHC II* 분자와 상호작용하고 *INF-γ*를 분비한다. 사이토카인(cytokine)이 포식소체(phagosome)에서 세균을 파괴하도록 고전적활성화(classically activated, *M1*)된 대식세포로 전환시키기 위해 대식세포를 자극한다. T세포 표면에 있는 CD4분자도 항세균작용을 강화시켜준다. *TCR*, T-cell receptor.

- 림포카인(lymphokine), 보체구성물, 인터루킨 등의 다양한 사이토카인과 산가수분해효소(acid hydrolase), 단백분해효소(protease), 지질분해효소(lipase) 등을 분비한다.

활성화된 대식세포는 포식한 세균과 항원을 파괴한다.

항원과 접촉한 후, 활성화된 도움 CD4$^+$ T림프구는 대식세포 활성화를 유도한다. 대식세포는 여러 기능적 및 형태학적 변화를 특징으로 하는 두 가지 활성화 과정을 겪는다. **Th1 림프구**가 항원에 의해 자극되면, 세포 표면에 CD40L 표지를 발현하고 인터페론 γ(IFN-γ)를 분비한다. IFN-γ에 의해 활성화되고 CD40L과 CD40(대식세포 표면)의 상호작용에 의해 공동자극된 대식세포는 **고전적으로 활성화된 대식세포**(classically activated macrophage, **M1 대식세포** M1 macrophage)라고 한다. 세포의 크기 및 세포질의 용해소체(lysosome)와 공포(vacuole)도 증가된다(그림 14.12). M1 대식세포는 병원성미생물과 이종항원을 섭취하여 분해하는 포식능력이 더 커지며, 염증 반응, 세포바깥기질 파괴, 세포자멸사를 촉진한다. 반면에, Th2 림프구에 의해 생성된 인터루킨에 의해 활성화된 대식세포는 **대안적활성화대식세포**(alternatively activated macrophage, **M2 대식세포** M2 macrophage)라고 한다. 이 세포들은 염증을 감소시키고, 세포밖기질 재건과 섬유아세포 증식 및 콜라겐 합성을 촉진하며, 혈관신생(angiogenesis)을 자극한다. Th2세포에 의해 생성된 사이토카인은 고전적으로 활성화된 대식세포(M1 대식세포)를 억제하기도 한다. 두 가지 유형의 대식세포, 그들의 활성화 경로 및 기능은 6장 결합조직(227쪽)에 자세히 설명되었다.

대식세포는 면역반응이 유발되지 않았거나 섭취되었으나 소화되지 않은 이종물질과 이종생물체를 격리시키고 제거하는 필수적인 역할도 한다. 유기물과 무기물(예: 탄소분자), 색소(예: 문신), 셀룰로오스(cellulose), 석면과 결핵균, 나병균, 말라리아와 기타 질병을 일으키는 유기체 등이 여기에 포함된다. 이런 경우, 대식세포는 종종 서로 융합하여 다핵거대세포(multinucleate giant cells)인 **랑게르한스 거대세포**(Langhans giant cell)를 형성하여 이러한 병원체를 인체로부터 격리시키는 역할을 한다.

■ 림프조직과 림프기관(LYMPHATIC TISSUES AND ORGANS)

림프관(Lymphatic Vessels)

림프관은 세포와 거대분자들이 조직 사이공간으로부터 혈액으로 되돌아가는 경로가 된다.

림프관(lymphatic vessel)은 성긴결합조직 안에 있는 끝이 막힌 모세관에서 시작한다. 이 림프관은 피부나 점막의 상피 아래 결합조직

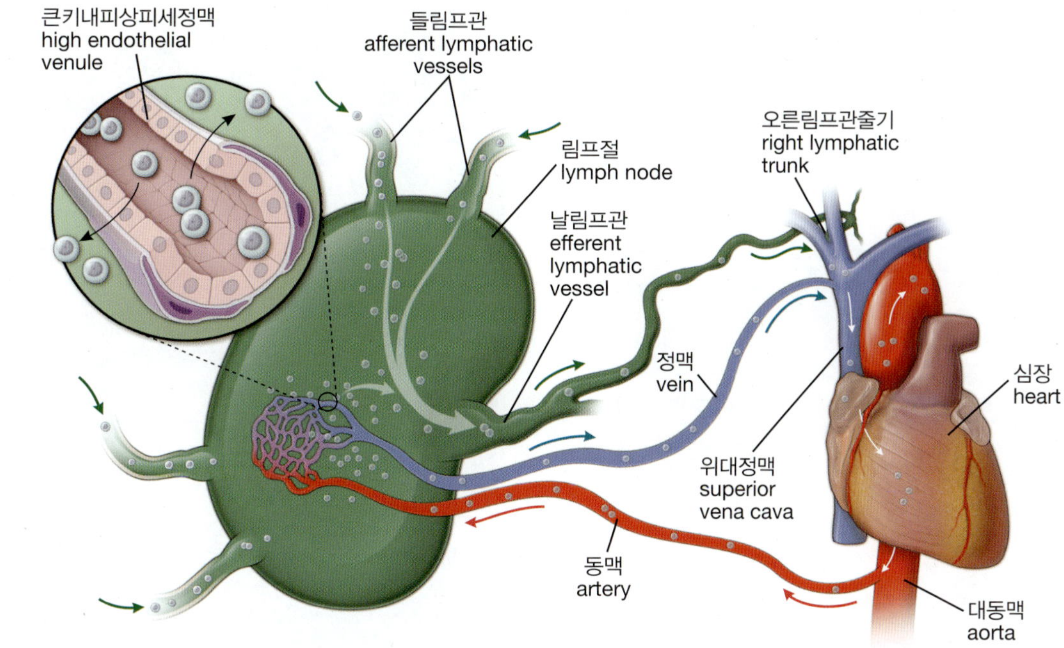

그림 14.13 신체에서 림프구의 순환경로 모식도. 림프구는 들림프관과 깊은겉질에 있는 큰키내피상피세정맥(high endothelial venule, *HEV*)의 벽을 통과하는 두 가지 경로를 통해 림프절로 들어간다. *확대사진은 HEV*를 자세히 보여주는 것으로, 입방내피세포, 연속기저막, 가끔씩 관찰되는 혈관주위세포(*보라색*) 등을 볼 수 있다. 일부 림프구는 림프절의 T세포와 B세포 영역으로 이동한다. 나머지 세포들은 림프절의 실질부분을 통과해 날림프관을 통해 림프절을 떠난다. 결국 림프구는 주림프관(main lymphatic vessel)으로 들어가며, 이 그림의 경우 오른림프관줄기(right lymphatic trunk)를 보여준다. 이 림프관줄기는 오른속목정맥(right internal jugular vein)과 오른빗장밑정맥(right subclavian vein)의 연결부위로 열린다. 림프구는 계속해서 순환하여 동맥을 경유하여 신체의 림프조직으로 가서 면역반응에 참여한다. 림프조직으로부터 림프구는 *HEV*를 경유해서 다시 림프절로 되돌아온다.

에 가장 많으며, 결합조직의 세포밖 공간으로부터 물질과 체액을 제거하여 림프를 만든다. 모세림프관(lymphatic capillary)의 벽은 혈액이 있는 모세혈관벽보다 투과성이 높기 때문에 항원과 세포를 포함한 큰 분자들도 림프모세관으로 쉽게 들어갈 수 있다.

림프관을 통해 순환하던 림프는 림프절을 지나가게 되고, 림프절에서 림프에 있던 이종물질(항원)이 소절수지상세포(follicular dendritic cell)에 의해 포획된다. 항원은 소절수지상세포의 표면에 표출되며, 림프절 안에 존재하는 APC에 의해 처리된다.

림프구는 림프관과 혈관을 통해 순환한다.

림프구의 순환은 림프관과 혈관을 통해 일어남으로 분화과정에 따라 혹은 필요에 따라 어느 한 부위에서 다른 림프계로 이동할 수 있다.

림프에 있는 림프구는 **들림프관**(afferent lymphatic vessel)에 의해 림프로 들어가고, 혈액내 림프구는 **모세혈관후세정맥**(postcapillary venule, **큰키내피상피세정맥** high endothelial venule [HEV]; 그림 14.13 참조) 벽을 통해 림프절로 들어간다. B세포와 T세포는 림프절 속으로 이동하여 각각 림프절 내의 특정 영역에 정착한다. 활성화된 림프구는 림프절의 조직을 관통하여 **날림프관**(efferent lymphatic vessel)을 통해 밖으로 나와 오른림프관줄기 또는 가슴림프관으로 이동한다. 목 아랫부위에서 속목정맥과 빗장밑정맥이 만나는 지점에서 혈액순환으로 이동한다. 림프구는 혈관을 통해 다양한 림프조직으로 운반된다.

■ 산재성 림프조직과 림프소절(DIFFUSE LYMPHATIC TISSUE AND LYMPHATIC NODULES)

산재성 림프조직과 림프소절은 병원성 물질에 대해 인체를 보호하며 초기 면역반응이 일어나는 곳이다.

소화관, 호흡관, 비뇨생식관에는 피막으로 둘러싸이지 않은 림프조직이 모여 있으며, 병원체의 침입을 감시하고 있다. 이런 관들의 **고유판**(lamina propria, subepithelial tissue)에는 림프구와 여러 자유세포(free cell)들이 관찰된다. 이와 같은 림프조직을 **산재성 림프조직**(diffuse lymphatic tissue) 또는 점막과 관련되기 때문에 **점막연관림프조직**(mucosa-associated lymphatic tissue, MALT)이라 한다(그림 14.14). 산재성 림프조직의 세포들은 항원을 포착하여 면역반응을 시작하기 좋은 위치에 자리를 잡고 있다. 이 세포들이 항원의 자극을 받으면 근처의 림프절로 이동하여 분열, 분화한다. 이렇게 분화한 세포들은 효과기 B림프구와 효과기 T림프구가 되어 원래의 고유판으로 되돌아온다.

산재성 림프조직(diffuse lymphatic tissue)이 항원으로부터 인체를 방어하는데 얼마나 중요한지 다음 두 가지로 알 수 있다.

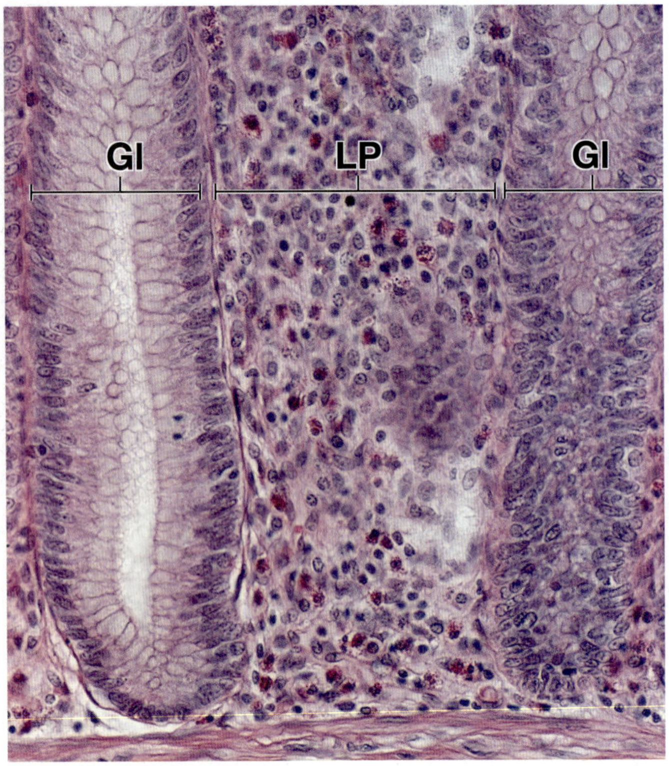

그림 14.14 산재성 림프조직의 광학현미경사진. 이 현미경사진은 큰창자의 고유판(lamina propria, *LP*)에서 관찰되는, 산재성 림프조직을 보여준다. 두 개의 창자샘 (intestinal gland, *Gl*)의 아랫부분도 뚜렷이 잘 보인다. 세포가 밀집된 산재성 림프조직은 섬유모세포, 형질세포, 호산구 등을 포함하고 있다. 그러나 가장 많은 수를 차지하는 세포는 산재성 림프조직의 특징을 나타내는 림프구로 작고, 둥글며, 어둡게 염색되는 핵을 통해 구분할 수 있다. ×320.

- 특히 소화관의 고유판에는 항상 다수의 형질세포가 존재하며, 이곳에서 항체를 분비한다는 형태적 표지가 된다.
- 흔히 장관과 호흡관의 고유판에서 관찰되는 다수의 호산구의 존재는 만성염증과 과민반응의 표지가 된다.

림프소절은 수많은 림프구들이 밀집해 있고, 이 세포들은 세망세포들의 그물 안에 있다.

주로 소화관, 호흡관, 비뇨생식관의 벽에는 산재성 림프조직 외에도 수많은 림프구들이 밀집해 있는 곳이 있다. 이런 것들을 **림프소절**(lymphatic nodule 또는 lymphatic follicle)이라 한다. 림프소절은 피막으로 싸여 있지는 않지만 비교적 경계가 뚜렷하다(그림 14.15). 림프소절 중에서 주로 작은 림프구로 구성된 것을 **일차소절**(primary nodule)이라 한다. 하지만 대부분의 림프소절은 다음과 같은 특징을 가진 **이차소절**(secondary nodule)이다.

- **종자중심**(germinal center)은 소절의 중심부위에 위치하고(그림 14.16) 조직절편에서 연하게(밝게) 염색된다. 종자중심은 항원을 인식한 B림프구가 일차소절로 되돌아와서 증식할 때 생겨난다. 이곳이 더 밝게 염색되는 것은 미성숙한 림프구(**림프모세포** lymphoblast와 **형질모세포** plasmablast)가 많기 때문이다. 작은

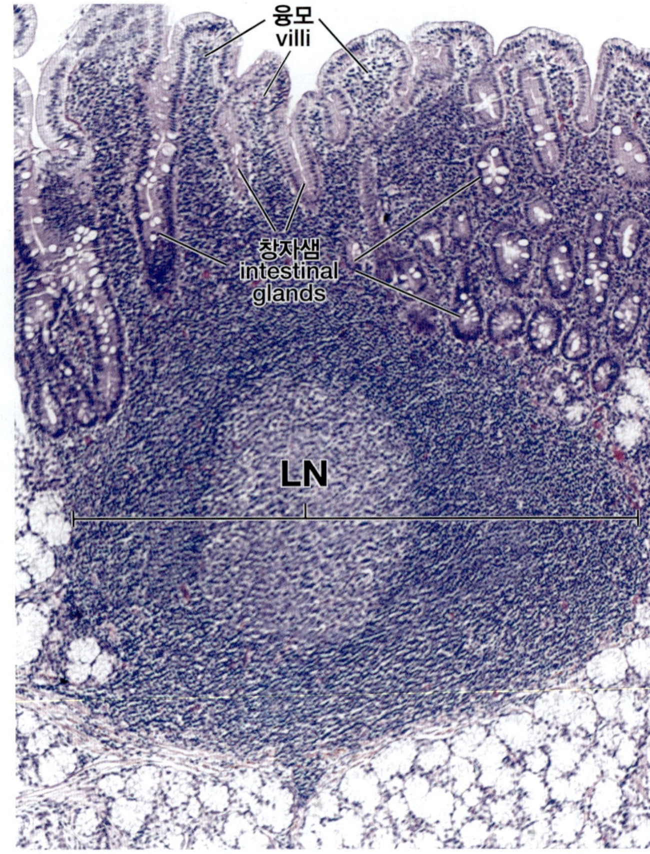

그림 14.15 림프소절의 광학현미경사진. 이 현미경사진은 작은창자(small intestine, 샘창자 duodenum) 벽의 조직절편을 보여준다. 짧은 융모와 창자샘이 사진의 *윗부분*에서 관찰된다. 림프소절(lymphatic nodule, *LN*)은 사진의 나머지 대부분을 차지한다. 소절에서 밝은 중심 부분이 종자중심(germinal center)이다. 종자중심의 림프구는 치밀한 부위에 있는 소절의 림프구보다 더 크다. 세포질이 더 크기 때문에 핵이 더 분산되어 보이고 세포들이 덜 밀집되어 보이게 된다. ×120.

림프구의 핵은 이질염색질(heterochromatin)이 많아 진하게 염색되지만, 종자중심에 있는 큰 림프구들의 핵에는 진정염색질(euchromatin)이 많아서 옅게 보인다. 또한 종자중심의 B림프구 사이에는 **소절수지상세포**(follicular dendritic cell, FDC), **소절도움 $CD4^+$ 림프구**(follicular helper $CD4^+$ lymphocyte, TFH), 그리고 거주 **대식세포**도 존재한다. 종자중심이 형태적으로 관찰 가능하다는 것은 림프조직이 항원에 활성화되었다는 것을 의미한다.

종자중심이 존재한다는 것은 도움 T세포 의존적 활성화, B림프구의 증식 및 유전적 다양화, 기억 B세포 생성, 형질세포 분화 그리고 항체 생산을 포함하는 일련의 사건(종종 **종자중심 반응**[germinal center reaction]이라고 함)들이 일어났음을 의미한다. 종자중심에서는 유사분열 중인 세포도 자주 관찰되는데 이것은 이 부위에서 새로운 림프구가 증식하였음을 보여준다. 종자중심에 있는 소절수지상세포와 대식세포는 항원에 강렬한 반응을 하고 난 후 그 수가 크게 증가한다.

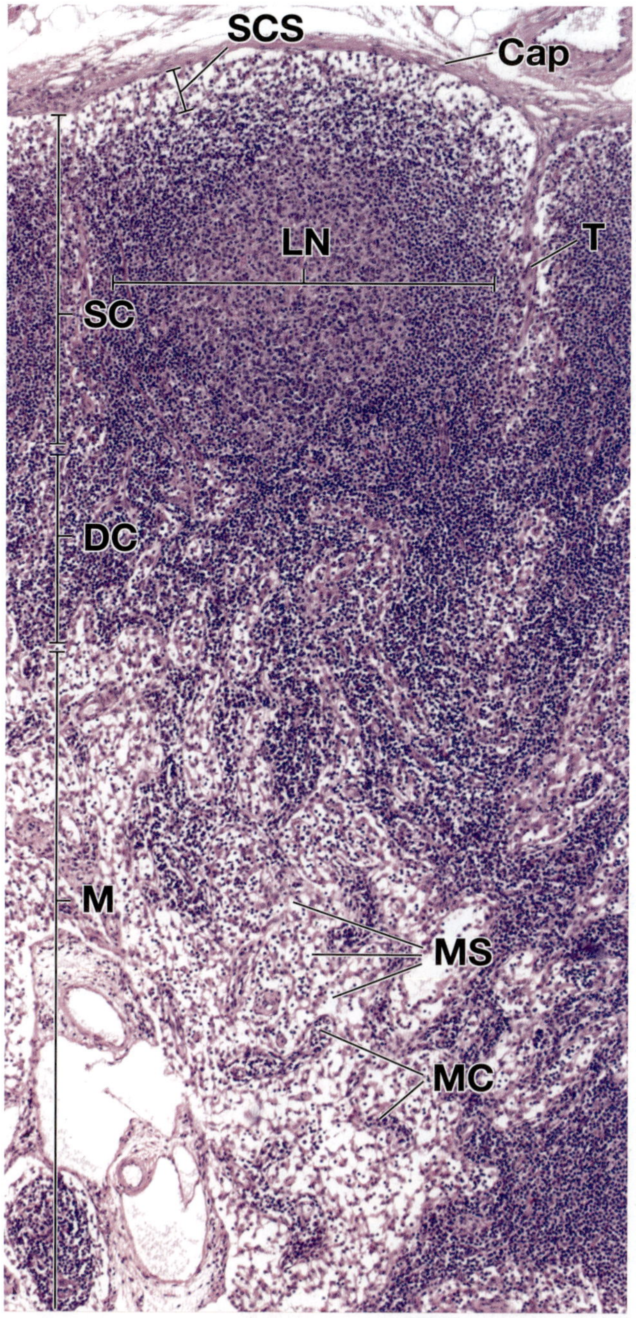

그림 14.16 림프절의 광학현미경사진. 이 현미경사진은 일반적인 H&E 염색표본으로 림프절의 얕은겉질(superficial cortex, *SC*), 깊은겉질(deep cortex, *DC*)과 속질(medulla, *M*)이 관찰된다. 피막(capsule, *Cap*)은 치밀결합조직으로 구성되며, 이 피막으로부터 이어지는 잔기둥(trabeculae, *T*)은 기관 안으로 뚫고 들어간다. 피막 아래에 는 피막밑굴(subcapsular sinus, *SCS*)이 있으며, 피막을 뚫고 들어온 들림프관으로부터 림프를 받는다. 피막밑굴은 잔기둥을 따라 주행하여 잔기둥굴(trabecular sinus)로 이어진다. 얕은겉질에는 림프소절(lymphatic nodule, *LN*)이 존재한다. 깊은겉질에는 소절이 존재하지 않으며, 치밀하게 모여 있는 림프구들과 특징적인 큰키내피세정맥(high endothelial venule; 이 배율에서는 관찰되지 않음)이 포함되어 있다. 속질에는 *속질끈(medullary cord, MC)*이라고 하는 좁은 가닥들이 서로 연결된 형태의 림프조직으로 구성되며, 속질끈은 속질굴(medullary sinus, *MS*)이라고 하는 밝게 보이는 공간들에 의해 분리되어 있다. 속질굴은 잔기둥굴의 림프뿐 아니라 겉질을 통과하며 여과된 림프를 받아들인다. ×140.

- **외투구역**(mantle zone) 또는 **관**(corona)은 종자중심을 둘러싸는 작은 림프구들의 고리모양 구역을 말한다. 이 림프구들은 **항원에 자극된 적 없는 B림프구**(naïve B lymphocytes)이다.

림프소절은 주로 편도(tonsil), 돌창자(ileum), 막창자꼬리(vermiform appendix)와 같은 소화관과 연관된 구조에서 관찰된다.

일반적으로 소절은 무작위로 하나씩 흩어져 있다. 하지만 소화관에서 일부 **무리림프소절**(aggregations of nodule)이 특정 위치에서 관찰된다. 이것들은 다음과 같다.

- **편도**(tonsil): 입인두(oropharynx)의 입구에서 림프조직 고리를 형성한다. **인두편도**(pharyngeal tonsil, **아데노이드** adenoid; 인두의 천장에 위치함), **구개편도**(palatine tonsil; 인두의 가쪽이나 입천장인두활과 입천장혀활 사이에 위치), 혀의 뿌리 쪽에 있는 **혀편도**(lingual tonsil) 등이 있으며, 모두 림프소절의 무리를 포함하고 있다. 구개편도는 점막 안에 위치한 림프조직의 치밀 무리들로 구성된다. 편도의 표면을 형성하는 중층편평상피(stratified squamous epithelium)가 결합조직을 따라 여러 곳에서 함입되어 들어가 **편도움**(tonsillar crypt)을 형성하고 있다(그림 14.17 및 도판 14.1, 586쪽). 일반적으로 편도움의 양쪽 벽에는 림프소절이 많다. 다른 부위의 무리림프소절과 마찬가지로, 편도에는 들림프관은 없지만 날림프관을 통해 편도의 림프조직으로부터 림프가 빠져나간다.
- **페이에르판**(Peyer patch): **돌창자**(ileum; 작은창자의 끝부위)에는 T림프구와 B림프구가 밀집해 있는 무리림프소절이 있으며, 이를 페이에르판이라 한다(그림 14.18). 작은창자와 큰창자의 나머지 부위에는 **단일(홑)림프소절**(single [solitary] lymphatic nodule)이 여러 곳에 흩어져 있다.
- **막창자꼬리**(vermiform appendix): 막창자(cecum)에 붙어 있는 막창자꼬리의 고유판에도 수많은 림프구가 밀집해 있고 림프소절도 많다. 비록 막창자꼬리를 흔적기관으로 간주하기도 하지만, 생후 일찍부터 림프조직이 발달하는 것으로 보아 면역반응과 기능적 연관이 있을 것으로 생각된다. 나이가 들면 막창자꼬리의 림프조직이 줄어들어 찾기가 어렵다.

앞에서 설명한 바와 같이, 산재성 림프조직과 림프소절은 그 위치나 발견되는 기관에 따라 명칭이 붙여진다. 소화관에서는 **장연관림프조직**(gut-associated lymphatic tissue, GALT)이라 하고, 기관지에서는 **기관지연관림프조직**(bronchus-associated lymphatic tissue, BALT)이라 하며, 눈꺼풀에서는 **결막연관림프조직**(conjunctiva-associated lymphatic tissue, CALT)이라 한다. GALT, CALT와 BALT를 합쳐서 **점막연관림프조직**(mucosa-associated lymphatic tissue, MALT)이라고 한다. MALT는 소화관, 기관지 외에도 외부환경에 노출되는 다양한 점막부위(예: 여성생식관)에 존재한다. 모든 림프소절은 항원에

글상자 14.3

임상적용: 인체면역결핍바이러스(Human Immunodeficiency Virus, HIV)와 후천성면역결핍증후군(Acquired Immunodeficiency Syndrome, AIDS)

인체면역결핍바이러스(human immunodeficiency virus, HIV)는 역전사효소(reverse transcriptase)를 가진 RNA 레트로바이러스(RNA retrovirus)로, **후천성면역결핍증**(acquired immunodeficiency syndrome, AIDS)을 일으킨다. 감 염 후 AIDS가 발병하여 임상증상이 나타나기까지는 최대 11년 잠복기를 거친다. 그러나 아주 중요한 사실은 HIV에 감염된 사람은 결국에는 AIDS가 발병하게 된다는 것이다. HIV는 CD4 분자에 결합한 후, 자신의 유전정보를 도움 T세포의 세포질로 주입한다(그림 F14.3.1). 이 유전정보는 단일가닥 RNA(single-standed RNA)로 구성되어 있으며, 이 바이러스성 RNA는 RNA를 DNA로 전환시키는 역전사(revers transcription)를 통해 감염된 숙주 T세포의 유전체에 포함된다. 그후 T세포는 이 바이러스 정보를 복제하여 세포밖배출(exocytosis)을 한다. 배출된 HIV는 다른 도움 T세포를 감염시키게 된다. 면역계는 바이러스입자에 대한 세포독성 $CD8^+$ T세포와 항체를 만들어 반응한다. 세포독성 $CD8^+$ T세포는 HIV에 감염된 도움 $CD4^+$ T세포를 죽이게 되고, 도움 $CD4^+$ T세포의 수는 줄어들게 된다(실제로 HIV 감염의 진행 정도를 판단할 때 도움 T세포의 수는 임상 지표가 됨). 도움 $CD4^+$ T세포가 크게 감소하게 됨으로써, 세균이나 바이러스감염에 대한 면역반응을 하지 못하게 된다. 환자는 결국, 기회감염미생물(opportunistic microorganism)이나 암에 의해 초래되는 이차감염으로 사망하게 된다. HIV에 감염되었거나 AIDS가 발병했을 때 주된 치료법은 항HIV(anti-HIV)를 처치하는 것이다. HIV 감염에 대한 치료제로 처음 개발된 약물은 역전사효소(reverse transcriptase)억제제인 azidothymidine(AZT)이다. 요즘에는, 여러 약물을 복합적으로 이용한 **항레트로바이러스 치료법**(antiretroviral therapy, ART)이 가장 효과적인 것으로 알려졌다. 이 치료법에는 뉴클레오사이드 역전사효소억제제(nucleoside reverse transcriptase inhibitor, NRTI)와 비-뉴클레오사이드 역전사효소억제제(nonnucleoside reverse transcriptase inhibitor), 단백질분해효소 억제제(protease inhibitor; 바이러스 단백질분해효소를 차단함), 또는 인테그레이지 가닥전달 억제제(integrase strand transfer inhibitor; 바이러스가 숙주 세포에 통합되는 것을 억제함)가 포함된다. ART는 단일 약물 치료법에 비해 약물간의 상승효과를 높이고, 약물부작용과 약물 내성을 감소시키는 여러 가지 이점이 있다.

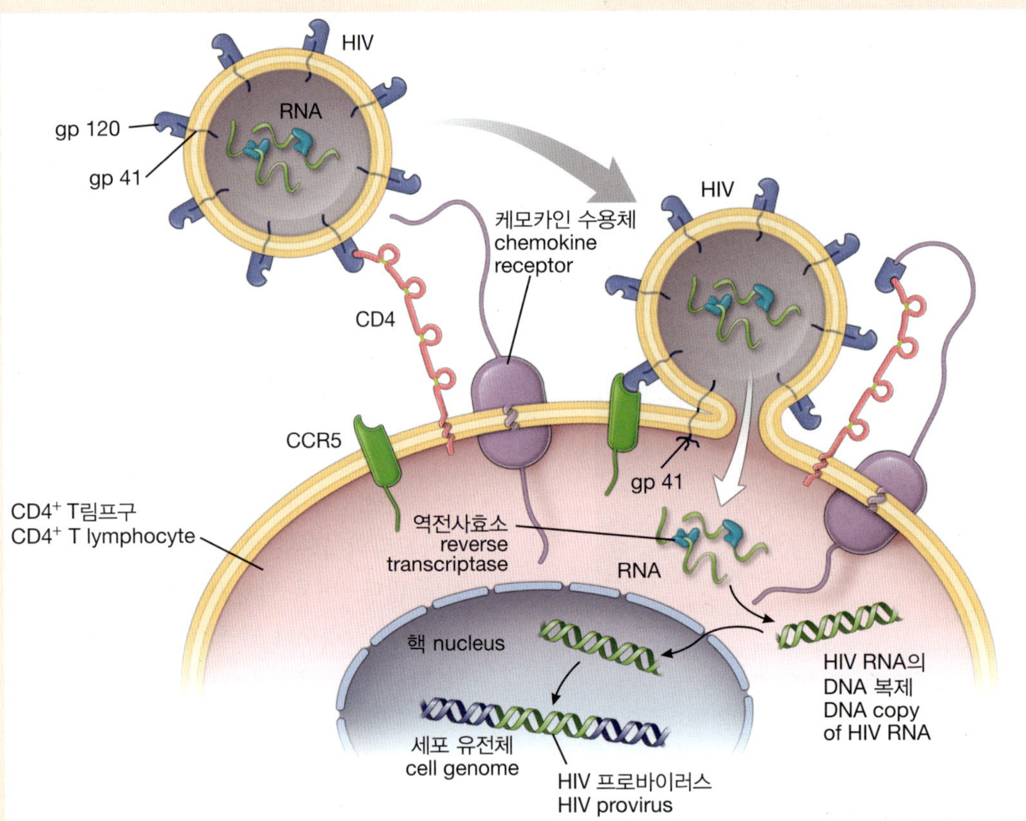

그림 F14.3.1 HIV와 도움 $CD4^+$ T세포의 상호작용 모식도. 사람면역결핍바이러스(*HIV*)는 역전사효소를 가지고 있다. HIV의 막에는 *gp120*이라는 당단백질이 고농도로 발현되며, 이 당단백질은 도움 T세포의 CD4 분자에 결합한다. CD4-gp120 복합체의 형성은 gp120을 끌어당겨 바이러스막에서 떨어지게 함으로써 다른 당단백질인 gp41이 바이러스 표면에 노출되게 한다. 이렇게 노출된 gp41은 도움 T세포의 세포막에 바이러스를 고정함으로써, 이로 인해 바이러스가 림프구의 세포막에 부착된다. 또한 gp120은 결합을 형성하기 위한 주요 공동수용체(coreceptor)인 C-C chemokine receptor type5(CCR5)와 상호작용한다. 이밖에 다른 케모카인(chemokine) 수용체도 gp120과 상호작용한다. 결국, 바이러스막과 T세포막은 융합하게 되고 바이러스가 T세포의 세포질로 유전정보(역전사효소와 바이러스RNA)를 주입하게 된다. 역전사효소는 단일가닥 바이러스 RNA를 이중가닥 DNA로 복제하게 된다. 새롭게 합성된 바이러스 DNA는 T세포의 핵으로 수송된다. 또 다른 바이러스 효소 인테그라제의 도움으로 바이러스 DNA는 T세포의 유전체에 포함되게 된다. 이 단계를 "프로바이러스(provirus)"라고 한다. 동시에 T세포의 세포질에 있던 바이러스 RNA는 단백질합성 기작에 의해 번역되어 새로운 바이러스 단백질을 합성한다.

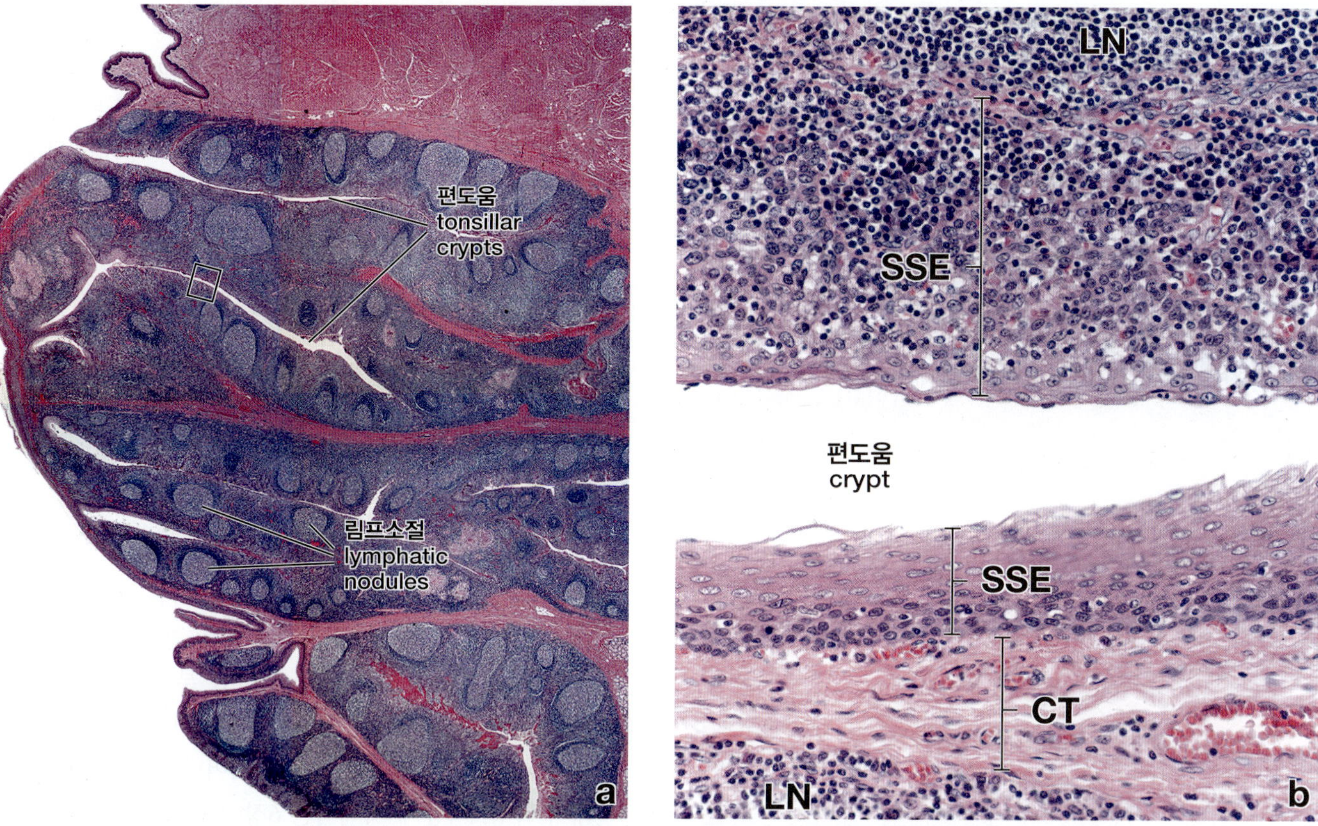

그림 14.17 구개편도의 광학현미경사진. a. 저배율의 현미경사진으로 H&E 염색된 구개편도(palatine tonsil) 표본이다. 편도의 표면을 덮는 중층편평상피는 여러 곳에서 결합 조직을 따라 안으로 들어가 편도움(tonsillar crypt)을 형성한다. ×25. **b.** 그림 **a**에 *사각형 표시*된 부위의 고배율 현미경사진으로 편도움을 덮고 있는 중층편평상피(*SSE*)를 보여준다. 편도움의 내강 아래쪽 현미경사진에서 보면, *SSE*가 잘 관찰되며 림프소절(*LN*)과는 결합조직층(*CT*)에 의해 분리되어 있다. 그러나 *위쪽 사진*에서는 상피 속으로 림프구들이 침투해 들어와 *SSE*가 뚜렷하게 관찰되지 않는다. 실제로는, 림프소절이 상피쪽으로 커지면서 전형적인 상피와 결합조직의 경계가 사라지고, 형태를 변형시킨 것이다. ×450.

노출되면 더 커진다.

■ 림프절(LYMPH NODES)

림프절은 림프관의 경로를 따라 림프를 여과하고 항원에 대한 적응 면역반응을 시작한다.

림프절(lymph node)은 작은 콩모양의 피막에 싸인 림프기관이다. 크기가 1 mm(육안으로 식별이 어려움)인 작은 것부터 약 1~2 cm에 이르는 큰 것도 있다. 림프절은 림프관의 경로를 따라 위치하고 (그림 14.19) **림프**(lymph)가 혈관계로 들어가기 전에 걸러주는 여과 기능을 한다. 이러한 위치로 인해 림프절은 상피를 통해 들어오거나 림프관에 의해 배출되는 조직에서 유래한 항원에 접근할 수 있다. **항원**이 림프절에 들어오면, **항원 특이적 림프구가 활성화**되어 증식 및 분화하여 효과기세포가 된다. 이 세포들은 림프절을 떠나 작용할 조직으로 이동한다. 림프절은 인체의 여러 곳에 분산되어 있지만 겨드랑(axilla), 샅굴부위(groin), 목(neck), 장간막(mesentery) 등에 특히 집중되어 있다.

림프절에 연결된 두 종류의 림프관은 다음과 같다.

- **들림프관**(afferent lymphatic vessel): 림프를 림프절로 전달하며 피막의 볼록한 표면의 여러 부위에서 안으로 들어간다.
- **날림프관**(efferent lymphatic vessel): 림프절에서 나오는 림프를 운반하며, 혈관과 신경도 함께 드나드는 표면의 오목한 부위인 문 (hilum)을 통해 나간다.

림프절의 지지구조는 다음과 같다.

- **피막**(capsule): 림프절을 둘러싸고 있는 치밀결합조직(dense connective tissue)이다.
- **잔기둥**(trabeculae): 치밀결합조직이며, 피막에서부터 확장되어 림프절 안으로 들어가 전체 골격을 형성한다.
- **세망조직**(reticular tissue): 세망세포와 세망섬유로 구성되며, 기관에서 미세한 지지 그물을 형성한다(그림 14.20). 림프조직과 림프기관(가슴샘 제외)의 그물망은 중간엽(mesenchyme)에서 기원한 세포와 이 세포에서 생성된 세망섬유와 무형질(ground substance)로 이루어져 있다.

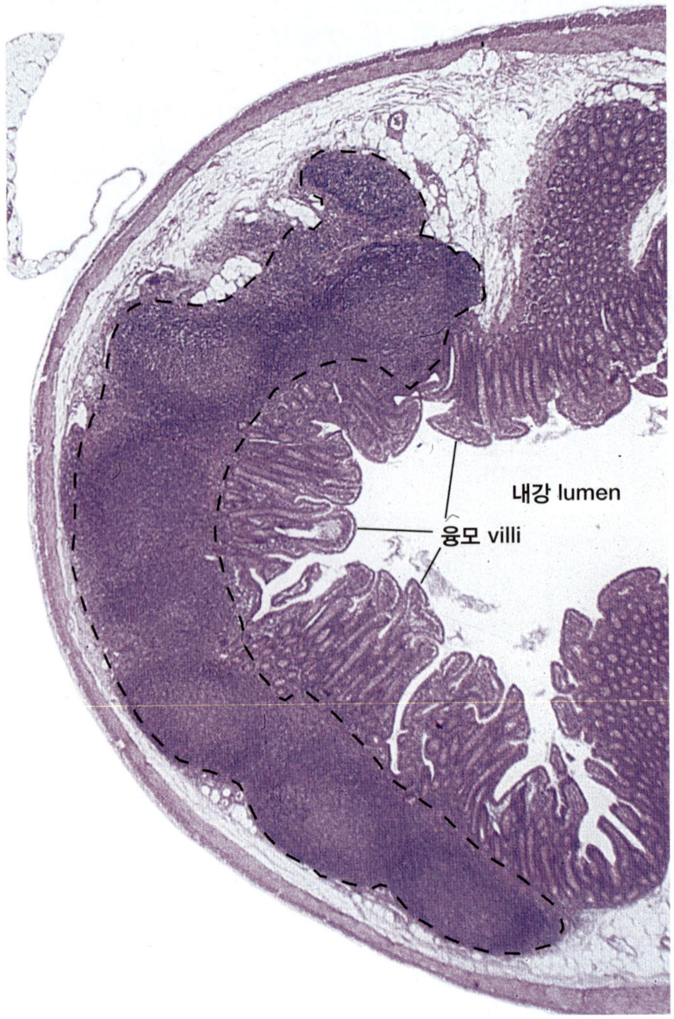

그림 14.18 돌창자의 벽에서 관찰되는 무리림프소절의 광학현미경사진. 무리림프소절(aggregated nodule)의 예를 잘 보여주는 저배율현미경사진이다. 종자중심을 가지고 있는 여러 개의 림프소절들(점선으로 표시됨)이 돌창자(ileum)에서 전형적으로 관찰되며, 이 림프조직의 무리를 *페이어스패치(Payer patch)*라고 한다. 이 돌창자의 림프소절은 고유판에 존재하다가 크기가 커지면서 점막 밑으로 확장된 것이다. ×5.

세망조직의 세포(Cells of the Reticular Meshwork)

림프절의 그물망에는 면역반응에서 다양한 기능을 수행하는 여러 세포들이 있다.

세망조직의 세포(cells of the reticular meshwork)는 타원형의 진정염색질의 핵과 소량의 산호성 세포질을 가지고 있는 별모양이거나 길쭉한 모양으로 관찰된다. 이 세포들은 염료나 콜로이드 입자를 섭취한다. 면역 세포화학기법이나 전자현미경(TEM) 기법을 이용하여 관찰하면 다양한 종류의 세포들을 관찰할 수 있다.

- **세망세포**(reticular cell): 전형적인 섬유모세포와 거의 유사한 형태의 세포이다. 이 세포들은 제3형 콜라겐(type III collagen, 세망섬유 reticular fiber)과 무형질(ground substance)을 합성하고 분비하며, 광학현미경에서 관찰되는 버팀질(stroma)을 형성한다(도판 14.3, 590쪽). 이 세포의 길쭉한 세포질 돌기들은 세망섬유를 감싸서 림프조직이나 림프기관의 실질(parenchyma)로부터 이런 구조물을 분리시켜 준다(그림 14.21 참조). 이런 지지적 역할 이외에도 표면분자를 발현하며, 림프구와 수지상세포를 끌어들이는 물질(chemokines)을 생산한다.
- **수지상세포**(dendritic cell, DC): 골수 유래 항원제시세포(APC)이다. 수지상세포는 이종물질 침입을 감시하고 있다가 이를 처리하여 그 항원에 대한 특정 T세포에 제시해 준다. 이 세포는 다른 APC보다 더 항원제시 능력이 좋으며, 거의 모든 종류의 단백질 항원을 MHC I과 MHC II 분자에 의해 제시할 수 있다. 수지상세포의 표면에는 **T세포 활성화**에 필요한 MHC II 분자와 상호자극분자가 특히 매우 많이 발현되어 있다. 림프절에서 수지상세포는 주로 T림프구가 많은 영역에 분포한다.
- **대식세포**(macrophage): 포식작용을 하는 세포이며, MHC I, MHC II, 상호자극분자를 발현하는 항원제시세포(APC)이다. 그러나 수지상세포보다는 MHC II 분자와 상호자극분자의 발현량이 더 낮고 항원제시 능력도 떨어진다. 대신 침입한 물질을 섭취하고 소화하는 능력이 뛰어나다. 대식세포의 구조, 형태적 특징, 기능에 대해서는 6장 결합조직에서 설명하였다.
- **소절수지상세포**(follicular dendritic cell, FDC): 종자중심에 존재하며, 가는 머리카락 같은 여러 개의 세포질 돌기를 **B림프구** 사이로 뻗는다(그림 14.22). 세포질 돌기 표면에는 F_c 수용체가 있어 항원-항체 복합체가 여기에 결합한다. 이렇게 세포 표면에 항원이 붙은 상태로 몇 주, 몇 달, 심지어 몇 년 동안 유지된다. 항원-항체 복합체가 세포 표면에 결합한다는 기전은 대식세포와 유사하지만, 항원이 세포 내로 섭취되지 않는다는 점이 다르다. 따라서 소절수지상세포는 MHC II 분자가 없기 때문에 APC세포로 분류되지 않는다.

림프절의 기본 구조(General architecture of the lymph node)

림프절의 **실질**(parenchyma)은 겉질와 속질로 나뉜다(그림 14.23). **겉질**(cortex)은 문(hilum) 부위를 제외한 림프절의 바깥부분을 형성하고 있다. 겉질은 밀도가 높은 림프조직(세망골격, 수지상세포, 소절수지상세포, 림프구, 대식세포, 형질세포)과 림프동굴(lymphatic sinus), 림프관(lymph channel)으로 구성되어 있다. **속질**(medulla)은 림프절의 안쪽 부위이다.

얕은겉질에 있는 림프구들은 소절을 형성한다.

다른 곳과 마찬가지로, 림프절의 겉질에 있는 림프소절도 작은 림프구로 구성된 일차림프소절과 종자중심을 가진 이차림프소절로 구분된다. 이런 림프소절들은 겉질의 바깥층에 존재하며, 이 부위를 **얕은겉질**(superficial [nodular] cortex)이라고 부른다(도판 14.2, 588쪽). 얕은 겉질과 속질 사이의 부분은 **깊은겉질**(deep cortex,

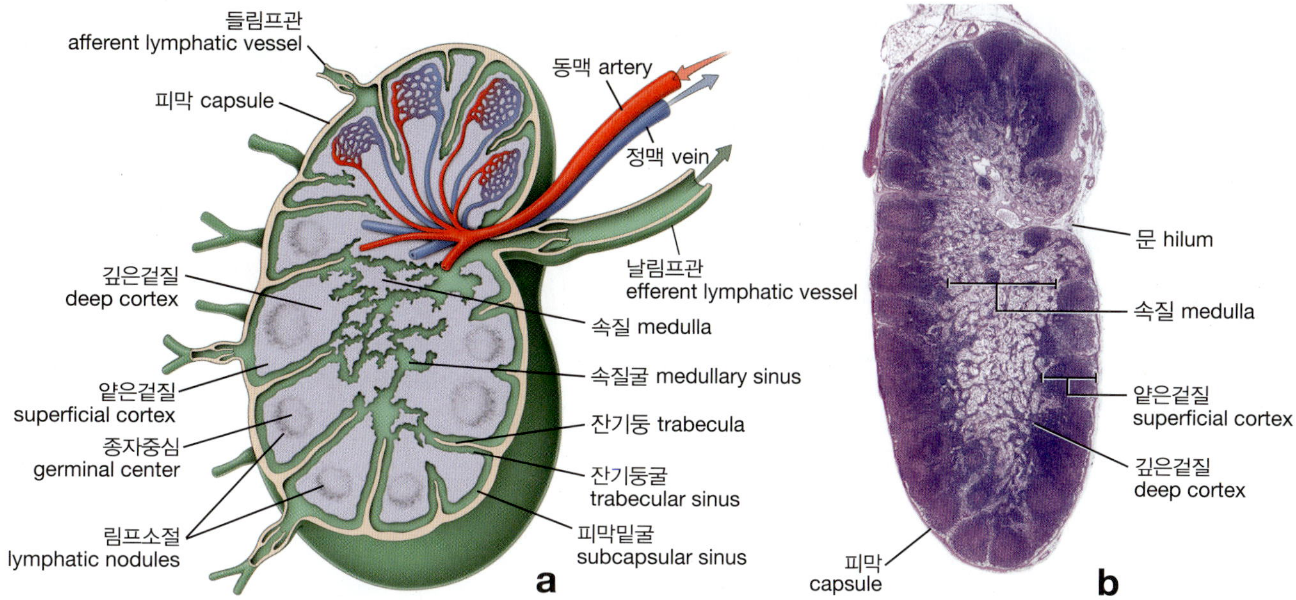

그림 14.19 림프절의 구조. a. 조직절편에서 관찰되는 림프절의 일반적 형태를 모식화한 것이다. 림프절은 깊은겉질(deep cortex)을 포함한 겉질(cortex)과 속질(medulla)로 크게 두 부분으로 나눌 수 있다. 바깥부분인 겉질에는 림프구들이 원형이나 타원형으로 모여 있는, *림프소절(lymphatic nodule)*이 존재한다. 활성화된 림프소절에서는 밝게 보이는 *종자중심(germinal center)*이 관찰된다. 림프절의 가장 안쪽인 속질은 속질굴에 의해 분리되어 있는 불규칙적인 끈의 형태로 관찰되는 림프조직으로 구성되어 있다. 얕은겉질과 속질 사이는 치밀하게 모여 있는 림프구들로 구성된 깊은겉질이 있으며, 이곳에는 큰키내피세정맥((high endothelial venule)이 있다. 림프절은 둘러싸는 피막(capsule)은 치밀결합조직이며, 이로부터 연결되어 형성된 잔기둥이 림프절의 안쪽으로 뻗어 들어간다. 피막 바로 아래에는 피막밑굴(subcapsular sinus)이 있고, 잔기둥 바로 옆에는 잔기둥굴(trabecular lymphatic sinus)이 있다. 들림프관들은 피막을 뚫고 들어와 피막밑굴로 흐른다. 피막밑굴과 잔기둥굴은 속질굴로 이어진다. 림프절의 *윗부분*은 동맥과 정맥 그리고 큰키내피세정맥의 위치를 보여준다. **b.** 일반 H&E 염색된 림프절 현미경사진이다. *진하게 보이는 빠깥부분*이 림프절의 겉질이다. 겉질은 림프구들이 무리지어 형성된 림프소절이 있는 부분과 림프소절이 없는 깊은겉질로 구성된다. 림프절의 *가장 안쪽부분*이 속질이지만, 문(hilum)에서는 표면쪽으로 확장되어 있다. 문은 혈관이 드나드는 곳이며 날림프관(efferent lymphatic vessels)이 이곳을 통해 림프절 밖으로 나간다. 림프절 표면은 피막으로 싸여 있으며, 바로 아랫부분에는 피막밑굴이 존재한다. ×18.

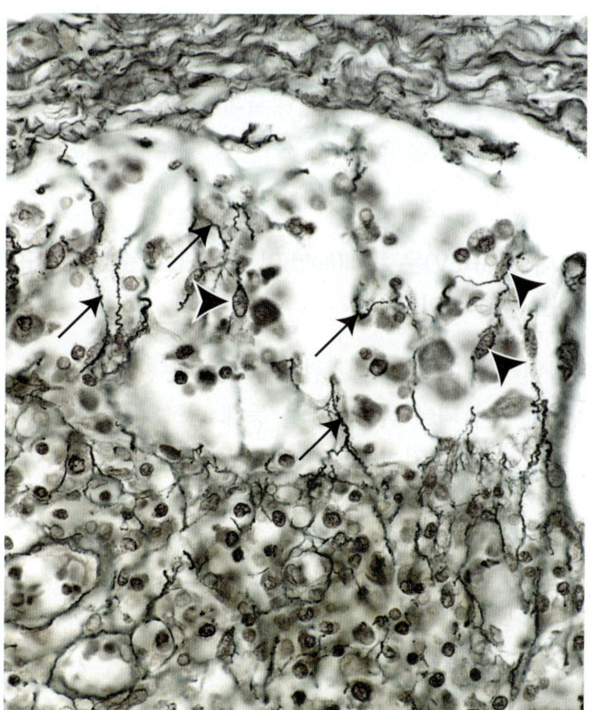

그림 14.20 림프절의 광학현미경사진. 은도금법(sliver preparation) 림프절 표본으로 결합조직피막(*윗부분*), 피막밑굴, 얕은겉질(*아랫부분*)이 관찰된다. 림프절의 버팀질에는 불규칙하게 연결된 그물을 이루는 세망섬유(*화살표*)가 있다. 긴 타원형의 세망세포의 핵(*화살표머리*)이 굴(sinuse) 안에서 세망섬유와 접하고 있는 것이 관찰된다. ×640.

paracortex)이라 하며, 여기에는 림프소절이 없다. 림프절에 존재하는 T세포의 대부분이 깊은겉질에 분포한다(그림 14.24a). 깊은겉질은 가슴샘에 의존하기 때문에 신생 동물의 가슴샘을 떼어내면 림프절의 깊은겉질이 제대로 발생되지 않는다. 이런 관찰 결과에 따라 깊은겉질을 **가슴샘의존겉질**(thymus-dependent cortex)이라고 하기도 한다.

림프절의 속질은 속질끈과 속질굴로 구성된다.

림프절의 안쪽 부분에 해당되는 **속질**(medulla)은 **속질굴**(medullary sinus)이라고 하는 림프굴에 의해 림프조직의 끈(cord)과 분리되어 있다. 앞에서 설명한 것처럼, 속질끈과 속질굴에는 세망세포와 세망섬유가 그물망을 형성하고 있어 실질에 지지구조를 제공하고 있다. **속질끈**(medullary cord)은 세망세포 외에도 림프구(대부분 B림프구), 대식세포, 수지상세포, 형질세포 등으로 구성되어 있다(그림 14.24b). 속질굴은 문 근처로 모여 날림프관으로 연결된다.

림프의 여과는 서로 연결된 림프굴이라고 하는 상호 연결된 림프통로의 망(network)에서 일어난다.

림프절 속에는 세 종류의 림프굴이라고 하는 **림프통로**(lymphatic channel)가 있다. 피막 바로 아래, 즉 피막과 겉질 림프조직 사이에

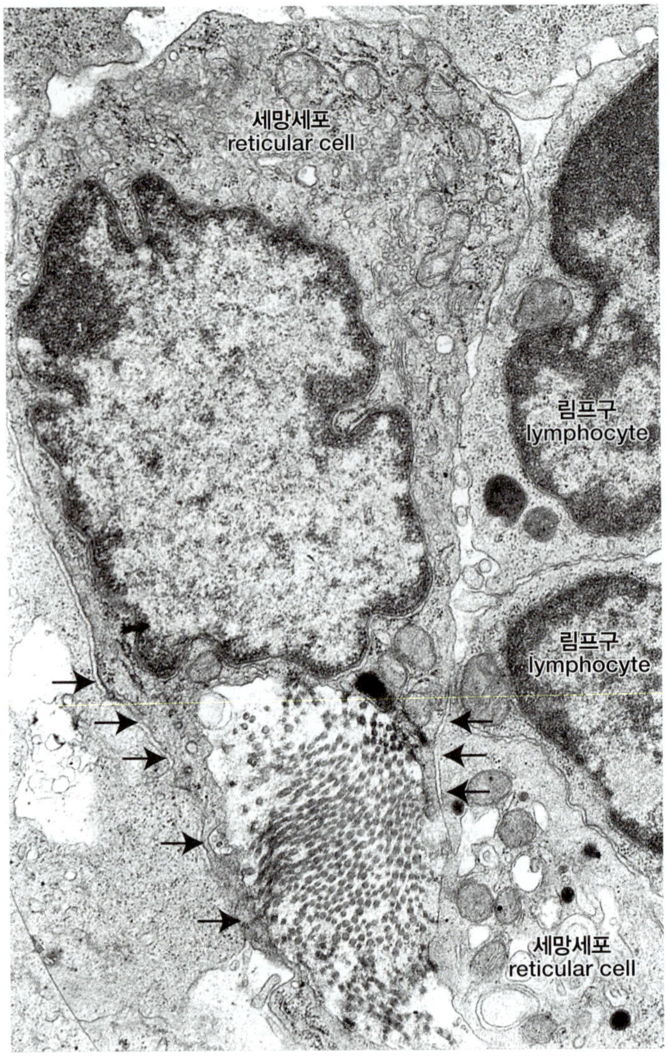

그림 14.21 세망세포의 전자현미경사진. 세망세포의 세포체와 돌기(*화살표*)가 관찰된다. 세망세포는 콜라겐 원섬유(collagen filbril)를 감싸 림프구에 노출되지 않도록 분리시켜 준다. 세망세포의 오른쪽에는 림프구가 있다. 은염색법을 이용하여 광학현미경으로 관찰해 보면, 이 콜라겐 원섬유가 세망섬유라는 것을 알 수 있다. ×12,600.

끼어 있는 굴이 있는데 이것을 **피막밑굴**(subcapsular [cortical] sinus)이라 한다(도판 14.3, 590쪽). 이 굴로 들림프관(afferent lymphatic vessels)이 림프를 흘러 보낸다. **잔기둥굴**(trabecular sinus)은 피막밑굴에서 시작하여 잔기둥을 따라 겉질을 통과하여 뻗어 들어가 **속질굴**(medullary sinus)로 연결된다. 림프구와 대식세포 또는 그 돌기들은 림프절의 림프굴과 실질 사이를 쉽게 드나든다. 림프굴의 내면은 내피세포(endothelium)로 덮여 있다. 피막과 잔기둥의 결합조직과 접하는 내피세포는 연속되어 있지만, 림프의 실질에 접한 내피세포는 불연속적으로 배열되어 있다. 대식세포들은 실질에 위치해 있지만, 일부는 내피세포들의 틈새를 통해 림프굴로 위족(pseudopod; 긴세포질 돌기)을 뻗고 있다. 이런 위족은 굴을 통해 여과되는 림프를 감시하는 역할을 한다.

림프굴(lymphatic sinus)은 혈관처럼 열린 공간이 아니다. 특히 속질에서 대식세포의 돌기들이 세망세포에 의해 둘러싸인 세망섬유를 따라 굴의 내강과 이어져 있어 림프의 흐름이 지연되고 여과는 촉진된다. 항원물질과 악성종양의 형질전환된 세포들은 이런 기계적인 여과장치에 의해 포획되고 대식세포에 의해 포식된다. 전이암의 경우에, 림프굴을 통해 흘러가는 암세포가 지나치게 많으면 이 세포들은 림프절에서 새로운 전이부위를 만들 것이다.

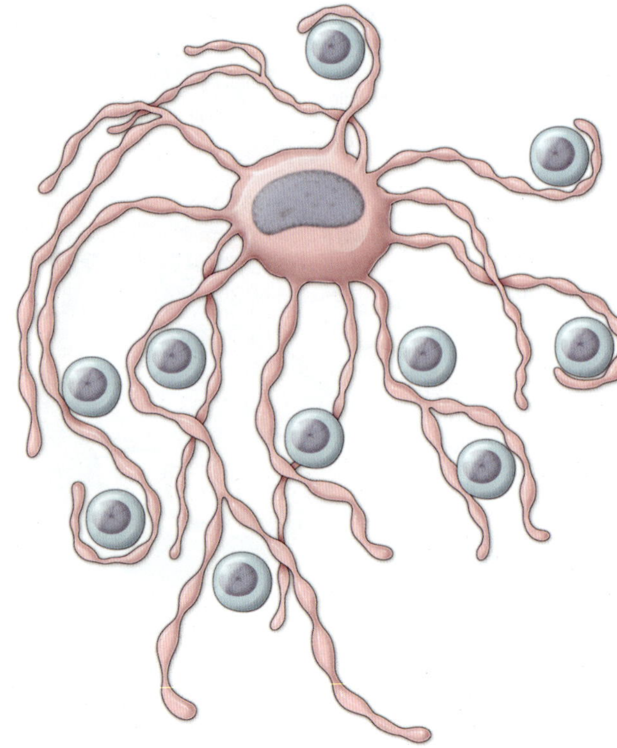

그림 14.22 소절수지상세포(follicular dendritic cell)의 모식도. 이 세포는 주로 종자중심에서 발견되며, 다수의 얇고 머리카락 같은 세포질 돌기를 B림프구 사이로 뻗어 서로 맞물려 있다. 항원-항체 복합체는 F_c 수용체에 의해 수지상세포 질돌기에 부착한다. 소절수지상세포는 MHC II 분자가 없기 때문에 항원제시세포(antigen-presenting cell)가 아니다.

큰키내피세정맥(HEV)은 체액(fluid)이 흡수되고, 순환림프구가 림프절로 들어오는 부위이다.

림프뿐 아니라, **림프구**도 림프절을 통과해 순환한다. 일부 림프구들은 림프에 포함되어 들림프관을 통해 림프절로 들어가지만, 대부분(약 90%)은 깊은겉질에 있는 모세혈관후세정맥의 벽을 통해 림프절로 들어온다(그림 14.23과 도판 14.3, 590쪽). 모세혈관후세정맥은 입방이나 원주 내피세포가 안쪽 면을 덮고 있기 때문에 **큰키내피세정맥**(high endothelial venule, HEV)이라 한다. 조직 표본에서 정맥의 벽은 종종 다양한 단계의 이동 중인 다수의 림프구에 의해 침윤된것을 관찰할 수 있다(그림 14.25). HEVs는 돌창자의 페이에르판(Peyer patch)의 산재성 림프조직과 림프소절과 같은 림프계의 다른 부분에도 존재한다.

HEVs의 내피세포는 특정 접착 분자를 발현하고 특정 케모카인을 분비하여 T 및 B림프구가 기저 림프 조직으로 이동하도록 유도하는 데 중요한 역할을 한다. HEV의 내피세포는 들림프관

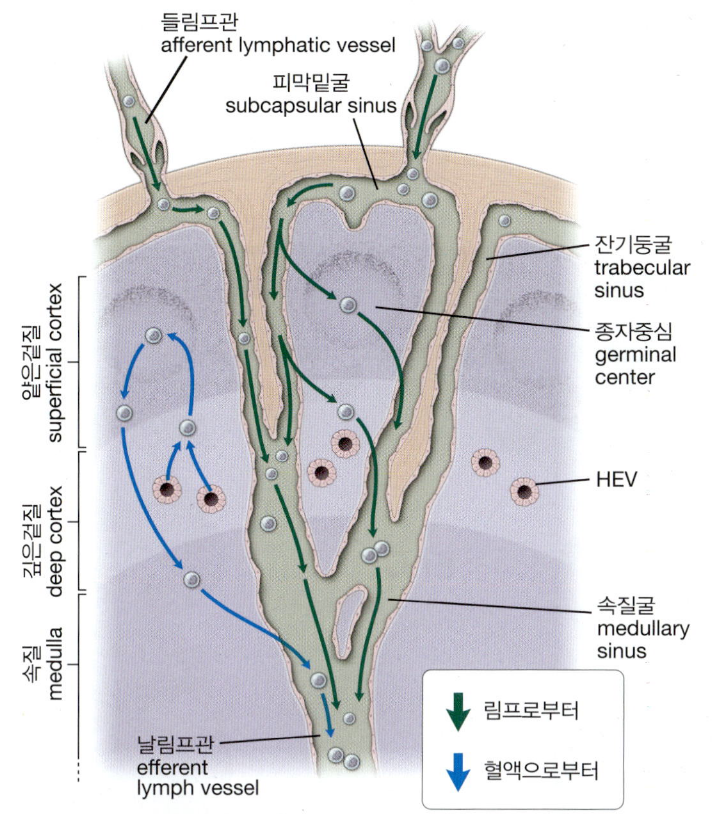

그림 14.23 림프절 안에서의 림프구 순환 모식도. *녹색 화살표*는 림프의 흐름을 따라 림프절로 들어가는 림프구의 순환경로를 표시하고 있다. 들림프관은 주위조직이나 이웃하는 림프절로부터 림프굴의 정교한 그물로 림프를 이동시킨다. 림프굴의 벽은 얕은겉질과 깊은겉질로 림프가 자유롭게 스며들 수 있게 되어 있어 림프구들이 면역감시 기능을 할 수 있게 한다. 림프구들은 조직으로 들어간 후 다시 림프로 돌아와 림프의 흐름을 따라 림프절을 빠져나간다. 림프구들은 혈액(*파란색 화살표*)을 따라 림프절로 이동하여 큰키내피세정맥(*HEV*)을 통해 깊은겉질로 들어가며, 얕은겉질로도 이동한다. 이곳에서 이 림프구들도 림프관을 통해 들어온 림프구와 같은 기능을 수행하며, 날림프관을 통해 림프절을 빠져나간다.

을 통해 들어온 림프의 약 35%에 해당하는 체액과 전해질을 운반하여 혈관 속으로 들여보냄으로써, 림프의 순환과 농축에 중요한 역할을 한다. HEV의 내피세포 막은 수분통로(aquaporin-1 [AQP1] molecules)를 많이 발현하고 있다. 이런 수분통로를 통해 사이질액이 빠르게 혈액으로 흡수되면, 들림프관을 통해 유입된 림프가 용매유입(solvent drag)에 의해 깊은겉질 쪽으로 끌려 들어오게 된다.

naïve T 및 B림프구가 큰키내피세정맥(HEVs)을 통해 림프절로 이동하는 것은 특정 부착분자와 케모카인에 의해 매개된다.

naïve 순환 T 및 B세포는 이전에 항원에 의해 자극되지 않은 성숙한 림프구다. 이 세포들은 혈액과 림프 기관 사이를 순환한다. 특수한 HEVs의 내피세포는 이동 중인 림프구에 발현된 **L-셀렉틴**(L-selectin) 및 **인테그린**(integrin)과 상호작용하는 특정 부착분자를 가지고 있다. B세포와 T세포 모두 HEV를 통해 혈관을 빠져나가는데, 호중구와 유사하게 혈구누출(diapedesis)이라는 방법으로 내피세포를 통과한다(그림 10.9, 343쪽 참조). 림프절에서 HEV를 통해 림프구의 이동을 결정하고 조절하는 사이토카인을 **케모카인**(chemokine)이라고 하며, 이들은 림프구의 케모카인 수용체에 결합한다. 케모카인은 림프구에게 순환을 떠나 림프절로 이동하도록 신호를 보낸다. T세포는 HEV의 내피세포에 의해 생성된 케모카인 CCL19 및 CCL21과 상호작용하는 CCR7 수용체를 발현한다. 유사하게, B세포는 CXCL13이라는 다른 케모카인과 결합하는 다른 CXCR5 수용체를 발현한다. 이러한 케모카인과 각각의 T 및 B림프구 수용체 간의 상호작용은 이들이 림프절에 들어갈 수 있도록 한다.

케모카인은 또한 림프절 내 T 및 B세포의 영역 분포를 결정한다. **T세포**는 이 지역의 세망세포 및 버팀질세포에 의해 생성된 CCL19 및 CCL21 케모카인에 의해 유인되어 가슴샘 의존 **깊은겉질**(deep cortex)에 남아 있다. 반면에, **B세포**는 림프 소절과 **얕은겉질**(superficial cortex)의 종자중심에 거주하는 소절수지상세포에 의해 생성된 CXCL13 케모카인의 분비를 따라 얕은겉질로 이동한다(그림 14.24 참조). B세포가 항원에 노출된 후, T세포의 일부는 **소절 보**

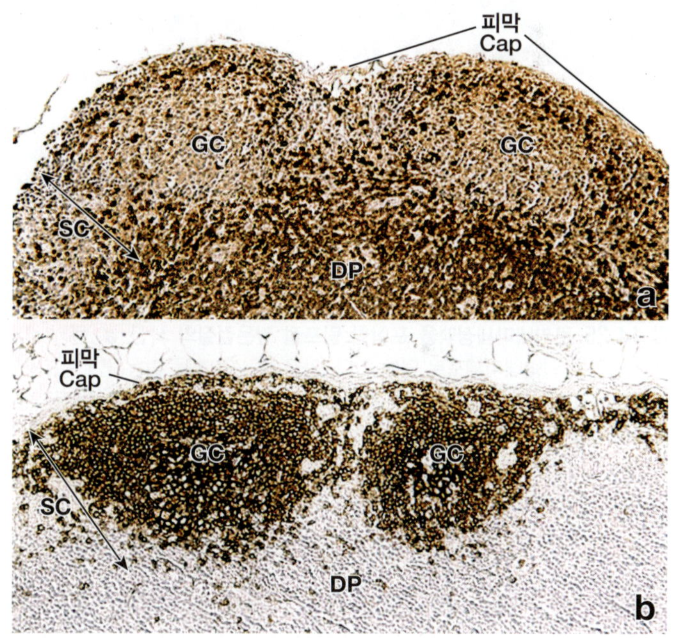

그림 14.24 림프절의 얕은겉질에 존재하는 T림프구와 B림프구의 분포. a. T림프구의 특이 표지물질인 CD3에 대한 항체를 활용한 면역세포화학적 방법을 이용하여, 마모셋 원숭이의 림프절에서 T림프구의 분포를 관찰하였다. 조직절편은 CD3에 대한 일차 토끼 항-인간항체(rabbit antihuman antibody)를 처리한 후, 비오틴이 부착된 이차 돼지항-토기항체(biotinylated secondary swine antirabbit antibody)와 결합시켰다. 아비딘-비오틴과산화효소 복합체(avidin-biotin-peroxidase complex)에 반응시킨 후, DAB(diaminobenzidine)시약으로 반응이 있는 부분을 발색시켰다(*갈색으로 반응됨*). 세포핵은 헤마톡실린으로 대조 염색되었다. T세포의 대부분은 깊은겉질(*DP*)에 분포하며, 일부 T세포가 얕은겉질(*SC*)에도 존재하나 주로 종자중심(*GC*) 주변으로 위치한다. **b.** 위의(**a**) 사진과 같이 면역과산화수소 DAB 반응을 활용하였으며, 인간CD20 단백질(human CD20 protein; B림프구에 대한 특이 표지물질)에 대한 일차단일항체를 이용하여 B세포의 분포를 관찰하였다. 이후 이차 토끼 항-마우스항체(secondary rabbit antimouse antibody)를 반응시켰으며, B세포는 얕은겉질(SC)의 종자중심(*GC*)에 밀집되어 분포함을 관찰하였다. *Cap*, capsule. ×200. (Dr. Douglas F. Paulsen 제공.)

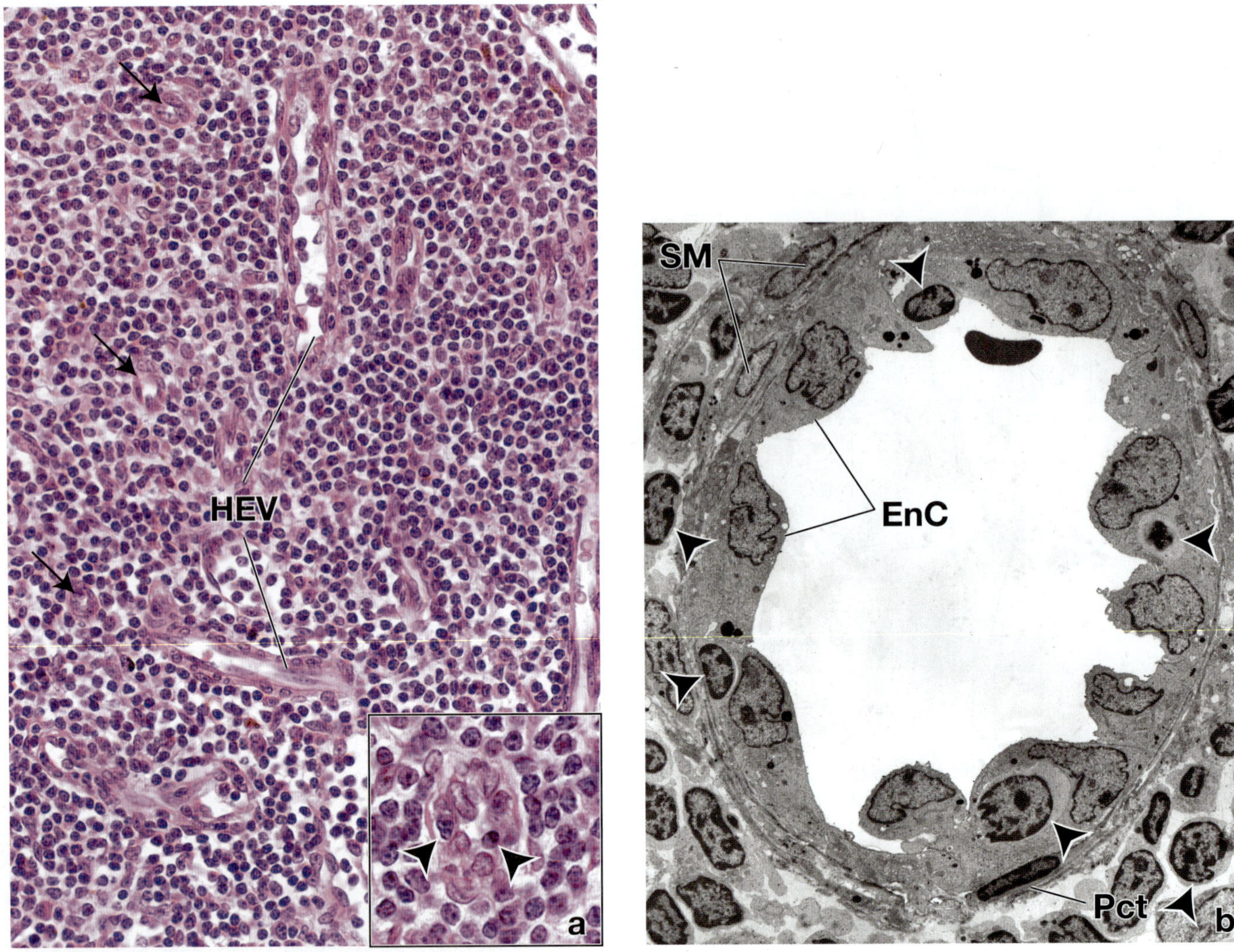

그림 14.25 큰키내피세정맥을 포함한 림프절 깊은겉질의 사진. a. 큰키내피세정맥(high endothelial venules, *HEV*)의 세로절단면과 가로절단(*화살표*)이 관찰된다. 이 혈관의 내면은 입방내피세포로 덮여 있다. 가끔 *HEV*의 벽을 이동하던 림프구가 끼어 있어 HEV를 정확히 관찰하기 어려울 때도 있다. ×400. **확대사진.** 가로방향으로 잘린 *HEV*의 단면을 고배율로 관찰한 것으로 *HEV*에서 림프절의 실질로 이동하고 있는 여러 림프구(*화살표머리*)가 관찰된다. ×640. **b.** 이 저배율의 전자현미경 사진은 입방형 내피세포(*EnC*)로 둘러싸인 림프절의 깊은겉질에서의 큰키내피세정맥의 횡단면을 보여준다. 세포는 창이 있는 기저막 위에 있으며, 간헐적으로 민무늬근(*SM*) 세포와 혈관주위세포(*Pct*)로 둘러싸여 있다. 혈관의 내강과 림프절 실질 사이를 이동 중인 여러 림프구(*화살표머리*)를 확인할 수 있다. ×5,000. (Regents of the University of Michigan 2010 제공, 재인쇄)

조 CD4$^+$ 림프구(follicular helper CD4$^+$ lymphocyte, TFH)로 분화하며, 이들도 CXCR5 수용체를 발현한다(B세포에서와 동일). 이 세포들은 종자중심의 형성과 기능, 특히 기억 B 세포의 형성에 필수적이다.

림프절은 포식작용과 면역반응이 개시되는 중요 부위이다.

림프절 안에 있는 포식세포들은 이물질 입자를 포식하여 면역반응을 개시하는 매우 중요한 역할을 한다. 림프 내의 항원은 림프굴을 따라 이동하다가 림프소절 속으로 스며들어와 면역반응을 일으킨다. 어떤 항원은 소절수지상세포의 표면에 포획되고, 또 다른 항원은 대식세포, 수지상세포, B세포에 의해 처리되어 그 결과 T 및 B세포가 활성화된다. 활성화된 B세포는 형질세포, 기억 B세포, 형질모세포(plasmablast)로 분화(differentiation)하게 된다. 이 세포들은 항체를 분비하는 이동성(migratory) B세포 집단을 나타낸다.

형질세포(plasma cell)는 속질끈으로 이동한 후 특정 항체를 합성, 분비하여 속질굴을 통해 흐르는 림프로 방출한다. 형질세포는 항원의 자극을 받지 않은 림프절의 세포들 중 1~3% 정도를 차지한다. 그러나 면역반응이 일어나면 그 수가 급증하여 순환하는 Ig의 양을 증가시킨다. 형질모세포(plasmablast)는 림프절을 떠나 골수로 이동하여, 이곳에서 형질세포로 더 분화되고 오랜 기간 동안 항체를 분비한다. 기억 B세포(memory B cell)는 림프절을 떠나 인체의 여러 곳을 순환하다가 그 특정 항원에 다시 노출되면 증식하게 된다. 이렇게 인체의 다양한 부위에 존재하는 기억세포에 의해 항원에 더 신속히 반응하게 되는데 이것을 이차반응이라고 한다.

항원에 반응한 림프구들이 있는 림프절은 더 커지는데 종자중심이 형성되고 림프구가 증식하기 때문이다. 이런 현상들은 코 안

글상자 14.4

임상적용: 반응성림프절염(Reactive [Inflammatory] Lymphadenitis)

반응성림프절염(reactive[**염증성** inflammatory] lymphadenitis)은 림프절이 매우 커지는 것으로, 주로 세균이나 기타 미생물의 이차감염에 의한다. 림프절이 커지는 것은 부종과 림프소절의 세포나 그 구성물의 과형성(hyperplasia)에 의한다(그림 F14.4.1). 이런 세포에는 B림프구, T림프구, 대식세포, 그 밖의 항원제시세포 등이 있다. 또한 림프굴로 침투해온 호중구도 많아진다. 심각한 세균감염, 림프절염은 감염된 림프를 림프절로 운반하는 들림프관에 염증이 생기는 림프관염(lymphangitis)을 동반하기도 한다. 염증이 생긴 림프관은 피부 아래를 지나는 붉은 줄처럼 보이기도 한다.

급성림프절염의 일반적인 증상은 림프절이 부어오르는 것이며 압통, 열, 오한, 식욕부진, 빠른맥, 전신쇠약 등이 수반된다. 림프절은 만졌을 때 압통이 있고, 그 위를 덮고 있는 피부가 붉어진다. 화농괴사(suppurative necrosis, 고름이 형성되며 괴사됨)되고 샛길(fistula, 잘못된 길 형성 false opening)이 생기면 커진 림프절 위 피부로 고름이 흘러나오기도 한다.

림프절염을 일으키는 가장 흔한 미생물은 연쇄구균(streptococcal)과 포도구균(staphylococcal)이다. 그 밖에도 바이러스(단핵구증 mononucleosis 또는 풍진 rubella), 원생동물(protozoa), 리케치아(rickettsiae), 곰팡이, 결핵균(tuberculosis bacilli) 등이 있다. 목부위 림프절염은 치아 감염이나 세균성 인두염(pharyngitis, 인후통)인 경우가 가장 흔하다. 일반적인 림프절병증(lymphadenopathy)은 류마티스관절염(rheumatoid arthritis)에서 전형적으로 나타나고 HIV 감염의 초기 증상으로 나타나기도 한다. 만성림프절염은, 림프절이 커지지만, 일반적으로 압통이 없다.

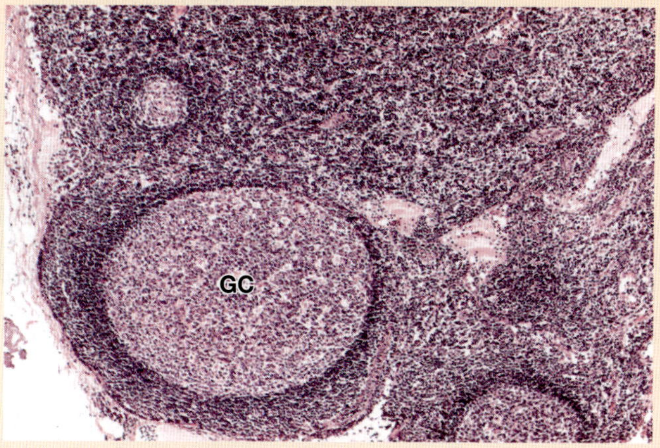

그림 F14.4.1 반응성림프절염이 있는 림프의 광학현미경사진. 림프절 얇은겉질의 조직절편으로 과다형성된 종자중심(*GC*)이 결합조직인 피막 쪽으로 밀려나와 있다. 옅게 염색된 종자중심에는 B림프구와 대식세포가 있고, 무리지어 있는 T림프구는 종자중심을 둘러싸고 있는 외투층 (mantle zone)을 형성한다. ×120. (Schwarting R, McKenzie S, Rubin R. Hematopathology. In: Rubin R, Strayer DS, eds: *Rubin's Pathology: Clinicopathologic Foundations of Medicine*, 5th ed. Baltimore: Lippincott Williams & Wilkins, 2008.)

이나 입인두에 감염이 있을 경우 목의 림프절에서 자주 관찰되며, 팔다리의 감염이 있을 경우에는 겨드랑이나 샅굴부위의 림프절에서 관찰된다. 이렇게 림프절에 반응(염증)이 생겨 커진 상태를 **림프절염**(lymphadenitis)이라고 한다. 림프절염은 미생물 감염 시 나타나는 흔한 합병증이다. 흔히 이런 커진 림프절을 **부은샘**(swollen gland)이라고도 한다(글상자 14.4 참조).

T 및 B림프구의 림프절에서의 배출은 화학주성 지질 스핑고신-1-인산(chemotactic lipid sphingosine-1-phosphate, S1P)과 림프구 세포 표면의 수용체 발현에 의해 조절된다.

대부분의 림프구는 림프굴에 들어가 날림프관으로 흘러가면서 림프절을 떠난다. 이들의 림프절에서의 림프구의 배출은 S1P 배출 경로(S1P exit pathway)에 의해 조절되며, 이는 림프구 표면의 스핑고신-1-인산 수용체 1(sphingosine-1-phosphate receptor 1, S1PR1) 분자의 발현과 이 수용체의 스핑고신-1-인산(S1P)과의 상호작용에 의존한다. S1P는 케모카인과 유사한 신호 특성을 가진 혈액 유래 지질로, 림프와 혈액에서 다른 조직보다 높은 농도로 존재한다. 림프절로 들어가는 naïve T세포는 소량의 S1PR1을 발현한다. 항원을 몇 시간 동안 인식하지 못하면 S1PR1의 발현이 증가하고 T세포는 날림프관을 통해 림프절을 떠날 수 있다. naïve T세포가 항원에 의해 활성화되면 S1PR1의 발현이 며칠 동안 억제되어 세포가 림프절을 떠나는 능력이 지연된다. 이 과정은 활성화된 T세포가 림프절에 남아 분열 및 효과기 및 기억 T세포로 분화하여 동일한 S1P 배출 경로를 통해 결국 혈액 순환으로 돌아가도록 한다.

항원에 의해 활성화되지 않은 naïve B세포는 naïve T세포와 유사한 방식으로 림프절을 떠난다. 기억 B세포와 형질모세포로 분화된 활성화된 B세포도 S1P 경로를 통해 림프절을 떠나 순환계로 들어간다.

림프절 및 기타 이차림프기관에서 림프구의 배출 조절은 새로운 면역 조절 약물 개발의 기초가 된다. 예를 들어, 곰팡이 유래 대사 산물인 핑골리모드(Fingolimod, FTY720)는 **다발경화증**(multiple sclerosis, MS) 치료에 사용된다. 이 물질은 체내에서 인산화되어 S1P 분자의 활동을 모방한다. 림프구의 S1PR1 수용체에 결합한 후, S1PRI-수용체 복합체는 내재화되어 체내 면역반응을 억제하고 완전히 면역 능력을 갖춘 효과기 세포가 림프절을 떠나는 것을 방지한다. 그 결과 림프구는 이차림프기관에 격리되어 말초 림프구 감소증(혈액 내 림프구 수치가 비정상적으로 낮음)을 유발한다.

림프절과 다른 주요 림프기관의 특징 비교를 표 14.4에 요약하였다.

표 14.4 주요 림프기관 비교

특성(feature)	림프소절(lymphatic nodule; CALT, BALT, GALT, MALT)	림프절(lymph node)	가슴샘(thymus)	비장(spleen)
	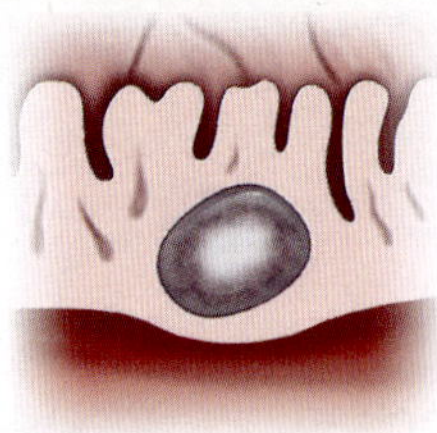	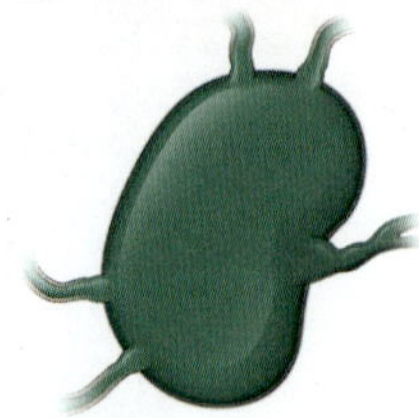	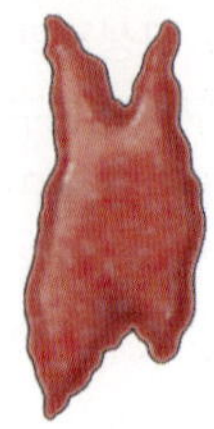	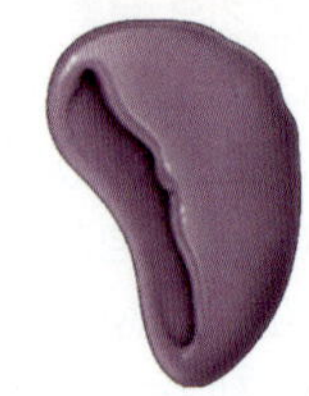
주요 기능	점막의 면역감시	림프 여과 림프 안에 있는 항원에 대한 면역반응 유발	면역적격T림프구 발생	혈액여과 노화된 적혈구 제거 순환 항원에 대한 면역반응 유발
결합조직 피막	없음	있음	있음	있음; 근육섬유모세포 포함
겉질	없음	있음	있음	없음
속질	없음	있음	있음	없음
림프소절	있음	있음; 얕은겉질에만 존재	없음	있음; 백색속질에만 존재
들림프관	없음	있음; 피막을 뚫고 들어옴	없음	없음
날림프관	있음	있음; 문을 통해 림프절을 나감	있음(약간); 사이막과 피막의 결합조직에서 기원	있음; 눈에 잘 띄지 않음, 잔기둥 근처백색속질에서 기원
큰키내피세포세정맥	있음; 림프소절이 잘 발달되어 있는 곳(즉, 편도, 막창자꼬리, 페이에르판)	있음, 깊은겉질과 관련됨	없음	없음
세부 특성	상피 표면 아래 일정하지 않게 분포하는 림프소절을 가진 산재성 림프조직	림프굴(피막밑굴, 잔기둥굴, 속질굴)이 존재 세망그물	가슴샘소엽 상피세망세포의 그물 속질에만 있는 가슴소체(Hassall corpuscle)	백색속질에는 중심동맥을 포함하고 있는 비장소절과 PALS가 있음 적색속질은 비장굴, 붓털세동맥, 집모세혈관, 비장끈을 포함

BALT, 기관지연관림프조직(bronchus-associated lymphatic tissue); *CALT*, 결막연관림프조직(conjunctiva-associated lymphatic tissue); *GALT*, 장연관림프조직(gut-associated lymphatic tissue); *MALT*, 점막연관림프조직(mucosa-associated lymphatic tissue); *PALS*, 동맥주위림프구집(periarterial lymphatic sheath).

■ 가슴샘(THYMUS)

가슴샘은 위세로칸(superior mediastinum)에 위치한 림프상피성기관(lymphoepithelial organ)이다.

가슴샘(thymus)은 심장과 큰혈관들 앞의 위세로칸에 위치한 두 엽기관(bilobed organ)이다. 가슴샘은 셋째(또는 넷째) 인두주머니(pharyngeal pouch, oropharyngeal)의 양쪽에서 발생한다. 발생과정 중 내배엽 기원의 상피가 함입되어 가슴샘원기(thymic rudiment)를 형성하고, 이것이 가슴의 위세로칸쪽으로 관모양을 형성하며 자라 내려가서, 아래 끝부위는 크게 증식하고 인두상피와 그 연결이 끊어진다. 골수에서 기원한 **공통림프계전구세포**(common lymphoid progenitor [CLP] cell)들이 가슴샘원기의 상피세포 사이로 침투해 들어와 자리를 잡고 면역적격T세포로 분화하면서 림프상피성 기관인 가슴샘으로 발생된다.

가슴샘은 출생시 구조적 기능적으로 완성된 상태이다. 사춘기까지는 크기가 큰 상태로 유지되지만, 그 이후에는 T세포의 분화와 증식이 감퇴하며 림프조직 대부분이 지방세포(adipose tissue)로 대체된다. 가슴샘은 신속한 T세포의 증식이 요구될 때 다시 자극될 수 있다.

가슴샘의 기본구조(General Architecture of the Thymus)

결합조직은 가슴샘을 싸고 있으며, 여러 가슴샘 소엽(thymic lobule)으로 나누어 준다.

가슴샘은 얇은 결합조직의 **피막**(capsule)으로 싸여 있고 여기에서 이어진 **잔기둥**(trabeculae)들이 기관의 실질로 들어간다. 피막과 잔기둥은 혈관, 날림프관(들림프관은 없음), 신경을 포함하고 있다. 가슴샘의 결합조직에는 콜라겐 섬유와 섬유모세포 외에도 형질세포, 과립구, 림프구, 비만세포, 지방세포, 대식세포 등 다양한 세포들이 포함되어 있다.

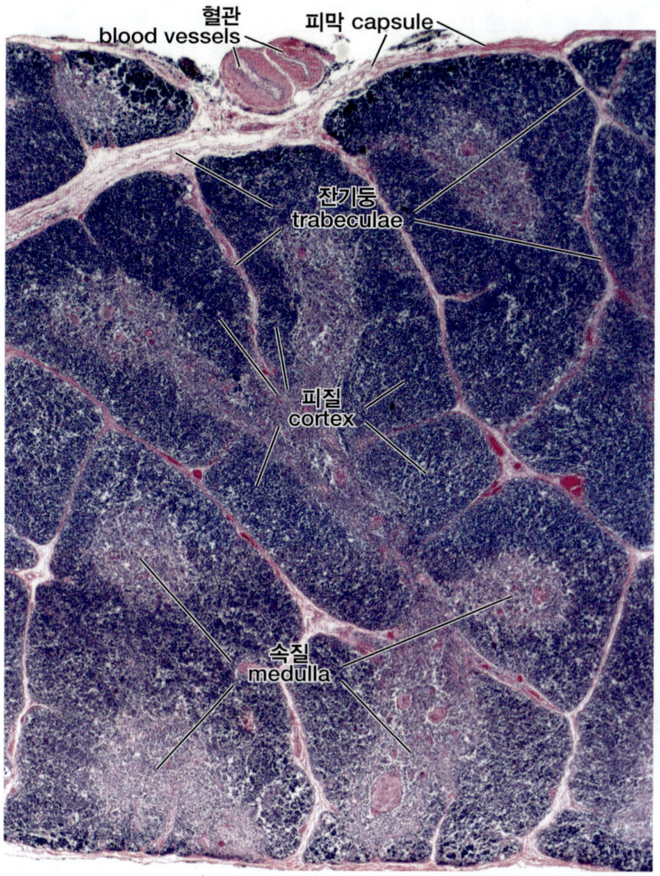

그림 14.26 신생아 가슴샘의 광학현미경사진. 이 H&E 표본을 통해 주위를 둘러싸는 피막에서부터 시작된 결합조직인 잔기둥이 기관 속으로 확장되어 들어가 여러 소엽 (lobule)으로 나뉘게 하는 것을 관찰할 수 있다. 각 소엽은 진하게 염색되는 염기호성 겉질과 더 연하게 염색되는 산호성 속질로 구성되어 있다. 속질은 겉질에 의해 둘러싸여 있으며, 실제 서로 연결되어 있다. 겉질은 다수의 림프구가 매우 밀집되어 있으나 속질은 림프구가 더 적다. 어떤 경우에는 속질이 림프소절의 종자중심과 비슷해 보인다(*오른쪽 위*와 *왼쪽 중앙 부위*). 그러나 이렇게 분리되어 보이는 속질이 사실은 서로 연결되어 있으며, 단면의 표본에서는 확인이 어렵다. ×25.

가슴샘에서 잔기둥에 의해 여러 구획으로 나뉜 것을 **가슴샘소엽**(thymic lobule)이라 한다. 그러나 겉질은 매우 굴곡져 있지만 안쪽의 속질은 서로 연결되어 있기 때문에 이것은 진정한 의미의 소엽은 아니다(그림 14.26, 도판 14.6, 596쪽). 일부 조직 절편 단면에서는, 바깥쪽의 겉질과 안쪽의 속질이 완전한 "소엽의" 형태로 보여져 종자중심이 있는 림프절과 매우 비슷하여 가끔 학생들이 혼동하기도 한다. 하지만 다른 형태적 특징(아래에 설명됨)들이 조직절편에서 확실히 구별할 수 있도록 도와준다.

가슴샘의 실질은 상피세망세포에 의해 형성된 광대한 그물 안에 발생 중인 T세포를 포함하고 있다.

가슴샘 실질의 바깥부분은 **가슴샘겉질**(thymic cortex)이라고 한다. 이 부위는 H&E 염색표본에서 호염기성으로 강하게 염색되는데, 진하게 염색되는 핵을 가진 분화 중인 T세포가 빽빽이 밀집되어 있기 때문이다. 여기에서 관찰되는 T림프구를 **가슴샘세포**(thymocyte)라고 부르기도 하며, **상피세망세포**(epithelioreticular cell)의 넓은 그물 안 공간에 위치하고 있다(그림 14.27). **대식세포**(macrophage)와 **수지상세포**(dendritic cell)도 겉질세포들 사이에 흩어져 있다. 분화되고 있는 T세포는 골수의 CLP로부터 기원하였다. 가슴샘 안에서 분화가 진행되는 동안, CLP에서 유래된 T세포는 연속되는 분화단계를 순차적으로 거치게 되는데, 각 단계마다 특징적인 CD분자들이 발현되어 분화 상태의 구분이 가능하다.

이름에서 알 수 있듯이, 상피세망세포는 상피세포와 세망세포의 특징을 모두 가지고 있다. 이 세포들은 T세포가 분화하는 동안 지지해 주는 골격 역할을 해준다. 따라서 다른 림프조직이나 기관에서의 세망세포와 그와 관련된 세망섬유에 상응하는 기능을 한다고 할 수 있다. 즉, 세망결합조직세포와 섬유는 가슴샘 실질에 존재하지 않는다. 상피세망세포는 세포사이이음과 중간미세섬유(intermediate filament)와 같은 상피의 확실한 특징을 보여준다.

상피세망세포(epithelioreticular cell)를 기능에 따라 **6종류**로 나누어 볼 수 있다. 겉질에 3종류가 있고, 속질에 세 종류가 있다. 각각의 종류들은 로마숫자로 표기된다. 겉질에 존재하는 세포들은 다음과 같다.

- **I형 상피세망세포**(type I epithelioreticular cell): 겉질과 결합조직 피막의 경계면과 겉질 실질과 잔기둥 사이에 위치하고 있다. 겉질 혈관의 외막(adventitia) 주위에도 존재한다. 따라서 I형 상피세망세포는 가슴샘의 실질을 결합조직으로부터 분리시키는 역할을 한다. 이 세포들 사이에 폐쇄이음(occuluding junction)이 발달되어 있다는 것은 분화 중인 T세포를 결합조직(즉, 피막, 잔기둥, 혈관 주위 결합조직)으로부터 격리시켜 주는 장벽의 기능을 한다는 것을 보여준다.
- **II형 상피세망세포**(type II epithelioreticular cell): 겉질 내에 존재한다. 투과전자현미경(TEM)으로 관찰해 보면 근접하고 있는 세포들의 긴 세포질 돌기가 만나는 부위에서 부착반점(macular adherens)이 관찰된다. 세포체와 세포질 돌기에 많은 중간미세섬유를 포함하고 있다. 이 세포들은 긴돌기를 가지고 있는 별모양이며, H&E 염색에서 진정염색질인 큰 핵을 가지고 있어 엷게 관찰된다. 이런 핵의 특징은 광학현미경에서도 쉽게 구분할 수 있게 해준다. II형 세포는 분화 중인 T세포를 위해 분리된 구역으로 겉질을 구역화한다. I형 세포와는 달리 II형 세포는 가슴샘 세포의 훈련(education)에 관련된 MHC I와 MHC II 분자를 발현한다.
- **III형 상피세망세포**(type III epithelioreticular cell): 겉질과 속질의 경계면에 위치하고 있다. TEM으로 관찰해 보면 근접하고 있는 세포의 넓고 편평한 세포질 돌기 사이에 패쇄이음이 관찰된다. I형 세포처럼 III형 상피세망세포도 기능적 장벽역할을 하는데, 이 세포는 겉질과 속질 사이에서 그 역할을 하는 것이다. 또한 II형 세포처럼 MHC I과 MHC II 분자를 가지고 있다.

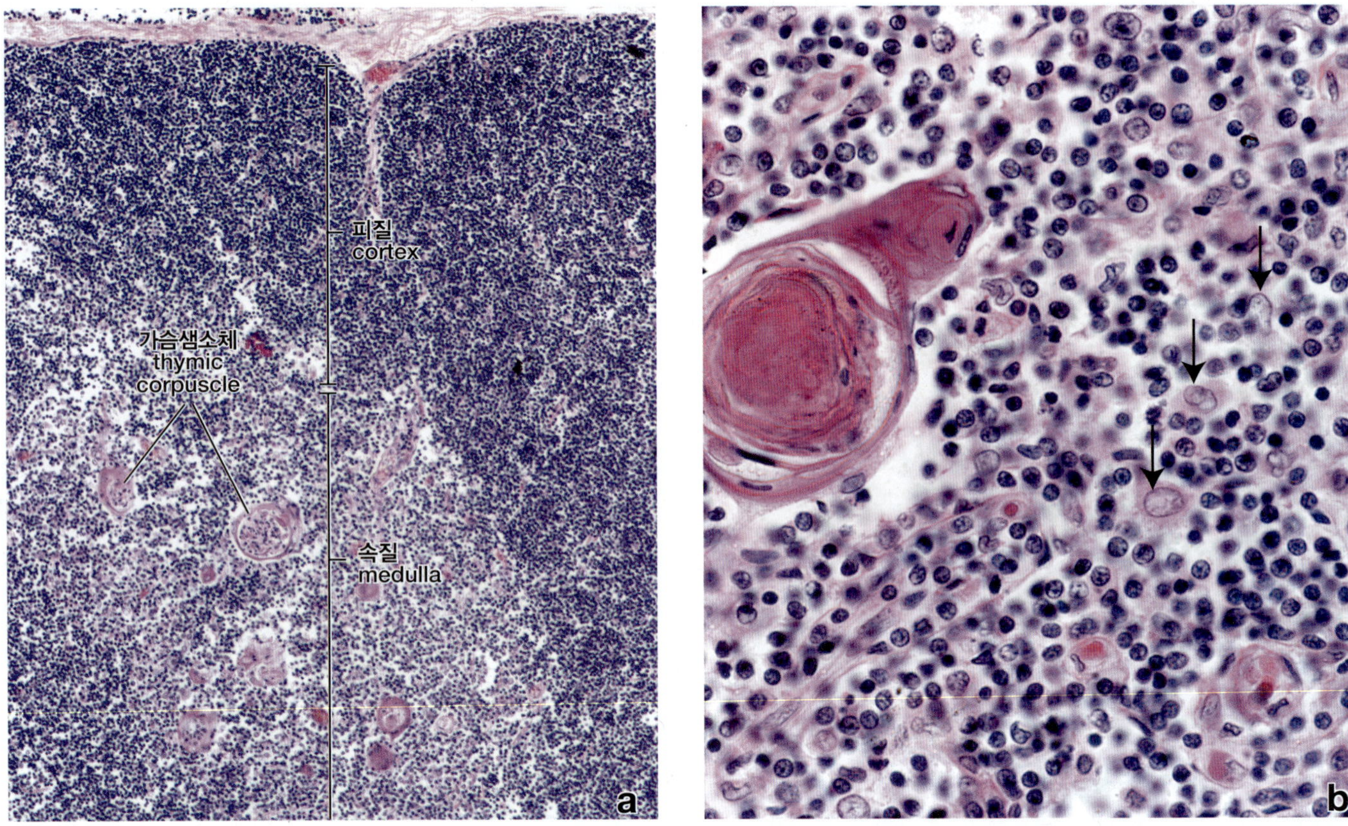

그림 14.27 인간의 가슴샘 광학현미경사진. a. 가슴샘의 겉질에는 작은 성숙 중인 T세포가 치밀하게 분포하기 때문에 어둡게 관찰된다. 이에 대조적으로 속질은 더 밝게 염색되며, 가슴샘소체(thymic corpuscle)라고 하는 에오신에 염색되는 가슴샘의 특징적 구조물도 포함하고 있다. ×120. **b.** 이 고배율 사진에서는 가슴샘소체(*왼쪽*)가 존재하는 속질과 그 주위 세포들을 관찰할 수 있다. 가슴샘은 VI형 상피세망세포(type VI epithelioreticular cell)가 동심원으로 밀집되어 있는 분리된 구조물이며, 이 세포의 핵은 납작하다. 가슴샘의 가장 중심 부분에는 완전히 각질화된 세포가 포함되어 있다. 가슴샘 주위에는 다수의 림프구와 산호성 세포질과 크고 옅게 염색되는 핵을 가지고 있는 V형 상피세망세포(type V epithelioreticular cell; *화살표*)가 관찰된다. ×600.

- **대식세포**와 **수지상세포**: 겉질에 거주하며 요구되는 가슴샘 훈련에 충족하지 못한 T세포를 포식하는 역할을 한다. 이런 T세포는 겉질을 떠나기 전에 죽도록 프로그램되어 있다. T세포의 약 98%가 이렇게 세포자멸사한 후 대식세포에 포식된다. 겉질에서 대식세포는 H&E 염색법으로 구별이 어렵지만, 크고 많은 용해소체(lysosome)가 염색되는 PAS(periodic acid-Schiff) 방법으로는 쉽게 구별할 수 있다. 따라서 이런 대식세포를 **PAS세포**(PAS cell)라고 하기도 한다. 가슴샘 내의 수지상세포는 조절(억제) $CD4^{+}$ T림프구의 FOXP3 표지 발현을 조절한다(557 및 558쪽 참조).

가슴샘 겉질의 상피세망세포는 면역적격 T세포로의 발생에 중요한 역할을 하지만, 최근 연구에 의하면 각 분화단계에 있는 T세포들은 상피세망세포의 미세구조를 조절한다. 이런 현상을 **교차대화**(cross-talk)라고 한다. 따라서 발생 중인 림프구와 상피세망세포는 T세포 발생과정에서 서로에게 영향을 준다고 할 수 있다.

가슴샘 소체(Hassall's corpuscle, VI형 상피세망세포로부터 유래됨)의 존재는 가슴샘 속질의 구별되는 특징이다.

실질의 안쪽 부위인 가슴샘 속질(thymic medulla)은 수많은 상피세망세포와 성기게 모여 있는 T세포를 포함하고 있다(그림 14.27). 속질은 대부분 큰 림프구로 구성되어 있기 때문에 겉질보다 염색성이 덜 강하다. 이런 림프구들은 작은 림프구에 비해 핵이 옅게 염색되고 세포질의 양이 많기 때문이다. 겉질처럼 속질에도 세 종류의 상피세망세포가 있다.

- **IV형 상피세망세포**(type IV epithelioreticular cell): 겉질과 속질 사이의 III형 세포 근처에 있다. 이 세포들은 넓고 편평한 세포질 돌기를 가지고 있으며, 근접한 세포사이 뿐만 아니라 III형 세포와도 폐쇄연접을 형성한다. IV형 세포는 III형 세포와 협력하여 겉질과 속질 사이에 장벽을 형성한다.
- **V형 상피세망세포**(type V epithelioreticular cell): 속질에 위치한다. 겉질의 II형 세포와 마찬가지로 근접하는 세포의 돌기들 사이에 결합체(desmosome)를 형성하여 속질 세포들을 지지하는 골격 역할을 하여 림프구들의 무리들을 구획화해 준다. 림프구의 핵이 진하게 염색되기 때문에 상대적으로 잘 구분된다.
- **VI형 상피세망세포**(type VI epithelioreticular cell): 가슴샘 속질의 가장 두드러지는 특징이 되는 **가슴샘 소체**(thymic [Hassall] corpuscle)를 형성한다(그림 14.28, 도판 14.5, 594쪽). 가슴샘 소체는 납작한 핵을 가진 VI형 상피세망세포가 동심원으로 나열되

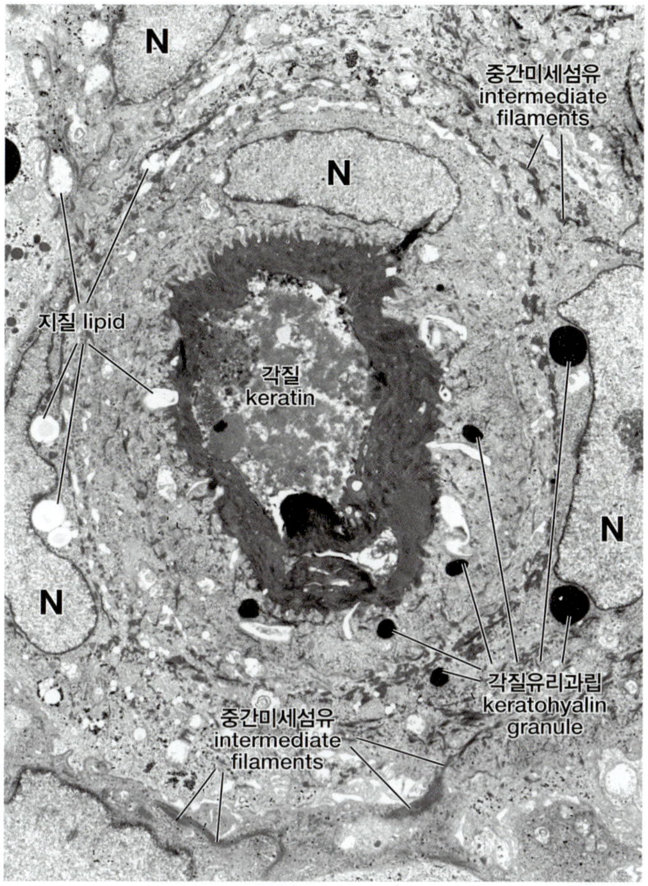

그림 14.28 가슴소체의 전자현미경사진. 저배율의 전자현미경사진으로 가슴소체(thymic [Hassall] corpuscle)를 형성하는 동심원으로 배열된 상피세망세포의 세포질과 핵(*N*)들을 관찰할 수 있다. 상피세망세포의 세포질 안에서 중간미세섬유다발, 각질유리과립, 지방방울 등도 관찰된다. 가슴소체의 중앙에는 완전히 각질화된 세포(*중심의 어두운 층*)가 존재한다. ×5,000. (Dr. Johannes A. G. Rhodin 제공.)

고 밀집되어 있는 구조물이다. TEM으로 이 세포를 관찰해 보면 **각질유리과립**(keratohyaline granule), 중간미세섬유 다발, 지방방울(lipid drop) 등을 관찰할 수 있다. 이 세포들은 결합체에 의해 연결되어 있다. 가슴샘 소체의 중심에는 각질화가 진행되는 것 같은 모습이 관찰되는데, 이 세포는 인두주머니의 상피에서 발생되었기 때문에 놀라운 일은 아니다. 가슴샘 소체는 독특하고, 구별된 항원을 발현하며, 기능적으로 활동하는 속질의 다세포 구조물이다. 아직 그 기능이 완전히 밝혀지지는 않았지만, 가슴샘 소체는 가슴샘의 분화와 T림프구의 분화를 돕는 인터루킨(IL-4와 IL-7)을 생성하는 것으로 생각되고 있다.

혈관은 잔기둥을 통해 가슴샘의 실질로 들어간다. 대부분의 혈관은 잔기둥의 아주 깊은 끝부분에서 결합조직에 둘러싸인 채 속질로 들어간다. 이런 혈관 주위의 결합조직은 부위에 따라 두께가 다양하다. 큰 혈관 주위의 결합조직은 두껍지만, 혈관이 가늘어지면서 점차 더 얇아진다. 두꺼운 부위에서는 세망섬유, 섬유모세포, 대식세포, 형질세포, 그 밖의 세포 등 성긴결합조직 구성요소들로 이루어져 있지만, 얇은 부위는 단지 세망섬유와 섬유모세포가 가끔 발견된다. 다른 주요 림프기관과 비교한 가슴샘의 특징은 표 14.4에 요약되었다.

혈액가슴샘장벽과 가슴샘세포의 훈련(Blood-Thymus Barrier and Thymic Cell Education)

혈액가슴샘장벽은 가슴샘에서 발생 중인 림프구들이 항원에 노출되는 것을 막아준다.

가슴샘의 겉질로 들어온 림프구들은 **혈액가슴샘장벽**(blood-thymus barrier)이라고 하는 물리적 장벽에 의해 항원과 접촉되는 것으로부터 보호된다(그림 14.29). 겉질의 혈관 내강과 T세포 사이를 차단하는 혈액가슴샘장벽은 다음과 같은 구조로 이루어져 있다(혈관 내강으로부터 나열됨).

- 모세혈관 벽을 덮고 있는 **내피세포**(endothelium)는 폐쇄연접을 하고 있는 연속내피이다. 거대분자는 투과되지 못하며, 겉질 실질에 있는 장벽의 구성요소 중에서 가장 중요한 구조이다. 내피세포의 아래에는 **바닥판**(basal lamina)이 있고 가끔 **혈관주위세포**(pericyte)도 발견되는데 이들 또한 모세혈관 벽의 구성물에

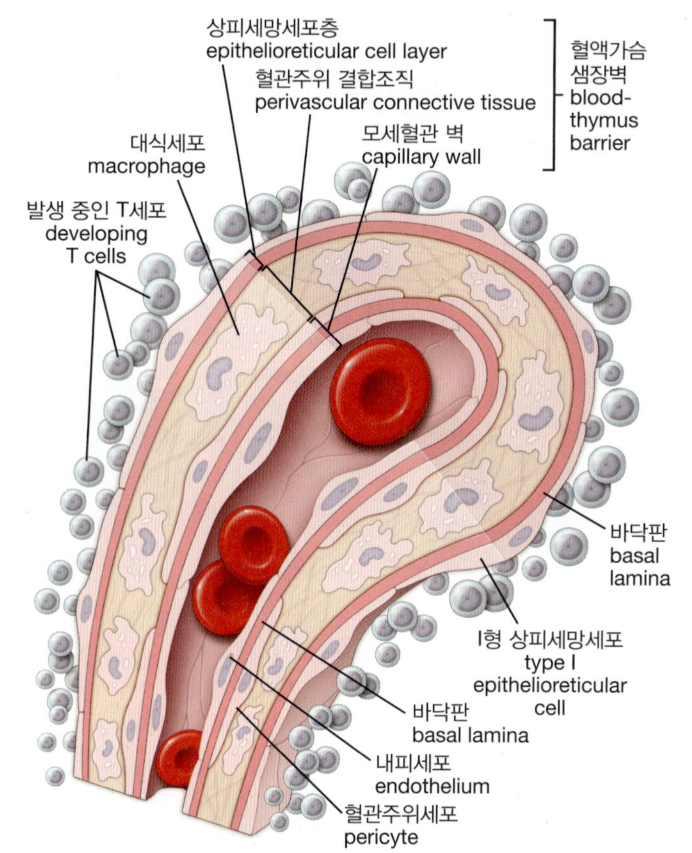

그림 14.29 혈액가슴샘장벽의 모식도. 혈액가슴샘장벽(blood-thymus barrier)은 (1) 모세혈관 내피세포와 그 바닥판, (2) 대식세포가 위치하고 있는 혈관주위 결합조직, (3) 상피세망세포와 그 바닥판 등 세 가지 주요소로 구성되어 있다. 혈관주위 결합조직은 상피세망세포의 바닥판과 내피세포의 바닥판에 둘러싸여 있다. 이런 구조는 분화하고 있는 미성숙한 T세포를 보호하고, 혈액 내에 있는 성숙한 면역적격 림프구로부터 분리해주는 기능을 한다.

속한다.

- **대식세포**는 혈관 주위의 결합조직에 상주하며 모세혈관의 내강에서 겉질의 실질로 빠져나온 항원분자를 포식한다.
- **I형 상피세망세포**는 이 세포들 사이에 폐쇄연접을 형성하고 있어 분화하는 T세포를 추가적으로 보호해주는 역할을 한다. 겉질에 있는 모세혈관 벽을 둘러싸는 이 상피세망세포는 바닥판을 가지고 있으며, 이들 구성물 또한 중요한 혈액가슴샘장벽의 구조적 구성요소가 된다.

가슴샘은 가슴샘세포가 생존을 위해 두 가지 연속된 테스트를 통과해야 하는 혹독한 T세포의 훈련장소이다.

골수에서 기원한 다능림프계줄기세포(multipotential lymphoid stem cell) 중 면역적격T세포로 발생될 세포들은 출생 전 태아의 가슴샘으로 이동된다. 이 줄기세포가 면역적격T세포로 성숙, 분화하는 것을 **가슴샘세포훈련**(thymic cell education)이라 하기도 하며(그림 14.30), TCR 유전자가 재배열되는 정확한 순서에 의해 진행된다. 이 과정 동안 특정 표면 CD 분자가 발현될 것인지 아닌지가 결정된다. 이러한 표면 변화는 T세포의 기능적 성숙 상태를 반영하며, 발현된 CD 분자는 T세포 분화의 표지로 사용된다.

분화초기(early stage of differentiation, **이중음성단계** double-negative stage)의 T세포 표면에는 CD2와 CD7 분자가 발현된다. 이중음성단계(*double-negative* stage)라는 용어는 CD4와 CD8 분자가 모두 결핍되었다는 것을 의미한다. 초기단계를 지나 CD1 분자가 발현되면 **T세포 분화가 중간단계**라는 것을 의미한다. 성숙과정이 진행됨에 따라 T세포는 CD3와 CD4 그리고 CD8 분자를 모두 발현한다. 이 단계를 T세포 분화의 **이중양성단계**(double-positive stage)라고

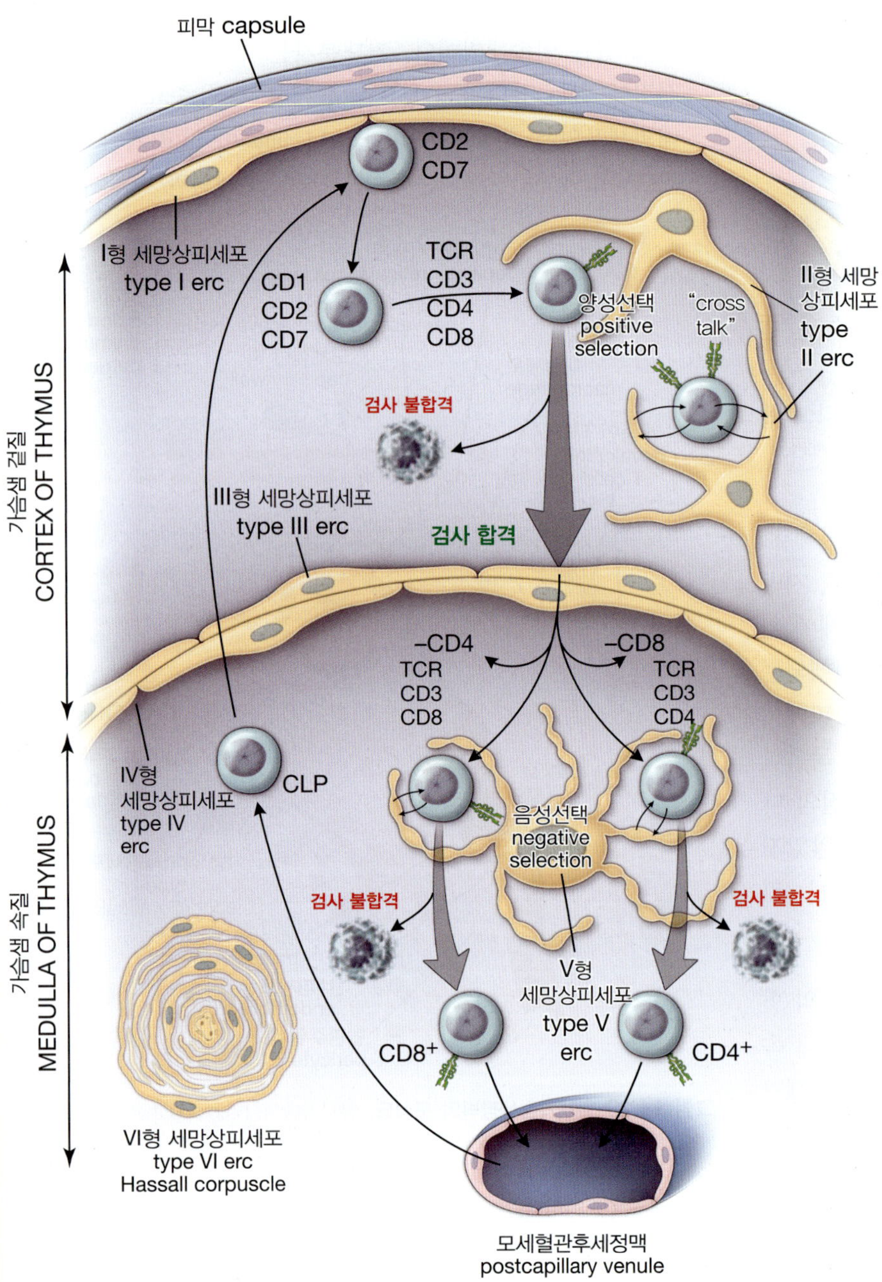

그림 14.30 가슴샘 훈련의 주요 단계 모식도. 공통림프구계전구(common lymphoid progenitor, *CLP*)세포가 면역적격T세포로 성숙하고 분화하는 과정은 특정 표면 CD 항원의 발현과 결핍에 의해 수행된다. *CLP* 줄기세포는 모세혈관후세정맥(postcapillary venule)을 통해 속질로 들어간 후, 림프소절의 주변부로 이동한다. 세포 표면에 CD2와 CD7 분자가 발현되면 분화 초기단계임을 알 수 있다. 이후 CD1 분자가 발현되면 T세포 분화의 중간단계임을 알 수 있고, 성숙단계에서는 TCR, CD3, CD4, CD8 분자가 발현된다. 다음 단계에서, T세포는 II형 상피세망세포와 III형 상피세망세포(*erc*)에 의해 자가항원과 이종항원을 제시받는다. 만약 림프구가 자가 MHC(self-MHC)와 함께 자가항원을 인식하게 되면 살아남게 되고(양성선택 positive selection), 그렇지 않으면 죽게 된다. 양성선택검사를 통과한 세포는 겉질을 떠나 속질로 들어간다. 여기에서 자가 MHC에 의해 제시된 자가항원을 너무 강렬하게 인식한 세포는 제거되는(음성선택 negative selection) 또다른 선택과정을 거치게 된다. 여기까지 살아남은 세포들은 세포독성 $CD8^+$ T림프구나 도움 $CD4^+$ T림프구가 된다. 이 세포들은 성숙한 T림프구(그러나 아직 항원에 노출된 적 없음)이며, 가슴샘의 속질을 떠나 혈액순환으로 들어간다. 가슴소체의 VI형 상피세망세포는 호르몬을 분비하여 가슴샘 훈련과정을 촉진시킨다. 여섯 종류의 상피세망세포의 분포가 모식도에 나타나 있다. *MHC*, 주조직적합복합체(major histocompatibility complex); *TCR*, T세포 수용체(T-cell receptor).

한다. 외부로부터의 항원자극없이 발달한 이중양성 T세포는 TCR을 발현하기 시작한다.

이 단계에서 세포는 **양성선택**(positive selection)을 통해 기능적 TCR을 가지고 있는지 확인하게 된다. 이중양성 T세포는 MHC I 및 MHC II 분자에 결합된 다양한 자가 펩타이드를 표출하는 II형 및 III형 상피세망세포를 만난다. 만약 림프구가 자가 MHC(self-MHC) 분자와 표출된 자가 펩타이드를 인식하여 생존신호를 생성할 만큼 충분히 친화력을 형성한 경우, 이 림프구는 살아남게 되는데, 이 과정을 양성선택(positive selection)이라 한다. 반면에 림프구의 TCR이 자기 MHC 분자를 인식하지 못하면, 이 반응하지 않는 세포는 **방치로 인한 죽음**(death by neglect)이라는 세포자멸사 경로를 통해 제거된다. 양성선택 과정에서 TCR이 자가 MHC I 분자를 인식하는 T세포는 세포독성 $CD8^+$ T 림프구(CD4를 잃고 CD8을 유지하여)가 되고, TCR이 자가 MHC II 분자를 인식하는 세포는 도움 $CD4^+$ T림프구(CD8을 잃고 CD4를 유지하여)가 된다. 이 단계를 T세포 분화의 **단일양성단계**(single-positive stage)라고 한다.

양성선택 테스트를 통과한 세포는 겉질을 떠나 속질로 들어간다. 여기서 이들은 TCR이 자가 항원에 너무 강하게 반응하는지 여부를 확인하는 **음성선택**(negative selection)이라는 또 다른 테스트를 겪는다. 이 과정은 MHC에 많은 조직특이적 자가항원(tissue-specific self-antigen)을 표출하는 상피세망세포(IV형~VI형)에 의해 수행된다. 상피세망세포에 의해 발현된 **자가면역 조절자**(autoimmune regulator, AIRE) **단백질**로 알려진 특정 전사인자는 상피세망세포의 직접적인 일반 기능에 필요하지 않은 모든 조직과 기관에서 증가된 **조직특이적 자가항원**(tissue-specific self-antigen)의 무분별한 발현을 촉진한다. 이러한 항원은 음성선택 테스트를 위해 특별히 생성되며, 자가의 항원 거울(antigenic mirror)로서 발달 중인 T세포에 제시된다. 음성선택 과정은 자가항원을 높은 친화도로 인식하는 세포를 세포자멸사로 제거한다. 이 단계에서는 이러한 미성숙 T세포들이 자가 항원에 과도하게 자극되는 것을 원하지 않기 때문에 이런 세포들은 제거된다.

AIRE에 의해 조절되는 가슴샘에서의 T세포 음성선택은 자가내성(self-tolerance)을 유지하는 데 필요하다. AIRE 단백질을 암호화하는 유전자의 돌연변이는 조직특이적 자가항원의 불완전한 발현으로 인한 비정상적인 음성선택과 자가내성이 정상적으로 형성되지 않게 한다. 이로 인해 세포자멸사되어야 할 자가 반응성 T세포가 가슴샘으로부터 혈액 순환으로 방출되어 말초 조직과 기관에 정착하여 다기관 자가면역질환을 유발한다. 예로는 **자가면역 다내분비증-칸디다증-외배엽 이영양증**(autoimmune polyendocrinopathy-candidiasis-ectodermal dystrophy, APECED) **증후군**이 있다. 이 증후군은 여러 내분비(예: 부갑상샘, 부신 및 갑상샘) 및 비내분비 기관(예: 피부, 위장관, 간, 폐, 난소)에 대한 자가항체의 존재와 칸디다에 의한 만성 점막 피부 진균 감염에 대한 감수성을 특징으로 한다.

양성선택과 음성선택 테스트를 모두 통과한 세포는 속질을 통과하여 혈액 순환으로 들어가 성숙한(하지만 naïve한) T림프구가 된다. 가슴샘 세포 훈련 과정은 상피세망세포가 분비하는 인터루킨(IL-4 및 IL-7), 집락자극인자(colony-stimulating factor) 및 IFN-γ와 같은 물질에 의해 촉진된다.

가슴샘에서 분열 및 증식하는 가슴샘 세포의 약 98%는 가슴샘 세포 훈련과정을 통과하지 못하고 가슴샘에서 세포자멸사로 죽는다. 이들의 세포 조각은 가슴샘 전체에 존재하는 대식세포에 의해 포식된다. T세포가 자가 펩타이드를 올바로 인식하도록 학습하는 혹독한 훈련의 일환으로서의 음성선택은 자가내성의 발달에 중요하다. **자가내성**(self-tolerance)은 면역 체계가 자가 생성 항원을 위협으로 인식하지 않고 외부 물질에 적절히 반응하는 능력으로 정의된다.

■ 비장(SPLEEN)

비장은 주먹만한 크기로 신체에서 가장 큰 림프기관이다. 비장은 복강의 왼쪽 상단에 위치하며 풍부한 혈액공급을 받는 장기이다. 림프 순환과 직접적인 연결은 없지만, 혈류에서 항원, 병원성 미생물 및 기타 입자(예: 면역 복합체)를 수집한다. 비장은 심박출량의 약 5%를 매분 동안 여과하는 것으로 추정되고 있다.

비장은 혈액을 여과하고, 혈액 내 항원에 대한 적응면역반응을 한다.

비장(spleen)은 혈액의 형태적 여과와 면역적 여과를 담당하는 장기이다. 비장은 수많은 림프구와 특수 혈관공간, 통로, 세망세포와 세망섬유그물, 풍부한 대식세포와 수지상세포 등을 포함하고 있다. 림프절에서는 대식세포와 수지상세포가 림프를 감시하는 것처럼, 비장에서는 이런 구조물들이 혈액의 면역상태를 감시하고 있다.

비장은 치밀결합조직으로 이루어진 **피막**(capsule)으로 둘러싸여 있으며, 여기서 연장되어 나온 **잔기둥**(trabeculae)이 실질 속으로 뻗어 있다(그림 14.31). 피막과 잔기둥의 결합조직에는 **근육섬유모세포**(myofibroblast)가 포함되어 있다. 근육섬유모세포는 수축성이 있는 세포이지만 세포밖 결합조직섬유를 생성한다. 대다수의 포유동물에서는 비장이 적혈구의 저장고 역할을 하는데, 이런 경우 피막과 잔기둥의 근육모세포가 수축하여 저장되어 있던 적혈구가 순환계통으로 빠져나가는 것을 돕게 된다. 인간의 정상 비장에서는 상대적으로 적은 양의 혈액이 저장되지만, 피막과 잔기둥에 수축성 세포가 있어 수축을 할 수 있다.

비장의 내측면에는 동맥, 정맥, 신경, 림프관 등의 출입부위인 **문**(hilum)이 있다. 비장의 림프구들은 잔기둥 근처 백색속질에서 시작되는 림프관을 통해 빠져나간다.

비장의 대부분은 비장속질로 이루어져 있으며 기능적 형태학적

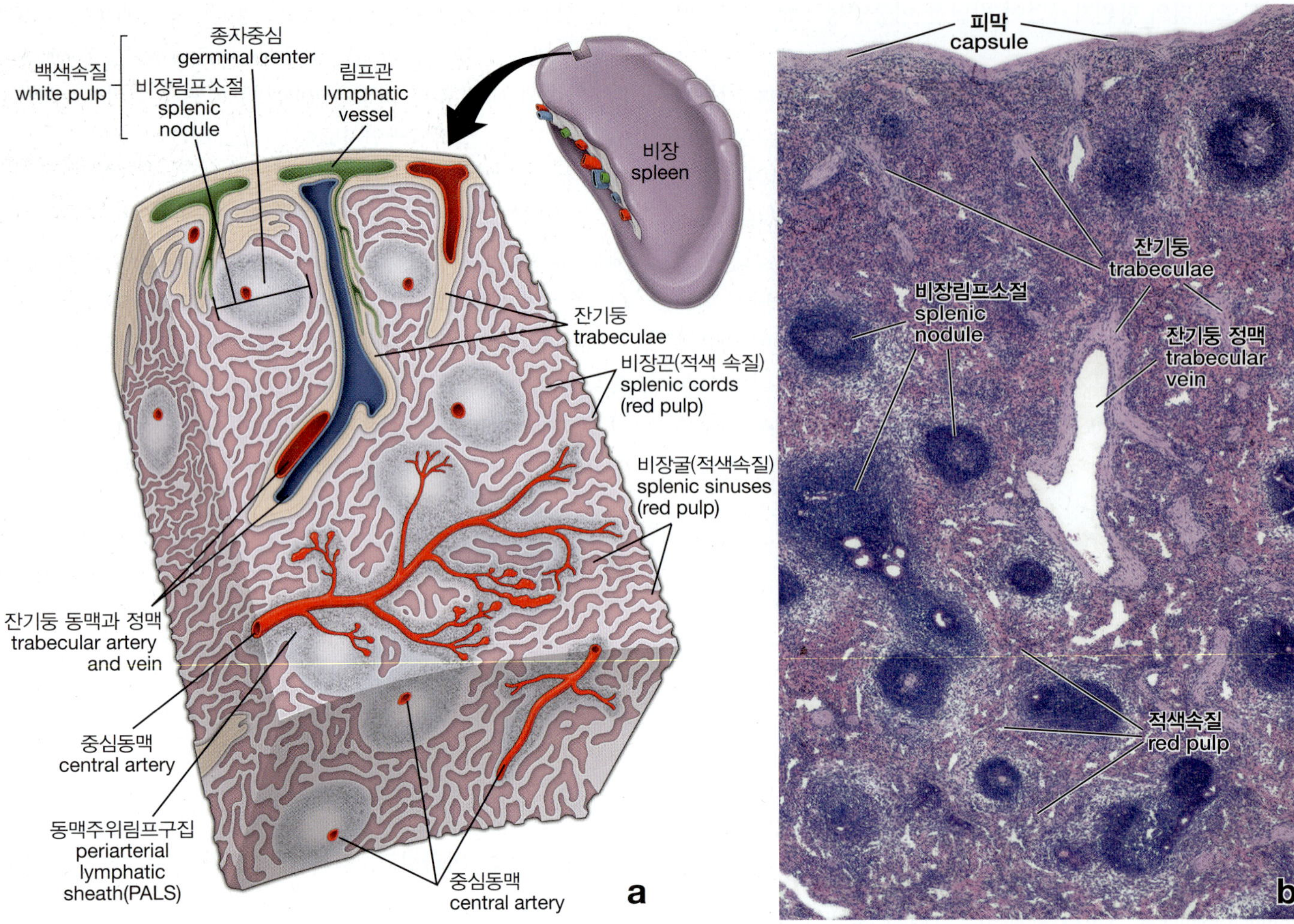

그림 14.31 비장의 모식도와 광학현미경사진. a. 비장은 백색속질(white pulp)과 적색속질(red pulp)로 구분된다. 백색속질은 동맥주위림프구집을 형성하는 중심동맥(central artery) 주위에 밀집된 원통형의 림프구들로 구성된다. *PLAS*를 따라가다 보면 비장림프소절(splenic nodule)들이 관찰된다. *PLAS*에서 비장림프소절이 관찰되는 곳의 가로 단면을 보면, 중심동맥은 림프무리의 한쪽으로 치우쳐 위치하는 것으로 보인다. 적색속질은 비장끈(splenic cord, cord of Billroth)과 이들로 둘러싸인 비장굴로 구성된다. 비장을 둘러싸고 있는 피막은 잔기둥이 되어 비장의 안으로 뻗어 들어간다. 피막과 잔기둥에는 다수의 근육섬유모세포(myofibroblast)가 포함되어 있다. 피막과 잔기둥은 혈관이 비장의 실질부위로 들어가고 나오는 통로가 된다. 림프관은 백색속질 근처의 잔기둥에서 시작된다. **b.** 비장의 저배율 광학현미경사진으로 모식도에서 설명한 것과 같은 구조들을 관찰할 수 있다. 피막에서 여러 개의 잔기둥이 형성되어 비장의 안쪽부분으로 뻗어 있다. 중앙에 있는 잔기둥에는 잔기둥정맥이 포함되어 있으며, 이 혈관을 통해 비장의 혈액이 빠져나간다. 비장조직의 대부분은 적색속질이 차지하고 있다. 백색속질은 중심동맥을 둘러싸는 림프조직으로 구성되며, 백색속질이 커져서 비장소절이 생성된다. ×45.

으로 **백색속질**(white pulp)과 **적색속질**(red pulp)의 두 부위로 나뉜다. 백색속질과 적색속질은 생체조직에서의 색을 기준으로 구분된 것이다. 백색속질은 둥글거나 길쭉한 회백색 부위로 적색속질에 의해 둘러싸여 있다.

백색속질은 동맥 주위에 빽빽하게 모인 림프구로 이루어져 있다.

백색속질은 주로 밀집된 **림프구**로 이루어진 림프조직으로, 이는 비장 동굴과 비장끈에 존재하는 적혈구들과 대비되어 백색결절로 보인다. 다수의 림프구들의 핵이 진한 이질염색질(뭉친염색질, heterochromatin)이기 때문에 백색속질은 H&E 염색표본에서 염기호성을 나타낸다(도판 14.4, 592쪽). 비장동맥(splenic artery)의 가지는 피막과 잔기둥을 통해 백색속질로 들어간다. 백색속질 안에 있는 비장동맥의 가지를 **중심동맥**(central artery)이라고 하며, 이 동맥 주위를 둘러싸는 밀집된 림프구들을 **동맥주위림프구집**(periarterial lymphatic sheath, PALS)이라 한다. PALS는 중심동맥의 경로를 따라 형성된 원통모양 같은 구조물이다. PALS가 가로 절단되면, 둥근 단면의 모습이 마치 **림프소절**(lymphatic nodule)처럼 보인다. 그러나 PALS에는 중심동맥이 있기 때문에 다른 조직에서 관찰되는 전형적인 림프소절과는 쉽게 구별된다. PALS가 확장되어 형성된 것처럼 보이는 소절들에서는 중심동맥이 중앙에 위치하기보다는 편향되어 치우쳐 위치하고 있다. 백색속질의 구조는 T세포와 B세포가 다른 영역으로 분리되어 있는 림프절의 조직과 유사하다. 림프구 외에도 백색속질은 특수화된 수지상세포와 대식세포의 집단을 포함하고 있으며, 이들은 후에 종자중심(germinal center) 반응 동안 발생하는 세포자멸 B세포의 포식작용에 중요한 역할을 한다.

비장으로의 T 및 B림프구의 이동은 림프절에서 관찰되는 것과 다르다.

가슴샘과 골수에서 방출된 naïve T 및 B세포는 개방 순환을 통해 비장으로 들어온다. 림프절과 달리, 비장에는 큰키내피상피세정맥(HEV)이 없으므로 림프구의 진입은 조절되지 않으며, 진입 과정에 접착 분자(예: 셀렉틴, 인테그린)나 케모카인이 관여할 필요가 없다.

T 및 B세포는 작은 동맥과 세동맥의 외부 표면으로 끌려와, 백색속질을 형성한다. 백색속질 내의 림프소절은 B림프구의 영역이며, 동맥주위림프구집(PALS)은 주로 T림프구가 분포한다. 따라서 PALS를 림프절의 깊은겉질(deep cortex)과 유사한 가슴샘의존지역(thymus dependent zone)이라고 할 수도 있다. B 및 T림프구의 분포는 기질세포에 의한 서로 다른 케모카인 생산과 B세포(CXCR5)와 T세포(CCR7)에서의 특정 수용체 발현에 의존하는데, 이는 림프절에서 발견되는 과정과 유사하다(568~569쪽 참조). 소절은 보통 종자중심을 포함하며, 다른 림프 조직처럼 항원에 의해 활성화된 B세포가 증식하면서 형성된다. 백색속질에서 적색속질로 림프구가 나가는 것은 조절되며, 림프절에서 관찰되는 것과 유사한 S1P 경로를 사용한다(571쪽 참조).

림프구는 비장을 매우 높은 속도로 통과하며, 거의 50%의 순환 림프구가 매 24시간마다 비장을 통과한다. 인간의 경우, 항원 노출 후 24시간 이내에 종자중심이 발달하며, 육안으로도 볼 수 있을 정도로 커질 수도 있다. 이렇게 커진 소절을 **비장소절**(splenic nodule) 또는 말피기소체(malpighian corpuscle, 신소체[renal corpuscle]에서도 같은 명칭이 쓰이니 혼동해서는 안 됨)라 한다.

적색속질은 여과되고 분해되는 다수의 적혈구들을 포함하고 있다.

적색속질(red pulp)은 적혈구를 다수 포함하고 있기 때문에 생체조직뿐 아니라 조직절편에서도 붉게 관찰된다(도판 14.5, 594쪽). 적색속질은 **비장끈**(splenic cord, cords of Billroth)에 의해 분리되는 **비장굴**(splenic sinus)로 구성되어 있다. 비장끈은 III형 콜라겐과 V형 콜라겐 분자를 포함하고 있는 세망세포와 세망섬유의 성긴 그물로 구성되어 있다. 다수의 적혈구, 혈소판, 대식세포, 단핵구, 림프구, 수지상세포, 형질세포, 과립구 등이 비장끈의 세망그물 안에 존재한다. **적색속질의 대식세포**는 백색속질과 관련된 대식세포와는 다르며, 주로 손상된 적혈구와 혈액에서 제거해야 할 물질을 포식한다. 파괴된 적혈구로부터의 철(iron)은 대식세포에서 방출되거나, 페리틴(ferritin) 또는 그 집합체인 헤모시데린(hemosiderin)으로 저장된다. 헤모시데린은 부분적으로 분해된 페리틴의 불용성 복합체로, 적색속질의 대식세포에서 쉽게 관찰할 수 있다. 적색속질의 대식세포는 헤모글로빈 분해와 철 회수 과정을 시작하는 데 필수적이며, 이는 새로운 적혈구 형성에 중요한 역할을 한다.

적색속질은 또한 비장끈에 모여 있는 다량의 단핵구를 저장하는 거대한 저장소 역할을 한다. 이 단핵구 풀(pool)은 혈액에서 순환하는 단핵구 풀보다 더 크며, 감염에 대한 반응으로 비장에서 빠르게 방출될 수 있다. 특정 종, 예를 들어 설치류와 고양이에서는 거대핵세포(megakaryocytes)도 존재하지만, 인간에서는 태아기 동안에만 발견된다. 다른 주요 림프기관과 비장의 특성을 비교하여 표 14.4에 요약하였다.

비장굴이나 정맥굴은 막대모양의 내피세포로 이루어진 특수 굴관(sinusoidal vessel)이다.

비장굴(splenic sinus)의 안쪽 벽을 덮고 있는 **내피세포**(endothelial cell)는 특이하게 매우 길쭉하다. 내피세포의 장축은 혈관의 주행 방향에 평행하다(그림 14.32). 이웃한 세포들 사이에는 접촉점이 거의 없어 세포사이공간이 많이 생기게 되며, 이런 공간들은 혈구세포들이 쉽게 굴 안, 밖으로 지나가도록 한다. 투과전자현미경(TEM) 이미지는 인간의 적혈구가 비장끈에서 비장굴 내피세포 사이의 세포 간 공간을 통과해 순환으로 다시 들어가는 과정을 명확히 보여준다(그림 14.33). 내피세포에는 세포막 바로 아래에 세로로 배열된 액틴필라멘트(actin filament, 스트레스 섬유 stress fiber)를 포함하고 있다. 스트레스 섬유는 인접 세포의 가장자리에서 가장 뚜렷하게 나타나며, 스트레스 섬유에 액틴, 미오신 유사 필라멘트 및 α-액티닌(α-actinin)의 존재는 이들의 수축 특성과 세포 간 공간 크기를 조절하는 역할을 함을 시사한다. 이는 비장끈에서 비장굴로의 혈액 세포 이동을 제어할 수 있다.

비장굴은 연속적인 바닥판을 가지고 있지 않다. **바닥판가닥**(strand of basal lamina)은 IV형 콜라겐과 라미닌을 포함하며, 술통의 나무널판을 둘러싸는 쇠테같이 굴의 바깥을 둘러싸고 있다. 이 바닥판가닥은 내피세포의 장축에 직각을 이루며, 은함유 시약이나 PAS 반응으로 염색된다(도판 14.5, 594쪽). 비장굴의 벽에는 민무늬근육이나 혈관주위세포가 존재하지 않는다. 세망세포의 돌기는 **세망섬유**(reticular fiber)와 섞여 내피세포의 바닥면으로 뻗어 있으며, 바닥판의 굴주위 고리와 융합된다. 적색속질의 비장굴과 비장끈은 모두 혈액으로 채워져 있어 종종 구조가 모호하여, 조직절편에서 끈과 굴 구분이 어렵다.

비장의 혈액 순환(Blood Circulation in Spleen)

적색속질의 혈액순환은 대식세포가 혈액 내의 항원을 감지하도록 한다.

비장동맥(splenic artery)을 통해 비장으로 들어오는 혈액은 **잔기둥동맥**(trabecular artery) 가지를 통해 백색속질로 들어간다. 이 혈관들은 비장 전체에 걸쳐 가지를 뻗어 **중심동맥**(central artery)이라고 불리는 종말 혈관에 도달하며, 이 중심동맥은 림프구들에 의해 둘러

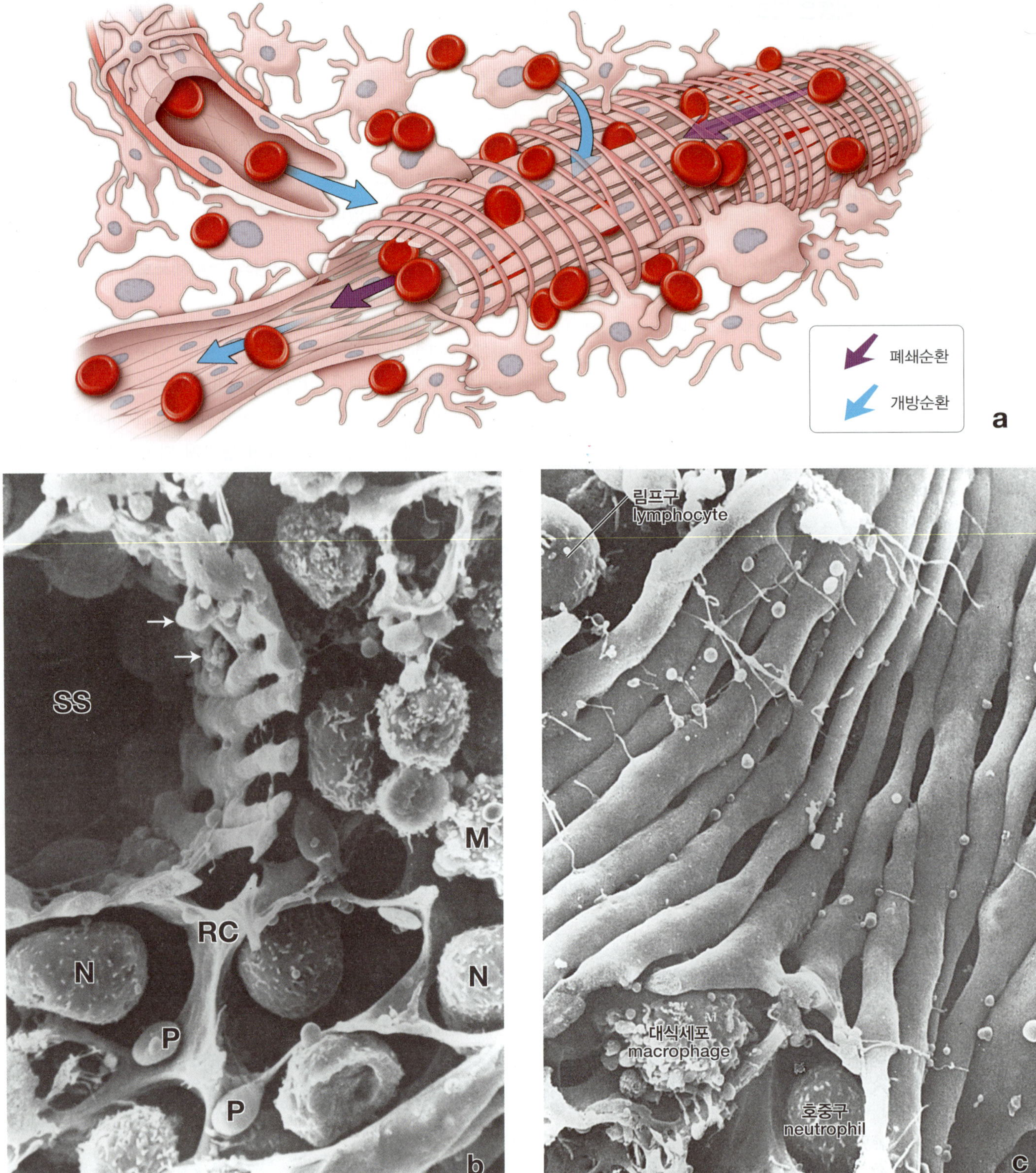

그림 14.32 비장굴과 비장끈의 구조. a. 비장굴(splenic sinus)의 구조를 재구성한 모식도. 개방순환(open circulation)과 폐쇄순환(closed circulation)의 혈액 흐름 방향을 나타내었다. **b.** 비장굴(*SS*)을 가로 절단하여 관찰한 주사전자현미경사진으로, 비장굴 벽의 격자구조가 관찰된다. 벽의 여러 열린 틈을 통해 대식세포(*화살표*)의 돌기가 비장굴의 내강으로 들어와 있다. 세망세포(reticular cell, *RC*)의 매끄러운 표면을 가진 돌기들이 특징적으로 관찰된다. 이 세망세포의 그물 공간에는 호중구(*N*), 대식세포(*M*), 혈소판(*P*) 등이 포함되어 있다. ×4,400. **c.** 비장굴의 주사현미경사진으로 내강면의 비장굴 벽구조가 관찰된다. 막대모양의 내피세포가 평행하게 놓여 있으며, 간간히 세포옆면돌기들에 의해 서로 연결되어 있는 것이 관찰된다. *오른쪽 아래쪽*에 불룩한 핵이 관찰되며, 몇몇 막대모양 세포들의 끝이 가늘어져 있는 것을 볼 수 있다. 대식세포, 호중구, 림프구 등이 비장굴 밖에 놓여 있다. ×5,300. (Fujita T, Tanaka K, Tokunga J. *SEM Atlas of Cells and Tissues*. Igaku-Shoin, 1981 제공, 재인쇄)

싸여 있다. 일부 동물(인간은 제외)의 경우, 중심동맥은 백색속질 자체와 백색속질 가장자리에 위치한 굴(가장자리굴 *marginal sinus*)로 가지를 뻗는다(그림 14.31). 다른 동물(예: 쥐[rat]와 생쥐[mouse])과 달리, 인간에게는 가장자리굴이 존재하지 않는다. 중심동맥은 계속해서 적색속질로 들어가서 **붓털세동맥**(penicillar arteriole)이라고 하는 비교적 곧은 여러 개의 세동맥으로 분지한다. 이 붓털세동맥은 후에 **동맥모세혈관**(arterial capillary)이 된다. 일부 동맥모세혈관은 대식세포 무리에 둘러싸여 있어 이를 **집모세혈관**(sheathed capillary)이라고 한다. 집모세혈관은 깔대기 모양의 개방형 끝을 가지고 있어, 혈액이 내피세포로 덮여 있는 비장굴로 연결되지 않고, 비장끈의 세망그물로 직접 흐르게 된다. 이런 방식으로 적색속질에 들어간 혈액은 비장끈을 통과하여 순환으로 돌아오기 전에 비장끈의 대식세포에 노출된다. 혈액은 비장 동굴 벽의 좁은(1~3 μm 폭) 내피세포 간 틈을 통해 압착되어 다시 순환계로 돌아가게 된다. 이 틈은 체내에서 적혈구가 통과할 수 있는 가장 작은 개구부로, 비장이 적혈구를 걸러내는 가장 큰 필터 역할을 하도록 한다. 또한 대식세포의 돌기는 내피세포 사이를 뻗어 비장굴의 내강으로 들어가며, 지나가는 혈액에서 외래 항원을 감시한다(그림 14.33 및 14.34).

이런 형태의 순환을 **개방순환**(open circulation)이라 하며, 인간에서는 혈액이 정맥순환으로 되돌아가는 유일한 경로가 된다. 연구 데이터와 3D 이미징 모두 비장 순환이 **인간에서는 완전히 개방된 시스템**을 형성한다는 개념을 뒷받침한다. 쥐와 개 등의 다른 종에서는 일부 집모세혈관의 혈액이 적색속질의 비장굴로 직접 이동하며, 이런 형태의 순환은 **폐쇄순환**(closed circulation)이라고 한다.

개방순환 방식의 혈액이 적색속질의 대식세포에 더 효과적으로 노출된다. 투과전자현미경이나 주사전자현미경 이미지에서 가끔 혈액세포가 굴의 내피세포를 가로지르고 있는 것이 관찰되며, 적색속질끈에서 혈관계로 다시 들어가고 있는 것으로 보인다(그림 14.33 참조). 비장굴에 모인 혈액은 잔기둥 정맥의 지류를 통해 나가 큰 정맥으로 합류되며, 결국 비장정맥을 통해 비장을 떠나게 된다. 그 후 비장정맥은 창자로부터 나온 정맥과 만나 간문맥(hepatic portal vein)이 된다.

비장은 적응면역반응을 시작하고 혈구혈성 기능을 수행한다.

비장은 림프절이 림프를 여과하는 것처럼 혈액을 여과하기 때문에, 면역계통과 혈구형성계통 양쪽에서 기능을 한다고 할 수 있다. 비장은 성인 인간의 가장 큰 이차림프기관이다.

비장의 면역계 기능은 다음과 같다.

- APC(대부분 수지상세포와 대식세포)에 의한 항원제시와 혈액내 항원에 대한 면역반응 개시
- B림프구와 T림프구의 항원 활성화와 증식
- 순환하는 혈액에 존재하는 항원에 대한 항체생성
- 혈액에서 거대분자 항원과 식세포 작용을 위해 처리된(옵소닌화된[opsonized]) 미생물 제거

T세포의 활성과 증식, B세포 및 형질세포의 분화, 항체 분비는 비장의 백색속질에서 일어난다. 이런 점에서 백색속질은 다른 림프기관과 동등하다고 할 수 있다.

비장의 혈구형성 기능은 다음과 같다.

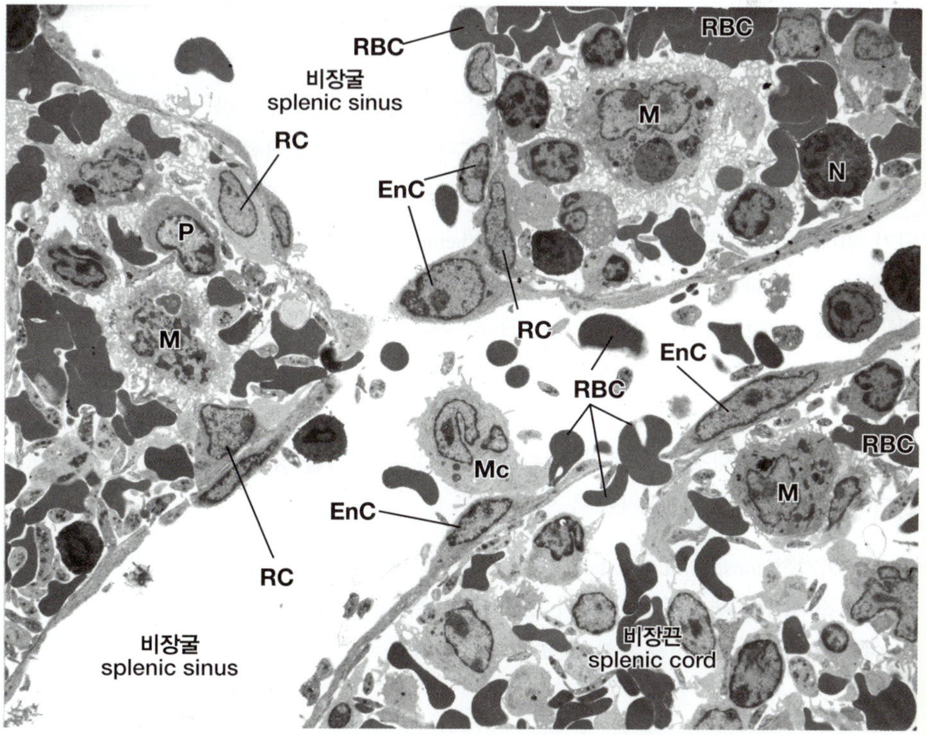

그림 14.33 비장의 적색속질의 전자 현미경사진. 이 저배율 전자현미경 사진은 비장의 적색속질의 단면을 보여준다. 사진 중앙에는 두 개의 비장굴이 연결된 부분이 보이며, 비장굴은 적색속질의 버팀질 세포에 의해 둘러싸여 있다. 비장굴의 내피(*EnC*) 세포는 길쭉한 핵을 가지며 굴의 벽을 형성하고 있다. 많은 적혈구(*RBC*)들이 적색속질과 비장굴 내에서 관찰되며, 이들 중 일부는 내피세포 사이의 세포 간 공간을 통과하고 있다. 세망세포(*RC*)는 굴 벽에 인접해 있으며, 많은 적색속질 대식세포(*M*)가 굴 벽 외부에서 관찰된다. *Mc*, monocyte; *N*, neurtophil; *P*, plasma. ×2,800. (Regents of the University of Michigan, 2010 제공. 재인쇄)

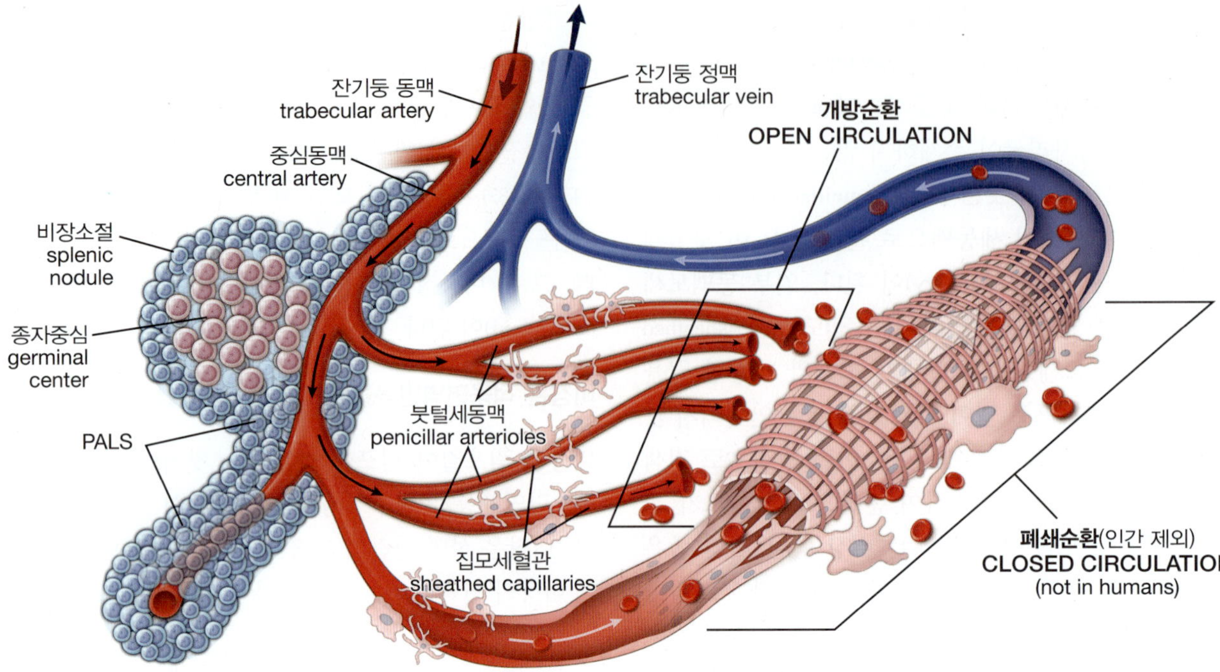

그림 14.34 비장의 개방순환과 폐쇄순환 모식도. 인간에서 일어나는 개방순환에서는 붓털세동맥(penicillar arteriole)이 내피세포로 덮인 비장굴로 연결되지 않고, 그 혈액이 비장끈의 세망그물로 직접 흐르게 된다. 비장끈 사이로 스며들어가 적색속질로 들어간 혈액은 그곳에 있는 대식세포에게 노출된다. 그 밖의 다른 종에서 관찰되는 폐쇄순환에서는 붓털세동맥이 적색속질의 비장굴로 직접 연결된다. *PALS*, 동맥주위림프구집(periarterial lymphatic sheath).

- 노화, 손상, 비정상적인 적혈구와 혈소판은 파괴되고 제거됨
- 적혈구의 헤모글로빈으로부터 철을 회수
- 태아 초기(임신 10~25주) 동안의 적혈구 형성
- 일부 종(species)에서 혈구세포 저장, 특히 적혈구와 혈소판

적색속질의 주 역할은 **혈액여과**(blood filtration, 즉 특정 물질과 거대분자 항원제거 및 순환하는 혈액에서 노화되고 비정상적 또는 손상된 혈구세포와 혈소판 제거)이다. 이런 기능들은 적색속질의 세망그물에 끼어 있는 대식세포, 특히 비장굴의 내피 바로 아래에 위치한 대식세포에 의해 수행된다. 비장의 개방순환 시스템은 혈액에 순환하는 모든 물질이 적색속질 대식세포와 직접 접촉할 수 있도록 한다. 노화되고 손상 또는 비정상 적인 적혈구는 대식세포의 용해소체에 의해 파괴된다. 헤모글로빈의 철은 회수되고, 나중에 재사용되기 위해 페리틴(ferritin)이나 헤모시데린(hemosiderin)으로 저장된다. 분자의 헴(heme)부분은 빌리루빈(bilirubin)으로 분해되어 문맥계를 통해 간으로 수송되며, 여기서 글루쿠론산(glucuronic acid)으로 결합된다. 결합된 빌리루빈은 쓸개즙(bile)으로 분비되며, 이 쓸개즙의 특징적인 색을 띠게 한다.

적색속질 대식세포는 다음과 같은 여러 다양한 기전을 통해 노화되거나 비정상적인 혈액세포를 인식한다.

- **비특이기전**(nonspecific mechanism): 노화된 적혈구에서 발생하는 형태적이거나 생화학적 변화가 포함된다. 즉 이런 적혈구는 유연성이 없어 쉽게 적색속질의 그물에 걸린다.
- **특이적기전**(specific mechanism): 항밴드3IgG항체(anti-band 3 IgG antibody)에 의한 옵소닌화(opsonization)가 F_c 수용체의존(F_c receptor-dependent)하여 일어나며, 적혈구의 포식작용을 촉발한다. 또한 노화된 적혈구에서 글라이코포린(glycophorin)의 당화(glycosylation)에서 특이변화가 생기고(336쪽) 대식세포로 하여금 노화된 적혈구를 제거하도록 촉발하는 인식신호로 작용한다.

이런 중요한 기능에도 불구하고, 비장은 인간의 생명유지에 필수적이지는 않다. 그러므로 외상 후에 비장에서 심한 치유 불가능한 출혈이 일어나면 외과적(**비장절제술** splenectomy)으로 제거될 수 있다. 이런 경우 노화된 적혈구는 골수나 간에서 파괴되어 제거된다. 비장의 혈액 내 병원체로부터 보호하는 중요한 역할은 비장절제술을 받은 환자들에 대한 연구에서 입증되었다. 이들은 **수막구균**(meningococci), **폐렴구균**(pneumococci), **인플루엔자균 B형**(*Haemophilus influenzae* type b) 같은 여러 종류의 피막을 가진 세균에 대한 면역반응을 생성하지 못한다. 이 미생물을 둘러싸고 있는 다당류 캡슐은 적응 및 특정 면역방어기전을 피할 수 있게 한다. 몇몇 연구에 따르면 다당류에 대한 항체 반응은 다른 림프조직보다 비장에서 더 잘 발생한다. 추가적으로, 비장에서 특화된 대식세포는 항체로 코팅된 피막 세균을 혈액에서 제거하는 데 필수적이다. 비장절제술을 받은 사람들은 피막 세균(예: pneumococcal 폐렴구균성 폐렴)에 의한 감염 위험이 증가한다.

면역계와 림프조직 및 기관 (IMMUNE SYSTEM AND LYMPHATIC TISSUE AND ORGANS)

면역계의 개요

- **면역계**(immune system)는 신체의 방어 시스템으로, 형질전환된 자신의 세포와 외부 침입자에 대해 면역반응을 생성한다. **림프계**(lymphatic system)는 면역계와 사실상 구별이 불가능하며, 면역반응에 관여하는 세포, 조직, 기관으로 구성되어 있다.
- **림프구**(lymphocyte)는 면역계의 대표적인 세포이며, 면역반응에서의 효과기세포이다.
- 림프계통의 조직이나 기관에는 산재성 림프조직, 림프소절, 림프절, 비장, 편도, 골수, 가슴샘 등이 포함된다.
- 면역반응은 **비특이면역**(nonspecific [innate] immunity; 미생물 공격에 대항하는 최전방 방어선)과 **특이면역**(specific [adaptive] immunity; 항원과의 접촉 및 다양한 종류의 림프구에 대한 항원제시에 기반하여 점차적으로 획득됨)으로 나눌 수 있다.
- 특이면역은 **체액성반응**(humoral response; 침입한 이종항원에 대한 항체 생성)과 **세포면역반응**(cellular immune response; 특정 "killer" 세포에 의해 형질전환 되었거나 바이러스에 감염된 세포를 파괴함)의 두 가지 반응을 특징으로 한다.

면역계의 세포

- 인체에 존재하는 주요 세가지 **림프구**(lymphocytes)는 T림프구, B림프구, NK세포이다.
- **T림프구**(T lymphocyte, T cell)는 가슴샘에서 분화하고 성숙하며, T세포 수용체(TCR)를 가지고 있는 것이 특징이다. 이 세포는 순환하는 림프구의 60~80%를 차지하며, 다양한 세포표면 표지단백질인 **군집분화**(cluster of differentiation, CD)의 종류에 따라 세분화된다.
- **B림프구**(B lymphocyte, B cell)는 골수에서 분화하고 B세포 수용체(BCR, 세포막에 IgM과 IgD가 결합되어 있음)를 가지고 있다는 특징이 있다. 이 세포는 체액성면역에 참여하고 항체생성 형질세포로 분화한다.
- **자연살해림프구**(natural killer lymphocyte, NK cell)는 퍼포린과 그랜자임을 유리하여 표적세포를 죽인다.
- 림프구는 **일차림프기관**(primary lymphatic organ, **가슴샘**[thymus]과 **골수**[bone marrow])에서 항원 비의존적 분화를 거치고, **이차림프기관과 조직**(secondary lymphatic organ and tissue)에서 항원 의존적 활성화된다.

면역반응의 종류

- **일차면역반응**(primary immune response)은 인체가 어떤 항원을 처음으로 만나 일어나는 반응이며, 여러 날 후에 IgM 항체가 생성된다.
- **이차면역반응**(secondary immune response)은 일차면역반응보다 더 빠르고 강하게 일어나며, IgG 항체를 생성한다.
- **체액성면역**(humoral [antibody-mediated] immunity)은 B세포와 형질세포에 의해 생성된 항체에 의해 매개된다.
- **세포매개면역**(cell-mediated immunity)은 특정 T세포에 의해 매개된다.
- **항체의존세포매개세포독성**(antibody-dependent cell-mediated cytotoxicity, ADCC)에서는 IgG 항체가 NK세포를 표적으로 유도한다.

T세포와 B세포의 활성화

- 면역반응을 개시하기 위해서는 도움T세포와 세포독성 T세포가 항원을 인식하여 결합하고, **주조직적합복합체분자**(major histocompativility complex [MHC] molecule)에 의해 표지된 항원(polypeptide)을 인식하고 결합해야 한다.
- 세포에는 두 종류의 MHC 분자가 있다: **MHC I**은 핵이 있는 모든 세포와 혈소판의 표면에서 발현된다: **MHC II**는 **항원제시세포**(antigen-presenting cell, APC)의 표면에서만 발현되며 분포가 제한적이다.
- **세포독성 CD8$^+$ T세포**(cytotoxic CD8$^+$ T cell)는 MHC I만을 발현하고, **도움 CD4$^+$ T세포**(helper CD4$^+$ T cell)는 MHC II만을 발현한다.
- T세포의 활성화는 세 가지 신호가 필요하다.
  1. **첫 번째(항원) 신호**: TCR과 CD4 또는 CD8 분자가 MHC 분자에 표지 된 항원과 상호작용한다.
  2. **두 번째(상호 자극** costimulatory) **신호**: T세포와 항원제시세포 간의 다양한 CD 분자들 간의 상호작용이 요구된다.
  3. **세 번째(사이토카인** cytokine) **신호**: 특정 T세포 아형의 분화를 위한 사이토카인 분비에서 유래한다.
- **활성화된 도움 T세포**(activated help T cell)는 사이토카인(인터루킨)을 분비하여 다른 T세포, B세포, NK세포를 분화, 증식을 자극한다. **활성화된 세포독성 T세포**(activated cytotoxic T cell)도 사이토카인을 분비하여 세포를 증식시키거나 비정상적인 숙주세포의 파괴를 자극한다.
- **B세포의 활성화**(activation of B cell)는 도움 T세포와의 상호작용을 통해 이루어지며, 이는 특정 사이토카인의 생성과 형질세포 및 기억 B세포로의 분화를 촉진한다.
- **조절(억제) T세포**(regulatory [suppressor] T cell)는 다른 활성화된 림프구의 면역반응을 억제하여 자가면역질환을 예방한다.

림프 조직과 기관

- 소화관(GALT), 호흡관(BALT), 눈꺼풀(CALT), 비뇨생식관(MALT)에 있는 **산재성 림프조직**(diffuse lymphatic tissue)은 병원성물질로부터 신체를 방어한다.
- 산재성 림프조직은 세포의 클론증식과 이후 **림프소절**(lymphatic nodule 또는 follicle)의 발달을 특징으로 하는 **초기면역반응**(initial immune response)이 일어나는 장소이다.
- **종자중심**(germinal center)은 림프소절의 중심에 위치하며, **활성화된 B림프구**(activated immature lymphocyte), **형질모세포**(plasmablast), **항원제시 소절수지상세포**(follicular dendritic cell, FDC) 그리고 **소절 도움 T**(follicular helper T, TFH)**세포**의 아형을 포함하고 있다.
- **림프소절**(lymphatic nodule)은 GALT(편도, 페이에르판, 홑림프소절, 막창자꼬리), BALT(기관지나무), CALT(눈꺼풀), MALT(비뇨생식기계의 점막) 등에서 관찰된다.
- **림프관**(lymphatic vessel)은 세포외액, 큰 분자(항원), 세포(주로 림프구) 등으로 구성된 **림프**(lymph)를 모아 결합조직 안에 있는 끝이 막힌 모세관그물에서 시작된다. 다수의 림프관들이 산재성 림프조직에서 기원한다.

림프절(LYMPH NODES)

- 림프는 림프관을 통해 순환하다가 작고 피막에 싸인 **림프절**(lymph node)을 통과하게 되며, 이곳에서 항원은 소절수지상세포(FDC)에 의해 포획되고 림프구에 노출된다.
- **들림프관**(afferent lymphatic vessel)은 피막을 통과해 림프절의 겉질로 들어온다. 그 후, 림프는 서로 연결된 **림프굴**(lymphatic sinuses; 피막밑굴, 잔기둥굴, 속질굴)의 그물 안에서 여과되고, **날림프관**(efferent lymphatic vessel)을 통해 림프절을 빠져나간다.
- 림프절의 **세망그물**(reticular meshwork)은 세망세포, 수지상세포, 소절수지상세포, 대식세포를 포함하고 있다. 이 세포들은 모두 T세포, B세포와 상호작용하며, 림프절의 **얕은겉질**(superficial cortex), **깊은겉질**(deep cortex), **속질**(medulla)에 분산되어 있다.
- 혈관을 따라 들어오는 림프구는 주로 **T세포**(T cell)가 있는 **깊은겉질**(deep cortex)의 특수한 **큰키내피세정맥**(high endothelial venule, HEV)을 통해 림프절로 들어온다.
- **B세포**(B cell)의 대부분은 **얕은겉질**(superficial cortex) 안에 있는 림프소절에 위치해 있다.

가슴샘(THYMUS)

- **가슴샘**(thymus)은 위세로칸에 위치한 림프성 상피기관이며, **상피세망세포**(epithelioreticlar cell)가 서로 연결된 광범위한 그물 안에 발생 중인 **T세포**(T cell)를 포함하고 있다. 가슴샘은 출생 시 완전히 형성되어 있으며, 사춘기까지 유지된다.
- **상피세망세포**(epithelioreticular cell)는 구획(겉질과 속질)을 형성하고 사이토카인을 분비하며, 혈액가슴샘장벽(blood-thymus barrier)에서 혈관을 둘러싸고 있으며, 항원제시세포(APC)로서 T세포 발생에서 **교차대화**(cross-talk)에 관여한다.
- 현미경관찰 시 **가슴샘 속질**(thymic medulla)의 가장 큰 특징은 VI형 상피세망세포에 의해 형성된 **가슴소체**(thymic [Hassall] corpuscle)가 존재한다는 것이다.
- **가슴샘세포훈련**(thymic cell education; 특정 표면 CD 분자의 발현이나 결손이 특징이 됨) 동안, T세포는 분화되고, **두 단계의 선택과정**(two-stage selection process, **음성선택**과 **양성선택** positive and negative selection)을 통해 자신의 조직에 직접 대항하는 모든 T세포는 제거되어 면역내성이 생기도록 한다.

비장(SPLEEN)

- **비장**(spleen)은 신체에서 가장 큰 림프기관이며, 복강에 위치한다. 비장은 혈액을 여과하고, 혈액에 있는 항원에 대해 면역반응한다. 또한 비장은 노화되거나 결함이 있는 적혈구를 제거하고, 헤모글로빈에서 철을 회수해 재활용한다.
- 비장은 **백색속질**(white pulp)과 **적색속질**(red pulp)이라고 하는 기능적, 형태학적으로 다른 두 부위로 이루어져 있다.
- **백색속질**은 중심동맥의 가지와 연관된 림프조직이다. T세포는 중심동맥을 둘러싸고 있으며, **동맥주위림프구집**(periaterial lymphatic sheasth, PALS)을 형성한다.
- **적색속질**(red pulp)은 수많은 적혈구, 대식세포, 그 밖의 면역세포를 함유하고 있는 **비장끈**(splenic cord)과 이들에 의해 분리되어 있는 **비장굴**(splenic sinus)로 구성되어 있다.
- **비장굴**(splenic sinus)은 바깥쪽을 고리모양으로 둘러싸는 불완전한 바닥판 가닥을 가지고 있는 막대모양의 내피세포에 의해 안쪽면이 덮여 있다.
- 비장으로 들어온 혈액은 모세혈관에서 바로 비장끈으로 방출되는 **개방순환**(open circulation)이나 혈액이 혈관그물을 떠나지 않는 **폐쇄순환**(closed circulation)의 방식으로 순환한다. 인체에서는 개방순환만이 혈액이 정맥순환으로 돌아오는 유일한 경로이다.

도판 14.1 ■ 입천장편도(Palatine Tonsil)

입천장편도(palatine tonsil)는 인두(pharynx)의 가쪽에 위치한 림프조직 덩어리로 좌우 한 쌍이 있다. 입천장 편도는 인두편도(pharyngeal tonsil, adenoid)와 혀편도(lingual tonsil)를 따라 입인두(oropharynx, Waldeyer ring)의 입구에 링을 형성한다. 구조적으로, 편도는 점막 안에 무수히 많은 림프소절을 포함하고 있다. 입천장편도(그리고 인두편도)의 표면은 중층편평상피로 덮여 있고, 결합조직으로 함입되어 들어가 **편도움**(tonsillar crypt)을 형성한다. 이 편도움의 벽에는 림프소절이 많이 있다. 전형적으로 편도움을 덮은 상피에는 림프구들이 침투해 있고, 종종 그 정도가 심하면 상피를 구별하기 어려울 수도 있다. 원래 림프소절은 결합조직에 위치하지만 상피로 림프구들이 침투해와서 상피와 결합조직의 경계가 불분명해지기도 한다. 편도는 호흡관과 소화관의 공통 입구인 인두의 입구를 지키는 역할을 한다. 입인두와 코인두에 반복되는 감염은 입천장편도와 인두편도에 염증을 유발하고 세균이 서식하기도 하여, 심하면 인두에 감염이 재발하기도 한다. 이런 경우, 염증이 생긴 편도는 수술로 제거하게 된다(편도절제술 tonsillectomy과 아데노이드절제술 adenoidectomy). 편도는 다른 무리림프소절처럼 들림프관이 없다. 그러나 림프는 날림프관을 통해 편도림프조직으로부터 빠져나간다.

참고 현미경사진: 입천장 편도 조직절편의 저배율 현미경사진이다. 헤마톡실린 염색된 부위에서 림프조직(lymphatic tissue, *L*)이 관찰된다. 편도는 중층편평상피(stratified squamous epithelium, *SSE*)에 의해 덮여 있고 결합조직을 따라 안으로 함입되어 편도움(tonsillar crypt, *TC*)이 형성된다. 편도움의 아랫부분에는 다수의 점액을 분비하는 샘(mucus-secreting gland, *MG*)이 보인다.

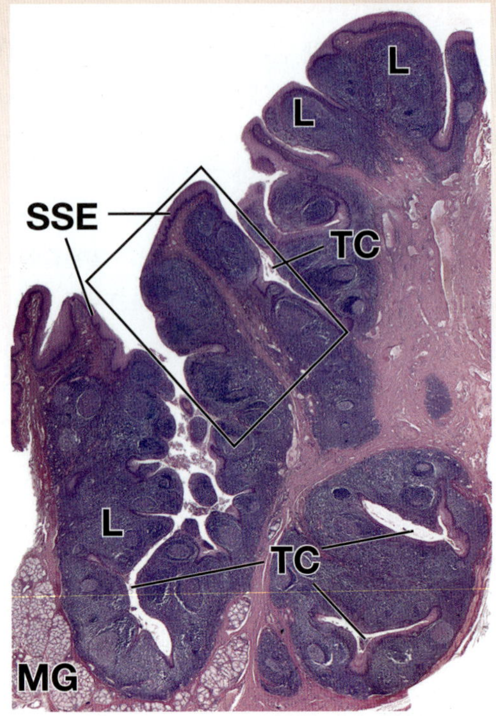

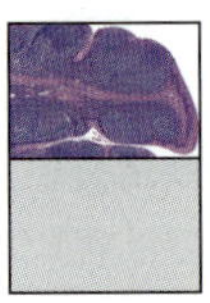

편도, 사람, H&E ×47.
위 조감현미경사진에서 사각형 부위를 관찰한 것이다. 고배율에서는 편도의 표면 상피(surface epithelium, *SE*)를 쉽게 구분할 수 있다. 다른 부위에서는, 림프구(lymphocyte, *Ly*)가 상피를 침투해서 상피가 어느 부위까지인지 구분이 어렵다. 림프소절(nodule, *N*)은 점막 안에 놓여 있고 끝부분에 가까이 있으므로 서로 합쳐지기도 한다. 단면의 여러 림프소절들은 종자중심(germinal center, *GC*)을 포함하고 있다. 이 부분은 호산성으로 염색된다. 림프소절 아래에는 치밀결합조직으로 구성되는 점막밑층(*S*)이 있고, 이 결합조직은 편도조직의 다른 부위 치밀결합조직과 이어진다.

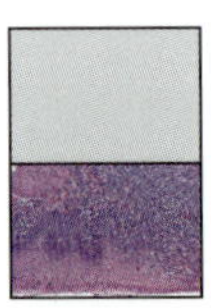

편도, 사람, H&E ×365.
상피로 침투해 들어간 림프구의 특징적 모습을 쉽게 관찰할 수 있는 고배율 현미경사진이다. 현미경사진의 **왼쪽 아래**에서는 상피와 고유판의 경계가 분명하게 관찰된다. 중층편평상피의 바닥세포(basal cell, *BC*)도 확인할 수 있다. 고유판의 아래에는 수많은 림프구가 차지하고 있고, 몇몇 세포만이 상피 속으로 들어와 있다. 또한 상피와 고유판사이의 경계에서 콜라겐섬유(collagen fiber, *CF*)의 얇은 다발들을 볼 수 있다. 반면, 현미경사진의 **오른쪽 아래**에서는 상피로 침투해 들어간 수많은 림프구들을 관찰할 수 있다. 끝부분 쪽에는 상피세포(epithelial cell, *Ep*)가 마치 고립된 섬처럼 보일 정도로 침투해온 림프구들이 많다. 이 부위의 상피 사이에 있는 얇은 콜라겐(collagen, *C*) 다발들은 작은 조각들처럼 군데군데 끊어져 보인다. 다시 말하면, 현미경사진의 **오른쪽 면**에서 보이는 림프소절이 크게 발달하여 상피를 침범했기 때문에 상피와 결합조직의 경계가 사라진 것이다.

BC, 바닥세포(basal cells)
C, 콜라겐(collagen)
CF, 콜라겐섬유(collagen fibers)
Ep, 고립된 섬같은 상피세포들(islands of epithelial cells)
GC, 종자중심(germinal center)
L, 림프조직(lymphatic tissue)
Ly, 림프구(lymphocytes)
MG, 점액분비샘(mucus-secreting glands)
N, 소절(nodule)
S, 점막밑층(submucosa)
SE, 표면 상피(surface epithelium)
SSE, 중층편평상피(stratified squamous epithelium)
TC, 편도움(tonsillar crypts)

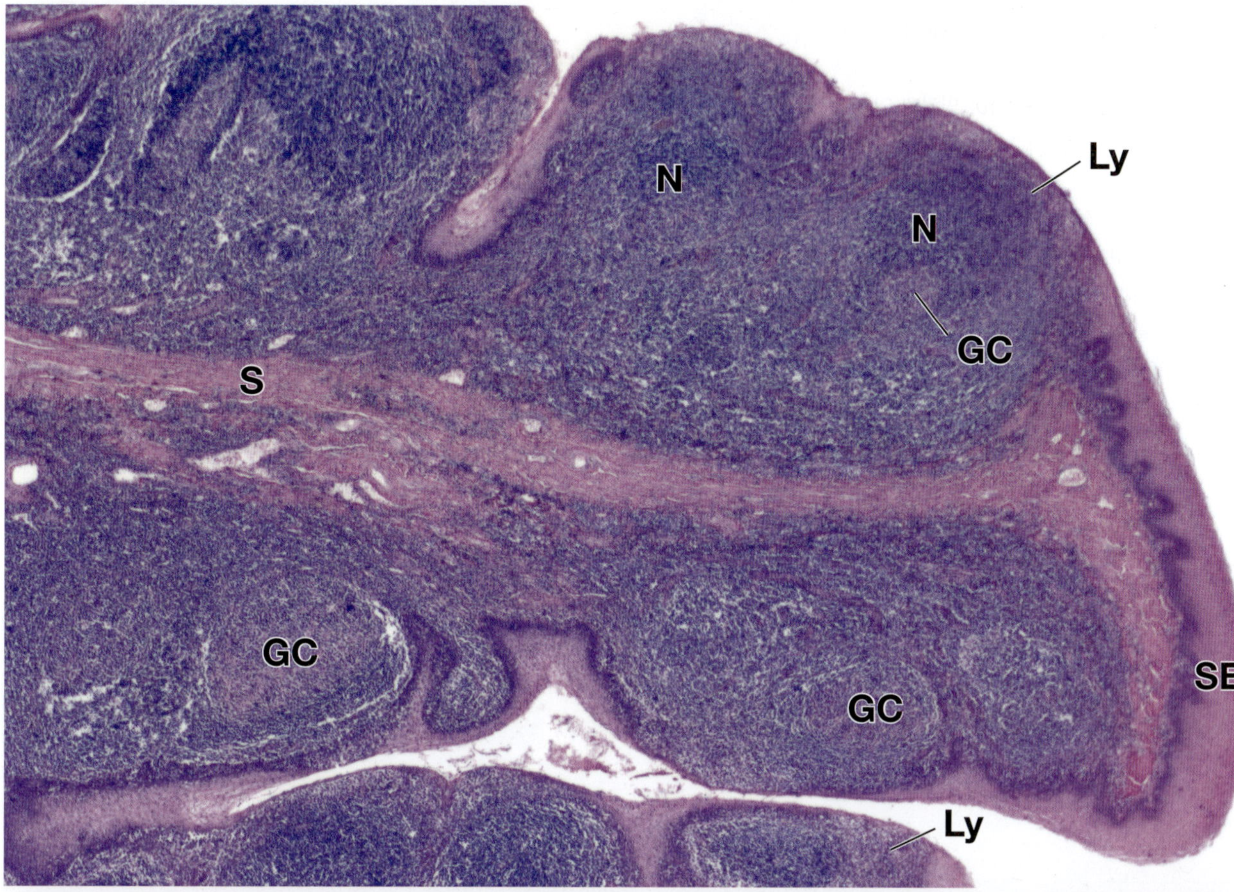
Ly
N
N
GC
S
GC
GC
SE
Ly

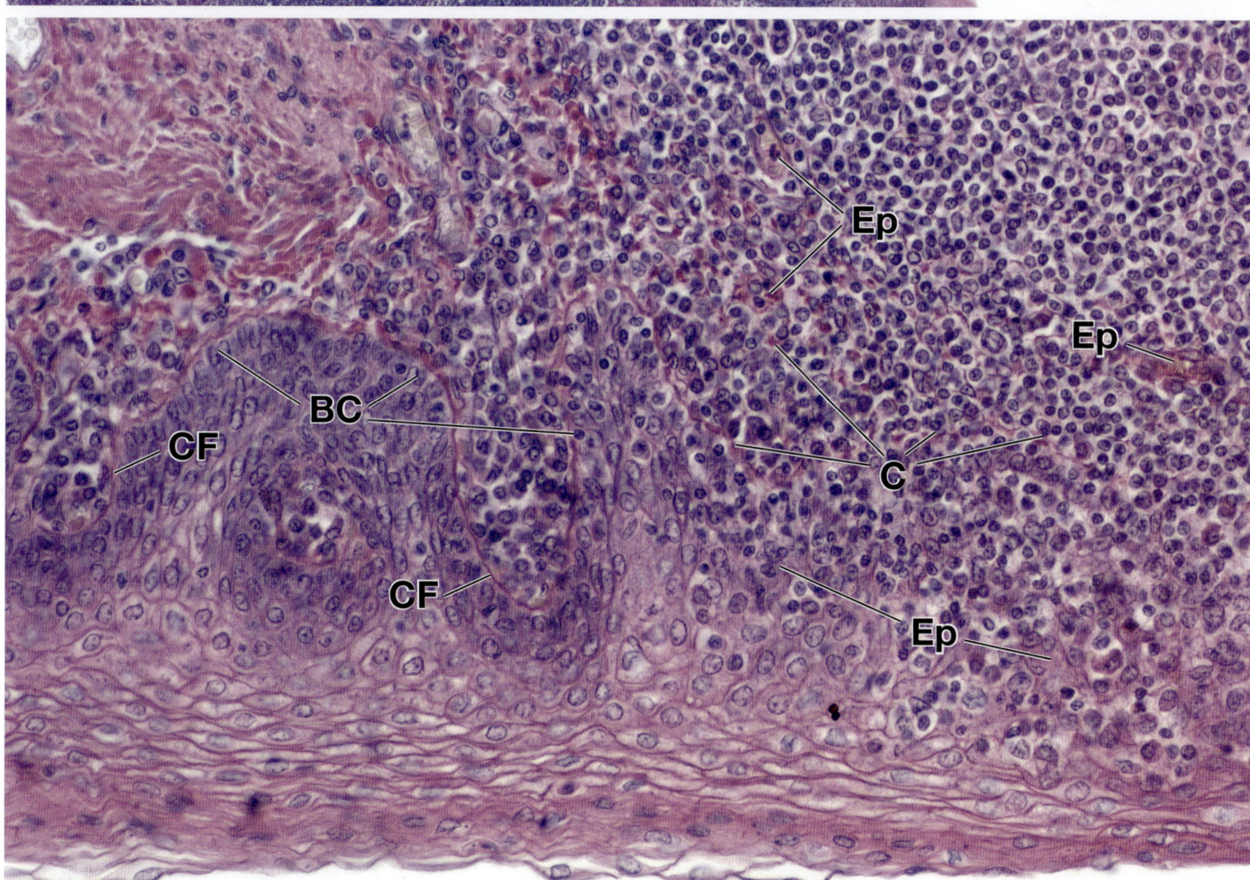
Ep
Ep
BC
CF
C
CF
Ep

도판 14.2 ■ 림프절 I(Lymph Node I)

림프절(lymph node)은 림프관을 따라가며 위치해 있는 작고, 피막에 싸인 림프 기관이다. 림프절은 림프를 여과하고 항원에 노출되었을 때 T림프구와 B림프구가 *효과기림프구*(형질세포와 T세포), *기억B세포*와 *기억T세포*로 증식과 분화하는 주요 부위가 된다. 오른쪽 인간 림프절 조직절편의 저배율(×14) 현미경 사진은 림프절의 전체 구조를 보여주고 있다. **피막**(capsule)은 얇은 결합조직으로 림프절을 덮고 있다.

림프절의 실질은 덜 치밀하게 보이는 **속질**(medulla, *M*)과 이것을 둘러싸고 있는 **겉질**(cortex, *C*)의 림프조직 덩어리로 구성되어 있다. 오목하게 들어간 림프절의 **문**(hilum, *H*)에는 겉질이 없다. 이 문은 혈관이 림프절로 들어가고 나오는 부위가 된다. 날림프관도 문을 통해 림프절을 빠져나간다.

들림프관은 여러 부위에서 피막을 뚫고 들어가 내피세포에 의해 내강이 덮여 있는 공간, 즉 *겉질굴*이나 *피막밑굴*로 흘러간다. 이들 굴은 겉질로 뻗어 있는 잔기둥에 있는 잔기둥굴로 연결된 후 *속질굴*로 이어진다. 결국에는 *날림프관*으로 배출되어 문을 통해 림프절을 떠난다.

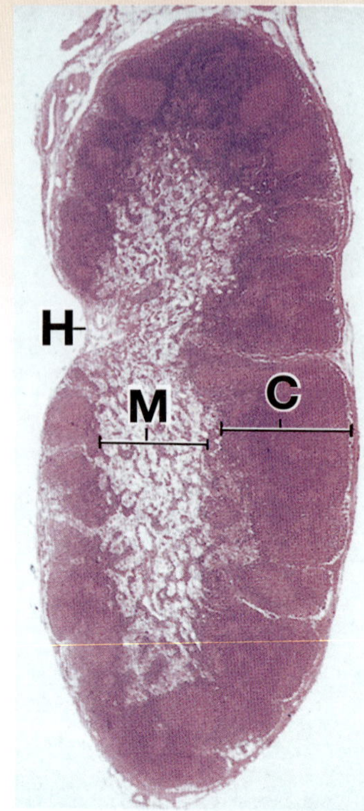

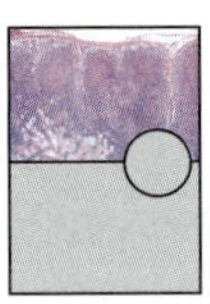

림프절의 겉질, 사람, H&E ×120.

겉질(cortex) 부위를 고배율로 보여주고 있다. **피막**(capsule, *Cap*)은 치밀결합조직이며 이에서 연장되어 나온 **잔기둥**(trabeculae), *T*)은 기관 안으로 침투해 들어간다. 피막 바로 아래에는 겉질굴과 **피막밑굴**(subcapsular sinus, *CS*)이 있으며, 피막을 뚫고 들어온 들림프관으로부터 림프를 받는다. 겉질굴은 잔기둥을 따라 형성되어 있는 잔기둥굴(trabecular sinus, *TS*)과 연결된다.

겉질에는 림프소절(lymphatic nodule, *LN*)이 존재하나 깊은겉질에는 림프소절이 없다. 즉, 림프소절과 그 종자중심이 있는 얕은겉질은 연하게 염색되고 깊은겉질은 림프구들이 더 치밀하게 모여 있어 염기호성으로 진하게 염색되는 특징이 있다. 반면, 속질은 가는 끈형태가 서로 불규칙하게 연결되어 있는 림프조직으로 수많은 림프구와 속질끈(medullary cord, *MC*) 그리고 사진에서 분리된 공간으로 밝게 보이는 **속질굴**(*medullary sinus, MS*)로 이루어져 있다. 속질굴은 잔기둥굴로부터 오는 림프와 겉질조직을 통과하며 여과된 림프를 받는다.

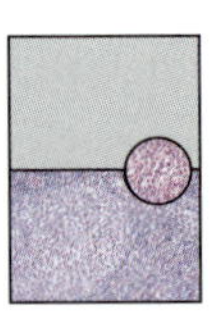

림프소절, 림프절, 사람, H&E ×400; 확대사진 ×640.

위 사진에서 **림프소절**(lymthatic nodule) 부위를 고배율로 촬영한 현미경사진으로, 중간 크기나 큰 크기의 림프구들이 있는 **종자중심**(germinal center, *GC*)이 관찰된다. 종자중심은 형질세포도 포함하고 있다. 분열 중인 림프구를 더 고배율의 원형 속 확대사진(화살표)에서 관찰할 수 있다. 확대사진에서는 기관의 결합조직 지질(stroma)을 형성하는 **세망세포**(reticula cell, *RC*)의 핵도 관찰된다. 타원형의 세망세포는 크고 옅게 염색되는 핵을 가지고 있고, 세포질은 세망섬유를 둘러싸는 긴돌기를 형성하고 있다. H&E 표본에서는 세망섬유와 이를 둘러싸고 있는 세포질을 구분하기는 어렵다. 세망세포는 림프굴에서 가장 잘 보이고, 림프공간으로 돌기를 뻗어 다른 세포들에 비해 뚜렷이 관찰된다.

독특한 혈관인 **큰키내피세정맥**(high endothelial venule, *HEV*)이 림프소절과 관련되어 특히 깊은겉질에서 관찰된다. 이 혈관의 내피세포는 키가 큰 세포이며, 림프구가 이 세포들 사이를 지나 혈관 내강에서 실질로 이동한다.

C, 겉질(cortex)
Cap, 피막(capsule)
CS, 피막밑굴(cortical or subcapsular sinus)
GC, 종자중심(germinal center)
H, 문(hilum)
HEV, 큰키내피세정맥(high endothelial venule)
LN, 림프소절(lymphatic nodule)
M, 속질(medulla)
MC, 속질끈(medullary cords)
MS, 속질굴(medullary sinus)
RC, 세망세포(reticular cells)
T, 잔기둥(trabecula)
TS, 잔기둥굴(trabecular sinus)
화살표, 분열 중인 림프구(dividing lymphocytes)

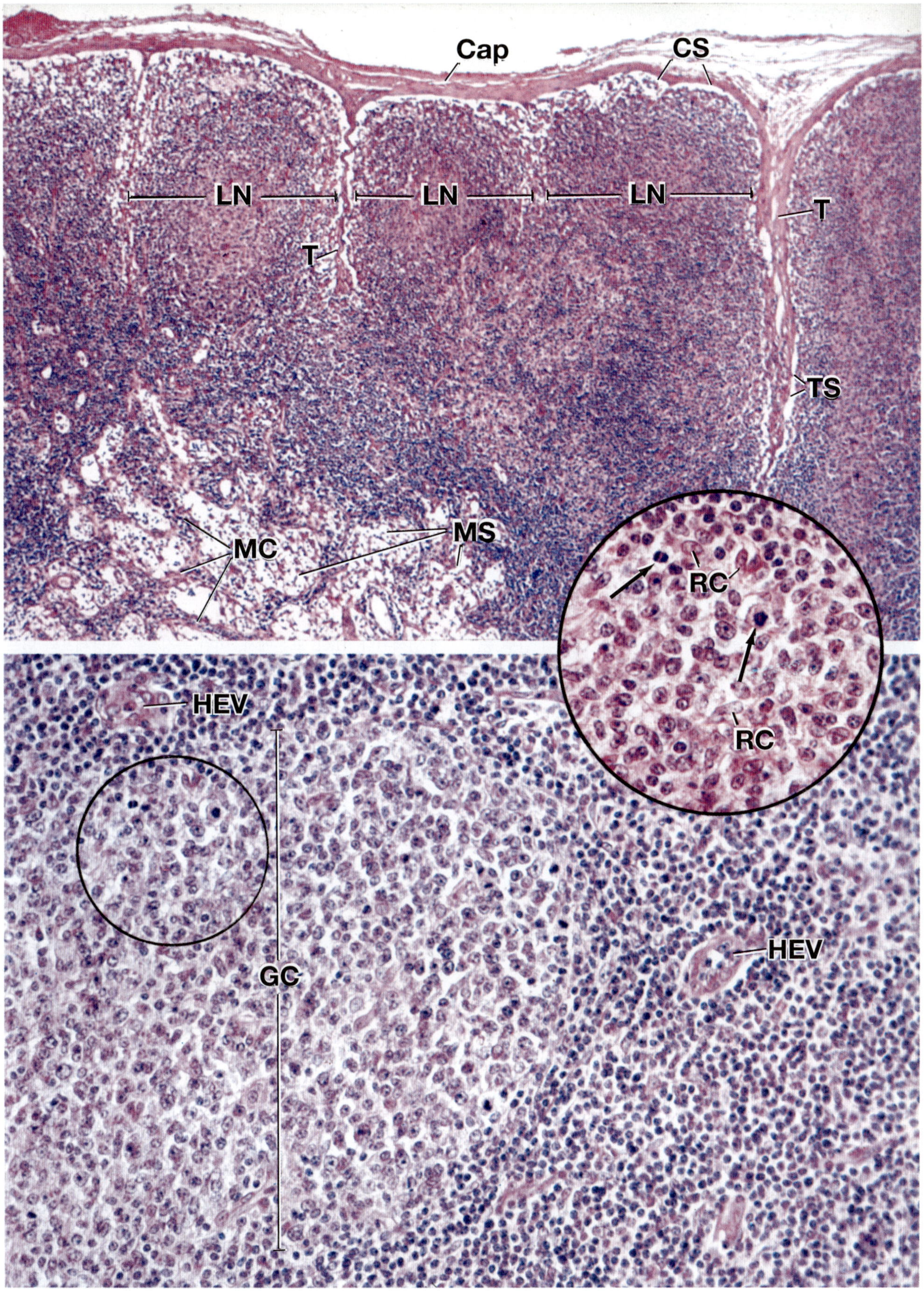
Cap
CS
LN
LN
LN
T
T
TS
MC
MS
RC
RC
HEV
GC
HEV

도판 14.3 ■ 림프절 II(Lymph Node II)

면역적격B세포는 항원에 노출되면, 항원을 인식할 수 있고 결합하여 림프절로 이동한다. 이곳에서 활성화되고 수많은 미성숙 림프구를 만들기 위해 유사분열을 시작한다. 이 세포들은 **얕은겉질**(superficial cortex)에서 림프구의 클론을 형성하며 항체분비 형질세포와 기억세포로 분화한다. B세포의 증식과 분열은 림프절의 얕은겉질에 있는 **종자중심**(germinal center)에서 일어난다. T세포의 활성과 분화는 **깊은겉질**(deep cortex)에서 일어난다. 새롭게 분화된 형질세포는 속질로 이동하여, 림프절을 빠져나가는 림프로 항체를 분비한다. 림프절을 떠난 형질세포는 가슴림프관에서 혈관계로 들어가, 계속 항체를 생산할 결합조직으로 가서 위치한다.

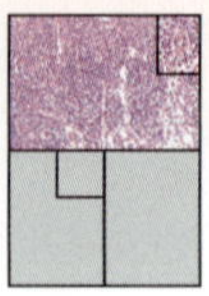

깊은겉질, 림프절, 사람, H&E ×365.

이 현미경사진은 **깊은겉질**(deep cortex)을 촬영한 것이다. 앞 도판에서 설명한 바와 같이, 림프소절이 위치한 아랫부위를 말하며 밀집해 모여 있는 림프구들로 구성된다. 이 부위에서는 많은 혈관을 관찰할 수 있다. 전형적인 모세혈관(*Cap*)이나 세정맥과 같은 작은 혈관들도 있지만, **큰키내피세정맥**(high endothelial venule, *HEV*)이라고 하는 독특한 모세혈관후세정맥(postcapillary venule)이 존재한다. 내강의 크기와 벽의 두께에 따라 세정맥(venule, *Ven*)이라고 표기한 작은 혈관에서 큰키내피세정맥으로 전환되는 지점(화살표머리)이 관찰된다. 전환되는 지점에서 관찰되는 내피세포가 입방형으로 변화됨을 알 수 있다. 즉, 큰키내피세정맥은 내피가 입방형이다. 고배율로 확대된 사진에서는 모세혈관후세정맥의 가로 절단된 모습을 보여준다(×700). 내피세포의 핵은 둥글고 연하게 염색되며, 주위의 림프구와 크기와 모양은 비슷하지만 림프구는 진하게 염색되기 때문에 대조된다. 이 혈관에서는 세 개의 림프구(화살표)가 혈관의 벽을 통과하며 이동하고 있는 것도 관찰할 수 있다. 사진의 **오른쪽 아랫부분**에서는 다른 부위보다 림프구의 밀도가 낮은 것을 볼 수 있는데, 이곳이 속질이며 여기서 관찰되는 공간은 속질굴(medullary sinus, *MS*)이다.

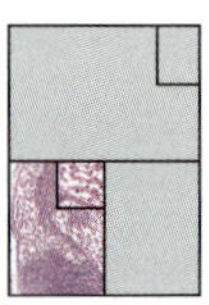

문부위, 림프절, 인간, H&E X250.

림프절의 문부위(hilar region) 근처를 촬영한 것으로 **림프소절**(lymph nodule, *LN*), 피막(capsule, *Caps*)의 바로 아래에 있는 **겉질굴**(cortical sinus, *CS*), 속질굴(medullary sinus, *MS*)의 일부 등이 관찰된다. 겉질굴과 속질굴에는 **세망세포**(reticular cell, *RC*)가 뻗어 있다. 이 세포들은 림프절의 잔기둥 골격을 지지하는 콜라겐 다발을 감싸고 있다. 확대 사진은 사각형 부위를 더 고배율(×530)로 관찰한 것이다. 세망세포(*RC*)의 핵은 둥글고 진하게 염색되는 림프구의 핵보다 더 크고 덜 진하게 염색된다. H&E 표본에서, 이런 특징들은 세망세포와 림프구를 구별할 수 있게 해준다.

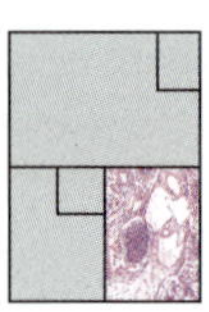

문부위, 림프절, 사람, H&E ×530.

림프절의 문부위를 관찰한 현미경사진이다. 여기서 관찰되는 두 개의 **날림프관**(efferent lymphatic vesscle)은 모두 판막(valve, *Val*)을 가지고 있다. 위쪽에 있는 림프관에서 불완전한 벽을 관찰할 수 있으며, 혈관벽(화살표)이 열려 있는 것처럼 보이는 곳은 속질굴이 림프관으로 이어지는 부위이다. 소동맥(small artery, *A*)과 정맥(vein, *V*)도 관찰된다.

A, 동맥(artery)
Cap, 모세혈관(capillary)
Caps, 피막(capsule)
CS, 피막밑굴(cortical sinus)
HEV, 큰키내피세정맥(high endothelial venules)
LN, 림프절(lymph nodule)
MS, 속질굴(medullary sinus)
RC, 세망세포(reticular cell)
V, 정맥(vein)
Val, 판막(valve)
Ven, 세정맥(venule)
화살촉, 모세혈관후세정맥의 내피세포(endothelial cells of postcapillary venule)
화살표, 위쪽은 HEV의 내피세포 사진(top image endothelial cells of HEV); 아래는 림프관으로 속질굴이 열리는 사진(bottom image opening of medullary sinus to lymph vessel)

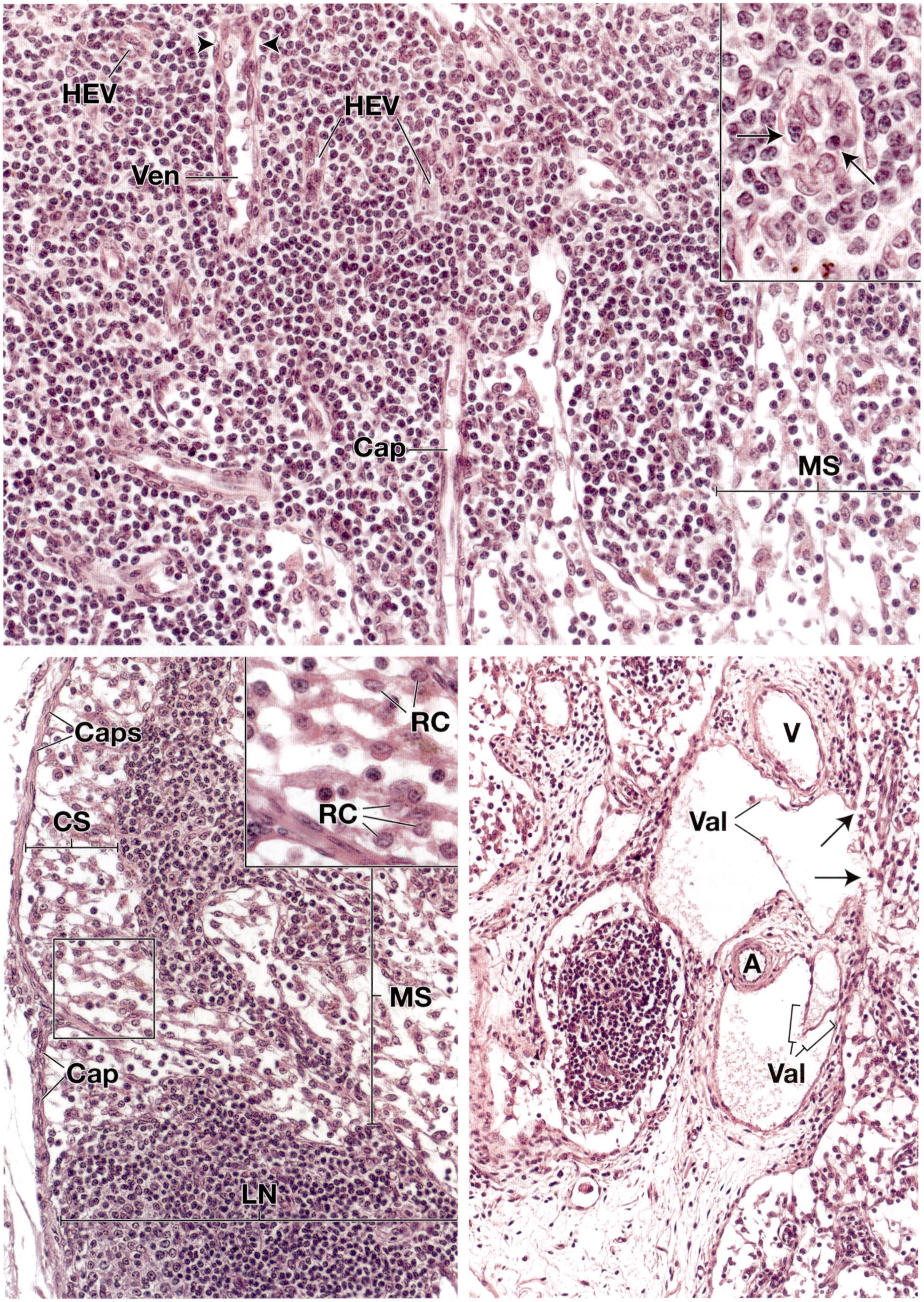
HEV
Ven
HEV
Cap
MS
Caps
CS
RC
RC
MS
Cap
LN
V
Val
A
Val

도판 14.4 ■ 비장 I(Spleen I)

비장(spleen)은 인체에서 가장 큰 림프기관이며, 표면은 피막으로 둘러싸여 있고 혈류(비장동맥과 비장정맥)가 지나는 곳에 위치해 있다. 비장은 혈액을 여과하고, 혈액내 항원에 대한 면역반응을 한다. 여기에서는 형태적, 면역적 여과 기능이 모두 일어난다. 비장 조직은 생체조직의 색에 따라 **적색속질**(red pulp)와 **백색속질**(white pulp)로 구분되는 비장속질로 구성된다. 백색속질은 림프구들이 치밀하게 모여 있으며, 이 세포들은 백색속질을 뚫고 들어온 비장동맥의 가지를 둘러싸는 **동맥주위림프구집**(periaterial lymphatic sheasth, PALS)을 형성한다. 적색속질은 수많은 적혈구를 포함하고 있으며, 이 세포들을 여과하고 파괴한다. 노화, 손상, 비정상적인 적혈구들은 적색속질에 있는 독특한 혈관굴 주위에 있는 대식세포에 의해 포획된다. 이 대식세포는 적혈구를 파괴하고 헤모글로빈을 대사분해하여, 골수에서 새로운 적혈구 생성시 재활용될 수 있도록 헴으로부터 철을 회수하여 저장한다.

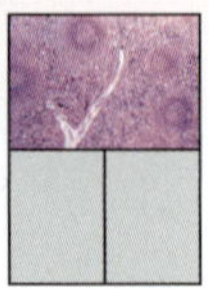

비장, 사람, H&E ×65.

비장(spleen)의 저배율 현미경사진으로 **적색속질**(red pulp, *RP*)과 **백색속질**(white pulp, *WP*)의 두 주요 부위가 관찰된다. 사진의 중앙에는 잔기둥이 혈관을 포함하고 있으며, 이 잔기둥 정맥(travecular vein, *TV*)을 통해 기관으로부터 혈액이 빠져나간다. 비장에서 적색속질은 더 많은 비중을 차지한다. 생체에서 적색속질은 부드러운 질감이며, 수많은 적혈구가 존재하기 때문에 적색을 띤다. 적색속질이라는 명칭이 이에서 비롯되었다.

반면, 백색속질은 생체에서 약간 흰색을 띠는 부위로 림프구들로 구성되어 있기 때문에 이렇게 명명되었다. 그러나 조직절편에서는 치밀하게 밀집되어 있는 림프구들의 핵 때문에 전체적으로 파란색으로 염색되어 보인다. 백색속질을 구성하는 림프조직은 다른 림프소절과는 다르게 중심동맥이라는 혈관이 들어 있으며 이를 따라 형성한다. 동맥을 감싸는 림프조직이 일정 부분에서 확장되어 소절은 형성한다. 이런 부위에서는 소절의 **중심동맥**(central artery, *CA*)이 한쪽으로 치우쳐 위치하게 된다.

림프조직이 소절을 형성하지 않는 부위에서는 중심동맥을 얇게 둘러싸고 있으며, 이것을 동맥주위림프구집이라 한다. 중심동맥이 포함되지 않게 잘린 절편을 관찰해보면, 집(sheath)은 림프구가 불규칙하게 무리지어 있는 것처럼 보인다.

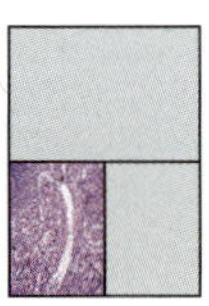

적색속질, 비장, 사람, H&E ×160.

위의 사진에서 **위쪽 사각형 부위**를 고배율로 확대한 것으로 **적색속질**(red pulp)과 잔기둥 정맥의 일부분이 관찰된다. 적색골수는 **정맥굴**(venous sinus, *VS*)과 이들 사이에 존재하는 **비장끈**(splenic cord of Billorth)의 두 요소로 구성된다. 조직표본에서 정맥굴 안의 적혈구는 분해되어 염색되지 않는 "유령(ghost)"처럼 보이고, 백혈구의 핵만 뚜렷이 관찰된다(이것은 도판 40에서 더 잘 관찰됨). 따라서 염색이 잘 안된 연한 부위는 굴내강(sinus lumina)이다.

현미경사진의 윗부분에는 두 개의 정맥굴(화살표)이 잔기둥정맥(*TV*)으로 빠져나가며, 계속 연결되는 것이 관찰된다. 정맥의 벽은 얇지만, 혈관을 포함하고 있는 잔기둥(*T*) 때문에 두꺼운 것처럼 보인다. 인간뿐 아니라 다른 포유류의 피막과 이에서 연결되어 나온 잔기둥에는 근육섬유모세포가 포함되어 있다. 육체적 스트레스가 증가되면, 이 세포들이 수축하여 정맥굴의 혈액이 잔기둥정맥으로 빠르게 방출되어 대순환으로 들어간다.

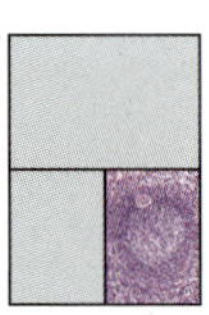

백색속질(white pulp), 비장, 사람, H&E ×240.

위 사진의 **오른쪽에 있는 사각형 부위**를 고배율로 촬영한 것으로 **비장소절**(splenic nodule)이 관찰된다. **종자중심**(germinal center, *GC*)과 두꺼운 벽을 가진 **중심동맥**(central artery, *CA*)의 가로 절단면이 보인다. 위에서 설명한 것처럼 중심동맥은 소절의 중심을 벗어나 위치해 있다. 백색속질과 적색속질(*RP*)을 구분해주는 가장자리구역(*MZ*)도 관찰된다. 중심동맥의 가지인 소동맥이나 모세혈관이 백색속질에 혈액을 공급하고 일부 혈관은 가장자리구역의 세망그물로가서 깔대기 모양으로 구멍을 형성하며 끝나게 된다. 정맥굴도 가장자리구역에서 발견되며, 가끔 동맥이 정맥굴로 열리기도 한다. H&E 표본으로는 혈관의 분포를 자세히 관찰하기 어렵다. 붓털세동맥(penicillar arteriole)은 중심동맥의 종말 가지이며 적색속질에 혈액을 공급하나 관찰하기는 어렵다.

CA, 중심동맥(central artery)
GC, 종자중심(germinal center)
MZ, 가장자리구역(marginal zone)
RP, 적색속질(red pulp)
T, 잔기둥(trabecula)
TV, 잔기둥정맥(trabecular vein)
VS, 정맥굴(venous sinus)
WP, 백색속질(white pulp)
화살표, 정맥굴이 잔기둥정맥으로 이어짐(venous sinuses emptying into the trabecular vein)

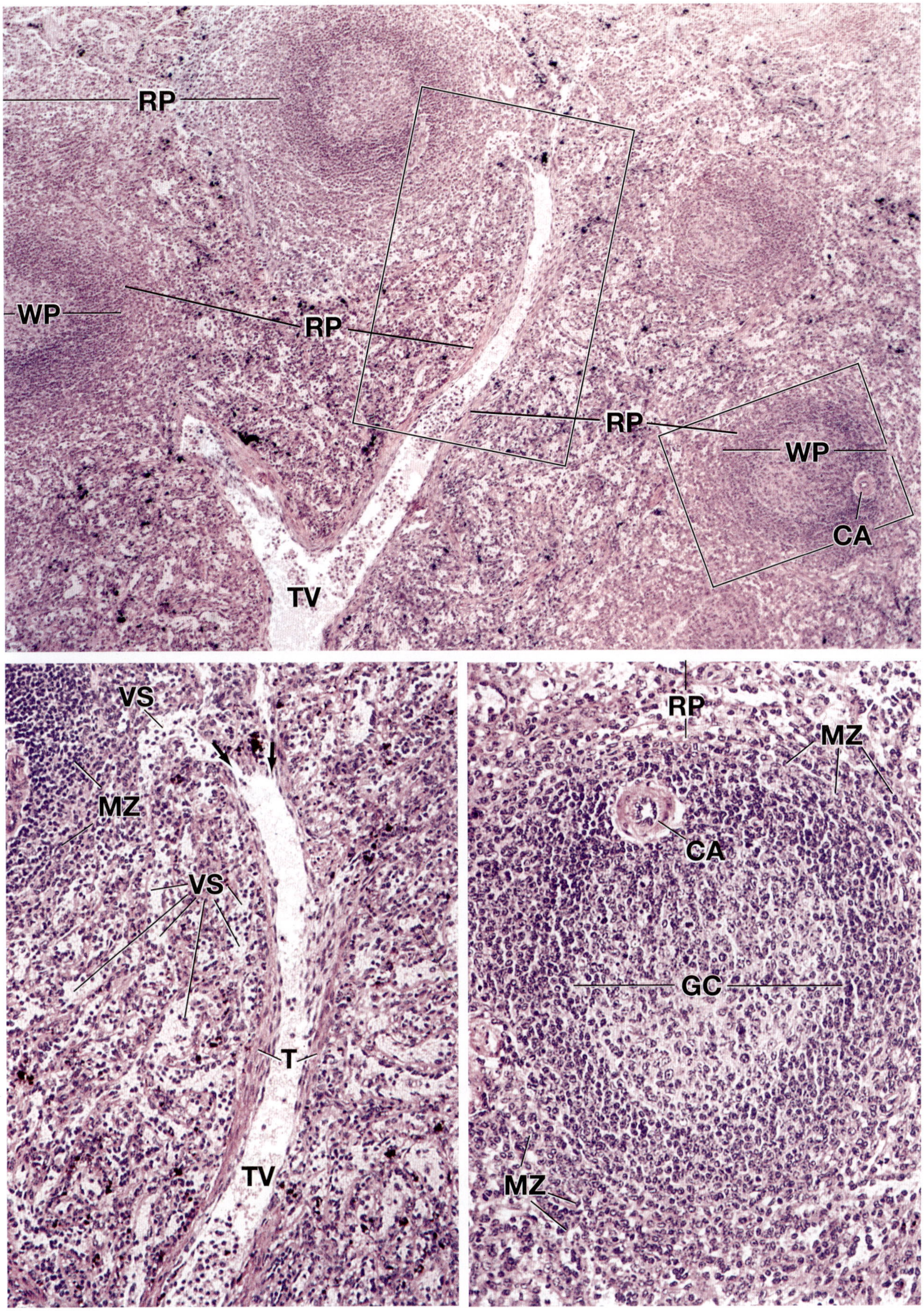
RP
WP
RP
RP
WP
CA
TV
VS
MZ
VS
T
TV
RP
MZ
CA
GC
MZ

도판 14.5 ■ 비장 II(Spleen II)

적색속질, 비장, 사람, H&E ×360.
앞부분에서 설명한 바와 같이, **적색속질**(rep pulp)은 **정맥굴**(venous sinus, *VS*)과 그들 사이에 있는 **비장끈**(splenic cord of Billroth, *SC*)으로 구성되어 있다. 이 조직표본에서 적혈구는 분해되어 각각의 세포들의 윤곽만이 남아 있다. 따라서 상대적으로 정맥굴의 내강에 존재하는 백혈구의 핵들이 뚜렷이 관찰된다. 정맥굴의 벽이 비스듬하게 절단되면(*VW*), 사진에서 관찰되는 것과 같이 내피세포가 얇은 막대모양으로 나란히 놓인 것같이 관찰된다.

적색속질, 비장, 사람, H&E ×1,200.
이전 현미경사진에서 사각형 부분을 더 고배율로 관찰한 것이다. 사진의 중앙에는 **정맥굴**의 가로 절단된 단면이 보인다. 내강 안에서 분해된 적혈구는 안이 비어 있어 윤곽막이 나타나고 림프구(lymphocyte, *Ly*)들이 다수 관찰된다. 가로 절단된 이 사진에서 보이는 것처럼 정맥굴의 벽은 막대모양의 내피세포(*EC*)로 이루어져 있다. 세포사이공간은 근접한 세포들 사이에서 좁지만 분명하게 관찰된다. 이런 공간들은 적혈구가 쉽게 정맥굴로 들어오거나 나갈 수 있도록 한다. 또한 대식세포의 돌기는 정맥굴의 바깥부분인 비장끈 안에 위치하여 내피세포 사이를 지나 정맥굴의 내강으로 뻗어 혈액 안에 있는 이종항원을 감시한다. 내피세포의 핵(*ENC*)은 정맥굴의 내강 쪽으로 돌출되어 있고, 세포의 꼭대기 부분에 위치하는 것으로 관찰된다. 대식세포(*M*)는 세포질 안에 있는 잔여소체로 구별가능하며 정맥굴 바깥쪽에서만 관찰된다.

비장, 사람, H&E ×160.
이 현미경사진에서는 **잔기둥정맥**(trabecular vein, *TV*)과 주위의 적색속질이 관찰된다. 사진의 윗부분에서는 두 개의 정맥굴(화살표)이 잔기둥정맥으로 이어지는 것이 관찰된다. 작은 잔기둥정맥은 더 큰 정맥으로 합류되어 결국 비장정맥이 된다.

비장, 사람, 은도금표본(sliver preparation) ×128.
비장소절(splenic nodule, *SN*)이 현미경사진의 위쪽에 위치하고 있고, 그 아래에서는 적색속질(*RP*)이 관찰되고 있다. 종자중심(*GC*), 중심동맥(*CA*), 적색속질 안에 있는 정맥굴(*VS*) 등으로 이들을 구별할 수 있다. 소절을 구성하고 있는 세망섬유가 은에 염색되어 있다. 종자중심에는 세망섬유가 소량 존재함을 알 수 있다. 가늘 실 같은 구조물이 정맥굴을 둘러싸고 있으며, 이것은 흔히 있는 바닥막의 변형된 형태이다.

정맥굴, 비장, 사람, 은도금표본(sliver preparation) ×515.
이 현미경사진에서는 여러 **정맥굴**(venous sinus, *VS*)을 관찰할 수 있다. 비스듬하게 잘린 혈관벽에서는 **바닥막**(basement membrane, *BM*)이 사다리 같은 구조로 나타난다. 그러나 장축을 따라 더 깊게 잘린 혈관에서 바닥막은 점(dot)과 같은 구조로 나타난다(화살표머리). 바닥막을 삼차원으로 재구성해보면 고리 같은 구조를 이루고 있음을 알 수 있다.

BM, 바닥막(basement membrane)
CA, 중심동맥(central artery)
EC, 막대모양의 내피세포(rod-like endothelial cells)
ECN, 내피세포의 핵(endothelial cell nuclei)
GC, 종자중심(germinal center)
Ly, 림프구(lymphocytes)
M, 대식세포(macrophage)
RP, 적색속질(red pulp)
SC, 비장끈(splenic cord)
SN, 비장소절(splenic nodule)
TV, 잔기둥정맥(trabecular vein)
VS, 정맥굴(venous sinuses)
VW, 정맥굴벽(venous sinus wall)

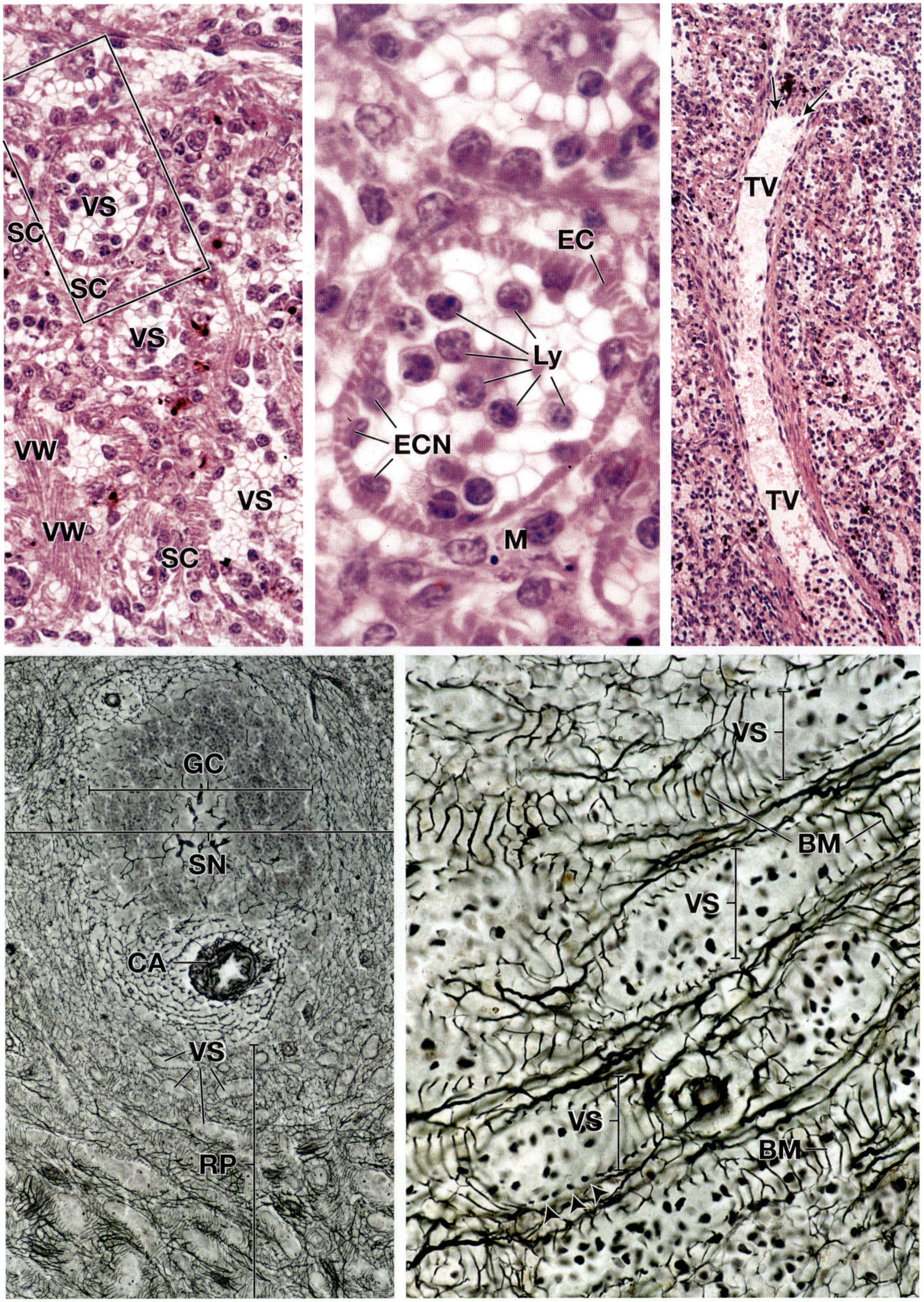
VS
SC
SC
VS
VW
VW
VS
SC
EC
Ly
ECN
M
TV
TV
GC
SN
CA
VS
RP
VS
BM
VS
VS
BM

도판 14.6 ■ 가슴샘(Thymus)

가슴샘(thymus)은 독특한 구조로 이루어진 림프기관이다. 조직을 지지하고 있는 **세망지질**(reticular strom)은 내배엽성 상피에서 유래하였고 세포성 세망을 만든다. 이 세포는 세망조직과 관련이 없으며, **상피세망세포**(epithelioreticular cell)로서 세포 자체가 지질이 된다. 림프구는 세포성 세망 사이사이에 존재하며, 이 두 세포, 즉 림프구와 상피세망세포가 기관의 대부분을 차지하고 있다. 줄기림프구는 초기에는 난황주머니로부터 유래되고 나중에는 골수에서 유래되어, 배아의 내피성원기로 이주한다. 이 림프구들은 가슴샘에서 증식하고, 면역 능력을 갖게 되는 **가슴샘의존림프구**(thymus-dependent lymphocyte; 즉 T림프구)로 분화된다. 이들 림프구 중 일부는 림프절의 가슴샘의존구역이나 비장, 성긴결합조직 등의 다른 조직으로 이주하여 정착한다. 항원을 인식하고 반응하는 능력을 얻게 되는 무작위 과정 중에 "자가" 항원에 대항하는 세포들은 사멸하도록 프로그램되어 있기 때문에 다수의 림프구들이 가슴샘에서 죽거나 파괴된다. 많은 대식세포들이 이 파괴된 림프구를 포식하기 위해 존재하고 있다. **혈액가슴샘장벽**(blood-thymus barrier)이 가슴샘의 혈관주위 결합조직을 상피성 세망세포가 둘러싸서 형성하고 있다. 게다가, 이곳에는 가슴샘으로 들어오는 들림프관이 없어, 순환하는 항원에 반응할 수 없다. 가슴샘은 사춘기 이후 퇴화하여 성인에서는 관찰이 어려워지기도 한다.

가슴샘의 두 개의 엽(lobe)은 각각 **피막**(capsule, *Cap*)으로 둘러싸여 있으며, 피막은 잔기둥(*T*)으로 연결되어 실질로 들어가 소엽(lobule)을 형성한다. 잔기둥이 불연속적이기 때문에, 소엽은 완전히 분리되어 있지 않고 서로 연결되어 있다.

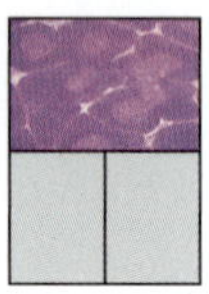

가슴샘, 사람, H&E ×40.

가슴샘을 저배율에서 촬영한 사진으로 어둡게 염색된 호염기성 **겉질**(cortex, *C*)과 밝게 염색된 호산성인 **속질**(medulla, *M*)로 구성된 소엽(lobules, *L*)이 관찰되고 있다. 겉질에는 치밀하게 밀집된 수많은 림프구들이 있지만, 속질에는 림프구들이 더 적어 덜 밀집되어 보인다. 흉선은 결합조직으로 이루어진 피막(capsule)으로 싸여 있으며, 이 피막은 속질 내 실질(parenchyma)로 잔기둥(trabeculae, *T*)을 뻗어 소엽을 형성한다. 그러나 이 잔기둥은 불연속적이기 때문에 소엽을 완전히 분리하지는 않는다.

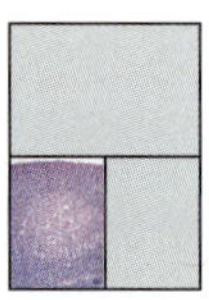

가슴샘, 사람, H&E ×140.

겉질(cortex, *C*)과 **속질**(medulla, *M*)은 림프구의 밀도 때문에 다르게 관찰되며, 특히 헤마톡실린에 염색되는 핵의 염색성으로 인해 상대적인 차이가 난다. 일부 속질부위가 둥글게 분리되어 있는 것처럼 잘린 표본에서는 속질이 다른 림프기관의 종자중심처럼 보이기도 한다(위쪽 사진에서 왼쪽 윗부분). 그러나 실제 속질은 겉질조직으로 둘러싸여 서로 연결되어 있는 조직이다. 따라서 "분리된(isolated)" 속질처럼 보이는 것도 이 표본에서 관찰되지는 않지만, 사실 다른 부분과 연결되어 있다. 위 그림의 오른쪽 부위에서 속질이 여러 소엽을 가로질러 뻗어 연결되어 있는 것을 관찰할 수 있다.

가슴샘의 주세포 구성은 림프구(가슴샘세포 thymocyte)와 상피성세망세포이다. 림프구는 작고 둥글며 핵이 진하게 염색되고, 상피성세망 지지세포는 크고 옅은 염색성의 핵을 가지고 있다. 속질을 고배율로 관찰한 **오른쪽 그림**에서 이 세포들을 구별해 볼 수 있다. 속질에는 림프구가 적기 때문에 상피성 세망세포를 관찰하기에 좋은 부위가 된다. 가슴샘에도 대식세포가 존재하지만 상피성 세망세포와 서로 비슷해 보여 구별하기 어렵다.

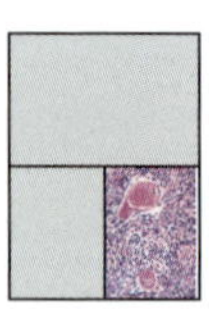

속질, 가슴샘, 사람, H&E ×600.

속질에는 **가슴샘소체**(Hassall corpuscle 또는 thymic corpuscle, *HC*)라는 동심원상의 구조물이 있다. 속질의 세망지질(reticular stroma)을 구성하는 IV형 및 V형 **상피세망세포**(epithelioreticular cells, *Ep*) 외에도, 가슴소체(Hassall corpuscle)는 납작해진 VI형 **상피세망세포**(type VI Ep cell)가 동심원 모양으로 층층이 배열된 구조를 포함한다(화살촉). 가슴샘소체는 **위에 있는 사진**과 **아래 왼쪽사진**(화살표)에서 관찰되는 것처럼 에오신에 잘 염색되기 때문에 저배율에서도 쉽게 구별할 수 있다. 가슴소체의 중심은 각질화되어 있어 확실한 형태가 없는 한 구성물로 나타난다. 속질 내에는 림프구들로 둘러싸인 혈관(blood vessel, *BV*)도 관찰된다.

가슴샘은 사춘기까지 큰 구조물로 존재하다가 이후 점차 퇴화되어 가슴샘조직 양이 크게 줄어들게 된다. 젊은이의 가슴샘은 세포성분이 많고 지방조직이 적으나, 노인의 가슴샘은 소엽 사이에 지방조직이 더 많이 존재한다. 퇴화가 더 진행되면, 가슴샘 조직 안에서도 지방세포가 발견된다. 형질세포가 퇴화되고 있는 가슴샘의 겉질 가장자리에서 관찰되기도 한다.

BV, 혈관(blood vessels)
C, 피질(cortex)
Cap, 피막(capsule)
Ep, 상피세망세포(epithelioreticular cell)
HC, 가슴소체(Hassall corpuscles)
L, 소엽(lobule)
M, 속질(medulla)
T, 잔기둥(trabeculae)
화살촉, 가슴소체의 VI형 상피세망세포 핵(nuclei of type VI epithelioreticular cells of Hassall's corpuscles)
화살표, 가슴소체(Hassall corpuscles)

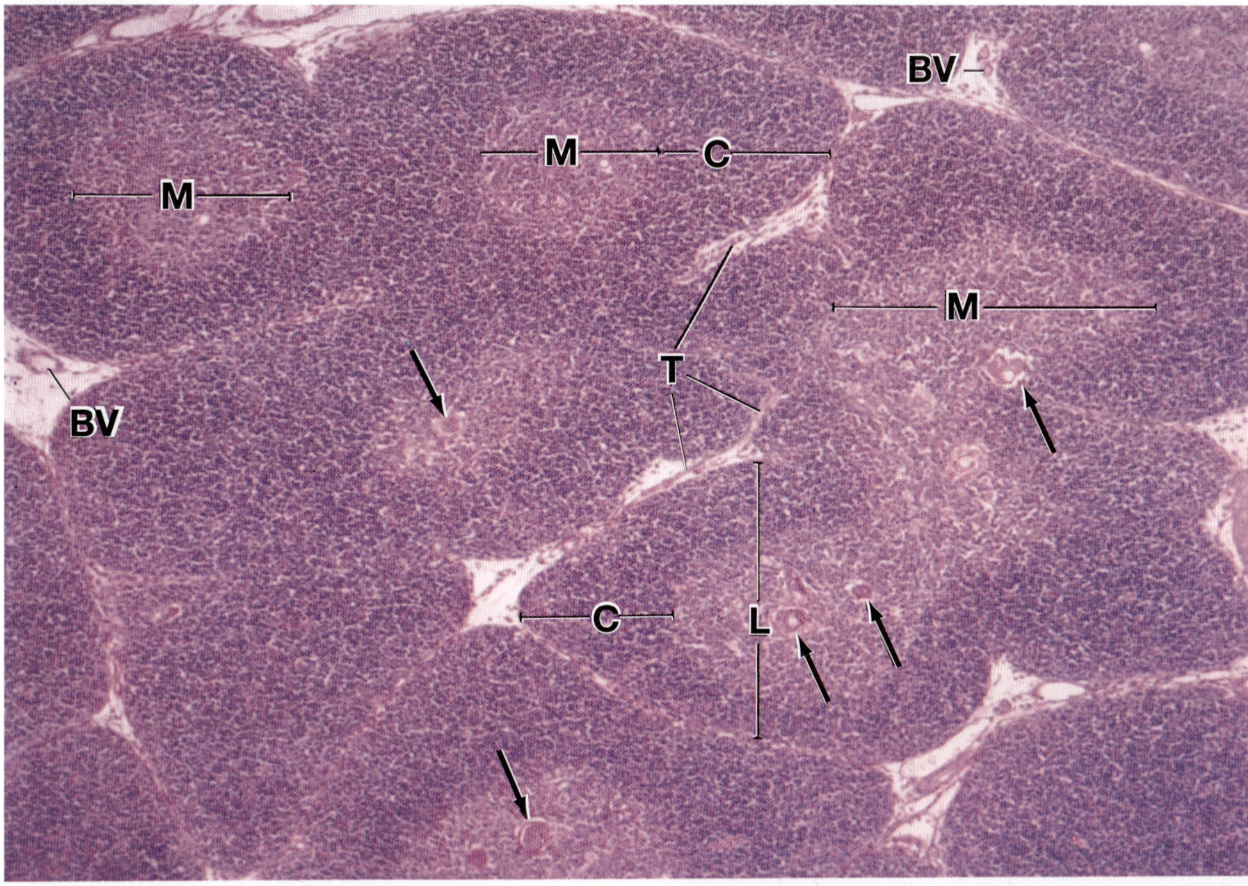
BV
M
C
M
M
T
BV
L
C

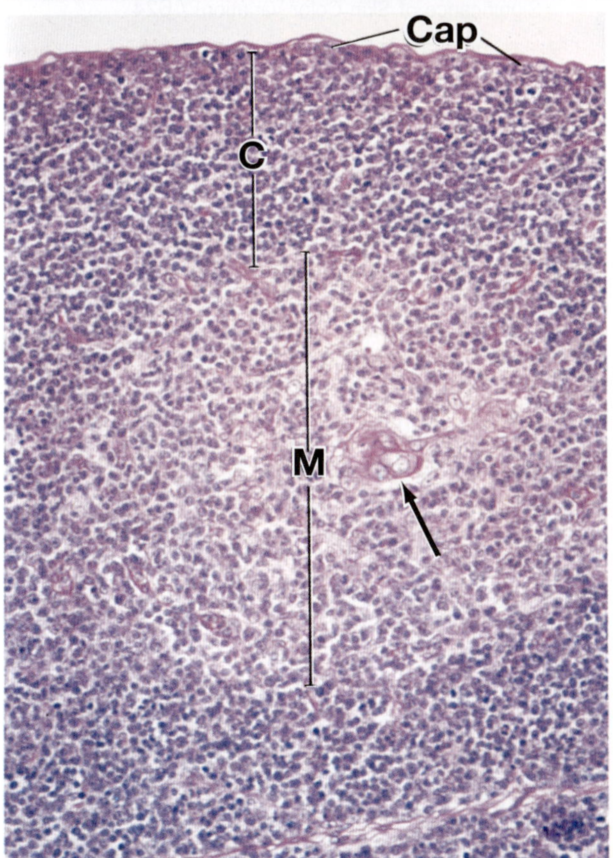
Cap
C
M

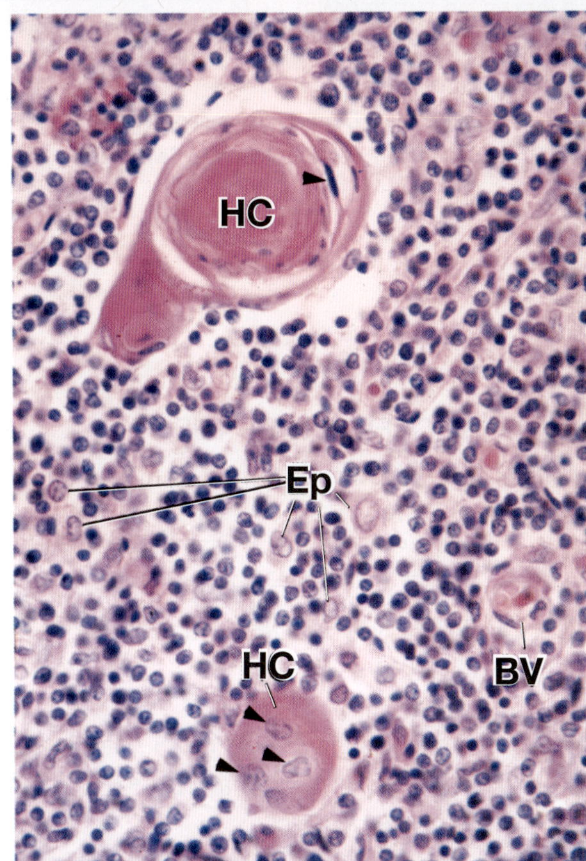
HC
Ep
HC
BV

15 외피계통
INTEGUMENTARY SYSTEM

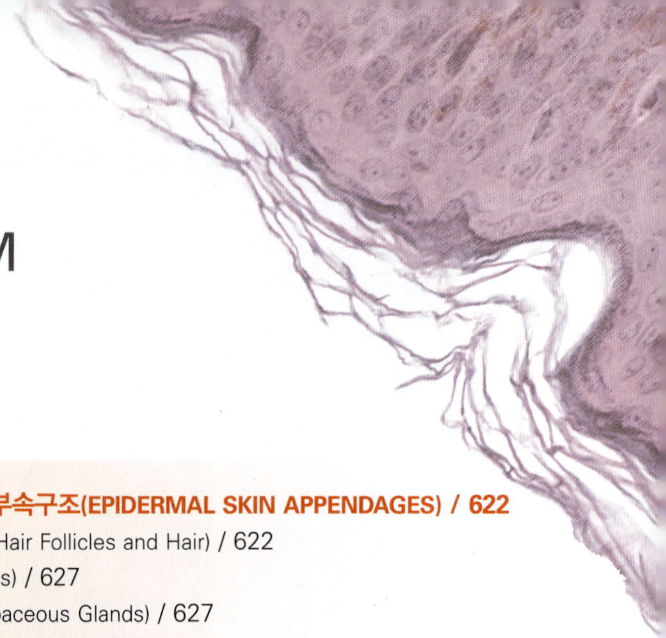

■ 외피계통의 개요(OVERVIEW OF THE INTEGUMENTARY SYSTEM)

피부(skin, cutis, **외피** integument)와 그 부속구조들을 **외피계통**(integumentary system)이라고 한다. 피부는 신체의 바깥면을 덮고 있고, 몸 전체의 15~20%를 차지하고 있는 가장 큰 장기이다. 피부는 다음과 같은 두 층으로 구성되어 있다.

- **표피**(epidermis)는 각질중층편평상피로 이루어져 있으며, 계속하여 자라지만 표피탈락과정을 통해 정상적인 두께를 유지하고 있다. 표피는 외배엽에서 기원한다.
- **진피**(dermis)는 피부 두께의 대부분을 차지하며 치밀결합조직으로 이루어져 있고, 질기고 강한 성질을 나타낸다. 진피는 중배엽에서 기원한다.

진피하층(hypodermis)에는 다양한 양의 지방조직이 있으며, 이는 결합조직 중격에 의해 소엽으로 구분된다. 진피하층은 진피 아래쪽에 위치하며, 육안해부학의 **표층근막**(subcutaneous fascia)에 해당한다. 영양상태가 좋은 사람이나 추운지방에 사는 사람들에서 이 지방조직은 상당히 두꺼울 수 있다.

피부부속구조(표피부속구조 epidermal derivatives of the skin, 상피부속구조 epithelial skin appendage)는 다음과 같다.

- **털주머니**(hair follicle)와 **털**(hair)
- **손발톱**(nail)
- **땀샘**(sweat, sudoriferous gland)
- **피지샘**(sebaceous gland)
- **젖샘**(mammary gland)

외피계통은 인체의 외표면에 위치하므로 이와 관련된 여러 가지 중요한 기능을 한다.

피부와 그 부속구조들은 수많은 각기 다른 세포 유형들로 구성된 복합적 구조들로 이루어져 있다. 이 세포들의 다양한 적응력으로 개체가 외부환경의 변화에 따른 여러 가지 기능을 할 수 있다. 피부의 주된 기능은 다음과 같다.

- 피부는 외부환경의 유해한 물리적, 화학적 및 생물학적 성분을 막아주는 **장벽**(barrier)으로 작용한다(즉, 기계적장벽, 투과장벽 및 자외선장벽).
- 피부는 항원처리과정에서 얻은 **면역정보**(immunologic information)를 림프조직의 적절한 효과기세포에게 제공한다.
- 피부는 체온을 조절하고 수분 손실을 조절함으로써 몸의 **항상성**(homeostasis)을 유지한다.
- 피부는 외부환경으로부터 신경계통으로 **감각정보**(sensory information)를 전달한다.
- 피부는 호르몬, 사이토카인, 성장인자 등을 분비하거나 또는 전구물질을 호르몬 활성이 있는 물질(비타민 D_3)로 전환시키는 등, **내분비기능**(endocrine function)을 한다.
- 피부는 땀샘, 피지샘 및 부분분비샘 등의 외분비기능을 통해 **배설**(excretion)작용을 한다.

일부 지용성 물질은 피부를 통해 흡수될 수 있다. 이 성질은 전형적인 피부의 기능은 아니지만, 신체 내부로 치료제를 전달하는 데 주로 이용할 수 있다. 예를 들어, 니코틴, 스테로이드 호르몬 및 멀미약 등은 작은 패치 형태로 피부를 통해 투여된다. 담배를 끊는 동안 담배의 유해성 없이 **니코틴 금단현상**(nicotine withdrawal symptom)을 줄이기 위하여 소량의 일정한 니코틴을 투여하는 방법으로 니코틴 패치가 종종 이용된다.

■ 피부(SKIN)

피부는 두께와 위치에 따라 두꺼운피부와 얇은피부로 분류된다.

신체의 표면을 덮고 있는 피부의 두께는 1 mm 이하에서 5 mm 이상으로 다양하다. 그러나 피부는 해부학적으로나 조직학적으로 인체 내의 두 부위, 즉 손바닥과 발바닥에서 다른 부위와 현저하게 다르다. 이들 부위는 털이 없고 가장 마찰을 많이 받는 부위로, 다른 부위에 비해 표피가 매우 두껍다. 이러한 털이 없는 피부를 **두꺼운피부**(thick skin)라고 한다. 그 외의 부위에서는 표피가 매우 얇으므로 **얇은피부**(thin skin)라고 한다.

피부에는 모두 털주머니가 있지만 조직학에서 사용되는 두꺼운 피부와 얇은피부는 단지 표피층의 두께만을 말하기 때문에 전체 피부로 보았을 때는 잘못된 용어라고 할 수 있다. 해부학적으로 가장

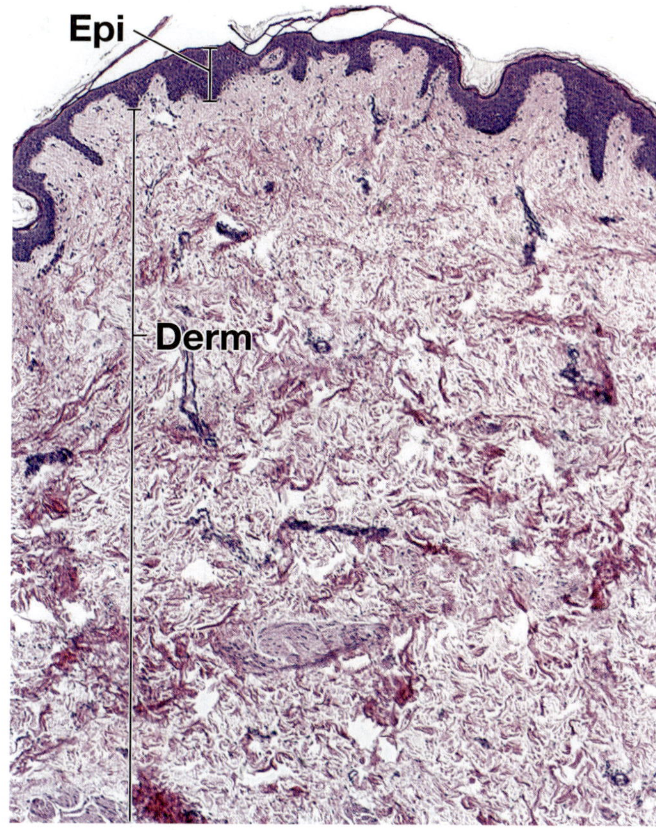

그림 15.1 얇은피부의 각 층을 나타내는 사진. 사람 피부의 H&E 염색표본에서 피부의 주요 두 층, 표피(*Epi*)와 진피(*Derm*)가 나타나 있다. 표피는 각질화된 중층편평상피로 이루어져 있다. 진피는 표면쪽의 유두층과 더 깊이 위치한 그물층으로 구성되어 있다. 이 두 층의 경계는 뚜렷하지 않으나 그물층보다 유두층에 세포들이 많이 존재한다. 또한 그물층의 콜라겐섬유는 굵고(그림의 *아래쪽*에서 뚜렷하게 관찰됨), 유두층의 콜라겐섬유는 가늘다. ×45.

두꺼운피부는 진피가 매우 두꺼운 등(back)의 윗부분에서 볼 수 있다. 그러나 등의 윗부분의 표피는 신체의 다른 부위에서 볼 수 있는 얇은피부의 표피와 동일하다. 반면에 눈꺼풀과 같은 부위는 피부의 두께가 매우 얇다.

■ 표피(EPIDERMIS)

표피의 층(Layers of the Epidermis)

표피(epidermis)는 네 개의 뚜렷한 층으로 구분되는 중층편평상피로 구성되어 있다. 두꺼운 피부의 경우, 다섯 번째 층이 관찰되며(그림 15.1과 15.2) 안쪽부터 시작하면 다음과 같다.

- **기저층**(stratum basale)에는 활발히 분열하는 줄기세포들이 있으므로 **종자층**(stratum germinativum)이라고도 한다.
- **극층**(stratum spinosum)은 광학현미경으로 보았을 때 세포로부터 세포로 뻗어 있는 짧은 돌기들이 특징적으로 나타나므로 **가시층**(spinous layer, prickle cell layer)이라고도 한다.
- **과립층**(stratum granulosum)의 세포들은 진하게 염색되는 많은

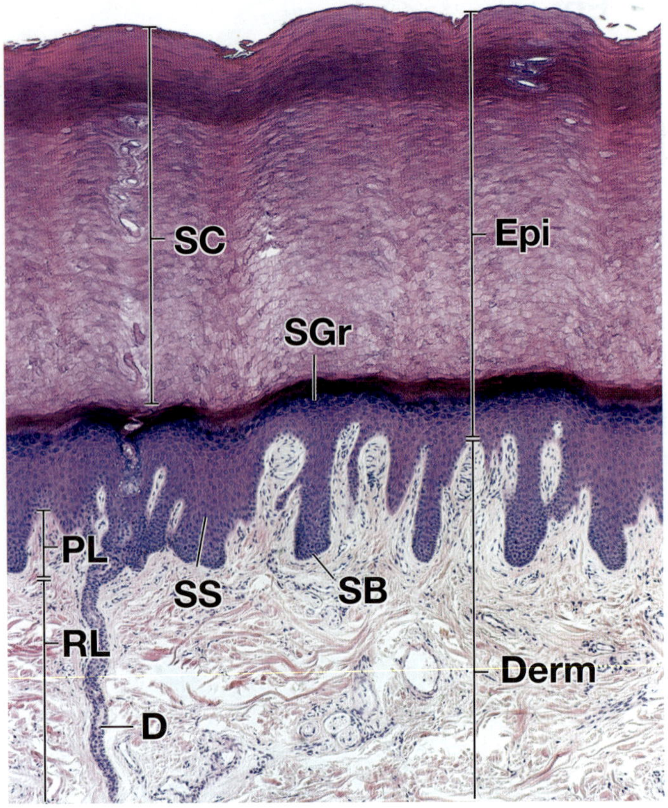

그림15.2 두꺼운피부의 각 층이 나타난 사진. 이 표본은 사람 발바닥 피부 표본으로 매우 두꺼운 각질층(*SC*)을 포함하는 표피(*Epi*)가 관찰된다. 표피의 나머지 층(투명층은 이 표본에서 나타나지 않음)인 기저층(*SB*), 극층(*SS*)과 과립층(*SGr*)이 H&E 표본에서 뚜렷하게 나타난다. 땀샘의 분비관(*D*)은 왼쪽에서 관찰되며, 진피(*Derm*)를 통과하여 표피에서는 나선형으로 나타난다. 땀샘의 분비관이 표피로 들어가는 부위에서 *유두사이꽃이(interpapillary peg)*로 알려진(아래쪽으로 자란) 표피구조를 관찰할 수 있다. 유두사이꽃이 사이에 결합조직돌기인 진피유두들이 존재한다. 또한 이 유두층(*PL*)에는 세포들이 많고, 그물층(*RL*)에는 유두층보다 더 굵은 콜라겐섬유가 관찰된다. ×65.

과립들을 함유하고 있다.

- **투명층**(stratum lucidum)은 두꺼운피부에만 존재하며, 각질층의 일부로 생각된다.
- **각질층**(stratum corneum)은 각질화된 세포들로 구성되어 있다.

상피세포의 분화과정은 특수한 유형의 아포토시스 과정이다.

표피세포들은 기저층에서 세포분열을 시작하며, 분화의 마지막 단계는 특수한 유형의 아포토시스라고 할 수 있다. 과립층의 세포들은 DNA의 분절화 등, 전형적인 아포토시스 핵의 형태를 보인다. 그러나 정상적 아포토시스에서 보이는 세포질 분절화 현상은 일어나지 않는다. 대신에 세포는 세포내 **케라틴**(keratin)단백질미세섬유로 채워지게 되며, 후에 피부 표면에서 탈락된다.

기저층은 표피 세포들의 교체를 담당하고 있다.

기저층(stratum basale)은 기저판 위에 놓여 있는 한 층의 세포들로 구성된다(도판 15.1, 638쪽). 기저층에는 세포분열하여 **케라틴세포**(keratinocyte)가 되는 **줄기세포**(stem cell)들이 포함되어 있다. 이러한 이유로 기저층을 **종자층**(stratum germinativum)이라고도 부른다. 세포들은 작고, 입방형이거나 키가 작은 원주형이다. 이 세포들은 더 위층에 있는 세포들보다 세포질의 양이 적으므로 핵들이 서로 가까이 위치하고 있다. 이 가까이 위치한 핵들이 염기호성 세포질과 함께 기저층의 뚜렷한 염기호성을 나타내게 된다. 기저층 세포들은 이 층에 흩어져 분포하고 있는 멜라닌세포에서 이송된 **멜라닌**(melanin, 후에 설명함)을 다양하게 함유하고 있다. 기저세포들 사이에는 광범위한 세포사이이음부가 나타나고 있다. 이들은 서로 부착반점에 의해 연결되어 있고, 아래의 기저판과는 반결합체로 연접한다. 이 층에서 세포분열에 의해 새로운 케라틴세포들이 생성되면 다음 층으로 이동하여 상향이동과정을 시작하게 된다. 이 과정은 세포가 성숙한 케라틴 세포가 되어 피부 표면에서 떨어져 나가면 끝나게 된다.

극층의 세포들은 특징적으로 가시돌기들을 가지고 있다.

극층(stratum spinosum)은 여러 층으로 구성되어 있다. 이 층의 **각질세포**(keratinocyte)들은 기저층의 세포들보다 크기가 더 크다. 이들은 수많은 **세포질돌기**(cytoplasmic process) 또는 가시들을 가지고 있으므로 가시층이라고 부르게 되었다(그림 15.3, 도판 15.1, 638쪽). 이 돌기들은 주위 세포들의 비슷한 돌기들과 **부착반점**(desmosome)을 통해 연결되어 있다. 부착반점은 광학현미경으로 관찰하면 비조제로결절(Bizzozero nodule)이라고 하는 약간 두꺼워진 구조로 나타난다. 일반적으로 세포질돌기들은 뚜렷하게 관찰되며 그 이유는 표본제작과정에서 세포들이 줄어들어 가시들 사이의 세포사이공간이 넓어지기 때문이다. 그 형태 때문에 이 층을 구성하고 있는 세포들은 **가시세포**(prickle cell)라고 불린다. 세포가 성숙되어 표면 쪽으로 이동하면 크기가 커지고 표면에 평행하게 납작해진다. 이러한 변화는 표면에 가장 가까운 가시세포에서 뚜렷하며, 핵도 난원형 대신 편평한 세포의 형태에 맞게 길쭉해진다.

과립층의 세포들은 뚜렷한 각질유리과립을 함유하고 있다.

과립층(stratum granulosum)은 표피의 각질화되지 않은 부분 중 가장 표면쪽에 위치한 층이라고 할 수 있다. 이 층은 세포층이 1~3층까지 두께가 다양하다. 이 층의 **케라틴세포**(keratinocyte)는 수많은 **각질유리과립**(keratohyaline granule)을 함유하고 있으므로 과립층이라는 이름이 붙게 되었다. 이 과립들은 시스틴이 풍부한 단백질과 히스티딘이 풍부한 단백질을 함유하고 있으며 이들은 **필라그린**(fillagrin) 단백질의 전구체이다. 필라그린은 각질층의 각질세포 내에 존재하는 **케라틴미세섬유**(keratin filament)를 단단하게 결합시키는 단백질이다. 각질유리과립은 형태가 불규칙하며 크기가 다양하다. 이들은 염색표본에서 매우 강한 염기호성을 나타내므로 일반적인 조직표본에서 쉽게 확인할 수 있다.

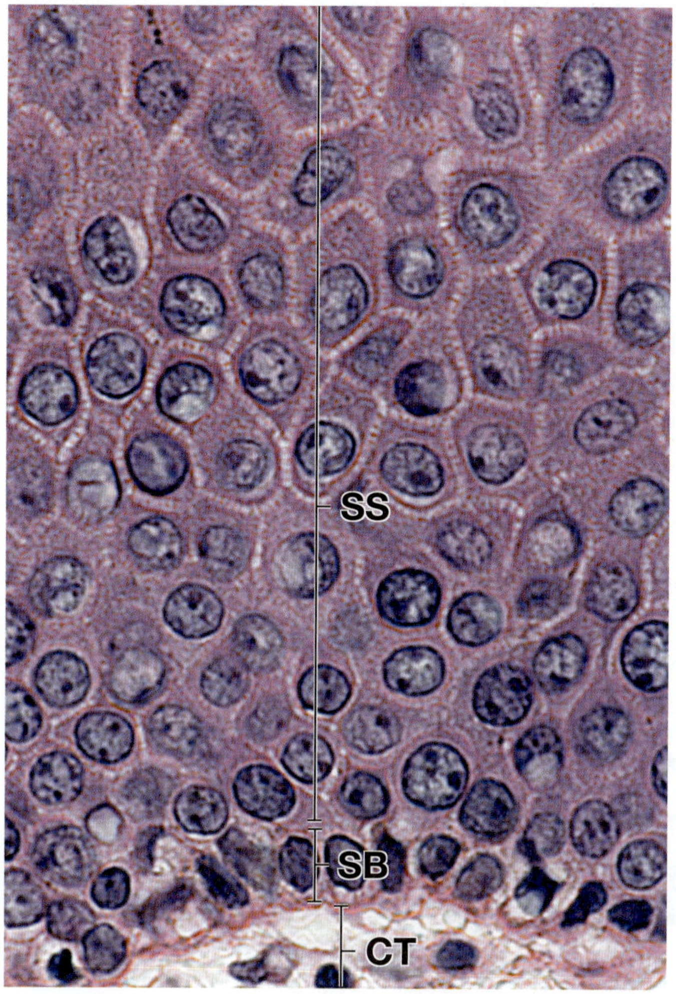

그림 15.3 극층과 기저층의 사진. 얇은피부 표피의 고배율 사진이다. 결합조직(*CT*)인 진피 바로 위, 표피 기저부에 있는 한 층의 세포층이 기저층(*SB*)이다. 이 층의 세포들은 기저막 위에 놓여 있다. 극층(*SS*)은 기저층 바로 위에 위치한다. 이 세포들은 표면에 가시들을 가지고 있다. 이 가시돌기들은 주위 세포들의 돌기와 부착반점에 의해 접해 있고, 함께 세포사이다리(intercellular bridge)로 나타난다. ×640.

각질층은 케라틴미세섬유들로 가득 채워진, 핵이 없는 편평세포들로 구성되어 있다.

일반적으로 과립층의 핵이 있는 세포로부터 **각질층**(stratum corneum)의 핵이 없는 납작한 고사된(desiccate) 세포로의 이행은 갑자기 일어난다. 각질층의 세포들은 피부에서 가장 분화된 세포들로 핵과 세포소기관을 잃고, 케라틴미세섬유로 전부 채워지게 된다. 이 각질화된 세포들의 두꺼운 형질막은 세포외 지질층으로 덮여있으며 이는 표피의 주된 **수분장벽**(water barrier)을 형성한다.

각질층은 그 두께가 매우 다양하며 두꺼운피부에서 가장 두껍다. 이 두께가 두꺼운피부와 얇은피부의 주요한 차이점이 된다. 이러한 각질층은 손바닥이나 손가락 끝에 형성된 못박힌 피부(callus)에서와 같이 특별히 마찰을 많이 받는 부위에서 더 두꺼워진다.

투명층(stratum lucidum)은 일부 조직학자들 사이에서는 각질층의 일부라고 생각되고 있으며, 정상적으로 두꺼운피부에서만 잘 관찰된다. 광학현미경 하에서 투명층은 굴절성이 높은 띠 형태로 나타나며 염색이 잘 안 된다. 이 굴절성이 높은 층은 각질화과정이 많이 진행된 호산성세포들을 포함하고 있다. 핵과 세포소기관은 파괴되어 사라지게 되며, 세포는 점차 케라틴으로 채워지게 된다.

■ 표피의 세포(CELLS OF THE EPIDERMIS)

표피에는 네 가지 다른 종류의 세포들이 있다.

- **각질세포**(keratinocyte)는 매우 특별한 기능, 즉 개체를 외부환경과 분리시키는 일을 수행하도록 특수화된 세포다. 이들은 표피세포의 85%를 차지하고 있다.
- **멜라닌세포**(melanocyte)는 표피에서 색소를 생성하는 세포이다. 이들은 표피세포의 대략 5%를 차지하고 있다.
- **랑게르한스세포**(Langerhans cell)는 면역계통의 신호에 관여하는 항원제시세포이다. 이들은 표피세포의 대략 2~5%를 차지하고 있다.
- **메르켈세포**(Merkel cell)는 감각신경종말과 연관된 민감한 기계적수용기의 역할을 한다. 이들은 표피세포의 대략 6~10%를 차지하고 있다.

각질세포(Keratinocytes)

각질세포(keratinocyte)는 표피의 주된 세포이다. 이 세포들은 표피의 기저층에서 기원된다. 각질세포는 두 가지 중요한 기능을 하는 것으로 생각된다.

- 이들은 표피의 주된 이질중합 구조단백질인 **케라틴**(keratin, **세포케라틴** cytokeratin)을 생성한다(표 2.3 90쪽 참조). 케라틴은 중간미세섬유를 형성한다. 이것은 충분히 분화된 각질세포의 85%를 케라틴이 차지하고 있다.
- 이 세포들은 **표피수분장벽**(epidermal water barrier)의 형성에 참여한다.

기저층의 각질세포들은 수많은 자유리보솜, 7~9 nm 중간미세섬유(케라틴), 작은 골지체, 미토콘드리아 및 과립형질내세망(rER) 등을 함유하고 있다. 미성숙한 각질세포의 세포질은 수많은 자유리보솜 때문에 조직표본상에서 호염기성으로 나타난다. 이 자유리보솜은 케라틴 합성에 관여하며, 후에 **케라틴미세섬유**(keratin filament)를 형성한다. 이 미세섬유들은 중간미세섬유로 분류되며 보통 **당김미세섬유**(tonofilament)라고 부른다.

세포들이 극층으로 들어가 이동하게 되면 케라틴합성은 계속되며 미세섬유들은 광학현미경으로 관찰이 가능한 굵은 다발을 이루게 된다. 이 다발을 **당김원섬유**(tonofibril)라고 한다. 이 당김원섬유들이 점차 세포질을 채우게 되면 세포질은 호산성을 나타내게 된다.

각질유리과립은 중간미세섬유와 연관된 단백질을 함유하고 있으며 이 단백질은 케라틴미세섬유응집을 도와준다.

극층의 윗부분(그림 15.4)에서 각질세포 내에 있는 자유리보솜은 과립층의 특징적 형태인 **각질유리과립**(keratohyalin granule)을 합성하기 시작한다(도판 15.1, 638쪽). 각질유리과립은 두 가지 주요 중간미세섬유인 **필라그린**(filaggrin)과 **트리코하이알린**(trichohyalin)을 포함하고 있다. 각질세포 내의 과립의 모양과 필라그린 발현은 아포토시스의 최종단계가 시작되는 임상적 지표로 이용된다. 과립의 숫자가 증가하며 그 내용물이 각질세포의 세포질 내로 유리된다. 필라그린과 트리코하이알린은 케라틴미세섬유를 당김미세섬

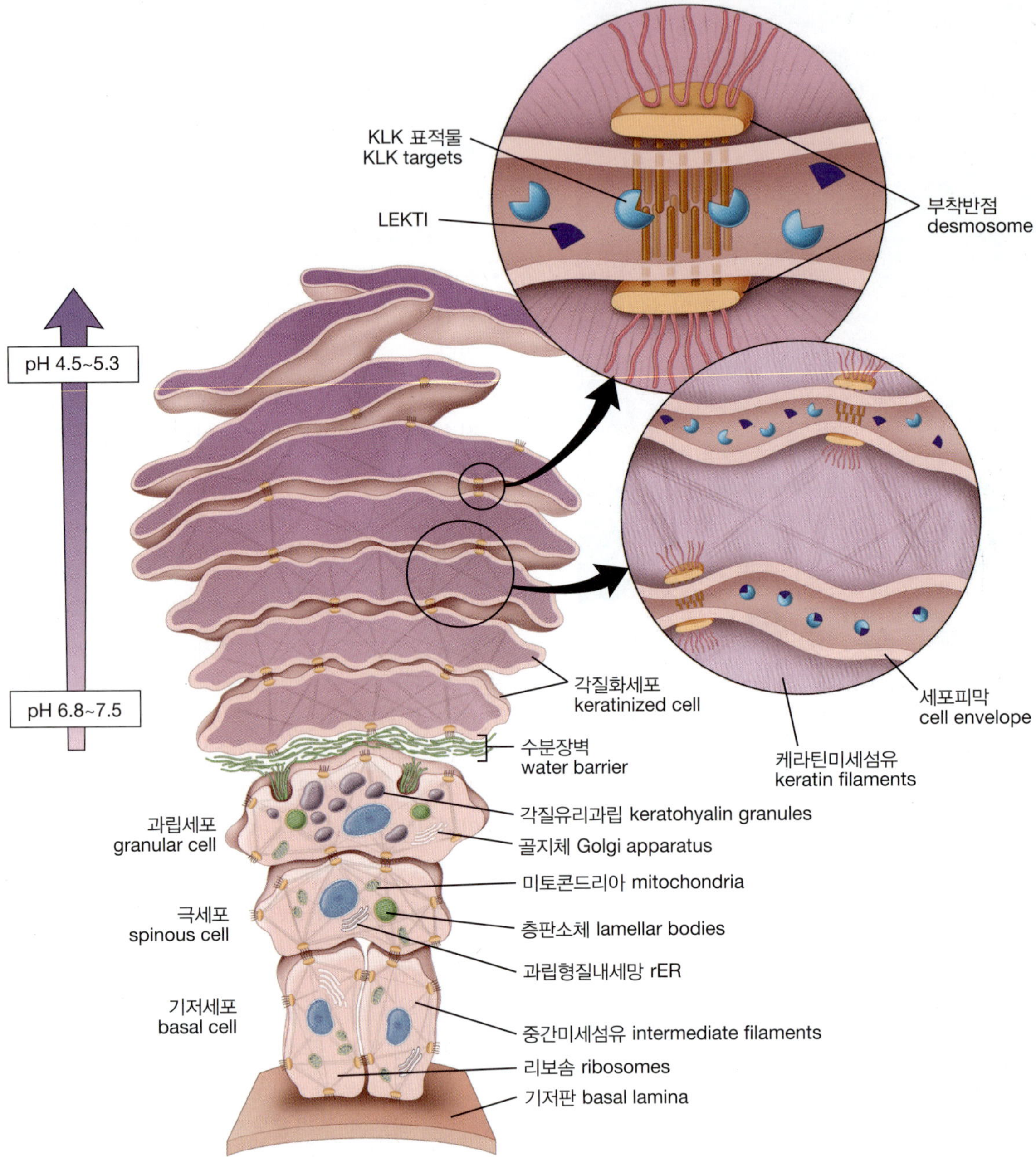

그림 15.4 표피의 각질세포를 도식화한그림. 이 그림에서 각질세포들이 기저층으로부터 피부표면으로 진행해 나가 탈락하게 되는 생애주기의 각 시기를 나타내고 있다. 기저세포는 중간(케라틴)미세섬유를 합성하기 시작하여 다발을 형성하게 되면 광학현미경으로 당김원섬유를 확인할 수 있다. 세포가 극층으로 들어가도 중간미세섬유 합성은 계속된다. 극층의 윗부분에서 세포들은 중간미세섬유연관 단백질을 함유한 각질유리과립과 글리코지질을 함유한 층판소체를 생성하기 시작한다. 과립층 내에서 세포는 층판소체를 배출하여 표피의 수분장벽을 형성한다. 세포질의 나머지 부분은 각질유리과립을 함유하고 당김미세섬유와 함께 세포피막을 형성한다. 표면의 세포들은 각질화되어 두꺼운 세포벽과 특수한 기질에 포함되어 있는 당김미세섬유들을 함유하고 있다. 각질세포의 탈락은 KLK 활성과 LEKTI와의 상호작용을 모니터하는 pH에 의해 조절된다. 과립층 근처의 각질세포는 중성 pH를 나타내어 부착반점의 상호작용을 유지시키고, 세포밖기질에서 LEKTI와 KLK 표적물 사이의 강한 상호작용이 일어나게 한다. 피부표면으로 갈수록 pH가 산성화되면 LEKTI와 KLK는 분해되어 단백질분해효소를 활성화시키고 세포밖공간에서 다른 단백질 목표물을 찾게 한다. 가장 표면의 각질세포들에서 pH는 부착반점 단백질을 녹일 수 있도록 KLK분자를 활성화시킬 만큼 충분히 낮다. 다른 단백질분해효소의 활성과 함께 이 작용은 부착반점을 완전히 분해하여 가장 표면의 각질세포를 떨어져 나가게 한다. *rER*, rough-surfaced endoplasmic reticulum; *LEKTI*, lymphoepithelial Kazal-type inhibitor; *KLK*, kallikrein-related serine peptidase.

유로 뭉치게 하는 촉매역할을 하므로 과립세포에서 각질화세포로의 전환을 유도한다. 이 과정을 **케라틴화**(keratinization)라고 하며 2~6시간이 걸린다. 이 시간이 세포들이 과립층을 떠나 각질층으로 들어가는데 걸리는 시간이다. 이 형성된 케라틴미세섬유를 **연질케라틴**(soft keratin)이라고 하며 털과 손발톱의 **경질케라틴**(hard keratin)과 대조를 이루게 된다(후반부 참조).

과립세포들이 각질세포로 변형될 때 핵과 다른 세포소기관들이 파괴되며, 세포막은 두꺼워진다. 이때 pH의 변화가 일어나 과립층에서 대략 중성(pH 7.17)이던 것이, 각질층에서는 pH 4.5부터 6.0으로 산성을 나타낸다.

각질층으로부터 표면의 각질세포들이 탈락되는 것은 세포 부착반점의 단백질 분해에 의해 조절된다.

세포들은 각질층 표면으로부터 규칙적으로 떨어져 나간다. 표면 각질세포의 **계속적 박리**(continuous exfoliation)는 세포부착반점의 분해를 포함하는 규칙적 단백질용해과정에 의해 조절된다. 사람의 **KLK5**, **KLK7** 및 **KLK14**와 같은 **칼리크라인 연관 세린 펩티다아제**(kallikrein-related serine peptidase)는 pH에 따라 부착반점의 분열을 유발한다. 생리학적 세린프로테아제 억제제인 **림프상피 카잘형 억제제**(lymphoepithelial Kazal-type inhibitor, LEKTI)는 중성 pH에서 점차 KLK들과 상호작용하여 부착반점 분열을 방지한다. 그러나 기술한 바와 같이 각질층의 위쪽 표면층은 pH가 감소하므로 LEKTI는 낮은 pH에서 점차 KLK들을 방출하므로 KLK들이 부착반점을 분해시켜 각질세포를 방출시키게 된다(그림 15.4). 정상 조건 하에서 이 과정은 pH의 차이로 인해 표피의 정상적인 재생과정이 일어나게 되는 것이다. 최근에 LEKTI를 부호화하는 **세린프로테아제 억제제 카잘5형**(serine protease inhibitor Kazal-type 5, SPINK5)이라고 하는 유전자에서 병적인 돌연변이가 확인되었다. 손상된 SPINK5 유전자에 의해 일어나는 **네델톤 증후군**(Netherton syndrome)이라고 하는 희귀 유전질환에서 피부장벽 기능의 저하, 피부의 전체적 홍조(erythroderma)와 낙설(scaling)이 특징이라고 알려져 있다.

층판소체가 표피의 세포사이수분장벽을 형성한다.

표피수분장벽(epidermal water barrier)은 척추동물의 "건조한" 상피에 필수적이며, **신체항상성을 유지**(maintaining body homeostasis)해준다. 최종 분화된 각질세포에서 장벽은 일차적으로 다음과 같은 두 가지 요인에 의해 이루어진다. (1) 세포막 안쪽 표면에 불용성 단백질의 침착 (2) 세포막 바깥쪽 표면에 부착된 지질층.

극층의 각질세포가 각질유리과립을 생성하기 시작할 때 또한 막결합 **층판소체**(lamellar body, 막에 둘러싸인 과립 membrane-coating granule)도 생성한다. 이들은 막으로 둘러싸인 난원형의 세포소기관으로 척추동물의 표피에서 독특하게 나타난다(그림 15.5). 극층과 과립층 세포들은 **전장벽지질**(probarrier lipid)과 글리코스핑고지질(glycosphingolipid), 인지질, 세라미드, 산성 스핑고미엘리나아제(acidic sphingomyelinase) 및 분비 인지질분해효소A2와 같은 **지질분해효소**(lipid-processing enzyme)들의 이질성 혼합물을 합성한다. 이 혼합물은 골지체에서 층판소체로 조립된다(그림 15.6). 또한 층판소체는 **단백질분해효소**(protease, 예: SC키모트립신효소, 카텝신D, 산성 인산화효소, 글리코시다아제, 프로테아제 억제제)를 함유하고 있다. 과립의 내용물은 세포외유출을 통해 과립층과 각질층 사이의 세포사이공간으로 배출된다. 이 **세포사이 지질층판**(intercellular lipid lamella)이 **표피수분장벽**(epidermal water barrier)을 형성하는 것이다(그림 15.6 참조). 또한 장벽을 형성하는 주역할 외에도 층판소체는 각질화 세포피막(envelope)형성, 각질세포 탈락 및 피부의 항균방어 등에 관여한다.

따라서 **표피수분장벽**(epidermal water barrier)은 두 가지 구조로 구성된다.

- **세포피막**(cell envelope, CE)은 15 nm 두께의 불용성 단백질이 세포막 안쪽에 침착된 것으로 장벽의 강한 기계적 성질을 나타낸다. CE의 두께는 기계적 스트레스에 따라 증가한다(입술, 손바닥, 발바닥). CE는 서로 연결된 **작은 프롤린-풍부단백질**(small proline-rich [SPR] protein)들과 더 큰 구조단백질들로 형성된다. 구조단백질에는 **시스타틴**(cystatin), **부착반점 단백질**(desmosomal proteins, 데스모플라킨 desmoplakin), **엘라핀**(elafin), **엔보플라킨**(envoplakin), **필라그린**(filaggrin), **인볼루크린**(involucrin), 다섯 개의 다른 **케라틴**(keratin) 사슬 및 **로리크린**(loricrin) 등이 있다. 로리크린은 주된 구조단백질로 전체 CE 단백질의 약 80%를 차지한다. 이 26 kDa의 불용성 단백질은 신체의 어느 단백질보다 글리신을 많이 함유하고 있다.
- **지질외투**(lipid envelope)는 세포표면에 에스테르 결합에 의해 부착된 5 nm 두께의 지질층이다. 지질벽의 주된 지질성분들은 스핑고지질류에 속한 **세라마이드**(ceramide), **콜레스테롤**(cholesterol) 및 **자유지방산**(free fatty acid)들이다. 그러나 가장 중요한 성분은 **아킬글루코실 세라마이드**(acylglucosylceramide)의 단분자층으로 세포표면에 "테프론과 같은" 코팅을 해준다. 세라마이드 또한 세포신호에 중요한 역할을 하여 세포분화, 아포토시스 유발 및 세포증식의 감소 등에도 일부 관여한다. 세포들이 계속 자유표면으로 이동함에 따라 장벽은 종말 분화단계의 각질세포에 의해 항상 유지된다. 층판은 세포사이공간에서 뚜렷한 원반형태로 남아 있거나 넓은 판으로 합쳐진다.

필수지방산결핍(essential fatty acid deficiency, EFAD)이 유발된 동물의 표피는 정상보다 수분이 더 잘 투과된다는 실험결과가 밝혀졌다. 막으로 싸인 층판소체에도 정상보다 더 적은 수의 층판이 나타났다. **심한 화상**(severe burn)에서와 같은 넓은 부분의 표피수분장

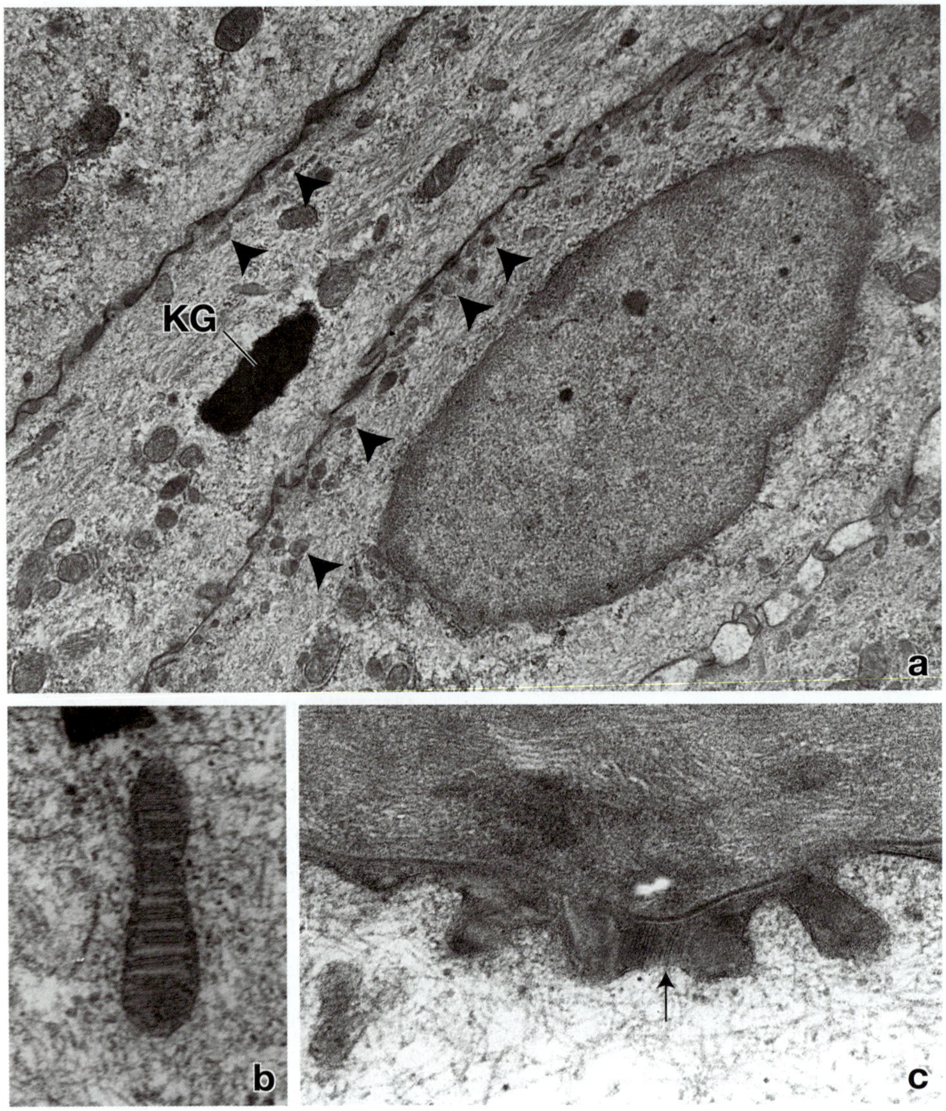

그림 15.5 각질세포의 전자현미경사진. a. 각질세포의 세포질은 주로 당김미세섬유로 채워져 있다. 각질세포 하나에 각질유리과립(*KG*)이 들어 있다. 두 개의 각질세포에서 세포막 근처의 표면에 가장 가깝게(*왼쪽 위*) 층판소체(*화살표머리*)가 나타나 있다. ×8500. **b.** 층판소체의 고배율사진. ×135,000. **c.** 각질화된 세포의 일부와 그 아래의 각질세포. 세포사이공간(*화살표*)에 지질피막을 형성하기 위해 층판소체의 내용물이 분비되어 있다. ×90,000 (Dr. Albert I. Farbman 제공.)

벽의 파괴는 신체의 수분손실로 생명을 위협할 수 있다.

표피는 종말분화된 각질세포들이 지속적으로 채워져, 탈락되는 각질세포들을 대체하는 역동적 평형상태에 있다.

표피세포 대체(epidermal cell replacement)는 다음과 같은 몇 가지 과정에 의해 유지된다.

- 기저층의 기저세포 분열
- 세포가 각질층으로 올라가며 일어나는 분화 및 프로그램된 세포사
- 피부표면으로부터 탈락되어 소실되는 세포

이러한 평형을 유지하기 위하여 표피의 각 세포들은 미리 정해진 시간 동안 각자의 특수한 기능을 수행한다. 몇 가지 과학적 실험과 경험적 계산에 의하면 각 세포군(극층과 과립층)의 교체시간은 약 31일이고, 각질층에서 14일이 더 걸린다(성인에서 평균 두께는 16~20층이다). 기저층에서 1~2일 세포분열하는 시간을 더하면 총 **표피 교체시간**(epidermal turnover)은 대략 **47일**(47 days)이 된다(그림 15.7). 각질층의 한 세포층은 매 22.4시간마다 생성되고 떨어져 나간다. **건선**(psoriasis)과 같은 과증식질환에서 표피의 교체시간은 더 빨라 대략 8~10일이 걸린다. 이때 표피의 두께는 증가하고 세포사는 감소한다. 임상적으로 건선에서는 피부가 가렵고 붉게 튀어나온 반점이 흔히 은백색의 비늘로 덮여 있다. 반점의 크기는 다양하며, 전형적으로 무릎, 팔꿈치 등의 하부와 두피에 나타난다.

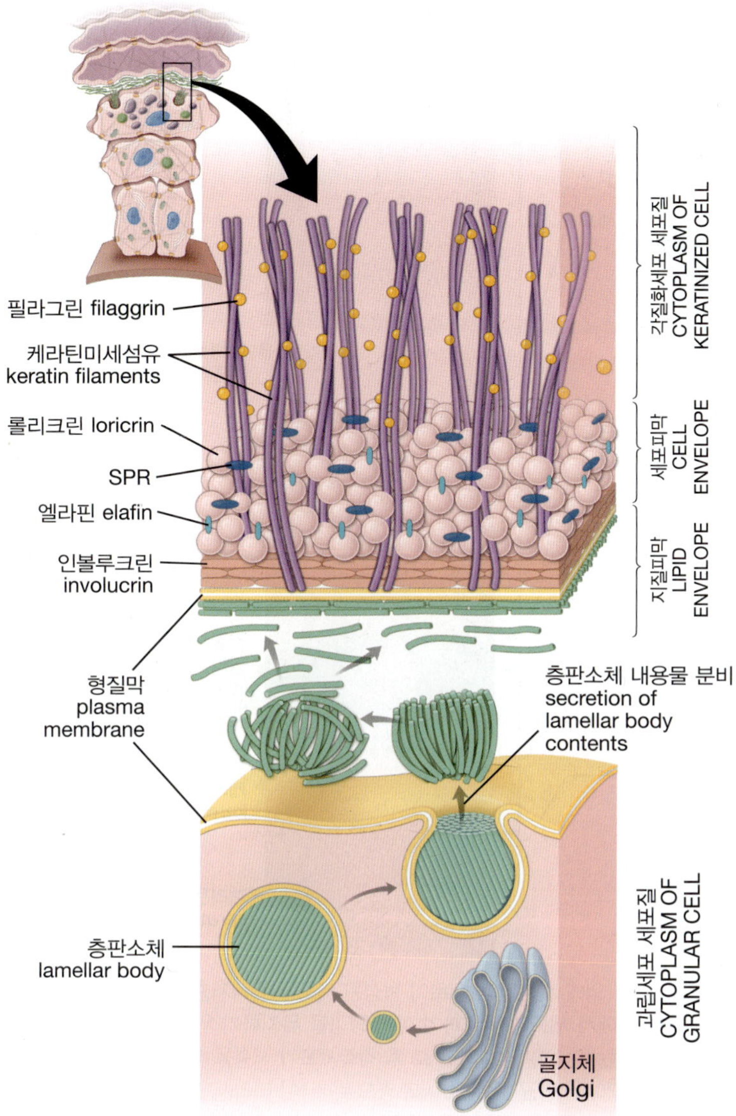

그림 15.6 표피수분장벽의 그림. 글리코스핑고지질, 인산화지질 및 세라마이드 등의 이질성 혼합물이 층판소체의 층판을 형성한다. 골지체 내에서 생성된 층판소체는 세포외유출에 의해 과립층과 각질층의 세포사이공간으로 분비되어 지질외투층을 형성한다. 지질분자들의 층판배열은 두꺼워진 세포막 바로 아래의 세포사이공간에서 나타나며 각질화된 각질세포의 세포피막을 형성한다. 세포피막의 가장 안쪽은 프롤라인이 풍부한 작은 단백질(*SPR*)과 엘라핀에 의해 교차연결된 롤리크린분자(*분홍색 공모양*)가 주로 형성하고 있다. 세포막의 세포질쪽 면은 두 가지 단백질, 인볼루크린과 시스타틴 알파가 빽빽하게 채워져 구성되어 있다. 필라그린에 의해 결합된 케라틴미세섬유(당김미세섬유)들은 세포피막에 고정되어 있다.

멜라닌세포(Melanocytes)

신경능선에서 기원된 멜라닌세포는 기저층의 기저세포들 사이에 흩어져 있다.

태생기에 **멜라닌세포 전구세포**(melanocyte precursor cell)는 신경능선에서 이동하여 발생 중의 표피로 들어오면 **표피멜라닌 단위**(epidermal-melanin unit)라고 하는 특수한 기능적 연합이 형성된다. 표피멜라닌 단위란 한 개의 멜라닌세포가 여러 개의 각질세포와 연합되어 기능하는 것을 말한다. 사람에서 각 표피-멜라닌 단위는 한 개의 멜라닌세포가 약 36개의 각질세포와 연결되어 있는 것으로 나타났다. 기저층에서 멜라닌세포와 각질세포 또는 그 전구체와의 비율은 신체 부위에 따라 1:4에서 1:40 또는 그 이상이다. 이 비율은 모든 인종에서 일정하나, 나이와 태양에 노출 되는 등, 환경적 요인의 영향을 받는다.

성인에서 미분화된 멜라닌 줄기세포 집단은 **모낭팽창부**(follicular bulge)라고 하는 모낭 부위에 존재한다. 멜라닌 줄기세포의 분화는 페어드 박스(PAX) 전사인자군에 속하는 **Pax3 유전자**(Pax3 gene)에 의해 조절된다. Pax3는 멜라닌세포의 발달과 분화(melanogenesis)에 필수적인 **소안구증 전사인자**(microphthalmia-associated transcription factor, MITF) 발현을 촉진한다. 멜라닌세포는 각질세포보다는 훨씬 느리지만, 살아 있는 동안 복제하는 능력을 유지함으로써 표피멜라닌 단위를 유지한다.

표피 **멜라닌세포**(melanocyte)는 기저층의 기저세포들 사이에 흩어져 있는 수지상세포이다(그림 15.8). 이들은 둥근 세포체가 기저층에 있으며, 긴 돌기들을 극층의 각질세포 사이로 뻗으므로 수지상세포(dendritic cell)라고도 불린다. 이들의 세포체나 돌기들은 주위의 각질세포와 부착반점으로 연결되어 있지 않다. 그러나 기저판 근처의 멜라닌세포는 반부착반점과 비슷한 구조가 있다. 일반 H&E 염색에서 멜라닌세포는 기저층에서 길쭉한 핵이 투명한 세포질로 둘러싸여 있는 것으로 관찰된다. 그러나 투과전자현미경(TEM)을 통해 세포질 내에서 발달 중이거나 성숙한 멜라닌과립을 확인할 수 있다(그림 15.8 참조).

멜라닌세포는 두 종류의 멜라닌 색소, 갈흑색의 진정멜라닌과 적황색의 페오멜라닌을 생성한다.

표피의 **멜라닌세포**(melanocyte)는 두 종류의 **멜라닌**(melanin), 즉 갈흑색의 **진정멜라닌**(eumelanin)과 적황색의 **페오멜라닌**(pheomelanin)을 생성한다. 이 두 가지 색소의 양에 따라 피부와 털의 색깔이 결정된다. 멜라닌의 가장 중요한 기능은 비이온화 자외선의 유해 효과에 대해 개체를 보호하는 것이다. 페오멜라닌보다 진정멜라닌을 더 많이 생성하는 사람은 햇볕 자외선에 의한 손상으로부터 보호하기 위하여 갈색이나 흑색의 피부와 털을 갖게 된다. 반대로 진정멜라닌보다 페오멜라닌을 더 많이 생성하는 사람은 자외선으로부터 보호받지 못한다. 이러한 사람들은 자외선에 의한 피부손상의 위험이 크다.

멜라닌세포는 멜라닌소체라고 하는 막으로 둘러싸인 소기관을 생성한다.

멜라닌 생성은 골지체에서 기원된 막에 둘러싸인 용해소체와 같은 세포소기관인 **멜라닌소체**(melanosome)에서 일어난다(그림 15.9). 멜라닌은 **L-티로신**(L-tyrosine)이 **티로시나제**

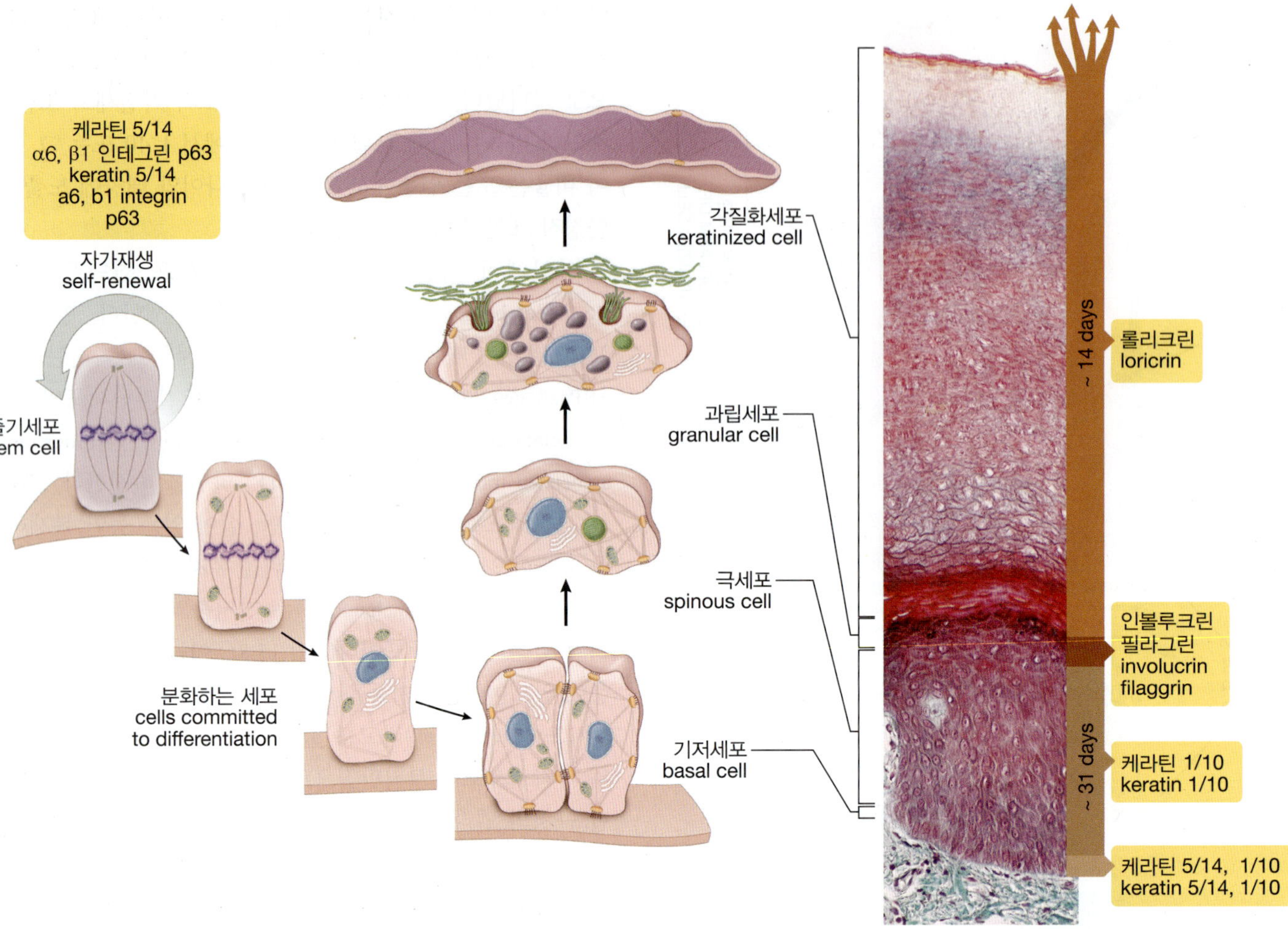

그림 15.7 표피세포의 분화와 교체를 나타낸 그림. 표피세포의 교체는 기저세포의 줄기세포 분열에 의해 시작된다. 새로이 형성된 세포들은 기저층에서 더 분열하여 위로 이동하여 각질세포로 분화한 후 결국 피부표면에서 박리됨으로써 떨어져 나가게 된다. 피부표면에서 세포의 분열과 손실의 평형을 유지하기 위해 각 세포는 표피의 특수한 구역을 지나 특수한 기능을 하기 위하여 미리 정해진 시간이 있다. 기저층에서의 세포분열에는 1~2일이 걸리고 그 후 각질세포가 극층을 거쳐 과립층의 과립세포로 분화하는데 평균 31일이 걸린다. 각질화된 세포가 각질층을 거쳐가는데 14일이 더 걸린다(사람에서 평균 16~20 세포층으로 가정.) 따라서 표피의 총 교체시간은 대략 47일이 된다. 각 분화시기에 세포들은 각기 다른 분자표지(*아래 노란상자* 참조)를 발현하며 이는 면역세포화학법을 이용하여 특수한 세포를 확인하는 데 유용하다. *오른쪽*에 사람 손가락 끝에서 채취한 표피를 말로리 삼색크롬 염색한 전장 표본(full thickness)이 나타나 있다. ×260

(tyrosinase)에 의해 수산화되어 **L-3,4-이수산화 페닐알라닌**(L-3,4-dihydroxyphenylalanine, L-DOPA)이 된다. L-DOPA가 산화되면 **L-도파퀴논**(L-DOPAquinone)이라고 하는 멜라닌의 전구체가 된다. 이 물질은 **시스테인**(cystein) 아미노산의 함량에 따라 두 가지 길로 변화하게 된다. 시스테인이 풍부하면 L-도파퀴논은 **페오멜라닌**(pheomelanin) 색소로 점차 변형된다. 시스테인이 불충분하면 L-도파퀴논은 저절로 **진정멜라닌**(eumelanin) 색소로 변환한다. 이 변환 과정에는 티로신연관단백질1(TRP-1)과 티로신연관단백질2(TRP-2)가 필요하며 이들은 효소 조절작용을 한다.

멜라닌소체는 뚜렷이 구분되는 일련의 단계에 의해 형성된다.

멜라닌소체 발달은 전구멜라닌소체에서 시작하여 성숙한 멜라닌소체로 끝나기까지 네 단계(I~IV)를 거친다. 각 시기마다 멜라닌이 축적됨에 따라 세포 내의 이들의 위치가 달라진다. **전구멜라닌소체**(premelanosome, stage I)와 **초기 멜라닌소체**(early melanosome, stage II)는 골지체 근처에 모여 있으며 과립세포질그물, 무과립세포질그물과 미토콘드리아와 상호작용한다. **거의 성숙한 멜라닌소체**(nearly mature melanosome, stage III)는 미세소관에 의해 멜라닌세포의 돌기 기저부에 자리잡게 된다. **성숙멜라닌소체**(mature melanosome, stage IV)는 멜라닌세포의 돌기 끝부분으로 더 나아가게 된다(그림 15.9 참조).

- **진정멜라닌**(eumelanin)생성 멜라닌세포에서 **전구멜라닌소체**(premelanosome stage I)의 내부에는 색소가 없다. 전자현미경으로 관찰하면 단백질 원섬유들로 구성된 내부구조를 보여주고 있다. 이러한 원섬유들은 주로 **전구멜라닌소체 단백질**(premelanosome protein, PMEL17)로 구성되어 있고 멜라닌소체 내의 멜라닌 침착의 중심이 된다. 이러한 내부구조의 집결은 주로 **초기 멜라닌소체**(early melanosome stage II) 시기에 완성되며 이 시기에 전구멜라닌소체에 타원형 형태를 만들어준다.

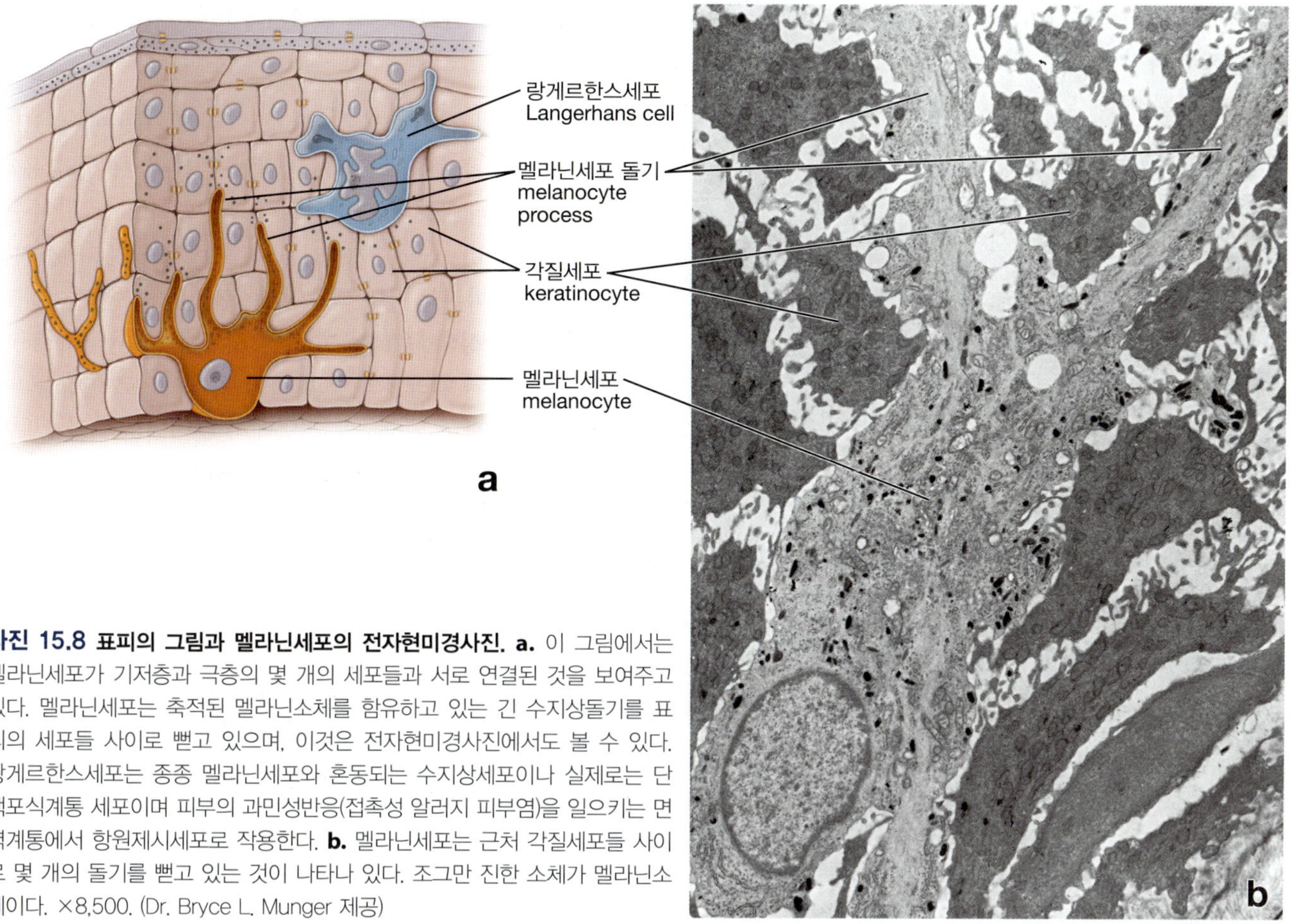

사진 15.8 표피의 그림과 멜라닌세포의 전자현미경사진. a. 이 그림에서는 멜라닌세포가 기저층과 극층의 몇 개의 세포들과 서로 연결된 것을 보여주고 있다. 멜라닌세포는 축적된 멜라닌소체를 함유하고 있는 긴 수지상돌기를 표피의 세포들 사이로 뻗고 있으며, 이것은 전자현미경사진에서도 볼 수 있다. 랑게르한스세포는 종종 멜라닌세포와 혼동되는 수지상세포이나 실제로는 단핵포식계통 세포이며 피부의 과민성반응(접촉성 알러지 피부염)을 일으키는 면역계통에서 항원제시세포로 작용한다. **b.** 멜라닌세포는 근처 각질세포들 사이로 몇 개의 돌기를 뻗고 있는 것이 나타나 있다. 조그만 진한 소체가 멜라닌소체이다. ×8,500. (Dr. Bryce L. Munger 제공)

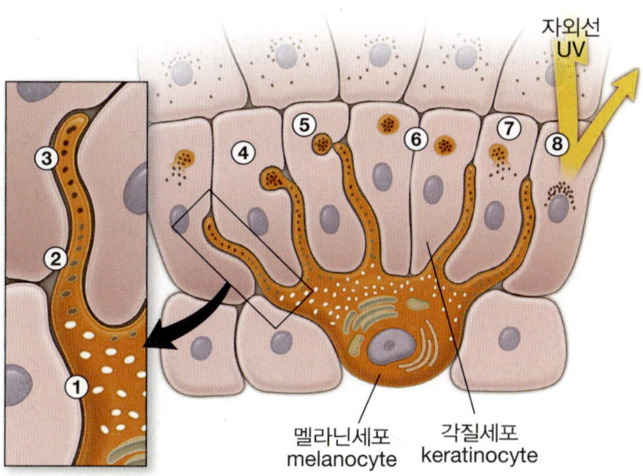

그림 15.9 멜라닌 형성과 색소증여의 기전. 멜라닌세포는 골지체에서 기원되고 용해소체와 관련된 막에 싸인 구조인 전구멜라닌소체를 생성한다. **(1)** 이것은 멜라닌 합성에 관여한다. 멜라닌은 티로신으로부터 일련의 효소작용을 통해 생성되어 초기 멜라닌소체에서 그 축적된 양상을 관찰할 수 있다. **(2)** 점차 성숙해 감에 따라 멜라닌소체는 멜라닌세포 돌기의 끝으로 이동하게 된다. **(3)** 성숙한 멜라닌소체에는 멜라닌이 많이 들어 있고, 각질세포막으로 함입된 멜라닌세포 돌기의 끝에 축적되어 있다. **(4)** 각질세포는 멜라닌소체를 함유한 멜라닌세포 돌기의 끝을 포식한다. **(5)** 색소증여과정에서 멜라닌은 근처 각질세포로 멜라닌소체를 포함한 소포상태로 전달되며 이때 소량의 멜라닌세포 세포질이 함께 전달된다. **(6)** 일단 각질세포 안으로 들어오면 멜라닌소체는 세포질 내로 유리된다. **(7)** 멜라닌소체는 각질세포 내에 분포되며 이때 핵 위쪽에 더 많이 축적되어 "검은우산" 형태를 만든다. **(8)** 이것은 핵의 DNA를 태양의 해로운 자외선(UV)으로부터 보호한다.

- **페오멜라닌생성**(pheomelanin-producing) 멜라닌세포에서는 PMEL17 표현이 억제되는데 이에 따라 이 세포의 멜라닌소체 내에 내부원섬유가 없고 동그란 모양의 핵소체를 갖게 된다.

전자밀도가 높은 멜라닌 과립생성은 II기 마지막에 형태가 타원형이 될 때 시작되며 이 과정은 **III기**(stage III)와 **IV기**(stage IV)를 통해 계속된다. 마지막 두 기 동안 멜라닌소체의 내부구조는 불분명하다. 멜라닌과립으로 가득찬 성숙한 소기관(stage IV)은 각질세포로의 이송을 위해 멜라닌세포 돌기의 끝으로 이동한다.

발달하는 동안 멜라닌소체는 용해소체와 **낮은 pH**(lower pH)와 같은 요소를 공유한다. 낮은 pH는 멜라닌합성과 용해소체 막단백질과 용해소체 유지에 꼭 필요하다. **멜라닌소체 pH**(melanosomal pH)는 피부색소 조절에 중요한 인자다. 옅은피부의 멜라닌세포의 멜라닌소체는 짙은피부의 멜라닌소체 pH가 중성이며 티로시나제 활동이 활발한데 비해, pH가 산성이며 티로시나제 활동이 미약하다. 따라서 짙은피부에서는 티로시나제 유전자 발현의 증가없이 **티로시나제 활성**(tyrosinase activity)이 증가한다.

멜라닌세포는 멜라닌을 색소증여라고 하는 과정을 통해 각질세포에 분배한다.

멜라닌은 피부색깔을 결정짓는 데 중요한 색소 생성 멜라닌세포와 색소를 받는 각질세포 간의 **색소증여**(pigment donation)에 의해 전달된다. 그 분자적 기전은 확실치 않으나 이 과정은 **멜라닌세포 돌기의 끝이 각질세포에 의해 포식**(phagocytosis of the tips of the melanocyte processes)되는 과정이라는 설이 가장 받아들여지고 있다. 이 모델은 시험관에서 배양된 세포들을 투과전자현미경으로 관찰하여 확인된 바 있다. 이 모델에서 각질세포는 멜라닌세포 돌기의 끝을 포식하여 멜라닌소체로 가득 찬 세포질소포를 형성한다. 멜라닌소체를 둘러싼 적은 양의 세포질도 함께 포식되므로 이러한 유형을 **세포분비**(cytocrine secretion)라고 한다. 최근에 색소증여의 다른 모델들로는 멜라닌소체를 전달하면서 멜라닌세포와 각질세포의 벽이 직접 융합되는 것; 멜라닌세포의 세포질 봉우리에서 기원된 멜라닌소체가 각질세포에 의해 막에 싸인 채로 포식되는 것; 멜라닌세포가 멜라닌색소를 세포외배출하고 각질세포가 세포내섭취하는 것 등이 있다.

색소가 전달된 후 옅은피부에서는 멜라닌소체가 표피의 기저층에 가까운 각질세포에 주로 자리잡고 있으나(총 멜라닌소체의 60~80%), 짙은피부의 경우 표피 전체 층에 걸쳐 균일하게 분배되어 있다. 각질세포에서 멜라닌소체는 주로 핵 주위나 위쪽에 위치하며 "**검은우산**(dark umbrella)" 또는 "**멜라닌소체 미세파라솔**(melanosome microparasol)"이라고 하는 우산과 같은 구조를 형성하고 있고 이들은 해로운 자외선으로부터 핵의 DNA를 보호해준다(그림 15.10).

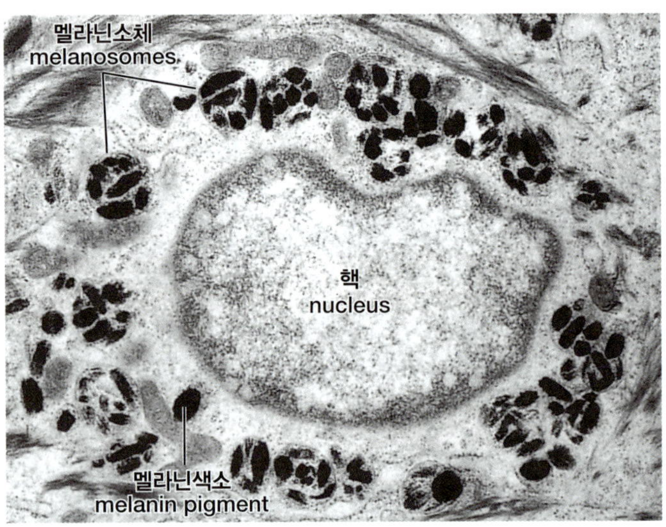

그림 15.10 각질세포의 전자현미경소견. 이 고배율 전자현미경사진은 멜라닌색소를 함유한 멜라닌소체에 의해 둘러싸인 각질세포의 핵을 보여주고 있다. 이러한 배열은 종종 "검은우산" 또는 멜라닌소체 미세파라솔이라고 하며 핵의 DNA를 해로운 햇볕자외선으로부터 보호한다. 색소증여 동안 멜라닌소체를 함유한 멜라닌세포의 돌기끝을 각질세포가 잘라먹어 그 결과로 세포질공포가 용해소체와 융합되어 포식용해소체를 생성한다. 소수의 멜라닌색소는 각질세포의 포식용해소체에서 용해된 것이 형질막으로 둘러싸이지 않은 것을 관찰할 것. ×19,200. Kanik A. Skin. In: Mills SM, ed. *Histology for Pathologists*. Wolters Kluwer; 2020:3–30의 허가받아 재인쇄.

멜라닌 생성은 유전적으로 결정되며 여러 가지 요인에 의해 고도로 조절된다.

멜라닌세포의 분화, 생존, 합성 그리고 기능에는 125개 이상의 유전자가 조절하고 있다. 사람에서 대략 15개의 유전자가 피부색깔을 나타내는데 관여하고 있다. **멜라노코르틴1수용체유전자**(melanocortin 1 receptor [MC1R] gene)의 변이가 피부색소침착의 중요한 유전자로 피부와 털의 색깔의 정상적인 차이에 관여하고 있다.

멜라닌 합성의 중요한 효소인 **티로시나제**(tyrosinase), **TRP1**과 **TRP2**는 생성된 멜라닌의 양과 질에 획기적으로 영향을 미친다. 멜라닌 생성은 또한 뇌하수체 전엽에서 분비되는 **멜라닌세포자극호르몬**(melanocyte-stimulating hormone, MSH)에 의해 조절된다. MSH는 **멜라노코르틴 1 수용체**(melanocortin 1 receptor, MC1R)와 결합하여 G-단백질 신호연쇄반응을 통해 티로시나제 활동에 영향을 미친다. MSH와 **부신피질자극호르몬**(adrenocorticotropic hormone, ACTH)에 의해 MC1R이 자극을 받으면 티로시나제 활성이 증가하여 진정멜라닌 합성을 증가시킨다. 이와 반대되는 효과는 **아구티신호단백질**(Agouti signalling protein, ASIP)에 의해 일어나며 티로시나제 활성이 감소하여 페오멜라닌 생성을 유발한다. 이런 방식으로 MC1R 신호가 멜라닌세포 내에서 진정멜라닌과 페오멜라닌 사이의 균형을 조절하여 피부색깔의 다양함이 결정된다.

스테로이드 호르몬은 MC1R에 작용하지 않는다. 그러나 최근 연구에 의하면 **에스트로겐**(estrogen, 17B-estradiol)과 **프로게스테론**(progesterone)과 같은 성스테로이드가 간접적으로 멜라닌합성을 조절하는 것으로 밝혀졌다. 이것으로 임신한 경우 특수한 부위(즉, 얼굴, 외생식기, 복부의 백선, 유두를 감싸는 유륜)에 **과다색소침착**(pregnancy-associated hyperpigmentation)을 설명할 수 있다. 최근 발표된 연구에 따르면 비고전적 막단백질인 G단백질-결합 성호르몬 수용체인 **GPER**와 **PAQR7**이 멜라닌세포 신호에 관여한다고 한다(903~905쪽 막유발 스테로이드 신호 참조). 이러한 수용체들의 활성화는 피부색소침착을 바꾸기에 충분하다. 에스트로겐은 멜라닌합성을 증가시키는 반면, 프로게스테론은 멜라닌 생성을 감소시킴으로써 에스트로겐 효과의 균형을 맞추어 준다. 에스트로겐과 프로게스테론을 함유한 호르몬 피임제를 사용한 사람들에게서 **기미**(melasma)라고 하는 피부의 색깔이 짙어지거나 색소변화가 일어나는 경우가 있다. 치료목적으로 사용하는 GPER와 PAQR7수용체 억제제나 증강제는 멜라닌색소 생성을 조절하여 피부색깔을 변화시킨다.

멜라닌세포에서 멜라닌합성을 조절하는 것뿐 아니라 최근의 연구에 따르면 멜라닌세포의 미세환경(예: 성장인자와 사이토카인)의 **주변분비 조절자**(paracrine regulator)도 피부색소침착을 변화시킬 수 있다고 한다. 피부는 또한 햇볕 노출에도 반응한다(글상자 15.3, 623쪽 참조). 표피 각질세포는 자외선 노출 후 색소침착을 자극하는 엑소솜을 방출한다.

정상적 피부에서 멜라닌세포의 수는 모든 개체에서 일정하다.

각 개인에서 피부색깔이 다양함에도 불구하고 멜라닌세포의 수는 일정하며, 각질세포와의 비율도 비슷하다. 이 비율은 4~40개의 각질세포당 한 개의 멜라닌세포 범위 내에서 변동된다. 멜라닌세포 대 각질세포 비율의 변화는 일부 피부색소병의 진단에 유용하다. 예를 들어 **백반증**(vitiligo, 후천적 피부색소 소실)의 경우 멜라닌세포가 선택적으로 소실된다. 반면에 **백색증**(albinism, 피부색깔이 일부 또는 전체적으로 소실)의 경우 정상적인 멜라닌세포 대 각질세포 비율을 갖고 있으나 멜라닌 합성경로에 이상이 있다(608쪽 참조). 멜라닌세포는 나이를 먹어감에 따라 그 수가 감소하며 각질세포의 멜라닌소체의 수도 감소한다. 피부는 색깔이 옅어지며 피부암의 발생율이 높아진다. 멜라닌세포의 수가 증가된 것을 **흑색점**(lentigo, 피부색소병)과 **멜라닌세포종양**(melanocytic neoplasm)에서 관찰할 수 있다.

피부색깔은 주로 멜라닌세포의 수가 아니라 멜라닌소체의 수와 크기에 따라 결정된다.

짙은피부(dark skin)의 경우 커다란 색소중심이 있는 뚜렷한 멜라닌소체의 수가 많고 이들이 각질세포 세포질 전체에 분포되어 있다. **옅은피부**(light skin)의 경우 작은 색소중심이 있는 덜 뚜렷한 멜라닌소체가 그 수도 적으며 무리지어 모여 있다. 게다가 옅은피부의 경우 표피 위층의 각질세포에는 멜라닌성분이 거의 없는 반면 짙은 피부의 경우 표피 전체에 걸쳐 각질세포가 멜라닌색소를 가지고 있다(그림 15.11).

멜라닌소체와 그 내용물들은 각 개인에서 다양한 속도로 **거대자가포식**(macroautophagy) 과정을 통해 분해된다. 짙은피부의 경우 멜라닌은 서서히 분해되고 멜라닌소체는 뚜렷하게 남아 있다. 옅은피부의 경우 멜라닌이 더욱 빠르게 분해된다(그림 15.11 참조). 분해효율이 높은 것은 수산화효소 특히 **카텝신 L2**(cathepsin L2)가 옅은피부에서 높게 발현되는 것에 기인하며 짙은피부에 비해 옅은피부에서 각질세포의 자가포식현상이 활발하기 때문이다.

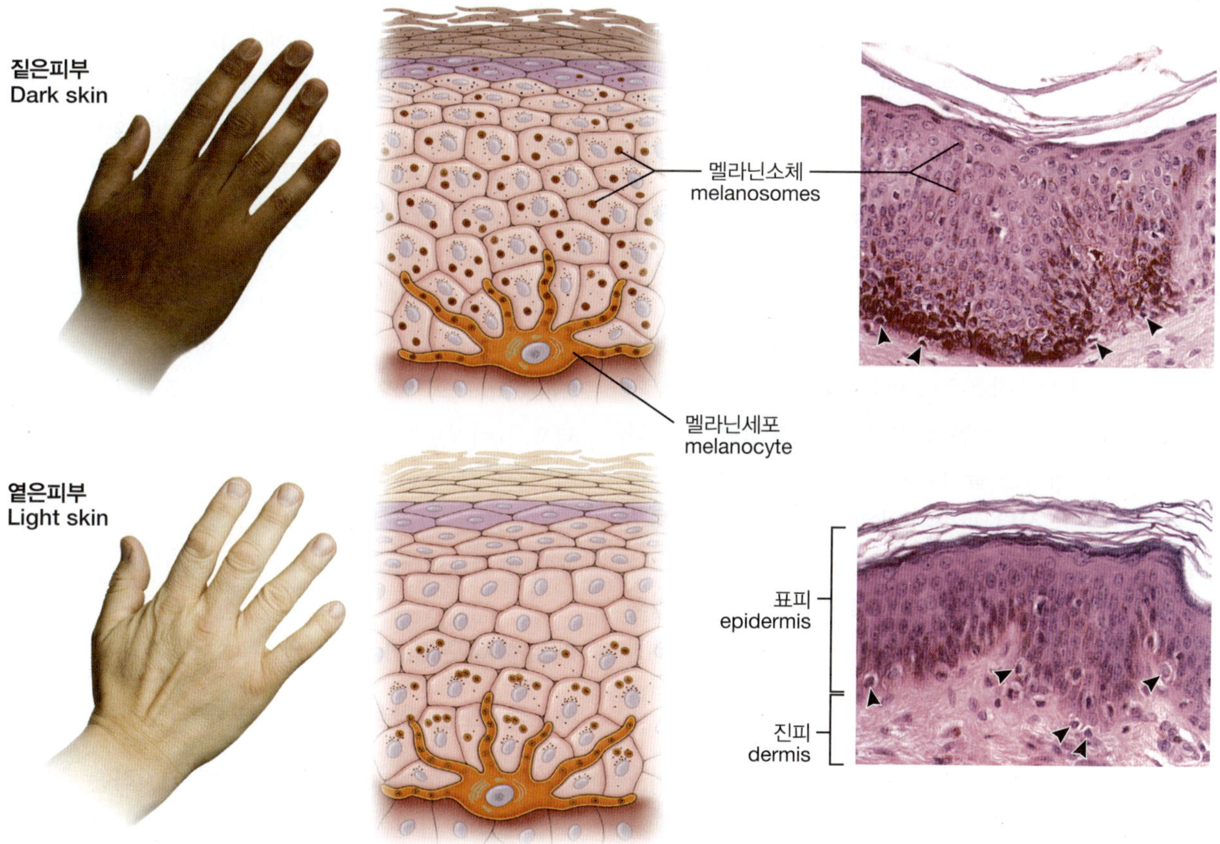

그림 15.11 옅은피부와 짙은피부에서 멜라닌소체의 수와 크기의 차이. 첫 번째 줄에서는 짙은피부를 가진 사람과 옅은피부를 가진 사람의 손등의 사진을 나타내고 있다. 이와 연관하여 가운데 줄 그림에서는 각 피부에서의 멜라닌소체의 분포를 보여주고 있다. 멜라닌소체와 멜라닌색소는 핵주위에 축적되어 자외선으로부터 핵의 DNA를 보호하는 미세파라솔을 형성하고 있다. 짙은피부에서는 뚜렷하고 커다란 색소중심이 있는 수많은 멜라닌소체가 각질세포 세포질 전체에 균등하게 분포되어 있다. 반대로 옅은피부에는 작은 색소중심이 있는 덜 뚜렷한 멜라닌소체가 각질세포 세포질 내에 조금씩 무리지어 있다. 그리고 대부분의 멜라닌소체는 표피의 기저층 가까이 있는 각질세포 내에 자리잡고 있다. 마지막 줄의 사진에서 멜라닌세포들(*화살표머리*)의 수는 비슷해 보인다. 멜라닌소체의 분포가 다른 것을 관찰할 것. 또한 옅은피부의 각질세포는 표피의 위쪽 층에서는 멜라닌을 거의 가지고 있지 않은 것을 관찰할 것.

멜라닌 생합성의 복잡성, 단백질 포획, 세포소기관 이동 및 표피-멜라닌 단위 내의 세포들 상호작용 등을 생각하면, 세포주위환경의 미세한 변화라도 멜라닌소체 구조와 색소증여과정에 영향을 미칠 수 있다. 나이, 종족 및 성 차이, 각종 호르몬 농도와 그들 수용체의 친화력, 유전적 결함, 자외선, 날씨나 계절의 변화 및 독소와 오염 등의 화학적 노출 등 수많은 내적, 외적 요인들이 **피부색소침착**(skin pigmentation)의 원인이 된다.

랑게르한스세포(Langerhans Cells)

랑게르한스세포는 표피에 상주하는 항원제시 큰포식세포이다.

랑게르한스세포(Langerhans cell)는 표피에 상주하는 수지상의 항원제시 큰포식세포이다. 이들은 **난황주머니**(yolk sac)에서 기원한 **적혈-골수 선조세포**(erythro-myeloid progenitor cell)에서 유래된다. 난황주머니에서 유래된 상주 큰포식세포는 스스로 유지되며 조직에서 스스로 재생되는 큰포식세포군에 속한다(231쪽 참조). 랑게르한스세포는 오래 생존하며 골수에서 유래된 단핵구에 의해 보충되지 않는다. 발달 초기에 전구체들은 혈류를 타고 표피로 들어와 면역적합(competent)세포로 분화한다. 랑게르한스세포는 피부를 통해 들어오는 항원을 만나 처리한다. 이들은 항원을 피부에 제시함으로써 표피의 면역감시(immunosurveillance) 기능을 한다.

랑게르한스세포는 피부의 가장 바깥층(각질층)을 탐지하기 위하여 돌기들을 세포사이 폐쇄이음부를 통해 내보내어 표피의 미세환경을 "감지"하도록 특수화되어 있다. 일단 항원이 포식되어 처리되고 랑게르한스세포 표면에 제시된 후, 이 세포는 표피에서 항원을 T림프구에 전달하여 국소면역반응을 시작하게 된다. 이들은 또한 표피에서 근처의 림프절로 이동할 수 있다. 림프절 내에서 랑게르한스세포와 T림프구의 상호작용으로 면역내성 또는 면역활성화 쪽으로 적응면역계통의 명령을 유발하여 항원에 반응한다. 자외선에 노출되면 랑게르한스세포는 줄어들고 항원을 T세포에 전달하는 능력이 감소한다. 정상 사람 피부의 표피에서 랑게르한스세포와 다른 세포들의 비율이 1:53으로 밝혀졌다.

랑게르한스세포는 일반적인 H&E 염색표본에서 확실히 구별되지 않는다. 멜라닌세포처럼 랑게르한스세포도 주위세포들과 부착반점을 형성하지 않는다. 핵은 헤마톡실린에 의해 짙게 염색되며 세포질은 투명하다. 랑게르한스세포는 염화금침착법이나 **CD1a 분자**(CD1a molecule)에 대한 항체를 이용한 면역염색 등 특수기법으로 극층에서 쉽게 관찰할 수 있다(그림 15.12). CD1a는 사람의 랑게르한스세포에서 발현되는 임상적으로 중요한 표식자며 구조적으로 MHC I분자와 연관되어 있다. 랑게르한스세포는 멜라닌세포의 돌기들과 비슷한 수지상돌기들을 가지고 있다. 투과전자현미경에서 랑게르한스세포는 몇 가지 뚜렷한 특징을 나타낸다(그림 15.12 참조). 핵은 특징적으로 몇 군데에서 함입되어 있어 핵의 단면은 고르지 않다. 또한 이 세포는 테니스채 모양의 특징적인 **비르베크과립**(Birbeck granule)을 가지고 있다. 이들은 끝이 팽대된 막대기와 같은 형태로 나타나는 비교적 작은 소포들이다. 여러 해 동안 비르베크과립은 C형 렉틴 수용체인 **랑게린분자**(langerin [CD207] molecule)가 이 과립의 주된 분자성분이라는 것이 밝혀질 때까지 수수께끼와 같은 존재였다.

비르베크과립(Birbeck granule)은 인간면역결핍 바이러스, 마이코박테리움 레프레, 칸디다 알비칸스와 같은 병원체에 대한 면역반응 역할을 한다. 이러한 병원체는 항체로부터 보호하는 *N*-글리칸잔기의 형태로 탄수화물을 표현하고 있다. 장세포의 표면에 나타나는 **랑게린**(langerin)은 *N*-글리칸잔기를 인식하고 결합한다. 병원체는 랑게린과 결합한 후에 전체복합체가 비르베크과립에 들어가 분해된다. **에이즈**(acquired immunodeficiency syndrome, AIDS)나 에이즈와 연관된 질병에 걸린 환자로부터의 피부생검시료에서는 랑게르한스세포의 세포질 내에 HIV를 함유하고 있는 것을 볼 수 있다.

랑게르한스세포는 큰포식세포와 같이 MHC I과 MHC II분자를 표현하며 이들은 세포독성이 있는 $CD8^+$림프구와 도움 $CD4^+$림프구에게 항원을 제공하는 데 필수적이다. 이들은 또한 면역글로불린 G(IgG)의 수용체인 **F_c 수용체**(F_c receptor, FγR)를 발현하고 랑게르한스세포의 특수한 임상표식자인 **보체C3b수용체**(complement C3b receptor)와 다양한 양의 CD1a 분자를 발현한다. 항원제시세포인 **랑게르한스세포**(Langerhans cell)는 피부에서 얻은 항원을 림프절로 전달함으로써 **지연성과민반응**(delayed-type hypersensitivity reaction, 접촉성 알러지 피부염과 피부의 다른 세포매개면역반응)에 관여한다.

또한 랑게르한스세포의 악성 종양으로의 전환으로 **조직구증식증 X**(histiocytosis X, 랑게르한스세포히스티오사이토시스 Langerhans cell histiocytosis)의 원인이 되기도 한다. 조직구증식증이란 랑게르한스세포가 비정상적으로 증가하거나 퍼져나가는 것이 특징인 일련의 면역질환군이다. 이러한 비정상적 세포들의 축적으로 종양이 형성될 수 있고, 이러한 종양은 뼈, 폐, 두개골 및 다른 부위와 장기를 포함한 신체의 각종 부위에 생길 수 있다.

메르켈세포(Merkel Cells)

메르켈세포는 피부에서 감각기능을 담당하는 표피세포이다.

메르켈세포(Merkel cell)는 기저층에 위치하는 수지상세포이다. 메르켈세포의 기원은 알려져 있지 않다. 이들은 표피세포와 신경세포의 두 가지 항원표지물질을 모두 갖고 있다. 이들은 감각 감지가 가장 예민한 손가락 끝과 같은 부위의 피부에 가장 풍부하다. 메르켈세포는 주위의 각질세포와 부착반점으로 연결되어 있으며, 세포질 내에 중간미세섬유(케라틴)를 함유하고 있다. 핵은 엽으로 나누어져 있으며, 세포질은 멜라닌세포나 랑게르한스세포보

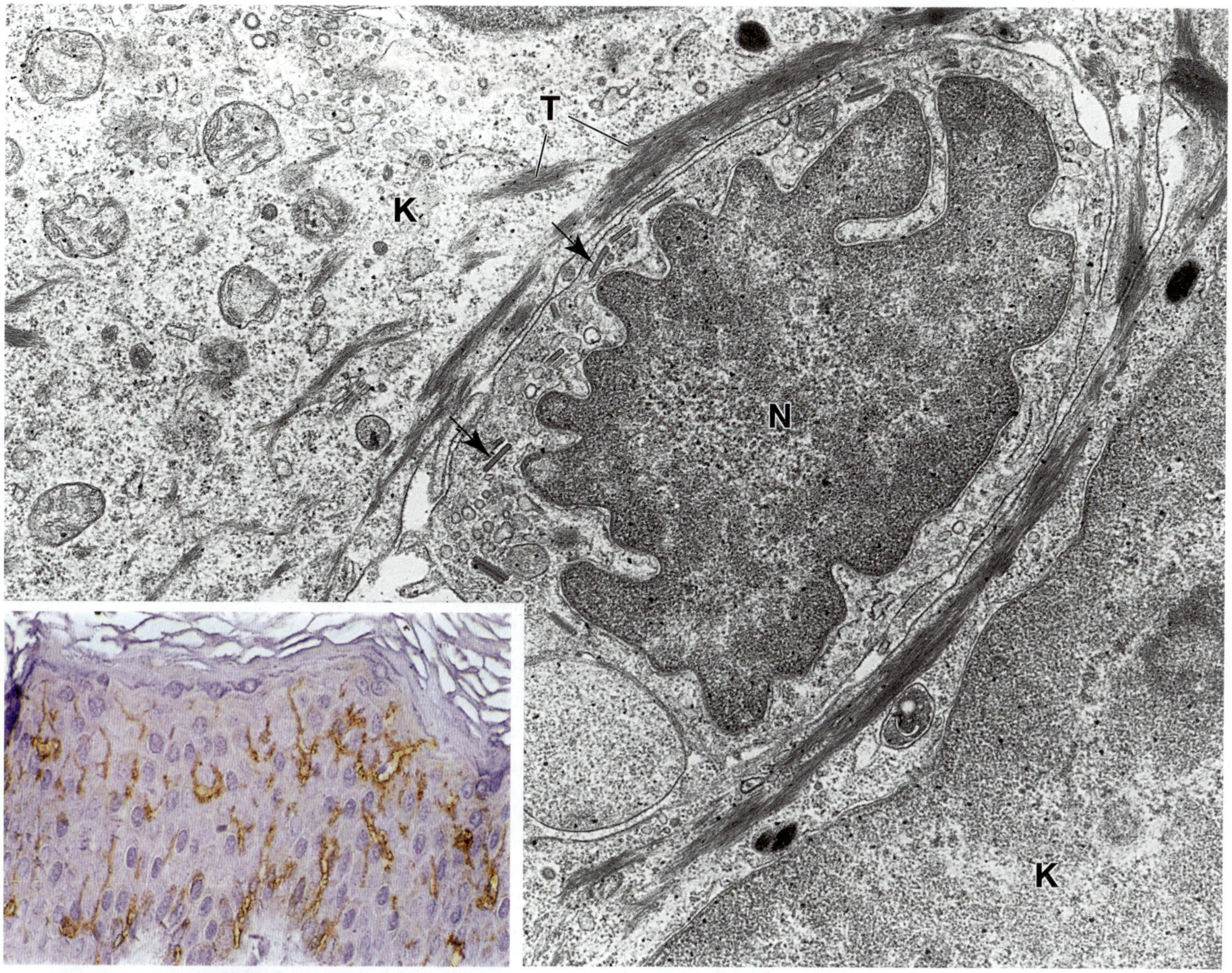

그림 15.12 랑게르한스세포의 전자현미경사진. 랑게르한스세포의 핵(*N*)은 특징적으로 여러 군데에서 함입되어 있으며, 세포질은 뚜렷한 막대기 모양의 소체(*화살표*)를 함유하고 있다. 부근의 각질세포(*K*)에 당김미세섬유(*T*)가 있으나, 랑게르한스세포에는 이 미세섬유들이 없는 것을 확인할 수 있다. ×19,00.0 **삽입그림**: 표피에서 랑게르한스세포를 CD1a 표면 항원에 대한 항체로 면역염색한 사진으로 랑게르한스세포의 분포와 수지상 모양을 확인할 수 있다. ×300 (Urmacher CD Normal Skin. In: Sternberg SS, ed. *Histology for Pathologists*. Lippincott-Raven, 1997:25.45의 허가받아 재인쇄.)

다 좀 더 진하다. 이들은 세포질 내에 멜라닌소체를 함유하기도 하나, 부신수질이나 경동맥체에서 볼 수 있는 **80 nm 치밀중심신경분비과립**(80-nm dense-cored neurosecretory granule)이 있는 것이 가장 특징적이다(그림 15.13). 메르켈세포는 구심성 수초신경섬유의 팽대된 종말부분과 밀접하게 연결되어 있다. 신경세포 종말은 슈반세포 덮개를 잃고 바로 기저판을 뚫고 들어와 메르켈세포의 기저부와 밀착되어 있는 원반(*disc*)수용체라고 하는 판과 같은 종말로 펼쳐진다. 이러한 뉴런과 표피세포의 복합체를 **메르켈소체**(Merkel corpuscle)라고 하며 이는 **기계감각수용체**(mechanoreceptor)이다.

메르켈세포암종(Merkel cell carcinoma, MCC)은 드물지만 피부암 중 매우 공격적인 유형으로 메르켈세포가 조절할 수 없을 정도로 빨리 발생한다. 이것은 머리, 목 및 상하지와 같이 햇빛에 노출되는 부위에 주로 나타난다. MCC는 빨리 자라고 초기에 림프관을 타고 전이된다.

■ 진피(DERMIS)

표피와 진피는 넓은 경계면을 통해 서로 단단히 붙어 있다.

표피와 진피의 이음부(**표피진피이음부**, epidermal-dermal junction)는 가장 얇은 피부를 제외하고는 광학현미경 하에서 경계가 고르지 않게 나타난다. 표면에 수직으로 절단한 표본에서 표피쪽으로 돌출된 수많은 손가락과 같은 결합조직돌기인 **진피유두**(dermal papilla)를 관찰할 수 있다(그림 15.2). 유두들은 진피쪽으로 돌출된 **표피이랑**(epidermal ridge) 또는 **이랑그물**(rete ridge)이라고 하는 표피돌기들에 의해 보완된다. 만약 절단면이 표피의 표면과 평행하여 진피유두를 지나게 되면, 표피조직은 연속적인 상피층 내에 결합조직으로 구성된 원형의 섬(island)이 포함되어 있는 것처럼 나타난다. 이 섬들은 표피로 돌출된 손가락같은 진피유두의 절단면이다. **기계적 스트레스**(mechanical stress)가 증가된 부위에서 표피이

글상자 15.1

임상적용: 표피기원 암(Cancers of Epidermal Origin)

표피 기원 **피부암**(skin cancer)에는 세 종류가 있다. 일반적으로 피부암은 햇빛의 자외선에 무방비상태로 오래 노출되었을 때 생기게 된다. 이 중 가장 흔한 **기저세포암**(basal cell carcinoma)은 현미경 하에서 암세포들이 기저층의 세포와 유사하기 때문에 붙여진 이름이다. 기저세포암은 천천히 자라는 종양으로 보통 다른 부위로 전이되지 않는다. 전형적으로 기저세포암은 모낭(털주머니, hair follicle)의 바깥상피뿌리집의 팽창부(bulge)로부터 기원한다. 대부분의 기저세포암은 Mohs 미세수술법으로 종양을 외과적으로 제거하는 치료를 시행하고 있다. 외과적 수술로 잘라낸 종양을 조직학적으로 관찰하여 악성세포의 존재여부로 제거된 종양의 경계부위에 암이 없다는 것을 확인할 수 있다. (자세한 것은 글상자 15.2의 Mohs 미세수술을 참조할 것.)

두 번째로 흔한 피부암은 **편평상피암**(squamous cell carcinoma)으로 매년 20만 명 이상 발생한다. 이 암은 대부분 주변이 염증부위로 둘러싸인, 작고 통증이 없는 결절이나 반점으로 나타난다. 편평상피암은 표피의 모든 층에서 매우 비전형적인 세포들로 나타나는 것이 특징이다(상피내암 carcinoma in situ). 기저막이 파괴되면 종양세포들이 림프절로 퍼진다(전이 metastasis). 편평상피암은 다각형 편평세포들이 소엽을 이루며 배열하거나 또는 괴사 부위를 둘러싼 둥근세포들이 각질대를 형성하기도 하며 때로는 순전히 각질화된 세포들만 나타나기도 한다. 편평상피암의 치료는 암의 조직형, 크기 및 위치에 따라 달라지게 된다. 치료에는 외과수술, 큐렛, 전자건조법, 동결치료(액체 질소를 이용한 동결법), 화학 및 방사선치료 등이 있다.

피부암 중 **악성흑색종**(malignant melanoma)은 초기에 발견하여 외과적 수술을 시행하지 않으면 안 되는 가장 심각한 질환이다. 개개의 멜라닌암세포는 멜라닌세포에서 기원되며 불규칙한 형태의 커다란 핵과 뚜렷한 호산성 핵소체를 함유하고 있다. 이러한 세포들은 모여 집단을 이루고 있거나 표피 전체에 걸쳐 흩어져 있기도 하다(그림 F15.1.1). 이 종양은 표피에만 한정되어 있기도 하고(상피내흑색종) 그 아래의 유두층까지 침투하기도 한다. 시간이 지남에 따라 흑색종은 **방사상성장기**(radial growth phase)에 들어서게 된다. 멜라닌세포는 모든 방향으로, 즉 위로는 표피쪽으로, 아래로는 진피쪽으로, 그리고 표피의 주변으로 자라나간다. 이러한 초기의 흑색종은 전이되지 않는 경향이 있다. 피부 표면에서 이 구조는 불규칙하게 색소가 침착되어 다양한 색깔을 나타내어 진갈색 또는 옅은 갈색을 띠거나, 분홍 또는 붉은색이나 푸른색으로 나타나기도 한다(그림 F15.1.2). 시간이 (대략 1~2년) 지난 후, 멜라닌세포는 세포분열하여 피부 표면에 수직으로 자라나는 둥근 결절을 형성한다. 이러한 **수직성장기**(vertical growth phase)에 멜라닌세포는 거의 색소를 나타내지 않으며 주위의 림프절로 전이된다.

ABCD 규칙(ABCD rule)이 흑색종의 증상을 기억하는 데 도움이 된다(그림 F15.1.2 참조).

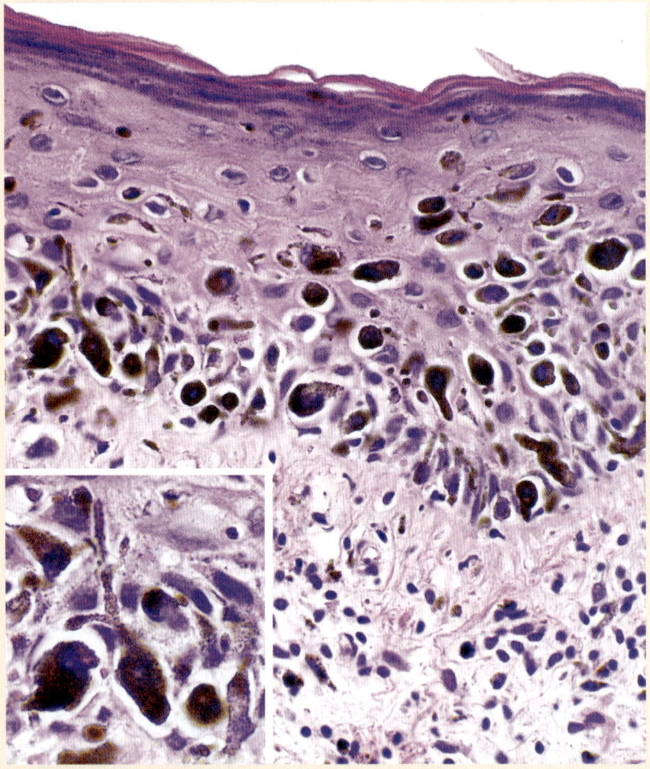

그림 F15.1.1 악성흑색종의 방사상성장기 초기의 사진. 표본에는 멜라닌을 함유하고 있는 짙은 갈색과립이 들어 있는 비전형적 증식세포들이 나타난다. 이 세포들은 정상적으로 표피의 기저층에 위치하는 비전형적인 멜라닌세포들이다. 이 시기에 이러한 비정상적인 멜라닌세포들은 표피의 위층으로 이동해 간다(멜라닌세포증식). 진피에 비정상적 세포들로 이루어진 작은 집단들이 흩어져 있다. 진피의 표면 쪽에 림프구들이 모여 있다. ×320. *삽입그림* 안에 멜라닌 과립을 함유한 뚜렷한 돌기들을 가진 멜라닌세포집단을 나타내었다. ×640.

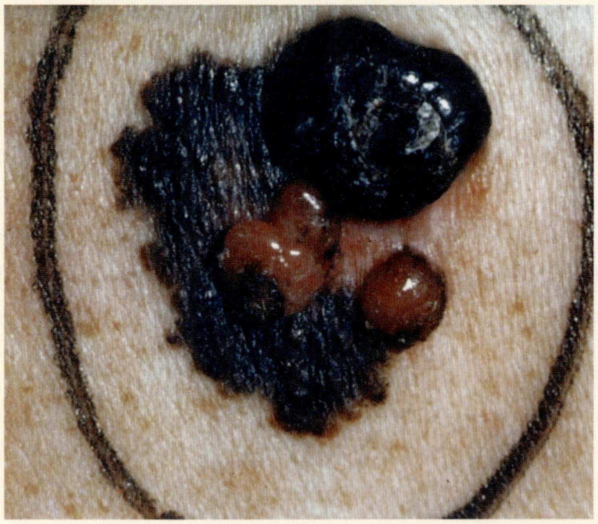

그림 F15.1.2 악성흑색종의 방사상성장기의 사진. 이 환자에서 악성흑생종은 비교적 납작하며, 불규칙하게 색소가 침착되어 다양한 색깔을 나타내고 있다. 가장 큰 결절은 *흑단색*으로 나타난다. 이 구조는 *진갈색* 또는 *옅은 갈색*을 띠는 약간 돌출된 부위에 가까이 위치하며, 안쪽에 *붉은색*을 띠는 작은 결절들이 존재한다. 이러한 초기에 멜라닌세포는 모든 방향, 즉 위로는 표피쪽으로, 아래로는 진피쪽으로, 또는 표피의 주변으로 자라나간다. (Storm CA, Elder DE. The Skin. In: Rubin R, Strayer DS (eds): *Rubin's Pathology: Clinicopathologic Foundations of Medicine*, 5th ed. Baltimore: Lippincott Williams & Wilkins, 2008로부터 재생산.)

글상자 15.1

임상적용: 표피기원 암(Cancers of Epidermal Origin) (계속)

- A: 피부 병변의 형태가 비대칭(asymmetry)이다.
- B: 병변의 경계부(border)가 불규칙하다.
- C: 흑색종은 색깔(color)이 다양하다.
- D: 피부병변의 직경(diameter)이 6 mm 이상이면 의심할 만하다.

국소화된 피부의 악성흑색종은 외과적 수술이 우선적 치료이다. 진행된 악성흑생종의 경우, 수술과 화학요법, 면역치료 등을 함께 시행한다.

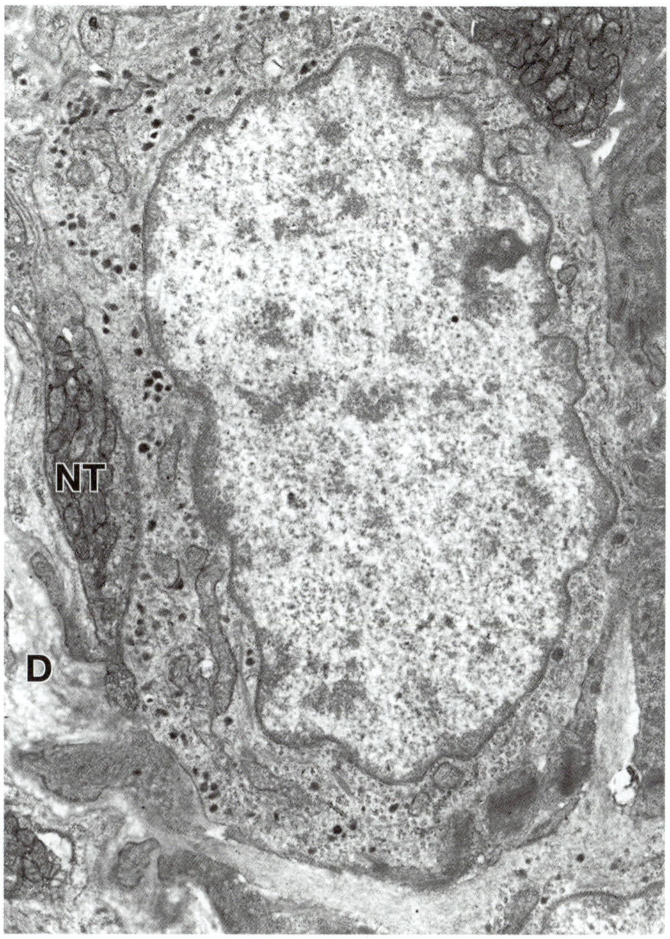

그림 15.13 메르켈세포의 전자현미경사진. 세포질에는 작은 신경분비과립이 있고 감각뉴런의 말초신경종말(*NT*)과 접하고 있다. 진피(*D*)가 사진의 *아래쪽*에 나타나 있다. ×14,450. (Dr. Bryce L. Munger 제공.)

랑은 더욱 깊어지고(상피는 더 두껍다 the epithelium is thicker), 진피유두는 더 길고 빽빽이 위치하여 표피와 진피 사이의 접합면을 더 넓게 해준다. 이러한 현상은 손가락 표본에서와 같이 손의 바닥면과 등쪽면에서 특별히 잘 관찰된다.

마찰이랑피부에는 유전적으로 독특한 형태의 진피이랑이 손바닥과 발바닥에 존재한다.

손바닥과 발바닥의 두꺼운 피부는 특수화되어 있다. 이것은 얕은 **고랑**(furrow, groove)들이 끼어 있는 튀어나온 **진피이랑**(dermal ridge)으로 주름잡혀 있어 **마찰이랑피부**(friction ridge skin)라고 한다(그림 15.14). 마찰이랑피부는 물체나 물체표면을 잡는 것을 도와준다. 에크린땀샘 구멍이 진피이랑의 꼭대기를 따라 규칙적인 간격으로 나타난다. 고랑은 습기를 조절하는 기전(즉, 채널에 넘치는 체액)에 관여하며 표피의 각질세포들에게 적절한 습기를 주어 마찰을 최대화하고 미끄러질 가능성을 감소시킨다. 터치 스크린과 로봇의 인공손, 그리고 의족 등의 발달로 마찰이랑피부의 구조와 기능에

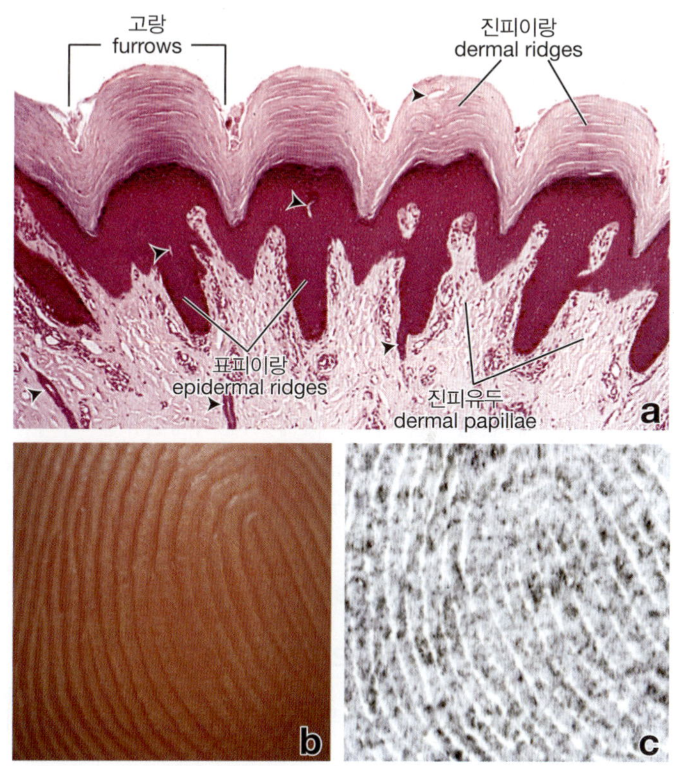

그림 15.14 마찰이랑피부의 조직학표본, 표면사진, 지문사진. a. 이 저배율 H&E 염색사진은 사람 손가락끝의 마찰이랑피부의 표본을 나타내고 있다. 표피는 사진의 가장 위쪽에 있다. 표피의 위층은 돔 모양으로 돌출되어 있으며 각질화되어 있다. 여기에서 고랑에 의해 분리된 진피이랑의 가로단면을 관찰할 수 있다. 표피와 진피의 경계부위는 표피이랑과 진피유두의 물결모양으로 주름진 형태에 의해 뚜렷하게 표시되어 있다. 에크린땀샘의 분비부는 진피 깊숙이 위치하여 이 사진에서는 보이지 않으나, 그 분비관은 표피를 뚫고 진피이랑의 꼭대기에서 열린다. 에크린땀샘의 분비관(*화살표머리*)이 진피와 표피를 통과하는 것을 관찰할 것. 마찰이랑피부의 표면은 개인의 특징적인 지문을 형성한다. ×45. **b.** 손가락끝의 마찰이랑피부의 확대사진으로 진피이랑과 고랑의 독특한 문양을 보여주고 있다. 이 배율에서는 진피이랑 끝의 에크린땀샘의 개구부는 거의 관찰되지 않는다. ×10. **c.** 마찰이랑피부의 진피이랑의 독특한 배열을 지문이라고 한다. 이 사진은 잉크없는 지문관찰법이라고 하여 무색, 무독성의 용액으로 적신 조그만 수건으로 손가락의 마찰이랑피부를 닦아내고 화학처리된 종이에 찍는 방법이다. ×10.

관한 연구가 새로운 관심을 끌고 있다.

표피와 진피 사이의 접면은 고르지 않다. 피부 표면의 진피이랑과 고랑의 형태는 **표피이랑**(epidermal ridge)과 **진피유두**(dermal papilla)의 형태와 연관되어 있다(그림 15.14 참조). 진피이랑과 고랑은 마찰이랑피부에서 가장 뚜렷하게 나타난다. 여기에서 표피의 기저표면은 자유표면보다 훨씬 넓으므로 종자층은 더 넓은 부위를 차지하고 있다. 종자층에서의 세포분열 비율이 거의 일정하므로, 이로 인해 얇은피부보다 두꺼운피부에서 단위시간당 더 많은 세포가 각질층으로 밀려 올라간다. 이렇게 첨가되는 세포들로 인해 두꺼운피부에서 각질층의 두께가 더 두꺼운 것으로 생각된다.

진피이랑(dermal ridge)은 그들 사이에 위치한 진피유두와 평행하게 배열되는 경향이 있다(그림 15.14a 참조). 이러한 이랑들은 각 개인에게 유전학적으로 독특한 뚜렷한 무늬를 형성하며 이것은 피부표면에 표피이랑과 고랑의 형태로 반영된다. 손가락 발가락의 모든 부위의 이러한 마찰이랑을 지문이라고 한다. 이러한 마찰이랑의 무늬는 손가락, 발가락 지문(fingerprint and footprint) 확인의 과학적 기초가 되며 **지문학**(dermatoglyphics) 또는 **지문검사**(dactyloscopy)라고 한다.

반부착반점은 표피를 그 아래쪽 결합조직에 단단하게 부착시켜준다.

투과전자현미경으로 관찰하면 기저표피세포의 기저면은 불규칙한 세포질 돌출구조 형태를 나타내어 상피세포들과 그 아래의 기저판과의 부착면을 증가시킨다.

일련의 **반부착반점**(hemidesmosome)들이 세포골격의 중간미세섬유들을 기저판에 연결시킨다. 그 외에 액틴미세섬유를 기저판에 고정시키는 **국소부착**(focal adhesion)도 존재한다. 이 특수한 고정이음부(anchoring junction)는 167~172쪽에 설명하였다.

진피의 층(Layers of the Dermis)

진피는 유두층과 그물층의 두 층으로 이루어져 있다.

진피를 광학현미경으로 관찰하면 두 개의 뚜렷한 층으로 구분된다.

- **유두층**(papillary layer)은 표면 쪽에 위치하며, 표피 바로 밑에서 성긴결합조직으로 구성되어 있다(도판 15.2, 640쪽). 이곳의 콜라겐섬유는 그물층만큼 굵지 않다. 이런 가느다란 콜라겐 그물은 주로 I형과 III형 콜라겐분자들을 함유하고 있다. 탄력섬유도 이와 유사하게 실과 같은 형태로 불규칙한 그물을 이루고 있다. 유두층은 비교적 얇고 진피유두와 진피이랑을 이루는 성분으로 구성되어 있다. 여기에는 혈관이 있으나 표피로 들어가지는 않는다. 또한 신경섬유도 있어 진피에서 끝나거나 기저판을 뚫고 상피로 들어간다. 혈관과 감각신경종말이 이 층에 모여 있으며 특히 진피유두에 많다.
- **그물층**(reticular layer)은 유두층 아래쪽에 위치한다. 신체의 각 부위에 따라 그물층의 두께는 다 다르지만 항상 유두층보다는 더 두껍고 세포들은 적다. 이 층은 굵고 불규칙한 I형 콜라겐과 굵고 거친 탄력섬유로 이루어진다. 콜라겐섬유와 탄력섬유는 무작위적인 것이 아니라 규칙적으로 배열되어 **랑거선**(Langer line) 또는 **분할선**(cleavage line)이라고 하는 피부의 장력선(line of tension)을 형성한다. 랑거선에 평행하게 피부절개를 하면 흉터를 적게 남기고 치유된다.

■ 진피의 세포(CELLS OF THE DERMIS)

진피에는 진피섬유모세포와 단핵큰포식세포계통에 속하는 다양한 세포들이 존재한다.

진피의 유두층과 그물층에는 전형적인 상주세포들이 치밀불규칙결합조직의 세포외바탕질에 파묻혀 있다. 진피에는 혈관, 림프관, 신경들이 풍부하다. 진피의 림프관 그물들은 진피에 상주하는 면역세포들이 림프절로 이동하는 것을 촉진시킨다. **진피섬유모세포**(dermal fibroblast)와 같은 드문 세포들은 피부 내에서의 독특한 기능 때문에 더 주목을 받는다. 진피의 면역세포는 **진피수지상세포**(dermal dendritic cell)와 **상주진피큰포식세포**(resident dermal macrophage)로 주로 이루어져 있다. 이 세포들은 단핵큰포식세포계통에 속한다(231쪽 참조). 그 외에도 **비만세포**(mast cell)나 **몇 종류의 림프구**(several type of lymphocyte), 예를 들어 $CD4^+$ $CD8^+$림프구, 감마/델타 T림프구, 조절 $CD4^+CD25^+$ $FOXP3^+$T림프구, NK세포 그리고 피부상주 기억T림프구 등이 진피에 존재한다. 정상적인 피부에는 중성구는 존재하지 않는다. 그러나 피부가 상처를 받았거나 햇볕에 노출된 후에는 중성구가 진피에 침투해 들어와 염증반응을 일으킨다(즉, 햇볕화상).

진피섬유모세포(Dermal Fibroblasts)

진피섬유모세포(dermal fibroblast)는 진피의 구조를 이루는 세포이다. 이들의 주된 기능은 세포외바탕질 분자를 분비하는 것이다. 이들은 진피에서 콜라겐과 탄력섬유의 배열을 조절한다. 진피 섬유모세포는 결합조직을 유지하는 데 더하여 면역방어기전에 관여한다. 이들은 병원체 형태를 인식하는 데 중요한 역할을 하는 **toll-like수용체**(toll-like receptor, TLR)도 표현하고 있다. 일단 자극을 받으면 이 수용체들은 면역반응을 일으키는 염증 사이토카인을 분비하게끔 한다.

진피수지상세포(Dermal Dendritic Cells)

표피의 랑게르한스세포처럼 **진피수지상세포**(dermal dendritic cell)도 난황기원 적혈골수 선조세포로부터 기원한다. 이들은 진피의 유두층에 풍부하다. 수지상세포는 미세환경을 채집하여 항원을 T

세포에 전달하거나 림프관을 통해 림프절로 이동하여 염증반응을 유발한다. 이들은 모두 MHC II분자를 나타내며, T세포, B세포 또는 NK세포 등을 규정짓는 표식자를 가지고 있지 않다. 수지상세포에는 CD1c, CD14 그리고 CD141과 같은 다른 세포 표식자를 나타내는 몇 가지 종류가 있다. 진피수지상세포는 공동자극수용체를 항진시켜 나타내고 T세포 증식을 강하게 자극한다.

상주진피큰포식세포(Resident Dermal Macrophages)

상주진피큰포식세포(resident dermal macrophage) 또한 난황기원 적혈골수 선조세포로부터 기원한다. 이들은 수명이 길고 서서히 교체되며 자가재생된다. 이들은 순환하는 단핵구로부터 기원한 큰포식세포로 대체될 수 있다. 상주진피큰포식세포는 진피 깊숙이 자리잡은 항원제공세포로 외부물질(예를 들어, 문신), 조직손상, 병원체 등에 반응하여 적절한 면역반응을 일으킨다. 상주진피큰포식세포는 항염증기전을 통해 조직의 항상성을 유지시키고 상처치유에 도움을 준다. CD163은 상주진피큰포식세포의 특수한 표식자로 제시되고 있으며 그 이유는 이 표현이 최근에 피부로 이동해 온 다른 단핵구에서 기원된 큰포식세포를 구분해주기 때문이다.

진피큰포식세포는 문신과정에서 피부 내로 주사한 잉크색소를 포식한다.

문신(tatoo)은 표피를 통해 바늘을 찔러 그 아래 진피에 잉크를 전달하는 것이다(그림 15.15) 불용성 이물인 잉크색소를 주사하면 효소분해가 일어나지 않고 피부에 손상을 주어 상처에 반응하는 면역계통을 유발시킨다. 새로 문신을 한 피부에는 염증이 생기고 면역세포들이 침투하게 된다. 상주진피큰포식세포(resident dermal macrophage)가 잉크를 포식하여도 그 용해소체 효소는 잉크를 파괴시킬 수 없고, 큰포식세포가 살아 있는 동안 세포질 내에 공포로 남아 있게 된다(그림 15.16). 그 결과 대부분의 주입된 잉크는 주사한 부위의 큰포식세포에 갇혀 있게 된다(그림 15.15 참조). 대부분의 잉크를 함유한 큰포식세포는 조직에 남아 있는 반면 다른 큰포식세포는 혈관주위공간으로 이동해간다(그림 15.16 참조). 작은 잉크입자들은 주사부위로부터 혈관과 림프관을 통해 제거되며 국소 림프절에서 관찰할 수 있다. 과거에는 문신에서 보이는 잉크는 주로 진피섬유모세포, 혈관주위큰포식세포 그리고 콜라겐섬유들 사이의 결합조직 내에 있는 것으로 생각했었다(자유잉크입자). 최근의 연구에 의하면 침범한 병원체를 포식하는 것과 같은 방식으로 상주진피큰포식세포만이 이러한 색소를 함유하고 있다고 한다. 앞에서 기술한 바와 같이 상주진피큰포식세포는 수명이 긴 세포이지만 잉크를 함유한 진피큰포식세포가 죽으면 잉크입자들은 세포밖기질로 나오게 된다. 이 입자들은 다시 한 번 새로 도착한 단핵구 기원 큰포식세포에게 포식된다(그림 15.15 참조). 따라서 잉크포획(ink capture), 잉크방출(ink release), 잉크재포획(ink recapture)사이클(cycle)은 문신한 피부에서 연속적으로 일어나게 된다. 이 사

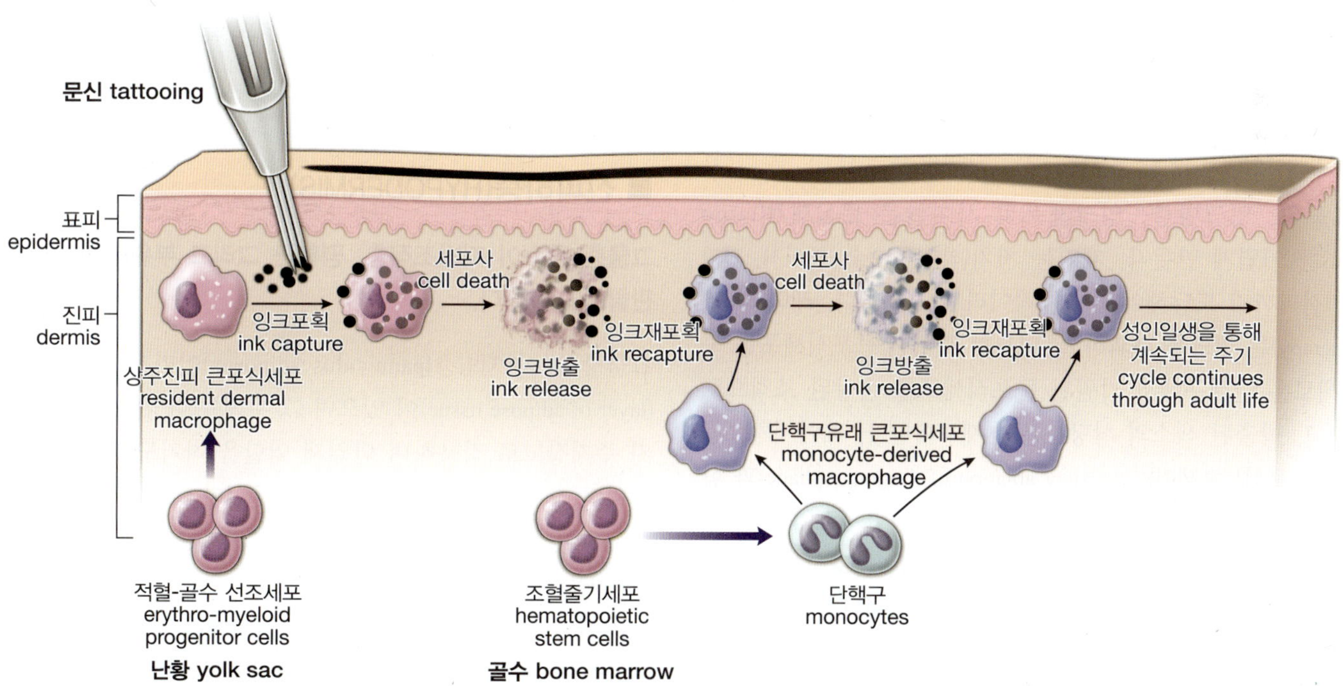

그림 15.15 문신한 피부에서 잉크를 포획-방출-재포획하는 진피 큰포식세포의 역할을 그린 그림. 문신기계는 한 세트의 바늘이 진피 깊숙이 잉크를 위아래로 운반하며 움직이는 재봉틀처럼 작동한다. 난황기원 적혈골수 선조세포로부터 이른 발달시기에 피부를 입식하는 상주진피큰포식세포가 잉크를 포식하여 세포가 살아 있는 동안 내내 세포질공포 내에 포획하고 있다. 상주진피큰포식세포는 수명이 긴 세포이지만 잉크를 포식한 세포가 성인기 동안 죽을 수 있다. 포식된 잉크입자들은 세포외바탕질에 방출되어 새로 도달한 단핵구 기원 큰포식세포에 의해 다시 포식된다. 이러한 큰포식세포들이 죽으면 잉크 포획-방출-재포획 사이클은 문신한 피부에서 계속된다. 시간이 흐르고 사이클이 여러 번 바뀌면 잉크는 한 큰포식세포에서 다른 큰포식세포로 전달되며 문신의 가장자리가 덜 뚜렷해지고 씻겨져 나간다.

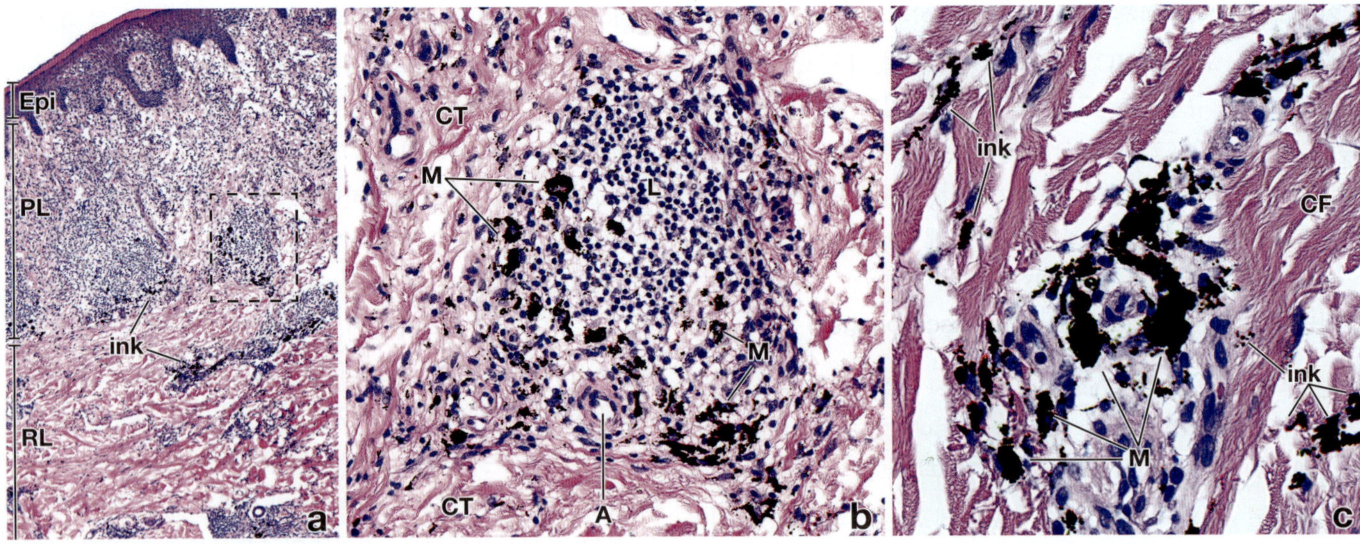

그림 15.16 문신한 피부의 생검표본사진. a. 이 저배율 H&E 염색표본 사진은 검은 잉크입자가 주입된 피부를 나타내고 있다. 이들은 표피(*Epi*) 아래 진피의 그물층(*RL*)과 유두층(*PL*) 사이에서 관찰된다. 유두층과 잉크입자 주변에 림프구들이 나타나 만성면역반응을 보여주고 있다. 이러한 변화는 염증반응의 특징으로 이 환자가 문신잉크에 과민반응을 보인다는 것을 알 수 있다. ×40. **b.** 이 사진은 a 사진의 *삽입그림* 내의 표본을 확대한 사진이다. 대부분의 잉크는 진피큰포식세포(*M*)에 의해 포식되어 있고, 그들은 림프구와 다른 면역계통세포로 둘러싸여 있다. 큰포식세포 중 핵이 보이는 것도 있다. 진피큰포식세포는 작은 동맥(*A*) 주위의 혈관옆공간 가까이 모여 있다. 진피의 불규칙한 결합조직(*CT*)이 관찰된다. ×240. **c.** 이 고배율 현미경사진은 잉크 때문에 핵이 가려진 잉크를 포식한 큰포식세포를 나타내고 있다. 몇 개의 작은 색소입자들이 콜라겐섬유(*CF*) 사이로 흩어져 있는 것을 관찰할 수 있다. 이러한 작은 입자들은 림프관에 의해 조직에서 제거되는 과정일 수 있고 또는 계속적인 잉크 '포획–방출–재포획' 사이클 동안 새로 도착한 새 큰포식세포에 의해 미처 재포획되지 않은 것일 수 있다. ×480. (Dr. Kevin Christensen, Winona Health 제공.)

이클은 문신이 시간이 감에 따라 그 선명도를 잃게 되는 "문신 노화"의 기초가 된다. 이러한 노화작용은 만성적 햇볕 노출에 의해 촉진된다. **문신**(tatoo)은 조직학적으로 일생 동안 무해하다고 할 수는 없다. 잉크색소는 **만성적 비특이성 큰포식세포 활성화**(chronic nonspecific macrophage activation)를 야기시키고, **미약한 염증**(mild inflammatory)변화를 일으킨다. 이 경우 조직생검에서 진피유두층의 중등도 섬유화, 모세혈관 증식 그리고 비특이성 림프구 침윤을 관찰할 수 있다(그림 15.16 참조).

잉크포획, 잉크방출, 잉크재포획 사이클은 **문신제거**(tatoo removal)를 어렵게 만든다. 제거는 처치(외과적 수술, 레이저, 진피연마)가 진피까지 도달해야만 성공적이라 할 수 있다. **레이저치료**(laser therapy)는 잉크를 파괴하고, 잉크를 포식한 큰포식세포를 죽이며, 새로운 단핵구에서 기원된 큰포식세포를 손상된 조직으로 모아 오고, 방출된 색소의 상당부분을 재포획한다. 레이저치료를 **일시적인 큰포식세포제거법**(transient ablation of the macrophage)과 함께 병합하면 이 과정을 향상시킬 수 있다. 이 병합치료의 경우 레이저치료 후 진피로 방출된 조각난 잉크입자들은 큰포식세포에 의해 즉시 포식되지 않고 림프관을 통해 더 많이 빠져나간다.

진피T상주기억세포(Dernal T-Resident Memory Cells)

진피T상주기억세포(dermal T-resident memory [T_{rm}] cell). 최근에 발견된 이 세포들은 피부에 존재하는 **비순환기억T세포**(noncirculating memory T cell)이다. 진피 T_{rm}세포는 항원에 노출된 후 생성되며 처음 노출된 부위를 기억한다. 이들은 다른 순환T세포에 비해 더 강력한 효과기 세포이다. 진피 T_{rm}세포는 피부의 면역감시를 유지하고 감염 중 빠르고 강한 면역반응을 일으키는 데 중요한 역할을 한다. 이들은 피부를 떠나 림프절로 이동을 가능케하는 물질은 가지고 있지 않다. 이들은 상주하는 특수한 표식자를 나타낸다(CD69, CD103, CD49a)

■ 진피하층(HYPODERMIS)

그물층 깊숙이 지방조직층, 평활근 그리고 부위에 따라 골격근이 관찰되기도 한다.

그물층 깊이 **지방층**(panniculus adiposus)이라고 하는 **지방조직층**(layer of adipose tissue)이 있으며 그 두께는 다양하다. 이 층은 에너지 주저장고로 작용하며 단열재 역할을 하기도 한다. 이 층은 추운지방에 사는 사람들에서 특별히 두껍다. 이 층과 주위의 성긴결합조직이 합쳐져 **진피하층**(hypodermis) 또는 **표층근막**(subcutaneous fascia)을 형성한다.

유륜, 음경, 음낭 및 회음부의 피부에는 **평활근**(smooth muscle) 세포들이 그물층 깊숙이 성긴 그물구조를 이루고 있다. 이러한 배열로 이 부위들, 특히 음낭의 피부가 주름져 나타난다(982~987쪽 참조).

개개의 평활근세포나 작은 평활근다발은 이 층에서 기원하여 털주머니의 심부와 더 표면쪽의 진피와 연결시켜주는 **입모근**

(arrector pili muscle)을 형성한다. 사람에서 이 근육이 수축하면 털이 일어서고 "소름(goose flesh)"이라고 하는 작은 피부 돌기가 생기게 된다. 다른 동물에서는 체온조절 과정이나 공포 반응 등에서 털이 일어서게 된다.

여러 동물에서 **피부밑근육층**(panniculus carnosus)이라고 하는 얇은 골격근층은 표층근막 깊이 존재한다. 이 구조는 사람에서 대부분 퇴화되었지만, 목, 얼굴 및 두피에서 잘 보존되어 **넓은목근**(platysma) 및 **표정근**(muscles of facial expression)들을 구성하고 있다.

■ 피부의 감각신경수용체(SENSORY NERVE RECEPTORS OF THE SKIN)

피부에는 감각신경의 말초종말인 각 종 감각수용기가 있다(그림 15.17). 피부에는 또한 혈관, 입모근 및 땀샘에 분포하는 운동신경 종말도 잘 분포되어 있다.

표피에는 신경수용기 중 자유신경종말이 가장 많이 분포하고 있다.

자유신경종말(free nerve ending)은 피부의 극층에서 끝난다. 이 종말은 결합조직이나 슈반세포 덮개가 없다. 촉각, 온냉감 및 통각과 같은 여러 감각들은 이러한 신경세포 말단에서 뚜렷한 형태적 구분 없이 감지한다. 진피의 자유종말그물은 대부분의 모낭을 둘러싸며 바깥뿌리상피집에 부착한다(그림 15.18, 15.19). 이들은 털의 움직임에 민감하여 기계수용체로도 작용한다. 이러한 관계는 고양이나 설치류의 수염과 같은 촉각털(vibrissae)을 둘러싸고 있는 수용기는 이의 한 예로 고도로 특수하게 분화되어 각 촉각털이 대뇌피질 각각의 특수한 영역을 차지하고 있다.

피부의 기타 신경종말은 결합조직피막에 의해 둘러싸여 있다. **피막신경종말**(encapsulated nerve ending)에는 다음과 같은 것들이 있다.

- **파치니소체**(Pacinian corpuscle)는 압력의 변화와 피부표면에 가

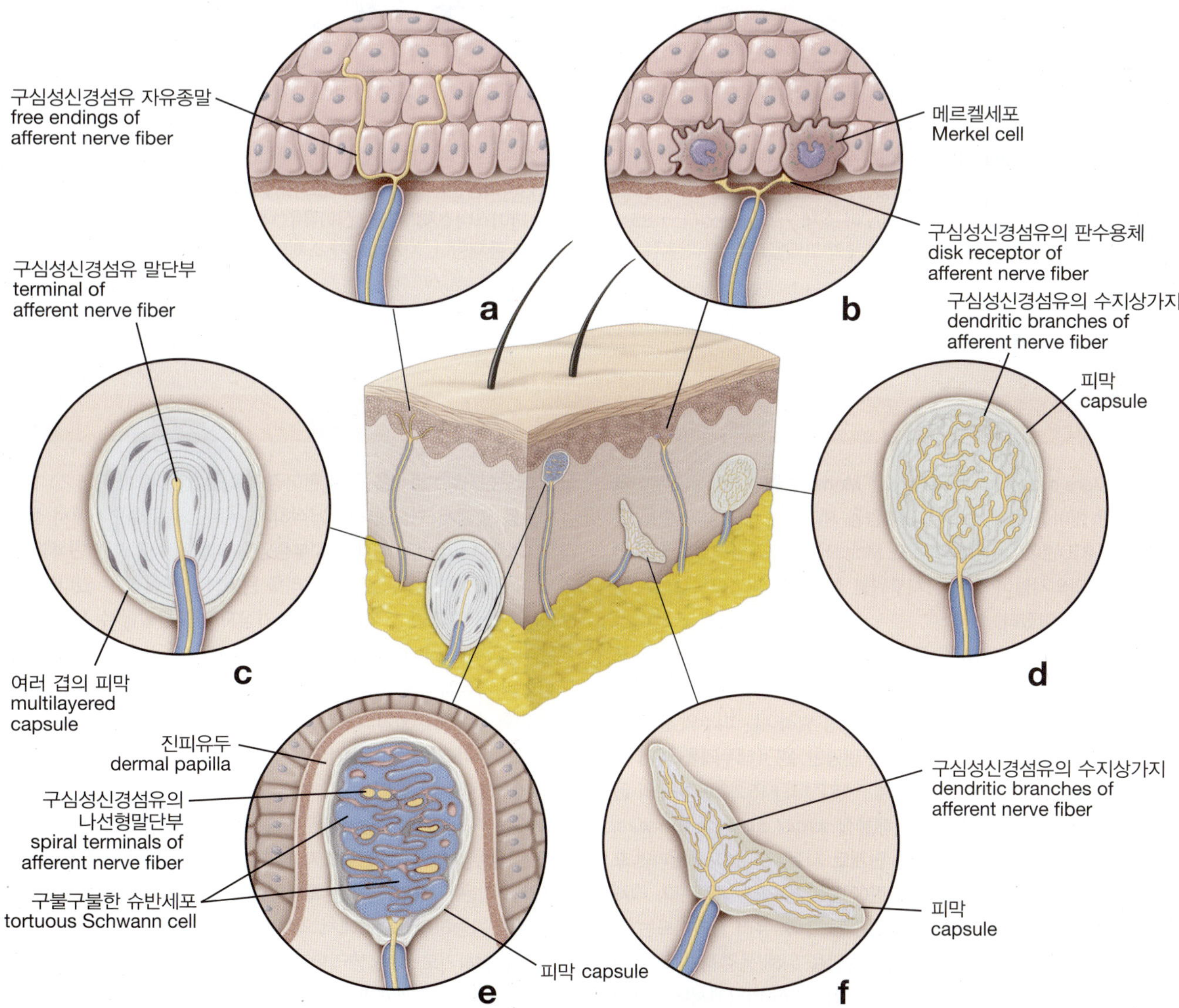

그림 15.17 피부의 감각수용기 그림. a. 표피자유신경종말. b. 메르켈세포와 구심성 수초신경섬유의 판수용체를 포함한 메르켈소체. **c.** 진피의 심부와 진피하층에 있는 파치니소체. **d.** 냉감수용기로 작용하는 크라우제 끝망울. **e.** 진피유두의 마이스너소체. **f.** 진피 깊숙이 존재하는 루피니소체. **c~f**까지의 감각신경수용체는 피막수용체이다.

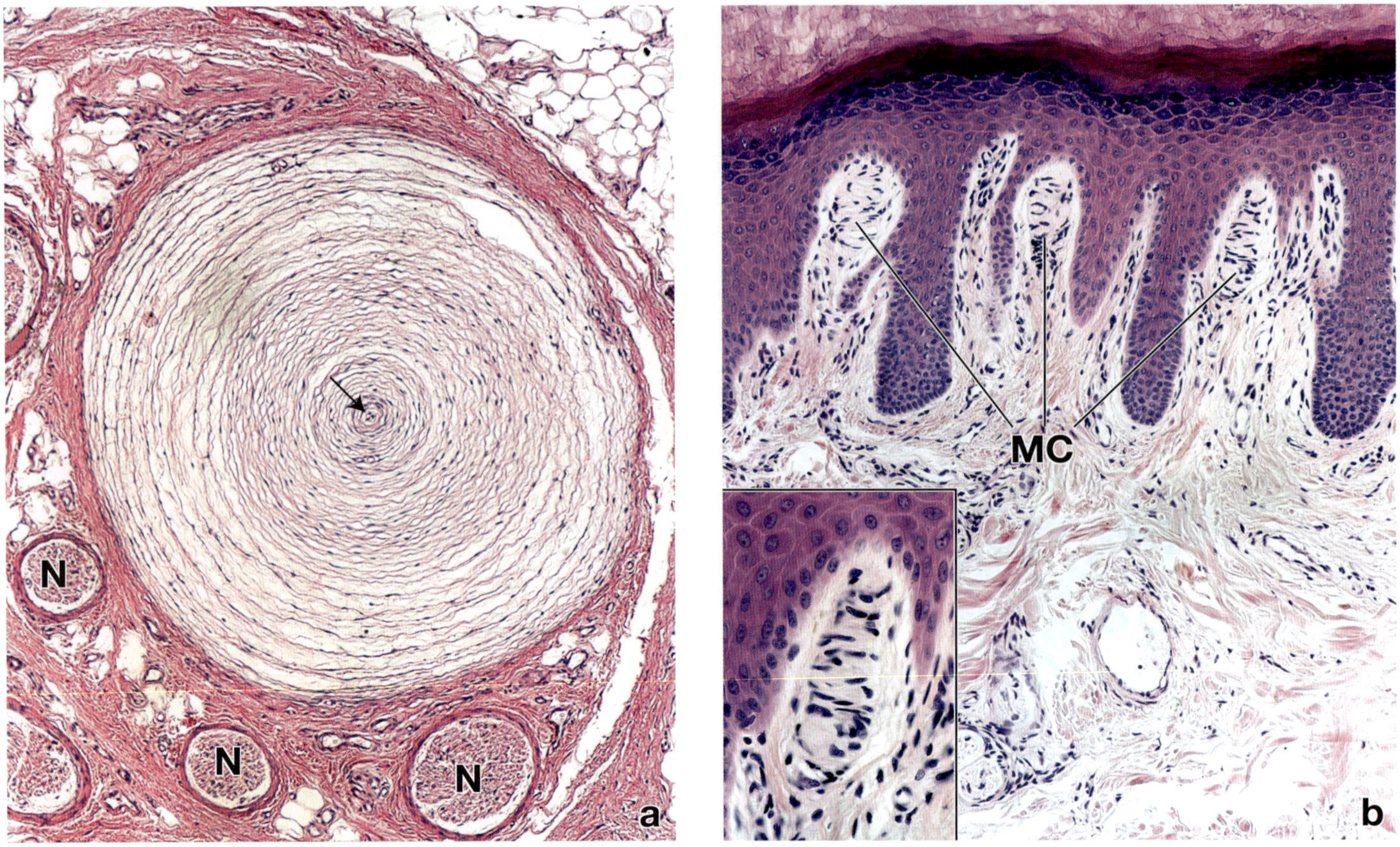

그림 15.18 H&E 염색 표본의 파치니소체와 마이스너소체. **a.** 이 사진에서 섬유모세포와 같은 납작한 지지세포들 때문에 파치니소체의 동심원 세포층판을 관찰할 수 있다. 조직표본에서는 뚜렷하지 않지만 이 세포들은 신경섬유의 신경내막과 연속적이다. 층판사이공간은 대부분 액체로 차 있다. 파치니소체의 신경부분은 구조물의 중심을 종적으로 통과한다(*화살표*). 몇 개의 신경들(*N*)이 소체 가까이에 있다. ×85. **b.** 세 개의 마이스너소체(*MC*)는 진피유두 내에 자리잡고 있다. 소체가 표피의 아랫부분과 매우 가까이 있음. ×150. **삽입그림.** 마이스너소체의 고배율사진. 신경섬유는 소체의 상극에 존재한다. 지지세포가 소체의 장축에 직각으로 배열되어 있다. ×320.

글상자 15.2

임상적용: Mohs 미세수술(Mohs Micrographic Surgery)

Mohs 미세수술(Mohs micrographic surgery)은 **Mohs 수술**(Mohs surgery)이라고도 하며 특별한 현미경 하에서 일부 피부암을 제거하는 외과적 기술을 말한다. 이 기술은 1930년에 Dr. Frederic E. Mohs에 의해 개발되었고 독특한 동결절단법으로 외과의사들이 전체 상처부위를 절제하는 방법으로 그 후 해를 거듭함에 따라 다듬어졌다.

외과적 시료는 대개 디스크 모양으로 잘려 테두리가 바깥쪽, 슬라이드 표면쪽으로 눌려 유리 슬라이드에 놓이게 된다. 잘린 테두리가 남은 시료들과 같은 평면 상에 놓이는 것이 중요하다. 이렇게 하기 위하여는 피부의 절제 끝부분과 평행하게 얇고 둥글게 절제해야 한다. 편평한 절단 테두리를 얻기 위해서는 네 방향 방사상 절개가 필요하다(그림 F 15.2.1과 F15.2.2a). 시료의 끝부분은 색깔잉크로 표시한다. 동결조직 포매물질(optimal cutting temperature, OCT)을 시료와 금속판에 붓는다. 그 다음 단계로 시료(아직 납작한 잘라낸 표면이 유리 슬라이드에 붙어 있는 상태)를 금속판에 붙이기 위해 뒤집는다. 액체 질소를 시료를 동결시키기 위해 금속판에 붓는다. 그 후 유리 슬라이드는 제거되고 OCT에 포매된 잘린 표면이 노출되며 절단을 위해 동결절편기(냉동칸에 놓여있는 미세절편기)로 옮긴다. 절단표본은 시료의 가장 바닥에서부터 매우 얇게 수평으로 잘라낸 것이다. 이러한 박편은 유리 슬라이드에 올려 헤마톡실린 에오신(H&E) 염색을 하여 현미경으로 관찰한다(그림 F15.2.1 참조).

시료를 앞에서 기술한대로 납작하게 누르면 동결절편기에서 잘라낸 테두리가 100% 나타난다. 절제한 피부종양을 이렇게 처리하면 한 시야에서 시료의 전체 주변 테두리와 심부 테두리를 완벽하게 관찰할 수 있다(그림 F15.2.2a 참조). 이것은 절제한 조직의 연속적 가장자리를 관찰할 수 없는 전통적인 수직절단법과 다르다(그림 F15.2.1 참조).

시료의 가장자리를 잉크로 표시했기 때문에 남은 암세포들의 정확한 위치를 확인할 수 있다. 외과의사는 기본적인 맹목절제에 비해 위쪽 조직을 남겨 둘 수 있다. 이러한 기술은 얼굴, 손, 발 그리고 생식기 등 중요한 부위의 종양을 제거할 때 유용하다.

MMS는 계속 자라는 종양에만 시술이 가능하다. 왜냐하면 여러 군데 손상이 있는 경우 테두리가 정확하지 않기 때문이다. 다행히 기저세포암과 편평세포암과 같은 일차 피부암은 흑색종과 같이 계속 자라는 것이지만, 이 기술로 치료가 가능하다. MMS에서 의사는 조직을 제거하기도 하고, 처치한 슬라이드를 관찰하기도 하는 병리학자 역할도 해야 한다. 이것으로 직접적인 임상과 병리학적 연관관계와 종양의 자세한 위치를 알 수 있다. 종양이 완전히 제거되면 외래에서 국소마취 하에 손상부위를 재건할 수 있다.

글상자 15.2

임상적용: MOHS 미세수술(Mohs Micrographic Surgery) (계속)

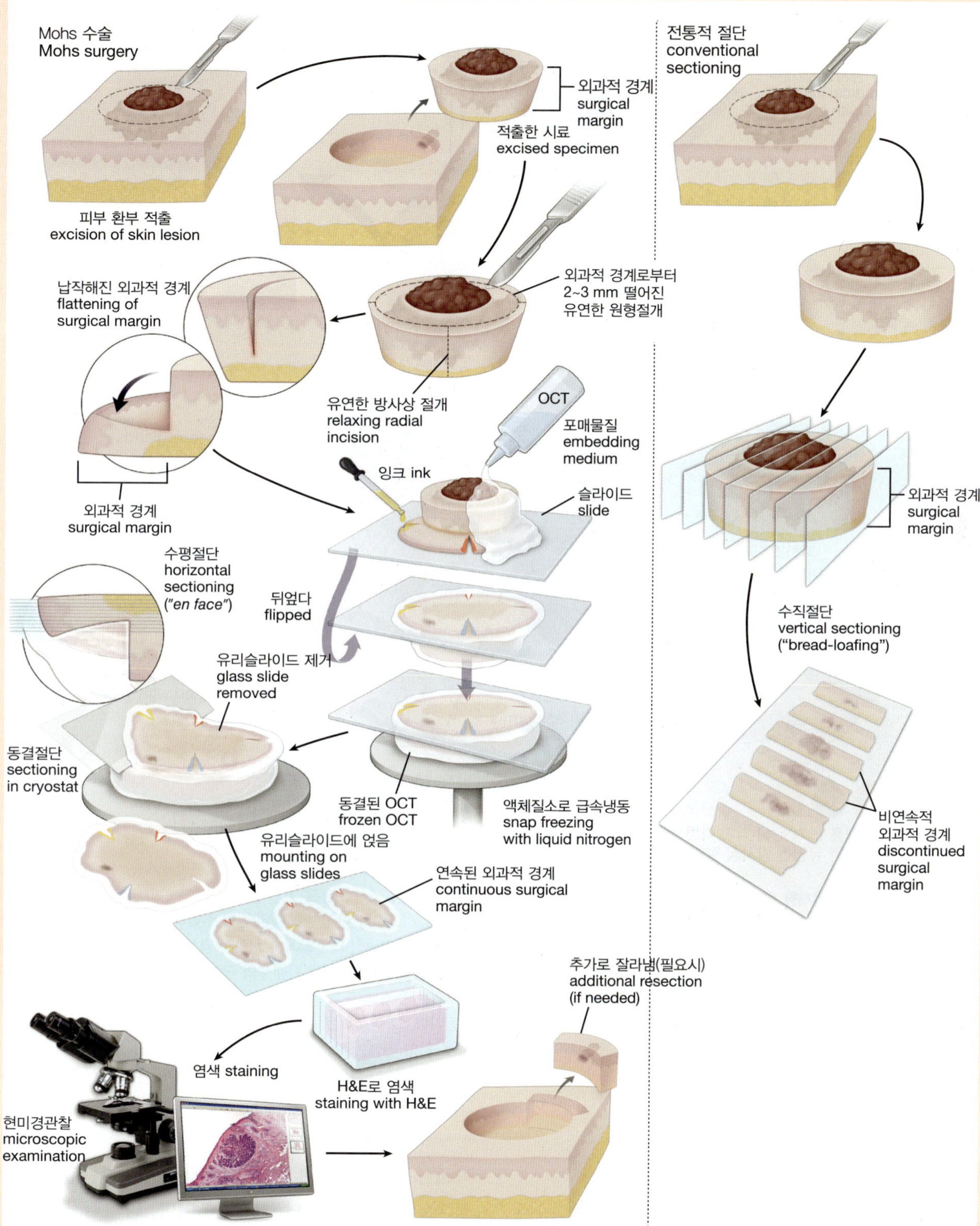

그림 F15.2.1 Mohs 미세수술의 단계를 전통적인 외과적 슬라이드 제작법과 비교한 그림. Mohs 외과기술은 종양제거 과정 동안 외과의사가 절제된 조직의 조직학적 소견을 관찰할 수 있다. 이 과정에서 연속된 절제 주변 테두리가 100% 심부 테두리와 같은 평면상에서 관찰된다. 동결절편은 잘라낸 시료의 가장 바닥층으로부터 수평("en face")으로 자른다. 만약 현미경 하에서 종양세포가 잘라낸 테두리에서 관찰되면, 의사는 슬라이드에 컬러잉크로 표시된 특수한 부위 내에서 추가조직을 잘라낼 수 있다. 전통적 슬라이드 제작법에서는 "식빵 자르는" 방식으로 수직으로 절단하여 각 절편은 연속되지 않은 주변과 심부 테두리를 관찰하게 된다. 종양세포가 절편 사이의 내버리는 조직에 함유되어 놓칠 수 있다. 또한 환자 피부의 특수한 부위에서 종양의 위치를 파악하기 어렵다. *OCT*, 적절한 절단온도.

다음 페이지에 계속

글상자 15.2

임상적용: MOHS 미세수술(Mohs Micrographic Surgery) (계속)

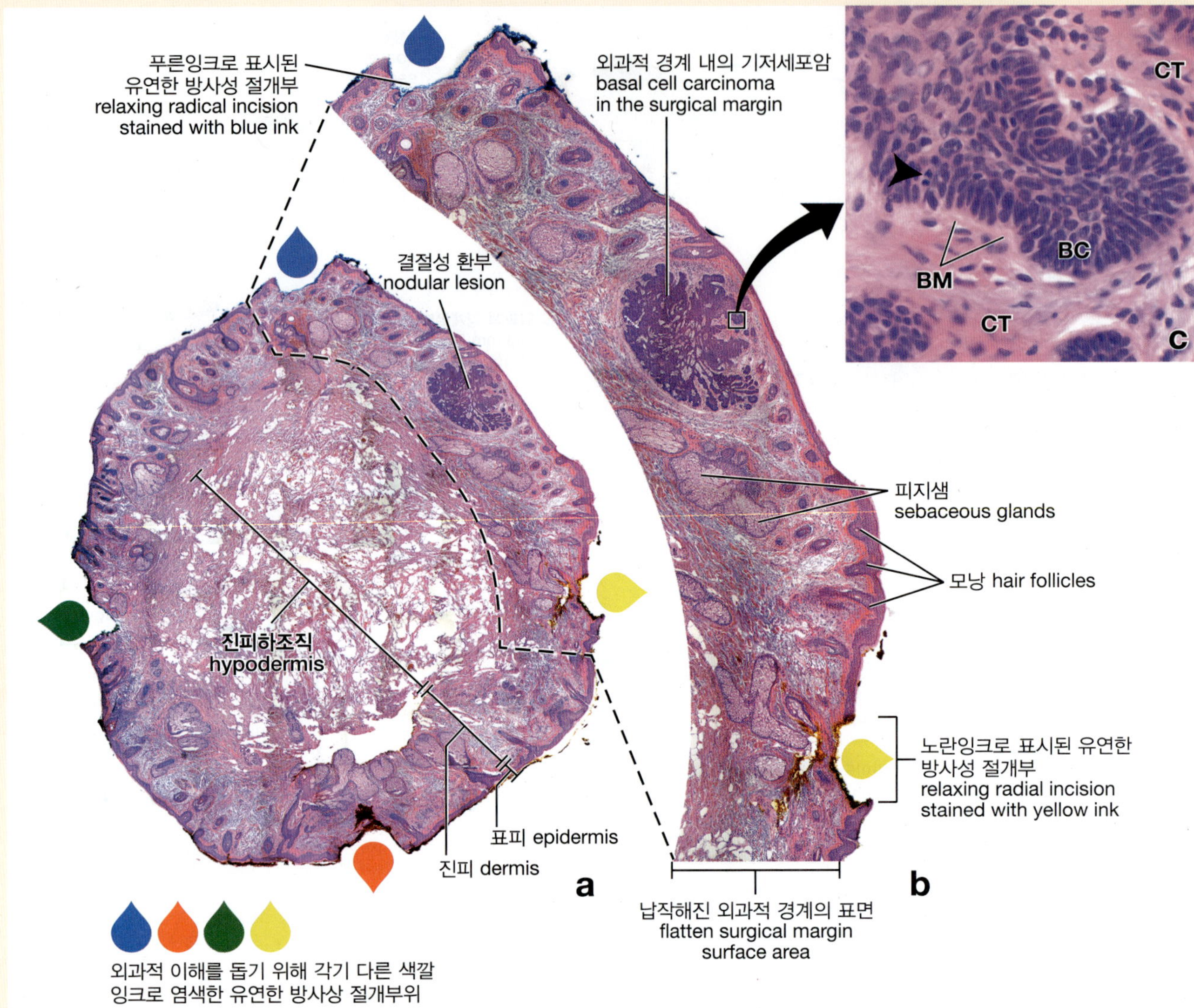

그림 F15.2.2 Mohs 미세수술로 절제한 윗입술 피부의 현미경사진. 피부로부터 작고 둥근(직경 0.5 cm) 시료를 기저세포암으로 진단받은 환자에서 절제하여 Mohs 동결 절편 방식으로 처리하였다. **a.** 이 사진은 뚜렷하게 보이는 편평한 외과적 테두리와 그 아래의 진피하조직을 한 단면에서 관찰할 수있다. 100% 테두리 표면이 보이는 것을 관찰할 것. 네 개의 방사상 절개부위가 네 가지 다른 색깔 잉크로 표시되어 있다. 이러한 저배율에서는 외과적 테두리에서 진하게 염색된 결절이 암세포가 존재한다는 것을 보여주고 있다. ×8. **b.** 이 고배율 사진은 편평한 절제 테두리에서 표피, 모낭이 있는 진피, 피지샘 등을 나타내고 있다. 결절의 구조는 뚜렷하게 보인다. 결절 내부에는 짙은 염기호성으로 염색된 상피세포들이 여러 개의 끈과 섬과 같은 형태를 이루고 있다. 이 결절 부위는 윗층의 표피와는 연결없이 진피 아래로 자라내려가며 이것이 기저세포암의 특징이다. ×20. **c.** 암세포 덩어리들이 진피의 결합조직(*CT*)에 둘러싸여 있는 고배율 사진이다. 그 덩어리는 기저층의 원주세포를 닮은 세포들이 층을 이루고 있으며 그래서 이름이 기저양세포(*BC*)다. 변두리에서 기저양세포는 장축을 아래 기저막(*BM*)에 수직으로 하여 평행한 배열(울타리 배열)을 하고 있다. 이들의 길쭉한 핵은 진하게 염기호성이며 적은 세포질 테두리로 둘러싸여 있다. 때로 세포분열(*화살표머리*)을 관찰할 수 있다. 덩어리의 중앙에 있는 세포들은 방추형이고 더 불규칙하다. ×280. (Dr. Kevin Christensen, Winona Health 제공.)

해지는 진동을 감지한다.

- **마이스너소체**(Meissner corpuscle)는 가벼운 촉각을 감지한다.
- **루피니소체**(Ruffini corpuscle)는 피부의 늘어남과 비틀림에 민감하다.

파치니소체는 기계적 및 진동압력을 감지하는 심부압력 수용체이다.

파치니소체(Pacinian corpuscle)는 진피의 심부나 진피하층(특히 손가락 끝), 결합조직, 관절 및 골막과 연관된 부위 또는 내부장기에서 볼 수 있는 커다란 난원형 구조이다. 파치니소체는 장축이 1 mm 이상으로 길기 때문에 보통 맨눈으로 관찰이 가능하다. 이들은 피막에 의해 둘러싸인 유수신경종말로 구성되어 있다(그림 15.17와 15.18a). 신경은 수초가 붙은 채로 피막의 한 쪽 끝으로 들어가며 수초는 한두 결절까지 남아 있다가 사라지게 된다. 축삭의 수초가 없는 부분은 들어간 입구의 반대쪽 끝을 향해 뻗으며, 소체의 내

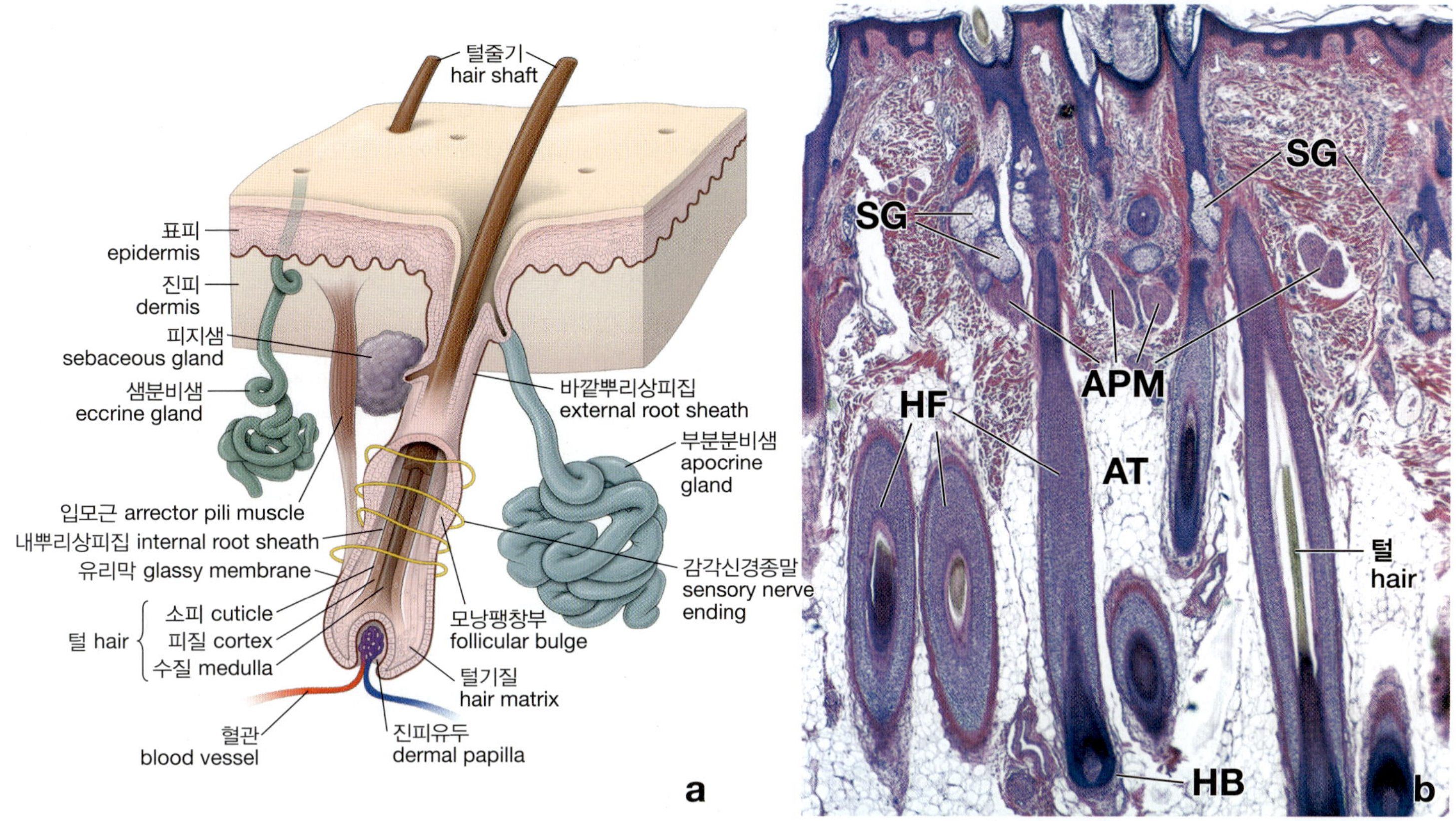

그림 15.19 모낭과 기타 피부 부속기관(구조). a. 모낭 그림. 털줄기를 구성하는 세포층과 이를 둘러싸는 바깥뿌리상피집과 속뿌리상피집이 나타나 있다. 피지샘은 분비부와 짧은 분비관으로 구성되며 분비관은 분비물을 모낭의 상부인 깔대기로 분비한다. 바깥뿌리상피집의 입모근의 부착부위가 돌출되어 표피줄기세포를 함유한 모낭팽창을 형성한다. 신경종말(*노란색*)은 모낭오목과 부근의 입모근 부착 부위를 감싼다. 부분분비땀샘도 분비물을 깔대기로 분비한다. 에크린땀샘은 독립적구조로 모낭과 직접 연관되어 있지 않다. **b.** 사람 두피 얇은피부의 H&E 염색표본이다. 모낭의 성장부는 팽대된 털망울(*HB*)로 구성되어 있으며, 결합조직 진피유두에 의해 함입되어 있다. 망울을 채우고 있는 털기질은 털줄기와 모낭(*HF*)의 속뿌리상피집으로 분화할 세포들로 채워져 있다. 사선이나 세로로 절단된 몇 개의 모낭이 진피하층의 지방조직(*AT*)에 파묻혀 있는 것을 볼 수 있다. 이들 중 몇 개는 털의 단면을 보여주고 있다. 피지샘(*SG*)이 모낭의 깔대기와 함께 보인다. ×60. *APM*, 입모근(arrector pili muscle).

부중심(inner core)은 빽빽하게 차 있는 납작한 일련의 슈반세포 층판에 의해 덮여지게 되며 이들이 소체의 내부중심을 형성하고 있다. 피막의 나머지 부분인 바깥중심(outer core)은 일련의 동심원 층판에 의해 형성되며 각 층판은 이웃한 층판과 림프같은 액체를 함유한 좁은 공간에 의해 분리된다(도판 15.5, 646쪽). 광학현미경으로 관찰하면 동심원 층판의 모양은 반으로 자른 양파의 단면과 같다. 각 층판은 신경내막 세포에 해당하는 납작한 세포들로 구성되어 있다. 또한 층판 사이에 액체뿐 아니라 콜라겐 원섬유나 간혹 모세혈관 등이 있다.

파치니소체는 **압력**(pressure)과 **진동**(vibration)에 피막층판의 위치 변화로 반응한다. 이러한 위치변화가 축삭에 탈분극을 효과적으로 일으킨다.

마이스너소체는 진피유두 안에 위치하며 촉각수용체로 작용한다.

마이스너소체(Meissner corpuscle; 그림 15.17와 15.18b 참조)는 털이 없는 피부(예를 들어 입술, 손가락이나 발가락의 바닥면)의 유두층에서 특별히 **저주파자극**(low-frequency stimuli)에 반응하는 촉각수용체다. 일반적으로 이들은 장축이 150 μm 정도 되는 끝이 가늘어진 실린더 모양으로 피부표면에 수직으로 배열되어 있다. 마이스너소체는 표피의 기저판 바로 밑의 진피유두에 존재한다(도판 15.5, 646쪽). 이 수용체 안에는 한 두 개의 유수신경섬유의 수초가 사라진 종말부위가 소체 내에서 나선형으로 배열되어 있다. 소체의 세포 성분은 몇 개의 불규칙한 층판을 형성하고 있는 납작한 슈반세포로 이루어져 있으며, 축삭은 이 층판들 내에서 소체의 끝 쪽으로 주행한다. 시상절단한 H&E 염색표본에서 이 구조는 엉성하게 꼬여 있는 털실의 타래와 같다. 슈반세포 때문에 이러한 형태가 나타난다.

루피니소체는 주변의 콜라겐 섬유들의 기계적 위치변동을 감지한다.

루피니소체(Ruffini corpuscle)는 가장 단순한 피막기계수용체이다. 이것은 길쭉한 방추형으로 길이가 1~2 μm이다(그림 15.17f). 루피니소체는 액체가 차 있는 공간을 둘러싸는 얇은 결합조직 피막으로 구성되어 있는 구조이다. 주위를 둘러싸는 결합조직의 콜라겐 섬유들이 피막을 통과한다. 신경성분은 피막으로 들어가는 한 개의 유수신경섬유로 구성되어 있으며, 피막에서 수초가 사라지고 가느다란 축삭종말들이 빽빽하게 가지를 치며 그 끝부분은 작은 동그란 망울(knob) 같은 모양이 된다. 축삭종말은 피막 내에서 넓게 퍼져 서로 꼬여 있다. 이 축삭종말들이 지속적인 기계적 자극으로 인한 콜라겐 섬유의 위치이동을 감지하게 된다. 따라서 이들은 **늘어남**(stretch)과 **비틀림**(torque)에 반응한다. 루피니소체는 기능적으로 자극의 시작과 끝에 짧은 활동전위를 일으키는 신속적응(fast adaptive) 위상수용기(phasic receptor)군에 속한다.

■ 피부의 표피부속구조(EPIDERMAL SKIN APPENDAGES)

피부부속구조(skin appendage)는 발달과정 중 표피상피가 아래쪽으로 성장하여 발생되며 다음과 같은 것들이 있다.

- **모낭**(hair follicle)과 그 생성물인 **털**(hair)
- **손발톱바닥**(nail bed)과 그 생성물인 **손발톱**(nail)
- **피지샘**(sebaceous gland)과 그 생성물인 **피지**(sebum)
- **에크린땀샘**(eccrine sweat gland)과 그 생성물인 **땀**(sweat)
- **부분분비땀샘**(apocrine sweat gland)과 탄수화물, 지질, 단백질을 포함한 땀 형태의 혼합생성물

털과 땀샘은 체온을 조절에 중요한 역할을 한다. 피지샘은 보호기능을 하는 기름 성분을 분비한다. 부분분비샘은 동물이나 때로는 사람에서도 성적인 매력을 유발하는 페로몬을 함유한 장액분비물을 생성한다. 피부부속구조(특히 모낭)는 피부 상처의 재생에 새로운 상피줄기세포의 원천으로 작용한다.

모낭과 털(Hair Follicles and Hair)

각 모낭은 털이 형성되는 표피의 함입구조이다.

모낭(hair follicle)과 **털**(hair)은 신체의 거의 모든 부분에 존재한다. 손의 손바닥과 옆면, 발의 발바닥과 옆면, 입술 그리고 비뇨생식계의 입구를 둘러싸는 부위에는 털이 없다. 털의 분포는 어느 정도 성호르몬의 영향을 받는다. 이로 인해 남성에서는 사춘기에 굵고 색깔이 있는 얼굴의 털이 자라기 시작하고, 남녀 모두에서 음부와 겨드랑이 털이 자라기 시작한다. 남성에서 털선(hair line)은 나이가 들면 뒤로 후퇴하게 된다. 나이가 먹으면 남녀 모두에서 머리털은 에스트로겐과 에스트로겐유사 호르몬의 분비가 감소하므로 가늘어진다.

모낭(hair follicle)은 털의 생성과 성장을 담당하고 있다. 털의 색깔은 털이 함유하고 있는 멜라닌 유형에 따라 결정된다. 모낭은 성장기나 휴지기에 따라 조직학적 형태가 달라진다. 성장기 모낭은 가장 정교하게 구성되어 있으며, 여기에 그 구조를 서술하였다.

모낭은 네 부분으로 구분한다.

- **깔대기**(infundibulum)는 모낭의 표면입구로부터 피지샘의 개구부 높이까지 뻗어 있다. 깔대기는 **털피지도관**(pilosebaceous canal)의 일부로 기름성분인 **피지**(sebum)의 분비길로 사용된다.
- **협부**(isthmus)는 깔대기에서 입모근(arrector pili muscle)의 부착부 위까지를 말한다.
- **모낭팽창부**(follicular bulge)는 입모근의 부착 부위 가까이에서 튀어나와 있으며 **표피줄기세포**(epidermal stem [ES] cell)를 함유하고 있다(그림 15.19)
- 성장기 모낭(그림 15.19)의 **아래분절**(inferior segment)은 팽창하여 **망울**(bulb)을 형성한 기저부를 제외하고는 거의 직경이 일정하다. 망울의 기저부는 혈관이 있는 성긴결합조직인 **진피유두**(dermal papilla)에 의해 함입되어 있다(plate 15.6, 648쪽)

결합조직인 진피유두를 둘러싸는 세포들과 망울을 형성하는 다른 세포들을 함께 **털기질**(hair matrix)이라고 하고, **기질세포**(matrix cell)들로만 구성되어 있다. 진피유두 가까이 있는 기질세포들은 표피줄기세포를 함유한 모낭팽창부로부터 이동한 것들로, 빠르게 분열하고 분화한다(그림 15.20). 이 세포들의 분열과 증식으로 털이 자라게 되는 것이다. 이 종자층에 멜라닌세포들도 흩어져 존재한다. 이들은 자라는 털세포에게 표피의 기저층에서와 같은 방식으로 멜라닌소체를 전달한다. 분열하는 기질세포는 분화하여 털의 케라틴형성세포와 속뿌리상피집(internal root sheath)이 된다.

속뿌리상피집(internal root sheath)은 털의 심부를 둘러싸는 여러 층의 세포 덮개이다(그림 15.21). 속뿌리상피집에는 세 층이 있다.

- **헨레층**(Henle layer)은 바깥쪽 한 층의 입방세포로 구성되어 있다. 이 세포들은 표피가 아래로 자라난 구조로 **바깥뿌리상피집**(external root sheath)이라고 하는 모낭의 가장 바깥층과 직접 접해 있다.
- **헉슬리층**(Huxley layer)은 **속뿌리상피집의 중간판**(middle plate of the internal root sheath)을 형성하는 한 층 또는 두 층의 납작한 세포로 구성되어 있다.
- **속뿌리상피집소피**(internal root sheath cuticle)는 편평세포로 구성되어 있으며 자유면이 털줄기와 면해 있다.

바깥뿌리상피집(external root sheath)은 속뿌리상피집을 감싸고 있으며 피부의 표피와 연속된다(그림 15.21 참조). PAS염색에 양성을 보이는 기저막이 **진피집**(dermal sheath)이라고 하는 모낭주위를 둘러싸는 결합조직과 분리시켜주고 있다. 바깥뿌리상피집의 두께는 모낭의 기저부로부터 깔대기의 표면개구부까지 점점 증가한다. 모낭의 윗부분에서 바깥뿌리상피집은 표피와 유사하다. 여기에는 **기저세포**(basal cell), **멜라닌세포**(melanocyte), **각질세포**(keratinocyte)와 그 외에 표피에 있는 세포들이 존재한다. 과립층은 피부 표면 가까이에서 관찰된다. 모낭팽창부 가까이에 입모근 부착부위가 있다.

글상자 15.3

기능적 고찰: 피부색(Skin Color)

개인의 피부색(color of an individual's skin)은 주요 유전인자, 몇 가지 변형유전자와 자외선 노출이나 성별의 차이 등 환경적 영향 등에 의해 정해진다. 피부색에 결정적인 것은 **멜라닌소체의 숫자**(melanosome number)와 **멜라닌성분**(melanin content)이다. 멜라닌세포의 숫자는 모든 인종에서 원칙적으로 같으나, 멜라닌세포에서 생성된 멜라닌의 운명은 다르다. 예를 들어, 각질세포의 용해소체 활동에 의해 옅은 피부의 사람에서는 짙은 피부를 가진 사람보다 멜라닌이 더 빨리 분해된다. 전자에서 멜라닌소체는 기저층에 가장 가까이 있는 각질세포에 주로 모여 있고, 과립층의 중간에서는 비교적 드물다. 반면에 짙은 피부에서는 멜라닌소체가 각질층을 포함한 표피 전체에 걸쳐 나타난다.

또한 멜라닌은 두 가지 뚜렷한 유형의 색소로 되어 있다. 흑갈색의 **진정멜라닌**(eumelanin)과 또 다른 형인 적황색의 **페오멜라닌**(pheomelanin)이다. 이 두 색소는 유전적으로 결정된다. 이러한 색은 멜라닌 색소 과립의 농도 때문에 털에서 가장 뚜렷하나, 피부의 색에도 나타난다.

자외선(ultraviolet radiation), 특히 햇볕에 노출되는 것을 "**그을린다**(sun tanning)"라고 한다. 이 경우 멜라닌세포의 숫자가 늘어나고 멜라닌 생성의 속도가 빨라져 유해한 자외선으로부터 보호하게 된다. 자외선에 대한 반응은 유전적으로 결정되어 진한 피부를 가진 사람에게서 더 뚜렷하게 나타난다.

분자적 수준에서 보면 자외선에 노출되면 표피 위층의 각질세포는 **p53 신호연쇄반응**(p53 signaling cascade)을 활성화시켜 섬유모세포 성장인자 2(FGF2), 상피성장인자 키트리간드(KITL), 엔도텔린1(EDN1)과 알파멜라닌세포자극호르몬(α-MSH) 등의 다양한 성장인자들의 분비를 촉진시킨다. 이러한 신호분자들은 각각의 멜라닌세포 수용체와 결합하여 **paired box3**(PAX3)**단백질**과 **소안구증 연관 전사인자**(microphthalmia-associated transcription factor, MITF) 합성을 증가시켜 그들의 성장과 분화를 촉진시킨다. MITF는 색소합성과 멜라닌소체 형성과 포획에 주로 관련된 유전자 전사인자이다. MITF발현 하에서 멜라닌세포는 멜라닌소체 생성이 증가되고 세포돌기구조가 강화되며, 각질세포로의 색소증여율을 증가시켜 피부를 짙게 만든다. 햇볕이나 자외선에 노출되지 않을 때는 각질세포는 변환성장인자 β(TGF-β)를 분비하여 멜라닌세포를 휴지상태에 있게 한다. 최근 각질세포가 자외선 노출 후 멜라닌 합성을 자극하는 **엑소솜**(exosome)을 방출하는 것이 밝혀졌다.

피부에 색소침착이 증가하는 것은 애디슨병(Addison disease)에서와 같은 호르몬 불균형에 의한 것일 수도 있다. 색소가 부족한 대표적 질환은 **백색증**(albinism)이다. 이것은 유전성으로 전구멜라닌소체가 멜라닌세포에 의해 생성되지만 티로시나제가 없어 티로신이 L-3,4-이수산화페닐알라닌(L-DOPA)으로 전환되지 못하므로 L-DOPA가 멜라닌으로 변환되지 못한다. 따라서 이러한 사람에서는 피부와 털에 색소가 없다.

두 가지 유전자, **Bcl2 아포토시스 조절자**(Bcl2 apoptosis regulator)와 **소안구증 연관 전사인자**(microphthalmia-associated transcription factor, MITF)는 **모발회색화과정**(process of graying)에 관여한다. 멜라닌줄기세포에서 Bcl2의 발현은 모낭팽대부의 오목 내에 이 세포들을 유지하는데 필수적이다. **Bcl2 발현의 부족**(deficiency in Bcl2 expression)은 멜라닌 줄기세포의 아포토시스를 유발하며 따라서 멜라닌세포의 숫자가 감소하게 된다. 나이를 먹음에 따라 멜라닌세포가 고갈되면 각질세포로의 색소증여율이 감소하게 된다. 따라서 피부의 색은 옅어지게 되고, 피부암의 발생율도 증가하게 된다. 멜라닌 줄기세포의 자체유지에 문제점이 생겨 멜라닌세포가 고갈되면, 사람에서 나이가 들었다는 가장 뚜렷한 징표인 모발회색화(백발)가 일어난다. **Bcl2 유전자**(Bcl2 gene)의 돌연변이가 있는 사람에서는 일찍 머리카락이 백발이 된다.

피부색에 영향을 주는 다른 정상적 요인들에는 진피 혈관그물의 **산화헤모글로빈**(oxyhemoglobin)에 의한 붉은색이 있고, 음식에서 취하거나 지방을 함유한 조직에 농축되어 있는 오렌지 색소인 카로텐 및 일부 내부색소 등이 있다. 내부색소에는 헤모글로빈의 분해산물인 철분함유 **헤모시데린**(hemosiderin), 철분이 없는 빌리루빈 등이 있으며 모두 피부색에 영향을 미친다. 헤모시데린은 금갈색 색소인데 비해 빌리루빈은 황갈색 색소이다. **빌리루빈**(bilirubin)은 정상적으로 간에 의해 혈류에서 제거되거나, 담즙을 통해 제거된다. 빌리루빈이 비정상적으로 축적되어 피부색이 노란색을 나타내면, 간의 기능에 이상이 있는 것으로 이를 **황달**(jaundice)이라고 한다.

바깥뿌리상피집의 아랫부분의 각질세포는 세포질 내에 글리코겐을 많이 함유하여 투명하게 보인다.

바깥뿌리상피집의 모낭팽창부에 존재하는 표피줄기세포오목은 털의 성장과 피부의 재생에 필요한 줄기세포를 제공한다.

모낭 바깥뿌리상피집을 따라 표피 표면을 향해 올라가면 모낭의 벽에 입모근이 부착되는 지점과 피지샘의 분비부와 분비관이 부착된 부위가 나타난다(그림 15.19 참조). 신경종말은 바깥뿌리상피집을 입모근 부착 부위에서 둘러싼다. 이 부위에 **모낭팽창부**(follicular bulge)라고 부르는 비교적 덜 분화된 상피세포들이 모여 있다. 최신 연구에 따르면 이 모낭팽창부가 **표피줄기세포오목**(niche of epidermal stem [ES] cell)이라고 확인되었다(그림 15.20 참조).

ES세포는 이 부위에 무한정 머물 수 있으며, 특수한 계열의 세포들로 자체 재생 또는 분화를 한다. 정상 조건하에서 ES 세포는 모낭(털기질, 속뿌리상피집, 피질 및 수질)과 피지샘의 성장에 줄기세포를 제공한다(그림 15.20 참조). 정상적으로 모낭팽창부에 있는 ES 세포는 표피의 기저줄기세포와는 연관이 없다. 그러나 표피가 손상을 입거나 사라졌을 때(예를 들어, 광범위한 피부 화상 및 피부 표면상처), **ES세포**(ES cell)는 다시 프로그램되어 모낭오목으로부터 상처 표면으로 이동하여 상처의 초기 재생에 관여한다.

털은 모낭에서 만들어진 케라틴세포로 구성되어 있다.

털과 속뿌리상피집의 **각질화**(keratinization)는 모낭의 하부 1/3인 **케라틴구역**(keratogenous zone)이라고 하는 기질 부위 바로 위쪽에서 일어난다. 피질세포가 이 구역을 통과하며 분화하여 세포소기관이 사라지고 교차연결된 케라틴 중간미세섬유가 빽빽하게 밀집

글상자 15.4

임상적용: 다양한 피부색의 임상적 의의(Clinical Significance of Skin Color Variation)

피부의 색과 유형은 피부과와 종양학과에서 중요한 사안이다. **피부색**(skin color)은 악성이나 양성병터의 형태에 영향을 주어 잘못된 진단에 이르게도 한다. **피부유형**(skin type)—피부가 다양한 공격에 어떻게 반응하는가—은 피부 상태의 진단과 치료에 유용하다. 임상의사와 연구자들은 두 가지 유형의 피부색을 분류한다: 피부색은 표피의 멜라닌이 유전적으로 결정되어 있는 **본질 피부색**(constitutive skin color)과 자외선 노출이나 호르몬 영향 등의 환경요인에 의해 멜라닌 양이 증가하는 **임의 피부색**(facultative skin color)으로 분류된다.

피부분류계통

피부색을 분류하려는 많은 시도가 있어 왔다. 1758년 스웨덴의 의사며 분류학자인 Carl Linnaeus가 주창한 **Classifications of Human Varieties**와 같은 오래된 분류에서는 피부색, 기타 물리적 특성, 지리적 위치 등을 사용하여 사람을 네 가지 다른 종족으로 분류하였다. 피부색과 기타 물리적 특성에 따른 종족의 분류는 주관적이고 인위적이며, 종족이란 생물학적 보다는 사회적 관점에서 보아야 한다. 최근 의료계에서는 종족은 사회경제적 지위나 교육수준과 비슷하게 인구학적 지표로 사용되지 않는다.

또 다른 분류계통은 18세기 오스트리아의 의사며 체질인류학자인 Felix von Luschan이 주창하였다. **von Luschan Chromatic Scale**은 여러 가지 색의 유리타일을 이용하여 피부색을 36가지로 분류하였다. 이 색채기준의 뚜렷한 한계점은 연구자들이 같은 사람에게 다른 색깔을 지정하는 경우가 있어 신뢰할 수 없다.

피부색과 형태에 근거하여 주관적으로만 평가하던 분류계통은 피부가 자외선(phototypic system이라고 함)이나 미용기기 등에 어떻게 반응하는가, 노화의 효과 등으로 구분한 분류로 대체되었다. 임상에서 가장 널리 사용되는 것이 **Fitzpatrick Phototyping Scale**로 하버드의 피부과의사인 Thomas B. Fitzpatrick이 1975년 주창한 것이다. Fitzpatrick phototype은 햇볕에 노출된 후 그을린 정도를 본인이 평가하여 I에서 VI단계로 분류한다. 개개인들에게 머리색깔, 눈색깔, 주근깨, 햇볕차단제 없이 하루동안 햇볕에 노출시킨 후 피부의 반응들에 대해 설문을 한다(표 F15.4.1). Fitzpatrick phototype은 표 15.4.2에 나타내었다.

최근에 와서 Fitzpatrick 척도의 신뢰도는 자가보고라는 점과 햇볕에 대한 피부의 반응을 기초로 한 피부색깔을 사용했다는 것으로 의심받게 되었다. 짙은 피부는 햇볕에 민감하지만 햇볕에 대한 반응으로 "화상"을 입었다고 보지는 않는다. 짙은 피부를 가진 사람의 표피는 연한 피부를 가진 사람보다 멜라닌 양을 많이 함유하고 있지만, 멜라닌만이 빛으로부터 보호하는 유

표 F15.4.1 Fitzpatrick 피부유형 분류법 설문지

질문	0	1	2	3	4	점수/질문
당신의 머리카락 색은?	모래 빨강	금발	밤색, 짙은 금발	짙은 밤색	검정	
당신의 눈동자 색깔은?	밝은청색, 회색, 초록	청색, 회색, 초록	짙은 청색, 초록, 옅은 갈색	짙은 갈색	갈흑색	
당신의 노출되지 않은 부위의 피부색은?	분홍 또는 붉은색	매우 연한색	베이지색을 띤 연한색	연한 갈색	짙은 갈색	
노출되지 않은 부위에 주근깨가 있나요?	많음	몇 개 정도	드물다	가끔 나타남	없음	
자외선 차단제 없이 햇볕에 오래 있으면 피부에 어떤 일이 일어나나요?	심한 화상, 통증있고, 빨갛고 물집잡힘, 껍질 벗겨짐	중등도 화상, 물집잡힘, 껍질 벗겨짐	가끔 화상입음, 껍질 벗겨짐	거의 화상입지 않음	입지 않음	
햇볕에 노출된 후 갈색으로 잘 그을리나요?	거의 없음	연한색으로 그을림	적당히 그을림	쉽게 그을림	진하게 빨리 탐	
햇볕에 노출된 후 하루만에 갈색이 되나요?	전혀	가끔	때때로	자주	항상	
당신의 얼굴은 햇볕에 민감한가요?	매우 민감	민감	정상	저항	매우 저항, 문제점 없음	
언제 마지막으로 햇볕이나 인공 햇볕치료를 받았나요?	>3개월	지난 2~3개월	지난 1~2개월	<1개월	<2주	
얼마나 자주 햇볕에 그을리나요?	전혀	거의 없음	가끔	자주	항상	
피부유형(총점)						

설문점수: 피부유형 I형 = 0~7점; II형 = 8~16점; III형 = 17~25; IV형 = 25~30; V형과 VI형 = 30~40점

글상자 15.4

임상적용: 다양한 피부색의 임상적 의의(Clinical Significance of Skin Color Variation) (계속)

표 F15.4.2 Fitzpatick 피부유형 분류

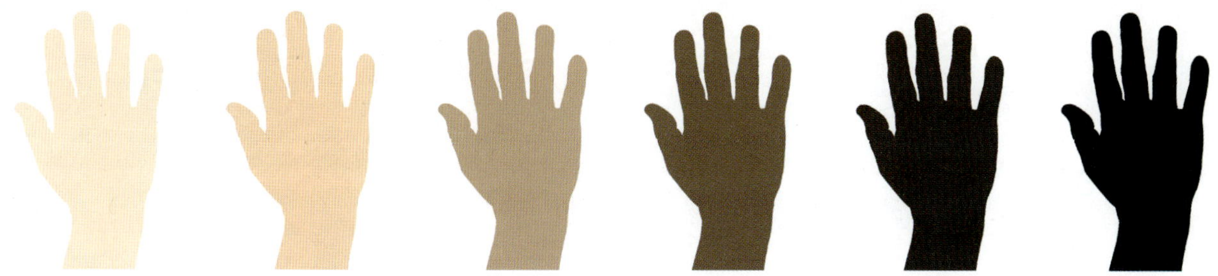

피부유형	I형	II형	III형	IV형	V형	VI형
피부 색깔	밝고 연한 백색	연한 백색	짙은 백색	연한 갈색	갈색	짙은 갈색 내지 검정
눈동자 색깔	청색/초록/회색	청색	갈색	짙은 갈색	검정	검정
머리카락 색깔	금발	금발/빨강머리	연한 갈색	중간 갈색	짙은 갈색	검정
그을림 정도	항상 화상 입음, 그을리는적 없음, 자외선에 민감	쉽게 화상 입음, 잘 타지 않음	초기 화상 후 점차 연한 갈색으로 그을림	약간 화상 입음, 적당한 갈색으로 쉽게, 짙게 그을림	화상은 거의 입지 않음, 쉽게 그을림	절대 화상 입지 않음, 짙게 그을리고 자외선에 민감하지 않음

일한 인자는 아니다. 연구에 의하면 항산화제, DNA 재생, 세포생존경로 등이 중요한 역할을 하며 멜라닌 양에 의해 결정되지는 않는다고 한다. 그러나 Fitzpatrick 척도는 여전히 피부의 분류계통에 최고의 기준으로 남아 있다.

피부색과 피부암의 진단

피부과와 종양학과의 의사들과 연구자들은 피부암의 형태가 피부색에 따라 의미있게 다르다는 사실을 알게 되었다. 피부암의 위험이 짙은 피부를 가진 사람들에서는 감소하지만, 피부암은 어떤 색의 피부색깔을 가진 사람에서도 나타날 수 있다. 피부암이 짙은 피부를 가진 사람에게서 나타나면 그것은 이미 말기로 진단되어 예후가 나쁘다는 것을 의미한다. 이들은 피부색깔에 상관없이 피부암의 위험과 빛으로부터의 보호에 대하여 모든 사람들을 교육시키는 데 노력을 기울이고 있다. 이에 더하여 교과서나 웹사이트와 같은 의학 교육자료에 피부암과 각기 다른 피부색을 가진 사람들의 피부질환들을 보여주는 사진들을 포함시키려 노력하고 있다.

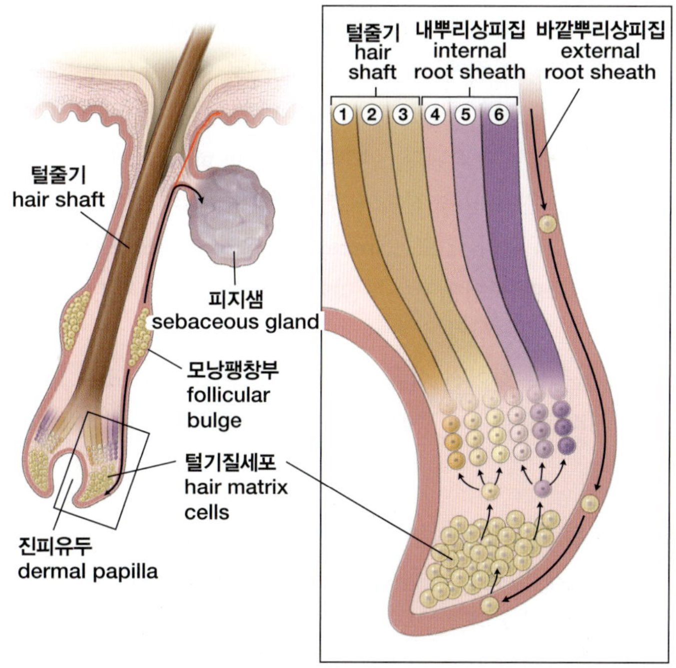

그림 15.20 모낭과 표피줄기세포 이동의 경로. 이 그림은 모낭 팽창에 있는 표피줄기세포의 이동위치와 이동경로를 나타내고 있다. 정상 조건 하에서 표피줄기세포는 위로는 피지샘 쪽으로, 아래로는 모낭팽창의 털기질로 이동하고 있다(*검은 화살표*). 털기질은 모낭팽창으로부터 바깥뿌리상피집을 따라 이동하는 분화하는 세포들로 구성된다. 분화가 진행됨에 따라 세포들은 기질을 떠나 털줄기로 분화하는 세포층을 형성한다. 털줄기에는 **(1)** 수질, **(2)** 털피질, **(3)** 털소피가 있고, 속뿌리상피집에는 **(4)** 속뿌리상피집소피, **(5)** 헉슬리층, **(6)** 헨레층이 있다. 표피가 손상을 입으면 표피줄기세포는 모낭팽창부로부터 피부표면(*붉은 화살표*)으로 이동하여 손상된 표피의 초기 재생에 참여한다.

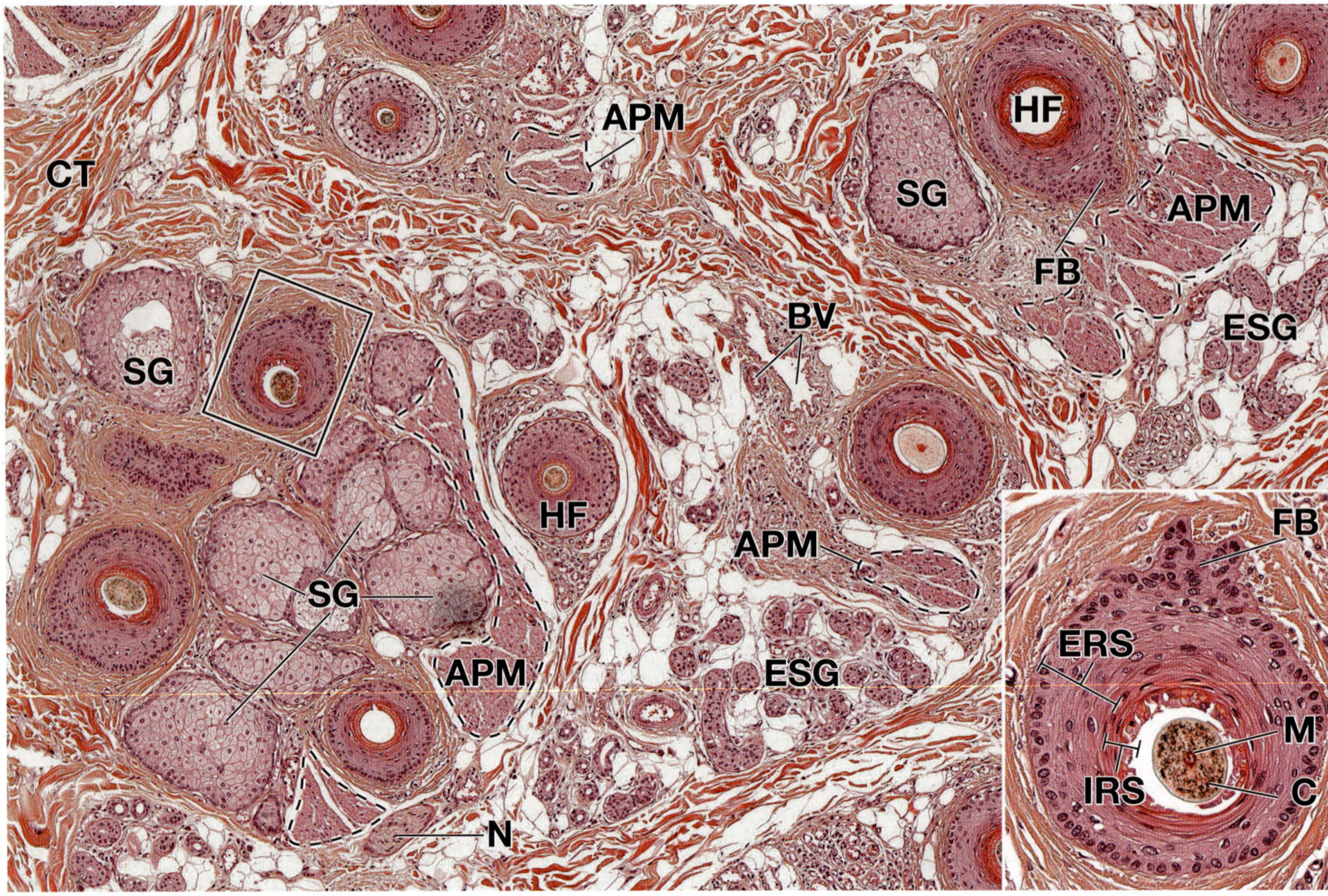

그림 15.21 두피 피부의 모낭의 가로절단면을 나타낸 사진. 이 H&E 염색표본은 표본에 무작위적으로 분포되어 있는 몇 개 모낭의 횡단면을 나타내고 있다. 몇 개의 모낭에서는 표본작성 시 털이 빠져나가 중앙에 털줄기가 관찰되지 않는 경우가 있다. 피지샘(*SG*)이 모낭 가까이에서 관찰된다. 피지샘 옆의 점선에 둘러싸인 평활근이 입모근(*APM*)이다. 피지샘은 모낭팽창(*FB*) 가까이 모낭에 붙어 있다. 입모근이 수축하며 피지샘의 분비를 도와주어 피지를 모낭의 깔대기로 분비시킨다. 신경들(*N*)이 입모근 근처에서 종종 발견된다. 입모근 부착부위 가까이 바깥뿌리상피집이 튀어나온 것을 모낭팽창(*FB*)이라고 하며 이 표본에서 두 개 모낭의 횡단면에서 관찰할 수 있다. 모낭, 털줄기, 입모근과 피지샘이 털피지단위를 형성한다. 이들은 혈관(*BV*)과 지방세포를 함유한 치밀결합조직(*CT*)에 의해 분리되어 있다. 에크린땀샘의 분비부와 분비관이 털피지단위 무리 사이에서 발견된다. ×120. *삽입그림*은 표본 내 네모칸을 확대한 것이다. 모낭의 단면은 모낭팽창 부위에서 자른 것이며 모낭팽창은 표피줄기세포오목을 함유한 바깥뿌리상피집(*ERS*)이 튀어나온 것이다. 속뿌리상피집(*IRS*)과 털줄기는 모낭의 중앙에서 관찰된다. 털기질에 위치한 둥그런 멜라닌세포에서 멜라닌색소가 털줄기의 피질(*C*)과 수질(*M*)로 이송된 것을 관찰할 것. ×120. (Dr. Jamie Chapman, Tasmanian School of Medicine, University of Tasmania, Hobart, Australia 제공.)

된다. 털이 모낭에서 밖으로 빠져나오면, **경질케라틴**(hard keratin)으로 완전히 각질화된다. 연질케라틴(soft keratin)으로 이루어진 속뿌리상피집은 털과 함께 모낭 바깥으로 나오지 않고, 피지샘이 모낭으로 연결되는 부위에서 파괴된다. **유리막**(glassy membrane)이라고 하는 두꺼운 기저판은 모낭을 진피와 분리시켜 주며 치밀결합조직이 모낭을 둘러싸게 된다. **입모근**(arrector pili muscle)은 모낭팽창부 부근에 붙어 있으며 모낭팽창부는 앞에서 기술한 바와 같이 표피줄기세포오목으로 작용한다.

털은 모낭에서 돌출된 길어진 섬유성 구조이다. 이들은 고도로 교차연결된 경질케라틴으로, 세 층으로 구성되어 있다(그림 15.19 참조).

- **수질**(medulla)은 털줄기의 중앙부위를 형성하며, 연질케라틴을 함유한 크고 성글게 연결된 각질세포 기둥을 이루고 있다. 수질은 굵은 털에만 존재한다.
- **피질**(cortex)은 가장 두꺼운 층으로 전체 털부피의 약 80%를 차지한다. 피질은 수질 밖에 위치하며 경질케라틴 중간미세섬유로 가득 차 있는 피질세포로 구성되어 있다. 각 중간미세섬유는 **케라틴연관단백질**(keratin-associated protein, KAP)을 함유한 무형질공간에 의해 둘러싸여 있다. 이 유황을 풍부하게 함유한 KAPS는 이황결합으로 케라틴 중간미세섬유의 광범위한 교차연결에 의해 딱딱한 털줄기를 형성하는 데 중요한 역할을 하고 있다. 피질은 머릿결, 털의 탄성 및 색깔을 결정한다. 털 색깔을 결정짓는 멜라닌 색소는 털망울의 종자층에 있는 멜라닌 세포가 생성한다.
- **털줄기소피**(cuticle of the hair shaft)는 털의 가장 바깥층이다. 털소피는 몇 층의 반투명한 케라틴 편평세포가 겹쳐져 형성하고 있다. 이 세포들은 생선비늘이나 지붕의 기와를 닮았으며 그 자유연(free edge)이 모낭의 반대쪽을 향한다. 털소피는 털을 물리적 및 화학적 손상으로부터 보호하고 다공성(porosity)을 결정

한다.

사람에서 **털의 구조**(hair structure)는 17케라틴 유전자(I형 케라틴 유전자 11개 및 II형 유전자 6개) 및 85개 이상의 KAP 유전자 등 여러 유전인자에 의해 결정된다.

손발톱(Nails)

손발톱은 경질케라틴을 함유한 각질세포판이다.

손발톱(nail)은 손발톱바닥의 종자영역으로부터 유래된 각질화된 납작한 상피세포들로 구성된 특수한 피부부속물이다. 약간 휘어진 손톱과 발톱은 **손발톱바닥**(nail bed)에 놓여 있는 **손발톱판**(nail plate)이라고 하는 것이 더 적절하다. 손발톱바닥은 표피의 기저층과 극층과 연속된 상피세포층으로 이루어져 있다(그림 15.22와 도판 15.6, 648쪽)

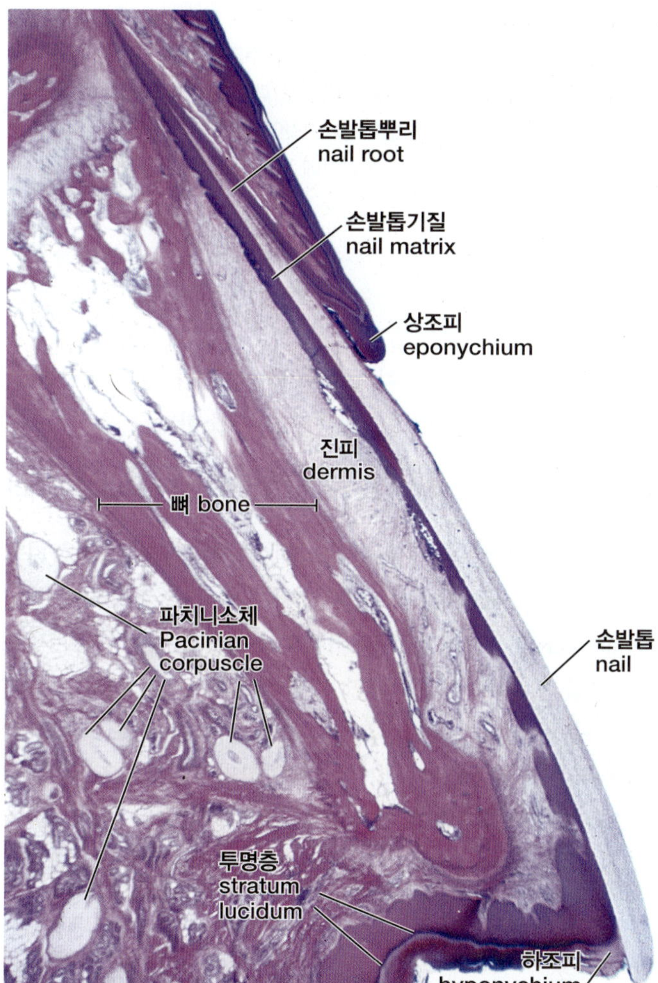

그림 15.22 손톱이 있는 손가락 원위단의 시상절단면사진. 손톱은 손가락 끝의 등쪽에 위치한 각질판이다. 손톱의 자유면 아래쪽은 경계층인 손발톱아래허물로, 근처 표피의 각질층과 연속되어 있다. 근위단인 손톱뿌리는 손발톱위허물이라고 하는 피부에 의해 겹쳐져 있으며 이것도 역시 부근 표피의 각질층과 연속되어 있다. 손톱의 아래쪽에는 상피층과 그 아래 진피가 있다. 이 상피의 근위부를 *손발톱기질*이라고 한다. 이 표본에서 뼈는 손가락의 원위단을 나타낸다. 손가락의 손바닥쪽 결합조직에는 수많은 파치니소체가 있다. 손가락 끝의 표피에서는 이러한 저배율에서도 투명층이 관찰된다. ×10.

손발톱의 근위부분인 **손발톱뿌리**(nail root)는 표피주름에 묻혀 있으며 **종자영역**(germinative zone) 또는 **바탕질**(matrix)의 세포들을 덮고 있다. 바탕질은 줄기세포, 상피세포, 멜라닌세포, 메르켈세포 및 랑게르한스세포 등 다양한 세포들을 함유하고 있다. 바탕질의 줄기세포는 규칙적으로 분열하여 손발톱의 뿌리를 향해 이동하고, 거기에서 분화하여 케라틴을 생성한다. 손발톱 케라틴은 털의 피질에 있는 것과 같은 **경질케라틴**(hard keratin)이다. 피부의 연질케라틴과는 달리 이것은 떨어져 나가지 않는다. 이것은 손발톱의 딱딱함의 원인이 되는 유황을 고농도로 함유하고 있으며, 무형질 케라틴기질에 빽빽이 차 있는 케라틴미세섬유들로 구성되어 있다. 털피질에서와 같이 경질케라틴 형성과정에는 각질유리과립이 관여하지 않는다. 또한 각질화된 세포의 외투는 표피에서와 비슷한 단백질을 함유하고 있다.

뿌리에서의 끊임없는 새로운 세포의 보충과 각질화가 손발톱 성장을 설명해준다. 손톱판이 자라면 손발톱바닥 위를 이동한다. 손발톱의 평균 성장속도는 손톱의 경우 한 달에 2~3 mm이고 발톱의 경우 1 mm이다. 따라서 완전히 대체 되려면 손톱의 경우 6개월이 걸리고 발톱의 경우 18개월이 걸린다. 현미경 하에서 보면 손발톱판은 피부의 변형된 각질층을 닮았다. 손발톱판은 핵이나 세포소기관이 없는 최종분화된 깍지낀 각질세포인 **손발톱세포**(onychocyte)를 빽빽하게 함유하고 있다. 손발톱판은 각질층과 달리 지방과 수분이 적고, 표면의 손발톱세포는 피부표면의 각질세포처럼 떨어져 나가지 않는다.

초승달 모양의 하얀부위인 **손발톱초승달**(lunula)은 이 부위의 부분적으로 각질화된 기질의 두껍고 탁한 층으로부터 그 색깔이 나오게 되었다. 손톱판이 충분히 각질화되면, 더 투명해지고 아래쪽 혈관의 색깔을 나타내게 된다. 손톱뿌리를 덮고 있는 피부주름의 끝은 **손발톱위허물**(eponychium) 또는 **손톱소피**(cuticle)라고 한다. 소피도 또한 경질케라틴으로 구성되어 탈락하지 않는다. 이것은 얇기 때문에 부서지기 쉽고, 사람들은 이것을 다듬고 뒤로 밀어 젖힌다. 두꺼운 표피층인 손발톱아래허물(hyponychium)은 손가락끝에서 손톱판의 자유면을 안전하게 보호해준다.

피지샘(Sebaceous Glands)

대부분의 피지샘은 모낭과 결합하여 털피지단위를 형성한다.

피지샘(sebaceous gland)은 대부분 모낭과 연결되어 손바닥, 발바닥을 제외한 체표면의 대부분에서 나타난다. 이들은 네 가지 구조, 즉 모낭, 털, 입모근, 피지샘을 포함한 **털피지단위**(pilosebaceous unit)를 형성한다. 이들의 관계는 두피 모낭의 가로절단 표본에서 잘 나타나 있다(그림 15.21 참조). 피지샘은 얼굴에 가장 많이 분포

글상자 15.5

기능적 고찰: 털의 성장과 특징(Hair Growth and Hair Characteristics)

표피 표면의 재생과 달리 털의 성장은 지속적으로 일어나는 것이 아니라 주기적으로 변화하는 과정이다. 새로운 털이 발달하게 되는 **성장기**(period of growth, 성장기 anagen) 후에는 **성장이 중단**(growth stops, **퇴행기** catagen)되는 짧은 시기가 따르게 된다. 퇴행기 후에는 모낭이 위축되고 결국 털이 빠지게 되는 긴 **휴지기**(rest period, **종말기** telogen)가 시작된다. 모낭 오목에 있는 표피줄기세포는 성숙한 성장기 모낭의 원천이 되는 줄기세포를 공급할 수 있다. 털의 성장주기 동안 성숙한 성장기 털은 주기적으로 아포토시스를 겪게 되어 퇴행기로 가게 된다. 이 시기에 전체 모낭은 표피층 쪽으로 끌어당겨지게 된다. 끌어당겨진 모낭의 기저부가 모낭팽창부에 가까워지면 털줄기는 더 이상 영양분이 풍부한 성장기 망울의 도움을 받지 못하므로 결국 쉬고 있는 종말기 모낭으로부터 탈락하게 된다. 이렇게 되면 성장기에 새로운 줄기가 재생되기 위한 장소가 생겨난다.

성장기의 털은 **레이저 털제거**(laser hair removal, LHR) 시술에 의해 파괴되기 쉽다. 털성장의 주기적 성질 때문에 새 모낭이 성장기에 들어가기 위해서는 반복적인 털제거시술이 필요하다. 전문적인 레이저와 광선기기가 "원치않는 털"(두피의 털이 아니고 얼굴이나 신체의 털을 표현하기 위한 용어)제거에 사용되고 있다.

정상 두피에 100,000개 가량 있는 털의 80%가 성장기에 있다. 퇴행기에는 종말 구역이 감소하여 진피유두의 흔적기관(remnant)에 상피끈으로 붙어있다. 종말기에는 위축된 모낭이 원래 길이의 반이나 그 이하로 줄어들게 된다. 털은 이 시기에 모낭에 몇 달씩 붙어 있으므로 그 모양이 앞쪽 끝부분을 닮아 **곤봉털**(club hair)이라고 부른다.

사람에서 털은 일정한 길이까지 자라며 그 길이는 개인에 따라 다양하다. 털에는 그 길이가 1미터나 그 이상의 길고 굵은 **종말털**(terminal hair)(두피와 남성의 수염)과 확대경으로 보아야만 보이는 짧고 가는 **솜털**(vellus hair)이 있다(이마와 팔의 앞쪽의 솜털). 종말털은 직경이 굵고 긴 모낭에서 생성되고, 솜털은 비교적 작은 모낭에서 생성된다. 털의 길이는 유전적 영향, 신체의 부위, 기후, 나이, 영양상태 및 호르몬 상태 등에 영향을 받는다.

털의 길이는 성장기의 속도와 기간에 의해 결정된다. 종말털은 몇 년간 성장기에 있다가 종말기에는 몇 개월 동안만 머물게 된다. 평균 털의 성장은 하루에 0.4 mm(한 달에 1.2 cm)로 추정되나 나이를 먹음에 따라 털성장 속도는 감소하고 굵기도 감소한다. 털기질 내의 멜라닌생성이 감소하여 흰머리가 생기게 된다.

대머리에서 커다란 종말 모낭은 몇 번의 성장주기를 거쳐 점차 작은 솜털 모낭으로 변화된다. 솜털 대 종말털의 비율은 대머리가 진행될수록 증가된다. "완전한 대머리"의 두피에는 털이 없는 것이 아니라 가느다란 털을 생성하는 솜털 모낭만이 주로 존재하고 종말기에 비교적 오래 머물게 된다.

되어 있다. 눈꺼풀(마이봄샘과 자이스샘)이나 유륜(젖꼭지 주위를 둘러싸고 있는 어두운 부위) 그리고 입술의 홍순경계에서는 피지샘이 모낭과 연결되어 있지 않고 피부표면으로 직접 열린다.

모낭은 태아발달의 이른 시기에 바깥뿌리상피집이 바깥쪽으로 성장하여 형성된다. 보통 모낭 한 개당 한 개 또는 몇 개씩 형성되어 있다(그림 15.23과 도판 15.4, 644쪽). 태아발달 2 삼분기 동안 피지샘은 완전한 기능을 하게 되며, 그 분비물은 신생아 표면을 덮고 있는 치즈같은 하얀 크림 물질인 **태아기름막**(vernix caseosa)을 형성한다.

피지샘의 발달은 Sox 9, Blimp 1, Wnt, BMP 그리고 hedgehog 경로와 같은 몇 개의 전사인자들에 의해 고도로 조절된다. 피지샘의 증식, 분화, 대사는 성호르몬, 특히 안드로겐에 의해 조절된다. **피지샘의 활동**(sebaceous gland activity)은 출생 직후 증가되나 신생아기 몇 달 후에는 감소한다. 사춘기에 안드로겐 분비가 증가하면 피지샘의 활동과 피지분비가 증가한다. 피지생성은 남성에서는 십년 마다 23%, 여성에서는 32% 감소한다.

피지세포는 피지를 생성하고 축적하는 최종분화된 상피세포이다.

피지세포(sebocyte)는 피지샘에서 지질을 생산하고 축적한다. 기름성분인 **피지**(sebum)는 성숙한 피지세포에서 생성되어 **온분비**(holocrine secretion)방식으로 분비된다. 이 과정에서 전체 세포들이 분비물을 합성하기 시작하면 세포질에 지질이 점점 축적되며, 이것이 가득차면 세포사(아포토시스)가 일어나게 프로그램되어 있다. 결국 분비물과 세포찌꺼기가 함께 피지상태로 모낭의 깔대기로 배출되며, 이 깔대기와 짧은 피지샘의 분비관을 함께 **털피지도관**(pilosebaceous canal)이라고 한다. 샘의 가장자리의 기저세포들이

글상자 15.6

임상적용: 땀과 질병(Sweating and Disease)

땀의 성분(composition of sweat)은 여러 가지 신경적 요인이나 감정적 요인에 의해 변할 수 있지만, 변화된 땀 성분은 질병의 증상일 수 있다. 예를 들어, 땀에서 염화나트륨 농도가 높으면 **낭성섬유증**(cystic fibrosis)의 지표가 될 수 있다. 낭성섬유증 환자는 땀에 나트륨과 염소의 양이 정상보다 두 배 내지 다섯 배 높다.

콩팥이 체내에서 요소를 제거하지 못해 생기는 심한 **요독증**(uremia)의 경우, 땀의 요소 농도가 증가한다. 이러한 조건에서 수분이 증발하면 피부, 특히 윗입술에 크리스탈이 뚜렷하게 나타난다. 여기에 요소 크리스탈이 함유되어 있으므로 **요소서리**(요소상, urea frost)라고 부른다.

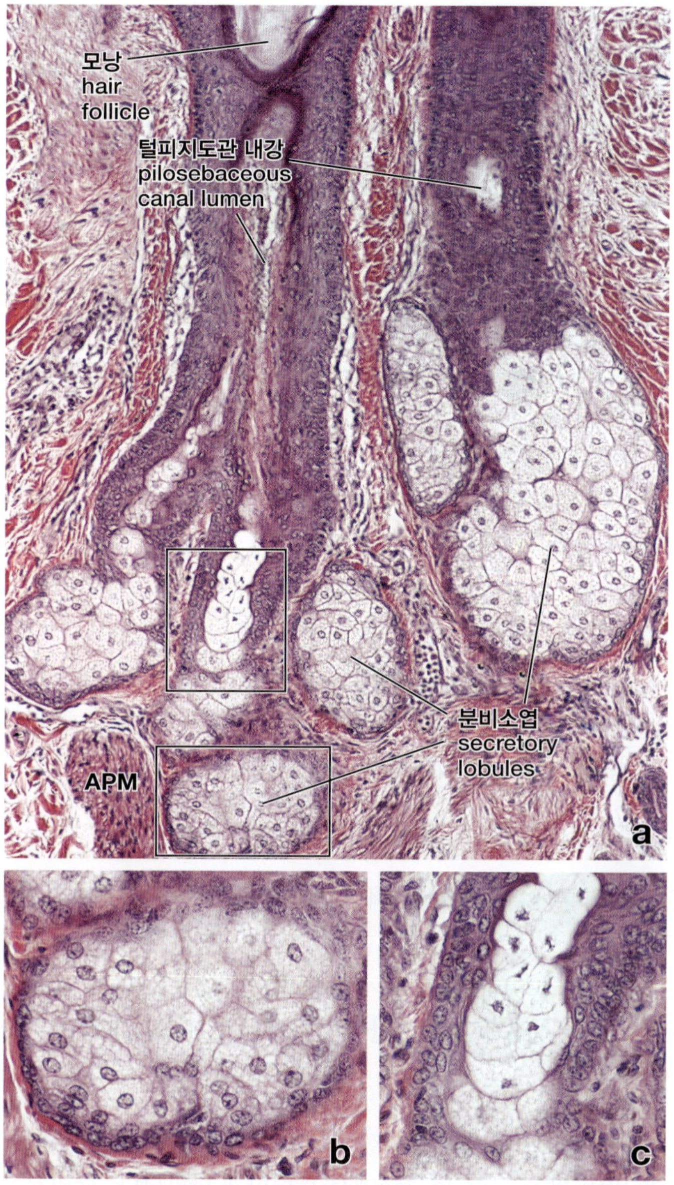

그림 15.23 피지샘의 사진. **a.** 이 사진에서는 두 개의 피지샘에서 분비소엽과 털피지도관을 나타내고 있다. *왼쪽*의 피지샘도관은 사진의 제일 위에 보이는 모낭으로 들어간다. *오른쪽*의 피지샘도관은 도관벽이 주로 보이게끔 절단되었다. ×60. **b. a**의 *아래쪽 상자*에 나타난 소엽의 고배율사진. 내용물인 피지가 염색이 안되므로 분비세포들이 옅게 염색된다. 이 세포들은 활발히 피지를 생성한다. 분비소엽의 주변에 있는 기저세포들은 분열하여 새로운 피지분비세포를 보충해 준다. 또한 평활근섬유로 이루어진 입모근(*APM*)은 분비소엽의 주변에서 볼 수 있다. ×120. **c. a**의 위쪽 상자에 있는 분비소엽의 분비성분의 고배율사진. 피지가 채워진 세포들이 도관 속에 있다. 그들의 핵의 형태로 이 세포들의 세포사멸이 일어나고 있음을 알려주고 있다. ×120.

세포분열하여 새로운 세포들을 생성하며, 샘에 남아 있는 세포들은 분화시기에 상관없이 서로 부착반점과 틈새이음에 의해 연결되어 있다. 이 세포들의 기저판은 표피와 모낭의 기저판과 연속되어 있다. 피지샘의 기저세포들은 무과립형질내세망(sER), 과립형질내세망, 자유리보솜, 미토콘드리아, 글리코겐 및 잘 발달된 골지체를 함유하고 있다. 세포들이 기저층으로부터 이동하여 지질을 생성하기 시작할 때 sER이 증가하는 것으로, sER이 지질합성과 분비에 중요한 역할을 하는 것을 알 수 있다. 세포들은 점차 가느다란 세포질 격막에 의해 분리된 수많은 지질방울들로 채워지게 된다. 기저세포의 분열시기부터 피지의 분비까지 피지생성과정에 걸리는 시간은 약 8일이다.

피지의 기름성분 복합혼합체는 각 개인의 독특한 화학적 신호를 마련한다.

피지(sebum)는 트리글리세라이드, 디글리세라이드와 자유지방산(57%); 왁스 에스테르(26%); 스쿠알렌(12%); 콜레스테롤과 콜레스테롤 에스테르(2%)로 구성된 기름복합체이다. 이러한 복잡한 구성성분 때문에 사람의 피지는 효소의 농도, pH, 체온 등의 유전적 다양성에 의해 각 개인에서 매우 독특하다. 분비된 피지는 각 개인에서 매우 독특하여 **유일한 화학적 신호**(unique chemical sign)라고 할 수 있다. 개와 같이 후각이 매우 발달한 동물은 개인을 이러한 특수화학신호로 식별할 수 있다. 표피의 기능적 장벽으로의 역할뿐 아니라 눈꺼풀의 마이봄샘 특수 분비물의 특별한 기능 외에는 피지의 역할은 뚜렷하지 않다. 어떤 학자들은 자외선으로부터의 보호작용을 제시하기도 한다. 또 다른 연구에서는 피지에 항산화제(특히 비타민 E), 항염증 및 전염증성분, 항미생물펩타이드, 페로몬 등이 있으므로 피부표면의 면역작용과 소통기능이 있다고도 한다.

피지세포의 분화, 증식, 지질분비는 복잡한 내분비경로에 의해 조절된다. 안드로겐이 일반적으로 피지샘 기능을 증진시키는 반면, 에스트로겐은 피지생성을 억제시킨다. 그 외에 히스타민, 섭스탄스 P, 코르티코트로핀 분비호르몬(CRH)과 음식물(자유지방산, 설탕, 지방) 등이 피지생성을 유발한다. 남자나 여자의 사춘기 동안 피지분비가 증가하고 지질성분에 변화가 오면 털피지단위에 만성염증인 **여드름**(acne vulgaris)을 일으킨다. 여드름을 일으키는 삼대원인은 (1) 피지의 과다분비(seborrhea), (2) 털피지도관의 비정상적인 모낭의 케라틴화, (3) 털피지단위 내의 *Propionibacterium acnes* 세균의 증식 등을 들 수 있다. 조직학적 검사에서 여드름은 모낭의 협부에 피지가 고여 있고, 림프구가 다양하게 나타나는 것이 특징이다. 심한 경우, 모낭 염증과 함께 진피농양이 생길 수도 있다.

땀샘(Sweat Glands)

일반적으로 **땀샘**(sweat gland)은 그 구조와 분비물의 성질에 따라 분류되어 두 종류의 땀샘이 있다.

- **에크린땀샘**(eccrine sweat gland)은 입술과 외생식기 일부를 제외한 전신에 분포한다.
- **부분분비땀샘**(apocrine sweat gland)은 겨드랑이, 유륜, 젖샘의 유두, 항문근처 피부 및 외생식기에 국한되어 나타난다. 외이도

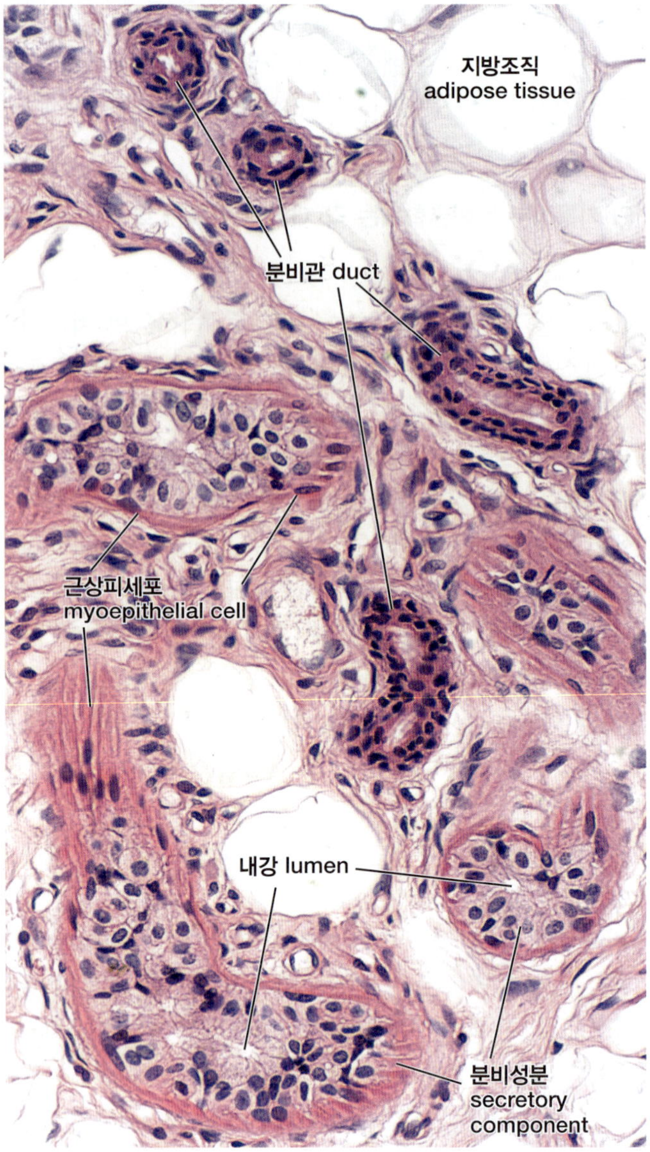

그림 15.24 에크린땀샘의 사진. 사람 피부의 H&E. 염색표본 사진으로 에크린땀샘의 분비부와 분비관의 측면이 나타나 있다. 분비부는 입방상피세포가 두 층으로 나타나고 주변에 기저판 안쪽에 근상피세포층이 있다. 샘의 분비관 부분은 분비부보다 외부 직경과 공간이 더 좁다. 분비관은 근상피세포 없이 작은 입방세포들 두 층으로 이루어져 있다. ×320.

의 **귀지샘**(ceruminous gland)과 **속눈썹 부분분비샘**(apocrine glands of eyelashes, 몰샘 glands of Moll)도 부분분비형 샘이다.

에크린땀샘(Eccrine Sweat Glands)

에크린땀샘은 체온을 조절하는 단순꼬인관상샘이다.

에크린땀샘(eccrine sweat gland)은 모낭과 연관되지 않고, 태아의 표피에서 아래쪽으로 자란 독립적 구조이다. 각각의 샘분비샘은 끝이 막혀 있는 단순꼬인관 모양 구조이다. 이것은 진피 깊숙이 또는 진피하층의 윗부분에 위치한 **분비부분**(secretory segment)과 그와 직접 연결되어 표피표면으로 연결되는 덜 꼬인 **분비관부분**(duct segment)으로 구성되어 있다(그림 15.24와 도판 15.3, 642쪽).

에크린땀샘은 체표면에서 땀을 통해 수분을 증발시켜 몸을 식힘으로써 **체온조절**(temperature regulation)을 하는 중요한 역할을 한다. 샘의 분비부는 혈액의 초미세여과물(ultrafiltrate)과 성분이 비슷한 분비물을 생성한다. 분비관에서 나트륨과 수분의 일부가 재흡수됨으로써 피부표면에서 저장성 땀을 배출하게 된다. 이러한 땀에는 단백질이 적고 다양한 양의 염화나트륨, 요소, 요산 및 암모니아를 함유하고 있다. 따라서 에크린땀샘은 또한 배출기관으로서의 역할도 하고 있다.

지나치게 땀을 흘리면 수분손실 못지않게 칼륨, 마그네슘 등 다른 전해질의 손실도 가져올 수 있다. 정상적으로 신체는 폐나 피부를 통한 증발로 하루에 약 600 mL의 수분을 잃게 된다. 높은 온도에서는 땀 흘리는 빈도를 증가시킴으로써 수분손실이 증가된다. 이 **체온조절발한**(thermoregulatory sweating)은 처음에 이마와 두피에서 시작하여 얼굴로 퍼지고 나머지 신체로 퍼지며 마지막에 손바닥, 발바닥에서 일어난다. 그러나 감정적 스트레스 하에서는 손바닥, 발바닥 그리고 겨드랑이에서 처음 땀이 나게 된다. 체온조절발한의 조절은 콜린성인데 반해, 감정적 발한은 자율신경계 교감신경의 아드레날린성에 의해 자극을 받는다.

에크린땀샘의 분비부에는 세 가지 세포형이 존재한다.

샘의 분비부에는 분비상피세포인 **밝은세포**(clear cell)와 **어두운세포**(dark cell) 그리고 수축할 수 있는 상피세포인 **근상피세포**(myoepithelial cell)의 세 가지 세포형이 있다(그림 15.25와 도판 15.4, 644쪽). 모든 세포들은 기저판 위에 있고 그 배열은 거짓중층상피이다.

- **밝은세포**(clear cell)는 풍부한 글리코겐이 특징적이다. 글리코겐은 양이 많아 그림 15.25a에서 뚜렷하게 나타난다. 글리코겐은 과요오드산쉬프(PAS)염색법으로 강하게 염색된다. 일반적인 H&E 염색에서 밝은세포의 세포질은 염색이 잘 되지 않는다. 세포소기관에는 수많은 미토콘드리아, 무과립형질내세망 그리고 비교적 적은 양의 골지체가 있다. 세포막은 광범위하게 주름이 잡혀 외측면과 자유표면 쪽에서 뚜렷하게 증폭되어 있다. 또한 세포질주름 보다는 덜 복잡하지만 기저면에 함입된 주름을 가지고 있다. 이 세포들의 형태로 이들이 땀의 수분성분을 생성하는 것을 알 수 있다.
- **어두운세포**(dark cell)는 풍부한 rER과 분비과립이 특징적이다(그림 15.25 참조). 골지체는 당단백질 분비를 하는 이 세포의 형태에 걸맞게 비교적 크다. 자유표면 쪽 세포질에는 성숙한 분비과립이 있어 대부분을 채우고 있다(그림 15.25a 참조). 밝은세포는 세포질이 내강 쪽으로 매우 적게 노출되어 있으므로 분비가 주로 외측면을 통해 이루어진다. 외측면은 수분분비가 내강으로 도달할 수 있도록 세포사이소관과 접하고 있다. 이 소관에

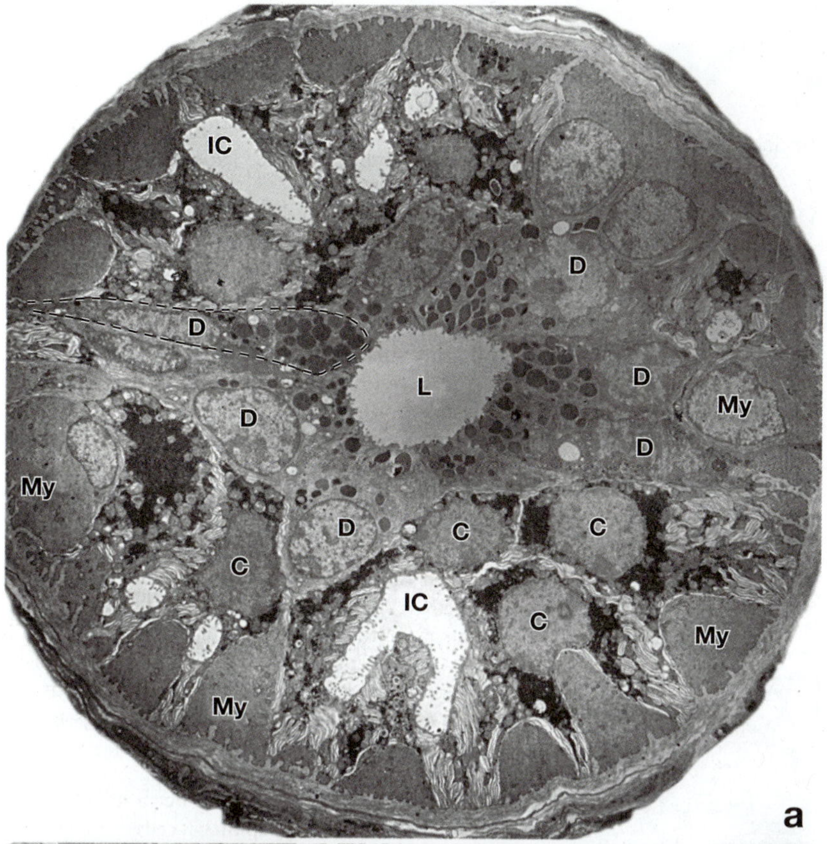

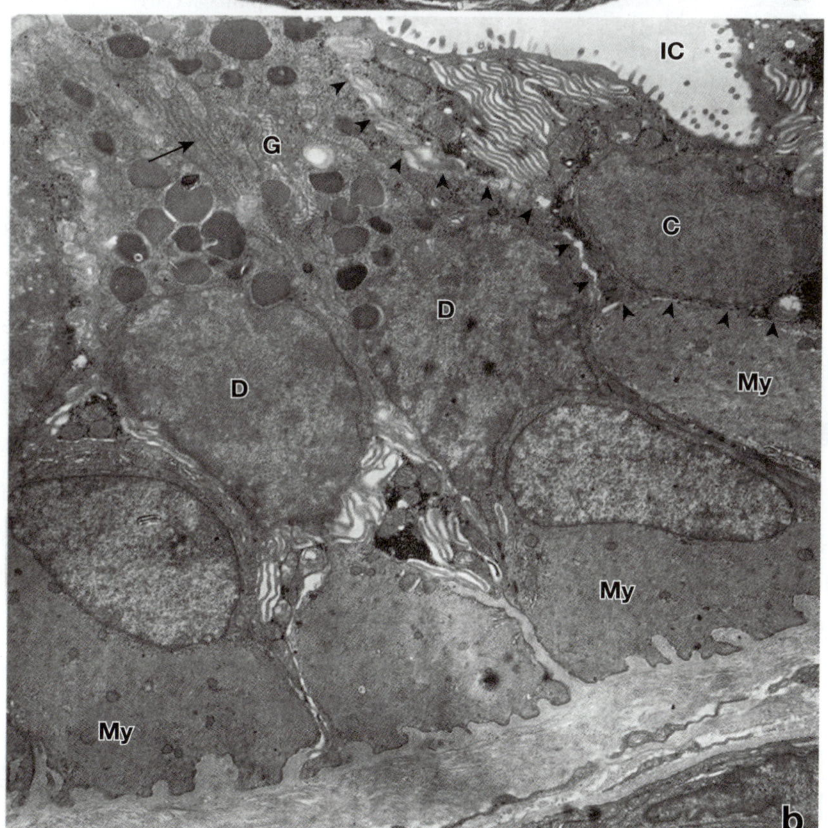

그림 15.25 에크린땀샘의 전자현미경사진. a. 이 사진에서는 근상피세포(*My*)와 두 개의 뚜렷한 샘세포형, 즉 어두운세포(*D*)와 밝은세포(*C*)가 나타나 있다. 어두운세포의 윗부분은 넓으며 샘의 내부공간(*L*)에 면해 있고 수많은 분비과립을 함유하고 있다. *점선*은 한 개의 어두운세포의 경계를 나타내고 있다. 밝은세포는 샘의 내강으로부터 더 떨어져 있다. 그 기저부는 근상피세포에 놓여 있거나 기저판에 직접 닿아 있다. 밝은세포의 대부분 자유표면은 세포사이 세포사이소관(*IC*)에 면해 있다. 밝은세포는 수많은 미토콘드리아, 세포막의 내부함입주름 및 전자밀도가 높은 글리코겐을 많이 함유하고 있다. ×5,600. **b.** 고배율에서 어두운세포에는 분비과립 외에 rER(*화살표*)과 골지체(*G*)가 있다. 밝은세포에는 많은 양의 주름잡힌 세포막, 미토콘드리아, 글리코겐이 나타나 있다. 근상피세포(*My*)는 수축할 수 있는 액틴미세섬유를 다량 함유하고 있다. 짧고 뭉툭한 화살표(*오른쪽 위*)가 밝은세포의 경계를 지워주고 있다. ×17,500. (Dr. John A. Terzakis 제공.)

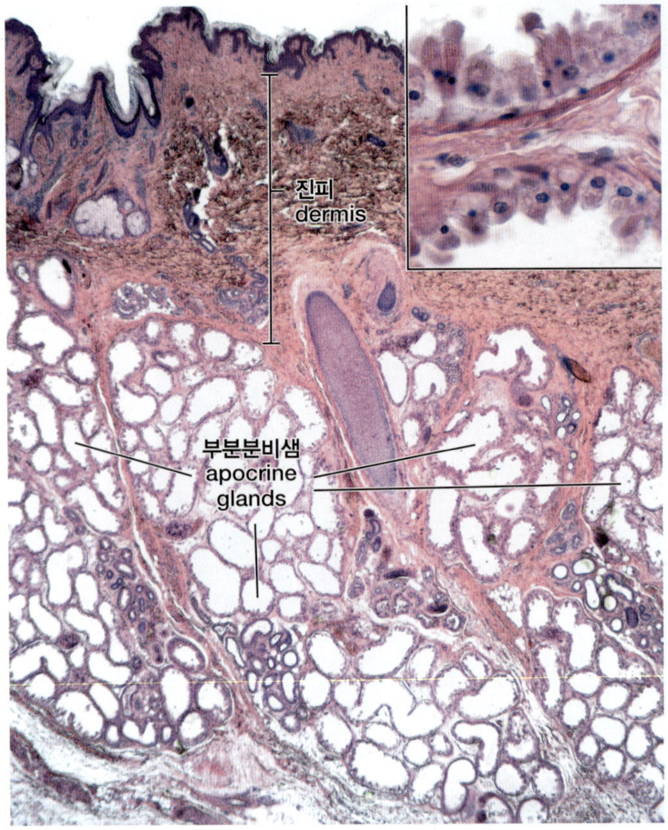

그림 15.26 부분분비땀샘의 사진. 항문 근처의 성인 피부표본으로 몇 개의 부분분비(항문)땀샘이 나타나 있고, 이 분비부의 내강이 커서 쉽게 확인할 수 있다. 이 부분분비땀샘은 진피의 치밀결합조직 깊숙이 모낭 가까이 있다(사진의 중앙) ×45. **삽입그림.** 분비부의 고배율사진으로 부분분비샘의 세포형을 나타내고 있다. 샘은 입방 또는 원주상피와 상피세포층의 기저부에 위치한 근상피세포로 구성되어 있다. ×230.

서 어두운세포의 단백질성 분비물과 섞이게 된다.

- **근상피세포**(myoepithelial cell)는 분비부의 기저면에 국한되어 있다. 이들은 분비세포 사이에 위치하며 그들의 돌기들이 관에 횡적으로 배열되어 있다. 세포질에는 에오신에 강하게 염색되는 수축성 미세섬유(액틴)가 많이 있으며 따라서 일반적인 H&E 염색표본에서 쉽게 확인할 수 있다. 이 세포들이 수축함으로써 샘에서 땀이 쉽게 분비된다.

에크린땀샘의 분비관 부분은 중층입방상피로 덮여있고 근상피세포가 없다.

샘의 **분비관부분**(duct segment)은 분비부와 함께 꼬여 있다가 피부 표면을 향해 구불구불하게 뻗어 올라간다. 조직표본에서 여러 개의 분비관 단면이 분비부 단면 사이로 나타나 있다. 분비관이 진피를 통과하여 표피에 도달할 때까지 완만하게 나선형으로 위로 올라가며 표피에서는 표면까지 더 빽빽한 나선형 코스로 계속된다. 그러나 분비관이 표피에 들어가면 분비관세포는 끝나며 표피의 세포들이 분비관의 벽을 이루고 있다. 임상적으로 에크린 분비관의 진피부분을 **누공**(syrinx)이라고 하며 피부표면으로 열리는 표피내 꼬인 부분을 **말단누공**(acrosyringium)이라고 한다. 누공의 양성종양을 **땀샘관종**(syringoma)이라고 하며 말단누공의 종양은 **땀구멍샘종**(poroma)이라고 한다. 말단누공은 또한 피부암의 매우 드문 유형인 **에크린땀구멍암**(eccrine porocarcinoma)의 기원이 된다.

진피 내 분비관은 기저세포층과 내강세포층으로 이루어진 **중층입방상피**(stratified cuboidal epithelium)로 이루어져 있다. 이 분비관 세포들은 분비부보다 더 작고, 짙게 나타난다. 또한 분비관은 분비부보다 직경도 더 작다. 샘분비샘의 분비부와 대조적으로 분비관 부분은 근상피세포가 없다. 이 점이 조직표본에서 분비관과 분비부를 구별하는 데 유용하다(그림 15.24 참조).

분비관의 기저세포나 주변세포는 둥글거나 난원형 핵을 가지고 있으며, 뚜렷한 핵소체를 포함하고 있다. 세포질은 미토콘드리아와 리보솜으로 채워져 있다. 내강 쪽 세포는 기저세포보다 작으나 핵들은 형태가 비슷하다. 내강 쪽 세포들의 가장 뚜렷한 형태는 위쪽 세포질이 진하게 염색되는 유리화(hyalinized) 형태라는 것이다. 유리화 형태는 위쪽세포질에 당김미세섬유가 많이 모여 있다는 것을 말해주고 있다.

부분분비땀샘(Apocrine Sweat Glands)

부분분비샘은 모낭과 연관된 큰 내강을 가진 관상샘이다.

부분분비땀샘(apocrine sweat gland)은 모낭과 같이 표피가 아래로 자람으로써 발달된다. 모낭과의 연결은 유지되어 샘의 분비물이 전형적으로 피지샘 개구부 바로 위 높이에서 모낭으로 들어가게 된다. 여기로부터 분비물이 표면으로 나간다.

샘분비샘과 같이 부분분비샘은 꼬인관상샘이며 때로는 가지를

글상자 15.7

임상적용: 피부재생(Skin Repair)

피부의 상처치유과정은 전통적으로 일차 또는 이차유합으로 설명할 수 있다. **일차유합**(primary union, **일차시도** first intention)에 의한 치유는 외과적 절개에 의해 일어나며 상처가 대부분 깨끗하고 감염되지 않았고 외과적봉합에 의해 그 끝을 맞추어 준다. **이차유합**(secondary union, **이차시도** secondary intention)에 의한 치유는 끝이 분리되고 광범위하게 세포나 조직이 떨어져 나가는 손상상처에서 일어난다. 이런 상처치유의 경우에는 재생과정 중에 형성되는 특수한 유형의 조직인 **육아조직**(granulation tissue)이 많은 양 생성된다.

피부의 절개나 열상에 의한 재생은 진피와 표피 모두의 자극 성장이 필요하다. 진피의 재생은 (1) 피떡형성; (2) 손상받은 콜라겐 섬유를 큰포식세포가 제거함; (3) 육아조직 형성; (4) 노출된 표면의 재상피화; (5) 섬유모세포의 증식과 이동 및 상처수축에 관여하는 근섬유모세포의 분화; (6) 아래의 결합조직의 세포밖기질의 침착과 리모델링. 봉합을 통한 일차유합에 의한 치유는 상처를 최대로 닫고 상흔을 최소화하여 재생면적을 감소시킨다. 외과적 절개는 분할선을 따라 행해진다. 절개는 콜라겐섬유의 방향과 평행하여 과다한 콜라겐 생성과 그에 따라 생길 수 있는 흉터를 최소화한다.

표피의 재생은 상처를 둘러싸고 있는 손상받지 않은 부위의 기저층의 각질세포가 증식한다(그림 F15.7.1). 처음 24시간에 세포분열 활동이 뚜렷이 증가한다. 짧은 시간 내에 상처부위는 탈수된 피떡인 **딱지**(scab)에 의해 덮인다. 기저층의 증식된 기저세포들은 딱지 아래로 이동하여 상처표면을 가로지른다. 이동속도는 하루에 0.5 mm 정도로 상처 후 8~18시간 내에 시작된다. 이동라인 뒤에서도 증식과 분화가 일어나 표피의 여러 층을 재건한다. 새로운 세포들이 각질화되고 떨어져 나감에 따라, 덮고 있던 딱지는 떨어져 나가는 세포들로부터 분리되며, 이것으로 왜 딱지가 주변에서 안쪽으로 떨어져 나가는지를 설명해준다.

손상이나 절개에 의해 표피층 전체가 제거된 경우, 모낭의 일부와 표피줄기세포 오목을 포함한 모낭팽대의 일부가 완전한 상피(표피)층을 재건하기 위해 노출된 표면으로 이동하는 세포들을 생성한다. 3도 화상이나 광범위한 박피 등에 의해 상피구조가 심하게 파괴되면 재상피화는 일어나지 못한다. 그러한 상처는 상처부위를 덮는 표피이식에 의해서만 치유될 수 있다. 이식을 못할 경우 최선책은 상처주변으로부터 세포들이 천천히 불완전하게 안쪽으로 자라들어와 재상피화하는 것이다.

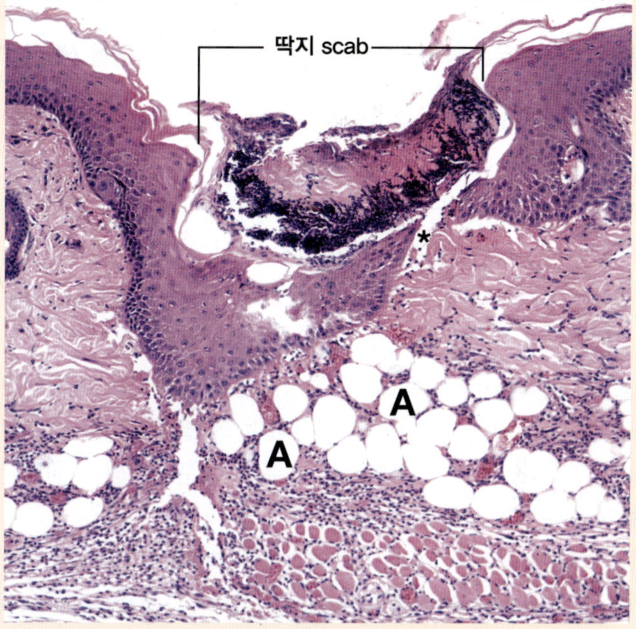

그림 F15.7.1 피부상처의 표피재생 말기를 나타낸 사진. 처음 손상은 피부 전체와 지방세포(*A*)를 함유한 진피하층의 일부를 포함한 절개에 의해 일어났다. 표피는 딱지 밑에서 재형성되었다. *별표*는 상피가 표본작성 동안 분리된 인공산물이다. 딱지의 아래쪽에 수많은 중성호구가 있으며 떨어져 나가는 시점에 가깝다. 이 시기의 진피는 재생과정 동안 거의 변화를 보이지 않으나 결국에는 연속된 층을 이루기 위해 재정립할 것이다. ×110.

치고 있다. 샘의 분비부는 진피 깊숙이나 진피하층의 윗부분에 주로 위치한다.

부분분비샘의 분비부는 에크린땀샘보다 내강이 넓으며, 한 종류의 세포로 구성되어 있다.

부분분비샘의 분비부는 에크린땀샘과 몇 가지 관점에서 다르다. 광학현미경 하에서 눈에 띄는 가장 뚜렷한 차이점은 매우 넓은 내강이다(그림 15.26와 도판 15.3, 642쪽). 에크린땀샘과 달리 부분분비샘은 분비물을 내강 내에 저장한다. 샘의 분비부는 단층상피로 이루어져 있다. 단지 한 종류의 세포형만 존재하고 세포질은 호산성이다. 세포의 윗부분은 종종 거품과 같은 돌출부를 나타낸다. 한 때 이 부분이 내강으로 떨어져 나와 부분분비를 하는 것으로 여겨져 그러한 이름이 붙여졌으나 투과전자현미경으로 확인한 결과, 샘분비형(merocrine type)이라는 것이 밝혀졌다. 자유표면 쪽 세포질에는 세포외유출로 분비되는 세포내 분비성분인 수많은 작은 과립들이 있다. 그 밖에 세포에는 수많은 용해소체와 리포푸신 색소과립 등이 있다. 후자는 제2차, 제3차 용해소체를 말한다. 미토콘드리아도 많다. 분비물은 배출한 후 무반응기에는 골지체가 새로운 분비기를 준비하기 위해 커진다.

근상피세포(myoepithelial cell)들도 샘의 분비부에 있으며, 분비세포와 기저판 사이에 위치하고 있다. 에크린땀샘에서와 같이 근모양세포(myoid cell) 돌기들의 수축이 분비물을 배출하는 것을 촉진한다.

부분분비샘의 분비관부분은 중층입방상피로 덮여 있으며 근상피세포가 없다.

부분분비샘의 분비관(duct of the apocrine gland)은 에크린땀샘의 것과 비슷하여 좁은 내강을 가지고 있다. 그러나 분비관은 분비부로부터 모낭 도관으로 분비하기 위하여 비교적 똑바른 경로를 취한다. 이 똑바른 경로 때문에 같은 조직표본상에서 분비관과 분비부가 함께 나타날 가능성이 감소되었다. 또한 에크린땀샘의 분비관과 대조적으로 부분분비샘의 분비관에서는 재흡수가 일어나지 않는다. 분비물은 분비관을 통해 나가는 동안 변하지 않는다.

분비관의 상피는 중층입방상피이며 보통 두 층이나 때로는 세 층 두께가 되기도 한다. 내강에 면한 세포의 자유표면 쪽 세포질은 당김미세섬유가 모여 있는 결과로 유리화된 양상을 나타낸다. 이런 점에서 이들은 에크린땀샘 분비관의 내강세포와 닮아 있다.

부분분비샘은 페로몬을 함유한 단백질이 풍부한 분비물을 생성한다.

부분분비샘(apocrine gland)은 단백질, 탄수화물, 암모니아, 지질 및 분비물의 색깔이 나타날 수 있는 유기물질 등을 함유한 분비물을 생성한다. 그러나 분비물은 해부학적 부위에 따라 다양하다. 겨드랑이에서는 분비물이 우유빛이고 약간 점성이 있다. 분비가 될 때 분비물은 냄새가 없다. 그러나 피부 표면의 세균 작용에 의해 냄새가 나게 된다.

부분분비샘(apocrine gland)은 겨드랑이털이나 음모가 나는 **사춘기**(puberty)가 되어야 기능을 하기 시작하며 그 발달상태는 성호르몬에 달려 있다. 여성에서 겨드랑이와 유륜 부분분비샘은 월경주기에 따라 형태학적 및 분비의 변화를 보이게 된다.

여러 척추동물에서 이와 비슷한 샘이 **페로몬**(pheromone)을 분비한다. 페로몬이란 자기영역을 표시하거나, 구애행동 및 모성적 내지는 사회적 행동에 이용되는 화학적신호이다. 일반적으로 사람에서도 부분분비샘 분비물이 페로몬으로 작용하는 것으로 믿고 있다. 남성페로몬(안드로스테놀과 안드로스테논 androstenol and androstenone)은 여성월경주기에 직접 영향을 미친다. 더 나아가 여성페로몬(코풀린 copulin)은 여성에서는 남성 인식에 영향을 미치고, 남성 호르몬 분비의 변화를 야기시킨다.

에크린땀샘과 부분분비땀샘은 자율신경계의 교감신경에 의해 신경지배를 받는다.

에크린땀샘(eccrine sweat gland)은 콜린성(cholinergic) 신경전달물질인 **아세틸콜린**(acetylcholine)에 의해 자극을 받는다. 역설적으로 아세틸콜린(자율신경계의 부교감 신경전달물질임)이 아니라 노르에피네프린을 사용하는 교감신경섬유에서 분비된다. 따라서 에크린땀샘은 기능적으로는 콜린성, 해부학적으로는 교감신경의 지배를 받는다. 아드레날린성전달물질인 **노르에피네프린**(norepinephrine)은 **부분분비샘**(apocrine gland)을 자극한다. 위에서 기술한대로 에크린땀샘은 열과 스트레스에 반응한다. 땀샘의 교감신경분포는 시상하부의 체온조절센터로 전달된다. 부분분비샘은 스트레스, 공포, 통증 및 성적자극과 같은 감정에 반응하나 열에는 반응하지 않는다. **다한증**(hyperhidrosis)은 인구의 0.6~5%에서 나타나는 병적상태로 체온조절 시 필요한 양보다 많은 땀이 생성된다. 이것은 원인을 모르거나(일차 다한증) 기타 내분비적, 신경학적 및 감염이상일 수 있다. **일차 다한증**(primary hyperhidrosis)은 체온과 연관되지 않고 가만히 있을 때 억제할 수 없이 과도한 땀이 예측할 수 없이 흐르는 것이다. 이러한 다한증의 증상은 삶의 질에 영향을 주고 사회적 당혹감, 외로움, 불안 및 우울증을 야기한다. 치료로는 항콜린성약품을 국소적으로 도포하거나 경구적 복용, 외과적 시술(내시경 흉부교감신경 절제술), 레이저 치료 또는 보톡스 주사 등이 있다.

■ 피부노화(SKIN AGING)

피부노화(skin aging)는 유전적, 환경요인, 호르몬 변화, 대사인자 등 내적 및 외적인자의 영향을 받으며 이 모든 것이 원상태 구조와 생리적 기능의 소실을 야기한다. 나이를 먹으면 피부의 복잡한 세포 및 생화학적 과정은 변하고, 리모델링, 재생과 재건 사이의 균형에 영향을 미친다. 게다가 노화된 피부의 보호면역장벽은 덜 효과적이다. 조직학적 관점에서 나이든 피부에서 몇 가지 구조적 변화를 볼 수 있다.

- **각질세포가 위축**(keratinocyte atrophy)되면 표피층의 두께가 감소한다. 표피와 진피 사이의 납작해진 중간부분과 얇아진 표피는 힘을 견디지 못하며 상처를 입기 쉽다. 이에 더하여 각질세포 위축은 표피의 수분장벽의 단백질과 지방성분의 생성에 영향을 주어 노인에서 표피를 통한 수분손실을 증가시켜 피부가 더욱 건조해진다.
- **단핵구 큰포식세포계통 세포들의 활동성이 감소**(diminishment of mononuclear phagocyte system activity)하여 병원체에 대한 면역반응에 영향을 미친다, 표피의 랑게르한스세포는 그 수가 줄어들고 림프절로 이동하는 능력이 감퇴한다. 진피수지상세포 또한 피부가 나이 들면 변화를 보인다. 이들은 T세포와 상호작용이 감소하여 이동과 포식활동에 이상을 보인다. 피부의 T상주기억세포의 감소가 노인들의 감염이 증가하는 것과 연관이 있다고 하겠다.
- **진피섬유모세포의 크기와 활동성이 감소**(reduction of the size and activity of dermal fibroblast)하여 나이를 먹으면 진피가 얇아진다. 노인의 진피섬유모세포는 프로콜라겐과 기타 구조적 세포밖기질단백질을 덜 합성한다. 그러나 세포밖기질의 리모델링과 파괴에 관여하는 matrix metalloproteinase(MMP)가 증가한다.
- **콜라겐 섬유와 탄력섬유의 조각화**(collagen and elastic fibers fragmentation)는 MMP 활동이 증가하는 것과 연관이 있다. 피부의 콜라겐과 탄력섬유의 총량은 나이를 먹으면 감소한다. 몇 가지 MMP(MMP-1, MMP-3, MMP-9)는 특히 엘라스틴 섬유를 목표물로 하여 그들을 조각낸다. 이 결과로 피부의 탄성이 감

소하고 나이들어 주름이 생기는 것이다.

- **땀샘과 피지샘 분비가 감소**(reduction in secretion of sweat and sebaceous gland)하면 피부건조효과를 더욱 증진시킨다. 땀과 피지에는 피부표면의 세균 성장을 조절하는 항세균 펩타이드와 지질이 함유되어 있다. 이러한 물질의 분비가 감소하면 병원체 박테리아의 성장을 억제하는 면역피부장벽에 영향을 미치게 된다.
- **피부밑지방조직 감소**(subcutaneous adipose tissue reduction)는 진피하층과 표층근막층에서 일어난다. 만성적으로 자외선에 노출된 진피 지방조직에서는 지방세포가 감소하고 자유지방산과 트리글리세라이드도 감소한다.

피부노화과정은 삶의 방식, 유전적 요인 그리고 자외선노출, 담배, 환경오염 등 환경적 영향의 정도에 따라 다르게 일어난다. 결론적으로 이러한 변화는 노인들이 기계적 손상이나 감염에 더 쉽게 걸리게 한다. 각질세포에 색소가 많은 것은 햇볕자외선 노출과 피부손상에 대해 보호역할을 한다는 것을 인지하는 것은 중요하다.

101 HISTOLOGY NOTEBOOK

외피계통 (INTEGUMENTARY SYSTEM)

외피계통의 개요(OVERVIEW OF THE INTEGUMENTARY SYSTEM)

- **외피계통**(integumentary system)은 피부와 그 부속구조들(표피부속구조)로 구성된다.
- **피부**(skin)는 주로 중층편평상피로 구성된 **표피**(epidermis)와 그 아래에 위치한 불규칙 치밀결합조직인 **진피**(dermis), 두 층으로 구성된다.
- 피부 깊숙이 다양한 양의 지방조직을 함유한 **진피하층**(hypodermis)이 있다.

표피(EPIDERMIS)

- **표피**(epidermis)는 주로 분화되어 중층편평상피를 형성하는 **각질세포**(keratinocyte, 85%)로 구성되어 있다.
- 표피의 네 층이 뚜렷하게 구분된다.
- **기저층**(stratum basale)은 아래의 결합조직과는 반부착반점으로, 주위의 세포들과는 부착반점을 통해 서로 부착되어 있는 작고 활발히 분열하는 단층의 세포들로 이루어진 층이다.
- **극층**(stratum spinosum)은 세포질 돌기 끝에 중간미세섬유(케라틴 미세섬유)를 함유한 큰 각질세포들이 **부착반점**(desmosome)에 의해 서로 연결된 몇 층의 세포층으로 구성되어 있다.
- **과립층**(stratum granulosum)은 응집하여 **케라틴 미세섬유**(keratin filament)를 형성하는 **필라그린**(filaggrin)의 전구체를 함유하고 있는 **각질유리과립**(keratohyalin granule)과 표피**수분장벽**(water barrier)을 형성하는 지질을 함유한 층판과립(lamellar body)을 함유하고 있는 납작한 각질세포들로 이루어진 뚜렷한 층이다.
- **각질층**(stratum corneum)은 케라틴 미세섬유로 꽉 찬 최종 분화된 편평세포(핵이 없음)들로 이루어진 가장 표면에 위치한 층이다. 이 세포들은 피부표면으로부터 계속하여 탈락하고 있다.
- 표피의 총 교체시간은 약 **47일**이다.

표피의 특수세포 (SPECIALIZED CELLS OF THE EPIDERMIS)

- **멜라닌세포**(melanocyte, 표피세포의 5% 차지)는 기저층에 위치하며 극층의 각질세포들 사이로 긴 돌기들을 뻗고 있다.
- 멜라닌세포는 **멜라닌소체**(melanosome)에서 **멜라닌**(melanin) 색소를 합성하여 **색소증여**(pigment donation)과정 동안 멜라닌을 근처의 각질세포로 전달한다. 전달된 색소는 자외선에 의한 손상으로부터 핵의 DNA를 보호하기 위해 각질세포의 핵 위에 축적된다.
- 표피에 있는 그 외의 세포로는 면역계통의 신호전달에 관여하는 항원제시세포인 **랑게르한스세포**(Langerhans cell, 2~5%)와 감각신경종말과 연관된 기계수용기인 **메르켈세포**(Merkel cell, 6~10%)가 있다.

진피(DERMIS)

- **진피**(dermis)는 두 층으로 구성되어 있다.
- **유두층**(papillary layer)은 혈관, 림프관 그물과 감각신경종말을 포함한 성긴결합조직(I형과 III형 콜라겐)으로 구성된 표면층이다.
- **그물층**(reticular layer)은 더 깊이 위치하며 I형 콜라겐, 탄력섬유 및 큰 혈관들로 구성된 불규칙 치밀결합조직이다.
- **표피진피연접**(epidermal-dermal junction)은 **진피유두**(dermal papilla)라고 하는 손가락과 같은 수많은 결합조직돌기들과 이에 상응하는 표피돌출부(**표피능선** epidermal ridge)로 구성된다.
- **진피유두**(dermal papilla)는 신경종말과 혈관 및 림프모세혈관 그물을 포함하고 있다.

진피의 특수세포(SPECIALIZED CELLS OF THE DERMIS)

- **진피섬유모세포**(dermal fibroblast)는 병원체 인식을 위한 **toll-like수용체**(toll-like receptor, TLR)를 가지고 있다. 이들이 병원체를 만나면 염증 사이토카인을 분비하여 면역반응을 야기한다.
- **진피수지상세포**(dermal dendritic cell)는 항원을 T세포에 전달하거나 림프절로 이동하여 면역반응을 일으킨다.
- **상주진피큰포식세포**(resident dermal macrophage)는 난황주머니에서 기원한 항원제공세포로 진피에서 이물질이나 조직손상 및 병원체에 대해 면역반응을 일으킨다.
- **진피 T-상주기억세포**(dermal T-resident memory [T_{rm}] cell)는 비순환기억T세포로 빠르고 강한 면역반응을 일으킨다.

피부의 감각신경수용기(SENSORY NERVE RECEPTORS OF SKIN)

- 표피는 섬세한 촉각, 열감, 냉감 및 통증을 감지하는 **말초신경종말**(free nerve ending)을 포함하고 있다.
- 또한 **메르켈소체**(Merkel corpuscle, 신경종말을 포함한 메르켈세포 Merkel cell with a nerve ending)는 기계적 감각수용기이다.
- 진피에는 압력과 진동을 감지하는 **파치니소체**(Pacinian corpuscle), 섬세한 촉각을 감지하는 **마이스너소체**(Meissner corpuscle) 및 피부의 늘어남과 비틀림을 감지하는 **루피니소체**(Ruffini corpuscle)가 있다.

털과 손발톱(HAIRS AND NAILS)

- **털**(hair)과 **모낭**(hair follicle)은 거의 전신에 걸쳐 존재한다.
- **모낭**(hair follicle)은 털을 형성하는 기질세포로 분화하는 표피줄기세포 저장고(**모낭팽창부 follicular bulge**)를 함유하고 있다.
- **털**(hair)은 털줄기의 수질, 피질(털mass의 80%) 및 털소피를 만들기 위하여, 모낭(**망울** bulb) **하부**(inferior segment)의 **기질세포**(matrix cell)가 분화하여 형성된다.
- **털줄기**(hair shaft)는 속뿌리상피집과 바깥뿌리상피집에 의해 둘러싸여 있다. **속뿌리상피집**은 **헨레층**(Henle layer), **헉슬리층**(Huxley layer) 및 **내뿌리상피집소피**(internal root sheath cuticle) 등 세 층으로 구성되어 있다. **바깥뿌리상피집**(external root sheath)은 표피와 연속되어 있다.
- **손발톱**(nail)은 **경질케라틴**(hard keratin)을 함유한 각질세포들로 구성된 판으로 **손발톱바닥**(nail bed) 위에 놓여 있다. 경질케라틴은 손발톱의 근위부에서 손발톱뿌리에서 형성된다. 각질세포는 거기에서 증식하고 분화하여 경질케라틴을 형성한다.
- **손발톱판**(nail plate)이 성장할 때, 가장자리가 피부주름에 덮힌 채 손톱바닥 위를 이동한다.

피부의 샘들(GLANDS OF THE SKIN)

- **피지샘**(sebaceous gland)은 털과 피부표면을 덮어주는 **피지**(sebum)를 생성한다. 피지는 온분비양식으로 **피지세포**(sebocyte)에 의해 생성되며 털피지소관을 통해 모낭으로 배출된다.
- **부분분비땀샘**(apocrine sweat gland)은 단백질이 풍부한 땀을 모낭으로 분비하지만 신체의 특수한 부위(겨드랑이, 회음부)에 국한된다.
- 부분분비땀샘은 넓은 직경의 꼬인 샘이다. 그 분비부에는 수축함으로써 땀을 배출하는 **근상피세포**(myoepithelial cell)를 포함하고 있다.
- **에크린땀샘**(eccrine sweat gland)은 모낭과는 상관이 없다. 이 땀은 그 성분이 콩팥의 혈액추출액과 비슷하다.
- 에크린땀샘은 체표면에서 땀의 수분이 증발하여 몸을 식힘으로써 **체온조절**(temperature regulation)의 중요한 역할을 한다. 이 분비부에도 **근상피세포**(myoepithelial cell)가 있다.

도판 15.1 ■ 피부 I(Skin I)

피부(skin) 또는 외피는 각질화된 중층편평상피로 구성된 **표피**(epidermis)와 결합조직으로 구성된 **진피**(dermis)로 구분할 수 있다. 진피의 아래에는 **진피하층**(hypodermis)이라고 하는 성긴결합조직이 있으며, 이는 또한 육안해부학자들 사이에서 **피부밑조직**(subcutaneous tissue) 또는 표층근막이라고 불린다. 전형적으로 진피하층에는 지방조직이 많이 함유되어 있으며 영양상태가 좋은 사람에서 더욱 뚜렷하다.

표피에서 손톱, 털, 피지샘 및 땀샘이 기원된다. 손바닥과 발바닥에서 표피는 각질화된 층으로 인해 신체의 다른 부위에 비해 더 두껍다. 따라서 손바닥, 발바닥의 피부를 **두꺼운피부**(thick skin)라고 하고, 신체의 나머지 부분 피부를 **얇은피부**(thin skin)라고 한다.

두꺼운피부에는 털이 없다. 또한 표피와 진피 사이 경계부가 얇은피부보다 두꺼운피부에서 더욱 복잡하다. 진피의 손가락같은 돌기가 표피 쪽으로 돌출되어 있는 **진피유두**(dermal papilla)가 두꺼운피부에서 더 길고 더 빽빽하게 배열되어 있다. 이러한 구조가 마찰을 많이 받는 피부에서 마찰을 견딜 수 있게 한다.

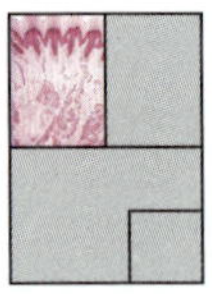

두꺼운피부, 사람, H&E ×45.

이 표본은 두꺼운피부로 위쪽이 **표피**(epidermis, *Ep*), 아래쪽이 진피이며 진피에서 많은 **땀샘**(sweat gland, *SW*)이 관찰된다. 표피층은 고배율로 관찰하였으나, 이러한 저배율에서도 표피의 반 정도가 다른 부위보다 옅게 염색되어 뚜렷한 층으로 나타난 것을 쉽게 볼 수 있다. 이것이 각질층이다. 돔 형태로 둥글게 솟아 있는 표면은 사람에서 특징적인 지문을 형성하는 섬세한 이랑들이 가로절단된 것이다.

또한 땀샘뿐 아니라 진피에는 혈관(*BV*)과 지방조직(*AT*)이 있다. 땀샘의 분비관(*D*)은 샘에서 표피 쪽으로 뻗어 있다. 상피 이랑의 끝부분을 보면 분비관 중 하나가 표피로 들어가는 것이 관찰된다. 이것은 나선형 경로로 표피를 통과하여 피부 표면에 열린다.

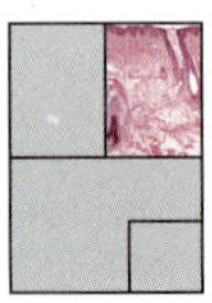

얇은피부, 사람, H&E ×60.

위쪽의 두꺼운피부와 비교하기 위하여 나타낸 얇은피부 표본이다. 두꺼운피부와 비교하여 표피(*Ep*)의 매우 얇은 케라틴층을 관찰할 것. 얇은피부에는 땀샘 이외에도 모낭(*HF*)과 거기 연관된 **피지샘**(sebaceous gland, *SGl*)이 있다. 각 피지샘은 모낭으로 열린다. 이 표본에서와 같이 모낭과 피지샘 및 땀샘들이 진피(*De*)를 넘어 진피하층까지 뻗어 있다. 진피하층의 혈관(*BV*)과 지방조직(*AT*)을 관찰할 것.

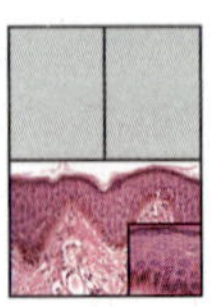

표피, 피부, 사람, H&E ×320; 삽입그림 ×640.

얇은피부 표피(epidermis of thin skin)의 고배율 표본이다. 가장 아래쪽에 위치한 세포층이 **기저층**(stratum basale, *SB*)이다. 이것은 한 층으로 구성되어 있다. 이 바로 위층이 몇 개의 세포층으로 구성된 **극층**(stratum spinosum, *SS*)이다. 극층은 표면에 가시돌기를 가진 세포들로 이루어져 있다. 이 돌기들은 주위 세포들의 가시돌기와 만나 함께 세포사이다리(화살표, 삽입그림)로 나타난다. 그 다음 층은 **과립층**(stratum granulosum, *SGr*)으로 세포들이 각질유리과립(화살표머리, 삽입그림)을 함유하고 있다. 표면은 **각질층**(stratum corneum, *SC*)이다. 이 층은 더 이상 핵을 가지고 있지 않은 각질화된 세포들로 구성되어 있다. 각질화된 세포들은 납작하며 뚜렷한 세포경계 없이 위아래로 달라붙어 있다. 두꺼운피부에는 **투명층**(stratum lucidum)이라는 다섯 번째 층이 과립층과 각질층 사이에 나타난다. 기저층의 세포들에 들어 있는 색소는 멜라닌이다. 이 색소(*P*) 중 일부는 진피의 결합조직 세포에도 존재한다. 혈관(*BV*)이 진피유두층까지 뻗어 들어간 것을 관찰할 것.

AT, 지방조직(adipose tissue)
BV, 혈관(blood vessels)
D, 땀샘의 분비관(duct of sweat glands)
De, 진피(dermis)
Ep, 표피(epidermis)
HF, 모낭(hair follicle)
P, 색소(pigment)
SB, 기저층(stratum basale)
SC, 각질층(stratum corneum)
SGl, 피지샘(sebaceous gland)
SGr, 과립층(stratum granulosum)
SS, 극층(stratum spinosum)
SW, 땀샘(sweat gland)
화살표머리, 과립층의 세포내 과립(granules in cell of stratum granulosum)
화살표, 세포사이다리(intercellular bridges)

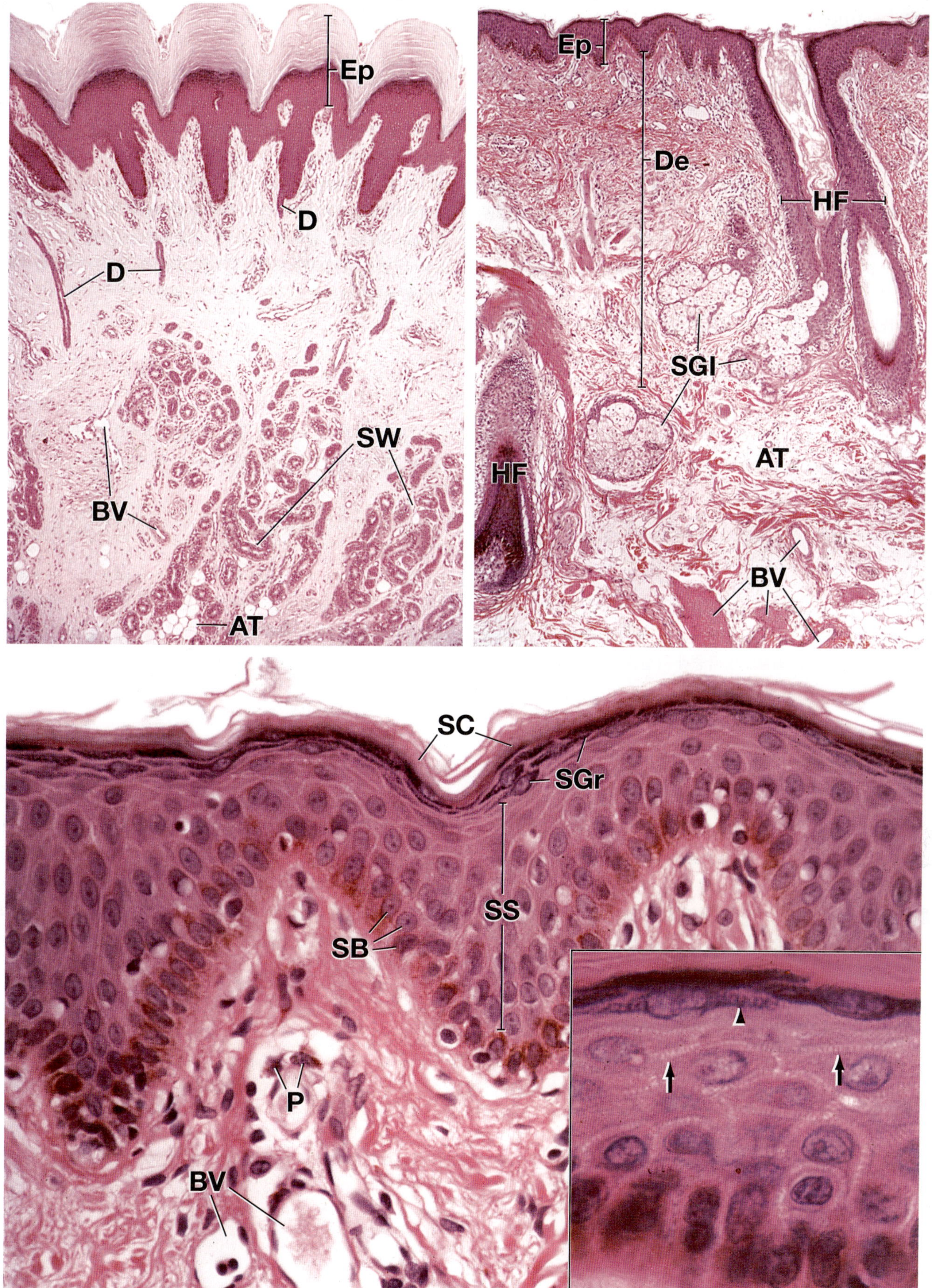
Ep
D
D
BV
SW
AT
Ep
De
HF
SGl
HF
AT
BV
SC
SGr
SS
SB
P
BV

도판 15.2 ■ 피부 II(Skin II)

표피(epidermis)에는 **각질세포**(keratinocyte), **멜라닌세포**(melanocyte), **랑게르한스세포**(Langerhans cell) 및 **메르켈세포**(Merkel cell) 등 네 종류의 뚜렷한 세포들이 있다. 이 세포들 중 각질세포가 가장 많으며, **기저층**(stratum basale)에서 생성되어 표면을 향해 이동한다. 이들이 이동하며 세포내 **케라틴**(keratin) 단백질을 생성하고, 표피의 위층에서 수분장벽으로 작용하는 특별한 세포밖지질도 생성한다. 조직학적으로 각질세포는 **극층**(stratum spinosum)에서 가시돌기를 가지고 있는 세포들이다. 다른 세 종류의 세포들은 H&E 염색한 파라핀 절편에서는 쉽게 확인하기 힘들다. 그러나 멜라닌세포의 생성물은 H&E 표본에서 뚜렷하여, 이 판의 첫 번 두 사진에 나타난다.

피부는 **멜라닌**(melanin)이라고 하는 색소를 함유하고 있으며 멜라닌은 자외선의 해로운 점으로부터 조직을 보호한다. 멜라닌은 멜라닌세포에 의해 생성되어 각질세포로 전달된다. 엷은피부에서 보다 진한피부에 색소가 더 많이 존재한다. 이것은 엷은피부(*제일 위 사진*)와 진한피부(*중간 사진*)를 비교하여 잘 알 수 있다. 각 사진에서 표피와 약간의 진피를 관찰할 수 있다. 진한피부의 심부에 색소가 많이 함유된데 비해, 엷은피부에 있는 색소의 양은 이 배율에서 관찰할 만큼 충분하지 않다. 양쪽 피부형 모두에 존재하는 색소생성세포의 숫자는 대략 비슷하다. 피부색의 차이는 엷은피부에서 각질세포의 용해소체가 색소를 더 빨리 용해시켜버리기 때문에 나타나는 것이다. 햇볕에 오랫동안 노출되면 엷은피부에서도 이 색소가 충분히 생성된다.

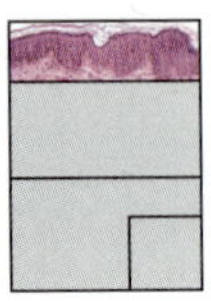

엷은피부, 사람, H&E ×300.

이 표본과 같이 H&E 염색된 엷은피부의 파라핀 절편에서 **멜라닌세포**(melanocyte)는 기저층의 다른 세포들과 섞여 작고, 둥글며 투명한 세포(*CC*)로 나타난다. 그러나 표피의 투명한 세포가 모두 멜라닌세포는 아니다. 예를 들어 랑게르한스세포도 투명한 세포로 나타나지만, 이들은 좀 더 표면 쪽인 극층에 위치하고 있다. 메르켈세포도 투명한 세포로 나타날 수 있으므로 이 세 가지 세포형을 확실히 확인하는 것은 어렵다.

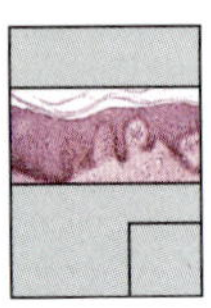

짙은피부, 사람, H&E ×300.

진한피부에서 대부분의 색소는 표피의 기저부에 있으나, 표면쪽으로 올라가는 세포에도 존재하고, 각질화된 층의 핵이 없는 세포에도 존재한다. **화살표**는 극층과 각질층의 각질세포에 들어있는 **멜라닌색소**(melanin pigment)를 가리키고 있다. 엷은피부에서는 멜라닌이 극층의 윗부분을 떠나기 전에 파괴된다. 따라서 색소는 표피의 위층에서는 관찰되지 않는다.

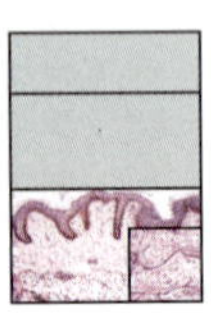

진피, 피부, 사람, H&E와 엘라스틴 염색 ×200; 삽입그림 ×450.

이 사진은 피부의 결합조직층인 진피의 일부 형태를 보여주므로 여기 포함되었다. 진피는 성긴결합조직인 **유두층**(papillary layer, *PL*)과 치밀결합조직인 그물층(*RL*)의 두 층으로 이루어져 있다. 유두층은 표피의 바로 아래에 위치하며 표피쪽으로 돌출된 결합조직 유두를 포함하고 있다. **그물층**(reticular layer)은 유두층 아래에 위치한다. 이 두 층 사이는 특수한 구조로 경계지워지지 않으며 단지 두 층의 조직학적 조성이 다를 뿐이다.

이 표본은 H&E 염색이 되어 있으나 또한 탄력섬유(*EF*)를 나타내기 위한 염색도 시행하였다. 탄력섬유는 비교적 굵고 그물층(삽입그림 참조)에서 뚜렷하여 일부는 길쭉하게, 일부는 짧게, 진한 푸른색 단면으로 나타난다. 유두층에서 탄력섬유는 더 가늘고 비교적 성글다(화살표). **삽입그림**에 그물층의 전형적인 호산성의 굵은 콜라겐섬유가 나타나 있다. 저배율의 이 사진에서 콜라겐섬유가 뚜렷하지는 않지만 유두층보다 그물층에서 더 굵다는 것을 알 수 있다. 유두층은 그물층보다 확실히 세포들이 더 많다. 그물층의 작고 검푸른 옆단면은 탄력섬유(삽입그림)의 사선 및 가로절단면을 나타낸 것으로 세포의 핵이 아니다.

CC, 투명한 세포(clear cells)
EF, 탄력섬유(elastic fibers)
PL, 유두층(papillary layer)
RL, 그물층(reticular layer)
화살표, 중간그림, 표피의 세포 내 색소; 아래그림: 가느다란 탄력섬유(pigment in different layers of epidermis; lower figure, delicate elastic fibers)

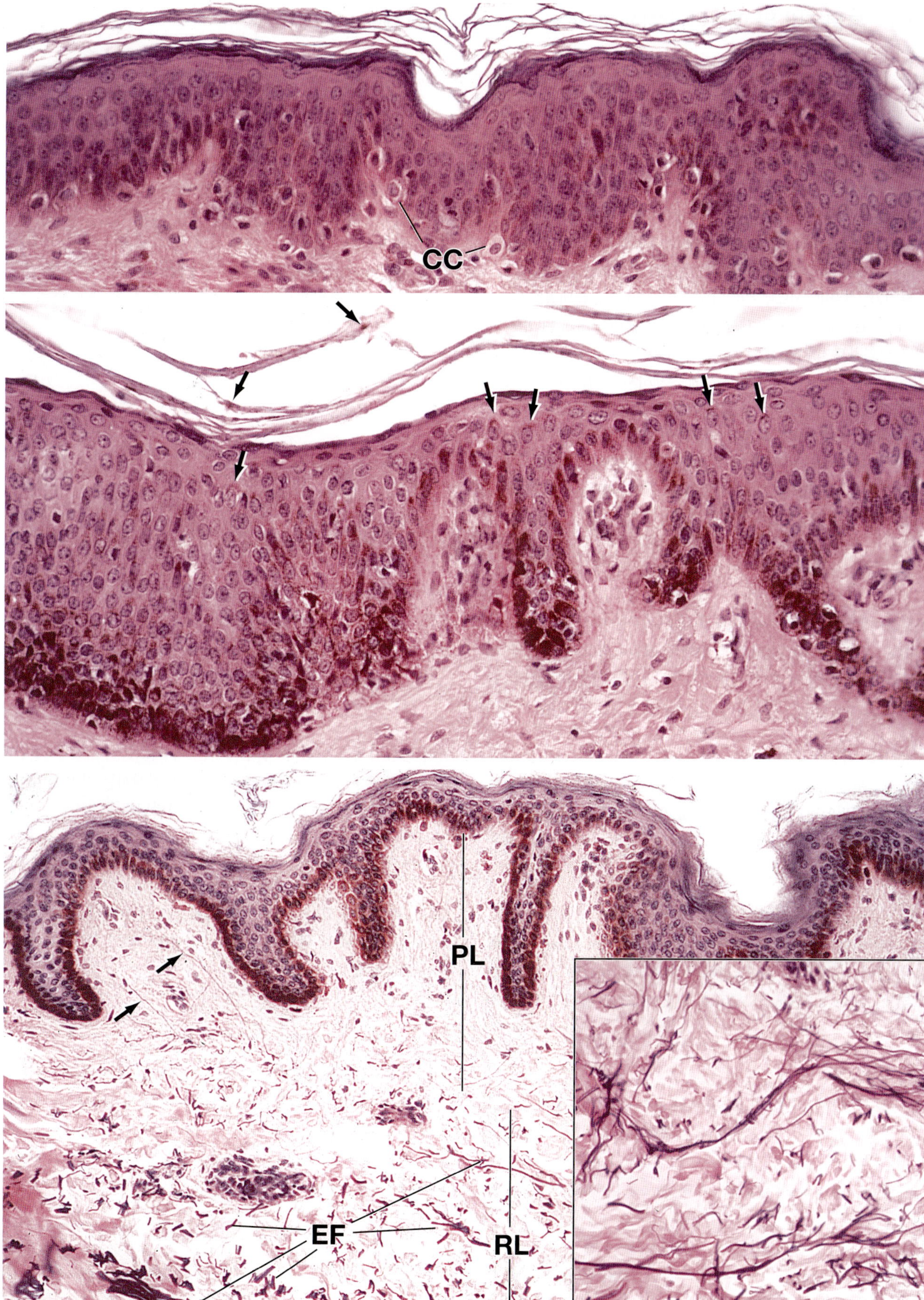
CC
PL
EF
RL

도판 15.3 ■ 부분분비 및 에크린땀샘(Apocrine and Eccrine Sweat Glands)

피부(skin)에는 **샘분비**(eccrine)샘, **부분분비**(apocrine)샘 및 **피지**(sebaceous)샘 등, 세 종류의 샘이 있다. 샘분비샘은 입술, 음경귀두, 포피, 음핵 및 소음순을 제외한 모든 신체표면에 분포하고 있다. 이들은 손과 발의 두꺼운피부에 특별히 많다. 분비된 땀이 피부 표면에서 증발함으로써 몸을 식혀준다.

부분분비땀샘(apocrine sweat gland)은 겨드랑이, 회음부 및 항문 주위, 포피, 치골둔덕 및 소음순 등에 위치하고 있다. 이 샘들의 분비부 상피세포는 끝부분에 방울과 같은 돌출부가 있으며 이것은 전에 이 분비방식(세포질 끝 방울이 분비물로 떨어져 나가므로 부분분비라는 이름이 붙여졌음)을 나타낸다고 생각되었었다. 지금은 분비가 샘분비방식으로 일어나는 것이 알려졌다. 분비물은 맑고 점성이 있으며 피부 표면에 상주하는 세균의 작용으로 냄새가 나게 된다. 사람에서 그 역할은 분명하지 않지만 일반적으로 분비물이 성적매료물(페로몬)로 작용한다고 믿고 있다. 부분분비샘은 출생 시에 존재하지만 사춘기가 될 때까지 충분히 발달하지 않는다. 여성에서 이 샘은 월경주기에 따라 변화한다.

참고 현미경사진: 옆의 참고 사진은 겨드랑이 피부로 진피하층(*H*)에 있는 커다란 분지관상부분분비땀샘(*A*)과 더 작은 단순관상부분분비샘(*E*)이 나타나 있다. 또한 사선으로 절단된 모낭(*HF*)이 뚜렷하다. 그 위의 진피(*D*)는 피지샘(SG)의 일부를 포함한 치밀결합조직으로 구성되어 있다.

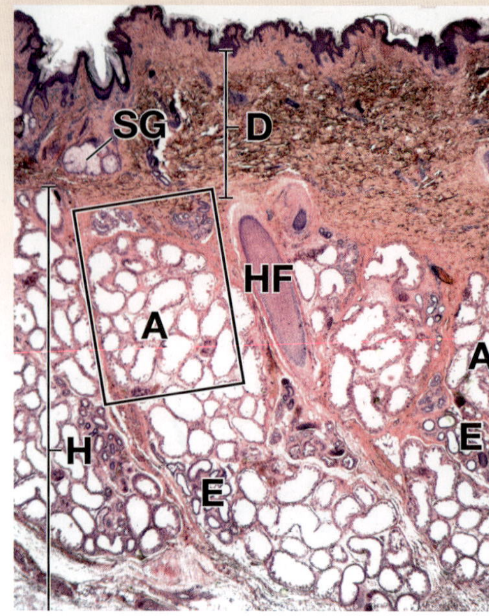

부분분비땀샘, 피부, 사람, H&E ×33.
부분분비땀샘(apocrine sweat gland)의 분비부를 나타낸 저배율 사진이다. 여기 보이는 절단된 옆면에서 치밀결합조직(*DCT*)에 의해 둘러싸인 몇 개의 꼬인 단순분지샘이 나타나 있다. 사진의 윗부분에는 두 개의 **땀샘**(sweat gland, *SwG*)이 치밀결합조직에 의해 둘러싸여 있다. 이 두 종류의 샘이 전체 직경과 내강의 크기 등에서 매우 차이가 있는 것을 알 수 있다.

부분분비땀샘, 피부, 사람, H&E ×256.
왼쪽 박스부분의 **부분분비땀샘**(apocrine sweat gland)의 상피(*Ep*)는 단층원주상피이다. 각각의 세포는 높이가 다양하며 일부 세포는 방울 같은 돌출부(*B*)를 나타내고 있다. 상피의 기저부에는 방추형의 근상피세포가 있다. 일부에서는 이 세포들이 세로로 절단되어 짙게 염색된 호산성 띠(*EB*)로 나타난다. 다른 부위에서는 세포들이 비스듬히 잘려 평행한 일련의 선(*MyC*)과 같은 형태로 나타난다.

에크린땀샘, 피부, 사람, H&E ×256.
이 사진에서 위 사진의 **에크린땀샘**(eccrine sweat gland)을 고배율로 나타내었다. 분비부와 분비관부분이 모두 나타나 있다. **분비부**(secretory segment, *SS*)는 직경이 더 크고 분비관부분(*DS*)보다 내강이 더 크다. 분비부의 상피는 단층원주상피이며 **분비관부분**(duct segment)은 두 층의 세포층으로 중층입방층이라고 한다. 또한 분비부에는 근상피 성분이 있다.

에크린땀샘, 피부, 사람, H&E ×512.
이 고배율에서는 왼쪽 박스부분에서 보여주는 두 개의 분비부(*SS*) 가로단면과 한 개의 분비관부분(*DS*)이 나타나 있다. 관상분비부의 벽이 사선 방향으로 잘리면 상피(*Ep*)의 원주 형태가 뚜렷하다. 분비부가 매우 구불거리므로 상피가 여러 층으로 나타나는 경우가 많다. 분비부의 **근상피세포**(myoepithelial cell)들은 여기에서 원주 띠(*CB*) 형태로 나타나기도 하고, 단면으로 잘린 경우(*CA*)는 톱니처럼 나타난다. 간혹 근상피세포 핵(*MyN*)이 존재한다. 그러한 단면은 거짓중층상피처럼 보이기도 한다. 분비관부분(*DS*)에는 근상피가 없고 중층입방상피라는 것이 차이점이다. 다음 판을 참조할 것.

A, 부분분비샘(apocrine gland)
B, 방울같은 돌출부(bleb-like protrusions)
CA, 단면으로 잘린 경우(cross-sectioned array)
CB, 원주띠(circumferential band)
D, 진피(dermis)
DCT, 치밀결합조직(dense connective tissue)
DS, 분비관부분(duct segment)
E, 에크린샘(eccrine gland)
EB, 호산성띠(eosin band)
Ep, 상피(epithelium)
H, 진피하층(hypodermis)
HF, 모낭(hair follicle)
MyC, 근상피세포(linear profiles of myoepithelial cells)
MyN, 근상피세포의 핵(myoepithelial cell nuclei)
SG, 피지샘(sebaceous gland)
SS, 분비부(secretory segment)
SwG, 땀샘(sweat glands)

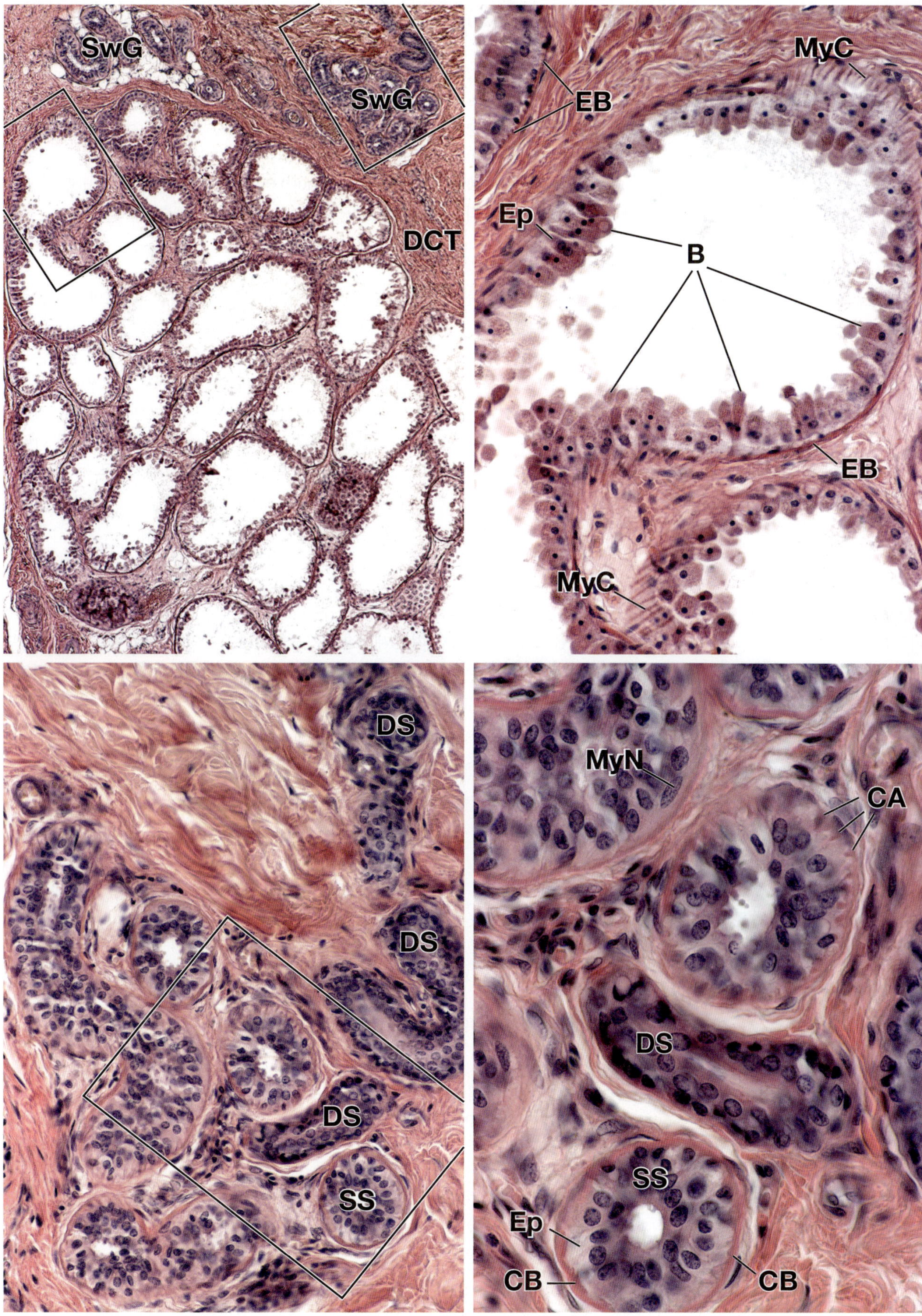
SwG
SwG
DCT
EB
MyC
Ep
B
EB
MyC
DS
DS
DS
SS
MyN
CA
DS
SS
Ep
CB
CB

도판 15.4 ■ 땀샘과 피지샘(Sweat and Sebaceous Glands)

정상적으로 신체는 폐와 피부를 통한 증발로 하루에 약 600 mL의 수분을 잃게 된다. 주위 온도가 높은 조건 하에서는 땀을 많이 흘려 수분손실은 더 증가한다. 이러한 *체온조절발한(thermoregulatory sweating)*은 처음에 이마와 두피에서 일어나 얼굴과 신체의 나머지 부분으로 퍼져가며 마지막으로 손바닥, 발바닥에서 일어난다. 그러나 *감정적 발한(emotional sweating)*은 손바닥, 발바닥과 겨드랑이에서 처음 시작된다. 발한은 자율신경을 통해 조절되고, 호르몬에 의해서도 조절된다.

피지샘(sebaceous gland)은 털과 피부 표면을 덮어주는 기름 성분인 피지를 분비한다. 피지샘은 *온분비(holocrine)*방식으로 분비하며, 모든 세포들이 지질분비물을 생성하고 세포가 이 분비물로 채워지게 된다. 이와 동시에 점차 세포파괴가 일어나며 아포토시스가 일어나게 된다. 분비물과 세포찌꺼기는 함께 **털피지도관**(pilosebaceous canal)으로 배출된다.

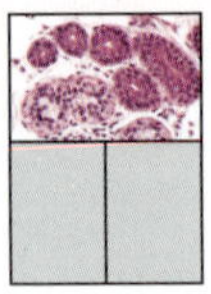

땀샘, 피부, 사람, H&E ×1,000.

땀샘(sweat gland)의 단면 표본으로 다섯 개의 분비관부분(*D*)과 두 개의 분비부(*SG*)의 단면을 나타내었다. 더 큰 분비부는 U턴이 일어난 곳의 바로 아래나 바로 윗부분을 관통한 것으로 따라서 두 개의 내강의 단면을 볼 수 있다. 분비관과 분비부의 내강은 모두 별표로 표시되어 있다.

에크린땀샘의 **샘단위**(glandular unit)는 두 개의 상피세포와 근상피세포(*M*)를 함유하고 있다. **화살표머리**는 근상피세포 세포질의 작은 가로단면을 가리키고 있다. 큰 **화살표**는 더욱 길어진 근상피세포의 뚜렷한 세포질을 가리키고 있다. 상피세포에는 어두운세포와 밝은세포의 두 종류가 있다. 어두운세포에서 세포질을 염색하기 위하여는 위쪽 세포질에 모여 있는 분비과립을 보존하는 특수한 염색을 하지 않는 한 뚜렷하지 않다. 그러나 어두운세포가 내강 쪽에 가까이 있는 반면, 밝은세포는 기저판이나 근상피세포와 접하며 상피층의 기저부에 위치한다. 또한 밝은세포는 세포사이소관과 접하고 있다. 그러한 몇 개의 세포사이소관이 분비부 단위에서 나타나고 있다(작은 화살표). 이 사진에서 또한 분비관이 작은 입방세포 두 층으로 이루어진 것을 볼 수 있다.

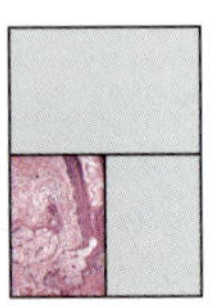

피지샘, 피부, 사람, H&E ×160.

피지샘은 모낭의 상피세포로부터 발달하며 분비물을 모낭으로 배출하여 그리로부터 피부표면으로 도달할 수 있도록 한다. 피지분비물은 지질이 풍부하며 이것은 피지샘의 세포들 자체이다. 피지샘과 그와 연관된 모낭의 절단면이 이 그림에 나타나 있다. 이 부위에서 모낭은 털줄기와 그것을 둘러싸고 있는 외뿌리상피집(*RS*)으로 구성되어 있다. **피지샘**(sebaceous gland, *Seb*)은 대부분이 씻겨져 나가거나 섬세하게 그물이 쳐진 세포질을 가진 **피지세포**(sebocyte)라고 하는 세포들 집단으로 나타난다. 이것은 세포들이 수많은 지질방울들을 함유하고 있으며 이 지질이 H&E 염색한 파라핀 조직표본에서 표본 제작 동안 지방 용매에 의해 용해되어 지방을 잃게 되어 나타난 것이다. 바깥뿌리상피집(*eRS*)을 통해 모낭으로 열리는 피지샘의 개구부가 사진의 오른쪽 하부에 나타나 있다.

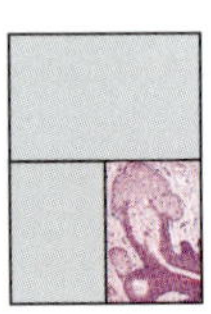

피지샘, 피부, 사람, H&E ×280.

피지샘(sebaceous gland)과 **털피지도관**(pilosebaceous canal)이 고배율로 나타나 있다. 1번에서 4번까지 지질이 점점 많이 들어차게 되는 일련의 피지생성세포들이 나타나 있으며 모낭으로 들어갈 때 털피지도관(*PSC*)의 입구에 점차 가까이 간다. 피지분비는 세포 자체가 파괴되어 나가므로 피지샘을 유지하려면 세포들이 항상 교체될 필요가 있다. 샘의 변두리에 있는 세포들은 기저세포(*BC*)들이다. 기저층에서 세포분열하는 세포들이 분비로 사라지는 세포들을 교체한다.

BC, 기저세포(basal cells)
CT, 결합조직(connective tissue)
D, 에크린땀샘의 분비관부분(duct of eccrine sweat gland)
eRS, 피지샘과 바깥뿌리상피집(junction between sebaceous gland and external root sheath)
M, 근상피세포(myoepithelial cell)
PSC, 털피지도관(pilosebaceous canal)
RS, 모낭의 바깥뿌리상피집(external root sheath of hair follicle)
Seb, 피지샘(sebaceous gland)
SG, 에크린땀샘의 분비부(secretory component of eccrine sweat gland)
화살표머리, 근상피세포의 세포질(횡단면) (myoepithelial cell cytoplasm [cross-section])
별표, 샘과 분비관의 내강(lumina of glands and ducts)
큰화살표, 근상피세포의 세포질(종단면) (myoepithelial cell cytoplasm [longitudinal section])
숫자 1-4(오른쪽 아래그림) 본문 참조(see text)
작은화살표, 세포사이소관(intercellular canaliculi)

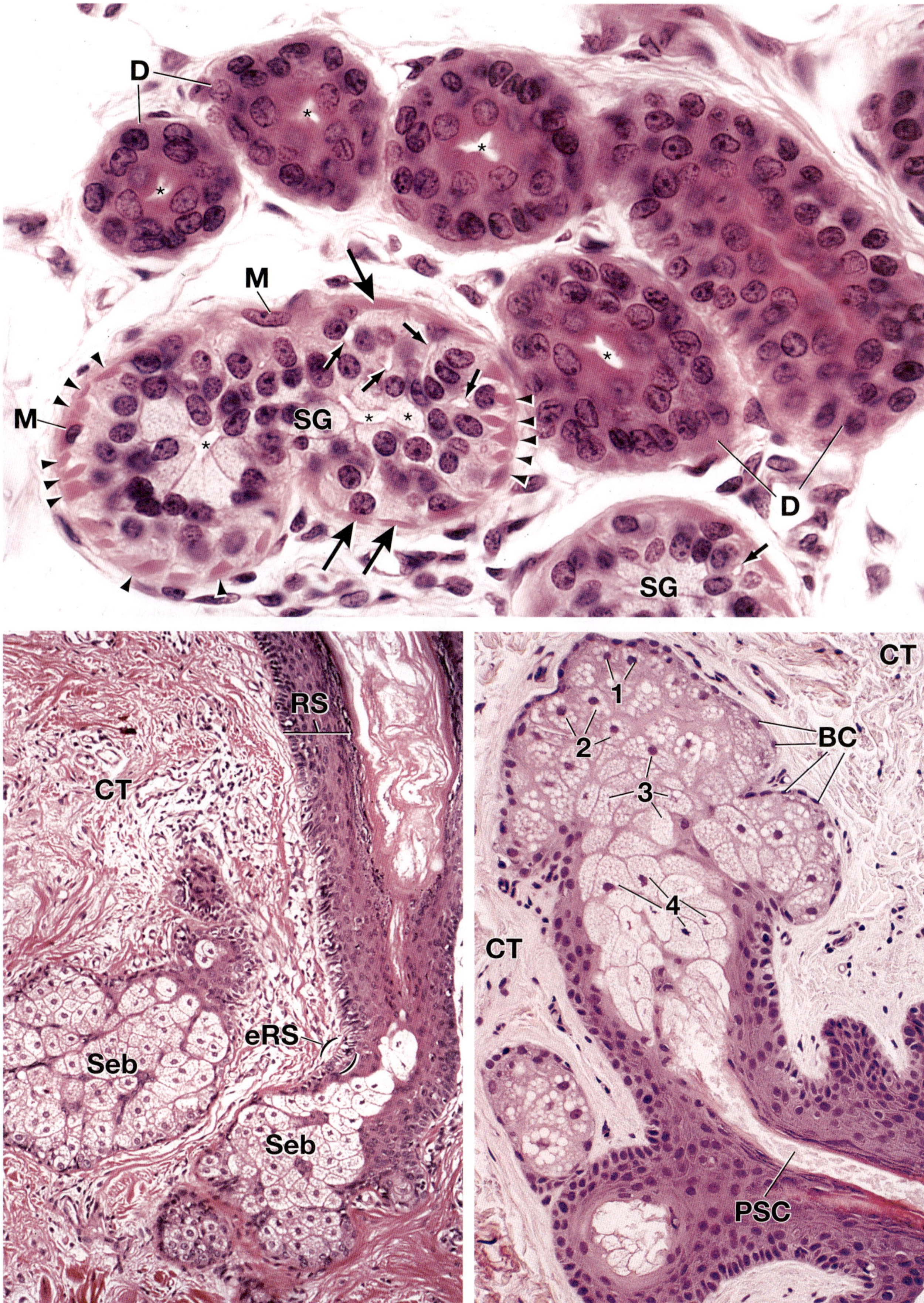
D
M
SG
D
SG
RS
CT
eRS
Seb
Seb
CT
1
2
3
4
BC
CT
PSC

도판 15.5 ■ 외피와 감각기관(Integument and Sensory Organs)

피부(skin)는 다양한 유형의 수많은 **감각수용기**(sensory receptor)를 가지고 있다. 이들은 세포체가 후근신경절에 있는 감각신경의 말초종말이다. 피부의 수용기에는 **자유신경종말**(free nerve ending)과 **피막신경종말**(encapsulated nerve ending)이 있으며 자유신경종말이 가장 많다. 이것은 섬세한 촉각, 열감, 냉감을 담당하며 표피의 기저층이나 모낭의 뿌리집 근처에서 그물형태로 나타난다. 피막신경종말에는 **파치니소체**(Pacinian corpuscle, 심부 압력), **마이스너소체**(Meissner corpuscle, 입술과 손가락, 발가락의 두꺼운피부의 촉각) 및 **루피니종말**(Ruffini corpuscle, 진피의 지속된 기계적 자극)이 있다.

자율신경계통의 운동신경종말이 혈관, 입모근과 부분분비땀샘 및 에크린땀샘에 분포한다.

피부, 손가락끝, 사람, H&E ×20.

이 표본은 손가락끝의 두꺼운피부 절편으로 **표피**(epidermis, *Ep*), **진피**(dermis, *De*) 및 피부 밑의 **진피하층**(hypodermis, *Hy*)을 나타내고 있다. 표피의 두께는 주로 각질층의 두께를 말한다. 이 층은 표피의 다른 깊은 층들에 비해 옅게 염색된다. 이러한 저배율에서도 진피 그물층의 굵은 콜라겐섬유가 관찰된다. 진피하층의 윗부분에 **땀샘**(sweat gland, *SG*)이 존재하며 몇 개의 땀샘 분비관(*D*)이 표피를 통과하고 있다. 이 표본에서는 일반적인 H&E 염색한 파라핀 절단표본의 저배율에서 나타날 수 있는 감각수용기들을 보여주고 있다. 이들은 마이스너소체와 파치니소체(*PC*)이다. 파치니소체 가까이 몇 개의 신경다발(*N*)이 나타나 있다. 마이스너소체는 진피 윗부분, 즉 표피 바로 아래 진피유두에 있다. 이 소체들은 작아서 이러한 저배율에서는 확인하기 힘드나 그 위치는 특징적이다. 그들이 어디에 존재하는가를 아는 것이 조직표본에서 마이스너소체를 찾는 주요 단계이다. 이들은 그 아래 사진에서 고배율로 나타나 있다.

파치니소체는 진피하층의 아랫부분에 나타나 있다. 이 소체들은 크고 약간 난원형이며 저배율에서도 층판형태를 구분할 수 있다.

파치니소체, 피부, 사람, H&E ×320.

이 고배율 사진에서 **파치니소체**(Pacinian corpuscle) 층판의 동심원층이 납작한 세포 때문에 잘 나타나 있다. 이 세포들은 표본에서 확실치는 않지만 섬유모세포와 같은 세포들로 신경섬유의 신경외막과 연속되어 있다. 세포층판 사이 공간에는 대부분 액체가 들어 있다. 파치니소체의 신경부분은 소체의 중심을 종적으로 가로지른다. 이 표본에서 소체는 가로절단되었고 **화살표머리**는 중앙에 위치한 신경섬유를 가리키고 있다.

마이스너소체, 피부, 사람, H&E ×190.

이 고배율 사진은 **왼쪽** 위 사진의 일부를 보여주고 있으며, 진피유두에서 두 개의 **마이스너소체**(Meissner corpuscle, *MC*)가 표피의 아랫면에 직접 닿아 있는 것을 볼 수 있다. 이 표본에서는 소체의 장축이 나타나 있다. 마이스너소체는 축삭(때론 두 개)이 소체의 한 쪽 극에서 다른 극으로 지그재그 또는 납작한 나선형으로 주행하고 있다. 신경섬유는 소체의 표면쪽 극에서 끝난다. 따라서 여기에 보이는 것과 같이 신경섬유와 지지세포들이 대략 소체의 종축에 직각으로 배열하고 있음을 알 수 있다. 마이스너소체는 손가락이나 발가락 끝에 특히 많다.

파치니소체, 피부, 사람, H&E ×550.

이 사진의 더 고배율로 **마이스너소체**(Meissner corpuscle)가 표피의 아랫면에 밀착되어 있는 것이 진피유두 전체영역에 걸쳐 잘 나타나 있다. 신경(보이지 않음)과 그 지지세포들의 납작한 나선형 경로가 종말을 둘러싸고 있는 섬유성피막(*FC*)과 같이 여기에서 뚜렷하다.

D, 땀샘의 분비관(ducts of sweat glands)
De, 진피(dermis)
Ep, 표피(epidermis)
FC, 섬유성피막(fibrous capsule)
Hy, 진피하층(hypodermis)
MC, 마이스너 소체(Meissner's corpuscles)
N, 신경다발(nerve bundles)
PC, 파치니 소체(Pacinian corpuscles)
SG, 땀샘(sweat glands)
화살표머리, 파치니 소체 중앙에 위치한 신경섬유(nerve fiber in the center of Pacinian corpuscle)

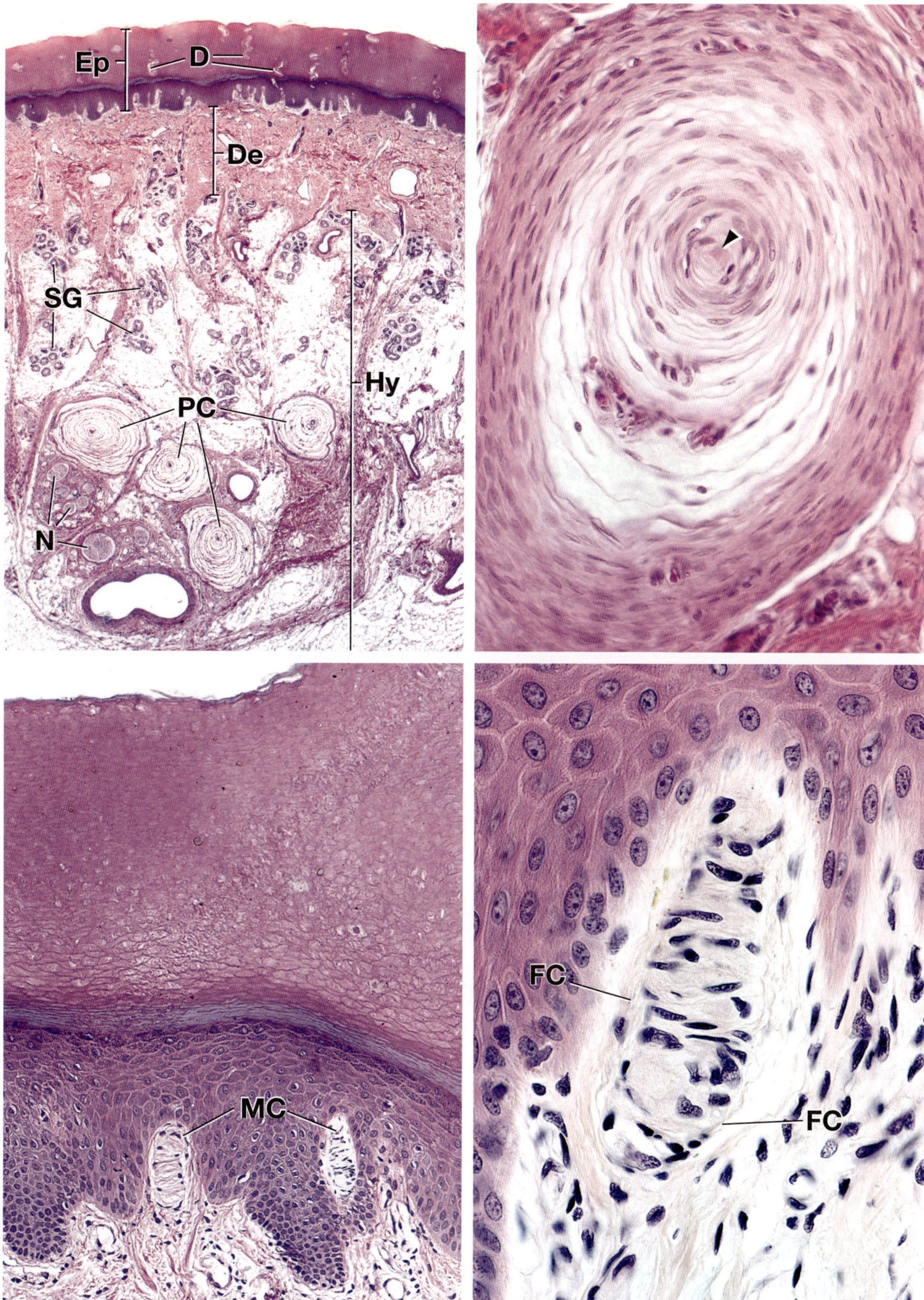
Ep
D
De
SG
PC
Hy
N
MC
FC
FC

도판 15.6 ■ 모낭과 손발톱(Hair Follicle and Nail)

털(hair)은 모낭으로부터 발달된 각질화된 세포로 구성되어 있다. 털은 신체의 거의 모든 부분에 존재하지만 특이하게 손의 손바닥과 옆면, 발의 발바닥과 옆면, 입술 그리고 비뇨생식계의 입구를 둘러싸는 부위에는 털이 없다. 털의 색깔은 함유하고 있는 멜라닌의 양과 유형에 기인한다. 모낭은 그 형태가 성장기에 있는가, 휴지기에 있는가에 따라 다양하다. 성장기 모낭이 좀 더 가지런하다.

피부부속구조(skin appendage, 부속물 adnexa), 특히 모낭과 땀샘은 피부 상처의 치유에 특히 중요하다. 깊은 찰과상이나 2도 화상과 같이 광범위한 표피의 손실이 있는 경우 새로운 상피세포의 근원(source)으로 작용한다.

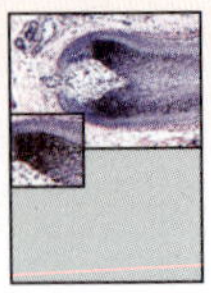

모낭, 피부, 사람, H&E ×300; 삽입그림 ×440.

모낭(hair follicle)의 성장부는 결합조직 유두(*DP*)가 함입되어 있는 상피세포의 팽창된 망울이다. 모낭의 제일 끝에서 유두를 둘러싸고 있는 상피세포들은 특수화되어 있지 않다. 이들은 모낭에서 세포분열이 일어나는 부위인 **기질**(hair matrix, *HM*)을 구성하고 있다. 세포들이 기질을 떠날 때 털줄기와 모낭의 바깥뿌리상피집과 내뿌리상피집이 될 세포층을 형성한다.

털줄기(shaft of the hair)가 될 세포들은 팽창된 망울 바로 오른쪽 옆에 나타나 있다. 이들은 털의 피질(*C*), 수질(*M*) 및 털소피(**별표**)를 구성한다. 피질의 세포들은 각질화된다. 이 층은 굵은 원통 모양으로 털줄기의 대부분을 구성하고 있다. 수질은 털줄기의 중심에 위치한 축을 구성한다. 수질은 항상 털의 전장에 걸쳐 있는 것은 아니고 일부 털에서는 볼 수 없다. 털소피는 결국 핵이 없어지고 케라틴으로 채워지는 세포들이 겹쳐져 형성한다. 털소피는 겹쳐진 기왓장처럼 털줄기를 덮고 있다.

뿌리집(root sheath, *RS*)은 피부의 표피와 연속되어 있는 바깥뿌리상피집과 피지샘이 모낭으로 들어가는 부위까지만 뻗어 있는 내뿌리상피집의 두 부분으로 되어 있다. 내뿌리상피집은 헨레층, 헉슬리층 및 내뿌리상피집소피의 세 층으로 다시 나뉜다. 이 층은 성장하고 있는 모낭에서 볼 수 있으며, 1~5번까지 삽입그림에서 고배율로 보여주고 있다. *1*. 바깥뿌리상피집의 세포들; *2*. 헨레층; *3*. 헉슬리층; *4*. 내뿌리상피집의 털소피; 그리고 *5*. 털소피가 될 부분.

성장 중인 모낭의 털기질(*HM*)은 멜라닌세포가 생성한 멜라닌을 많이 함유하고 있다. 털줄기의 피질과 수질로 전달된 멜라닌은 털의 색깔을 결정짓는다. 색소의 대부분은 세포 속에 들어있지만(삽입그림), 매우 짙은 털에서는 일부 색소가 세포 밖에도 존재한다.

모낭을 둘러싸는 결합조직은 모낭의 뿌리집 또는 **진피뿌리집**(*DS*)이라고 한다.

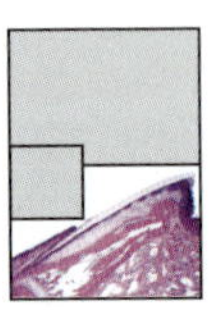

손발톱, 피부, 사람, H&E ×12.

손발톱(nail)은 손발가락 끝의 등쪽면에 위치한 각질화된 판이다. 손톱판을 절단한 표본을 여기에 나타내었다. **손톱**(nail) 자체(*N*)는 염색하기 어렵다. 손톱의 자유면 아래는 경계층으로 **손발톱아래허물**(hyponychium, *Hypon*)이라고 하며 부근의 표피의 각질층과 연속되어 있다. 손톱의 근위단은 피부에 의해 겹쳐져 있으며, 이 경계 부분을 **손발톱위허물**(eponychium, *Epon*)이라고 하고 역시 부근의 표피의 각질층과 연속되어 있다. 손톱의 아래에는 상피층이 있으며 그 근위부를 **손발톱바탕질**(nail matrix, *NM*)이라고 한다. 손발톱바탕질의 세포들로 인해 손톱이 자라게 된다. 손톱 밑의 상피와 그 아래의 진피(*D*)가 함께 손톱바닥을 구성한다. 손톱의 근위부는 피부주름에 의해 덮혀 있으며 이것을 손톱뿌리(*NR*)라고 한다.

손톱과 손가락끝의 다른 구조들과의 관계 또한 이 사진에서 볼 수 있다. 표본에서 뼈(*B*)는 원위 손가락뼈이다. 이 뼈에서 근위단에는 뼈끝성장판(*EP*)이 있으나 원위단에는 없는 것을 알 수 있다. 손가락의 바닥쪽 결합조직에 수많은 파치니소체(*PC*)가 있다. 또한 이 표본에서는 손가락끝의 두꺼운 피부에서 투명층(*SL*)을 관찰할 수 있는 이점이 있다.

B, 뼈(bone)
C, 피질(cortex)
D, 진피(dermis)
DS, 진피뿌리집(dermal sheath)
EP, 뼈끝성장판(epiphyseal plate)
Epon, 손발톱위허물(eponychium)
HP, 모낭의 진피유두(dermal papilla of hair follicle)
Hypon, 손발톱아래허물(hyponychium)
M, 수질(medulla)
N, 손발톱 또는 손발톱판(nail or nail plate)
NM, 손발톱바탕질(nail matrix)
NR, 손발톱뿌리(nail root)
PC, 파치니 소체(Pacinian corpuscles)
RS, 뿌리집(root sheath)
SL, 투명층(stratum lucidum)
별표, 털소피(cuticle of hair)
숫자: *1*. 바깥뿌리상피집; *2*. 헨레층; *3*. 헉슬리층; *4*. 내뿌리상피집 소피; *5*. 털소피가 될 세포(*1*, external root sheath; *2*, Henle's layer; *3*, Huxley's layer; *4*, cuticle of internal root sheath; *5*, future cuticle of the hair)

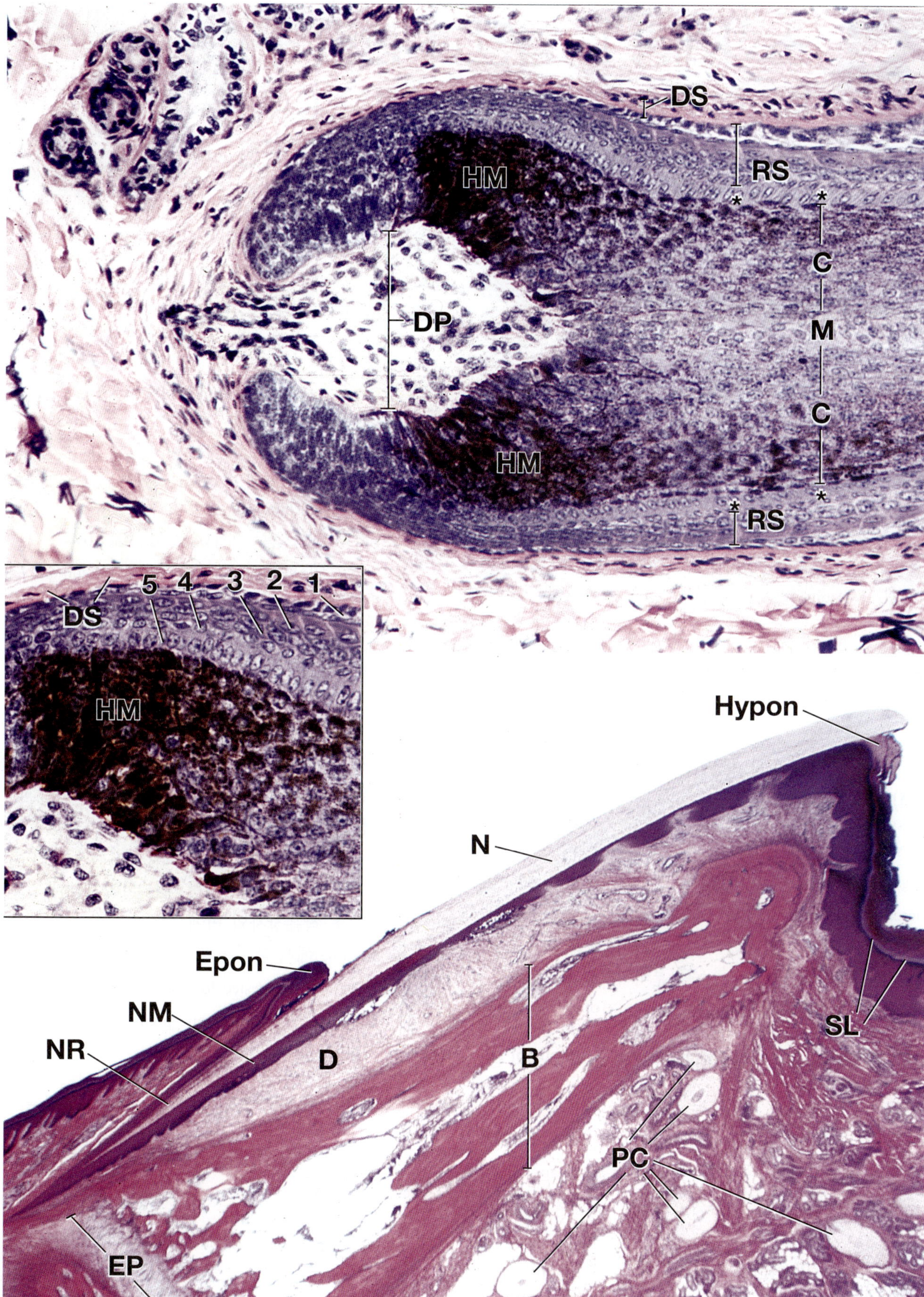
DS
RS
HM
*
C
DP
M
C
HM
*
RS
DS
5
4
3
2
1
HM
Hypon
N
Epon
NM
NR
D
B
SL
PC
EP

16 소화계통 I: 입안과 관련 구조

DIGESTIVE SYSTEM I: ORAL CAVITY AND ASSOCIATED STRUCTURES

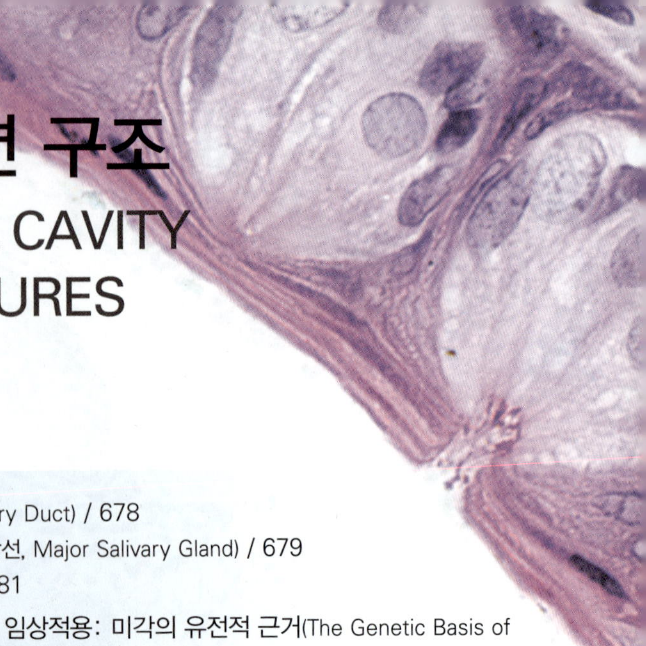

■ 소화계통의 개요(OVERVIEW OF THE DIGESTIVE SYSTEM)

소화계통(digestive system)은 **소화관**(alimentary canal)과 **부속기관**(associated organ)인 혀(tongue), 치아(teeth), 침샘(salivary gland), 이자(췌장, pancreas), 간(liver), 쓸개(담낭, gallbladder) 등으로 구성된다. 소화계통의 주요 기능은 섭취한 수분과 음식물을 소화관을 통해 수송하고, 체액과 전해질, 소화효소를 분비하며, 음식물을 소화, 흡수하고, 소화되지 않은 음식물을 배출하는 것이다.

소화관 내강은 구조적 및 기능적인 관점에서 보면 신체 외부의 공간이다.

음식물은 소화관을 통과하는 동안, 물리적, 화학적으로 잘게 분해되어 체내로 흡수가 용이한 상태가 된다. **소화관**(alimentary canal)의 각 부분은 소화 및 흡수와 같은 특정 기능을 하기 위한 구조를 갖고 있다.

인간은 하루에 약 2 L의 수분과 음식물을 몸안에서 소화한다(그림 16.1). 음식물은 입안 구조물들과 침샘(salivary gland)의 작용에 의해 분쇄되고 수분이 더해져 **음식덩이**(bolus)를 형성한 뒤, 인두(pharynx)를 빠르게 지나 식도(esophagus)로 내려간다. 음식물은 인두를 신속하게 통과하기 때문에 기도를 통한 공기흐름에 크게 영향을 주지 않는다. 이어서 음식물은 **위창자길**(위장관, gastrointestinal tract)에서 천천히 내려가며, 여기에서 분비되는 소화액의 양은 하루에 7 L 이상이다. 음식물의 소화와 흡수 과정은 위(stomach)와 작은창자(소장, small intestine)에서 대부분 일어난다. 소화된 영양분과 수분은 주로 작은창자의 벽에서 흡수되고, 일부만이 큰창자(대장, large intestine)에서 흡수된다(그림 16.1 참조). 소화관 안에서 **소화되지 않은 음식물**(undigested food)과 점액성분, 여러 가지 세균들, 탈락된 상피세포들, 담즙색소(bile pigment) 등은 고형성분인 **대변**(feces)이 되어 체외로 배설된다.

섭취한 대부분의 물질은 소화관 점막을 통해 체내로 흡수된다.

소화관의 **점막**(mucosa)은 외부 환경과 신체 내부 사이의 경계이며 다양한 기능을 한다.

- **분비**(secretion): 소화관의 내강을 덮는 점막에서는 부위에 따라 소화효소, 염산, 점액, 항체 등이 분비된다.
- **흡수**(absorption): 점막상피를 통해 음식물의 분해산물뿐만 아니라, 비타민, 수분, 전해질, 그리고, 쓸개즙염(담즙염, bile salt)과 콜레스테롤과 같은 재활용 물질 등도 점막상피를 통해 흡수된다.

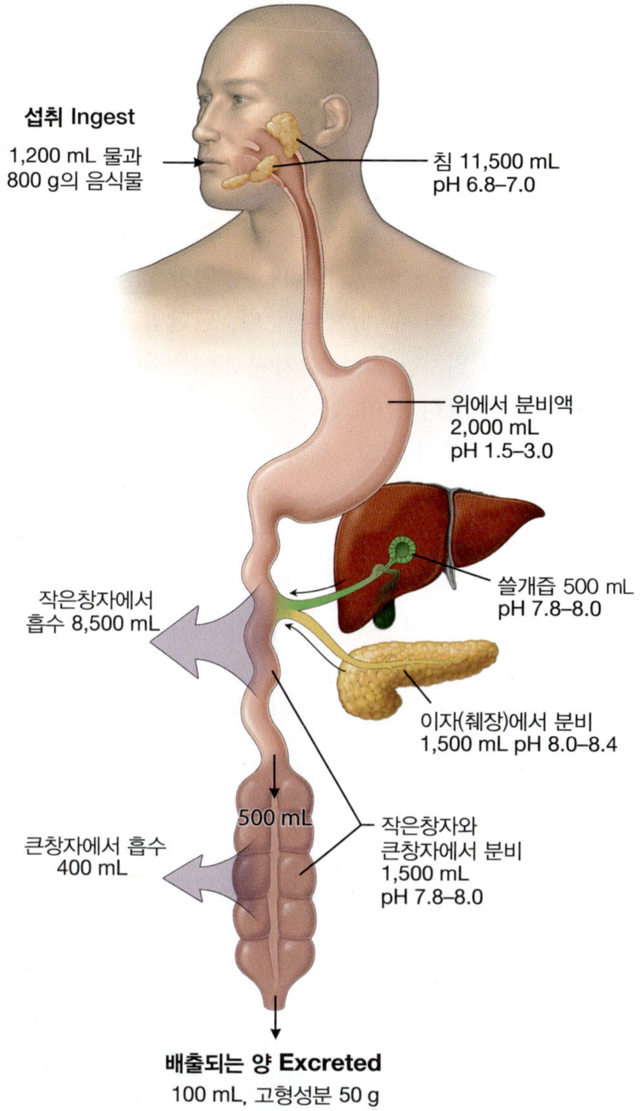

그림 16.1 소화관에서 액체성분에 대한 분비와 흡수 기능. 소화액을 분비하는 소화관의 외분비샘들을 보여주는 계통도이다. 소화물질(액체성분, 전해질, 영양소 등)의 흡수는 대부분 작은창자에서 일어난다.

- **장벽**(barrier): 점막은 유해물질, 항원, 병원성균 등의 침입을 막는 장벽 역할을 한다.
- **면역보호**(immunologic protection): 점막내 림프조직(lymphatic tissue)은 인체의 면역기능에서 일차방어선 역할을 한다.

이와 같은 여러 기능에 대해서는 다음 단원에 자세히 설명하였다(698쪽 참조). 소화계통의 조직학적 구조는 세 단원으로 구성하였는데, 입안(구강)과 인두(16장), 식도와 위장관(17장, 698쪽), 간과 쓸개, 이자(18장, 762쪽)로 나누어 설명하였다.

■ 입안(구강, ORAL CAVITY)

입안(구강)은 입을 비롯하여 혀, 치아, 치아주위조직(periodontium), 큰침샘과 작은침샘, 편도 등의 부속구조물로 이루어져 있다.

입안(oral cavity)은 입안뜰과 고유입안으로 구분한다. **입안뜰**(구강전정, vestibule)은 입술, 볼, 치아 사이의 공간을 말한다. **고유입안**(고유구강, oral cavity proper)은 치아의 뒤쪽 공간을 말하며, 위쪽 경계는 단단입천장(경구개, hard palate)과 물렁입천장(연구개, soft palate)이고, 아래쪽 경계는 입안의 바닥과 혀이며, 뒤쪽에는 입인두(구인두, oropharynx)로 이어지는 출구가 있다.

큰침샘(대타액선, major salivary gland)에는 세 종류가 있으며, 각각 좌우 한 쌍의 구조이다.

- **귀밑샘**(이하선, parotid gland): 가장 큰 침샘이며, 머리의 관자아래 부위에 위치한다. 분비관인 귀밑샘관(parotid duct 또는 Stensen's duct)은 위턱 둘째큰어금니 맞은편의 볼점막에 조그맣게 융기된 귀밑샘관유두(parotid papilla)로 열린다.
- **턱밑샘**(하악선, submandibular gland): 목의 턱밑삼각(submandibular triangle)에 위치한다. 분비관인 턱밑샘관(submandibular duct, Wharton's duct)은 혀주름띠(설소대, lingual frenulum) 양옆의 입안바닥에 조그맣게 융기된 혀밑언덕(sublingual caruncle)으로 열린다.
- **혀밑샘**(설하선, sublingual gland): 입안 바닥의 혀밑주름(sublingual fold) 안에 위치한다. 여러 개의 작은 분비관을 내는데, 그 중 일부는 턱밑샘관으로 연결되고, 나머지는 입안으로 직접 열린다.

귀밑샘관과 턱밑샘관은 침샘에서 시작하여 입안까지 길게 뻗어 있지만, 혀밑샘관은 상대적으로 길이가 짧다.

작은침샘(소타액선, minor salivary gland)은 입안의 점막밑층(점막하층, submucosa)에 흩어져 있는 작은 침샘들을 말하며, 큰침샘과는 달리 육안으로 구분이 어렵다. 작은침샘은 분포 위치에 따라 볼샘(buccal gland), 입술샘(labial gland), 혀샘(lingual gland), 입천장샘(구개샘, palatine gland)과 같이 이름을 붙인다. 작은침샘들은 각각 짧은 분비관을 내어 입안으로 직접 열린다.

입안과 코안의 뒤쪽 경계 근처에는 수많은 림프절이 무리지어 편도(tonsil)라는 구조를 형성하고 있다.

소화관과 호흡관의 입구에는 림프조직이 고리 모양으로 둘러싸고 있으면서 이물질의 침입을 감시하며, 이런 림프조직들이 고리모양으로 배열하고 있어 **인두편도고리**(tonsillar ring, Waldeyer's ring)라고 한다. 이처럼 입안(구강)과 코안(비강)의 뒤쪽 경계를 둘러싸는 림프조직에 많은 림프소절(lymphatic nodule)들이 무리지어 있는 것을 편도라고 한다. 편도의 종류를 나열하면 다음과 같다.

- **목구멍편도**(구개편도, palatine tonsil): 일반적으로 **편도**(tonsil)라고 하면 목구멍개편도를 말한다. 이 편도는 입에서 입인두(구인두, oropharynx)로 이어지는 곳인 입천장인두활(구개인두궁, palatopharyngeal arch)과 입천장혀활(구개설궁, palatoglossal arch) 사이에 위치한다.

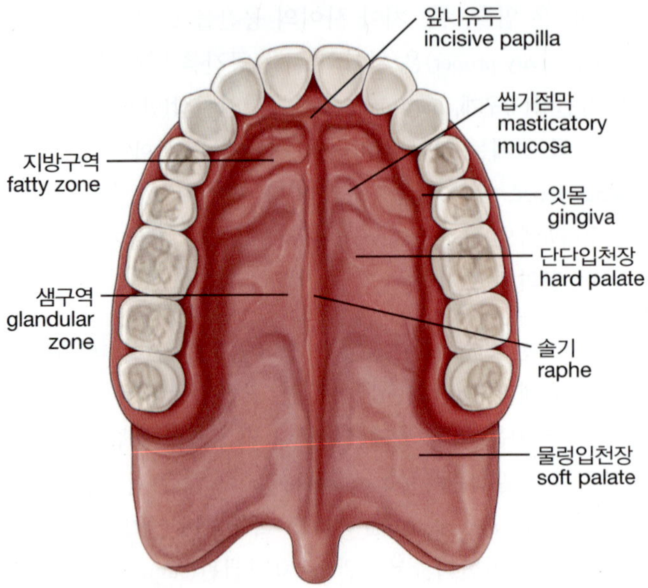

그림 16.2 입안의 천장. 단단입천장(hard palate)을 구성하는 좌우 한 쌍의 뼈는 정중면의 입천장솔기(구개봉선, palatine raphe) 부위에서 서로 연결되어 있다. 단단입천장 앞부분의 점막밑조직에는 지방조직이 포함되어 있고, 뒷부분의 점막밑조직에는 점막샘들이 존재한다. 입천장솔기 부위와 잇몸에는 점막밑조직이 없어서 점막이 직접 뼈에 붙어 있다. 물렁입천장(soft palate) 안에는 뼈 대신 근육이 들어 있으며, 점막밑조직에는 점막샘이 있어 단단입천장의 분비샘들과 연속되어 있다.

- **귀인두관편도**(이관편도, tubal tonsil): 코인두(비인두, nasopharynx)의 외측벽에 있는 귀관(이관, auditory tube)의 구멍 뒤쪽에 위치한다.
- **인두편도**(pharyngeal tonsil 또는 adenoid): 코인두의 천장에 위치한다.
- **혀편도**(lingual tonsil): 혀 뿌리부분의 윗면에 위치한다.

입안의 내면을 덮는 점막은 씹기점막(masticatory mucosa), 덮개점막(lining mucosa), 특수점막(specialized mucosa)으로 구분한다.

씹기점막(저작점막, masticatory mucosa)은 잇몸(치은, gingiva, gum)과 단단입천장(경구개, hard palate)의 표면을 덮고 있다(그림 16.2). 씹기점막의 표면은 대부분 **각질중층편평상피**(keratinized stratified squamous epithelium)이지만, 일부는 **불완전각질중층편평상피**(parakeratinized stratified squamous epithelium)로 덮여 있다(그림 16.3). 불완전각질중층편평상피는 전반적으로 각질중층편평상피와 비슷하지만, 표층세포에 핵이 남아 있고 표층세포의 세포질이 에오신(eosin)에 짙게 염색되지 않는 것이 차이점이다(도판 16.1, 686쪽). 불완전각질세포의 핵은 짙게 응축되어(pyknotic) 있으며, 세포가 탈락될 때까지 없어지지 않고 남아 있다(그림 16.3). 씹기점막의 각질상피는 피부의 표피(epidermis)와 비슷한 모양이지만 투명층(stratum lucidum)은 존재하지 않는다. 상피밑의 **점막고유판**(lamina propria)은 두꺼운 성긴결합조직(소성결합조직, loose connective tissue)으로 구성된 유두층(papillary layer)과 치밀결합조직(dense connective tissue)으로 구성된 그물층(reticular layer)으로 되어 있는데, 그물층이 더 깊게 위치한다. 유두층에는 혈관과 신경이 포함되어 있고, 이 신경 중 일부는 상피 속으로 들어가 감각수용체 역할을 하고, 일부는 결합조직안에서 마이스너소체(촉각소체, Meissner's corpuscle)를 형성한다.

피부와 마찬가지로, 씹기점막의 상피쪽으로 깊게 뻗은 많은 결합조직유두(connective tissue papilla)는 입안 음식물에 의한 마찰이나 압박에 잘 견딜 수 있게 해준다. 단단입천장(경구개, hard palate)의 정중면에 위치한 **입천장솔기**(구개봉선, palatine raphe)의 점막은 직접 뼈에 단단히 붙어 있다. 즉, 이 부위에서는 점막밑층(submucosa)이 존재하지 않고, 점막고유판(lamina propria)의 **그물층**(reticular layer)이 뼈막(periosteum)에 바로 융합되어 있다. 잇몸(gingiva)의 점막도 마찬가지이다. 단단입천장(경구개, hard palate) 중 점막밑층이 존재하는 곳에서는(그림 16.2), 앞부분은 점막밑층에 지방조직(adipose tissue)이 포함되어 있고(지방구역, fatty zone) 뒷부분에는 점막밑층에 점액샘(mucous gland)들이 발달해 있다(샘구역, glandular zone). 이 점액샘들은 물렁입천장의 점막샘들과 연속적인 층을 형성하고 있다. 점막밑층이 있는 부위에서는 아교섬유(콜라겐섬유, collagen fiber)들이 점막에서 뻗어 나와 점막밑층을 지나 뼈에 닿아 있다.

덮개점막(피복점막, lining mucosa)은 입술, 볼, 이틀점막면(alveolar mucosal surface), 입안 바닥, 혀의 아래면, 물렁입천장을 덮고 있

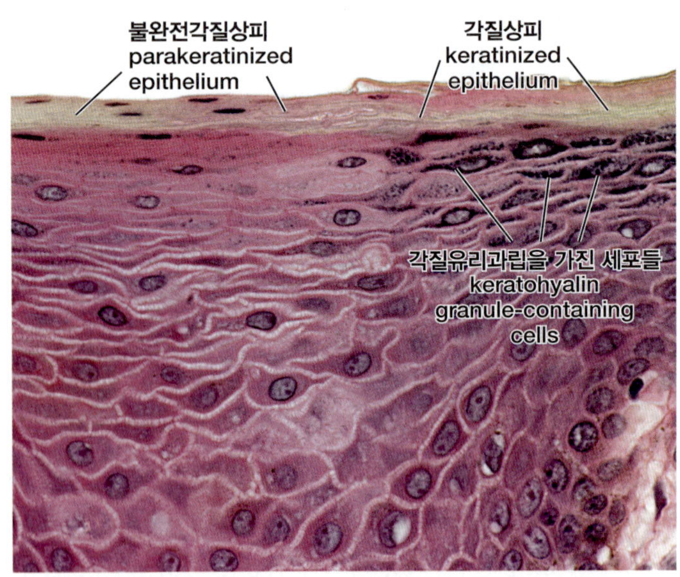

그림 16.3 입술의 점막피부경계(mucocutaneous junction)의 중층편평상피. 각질중층편평상피(keratinized stratified squamous epithelium, *오른쪽*)에서 불완전각질중층편평상피(parakeratinized stratified squamous epithelium, *왼쪽*)로의 이행을 하고 있는 단단입천장(hard palate) 부위를 보여주는 조직표본 사진이다. 각질중층편평상피의 표층세포는 납작하고 핵이 없으며, 그 밑에 각질유리과립을 가진 세포층이 존재한다. 불완전각질중층편평상피의 표면에 있는 납작한 세포들은 각질세포와 비슷한 모양이지만 핵을 가지고 있는 것이 차이점이다. 또한, 불완전각질중층편평상피에는 각질유리과립을 가진 세포층이 거의 관찰되지 않는다. ×380.

는 점막이다. 덮개점막 밑에는 가로무늬근육(입술, 볼, 혀)이나 뼈(이틀점막), 분비샘(물렁입천장, 볼, 혀 아래면)이 존재한다. 덮개점막은 결합조직유두(connective tissue papilla)가 적고 길이도 짧아서 씹기점막에 비해 유동성이 크다.

일반적으로 덮개점막의 상피는 대부분 비각질상피이지만, 일부 구역에서는 불완전각질상피(parakeratinized epithelium)로 나타난다(그림 16.3). 입술의 붉은 부분에서 안쪽 점막으로 넘어가는 경계인 홍순경계(vermilion border)는 각질상피로 덮여 있다. 입안의 상피 중 비각질상피는 대개는 각질상피보다 두꺼우며, 다음과 같은 세 층으로 구성되어 있다.

- **바닥층**(기저층, stratum basale): 바닥판(기저판, basal lamina) 위에 놓인 한 층의 세포
- **가시층**(유극층, stratum spinosum): 여러 층의 세포로 이루어진 중간층
- **얕은층**(표층, stratum superficiale): 가장 얕은 표면층. "점막의 표면층"이라고도 불린다.

입안의 점막상피는 피부의 표피(epidermis)와 비슷하게 각질세포(keratinocyte), 랑게르한스세포(가지돌기세포, Langerhans' cell), 멜라닌세포(melanocyte), 메르켈세포(촉각상피세포, Merkel's cell) 등으로 이루어져 있다.

점막고유판(lamina propria)에는 혈관과 신경이 분포한다. 이 신경들은 상피의 바닥층으로 들어가 자유신경종말(free nerve ending)을 형성하거나 결합조직유두 안에서 피막신경종말(encapsulated nerve ending)을 형성한다. 덮개점막은 결합조직유두의 수가 적고 길이도 짧아서, 조직표본 관찰에서 씹기점막과 쉽게 구별된다.

입안점막은 혈관이 잘 발달되어 있어서 약물 흡수가 잘 되기 때문에 이런 특성을 고려하여 **입안점막을 통한 약물투여**(oral transmucosal delivery)는 전신약물전달 방법으로 이용될 수 있다. 이런 약물투여 방법은 약물이 위창자관(위장관, gastrointestinal tract)과 문맥순환(portal circulation)을 우회하기 때문에 간에서의 대사를 거치지 않고 전신순환계로 직접 들어가게 됨으로써 여러가지 장점을 제공한다. 니트로글리세린과 같은 여러 심혈관계통 약물이나, 진통제, 진정제, 항오심제, 발기부전 치료제, 호르몬 약물은 입안점막을 경유해 흡수하는 방식으로 투약할 수 있다. 이들 약물 중 일부는 혀 아래에 넣는 **혀밑투약**(sublingual administration)이나, 일부는 뺨과 잇몸 사이에 놓는 **입안투약**(buccal administration) 방식으로 투약할 수 있다.

혀의 아래면을 제외하고, 덮개점막 아래에는 **점막밑층**(submucosa)이 뚜렷하게 존재한다. 점막밑층에는 굵은 아교섬유(콜라겐섬유, collagen fiber)와 탄력섬유(elastic fiber)가 무리를 이루어 위층인 점막과 아래층인 근육을 단단히 묶어주는 역할을 한다. 입술, 혀, 볼의 점막밑층에는 작은침샘(minor salivary gland)들이 존재한다. 간혹, **피부기름샘**(피지선, sebaceous gland)이 입꼬리의 바깥쪽과 어금니 맞은편 볼의 점막에서 관찰되며, 이들은 털주머니(모낭, hair follicle)없이 단독으로 나타난다. 이런 피부기름샘은 육안으로도 식별이 가능하며, 흔히 **포다이스반점**(Fordyce spot)이라고 한다. 점막밑층에는 혈관, 신경, 림프관이 있으며, 여기에서 나온 가지들이 입안 전체의 점막고유판(lamina propria)에서 상피밑 신경혈관그물(subepithelial neurovascular network)을 형성한다.

특수점막(specialized mucosa)은 미각과 관련되어 있으며 혀의 등쪽면에만 존재한다. 이곳에는 혀유두(lingual papilla)와 **맛봉오리**

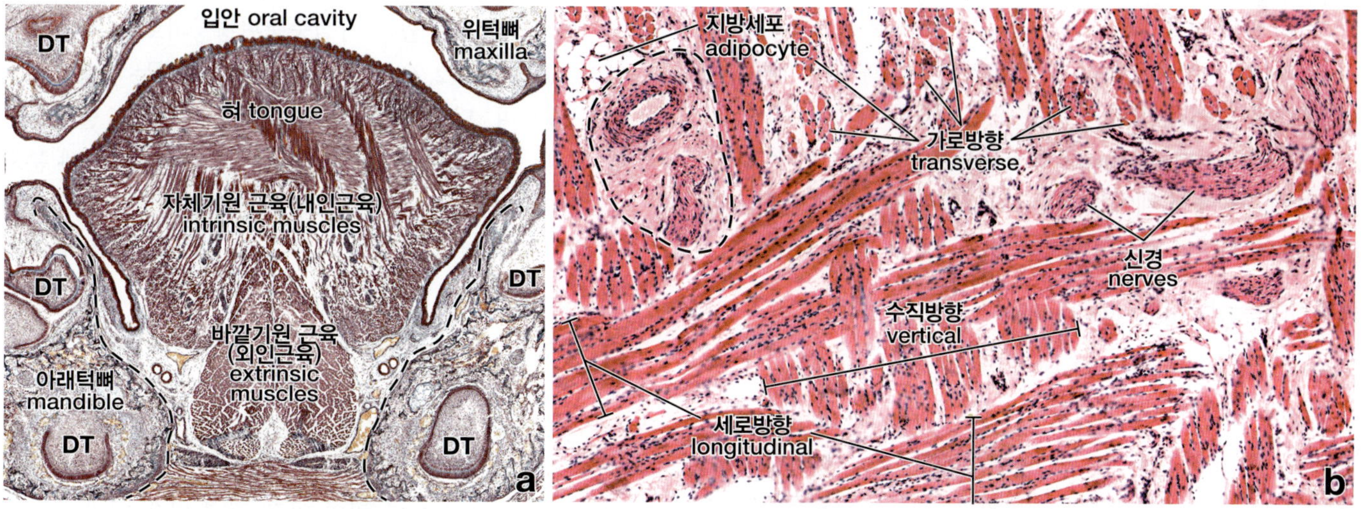

그림 16.4 발달 중인 인간 혀와 성인 혀의 근육조직. a. Mallory trichome 염색표본은 발생 중인 입 높이에서 태아머리의 절단면이다. 혀의 단면은 자체기원 근육(내인근육)이 세로다발(혀 표면 바로 깊은 곳에 위치하는), 가로다발(혀의 가쪽 표면을 연결하는), 수직다발(위쪽[등쪽] 표면을 혀의 시작 부위와 연결하는)로 구성되어 있음을 보여준다. 혀의 바깥기원 근육(외인근육)은 혀를 입안바닥에 부착한다. 혀 양쪽에 있는 아래턱뼈(하악골, mandible)와 치아(*DT*)가 발생 중인 위턱뼈(상악골, maxilla)를 주목할 필요가 있다. ×40. **b.** 헤마톡실린과 에오신(H&E)으로 염색된 혀의 시상면 부분은 혀몸통에서 몇몇 가로무늬근육의 독특한 배열을 보여준다. 이 근육들은 세 가지 방향, 즉 앞뒤, 좌우, 위아래의 방향으로 뻗어 있다. 사진의 *왼쪽 위 모서리*에서 지방세포들 옆에 있는 작은 동맥과 신경(*점선*으로 표시한 부분)을 확인할 수 있다. 신경다발은 근육섬유사이에서 흔히 볼 수 있다. (Dr. Frank Daley, University of New England College of Osteopathic Medicine 제공.)

(taste bud)가 있어 화학자극에 반응하여 맛을 감지한다.

입안점막(구강점막, oral mucosa)은 입안의 외부환경과 주변조직의 내부환경 사이에 존재하는 중요한 **보호장벽**(protective barrier)이다. 입안점막은 입안으로 들어온 병원성균과 입안에 상주하는 미생물무리(microbial flora)에 저항하는 방어막이다. 상피세포, 이동성이 좋은 중성구(호중구, neutrophil), 침 등이 세균이나, 곰팡이, 바이러스 등에 의해 감염되는 것을 막아 입안의 건강을 유지시키는 역할을 한다. 여기서 중요한 방어기전으로는 **침속항균펩타이드**(salivary antimicrobial peptide)를 비롯하여, 상피에 발현된 β-디펜신(β-defensin), 호중구에 발현된 α-디펜신(α-defensin), 분비면역글로불린A(secretory immunoglobulin A, sIgA) 등이 있다. 그러나 면역결핍, 항생제 투여 등으로 인해 미생물과 방어기전 사이의 균형이 깨어지면 입안 미생물에 의한 감염이 빈번히 일어날 수 있다.

■ 혀(TONGUE)

혀는 입안 바닥에서 시작하여 내강 쪽으로 뻗은 근육기관이다. **혀근육**(설근, lingual muscle, muscles of the tongue)은 혀 바깥에서 시작하여 혀 속으로 뻗어 들어온 바깥기원 근육(외인근육, extrinsic muscle)과, 시작과 끝이 혀 속에 국한된 자체기원 근육(내인근육, intrinsic muscle)으로 구분된다. 혀근육은 모두 가로무늬근육이며 대체로 앞뒤, 좌우, 위아래의 세 방향으로 뻗어 있다. 이렇게 여러 근육의 배열방향이 다양하기 때문에, 혀는 매우 유연하고 세밀하게 움직여 말을 하거나 음식을 삼킬 때 중요한 역할을 할 수 있다. 혀근육의 이런 형태는 혀에서만 볼 수 있기 때문에 근육의 배열양상만 봐도 혀를 쉽게 구별할 수 있다. 또한 근육다발들 사이에서 다양한 양의 지방조직(adipose tissue)이 관찰된다.

육안으로 관찰했을 때, **혀의 등쪽면**은 **혀분계고랑**(sulcus terminalis, 그림 16.5)이라고 하는 V자 모양의 고랑에 의해 대략 앞 2/3와 뒤 1/3로 나뉜다. V자의 꺾인 곳은 뒤쪽을 향하고 있고, 그 꼭지점은 **혀막구멍**(설맹공, foramen cecum of tongue)이라고 한다. 혀막구멍은 발생과정에서 배아의 인두(pharynx) 바닥부위에서 갑상샘(thyroid gland)을 형성할 조직이 함입되어 내려간 곳의 흔적이다.

혀의 등쪽면에는 혀유두(lingual papilla)가 발달해 있다.

혀의 등쪽면 중 혀분계고랑보다 앞쪽 부분을 덮는 점막에는 수많은 돌출구조가 불규칙하게 존재하며, 이를 **혀유두**(lingual papilla)라고 한다. 혀유두와 여기에 포함된 맛봉오리(미뢰, taste bud)가 입안의 **특수점막**(specialized mucosa)에 해당한다. 혀유두는 4종류가 있으며, 실유두(filiform papilla), 버섯유두(fungiform papilla), 성곽유두(circumvallate papilla), 잎새유두(foliate papilla)로 구분한다.

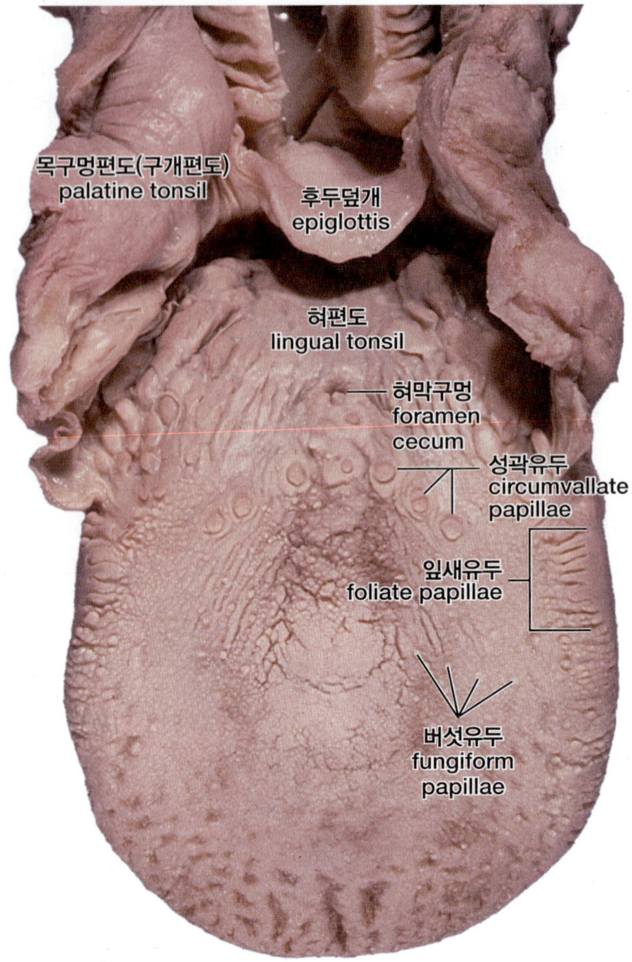

그림 16.5 사람의 혀. 성곽유두(circumvallate papilla)는 혀의 앞 2/3와 뒤 1/3을 나누는 V자 모양의 고랑 바로 앞에 위치한다. 버섯유두(fungiform papilla)와 실유두(filiform papilla)는 혀 등쪽면의 앞 2/3 부위에 분포한다. 혀의 뒷부분이 울퉁불퉁하게 보이는 것은 혀편도(lingual tonsil)가 있기 때문이다. 목구멍편도(구개편도, palatine tonsil)는 입안과 인두의 경계 부위에 위치한다.

- **실유두**(filiform papilla)는 사람의 혀유두 중 가장 많으며, 크기는 다른 것들보다 작다. 실유두는 길쭉한 원뿔모양의 결합조직 융기와 그 표면을 덮는 각질중층편평상피로 이루어져 있다(그림 16.6a, 도판 16.2, 688쪽). 실유두의 상피에는 맛봉오리가 존재하지 않으며, 단지 혀 등쪽면을 거칠게 만드는 물리적인 기능만 한다. 실유두는 혀 등쪽면의 앞 2/3 부위 전체에 분포하며, V자형태의 중심에서 양쪽으로 뻗은 혀분계고랑과 거의 평행하게 줄지어 배열되어 있다. 실유두의 뾰족한 끝은 뒤쪽을 향해 약간 휘어져 있다.
- **버섯유두**(fungiform papilla)는 이름이 의미하듯이, 혀 등쪽면에 융기된 버섯모양의 혀유두이다(그림 16.6b). 버섯유두는 실유두 사이사이에 흩어져 있으며, 실유두보다 높이 솟아 있어 육안으로 관찰했을 때 작고 붉은 점처럼 보인다(그림 16.5, 도판 16.2, 688쪽). 다른 부위보다 혀의 앞쪽 끝에 많은 편이다. 버섯유두의 등쪽면을 덮는 중층편평상피에는 **맛봉오리**(taste bud)가 존재한다.
- **성곽유두**(circumvallate papilla)는 돔형태의 혀유두이고, 크기가 크며, 혀분계고랑 바로 앞쪽 점막에 위치하고 있다(그림 16.5).

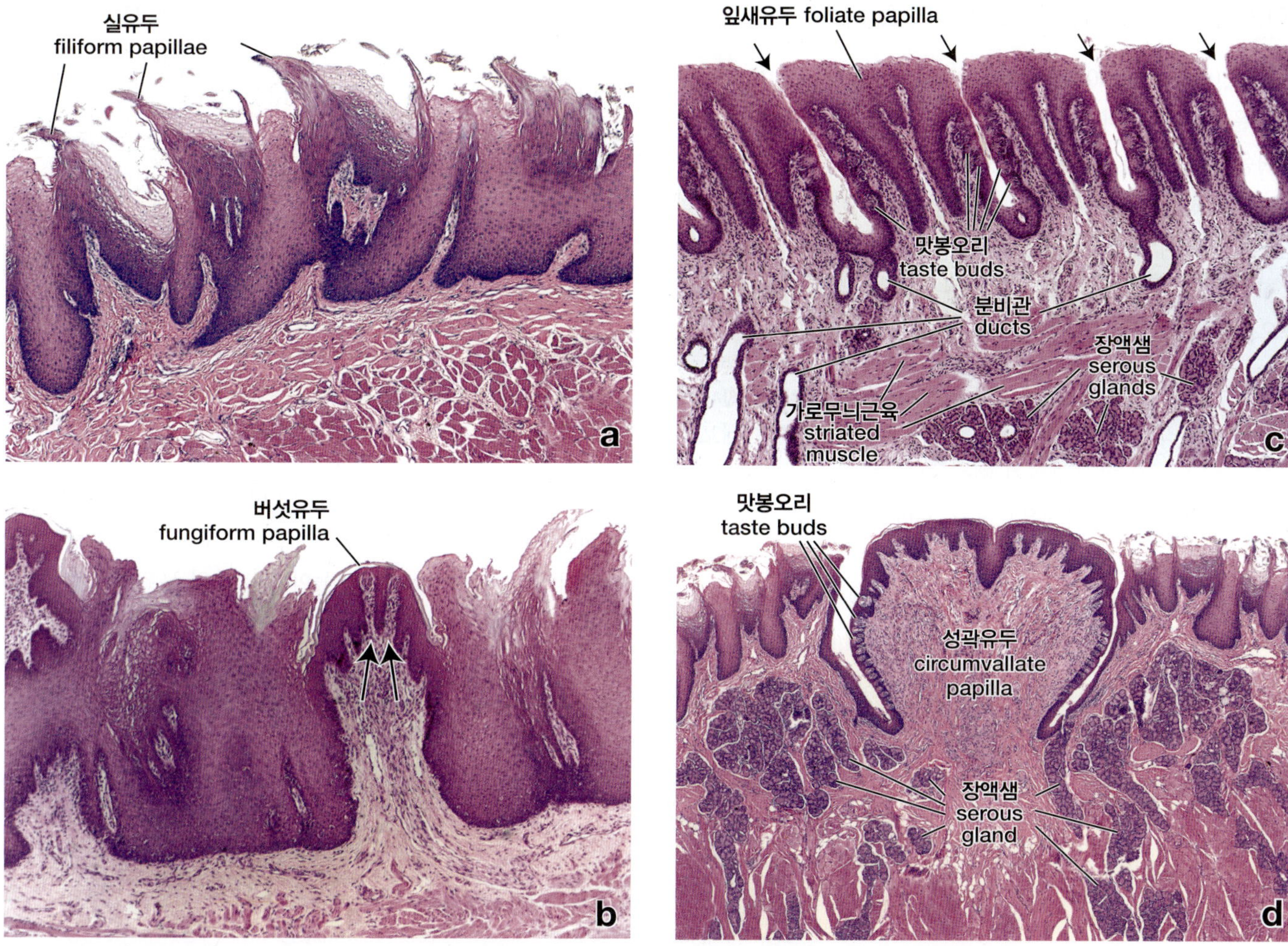

그림 16.6 혀유두(lingual papilla). a. 실유두(filiform papilla)는 상피가 뒤쪽방향으로 약간 휘어진 원뿔 모양의 돌기이다. 실유두는 맛봉오리를 갖고 있지 않으며, 각질중층편평상피(keratinized stratified squamous epithelium)로 이루어져 있다. ×45. **b.** 버섯유두(fungiform papilla)는 실유두 사이사이에 흩어져 있는 약간 둥근 모양의 융기이다. 혈관이 풍부한 결합조직이 버섯유두 아래쪽에서 위쪽으로 솟아 올라와 있다(*화살표*). 이처럼 혈관이 풍부한 결합조직이 솟아 올라와 있고 그 표면을 덮는 버섯유두의 상피가 얇은 비각질중층편평상피(nonkeratinized stratified squamous epithelium)이기 때문에, 혀의 등쪽면을 육안으로 관찰하면 버섯유두는 작은 붉은 점처럼 보인다. ×45. **c.** 조직표본에서, 잎새유두(foliate papilla)는 여러 개가 나란히 배열되어 있고 그 사이사이에 깊은 고랑(*화살표*)이 있어 버섯유두와는 쉽게 구별된다. 잎새유두는 비각질중층편평상피(nonkeratinized stratified squamous epithelium)로 덮여 있고, 가쪽면에 수많은 맛봉오리를 갖고 있다. 자유면을 덮는 상피는 두꺼우며, 그 아래에는 결합조직이 유두처럼 솟아 있다. 잎새유두 아래의 결합조직에는 장액샘(serous gland, von Ebner gland)이 발달해 있으며, 이 샘의 분비관은 유두사이의 고랑으로 열린다. ×45. **d.** 성곽유두(circumvallate papilla)는 중층편평상피(stratified squamous epithelium)로 덮여 있으며, 상피가 약간 각질화된 경우도 간혹 관찰될 수 있다. 각각의 성곽유두는 깊은 고랑으로 둘러싸여 있고, 유두의 가쪽면에는 수많은 맛봉오리가 존재한다. 유두의 등쪽면은 매끄러운 형태이다. 조직표본 관찰 시, 유두를 둘러싸는 깊은 고랑의 유무, 맛봉오리의 분포위치 등으로 성곽유두와 버섯유두를 구별할 수 있다. 성곽유두 아래의 결합조직에는 고랑 깊은 곳으로 분비관을 내는 장액샘이 발달해 있다. ×25.

사람의 혀에는 8~12개의 성곽유두가 있다. 성곽유두 주위에는 해자(moat, 성곽을 둘러싸는 도랑)처럼 함입된 고랑이 있고, 이 고랑을 덮는 중층편평상피에 수많은 맛봉오리가 포함되어 있다(그림 16.6d). 고랑의 가장 깊은 곳으로 **혀침샘**(lingual salivary gland, von Ebner's gland)의 분비관이 열린다. 이 혀침샘의 분비물은 고랑 속으로 들어온 물질들을 씻어내 맛봉오리가 새로운 맛의 자극에 신속히 반응할 수 있게 도와줄 것으로 짐작할 수 있다.

- **잎새유두**(foliate papilla)는 혀의 장축에 대해 직각방향의 고랑들 사이의 능선들로 이루어진 혀유두이다(그림 16.6c, 도판 16.3, 690쪽). 잎새유두는 혀의 가쪽 가장자리 부위에 분포한다. 노인에서는 잎새유두가 뚜렷하게 보이지 않을 수 있지만, 젊은 사람의 경우에는 혀의 뒤가쪽 부위에서 쉽게 찾아볼 수 있다. 잎새유두의 고랑 양쪽면을 덮는 상피에는 수많은 맛봉오리가 있다(그림 16.5). 고랑의 깊은 곳으로 작은 장액샘(serous gland)의 분비관들이 열린다. 토끼 등의 일부 동물에서는 잎새유두에 가장 많은 맛봉오리가 존재한다.

혀뿌리 부분의 등쪽면에는 혀유두가 없고 전체적으로 매끄럽게 돌출된 형태를 띠고 있는데, 이것은 점막고유판에 혀편도(lingual tonsil)가 발달해 있기 때문이다(그림 16.5).

맛봉오리는 버섯유두, 잎새유두, 성곽유두에 존재한다.

인간은 약 5,000~10,000개의 맛봉오리를 가지고 있으며, 그 중 절반 가량은 성곽유두의 측면에 위치한다. 조직표본에서, **맛봉오리**는 두꺼운 상피 속에 파묻혀 있는 타원형의 구조로 밝게 관찰된다(그림 16.7). 맛봉오리는 상피의 바닥에서 자유면까지 걸쳐 있고, 맛봉오리의 꼭대기 부위를 덮는 상피에는 **맛구멍**(미공, taste pore)이라고 하는 작은 구멍이 뚫려 있다.

맛봉오리를 구성하는 세 가지 주요 세포는 다음과 같다.

- **미각세포**(신경상피세포, neuroepithelial cell, sensory cell, gustatory cell)는 맛봉오리를 구성하는 세포들 중 가장 많다. 미각세포는 상피의 바닥판에서 맛구멍까지 뻗어 있는 길쭉한 세포이며, 미각세포의 자유면에는 미세융모(microvilli)가 발달해 있다(그림 16.7). 가쪽면 꼭대기부분에는 치밀이음(폐쇄연접, tight junction)이 있어, 이를 통해 이웃한 미각세포나 지지세포(버팀세포) 등과 서로 붙어 있다. 바닥면은 뇌신경인 **얼굴신경**(facial nerve, CN VII), **혀인두신경**(glossopharyngeal nerve, CN IX), **미주신경**(vagus nerve, CN X)의 감각신경섬유와 시냅스(synapse)를 이루고 있다. 미각세포들의 수명은 약 10~14일이다.
- **지지세포**(버팀세포, supporting cell)는 바닥판에서 맛구멍까지 뻗은 길쭉한 세포로, 미각세포에 비해 수가 적다. 미각세포와 마찬가지로 자유면에 미세융모가 있고 외측면에는 치밀이음이 발달해 있지만, 바닥면이 신경섬유와 시냅스를 형성하지 않는다. 지지세포들의 수명은 약 10일 정도이다.
- **바닥세포**(기저세포, basal cell)는 맛봉오리의 바닥부분, 즉 바닥판(basal lamina) 근처에 위치한 작은 세포이다. 이 세포들은 장차 미각세포나 지지세포가 될 줄기세포(stem cell)들이다.

맛봉오리는 혀유두뿐만 아니라, 입천장혀활(구개설궁, palatoglossal arch), 물렁입천장, 후두덮개(epiglottis) 뒷면, 인두 뒤벽(반지연골[crichoid cartilage] 높이까지) 등의 부위에도 존재한다.

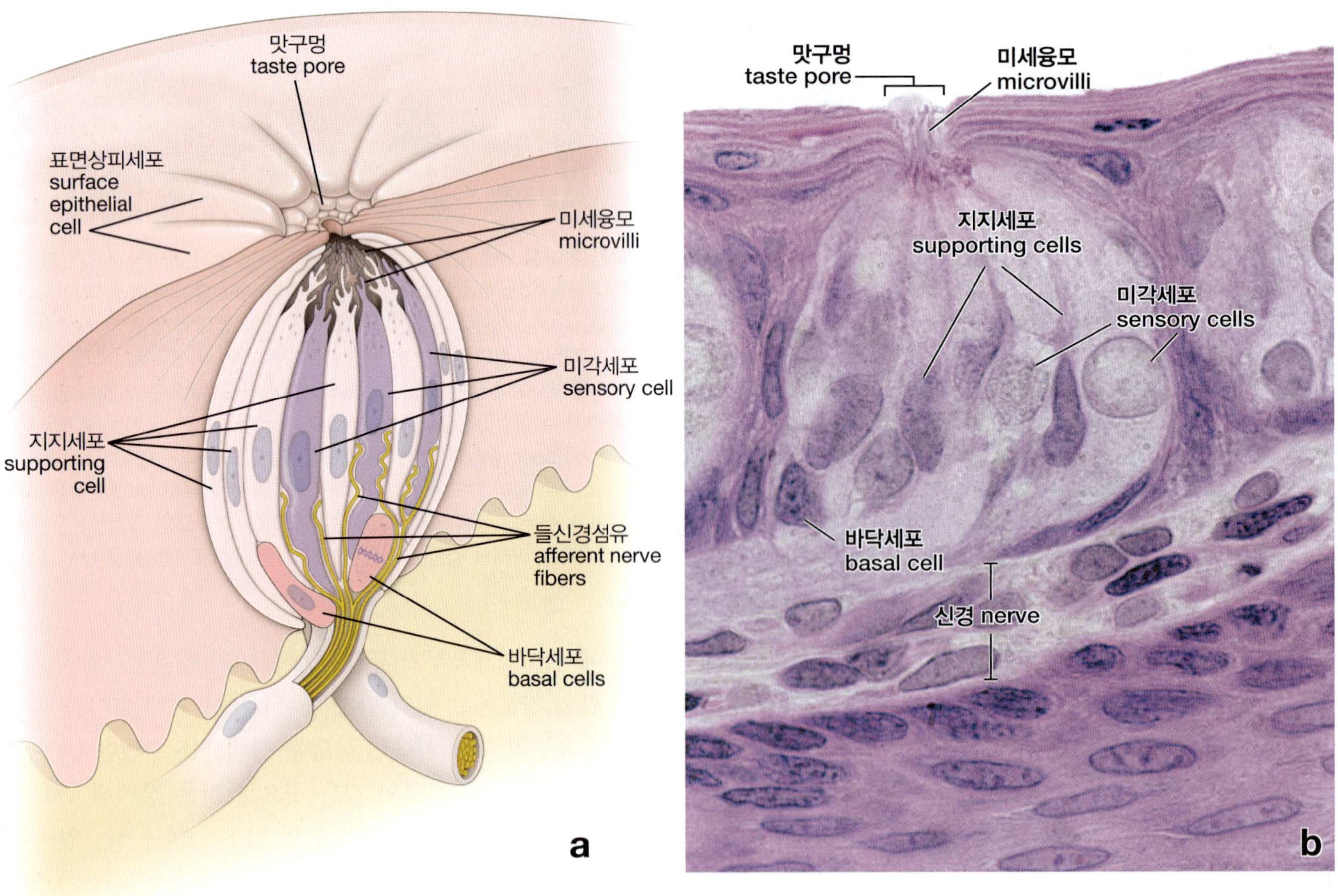

그림 16.7 맛봉오리의 모식도와 광학현미경사진. a. 맛봉오리를 구성하는 미각세포(sensory cell, gustatory cell), 지지세포(supporting cell), 바닥세포(basal cell)를 나타낸 모식도이다. 바닥세포 중 하나는 세포분열 중인 모습으로 묘사하였다. 미각세포는 신경섬유와 시냅스를 형성한다. (참고자료: Warwick R, Williams PL, eds. *Gray's Anatomy*, 35th ed. Edinburgh: Churchill Livingstone, 1973.) **b.** 맛봉오리의 구성 세포들을 고배율로 촬영한 광학현미경사진이다. 미각세포와 지지세포는 맛봉오리의 전체에 걸쳐 있는 길쭉한 세포이다. 두 세포의 자유면에는 미세융모가 발달해 있다. 바닥세포는 맛봉오리의 바닥부분에 위치한다. 맛봉오리의 세포들은 맛구멍을 통해 표면으로 열린다. ×1,100.

미각은 다양한 화학물질에 의해 맛봉오리의 미각세포가 자극을 받을 때 일어나는 화학적 감각의 일종이다.

미각(taste)은 음식물에 포함된 다양한 맛을 자극하는 물질인 미각자극물질(tastant)과 미각세포의 자유면에 있는 미각수용체(맛수용체, taste receptor)와의 상호작용에 의해 발생하는 화학적 감각이다. 미각세포는 기본적으로 다섯 가지의 맛에 반응하는데, 세 가지 유형으로 구별한다. 제1형(type I)은 짠맛(salty)에 반응하고, 제2형(type II)은 단맛(sweet), 쓴맛(bitter), 감칠맛(umami; 일본어로 "맛있다"는 뜻)에 반응하며, 그리고 제3형(type III)은 신맛(sour)을 감지한다. 모든 맛봉오리에는 세 가지 유형의 미각세포가 모두 존재하지만, 혀의 부위에 따라 비율이 다양하게 다르다. 미각자극물질 분자는 이온통로를 열어 세포 내로 들어가거나(짠맛, 신맛), 이온통로를 닫거나(신맛), 특수한 G단백질결합수용체(G protein-coupled receptor)에 결합하는(쓴맛, 단맛, 감칠맛) 등 여러 가지 기전으로 작용한다.

미각소실(미각상실, ageusia) 또는 미각이상(dysgeusia)은 SARS-CoV-2(COVID-19) 바이러스에 감염된 개인에게서 보고된 매우 독특한 증상이다.이러한 미각문제는 후각장애와 동반된다(19장 호흡계통, 812쪽 참조). 세포표면에 있는 angiotensin-converting enzyme 2(ACE2)의 발현이 이 바이러스의 세포내 진입에 반응한다. 바이러스의 스파이크 단백질(spike protein)이 ACE2에 결합하면 막통과단백질분해효소(transmembrane protease serine 2, TMPRSS2)에 의해 더 많은 스파이크 단백질이 활성화되어 결국 바이러스의 세포내 침입이 촉진된다. 혀에서는 ACE2와 TMPRSS2 단백질이 모두 혀유두의 맛봉오리에서 동시에 발현된다. ACE2 발현은 미각세포를 지배하는 신경의 뉴런이나 신경절에서는 발견되지 않았다. 최근 연구에 따르면, 단맛, 쓴맛, 감칠맛 수용체를 갖고 있는 제2형 미각세포에서 ACE2와 TMPRSS2 단백질의 동시발현이 국한된다는 것이 밝혀졌다. 짠맛과 신맛에 대한 미각수용체를 가진 제1형과 제3형의 미각세포에서는 SARS-CoV-2 바이러스 복제에 관여하지 않는 것으로 나타났다. 제2형 미각세포에 대한 직접적인 손상은 SARS-CoV-2 감염자에게서 미각소실(ageusia) 또는 미각이상(dysgeusia) 발생률이 높은 이유를 설명할 수 있다. 거의 90%의 환자가 4~15일 안에 미각기능을 회복하는데, 이는 미각세포의 수명과 일치한다고 볼 수 있다.

쓴맛, 단맛, 감칠맛을 유발하는 미각자극물질들은 T1R 및 T2R 화학감각수용체군(chemosensory receptor family)에 속한 G단백질결합미각수용체를 흥분시킨다.

제2형 미각세포에서 쓴맛, 단맛, 감칠맛의 세 미각은 두가지 미각수용체유전자(taste receptor gene, T1R, T2R)에 의해 발현되는 다양한 수용체를 통해 감지된다. 이 유전자에서 만들어낸 여러 수용체들은 모두 G단백질결합미각수용체(G protein-coupled taste receptor)이다.

- 쓴맛(bitter taste)은 약 30종류의 T2R 화학감각수용체(T2R chemosensory receptor)에 의해 감지된다. 각 수용체는 하나의 막통과단백질(transmembrane protein)과 여기에 결합한 G단백질(G protein)로 이루어져 있다. 미각자극물질에 의해 수용체가 자극을 받으면, G단백질이 포스포리파아제C(phospholipase C)라는 효소를 활성화시키고, 그에 따라 세포 안에서 이노시톨1,4,5삼인산(inositol 1,4,5-triphosphate, IP_3)이라는 이차전령물질의 합성이 증가한다. IP_3는 미각전용나트륨통로(taste-specific Na^+ channel)를 활성화시켜 나트륨이온의 세포내 유입을 유발하며, 그 결과 미각세포의 세포막에 탈분극이 일어나게 된다. 세포막이 탈분극되면 미각세포의 전압감지칼슘통로(voltage-gated Ca^{2+} channel)가 열린다. 세포 바깥의 칼슘이온이 세포 안으로 유입되거나(탈분극의 결과) 세포안 저장소에서 칼슘이온이 방출(IP_3의 작용)되면 세포질의 칼슘농도가 높아지며, 그에 따라 신경전달물질(neurotransmitter)이 세포 바깥으로 방출되어 미각을 전달하는 감각신경섬유에 신경자극(nerve impulse)이 생성된다(그림 16.8a).
- 단맛(sweet taste)을 감지하는 미각수용체도 G단백질결합미각수용체이다. 쓴맛을 감지하는 수용체와는 달리, 이 수용체는 T1R2, T1R3의 두 단백질 소단위로 구성되어 있다. 단맛을 가진 미각자극물질이 수용체에 결합하면, 쓴맛의 경우와 동일한 이차전령물질에 의해 일련의 세포내 반응이 진행된다(그림 16.8a).
- 감칠맛(umami taste)은 특정 아미노산(예: L-glutamate, aspartate)과 관련이 있으며, 아스파라거스, 토마토, 치즈, 고기 등에 많이 들어 있다. 감칠맛을 감지하는 미각수용체는 단맛 수용체와 매우 유사하며, 두 개의 단백질 소단위로 구성되어 있다. 소단위 중 하나인 T1R3는 단맛 수용체와 똑같고, 또 하나는 감칠맛 수용체에만 있는 T1R1으로 되어 있다(그림 16.8a). 세포내 신호전달과정은 앞에서 설명한 쓴맛의 경우와 동일하다. 여러 음식에 첨가되는 조미료인 글루탐산모노나트륨(monosodium glutamate; 일반적으로 MSG라고 부르는 간장의 주성분 중 하나)도 감칠맛 수용체를 자극한다.

쓴맛이나 단맛 등 미각에서 신호전달기전은 비슷하지만, 각각의 미각세포는 한 종류의 수용체만 발현되기 때문에 맛을 따로 구분하는 데는 아무런 문제가 없다. 따라서 음식을 먹을 때 단맛과 쓴맛에 대한 정보는 서로 다른 감각신경섬유를 통해 중추신경계통으로 전달된다.

짠맛을 유발하는 나트륨이온과 신맛을 유발하는 수소이온은 이온통로에 직접 작용한다.

짠맛과 신맛에 대한 신호전달기전은 시냅스 또는 신경근육연접(신경근육이음, neuromuscular junction)의 경우와 비슷하다.

- 신맛(sour taste)은 제3형 미각세포이며, 산성 화합물의 가수분

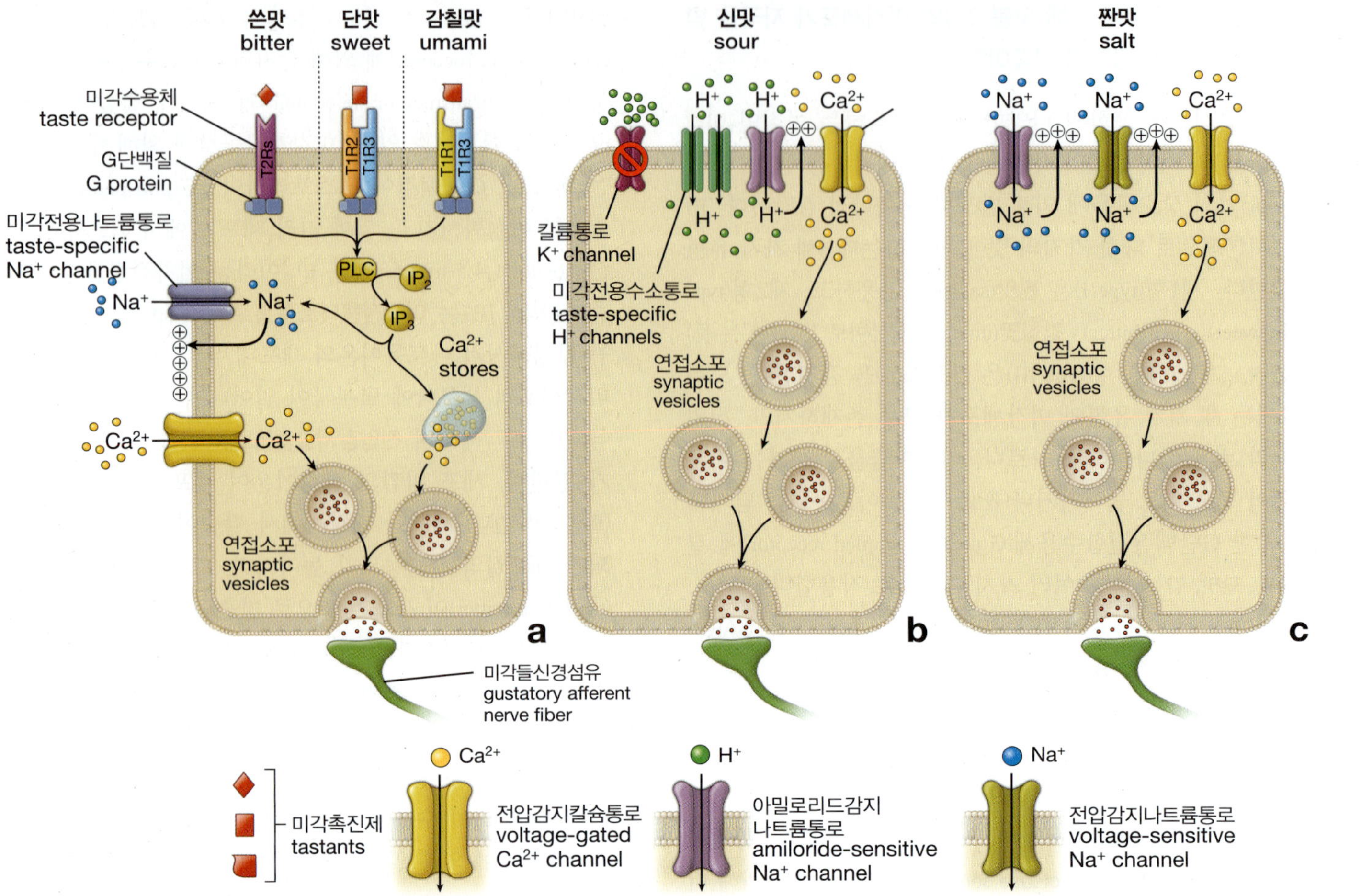

그림 16.8 미각수용체의 모식도와 신호전달기전(signaling mechanisms). a. 쓴맛, 단맛, 감칠맛을 감지하는 미각세포의 미각수용체를 나타낸 모식도이다. 각 세포마다 한 종류의 수용체만 갖고 있지만, 설명의 편의를 위해 한 세포의 자유면에 3종류의 미각수용체를 모두 표시하였다. 자세한 내용은 본문을 참고하기 바란다. **b.** 수소이온에 의해 일어나는 신맛 자극의 신호전달기전을 나타낸 모식도이다. 수소이온은 칼륨통로(K^+ channel)를 차단하고, 아밀로리드감지나트륨통로(amiloride-sensitive Na^+ channel) 및 신맛을 감지하는 세포에만 발현되는 미각전용수소통로(taste-specific H^+ channel)인 PKD1L3, PKD2L1을 통해 세포 안으로 들어간다. **c.** 짠맛 자극은 아밀로리드감지나트륨통로를 통해 미각세포 안으로 들어가는 나트륨이온(Na^+)에 의해 일어난다. 세포내 나트륨이온은 세포막의 탈분극을 일으키고, 전압감지나트륨통로와 전압감지칼슘통로를 활성화시킨다. 칼슘이온에 의해 시냅스소포에 담겨 있던 신경전달물질이 방출되면 미각을 전달하는 신경섬유가 흥분하게 된다. *IP*$_2$, inositol-1,4-diphosphate; *IP*$_3$, inositol 1,4,5-trisphosphate; *PLC*, phospholipase C.

해를 통해 유리된 수소이온(H^+ protons)에 의해 일어난다. 수소이온은 막전압 형성에 중요한 **칼륨통로**(K^+ channel)를 차단하여 세포막을 탈분극시킨다. 또한 수소이온은 **아밀로리드감지나트륨통로**(amiloride-sensitive Na^+ channel) 및 신맛을 감지하는 미각세포에만 발현되는 특수한 수소통로(H^+ channel)인 *PKD1L3*, *PKD2L1*을 통해 세포 안으로 들어간다. 미각세포 안으로 들어간 수소이온은 **전압감지칼슘통로**(voltage-sensitive Ca^{2+} channel)를 활성화시킨다. 세포 내로 유입된 칼슘이온(Ca^{2+})은 시냅스소포(synaptic vesicle)의 이동, 융합 및 전달물질(transmitter)의 방출을 유발하여 감각신경섬유에 활동전위(action potential)를 일으킨다(그림 16.8b).

- **짠맛**(salty taste)은 소금(NaCl)을 먹을 때처럼 나트륨이온(Na^+)에 의해 일어난다. 나트륨이온은 **아밀로리드감지나트륨통로**(신맛의 신호전달 과정에 관여하는 통로와 같음)를 통해 제1형 미각세포 안으로 들어간다. 이 나트륨통로는 신경세포나 근육세포에서 활동전위를 일으키는 전압감지나트륨통로와는 다르다. 나트륨이온이 미각세포 안으로 들어가면 세포막에 탈분극이 일어나고, **전압감지나트륨통로**(voltage-sensitive Na^+ channel)와 **전압감지칼슘통로**(voltage-sensitive Ca^{2+} channel)가 활성화된다. 앞에서 설명한 것처럼, 칼슘이온의 세포내 유입은 시냅스 소포의 신경전달물질(neurotransmitter)을 방출시키는 작용을 하고, 그 결과 미각을 전달하는 신경섬유를 자극하게 된다(그림 16.8c).

혀의 일부 영역은 특정 미각에 예민하게 반응한다.

일반적으로 혀의 앞쪽 끝에 있는 맛봉오리는 단맛, 그보다 조금 뒤가쪽 맛봉오리는 짠맛, 가장 뒤가쪽 부위의 맛봉오리는 주로 신맛을 감지한다. 그리고 성곽유두에 있는 맛봉오리는 쓴맛과 감칠맛을 감지한다. 그러나 혀에 온도 자극을 준 후에 미각에 대해 연구한 결과에 따르면, 위에서 설명한 전통적인 미각 지도는 미각수용체의 분포를 지나치게 단순화한 것임이 밝혀졌다. 실제로는 혀

글상자 16.1

임상적용: 미각의 유전적 근거(The Genetic Basis of Taste)

미각감지 능력이나 특정 미각에 대한 사람 간의 차이는 유전적으로 결정된다. 대규모 인구를 대상으로 한 연구결과에 따르면, 미각은 개인차가 큰 편이라고 한다. 전체 인구의 약 25%는 일반인보다 혀유두와 맛봉오리의 밀도가 높은 이른바 **"고도미각인지자(supertaster)"**이다. 이 중에서 일부는 와인, 브랜디, 커피, 홍차 등에 대해 비범한 맛감별 능력과 미각 기억력을 갖고 있다. 이 사람들은 페닐치오카바마이드(phenylthiocarbamide, PTC)라는 화학물질 및 그 유도체인 프로필티오우라실(6-*N*-propylthiouracil, PROP)에 대해 극도로 예민한 반응을 보이는 특징이 있다. 혀끝에 PTC 또는 PROP 용액을 한 방울 떨어뜨렸을 때, 이런 사람은 매우 강렬한 쓴맛을 느낀다. 또 다른 25% 정도의 사람들은 일반인보다 혀유두와 맛봉오리의 밀도가 낮은 **"미맹(nontaster)"**이다. PTC 또는 PROP 용액으로 시험해 보면, 이 사람들은 쓴맛을 전혀 느끼지 못한다.

미각을 감지하는 능력은 실험환경에 따라 달라질 수 있다. 미각을 중추신경계통으로 전달하는 신경의 손상, 입안의 염증, 방사선에 의한 염증 등의 점막질환, 영양결핍, 당뇨병 등의 내분비질환, 생식샘저하증(hypogonadism), 거짓부갑상샘저하증(pseudohypoparathyroidism), 월경이나 임신으로 인한 호르몬 변화 등 다양한 요인이 미각에 영향을 미친다. 뿐만 아니라, 일부 희귀한 유전병에 의해서도 미각이 영향을 받을 수 있다. 대표적으로 **릴리-데이증후군**(Riley-Day syndrome)이라 불리는 **제1형가족성자율신경이상**(type I familial dysautonomia)의 경우, 발생과정 중 맛봉오리와 버섯유두가 만들어지지 않아 심각한 미각저하증(hypogeusia)이 초래된다. 감각계통과 자율신경계통의 신경병증이 특징인 이 질환은 9번 염색체에 위치한 DYS 유전자(IKBKAP 유전자라고 부르기도 함)의 돌연변이 때문에 일어나는 보통염색체 열성질환(autosomal recessive disorder)이다. 이 병을 앓는 사람은 미각저하증 외에도 말초신경계통과 자율신경계통의 발달장애로 인한 다양한 증상을 겪는다. 예를 들면 눈물분비저하, 체온조절장애, 기립성저혈압(orthostatic hypotension), 땀분비과다, 통각과 온도감각 상실, 반사상실 등의 증상이 나타날 수 있다. 최근에 DYS 유전자의 돌연변이를 찾아내는 검사방법이 개발되어 이 질환을 확진할 수 있게 되었다.

전체 부위에서 모든 종류의 미각을 감지하며, 일부 영역만 특정 미각에 특별히 예민하게 반응한다는 것이다.

혀편도(lingual tonsil)는 혀의 뿌리부분에 밀집한 림프조직(lymphatic tissue)으로 구성된다.

혀의 뿌리부분의 점막고유판(lamina propria)에 **혀편도**(lingual tonsil)가 잘 발달해 있다. 혀편도는 혀분계고랑보다 뒤쪽에 위치한다(그림 16.5). 혀편도는 종자중심(germinal center)이 형성된 림프소절(lymphatic nodule)과 산재성림프조직(diffuse lymphatic tissue)으로 이루어져 있다. 림프소절과 산재성림프조직에 대해서는 14장 림프계통과 림프조직 및 기관(563쪽)에 자세히 설명되어 있으니 참고하기 바란다.

혀편도 표면을 덮는 상피는 보통 혀편도안으로 깊숙이 함입되어 편도움(tonsillar crypt)을 형성한다. 그러나 정상상태에서도 편도움의 상피에는 수많은 림프구들이 침입해 있어서 상피를 구별하는 데 어려울 수 있다. 림프소절 사이에서는 상피의 구조가 온전하게 관찰되기도 하며, 이런 곳에서는 상피의 유형이 입안의 내면을 덮는 상피와 같다는 것을 확인할 수 있다. 점액을 분비하는 작은침샘(minor salivary gland)의 일종인 점액혀침샘(mucous lingual salivary gland)이 혀편도 속이나 혀뿌리부분의 근육 가까운 곳에서 발견되는 경우도 있다.

혀에는 여러 뇌신경과 자율신경계가 분포한다.

- 혀의 앞 2/3 부분(혀분계고랑 앞쪽)의 **일반감각**(general sensation)은 **삼차신경**(trigeminal nerve, CN V)의 가지인 **아래턱신경**(mandibular nerve)을 통해 중추로 전달된다. 혀의 뒤 1/3 부분의 일반감각은 **혀인두신경**(glossopharyngeal nerve, CN IX)과 **미주신경**(vagus nerve, CN X)을 통해 중추로 전달된다.
- 혀분계고랑 앞쪽 혀의 **미각**(taste sensation)은 얼굴신경(facial nerve, CN VII)의 가지인 **고실끈신경**(chorda tympani)을 통해 전달되며, 혀분계고랑 뒤쪽 부분의 미각은 **혀인두신경**(glossopharyngeal nerve, CN IX)과 **미주신경**(vagus nerve, CN X)을 통해 중추로 전달된다.
- 혀의 근육을 움직이는 **운동신경지배**(motor innervation)는 **혀밑신경**(hypoglossal nerve, CN XII)이 한다.
- 혀의 혈관이나 샘의 신경지배는 자율신경인 **교감신경**(sympathetic nerve)과 **부교감신경**(parasympathetic nerve)에 의한다. 이 신경들은 혀에 있는 혈관과 작은침샘을 지배한다. 혀 속에서 가끔 신경절세포(ganglion cell)가 관찰되기도 한다. 신경절세포는 신경절이후부교감신경(postganglionic parasympathetic neuron)에 해당하며, 혀에 발달한 작은침샘의 분비활성을 조절하는 기능을 한다. 신경절이후교감신경(postganglionic sympathetic neuron)의 세포체(cell body)는 위목신경절(superior cervical ganglion)에 위치한다.

■ 치아(TEETH)와 지지조직(SUPPORTING TISSUES)

치아(이, teeth)는 입안의 주요 구성요소이며, 소화과정의 첫 단계서 필수적인 기능을 한다. 치아는 위턱뼈(상악골, maxilla)와 아래턱뼈(하악골, mandible)의 이틀돌기(치조돌기, alveolar process)에 꽂힌 채로 결합되어 있다. 어린이의 경우, 위턱과 아래턱에 각각 10개의 **젖니**(유치, deciduous teeth, primary teeth, milk teeth)가 있다. 위턱 또는 아래턱의 한쪽 젖니는 다음과 같은 치아로 구성되어 있다.

- **안쪽앞니**(내측앞니, 중절치, 중심앞니, medial incisor, central incisor)는 생후 6개월경에 최초로 나오는(대개 아래쪽에서 먼저 나옴) 치아이다. (생후 12~13개월까지 안쪽앞니가 나지 않는 경우도 있다.)
- **가쪽앞니**(외측앞니, 측절치, lateral incisor)는 생후 8개월경에 나온다.
- **송곳니**(견치, canine tooth)는 생후 15개월경에 나온다.
- 2개의 **어금니**(대구치, molar tooth) 중 첫째어금니는 10~19개월경에 나오고, 둘째어금니는 20~31개월경에 나온다.

몇 년이 지나고 나서, 대개 6세부터 12, 13세가 될 때까지 젖니가 하나씩 빠지고 위턱과 아래턱에 각각 16개의 **간니**(영구치, permanent teeth, secondary teeth)가 새로 나온다(글상자 16.2). 위 · 아래턱의 한 쪽 간니는 다음과 같은 치아로 구성되어 있다.

- **안쪽앞니**(medial incisor, central incisor)는 7~8세경부터 나온다.
- **가쪽앞니**(lateral incisor)는 8~9세경에 나온다.
- **송곳니**(canine tooth)는 10~12세경에 나온다.
- 2개의 **작은어금니**(소구치, premolar tooth)는 10~12세경에 나온다.
- 3개의 **큰어금니**(대구치, molar tooth) 중에서 첫째큰어금니는 6세경에, 둘째큰어금니는 10대 초반에, 그리고 셋째큰어금니인 **사랑니**(wisdom tooth)는 10대 후반이나 20대 초반에 나온다.

앞니와 송곳니, 그리고 대부분의 작은어금니(first premolar tooth)는 하나의 치아뿌리를 갖는다. 예외적으로, 위턱 첫째작은어금니는 2개의 치아뿌리를 갖고 있다. 또한 아래턱 큰어금니는 치아뿌리가 2개이고, 위턱 큰어금니는 치아뿌리가 3개이다. 간혹, 치아뿌리가 4개인 큰어금니도 있다. 이렇게 치아마다 모양은 다르지만, 기본구조는 모두 동일하다.

치아는 몇 층의 특수한 조직으로 구성된다.

치아는 다음과 같은 3종류의 특수한 조직으로 이루어져 있다.

- **사기질**(에나멜, enamel)은 치아머리(crown) 표면을 덮는 단단하고 얇은 반투명 조직이고, 세포는 전혀 없으며 무기질이 침착되어 있다.
- **상아질**(dentin)은 치아의 대부분을 차지하는 조직이다. 치아머리 상아질은 사기질로 덮여 있고, 치아뿌리 상아질은 시멘트질로 둘러싸여 있다. 상아질은 독특한 관모양의 구조와 생화학적 요소로 구성되어 있으며, 사기질과 시멘트질로 둘러싸여 보호를 받고 있다.
- **시멘트질**(cementum)은 치아뿌리의 상아질을 둘러싸고 있는 얇은 층이며 노르스름하다. 이 층은 뼈와 같이 석회화가 되어 있다. 시멘트질은 상아질보다 덜 단단하고 투과성이 높으며, 만일 치아뿌리가 입안 환경에 노출되면 쉽게 마모된다.

사기질(에나멜, Enamel)

사기질은 인체에서 가장 단단한 조직이며, 96~98%의 칼슘수산화인회석(calcium hydroxyapatite)으로 이루어져 있다.

사기질(에나멜, enamel)은 세포성분이 전혀 없고 무기질이 침착된 단단한 조직이며, 치아머리를 덮고 있다. 사기질은 한 번 만들어

글상자 16.2

임상적용: 간니(영구치, Permanent [Secondary] Dentition)와 젖니(유치, Deciduous [Primary] Dentition)의 분류법(Classification)

현재 통용되고 있는 간니(permanent [secondary] dentition)와 젖니(deciduous [primary] dentition)를 분류하기 위해 사용되는 표기법(dental notation)은 세 가지이다(그림 F16.2.1).

- *Palmer system(military system).* 영국에서 주로 사용되는 표기법이다. 이 표기법에서는, 젖니(유치)를 알파벳 대문자로 표기하고 간니(영구치)를 아라비아 숫자로 표기한다. 또한 치아의 위치를 표현할 때 사분면으로 구분하여 각진 부호(⌋, ⌊, ⌉, ⌈)로 표시한다. ⌋은 오른쪽 위, ⌊은 왼쪽 위, ⌉은 오른쪽 아래, ⌈은 왼쪽 아래를 의미한다. 예를 들어, 간니에서 4개의 송곳니는 모두 3으로 표기하고, 상하 좌우 어느 부위인지를 ⌋, ⌊, ⌉, ⌈ 부호로 명시하게 된다. 전자의료기록 시대에 Palmer 표기 기호는 최신 운영체제 및 프로그래밍 언어에 사용되는 표준 유니코드 변환형식(UTF-16)으로 인코딩된다.
- *International system(World Dental Federation [FDI] system or ISO 3950).* 자체 표기법을 사용하는 미국(American system)이나 영국(Palmer notation)을 제외하면, 전 세계적으로 가장 일반적으로 사용되는 표기법이다. 각각의 치아를 두 자릿수 아라비아 숫자로 표기하는 방법이다. 첫 자리 숫자는 치아의 상하좌우 위치를 나타낸다. 간니의 경우 오른쪽 위 = 1, 왼쪽 위 = 2, 왼쪽 아래 = 3, 오른쪽 아래 = 4이고 젖니의 경우에는 오른쪽 위 = 5, 왼쪽 위 = 6, 왼쪽 아래 = 7, 오른쪽 아래 = 8이다. 둘째자리 숫자는 치아의 종류를 나타내며, 정중면에 가까운 것부터 순서대로 일련번호를 매긴다. 예를 들어, 간니의 송곳니는 13, 23, 33, 43이고 젖니의 송곳니는 53, 63, 73, 83이 된다.
- *American system(universal system, UNS).* 북미 지역에서 가장 흔히 사용하는 표기법이다. 이 방법의 경우, 간니는 아라비아 숫자로 표기하고, 젖니는 알파벳 대문자로 표기한다. 간니는 오른쪽 위의 가장 끝부터 일련번호를 매긴다. 즉, 오른쪽 위 셋째큰어금니가 1이고, 여기서부터 순서대로 번호를 붙여 왼쪽 위 셋째큰어금니가 16이 된다. 17은 16과 맞물리는 왼쪽 아래 셋째큰어금니에 해당한다. 여기부터 다시 순서대로 번호를 붙이면, 오른쪽 아래 셋째큰어금니는 32가 된다. 이 표기법에서, 서로 맞물리는 위아래 치아의 번호를 합하면 항상 33이 된다. 젖니는 A부터 T까지의 알파벳을 이용하여 간니와 같은 순서로 표기한다. 따라서 간니의 송곳니는 6, 11, 22, 27이고, 젖니의 송곳니는 C, H, M, R이 된다.

글상자 16.2

임상적용: 간니(영구치, Permanent [Secondary] Dentition)와 젖니(유치, Deciduous [Primary] Dentition)의 분류법(Classification) (계속)

젖니와 간니의 상호관계를 그림 F16.2.1에 빨강색과 파랑색 윤곽선으로 표시했다. 이 상호관계표를 살펴보면, 젖니의 큰어금니가 빠진 자리는 간니의 작은어금니로 대체되었음을 알 수 있다. 또한 간니의 큰어금니에 상응하는 젖니는 없다.

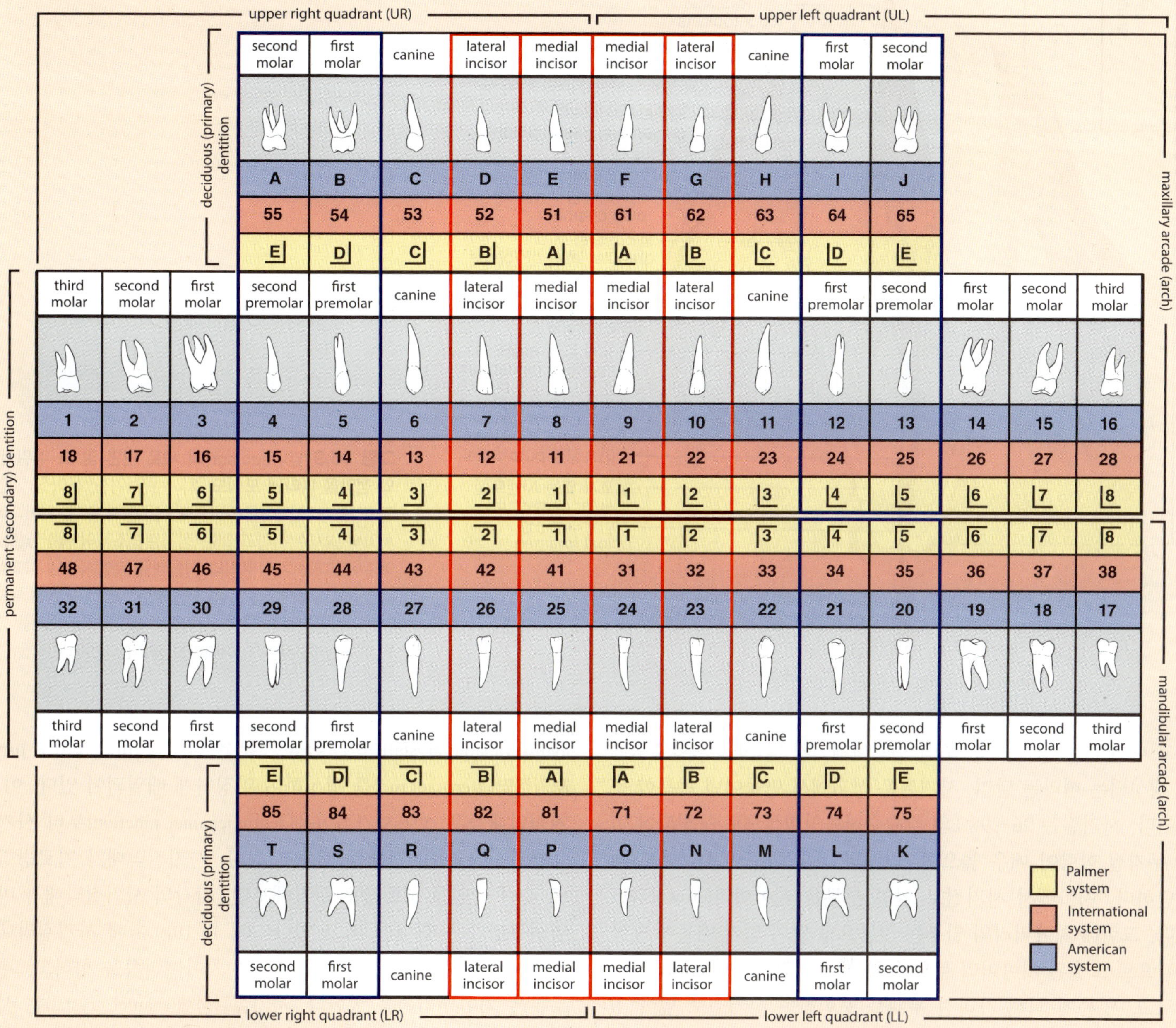

그림 F16.2.1 간니와 젖니의 분류법. 치아의 표기법은 세 가지 방식이 활용되고 있다. 그림의 *둘째 줄과 셋째 줄*은 간니이고, *첫째 줄과 넷째 줄*은 젖니를 나타낸 것이다. 전체 치열(dentition)은 왼쪽 위, 오른쪽 위, 왼쪽 아래, 오른쪽 아래의 사분면으로 나뉜다. 치열의 1/4에 해당하는 각 부위는 간니 8개 또는 젖니 5개로 이루어져 있다. American system(universal system, *파란색*)에서는 간니를 아라비아 숫자로 표기한다. 오른쪽 위 셋째큰어금니(사랑니)를 1로 표기하고, 여기서부터 윗니에 순서대로 번호를 붙이면 왼쪽 위 셋째큰어금니는 16이 된다. 아랫니는 왼쪽 아래 셋째큰어금니를 17로 표기하고, 여기서부터 순서대로 번호를 붙이면 오른쪽 아래 셋째큰어금니는 32가 된다. American system에서 젖니는 알파벳 대문자로 표기한다. 알파벳을 붙이는 순서는 간니와 동일하게, 오른쪽 위의 둘째어금니에서 시작하여 오른쪽 아래의 둘째어금니에서 끝나도록 되어 있다. International system(*빨간색*)에서는, 각각의 치아를 *두 자릿수* 아라비아 숫자로 표기한다. 첫 자리 숫자는 상하좌우 위치를 의미하며, 오른쪽 위부터 시계방향으로 1~4(간니) 또는 5~8(젖니)을 붙인다. 둘째자리 숫자는 정중면에 가까운 치아부터 순서대로 번호를 매긴 것이다. 즉, 안쪽앞니가 1이고 셋째큰어금니가 8이다. Palmer system(*노란색*)에서는, 치열의 상하좌우 부위를 각진 부호(⌋, ⌊, ⌉, ⌈)로 표시한다. 각진 부호의 *수직선*이 치열의 좌우를 나누는 정중면, *수평선*이 치열을 위아래로 나누는 교합면이라고 생각하면 이해하기 쉽다. Palmer system에서, 간니는 정중면에 가까운 것부터 순서대로 아라비아 숫자를 붙여 표기하고 젖니는 같은 순서에 따라 알파벳 대문자로 표기한다. 따라서 Palmer system 방식으로 각각의 치아를 표기하려면, 각진 부호와 아라비아 숫자(또는 알파벳 대문자)를 병기해야 한다. (Dr. Wade T. Schultz, 치열표 제공.)

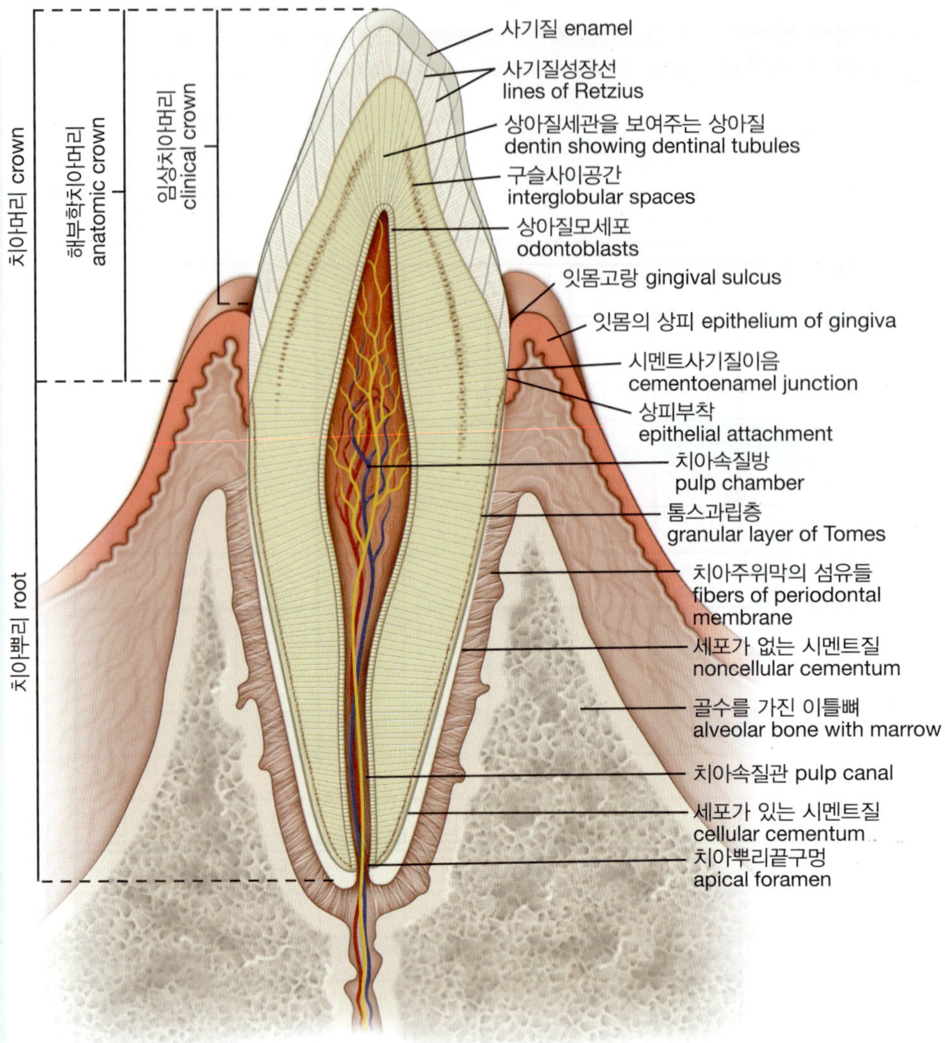

그림 16.9 앞니(incisor)의 세로 단면 및 그 주위의 뼈와 점막을 나타낸 모식도. 치아는 사기질, 상아질, 시멘트질의 세 가지 석회화조직으로 이루어져 있다. 치아속에는 치아속질(치수)이라고 하는 성긴결합조직이 들어 있다. 치아주위인대는 치아뿌리와 이틀뼈를 결합시키는 아교섬유다발로 이루어져 있다. 치아 중에서 입안에 노출된 부분을 임상치아머리라고 한다. 사기질로 덮인 부분 전체를 가리킬 때에는 해부학치아머리라는 용어를 쓴다.

지고 나면 더 이상 새로운 조직으로 대체되지 않는다. 결합조직에서 생성되는 뼈와는 달리, 사기질은 상피에서 만들어낸 독특한 조직이다. 사기질은 96~98%의 칼슘수산화인회석으로 구성되어 있어 무기질 함량이 매우 높으며, 인체의 다른 어느 조직보다도 더 단단하다. 치아에서 사기질로 덮인 부분을 치아머리(crown)라고 한다. 그런데 치아머리의 일부는 잇몸으로 덮여 있기 때문에 잇몸 바깥으로 노출된 치아머리 부위를 **임상치아머리**(clinical crown)라고 부르고, 잇몸에 의해 가려진 부위를 포함하여 사기질로 덮여 있는 전체 치아머리를 **해부학치아머리**(anatomical crown)라고 한다. 사기질의 두께는 부위마다 차이가 있고, 음식물을 씹고 가는 부위인 **도드리**(교두, cusp)에서는 최대 2.5 mm 정도로 두껍다. 사기질과 시멘트질의 경계 부위인 **시멘트사기질이음**(cementoenamel junction)을 **치아목**(neck, cervix)이라고 한다(그림 16.9). **치아뿌리**(root)의 표면은 뼈조직과 비슷한 **시멘트질**(cementum)로 덮여 있다.

사기질은 전체가 사기질막대(enamel rod)로 구성되어 있다.

사기질(enamel)의 주성분은 칼슘수산화인회석 결정체(calcium hydroxyapatite crystal)이며, 이들 성분은 너비 4 μm, 높이 8 μm의 **사기질막대**(enamel rod)를 형성하여 일정하게 배열되어 있다. 이 사기질막대들은 상아사기질이음(dentinoenamel junction)부터 사기질 표면까지 사기질 전체를 채우고 있다. 사기질막대가 가로방향으로 잘린 단면을 고배율로 관찰해보면, 각각의 사기질막대가 마치 열쇠구멍같은 형태를 띠고 있다(그림 16.10). 이때 사기질막대의 둥글게 부풀어진 모양의 머리부분은 치아머리쪽을 향하고, 뿌리부분은 치아뿌리쪽을 향한다. **사기질결정체**(enamel crystal)는 사기질막대의 머리부분에서는 대체로 사기질막대의 장축에 평행하게 배열되어 있고, 꼬리부분에서는 결정체가 비스듬히 배열되어 있다(그림 16.10, 16.11). 사기질막대 사이사이의 좁은 틈에는 유기질 성분이 채워져 있다. 발생 중인 치아에서는 사기질막대의 단면에서 줄무늬가 관찰되며, 이를 사기질성장선(contour lines of Retzius)이라고 한다. 이것은 아마도 발생 중 사기질막대의 성장 속도가 주기적으로 변화한 흔적으로 여겨진다. 또한 젖니의 사기질에서는 무기질 침착이 덜된 부분은 넓은 선처럼 보이기도 한다. 이런 선을 신생아선(*neonatal line*)이라고 하며, 출생 전과 출생 후 사이에

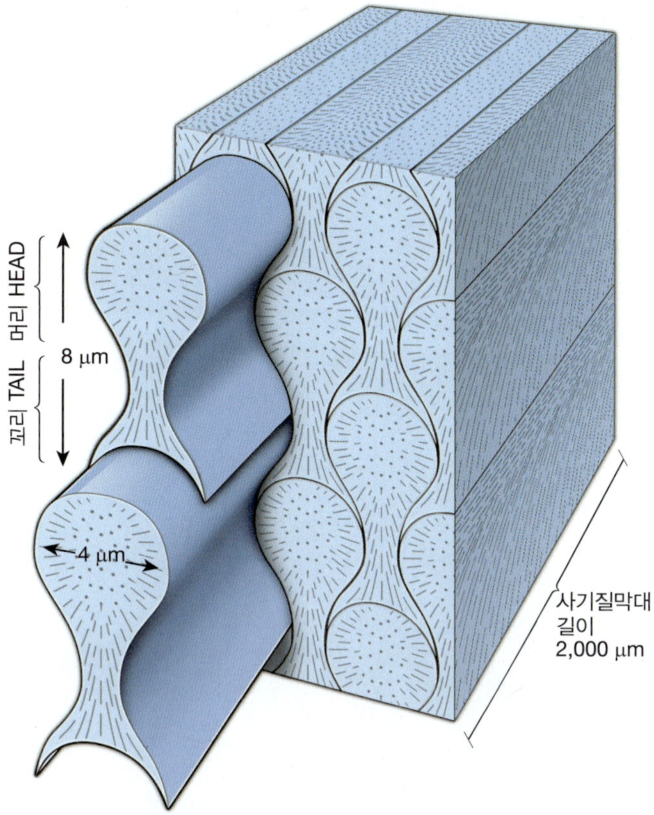

그림 16.10 사기질막대의 기본구조와 배열을 나타낸 모식도. 사기질막대(enamel rod)는 상아사기질이음에서 치아표면까지 뻗어 있는 길쭉한 막대모양의 구조이다. 사기질은 치아머리가 도드라진 부위에서 가장 두꺼우며, 이런 곳에서는 사기질막대의 길이가 최대 2,000 μm에 이른다. 사기질막대가 가로방향으로 잘리면 열쇠구멍과 비슷한 모양이 된다. 사기질막대의 둥그스름한 머리부분은 교합면 쪽을 향하고, 좁은 꼬리부분은 치아뿌리 쪽을 향하고 있다. 머리부분의 수산화인회석 결정체는 대체로 사기질막대의 긴 축에 평행하게 배열되어 있다. 반면, 꼬리부분의 수산화인회석 결정체는 비스듬히 배열되어 있다.

일어나는 영양변화 때문에 나타난다고 한다.

잇몸 바깥으로 돋아나온 사기질에는 세포나 세포돌기가 없지만, 사기질이 전혀 변하지 않는 조직은 아니다. 사기질은 침샘의 분비물에 의해 영향을 받으며, 침은 사기질을 유지하는 데 중요한 요소이다. 침의 성분 중 소화효소, 항체, 여러 종류의 무기질 등이 치아에 영향을 미친다.

성인의 사기질에는 극히 소량의 유기화합물이 포함되어 있다. 사기질은 매우 단단한 조직이지만, 세균이 치아 표면에 붙은 음식물을 분해하면서 만들어낸 산(acid)에 의해 탈석회화가 될 수 있다. 이것이 바로 **충치**(치아우식, dental caries)의 발생기전이다. 칼슘수산화인회석 결정체에 불소(fluoride)가 결합하면 사기질의 부식화를 막을 수 있다. 따라서 식수, 치약, 어린이용 비타민제, 입안청정제 등에 불소를 첨가하면 충치 발생을 크게 줄일 수 있다.

사기질은 사기질기관(enamel organ)의 사기질모세포(ameloblast)에 의해 생성되고, 상아질은 신경능선(neural crest)에서 기원한 상아질모세포(odontoblast)에 의해 만들어진다.

사기질기관(enamel organ)은 입안의 외배엽 상피에서 파생된 구조이다. 치아 발생의 첫 단계는 위턱과 아래턱이 발생할 중간엽(mesenchyme) 근처에서 입안상피가 증식하여 말발굽모양의 세포띠인 치아판(dental lamina)을 만드는 것으로 시작한다. 치아가 생겨날 곳에서는 치아판의 세포들이 더욱 빠르게 증식하여 중간엽 쪽으로 싹처럼 튀어나온 둥근 세포덩어리를 치아 개수만큼 형성한다. 이처럼 튀어나온 구조를 만드는 단계를 **싹시기**(bud stage)라고 하며, 이는 사기질기관의 초기 모습이다(그림 16.12a). 상피세포로 이루어진 둥근 세포덩어리는 점점 커지고, 치아판과 연결된 곳 반대편이 오목해진다. 이 시기의 사기질기관을 **모자시기**(cap stage)라고 한다(그림 16.12b). 이후 사기질기관은 더욱 자라고 발달하여 **종시기**(bell stage)가 된다(그림 16.12c). 이 시기의 사기질기관은 다음과 같은 4종류의 세포요소로 구성된다.

- **바깥사기질상피**(outer enamel epithelium)는 사기질기관의 볼록한 면에 위치한 한 층의 세포들이다.
- **속사기질상피**(inner enamel epithelium)는 사기질기관의 오목한 면에 위치한 한 층의 세포들이다.
- **중간층**(stratum intermedium)은 사기질기관의 내부 중 속사기질상피 안쪽에 밀집한 한 층의 세포층이다.
- **별그물**(성상세망, stellate reticulum)은 사기질기관 내부를 채우고 있는 별모양의 세포들이다.

신경능선(neural crest)에서 기원한 **풋상아질모세포**(preodontoblast)는 속사기질상피가 종모양으로 배열한 세포층 가까이 위치하며, 세포가 길쭉하여 마치 상피세포와 비슷한 형태로 발달한다. 이 세포들은 **상아질모세포**(odontoblast)로 분화하여 치아의 상아질을 생산한다. 또한 사기질기관의 속사기질상피를 구성하는 세포들은 점차 **사기질모세포**(ameloblast)로 분화한다. 사기질모세포는 중간층(stratum intermedium)의 세포들과 함께 사기질을 생산한다. 상아질과 사기질이 만들어지기 직전에 치아판이 없어지기 때문에 사기질기관은 입안상피에서 분리된 독립적인 구조가 된다.

치아의 사기질은 **사기질조직형성**(amelogenesis)이라고 하는 바탕질을 매개로 무기질이 침착되는 과정을 통해 형성된다. 사기질조직형성의 주요과정을 단계별로 살펴보면 다음과 같다.

- **바탕질생성**(matrix production) 또는 **분비기**(secretory stage). 치아에 무기질이 침착될 때 상아질이 가장 먼저 만들어진다. 그리고 나서, 이미 형성된 상아질의 표면에 사기질 바탕질에 부분적으로 무기질이 침착된다(그림 16.13). 이런 기능을 하는 세포를 **분비기사기질모세포**(secretory-stage ameloblast)라고 한다.

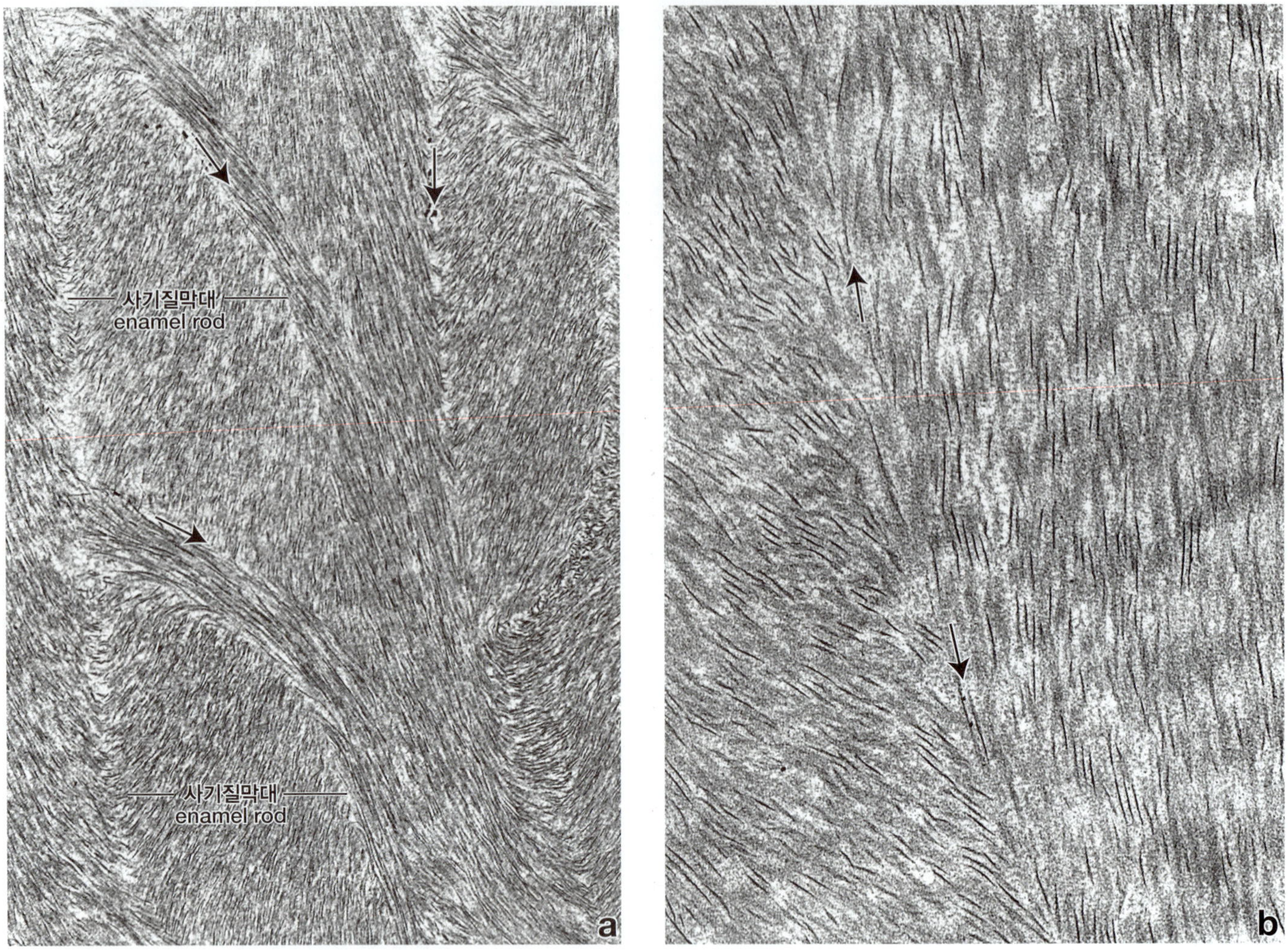

그림 16.11 신생치아의 사기질의 구조. a. 사기질막대를 비스듬히 자른 단면의 투과전자현미경사진이다. *화살표*는 이웃한 사기질막대들의 경계를 가리키고 있다. ×14,700. **b.** 이웃한 두 사기질막대의 일부분을 고배율로 촬영한 사진이다. *화살표*는 두 사기질막대의 경계부위를 가리킨 것이다. 검은색 바늘처럼 보이는 것들은 미성숙 상태의 수산화인회석 결정체이다. 수산화인회석 결정체 사이사이의 물질은 발생 중인 사기질의 유기질 성분, 즉 사기질 바탕질이다. 사기질이 성숙되어 갈수록 수산화인회석 결정체가 점점 커지고 사기질 바탕질은 줄어든다. ×60,000.

뼈모세포(osteoblast)가 뼈의 바탕질을 만드는 과정과 비슷하게, 사기질모세포는 과립세포질그물(rER)과 골지복합체(Golgi apparatus)에서 단백질이 주성분인 사기질 바탕질을 만들고, 이를 분비과립에 담아 세포바깥으로 내보낸다. 분비기사기질모세포는 치아의 사기질 두께만큼의 사기질 바탕질을 계속 생산하여 분비한다.

- **바탕질성숙**(matrix maturation). 부분적으로 무기질이 침착되어 있는 사기질 바탕질에서 유기질 성분을 제거하면서 동시에 칼슘과 인산염을 지속적으로 유입한다. 이렇게 사기질형성의 두 번째 단계를 진행하는 세포를 **성숙기사기질모세포**(maturation-stage ameloblast)라고 한다. 성숙기사기질모세포는 분비기사기질모세포에서 분화한 세포이며, 성숙과정 중인 사기질에서 어떤 물질을 빼내거나 사기질 안으로 물질을 운반하는 운반상피(transport epithelium)의 기능을 한다. 성숙기사기질모세포는 주기적으로 형태가 변하며, 이는 사기질 내로의 칼슘 운반과정의 주기적인 변화와 관련이 있다.

분비기사기질모세포는 극성을 갖는 원주세포이며, 사기질을 생산한다.

분비기사기질모세포(secretory-stage ameloblast)는 발생 중인 사기질에 직접 닿아 있다. 사기질모세포의 꼭대기는 뾰족하여 **사기질모세포돌기**(Tomes process)라고 부르며, 이 돌기는 발생 중인 사기질에 둘러싸여 있다(그림 16.14). 사기질모세포의 바닥쪽에는 수많은 사립체(미토콘드리아)들이 모여 있고 또한 가는근육잔섬유(미세섬유, actin filament)가 모여 종말그물(terminal web)을 형성하고 있기 때문에, 파라핀 조직절편을 H&E로 염색하면 이 부위가 호산성염색성(eosiophilic staining)을 보여 붉게 염색된다(그림 16.15, 16.16a). 사립체 근처에 핵이 있고, 세포질에는 과립세포질그물, 골지복합체, 분비소포 등의 세포소기관이 존재한다. 세포막 가쪽면의 꼭대기부분과 바닥부분에는 이음복합체(junctional complex)가 있다. 이런 구조는 사기질모세포가 상아사기질이음(dentinoenamel junction)에서 점점 멀어질 때 세포의 형태와 배열을 유지시켜준다. 이음복

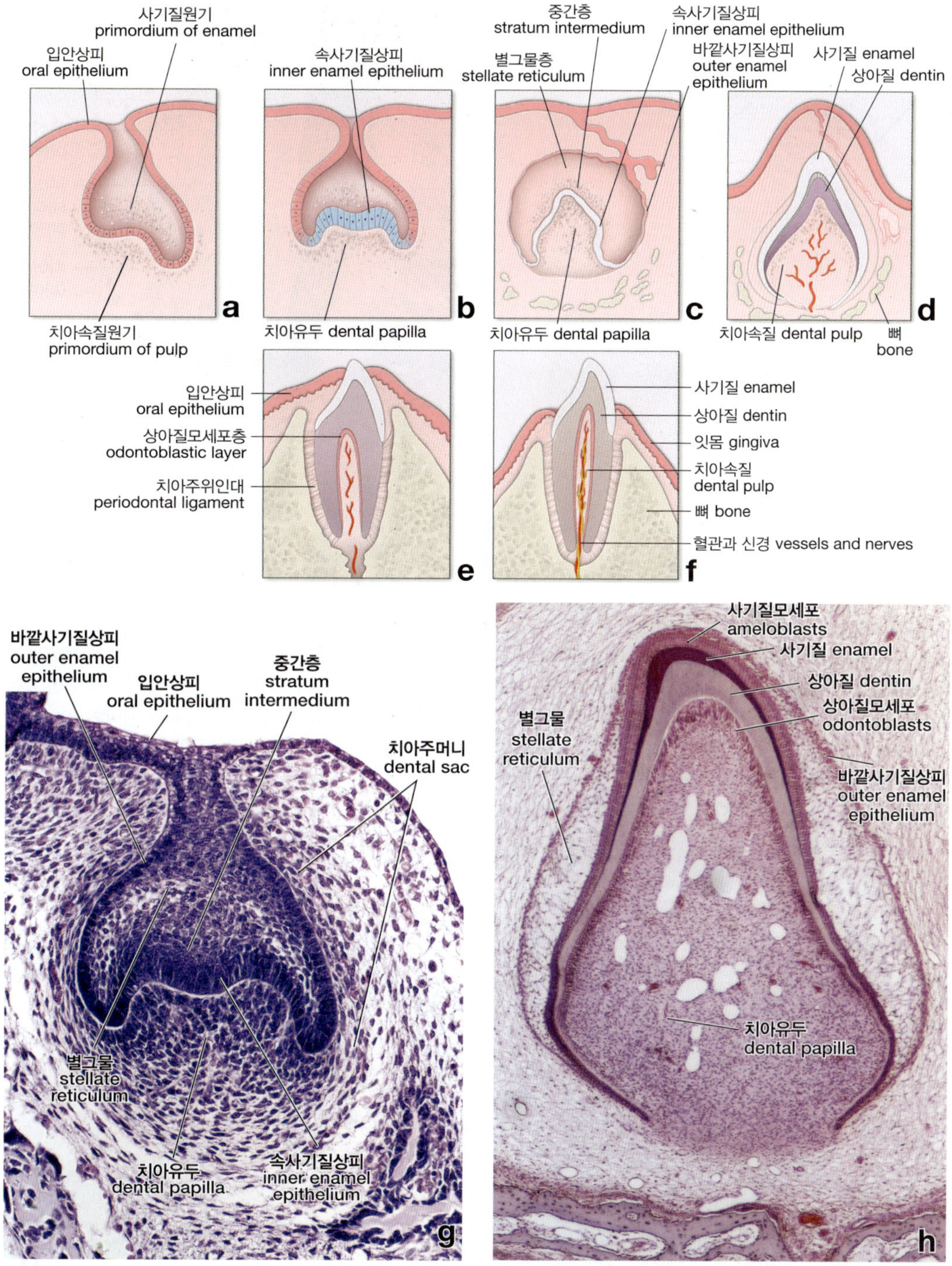

그림 16.12 치아의 발생과정을 보여주는 모식도와 사진. **a.** 싹시기(bud stage). 입안상피가 중간엽쪽으로 자라 들어가 사기질기관(사기질의 원기)을 형성하기 시작한다. 치아싹에 인접한 중간엽세포들이 분화하여 치아싹 속으로 융기되어 들어가 치아유두를 만들기 시작한다. **b.** 모자시기(cap stage). 이 시기에 사기질기관의 오목한 면에 위치한 세포들은 키가 큰 원주형세포(나중에 사기질모세포가 됨)로 분화하여 속사기질상피를 형성한다. 속사기질상피쪽으로 융기되어 들어온 치아유두의 중간엽은 치밀하게 응집되어 상아질과 치아속질을 만들 준비를 한다. **c.** 종시기(bell stage). 입안상피와 사기질기관 사이의 연결이 끊어지기 직전의 상태이다. 이 시기의 사기질기관은 얇은 바깥사기질상피, 사기질모세포로 이루어진 속사기질상피, 치밀하게 모인 세포층인 중간층, 세포밀도가 낮은 별그물 등 4종류의 세포들로 이루어져 있다. 치아유두는 사기질기관 깊숙이 들어와 있다. **d.** 상아질과 사기질 생성 초기. 사기질기관의 분화가 완료되고, 입안상피와의 연결이 완전히 끊어진 상태이다. 치아머리를 구성하는 두 석회화 조직, 즉 사기질과 상아질의 상호관계가 잘 나타나 있다. 사기질기관 주위의 중간엽은 뼈조직으로 분화 중이다. **e.** 치아가 돋기 시작하는 시기. 치아의 꼭대기부분이 입안상피를 뚫고 바깥으로 나오기 시작한다. 치아속질방의 가장자리에는 상아질모세포들이 늘어서 있고, 치아 바깥에는 치아뿌리와 주위의 뼈를 결합시키는 치아주위인대가 발달해 있다. 치아뿌리 끝에는 넓은 구멍이 있고, 이 구멍은 이돋이(tooth eruption) 과정이 진행되면서 점점 좁아진다. **f.** 치아 발생 완료. 바깥으로 노출된 치아머리 부위는 사기질과 상아질로 이루어져 있고, 치아뿌리는 주위의 뼈와 잇몸 속에 감춰져 있다. **g.** 모자시기(모식도 **b**에 해당함)의 사기질기관을 촬영한 광학현미경사진. 사기질기관이 아직 입안상피에 연결되어 있다. 사기질기관은 한 층의 입방세포로 이루어진 바깥사기질상피, 원주형의 사기질모세포로 이루어진 속사기질상피, 속사기질상피 바로 옆의 중간층, 나머지 부위를 채우고 있는 별그물로 구성되어 있다. 치아유두의 중간엽이 증식하여 사기질기관 속으로 밀고 들어와 있다. 이 시기의 사기질기관은 치아주머니(dental sac)라고 하는 응집된 중간엽으로 둘러싸여 있고, 여기서 치아주위조직이 만들어진다. ×300. **h.** 발생 중인 앞니의 치아머리를 촬영한 광학현미경사진(모식도 **d**에 해당하는 시기). 가장 바깥쪽에는 바깥사기질상피와 별그물이 있다. 밝게 염색된 상아질은 상아질모세포에서 합성하여 분비한 것이다. 키가 큰 원주형의 상아질모세포는 치아유두의 중간엽세포에서 분화한 세포이다. 후에, 치아유두는 치아속질방 안의 치아속질과 혈관 등을 형성한다. ×40.

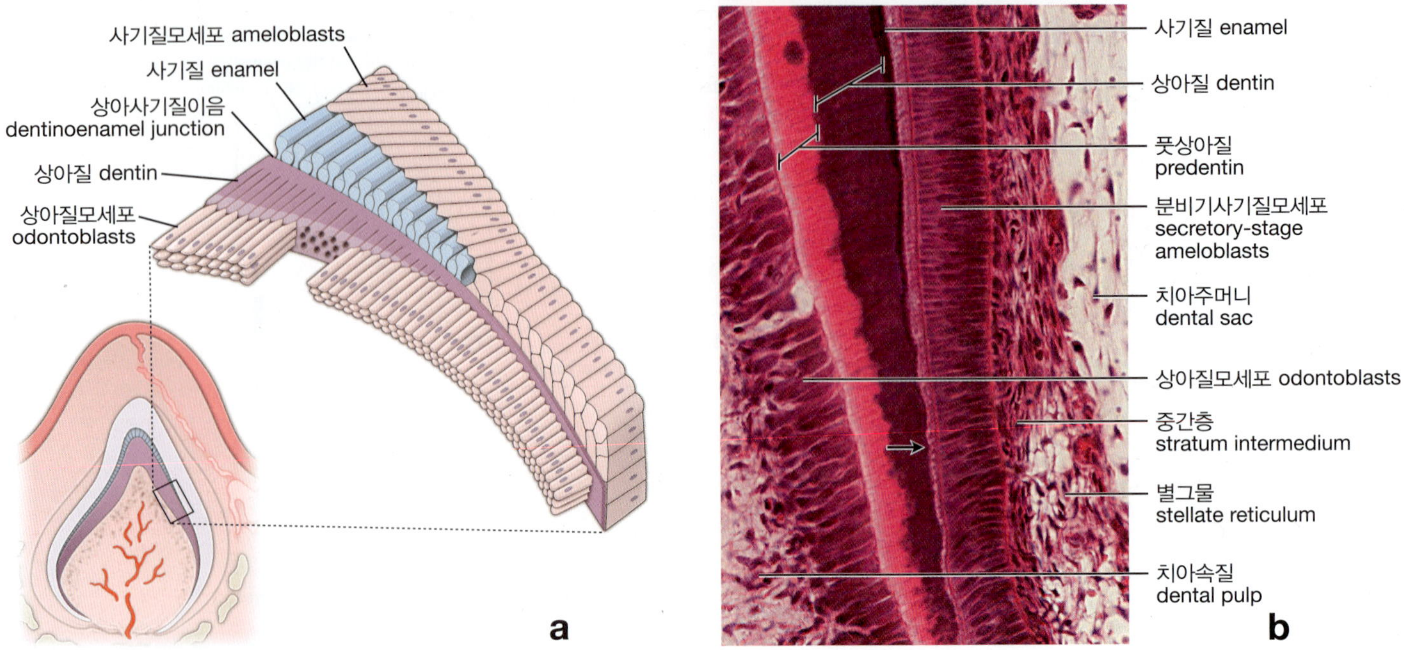

그림 16.13 사기질 생성과정 중 세포들의 상호관계를 나타낸 모식도와 사진. a. 분비시기 초기에 상아질모세포가 상아질의 성분을 합성하여 분비한다. 그 후 분비기사기질모세포에 의해 만들어진 사기질 바탕질이 상아질의 표면에 덧붙여진다. 분비기사기질모세포는 치아의 사기질 두께만큼 채워질 때까지 계속 사기질 바탕질을 분비한다. **b.** 발생 중인 사람치아의 H&E 염색 사진으로 사기질 형성의 초기단계를 보여준다. 분비기사기질모세포는 발생 중인 사기질에 직접 닿아 있고, 발생중인 사기질은 상아질과 인접하고 있다. 사기질 침착의 시작은 사진의 *화살표*로 보여주고 있다. 사기질이 점차 증식할수록 사기질모세포는 상아질 쪽으로부터 멀어지게 된다. 분비기사기질모세포의 기본 영역은 사기질 기관의 한 요소인 별그물 안에 있는 세포들에 인접해 있다. 상아질은 상아질모세포에 의해 분비된다. 사진에 밝게 보이는 풋상아질(predentin)이 새롭게 분비되어 형성된 바탕질이며, 상아질모세포의 자유표면에 아주 가깝게 붙어 있다. 풋상아질은 점점 무기질이 침착되어 상아질(더 어둡게 염색된 부분)로 성숙하게 된다. 상아질모세포의 층은 사기질과 치아속질을 분리시켜 놓는다. ×240. (Dr. Arthur R. Hand 제공.)

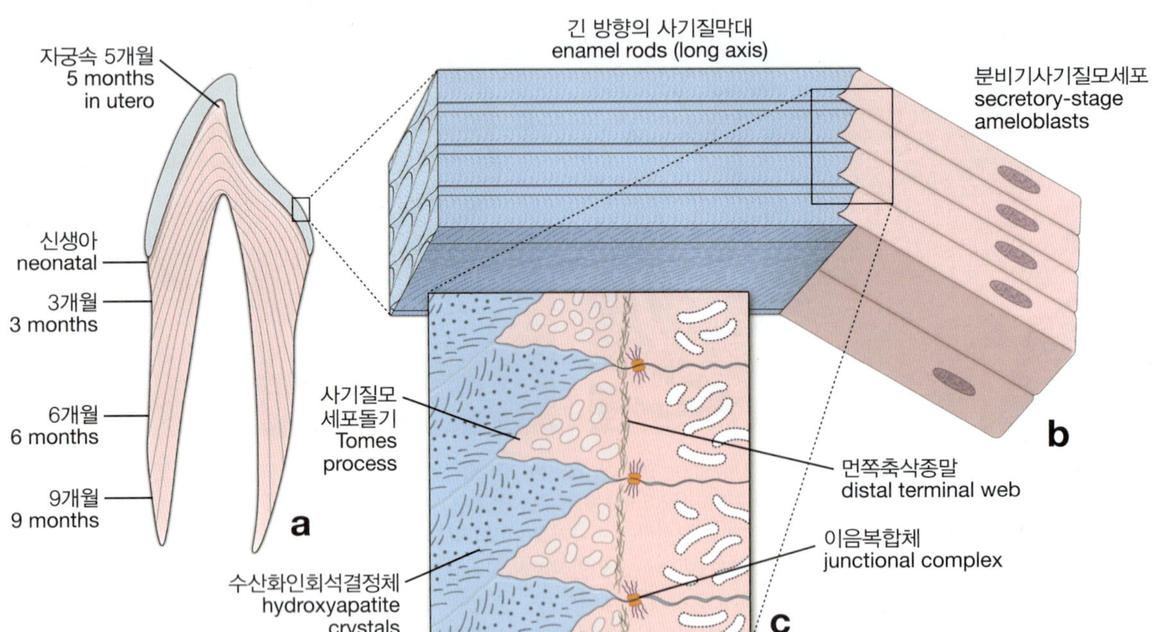

그림 16.14 발생 중인 치아의 사기질 생성과정을 자세히 나타낸 모식도. a. 사기질은 상아사기질이음에서 치아표면까지 뻗은 사기질막대로 이루어져 있다. 이 그림의 치아에서 사기질은 최종 두께만큼 만들어져 완성된 상태이지만, 상아질은 아직 생성과정이 진행 중이다. 상아질에 표시된 나이테 모양의 선은 상아질이 만들어진 시기(3, 6, 9개월)를 나타낸 것이다. 상아질 생성과정이 진행될수록 치아 내부의 치아속질방은 점점 좁아진다. (참고자료: Schour I, Massler M. The neonatal line in the enamel and dentin of the human deciduous teeth and first permanent molar. *J Am Dent Assoc* 1936;23:1948.) **b.** 사기질이 만들어지는 동안, 사기질막대는 사기질모세포가 이동한 경로를 따라 만들어진다. 따라서 완성된 사기질에서 사기질막대의 배열방향은 분비기사기질모세포의 이동경로를 추정하게 해준다. **c.** 분비기사기질모세포의 꼭대기에는 사기질모세포돌기(Tomes process)가 뾰쪽하게 솟아 있고, 그 주위에는 발생 중인 사기질이 채워져 있다. 세포의 가쪽면 꼭대기부분에는 이음복합체와 종말그물이 발달해 있다. 사기질모세포돌기안의 세포질에는 바탕질 성분을 담은 분비소포들이 많다.

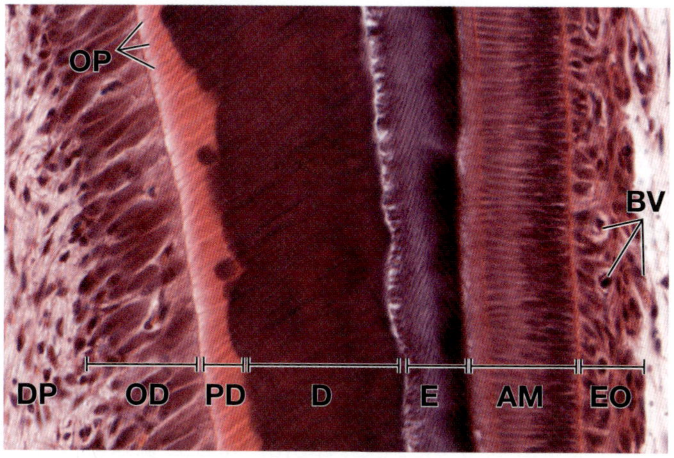

그림 16.15 발생 중인 사람 치아의 사기질기관세포와 상아질모세포 H&E 염색 사진. 사기질모세포와 상아질모세포가 각각 만들어낸 사기질(enamel, *E*)과 상아질(dentin, *D*)을 보여준다. 분비기사기질모세포(secretory-stage ameloblasts, *AM*)는 먼저 형성된 상아질 쪽에 사기질을 만들어낸다. 사진에서 사기질은 더 *짙은 자주색*을 띠고, 성숙한 상아질(*D*)은 *붉은 자주색*을 띤다. 사기질기관(enamel organ, *EO*)에서는 혈관(blood vessels, *BV*)들이 관찰된다. 상아질모세포의 바닥영역(basal domains of odontoblasts, *OD*)은 치아속질(dental pulp, *DP*)에 접해 있다. 상아질모세포의 세포질은 풋상아질(predentin, *PD*)에 인접해 있다. 이 부위에서 상아질모세포의 세포질돌기(cytoplasmic processes of odontoblasts, *OP*)들이 풋상아질의 상아질세관까지 뻗어 있다. ×280 (Dr. Arthur R. Hand 제공.)

합체에 부착되어 있는 가는근육잔섬유는 분비기사기질모세포가 형성 중인 사기질 표면에서 이동할 때 중요한 역할을 한다. 사기질모세포가 만들어 내는 사기질막대는 사기질모세포가 이동한 궤적을 따라 형성된다. 따라서, 완성된 사기질에서 사기질막대의 배열방향은 분비기사기질모세포가 이동했던 경로와 일치한다.

분비기사기질모세포의 바닥부분은 사기질기관의 **중간층**(stratum intermedium) 세포와 인접해 있다(그림 16.12b, c, g, 16.13b). 이 세포들의 세포막, 특히 사기질모세포 바닥부분의 세포막에는 석회화 과정에 중요한 역할을 하는 효소인 알칼리인산분해효소(alkaline phosphatase)가 포함되어 있다. 별모양사기질기관세포(stellate enamel organ cell)들이 사기질기관의 중간층 바깥쪽에 위치하고, 이 세포들은 바닥판(기저판, basal lamina)에 의해 인접한 혈관들과 분리되어 있다.

성숙기사기질모세포는 사기질 성숙과정에 필요한 물질들을 운반한다.

성숙기사기질모세포(maturation-stage ameloblast)의 가장 눈에 띄는 조직학적 특징은 꼭대기표면에 줄무늬가장자리 또는 주름진 가장자리(ruffled border)의 출현이다(그림 16.16b). 성숙기 사기질모세포는 처음엔 줄무늬가장자리가 나타났다가, 이후에 줄무늬가장자리가 사라졌다가, 최종적으로 다시 나타나는 순환변화를 보여준다. 변화하는 동안에 성숙기사기질모세포는 광범위한 리모델링을 거치는데, **줄무늬가장자리**(striated border)와 **매끈한 가장자리**(smooth border)를 번갈아 보여준다. 줄무늬가장자리를 보여주는 성숙기 사기질모세포는 대략 70% 가량이다. 또한 칼슘이온(Ca^{2+})을 성숙

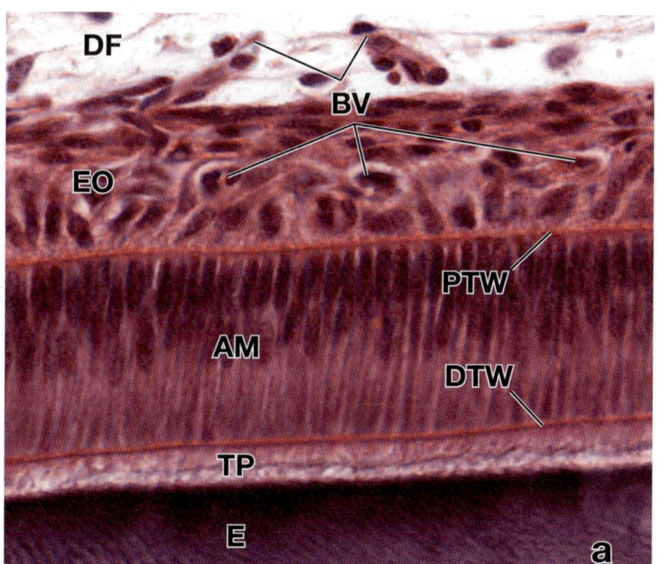

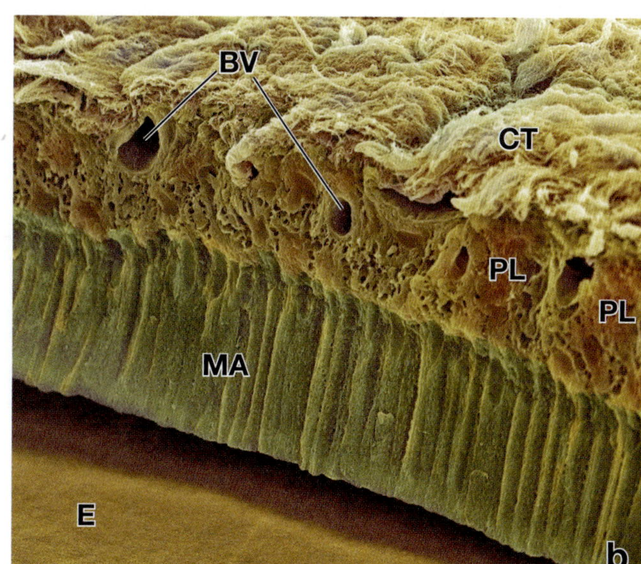

그림 16.16 사기질모세포의 분비기와 성숙기 때의 사진. a. 사기질모세포(ameloblast, *AM*)를 보여주는 발생 중인 치아의 고배율사진이다. 밝게 염색된 사기질모세포돌기(Tomes process, *TP*)가 사기질모세포의 꼭대기쪽(사진에서는 아래쪽)에서 관찰되고, 바로 그 아래에 더 짙게 염색된 사기질(enamel, *E*)이 관찰된다. *분홍색 선*은 사기질모세포 안에 침착된 미세섬유와 관련이 있다. 사기질모세포돌기와 사기질모세포의 세포질 사이에 있는 *첫 번째 선*은 먼쪽종말그물(distal terminal web, *DTW*)을 보여주는 것이고, 사기질모세포의 바닥쪽에 있는 *두 번째 선*은 몸쪽종말그물(proximal terminal web, *PTW*)이다. 사기질기관(enamel organ, *EO*)은 사기질세포에 인접해 있고, 사기질기관에서 혈관(*BV*)들이 관찰된다. 사진의 위쪽에서 치아주머니(dental follicle, *DF*)의 버팀질(간질, stroma)을 볼 수 있다. ×480. (사진제공. Dr. Arthur R. Hand.) **b.** 치아의 동결파쇄(freeze fracture) 표본을 촬영한 스캐닝전자현미경사진이다(채색했음). 사기질(주황색, *E*) 표면에 접하고 있는 성숙기 사기질모세포(녹색, *MA*)가 가지런히 늘어서 있다. 사기질모세포의 바닥쪽에는 유두층(papillary layer, *PL*)의 세포들이 보이고, 여기에서 혈관(blood vessels, *BV*)들과 결합조직(connective tissue, *CT*)이 관찰된다. 이 시기에는 중간층(stratum intermedium)이 더 이상 관찰되지 않는다. 조직표본 제작과정에서 사기질모세포의 자유면과 사기질 사이에 약간의 틈이 벌어졌다. ×1,300. (SPL/Photo Researchers, inc., with permission 제공.)

한 사기질로 밀어내는 원형질막 Ca^{2+}-ATPases(PMCA)도 포함되어 있다. 매끈한 가장자리를 보여주는 성숙기사기질모세포는 약 30% 가량이다. 이들 세포들은 비록 Ca^{2+}-ATPases 활성은 관찰되지 않지만 더 이상 필요하지 않은 세포바깥바탕질을 분해하고 재흡수하는 효소를 생산하고 분비한다.

사기질 성숙기간 동안 사기질기관의 중간층(stratum intermedium)은 관찰되지 않는다. 중간층 위쪽에 있는 세포인 별그물세포들과 바깥사기질상피는 서로 뒤섞여서 두 층의 구별이 어렵다. 최종적으로, 이런 세포층 속으로 혈관들이 파고들어 **유두모양층**(papillary layer)을 형성하며, 이 층에는 성숙기사기질모세포 근처에 있는 별모양의 **유두모양세포**(papillary cell)들을 포함하고 있다.

성숙기사기질모세포와 인접해 있는 유두모양세포들은 세포질에 사립체가 많은 것이 특징이다. 이것은 이 세포들이 많은 에너지를 소모하고 있음을 의미하며, 이는 운반상피로서의 성숙기사기질모세포와 유두모양세포의 기능을 말해준다.

최근 사기질모세포 유전자에 대한 분자생물학연구를 통해, 사기질 바탕질의 성분이 고도로 다양하다는 것이 밝혀졌다. 여기에는 여러 유전자로부터 합성된 단백질들이 포함되어 있으며, 발생 중인 사기질의 세포바깥바탕질에 있는 주요 단백질은 아래와 같다.

- **Amelogenin**은 사기질 발생과정 초기에 사기질막대 사이의 간격을 형성하고 유지하는 데 중요한 역할을 하는 여러 단백질을 말한다.
- **Ameloblastin**은 분비기 말기 또는 성숙기 초기에 사기질모세포에서 합성된 여러 신호단백질을 말한다. 이들의 기능은 아직 잘 모르지만, 발생 중 발현양상을 볼 때, 다른 단백질에 비해 사기질 생성과정에 광범위한 영향을 미칠 것으로 추정된다. Ameloblastin은 칼슘수산화인회석 결정체의 길이 성장에 관여하고, 이 결정체들 사이에 이음복합체를 만들어 줌으로써 사기질의 무기질 침착과정을 조절하는 기능을 한다.
- **Enamelin**은 사기질 전체에 골고루 분포하는 단백질이다. 이들은 사기질 성숙과정 중 분해되어 잘게 쪼개진다. 이렇게 쪼개진 단백질 조각들은 주로 성숙한 사기질의 사기질막대 표면에 많이 모여 있다.
- **Tuftelin**은 가장 이른 시기에 나타나는 단백질로서 상아사기질이음(dentinoenamel junction) 근처에서 발견된다. 이 단백질의 비수용성 산성성질은 사기질결정체 형성을 돕는 역할을 한다. Tuftelin은 **사기질뭉치**(enamel tuft) 부위에 존재하며, 그렇기 때문에 이 부위는 사기질의 다른 부위보다 무기질 침착정도가 낮고 유기화합물의 함량이 높다.

발생 중인 사기질의 성숙은 지속적인 무기질 침착에 의해 이루어짐으로써, 결국에는 인체에서 가장 단단한 조직이 된다. Amelogenin과 ameloblastin은 사기질 성숙과정 중 제거된다. 따라서 성숙한 사기질의 바탕질은 enamelin과 tuftelin만으로 구성된다. 사기질이 모두 만들어지고, 치아가 잇몸 바깥으로 나올 시점에 사기질모세포는 모두 퇴화하게 된다.

시멘트질(Cementum)

시멘트질은 치아뿌리의 표면을 덮고 있다.

치아뿌리(root)는 위턱뼈와 아래턱뼈의 **치아확**(치조, 이틀, alveolus, tooth socket)에 꽂혀 있는 부위를 말한다. **시멘트질**(cementum)은 치아뿌리의 표면을 덮고 있는 얇은 층이며, 성분은 뼈조직과 비슷하다. 시멘트질은 시멘트사기질이음(cementoenamel junction)인 치아목 부분에서 시작하여 치아뿌리 끝까지 덮고 있다. 시멘트질은 **시멘트질모세포**(cementoblast)에 의해 생성되며, 이 세포는 큰 입방형 세포이고 성장중인 뼈 표면에서 관찰되는 뼈모세포(osteoblast)와 모양이 비슷하다. 시멘트질모세포는 **cementoid**라고 부르는 세포바깥바탕질을 만들어내며, 이것은 석회화과정으로 이어진다. 시멘트질모세포의 세포층은 시멘트질의 바깥쪽 표면에 위치하며, **치아주위인대**(periodontal ligament)와 인접하고 있다. 시멘트질 형성과정 중 시멘트질모세포는 시멘트질로 파고들어가 **시멘트질세포**(cementocyte)가 된다. 이 세포는 뼈세포와 거의 흡사하다. 시멘트질은 뼈와 비슷하게 무기질이 65% 가량이고, 어떤 조직보다도 불소 함유량이 가장 높다. 시멘트질 안의 방(lacuna)과 모세관(canaliculus)에는 각각 시멘트질세포의 세포체와 돌기들이 들어 있다. 이런 구조는 뼈조직에서 방이나 모세관에 뼈세포와 뼈세포돌기가 들어 있는 것과 비슷하다. 그러나 뼈조직과는 달리, 시멘트질에는 혈관이 분포하지 않는다. 또한 방도 시멘트질 내에 불규칙하게 분포하고, 모세관도 서로 연결되지 않아 그물망을 형성하지 않는다.

시멘트질의 세포바깥바탕질을 구성하는 **아교섬유**(콜라겐섬유, collagen fiber) 중 일부는 치아 바깥으로 뻗어 나와 이틀(치조와, 치아확)의 뼈 바탕질에 파고드는 양상을 보이고, 이 아교섬유들이 뿌리를 내리듯이 고정되어 치아주위인대의 대부분을 형성한다. 이 아교섬유들도 일종의 **시멘트관통섬유**(Sharpey fiber)이다(그림 16.17). 또한 탄력섬유도 치아주위인대를 이루는 구성요소이다. 치아와 이틀 사이의 결합이 이런 방식이기 때문에 치아는 정상적으로 약간씩 움직일 수 있다. 또한 이런 구조적인 특징 덕분에 삐뚤어진 치아를 교정하거나, 윗니와 아랫니의 부정교합을 치료하는 것도 가능하다. 교정치료를 하는 동안, 이틀의 뼈는 흡수나 재생이 일어나지만, 시멘트질은 그렇지 않다.

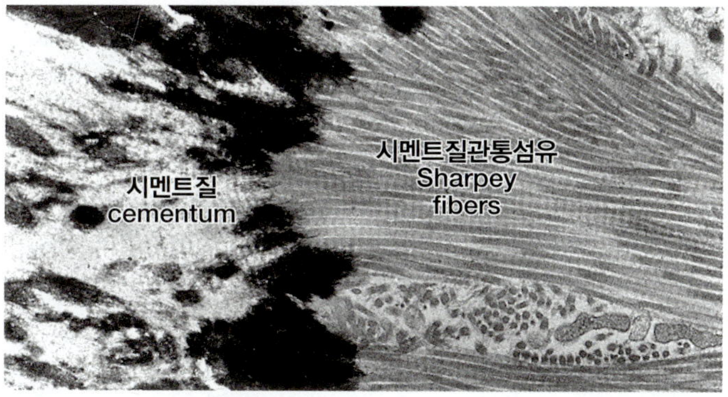

그림 16.17 시멘트질관통섬유의 투과전자현미경사진. 치아주위인대(*오른쪽*)의 아교섬유가 시멘트질까지 확장되어 있는 것을 시멘트질관통섬유(Sharpey fiber)라고 한다. 시멘트질관통섬유의 시멘트질 부위는 석회화가 되어 있지만, 치아인대 부위는 석회화가 되어 있지 않다. ×13,000.

상아질(Dentin)

상아질은 치아 구성요소 중 가장 많은 부분을 차지하는 석회화물질이다.

상아질(dentin)은 사기질과 시멘트질에 싸여 있는 치아조직이다. 상아질의 수산화인회석(hydroxyapatite) 함량은 70% 정도로, 사기질보다는 적고 시멘트질이나 뼈조직보다는 많다. 상아질은 치아속질방(치수강, pulp cavity)의 가장자리, 즉 상아질의 내면에 마치 상피처럼 배열되어 있는 **상아질모세포**(odontoblast)에 의해 생성된다(그림 16.18). 사기질모세포(ameloblast)와 마찬가지로, 상아질모세포는 과립세포질그물, 커다란 골지복합체 등 다량의 단백질합성과 분비와 관련된 세포소기관이 발달한 원주형 세포이다(그림 16.19). 상아질모세포의 꼭대기쪽 면은 생성중인 상아질에 접해 있다. 이웃한 사기질모세포 사이에는 이음복합체(junctional complex)가 발달해, 상아질을 치아속질방(dental pulp chamber)과 구분 짓는다.

상아질모세포의 세포층은 상아질의 성분을 분비하면서 뒤로 물러나고, 이때 **상아질세관**(dentinal tubule)이라고 하는 미세한 통로 안에 가느다란 세포질돌기를 남겨 놓는다(그림 16.18). 따라서 상아질이 성장하면서 상아질세관과 그 속의 세포질돌기도 점점 길어진다. 한편, 상아질은 성장속도가 일정하지 않고 주기적인 변화를 보이면서 점점 두꺼워지기 때문에, 상아질에는 에브너성장선(incremental line of von Ebner)이나 이보다 더 굵은 오웬성장선(incremental line of Owen) 같은 성장선(growth line)이 나타난다. 이런 성장선을 잘 분석하면, **첫성장선**(neonatal line)을 보고 출생시기를 알아내거나, 납 등의 비정상적인 물질이 침투한 시기를 알아내는 것도 가능하다. 상아질의 성장선에 대한 연구는 법의학 분야에서도 매우 유용하다.

풋상아질(predentin)은 석회화되지 않고 유기질로만 이루어진 세포바깥바탕질을 말하며, 이것은 상아질모세포의 세포체에 가까이 위치한다. 풋상아질의 대부분은 뼈에서 풋뼈(osteoid)와 비슷한 단

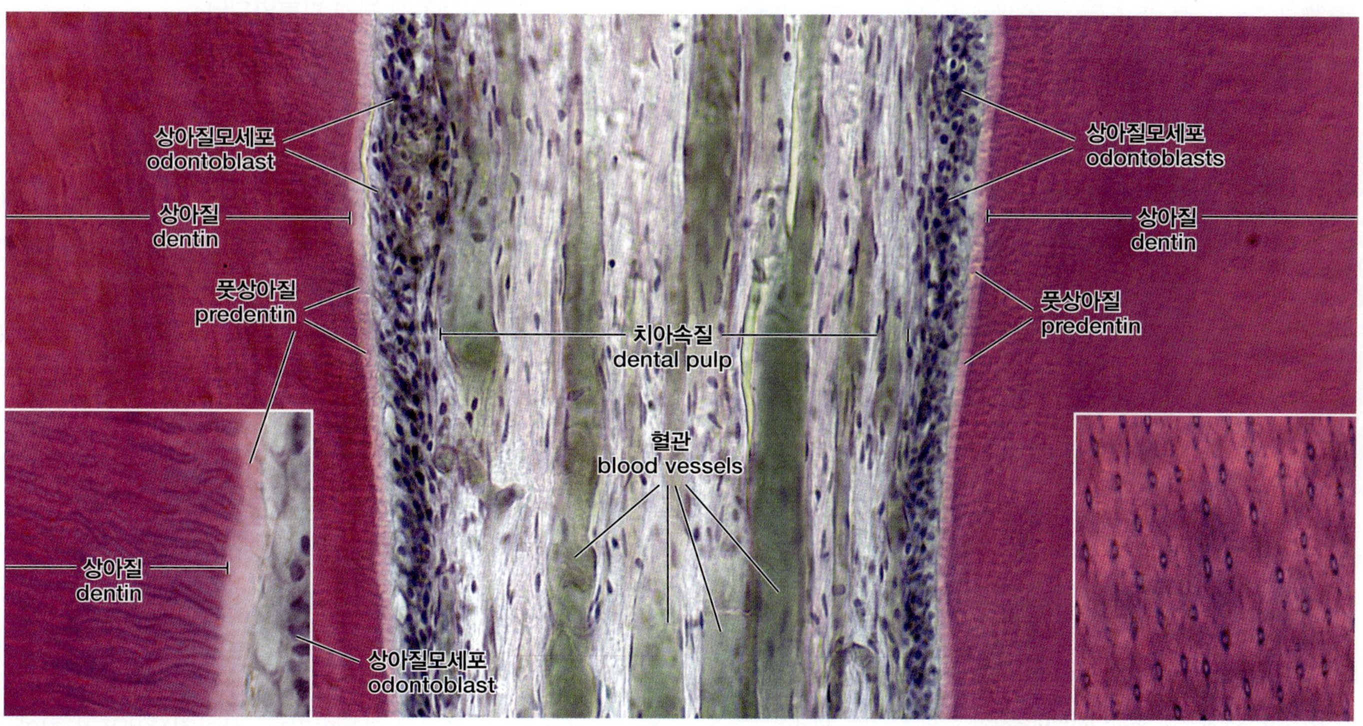

그림 16.18 치아속질과 상아질의 구조. 무기질 성분을 제거한 치아조직에서 치아속질와 그 주위의 상아질을 촬영한 광학현미경사진이다. 치아 내부의 공간을 채우고 있는 결합조직인 치아속질은 성인의 조직임에도 불구하고 배아의 결합조직과 비슷한 특성을 띠고 있다. 치아속질에는 혈관과 신경이 풍부하다. 상아질 속의 상아질세관에는 상아질모세포의 돌기가 들어 있다. 상아질모세포의 돌기는 상아사기질이음까지 길게 뻗어 있다. 상아질모세포의 세포체는 유기질 성분으로만 이루어진 풋상아질 바로 옆에 놓여 있다. ×120. **왼쪽 확대사진.** 상아질세관이 세로 방향으로 잘린 모습. ×240. **오른쪽 확대사진.** 상아질세관이 가로 방향으로 잘린 모습. 두 *확대사진*에서 상아질세관의 벽이 짙게 보이며, 이렇게 짙게 보이는 부위가 바로 세관주위상아질이며, 다른 부위보다 심하게 석회화되어 있다. ×240.

백질로 구성되어 있지만, 그 외에도 다음과 같은 두 가지의 특이한 단백질을 포함하고 있다.

- **상아질인단백질**(dentin phosphoprotein, DPP)은 아스파르트산(aspartic acid)과 인단백질이 풍부한 45 kDa 크기의 산성 단백질이며, 여기에 다량의 칼슘이 결합해 있다. 상아질인단백질은 석회화과정의 시작을 돕고, 수산화인회석 결정체(hydroxyapatite crystal)의 크기와 모양을 조절한다.
- **상아질타액단백질**(dentin sialoprotein, DSP)은 아스파트산, 글루탐산, 세린, 글리신, 콘드로이틴황산염이 풍부한 100 kDa 크기의 프로테오글리칸(proteoglycan)이다. 상아질타액단백질도 무기질 침착과정에 기여한다.

상아질모세포의 아교질과 수산화인회석 분비과정에서 나타나는 독특한 특징은 골지복합체소포(golgi vesicle) 안에서 만들어진

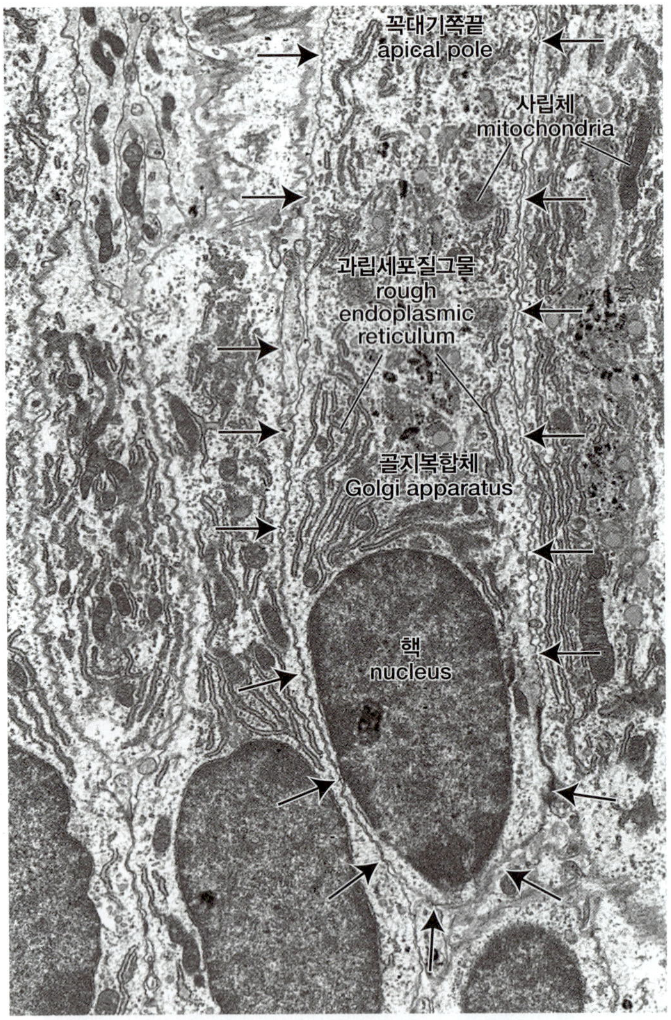

그림 16.19 상아질모세포의 투과전자현미경사진. 상아질모세포 하나의 윤곽을 *화살표*로 표시하였다. 상아질모세포는 잘 발달한 과립세포질그물과 큰 골지복합체를 가진 세포이다. 사진에서는 보이지 않지만, 각 세포의 꼭대기부분(*위쪽 끝*)에서 하나의 상아질모세포 돌기가 뻗어 나온다. 골지복합체 근처에 있는 *짙은 구조*는 주판체(abacus body)이다. 이 표본은 조직을 불안티몬산염(pyroantimonate)으로 처리하여 칼슘이 짙은 침전물을 형성하도록 한 것이다. ×12,000.

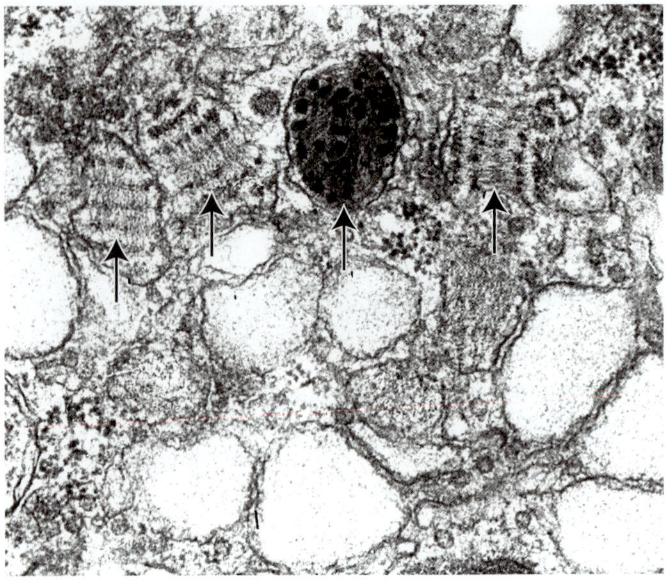

그림 16.20 상아질모세포의 골지복합체. 골지복합체 근처의 소포들을 촬영한 투과전자현미경사진이다. 주판체(abacus body, *화살표*)안에는 알갱이가 박힌 듯이 보이는 잔섬유들이 평행하게 배열되어 있다. ×52,000.

아교질원섬유(collagen fibril)의 전구물질이 일정한 배열양상을 보인다는 것이다. 골지복합체소포 안에서 형성중인 아교질원섬유에는 칼슘이 결합해 있으며, 이런 소포를 흔히 **주판체**(abacus body)라고 한다(그림 16.19, 16.20). 이런 소포들이 분비소포로 성숙하는 동안 주판체는 점점 더 응축된다.

상아질은 상아질모세포에 의해 만들어진다.

상아질(dentin)은 치아 발생과정 중 가장 먼저 무기질 침착이 이루어지는 조직이다. 상아질의 가장 바깥층을 **외투상아질**(mantle dentin)이라고 하며, 이 부분은 아교섬유다발(collagen fiber bundle, von Korff 's fiber)을 생산하는 상아질모세포밑세포(subodontoblastic cell)들에 의해 만들어진다. **상아질모세포**(odontoblast)는 치아유두(dental papilla) 가장자리에 위치한 세로로부터 분화된다. 이 전구세포들은 세포질이 적은 전형적인 중간엽세포(mesenchymal cell)의 형태이다. 이들 세포들이 상아질모세포로 분화가 진행되면서 세포질이 증가하고 아교질(collagen)을 만들어내는 세포의 특징인 여러 세포소기관들이 증가하게 된다. 상아질모세포는 치아유두의 가장자리에 세포층을 형성하고, 세포 꼭대기부위에서 치아유두 바깥쪽을 향해 유기질 성분인 상아질 바탕질이나 풋상아질(predentin)을 분비한다(그림 16.21). 풋상아질의 층이 두꺼워지면서 상아질모세포는 중심부로 자연스럽게 이동하거나 옮겨간다(그림 16.14). 이렇게 상아질모세포가 후퇴하는 동안 풋상아질에 무기질이 침착되면서 상아질이 만들어진다. 상아질모세포가 치아중심부로 이동할 때 상아질모세포 돌기는 점점 길어지고, 그 중 가장 긴 돌기는 무기질이 침착된 상아질에 둘러싸이게 된다. 새로 만들어진 상아질에서 상아질세관(dentinal tubule)의 벽은 일반적인 상아질

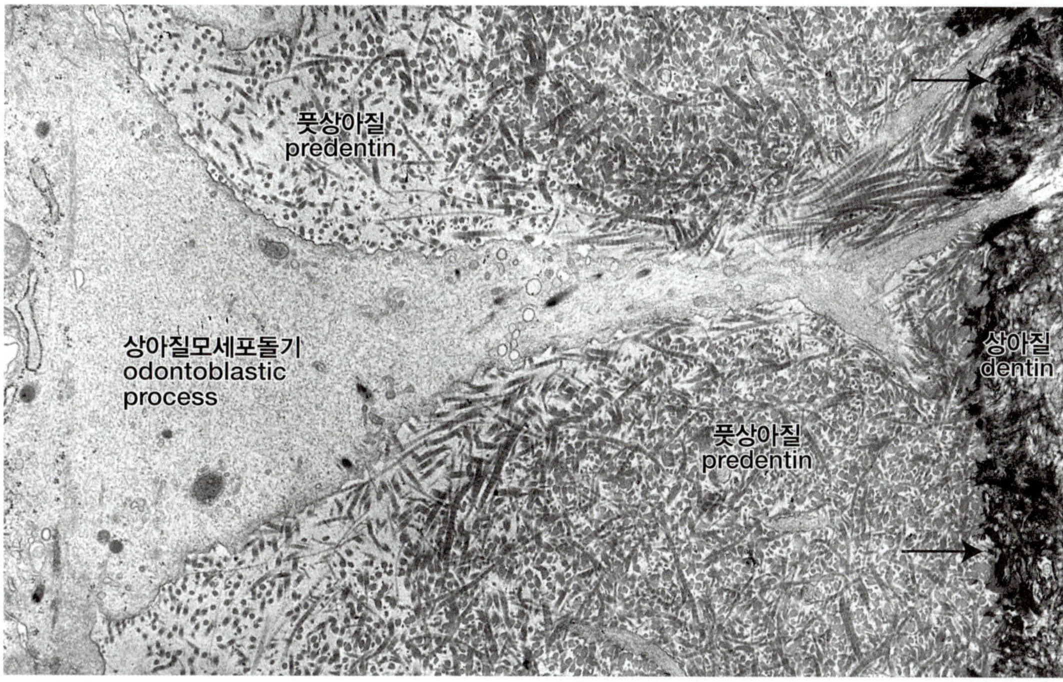

그림 16.21 어린 상아질모세포의 돌기. 상아질모세포돌기(odontoblastic process)가 상아질모세포 세관 속으로 뻗어 있는 모습을 촬영한 투과전자현미경사진이다. 상아질모세포돌기는 풋상아질 부위를 지나 석회화(*화살표*)된 상아질 속으로 뻗어 있다. 풋상아질 부위의 아교원섬유(collagen fibrils)는 상아질 부위의 아교원섬유보다 가늘다. ×34,000.

의 가장자리가 된다. 시간이 갈수록 상아질세관 주변의 상아질에는 더욱 많은 무기질이 침착되고, 결국은 상아질에 무기질층을 만들어내며 이를 **세관주위상아질**(peritubular dentin)이라고 한다. 세관주위상아질을 제외한 나머지 상아질을 **세관사이상아질**(intertubular dentin)이라고 한다.

치아속질(치수, Dental Pulp)과 치아속질방(치수강, Central Pulp Cavity, 치아속질방 Pulp Chamber)

치아속질방(치수강, pulp cavity)이란 치아의 상아질 속에 있는 결합조직으로 채워진 공간을 말한다.

치아속질방(치수강, central pulp cavity)은 치아 속 가장 깊이 있는 공간을 말하며, 이 공간은 **치아속질**(치수, dental pulp)에 의해 채워져 있다. 치아속질이란 혈관과 신경이 풍부한 성긴결합조직(소성결합조직, loose connective tissue)이다. 치아속질방의 모양은 치아의 형태와 비슷하다. 혈관과 신경은 치아뿌리 끝에 있는 **치아뿌리끝구멍**(치근단공, dental apical foramen)을 통해 치아속질방으로 들어간다. (일반적으로 분비세포나 흡수상피의 내강쪽 자유면을 표현할 때 사용하는 "끝" 또는 "꼭대기[*apex*]"나 "꼭대기의"[*apical*]의 뜻을 의미하는 것이 아니라, 치아에서는 치아뿌리 끝의 좁은 부위를 치아뿌리끝[치근단, root apex]이라고 표현한다. 일반적으로 흡수상피에서 꼭대기쪽[apical] 면은 내강쪽 면을 의미한다.)

치아속질방 속의 혈관과 신경은 치아머리 부위까지 뻗어 올라가, 상아질모세포가 이루는 세포층의 아래나 세포층 속까지(상아질모세포들 사이까지) 이르러 각각 혈관그물망과 신경그물망을 형성한다. 소수의 무수신경섬유(민말이집신경섬유)는 상아질세관(dentinal tubule) 근처까지 뻗어 상아질모세포 돌기들과 만난다. 따라서 상아질모세포 돌기들은 치아표면에 가해진 자극을 치아속질방에 있는 신경까지 전달해주는 전달자로서의 기능을 수행할 것으로 여겨진다. 도드리(교두, dental cusp)가 여러 개인 치아의 경우 치아융기 개수만큼의 **속질뿔**(pulp horn)이 솟아 있고, 이런 곳에 신경섬유가 많이 분포한다. 또한 신경섬유들이 다른 부위보다는 상아질세관 쪽으로 많이 간다. 상아질성분은 평생동안 계속해서 분비되기 때문에 나이가 들수록 치아속질방은 점점 좁아진다.

치아의 지지조직(Supporting Tissue)

위턱뼈와 아래턱뼈의 이틀돌기(치조돌기, alveolar process)를 구성하는 이틀뼈(치조골, alveolar bone), 치아주위인대(periodontal ligament), 잇몸(gingiva) 등 치아 주위에 있는 지지조직을 모두 합쳐 치아주위조직(치주, periodontium)이라고 한다.

위턱뼈와 아래턱뼈의 이틀돌기 속에는 치아뿌리를 지탱하기 위해 움푹 들어간 소켓모양의 공간을 치아확(alveolus)이라고 한다.

치아확(치조, dental alveolus)의 벽을 이루고 있는 **이틀뼈**(치조골, alveolar bone proper)는 얇은 치밀뼈(compact bone)로 이루어져 있고 (그림 16.9), 이 뼈 표면에 치아주위인대(periodontal ligament)가 부착한다. 이틀돌기 외 나머지 부분은 지지뼈로 구성되어 있다.

이틀뼈의 표면에서는 뼈가 흡수되는 모습이나 뼈가 생성되는 모습을 흔히 관찰할 수 있으며, 치아교정 등으로 인해 치아의 위치가 옮겨질 때는 이런 모습이 더욱 많이 나타난다(그림 16.22). **치아주위조직병**(치주병, periodontal disease)이 생기면 대개 이틀뼈의 흡수가 촉진되어, 윗니와 아랫니의 교합에 문제가 생길 수 있다.

치아주위인대(periodontal ligament)는 치아를 이틀뼈에 고정시키는 섬유결합조직이다. 치아인대를 **치아주위조직막**(치주막, periodontal membrane)이라고 부르기도 하는데, 이것은 구조적으로나 기능적으로나 적합한 용어가 아니다. **치아주위인대**의 기능은 다음과 같다.

- 치아를 이틀뼈에 부착시킨다.
- 치아를 지탱하는 지지대 역할을 한다.
- (교정 등으로 인해 치아의 위치가 변할 때) 뼈의 재형성을 돕는다.
- 고유감각을 감지한다.
- 치아가 나오는 과정을 돕는다.

조직표본에서 치아주위인대는 치밀결합조직으로 이루어진 부분과 성긴결합조직으로 이루어진 부분으로 구성되어 있다. 치밀결합조직은 아교섬유다발과 이에 평행한 방향으로 배열된 방추형의 섬유모세포(fibroblast)들로 구성되어 있다. 이 섬유모세포들은 이쪽 저쪽으로 움직이면서, 그 자리에 아교섬유의 흔적을 남겨놓는다. 치아주위인대에 있는 섬유모세포의 세포질 내에는 용해소체의 가수분해효소가 있어 분해 중인 아교질원섬유(collagen fibril)들이 관찰되기도 한다. 이런 모습은 섬유모세포가 아교질원섬유를 생산할 뿐 아니라 흡수하여 분해하는 기능도 하고 있음을 의미한다. 따라서 치아에 힘이 가해지거나 치아가 움직이게 되면 거기에 맞추어 치아주위인대가 지속적으로 적응하게 되는 것이다.

치아주위인대의 성긴결합조직에는 혈관과 신경종말이 많다. 또한 섬유모세포와 가느다란 아교섬유 이외에도 세로방향으로 배열된 가는 **옥시탈란섬유**(oxytalan fiber)도 포함되어 있다. 옥시탈란섬유의 양쪽 끝은 이틀뼈과 시멘트질에 부착되어 있다. 옥시탈란섬유 중 일부는 혈관의 바깥막(외막, adventitia)과 관련이 있는 것으로 보인다.

잇몸(치은, gingiva, gum)은 치아목 부위를 덮고 있는 점막을 말한다.

입안점막에서 치아목 부위를 덮고 있는 특정 부위를 **잇몸**(gingiva, gum)이라고 하며, 다른 부위와는 조직학적으로 약간 다르다. 잇몸은 치아와 이틀뼈 표면에 단단히 붙어 있다. 잇몸의 구조는 그림 16.22의 모식도에 잘 나타나 있다. 잇몸은 다음과 같은 두 부분으로 구성된다.

- **잇몸점막**(gingival mucosa)은 앞에서 설명한 씹기점막(masticatory mucosa)에 해당한다.
- **경계상피, 부착상피**(junctional epithelium, attachment epithelium)

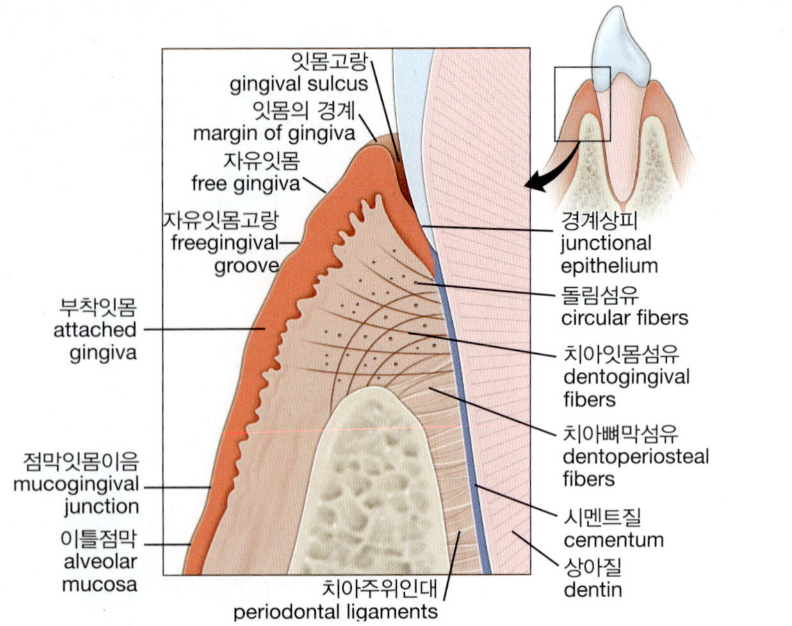

그림 16.22 잇몸(gingiva)의 모식도. *사각형 부위*를 크게 확대하여 그린 모식도이다. 잇몸의 상피는 치아의 사기질 표면에 붙어 있다. 경계상피(junctional epithelium) 부위는 상피와 결합조직의 경계가 매끈하지만, 나머지 부위는 결합조직유두가 발달하여 상피와 결합조직의 경계가 들쑥날쑥하다. *검은 선*은 치아의 시멘트질이나 이틀뼈의 꼭대기부분에서 시작하여 잇몸의 상피 쪽으로 뻗은 아교섬유들을 나타낸 것이다. 치아속질돌기를 덮는 잇몸점막에는 잇몸에 비해 결합조직유두가 덜 발달해 있다.

는 치아에 직접 부착하고 있는 부위의 상피이다. 경계상피에서 분비된 바닥판(기저판, basal lamina)과 비슷한 물질에 의해 치아 표면에 단단히 붙어 있다. 상피세포들은 반부착반점(hemidesmosome)에 의해 이 물질과 부착된다. 이런 바닥판과 반부착반점를 합쳐 **상피부착**(epithelial attachment)이라고 한다. 젊은 사람의 경계상피는 사기질에 붙어 있지만, 나이가 들면서 잇몸이 내려앉아 치아뿌리가 노출되면서 경계상피는 시멘트질에 붙게 된다.

경계상피 위쪽에는 **잇몸고랑**(gingival sulcus)이라고 하는 얕은 고랑이 있다. 잇몸고랑 부위는 **고랑상피**(crevicular epithelium)로 덮여 있고, 고랑상피는 경계상피로 연속된다.

이처럼 치아를 위턱뼈 또는 아래턱뼈에 고정시키는 여러 조직들을 합쳐 **치아주위조직**(periodontium)이라고 한다. 치아주위조직에는 고랑상피와 경계상피, 치아주위인대, 이틀뼈 등이 포함된다. **치아주위조직염**(치주염, periodontitis)은 치아의 부착과 관련된 치아주위조직의 파괴를 초래하는 염증성 입안질환이다. 염증과정을 조절하는 데 기존 치료법이 이용 가능하지만 손상된 치아주위조직을 복원할 수는 없다. **다능성 치아주위인대 줄기세포**(multipotent periodontal ligament stem cell, PDLSC)의 발견으로 이틀뼈, 잇몸, 치아주위인대, 시멘트질 등 손상된 치아의 지지조직을 재건해 치아의 생리적 기능을 회복시키는 치아주위재생치료가 가능해질 전망이다. 사람의 PDLSC는 건강한 간니(영구치)와 젖니(유치)에서 채취할 수 있으며, 분리된 사람의 PDLSC를 실험동물에 이식하면 치아주위인대, 이틀뼈, 시멘트질, 말초신경, 혈관 등으로 분화한다.

■ 침샘(SALIVARY GLAND)

긴 관을 통해 입안으로 열리는 좌우 한 쌍의 침샘들을 큰침샘이라고 한다.

이미 언급한 바와 같이, **큰침샘**(대구강선, major salivary gland)은 좌우 한 쌍의 **귀밑샘**(이하선, parotid gland), 턱밑샘(악하선, submandibular gland), 혀밑샘(설하선, sublingual gland)으로 구성된다. 이 중에서 귀밑샘과 턱밑샘은 입안 바깥에 위치하기 때문에 긴 관을 통해 입안으로 분비물을 배출한다. 귀밑샘은 턱뼈가지(ramus of mandible)와 관자뼈붓돌기(측두골경상돌기, styloid process of temporal bone) 사이의 공간에 해당하는 바깥귀의 앞아래쪽 부위의 피부밑조직에 위치한다. **턱밑샘**은 목의 턱밑삼각(submandibular triangle)에 해당하는 입안 바닥에 위치한다. **혀밑샘**도 입안 바닥에 있고, 턱밑샘보다 앞쪽에 위치한다.

작은침샘(소구강선, minor salivary gland)들은 입안 이곳저곳의 점막밑층에 흩어져 있으며, 따라서 위치하는 곳에 따라 **혀샘**(설선, lingual gland), **입술샘**(순선, labial gland), **볼샘**(협선, buccal gland), **어금니샘**(구치선, molar gland), **입천장샘**(구개선, palatine gland) 등으로 부른다.

큰침샘의 발생은 상피의 함입과 중간엽 사이의 다방향 신호전달이 필요한 복잡한 과정이다.

각각의 침샘들은 발생과정 중에 입안 상피로부터 발생한다. 귀밑샘은 원시입(stomodeum, 원시입안 primitive oral cavity)을 감싸고 있는 입안 외배엽층이 함입되면서 그곳에서 발생을 시작한다. 반면에, 턱밑샘과 혀밑샘은 나중에 입안 내배엽(입안의 외배엽과 발생 중인 소화관의 내배엽 사이의 접합부 근처)에서 발생한다. 발생 초기에는 침샘을 만들 상피세포들이 중간엽(mesenchyme) 쪽으로 자라 내려가 단단한 세포끈을 형성한다. 함입된 상피는 인접한 중간엽과 상호작용하고, 다방향 신호전달네트워크를 통한 상호작용은 침샘조직의 성장과 분화에 영향을 준다. 섬유모세포성장인자-10(fibroblast growth factor-10, FGF10)의 영향으로 상피세포의 증식은 고도로 분지된 상피끈(epithelial cord)을 생성하는데, 그 끝부분은 둥글게 팽창된 망울모양이 된다. 상피끝이나 망울모양 끝부분 깊숙이 있는 세포들이 퇴화하면서 관을 형성한다. 결과적으로, 상피끈은 관(duct)이 되고 둥근 망울부분은 분비를 담당하는 **분비꽈리**(secretory acinus)가 된다. 마지막으로, 침샘은 조밀하고 불규칙한 결합조직 피막을 형성한다.

또한 침샘 조직의 적절한 발달, 성장 및 유지를 위해서는 교감신경과 부교감신경 분포가 모두 필요하다. 발달 중인 침샘상피와 중간엽 사이의 신호 네트워크의 붕괴와 자율신경계 신경분포의 붕괴는 **침샘무형성**(salivary gland aplasia)을 초래할 수 있다. 입술갈림증(구개열, cleft palate), 골격형성이상(skeletal dysplasia), 아가미틈새기형(branchial cleft anomaly)과 같은 머리얼굴이상(craniofacial abnormality)도 한쪽 또는 양쪽 침샘무형성 및 침샘형성저하증(salivary gland hypoplasia)과 관련이 있다.

분비꽈리(Secretory Gland Acinus)

분비꽈리(secretory acinus)가 모여 소엽(lobule)을 이룬다.

큰침샘(대구강선)은 중간 정도의 치밀결합조직으로 이루어진 피막(capsule)으로 싸여 있으며, 침샘들은 피막에서 안쪽으로 파고든 사이막(중격, septum)에 의해 여러 개의 엽(lobe)과 소엽(lobule)으로 나뉘어 있다. 사이막 속에는 큰 혈관과 분비관들이 있다. 이런 결합조직은 분비꽈리 주변에 있는 성긴결합조직에 뚜렷한 경계없이 섞이게 된다. 한편, 작은침샘들은 피막에 의해 싸여 있지 않다.

큰침샘이나 작은침샘의 꽈리 주변의 결합조직에는 많은 림프구와 형질세포(plasma cell)가 존재한다. 이 세포들은 침을 통해 항체를 분비하는 중요한 기능을 하며, 뒤에서 따로 설명한다.

침샘의 꽈리는 세 종류, 즉 장액꽈리(serous acinus), 점액꽈리(mucous acinus), 혼합꽈리(mixed acinus)로 구분된다.

침을 분비하기 위한 침샘의 기본적인 분비단위를 salivon이라고

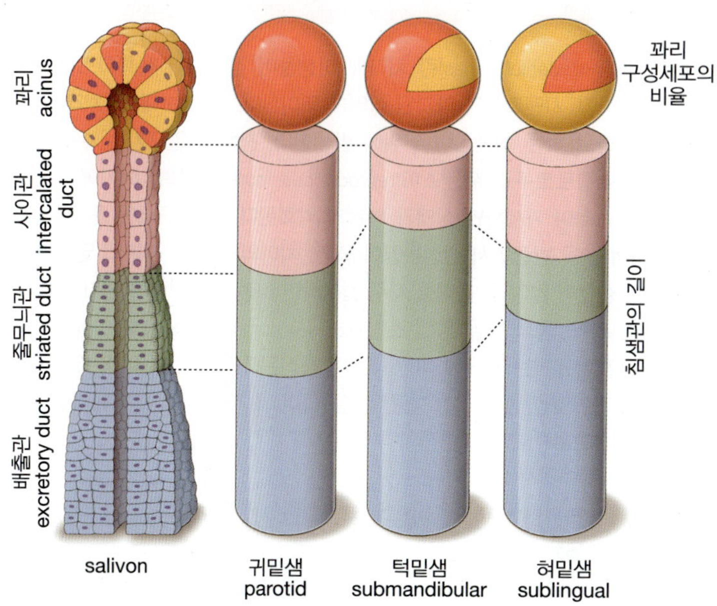

그림 16.23 세 큰침샘의 기본단위인 salivon의 구성 요소들을 비교한 모식도. Salivon의 네 가지 구성요소인 꽈리(acinus), 사이관(intercalated duct), 줄무늬관(striated duct), 배출관(excretory duct)을 각각 다른 색으로 표시하였다. 오른쪽의 세 막대그래프는 세 큰침샘에서 각각의 구성요소들이 차지하는 길이의 비율을 나타낸 것이다. 꽈리에서 *빨간색*은 장액세포, *노란색*은 점액세포를 의미한다. 그림에 표시 되어 있는 것처럼, 분비샘에 따라 장액세포와 점액세포의 비율에 차이가 있다.

하며, 이는 꽈리(acinus), 사이관(개재관, intercalated duct), 배출관(excretory duct)을 합쳐 이르는 말이다(그림 16.23). **꽈리**(acinus)는 분비세포들로 구성된 막힌 주머니 모양의 구조이다. 꽈리의 어원은 라틴어로 딸기 또는 포도열매라는 뜻이며, 침샘의 분비부분을 말한다. 침샘의 꽈리에는 단백질을 분비하는 **장액세포**(serous cell)만으로 된 꽈리, 점액을 분비하는 **점액세포**(mucous cell)만으로 구성된 꽈리, 또는 이 두 가지 세포가 혼합된 혼합꽈리(mixed acinus)가 있다. 이러한 세 종류의 꽈리는 큰침샘의 종류에 따라 분포하는 양상이 다르다. 세 종류의 꽈리를 나열하면 다음과 같다.

- **장액꽈리**(serous acinus)는 장액세포로만 이루어진 꽈리이며, 일반적으로 둥근 모양이다.
- **점액꽈리**(mucous acinus)는 점액세포로만 이루어진 꽈리이며, 대개 길쭉한 대롱모양이다.
- **혼합꽈리**(mixed acinus)는 장액세포와 점액세포가 섞여 있다. 일반적인 H&E 염색표본에서, 점액세포들 끝부분에 장액세포들이 초승달 모양으로 둘러싸고 있는 것처럼 보인다. 이런 장액세포들을 흔히 **장액반달**(serous demilune)이라고 한다. 과거에는 장액반달을 이루는 세포들이 점액세포들 사이의 좁은 틈새를 통해 분비물을 배출한다고 여겼다.

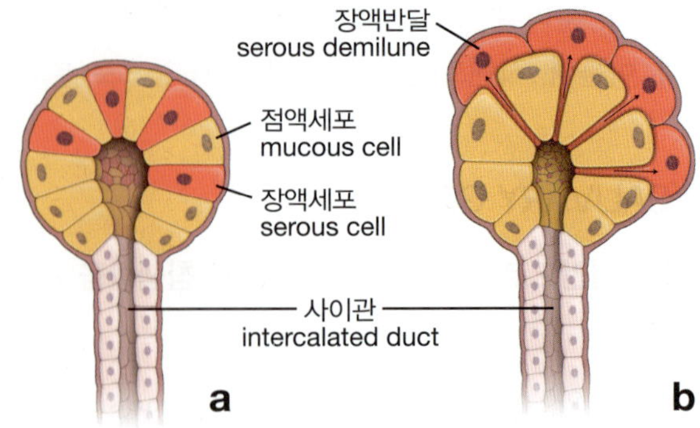

그림 16.24 혼합꽈리에서 장액세포와 점액세포의 위치관계. a. 급속냉동법으로 제작한 전자현미경표본에서 관찰한 장액세포(serous cells)와 점액세포(mucous cells)의 위치관계를 나타낸 모식도이다. 장액세포들이 꽈리의 바닥판과 내강 사이에 자리잡고 있다. **b.** 이 그림에서는 장액세포들이 꽈리의 바깥쪽에 위치하여 이른바 *장액반달*(*serous demilune*)을 형성하고 있다. 조직을 고정액에 담가 처리한 일반적인 조직표본에서는 이런 모습으로 관찰된다. 점액세포들이 팽창하여 장액세포가 세포질 일부를 점액세포 사이에 남겨둔 채 꽈리 바깥쪽으로 밀려난 상태이다.

장액반달은 조직절편제작시 고정과정에서 생겨난 인공물(artifact)이다.

앞에서 언급한 것처럼, 각각의 혼합꽈리는 장액세포와 점액세포가 혼합되어 있는 꽈리이며, 주로 혀밑샘이나 턱밑샘에서 볼 수

글상자 16.3

임상적용: 충치(Dental Caries)

충치(치아우식, dental caries)란 치아에 미생물이 감염되어 석회화조직인 사기질, 상아질, 시멘트질이 파괴된 상태를 의미한다. 충치는 대개 "치태(dental plaque)"라고 하는 세균집락 부위에 발생한다. 충치를 일으키는 주요 원인균은 스트렙토코쿠스 뮤탄스(*Streptococcus mutans*)이며, 여기에 유산균(lactobacillus)이 가세하면 상태가 빠르게 악화된다. 이 세균들은 탄수화물을 분해하여 산을 만들어서 산성환경이 되면, 치아의 무기질 성분의 탈회가 일어난다. 설탕이 많이 든 음식을 자주 섭취하면 이런 세균집락이 생기기 쉽다.

수분, 치약, 음식 등을 통해 소량(0.5~1.0 ppm)의 **불소**(fluoride)를 섭취하면 충치를 유발하는 세균에 대한 내성이 증진된다. 불소는 치아의 조직이 산에 부식되는 것을 방지하고, 항균작용을 하며, 초기의 충치 부위에 무기질이 다시 침착되도록 도와준다. 산의 부식작용에 대한 사기질의 내성이 강해지는 것은 수산화인회석결정체(hydroxyapatite crystal)의 하이드록실이온이 불소이온으로 치환되기 때문이다. 이렇게 치환되면 사기질의 수산화인회석결정체가 산에 잘 녹지 않게 된다.

치아조직이 부식되어 "치아공간(tooth cavity)"(그림 F16.3.1)이 형성된 곳은 감염된 조직을 긁어내고 그 자리를 아말감(amalgam), 합성물(composite), 유리이오노머시멘트(glass ionomer cement) 등의 치과재료로 메우는 방법으로 치료한다. 치아조직에 감염된 세균이 치아속질에 침입하여 염증을 일으킬 수도 있다. 이런 경우에는, "치아뿌리관(root canal)"에 대한 치료를 한 뒤 약해진 치아머리 부위를 대체물질로 씌워 보강하는 방법으로 치료한다.

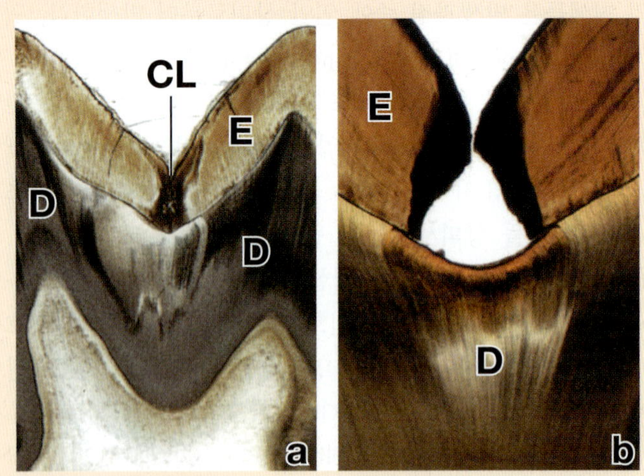

그림 F16.3.1 충치가 생긴 부위를 촬영한 광학현미경사진. a. 치아의 연마표본을 염색하지 않고 촬영한 사진이다. 충치병터(carious lesion, *CL*)가 사기질(*E*) 전체 두께에 걸쳐 있고, 상아사기질이음을 따라 양옆으로 퍼져 있다. *D*, 상아질. **b.** 더 심하게 진행된 충치병터의 모습이다. 사기질(*E*)이 부식되어 약해져 있고, 부식된 자리에 텅 빈 공간이 형성된 상태이다. 이곳에서 증식한 세균이 상아질세관을 따라 침입해 들어가, 상아질(*D*)을 파괴하고 결국에는 치아속질까지 손상된다. x16. (사진출처. Eveson JW, Scully C. *Color Atlas of Oral Pathology*. Times Mirror International Publishers, 1995.)

있다. 일반적인 방법으로 제작한 광학현미경 표본이나 전자현미경 표본에서, 장액세포들은 전형적인 **반달**(demilune)을 형성하고 있는 것처럼 보인다. 그러나 최근에 새로운 방법으로 전자현미경 표본을 만들어 연구한 결과 반달에 대한 새로운 해석이 제시되었다. 조직을 액화질소로 급속 냉동시킨 뒤 차가운 아세톤(acetone)에 녹인 사산화오스뮴(osmium tetroxide, OsO4)으로 재빨리 치환시켜 표본을 제작하면, 점액세포와 장액세포가 동일선상에 나란히 배열하여 꽈리를 이루고 있음을 확인할 수 있다. 장액반달에 해당하는 구조는 전혀 나타나지 않았다(그림 16.24a). 같은 조직을 기존 방법으로 처리하여 조직표본을 만들면 **점액세포** 안에 있는 분비과립들이 커져서 세포가 부풀게 되고, 장액세포들은 점액세포들들 사이에 가느다란 세포질 돌기를 남긴 채 꽈리 바깥쪽으로 밀려나 전형적인 반달이 만들어진다(그림 16.24b). 이런 연구 결과로, 광학현미경 표본 또는 전자현미경 표본에서 관찰되는 장액반달은 **고정 과정에서 조직이 변형되어 생겨난 구조**임을 알게 되었다(그림 16.24 참조). 즉, 일반적인 조직고정방법으로 처리했을 때 분비과립의 주성분인 점액원(mucinogen)이 팽창하여 점액세포의 부피가 커지고, 장액세포들이 원래의 자리에서 바깥쪽으로 밀려나 반달이라고 하는 형태로 변형되는 것이다. 이런 현상은 창자의 점막 조직표본에서 잔세포(goblet cell)가 부풀어 인접한 흡수세포(absorptive cell)들의 형태가 변하는 것과 같은 맥락이다.

장액세포는 단백질을 합성하여 분비하는 세포이다.

장액세포(serous cell)는 바닥판(basal lamina)에 접한 바닥면은 넓고 내강(lumen)에 접한 자유면이 좁은 피라밋 모양의 세포이다. 세포질에는 많은 양의 과립세포질그물(rER), 자유리보소체(free ribosome), 그리고 풍부한 골지복합체(golgi apparatus)를 갖고 있고, 많은 둥근 분비과립들을 함유하고 있다(그림 16.25). 단백질을 합성하여 분비과립인 **효소원과립**(zymogen granule)에 담아 놓았다가 분비하는 여느 분비세포들처럼, 장액세포의 분비과립도 세포질 꼭대기부분에 모여 있다. 그 외의 세포소기관들은 세포질 바닥부분이나 핵 주위에 위치한다. H&E 염색표본에서 장액세포의 세포

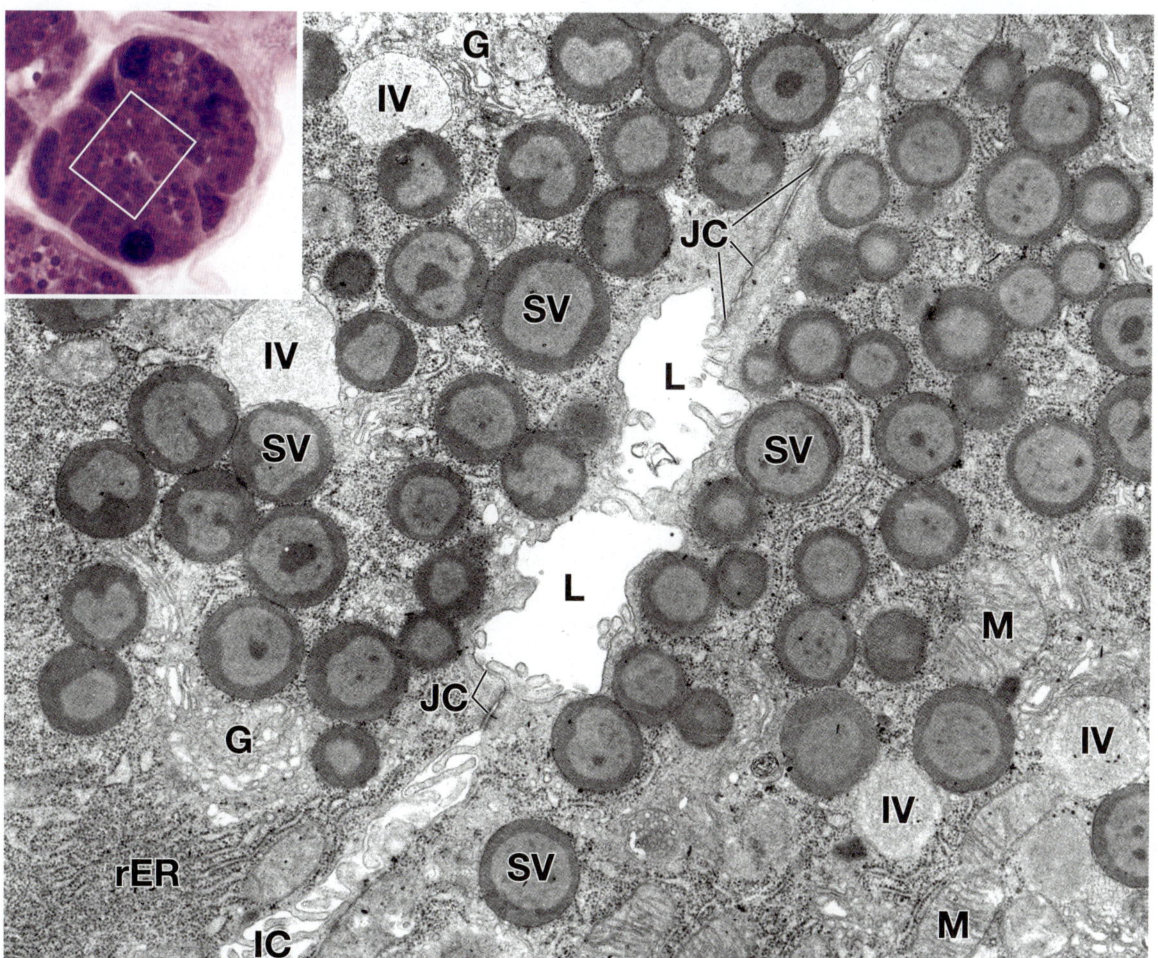

그림 16.25 귀밑샘의 장액세포 세포질 꼭대기부분을 촬영한 투과전자현미경사진. 왼쪽위에 삽입된 광학현미경사진은 귀밑샘(parotid gland)의 꽈리를 보여주는데, 그 중 내강쪽인 장액세포(serous cell)의 꼭대기부위(흰색 사각형 표시)만 전자현미경사진으로 보여주었다. 세포는 뚜렷한 방향성을 띠고 있고, 꽈리의 내강(*L*) 근처의 세포질에는 분비물을 담고 있는 분비소포(*SV*)들이 많이 모여 있다. 과립세포질그물과 골지복합체도 관찰된다. 골지복합체 근처에는 미성숙한 상태의 분비소포(*IV*)들이 있다. 세포막 외측면의 꼭대기부분에는 이음복합체(*JC*)가 발달해 있다. 이웃한 세포 사이의 세포사이공간(*IC*)은 넓게 확장된 상태이며, 이곳에서 외측면이 주름져 서로 깍지를 낀 모습으로 관찰된다. *M*, mitochondria(사립체). ×15,000.

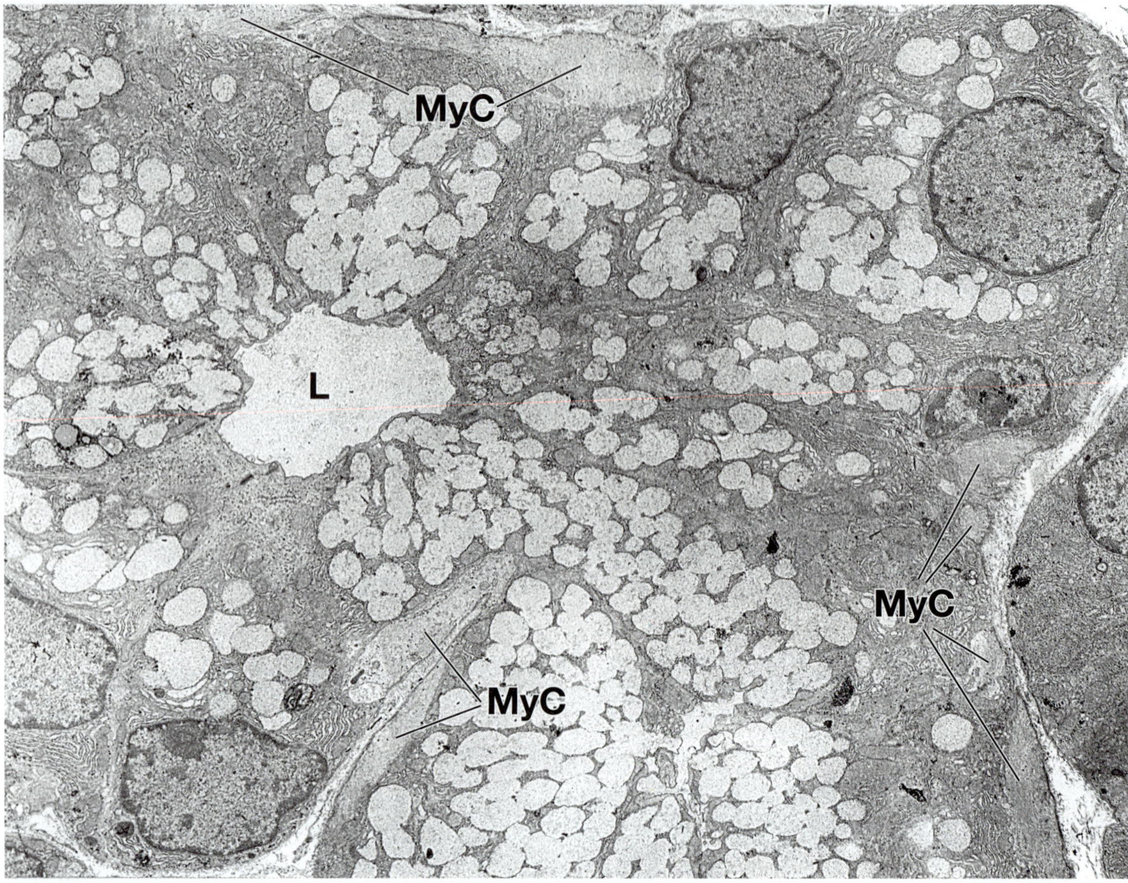

그림 16.26 점액꽈리의 저배율 투과전자현미경사진. 점액세포(mucous cell)안에 수많은 점액원과립(mucinogen granules)이 들어 있다. 여러 과립들이 하나로 합쳐져 불규칙한 모양의 덩어리를 형성했다가 꽈리의 내강(*L*)으로 방출된다. 꽈리의 가장자리에서 근육상피세포의 세포질돌기(*MyC*)가 관찰된다. ×5,000.

질 바닥부분은 과립세포질그물과 자유리보소체 때문에 헤마톡실린(hematoxylin)에 염색되고, 반면에 세포질 꼭대기부분은 분비과립 때문에 에오신(eosin)에 염색된다.

투과전자현미경으로 관찰해보면, 장액세포의 바닥면 세포막은 들쑥날쑥하게 주름져 있고, 가쪽면도 세포질 돌기처럼 튀어나와 인접한 세포와 깍지낌(interdigitation) 형태를 하고 있다. 가쪽면 꼭대기부분에는 인접한 두 세포를 결합시키는 이음복합체(junctional complex)가 발달해 있다(그림 16.25 참조).

점액세포는 점액을 분비하는 세포이다.

다른 곳의 점액분비상피와 마찬가지로, 점액꽈리에 있는 **점액세포**(mucous cell)들은 주기적인 활성 변화를 보인다. 일정시기 동안은 점액성분을 합성하여 **점액원과립**(mucinogen granule) 안에 저장해 놓는다. 점액세포는 호르몬이나 신경의 자극을 받으면 저장된 분비물을 방출하고, 다시 점액성분을 합성하기 시작한다. 점액원과립을 모두 방출하고 난 점액세포의 형태는 비활성상태의 점액세포와 비슷하여 구분하기 어렵다. 그러나 대부분의 점액세포는 세포질 꼭대기부분에 점액원과립이 많고, 과립 속의 점액원성분이 파라핀블록 제작 및 H&E 염색과정에서 녹기 때문에 세포질 꼭대기부분이 투명하게 보이게 된다. 투과전자현미경표본에서는 세포질 바닥부분에서 과립세포질그물이나 사립체 등의 세포소기관과 바닥면 근처에 위치한 납작한 핵을 관찰할 수 있다(그림 16.26). 급속냉동표본(그림 16.27)에서는 세포 하나하나의 윤곽이 뚜렷하게 보이고, 둥그스름한 핵이 세포중앙에 위치한 것을 확인할 수 있다. 점액세포의 세포질 꼭대기부분에는 수많은 점액원과립과 더불어 커다란 골지복합체가 있고, 여기서 다량의 탄수화물이 단백질에 더해져 점액의 주성분인 당단백질(glycoprotein)이 만들어진다. 장액세포와 마찬가지로, 점액세포의 가쪽면 꼭대기부분에는 이음복합체(junctional complex)가 발달해 있다.

침샘의 분비는 부교감신경의 신호에 의해 일어난다. 침 속의 단백질 함량은 교감신경의 자극에 의해 증가하고 신경펩타이드(즉, 신경성장인자[nerve growth factor, NGF], substance P)에 의해 변경된다.

근육상피세포는 꽈리의 분비세포 바닥면을 감싸고 있는 수축성 세포이다.

근육상피세포(myoepithelial cell)는 돌기를 가진 수축성 세포이다. 이 세포들은 꽈리 주위에 바구니를 형성하는 모양과 서로 얽혀 있는 모습 때문에 일반적으로 "바구니 세포(basket cell)"라고 불린다. 어떤 이들은 이를 "바위 위에 앉아 있는 문어(an octopus sitting on a rock.)"에 비유하기도 한다. 이 세포들은 상피세포의 바닥쪽 세포

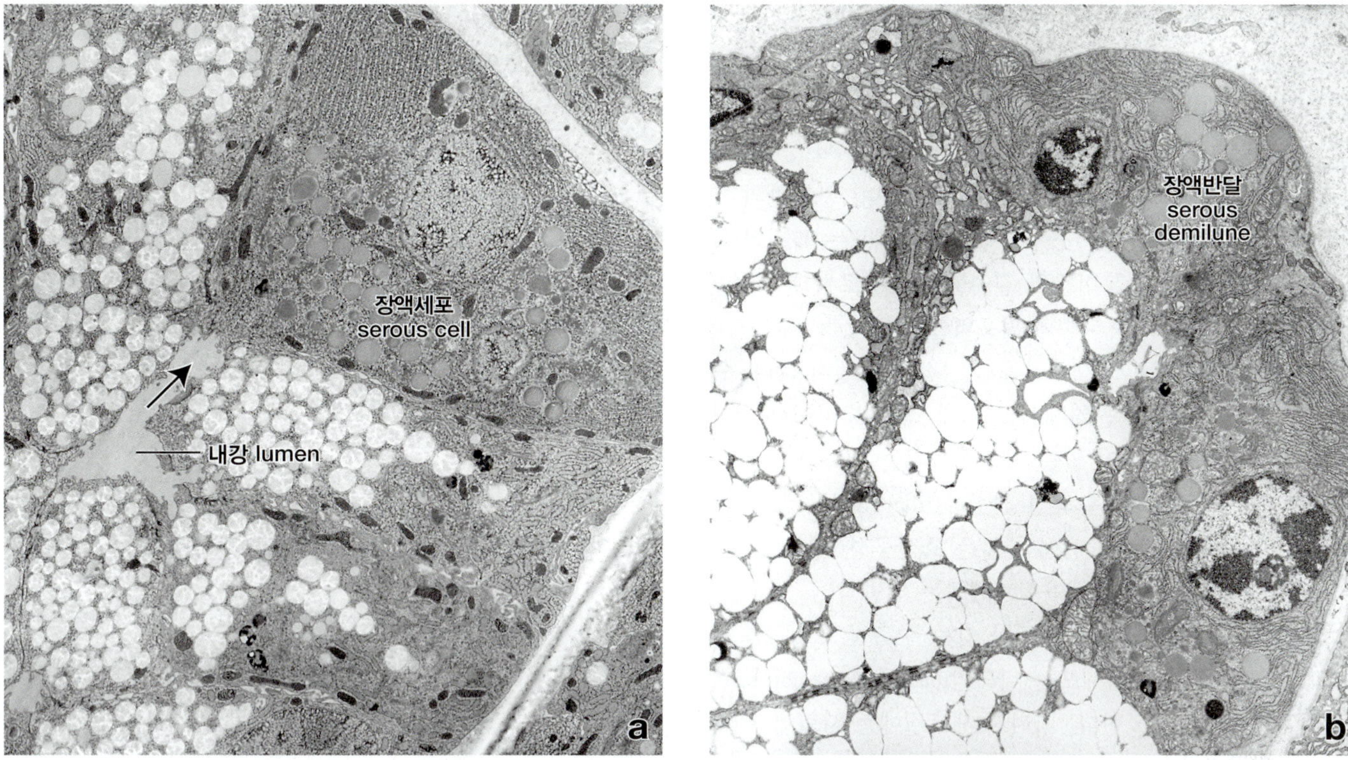

그림 16.27 혼합꽈리의 투과전자현미경사진. a. 급속냉동과 냉동치환 방법으로 제작한 혀밑샘(sublingual gland)의 전자현미경표본의 저배율사진에 꽈리를 구성하는 세포들의 배열양상이 잘 나타나 있다. 점액세포의 점액원과립이 원래의 둥그스름한 형태 그대로 보존되어 있고, 점액세포들(mucous cells)과 장액세포들(serous cells)이 꽈리의 내강을 둘러싸는 동일선상에 배열되어 있다. 장액반달(serous demilunes)은 보이지 않는다. ×6,000. **b.** 포름알데히드를 이용한 일반적인 고정법으로 처리한 혀밑샘 조직표본의 전자현미경사진이다. 점액세포의 점액원과립들이 합쳐지고 팽창된 모습을 보여주며, 꽈리의 가쪽으로 장액반달이 형성된 상태이다. ×15,000. (Dr. Shohei Yamashina 제공.)

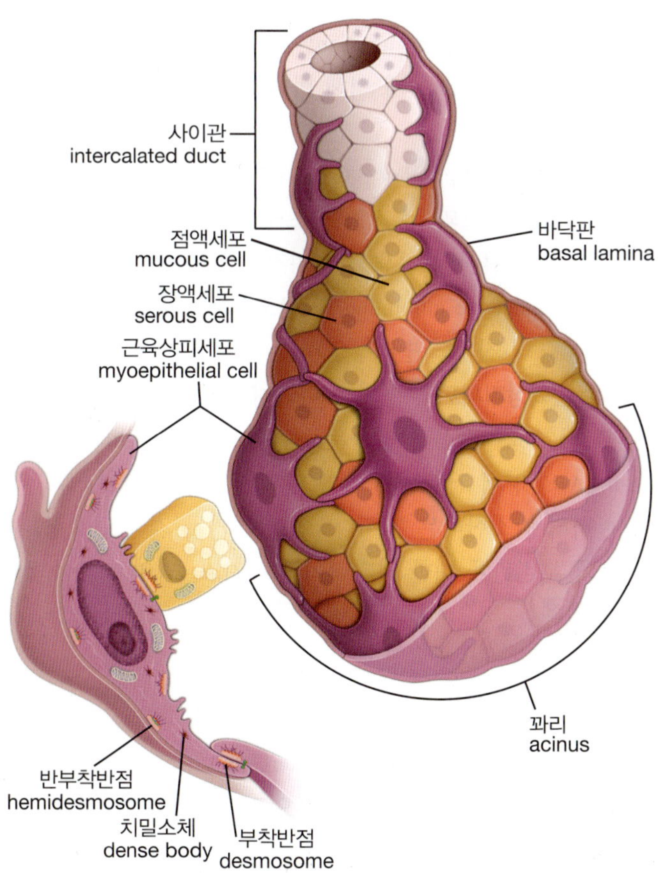

그림 16.28 침샘의 혼합꽈리(mixed acinus)와 사이관(intercalated duct)을 보여주는 모식도. 침샘의 꽈리는 분비꽈리세포, 즉 장액세포(serous cell)나 점액세포(mucous cell), 또는 이들 세포들이 혼합된 형태로 구성된다. 장액꽈리는 장액세포만으로 구성되고, 점액꽈리는 점액세포만으로 구성된다. 혼합꽈리는 장액세포와 점액세포가 모두 포함되어 있다. 이 그림은 혼합꽈리(mixed acinus)를 보여주는데, 편의상 점액세포는 *노란색*으로, 장액세포는 *붉은색*으로 표시하였고, 사이관의 세포들은 *밝은 분홍색*으로 표시하였다. 근육상피세포(myoepithelial cell)들은 꽈리를 감싸듯이 둘러싸고 있는데, 그 모습이 바위 위에 앉아 있는 문어 모습이다. 꽈리를 둘러싸는 근육상피세포는 사이관쪽으로 뻗어 있다. 꽈리세포들과 근육상피세포들의 바닥면을 감싸고 있는 반투명의 바닥판은 *자홍색*으로 그려 놓았다. 바닥판은 분비관세포들이나 그곳에 있는 근육상피세포들 바닥에도 존재한다. 따라서 근육상피세포는 꽈리 부위에서는 꽈리세포의 바닥면과 바닥판(basal lamina) 사이에 위치하게 되고, 분비관에서는 분비관세포의 바닥면과 바닥판 사이에 위치하게 된다. 근육상피세포는 세포질안에 수축성 요소(평활근의 세포질과 유사)를 갖고 있으며, 전자현미경사진에서는 치밀소체로 관찰된다. 근육상피세포들의 돌기들은 서로 부착하고, 꽈리세포들이나 분비관세포들과는 부착반점(desmosome)과 틈새이음(gap junction)으로 부착하고, 바닥판과는 반부착반점(hemidesmosome)으로 부착한다. 근육상피세포의 수축은 꽈리를 압축하여 침을 배출하게 하고, 또 분비관을 통해 침이 흘러가도록 돕는다.

막과 바닥판(basal lamina) 사이에 위치한다(그림 16.28). 근육상피세포들은 침샘의 꽈리뿐만 아니라, 유방, 눈물샘, 땀샘과 같은 대부분의 분비샘의 분비부분에서 관찰된다.

근육상피세포는 또한 분비관의 몸쪽부위(사이관이나 줄무늬관, intercalated and striated ducts) 세포 밑에도 존재하며, 분비관의 긴 방향으로 배열하고 있다. 이런 곳에서 근육상피세포는 꽈리의 내강 부피를 줄이고, 동시에 분비관의 길이를 줄임으로써 분비물을 분비관 출구쪽으로 밀어내는 일종의 펌프역할을 한다.

근육상피세포들은 H&E 염색표본에서는 식별이 쉽지 않다. 근육상피세포의 핵은 바닥막 근처에서 크기가 작고 모양이 둥글게 관찰된다. 또한 수축단백질이 많은 세포질돌기는 에오신(eosin)에 염색되어 띠처럼 관찰된다. 수축성 잔섬유(filament)는 에오신으로 염색되며 때로는 바닥막에 인접한 얇은 호산구성 띠로 보이기도 한다. 전자현미경사진에서 근육상피세포는 일반적인 근육세포에서 관찰되는 것과 유사한 전자밀도를 갖는 수축성 요소들을 보여준다(그림 16.29). 근육상피세포는 바닥막(basement membrane)을 생성하고 유지하는 기능도 한다. 따라서 세포질에는 사립체, 거친면세포질그물, 골지복합체 등 전형적인 세포소기관들이 잘 발달되어 있고 간혹 당원입자(glycogen particle)들도 관찰되곤 한다. 이 세포들은 바닥막 형성과 관련된 단백질인 IV형 아교질 및 라미닌(type IV collagen and laminin)이나 기타 사이질 단백질을 분비한다. 일반적인 평활근 세포와 구별되는 특징은 근육상피세포가 꽈리나 분비관 세포들과 부착되어 있고, 근육상피세포들끼리도 부착반점(desmosome)과 틈새이음(gap junction)에 의해 서로 부착되고, 또한 반부착반점(hemidesmosome)에 의해 바닥판에 부착되어 있다는 점이다.

원발성 쇼그렌증후군(primary Sjögren syndrome)은 침샘과 눈물샘을 침범하여 입안 건조와 눈 건조를 초래하는 전신성 자가면역 염증질환이다. 이런 환자의 침샘을 현미경으로 관찰하면, 국소적인 **림프구 침윤**(lymphocytic infiltration)과 큰포식세포와 형질세포의 숫자가 증가한다. 더 진행되면 정상 꽈리는 림프구로 대체된다. 최근 연구에서는 **근육상피세포**의 변화도 나타나는 것으로 밝혀졌다. 근육상피세포의 수축특성을 담당하는 α-평활근 액틴(α-smooth muscle actin, α-SMA)의 양이 건강한 사람에 비해 원발성 쇼그렌증후군 환자에서 현저히 감소한다는 것이다. 이런 결과는 결국 근육상피세포의 꽈리와 분비관에 대한 지지력이 약해지고, 침의 흐름이 원활하지 않게 된다.

침샘관(Salivary Duct)

침샘의 꽈리의 내강은 **관계통**(duct system)의 내강과 이어져 있다. 침샘의 관계통은 다음과 같이 세 부분으로 구분된다.

- **사이관**(개재관, intercalated duct): 꽈리와 직접 연결된 관
- **줄무늬관**(선조관, striated duct): 관의 벽을 구성하는 원주형 상피세포의 세포막 바닥면이 들쑥날쑥 주름져 있어 마치 줄무늬처럼 보이는 관
- **배출관**(excretory duct): 입안으로 열리는 커다란 관

꽈리에서 분비된 물질의 성상에 따라 사이관과 줄무늬관의 발달 정도에 차이가 있다(그림 16.23). 장액샘은 사이관과 줄무늬관이 잘 발달해 있으며, 이곳에서 분비물의 특정 성분을 재흡수하거나 추가로 어떤 성분을 분비하여 최종 분비물을 만들어낸다. 반면, 점액샘의 분비관에서는 분비물의 조성이 거의 변하지 않기 때문에, 사이관이 잘 발달해 있지 않아 H&E 염색표본에서 찾기 쉽지 않고, 더욱이 줄무늬관은 관찰하기가 매우 어렵다.

사이관은 꽈리와 큰 분비관 사이에 위치한다.

사이관(intercalated duct)은 키가 작은 단층입방상피(simple cuboidal epithelium)로 이루어져 있고, 이 상피세포들은 형태상 별다른 특징이 없어서 관의 벽을 형성하는 것 이외에는 아무런 기능을 하지 않을 것처럼 보인다. 그러나 이 세포들은 탄산탈수효소(carbonic anhydrase) 활성을 갖고 있고, 장액샘이나 혼합샘에서 다음과 같은 기능을 한다.

- 꽈리에서 분비한 물질에 추가로 **중탄산염**(HCO_3^-) **분비**
- 꽈리의 분비물로부터 **염소**(Cl^-) **흡수**

앞에서 설명한 바와 같이, 사이관은 장액세포가 많은 침샘에 잘 발달해 있다. 점액세포가 대부분인 침샘에는 사이관이 없거나, 있더라도 길이가 짧아서 조직표본에서 관찰하기 어렵다.

줄무늬관을 구성하는 상피세포들은 바닥쪽 세포막이 수없이 접힌 주름을 갖고 있다.

줄무늬관(striated duct)의 시작부분은 단층입방상피(simple cuboidal epithelium)로 되어 있고, 출구 쪽으로 갈수록 세포가 길어져서 배출관(excretory duct)에 가까운 부위에서는 단층원주상피(simple columnar epithelium)가 된다. 줄무늬관 상피세포의 바닥쪽 세포막의 접힌 모습은 광학현미경 표본에서 "줄무늬(striations)"처럼 보인다. 세포막의 접힌 주름사이의 좁은 세포질에는 주름방향으로 길쭉한 사립체가 많다. 이와 같이 바닥쪽 세포막이 주름져 있고 그 사이에 사립체가 모여 있는 모습은 전해질과 수분을 재흡수하는 세포의 전형적인 특징이다. 또한 줄무늬관의 상피세포 가쪽면은 들쑥날쑥한 형태로 인접한 세포와 깍지낌(interdigitation)을 하고 있다. 줄무늬관 상피세포의 핵은 세포의 거의 중앙에 위치한다(바닥쪽에 치우쳐 있지 않다). 줄무늬관의 기능은 다음과 같다.

- 꽈리의 분비물로부터 **나트륨**(Na^+) **재흡수**

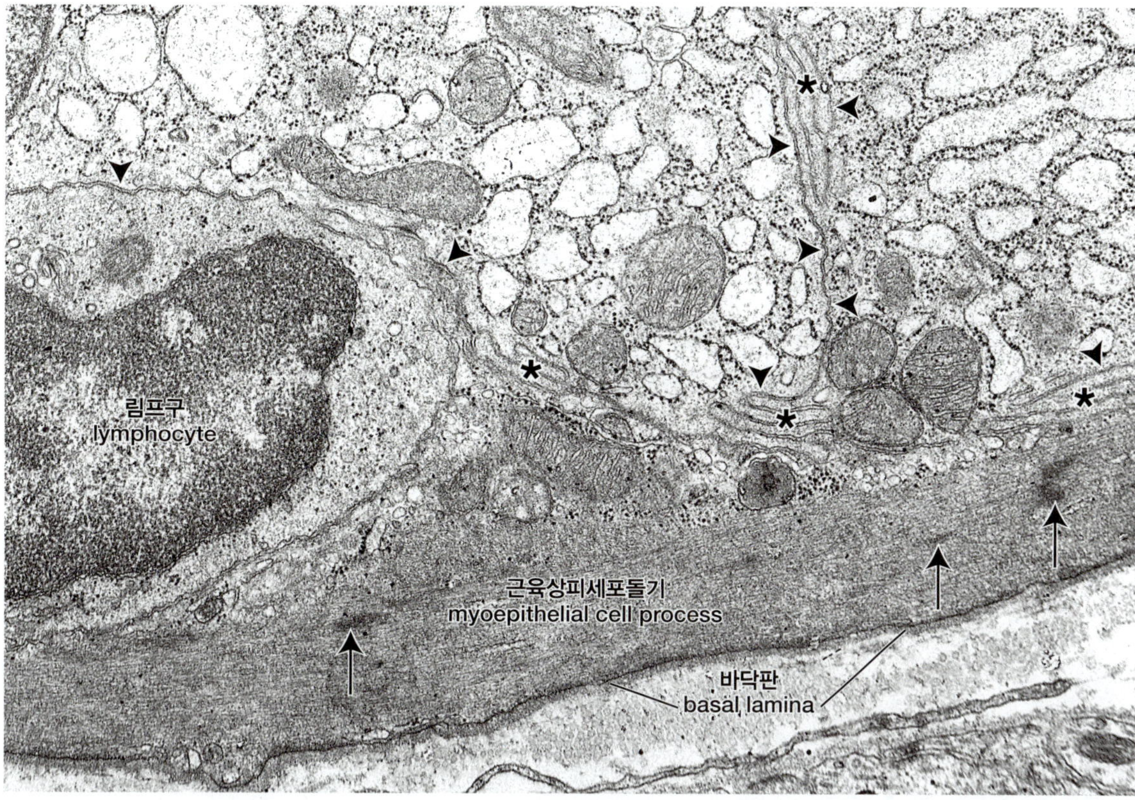

그림 16.29 꽈리 바닥부분의 투과전자현미경사진. 턱밑샘(submandibular gland)의 두 분비세포 바닥부분을 보여주는 전자현미경사진이다. 근육상피세포(myoepithelial cell)의 세포질돌기도 뚜렷하게 보인다. 근육상피세포의 돌기는 상피세포의 바닥면과 바닥판(basal lamina) 사이에 위치해 있다. 근육상피세포의 세포질에는 실모양의 수축단백질 및 평활근세포의 치밀소체와 비슷한 짙은 구조(*화살표*)가 들어 있다. 사진 *왼쪽*에 보이는 핵이 작은 세포는 림프구이다. 이 림프구는 바닥판을 뚫고 들어와 상피 안에 상주하고 있다. *화살촉*은 세포의 경계를 표시하고 있고, *별표*는 가쪽 세포막의 주름을 표시한 것이다. ×15,000.

- 꽈리에서 분비한 물질에 추가로 **칼륨**(K^+)과 **중탄산염**(HCO_3^-) **분비**

칼륨(K^+) 분비량보다 나트륨(Na^+) 재흡수량이 더 많기 때문에 분비물의 삼투압은 점점 낮아진다. 분비 속도가 빠를 때에는 줄무늬관의 재흡수와 분비 능력의 한계 때문에 보통 때보다 나트륨(Na^+)이 많고 칼륨(K^+)은 적은 최종분비물이 배출된다. 이럴 경우에는 삼투압이 체액과 같거나 더 높은 침이 분비될 수 있다.

줄무늬관의 지름이 꽈리보다 더 큰 경우도 종종 있다. 줄무늬관은 침샘의 실질(parenchyma)에 위치한 **소엽속관**(소엽내관, intralobular duct)이지만, 가끔은 얇은 결합조직으로 둘러싸인 줄무늬관도 관찰되곤 한다. 이런 결합조직에서는 분비관과 같은 방향으로 주행하는 혈관과 신경도 관찰된다.

배출관은 소엽사이 결합조직이나 엽사이 결합조직 속에 위치한다.

큰침샘(대구강선)에 있는 분비관 중 가장 큰 것들을 **배출관**(excretory duct)이라고 한다. 배출관은 입안으로 연결된다. 작은 배출관의 벽은 단층입방상피(simple cuboidal epithelium)로 이루어져 있지만, 배출구쪽으로 가면서 점점 거짓중층원주상피(pseudostratified columnar epithelium) 또는 중층입방상피(stratified cuboidal epithelium)로 변한다. 지름이 큰 배출관의 경우에는 중층원주상피(stratified columnar epithelium)가 흔히 나타나고, 입안상피 근처에서는 중층편평상피(stratified squamous epithelium)로 이루어진 것도 관찰될 수 있다. 귀밑샘관(parotid duct, Stensen's duct)과 턱밑샘관(submandibular duct, Wharton's duct)은 얼굴과 목의 결합조직을 통해 길게 뻗어, 침샘으로부터 멀리 떨어져 있는 부위까지 와서 입안점막을 뚫고 입안으로 열린다.

큰침샘(대구강선, Major Salivary Gland)

귀밑샘(Parotid Gland)

귀밑샘은 순수한 장액샘이다.

좌우 한 쌍의 **귀밑샘**(parotid gland)은 큰침샘 중에서 가장 크다. 바깥귀 앞아래쪽에 위치한 귀밑샘관(parotid duct)은 위턱 둘째어금니 맞은편의 입안점막으로 열린다. 귀밑샘의 꽈리는 장액세포(serous cell)로 구성되어 있으며, 길고 가느다란 사이관(intercalated duct)으로 이어진다. 줄무늬관(striated duct)도 크고 뚜렷하게 관찰된다(그림 16.30a).

귀밑샘에는 꽤 많은 양의 지방조직(adipose tissue)이 섞여 있을 때도 있고, 이런 구조적 특징은 다른 큰침샘과의 차이점이 된다(도판 16.5, 694쪽). 일곱째 뇌신경인 **얼굴신경**(facial nerve)이 귀밑

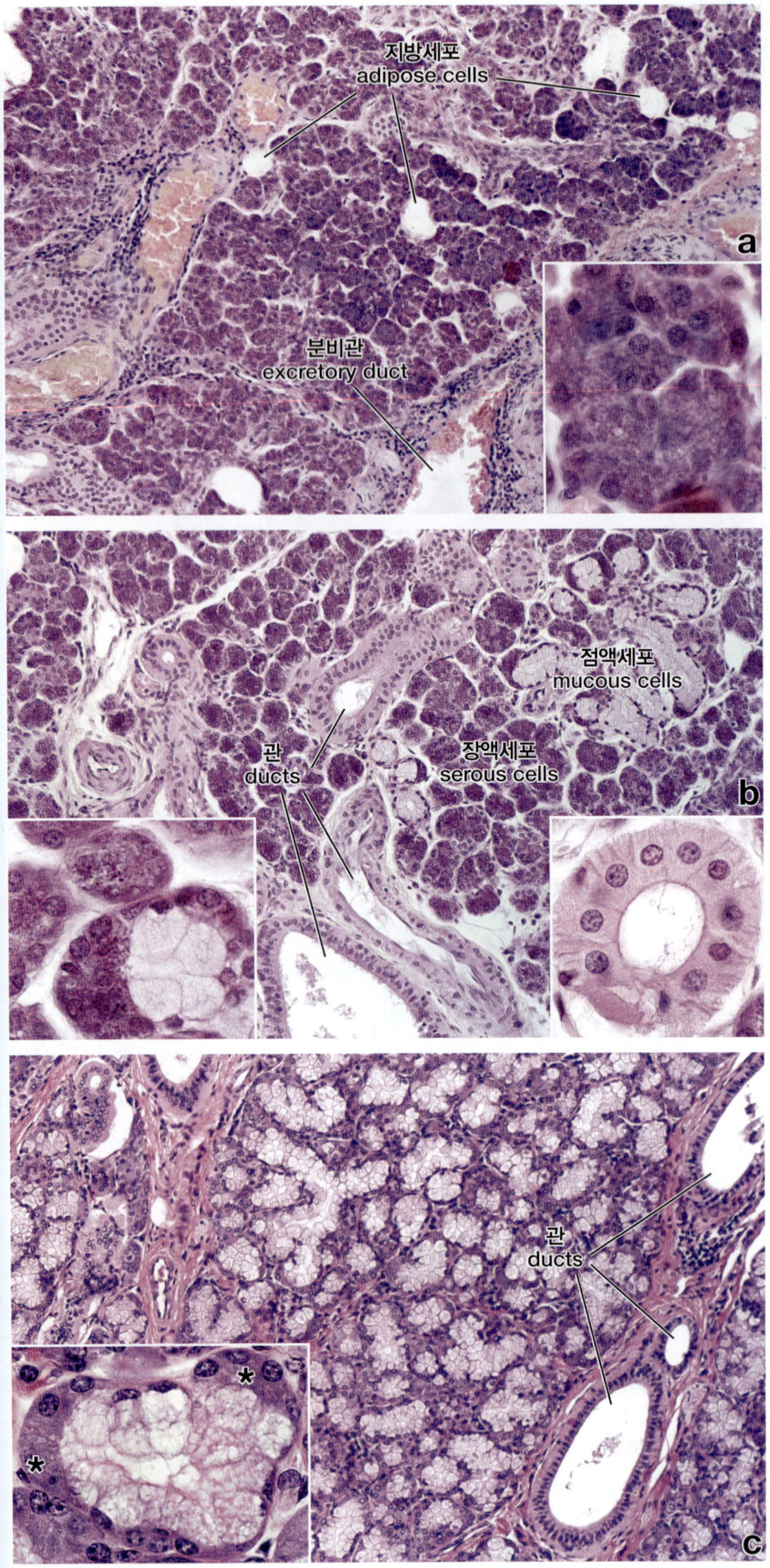

그림 16.30 세 큰침샘의 광학현미경사진. a. 사람의 귀밑샘(parotid gland) 순수한 장액꽈리와 분비관으로 구성되어 있으며, 분비샘 조직 사이사이에 지방세포들이 분포하는 것이 특징이다. 저배율사진에서, 중격의 결합조직안에 배출관이 들어 있는 모습이 관찰된다. ×120. **확대사진**. 장액꽈리의 세포들을 고배율로 촬영한 사진이다. ×320. **b.** 턱밑샘(submandibular gland)에는 장액꽈리와 점액꽈리가 모두 존재한다. 사람의 경우에는 장액꽈리가 훨씬 더 많은 비중을 차지한다. 밝게 염색된 점액꽈리가 저배율에서도 뚜렷이 구분되어 보이며, 그 외에는 대부분이 장액꽈리이다. 사이관, 줄무늬관, 배출관도 관찰된다. ×120. **왼쪽 확대사진**. 점액세포들 주위를 둘러싸는 장액반달의 고배율사진. ×360. **오른쪽 확대사진**. 줄무늬관(striated duct)의 고배율사진. 세포 바닥부분에 줄무늬가 있는 단층원주상피로 되어있다. ×320. **c.** 혀밑샘(sublingual gland)도 장액세포와 점액세포들이 섞여 있지만, 점액꽈리가 분비샘의 대부분을 차지하고 있다. 점액꽈리는 장액꽈리보다 밝게 보인다. 자세히 관찰하면, 점액꽈리는 구형이 아니라 길쭉한 대롱모양이며 분지하는 경우도 있다. 따라서 점액꽈리는 크기가 상당히 커서 한 단면에서 전체구조를 관찰하기 어려운 경우가 많다. 사진에서 관찰되는 분비관들은 대부분 사이관이다. ×120. **확대사진**. 혀밑샘의 장액세포들은 대개 장액반달(*별표*) 형태로 관찰된다. 장액반달은 조직제작 중 고정과정에서 생겨난 조직변형의 결과물이다. ×320.

샘 내부를 관통하기 때문에 일반적인 H&E 염색표본에서도 이런 신경의 단면이 관찰되기도 하며, 이것도 귀밑샘과 다른 큰침샘을 구분하는 단서가 되기도 한다. 귀밑샘의 바이러스 질환인 **볼거리**(mumps)을 앓게 되면 얼굴신경이 손상될 수도 있다.

턱밑샘(Submandibular Gland)

턱밑샘은 혼합샘이지만, 사람에서는 장액세포가 대부분을 차지한다.

좌우 한 쌍의 **턱밑샘**(submandibular gland)은 아래턱뼈 근처의 좌우 입안 바닥 아래에 위치한 혼합샘(mixed gland)이다. 턱밑샘

글상자 16.4

임상적용: 침샘암(Salivary Gland Tumors)

침샘암은 주로 큰침샘(귀밑샘, 턱밑샘, 혀밑샘)에 생기지만 입안점막, 입천장, 목젖, 입안바닥, 혀의 작은침샘이나 인두, 후두, 코곁굴(paranasal sinus)에도 발생할 수 있다. 침샘암 중 약 80%는 양성이며, 귀밑샘에 발생하는 경우가 가장 많다(그림 F16.4.1a). 작은침샘 중에서는 입천장샘의 종양이 흔하다.

양성암 중 가장 흔한 것은 전체 침샘암의 65%를 차지하는 **여러형태샘종**(다형선종, pleomorphic adenoma)이다. 이 암은 분비관의 상피세포와 근육상피세포가 결합조직의 바탕질이나 연골바탕질(cartilage matrix)과 비슷한 물질들과 뒤섞여 있는 것이 특징이다. 이런 결합조직같은 성분은 근육상피세포에서 분비된 것이다(그림 F16.4.1b).

양성암 환자 대부분의 주증상은 통증없이 해당 침샘이 부어 오르는 것이다. 암이 신경을 침범하면, 해당 부위의 감각이 무뎌지거나 근육의 수축력이 약해지는 증상이 나타난다. 어떤 경우에는 귀밑샘의 침샘암 때문에 얼굴근육이 마비되고 얼굴에 지속적인 통증이 유발되기도 한다.

가장 일반적인 치료방법은 수술로 암을 제거하는 것이다. 귀밑샘의 침샘암 치료시 전체귀밑샘절제술(이하선전절제술, total parotidectomy)이 필요할 때도 있다. 악성암의 경우에는 수술 후 방사선치료를 하기도 한다. 귀밑샘의 침샘암을 수술했을 때 나타날 수 있는 부작용에는 얼굴신경(facial nerve)의 손상, **미각성발한**(Frey's syndrome, gustatory sweating) 등이 있다.

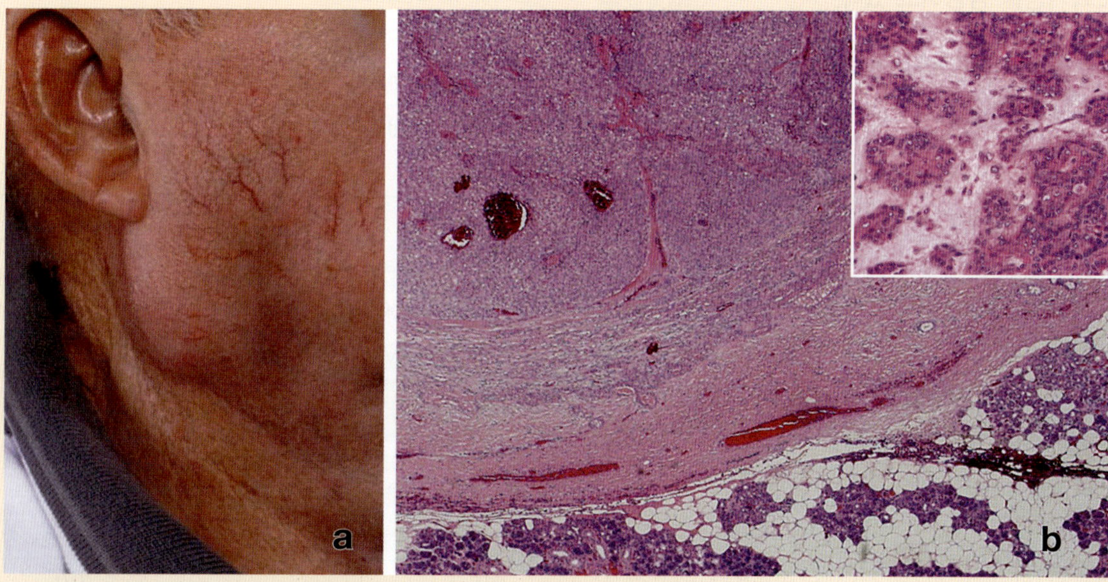

그림 F16.4.1 귀밑샘에 발생한 여러형태샘종(다형선종) a. 턱뼈각(angle of mandible) 근처에 귀밑샘 침샘암이 생긴 환자의 사진. **b.** 여러형태샘종 병리표본의 저배율 광학현미경사진. (Dr. Kerry D. Olsen 제공.) 사진의 *아래쪽*에 호염기성 염색상태를 보여주는 정상 귀밑샘 조직을 볼 수 있다. 그 위쪽으로 섬유피막으로 둘러싸인 결절을 볼 수 있고, 이 결절에는 연골바탕질과 비슷한 결합조직 물질들을 함유하고 있다. ×40. *삽입사진*은 유리연골의 바탕질과 비슷하게 밝게 호산성 염색상태를 보여주는 버팀질(간질)에 의해 구분되는 암세포들을 보여준다. x200. (Dr. Joaquín J. García 제공.)

관(submandibular duct)은 앞안쪽으로 뻗어 혀주름띠(frenulum of tongue) 바로 옆의 혀밑언덕(sublingual caruncle)으로 열린다. 턱밑샘은 대부분 장액꽈리(serous acinus)로 이루어져 있지만, 일부는 점액꽈리(mucous acinus) 끝에 장액반달(serous demilune)이 달린 혼합꽈리(mixed acinus)가 수많은 장액꽈리들 사이에 존재한다. 사이관(intercalated duct)은 귀밑샘보다 덜 발달해 있다(그림 16.30b, 도판 16.4, 692쪽).

혀밑샘(Sublingual Gland)

사람의 혀밑샘은 주로 점액세포로 구성된 혼합샘이며, 큰침샘 중에서 가장 작다.

큰침샘 중 가장 작은 **혀밑샘**(sublingual gland)은 턱밑샘 앞쪽의 입안바닥에 위치한다. 혀밑샘에는 여러 개의 작은 혀밑샘관(sublingal duct)이 나와, 그 중 일부는 턱밑샘관(submandibular duct)으로 연결되고 나머지는 입안바닥으로 직접 열린다. 수많은 점액꽈리(mucous acinus) 중 일부에는 장액반달이 발달해 있으며, 드물게 순수한 장액꽈리도 관찰된다(그림 16.30c, 도판 16.6, 696쪽). 분비관인 사이관과 줄무늬관은 아예 없거나 짧아서, 조직표본에서 찾아보기 어렵다. 점액꽈리는 길쭉한 대롱모양이어서 둥근 모양의 전형적인 꽈리의 형태와는 약간 차이가 있다.

침(Saliva)

침은 큰침샘들과 작은침샘들에서 분비한 물질들이 모두 섞인 혼합액이다.

침(타액, saliva)의 대부분은 침샘에서 분비된다. 세 큰침샘에서 분비하는 타액의 구성성분은 약간 차이가 있다. 귀밑샘은 가장 장액이 많은 액체를 분비한다. 혀밑샘은 좀 더 점성이 있는 액체를 분비한다. 그리고 턱밑샘은 가장 점성이 있고 점액이 많은 침을 분비한다. 한편, 침성분의 일부는 입안점막에서 스며나온 액체나 잇몸고랑(gingival sulcus), 편도움(tonsillar crypt) 등의 부위에서 분비된 액체도 포함된다. 침 분비량은 생각보다 훨씬 많으며, 여러 요인에 의해 분비량이 크게 달라진다. 침샘조직 1 g당 침 분비량은 다른 소화분비샘(digestive gland) 분비액의 40배에 달할 만큼 엄청나다. 이렇게 많은 양의 침이 분비된다는 것은 그만큼 기능적으로도 중요하다는 뜻이며, 침의 기능은 소화작용 외에도 무척 다양하다.

침은 보호기능과 소화기능을 담당하고 있다.

침샘은 하루에 약 1,500 mL의 **침**(saliva)을 분비한다. 이렇게 분비된 침은 다음과 같은 다양한 기능(대사 및 비대사 활성)을 한다.

- 입안점막을 항상 촉촉하게 하여 물 섭취량을 조절하는 데 도움을 준다. 침부족은 갈증을 느끼게 해준다.
- 물기가 없는 음식에 수분을 더해 씹거나 삼키기를 좋게 해준다.
- 음식물의 여러 성분들을 용해시켜 맛봉오리(taste bud)에 화학자극이 가해질 수 있게 도와준다.
- 침에 포함된 높은 농도의 중탄산염(bicarbonate)이온을 이용하여 입안의 산성도를 일정하게 유지하는 완충기능을 수행한다.
- 소화효소인 아밀라아제(amylase)는 탄수화물을 소화시킨다. 아밀라아제는 1~4개의 배당체(glycoside) 결합을 끊어 탄수화물을 분해하며, 식도와 위까지 내려가면서 소화작용을 계속한다.
- 용균효소(lysozyme, muramidase)를 이용하여 입안에 상주하는 세균무리의 수를 조절한다. 용균효소는 병원포도구균(staphylococci) 등 특정 세균의 세포벽을 구성하는 성분인 뮤라믹산(muramic acid)을 분해하는 효소이다.

침의 조성에 대해서는 표 16.1에 요약되어 있다.

침에는 물을 비롯하여 다양한 단백질과 전해질 등이 포함되어 있다.

침의 주성분은 수분, 단백질과 당단백질(효소, 항체), 전해질 등이다. 침의 칼륨농도는 혈액의 약 7배, 나트륨농도는 혈액의 약 1/10, 중탄산염(bicarbonate) 농도는 혈액의 약 3배이며, 그 밖에도 상당량의 칼슘, 인, 염소, 티오시안산염(thiocyanate), 요소(urea)가 포함되어 있다. 또한 침에는 용균효소(lysozyme), α-아밀라아제(α-amylase)와 같은 효소도 들어 있다(표 16.1 참조).

침은 치아의 발달과 유지에 필요한 칼슘과 인산염의 공급원이다.

침에 포함된 칼슘과 인산염(phosphate)은 새로 돋아나는 치아의 석회화과정과 완성된 치아의 사기질(enamel)이 조금 부식된 곳을 복구하는데 매우 중요한 역할을 한다. 또한 침은 여러 방법으로 치아를 보호한다. 침에 포함된 단백질들은 치아의 표면을 덮어 **후천균막**(acquired pellicle)이라고 하는 보호막을 형성한다. 또한 침 속의 항체와 항균물질들은 치아를 부식시키는 세균의 활동을 억제한다. 침샘에 종양이 생겨 방사선치료를 받은 환자는 침 분비량이 현저히 감소하여 충치(dental caries)가 생기기 쉽다. 심장병 치료를 위해 사용하는 항콜린제도 침분비를 억제하여 충치를 유발할 수 있다.

표 16.1 평상시 분비되는 침의 조성

유기질	평균(mg/mL)
단백질(Protein)	220.0
아밀라아제(Amylase)	38.0
점액소(Mucin)	2.7
뮤라미데이스(Muramidase) (lysozyme)	22.0
락토페린(Lactoferrin)	0.03
혈액형표지자(ABO group markers)	0.005
표피성장인자(EGF)	3.4
분비면역글로불린A(sIgA)	19.0
면역글로불린G(IgG)	1.4
면역글로불린M(IgM)	0.2
포도당(Glucose)	1.0
요소(urea)	20.0
요산(Uric acid)	1.5
크레아티닌(Creatinine)	0.1
콜레스테롤(Cholesterol)	8.0
고리형AMP(cAMP)	7.0
무기질	
나트륨(Sodium)	15.0
칼륨(Potassium)	80.0
티오시안산염(Thiocyanate)	
흡연자	9.0
비흡연자	2.0
칼슘(Calcium)	5.8
인(Phosphate)	16.8
염소(Chloride).	5.0
불소(Fluoride)	미량 (섭취량에 따라 달라짐)

약어: *cAMP*, cyclic adenosine monophosphate; *EGF*, epithelial growth factor; *Ig*, immunoglobulin; *sIgA*, secretory immunoglobulin A.

참고도서: *The Physiology and Biochemistry of the Mouth*, 4판, Blackwell Scientific Publications, 1978.

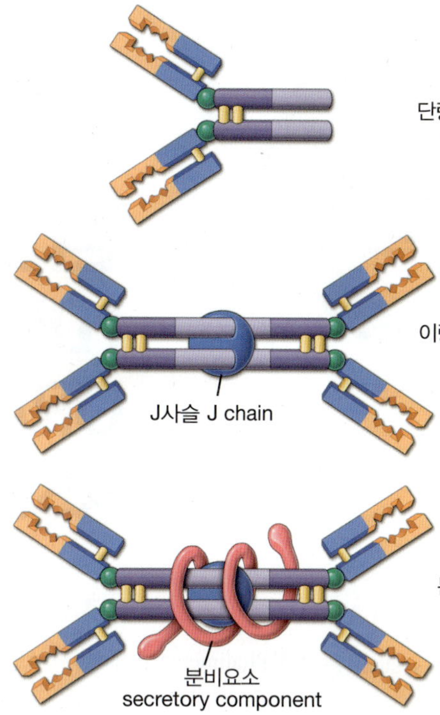

그림 16.31 유형별 면역글로불린A(IgA)의 모식도. *맨 위* 그림은 단량체면역글로불린A(monomer of IgA)를 나타낸 것이다. 가운데 그림의 이량체면역글로불린A(dimer of IgA)는 형질세포(plasma cell)에서 합성되며, 단량체 2개가 J사슬(J chain, *J*)로 연결된 형태이다. 이량체면역글로불린A에 다량체면역글로불린수용체(polymeric immunoglobulin receptor, *pIgR*)의 분해산물인 분비성분(*SC*)이 더해지면 *맨 아래* 그림의 분비형면역글로불린A(secretory immunoglobulin A, *sIgA*)가 된다.

침은 면역기능도 담당하고 있다.

앞에서도 언급했듯이, 침에는 **면역글로불린A**(immunoglobulin A, IgA)라고 하는 항체가 포함되어 있다. 면역글로불린A는 침샘의 꽈리 주위 결합조직에 있는 형질세포(plasma cell)에서 합성되어, 단량체 또는 이량체 형태로 세포바깥바탕질(세포외기질, extracellular matrix)로 분비된다(그림 16.31). 침샘의 분비세포들은 **다량체면역글로불린수용체**(polymeric immunoglobulin receptor, pIgR)라는 단백질을 합성하여 바닥쪽 세포막에 삽입시켜 면역글로불린A 이량체에 대한 수용체(receptor) 역할을 한다.

이 수용체에 이량체 면역글로불린A가 결합하면, 수용체매개 세포내섭취(receptor-mediated endocytosis)에 의해 **pIgR-dIgA 복합체**가 꽈리 세포 안으로 흡수되고 이후 내강쪽 세포막으로 보내진다. 이곳에서 pIgR이 분해되면 수용체의 세포바깥부분과 여기에 결합한 dIgA가 내강으로 방출되며, 이를 **분비면역글로불린A**(secretory IgA, sIgA)라고 한다. 이렇게 면역글로불린A의 합성과 분비 과정은 작은창자과 큰창자의 상피를 구성하는 흡수세포(absorptive cell)에서 분비면역글로불린A를 분비하는 과정과 거의 같다(727쪽).

HISTOLOGY 101 NOTEBOOK

소화계통 I: 입안과 관련 구조 (DIGESTIVE SYSTEM I: ORAL CAVITY AND ASSOCIATED STRUCTURES)

소화계통 개요(OVERVIEW OF THE DIGESTIVE SYSTEM)

- **소화계통**(digestive system)은 **소화관**(alimentary canal)과 관련 기관인 혀와 치아, 그리고 외분비샘인 침샘, 간, 이자(췌장) 등으로 구성된다.
- 소화계통의 주요기능은 수분과 음식을 소화관을 통해 이동시키고, 액체와 전해질, 소화효소 등을 분비하고, 음식물을 소화하고 흡수하며, 소화되지 않은 섭취물을 배출시키는 것이다.
- 소화관의 내강은 물리적으로 기능적으로 신체 바깥에 있다고 볼 수 있기 때문에, 소화관의 안쪽을 싸는 **점막**(mucosa)은 내강과 신체를 경계 짓는 방어벽이며, 면역학적으로도 방어기능을 수행한다.

입안(구강, ORAL CAVITY)

- **입안**(oral cavity)은 혀와 치아를 포함한 입(mouth)과, 이와 관련된 구조물인 큰침샘들과 작은침샘, 편도 등으로 구성된다.
- **입안점막**(oral mucosa)은 입안을 둘러싸고 있고, 부위에 따라 세 종류의 점막으로 분류한다. **씹기점막**(masticatory mucosa)은 잇몸과 물렁입천장의 표면을 덮고 있는 점막으로 각질중층편평상피로 덮여 있다. **덮개점막**(lining mucosa)은 혀의 등쪽면과 씹기점막 부위를 제외한 넓은 부위를 덮고 있는 점막으로, 대부분 비각질중층편평상피이다. **특수점막**(specialized mucosa)은 혀의 등쪽면을 덮고 있고 혀유두를 포함하고 있다.

치아(TEETH)

- 성인은 32개의 **간니**(영구치, permanent teeth)를 갖고 있다. 각 치아의 치아뿌리는 이틀뼈(치조골, alveolar bone)에 박혀 있고, **임상치아머리**(clinical crown)는 입안으로 솟아 있다. 치아의 중심부에 있는 **치아속질**(치수, pulp cavity)은 성긴결합조직과 혈관, 신경 등을 포함하고 있다.
- 치아는 특수화된 세 종류의 조직으로 되어 있다. **사기질**(enamel)은 해부치아머리를 덮고 있는 조직이며, **시멘트질**(cementum)은 치아뿌리에 있는 조직으로 치아주위인대에 의해 이틀뼈에 고정되고, **상아질**(dentin)은 사기질과 시멘트질 안쪽 깊이 존재하는 조직이다.
- **사기질**(enamel)은 **사기질모세포**(ameloblast)에 의해 생산된다. 사기질모세포는 **사기질기관**(enamel organ)에서 발생한다. 사기질은 일정하게 배열된 **사기질막대**(enamel rod)들과 그 사이의 유기질로 구성된다. 사기질 형성은 특수단백질인 amelogenin, ameloblastin, enamelin 등의 영향으로 이루어진다.
- **시멘트질**(cementum)은 뼈와 비슷한 구조이며, 치아뿌리를 덮고 있다. 아교섬유들이 시멘트질 바깥으로 나와 **치아주위인대**(periodontal ligament)를 형성하고, 이들이 치아뿌리와 소켓을 이루는 **치와확**(alveolus) 사이를 단단하게 고정한다.
- **상아질**(dentin)은 처음 상아질모세포(odontoblasts)에 의해 **풋상아질**(predentin)로 만들어진 후에, **상아질인단백질**(dentin phosphoprotein, DPP)이나 **상아질타액단백질**(dentin sialoprotein, DSP) 등의 영향을 받아 상아질로 석회화가 이루어진다. 상아질은 상아질세관을 갖고 있고, 이 세관은 상아질모세포의 긴 돌기를 포함하고 있다.

혀(TONGUE)

- 혀의 등쪽면을 덮은 특수점막에는 4종류의 **혀유두**(lingual papilla)가 존재한다. 이는 각질중층편평상피로 이루어진 **실유두**(filiform papilla), **잎새유두**(foliate papilla), **버섯유두**(fungiform papilla), 중층편평상피로 덮여 있는 **성곽유두**(circumvallate papilla)가 있다.
- 잎새유두, 버섯유두, 성곽유두에는 **맛봉오리**(미뢰, taste bud)가 존재한다. 이 맛봉오리에는 미각세포(sensory cells, neuroepithelial cells)가 있어, 단맛(sweet taste), 짠맛(salty taste), 쓴맛(bitter taste), 신맛(sour taste), 감칠맛(umami taste) 등 다섯 가지의 맛(미각)을 감지할 수 있다.
- **단맛**, **쓴맛**, **감칠맛**은 G단백질결합미각수용체에 의해 감지되고, **신맛**과 **단맛**은 나트륨통로와 칼륨통로에 작용한다.
- **혀편도**(lingual tonsil)는 혀뿌리 부위에 존재하는 림프소절과 산재성 림프조직으로 구성된다.

침샘(SALIVARY GLANDS)

- 침을 분비하기 위한 침샘의 기본적인 분비단위를 **salivon**이라고 하며, 이는 꽈리, 사이관, 배출관을 합쳐 이르는 말이다.
- **꽈리**(acinus)는 분비세포들로 구성된 막힌 주머니 모양의 구조이다. 침샘의 꽈리에는 단백질을 분비하는 **장액세포**(serous cell)만으로 된 꽈리, 점액을 분비하는 **점액세포**(mucous cell)만으로 구성된 꽈리, 또는 이 두 가지 세포가 혼합된 꽈리가 있다. 혼합꽈리에서 관찰되는 **장액반달**(serous demilunes)은 고정과정에서 만들어진 인공물이다. 근육상피세포는 꽈리의 분비세포 바닥면을 감싸고 있는 수축성 세포이다.
- **사이관**(intercalated duct)은 꽈리의 분비물을 배출하는 분비관으로 단층입방상피로 덮여 있다. 분비물은 사이관을 통해 **줄무늬관**(striated duct)으로 가고, 결국 **배출관**(excretory duct)을 통해 입안으로 배출된다. 줄무늬관은 줄무늬가 있는 단층원주상피로 덮여 있다. 배출관은 중층입방상피나 중층원주상피로 덮여 있고 결합조직 속에서 관찰된다.
- 줄무늬관의 상피세포는 바닥쪽 세포막이 주름져 있고, 사립체들을 포함하고 있다. 이런 주름들은 분비액으로부터 전해질을 재흡수하는 데 적합한 구조이다.
- **큰침샘**(major salivary gland)은 좌우 한 쌍의 귀밑샘, 턱밑샘, 혀밑샘으로 구성된다.
- **귀밑샘**(parotid gland)은 오직 장액꽈리로 구성되고, 지방조직을 많이 갖고 있다.
- **턱밑샘**(submandibular gland)은 주로 장액꽈리로 구성되지만, 점액꽈리도 갖고 있다.
- **혀밑샘**(sublingual gland)은 혼합꽈리로 구성되지만, 긴 점액꽈리가 더 많다. 일반적인 고정방법으로 만들어진 조직절편에서는 장액세포들은 **장액반달**로 관찰된다.
- **침**(saliva)은 침샘에서 생산되며, 보호기능과 소화기능을 갖고 있다. 침에는 물을 비롯하여 단백질, 당단백질(효소, 항체), 전해질 등이 들어 있다.

도판 16.1 ■ 입술과 점막피부 경계(Lip and Muscocutaneous Junction)

입술(lips)은 소화관의 입구에 위치한 구조이다. 이곳에서 얼굴 피부의 얇은 **각질상피**(keratinized epithelium)가 입안점막의 두꺼운 **불완전각질상피**(parakeratinized epithelium)로 이행된다. 점막피부경계에 해당하는 입술의 붉은 부위는 **각질중층편평상피**(stratified squamous keratinized epithelium) 아래에 긴 결합조직유두가 발달해 있다. 이런 결합조직유두에는 혈관과 신경종말이 많기 때문에 이 부분이 붉은색을 띠고 촉각에 예민한 것이다.

참고 현미경사진: 위입술을 시상절단하여 H&E 염색한 조직표본의 저배율 사진(×8)에서 얼굴의 피부에 해당하는 피부부위(*skin*), 입술의 붉은 부위, 입안점막(oral mucosa, *OM*)에 해당하는 점막부위가 순서대로 관찰된다. *직사각형*으로 표시한 세 부위(*윗부위, 중간부위, 아래부위*)는 도판에서 높은 배율로 보여주고 있다. 이 현미경사진에서 입술의 바깥부위(안면부)인 피부부위(*사진에서 왼쪽*)에서 구강의 안쪽 표면(*아래부위 직사각형*에서 시작해서 오른쪽으로 이어지는 표면)까지 상피 두께의 변화가 뚜렷하게 관찰된다.

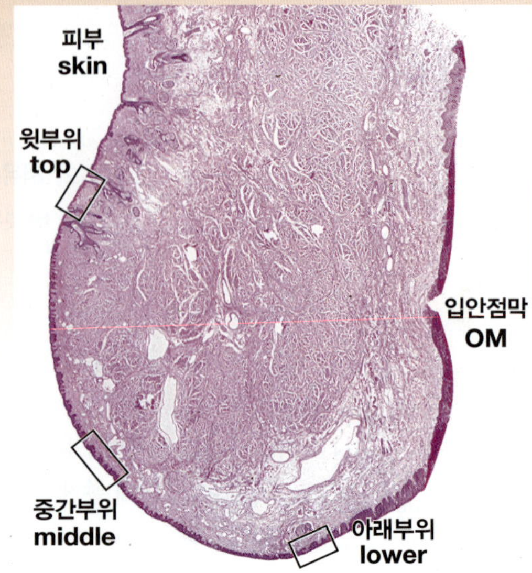

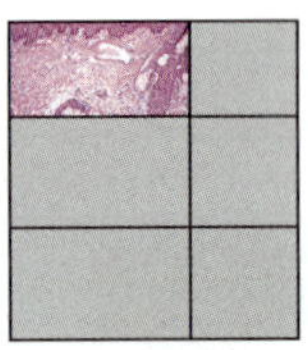

각질상피, 입술, 사람, H&E ×120.

입술의 피부부위는 **각질상피**(keratinized epithelium, *EP*)로 덮여 있고, 입술의 다른 부위 상피보다 얇다. 이 부위는 일반적인 얇은 피부와 기본구조가 동일하기 때문에 털주머니(모낭, hair follicle, *HF*)과 피부피지샘(sebaceous gland, *SGl*), 혈관(blood vessel, *BV*)들도 존재한다.

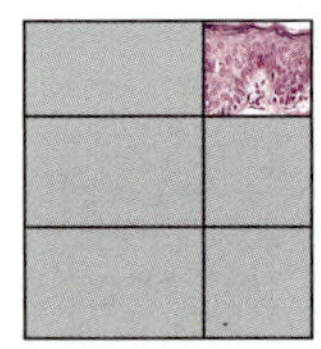

각질상피, 입술, 사람, H&E ×380.

왼쪽 사진의 동그라미 부위를 고배율로 촬영한 사진이다. 바닥세포에 있는 적갈색 색소는 멜라닌색소(melanin pigment, *M*)이고, 표면 근처에 짙은 푸른색으로 염색된 것은 과립층(stratum granulosum, *SG*)의 각질유리과립(keratohyaline granule)이다.

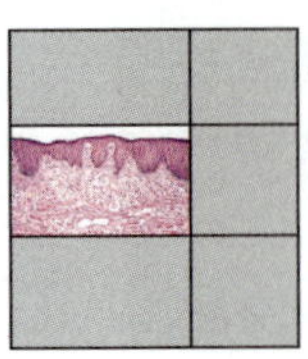

붉은부위, 입술, 사람, H&E ×120.

입술의 **붉은부위**(red margin)의 상피는 피부부위보다 두꺼워 쉽게 구분된다. 이곳에도 과립층이 존재하므로, 상피의 유형은 각질중층편평상피에 속한다. 이 부위가 붉은색을 띠는 이유는 결합조직유두(화살표머리)가 상피 깊숙이 뻗어 들어가 있기 때문이다. 이 부위는 상피가 얇고 상피밑결합조직에 광범위한 정맥혈관(*BV*)들이 풍부하기 때문에 혈액의 붉은 색이 비쳐 보이는 것이다.

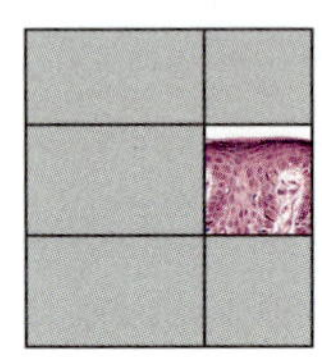

붉은부위, 입술, 사람, H&E ×380.

입술의 붉은부위가 가벼운 촉각에 예민한 것은 이 부위에 감각수용체가 많기 때문이다. 실제로 왼쪽 사진의 두 유두에 마이스너소체(Meissner's corpuscle, *MC*)가 있으며, 그 중 하나가 이 고배율사진에서 뚜렷이 관찰된다.

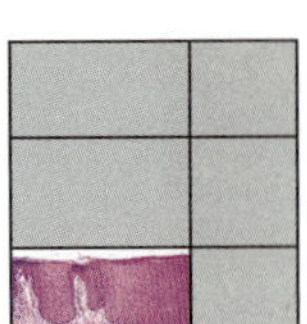

점막피부경계, 입술, 사람, H&E ×120.

입술의 붉은 부위의 각질중층편평상피에서 입안점막의 두꺼운 불완전중층편평상피(parakeratinized stratified squamous epithelium)로 이행되는 모습이 뚜렷하게 관찰된다. 과립층이 갑자기 사라지는 것도 보인다. 오른쪽 고배율사진에서 이런 모습이 더욱 자세히 관찰된다.

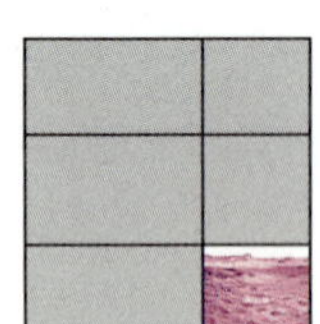

점막피부경계, 입술, 사람, H&E ×380.

과립층이 없는 오른쪽 부위를 보면, 표층세포에 핵(화살표)이 있음을 확인할 수 있다. 이곳부터 상피가 두꺼워지며, 입안 전체에 이런 두꺼운 상피가 계속된다.

BV, 정맥혈관(venous blood vessel)
EP, 상피(epithelium)
HF, 털주머니(모낭, hair follicle)
M, 멜라닌색소(melanin pigment)
MC, 마이스너소체(Meissner's corpuscle)
OM, 입안점막(oral mucosa)
SG, 과립층(stratum granulosum)
SGl, 피부피지샘(sebaceous gland)
화살표머리, 결합조직유두(connective tissue papilla)
화살표, 표층 세포의 핵

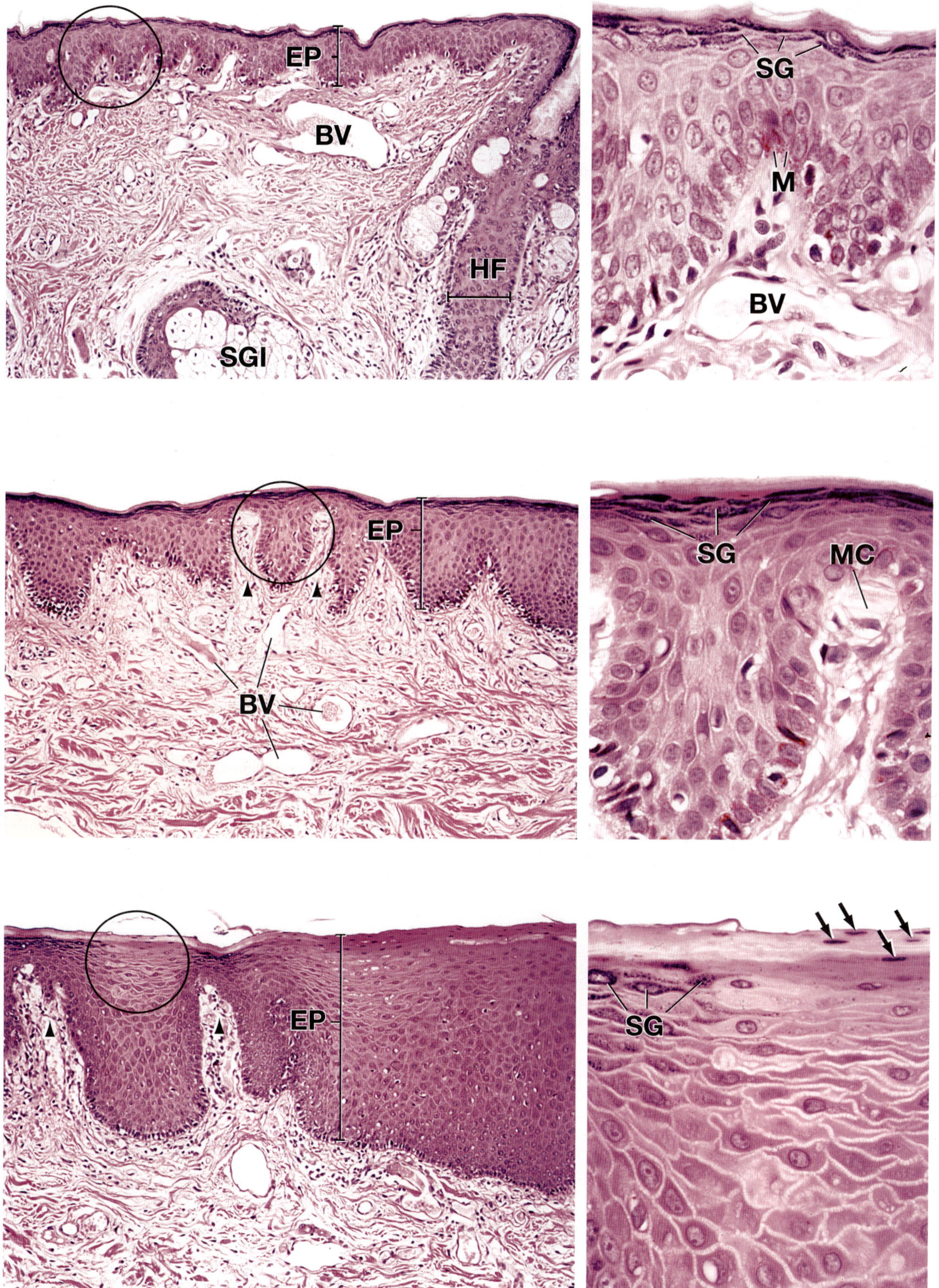
EP
BV
HF
SGl
SG
M
BV
EP
BV
SG
MC
EP
SG

도판 16.2 ■ 혀 I(Tongue I)

혀는 입안바닥에서 시작하여 내강으로 융기된 근육기관이다. 혀의 표면은 **중층편평상피**(일부는 각질화되어 있음)와 성긴결합조직으로 구성된 점막으로 덮여 있다. 혀의 아래면은 구조가 비교적 단순하다. 그러나 혀의 등쪽면을 덮는 점막에는 혀유두 중 **실유두**(filiform papilla), **버섯유두**(fungiform papilla), **성곽유두**(circumvallate papilla)가 발달해 있다. 성곽유두는 혀몸통과 혀뿌리를 나누는 V자 모양의 고랑 앞에 일렬로 늘어서 있다. 혀몸통, 즉 성곽유두보다 앞부분의 등쪽면에는 실유두와 버섯유두가 있다. 혀의 뒤바깥부분에는 맛봉오리를 가진 평행한 능선과 고랑이 있고, 특히 유아의 혀에서 이런 구조가 뚜렷하다. 이 능선과 고랑에 직각방향으로 잘라 조직표본을 만들면 유두와 비슷한 형태가 관찰되며, 이를 **잎새유두**(foliate papilla)라고 한다.

혀 속에는 자체기원 근육(내인근육, intrinsic muscle)과 바깥기원 근육(외인근육, extrinsic muscle)으로 구분되는 **가로무늬근육**(striated muscle)들이 있다. 이 **가로무늬근육**들은 앞뒤, 좌우, 위아래 방향으로 서로 교차하듯 배열되어 있다. 근육의 이런 배열 양상은 혀에서만 나타나는 특징이며, 이 때문에 말을 하거나 음식을 삼킬 때 혀가 자유자재로 정교하게 움직일 수 있는 유연성과 정확성을 갖는다. 따라서 근육의 배열만 살펴봐도 혀 조직을 쉽게 구별해 낼 수 있다.

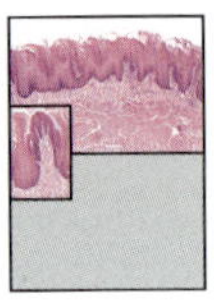

등쪽면, 혀, 원숭이, H&E ×65; 확대사진 ×130.

혀의 등쪽면에서 **실유두**(filiform papilla, *Fil P*)를 촬영한 광학현미경사진이다. 혀유두 중 가장 많은 수를 차지하는 실유두는 원뿔모양(뒤쪽으로 살짝 휘어져 있음)으로 융기된 상피조직으로 이루어져 있다. 상피의 유형은 각질중층편평상피이며, 맛봉오리는 존재하지 않는다.

버섯유두(fungiform papilla)는 실유두 사이사이에 흩어져 있는 둥근 융기이다. 두 사진 사이에 삽입된 확대사진에 버섯유두의 구조가 잘 나타나 있다. 중심에는 일차결합조직유두(primary connective tissue papilla)가 있고, 여기에서 작은 이차결합조직유두(secondary connective tissue papilla, 화살촉)가 상피 쪽으로 갈라져 뻗어 있다. 이런 결합조직유두에는 혈관이 매우 풍부하다. 결합조직이 상피쪽으로 깊숙이 뻗어 있고 상피도 얇은 편이기 때문에, 혀등쪽면을 육안으로 봤을 때 버섯유두는 작고 붉은 점처럼 보인다.

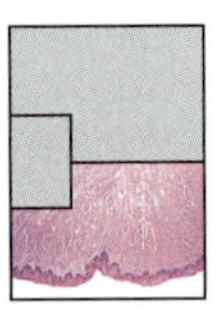

배쪽면, 혀, 원숭이, H&E ×65.

혀의 배쪽면을 촬영한 광학현미경사진이다. 등쪽면이 복잡한 형태로 되어 있는데 반해, 배쪽면의 **중층편평상피**(stratified squamous epithelium, *Ep*) 표면은 밋밋하다. 상피도 각질화가 되지 않아 등쪽면과 차이가 있다. 상피 바로 아래에는 결합조직(connective tissue, *CT*)이 있고, 그보다 더 깊은 곳에는 가로무늬근육(*M*)이 있다. 배쪽면과 등쪽면 모두 수많은 결합조직유두가 상피 속으로 뻗어 있어 상피와 결합조직의 경계면이 들쑥날쑥하게 보인다. 가끔은 이런 결합조직유두가 비스듬히 잘려서 상피 속에 고립된 섬처럼 보일 때도 있다(이전 사진 참조).

상피와 근육 사이의 결합조직은 전반적으로 균일하고, 점막밑조직(submucosa)은 따로 관찰되지 않는다. 근육(*M*)은 가로무늬근육으로 구성되어 있으며, 근육섬유들이 시상면, 관상면, 수평면 세 방향으로 배열되어 있는 것이 특징이다. 따라서 조직표본에서 세로방향으로 잘린 근육섬유들이 서로 직각으로 교차하고 그 사이사이에 근육섬유의 가로단면이 섞여 보이게 된다. 근육섬유다발 사이의 결합조직 중격에서 근육에 분포하는 신경(*N*)도 종종 관찰된다.

혀뿌리, 즉 성곽유두(circumvallate papilla)보다 뒤쪽의 등쪽면에는 혀편도(이 사진에서는 보이지 않음)가 있다. 혀편도는 도판 14.1(586쪽)에 설명된 입천장편도(구개편도, palatine tonsils)와 구조가 비슷하다.

CT, 결합조직(connective tissue).
Ep, 상피(epithelium)
Fil P, 실유두(filiform papilla)
M, 가로무늬근육다발(striated muscle bundles)
N, 신경(nerve)
화살촉(확대사진), 이차 결합조직유두(secondary connective tissue papilla)

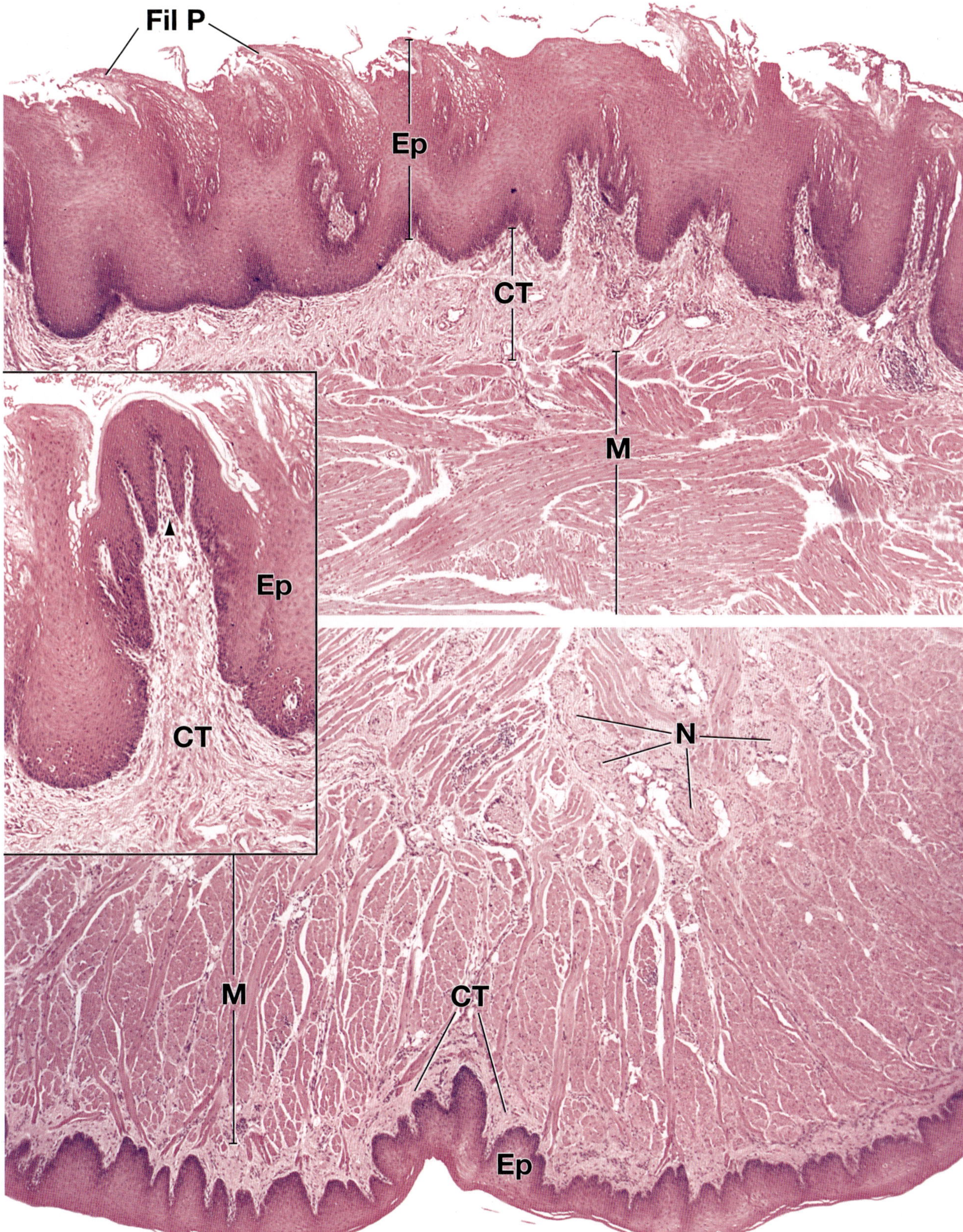
Fil P
Ep
CT
M
Ep
CT
N
M
CT
Ep

도판 16.3 ■ 혀 II—잎새유두와 맛봉오리(Tongue II—Foliate Papilla and Taste Bud)

혀의 등쪽면 점막은 입안점막 중 특수점막이며, 혀유두와 **맛봉오리**(taste bud)를 갖고 있다. 실유두에는 맛봉오리가 없지만, 잎새유두, 버섯유두, 성곽유두의 상피 속에는 맛봉오리가 존재한다. 버섯유두(도판 16.2의 *확대사진*, 688쪽)는 혀의 앞쪽 끝부위에 많으며, 등쪽면의 상피에 맛봉오리를 갖고 있다. 잎새유두와 성곽유두의 맛봉오리는 유두사이의 고랑이나 유두주위를 둘러싸는 깊은 고랑의 상피에 위치한다. 성곽유두 주위의 고랑 밑바닥에는 작은침샘의 일종인 **혀침샘**(von Ebner's gland)**의 분비관**이 열려 있다. 여기서 분비된 맑은 분비물은 고랑 속에 끼인 음식물을 씻어내, 맛봉오리가 새로운 화학자극에 반응할 수 있게 해준다. 마찬가지로, 잎새유두 사이의 고랑에도 작은 장액샘의 분비관이 열려 비슷한 기능을 한다. 조직표본에서 맛봉오리는 상피 속에 매몰된 타원형의 옅은 구조이며, 맛봉오리의 높이는 상피두께와 같다. 맛봉오리 부위의 상피 표면에는 **맛구멍**(taste pore)이라고 하는 작은 구멍이 뚫려 있다. 맛봉오리는 단맛, 짠맛, 쓴맛, 신맛, 감칠맛의 5가지 자극에 반응한다. 혀의 부위에 따라 특정 맛자극에 반응하는 맛봉오리가 밀집해 있을 것으로 추정된다. 혀끝에는 단맛에 반응하는 맛봉오리가 많고, 그보다 조금 뒤가쪽 부위에는 짠맛에 반응하는 맛봉오리가 많으며, 성곽유두의 맛봉오리는 주로 쓴맛과 감칠맛에 반응한다.

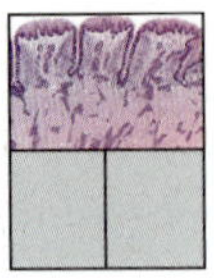

잎새유두, 혀, 사람, H&E ×50.

잎새유두(foliate papilla)는 점막에 있는 여러 개의 평행한 능선과 그 사이의 깊은 고랑으로 이루어져 있다(그림 16.5, 654쪽 참조). 잎새유두는 혀의 뒤가쪽 모서리 부위에 있으며, 혀의 장축에 직각방향으로 놓여 있다. 어린아이의 경우에는 육안으로도 식별이 가능하지만, 나이가 들면 뚜렷하게 보이지 않는 경우가 많다. 사진에서 세 개의 잎새유두와 그 사이의 좁은 고랑(cleft, *C*)을 관찰할 수 있다. 유두의 표면은 두꺼운 비각질중층편평상피(stratified nonkeratinized epithelium, *SE*)로 덮여 있다. 상피의 바닥면은 길게 발달한 결합조직유두(connective tissue papilla, *CTP*) 때문에 들쑥날쑥하게 보인다. 반면, 고랑의 표면을 덮는 상피(epithelium, *Ep*)는 비교적 얇고 균일하며 바닥면이 밋밋하며, 수많은 맛봉오리를 포함하고 있다. 맛봉오리는 상피 속에서 옅게 염색되어 보이는 타원형 구조이다. 상피 아래에는 성긴결합조직(loose connective tissue, *LCT*)이 있고, 그 보다 더 깊은 곳에는 근육이 있다. 잎새유두 밑의 근육섬유다발 사이에는 **허장액샘**(lingual serous gland, *LSG*)이 발달해 있다. 성곽유두 밑의 장액샘과 마찬가지로, 이 분비샘의 분비관(duct, *D*)은 유두사이의 고랑 밑바닥으로 열린다.

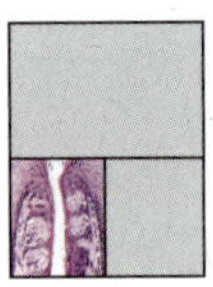

맛봉오리, 혀, 사람, H&E ×500.

두 유두사이의 고랑 표면의 상피에 존재하는 **맛봉오리**(taste bud)를 고배율로 촬영한 광학현미경사진이다. 맛봉오리는 상피 전체 두께에 걸쳐 있는 타원형의 옅은 구조로 관찰된다. 맛봉오리 바로 밑에는 연하게 염색된 신경섬유(nerve fiber, *NF*)가 있다. 맛봉오리 꼭대기 부위의 상피에는 맛구멍(taste pore, *TP*)이라고 하는 작은 구멍이 뚫려 있다.

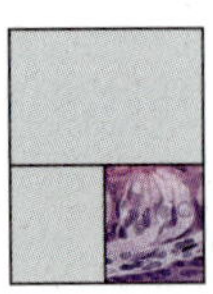

맛봉오리, 혀, 사람, H&E ×1,100.

맛구멍(taste pore, *TP*), 맛봉오리의 구성 세포, 신경섬유(nerve fiber, *NF*)의 자세한 모습을 고배율로 촬영한 광학현미경사진이다. 크고 둥근 핵을 가진 세포들은 **미각세포**(neuroepithelial sensory cell, gustatory cell, *NSC*)이다. 맛봉오리의 구성 세포들 중 미각세포가 가장 많다. 이 세포의 자유면에는 맛구멍 쪽으로 뻗은 미세융모가 발달해 있고, 바닥면은 감각신경섬유와 시냅스를 형성하고 있다. 미각세포 사이사이에는 **지지세포**(supporting cell, *SC*)가 섞여 있고, 이 세포들도 자유면에 미세융모를 갖고 있다. 맛봉오리의 바닥부분에는 **바닥세포**(basal cell, *BC*)라고 하는 작은 세포들이 있다. 이 사진에서도 바닥세포가 하나 관찰되며, 이 세포는 지지세포와 미각세포를 만들어 내는 일종의 줄기세포이다. 지지세포와 미각세포의 수명은 약 10일 정도이다.

BC, 바닥세포(basal cell)
C, 틈새(cleft)
CTP, 결합조직유두(connective tissue papilla)
D, 분비관(duct)
Ep, 고랑 표면의 상피(epithelium)
LCT, 성긴결합조직(loose connective tissue)
LSG, 혀장액샘(lingual serous gland)
NF, 신경섬유(nerve fiber)
NSC, 미각세포(neuroepithelial sensory cell, gustatory cell)
SC, 지지세포(supporting cell)
SE, 비각질중층편평상피(nonkeratinized stratified squamous epithelium)
TP, 맛구멍(taste pore)

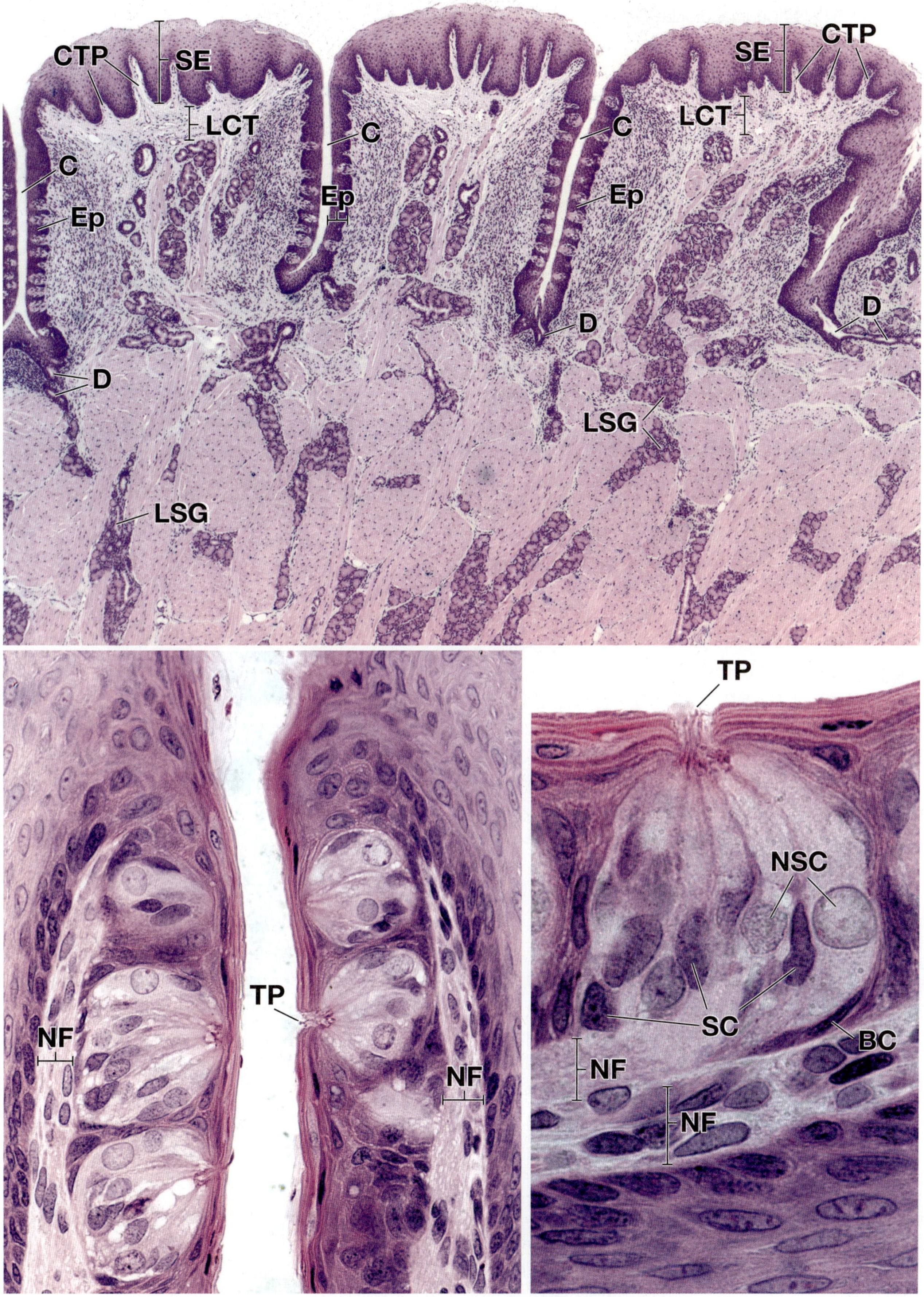
CTP
SE
LCT
C
Ep
D
LSG
TP
NF
NSC
SC
BC

도판 16.4 ■ 턱밑샘(Submandibular Gland)

귀밑샘(parotid gland)과 마찬가지로 **턱밑샘**(submandibular gland)은 입안 바깥에 위치한다. 한 쌍의 턱밑샘은 아래턱뼈 근처의 입안바닥 아래에 놓여 있다. 턱밑샘관은 앞안쪽으로 뻗어 혀주름띠(frenulum of tongue) 바로 옆의 입안바닥에 있는 혀밑언덕(sublingual caruncle)으로 열린다. 턱밑샘의 분비부분은 3종류의 꽈리로 구성되어 있다. **장액꽈리**(serous acinus)는 귀밑샘처럼 단백질 성분이 풍부한 액체를 분비하고, **점액꽈리**(mucous acinus)는 점액을 분비하며, 장액세포와 점액세포가 섞인 혼합꽈리는 두 가지 성분의 혼합액을 분비한다. **혼합꽈리**(mixed acinus)의 경우, 점액세포 주위를 장액세포들이 초승달 모양으로 둘러싸고 있는 장액반달(serous demilune)이라고 하는 구조를 형성하고 있다. 최근의 연구결과에 따르면, 장액반달은 조직처리과정에서 생긴 변형물에 불과하며 사실은 모든 세포들이 꽈리 내강 주위의 동일선상에 배열되어 있다고 한다. 포름알데히드를 이용한 일반적인 방법으로 조직을 고정하면, 점액세포가 팽창하여 장액세포들이 꽈리 바깥쪽으로 밀려나 장액반달과 같은 구조가 만들어지는 것이다.

참고 현미경사진: 턱밑샘의 일부분을 촬영한 광학현미경사진이다. 사진의 왼쪽위에서 경계가 뚜렷한 소엽(lobe, *L*)이 관찰된다. 분비샘의 중앙에는 큰 동맥(*A*), 정맥(*V*), 배출관(excretory duct, *ED*)을 포함한 치밀결합조직(dense connective tissue, *DCT*)이 있다. 턱밑샘은 혼합샘이다. 장액꽈리(serous acinus, *SA*) 부위는 짙게 염색되고, 점액꽈리(mucous acinus, *MA*) 부위는 연하게 염색되어 보인다.

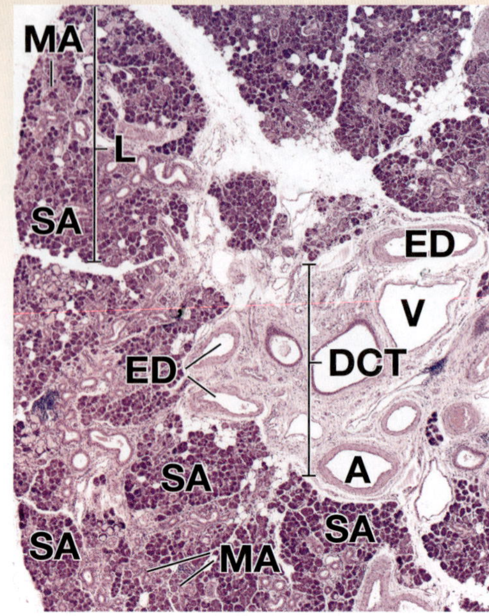

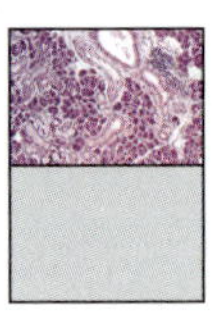

턱밑샘, 사람, H&E ×175.

턱밑샘의 다양한 구조들을 보여주는 광학현미경사진이다. **장액꽈리**(serous acinus, *SA*)는 짙게 염색되고, **점액꽈리**(mucous acinus, *MA*)는 밝게 염색되어 보인다. 또한 장액꽈리는 대체로 둥근 모양이지만, 점액꽈리는 길쭉한 대롱모양이고 여러 갈래로 분지하는 경우도 있다. 꽈리의 분비물은 사이관(intercalated duct)으로 흘러 나간다. 사이관은 침샘의 분비관 중 가장 가늘고 길이도 짧은 편이다. 사이관은 소엽안에 위치하지만, 너무 짧아서 찾아보기 어려울 때도 있다. 사이관은 조금 더 큰 **줄무늬관**(striated duct, *SD*)으로 연결된다. 줄무늬관의 구조는 아래사진에 잘 나타나 있다. 줄무늬관은 다시 중층원주상피 또는 거짓중층원주상피로 구성된 **배출관**(excretory duct, *ED*)으로 이어진다. 사진에서 보듯이 큰 분비관 주위의 결합조직에는 동맥(*A*)과 정맥(*V*)이 있고 림프구(lymphocytes)와 형질세포(plasma cell)가 모여 있는 곳(*LP*)도 관찰되곤 한다.

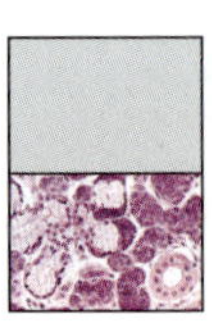

턱밑샘, 사람, H&E ×725.

윗사진의 왼쪽 아래 사각형 표시부위를 고배율로 보여주는 사진이다. 사진의 왼쪽에는 몇 개의 **점액꽈리**(mucous acinus, *MA*)가 있고, 오른쪽에는 **장액꽈리**(serous acinus, *SA*)가 있으며, 중앙에는 점액세포와 장액세포가 섞인 **혼합꽈리**(mixed acinus, *MxA*) 두 개가 관찰되고 있다. 점액세포는 세포질이 연하게 염색되며, 핵이 납작하고 바닥쪽에 위치한 것이 특징이다. 반면, 장액세포는 세포질이 짙게 염색되고 핵이 둥그스름하다. 또한 점액세포로 이루어진 꽈리는 내강(lumen, *Lu*)이 넓은 편이지만 장액꽈리의 내강은 좁아서 잘 보이지 않을 때가 많다. 혼합꽈리의 장액세포들은 점액세포 주위를 초승달 모양으로 둘러싸는 배열을 하고 있다. 이런 장액세포들을 흔히 **장액반달**(*serous demilune*)이라고 한다. 조직표본 단면에서 순수한 장액꽈리인 것처럼 보이는 것들 중 일부는 사실상 장액반달이 접선방향으로 잘린 것일 수도 있다. 사진에서 **줄무늬관**(striated duct, *SD*)도 관찰된다. 분비관의 상피세포 바닥부분에 희미한 줄무늬가 보이기 때문에 이런 이름이 붙여진 것이다. 앞에서 언급한 것처럼, 줄무늬관은 사이관에서 흘러나온 분비물을 받아 큰 배출관으로 운반하는 분비관이다.

A, 동맥(artery)
DCT, 치밀결합조직(dense connective tissue)
ED, 배출관(excretory duct)
L, 소엽(lobe)
LP, 림프구(lymphocyte)와 형질세포(plasma cell)
Lu, 내강(lumen)
MA, 점액꽈리(mucous acinus)
MxA, 혼합꽈리(mixed acinus)
SA, 장액꽈리(serous acinus)
SD, 줄무늬관(striated duct)
V, 정맥(vein)

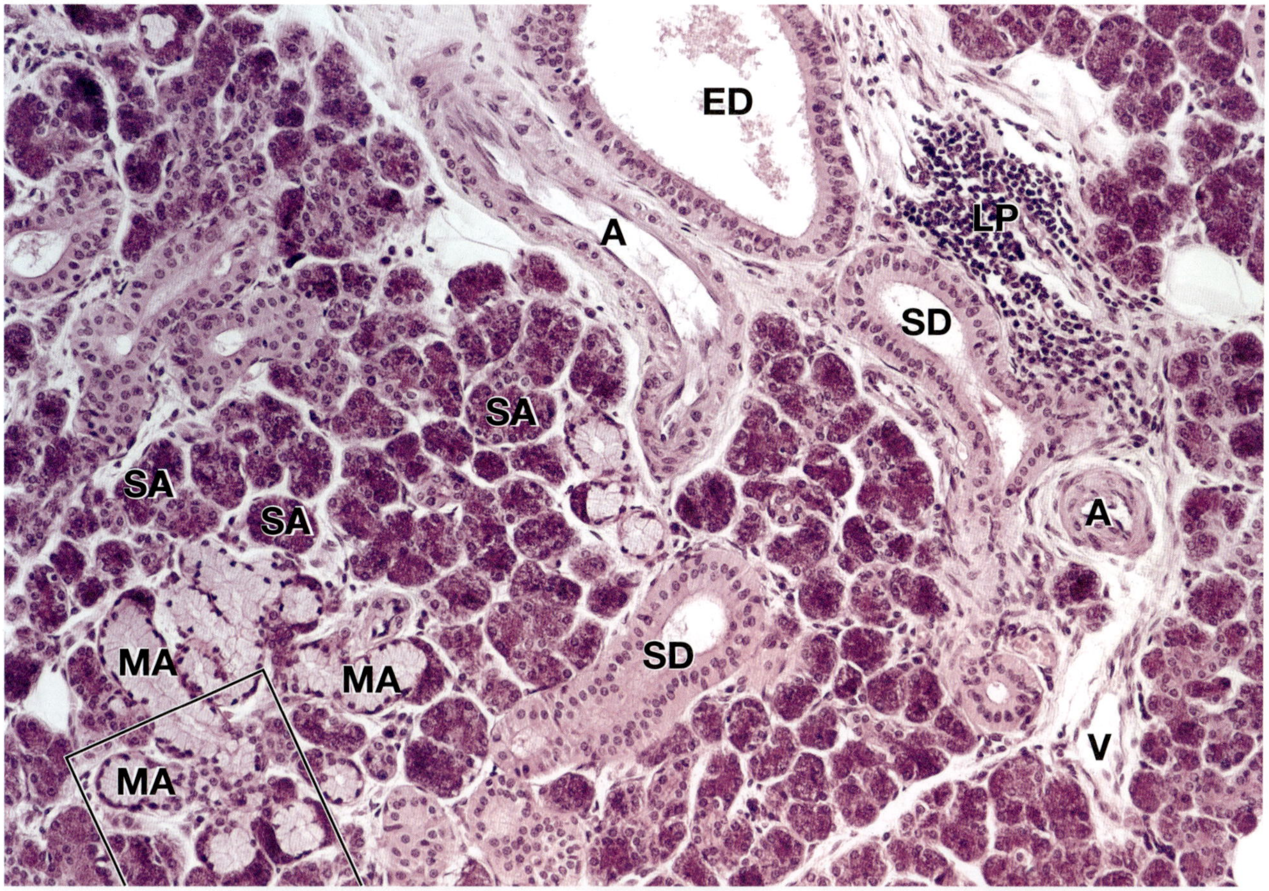
ED
A
LP
SD
SA
SA
SA
A
MA
MA
SD
MA
V

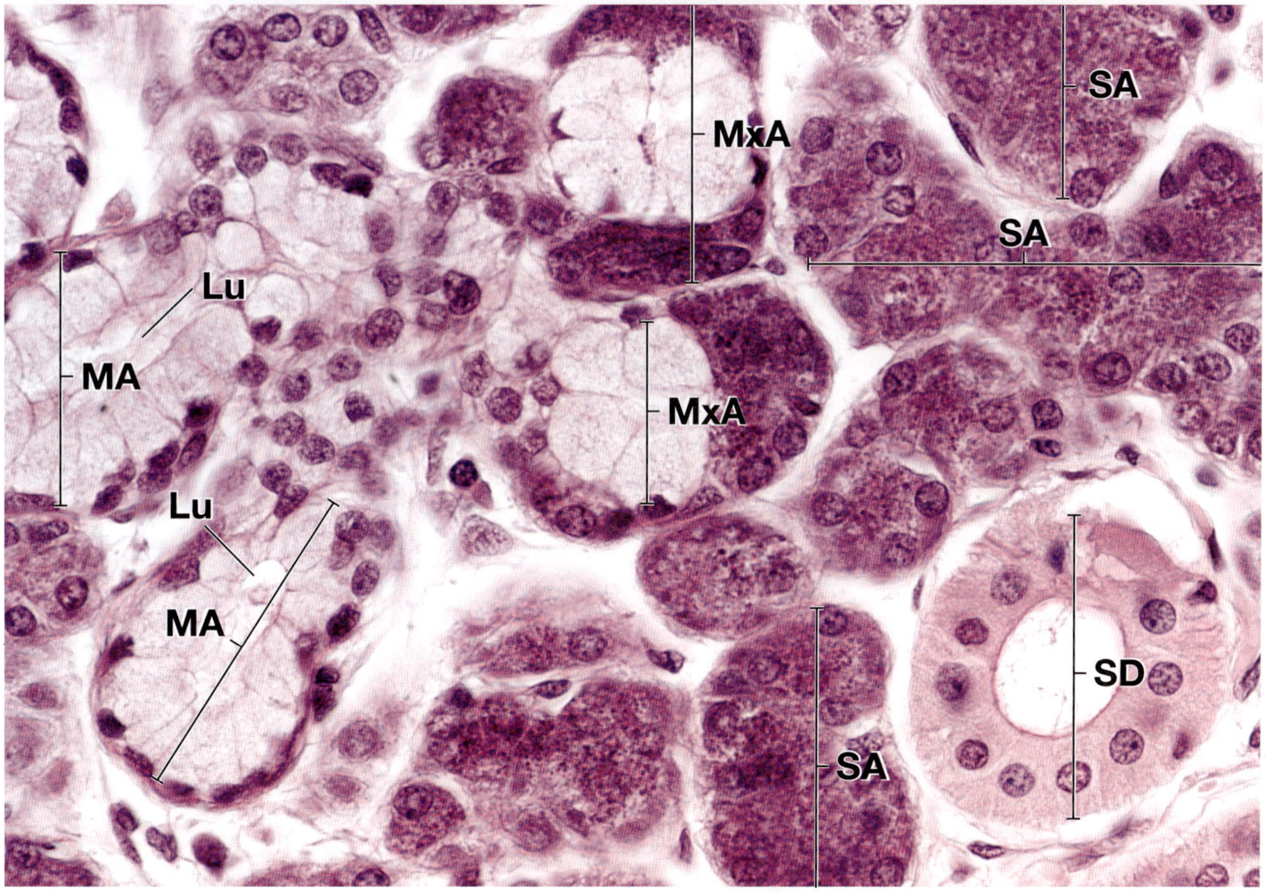
MxA
SA
SA
Lu
MA
MxA
Lu
MA
SD
SA

도판 16.5 ■ 귀밑샘(Parotid Gland)

귀밑샘(이하선, parotid gland)은 큰침샘 중 가장 크다. 귀밑샘의 꽈리는 장액세포로만 이루어져 있다. 분비샘들 사이에 지방조직이 존재하는 경우도 많은데, 이런 모습은 다른 큰침샘과 구분되는 귀밑샘만의 특징이다. 일곱째 뇌신경인 얼굴신경이 분비샘을 관통하기 때문에 H&E 염색표본에서 커다란 신경의 단면이 보이는 경우도 있고, 이런 특징도 귀밑샘을 식별하는 데 도움이 될 수 있다. 귀밑샘이 바이러스에 감염되어 볼거리(mumps)가 생겼을 때 얼굴신경이 손상되기도 한다.

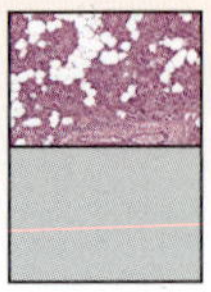

귀밑샘, 사람, H&E ×160.

사람의 **귀밑샘**(parotid gland)은 순수한 **장액꽈리**(serous acinus, *A*)와 분비관으로 구성되어 있다. 분비샘들 사이에 많은 **지방세포**(adipose cell, *AC*)들이 전체적으로 흩어져 있다. 귀밑샘을 구성하는 장액꽈리와 분비관의 구조와 배열은 턱밑샘과 동일하다. 소엽안에서 단층원주상피로 이루어진 줄무늬관(striated duct, *StD*)도 뚜렷이 관찰된다. **사이관**(intercalated duct, *ID*)은 이보다 작아서 저배율사진에서는 식별하기가 쉽지 않다. 사진 아래쪽에서 결합조직중격(connective tissue septum, *CT*) 안에 있는 **배출관**(*ED*, excretory duct)을 관찰할 수 있다. 배출관의 상피는 핵이 2층으로 배열된 것처럼 보이며, 이것은 상피의 유형이 거짓중층상피(pseudostratified epithelium)이거나 실제로 중층상피(stratified epithelium)일 가능성이 있다는 것을 의미한다.

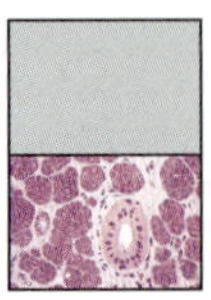

귀밑샘, 원숭이, 글루타르알데히드-오스뮴으로 고정한 조직, H&E ×640.

이 조직표본은 조직고정과정에서 최적으로 보존하기 위해 글루타르알데히드-오스뮴(glutaraldehyde-osmium tetroxide)으로 고정하여 **장액세포**(serous cell)안에 있는 분비과립(효소원과립, zymogen granule)이 잘 보이게 만든 것이다. 세포질 안에서 미세한 점처럼 보이는 것들이 바로 분비과립이다. 사진의 **오른쪽위** 구석에 있는 꽈리는 정중앙이 가로방향으로 절단되어, 꽈리의 내강(*AL*)이 보이고 있다. 이 꽈리에 그려진 작은 **사각형**은 그림 16.25의 투과전자현미경사진에 해당하는 부위를 표시한 것이다. 줄무늬관(striated duct, *Std*) 바로 **왼쪽**의 커다란 꽈리를 보면, 꽈리가 항상 구형인 것은 아니고 길쭉하고 불규칙한 형태인 것도 있음을 알 수 있다. 꽈리의 내강은 좁고 꽈리의 정중앙이 잘릴 확률이 낮기 때문에, 꽈리의 내강이 보이는 경우는 흔하지 않다.

사진의 **왼쪽** 부위에서 단층입방상피로 이루어진 사이관(intercalated duct, *ID*)의 가로단면이 관찰된다. 사이관의 위쪽에 있는 납작한 핵은 아마도 분비관의 시작부분과 꽈리(acinus, *A*)를 둘러싸고 있는 근육상피세포(myoepithelial cell)일 것이다. 사진의 **중앙**에 있는 큰 분비관은 **줄무늬관**(striated duct, *StD*)이다. 줄무늬관은 단층입방상피로 이루어져 있으며, 이름 그대로 상피세포의 바닥부분에 줄무늬(striation, *S*)가 뚜렷하게 보인다. 줄무늬관 주위의 결합조직에는 형질세포(plasma cell, *PC*)가 존재한다. 이 세포에서 합성한 면역글로불린은 꽈리세포 안으로 흡수된 후 내강으로 분비되며, 이를 분비면역글로불린A(secretory IgA, sIgA)라고 한다.

A, 꽈리(acinus)	**CT,** 결합조직(connective tissue)	**PC,** 형질세포(plasma cell)
AC, 지방세포(adipose cell)	**ED,** 배출관(excretory duct)	**S,** 분비관세포(duct cell)의 줄무늬(striations)
AL, 꽈리 내강(acinar lumen)	**ID,** 사이관(intercalated duct)	**StD,** 줄무늬관(striated duct)

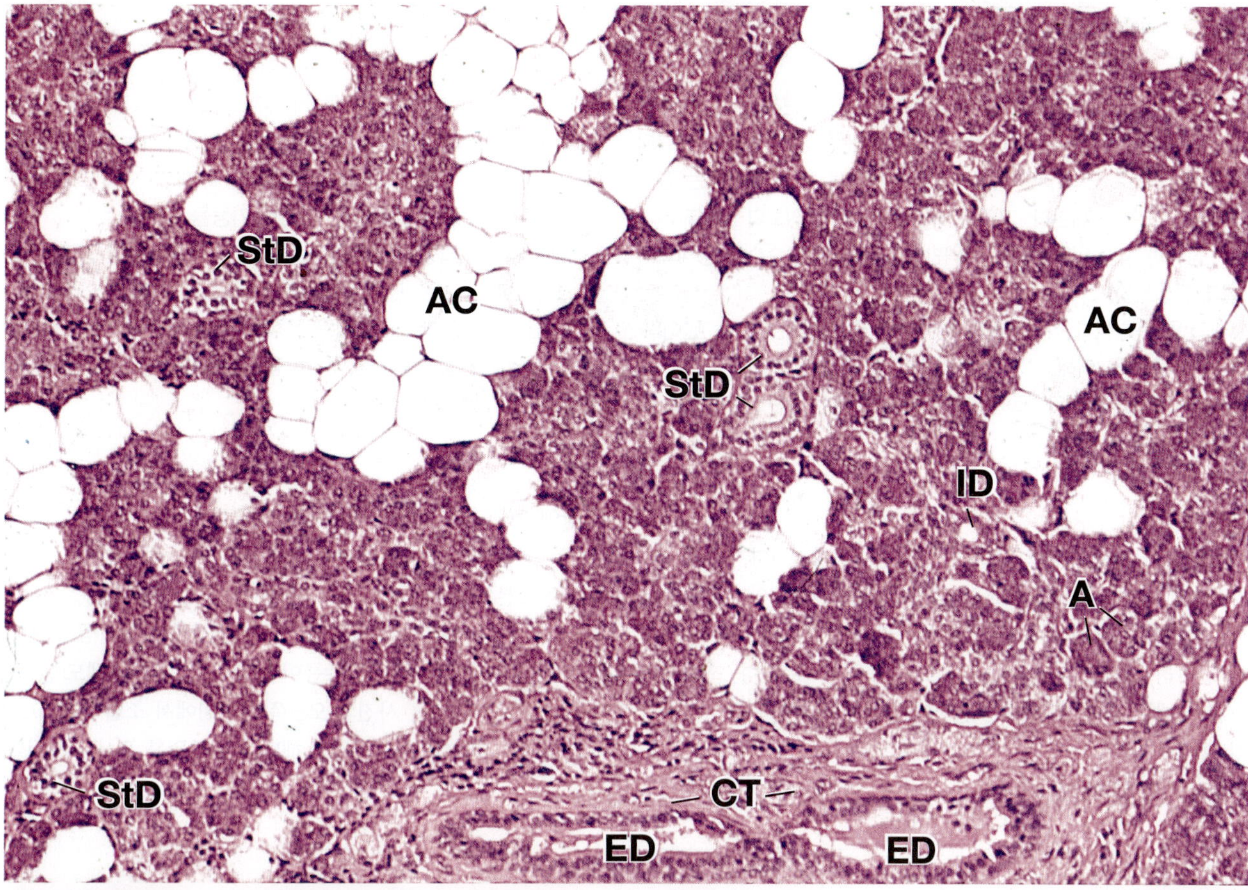
StD
AC
StD
AC
ID
A
StD
CT
ED
ED

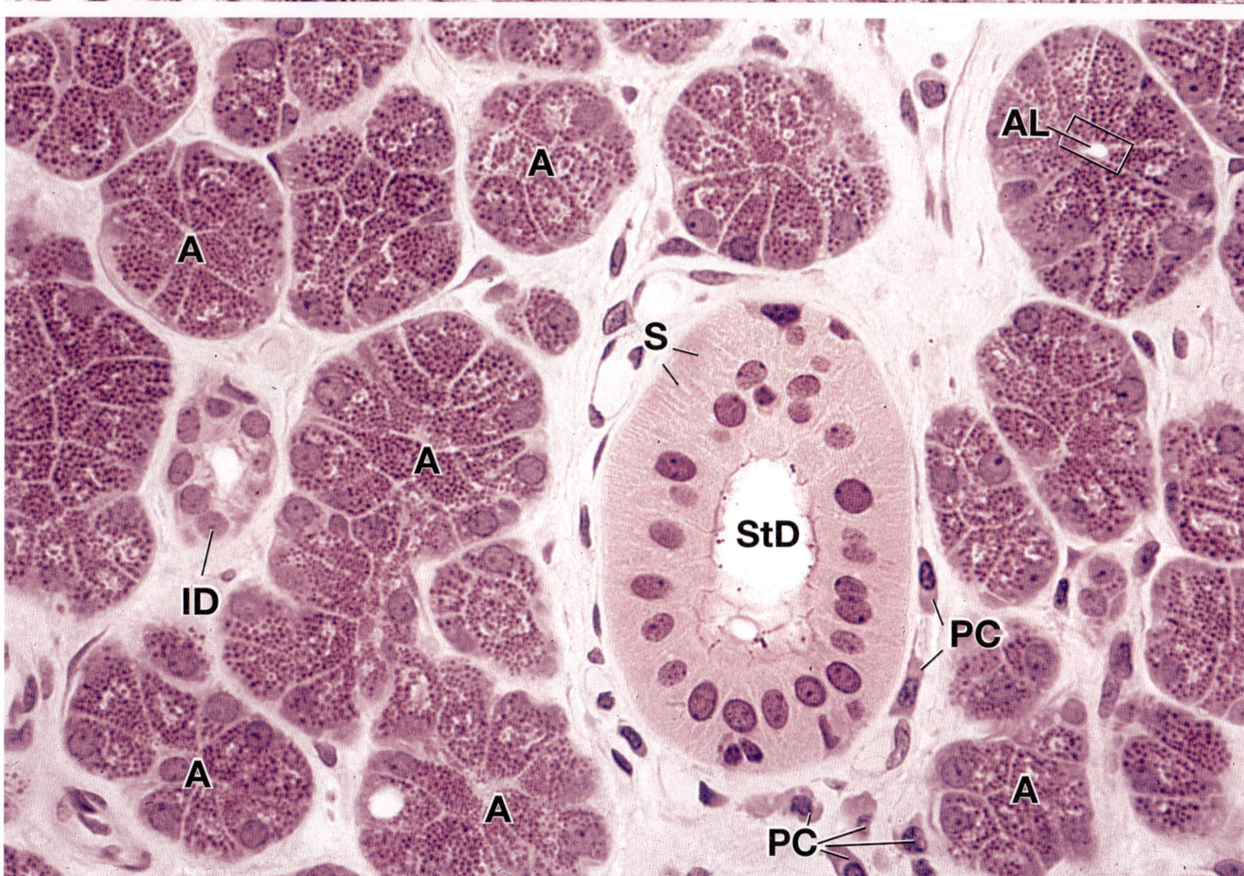
AL
A
A
S
A
StD
ID
PC
A
A
PC
A

도판 16.6 ■ 혀밑샘(Sublingual Gland)

혀밑샘(설하선, sublingual gland)은 좌우 한 쌍으로 구성되는 큰침샘 중 가장 작다. 혀밑샘에서는 여러 개의 작은 분비관이 나와 일부는 턱밑샘관으로 연결되고, 일부는 입안바닥으로 직접 열린다. 턱밑샘과 마찬가지로, 혀밑샘에는 장액세포와 점액세포가 모두 존재한다. 그러나 혀밑샘은 장액꽈리보다 점액꽈리가 훨씬 더 많다. 점액꽈리 중 일부에서는 장액반달이 관찰되며, 순수한 장액꽈리도 아주 드물게 관찰된다.

침(타액, saliva)은 큰침샘과 작은침샘의 분비물을 모두 합쳐 이르는 말이다. 침은 마른 음식에 수분을 더해 삼키기 좋게 해주고, 음식물의 여러 성분들을 녹여 맛봉오리에 화학자극이 가해질 수 있도록 도와주며, 중탄산염이온을 이용하여 입안의 산성도를 일정하게 유지하고, α-아밀라아제(1~4개의 글리코시드 결합을 자름, 식도와 위까지 내려가면서 계속 작용함)라는 소화효소를 이용하여 탄수화물을 소화시키며, *라이소자임*(*lysozyme*)이라는 용균효소를 이용하여 입안의 세균무리 수를 조절하는 등 다양한 기능을 한다.

침은 치아의 발생과 유지에 필요한 칼슘과 인산염을 공급해 주는 역할도 한다. 또한 침에는 분비면역글로불린A(secretory immunoglobulin A, sIgA)라고 하는 항체가 포함되어 있다. 침은 음식을 먹을 때 반사적으로 분비되며, 음식을 보거나 냄새를 맡을 때, 심지어는 음식에 대한 생각만으로도 침이 분비될 수 있다.

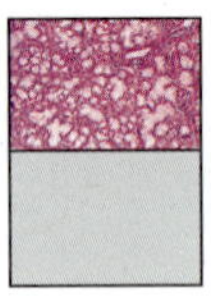

혀밑샘, 사람, H&E ×160.

혀밑샘(sublingual gland)의 저배율 광학현미경사진이다. 밝게 염색된 점액꽈리(mucous acinus, *MA*)들이 뚜렷하게 보인다. 이 저배율 사진을 자세히 살펴보면, 점액꽈리가 구형이 아니라 길쭉한 대롱모양이고, 여러 갈래로 분지하는 경우도 있음을 알 수 있다. 꽈리의 크기가 상당히 크기 때문에, 한 조직표본 단면에서 꽈리의 전체구조가 보이는 경우는 많지 않다.

장액세포들은 대부분 **장액반달**(serous demilune)을 형성하고 있지만, 가끔은 장액꽈리도 존재한다. 앞에서도 언급한 바와 같이, 꽈리에서 장액반달만 비스듬히 잘리면 마치 장액꽈리인 것처럼 보일 수 있다.

조직표본에서 관찰되는 분비관들은 대부분 **소엽속관**(소엽내관, intralobular duct, *InD*)이다. 혀밑샘의 소엽속관은 턱밑샘이나 귀밑샘의 줄무늬관에 해당하지만, 상피세포의 바닥면 주름이 심하지 않고 사립체도 많지 않아 줄무늬가 잘 보이지 않는다. 사진의 오른쪽위 부위에서 소엽속관(*InD*) 하나가 관찰되고 있다. 사각형은 아래사진에 해당하는 부위를 표시한 것이다.

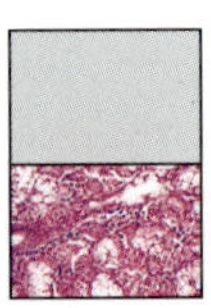

혀밑샘, 사람, H&E ×400.

사진의 오른쪽 위에서 **점액꽈리**(mucous acinus, *MA*)의 내강이 **사이관**(intercalated duct, *ID*)으로 이어지는 것을 관찰할 수 있다. 꽈리와 사이관이 이어지는 부분을 화살촉으로 표시하였다. 다른 침샘과 마찬가지로 사이관은 납작하거나 키가 작은 단층입방상피로 이루어져 있다. 혀밑샘의 사이관은 매우 짧아서 조직표본에서 찾아보기가 쉽지 않다. 사진에 보이는 사이관은 다른 사이관들과 만나 **소엽속관**(intralobular duct, *InD*)을 형성한다. 소엽속관은 단층원주상피로 이루어져 있고, 사이관에 비해 내강도 넓다. 이 사진에서는 사이관에서 소엽속관으로 이행되는 지점이 분비관의 중심을 벗어난 애매한 위치에서 잘렸기 때문에 상피세포들만 무리지어 있는 것처럼 보인다.

꽈리 부위를 고배율로 관찰해 보면, 장액반달(serous demilune, *SD*)의 구조가 관찰된다. 장액반달은 점액세포로 이루어진 꽈리 주위를 장액세포들이 초승달처럼 감싸고 있는 것을 말한다. 점액세포(mucous cell, *MC*)와 장액세포의 형태적 특징은 턱밑샘에서 설명한 것과 동일하다. 사진의 일부 구역에서는 장액꽈리 비슷한 모양으로 세포들이 무리지어 있는 모습도 관찰된다. 그러나 이런 세포의 대부분은 점액세포들의 바닥부분이 접선방향으로 잘려 점액원과립이 보이지 않는 것들이거나 과립성분을 모두 방출한 뒤 아직 새로운 점액원과립이 만들어지지 않은 상태여서 점액세포의 전형적인 특징이 보이지 않는 세포들이다.

결합조직에 림프구와 형질세포가 많은 것도 중요한 특징 중 하나이다. 사진에서 관찰되는 형질세포 중 일부를 화살표로 가리켜 놓았다. 다른 침샘과 마찬가지로, 형질세포는 침을 통해 분비할 면역글로불린A(IgA)를 합성하는 기능을 한다.

ID, 사이관(intercalated duct)
InD, 소엽속관(intralobular duct)
MA, 점액꽈리(mucous acinus)
MC, 점액세포(mucous cell)
SD, 장액반달(serous demilune)
화살촉, 점액꽈리(mucous acinus)와 사이관(intercalated duct)의 경계
화살표, 형질세포(plasma cell)

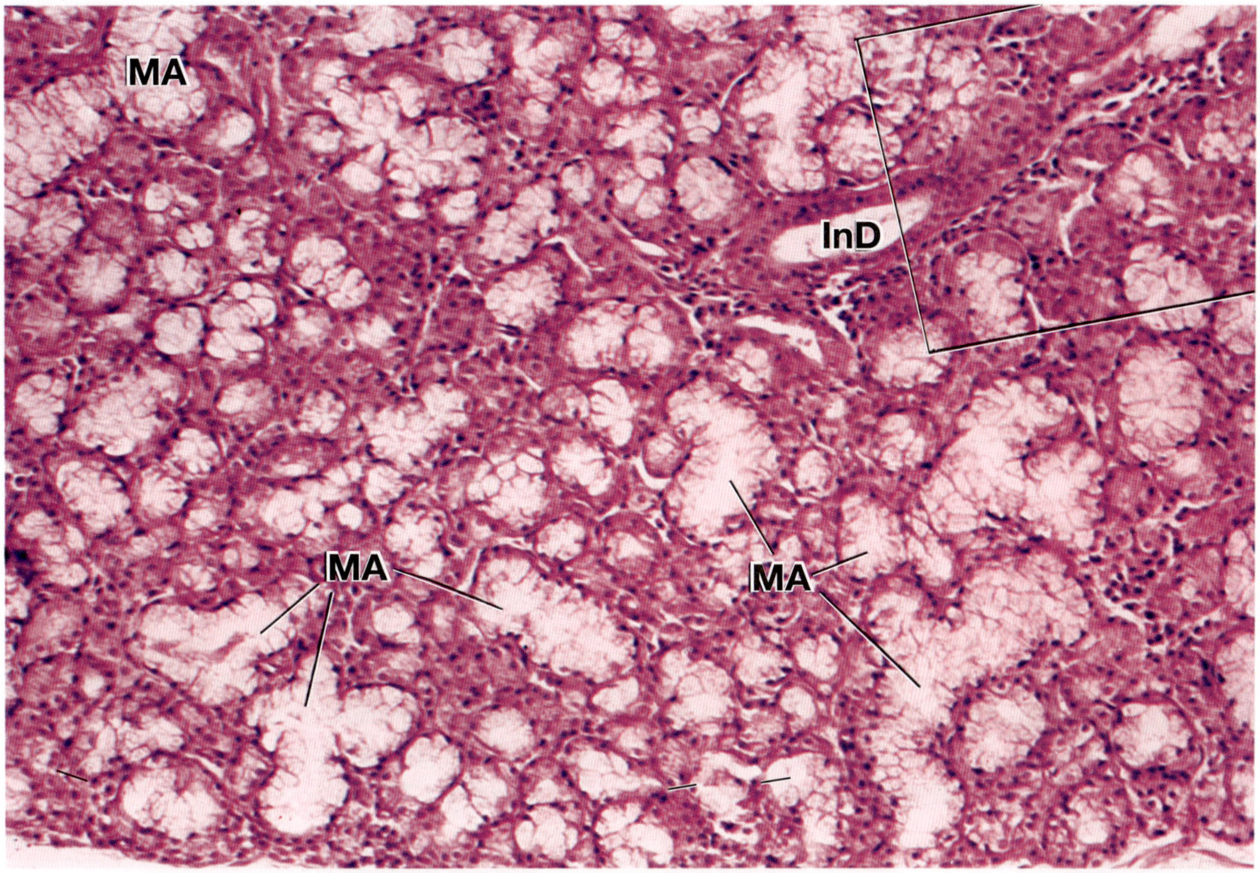
MA
InD
MA
MA

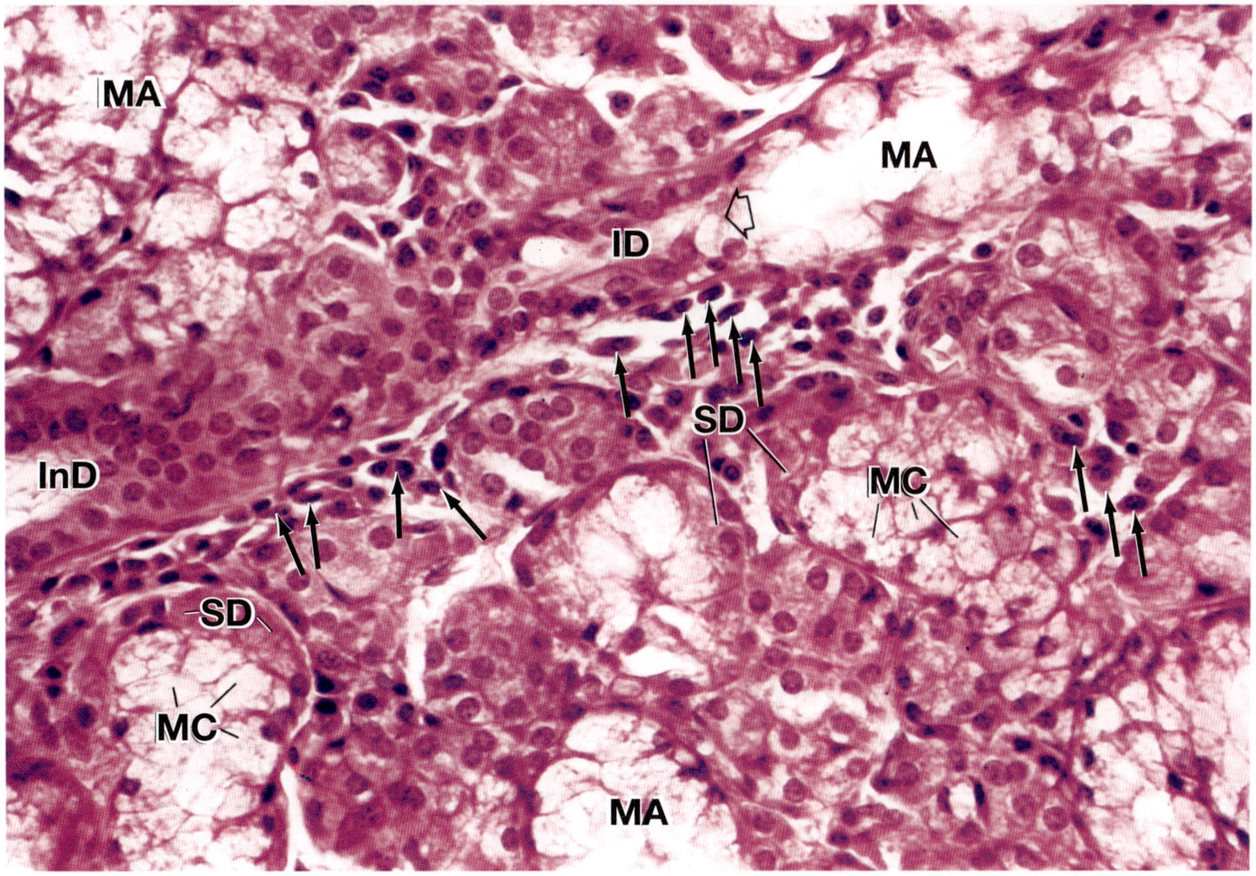
MA
MA
ID
SD
InD
MC
SD
MC
MA

17 소화계통 II: 식도와 위장관
DIGESTIVE SYSTEM II: ESOPHAGUS AND GASTROINTESTINAL TRACT

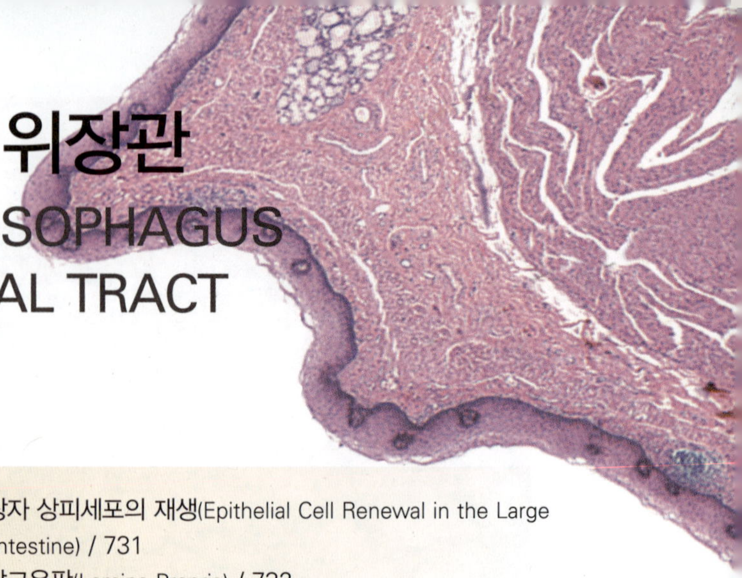

■ 식도(ESOPHAGUS)와 위장관(GASTROINTESTINAL TRACT) 개요

소화관(alimentary canal)이란 식도의 시작 부분부터 항문관의 끝부분에 이르는 속이 빈 관구조로 되어 있고, 그 직경은 부위마다 다르다. 소화관은 전체적으로 동일한 조직학적 구조를 갖고 있다. 즉, 소화관의 벽은 뚜렷하게 구별되는 4층 구조로 되어 있다. 내강에서 바깥쪽으로 순서는 다음과 같다(그림 17.1).

- **점막**(mucosa): 점막은 내강을 싸고 있는 상피(epithelium), 상피 아래 결합조직인 **점막고유판**(lamina propria), 그리고 민무늬근육(평활근, smooth muscle)으로 이루어진 **점막근육판**(muscularis mucosa)으로 구성되어 있다.
- **점막밑층**(점막하층, submucosa): 점막밑층은 불규칙치밀결합조직(irregular dense connective tissue)으로 구성되어 있다.
- **근육층**(muscularis externa): 근육층은 대부분이 두 층의 민무늬근육으로 구성되어 있다.
- **장막**(serosa)과 **바깥막**(외막, adventitia): 소화관 벽의 가장 바깥층은 부위에 따라 장막 또는 바깥막으로 구성된다. 장막은 단층편평상피로 된 중피(mesothelium)와 그 아래 약간의 결합조직으로 구성되어 있다. 바깥막은 오직 결합조직으로만 구성되어 있고, 이는 소화관벽이 주변구조와 직접 맞닿아 있거나 부착되어 있는 곳에서 볼 수 있다(예를 들어, 배안 장기 중 뒤배벽에 맞닿아 있

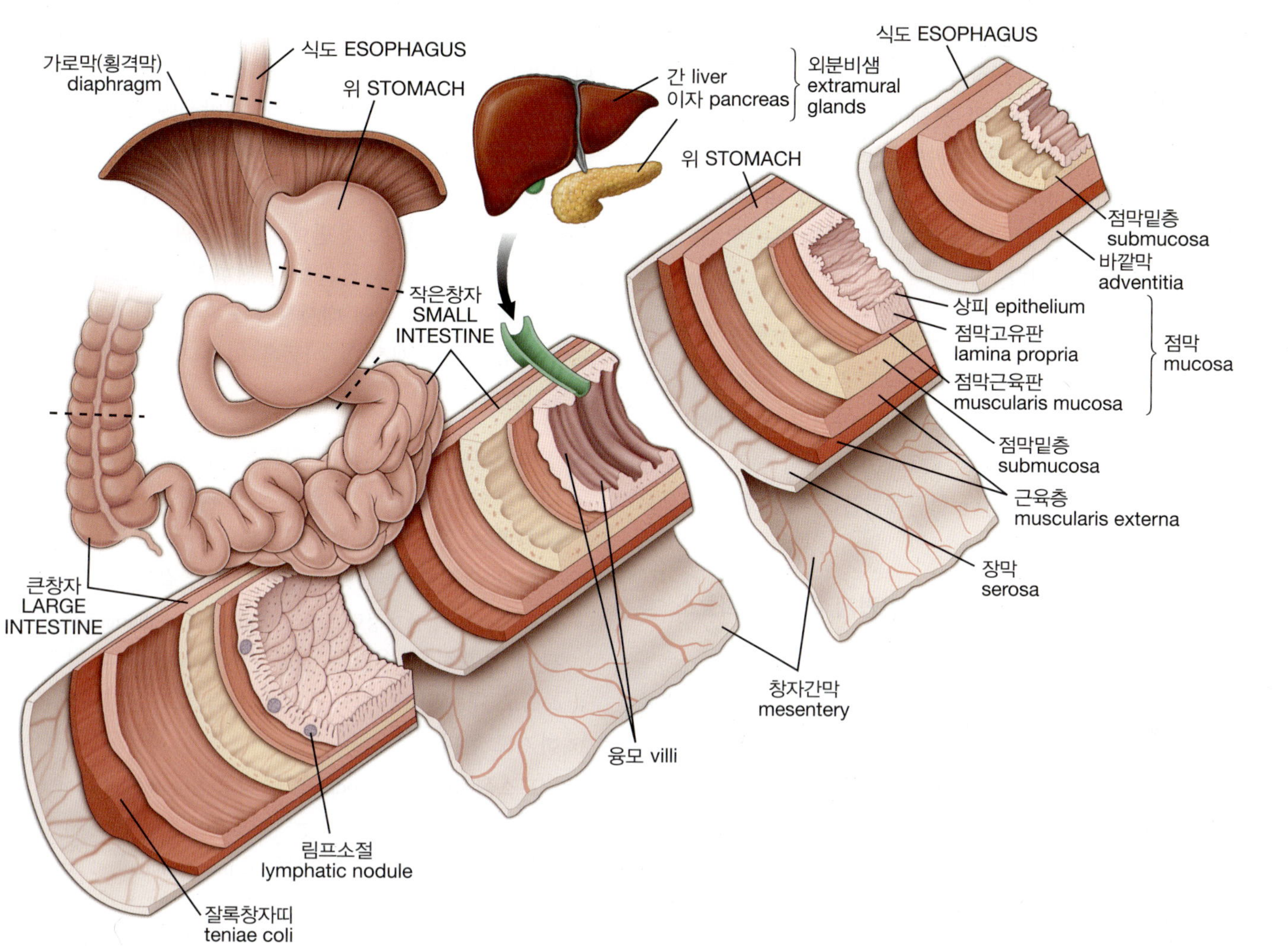

그림 17.1 소화관의 일반구조 모식도. 이 종합모식도는 소화관의 네 개의 기본 부위인 식도, 위, 작은창자 및 큰창자의 벽 구조를 총괄적으로 보여준다. 작은창자의 특징인 융모가 다른 부위에서는 없다는 것에 주목해야 한다. 점막샘은 소화관 길이 전체에 걸쳐 존재하지만 식도와 구강에서는 드물게 존재한다. 점막밑샘(submucosal gland)은 식도와 샘창자에 존재한다. 외분비계통인 간과 이자는 작은창자의 첫 부분인 샘창자 안으로 분비한다. 산재성림프조직(diffuse lymphatic tissue)과 림프소절(lymphatic nodule)은 소화관의 전체에 걸쳐 점막고유판에서 볼 수 있다(이 그림에서는 잘록창자에서만 보여주고 있다). 신경이나 혈관, 림프관 등은 창자간막(mesentery)이나 인접한 결합조직(배막뒤장기들의 경우처럼 바깥막을 구성하는)을 통하여 소화관에 도달한다.

는 경우나 뒤배벽장기들에서 볼 수 있다).

점막(Mucosa)

식도(esophagus)와 **위장관**(gastrointestinal tract)의 조직학적 구조는 부위에 따라 상당한 차이를 나타내며, 그 차이는 주로 점막에서 볼 수 있다. 상피는 소화관의 부위에 따라 다르며, 이는 소화관 각 부위의 특정 기능에 알맞도록 되어 있기 때문이다. 위장관은 **보호**(protection), **흡수**(absorption), **분비**(secretion) 등 세 가지의 주요 기능을 갖고 있다. 소화관의 각 부위 점막의 조직학적 특성과 그 기능은 뒤에서 자세히 설명한다.

점막의 상피는 소화관 내강과 신체조직을 분리시키는 일종의 장벽이다.

상피장벽(epithelial barrier)은 외부 환경이라고 볼 수 있는 소화관 내강을 신체조직이나 장기로부터 분리시킨다. 또한 이 장벽은 항원과 병원체, 다른 유해물질로부터 개체를 보호한다. 식도에서 중층편평상피(stratified squamous epithelium)는 섭취한 음식물에 의한 물리적 마모를 막아준다. 위장관벽 점막상피의 단층원주상피세포(simple columnar epithelial cell)의 치밀이음(폐쇄연접, tight junction)은 선택적 투과장벽을 만들어준다. 대부분의 상피세포는 소화된 물질이나 수분과 같은 필수물질을 세포를 거쳐 치밀이음 밑에 있는 세포바깥공간(세포외공간, extracellular space)으로 운반한다.

점막의 흡수기능은 소화된 영양분과 수분, 전해질 등을 혈관과 림프관으로 이동시킨다.

점막과 점막밑층이 소화관 내강으로 돌출되어 있기 때문에 소화된 영양분이나 수분, 전해질 등의 **흡수**(absorption)가 가능하다. 이와 같은 표면의 돌출은 결국 흡수할 수 있는 표면적을 크게 증가시키며, 그 크기와 방향은 다양하다. 이러한 돌출은 다음과 같은 구조물로 구성되어 있다.

- **돌림주름**(plica circularis): 돌림주름은 점막밑층이 돌림방향으로 형성된 주름을 말하며, 작은창자의 대부분 부위에서 관찰된다.
- **융모**(villi): 융모는 작은창자의 전체에서 관찰되는 점막돌출부를 말하며, 소화된 물질을 흡수하는 주요 장소이다.
- **미세융모**(microvilli): 미세융모는 장흡수세포의 내강쪽 세포막이 촘촘하게 주름진 돌출 구조를 말하며, 이는 흡수할 수 있는 표면적을 더욱 증가시킨다.

또한 **당질층**(glycocalyx)은 흡수세포의 내강쪽 세포막을 덮고 있는 당단백질(glycoprotein)로 되어 있다. 이 당질층은 흡수면적을 증가시킬 뿐 아니라, 단백질과 당을 소화하는 마지막 단계에서 흡수세포에서 분비한 필수적인 효소를 갖고 있다. 상피는 소화물질을 선택적으로 흡수하여, 저장하거나 혈관계통을 통해 다른 조직으로 운반한다.

점막은 분비기능을 통해 소화관벽을 매끄럽게 하고, 소화효소, 호르몬, 항체 등을 소화관 내강으로 내보낸다.

분비(secretion)는 소화관 전체에 걸쳐 분포하는 분비샘에서 주로 수행한다. 다양한 분비물질 중 점액성분은 상피 위에 보호막을 형성하여 윤활제 역할을 할 뿐 아니라 물리적인 완충작용도 하며, 이 외에도 효소(enzyme), 염산(hydrochloric acid), 펩타이드호르몬(peptid hormone), 수분 등과 같은 소화작용과 관련된 물질들을 포함하고 있다(그림 17.1 참조). 또한 점막상피(mucosal epithelium)는 아래층 결합조직으로부터 받아들인 항체(antibody)를 내강으로 분비하기도 한다.

소화관의 분비샘은 내강상피의 함입에 의해 형성되며(그림 17.1 참조), 다음과 같은 종류가 있다.

- **점막샘**(mucosal gland): 점막샘은 점막고유판(lamina propria)으로 뻗어 있다.
- **점막밑샘**(점막하샘, submucosal gland): 점막밑샘은 분비물을 분비관을 통하여 점막샘의 내강으로 직접 분비하거나, 점막을 관통하는 분비관을 통해 소화관의 내강 표면으로 분비한다.
- **소화관벽바깥샘**(extramural gland): 소화관벽바깥샘은 소화관벽 바깥에 위치하며, 창자벽을 통과해 내강으로 들어가는 분비관을 통해 분비물질을 분비한다. 간(liver)과 이자(췌장, pancreas)가 대표적인 소화관벽바깥샘이며(18장, 762쪽 참조), 이들은 소화계통의 분비물질의 양을 크게 증가시킨다. 간과 이자는 분비물질을 작은창자의 첫 부위인 **샘창자**(십이지장, duodenum)로 분비한다.

점막고유판은 분비샘, 흡수된 물질을 이동하는 혈관, 면역계통의 성분 등을 포함하고 있다.

앞서 설명한 바와 같이, **점막샘**(mucosal gland)은 소화관의 전체에 걸쳐 점막고유판(lamina propria)으로 뻗어 있다. 또한 소화관 일부분(예를 들어, 식도나 항문관)에는 점막고유판에 점액분비샘들이 무리지어 있다. 일반적으로 점액은 상피표면을 매끄럽게 하여 물리적 또는 화학적 손상을 방지한다. 점막샘에 대한 설명은 소화관의 각 부위에서 따로 설명한다.

소화관의 흡수작용은 주로 작은창자와 큰창자에서 일어나고, 흡수된 물질은 점막고유판에 있는 **혈관이나 림프관**으로 들어간다. 여기에 있는 모세혈관들은 전형적인 창모세혈관(fenestrated capillary)이고, 대부분의 대사산물을 흡수한다. 작은창자에서는 림프관들이 많이 존재하고, 이들은 일부 흡수된 지방이나 단백질을 이동시킨다.

- 점막고유판에 존재하는 **림프조직**(lymphatic tissue)은 소화관의 내강으로부터 점막 안으로 들어오려는 병원체나 항원물질에 대항하는 일종의 통합면역장벽(integrated immunologic barrier) 역할을 수행한다. 림프조직은 다음과 같이 구성된다.
- **퍼진림프조직**(산재성림프조직, diffuse lymphatic tissue): 점막고유판에 분포하는 수많은 림프구(lymphocyte)와 형질세포(plasma cell)로 구성되며, 림프구가 일시적으로 상피세포 사이에 존재하기도 한다.
- **림프소절**(lymphatic nodule): 종자중심(germinal center)이 잘 발달되어 있다.
- **호산구**(eosinophil)와 큰포식세포(macrophage), 그리고 간혹 호중구(neutrophil).

산재성림프조직과 림프소절은 **창자관련림프조직**(gut associated lymphatic tissue, GALT)이라고 한다. 작은창자의 먼쪽 부위인 **돌창자**(ileum)에는 점막고유판과 점막밑층에 널리 분포하는 무리림프소절(집합림프소절)들이 존재하며, 이를 **파이어반**(Peyer patch)이라고 한다. 이들은 창자간막(장간막, mesentery)이 부착하는 반대편 돌창자벽(점막고유판 및 점막밑층)에 위치한다. 이러한 집합림프소절들은 막창자꼬리(appendix)에도 존재한다.

점막근육판은 점막과 점막밑층의 경계를 이루고 있다.

점막근육판(muscularis mucosa)은 점막의 가장 깊은 부분이며 민무늬근육으로 속돌림층(inner circular layer)과 바깥세로층(outer longitudinal layer)으로 구성되어 있다. 점막근육판의 수축은 점막의 운동을 일으켜 점막에 능선과 골짜기를 형성하여 흡수와 분비를 촉진한다. 이러한 점막의 국지적인 운동은 소화관벽의 전체적인 연동운동(peristaltic movement)과는 별개로 일어난다.

점막밑층(점막하층, Submucosa)

점막밑층은 불규칙한 치밀결합조직층으로 혈관, 림프관, 신경얼기 등을 포함하며, 간혹 분비샘도 관찰된다.

점막밑층(점막하층, submucosa)에는 비교적 큰 혈관들이 있고, 이 혈관의 가지들은 점막, 근육층, 장막까지 뻗어 있다. 또한 점막밑층에는 림프관과 신경얼기(nerve plexus)도 있다. 점막밑층에 있는 신경얼기에는 주로 교감신경에서 기원한 내장감각섬유(visceral sensory fiber)를 비롯하여 부교감신경절(parasympathetic ganglia)이나 부교감신경의 신경절이전신경섬유(preganglionic parasympathetic nerve fiber)와 신경절이후신경섬유(postganglionic parasympathetic nerve fiber)가 있다. 부교감신경절의 신경세포체와 신경절이후신경섬유는 자율신경계(autonomic nervous system)의 셋째 부류로서 **창자신경계**(장관신경계, enteric nervous system)라고 한다. 창자신경계는 주로 소화관의 민무늬근육을 지배하고 중추신경계로부터 완전히 독립적으로 기능을 수행할 수 있다. 점막밑층에서 민말이집신경섬유(무수신경섬유, unmyelinated nerve fiber)와 신경절세포(ganglion cell)가 만들어내는 네트워크(망)는 **점막밑신경얼기**(submucosal plexus, **마이스너신경얼기** Meissner plexus)를 형성한다.

이미 언급한 바와 같이, 점막밑샘(submucosal gland)은 간혹 특정부위에만 존재한다. 예를 들어, 점막밑샘은 식도나 샘창자(duodenum)의 시작 부위에서 관찰된다. 따라서 조직표본을 관찰할 때 점막밑샘은 특정 부위를 식별하는 데 도움이 된다.

근육층(Muscularis Externa)

소화관의 대부분에서 **근육층**(muscularis externa)은 동심원으로 배열된 두 층의 두꺼운 민무늬근육(smooth muscle)으로 구성된다. 안쪽층(inner layer)은 민무늬근육이 조밀하게 나선상으로 배열하며, 이것을 **속돌림층**(inner circular layer)이라고 한다. 반면에 바깥층(outer layer)은 풀린 나선상으로 배열하고, 이를 **바깥세로층**(outer longitudinal layer)이라고 한다. 이 근육층 사이에는 얇은 결합조직층이 존재하며, 여기에 **근육층신경얼기**(myenteric plexus, Auerbach plexus)가 있다. 이 층에는 혈관과 림프관뿐만 아니라 신경절이후부교감신경의 신경세포체(신경절세포)와 창자신경계(장관신경계, enteric nervous system)의 신경세포, 위성세포(satellite cells) 등이 분포한다.

근육층의 수축은 소화관의 내용물을 혼합하고 이동시킨다.

근육층 중 속돌림층의 수축은 내강을 좁게 하여 내용물을 압축하고 섞어준다. 반면에, 바깥세로층의 수축은 소화관의 길이를 짧게 하여 내용물이 밀려가게 한다. 근육층은 장관신경계의 조절에 의한 느리고 율동적인 수축은 **연동운동**(peristalsis), 즉 수축의 파동을 일으킨다. 연동운동은 소화관이 수축하고 짧아지는 운동이며, 이를 통해 소화관의 내용물이 이동하게 된다.

소화관의 몇 부위에서는 근육층의 변화를 보여준다. 예를 들어, 식도의 윗부분(인두식도조임근 pharyngoesophageal sphincter)이나 항문관 주위(바깥항문조임근 external anal sphincter)에서는 가로무늬근육(횡문근, striated muscle)이 근육층을 형성하고 있다. 위(stomach)에서는 다른 부위와는 달리 세 번째 민무늬근육층인 빗층(경사층, obliquely oriented layer)이 속돌림층보다 더 안쪽에 존재한다. 큰창자에서 **바깥세로층**이 일정 간격으로 세 곳이 두드러지게 두꺼워져서 세로띠를 이루게 되는데, 이를 **잘록창자띠**(결장끈, tenia coli)라고 한다. 잘록창자띠는 수축하는 동안에 소화관을 짧게 하여 내용물이 밀려가도록 해준다.

근육층 중 돌림층은 소화관의 특정 부위에서 조임근을 형성한다.

소화관의 몇 군데에서는 **돌림층**(circular layer)이 두꺼워져서 **조임근**(괄약근, sphincter)이나 **판막**(valve)을 이룬다. 입인두(구인두, oropharynx)에서 먼쪽으로 가면서 다음과 같은 조임근들이 있다.

- **인두식도조임근**(pharyngoesophageal sphincter): 이 조임근은 반지인두근(윤상인두근, cricopharyngeus muscle)의 가장 아래 부위에 있고, 따라서 생리학적으로 **위식도조임근**(상식도괄약근, superior esophageal sphincter, upper esophageal sphincter)이라고도 한다. 이 근육은 식도로 공기가 들어가는 것을 방지한다.
- **아래식도조임근**(하식도괄약근, inferior esophageal sphincter, lower esophageal sphincter): 이 조임근은 이름 그대로 식도의 아래부위에 있는 조임근으로서, 식도가 가로막(횡격막, diaphragm)을 지나 배안으로 들어갈 때 가로막에 의해 조임기능이 강화된다. 이 조임근은 식도와 위 사이의 압력차를 만들어 위 속에 있는 내용물이 식도로 역류하는 것을 방지한다. 만일에 이 조임근이 비정상적인 이완을 하면 위 속의 산성 내용물이 식도로 역류하게 된다. 이런 현상이 지속되는 경우 역류성식도염(reflux esophagitis), 식도협착(esophageal stricture), 삼킴곤란(연하곤란, dysphagia) 등과 같은 특징을 보이는 **위식도역류질환**(gastroesophageal reflux disease, GERD)이 유발된다.
- **날문조임근**(유문괄약근, pyloric sphincter): 날문조임근은 위와 샘창자의 연결부위에 위치하는 위샘창자조임근(위십이지장괄약근, gastroduodenal sphincter)이다. 이 조임근은 위 속의 내용물이 어느 정도 소화되어 죽처럼 만들어진 **미즙**(chyme)이 샘창자로 방출되는 것을 조절한다. **산화질소**(NO)를 생성하는 산화질소합성효소(NOS, Nitric oxide synthase)는 날문조임근의 생리적 이완을 담당한다. 산화질소합성효소의 결핍은 날문조임근의 민무늬근육 연축(경련, spasm)과 그에 따른 **비대날문협착증**(hypertrophic pyloric stenosis)을 유발한다. 이런 문제는 생후 첫 2~12주 동안 가장 흔하게 발생하며, 샘창자로의 미즙 흐름을 방해하여 수유 후 분출구토(projectile vomitin)를 유발한다(이런 경우에는 구토물에 담즙이 없다). 적절히 치료하지 않으면 탈수를 비롯하여 저염소대사알칼리증(hypochloremic metabolic alkalosis)이나 저칼륨대사알칼리증(hypokalemic metabolic alkalosis)이 발생할 수 있다.

날문조임근의 비대증(hypertrophy)은 초음파 검사로 진단할 수 있으며, 배의 오른쪽 위 부위에서 "올리브" 모양으로 쉽게 만져질 수도 있다. 현재로서는 이 부위의 점막을 손상하지 않고 날문조임근을 절개하는 복강경(배안보개, laparoscope)을 이용한 날문근육절개술(pyloromyotomy)이 일차적인 수술 치료법이다.

- **돌막창자판막**(회맹판막, ileocecal valve): 이 판막은 작은창자와 큰창자의 연결부위에 위치하며, 상대적으로 더 많은 세균을 함유한 큰창자의 내용물이 작은창자 쪽으로 역류하는 것을 방지한다.
- **속항문조임근**(내항문괄약근, internal anal sphincter): 이 조임근은 소화관에 있는 조임근 중 가장 먼쪽에 있는 것으로 항문관(anal canal)을 둘러싸고 있고, 대변이 곧창자(rectum)에서 항문관으로 이동하는 것을 방지한다.

장막(Serosa)과 바깥막(외막, Adventitia)

장막과 바깥막은 소화관의 가장 바깥층을 이루고 있다.

장막(serosa)은 **중피**(mesothelium)라고 하는 단층편평상피(simple squamous epithelium)로 구성된 장막(serous membrane)과, 그 밑(장막과 근육층 사이)에 있는 소량의 결합조직으로 구성된다(역자주; Serosa와 serous membrane은 우리말로 모두 '장막'으로 번역된다.). 장막(serosa)은 육안해부학에서 설명하는 내장쪽배막(장측복막, visceral peritoneum)에 해당된다. 장막은 소화관벽의 가장 바깥표면층으로서 배막안(복막강, peritoneal cavity)에 노출되어 있다. 따라서 장막은 **창자간막**(장간막, mesentery)과 배안(abdominal cavity)의 내벽에 연속되어 있다.

큰혈관이나 림프관, 그리고 신경줄기(nerve trunk)는 장막을 통과하여(창자간막으로부터 또는 창자간막으로) 소화관벽에 이른다. 다량의 지방조직(adipose tissue)이 장막(또는 창자간막)의 결합조직에서 발달될 수 있다.

소화관 중 일부에서는 장막이 없다. 식도의 가슴부위나, 배안과 골반안에 있는 소화관 중 샘창자, 오름잘록창자(상행결장), 내림잘록창자(하행결장), 곧창자, 항문관에서 벽에 고정되어 있는 부위에는 장막이 존재하지 않는다. 이런 부위의 소화관은 **바깥막**(외막, adventitia)이라고 부르는 결합조직에 의해 배벽(복벽)이나 골반벽에 부착되어 있고, 바깥막은 벽의 결합조직에 뒤섞여 있다.

■ 식도(ESOPHAGUS)

식도는 일종의 고정된 근육관이며 음식물과 액체를 인두(pharynx)에서 위(stomach)로 운반한다.

식도(esophagus)는 목과 가슴세로칸(종격, mediastinum)을 통과하며, 결합조직에 의해 주위의 구조물에 부착되어 있다. 가로막(diaphragm)을 지나 배안으로 들어간 식도는 1~2 cm 가량의 짧은 부분이며, 주변구조물에 부착되어 있지 않다. 식도의 전체길이는 약 25 cm이다. 식도의 내강은 가로단면(그림 17.2)에서는 세로주름(longitudinal fold)들에 의해 쭈그러진 상태로 관찰된다. 음식덩어리가 식도를 통과할 때는 내강이 확장되어 점막의 손상을 피한다.

식도의 **점막**(mucosa)은 비각질중층편평상피(nonkeratinized stratified squamous epithelium)이다(그림 17.3, 도판 17.1, 740쪽). 그러나 많은 동물에서 식도 상피는 거친 음식에 알맞도록 각질화되어 있다. 사람에서는 표면세포에서 약간의 각질과립(keratohyalin granule)을 갖는 경우도 있으나, 일반적으로 각질화(keratinization)는 일어나지 않는다. 상피 아래 점막고유판(lamina propria)은 다른 부위 소화관의 점막고유판과 비슷하며, 산재성림프조직(diffuse lymphatic tissue)이 흩어져 있고 림프소절(lymphatic nodule)들도 존재하며, 식도점막샘(esophageal mucous gland)의 분비관도 종종 관찰된다. 점막의 깊은 층인 **점막근육판**(muscularis mucosa)은 세로방향으로 배열된 민무늬근육으로 구성되며, 후두의 반지연골(cricoid cartilage) 높이 부근에서 시작한다. 점막근육판은 식도의 시작 부위에서 유난히 두꺼운데 이는 삼키는 기능을 도와주는 것으로 생각된다.

식도의 **점막밑층**(submucosa)은 불규칙한 치밀결합조직(dense connective tissue)으로 구성되어 있고, 큰 혈관과 림프관, 신경섬유, 신경절세포 등을 갖고 있다. 신경섬유와 신경절세포들은 **점막밑신경얼기**(점막하신경얼기, submucosal plexus, Meissner plexus)를 이룬다. 또한 분비샘들도 존재한다(701쪽). 성긴림프조직(loose lymphatic tissue)과 림프소절은 식도의 위쪽과 아래쪽 부위에서 대부분 관찰되며, 이런 부위에서 점막밑샘(submucosal gland)이 흔하게 관찰된다.

식도의 **근육층**(muscularis externa)은 두 개의 층, 즉 속돌림층(내윤주층, inner circular layer)과 바깥세로층(외종주층, outer longitudinal layer)으로 되어 있다(도판 17.1, 740쪽). 식도의 근육층은 다른 부위의 소화관과 차이가 있어, 위쪽 1/3부분은 인두의 근육에서 연속되는 가로무늬근육(striated muscle)으로 되어 있다. 식도의 중간부분의 근육층은 가로무늬근육과 민무늬근육(smooth muscle)이 섞여 있고, 아래쪽 1/3 부분은 다른 부위의 소화관처럼 민무늬근육만으로 되어 있다. 두 근육층 사이에서는 **근육층신경얼기**(myenteric plexus, Auerbach plexus)가 관찰된다. 점막밑신경얼기처럼 근육층신경얼기에도 신경섬유와 신경절세포가 있다. 근육층신경얼기는 근육층을 지배하여 연동운동을 일으킨다.

이미 설명한 바와 같이 식도는 그 길이의 대부분이 주변 구조물에 부착되어 있다. 따라서 바깥층은 바깥막(adventitia)으로 구성되어 있다. 배안에서의 식도는 장막(serosa)인 내장쪽배막(장측복막, visceral peritoneum)에 의해 덮여 있다.

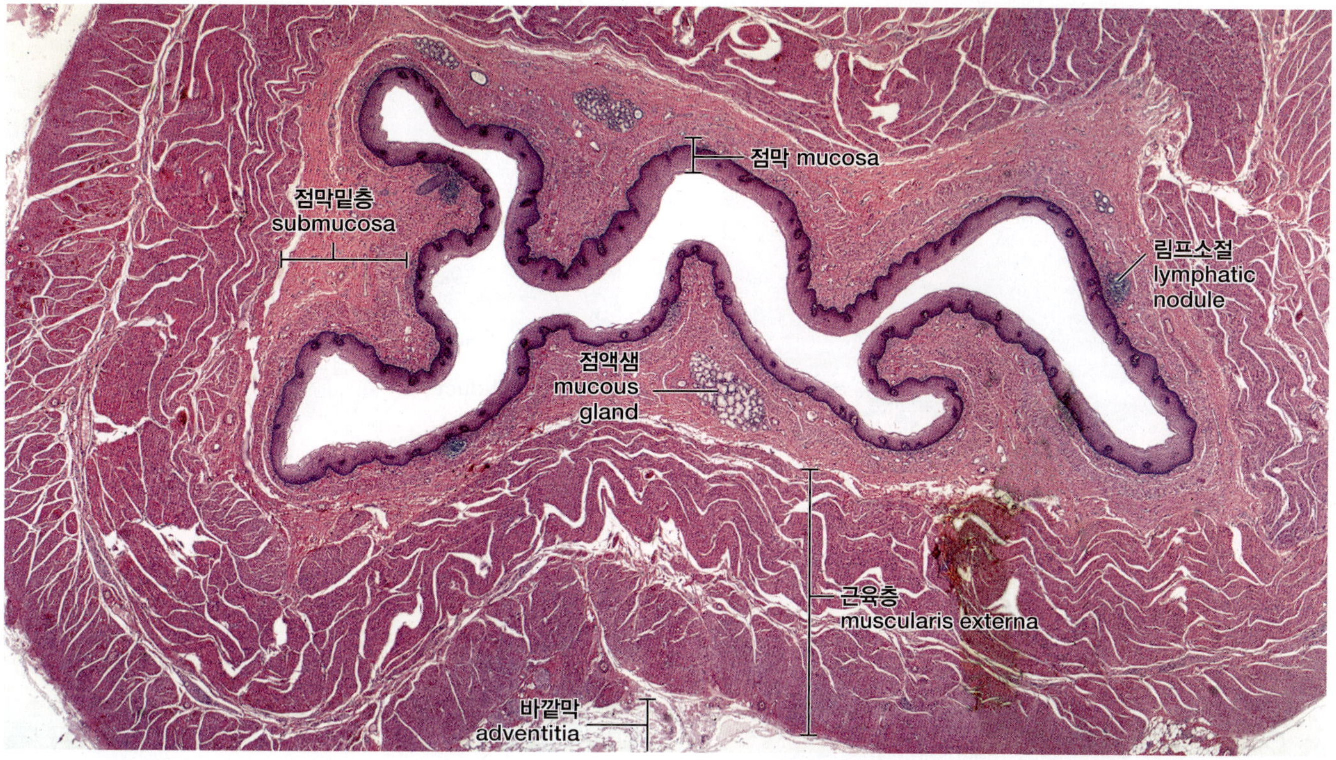

그림 17.2 식도의 현미경사진. H&E 염색표본의 식도의 저배율 현미경사진으로, 특징적으로 주름 잡힌 벽 때문에 내강의 형태가 불규칙하게 보인다. 점막은 상대적으로 두꺼운 중층편평상피(stratified squamous epithelium)와 얇은 층의 점막고유판(lamina propria; 가끔 림프소절들을 포함하는), 점막근육판(muscularis mucosa)으로 구성된다. 점액샘은 점막밑층(submucosa)에 위치하고 분비관은 식도의 내강으로 연결된다(이 사진에는 분비관이 보이지 않는다). 이 부위에서 식도의 점막밑층 바깥쪽에는 민무늬근육으로 구성된 두꺼운 근육층(muscularis externa)이 있고, 이는 속돌림층(inner circular layer)과 바깥세로층(outer longitudinal layer)으로 구성된다. 식도의 바깥막(adventitia)은 근육층 바로 바깥에서 보인다. ×8.

식도의 점막샘과 점막밑샘들은 점액을 분비하여 식도 내강벽을 매끄럽게 하고 보호한다.

식도의 벽에 있는 **분비샘**(gland)들은 두 가지 유형으로 나뉜다. 모두 점액(mucus)을 분비하지만 그 위치가 다르다.

- **고유식도샘**(식도고유선, esophageal gland proper): 이 샘은 점막밑층에 있다. 이 샘들은 식도의 전반에 거쳐 흩어져 있지만, 식도의 위쪽 절반 부위에서 더 많이 관찰된다. 이들은 작은 복합대롱꽈리샘(compound tubuloalveolar gland)이다(그림 17.4). 배출관(excretory duct)의 상피는 중층편평상피(stratified squamous epithelium)이고, 배출관은 대개 확장되어 있어 조직절편에서 쉽게 관찰된다.
- **식도들문샘**(식도분문선, esophageal cardiac gland): 이 샘은 위(stomach)의 들문샘(cardiac gland)과 비슷하여 붙여진 이름이며 점막고유판(lamina propria)에서 관찰된다. 이 분비샘들은 식도의 끝부위에 존재하며, 일관성은 없지만 식도의 시작 부위에서도 자주 관찰되기도 한다.

고유식도샘에서 분비된 점액은 약산성으로 내강벽을 매끄럽게 한다. 분비물은 비교적 끈끈하기 때문에 배출관에서 일시적인 물혹(cyst)이 자주 관찰된다. 식도들문샘은 중성점액(neutral mucus)을 분비한다. 이 분비샘들은 위에서 역류한 위내용물로부터 식도를 보호하는 역할을 한다. 그러나 어떤 상태에서는 충분히 효과적이지 못하며, 과도한 식도역류는 **가슴쓰림**(pyrosis, heartburn)을 초래한다. 이런 상태가 진행되면 **위식도역류질환**(gastroesophageal reflux disease, GERD)을 일으킨다.

식도벽의 근육은 자율신경계(autonomic nervous system)와 몸신경계(somatic nervous system)에 의해 지배를 받는다.

식도의 윗부분에 있는 **가로무늬근육**(striated musculature)은 의문핵(nucleus ambiguous)에서 나오는 열째뇌신경인 **미주신경**(vagus nerve)의 몸운동신경세포(somatic motor neuron)에 의해 지배를 받는다. 식도의 아랫부분에 있는 민무늬근육은 등쪽운동핵(dorsal motor nucleus)에서 오는 미주신경의 내장운동신경세포(visceral motor neuron)의 지배를 받는다. 이 운동신경세포들은 식도의 벽에 자리잡고 있는 신경절이후신경세포(postganglionic neuron)들과 연접을 이룬다.

■ 위(STOMACH)

위(stomach)는 소화관에서 확장된 부위이며 가로막(횡격막, diaphragm) 밑에 위치한다. 위는 부드러워진 음식물덩이를 식도로

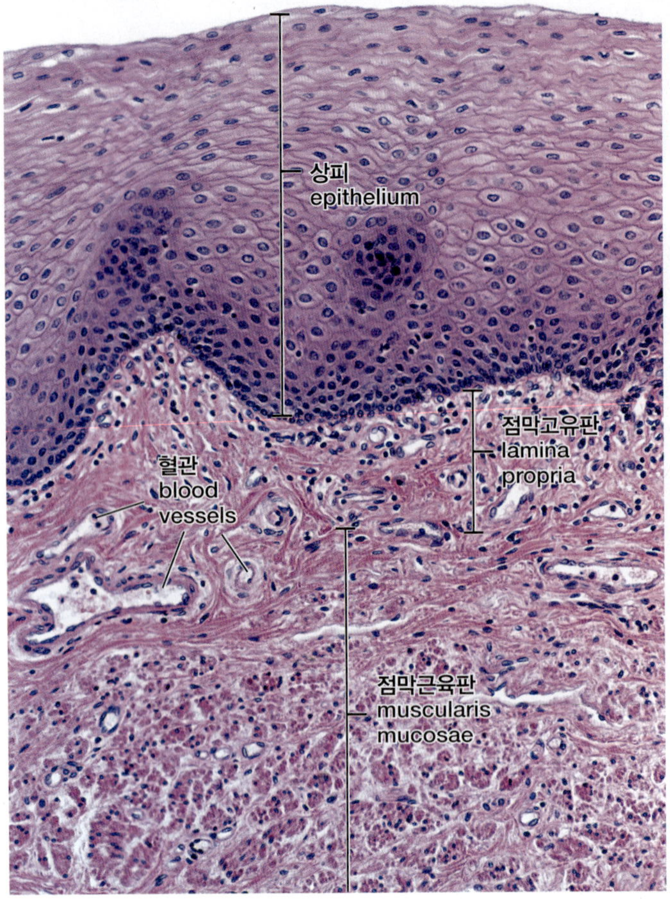

그림 17.3 식도 점막의 현미경사진. 식도의 점막을 보여주는 H&E 염색표본의 고배율 현미경사진이다. 식도의 점막은 중층편평상피(stratified squamous epithelium), 점막고유판(lamina propria), 점막근육판(muscularis mucosa)으로 구성되어 있다. 상피와 점막고유판의 경계는 뚜렷하지만 결합조직유두(connective tissue papilla) 때문에 두께가 일정하지 않다. 상피의 바닥층은 진하게 염색되어 마치 어두운 띠(dark band)처럼 보이며 이는 바닥세포(basal cell)들의 크기가 작아서 핵/세포질비율(nucleus-to-cytoplasm ratio)이 높기 때문이다. 점막고유판의 성긴결합조직(loose connective tissue)은 세포성분이 많고 많은 림프구들을 갖고 있다. 점막의 가장 깊은 층은 점막근육판이며, 이 층은 속돌림층(inner circular layer)과 바깥세로층(outer longitudinal layer) 두 층으로 구성되어 근육판(muscularis externa)의 배열과 유사하다. ×240.

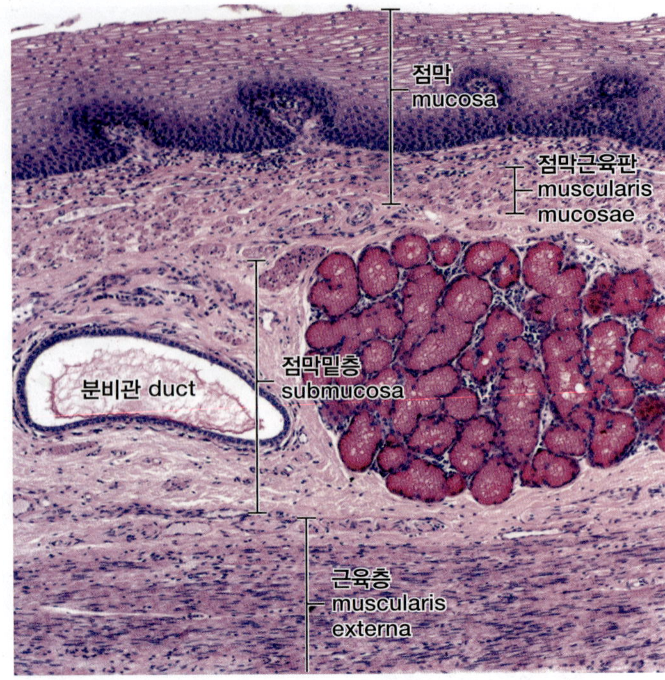

그림 17.4 식도 점막밑샘(submucosal gland)의 현미경사진. 이 현미경사진은 뮤시카민(mucicarmine)으로 염색한 식도의 단면을 보여준다. 카민(carmine)에 의하여 짙은 붉은색으로 염색된 식도샘(esophageal gland)과 인접한 분비관이 점막밑층에서 관찰된다. 이러한 작은 복합대롱꽈리샘(compound tubuloalveolar gland)은 점액을 생산하여 식도의 상피표면을 윤활시킨다. 분비관 안에 보이는 점액은 얼룩진 모습으로 염색되어 있다. 나머지 점막밑층은 불규칙한 치밀결합조직(dense connective tissue)으로 되어 있다. 사진의 *아래쪽*에는 근육층(muscularis externa)의 속돌림층(inner circular smooth muscle)이 보인다. ×110.

부터 받아들인다. 위 안에서 음식물이 섞이고 부분적으로 소화되어 걸쭉한 상태가 되면, 이를 **미즙**(chyme)이라고 한다. 미즙은 작은창자로 내려가서 더 소화되고 흡수되는 과정을 거치게 된다. 위에서 작은창자로 가는 미즙의 배출속도는 다양한 소화관 호르몬을 통한 소화관의 피드백에 의해 조절된다.

위는 분포하는 분비샘의 유형에 따라 조직학적으로 세 부위로 구분된다.

육안해부학에서는 **위**(stomach)를 네 부위(region)로 구분한다. 즉, 식도구멍 주위 부위인 **들문부위**(분문부, cardia), 식도구멍(esophageal orifice)을 지나는 수평면의 위쪽인 **바닥부위**(기저부, fundus), 이 수평면의 아래쪽인 **몸통부위**(체부, body), 그리고 **날문**(유문, pylorus)으로 이어지는 깔대기 모양의 **날문부위**(유문부, pyloric part) 등 네 부위이다. 날문은 위와 샘창자(십이지장) 사이에 있는 좁은 조임근 부위를 말한다. 그러나 조직학적으로는 세 부위로 나눈다(그림 17.5). 이런 구분은 위점막에 있는 분비샘의 유형에 따른 것이다. 위의 조직학적 부위(region)의 구분은 다음과 같다.

- **들문부위**(cardiac region): 식도구멍에 가까운 부위이며, 들문샘(분문선, cardiac gland)들이 존재한다(그림 17.6, 도판 17.2, 742쪽).
- **날문부위**(pyloric region): 날문조임근(유문괄약근, pyloric sphincter) 이전의 몸쪽부위이며, 날문샘(유문선, pyloric gland)들이 존재한다.
- **바닥부위**(fundic region): 위의 가장 넓은 부위로 들문부위와 날문부위를 제외한 몸통부위와 바닥부위를 말하며, **바닥샘**(위저선 fundic gland 또는 **위샘** gastric gland)들이 존재한다(그림 17.6 참조).

위점막(Gastric Mucosa)

위에 있는 점막밑층의 세로주름인 'ruga'는 위로 하여금 팽창할 수 있게 해준다.

위(stomach)는 소화관의 일반적 구조처럼 점막, 점막밑층, 근육층, 장막 등 네 층으로 구성되어 있다. 공복상태에서 위 **안쪽면**을 관찰

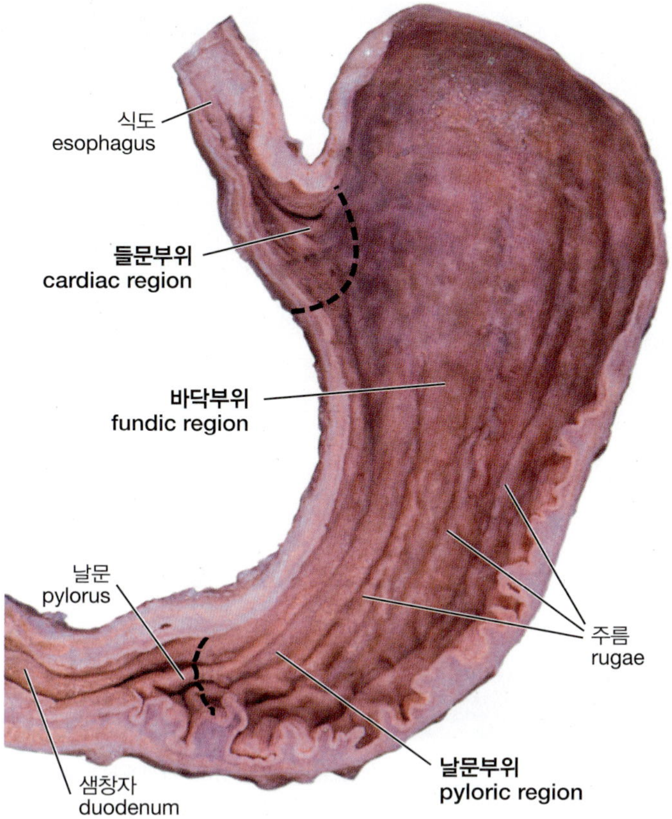

그림 17.5 사람 위(stomach)의 세로 2등분 사진. 이 사진은 위 뒤벽의 점막 표면을 보여준다. 많은 세로방향의 주름들이 눈에 띈다. 위에 있는 이런 주름(fold)은 "ruga(주름)"라고 부르는데, 이 주름은 위에 음식물이 채워졌을 때 팽창할 수 있게 해준다. 위의 조직학적 구역은 해부학적 구역과는 다르다. 조직학적 구역은 점막샘(mucosal gland)의 유형에 따른다. 조직학적으로 식도가 들어오는 부위인 들문부위(cardiac region, cardia)는 들문샘(cardiac gland)들이 존재한다. 들문부위는 사진에서 *점선*으로 대략적인 경계를 표시했다. 날문조임근(pyloric sphincter)으로 나가는 약간 더 큰 부위는 *날문부위(pyloric region*, pylorus)이며 날문샘(pyloric gland)들이 존재한다. 아래쪽 *점선*은 날문조임근이 있는 부위이다. 위의 나머지 넓은 영역은 *바닥부위(기저부, fundic region*, fundus)라고 하며, 이 부위엔 바닥샘(fundic gland, 위샘 gastric gland)이 존재한다.

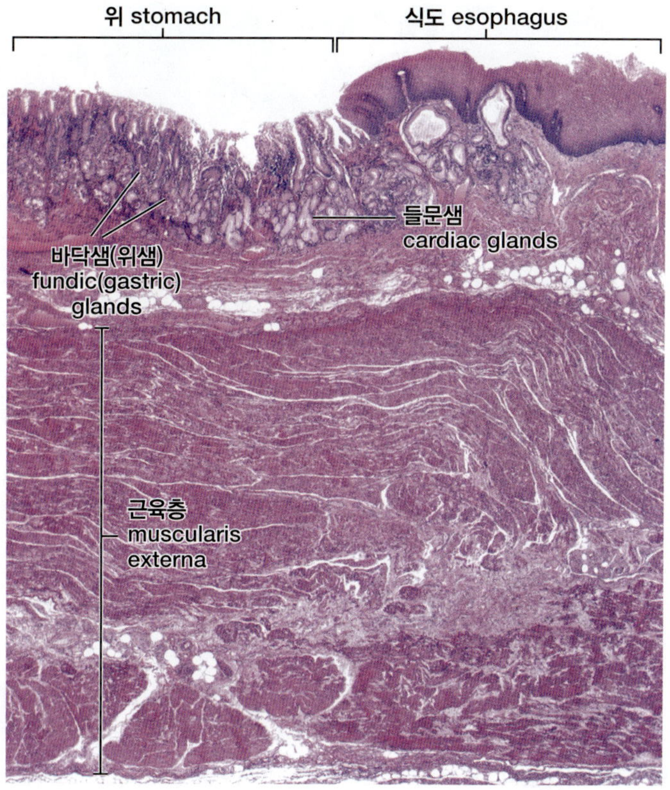

그림 17.6 식도위경계의 현미경사진. 이 저배율 현미경사진은 식도와 위 사이의 경계부위를 보여준다. 식도위경계에서 식도의 중층편평상피(stratified squamous epithelium)는 갑자기 끝나고 위의 단층원주상피(simple columnar epithelium)가 시작된다. 위의 표면은 표면상피(surface epithelium)에 의하여 만들어진 비교적 깊은 *위오목(gastric pit)*들을 많이 갖고 있다. 식도 부근 있는 샘은 들문샘(cardiac gland)들이며 위오목의 바닥에서부터 뻗어 있다. 바닥샘(fundic gland, 또는 위샘 gastric gland)들도 이와 유사하게 위오목의 바닥에서 뻗어 있으며 점막의 나머지 부분에서 눈에 띈다. 위의 근육층(muscularis externa)은 상대적으로 매우 두껍다. ×40.

해 보면 "**ruga**"라고 부르는 세로방향의 점막주름들이 수없이 많이 있다. 이 주름들은 위의 위쪽 부위보다 아래쪽 부위에서 잘 발달되어 있다(그림 17.5). 위가 최대한으로 팽창되면 점막과 점막밑층으로 이루어진 이 주름들은 펴져서 사라진다. 이 주름들은 전체 표면적의 변화보다는 위에 음식물이 들어와 팽창될 때 충분한 공간을 제공해 주는 역할을 한다.

위점막 표면을 확대경으로 들여다 보면, 얕은 고랑(groove, trench)들에 의해 구분되는 작은 구역들로 구성되어 있고, 이렇게 상대적으로 불규칙하게 볼록해진 위점막을 **유두모양구역**(mamillated area)이라고 한다. 또한 이 고랑들은 분비하는 표면적을 약간 증가시키는 데 기여한다.

고배율로 보면, 점막의 표면에서 수많은 구멍들을 볼 수 있는데, 이를 **위오목**(위움, gastric pit, foveola)이라고 한다. 위오목은 주사전자현미경(scanning electron microscope, SEM)으로 쉽게 관찰된다(그림 17.7). 위샘은 위오목의 바닥으로 열려 있다.

표면점액세포는 위의 안쪽 표면과 위오목을 덮고 있다.

위의 안쪽 표면과 위오목(gastric pit)을 덮고 있는 상피는 단층원주상피(simple columnar epithelium)이다. 이 원주세포들은 **표면점액세포**(surface mucous cell)라고 한다. 이 세포들은 꼭대기쪽 세포질에 크기가 큰 **점액원과립**(mucinogen granule)들로 꽉 채워져 있어(현미경사진에서 점액잔[mucous cup]이라고 부름) 상피를 전체적으로 보면 샘판(glandular sheet)을 만든 것 같다(그림 17.8). 이 점액잔은 세포질의 대부분을 차지할 정도이다. 일반 H&E 염색표본에서 점액잔은 비어 있는 것처럼 보이며, 이는 표본제작시 고정과 탈수과정에서 용매에 녹아 점액원이 유실되기 때문이다. 그러나 점액원과립이 보존되는 조직고정과정을 거치게 되면 톨루이딘블루(toluidine blue)나 PAS(periodic acid Schiff)로 짙게 염색된다. 톨루이딘블루 염색은 점액의 당단백질에 존재하는 다수의 음이온무리 중 중탄산염(bicarbonate)의 존재를 보여준다.

표면점액세포의 핵과 골지복합체는 점액원과립 아래쪽에 자리

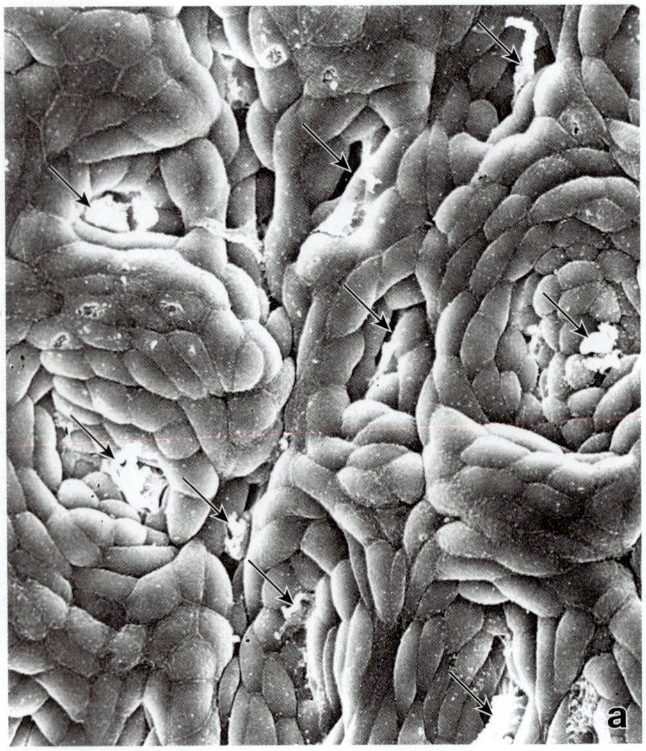

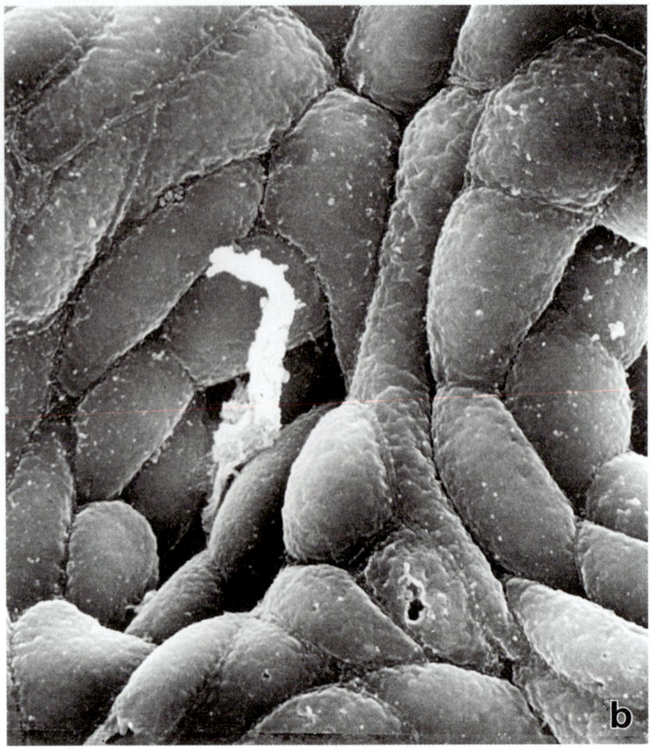

그림 17.7 위의 점막표면. a. 위의 점막표면을 보여주는 주사전자현미경사진(SEM)이다. 위오목은 대부분 분비물질인 점액(*화살표*)을 갖고 있다. 사진에서는 표면점액세포(surface mucous cell)를 관찰하기 위하여 표면점액을 제거한 상태이다. ×1,000. **b.** 옆사진의 오른위쪽 부분을 확대한 사진이다. 점막표면과 위오목을 덮고 있는 표면점액세포들의 내강쪽 표면을 보여주고 있다. 세포의 모습이 긴 다각형임을 알 수 있다. ×3,000.

잡고 있다. 세포의 바닥부분에는 소량의 과립세포질그물(rER)들이 있고, 보존이 잘된 표본에서는 세포질이 옅은 호염기성(basophilia)을 보인다.

위점막상피에서는 외인성 손상으로부터 위점막을 보호하고 손상 후 기능적 완전성을 회복하는 데 도움을 주기 위해 여러 메커니즘이 작동한다.

위점막을 손상으로부터 보호하는 첫 번째 보호 메커니즘은 표면점액세포에서 분비되는 점액이다. 표면점액세포의 점액분비물은 혼탁하기 때문에 흔히 **'잘 보이는 점액'**(visible mucus)이라고 표현한다. 이 점액은 상피의 표면에 들러 붙어 있는 걸쭉하고 끈적거리는 젤과 같은 피막을 형성한다. 따라서 점액은 미즙에 있는 거친 성분에 의한 상피의 찰과상을 막아준다. 게다가, 점액에 들어 있는 고농도의 **중탄산염**과 **칼륨**은 산성의 위액으로부터 상피를 보호한다. 점액을 알칼리성으로 만드는 중탄산염은 표면세포에서 분비되지만, 점액 속에 있는 성분들이 위내용물과 급속하게 섞이는 것을 방지한다.

두번째 보호 메커니즘은 **프로스타글란딘**(prostaglandin, PGE_2), **산화질소**(NO) 및 감각 신경펩타이드를 포함한 여러 매개체에 의한 점막밑 혈액의 조절을 통해 위점막을 보호하는 기능을 수행한다. 프로스타글란딘과 산화질소는 위점막을 보호하는 데 중요한 역할을 하는 것으로 보인다. 프로스타글란딘은 중탄산염 분비를 자극하고, 점막고유판에서 혈관을 확장시켜 점막층을 두껍게 만든다. 혈관내피(vascular endothelium), 감각구심신경(sensory afferent nerve), 위점막상피에서 방출되는 산화질소(NO)는 **위점막 혈류를 증가**시켜 위점막의 손상된 부위에 영양공급을 원활하게 하여 조직복구가 원만하게 되도록 한다. 손상 후 조직복구를 위한 조건을 최적화하는 위점막의 능력(위산분비 억제와는 별개로)을 **위세포보호**(gastric cytoprotection)라고 한다.

위점막상피는 흡수능력이 없다. 그러나 약간의 수분, 염류, 지용성 약물 등은 흡수할 수 있다. 예를 들어, 알코올이나 아스피린 또는 비스테로이드항염증제(nonsteroidal anti-inflammatory drugs, NSAIDs) 계열의 약물들은 표면상피를 손상시키면서 점막고유판으로 바로 들어간다. 심지어는 소량의 아스피린도 프로스타글란딘의 생산을 억제한다. 또한 아스피린은 위벽에 직접 부착하여 위점막의 소수성 특성(hydrophobic property)을 방해한다.

위점막의 바닥샘(Fundic Gland)

바닥샘은 위액을 분비한다.

바닥샘(위저선, fundic gland)은 그냥 **위샘**(위선, gastric gland)이라고도 부르며, 들문샘(cardiac gland)과 날문샘(pyloric gland)이 있는 작은 영역을 제외하고 위점막 전체에 존재한다. 바닥샘은 단순분지대롱샘(simple branched tubular gland)이며 **위오목**(위읍, gastric pit)의 바닥에서 점막근육판(muscularis mucosa)까지 뻗어 있다(그림 17.8).

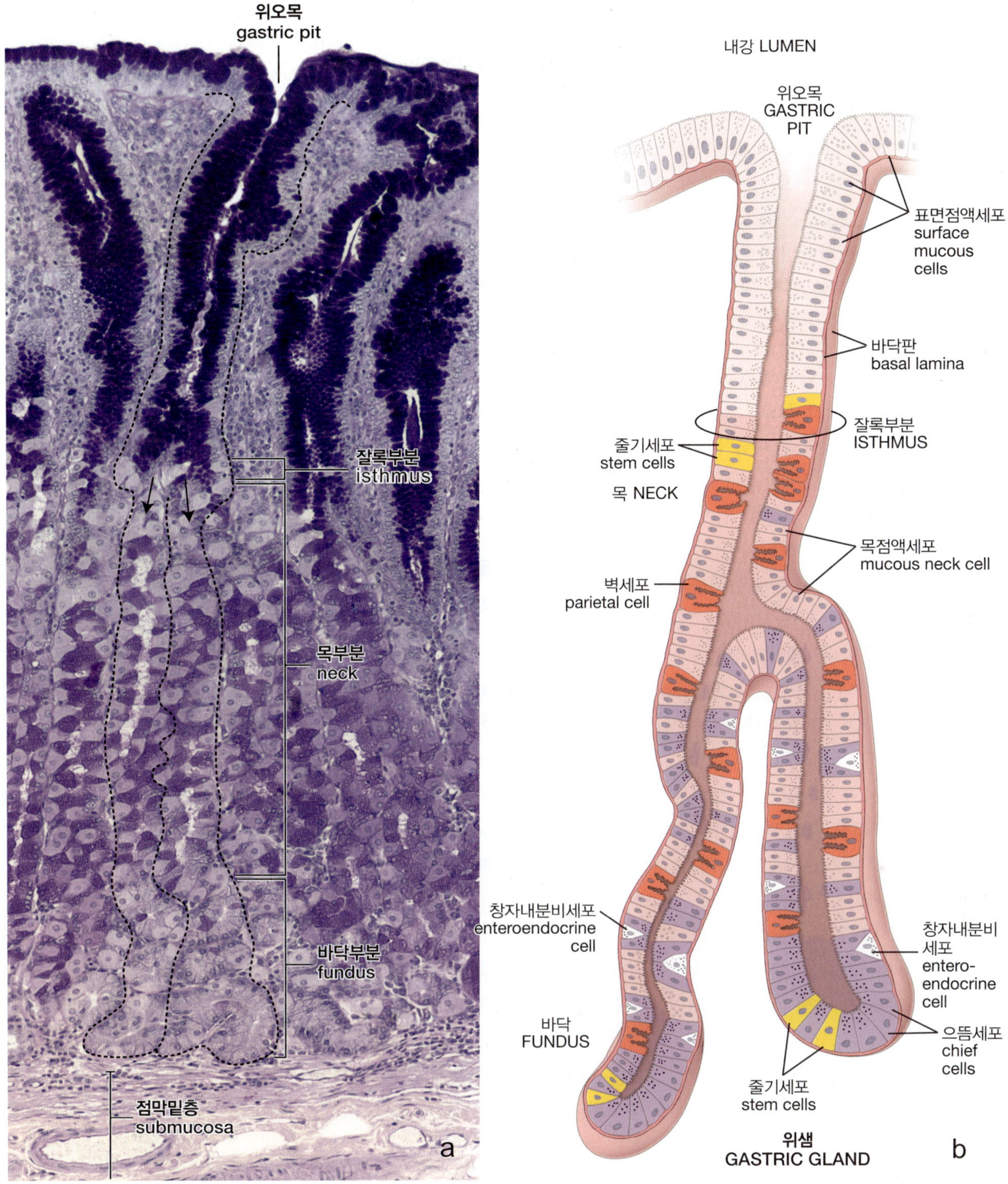

그림 17.8 바닥샘(위샘). a. 이 현미경사진은 점액을 관찰하기 위하여 Alcian blue/PAS로 염색한 바닥부위점막(fundic mucosa)을 보여준다. 표면상피가 함입되어 위오목(gastric pit)을 이루고 있다. 이 표본에서 표면점액세포(surface mucous cell)들과 위오목을 덮고 있는 세포들은 이들 세포 안에 중성점액(neutral mucus)이 진하게 염색되기 때문에 쉽게 식별된다. 한 개의 위오목과 그 아래로 뻗은 바닥샘을 *점선*으로 표시하였다. 바닥샘은 단순분지대롱샘(simple branched tubular gland)에 해당한다(분지양상을 *화살표*로 표시). 바닥샘은 위오목의 바닥부터 점막근육판(muscularis mucosa)까지 뻗어 있다. 바닥샘은 몇 부위로 나눈다. 즉, 시작 부위인 짧은 잘록부분(isthmus; 이 부분에서 세포분열이 일어남)과 비교적 긴 목부분(neck), 그리고 가장 아래부위인 짧고 넓은 모양의 바닥부분(기저부, fundus, base)로 구분한다. 목점액세포(mucous neck cell)의 점액분비물은 표면점액세포의 분비물과는 다르며, 사진에서 더 *밝은 자홍색(magenta)*으로 염색됨으로써 구별이 가능하다. ×320. **b.** 위샘과 위오목의 관계를 설명하기 위한 모식도이다. 잘록부분은 분열 중인 세포들과 미분화세포(undifferentiated cell)들을 갖고 있다. 목부분에는 목점액세포, 벽세포(parietal cell), APUD세포(APUD cell, amine precursor uptake and decarboxylation cell)를 포함하는 창자내분비세포(enteroendocrine cell) 등을 갖고 있다. 벽세포는 크고 배모양의 호산세포(acidophilic cell)이며 샘 전체에서 관찰된다. 샘의 바닥부분은 주로 으뜸세포(chief cell)들이 있고, 이 밖에 소수의 벽세포들과 몇 가지 유형의 창자내분비세포들들이 존재한다.

위오목과 분비샘 사이의 위치에서 보다 아래쪽의 짧은 부분이 **잘록부분**(협부, isthmus)이다.

전형적으로 여러 개의 분비샘들은 하나의 위오목으로 열려 있다. 각 분비샘들은 좁고 비교적 길다란 **목부분**(neck segment)과 보다 짧고 넓은 **바닥부분**(기저부, fundic segment, 바닥 base)으로 구성된다. 분비샘의 바닥부분은 두 개, 때로는 세 개의 가지로 나누어지며 점막근육판 근처에서는 다소 나선형으로 된다. 바닥샘(위샘)의 세포는 위액(gastric juice)을 생산하며(하루에 약 2리터 가량), 위액에 여러 종류의 물질들이 포함되어 있다. 위액에는 수분과 전해질을 비롯하여 네 가지 주요성분이 들어 있다.

- **염산**(hydrochloric acid, HCl): 염산의 농도는 150~160 mmol/L이고, 위액의 pH를 1.0~2.0 정도로 낮게 만든다. 염산은 **벽세포**(parietal cell)에서 생산되며 음식물에 있는 단백질의 소화를 시작한다. 즉, 염산은 기질(substrates)의 산가수분해(acid hydrolysis)를 촉진한다. 또한 염산은 펩시노겐(pepsinogen)을 활성효소인 펩신(pepsin)으로 전환시킨다. 염산은 정균작용(bacteriostatic function)이 있기 때문에 음식물과 함께 위로 들어간 대부분의 세균들은 죽게 된다. 그러나 일부세균들은 낮은 pH 상태에 적응하기도 한다. **헬리코박터**(*Helicobacter pylori*)는 세포질과 세포막에 다량의 요소분해효소(urease; 요소를 가수분해시키는 효소)를 갖고 있다. 이 효소가 고도로 활성화되면 세균 주위에 "암모니아 구름(ammonia cloud)"이라는 보호막을 만들어 산성상태의 위 환경에서도 살아남게 만든다(글상자 17.1).
- **펩신**(pepsin): 펩신은 강력한 단백질분해효소(proteolytic enzyme)이다. 펩신은 **으뜸세포**(주세포, chief cell)에서 생산된 **펩시노겐**(pepsinogen)이 염산에 의해 pH가 5 이하로 낮아질 때 전환된 것이다. 펩신은 펩타이드결합(peptide bond)을 분리시킴으로써 단백질을 작은 펩타이드로 가수분해시킨다. 이 펩타이드들은 작은창자에 있는 효소들에 의해 더욱 소화되어 아미노산(amino acid)이 된다.
- **점액**(mucus): 점액은 산(acid)으로부터 보호막 역할을 하며 몇 종류의 점액생산세포(mucus-producing cell)에서 분비된다. 점액과 중탄산염은 중성 pH를 유지하고 소위 **생리적 위점막 장벽**(physiologic gastric mucosa barrier)을 만든다. 더욱이 점액은 위점막 상피세포들과 위 내강에 있는 소화된 물질 사이에 물리적 장벽(physical barrier)의 역할을 한다
- **내인인자**(intrinsic factor): 내인인자는 비타민B_{12}와 결합하는 일종의 당단백질(glycoprotein)이며, **벽세포**(parietal cell)에서 분비된다. 내인인자는 돌창자 먼쪽 부위에서 비타민B_{12}를 흡수하기 위해서 필수적으로 필요한 요소이다. 따라서 내인인자의 부족은 **악성빈혈**(pernicious anemia)이나 **비타민B_{12}결핍증**(vitamin B_{12} deficiency)을 유발한다(글상자 17.1).

이밖에 **가스트린**(gastrin)과 다른 호르몬, 호르몬유사분비물 등은 바닥샘에 있는 **창자내분비세포**(enteroendocrine cell)에서 생산되어 점막고유판으로 분비하여 혈관으로 들어가거나 또는 국소적으로 다른 위상피세포(gastric epithelial cell)에 작용한다.

바닥샘은 기능적으로 다른 네 가지 유형의 세포로 구성되어 있다.

바닥샘을 구성하는 세포들은 기능적으로 네 가지 유형으로 구분된다. 각 유형의 세포는 독특한 모양을 나타낸다. 이밖에 이들 세포로 분화할 미분화세포(undifferentiated cell)도 존재한다. 바닥샘을 구성하는 세포의 유형은 다음과 같다.

- **목점액세포**(점액경세포, mucous neck cell)
- **으뜸세포**(주세포, chief cell)
- **벽세포**(parietal cell): 이 세포는 산분비세포(*oxyntic cell*)라고도 함.
- **창자내분비세포**(enteroendocrine cell)
- **줄기세포**(stem cell)

목점액세포들은 샘의 목부분에 자리잡고 있고 벽세포들과 섞여 있다.

이름에서 암시하는 것처럼, **목점액세포**(mucous neck cell)는 바닥샘의 목부분에 자리잡고 있다. 벽세포는 보통 목점액세포들 사이사이에 섞여 있다. 목점액세포는 표면점액세포(surface mucous cell)에 비하여 키가 작고 꼭대기쪽 세포질에 있는 점액원(mucinogen)도 더 적게 함유하고 있다. 따라서 목점액세포는 뚜렷한 점액잔(mucous cup)을 보이지 않는다. 또한 목점액세포의 핵은 구형이고 핵이 뚜렷해서 핵이 타원모양인 표면점액세포와 구별이 된다.

목점액세포는 **가용성 점액**(soluble mucus)을 분비하는 것에 비하여 표면점액세포는 고알카리성 **불용성** 또는 **혼탁한 점액**(insoluble or cloudy mucus)을 분비한다. 점액원과립(mucinogen granules)의 방출은 미주신경(vagus nerve)의 자극에 의하여 유도되기 때문에 위가 휴식할 때에는 분비하지 않는다. 목점액세포는 바닥샘의 목부위에 존재하는 줄기세포(stem cell)와 구별이 된다. 목점액세포는 표면점액세포의 미성숙 전구세포일 것으로 추정하고 있다.

으뜸세포는 바닥샘의 깊은 부분에 자리잡고 있다.

으뜸세포(주세포, chief cell)는 전형적인 단백질분비세포(protein-secreting cell)이다(그림 17.9, 도판 17.4, 746쪽). 으뜸세포의 바닥쪽 세포질에는 다량의 과립세포질그물(rER)이 호염기성을 보이는 반면, 꼭대기쪽 세포질은 분비과립이 있기 때문에 호산성을 나타낸다. 이 분비과립은 효소전구물질(enzyme precursor)을 갖고 있기 때문에 효소원과립(*zymogen granule*)이라고도 한다. 특히 호염기성은 H&E 염색표본에서 으뜸세포를 쉽게 식별하도록 한다. 호산성은 분비과립이 충분히 보존되지 않은 경우에는 희미하거나 없을

글상자 17.1

임상적용: 악성빈혈(Pernicious Anemia)과 소화궤양질환(Peptic Ulcer Disease)

위산없음증(무위산증, achlorhydria)은 위점막의 파괴가 특징인 일종의 만성 자가면역질환(chronic autoimmune disease)이다. 따라서 벽세포(parietal cell)의 결여로 인해 **내인인자**(intrinsic factor)가 분비되지 않고 결국 **악성빈혈**(pernicious anemia)을 초래한다. 내인인자의 부족은 **비타민B_{12} 결핍**(vitamin B_{12} deficiency)의 가장 흔한 원인이 된다. 그러나 작은창자에서 그람음성세균(gram-negative anaerobic bacteria)의 과도한 번식도 비타민B_{12} 결핍과 관련된다. 이 세균들은 비타민B_{12}-내인인자복합체에 결합하여 흡수를 방해한다. 기생충인 촌충(tapeworm) 감염도 악성빈혈의 임상증상을 유발한다. 간에 비타민B_{12}를 대규모로 비축하고 있기 때문에 위점막에서 중대한 변화가 일어난 후 오랜 시간이 지나야 질병이 인식되는 경우가 많다.

내인인자의 부족과 그에 따른 악성빈혈은 부분 혹은 전체 위절제술(gastrectomy)에 의한 위점막상피가 부족할 때도 발생한다. 또한 위점막상피의 기능상실은 만성 또는 재발성 **소화궤양질환**(peptic ulcer disease, PUD)에서도 발생한다. 흔히 궤양이 치료된다고 해도 그 부위에서는 내인인자를 충분히 생산하지 못한다. 반복적인 상피의 손실과 그에 따른 흉터형성은 기능성 점막의 양을 크게 감소시킬 수 있다.

라니티딘(ranitidine, Zantac)이나 시메티딘(cimetidine, Tagamet)과 같은 **H2 히스타민수용체길항제**(histamine H2 receptor-antagonist) 계통의 약물은 위점막에 있는 히스타민이 히스타민수용체에 부착하는 것을 차단하여 산(acid)이나 내인인자 생산을 억제하기 때문에 소화궤양(peptic ulcer)이나 위식도역류질환(gastroesophageal reflux disease, GERD)의 치료제로 널리 사용되어 왔다. 더욱이 이러한 약물들은 점막의 진무름(미란, erosion)을 방지하고 진무름이 생긴 표면의 치료를 촉진한다. 그러나 이런 약물의 장기 사용은 비타민B_{12} 결핍을 초래할 수 있다. 최근에 새로운 양성자펌프억제제(proton pump inhibitor, 대표적인 예로 omeprazole와 lansoprazole 등이 있다)는 H^+/K^+-ATPase를 억제하도록 만들어졌다. 이 약물은 벽세포의 염산생산을 억제하지만 내인인자 분비에는 영향을 미치지 않는다.

일반적으로 벽세포가 H_2히스타민수용체길항제의 직접적인 표적이라고 생각해 왔지만, 최근에 제자리부합법조직화학(in situ hybridization histochemistry)과 항체염색(antibody staining)의 복합법에 의해 뜻밖에도 벽세포가 아닌 점막고유판에 있는 면역글로불린A(IgA)를 분비하는 형질세포(plasma cell)와 몇몇 큰포식세포(macrophage)가 가스트린수용체유전자(gastrin receptor mRNA)에 양성반응을 나타낸다는 것이 증명되었다. 이러한 연구결과는 소화궤양 치료에 사용하는 약물이 형질세포나 큰포식세포에 직접 작용하면, 이들 세포가 다시 벽세포에 작용하여 염산분비를 억제할 수 있다는 것을 보여준다. 이처럼 결합조직세포와 상피세포 사이의 상호작용을 매개하는 인자는 아직 밝혀져 있지 않다.

현재는 소화궤양의 가장 빈번한(95%) 원인은 **위나선균**(헬리코박터필로리, *Helicobacter pylori*)이라는 세균에 의한 위점막의 만성감염으로 인해 발생하는 것으로 알려져 있다. 지질다당질항원(lipopolysaccharide antigen)은 사람의 위점막 상피세포에서처럼 위나선균의 표면에서도 발현된다. 이와 같은 항원의 유사성(mimicry)은 숙주면역계통에 의한 초기 면역학적 내성(immunologic tolerance)을 유발하게 되고, 따라서 감염이 증가되게 하고 결국 항체를 생산하게 한다. 이와 같은 위나선균에 대한 항체는 위점막에 부착하여 점막세포를 손상시킨다. 치료에는 항생제에 의한 세균박멸이 포함된다. 궤양성질환(ulcerative disease)에 대한 이러한 치료는 과거에 자주 시행하던 외과적인 수술의 빈도를 줄였다.

수 있다. 으뜸세포는 **펩시노겐**(pepsinogen)과 약간의 지질분해효소(lipase)를 분비한다. 펩시노겐은 산성 위액과 접촉하면 일종의 단백질분해효소인 펩신(pepsin)으로 전환된다.

벽세포는 염산과 내인인자(intrinsic factor)를 분비한다.

벽세포(parietal cell)는 **산분비세포**(oxyntic cell)라고도 하며, 바닥샘의 목부분에서는 목점액세포사이에서 그리고 바닥샘의 깊은 부분에서 관찰된다. 벽세포는 바닥샘 목부분의 위부위와 중간부위에서 가장 많이 분포하는 경향이 있다. 이 세포는 큰 세포로서 간혹 핵을 두 개 갖기도 하며, 표본상에서는 삼각형에 가까운 모습이고, 꼭대기는 샘의 내강을 향하고 바닥은 바닥판(basal lamina)에 놓여 있다. 이 세포의 핵은 구형이고 세포질은 에오신(eosin)이나 기타 산성 염료에 염색된다. 벽세포는 크기가 크고 또 염색성이 뚜렷하기 때문에 바닥샘에 있는 다른 세포들과 쉽게 식별이 된다.

투과전자현미경(transmission electron microscope, TEM)으로 관찰하면(그림 17.10), 벽세포는 샘의 내강과 연결되는 아주 넓은 **세포속모세관계통**(세포내모세관계통, intracellular canalicular system)을 갖고 있는 것이 보인다. 이 모세관(canaliculus)의 표면에는 많은 미세융모(microvilli)가 돌출되어 있고, 모세관 근처의 세포질에는 **대롱소포계통**(관낭막계, tubulovesicular membrane system)이 있다. 분비활동이 왕성한 세포에서는 모세관의 미세융모의 수는 증가하고 대롱소포계통(tubulovesicular system)은 현저히 감소하거나 소실된다. 대롱소포계통의 막은 **능동양성자펌프**(active proton pump)를 갖고 있는 세포막의 저장소로서의 역할을 한다. 이런 막물질은 표면적과 위산 생산에 이용할 수 있는 양성자펌프의 수를 증가시키기 위하여 모세관의 세포막에 부착할 수 있다. 많은 사립체(미토콘드리아)는 복잡한 능선(cristae)과 많은 바탕질과립(matrix granules)을 갖고 있어 위산분비에 필요한 많은 에너지를 공급한다.

염산은 벽세포의 세포속모세관(intracellular canaliculus)의 내강에서 생산된다.

벽세포(parietal cell)는 염산 분비를 활성화하는 물질들을 위한 세 종류의 막수용체(membrane receptor)를 갖고 있다. 이들은 각각 **가스트린수용체**(gastrin receptor), **히스타민H_2수용체**(histamine H_2 receptor), **아세틸콜린M_3수용체**(acetylcholine M_3 receptor)이다. 가스트린수용체의 활성화는 위창자관의 펩타이드호르몬인 **가스트린**

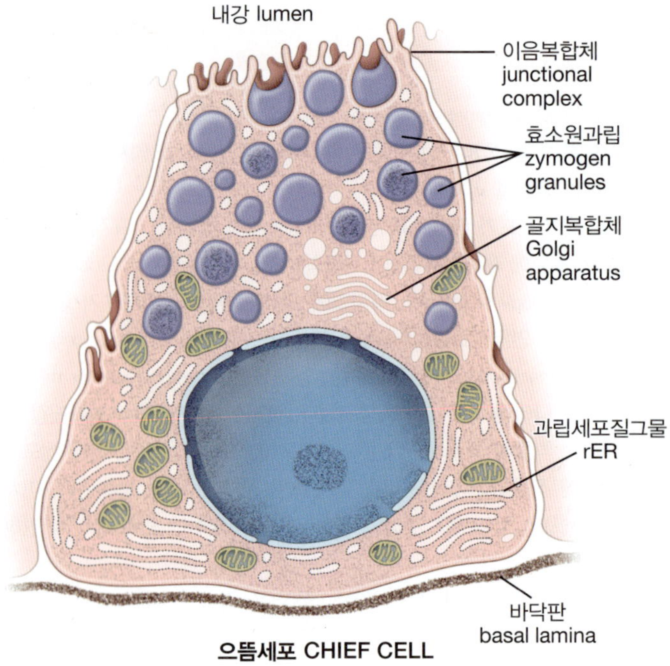

그림 17.9 으뜸세포의 모식도. 으뜸세포(chief cell)의 바닥부위에 있는 다량의 과립세포질그물(*rER*)들은 이 부분이 강한 염기성으로 보이게 한다. 분비과립인 효소원 과립(zymogen granule; 이 과립에는 펩시노겐과 약간의 지방분해효소 등을 포함함)은 항상 잘 보존되는 것이 아니기 때문에 염색상태가 어느 정도 다양하게 나타날 수 있다. 으뜸세포의 주된 기능은 펩신(pepsin)의 전구물질인 펩시노겐(pepsinogen)을 생산하고 분비하는 것이다.

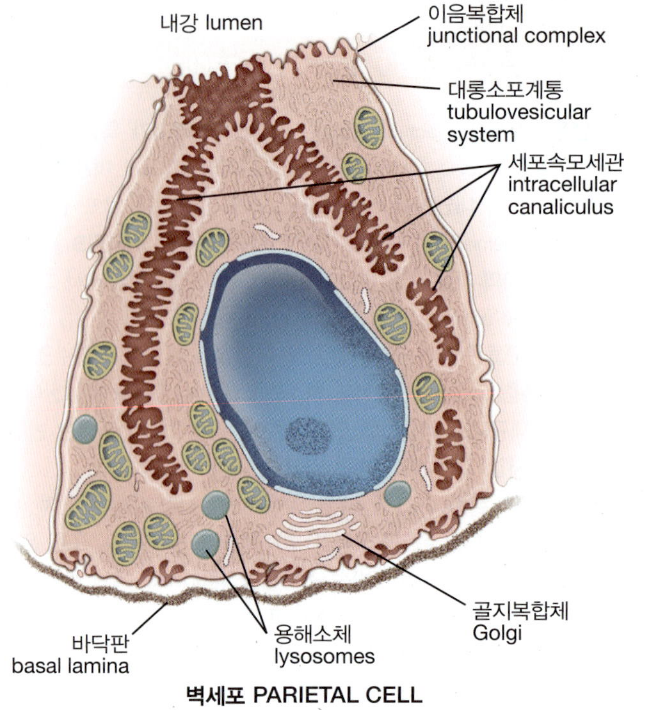

그림 17.10 벽세포의 모식도. 벽세포(parietal cell)의 세포질은 넓게 에오신으로 염색되며(호산성), 이런 특성은 세포속모세관(intracellular canaliculus)을 구성하는 막대한 막성분, 대롱소포계통(tubulovesicular system), 사립체, 그리고 비교적 소수의 리보솜(ribosome) 때문이다. 벽세포는 염산과 내인인자(intrinsic factor)를 생산한다.

(gastrin)에 의하며, 이것이 벽세포를 자극하는 주요 통로이다(글상자 17.2). 자극이 주어지면 염산 배출은 몇 가지 단계를 거쳐 일어난다(그림 17.11).

- **수소이온**(H^+ ion)**의 생산**은 벽세포의 세포질에서 탄산탈수효소(carbonic anhydrase)에 의해 이루어진다. 이 효소는 탄산(carbonic acid, H_2CO_3)을 수소이온(H^+)과 중탄산기(HCO_3^-)로 가수분해한다. 탄산을 합성할 때 필요한 이산화탄소(CO_2)는 점막고유판의 모세혈관에서 바닥막(basement membrane)을 통과하여 세포 안으로 확산된다.
- **수소이온의 운반**은 세포질로부터 막을 통과하여 모세관의 내강까지 이동하는 과정이며, 수소/칼륨-아데노신삼인산효소양성자펌프(H^+/K^+-ATPase proton pump)에 의해 이루어진다. 동시에 세포속모세관(intracellular canaliculus)으로부터 칼륨이온과 수소이온이 교환되어 세포질로 운반된다.
- **칼륨이온**(K^+ ion)**과 염소이온**(Cl^- ion)**의 운반**은 벽세포의 세포질에서 모세관의 내강으로 이동하는 과정이며, 세포막에 있는 단일운반기(uniporter)인 칼륨채널(K^+ channel)과 염소채널(Cl^- channel)의 활성으로 이루어진다.
- **염산의 생산**은 모세관의 내강으로 운반된 수소이온과 염소이온에 의해 이루어진다.

사람에서 **내인인자**(intrinsic factor)는 벽세포에서 분비된다(몇몇 동물에서는 으뜸세포에서 분비되기도 한다). 내인인자의 분비는 위산의 분비를 자극하는 같은 수용체에 의하여 자극된다. **내인인자**는 44 kilodalton의 당단백질(glycoprotein)이며, 위(stomach)와 샘창자(duodenum)에서 **비타민B_{12}**와 결합하고, 이는 돌창자(ileum)에서 비타민의 흡수에 필요한 하나의 단계이다. 내인인자나 벽세포에 대한 자가항체가 생기면 내인인자 결핍이 생겨 결국 비타민B_{12} 흡수장애와 **악성빈혈**(pernicious anemia)을 야기한다(글상자 17.1).

창자내분비세포는 점막고유판이나 그 밑에 있는 혈관으로 호르몬을 분비한다.

창자내분비세포(enteroendocrine cell)는 바닥샘의 어느 부위에서도 관찰되지만 바닥부분(fundic segment, base)에서 보다 많이 분포하는 경향이 있다(글상자 17.3). 일반적으로 위창자관 상피에서 관찰되는 **창자내분비세포는 두 가지 유형**으로 구별한다. 이들 중 대부분은 작은 세포로서 바닥판(basal lamina)에 놓여 있고 내강에는 도달하지 않는다. 이런 유형의 창자내분비세포를 **"닫힌" 창자내분비세포**(closed enteroendocrine cell)라고 한다(그림 17.12a와 b, 도판 17.4, 746쪽). 반면에 일부 세포들은 미세융모를 갖는 가느다란 세포질이 샘의 내강에 노출되어 있으며, 이런 창자내분비세포를 **"열린" 창자내분비세포**(open enteroendocrine cell)라고 한다(그림 17.12c). 이

글상자 17.2

임상적용: 졸링거엘리슨증후군(Zollinger-Ellison Syndrome)

보통 **가스트린**(gastrin)의 과도한 분비는 샘창자나 이자섬(췌장도, pancreatic islet)에 분포하는 가스트린을 생산하는 창자내분비세포(enteroendocrine cell)의 종양에 의해 발생한다. **졸링거엘리슨증후군**(Zollinger-Ellison syndrome) 또는 **가스트린종**(gastrinoma)으로 알려진 이 질환은 지속적으로 자극된 벽세포에서 염산이 과도하게 분비되는 것이 특징이다. 과도하게 높은 산도는 샘창자에서 적당히 중화할 수 없기 때문에 위궤양(gastric ulcer)이나 샘창자궤양(십이지장궤양, duodenal ulcer)을 유발한다. 위궤양은 이 증후군 환자의 95%에서 발생하며 샘창자궤양보다 6배의 유병률을 보인다. 졸링거엘리슨증후군 환자들은 간헐적인 배통증, 설사, 지방변(steatorrhea; 많은 양의 지방이 섞인 변을 보는 것) 등을 겪어야 했다. 또한 위나 작은창자에 심한 궤양이 있지만 증상이 없는 환자들, 특히 종래의 치료가 실패한 환자의 경우, 과도한 가스트린을 생산하는 종양이 있는 경우에도 의심해야 한다. 과거에는 졸링거엘리슨증후군의 치료는 염산생산을 자극하는 벽세포의 막수용체를 차단하는 것이었다. 최근에는 양성자펌프억제제(proton pump inhibitor)가 염산의 과다분비를 조절하는 최상의 치료방법이 되었다. 이 밖에 종양의 외과적 절제가 가능한 경우에는 가스트린 생산의 원천을 제거함으로써 증상을 완화시킬 수 있다.

런 세포들은 분비샘 내강의 내용물 정보를 파악하는 일종의 **일차 화학수용체**(primary chemoreceptor)로서 기능을 수행하여, 그 정보를 근거로 호르몬분비를 조절하는 것으로 알려져 있다. 입안 특수 점막(654~659쪽)에 있는 맛봉오리(taste bud)에서 단맛, 쓴맛, 감칠맛

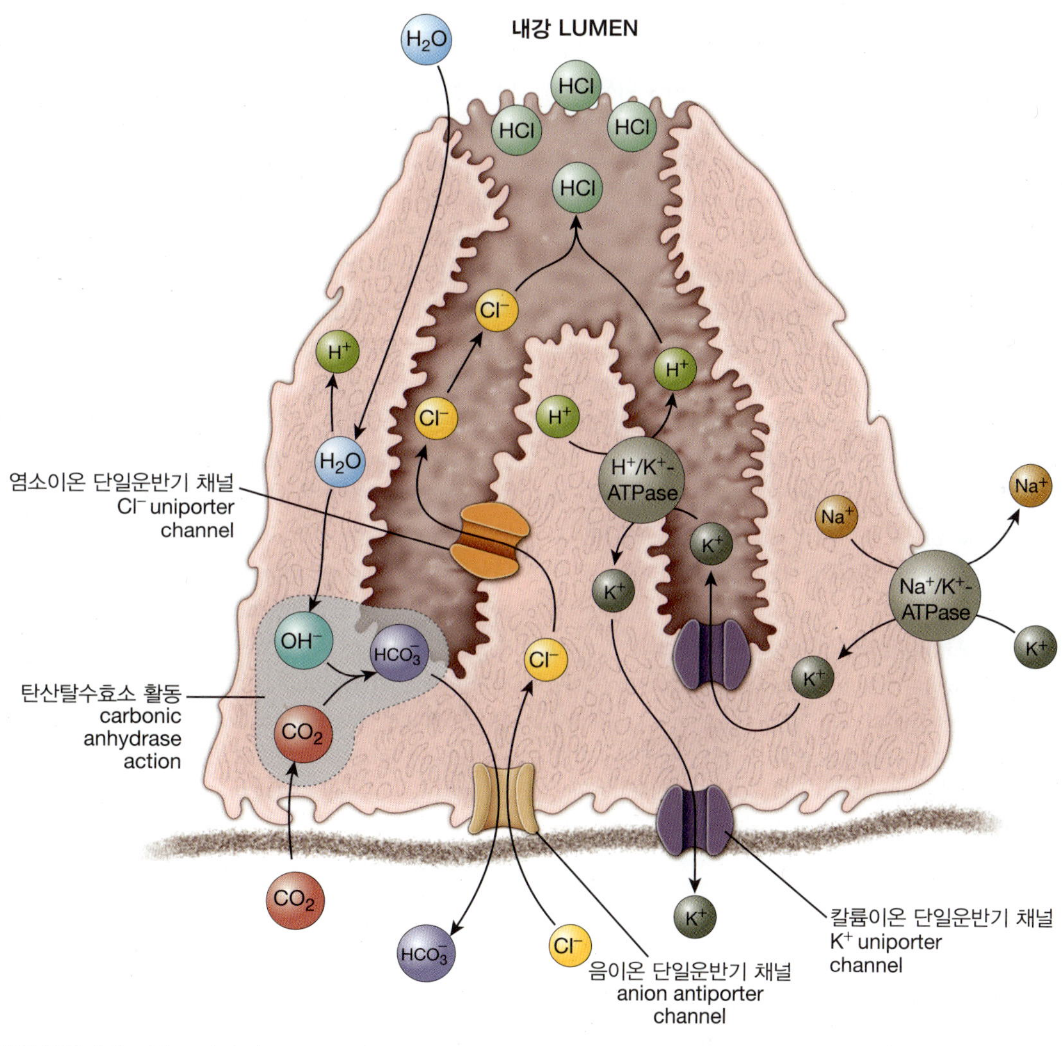

그림 17.11 벽세포의 염산 합성과정 모식도. 벽세포(parietal cell)가 자극되면 몇 단계를 거쳐 염산(HCl)을 생산한다. 혈액으로부터 이산화탄소(CO_2)가 바닥막(basement membrane)을 가로질러 벽세포로 들어와 탄산(carbonic acid, H_2CO_3)을 만든다. 탄산은 다시 수소이온(H^+)과 중탄산기(HCO_3)로 해리된다. 이 반응은 탄산탈수효소(carbonic anhydrase)에 의해 촉매되고, 세포질 안에서 수소이온을 생성하게 되고, 이어서 수소이온은 양성자펌프(H^+/K^+-ATPase proton pump)에 의해 세포막을 통과하여 세포속모세관(intracellular canaliculus)의 내강으로 운반된다. 동시에 세포속모세관 안에 있는 칼륨이온(K^+)은 수소이온(H^+)과의 교환되어 세포 안으로 운반된다. 또한 염소이온(Cl^-)은 벽세포의 세포질에서 세포막에 있는 염소이온통로(Cl^- channel)에 의하여 세포속모세관의 내강으로 운반된다. 세포속모세관 수소이온과 염소이온으로부터 염산을 합성하게 된다. 중탄산염소음이온채널(HCO_3^-/Cl^- anion channel)은 세포 안에 있는 이온과 바닥가쪽 세포막에 있는 나트륨펌프(Na^+/K^+-ATPase)의 정상적인 농도를 유지시킨다.

글상자 17.3

기능적 고찰: 위장관내분비계통(Gastrointestinal Endocrine System)

창자내분비세포(enteroendocrine cell)는 소화관의 점막에 존재하는 특수 세포이다. 이들 세포의 수는 소화관에 있는 모든 상피세포의 1% 이하이지만, 전체적으로 보면 인체에 있는 가장 큰 "내분비기관"이다. 또한 창자내분비세포는 이자, 간, 호흡계통 등의 분비관에서도 관찰되며, 이밖에 배아의 앞창자상피(전장상피, foregut epithelium)의 함입에서 기원한 다른 내배엽 파생구조물에서도 관찰된다. 창자내분비세포는 호르몬, 신호분자(signaling molecule), 조절인자(regulatory agent) 등을 분비하는 중추신경계의 신경분비세포(neurosecretory cell)와 매우 유사하기 때문에 이들을 **신경내분비세포**(neuroendocrine cell)라고도 한다. 대부분의 창자내분비세포는 소화관의 어떤 부위에서도 무리를 이루지 않는다. 더욱이 이들 세포는 위창자상피의 전반에 걸쳐서 개별적으로 흩어져 있다. 이런 이유로 이들을 일종의 **산재성신경내분비계통**(diffuse neuroendocrine system, DNES)을 구성하는 부분으로 설명하기도 한다. 그림 17.13은 위장관에서 각종 호르몬이 만들어지는 부위를 나타내고 있다. 이러한 분포양상에서 눈에 띄는 예외는 이자에서 관찰된다. 발생과정에서 배아의 전장(앞창자, foregut)에서 기원하는 이자싹(pancreatic bud)으로부터 나온 창자내분비세포는 특수하게 세포집단을 형성하며 이를 **이자섬**(췌장도, endocrine islet of Langerhans, pancreatic islet)이라고 한다(788~795쪽).

현재 관점에서, 산재성신경내분비계통은 신경세포와 내분비세포 두 가지 모두를 포함하며, 이들은 모두 신경펩타이드(neuropeptide), 크로모그라닌(chromogranin), 신경펩타이드처리효소(neuropeptide processing enzyme)와 같은 특수한 표지자의 발현과 치밀분비과립(dense-core secretory granule)들을 갖는다는 공통의 특징을 보여준다. 창자내분비세포의 분비물은 다양한 유전자에서 유래된다. 따라서 이들 세포는 대체접합(alternative splicing)과 차등처리(differential processing)로 인해 다른 형태로 표현된다. 창자내분비세포의 분비는 G단백질수용체수용체(G protein coupled receptor)와 티로신활성효소(tyrosine kinase) 활동에 의해 조절된다. 연구에 의하면, 크로모그라닌A는 치밀분비과립의 생합성을 조절하고, 반면에 크로모그라닌B는 만들어진 펩타이드를 분비소포(secretory vesicle) 안으로 들어가고 배열되는 과정을 조절한다. 표 17.1에 소화관의 중요한 호르몬의 종류와 합성장소, 주요 기능을 나열하였다.

산재성신경내분비계통 세포들의 신생물전환(neoplastic transformation)은 **위장관이자내분비종**(위장췌내분비종, gastroenteropancreatic [GEP] neuroendocrine tumor)의 발생원인이 된다. 이런 종양은 소화관이나 이자에서 드물게 나타나고, 해당 호르몬을 많이 분비함으로써 뚜렷한 임상증상을 나타낸다. 막창자꼬리(appendix)는 신경내분비종(neuroendocrine tumor)이 호발하는 부위이다. 한 예로는 종양세포에 의해 여러 가지 호르몬을 분비하여 나타나는 **카르시노이드증후군**(carcinoid syndrome)이 있다. 증상으로는 설사(세로토닌에 의한), 가끔씩 발생하는 홍조(flushing), 기관지수축(bronchoconstriction), 오른심장판막질환(right-sided cardiac valve disease) 등이 있다.

일부 창자내분비세포는 기능적으로 **APUD**(amine precursor uptake and decarboxylation)**세포**로 분류될 수 있다. 그러나 이 APUD세포들을 배아의 신경능선(neural crest)에서 기원한 후 신체의 다른 부위로 이주한 APUD세포들과 혼동해서는 안 된다. APUD세포들은 여러 가지 조절인자물질(regulator substance)을 조직이나 장기에 분비하며, 이런 조직과 장기로는 호흡상피(respiratory epithelium), 콩팥위샘속질(adrenal medulla), 이자섬(췌장도, pancreatic islet), 갑상샘의 소포곁세포(parafollicular cell), 뇌하수체(pituitary gland) 등이 있다. 창자내분비세포는 소화관의 다른 상피세포들과 동일한 줄기세포에서 유래한다. 서로 다른 두 개의 세포가 비슷한 물질을 생산하는 것이 동일한 발생학적 기원을 가진 세포를 의미하는 것은 아니다.

창자내분비세포는 가스트린(gastrin), 그렐린(ghrelin), 세크레틴(secretin), 콜레시스토키닌(cholecystokinin, CCK), 위억제호르몬(gastric inhibitory peptide, GIP), 모틸린(motilin) 등과 같은 위창자호르몬 뿐만 아니라 **주변분비호르몬**(paracrine hormone)들도 생산한다. 이 주변분비호르몬은 혈류를 타고 표적세포로 이동하지 않고 표적세포에 국소적으로 확산된다는 점에서 내분비호르몬과 다르다. 위창자관이나 이자에서 주변분비호르몬으로 잘 알려진 물질로는 성장호르몬억제인자(소마토스타틴, somatostatin)가 있고, 이는 다른 위창자의 분비세포나 이자섬의 내분비세포를 억제하는 기능이 있다.

확실하게 인정받는 호르몬 이외에 위장관에서 분비되는 몇몇 펩타이드는 호르몬 또는 주변분비호르몬으로 분류되어 있지 않다. 이런 펩타이드는 **후보호르몬**(candidate hormone) 또는 **잠정호르몬**(putative hormone)으로 일컫는다.

위장관 점막에서 분리된 또다른 국소적 활성물질은 **신경전달물질**(neurotransmitter)들이다. 이들은 표적세포 근처에 있는 신경종말에서 분비되며, 대개는 표적이 되는 세포는 점막근육판(muscularis mucosa)이나 근육층(muscularis externa), 그리고 혈관의 혈관중간막(tunica media)을 구성하는 민무늬근육세포(smooth muscle cell)들이다. 또한 창자내분비세포들도 신경전달물질을 분비하여 들신경세포(구심신경세포, afferent neuron)를 활성화하여 중추신경계나 자율신경계에 신호를 보낸다. 아세틸콜린(acetylcholine; 이는 펩타이드가 아님) 이외에 소화관 신경섬유에서 관찰되는 펩타이드로는 혈관작용창자펩타이드(vasoactive intestinal peptide, VIP), 봄베신(bombesin), 엔케팔린(enkephalin) 등이 있다. 따라서 특별한 펩타이드는 내분비세포나 주변분비내분비세포 (paracrine cell)에서 만들어지며, 또한 신경섬유에도 존재할 수 있다.

을 감지하는 미각수용체(맛수용체, taste receptor)와 유사한 수용체들이 열린창자내분비세포의 자유면에도 존재한다. 이 수용체들은 16장에서 설명한 G단백질결합수용체(G protein coupled receptor)인 T1R과 T2R이다(657쪽). 반면에, 닫힌창자내분비세포의 분비는 신경기전이나 주변분비기전(paracrine mechanism)을 통해 간접적으로 내강 내용물에 의해 조절된다.

전자현미경사진에서 보면, 창자내분비세포 안에 있는 분비과립은 막에 싸여 있고 크기가 작으며 세포질 전체에 걸쳐 흩어져 있다. 그러나 H&E 염색표본에서 과립은 소실되어 세포질이 밝게 보이며 이는 충분히 염색될만한 물질이 없기 때문이다. 비록 창자내분비세포는 크기가 작고 뚜렷한 염색이 없기 때문에 식별이 힘들지만 때로는 세포질이 투명하여 주위에 있는 으뜸세포나 벽세포들과 대조되어 쉽게 눈에 띄어 식별되기도 한다.

오래된 문헌에 기재된 창자내분비세포의 이름은 은(sliver)과 크롬(chromium)과의 염색성을 근거로 창자친크롬세포(enterochromaffin cell), 은친화세포(argentaffin cell), 호은세포

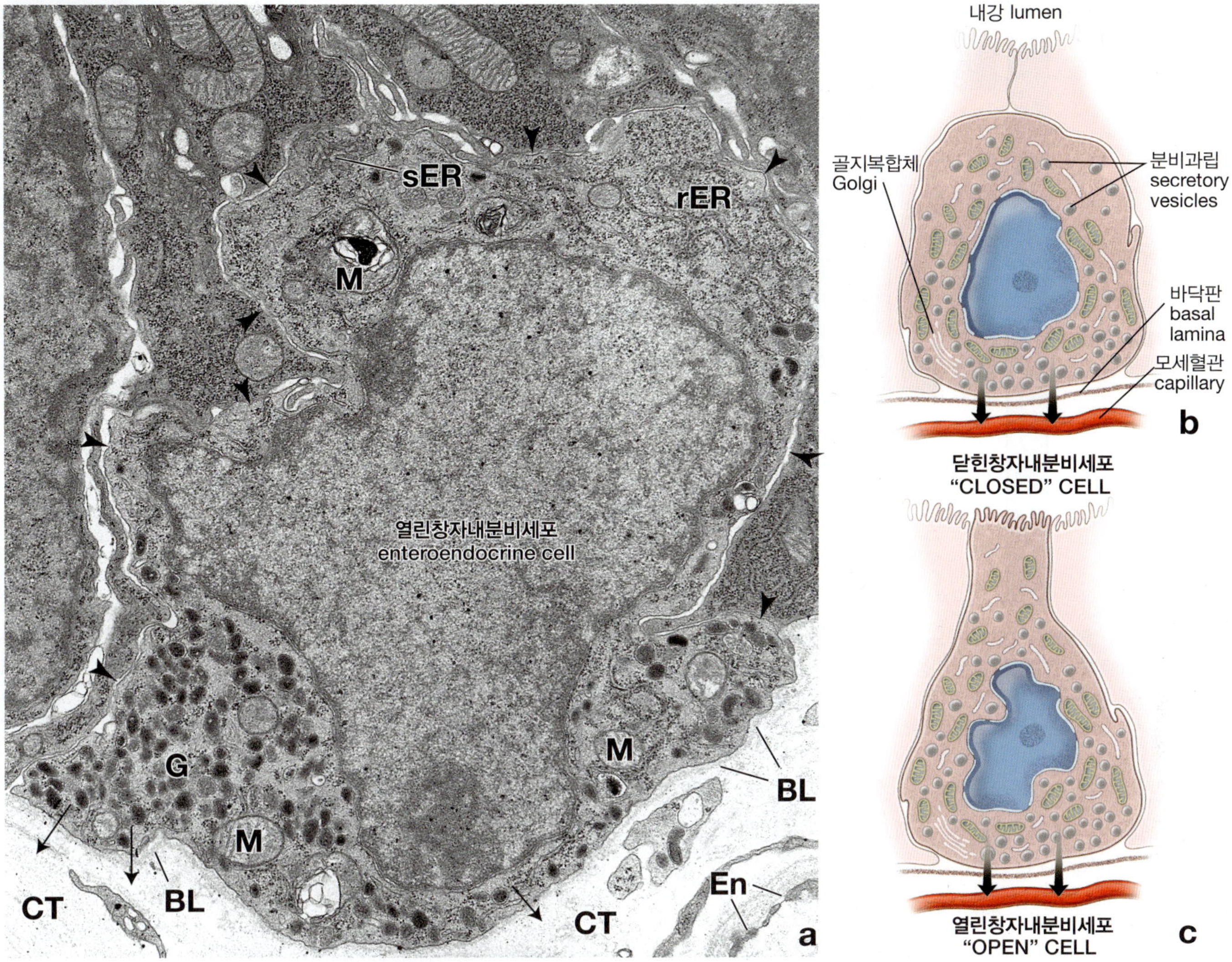

그림 17.12 창자내분비세포의 전자현미경사진과 모식도. a. 이 전자현미경사진은 닫힌창자내분비세포(closed enteroendocrine cell)를 보여준다. *화살촉*은 창자내분비세포와 인접한 상피세포와의 경계를 표시한다. 바닥쪽을 보면 창자내분비세포가 바닥판(basal lamina, *BL*) 위에 놓여 있음을 알 수 있다. 이런 유형의 창자내분비세포는 자유표면이 내강이나 상피표면에 이르지 않는다. 이 세포의 바닥에 있는 많은 분비과립(secretory granule, *G*)은 분비되어 *화살표* 방향으로 바닥막을 가로질러 결합조직(connective tissue, *CT*)으로 간다. **b.** 이 모식도는 상피표면에 도달하지 않는 닫힌창자내분비세포를 보여주고 있다. 분비과립들은 조직표본 제작과정에서 소실되곤 한다. 다른 뚜렷한 소기관이 없기 때문에 H&E 염색표본에서는 핵이 소량의 투명한 세포질로 둘러싸여 있는 것처럼 관찰된다. **c.** 상피표면까지 뻗어 있는 열린창자내분비세포(open enteroendocrine cell)의 모식도이다. 꼭대기 세포면에 있는 미세융모에는 미각수용체(taste receptor)들이 있어 단맛, 쓴맛, 감칠맛을 감지할 수 있다. 이런 세포들은 화학수용체세포(chemoreceptor cell)의 역할을 하여 상피표면의 환경을 모니터링한다. 따라서 이 세포들은 위장관의 호르몬분비 조절에 관여한다. *En*, 모세혈관의 내피(endothelium cell of capillary); *M*, 사립체(mitochondria); *rER*, 과립세포질그물(rough endoplasmic reticulum); *sER*, 무과립세포질그물(smooth endoplasmic reticulum).

(argyrophil cell) 등으로 불리었다. 현재는 이런 세포들이 분비하는 20종류 이상의 펩타이드나 폴리펩타이드호르몬(polypeptide hormone), 호르몬유사조절물질(hormone-like regulating agents) 등에 대한 면역화학적 염색에 의해 분비물질의 특성이 밝혀짐으로써 이제는 그 물질이 무엇인지 확인되었다(그림 17.13, 표 17.1과 17.2). 면역화학염색이 개발되기 전까지는 투과전자현미경(TEM) 소견에 따라, 분비과립의 크기와 모양, 전자밀도 등을 근거로 창자내분비세포를 최소 17종류로 구분하였다.

위점막의 들문샘(Cardiac Gland)

들문샘은 점액분비세포로 구성되어 있다.

들문샘(분문선, cardiac gland)은 위(stomach)에서 식도구멍 주변을 둘러싸고 있는 좁은 부위(들문부분[cardiac segment, cardia]이라고 함)에서만 관찰된다. 이 샘의 분비물은 식도들문샘(esophageal cardiac gland)의 분비물과 배합되어 위액에 합쳐지며, 위액 역류로부터 식도상피를 보호하는 데 기여한다. 들문샘은 대롱샘(tubular gland)으로서 다소 구불구불하고 가끔 분지한다(그림 17.14, 도판 17.3, 744쪽). 들문샘은 주로 점액분비세포(mucus-secreting cell)로 구성되어 있고, 드문드문 창자내분비세포들이 흩어져 있다. 점액분비세

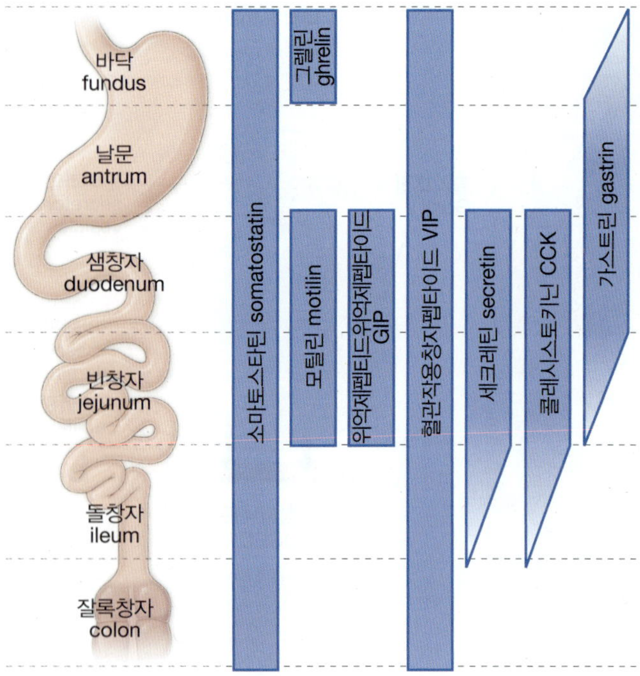

그림 17.13 위창자 호르몬. 이 모식도는 소화관에서 창자내분비세포(enteroendocrine cell)들에 의해 분비되는 위창자펩타이드호르몬(gastrointestinal peptide hormone)의 분포를 보여준다. *CCK*, cholecystokinin; *GIP*, gastric inhibitory peptide; *VIP*, vasoactive intestinal peptide.

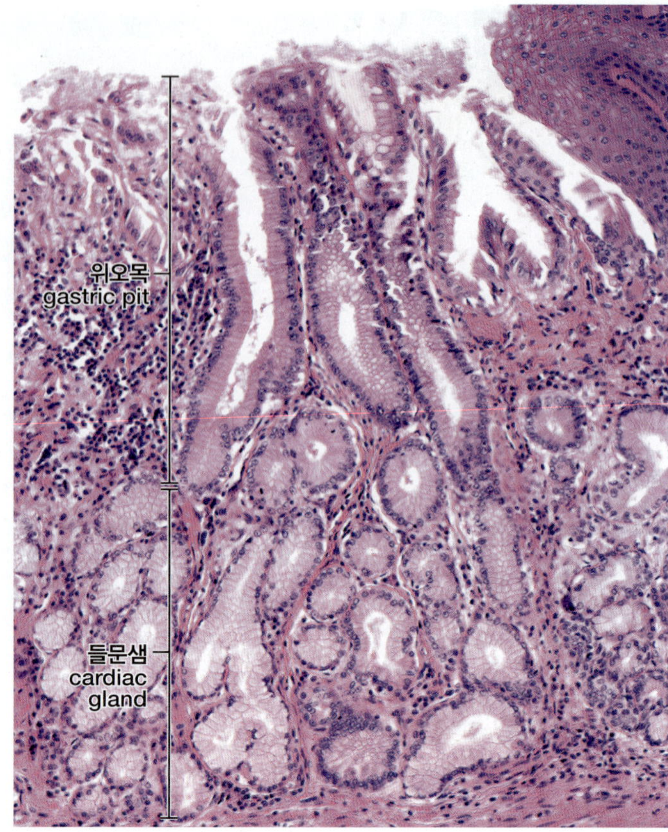

그림 17.14 들문샘의 현미경사진. 이 사진은 식도위경계(esophagogastric junction)를 보여준다. 사진의 *오른쪽위 모서리*에 식도의 편평중층상피(stratified squamous epithelium)가 관찰된다. 들문샘(cardiac gland)은 대롱샘(tubular gland)이며 다소 꾸불꾸불하고 가끔 분지되어 있다. 이들은 주로 식도샘(esophageal gland)의 세포와 비슷하게 생긴 점액분비세포(mucus secreting cell)로 구성되어 있다. 점액분비는 원주세포(columnar cell)로 구성된 짧은 분비관을 통해 위오목(gastric pit)의 내강에 이른다. ×240.

포는 식도들문샘의 세포들과 비슷하다. 점액분비세포의 핵은 납작하고 바닥쪽에 자리잡고 있고 특징적으로 꼭대기 세포질에는 점액과립(mucin granule)으로 채워져 있다. 짧은 분비관부분(duct segment)은 길쭉한 핵을 갖은 원주세포로 되어 있으며, 이 분비관들은 분비샘의 분비부분(secretory segment)이 분비가 되는 얕은 오목(pit)들 사이에 위치한다. 분비관부분은 표면점액세포와 샘세포

표 17.1 위장관에서 분비하는 호르몬의 생리적 작용

		주요 작용	
호르몬	생산 장소	자극	억제
가스트린(Gastrin)	G cells(위에서 분비)	위산분비	
그렐린(Ghrelin)	Gr cells(위에서 분비)	성장호르몬 분비 식욕과 배고픔 자각	지방 대사 지방조직에서 지방 사용
콜레시스토키닌(Cholecystokinin, CCK)	I cells(샘창자와 빈창자에서 분비)	담낭 수축 이자 효소 분비 이자 중탄산염 분비 이자 성장	위내용물 배출
세크레틴(Secretin)	S cells(샘창자에서 분비)	이자 효소 분비 이자 중탄산염 분비 이자 성장	위산 분비
위억제펩타이드(Gastric inhibitory peptide, GIP)	K cells(샘창자와 빈창자에서 분비)	인슐린(insulin) 분비	위산 분비
모틸린(Motilin)	Mo cells(샘창자와 빈창자에서 분비)	위와 창자의 운동	

출처: Johnson LR, ed. *Essential Medical Physiology*. Lippincott-Raven, 1998.

표 17.2 위장관에서 분비하는 그 밖의 호르몬의 생리적 작용

호르몬	생산 장소	주요 작용 자극	 억제
후보호르몬(Candidate hormones)			
이자폴리펩타이드(Pancreatic polypeptide)	PP cells(이자에서 분비)	위내용물 배출 창자 운동	이자 효소 분비 이자 중탄산염 분비
YY 펩타이드(Peptide YY)	L cells(이자와 큰창자에서 분비)	큰창자에서 전해질과 물의 흡수	위산 분비 위내용물 배출 음식 섭취
글로카곤유사펩타이드(Glucagon-like peptide-1, GLP-1)	L cells(이자와 큰창자에서 분비)	인슐린(insulin) 분비	위산 분비 위내용물 배출
주변호르몬(Paracrine hormones)			
소마토스타틴(Somatostatin)	D cells(소화관 전체 점막에서 분비)		가스트린(gastrin) 분비 위산 분비 다른 위장관 호르몬의 분비
히스타인(Histamine)	소화관 점막에서 분비	위산 분비	
신경분비호르몬(Neurocrine hormones)			
붐베신(Bombesin)	위에서 분비	가스트린(gastrin) 분비	
엔테팔린(Enkephalins)	소화관의 점막과 근육층에서 분비	민무늬근육 수축	창자샘 분비
혈관작용억제펩타이드(Vasoactive inhibitory peptide, VIP)	소화관의 점막과 근육층에서 분비	이자 효소 분비 창자샘 분비	민무늬근육 수축 조임근 수축

출처: Johnson LR, ed. *Essential Medical Physiology*. Lippincott-Raven, 1998.

들이 증식하는 장소이기도 하다.

위점막의 날문샘(Pyloric Gland)

날문샘의 세포들은 표면점액세포와 비슷하고 날문부위 점막보호에 기여한다.

날문샘(유문선, pyloric gland)은 날문방(유문동, pyloric antrum; 위[stomach]에서 날문쪽 부위로 상대적으로 좁은 부위)에 자리잡고 있다. 날문샘은 분지나선대롱샘(branched, coiled, tubular gland)이다(도판 17.5, 748쪽). 내강은 상대적으로 넓고 분비세포의 모양은 표면점액세포(surface mucous cell)와 유사하며 비교적 끈적한 분비물을 분비한다. 창자내분비세포가 샘상피에 흩어져 있고 벽세포도 간혹 관찰된다. 분비샘은 점막두께의 절반 가량을 차지하는 위오목(gastric pit)으로 분비물을 분비한다(그림 17.15).

위 상피세포의 재생(Epithelial Cell Renewal in the Stomach)

위샘에는 상피세포 재생을 담당하는 줄기세포틈새(stem cell niche)가 있다.

종전의 연구에서는, 뉴클레오타이드(nucleotide) 통합분석 및 전자현미경을 이용해 **바닥샘**(fundic gland)**의 잘록부분**(isthmus)에서 줄기세포가 복제되고 분화되는 곳, 즉 **줄기세포위치**(stem cell location)인 **줄기세포틈새**(stem cell niche)가 있다는 것을 발견했다. 표면점액세포(surface mucous cell)가 될 세포는 위오목에서 위 표면으로 이동한다. 다른 세포는 아래쪽으로 이동하여 바닥샘 상피의 개체수를 유지한다. 그러나 이러한 줄기세포의 분화와 이동 경로는 추정일 뿐, 아직 정확하게 밝혀진 것은 아니다.

최근에 줄기세포 분화의 결과를 추적관찰하기 위하여 표지이식유전자(labeled transgenes, 실험을 위해 유전공학으로 변형한 유전자)를 가진 레트로바이러스를 감염시킨 줄기세포와 제자리부합법(in situ hybridization) 기술을 이용한 실험을 통해 바닥샘의 두 곳에서 줄기세포의 위치를 파악했다. 이런 연구를 통해 위샘의 잘록부분(isthmus)뿐만 아니라 **위샘의 바닥부분**(base)에도 줄기세포틈새(stem cell niche)가 존재한다는 것이 밝혀졌다. 이 두 곳에 있는 줄기세포들은 모두 자가재생(self-renewing)이 가능하고, 표면점액세포, 목점액세포, 으뜸세포, 벽세포, 창자내분비세포 등으로 분화하게 된다. 이러한 줄기세포의 분포는 위(stomach)의 모든 부위에서 관찰된다. 그러나 각 부위에서 줄기세포는 서로 다른 분자표지(molecular marker)를 발현하고 세포재생에서 서로 다른 역할을 한다. 예를 들

글상자 17.4

기능적 고찰: 창자세포의 소화와 흡수 기능(Digestive and Absorptive Functions of Enterocytes)

창자세포(장세포, enterocyte)의 미세융모(microvilli)의 세포막(cell membrane, 형질막 plasma membrane)은 흡수와 더불어 소화에도 중요한 역할을 한다. 소화효소들은 세포막에 부착하며, 그의 기능적 분자들은 내강쪽을 향하여 뻗어 있어 당질층(glycocalyx)의 한 부분을 이룬다. 이와 같은 배열은 소화의 최종 산물을 펩타이드분해효소(peptidase)와 이당분해효소(disaccharidase)가 있는 흡수장소에 가깝게 가져온다. 또한 미세융모의 세포막은 단백질분해효소인 **엔테로키나아제**(enteropeptidase, enterokinase)도 함유하며, 이는 특히 샘창자에서 매우 중요하여 트립시노겐(trypsinogen)을 트립신(trypsin)으로 전환시킨다. 그러면 트립신은 계속해서 남은 트립시노겐을 트립신으로 전환하고, 또한 트립신은 몇몇 이자에서 분비된 효소원(zymogen)을 활성효소로 전환시킨다(그림 F17.4.1). 세 가지 주요 영양분의 소화와 흡수에 대한 요점은 다음 단락에 요약되어 있다.

탄수화물(carbohydrate) 소화의 마지막 단계는 창자세포의 미세융모에 부착하고 있는 효소들에 의해 이루어진다(그림 F17.4.2). 갈락토오스(galactose)를 비롯하여 포도당(glucose)과 과당(fructose)은 정맥모세혈관(venous capillary)으로 직접 흡수된 다음, 간문맥계통(hepatic portal system)을 통해 간으로 들어간다. 일부 유아와 상당수의 성인은 젖당(lactose)을 갈락토오스와 포도당으로 분해하는 이당분해효소(disaccharidase)인 젖당분해효소(lactase)가 없기 때문에 우유나 발효되지 않은 유제품에 대하여 내성이 없다. 따라서 이들이 우유를 섭취하면 소화되지 않는 젖당을 세균들이 분해함으로써 가스가 만들어져서 배팽만과 설사를 유발한다. 만약 음식에서 젖당을 제거하면 이러한 상황을 막을 수 있다. 소수의 사람에 대하여 우유못견딤증(우유불내증, milk intolerance)은 젖당을 줄인 유제품이나 젖당분해효소 알약(처방전없이 살 수 있는 약으로 만들어서)을 사용함으로써 부분적으로 또는 완전하게 해결될 수 있다.

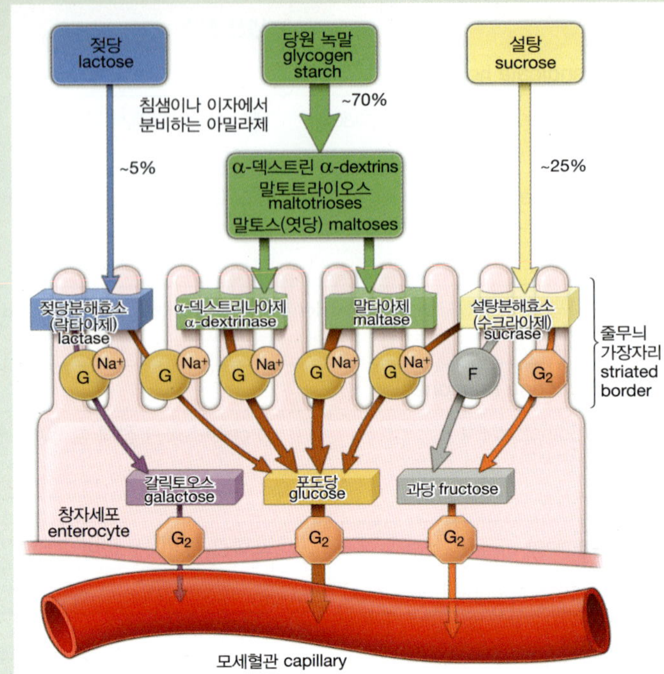

그림 F17.4.2 창자세포에 의한 탄수화물의 소화와 흡수의 모식도. 탄수화물은 단당류(monosaccharide, 예: 포도당, 과당, 갈락토오스), 이당류(disaccharide, 예: 설탕, 젖당, 엿당), 다량류(polysaccharide, 예: 글리코겐, 녹말) 상태로 소화관에 전달된다. 탄수화물의 소화와 관련된 효소는 침샘에서 분비하는 아밀라아제(amylase)와 이자에서 분비하는 아밀라아제로 분류된다. 소화가 더 진행되면 창자세포의 줄무늬가장자리(striated border)에서 수행되며 올리고당류(oligosaccharide)와 다당류가 세 가지 기본 단당류인 포도당, 갈락토오스, 과당으로 분해된다. 설탕과 갈락토오스는 설탕수송체인 나트륨의존성포도당수송체(Na^+-dependent glucose transporter, SGLT1)에 의한 능동운반(active transport)과정을 거쳐 창자세포 안으로 흡수된다. 이 수송체는 내강쪽 세포막에 위치한다(그림에서 *갈색 원에 G와 나트륨으로 표시함*). 과당(fructose)은 두 가지 전달체인 GLUT5포도당수송체(*회색 원에 F로 표시함*)와 GLUT2포도당수송체(*오렌지색 오각형에 G_2로 표기함*)를 이용한 과정인 나트륨비의존성수송체(Na^+-independent transport)를 통하여 세포로 들어간다. 이렇게 흡수된 단당류는 그 다음에 창자세포의 바닥막(basal membrane)을 지나서, 전달체인 GLUT2포도당수송체를 이용하여 점막고유판(lamina propria)의 모세혈관으로 들어가 간문맥을 통해 그들의 최종목적지인 간으로 들어간다.

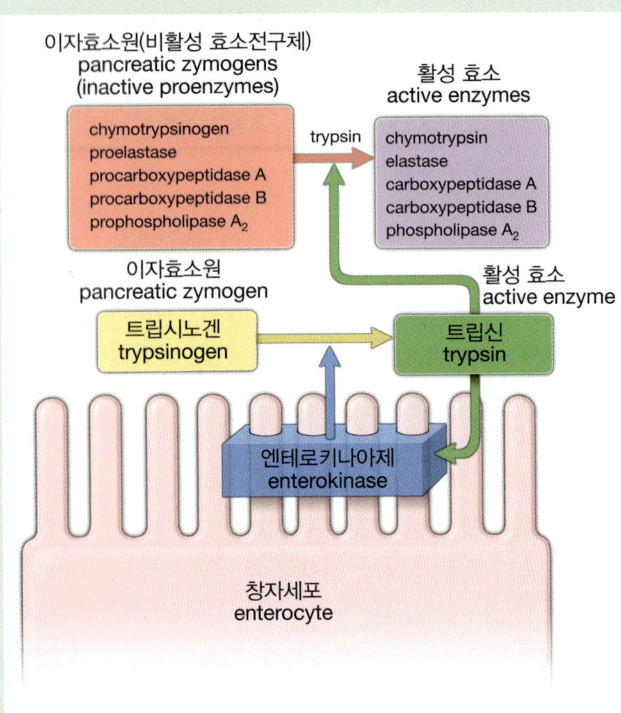

그림 F17.4.1 이자의 단백질분해효소 활성화 과정을 보여주는 모식도. 주요 이자효소인 단백질분해효소(protease)는 비활성상태의 효소전구체(proenzyme)로 분비된다. 이들의 활성화는 샘창자에 미즙이 도달함으로써 촉발된다. 미즙은 점막상피세포들을 자극하여 당질층(glycocalyx) 안에서 엔테로키나아제(*푸른색 박스*)를 분비하고 활성화시킨다. 엔테로키나아제는 트립시노겐을 활성화시켜 활성형인 트립신(*녹색 박스*)으로 전환시킨다. 차례로 트립신은 다른 이자의 효소전구체(*붉은색 박스*)를 활성화시켜 각각 활성형으로 전환시킨다(*보라색 박스*). 활성화된 단백질분해효소는 단백질 또는 폴리펩타이드(polypeptide)의 펩타이드결합(peptide bond)을 가수분해시켜 작은 펩타이드나 아미노산으로 쪼갠다.

중성지방인 **트리글리세리드**(triglyceride)는 분해되어 글리세롤(glycerol), 모노글리세라이드(monoglyceride), 세 종류(long, medium and short-chain, 지방족 사슬의 길이에 따른 분류)의 지방산(fatty acid)이 된다. 이 물질들은 담즙염(bile salt)에 의해 유화되어 창자세포의 내강쪽 세포막으로 전달된다. 여기서 글리세롤과 긴사슬지방산(long-chain fatty acid)은 재합성되어 다시 트리글리세리

글상자 17.4

기능적 고찰: 창자세포의 소화와 흡수 기능(Digestive and Absorptive Functions of Enterocytes) (계속)

드가 된다. 재합성된 트리글리세리드는 처음에 무과립세포질그물(sER)의 꼭대기쪽 소포에 나타나고(그림 17.21), 그 다음에 골지복합체에서 관찰되며 여기에서 작은 중성지방인 **암죽미립**(chylomicron)으로 전환되고, 마지막으로 세포사이공간으로 내보내는 소포 안에서 관찰된다. 암죽미립은 정맥모세혈관으로 곧바로 흡수되지 않고 융모의 점막고유판(lamina propria) 중심에 위치하는 중심림프관(central lacteal)을 통해 흡수된다. 그 다음에 암죽미립이 풍부한 림프는 가슴림프관(thoracic duct)으로 들어가고, 결국에는 정맥혈액으로 들어간다. 혈액으로 들어간 암죽미립은 빠르게 분해되어 각 구성성분이 신체에서 사용된다. 이와는 다르게 짧은사슬지방산(short-chain fatty acid)과 글리세롤은 모세혈관을 통해 흡수되어 간문맥(portal vein)을 통해 간으로 들어간다.

단백질(protein)의 소화와 흡수는 그림 F17.4.3에서 보여준다. 단백질의 소화의 주요한 최종산물은 아미노산(amino acid, 약 30%)과 올리고펩타이드(oligopeptides, 약 70%)이며, 이들은 창자세포에 의해 흡수된다. 아미노산의 흡수기전은 개념적으로 탄수화물의 흡수과정과 같다. 창자세포의 내강쪽 형질막에 적어도 네 개의 공동수송체인 나트륨의존성아미노산공동수송체(Na^+-dependent amino acid cotransporter)가 존재한다. 디펩타이드(dipeptide)와 트리펩타이드(tripeptide)는 공동수송체인 수소의존성올리고펩타이드공동수송체(H^+-dependent oligopeptide cotransporter)인 PepT1에 의해 내강쪽 세포막을 통해 세포질 안으로 들어오게 된다. 세포질 안에서 디펩타이드와 트리펩타이드는 펩타이드분해효소(peptidase)에 의해 유리아미노산(free amino acid)으로 분해된다. 아미노산 흡수장애질환 중 하나가 하트넙병(Hartnup's disease)이며, 이 질환의 환자는 디펩타이드를 섭취하면 혈액에서 유리아미노산이 나타나지만, 유리아미노산을 섭취했을 땐 혈액 안에서 유리아미노산이 나타나지 않는다. 이러한 사실은 특정 아미노산의 디펩타이드는 유리아미노산의 흡수과정과는 다른 경로인 PepT1공동수용체(PepT1 cotransporter)를 통하여 흡수된다는 것을 뒷받침한다.

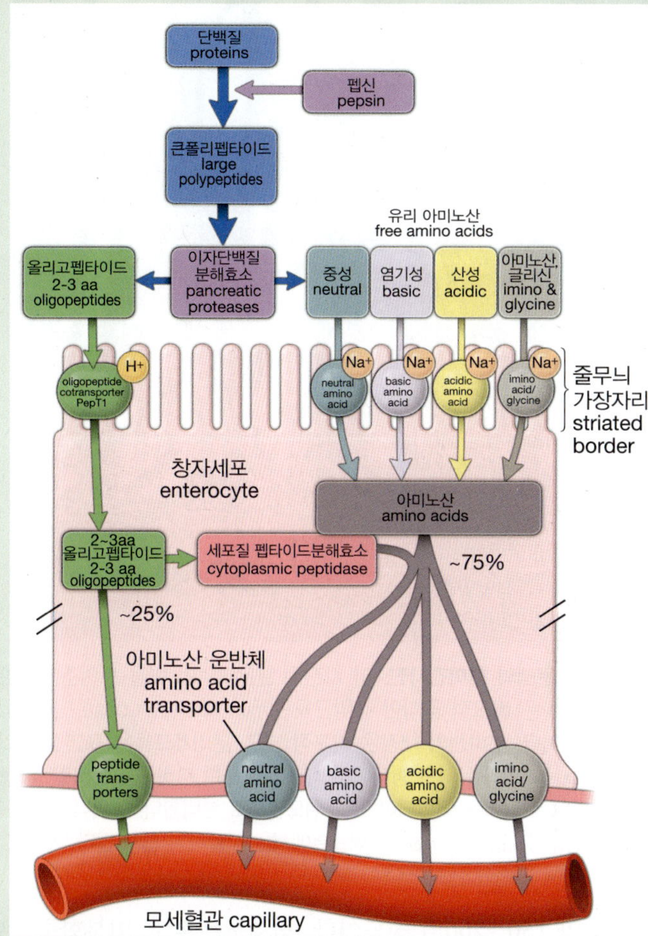

그림 F17.4.3 창자세포에 의한 단백질의 소화와 흡수의 모식도. 소화관으로 들어간 단백질은 유리아미노산(aa)과 작은 디펩타이드나 트리펩타이드 조각으로 완전히 소화된다. 단백질 소화의 시작은 위(stomach)에서 펩신에 의해 시작되며 펩신은 단백질을 큰 폴리펩타이드로 가수분해시킨다. 그다음 단계는 작은창자에서 이자의 단백질분해효소에 의해 일어난다. 이 활성화 과정은 그림 F17.4.1에서 보여준다. 유리아미노산은 네 개의 다른 아미노산공동수송체에 의해 운반된다. 디펩타이드와 트리펩타이드는 공동수송체인 수소의존성올리고펩타이드공동수송체(H^+-dependent oligopeptide cotransporter)인 PepT1에 의해 내강쪽 혈질막을 통해 세포질 안으로 들어온다. 그 다음에 대부분의 디펩타이드와 트리펩타이드는 세포질 안에서 펩타이드분해효소에 의해 분해되고, 이렇게 만들어진 유리아미노산은 바닥막을 통과하여 점막고유판에 있는 모세혈관으로 흡수되어 결국 간문맥을 거쳐 간으로 들어간다.

어, 날문샘 바닥부분에 있는 줄기세포는 정상적인 항상성 조건에서 상피세포 재생을 유지하는 반면, 바닥샘에서의 줄기세포는 같은 조건에서 재생을 하지 않는 정지상태를 유지한다.

표면점액세포는 거의 3~5일마다 재생된다.

표면점액세포(surface mucous cell)의 수명은 3~5일로 비교적 짧다. 이는 위오목(gastric pit)과 바닥샘 사이에 있는 좁은 부위인 잘록부분(isthmus)에서의 유사분열활동에 의해 조절된다(그림 17.16). 바닥샘의 잘록부분은 조직줄기세포의 저장소로서 유사분열을 통해 지속적인 세포재생에 기여한다. 이 부위에서 새롭게 분열된 세포의 대부분은 표면점액세포가 된다. 이 세포들은 위오목의 벽을 따라 올라가서 위벽의 표면으로 이주하며, 수명이 다하면 위 내강으로 탈락된다.

바닥샘을 구성하는 세포들은 비교적 긴 수명을 갖는다.

잘록부분에서 위샘으로 내려간 다른 세포들은 샘상피를 구성하는 벽세포, 으뜸세포, 목점액세포, 창자내분비세포 등으로 분화한다. 이 세포들은 비교적 긴 수명을 갖는다. **벽세포**의 수명이 가

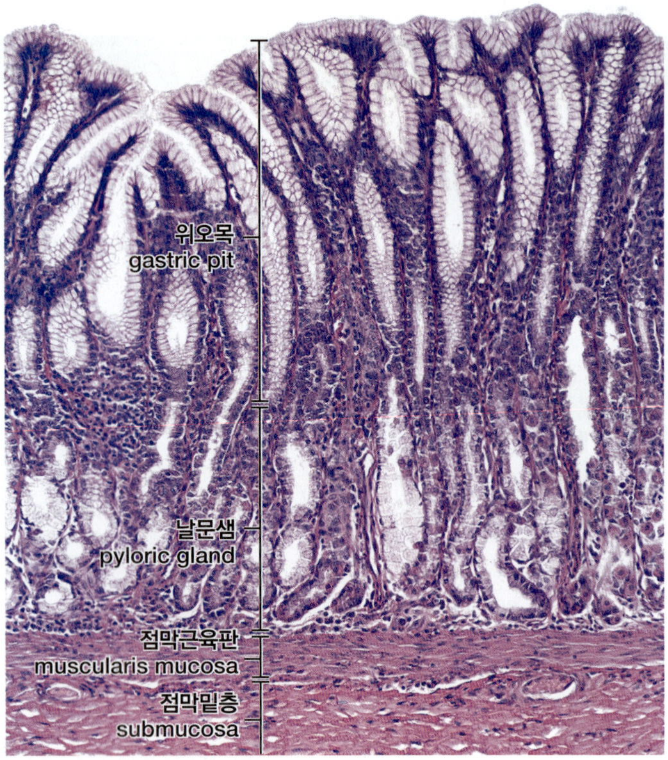

그림 17.15 날문샘의 현미경사진. 이 사진은 날문부위의 벽을 보여준다. 날문샘(pyloric gland)은 비교적 곧지만 점막근육판(muscularis mucosa) 근처에서는 약간 나선형이다. 분비샘의 내강은 비교적 넓고, 분비세포들은 표면점액세포(surface mucous cell)와 유사한 형태여서 비교적 끈끈한 분비물을 분비할 것으로 생각된다. 날문샘은 점막에 국한되어 있고 위오목으로 분비한다. 그러나 위오목과 분비샘의 정확한 경계는 일반 H&E 염색표본에서는 식별하기 쉽지 않다. ×120.

장 길어서 약 150~200일 정도이다. 벽세포는 같은 미분화줄기세포(undifferentiated stem cell)로부터 발생되지만 세포의 수명은 확실하게 다르다. 근래에 벽세포는 사람 위의 세포와 공생관계로 이미 존재하고 있었던 균류(곰팡이)인 **뉴로스포라 크라사**(*Neurospora crassa*)로부터 진화했을지도 모른다고 가정한 적이 있다. 이 가설의 근거는 사람의 벽세포에서 발견된 양성자펌프(H^+/K^+-ATPase)가 이 세균에서 발견된 양성자펌프와 확실한 유전적 유사성을 갖고 있다는 점이다. 이 세균의 DNA는 아마도 바이러스의 도움으로 이동되었고 결국 줄기세포의 핵에 혼합된 것으로 추측하고 있다.

으뜸세포나 **창자내분비세포**는 잘록부분에서 내려오는 새로운 세포들로 대체되기 전까지 대략 60~90일 정도 생존하는 것으로 추정된다. 반면에, **목점액세포**의 수명은 대략 6일 정도로 짧은 편이다.

점막고유판(Lamina Propria)과 점막근육판(Muscularis Mucosa)

위점막의 **점막고유판**(lamina propria)은 위오목과 위샘을 둘러싸고 있는 비교적 좁고 제한된 공간이다. 이 층의 버팀질(간질, stroma)은 섬유모세포(fibroblast)나 민무늬근육세포(smooth muscle cell)와 관련된 그물섬유(reticular fiber)로 주로 구성되어 있다. 이밖에 면역계통의 세포들인 림프구, 형질세포(plasma cell), 큰포식세포(macrophage), 그리고 약간의 호산구(eosinophil) 등을 포함하고 있다. 흔히 그렇듯이 염증이 생기면 호중구(neutrophil)가 가장 많을 수도 있다. 가끔 림프소절(lymphatic nodule)도 존재하며 대개는 일부분이 근육층쪽으로 밀려나 있다.

위점막의 **점막근육판**(muscularis mucosa)은 비교적 얇은 두 층으로 구성되어 있으며, 보통 속돌림층(inner circular layer)과 바깥세로층(outer longitudinal layer)으로 배열되어 있다. 어떤 부위에서는 셋째 층이 존재하며 배열양상은 돌림층 경향을 보인다. 민무늬근육세포의 가는 가닥들(strands)이 점막근육판의 안쪽층에서 점막고유판의 표면까지 뻗어 있다. 점막고유판에 있는 이러한 민무늬근육세포의 구조적인 특징은 위샘분비물의 유출을 돕는 것으로 생각된다.

위의 점막밑층(Gastric Submucosa)

위의 **점막밑층**(점막하층, submucosa)은 치밀결합조직(dense connective tissue)으로 구성되며 다양한 양의 지방조직(adipose

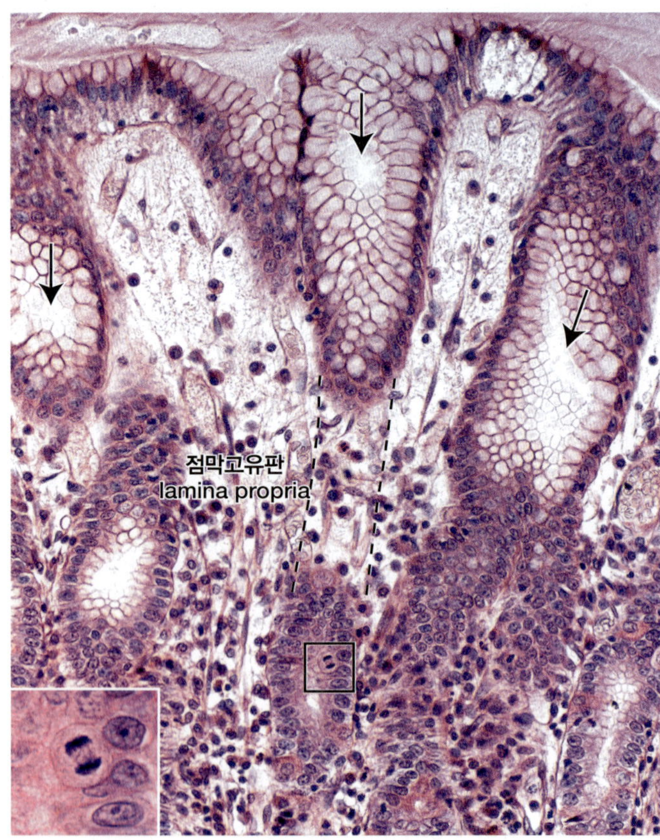

그림 17.16 날문샘의 잘록부분(isthmus)에서 분열세포의 현미경사진. 이 사진에서 위오목(gastric pit)은 비스듬하게 절단되어 있다. 이 단면에서 위오목(*화살표*)은 점막고유판(lamina propria)에 둘러싸여 있는 표면상피의 함입을 식별할 수 있다. 점막고유판에는 많은 수의 림프구들이 존재하므로 세포성분이 많게 보인다. ×240. **확대사진.** 네모로 표시한 부위의 고배율 사진으로 잘록부분에서 분열 중인 세포를 보여주고 있다. ×580.

tissue)과 혈관 등을 비롯하여 **점막밑신경얼기**(submucosal plexus, Meissner plexus)를 구성하는 신경섬유와 신경절세포 등을 갖고 있다. 이 신경얼기는 점막밑층의 혈관과 점막근육판의 민무늬근육을 지배한다.

위의 근육층(Gastric Muscularis Externa)

위의 **근육층**(muscularis externa)은 전통적으로 바깥세로층(outer longitudinal layer), 중간돌림층(middle circular layer), 속빗층(inner oblique layer)으로 구성되어 있다고 설명한다. 일반적으로 위의 근육층은 이처럼 세 층으로 구성되었다고 말하지만, 사실 뚜렷하게 층을 구별하기 어려울 수도 있으므로 이런 표현은 어느 정도 오해의 소지가 있다. 다른 내강을 가진 장기들(예를 들어, 담낭, 방광, 자궁 등)처럼 위(stomach) 근육층의 민무늬근육은 층이라는 용어가 의미하는 것보다 어느 정도 멋대로 배열되어 있다고 할 수 있다. 더욱이 바깥세로층은 위의 앞면과 뒷면의 상당 부분에서 결여되어 있으며, 돌림층은 식도주위부분에서는 제대로 발달되어 있지 않다. 근육층 배열의 특성은 소화과정 동안에 미즙을 섞는 역할과 관계가 있을 뿐 아니라 부분적으로 소화된 내용물을 작은창자로 밀어내는 일에도 관여하므로 기능적으로 중요하다. 신경절세포(ganglion cell)의 무리와 무수신경섬유(unmyelinated nerve fiber) 다발은 근육층 사이에 존재한다. 이들 신경을 총칭하여 **근육층신경얼기**(myenteric plexus, Auerbach plexus)라고 하며 근육층을 지배한다.

위의 장막(Gastric Serosa)

위의 **장막**(serosa)은 이미 소화관의 일반적인 설명에서 언급한 바 있다. 위의 장막은 배막(peritoneum) 구조물인 큰그물막(greater omentum)을 통하여 배안(abdominal cavity)의 벽쪽배막(벽측복막, parietal peritoneum)에, 그리고 작은그물막(lesser omentum)을 통하여 간의 내장쪽배막(visceral peritoneum)에 연속된다. 그 이외에는, 다른 특별한 구조를 나타내는 것은 없다.

■ 작은창자(소장, SMALL INTESTINE)

작은창자는 소화관에서 가장 긴 부분으로 길이가 6 m가 넘으며 해부학적으로 세 부분으로 구분한다.

- **샘창자**(십이지장, duodenum): 샘창자는 길이가 25 cm 정도이며, 작은창자의 첫 부분으로 가장 짧고 굵다. 샘창자는 위(stomach)의 날문(pylorus)에서 시작하여 샘빈창자경계(십이지장공장접합부, duodenojejunal junction)에서 끝난다(도판 17.6, 750쪽).
- **빈창자**(공장, jejunum): 빈창자는 길이가 2.5 m 정도이고 **샘빈창자경계**(duodenojejunal junction)에서 시작하여 작은창자 길이의 위쪽 2/5에 해당된다. 빈창자는 형태학적 특징이 점차 바뀌어 돌창자가 된다(도판 17.7, 752쪽).
- **돌창자**(회장, ileum): 돌창자는 길이가 약 3.5 m 정도이며 빈창자에서 연속되어 작은창자의 아래쪽 3/5에 해당된다. 돌창자는 돌창자의 끝부분과 막창자(cecum)가 연결되는 **돌막창자경계**(회맹장접합부, ileocecal junction)에서 끝난다(도판 17.8, 754쪽).

점막(Mucosa)

작은창자는 음식물의 소화와, 소화된 음식물의 흡수를 위한 주요 장소이다.

위의 미즙(chyme)이 샘창자(duodenum)로 가면 용해와 소화 과정을 계속하기 위하여 간에서는 담즙이 분비되고, 이자에서는 효소가 분비된다. 특히 효소 중에서 이당분해효소(disaccharidase)와 디펩타이드효소(dipeptidase)는 **창자세포**(장세포, enterocyte), 즉 **창자흡수세포**(intestinal absorptive cell)의 미세융모(microvilli)의 당질층(glycocalyx)에도 존재한다. 이러한 효소들은 대부분의 당과 단백질을 단당류(monosaccharide)와 아미노산으로 완전하게 분해하여 흡수하는 소화과정에 관여한다(글상자 17.4). 미즙과 함께 작은창자에 도달한 수분과 전해질, 그리고 이자와 간의 분비물들은 작은창자에서 재흡수가 되는데, 특히 작은창자의 말단부위에서 많이 흡수된다.

돌림주름, 융모, 미세융모는 작은창자의 흡수면적을 증가시킨다.

작은창자의 흡수표면적은 점막밑층 및 점막의 조직과 세포의 특수화에 의하여 증가된다.

- **돌림주름**(윤상주름, plica circularis, circular fold): 돌림주름은 항상 볼 수 있는 영구적인 가로주름(transverse fold)으로 **켈크링판막**(*Kerckring valve*)이라고도 알려져 있으며, 그 중심에는 있는 심(core)은 점막밑층으로 되어 있다. 각 주름은 가로방향인 원형으로 배열되어 있고 내강 원둘레의 절반 내지 2/3 정도로 뻗어 있다(그림 17.17). 돌림주름은 날문(pylorus)을 지나 5~6 cm 정도부터 나타나기 시작한다. 돌림주름은 샘창자의 끝부위와 빈창자의 시작 부위에 가장 많고, 돌창자의 중간부위부터 크기와 수가 감소하게 된다.
- **융모**(villi): 융모는 점막이 특이하게 손가락 모양이나 나뭇잎 모양으로 돌출한 구조물이며, 점막표면으로부터 0.5~1.5 mm 정도 내강을 향하여 뻗어 있다(그림 17.18). 융모는 작은창자의 표면을 완전히 덮고 있어, 작은창자의 안쪽면을 육안으로 보면 벨벳처럼 보인다.
- **미세융모**(microvilli): 미세융모는 창자세포의 내강쪽 표면을 크게 증가시켜 준다. 각 세포는 빽빽하게 들어선 수천 개의 미세

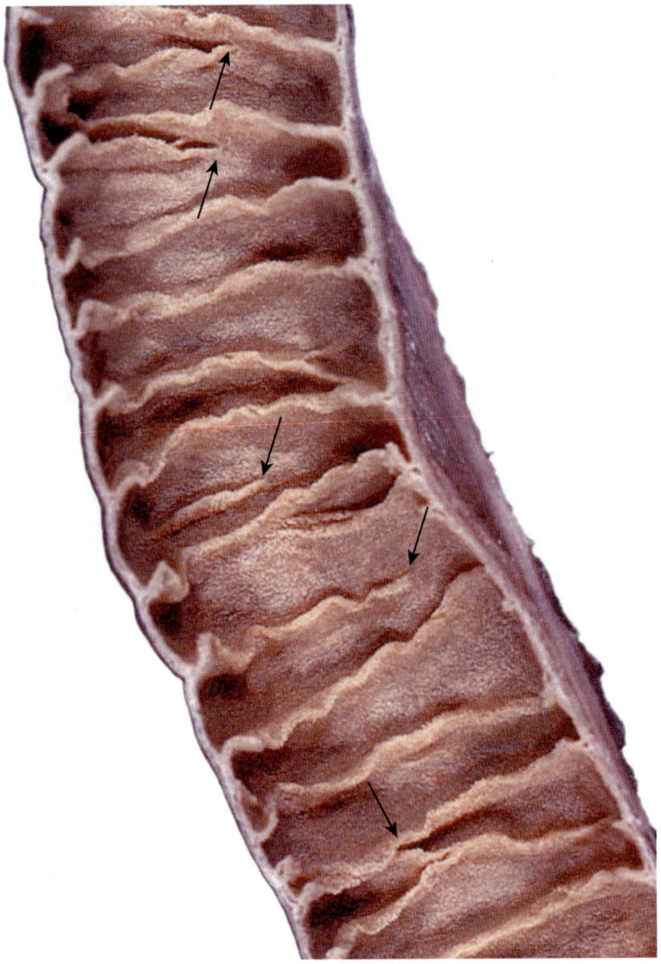

그림 17.17 작은창자의 점막표면 사진. 이 사진은 사람 빈창자(jejunum)의 점막표면을 보여준다. 돌림주름(plica circularis, circular fold)이 가로방향의 능선으로 보이며, 내강 주변을 부분적으로 돌고 있는 양상이다. 따라서 돌림주름의 일부는 내강표면을 따라(*화살표*) 다양한 장소에서 끝나거나 또는 시작되는 것으로 보인다. 작은창자의 점막은 융모가 존재하기 때문에 사진상에서 점막표면이 전체적으로 벨벳(velvet)처럼 보인다.

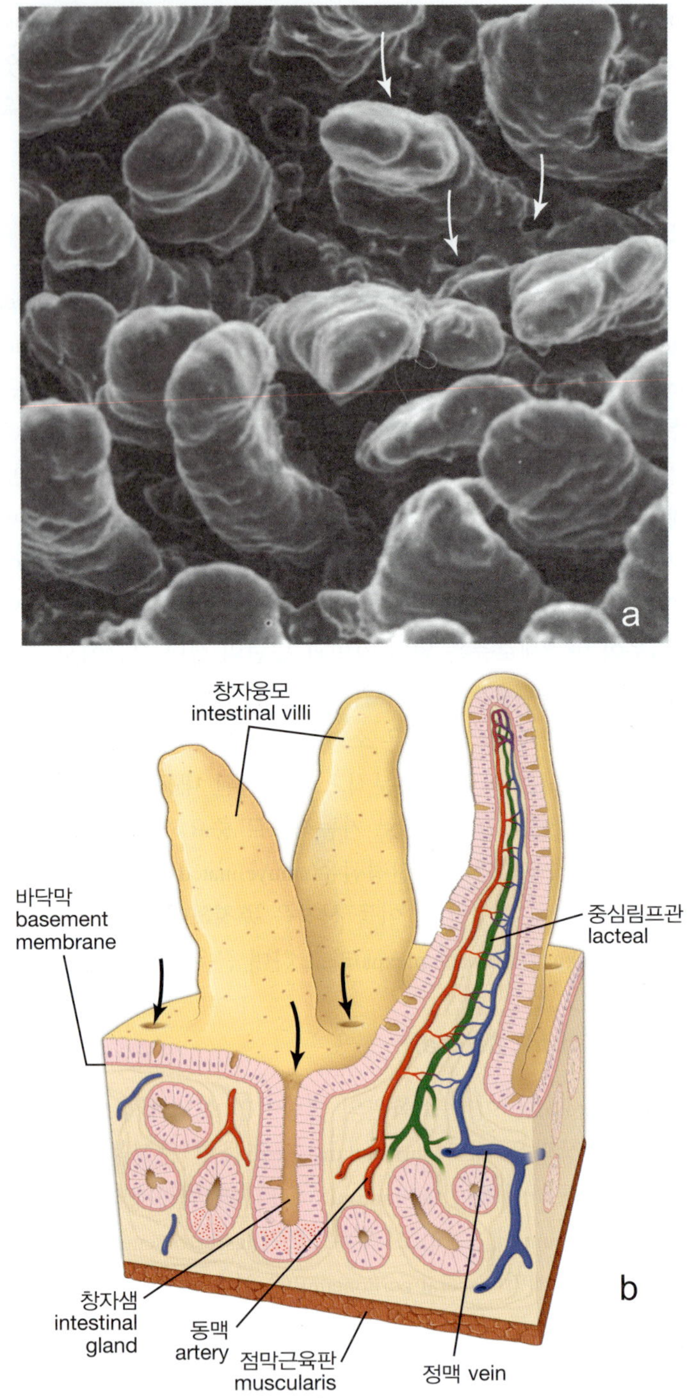

그림 17.18 작은창자의 창자융모. a. 작은창자 점막의 융모(villus)들을 보여주는 주사전자현미경(SEM)사진이다. 융모의 바닥사이에 위치하는 구멍(*화살표*)이 창자샘(intestinal gland, crypt of Lieberkühn)으로 이어진다. ×800. **b.** 작은창자 융모의 삼차원모식도이다. 융모를 덮고 있는 상피는 창자샘을 덮고 있는 상피와 연속되는 것을 보여준다. 융모의 심(core)은 점막고유판이며, 혈관과 림프모세관(lymphatic capillary)인 중심림프관(central lacteal)이 존재한다. 융모의 바닥 사이에서 창자샘의 구멍(*화살표*)을 볼 수 있다. 또한 융모의 표면에 있는 작은 구멍들은 분비물을 방출한 잔세포(goblet cell)들의 흔적이다.

융모를 내강쪽 자유면에 갖고 있다. 미세융모는 광학현미경상에서 관찰되긴 하지만 세포의 자유표면에 줄무늬 형태로만 보이기 때문에 **줄무늬가장자리**(striated border)라고 한다. (역자주; 줄무늬가장자리 표현은 광학현미경 수준에서 표현할 때 사용한다.) 창자세포와 미세융모는 뒤에서 자세히 설명한다(722~723쪽).

융모와 창자샘은 점막고유판, 창자관련림프조직(GALT), 점막근육판 등과 함께 작은창자 점막의 핵심적인 특징을 만들어낸다.

융모(villi)는 앞서 설명한 것처럼 점막의 돌출 구조물이다. 융모는 성긴결합조직(loose connective tissue)으로 된 심(core)을 단층원주상피(simple columnar epithelium)가 덮고 있는 형태이다. 융모의 중심에 있는 심은 점막고유판(lamina propria)이 연장된 부분이며, 따라서 많은 섬유모세포(fibroblast), 민무늬근육세포(smooth muscle cell), 림프구(lymphocyte), 형질세포(plasma cell), 호산구(eosinophil), 큰포식세포(macrophage), 그리고 바닥판(기저판, basal lamina) 바로 밑에 위치한 창모세혈관(fenestrated blood capillary)의 그물(network) 등을 포함하고 있다. 이밖에 융모의 점막고유판은 중심에 막다른 모세림프관인 **중심림프관**(lacteal)을 갖고 있다(그림

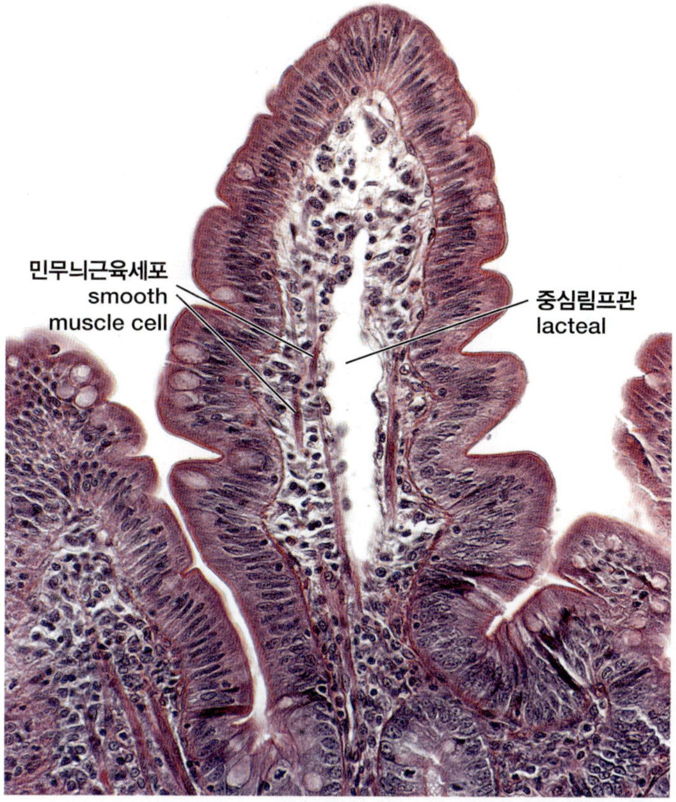

그림 17.19 창자융모의 현미경사진. 융모의 표면은 원주상피세포로 구성되어 있고, 이들은 주로 줄무늬가장자리(striated border)를 갖는 창자세포(enterocyte)들이다. 잔세포(goblet cell)는 세포질의 윗부분을 채우고 있는 점액원과립의 존재로 인해 창자세포와 쉽게 식별된다. 상피 아래에 위치하는 점막고유판(lamina propria)은 세포성분이 많은 성긴결합조직(loose connective tissue)이다. 점막고유판은 다수의 둥근 세포들이 있고, 이들 대부분은 림프구들이다. 또한 민무늬근육세포(smooth muscle cell)들도 관찰할 수 있다. 중심림프관(lacteal)이라 부르는 림프모세관(lymphatic capillary)은 융모의 중심에 자리잡고 있다. 중심림프관이 확장되면 이 표본에서와 같이 쉽게 식별이 가능하다. ×160.

17.19, 도판 17.7, 752쪽). 점막근육판에서 유래한 민무늬근육세포들은 융모쪽으로 길게 뻗어 있어 중심림프관과 동행한다. 이런 민무늬근육세포들의 구조적인 특성은 간헐적으로 융모를 수축하고 짧게 하여 중심림프관의 림프를 점막근육판을 싸고 있는 림프관그물(lymphatic vessel network)로 밀어낼 수 있도록 해준다.

창자샘(장선, intestinal gland, crypt of Lieberkuhn)은 단순대롱샘(simple tubular gland)이며, 점막근육판으로부터 점막고유판의 두께를 따라 뻗어 있고 융모의 바닥에서 창자의 내강으로 열려 있다(그림 17.18). 이 샘은 단층원주상피(simple columnar epithelium)로 구성되어 있고 융모의 상피로 이어진다.

위(stomach)에서와 마찬가지로 **점막고유판**(lamina propria)은 창자샘을 둘러싸며 많은 면역계통세포(림프구, 형질세포, 비만세포, 큰포식세포, 호산구 등)를 갖고 있고 특히 융모에 많다. 또한 점막고유판은 창자관련림프조직(GALT)의 주요 구성요소인 **림프소절**(lymphatic nodule)들을 많이 갖고 있다. 이 림프소절은 특히 돌창자에서 크고 많으며 창자간막(장간막, mesentery)이 부착하는 맞은편에 주로 위치하고 있다(그림 17.20). 이런 림프소절의 무리는 **집합림프소절**(aggregated nodules, **파이어반** Peyer patch)이라고 알려져 있다. 맨눈으로 보면 집합림프소절은 흰 반점의 무리로 보인다.

작은창자의 **점막근육판**(muscularis mucosa)은 두 층의 얇은 민무늬근육으로 구성되며, 속돌림층(inner circular layer)과 바깥세로층(outer longitudinal layer)으로 되어 있다. 앞에서 설명한 바와 같이 민무늬근육세포의 가닥들이 점막근육판에서 융모의 점막고유판으

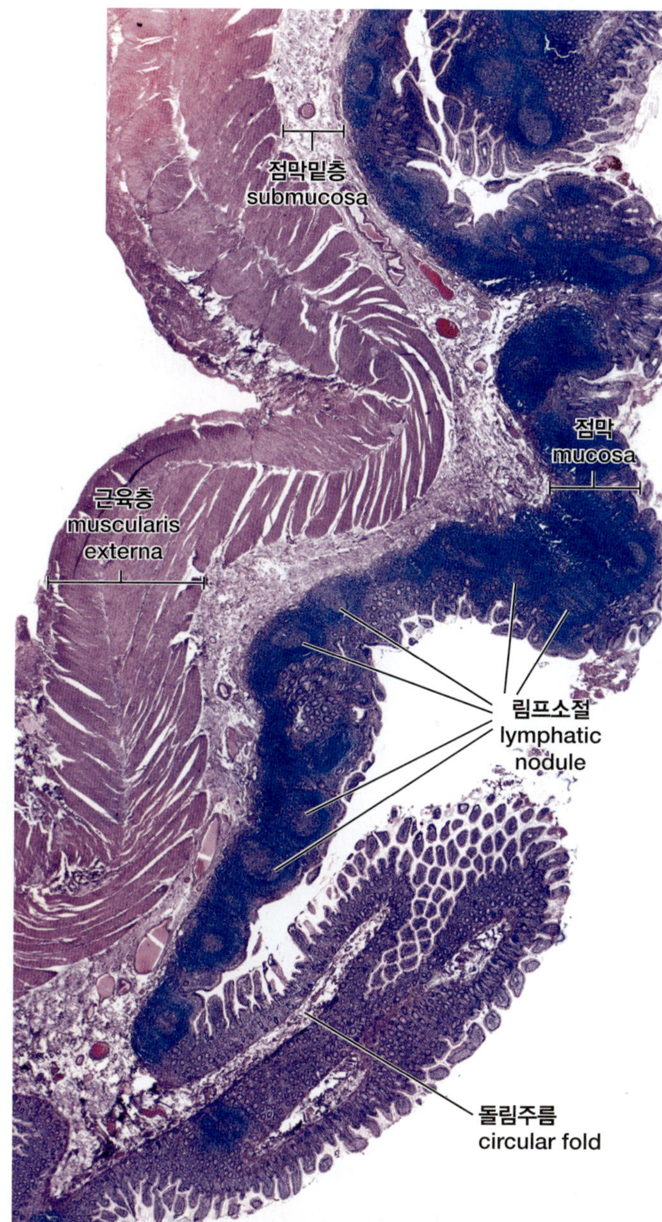

그림 17.20 파이어반(Peyer patch)의 현미경사진. 이 사진은 사람 돌창자(ileum) 벽의 세로단면을 보여준다. 점막에 위치하는 대규모의 림프소절(lymphatic nodule)들과 내강으로 돌출한 돌림주름(circular fold)의 단면도 관찰된다. 파이어반 안에 있는 림프소절들은 일차적으로 점막고유판 안에 위치하지만 많은 수가 점막밑층(submucosa)까지 확장되어 있다. 일부 림프소절들은 창자상피로 직접 덮여 있고, 이런 상피에는 창자세포, 소수의 잔세포(goblet cell)뿐만 아니라, 특수화된 항원전달세포(antigen-transporting cell)인 M세포(광학현미경사진에서는 식별하기 어려움) 등을 갖고 있다. ×40.

로 뻗어 있다.

창자의 점막상피에는 최소한 다섯 유형의 세포가 관찰된다.

창자상피의 성숙한 세포는 창자샘과 융모 모두에서 관찰된다. 상피세포의 종류는 다음과 같다.

- **창자세포**(장세포, enterocyte): 창자세포의 주요 기능은 흡수이다. 창자흡수세포(intestinal absorptive cell)라고도 한다.
- **잔세포**(배상세포, goblet cell): 잔세포는 점액을 분비하는 홑세포샘(unicellular mucin-secreting gland)이다.
- **호산과립세포**(파네트세포, Paneth cell): 호산과립세포는 항균물질을 분비하여 점막고유의 면역성을 유지한다.
- **창자내분비세포**(enteroendocrine cell): 창자내분비세포는 여러 종류의 주변분비호르몬(paracrine hormone)과 내분비호르몬(endocrine hormone)을 생산한다.
- **M세포**(M cell, **미세주름세포** microfold cell): M세포는 점막고유판에 있는 커진 림프소절을 직접 덮고 있는 상피세포들 사이에 존재하는 특수화된 창자세포이다.

창자세포는 창자의 내강으로부터 소화된 물질을 순환계통으로 운반하기 위하여 특수화된 흡수세포이다.

창자세포(enterocyte)는 키가 큰 원주세포이며 핵이 바닥쪽에 위치한다(그림 17.18과 17.21). 미세융모는 자유표면의 표면적을 600배 정도 증가시키며, 광학현미경 관찰에서는 내강 표면에 하나의 줄처럼 보이는 **줄무늬가장자리**(striated border)로 관찰된다.

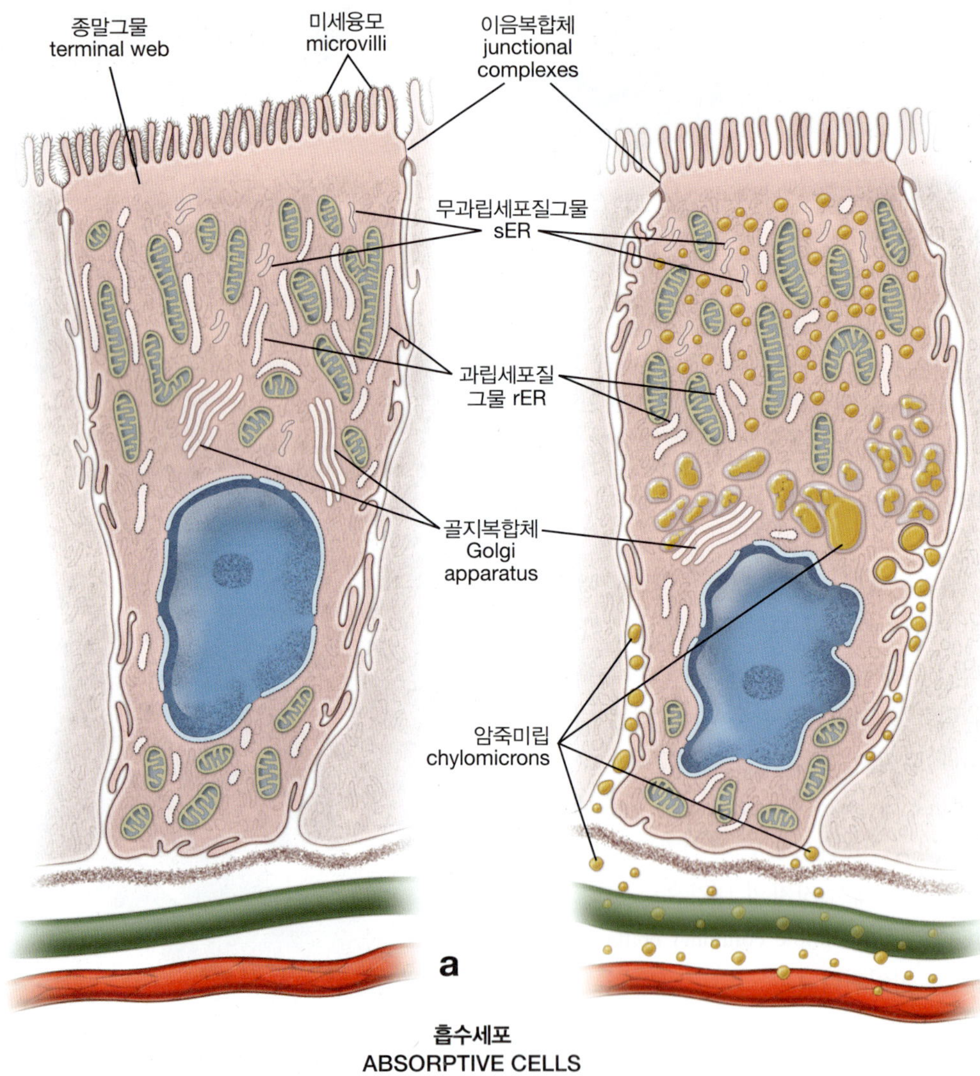

그림 17.21 다양한 흡수단계에 있는 창자세포의 모식도. a. 이 세포는 내강쪽 표면에는 광학현미경에서 줄무늬가장자리(striated border)에 해당하는 미세융모(microvilli)가 있고, 가쪽 세포사이공간으로부터 창자내강을 봉쇄하는 이음복합체(junctional complex)를 갖고 있다. 주요 세포소기관들의 특징을 보완하여 모식도에 묘사하였다. **b.** 이 세포는 투과전자현미경(TEM)으로 관찰한 것처럼 지질(lipid) 흡수과정의 지질 분포를 보여주고 있다. 처음에 지질은 줄무늬가장자리의 미세융모와 연관되어 관찰된다. 지질은 창자세포 안으로 들어가고 세포의 꼭대기 부분에서 무과립세포질그물(smooth endoplasmic reticulum, *sER*)의 소포 안에서 관찰된다. 막으로 싸인 지질은 세포의 중심을 향하여 나아가고 그곳에서 많은 지질함유소포들이 융합한다. 그 다음에 지질은 세포사이공간으로 방출된다. 세포바깥 지질은 암죽미립(chylomicron)으로 인식되며, 바닥판(basal lamina)을 지나 림프관(*녹색*)과/또는 혈관(*붉은색*)으로 흡수된다.

각 미세융모는 세로로 배열된 액틴미세잔섬유(actin microfilament)의 심(core)을 갖고 있고 이들 미세잔섬유는 미세융모의 꼭대기에 있는 빌린(villin)에 고정되어 있고 또 미오신분자1(myosin I molecules)에 의해 미세융모의 세포막에도 부착하고 있다. 액틴미세잔섬유는 꼭대기 세포질로 뻗어서 **종말그물**(terminal web)에 부착한다. 종말그물이란 가장 꼭대기 세포질에 수평으로 배열한 한 층의 수축성 미세잔섬유의 그물을 말하며, 이것은 부착띠(zonula adherens)와 관련된 세포속치밀질(intracellular density)에 부착되어 있다. 종말그물의 수축은 미세융모를 따로따로 펼쳐지게 함으로써 흡수가 이루어지는 미세융모 사이의 공간이 더 벌어져 미세융모의 표면을 더 노출시켜준다. 이밖에 종말그물의 수축은 수명이 다한 세포의 탈락에 의해 생긴 상피의 빈자리를 막아주는 데 도움을 줄 수 있다. 창자세포는 서로 연접되어 있고 잔세포(goblet cell)나 창자내분비세포 등 다른 상피세포들과도 이음복합체(junctional complex)로 연접되어 있다.

치밀이음은 창자내강과 상피세포사이구획과의 사이에 일종의 장벽을 만든다.

창자 내강과 결합조직구획 사이에 있는 **치밀이음**(tight junction)은 창자세포(enterocyte)에 의해 흡수되는 물질을 선택적으로 축적되게 한다. 제5장 상피조직(162~167쪽)에서 언급한 바와 같이 치밀이음의 치밀도는 다양할 수 있다.

돌창자나 잘록창자에서처럼, 상대적으로 불투과성인 치밀이음에서 용질이 장벽을 통과하여 이동하려면 능동운반(active transport)이 필요하다. 간단히 말해서 능동운반계통, 즉 나트륨펌프(sodium pump, Na^+/K^+-ATPase)는 가쪽 세포막을 통하여 나트륨이온(Na^+)을 치밀이음 아래쪽 세포바깥공간으로 운반함으로써 일시적으로 세포질의 나트륨농도를 저하시킨다. 이러한 나트륨 운반은 세포바깥 나트륨농도를 높게 하여서 세포로부터 물이 세포사이공간으로 빠져나가게 하고, 결국 세포에서 수분과 나트륨농도를 감소시킨다. 그 결과 나트륨펌프의 기능이 계속되는 동안에는 수분과 나트륨이 꼭대기 표면에서 세포 속으로 들어가고, 세포를 지나 가쪽 세포막을 통해 빠져나간다. 세포사이공간의 삼투압농도(osmolarity) 증가는 물을 이 공간으로 끌어당겨 정수압(hydrostatic pressure)이 발생하여 결국 나트륨과 물은 바닥판(basal lamina)을 통과하여 결합조직으로 이동한다.

샘창자나 빈창자에서처럼 투과성이 높은 치밀이음을 갖는 상피에서 나트륨펌프는 세포내 나트륨농도를 낮게 한다. 그렇지만 샘창자나 빈창자로 이동하는 내용물이 저장성(hypotonic)인 경우에는 나트륨이온이나 적은 양의 용질과 함께 흡수되는 상당량의 물은 곧바로 상피의 치밀이음을 가로질러 세포사이공간으로 직접 간다. 이와 같은 흡수기전을 **용매끌기**(solvent drag)라고 한다.

또 다른 운반기전으로는 당, 아미노산, 일부 다른 용질과 같은 특수한 물질들이 세포사이공간의 농도를 증가시키는 것이다. 이러한 물질들은 세포사이공간에서 농도기울기(concentration gradient)에 따라 확산되어 바닥판을 통과하여 점막고유판에 있는 창모세혈관(fenestrated capillary)으로 들어간다. 지질단백질(lipoprotein)과 같이 모세혈관으로 들어가기에 너무 큰 물질들은 중심림프관(lymphatic lacteal)으로 들어간다.

창자세포의 가쪽면에는 주름(plica)이라고 하는 정교하고 납작한 세포질 돌기가 있어 인접한 세포들과 서로 손가락 깍지 낀 모양으로 서로 맞물려 있다(그림 5.24). 이러한 주름구조는 세포의 가쪽면의 표면적을 증가시키고 결국 운반효소를 갖은 세포막의 양을 증가시킨다. 특히 수분과 지질이 활발하게 흡수되는 동안 세포사이구획이 커져서 축적된 용질과 이러한 **가쪽주름형성**(lateral plication)이 풀리게 된다. 용매와 용질이 축적되어 정수압이 증가하면 물질은 바닥판을 통과하여 곧바로 점막고유판으로 들어가게 된다(그림 5.1 참조).

흡수 및 운반과 관련된 막의 특수화와 더불어, 창자세포의 세포질도 여기에 맞추어 특수화된다. 길쭉한 사립체들이 운반에 필요한 에너지를 공급하기 위하여 종말그물(terminal web)과 핵 사이의 꼭대기 세포질에 밀집되어 있다. 지방산과 글리세롤의 흡수와 중성지방의 재합성에 관여하는 무과립세포질그물(smooth endoplasmic reticulum, sER)의 세관(tubule)들과 수조(cisterna)들도 종말그물의 아래쪽인 꼭대기 세포질에서 관찰된다.

창자세포는 수분과 전해질을 분비하거나 마지막 단계의 소화와 흡수에 필요한 효소를 생산하는 분비세포이기도 하다.

창자세포(enterocyte)의 분비기능은 주로 내강쪽 세포막에 삽입될 당단백질효소를 합성하는 것이며, 이런 분비기능을 보여주는 조직학적 특징은 핵 바로 윗부분에 골지복합체의 층판모양의 수조가 배열하는 모습이나 골지복합체 근처에 자유리보솜(free ribosome)과 과립세포질그물(rER)이 분포하는 모습이다(그림 17.21). 세포의 표면으로 향하는 당단백질을 갖는 작은 분비소포들은 종말그물 바로 아래의 꼭대기 세포질과 가쪽 세포막을 따라 자리잡고 있다. 그러나 이들 분비소포가 세포내섭취소포(endocytotic vesicle)인지 아니면 작은 용해소체(lysosome)인지 구별하기 위해서는 조직화학적 방법이나 자기방사선술(autoradiography)이 필요하다.

또한 작은창자는 수분과 전해질을 분비한다. 이러한 기능은 주로 창자샘에 있는 세포에서 일어난다. 창자샘에서 분비한 분비물은 창자에 있는 미즙을 적당한 액체상태로 유지시킴으로써 소화와 흡수의 과정을 돕는 것으로 생각된다. 정상상태에서 융모의 창자세포에 의한 액체흡수는 분비샘의 창자세포에 의한 액체분비에 의하여 균형이 유지된다.

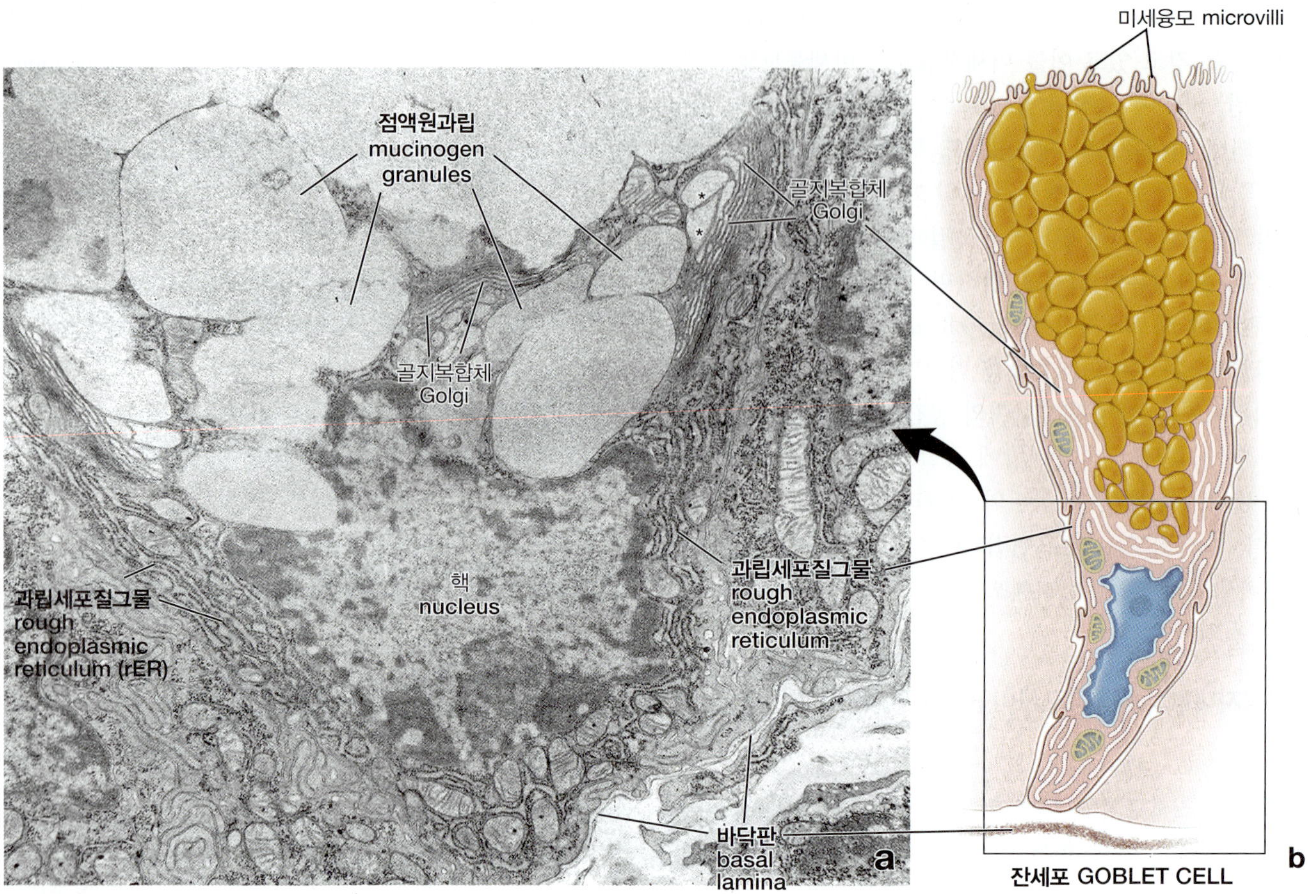

그림 17.22 잔세포의 전자현미경사진과 모식도. a. 이 전자현미경사진은 옆 모식도에 그려진 잔세포(goblet cell)의 바닥부분(네모구역)을 보여준다. 잔세포는 바닥판(basal lamina) 위에 놓여 있다. 세포의 바닥부분에 핵, 과립세포질그물(rough endoplasmic reticulum), 사립체 등이 분포한다. 핵 바로 위에는 골지복합체(golgi apparatus)이 보인다. 골지수조(golgi cisternae)에 점액이 축적되면, 이들은 점점 커지게 된다(*별표*). 커다란 점액원과립(mucinogen granule)들이 세포의 꼭대기 부분을 가득 채우고 있고, 이들이 모여서 광학현미경상으로는 점액잔(mucous cup)을 만든다. ×15,000. **b.** 이 모식도는 잔세포 전체를 보여준다. *네모구역*은 옆 전자현미경사진과 거의 유사한 부분을 나타낸다. 핵은 세포의 바닥부분에 위치한다. 세포의 대부분은 점액원과립들로 채워져 있고 광학현미경으로 보면 점액잔을 이룬다. 점액잔의 아랫부분과 바닥쪽에는 커다란 골지복합체의 층판주머니(saccule)들이 있다. 다른 소기관들이 세포질 전반에 걸쳐 있지만 특히 세포의 바닥에 있는 핵주위 세포질에 분포한다.

잔세포는 홑세포샘이며 창자상피에서 다른 세포들 사이에 섞여 있다.

다른 상피에서처럼 **잔세포**(goblet cell)는 점액을 분비한다. 작은창자에서 잔세포의 수는 샘창자에서 돌창자의 끝으로 갈수록 증가한다. 또한 다른 상피에서처럼 수용성 점액원(mucinogen)은 일반 H&E 염색표본 제작과정에서 유실됨으로써 점액원과립이 있던 부분은 빈자리로 보이게 된다. 투과전자현미경(TEM)으로 관찰하면, 세포의 꼭대기 세포질에 다량의 점액원과립들이 축적되어 있고 세포의 꼭대기가 팽창되어 있어 인접한 다른 상피세포들은 눌려져서 왜곡되어 관찰된다(그림 17.22). 세포의 꼭대기에 다량의 점액원과립이 축적된 것과는 다르게 세포의 바닥부분은 가느다른 줄기를 닮았다. 이러한 바닥부분은 조직표본에서 뭉친염색질핵(이염색질핵, heterochromatic nucleus)이나 광범위하게 퍼져 있는 과립세포질그물(rER)과 자유리보솜 등으로 인해 호염기성(basophilic)을 나타낸다. 사립체도 바닥쪽 세포질에 조밀하게 분포한다. 이처럼 꼭대기쪽 과립들의 축적과 바닥쪽의 가느다란 줄기모양의 형태학적 특성으로 인해 세포의 이름을 "잔세포"라고 부르게 되었다. 세포의 바닥부위 가까이에 광범위하게 배열되어 있는 골지복합체의 층판모양의 수조들이 새롭게 형성된 점액원과립 주위에 넓은 컵모양을 하고 있다(그림 17.22a). 잔세포의 미세융모는 점액원과립의 위가쪽부분을 둘러싸고 있는 세포질의 얇은 테두리(이를 theca[막]라고 부른다.) 부위에서만 국한되어 관찰된다. 잔세포의 미세융모는 창자샘의 중간높이 부위에서 관찰되는 미성숙 잔세포에서 더욱 뚜렷하게 보인다.

호산과립세포는 작은창자의 정상세균무리(normal bacterial flora)의 조절역할을 수행한다.

호산과립세포(Paneth cell)는 창자샘의 바닥에서 관찰된다. (이 세포들은 가끔 정상 잘룩창자에서도 적은 수가 관찰되며, 병적상태에서는 증가할 수도 있다.) 호산과립세포의 바닥쪽 세포질은 호염기성이고, 핵 위쪽에는 골지복합체가 있으며, 꼭대기 세포질에 크고 강한 호산성의 빛나는 분비과립들을 갖고 있다. 이 과립들은 일반조직표본에서 호산과립세포를 쉽게 식별할 수 있게 한다(그림 17.23). 이 분비과립들은 항균효소인 **용균효소**(lysozyme)나 **알파디펜신**

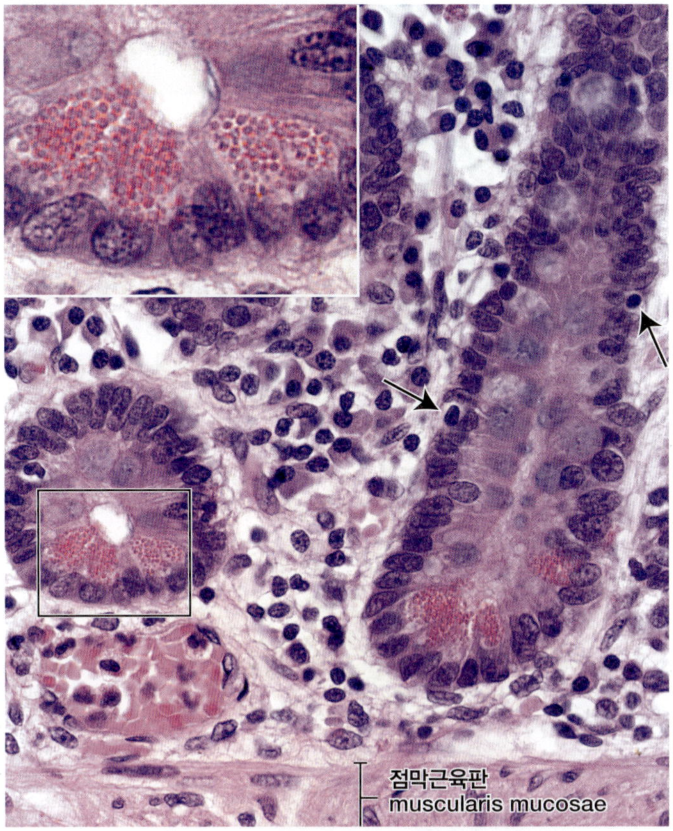

그림 17.23 호산과립세포가 보이는 창자샘의 현미경사진. 이 사진은 H&E 염색 표본에서 빈창자(jejunum)의 창자샘(intestinal gland)의 바닥부분이다. *오른쪽* 샘은 세로방향 단면이고 *왼쪽* 샘은 가로방향 단면이다. 호산과립세포(Paneth cell)는 특징적으로 창자샘의 바닥에 위치하며 함유된 소포들이 에오신에 강하게 염색되기 때문에 광학현미경으로 쉽게 식별된다. 점막고유판에는 많은 형질세포(plasma cell)와 림프구를 비롯하여 다른 결합조직세포들이 있다. 샘의 상피에 몇 개의 림프구가 관찰된다(*화살표*). ×240. **확대사진.** 네모로 표시한 구역의 고배율사진은 세포의 바닥부분에서는 뚜렷한 호염기성 세포질을 보이고, 세포의 꼭대기 부분에서는 강한 호산성의 밝은 분비소포(secretory vesicle)들이 축적되어 있는 것을 볼 수 있다. 이처럼 강한 호산성을 보이는 것은 아마도 분비소포에 들어 있는 물질이 아르기닌(arginine)이 풍부한 단백질이기 때문일 것으로 생각된다. ×680.

(α-defensin), 다른 당단백질, 아르기닌(arginine)이 풍부한 단백질(강한 호산성을 보이는 것으로 생각됨), 아연 등을 포함하고 있다. 용균효소는 특정 부류의 세균 세포벽을 소화한다. 또한 알파디펜신은 세포독성CD^{+} T 림프구(cytotoxic $CD8^{+}$ T lymphocyte)에서 매개체로서 기능하는 펩타이드와 같은 종류이다. 이러한 항균작용과 특정의 세균과 원생동물(protozoa)의 포식능력은 호산과립세포가 작은창자에서 정상세균무리의 조절역할을 수행하는 것을 암시한다.

작은창자에 있는 창자내분비세포는 위(stomach)의 창자내분비세포가 생산하는 것과 동일한 펩타이드호르몬을 생산한다.

작은창자에 있는 **창자내분비세포**(enteroendocrine cell)는 위(stomach)에 존재하는 창자내분비세포와 유사하다(그림 17.12 참조). 닫힌창자내분비세포(closed enteroendocrine cell)는 창자샘의 아랫부분에 집중되어 있으나, 반면에 열린창자내분비세포(open enteroendocrine cell)는 각 융모의 전역에서 볼 수 있다. 열린창자내분비세포의 꼭대기 세포막에서 관찰되는 미각수용체(taste receptor)의 활성화는 **G단백질신호연쇄반응**(G protein-signaling cascade)을 작동시키고, 결국 여러 가지의 위창자기능을 조절하는 펩타이드들을 방출하게 된다. 이런 기능들에는 이자샘 분비조절, 소화와 흡수의 유도, **뇌-창자-지방축**(brain-gut-adipose axis)의 신경로를 통한 에너지 항상성 조절 등이 포함된다. 위(stomach)에 있는 창자내분비세포에서 확인된 것과 동일한 펩타이드호르몬들의 거의 대부분이 창자에 분포하는 창자내분비세포들에서도 확인된다(표 17.1). 작은창자에 있는 창자내분비세포에서 분비하는 것 중 생리학적으로 활성도가 높은 조절인자(regulator)는 **콜레시스토키닌**(cholecystokinin, CCK), **세크레틴**(secretin), **위억제폴리펩타이드**(gastric inhibitory polypeptide, GIP), **모틸린**(motilin) 등이 있다(그림 17.13). 콜레시스토키닌과 세크레틴은 이자(pancreas)와 담낭(gallbladder)의 활동을 증가시키고, 위(stomach)의 분비기능과 운동을 억제한다. 위억제폴리펩타이드(GIP)는 이자에서 인슐린분비를 자극하고, 모틸린은 위와 창자의 운동을 일으킨다. 창자내분비세포에서 찾아낸 일부 펩타이드들은 분리는 되었으나 호르몬으로 간주하지 않으므로 그냥 **후보호르몬**(candidate hormone)으로 취급한다(글상자 17.3, 712쪽). 또한 창자내분비세포는 성장억제호르몬(somatostatin)과 히스타민(histamine)도 생산하며, 이들은 **주변분비호르몬**(paracrine hormone)으로서 기능을 한다 (글상자 17.3, 712쪽). (주변분비호르몬이란 혈류를 따라 순환하지 않고 국소적으로 작용하는 호르몬을 말한다.) 이밖에 몇몇 펩타이드는 점막밑층이나 근육층(muscularis externa)에 있는 신경세포에서 분비된다. 이런 펩타이드를 **신경분비호르몬**(neurocrine hormone)이라고 하며, VIP(vasoactive intestinal peptide), 봄베신(bombesin), 엔케팔린(enkephalins) 등이 있다. 이들의 기능은 표 17.2(715쪽)에 열거하였다.

M세포는 창자 내강으로부터 미생물과 기타 고분자를 파이어반으로 전달한다.

M세포(M cell)는 **파이어반**(Peyer patch)이나 다른 큰 림프소절(lymphatic nodule)을 직접 덮고 있는 상피에서 관찰되는 세포로서, 주변에 있는 다른 상피세포들과는 형태학적으로 확연하게 다르다(글상자 17.5). M세포는 바닥쪽에 세포바깥공간과 접하는 주머니 모양의 오목(recess) 구조를 갖고 있는 것이 특징적이다. 이처럼 움푹 들어간 공간에 가지세포(dendritic cell), 큰포식세포, T림프구, B림프구 등이 위치하고 있다. 이런 독특한 구조때문에, M세포의 오목 위쪽 세포질은 매우 얇아지게 된다. 이런 구조는 내강에 있던 항원을 섭취한 M세포가 세포내섭취소포(endocytotic vesicle)를 오목에 존재하는 다른 세포로 전달할 때 매우 유용한 구조이다. M세포는 꼭대기 세포면에는 미세융모가 아닌 불규칙한 형태의 **미세주름**(microfold) 들을 갖고 있고, 미세주름에는 당질

글상자 17.5

기능적 고찰: 소화관의 면역기능(Immune Functions of the Alimentary Canal)

면역학자들은 창자관련림프조직(GALT)이 항원자극에 반응할 뿐 아니라 모니터링 기능도 수행한다고 설명한다. 이러한 기능은 소화관의 림프소절(lymphatic nodule)에 대하여 부분적으로 밝혀졌다. 파이어반(Peyer patch)과 림프소절을 덮고 있는 상피 중 **M세포**(M cell, 미세주름세포 microfold cell)는 굵은 미세융모로 잘못 해석할 수도 있는 독특한 표면을 갖고 있다. M세포를 주사전자현미경(SEM)으로 관찰하면 내강쪽 세포면에 있는 미세주름은 인접한 창자세포의 미세융모와는 확연하게 차이가 나서 쉽게 식별할 수 있다.

연구자들은 M세포의 분자표지자인 **당단백질GP2**(glycoprotein GP2)를 이용하여, M세포가 창자 내강에 있는 단백질이나 박테리아를 세포내섭취(endocytosis) 과정으로 흡수하여, 이들을 소포 안에 넣은 후, 다시 세포외배출(exocytosis) 과정을 거쳐 인접한 세포와의 사이공간으로 방출한다는 것을 증명하였다(그림 F17.5.1). 이처럼 내강에 있던 항원을 비롯한 단백질은 세포바깥공간까지 보내지면, 상피 깊숙이 존재하던 가지세포(dendritic cell)와 림프구들이 이들 물질의 항원성을 알아내게 되고(sampling 과정), 이들 항원에 대한 특정 항체(antibody)를 만들어 내도록 자극을 받게 된다. 이와 같이 항원에 노출된 림프구들의 목적지가 어딘지 아직 명확하게 밝혀진 바 없다. 그러나 일부는 근처 림프조직에 잔류하고, 일부는 몸의 다른 부위로 이동할 것으로 추측된다(이를테면 침샘이나 젖샘). 이를테면 침샘에서 면역계통 세포인 형질세포(plasma cell)가 면역글로불린A(IgA)를 분비하면, 그 다음에 분비샘 상피세포가 이를 분비면역글로불린(sIgA)으로 전환시킨다는 것을 상기해 보면 어느 정도 이해가 될 것이다. 몇몇 실험관찰에 의하면, 형질세포가 면역글로불린의 생산을 위하여 필요한 항원접촉은 창자의 림프소절에서 일어난다. 최근 연구에 따르면, GP2결핍 생쥐에서 세균과 GP2의 상호작용은 파이어반에서의 항원특이성면역반응(antigen-specific immune response)에서 중요한 역할을 한다는 것이 밝혀졌다. 이런 결과는 감염질환의 예방목적으로 사용하는 경구섭취 예방접종의 개발 뿐만 아니라 종양이나 염증성 창자질환의 획기적인 치료방법의 개발로 이어질 수 있다.

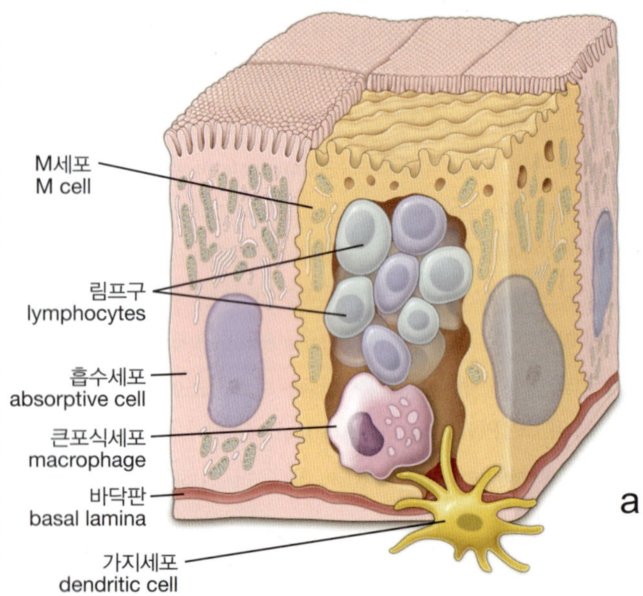

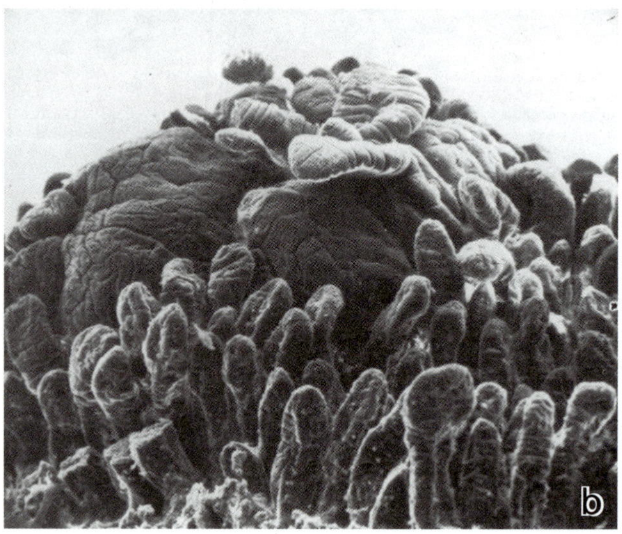

그림 F17.5.1 창자의 림프소절을 덮고 있는 세포의 모식도. a. 이 모식도는 림프소절을 덮고 있는 상피 중 M세포(M cell, microfold cell)와 흡수세포(absorptive cell)의 관계를 보여준다. M세포는 꼭대기 세포면에 미세융모와는 다른 형태의 미세주름을 갖고 있는 상피세포이다. M세포는 움푹 패인 오목을 만들어서 그 안에 있는 림프구, 큰포식세포, 가지세포들이 내강에 가깝게 오도록 한다. 창자내강에 있던 항원은 M세포의 내강쪽 세포질을 통해 M세포의 오목에 있던 림프구나 다른 항원제시세포(antigen-presenting cell)에 전달된다. **b.** 사진은 돌창자의 내강쪽으로 돔처럼 돌출된 파이어반(Peyer patch)을 보여주는 주사전자현미경사진(SEM)이다. 손가락모양의 돌출 구조는 일반적인 창자융모이고, 그 사이에 돔처럼 있는 부분이 파이어반을 덮고 있는 상피이다. 이 사진의 해상도에서는 구분할 수 없지만, 돔형태로 파이어반을 덮고 있는 상피세포로는 흡수세포, 잔세포, M세포 등이 있으며, 더 고배율로 관찰한다면 흡수세포의 표면과 다른 표면을 가진 M세포를 구분할 수 있다. 이런 M세포의 특징은 내강에 있는 항원에 대한 면역반응에 용이한 구조이다. ×80. (Owen RL, Johns AL. Epithelial cell specialization within human Peyer's patches: an ultrastructural study of intestinal lymphoid follicles. *Gastroenterology* 1974:66:189-203에서 재인용.)

층(glycocalyx)이 존재한다. M세포의 내강쪽 세포막에는 당단백질수용체인 GP2수용체가 풍부하며, 이 수용체에는 특정 고분자(macromolecule)나 대장균과 같은 그람음성세균들이 부착한다. 미생물이나 고분자가 이 수용체에 부착하면, M세포는 세포내섭취(endocytosis) 과정을 거쳐 세포질 안으로 가져와 세포내섭취소포에 넣은 후, 이들을 오목에 위치하는 세포들에게 전달한다. 따라서 M세포는 일종의 **항원전달세포**(antigen-transporting cell)이다. 즉, M 세포는 내강에 있던 항원을 섭취하여, 소포에 넣은 후, 아래쪽 세포막으로 소포를 운반하여, 면역계의 세포로 항원을 전달한다. 이와 같은 방법으로 면역관련 세포에 접촉한 항원은 나중에 설명할 창자관련림프조직(GALT)을 자극하여 반응하게 만든다.

중간세포는 창자 줄기세포틈새에서 분화하고 있는 단계의 세포로 여겨진다.

중간세포(intermediate cell)는 창자샘의 중간 아래부위에 있는 줄기세포틈새(stem cell niche) 안에서 관찰되는 세포들의 대부분을 차지한다. 이 세포들은 아직까지 세포분열이 가능하며 보통 흡수세포나 잔세포로의 분화과정에 돌입하기 전에 한두 번의 분열을 거친다. 이 세포들은 짧고 불규칙한 미세융모를 갖고 있는데, 이 미세융모 심(core)에는 잔섬유(미세섬유, filament)들로 차 있고, 이 잔섬유들은 꼭대기 세포질 쪽으로 깊숙이 뻗어 있다. 또한 이 세포들은 인접한 세포들과 부착반점(macular junction, desmosomal junction)으로 붙어 있다. 이 세포의 핵 위쪽 세포질 중앙에는 점액 같은 작은 분비과립들이 하나의 기둥을 이루고 있다. 잔세포로 분화하고 있는 중간세포는 꼭대기 세포막 바로 아래에 작고 둥근 분비과립들이 모여 있다. 흡수세포로 분화하고 있는 중간세포는 분비과립이 없고 꼭대기 세포질에 사립체, 과립세포질그물, 리보솜 등이 밀집된 양상을 보이기 시작한다.

창자관련림프조직(GALT)은 작은창자의 점막고유판에서 현저하다.

이미 언급한 바와 같이 소화관의 **점막고유판**(lamina propria)에는 면역계통의 세포들이 아주 많이 분포하고 있다. 점막의 거의 1/4 정도는 점막고유판에 있는 림프소절, 림프구, 큰포식세포, 형질세포, 호산구 등으로 성글게 배열된 층으로 구성되어 있다(도판 17.2, 742쪽). 또한 림프구는 상피세포들 사이에도 존재한다(번역자 주. 상피 안에서 발견되는 림프구는 상피아래 점막고유판에서 왔으며, 이런 림프구를 상피속림프구[intraepithelial lymphocyte]라고 부른다.). **창자관련림프조직**(gut associated lymphatic tissue, GALT)은 위창자관의 전체를 통하여 일종의 면역학적 장벽으로서 역할을 감당한다. 림프조직들은 이들을 덮고 있는 상피세포, 특히 M세포와의 협조를 통해 내강에 있던 항원을 상피세포사이 공간 안으로 보낸다. 림프구와 다른 항원제시세포(antigen-presenting cell)는 항원을 처리하고, 점막고유판에 있는 림프소절로 이동하여 그곳에서 활성화되어(553쪽), 새롭게 분화된 형질세포로 하여금 항체를 분비하도록 한다.

점막표면은 면역글로불린을 매개로 하여 대응함으로써 보호된다.

소화관의 **점막표면**(mucosal surface)은 섭취한 미생물(바이러스, 세균, 기생충 등)이나 독소 등에 지속적으로 노출되어 있다. 따라서 상피장벽이 무너지면 감염이나 질병을 일으키게 된다. 특수화된 방어기전 중 한 예로는 면역글로불린인 IgA, IgM, IgE 항체를 이용하는 면역글로불린매개반응(immunoglobulin mediated response)이다. 창자의 점막고유판에 있는 대부분의 형질세포는 가장 흔히 알려져 있는 IgG보다는 오히려 IgA의 이합체(dimeric)인 **dIgA 항체**(dIgA antibody)를 분비하며, 다른 형질세포는 **pentameric IgM**과 IgE를 생산한다(549쪽). 면역글로불린A는 두 개의 단량체(monomeric) IgA와 하나의 폴리펩타이드인 J사슬(J chain)로 구성된다(그림 16.28). 분비dIgA는 상피세포의 바닥부분에 있는 **다량체면역글로불린수용체**(polymeric immunoglobulin receptor, pIgR)에 부착한다(그림 17.24). 이 pIgR은 창자세포에 의해 합성되는 75 kilodalton의 막통과가 가능한 당단백질이며, 바닥쪽 세포막에서 발현된다. 이러한 pIgR-dIgA 복합체는 세포내섭취(endocytosis)로 세포 안으로 들어오고 세포질을 가로질러 창자세포의 꼭대기쪽(내강쪽) 세포막으로 전달된다(이와 같은 운반과정을 세포통과[*transcytosis*] 과정이라고 한다). 이렇게 내강쪽 세포막에 pIgR-dIgA 복합체가 도달하면 pIgR는 가수분해를 통해 쪼개지고, dIgA에 부착하는 수용체의 세포바깥부분이 소화관 내강으로 유출된다(그림 17.24). 이와 같이 쪼개진 수용체의 세포바깥부위는 **분비성분**(secretory component, SC)이라고 하고, 이 분비성분과 연합하는 dIgA는 **분비면역글로불린A**(secretory IgA, sIgA)라고 한다. 이 분비면역글로불린A는 점막면역계(mucosal immune system)에서 적절한 **면역감시**(immunological surveillance)를 위해 대단히 중요하다. 소화관 내강 안에서 분비면역글로불린A는 항원, 독소, 미생물 등과 결합한다. 분비면역글로불린A는 바이러스나 세균 등이 부착하고 칩입하려고 할 때 이들의 운동성을 억제하여 미생물집성(microbial aggregation)이 일어나게 하거나 상피표면에 있는 병원체 접착부위를 감추는 방법으로 방어한다. 예를 들어, 분비면역글로불린A는 HIV 바이러스의 바이러스막(viral envelope)에 있는 당단백질에 부착하여 바이러스가 상피에 부착하거나 칩입하거나 또는 세포 내에서 복제하는 것을 방지한다.

분비면역글로불린A는 점막면역에서 중요한 분자이다. 그러나 IgM 분자는 수용체매개세포통과(receptor-mediated transcytosis)와 비슷한 경로를 활용하여 점막표면에 도달한다. 일부 IgE는 점막고유판에 있는 비만세포(mast cell)의 세포막에 부착하며(228~232쪽), 내강으로부터 들어온 항원에 대하여 선택적으로 감작(sensitizing)한다.

작은창자 상피세포의 재생(Epithelial Cell Renewal in the Small Intestine)

작은창자 상피의 모든 성숙세포는 하나의 줄기세포집단에서 유래한다.

줄기세포(stem cell)는 창자샘(장샘)의 바닥에 위치한다. **창자줄기세포틈새**(intestinal stem cell niche, zone of cell replication)는 샘의 절반 아랫부분으로 제한되어 있고, 고도로 증식하고 있는 중간세포(intermediate cell; 이미 앞에서 설명했음)들과 분화 중인 여러 단계의 세포들을 포함하고 있다. 흡수세포나 잔세포로 분화될 세포는 줄기세포 대기장소를 떠나 보통 추가로 몇 번의 분열을 한다. 상피

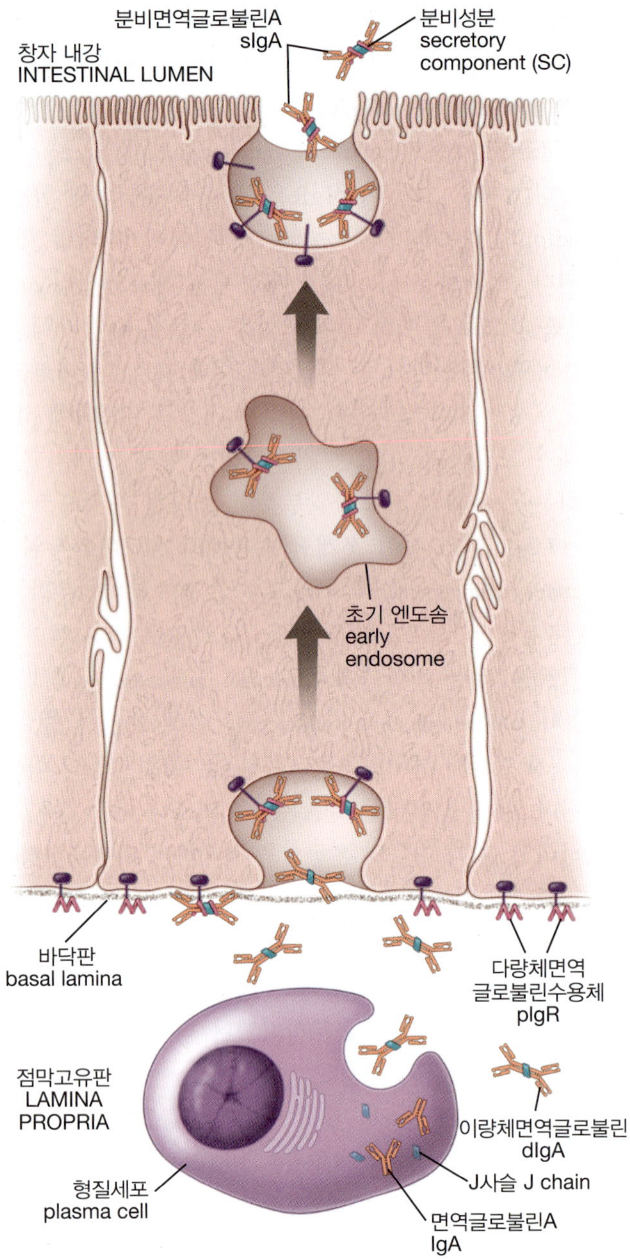

그림 17.24 면역글로불린A의 분비와 운반 과정 모식도. 면역글로불린A(*IgA*)의 단량체(monomeric) 형태는 형질세포(plasma cell)에서 만들어진다. 면역글로불린A는 이량체(dimeric) 형태(*dIgA*)로 점막고유판(lamina propria)으로 분비된다. 이량체면역글로불린A는 두 개의 단량체면역글로불린A와 한 개의 J폴리펩타이드사슬(polypeptide J chain)로 구성된다. 물론 J폴리펩타이드사슬도 형질세포에서 만들어진다. 점막고유판에서 이량체면역글로불린A는 창자세포의 바닥쪽 세포막에 존재하는 다량체면역글로불린수용체(polymeric immunoglobulin receptor, *pIgR*)에 결합한다. 이렇게 결합한 복합체(*pIgR-IgA* complex)는 창자세포의 세포내섭취(endocytosis) 과정을 통해 세포 안으로 들어가게 되고, 창자세포의 꼭대기 표면으로 운반된다. 이 과정을 세포통과(transcytosis) 과정이라고 한다. 세포내섭취에 의한 소포들은 창자세포 꼭대기 세포막에 융합되고 다량체면역글로불린수용체는 가수분해로 쪼개져서, 그 쪼개진 이량체면역글로불린A 상태로 다량체면역글로불린수용체의 세포바깥부분과 함께 분비된다. 다량체면역글로불린수용체의 이 부위는 이량체면역글로불린A로 되돌아가서 분비면역글로불린A(*sIgA*)의 분비성분(secretory component, *SC*)이 된다.

세포는 창자샘의 위쪽으로 이동하여 융모로 가고, 거기에서 세포자멸사(apoptosis)를 통해 내강 안으로 탈락하게 된다. 자가방사선사진촬영기법(autoradiographic study)에 따르면 사람에서 작은창자의 흡수세포나 **잔세포**(goblet cell)의 재생기간(renewal time)은 보통 4~6일이다.

또한 **창자내분비세포**(enteroendocrine cell)나 호산과립세포(Paneth cell)도 창자샘의 바닥에 있는 줄기세포로부터 기원한다. 창자내분비세포는 분화하기 전에 단 한번만 분열하는 것으로 보인다. 창자내분비세포는 흡수세포나 잔세포와 함께 이동하지만 이동속도가 더 늦다. **호산과립세포**(Paneth cell)는 아래쪽으로 이동하여 창자샘의 바닥에 위치한다. 이 세포는 대략 4주 정도 생존하고 이후에는 창자샘에서 바로 이웃한 위임세포("committed" cell)의 분화에 의해 대치된다. 호산과립세포로 인식된 세포는 더 이상 분열하지 않는다. 제5장 상피조직을 설명한 장에서 이미 설명한 바와 같이(191쪽) **전사인자 Math1**(transcription factor Math1)의 발현은 창자줄기세포틈새에서 분열하는 세포들의 운명을 결정하는 것으로 생각된다. 잔세포나 창자내분비세포, 호산과립세포 등과 같은 분비세포로 분화될 세포는 Math1의 발현이 증가한다. Math1 발현을 억제시키면 흡수세포인 창자세포로의 발생과정 경로의 특징이 나타난다.

점막밑층(Submucosa)

샘창자를 다른 작은창자 부위와 구별하는 조직학적 특징은 점막밑샘의 존재이다.

작은창자의 **점막밑층**은 치밀결합조직(dense connective tissue)으로

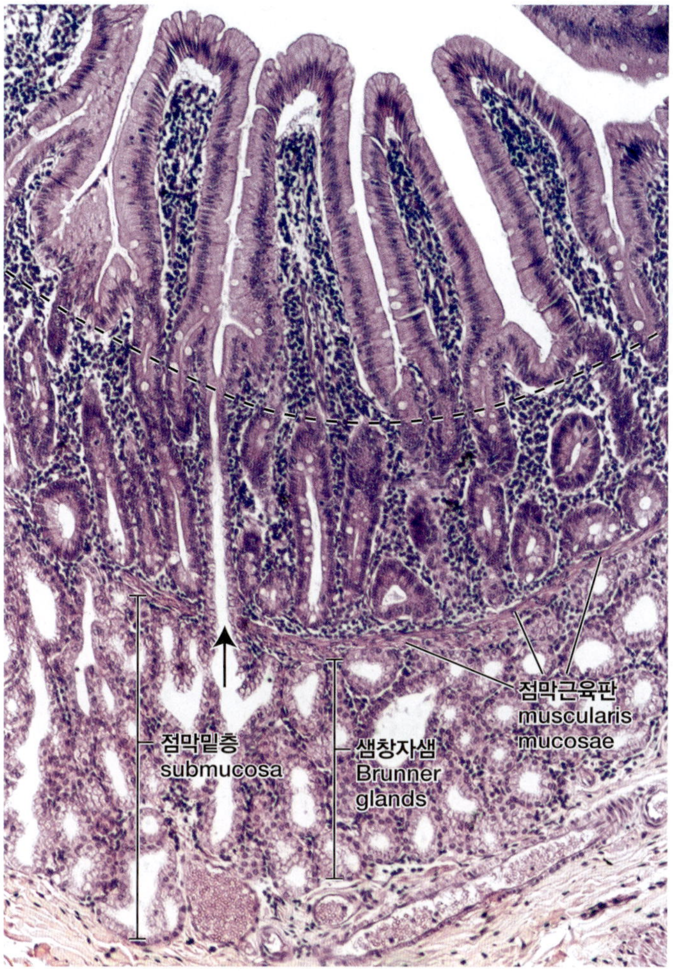

그림 17.25 샘창자에 있는 샘창자샘의 현미경사진. 이 사진은 H&E 염색 표본에서 샘창자(duodenum) 벽의 일부를 보여준다. 샘창자의 조직학적 특징은 샘창자샘(Brunner gland, duodenal gland)의 존재이다. 사진에서 *점선*은 융모와 전형적인 창자샘(intestinal gland, crypt of Lieberkühn) 사이의 경계를 표시하고 있다. 이 창자샘은 점막근육판(muscularis mucosa)까지 뻗어 있다. 점막 아래에는 점막밑층이 있고, 이 층에 샘창자샘이 존재한다. 샘창자샘은 분지대롱샘(branched tubular gland)이고, 분비부는 원주세포들로 구성되어 있다. 샘창자샘의 분비관은 창자샘의 내강으로 열려 있다(*화살표*). ×120.

구성되어 있고 지방세포무리를 갖고 있는 장소도 확인된다. 샘창자의 뚜렷한 특징은 샘창자샘(십이지장샘, duodenal gland)이라고 불리우는 **점막밑샘**(submucosal gland, Brunner gland)의 존재이다.

샘창자의 점막밑샘은 분지대롱샘(branched tubular gland)이다. 분비세포들은 효소원(zymogen)을 분비하는 세포와 점액을 분비하는 세포들의 특성을 모두 갖고 있다(그림 17.25).

점막밑샘의 분비물은 pH 8.1~9.3이며, 중성 및 알카리성 당단백질과 중탄산이온(bicarbonate ion)을 함유한다. 이러한 강알카리성 분비물은 산이 포함된 미즙이 위로부터 샘창자로 들어올 때 이를 중화시킴으로써 작은창자 시작 부위의 점막을 보호하는 역할을 한다. 또한 점막밑샘 분비물은 샘창자로 분비된 이자효소가 기능할 수 있는 최적상태의 pH가 되도록 해준다.

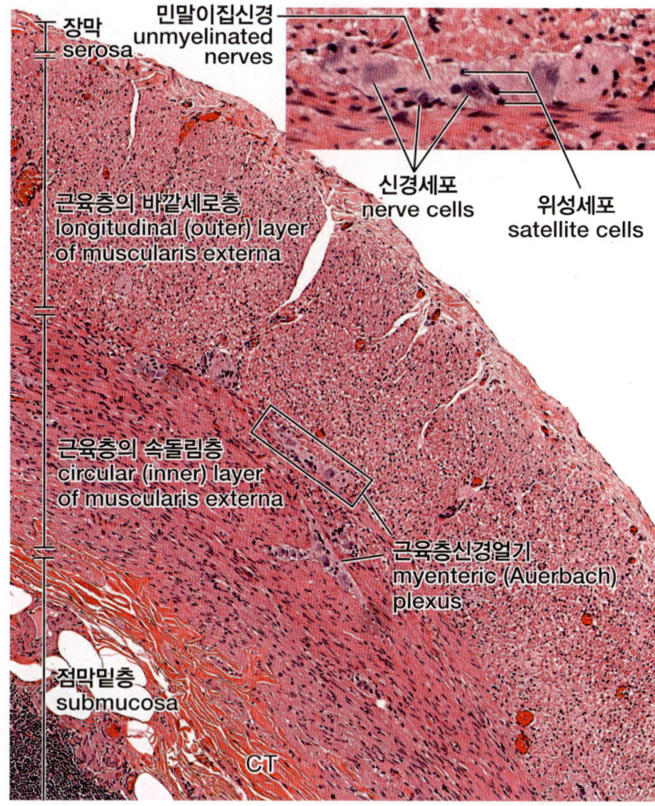

그림 17.26 돌창자(ileum)에 있는 근육층(muscularis externa)의 현미경사진. 헤마톡실린과 에오신(H&E)으로 염색된 표본의 현미경사진은 돌창자 벽의 바깥쪽 가로단면을 보여준다(내강이 보이지 않음). 이 사진에서 가장 눈에 띄는 구조는 두 층의 민무늬근육으로 구성된 근육층(muscularis externa)이다. 안쪽층은 돌림형태로 배열된 민무늬근육세포가 보이며, 이 세포들의 핵은 길쭉한 모양이다. 바깥층에는 민무늬근육세포가 세로로 배열되어 있으며, 이 세포들은 작은 둥근 핵이 세포질로 둘러싸인 모습이다. 물론 이런 단면사진에서는 세포들에서 핵이 보이지 않는 경우도 많다. 오른쪽위에 삽입된 확대사진에서 두 층의 민무늬근육 배열을 비교해 볼 수 있다. 또한 이 두 근육층 사이에는 근육층신경얼기(myenteric plexus, Auerbach plexus)이 있다. 전체적인 신경얼기는 주변 근육세포들에 비하여 밝은 양상이지만, 신경세포들이 더 진하게 염색되는 모습이다. 근육층신경얼기의 주요 구성요소는 신경절이후부교감신경세포(postganglionic parasympathetic neuron)의 신경세포체, 위성세포(satellite cell), 말이집세포(Schwann cell)를 포함하는 민말이집신경섬유(무수신경섬유, unmyelinated nerve fiber)들이다. 신경세포는 세포질이 호염기성이고, 핵은 더 어두운 핵소체를 갖고 있기 때문에 잘 구별할 수 있다. 사진에서 창자의 바깥쪽 자유표면은 단순편평상피인 중피(mesothelium)와 소량의 결합조직으로 구성된 장막(serosa)으로 덮여 있다. 점막밑층은 조밀하고 불규칙한 결합조직층(*CT*)이다(사진의 *왼쪽아래*). 점막밑층에서 콜라겐 섬유를 비롯하여 지방세포와 림프구들이 모여 있는 것을 확인할 수 있다. ×180; 삽입 ×450.

근육층(Muscularis Externa)

작은창자의 **근육층**(muscularis externa)은 민무늬근육세포들이 돌림방향으로 배열한 안쪽의 속돌림층(inner circular layer)과 세로방향으로 배열한 바깥층인 바깥세로층(outer longitudinal layer)으로 구성되어 있다. 이 두 근육층 사이에는 **근육층신경얼기**(myenteric plexus, Auerbach plexus)의 주요 구성성분들이 자리잡고 있다(그림 17.26의 광학현미경사진과 그림 17.27의 전자현미경사진). 작은창자에서는 두 종류의 근육수축이 일어난다. 국소수축(local contraction)은 창자내

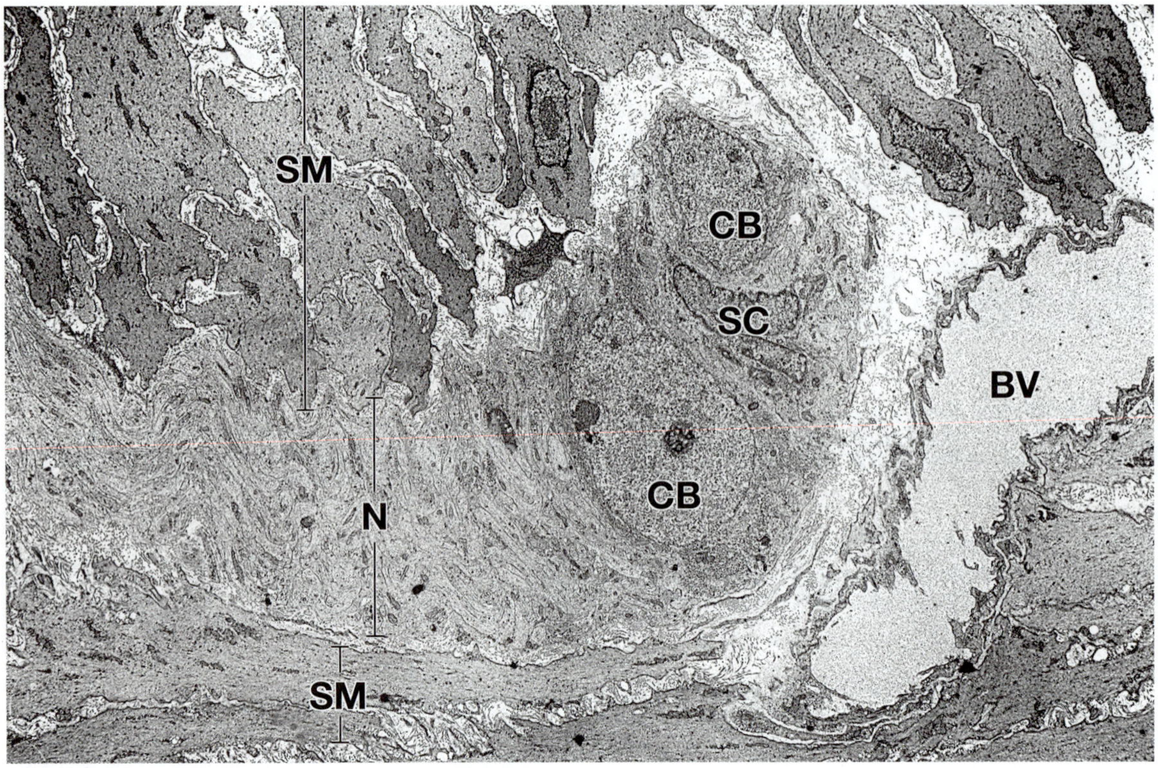

그림 17.27 근육층신경얼기의 전자현미경사진. 근육층신경얼기(myenteric plexus, Auerbach plexus)는 근육층(muscularis externa)을 구성하는 두 층의 민무늬근육(*SM*) 사이에 위치한다. 근육층신경얼기는 신경세포체(nerve cell body, *CB*)들과 많은 신경섬유(*N*)들의 광범위한 네트워크로 구성된다. 또한 위성세포(satellite cell, *SC*)가 신경세포체들 근처에서 관찰되며, 이 세포는 창자에 있는 신경아교세포(glial cell)로 생각된다. 왜냐하면 이 세포는 구조적 또는 화학적 특징이 중추신경계의 신경아교세포와 유사하기 때문이다. *BV*, 혈관. ×3,800.

용물을 가까운 쪽과 먼 쪽으로 갈라놓게 되며 이러한 유형의 수축을 **분할**(segmentation)이라고 한다. 이러한 수축은 일차적으로 안쪽 층인 속돌림층이 관여한다. 이 안쪽 층은 미즙이 국소적으로 순환하도록 하여 미즙이 소화액과 섞이게 하고, 미즙이 점막에 접촉하여 흡수되도록 움직여준다. 둘째 유형의 수축은 **연동**(peristalsis)으로서 바깥세로층이 주로 관여하며, 창자의 내용물을 먼쪽으로 밀어낸다.

장막(Serosa)

작은창자의 **장막**(serosa)은 배안(abdominal cavity)에서 내장쪽배막으로 구성되며, 이미 이 장 시작 부분인 위장관 개요에서 총체적으로 설명한 바 있다. 샘창자의 일부는 뒤배벽공간에 위치하며 뒤배벽의 구조나 기관과 직접 접촉하기 때문에 전형적인 바깥막(adventitia)를 갖으며, 작은창자의 나머지 대부분은 장막을 갖는다.

■ 큰창자(대장, LARGE INTESTINE)

큰창자(large intestine)는 **막창자꼬리**(충수돌기, vermiform appendix)를 포함하고 있는 **막창자**(맹장, cecum), **잘록창자**(결장, colon), **곧창자**(직장, rectum), **항문관**(anal canal)으로 구성되어 있다. 잘록창자는 해부학적 위치에 따라 다시 오름잘록창자(상행결장, ascending colon), 가로잘록창자(횡행결장, transverse colon), 내림잘록창자(하행결장, descending colon), 구불잘록창자(S상결장, sigmoid colon)으로 구분한다. 소화관의 일반적인 네 층의 특징은 큰창자 전체에서도 그대로 나타난다. 그러나 육안적 소견으로 몇 가지 특이한 양상이 있다(그림 17.28).

- **잘록창자띠**(결장끈, tenia coli): 잘록창자띠는 근육층의 바깥세로층이 일정한 간격으로 좁고 두껍게 변형된 세 개의 띠이다. 이 띠는 막창자와 잘록창자에서 주로 관찰되고 곧창자, 항문관, 막창자꼬리에는 없다.
- **잘록창자팽대**(haustra coli): 잘록창자팽대는 막창자와 잘록창자의 바깥표면에서 잘록창자띠 사이에 보이는 팽대를 말한다.
- **복막주렁**(omental appendices): 복막주렁은 잘록창자의 바깥표면에 관찰되는 장막의 작은 지방돌기들을 말한다.

점막(Mucosa)

큰창자의 **점막**(mucosa)은 "매끄러운" 표면을 갖고 있다. 큰창자에는 돌림주름(plica circularis)이나 융모(villus)가 존재하지 않는다. 큰창자는 많은 단순대롱창자샘(straight tubular intestinal gland)인 창자샘(장샘, intestinal gland, crypt of Lieberkühn)을 갖고 있고, 점막의 두께 전체를 통하여 뻗어 있다(그림 17.29a). 이 샘은 함입된

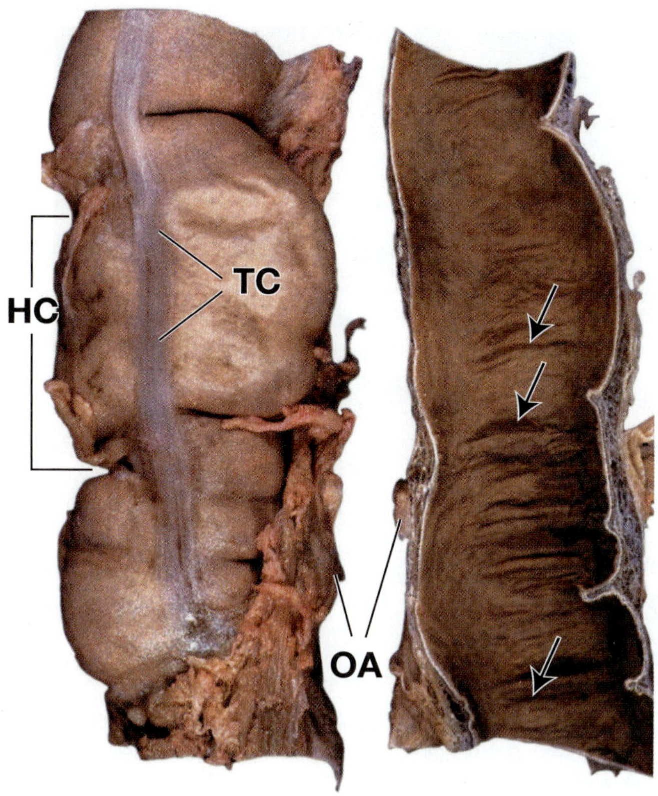

그림 17.28 큰창자의 사진. 이 사진은 가로잘록창자(transverse colon)의 장막이 보이는 바깥면(*왼쪽 사진*)과 점막이 보이는 안쪽면(*오른쪽 사진*)을 각각 보여준다. 바깥면에서는 큰창자의 특징적 형태로서 민무늬근육띠인 세 개의 잘록창자띠(tenia coli, *TC*) 중 하나(다른 잘록창자띠도 조금 보임)와, 잘록창자띠 사이에 위치하는 주머니 모양인 잘록창자팽대(haustra coli, *HC*), 그리고 작은 지방으로 채워진 배막의 돌출 구조인 복막주렁(omental appendice, *OA*)을 확인할 수 있다. 평탄한 점막면은 근육층(muscularis externa)의 수축으로 생긴 반달주름(semilunar fold, *화살표*)이 보인다. 이 사진의 큰창자 점막표면을 작은창자의 점막표면(그림 17.17)과 비교해 볼 필요가 있다.

곳부터 창자의 표면에 이르기까지 단층원주상피(simple columnar epithelium)로 되어 있다. 큰창자의 내강표면을 현미경으로 보면 일정한 양상으로 배열되어 있는 샘의 구멍들을 볼 수 있다(그림 17.29b).

큰창자의 주요 기능은 전해질과 물의 재흡수, 그리고 소화되지 않은 음식물과 노폐물의 배출하는 것이다.

원주흡수세포(columnar absorptive cell)의 일차적인 기능은 수분과 전해질의 재흡수이다. 큰창자의 흡수세포의 형태는 기본적으로 작은창자의 창자세포(enterocyte)와 동일하다. 재흡수는 작은창자에서 설명한 것처럼 같은 나트륨/칼륨펌프를 이용한 운반계통(Na^+/K^+-activated ATPase- driven transport system)에 의하여 이루어진다.

반고형 내지 고형 노폐물의 배출은 창자샘에 있는 많은 잔세포(goblet cell)에서 분비되는 다량의 점액에 의하여 촉진된다. 잔세포는 작은창자보다 큰창자에 훨씬 더 많다(그림 17.29a, 도판 17.9, 756쪽). 잔세포는 점액을 생산하여 분비함으로서 점막표면을 미끄럽게 하여여 더 단단해지는 고형내용물이 쉽게 통과하도록 해준다.

큰창자의 점막상피는 호산과립세포(Paneth cell)를 제외하고 작은창자에서와 같은 유형의 세포들을 갖고 있다.

원주흡수세포(columnar absorptive cell)는 잘록창자의 대부분에서 잔세포보다 숫자적으로 훨씬 많지만(4:1), 조직표본에서 그렇지 않은 것처럼 관찰되곤 한다(그림 17.29a). 그러나 아래로 갈수록 비율이 감소하여 곧창자 근처에서는 잔세포의 수가 대략 1:1 정도이다. 흡수세포들이 빠른 속도로 당질층(glycocalyx)을 분비하지만(사람에서는 교체시간이 16~24시간), 잘록창자에서는 당질층에 소화효소를 함유하고 있지 않은 것으로 알려져 있다. 그러나 작은창자에서처럼 나트륨펌프(Na^+/K^+-ATPase)는 풍부하고 흡수세포의 가쪽세포막에 국한되어 있다.

잔세포(goblet cell)는 창자샘의 깊은 부위인 세포분열구역(replicative zone)에서도 성숙할 수 있다(그림 17.30). 잔세포는 점액을 끊임없이 분비하며, 심지어 내강표면에 도달한 시점까지도 분비를 멈추지 않는다. 내강표면에 있는 잔세포 중에는 합성속도보다 분비속도가 더 빨라서 점액이 없는("exhausted") 잔세포가 상피에서 관찰된다. 이처럼 점액이 없는 잔세포는 키가 크고 폭이 좁으며 꼭대기중앙의 세포질에 소량의 점액원과립(mucinogen granule)을 갖고 있다. 드물게 작은 움을 갖는(caveolated) 솔세포(tuft cell)가 큰창자 상피에서 관찰되며, 이 세포는 점액이 없는 잔세포의 한 형태일 것으로 추정된다.

큰창자 상피세포의 재생(Epithelial Cell Renewal in the Large Intestine)

큰창자에서 모든 창자상피세포는 단일의 줄기세포집단에서 기원한다.

작은창자(small intestine)에서처럼 큰창자의 점막상피세포는 창자샘의 바닥에 자리 잡은 줄기세포로부터 기원한다. 샘의 아래쪽 1/3 부분은 정상 세포분열구역으로 생각되며 이곳에서 새롭게 만들어지는 세포들은 두세번의 분열과정을 거치며 내강표면을 향하여 이주하기 시작하며, 약 5일 후에는 수명이 다하여 표면에서 내강으로 탈락한다. 샘의 아래 1/3 부분에서는 중간세포(intermediate cell)들이 관찰되며 이들은 작은창자에서 관찰된 중간세포와 동일하다.

큰창자에서 상피세포의 교체기간(turnover time)은 작은창자에서와 유사하다. 즉 흡수세포와 잔세포는 약 6일이고, 창자내분비세포는 최대 4주이다. 점막표면에 도달한 노쇠한 상피세포는 두 개의 인접한 창자샘의 중간지점에서 세포자멸사(apoptosis) 과정을 거쳐 내강으로 탈락한다.

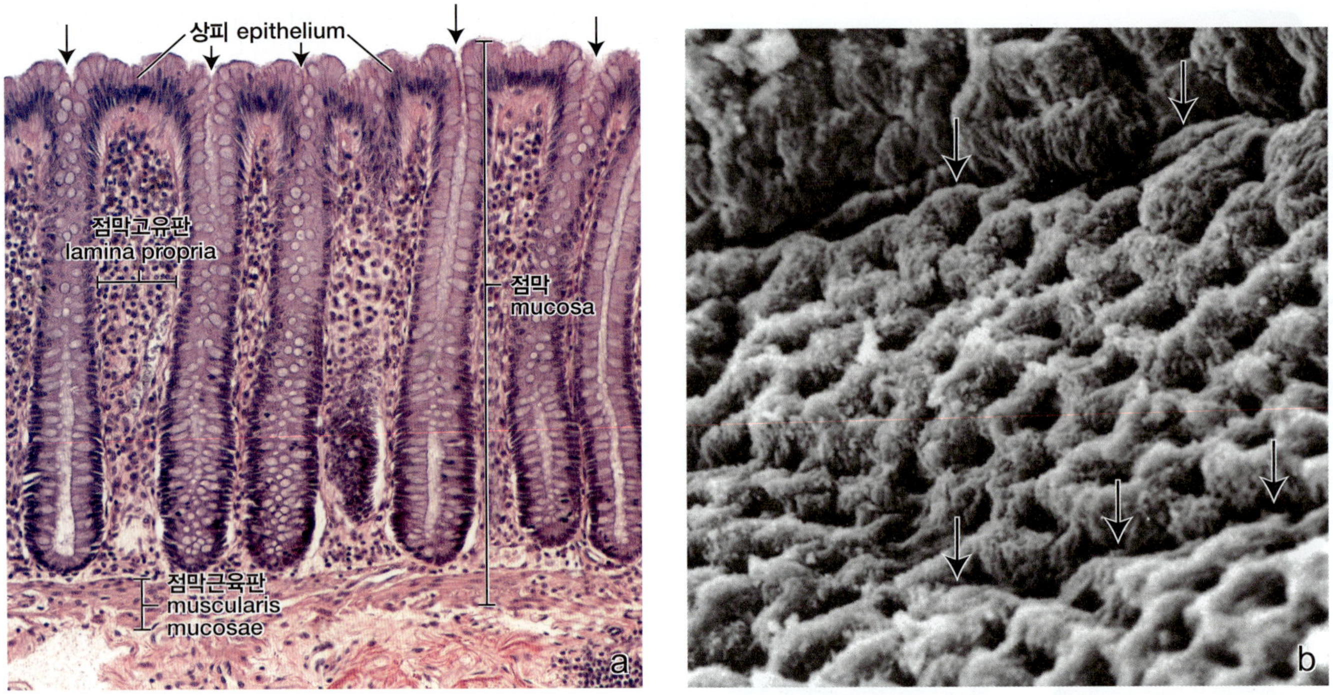

그림 17.29 큰창자의 점막. a. 이 사진은 H&E 염색표본으로 점막과 점막밑층 일부를 보여준다. 표면상피는 분지없이 단순대롱창자샘(straight tubular intestinal gland, crypt of Lieberkühn)으로 연속되어 있다. 창자표면에서 샘의 구멍이 확인된다(*화살표*). 상피세포는 주로 흡수세포(absorptive cell)와 잔세포(goblet cell)로 구성된다. 흡수세포는 샘으로 갈수록 그 숫자가 적어지는 반면, 잔세포의 수는 증가한다. 세포성분이 많은 점막고유판에는 많은 림프구들을 비롯하여 기타 면역계통세포들이 존재한다. **b.** 사람의 큰창자 점막면을 보여주는 주사전자현미경사진(SEM)이다. 표면은 틈새(*화살표*)에 의해 구역이 나누어진다. 각 구역은 25~100개의 샘 구멍을 갖고 있다. ×140. (Fenoglio CM, Richart RM, Kaye GI. Comparative electron-microscopic features of normal, hyperplastic, and adenomatous human colonic epithelium. II. Variations in surface architecture found by scanning electron microscopy. *Gastroenterology* 1975;69:100-109에서 허락 후 재인용.)

점막고유판(Lamina Propria)

큰창자의 **점막고유판**(lamina propria)은 소화관의 다른 부위와 동일한 기본구성을 하고 있지만, 몇 가지 추가적인 구조물과 또 다른 몇 가지의 크게 발달된 구조물을 볼 수 있다. 이들은 다음과 같다.

- **콜라겐섬유판**(아교섬유판, collagen table): 이것은 아교질(collagen)과 프로테오글리칸(proteoglycans)으로 된 두꺼운 층이며, 상피의 바닥판(basal lamina)과 흡수에 관여하는 정맥창모세혈관(fenestrated venous capillary)의 바닥판 사이에 있다. 이 층은 정상인의 잘록창자에서 그 두께가 5 μm이고, 증식잘록창자폴립(hyperplastic colonic polyp)에서는 3배 이상으로 두꺼워질 수 있다. 이 콜라겐섬유판은 상피의 세포사이구역(intercellular compartment)에서 점막고유판의 혈관구획(vascular compartment)으로 수분과 전해질 운반을 조절하는 역할을 한다.
- **창자샘주위 섬유모세포집**(pericryptal fibroblast sheath): 규칙적으로 분열 중인 섬유모세포들이 잘 발달된 개체군을 이룬 것을 말한다. 이들은 창자샘의 바닥 바로 밑에서, 즉 상피에서 관찰되는 줄기세포 근처에서 분열한다(작은창자와 큰창자 모두에서 동일하다). 이후에 섬유모세포는 분화하고 상피세포와 동시에 나란히 위를 향하여 이동한다. 이들 창자샘주위 섬유모세포의 운명은 확실하지 않지만, 이들 중 대부분은 내강표면수준까지 도달한 다음 형태학적 및 조직화학적으로 큰포식세포(macrophage)의 특성을 띠게 된다. 몇 가지 증거에 의하면, 큰창자에서 점막고유판의 심(core)에 존재하는 큰포식세포는 창자샘주위 섬유모세포의 최종 분화에 의하여 발생할 수 있음을 시사한다.
- **창자관련림프조직**(GALT): 창자관련림프조직은 돌창자 말단부에 위치하는 창자관련림프조직과 연속되어 있다. 큰창자에서 창자관련림프조직은 더욱 광범위하게 발달되어 있어 커다란 림프소절(lymphatic nodule)들이 창자샘들의 일정한 간격을 흩어놓으며, 점막밑층까지 퍼져 있다. 큰창자에서 면역계통의 광범위한 발달은 다수의 다양한 종류의 미생물이나 유해한 최종산물들이 보통 내강 안에 존재함을 반영한다고 볼 수 있다.
- **림프관**(lymphatic vessel): 일반적으로 큰창자에서 창자샘들 사이에 있는 점막고유판의 심에는 림프관은 없으며 내강표면 쪽으로 뻗는 혈관도 없다. 단지 최근에, 연구자들이 림프관 상피에 대한 새로운 표지자(marker)를 이용하여 창자샘의 바닥에 있는 작은 림프관을 가끔 발견하고 있다. 이런 림프관들은 점막근육판(muscularis mucosa) 안에 있는 림프그물(lymphatic network)로 이어진다. 림프흐름의 다음 단계는 점막밑층과 근육층에 있는 림프관얼기(lymphatic plexus)이고, 이후에 창자벽을 빠져나와 근처에 있는 림프절로 들어가는 순서로 이어진다. 큰창자에서 림프흐름의 임상적 중요성을 이해하기 위해서는 글상자 17.6

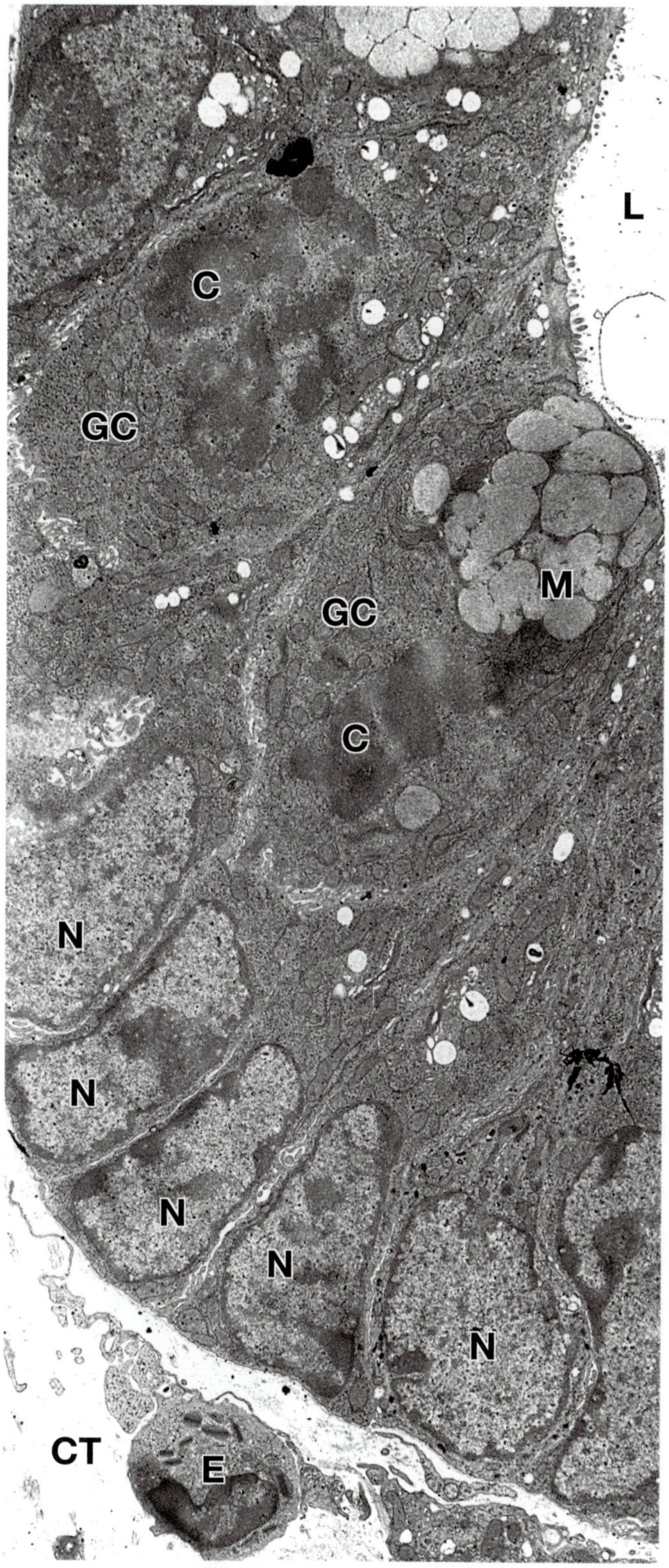

그림 17.30 분열 중인 잔세포의 전자현미경사진. 이 전자현미경사진은 창자의 어떤 세포는 분화된 다음에도 계속해서 분열하는 것을 보여준다. 사진을 보면 두 개의 잔세포(*GC*)가 분열하고 있다. 보통 분열하는 세포는 바닥판(basal lamina)에서 내강쪽으로 이동한다. 한 잔세포는 꼭대기 세포질에 점액원과립 (mucinogen granule, *M*)들을 갖고 있다. 분열하는 세포의 염색체(*C*)는 핵막으로 둘러싸여 있지 않다. 분열하지 않는 상피세포의 핵(*N*)과 비교된다. 사진에서 샘의 내강(*L*)은 오른 위쪽 모퉁이이다. *CT*, 결합조직; *E*, 호산구(eosinophil). ×5,000.

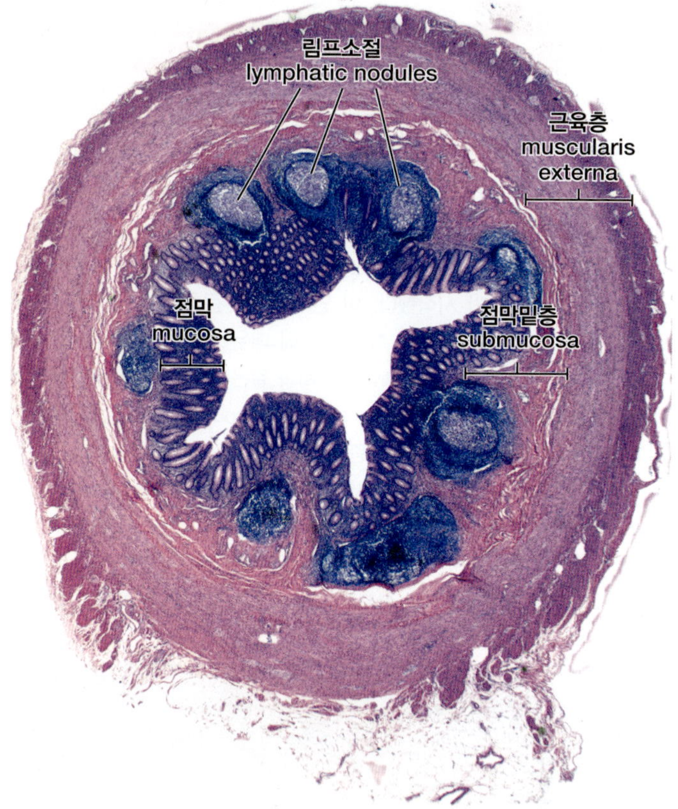

그림 17.31 막창자꼬리의 가로단면 현미경사진. 막창자꼬리(vermiform appendix)는 그 직경이 작은 것을 제외하고는 큰창자와 동일한 네 층 구조로 되어 있다. 보통 림프소절(lymphatic nodule)들은 점막 전체에서 볼 수 있고 대개는 점막밑층까지 확장되어 있다. 각 림프소절 안에서 뚜렷한 종자중심(germinal center)이 관찰된다. 근육층은 비교적 두꺼운 속돌림층과 더 얇은 바깥세로층으로 구성된다. 막창자꼬리는 막창자꼬리간막(충수간막, mesoappendix, mesentery of appendix, *사진의 아래 오른쪽*)에서 연속되는 장막(serosa)으로 덮여 있다. ×10.

을 참조하면 된다.

근육층(Muscularis Externa)

이미 설명한 바와 같이 막창자나 잘록창자(오름잘록창자, 가로잘록창자, 내림잘록창자, 구불잘록창자)에서 근육판의 **바깥세로층**(outer longitudinal layer)은 부분적으로 밀집되어 뚜렷한 세포근육띠인 **잘록창자띠**(tenia coli)을 형성하며, 이는 맨눈으로 식별할 수 있다(그림 17.28). 잘록창자띠 사이의 바깥세로층은 아주 얇은 판(sheet)을 형성한다. 반면에 곧창자, 항문관, 막창자꼬리(vermiform appendix)에서 바깥세로층은 작은창자에서처럼 일정한 두께의 층으로 되어 있다.

잘록창자띠로부터 시작한 근육다발(bundle of muscle)은 잘록창자의 길이와 둘레를 따라가면서 불규칙한 간격을 두고 **속돌림층**(inner circular layer) 안으로 뚫고 들어간다. 이와 같은 근육층의 뚜렷한 불연속성은 잘록창자의 분절(segment)이 독립적으로 수축할 수 있게 해주고, 이런 특성은 잘록창자벽에 **잘록창자팽대**(haustra coli)라고 하는 분절을 형성하게 한다.

글상자 17.6

임상적용: 큰창자의 림프관 분포와 질환(The Pattern of Lymph Vessel Distribution and Diseases of the Large Intestine)

큰창자의 점막고유판(lamina propria)에는 일반적으로 **림프배출 관련 구조물이 없다**고 알려진 것은 생검(biopsy)으로 얻은 조직을 일반적인 연구기법인 광학 및 전자 현미경으로 관찰한 결과였다. 최근에 림프관내피(lymphatic endothelium)를 40 kDa 타액당단백질(40-kilodalton O-linked sialoglycoprotein)과 반응하는 단클론항체(monoclonal antibody)인 *D2-40*가 림프관의 분포를 연구하는 데 사용되기 시작했다. 이 연구기법은 큰창자의 점막고유판에 림프관련 구조물이 없다는 것을 확인하는 데 매우 중요하다. 예를 들어, **궤양잘록창자염**(궤양성대장염, ulcerative colitis)과 같은 잘록창자나 곧창자에 생기는 만성적인 표층의 염증의 경우, 육아조직(granulation tissue)의 형성은 점막고유판 안에 혈관과 림프관의 증식과 관련된다. 이 질환에서 림프관형성(lymphangiogenesis)은 혈관내피세포성장인자(vascular endothelial growth factor, VEGF)들의 발현과 연계되어 있다. 궤양잘록창자염의 치료 진척상황은 주로 생검으로 확인하며 점막고유판에서 림프관이 사라졌는지의 여부를 관찰한다. 한편 점막고유판에서 림프관(lymphatic vessel)의 수가 증가했다는 것은 왕성한 염증이 존재한다는 것을 시사한다.

큰창자에서 림프관의 분포를 확인하는 것은 큰창자에 생긴 **샘종**(adenoma, 샘종폴립 adenomatous polyp)의 치료방향의 근거를 제시한다. 이 종양은 대장의 내강으로 돌출된 조직덩어리를 덮고 있는 상피 안에서 발생한다(그림 F17.6.1). 점막고유판에 림프관이 없다는 것은 어떤 잘록창자암(결장암, colon cancer)이 느린 속도로 전이될 것이라고 이해하는 데 중요했다. 커다란 잘록창자의 샘종폴립에 생긴 종양은 점막근육판(muscularis mucosa)에 있는 림프관에 도달하기 전에 상피와 점막고유판 안에서 대규모로 자랄 수 있다. 큰창자에 생긴 샘종폴립의 거의 절반 가량은 곧창자와 구불잘록창자(sigmoid colon)에서 생기기 때문에 큰창자내시경검사로 발견할 수 있다. 병변이 점막에만 국한되는 경우 내시경절제술이 좋은 치료법으로 인정받고 있다. 그러나 최종 치료결정은 떼어낸 조직에 대하여 현미경적 관찰을 통해 신중하게 확인되어야 한다.

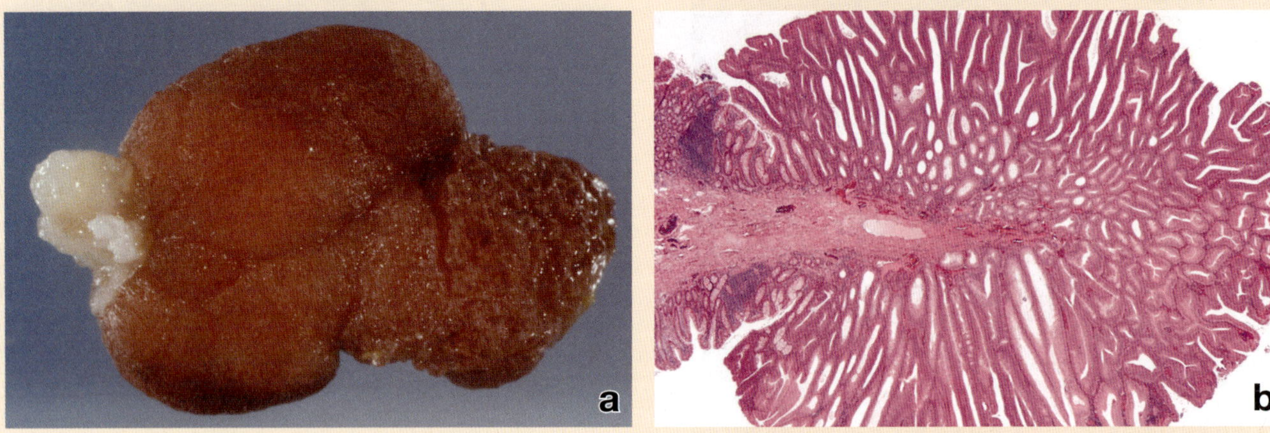

그림 F17.6.1 큰창자에 생긴 샘종폴립. a. 이것은 큰창자내시경검사 중 큰창자로부터 외과적으로 절제한 직경 2 cm 가량의 폴립의 육안적 소견이다. 이 종양은 특유의 둥글게 부풀어 있는 표면과 큰창자벽에 부착되는 줄기(stalk)를 갖고 있다. **b.** 이 사진은 폴립의 중심을 보여준다. 폴립의 끝에서 창자표면으로 이동하여 축적된 종양 상피세포들로 덮여 있는 세관(tubule)이 반복되는 양상으로 관찰된다. 중심에 있는 줄기는 큰창자의 점막밑층(submucosa)으로 연속된다. 또한 이 줄기의 바닥에 큰창자의 정상 단층원주상피(simple columnar epithelium)가 존재한다는 점도 주목해야 한다. (사진제공. Mitros FA, Rubin E. The Gastrointestinal Tract. In: Rubin R, Strayer DS (eds): *Rubin's Pathology: Clinicopathologic Foundations of Medicine*, 5th ed. Baltimore: Lippincott Williams & Wilkins, 2008.)

잘록창자에서 근육층은 두 가지 유형의 수축운동을 일으키며, 분절(segmentation)과 연동(peristalsis)이다. 분절은 그 부분에서만 일어나는 운동이며 내용물을 아래쪽으로 밀어내지 못한다. 연동은 잘록창자 내용물을 먼쪽으로 밀어내는 운동이며, 집단연동운동(mass peristaltic movement)을 야기한다. 집단연동운동은 드물게 일어나며, 건강인에게는 대개 하루에 한번은 집단연동운동이 일어나서 먼쪽 잘록창자를 비우게 만든다.

점막밑층(Submucosa)과 장막(Serosa)

잘록창자의 **점막밑층**은 이미 설명한 바와 같이 일반적인 소화관벽의 구조와 같다. 잘록창자가 다른 구조물과 직접 접촉한 곳(예를 들어, 뒤배벽에 붙어 있는 잘록창자의 뒤면)에서는 벽의 바깥층을 바깥막(adventitia)이라 하고, 반면에 다른 곳에서 바깥층은 전형적인 장막(serosa)이다.

막창자(맹장, Cecum)와 막창자꼬리(충수돌기, Appendix)

막창자(맹장, cecum)은 돌막창자판막(회맹판막, ileocecal valve)에서 바로 이어진 막힌주머니(blind pouch) 형태의 구조이다. **막창자꼬리**(충수돌기, vermiform appendix)는 가늘게 손가락 모양으로 길게 뻗은 막힌 주머니 구조물이다. 막창자의 조직학적 구조는 잘록창자의 나머지 부분과 매우 유사하다. 막창자꼬리는 약간 달라서 근육층의 바깥세로층이 균일한 층을 이루고 있다(그림 17.31,

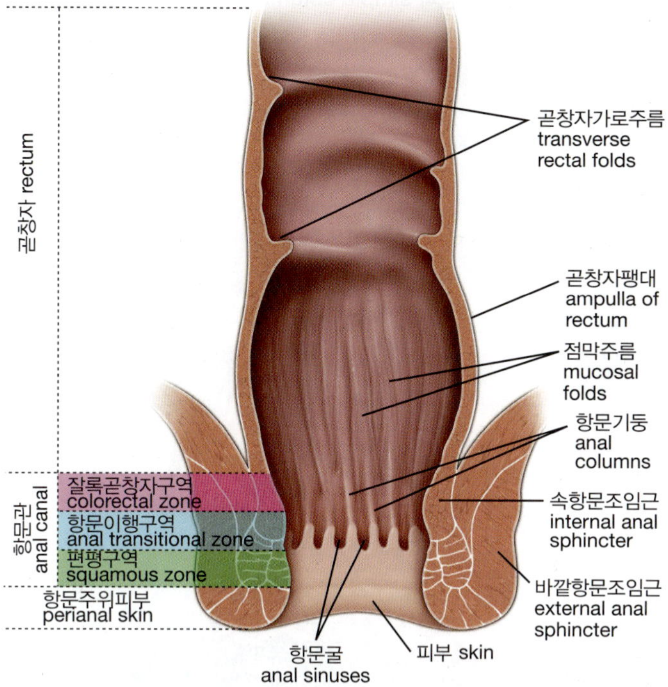

그림 17.32 곧창자와 항문관의 모식도. 곧창자(rectum)와 항문관(anal canal)은 큰창자의 끝부위이다. 이들은 주로 잔세포로 구성된 단층원주상피와 많은 항문샘(anal gland)을 갖는 잘록곧창자점막(colorectal mucosa)으로 덮여 있다. 항문관에서 단층원주상피는 중층원주상피 또는 중층입방상피로 이행하고, 이어서 중층편평상피로 이행하게 된다. 이와 같이 이행하는 부분을 *항문이행구역(anal transitional zone)*이라고 하며, 따라서 그림에서 보여주듯이 조직학적으로 항문관은 잘록곧창자구역(colorectal zone), 항문이행구역, 편평구역(squamous zone)으로 구분할 수 있다.

도판 17.10, 758쪽). 막창자꼬리의 가장 눈에 띄는 특징은 많은 림프소절(lymphatic nodule)들이 점막밑층까지 퍼져 있는 것이다. 많은 성인에서 막창자꼬리의 정상구조를 상실하고, 섬유성흉터조직(fibrous scar tissue)으로 채워진다. 막창자꼬리와 막창자 사이에 있는 구멍이 막히게 되면 흉터가 생기고 이로 인해 충수돌기내강 안에 점액이 축적되거나 막창자에서 들어갔던 대변이 남게 되어 염증을 일으키며 이를 **막창자꼬리염**(충수염, appendicitis)이라고 한다. 또한 막창자꼬리는 점막상피의 창자내분비세포(enteroendocrine cell)로부터 기원하는 종양인 **카르시노이드**(유암종, carcinoid)가 호발하는 부위이기도 하다(글상자 17.3).

곧창자(직장, Rectum)와 항문관(Anal Canal)

곧창자(직장, rectum)은 소화관의 확장된 먼쪽 부위이다. 곧창자의 윗부분은 **곧창자가로주름**(직장가로주름, transverse rectal fold)이라는 주름에 의해 잘록창자와 구별이 된다. 곧창자의 점막은 많은 잔세포들이 있는 곧은대롱창자샘(straight tubular intestinal gland)을 갖고 있어 먼쪽 잘록창자의 구조와 유사하다.

소화관의 맨 끝부분은 **항문관**(anal canal)이다. 항문관의 길이는 평균 4 cm 정도이며 골반가로막(pelvic diaphragm)의 윗면에서 항문까지 뻗어 있다(그림 17.32). 항문관의 위부분에는 **항문기둥**(항문주, anal column)이라는 세로주름들이 있다. 항문기둥들 사이의 움푹한 부분을 **항문굴**(항문동, anal sinus)이라고 한다. 항문관은 상피의 특징에 따라 세 구역(zone)으로 구분한다.

- **잘록곧창자구역**(결장직장구역, colorectal zone): 이 구역은 항문관의 위쪽 1/3 부분이며 단층원주상피(simple columnar epithelium)로 되어 있어 곧창자의 특징과 동일하다.
- **항문이행구역**(anal transitional zone, ATZ): 이 구역은 항문관의 중간 1/3 부분을 차지한다. 이 구역은 곧창자 점막의 단층원주상피와 항문주위피부(perianal skin)의 중층편평상피 사이의 이행특성을 보인다. 이 구역은 단층원주상피와 항문관의 피부구역으로 연장되는 중층편평상피 사이에 존재하는 중층원주상피(stratified columnar epithelium)를 보여준다(그림 17.33, 도판 17.11, 760쪽).
- **편평상피구역**(squamous zone): 이 구역은 항문관의 아래 1/3 부분에서 보인다. 이 구역은 중층편평상피(stratified squamous epithelium)로 덮여 있고, 이는 항문주위 피부로 연속된다.

항문관에서 **항문샘**(항문선, anal gland)들은 점막밑층까지 뻗어 있고, 심지어 근육층까지 뻗어 있는 경우도 있다. 항문샘은 곧은가지대롱샘(branched straight tubular gland)이며 중층원주상피로 덮여 있는 관을 통하여 항문표면으로 점액을 분비한다. 가끔 항문샘은 산재성림프조직(diffuse lymphatic tissue)에 둘러싸여 있다. 항문샘은 흔히 **병적치루**(항문샛길, anal fistula; 항문관과 항문주위피부 사이에 생긴 비정상적인 구멍)를 형성하게 된다.

큰 부분땀샘(apocrine gland)인 **항문주위샘**(circumanal gland)들은 항문구멍(anal orifice)을 둘러싸고 있는 피부에서 관찰된다. 몇몇 동물에서 항문주위샘은 성유인물질(sex attractant)로서 작용한다. 이 부위에서는 모낭(털집, hair follicle)이나 피지샘(sebaceous gland)도 관찰된다.

항문기둥의 점막밑층은 위곧창자동맥(상직장동맥, superior rectal artery)의 가지와 곧창자정맥얼기(rectal venous plexus)를 갖고 있다. 항문기둥에 있는 점막밑층 정맥의 확장은 **속치질**(내치핵, internal hemorrhoid)이 되며, 이는 문맥순환(portal circulation)에서 정맥혈압의 상승(이를 **문맥고혈압**[portal hypertension]이라고 함)과 관련이 있다. 곧창자에서는 잘록창자끈이 없으며 근육층의 바깥세로층은 일정한 두께의 판을 이룬다. 점막근육판은 항문이행구역(ATZ)에서 사라진다. 항문이행구역에서 근육층의 속돌림층은 두꺼워져서 속항문조임근(internal anal sphincter)을 형성한다. 바깥항문조임근(외항문괄약근, external anal sphincter)은 골반바닥(pelvic floor)의 가로무늬근육(striated muscle)에 의하여 형성된다.

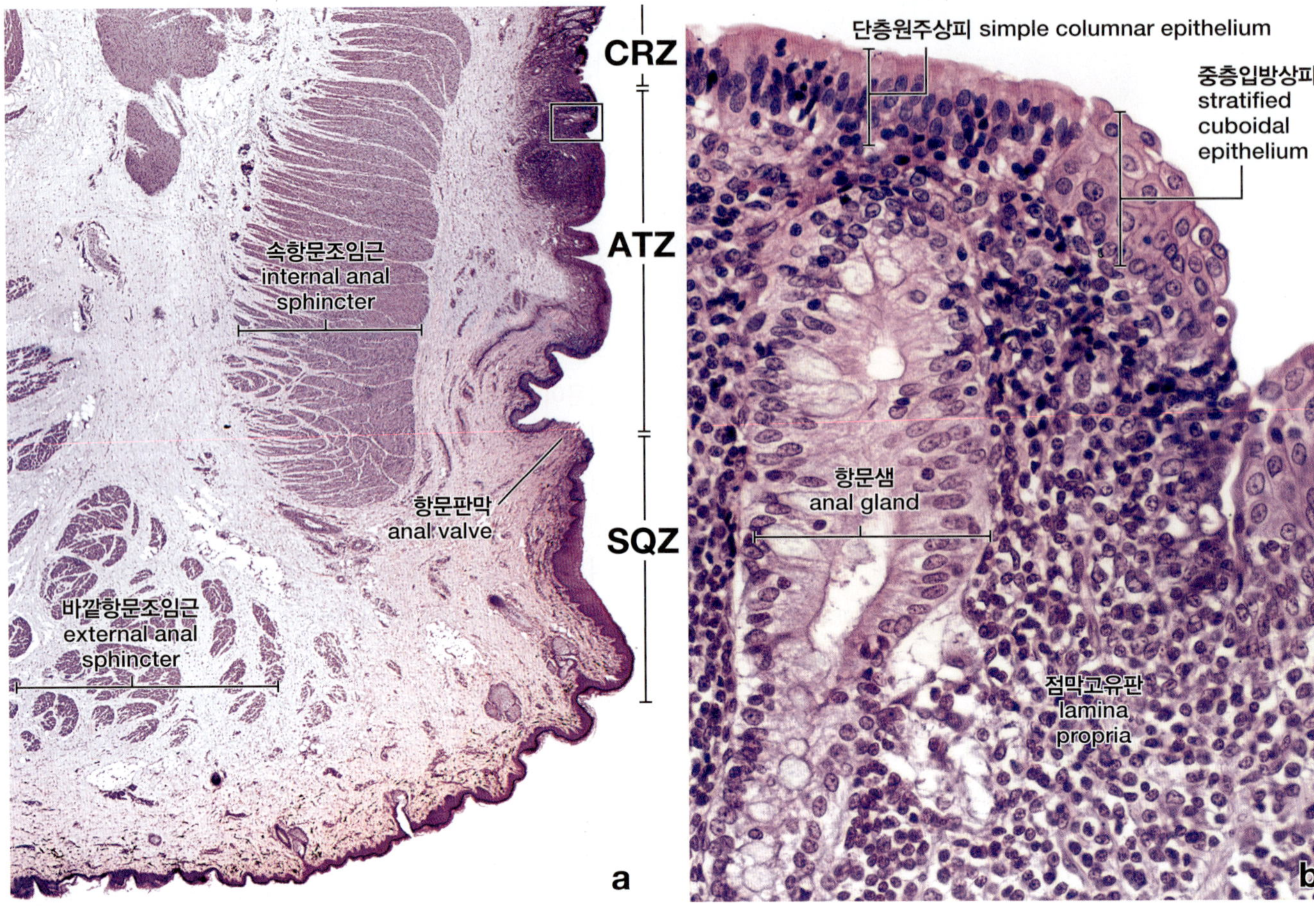

그림 17.33 항문관의 현미경사진. a. 이 현미경사진은 항문관 벽의 세로단면을 보여준다. 항문관의 세 구역이 보인다. 각 구역은 첫째로 중층편평상피(stratified squamous epithelium)를 갖는 편평구역(squamous zone, *SQZ*), 둘째로 중층편평상피(stratified squamous epithelium), 중층입방상피(stratified cuboidal epithelium), 또는 단층원주상피(simple columnar epithelium)를 갖고 있는 항문이행구역(anal transitional zone, *ATZ*), 셋째로 잘록창자의 것과 유사한 단층원주상피를 갖는 잘록곧창자구역(colorectal zone, *CRZ*)이다. 항문이행구역과 편평구역을 경계짓는 것은 항문판막(anal valve)이다. 속항문조임근(Internal anal sphincter)은 근육층(muscularis externa)의 돌림층(circular layer)이 두꺼워져서 생긴 것이다. 바깥항문조임근(external anal sphincter)의 일부분이 피부밑에서 보인다. ×10. **b.** 이 고배율 현미경사진은 그림 **a**에서 *네모로 표시*한 항문이행구역의 일부를 보여준다. 단층원주상피가 중층입방상피로 갑자기 이행되는 것을 볼 수 있다. 항문샘(anal gland)의 단층원주상피는 점막밑층까지 뻗어 있다. 항문샘은 점액을 분비하는 곧은 대롱샘이고 산재성림프조직(diffuse lymphatic tissue)으로 둘러싸여 있다. ×200.

글상자 17.7

임상적용: 잘록곧창자의 암(Colorectal Cancer)

잘록곧창자암(결장직장암, colorectal cancer, colon and rectal cancer)은 미국에서 암과 관련된 죽음의 주요 원인 중 하나이다. 2013년의 통계에 따르면, 미국에서 10만 명 이상의 잘록창자암과 4만명 이상의 직장암 환자가 발병하였으며, 이로 인하여 매년 5만 명 이상이 사망하고 있다. 잘록곧창자암은 저섬유식사나 고지방식사를 하는 사람들 중 60세부터 79세 사이에 주로 발생한다. 대부분의 잘록곧창자암(약 98%)은 샘암종(adenocarcinoma)이며, 샘상피로부터 기원한 작고 양성인 응괴(clump)로 시작된다. 이들은 점점 크기가 커져서 샘종폴립을 이루게 되며, 이런 폴립들은 큰창자내시경검사에서 쉽게 발견된다. 조직검사에서 불규칙한 창자샘들이 한층 또는 그 이상이 덮고 있고, 이런 샘상피들은 점액을 갖고 있든지 그렇지 않든지 간에 어둡게 염색되는 암세포들이다(그림 F17.7.1).

잘록창자암은 큰창자의 여러 부위에서 나타난다. 약 38%의 암은 막창자나 오름잘록창자에서 발견되고, 약 38%는 가로잘록창자에서, 약 18%는 내림잘록창자에서, 그리고 약 8%에서 구불잘록창자에서 발견된다. **폿종양유전자**(proto-oncogene)와 억제유전자(suppressor gene)의 변이가 단계적 축적과 관련된 염색체불안정(chromosomal Instability)이 잘록곧창자암 발병에 필수적인 역할을 하는 것으로 밝혀졌다. 첫 단계에서는, 상피세포들이 **APC암억제유전자**(APC tumor suppressor gene)를 풀어놓게 됨으로써 작은 폴립을 형성하게 된다. 그 다음 단계는, **K-Ras억제유전자**(suppressor gene)의 변이로 인해 폴립이 양성샘종(benign adenoma)으로 변형된다. 더 진행되게 되면, 이 세포들은 **p53억제유전자**(p53 tumor suppressor gene)와 **DCC유전자**(DCC gene)의 변이나 유전자삭제가 일어나서 결국 침습형 샘암종(adenocarcinoma)이 발생하게 된다. 잘록곧창자암 발생의 두 번째 경로는 잘록창자 상피세포의 DNA 틀린짝복구유전자(DNA mismatch repair genes)의 유전적 병변으로 인해 발생한다. 초기단계의 잘록곧창자암은 대개 장운동의 변화, 지속적인 변비나 설사, 직장 경련, 직장출혈 등 일반적인 증상이 나타내며, 이는 악성종양의 징후일 수도 있다. 일찍 발견한다면, 외과적 수술이나 방사선치료, 화학요법 등이 효과적인 치료방법이 될 수 있다.

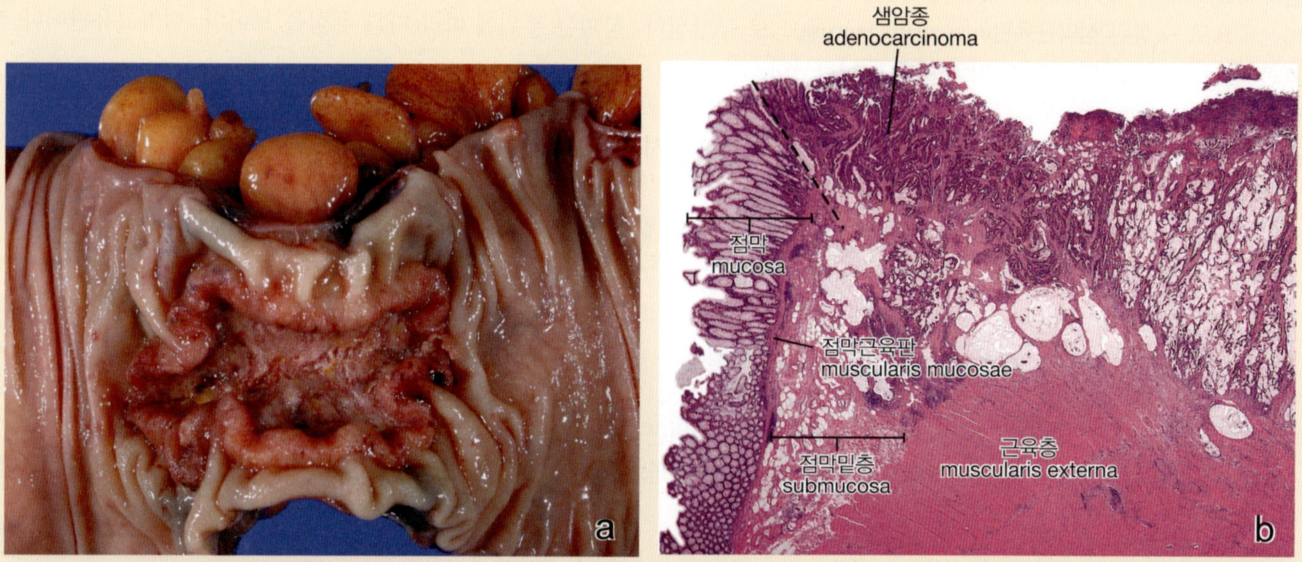

그림 F17.7.1 잘록창자에 발생한 샘암종의 육안적 및 현미경 관찰사진. **a.** 잘록창자의 일부를 수술로 절개해 놓은 사진으로, 전체적으로 올라와 있으나 중심부에 궤양덩이(궤양종괴, ulcerative mass)가 보인다. **b.** 병변부위를 보여주는 저배율 현미경사진이다. 사진의 *왼쪽*의 점막은 정상부위이고(mucosa로 표시된 부분), *위쪽부분*(adenocarcinoma로 표시된)은 침습샘암종(invasive adenocarcinoma)이 발생한 곳이다. *점선*으로 표시된 부분이 샘암종과 정상부위가 뚜렷하게 구분되는 경계점이다. 정상부위의 상피들은 흡수세포와 잔세포가 한 층의 상피를 이루고 있는 반면, 샘암종이 발생한 부위의 상피는 매우 불규칙하고 점액을 분비하는 양상이 보이지 않는다. 종양세포의 핵과 세포질은 헤마톡실린에 의해 매우 진하게 염색된다. 또한 점막근육판에서 기인한 근육섬유들이 창자샘들 사이로 많이 침윤해 있음이 관찰된다. ×120 (사진제공. courtesy of Dr. Thomas C. Smyrk.)

101 HISTOLOGY NOTEBOOK

소화계통 II: 식도와 위장관 (DIGESTIVE SYSTEM II: ESOPHAGUS AND GASTROINTESTINAL TRACT)

식도(ESOPHAGUS)와 위장관(GASTROINTESTINAL TRACT) 개요

- **소화관**(alimentary canal)은 **식도**(esophagus)에서 **항문관**(anal canal)에 이르는 긴 관구조를 말하며, 벽은 4층 구조로 되어 있고 내강쪽부터 **점막**(mucosa), **점막밑층**(submucosa), **근육층**(muscularis externa), **장막**(serosa, 배막과 결합조직으로 덮여 있는 경우) 또는 바깥막(adventitia, 배막없이 결합조직만으로 덮여 있는 경우)이다.
- **점막**(mucosa)은 내강을 싸고 있는 상피(epithelium)와 그 아래의 성긴결합조직으로 구성된 **점막고유판**(lamina propria), 그리고 민무늬근육으로 구성된 **점막근육판**(muscularis mucosa)으로 구성된다. 상피는 부위에 따라 다른 유형을 보이며, 점막고유판이나 점막근육판의 두께도 부위의 특성에 따라 다르게 나타난다.
- **점막밑층**(submucosa)은 치밀결합조직으로 구성되며, 혈관과 림프관, 신경얼기, 분비샘 등을 포함하고 있다.
- **근육층**(muscularis externa)은 위장관 안의 내용물을 섞고 이동시킨다. 근육층은 민무늬근육으로 구성되며, 속돌림층과 바깥세로층으로 되어 있고 그 사이에 근육층신경얼기가 존재한다.
- **장막**(serosa) 또는 **바깥막**(adventitia)은 위장관의 가장 바깥층을 말한다.

식도(ESOPHAGUS)

- 식도의 **점막**(mucosa)은 비각질중층편평상피로 덮여 있다. 식도의 **점막밑층**(submucosa)은 점막을 미끄럽게 하고 보호하기 위한 **식도샘**을 갖고 있다. **근육층**(muscularis externa)은 위쪽은 가로무늬근육이지만 아래로 내려갈수록 점점 민무늬근육으로 바뀐다.
- **식도위경계**(esophagogastric junction)에서는 비각질중층편평상피가 갑자기 위점막상피인 단층원주상피로 바뀐다. 식도들문샘은 식도위경계의 점막고유판에 존재한다.

위(STOMACH)

- 위는 조직학적으로 세 부위로 나누며, 이들은 각각 식도구멍 주위 부위인 **들문부위**(cardiac region), 위샘창자경계인 **날문부위**(pyloric region), 그리고 나머지 부위인 **바닥부위**(fundic region, 조직학적인 바닥부위란 해부학적으로는 **몸통**과 **바닥**을 합친 부위에 해당함)이다.
- 위 바닥부위의 **점막**(mucosa)은 세로방향의 **주름**(ruga)을 형성한다. **표면점액세포**(surface mucous cell)는 위점막 표면과 **위오목**(gastric pit)을 싸고 있다. 위오목은 단순분지대롱샘인 바닥샘이 열리는 곳이다. 표면점액세포는 중탄산염을 함유하는 걸쭉하고 끈적거리는 젤과 같은 막을 형성하여 물리적 및 화학적 손상으로부터 위벽을 보호한다.
- **바닥샘**(fundic gland)은 염산, 펩신(단백질분해효소), 내인인자(비타민B_{12} 흡수에 필요), 점액(위벽을 산으로부터 보호) 등 네 가지 물질을 분비한다.
- 바닥샘의 상피는 5종류의 세포로 구성된다. **목점액세포**(mucous neck cell)는 가용성의 알카리성 점액을 분비한다. **벽세포**(parietal cell)는 세포속모세관계통을 통해 염산을 분비한다. **으뜸세포**(주세포, chief cell)는 펩시노겐을 분비한다. **창자내분비세포**(enteroendocrine cell)는 일반적인 호르몬을 분비하지만 일부는 주변분비호르몬을 분비하기도 한다. **줄기세포**(stem cell)는 바닥샘에 있는 모든 종류의 세포들이 될 수 있는 전구세포이다.
- **목점액세포**(mucous neck cell)는 가용성의 낮은 알카리성 점액을 분비한다.

- **벽세포**(parietal cell)는 크기가 크고, 분비샘의 중간부위에서 주로 관찰되고, 세포속모세관계통을 통해 염산(HCl)을 내강으로 분비한다. 벽세포는 내인인자(intrinsic factor)도 분비한다.
- **으뜸세포**(chief cell)는 바닥샘의 바닥에 위치하고 펩시노겐을 분비한다. 펩시노겐은 산성 위액과 접촉하면 단백질분해효소인 펩신으로 전환된다.
- **창자내분비세포**(enteroendocrine cell)는 바닥샘의 모든 부위에서 관찰되며, 일반적인 위창자호르몬과 주변분비호르몬을 분비한다.
- **줄기세포**(stem cell)는 바닥샘에 있는 모든 세포들이 될 수 있는 전구세포이며, 바닥샘의 목부위에서 관찰된다.
- 위점막의 **들문샘**(cardiac gland)은 주로 점액분비세포로 구성되며, 이 세포들 사이사이에 간혹 창자내분비세포가 관찰되기도 한다.
- 위점막의 **날문샘**(pyloric gland)은 분지나선대롱샘이며 주로 표면점액세포와 유사한 세포들로 구성되며, 간혹 창자내분비세포들이 관찰된다.

작은창자(SMALL INTESTINE)

- **작은창자**(small intestine)는 소화관 중 가장 긴 부분으로 해부학적으로 크게 세 부위로 나누며, 이들은 각각 **샘창자**(십이지장, duodenum; 점막밑층에 점액을 분비하는 '샘창자샘'이라 불리는 점막밑샘이 존재함), **빈창자**(jejunum), **돌창자**(ileum; 점막밑층에 파이어반이 존재함)이다.
- 작은창자의 점막은 단층원주상피로 덮여 있고, **돌림주름**(plica circularis)과 **융모**(villi)에 의해 흡수표면적이 증가된다. 단순대롱샘인 창자샘은 점막근육판에서 시작하여 융모의 바닥에서 내강으로 열린다.
- 작은창자의 점막상피에는 적어도 다섯 종류의 세포들이 관찰된다. **창자세포**(enterocyte)는 창자의 내강으로부터 소화된 물질을 혈관이나 림프관으로 운반하기 위하여 특수화된 흡수세포이다. **잔세포**(goblet cell)는 홑세포샘이며 창자상피에서 다른 세포들 사이에 섞여 있다. **호산과립세포**(Paneth cell)는 항균물질(용균효소, 알파디펜신 등)을 분비한다. **창자내분비세포**(enteroendocrine cell)는 여러 종류의 위창자호르몬과 주변분비호르몬을 분비한다. **M세포**(M cell)는 특수화된 항원전달세포이며, 점막고유판에 있는 림프소절을 직접 덮고 있는 상피에서 관찰된다.
- 작은창자 점막상피의 세포들은 창자샘과 융모표면 모두에서 관찰되며, 그 비율은 부위에 따라 달라진다.
- **창자세포**(enterocyte)는 창자의 내강으로부터 소화된 물질을 혈관이나 림프관으로 운반하기 위하여 특수화된 흡수세포이다.
- **잔세포**(goblet cell)는 홑세포샘이며 창자상피에서 다른 세포들 사이에 섞여 있다.
- **호산과립세포**(Paneth cell)는 창자샘의 바닥에서 관찰되며, 항균물질(용균효소, 알파디펜신 등)을 분비한다.
- **창자내분비세포**(enteroendocrine cell)는 여러 종류의 위창자호르몬과 주변분비호르몬을 분비한다.
- **M세포**(M cell)는 특수화된 항원전달세포이며, 점막고유판에 있는 림프소절을 직접 덮고 있는 상피에서 관찰된다.
- **줄기세포**(stem cell)는 창자샘에 있는 모든 세포들이 될 수 있는 전구세포이며, 창자샘의 바닥에서 관찰된다.
- 작은창자의 **근육층**(muscularis externa)은 속돌림층과 바깥세로층의 협력적인 수축운동인 분할과 연동을 통해 창자내 내용물을 먼쪽으로 이동시킨다. 두 근육층 사이에는 **근육층신경얼기**(myenteric plexus, Auerbach plexus)가 존재한다.

큰창자(대장, LARGE INTESTINE)

- **큰창자**(large intestine)는 **막창자**(cecum, 막창자꼬리를 포함), **잘록창자**(colon), **곧창자**(rectum), **항문관**(anal canal)으로 구성된다. **막창자꼬리**(vermiform appendix)는 점막에 많은 림프소절을 갖고 있고, 이들은 점막밑층까지 이른다.
- 큰창자의 점막에는 단순대롱샘인 **창자샘**(intestinal glands, crypts of Lieberkühn)이 존재하며, 이 샘들은 점막 두께에 걸쳐 존재한다. 이 샘들은 창자세포(수분과 전해질을 재흡수함)와 잔세포(점액분비로 표면을 미끄럽게 만듦)로 구성된다.
- 잘록창자의 **근육층**(muscularis externa)은 바깥세로층이 부분적으로 밀집하여 세 종류의 **잘록창자띠**(tenia coli)를 형성하며, 여기에서 시작하는 근육다발이 속돌림층까지 파고들어가 잘록창자의 분절을 만들게 되며 이를 **잘록창자팽대**(haustra coli)라고 한다.
- **항문관**(anal canal)은 단층원주상피가 항문관의 중간 1/3 부위인 **항문이행구역**(anal transitional zone)에서 중층으로 변한다. 항문관 아래 1/3 부분은 중층편평상피로 덮여 있고, 이는 항문주위의 상피로 연속된다.

도판 17.1 ■ 식도(Esophagus)

소화관의 첫 부위인 **식도**는 음식물이나 다른 물질을 인두에서 위(stomach)로 운반하는 근육관이다. 식도 길이 전체의 표면을 싸고 있는 **점막**(mucosa)은 비각질중층편평상피를 갖고 있다. 상피 바로 밑에 있는 **점막고유판**(lamina propria)은 일반적인 소화관의 점막고유판과 유사하다. 이 층에는 산재성림프조직이 전역에 흩어져 있고 림프소절들이 존재한다. 식도 점막의 깊은 층인 **점막근육판**(muscularis mucosa)은 세로방향으로 배열하는 민무늬근육의 다발로 구성되어 있다. **점막밑층**(submucosa)은 치밀결합조직으로 구성되고, 여기에 비교적 큰 혈관과 림프관, 신경섬유와 신경절세포 등이 존재한다. 신경섬유와 신경절세포는 점막밑신경얼기(submucosal plexus, Meissner plexus)를 이룬다. 식도의 **근육층**(muscularis externa)은 두 근육층, 즉 속돌림층과 바깥세로층으로 되어 있다. 식도의 위쪽 1/3부분의 근육층은 인두의 근육에서 연속되는 가로무늬근육으로 구성된다. 중간 1/3 부분의 근육층은 가로무늬근육과 민무늬근육이 섞여 있다. 아래 1/3 부분의 근육층은 소화관의 다른 부위와 마찬가지로 오로지 민무늬근육으로만 구성되어 있다.

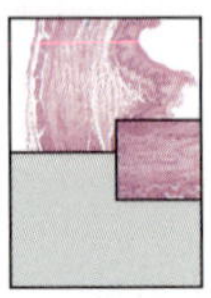

식도, 원숭이, H&E ×60; 확대사진 ×400.

이 사진은 식도벽의 가로단면을 보여준다. **점막**(*Muc*)은 중층편평상피(*Ep*), **점막고유판**(*LP*), **점막근육판**(*MM*)으로 구성된다. 상피와 점막근육판 사이의 경계는 뚜렷하게 구별이 되지만 깊은 결합조직유두(connective tissue papilla)가 많이 존재하기 때문에 고르지 않다. 상피의 바닥층은 진하게 염색되고 저배율에서 비교적 뚜렷하게 어두운 띠처럼 보인다. 이는 바닥세포(basal cell)의 세포질이 호염기성이기 때문이다. 바닥세포들은 크기가 작아서 핵세포질비(nuclear-cytoplasmic ratio)가 높기 때문에 이 층의 헤마톡실린 염색성은 더욱 강하다.

점막밑층은 불규칙한 치밀결합조직층이며 비교적 큰 혈관들과 신경들이 포함되어 있다. 이 사진에서는 점막밑층에 분비샘이 보이지 않지만, 분비샘은 본래는 점막밑층 전체에 걸쳐 존재하며 표본에서 쉽게 관찰된다. 상피와 점막고유판 사이의 경계는 뚜렷하지만, 반면에 점막(*Muc*)과 점막밑층(*SubM*)의 경계는 식별이 되지만 아주 뚜렷하지는 않다.

이 사진에서 **근육층**(*ME*)은 대체로 민무늬근육으로 구성되어 있지만, 가로무늬근육도 포함되어 있다. 이 저배율 사진에서는 가로무늬가 뚜렷하지 않으나 보다 진하게 염색된 호산성구역(별표)은 고배율로 관찰하면 가로무늬근육임을 확인할 수 있다.

도판 중간에 있는 확대사진을 보면 확인할 수 있다. 확대사진은 돌림층으로 배열한 가로무늬근육과 민무늬근육을 보여준다. 가로무늬근육은 에오신에 보다 짙게 염색 되었지만 더욱 뚜렷해진 것은 핵의 분포와 수이다. 확대사진의 중앙구역에서 다수의 길쭉하고 일정하게 배열한 핵들이 있고 이것은 민무늬근육(*SM*)이다. 위아래 쪽에 있는 근육세포들에서는 길쭉한 핵은 거의 없으며, 더욱이 핵들이 주로 근육다발의 주변에 위치한다. 이것은 가로무늬근육(*StM*)이며, 이런 가로무늬는 몇 곳에서 확실히 알아볼 수 있다. 이 표본은 식도의 중간부위를 보여주며 이 부위에서는 민무늬근육과 가로무늬근육이 함께 존재한다. 식도의 아래 1/3 부분의 근육층은 오직 민무늬근육만 갖고 있고, 반면에 위 1/3 부분은 가로무늬근육만으로 구성된다. 근육층의 바깥쪽은 치밀결합조직으로 구성된 **바깥막**(*Adv*)이다.

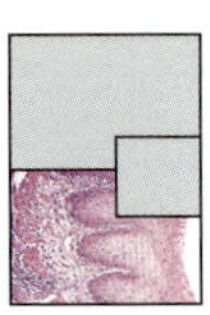

점막, 식도, 원숭이, H&E ×300.

다른 중층편평상피와 마찬가지로, 새로운 세포는 바닥층에서 생기고 표면으로 이동한다. 이동하는 동안에 세포의 모양과 방향성은 바뀐다. 이러한 모양과 방향성의 변화는 핵의 모습에서도 반영된다. 깊은 층에서 핵은 구형이지만, 보다 표층에서는 핵은 길쭉하고 표면에 평행으로 자리잡고 있다. 이와 같은 핵은 상피 전체에서 볼 수 있으며, 표면에 있는 세포들은 각질화를 하지 않는다. 몇몇 경우에서 식도의 윗부분에서 이상각질화(parakeratinization)를 할 수도 있고, 아주 드물게는 각질화가 있을 수도 있다.

이 사진에서 보이는 것처럼 **점막고유판**(*LP*)은 세포성분이 아주 많은 성긴 결합조직으로 구성되며 많은 림프구(*Lym*), 작은 혈관, 림프관(*LV*) 등을 갖고 있다. 점막의 가장 깊은 부분은 점막근육판(*MM*)이다. 이 층은 민무늬근육으로 구성되며 점막과 점막밑층의 경계가 된다. 이 층의 민무늬근육세포의 핵은 세포가 가로방향으로 절단되었기 때문에 구형으로 보인다.

Adv, 바깥막(adventitia)
Ep , 중층편평상피(stratified squamous epithelium)
L, 근육층의 세로층(longitudinal layer of muscularis externa)
LP, 점막고유판(lamina propria)
LV, 림프관(lymphatic vessel)
Lym, 림프구(lymphocyte)
ME, 근육층(muscularis externa)
MM, 점막근육판(muscularis mucosa)
Muc, 점막(mucosa)
SM, 민무늬근육(smooth muscle)
StM, 가로무늬근육(striated muscle)
SubM, 점막밑층(submucosa)
별표, 위 사진, 근육층에 있는 가로무늬근육(striated muscle) 영역
화살표, 아래 사진, 상피 내에 있는 림프구(lymphocyte)

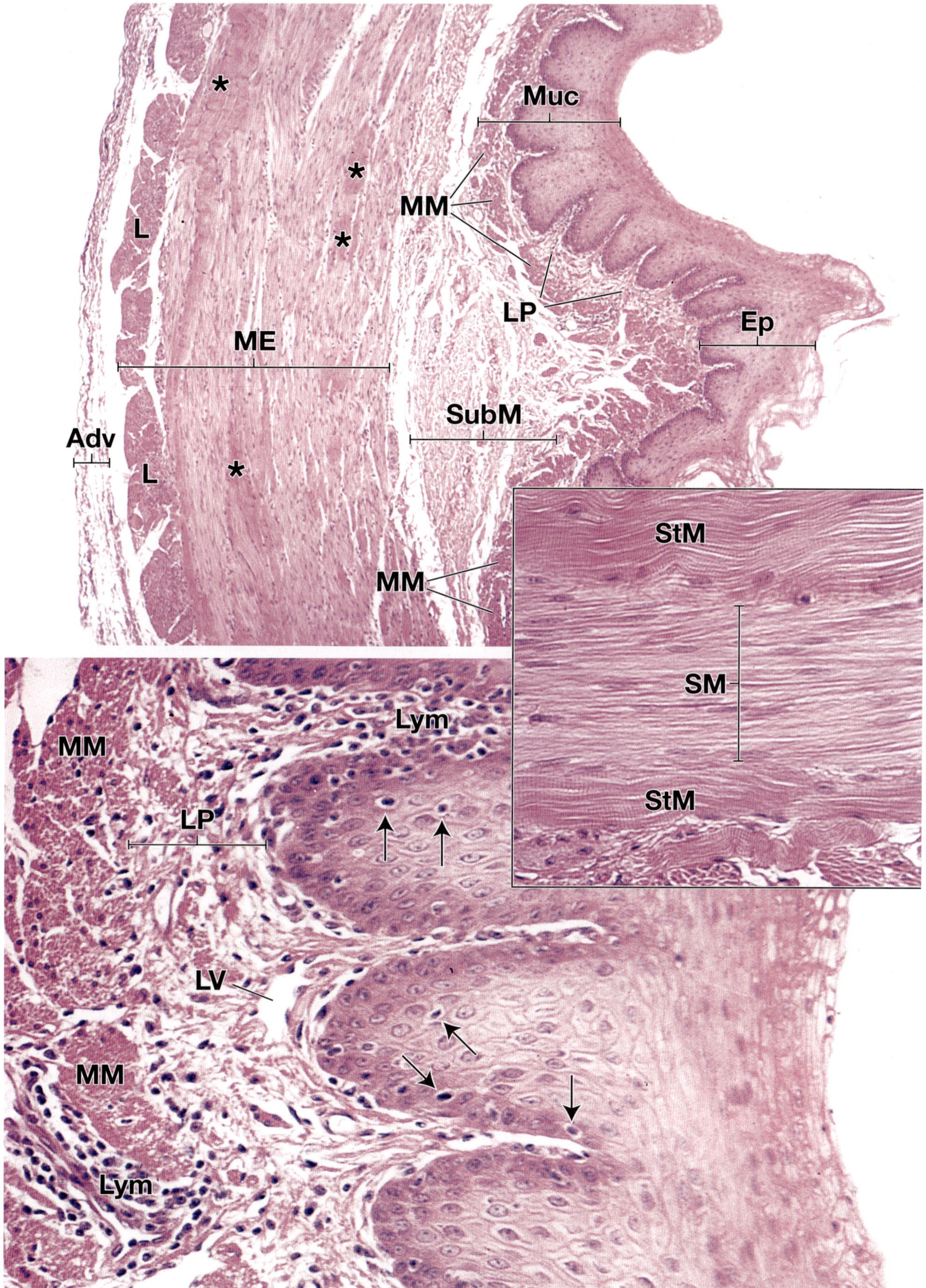
Muc
MM
LP
Ep
ME
SubM
Adv
L
L
MM
StM
SM
StM
Lym
MM
LP
LV
MM
Lym

도판 17.2 ■ 식도와 위의 들문부위(Esophagus and Stomach, Cardiac Region)

식도위경계(esophagogastric junction)는 식도의 통로기능에서 위의 소화기능으로 바뀌는 변화지점이다. 즉, 점막상피가 주로 보호기능을 하는 중층편평상피(stratified squamous epithelium)에서 점액원(mucinogen), 소화효소, 염산 등을 분비하는 점막샘을 형성하는 단층원주분비상피(simple columnar secretory epithelium)로 변한다는 의미이다. 세포성분이 많은 점막고유판(lamina propria)은 산재성림프조직(diffuse lymphatic tissue)이 풍부하여 면역계통에서 이 층의 중요성이 강조된다.

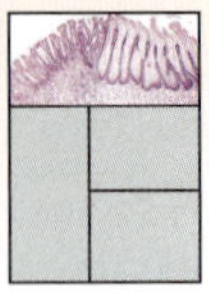

식도위경계, 식도위, 사람, H&E ×100.

이 사진은 식도와 위의 경계를 보여준다. 사진에서 식도는 오른쪽이고 위의 들문부위는 **왼쪽**이다. 큰 네모는 두 번째 사진에서 설명할 고배율로 관찰한 들문점막구역을 표시하고, 작은 네모는 식도와 위의 경계부위이며 세 번째 사진에서 상세하게 설명한다.

도판 17.1에서 언급한 바와 같이 식도는 **중층편평상피**(stratified squamous epithelium, *Ep*)로 덮여 있고 바닥면은 깊은 결합조직유두(connective tissue papilla)로 인해 들쑥날쑥하다. 이것들이 비스듬하게 절단되면 결합조직유두가 두꺼운 상피 안에 있는 결합조직섬(island of connective tissue)처럼 보이게 된다(이 사진에서 5개의 섬이 보인다). 상피 밑에는 점막고유판(lamina propria)과 점막근육판(muscularis mucosa, *MM*)이 보인다. 식도와 위 사이의 경계(세 번째 그림에서도 보인다)에서 식도의 중층편평상피는 갑자기 끝나고 위의 **단층원주상피**(simple columnar epithelium)가 시작된다.

위의 표면은 다수의 비교적 깊은 오목인 위오목(gastric pit, *P*)을 갖고 있고(gastric foveola라고도 함) 이들을 표면에 있는 상피와 연속되므로 이들과 유사한 상피에 의하여 형성된다. 이 부위의 **분비샘**(*GL*)들은 위오목의 바닥으로 열려 있으며, 이들은 들문샘(cardiac gland)이다. 위점막 전체는 샘들을 갖고 있다. 위샘은 세 가지 유형, 즉 들문샘, 바닥샘(fundic gland), 날문샘(pyloric gland)이 있다. 들문샘은 식도의 구멍 부근에 있고, 날문샘은 위에서 샘창자로 연결되는 깔대기모양의 날문부위(pyloric region)에 있으며, 바닥샘은 위의 나머지 부분 전체(해부학적으로 몸통과 바닥부위에 해당)에 있다.

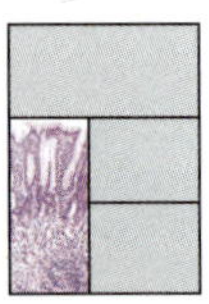

들문부위, 위, 사람, H&E ×260.

첫 번째 사진에서 **들문샘**(cardiac gland)과 위오목(gastric pit, *P*)은 세포성분이 많은 점막고유판에 둘러싸여 있음을 보았다. 더 고배율인 이 사진에서는 점막고유판에서 림프구를 비롯하여 다른 면역계통의 세포들이 관찰된다. 다수의 림프구(*L*)들이 점막근육판(*MM*)의 민무늬근육세포들 사이에 위치할 수 있고, 그럴 경우 그 부위의 점막근육판이 흐트러진 것으로 보인다. 또한 소수의 상피속림프구(intraepithelial lymphocyte)들을 **화살표**로 표시해 두었다.

들문샘(*GL*)은 들문구멍(cardiac orifice) 근처의 좁은 부위에 국한되어 있다. 분비물은 분비관(*D*)을 통해 위오목의 바닥으로 배출한다. 들문부위는 벽세포(parietal cell)와 으뜸세포(chief cell)를 갖고 있는 바닥부위와의 경계는 명확하지 않다. 따라서 경계부위에 있는 들문샘에서 가끔 벽세포가 관찰되기도 한다.

어떤 동물(예를 들어, 반추동물과 돼지)에서는 사람 위의 해부학적 구조나 조직학적 특성에 차이가 있다. 이들 동물은 적어도 위의 한 부분은 중층편평상피로 덮여 있다.

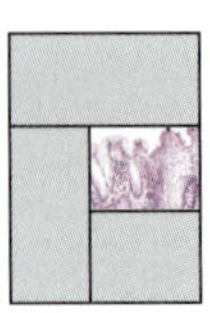

식도위경계, 식도위, 사람, H&E ×440.

위 표면과 **위오목**(*P*)에 있는 원주세포는 점액(mucus)을 생산한다. 표면과 위오목을 덮고 있는 상피세포는 **표면점액세포**(surface mucous cell, *SMC*)이며, 이들은 꼭대기 세포질에 점액잔(mucous cup)을 갖고 있어 이들이 상피를 이루면 마치 점액판처럼 관찰된다. 그러나 실제 점액잔의 내용물은 조직표본 제작과정에서 대부분 소실되며, 일반 H&E 염색표본에서 점액잔 부위는 사진에서처럼 빈자리로 보인다.

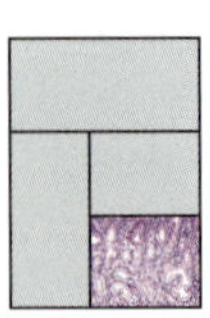

들문부위, 위, 사람, H&E ×440.

들문샘(cardiac gland, *GL*)의 상피도 **점액샘세포**(mucous gland cell, *MGC*)들로 구성되어 있다. 사진에서 보는 바와 같이 이들 세포의 핵은 보통 납작하여 한쪽은 세포의 바닥쪽에 인접해 있고 다른 한쪽은 밝게 염색된 세포질에 인접해 있다. 다시 설명하자면, 점액은 조직제작과정에서 소실되므로 세포질이 밝게 염색되어 보이는 이유가 된다. **들문샘**(cardiac gland)은 일반적으로 분지하지 않지만 가끔 분지하는 경우도 있다. 들문샘은 분비물을 관(duct, *D*)을 통해 위오목의 바닥으로 배출한다. 이 분비관을 형성하는 세포는 원주형이며 세포질은 에오신에 잘 염색된다. 이러한 염색성은 분비관의 세포와 점액샘세포를 쉽게 구별하게 해준다. 분비관을 형성하는 세포 중에는 유사분열을 수행하는 세포들이 있고, 이 세포들은 표면점액세포와 분비관의 세포들을 대치하기 위한 세포들이다. 또한 들문샘도 창자내분비세포 (enteroendocrine cell)들을 갖고 있으나, 이들 세포는 H&E 염색 파라핀 표본에서는 식별하기 힘들다. 점막근육판(*MM*) 민무늬근육의 단절된 다발이 분비선에 매우 근접하여 관찰된다.

D, 들문샘의 분비관(duct of cardiac gland)
Ep, 상피(epithelium)
GL, 들문샘(cardiac gland)
L, 림프구(lymphocyte)
LP, 점막고유판(lamina propria)
MGC, 점액샘세포(mucous gland cell)
MM, 점막근육판(muscularis mucosa)
P, 위오목(gastric pit)
SMC, 표면점액세포(surface mucous cell)
화살표, 상피속림프구(intraepithelial lymphocyte)

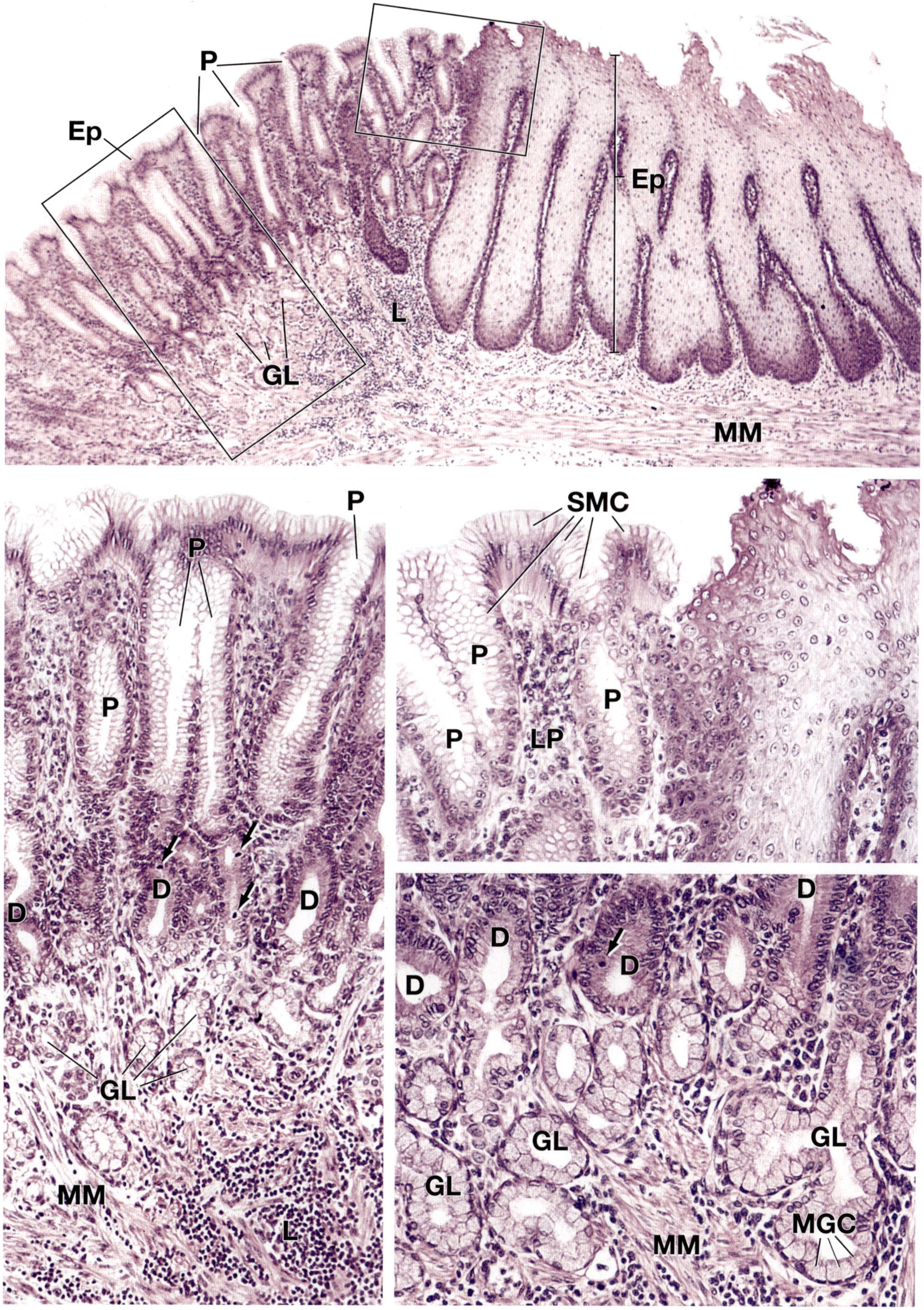
P
Ep
Ep
GL
L
MM
P
P
P
D
D
D
D
GL
MM
L
SMC
P
P
LP
P
D
D
D
D
GL
GL
GL
MM
MGC

도판 17.3 ■ 위 I(Stomach I)

위(stomach)는 조직학적으로 세 부위로 나눈다. **들문부위**(cardiac region, cardia)는 식도에 가까운 부위로 주로 점액원(mucinogen)을 분비하는 들문샘(cardiac gland)을 갖고 있다. **날문부위**(pyloric region, pylorus)은 날문조임근(pyloric sphincter, gastrointestinal sphincter)으로 나가는 좁은 부위를 말하며, 표면점액세포(*surface mucous cell*)와 비슷하게 점액원을 분비한다. **바닥부위**(fundic region, fundus)는 위의 가장 큰 부위인 몸통이며 바닥샘(fundic gland)을 갖고 있다. 바닥샘을 위샘(gastric gland)이라고도 한다. 바닥샘은 0.16 N HCl를 분비하는 **벽세포**(parietal cell, **산분비세포 oxyntic cell**)를 비롯하여, 꼭대기 세포질에 호산성 분비과립을 갖는 호염기세포(basophilic cell)인 **으뜸세포**(chief cell)를 갖고 있다. 으뜸세포가 함유하고 있는 호산성 분비과립은 주로 펩시노겐(pepsinogen)을 포함하고 있다. 위의 모든 분비샘은 **창자내분비세포**(enteroendocrine cell)들을 갖고 있다.

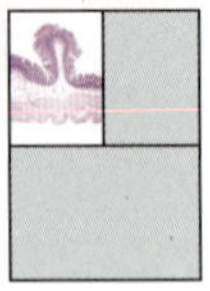

위, 사람, H&E ×40.

소화관의 다른 부위처럼 위의 벽은 4층으로 구성되어 있다. 즉, 이들은 각각 점막(mucosa, *Muc*), 점막밑층(submucosa, *SubM*), 근육층(muscularis externa, *ME*), 장막(serosa)이다. **점막**은 가장 안쪽층이며, 세 가지의 뚜렷한 부위를 나타낸다(화살표). 가장 표면부위는 위오목(gastric pit)들이 존재한다. 중간부위는 에오신에 염색되는 경향이 있는 샘의 목(neck)이 위치하는 부위이다. 가장 깊은 부위는 헤마톡실린에 가장 진하게 염색이 된다. 위의 바닥부위 점막의 깊은 부위(헤마톡실린에 가장 진하게 염색되는)의 세포유형은 세 번째에서 더 자세히 설명한다. 위의 세 부위에서 관찰되는 세포와 그들의 염색특성은 도판 17.4(746쪽)에서 자세하게 설명하였다.

속이 빈 위의 안쪽 표면은 **ruga**(주름)라는 긴 주름들을 보여준다. 사진에서 한 개의 ruga의 가로단면을 보여준다. 이 주름은 점막과 점막밑층(별표)으로 구성된다. 이 주름은 영구적인 것이 아니고 위가 팽창하면 이 주름은 사라진다. 또한 점막이 약간씩 돌출되어서 뚜렷하게 조약돌처럼 보이는데, 이를 유두모양구역(mamillated area, *M*)이라고 한다. 이 유두모양구역은 점막밑층과 상관없이 오로지 점막으로만 구성된다.

점막밑층과 **근육층**은 대개 에오신에 염색되지만 근육층이 더 진하다. 근육층의 민무늬근육은 균일한 동질의 고형물처럼 보인다. 이와 대조적으로 결합조직인 점막밑층은 지방세포들을 갖는 구역도 있고 다수의 혈관(*BV*)들이 관찰된다. **장막**은 매우 얇고 이 사진처럼 저배율에서는 층이 잘 구별되지 않는다.

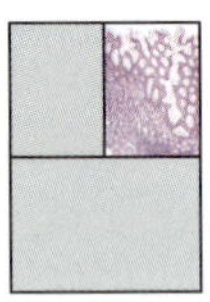

바닥들문경계, 위, 사람, H&E ×240.

두 번째, 세 번째 사진은 들문부위와 바닥부위가 이어지는 **바닥들문경계**(fundocardiac junction)를 보여준다. 이 경계는 조직학적으로 점막의 구조적 특징으로 식별이 가능하다. 이 두 부위에서 표면에 있는 위오목(gastric pit, *P*)의 구멍(화살표)은 비슷하지만 이들 샘의 구조는 서로 다르다. 샘은 주로 점액분비세포(mucus-secreting cell)로 구성되어 있고 간혹 창자분비세포(enteroendocrine cell)도 관찰된다. 들문샘(*CG*)과 바닥샘(*FG*)의 경계는 사진에 점선으로 표시했다.

이 사진에서는 바닥샘 아래에 점막근육판(muscularis mucosa, *MM*)이 보임으로 위점막 두께의 전체가 보인다고 할 수 있다. 들문샘 밑(사진의 오른쪽)에는 림프구가 모여 형성된 림프소절(lymphatic nodule, *LN*)이 존재하기 때문에 점막근육판의 존재가 분명하지 않다.

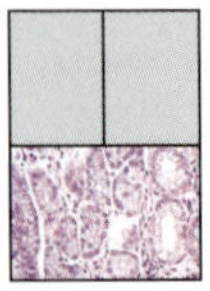

바닥들문경계, 위, 사람, H&E ×640.

이 고배율의 사진도 바닥들문경계를 비교하여 보여준다. **들문샘**(*CG*)은 주로 단층원주상피인 점액분비세포들로 구성되어 있다. 이 세포의 핵은 대부분 세포의 바닥쪽에 위치하고 모양이 다소 납작하 다. 세포질은 밝게 염색되는 물질이 흐릿하게 그물모양처럼 보인다. 들문샘의 내강(*L*)은 상대적으로 넓다. 한편, **바닥샘**(*FG*, 점선의 왼쪽)은 작고, 내강은 간혹 관찰되곤 한다. 결과적으로 대부분의 바닥샘은 세포의 끈(cord)처럼 보인다. 바닥샘은 바닥부위 점막의 깊은 부위에 있기 때문에 세포의 대부분은 으뜸세포(chief cell)이다. 으뜸세포의 바닥부분에는 핵과 대규모의 과립세포질그물(rER)이 있어 호염기성을 나타낸다. 꼭대기 세포질은 주로 분비과립으로 채워져 있기 때문에 조직표본 제작과정에서 소실되어 약하게 염색된다. 으뜸세포들 사이에는 벽세포(parietal cell, *PC*)들이 끼어 있다. 벽세포는 일반적으로 둥근 핵을 갖고 있고 이 핵은 호산성세포질에 둘러싸여 있다. 점막고유판(lamina propria)에 있는 세포 중 어떤 것은 밝고 길쭉한 핵을 갖고 있다. 이들은 민무늬근육세포(smooth muscle cell, *SM*)이며 점막근육판(muscularis mucosa)으로부터 점막고유판 쪽으로 뻗어 있다.

BV, 혈관(blood vessel)
CG, 들문샘(cardiac gland)
FG, 바닥샘(fundic gland)
L, 내강(lumen)
LN, 림프소절(lymphatic nodule)
M, 유두모양구역(mamillated area)
ME, 근육층(muscularis externa)
MM, 점막근육판(muscularis mucosa)
Muc, 점막(mucosa)
P, 위오목(gastric pit)
PC, 벽세포(parietal cell)
SM, 민무늬근육세포(smooth muscle cell)
SubM, 점막밑층(submucosa)
별표, 주름(ruga) 부위의 점막밑층(submucosa)
점선, 들문샘과 바닥샘의 경계를 표시함.
화살표(첫 번째 사진), 바닥부위의 점막에서 염색상태가 세 가지로 나타나는 부분을 표시함
화살표(두 번째 사진), 위오목의 구멍을 표시함.

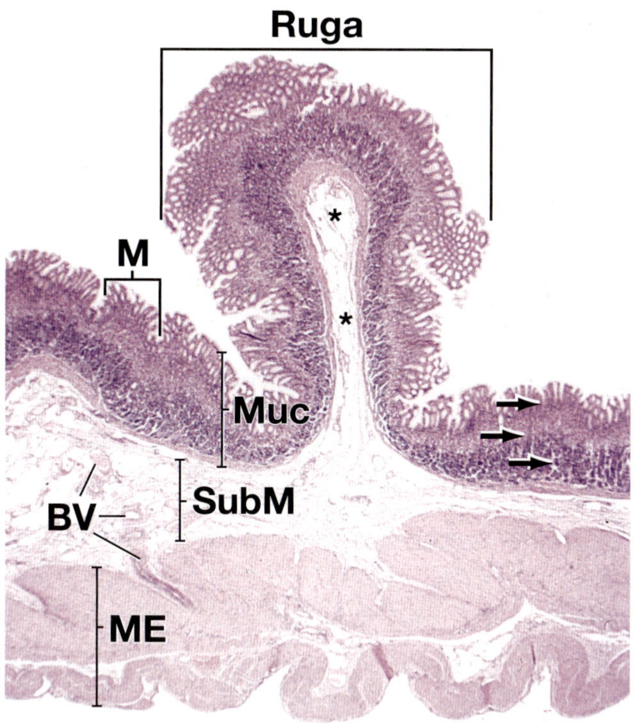
Ruga
M
Muc
SubM
BV
ME
*
*

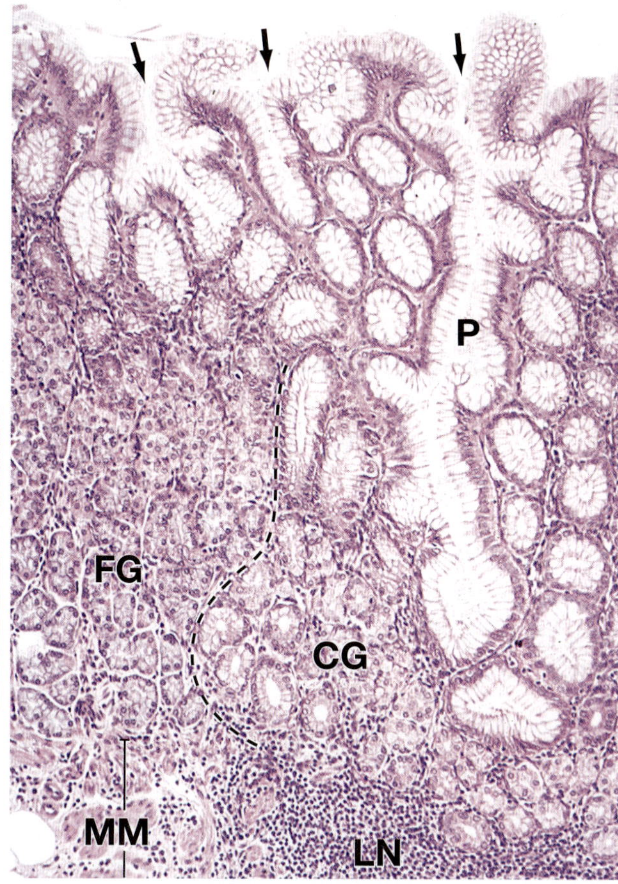
P
FG
CG
MM
LN

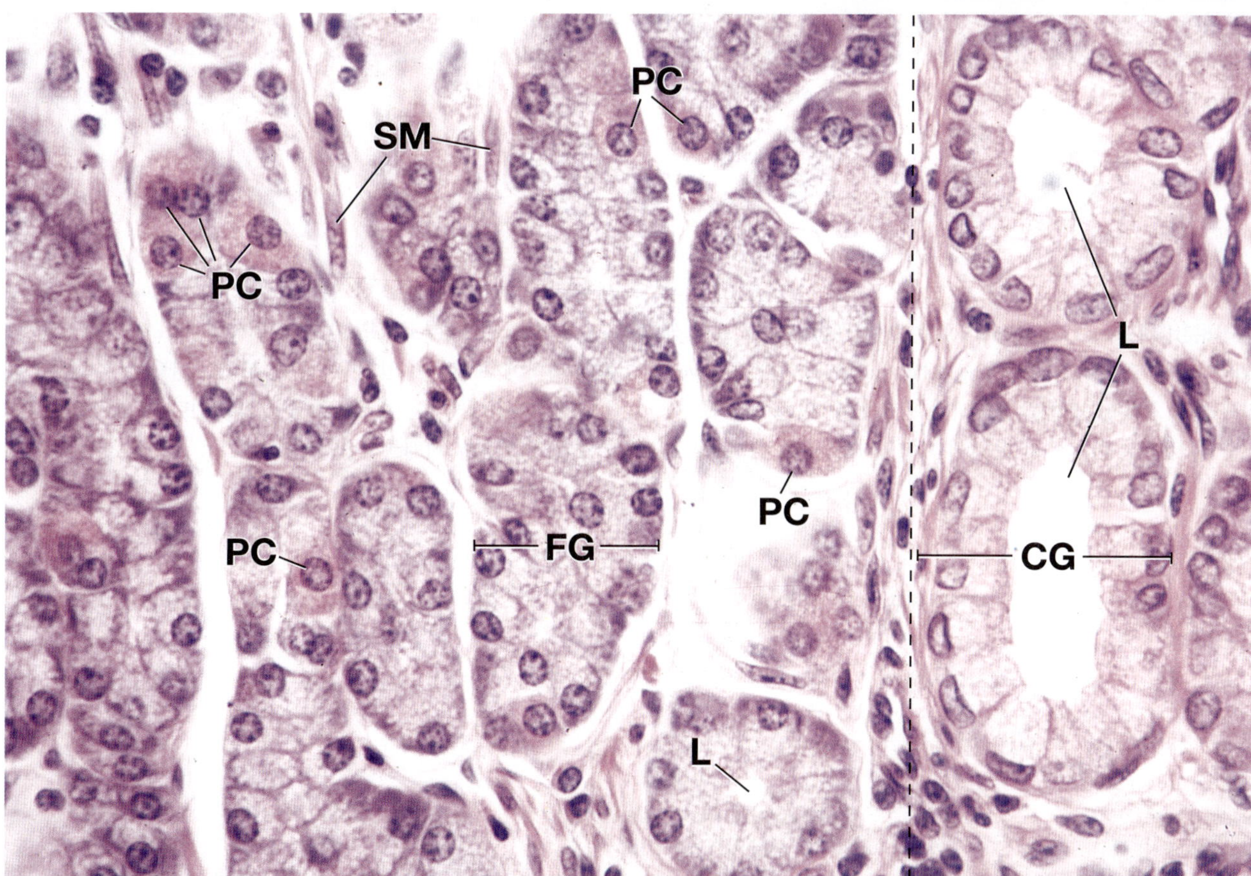
PC
SM
PC
PC
PC
FG
L
L
CG

도판 17.4 ■ 위 II(Stomach II)

소화관을 덮고 있는 상피는 보통 주기적으로 재생을 계속한다. 각 부위는 특유의 교체시간(turnover time)과 줄기세포(stem cell)가 있는 장소를 갖고 있다. 위(stomach)에서 줄기세포는 잘록부분(isthmus)에 위치한다. 줄기세포는 위쪽으로 이주하여 위오목(gastric pit)과 표면을 덮고 있는 표면점액세포(surface mucous cell)가 되고 교체기간은 3~5일이다. 또한, 줄기세포는 아래쪽으로 이주하여 샘을 구성하는 벽세포(parietal cell), 으뜸세포(chief cell), 창자내분비세포(enteroendocrine cell)가 되고 교체시간은 약 1년이다. 줄기세포의 또 다른 부위인 줄기세포틈새(stem cell niche)는 샘의 바닥부분에 위치해 있다.

바닥샘, 위, 원숭이, H&E ×320.

이 사진은 위의 **바닥부위점막**(fundic mucosa)의 한 부분으로 위오목의 바닥과 바닥샘(fundic gland)의 깊은 부분을 보여준다. 이것은 도판 17.3(744쪽)의 첫 번째 사진에서 **화살표**로 표시한 부위를 포함하고 있다. 위오목의 **표면점액세포**(surface mucous cell, *SMC*)는 각 세포의 꼭대기 끝에 있는 점액잔(mucous cup)이 비어 있기 때문에 쉽게 식별된다. 위오목의 바로 밑은 바닥샘의 목(neck, *N*)이며, 이 부위에서 **목점액세포**(mucous neck cell, *MNC*)와 **벽세포**(parietal cell, *PC*)들을 확인할 수 있다. 목점액세포는 표면점액세포에서 분비하는 것과 다른 점액을 분비한다. 이 사진에서처럼 목점액세포의 세포질은 밝게 염색된다. 이들의 세포질은 강하게 염색되는 부분도 없고 표면점액세포의 점액잔처럼 염색이 안되는 부위도 없다.

벽세포의 세포질은 호산성염색이 뚜렷하기 때문에 독특하다. 벽세포의 핵은 으뜸세포(chief cell)처럼 구형이지만 세포의 형태가 배모양이어서 핵의 위치는 내강쪽보다는 상피의 바닥판(basal lamina)에 더 가깝게 위치하는 경향이 있다.

이 사진은 **으뜸세포**(chief cell, *CC*)의 뚜렷한 특징들, 즉 바닥쪽에 자리잡은 둥근 핵, 헤마톡실린에 짙게 염색되는 과립세포질그물(rER)이 많은 세포질, 그리고 꼭대기 쪽은 약한 호산성 세포질(주로 분비과립이 존재하는) 등을 보여준다.

점막밑층, 위, 원숭이, H&E ×320.

이 사진은 위점막의 바닥부위, **점막밑층**(*SubM*), 그리고 근육층(*ME*)의 일부를 보여준다. 점막근육판(*MM*)은 점막의 가장 깊은 부분이다. 점막근육판은 적어도 두 층으로 배열한 민무늬근육세포들로 구성되어 있다. 사진상에서는 점막밑층에 바로 인접해 있는 민무늬근육세포들은 세로로 절단되어 있어 길쭉한 핵을 보여주고 있다. 그 위쪽에 있는 민무늬근육세포들은 가로방향으로 절단되어 있어 둥근 핵을 보여주고 있다.

점막밑층은 보통 수준의 치밀정도를 보이는 결합조직으로 구성되어 있다. 점막밑층에는 지방세포(*A*), 혈관(*BV*), 신경절세포(ganglion cell, *GC*) 무리 등이 있다. 이들 신경절세포는 **점막밑신경얼기**(submucosal plexus, Meissner plexus, *MP*)에 속한다. 확대사진은 몇 개의 신경절세포(*GC*)들을 보여주는 고배율사진이다. 신경절세포는 소화관에 존재하는 신경세포로서 큰 세포체를 갖고 있다. 이들 세포체는 위성세포(satellite cell)들에 의해 둘러싸여 있다. **화살촉**은 위성세포의 핵을 가르킨다.

위샘들, 위, silver stain ×160.

창자내분비세포(enteroendocrine cell)는 일반 H&E 염색으로는 식별하기 힘들고 조직화학염색(histochemical stain)이나 은(silver) 염색법 등 특수한 방법을 통해서만 관찰할 수 있는 세포 중 하나이다. 사진에서 **화살표**들은 특수한 은염색법을 통해 염색된 창자내분비세포들을 가르킨다. 이러한 염색과정의 특수성 때문에 이들을 **은친화세포**(argentaffin cell)로 부르기도 한다. 절편상에서 표면점액세포(*SMC*)들은 위오목의 바닥에 표시되어 있고, 사실 이 부위는 바닥샘의 목부위에 해당되기도 한다. 이 사진에서 은친화세포들은 검게 보인다. 이들 세포의 분포빈도를 가늠할 때는 비교적 저배율사진에서 시행한다.

위샘들, 위, silver stain ×640.

이 사진은 고배율사진으로, **은친화세포**(화살표)들은 은염색법에 의해 세포 전체가 거의 검게 보이지만 일부세포에서는 핵이 흐릿하게 보인다. 일반 표본제작과정에서 소실되는 분비물이 은염색에서는 염색되지만, H&E 염색표본에서는 은친화세포가 염색되지 않고 일종의 투명세포(clear cell)로 보이게 된다. 세 번째, 네 번째 사진은 은염색을 시행한 사진이고 많은 은친화세포들이 바닥판(basal lamina) 근처에 위치하는 경향이 있어 샘의 내강으로부터는 떨어져 있는 것처럼 보인다.

A, 지방세포(adipocyte)
BV, 혈관(blood vessel)
CC, 으뜸세포(주세포, chief cell)
GC, 신경절세포(ganglion cell)
ME, 근육층(muscularis externa)
MM, 점막근육판(muscularis mucosa)
MNC, 목점액세포(mucous neck cell)
MP, 점막밑신경얼기(Meissner plexus)
N, 위 바닥샘의 목부위(neck of fundic gland)
PC, 벽세포(parietal cell)
SMC, 표면점액세포(surface mucous cell)
SubM, 점막밑층(submucosa)
화살표, 은친화세포(argentaffin cell)
화살촉, 위성세포의 핵(nucleus of satellite cell)

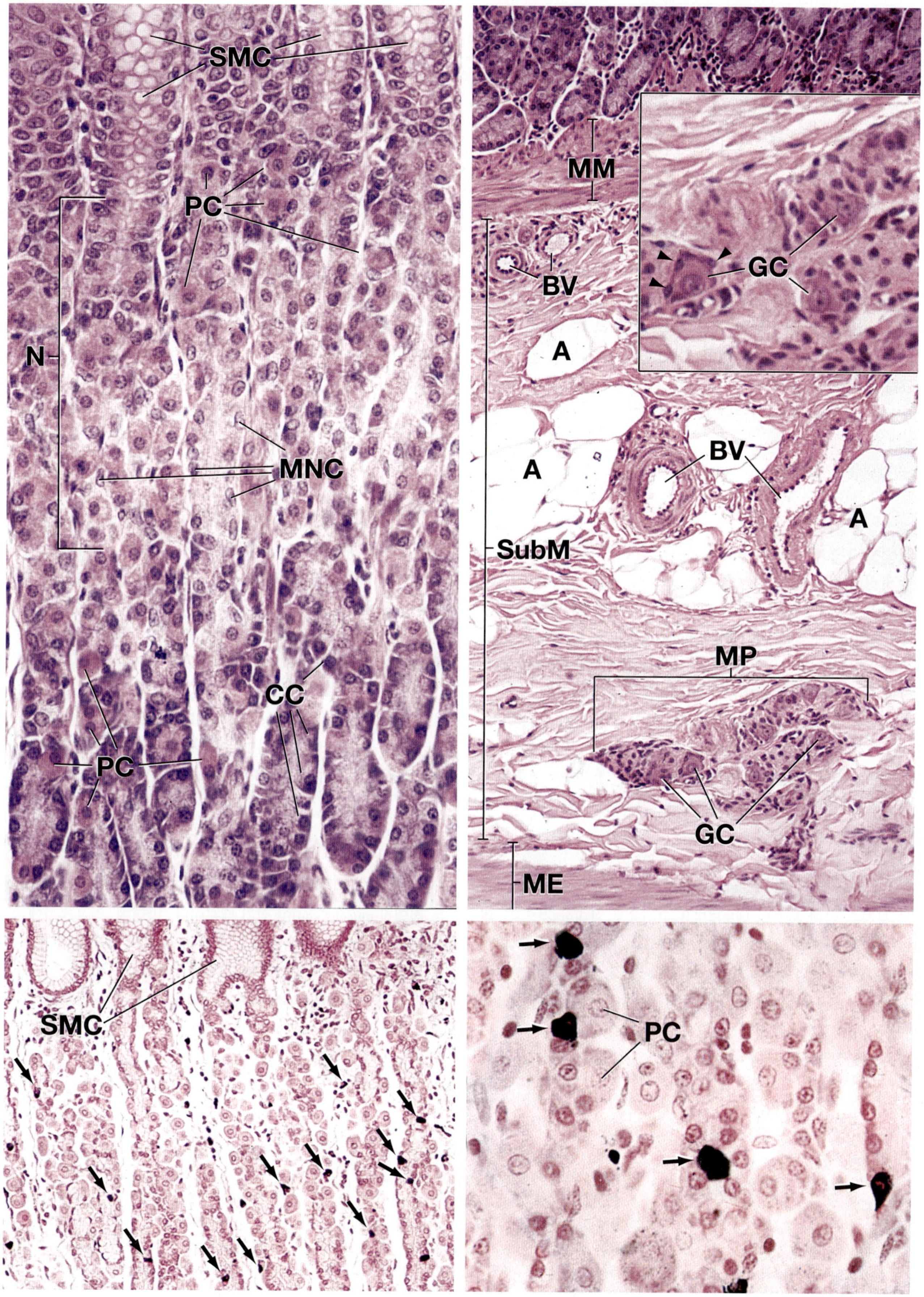
SMC
PC
N
MNC
CC
PC
MM
BV
GC
A
A
BV
A
SubM
MP
GC
ME
SMC
PC

도판 17.5 ■ 위샘창자경계(Gastroduodenal Junction)

위샘창자경계(gastroduodenal junction)는 소화관의 흡수부분으로의 진입을 나타낸다. 이 부위에서 근육층의 속돌림층이 두꺼워져서 날문조임근(pyloric sphincter)을 형성하며, 날문조임근은 위에서 작은창자로 들어가는 미즙의 이동을 조절한다. 날문샘(pyloric gland)의 점액분비는 위에서 작은창자로 들어가는 미즙을 중화시키는 역할을 한다.

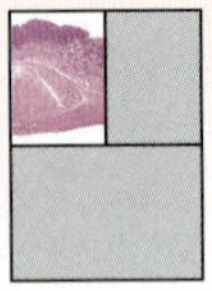

위샘창자경계, 위샘창자, 원숭이, H&E ×40.

이 현미경사진은 위와 샘창자 사이에 있는 **위샘창자경계**(gastroduodenal junction)를 보여준다. 사진의 왼쪽부분은 위의 **날문부위점막**(pyloric mucosa, *PMuc*)이다. 날문조임근(pyloric sphincter, *PS*)은 날문부위점막 아래에 있는 민무늬근육이 두꺼워진 것이다. 사진에서 오른쪽 끝부분이 **샘창자점막**(duodenal mucosa)이며, 창자점막(intestinal mucosa, *IMuc*)의 첫 부분이다. 첫 번째 사진에서 네모영역은 아래 사진에서 고배율로 보여준다. 아래 사진에서 두 점막을 비교할 수 있고 또한 점막밑샘도 보여준다.

샘창자의 점막밑층은 **점막밑샘**(submucosal gland, Brunner gland)을 갖고 있다. 점막밑층은 점막근육판 밑에 있으므로 이러한 구조물은 분비샘을 식별하는 데 유용한 지표역할을 한다. 위(stomach)에서 **점막근육판**(muscularis mucosa)은 근육조직(*MM*)의 좁은 띠처럼 보여 쉽게 식별된다. 사진에서 위의 점막근육판은 오른쪽에 보이는 샘창자 쪽으로 따라갈 수 있으나 두 별표로 표시한 부위에서 중단됨을 알 수 있다.

이 사진은 위가 끝나는 부위로서 두꺼워진 근육층(muscularis externa)을 보여준다. 이것은 날문조임근(*PS*)이다. 그 두께는 대부분 민무늬근육의 돌림층이 두꺼워진 것으로 샘창자의 근육층(*ME*)과 비교해보면 쉽게 식별할 수 있다.

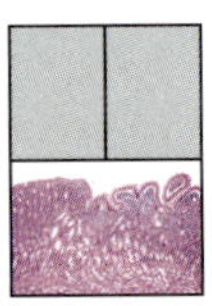

위샘창자경계, 위샘창자, 원숭이, ×120.

이 사진은 점막 안에 있는 창자샘(intestinal gland, *IGl*)뿐만 아니라 샘창자의 점막밑층에 있는 분비샘들도 보여준다. 이처럼 점막밑층에 있는 샘을 **점막밑샘**(submucosal gland, Brunner gland, *BGl*)이라고 한다. 샘 구조물의 일부(화살표)는 점막밑층에서 점막으로 통과하는 것을 보여주며, 이런 이유로 이 부위의 **점막근육판**(muscularis mucosa, *MM*)은 끊겨 있다. 점막밑샘은 분비관(*D*)을 통해 샘창자의 내강으로 분비한다. 이에 비하여 날문샘(*PGl*)은 그 길이의 대부분이 곧지만 점막의 가장 깊은 곳에서는 나선형이고 가끔 분지되어 있다. 날문샘은 점막에만 국한되어 있고, 위오목(gastric pit)의 깊은 곳으로 분비한다. 그러나 H&E 염색표본에서 위오목과 샘의 정확한 경계를 확인하는 것은 쉽지 않다.

앞에서 이미 언급한 바와 같이, 조직학적으로 보면 위점막에서 분비샘들은 위오목으로 분비한다. 위오목은 비스듬하게 절단되거나 수직으로 절단되었을 때 보이는 움푹 패인 것을 말하며, 이 사진에서 처럼 점막고유판에 둘러싸여 있으면 쉽게 식별할 수 있다. 반면, 작은창자 안쪽 표면은 융모(villus, *V*)들을 갖고 있다. 융모는 내강으로 돌출한 구조로서 그 높이가 약간 다양하다. 융모가 가로방향 또는 비스듬하게 절단되면 내강의 공간에 의해 둘러싸인 섬처럼 보이게 되며, 이 사진에서는 한 개의 융모가 그렇게 보인다. 그 융모는 점막고유판(*LP*)이 심(core)을 형성하고 있다.

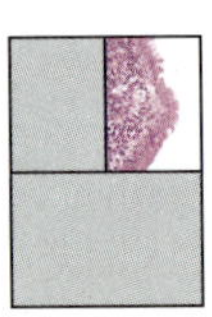

위샘창자경계, 위샘창자, 원숭이, ×640.

이 사진은 아래 사진의 네모부분을 고배율로 확대한 것으로, 위의 상피가 창자의 상피와 어떻게 다른지를 보여준다. 두 부위의 상피는 모두 단층원주상피(simple columnar epithelium)이고 밑에 있는 점막고유판(lamina propria, *LP*)은 많은 수의 림프구들이 존재하므로 세포성분이 많다. 위의 상피와 샘창자의 상피 사이의 경계는 **화살표**로 표시했다. 위의 상피는 **표면점액세포**(surface mucous cell, *SMC*)들로 되어 있다. 이 세포들의 꼭대기 세포질은 H&E 염색표본에서 비어 있는 것처럼 보이며 이는 점액잔(mucous cup)이 있기 때문이다. 반면에, 작은창자에 있는 **흡수세포**(absorptive cell, *AC*)들은 세포질에 점액을 갖고 있지 않다. 잔세포(goblet cell)는 창자상피에서 관찰되긴 하지만 흡수세포들 사이에 흩어져 있고 완전한 형태의 점액판(mucous sheet)을 형성하지 않는다. 또한 창자의 흡수세포들은 줄무늬가장자리(striated border)를 갖고 있으며, 도판 17.7(752쪽)의 세 번째 사진에서 자세히 볼 수 있다.

AC, 흡수세포(absorptive cell)
BGl, 점막밑샘(submucosal gland, 샘창자샘 Brunner gland)
D, 분비관(duct)
IGl, 창자샘(intestinal gland)
IMuc, 창자점막(intestinal mucosa)
LP, 점막고유판(lamina propria)
ME, 근육층(muscularis externa)
MM, 점막근육판(muscularis mucosa)
PGl, 날문샘(pyloric gland)
PMuc, 날문부위점막(pyloric mucosa)
PS, 날문조임근(pyloric sphincter)
SMC, 표면점액세포(surface mucous cell)
V, 융모(villi)
별표, 점막근육판의 단절된 모습(interruption in muscularis mucosa)
화살표(위 오른쪽 사진) 위상피와 샘창자 상피의 경계부위
화살표(아래 사진) 점막밑층에서 점막쪽으로 가는 점막밑샘의 요소들

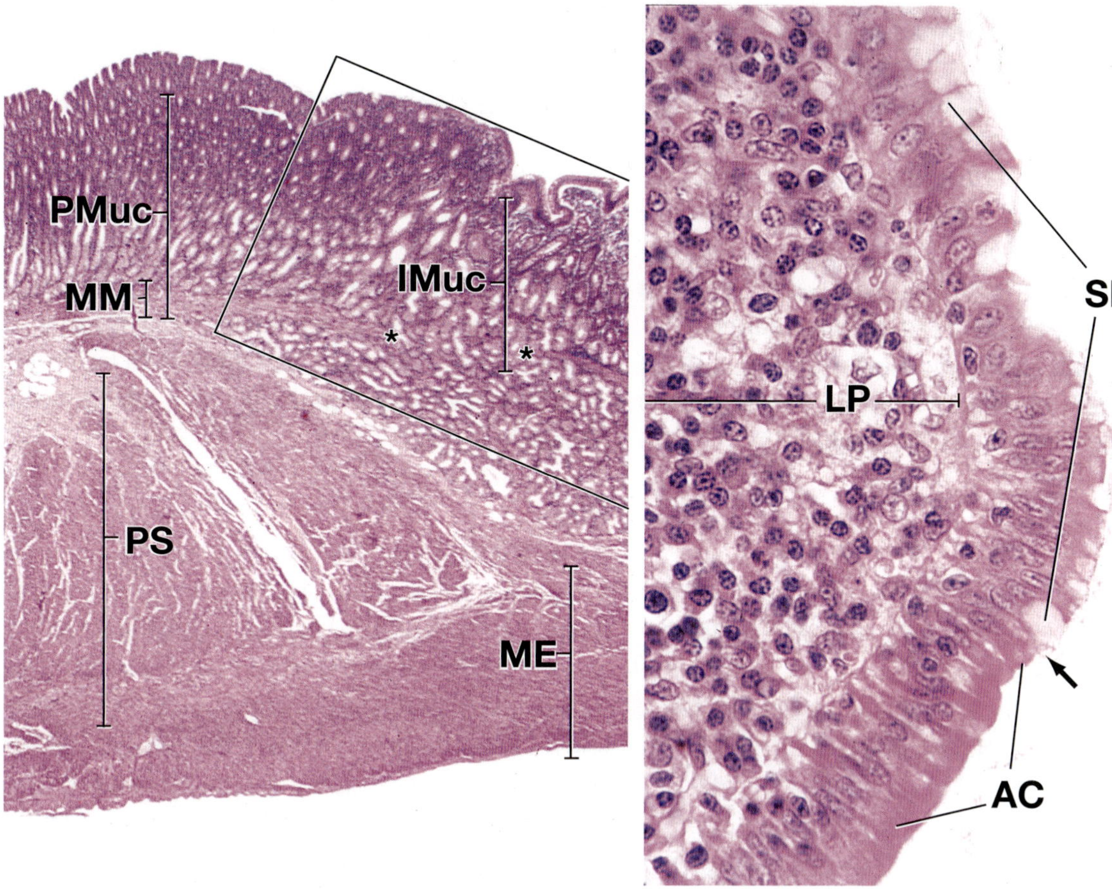
PMuc
MM
IMuc
PS
ME
SMC
LP
AC

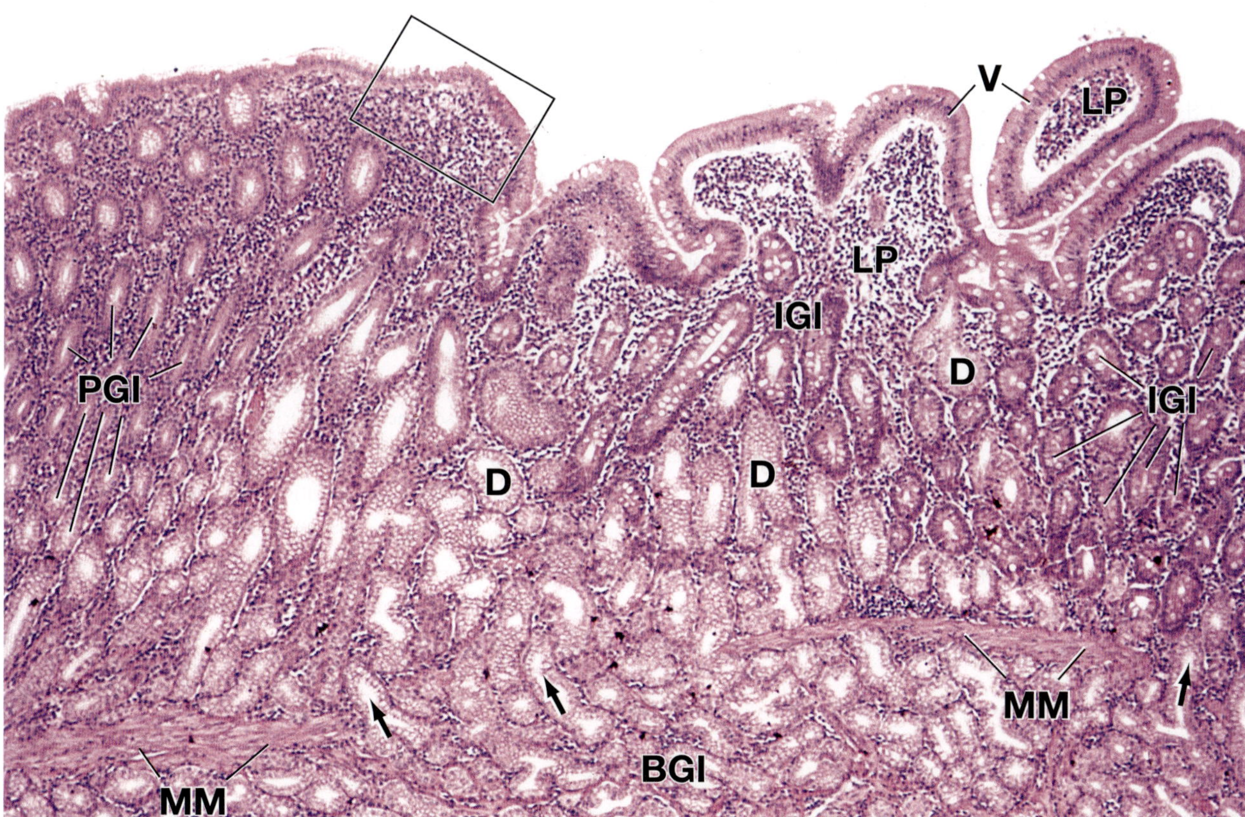
V
LP
LP
IGl
PGl
D
D
D
IGl
MM
BGl
MM

도판 17.6 ■ 샘창자(십이지장, Duodenum)

작은창자(소장, small intestine)는 음식물의 소화와 흡수를 담당하는 주요 장소이다. 작은창자는 소화관에서 가장 긴 부분으로 길이가 6 m 이상이고, 세 부분인 **샘창자**(십이지장, duodenum, 길이 약 25 cm), **빈창자**(공장, jejunum, 길이 약 2.5 m), **돌창자**(회장, ileum, 길이 약 3.5 m)로 구분한다. 첫째 부위인 샘창자는 부분적으로 소화된 음식덩어리인 미즙뿐만 아니라, 이자(pancreas), 간(liver), 쓸개(담낭, gallbladder)에서 분비한 분비물인 소화효소(digestive enzyme), 효소전구물질(enzyme precursor)과 그 밖에 소화와 흡수에 관련된 물질들을 받아들인다.

작은창자는 특징적으로 **돌림주름**(plica circularis)을 갖고 있다. 이 구조물은 항상 존재하며, 점막밑층의 심(core)을 갖고 있는 큰 주름이다. **융모**(villus)는 점막이 손가락모양 또는 잎모양으로 내강쪽으로 돌출한 구조이다. 미세융모(microvilli)는 창자상피세포(intestinal epithelial cell, 창자세포 enterocyte)의 꼭대기표면에 손가락 모양으로 돌출된 것으로 물질흡수를 위해 세포막의 표면적을 증가시킨 구조이다.

점막샘(mucosal gland)은 점막고유판(lamina propria)으로 뻗어 있다. 점막샘은 줄기세포(stem cell)와 융모의 표면으로 이주하게 될 분화 중인 세포들을 갖고 있다. 샘창자에 있는 **점막밑샘**(submucosal gland, **샘창자샘** Brunner gland)은 알칼리점액(alkaline mucus)을 분비하며 산성인 미즙을 중화하는 데 기여한다. 창자세포는 창자 내강에서 소화산물을 흡수할 뿐 아니라, 이당류(disaccharide)와 디펩타이드(dipeptide)의 최종 소화를 위한 효소를 생산하여 미세융모의 막에 삽입시킨다.

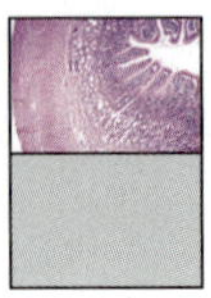

샘창자, 원숭이, H&E ×120.

이 사진은 샘창자 벽의 일부분이다. 위(stomach)에서처럼 샘창자 벽의 층은 내강으로부터 순서대로 **점막**(mucosa, *Muc*), **점막밑층**(submucosa, *SubM*), **근육층**(muscularis externa, *ME*), **장막**(serosa, *S*)이다. 이 조직절편은 정확하게 가로절단으로 잘리지는 않았지만, 근육층은 두 층으로 세로층(longitudinal layer, *L*)과 돌림층(circular layer, *C*)은 모두 구별이 된다. 샘창자를 비롯하여 작은창자의 벽에서는 돌림주름이 관찰되지만 이 사진에서는 포함되어 있지 않다.

작은창자 점막의 특징적인 양상은 창자내강으로 손가락모양 또는 잎모양으로 돌출한 **융모**(villus)들이다. 대부분의 융모(*V*)는 표현 그대로 손가락 모양을 하고 있다. 그러나 한 개의 융모가 잎모양을 하고 있다(별표). 사진에서 점선은 융모와 **창자샘**(intestinal gland, *crypt of Lieberkuh*)의 경계를 표시한다. 창자샘은 점막근육판(muscularis mucosa, *MM*)까지 뻗어 있다.

점막밑층은 말그대로 점막 밑에 있는 층이다. 점막밑층은 **샘창자샘**(duodenal gland, Brunner gland, *BGl*)을 갖고 있다. 이 분비샘은 분지대롱샘(branched tubular gland)이거나 분지대롱꽈리샘(branched tubuloalveolar gland)이며, 분비부는 원주상피(columnar epithelium)로 구성되어 있고 아래 사진에서 고배율로 보여준다. 이 샘의 분비관(*D*)은 샘창자의 내강으로 열려 있고 아래 사진에서는 **화살표**로 표시하였다.

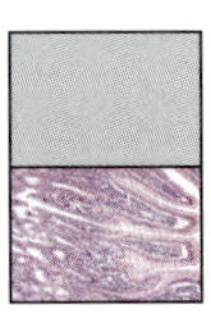

점막, 샘창자, 원숭이, H&E ×240.

이 사진은 위쪽 사진의 일부분으로 샘창자 점막의 조직학적 양상을 고배율로 보여준다. 두 종류의 세포가 융모의 표면상피를 이루고 있고, 이들은 각각 **창자세포**(enterocyte, **흡수세포** absorptive cell)와 **잔세포**(goblet cell, *GC*)이다. 이들 중 대부분은 창자세포이다. 도판 17.7(752쪽)의 아래왼쪽 사진에서처럼 더 고배율로 보면 흡수세포들은 줄무늬가장자리(striated border)를 갖고 있음을 알 수 있다. 또한 이 세포의 핵은 길쭉하고 바닥쪽에 자리잡고 있다. 잔세포는 꼭대기는 빈자리로 보이는 점액잔(mucous cup) 때문에 쉽게 식별된다. 융모를 덮고 있는 상피에 핵이 진하고 둥근 세포들이 보이는데, 이들 세포의 대부분은 림프구들(이처럼 점막고유판에 있어야 할 림프구가 상피 안으로 들어온 경우, 'intraepithelial lymphocyte[상피속림프구]'라고 함)이다.

점막고유판(lamina propria, *LP*)은 융모의 심(core)을 이룬다. 이 배율의 사진에서는 점막고유판에 있는 다수의 구형의 세포의 종류를 구별해 내기는 힘들다. 그러나 이들 세포는 대부분이 림프구(면역계의 다른 세포들도 있음)임을 주목할 필요가 있다. 이 세포들은 점막고유판에 있는 산재성림프조직(diffuse lymphatic tissue)으로 불린다. 이와 유사하게 창자샘(intestinal gland, *IGl*)을 둘러싸고 있는 점막고유판은 다수의 림프구와 이와 관련된 세포들로 구성된다. 또한 점막고유판은 성긴결합조직(loose connective tissue)의 성분과 따로따로 흩어져 있는 민무늬근육세포들을 갖고 있다.

창자샘(intestinal gland, *IGl*)은 비교적 곧고 바닥쪽에서는 넓어지는 경향이 있다. 창자샘의 바닥부위인 창자움(intestinal crypt)에는 상피를 구성하는 여러 종류의 세포들로 분화할 수 있는 줄기세포(stem cell)들이 존재한다. 또한 창자움에는 호산과립세포(Paneth cell)도 있다. 호산과립세포는 꼭대기 세포질에 호산과립(eosinophilic granule)들을 갖고 있다. 이 과립은 세균용해효소인 용균효소(lysozyme)를 갖고 있어 창자미생물 무리의 조절하는 역할을 할 것으로 생각된다. 창자움을 구성하는 주요세포들 중 하나는 미분화원주세포(undifferentiated columnar cell)이다. 이 세포는 융모표면에 있는 일반 창자세포(enterocyte)보다 키가 작다. 이 세포는 대개는 두 번의 유사분열을 통해 흡수세포(absorptive cell)나 잔세포(goblet cell)로 분화된다. 또한 창자움에는 성숙한 잔세포와 창자내분비세포(enteroendocrine cell)들도 일부 관찰된다.

BGl, 샘창자샘(Brunner gland)
C, 근육층의 속돌림층(inner circular layer)
D, 샘창자샘의 분비관(duct of Brunner gland)
GC, 잔세포(goblet cell)
IGl, 창자샘(intestinal gland, intestinal crypt)
L, 근육층의 바깥세로층(outer longitudinal layer)
LP, 점막고유판(lamina propria)
ME, 근육층(muscularis externa)
MM, 점막근육판(muscularis mucosa)
Muc, 점막(mucosa)
S, 장막(serosa)
SubM, 점막밑층(submucosa)
V, 융모(villi)
별표, 잎모양 융모(leaf-like villus)
점선, (위쪽 사진) 융모와 창자샘(intestinal gland)의 경계
화살표, (아래쪽 사진) 샘창자샘(Brunner gland)의 분비관

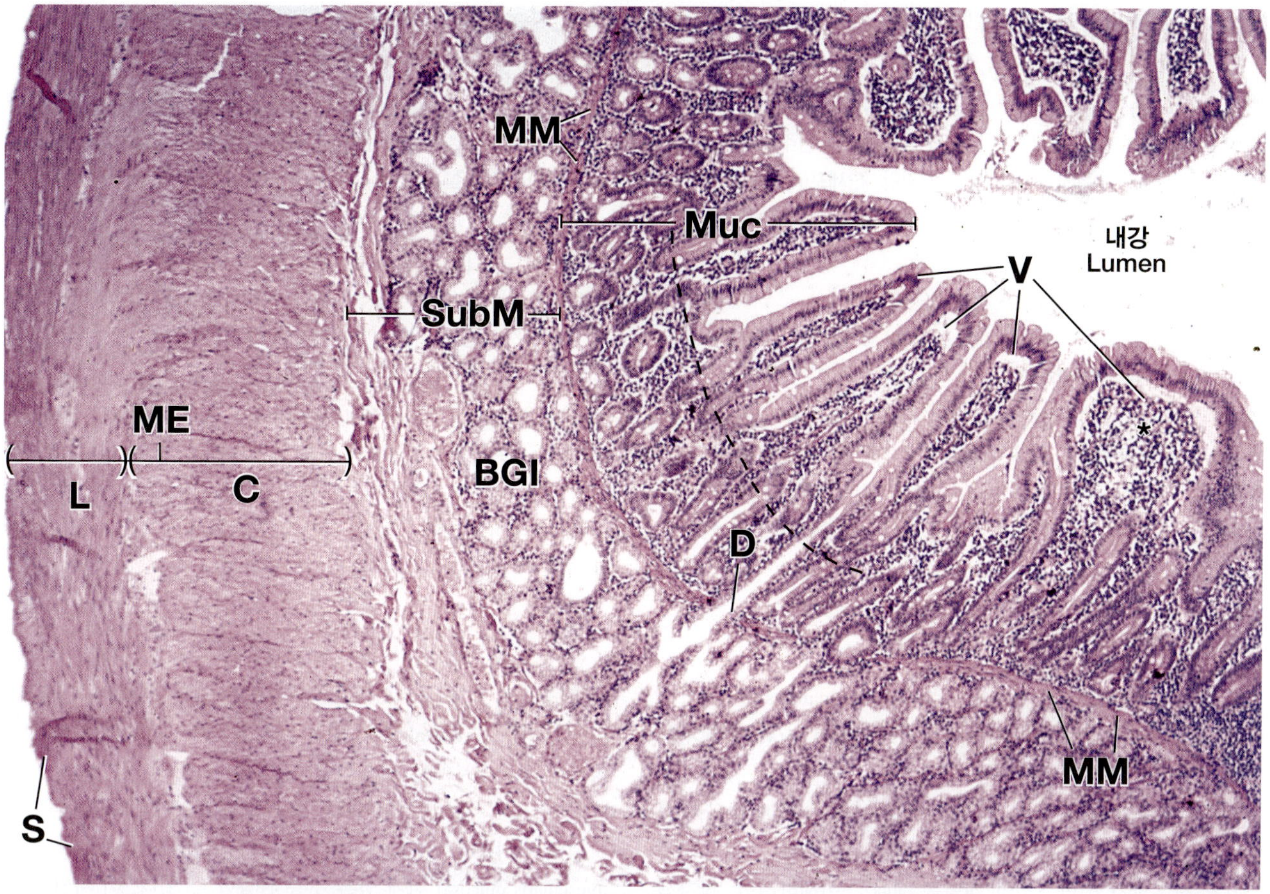
MM
Muc
내강
Lumen
V
SubM
ME
L
C
BGl
D
MM
S

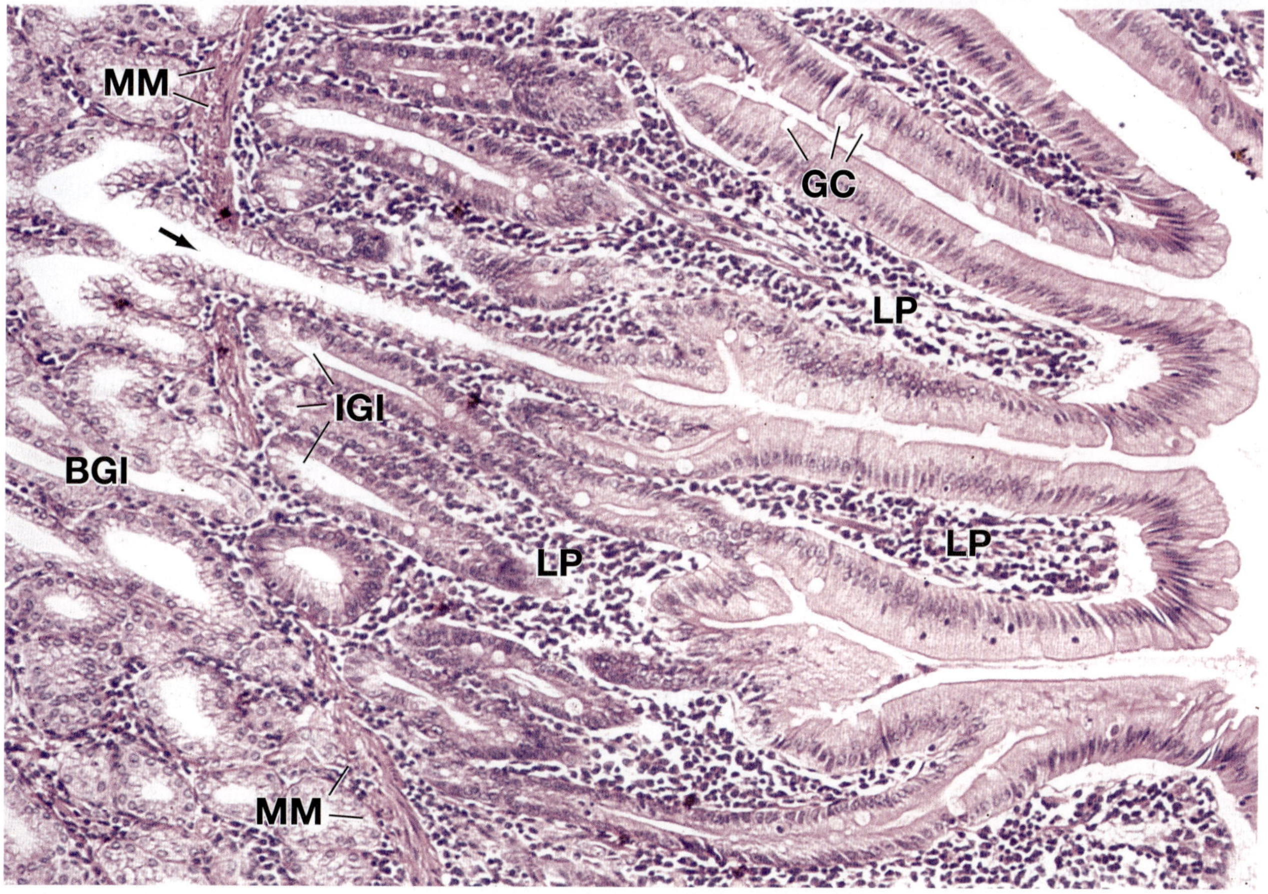
MM
GC
LP
IGl
BGl
LP
LP
MM

도판 17.7 ■ 빈창자(Jejunum)

빈창자(공장, jejunum)는 작은창자에서 영양분을 흡수하는 주요 장소이다. 융모는 잎모양보다는 손가락 모양을 하고 있고 대부분 원주형의 흡수세포(absorptive cell, 창자세포 enterocyte)로 덮여 있지만, **잔세포**(goblet cell)와 **창자내분비세포**(enteroendocrine cell)들도 있다. 상피의 세포들로 분화될 줄기세포(stem cell)들과 세균용해효소인 용균효소(lysozyme)를 분비하는 **호산과립세포**(Paneth cell)가 창자샘의 깊은 곳에서 관찰된다. 분열하는 세포들은 샘의 아래쪽 절반에 자리잡고 있다.

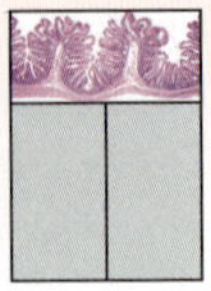

빈창자, 원숭이, H&E ×22.

이 사진은 빈창자가 세로방향으로 절단된 것으로, 작은창자의 가로방향 주름인 **돌림주름**(plica circularis, *PC*)을 보여준다. 이러한 주름은 항상 존재하며 대부분이 주름의 긴축이 창자 세로축에 거의 직각으로 배열되어 있다. 따라서 빈창자의 세로방향으로 잘린 이 사진에서는 돌림주름이 가로단면으로 보인다. 돌림주름은 **점막**(mucosa, *Muc*)과 더불어 **점막밑층**(submucosa, *SubM*)으로 되어 있다. 점막밑층의 바깥에 있는 넓은 띠는 **근육층**(muscularis externa, *ME*)이며, 이 근육층은 돌림주름에 포함되지 않는다. 이 배율의 사진에서는 장막을 식별할 수 없다. 이 표본에서 대부분의 **융모**(villus, *V*)는 세로방향으로 절단되었기 때문에 융모의 전체 길이가 보임에도 불구하고 어떤 것들은 본래의 길이보다 짧게 보인다. 짧게 보이는 융모는 민무늬근육세포(smooth muscle cell)들의 수축 때문인 것으로 생각된다. 또한 중심림프관(lacteal, *L*)도 볼 수 있고 대부분의 융모에서 확장되어 관찰된다. 중심림프관은 융모 안에서 시작하는 림프모세관(lymphatic capillary)이며, 소화된 일부 지방과 단백질을 흡수하여 점막밑층에 있는 보다 큰 림프관(lymphatic vessel)으로 운반한다.

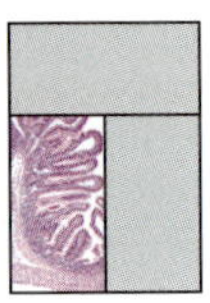

돌림주름, 빈창자, 원숭이, H&E ×60.

이 사진은 위쪽 사진에 있는 돌림주름(plica circularis)을 더 고배율로 보여준다. 점막근육판(muscularis mucosa, *MM*)과 **창자샘**(intestinal gland, *GI*), **융모**(villus, *V*)에 주목할 필요가 있다. 융모와 창자샘의 경계를 점선으로 표시했다. 일부 창자샘은 세로방향으로 절단되었고, 또 일부는 가로방향으로 절단되었다. 대부분의 융모는 세로방향으로 절단되었다. 작은창자 점막구조의 개념을 제대로 이해하려면, 창자샘은 상피가 벽 안으로 뻗어 들어간 것이고, 반면에 융모는 내강쪽으로 뻗어 돌출한 것으로 인식하는 것이 중요하다. 창자샘은 점막고유판(lamina propria)의 세포들에 의해 둘러싸여 있고, 융모는 창자내강의 공간으로 둘러싸여 있다. 중심림프관(lacteal, *L*)이 있는 점막고유판은 융모의 중심부분을 차지하고, 창자샘의 중심부에는 내강이 잘 관찰된다. 또한 창자샘의 직경은 바닥부분에서 더 넓어지는 경향이 있다. 효소처리로 점막을 따로 분리한 표본에서 창자샘의 바닥부분이 대개 2~3개의 손가락모양으로 갈라진 채로 점막근육판(muscularis mucosa) 위에 있는 것을 관찰할 수 있다. 이 사진의 배율에서는 장막(*S*)도 식별하기 쉽지 않고, 또 근육층(*ME*)의 두 층 구조도 식별하기 어렵다.

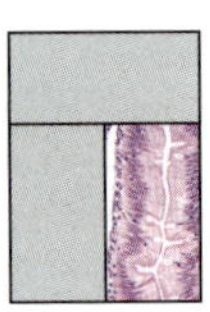

창자융모, 빈창자, 원숭이, H&E ×500.

이 사진은 고배율사진으로 인접한 두 융모(villus)를 보여준다. 상피는 주로 **창자세포**(enterocyte)들로 구성되어 있다. 이들 세포는 원주형의 흡수세포(absorptive cell)로서 특징적으로 **줄무늬가장자리**(striated border, *SB*)를 갖고 있다. 이 줄무늬가장자리는 각 창자세포의 꼭대기 표면에 있는 미세융모(microvilli)를 나타내는 광학현미경 표현이다(역자주; 미세융모는 전자현미경에서 보이는 구조물이고, 광학현미경에서는 줄무늬가장자리로 보인다는 의미이다.). 이 줄무늬가장자리 바닥에 보이는 어두운 띠는 세포의 종말그물(terminal web) 때문이다. 이 종말그물은 세포의 꼭대기를 가로방향으로 지나는 주로 가는근육잔섬유(actin filaments)로 구성된 구조물을 말하며, 미세융모의 심(core)에 있는 세로방향의 가는근육잔섬유가 여기에 부착한다. 창자세포의 핵은 근본적으로 동일한 모양, 방향 및 염색성의 특성을 갖는다. 세포질의 경계가 불분명할지라도 핵은 긴 모양이고 세포의 긴 방향을 따라 자리잡고 있다. 창자세포는 바닥판(basal lamina) 위에 자리잡고 있다(바닥판은 H&E 염색 파라핀표본에서는 보이지 않는다. 바닥판의 관찰은 전자현미경 수준에서 관찰이 가능하다.). 상피세포의 바닥에 보이는 호산성 띠(화살표)는 바닥막(basement membrane)에 해당되는 부위이고, 실제로는 창자세포의 납작한 가쪽세포질돌기(lateral cytoplasmic process)들로 구성되어 있다. 이 돌기들은 창자세포의 바닥쪽에서 부분적으로 관찰되는 세포사이공간(별표)의 경계가 된다. 이 사진에서 보듯이 세포사이공간은 흡수한 물질을 능동운반하는 동안에는 확장된다.

꼭대기세포질이 팽창되어 잔모양을 형성하는 상피세포는 **잔세포**(goblet cell, *GC*)이다. 이 표본에서 거의 대부분의 잔세포의 핵은 세포의 아래쪽에 위치하고 얇은 세포질가닥(cytoplasmic strand)이 바닥막(basement membrane) 근처로 늘어져 있다(항상 그런 것은 아님). 상피에 둥근 핵을 가진 세포들이 흩어져 있는데 이들은 주로 림프구들(*Ly*)이다.

창자상피 밑에는 **점막고유판**(lamina propria, *LP*)과 중심림프관(lacteal, *L*)이 위치한다. 중심림프관을 형성하는 세포는 단층편평상피(simple squamous epithelium)로 구성된 내피(endothelium)이다. 사진에서 이들 세포(*EC*)의 핵 두 개가 중심림프관의 내강으로 노출되어 있는 것처럼 보이며 이는 내피세포(endothelial cell)이고, 또 다른 세포(*M*) 하나는 긴 핵이 내강에서 약간 빗겨 있고 이는 중심림프관 벽을 형성하는 민무늬근육세포(smooth muscle cell, *M*)이다.

EC, 내피세포(endothelial cell)
GC, 잔세포(goblet cell)
GI, 창자샘(intestinal gland, 창자움intestinal crypt)
L, 중심림프관(lacteal; central lacteal, lymphatic lacteal 등으로도 표기함)
LP, 점막고유판(lamina propria)
Ly, 림프구(lymphocyte)
M, 민무늬근육세포(smooth muscle cell)
ME, 근육층(muscularis externa)
MM, 점막근육판(muscularis mucosa)
Muc, 점막(mucosa)
PC, 돌림주름(plica circularis)
S, 장막(serosa)
SB, 줄무늬가장자리(striated border)
SubM, 점막밑층(submucosa)
V, 융모(villi)
별표, 창자세포의 바닥쪽에서 관찰되는 세포사이공간(intercellular space)
점선, 융모와 창자샘의 경계를 표시함.
화살표, 바닥쪽으로 창자세포의 뻗은 세포질 돌기

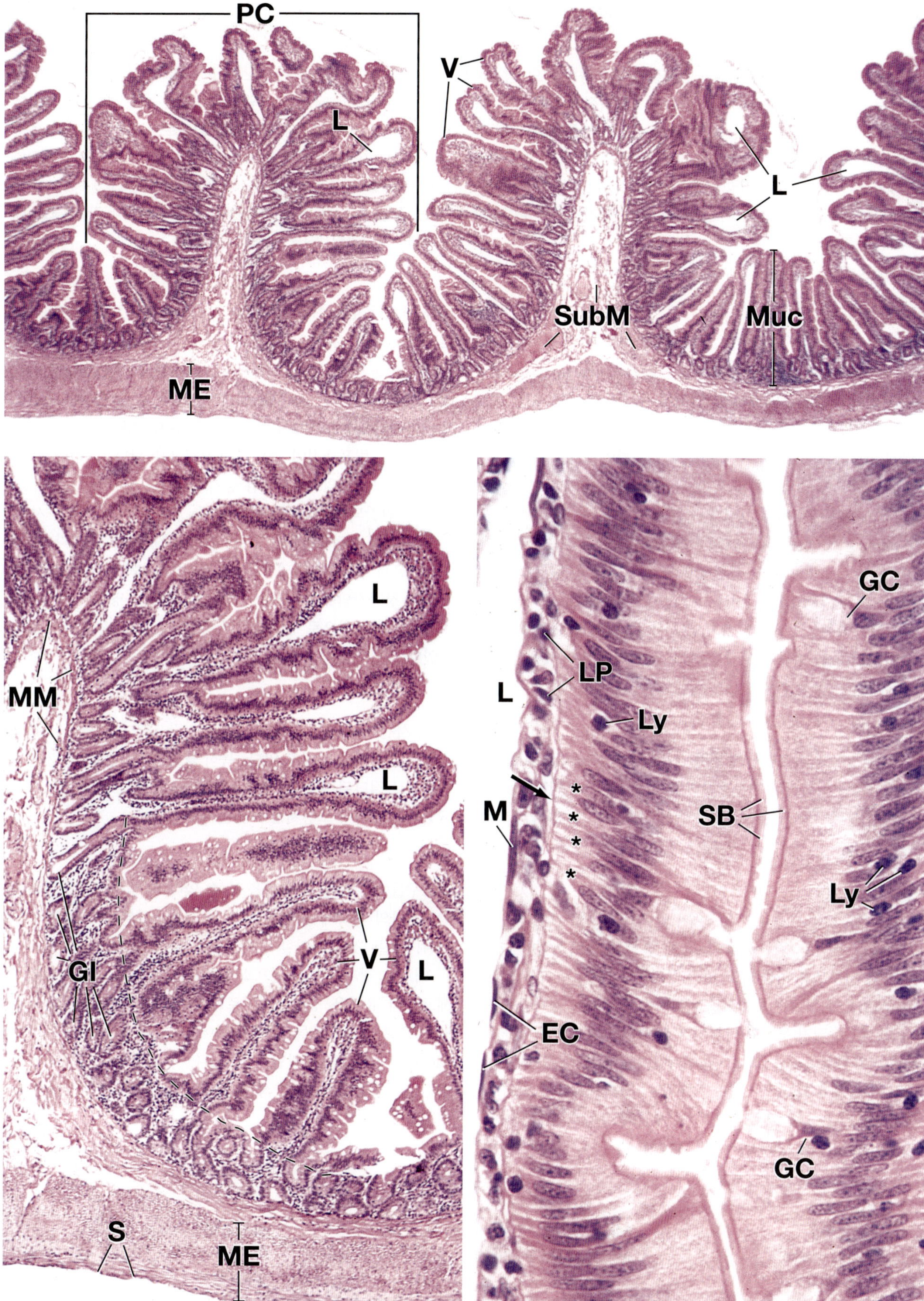
PC
V
L
L
SubM
Muc
ME
MM
L
L
Gl
V
L
S
ME
LP
L
Ly
M
SB
GC
Ly
EC
GC

도판 17.8 ■ 돌창자(Ilium)

돌창자(회장, ileum)는 작은창자에서 수분과 전해질을 흡수하는 주요 장소이다. 돌창자는 기본적으로 빈창자(jejunum)와 동일한 조직학적 특징을 갖고 있지만 몇 가지 특징적인 차이점이 있다. 이를테면, 돌창자에서 **융모**(villus)는 흔히 잎모양이고, 점막고유판(lamina propria)에 있는 림프조직은 크고 작은 림프절(lymphatic node)을 이루는데 창자간막(장간막, mesentery)이 붙는 맞은편에서 주로 관찰된다. 이런 림프절들이 하나로 합쳐져서 크게 축적된 것을 **파이어반**(Peyer patch)이라고 한다.

작은창자의 표면상피는 스스로 5~6일마다 재생된다. 줄기세포(stem cell)는 점막샘(mucosal gland)의 바닥에 한정되며, 세포분열이 일어나는 구역은 샘의 아래쪽 절반에 한정된다. 세포들은 융모로 이주하고 융모의 꼭대기 끝에서 내강으로 탈락한다. 흡수세포(absorptive cell)를 비롯하여 잔세포(goblet cell), 창자내분비세포(enteroendocrine cell), 호산과립세포(Paneth cell) 등 모든 상피세포는 같은 줄기세포에서 분화한다. 그러나 창자내분비세포는 매우 천천히 이주하고, 호산과립세포는 이주하지 않는다.

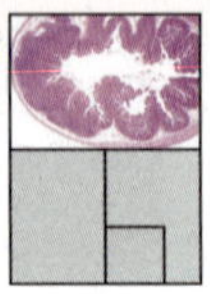

돌창자, 원숭이, H&E ×20.

이 사진은 돌창자가 가로방향으로 절단된 것으로, 층을 구분하기 위해 **점막밑층**(submucosa, *SM*)과 **근육층**(muscularis externa, *ME*)을 표시하였다. 점막밑층의 안쪽이 점막이고, 근육층의 바깥이 장막(serosa)이다. 점막에서 세로방향으로 절단된 융모(villus, *V*)들을 볼 수 있고, 일부 융모(따로 표시하지 않음)는 내강으로 둘러싸인 '조직섬'처럼 보이기도 한다. 이것은 융모가 비스듬하게 또는 완전히 가로방향으로 절단되었기 때문에 바닥으로부터 분리되어 그렇게 보이는 것이다. 융모 아래에는 창자샘(intestinal gland)들 중에는 많은 수가 비스듬하게 또는 가로방향으로 절단되어 점막고유판(lamina propria)에 완전하게 둘러싸여 있기 때문에 쉽게 구분이 된다(앞 도판에서 이미 설명한 바 있음).

점막밑층이 약 8~10군데 정도에서 융모보다 더 큰 크기로 내강쪽으로 돌출되어 있다. 이 구조물은 바로 돌림주름(plica circularis)이다. 앞에서 설명한 것처럼 보통 돌림방향으로 자리잡고 있으나, 일부는 짧게 세로방향으로 자리잡거나 또는 분지할 수도 있다. 더욱이 모든 주름이 돌림방향으로 배열되어 있을지라도 절편방향이 약간 기울어져 있으면 이 사진에서처럼 비스듬하게 절단된다. 작은창자의 뚜렷한 특징 중 하나는 창자벽에 **림프소절(lymph nodule)이 단독 또는 무리지어 존재한다**는 것이다. 작은창자의 시작부위에서는 림프소절이 주로 단독으로 나타난다. 그러나 점점 아래로 내려갈수록 림프소절의 수가 점점 증가한다. 돌창자에서는 림프소절의 큰 무리가 자주 관찰되며 이를 **파이어반**(Peyer patch)이라고 한다. 사진에서 보면 여러 개의 림프소절(*LN*)들이 모여 파이어반을 이루고 있다. 이 림프소절들은 부분적으로 점막 안에 있고, 일부는 점막밑층까지 확장되어 있다. 이 사진에서는 창자간막(mesentery)이 보이지 않아서 명확하지 않지만, 이런 림프소절들은 특징적으로 창자간막이 부착하는 맞은편에 자리잡고 있는 양상을 보인다.

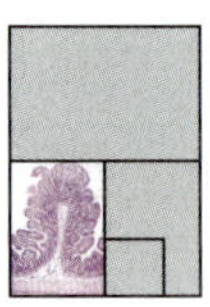

돌림주름, 돌창자, 원숭이, H&E ×40.

가끔 작은창자의 가로방향 절편에서 돌림주름(plica circularis)은 사진에서처럼 정확하게 가로절단면을 볼 수 있다. **점막밑층**(*SM*)은 돌림주름의 심(core)을 이루고 있다는 것을 알 수 있다. 그런데 이 사진에서 많은 수의 융모가 손가락 모양으로 돌출한 모습(*V*)이고 다른 것들은 확실하게 그렇지 않다. 특히 **융모** 중 하나(별표 세 개로 표시함)는 세로방향으로 절단된 넓은 잎모양처럼 보인다. 만일에 이 융모가 직각으로 절단되었다면 손가락 모양처럼 보였을 수도 있다.

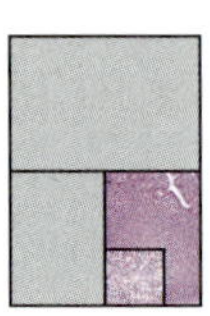

뭉쳐진 림프절, 돌창자, 원숭이, H&E ×100; 확대사진 ×200.

이 고배율 사진은 림프구들이 모여 형성된 **림프소절**(lymph nodule)의 일부분과 이를 덮고 있는 상피를 보여준다. 이처럼 림프구들과 관련된 세포들이 모여 림프소절로 나타나는 곳에서는 점막근육판(muscularis mucosa)이 연속되지 못하고 단절되어 관찰된다. 따라서 점막근육판의 위치가 원래 창자샘(intestinal gland, *Gl*)의 바닥 가까이 있다는 것은 감안한다면, 아마도 사진에서 *MM??*으로 표시한 곳이 점막근육판이 있어야 할 곳으로 추측할 수 있다. 더욱이 고배율로 이 부분을 관찰하면(확대사진) 민무늬근육세포(smooth muscle cell, *MM*)들이 창자샘(*Gl*) 근처에 있는 많은 림프구들에 의해 분리된 것을 볼 수 있다. 확실히 림프소절의 림프구들은 점막근육판의 양쪽에 있으며, 따라서 림프소절은 점막과 점막밑층 모두에 걸쳐 위치하는 것을 확인할 수 있다.

때로는 창자상피가 림프소절을 직접 덮기도 한다. 이런 부위에서상피세포들의 유형을 광학현미경로는 파악할 수 없으나, 전자현미경(TEM과 SEM)으로 상피세포들 사이에 끼어 있는 특수화된 세포인 M세포(M cell, microfold cell)들을 관찰할 수도 있다. 이 M세포는 창자내용물 중 항원성을 가진 물질들을 탐색하여, 상피 안에 있는 림프구로 항원(antigen)을 전달하는 역할을 한다.

GI, 창자샘(intestinal gland)
LN, 림프소절(lymphatic nodule)
ME, 근육층(muscularis externa)
MM, 점막근육판(muscularis mucosa)
MM??, 점막근육판이 있어야 할 곳으로 추정되는 지점
SM, 점막밑층(submucosa)
V, 융모(villi)
별표, 잎사귀 모양의 융모

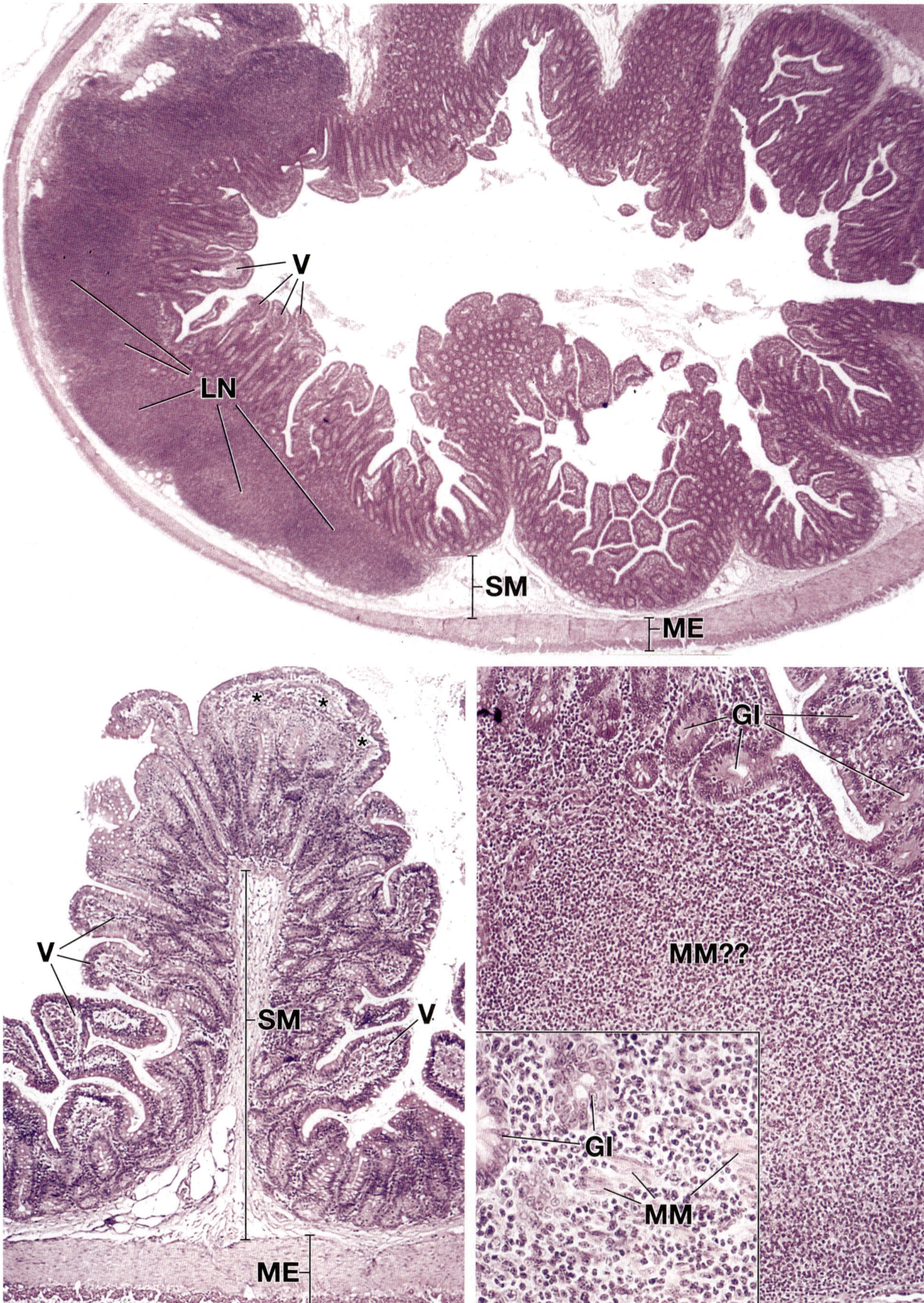
V
LN
SM
ME
*
V
SM
V
ME
GI
MM??
GI
MM

도판 17.9 ■ 잘록창자(Colon)

잘록창자(결장, colon)의 주요 기능은 전해질과 물의 재흡수, 그리고 소화되지 않은 음식물과 기타 노폐물을 배출하는 것이다. 점막은 표면이 편평하며, 돌림주름(plica circularis)이 없을 뿐 아니라 융모(villus)도 없다. 많은 **단순샘**(simple gland, crypt of Lieberkühn)이 점막 전체 두께에 걸쳐서 존재한다. 점막의 표면뿐만 아니라 분비샘도 단층원주상피로 덮여 있고, 잔세포(goblet cell)와 흡수세포(absorptive cell), 창자내분비세포(enteroendocrine cell) 등을 갖고 있으나 정상적으로 호산과립세포(Paneth cell)는 관찰되지 않는다. 잘록창자에서 줄기세포는 샘(gland, crypt)의 바닥에만 한정되어 있고, 세포분열이 일어나는 구역은 샘의 1/3 높이 아래쪽이다.

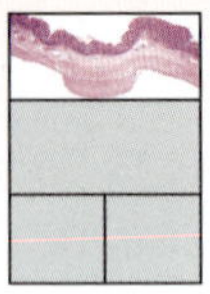

잘록창자, 원숭이, H&E ×30.

이 저배율 사진은 잘록창자의 가로단면을 보여준다. 잘록창자의 벽은 네 층으로 되어 있고, 각각 **점막**(mucosa, *Muc*), **점막밑층**(submucosa, *SubM*), **근육층**(muscularis externa, *ME*), **장막**(serosa, *S*)이다. 이들 구조는 작은창자의 것과 유사하나 몇 가지 차이점이 있다. 잘록창자는 융모가 없을뿐더러 돌림주름(plica circularis)도 없다. 반면, 근육층은 특이한 양상으로 배열되어 있고 이것은 사진에서 뚜렷하게 나타난다. 근육층의 세로층(longitudinal layer, *ME [l]*)은 두꺼운 띠를 이루는 세 부위를 제외하고는 돌림층(circular layer, *ME [c]*)보다 상당히 얇다. 이처럼 세로층이 두꺼워져 형성된 것을 **잘록창자띠**(tenia coli, *TC*)이라고 부르며, 이 사진에서 확인할 수 있다. 잘록창자를 가로방향으로 절단했기 때문에 잘록창자띠도 가로방향으로 절단되었다. 이 세 개의 잘록창자띠는 잘록창자의 길이를 따라 뻗어 있지만, 곧창자(rectum)에는 잘록창자띠가 없다.

점막밑층은 다소 불규칙한 치밀결합조직(dense connective tissue)으로 구성되어 있다. 점막밑층은 더 큰 혈관(*BV*)과 지방조직 구역을 갖고 있다(두 번째 사진에서 볼 수 있다).

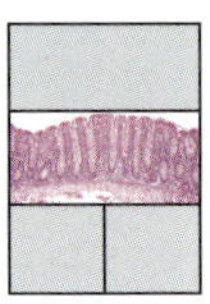

점막, 잘록창자, 원숭이, H&E ×140.

고배율에서 보이는 점막(*Muc*)에 있는 **대롱샘**(tubular gland, crypt of Lieberkühn)은 점막근육판(muscularis mucosa, *MM*)까지 곧게 뻗어 있으나 분지하지 않는다. **화살표**는 창자표면에 있는 일부 샘의 입구를 표시한다. 샘의 내강은 대체로 좁은데, 샘의 바닥쪽은 약간 팽창되어 있다(맨 아래 왼쪽 사진 **별표**). 샘(*Gl*)과 샘 사이는 **점막고유판**(lamina propria, *LP*)이며 상당수의 림프구와 다른 면역계 세포들이 존재한다. 지방조직(*A*)이 차지하는 영역과 조밀하고 불규칙한 결합조직을 포함하는 점막하층(*SubM*)을 관찰할 수 있다. 그림에서 두 개의 네모부분은 다음 사진에서 고배율로 보여준다.

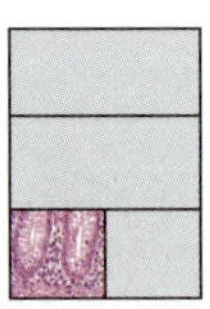

점막고유판, 잘록창자, 원숭이, H&E ×525.

이 사진은 **점막근육판**(muscularis mucosa, *MM*)과 **점막고유판**(*LP*)에 있는 세포들을 보여준다. 이들 중 많은 세포가 림프구와 형질세포(plasma cell)로 알려져 있다. 점막근육판의 민무늬근육세포들은 두 층으로 배열되어 있다. **화살촉**으로 표시한 민무늬근육세포들은 둥근 핵을 갖고 있지만, 그 외의 다른 민무늬근육세포들은 핵이 덜 둥글고 호산성 영역으로 보인다. 이렇게 핵이 둥근 민무늬근육세포들은 가로방향으로 절단된 것이다. 이런 세포들 바로 위에 세로방향으로 절단된 다른 민무늬근육세포들이 보이고 이들은 길쭉한 핵과 호산성의 길다란 세포질 가닥(strand)을 보여준다. 또한 창자샘의 아래부위의 상피에 주목할 필요가 있다. 그 내강은 **별표**로 표시했다. 대부분의 세포는 잔세포(*GC*)이다. 그러나 유사분열 중인 세포들도 여러 개 관찰된다(*M*). 이는 세포분열 및 분화가 가능한 중간세포(줄기세포)가 흡수세포 또는 잔세포로 분화한다는 것을 보여주는 것이다.

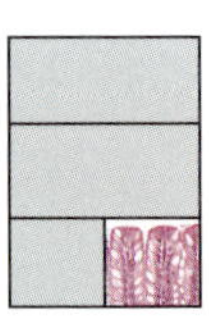

창자샘, 잘록창자, 원숭이, H&E ×525.

잘록창자의 표면과 샘을 싸고 있는 세포는 주로 **흡수세포**(absorptive cell, *AC*)와 **잔세포**(goblet cell, *GC*)들이다. 흡수세포는 얇은 줄무늬가장자리(striated border)를 갖고 있고 샘의 구멍근처(화살표)에서 확실하게 보인다. 흡수세포들 사이에서 잔세포(*GC*)들이 끼어 있다. 흡수세포들은 샘으로 계속되지만 그 숫자는 줄어들고 반면에 잔세포의 수는 증가한다. 이밖에 샘에 있는 세포로는 창자내분비세포(enteroendocrine cell)와 미분화세포(undifferentiated cell)들이 있다. 창자내분비세포는 통상적인 H&E 염색표본에서는 구별하기 힘들고, 샘의 깊은 곳은 미분화세포의 세포분열 영역에 있고 이들 세포는 샘의 바닥에 있는 줄기세포로부터 유래한다. 미분화세포가 만일에 분열중이라면 유사분열의 모습(*M*)을 보여주기 때문에 쉽게 구별할 수 있다(왼쪽 그림).

A, 지방조직(adipose tissue)
AC, 흡수세포(absorptive cell)
BV, 혈관(blood vessel)
GC, 잔세포(goblet cell)
Gl, 창자샘(intestinal gland)
LP, 점막고유판(lamina propria)
M, 미분화세포의 유사분열 모습(mitotic figure)
ME, 근육층(muscularis externa)
ME(c), 근육층 중 돌림층(circular layer)
ME(l), 근육층 중 세로층(longitudinal layer)
MM, 점막고유판(muscularis mucosa)
Muc, 점막(mucosa)
S, 장막(serosa)
SubM, 점막밑층(submucosa)
TC, 잘록창자띠(tenia coli)
별표, 창자샘의 내강(lumen)
화살촉, 둥근핵을 보여주는 민무늬근육세포
화살표, 창자샘의 입구

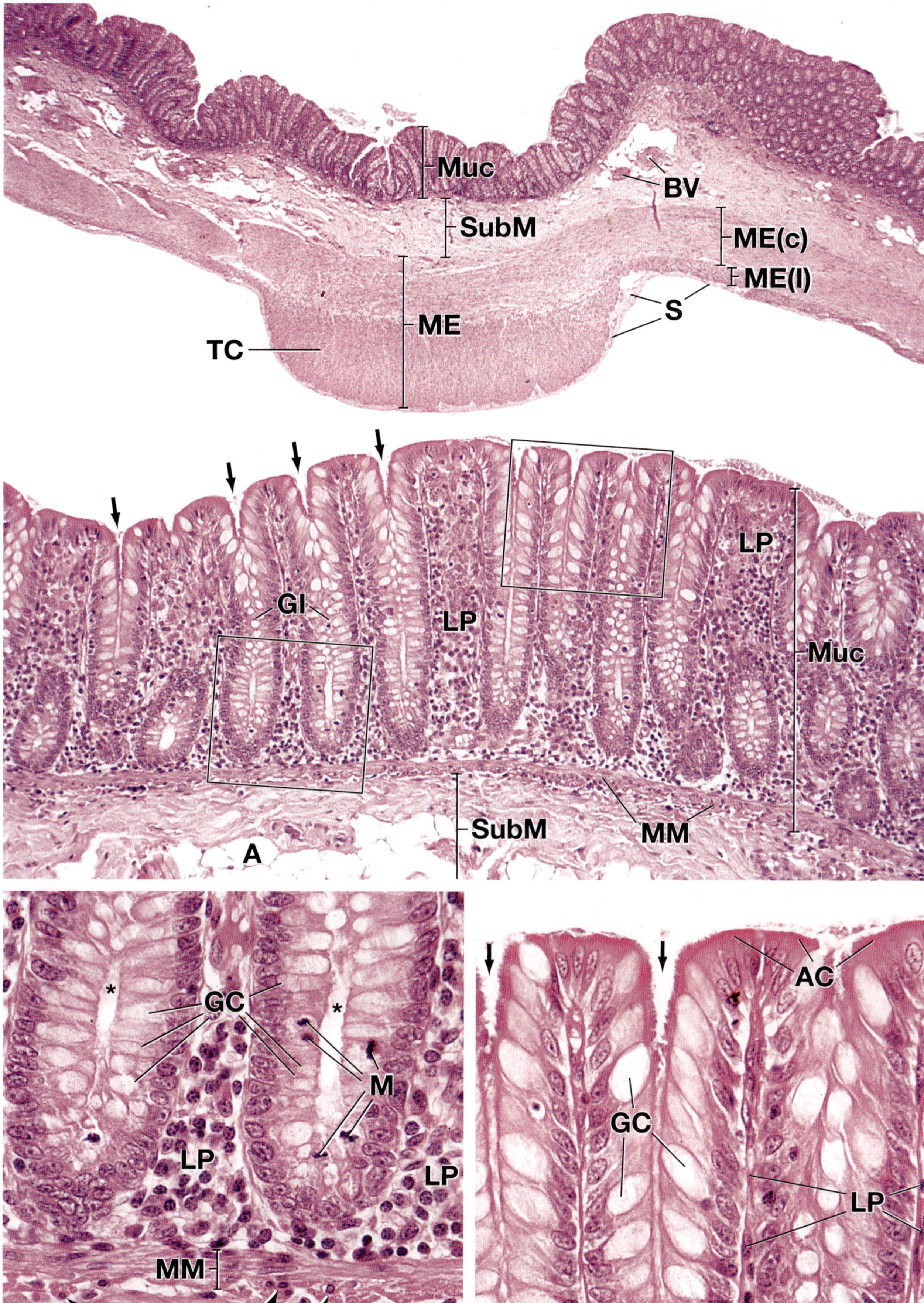
Muc
BV
SubM
ME(c)
ME(l)
S
ME
TC
LP
Gl
LP
Muc
SubM
MM
A
GC
*
*
M
LP
LP
MM
AC
GC
LP

도판 17.10 ■ 막창자꼬리(충수돌기, Appendix)

막창자꼬리(appendix, vermiform appendix)는 특징적으로 벌레 또는 손가락 모양의 구조로 설명한다[*L. vermis, worm; forma, form*]. 막창자꼬리는 잘록창자의 첫째 분절인 막창자(cecum)에 달려 있다. 참고로 큰창자의 분절은 막창자, 오름잘록창자(ascending colon), 가로잘록창자(transverse colon), 내림잘록창자(descending colon), 구불잘록창자(sigmoid colon), 곧창자(rectum), 항문관(anal canal)이다(역자주; 곧창자와 항문관은 큰창자에 넣지 않기도 한다.). 막창자꼬리는 2.5~13 cm(평균 8 cm)의 길이이며, 막다른 대롱을 이룬다. 막창자꼬리는 한쪽 끝이 막힌 주머니이기 때문에 창자의 내용물이 그곳에 걸리거나 일시적으로 머물러 있게 되어 염증이나 감염을 초래할 수도 있다. 영아와 유아의 막창자꼬리는 성인의 것보다 상대적 뿐만 아니라 절대적으로도 길이가 길고 많은 **림프소절**(lymphatic nodule)들을 갖고 있어 면역학적 역할을 수행할 것을 추정된다. 최근 연구에 따르면, 막창자꼬리(cecum과 terminal ileum 포함)는 포유류의 "*bursa equivalent*", 즉 잠재적 B림프구가 면역능력을 획득하는 미성숙면역계통(immature immune system)의 부위(조류의 파브리시우스낭[bursa of Fabricius]에 해당하는)일 것으로 추측된다.

막창자꼬리의 벽은 근육층 중 세로층을 완벽하게 갖추고 있는 작은창자와 매우 흡사하다. 그러나 돌림주름(plica circularis)이나 융모(villus)는 없다. 따라서 점막은 단순샘을 갖는 잘록창자의 것과 유사하다. 그러나 이러한 유사성은 다수의 큰 림프소절들이 융합하여 점막밑층까지 이르고 있어 혼란을 가져온다. 노년기에는 막창자꼬리에 있는 림프조직은 퇴행하고 결과적으로 크기도 감소한다. 다수의 성인에서 막창자꼬리는 정상구조가 상실되고 섬유흉터조직(fibrous scar tissue)으로 채워지기도 한다.

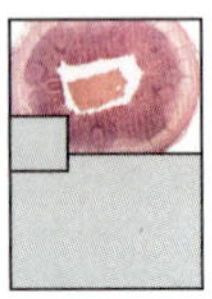

막창자꼬리, 사람, H&E ×25.
청소년 이전의 막창자꼬리 가로방향의 벽구조를 보여준다. 내강(lumen, *L*)을 비롯하여 점막(mucosa, *Muc*), 점막밑층(submucosa, *Subm*), 근육층(muscularis externa, *ME*), 장막(serosa, *S*)이 잘 구분된다.

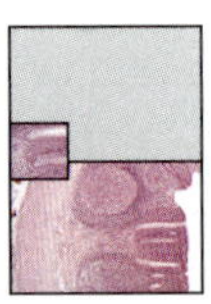

막창자꼬리, 사람, H&E 380; 확대사진 ×200.
이 현미경사진은 첫 번째 사진의 네모상자 부위를 고배율로 보여준다. **곧은대롱샘**(straight tubular gland, *Gl*)이 점막근육판(muscularis mucosa)까지 뻗어 있다. **점막밑층**(*Subm*)에 **림프소절**(*LN*)과 상당량의 산재성림프조직(diffuse lymphatic tissue)이 있다. 뚜렷이 보이는 림프소절의 종자중심(germinal center, *GC*)과 내강을 향한 모자부위(*Cap*)를 주목할 필요가 있다. 점막밑층의 가장 표층부분과 점막의 점막고유판은 두 부위에 있는 다수의 림프구들 때문에 뒤섞이고 경계가 불분명해진다. 점막밑층의 보다 깊은 부분은 림프구들의 침윤이 비교적 적고, 큰 혈관(*BV*)과 신경을 갖고 있다. 근육층(*ME*)은 비교적 두꺼운 속돌림층(inner circular layer)과 보다 얇은 바깥세로층(outer longitudinal layer)으로 구성된다. 장막(*S*)은 이 사진에서는 일부만 보인다.

확대사진은 아래 사진의 네모부위를 더 고배율로 본 것이다. 샘의 상피가 큰창자의 것과 유사하다는 것을 알 수 있다. 대부분의 상피세포는 점액소(mucin)를 갖고 있어 사진에서는 꼭대기 세포질이 밝게 나타난다. 이미 설명한 바와 같이 점막고유판에는 많은 림프구들이 침윤해 있기 때문에 샘의 바닥쪽에 있는 점막근육판(화살표)은 알아보기 어렵다.

BV, 혈관(blood vessel)
Cap, 림프소절의 모자(cap of lymphatic nodule)
GC, 종자중심(germinal center)
Gl, 샘(gland)
L, 내강(lumen)
LN, 림프소절(lymphatic nodule)
ME, 근육층(muscularis externa)
Muc, 점막(mucosa)
S, 장막(serosa)
Subm, 점막밑층(submucosa)
화살표, 샘의 바닥 근처에 있는 점막근육판 (muscularis mucosa)

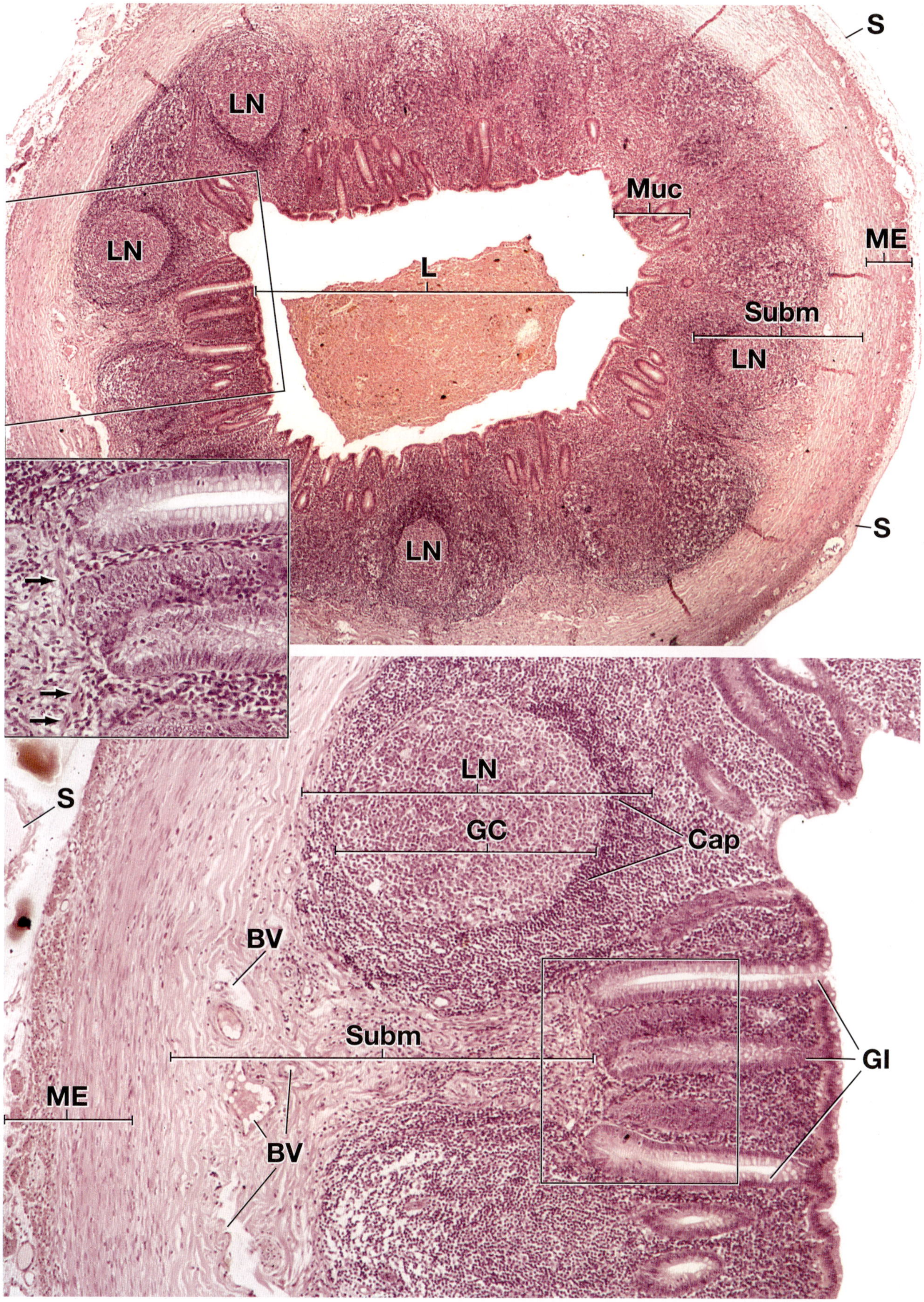
S
LN
Muc
LN
ME
L
Subm
LN
S
LN
LN
GC
Cap
S
BV
Subm
GI
ME
BV

도판 17.11 ■ 항문관(Anal Canal)

항문관(anal canal)은 조직학적으로 창자점막의 단층원주상피(simple columnar epithelium)가 피부의 중층편평상피(stratified squamous epithelium)로 이행하는 하는 곳이다. 이렇게 이행하는 좁은 부위를 항문이행구역(anal transitional zone)이라고 하는데, 단층원주상피에서 뚜렷하게 다른 중층편평상피로 바뀌기 위해서는 상피가 우선 중층원주상피(stratified columnar epithelium) 또는 중층입방상피(stratified cuboidal epithelium)로 바뀌고, 그 다음에 비각질중층편평상피(nonkeratinized stratified squamous epithelium)로 바뀌게 된다.

항문관부터는 점막근육판(muscularis mucosa)이 사라진다. 이 부위에서는 근육층(muscularis externa)의 돌림층(circular layer)이 두꺼워져서 속항문조임근(internal anal sphincter)이 된다. 바깥항문조임근(external anal sphincter)은 골반바닥에 있는 가로무늬근육(striated muscle)에 의하여 형성된다.

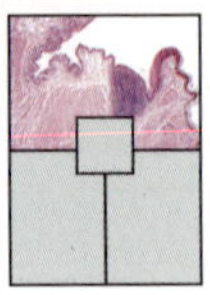

항문관, 사람, H&E ×40.

이 저배율사진은 항문관을 보여준다. 잘록창자의 특징을 보여주는 **잘록곧창자구역**(colorectal zone)은 사진에서 왼쪽이다. 이 부위는 항문관의 윗부분이며 창자샘의 형태는 잘록창자의 것과 같다. 점막근육판(muscularis mucosa, *MM*)은 샘의 밑에 있는 좁은 띠처럼 보여 쉽게 식별된다. 창자샘과 점막근육판은 **왼쪽 네모칸**(사진에서는 마름모 표시부분)이 그려진 곳에서 끝나며, 여기서부터 상피의 첫 번째 주요 변화가 관찰된다. 이 구역을 **항문이행구역**(anal transitional zone)이라고 하며, 아래 왼쪽 사진에서 고배율로 보여준다. 오른쪽 네모칸은 항문관의 **편평상피구역**(squamous zone)이며, 피부에서 볼 수 있는 중층편평상피(stratified squamous epithelium, *StS*)가 관찰되고, 각질중층편평상피(stratified squamous keratinized epithelium, *StS [k]*)로의 이행도 관찰되는데, 아래오른쪽 고배율사진에서 확인할 수 있다.

사진에서 두 사각형(마름모 표시) 사이에서는 항문관의 아랫부분 상피를 보여주는데, 그 상피 밑에 림프소절(lymphatic nodule, *LN*)이 관찰되며 종자중심(germinal center)도 잘 발달되어 있다. 이 부위에서 관찰되는 림프소절은 고정된 위치를 갖는 것이 아니라고 생각된다. 림프소절은 국소적 필요에 따라 있을 수도 있고 없을 수도 있다.

또한 저배율사진에서 보이는 속항문조임근(internal anal sphincter muscle, *IAS*)은 근육층의 돌림층(circular layer)의 가장 끝부분이 두꺼워진 것이다. 사진의 오른쪽에는 피부 밑에 있는 바깥항문조임근(external anal sphincter muscle, *EAS*)을 보여준다. 이 근육은 가로무늬근육섬유(striated muscle fiber)들로 구성되어 있고, 사진에서는 가로절단면으로 보인다.

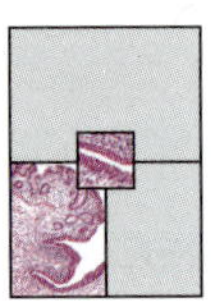

항문이행구역, 항문관, 사람, H&E ×160; 확대사진 ×300.

단층원주상피(simple columnar epithelium, *SC*)와 중층상피(stratified epithelium, *ST*) 사이의 경계인 **항문이행구역**(anal transitional zone)을 마름모로 표시하였다. 항문관의 위쪽 부분의 단층원주상피는 많은 잔세포(goblet cell)들을 포함하고 있고 잘록창자의 점막에서처럼 이 상피는 창자샘(*IG*)의 상피로 이어진다. 이 샘들은 점막근육판(muscularis mucosa, *MM*)이 존재하는 부위까지 나타난다. 특징적으로 점막고유판(lamina propria)에는 많은 수의 림프구(*Lym*)들이 나타나며 특히 표시된 부분에 많이 있다. 삽입된 확대사진은 항문이행구역에서 중층원주상피(stratified columnar epithelium, *StCol*)와 중층입방상피(stratified cuboidal epithelium, *StC*)를 보여준다.

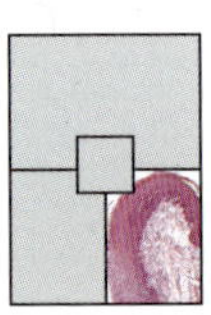

편평상피구역, 항문관, 사람, H&E ×160.

상피 유형의 최종 변화는 항문관의 **편평상피구역**(squamous zone)에서 관찰된다. 사진의 위오른쪽은 피부의 중층편평상피(stratified squamous epithelium, *StS [k]*)이다. 표면의 각질화 양상이 뚜렷하다. 사진의 아래왼쪽, 마름모 밑에 있는 중층편평상피(*StS*)는 각질화되지 않았고 표면 전체에서 핵을 가진 세포들을 볼 수 있다. 또한 많은 림프구(*Lym*)가 상피밑의 결합조직에 있으며, 많은 수의 림프구가 각질화하지 않는 상피 안으로 이주해 있는 것이 관찰된다.

EAS, 바깥항문조임근(external anal sphincter)
IAS, 속항문조임근(internal anal sphincter)
IG, 창자샘(intestinal gland)
LN, 림프소절(lymphatic nodule)
Lym, 림프구(lymphocyte)
MM, 점막근육판(muscularis mucosa)
SC, 단층원주상피(simple columnar epithelium)
ST, 중층상피(stratified epithelium)
StC, 중층입방상피(stratified cuboidal epithelium)
StCol, 중층원주상피(stratified columnar epithelium)
StS, 중층편평상피(stratified squamous epithelium)
StS(k), (각질)중층편평상피([keratinized] stratified squamous epithelium)
마름모, 상피유형의 만나는 부위를 표기함
화살표, 점막근육판(muscularis mucosa)이 끝나는 지점

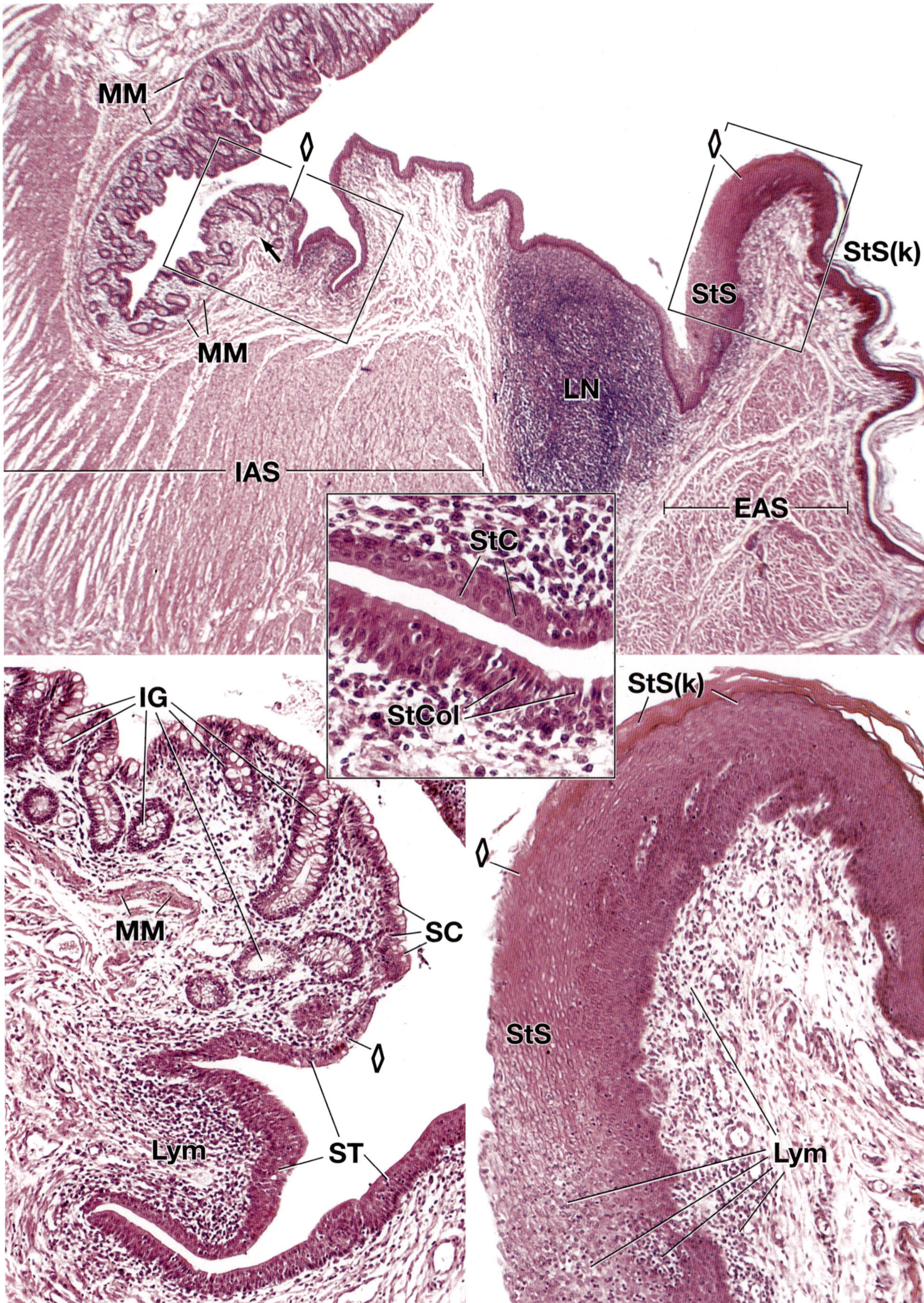
MM
MM
IAS
LN
StS
StS(k)
EAS
StC
StCol
IG
MM
SC
Lym
ST
StS(k)
StS
Lym

18 소화계통 III: 간, 쓸개, 이자

DIGESTIVE SYSTEM III: LIVER, GALLBLADDER, AND PANCREAS

■ 간(LIVER)

개요(Overview)

간(liver)은 무게가 1,500 g(성인 기준으로 체중의 약 2.5%) 정도이고, 우리 몸에서 가장 큰 내장기관이며 동시에 가장 큰 외분비샘이다. 간의 대부분은 배안(abdominal cavity)의 오른위사분역(우상사분역, right upper quadrant) 안에 있으며 일부분만 왼위사분역(좌상사분역, left upper quadrant)에 위치하고, 갈비뼈(늑골)로 가려져 보호(가슴우리 안에 위치함)를 받고 있다. 간은 글리슨피막(Glisson's capsule)이라고 하는 섬유결합조직 피막으로 둘러싸여 있다. 피막의 표면은 가로막(diaphragm)이나 다른 장기에 직접 접한 곳을 제외하고는 내장쪽배막(장측복막, visceral peritoneum)으로 덮여 있다.

간은 해부학적으로 표면에 패인 깊은 고랑에 의해 4개의 엽(lobe)으로 나뉘며, 그 중 2개(오른간엽 right lobe, 왼간엽 left lobe)는 크고, 2개(네모엽 quadrate lobe, 꼬리엽 caudate lobe)는 작다(그림 18.1). 그러나 이렇게 해부학적으로 구분한 4개의 간엽은 주위 장기들과의 위치관계를 따질 경우에만 쓰일 뿐 큰 의미는 없다. 실제로는 혈관분포 및 쓸개즙 배출경로에 따른 기능적 또는 수술적 구획의 개념이 임상적으로 더 중요하다.

인간의 발생과정을 보면, 배아(embryo)의 앞창자(전장, foregut) 중에서 샘창자(십이지장, duodenum)가 될 부분의 내배엽(endoderm)이 창자 바깥으로 자라나와 **내배엽팽출**(내배엽외번, endodermal evagination)을 만들고, 이것이 증식하여 **간싹**(hepatic diverticulum)을 형성하게 된다. 간싹의 세포들이 분열하여 **간세포**(hepatocyte)로 분화하고, 이 세포들이 줄을 서듯이 길게 배열하여(간세포줄 liver cell cord) 간의 실질(parenchyma)을 형성한다. 처음에 형성되었던 간싹의 줄기부분은 **온쓸개관**(총담관, common bile duct)이 되며, 여기서 자라나간 **쓸개싹**(cystic diverticulum)에서 **쓸개**(담낭, gallbladder)와 **쓸개주머니관**(담낭관, cystic duct)이 발생한다.

간의 생리(Liver Physiology)

간은 많은 종류의 순환하는 **혈장단백질**(plasma protein)을 합성하여 혈액으로 분비한다. 또한 간은 혈액에 포함된 영양분과 비타민을 흡수하여 저장했다가 필요할 때 방출하는 기능을 한다. 뿐만 아니라 간은 혈중 포도당(glucose) 농도를 일정하게 유지하고 **초저밀도 지질단백질**(very low-density lipoprotein, VLDL) 농도를 조절하는 역할도 한다. 여러 가지 독소나 약물을 분해하거나 배설하기 좋게 변형시키는 것도 간의 기능 중 하나이며, 때로는 독소의 작용이 너무 강해 간이 손상을 입기도 한다. 또한 간은 **쓸개즙**(담즙, bile)을 만들어 분비하는 **외분비샘**(exocrine gland)의 기능을 한다. 쓸개즙에는 쓸개즙염(담즙산염, bile salt), 인지질(phospholipid), 콜레스테롤(cholesterol) 등이 포함되어 있다. 그리고 간은 **내분비샘과 유사**

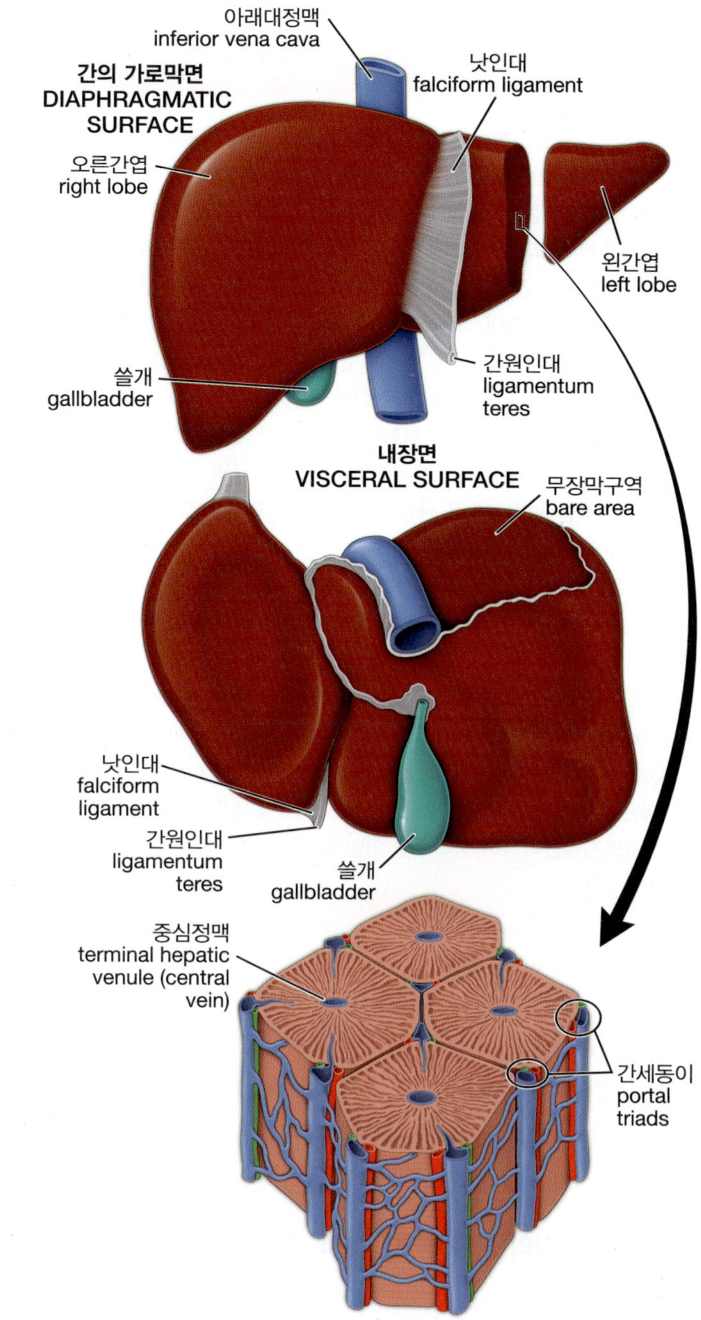

그림 18.1 간의 해부학적 구조. 간의 가로막면과 내장면의 형태와 주요 구조들을 나타낸 모식도이다. 두 표면에 있는 해부학적 구조물을 표시하였다. 맨 아래 그림은 간의 일부분을 잘라 확대하여, 간소엽(liver lobule)의 조직학적 구성을 보여준다. 간소엽 중심에는 중심정맥(central vein, terminal hepatic venule)이 있고, 주변에는 간세동이(portal triad)가 있다.

한 기능(endocrine-like function)도 담당하고 있다.

혈액 속에 있는 대부분의 혈장단백질은 간에서 생산한다.

간에서 만들어내는 **혈장단백질**(plasma protein)은 다음과 같다.

- **알부민**(albumin): 알부민은 혈장의 콜로이드 삼투압(colloid osmotic pressure)을 일정하게 유지하여, 혈장과 조직액의 균형을 적절히 조절한다.
- **지질단백질**(lipoprotein): 간은 중성지방(트리글리세리드 triglyceride)을 여러 기관으로 운반할 때 필요한 대부분의 초저밀도지질단백질(VLDL)이라고 하는 지질단백질을 합성한다. 또한 간은 **저밀도지질단백질**(low-density lipoprotein, LDL)이나 **고밀도지질단백질**(high-density lipoprotein, HDL)과 같은 소량의 다른 혈장 지질단백질도 합성한다. 저밀도지질단백질은 간에서 다른 조직으로 콜레스테롤에스터(cholesterol ester)를 운반하는 지질단백질이고, 고밀도지질단백질은 말초조직에서 콜레스테롤(cholesterol)을 수거하여 간으로 운반하는 지질단백질이다(글상자 18.1).
- **당단백질**(glycoprotein): 합토글로빈(haptoglobin), 트랜스페린(transferrin), 응혈효소(헤모펙신, hemopexin) 등 철분을 운반하는 단백질들이 간에서 합성된다.
- **프로트롬빈**(prothrombin)과 **섬유소원**(fibrinogen): 이들은 혈액응고 과정에서 중요한 기능을 하는 단백질이다.
- **비면역 알파글로불린**(α-globulin)과 **베타글로불린**(β-globulin): 혈장의 콜로이드 삼투압을 유지하는 데 돕고, 여러 물질의 운반체 역할을 한다(10장, 334쪽).

간은 지용성 비타민을 저장한다.

간은 다음과 같은 몇몇 지용성 **비타민**(vitamin)들을 흡수하여 저장하거나 생화학적으로 변형시킨다.

- **비타민A**(vitamin A, retinol): 비타민A는 시력에 중요한 비타민이다. 비타민A는 망막의 로돕신(시홍, rhodopsin) 합성에 필요한 레티날(retinal, vitamin A aldehyde)의 전구물질이다. 간은 혈액 내 비타민A를 흡수하여 저장하고, 혈중 농도를 조절하는 중요한 기능을 한다. 혈중 비타민A 농도가 낮아지면, 간조직 안에 있는 간별세포(hepatic stellate cell)에 저장된 비타민A를 꺼내 사용하게 된다(774쪽). 비타민A는 **레티놀결합단백질**(retinol-binding protein, RBP)에 결합되어 있는 **레티놀**(retinol) 형태로 혈액 안으로 방출된다. 레티놀결합단백질도 간에서 합성된다. 레티놀결합단백질의 합성량은 혈중 **비타민A** 농도에 의해 조절된다. **야맹증**(night blindness)과 많은 피부질환이 비타민A 결핍과 관련되어 있다.
- **비타민D**(vitamin D, cholecalciferol): 비타민 D는 칼슘과 인산염 대사에 중요한 기능을 한다. 비타민D는 음식물에 포함된 비타민D_3로부터 섭취하거나, 자외선의 자극을 받은 피부에서 7-디히드로콜레스테롤(7-dehydrocholesterol)의 전환을 통해 생성된다. 비타민A와는 달리, 비타민D는 간에 저장되지 않고 바로 뼈대근육(골격근, skeletal muscle)이나 지방조직(adipose tissue)에 분산된다. 간은 비타민D_3를 혈중 비타민D의 주된 형태인 **25-히드록시콜레칼시페롤**(25-hydroxycholecalciferol)로 전환함으로써

글상자 18.1

임상적용: 지질단백질(Lipoproteins)

지질단백질(lipoprotein)은 여러 종류의 단백질과 지질로 이루어진 복합체로, 혈액을 통해 콜레스테롤(cholesterol)과 중성지방(트리글리세리드 triglyceride)을 운반하는 기능을 한다. 콜레스테롤과 중성지방은 혈장(plasma)에 잘 녹지 않는 지질이어서, 그 자체로는 혈액을 통해 운반되기 어렵다. 이런 지질성분에 단백질이 결합하여 복합체를 형성함으로써, 친수성이 증가하여 부유물 형태로 혈장에 섞여 들어갈 수 있게 된다.

지질단백질은 세포막에서 뿐만 아니라, 지질의 운반과 대사 과정에서 매우 다양한 역할을 한다. 지질단백질의 전구물질은 간세포에서 합성된다. 지질단백질의 지질성분은 간세포의 무과립형질내세망(sER)에서, 단백질성분은 과립세포질그물(rER)에서 만들어진다. 지질단백질 복합체는 골지복합체로 옮겨지며, 여기에서 전자밀도가 높은 지질단백질 입자를 포함한 분비소포 형태로 떨어져 나온다. 이 소포들은 굴주위공간(perisinusoidal space)에 접한 세포막 쪽으로 이동하여, 내용물을 혈액으로 방출한다. 지질단백질의 방출과정은 에스트로겐, 갑상샘호르몬 등의 호르몬에 의해 조절된다.

일반적으로 지질단백질은 밀도, 분자량, 크기, 화학조성 등의 특성에 따라 **암죽미립**(chylomicron), **초저밀도지질단백질**(VLDL), **저밀도지질단백질**(LDL), **고밀도지질단백질**(HDL)의 4종류로 분류된다. 각각의 지질단백질은 화학조성이 다르며, 크고 밀도가 낮은 물질과 작고 밀도가 높은 물질을 구분하는 부유법을 이용하여 혈장에서 분리해 낼 수 있다.

지질단백질 중 가장 큰 **암죽미립**(chylomicron)은 작은창자에서 만들어진다. 암죽미립은 작은창자에서 흡수한 많은 양의 지질을 혈액으로 운반하는 기능을 한다. 초저밀도지질단백질은 암죽미립에 비하여 작고 밀도가 높으며, 이들의 대부분은 간에서 합성되고 일부는 작은창자에서도 합성된다.

초저밀도지질단백질(VLDL)에는 많은 양의 중성지방이 포함되어 있다. 초저밀도지질단백질의 주된 기능은 간에서 다른 여러 기관으로 중성지방을 운반하는 것이다. 간에서 합성된 초저밀도지질단백질에는 간에서 합성되는 **아포지질단백질B-100**(apolipoprotein B-100)이 결합해 있고, 이 물질은 초저밀도지질단백질의 분비를 돕는 기능을 한다. **무베타지질단백질혈증**(abetalipoproteinemia)과 같은 선천성 간질환의 경우, 간에서 아포지질단백질 B-100이 합성되지 않아 초저밀도지질단백질이 제대로 분비되지 못한다. 다른 급성 또는 만성 간질환에서도 이런 병리현상이 조금씩 나타나곤 한다. 이런 환자의 간조직을 현미경으로 관찰해보면, 대부분의 간세포 세포질에서 커다란 지방방울(lipid droplet)이 발견된다.

저밀도지질단백질(LDL)과 **고밀도지질단백질**(HDL)은 대부분 혈장에서 생성되지만, 일부 소량은 간에서 만들어진다. 저밀도지질단백질은 초저밀도지질단백질보다 밀도가 높고, 고밀도지질단백질은 저밀도지질단백질보다도 더 밀도가 높다. 저밀도지질단백질은 간에서 말초기관으로 콜레스테롤에스터(cholesterol ester)를 운반한다. 고밀도지질단백질은 말초조직에서 간으로 콜레스테롤을 운반하는 기능을 한다. 저밀도지질단백질이 많은 고지혈증은 심장병과 혈관질환의 직접적인 위험요인이다. 반면, 고밀도지질단백질이 많아지거나 저밀도지질단백질이 적어지면 이런 질환의 위험이 낮아진다.

비타민D 대사에 중요한 역할을 한다. 25-히드록시콜레칼시페롤은 콩팥에서 다시 한번 대사되어, 비타민D_3보다 10배 강한 작용을 가진 1,25-히드록시콜레칼시페롤이 된다. 비타민D는 뼈와 치아의 발생과 성장에 필수적인 영양소이다. 비타민D가 결핍되면 **구루병**(rickets) 및 뼈의 무기질침착과 관련된 질병이 발생한다.

- **비타민E**(vitamin E): 지용성 토코페롤(tocopherol)과 토코트리에놀(tocotrienol) 그룹을 대표하는 비타민E는 대부분 **α-토코페롤**(α-tocopherol) 형태로 존재한다. 이는 활성산소(oxygen free radical)의 전파를 방지하는 강력한 사슬 파괴 항산화제(antioxidant)이다. 비타민E는 암죽미립(chylomicron)을 통해 간으로 운반되며, α-토코페롤전달단백질(α-tocopherol transfer protein, α-TTP)에 결합된다. 간세포에서 α-토코페롤의 분비는 초저밀도지질단백질(VLDL) 합성과 관련되어 있다. **지방간질환**(fatty liver disease)이나 비알코올성 지방간염(non-alcoholic steatohepatitis, NASH) 환자는 혈중 비타민E 수치가 감소한다.
- **비타민K**(vitamin K): 비타민K는 간에서 프로트롬빈(prothrombin) 등 몇 가지 혈액응고인자 합성에 필요한 비타민이다. 비타민D와 마찬가지로, 비타민K도 두 가지 경로를 통해 우리 몸에 공급된다. 즉, 비타민K는 음식을 통해 섭취하거나, 작은창자에 상주하는 세균에 의해 합성되기도 한다. 비타민K는 암죽미립(chylomicron)에 의해 간으로 운반되어 세포 안으로 흡수된 후, 일부는 간에서 사용되고 나머지는 초저밀도지질단백질(VLDL)과 함께 혈액으로 방출된다. 비타민K가 결핍되면 **저프로트롬빈혈증**(hypoprothrombinemia)과 출혈성 질환이 발생한다.

간은 철분과 구리의 공급, 저장, 대사, 분비에서 중요한 기능을 하는 기관이다.

간은 철분과 구리의 저장, 대사, 항상성 유지에 중요한 역할을 한다. 손상되거나 노화된 적혈구로부터 **철분회수**(iron recovery)를 할 때 관여하는 대부분의 단백질이 간에서 합성되는데, 이런 단백질에는 트랜스페린(transferrin), 합토글로빈(haptoglobin), 응혈효소(hemopexin 헤모펙신) 등이 포함된다. **트랜스페린**(transferrin)이 철분을 운반하는 혈장단백질이다. **합토글로빈**(haptoglobin)이 적혈구에서 방출된 혈장 혈색소(헤모글로빈 hemoglobin)에 결합하면, 이 결합체는 철분을 체내에 보존하기 위해 간(및 비장)에 있는 큰포식세포(macrophage)에 의해 제거된다. **응혈효소**(hemopexin, 헤모펙신)는 혈색소에서 분리되어 나와 혈액에 존재하는 헴(heme)을 운반하는 단백질이다. 간세포는 철분을 장기간 저장하는 주요 장소이다. 철분회수 및 간에서의 저장에 관한 자세한 내용은 773~774쪽을 참조하면 된다.

간은 **구리**(copper)를 처리하는 데 중요한 역할을 한다. 구리는 위장관에서 문맥순환(portal circulation)으로 흡수되어 알부민 및 히스티딘과 같은 아미노산과 결합한다. 그런 다음 간을 통과하는데, 여기서 간세포는 간에서 구리 흡수 및 축적의 주요 장소가 된다. 쓸개즙(bile)으로의 구리배설은 **구리아데노신삼인산효소**(copper ATPase, Wilson ATPase)라는 효소에 의해 조절된다. 이 효소는 구리를 아포세룰로플라스민(apoceruloplasmin, 구리가 없는 불안정한 효소)에 결합시켜 혈액 내 주요 구리 운반단백질인 **세룰로플라스민**(ceruloplasmin)을 형성하도록 촉진한다. 세룰로플라스민은 151-kDa 당단백질 효소로, 그 구조에 6개의 구리원자를 포함하고 있으며 혈장에서 발견되는 구리의 95% 이상을 차지한다. 구리아데노신삼인산효소(Wilson ATPase)를 코딩하는 **ATP7B 유전자**의 돌연변이는 세룰로플라스민 합성장애와 구리의 쓸개즙 배설장애를 특징으로 하는 상염색체 열성질환인 **윌슨병**(Wilson disease)을 유발한다. 구리는 간에 축적되어 진행성 간손상을 유발한다. 또한 구리는 뇌와 기타 조직에도 축적된다. 이러한 구리 축적으로 인해 **간 기능상실**(간부전, liver failure) 및 **신경정신병적 징후**(neuropsychiatric manifestation)의 증상을 보일 수 있다. 치료는 구리 결합능력이 있는 경구 킬레이트제(oral chelating agent)나 아연염(zinc salt)을 평생 동안 투여해야 한다. 의학적 치료에 반응하지 않는 환자에게는 간이식(liver transplantation)이 필요하다.

간에서 약물과 독소의 분해가 일어난다.

간세포는 **약물**(drug)이나 **독소**(toxin), 그리고 외부에서 들어온 **생체이물질**(xenobiotics) 등을 **분해**(degradation)한다. 약물이나 독소 중에는 물에 잘 녹지 않는 것들이 많은데, 이런 물질들은 콩팥을 통한 배설이 어렵다. 간은 이런 물질들을 물에 잘 녹는 가용성 형태로 변환시키는 기능을 한다. 이 과정은 간세포에서 다음과 같이 두 단계로 진행된다.

- **1단계**(**산화**, oxidation): 이물질 분자에 −OH기를 붙이거나(수산화과정, hydroxylation), −COOH기를 붙인다(카르복실화과정, carboxylation). 이 과정은 간세포의 무과립세포질그물(sER)과 사립체(미토콘드리아, mitochondria)에서 일어난다. 이 과정 중 일어나는 생화학 반응의 여러 단계에 시토크롬P-450(cytochrome P450)이라는 단백질이 관여한다.
- **2단계**(**접합**, conjugation): 이물질 분자에 글루쿠론산(glucuronic acid), 글리신(glycine), 타우린(taurine) 등을 결합시킨다. 이 과정에 의해 약물이나 독소의 수용성이 더욱 커져 콩팥으로 배설될 수 있게 된다.

간은 탄수화물과 지질, 단백질 대사와 관련된 대사경로에 관여한다.

간은 온몸의 세포에 적절한 영양분을 공급하기 위한 **탄수화물대사**(carobohydrate metabolism)에 중요한 기능을 수행한다. **포도당**(glucose) 대사에서, 간은 소화관에서 흡수한 포도당을 인산화하여 **6-인산포도당**(glucose-6-phosphate)으로 변환시킨다. 6-인산포도당은 우리 몸의 에너지 요구량에 따라 해당작용(glycolysis)에 사용되거나 **당원**(글리코겐, glycogen)으로 변환되어 간에 저장된다. 공복에는 저장되어 있던 당원이 **당원분해**(glycogenolysis) 과정을 통해 분해되어, 포도당이 혈액으로 방출된다.

또한 간은 **지질대사**(lipid metabolism)에도 관여한다. 혈액을 통해 간으로 운반된 지방산(fatty acid)은 간세포에 흡수된 후 **β-산화과정**(β-oxidation)을 통해 에너지로 변환된다. 간은 다른 기관에서 에너지로 쓰일 수 있는 물질인 **케톤체**(ketone body)를 합성한다(케톤체는 간에서는 에너지로 쓰이지 못함). **콜레스테롤**(cholesterol)을 합성하거나 혈중 콜레스테롤을 흡수하는 등의 콜레스테롤 대사도 간의 중요한 기능 중 하나이다. 콜레스테롤은 쓸개즙염(bile salt), 초저밀도지질단백질(VLDL), 세포소기관 등을 만들 때 꼭 필요한 물질이다.

또한 간은 **단백질 대사**(protein metabolism)에도 관여한다. 간은 단백질 합성과 아미노산 흡수 및 대사가 일어나는 곳이다. 단백질과 핵산의 분해산물인 암모늄이온(ammonium ion)으로부터 **요소**(urea)가 합성되는 과정도 대부분 간에서 일어난다. 그리고 **비필수 아미노산**(nonessential amino acid)의 합성과 변환 과정에서도 간이 중요한 역할을 한다.

간은 쓸개즙을 생산하는 외분비 기능을 수행한다.

소화관을 비롯하여 이자나 지라로부터 혈액을 통해 간으로 운반된 여러 물질은 간에서 많은 **대사전환**(metabolic conversion)을 거쳐 다른 물질로 변환된다. 이런 물질 중 일부는 **쓸개즙**(담즙, bile)이 되어 관을 통해 간 밖으로 분비된다. 쓸개즙에는 분해된 노폐물이나 접합(conjugation)된 노폐물 등이 포함되어 있고, 이 물질들은 창자내강으로 분비된 후 대변과 함께 배설된다. 담즙에 포함된 일부 물질들은 창자 안에서 다른 물질에 결합하여 흡수를 돕는 기능을 한다(표 18.1). 간 실질에서 만들어진 쓸개즙을 운반하는 쓸개관(bile duct)들은 서로 합쳐지면서 점점 커지다가, 결국 좌우 한 쌍의 **간관**(hepatic duct)이 된다. 간관을 통해 배출된 쓸개즙은 쓸개주머니관(cystic duct)을 통해 **쓸개**(담낭, gallbladder)로 운반되어 저장되고 농축된다. 이렇게 저장되어 있던 쓸개즙은 다시 쓸개주머니관을 통해 운반되어, 온쓸개관(총담관, common bile duct)을 거쳐 샘창자(duodenum)로 배출된다(그림 18.17).

간은 여러 호르몬의 구조와 기능을 변화시킴으로써 내분비유사기능을 수행한다.

간은 다른 내분비기관에서 분비한 **호르몬의 작용을 변화시키는 기능**을 한다. 이와 같은 간의 내분비유사기능(endocrine-like function)은 다음과 같다.

표 18.1 쓸개즙의 조성

성분	기능
물	다른 물질들을 녹이는 용매 역할을 한다.
인지질(phospholipid, 예: lecithin), 콜레스테롤(cholesterol)	체내의 다른 세포들에게 필요한 대사물질이다. 세포막이나 스테로이드의 전구물질이 된다. 대부분 창자에서 재흡수되어 다시 활용된다.
쓸개즙염(bile salt, bile acid): primary(간에서 분비된 것): cholic acid, chenodeoxycholic acid secondary(창자 속 세균에 의해 변환된 것): dexycholic acid, lithocholic acid	지질을 유화시켜 소화, 흡수를 돕는다. 콜레스테롤과 인지질이 쓸개즙에 녹게 해준다. 간에서 분비된 쓸개즙염 중 대부분이 창자에서 재흡수된다.
쓸개즙색소(bile pigment, 주로 bilirubin glucuronide): 지라, 골수, 간에서 혈색소(hemoglobin)가 분해되어 생성	혈색소 분해과정의 최종산물인 빌리루빈(bilirubin)의 독성을 제거하고, 창자를 통해 배설한다.
전해질: Na^+, K^+, Ca^{2+}, Mg^{2+}, Cl^-, HCO_3^-	쓸개즙의 삼투압을 조절한다. 대부분 창자에서 재흡수된다.

- **티록신**(thyroxine): 갑상샘(thyroid gland)에서 분비된 호르몬인 사요드트로닌(tetraiodothyronine, T_4)은 간에서 요오드 하나가 떨어져 나가 더 활성이 높은 **삼요드티로닌**(triiodothyronine, T_3)으로 전환된다.
- **성장호르몬**(growth hormone, GH): 성장호르몬은 뇌하수체(pituitary gland)에서 분비된 호르몬이다. 성장호르몬의 작용은 간에서 분비한 **인슐린유사성장인자1**(insulin-like growth factor 1, IGF-1)에 의해 증폭되고, **성장호르몬억제인자**(소마토스타틴, somatostatin, 소화관의 창자내분비세포에서 분비됨)에 의해 억제된다. **IGF-1의 유전적 결핍**은 중앙아프리카의 바야카 피그미족(Bayaka pygmies)처럼 키가 평균보다 작은 특정 인종집단에서 발견된다. 호르몬 연구에 따르면, 이들은 정상적인 성장호르몬 수치를 가지고 있는 것으로 나타났다. 그러나 청소년 인구의 IGF-1 수준은 대조 청소년의 1/3밖에 되지 않는 것으로 나타났다. IGF-1은 정상적인 사춘기 성장을 담당하는 주요 요인이기 때문에 이 인종집단의 구성원은 사춘기 때 보여주는 전형적인 급속성장이 나타나지 않으며, 이로 인해 150 cm(5피트) 미만의 짧은 키에 머물게 된다는 것이다.
- **인슐린**(insulin)과 **글루카곤**(glucagon): 이자(pancreas)에서 분비된 두 호르몬은 여러 기관에서 분해되지만, 그 중에서도 이들 호르몬의 분해가 가장 많이 일어나는 곳은 간과 콩팥이다.
- 추가적으로, **비타민D_3**(vitamin D_3)는 간에서 **25-히드록시콜레칼시페롤**(25-hydroxycholecalciferol)로 전환되며, 이는 비타민D_3의 생물학적 활성대사산물이자 혈액 내 비타민D의 주요 형태이다(763쪽).

간의 혈액공급(Blood Supply to the Liver)

앞에서 설명한 다양한 간의 기능을 제대로 이해하기 위해서는, 우선 간의 독특한 혈액공급 방식과 간세포(hepatocyte)까지 혈액이 운반되는 과정을 이해해야 한다. 간은 **독특한 이중순환체계**를 갖고 있다. 간은 **간문맥**(hepatic portal vein)을 통해 정맥혈액을 공급받으면서, 동시에 **간동맥**(hepatic artery)을 통해 동맥혈액을 공급받는다. 두 혈관 모두 **간문**(porta hepatis)을 통해 간으로 들어간다. 간에서 분비된 쓸개즙을 운반하는 간관(hepatic duct)이나, 간 바깥으로 나오는 림프관도 모두 간문을 통하여 나온다. 따라서 쓸개즙과 혈액은 같은 부위를 서로 반대 방향으로 흐른다.

간은 창자, 이자, 지라로 갔던 혈액이 순환하고 나온 것을 받아들인다.

다른 기관들과는 달리, 간으로 유입되는 혈액의 약 75%는 **간문맥**(hepatic portal vein)을 통해 들어오는 정맥혈액(산소분압이 매우 낮은 혈액)이다. 이렇게 간문맥을 통해 간으로 운반되는 혈액은 소화관과 이자(pancreas), 지라(비장, spleen) 등 복강의 주요 기관을 이미 순환하고 나온 혈액이다.

이 혈액에는 다음과 같은 물질이 포함되어 있다.

- 창자에서 흡수된 영양소와 독성물질
- 혈액세포 및 지라에서 파괴된 혈액세포의 분해산물
- 소화관의 창자내분비세포(enteroendocrine cell)들과 이자에서 분비한 내분비 분비물

이와 같이, 간은 소화관에서 흡수한 물질을 운반하는 혈관의 경로에 직접적으로 위치해 있다. 따라서 간은 영양소를 가장 먼저 받아들이는 첫 번째 기관이지만, 흡수된 독성물질에 맨 처음 노출되는 기관이기도 하다.

간으로 유입되는 혈액의 25%는 복강동맥(celiac trunk)의 가지인 **간동맥**(hepatic artery)을 통해 들어오며, 이 혈액은 산소가 풍부한 동맥혈액이다. 이 혈액은 간문맥(hepatic portal vein)의 정맥혈액과 섞인 뒤 간실질을 순환하기 때문에, 간세포는 산소가 아주 풍부한 혈액은 받아보지 못한다.

간 속에서 간문맥과 간동맥의 가지들은 간세포 주위를 순환하

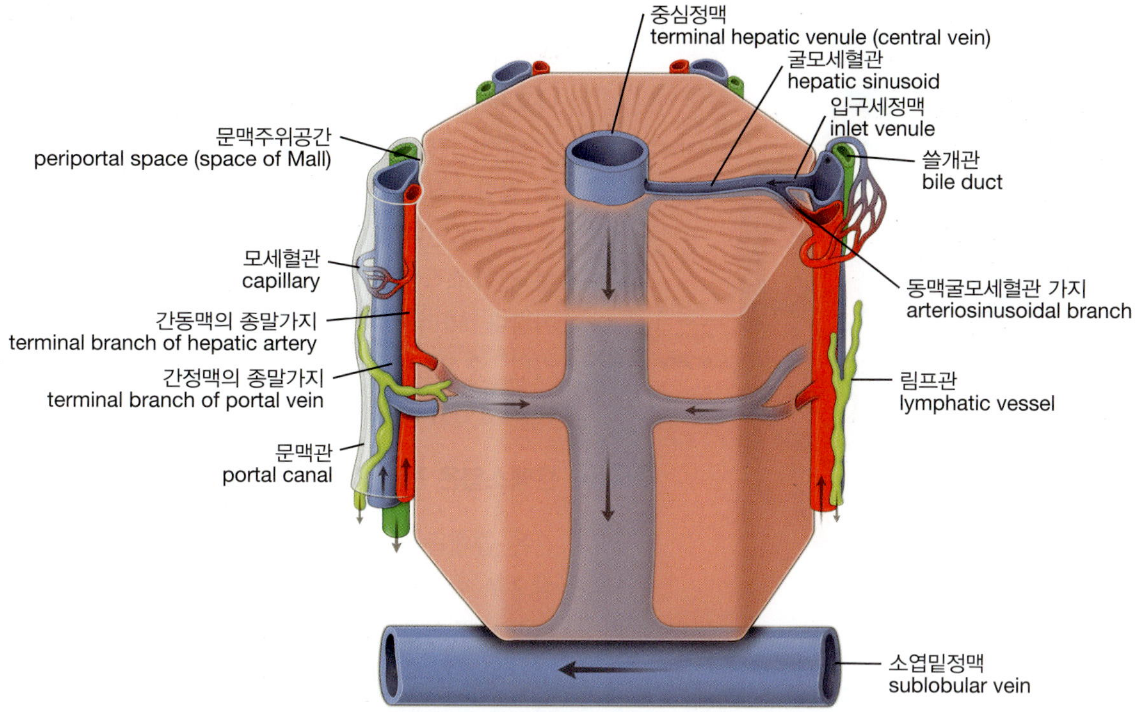

그림 18.2 간조직의 혈액순환 경로: 간세동이. 간세동이(portal triad)는 간동맥(hepatic artery)의 종말가지, 간문맥(portal vein)의 종말가지, 쓸개관(bile duct)의 가지로 구성되어 있다. 간동맥과 간문맥의 종말가지를 통해 유입된 혈액은 굴모세혈관(hepatic sinusoid)으로 흘러 들어간다. 이렇게 동맥혈액과 정맥혈액이 굴모세혈관 안에서 섞인 뒤, 중심정맥(central vein, terminal hepatic venule)을 향해 흐른다. 그 후 혈액은 소엽밑정맥(sublobular vein)을 거쳐 간정맥(hepatic vein)으로 배출된다. 문맥관(portal canal) 안의 간세동이를 둘러싸는 결합조직에는 작은 혈관과 모세혈관그물이 분포한다. 문맥관과 인접한 간세포 사이에는 문맥주위공간(periportal space, space of Mall)이 존재한다. 이곳은 소량의 결합조직으로 채워져 있으며, 여기서부터 림프(lymph) 배출이 시작된다. 이곳에서 시작한 림프모세관(lymphatic capillary)들이 합쳐져 굵은 림프관을 형성한 뒤 간동맥의 가지와 함께 주행한다.

는 굴모세혈관(sinusoidal capillary, sinusoid)으로 연결된다. 이 혈관 가지들은 간실질에서 쓸개관(bile duct)의 가지와 함께 나란히 주행하기 때문에 흔히 이들 세 구조(동맥, 정맥, 쓸개관)를 합쳐 **간세동이**(portal triad)라고 한다. 그러나 엄밀하게 말하자면, 간 조직의 림프(lymph)를 배출하는 림프관들도 동맥, 정맥, 쓸개관과 함께 주행하기 때문에 간세동이라는 용어는 부적절한 명칭이다(그림 18.2).

굴모세혈관(sinusoid)은 간세포들 바로 곁에 접하고 있으며, 이곳에서 혈액과 간조직 세포사이의 물질교환이 일어난다. 굴모세혈관은 **중심정맥**(terminal hepatic venule, central vein)으로 연결되며, 이 정맥들은 다시 **소엽밑정맥**(sublobular vein)으로 이어진다. 최종적으로, 간의 정맥혈액은 몇 개의 **간정맥**(hepatic vein)을 통해 간을 빠져나와 아래대정맥(inferior vena cava)으로 유입된다.

간의 조직구성(Structural Organization of the Liver)

앞에서 설명한 바와 같이, 간조직은 다음과 같은 성분으로 구성되어 있다.

- **실질**(parenchyma): 간실질은 판모양으로 배열된 간세포(hepatocyte)들로 이루어져 있다. 성인의 경우, 대개 간세포들이 한 줄로 배열하여 간세포판(plate of hepatocytes)을 이루고, 간세포판과 간세포판 사이에 굴모세혈관(sinusoidal capillary)이 위치해 있다. 6세 미만의 어린이에서는, 간세포들이 두 줄로 맞붙어 배열함으로써 두꺼운 간세포판을 이루고 있다.
- **버팀질**(간질, stroma): 버팀질은 간을 싸고 있는 글리슨섬유피막(fibrous capsule of Glisson)에서 연장되어 간조직 속으로 뻗어 들어온 결합조직이다. 이 결합조직을 따라 혈관, 신경, 림프관, 쓸개관들이 뻗어 있다.
- **굴모세혈관**(sinusoidal capillary, sinusoid): 굴모세혈관은 간세포판과 간세포판 사이의 공간을 말하며, 일종의 모세혈관이다.
- **굴주위공간**(perisinusoidal space, space of Disse): 굴주위공간은 굴모세혈관의 내피(endothelium)와 간세포 사이의 매우 좁은 공간을 말한다.

간소엽(Liver Lobule)

간의 구조를 설명하는 방법은 3가지 기능적 단위인 고전적 간소엽(classic hepatic lobule), 문맥소엽(portal lobule), 간꽈리(liver acinus)가 있다. 고전적 간소엽은 간조직의 구성에 대한 가장 고전적인 개념이며, 현미경관찰로 비교적 쉽게 확인이 가능하고 설명하기도 쉽다. 이 소엽은 간문맥과 간동맥의 가지들의 분포 및 간세포 주위를 순환하는 혈액의 흐름을 바탕으로 간조직의 구획을 나눈 것이다.

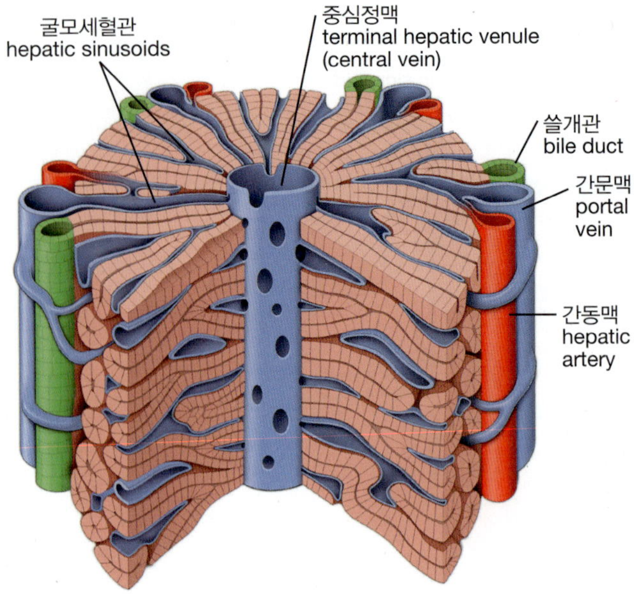

그림 18.3 고전적 간소엽의 모식도. 고전적 간소엽(classic hepatic lobule)은 대략 육각기둥 모양이다. 육각기둥의 각 모서리에는 간세동이(간동맥, 간문맥, 쓸개관)가 있다. 간세동이의 혈관들은 간소엽의 가장자리를 따라 주행하는 가지를 내며, 이 혈관가지들은 굴모세혈관(sinusoid)으로 연결된다. 중심정맥(central vein, terminal hepatic venule)이 고전적 간소엽의 중심축을 이루고 있고, 이곳으로 굴모세혈관의 혈액이 유입된다. 그림에서는 중심정맥이 잘 보이도록 하기 위해 간소엽의 일부분을 쐐기 모양으로 잘라낸 것처럼 그려 놓았다. 간세포판(plate of hepatocytes)은 중심정맥과 간소엽의 가장자리를 잇는 부챗살 모양으로 배열된 간세포들의 모습을 표현한 용어이다. 이웃한 간세포판들이 서로 연결되어 복잡한 형태를 띠기도 한다.

고전적 간소엽은 대략 육각기둥 모양의 조직덩어리이다.

고전적 간소엽(classic hepatic lobule, 그림 18.3, 도판 18.1, 798쪽)은 간세포판들과 그 사이사이에 위치한 굴모세혈관으로 구성되어 있다. 간세포판은 한 줄로 늘어선 간세포들로 이루어져 있으며, 이웃한 간세포판들이 서로 연결되어 복잡한 형태를 이루고 있다. 간세포판 사이에 위치한 굴모세혈관은 복잡하게 연결된 불규칙한 형태의 모세혈관이며, 간문맥의 혈액과 간동맥의 혈액이 이곳에서 뒤섞여 간세포에게 산소와 대사물질을 공급해 준다. 간소엽의 크기는 2.0 mm × 0.7 mm 정도이다. 간소엽의 중앙에는 **중심정맥**(terminal hepatic venule, central vein)이라는 비교적 큰 세정맥(venule)이 있으며, 이곳으로 굴모세혈관의 혈액이 유입된다. 간세포판과 굴모세혈관은 중심정맥과 간소엽의 가장자리를 잇는 부챗살 모양으로 배열되어 있다. 육각형의 꼭지점에 해당하는 부위를 **문맥관**(portal canal)이라고 하며, 문맥관이란 **간세동이**(portal triad, 간동맥과 간문맥관, 쓸개관으로 구성)와 그 주위를 둘러싸는 성긴결합조직(loose connective tissue)을 합쳐 이르는 말이다(역자주; 문맥구역[portal area]이란 표현도 문맥관과 동일한 의미로 사용된다.). 문맥관에 있는 결합조직은 간의 표면을 싸고 있는 섬유피막에서 연장되어 들어온 것이다. 문맥관의 가장자리는 간소엽의 가장자리 간세포들이 줄을 서듯이 경계를 형성하고 있다. 문맥관의 가장자리쪽에, 즉 결합조직과 간세포들 사이에 좁은 공간들이 보이는데 이를 **문맥주위공간**(periportal space, space of Mall)이라고 한다. 간에서 흘러나오는 림프의 상당부분이 이곳에서 생성될 것으로 추정된다.

돼지(그림 18.5a) 등의 일부 동물에서는, 문맥구역(문맥관)이 두꺼운 결합조직으로 서로 이어져 있어 간소엽의 경계가 뚜렷하게 구분되어 보인다. 그러나 사람의 경우에는, 간소엽의 경계를 형성하는 결합조직이 거의 없어서 소엽 하나하나를 경계지어 식별하기 어렵다. 따라서 사람의 간 조직표본에서 간소엽의 윤곽을 가늠하려면, 중심정맥을 중심으로 주위에 있는 문맥구역(문맥관)들을 잇는 가상선을 그려야만 한다(그림 18.5b).

문맥소엽은 간의 외분비 기능에 기반한 기본단위이다.

간은 쓸개즙을 분비하는 외분비기능을 수행한다. 이런 기능을 중심으로 한 기능단위가 **문맥소엽**(portal lobule)이고, 문맥소엽의 형태학적 중심은 고전적 간소엽의 주위에 있는 간세동이에 있는 소엽사이쓸개관(interlobular bile duct)이다. 즉, 하나의 문맥관 간세동이(portal triad)를 중심축으로 주위의 중심정맥(central vein) 세 개를 잇는 가상선이 문맥소엽의 경계가 된다(그림 18.6a). 이렇게 가상선을 그어 나눈 삼각형 구역 안에는 세 고전적 간소엽의 일부분이

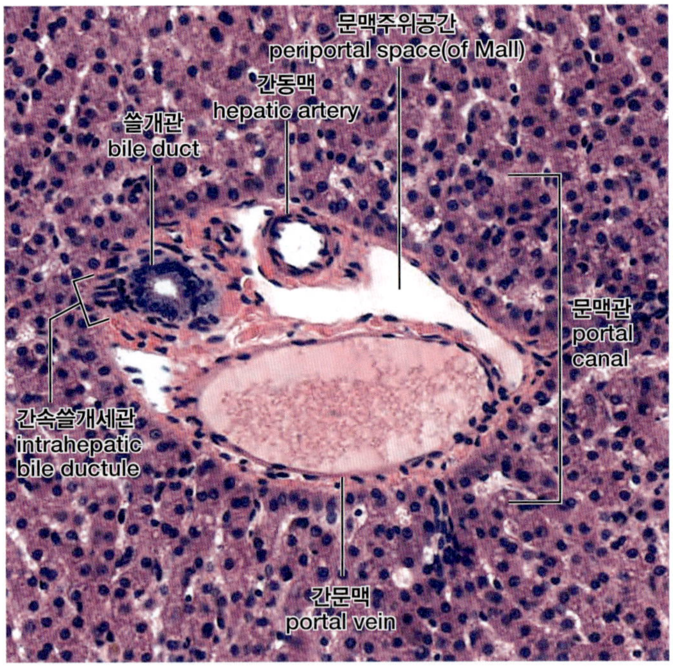

그림 18.4 토끼 간의 문맥관 사진. 일반적인 H&E 염색의 고배율 현미경사진으로, 토끼 간의 간소엽 주변부에 위치한 문맥관(portal canal)을 보여준다. 문맥관은 간소엽의 가장 바깥쪽 간세포들이 선형배열로 둘러싸고 있는 양상이다. 각 문맥관은 간문맥, 간동맥, 쓸개관으로 구성된 문맥관 3요소로 이루어져 있으며, 모두 성긴결합조직으로 둘러싸여 있다. 쓸개관으로 배출되는 간속쓸개세관(intrahepatic bile ductule)의 쓸개관세포(cholangiocyte)의 세로단면 핵을 주목해 볼 필요가 있다. 결합조직 버팀질과 간세포 사이의 문맥관 주변에는 문맥주위공간(*periportal space*, space of Mall)이라는 공간이 있으며, 모양은 불규칙하지만 내피세포로 형성된 림프관도 보인다. ×320. (사진제공. Dr. Nathan Swailes, University of Iowa.)

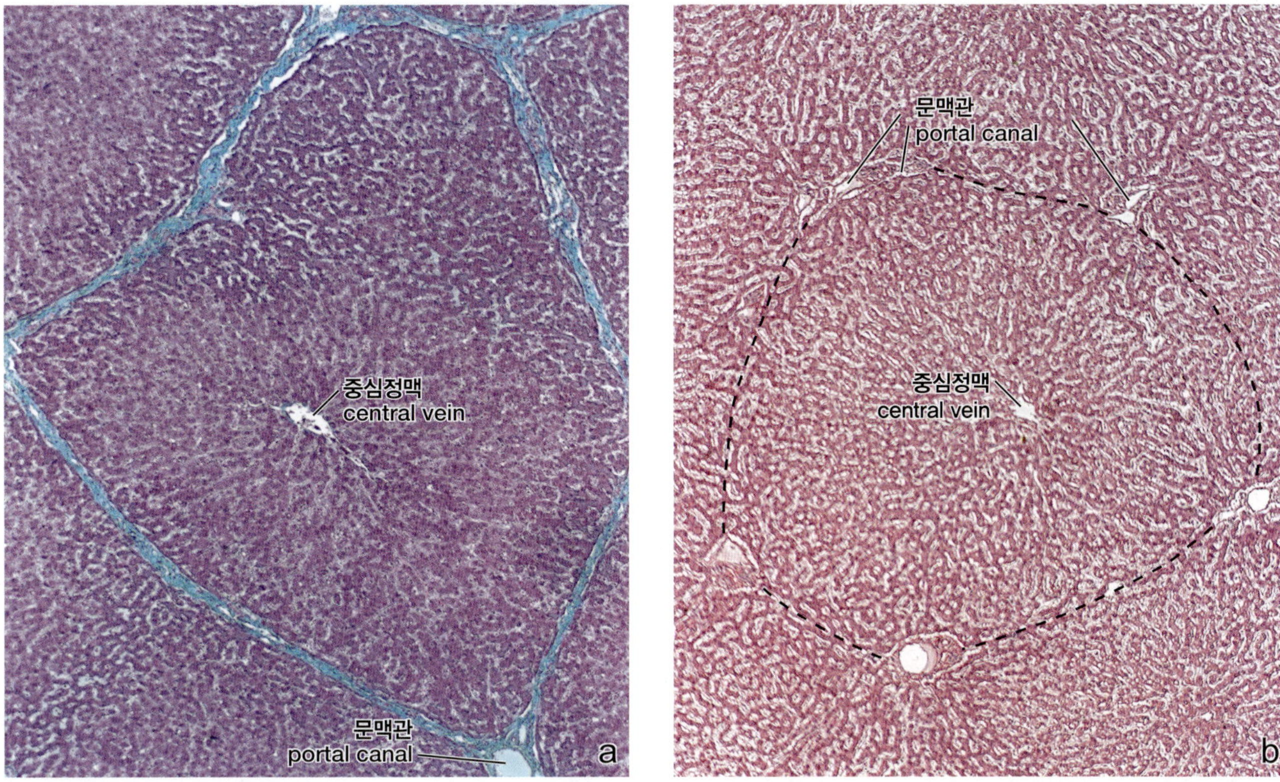

그림 18.5 돼지와 사람 간의 조직표본 비교사진. a. 말로리-아잔(Mallory-Azan)방법으로 염색한 돼지의 간 조직표본에서 간소엽의 가로단면을 촬영한 사진이다. 비교적 두꺼운 결합조직(푸른색)이 간소엽의 경계를 형성하고 있다. 간소엽의 중앙에는 중심정맥(central vein, terminal hepatic venule)이 있다. ×65. **b.** H&E 염색한 사람 간 조직표본의 광학현미경사진이다. 돼지의 간과는 달리, 사람 간의 고전적 간소엽은 결합조직으로 된 경계는 없다. 간세포판(plate of hepatocytes)은 특별한 경계없이 이웃한 간소엽의 간세포판과 이어져 있다. 중심정맥을 중심으로 가까이 있는 주변의 문맥관들을 찾아서, 이들을 잇는 가상선(*점선*)을 그리면 간소엽의 경계를 어느 정도 가늠해볼 수 있다. ×65.

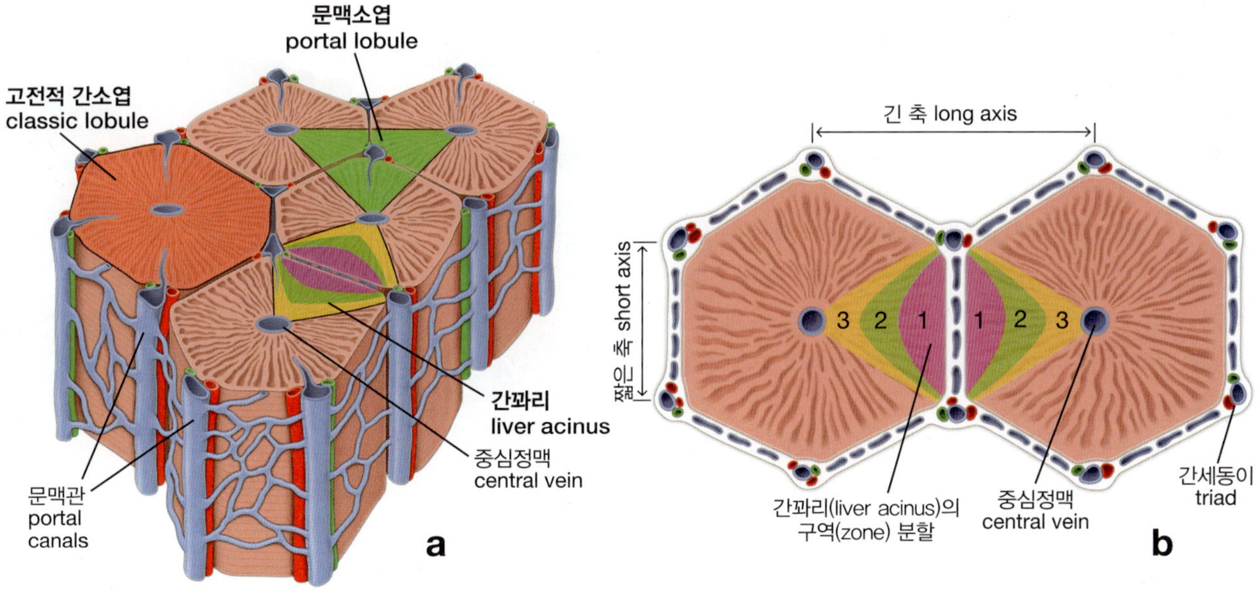

그림 18.6 간의 구조와 기능 단위인 고전적 간소엽, 문맥소엽, 간꽈리의 비교. a. 한 그림 안에 고전적 간소엽(classical hepatic lobule)뿐만 아니라, 문맥소엽(portal lobule), 간꽈리(liver acinus)를 동시에 나타냈다. 육각형 모양의 고전적 간소엽(*붉은색*으로 표시)은 중심부에는 중심정맥(central vein, terminal hepatic venule)이 있고, 가장자리의 육각형 꼭지점 부위에 간세동이를 포함하는 문맥관(portal canal)이 있다. 삼각형 모양의 문맥소엽(*녹색*으로 표시)은 중심부에 문맥관이 있고, 가장자리의 삼각형 꼭지점 부위에 중심정맥이 있다. 마름모꼴의 간꽈리(*여러 색*으로 표시)는 혈관가지들이 중간(적도)을 가로지르고, 양쪽 끝에 중심정맥이 있다. **b.** 간꽈리는 간의 기능적 단위 구조이다. 간꽈리는 간세동이(portal triad)에서 나온 혈관가지 양쪽에 위치한 고전적 간소엽의 일부분(1/6 가량 두 개를 하나로 합친)으로 이루어진 영역이다. 간꽈리는 1, 2, 3구역으로 구분되며, 간꽈리1구역은 산소와 영양분이 가장 풍부한 혈액을 받는 부위이고, 간꽈리3구역은 산소와 영양분이 가장 적은 혈액을 받는 부위이다. 고전적 간소엽의 중앙에 위치한 중심정맥은 간꽈리의 양끝에 위치한 모습이 된다. 고전적 간소엽의 경계를 이루는 육각형의 꼭지점 부위, 즉 문맥관에는 간문맥(portal vein)과 간동맥의 종말가지 및 작은 쓸개관(bile duct)으로 이루어진 간세동이(portal triad)가 있다.

포함되며, 여기서 분비된 쓸개즙은 삼각형의 중앙에 위치한 쓸개관으로 모여 배출된다. 문맥소엽은 다른 외분비샘의 소엽과 비슷한 방식으로 간조직의 구획을 나눈 것이다.

간꽈리는 간조직의 혈액순환, 대사활성, 병리현상 사이의 최상의 상관관계를 제공하는 단위구조이다.

간꽈리(liver acinus)는 간조직의 기능적 최소 단위이며, 대략 마름모꼴의 구획이다. 간꽈리는 이웃한 두 고전적 간소엽의 경계를 따라 뻗어 있는 간세동이의 가지들이 마름모꼴의 **단축**(short axis)에 해당한다. 이 단축의 양쪽에 위치한 두 중심정맥(central vein)을 가상선으로 이으면, 이것이 마름모꼴 간꽈리의 **장축**(long axis)이 된다. 따라서 간 조직의 단면에서 봤을 때, 간꽈리는 이웃한 두 고전적 간소엽의 일부분(약 1/6)을 합친 영역과 일치한다(그림 18.6b). 이렇게 구획을 나누면, 간의 외분비 기능을 문맥소엽과 비슷한 방식으로 설명할 수 있다.

간꽈리를 구성하는 간세포들은 단축을 중심으로 하는 세 타원형 구역으로 나뉜다(그림 18.6b).

- **1구역**(zone 1): 단축, 즉 간문맥과 간동맥의 가지에 가장 가까운 구역이다. 고전적 간소엽의 주위구역(peripheral zone, perilobular zone)에 해당한다.
- **3구역**(zone 3): 단축에서 가장 멀고, 중심정맥에 가장 가까운 구역이다. 고전적 간소엽의 중심구역(central zone, centrilobular zone)에 해당한다.
- **2구역**(zone 2): 1구역과 3구역 사이의 구역이다. 세 구역 사이의 경계는 명확하지 않다.

이런 구역화는 간조직의 변성, 재생, 독성작용 등을 간세포에 공급되는 혈류의 상태나 질과 관련하여 해석하거나 설명할 때 중요한 의미를 갖는다. **굴모세혈관에 흐르는 혈액**이 각 구역을 순서대로 거치기 때문에 구역마다 산소분압, 간세포의 대사 활성, 효소 발현량에 차이가 있다. 혈액공급 부족이나 독소 등으로 인해 간조직이 손상됐을 때, 간꽈리의 구역개념을 활용하면 특정 부위가 많이 손상된 이유를 설명하는 데 도움이 된다.

간꽈리 **1구역**의 세포들은 굴모세혈관의 혈액으로부터 산소, 영양소, 독소 등을 가장 먼저 받아들이고 **쓸개관**이 막혀 쓸개즙이 잘 배출되지 않을 때(bile stasis) 가장 빨리 형태변화를 일으킨다. 또한 이 세포들은 혈액순환 장애 때 비교적 오랫동안 견딜 수 있으며, 혈류가 회복되었을 때 가장 빨리 재생된다. 반면, 간꽈리 **3구역**의 세포들은 지방이 잘 침착되고 혈액순환 장애 때 가장 먼저 **허혈괴사**(ischemic necrosis)를 일으킨다. 이렇게 간꽈리 3구역부터 괴사되는 것을 흔히 **중심구역괴사**(centrilobular necrosis)라고 한다. 이 세포들은 독성 물질이나 쓸개즙 배출장애에는 가장 늦게 영향을 받는다. 효소활성, 세포소기관의 수와 크기, 세포질내 포도당의 양 등도 구역마다 차이가 난다. 간꽈리 2구역에 위치한 세포들의 형태와 기능적 특징, 여러 변화에 대한 반응은 간꽈리 1구역과 3구역의 중간수준에 해당한다.

간조직의 혈관 분포(Blood Vessels of the Parenchyma)

문맥관(문맥구역, portal canal)에 위치한 동맥과 정맥을 각각 **소엽사이동맥**(소엽간동맥, interlobular artery), **소엽사이정맥**(소엽간정맥, interlobular vein)이라고 한다. 소엽사이동맥과 소엽사이정맥 중 작은 것들은 굴모세혈관으로 직접 연결된다. 큰 혈관에서는 분배동맥(distributing artery)과 분배정맥(distributing vein)이 분지되어 나와 간소엽의 가장자리를 따라 뻗으며, 여기서 굴모세혈관으로 혈액이 흘러 들어간다(그림 18.7). **굴모세혈관**(sinusoid)으로 들어온 혈액은 고전적 간소엽의 중앙, 즉 중심정맥을 향해 흐른다. 중심정맥은 고전적 간소엽의 중심축을 관통하면서 점점 굵어지다가, 결국 소엽밑정맥(소엽하정맥, sublobular vein)으로 연결된다. 여러 소엽밑정맥들이 합쳐져 몇 개의 굵은 간정맥(hepatic vein)을 형성하며, 이를 통해 간조직에서 배출된 혈액은 아래대정맥(inferior vena cava)으로 유입된다.

간 속으로 들어온 **간문맥**(portal vein)과 그 가지들은 일반적인 정맥의 형태를 띠고 있고, 함께 주행하는 동맥보다 내강이 훨씬 넓다. **간동맥**(hepatic artery)의 가지들은 일반적인 동맥과 구조가

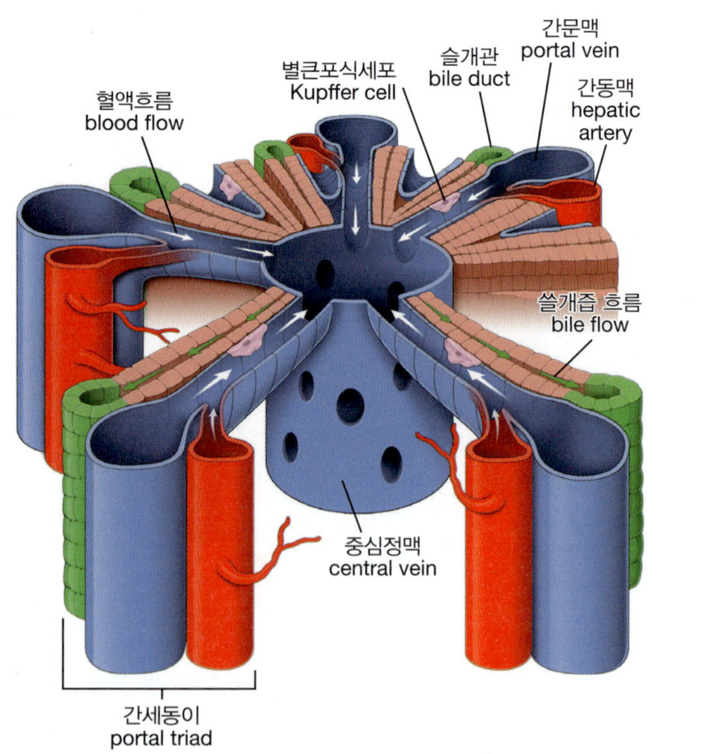

그림 18.7 간조직안 혈액과 쓸개즙의 흐름을 나타낸 모식도. 고전적 간소엽(classical hepatic lobule)의 일부분과 간세동이(portal triad), 굴모세혈관(sinusoid), 중심정맥(central vein, terminal hepatic venule), 간세포판(plate of hepatocytes) 등을 알기 쉽게 나타낸 모식도이다. *흰색 화살표*는 굴모세혈관 안의 혈액이 흐르는 방향을 의미한다. 쓸개즙(bile)은 혈액과 반대방향(*녹색 화살표*)으로 흐른다.

유사하며, 혈관벽의 근육층이 두껍다. 간동맥의 가지들 중 대부분은 직접 굴모세혈관으로 연결되지만, 일부 가지들은 문맥관의 결합조직과 여러 구조에 혈액을 공급하기도 한다. 문맥관의 모세혈관을 순환한 혈액은 소엽사이정맥을 거쳐 굴모세혈관으로 흘러 들어간다.

중심정맥(central vein)은 굴모세혈관으로부터 혈액을 받는 정맥이며, 혈관벽이 매우 얇다. 중심정맥의 내면은 내피(endothelium)로 덮여 있고, 그 바깥은 나선방향으로 배열된 소량의 결합조직섬유로 둘러싸여 있다. 중심정맥은 고전적 간소엽의 중앙에 위치하기 때문에 이렇게 이름이 붙여졌지만, 사실 간의 혈액을 배출하는 정맥 중 가장 작은 것에 해당하므로 **종말간세정맥**(terminal hepatic venule)이라고 부르는 것이 더 적절하다. 중심정맥, 즉 종말간세정맥으로부터 혈액을 받는 **소엽밑정맥**(sublobular vein)은 내피와 결합조직층(collagen fiber, elastic fiber 포함)으로 이루어져 있다. 소엽밑정맥과 여기에서 이어진 **간정맥**(hepatic vein)은 동맥을 동반하지 않는다. 그렇기 때문에, 조직표본에서 소엽밑정맥과 간문맥(간세동이의 구성 요소)을 구분하는 것은 어렵지 않다. 또한 간정맥에는 판막(valve)이 없다.

간의 굴모세혈관의 내피는 얇고 틈새가 많다.

굴모세혈관의 내면은 **불연속적인 내피**(discontinuous sinusoidal endothelium)로 덮여 있고, 바닥판(basal lamina)도 없는 곳이 많아 불완전한 모습이다. 내피세포(endothelial cell)의 불연속성 특징은 다음과 같이 두 가지 모습으로 입증된다.

- 내피세포는 격막(diaphragm)이 없는 **커다란 창**(large fenestra)들이 많다.
- 이웃한 내피세포와의 사이에 넓은 틈새(gap)가 있다.

다른 부위의 굴모세혈관과는 달리, 간의 굴모세혈관을 형성하는 내피세포 사이사이에 또 다른 세포인 **별큰포식세포**(stellate sinusoidal macrophage, **쿠퍼세포** Kupffer cell)가 존재한다(그림 18.8, 도판 18.2, 800쪽).

별큰포식세포(Stellate Sinusoidal Macrophage, Kupffer Cell)

별큰포식세포는 서로 다른 표현형(different phenotype)과 다른 기능성(divergent functionality)을 가진 서로 기원이 다른 세포가 혼합된 특성을 보여준다.

대부분의 조직은 발생학적 기원이 서로 다른 큰포식세포(macrophage) 집단이 혼재되어 있다. 뇌에 있는 미세아교세포(소교세포, microglia), 간에 있는 별큰포식세포(Kupffer cell), 피부에 있는 랑게르한스세포(Langerhans cell), 콩팥에 있는 혈관사이세포(mesangial cell) 등은 발생초기에 적골수성 전구세포

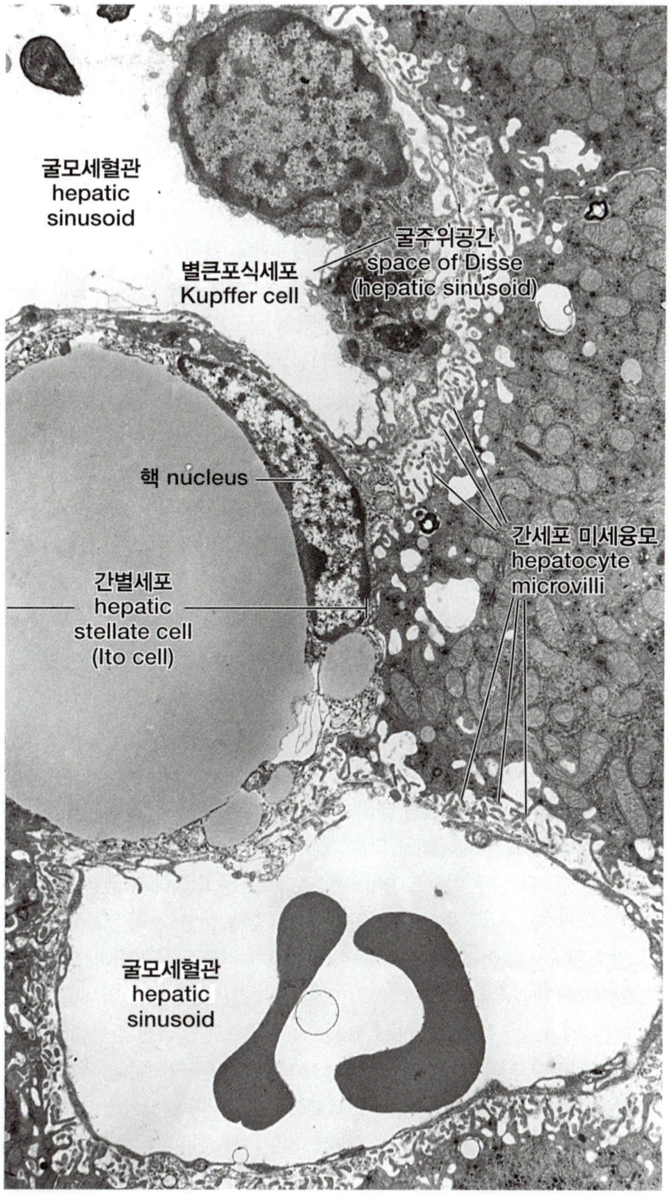

그림 18.8 간의 굴모세혈관의 투과전자현미경사진. 사진에서 *위쪽*의 굴모세혈관에는 별큰포식세포(stellate sinusoidal macrophage, Kupffer cell)가 있다. 아래쪽 굴모세혈관은 다른 부위의 굴모세혈관과 동일하게 내면이 내피세포(endothelial cell) 세포질로 덮여 있다. 굴모세혈관 주위의 굴주위공간(perisinusoidal space, space of Disse)에는 *간세포의 미세융모(microvilli)*가 잔뜩 들어 있다. 굴주위공간에 위치한 간별세포(hepatic stellate cell, Ito cell)의 세포질에는 커다란 지방방울(lipid droplet) 하나와 몇 개의 작은 지방방울이 있다. 이 세포의 핵은 지방방울에 의해 납작하게 눌려 있다. ×6,600.

(erythromyeloid progenitor cell)에서 유래한 **난황주머리유래 큰포식세포**(yolk sac-derived macrophage)의 예이다. 대조적으로, 대부분의 창자에 있는 큰포식세포는 **골수유래 큰포식세포**(bone marrow-derived macrophage)이다. 이런 큰포식세포는 혈구형성줄기세포(hematopoietic stem cell)에서 유래하여 혈액의 **단핵구**(monocyte)로 분화되고, 골수(뼈속질)를 통해 혈액순환으로 들어간다. 최근 연구에 따르면, 난황주머니유래 큰포식세포는 섬유화인자를 높게 발현하는 반면, 골수유래 큰포식세포는 면역대응 반응에 관여하

글상자 18.2

임상적용: 울혈심부전(Congestive Heart Failure)과 간괴사(Liver Necrosis)

순환계통의 문제로 인한 혈류변화 때문에 **간손상**(liver injury)이 일어날 수 있다. 심장이 우리 몸의 여러 조직과 장기에 필요한 만큼의 혈액을 충분히 뿜어내지 못하는 상태를 울혈심부전(congestive heart failure)이라고 한다. 이 경우, 간으로 가는 혈액량과 혈액의 산소함유량도 떨어져 간에 문제가 발생할 수 있다. 이럴 경우, 간꽈리(liver acinus)의 3구역이 가장 먼저 영향을 받는다. 이곳의 간세포는 간꽈리 1구역과 2구역의 굴모세혈관(sinusoid)을 흐르면서 산소를 거의 다 소모한 혈액으로부터 산소를 공급받기 때문이다. 울혈심부전 환자의 간생검 조직을 관찰해 보면, 조직괴사가 특징적인 패턴으로 일어남을 알 수 있다. 중심정맥(central vein) 근처에 해당하는 간꽈리3구역의 간세포가 주로 괴사된다. 대개, 간소엽(hepatic lobule)의 가장자리 부위인 1구역, 2구역에는 특별한 변화가 나타나지 않는다. 이와 같은 양상으로 간조직이 괴사된 것을 흔히 **중심구역괴사**(centrilobular necrosis)라고 한다. 그림 F18.2.1에 간꽈리3구역의 변화가 잘 나타나 있다. 간세포의 세포질에 지질이 축적되어 둥근 공포(vacuole)가 많은 것처럼 보이며, 죽은 간세포가 포식작용에 의해 제거되어 조직이 위축된 상태이다. 저산소증(hypoxia)으로 인한 중심구역괴사를 **심장성간경화증**(cardiac cirrhosis)이라고 부르기도 한다. 그러나 이 경우에는 전형적인 간경화증(liver cirrhosis)과는 달리 간세포의 결절재생(nodular regeneration)은 미비하다.

또한 중심구역괴사는 가장 널리 사용되는 일반 진통제 중 하나인 **아세트아미노펜(파라세타몰, 타이레놀)**을 다량 섭취한 개인에게서도 발생할 수 있다. 우발적이든 고의적이든 아세트아미노펜 과다복용은 미국에서 급성 간기능상실(간부전, liver failure)의 주요 원인이며, 이로 인해 매년 거의 500명이 사망한다. 섭취된 아세트아미노펜은 문맥순환을 통해 간으로 운반되며, 그곳에서 시토크롬P450(cytochromes P450)의 도움으로 간세포에서 *N*-아세틸-p-벤조퀴논 이민(N-acetyl-p-benzoquinone imine, NAPQI)으로 알려진 반응성이 높은 독성 중간체로 전환된다. 치료용량에서 NAPQI는 글루타티온(glutathione)에 의해 효율적으로 해독되어 불활성 아세트아미노펜-글루타티온접합체를 형성하여 소변으로 배설된다. 그러나 아세트아미노펜을 고용량 수준으로 투여하면, 과도한 NAPQI가 간의 글루타티온을 고갈시킨다. 비접합 NAPQI는 간세포(주로 간꽈리 3구역)의 단백질 및 소기관에 공유 결합하여 급속한 세포사멸과 중심구역괴사를 유발하여 급성 간기능상실 및 사망으로 이어질 수 있다.

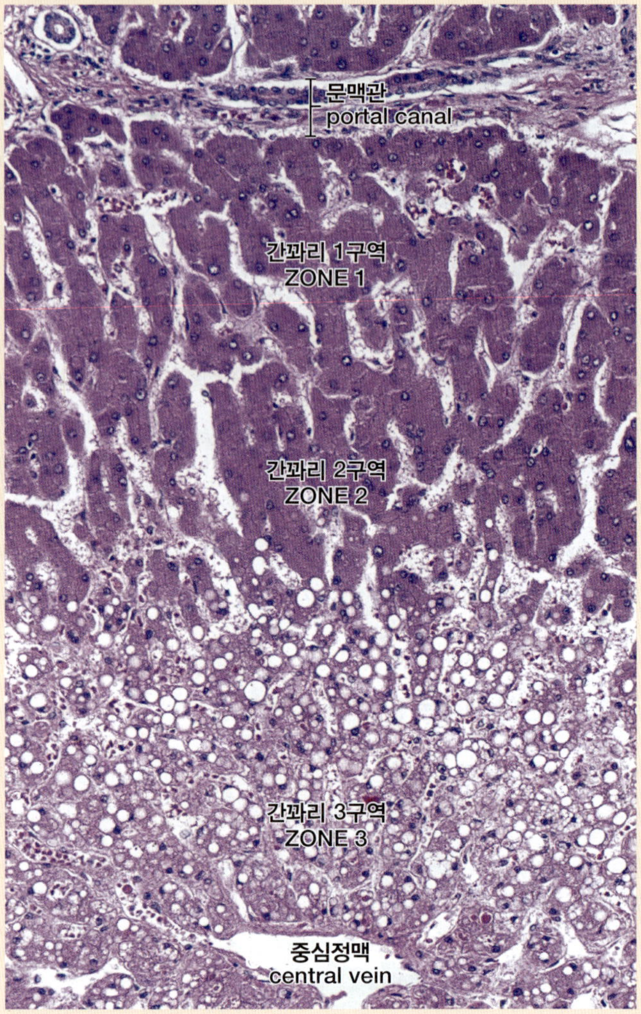

그림 F18.2.1 사람 간에 발생한 중심구역괴사. 울혈심부전 환자의 간 생검조직을 H&E 염색한 조직표본사진이다. 중심정맥(central vein) 주위, 즉 간꽈리3구역의 간세포에 병리학적 변화인 *허혈괴사(ischemic necrosis)*가 가장 심하게 일어났다. 이런 양상으로 간조직이 괴사된 것을 *중심구역괴사*라고 한다. 둥근 공포들이 많이 보이는 것은 지질이 잔뜩 축적됐기 때문이다. 간소엽의 가장자리 쪽인 간꽈리1구역과 2구역에는 큰 변화가 관찰되지 않는다. ×320.

는 것으로 나타났다.

성인의 간에 있는 별큰포식세포(stellate sinusoidal macrophage, Kupffer cell)는 위에서 언급한 두 가지 다른 기원의 세포가 혼합된 집단으로 보인다. 별큰포식세포는 포식세포(phagocyte)이고, 서로 다른 표현형(different phenotype)과 다른 기능성(divergent functionality)을 보여준다. 실험상황에서, 별큰포식세포의 포식능력은 순환계에 주입된 콜로이드 탄소와 같은 다양한 분자를 흡수하는 능력을 측정하여 평가할 수 있다(그림 18.9).

별큰포식세포의 두 집단은 다음과 같다.

- **난황주머리유래 세포**(yolk sac–derived cell). 이 세포는 초기발생 중에 난황주머니에서 이동하여 발달 중인 간에 정착한다. 이 계통에서 발생한 별큰포식세포는 자립적이며 간에서 상주하는 **자가재생포식세포집단**(self-renewing phagocytic population)을 나타낸다. 이들은 골수 혈구형성줄기세포(bone marrow hematopoietic stem cell) 발생과 거의 무관하며, 정상적인 조건에서는 단핵구유래 큰포식세포(monocyte-derived macrophage)로 대체되지 않는다.
- **골수유래 세포**(bone marrow–derived cell). 이 세포는 골수에서 유래하는 단핵구(monocyte)를 나타낸다. 난황주머니유래 별큰포식세포가 손상되면(예: 간경화, 혈색소증, 간염), 간에 도착하는 단핵구는 환경적으로 유도된 변화를 겪고 별큰포식세포

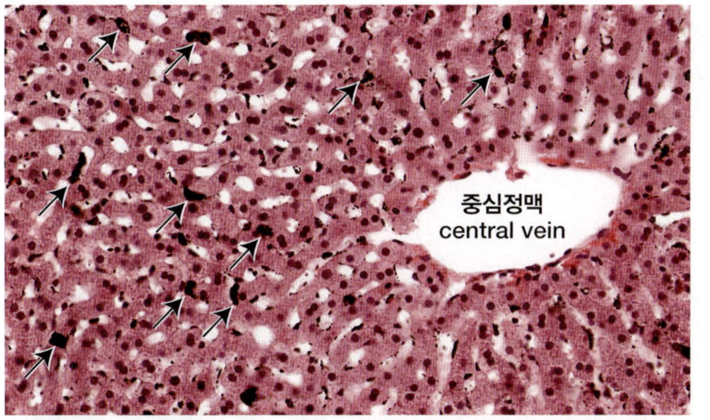

그림 18.9 토끼 간조직에서 탄소-표지 별큰포식세포(carbon-labeled Kupffer cell)들을 보여주는 현미경사진. 토끼 간조직의 중심구역 부위를 촬영한 이 고배율 현미경 사진은 일반적인 H&E 염색을 한 것이다. 광학현미경 수준에서도 쉽게 별큰포식세포(Kupffer cell)를 식별하기 위하여 조직샘플을 채취하기 30분 전에 콜로이드 탄소를 간문맥에 주입하였다. 이는 별큰포식세포를 식별할 수 있기도 하고, 또한 포식능력을 확인할 수도 있기 때문이다. 간세포들은 전체적으로 중심정맥에서 간소엽 주변부 쪽을 향해 방사되는 모습으로 배열되어 있다. *화살표*로 표시한 세포들은 탄소입자가 축적된 별큰포식세포들이다. 굴모세혈관 안에서 별큰포식세포들의 분포를 확인할 수 있다. ×300. (사진제공. Dr. Nathan Swailes, University of Iowa.)

를 대체한다. 단핵구유래 별큰포식세포는 분열하지 않으며 순환계에서 간으로 유입되는 **순환단핵구유입**(influx of circulating monocyte)으로 보충된다.

별큰포식세포의 활성화 과정(activation process of Kupffer cell)은 14장 면역계와 림프조직 및 기관(558~560쪽)에 설명한 대로 다른 항원제시세포(antigen-presenting cell)의 활성화 과정을 반영한다. 이들은 두 가지 활성화 경로 중 하나를 따르며 M1(전통적으로 활성화됨) 또는 M2(대안적으로 활성화됨) 큰포식세포 표현형을 생성한다. M1 활성화 별큰포식세포는 염증반응에 참여하는 반면, M2 활성화 별큰포식세포는 면역조절 특성을 나타낸다. 별큰포식세포의 두 표현형 사이의 균형을 유지하는 것은 간의 병리학적 변화과정에서 중요하다. 예를 들어, M1 활성화된 별큰포식세포의 고갈과 M2 활성화된 세포의 확장은 활동성 **간염**(hepatitis, 간의 염증 과정)이 생겼을 때 치유와 조직복구를 촉진할 수 있다.

별큰포식세포는 면역체계 반응에 관여하는 항원제시세포이다.

별큰포식세포(쿠퍼세포)는 간 세포의 15%를 구성하고 신체 전체 대식세포의 80~90%를 차지하는 간에 상주하는 큰포식세포를 나타낸다. 이러한 항원제시세포(antigen-presenting cell)는 창자에서 간문맥 순환을 통해 간으로 유입되는 미생물(microorganism) 및 내독소(endotoxin)에 대한 첫 번째 방어선 역할을 한다. 이들은 면역반응을 시작하고 추가 면역세포를 모집하며 B형 간염 바이러스(hepatitis viruses type B, HBV)나 C형 간염 바이러스(hepatitis viruses type C, HCV)와 같은 바이러스를 제거하는 데 필수적이다. 별큰포식세포는 표면에 발현되는 톨유사수용체(toll-like receptor, TLR) 또는 노드유사수용체(nod-like receptor, NLR)와 같은 패턴인식수용체(pattern recognition receptor, PRR)를 통해 병원체관련 분자패턴(pathogen-associated molecular pattern, PAMP)을 인식하여 병원체를 포획한다(344쪽).

주사전자현미경(SEM)과 투과전자현미경(TEM)으로 관찰해 보면, 별큰포식세포가 굴모세혈관의 내면을 덮고 있음을 명확하게 확인할 수 있다. 예전에는, 내피세포의 내강쪽 표면에 별큰포식세포가 붙어 있다고 생각했었다. 아마도, 별큰포식세포의 돌기 중 일부가 내피세포와 살짝 겹친다는 사실에 근거하여 그렇게 생각했던 것 같다. 별큰포식세포의 세포돌기는 종종 굴모세혈관의 내강에 걸쳐 있는 것처럼 보이며 심지어는 부분적으로 내강을 폐쇄한 것처럼 보이기도 한다. 별큰포식세포와 내피세포 사이에는 세포사이이음(intercellular junction)이 없다.

별큰포식세포는 노화된 적혈구를 제거하고 철분을 회복하는 데 관여한다.

별큰포식세포의 세포질에 적혈구 조각과 철분(페리틴 형태로)이 존재한다는 것은 이 세포들이 손상되거나 노화된 적혈구를 제거하고 철분을 회복하는 데 관여하고 있음을 시사한다. 지라의 적색속질(적색수질, red pulp)의 큰포식세포나 골수(뼈속질, bone marrow)의 큰포식세포와 함께 별큰포식세포는 효율적인 적혈구 생성을 유지하는 데 필요한 신체 철분의 90~95%를 재활용한다. 식균작용을 거친 적혈구에서 회수된 철은 별큰포식세포 안에 저장되거나, 철함유단백질에 통합되거나, 세포에서 다시 혈액으로 내보낸다. 유리철(free iron)은 세포에 독성이 있기 때문에(세포 안의 물과 산소는 Fe^{3+}이온을 녹슬지 않는 산화물로 변환), 저장된 철은 세포질로부터 보호되어야 한다. 속이 빈 구형(예: 테니스 공) 모양의 474-kDa 다중단백질인 **페리틴**(ferritin)이 이 기능을 수행하며 최대 4,500개의 철 이온을 보호하고 저장할 수 있다. Fe^{3+}이온이 페리틴 껍질에 들어간 후 인산염 및 수산화물이온과 함께 작은 결정을 형성한다. 이 상태에서 Fe^{3+}이온은 페리틴분자 껍질 안의 세포질과 분리되어 안전하게 저장된다. 페리틴은 또한 단백질 코어에서 세포질로 철분을 방출하여 세포 안의 철분수준을 조절한다. 그런 다음 Fe^{3+}이온은 별큰포식세포에서 굴모세혈관의 혈액으로 직접 철분방출을 중재하는 62.5 kDa 막관통단백질인 **페로포틴-1**(ferroportin-1, Fpn-1)에 의해 흡수된다. 여기에서 Fe^{3+}이온은 혈액을 통한 철분수송을 중재하는 79.5 kDa 단백질인 **트랜스페린**(transferrin)에 적재된다. 각 트랜스페린 분자는 두 개의 Fe^{3+}이온을 운반하는 혈액을 통해 흐르며 이를 표적세포 표면의 트랜스페린 수용체에 전달한다.

철분을 함유한 일부 페리틴 분자는 **헤모시데린과립**(hemosiderin granule)으로 알려진 **철침착복합체**(iron deposition complex)로 전환

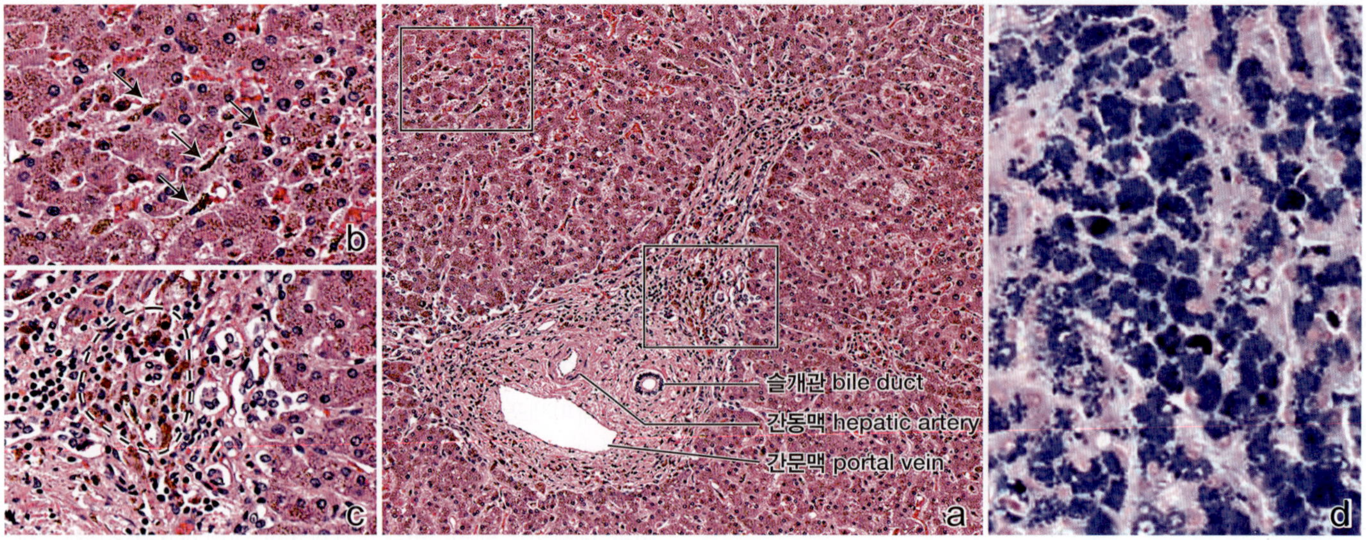

그림 18.10 혈색소증 환자의 간. a. *혈색소증(hemochromatosis)*은 철분 대사이상으로 철분이 너무 많이 흡수되어 여러 장기에 축적되는 질병이다. 이 광학현미경사진은 이 질환을 앓는 환자의 간을 생검한 조직을 일반적인 H&E 염색을 한 것이다. 문맥관에는 간세동이(portal triad, 간동맥, 간문맥, 쓸개관)가 보이며, 간세동이 주변을 많은 양의 섬유조직이 둘러싸고 있다. 이 저배율 사진에서 간세포는 세포질 내에 눈에 띄는 거친 황금갈색의 헤모시데린 과립을 가지고 있다. ×85 (사진제공. Dr. Nathan Swailes, University of Iowa.) **b.** 이 사진은 a사진에서 *왼쪽위 직사각형* 표시영역을 확대한 것이다. 헤모시데린 과립으로 채워진 간세포의 세포질이 훨씬 더 나은 해상도로 보여준다. 또한 헤모시데린을 축적한 별큰포식세포의 여러 길쭉한 모습도 굴모세혈관을 따라 명확하게 확인할 수 있다. ×220. **c.** 이 사진은 a사진에서 *가운데 직사각형* 표시영역을 확대한 것이다. 문맥관 안의 결합조직을 보여준다. 이 부위에는 헤모시데린 과립(*점선*으로 표시)을 갖고 있는 단핵구유래 큰포식세포들이 많이 침윤해 있다. 더욱이 이 질병의 만성단계를 나타내는 림프구 침윤도 보인다. ×220. **d.** 유전성 혈색소증 환자의 간생검 표본의 고배율 현미경 사진이며, Prussian blue iron 염색을 시행하였다. *파란색*은 간세포 안에 헤모시데린이 많이 축적된 영역을 보여준다. ×320. (사진제공. Dr. Joseph Grande, Mayo Clinic.)

될 수 있다. 이러한 구조는 리소좀으로 둘러싸여 있으며 부분적으로 소화된 페리틴분자의 응집된 형태를 나타낸다(그림 18.10). 만일에 **지라절제술**(splenectomy)과 같은 상황이 되어 간이 적혈구 처리에 필수적인 기관이 되면, 별큰포식세포에 저장된 철분의 양이 증가한다. 또한 반대로, 여러 차례 수혈을 하면 **철분과부하**(iron overload)가 발생할 수 있다. 큰포식세포와 신체의 다른 세포에 헤모시데린과립(hemosiderin granule)이 과도하게 침착되는 경우, T2 신호강도의 감소에 기여하는 고체결정질 초상자성철심(solid crystalline superparamagnetic iron core)으로 인해 자기공명영상(MRI) 기술로 감지할 수 있다. 이 신호는 혈장 트랜스페린, 페리틴, 헤모글로빈과 같은 다른 용해성 상자성 철공급원(soluble paramagnetic iron source)과 구별된다. **혈철증**(hemosiderosis, 지라나 골수의 포식세포 및 별큰포식세포에 과도한 철 침착) 또는 **혈색소증**(hemochromatosis, 간, 이자, 심장 및 기타 기관의 실질 세포에 헤모시데린의 축적)과 같은 철분 과부하 장애가 있는 개인의 경우, MRI 기술을 이용한 비침습적 철분 정량화(noninvasive quantification of iron with MRI technique)가 조직 및 기관 생검을 대체하기 위해 시행되었다. 이제 MRI는 철분 과부하 질환을 진단하고 모니터링하는 표준기기가 되었다.

굴주위공간(Perisinusoidal Space, Space of Disse)

굴주위공간에서 혈액과 간세포 사이의 물질교환이 일어난다.

굴모세혈관을 구성하는 내피세포(endothelial cell)나 별큰포식세포(stellate sinusoidal macrophage, Kupffer cell)의 바닥면과 간세포 사이의 틈새를 **굴주위공간**(perisinusoidal space, space of Disse)이라고 한다. 간세포의 표면에는 작고 불규칙한 형태의 미세융모(microvilli)가 많으며, 이 미세융모들이 굴주위공간으로 불규칙하게 뻗어 있다(그림 18.11).

미세융모는 혈액과 간세포 사이의 물질교환이 일어나는 세포막의 표면적을 6배 가까이 증가시킨다. 내피에 커다란 틈새가 많고 바닥판(기저판, basal lamina)도 불완전하기 때문에, 굴모세혈관의 혈액과 간세포의 세포막 사이에는 장벽이 될만한 구조가 전혀 없다. 간세포에서 합성된 단백질과 지질단백질은 굴주위공간에 있는 혈액으로 분비된다. 간에서 분비되는 물질 중 쓸개즙 이외의 것들은 모두 이렇게 혈액 안으로 분비된다.

태아의 간에는 혈관과 간세포 사이의 공간에는 **혈구형성세포섬**(islands of blood-forming cell)이 존재한다. 성인의 경우에도, 만성빈혈이 있으면 굴주위공간에 혈구형성세포가 나타날 수 있다.

간별세포(Hepatic Stellate Cell, Ito Cell)

간별세포는 비타민A를 저장하는 세포이지만, 병적인 상태에서는 근섬유모세포(myofibroblast)로 분화하여 아교질(collagen)을 합성하기도 한다.

굴주위공간(perisinusoidal space)에는 **간별세포**(hepatic stellate cell, **이토세포** Ito cell)라고 하는 또 다른 세포가 있다. 간별세포는 중간엽

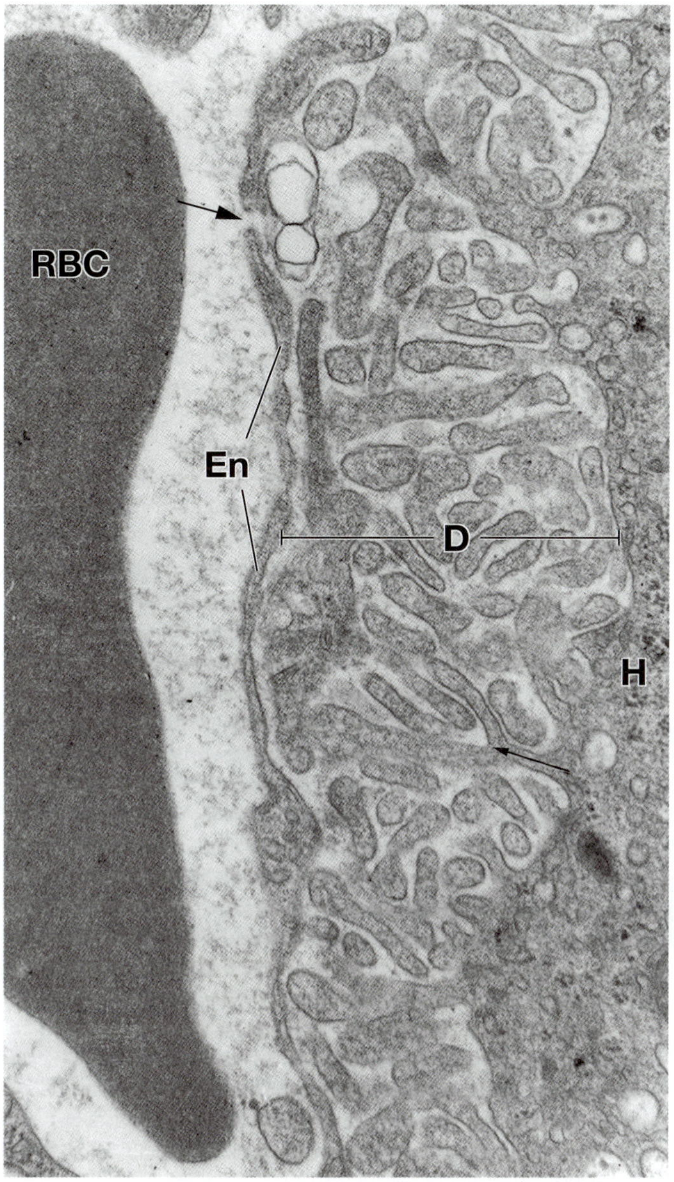

그림 18.11 굴주위공간의 투과전자현미경사진. 굴주위공간(perisinusoidal space, space of Disse, *D*)은 간세포(*H*)와 굴모세혈관 사이에 위치한 좁은 공간이다. 굴모세혈관의 내피세포(endothelial cell, *En*)들 사이에는 틈새(*큰 화살표*)가 벌어져 있다. 이런 틈새를 통해 작은 크기의 물질들이 굴모세혈관과 굴주위공간 사이를 자유롭게 드나들 수 있다. 간세포의 수많은 미세융모가 굴주위공간으로 뻗어 있다. 미세융모는 모양이 불규칙하고 분지하는 경우도 있다(*작은 화살표*). 굴모세혈관의 내강에는 적혈구(*RBC*)가 들어 있다. ×18,000.

세포(mesenchymal cell)에서 기원한 세포이며, 이 세포는 세포질 지방방울(lipid droplet)에 **비타민A**를 **레티날에스터**(retinyl ester) 형태로 저장하는 비타민A 저장의 주요 장소이다. 저장되어 있던 비타민A는 **레티놀**(retinol, 알코올의 일종)로 변환된 후 **레티놀결합단백질**(retinol-binding protein, RBP)에 결합한 상태로 세포바깥으로 방출된다. 레티놀은 망막(retina)으로 운반된 후 11-시스레티날(11-*cis* retinal)이라는 입체이성체로 변환되고, 망막에서 옵신(opsin)이라는 단백질에 결합하여 **로돕신**(rhodopsin, 망막의 막대세포에서 사용하는 시각색소)을 형성한다. 예전부터 사람들에게 생선(대구 등)의 간에서 추출한 간유(liver oil)는 비타민A의 주요 영양 공급원이었다. 오늘날에는 건강보조식품 형태로 섭취한다.

만성간염이나 **간경화** 등의 간질환이 있을 때, 간별세포는 지질과 비타민A 저장능력을 잃고 일종의 근섬유모세포(myofibroblast)로 분화할 수 있다. 간별세포는 **간섬유발생**(hepatic fibrogenesis)에 중요한 역할을 하는 것으로 보인다. 이 세포는 1형 아교질(1형 콜라겐, type I collagen)과 3형 아교질(3형 콜라겐, type III collagen)을 합성하여 굴주위공간에 침착시킴으로써 간조직을 섬유화(fibrosis)한다. 이렇게 만들어진 아교섬유(콜라겐섬유, collagen fiber)들은 문맥관의 결합조직이나 중심정맥 주위의 결합조직과 이어져 있다. 굴주위공간에 섬유성분이 증가하는 것은 독성물질에 의한 간 반응의 초기 징후이다. 간별세포의 세포질에는 데스민(desmin)이나 α-가는근육잔섬유(α-미세섬유, α-actin filament, smooth muscle의 actin filament) 등의 수축성 요소들이 포함되어 있다. 이 세포가 수축하면, 굴모세혈관의 지름이 줄어들고 혈관저항이 증가하여 **문맥고혈압**(portal hypertension)이 초래된다. 또한 간손상 후 조직이 재생될 때 간별세포는 세포바깥바탕질(세포외기질, extracellular matrix)을 재구성하는 역할을 한다.

림프의 배출경로(Lymphatic Pathway)

간조직의 림프는 굴주위공간에서 생성된다.

굴주위공간(perisinusoidal space)에 고인 혈장(plasma)은 문맥관(portal canal)에 있는 작은 공간인 **문맥주위공간**(periportal space, space of Mall)으로 모인다(그림 18.12). 문맥주위공간은 간소엽 가장자리의 간세포와 문맥관의 결합조직 사이에 위치한 좁은 공간이다. 이곳에 모인 액체는 모세림프관(lymphatic capillary) 안으로 흡수되어, 간세동이와 함께 주행하는 림프관을 통해 배출된다.

림프는 점점 더 굵은 림프관으로 모여 쓸개즙과 같은 방향, 즉 간세포 단계로부터 시작하여 문맥관쪽으로, 결국 간문(porta hepatis)까지 흘러간다. 간조직에서 생성된 림프의 80% 정도가 이런 경로를 통해 가슴림프관(thoracic duct)으로 들어간다. 가슴림프관으로 유입되는 림프의 상당 부분이 간에서 배출된 것이다.

간세포(Hepatocytes)

소엽 안의 간세포는 복잡하게 연결된 판모양으로 배열되어 있다.

간세포(hepatocyte)는 다각형의 세포이며, 크기는 가로, 세로, 두께 모두 20~30 μm 정도이다. 간조직을 구성하는 세포들 중 약 80%가 간세포이다.

간세포의 핵은 크고 둥글며, 세포의 중앙에 위치한다. 성인의 간세포는 대부분이 네배수체(DNA 양이 4*d*임)이며, 핵이 2개인 세포도 많다. 핵질(nucleoplasm)에 뭉친염색질(heterochromatin)이 흩

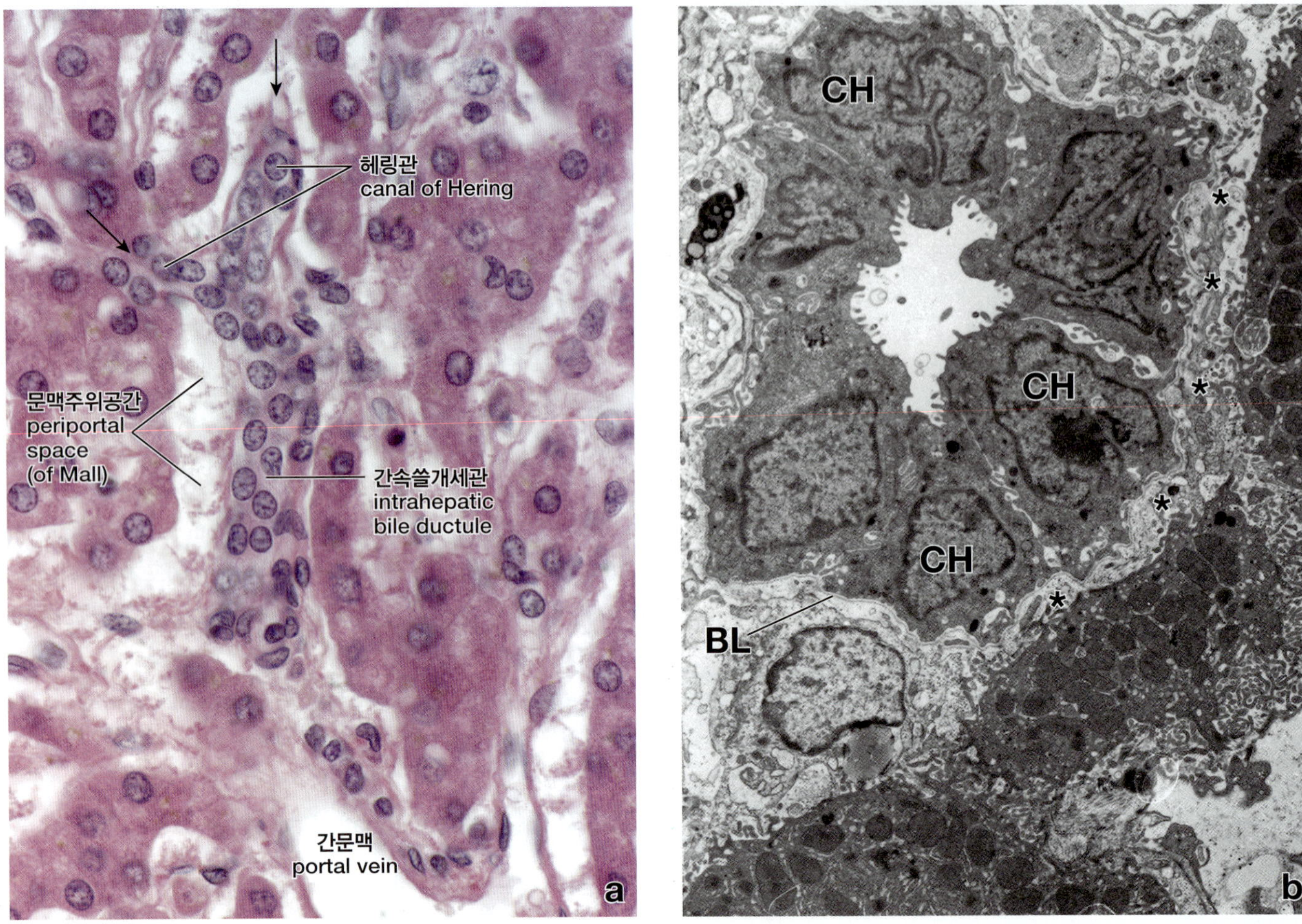

그림 18.12 헤링관과 간속쓸개세관. a. 문맥관(portal canal) 근처의 간조직을 촬영한 광학현미경사진. *화살표*는 쓸개모세관(bile canaliculus)이 *헤링관*(*canal of Hering*)으로 연결되는 지점을 가리킨 것이다. 헤링관은 벽면의 일부는 간세포로 이루어져 있고, 나머지 일부는 쓸개관세포(cholangiocyte)로 이루어진 관이다. 헤링관은 간세포(hepatocyte)로 둘러싸인 *간속쓸개세관*(*intrahepatic bile ductule*)으로 연결된다. 간속쓸개세관은 문맥관의 결합조직 속에 위치한 소엽사이쓸개관(interlobular bile duct)과는 비교된다. 작은 쓸개관 옆에는 *간문맥*(*portal vein*)의 종말가지(*오른쪽 아래*)가 동반되어 있다. ×800. **b.** 간속쓸개세관(intrahepatic bile ductule)의 투과전자현미경사진. 간속쓸개세관은 헤링관으로부터 쓸개즙을 받아 운반한다. 간속쓸개세관은 간세포에 근접해 있지만, 쓸개모세관과 직접 연결되는 모습은 관찰되지 않는다. 간속쓸개세관의 벽은 쓸개관세포(*CH*)로 이루어져 있고, 그 바깥은 바닥판(basal lamina, *BL*)으로 둘러싸여 있다. 간세포의 미세융모(microvilli)가 뻗어 있는 좁은 공간(*별표*)은 굴주위공간(perisinusoidal space)이 아니라 문맥주위공간(periportal space, space of Mall)이다. ×6,000.

어져 있고, 핵막(nuclear envelope) 내면에도 뭉친염색질이 띠형태로 존재한다. 핵마다 둘 또는 그 이상의 핵소체(nucleolus)가 있다.

간세포는 소화계통의 세포 중 비교적 수명이 긴 편이며, 평균 수명은 약 5개월이다. 또한 독성물질, 질병, 수술 등으로 인해 간조직이 손실되면 간세포는 뛰어난 재생능력을 발휘한다.

간세포 세포질(hepatocyte cytoplasm)은 전반적으로 호산성을 띤다. 일반염색 또는 특수염색을 한 조직표본에서 다음과 같은 세포질 구조들을 관찰할 수 있다.

- 과립세포질그물(rER)과 자유리보솜(free ribosome)이 있는 부위는 호염기성을 보인다.
- 수많은 사립체(mitochondria)는 생체염색법이나 효소조직화학(enzyme histochemistry)을 통하여 세포당 800~1000개 정도가 있음이 확인되었다.
- 여러 개의 작은 골지복합체(Golgi complex)는 특수염색을 하면 확인할 수 있다.
- 수많은 과산화소체(peroxisome)는 면역세포화학(immunocytochemistry)으로 확인할 수 있다.
- 포도당(glycogen) 침착물은 PAS반응(periodic acid-Schiff reaction)으로 확인할 수 있다. 신선한 조직을 잘 고정하여 H&E염색하면, 포도당은 불규칙한 공간처럼 보이기 때문에 대개는 세포질이 얼룩덜룩한 거품모양처럼 느껴진다.
- 다양한 크기의 지방방울(lipid droplet)은 적절한 고정방법으로 처리한 뒤 수단염색(Sudan stain) 또는 톨루이딘염색(toluidine blue stain)을 하면 관찰이 가능하다(도판 18.2, 800쪽). 일반 조직표본에서 세포질에 둥근 구멍이 난 것처럼 보일 때가 있고, 이는 지방방울이 녹아 없어진 자리이다. 에탄올과 같은 간독소를 섭취하거나 주사하면 지방방울이 많아진다.
- 용해소체(리소좀, lysosome) 안의 지방갈색소(lipofuscin pigment)

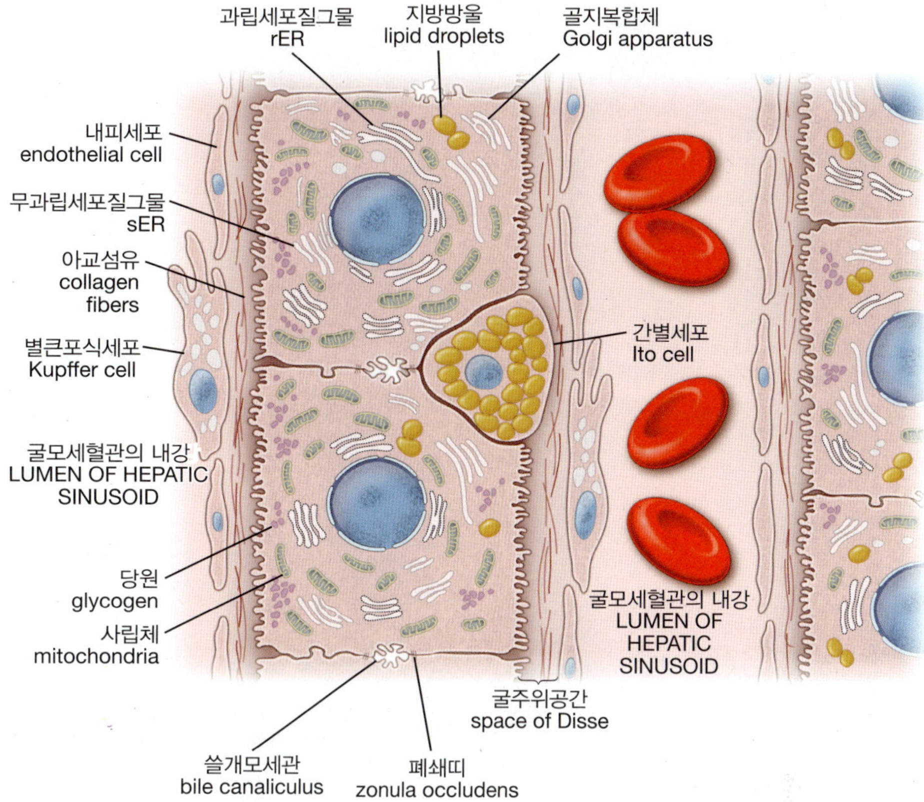

그림 18.13 굴모세혈관 사이에 위치하는 간세포판의 모식도. 굴모세혈관(sinusoid) 사이로 한 줄로 길게 늘어선 간세포로 이루어진 간세포판(plate of hepatocytes)을 보여준다. 간세포가 정육면체 모양이라고 가정했을 때, 그림에 표시된 것처럼 세포의 표면 중 두 면은 굴모세혈관과 접하고, 다른 두 면은 쓸개모세관(bile canaliculus)과 접한다. 그리고 그림에 표시되지 않은 나머지 두 면도 쓸개모세관에 접하고 있다. 간별세포(hepatic stellate cell, Ito cell)의 위치와 비타민A를 포함한 지방방울(lipid droplet)이 가득한 모습도 잘 나타나 있다. 굴주위공간(perisinusoidal space, space of Disse)에 있는 소수의 아교섬유(collagen fiber)들은 간별세포에서 만들어진 것이다. 병적 상태에서는 이 세포가 지방방울을 잃고 아교섬유를 합성하는 근육섬유모세포(myofibroblast)로 분화하여 간조직의 섬유증(fibrosis)을 유발한다. 굴모세혈관의 내면은 내피세포(endothelial cell)와 별큰포식세포(stellate sinusoidal macrophage, Kupffer cell)로 덮여 있다. *rER*, 과립세포질그물(rough endoplasmic reticulum); *sER*, 무과립세포질그물(smooth endoplasmic reticulum).

는 일반적인 H&E 염색표본에서 세포마다 다양한 양이 관찰된다. 또한 PAS 염색을 통해 뚜렷이 구별되는 갈색과립들을 관찰할 수 있다.

앞에서도 언급했듯이, 간세포는 다각형의 세포이다. 편의상 육면체인 것처럼 설명할 때가 많지만, 실제로는 세포마다 형태가 다양하다. 육면체의 간세포를 자른 단면의 모습이 그림 18.13에 잘 나타나 있다. 간세포의 표면 중 두 세포막은 굴주위공간(perisinusoidal space)에 접해 있다. 그리고 다른 두 세포막은 이웃한 간세포와 접하고, 인접한 간세포 사이에 쓸개모세관(담세관, bile canaliculus)이 존재한다. 간세포가 정육면체에 가까운 형태라고 한다면 이 모식도에 표시되지 않은 두 면이 더 있을텐데, 이 면도 역시 이웃한 간세포와 접하고 거기에 쓸개모세관이 존재할 것이다. 굴주위공간에 접한 면은 다른 장기에서의 일반적인 상피세포의 바닥면(basal surface)에 해당하고, 이웃한 세포에 접하는 면은 일반적인 상피세포의 가쪽면(lateral surface)에 해당되고, 쓸개모세관이 있는 면은 일반적인 상피세포의 꼭대기면(apical surface)에 해당한다고 볼 수 있다.

간세포에는 과산화소체가 많다.

하나의 간세포는 200~300개의 **과산화소체**(peroxisome)를 갖고 있다. 과산화소체의 지름은 0.2~1.0 μm정도로 다양하다(그림 18.14a). 과산화소체의 주요 기능은 지방산의 분해와 해독에 기여하는 지질대사이다. 또한 과산화소체는 활성산소중간체(reactive oxygen intermediate, ROI) 대사의 주요 부위이다. 과산화소체는 다량의 산화효소를 포함하고 있고, 이를 이용하여 독성이 강한 **과산화수소**(hydrogen peroxide, H_2O_2)를 생성한다. 과산화소체 안에는 과산화수소를 산소와 물로 분해하는 과산화수소분해효소(catalase)도 들어 있다. 이런 화학반응은 간의 해독작용(예: 알코올 해독)에 중요한 역할을 한다. 실제로, 음주를 통해 섭취한 에탄올의 절반 정도가 간세포의 과산화소체에 들어 있는 효소에 의해 아세트알데히드(acetaldehyde)로 변환된다. 사람의 경우에는, 과산화소체 안에서 **과산화수소분해효소**(catalase), **D-아미노산산화효소**(D-amino acid oxidase), **알코올탈수소효소**(alcohol dehydrogenase) 등의 효소가 발견된다. 그 밖에도 과산화소체는 **긴 사슬 지방산 분해**(β-oxidation of very long-chain fatty acid)와 **가지 사슬 지방산 분해**(α-oxidation of branched-chain fatty acid)를 거의 독점적으로 대사하며, 포도당신합성(gluconeogenesis)과 콜레스테롤을 이용한 쓸개즙산(bile acid)의 생산에도 관여한다. 과산화소체에 대한 자세한 설명은 2장 세포질(77~80쪽)을 참조하면 된다.

간세포에는 무과립세포질그물(sER)이 잘 발달해 있다.

간세포에는 무과립세포질그물(smooth endoplasmic reticulum, sER)이 발달해 있지만, 그 발달 정도는 대사활성에 따라 달라진다(그림 18.14b). 무과립세포질그물에는 약물과 독소의 분해와 접합(conjugation)에 관여하는 효소, 콜레스테롤과 지질단백질 합성에 필요한 효소가 들어 있다. 약물, 독소, 대사자극제 등에 노출되

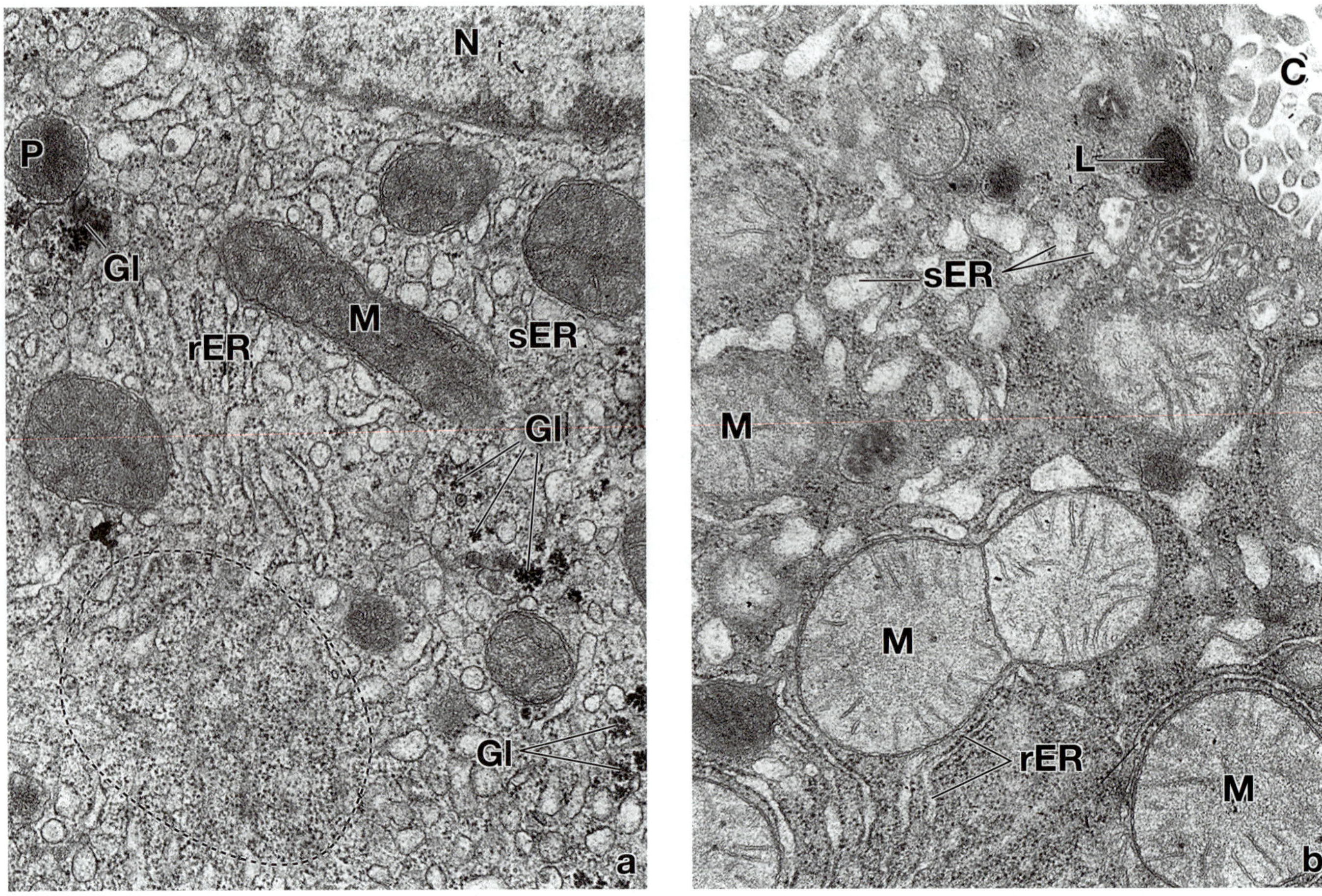

그림 18.14 간세포의 투과전자현미경사진. a. 핵(*N*) 주위의 세포소기관과 세포질포함물들을 촬영한 전자현미경사진이다. 과산화소체(peroxisome, *P*), 사립체(mitochondria, *M*), 당원 포함물(glycogen inclusion, *Gl*), 무과립세포질그물(smooth endoplasmic reticulum, *sER*), 과립세포질그물(rough endoplasmic reticulum, *rER*) 등이 관찰된다. 사진의 *왼쪽아래*(*점선*으로 둘러싸인 곳)에서는, 과립세포질그물의 막이 접선방향으로 비스듬히 잘려 과립세포질그물 바깥면에 붙은 리보솜(ribosome)이 관찰된다. ×12,000. **b.** 쓸개모세관(bile canaliculus, *C*) 근처의 세포질을 촬영한 전자현미경사진이다. 용해소체(리소솜, lysosome, *L*), 사립체(*M*), 무과립세포질그물(*sER*), 과립세포질그물(*rER*) 등이 관찰된다. 쓸개모세관의 세포막에 미세융모가 발달한 모습도 확인할 수 있다. ×18,000.

면, 간세포 세포질 전체에 무과립세포질그물이 크게 발달한다. 어떤 약물이나 호르몬은 무과립세포질그물의 활성을 자극할 뿐 아니라, 무과립세포질그물의 막과 효소 합성을 촉진한다. 알코올을 많이 섭취하거나 체내에 약물(수면제의 일종인 페노바비탈, 합성 대사스테로이드, 항체호르몬인 프로게스테론, 일부 항암제 등)을 투여하면 무과립세포질그물이 비대해진다. 에탄올로 무과립세포질그물을 자극하면, 다른 약물, 항암물질, 살충제 등에 대한 해독능력이 강화되지만, 사염화탄소(carbon tetrachloride, CCl4)나 벤즈피렌(3, 4-benzpyrene)과 같은 독성물질에 의한 간세포손상 효과는 더욱 증가된다.

간세포의 골지복합체는 50개에 이르는 골지단위(Golgi unit)로 구성되어 있다.

투과전자현미경(TEM)을 사용하면 **골지복합체**(Golgi apparatus)의 세밀한 모습을 일반적인 조직학적 표본에서 관찰한 것보다 더욱 자세히 관찰할 수 있다. 간 조직을 두껍게 잘라 골지염색(중금속을 침착시키는 방법)을 하면, 광학현미경으로도 간세포의 골지복합체 분포양상을 관찰할 수 있다. 간세포에는 3~5개의 납작한 수조(cistern)와 크고 작은 여러 소포(vesicle)로 구성된 골지단위(Golgi unit)가 50개 가까이 존재한다. 이런 "골지단위"는 골지염색을 시행한 조직표본에서 관찰되는 구불구불한 골지복합체의 가지들이다. 골지단위 중 많은 수가 쓸개모세관(bile canaliculus) 근처에 밀집해 있고, 이것들은 쓸개즙의 분비와 관련되어 있을 것으로 생각된다. 또한 간세포의 굴모세혈관쪽 세포질에는 골지수조(Golgi cistern)와 소포 안에는 초저밀도지질단백질(VLDL)이나 다른 지질단백질의 전구물질로 추정되는 25~80 nm 크기의 짙은 알갱이들이 들어 있다. 이 물질들은 나중에 간세포의 내분비기능을 통해 혈액으로 방출된다. 이 전구물질을 합성하는 장소인 과립세포질그물(rER)의 끝부분과 무과립세포질그물(sER)의 팽창된 곳에서도 비슷한 형태의 알갱이들이 관찰된다.

광학현미경 표본에서 쓸개모세관 근처에 밀집해 있는 용해소체들은 쓸개즙이 되기 직전의 치밀소체(dense body)들이다.

간세포의 **용해소체**(리소좀, lysosome)는 이질적으로 모양과 성분이 다양하기 때문에, 조직화학기법으로 염색한 투과전자현미경(TEM) 표본에서만 제대로 식별이 가능하다. 간세포의 용해소체에는 일반적인 용해소체의 효소 외에도 다음과 같은 것들이 포함되어 있다.

- 지질갈색소과립(lipofuscin granule)들
- 부분적으로 소화된 세포소기관들
- 말이집(myelin)과 비슷한 구조들

간세포의 용해소체는 철분의 정상적인 저장소(페리틴복합체 형태로 저장)일 수도 있고, 특정 축적병(storage disease)의 경우에 다량의 철분이 축적되는 장소일 수도 있다.

쓸개관의 폐쇄나 바이러스간염, 빈혈 등의 다양한 질환에서 용해소체의 수가 증가하는 변화가 나타난다. 그러나 정상적인 간기능(특히 쓸개즙 분비)의 범위 자체가 워낙 넓기 때문에, 쓸개모세관(bile canaliculus) 근처에 있는 골지복합체와 용해소체의 발달 정도와 쓸개즙 분비량 사이에서 통계학적으로 유의한 상관관계를 찾기는 어렵다.

쓸개길가지(Biliary Tree)

간세포에서 분비된 쓸개즙(담즙, bile)을 쓸개(담낭, gallbladder) 또는 창자까지 운반하는 통로를 흔히 쓸개길계통(담도계, biliary system) 또는 **쓸개길가지**(biliary tree)라고 한다. 가느다란 통로들이 합쳐지면서 점점 굵어지는 모습이 나뭇가지와 흡사하기 때문에 붙여진 이름이다. 성인의 간에 분포하는 다양한 크기와 형태의 쓸개세관(bile ductule)과 쓸개관(bile duct)을 모두 합하면 길이가 2 km 이상이 된다. 이 구조들은 단순한 통로의 역할만 하는 것이 아니라, 호르몬 또는 신경의 자극을 받아 쓸개즙의 흐름과 조성을 변화시키는 기능을 한다.

쓸개길가지의 내면은 쓸개즙의 흐름을 감시하고 그 성분을 조절하는 쓸개관세포로 덮여 있다.

쓸개길가지(biliary tree)의 내면을 덮는 상피세포를 **쓸개관세포**(담관세포, cholangiocyte)라고 한다. 작은 쓸개세관(bile ductula)들은 주로 입방형 쓸개관세포로 내면을 덮고 있지만, 쓸개세관의 직경이 커지면서 쓸개관세포들은 원주형이 된다. 투과전자현미경(TEM)으로 관찰했을 때, 쓸개관세포는 세포소기관이 거의 없고 이웃한 세포와 치밀이음(폐쇄연접, tight junction)으로 연결되어 있으며 바닥면 아래에 바닥판(basal lamina)이 온전하게 갖춰져 있는 것이 특징이다. 간세포와 마찬가지로, 쓸개관세포의 꼭대기면(apical surface)에는 내강쪽으로 뻗은 미세융모가 발달해 있다. 또한 쓸개관세포의 꼭대기면에는 홑섬모(solitary cilium)가 존재한다. 이 홑섬모는 내강 액체의 변화를 감지하여 쓸개관세포의 분비작용을 조절하는 기능을 한다(그림 18.15).

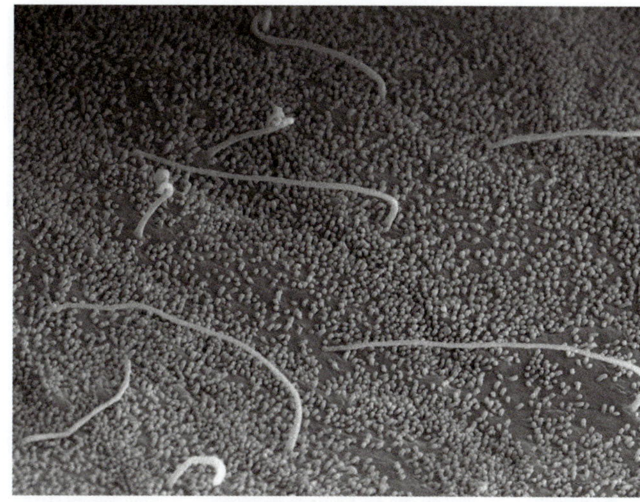

그림 18.15 쓸개관 내강쪽 표면의 주사전자현미경(SEM)사진. 쓸개관(bile duct)의 내면은 *쓸개관세포(cholangiocyte)*라는 상피세포로 덮여 있다. 쓸개관세포의 꼭대기쪽 면에는 수많은 짧은 미세융모들이 내강 쪽으로 뻗어 있다. 또한 쓸개관세포마다 하나의 긴 섬모(cilium)를 갖고 있고, 이것은 내강 속을 흐르는 쓸개즙의 변화를 감지한다. 모든 세포의 섬모들이 쓸개즙 흐름의 동일한 방향으로 휘어져 있다. ×3,600. (사진제공. Dr. Tetyana V. Masyuk.)

쓸개모세관은 인접한 간세포의 세포막 사이에 존재하는 가느다란 통로이다.

쓸개길가지(biliary tree)의 말단에 있는 가장 작은 분지를 **쓸개모세관**(담세관, bile canaliculus)이라고 한다. 쓸개모세관은 간세포에서 분비된 쓸개즙을 받아들이는 미세한 관이다. 간세포의 모양이 육면체라고 가정하면, 쓸개모세관은 육면체의 네 면을 빙 둘러싸서 고리를 형성한다(그림 18.16, 도판 18.2, 800쪽). 쓸개모세관의 속지름은 0.5 μm 정도이다. 쓸개모세관 주위의 간세포 세포막에는 치밀이음(tight junction), 부착띠(zonula adherens), 부착반점(desmosome)으로 이루어진 이음복합체(junctional complex)가 발달해 있어, 쓸개모세관과 주위의 간세포사이 틈새를 차단해 준다. 쓸개모세관의 내강에는 양쪽 간세포에서 뻗어 나온 미세융모가 존재한다. 쓸개모세관의 벽을 이루는 간세포의 세포막에는 아데노신삼인산효소(adenosine triphosphatase, ATPase) 및 여러 알칼리인산분해효소(alkaline phosphatase)가 자리잡고 있고, 이는 쓸개즙의 분비가 능동적인 기전에 의해 일어남을 의미한다. 쓸개모세관 안으로 분비된 쓸개즙 흐름방향은 간소엽의 중심부에서 주변부로, 즉 중심정맥(terminal hepatic venule, central vein)쪽에서 문맥관(portal canal)쪽으로, 흐르기 때문에 혈액의 흐름방향과는 반대이다. 쓸개모세관은 문맥관 근처에 와서 짧은 **헤링관**(canal of Hering)이 된다. 즉, 헤링관은 쓸개모세관이 문맥관으로 이어지는 짧은 부위를 말한다.

헤링관의 특징은 2종류의 세포, 즉 간세포와 쓸개관세포로 구성된다.

헤링관(canal of Hering)은 벽면의 일부는 간세포(hepatocyte)로 이

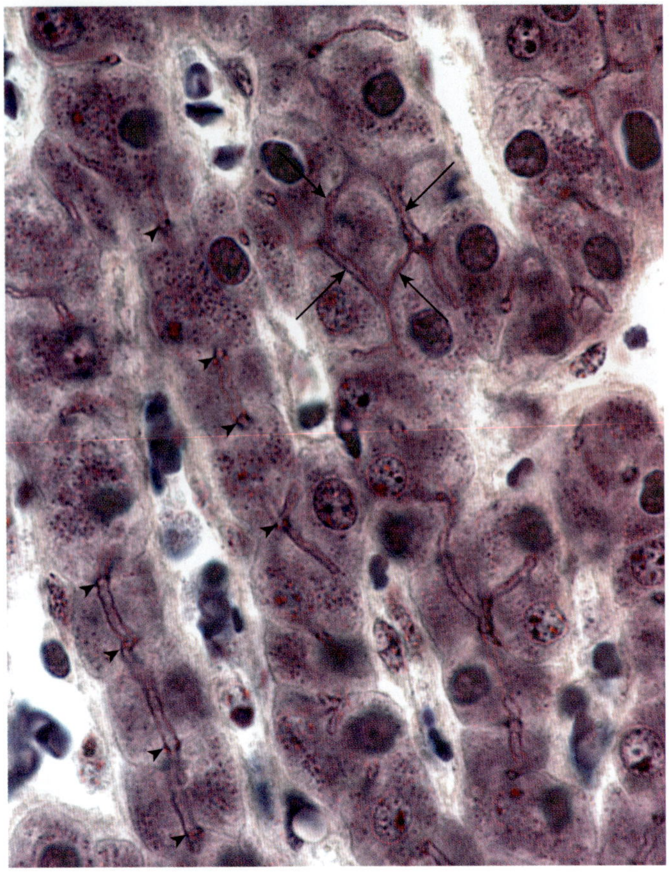

그림 18.16 쓸개모세관의 광학현미경사진. 한 줄로 늘어선 간세포로 이루어진 간세포판(plate of hepatocytes)들과 그들 사이의 굴모세혈관(sinusoid)을 고배율로 촬영한 조직 표본사진이다. 일부 구역에서 쓸개모세관(bile canaliculus)이 길게 뻗어 있는 모습이 관찰된다. 쓸개모세관이 간세포의 표면 중 4면을 둘러싸고 있는 것도 확인할 수 있다(*화살표*). *화살촉*은 쓸개모세관이 가로 방향으로 잘린 곳을 가리킨다. ×1,240.

루어져 있고, 나머지 일부는 입방형의 쓸개관세포(cholangiocyte)로 이루어진 관이다. 쓸개관세포와 마찬가지로, 헤링관의 간세포는 꼭대기면에 미세융모가 발달해 있고, 가쪽면에 치밀이음(tight junction)이 있으며, 바닥면 아래에는 바닥판(basal lamina)이 온전하게 놓여 있다. 기능적으로, 헤링관은 수축성을 띠고 있어 쓸개즙이 문맥관을 향해 한 방향으로 흐르도록 도와준다. 헤링관은 쓸개길가지의 쓸개관세포로 덮인 부분 중 가장 말단의 작은 관 이며, 따라서 작은 쓸개관에 병이 생겼을 때 이곳도 함께 영향을 받는 경우가 많다. 따라서 헤링관이 손상 또는 파괴되거나 수축성에 문제가 생기면 쓸개즙의 흐름이 막히는 **간속쓸개즙정체**(intrahepatic cholestasis)가 초래될 수 있다.

헤링관은 간조직의 재생을 담당하는 전구세포들이 위치한 곳이다.

헤링관은 간세포와 쓸개관세포가 가까이 접한 경계면에 위치하기 때문에, 예전부터 **간줄기세포**(hepatic stem cell)가 이곳 또는 그 근처에 존재할 것으로 추정해 왔다. 간세포가 광범위하게 손상되는 여러 간질환에서 헤링관 가까운 곳에 간조직의 재생을 담당하는 간세포 전구세포(liver cell precursor)가 출현한다는 사실도 이 가설을 뒷받침한다. 이 전구세포는 적절한 위치로 이동하여 간세포 또는 쓸개관의 세포로 분화한다. 최근에는 3차원 재구성방법을 통해, 간괴사 후 헤링관의 작은 쓸개관세포가 활발히 세포분열을 하여 간소엽 안으로 이동한다는 것을 확인하였다. 면역조직화학 방법을 이용하여 조직을 염색해 보면, 이 전구세포는 쓸개관세포와 간세포의 두 표지자(marker)를 모두 갖고 있고, 만성질환에 의해 간조직이 손상되었을 때 조직재생에 관여하는 것으로 보인다. 헤링관에 **간줄기세포**가 존재한다는 것은 여러 가지 임상적 의의를 갖는다. 예를 들어, 실험실 연구에 따르면 머지않은 미래에 간줄기세포가 간질환 치료에 활용될 수 있을 것으로 기대된다.

쓸개세관은 내면 전체가 쓸개관세포로 덮여 있는 쓸개길가지의 일부이다.

헤링관은 쓸개관세포로 덮인 **소엽속쓸개세관**(intralobular bile ductule)로 이어진다(그림 18.12). 간조직의 연속절편을 면역조직화학방법으로 염색하여 3차원 분석을 하면, **헤링관**(canal of Hering)이 간소엽의 경계를 넘어 **문맥주위공간**(periportal space, space of Mall)의 쓸개세관(bile ductule)으로 직접 이어지는 모습도 가끔 발견할 수 있다(그림 18.4, 18.12). 헤링관과 쓸개세관은 소엽 안에서의 위치에 따라 구분하는 것이 아니라, 벽면이 전체적으로 또는 부분적으로 쓸개관세포로 이루어졌는지 여부에 따라 구분하는 것이다.

간속쓸개세관(intrahepatic bile ductule)은 간관(hepatic duct)을 향해 쓸개즙을 운반한다.

간속쓸개세관(intrahepatic bile ductule)은 지름 1.0~1.5 μm이고, 간세동이(portal triad)를 구성하는 **소엽사이쓸개관**(소엽간담관, interlobular bile duct)으로 연결된다. 소엽사이쓸개관은 지름이 15~40 μm정도이고, 내면은 쓸개관세포로 덮여 있다. 간소엽(lobule) 근처에 위치한 소엽사이쓸개관의 내면을 덮는 쓸개관세포는 입방형이지만, 간문(porta hepatis)에 가까워질수록 쓸개관세포가 점차 원주형이 된다. 이와 같은 원주형 쓸개관세포는 간바깥쓸개관(extrahepatic bile duct)이나 쓸개(gallbladder)의 상피세포와 마찬가지로 꼭대기면에 미세융모가 발달해 있다. 쓸개관이 굵어지면서, 쓸개관세포 바깥에 탄력섬유(elastic fiber)가 풍부한 치밀결합조직층이 생겨난다. 간문 근처의 쓸개관은 결합조직층에 민무늬근육이 섞여 있다. 소엽사이쓸개관들이 계속 합쳐져 **오른간관**(right hepatic duct)과 **왼간관**(left hepatic duct)을 형성하고, 이들이 간문 부위에서 만나 **온간관**(총간관, common hepatic duct)이 된다(그림 18.17).

어떤 사람의 경우에는, 간과 쓸개(쓸개의 목부분 근처) 사이의 결합조직에서 **루시카관**(duct of Luschka)이라는 쓸개관이 발견되기도 한다. 루시카관은 쓸개의 내강으로 직접 연결되지는 않고, 대신 쓸

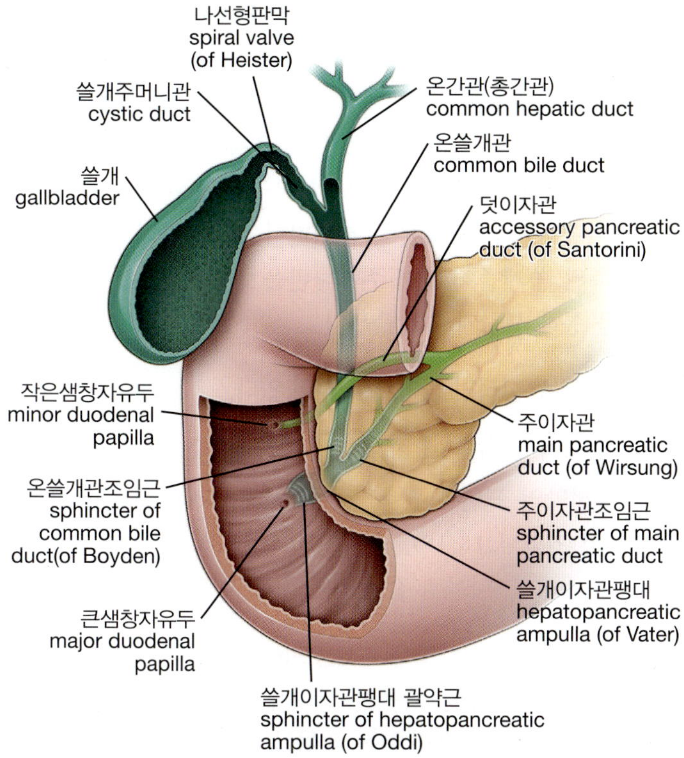

그림 18.17 간관, 이자관, 쓸개의 위치관계를 나타낸 모식도. 쓸개는 쓸개주머니관(cystic duct)에 매달린 주머니 모양의 구조이다. 쓸개주머니관 안에는 점막이 주름져 나선형판막(spiral valve, valve of Heister)을 이루고 있다. 쓸개주머니관은 온간관(common hepatic duct)과 만나 온쓸개관(common bile duct)을 형성한 뒤 샘창자(duodenum)로 연결된다. 온쓸개관은 샘창자로 열리기 직전에 이자관(pancreatic duct)과 합쳐져 쓸개이자관팽대(hepatopancreatic ampulla, ampulla of Vater)를 형성하며, 이렇게 두 분비관이 함께 샘창자의 내림부분(샘창자를 해부학적으로 네 부분으로 나누며, 그 중 두 번째 부분을 말함)으로 열린다. 이런 관들의 끝부분에는 괄약근이 발달해 있다. 온쓸개관, 이자관, 쓸개이자관팽대의 괄약근은 쓸개즙과 이자액(pancreatic juice)이 샘창자로 배출되는 속도를 조절한다. 온쓸개관의 괄약근이 수축하면, 온간관으로 내려오던 쓸개즙이 샘창자로 배출되지 못하고 쓸개주머니관을 통해 쓸개로 흘러 들어가 농축되고 저장된다.

개주머니관(cystic duct)으로 연결되는 경우를 말한다. 루시카관은 조직학적 구조는 간속쓸개관(intrahepatic bile duct)과 비슷하다. 이것은 아마도 배아발생시 잘못 만들어진 쓸개관이 그대로 남은 잔유물일 것으로 추정된다.

간의 바깥에 있는 쓸개관(bile duct)은 쓸개와 샘창자로 쓸개즙을 운반한다.

쓸개길가지 중 간 바깥, 즉 간문 바깥에 있는 모든 쓸개관을 총칭하여 간바깥쓸개관(extrahepatic bile duct)이라고 부른다. 따라서 여기에는 온간관, 쓸개주머니관, 온쓸개관이 포함된다. **온간관**(총간관, common hepatic duct)은 오른간관과 왼간관이 만나서 이루어지며, 길이가 3 cm 정도이고, 내면은 쓸개의 상피와 비슷한 단층원주상피로 덮여 있다. 온간관의 벽은 소화관의 벽(698~699쪽)과 비슷한 층으로 구성되어 있지만, 점막근육판(muscularis mucosa)이 없다. **쓸개주머니관**(담낭관, cystic duct)은 온간관과 **쓸개**(gallbladder)를 연결하며, 쓸개즙을 쓸개로 들여보내거나 쓸개 바깥으로 내보내는 양방향 통로 역할을 한다. 쓸개주머니관의 점막에는 수많은 나선형 주름들이 있으며, 이 주름은 **나선형판막**(spiral valve, valve of Heister)을 만든다. 쓸개주머니관과 나선형판막은 민무늬근육섬유를 갖고 있어, 약물을 비롯하여 호르몬이나, 신경자극에 반응하게 된다. 그러나, 쓸개즙 흐름의 수동적 도관 역할을 하는 쓸개주머니관에 조임근이 있다는 조직학적 증거는 없다. 쓸개주머니관이 온간관을 만나 형성한 관을 **온쓸개관**(common bile duct)이라고 한다(번역자 주. 최근에는 그냥 쓸개관[bile duct]이라고 표현한다). 온쓸개관은 7 cm 정도 뻗어 내려가 샘창자(duodenum)의 벽 근처에서 **쓸개이자관팽대**(hepatopancreatic ampulla, ampulla of Vater)로 이어진다. 온쓸개관이 쓸개이자관팽대로 합쳐지기 직전에 민무늬근육섬유의 돌림층이 두꺼워져서 조임근이 형성되는데 이를 **온쓸개관조임근**(sphincter of the common bile duct, sphincter of Boyden)이라고 하며 쓸개즙의 흐름을 조절한다. 쓸개이자관팽대를 둘러싸는 샘창자의 근육층은 두껍게 발달하여 **쓸개이자관팽대괄약근**(sphincter of hepatopancreatic ampulla, sphincter of Oddi)을 형성한다. 이 괄약근은 온쓸개관과 **이자관**(pancreatic duct)의 출구를 둘러 싸서, 쓸개즙과 이자액(pancreatic juice)이 샘창자로 배출되는 속도를 조절한다. 쓸개이자관팽대의 출구를 샘창자 내강 안에서 보면 약간 돌출되어 있는데 이를 **큰샘창자유두**(major duodenal papilla)라고 한다.

성인의 간에서는 하루 평균 약 1리터의 쓸개즙이 분비된다.

쓸개즙은 크게 두 가지 기능을 한다. 하나는 창자 안에서 **지방성분의 흡수**(absorption of fat)를 돕는 것이고, 또 하나는 **콜레스테롤, 빌리루빈**(bilirubin), **철분, 구리 등이 간을 통해 배설**될 수 있게 하는 매개체의 역할이다. 쓸개즙의 조성과 각 성분의 기능이 표 18.1에 정리하였다. 표에 설명되어 있는 바와 같이, 쓸개즙의 여러 성분은 문맥순환(portal circulation)을 통해 재활용된다.

- 쓸개즙의 주요 성분인 **쓸개즙염**(담즙산염, bile salt)의 약 90%는 창자에서 재흡수되어, 간문맥(hepatic portal vein)의 혈액을 통해 간으로 되돌려 보내진다. 이렇게 간으로 운반된 쓸개즙염은 간세포 안으로 흡수된 후, 다시 쓸개모세관(bile canaliculus)으로 분비된다. 재흡수되지 못한 분량의 쓸개즙염은 간세포에서 새로 합성된다.
- 쓸개즙에 포함되어 창자로 배출된 **콜레스테롤**, **레시틴**(lecithin, 인지질의 일종), **전해질**(electrolyte), 수분도 대부분 다시 흡수되어 재활용된다.

혈색소(헤모글로빈, hemoglobin)를 분해하여 독성을 제거한 최종 산물인 **빌리루빈 글루쿠로나이드**(bilirubin glucuronide)는 재흡수되거나 재활용되지 않는다. 빌리루빈 글루쿠로나이드는 대변과 함께 배설되며, 대변 특유의 색깔도 이 물질 때문에 나타나는 것이다. 간세포가 빌리루빈을 흡수하지 못하거나, 접합과정에 문제가 있거나, 빌리루빈 글루쿠로나이드가 제대로 배출되지 않으면 **황달**(jaundice)이 발생할 수 있다.

간에서 배출된 **쓸개즙의 흐름**(bile flow)은 호르몬과 신경에 의해 조절된다. 간으로 유입되는 혈액량과 그 안에 포함된 쓸개즙염(bile salt)의 농도도 쓸개즙 분비량에 영향을 미친다. 소화과정 중 창자내분비세포(enteroendocrine cell)에서 콜레시스토키닌(cholecystokinin, CCK), 가스트린(gastrin), 모틸린(motilin) 등의 호르몬이 분비되면, 쓸개즙의 분비가 증가한다. 스테로이드호르몬(예: 임신 중 에스트로겐 증가)은 간의 쓸개즙 분비를 억제한다. 또한 부교감신경은 쓸개를 수축시키고 쓸개이자관팽대 괄약근(sphincter of hepatopancreatic ampulla, sphincter of Oddi)을 이완시켜 쓸개즙의 배출을 촉진한다. 간에서 분비되어 온간관(총간관, common hepatic duct)을 통해 흘러 나간 쓸개즙은 쓸개주머니관(cystic duct)을 통해 쓸개 안으로 들어가서 농축과정을 거친다. 적절한 자극이 주어지면 쓸개가 서서히 수축하여, 저장되어 있던 쓸개즙을 쓸개주머니관을 거쳐 온쓸개관(common bile duct)을 통해 샘창자로 내보낸다.

간은 교감신경과 부교감신경의 영향을 받는다.

간과 쓸개에는 자율신경계통의 교감신경과 부교감신경이 모두 분포한다. 교감신경과 부교감신경은 간문(porta hepatis)을 통해 간 속으로 들어가, 간세동이(portal triad)와 함께 문맥관(portal canal)을 따라 뻗으면서 많은 가지를 낸다. 교감신경섬유는 혈관에 분포한다. **교감신경섬유**(sympathetic fiber)가 흥분하면 혈관저항이 증가하여 간으로 유입되는 혈액량이 감소하고 혈중 포도당 농도가 급격히 상승한다. **부교감신경섬유**(parasympathetic fiber)는 주로 굵은 쓸개관(bile duct, 민무늬근육이 있음)에 분포하지만, 혈관에도 조금 분포할 가능성이 있다. 부교감신경섬유가 흥분하면 간세포의 포도당 흡수와 대사가 항진된다. 부교감신경섬유의 신경세포체는 대개 간문(porta hepatis) 근처에 위치한다.

■ 쓸개(담낭, GALLBLADDER)

쓸개(담낭, gallbladder)는 서양배 모양의 신축성 있는 주머니이며, 사람의 경우 부피가 50 mL 정도이다(그림 18.17). 쓸개는 간의 내장면(visceral surface)에 붙어 있다. 쓸개는 발생과정 중 배아의 앞창자(전장, foregut)에서 발생한 구조물이다. 배아의 창자와 간을 연결하는 원시쓸개관(원시담관, primitive bile duct)의 일부분이 바깥쪽으로 자라 나와 쓸개를 형성한다.

쓸개는 쓸개즙을 저장하고 농축시키는 기능을 한다.

쓸개는 쓸개주머니관(cystic duct)에 매달린 주머니 모양의 구조이다. 간에서 분비된 묽은 쓸개즙이 쓸개주머니관을 통해 쓸개로 흘러 들어간다. 쓸개는 쓸개즙을 담아 저장하면서 수분의 약 90%를 흡수하여 쓸개즙염(bile salt), 콜레스테롤, 빌리루빈 등 주요 성분의 농도를 최대 10배까지 증가시킨다. 음식물이 샘창자(duodenum) 시작부분으로 내려오면, 작은창자의 창자내분비세포(enteroendocrine cell)들이 지질성분의 자극을 받아 쓸개벽의 민무늬근육을 수축시키는 호르몬을 분비한다. 이로 인해 쓸개가 수축하면, 농축된 쓸개즙이 쓸개주머니관을 거쳐 온쓸개관(common bile duct)을 통해 샘창자로 배출된다.

쓸개의 내면은 특징적인 점막으로 덮여 있다.

속이 빈 쓸개의 점막에는 깊은 **점막주름**(mucosa)이 많이 있다(그림 18.18). 점막의 표면은 **단층원주상피**(simple columnar epithelium)로 덮여 있다(그림 18.19). 원주형의 상피세포는 쓸개관세포(cholangiocyte)이며, 다음과 같은 특징을 가지고 있다.

- 꼭대기쪽 세포막에는 짧은 **미세융모**(microvilli)가 많다.
- 가쪽면의 윗부분에는 이웃한 상피세포들을 서로 결합시키고 세포사이의 틈새를 봉쇄하는 **이음복합체**(junctional complex)가 발달해 있다.
- 세포질 꼭대기부분과 바닥부분에는 **사립체**(mitochondria)가 많다.
- 가쪽면의 세포막은 복잡하게 주름져 있다(lateral plication).

이 상피세포의 형태는 창자의 창자세포(enterocyte, 흡수세포 absorptive cell)와 매우 비슷하다. 쓸개의 상피세포는 위에서 언급한 특징 이외에 가쪽 세포막에 나트륨펌프(Na^+/K^+-ATPase)가 많다. 세포질 꼭대기부분에는 당단백질(glycoprotein)을 포함한 분비소포(secretory vesicle)들이 있다.

점막의 **점막고유판**(lamina propria)에는 창모세혈관(fenestrated capillary)과 작은 세정맥(venule)들이 무척 많다. 그러나 림프관은 이곳에 분포하지 않는다. 점막고유판은 세포의 밀도가 높으며, 특히 림프구와 형질세포(plasma cell)들이 많다. 쓸개의 점막고유판에는 잘록창자처럼 수분과 전해질의 흡수가 주기능인 기관의 점막고유판과 매우 비슷한 특징을 띠고 있다.

사람의 경우, 쓸개 목부분의 점막고유판에는 **점액샘**(mucin-secreting gland)들이 있다. 쓸개에 염증이 생기면 이런 샘들이 더 많아지기도 한다. 점액샘에는 창자점막의 창자내분비세포(enteroendocrine cell)와 거의 비슷한 세포도 존재한다.

쓸개벽에는 점막근육판과 점막밑층이 없다.

점막고유판(lamina propria) 바깥에는 민무늬근육세포 다발과 수많은 아교섬유(collagen fiber), 탄력섬유(elastic fiber)로 이루어진 **근육층**(muscularis externa)이 있다. 쓸개는 배아의 전장(앞창자, foregut)에서 발생한 관구조 장기이지만, 점막근육판(muscularis mucosa)과

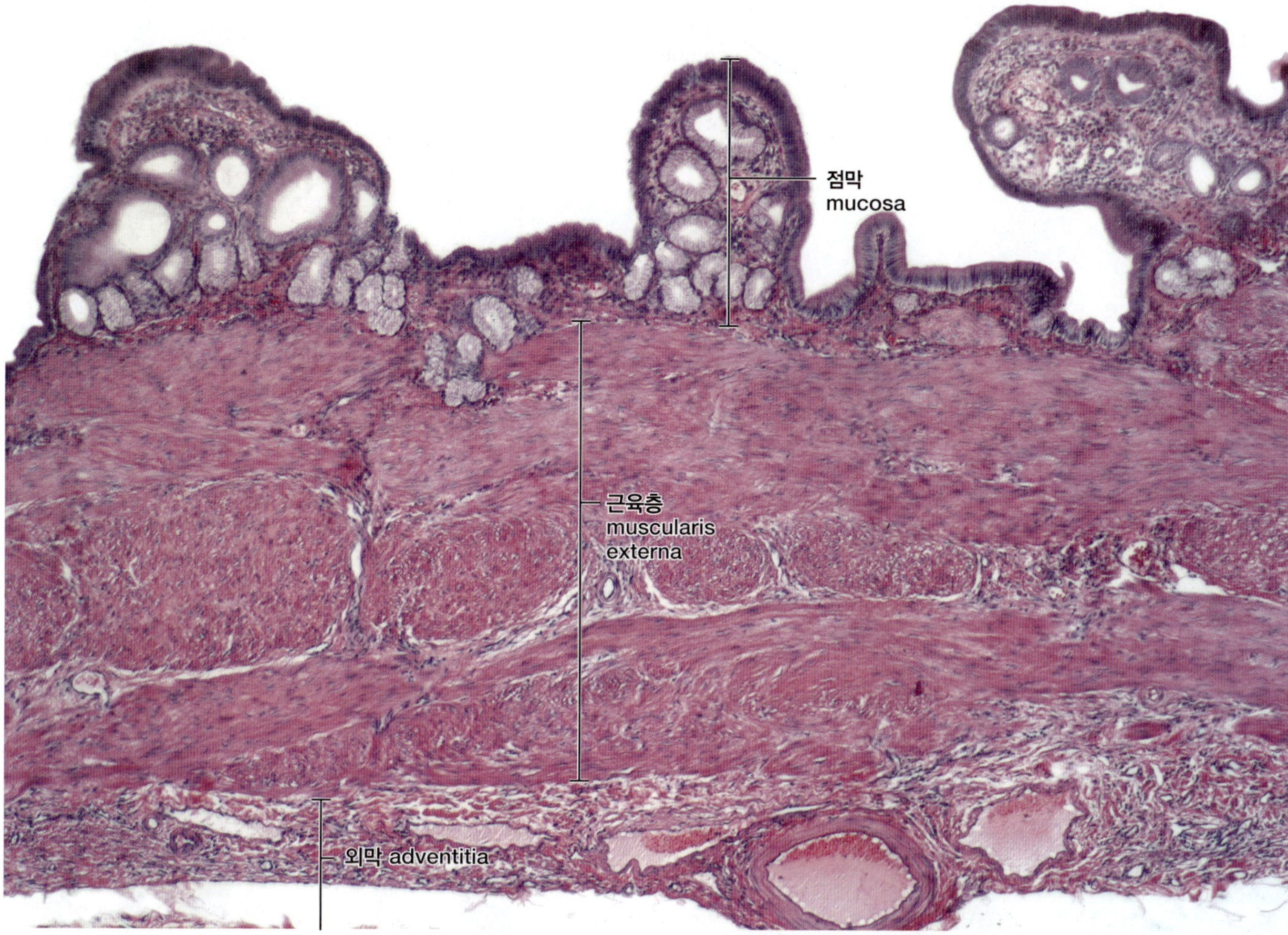

그림 18.18 쓸개벽의 광학현미경사진. 쓸개의 점막은 내강면을 덮는 단층원주상피(simple columnar epithelium)와 성긴결합조직(loose connective tissue)으로 이루어진 점막고유판(lamina propria)으로 구성된다. 점막은 불규칙한 형태로 깊게 주름져 있다. 점막 바깥에는 곧바로 비교적 두꺼운 근육층(muscularis externa)이 있으며, 따라서 점막근육판(muscularis mucosa)이나 점막밑층(submucosa)은 없다. 근육층의 민무늬근육세포들은 불규칙한 방향으로 배열되어 있다. 가장 바깥에는 지방조직과 혈관이 풍부한 외막(adventitia)이 있다. 쓸개의 표면이 간(liver)과 접하지 않은 부분의 바깥층은 외막(adventitia) 대신 전형적인 장막(serosa)으로 되어 있다. ×175.

점막밑층(submucosa)이 존재하지 않는다. 또한 일반적인 소화관과는 달리 근육층의 민무늬근육이 불규칙한 방향으로 배열되어 있다. 이 민무늬근육이 수축하면 쓸개가 오므라들어, 내강 안에 담겨 있던 액체가 쓸개주머니관(cystic duct)으로 배출된다.

근육층 바깥에는 두꺼운 치밀결합조직층이 있다(그림 18.18). 이 결합조직층에는 큰 혈관과 림프관이 많고, 근육층과 혈관에 분포하는 자율신경도 존재한다(부교감신경섬유의 신경세포체는 쓸개주머니관의 벽에 위치함). 결합조직에 탄력섬유와 지방조직도 많이 포함되어 있다. 쓸개의 표면이 간의 표면에 맞닿아 있는 부위의 바깥쪽 결합조직층을 **바깥막**(외막, adventitia)이라고 한다. 간의 표면에 붙어 있지 않은 부위의 바깥면은 **장막**(serosa)으로 덮여 있다. 장막은 내장쪽배막(장측복막, visceral peritoneum)에 해당하며, 얇은 성긴결합조직과 중피(mesothelium)로 구성되어 있다.

점막이 쓸개벽 속으로 깊게 자라 들어가 근육층까지 파고들기도 하며, 이런 구조를 **로키탄스키-아쇼프굴**(Rokitansky-Aschoff sinus)이라고 한다(그림 18.20, 도판 18.3, 802쪽). 로키탄스키-아쇼프굴은 상피세포가 과다증식하여 근육층 안으로 침투해 들어간 것이며, 병적인 변화의 전조라고 할 수 있다. 로키탄스키-아쇼프굴에서 세균이 증식하면 **쓸개돌**(담석, gallstone) 형성의 위험 요소인 만성염증을 일으킬 수 있다.

쓸개에 담긴 쓸개즙은 전해질과 수분 흡수를 통해 농축된다.

쓸개의 상피세포는 세포질 안의 **나트륨**(Na^+), **염소**(Cl^-), **중탄산염**(HCO_3^-)을 상피의 세포사이공간으로 **능동운반**(active transport)한다. 상피세포의 가쪽 세포막에는 수많은 아데노신삼인산효소(ATPase)가 존재한다. 능동운반기전의 기본원리는 17장에서 설명한 작은창자의 창자세포(enterocyte)나 큰창자의 흡수세포(absorptive cell)와 동일하다. 쓸개의 상피세포에는 2종류의 **아쿠아포린수분통로**(aquaporin water channel)인 AQP1와 AQP8이 발현되어 있다. 아쿠아포린(aquaporin)은 물분자가 농도차에 따라 이동하여 세포막을 통과할 수 있게 해주는 막단백질이다(20장 비뇨기계통, 글상자 20.5, 791쪽). 쓸개 상피세포의 꼭대기쪽 세포막과 바닥가쪽 세포막에

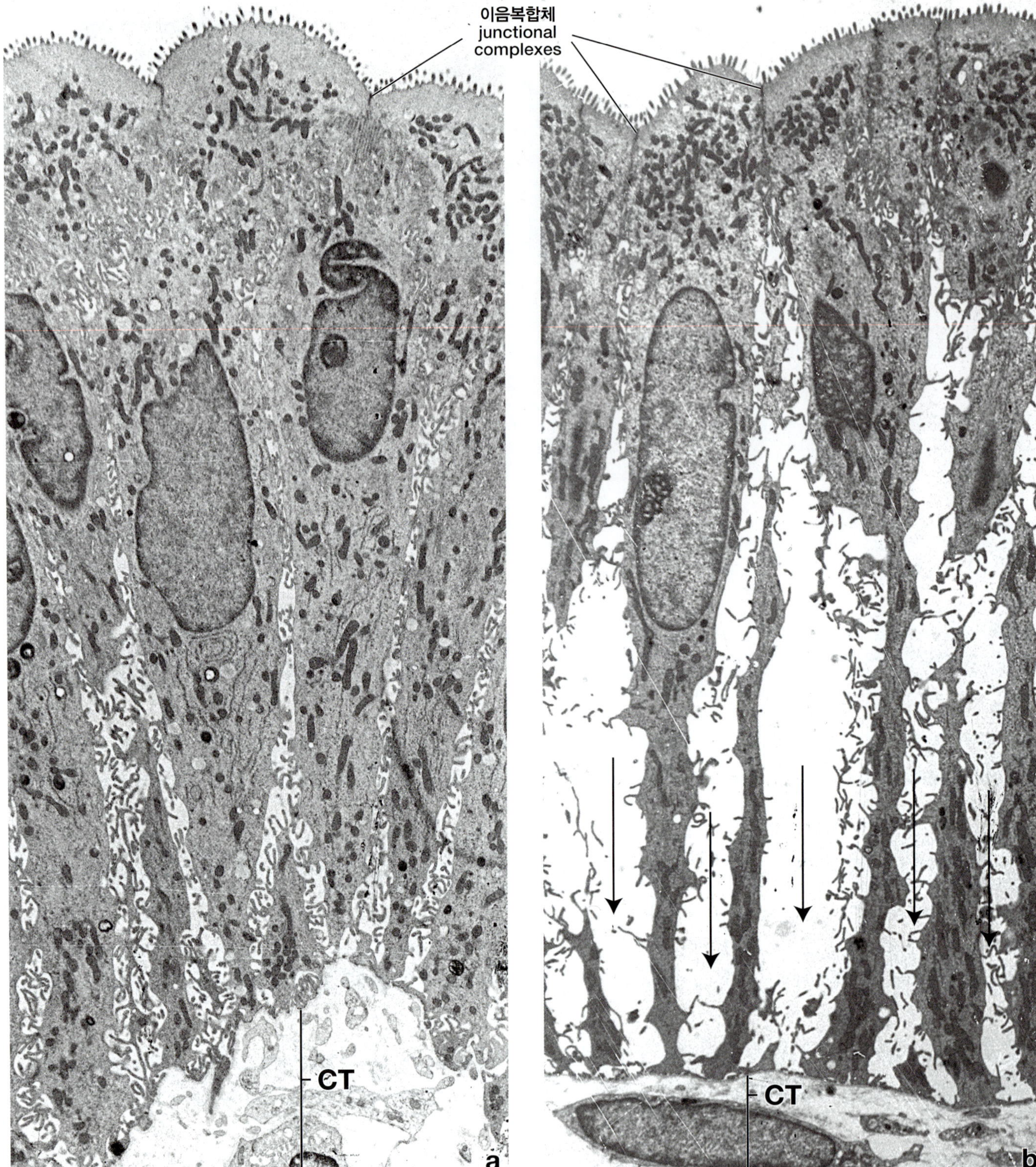

그림 18.19 쓸개 상피의 투과전자현미경사진. a. 길쭉한 원주형의 상피세포는 흡수기능을 하는 세포의 전형적인 특징을 띠고 있다. 꼭대기면에는 미세융모들이 있고, 가쪽면 윗부분에는 세포 사이의 틈새를 봉쇄하는 이음복합체(junctional complex)가 발달해 있으며, 세포질 꼭대기부분에는 사립체들이 많다. ×3,000. **b.** 내강속 액체를 활발히 흡수 중일 때, 세포질 안의 전해질이 세포사이공간으로 능동운반되고 수분도 전해질을 따라 이동한다. 그 후 내강 안의 전해질과 수분이 세포 안으로 확산되어 들어온다. 이런 과정이 계속 진행되면, 상피의 세포사이공간이 넓게 벌어진다(*화살표*). 넓어진 세포사이공간(*화살표*)에 고인 액체는 바닥판(basal lamina)을 지나 결합조직(*CT*)으로 이동하고, 여기에서 혈관으로 흡수된다. 흡수기능이 왕성할 때 상피의 세포사이공간이 넓어진 모습은 광학현미경으로도 확인할 수 있다. ×3,000.

아쿠아포린수분통로가 있으므로, 이 수분통로는 수분의 흡수와 분비에 모두 관여할 것으로 여겨진다.

전해질은 쓸개 상피세포의 세포막을 통해 활발하게 운반된다.

세포질의 나트륨, 염소, 중탄산염이 가쪽 세포막을 통해 세포사이

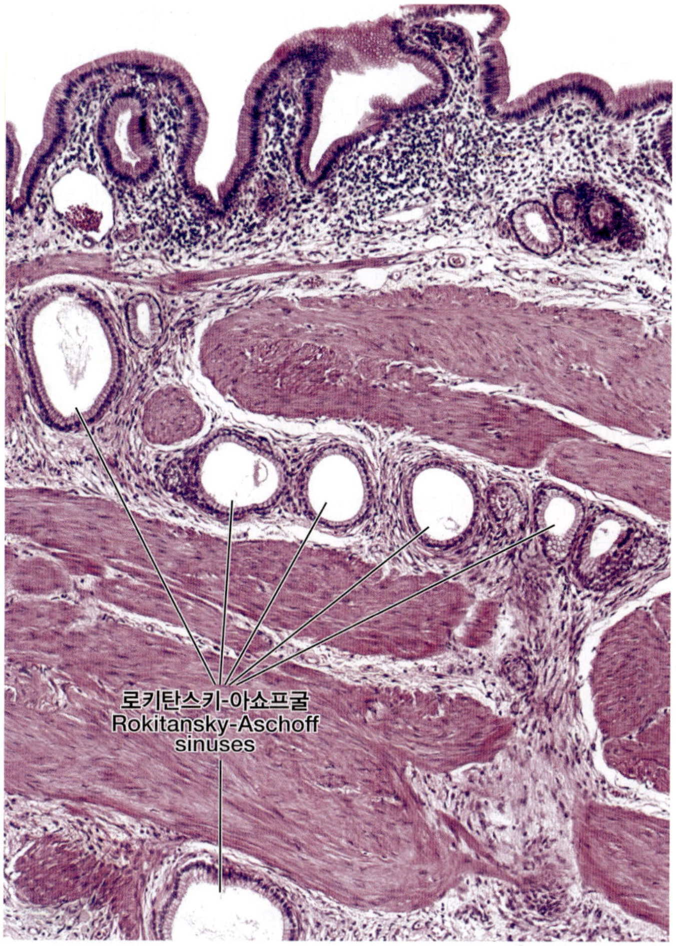

그림 18.20 쓸개벽에 있는 로키탄스키-아쇼프굴의 광학현미경사진. 점막이 함입되어 근육층(muscularis externa)까지 깊숙이 자라 들어온 모습이 관찰된다. 이렇게 함입되어 들어온 주머니 모양의 구조들을 *로키탄스키-아쇼프굴(Rokitansky-Aschoff sinus)*이라고 한다. ×120.

공간으로 능동운반이 되면, 세포사이공간의 전해질 농도가 높아진다. 이렇게 전해질 농도가 높아지면, 세포사이공간과 세포질 사이 그리고 세포사이공간과 내강 사이에 삼투압차(osmotic gradient)가 형성된다. 이 삼투압차에 의해 세포질의 수분이 세포사이공간으로 이동하면, 그 만큼의 수분이 내강에서 세포 안으로 이동한다(수분 농도가 높은 곳에서 낮은 쪽으로 이동함, 그림 18.19b). 수분이동에 의해 상피의 세포사이공간이 광학현미경에서 보일 만큼 넓어질 수 있지만, 이런 수분흡수 능력에도 한계가 있다. 전해질과 수분의 이동으로 상피세포사이 공간의 정수압이 높아지면, 이 압력에 의해 세포사이 공간의 액체(삼투압이 체액과 거의 같은 등장액임)가 상피아래 점막고유판(lamina propria)의 결합조직으로 흘러 들어간다. 점막고유판으로 들어온 액체는 상피 바로 아래에 분포하는 창모세혈관(fenestrated capillary)과 세정맥(venule) 안으로 빠르게 흡수된다.

이와 같은 쓸개의 전해질과 수분 이동에 대한 연구를 통해, 내강 안의 등장액이 상피를 거쳐 혈관으로 흡수될 때 세포사이공간이 중요한 역할을 한다는 사실이 밝혀지게 되었다. 정리하면, 쓸개 상피세포의 세포막에서 일어나는 나트륨, 염소, 중탄산염의 능동운반과 아쿠아포린을 통한 물의 수동적인 이동에 의해 쓸개즙의 조성이 변하게 된다.

■ 이자(췌장, PANCREAS)

개요(Overview)

이자(췌장, pancreas)은 길쭉한 모양의 분비샘이며, 해부학적으로 머리, 몸통, 꼬리의 세 부분으로 구분한다. **이자머리**(췌두, head of pancreas)는 다른 부분보다 지름이 크며, C자 모양으로 구부러진 샘창자(duodenum)의 오목한 곳에 위치한다(그림 18.21). 이자머리는 결합조직에 의해 샘창자의 벽에 붙어 있다. **이자몸통**(췌체, body of pancreas)은 이자의 중간부분이며, 신체의 정중면을 가로지른다. **이자꼬리**(췌미, tail of pancreas)는 지라문(비장문, hilum of spleen)의 근처까지 뻗어 있다. **이자관**(pancreatic duct, duct of Wirsung)은 이자의 전체에 걸쳐 뻗어 있으며, 간과 쓸개에서 내려온 온쓸개관(common bile duct)과 만나 **쓸개이자관팽대**(hepatopancreatic ampulla, ampulla of Vater)를 형성한 뒤 샘창자의 내강으로 열린다. 쓸개이자팽대는 **쓸개팽대괄약근**(hepatopancreatic sphincter, sphincter of Oddi)으로 둘러싸여 있다. 이 괄약근은 쓸개즙과 이자액이 샘창자

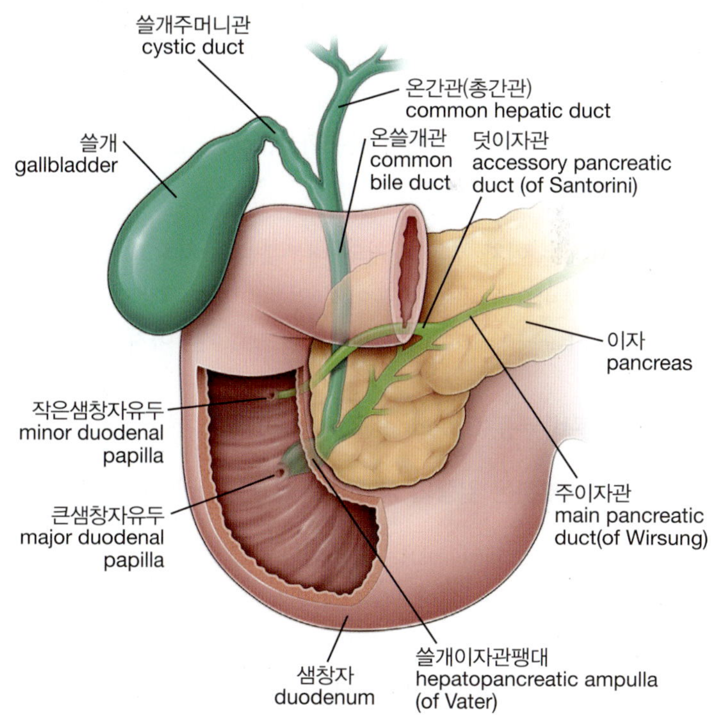

그림 18.21 이자, 샘창자, 쓸개관, 이자관의 모식도. 이자 전체에 걸쳐 가로방향으로 뻗은 주이자관(main pancreatic duct, duct of Wirsung)은 온쓸개관(common bile duct)과 합쳐진 다음 샘창자의 내강으로 열린다. 덧이자관(accessory pancreatic duct, duct of Santorini)을 가진 사람도 있고, 이 관은 이자관과는 별개로 샘창자 벽안쪽에 있는 작은샘창자유두(minor duodenal papilla)로 열린다. 온쓸개관과 이자관은 샘창자의 내강으로 불룩 솟은 큰샘창자유두(major duodenal papilla)로 열린다.

로 배출되는 속도를 조절하고, 창자 내용물이 이자관으로 역류하는 것을 막아 준다. **덧이자관**(부췌관, accessory pancreatic duct, duct of Santorini)이라는 또 하나의 관을 가진 사람도 있다. 이자 발생과정 중 내배엽성 이자싹(pancreatic bud) 두 개가 배아의 앞창자(전장, foregut)에서 돌출되면서 생겨나며, 덧이자관은 이런 발생과정의 잔유물이다.

이자는 성긴결합조직(loose connective tissue)으로 이루어진 피막(capsule)으로 싸여 있다. 이 피막에서 결합조직 중격(septum)이 연장되어 나와, 이자 내부를 여러 개의 소엽(lobule, 경계가 뚜렷하지 않음)으로 나눈다. 소엽 안에서는 성긴결합조직으로 이루어진 버팀질(간질, stroma)이 이자 실질(parenchyma)의 단위구조들을 둘러싸고 있다. 소엽과 소엽 사이의 결합조직에는 큰 분비관, 혈관, 신경 등이 들어 있다. 이자관을 둘러싸는 결합조직에는 관의 내강으로 점액을 분비하는 작은 점액샘(mucous gland)들이 있다.

이자는 외분비샘과 내분비샘이 하나로 합쳐진 기관이다.

간에서는 한 종류의 세포가 외분비기능과 내분비기능을 모두 담당하지만, 이자는 두 기능을 담당하는 조직이 별도로 존재한다.

- **외분비요소**(exocrine component): 외분비요소는 소화효소를 합성하여 샘창자의 내강으로 분비한다. 분비된 소화효소는 창자 안에서 음식물의 화학적 분해를 촉매한다.
- **내분비요소**(endocrine component): 내분비요소는 **인슐린**(insulin), **글루카곤**(glucagon) 등의 호르몬을 합성하여 혈액으로 분비한다. 이 호르몬들은 체내에서 탄수화물, 지질, 단백질 대사를 조절한다.

외분비요소는 이자 부피의 거의 대부분을 차지하고 있다. 내분비요소는 외분비요소 곳곳에 흩어져 있는 **이자섬**(췌장도, pancreatic islet, islets of Langerhans)이라는 세포집단으로 이루어져 있다.

이자의 외분비부분(Exocrine Pancreas)

이자의 외분비부분은 일종의 장액샘(serous gland)이다.

외분비이자(exocrine pancreas)는 귀밑샘(parotid gland)과 조직학적으로 비슷하여 혼동하기 쉽다. 이자의 외분비부분을 구성하는 구형 또는 길쭉한 꽈리(acinus)는 한 층의 장액세포(serous cell)들로 이루어져 있다(그림 18.22a, 도판 18.4, 804쪽). 분비세포들은 꼭대기면이 좁고 바닥면이 넓은 피라밋 모양이다. 꽈리는 얇은 결합조직으로 둘러싸여 있다.

꽈리를 구성하는 장액세포들은 소화효소의 전구물질을 합성하여 분비한다. **이자꽈리**(pancreatic acinus)는 다른 외분비샘의 꽈리와는 다른 독특한 특징을 갖고 있다. 독특하게도, 분비관의 시작부분인 **사이관**(intercalated duct)이 꽈리 속에서 시작한다(그림 18.22a, 18.20). 이렇게 꽈리 속에 위치한 분비관의 상피세포를 **꽈리중심세포**(centroacinar cell)라고 한다. 이자의 외분비세포인 꽈리세포의 세포질 바닥부분은 호염기성을 띠고, 세포질 꼭대기부분은 **효소원과립**(zymogen granule)이 많아서 호산성을 띤다(그림 18.22a, 18.23). 효소원과립은 공복 때 많아지는 특징이 있다. 꽈리중심세포는 납작한 형태이며, 과립세포질그물(rER)이나 분비과립(secretory granule)이 없어서(그림 18.23) H&E로 염색하면 세포질이 에오신에 매우 밝게 염색된다. 이런 염색성 때문에, 일반적인 조직표본에서도 꽈리중심세포를 쉽게 구분할 수 있다.

효소원과립에는 다양한 소화효소가 비활성 형태로 포함되어 있다.

이자에서 합성된 **이자효소**(pancreatic enzyme)들은 음식물에 포함된 대부분의 물질을 소화할 수 있다. 꽈리의 효소원과립(zymogen granule)에는 다음과 같은 비활성 상태의 효소, 즉 풋효소(proenzyme)들이 들어 있다.

- 단백질분해효소(proteolytic enzyme)는 **펩타이드내부분해효소**(endopeptidase)와 **펩타이드말단분해효소**(exopeptidase)가 있다. 펩타이드내부분해효소는 단백질 내부의 펩타이드(peptide) 결합을 끊는 효소이며, 트립시노겐(trypsinogen), 키모트립시노겐(chymotrypsinogen) 등이 있다. 펩타이드말단분해효소는 단백질 끝부위(카르복시말단 또는 아미노말단)의 펩타이드를 잘라내는 효소이며, 프로카르복시펩티데이스(procarboxypeptidase), 프로아미노펩티데이스(proaminopeptidase) 등이 있다.
- **녹말분해효소**(amylolytic enzyme)의 일종인 α-아밀라아제(amylase)는 글리코시드(glycoside) 결합을 잘라 탄수화물을 분해한다.
- **지질분해효소**(lipase)는 중성지방인 트리글리세리드(triglyceride)의 에스테르결합(ester bond)을 끊어 지질을 분해하고 유리지방산(free fatty acid)을 만든다.
- **핵산분해효소**(nucleolytic enzyme)의 일종인 데옥시리보뉴클레아제(deoxyribonuclease, DNA분해효소)와 리보핵산분해효소(ribonuclease)는 핵산을 분해하여 모노뉴클레오타이드(mononucleotide)를 만든다.

이자에서 합성된 **이자소화효소**(pancreatic digestive enzyme)들은 작은창자의 내강으로 분비된 후 활성화된다. 소화효소 활성화의 첫 단계는 창자세포(enterocyte)의 미세융모를 덮고 있는 당질층(glycocalyx)에 위치한 **엔테로키나아제**(enterokinase)에 의해 시작된다. 엔테로키나아제는 이자의 외분비샘의 분비물에 포함된 트립시노겐을 강력한 단백질분해효소인 **트립신**(tripsin)으로 변환시킨다. 트립신은 미즙(chyme)에 포함된 단백질을 분해할 뿐 아니라, 다른 비활성효소들의 활성화과정을 촉매한다.

이자꽈리세포의 호염기성 세포질 부분을 투과전자현미경

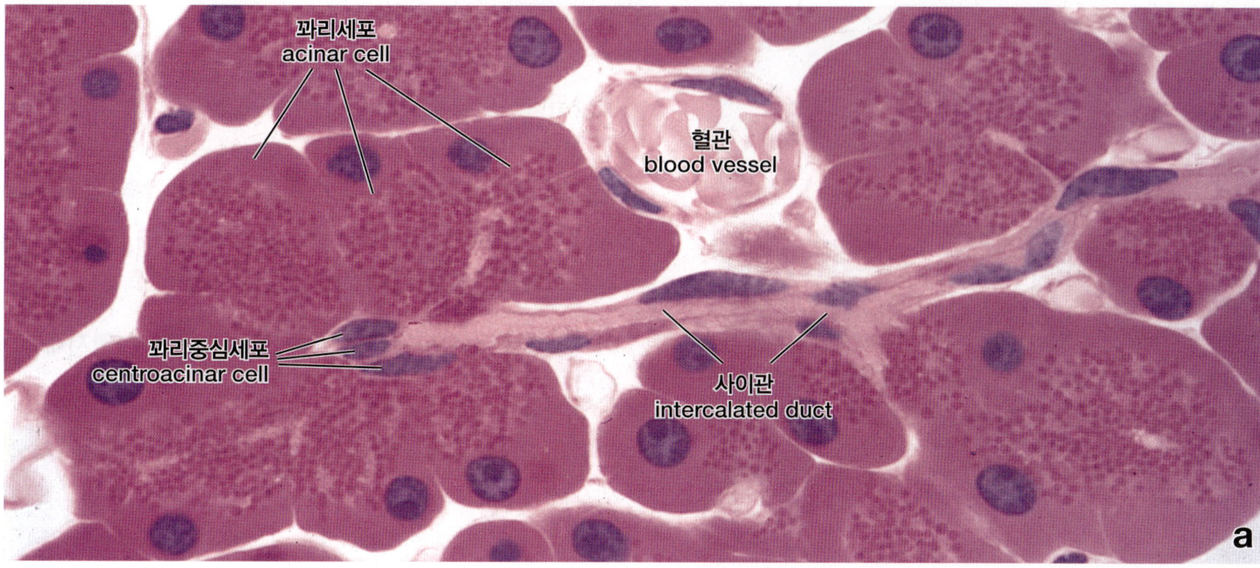

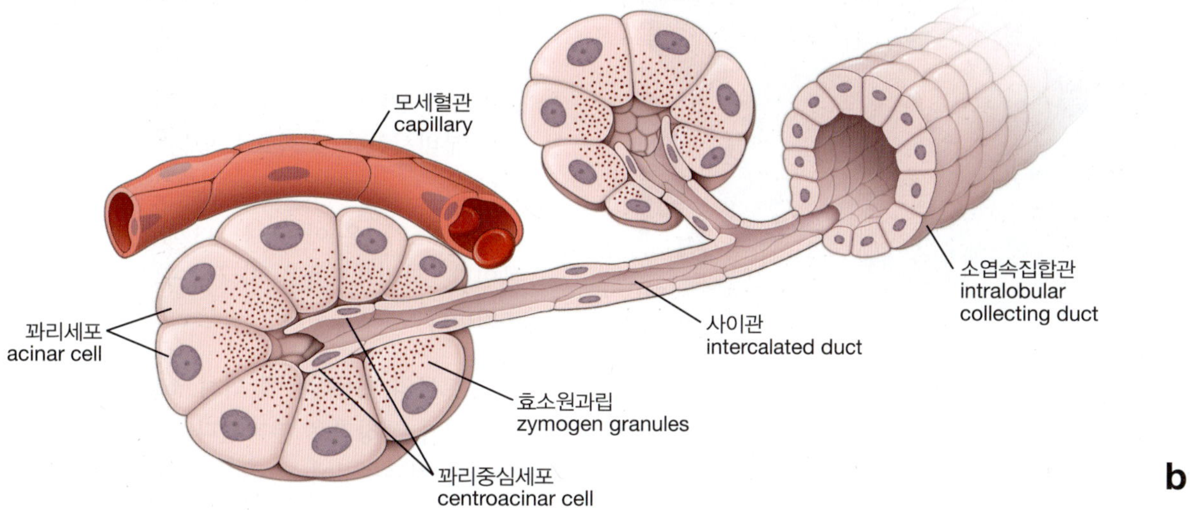

그림 18.22 이자꽈리와 분비관. a. 플라스틱 재료에 포매하여 얇게 자른 조직의 H&E 염색표본을 광학현미경으로 관찰한 사진이다. 사이관(intercalated duct)이 꽈리 속에서 시작하는 모습을 확인할 수 있다. 꽈리 속에 위치한 분비관 상피세포가 바로 꽈리중심세포(centroacinar cell)이다. 꽈리세포(acinar cell)의 세포질 꼭대기부분에서는 에오신(eosin)에 짙게 염색된 효소원과립(zymogen granule)이 뚜렷하게 보인다. ×860. **b.** 사이관의 시작부분을 세밀하게 묘사한 모식도이다. 꽈리 속에 위치한 납작한 꽈리중심세포는 사이관 시작부분의 상피세포에 해당한다. 사이관은 소엽속집합관(intralobular collecting duct)으로 연결된다.

(TEM)으로 관찰해 보면, 과립세포질그물(rER)과 자유리보솜(free ribosome)이 잘 발달해 있음을 확인할 수 있다. 이런 세포소기관이 발달했다는 것은 꽈리세포에서 단백질이 활발히 합성되고 있음을 의미한다(그림 18.24). 세포질 꼭대기부분에는 골지복합체(Golgi apparatus)가 크게 발달해 있고, 여기서 분비물의 농축과 포장이 일어난다. 세포질 전체에 작은 사립체들이 세포질 전역에 흩어져 있는데, 과립세포질그물의 수조(cistern) 사이에 사립체들이 많이 모여 있는 양상이다. 꽈리세포의 가쪽면 윗부분에는 **이음복합체**(junctional complex)가 발달하여, 꽈리의 내강과 세포사이공간 사이를 봉쇄하고 있다. 꽈리의 내강에는 꽈리세포의 꼭대기면에 있는 미세융모들이 뻗어 있으며, 이곳으로 효소원과립(zymogen granule)의 성분이 세포외배출(exocytosis) 기전을 통해 분비된다.

이자의 분비관(Duct System of the Exocrine Pancreas)

이자의 외분비부분의 분비관 시작부분은 꽈리중심세포로 이루어져 있다(그림 18.22a, 18.23). 꽈리중심세포는 세포질이 얇고, 그 중앙에 납작한 핵이 있는 전형적인 편평상피세포(squamous epithelial cell)이다.

꽈리중심세포는 꽈리 속에 위치한 사이관의 상피세포이다.

꽈리중심세포(centroacinar cell)는 꽈리 바깥쪽에 있는 짧은 사이관(intercalated duct)의 세포로 연속된다. 꽈리와 꽈리중심세포의 위치관계는 작은 풍선(풍선을 꽈리라고 가정하면) 속에 빨대(빨대를 사이관이라고 가정하면)를 밀어 넣은 것에 비유할 수 있다. 짧은 **사이관**(intercalated duct)은 소엽속집합관(intralobular collecting duct)으로

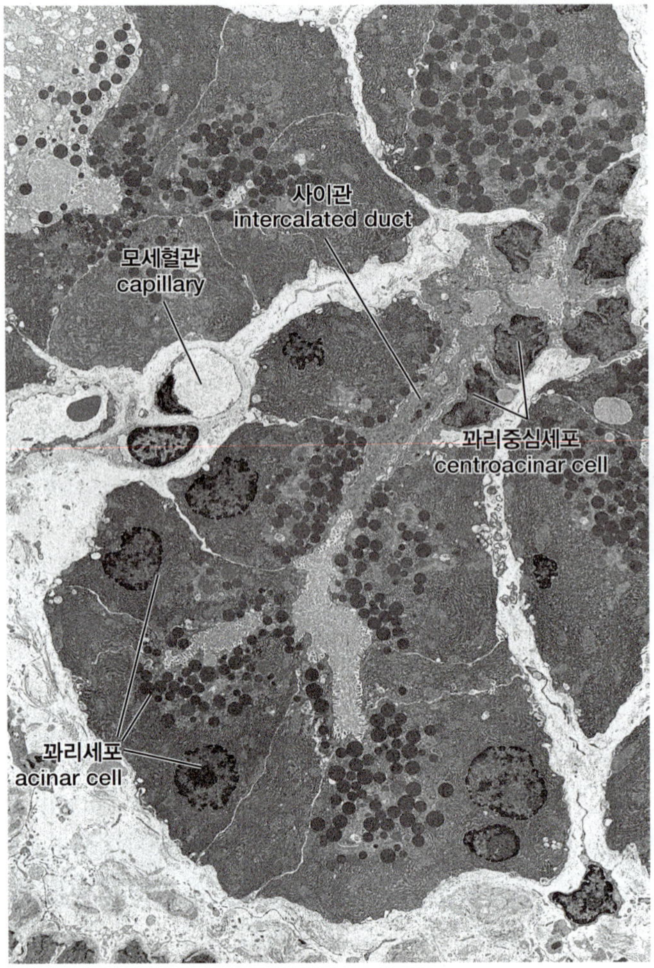

그림 18.23 이자꽈리와 사이관의 투과전자현미경사진. 이자꽈리(pancreatic acinus)는 피라밋 모양의 꽈리세포(acinar cell)들로 이루어져 있다. 꽈리세포의 바닥부분에는 둥근 핵이 있고, 핵 주위에는 과립세포질그물(*rER*)과 골지복합체(golgi apparatus)이 잘 발달해 있다. 세포질 꼭대기 부분에는 효소원과립(zymogen granule)이 가득하다. 꽈리중심세포(centroacinar cell)로 이루어진 사이관(intercalated duct)의 시작부분도 뚜렷하게 관찰된다. ×5,800. (사진제공. Dr. Holger Jastrow.)

연결된다. 이자에는 줄무늬관(striated duct)이 존재하지 않는다.

수많은 소엽속관(소엽내관, intralobular duct)들이 모여 더 큰 **소엽사이관**(소엽간관, interlobular duct)을 형성한다. 소엽사이관의 내면은 키 작은 단층원주상피로 덮여 있고, 여기에서 소수의 창자내분비세포(enteroendocrine cell)들과 잔세포(goblet cell)들도 관찰된다. 소엽사이관은 **주이자관**(main pancreatic duct, duct of Wirsung)으로 직접 연결된다. 따라서 이자의 장축을 따라 길게 뻗은 이자관에 여러 소엽사이관들이 합쳐지는 모습이 마치 생선뼈와 흡사(herringbone-like)하게 보인다(그림 18.21). 두 번째로 큰 관인 **덧이자관**(accessory pancreatic duct)은 이자머리 부위에서 시작된다.

사이관에서 중탄산염과 수분을 분비하여, 꽈리에서 만들어진 분비액에 더해진다.

이자는 하루에 약 1리터의 이자액(pancreatic juice)을 분비한다. 이 양은 간에서 분비되는 쓸개즙과 비슷하다. 쓸개즙은 쓸개에서 농축되지만, 이자의 외분비부분의 분비물은 농축과정없이 샘창자로 배출된다. 꽈리세포들은 단백질이 풍부한 소량의 액체를 분비하고, **사이관**(intercalated duct)의 상피세포들은 나트륨과 중탄산염이 풍부한 액체를 상당량 분비한다. 중탄산염은 위(stomach)에서 샘창자로 내려온 산성 미즙(chyme)을 중화하여, 이자에서 분비된 소화효소들이 작용하기에 알맞게 pH(수소이온농도지수)를 높여 준다.

이자의 외분비부분의 분비활동은 호르몬과 신경지배에 의해 조절된다.

이자의 외분비부분 기능의 주요 조절인자는 샘창자의 창자내분비세포(enteroendocrine cell)에서 분비된 호르몬인 **세크레틴**(secretin)과 **콜레시스토키닌**(cholecystokinin, CCK)이다(표 17.1, 714쪽). 산성을 띤 미즙이 샘창자의 내강으로 들어오면 창자내분비세포들이 자극을 받아 이들 호르몬이 혈액으로 분비된다.

- **세크레틴**은 아미노산 27개로 구성된 폴리펩타이드 호르몬이다. 분비관의 상피세포를 자극하여, 중탄산염이 풍부한 다량의 액체를 분비시킨다. 소화효소의 분비에는 거의 영향을 미치지 않는다.
- **콜레시스토키닌**은 아미노산 33개로 구성된 폴리펩타이드 호르몬이다. 꽈리세포들을 자극하여 풋효소(proenzyme)의 분비를 촉진한다.

두 호르몬의 협동작용에 의해 소화효소가 풍부한 다량의 알칼리성 액체가 샘창자로 분비된다. 호르몬뿐만 아니라, 자율신경도 이자의 기능조절에 관여한다. 교감신경섬유는 이자의 혈액순환을 조절한다. 부교감신경섬유는 꽈리세포와 꽈리중심세포의 활성을 조절한다. 이자 안에서 가끔 신경세포의 세포체(cell body)가 발견되곤 하며, 이것은 부교감신경의 신경절이후신경세포(postganglionic neuron)들이다.

이자의 내분비부분(Endocrine Pancreas)

이자의 내분비부분은 이자 실질내 여기저기에 흩어져 있으며, 혈중 포도당 농도를 조절하는 호르몬을 분비한다.

이자의 **내분비요소**(endocrine component)는 외분비요소(exocrine component)의 조직 사이사이에 흩어져 있는 다양한 크기의 세포집단인 **이자섬**(췌장도, pancreatic islet, islet of Langerhans)으로 이루어져 있다(그림 18.25). 사람의 이자에는 100만~300만 개의 이자섬이 있으며, 이것들을 모두 합하면 이자 부피의 약 1~2% 정도가 된다. 이자섬은 이자의 모든 부위에 흩어져 있지만, 이자의 꼬리부분(췌미)에 좀 더 많다. 각각의 이자섬의 크기는 다양해서 불과 몇 개의 세포로부터 수십, 수백개의 세포로 구성되어 있다(도판

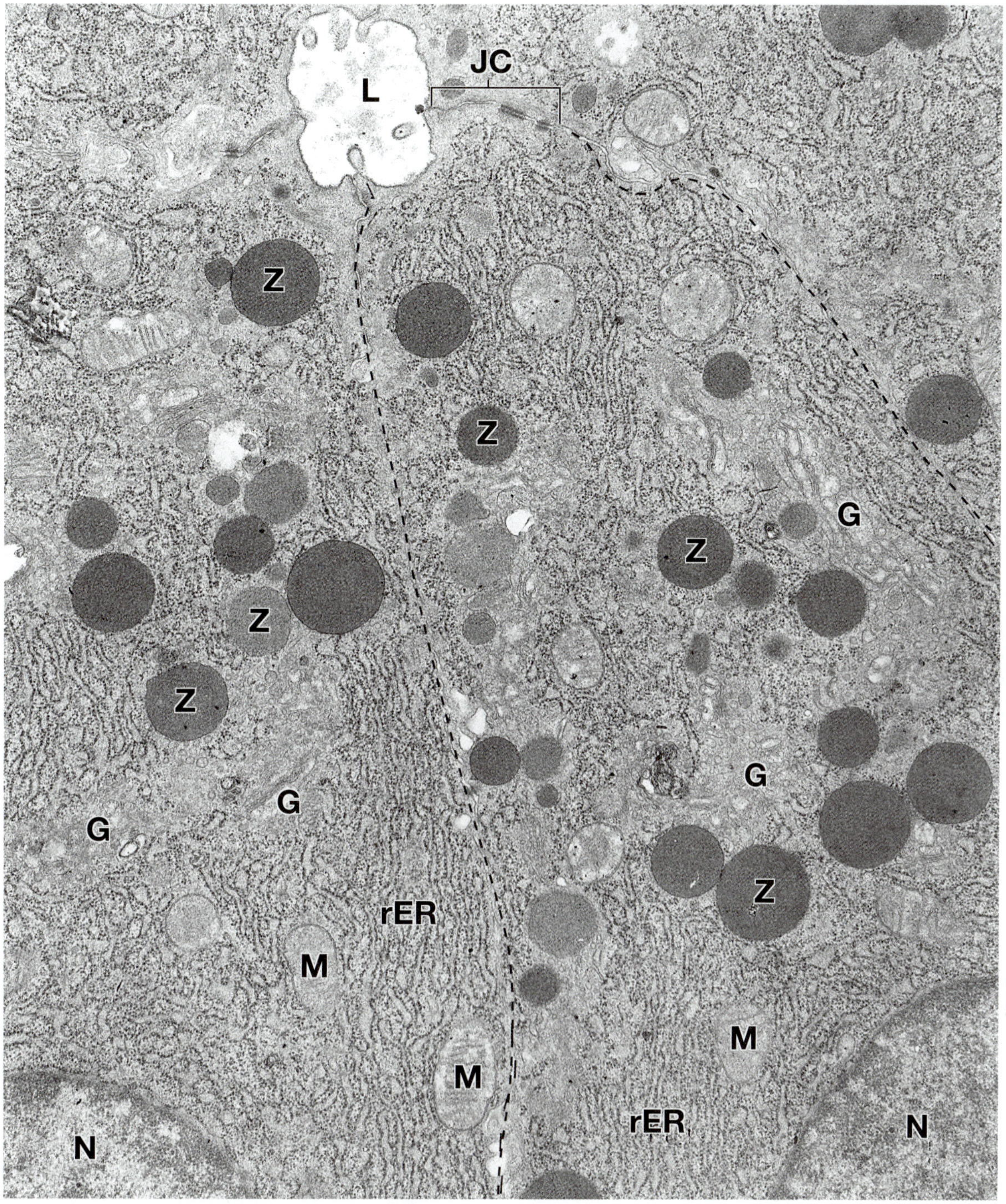

그림 18.24 이자의 꽈리세포의 세포질 꼭대기부분을 촬영한 투과전자현미경사진. 꽈리세포(acinar cell) 하나의 윤곽을 *점선*으로 표시하였다. 사진의 *왼쪽아래 구석*과 *오른쪽아래 구석*에서 두 세포의 핵(*N*)이 일부만 관찰된다. 세포질 꼭대기부위에는 과립세포질그물(*rER*), 사립체(*M*), 효소원과립(zymogen granule, *Z*), 골지복합체(golgi apparatus, *G*)가 있다. 사진의 위쪽 끝에는 꽈리의 내강(*L*)이 보이며, 이곳으로 효소원과립의 내용물이 분비된다. 꽈리세포의 가쪽 세포막의 꼭대기 부위에는 이음복합체(junctional complex, *JC*)가 발달해 있다. ×20,000.

18.4, 804쪽). 다각형 세포들이 짧고 불규칙한 끈모양으로 배열되어 있고, 세포 주위를 창모세혈관(fenestrated capillary)들이 둘러싸고 있다. 이자섬의 내분비세포들은 인체발생 9~12주 사이에 생겨난다.

H&E 염색표본에서 이자섬을 구성하는 세포들은 세포질이 거의 투명하게 보인다. 짙게 염색된 꽈리들이 주위를 둘러싸고 있어, 이자섬은 비교적 뚜렷하게 구분되어 보인다. H&E 염색표본에서 이자섬을 구성하는 세포 종류를 구분하기는 어렵다(그림 18.26). 이 자조직을 젠커-포르몰(Zenker-formol)고정법으로 처리한 뒤 말로리-아잔(Mallory-Azan)방법으로 염색하면 A세포(α cell), B세포(β cell), D 세포(δ cell) 등의 주요 세포들을 구분할 수 있다(표 18.2). 이 염색법에서 A세포는 붉은색, B세포는 황갈색, D세포는 푸른색으로 염색되며, 5% 정도의 세포들은 염색되지 않고 세포질이 투명하게 보인다. 투과전자현미경(TEM)을 이용하면, 분비과립(secretory

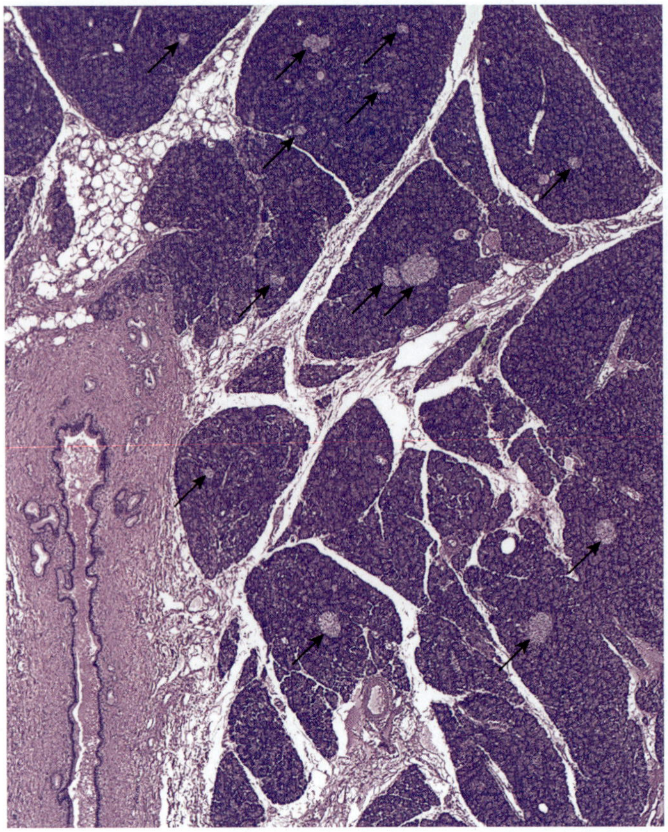

그림 18.25 이자의 H&E 염색표본 사진. 얇은 피막(capsule)에서 뻗어 나온 결합조직 중격에 의해 이자의 조직이 여러 소엽(lobule)으로 나뉘어 있다. 소엽의 대부분은 이자꽈리(pancreatic acinus)들과 소엽속관(intralobular duct)들로 이루어져 있다. 소엽 내부에 옅게 염색된 작고 둥그스름한 구역이 있으며, 이것이 이자섬(pancratic islet, islet of Langerhans, *화살표*)이다. 사진의 *왼쪽아래*에서 관찰되는 구조는 이자의 외분비기능을 수행하는 커다란 소엽사이관(interlobular duct)이다. ×25.

granule)의 크기와 전자밀도에 따라 세포들을 종류별로 구분할 수 있다. 또한 이자섬을 구성하는 세포들을 구분하기 위해서는 면역형광법(immunofluorescence method)이 사용된다(그림 18.27).

투과전자현미경(TEM)과 면역조직화학 방법을 사용하여 이자섬 세포의 대부분을 차지하는 3종류의 세포 이외에 또 다른 종류의 세포들이 소수이긴 하지만 존재한다는 것을 확인하였다(표 18.3).

B세포 이외의 이자섬세포들은 소화관의 점막에서 관찰되는 창자내분비세포들과 동일한 세포이다.

각 세포들은 이자섬의 특정 위치에 분포하며, 세포마다 각기 다른 특정 호르몬을 분비한다.

B세포는 대개 이자섬의 중앙에 위치하며, 사람의 경우 전체 이자섬 세포의 약 60~70%를 차지한다. 이 세포들은 **인슐린**(insulin)을 분비한다(표 18.2). 투과전자현미경으로 관찰해보면, B세포가 함유한 분비과립은 직경이 약 300 nm 정도이고 진하게 보이는 다면체 심(core)과 주변에 밝은 바탕질이 특징적이다. 다면체 심은 인슐린이 결정체를 형성하고 있는 것으로 여겨진다.

A세포는 대개 이자섬의 가장자리에 위치하며, 사람의 경우 전체 이자섬 세포의 15~20%를 차지한다. 이 세포들은 **글루카곤**(glucagon)이라는 호르몬을 분비한다(표 18.2). A세포는 직경이 약 250 nm인 분비과립을 갖고 있다. B세포와 비교했을 때, A세포의 분비과립은 비교적 크기가 일정하고 세포 안에 더 빽빽하게 밀집해 있다. 이 분비과립 속에 글루카곤이 저장되어 있다(그림 18.28).

D세포는 전체 이자섬 세포의 5~10%를 차지하며, A세포와 마찬가지로 이자섬의 가장자리에 위치한다. 이 세포는 **소마토스타틴**(성장호르몬억제인자, somatostatin)이라는 호르몬을 분비한다. D세포의 분비과립은 A세포나 B세포보다 크며(지름 300~350 nm), 전자밀도가 낮아 회색으로 관찰된다(그림 18.28).

말로리-아잔(Mallory-Azan)방법으로 염색되지 않는 나머지 5% 정도의 **소수 이자섬 세포들**(minor islet cells)은 A세포, B세포, D세포 이외의 다른 세포로 구성되어 있다. 이 세포들의 특징과 기능은 표 18.3에 정리하였다.

하나의 세포에서 여러 종류의 호르몬이 분비되는 경우도 있다. 면역조직화학 방법으로 A세포의 세포질에서 글루카곤 이외의 몇몇 호르몬이 발견된다. 예를 들면, 위억제호르몬(gastric inhibitory peptide, GIP), 콜레시스토키닌(CCK), 부신겉질자극호르몬(adrenocorticotropic hormone, ACTH), 엔도르핀(endorphin) 등이다. 이자섬에서 G세포(gastrin cell)는 발견되지 않았지만, 일부 이자섬 세포에서 **가스트린**(gastrin)이 분비된다는 연구결과도 있다. 이자섬 세포에서 발생한 종양에서 대량의 가스트린이 분비되어, 위

표 18.2 이자섬을 구성하는 주요 세포들

세포	비율(%)	말로리-아잔(Mallory-Azan) 염색에서 세포질의 염색성	분비물질	투과전자현미경(TEM)에서 과립의 특징
A세포	15~20	붉은색	글루카곤(glucagon)	약 250 nm의 직경, 짙은 중심부가 있고 그 주위는 옅은 색을 띰
B세포	60~70	주황색	인슐린(insulin)	약 300 nm의 직경, 각진 모양의 짙은 중심부가 있고 그 주위는 옅은 색을 띰
D세포	5~10	푸른색	소마토스타틴(somatostatin)	약 325 nm의 직경, 옅은 색을 띰

TEM, transmission electron microscope.

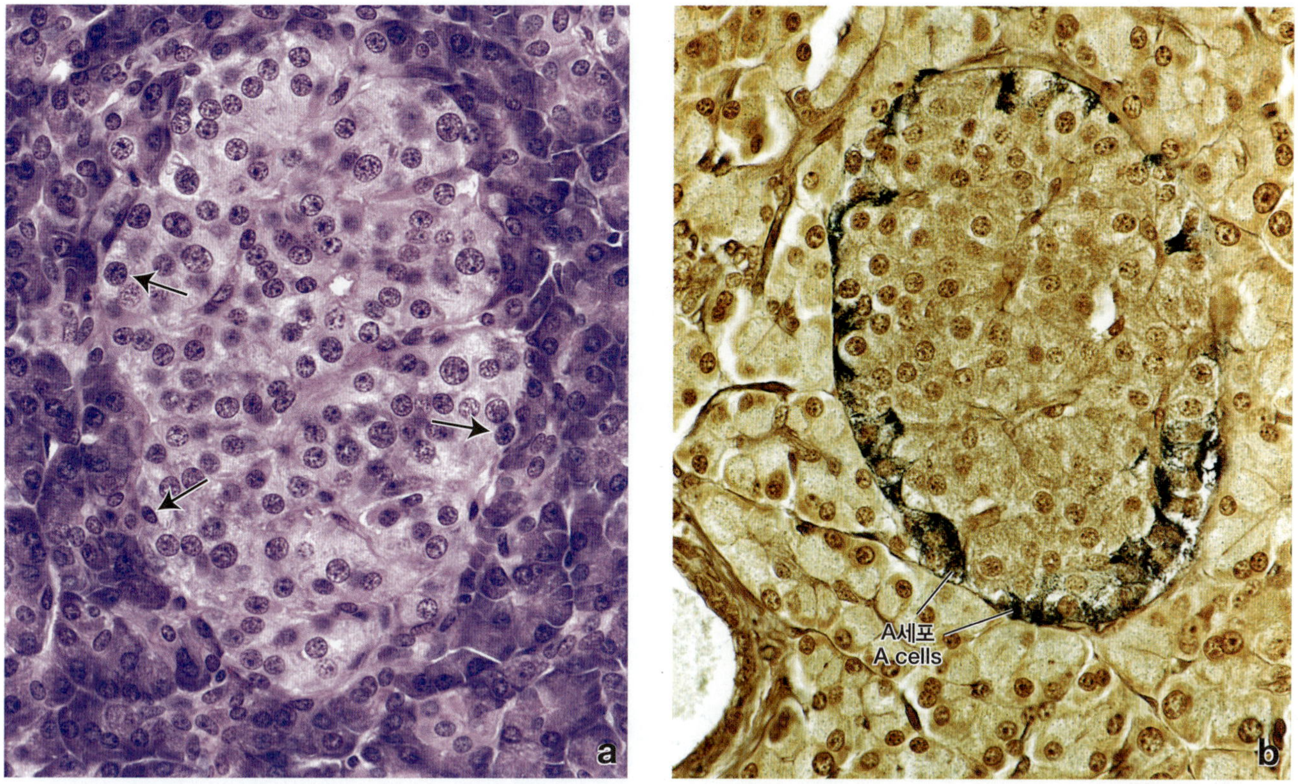

그림 18.26 이자섬의 광학현미경사진. a. 일반적인 H&E 염색표본에서 이자섬(췌장도, pancreatic islet, islet of Langerhans)을 이루는 세포들을 종류별로 구분하기 어렵다. 이자섬의 가장자리에 위치한 작은 세포(*화살표*)들은 A세포일 가능성이 높다. ×360. **b.** 그리멜리우스은염색법(Grimelius silver staining)으로 제작한 쥐 이자섬의 광학현미경사진이다. 이 염색법에서는 글루카곤을 분비하는 A세포가 짙게 염색된다. 쥐의 조직에서는 검게 염색된 A세포들은 이자섬의 가장자리에 분포하는데, 인간의 이자에서는 다르다. ×360.

산이 과다분비되는 경우도 있다(**졸링거엘리슨증후군** Zollinger-Ellison syndrome).

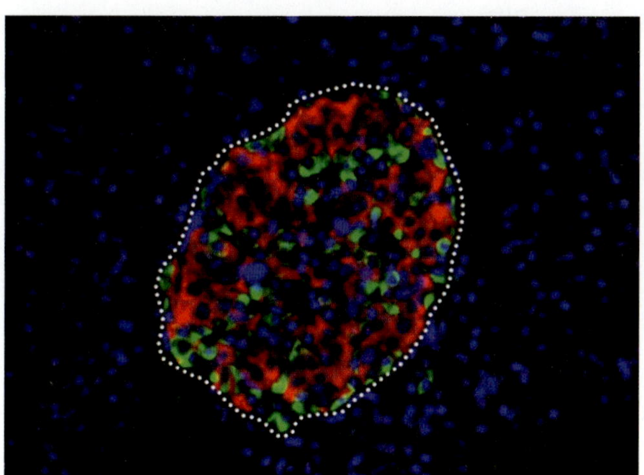

그림 18.27 성인의 이자섬. 면역형광기법을 이용하여 관찰한 이자섬(췌장도, pancreatic islet, islet of Langerhans)의 사진이다. 글구카곤을 분비하는 A세포(*녹색*)와 인슐린을 분비하는 B세포(*붉은색*)를 확실하게 구별하여 관찰할 수 있다. 이들은 DAPI(49,69-diamido-2-phenylindole)를 이용하여 대조염색을 하면 핵 속에 DNA가 푸른색 형광을 띠게 된다. B세포들이 이자섬의 대부분을 차지하고 있고, A세포들이 이자섬에 흩어져 있는 것을 관찰할 수 있다. ×280. (사진출처: Schmarfmann R, Xiao X, Heimberg H, Mallet J, Ravassard P. Beta cells within single human islets originate from multiple progenitors. *PLos ONE* 2008;2:e3559.)

이자에서 분비된 호르몬의 기능(Functions of Pancreatic Hormones)

이자의 내분비부분에서 분비된 호르몬들은 인체의 여러 곳 또는 소화관에서 대사를 조절하거나, 이자섬 안에서 조절작용을 한다.

이자섬에 분비되는 대표적인 호르몬인 인슐린은 혈중 포도당 농도를 낮춘다.

이자에서 분비되는 여러 호르몬 중 **인슐린**(insulin)의 양이 가장 많다. 인슐린은 주로 간, 뼈대근육, 지방조직에 작용하여 다양한 기능을 한다. 인슐린의 기능을 요약하면 다음과 같다.

- **포도당의 흡수**: 혈중 포도당의 세포내 흡수를 촉진한다. 인슐린은 근육세포나 지방세포의 세포막에 위치한 포도당전달체(glucose transporter)인 GLUT4의 수를 증가시켜서 포도당의 흡수를 증가시킨다.
- **포도당의 합성과 저장**: 근육세포나 간에서 당원합성효소(glycogen synthase)가 활성화되고, 당원인산화효소(glycogen phosphorylase)가 억제됨으로써 **포도당합성**(glycogen synthesis, glycogenesis)을 촉진된다.
- **포도당의 활용**: **해당작용**(glycolysis)을 통해 포도당이 사용된다. 이런 작용은 뼈대근육세포와 간에서 피루비산염 탈

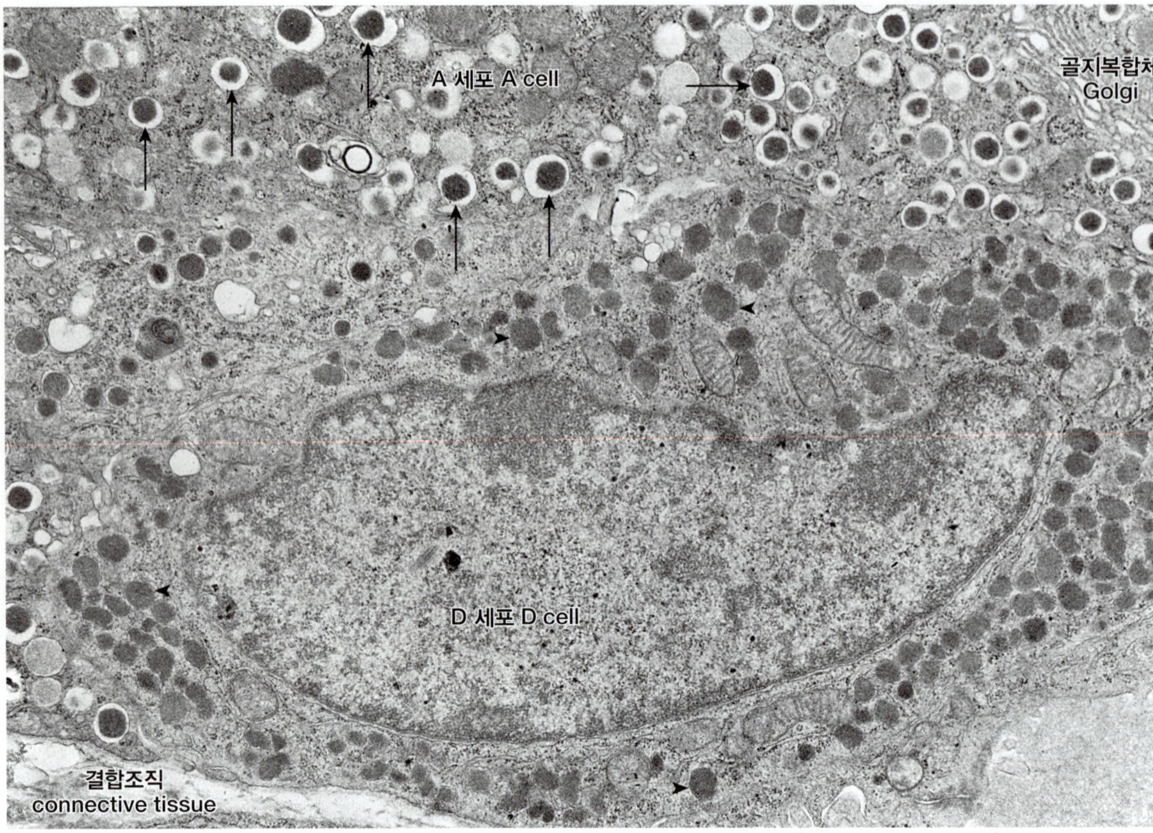

그림 18.28 이자섬세포의 투과전자현미경사진. 사진 *위쪽*의 세포는 A세포이다. A세포의 과립들(*화살표*)은 막으로 싸여 있으며, 주변부는 옅고 그 속에 짙고 둥그스름한 중심부가 있는 것이 특징이다. 골지복합체(golgi apparatus)도 잘 발달해 있다. 사진 *아래쪽*의 세포는 D세포이다. D세포에는 비교적 전자밀도가 낮은 과립들(*화살촉*)이 잔뜩 들어 있다. ×15,000.

표 18.3 **이자섬의 구성세포 중 소수의 세포들**

세포	분비물질	이자섬 이외의 분포위치	기능
PP세포(PP cell, F cell)	이자폴리펩타이드(pancreatic polypeptide)		위점막의 으뜸세포(chief cell) 자극 쓸개즙 분비와 창자 운동 억제, 이자의 효소 및 중탄산염(HCO_3^-) 분비 억제
D_1세포(D_1 cell)	혈관작용성 창자펩타이드(vasoactive intestinal peptide, VIP)	꽈리와 분비관 상피에도 존재[a]	글루카곤과 비슷함(혈당을 높이고 당원 분해를 촉진함) 창자의 분비활성과 운동에도 영향을 미침 이자꽈리의 분비 촉진
EC세포(EC cell)	세크레틴(secretin), 모틸린(motilin), substance P	꽈리와 분비관 상피에도 존재[a]	세크레틴: 국소적으로 작용하여 중탄산염과 효소 분비를 촉진 모틸린: 위와 창자의 운동 촉진 Substance P: 신경전달물질처럼 작용
E세포(Epsilon cell)	Ghrelin	위의 바닥부위(funds)의 상피 사이에도 존재[b]	식욕 촉진

PP, 이자펩타이드; *EC*, 창자크롬친화세포(enterochromaffin cell).
[a]이런 분포 양상은 배아의 창자에서 이자가 발생했음을 나타내는 증거가 된다.
[b]Ghrelin은 위점막의 P/D_1(G_r) 세포에서 합성된다.

수소효소(pyruvate dehydrogenase)와 포스포프룩토키나아제(phosphofructokinase)의 활성에 의해 일어난다.

- **암죽미립의 분해**: 암죽미립(chylomicrons)과 다른 저밀도지질단백질(LDL)들은 지질단백지질분해효소(lipoprotein lipase)에 의해 유리지방산(free fatty acid)으로 분해된다. 유리지방산 수치가 증가하면 중성지방이 증가하여 지방방울이 형성된다(formation of lipid droplets, **지방형성** lipogenesis).
- **단백질의 합성**: 뼈대근육세포나 간세포에서 이루어지는 단백질 합성은 아미노산의 흡수가 증가되고 mTOR(mammalian target of rapamycin)경로가 활성화함으로써 일어난다. 이런 작용으로

글상자 18.3

임상적용: 인슐린 합성(Insulin Production)과 알츠하이머병(Alzheimer's Disease)

뇌의 몇몇 부위에 위치한 신경세포에서 **인슐린**(insulin)과 **인슐린성장인자**(insulin growth factor)인 **IGF I**, **IGF II**가 발현된다는 사실이 알려졌다. 또한 당뇨병의 특징인 인슐린내성(insulin resistance)과 신경변성, 인지장애, 치매와의 관련성도 밝혀진 바 있다. 뇌에서 인슐린과 인슐린성장인자 합성이 감소하면 **알츠하이머병**(Alzheimer disease) 초기 증상인 뇌세포의 변성이 일어날 수 있다. 알츠하이머병 진단을 받은 환자 사망 후 뇌조직을 검사했더니 해마(hippocampus, 기억과 관련된 뇌 부위), 이마엽(frontal lobe), 시상하부(hypothalamus)에서 인슐린과 인슐린성장인자가 현저히 감소한 것이 확인됐다. 반면, 알츠하이머병의 영향을 받지 않는 부위인 소뇌(cerebellum)에서는 이들 호르몬 양이 정상이었다. 전형적인 1형 당뇨병이나 2형 당뇨병에서는 뇌조직의 인슐린 합성장애로 인한 증상이 발생하지 않으므로, 알츠하이머병은 또다른 3형 당뇨병의 증상일지도 모른다. 인슐린 합성장애에 대한 연구가 더 진행된다면, 머지않아 인슐린과 인슐린성장인자를 표적으로 하는 새로운 알츠하이머병 치료법이 개발될 수도 있을 것이다.

인해 세포내 리보솜 생산이 증가하고 세포내 단백질분해가 감소하게 된다.

인슐린 분비량이 부족하면 혈중 포도당 농도가 높아지고, 소변으로 포도당이 빠져나가는 **당뇨병**(diabetes mellitus)이 발생한다. 당뇨병은 전 세계적으로 문제가 되는 질환이며, 미국의 경우 전체 인구의 8.3% 가량이 당뇨병으로 고생하고 있다. 당뇨병의 합병증은 심혈관질환(바닥막의 손상으로 내피세포의 기능부전으로 인한 고혈압 등 심장질환이나 뇌졸중 등), 콩팥질환, 망막질환, 신경병증 등 매우 다양하다. 또한, 중추신경계통의 인슐린 및 인슐린유사성장인자(insulin-like growth factor)의 발현감소와 알츠하이머병(Alzheimer's disease)의 연관성에 대한 연구결과도 보고 된 바 있다(글상자 18.3).

글루카곤은 이자의 내분비부분에서 인슐린 다음으로 많이 분비되는 호르몬이며, 혈중 포도당 농도를 높이는 작용을 한다.

글루카곤(glucagon)은 대체로 인슐린의 반대작용을 한다. 글루카곤은 간에 작용하여 포도당을 혈액으로 방출시키고, **포도당신합성**(gluconeogenesis, 아미노산으로부터 포도당을 합성하는 과정)과 **당원분해**(glycogenolysis, 글리코겐 분해과정)를 촉진한다. 또한 글루카곤은 포도당 합성을 위해 단백질 분해를 촉진하고, 지방세포에서 지질을 방출시키며, 간에서 지질분해효소(lipase)의 활성을 높여 **지질분해**(lipolysis)를 촉진한다.

소마토스타틴은 인슐린과 글루카곤의 분비를 억제한다.

소마토스타틴(성장호르몬억제인자, somatostatin)은 이자섬의 D세포(δ cell)에서 분비된다. 이 소마토스타틴은 시상하부(hypothalamus)에서 분비되어 샘뇌하수체(adenohypophysis)의 성장호르몬(somatotropin, growth hormone) 분비를 조절하는 소마토스타틴과 같은 호르몬이다. 이자섬에서 분비되는 소마토스타틴의 기능은 아직 명확하지 않지만, 현재까지는 인슐린과 글루카곤 분비를 억제한다고 알려져 있다. 또한 소마토스타딘은 이자의 외분비샘의 분비를 억제한다고도 알려져 있다.

이자섬에서 분비되는 여러 호르몬들의 특징과 기능을 표 18.4에 정리해 놓았다.

이자섬의 활성 조절(Regulation of Islet Activity)

혈중 포도당 농도(blood glucose level)가 70 mg/dL(dL5100 mL) 이상이 되면 B세포(β cell)가 자극을 받아 인슐린이 분비되고, 이에 따라 간과 근육에 포도당이 흡수되어 저장된다. 그 결과 혈중 포도당 농도가 낮아지면 인슐린 분비가 중단된다. 일부 아미노산들도 인슐린 분비를 촉진하며, 아미노산 단독으로 이런 작용을 할 때도 있고 혈중포도당 농도 상승시 보조적으로 작용할 때도 있다. 혈액내 가스트린(gastrin), 콜레시스토키닌(CCK), 세크레틴(secretin)도 인슐린 분비를 촉진하는 것처럼, 혈중 지방산(fatty acid) 농도가 높

표 18.4 이자에서 분비되는 호르몬들의 특성

호르몬	분자량(Da)	구조
인슐린(insulin)	5,700~6,000	두 개의 단백질 사슬이 아황다리(disulfide bridges)에 연결되어 있다: A사슬(21개 아미 노산); B사슬(30개 아미노산)
글루카곤(glucagon)	3,500	선형 폴리펩타이드(29개 아미노산)
소마토스타틴(somatostatin)	1,638	선형 폴리펩타이드(14개 아미노산)
혈관작용성 창자펩타이드(vasoactive intestinal peptide, VIP)	3,300	선형 폴리펩타이드(28개 아미노산)
이자펩타이드(pancreatic polypeptide)	4,200	선형 폴리펩타이드(36개 아미노산)

글상자 18.4

기능적 고찰: 인슐린 합성과정의 번역후처리과정(posttranslational processing)의 사례

인슐린(insulin)은 이자의 B세포에서 합성된다. 인슐린은 이황다리(disulfide bridge)로 연결된 2개의 폴리펩타이드사슬(polypeptide chain)로 이루어진 작은 단백질이다. 인슐린 합성과정은 단백질의 최종 구조형성에서 번역후처리과정(posttranslational processing)의 중요성을 보여주는 좋은 예가 된다.

인슐린은 원래 아미노산 110개로 구성된 단일 폴리펩타이드사슬(분자량 약 12,000 Da) 형태로 합성되며, 이를 **풋인슐린전구물질**(preproinsulin)이라고 한다. 풋인슐린전구물질의 아미노말단에는 이 호르몬 전구물질이 과립세포질그물(rER) 속으로 들어가게 해주는 신호순서(signal sequence, 아미노산 24개로 구성)가 있다. 풋인슐린전구물질이 과립세포질그물의 속으로 들어가면, 신호순서가 떨어져 나가 **풋인슐린**(proinsulin)이 된다. 인슐린합성의 번역후처리과정에 의해 풋인슐린전구물질이 분자량 9,000 Da 정도의 폴리펩타이드로 변한 것이다. 풋인슐린은 아미노산 81~86개로 이루어진 단일 폴리펩타이드사슬이며, 그 모양은 알파벳 G와 비슷한 형태이다(그림 F18.4.1). 2개의 이황결합(disulfide bond)이 G의 막대를 윗부분 천장에 연결한다.

골지복합체에서 풋인슐린이 포장될 때 카텝신(cathepsin)과 비슷한 효소에 의해 G의 아랫부분에 해당하는 펩타이드가 잘려 나가 인슐린이 만들어진다. 이렇게 생성된 인슐린은 G의 수평획에 해당하는 **A사슬**(아미노산 21개)과 G의 윗부분에 해당하는 **B사슬**(아미노산 30개)로 이루어져 있고, A사슬과 B사슬은 이황결합으로 결합된 형태이다. 풋인슐린에서 잘려 나간 펩타이드(아미노산 35 개)를 **C펩타이드**(수용체펩타이드)라고 한다. C펩타이드는 인슐린과 함께 분비소포에 담겨 있다가, 인슐린이 분비될 때 함께 방출된다. 이때 인슐린과 C펩타이드의 분비량은 동일하다. C펩타이드의 생리적 기능은 아직 확인된 것이 없다.

C펩타이드는 인슐린에 비해 반감기가 길기 때문에 말초혈액에서는 C펩타이드 농도가 인슐린보다 높다. 따라서 임상의학 분야에서는 혈중 C펩타이드 농도를 측정하여, 이를 B세포의 분비활성을 나타내는 지표로 활용하고 있다. C펩타이드는 콩팥을 통해 몸 밖으로 배출되므로, 소변으로 배설되는 양을 측정해도 B세포의 인슐린 분비량을 가늠할 수 있다. C펩타이드 측정법은 인슐린을 투여중인 환자에서 B세포의 기능을 평가하거나, 1형 당뇨병과 2형 당뇨병을 구분할 때, 그리고 **인슐린종**(insulinoma, **B세포 종양**)의 진단과 치료효과 판정을 위해 자주 쓰인다. 또한 이자 이식이나 이자섬세포 이식 후 진행상황을 모니터링할 때도 C펩타이드가 활용되곤 한다.

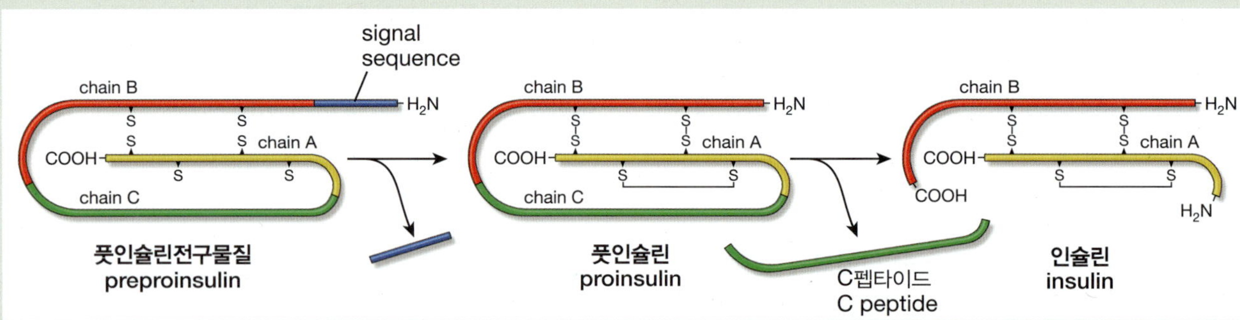

그림 F18.4.1 인슐린 합성에서 번역후처리과정. 인슐린은 풋인슐린전구물질(preproinsulin)이라고 하는 단일 폴리펩타이드사슬 형태로 합성된 후 단백질번역후 변형과정을 거쳐 만들어진다. 첫 단계로, 과립세포질그물 속에서 신호순서가 떨어져 나가 폴리펩타이드사슬의 길이가 짧아진다. 이렇게 생성된 *풋인슐린(proinsulin)*은 골지복합체로 운반되어, 분자내 이황결합이 형성되고 C펩타이드가 잘려 나가 활성호르몬인 인슐린(insulin)이 된다.

아졌을 때에도 인슐린 분비가 촉진된다. A세포(α cell)에서 분비된 콜레시스토키닌과 글루카곤은 근처의 B세포(β cell)을 자극하여 인슐린 분비를 촉진하는 주변분비호르몬(paracrine hormone) 역할을 한다.

혈중 포도당 농도가 70 mg/100 dL보다 낮아지면 글루카곤 분비가 촉진되고, 70 mg/100 dL보다 높아지면 글루카곤 분비가 억제된다. 혈중 지방산 농도가 낮을 때에도 글루카곤이 분비된다. 인슐린은 A세포의 글루카곤 분비를 억제한다. 그러나 이자섬의 특징적인 혈액순환방식(다음 문단 참조) 때문에 주변분비효과(paracrine effect)는 거의 일어나지 않고, 혈중 인슐린에 의해 이런 억제작용이 나타난다.

이자섬에는 **교감신경**(sympathetic nerve)과 **부교감신경**(parasympathetic nerve)이 모두 분포한다. 이자섬 세포의 약 10%는 신경종말이 세포막에 직접 닿아 있고, 이웃한 이자섬세포 사이에는 틈새이음(gap junction)이 발달해 있다. 시냅스(연접, synapse)에서 방출된 신경전달물질(neurotransmitter)에 의해 이자섬 세포 안의 이온농도 변화가 일어나면, 이런 변화가 틈새이음을 통해 이웃한 세포로 전달된다. 교감신경과 부교감신경은 A세포와 B세포의 호르몬 분비에 직접적인 영향을 미친다.

부교감신경(콜린성 cholinergic)이 자극되면(아세틸콜린이 방출됨) 인슐린과 글루카곤 분비가 촉진된다. 그러나 교감신경(아드레날린성 adrenergic)이 자극되면(노르에피네프린이 방출됨) 글루카곤 분비는 촉진되지만 인슐린 분비는 억제된다. 이와 같은 신경에 의한 인슐린과 글루카곤 분비의 조절기전은 스트레스에 의한 혈중 포도당 농도변화에 중요한 역할을 한다.

이자섬과 이자꽈리에 공급되는 혈액은 정해진 순서에 따라 단계적으로 순환한다.

앞서 설명한대로 이자섬은 이자의 1~2% 가량 밖에 되지 않지만, 혈액은 10~15% 가량을 받는다. 이자섬에서 혈액공급에는 두 가지의 특징적인 양식이 있다. 가장 일반적인 양식은 혈액이 이자섬 중심부로 들어가서 중심부에 혈액을 공급한 다음, 주변부로 흘러가는 것이다. 또 다른 양식은 몇 개의 세동맥(arteriole)이 이자섬의 가장자리로 들어간 후에 중심부 쪽으로 분지를 내어 창모세혈관(fenestrated capillary)이 되는 것이다. 사람의 경우, 모세혈관은 이자섬 가장자리의 A세포와 D세포를 거친 뒤 중앙의 B세포에 혈액을 공급한다. 이자섬 깊숙이 뻗어 있는 중격(septum) 속에 있는 더 큰 혈관들은, 이런 중격 주위에도 A세포와 D세포가 많기 때문에, 혈액은 항상 A세포와 D세포들에게 먼저 혈액을 공급한 후에 나중에 B세포에 도달하게 된다. 최근에는 생체에서 형광영상기법으로 이자섬에서 혈액흐름을 직접 관찰할 수 있다. 이런 연구기법을 통해, 이자섬 안에서 혈액흐름은 혈중 포도당 농도뿐만 아니라 혈관확장제, 혈관수축제, 위장관펩타이드, 자율신경계통 등의 상호적인 작용에 의해서도 조절된다는 것이 밝혀졌다.

이자섬 바깥으로 나온 **날모세혈관**(수출모세혈관, efferent capillary)은 여러 갈래로 분지하여 이자꽈리를 둘러싸는 모세혈관그물(capillary network)을 형성한다. 이런 순차적인 혈액순환 방식은 다른 내분비샘(예: 뇌하수체, 콩팥위샘)의 문맥계통(portal system)과 비슷한 특성을 띠고 있다.

이자섬 세포에서 분비된 호르몬들은 다음과 같이 꽈리세포(acinar cell)의 분비활성을 조절하는 작용을 한다.

- 인슐린, 혈관작용성장펩타이드(vasoactive intestinal peptide, VIP), 콜레시스토키닌 등은 꽈리세포의 분비를 촉진한다.
- 글루카곤, 이자폴리펩타이드(pancreatic polypeptide, PP), 소마토스타틴 등은 꽈리세포의 분비를 억제한다.

101 HISTOLOGY NOTEBOOK

소화계통 III: 간, 쓸개, 이자 (DIGESTIVE SYSTEM III: LIVER, GALLBLADDER, AND PANCREAS)

간 개요(OVERVIEW OF THE LIVER)

- **간**(liver)은 우리 몸에서 가장 큰 내장기관이며, 가장 큰 분비샘 조직덩어리이다. 간은 영양분의 흡수와 저장, 분배 등에서 매우 중요한 역할을 한다.
- 간은 **혈장단백질**(예: 알부민)의 대부분을 생산하며, 철분을 저장하고, 비타민을 변환시키며, 약물이나 독성물질을 분해한다.
- 간은 **쓸개즙**(bile)을 만들어내는 외분비기관으로서 역할을 하고, 여러 호르몬의 구조와 기능을 변화시키는 내분비기능도 수행한다.
- 간은 **이중순환체계**(dual blood supply)를 통해 혈액공급을 받는다. 정맥혈액은 **간문맥**(hepatic portal vein)을 통하여 들어오고, 동맥혈액은 **간동맥**(hepatic artery)을 통하여 들어온다.

간의 구조(STRUCTURE OF THE LIVER)

- **간**의 구조적 구성성분은 **실질**(parenchyma), 결합조직인 **버팀질**(간질, stroma), **굴모세혈관**(sinusoidal capillary, sinusoid), **굴주위공간**(perisinusoidal space, space of Disse) 등을 포함한다.
- 간 구조를 설명하는 세 가지의 기능적 단위가 있다. **간소엽**(hepatic lobule, 다각형 구조), **문맥소엽**(portal lobule, 삼각형 구조), **간꽈리**(liver acinus, 다이아몬드형 구조)가 있다. 간소엽은 간구조를 이해하기 위한 가장 전통적인 단위이고, 간꽈리는 다시 세 구역으로 구분되며 간의 혈액관류, 대사활동, 병리적 기전 등을 이해하는 데 가장 적합한 단위이다.
- 간소엽에서 **간세포**(hepatocyte)는 중심정맥을 중심으로 부챗살 모양으로 배열하고 있고, 조금은 불규칙하지만 간세포판을 이루고 있다. 다각형의 간소엽의 꼭지점에는 간문맥과 간동맥, 쓸개관, 림프관으로 구성된 **간세동이**(portal triad)를 포함하는 결합조직이 있다.
- **굴모세혈관**(sinusoidal capillary, sinusoid)은 간세포판에 의해 형성된 일종의 혈관이다. 간문맥을 통해 75% 가량의 정맥혈액과 간동맥을 통해 25% 가량의 동맥혈액이 유입된다.
- 굴모세혈관은 비연속적인 내피세포에 의해 둘러싸여 있다. 간세포들과 내피세포 사이에 있는 공간을 **굴주위공간**(perisinusoidal space, space of Disse)이라고 하며, 이 공간에서 간세포와 혈액 사이의 물질교환이 일어난다.
- 굴모세혈관 벽을 구성하는 내피세포 사이에서 **별큰포식세포**(stellate sinusoidal macrophage, **쿠퍼세포** Kupffer cell)들이 존재하며, 이들은 노화된 적혈구를 제거하거나 철분자를 재생하는 역할을 수행한다.
- 굴주위공간에는 **간별세포**(hepatic stellate cell, Ito cell)라고 하는 세포가 있다. 이 세포는 세포질내 지방방울(lipid droplet)에 비타민A를 함유하고 있고, 병적 상태에서는 근섬유모세포(myofibroblast)로 분화할 수 있는 세포이다.

간세포(HEPATOCYTES)

- **간세포**(hepatocyte)는 간조직을 구성하는 세포들 중 약 80%를 차지한다. 간세포는 크고, 다각형 세포이고, 구형의 핵을 갖고 있고(간혹 핵이 두 개인 경우도 있음), 호산성 세포질 안에는 무과립세포질그물(sER), 과립세포질그물(rER), 수많은 사립체와 과산화소체(peroxisome), 작은 골지복합체(golgi complex) 등을 갖고 있다.
- 간세포의 **바닥면**(basal surface)은 굴주위공간(perisinusoidal space, space of Disse)에 접해 있고, **꼭대기면**(apical surface)은 인접한 간세포와 함께 쓸개모세관(bile canaliculus)을 형성한다.
- **쓸개모세관**(bile canaliculus)은 짧은 **헤링관**(canal of Hering)으로 연속된다. 헤링관 벽은 간세포와 입방형 쓸개관세포(cholangiocyte, 쓸개관 가지를 싸고 있는 세포), 이 두 가지 세포로 이루어져 있다.
- 헤링관의 벽에는 **간줄기세포**(hepatic stem cell)가 존재한다.

쓸개길가지(BILIARY TREE)

- **쓸개길가지**(biliary tree)의 벽면은 단층입방상피나 단층원주상피인 **쓸개관세포**(cholangiocyte)로 덮여 있다. 이 세포들은 쓸개즙의 흐름을 감시하고, 쓸개즙의 성분을 조절하는 역할을 한다.
- 간세포가 생산하는 **쓸개즙**(bile)은 **쓸개모세관**(bile canaliculus)으로 모아진 후, **헤링관**(canal of Hering)으로 유입된다. 이어서 쓸개즙은 **소엽속쓸개세관**(intralobular bile ductule)을 거쳐, 다시 **소엽사이쓸개관**(interlobular bile duct)으로 연결된다. 소엽사이쓸개관은 간세동이를 구성하는 쓸개관을 말하며, 이는 점점 합쳐져서 간문(porta hepatis)에서 **왼간관**(left hepatic duct)과 **오른간관**(right hepatic duct)을 이루게 된다.
- **간바깥쓸개관**(extrahepatic bile ducts)은 쓸개즙을 쓸개(gallbladder)로 이동시켜서, 결국은 샘창자로 방출한다.

쓸개 개요(OVERVIEW OF THE GALLBLADDER)

- **쓸개**(gallbladder)는 서양배 모양이고, 팽창이 가능한 주머니이다. 쓸개는 쓸개즙을 농축(90%의 물을 제거)하고 저장한다.
- 쓸개의 **점막**(mucosa)은 수많은 깊은 주름이 있고(표면적을 넓게 하기 위한 구조), **점막고유판**(lamina propria)은 혈관이 풍부하며, **근육층**(muscularis externa)은 잘 발달되어 있다. 다만, 점막근육판(muscularis mucosa)과 점막밑층(submucosa)은 존재하지 않는다.
- 긴 원주형의 **쓸개관세포**(cholangiocyte)는 쓸개즙에서 물을 흡수하기 위한 특수한 상피세포이다. 이들은 아쿠아포린수분통로(aquaporin water channel)를 갖고 있어 물을 빠르게 흡수하게 한다.
- 쓸개의 점막 중 일부는 벽 깊이 파고들어(심지어는 근육층을 지나) 일종의 곁주머니 같은 깊은 주름을 형성하는데, 이를 **로키탄스키-아쇼프굴**(Rokitansky-Aschoff sinus)이라고 한다
- 쓸개의 **근육층**(muscularis externa)이 수축하면, 쓸개즙은 쓸개주머니관(cystic duct)을 거쳐 온쓸개관(common bile duct) 을 통해 샘창자로 방출된다.

이자 개요(OVERVIEW OF THE PANCREAS)

- **이자**(pancreas)는 **외분비샘**(exocrine gland)이면서 동시에 **내분비샘**(endocrine gland)이며, 뒤배벽장기(retroperitoneal organ)이다.
- **외분비요소**(exocrine component)는 가수분해소화효소를 합성 후 샘창자의 내강으로 분비하여 창자 안에서 음식물을 소화한다.
- **이자꽈리**(pancreatic acinus)는 꽈리(acinus) 안에서부터 사이관(intercalated duct)이 시작하는 독특한 구조를 갖고 있다. 이런 구조 때문에 꽈리 내강에서 사이관세포의 핵이 관찰되며, 이런 세포를 **꽈리중심세포**(centroacinar cell)라고 한다.
- 이자꽈리세포는 세포질 꼭대기부분에 **효소원과립**(zymogen granule)을 갖고 있는 피라밋 모양의 세포이다. 이 세포는 핵이 크고, 세포질 안에 골지복합체(Golgi apparatus)와 과립세포질그물(rER) 등이 풍부하다.
- **사이관**(intercalated duct)은 많은 양의 나트륨과 중탄산염을 분비하여, 위에서 샘창자로 내려온 산성 미즙(chyme)을 중화한다.
- 사이관은 **소엽속집합관**(intralobular collecting duct)으로 연결되고, 이들이 모여 다시 **소엽사이관**(interlobular duct)을 형성하며, 결국에는 **이자관**(pancreatic duct)으로 계속되어 샘창자로 흘러간다.
- 이자섬(islet of Langerhans)으로 이루어진 이자의 **내분비요소**(endocrine component)는 호르몬을 생산하고, 이를 혈액 안으로 분비하여 포도당, 지방, 단백질대사를 조절한다.
- **이자섬**(islet of Langerhans)은 이자 실질 안에 흩어져 있으며 기본적으로 세 종류의 세포를 갖고 있고, **A세포**(글루카곤 분비), **B세포**(인슐린 분비), **D세포**(소마토스타틴 분비)가 있다.

도판 18.1 ■ 간 I(Liver I)

간은 우리 몸에서 가장 큰 외분비샘이며 가장 큰 내장기관이다. 간의 혈액공급은 대부분 **간문맥**(hepatic portal vein)을 통해 이루어진다. 다른 기관들과는 달리, 간문맥을 통해 간으로 유입되는 혈액은 작은창자, 이자, 지라를 이미 순환한 정맥혈액이다. 따라서 간은 창자에서 흡수한 물질들의 운반경로 중간에 위치하게 된다. 그렇기 때문에 간은 창자에서 흡수한 영양소, 독소, 유해물질에 가장 먼저 노출될 수밖에 없다. 간의 주요 기능 중 하나가 독성물질을 분해(degradation)하거나 접합(conjugation)시킴으로써 독성을 제거하는 것이다. 그러나 이런 독성물질이 너무 많아지면 간이 심각한 손상을 입을 수 있다.

간세포는 외분비기능과 내분비기능을 모두 가지고 있는 세포이다. 간의 외분비액인 **쓸개즙**(bile)에는 분해 또는 접합 과정을 거친 노폐물들이 포함되어 있고, 이것들은 창자의 내강을 거쳐 체외로 배출된다. 또한 쓸개즙에는 창자 안에서 대사물질에 결합하여 흡수를 돕는 물질도 포함되어 있다. 간세포 사이사이에 위치한 **쓸개모세관**(bile canaliculus)들이 서로 합쳐져 점점 더 굵은 관을 형성하며, 결국에는 **온쓸개관**(common bile duct, 쓸개관 bile duct)이 되어 샘창자의 내강으로 열린다. 간에서 분비된 쓸개즙은 이런 일련의 관들을 통해 쓸개 또는 샘창자로 운반된다.

간의 내분비물질은 간세포 주위의 혈관으로 직접 방출한다. 이런 물질에는 알부민(albumin), α-글로불린, β-글로불린, 프로트롬빈(prothrombin), 당단백질(glycoprotein, 예: fibronectin) 등이 포함된다. 간세포는 포도당(당원의 분해를 통해 생성)이나 삼요드티로닌(triiodothyronine, T_3, thyroxine에서 요오드 하나가 떨어져 나간 활성물질) 등도 혈액으로 분비한다.

간의 기능적 단위인 소엽(*lobule*) 또는 꽈리(*acinus*)는 불규칙한 형태의 간세포판(plate of hepatocytes)과 그 사이사이의 굴모세혈관(sinusoid)으로 구성된다.

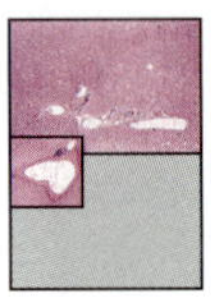

간, 사람, H&E ×65; 삽입사진 ×65.

저배율 사진에서는, 수많은 간세포들이 간조직에 고르게 흩어져 있는 것처럼 보인다. 사진에서 중심정맥을 중심으로 하는 하나의 고전적 간소엽을 점선으로 표시했다. **간세포**(hepatocyte)들은 한 층 두께의 판모양으로 배열하고 있고 이웃한 줄끼리 서로 연결되기도 하며, 조직표본에서는 절편방향에 따라 세포들이 한층 또는 그 이상의 층으로 간세포들이 배열한 것처럼 보이기도 한다. 간세포판(plate of hepatocytes)들 사이의 밝게 보이는 곳은 **굴모세혈관**(sinusoid, sinusoidal capillary)이다. 굴모세혈관은 아래 사진(별표)에서 더 뚜렷이 관찰된다.

사진에서 **문맥관**(portal canal)도 관찰할 수 있다. 문맥관은 간동맥(hepatic artery)의 가지(*HA*), 간문맥(portal vein)의 가지(*PV*), 쓸개관(bile duct)의 가지(*BD*), 림프관, 신경 등이 결합조직으로 싸여 있는 것을 말한다. 이 부위의 쓸개관, 동맥, 정맥을 합쳐 **간세동이**(portal triad)라고 한다.

간동맥의 가지와 간문맥의 가지는 문맥관의 결합조직에 싸인 채 나란히 주행하기 때문에 쉽게 구분할 수 있다. 두 혈관 중 정맥은 벽이 얇으며, 동맥은 지름이 작고 벽이 두꺼운 것이 특징이다. **쓸개관**(bile duct)은 내면이 단층입방상피(simple cuboidal epithelium) 또는 단층원주상피(simple columnar epithelium)로 덮여 있다(분비관의 규모에 따라 상피의 유형이 다름). 문맥관 한 곳에 동맥, 정맥, 쓸개관이 여러 개씩 들어 있는 경우도 있다. 혈관과 쓸개관이 분지하는데다, 구불구불하게 주행하여 하나의 단면에 여러 번 잘려 보일 수도 있기 때문이다.

간을 순환한 혈액은 간정맥(hepatic vein)을 통해 배출된다. 간정맥은 다른 혈관들과는 달리 단독으로(동맥과 동행하지 않는다는 의미) 존재하고(삽입사진) 두꺼운 결합조직(*CT*)으로 둘러싸여 있어 쉽게 구분된다. 결합조직 속에 정맥의 단면이 여러 개 보이더라도, 동맥이나 쓸개관이 동반되어 있지 않다면 그것은 간정맥이다. 삽입사진에서도 커다란 간정맥(*HV*) 위쪽에 작은 간정맥이 하나 더 관찰되고 있다.

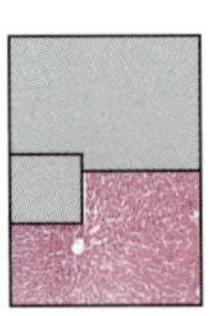

간소엽, 간, 사람, H&E ×160.

간정맥의 시작부분인 **중심정맥**(central vein, terminal hepatic venule, *CV*)은 동맥이나 쓸개관을 동반하지 않고 단독으로 주행한다. 중심정맥은 주위를 둘러싸는 결합조직이 얇으며, 수많은 굴모세혈관과 직접 연결되어 있다. 이런 모습을 도판 18.2(800쪽)에서 더욱 자세히 관찰할 수 있다.

고전적 간소엽(lobule)의 경계를 확인하기 위해서는 간조직을 저배율로 관찰하는 것이 좋다. 특히, 간소엽이 가로방향으로 잘렸을 때 간소엽의 윤곽이 잘 보인다. 이 경우, 간소엽의 중앙에는 중심정맥이 있고 여기서부터 간세포판(plate of hepatocytes)이 부챗살처럼 사방으로 뻗은 것처럼 보인다. 위쪽 사진에서 점선이 간소엽의 경계에 해당한다.

고전적 간소엽의 경계는 부분적으로 문맥관에 의해 정의된다. 문맥관이 없는 나머지 부위에서는 간세포판이 이웃한 두 간소엽에 걸쳐 이어져 있어 아무런 경계가 보이지 않는다. 그러나 중심정맥을 중앙에 두고 그 주위의 문맥관들을 잇는 둥그스름한 가상선을 그어, 간소엽의 대략적인 윤곽을 가늠할 수 있다. 간소엽이 가로방향으로 잘렸다면, 중심정맥에서 쓸개관(*BD*)이 있는 곳까지 간세포들이 부챗살처럼 줄을 선 모습이 관찰될 것이다.

BD, 쓸개관(담관, bile duct)
CT, 결합조직(connective tissue)
CV, 중심정맥(central vein, terminal hepatic venule)
HA, 간동맥(hepatic artery)
HV, 간정맥(hepatic vein)
L, 림프소절(lymphatic nodule)
PV, 간문맥(portal vein)
별표(아래쪽 사진), 굴모세혈관(sinusoid)
점선(위쪽 사진), 고전적 간소엽의 대략적인 경계를 표시함

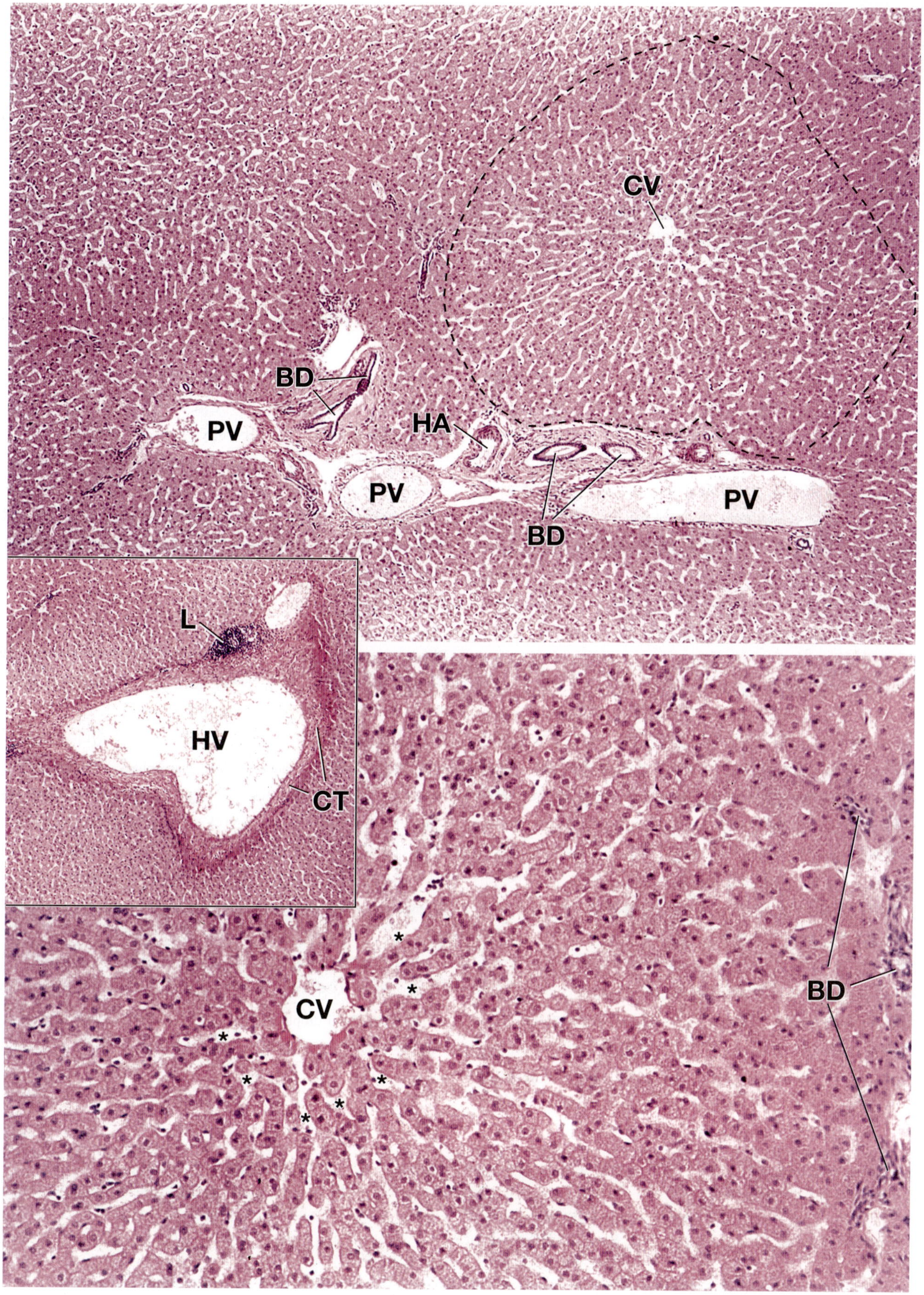
CV
BD
PV
HA
PV
PV
BD
L
HV
CT
CV
BD

도판 18.2 ■ 간 II(Liver II)

간조직의 기능적 단위를 정의하는 방법은 *고전적 간소엽*(*classical hepatic lobule*), *문맥소엽*(*portal lobule*), *간꽈리*(*liver acinus*)의 세 가지가 있다. **고전적 간소엽**은 대략 육각기둥 모양의 구획이며, 그 중앙에는 중심정맥(central vein, terminal hepatic venule)이 있고 가장자리의 여섯 꼭지점에는 **문맥관**(portal canal)이 있다. 문맥관에는 **간세동이**(portal triad, 간문맥의 가지, 간동맥의 가지, 쓸개관의 가지로 구성됨)가 포함되어 있다. **문맥소엽**은 외분비기능에 초점을 맞춘 삼각형 구역이다. 문맥소엽의 중앙에는 간세동이의 쓸개관이 있으며, 그 주위의 세 중심정맥(central vein)을 잇는 가상선이 경계가 된다. **간꽈리**는 혈액순환, 대사활성, 병리기전과 관련성이 높은 구획 방법이다. 간꽈리는 작은 마름모꼴 구역이다. 이때 간세동이의 가지들이 마름모의 단축(고전적 간소엽의 경계면에 해당)이 되고 그 양쪽에 위치한 두 중심정맥을 잇는 가상선이 장축이 된다. 간꽈리 안의 간세포들은 마름모의 단축을 중심으로 하는 세 타원형 구역으로 나뉜다. 단축에 가장 가까운 구역을 간꽈리 1구역, 가장 먼 구역을 간꽈리 3구역이라고 한다.

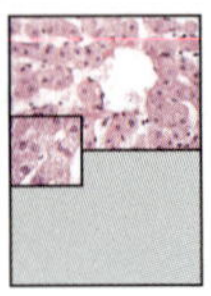

중심정맥, 간, 사람, H&E ×500; 삽입사진 ×800.

도판 18.1(798쪽) 아래쪽 사진에서 보았던 **중심정맥**(central vein)과 그 주위의 간조직을 고배율로 보여준다. 이 사진에서 **간세포**(hepatocyte)의 세포질은 거품처럼 보이는데, 이는 조직표본 제작과정 중 세포질 안의 당원(glycogen)과 지질(lipid)이 추출되었기 때문이다. 이웃한 간세포 사이의 경계가 뚜렷하게 보이는 곳도 있지만, 경계면이 비스듬히 잘린 곳에서는 세포 사이의 경계가 불분명해 보인다. 두 간세포 사이의 경계면을 더 고배율로 관찰하면(확대사진), 경계면의 중앙에 둥글거나 타원형의 미세한 구조가 있는 것을 알 수 있다. 이것이 바로 쓸개모세관(bile canaliculus, *BC*)이다.

일반적인 광학현미경 표본에서는 **굴모세혈관**(sinusoid, *S*) 내면을 덮는 내피세포의 세포질은 거의 보이지 않는다. **별큰포식세포**(stellate sinusoidal macrophage, **쿠퍼세포** Kupffer cell [*KC*]는 핵이 타원형이고 굴모세혈관의 내강으로 돌출해 있어 식별이 가능하다. 이에 반해, 내피세포(endothelial cell)는 핵이 작고 납작한 편평세포이다. 이 사진에서도 두 세포의 특징을 확인할 수 있다.

휘어진 화살표는 두 개의 굴모세혈관이 중심정맥(*CV*)으로 합류하는 지점을 가리킨다. 중심정맥의 벽에는 에오신(eosin)에 짙게 염색된 곳(별표)이 보이며, 이것은 아교섬유가 풍부한 결합조직층이다. 이 결합조직층에는 섬유모세포(fibroblast, *F*)도 존재한다. 사진에서 이 섬유모세포와 중심정맥의 내피세포(*EN*)는 뚜렷이 구분된다.

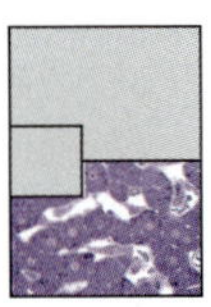

굴모세혈관, 간, 쥐, glutaraldehyde-osmium fixation, toluidine blue ×900.

전자현미경 표본제작법에 따라 간조직을 고정(glutaraldehyde와 osmium을 이용한 2중 고정법)하여 포매한 후 절편을 얻어 염색한 조직표본사진이다. 이 사진에서는 H&E 염색표본에 비해 간세포와 굴모세혈관(sinusoid, *S*) 내면을 덮는 세포들의 특징을 자세히 관찰할 수 있다. **간세포**(hepatocyte)의 세포질은 톨루이딘블루(toluidine blue)에 염색되어 푸른색으로 보인다. 세포질 안에 있는 불규칙한 형태의 자홍색 덩어리(화살표)들은 당원(글리코겐, glycogen)이다. 글루타르알데히드(glutaraldehyde, 1차 고정제)로 고정했기 때문에 당원이 많이 남아 있고, 이것이 톨루이딘블루의 이염색성(metachromasia) 현상에 의해 자홍색으로 염색되어 보이는 것이다. 다양한 크기의 지방방울(lipid droplet, *L*)도 오스뮴(osmium, 2차 고정제)에 검은색으로 염색되어 뚜렷이 관찰된다. 당원과 지방방울의 양은 일정하지 않으며, 정상인의 경우 대개 영양분 섭취량에 비례한다. 간세포의 세포질을 자세히 들여다보면 세포질보다 조금 짙은 청색의 작은 점상 구조들이 관찰되며, 이것들은 사립체들이다. 이 사진에서는, 이웃한 두 간세포 사이에 위치한 **쓸개모세관**(bile canaliculus, *BC*)도 뚜렷하게 보인다. 쓸개모세관이 가로방향으로 잘린 경우에는 둥그스름한 공간처럼 보이지만, 세로방향으로 잘린 경우(오른쪽 아래 구석)에는 길쭉한 통로처럼 보이게 된다.

굴모세혈관의 내면은 두 종류의 세포로 덮여 있다. 둘 중 더 눈에 띄는 것은 **별큰포식세포**(stellate sinusoidal macrophage, **쿠퍼세포**[*KC*])이다. 별큰포식세포는 핵이 크고 세포질도 양이 많으며, 내강쪽으로 튀어나와 있거나 내강을 가로막고 있는 것처럼 보인다. 그러나 단면상으로 이렇게 보이는 것일 뿐 실제로 내강을 막고 있는 것은 아니다. 별큰포식세포는 돌기가 많은 세포이기 때문에 세포의 표면이 불규칙한 형태로 들쑥날쑥하게 보인다. **내피세포**(endothelial cell, *EN*)는 핵이 작고 세포질이 납작하며, 세포의 표면도 밋밋하다.

제 3의 세포 유형인 간별세포(hepatic stellate cell, Ito cell)는 세포 수가 많지 않으며, 이 사진에도 나타나 있지 않다. 이 세포는 세포질이 옅은 색을 띠고 지방방울(lipid droplet)이 많은 것이 특징이다. 지방방울에는 비타민A가 저장되어 있다.

BC, 쓸개모세관(bile canaliculus)
CV, 중심정맥(central vein, terminal hepatic venule)
EN, 내피세포(endothelial cell)
F, 섬유모세포(fibroblast)
KC, 별큰포식세포(stellate sinusoidal macrophage, Kupffer cell)
L, 지방방울(lipid droplet)
S, 굴모세혈관(sinusoid)
별표, 중심정맥(central vein) 벽의 결합조직
화살표, 당원(glycogen)
휘어진 화살표, 굴모세혈관이 중심정맥으로 합류하는 곳

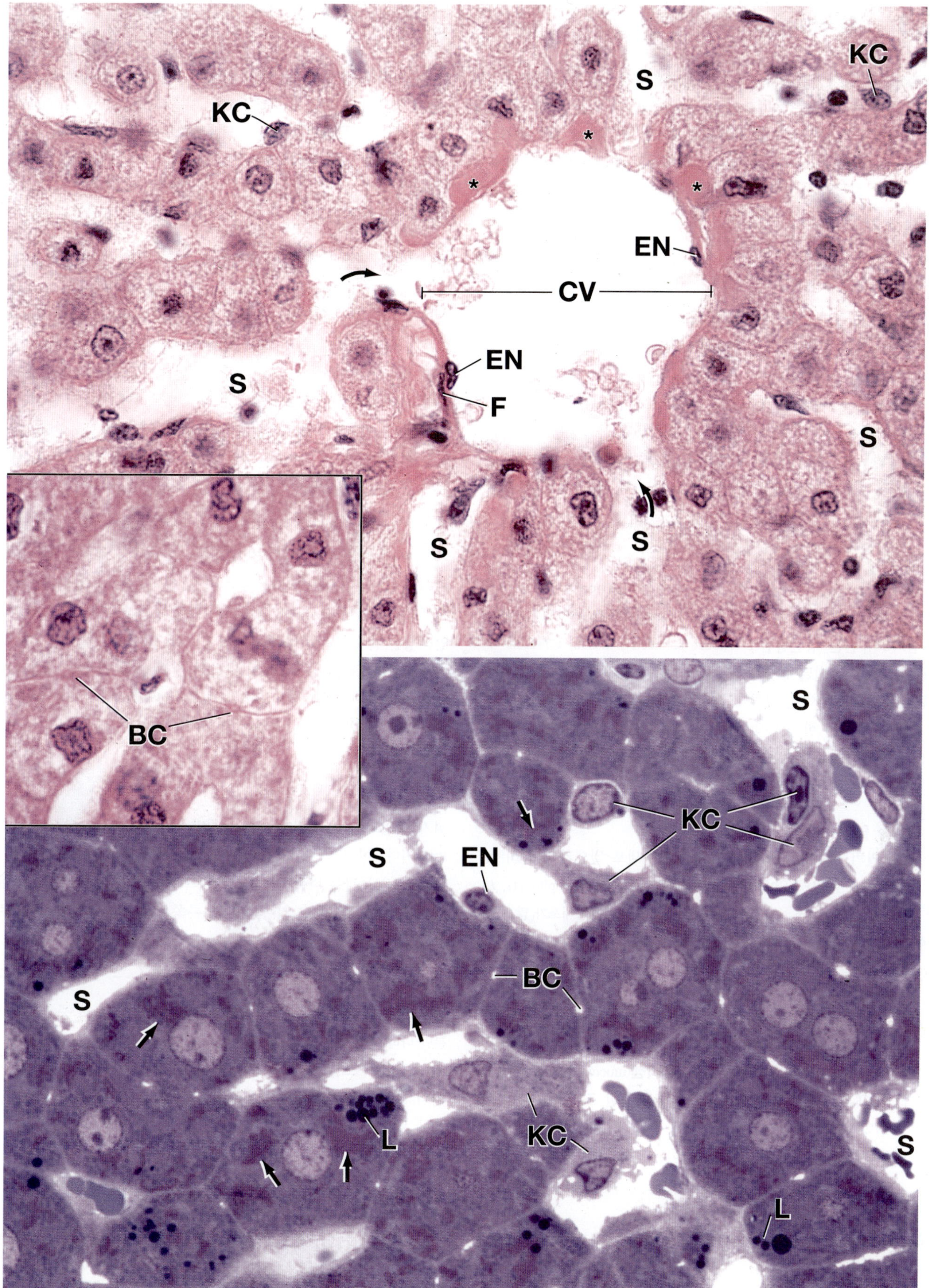
KC
S
KC
*
*
*
EN
CV
EN
F
S
S
S
S
BC
S
KC
S
EN
BC
S
L
KC
S
L

도판 18.3 ■ 쓸개(Gallbladder)

쓸개(gallbladder)는 쓸개즙을 농축하여 저장해 놓았다가 샘창자로 내보내는 기관이다. 쓸개즙의 농축과정은 능동수송(active transport)에 의한 전해질 흡수 및 전해질 농도차에 따른 수분의 수동적 이동에 의해 진행된다. 쓸개의 점막은 키가 큰 단층원주상피(simple columnar epithelium)로 덮여 있고, 이 상피세포의 구조와 기능은 작은창자와 큰창자의 흡수세포(absorptive cell)와 비슷하다. 상피세포의 꼭대기면에는 짧은 미세융모가 발달해 있고, 가쪽 면에는 복잡하게 주름져 있으며, 가쪽면의 꼭대기에는 이음복합체(junctional complex)가 발달해 있고, 세포질 꼭대기 부위와 바닥 부위에는 사립체가 많다. 가쪽 면의 세포막에는 나트륨-칼륨 아데노신삼인산효소(adenosine triphosphatase, ATPase)가 많다.

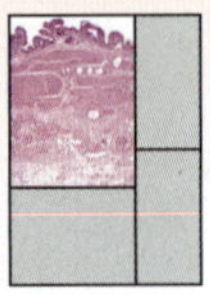

쓸개, 사람, H&E ×45.

쓸개는 서양배 모양의 주머니이며, 쓸개즙을 농축하여 저장하는 기능을 한다. 사진에서 쓸개벽의 전체층을 관찰할 수 있다. 쓸개의 벽은 세 층 구조로 **점막**(mucosa, *Muc*), **근육층**(muscularis externa, *Mus*), **외막**(adventitia, *Adv*), 그리고 간과 접하지 않는 바깥 자유면은 외막이 아닌 장막(serosa, 이 사진에서는 보이지 않음)으로 구성되어 있다. 점막을 고배율로 관찰한 모습은 아래왼쪽 사진에 잘 나타나 있다. 근육층은 불규칙한 방향으로 배열된 민무늬근육다발(*SM*)로 이루어져 있다. 외막(*Adv*)은 불규칙한 치밀결합조직(dense connective tissue)으로 구성되어 있으며, 이곳에 굵은 혈관(*BV*)이 많이 분포한다. 외막의 바깥층에는 다양한 양의 지방조직(*AT*)이 있다.

점막은 복잡하게 주름져 있고, 이런 주름은 근육층이 수축했을 때 더 심하게 나타난다. 로키탄스키-아쇼프굴(*Rokitansky-Aschoff sinus, RAS*)라고 불리우는 점막 돌출이 벽의 깊은 곳에서도 관찰되는 것이 매우 특징적이다. 쓸개가 팽창된 상태로 고정하여 표본을 만들지 않는 한 이 정도의 점막주름은 항상 보이게 마련이다. 가끔은, 점막이 오목하게 주름져 들어간 곳이 비스듬히 잘려 분비샘과 비슷한 모양(화살표)으로 관찰되기도 한다. 그러나 쓸개의 목부분(점막샘이 발달해 있음, 아래오른쪽 사진)을 제외한 나머지 부위에는 분비샘이 존재하지 않는다.

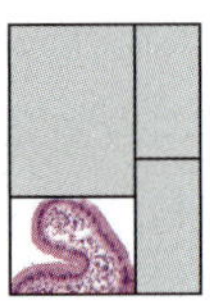

점막, 쓸개, 사람, H&E ×325.

점막(mucosa)은 키가 큰 단층원주상피(simple columnar epithelium, *Ep*)와 점막고유판(lamina propria)으로 구성되어 있고, 점막고유판은 성긴결합조직(loose connective tissue, *CT*)으로 구성되고, 혈관(*BV*)들이 잘 발달해 있다. 쓸개의 상피는 창자의 흡수상피와 마찬가지로 흡수가 주기능이지만, 다른 기관의 흡수상피와는 달리 몇 가지 특징이 있다. 쓸개의 상피는 한 종류의 세포(위오른쪽 사진)로만 이루어져 있다. 세포는 키가 큰 원주형이고 핵은 세포의 아래쪽에 치우쳐 있다. 세포의 꼭대기쪽 면에는 얇은 줄무늬가장자리(striated border)가 발달해 있다. 그러나 일반적인 H&E 염색표본에서는 줄무늬가장자리가 잘 보이지 않을 때가 많다. 세포질은 에오신(eosin)에 염색되어 균일한 붉은색으로 보인다. 이런 형태와 염색성은 흡수기능을 하는 상피세포의 특징이며, 단백질을 합성하는 세포와 대조적이다. 또한 흡수기능이 활발히 진행 중일 때에는 상피세포 사이의 틈새 아랫부분이 넓게 벌어진다(위오른쪽 사진의 화살표). 이런 특징은 상피를 통해 액체가 운반될 때 나타나는 것이며, 창자의 상피에서도 흔히 볼 수 있는 모습이다.

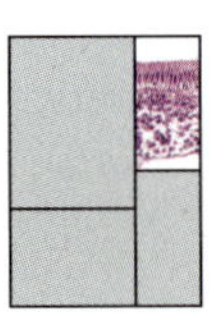

점막, 쓸개, 사람, H&E ×550.

상피 밑의 **점막고유판**(lamina propria)은 세포 밀도가 상당히 높은 편이다. 이 사진의 경우, 점막고유판에 림프구(lymphocyte, *L*)와 형질세포(plasma cell, *PC*)들이 무척 많다. (형질세포가 많은 것은 만성염증이 있다는 뜻이다.) 점막고유판에서 볼 수 있는 또 다른 특징은 상피가 함입되어 들어와 형성한 로키탄스키-아쇼프굴(*Rokitansky-Aschoff sinus, RAS*)이다. 이것은 주름진 점막 때문에 마치 분비샘처럼 보이는 구조(앞에서 설명하였음)들과는 다른 것이다. 위왼쪽 사진의 오른쪽 부분에서 로키탄스키-아쇼프굴을 확인할 수 있다. 아래오른쪽 사진에서 고배율(RAS)로 잘 보여주고 있다.

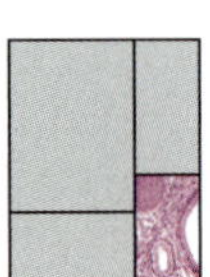

점막, 쓸개, 사람, H&E ×550.

분비샘처럼 보이는 두 개의 결합조직(*CT*) 중 작은 것은 **점막세포**(mucous cell, *MC*)들로 이루어진 **점막샘**(mucous gland, *MG*)이다. 이 표본은 쓸개의 목부분 근처에서 채취한 조직으로 만든 것이어서, 이렇게 점막샘이 존재한다. 이 세포들은 핵이 납작하고 바닥쪽에 치우쳐 있으며 세포질이 옅게 염색된 모습이고, 이는 점액을 분비하는 세포의 전형적인 특징이다. 반면, 분비샘처럼 보이는 두 구조 중 큰 것(사진에는 일부분만 나타나 있음, *RAS*)은 둥그스름한 핵을 가진 세포로 구성되어 있다. 이 주머니 같은 구조는 분비샘이 아니며, 점막의 상피가 근육층까지 깊숙이 함입되어 들어온 **로키탄스키-아쇼프굴**(*RAS*)이다. 로키탄스키-아쇼프굴이 근육층 전체 두께를 관통해서 쓸개벽 깊게 위치하는 경우도 있다(첫 번째 사진).

Adv, 외막(adventitia)
AT, 지방조직(adipose tissue)
BV, 혈관(blood vessel)
CT, 결합조직(connective tissue), 점막고유판 (lamina propria)
Ep, 상피(epithelium)
L, 림프구(lymphocyte)
MC, 점막세포(mucous cell)
Muc, 점막(mucosa)
Mus, 근육층(muscularis externa)
PC, 형질세포(plasma cell)
RAS, 로키탄스키-아쇼프굴(Rokitansky-Aschoff sinus)
SM, 민무늬근육(smooth muscle)
화살표(위왼쪽 사진), 내강 표면에 생긴 오목 (recess)
화살표(위오른쪽 사진), 세포사이공간

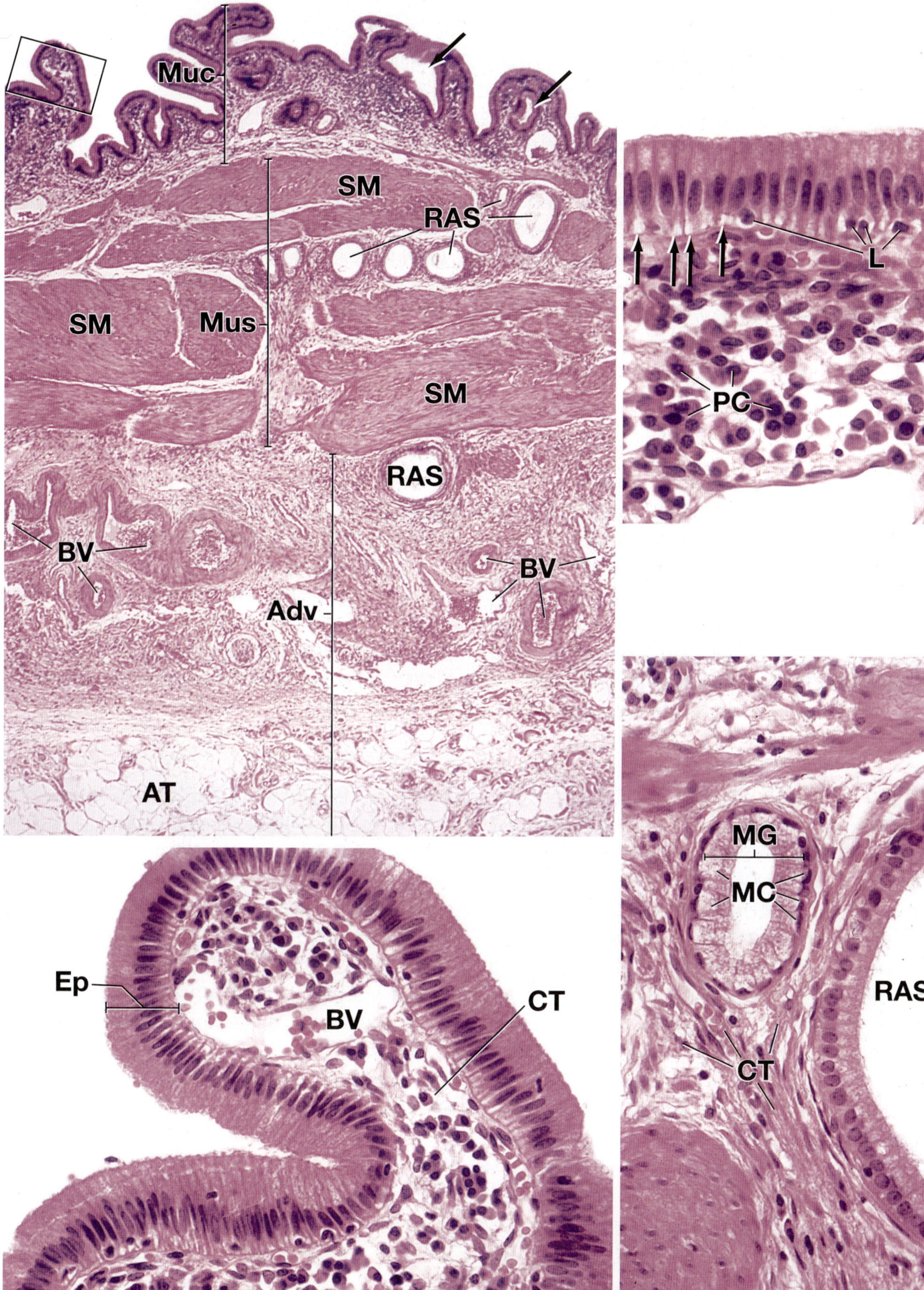
Muc
SM
RAS
Mus
SM
SM
RAS
BV
BV
Adv
AT
L
PC
Ep
BV
CT
MG
MC
CT
RAS

도판 18.4 ■ 이자(Pancreas)

이자(pancreas)는 소화관벽 바깥에 매달린 길쭉한 모양의 소화샘(digestive gland)이다. 이자의 머리부분은 C자 모양으로 굽은 샘창자로 둘러싸여 있고, 몸통부분은 배안의 정중면을 가로지르며, 꼬리부분은 배안 왼쪽뒤로 뻗어 있다. 이자는 외분비요소와 내분비요소가 섞여 있는 복합기관이다. 이자의 **외분비요소**(exocrine component)는 복합대롱꽈리샘(compound tubuloacinar gland)이며, 여기서 분비된 이자액(pancreatic juice)은 나뭇가지처럼 분지하는 관을 통해 샘창자의 내강으로 배출된다. 이자액은 비활성상태의 단백질분해효소(protease), 녹말분해효소(amylase), 지질분해효소(lipase), 핵산분해효소(nuclease), 전해질, 중탄산염(HCO_3^-) 등으로 구성되어 있다.

이자의 **내분비요소**(endocrine component)는 외분비부분 사이사이에 매몰된 상피세포 집단으로 이루어져 있으며, 혈관이 풍부하다. 이런 세포집단을 이자섬(pancreatic islet, islet of Langerhans)이라고 한다. 이자섬세포들은 여러 종류의 폴리펩타이드호르몬(polypeptide hormone), 단백질호르몬(protein hormone)을 분비한다. 그 중 대표적인 것이 온몸의 조직에서 포도당 대사를 조절하는 인슐린과 글루카곤이다. 그 밖에도 소마토스타틴(somatostatin), 이자폴리펩타이드(pancreatic polypeptide), 혈관작용창자펩타이드(vasoactive intestinal peptide, VIP), 세크레틴(secretin), 모틸린(motilin), substance P 등이 이자섬세포에서 분비된다. 이들 중 인슐린을 제외한 모든 호르몬은 창자의 창자내분비세포(enteroendocrine cell)에서도 분비된다. 배아의 발생과정 중 창자조직 중 일부가 이자로 분화하는 것이므로 이상할 것은 없다. 인슐린과 글루카곤은 멀리 떨어진 세포의 기능을 조절하지만(내분비기능), 나머지 호르몬(글루카곤 포함)들은 이자섬 안에서 B세포의 인슐린 분비를 조절 하는 주변분비조절(paracrine regulation) 기능을 한다.

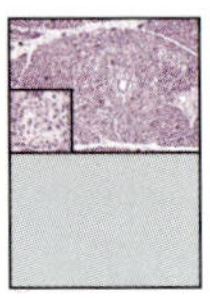

이자, 사람, H&E ×160; 삽입사진 ×360.

이자는 중간정도 밀도의 치밀결합조직(dense connective tissue)으로 구성된 얇은 피막(capsule)으로 둘러싸여 있다. 이자 조직은 피막에서 뻗어 들어온 중격에 의해 여러 소엽으로 나뉘며, 그중 하나의 소엽과 그 경계가 되는 결합조직(*CT*)을 사진에서 관찰할 수 있다. 결합조직 중격 속에는 커다란 혈관(*BV*)과 신경이 들어 있지만, 신경은 그다지 자주 관찰되지 않는다. 각각의 소엽은 외분비요소의 꽈리(acinus), **소엽속관**(intralobular duct, *InD*), 사이관(intercalated duct, 이런 저배율에서는 잘 보이지 않음), 그리고 **이자섬**(pancreatic islet, islet of Langerhans [*IL*; 점선]) 등으로 구성되어 있다. 소엽 안에도 실질(parenchyma)을 지지하는 결합조직과 작은 혈관 등의 버팀질(간질, stroma) 성분이 존재한다.

이 사진에서 수많은 꽈리들 사이에 흩어져 있는 이자섬(*IL*)도 관찰된다. (이자섬은 이자의 꼬리부분에 가장 많고 머리부분에는 적다.) 이자섬을 구성하는 세포들은 불규칙한 형태로 줄을 서듯이 배열되어 있다. H&E 염색표본에서는 이자섬세포의 종류를 식별할 수 없다. 사진에서 구분되어 보이지는 않지만, 인슐린을 합성 · 분비하는 B세포가 가장 많은 수를 차지한다. 그 다음으로 많은 세포는 글루카곤을 분비하는 A세포이다. 삽입사진에서는 이자섬에 분포하는 모세혈관(화살표)도 관찰된다. 이 사진에서 표기된 A, B는 A세포와 B세포가 주로 분포하는 위치를 표시한 것일 뿐 각 세포가 구분되어 보인다는 뜻은 아니다.

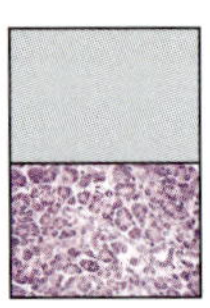

이자, 사람, H&E ×600.

이자 **꽈리**(acinus)는 장액세포(serous cell)로 구성되어 있다. 조직표본에서, 이자 꽈리는 둥글거나 불규칙한 형태의 세포집단으로 관찰된다. 꽈리의 내강이 좁기 때문에 꽈리의 단면에서 내강(별표)이 보이는 경우는 드문 편이다. 꽈리세포의 핵은 둥글고 바닥쪽에 치우쳐 있다. 핵 주위의 세포질은 염기성염료에 짙게 염색되는데, 이 부위를 흔히 과립상소포체(ergastoplasm, *Er*)라고 하며 소화효소 합성을 위해 발달한 과립세포질그물(*rER*) 때문에 이런 염색성이 나타나는 것이다. 몇몇 꽈리의 중앙에는 세포질이 거의 투명하게 보이는 **꽈리중심세포**(centroacinar cell, *CC*)들이 놓여 있다. 꽈리중심세포는 사이관(intercalated duct) 시작부분의 상피세포에 해당한다.

이 사진에는 사이관의 형태와 위치관계가 아주 잘 나타나 있다. 가로방향으로 잘린 **소엽속관**(intralobular duct, *InD*)은 단층입방상피(simple cuboidal epithelium)로 이루어져 있다. (이자에는 줄무늬관[striated duct]이 없다.) 꽈리와 소엽속관 사이에는 **사이관**(intercalated duct, *ID*)이 있다. 사이관의 왼쪽 끝은 거의 가로단면에 가까운 모습이고, 나머지 부분(사진 중앙)은 세로단면의 모습이다. 사이관이 소엽속관으로 연결되는 것도 관찰된다. 사이관의 가로단면에서는 내강이 뚜렷하게 보이지만, 세로단면에서는 내강이 잘 보이지 않는다. 세로단면이 내강을 지나는 평면과 일치할 확률이 희박하기 때문이다. 이런 곳에서는, 내강이 안보이는 대신 분비관을 구성하는 상피세포의 핵이 선명하게 잘 보인다. 상피세포의 핵은 사이관의 장축에 평행한 방향으로 길쭉하다. 이 세포의 핵은 꽈리중심세포의 핵과 염색성이 비슷하며, 꽈리세포의 핵과는 차이가 크다.

조직표본에서 사이관 하나를 찾고 나면, 소엽의 이곳저곳에서 그와 동일한 크기와 염색성을 가진 사이관의 단면(*ID*)을 많이 찾아낼 수 있다.

A, A세포가 많은 부위
B, B세포가 많은 부위
BV, 혈관(blood vessel)
CC, 꽈리중심세포(centroacinar cell)
CT, 결합조직(connective tissue)
Er, 과립상소포체(ergastoplasm)
ID, 사이관(intercalated duct)
IL, 이자섬(islet of Langerhans)
InD, 소엽속관(intralobular duct)
rER, 과립세포질그물(rough endoplasmic reticulum)
별표, 꽈리(acinus)의 내강
화살표, 모세혈관(capillary)

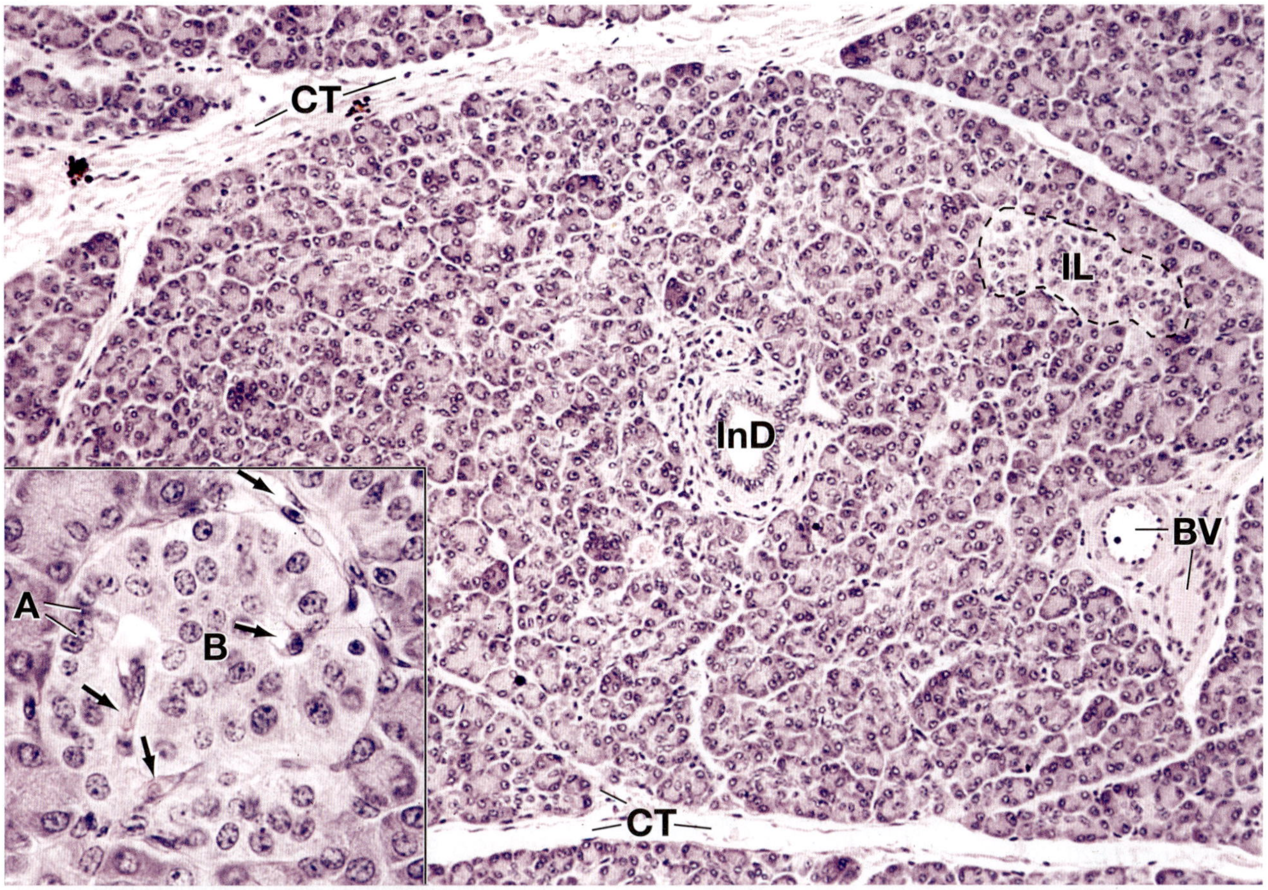
CT
IL
InD
BV
A
B
CT

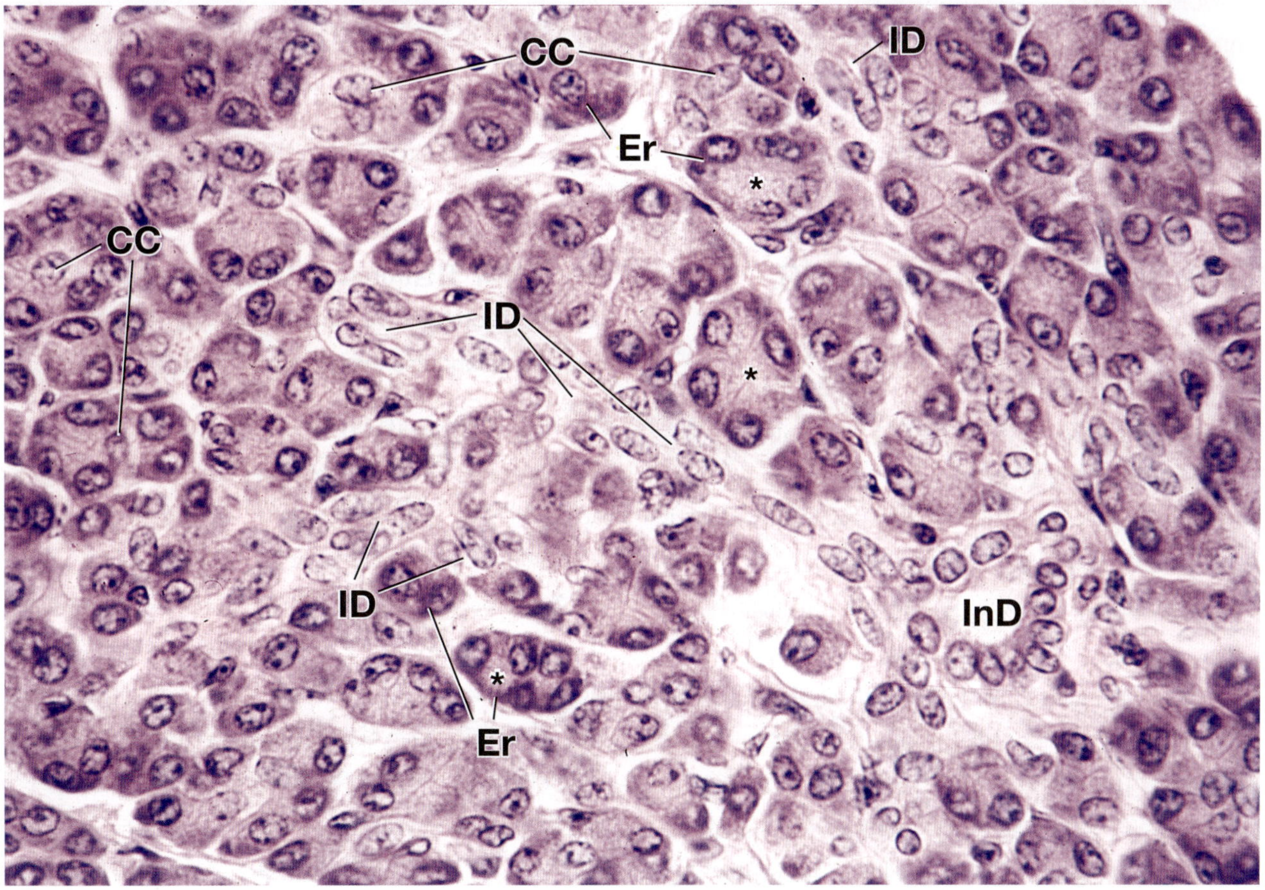
CC
ID
Er
CC
ID
ID
InD
Er

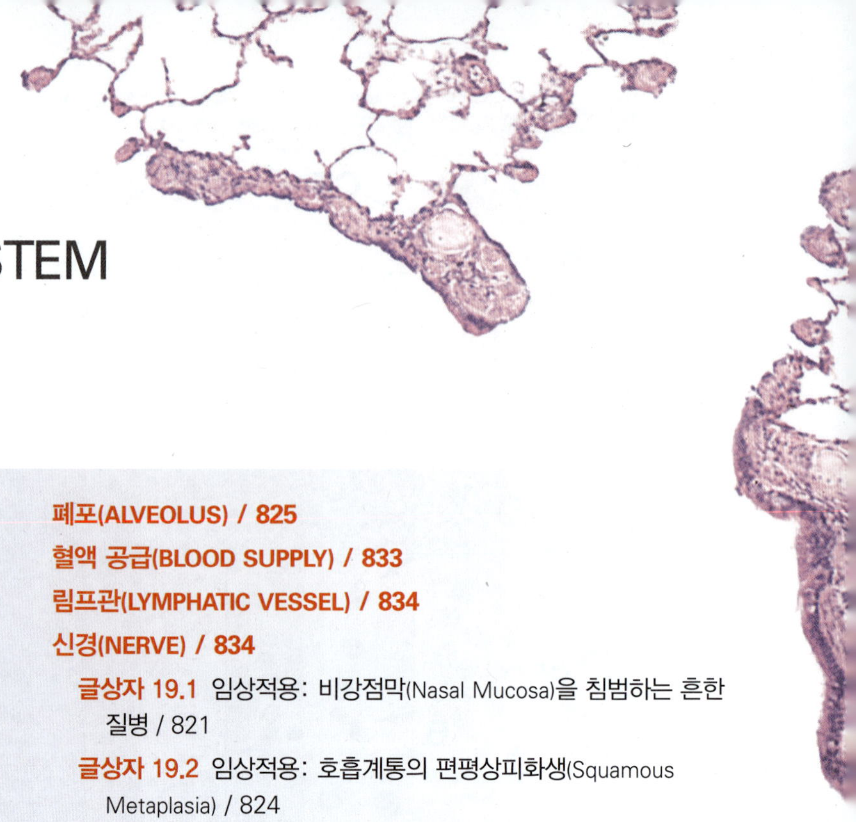

19 호흡계통 RESPIRATORY SYSTEM

■ 호흡계통(RESPIRATORY SYSTEM)의 개요

호흡계통(respiratory system)은 한 쌍의 폐(lung)와 연속된 기도(air passage)로 이루어진다. 폐 안에서 기도는 점점 더 가느다란 관으로 분지하여 결국은 아주 작은 공간인 **폐포**(alveoli, 단수형은 alveolus)에 도달하게 된다(그림 19.1)

호흡계통의 주요 기능은 (1) **공기 전송**(air conduction)(역자주; 공기전도라는 용어가 있으나 공기는 전기, 열과 달리 에너지가 아닌 물질 자체의 이동이므로 전송이라는 용어를 사용함) (2) **공기 여과**(air filtration) (3) **가스 교환**(gas exchange), 즉 **호흡**(respiration)의 세 가지로 요약할 수 있다. 가스 교환은 폐포(alveoli)에서 일어난다. 또한 **후두**(larynx)를 통과하는 공기는 발성에 사용되며 **비강**(nasal cavity)의 **후각점막**(olfactory mucosa)을 지나는 대기는 후각으로 감지되는 자극을 운반하기도 한다. 호흡계통은 그 비중은 적지만 내분비기능(endocrine function), 즉 호르몬을 생성하고 분비하는 데에도 관여하며, 흡입된 항원(antigen)에 대한 **면역반응**(immune response)을 조절하기도 한다.

폐는 태아의 전장(foregut) 내배엽(endoderm)의 후두기관게실(laryngotracheal diverticulum)과 이를 둘러싸는 흉내장중간엽(thoracic splanchnic mesenchyme)에서 발생한다.

한 쌍의 비강(nasal cavity), 부비동(paranasal sinus), 비인두(nasopharynx), 구인두(oropharynx)로 구성된 **호흡계통 상부**(upper part)의 발생은 구강(oral cavity)의 발생과 함께 진행된다. **호흡계통 하부**(lower part)는 후두(larynx), 기관(trachea), 기관지(bronchi, 단수형은 bronchus) 및 이들의 가지들과 좌,우 폐(lung)로 이루어지며, 이들은 태아 전장(foregut) 복측의 함몰부인 **후두기관게실**(laryngotracheal diverticulum), 즉 **호흡게실**(respiratory diverticulum)로부터 발생한다. 결론적으로 호흡계통의 상피는 내배엽(endoderm)에서 기원한다. 처음에 후두기관게실은 전장을 둘러싸는 흉내장중간엽(thoracic splanchnic mesenchyme) 속으로 자라 들어간다. 그 원위부의 크기가 커지면서 게실은 전구 모양의 **폐싹**(lung bud)을 형성한다. 폐싹은 오른쪽과 왼쪽 **기관지싹**(bronchial bud)으로 분지하면서 크기가 성장하여 좌, 우 **주기관지**(primary bronchus)의 원기

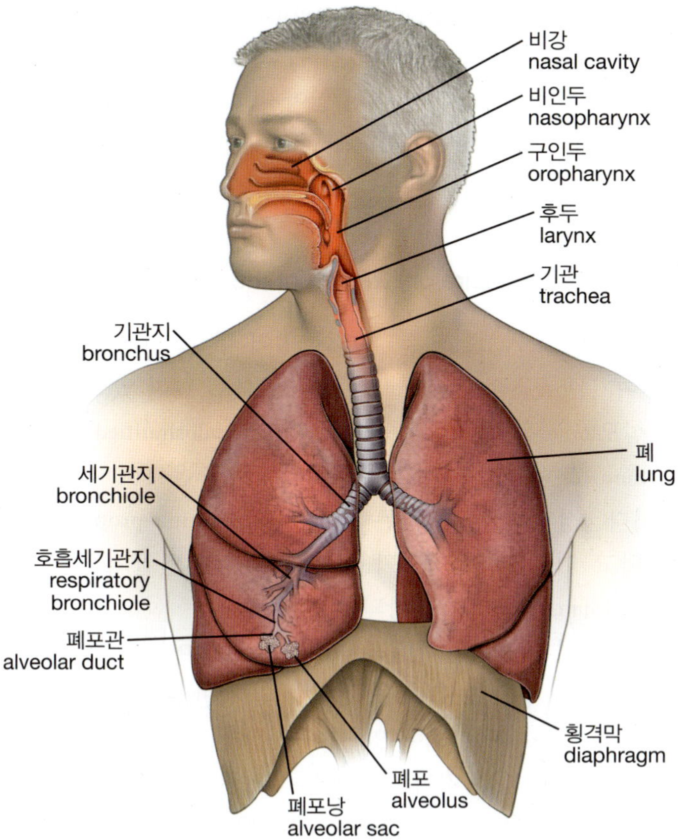

그림 19.1 호흡계통 기도(respiratory passage)의 계통도. 호흡계통(respiratory system)의 공기 전송부분(conducting portion)은 비강(nasal cavity), 비인두(nasopharynx), 구인두(oropharynx), 후두(larynx), 기관(trachea), 기관지(bronchus), 세기관지(bronchiole)로 이루어진다. 호흡부분(respiratory portion)은 가스 교환(gas exchange)이 일어나는 부위로서 호흡세기관지(respiratory bronchiole), 폐포관(alveolar duct), 폐포낭(alveolar sac) 폐포(alveolus)로 구성된다.

(primordium)를 이룬다. 기관지싹과 이를 둘러싸는 흉내장중간엽은 함께 **엽기관지**(lobar bronchus)로 분화하며 계속 분지하여 구역기관지가 된다. 각각의 **구역기관지**(segmental bronchus)와 주위의 중간엽(mesenchyme)은 계속 분화하고 분지하여 폐의 **기관지폐구역**(bronchopulmonary segment)을 형성한다. 기관지 연골, 평활근 및 기타 결합조직 성분은 흉내장중간엽(thoracic mesenchyme)에서 유래한다.

호흡계통의 기도는 공기전송부분(conducting portion)과 호흡부분(respiratory portion)으로 이루어진다.

호흡계통(respiratory system)의 **공기전송부분**(conducting portion)은 기도(air passage)의 몇 부분으로 구성되며 이를 다 통과하면 가스 교환(gas exchange)을 통해 호흡이 실행되는 폐의 내부에 도달하게 된다. 공기전송부분은 폐 바깥과 안쪽에 모두 존재한다.

폐의 바깥에 존재하는 기도의 부분은 다음과 같다.

- **비강**(nasal cavity)은 공기가 지나가는 두 개의 공간으로서 호흡계통의 가장 위쪽 끝에 존재한다. 강제호흡(forced breathing)의 경우에는 **구강**(oral cavity)도 호흡에 참여한다.
- **비인두**(nasopharynx, 코인두)는 비강의 뒤쪽, 연구개(soft palate)의 위쪽에 위치하며 아래로 구강의 뒤쪽에 있는 **구인두**(oropharynx)와 소통한다.
- **후두**(larynx)는 속이 빈 관으로 발성을 가능하게 하는 연골 뼈대로 이루어진다.
- **기관**(trachea)은 공기가 지나가는 유연한 관으로서 후두에서 흉부까지 이어지는 공기의 통로가 되며 종격(mediastinum)에서 한 쌍의 주기관지(main bronchus)로 나뉘어진다.
- 한 쌍의 **주기관지**(일차기관지, main bronchus, primary bronchus)는 좌우 폐의 뿌리에 해당하는 폐문(hilum)으로 들어간다.

폐 안에서 **주기관지**(main bronchus)는 연속적인 분지(23단계에 이르는 분지)를 통해 여러 **세기관지**(bronchiole)로 나뉘며, 세기관지는 공기전송부분의 최종 구획이 된다. 폐 내부의 기관지와 세기관지를 모두 합해서 **기관지나무**(bronchial tree)라 일컫는다.

호흡계통(respiratory system)의 **호흡부분**(respiratory portion)은 가스 교환이 일어나는 부위이다. 여기에 포함되는 구조들은 순서대로 다음과 같다

- **호흡세기관지**(respiratory bronchiole)는 공기 전송과 가스 교환에 모두 관여한다.
- **폐포관**(alveolar duct)은 호흡세기관지와 폐포낭을 이어주는 긴 도관이다.
- **폐포낭**(alveolar sac)은 한 무리의 폐포들에 의해 둘러싸인 공간이다.
- **폐포**(alveoli, 단수형은 alveolus)는 최종적인 호흡 단위로서 그 주요 기능은 가스 교환이다.

폐의 혈관(blood vessel)은 기관지(bronchus)와 함께 폐에 진입한다. 동맥은 기관지나무(bronchial tree)를 따라서 폐 실질로 들어가면서 점점 더 미세한 가지로 분지한다. 모세혈관은 폐포와 아주 가까이 위치한다. 이같은 폐포의 공기 공간(alveolar air space)과 폐 모세혈관 사이의 밀접한 위치관계를 통해 폐 실질 내에서 가스 교환이 일어날 수 있는 구조적 기반이 마련된다. 폐의 혈관 분포에 대한 핵심적인 내용은 833쪽에 서술하였다.

대기는 기도를 따라 전달되면서 최종 호흡단위에 도달하기 전에 적절히 조정되어야 한다.

공기의 조정(conditioning, climitization)은 **호흡계통의 공기전송부분**(conducting portion), 주로 비강(nasal cavity)에서 이루어진다. 이 과정에는 흡입한 대기의 가온(warming)과 가습(moistening)은 물론 입자의 제거도 포함된다. 흡입한 대기가 비인두(nasopharynx)에 도달할 때의 온도는 대략 31°C~34°C 정도이며 상대습도(relative humidity)는 90~95% 정도이다. 공기 조정에 대한 호흡계통 하부의 역할은 아주 미미하다. 호기(expiration) 시에 비강은 열과 습도를 어느 정도 제거함으로써 체열과 습기의 손실을 막는다.

점액성(mucous) 및 장액성 분비물(serous secretion)은 공기 조정(air conditioning)에 주요 역할을 한다. 이들 분비물은 공기에 습기를 제공하고 또한 비강에 있는 코털(vibrissae)이라는 짧고 굵은 모발을 간신히 피한 입자마저 제거한다. 직경 15 μm 이상인 입자의 95%는 흡입된 대기로부터 제거된다. 장액성 분비물(serous secretion)이 보강된 점액(mucus)은 유입되는 대기로 인한 상피의 탈수(dehydration)를 방지한다. 점액은 공기전송부분(conducting portion) 내강의 표면을 거의 다 덮고 있으며 배상세포(goblet cell) 및 기도의 점액분비선(mucus-secreting gland)으로부터 끊임없이 생성된다. 점액 및 기타 분비물은 섬모의 조화로운 소제운동(쓸기운동, sweeping movement)을 통해 끊임없이 인두(pharynx)로 운반되며 여기에서 삼켜지는 것이 일반적이다.

■ 비강(NASAL CAVITY)

비강(nasal cavity)은 한 쌍으로 이루어진 공간으로서 뼈와 연골 성분의 비중격(nasal septum)에 의해 분리되어 있다. 비강은 앞뒤로 길쭉하며 그 바닥은 경구개(hard palate) 및 연구개(soft palate)로 이루어진다. 바닥보다 좁은 꼭대기는 그 끝이 전두개와(anterior cranial fossa)를 향하고 있다. 비강의 뼈대는 뼈와 연골로 이루어지며 이들은 대부분 두개골의 중앙에 가까이 위치한다. 비강의 앞쪽 끝 작은 공간은 외비(external nose, 바깥코)의 한 부분이다.

양쪽의 비강은 각각 앞으로는 전비공(anterior nares, 앞콧구멍)을 통해 외부 환경과, 뒤쪽으로는 후비공(choana)을 통해서 코인두(비인두, nasopharynx)와 소통한다. 비강의 외측에는 부비동(paranasal sinus)과 비루관(nasolacrimal duct)이 존재한다(그림 19.2). 비강은 세 부분으로 나눌 수 있다.

- 비전정(코안뜰, nasal vestibule)은 콧구멍(nostril) 바로 다음에 존재하는 공간으로서 피부로 덮여 있다.
- 호흡부분(respiratory region)은 비강의 아래쪽 2/3를 차지하는 커다란 부분으로 호흡점막(respiratory mucosa)으로 덮여 있다.
- 후각부분(olfactory region)은 비강 꼭대기가 이루는 위쪽 1/3의 공간이며 특수한 후각점막(olfactory mucosa)이 덮고 있다.

비강 전정(Vestibule of the Nasal Cavity)

비강 전정(nasal vestibule, 코안뜰)은 외비(external nose)의 한 부분으로서 앞쪽에서 외부와 연결된다. 이 부위는 중층편평상피(stratified squamous epithelium)로 덮여 있어 얼굴의 피부와 연속적이며, 다양한 수의 코털(vibrissae)이 존재하여 커다란 입자가 비강으로 들어가는 것을 막는다. 피지선(sebaceous gland)도 존재하며, 그 분비물은 입자를 포집하는 데에 기여한다. 뒤쪽으로 비강 전정이 끝나는 곳에서부터 중층편평상피의 층이 얇아지고 호흡부위에 전형적인 위중층상피(pseudostratified epithelium)로 이행된다. 이 부위에서 피지선은 사라진다.

비강 호흡부위(Respiratory Region of the Nasal Cavity)

호흡부위(respiratory region)는 부피에 있어 비강의 대부분을 차지한다. 여기는 호흡점막(respiratory mucosa)으로 덮여 있으며 그 표면은 섬모(cilia)를 가진 위중층원주상피(pseudostratified columnar epithelium)로 이루어진다. 호흡점막의 표면적은 100~200 cm^2 정도이다. 상피의 밑에 있는 점막고유판(lamina propria)은 이것이 덮고 있는 뼈의 골외막(periosteum) 및 연골의 연골외막(perichondrium)에 단단히 결합되어 있다.

호흡부위의 내측벽은 비중격(nasal septum)이며 매끄럽지만, 외측벽에는 흔한 경우 3개, 드물게는 4개의 선반 모양의 골성 돌기(bony projection)가 돌출되어 있어 이를 갑개(conchae, turbinate, 코선반)라고 한다. 좌우 각각의 갑개는 비강을 몇 개의 공기가 지나가는 통로로 나누며 표면적을 늘리고 유입되는 대기의 난기류(turbulence)를 형성하여 흡입하는 공기의 조정(conditioning)이 더 효율적으로 일어나도록 한다.

비강 호흡점막의 위중층섬모원주상피(pseudostratified columnar ciliated epithelium)에는 다섯 종류의 세포가 있다.

- 섬모세포(ciliated cell)는 키가 큰 원주세포(columnar cell)로서 상피 표면을 덮고 있는 점액(mucus) 속으로 섬모(cilia)를 파묻고 있다. 이 세포는 호흡상피의 어느 세포보다도 그 수가 많으며 비율이 70%에 이르기도 한다.
- 배상세포(goblet cell)는 점액을 합성하여 분비한다. 이 세포는 5~15% 정도의 비중을 차지한다.
- 유모세포(brush cell)는 호흡계통에서 짧고 뭉툭한 미세융모(microvilli)를 가진 세포들을 일컫는 일반적인 명칭이다. 이들은 화학수용(기)세포(chemosensory receptor cell)로서 감각신경섬유(sensory nerve fiber)와 밀접하게 연결되어 있다.
- 소과립세포(small granule cell, Kulchitsky cell)는 기저세포(basal cell)와 유사하나 분비과립(secretory granule)을 함유하고 있다. 이들은 내분비세포(endocrine cell)로서 광범위신경내분비계통(diffuse neuroendocrine system, DNES)에 포함된다(글상자 17.4 참조).
- 기저세포(basal cell)는 기저막(basement membrane) 바로 위에 놓여 있으며 상피 표면으로는 노출되지 않는다. 이들은 다른 세포로 분화하는 줄기세포(stem cell)의 역할을 한다.

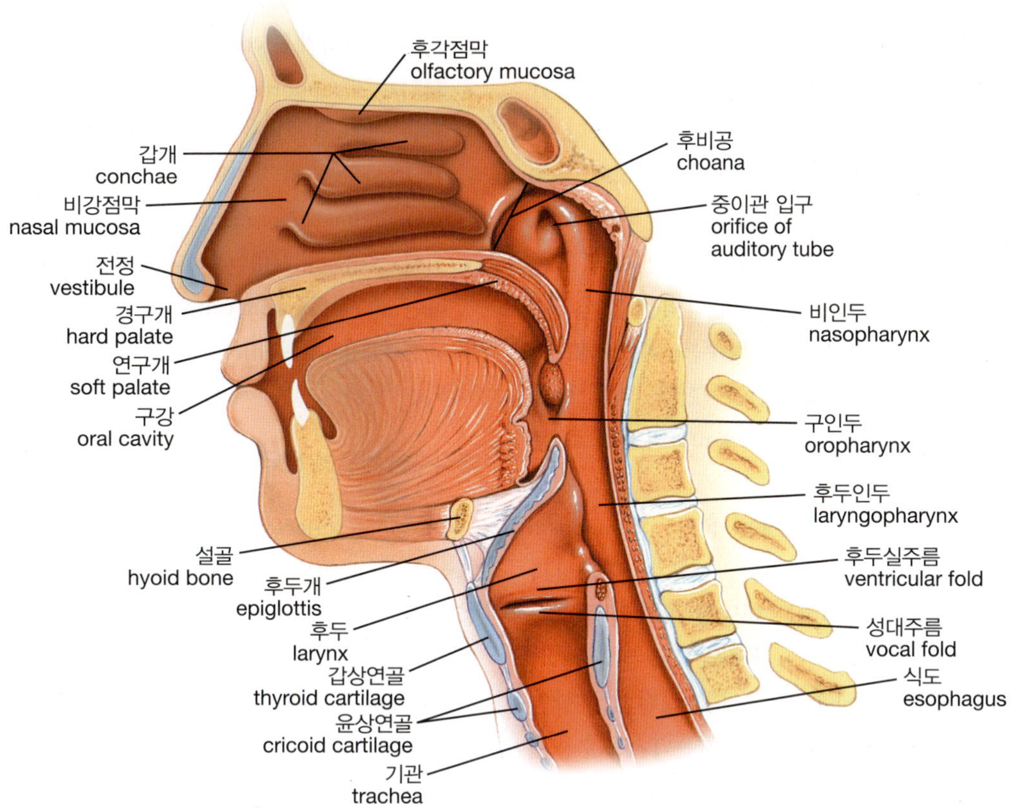

그림 19.2 호흡계통(respiratory system) 및 소화계통(digestive system)에서 인두(pharynx)의 공간적인 위치 관계. 인두(pharynx)는 비인두(nasopharynx), 구인두(oropharynx), 후두인두(laryngopharynx)의 세 부분으로 이루어진다. 이들은 각각 비강(nasal cavity), 구강(oral cavity)의 뒤쪽에 위치하며 아래로는 후두(larynx)의 뒤쪽까지 이어진다. 인두는 호흡기능과 소화기능 모두에 관여한다. 이 정중단면(midsagittal section)에서는 후두의 뼈대가 되는 연골(cartilage), 즉 후두개(epiglottis), 갑상연골(thyroid cartilage), 윤상연골(cricoid cartilage) 등의 단면도 나타나 있다. 후두의 중간에 존재하는 후두실주름(ventricular fold) 및 성대주름(vocal fold)에 주목하고, 대략 갑상연골 높이에 해당하는 것을 확인하도록 한다. 후두의 이 부분은 호흡계통에서 가장 협소한 부분으로서, 청취가 가능한 소리가 성대주름에 의해 생성되는 곳이다.

비강 호흡부위의 상피는 공기전송부분(conducting portion) 대부분을 덮고 있는 상피와 기본적으로 동일하다. 기관(trachea)의 호흡상피(respiratory epithelium)에 대한 연구는 비강의 상피를 참고로 하여 이루어졌으므로, 위에 열거한 세포에 대한 설명은 기관의 항목에서 언급하기로 한다(817쪽).

비강 호흡부위의 점막은 흡입된 공기를 조정하고 여과한다. 점막에는 흡입된 외부 항원에 대한 국소적 면역 반응을 제공하는 세포도 존재한다.

호흡점막의 **점막고유판**(lamina propria)에는 혈관망(vascular network)이 풍부하며 복잡한 모세관 고리(capillary loop)도 존재한다. 이들 혈관의 배열은 흡입된 대기가 점막 위를 지나는 동안 점막 표면에 가장 가깝게 위치하는 모세혈관의 혈액에 의해 가온(warming)되도록 되어 있다. 점막 표면에 가까운 모세혈관은 횡렬(in rows)을 이루고 있어, 대기의 흐름과는 서로 직각 방향으로 교차하며, 이는 방열기에 설계된 기계적 열 교환 시스템(mechanical heat exchange system)과 동일하다. **감기**(common cold)와 같은 바이러스 감염(viral infection)에 걸렸거나 알레르기 반응(allergic reaction)이 있는 경우 이들 혈관은 충혈되고 혈액의 유출이 일어난다. 액체의 유출로 인해서 팽창된 점막고유판은 점막의 심각한 부종을 일으켜 이로 인해서 기도의 폐쇄가 발생하며 호흡 곤란이 나타난다.

고유판에는 장액반월(serous demilune)(역자주; 동결절편을 사용한 연구에서 장액반월은 인공물[artifact]임이 판명되었으며, 이 문장에서는 장액선세포[serous acinar cell]를 의미함)을 보이는 점액선(mucous gland)도 존재한다. 이들 분비선의 배출관은 상피 표면의 작은 틈으로 열린다. 이들 배출관의 벽은 두 층의 중층입방상피(stratified cuboidal epithelium)로 이루어지며, 그 분비물은 호흡상피의 배상세포(goblet cell)가 분비하는 점액의 부족분을 보충한다.

갑개(conchae, turbinate)는 표면적을 확대하여 흡입된 대기의 온도를 효율적으로 상승시킨다. 갑개는 또한 **난류침강**(turbulent precipitation)을 유발하여 흡기의 여과 효율도 높인다. 기류는 갑개와 충돌하면서 여러 개의 소용돌이로 변환되고 이때 공기에 부유하던 입자는 기류 밖으로 내던져져 비강 벽을 덮는 점막에 파묻히게 된다. 점액에 포착된 입자는 상피세포의 섬모의 조화된 소제운동(sweeping movement)을 통해 **인두**(pharynx)로 운반된 후 그곳에서 삼켜진다. 입자는 또한 재채기(sneezing)를 통해 비강으로부터 강한 힘으로 제거되기도 한다. **재채기반사**(sneeze reflex)는 대개 비강 점액에 외부 입자가 포착됨으로 인해 유발된다. 외부 입자는 감각수용기(sensory receptor)를 자극하여 신호를 연수(medulla)에 있는 재채기반사중추(sneezing center)로 전달한다. 처음에 급속한 흡기(inspiration)를 통해 폐에 공기가 채워지며 그 다음에 성대(vocal cord), 전정주름(vestibular fold), 후두개(epiglottis)가 단단히 닫혀 흡입된 공기를 폐에 가둔다. 이어서 횡격막(diaphragm) 및 기타 호흡근육의 갑작스런 강한 수축이 일어나 폐 내부의 압력을 증가시킨다. 충분한 크기의 압력에 도달하면 성대, 전정주름, 후두개가 급격하게 열리고 공기는 폐에서 코로 순식간에 이동한다. 액체 방울과 외부 입자는 코를 통해 약 초속 50미터(180 km/h)의 속도로 분출된다.

비강의 호흡점막(respiratory mucosa)에는 **점막면역**(mucosal immunity)에 관여하는 세포도 존재한다. 이들 세포는 호흡상피(respiratory epithelium)와 고유판에 존재하는 다양한 종류의 림프구(lymphocyte)이다. 이들 부위에서 발견되는 세포의 대부분은 **감마/델타T림프구**(gamma/delta [γδ] T lymphocyte)로서 흡입된 외부항원에 대한 국소적 면역 반응에 있어 중요한 역할을 하는 T세포수용체(T-cell receptor, TCR)를 지닌다(547쪽). 조력T세포(helper T cell), 조절T세포(regulatory T cell), B세포(B cell), 호중구(neutrophil), 대식세포(macrophage), 비만세포(mast cell)의 무리도 고유판에서 발견된다.

비강 후각부위(Olfactory Region of the Nasal Cavity)

후각부위(olfactory region)는 양쪽 비강의 천장 및 인접한 외측벽과 내측벽에 존재한다. 이곳은 특수한 **후각점막**(olfactory mucosa)으로 덮여 있다. 생체 조직에서 이 점막은 다소 황갈색을 띠는 부위로 구별할 수 있으며 이는 이곳의 **후각상피**(olfactory epithelium)와 **후각선**(olfactory gland)에 함유된 색소 때문이다. 인간에서 후각점막의 전체 표면적은 10제곱센티미터에 지나지 않는다. 민감한 후각을 가진 동물에서 후각점막의 표면적은 뚜렷이 더 넓다. 예를 들어 일부 견종에서 후각 점막은 150 cm^2 이상 되기도 한다.

후각점막의 고유판(lamina propria)은 그 밑에 존재하는 뼈의 골막(periosteum)과 밀착되어 있다(그림 19.1, 도판 19.1, 840쪽). 이 결합조직에는 많은 혈관과 림프관, 무수초(unmyelinated) 후각신경섬유(olfactory nerve), 수초화 신경섬유(myelinated nerve), 후각선(olfactory gland) 등이 있다.

후각상피(olfactory epithelium)는 호흡부위의 상피와 마찬가지로 위중층(pseudostratified) 상피이지만 그 세포 유형은 아주 다르다. 또한 배상세포(goblet cell)도 존재하지 않는다(그림 19.3, 도판 19.1, 840쪽).

후각상피(olfactory epithelium)는 다음 세포들로 구성된다.

- **후각수용세포**(olfactory receptor cell)는 양극후각신경원(bipolar olfactory neuron)으로 상피 두께 전체를 차지하며 그 축삭(axon)은 중추신경계통(central nervous system)으로 들어간다.
- **지지세포**(supporting cell, sustentacular cell)는 신경아교세포(neuroglia cell)와 유사하며 후각수용세포를 기계적으로 지지하고 대사활동에 기여한다. 이들은 또한 후각자극물결합단백질(odorant-binding protein)을 합성하여 분비한다.
- **기저세포**(basal cell)는 새로운 후각수용세포와 지지세포로 분화하는 줄기세포(stem cell)이다.
- **유모세포**(brush cell)는 호흡상피(respiratory epithelium)에서 발견되는 것과 동일한 세포이다.

후각수용세포는 양극신경원으로서 표면에 섬모를 지닌다.

후각수용세포(olfactory receptor cell)의 표면에는 하나의 **수상돌기**(dendritic process)가 **후각소포**(olfactory vesicle)라는 둥근 손잡이 모양의 돌출된 구조로 존재한다. 10~23개 정도의 길고 가느다란 섬모(cilia)는 전형적인 기저소체(basal body)를 갖고 있으며 후각소포(olfactory vesicle)로부터 점막 표면과 평행한 면에서 방사상으로 뻗어 있다(그림 19.3 참조). 섬모의 길이는 200 μm에 이르며 인접한 후각수용세포의 섬모와 겹치기도 한다. 이 섬모는 비운동성이지만 일부 연구에서 제한적이나마 운동성을 지니고 있다는 보고도 있다. 세포의 기저부에서는 무수초축삭(unmyelinated axonal process)이 기원하여 상피층에서 외부로 나간다. 후각수용세포(olfactory receptor cell)의 축삭들은 하나의 신경으로 합쳐지는 대신 몇 가닥의 다발을 이루면서 사골(ethmoid bone)에 있는 얇은 체판(cribriform plate)의 구멍을 통해 나가서 경막(dura mater)과 지주막(arachnoid membrane)을 지난 후 연막(pia mater)에 싸여 뇌의 후구(olfactory bulb)로 들어간다. 이 축삭이 이루는 다발이 첫 번째 뇌신경인 **후각신경**(olfactory nerve, cranial nerve I)을 형성한다. 후각신경을 이루는 축삭은 아주 연약하므로 두부 외상(traumatic head injury)을 받았을 때 손상되기 쉽다. 이들이 완전히 절단되는 경우 **후각상실증**(anosmia)이 유발된다.

자기방사촬영술(autoradiography)을 통한 연구에서 후각수용세포(olfactory receptor cell)의 수명은 1개월 정도인 것으로 나타났다. 손상을 입으면 이들은 빠르게 대체된다. 후각수용세포는 자율신경계통(autonomic nervous system) 내장 부분(enteric division)의 일부 신경원들처럼 신경계통에서 출생 후에도 교체가 잘 일어나는 신경세포로 알려져 있다.

후각 정보 전달 경로는 그 전체 과정이 후각수용세포의 섬모에서 일어난다.

후각 정보 전달(olfactory transduction)에 관여하는 분자는 후구(olfactory bulb)에서 기원하는 긴 섬모에 존재한다. 먼저, 흡입된 후각자극성 화학물질은 후각점막의 점액(mucus)에 용해된다.

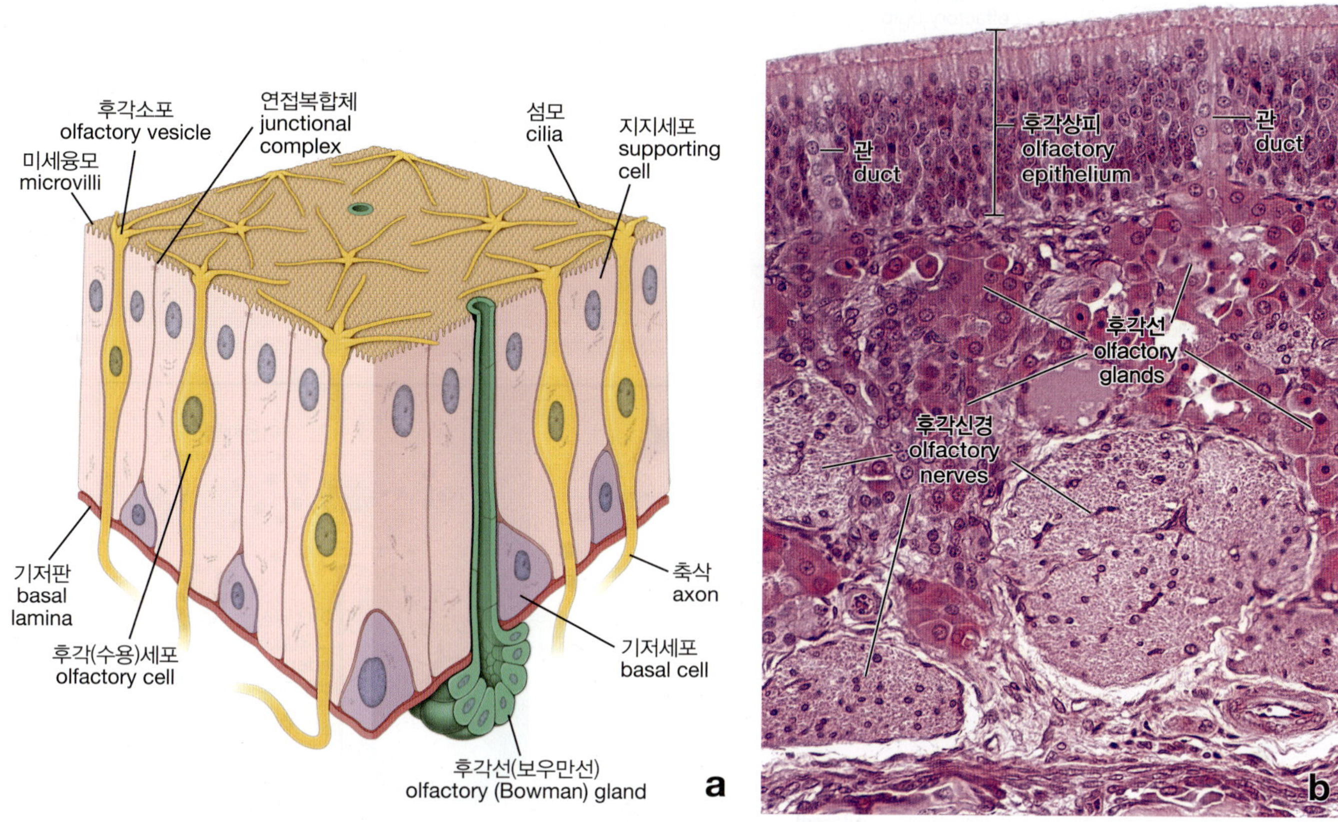

그림 19.3 비강(nasal cavity)의 후각점막(olfactory mucosa). a. 후각상피(olfactory epithelium)의 세 가지 주요 세포 유형인 후각수용세포(olfactory cell), 지지세포(supporting cell, sustentacular cell), 기저세포(basal cell)를 도식화하여 보여주는 그림이다. 후각(수용)세포(olfactory cell)는 수용기 세포로서 그 표면에는 후각소포(olfactory vesicle)로부터 길고 운동성이 없는 섬모(cilia)가 뻗어 나와 있다. 그 기저면(basal surface)에서는 하나의 축삭(axon)이 뻗어 나와 결합조직으로 들어가서 다른 후각세포의 축삭과 다발을 이루어 후각신경(olfactory nerve)을 형성한다. 기저세포(basal cell)는 작고 입방 형태이다. 이들은 상피의 기저 부분에 국한되어 있다. 지지세포(supporting cell)는 이와 달리 원주형(columnar)으로 상피 두께 전체와 그 키가 동일하다. 이 세포의 핵은 세포의 위쪽에 위치한다. 후각선(보우만선, olfactory gland, Bowman gland)과 그 배출관이 점막의 표면으로 열리는 것에 주목한다. **b.** 후각점막(olfactory mucosa)의 현미경사진. 후각상피(olfactory epithelium)에는 세포핵들이 여러 층에 걸쳐 존재하지만 개별적으로 어느 세포 유형에 속하는지는 구분이 불가능하다. 아랫부분에 위치한 결합조직은 주로 수많은 후각선(olfactory gland), 후각신경(olfactory nerve), 혈관으로 채워져 있다. 후각선의 배출관(duct)이 분비선의 분비부(secretory portion)로부터 뻗어나와 상피 표면으로 이어지는 것을 확인한다. ×240.

그 다음에 후각자극물질은 **후각자극물결합단백질**(odorant-binding protein, OBP)과 선택적으로 결합하여 후각점막 안에서 농축된다(그림 19.4) 후각자극물결합단백질은 작고(10~30 kDa) 수용성인 단백질로서 지지세포(supporting cell)에 의해 합성되고 분비된다. 이들은 분자 운반자의 역할을 하여 후각자극물을 섬모의 세포막에 존재하는 **후각수용기**(olfactory receptor)까지 운반한다.

오늘날에 이르기까지 350가지 이상의 상이한 후각수용기가 인간에서 발견되었다. 후각수용기는 후각수용세포(olfactory receptor cell)마다 고유하며 **G단백질연결수용체**(G-protein-coupled receptor, G_{olf}) 계열에 속한다. 후각자극성 물질에 의해 자극을 받으면 G_{olf} 후각수용기는 아데닐산고리화효소(adenylyl cyclase)를 활성화시켜 고리형AMP(cyclic adenosine monophosphate, cAMP) 연쇄반응을 가동한다(그림 19.4 참조). 이 반응에는 특정한 나트륨이온(Na^+) 및 칼슘이온(Ca^{2+})채널 단백질에 고리형AMP가 결합하는 과정과 나트륨이온과 칼슘이온이 세포 내로 유입되는 과정이 포함되며, 이로 인해 세포막의 탈분극(depolarization)이 일어나 활동전위(action potential)를 유발하게 된다.

350가지의 서로 다른 이들 후각수용기(olfactory receptor)는 이미 알려진 후각 자극 분자 수천 가지를 전기 자극(impulse)의 차이를 이용하는 특수한 해독 시스템을 통하여 정확히 판별할 수 있다. 그 원리는 **집단적해독방식**(population coding scheme)이라는 것으로 각각의 후각수용단백질(olfactory receptor protein)이 후각자극물질과 결합할 때 물질에 따라 다르게 나타내는 민감도의 차이를 이용하는 것이다. 따라서 후각계통은 하나의 세포로부터 유발된 것이 아닌 후각상피 내의 전체 세포로부터 기원한 후각 자극을 해독하여야 한다.

지지세포는 후각수용세포를 기계적으로 지지하고 대사기능을 조절한다.

지지세포(supporting cell, sustentacular cell)는 후각상피에서 그 수가 가장 많다. 키가 큰 이들 세포의 핵은 상피에 존재하는 다른 세포의 핵보다 높이 위치하므로 현미경 관찰을 통해 쉽게 확인할 수

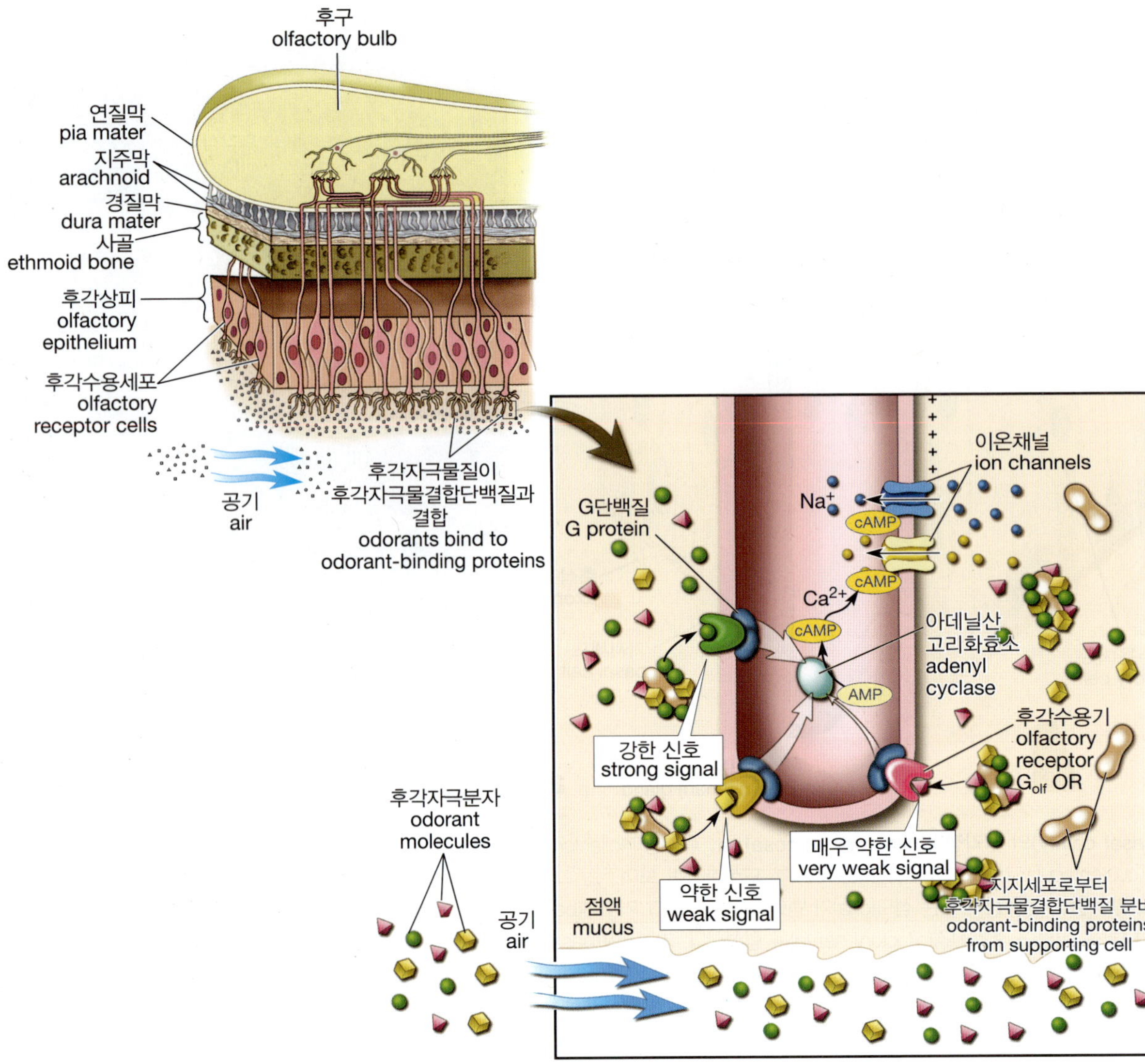

그림 19.4 후각전달경로(olfactory transduction pathway)의 모식도. 이 모식도는 후각자극분자(odorant molecule)와 후각수용(olfactory receptor, *OR*)세포의 단백질 사이에서 일어나는 상호 작용을 나타낸다. 흡입된 대기에 함유된 후각자극분자는 후각점막의 점액에 용해되고 후각자극물결합단백질(odorant-binding protein)과 결합되어 이들에 의해 후각수용기(*olfactory receptor*)로 운반된다. 후각자극분자들이 후각수용기들에 대해 각각 다른 친화력(affinity)을 가지고 있음을 주목한다. G단백질연결후각수용체(G protein-coupled olfactory receptor, *녹색*)의 결합부위와 완벽하게 들어맞는 후각자극분자(*녹색*)의 경우처럼 강한 친화력으로 결합할수록 강한 신호(signal)가 발생한다. 다른 후각수용기(*황색, 분홍색*)는 친화력이 강하지 않으므로 약한 신호를 생성한다. 후각자극분자의 결합을 통해 자극을 받은 후각수용기는 아데닐산고리화효소(adenylyl cyclase)를 활성화하여 *고리형AMP*연쇄반응(cyclic adenosine monophosphate [*cAMP*] cascade)을 가동함으로써 이를 통해 특정한 나트륨(Na^+) 및 칼슘(Ca^{2+}) 채널을 개방하게 된다. 이어지는 나트륨이온과 칼슘이온의 유입에 의해 세포의 탈분극(depolarization)이 일어난다. 생성된 활동전위(action potential)는 후각수용세포의 축삭(axon)을 따라 비강에서부터 사골(ethmoid bone)과 뇌막을 통과한 후 뇌의 한 부분인 후구(olfactory bulb)까지 운반된다.

있다(그림 19.3, 도판 19.1, 840쪽 참조). 이들 세포에는 많은 미세융모(microvilli)와 풍부한 미토콘드리아가 있다. 수많은 무과립내형질세망(sER)과 함께 이보다 더 적은 양의 과립내형질세망(rER)이 관찰된다. 또한 지방갈색소과립(lipofuscin granule)도 함유하고 있다. 이들 세포 사이에는 부착연접adhering junction)이 존재하나, 간극연접(gap junction)과 폐쇄연접(tight junction)은 존재하지 않는다. 지지세포의 기능은 신경아교세포(neuroglia)의 기능과 유사하며, 후각자극물결합단백질(odorant-binding protein)의 분비와 같은 대사적인 조절 기능과 물리적인 지지기능을 함께 지닌다. 지지세포가 손상되면 **코로나19바이러스**(SARS-CoV-2 virus)에 감염된 사람에서 관찰되듯이 일시적으로 후각을 잃는 **일과성후각상실증**(transient anosmia)이 나타난다. 발열(> 37.5℃)을 동반하든 그렇지 않든 후각의 소실은 코로나19 양성 반응 환자의 가장 흔한 증상임에는 틀림이 없으며 가장 최초이거나 빈번히 유일하다고 보고된 **코로나19** 양성 반응 환자의 증상이기도 한다. 코로나19바이러스는 **2형안지오텐신전환효소**(angiotensin-converting enzyme 2, ACE2)와 결합함으로써 인체 내로 들어오는 기회를 얻게 되고 이와 같은 바이러스의 유입은 바이러스 스파이크단백질(spike protein)을 활성화하는 **2형막경유세린단백질분해효소**(transmembrane protease serine 2, TmPRSS2)에 의해 더욱 촉진된다. 이들 바이러스 세포유입 단백질

(viral cell entry protein)이 다량 발현된 세포들은 바이러스에 대한 그 친화력(affinity)이 크므로 부착이 잘 일어나서 특히 감염에 취약하다. 최근 연구에서는 비강점막의 후각수용세포(olfactory receptor cell)는 2형안지오텐신전환효소(ACE2)와 2형막경유세린단백질분해효소(TmPRSS2)를 발현하지 않으므로 바이러스에 감염되는 일이 없다고 보고되었다. 그러나 후각수용세포를 기계적으로 지지하고 대사 작용을 돕는 **지지세포**(supporting cell)에서는 이들 두 효소가 모두 발현되어 있다. 바이러스는 지지세포와 결합하여 결국 그 수를 현저히 감소시킨다. 비록 후각수용세포가 직접 감염되는 것은 아니지만 주변의 지지세포의 감염을 통해 심각한 해를 입을 수 있다. 지지세포의 손실은 감염 10일 정도 후에 다시 재생으로 이어지며 대부분의 경우 후각도 회복된다.

유모세포는 비강점막에서 받아들이는 일반감각과 화학 감각을 변환하는 데 관여한다.

후각상피에도 **유모세포**(brush cell)가 있으며 이들은 섬모세포보다 그 수가 훨씬 적다. 이들 원주형 세포는 공기가 지나는 다른 공기전송부분(conducting portion)에도 역시 존재한다. 전자현미경으로 관찰한 결과 유모세포의 표면에는 크고 끝이 뭉툭한 미세융모(microvilli)가 존재하며 이로 인하여 그런 이름을 얻게 되었다. 또한 표면 형질막에는 혀의 미뢰(taste bud)에 있는 신경상피세포(neuroepithelial cell)와 유사한 고미(bitter taste)를 느끼는 **G단백질연결T2R미각수용기**(G-protein-coupled T2R taste receptor)가 집중되어 있다. 유모세포에 있는 서로 다른 T2R화학감각수용체는 에어로졸(aerosol)이나 분진입자(dust particle)의 형태로 기도에 유입되는 다양한 자연의 리간드(ligand)에 반응한다. 유모세포의 기저면에서는 기저판을 관통하는 신경섬유와 신경연접(synapse)을 통해 접촉하고 있다. 이 신경섬유는 **삼차신경**(trigeminal nerve, cranial nerve V)의 종말가지(terminal branch)로서 일반감각(general sensation)의 전달과 흡입된 화학물질이나 질병 유발 자극물질에 대한 반응으로서 발생되는 재채기(sneezing)와 기침(coughing) 등의 반사작용을 매개하는 기능을 갖는다.

또한 미세융모(microvilli)의 존재, 표면 세포막 가까이에 존재하는 소포(vesicle)들과 뚜렷한 골지체(Golgi complex) 등은 유모세포가 흡수 및 분비기능을 가졌음을 시사한다.

기저세포는 호흡상피에 존재하는 다른 종류의 세포들의 전구세포이다.

기저세포(basal cell)는 기저판 가까이에 위치하는 작고 둥근 세포이다. 이들의 핵은 함입된 소견을 흔히 보이며 후각수용세포(olfactory receptor cell)의 핵보다 낮은 높이에 위치한다. 세포질에는 소기관이 거의 없으며 이런 소견은 **줄기세포**(stem cell)의 역할과 잘 부합한다. 이들이 지지세포로 분화한다는 것에 합당한 소견은 일부 기저세포가 후각수용세포 축삭의 기시부를 부분적으로 둘러싸는 돌기가 관찰되는 것이다. 그러므로 이들은 미분화 상태에서도 후각수용세포와 일정한 관계를 갖고 있는 것으로 생각된다.

후각선은 후각 점막의 특징 중 하나이다.

후각상피(olfactory epithelium)는 비강을 통해 유입되는 대기로 인해 잠재적으로 탈수(dehydration)에 취약하다. 후각선(olfactory gland), 즉 보우만선(Bowman gland)과 이들의 장액성 분비물(serous secretion)은 수분의 증발을 방지함으로써 결과적으로 후각 점막 표면의 이온 농도가 상승하는 것을 막는다. 이온 경사도를 유지하는 것은 후각수용세포의 섬모의 고유한 기능인 탈분극(depolarization)이 일어나기 위한 필수 조건이다.

후각선(보우만선)은 후각점막(olfactory mucosa)의 특징적 소견으로서 분지 관포상 장액선(branched tubuloalveolar serous gland)에 속하며 단백질이 주 성분인 분비물을 관을 통하여 호흡점막 표면으로 운반한다(그림 19.3, 도판 19.1, 840쪽 참조). 지방갈색소과립(lipofuscin granule)은 선세포(gland cell)에 풍부하며 후각상피의 지지세포(supporting cell)에 존재하는 지방갈색소와 함께 후각점막이 황갈색을 띠게 하는 원인이 된다. 후각선의 배출관은 입방세포(cuboidal cell)가 벽을 이루는 짧은 관으로서, 기저판을 관통하여 후각상피(olfactory epithelium)로 열리며, 그 내용물을 관이 열리는 상피 표면으로 배출한다.

증발로 인해 수분이 손실되면 남은 이온으로 인해 삼투압 경사(osmotic gradient)가 생긴다. 후각기능을 보존하기 위해 점막이 평형 상태로 복귀하려면 신속한 수분 수송이 필수적이며 이는 **아쿠아포린 경로**(aquaporin pathway)를 사용하는 수분 채널을 통해 일어난다. 이들 채널은 큰 표면 세정맥(venule)으로부터 세포외기질(extracellular matrix)을 경유하여 보우만선(Bowman gland)의 내강으로 수분을 빠르게 수송한다. 아쿠아포린 분자는 분비세포의 기저외측 세포막(AQP-3, AQP-4)과 표면 세포막(AQP-5) 모두에서 발견된다. 또한 후각상피의 지지세포(supporting cell)와 기저세포(basal cell)에도 아쿠아포린의 유사한 분포가 존재한다.

후각선(olfactory gland)의 장액성 분비물(serous secretion)은 후각유발 물질(odoriferous substance)을 위한 용매로서 이들을 포집하는 역할도 한다. 후각선으로부터 끊임없이 배출되는 분비물 덕분에 이미 감지된 후각유발 물질(odoriferous substance)의 잔유물이 점막으로부터 제거되며 새로운 후각이 지속적으로 감지될 수 있다.

조직학 표본에서 관찰되는 비강점막 중 후각부위의 중요한 소견은 고유판(lamina propria)에서 후각신경(olfactory nerve)이 후각선(olfactory gland)과 함께 관찰되는 것이다. 신경들은 무수초섬유(unmyelinated fiber)임에도 불구하고 그 커다란 직경으로 인해 쉽게 인지된다(그림 19.3, 그림 19.4 참조).

부비동(Paranasal Sinus)

부비동은 비강의 벽을 이루는 뼈의 내부에 존재하는 빈 공간이다.

부비동(paranasal sinus)은 비강 호흡부위가 연장된 것이며 호흡상피(respiratory epithelium)로 덮여 있다. 각 부비동의 명칭은 이들이 존재하는 뼈인 사골(ethmoid bone), 전두골(frontal bone), 접형골(sphenoid bone), 상악골(maxilla) 등의 이름에 근거한다. 부비동은 비강 호흡점막으로 열리는 좁은 관을 통해 이들과 소통한다. 부비동은 음성 공명(voice resonance)과 관련된 기능을 가지고 있을 가능성이 크다. 부비동 점막 표면은 섬모(cilia)를 지닌 얇은 위중층원주상피(pseudostratified columnar epithelium)로 이루어지며 수많은 배상세포(goblet cell)가 존재한다. 고유판(lamina propria)은 얇고 하부의 골막(periosteum)과 밀착되어 있다. 여기에는 작은 분비선이 아주 조금 존재한다. 부비동에서 생산되는 점액(mucus)은 조율된 섬모운동에 의해 비강으로 운반된다. 부비동은 상기도의 바이러스 감염으로 인한 이차적 세균 감염 부위가 되어 **부비동염**(sinusitis)이 생길 수 있다. 감염이 심할 경우 물리적으로 배액(drainage)을 해야만 하는 경우도 있다.

부비동은 기도 중에서 산화질소가 생성되는 주요 부위이다.

과거 수십 년간 수행된 연구를 통해 부비동의 호흡상피에는 다량의 산화질소합성효소(nitric oxide synthase)가 존재하며, 이 효소가 **산화질소**(nitric oxide, NO) **생성**에 관여한다는 것이 밝혀졌다. 산화질소는 강력한 신경전달물질(neurotransmitter)이자 화학전령(chemical messenger)이다. 부비동에서 끊임없이 생산되는 산화질소의 양은 호흡계통의 다른 부위에서 생산되는 양보다 몇 배나 더 많다. 부비동과 비강 사이에서 순환하는 공기를 통해 높은 농도의 산화질소가 비강으로 유입되며, 이는 미생물 침입에 대한 코의 방어기전에 있어 중요한 역할을 할 가능성이 있다. 또한 부비동에서 배출되는 산화질소는 흡기(inspiration)를 통해 폐로 운반되어 폐 혈관 벽의 평활근을 이완시킴으로써 폐의 혈관 저항성(vascular resistance)을 떨어뜨려 가스 교환을 촉진할 수도 있다.

■ 인두(PHARYNX)

인두(pharynx)는 비강과 구강을 후두와 식도에 이어주는 위치에 있다. 인두는 대기와 음식물의 통로이며 음성의 공명(resonance)을 일으키는 공간이 된다. 인두는 비강과 구강의 뒤에 위치하며 위치에 따라 각각 **비인두**(nasopharynx)와 **구인두**(oropharynx)로 구분된다(그림 19.2 참조). 양쪽 중이관(유스타키오관, auditory tube, Eustachian tube)은 비인두와 양쪽 중이(middle ear) 사이의 통로이다. 광범위 림프조직(diffuse lymphatic tissue) 및 림프소절(lymphatic nodule)이 비인두의 벽에 존재한다. 림프소절의 무리는 인두의 천장과 뒷벽이 만나는 곳에 많으며 이들을 **인두편도**(pharyngeal tonsil)라고 일컫는다.

■ 후두(LARYNX)

구인두(oropharynx)와 기관(trachea) 사이를 이어주는 통로를 **후두**(larynx)라고 일컫는다(그림 19.2 참조). 대기가 통과하는 경로 외에 후두는 발성 기관이기도 하다. 호흡계통의 복잡한 관을 이루는 이 부위는 **유리연골**(hyaline cartilage) 및 **탄력연골**(elastic cartilage)을 성분으로 하는 불규칙한 형태의 판에 의해 형성된다. 탄력연골로 이루어진 부분은 후두개(epiglottis) 및 피열연골(arytenoid cartilage)의 성대돌기(vocal process)이다. 후두의 연골은 관절, 막, 인대를 통해 서로 연결되며 이들 사이의 운동은 **내재성 후두근육**(intrinsic laryngeal muscle)에 의해 일어난다. 후두의 점막(mucosa)은 두 쌍의 선반 형태의 주름을 이루며 이들 주름은 후두의 양쪽 벽에서부터 내강으로 돌출해 있다. 두 종류의 주름 모두 전후 방향을 향하고 있으므로 후두를 관상단면에서 볼 때 이들은 횡단된 구조, 즉 장축에 대해 직각으로 잘린 형태로 나타나며, 두 주름 사이에는 **후두실**(ventricle)이라는 후두 점막의 함입 구조가 위치한다(그림 19.5). 두 쌍의 주름 중 상부의 한 쌍을 **전정주름**(vestibular fold)이라 하며 이들은 운동 기능이 없다. 하부의 한 쌍은 **성대주름**(vocal fold)이라 하며 운동성이 있고 발성(phonation)에 있어 중요한 역할을 한다.

성대는 후두를 통과하는 대기의 흐름을 조절하고 진동함으로써 발성을 수행한다.

성대주름(vocal fold)은 성대(*vocal cord*)라고도 일컬으며(그림 19.6, 도판 19.2, 842쪽), 그 외측 테두리는 후두의 입구에 해당하는 **성대문열**(rima glottidis)이 된다. 지지하는 인대인 동시에 골격근인 **성대근**(vocalis)이 양쪽 성대의 내부에 존재한다. 인대(ligament)와 내재성 후두근육(intrinsic laryngeal muscle)은 인접한 연골판(cartilage plate)을 연결하고 성대에서 물리적인 장력을 유발함으로써 성대문의 개폐를 조절한다. **외재성 성대근육**(extrinsic laryngeal muscle)은 후두에 부착하지만 후두 외부 구조로부터 기원한다. 이들 근육은 **연하운동**(deglutition, swallowing)이 일어나는 동안 후두의 상승과 전방으로의 운동을 일으킨다.

폐로부터 배출된 공기는 **성대문열**(rima glottidis) 안쪽의 좁은 공간을 지남으로 인해 성대(vocal fold)가 서로에 대하여 진동이 일어나도록 한다. 성대의 긴장도를 조절하거나 성문의 개폐 정도를 변화시킴으로써 이 진동을 변화시킬 수 있다. 이와 같은 진동의 변화는 **높낮이**(pitch)가 다른 음파를 생성해낸다. 이완된 성대는 낮은 음을, 팽팽한 성대는 높은 음을 생성한다. 또한 **발성**(phonation) 과정 동안 후두에서 생성된 소리는 호흡계통 상부인 비인두(nasopharynx), 비강(nasal cavity), 부비동(paranasal sinus) 및 구

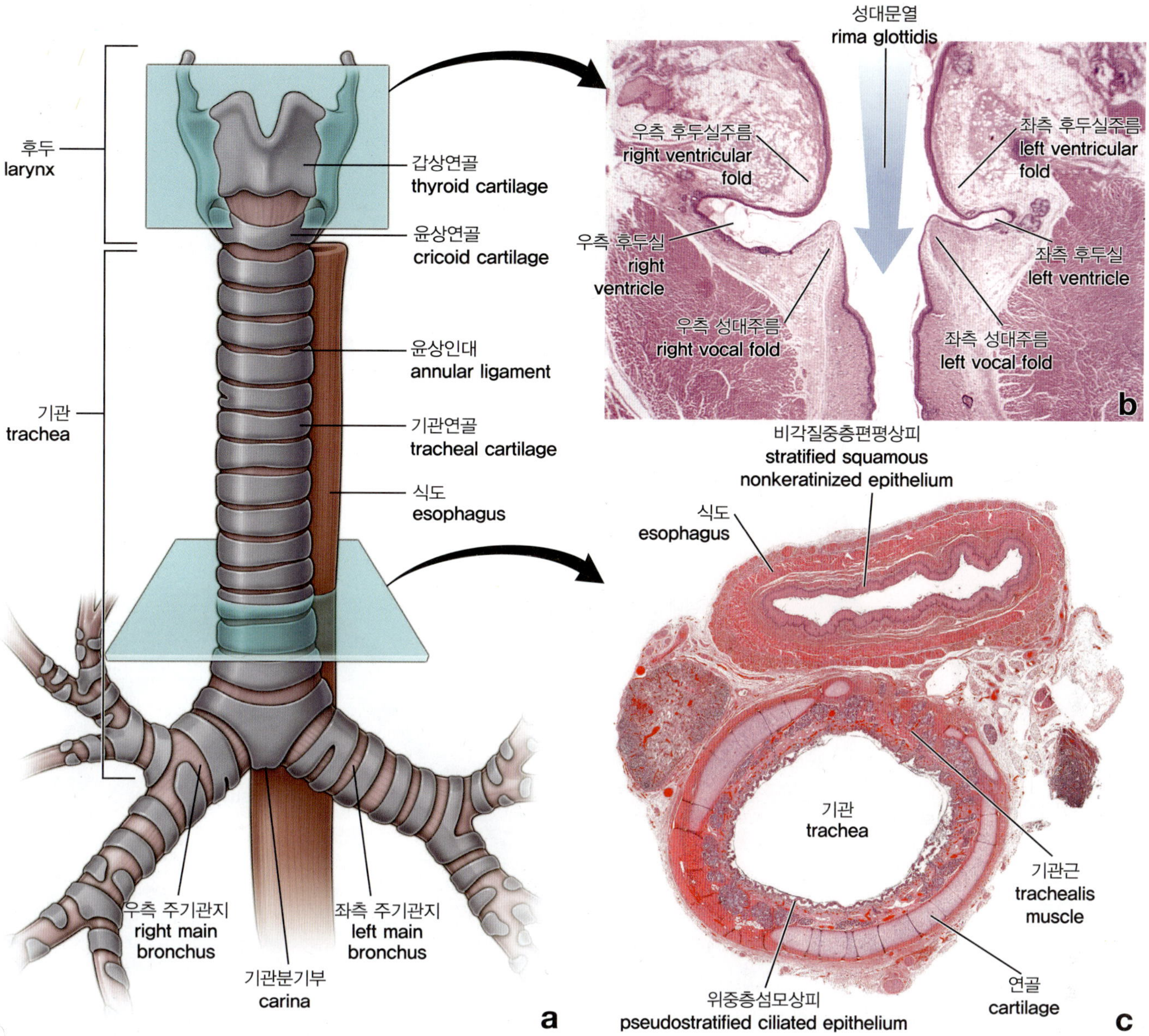

그림 19.5 후두(larynx)와 기관(trachea)의 해부학적 관계. a. 후두(larynx)는 속이 빈 근육과 인대로 이루어진 구조로서 연골 골조(cartilaginous skeleton)에 의해 보강된다. 경부(neck region)에 위치하는 후두는 그 내강이 아래쪽으로는 기관(trachea), 뒤쪽으로는 구인두(oropharynx)와 연속된다. 후두강(laryngeal cavity)에는 전정주름(vestibular fold) 및 성대주름(vocal fold)이 전후 방향으로 위치한다. 기관은 후두가 끝나는 곳에서 시작하여 흉부(thorax)로 들어가서 4~5번 흉추(T4 – T5 thoracic vertebrae) 높이에서 두 개의 주기관지(main [primary] bronchi)로 분지한다. 기관 바로 뒤쪽에는 식도(esophagus)가 접하고 있으며 복부(abdomen)로 이어진다. **b.** 이 표본은 후두를 관상면(frontal plane)에 따라 절단한 것으로, 단면에서 성대주름(vocal fold)과 후두실주름(ventricular fold)이 관찰된다. 성대주름과 후두실주름 사이에 후두점막(laryngeal mucosa)의 함몰부(invagination)인 후두실(ventricle)에 주목하도록 한다. ×15. **c.** 태아 기관(fetal trachea)과 식도(esophagus)의 수평 단면을 촬영한 이 현미경사진을 통해 흉부에서 이들의 밀접한 공간적 관계를 알 수 있다. 기관 뒷벽의 기관근(trachealis muscle)은 식도 앞벽과 매우 근접해 있다. 기관의 내강(lumen)은 둥글고 이를 이루는 연골 고리(cartilaginous ring)들에 의해 개방된 상태이다. ×10.

강(oral cavity) 관련 구조인 구인두(oropharynx), 연구개(soft palate), 경구개(hard palate), 혀, 치아, 입술 등을 지나면서 변환되어 모음(vowel) 및 자음(consonant) 등으로 구성된 개별적인 음절의 발성을 할 수 있게 된다.

성대의 위쪽에 존재하는 후두실주름은 "가성대"이다.

성대(vocal fold) 상부에는 **후두실**(ventricle)이라는 후두의 함입구조가 존재한다. 후두실의 바로 위에는 또 한 쌍의 점막 주름이 존재하며 이를 **후두실주름**(ventricular fold) 또는 가성대(거짓성대, false vocal cord)라 한다(그림 19.6, 도판 19.2, 842쪽 참조). 이들 주름은 진성대(true vocal cord)가 가진 것 같은 내재성 근육을 갖지 않으며 따라서 발성 과정에 관여하지 않는다. 그러나 이들은 후두실과 함께 **음성의 공명**(sound resonance)을 유발하는 데 중요하다. 감기바이러스(common cold virus) 등과 같은 바이러스나 기타 미생물에 의해 유발된 후두의 염증과 부종을 **급성후두염**이라 일컫는다. **급성후두염**(acute laryngitis)의 증상으로는 쉰 목소리(hoarseness)가 있

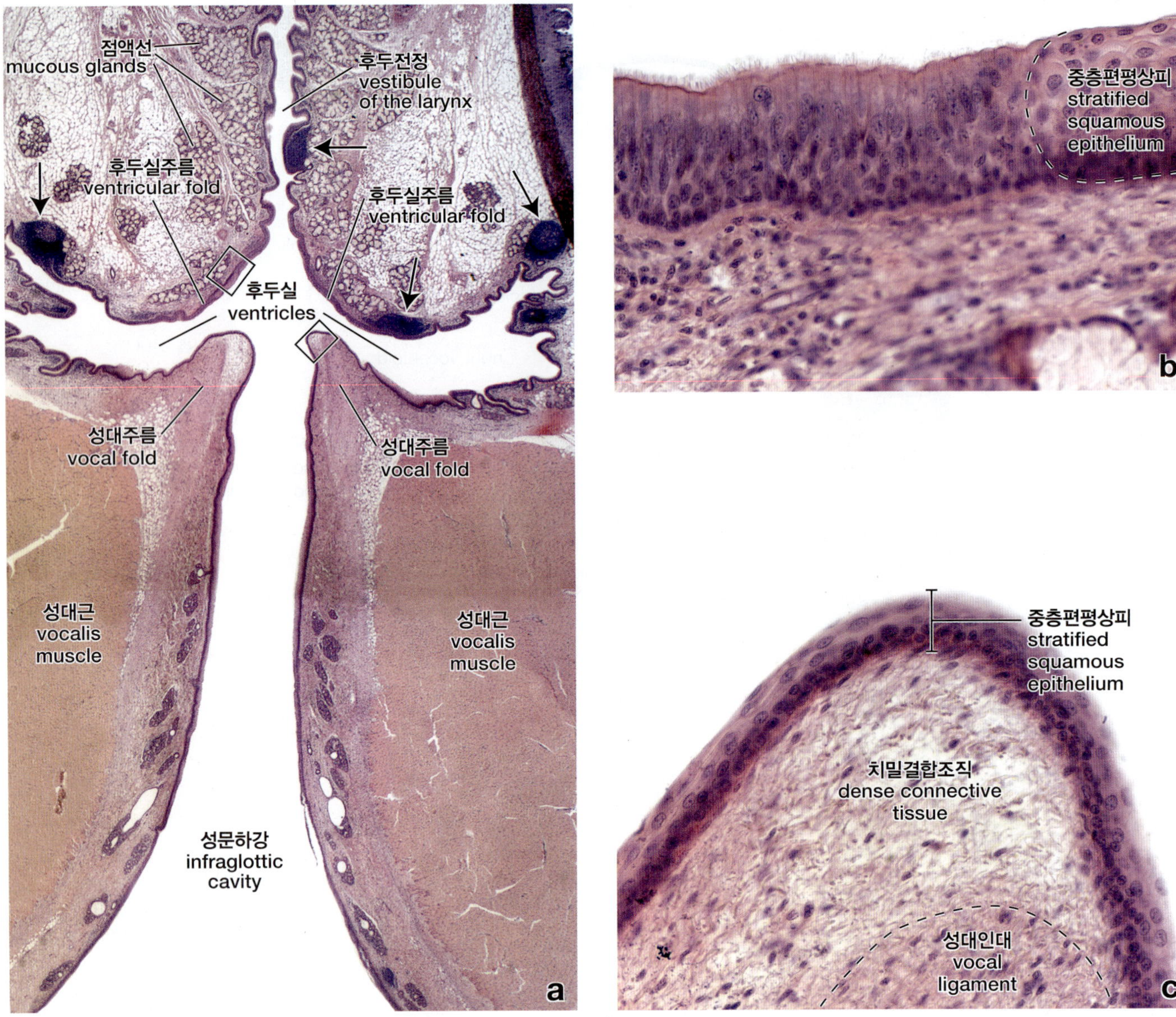

그림 19.6 후두(larynx) 관상단면(frontal section)의 현미경사진. a. 이 현미경사진에서 후두의 세 부분, 즉 후두실주름(ventricular fold)위에 있는 후두전정(vestibule), 후두전정주름(vestibular fold)과 그 아래 성대주름(vocal fold) 사이에 있는 후두실(ventricle), 성대(vocal fold)에서 아래로 윤상연골(cricoid cartilage)까지 이르는 성문하강(infraglottic cavity)을 볼 수 있다. 후두실주름에는 점액선(mucous gland)이 뚜렷하며, 전형적인 위중층섬모상피(pseudostratified ciliated epithelium)로 덮여 있음을 주목한다. 성대주름은 상피(epithelium), 성대인대(vocal ligament) 및 심부에 존재하는 성대근(vocalis muscle)으로 이루어진다. 후두의 점막에는 수많은 림프소절(lymph nodule)도 존재한다(*화살표*). ×10. **b.** 사진 **a**의 *상부 사각형*으로 지적한 후두실주름의 고배율 사진의 *좌측* 부분처럼 위중층섬모상피(pseudostratified ciliated epithelium)가 후두 대부분을 덮고 있음을 알 수 있다. 많은 비흡연 성인과 거의 모든 흡연가에서는 사진 우측 부분처럼 중층편평상피(stratified squamous epithelium)의 부분이 관찰된다. ×240. **c.** 사진 **a**의 *하부 사각형*으로 지적한 성대주름의 고배율 사진에서 보듯이 이 부위에서는 정상적으로 중층편평상피가 존재한다. 상피 바로 밑에는 *라잉케공간(Reinke space)*이라 일컫는 결합조직이 존재한다. 이곳은 림프관(lymphatic vessel)이 존재하지 않으며 혈액 공급도 빈약하여 임상적으로 중요한 부위이다. 성대인대(vocal ligament)는 사진 *아랫부분*에 *쇄선(dashed line)*으로 표시되어 있다. ×240.

을 수 있으며 더 심한 경우에는 발성 완전 불능, 기침, 연하곤란(swallowing difficulty) 및 호흡곤란이 동반되기도 한다. **만성후두염**(chronic laryngitis)은 대개 흡연, 분진(dust)과 같은 자극성 인자나 오염된 대기에 장기간 노출됨으로써 발병한다.

후두는 중층편평상피와 위중층섬모원주상피로 덮여 있다.

성대(vocal cord)의 내강 표면은 **중층편평상피**(stratified squamous epithelium)로 덮여 있으며 후두개(epiglottis) 표면의 대부분도 마찬가지이다(도판 19.2, 842쪽). 이 상피는 빠른 유속을 가진 대기와의 마찰로 인한 일종의 찰과상(abrasion)으로부터 점막을 보호한다. 그 외의 부위는 호흡계통의 주요 특징인 위중층섬모원주상피(pseudostratified ciliated columnar epithelium)로 덮여 있다(그림 19.6, 도판 19.2, 842쪽 참조). 후두의 결합조직은 혼합된 점액장액선(mucoserous gland)을 함유하며 이들은 후두 표면으로 열리는 관을 통해 분비물을 배출한다.

■ 기관(TRACHEA)

기관(trachea)은 공기가 지나가는 짧고 유연한 관으로서 직경은 2.5 cm, 길이는 10~12 cm 정도이다. 공기의 통로 역할 외에 기관의 벽은 흡입한 공기의 조정(climatization)에도 기여한다. 기관은 후두로부터 흉강의 중간까지 내려오며 식도의 앞에 가깝게 위치한다(그림 19.5 참조). 흉부에서 기관은 두 개의 주기관지(일차기관지, main bronchus, primary bronchus)로 분지하며 이들은 좌우 폐로 들어간다. 기관의 내강은 연속적으로 배열된 연골 고리로 인해서 항상 열려 있는 상태이다.

기관의 벽은 잘 구분되는 네 개의 층으로 이루어진다.

- 점막층(mucosa)은 섬모가 있는 위중층상피(pseudostratified epithelium) 및 섬유가 풍부하고 탄력을 지닌 고유판(lamina propria)으로 이루어져 있다.
- 점막하층(submucosa)은 점막고유판보다 조금 더 치밀한 결합조직으로 구성된다.
- 연골층(cartilaginous layer)은 영문자 C 모양의 유리연골(hyaline cartilage)로 이루어진다.
- 외막층(adventitia)은 기관을 주위 구조에 부착시키는 결합조직을 함유한다.

기관의 독특한 구조는 영문자 C 모양의 유리연골(hyaline cartilage)이 층층이 쌓여서 지지구조를 형성하고 있는 것이다(그림 19.7). 이들 연골은 특히 호기(expiration)가 일어나는 동안 기관 내강의 허탈(collapse)을 막는 골격성 틀(skeletal framework)로 보아도 무방하다. C자형 연골에 있는 간극(gap)은 기관의 뒤쪽, 식도와 접하는 곳에 위치하며 이것을 섬유탄력성 조직과 평활근인 기관근(trachealis muscle)이 채워서 막아준다.

기관 상피(Tracheal Epithelium)

기관의 상피는 다른 공기전송부위의 호흡 상피와 비슷하다.

위중층섬모원주상피(pseudostratified columnar ciliated epithelium)로 덮

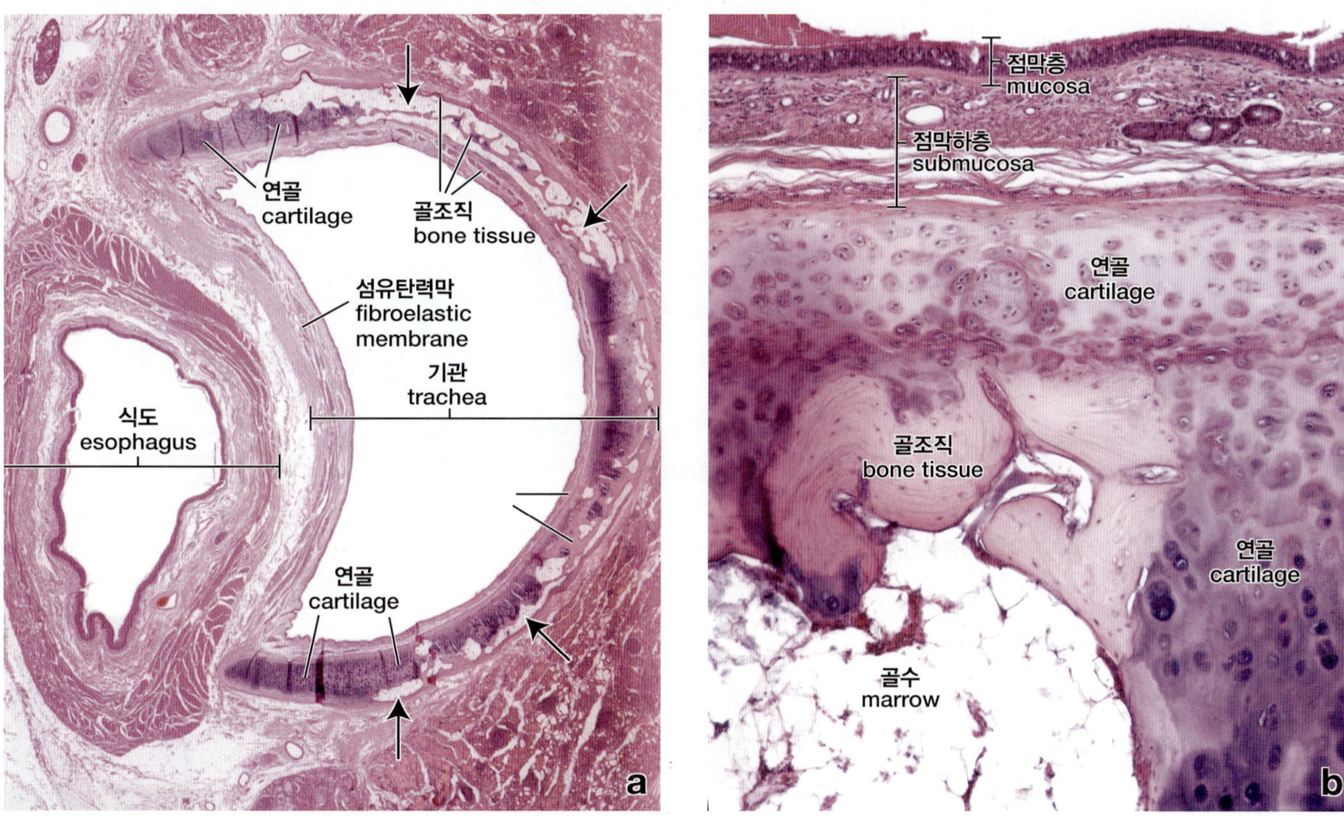

그림 19.7 기관(trachea) 및 식도(esophagus) 절단면의 현미경사진. a. 노년의 성인에서 채취한 이 표본은 목의 기저부에서 기관과 식도의 관계를 보여준다. 연골로 이루어진 C자형의 기관 고리(tracheal ring)로 인해 기관의 소통성(patency)이 유지된다. 식도의 벽 가까운 부분에 있는 기관의 연골 간극(cartilage gap)을 섬유탄력막(fibroelastic membrane)이 채우고 있다. 여기에는 기관근(trachealis muscle) 및 다수의 장액점액선(seromucous gland)이 포함되어 있다. 이 표본에서는 기관고리(tracheal ring)가 부분적으로 골조직으로 변환되어 있으며 이는 노화의 한 과정이다. 짙게 염색되는 부분은 연골이며, 엷게 염색되는 부분은 골조직으로 대체된 부분이다. 아주 밝은 부위(*화살표*)는 골수공간(marrow space)이다. ×3.25. **b.** 이 고배율의 현미경사진은 기관고리(tracheal ring)가 부분적으로 골조직으로 변화한 부위를 보여준다. 사진의 *상부*에는 기관의 점막(mucosa)과 점막하층(submucosa)이 있으며 그 아래에 기관고리(tracheal ring)가 있는 층이 있다. 그러나 이 특별한 부위는 상당한 양의 연골이 골조직(bone tissue)과 골수(marrow)로 변한 상태이다. 골조직에서 전형적인 층판(lamella)과 골세포(osteocyte)가 관찰된다. 이와 대조적으로 연골조직에서는 무리를 이루는 연골세포(chondrocyte)를 볼 수 있다. ×100.

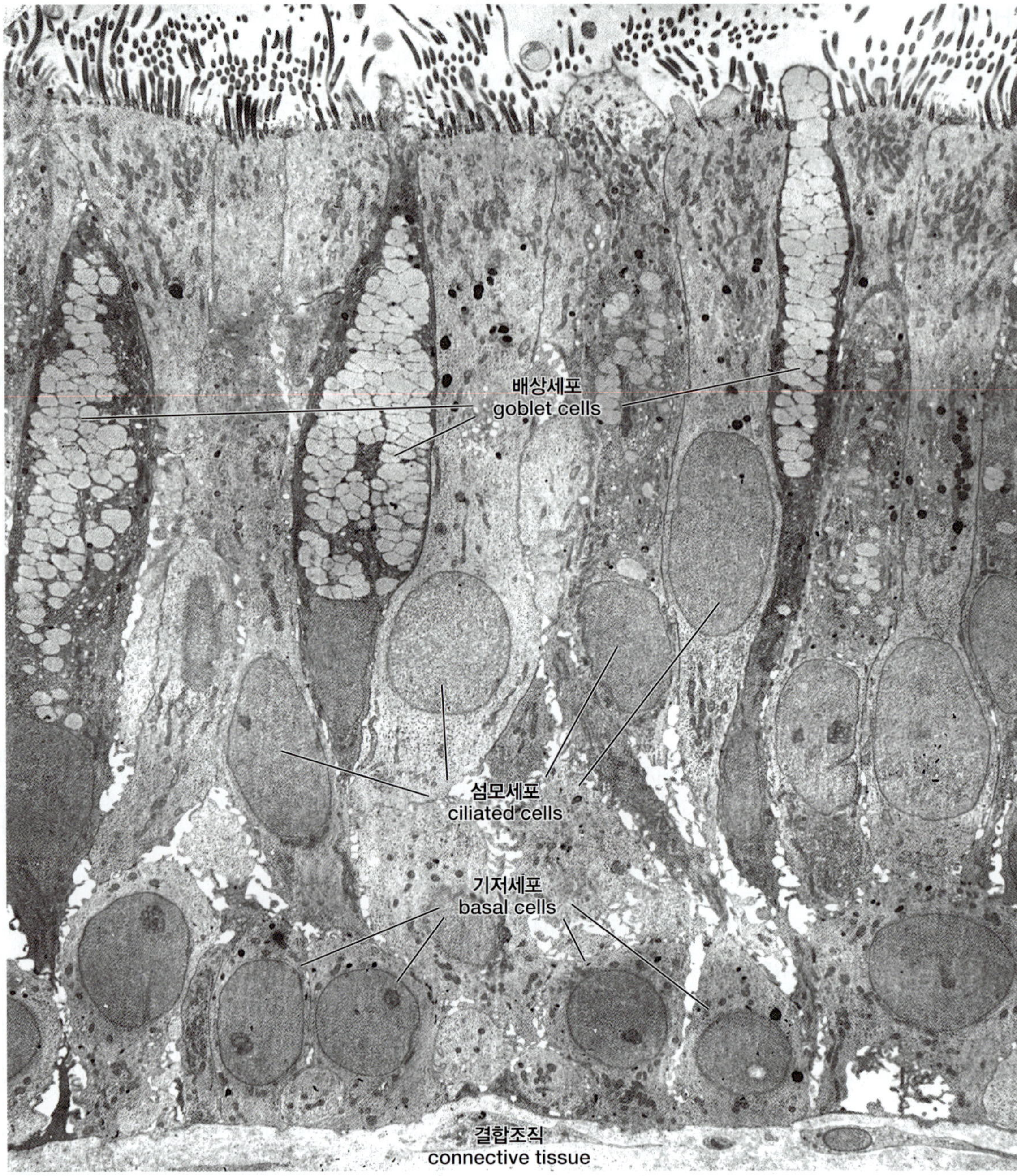

그림 19.8 인간 기관(human trachea)의 전자현미경사진. 이 전자현미경사진에서 호흡상피(respiratory epithelium)의 세 가지 주요 세포 유형이 관찰된다. 이들은 섬모를 갖고 있으며 상피의 표면에 도달해 있는 섬모상피세포(ciliated epithelial cell)와 점유소원과립(mucinogen granule)을 함유한 배상세포(goblet cell), 상피 기저부, 즉 결합조직에 가깝게 위치하는 기저세포(basal cell)이다. ×1,800. (Dr. Johannes A. G. Rhodin 제공.)

인 기관의 상피는 섬모원주세포(ciliated columnar cell), 점액배상세포(mucous goblet cell), 기저세포(basal cell)가 주류를 이룬다(그림 19.8 및 19.9). 유모세포(brush cell)도 존재하나 그 수는 적으며 소과립세포(small granule cell)도 마찬가지이다.

- **섬모세포**(ciliated cell)는 기관의 세포 중 가장 흔하며, 높이가 상피 두께 전체를 차지한다. 조직 절편에서 섬모(cilia)는 세포 위에 돋아 있는 짧은 털처럼 보인다(도판 19.3, 844쪽). 세포 하나에는 대략 250 가닥의 섬모가 있다. 바로 밑에는 섬모의 기저소체(basal body)가 밀집되어 검은 선으로 관찰된다(그림 19.10). 섬모는 기도의 가장 원위부에서부터 잘 조율된 소제운동(sweeping motion)을 통해 점액층(mucous coat)을 인두를 향해 이동시킨다. 사실상 섬모세포는 "**점액섬모상승기**(mucociliary escalator)"의 기능을 가지며 이는 흡입된 작은 입자를 폐로부터 제거하는 중요한 보호기전 중 하나이다.
- **점액세포**(mucous cell)는 장(intestine)에서 관찰되는 배상세포(goblet cell)와 그 외형이 비슷하며, 이로 인해서 같은 이름으로 불리는 경우가 많다. 이 세포들은 섬모세포(ciliated cell) 사이사이에 존재하며 섬모세포와 마찬가지로 상피 두께에 해당하는

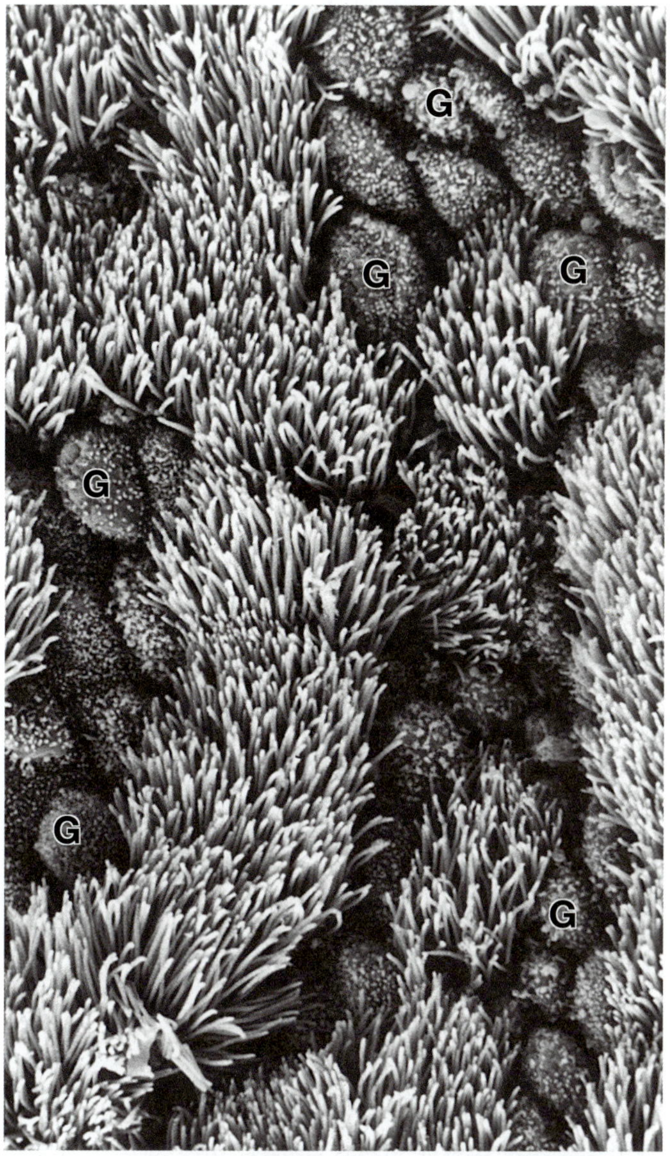

그림 19.9 기관지(bronchus) 내강면(luminal surface)의 주사전자현미경사진(scanning electron micrograph). 무섬모세포(nonciliated cell)들은 배상세포(goblet cell, *G*)이다. 이들 표면은 작고 뭉툭한 미세융모(microvilli)가 있어 이런 저배율 사진에서는 흰 점들을 찍어 놓은 것처럼 보인다. 사진 나머지 대부분을 차지하는 섬모(cilia)는 수많은 섬모세포(ciliated cell)의 것이다. 이들 섬모가 모두 한 방향으로 치우쳐 있어서 "동시적인(synchronously)" 형태를 갖는 것에 주목하도록 한다. 이는 마치 이들이 파도치듯이 움직이는 동안 어느 특정 시점에 움직임을 그대로 동결시켜 버린 것처럼 보인다. ×1,200.

높이를 가진다(그림 9.10 참조). 광학현미경에서 이들은 세포질을 가득 채우고 있는 점액소원과립(mucinogen granule)으로 인해 쉽게 구별된다. 점액소원(mucinogen)은 헤마톡실린-에오신(HE) 염색을 하는 동안 씻겨 나가는 게 일반적이지만 세포질에 남은 빈 공간과 표면에 섬모의 부재를 통해 확인이 가능하다. 섬모세포와 달리 점액세포는 기도가 만성적으로 자극받는 경우 그 수가 증가한다.

- **유모세포**(brush cell)는 비강의 호흡상피에서 서술된 일반적인 형태를 동일하게 가지고 있다(그림 19.11) 이들은 뭉툭한 미세융모(microvilli)를 가진 원주형(columnar) 세포이다. 세포 기저면은 하나의 구심신경종말(afferent nerve ending)과 시냅스(synapse)를 형성하며 이를 상피수상돌기시냅스(epitheliodendritic synapse)라 일컫는다. 앞에서 언급한 대로 유모세포는 일반감각(general sensation)을 받아들이는 동시에 화학수용체(chemoreceptor)를 가진 세포로 생각된다.

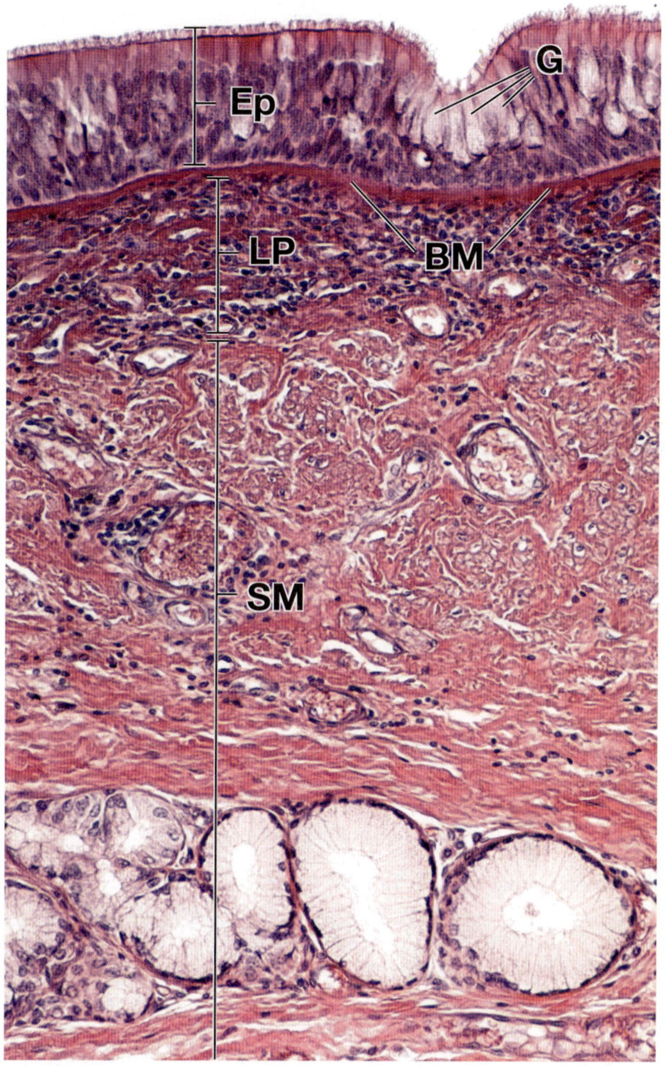

그림 19.10 기관 상피(tracheal epithelium)의 현미경사진. 기관 상피(tracheal epithelium, *Ep*)에서는 세 가지 주요 세포 유형이 뚜렷하다. 섬모원주세포(ciliated columnar cell), 점액(mucus)을 분비하는 배상세포(goblet cell, *G*)는 섬모세포 사이에 산재해 있다. 기저세포(basal cell)는 기저막(basement membrane, *BM*)에 인접하여 분포한다. 섬모원주세포는 기저막(basement membrane)으로부터 상피 표면까지 도달해 있다. 그 자유표면(free surface)에 수많은 섬모(cilia)를 지니므로 마치 붓의 털과 같은 모양으로 관찰된다. 섬모의 기저부에는 짙은 호산성 선(eosinophilic line)이 관찰되며, 이는 섬모의 근위부 말단에 일렬로 무리지어 존재하는 *기저소체(basal body)*로 인한 것이다. 기저막은 통상적인 헤마톡실린&에오신염색표본(H&E preparation)에서는 보통 잘 보이지 않으나, 인간 기관(trachea)에서는 그 상피 아래쪽에서 예외 없이 잘 관찰된다. 그 심부의 점막고유판(lamina propria, *LP*)은 소성결합조직(loose connective tissue)으로 구성되어 있다. 더 깊이 위치하는 점막하층(submucosa, *SM*)은 혈관과 림프관, 신경, 수많은 점액분비성 기관선(tracheal gland)을 함유하는 치밀불규칙결합조직(dense irregular connective tissue)으로 이루어진다. ×400.

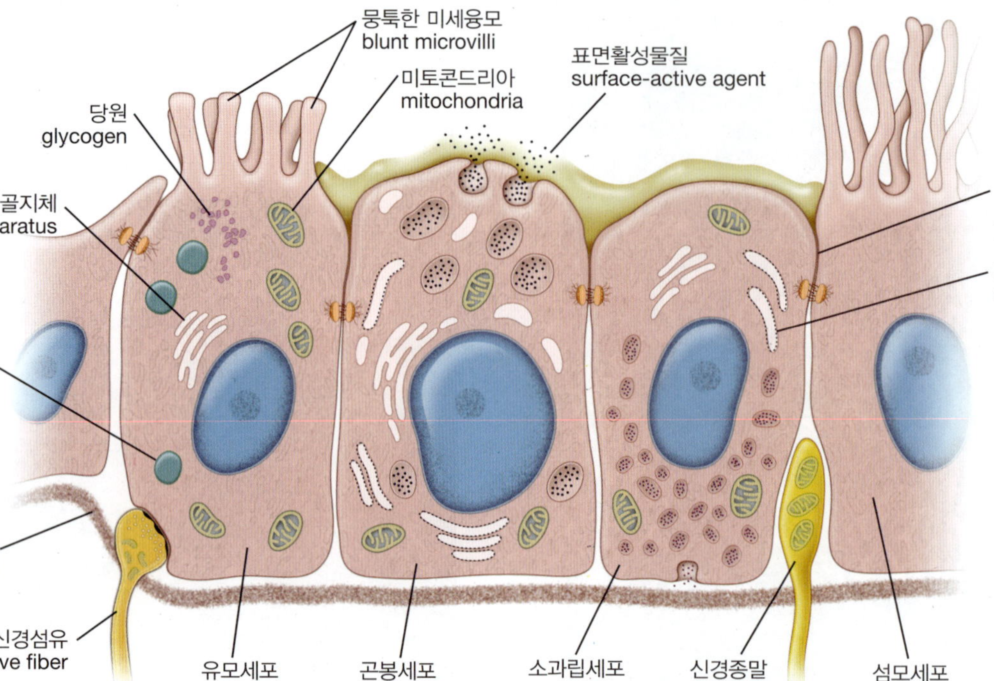

그림 19.11 종말세기관지(terminal bronchiole) 상피(epithelium)의 모식도. 이 그림은 호흡상피(respiratory epithelium)에서 관찰되는 몇 가지 세포를 나타낸 것이다. 곤봉세포(club cell)는 여기 도시된 대로 유모세포(brush cell)와 소과립세포(small granule cell) 사이에 산재한다. 곤봉세포는 무섬모세포(nonciliated cell)로서 둥근 세포 표면과 잘 발달된 세포 기저부의 과립내형질세망(*rER*), 골지체(Golgi apparatus)가 있으며 표면활성물질(surface-active agent)로 가득찬 분비소포(secretory vesicle)를 함유하고 있다. 인접한 세포는 유모세포(brush cell)로서 이 세포의 특징적 소견인 뭉툭한 미세융모(microvilli)를 갖고 있으며 구심신경섬유(afferent nerve fiber)와 연접을 이룸으로써 이 세포의 특징적 소견인 상피수상돌기연접(epitheliodendritic synapse)을 형성한다. 유모세포(brush cell)의 세포질(cytoplasm)에는 골지체, 용해소체(lysosome), 미토콘드리아(mitochondria), 당원포함물(glycogen inclusion)이 함유되어 있다. 소과립세포(small granule cell)는 곤봉세포와 섬모세포(ciliated cell) 사이에 위치한다. 이 세포에는 작은 분비소포(secretory vesicle)가 있으며 대부분 세포의 기저부(basal portion)에 존재한다. 분비소포 외에 이 세포의 가장 뚜렷한 소기관은 과립내형질세망(*rER*), 골지체, 미토콘드리아 등이다. 신경종말(nerve terminal)이 상피 내에서 관찰된다.

- **소과립세포**(호흡신경내분비세포, 쿨칫스키세포, small granule cell, Kulchitsky cell)는 호흡계통에 존재하는 **장내분비세포**(enteroendocrine cell)의 한 종류이다(그림 19.11 참조). 이들의 존재는 호흡계통 및 폐가 원시전장(primitive foregut)의 함입을 통해서 발생했다는 증거이기도 하다. 기관(trachea)에서 소과립세포는 대개 단독으로 존재하며 다른 종류의 세포들 사이에 분산되어 있다. 광학현미경으로 이 세포와 기저세포(basal cell)를 구별하는 것은 특수한 방법을 사용하지 않고서는 어렵다. 특수염색에 사용되는 은(silver)이 이들 과립과 반응하므로 이를 통해 이 세포를 구별할 수 있다. 핵은 기저막(basement membrane) 가까이 위치하며 세포질은 더 작은 기저세포보다 다소 풍부한 편이다. 투과전자현미경(TEM)을 통해 관찰하면 이들은 점점 줄어드는 가느다란 세포질 돌기(cytoplasmic process)가 내강으로 돌출된 소견을 보이기도 한다. 또한 세포질에 많은 막에 싸인 고밀도중심과립(dense core granule)이 투과전자현미경(TEM)으로 관찰된다. 소과립세포 중 한 종류는 **카테콜아민**(catecholamine)을 분비하며, 다른 종류는 **세로토닌**(serotonin), **칼시토닌**(calcitonin), **가스트린유리펩타이드**(**봄베신**, gastrin-releasing peptide, bombesin) 등의 폴리펩타이드를 생산한다. 일부 소과립세포는 신경 종말과 연결된 듯하다. 이들 세포의 기능은 아직 잘 알려지지 않았다. 일부 세포들은 신경섬유 주위에 무리를 지어 신경상피소체(neuroepithelial body)를 형성하기도 한다. 이들은 기도와 혈관 직경을 조절하는 반사 기능을 가진 것으로 생각된다.
- **기저세포**(basal cell)는 상피를 이루는 세포들 각각의 수를 유지하는 줄기세포(stem cell)이다. 기저세포는 이들의 핵이 기저판(basal lamina)에 가깝게 일렬을 지어 있어 눈에 잘 띄는 편이다. 다른 종류 세포들의 핵도 대체로 비슷한 높이에 위치하지만 그들은 비교적 띄엄띄엄 나타난다. 그러므로 기저막 가까이에 있는 핵은 대부분 기저세포의 핵들이다.

기저막, 고유판, 점막하층(Basement Membrane, Lamina Propria, and Submucosa)

기관 상피의 특징 중 하나는 두꺼운 "기저막"이다.

기관의 상피 아래에는 **기저막**(basement membrane)이라는 뚜렷한

글상자 19.1

임상적용: 비강점막(Nasal Mucosa)을 침범하는 흔한 질병

비강점막의 염증(inflammation of the nasal mucosa)은 **비염**(rhinitis)이라 일컫는다. 부비동(paranasal sinus)은 비강과 연결되어 있으므로 비염이 부비동으로 전파되어 **비부비동염**(rhinosinusitis)으로 발전할 수 있다. 리노바이러스(rhinovirus), 믹소바이러스(myxovirus), 코로나바이러스(coronavirus), 아데노바이러스(adenovirus) 등 바이러스에 의한 비강점막의 염증을 **바이러스성 비염**(viral rhinitis) 또는 "**감기**(common cold)"라 한다. 바이러스성 비염은 성인보다는 소아에서 더 흔하다. 비강점막의 부종을 **점막염증**(mucosal inflammation)이라고도 하는데 비충혈(nasal congestion)과 코막힘(obstruction)으로 진행되어 비강을 통한 대기 유입의 감소와 분비물의 증가로 인해 부비동의 입구도 함께 폐쇄될 수 있다. 점막염증의 현미경 소견은 현저한 조직 부종(tissue swelling)과 호흡 점막의 고유판(lamina propria)에 많은 수의 염증 세포(inflammatory cell), 즉 호산구(eosinophil), 호중구(neutrophil), 호염기구(basophil), 비만세포(mast cell), 형질세포(plasma cell), 림프구(lymphocyte) 등의 침윤(infiltration)이 심하다는 것이다(그림 F19.1.1) 바이러스 감염(viral infection)은 이차적으로 세균 감염(bacterial infection)을 일으켜 **급성세균성비부비동염**(acute bacterial rhinosinusitis) 및 **만성세균성비부비동염**(chronic bacterial rhinosinusitis)을 유발할 수 있다. 현미경을 통해서 호중구와 T세포(T cell)를 포함하는 엄청난 수의 염증 세포(inflammatory cell)가 고유판과 호흡상피에 침윤된 양상을 관찰할 수 있다. 급성세균성비부비동염은 보통 항생제요법(antibiotic therapy)을 적용하여 치료한다.

알레르기 비염(allergic rhinitis)은 흔히 "**건초열**(hay fever)"이라고도 하며 대기 중의 입자에 대한 비강점막(nasal mucosa)의 알레르기 반응으로 유발된다. 이들 입자에는 꽃가루(grass pollen), 분진(dust), 진균(mold), 동물 알레르기원(animal allergen) 등이 포함된다. 이들은 급성 또는 만성 면역반응(immune response)을 유발한다. 알레르기원(allergen)은 고유판의 형질세포(plasma cell)가 분비한 **면역글로불린**E **항체**(IgE antibody)와 결합한 후 비만세포(mast cell) 표면에 발현된, 강한 친화력(affinity)을 지닌 Fc 수용체(Fc receptor)와 결합한다. 이로 인해 활성화된 **비만세포**(mast cell)의 세포 과립으로부터 혈관 활성물질(vasoactive agent) 및 히스타민(histamine), 류코트리엔(leukotriene) 등의 염증매개물질(inflammatory mediator)이 분비된다(228~232쪽 참조). 비만세포의 탈과립(degranulation)의 결과로서 비루(rhinorrhea, "콧물 runny nose")와 비충혈(nasal congestion)이 나타난다. 알레르기 비염의 조직 소견은 비강점막에 수많은 호산구(eosinophil), 형질세포(plasma cell), 비만세포(mast cell)의 침윤이 그 특징 중 하나이다. 만성 알레르기 비염(chronic allergic rhinitis)에서는 비만세포의 수가 더 많고 기저막(basement membrane)의 비후(thickening)도 자주 관찰된다. 알레르기 비염의 치료는 항히스타민제(antihistamine agent)를 사용하여 면역반응을 억제하고, 항염증 코르티코스테로이드(antiinflammatory corticosteroid)로 증상을 완화하는 것이다.

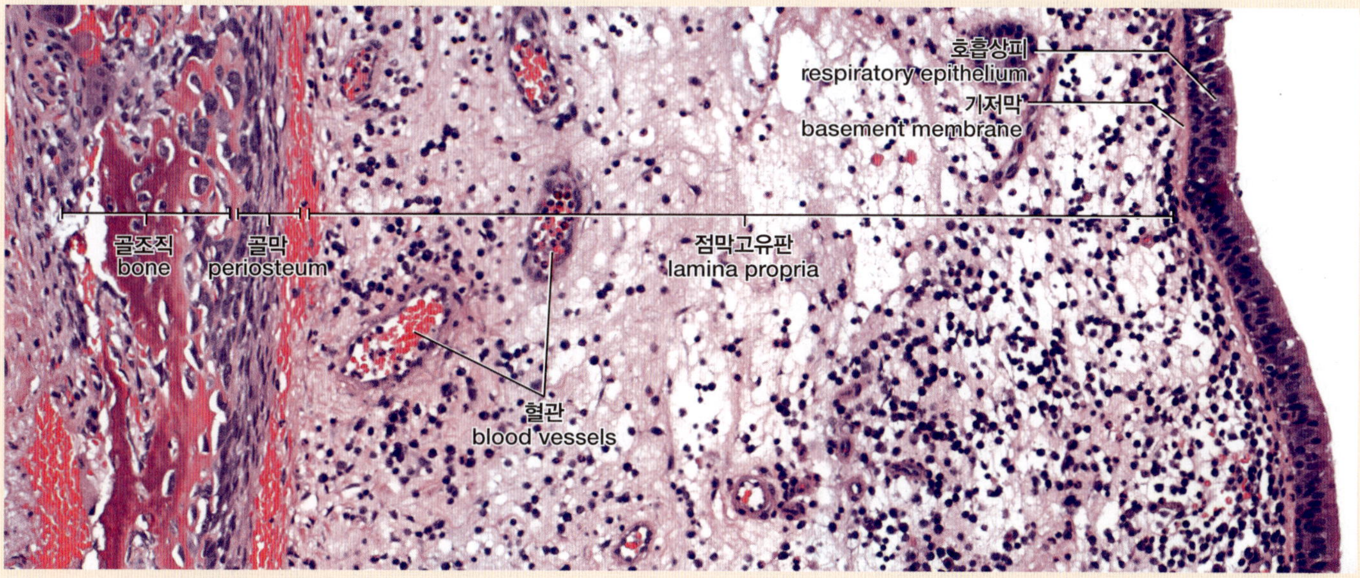

그림 F19.1.1 비부비동염(rhinosinusitis) 환자의 상악동(maxillary sinus) 점막 생검 표본(biopsy specimen)의 현미경사진. 비부비동염(rhinosinusitis)의 병리 소견은 비강(nasal cavity) 및 부비동(paranasal sinus)의 호흡점막(respiratory mucosa) 염증(inflammation)이 주요 양상이다. 호흡상피(respiratory epithelium)가 염증성 고유판에 의해 상악동(maxillary sinus)의 골조직과 분리되어 있음에 주목한다. 이 현미경사진에서 관찰되는 점막고유판은 현저히 두꺼워져 있고(부종성 edematous), 혈관도 확장되어 있으며 주로 림프구(lymphocyte), 호산구(eosinophil), 형질세포(plasma cell) 등으로 이루어진 면역세포(immune cell)의 심한 침윤이 동반되어 있다. ×480 (Dr. Joaquin J. Garcia 제공.)

층이 존재한다(그림 19.10 참조). 보통 유리처럼 투명한 듯 균일하게 엷게 염색되는 이 층은 그 두께가 약 25~40 μm이다. 전자현미경으로는 상피의 기저판(basal lamina) 바로 밑에서 아교섬유(collagenous fiber)의 밀집된 층으로 관찰된다. 구조적으로 이 층은 보기 드물게 두껍고 치밀한 망상판(reticular lamina)으로 여겨지며, 따라서 고유판(lamina prorpria)의 일부로 생각되기도 한다. 흡연가들 중 특히 **만성적 기침**(chronic coughing)을 경험하는 사람들에서 이 층은 상당히 두꺼워져 있으며 이는 점막 자극(mucosal irritation)에 대한 반응으로 볼 수 있다. **천식**(asthma) 환자에서도 기저막은 더 두껍고 매우 뚜렷하게 관찰되며 이는 특히 세기관지(bronchiole)에서 더욱 현저하게 나타난다.

점막층과 점막하층의 경계를 구분 짓는 것은 탄력막(elastic membrane)이다.

점막고유판(lamina propria)은 앞에서 기저막으로 설명한 부분만 제외하면 전형적인 소성결합조직(loose connective tissue)이다. 여기에는 세포 성분이 풍부하여 특히 많은 수의 림프구(lymphocyte)가 존재하며 그 중 일부는 상피층까지 침윤되어 있다. 형질세포(plasma cell), 비만세포(mast cell), 호산구(eosinophil), 섬유모세포(fibroblast) 및 기타 세포들도 쉽게 발견할 수 있다. 림프조직(lymphatic tissue)은 미만성(diffuse) 및 소절성(nodular) 모두 기관(trachea) 벽의 고유판과 점막하층(submucosa)에서 일정하게 나타난다. 사실 이들은 공기전송(air conduction)이 우선적인 기능인 호흡계통의 다른 부분에도 존재한다. 이들 림프조직은 **기관지연관림프조직**(bronchus-associated lymphatic tissue, BALT)(역자주; 일반적으로 점막연관림프조직[mucosa-associated lymphtic tissue, MALT]이라고도 함)과 발생학적으로 또 기능적으로 동일하다. 아교섬유(collagen fiber) 사이사이에는 많은 양의 탄력섬유(elastic fiber)가 산재되어 있다. 고유판의 깊은 쪽 경계에 이르면 탄력 성분이 더욱 많아져서, 특히 탄력섬유에 대한 특수 염색 표본에서는 뚜렷한 띠로 관찰된다. 이와 같은 띠, 즉 **탄력막**(elastic membrane)이 고유판과 점막하층(submucosa)의 경계가 된다. 그러나 일반적인 HE 염색에서는 경계가 그리 뚜렷하지 않다.

점막하층(submucosa)은 치밀결합조직(dense connective tissue)으로 이루어진 다른 기관들과는 다르다. 기관(trachea)의 경우, 점막하층은 점막고유판(lamina propria)과 유사한 형태의 소성결합조직(loose connective tissue)으로 구성되어 있어 그 경계를 찾기가 어렵다. 미만성 림프조직(diffuse lymphatic tissue)과 림프소절(lymphatic nodule)이 점막고유판에서 이 층까지 이어져 있는 것도 특징이다. 점막하층에 존재하는 혈관과 림프관은 기관 벽의 다른 층보다 크다. 점막하층에는 점액분비선포(mucus-secreting acinus)와 장액반월(serous demilune)로 구성된 점막하선(submucosal gland)도 존재한다(역자주; 장액반월은 인공산물[artifact]임을 이미 앞에서 언급하였음). 이들의 배출관(duct)은 단층입방상피(simple cuboidal epithelium)로 이루어져 있으며 주 성분이 당단백질(glycoprotein)인 그 산물을 고유판으로부터 상피 표면으로 운반한다. 점막하선은 특히 기관의 뒤쪽 부분 즉, C자형 연골 끝 사이의 간극(gap)에 많이 존재한다. 이 부위의 일부 분비선은 근육층(muscle layer)을 관통하여 외막층(adventitia)까지 걸쳐 있는 경우도 있다. 점막하층은 그 결합조직 섬유가 연골층의 연골막(perichondrium)과 혼합되는 지점에서 끝난다.

기관연골과 기관근(trachealis)으로 인해 점막하층은 외막층과 분리된다.

기관연골(tracheal cartilage)은 인간에서 보통 16~20개이며 이들이 기관 벽의 그 다음 층을 이룬다. 기관연골은 앞에서 언급한대로 C자 형태이다. 때로 인접한 연골 고리(cartilage ring)끼리 연결되어 있지만 이와 같은 구조로 인해 기관(trachea)은 유연성을 갖는 동시에 내강(lumen)의 소통성(patency)을 유지하는 수단을 얻는다. 나이가 들면서 유리연골(hyaline cartilage)은 부분적으로 골조직(bone tissue)으로 대체되어(그림 19.7 참조), 그 유연성을 잃어버리기도 한다.

외막층(adventitia)은 연골 고리와 기관근(trachealis)보다 더 바깥에 위치한 층을 가리킨다. 이 층은 기관을 목 및 종격동(mediastinum)에 있는 인접한 구조에 연결시킨다. 이 층에는 기관 벽에 분포하는 큰 혈관과 신경은 물론 림프를 운반하는 커다란 림프관도 존재한다.

■ 기관지(BRONCHUS)

기관(trachea)은 둘로 분지하여 **주기관지(일차기관지**, main bronchus, primary bronchus)가 된다. 육안해부학에서 이들은 단순히 **좌우측 주기관지**(right and left main bronchi)라 일컫는 경우가 흔하며, 이들의 물리적 차이로 인해 이렇게 부르는 것이 더 유용하다. 우측 기관지(right bronchus)는 왼쪽 것보다 더 굵고 상당히 짧다. 폐문(hilum of lung)으로 들어가면서 주기관지는 각각 **엽기관지(이차기관지**, lobar bronchus, secondary bronchus)로 분지한다. 좌폐(left lung)에는 두 개의 엽(lobe)이 있으며, 우폐(right lung)는 세 개의 엽으로 나뉜다. 따라서 우측기관지는 세 개의 엽기관지로 분지하며 좌측은 두 개의 엽기관지로 분지하여 하나의 엽기관지가 하나의 엽에 분포하게 된다. 좌폐는 다시 8~9개의 **기관지폐구역**(bronchopulmonary segment)으로 나뉘고 오른쪽은 10개의 구역으로 나뉜다. 따라서 우폐에서는 엽기관지가 10개의 **구역기관지(삼차기관지**, segmental bronchus, tertiary bronchus)로 분지하고 좌폐에서는 8~9개의 구역기관지로 분지한다.

구역기관지(segmental bronchus)와 이들이 분포하는 폐 실질은 함께 기관지폐구역(bronchopulmonary segment)을 형성한다. 인간의 폐에서 기관지폐구역의 중요성은 일부 질병이 있는 경우에 외과적으로 이들을 절제해야 할 때 명백해지며 기관지폐구역이 자체 만의 혈액 공급과 결합 조직 격벽(septum)을 가지고 있어 외과적 절제(surgical resection)가 용이한 소단위(subunit)가 되기 때문이다.

기관지(bronchus)의 시작 부위는 기관(trachea)의 일반적인 조직학적 구조를 그대로 가지고 있다. 기관지가 폐로 진입하는 그 지점이 폐내기관지(intrapulmonary bronchus)의 시작 부위이며 기관지의 벽 구조에 변화가 나타난다. 연골 고리(cartilage ring)는 모양이 불규칙한 연골판(cartilage plate)으로 바뀌게 된다. 이 연골판들은 줄지어 배열되면서 기관지 벽 전체를 둘러쌈으로써 이로 인해 기관지의 단면은 원형을 이루고 전체적인 형태는 원주 모양을 형성한다. 이것은 편평한 후벽(posterior wall)으로 인해 단면이 타원형을 이루는 기관(trachea)과는 대조적이다. 기관지 또한 분지함으로 인해 크기가 줄어들면서 연골판의 크기도 작아지고 숫자도 줄어든다. 결국 기도의 직경이 1 mm 정도에 도달하면 연골판은 사라지고 이곳부터는 **세기관지**(bronchiole)라고 일컫는다.

기관지는 연골판과 평활근이 이루는 윤주근층(circular layer)으로 구별이 가능하다.

폐내기관지(intrapulmonary bronchus)의 벽에 나타나는 두 번째 특징은 **평활근**(smooth muscle)이 완전한 층을 이루는 것이다. 연골(cartilage) 성분의 감소와 함께 평활근은 더욱 증가하여 뚜렷한 층을 이루게 된다. 처음에 평활근은 교차하는 다발로 이루어진 연속된 층을 이루지만, 기관지가 더 작아지면 평활근 층도 비연속적으로 바뀌게 된다.

평활근은 근육층(muscularis)이라는 별도의 층을 형성하므로, 기관지는 다섯 개의 층을 가진 것으로 생각되기도 한다.

- **점막층**(mucosa)은 기관(trachea)에 존재하는 세포들과 동일한 세포로 구성된 위중층상피(pseudostratified epithelium)로 덮여 있다. 기관지의 직경이 감소함에 따라 세포의 키도 점점 줄어든다. HE 염색에서 "기저막(basement membrane)"은 일차기관지에서 뚜렷했지만 급속히 두께가 감소하면서 이차기관지에서는 개별적 구조로는 더 이상 관찰되지 않는다. 고유판(lamina propria)은 기관의 것과 비슷하지만 기관지의 직경에 비례하여 그 양이 줄어든다.
- **근육층**(muscularis)은 큰 기관지에서는 평활근(smooth muscle)의 완전한 층으로 이루어진다. 기관지의 크기가 작아지면 그 양도 줄고 구성도 점점 엉성해지며, 나선형 배열(spiral course)로 인해 불연속적인 층으로 관찰되기도 한다. 이 근육의 수축을 통해 기도의 직경이 적절히 조절된다.
- **점막하층**(submucosa)은 어느 정도 소성결합조직(loose connective tissue)인 형태로 남아 있다. 큰 기관지에서는 분비선과 지방 조직 모두 잘 관찰된다.
- **연골층**(cartilage layer)은 기관지의 직경이 감소함에 따라 점점 크기가 줄어드는 불연속적인 연골판(cartilage plate)으로 이루어진다.
- **외막층**(adventitia)은 중간 정도의 치밀결합조직(dense connective tissue)으로 이루어지며 인접한 폐동맥(pulmonary artery) 및 폐실질(lung parenchyma) 등과 연결되어 있다.

■ 세기관지(BRONCHIOLE)

기관지폐구역(bronchopulmonary segment)은 다시 **폐소엽**(pulmonary lobule)으로 세분화된다. 각각의 소엽에는 하나의 세기관지(bronchiole)가 분포한다. 인접한 소엽 사이에는 섬세한 결합조직 격벽(septum)이 존재하여 이들을 분리하며, 이 격벽은 폐의 표면에서 연한 빛깔의 다각형 구획(polygonal area)으로 관찰된다. 폐세엽(pulmonary acinus)은 소엽을 구성하는 더 작은 단위이다. 각각의 **폐 세엽**(pulmonary acinus)은 하나의 **종말세기관지**(terminal bronchiole)와 이것으로부터 이어지는 **호흡세기관지**(respiratory bronchiole) 및 이들을 통해 공기가 유입되는 **폐포**(alveolus)들로 구성된다(그림 19.12, 도판 19.4, 846쪽). 폐에서 가장 작은 기능적 단위(functional unit)는 **호흡세기관지단위**(respiratory bronchiolar unit)이다. 하나의 호흡세기관지(respiratory bronchiole)와 이를 통해 공기가 유입되는 폐포 전체가 하나의 단위를 구성한다.

세기관지의 구조(Bronchiolar Structure)

세기관지(bronchiole)는 직경이 1 mm 이하인 공기의 통로이다. 큰 직경의 세기관지는 구역기관지(segmental bronchus)의 가지로 시작된다. 이들은 계속 분지하여 마찬가지로 분지하는 더 작은 **종말세기관지**(terminal bronchiole)가 된다. 종말세기관지에서 최종적으로 **호흡세기관지**(respiratory bronchiole)가 분지한다.

세기관지에는 연골판과 분비선이 존재하지 않는다.

큰 직경의 세기관지(bronchiole)의 시작 부위에는 섬모(cilia)를 지닌 위중층원주상피(pseudostratified columnar epithelium)가 있으나 크기가 점점 작아지면서 단층섬모원주상피(simple ciliated columnar epithelium)로 대체된다. 굵은 세기관지에는 배상세포(goblet cell)가 존재하나 이어지는 종말세기관지(terminal bronchiole)에는 존재하지 않는다. 그러나 흡연가 및 기타 자극 물질(irritant)에 노출된 사람에서는 예외적으로 존재할 수 있다. 세기관지에는 상피하분비선(subepithelial gland)이 없다. 기관지(bronchus)의 특징인 연골판(cartilage plate)도 사라져 있다. 하지만 분지(branching)되는 지점에서 소량의 연골 성분이 별도로 있을 수 있다. 비교적 두꺼운 평활

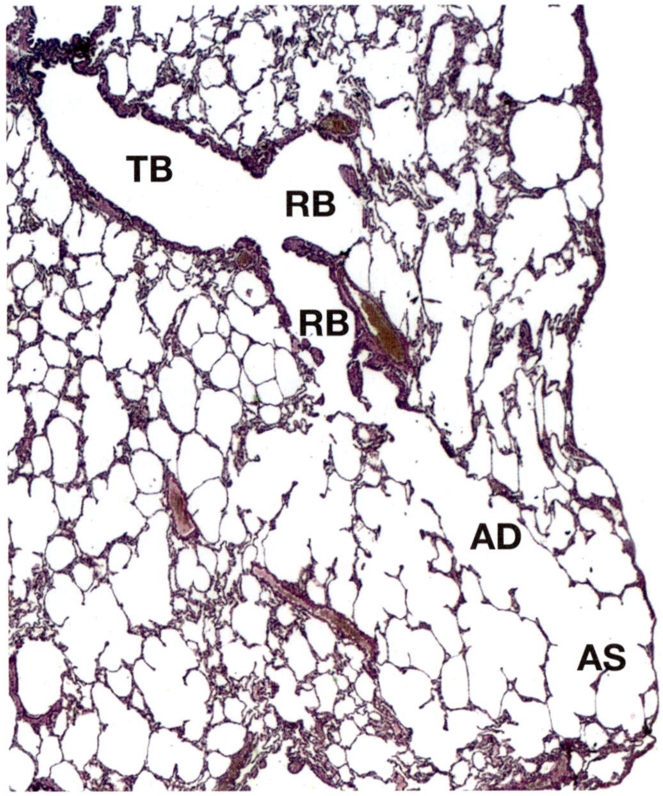

그림 19.12 기관지나무(bronchial tree) 호흡 부분(respiratory portion)의 현미경사진. 이 현미경사진에서 종말세기관지(terminal bronchiole, *TB*)는 길이 방향으로 절단되어 두 개의 호흡세기관지(respiratory bronchiole, *RB*)로 분지하는 것이 관찰된다. 종말세기관지는 공기전송부위(conducting portion)의 가장 원위부로서 가스 교환에 관여하지 않는다. 호흡세기관지(respiratory bronchiole)는 가스 교환(gas exchange)에 관여하며 기관지나무(bronchial tree)에서 호흡부분(respiratory portion)의 시작점이 된다. 호흡세기관지에서는 폐포관(alveolar duct, *AD*)이 갈라져 나오며, 이는 벽이 거의 없는 공기의 긴 통로로서 폐포(alveolus)들만이 그 관을 둘러싸고 있다. 폐포낭(alveolar sac, *AS*)은 폐포관의 종말부에 있는 공간으로서 마찬가지로 폐포(alveolus)에 의해 에워싸인다. ×120.

글상자 19.2

임상적용: 호흡계통의 편평상피화생(Squamous Metaplasia)

인간의 **호흡점막**(respiratory mucosa)에서 위중층섬모원주상피(ciliated pseudostratified columnar epithelium)는 중층편평상피(stratified squamous epithelium)로 바뀌기도 한다. 이와 같이 원주상피에서 편평상피로 변화하는 것을 **원주편평상피화생**(columnar-to-squamous metaplasia), 또는 간단히 **편평상피화생**(squamous metaplasia)이라 일컫는다. 이런 상피의 변화는 가역적(reversible)이며 완전히 분화한 한 종류의 성인 세포가 다른 종류의 성인 세포로 변화하는 것이 그 특징이다. 성숙한 세포가 다른 성숙한 세포로 직접 변화하지는 않으며, 이보다는 기저세포(basal cell)의 증식으로 인해 새로운 종류의 세포가 생긴다고 하는 것이 옳다. 이런 세포 변화는 조절 가능하며 적응에 의한 것으로 생각된다.

편평상피화생은 비강에서 갑개(turbinate)의 돌출된 둥그런 융기부, 성대(vocal fold) 및 기타 부위에서 정상적으로 나타난다.

그러나 공기의 기류 패턴이 바뀐다거나 만성 기침(chronic coughing)과 같은 강한 공기의 흐름이 있는 경우에는 호흡상피(respiratory epithelium)의 특징의 변화가 섬모 상피가 있는 다른 부위에서도 일어날 수 있다. **만성기관지염**(chronic bronchitis)과 **기관지확장증**(bronchiectasis)의 경우는 전형적으로 특정한 부위에서 호흡상피가 중층편평상피로 대체된다. 대체된 상피는 물리적 스트레스와 자극에 저항성은 더 크지만 기능적 효율성은 떨어진다. 흡연가들에서도 이와 비슷한 상피의 변화가 일어난다. 처음에 섬모세포는 연기에 있는 유해 성분으로 인해서 섬모의 동시적인(synchronous) 타격 운동 패턴(beating pattern)이 사라진다. 그 결과 점액 제거에 장애가 나타난다. 이를 보상하기 위해 기침이 시작되며, 특히 기관(trachea)에 축적된 점액(mucus)이 방출되는 데 이를 통해 도움을 받는다. 시간이 지나면 만성적 기침으로 인해 섬모세포(ciliated cell)의 수는 더욱더 감소한다. 이런 섬모세포의 감소는 정상적인 호흡상피의 와해로 이어져 해당되는 기도의 부위는 중층편평상피로 대체된다. 편평상피화생을 잘 일으키는 흡연 같은 요인이 사라지지 않으면, 화생한 상피는 악성 변환(malignant transformation)을 일으킬 수도 있다. 이런 과정을 통해 호흡계통에서 가장 흔한 두 종류의 암 중 하나인 **편평세포암종**(squamous cell carcinoma)이 화생편평세포(squamous metaplastic cell)로부터 발생할 수 있다.

근(smooth muscle)층은 모든 부위의 세기관지 벽에서 관찰된다.

작은 세기관지(bronchiole)의 상피는 단층입방상피(simple cuboidal epithelium)이다. 공기전송부분(conducting portion)의 가장 작은 세기관지인 **종말세기관지**(terminal bronchiole)에는 단층입방상피 내에 **곤봉세포**(club cell)가 섬모세포 사이 사이에 산재한다(그림 19. 13, 도판 19.5, 848쪽). 곤봉세포는 세기관지가 진행되면서 섬모세포(ciliated cell)의 수가 줄어드는 것과 대조적으로 그 수가 늘어난다. 때로 유모세포(brush cell)와 소과립세포(small granule cell)가 발견되기도 한다. 상피 하부에는 적은 양의 결합조직이 존재하며, 그 아래에 평활근으로 이루어진 하나의 윤주근층(circular layer)이 공기전송부분의 벽을 이루고 있다.

곤봉세포(club cell)는 섬모가 없으며 세포 표면이 둥글거나 돔(dome)과 비슷한 특징적인 형태를 하고 있다. 이들 세포는 투과전자현미경(TEM) 상에서 단백질분비세포(protein-secreting cell)의 특징을 보인다(그림 19.14, 도판 19.5, 848쪽). 이 세포에는 잘 발달된 과립내형질세망(rER)이 세포 기저부에 위치하며, 외측면 또는 핵상부(supranuclear region)에 하나의 골지체(Golgi apparatus) 그리고 단백질 염색에 반응하는 분비과립(secretory granule)과 수많은 무과립내형질세망(sER) 수조(cisterna)가 표면 가까운 세포질에 존재한다. 곤봉세포는 **표면활성인자**(surface-active agent)인 지질단백질(lipoprotein)을 분비하며, 이는 특히 호기(expiration)가 일어나는 동안 내강이 서로 흡착되어 기도가 붕괴되는 것을 방지한다. 곤봉세포는 또한 **곤봉세포분비단백질**(club cell secretory protein, CC16)이라는 물질을 분비하며, 이들은 기도 분비물에 풍부한 성분이다. **만성폐색성폐질환**(chronic obstructive pulmonary disease, COPD) 및 **천식**(asthma)과 같은 만성 폐질환과 관련하여 나타나는 증상은 기도 내 액체와 혈청(serum)에서 CC16의 함량이 변화하는 것이다. 폐의 질병으로 인해 곤봉세포(club cell)가 손상되면 이로 인해 기관지(bronchus)로 분비되는 CC16의 양이 감소한다. 반면 혈청(serum)에서는 이 물질이 증가하는데 그 이유는 공기혈액장벽(air-blood barrier)을 가로지르면서 누출이 일어나기 때문이다. 그러므로 기관지폐포세척(bronchoalveolar lavage) 검사액과 혈청에서의 CC16의 함량은 폐 표지자(pulmonary marker)로 사용되기도 한다.

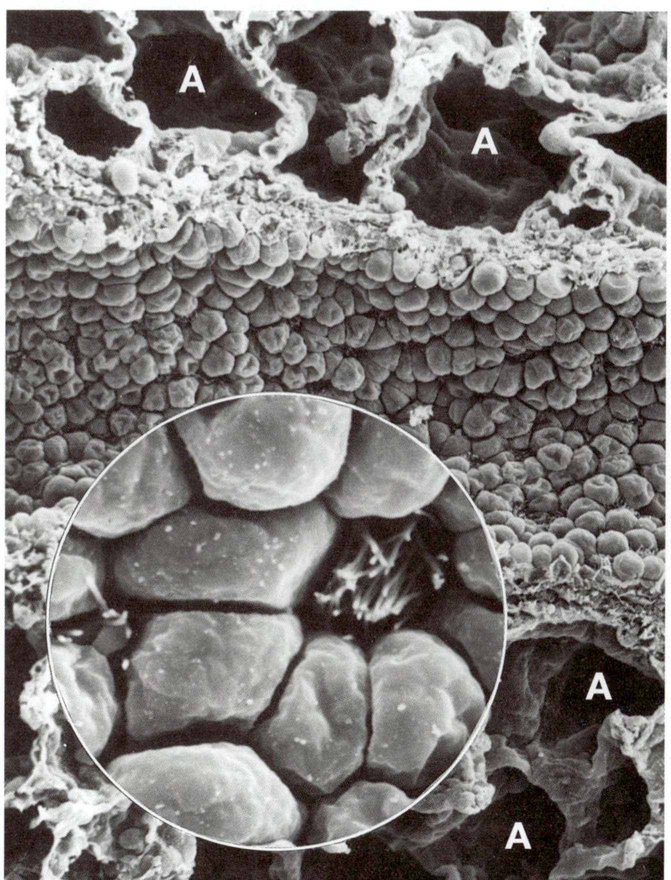

그림 19.13 종말세기관지(terminal bronchiole)의 주사전자현미경사진(scanning electron micrograph). 이 사진에서는 폐포(alveolus, *A*)들에 의해 둘러싸인 종말세기관지(terminal bronchiole)의 종단면이 나타나 있다. 섬모(cilia)가 없고 특징적인 돔(dome) 형태를 하고 있는 곤봉세포(club cell)의 표면에 주목한다. ×150. *확대 영역*에서는 일부 곤봉세포와 인접한 섬모세포(ciliated cell)의 섬모(cilia)가 고배율로 관찰된다. 이 부위에서 섬모세포는 그 수가 매우 줄어들어 있다. 세포의 크기도 작아지고 섬모의 수도 비교적 적은 것에 주목하도록 한다. ×1,200

세기관지의 기능(Bronchiolar Function)

호흡세기관지는 가스 교환이 일어나는 기관지나무의 첫 번째 부분이다

호흡세기관지(respiratory bronchiole)는 호흡계통에서 공기 전달과 가스 교환이 동시에 일어나는 이행부위(transitional zone)에 해당한다. 이들은 입방상피(cuboidal epithelium)로 덮인 가느다란 관으로 이루어지며 시작 부위의 상피에서는 **섬모세포**(ciliated cell)와 **곤봉세포**(club cell)가 모두 존재한다(그림 19.13 참조). 그 원위부로 갈수록 곤봉세포의 수가 많아진다. 간혹 유모세포(brush cell)와 고밀도중심과립(dense core granule)을 함유한 소과립세포(small granule cell) 또한 호흡세기관지 어느 곳에서도 발견될 수 있다. 호흡세기관지의 내강에는 벽이 얇은 팽출구조(outpocketing)인 **폐포**(alveolus)가 함입되어 산재한다(그림 19.12 참조). 폐포는 세기관지를 통해 드나든 공기에 의해 가스 교환(gas exchange)이 일어나는 부위이다.

■ 폐포(ALVEOLUS)

폐포는 가스 교환이 일어나는 부위이다

가스 교환(gas exchange)이 일어나는 부위의 표면적은 폐포(lung alveolus)들로 인해 크게 증가되어 있다. **폐포**(alveolus)는 호흡계통의 최종적인 공기 공간(air space)이며 대기와 혈액 사이에서 가스 교환이 실제로 일어나는 곳이다. 각각의 폐포는 모세혈관망(capillary network)으로 둘러싸여 있으며 이들은 혈액을 폐포로 흡

글상자 19.3

임상적용: 천식(Asthma)

천식(asthma)은 폐의 기도를 침범하는 만성염증질환(chronic inflammatory disease)이며 유전적 및 환경적 요소가 복합되어 발병한다. 이 질병은 발병하는 데 있어 전 세계적으로 나이, 종족, 인종집단(ethnic group)을 가리지 않는다. 이 질병의 특징은 세기관지(bronchiole)의 **염증**(inflammation) 및 이 부위의 평활근(smooth muscle)의 **수축**(constriction)으로 **기관지연축**(bronchospasm)이 원인이 되어 **대기류 차단**(obstruction of airflow)이 반복적으로 일어나는 것이다. 기도의 폐쇄로 인해 폐포로 공기 유입이 어려워져서 천명(쌕쌕거림, wheezing), 기침, 호흡곤란(shortness of breath), 흉부압박감(chest tightness) 등의 증상이 유발된다. 세기관지에서 호흡점막(respiratory mucosa) 및 그 심부의 결합조직, 평활근의 염증을 천식 환자에서 볼 수 있다. 주요 특징으로는 세기관지의 벽에 호산구(eosinophil), 때에 따라서는 호중구(neutrophil), 대부분 조력T세포(helper T cell)인 림프구(lymphocyte)와 비만세포(mast cell)의 침윤(infiltration)이 있는 것이다. 천식이 있는 환자들에서는 세기관지 상피의 벽이 두꺼워지고 배상세포(goblet cell)가 늘어나 이로 인해 점액(mucus)의 양도 증가하며, 아교섬유(collagen fiber)가 망상판(reticular lamina)에 축적됨으로 인해 기저막(basement membrane)의 두께도 증가한다(그림 F19.3.1). 과다형성(hyperplasia)된 평활근세포의 여러 층으로 구성된 평활근층(smooth muscle layer)도 뚜렷이 관찰된다.

천식 환자를 치료하기 위한 약물로는 평활근의 이완을 유발하는 **기관지확장제**(bronchodilator), 염증반응을 억제하는 **항염증**(anti-inflammatory) 약제 등이 사용된다. 류코트리엔조절제(leukotriene modifier)도 사용되며 이 약물은 평활근의 활동을 항진시키고 점액 분비를 늘리는 반응을 매개하는 지질 성분의 류코트리엔(leukotriene)의 합성을 억제한다. 천식의 약물 치료는 질병의 전반적인 관리에 있어 약물이 작용하는 시간에 따라 두 가지 일반적인 범주로 분류한다. (1) **급속완화약제**(quick-relief medication)로는 평활근 수축을 차단하는 베타아드레날린작용제(β-adrenergic agonist)인 기관지확장제를 사용하며, (2) **장기적조절약제**(long-term control medication)로는 흡입 스테로이드(corticosteroid), 지속베타2작용제(long-acting β-agonist)인 기관지확장제, 류코트리엔조절제 등을 사용한다.

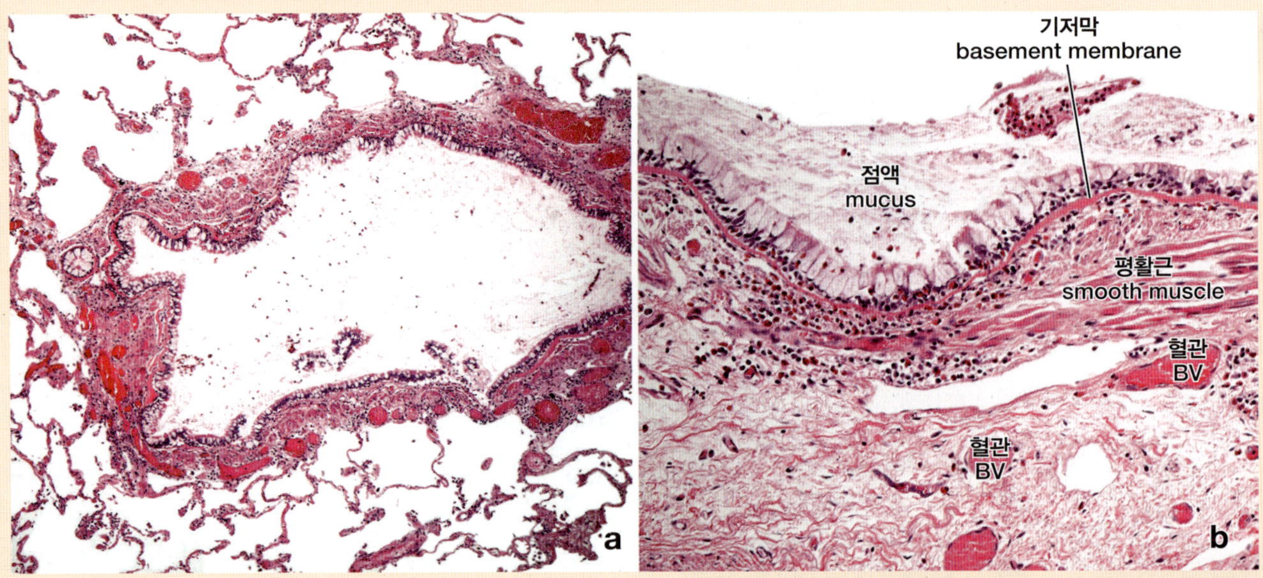

그림 F19.3.1 기관지천식(bronchial asthma) 환자 폐조직의 현미경사진. a. 천식 환자 폐의 이 표본에서 중앙에 하나의 세기관지(bronchiole)를 폐포(alveolus)들이 둘러싸고 있다. 세기관지의 벽은 두껍고, 염증을 나타내며, 혈관도 확장되어 있다. ×100. **b.** 이 고배율 사진에서는 세기관지(bronchiole)의 위중층원주상피(pseudostratified columnar epithelium)가 수많은 배상세포(goblet cell)를 함유하고 있는 것이 관찰된다. 내강에서 관찰되는 점액(mucus)은 배상세포의 산물이다. 세포질이 적색을 띠는 많은 수의 호산구(eosinophil)와 림프구(lymphocyte), 기타 결합조직 세포들이 세기관지의 고유판(lamina propria)과 점막하층(submucosa)에 침윤(infiltration)되어 있다. 기저막(basement membrane)은 두껍고 잘 구분된다. 평활근층(smooth muscle layer) 역시 두꺼우며 그 밑의 외막층(adventitia)의 혈관(blood vessel, *BV*)도 확장되어 있다. ×680. (Dr. Joseph P. Grande 제공.)

입된 대기와 가장 가까운 위치까지 운반한다. 한쪽 폐에 대략 1억5천만~2억5천만 개의 폐포가 존재한다. 이들 내부 표면을 모두 합한 면적은 대체로 75 m^2에 이르며 이는 테니스 경기장 넓이에 해당한다. 각각의 폐포는 벽이 얇은 다면체 공간(polyhedral chamber)으로서 직경은 약 0.2 mm이며 폐포낭(alveolar sac)과도 소통한다(그림 19.15, 도판 19.5, 848쪽).

- **폐포관**(alveolar duct)은 길이가 긴 기도로 볼 수 있으며 벽은 거의 존재하지 않고 폐포만으로 그 경계가 이루어진다. 폐포간중격(interalveolar septa)에는 고리 모양의 평활근(smooth muscle)이 둥근 손잡이 같은 형태로 존재한다(다음 문단 참조).
- **폐포낭**(alveolar sac)은 일군의 폐포가 둘러싸는 공간이며, 둘러싸는 폐포들은 폐포낭과 소통한다.

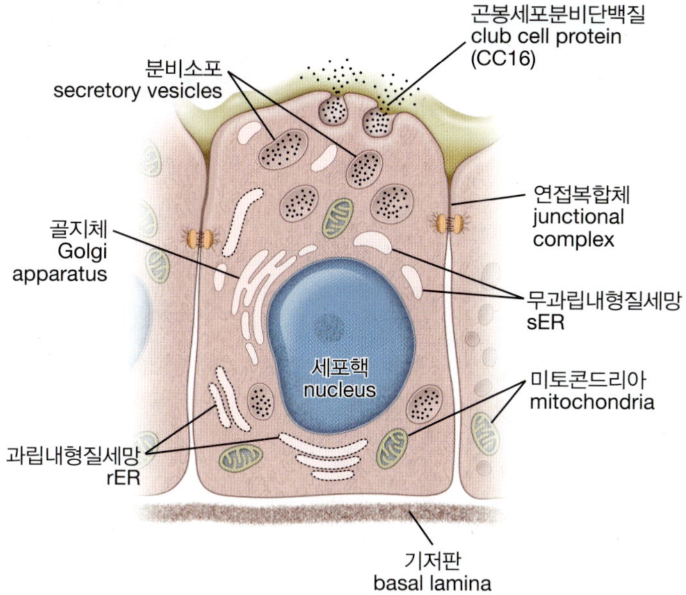

그림 19.14 세기관지(bronchiole)의 섬모세포(ciliated epithelial cell) 사이에 산재한 곤봉세포(club cell)의 모식도. 세포의 핵은 기저부(basal location)에 위치하며 과립내형질세망(rough-surfaced endoplasmic reticulum, *rER*), 하나의 골지체(Golgi apparatus), 미토콘드리아(mitochondria) 등도 기저부 및 핵 인접부(paranuclear location)에 위치한다. 무과립내형질세망(smooth-surfaced endoplasmic reticulum, *sER*) 및 분비소포(secretory vesicle)는 주로 세포 표면 가까이에 위치한다. 그림에서는 두 개의 분비소포로부터 그 내용물이 세포 표면으로 배출되고 있다.

폐포낭은 일반적으로 폐포관의 종말부에 존재하지만 폐포관 중간 어디에도 나타날 수 있다. 폐포 각각은 모세혈관(capillary)을 함유한 극히 얇은 결합조직 벽에 의해 둘러싸여 분리된다. 인접한 폐포 사이에 있는 이 조직을 **폐포간중격**(interalveolar septum) 또는 **중격벽**(septal wall)이라 일컫는다(그림 19.16).

폐포의 상피는 I형폐포세포와 II형폐포세포로 이루어지며 간혹 유모세포도 관찰된다.

폐포 표면(alveolar surface)은 그 안정성을 파괴하려는 많은 표면 장력뿐 아니라 흡입한 입자(particle), 병원체(pathogen), 독극물(toxin) 등에도 끊임없이 노출되는 다소 취약한 상태의 생물학적 경계면(interface)을 형성한다. 이를 위해 폐포 상피(alveolar epithelium)는 여러 특수한 세포와 이들의 생성물로 이루어지며 이들 중 일부는 방어 또는 보호 기능을 갖는다.

- **I형폐포세포**(type I alveolar cell, *type I pneumocyte*)는 폐포의 표면을 덮는 세포 수 중 40%만을 차지한다. 한편 이들은 극히 얇은 두께의 편평세포(squamous cell)이며 폐포 표면의 대부분(95%)을 덮고 있다(그림 19.16 참조). 이들은 폐쇄연접(occluding junction)을 통해서 서로 그리고 다른 종류의 세포들과도 연결되어 있다(그림 19.17). 이 연접은 공기 공간(air space)과 중격벽(septal wall) 사이의 효율적인 벽을 형성한다. I형폐포세포는 분열 능력이 없다.
- **II형폐포세포**(type II alveolar cell, *type II pneumocyte*)는 **중격세포**(septal cell)라고도 하며, 분비 기능을 가진 세포이다. 이들 입방세포(cuboidal cell)는 I형폐포세포 사이에 산재하며 특히 중격연결부(septal junction)에 모여 무리를 이루는 경향이 있다. II형세포는 폐포 표면을 덮는 세포 중 60%를 차지하지만 그 형태로 인해 공기와 접하는 표면의 5% 만을 구성한다. 곤봉세포(club

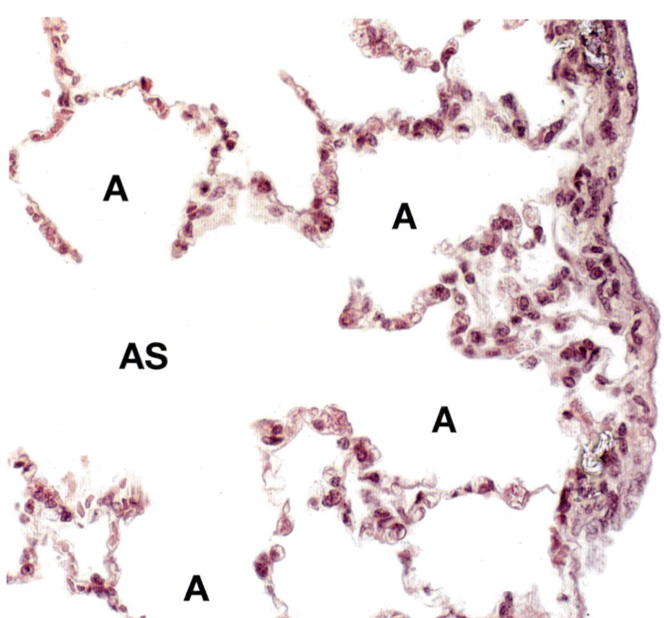

그림 19.15 폐포낭(alveolar sac) 및 주변의 폐포(alveolus)를 보여주는 현미경사진. 이 현미경사진에서는 호흡계통의 종말 부분, 즉 폐포낭(alveolar sac, *AS*)과 이들을 둘러싸는 폐포(alveolus, *A*)가 관찰된다. 폐포는 폐포간중격(interalveolar septum)이라고 하는 모세혈관을 함유한 얇은 결합조직층으로 둘러싸여서 서로 분리되어 있다. 오른쪽이 폐의 표면으로서 단층편평상피(simple squamous epithelium)인 내장흉막(visceral pleura)에 덮여 있다. 그 밑에도 약간의 결합조직이 존재한다. ×360.

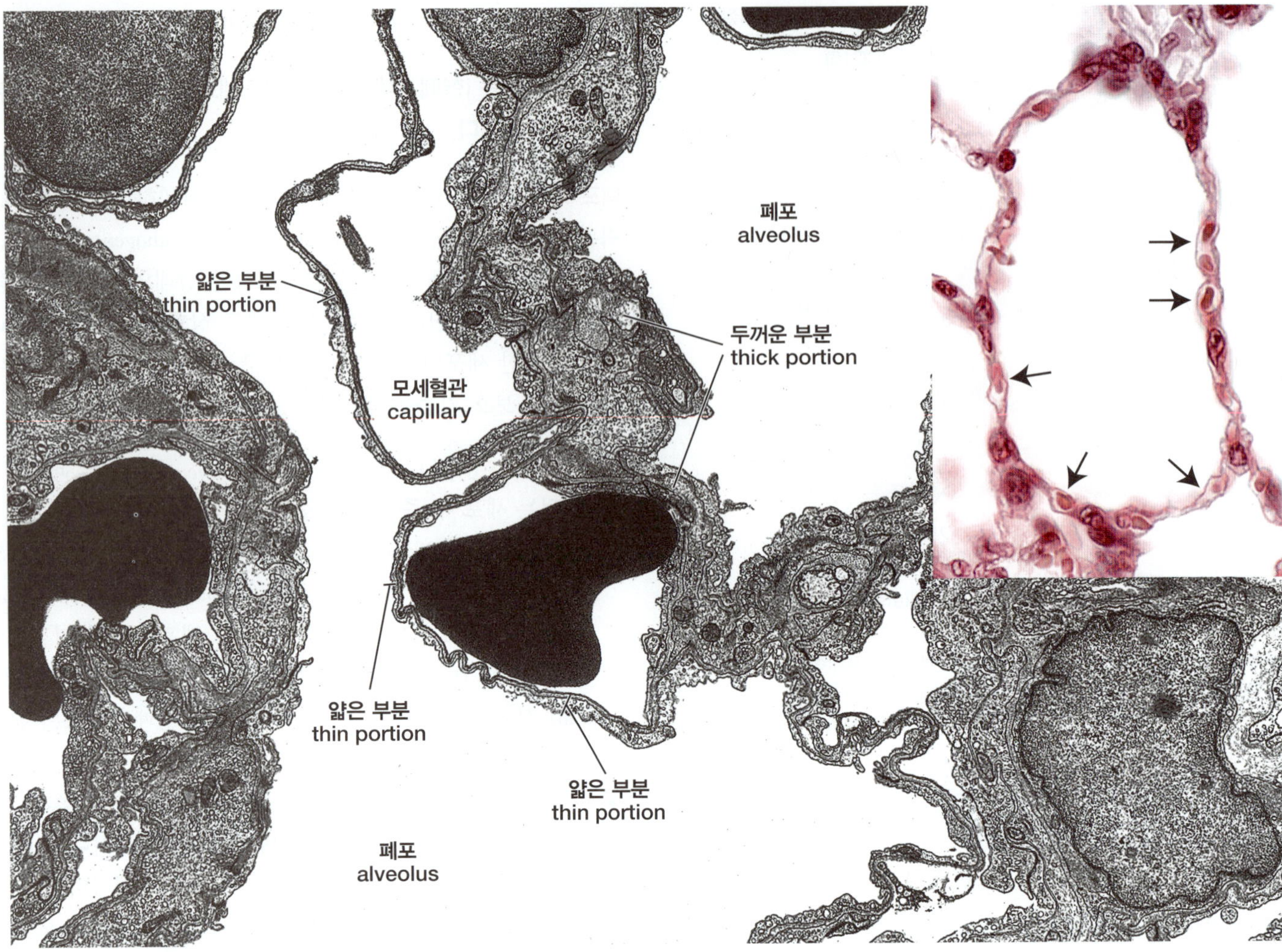

그림 19.16 폐포(lung alveolus)의 전자현미경사진(electron micrograph). 이 전자현미경사진은 두 폐포 공간(alveolar space)이 모세혈관을 함유한 폐포간중격(interalveolar septum)으로 분리된 소견을 보여준다. 모세혈관 내에는 적혈구(red blood cell)도 존재한다. 폐포중격의 얇은 부위(thin portion)와 두꺼운 부위(thick portion)를 주목하도록 한다. 이들에 대한 고배율 사진은 그림 19.21에 제시하였다. ×5,800. **확대 영역**. 전자현미경사진과 비교하기 위한 폐포벽(alveolar wall)의 광학현미경사진. *화살표*가 가리키는 폐포모세혈관(alveolar capillary) 안에서 적혈구가 관찰된다. ×480.

cell)와 마찬가지로 이들은 표면 위로 돌출되어 있는 편이다(그림 19.17 참조). 세포 표면부의 세포질은 과립(granule)으로 채워져 있으며, 충분한 분해능(resolution)을 가진 투과전자현미경(TEM)으로 관찰하면, 이들은 막이 겹겹이 쌓여 평행한 층을 이루는 **층판소체**(lamellar body)라는 구조로 나타난다. 여기에는 인지질(phospholipid), 중성지질(neutral lipid), 단백질 혼합물이 풍부하며 이들 성분은 세포외배출(exocytosis)을 통해 분비되는 **표면활성물질**(surfactant)로서 폐포 내면을 덮게 된다. 또한 그 분비 기능 외에 II형폐포세포는 I형폐포세포의 전구세포(progenitor cell)이기도 하다. 두 종류의 폐포세포의 분포에서 나타나는 결정적인 차이는 면역형광염색(immunofluorescence technique)을 통해 쉽게 확인할 수 있다(그림 19.19). 폐 손상(lung injury) 후 이들은 증식하여 폐포를 이루는 두 종류의 폐포세포 수를 모두 회복한다. II형폐포세포의 증식은 폐포의 손상과 회복을 나타내는 지표가 된다.

- **유모세포**(brush cell) 또한 폐포 벽에 존재하지만 그 수는 아주 적다. 이들은 폐에 유입되는 대기를 감시하는 화학수용체(chemoreceptor)의 역할을 한다.

표면활성물질은 폐포의 표면장력을 감소시키며 외부 이물질 제거에 능동적으로 참여한다.

II형폐포세포(type II alveolar cell)가 생성하는 **표면활성물질**(surfactant)의 막에 의해 공기와 폐포 상피가 접하는 면의 표면장력(surface tension)이 감소한다. 이와 같은 공기 공간(air space)의 안정성을 유지하는 가장 핵심적인 물질은 **디팔미토일포스파티딜콜린**(dipalmitoylphosphatidylcholine, DPPC)이라는 특수한 인지질(phospholipid)이며 이것이 가진 특성이 표면활성물질이 나타내는 표면장력을 감소시키는 요인의 전부라 할 만하다. 태아에서의 표면활성물질 합성은 임신 35주 이후에 일어나며 코르티솔(cortisol), 인슐린(insulin), 프로락틴(prolactin), 티록신(thyroxine) 등 여러 호르몬의 조절을 받는다. 표면활성물질이 적절히 분비되지 않으면 호기(expiration) 시에 폐포의 허탈(collapse)이 일어난

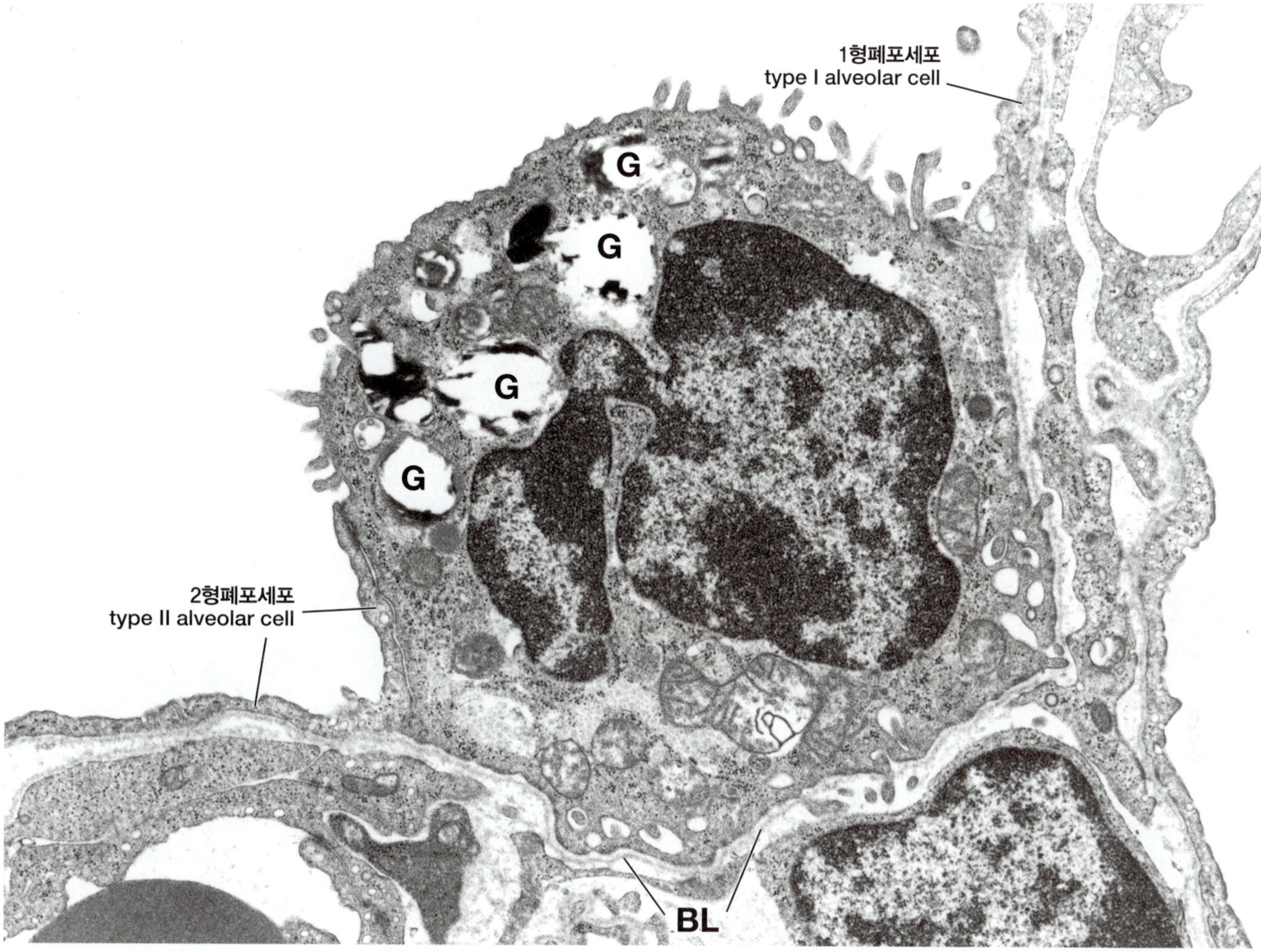

그림 19.17 2형폐포세포(type II alveolar cell)의 전자현미경사진. 2형폐포세포(type II alveolar cell)는 세포 표면이 돔 형태로서 주변에는 약간의 짧은 미세융모(microvilli)가 있고 중심부는 비교적 매끈한 표면으로 이루어져 있다. 세포 외측 가장자리는 이들과 폐쇄연접(occluding junction)을 통해 연접을 이루는 1형폐포세포(type I alveolar cell)에 의해 다소 덮여 있다. 두 세포 모두 기저판(basal lamina, *BL*) 위에 놓여 있다. 이 표본에서 분비소포(secretory vesicle, *G*)는 대부분 해체되었지만 그 층판 구조(lamellar character)는 그림 19.18b에서 잘 관찰할 수 있다. ×24,000.

다. 이런 허탈은 폐가 덜 성숙하여 표면활성물질의 분비가 충분하지 않은 미숙아(preterm infant)에서 나타나며, **신생아호흡곤란증후군**(neonatal respiratory distress syndrome, RDS)을 유발할 수 있다. 미숙아(preterm infant)의 출생 시에 외부에서 표면활성물질을 투여하면 신생아호흡곤란증후군(RDS)의 발병을 줄일 수 있다. 또한 미숙아 분만이 예견되는 경우 출생 전에 임신부에게 코르티코스테로이드(corticosteroid)를 투여하여 신생아 사망률(neonatal mortality)을 낮추기도 한다.

표면활성물질 단백질은 막의 형성에 기여함으로써 폐포의 면역반응을 조절한다.

표면활성물질의 구성과 기능에는 인지질(phospholipid) 이외에 소수성 단백질(hydrophobic protein)이 필요하다. 이들 단백질을 다음에 열거하였다.

- **표면활성단백질A**(surfactant protein A, SP-A)는 가장 풍부한 표면활성단백질이다. 이 단백질은 표면활성물질의 항상성(homeostasis), 즉 II형폐포세포로부터 합성되고 분비되는 과정을 조절한다. 이 단백질은 또한 바이러스, 세균, 진균에 대한 면역 반응도 조절한다.
- **표면활성단백질B**(surfactant protein B, SP-B)는 층판소체(lamellar body)의 내용물이 표면활성물질의 얇은 막으로 변환되도록 하는 중요한 단백질이다. 이 단백질은 표면활성물질을 구성하는 핵심적인 단백질로서 폐포상피 표면에 표면활성인자가 펼쳐지도록 하는 역할을 한다.
- **표면활성단백질C**(surfactant protein C, SP-C)는 표면활성단백질 전체 질량 중 1%만을 차지한다. 표면활성단백질B와 함께 표면활성물질 내에서 디팔미토일포스파티딜콜린(DPPC)의 방향을 조절함으로써 폐포 내에서 얇은 막이 잘 유지되는데 기여한다.
- **표면활성단백질D**(surfactant protein D, SP-D)는 숙주 방어(host

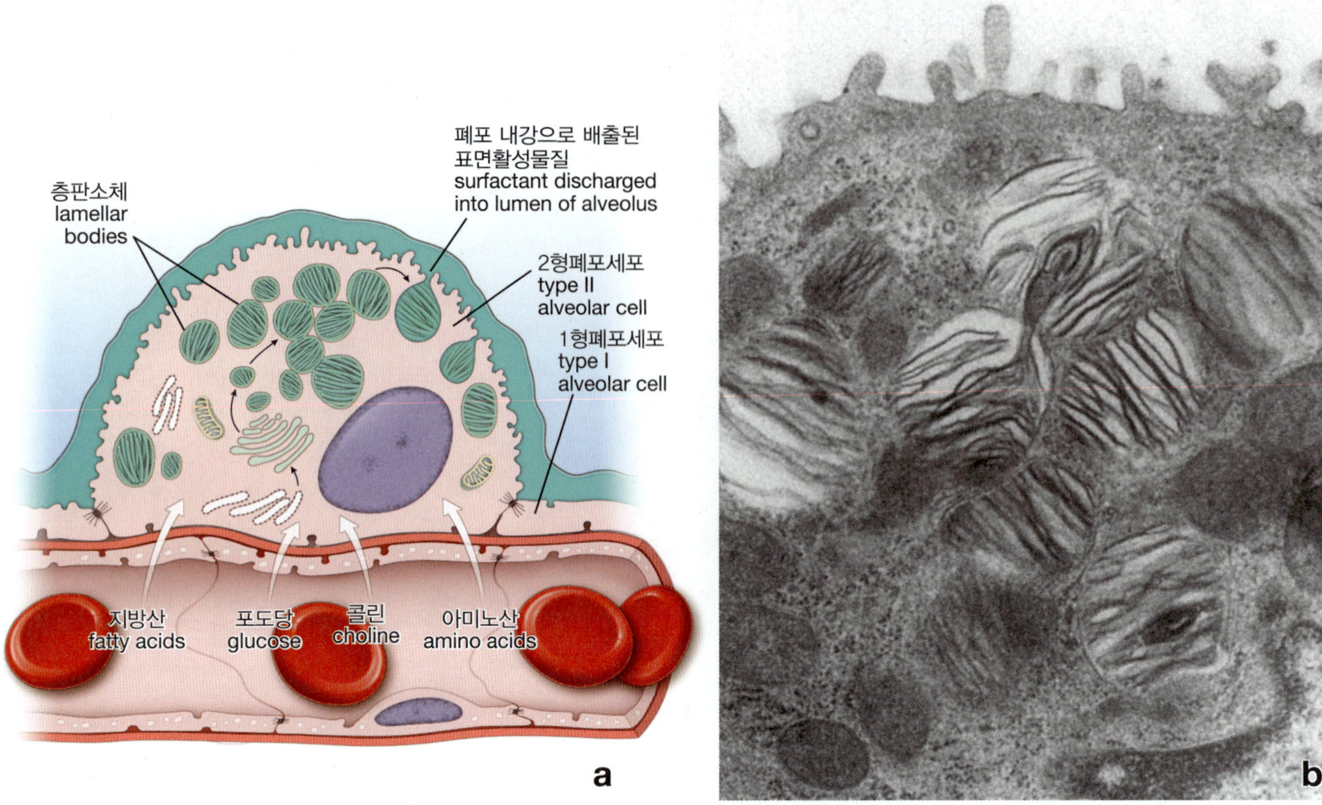

그림 19.18 2형폐포세포(type II alveolar cell)의 모식도와 층판소체(lamellar body)의 전자현미경사진. a. 표면활성물질(surfactant)은 단백질, 인지질(phospholipid), 중성지질(neutral lipid)의 합성물로서 과립내형질세망(*rER*)에서 혈액 내의 전구체로부터 합성된다. 이들 전구체에는 포도당, 지방산, 콜린(choline), 아미노산 등이 있다. 표면활성물질(surfactant)의 단백질 성분은 과립내형질세망에서 생성되며 세포질의 층판소체(lamellar body) 안에 저장되었다가 폐포 내강으로 배출된다. 표면활성단백질(surfactant protein)의 도움으로, 표면활성물질은 폐포(alveolus)를 덮는 상피세포의 표면에 얇은 막을 형성하도록 배출되며 이를 통해 표면 장력(surface tension)을 줄인다. **b.** 전형적인 층판 형태(lamellar pattern)를 띠는 2형폐포세포(type II alveolar cell)의 분비소포(secretory vesicle)의 고배율 사진. 이들 소포에는 표면활성물질의 전구체 단백질이 함유되어 있다. ×38,000. (Dr. A. Mercuri 제공.)

defense)에 우선적으로 관여하는 단백질이다. 이 단백질은 여러 미생물, 예컨대 그람음성 세균(Gram-negative bacteria) 및 림프구(lymphocyte)와 결합한다. 표면활성단백질D는 급성 폐 손상이 있을 때 국소적 염증반응에도 참여한다. 표면활성단백질A(SP-A)와 함께 다양한 흡입 항원에 대한 면역 반응을 조절한다.

폐포간중격은 공기혈액장벽(air-blood barrier)이 존재하는 부위이다.

공기혈액장벽(air-blood barrier)은 가스가 폐포(alveolus)와 모세혈관 구획 사이를 확산하여 통과할 때 반드시 거쳐야 하는 세포와 세포 생산물을 가리킨다. 가장 얇은 부위의 공기혈액장벽은 표면활성물질(surfactant)의 얇은 막, I형폐포세포(type I pneumocyte)와 그 기저판(basal lamina), 모세혈관 내피세포(capillary endothelium)와 그 기저판으로 구성된다. 두 기저판은 서로 융합된 경우가 많다(그림 19.20). 두 기저판 사이에 결합조직 세포나 섬유가 있는 경우 이로 인해 공기혈액장벽은 두꺼워진다. 따라서 공기혈액장벽은 **얇은 부위**(thin portion)와 **두꺼운 부위**(thick portion)로 나눌 수 있다(그림 19.21). 대부분의 가스 교환은 공기혈액장벽의 얇은 부위를 통해서 일어나는 것으로 생각된다. 두꺼운 부위에서는 조직액(tissue fluid)이 축적되며 심지어 폐포 안으로 유입될 수도 있다. 종말세기관지(terminal bronchiole)의 결합조직에 있는 림프관을 통해서 중격(septum)의 두꺼운 부위에 축적된 액체가 운반된다. **급성간질성폐렴**(acute interstitial pneumonia)의 경우, I형폐포세포나 모세혈관 내피(endothelium)의 손상에 의한 공기혈액장벽의 붕괴로 인해 혈장단백질(plasma protein)이 폐포공간(alveolar space)으로 유출된다. **미만성 폐포 손상**(diffuse alveolar damage)이 있는 경우 유출된 혈장 단백질은 표면활성물질의 지질 성분과 혼합되어 유리막(hyaline membrane)을 형성하며, 이때 생성되는 길고 균일한 무정형(amorphous), 호산성(eosinophilic) 물질이 폐포 벽 표면을 덮음으로써 정상적인 가스 교환을 차단한다.

폐포대식세포(alveolar macrophage)는 공기 공간으로 흡입된 입자와 중격의 적혈구를 제거한다.

폐포대식세포(alveolar macrophage)가 폐포의 공기 공간(air space)에서 그 기능을 수행하는 것은 예외적이다(그림 19.22). 공기 공간에

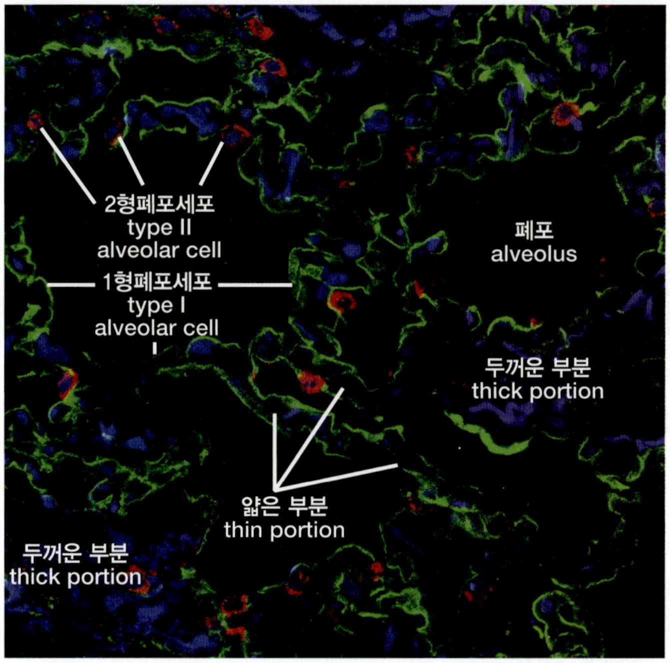

그림 19.19 냉동 및 포르말린 처리한 돼지 성체 폐조직 절편의 면역형광염색사진(immunofluorescent-stained image). 이 고배율 사진에서 폐포 벽(alveolar wall)을 이루는 1형폐포세포(type I alveolar cell) 및 2형폐포세포(type II alveolar cell)의 분포를 알 수 있다. 1형폐포세포(*녹색*)를 식별하기 위해 간접면역형광염색법(indirect immunofluorescence technique)을 사용하였으며, 세포막에 있는 심화당화종말산물수용체(receptor for advanced glycation end products, RAGE)와 결합하는 다중클론염소면역글로불린G 1차항체와 반응시킨 후 Alexa Fluor 488 형광표지자를 부착한 항염소이차항체와 반응시켰다. RAGE 수용체(RAGE receptor)는 막통과단백질(transmembrane protein)로서 1형폐포세포에 대한 분자표지자(molecular marker)로 사용되며 세포막의 첨부(apical cell membrane)에 국한되어 있다. 2형폐포세포(*적색*)는 전표면활성단백질C(prosurfactant protein C)과 결합하는 다중클론토끼면역글로불린G 1차항체와 반응시킨 후 Alexa Fluor 555 형광표지자를 부착한 항토끼 2차항체와 반응시켰다. 전표면활성단백질C는 2형폐포세포에서 합성한 후 숙성되어 표면활성단백질C(protein C, SP-C)로 분비된다. 95%의 폐포 표면이 1형폐포세포로 덮여 있는 것에 주목한다. 세포핵은 핵DNA(nuclear DNA)와 결합함으로써 핵이 형광을 띠도록 하는 DAPI 염색(DAPI stain)을 시행하여 *청색*을 띤다. 폐포간중격(interalveolar septum)의 얇은 부분(thin portion)에 위치한 핵은 1형 및 2형 폐포세포 모두의 핵이며, 모세혈관 내피세포(endothelial cell)의 핵도 포함되어 있다. 폐포간중격의 두꺼운 부분(thick portion)에서 나타나는 핵염색 소견은 중격대식세포(septal macrophage)와 다른 결합조직세포의 침윤을 의미한다. ×840. (Dr. Atta Behfar 및 Skylar A. Rizzo, Van Cleve Center for Regenerative Medicine, Mayo Clinic 제공.)

서 이들은 흡입한 입자 물질(먼지, 화분 등)을 포식하여 그 표면으로부터 제거하므로 이로 인해 **분진세포**(dust cell)라는 별명을 얻게 되었다. 폐포대식세포는 혈액의 단핵구(monocyte)에서 유래하였으며 단핵포식계통(mononuclear phagocyte system)의 일원이다(231쪽 참조). 이들은 심부전증(heart failure)이 발생했을 때 폐포로 들어온 적혈구도 포식한다(그림 19.22 참조). 포식한 대식세포 중 일부는 점액(mucus)에 파묻혀 기관지나무(bronchial tree)를 거쳐 인두(pharynx)에 도달하면 삼켜지거나 뱉음으로써 폐기된다. **중격대식세포**(septal macrophage)는 폐포간중격(interalveolar septum)의 결합

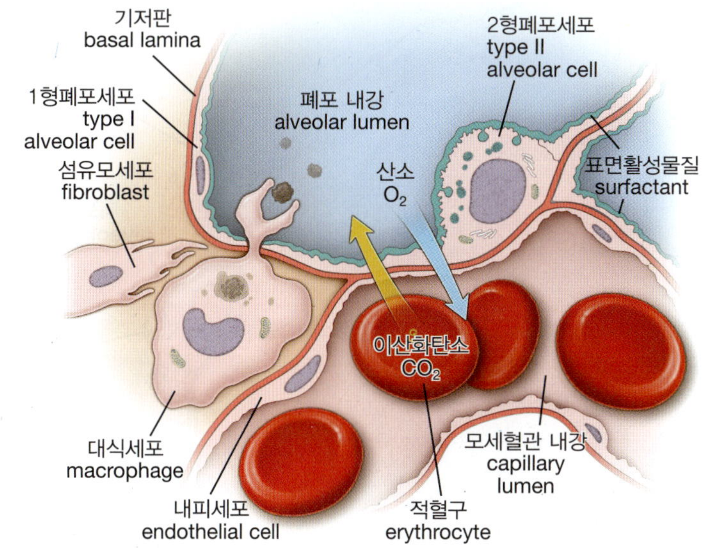

그림 19.20 폐포간중격(interalveolar septum)의 모식도. 이 그림은 폐포간중격(interalveolar septum)의 두꺼운 부분(thick portion)과 얇은 부분(thin portion)을 나타낸 모식도이다. 얇은 부분은 공기혈액장벽(air-blood barrier)을 형성하며 폐에서 일어나는 가스 교환(gas exchange)의 대부분이 이루어지는 곳이다. *화살표*는 폐포 공기 공간과 혈액 사이에서 이산화탄소(CO_2)와 산소(O_2)가 교환되는 방향을 가리킨다. 폐포간중격의 두꺼운 부분(thick portion)은 액체의 분포와 그 동력학에 있어 중요한 역할을 한다. 이 부분에는 결합조직 세포들이 존재한다. 두꺼운 부분에서 대식세포(macrophage)가 그 돌기(process)를 폐포의 내강으로 돌출하고 있음에 주목한다.

조직 안에 거주한다. 이들은 폐포대식세포의 일종으로서 폐포의 공기 공간으로부터 이동하였거나 원래부터 그곳 결합조직에 계속 존재하던 세포일 수 있다. 이들은 포식한 축적물로 가득 차 있으며 숙주의 평생동안 중격에 존재할 수 도 있다(그림 19.23). 부검(autopsy) 시에 도시 거주자나 흡연가의 폐에서는 대체로 탄소입자(carbon particle), 탄분증 색소(anthracotic pigment), 바늘 모양의 복굴절성(birefringent)인 실리카 입자(particle of silica) 등으로 채워진 많은 **폐포대식세포**(alveolar macrophage)나 **중격대식세포**(septal macrophage)가 관찰된다. 폐포대식세포는 결핵균(*Mycobacterium tuberculosis*)과 같은 감염성 미생물도 포식하며 적절한 염색 방법을 사용하여 쉽게 확인된다. 이들 간균(bacilli)은 포식세포에 의해 소화되지 않으며, 폐포포식세포를 손상시키는 다른 감염질환이나 질병에 의해 세균의 유출이 일어나 결핵이 재발하는 경우도 있다. 또한 최근에는 중격대식세포의 세포자멸사(apoptosis)로 인해 폐기종(emphysema)의 발병이 촉진된다는 보고도 있다.

폐포를 통한 공기의 측부 순환은 폐포 사이의 공기 이동을 가능하게 한다.

주사전자현미경(scanning electron microscope)을 통하여 관찰하면 **폐포간중격**(interalveolar septum)에 구멍이 있으며 이는 폐포 사이에서 공기의 소통이 가능함을 시사한다. 이들 **폐포구멍**(alveolar pore

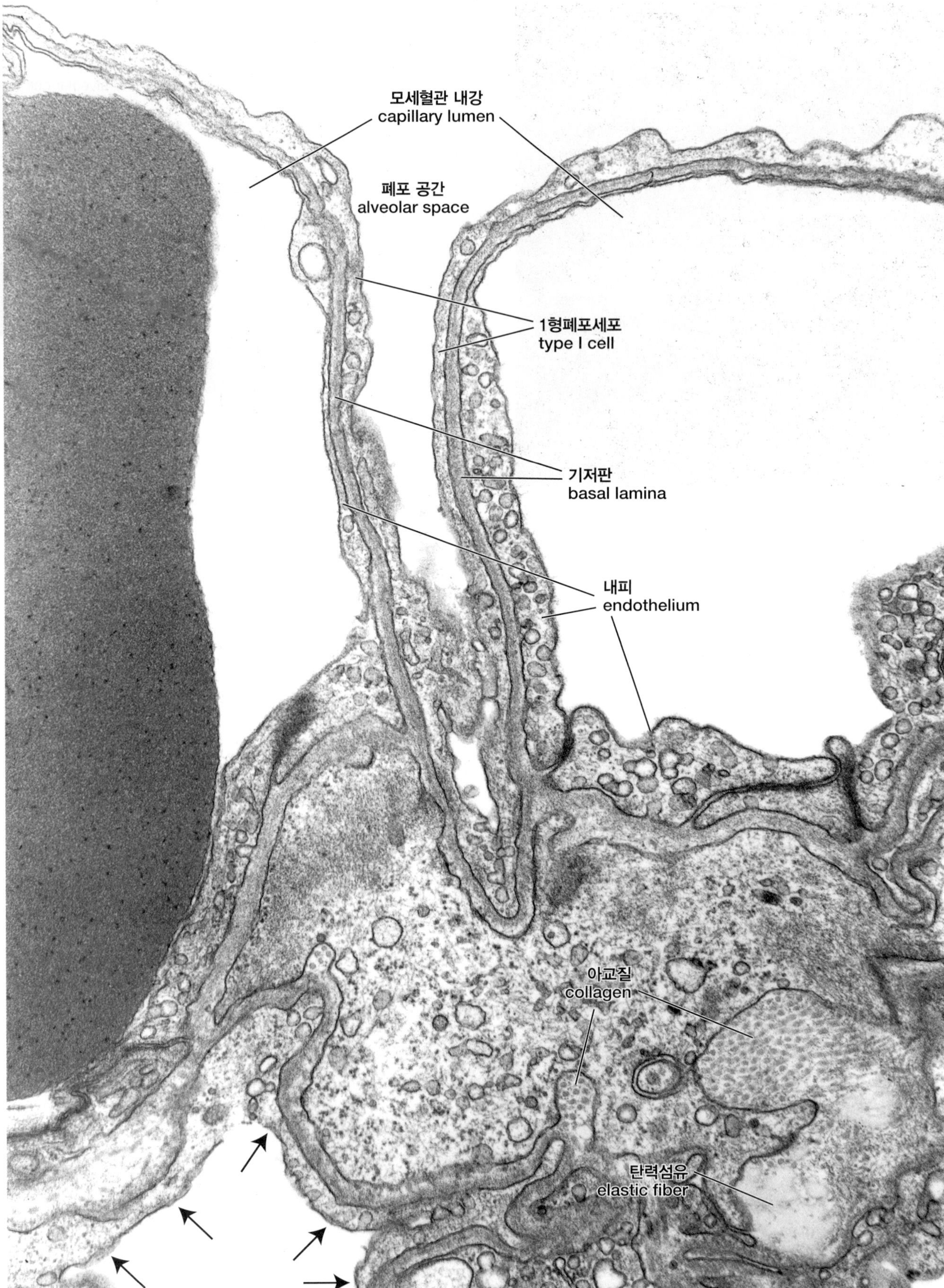

그림 19.21 폐포간중격(interalveolar septum)의 전자현미경사진(electron micrograph). 이 고배율 사진에서 공기혈액장벽(air-blood barrier)을 구성하는 얇은 부분(thin portion)이 1형폐포세포(type I alveolar cell), 모세혈관 내피(capillary endothelium), 두 종류 세포들과 이들의 기저판(basal lamina)이 융합된 층으로 이루어져 있음을 알 수 있다. 두꺼운 부분(thick portion)에서는 1형폐포세포(*화살표*)가 기저판 위에 위치하며 반대편에서 이에 접하는 결합조직(connective tissue)에서 아교원섬유(collagen fibril)와 탄력섬유(elastic fiber)가 뚜렷이 관찰된다. ×33,000.

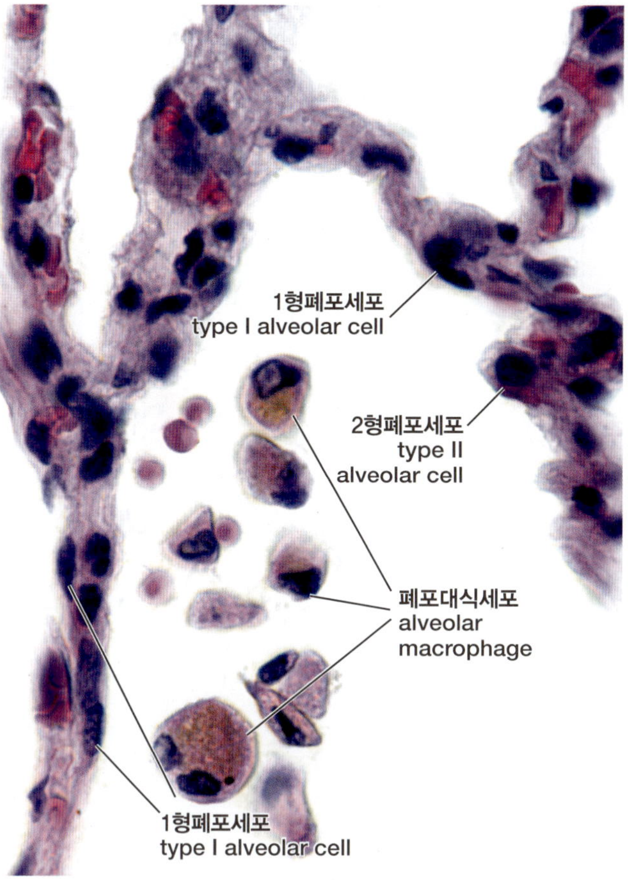

그림 19.22 폐포(alveolus) 및 폐포대식세포(alveolar macrophage)의 현미경사진. 이 고배율 사진에서는 폐포간중격(interalveolar septum)의 구조와 폐포대식세포(alveolar macrophage)와 적혈구를 함유한 폐포의 내강을 관찰할 수 있다. 폐포대식세포가 상당한 수로 존재하는 경우 세포질에서 이들이 포식한 적혈구에서 획득한 혈철소(hemosiderin)로 인한 갈색 색소가 관찰되는 경우가 많다. 이같은 혈철소를 함유한 대식세포는 "심부전세포(heart failure cell)"라고 흔히 일컬어지며, 전형적으로 심장 질환 특히 주로 좌심실 심부전(left ventricular failure)이 있어 폐울혈(pulmonary congestion) 및 부종(edema)이 있는 경우에 많이 관찰된다. 이런 경우에는 폐포 모세혈관(alveolar capillary)의 확장과 함께 폐포 내에 미세한 출혈이 발생한다. ×560.

of Kohn)은 폐쇄성폐질환(obstructive lung disease)과 같이 공기가 폐포에 이르기까지의 정상적인 기도가 막힌 일부 질병에서는 아주 의미가 크다. 폐쇄 부위의 원위부에 위치한 폐포에도 이 구멍을 통해 인접한 소엽(lobule)이나 세엽(acinus)으로부터 대기가 유입될 수 있다.

호흡계통과 관련된 기본적인 요약을 그림 19.24를 통해 제시하였다.

■ 혈액 공급(BLOOD SUPPLY)

폐에는 폐동맥순환과 기관지동맥순환 두 혈관 계통이 있다.

폐순환(pulmonary circulation)은 폐포간중격(interalveolar septum)의 모세혈관에 혈액을 공급하며 우심실에서 시작되는 폐동맥(pulmonary artery)으로부터 기원한다. 폐동맥의 가지는 기관지(bronchus) 및 세기관지(bronchiole)의 가지와 동행하면서 폐포를 둘러싸는 모세혈관 수준까지 혈액을 공급한다. 이 혈액은 산소로 충만해서 폐정맥계통의 모세혈관으로 수렴된 후 세정맥(venule)을 형성한다. 이들은 최종적으로는 4개의 폐정맥(pulmonary vein)을 형성하여 좌심방으로 혈액을 보낸다. 폐정맥 계통은 기관지폐구역(bronchopulmonary segment)의 말초 부위에 호흡관과는 조금 거리를 두고 위치한다.

기관지동맥순환(bronchial circulation)은 대동맥(aorta)에서 분지한 기관지동맥(bronchial artery)이 폐포를 제외한 폐의 모든 조직에 분포하는 것이다. 이들이 분포하는 조직에는 기관지(bronchus) 및 세

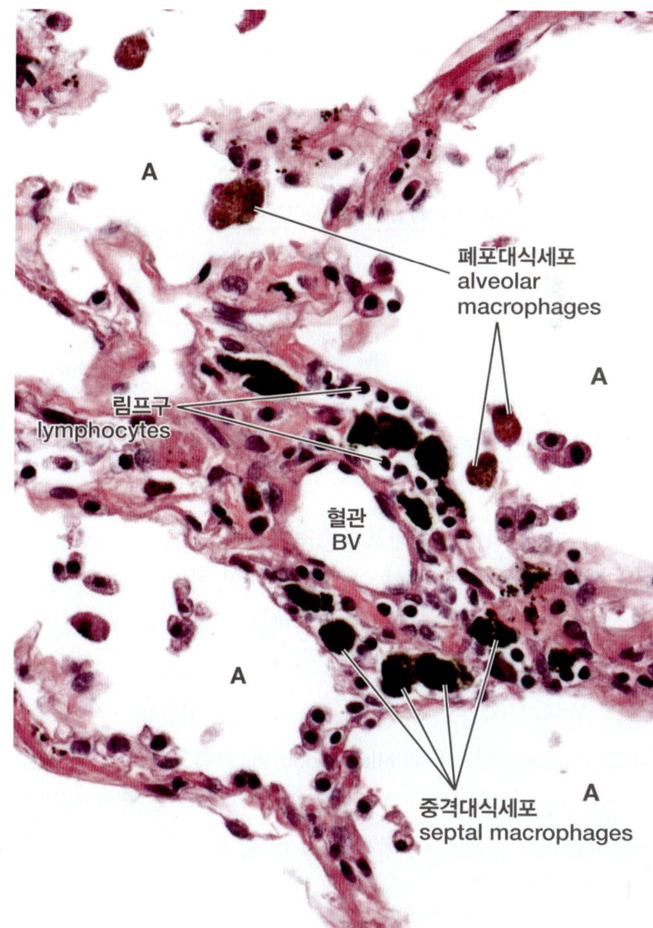

그림 19.23 폐포대식세포(alveolar macrophage) 및 중격대식세포(septal macrophage)의 현미경사진. 이 고배율 사진에서는 폐포 공기 공간(alveolar air space, *A*)을 둘러싸는 폐포간중격(interalveolar septum)을 볼 수 있다. 중앙의 폐포간중격에는 커다란 혈관(blood vessel, *BV*)이 위치한다. 세포조각(cellular debris)이나, 먼지 입자(dust particle), 실리카(silica), 담배 타르(cigarette tar), 미생물(microorganism) 등 흡입된 환경오염원(environmental pollutant)을 포식한 대식세포(macrophage)는 폐포의 내강에 있다가 다시 폐포간중격으로 되돌아가서 남은 생애에 걸쳐 거주한다. 이들 중격대식세포(septal macrophage)는 크고 불규칙한 형태의 세포로 관찰되며, 세포핵이 흑색의 세포포함물(cytoplasmic inclusion)에 가려서 뚜렷하지 않다. 중격대식세포는 림프구(lymphocyte)에 둘러싸여 있으며 이는 면역반응(inflammatory response)이 일어난다는 증거이다. 폐포 내강에서 적혈구를 포식함으로써 세포질에 갈색 색소인 혈철소(hemosiderin)를 함유한 폐포대식세포도 관찰된다. ×560.

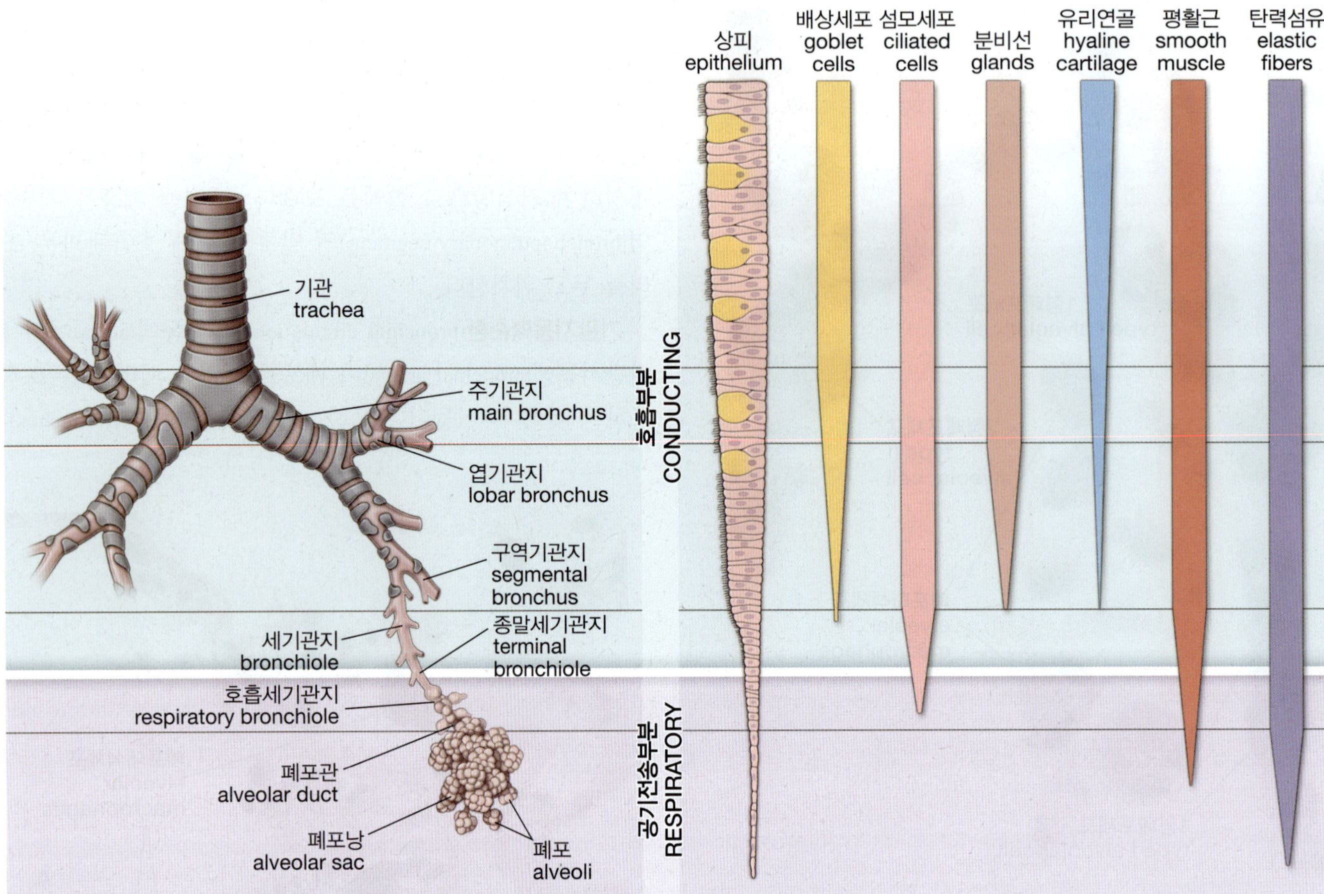

그림 19.24 기관지나무(bronchial tree)의 분지 양상과 조직학적 소견의 요약.

기관지(bronchiole)의 벽과 폐포간중격(interalveolar septum)을 제외한 폐의 결합조직이 포함된다. 기관지동맥의 가장 작은 분지는 폐모세혈관으로도 열린다. 따라서 폐동맥순환과 기관지동맥순환은 공기전송부위(conducting portion)와 호흡부위(respiratory portion)가 연결되는 곳에서 이들도 문합(anastomosis)을 이룬다. 기관지정맥(bronchial vein)은 폐문 부위(hilar region)의 결합조직으로부터만 정맥혈을 받는다. 기관지동맥을 통해 폐에 공급된 혈액의 대부분은 폐정맥(pulmonary vein)을 통해서 폐를 빠져나간다.

■ 림프관(LYMPHATIC VESSEL)

폐가 두 혈관으로부터 공급을 받는 것과 마찬가지로 **림프 배출**(lymphatic drainage)에도 두 경로가 존재한다. 하나는 폐 실질(parenchyma)의 림프액이 이동하는 경로로서 공기가 이동하는 경로를 따라 폐문(hilum)까지 도달한다. 림프절은 커다란 림프관의 경로 주변에 위치한다. 또 다른 림프계통은 폐 표면의 림프액이 이동하는 경로이며, 표면 중피(surface mesothelium)와 그 하부의 결합조직으로 이루어진 장막(serous membrane)인 **내장흉막**(visceral pleura)의 결합조직 안을 이동한다. 두 계통 모두 폐문(lung hilum)에 수렴한다. 림프액은 림프절군 중 기관지폐(bronchopulmonary) 림프절, 기관기관지(tracheobronchial)림프절, 기관옆(paratracheal) 림프절을 포함하는 여러 림프절군을 거쳐서 왼쪽의 흉관(thoracic duct)을 통해서나 오른쪽의 우측림프관(right lymphatic trunk)을 통해 정맥계통으로 유입된다.

■ 신경(NERVE)

폐에 분포하는 신경 대부분은 광학현미경 수준으로는 관찰되지 않는다. 이들은 자율신경계통의 교감 및 부교감신경계통이며 기도의 벽에 존재하는 평활근의 수축을 통해 기도 및 혈관의 크기를 변화시키는 반사를 매개한다. 또한 자율신경계통은 호흡점막의 외분비 기능도 조절한다.

글상자 19.4

임상적용: 낭성 섬유증(Cystic Fibrosis)

낭성섬유증(점액점착증, cystic fibrosis, CF, mucoviscidosis)은 소아와 청년의 만성 폐쇄성 폐질환이다. 이 질병은 상염색체 열성 질환(autosomal recessive disorder)으로서 7번 염색체에 있는 **낭성섬유증막경유전도조절자**(cystic fibrosis transmembrane conductance regulator, CFTR)라는 유전자의 돌연변이(mutation)에 의해 유발된다. 이 유전자의 산물인 **염소이온채널단백질**(Cl^- channel protein)은 점액과 소화액 분비물, 땀, 눈물의 최종 변환에 관여한다. 이 유전자의 모든 돌연변이는 상피에서 염소이온의 운반이 비정상적이며 외분비선 분비물의 점성에 영향을 준다. 거의 모든 외분비선(exocrine gland)에서 병적으로 점성이 큰 점액으로 인해 분비선 및 배출관의 폐쇄가 나타난다.

질병의 진행은 폐를 침범하는 정도에 달려 있다. 출생 시에 폐는 정상이지만, 기관지 상피(bronchial epithelium)에 있는 염소이온채널단백질(Cl^- channel protein)의 결함으로 인해 내강에서 염소이온의 분비가 감소하고 나트륨이온(Na^+) 및 수분의 재흡수가 증가한다(그림 F19.4.1) 그 결과 "점액섬모상승기(mucociliary escalator)"의 기능 장애가 나타나 비정상적으로 점성이 큰 점액 분비물이 축적된다. 폐 병변은 세기관지(bronchiole)의 폐쇄로부터 시작될 가능성이 크다. 세기관지의 폐쇄는 기도의 차단과 함께 세기관지 벽의 비후(thickening)와 폐포의 기타 변성(degeneration)으로 이어진다. 폐에 액체가 갇히게 되어 이 질병의 환자는 자주 호흡기 감염에 걸리게 된다.

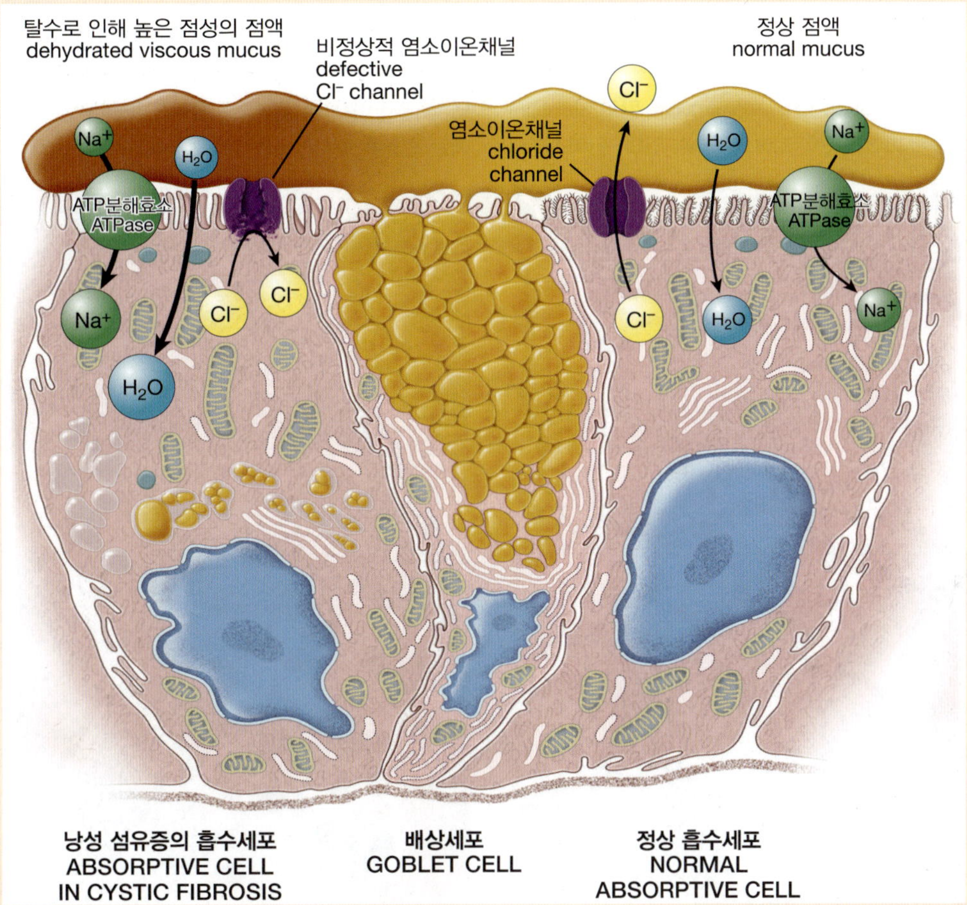

그림 F19.4.1 낭성 섬유증(cystic fibrosis)의 병리적 변화를 나타낸 모식도. 낭성 섬유증에서는 염소이온채널단백질(chloride channel protein)에 결함이 있거나 존재하지 않음으로 인해서 염소이온(Cl^- anion)이 기관지나무(bronchial tree) 내강으로 분비되는 양이 현저히 감소한다. 그 결과로 내강으로부터 나트륨이온(Na^+)의 재흡수가 증가하고 수분이 세포 내로 이동하는 결과를 가져온다. 이로 인해 기관지나무 점막층(mucous layer)에 탈수가 일어나고 점액의 점성이 매우 높아진다. 이와 같은 점성이 강한 점액은 점액섬모상승기전(mucociliary escalator mechanism)을 통해 운반이 어려워지고 이로 인해 기관지나무의 내강이 막히고 공기 유입이 차단된다.

글상자 19.5

임상적용: 만성폐쇄성폐질환(Chronic Obstructive Pulmonary Disease)과 폐렴(Pneumonia)

만성폐쇄성폐질환(chronic obstructive pulmonary disease, COPD)은 공기 유입과 유출의 만성적인 폐쇄가 그 특징인 폐 질환이다. 이 질병에는 몇 가지 아형(subtype)이 있으며, 이들은 **만성기관지염**(chronic bronchitis), **만성 폐쇄성 천식**(chronic obstructive asthma), **폐기종**(emphysema)이다. 그러나 이 질병의 중증도(severity)가 특정한 아형을 아는 것보다 임상적으로 더 중요하다.

폐기종은 종말세기관지(terminal bronchiole) 원위부 폐의 공기공간(air space)이 영구적으로 확장되는 것이다. 이런 확장과 함께 폐포 벽(alveolar wall)의 파괴가 동반되므로(그림 F19.5.1a), 가스 교환이 일어나야 할 상당한 분량의 표면적이 사라지게 된다. 폐기종은 비교적 흔한 질병이며, 부검(autopsy) 시에 약 절반 정도에서 나타날 뿐 아니라 쉽게 눈에 띈다. 폐기종은 외부의 입자, 예를 들어 석탄 분진(coal dust), 방직 섬유(textile fiber), 건설현장 분진(construction dust) 등의 만성적 흡입(chronic inhalation)에 의해 유발되는 경우가 많다. 그러나 가장 흔한 원인은 흡연이다.

폐포 벽의 파괴는 폐포간중격(interalveolar septum)에서 탄력소(elastin) 및 기타 구조 단백질의 과도한 파괴와 연관되어 있을 수 있다. 탄력소분해효소(elastase)와 다른 단백질용해효소는 폐의 호중구(neutrophil), 대식세포(macrophage), 단핵구(monocyte) 등으로부터 공급된다. 특정한 유전 질환(genetic disease)인 **알파1항트립신결핍증**(α_1-antitrypsin deficiency, A1AT)은 동형접합(homozygous) 및 이형접합(heterozygous) 유전자를 가진 경우 모두 특히 심각한 유형의 폐기종을 유발한다. 치료하지 않은 동형(homozygote)인 환자의 경우 대개 치명적이지만, 효소억제제(enzyme inhibitor)를 외부에서 투여함으로써 증상을 완화할 수 있다.

폐렴(pneumonia)이란 폐 실질(lung parenchyma)의 염증을 일컫는 일반적인 명칭이다. 폐렴은 바이러스나 세균에 의해 유발되는 경우가 많으며 기타 미생물에 의한 폐렴은 덜 흔한 편이다. 면역억제제(immunosuppressive agent)와 같은 특정한 약물 복용과 자가면역질환(autoimmune disease)은 특정 폐렴을 잘 일으키는 것으로 알려져 있다. 항생제(antibiotic)의 효과에도 불구하고 폐렴구균(*Streptococcus pneumoniae*)에 의한 폐렴은 특히 청년과 중년 층에서 아주 흔하다(많은 경우 50%까지). 기타 폐렴을 잘 일으키는 원인균에는 인플루엔자균(*Haemophilus influenzae*), 클라미디아폐렴균(*Chlamydophila*

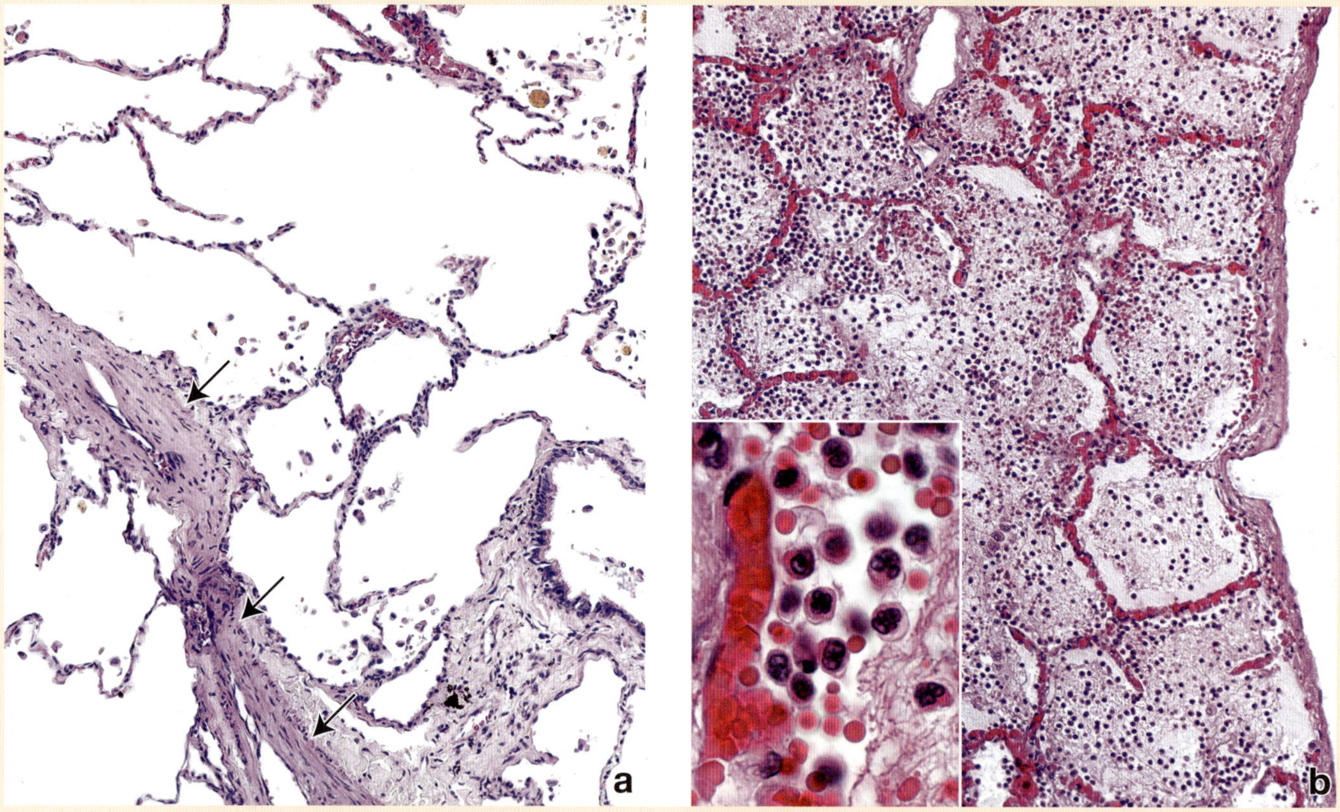

그림 F19.5.1 폐기종(emphysema) 및 폐렴(pneumonia)의 조직병리학 현미경 영상. a. 폐기종(emphysema) 환자의 폐조직의 이 현미경사진에서 폐포간중격(interalveolar septum)의 부분적 파괴로 인한 공기 공간(air space)의 영구적인 확장을 볼 수 있다. 폐 실질(lung parenchyma)의 변화에 동반하여 폐혈관 벽의 비후(*화살표*)와 공기 공간에 많은 세포가 관찰된다. 이들 세포는 폐포대식세포(alveolar macrophage)이며 그림 19.22에 고배율로 제시하였다. ×240. **b.** 급성폐렴(acute pneumonia) 환자의 초기 단계에서 폐의 현미경사진이다. 폐렴은 폐의 염증을 의미한다. 공기 공간은 호중구(neutrophil)가 대부분인 백혈구, 적혈구, 피브린(fibrin)을 함유한 삼출물(exudate)로 가득 차 있다. 폐포간중격(interalveolar septum)의 모세혈관은 확장되어 있으며 적혈구로 충혈된 상태이다. 병리학적으로는 이 단계를 폐렴의 적색간화단계(red hepatization stage)라고 지칭한다. 이 단계의 폐 병변 부분의 육안적 소견은 붉은색을 띠고(모세혈관 확장), 단단하며(공기 공간의 소실), 육중하다(폐포 내의 삼출물). *간화(hepatization)*란 조직이 간과 유사함에서 비롯된 말이다. ×240. **확대 영역**. 폐포(alveolus)의 일부를 고배율로 촬영한 것이다. 폐포간중격(interalveolar septum) 내부 모세혈관이 확장되고 충혈된 것에 주목하도록 한다. 공기 공간에는 호중구(neutrophil)와 수많은 적혈구가 가득 차 있다. *우측 하부*에서 폐포내삼출물(intraalveolar exudate)의 초기 형성이 관찰되며, 형성 중인 피브린의 섬유 내부에 호중구와 수많은 적혈구가 함께 매립된 것을 확인하도록 한다. ×420.

글상자 19.5

임상적용: 만성폐쇄성폐질환(Chronic Obstructive Pulmonary Disease)과 폐렴(Pneumonia) (계속)

pneumoniae), 폐렴마이코플라즈마(*Mycoplasma pneumoniae*), 황색포도상구균(*Staphylococcus aureus*) 등과 다양한 그람음성 미생물(Gram-negative microorganism)이 있다.

폐렴은 지역사회환경안에서 면역계통에 특별한 기저 질환이 없는 사람들에서 아주 흔하게 발병할 수 있는 질병이며 이를 **지역사회획득폐렴**(community-acquired pneumonia)이라 일컫는다. 그러나 폐렴은 또한 병원 환경에서 유기체를 통해 감염되는 경우도 있으며(**병원내폐렴** nosocomial pneumonia), 또한 면역계통이 취약한 사람들에서 **기회감염폐렴**(opportunistic pneumonia)이 발병할 수 있다.

세균성 폐렴(bacterial pneumonia)의 초기 단계에서는 수많은 미생물이 함유된, 단백질이 풍부한 액체가 폐포를 채우고 있다. 폐포를 둘러싸는 모세혈관은 현저히 확장되고 호중구(neutrophil)와 적혈구(erythrocyte)가 폐포의 공기 공간으로 이동한다(그림 F19.5.1b). 이로 인해서 이 단계의 폐는 단단해지고 붉어져서 마치 간의 외형과 비슷해진다. 이때를 폐렴의 **적색간화단계**(red hepatization stage)라 일컫는 경우가 많다. 다음 단계에서 대식세포(macrophage)가 파괴된 호중구 및 기타 세포와 조직 조각을 포식한다. 이 단계를 **회색간화단계**(gray hepatization stage)라 하며 울혈(congestion)은 사라지지만 폐는 아직 단단한 상태이다. 이어서 폐포의 삼출물(exudate)이 제거되고 폐포 공간은 점차 공기로 재충전되며 폐는 정상적인 기능을 회복하게 된다.

코로나바이러스2(coronavirus 2, SARS-CoV-2)에 의한 호흡기 감염은 감기와 비슷한 경미한 수준의 질병에서부터 중증급성호흡기증후군(severe acute respiratory syndrome)과 같은 중증 질병의 수준까지 그 범위가 넓다. 코로나바이러스2(SARS-CoV-2 virus)로서는 비강점막(nasal mucosa)의 세포, 기관지 상피(bronchial epithelium), 폐포 세포(alveolar pneumocyte) 등이 주요 공격 대상이다. 부검(autopsy) 시에 코로나바이러스병-19(SARS-CoV-2 infection, COVID-19 infection)으로 사망한 사람의 폐를 검사하면 간질부종(interstitial edema) 및 폐포 부종(alveolar edema), 폐포 벽을 덮고 있는 농축된 혈장단백질(plasma protein)로 이루어진 유리막(hyaline membrane), 2형폐포세포(type II pneumocyte)의 증식, 진행성간질섬유화(progressive interstitial fibrosis) 등을 특징으로 하는 **미만성폐포손상**(diffuse alveolar damage)의 소견이 관찰된다. 또한 색전(thrombosis)으로 인한 광범위한 **혈관 손상**(vascular damage)도 동반되어 있다.

코로나바이러스병-19(SARS-CoV-2 infection)의 분자생물학적 기전은 바이러스 스파이크단백질(spike protein, S)이 2형폐포세포(type II pneumocyte)에 주로 발현된 2형안지오텐신변환효소(angiotensin-converting enzyme 2, ACE2)의 수용체(receptor)와 결합함으로써 시작된다. 이 결합을 통해 스파이크단백질이 활성화되어, 이로 인해 바이러스가 폐포세포 안으로 들어가도록 매개된다. 폐 감염의 후기에는 바이러스가 폐 모세혈관(pulmonary capillary)의 내피세포(endothelial cell)와 혈관주위세포(pericyte)로 파급된다. 이에 대한 반응으로 단핵구(monocyte) 및 호중구의 침윤을 동반한 염증반응으로 인하여 미만성폐포손상이 결국 나타나게 된다. 이와 함께 혈액응고연쇄반응(coagulation cascade)의 전격적인 활성화가 동반됨으로써 색전(thrombosis), 폐혈전(pulmonary emboli) 그리고 폐경색(lung infarct)으로 이어진다.

101 HISTOLOGY NOTEBOOK

호흡계통 (RESPIRATORY SYSTEM)

호흡계통(RESPIRATORY SYSTEM)의 개요

- **호흡계통**(respiratory system)은 한 쌍의 폐(lung) 및 폐까지 이어진 일련의 기도(air passage)로 이루어진다.
- 호흡계통의 세 가지 주요 기능은 **공기 전송**(air conduction), **공기 여과**(air filtration) **가스 교환**(gas exchange), 즉 **호흡**(respiration)이다.
- **상부 호흡계통**인 비강(nasal cavity), 부비동(paranasal sinus), 비인두(nasopharynx), 구인두(oropharynx)는 원시구강(primitive oral cavity)으로부터 기원한다.
- **하부 호흡계통**인 후두(larynx), 기관(trachea), 기관지(bronchi)와 그 가지들, 폐(lung)는 전장 내배엽(foregut endoderm)의 복측함입(ventral evagination)으로부터 발생한다.
- 호흡계통의 **공기전송부분**(conducting portion)에는 호흡계통 상부의 구조 및 후두, 기관, 기관지, 그리고 종말세기관지(terminal bronchiole)까지 이르는 세기관지의 대부분이 포함된다.
- **호흡부분**(respiratory portion)에는 호흡세기관지(respiratory bronchiole), 폐포관(alveolar duct), 폐포낭(alveolar sac), 폐포(alveolus)가 포함된다.

비강(NASAL CAVITY)

- 한 쌍의 공간인 **비강**(nasal cavity)은 비강의 입구인 **비강전정**(vestibule), **호흡부분**(respiratory region), **후각부분**(olfactory region)으로 나뉜다.
- **호흡부분**(respiratory region) **위중층섬모원주상피**(ciliated, pseudostratified columnar epithelium)로 이루어진 **호흡점막**(respiratory mucosa)으로 덮여 있다.
- 호흡상피(respiratory epithelium)를 구성하는 세포에는 점막표면(mucosal surface)에 섬모(cilia)가 있어 이를 통해 외부 입자(particle)와 기타 분비물을 내보내는 키가 큰 **원주세포**(columnar cell), 점액(mucus)을 분비하는 **배상세포**(goblet cell), 감각신경이 분포하는 **유모세포**(brush cell), 호르몬과 사이토카인(cytokine)을 분비하는 장내분비세포(enteroendocrine cell)의 하나인 **소과립세포**(small granule cell), 줄기세포(stem cells)인 **기저세포**(basal cell)가 있다.
- **호흡점막**(respiratory mucosa)은 흡입한 대기를 가온, 가습, 여과한다. 그 점막고유판(lamina propria)에는 풍부한 혈관망(vascular network)뿐 아니라 점액분비선(mucus-secreting gland)과 장액분비선(serous-secreting gland)이 있다.
- **후각부위**(olfactory region)는 비강의 천장에 위치하고 위중층(pseudostratified)의 후각상피(olfactory epithelium)로 덮여 있으며 배상세포(goblet cell)는 존재하지 않는다.
- **후각상피**(olfactory epithelium)는 양극신경원(bipolar neuron)인 **후각수용세포**(olfactory receptor cell), **지지세포**(supporting cell), **유모세포**(brush cell), **기저세포**(basal cell) 등으로 이루어진다.
- **후각수용세포**(olfactory receptor cell)는 표면에 운동성이 없는 섬모(cilia)가 있으며 여기에 함유된 G단백질연결수용체(G-protein-coupled receptor)는 후각전달경로(olfactory transduction pathway)에 관여한다
- **후각선**(보우만선, olfactory gland, Bowman gland)은 후각점막(olfactory mucosa)의 특징적 소견이다.

인두(PHARYNX) 및 후두(L ARYNX)

- **인두**(pharynx)는 비강(nasal cavity)과 구강(oral cavity)의 뒤에 있는 공간으로서, 이를 통해 음식물은 식도(esophagus)로, 공기는 후두(larynx)로 들어간다.
- **후두**(larynx)는 인두(pharynx)와 기관(trachea) 사이를 이어준다. 여기에는 후두를 지나는 공기의 흐름을 조절하고 이의 진동을 통해 발성을 일으키는 **성대주름**(vocal fold)이 존재한다.
- 후두(larynx)는 **호흡점막**(respiratory mucosa)으로 덮여 있으나, 성대(vocal cord)의 내강면(luminal surface)은 예외로서 여기는 **중층편평상피**(stratified squamous epithelium)로 덮여 있다.

기관(TRACHEA)

- **기관**(trachea)은 후두(larynx)에서 연장되어 종격동(mediastinum)에 위치하며, 이곳에서 두 개의 주기관지(main [primary] bronchus)로 분지한다.
- 기관의 벽에는 네 개의 층이 있으며, 위중층섬모원주상피(ciliated pseudostratified epithelium)가 두꺼운 기저막(basement membrane) 위에 놓여 있는 **점막층**(mucosa), 치밀불규칙결합조직(dense irregular connective tissue)으로 구성된 **점막하층**(submucosa), C자 형태의 유리연골(hyaline cartilage) 고리로 이루어진 **연골층**(cartilaginous layer), 기관을 주위 구조와 연결시키는 **외막층**(adventitia)으로 이루어져 있다.

기관(BRONCHUS) 및 기관지(BRONCHIOLE)

- 기관(trachea)은 **좌우 주기관지**(main bronchus, primary bronchus)로 분지하여 폐로 들어가며 세기관지(bronchiole)에 이르기까지 반복적으로 분지한다.
- 기관지(bronchus)는 **호흡점막**(respiratory mucosa)으로 덮여 있으며 그 세포구성은 기관(trachea)과 동일하다. 여기에는 **연골판**(cartilage plate)과 **평활근**(smooth muscle)의 윤주근층(circular layer)이 존재한다.
- **세기관지**(bronchiole)는 구역기관지(segmental bronchus)의 가지이며 직경이 1 mm 이하이고 연골판(cartilage plate)이나 분비선(gland)이 존재하지 않는다.
- **종말세기관지**(terminal bronchiole)는 공기전송부분(conducting potion) 중 가장 직경이 작은 구간으로서 단층입방상피(simple cuboidal epithelium)로 덮여있다. 이 상피에는 **곤봉세포**(club cell)가 존재하며 이들은 표면활성물질(surface-acting agent)을 분비하여 기도허탈(airway collapse)을 방지한다.
- **호흡세기관지**(respiratory bronchiole)는 기관지나무(bronchial tree)에서 가스 교환(gas exchange)이 일어나는 첫 부분이다.

폐포(ALVEOLUS)

- **호흡세기관지**(respiratory bronchiole)는 분지하여 폐포관(alveolar duct)이 되어 폐포낭(alveolar sac)으로 이어지며 폐포낭은 폐포(alveolus)의 무리에 둘러싸인다.
- **폐포**(alveolus)는 호흡계통의 최종적인 공기 공간(air space)이다. 이들의 중격(septa)은 공기와 혈액 사이에 가스 교환이 일어나는 장소이다.
- **폐포상피**(alveolar epithelium)는 1형 및 2형 폐포세포(alveolar cell, pneumocyte)로 구성되며 간혹 유모세포(brush cell)도 존재한다.
- **1형폐포세포**(type I alveolar cell)는 아주 얇은 편평세포(squamous cell)로서 폐포 표면의 95%를 덮고 있고 공기 공간과 중격벽 사이에서 장벽을 형성한다.
- **2형폐포세포**(type II alveolar cell)는 분피세포(secretory cell)로서 표면활성물질(surfactant)을 생성하여 분비하며 이 물질로 인해 폐포의 표면장력(surface tension)이 감소한다. 이들에서는 특징적인 층판소체(lamellar body)가 전자현미경을 통해 관찰된다.
- **폐포간중격**(interalveolar septum)은 **공기혈액장벽**(air-blood barrier)에 해당하는 부위로서, 얇은 층의 표면활성물질(surfactant), 1형폐포세포(type I alveolar cell)과 그 기저판(basal lamina), 모세혈관내피세포(capillary endothelial cell) 및 그 기저판으로 구성된다. 두 기저판은 융합된 경우가 많다.
- **폐포대식세포**(alveolar macrophage) 및 **중격대식세포**(septal macrophage)는 폐포 공기 공간(air space)과 중격 결합조직(septal connective tissue) 내에 각각 상주한다.

혈액 공급(BLOOD SUPPLY), 신경 분포(INNERVATION), 림프 배출(LYMPHATIC DRAINAGE)

- 폐는 폐동맥순환(pulmonary circulation)과 기관지동맥순환(bronchial circulations)을 통해 혈액을 공급받는다.
- **폐동맥순환**(pulmonary circulation)에서는 혈액에 산소를 보충하기 위해 폐동맥(pulmonary artery)의 가지를 통해 폐포 주위의 모세혈관망(capillary network)으로 혈액이 운반되며, 이 혈액은 폐정맥 모세혈관(pulmonary venous capillary)을 통해 결국 폐정맥(pulmonary vein)으로 들어간다.
- **기관지동맥순환**(bronchial circulation)에서는 기관지 동맥(bronchial arteries)을 경유한 혈액이 기관지(bronchus) 및 세기관지(bronchiole)의 벽과 나머지 폐의 결합조직에 공급된다.
- **자율신경**(autonomic nerve)은 폐동맥(pulmonary artery)의 가지를 따라 주행하여 혈관 벽, 기관지나무, 호흡점막(respiratory mucosa)의 평활근(smooth muscle)에 분포한다.
- 폐에서 나오는 두 **림프 배출**(lymphatic drainage) 경로는 두 개의 혈액 공급 계통과 나란히 주행한다. **기관지연관림프조직**(bronchus-associated lymphatic tissue, BALT)의 및 림프절(lymph node)은 커다란 기관지(bronchus) 주위에서 자주 발견된다.

도판 19.1 ■ 후각점막(Olfactory Mucosa)

후각점막(olfactory mucosa)은 비강(nasal cavity)의 천장과 벽 일부에 존재한다. 그 위중층상피(pseudostratified epithelium)는 비감각성 상피보다 두꺼우며 후각을 감지하는 수용기 역할을 한다. 후각상피(olfactory epithelium)는 **후각(수용)세포**(olfactory cell), **지지세포**(supporting [sustentacular] cell), **기저세포**(basal cell), **유모세포**(brush cell)로 구성된다.

후각세포(olfactory cell)는 양극신경원(bipolar neuron)으로서 세포의 첨부(apex)가 확장되어 형성된 후각소포(olfactory vesicle)로부터 실제 수용기에 해당하는 비운동성 섬모(nonmotile cilia)들이 표면의 분비물 속을 지나가고 있다. 세포의 기저부가 점점 가늘어져 형성된 축삭돌기(axonal process)는 점막고유판(lamina propria)으로 들어가 다른 수용세포의 축삭과 함께 후각신경(olfactory nerve)을 형성한다. 커다란 입방형의 슈반세포(Schwann cell)는 이들 축삭의 뚜렷한 특징이며, 여타 신경조직과는 다른 독특한 소견을 나타낸다.

지지세포(supporting cell)는 표면에 미세융모(microvilli)를 지닌 원주세포(columnar cell)이다. 이들은 부착연접(adhering junction)을 통해 후각수용세포(olfactory receptor cell)와 연결되어 이들을 기계적으로 지지하고 대사활동을 조절한다. 기저세포(basal cell)는 후각세포와 지지세포로 분화가 가능한 줄기세포(stem cell)이다. 유모세포(brush cell)는 비감각성 호흡상피에 존재하는 것과 동일한 종류의 세포이다.

점막고유판(lamina propria)은 밑에 있는 골막(periosteum)과 이어져 있으며, 여기에는 많은 혈관과 림프관, 무수초(unmyelinated) 및 수초화 신경(myelinated nerve), **후각선(보우만선**, olfactory [Bowman] gland)이 있다. 후각선은 관포상 장액선(tubuloalveolar serous gland)이며 물 같은 분비물을 통해 후각자극물질(odorant substance)을 포집하고 용해하는 동시에 후각점막 표면을 끊임없이 세척한다.

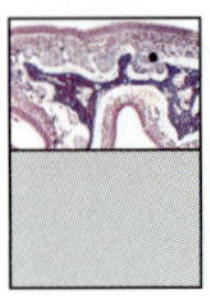

후각점막(olfactory mucosa), 비강(nasal cavity), 사람, 아잔(Azan) 염색, ×75.

이 저배율의 지향성 현미경사진에서 비강(nasal cavity) 벽의 일부를 볼 수 있다. **비강점막**(olfactory mucosa, *OM*)과 인접한 뼈인 사골(ethmoid bone, *EB*) 및 사골동(ethmoid sinus, *ES*)이 지적되어 있다. 비강점막은 골조직에 직접 붙어 있으며 점막하층(submucosa)은 존재하지 않는다. 그러나 이 표본에서는 점막이 골조직과 분리되어 있으며, 그 이유는 조직의 위축(shrinkage) 때문으로 조직 처리 시에 흔히 접하는 인공산물(artifact)이다. **후각상피**(olfactory epithelium, *OEp*)는 호흡상피와 마찬가지로 위중층상피지만, 전형적으로 더 두껍다. 사진 우하측에 보이는 **호흡상피**(respiratory epithelium, *REp*)에 주목하도록 한다. 후각점막을 구별하는 가장 유용한 방법은 수많은 커다란 무수초신경(unmyelinated nerve, *N*)과 광범위하게 존재하는 **후각선**(**보우만선**, olfactory [Bowman] gland, *BG*)이 점막의 결합조직에서 관찰되는 것이다. 때로 혈관, 즉 동맥(*A*)과 정맥도 관찰된다. 이와 달리 인접한 호흡점막에는 신경이 없으며 분비선도 비교적 적은 점에 주목하도록 한다.

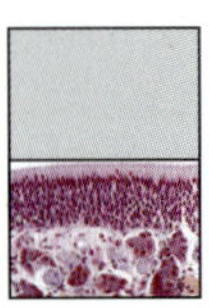

후각점막(olfactory mucosa), 비강(nasal cavity), 사람, 아잔(Azan) 염색, ×375.

이 고배율 사진에서 후각상피를 이루는 세 종류의 주요 세포 유형을 핵의 위치, 외형 및 특정한 세포질의 특징에 근거하여 구별할 수 있다. 예를 들면, **지지세포**(supporting cell, *SC*)의 핵은 상피 표면 가까이에 비교적 촘촘하게 배열되어 있다. 이들은 거의 개별적인 하나의 층을 이룬다. 지지세포는 기저막으로부터 상피의 전체 두께에 이를 정도로 키가 큰 원주세포이다. 이 층 바로 아래에는 **후각수용세포**(olfactory receptor cell, *OC*)의 세포체(cell body)가 존재한다. 상피 안에서 이들 세포의 높이는 매우 다양하다. 양극신경세포(bipolar neuronal cell)인 이들의 핵을 주의깊게 관찰하면 이들은 지지세포보다 진정염색질(euchromatin)의 함량이 더 많으며 더 많은 수의 핵소체(nucleolus)가 관찰되는 것을 알 수 있다. 이 표본에서 핵소체는 작고 둥근 적색 점으로 나타나 있다. 어떤 경우, 특히 조직이 위축(shrinkage)된 경우에는 점점 가늘어지는 가느다란 수상돌기(dendritic process)가 후각상피 표면에서 관찰되기도 한다. 마찬가지로 축삭돌기(axonal process) 또한 세포 기저부에서 간혹 관찰된다. **기저세포**(basal cell, *BC*)는 주요 세포 유형 중 수가 가장 적으며 작고 둥근 핵과 적은 세포질이 그 특징이다. 이들은 불규칙한 간격으로 기저막 가까이 위치한다. 후각점막은 호흡점막과 달리 배상세포(goblet cell)가 존재하지 않음에 유의한다.

점막고유판(lamina propria)에는 많은 혈관이 있으며 모세혈관(capillary, *C*), 정맥(vein, *V*) 등이 관찰된다. 또한 림프관, 후각신경(olfactory nerve, *N*), **후각선**(olfactory [Bowman] gland, *BG*) 등도 존재한다. 보우만선은 분지 관포상(branched tubuloalveolar) 구조를 하고 있다. 이들의 내강은 매우 작다(화살표). 분비선의 분비부로부터 뻗어나온 배출관은 이를 덮는 상피와 아주 근접한 곳에서 시작하여(화살표머리), 상피를 바로 통과함으로써 그 분비물을 표면으로 운반한다. 관은 아주 짧아서 구별하기가 어렵다. 아주 가느다란 축삭돌기(axonal process, *AP*)는 간혹 슈반세포(Schwann cell)에 둘러싸이기 전부터 고유판 안에서 뚜렷하게 관찰된다. 후각신경 내부에서 관찰되는 핵은 슈반세포 핵(Schwann cell nucleus, *ScC*)을 가리킨다.

A, 동맥(artery)
AP, 축삭돌기(axonal process)
BC, 기저세포(basal cells)
BG, 보우만선(Bowman glands)
C, 모세혈관(capillary)
EB, 사골(ethmoid bone)
ES, 사골동(ethmoid sinus)
N, 후각신경(olfactory nerves)
OC, 후각(수용)세포(olfactory cell)
OEp, 후각상피(olfactory epithelium)
OM, 후각점막(olfactory mucosa)
REp, 호흡상피(respiratory epithelium)
SC, 지지세포 핵(supporting cell nuclei)
ScC, 슈반세포 핵(Schwann cell nuclei)
V, 정맥(vein)
화살표, 보우만선의 내강(lumina of Bowman gland)
화살표머리, 상피로 들어가는 보우만선의 배출관(duct of a Bowman gland entering epithelium)

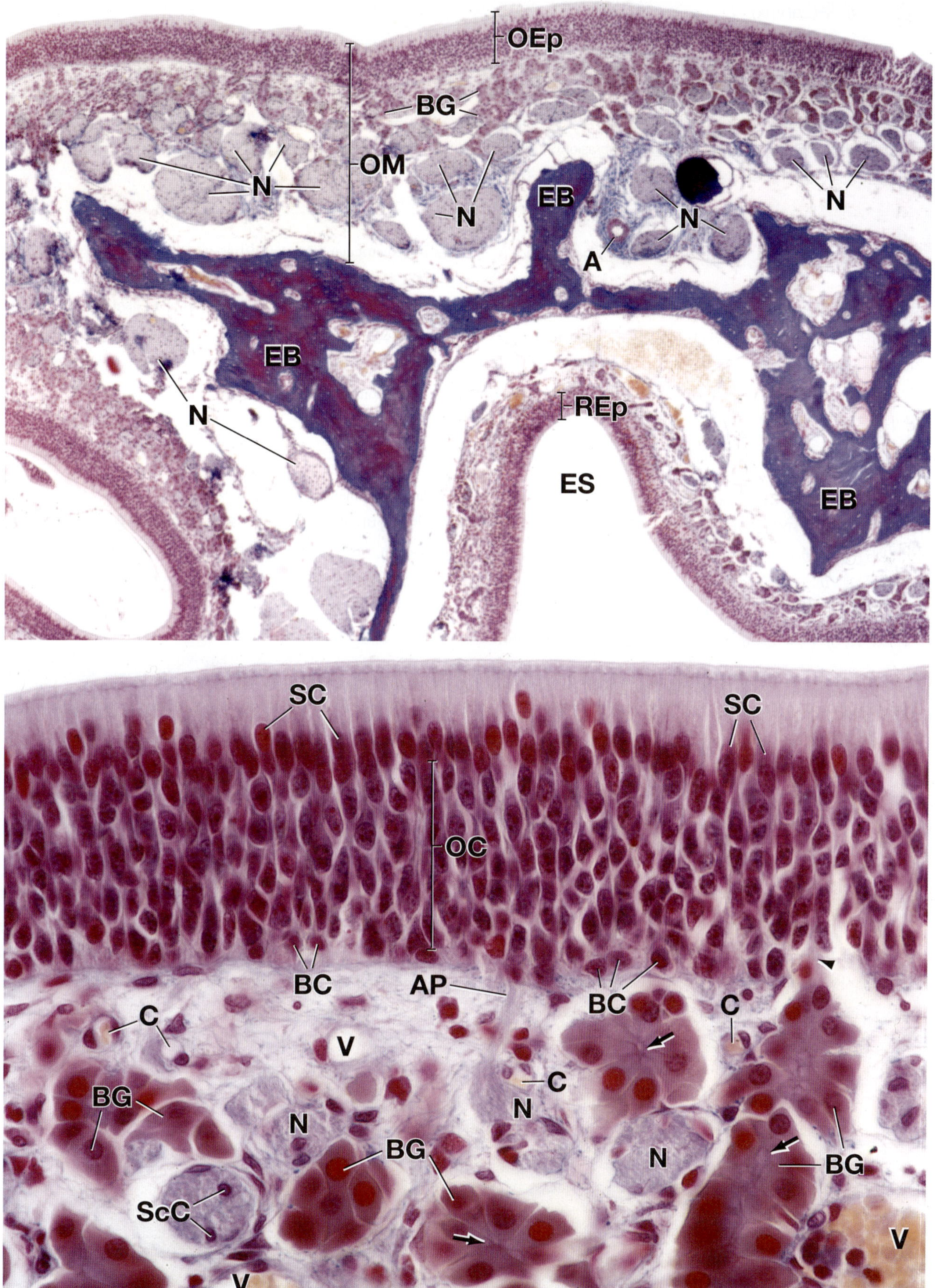
OEp
BG
OM
N
EB
A
REp
ES
SC
OC
BC
AP
C
V
ScC

도판 19.2 ■ 후두(Larynx)

후두(larynx)는 구인두(oropharynx)와 기관(trachea) 사이에 있는 공기의 통로이며 발성에 관여한다. 후두는 연골 뼈대(cartilaginous framework)로 구성되며 여기에 외재성(extrinsic) 및 내재성(intrinsic) 근육이 부착한다. 점막 표면의 상피는 위중층(pseudostratified) 형태에서 기류에 의한 찰과상(abrasion)의 위험에 노출된 부위를 덮는 중층편평(stratified squamous) 형태에 이르기까지 다양하다. 근육은 연골들 사이의 움직임을 가능하게 함으로써 이를 통해 성대문열(rima glottidis)의 입구를 늘리거나 줄이고 또한 성대주름(vocal fold), 즉 진성대나 가성대 등 성대(vocal cord)에 가하여지는 긴장도(tension)를 조절한다. 이와 같이 드나드는 공기에 의해 높낮이가 다른 진동을 일으키는 방식을 통해 발성이 가능하게 된다.

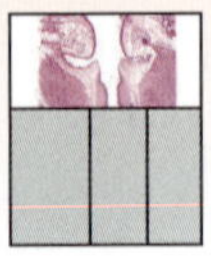

후두(larynx), 원숭이, 헤마톡실린-에오신(hematoxylin and eosin, H&E) ×15.

두 개의 **성대주름**(vocal fold)은 전후 방향(복측-배측)으로 놓인 능선 형태의 구조이다. 관상단면에서 성대주름(vocal fold, *VF*)은 횡단면이 관찰되어 사진에서 보이는 것과 동일하다. 두 성대주름과 이들 사이의 공간이 성대문(glottis)을 형성한다. 각 성대주름의 바로 위에는 **후두실**(ventricle, *V*)이라는 깊은 공간이 있으며 그 위에는 또 하나의 능선인 **후두실주름**(ventricular fold, *VnF*)이 존재한다. 이는 때로 가성대(false vocal cord)라고도 불린다. 성대주름의 아래 외측에는 성대근(vocalis muscle, *VM*)이 존재한다. 성대주름 내부에는 상당한 양의 탄력성 물질이 존재하여 통상적인 H&E 염색으로는 뚜렷하게 나타나지 않는다. 이 탄력 성분은 성대인대(vocal ligament)의 일부분이다. 성대인대는 성대주름 안에서 전후방향으로 위치하며 발성(phonation)에서 중요한 역할을 담당한다.

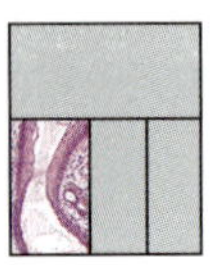

후두실주름(ventricular fold) 및 성대주름(vocal fold), 후두(larynx), 원숭이(monkey), 헤마톡실린-에오신(H&E) ×160.

위쪽 사진에 있는 1번 사각형으로 지적된 **성대주름**(vocal fold)의 표면 및 이와 마주하는 후두실주름(ventricular fold)을 90° 시계방향으로 회전하여 확대하였다. 내측으로는 양쪽 상피 모두 **중층편평상피**(stratified squamous epithelium, *SSE*)로 덮여 있다. 이 부위에서는 두 표면 사이의 접촉이 상당히 많이 일어난다. 외측 표면은 **중층원주상피**(stratified columnar epithelium, *SCE*)로 덮여 있으며, 이 두 표면 사이의 접촉은 그리 많이 일어나지 않는다. 작은 분비선(gland, *Gl*)들이 후두 점막의 점막고유판(lamina propria)에 존재한다.

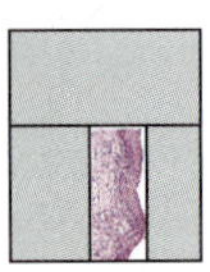

성문하강(infraglottic cavity), 후두(larynx), 원숭이(monkey), 헤마톡실린-에오신(H&E) ×160.

위쪽 사진의 2번 사각형을 고배율로 관찰한 것이다. 후두실(ventricle)과 성대문열(rima glottidis) 아래에 있는 후두의 이 부위는 기관(trachea)과 소통하며 성문하강(*infraglottic cavity*)이라고 일컬어진다. 여기에서는 편평세포로 이루어진 **중층편평상피**(stratified squamous epithelium, *SSE*)에서 원주세포가 이루는 **중층원주상피**(stratified columnar epithelium, *SCE*)로 이행되는 부분이 나타나 있다. 고유판(lamina propria)은 분비선(gland, *Gl*)을 함유한 소성결합조직(loose connective tissue)으로 이루어진다.

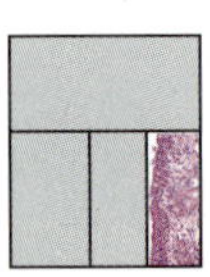

성문하강(infraglottic cavity), 후두(larynx), 원숭이(monkey), 헤마톡실린-에오신(H&E) ×160.

위쪽 사진에 나타난 부분 바로 아래의 후두 성문하강(infraglottic cavity)의 상피는 이 사진에서 보이는 것처럼 **위중층섬모원주상피**(ciliated pseudostratified columnar epithelium, *PSE*)로 다시 변화한다. 표면 세포가 가진 원주 형태의 특징을 뚜렷하게 나타내는 원주형 세포질에 주목한다. 사진 상부에서 상피는 중층원주(stratified columnar)상피이다. 하부는 위중층원주(pseudostratified columnar)상피이다. 이런 구분은 이 사진과 같은 단 하나의 표본으로는 결정을 내리기가 어려우며 다른 정보가 더 필요하다. 추가적 정보는 위중층원주상피에 있는 섬모(cilia)의 존재이며 이런 상피는 전형적으로 섬모를 갖고 있다. 사진에서는 뚜렷하지 않지만 중층원주상피의 분포는 대개 중층편평상피(stratified squamous epithelium)와 기타 다른 종류의 상피, 예를 들어 이 사진에서와 같은 위중층원주상피나, 직장항문연결부(anorectal junction)에 존재하는 단층원주(simple columnar)상피(도판 17.1, 740쪽 참조)와 같은 상피 사이에서만 나타날 정도로 제한적임을 기억하도록 한다. 점막고유판(lamina propria)은 세포가 많은 소성결합조직(loose connective tissue)이며 약간의 분비선(*Gl*)도 관찰된다.

Gl, 분비선(gland)
PSE, 위중층원주상피(pseudostratified columnar epithelium)
SCE, 중층원주상피(stratified columnar epithelium)
SSE, 중층편평상피(stratified squamous epithelium)
V, 후두실(ventricles)
VF, 성대주름(vocal folds)
VM, 성대근(vocalis muscle)
VnF, 후두실주름(ventricular folds)

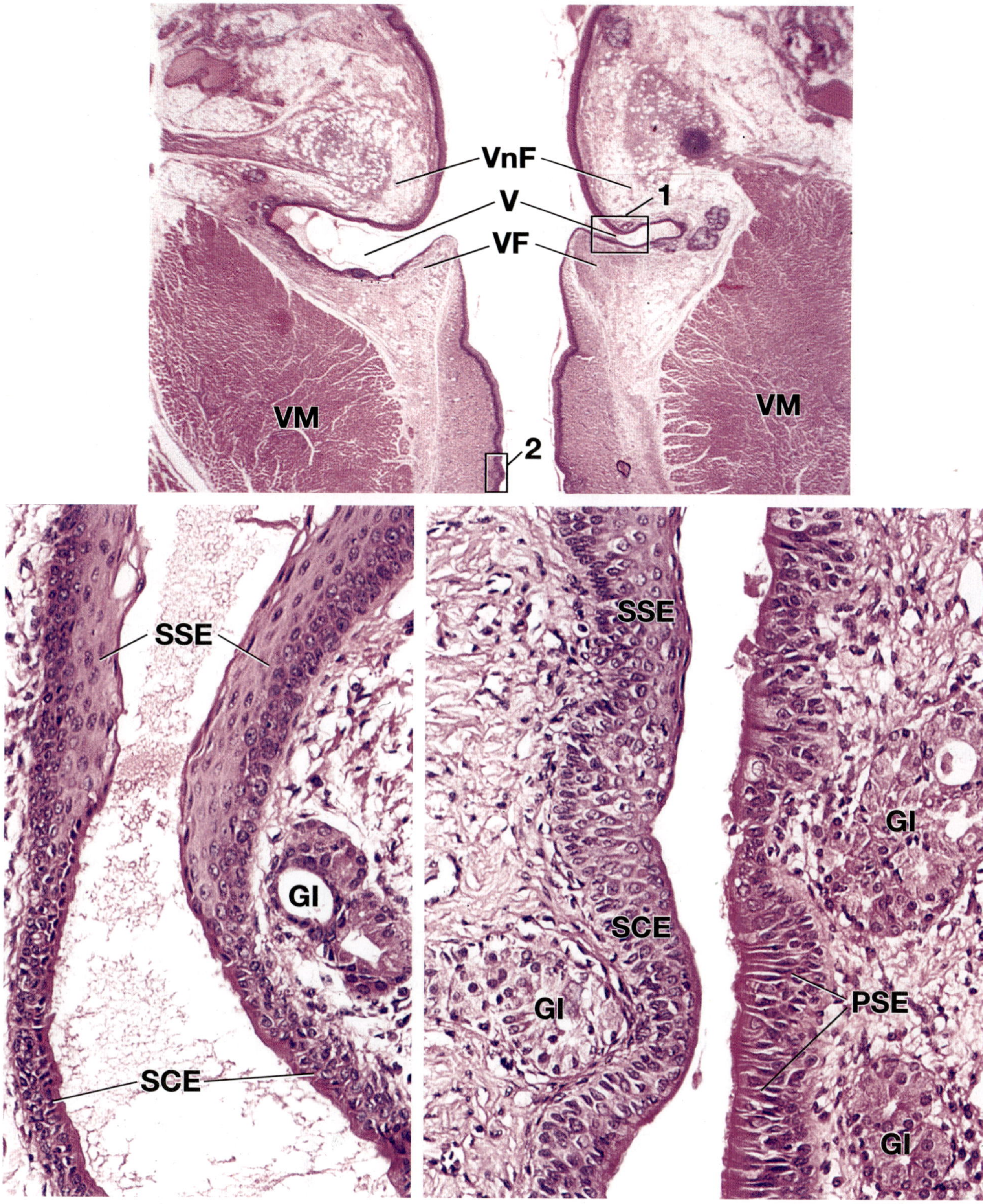
VnF
V
1
VF
VM
VM
2
SSE
SCE
Gl
SSE
SCE
Gl
Gl
PSE
Gl

도판 19.3 ■ 기관(Trachea)

기관(trachea)은 직경 2.5 cm 정도, 길이 10 cm 정도의 짧은 관이다. 이는 후두(larynx)에서부터 흉부(thorax)의 중간 정도까지 내려와서 두 개의 **주기관지**(main bronchus)로 분지한다. 그 주된 역할은 공기를 전달하는 것이다. 기관의 내강은 일련의 영문자 C 형태의 유리연골(hyaline cartilage)에 의해 개방된 상태이며, 이 연골은 서로 층층이 싸여서 지지 구조를 형성한다. 식도와 접하고 있는 기관의 뒤쪽 경계에는 기관연골(tracheal cartilage)의 열린 끝부분이 있으며 이 사이의 간극을 섬유탄력성(fibroelastic) 조직과 평활근(**기관근**, trachealis muscle)이 채우고 있다. 전형적인 호흡상피(respiratory epithelium)인 위중층섬모원주상피(ciliated pseudostratified columnar epithelium)가 기관과 주기관지를 덮고 있다.

폐로 진입하자마자 일차기관지는 즉시 **엽기관지**(lobar bronchus, **이차기관지** secondary bronchus)로 분지하여 좌폐의 두 개의 엽(lobe)과 우폐의 세 개의 엽에 분포한다. 폐 안에서 C자형 기관연골은 연골판(cartilaginous plate)으로 바뀌어 때로 겹쳐지기도 하면서 기관지의 완전한 벽을 이룬다.

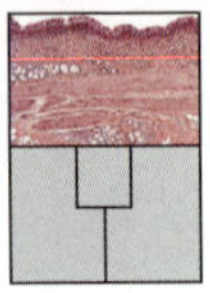

기관(trachea), 사람, 헤마톡실린-에오신(hematoxylin and eosin, H&E) ×90.

인간 기관의 후벽에 대한 이 저배율 현미경사진에서 **위중층섬모원주상피**(pseudostratified ciliated columnar epithelium, *EP*)가 잘 발달된 **기저막**(basement membrane, *Bm*) 위에 놓여 있다. 기저막은 섬세한 아교섬유(collagen fiber)가 밀집되어 이루어진, 사실상 보기 드물 정도로 두껍고 조밀한 망상층(reticular layer)을 이루며 따라서 점막고유판(lamina propria)의 일부로 간주된다. 이는 특히 인간의 기관에서 뚜렷하며 흡연가의 경우처럼 만성 자극(chronic irritation)을 받으면 더 두꺼워 진다. 호흡상피에서는 수많은 배상세포(goblet cell, *GC*)가 투명한 타원형 공간으로 뚜렷이 관찰된다. 얇은 **점막고유판**(lamina propria, *LP*)과 두껍고 조밀한 점막하층(submucosa, *SM*)이 호흡상피 밑에 자리잡고 있다. 장액점액선(seromucous gland, *Gl*)은 **기관근**(trachealis muscle, *TM*)의 양쪽에서 관찰되며, 한 다발의 평활근으로 이루어진 기관근은 기관연골(tracheal cartilage, 사진에는 나타나지 않음) 끝 사이 간극을 채우면서 기관을 식도(esophagus)와 분리하고 있다. 기관과 식도 사이의 점막하층에서는 지방조직(Adipose tissue, *Ad*)도 관찰된다.

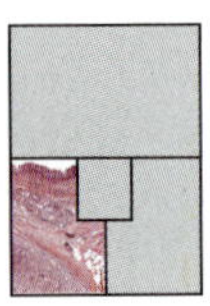

기관(trachea), 사람, 헤마톡실린-에오신(H&E) ×65.

이 현미경사진에서 C자 모양 기관연골(tracheal cartilage, *TC*)의 한쪽 끝 높이의 기관 벽을 볼 수 있다. **위중층섬모원주상피**(pseudostratified ciliated columnar epithelium, *EP*)로 덮인 부분에는 이전 사진만큼 배상세포(goblet cell)가 많지 않다. 그러나 **기저막**(basement membrane, *Bm*)은 뚜렷하며, 세포가 많은 **고유판**(lamina propria, *LP*)과 **점막하층**(submucosa, *SM*)도 마찬가지로 분명하다. 여기에도 장액점액선(seromucous gland, *Gl*)은 점막하층 아래에서 잘 관찰된다. 기관근(trachealis muscle, *TM*)의 근육다발 끝이 분비선의 후방 정중선을 향하여 놓여 있다. 작은 림프소절(lymphatic nodule, *LN*)이 한 근육 다발 끝 가까이에 위치한다. 상당한 양의 지방조직(adipose tissue, *Ad*)이 기관근과 식도(esophagus) 벽 사이에서 관찰된다(사진에는 나타나지 않음).

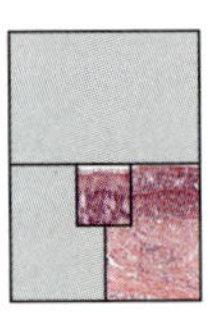

기관(trachea), 사람, 헤마톡실린-에오신(H&E) ×250; 확대부위 ×500.

기관 벽의 이 고배율 사진 및 확대부위에서 **위중층섬모원주상피**(pseudostratified ciliated columnar epithelium, *EP*)의 섬모(cilia)가 특히 잘 나타나 있으며, 상피세포의 표면쪽 세포질에 있는 섬모의 기저소체(basal body)에 해당하는 짙은 선(*BB*)도 잘 관찰된다. **배상세포**(goblet cell, *GC*)도 쉽게 구분할 수 있으며, 기저부 쪽으로 눌린 납작한 핵(nucleus, *N*)도 잘 나타나 있다. 두껍고 조밀한 **기저막**(basement membrane, *Bm*)의 특징은 저배율로 찍은 다른 사진들보다 더 쉽게 알아볼 수 있다. 껍질로만 이루어진 적혈구를 함유한 세정맥(venule, *V*)이 점막하층(submucosa)의 중앙에서 관찰되며 아마 림프구(lymphocyte)로 생각되는 염증세포(inflammatory cell, *IC*)가 정맥 옆에서, 그리고 띄엄띄엄 있는 점막하층을 지나 고유판(lamina propria)에 이르면 더 고밀도로 분포하는 것이 관찰된다. 장액점액선(seromucous gland, *Gl*)의 일부가 사진 아래쪽 끝에 간신히 걸쳐져 있다.

Ad, 지방조직(adipose tissue)
BB, 기저소체(basal bodies)
Bm, 기저막(basement membrane)
C, 섬모(cilia)
EP, 상피(epithelium)
GC, 배상세포(goblet cells)
Gl, 분비선(glands)
IC, 염증세포(inflammatory cells)
LN, 림프소절(lymphatic nodules)
LP, 점막고유판(lamina propria)
N, 배상세포 핵(nuclei of goblet cells)
SM, 점막하층(submucosa)
TC, 기관연골(tracheal cartilage)
TM, 기관근(trachealis muscle)
V, 정맥(vein)

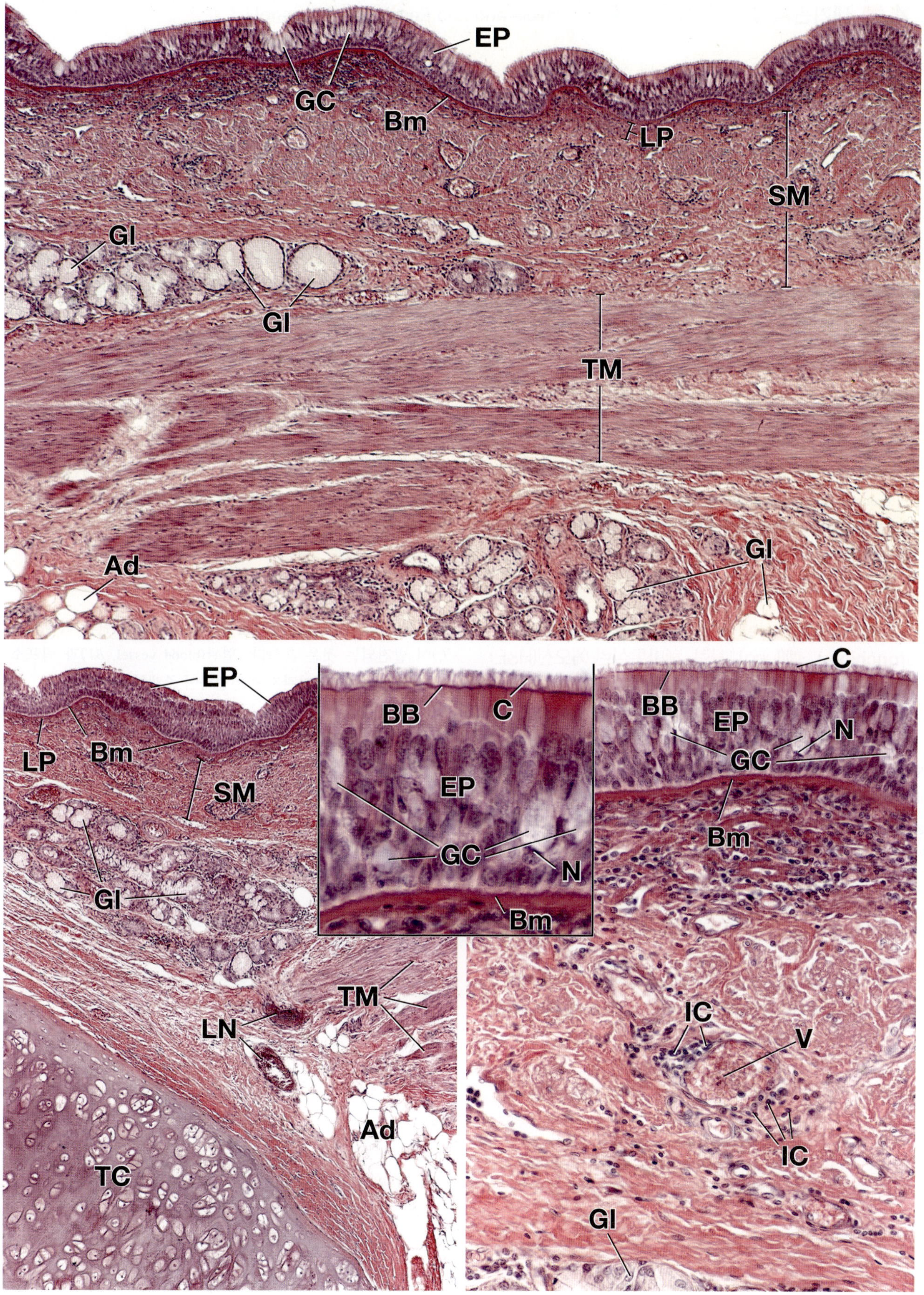
EP
GC
Bm
LP
SM
Gl
Gl
TM
Ad
Gl
EP
LP
Bm
SM
Gl
TM
LN
Ad
TC
BB
C
EP
GC
N
Bm
C
BB
EP
N
GC
Bm
IC
V
IC
Gl

도판 19.4 ■ 세기관지 및 최종 호흡 경로(Bronchiole and End Respiratory Passage)

폐로 들어가는 **일차기관지**(primary bronchus)는 더 작은 이차(secondary) 및 삼차기관지(tertiary bronchus)로 분지한다. 기관지가 더 가늘어짐에 따라 그 벽을 이루는 성분 일부는 사라지거나 양이 줄어든다. 결국, 기도는 기관지(bronchus)와 그 양상이 완전히 달라지며 이제는 **세기관지**(bronchiole)라고 일컬어진다. 세기관지의 특징은 연골(cartilage) 및 점막하선(submucosal gland)의 소실, 배상세포(goblet cell)의 점진적 소실 등이다. 상피는 위중층원주(pseudostratified columnar)상피에서 단층섬모원주(simple ciliated columnar)상피로 바뀌며 일부 원주세포에는 섬모마저 사라진다. 평활근(smooth muscle)은 기관지의 벽보다 세기관지 벽(bronchiolar wall)에서 비교적 더 큰 부분을 차지한다.

공기전송부위의 가장 작은 세기관지는 **종말세기관지**(terminal bronchiole)로서 단층섬모입방상피(simple ciliated cuboidal epithelium)로 덮여 있으며 여기에 표면활성물질(surface-active agent)을 분비하는 곤봉세포(club cell)가 섬모세포 사이에서 발견된다. 계면활성물질은 호기(expiration) 시에 세기관지의 벽이 서로 흡착되는 것을 방지한다. **호흡세기관지**(respiratory bronchiole)는 가스 교환(gas exchange)이 일어나는 기관지나무(bronchial tree)의 첫 부분이다. 호흡세기관지는 공기전송부분으로부터 가스 교환이 일어나는 부분으로의 이행부위(transition zone)이다. 호흡세기관지의 내강에서 바깥으로 돌출된 얇은 벽의 함몰 구조를 **폐포**(alveolus)라고 일컫는다. 여기가 바로 공기와 모세혈관 사이에서 가스 교환이 일어나는 곳이다.

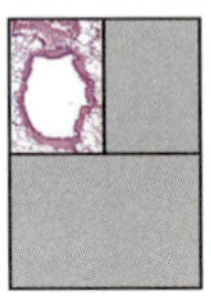

세기관지(bronchiole), 폐(lung), 사람, 헤마톡실린-에오신(hematoxylin and eosin, H&E) ×75.

전형적인 형태의 **세기관지**(bronchiole, *B*)가 관찰된다. 특징적으로 혈관(blood vessel, *BV*)이 세기관지에 가깝게 위치한다. 이들 세기관지 벽(bronchiolar wall)의 주요 특징은 사진에 나와 있듯이 평활근(smooth muscle, *SM*)의 다발과 관을 덮는 상피이다(848쪽 도판 19.5에 고배율 소견으로 나타내었음). 고배율에서는 상피에 섬모(cilia)가 있음을 알 수 있다. 결합조직(connective tissue)은 거의 없으며, 특히 이 저배율에서는 뚜렷하지 않다. 그럼에도 불구하고, 이들은 당연히 존재하며 근육을 섬유다발로 분리한다. 따라서 근육층은 하나의 연속된 층이 아니다. 결합조직에는 아교섬유(collagen fiber)와 약간의 탄력섬유(elastic fiber)가 존재한다. 분비선은 세기관지의 벽에는 존재하지 않는다. 세기관지를 둘러싸고 폐 실질의 대부분을 차지하는 것은 폐의 공기 공간(air space) 즉 폐포(alveolus)이다.

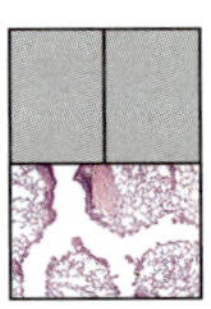

세기관지(bronchiole) 및 호흡세기관지(respiratory bronchiole), 폐(lung), 사람, 헤마톡실린-에오신(H&E) ×75.

이 사진은 짧은 구간의 세기관지(bronchiole, *B*)의 종단면으로서 세기관지가 두 개의 **호흡세기관지**(respiratory bronchiole, *RB*)로 분지한 상태이다. 호흡세기관지에 도달하기 직전의 세기관지의 최종 부분은 **종말세기관지**(terminal bronchiole)이다. 여기에서는 공기와 혈액 사이의 가스 교환(gas exchange)이 아직 일어나지 않으나, 이와는 달리 호흡세기관지에는 가스 교환이 일어난다. **화살표**로 지적된 지점은 종말세기관지가 끝나는 곳이다. 사진에 나타나 있듯이 세기관지가 분지하는 부위의 벽에서 연골(cartilage, *C*)이 발견되는 것은 흔하다. 혈관(blood vessel, *BV*)과 림프소절(nodule of lymphocyte, *L*)도 세기관지에 인접하여 존재한다.

호흡세기관지의 벽에는 두 가지 성분이 존재하며 하나는 폐포와 유사한 벽으로 이루어진 함몰 구조이며 따라서 가스 교환이 가능하다. 다른 하나는 호산성 물질(eosinophilic material)의 작은 다발 위에 놓인 입방세포(cuboidal cell)의 벽으로 이루어진 부위이다. 이들은 얇은 결합조직에 둘러싸인 평활근(smooth muscle)이다. 이들 두 성분 모두 848쪽 도판 19.5에서 고배율 사진으로 관찰할 수 있다.

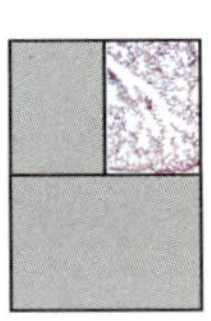

폐포(alveolus), 폐(lung), 사람, 헤마톡실린-에오신(H&E) ×75.

기도의 가장 원위부 구조는 폐포(alveolus)이다. 하나의 폐포 집단이 공통된 출입구를 지니며 모여 있는 것을 **폐포낭**(alveolar sac, *AS*)이라 하며, 폐포가 벽을 이루는 도관을 **폐포관**(alveolar duct, *AD*)이라 일컫는다. 폐조직의 바깥 표면은 장막(serosa, *S*)이다. 이것은 중피세포(mesothelial cell)가 소량의 결합조직 위에 올려져 있는 층이다. 육안해부학에서는 이 층을 **내장흉막**(visceral pleura)이라고 지칭한다.

AD, 폐포관(alveolar duct)
AS, 폐포낭(alveolar sac)
B, 세기관지(bronchiole)
BV, 혈관(blood vessel)
C, 연골(cartilage)
L, 림프소절(nodule of lymphocyte)
RB, 호흡세기관지(respiratory bronchiole)
S, 장막(serosa)
SM, 평활근(smooth muscle)
화살표, 종말세기관지의 끝(end of terminal bronchiole)

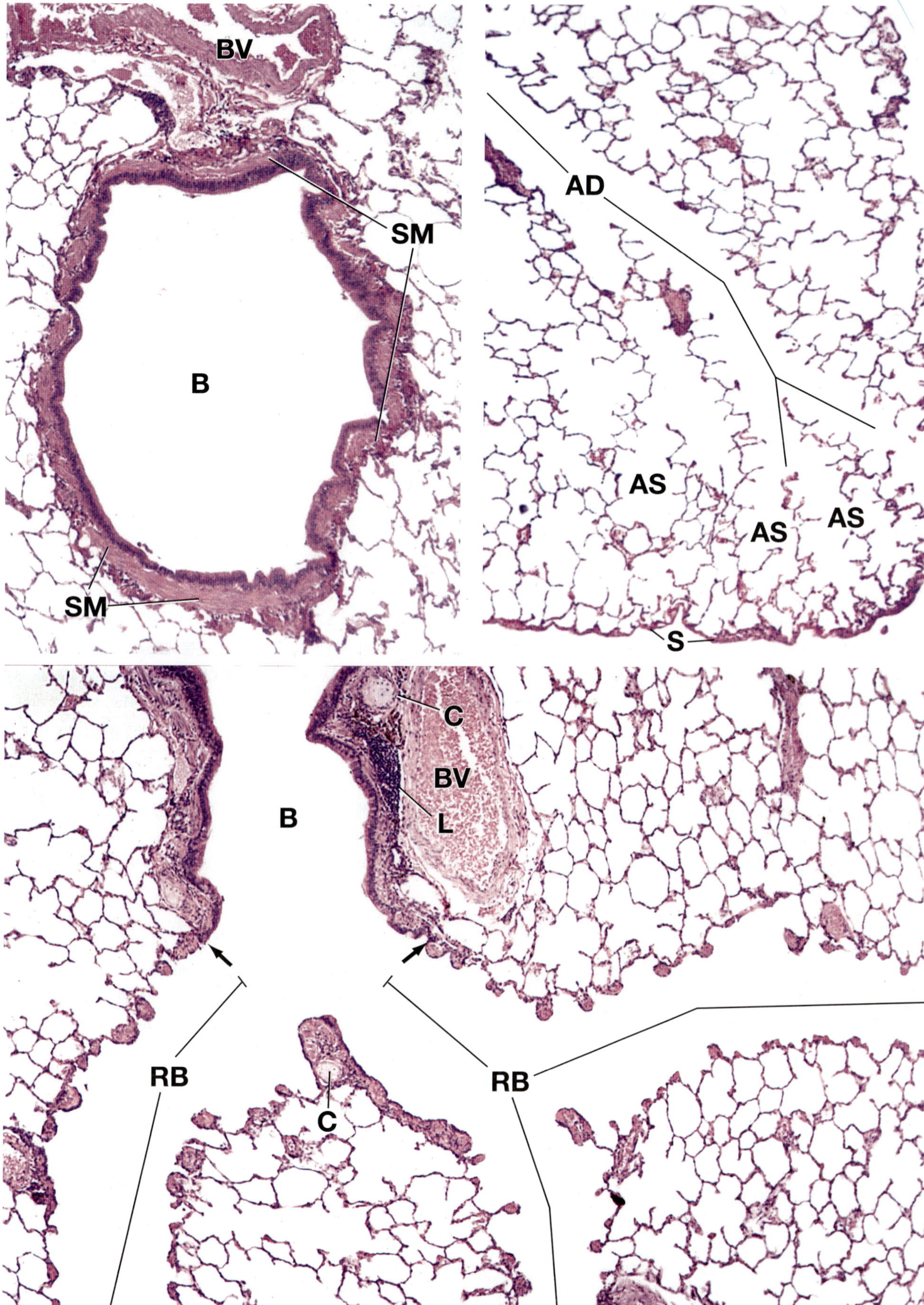
BV
SM
B
SM
AD
AS
AS
AS
S
C
BV
L
B
RB
C
RB

도판 19.5 ■ 종말세기관지, 호흡세기관지, 폐포(Terminal Bronchiole, Respiratory Bronchiole, Alveolus)

호흡세기관지(respiratory bronchiole)는 계속 분지하여 **폐포관**(alveolar duct)이 되며 이는 오로지 폐포(alveolus)의 열(row)에 의해서만 벽이 이루어진 통로이다. 그 벽에 있는 평활근(smooth muscle) 고리는 둥근 손잡이 모양의 폐포간중격(interalveolar septum)을 형성한다. 폐포관은 **폐포낭**(alveolar sac)을 형성하며 끝난다. 폐포낭은 이곳으로 열리는 폐포의 무리에 의해 둘러싸인 조금 확장된 공간이다. 폐포는, 아주 얇은 편평세포(squamous cell)로서 95%의 폐포 표면을 구성하는 **1형폐포세포**(type I alveolar cell)와, **표면활성물질**(surfactant)을 분비함으로써 공기과 상피세포 사이에 형성된 표면장력(surface tension)을 줄여주는 입방세포(cuboidal cell)인 **2형폐포세포**(type II alveolar cell)로 덮여 있다. 인접한 폐포 사이의 벽을 **폐포간중격**(interalveolar septum)이라 지칭하며, 이것은 폐포상피세포와 이들의 기저판(basal lamina) 및 모세혈관내피세포(capillary endothelium)와 그 기저판으로 이루어진다. 두 기저판 사이에는 결합조직 성분이 존재할 수 있다. 이 **폐포간중격**은 **공기혈액장벽**(air-blood barrier)을 형성한다.

종말세기관지(terminal bronchiole), 폐(lung), 사람, 헤마톡실린-에오신(hematoxylin and eosin, H&E) ×550.

종말세기관지(terminal bronchiole) 벽의 조직학적 소견을 사진을 통해 알 수 있다. 섬모상피(ciliated epithelium)는 사진 위쪽에서 마름모로 지적된 부위까지를 덮고 있다. 이를 **위중층섬모원주상피**(ciliated pseudostratified columnar epithelium, *PsEp*)라 일컫는다. 일부 기저세포(basal cell)가 아직 관찰되므로 위중층원주라는 표현이 합당하다. 다른 부위에서 상피는 단층섬모원주상피(ciliated simple columnar epithelium)이거나 호흡세기관지(respiratory bronchiole)가 되기 직전에는 무섬모입방세포(cuboidal nonciliated cell) 또는 낮은무섬모원주세포(low columnar nonciliated cell)도 존재할 수 있다. 마름모 아래쪽에서 관찰되는 이들 무섬모세포는 **곤봉세포**(club cell, *CC*)이다. 곤봉세포는 표면활성물질(surface-active agent)을 생성하여 폐의 확장을 기계적으로 가능하게 한다. 세기관지 벽의 평활근(smooth muscle, *SM*)은 다발을 이루며, 상피 밑이나 평활근 주위의 다른 세포는 결합조직(connective tissue) 세포들이다.

호흡세기관지(respiratory bronchiole), 폐(lung), 사람, 헤마톡실린-에오신(H&E) ×550.

호흡세기관지(respiratory bronchiole)의 벽을 이 사진과 좌측 아래 사진에서 볼 수 있다. 두 사진에서 모두 좌측에 위치하는 폐포(alveolus, *A*)는 최종적 공기 공간(terminal air space)이며, 호흡세기관지의 내강은 우측에 위치한다. 특징적으로 호흡세기관지의 벽은 두껍고 얇은 부위가 교대로 존재한다. 두꺼운 부위는 원주상피세포(columnar epithelium) 대신 입방형의 곤봉세포가 존재하여 표면을 이루는 것 외에는 세기관지와 비슷하다. 따라서 이 사진에서 보이듯이 **곤봉세포**(club cell, *CC*)가 두꺼운 부위의 표면을 이루는 세포이며, **평활근 다발**(smooth muscle bundle, *SM*)이 소량의 결합조직을 사이에 두고 곤봉세포 아래 존재한다. 얇은 부위는 폐포의 벽과 비슷한 벽으로 이루어지며, 다음 그림에서 이에 대한 설명을 기술하였다.

호흡세기관지(respiratory bronchiole), 폐(lung), 사람, 헤마톡실린-에오신(H&E) ×550.

이 사진의 **호흡세기관지**(respiratory bronchiole)는 우측 위 사진에서 관찰되는 부분보다 조금 더 원위부(distal) 표본이다. 형태적으로 호흡세기관지의 벽은 폐포(*A*)가 둘러싸고 있으며, 곤봉세포의 수가 더 적어지고 평활근 다발(smooth muscle bundle, *SM*)이 다소 더 가늘어진 것을 제외한다면, 기본적으로는 우측 위 사진과 동일하다.

폐포(alveolus), 폐(lung), 사람, 헤마톡실린-에오신(H&E) ×800.

폐포 벽의 중심 성분은 **모세혈관**(capillary, *C*)이며 어떤 부위에서는 결합조직 성분도 포함된다. 양쪽에서 폐포(alveolus, *A*)와 접하는 것은 얇은 편평세포(squamous cell)로서 모세혈관(capillary)과 공기 공간 사이에 있다. 이것이 **1형폐포세포**(pneumocyte type I cell)이다. 어떤 부위에서 1형세포는 모세혈관내피세포의 것과 융합된 단 하나의 기저판(basal lamina) 만을 사이에 두고 분리되어 있다. 이런 부위가 폐포모세혈관복합체(alveolar-capillary complex)의 얇은 부위(thin portion)이며 사진 상부에서 쉽게 볼 수 있다(화살표들). 가스 교환(gas exchange)은 이 얇은 부위에서 일어난다. 그 외에 다른 곳에서는 1형폐포세포와 모세혈관 내피세포 사이에 결합조직이 존재하여 이들 세포는 자기 자신의 기저판을 지니고 있다.

둘째 유형인 **2형폐포세포**(pneumocyte type II cell) 또는 중격세포(septal cell, *SC*)도 폐포의 공기 공간을 덮고 있다. 이들 세포는 편평세포가 아닌 전형적으로 둥근 형태로서 핵 주위를 상당한 양의 세포질이 둘러싸고 있고, 일부는 더 옅게 염색되기도 한다. 중격세포는 곤봉세포와는 다른 표면활성물질(surface-active agent)을 분비하며 이 물질 또한 폐가 확장되는데 기여한다.

A, 폐포(alveolus)
C, 모세혈관(capillary)
CC, 곤봉세포(club cells)
PsEp, 위중층원주상피(pseudostratified columnar epithelium)
SC, 2형폐포세포(중격세포[septal cell, pneumocyte type II cell])
SM, 평활근(smooth muscle)
화살표, 폐포모세혈관복합체의 얇은 부위(thin portion of alveolar-capillary complex)
마름모, 위중층원주상피와 곤봉세포 사이의 연접 부위(junction between pseudostratified columnar epithelium and club cells)

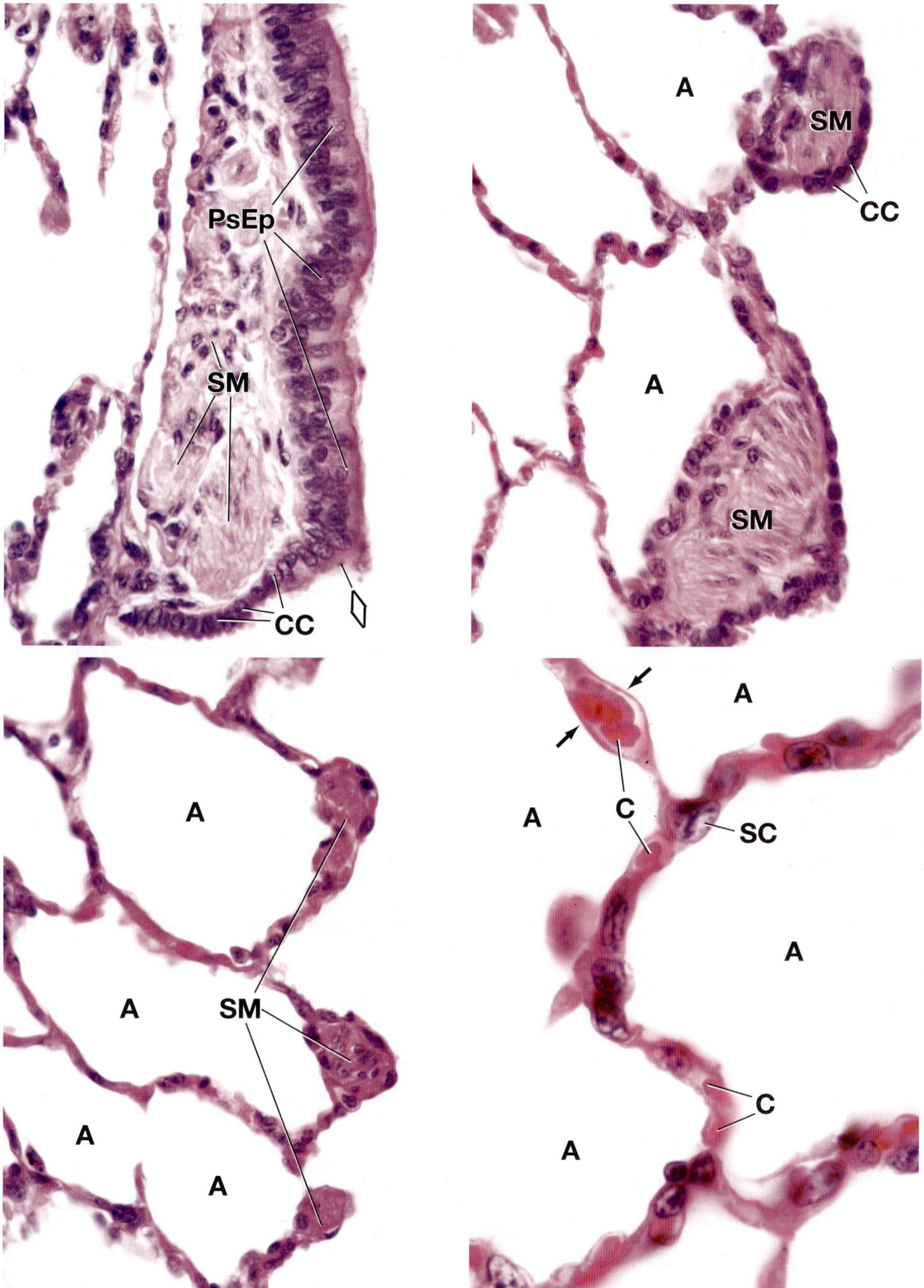
PsEp
SM
CC
A
SM
CC
A
SM
A
SM
A
A
A
A
A
C
SC
A
A
C
A

20 비뇨계통
URINARY SYSTEM

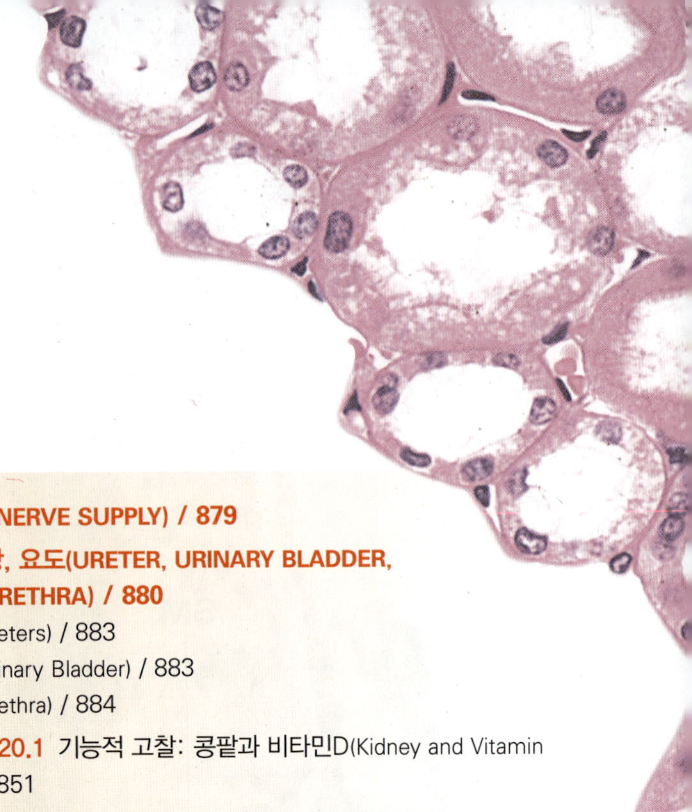

■ 비뇨계통의 개요(OVERVIEW OF THE URINARY SYSTEM)

비뇨계통은 한 쌍의 **콩팥**(신장, kidney), 한 쌍의 **요관**(ureter), **방광**(urinary bladder) 및 **요도**(urethra)로 구성된다. 요관은 콩팥에서 방광으로 이어지며, 요도는 방광에서 몸 바깥으로 이어진다.

콩팥은 체액과 전해질을 보존하고 대사노폐물을 처리하여 신체항상성에 중요한 역할을 한다.

폐(허파, lung)와 간(liver)처럼, **콩팥**은 필수적인 물질들을 회수하고 노폐물은 처분한다. **항상성**(homeostasis)을 유지하기 위해, 콩팥은 수분, 전해질 및 특정 대사물질들을 보존한다. 콩팥은 체액이 지나치게 산성이 될 때 수소(hydrogen)이온을 배설하고 또는 염기성이 될 때 중탄산염(bicarbonate)을 배설하는 방법으로, 산-염기 균형을 조절하고 일정한 혈장 pH를 유지한다. 콩팥은 세포외액(extracellular fluid)의 구성과 양을 조절하고 유지하는 데 중요한 역할을 한다. 세포에서 순환계로 배출된 대사노폐물은, 콩팥에서 여과를 통해 소변으로 **배설**(excretion)된다.

콩팥은 혈관이 잘 발달된 기관으로 심장박출량(cardiac output) 중 약 25%의 혈액을 받는다. 콩팥의 항상성, 배설 기능은 혈액이

사구체(토리, glomerulus)의 **여과장치**(filtration apparatus)에 도달하면서 시작된다. 처음에 혈장은 세포 및 큰 단백질들로부터 분리되어 **사구체초미세여과물**(glomerular ultrafiltrate) 또는 일차소변(primary urine)을 생성하고, 이후 콩팥 세포들에 의해 선택적 재흡수와 특정 분비과정을 거치며 변형된다. 최종 **소변**(urine)은 요관을 통해 방광으로 운반되며, 요도를 통해 배출될 때까지 저장된다.

최종 소변에는 수분과 전해질 이외에 요소(urea), 요산(uric acid), 크레아티닌(creatinine) 및 각종 물질의 분해산물들이 포함되어 있다.

콩팥은 내분비기관으로도 기능한다.

콩팥의 **내분비활동**(endocrine activity)들은 다음과 같다.

- 골수에 작용하고 감소된 혈중 산소 농도에 반응하여 적혈구 생산을 조절하는 당단백질 호르몬인 **적혈구형성인자**(erythropoietin, EPO)의 합성과 분비. 적혈구형성인자(EPO)는 콩팥 겉질(피질, cortex)의 세관주위모세혈관(peritubular capillary) 내피세포에서 합성되며, 골수에서 적혈구선조세포(erythrocyte progenitor, Er-P)의 표면에 발현되는 특이 수용체에 작용한다. **재조합사람적혈구형성인자**(recombinant human erythropoietin, rhEPO)는 **말기콩팥병**(말기신장병, end-stage renal disease) 환자의 **빈혈**(anemia) 치료에 사용된다. 또한 후천면역결핍증후군(AIDS) 환자에서 아지도티미딘(azidothymidine, AZT)과 같은 항바이러스제제 치료 시 발생하는 **골수억제**(bone marrow suppression) 관련 빈혈의 치료에도 쓰인다.
- 혈압과 혈액량의 조절에 관여하는 효소인, **레닌**(renin)의 합성과 분비. 레닌은 사구체옆세포(토리곁세포, juxtaglomerular cell)에서 만들어지며, 혈액에서 순환하는 안지오텐시노겐(angiotensinogen)을 분해하여 안지오텐신 I(angiotensin I)을 유리시킨다(866쪽 참조).
- 간에서 합성된 스테로이드(steroid) 전구물질인, **25-수산화비타민 D_3**(25-OH vitamin D_3)를, 활성 호르몬인 1,25-디히드록시비타민 D_3(1,25-$[OH]_2$ vitamin D_3)로, 수산화. 이 단계는 주로 부갑상샘호르몬(parathyroid hormone, PTH)에 의해 조절되며, **1알파-수산화효소**(1α-hydroxylase)의 자극에 의해 활성호르몬 생산을 증가시킨다(글상자 20.1).

■ 콩팥의 일반구조(GENERAL STRUCTURE OF THE KIDNEY)

콩팥(kidney)은 크고 붉은 강낭콩모양의 기관으로 복막뒤공간(retroperitoneal space)에서 척주(spinal column)의 양옆에 위치한다. 콩팥은 12번째 등(척추)뼈(흉추, thoracic vertebra)에서 3번째 허리(척추)뼈(요추, lumbar vertebra)에 걸쳐 있으며, 오른쪽 콩팥이 약간 아래에 위치한다. 각 콩팥은 대략 길이 10 cm, 넓이(오목모서리에서 볼록모서리) 6.5 cm, 두께 3 cm이다. 각 콩팥의 **위끝**(upper pole)에는, 콩팥근막(renal fascia)과 두꺼운 콩팥주위지방(perirenal adipose tissue)속에 묻혀 있는 **부신**(콩팥위샘, adrenal gland)이 위치한다. 콩

글상자 20.1

기능적 고찰: 콩팥과 비타민D(Kidney and Vitamin D)

비타민D는, 이름(비타민이 생명을 위해 필수적인 물질이란 뜻)에도 불구하고, 실제 혈장 칼슘(calcium) 수치를 조절하는 완전한 활성호르몬이 되기 위해서는 일련의 변환과정이 필요한, 비활성 전구물질(inactive precursor)이다. 인체에서 비타민D는 두 곳에서 얻을 수 있다.

- **피부**에서, **비타민D_3(콜레칼시페롤** cholecalciferol)는 전구물질인 7-탈수산화콜레스테롤(7-dehydrocholesterol)에 자외선이 작용하여 빠르게 합성된다. 피부는 비타민D_3의 주요 공급원으로, 특히 비타민D가 음식으로 보충되지 못하는 지역에서 중요하다. 일반적으로 하루 30분에서 2시간 정도 햇빛에 노출되면 하루에 필요한 비타민D의 양을 충분히 공급할 수 있다.
- **음식**에서, 비타민D_3는 암죽미립(유미미립, chylomicron)과 함께 작은창자(소장)로 흡수된다.

혈액에서, 비타민D_3는 **비타민D-결합단백질**(vitamin D-binding protein)과 결합하여 간(liver)으로 운반된다. 첫 번째 변환은 간에서 일어나며, 비타민D_3의 수산화(hydroxylation)를 통해 **25-수산화비타민D_3**(25-OH vitamin D_3)를 형성한다. 25-수산화비타민D_3는 혈액으로 운반되며, 콩팥의 근위세관(proximal tubule)에서 두 번째 수산화 과정을 거쳐 활성도가 높은 **1,25-디히드록시비타민D_3**(1,25-$(OH)_2$ vitamin D_3, **칼시트리올** calcitriol)로 된다. 이 과정은 부갑상샘호르몬(PTH)의 분비를 유발하는 혈장 칼슘이온(Ca^{2+}) 농도에 의해 간접적으로 조절되거나, 또는 순환 인(phosphates)의 감소에 의해 직접적으로 조절되며, 이어서 1알파-수산화효소(25-수산화비타민D_3를 활성화된 1,25-디히드록시비타민D_3로 전환시키는 효소)의 활성을 자극한다. 활성화된 1,25-디히드록시비타민D_3는 순환계로 방출되어 장내 칼슘이온 및 인의 흡수를 촉진하고, 뼈로부터 칼슘이온을 유리시킨다. 그러므로 1,25-디히드록시비타민D_3는 뼈와 치아의 정상적인 발생과 성장에 필수적이다. 이와 관련된 화합물인 **비타민 D_2(에르고칼시페롤** ergocalciferol)는 비타민D_3와 같은 전환단계들을 거치며, 동일한 생물학적 효과를 보인다.

말기의 **만성콩팥병**(만성신질환, chronic kidney disease) 환자는 비타민D가 활성화된 형태로 적절하게 전환되지 못하며, 비타민D_3결핍(vitamin D_3 deficiency)이 발생한다. 성인에서 비타민D_3 결핍은 뼈의 무기질침착(mineralization) 장애를 유발하여 뼈밀도를 감소시킨다. 만성콩팥병 환자(특히 장기간 혈액투석을 받는)에게는 이차부갑상샘기능항진증(secondary hyperparathyroidism)으로 인한 칼슘항상성 장애를 예방하기 위해, 흔히 비타민D_3 및 칼슘보충제가 필요하다. 어린 시절에 비타민D_3가 결핍되면, 비정상적인 뼈 골화(abnormal bone ossification)를 일으키는 질환인 **구루병**(rickets)이 발생한다.

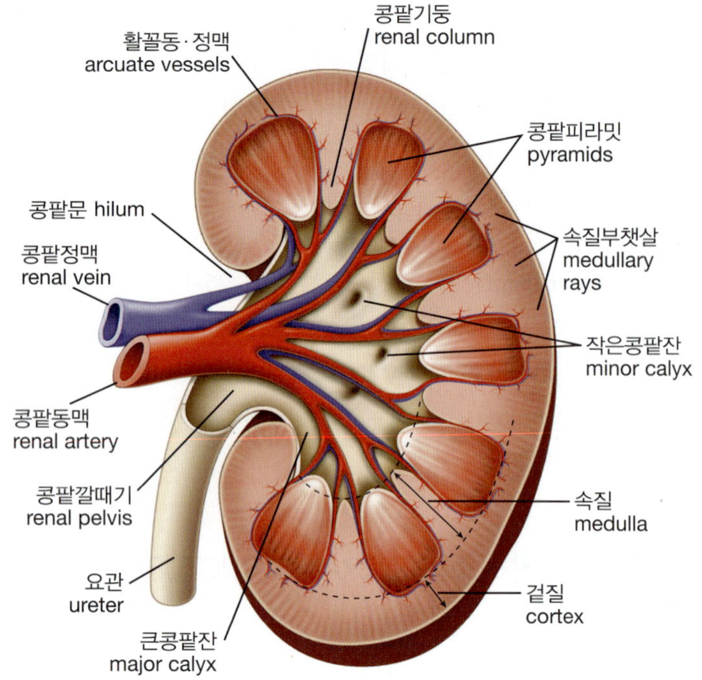

그림 20.1 콩팥 구조의 모식도. 이 그림은 콩팥을 반으로 잘라 관찰한 것으로 콩팥의 특징적인 구조를 나타낸다.

팥의 **안쪽모서리**(medial border)는 오목하며, **콩팥문**(hilum)이라고 하는 깊은 수직 틈새가 있다. 콩팥문으로 혈관과 신경이 통과하며, 요관의 시작부위가 깔때기 모양으로 확장된 **콩팥깔때기**(신우, renal pelvis)가 나간다. 콩팥의 단면은 이러한 구조들이 **콩팥굴**(콩팥동, renal sinus)이라고 하는 공간에서 콩팥문 속에 놓여 있는 양상을 보여준다(그림 20.1). 이 그림에서는 보이지 않지만, 이 구조들 사이와 주위공간은 성긴결합조직과 지방조직으로 채워져 있다.

피막(Capsule)

콩팥의 표면은 결합조직 **피막**(capsule)으로 덮여 있다. 피막은 두 층으로 구성되어 있으며, 바깥층에는 섬유모세포(fibroblast)와 아교섬유(콜라겐섬유, collagen fiber), 속층에는 근섬유모세포(myofibroblast)의 세포성분으로 이루어져 있다(그림 20.2). 근섬유모세포는 수축성이 있으며, 콩팥 기능과 관련된 부피 및 압력 변화에 견디도록 한다. 그러나 구체적인 역할은 아직 알려지지 않았다. 피막은 콩팥문에서 안쪽으로 들어가 콩팥굴을 덮는 결합조직을 이루며, 콩팥잔(신배, calyx)과 콩팥깔때기의 벽을 이루는 결합조직으로 연결된다(그림 20.1 참조).

겉질과 속질(Cortex and Medulla)

콩팥을 반으로 잘라서 육안으로 관찰하면, 확연히 다른 두 부분으로 나눌 수 있다.

- **겉질**(피질, cortex), 바깥쪽의 적갈색 부분
- **속질**(수질, medulla), 안쪽의 옅은 회색 부분

고정하지 않은 콩팥 단면의 색은 이 장기의 혈액분포를 반영한다. 콩팥을 통과하는 혈액의 약 90~95%는 겉질을 통과하고, 5~10%만이 속질을 통과한다.

겉질에는 콩팥소체 및 그와 관련된 세관들이 있다.

겉질은 **콩팥소체**(renal corpuscle)와 함께 **콩팥단위**(nephron)의 **곱슬세관**(convoluted tubule)과 **곧은세관**(straight tubule), **연결세관**(connecting tubule), **집합관**(collecting duct) 및 풍부한 혈관으로 구성된다. **콩팥단위**는 콩팥의 기본 기능단위(functional unit)이며 이 장의 뒷부분에서 설명하기로 한다. 콩팥소체는 공모양(구형, spherical structures) 구조로 육안으로는 관찰하기 어렵다. 이들은 콩팥단위의 시작부분을 구성하고 있으며 **사구체**(토리, glomerulus)라는 독특한 모세혈관 그물구조를 포함한다.

콩팥 표면에 수직인 각도로 절단하여 겉질단면을 관찰하면, 속질에서 나오는 것으로 보이는 일련의 수직 줄무늬들이 나타난다(그림 20.1 참조). 이 줄무늬들은 **속질부챗살**(medullary rays of Ferrein)이다. 이러한 이름은 줄무늬가 속질로부터 방사상으로 퍼져 나가는 양상을 반영한다. 약 400~500개의 속질부챗살들이 속질에서 겉

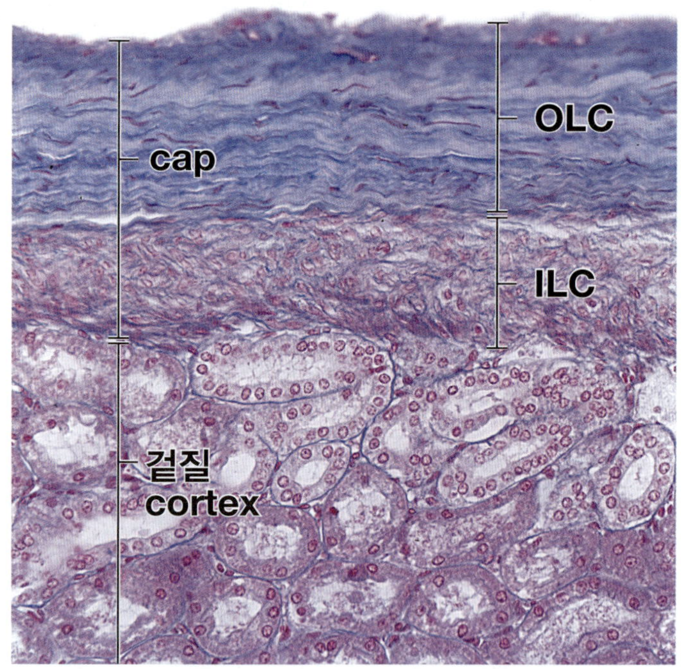

그림 20.2 사람 콩팥 피막의 사진. 말로리-아잔(Mallory-Azan) 염색 사진으로 피막(capsule, *cap*)과 그 밑에 있는 겉질(cortex)의 일부를 보여준다. 피막바깥층(outer layer of the capule, *OLC*)은 치밀결합조직이다. 피막바깥층의 섬유모세포(fibroblasts)는 상대적으로 그 수가 적다; 핵이 좁고 길며 붉게 염색되어 푸르게 염색되는 주변의 콜라겐섬유와 대조된다. 피막속층(inner layer of the capule, *ILC*)은 표본의 방향에 따라 둥글거나 길며 붉게 염색되는 핵을 갖는 다수의 근섬유모세포(myofibroblasts)로 구성된다. 피막속층에는 콜라겐섬유가 상대적으로 빈약하며, 바깥층에 섬유모세포가 적은 것과 비교하여 근섬유모세포가 풍부하게 존재한다. ×180.

질로 뻗어나간다.

각 속질부챗살은 곧은세관과 집합관의 집합체이다.

각각의 속질부챗살은 콩팥단위의 **곧은세관**(straight tubule)과 **집합관**(collecting duct)을 포함하고 있다. 속질부챗살들 간의 사이영역에는 콩팥소체, 콩팥단위의 곱슬세관 및 연결세관이 존재한다. 이 영역을 **겉질미로**(cortical labyrinth)라 한다. 각 콩팥단위와 **연결세관**(connecting tubule; 콩팥단위를 속질부챗살의 집합관으로 연결)은 **요세관**(uriniferous tubule)을 형성한다.

속질은 곧은세관, 집합관 및 특수 모세혈관 다발인 곧은혈관으로 구성되어 있다.

콩팥단위의 **곧은세관**과 **집합관**은 겉질에서 속질까지 이어진다. 모세혈관 다발인 **곧은혈관**(vasa recta)은 이와 동반되어 다양한 세관들과 평행하게 주행한다. 곧은혈관은 소변농축을 조절하는 **역류교환계통**(countercurrent exchange system)의 혈관부분에 해당한다.

속질의 세관(tubules in the medulla)들은 그 배열과 길이의 차이로 인해, 전체적으로 **콩팥피라밋**(pyramid)이라는 다수의 원뿔구조(conical structures)를 형성한다(그림 20.3). 사람의 콩팥에는 보통 8~12개, 많으면 18개의 콩팥피라밋이 존재한다. 콩팥피라밋의 바닥은 겉질을 향해 있고, 꼭대기는 콩팥굴을 향한다. 각 피라밋의 꼭대기 부분은 **콩팥유두**(papilla)라 하며, 콩팥깔때기(신우)가 컵 모양으로 연장된 구조인 작은콩팥잔(소신배, minor calyx)으로 돌출되어 있다. 콩팥유두의 끝은 집합관의 구멍들로 뚫려 있는데, 이를 **체구역**(area cribrosa)이라 한다(그림 20.4). 작은콩팥잔은 2~3개의 **큰콩팥잔**(대신배, major calyce)이 분지된 것이며, 큰콩팥잔은 콩팥깔때기가 분지된 것이다(그림 20.1 참조).

각 콩팥피라밋은 겉질에 인접한 **바깥속질**(외수질, outer medulla)과 **속속질**(내수질, inner medulla)로 나뉜다. 바깥속질은 다시 **바깥줄무늬**(outer stripe)와 **속줄무늬**(inner stripe)로 세분된다. 이런 구역화(zonation) 및 줄무늬(stripes)는 신선 표본(fresh specimen)의 시상단면에서 쉽게 확인할 수 있다. 이와 같은 층(구역)들이 나타나는 것은 피라밋 내의 특정 수준에 콩팥단위의 독특한 부분들이 위치하기 때문이다(그림 20.3).

콩팥기둥은 속질에 포함된 겉질조직이다.

콩팥피라밋 위에 놓인 겉질조직 덮개(caps of cortical tissue)는 피라밋의 가쪽 주변으로 광범위하게 확장되며, **콩팥기둥**(renal column of Bertin)을 형성한다. 콩팥기둥은 겉질조직과 동일한 구성요소들을 포함하고 있지만, 속질의 일부로 간주된다. 겉질조직의 양이 너무 많아서, 마치 아이스크림 덩어리가 아이스크림 콘 옆으로 넘치는 것 같이, 피라밋의 옆으로 "흘러넘치게(spills)" 된다.

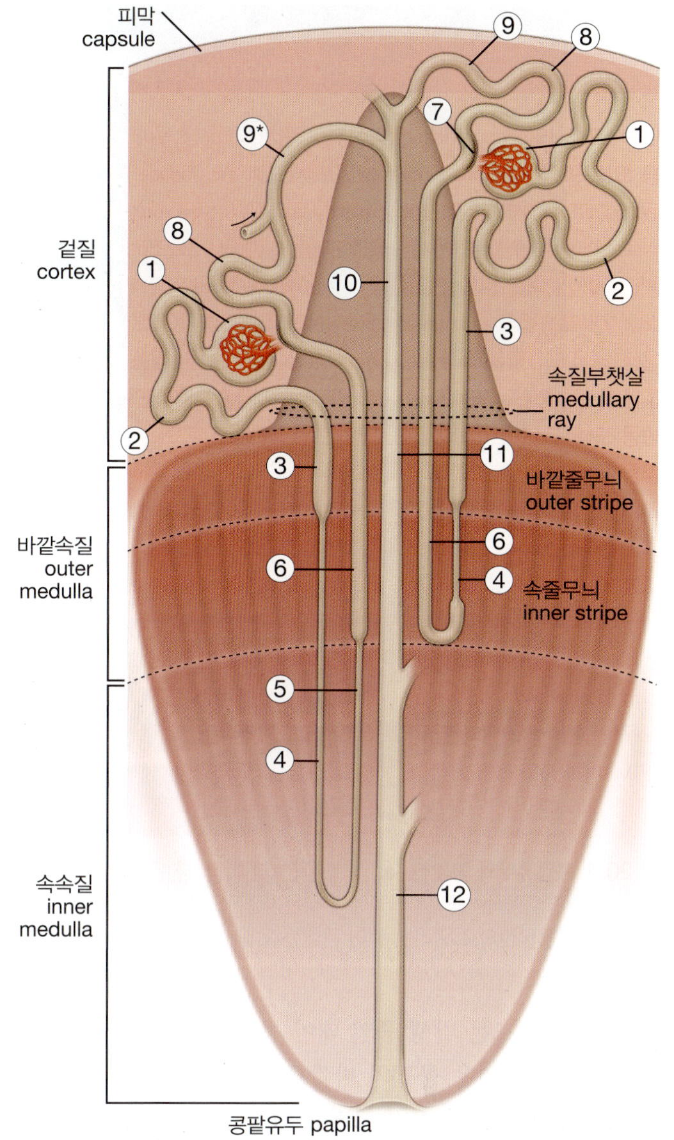

그림 20.3 콩팥에서 구조들의 표준용어를 보여주는 모식도. 두 가지 종류의 콩팥단위와 각각의 연관된 분비관계통을 보여준다. 긴고리콩팥단위(long-looped nephron)는 그림 *왼쪽*에 보이며, 짧은고리콩팥단위(short-looped nephron)는 *오른쪽*에 보인다. 겉질(cortex), 속질(medulla), 콩팥유두(papilla) 및 피막(capsule)의 상대적인 위치가 표시되어 있다(일정한 비율로 그리지 않았음). 겉질에서 거꾸로 된 원뿔모양의 부위는 속질부챗살(medullary ray)에 해당한다. 콩팥단위의 각 부위는 숫자로 표시하였다: *1*, 사구체와 보우만주머니를 포함하는 콩팥소체; *2*, 근위곱슬세관; *3*, 근위곧은세관; *4*, 내림가는다리; *5*, 오름가는다리; *6*, 굵은오름다리(원위곧은세관); *7*, 굵은오름다리의 끝 부분에 위치한 치밀반점; *8*, 원위곱슬세관; *9*, 연결세관; *9**, 속질곁콩팥단위의 아치를 형성하는 연결세관(활꼴연결세관); *10*, 겉질집합관; *11*, 바깥속질집합관; *12*, 속속질집합관. (Kriz W, Bankir L의 것을 수정. A standard nomenclature for structures of the kidney. The Renal Commission of the International Union of Physiological Sciences. *Kidney Int* 1988;33:1–7.)

콩팥엽과 소엽(Kidney Lobes and Lobules)

콩팥엽과 속질피라밋의 개수는 동일하다.

각 **속질피라밋**(medullary pyramid)과 그 바닥 및 옆면(인접한 각 콩팥기둥의 절반)에 있는 관련 겉질조직을 합쳐서 **콩팥엽**(lobe)이라 한

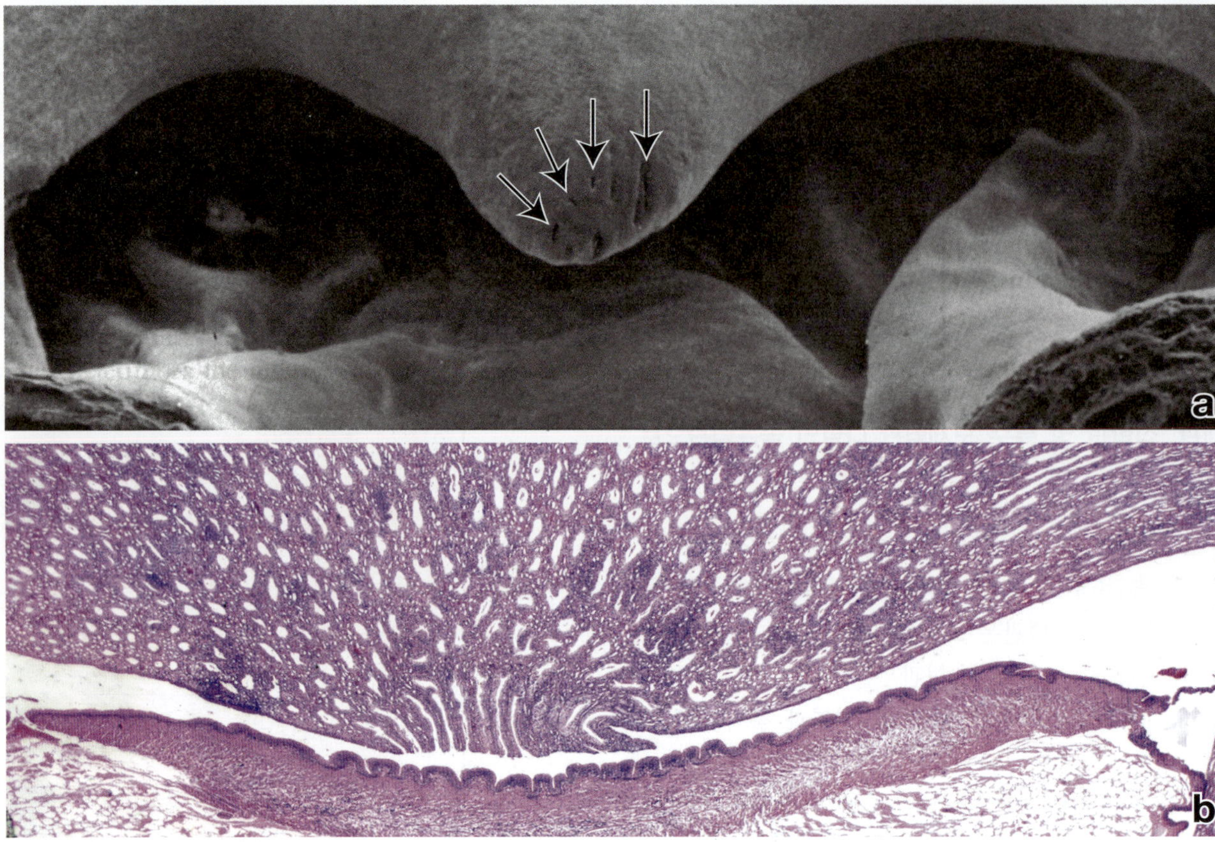

그림 20.4 콩팥유두와 콩팥잔. a. 이 주사전자현미경사진은 콩팥잔으로 돌출한 원뿔모양의 콩팥유두를 보여준다. 유두의 꼭대기에는 집합관(유두관)이 열리는 구멍(*화살표*)이 있다. 이 관들은 콩팥피라밋에서 작은콩팥잔으로 소변을 전달한다. 구멍이 난 유두의 표면을 체구역이라 한다. ×24. **b.** 유두의 H&E 염색 사진으로 집합관의 원위부분이 작은콩팥잔으로 열리는 것이 관찰된다. ×120. (Dr. C. Craig Tisher 제공.)

다. 콩팥엽의 구조는 발생 중인 태아 콩팥에서 뚜렷하게 볼 수 있다(그림 20.5). 각 엽은 콩팥의 바깥 표면에 볼록하게 나타나다가, 보통 출생 후에는 사라진다. 그러나 태아 콩팥의 전형적인 표면볼록함(surface convexities)은 10대까지 지속되기도 하며, 일부에서는 성인까지 남아있을 수 있다. 사람의 각 콩팥에는 8~18개의 엽이 있다. 일부 동물들은 콩팥피라밋을 하나만 가지고 있으며, 사람의 다엽콩팥(multilobar kidney)과 대조적으로, 단엽콩팥(unilobar kidney)으로 분류된다.

콩팥소엽은 집합관과 이곳으로 배출되는 모든 콩팥단위로 구성된다.

콩팥엽은 중심의 속질부챗살과 양쪽 주변의 겉질조직으로 이루어지는 **콩팥소엽**(lobule)으로 더 세분된다(그림 20.6과 도판 20.2, 890쪽). 콩팥소엽의 중심축은 쉽게 확인할 수 있지만, 인접한 소엽들 사이의 경계는 결합조직 중격이 잘 구별되지 않는다. 소엽의 개념은 생리학적으로 중요하다. 속질부챗살은 한 그룹의 콩팥단위가 배출되는 집합관을 포함하며, 콩팥의 분비단위(renal secretory unit)를 이룬다. 이것은 샘의 분비단위(secretory unit) 또는 소엽(lobule)과 동일하다.

콩팥단위(The Nephron)

콩팥단위는 콩팥의 구조적, 기능적 단위이다.

콩팥단위(nephron)는 콩팥의 기본적인 구조적, 기능적 단위이다(그림 20.3 참조). 사람의 양쪽 콩팥에는 약 200만 개의 콩팥단위가 있다. 콩팥단위는 소변을 생산하며, 일반적인 샘의 분비부위에 해당한다고 볼 수 있다. 집합관은 소변의 최종 농축(final concentration of the urine)에 관여하며, 분비물의 농도를 조절하는 외분비샘들의 도관과 유사하다. 분비부위와 도관이 단일상피로부터 유래(a single epithelial outgrowth)하는 일반적인 외분비샘과 달리, 콩팥단위와 그 집합관은 별개의 원기(primordia)에서 발생하며 이후에 서로 연결된다.

콩팥단위의 일반적인 구성(General Organization of the Nephron)

콩팥단위는 콩팥소체와 세관으로 구성된다.

앞서 언급했듯이, **콩팥소체**(renal corpuscle)는 콩팥단위의 시작 부분이다. 콩팥소체는 10~20개의 모세혈관고리(capillaries loops)가 뭉쳐진 **사구체**(토리, glomerulus)와, 그 주위를 싸고 있는 두 겹의 컵모양 상피층(double-layered epithelial cup)인 **보우만주머니**(보우만낭,

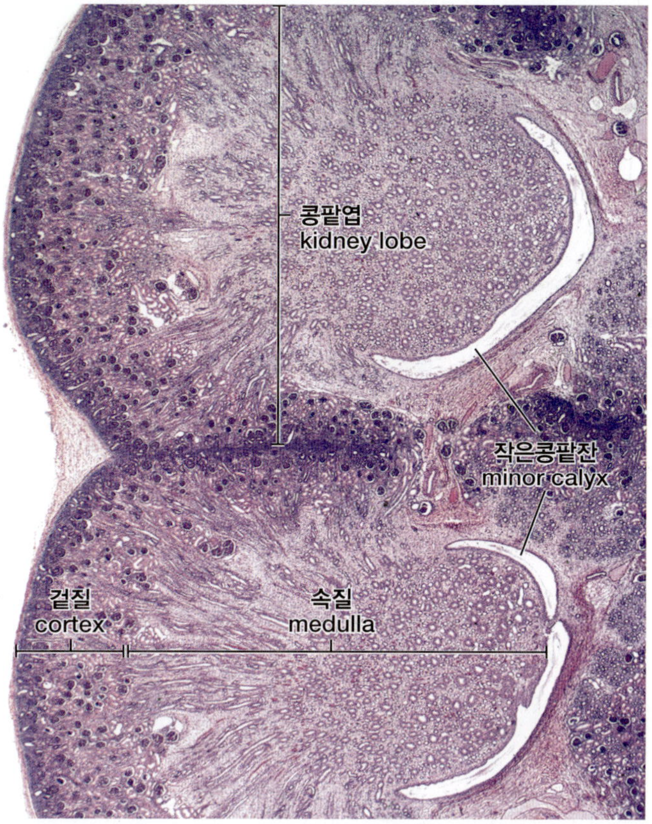

그림 20.5 태아 콩팥의 사진. H&E 염색된 사람 태아의 콩팥 사진으로 겉질(cortex), 속질(medulla) 및 두 개의 연관된 콩팥유두를 보여준다. 각각의 표면에 볼록하게 나온 것은 콩팥엽(kidney lobe)에 해당한다. 출생 후에는 콩팥엽들이 돌출된 볼록함이 사라지고 표면이 편평하게 된다. ×30.

Bowman capsule)로 구성된다. 보우만주머니에서는 사구체모세혈관을 통해 흐르는 혈액이 여과되고, **사구체초미세여과물**(glomerular ultrafiltrate)을 생성한다. 사구체모세혈관은 **들세동맥**(수입세동맥, afferent arteriole)에 의해 공급되며, **날세동맥**(수출세동맥, efferent arteriole)으로 배출된다. 이후 날세동맥은 분지되어 새로운 모세혈관그물을 형성하고 콩팥세관에 혈액을 공급한다. 들세동맥과 날세동맥이 보우만주머니의 벽층(parieal layer)으로 들어가고 나가는 곳을 **혈관극**(vascular pole)이라 한다. 이 반대편에는 근위곱슬세관이 시작되는 콩팥소체의 **요세관극**(urinary pole)이 있다(그림 20.7).

보우만주머니로부터 이어지는 콩팥단위의 나머지부분(세관부분 tubular parts)은 다음과 같다.

- **근위세관**(토리쪽세관, proximal thick segment): 굵은부분으로 구불구불한 근위곱슬세관(proximal convoluted tubule, pars convoluta)과 반듯한 근위곧은세관(proximal straight tubule, pars recta)으로 이루어짐
- **가는다리**(thin segment 또는 중간세관 intermediate tubule): 헨레고리(콩팥세관고리, loop of Henle)의 가는 세관부분을 형성함
- **원위세관**(먼쪽세관, distal thick segment): 굵은부분으로 반듯한 원위곧은세관(distal straight tubule, pars recta)과 구불구불한 원위곱슬세관(distal convoluted tubule, pars convoluta)으로 이루어짐

원위곱슬세관(distal convoluted tubule)은 연결세관을 통해 **겉질집합관**(피질집합관, cortical collecting duct)으로 이어지며, 요세관(콩팥단위와 집합관을 합한 구조)을 형성한다(그림 20.3 참조). 겉질집합관은 속질로 진행하며 **속질집합관**(수질집합관, medullary collecting duct)이 되고, 콩팥피라밋의 유두(papilla)에서 내용물을 비운다. 임상에서 용어를 사용할 때, 겉질집합관과 속질집합관 그리고 가끔 연결세관을 모두 뭉뚱그려서 **집합세관**(collecting tubule)이라 지칭하기도 한다. 이 책에서는 "집합세관"이라는 용어가 "연결세관"과 혼동되기도 하고, 정확하게 겉질에 위치하는지 혹은 속질에 위치하는지 규정하지 않는 이유로 사용하지 않기로 한다.

콩팥단위의 세관(Tubules of the Nephron)

콩팥단위의 세관부분은 그들이 취하는 경로(곱슬 또는 곧은), 위치(근위 또는 원위) 및 벽 두께(굵은 또는 가는)에 따라 명명된다.

보우만주머니로부터 시작해서, **콩팥단위**(nephron)의 순차적 부분은 다음 세관들로 구성된다.

- **근위곱슬세관**(proximal convoluted tubule)은 보우만주머니의 요세관극으로부터 시작된다. 이 부분은 매우 구불구불한 경로를 취하며 근위곧은세관으로 이어진다.
- **근위곧은세관**(proximal straight tubule)은 헨레고리의 굵은내림다리(*thick descending limb of the loop of Henle*)라고도 하며, 이 부분부터 세관이 속질로 내려간다.
- **내림가는다리**(thin descending limb, *이 책의 원서에서는 세관의 굵고 가는 차이를 더 강조하기 위해 '가는(thin)'을 먼저 사용하고 있으나, 세계학회에서 정한 공식용어는 '내려가는(descending)' 부분임을 더 중요하게 표현하는 descending thin limb임)은 속질에서 근위곧은세관이 이어진 부분이다. 이 부분은 머리핀(hairpin)처럼 U자형으로 구부러지고 겉질 방향으로 되돌아간다.
- **오름가는다리**(thin ascending limb, *공식용어는 '올라가는(ascending)' 부분임을 더 중요하게 표현하는 ascending thin limb임)은 내림가는다리가 U자형으로 구부러진 이후의 부분이다.
- **원위곧은세관**(distal straight tubule)은 보통 헨레고리의 굵은오름다리(*thick ascescending limb of the loop of Henle*)라 하며, 오름가는다리의 연속이다. 원위곧은세관은 속질을 통과하여 올라가 겉질의 속질부챗살로 들어가고, 콩팥단위가 시작했던 해당 콩팥소체 근처에 도달한다. 이후 원위곧은세관은 속질부챗살을 떠나 자신이 유래했던 콩팥소체의 혈관극과 접촉한다. 이 지점에서, 사구체의 들세동맥에 인접한 세관상피세포는 변형되어 **치밀반점**(macula densa)을 형성한다. 원위세관은 콩팥소체 부위를 떠나 원위곱슬세관이 된다.

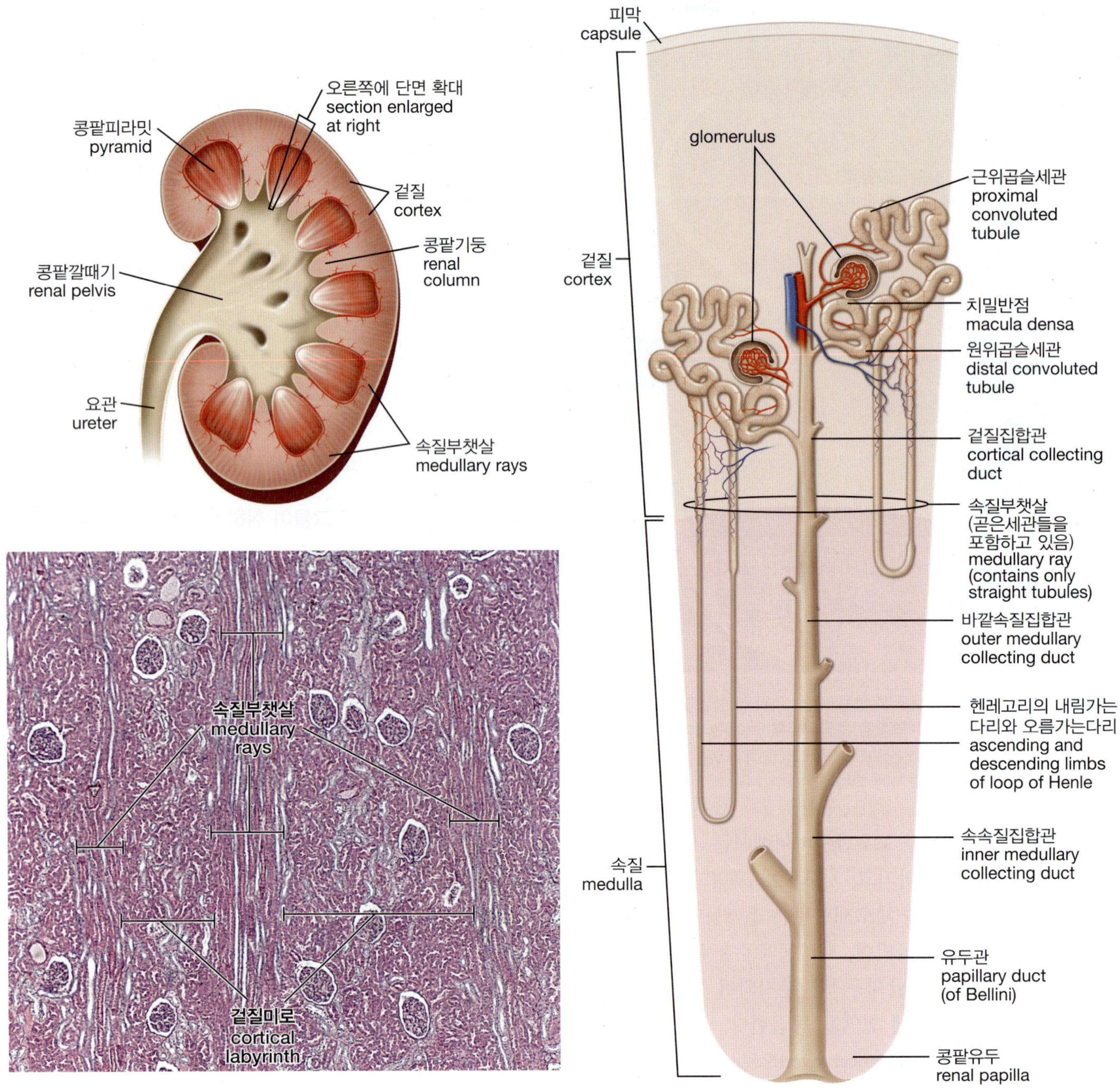

그림 20.6 성인 사람 콩팥의 모식도와 사진. *위 왼쪽*에 있는 *모식도*는 성인 사람 콩팥을 반으로 자른 모습을 나타낸다. *오른쪽의 모식도*는 두 종류의 콩팥단위 및 겉질(cortex)과 속질(medulla)에서 그 세관들과의 관계를 강조하기 위해 확대한 것이다. 위쪽의 콩팥단위(겉질중간콩팥단위)는 짧게 속질로 뻗으며 헨레고리의 가는다리가 짧다. 아래쪽에 보이는 콩팥단위(속질곁콩팥단위)는 헨레고리가 길며 속질 깊은 곳까지 이르고 있다. 두 종류의 콩팥단위 모두 속질부챗살(medullary ray)에 있는 겉질집합관(cirtical collecting duct)으로 유입된다. 사진은 겉질의 한 단면을 보여준다. 일련의 곧은세관들과 겉질집합관들을 포함하는 속질부챗살이 보이고, 그 사이에는 콩팥소체, 근위곱슬세관 및 원위곱슬세관들을 포함하는 겉질미로(cortical labyrinth)가 보인다. 콩팥소엽은 중심의 속질부챗살과 양쪽에 인접한 겉질미로의 절반으로 구성된다. ×60.

- **원위곱슬세관**은 근위곱슬세관보다 덜 구불구불하다. 따라서 겉질미로가 보이는 단면에서, 근위세관에 비해 원위세관의 수가 더 적게 보인다. 원위곱슬세관은 끝부분에서 **활꼴연결세관**(arched connecting tubule) 또는 **연결세관**(connecting tubule)을 통해 속질부챗살에 있는 집합관으로 이어진다.

헨레고리는 콩팥단위의 U자형 부분을 형성한다.

근위곧은세관, 내림가는다리, 오름가는다리 및 굵은오름다리(원위곧은세관)를 총칭하여 **헨레고리**(loop of Henle)라 한다. 일부 콩팥단위는 내림가는다리와 오름가는다리가 매우 짧다. 이런 경우, U자형으로 전환되는 머리핀회전(hairpin turn)은 가는다리가 아닌 굵은오름다리(원위곧은세관)에서 이루어진다.

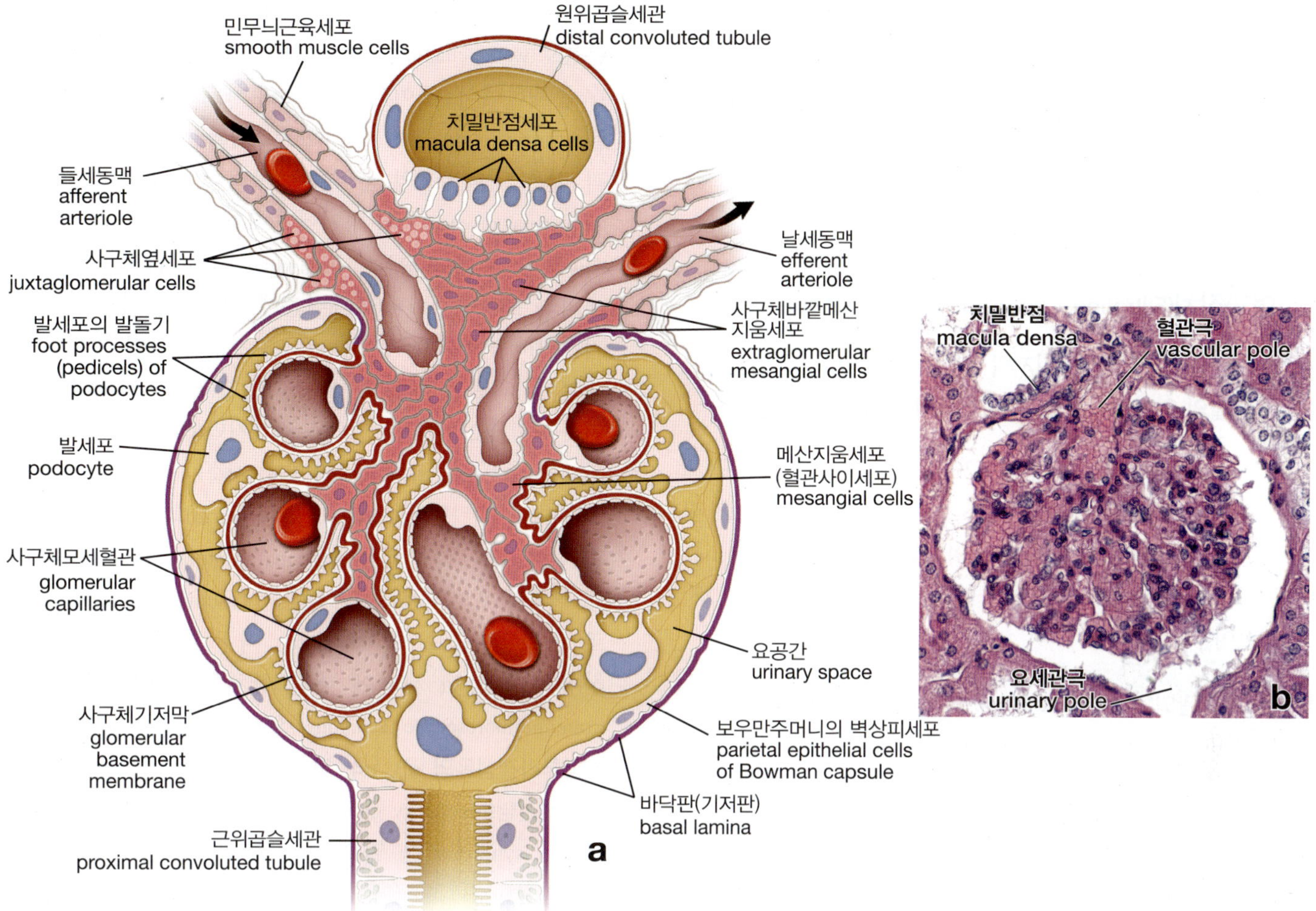

그림 20.7 콩팥소체의 구조. **a.** 이 모식도는 콩팥소체의 구성과 혈관극(vascular pole) 및 요세관극(urinary pole)과 연관된 구조들을 보여준다. 메산지움세포(혈관사이세포, mesangial cells)는 사구체모세혈관(glomerular capillaries)의 내피 및 사구체기저막(glomerular basement membrane)과 연관되어 있다. 원위세관의 치밀반점세포(macula densa cells)는 들세동맥(afferent arteriole)의 사구체옆세포(juxtaglomerular cells) 및 사구체바깥메산지움세포(extraglomerular mesangial cells)들과 근접하게 위치한다. **b.** H&E 염색 사진으로 콩팥소체를 보여준다. 치밀반점(macula densa)이 혈관극(vascular pole) 가까이에서 관찰된다. ×160. (Kriz W, Sakai T의 것을 수정. Morphological aspects of glomerular function. In: *Nephrology: Proceedings of the Tenth International Congress of Nephrology*. Bailliere-Tindall, 1987.)

콩팥단위의 종류(Types of Nephrons)

콩팥단위는 겉질의 콩팥소체 위치에 따라 여러 유형으로 구별된다(그림 20.3 참조).

- **피막밑콩팥단위**(subcapsular nephron) 또는 **겉질콩팥단위**(cortical nephrons)는 겉질의 바깥부분에 콩팥소체가 위치한다. 이들은 바깥속질까지만 뻗어 있는 짧은 헨레고리를 가지고 있다. 이들은 앞서 언급한 머리핀회전이 원위곧은세관에서 일어나는 전형적인 콩팥단위이다.
- **속질곁콩팥단위**(수질옆신장단위, juxtamedullary nephron)는 전체 콩팥단위 수의 약 1/8을 차지한다. 이들의 콩팥소체는 속질피라밋의 바닥 근처에 위치한다. 헨레고리의 길이가 길고, 피라밋의 속 부분까지 도달하는 긴 오름가는다리를 갖는다. 이런 구조적 특징은 소변농축기전(urine-concentrating mechanism)에 필수적이며, 자세한 내용은 다음에 설명한다.
- **중간콩팥단위**(intermediate nephron) 또는 **겉질중간콩팥단위**(midcortical nephron)는 겉질의 중간부위에 콩팥소체가 위치한다. 헨레고리의 길이는 중간 정도이다.

집합관(Collecting Ducts)

겉질집합관은 겉질에서 여러 콩팥단위의 **연결세관** 또는 **활꼴연결세관**들이 병합되어 속질부챗살로 들어가면서 시작된다. 겉질집합관은 속질에 도달하면 **속질집합관**(수질집합관, medullary collecting duct)이 된다. 이들은 피라밋의 꼭대기쪽으로 주행하며, 몇 개가 합쳐져서 더 큰 집합관(최대 200 μm)인 **유두관**(papillary duct 또는 duct of Bellini)이 되어 작은콩팥잔으로 열린다(그림 20.4 참조). 이런 집합관들의 구멍(openings of collecting duct)이 있는 콩팥유두 영역을 **체구역**(area cribrosa)이라 한다.

요약하면, 콩팥 실질의 육안적 모습은 콩팥단위의 구조를 반영하고 있다. 콩팥소체와 근위곱슬세관 및 원위곱슬세관은 모두 겉질미로에 위치한다. 곧은세관들은 겉질에서 속질부챗살 부분에 위치하며 그 구조의 대부분을 이루고 있다. 헨레고리의 내림가는다리와 오름가는다리는 항상 속질에 위치한다. 따라서 콩팥단위(그리고 겉질집합관)의 배열은 콩팥 단면에서 그림 20.6과 같이 특징적으로 나타난다.

콩팥의 여과장치(Filtration Apparatus of the Kidney)

콩팥소체는 사구체혈관내피, 기저막 및 보우만주머니의 내장층으로 구성된 콩팥의 여과장치를 포함하고 있다.

콩팥소체는 구형이고 평균 직경은 약 200 μm이다. 이것은 사구체모세혈관 다발과 그 주위를 싸고 있는 보우만주머니의 내장층 및 벽층으로 구성된다(그림 20.8). **사구체여과장벽**(glomerular filtration barrier)은 보우만주머니의 벽층에 둘러싸인 여과장치로, 세 가지 구성요소로 이루어진다.

- **사구체모세혈관의 내피**(endothelium of the glomerular capillary). 수많은 창(fenestrations)이 뚫려 있다(그림 20.9). 이 창들은 다른 모세혈관들에 비해 크며(직경이 70~90 nm), 수도 많고 불규칙한 모양이다. 또한 다른 유창모세혈관들에서 관찰되는 가로막(diaphragm)이 없다. 사구체모세혈관의 내피세포에는 수분통로(water channel)인 아쿠아포린1(aquaporin-1, AQP-1)이 다수 존재하여서, 물이 내피를 통해 빠르게 이동할 수 있다. **산화질소**(nitric oxide, NO) 또는 **프로스타글란딘**(prostaglandin, PGE_2)과 같은 내피세포의 분비물은 여러 **혈전사구체질환**(thrombotic glomerular disease)들의 병인에 중요한 역할을 한다.
- **사구체기저막**(토리바닥막, glomerular basement membrane, GBM). 내피와 보우만주머니의 내장층에 해당하는 발세포(podocyte)의 기저막(바닥막)이 두껍게(300~370 nm) 결합된 것이다. 두껍기 때문에, 과요드산-쉬프(PAS) 염색 조직표본에서 뚜렷하게 보인다(그림 1.2 7쪽 참조). 사구체기저막(GBM)은 **IV형콜라겐섬유**(type IV collagen, 주로 α3, α4 및 α5 사슬), **라미닌**(laminin), **니도겐**(nidogen), **엔탁틴**(entactin), 어그린(agrin)과 펄레칸(perlecan) 등과 같은 **헤파란황산염단백당**(heparan sulfate proteoglycan) 및 세포 부착에 관여하는 **다중부착당단백질**(multiadhesive glycoprotein)로 구성된다(222~223쪽 참조). 사구체기저막은 IV형콜라겐섬유의 특정 α 사슬에 대한 항체를 사용하여 면역형광법(immunofluorescence techniques)으로 관찰할 수 있다(그림 20.10). **IV형콜라겐섬유의 α3, α4, 및 α5 사슬** 유전자 돌연변이는, **유전사구체신염**(hereditary glomerulonephritis)의 일종인 **알포트증후군**(Alport syndrome)을 일으키며, 혈뇨(hematuria, 소변에서 적혈구

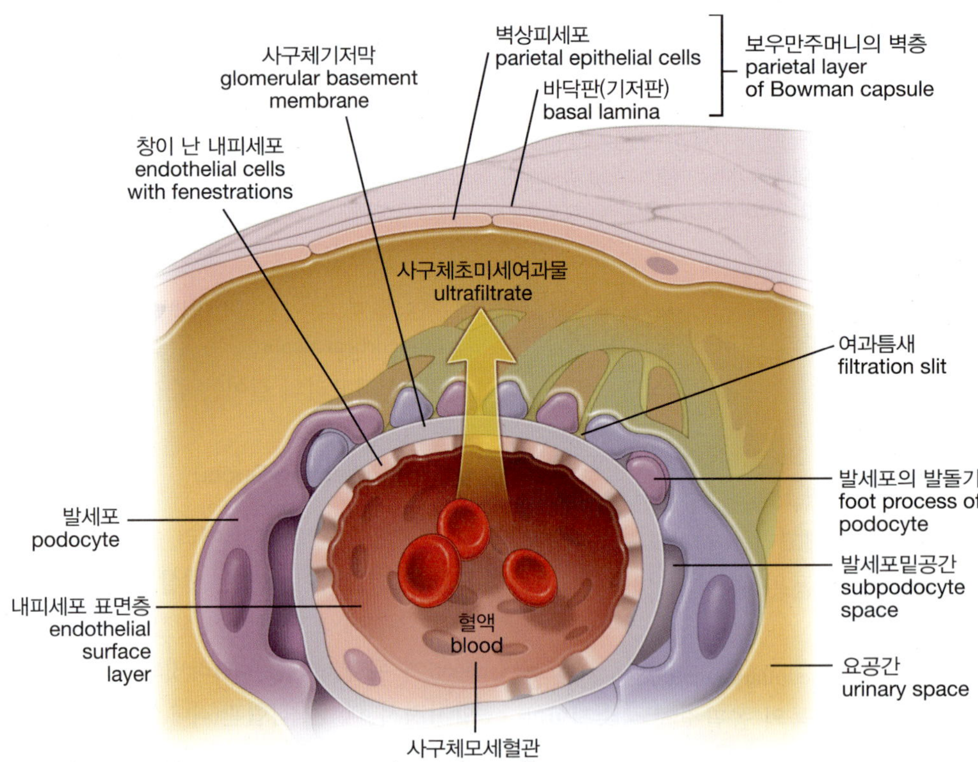

그림 20.8 여과장벽의 모식도. *화살표*는 혈장액(plasma fluid)이 사구체여과장벽을 통과하여, 사구체초미세여과물(ultrafiltrate, 일차소변 primary urine)을 형성하고 보우만주머니(보우만낭, Bowman capsule)의 요공간(urinary space)으로 고이는 것을 나타낸다. 여과장벽은 창(fenestrations)이 난 사구체모세혈관의 내피, 사구체기저막(glomerular basement membrane) 및 여과틈새(filtration slit)와 발돌기(foot processes)를 가진 발세포(podocyte)로 구성되는 것을 주목하라. 또한 당단백질들로 덮인 내피표면층(endothelial surface layer)과 발세포밑공간(subpodocyte space)이 보인다.

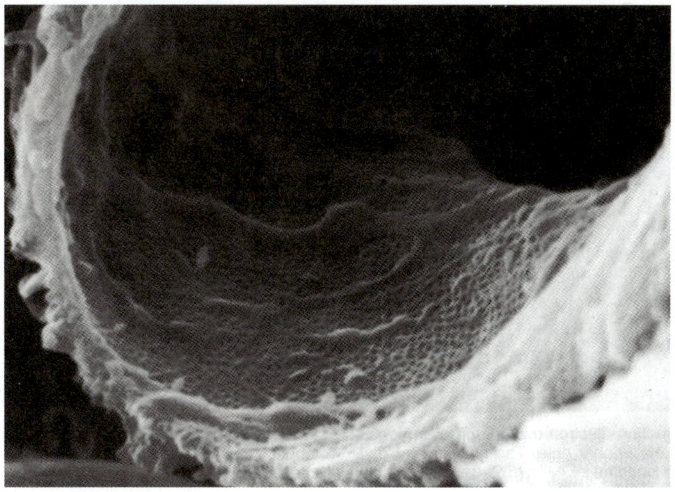

그림 20.9 사구체모세혈관 속면의 주사전자현미경사진. 모세혈관벽에서는 내피세포의 세포질로 이루어진 수평 융기(horizontal ridges)들이 관찰된다. 그 밖의 여러 곳에서는, 많은 창(fenestrations)들이 어두운 타원 및 원형의 모양으로 보인다. ×5,600. (Dr. C. Craig Tisher 제공.)

가 검출) 또는 단백뇨(proteinuria, 소변에서 상당량의 단백질이 검출)가 나타나고 점진적으로 신부전(콩팥기능상실, renal failure)에 이르게 된다. 알포트증후군에서, 사구체기저막은 불규칙하게 두꺼워져서 효과적인 여과장벽의 역할을 하지 못한다. IV형콜라겐섬유는 또한 **굿파스처증후군**(Goodpasture syndrome)과 **알포트이식후질환**(Alport post-transplantation disease)과 같은 자가면역질환(autoimmune disease)의 원인이 된다. 두 질병 모두 사구체기저막을 공격하는 자가항체를 특징으로 하며, **급속진행사구체신염**

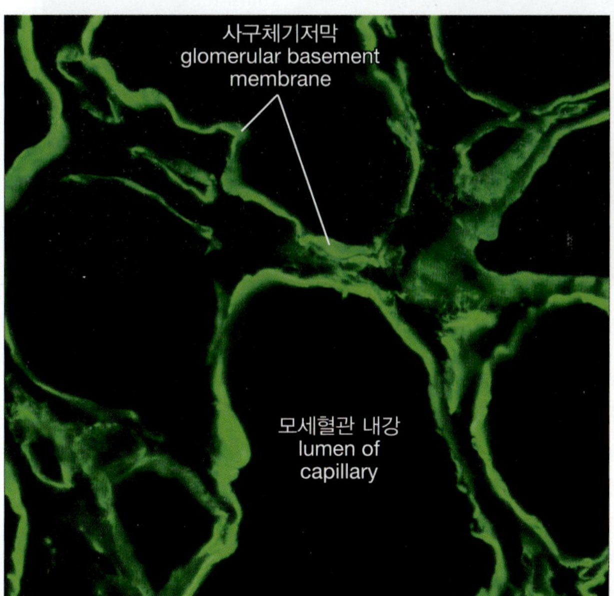

그림 20.10 사람 콩팥에서 면역형광법으로 염색한 사구체기저막. 사구체기저막(glomerular basement membrane, GBM)은 IV형콜라겐의 6가지 알파사슬(six chains of type IV collagen) 중 5가지(α1-α5)로 구성된다. 이 콩팥 사구체의 사구체기저막 고배율 사진은 IV형콜라겐의 알파1사슬(α1-chain)에 대한 일차항체 및 형광물질로 표지된 이차항체를 이용하여 얻은 것이다. ×1,200. (Dr. L. Barisoni 제공.)

(급속진행토리콩팥염, rapidly progressive glomerulonephritis)을 유발할 수 있다(글상자 20.2 참조).

- **보우만주머니의 내장층**(visceral layer of Bowman's capsule). **발세포**(podocyte) 또는 **내장층상피세포**(visceral epithelial cell)라는 특수 세포들을 포함한다. 이 세포들은 사구체모세혈관 주변으로 돌기들을 뻗고 있다(그림 20.11과 도판 20.3, 806쪽). 발세포는 배아에서 콩팥단위(신장단위)의 한쪽 막힌 끝이 합입되면서 발생하며, 두 층의 컵모양 상피(double-layered epithelial cup)를 형성한다. 내장층이 되는 속층은 모세혈관다발인 사구체와 접하게 된다. 벽층(parietal layer)이 되는 바깥층은 보우만주머니의 편평세포(squamous cell)를 형성한다. 컵모양 구조는 결국 닫히면서 사구체를 포함하는 구형구조(spherical structure)를 형성한다. 분화하면서, 발세포는 모세혈관 주변으로 뻗어가며 수많은 일차 및 이차돌기를 내며, **발돌기**(pedicel 또는 foot process)를 만든다. 발돌기는 인접한 발세포의 발돌기와 깍지 끼듯 서로 맞물려 있으며, 이런 특징은 주사전자현미경(SEM)으로 잘 관찰할 수 있다(그림 20.12). 맞물려 있는 발돌기 사이의 공간을 **여과틈새**(filtration slit)라 하며, 이들의 폭은 약 40 nm이다. 매우 얇은 **여과틈새가로막**(filtration slit diaphragm)이 사구체기저막(GBM)의 약간 위에서 여과틈새를 덮고 있다(그림 20.13, 확대사진).

네프린은 여과틈새가로막을 구성하는 중요한 단백질이다.

연구를 통해, **여과틈새가로막**은 중심에 밀도(central density)가 높은 복잡한 지퍼모양의 시트(zipper-like sheet) 단백질 구조임이 밝혀졌다. **네프린**(nephrin)은 185 kDa의 막횡단단백질로 틈새가로막의 중요한 구조적, 기능적 구성요소이다. 반대쪽 발돌기에서 나오는 네프린 분자들은 틈새 중앙에서 동종 상호작용(homophilic interaction)을 하며, 양쪽에 구멍이 있는 중심 밀도 구조(central density)를 형성한다(그림 20.14). 이러한 세포 사이의 단백질 시트(protein sheet)에는 **네프-1**(Neph-1), **네프-2**(Neph-2), **P-카드헤린**(P-cadherin), **패트1**(FAT1) 및 **패트2**(FAT2) 등의 다른 부착단백질(adhesion molecule)들도 포함되어 있다. 여과틈새가로막은 발세포의 발돌기 안에서 수많은 액틴잔섬유(actin filament)에 단단히 고정되어 있다. 발세포에서 액틴 세포뼈대(cytoskeleton)의 조절과 유지는 여과틈새의 크기, 개통성 및 선택성을 결정하는 데 매우 중요하다. **네프린 유전자**(NPHS1)의 돌연변이는 심한 단백뇨와 부종(edema)을 특징으로 하는 **선천신증후군**(선천콩팥증후군, congenital nephrotic syndrome)과 관련이 있다.

포도칼릭신의 음전하는 인접한 발돌기의 세포막을 밀어내고, 여과틈새가로막에 대한 열린 접근을 유지한다.

포도칼릭신(podocalyxin)은 음전하를 띠는 55 kDa의 막횡단시알로당단백질(transmembrane sialoglycoprotein)로, 콩팥에서 여과장치의

글상자 20.2

임상적용: 항사구체기저막 사구체신염; 굿파스처증후군 (Antiglomerular Basement Membrane Antibody-Induced Glomerulonephritis; Goodpasture Syndrome)

앞서 언급한 것처럼(5장 상피조직 참조), **사구체기저막**(glomerular basement membrane, GBM)을 포함한 모든 기저막(바닥막)은 주로 **IV형콜라겐** 분자로 이루어진다. IV형콜라겐은 3개의 α-사슬 단량체(monomer)가 조합되어 구성된다. 일반적으로 IV형콜라겐을 구성하는 α-사슬의 종류는 여섯 가지이며, 사구체기저막은 이 중 다섯 가지(α1-α5)가 포함되어 있다(표 6.2, 208쪽). 각 콜라겐분자에는 세 가지 도메인(즉 amino-terminus 7S domain, 중간의 collagenous helical domain 및 carboxy-terminus noncallagenous NC1 domain)이 있다. IV형콜라겐의 분자구조는 사구체신질환의 병태생리학을 이해하는 데 필수적이다. 예를 들어, 사구체기저막에서 IV형콜라겐의 α3-사슬(α3 [IV])의 비콜라겐성 NC1 도메인 부분에 대한 자가면역 반응은 **항사구체기저막항체-유도 사구체신염**(anti-GBM antibody-induced glomerulonephritis)을 일으킨다. 이 질환은 사구체기저막에 면역글로불린G(immunoglobulin G, IgG) 항체가 선형으로 침착(linear deposition)되는 것이 특징이다.

일부 환자에서, 항사구체기저막 항체는 폐의 폐포기저막(alveolar basement membrane)과 교차반응하여 **굿파스처증후군**(Goodpasture syndrome)을 일으킬 수 있다. 굿파스처증후군은 임상적으로 급속하게 진행되는 사구체신염(토리콩팥염, glomerulonephritis; 사구체의 염증)과 공기-혈액 장벽(air-blood barrier)의 파괴로 인한 폐출혈(pulmonary hemorrhage)이 특징이다. 사구체에 면역글로불린G(IgG)가 침착되면, 보체계통(complement system)이 활성화되고, 순환 백혈구는 다양한 단백질분해효소(proteases)를 생성하여, 사구체기저막을 파괴하고 피브린(fibrin)을 침착시킨다. 이어서, 피브린은 보우만주머니의 벽상피세포(parietal cell) 증식을 자극하고, 순환계통에서 단핵구(monocyte)를 유입시킨다. 이러한 반응의 산물은 종종 사구체에서 **초승달**(crescent), 사구체신염의 특징적인 현미경소견, 모양으로 보인다(그림 F20.2.1). 대부분의 굿파스처증후군 환자는, 혈중 항사구체기저막항체 수치가 일시적으로 상승된 중증 초승달사구체신염(crescentic glomerulonephritis)을 앓는다. 항사구체기저막항체의 형성은 바이러스, 암, 약물, 그리고 페인트, 용매 및 염료에서 발견되는 화학물질 때문인 것으로 추정된다.

굿파스처증후군 환자는 호흡곤란, 기침, 혈담(피가래, bloody sputum), 혈뇨(hematuria), 단백뇨(proteinuria) 및 기타 진행성 신부전(progressive kidney failure) 증상을 포함한 호흡계통 증상과 비뇨계통 증상이 모두 나타난다.

굿파스처증후군 치료의 주요 목표는 혈액에서 순환하는 발병 항체를 제거하는 것이다. 혈장분리교환술(plasmapheresis)을 시행하면 혈장을 수액이나 기증된 혈장으로 치환하여 제거할 수 있다. 또한 면역억제제와 코티코스테로이드(corticosteroid) 치료는 면역체계가 발병 자가항체를 생산하지 못하도록 한다.

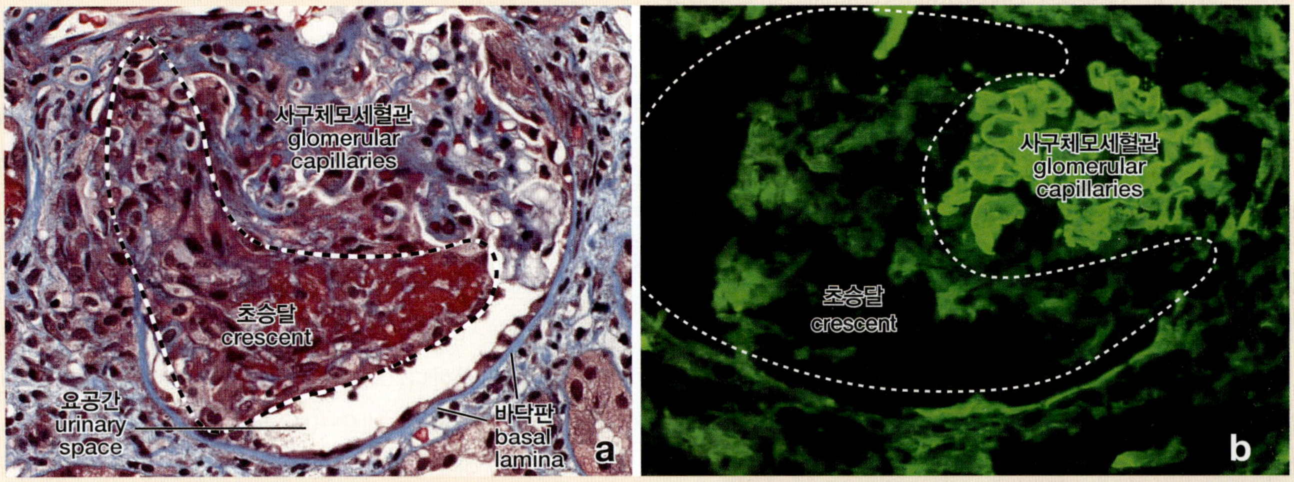

그림 F20.2.1 굿파스처증후군에서 사구체의 사진. a. 말로리삼색(Mallory trichome) 염색된 표본으로, 콜라겐섬유는 메산지움기질(mesangial matrix)과 사구체모세혈관(glomerular capillaries)에서 *어두운 파란색*으로 염색된다. 콩팥소체에서 *밝은 빨간색*은 피브린에 해당하며, 사구체모세혈관에서 요공간(urinary space)으로 새어나온 것이다. 초승달(crescent, *점선*으로 표시된 부분)은 침착된 피브린에 큰포식세포 및 증식한 보우만주머니의 벽세포들이 침윤되어 형성된다. 사구체 주변을 둘러싸는 *밝은 파란색*은 염증반응을 매개하는 세포들이 포함된 부종반응(edematous reaction)을 나타낸다. 보우만주머니에서 벽층의 바닥판(기저판, basal lamina)을 주목하라. ×320. **b.** 콩팥소체의 면역형광법 사진으로, 사구체기저막을 사람 면역글로불린(IgG)에 대한 항체 및 형광물질이 결합된 이차항체로 표지하여 보여준다. 굿파스처증후군에서, 면역글로불린은 사구체기저막에 존재하는 IV형콜라겐 알파사슬(α3-chain)의 NC1 도메인에 결합한다. 모세혈관 고리를 둘러싸는 사구체기저막의 두께가 불규칙한 양상을 보이는 것을 주목하라. 나머지 공간은 초승달(crescent) 성분이 차지하고 있다. ×360. (Dr. Joseph P. Grande 제공)

구조를 유지하는 데 중요한 역할을 한다. 발세포에서 합성되며, 요공간(보우만공간, urinary space)을 향한 발돌기의 세포막 꼭대기면을 덮고 있는 당질층(glycocalyx)에서 발현된다. 매우 음전하를 띠고 여과틈새 근처에 위치해 있어서, 인접한 발돌기들이 서로 붙지 않도록 하는 항접착분자(antiadhesive molecule)로 작용하며, 여과틈새가 열려 있는 상태로 유지되도록 한다. 포도칼릭신은 액틴관련 단백질(예: 에즈린 ezrin)을 통해 액틴잔섬유(actin filaments)에 작용하며 발돌기의 세포골격 구조를 변화시킨다. 또한 음전하는 발세포와 보우만주머니의 벽층 사이의 요공간을 유지하는 데에도 중요한 역할을 한다. 포도칼릭신-결핍 실험용 쥐(podocalyxin-deficient

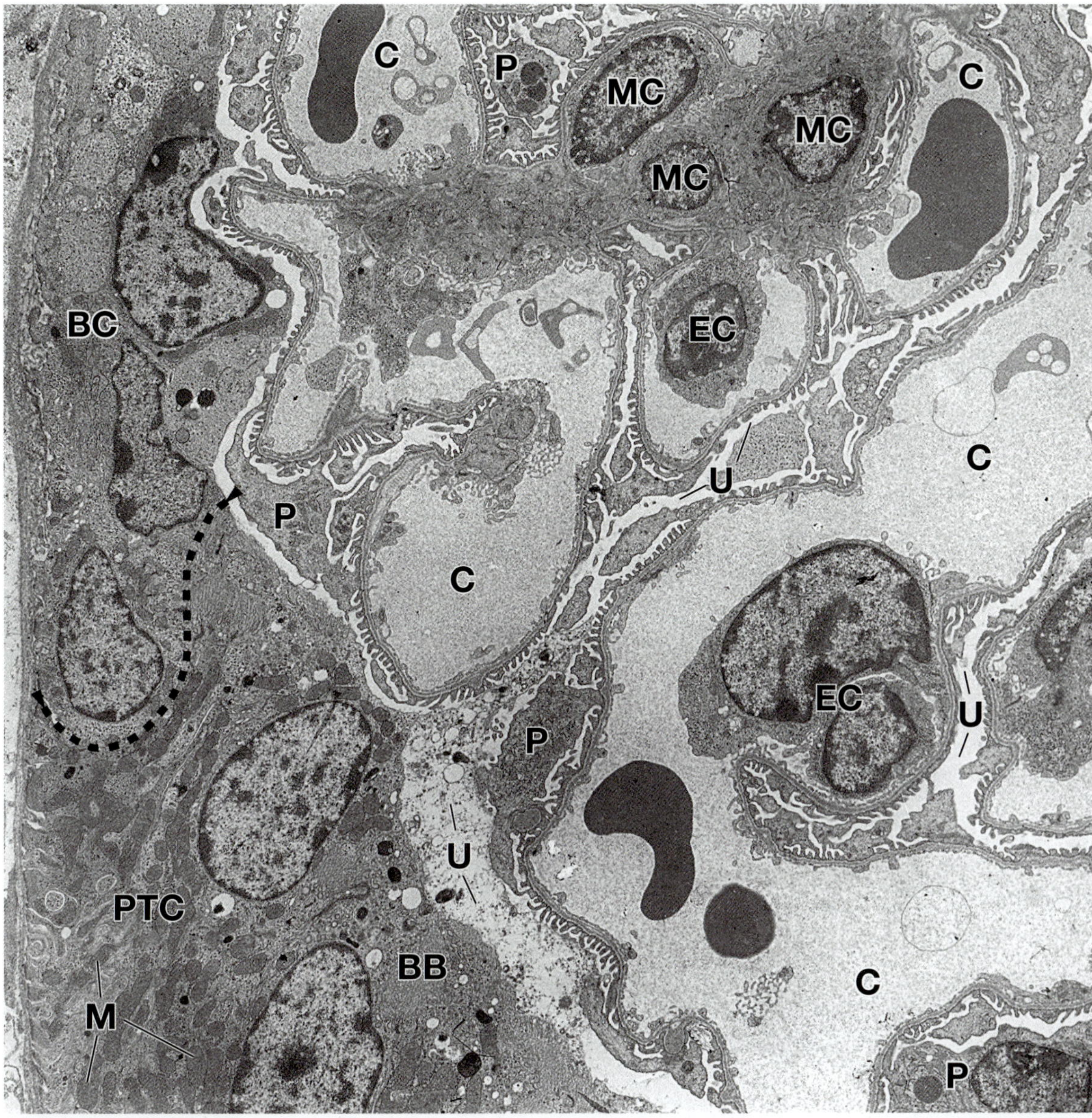

그림 20.11 요세관극 부분에서 사구체의 투과전자현미경사진. 사구체모세혈관(glomerular capillaries, *C*)을 덮고 있는 내피세포(endothelial cells, *EC*)의 핵과 핵주위영역(perinuclear regions)은 혈관의 내강으로 돌출되어 있다. 모세혈관의 바깥표면에는 발세포(podocytes, *P*)의 돌기들이 있다. 발세포의 바깥은 요공간(urinary space, *U*)이다. 보우만주머니(보우만낭, Bowman capsule, *BC*)는 *왼쪽*에 보이며, *점선*(*화살촉*으로 표시)으로 표시된 부위에서 근위세관(proximal tubule, *PTC*)의 세관상피와 연결된다. 세관상피에는 바닥부위에 많은 미토콘드리아(mitochondria, *M*)와 꼭대기쪽 세포막으로 돌출된 솔가장자리(brush border, *BB*)가 있음을 주목하라. 세 개의 인접한 메산지움세포(mesangial cells, *MC*)가 사진의 *위 오른쪽*에서 관찰된다. ×4,700.

mice)는 생후 24시간 이내에 사망한다. 이들의 콩팥에서는 사구체 발달 장애(impaired glomerular development)와 심각한 발세포 기형(podocyte malformations)이 나타나며, 발세포 발돌기 및 틈새가로막이 만들어지지 못한다. 이러한 변화로 인해 소변의 흐름이 차단되어 결국 신부전(콩팥기능상실)으로 이어진다.

사구체모세혈관의 내피표면층과 발세포밑공간도 전반적인 사구체 기능에 중요한 기여를 한다.

콩팥의 여과장치는 복잡한 반투과성 장벽(semipermeable barrier)으로, 수분 투과도가 높고, 작은 또는 중간 크기의 분자들도 비교적 잘 통과한다. 그러나 알부민(albumin) 및 다른 큰 단백질들은 거의 통과하지 못한다. 여과장치는 두 층의 불연속적인 세포층(cellular layer), 즉 **사구체모세혈관의 내피**와 **보우만주머니의 내장층**이 있고, 두 층의 사이에 연속적으로 이어진 세포바깥층(extracellular layer)인 **사구체기저막**(glomerular basement membrane)이 있는 구조이다. 이 세 층은 전통적인 개념의 사구체여과장벽으로 간주되어 왔다. 그러나 생리학적으로 중요한 두가지 층, 즉 사구체모세혈관의 내피표면층(endothelial surface layer)과 발세포밑공간(subpodocyte space)을 여과장치에 추가하여 포함하기도 한다:

- **내피표면층**(endothelial surface layer)은 사구체모세혈관의 내피세포 속공간면에 부착된 두꺼운(200~400 nm) 탄수화물이 풍

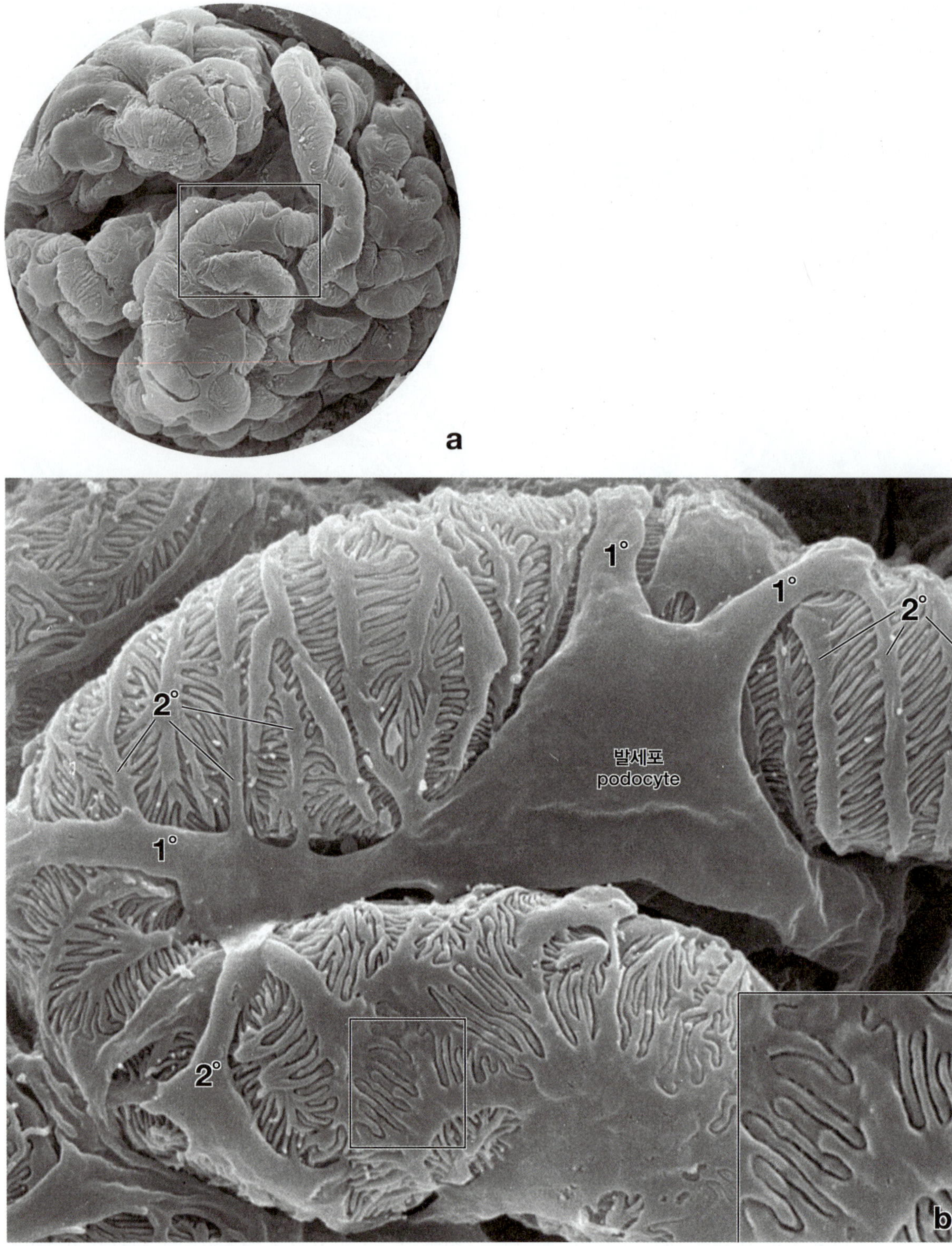

그림 20.12 사구체의 주사전자현미경사진. a. 저배율 사진으로 구불구불한 경로를 취하는 발세포(podocyte)로 덮인 사구체모세혈관을 보여준다. ×700. **b. a**에서 *직사각형*으로 표시한 부위의 고배율 사진이다. 발세포와 그 돌기들이 모세혈관벽을 감싸고 있다. 발세포의 일차돌기(*1°*)들은 이차돌기(*2°*)들 내며, 차례로 발돌기들을 뻗는다. 깍지 낀 발돌기들 사이의 공간은 여과틈새를 이룬다. ×6,000. **확대사진.** *직사각형*으로 표시한 부위의 고배율 사진으로 여과틈새 및 이차돌기에 속하는 깍지 낀 발돌기들을 잘 보여주고 있다. ×14,000.

부한 섬유주(carbohydrate-rich meshwork)로 구성된다. 이 층은 세포막에 결합하여 음전하를 띠고 있는 **당질층**(glycocalyx)을 포함한다. 당질층이란 프로테오글리칸(단백당, proteoglycans, 예: perlecan, syndecan 및 versican 등)과 글리코사미노글리칸(glycosaminoglycan, 예: heparan sulfate and hondroitin sulfate 등)을 의미한다. 혈액에서 흡수된 **혈장단백질**(plasma protein, 예: 알부민)은 당질층의 내강 표면을 덮는다.

- **발세포밑공간**(subpodocyte space)은 여과틈새가로막을 가지고 있

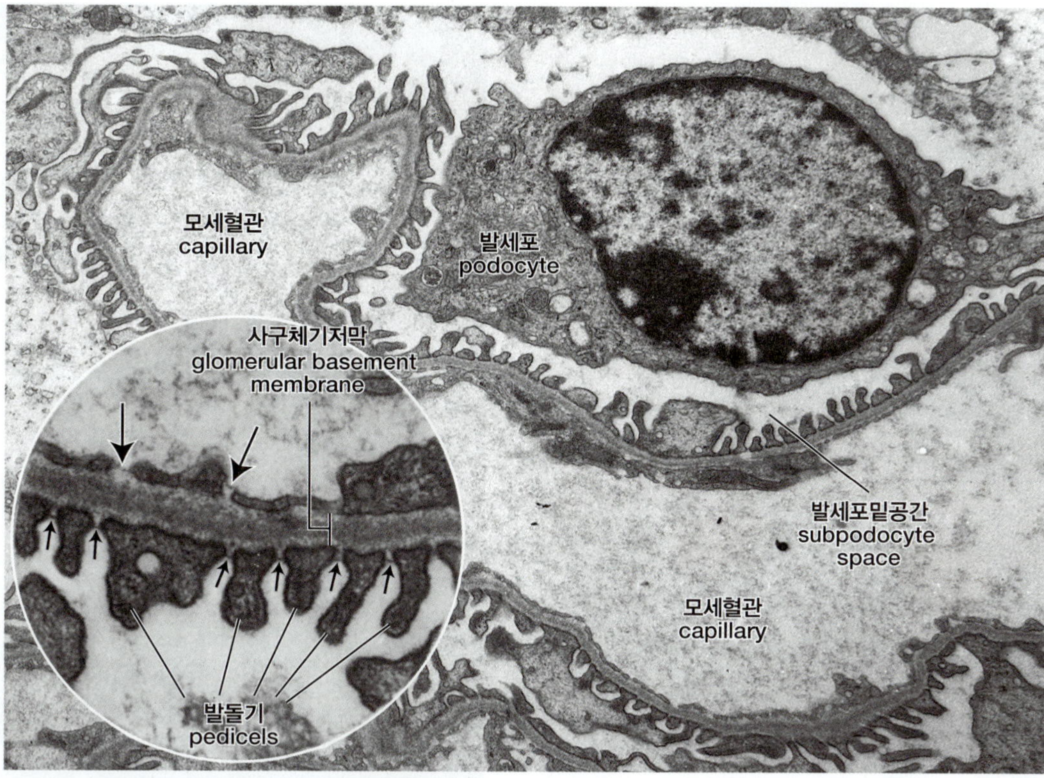

그림 20.13 사구체모세혈관과 인접 발세포의 투과전자현미경사진. 발세포(podocyte)의 발돌기(pedicels)들은 모세혈관 내피와 인접한 기저판(바닥판)에 놓여 있으며, 세 가지 구성요소—모세혈관 내피, 기저판 및 발세포—가 함께 여과장치를 형성한다. ×5,600. **확대사진.** *큰 화살표*는 내피의 창(fenestrations)을 가리킨다. 기저판의 반대쪽에는 발세포의 발돌기들이 있다. 인접한 발돌기들 사이의 틈을 가로지르는 틈새가로막(*작은 화살표*)을 주목하라. ×12,000.

는 발돌기와 발세포 세포체(cell body of the podocyte) 사이의 좁은 공간을 말한다(그림 20.13 참조). 최근의 삼차원적-재구성 연구로 이 공간은 서로 연결되어 있으면서도 구조적으로 제한적인 특성을 가지는 것이 밝혀졌다. 이층은 사구체여과장벽의 전체 표면적에서 약 60%를 차지하며, 여과장치를 통과하는 초미세여과물의 흐름을 조절하는 것으로 생각된다.

사구체기저막은 물리적 장벽 및 이온-선택적 여과장치로 작용한다.

앞서 언급한 것처럼, **사구체기저막**(GBM)은 IV형콜라겐과 XVIII형콜라겐, 시알로당단백질(sialoglycoprotein), 기타 비콜라겐당단백질(laminin, fibronectin, entactin 등), 단백당(perlecan, agrin 등) 및 글리코사미노글리칸(특히, heparan sulfate)을 포함한다(그림 20.15). 이런 성분들은 사구체기저막의 특정한 부위에 위치한다.

- **바깥투명판**(lamina rara externa)은 발세포 돌기에 인접해 있다. 이곳은 헤파란황산염(heparan sulfate)과 같은 다음이온(polyanion)이 풍부하여, 음전하를 띤 분자들의 이동을 방해한다.
- **속투명판**(lamina rara interna)은 모세혈관 내피와 인접한다. 이곳의 분자적인 특징은 바깥투명판과 유사하다.
- **치밀판**(lamina densa)은 두 층의 투명판 사이에서 두 개의 바닥판이 합쳐져 샌드위치처럼 끼어 있는 것이다. 이곳에는 IV형콜라겐이 그물망을 형성하고 있어서 물리적인 여과장치로 작용한다. XVIII형콜라겐과 프로테오글리칸(perlecan, agrin 등) 같은 음전하를 띠는 물질들이 사구체기저막에 존재한다. 라미닌(laminin)과 다른 단백질들은 바깥투명판과 속투명판에 존재하며, 내피세포와 발세포가 사구체기저막에 부착되도록 한다.

사구체기저막은 대략 **70 kDa** 또는 반경 3.6 nm 이상인 물질(예: 알부민 또는 헤모글로빈)의 이동을 제한한다. 일반적이지는 않지만 알부민은 가끔 소변에서 발견되는데, 이는 알부민의 크기가 여과장벽의 유효구멍 크기(effective pore size)에 가깝다는 것을 의미한다. 사구체기저막 투명판에 존재하는 글리코사미노글리칸(glycosaminoglycan)은 강력한 음전하를 띠고 있어서, 음전하를 띤 물질은 70 kDa보다 작더라도 사구체기저막을 통과하는 것이 제한된다. 여과장벽이 단백질 통과를 제한함에도 불구하고, 하루 몇 g의 단백질은 장벽을 통과한다. 여과된 단백질은 근위곱슬세관에서 세포내섭취(endocytosis)에 의해 재흡수될 수 있다. **알부민뇨**(albuminuria; 소변에 유의하게 많은 양의 albumin이 존재하는 것) 또는 **혈뇨**(hematuria; 소변에 유의하게 많은 양의 적혈구가 존재하는 것)는 사구체기저막이 물리적 또는 기능적으로 손상되었음을 의미한다. 예를 들어 **당뇨병신(장)병증**(당뇨콩팥병, diabetic nephropathy)의 경우, 음이온이 걸러지는 바깥투명층이 현저히 감소한다.

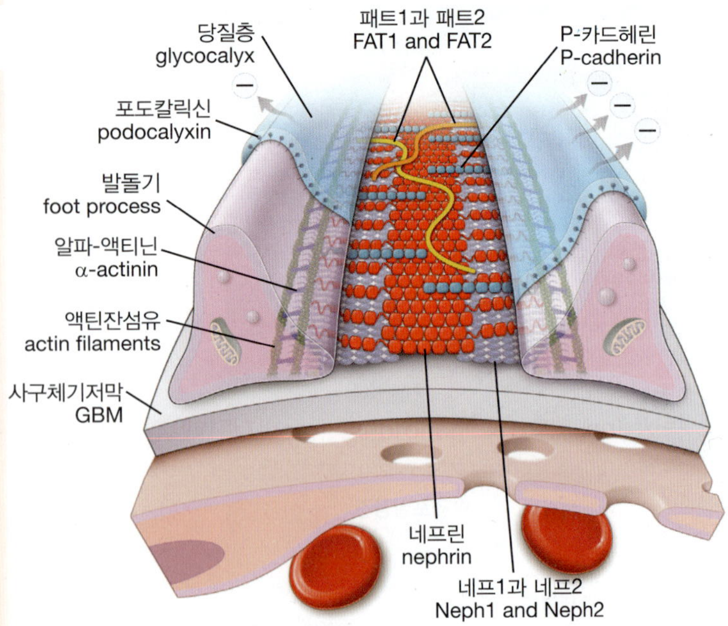

그림 20.14 여과틈새가로막의 모식도. 여과틈새가로막은 막횡단단백질인 네프린(nephrin)으로 이루어진 복잡한 지퍼모양의 시트 구조(zipper-like sheet structure)이다. 네프린의 세포바깥 도메인은 인접한 발세포의 반대편 발돌기(foot processes)들에서 나오고, 여과틈새의 중앙에서 서로 깍지 끼는 모양으로 중심에 밀도가 높은 부분(central density)을 형성한다. 네프린의 세포속 도메인은 발돌기들의 세포질에서 액틴잔섬유(actin filaments)와 상호작용을 한다. 네프린 분자의 시트 구조는, Neph1 및 Neph2(네프린과 상호작용을 하는 단백질들)에 의해 발돌기들에 더욱 단단히 부착된다. 또한 틈새가로막에는 다양한 부착단백질들(P-cadherin, FAT1 및 FAT2 등)도 존재한다. 발세포의 발돌기들은 사구체기저막(glomerular basement membrane, *GBM*)에 의해 사구체모세혈관의 유창내피세포들과 분리되어 있음을 주목하라. (Tryggvason K, Patrakka J, Wartiovaara J의 것을 수정. Hereditary proteinuria syndromes and mechanisms of proteinuria. *N Engl J Med* 2006;354:1387–401.)

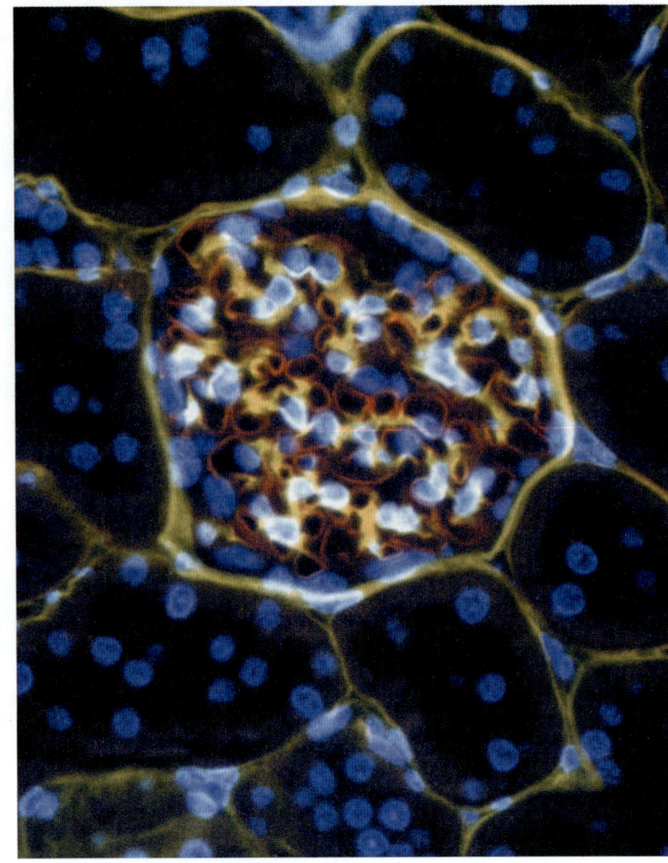

그림 20.15 면역형광법으로 염색한 사구체. 정상 성체 흰쥐의 사구체를 두 가지 다른 항체로 면역염색한 것이다. 한 항체는 사구체기저막 헤파란황산염단백당(basement membrane heparan sulfate proteoglycan, BM-HSPG, 빨간색 로다민 표지)를, 다른 항체는 사구체기저막 콘드로이틴황산염단백당(basement membrane chondroitin sulfate proteoglycan, BM-CSPG, 녹색 플루오레세인 표지)를 표지한다. 노란색은 두 항체에 표지된 형광물질이 정확히 공존한 부위에서 나타난다. 파란색의 형광은 회흐스트(Hoechst) 염색으로 나타난 핵의 대조염색이다. 사진은 사구체에서 단백당의 종류가 구획화되어 있음을 보여준다. 사구체모세혈관 기저막 헤파란황산염단백당(BM-HSPG)으로만 이루어진 반면, 메산지움 기질(*노란색*)은 헤파란황산염단백당(BM-HSPG)과 콘드로이틴황산염단백당(BM-CSPG)을 모두 함유하고 있다. 보우만주머니는 콘드로이틴황산염단백당(BM-CSPG) 항체에 의해서만 강하게 염색된다. ×360. (Dr. Kevin J. McCarthy 제공.)

여과틈새가로막은 크기-선택적 여과장치로 작용한다.

발세포의 발돌기에 의해 형성되는 좁은 **여과틈새**(filtration slit)와 여과틈새가로막은 용액과 용매의 이동을 제한하는 물리적 장벽으로 작용한다. **틈새가로막**(slit diaphragm)을 형성하는 특정 단백질들의 발견은 콩팥에서 여과장치의 기능을 새롭게 이해하도록 해주었다. 틈새가로막에서 발견된 대부분의 단백질들은 콩팥의 정상 발생과 기능에 필수적인 역할을 한다. 틈새가로막의 구조는 분자 수준에서 사구체의 크기-선택적 여과장치(size-selective filter)로서의 본질적 속성을 이해하도록 해 준다. 틈새가로막이 막히는 것을 예방해 주는 몇 가지 기전들이 존재하며, 사구체기저막에서 글리코사미노글리칸의 음전하, 발세포 세포막의 음전하 및 콩팥소체에서 메산지움세포(mesangial cell)의 포식기능(phagocytic function) 등이 이 기전에 포함된다.

여과장치에서 개별 구성요소의 변화는 다른 구성요소의 기능에 영향을 준다.

사구체여과장벽에서 각 요소의 분자구조와 구성은 인접한 요소들에 중요한 영향을 준다. 예를 들어, 사구체기저막의 분자 변화는 사구체기저막 외에 사구체모세혈관의 내피 및 보우만주머니의 내장층을 통과하는 용액과 용매의 속도를 변화시킨다. 또한 사구체 여과장벽은 수동적이지 않으며, 스스로 리모델링하고 투과성을 변화시킬수 있는 능동적인 구조임을 이해하여야 한다.

보우만주머니의 벽층은 단층편평상피로 이루어져 있다.

보우만주머니의 벽층(parietal layer of Bowman capsule)은 **벽상피세포**(parietal epithelial cell)로 이루어져 있으며, 단층편평상피에 해당한다. 콩팥소체의 요세관극에서 벽층은 근위곱슬세관의 입방형 상피로 이어진다(그림 20.7과 20.11 참조). 벽상피세포의 증식은 특정 종류의 **사구체신염**(glomerulonephritis; 사구체의 염증)에서 전형적인 진단 특징이다. 이런 질병의 예는 글상자 20.2에서 설명하였다.

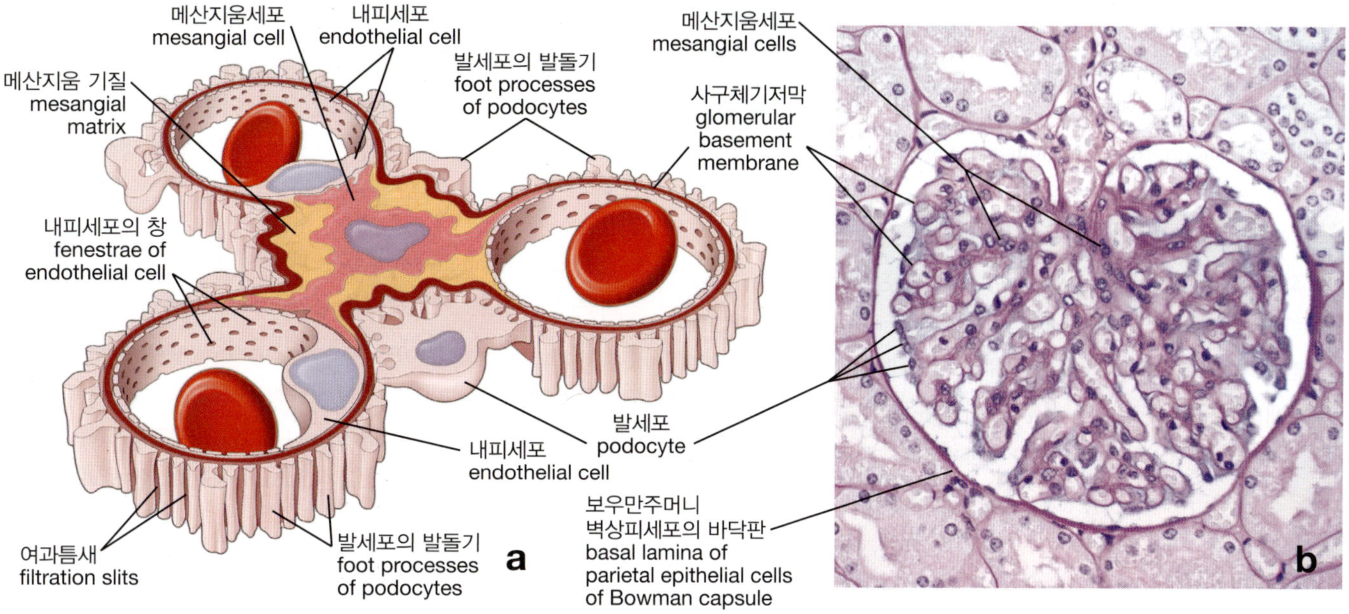

그림 20.16 사구체에서 메산지움세포와 모세혈관의 관계를 나타내는 모식도와 사진. a. 메산지움세포(mesangial cell)와 그 주위의 바탕질(기질, matrix)은 사구체모세혈관의 사구체기저막(glomerular basement membrane, GBM)으로 둘러싸인다. 메산지움세포는 내피세포(endothelial cells)와 동일한 구획에 위치하며, 사구체기저막 개입 없이 내피세포들과 긴밀하게 연관될 뿐 아니라 사구체기저막과도 직접 접촉할 수 있다. 메산지움세포는 메산지움의 세포바깥바탕질을 생산하며, 사구체모세혈관을 지지하는 역할을 한다. **b.** PAS 염색된 사구체 사진이다. 사구체에서 모세혈관을 둘러싸는 사구체기저막이 잘 보인다. 사구체기저막은 혈관극에서 방향을 바꾸어, 보우만주머니의 벽층을 형성하는 상피의 기저막(바닥막)이 된다. PAS 염색된 메산지움세포들의 핵은 모세혈관 고리들 사이에서 사구체 중심 쪽으로 위치한다. 이 표본은 헤마톡실린으로 대조염색하였다. ×360.

보우만주머니의 내장층과 벽층 사이의 공간은 **요공간**(urinary space) 또는 **보우만공간**(Bowman space)이라 한다(그림 20.11 참조). 이 공간은 콩팥소체의 여과장치에 의해 생산된 사구체초미세여과물(일차소변)의 저장소가 된다. 콩팥소체의 요세관극에서 요공간은 근위곱슬세관의 내강으로 연결된다.

메산지움(Mesangium)

콩팥소체에서 사구체기저막은 몇 개의 모세혈관들 사이에서 공유되어 **메산지움세포**(혈관사이세포, mesangial cell)라는 특이 세포군을 포함하는 공간을 형성한다. 다시 말해, 메산지움세포는 사구체기저막으로 둘러싸여 있다(그림 20.16). 이들 세포와 세포바깥바탕질(세포외기질, extracellular matrix)은 **메산지움**(혈관사이막 또는 토리사이질, mesangium)을 구성한다. 메산지움은 사구체의 혈관줄기(vascular stalk)와 사구체모세혈관들 사이의 작은 공간들에서 가장 뚜렷하게 보인다. 메산지움세포는 콩팥소체 안에 국한되어 있지 않으며, 일부는 혈관극을 따라 콩팥소체의 바깥에 위치하기도 한다. 콩팥소체 바깥에 위치하는 세포들을 **사구체바깥메산지움세포**(lacis cell)라 하며, 이들은 **사구체옆장치**(토리곁장치, juxtaglomerular apparatus)의 일부를 형성한다(그림 20.7 참조).

메산지움세포의 중요한 기능은 다음과 같다.

- **포식**(phagocytosis)과 **세포내섭취**(세포내이입, endocytosis). 메산지움세포는 사구체기저막과 여과틈새가로막에 걸려있는 잔여물과 응집된 단백질들을 제거하며, 사구체여과장치를 찌꺼기 없이 깨끗하게 유지한다. 이 세포들은 또한 면역복합체를 포함한 다양한 혈장단백질들을 세포 내로 함입시켜 처리한다. 사구체여과장벽의 구조와 기능을 유지시키는 것이 메산지움세포의 주된 기능이다.
- **구조적 지지**(structural support). 메산지움세포는 메산지움 기질의 성분을 생산하며, 기저막(바닥막)이 없거나 불완전한 부위에 있는 발세포를 지지한다(그림 20.16 참조). 메산지움의 기질은 사구체기저막과는 구성요소가 상당히 다르며 분자량이 큰 물질이 모세혈관의 내강에서 메산지움으로 통과할 수 있다.
- **분비**(secretion). 메산지움세포는 인터루킨-1(interleukin 1, IL-1), 프로스타글란딘(PGE_2) 및 혈소판유래성장인자(platelet-derived growth factor, PDGF) 등과 같은 다양한 물질들을 합성하고 분비하며, 사구체 손상에 반응하여 중요한 역할을 수행한다.
- **사구체확장의 조절**(modulation of glomerular distension). 메산지움세포는 수축능력이 있다. 과거에는 메산지움세포의 수축이 사구체내 혈액량(intraglomerular blood volume)과 여과압력(filtration pressure)을 증가시키는 것으로 생각하였다. 최근 연구에서 메산지움세포는 사구체여과율(glomerular filtration rate)에 기여하는 것은 아주 미미하며, 아마도 혈압증가에 반응하여 사구체가 팽창하도록 조절하는 것으로 여겨진다.

임상적으로, 비정상적인 양의 단백질과 단백질복합체가 사구체

기저막(GBM)에 침착되는 특정 신질환(콩팥병)들에서, **메산지움세포**가 증식하는 것이 관찰되었다. 메산지움세포의 증식은 **IgA신(장)병증**(immunoglobulin A nephropathy 또는 **버거병** Berger disease), **막증식사구체신염**(membranoproliferative glomerulonephritis), **루푸스신(장)염**(lupus nephritis) 및 **당뇨병신(장)병증**(diabetic nephropathy)에서 특징적으로 볼 수 있다.

발생학적으로 메산지움세포와 사구체옆세포(juxtaglomerular cell; 다음 단락에서 설명)는 민무늬근육세포(smooth muscle cell)의 전구세포로부터 기원한다. 발생과정에서 이 세포들은 특징적으로 **혈소판유래성장인자수용체**(platelet-derived growth factor receptor, PDGFR)를 발현한다. 이 세포들은 발생과정에서 발세포가 분비하는 **혈소판유래성장인자베타**(platelet-derived growth factor β, PDGFβ)의 화학주성 작용에 유도되어 사구체로 이동한다. 메산지움세포는 명백하게 포식작용을 하지만, 일반적인 단핵포식계통(mononuclear phagocytotic system)의 전구세포, 즉 혈액의 단핵구에서 기원하지 않는 점이 특이하다.

사구체옆장치(Juxtaglomerular Apparatus)

사구체옆장치는 치밀반점, 사구체옆세포 및 사구체바깥메산지움세포를 포함한다.

콩팥소체의 혈관극에는, **원위곧은세관**(distal straight tubule)의 말단 부위가 들세동맥과 날세동맥 및 약간의 사구체바깥메산지움세포에 바로 인접하여 위치한다. 이 부위의 세관 벽에는 **치밀반점**(macula densa)이라는 세포들이 포함되어 있다. 광학현미경으로 관찰하면, 치밀반점의 세포들은 다른 원위세관 세포들에 비해 대체로 좁고 높다(그림 20.7 참조). 이 세포들의 핵은 부분적으로 서로 겹쳐 보일 정도로 밀집해 있어서 치밀반점이라 부른다.

같은 부위에서, 인접한 들세동맥(때로는 날세동맥에서도)의 민무늬근육세포들이 변형되어 있다. 이 세포들은 분비과립들을 함유하며, 전형적으로 민무늬근육세포의 핵이 긴 것과 달리 핵이 둥글다. 이 **사구체옆세포**(토리곁세포, juxtaglomerular cell; 그림 20.7 참조)의 분비과립을 광학현미경으로 관찰하기 위해서는 특수 염색이 필요하다.

사구체옆장치는 레닌-안지오텐신-알도스테론계통을 활성화시켜서 혈압을 조절한다.

어떤 생리학적(나트륨 섭취부족) 또는 병리학적 상황(출혈로 인한 순환혈액량감소 또는 콩팥동맥의 압박에 의한 콩팥관류감소)에서, 사구체옆세포는 **레닌-안지오텐신-알도스테론계통**(renin-angiotensin-aldosterone system, RAAS)을 활성화시킨다. 이 계통은 나트륨 항상성과 콩팥 혈류역학(renal hemodynamics) 유지에 중요하다(글상자 20.3 참조). 사구체옆세포의 과립은 일종의 단백질 분해효소인 **레닌**(renin)을 함유하며, 레닌은 변형된 민무늬근육세포로부터 합성되어 저장되었다가 혈액으로 유리된다. 혈액에서 레닌은 순환하는 α_2글로불린(α_2-globulin), 안지오텐시노겐(angiotensinogen)을 가수분해시키며, 10개의 아미노산으로 이루어진(decapeptide) 안지오텐신 I(angiotensin I)을 생산한다. 안지오텐신 생산과정은 다음과 같다.

- **안지오텐신 I**(angiotensin I)은 폐에서 모세혈관 내피세포에 존재하는 **안지오텐신전환효소**(angiotensin-converting enzyme, ACE)에 의하여 8개의 아미노산으로 이루어진(octapeptide) 활성 **안지오텐신 II**(angiotensin II)로 전환된다.
- 안지오텐신 II는 **부신**(adrenal gland)**의 사구체층**(zona glomerulosa)으로부터 호르몬 **알도스테론**(aldosterone)의 합성과 분비를 자극한다(933쪽 참조).
- **알도스테론**은, 이어서 연결세관과 집합관 주세포(principal cell)에 작용하여 나트륨(Na^+)과 물의 재흡수 및 칼륨(K^+) 분비를 증가시키고, 결과적으로 혈액의 양과 혈압을 올린다.
- **안지오텐신 II**는 또한 강력한 혈관수축제로 콩팥과 전신적인 혈관저항(vascular resistance)을 조절하는 작용을 한다.

사구체옆장치(juxtaglomerular apparatus)는 **레닌**을 분비하는 내분비 기능 외에, 혈액의 양과 세관액 조성의 센서(sensor)로도 작용한다. 치밀반점의 세포들은 세관액의 **나트륨 농도를 모니터링**(monitor the Na^+ concentration)하고, 사구체여과율 및 사구체옆세포의 레닌 분비를 조절한다. 원위곱슬세관에서 나트륨 농도가 감소되면, 치밀반점 세포의 꼭대기쪽 세포막(apical membrane)에 발현되는 고유한 이온수송체 분자($Na^+/K^+/2Cl^-$ cotransporters, Na^+/H^+ exchangers, pH- and calcium-regulated K^+ channel 등)들을 자극하는 것으로 짐작하고 있다. 세포막 수송(transport pathways)의 활성화는 치밀반점에서 세포 내 이온농도를 변화시키며, 아데노신삼인산(ATP), 아데노신(adenosine), 산화질소(nitric oxide, NO) 및 프로스타글란딘(prostaglandin, PGE_2)과 같은 다양한 매개물질을 분비함으로써 신호전달을 시작한다. 이런 물질들은 곁분비(paracrine) 방식으로 작용하며, 들세동맥의 사구체옆세포가 레닌을 분비하고 혈관 민무늬근육세포가 수축하도록 신호를 전달한다. 들세동맥의 사구체옆세포가 늘어날 만큼 충분하게 혈액량이 증가하면, 되먹임회로가 닫히고 레닌 분비는 중단된다.

■ 콩팥세관 기능(KIDNEY TUBULE FUNCTION)

사구체초미세여과물(glomerular ultrafiltrate)은 콩팥의 세관과 집합관을 통과하면서, 능동적 및 수동적 재흡수-분비 과정을 거치며 변하게 된다.

- 초미세여과물의 물질들은 재흡수되는데, 일부는 부분적으로(예: 물, 나트륨, 중탄산염), 일부는 완전히(예: 포도당) 흡수된다.

글상자 20.3

임상적용: 레닌-안지오텐신-알도스테론계통과 고혈압(Renin-Angiotensin-Aldosterone System and Hypertension)

레닌-안지오텐신-알도스테론계통(renin-angiotensin-aldosterone system, RAAS)은 나트륨(Na^+)과 혈액량 항상성을 유지하고, 동맥혈압의 장기적인 조절(long-term regulation)에 중요한 역할을 한다. 콩팥의 사구체옆장치에서 분비된 레닌은 안지오텐시노겐을 안지오텐신I으로 전환시키고, 이후 안지오텐신전환효소에 의해 폐에서 **안지오텐신II**(angiotensin II)가 된다. 안지오텐신II는 사람 몸에서 가장 강력한 혈관 수축 작용이 있으며, 부신 겉질에서 **알도스테론**(aldosterone) 분비를 자극한다. 알도스테론은 나트륨을 재흡수하고 칼륨을 배출하며, 결과적으로 세포외 수분량을 유지한다(그림 F20.3.1).

수년간, 고혈압의 가장 흔한 형태인, **만성본태고혈압**(chronic essential hypertension)은 레닌-안지오텐신-알도스테론계통의 이상과 관련이 있다고 여겨졌다. 그러나 본태고혈압 환자의 24시간 소변 레닌 측정치는 대개 정상이었다. 남미산 뱀(Brazilian pit viper, *Bothrops Jararaca*)의 독에서 폐의 안지오텐신전환효소(ACE)를 강력하게 억제하는 물질을 발견한 이후에야, 연구자들은 만성본태고혈압의 원인을 이해하고 이 질병을 치료할 수 있는 일련의 신약을 개발할 수 있게 되었다.

이제 만성본태고혈압의 "병소(lesion)"는 폐에서 **안지오텐신II**를 과도하게 생산하기 때문인 것으로 여겨진다. **안지오텐신전환효소억제제**(ACE inhibitor)인 캡토프릴(captopril), 에날라프릴(enalapril) 및 원래의 뱀 독소 성분 관련 유도물질들은 만성본태고혈압 치료에 대변혁을 가져왔다. 이러한 항고혈압 치료제들은 이전에 사용되던 이뇨제(diuretics) 및 베타차단제(β-blocker)의 위험한 부작용을 일으키지 않는다.

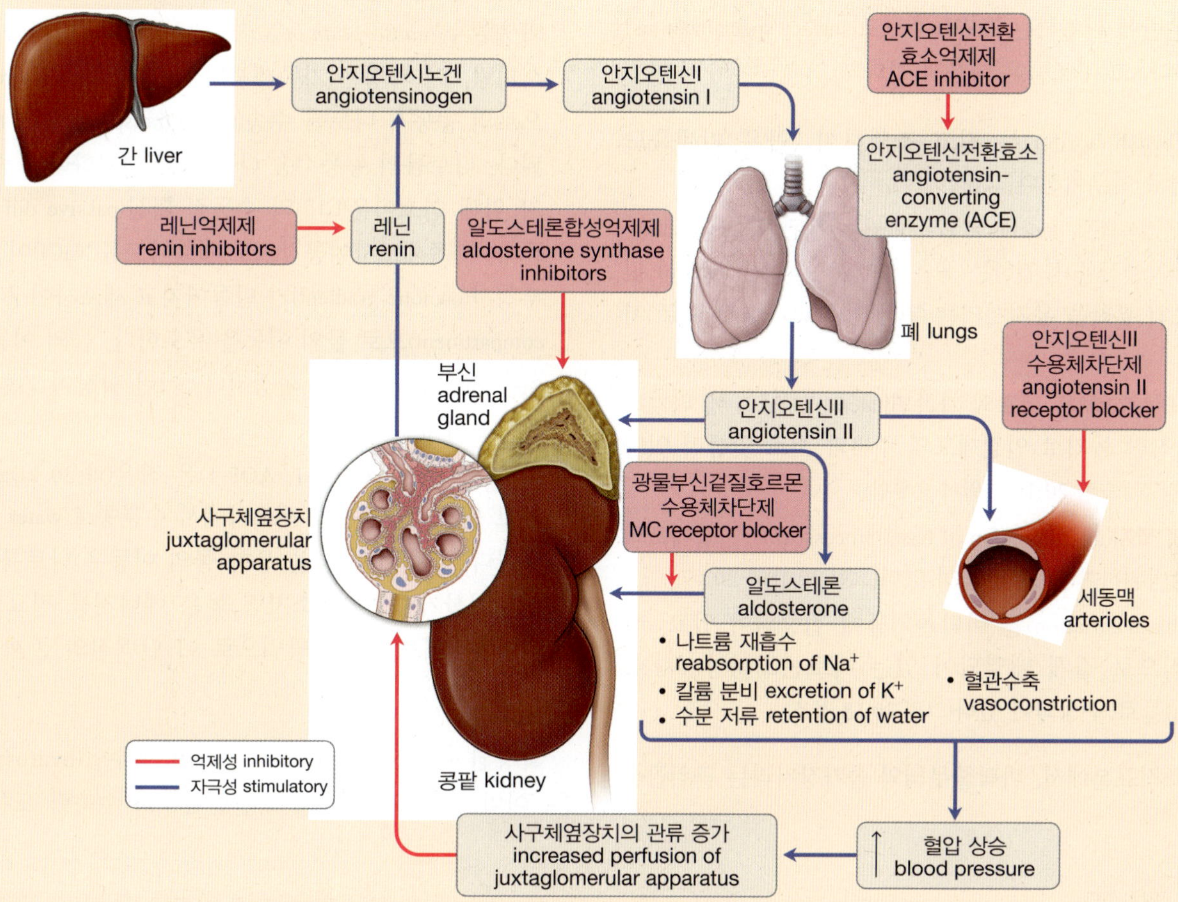

그림 F20.3.1 레닌-안지오텐신-알도스테론계통과 잠재적인 약리학적 작용부위를 묘사한 모식도. 레닌-안지오텐신-알도스테론계통은 전해질 항상성, 체액균형 및 혈압을 조절하는 다기관 내분비계통으로 콩팥과 심혈관계통을 통해 작용한다. 콩팥의 관류압(perfusion pressure)이 감소하면, 사구체옆세포가 레닌을 분비하도록 하는 일련의 연쇄반응들이 촉발된다. *파란 화살표*는 이 계통의 자극 작용(stimulatory action)을 나타내고, *빨간 화살표*는 억제성 되먹임(inhibitory feedback)을 나타낸다. 흔히 사용되는 레닌-안지오텐신-알도스테론계통에 영향을 주는 약물에는 광물부신겉질호르몬수용체차단제(MC receptor blockers, 예: 스피로놀락톤, 에플레레논 등), 안지오텐신전환효소억제제(ACE inhibitors, 예: 캡토프릴, 에날라프릴), 레닌억제제(renin inhibitors, 예: 알리스키렌), 안지오텐신II수용체차단제(anigiotensin II receptor blockers, 예: 발사르탄, 로사르탄) 등이 있다. 알도스테론합성억제제(aldosterone synthase inhibitors)는 아직 임상실험 중이다.

- 다른 물질들(예: 크레아티닌, 유기산, 염기)은 세관에서 분비되어 초미세여과물(일차소변)에 추가된다.

결과적으로 초미세여과물의 양은 상당히 감소하고, 소변의 삼투농도는 증가된다. 긴고리콩팥단위(속질결콩팥단위)의 헨레고리(long loop of Henle)와 집합관은 곧은혈관(vasa recta)과 평행하게 배열하고 있으며, 소변을 농축하여 고삼투농도로 만드는 역류증폭기전(countercurrent multiplier mechanism)의 토대가 된다.

근위곱슬세관(Proximal Convoluted Tubule)

근위곱슬세관은 재흡수가 일어나는 주요 부위이다.

근위곱슬세관(proximal convoluted tubule)은 보우만주머니의 요공간으로부터 초미세여과물을 받는다. 근위곱슬세관의 입방형 세포는 흡수 및 체액 운반에 관여하는 표면특수구조(surface specializations)들을 가지고 있다. 그 구조들은 다음과 같다.

- **솔가장자리**(brush border)는 길고 조밀하며, 곧은 미세융모(microvilli)들로 이루어진다(그림 20.17).
- **이음복합체**(연접복합체, junctional complex)는 세관의 내강으로부터의 세포사이공간을 봉인하는 좁은 치밀이음(tight junction) 및 이웃 세포와의 부착을 유지시키는 부착띠(zonula adherens)로 이루어진다.
- **주름**(plicae 또는 folds)은 세포의 가쪽면(lateral surfaces)에 위치하며, 크고 납작한 돌기로 인접세포의 주름과 서로 맞물려 있다(그림 20.17 참조 *그림 20.16은 원서 오류임).
- **바닥돌기들의 깍지**(interdigitation of basal processes)가 인접세포의 돌기들과 광범위하게 서로 맞물려 있다(그림 20.18과 20.19).
- **바닥줄무늬**(basal striation)는 바닥돌기들에 집중되어 있고, 바닥면에 수직으로 길게 배열되어 있는 미토콘드리아(사립체, mitochondria)들로 구성되어 있다(그림 20.18 참조).

잘 고정된 조직표본에서, 바닥줄무늬와 솔가장자리는 근위곱슬세관을 다른 세관과 구별하는 데 도움이 된다.

근위곱슬세관 세포의 바닥돌기 밑부분에는, 액틴으로 구성된 6 nm의 미세잔섬유(microfilament) 다발이 존재한다(화살표, 그림 20.18과 20.19 참조). 액틴잔섬유는, 바닥가쪽면(basolateral)의 세포바깥공간(extracellular space)에서 바닥판 너머 인접한 세관주위모세혈관(peritubular capillary)으로, 체액이 이동하는 것을 조절한다.

근위곱슬세관은 초미세여과물의 대부분을 재흡수한다. 콩팥단위로 들어가는 초미세여과물 180 L/d 중, 65%에 해당하는 약 120 L/d 가량이 근위곱슬세관에서 흡수된다. 근위곱슬세관에서 체액 재흡수를 담당하는 두 가지 주요 단백질은 다음과 같다.

- **나트륨-칼륨 아데노신삼인산가수분해효소**(Na^+/K^+-ATPase pump)는 막횡단단백질로 세포막의 가쪽주름(lateral fold)에 존재한다. 이 단백질은 근위곱슬세관에서 물 재흡수의 주요 원동력인 **나트륨의 재흡수**(*reabsorption of* Na^+)를 담당한다. 창자와 방광 상피에서처럼, 이 과정은 가쪽세포사이공간(lateral intercellular space)으로의 능동적 나트륨 수송(active transport of Na^+)에 의해 추진된다. 나트륨의 능동수송 다음에는, 전기화학적 중성을 유지하기 위해 염소이온(Cl^-)의 수동적 확산(passive diffusion)이 뒤따른다. 가쪽세포사이공간으로 염화나트륨(NaCl)이 축적되면, 삼투경사(osmotic gradient)가 만들어지고 세포사이구획(intercellular compartment)으로 물의 이동을 유도한다. 물의 이동량이 증가할수록 세포사이구획은 확장된다. 이런 확장이 가능하도록 가쪽주름들이 분리된다.
- **아쿠아포린1**(aquaporin-1, AQP-1)은 작은(약 30 kDa) 막횡단단백질로 근위곱슬세관의 세포막에서 수분통로(water channel)로 작용한다. 아쿠아포린1을 통한 물의 이동은 나트륨-칼륨 아데노신삼인산가수분해효소처럼 높은 에너지를 필요로 하지 않는다. 면역세포화학적 방법으로 이 단백질의 존재를 입증할 수 있다.

확장된 세포사이구획에서 증가한 정수압(hydrostatic pressure)은, 아마도 세포바닥에서 액틴잔섬유의 수축력 도움을 받아, 체

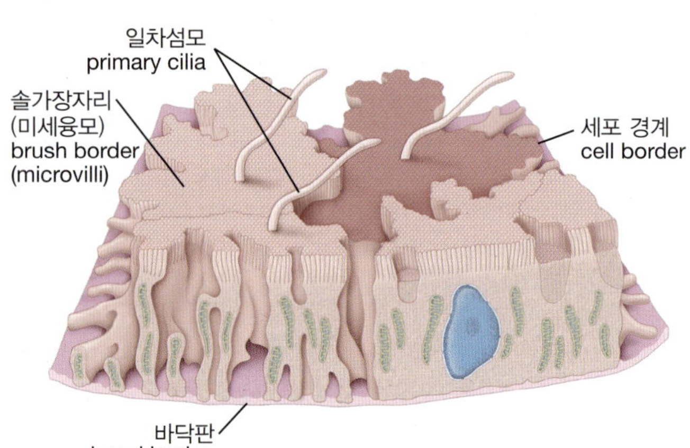

그림 20.17 근위곱슬세관 세포의 그림. 전자현미경 수준에서 본 그림으로, *오른쪽*은 절단면이고 *왼쪽*은 세포의 바닥가쪽면을 삼차원적으로 나타낸 것이다. 바닥가쪽면의 깍지를 보여주기 위해, 인접하는 세포들은 제거하고 나타내지 않았다. 깍지 돌기의 일부는 세포의 전체 높이까지 뻗어 있다. 바닥부위의 긴 돌기들은 바닥판 가까이에서 정교한 세포바깥구획을 형성한다. 세포 꼭대기면에서 미세융모(microvilli)는 솔가장자리(brush border)를 형성한다. 일부는 미세융모를 그리지 않아서, 꼭대기면 세포 경계의 곱슬한 성질을 볼 수 있다. (Bulger RE의 것 수정. The shape of rat kidney tubular cells. *Am J Anat* 1965;116:253.)

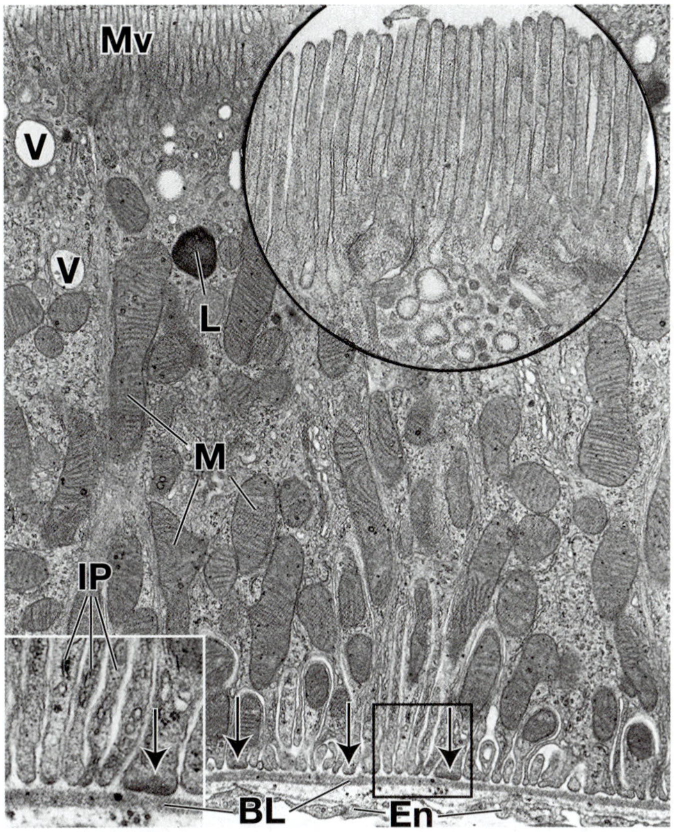

그림 20.18 근위세관 세포의 전자현미경사진. 세포의 꼭대기면에는 광학현미경에서 솔가장자리로 인식되는 조밀하게 형성된 미세융모(microvilli, *Mv*)들이 보인다. 많은 소포(vesicle, *V*)들이 꼭대기쪽 세포질에서 관찰된다. 또한 꼭대기쪽 세포질에는 용해소체(lysosome, *L*)들이 관찰된다. 핵은 이 단면에서 보이지 않는다. 많은 미토콘드리아(mitochondria, *M*)들이 서로 깍지 낀 돌기 내의 세포질에 길게 배열되어 존재한다. 길게 배열된 미토콘드리아는 광학현미경에서 바닥줄무늬(basal striation)를 이루며, 특히 세포바깥공간이 확장될 때 뚜렷하다. 전자현미경 사진은 또한 바닥판(basal lamina, *BL*), 소량의 결합조직 및 인접한 세관주위모세혈관의 유창내피(fenestrated endothelium, *En*)를 보여준다. ×15,000. **위쪽 확대사진.** 미세융모의 고배율 사진으로, 작은 세포내섭취 소포(endocytotic vesicle)들이 미세융모 밑의 세포막으로부터 떨어져 나오는 것이 보인다. ×32,000. **아래쪽 확대사진.** 미토콘드리아 아래에 있는 깍지 낀 돌기(interdigitating processes, *IP*)의 바닥부위를 확대한 것이다. 이들 돌기의 바닥면에는 액틴잔섬유(actin filament) 다발에 해당하는 전자밀도가 높은 물질(*화살표*)들이 보인다(그림 20.16 참조). ×30,000.

액이 세관 바닥막(기저막)을 통과하여 결합조직으로 흐르게 한다. 결합조직에서, 체액은 세관주위모세혈관그물(peritubular capillary network)로 재흡수된다.

근위곱슬세관은 포도당, 아미노산 및 작은 폴리펩타이드들도 거의 대부분 재흡수한다.

창자에서처럼, 근위곱슬세관 세포의 미세융모는 잘 발달된 당질층이 덮고 있고 그 속에는 몇 가지 아데노신삼인산가수분해효소(ATPase), 펩타이드분해효소(peptidase) 및 고농도의 이당분해효소(disaccharidase)들이 포함되어 있다. 근위곱슬세관은 나트륨-포도당공동수송체(Na^+-glucose cotransporter, SGLT2)를 통해 거의 100% **포도당**(glucose)을 내강으로부터 재흡수한다. 포도당 재흡수로 세포내 포도당농도가 상승하면, 포도당수송체(GLUT2)가 활성화된다. GLUT2는 바닥가쪽막을 통해 포도당을 결합조직으로 운반하며, 혈관으로 들어가도록 한다. 또한 근위곱슬세관은 여과된 **아미노산**(amino acid)들의 약 98%를 재흡수한다. 아미노산 재흡수는 나트륨, 수소(H^+), 칼륨(K^+) 이온을 맞교환하거나(산성아미노산수송체, acidic amino acid transporters) 또는 나트륨과 수소이온(염기성과 중성 아미노산수송체, basic and neutral amino acid transporter)을 맞교환하는 몇 가지 수송체들을 통해 이루어진다. 근위곱슬세관의 솔가장자리는 작은창자의 줄무늬가장자리와 유사하며, 펩타이드분해효소가 풍부하여 큰 단백질들을 작은 폴리펩타이드들로 분해할 수

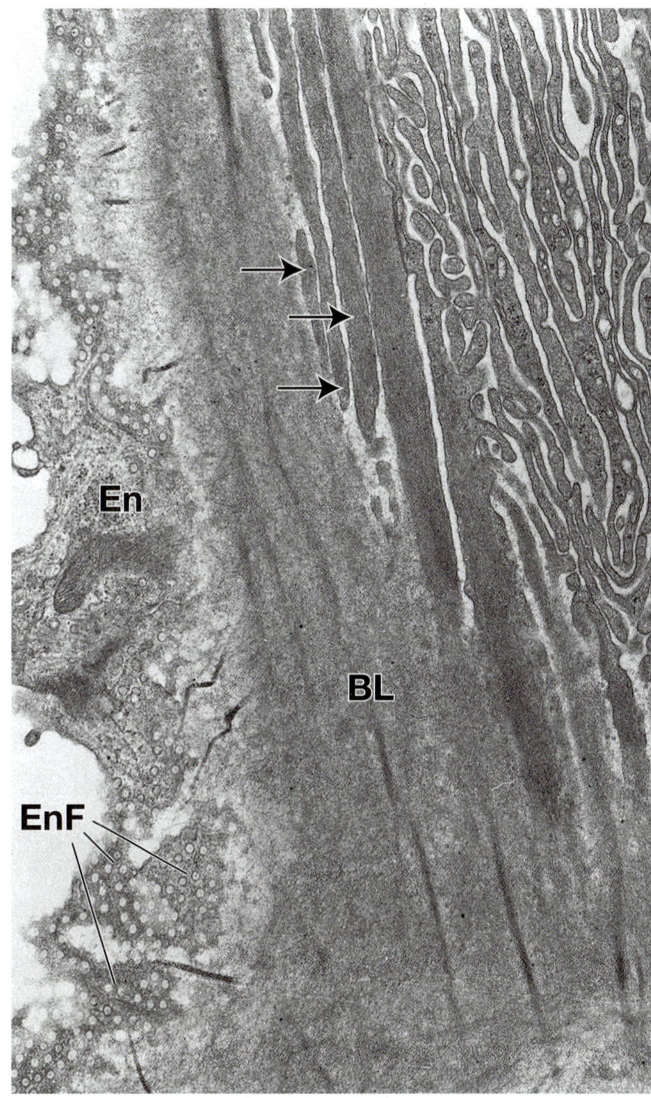

그림 20.19 근위곱슬세관 세포의 전자현미경사진. 이 단면은 근위곱슬세관 세포의 바닥판(basal lamina, *BL*) 및 모세혈관에 거의 접선이고 약간 비스듬하게 잘린 것이다. 사진의 *왼쪽* 부분은 모세혈관 내피(capillary endothelium, *En*)이다. 특징적으로 내피에는 수많은 창(fenestration, *EnF*)이 있으며, 이 단면에서는 동그란 창 모양이 보인다. 또한 이 단면에서 바닥판(기저판, *BL*)은 균일한 물질로 이루어진 넓은 띠로 보인다. 바닥판의 *오른쪽*에는 근위세관 세포의 서로 맞물린 바닥돌기(interdigitating basal processes)들이 있다. 길고 곧은 돌기에는 세로 방향의 액틴잔섬유(actin filament, *화살표*)가 포함되어 있다. 이 단면에서, 바닥의 세포바깥공간은 세포질 돌기들 사이의 미로처럼 보인다. ×32,000.

있다. 작은 폴리펩타이드(small polypeptide)들은 포도당이 흡수되는 과정과 유사하게 세포 꼭대기면의 수소-펩타이드공동수송체(H^+-peptide cotransporters, PepT1과 PepT2)를 통해 재흡수된다. 세포 안으로 운반된 폴리펩타이드는 빠르게 분해되고, 유리아미노산(free amino acids)으로 바닥가쪽면을 통해 이동한다.

단백질과 큰 펩타이드는 근위곱슬세관에서 세포막 함입에 의해 섭취된다.

근위곱슬세관의 미세융모 사이에는 깊은 세포함입(tubular invagination)이 존재한다. 초미세여과물에 포함된 단백질들은, 세관의 내강에 도달하여 세포막에 발현되고 있는 함입수용체(endocytic recptor)들에 결합한다. 단백질들이 수용체에 결합하면, 세포내섭취 과정이 시작되고 섭취소포(endocytotic vesicle)는 단백질을 포함하는 커다란 이른섭취소체(early endosome)를 형성한다(그림 20.18 참조). 이른섭취소체는 용해소체(lysosome)가 되고, 섭취된 단백질들은 산성가수분해효소(acid hydrolase)에 의해 분해된다. 용해소체에서 분해된 아미노산들은 세포사이구획과 사이질의 결합조직을 통해 혈액으로 재순환된다.

또한 초미세여과물의 pH는, 중탄산염의 재흡수와 세관주위모세혈관으로부터 내강으로 분비되는 유기산(organic acids) 및 유기염(organic base)들의 분비에 의해, 근위곱슬세관에서 변하게 된다.

근위곧은세관(Proximal Straight Tubule)

근위곧은세관(proximal straight tubule) 또는 헨레고리의 굵은내림다리(thick descending limb of the loop of Henle) 세포는 근위곱슬세관처럼 흡수를 위해 특화되어 있지 않다. 이들은 높이가 낮고, 솔가장자리가 덜 발달되어 있으며, 바닥가쪽 돌기들의 복잡한 정도도 미약하다. 미토콘드리아(사립체)는 곱슬세관보다 작고 세포질에 무작위로 분포하고 있다. 꼭대기면의 세포함입, 섭취소포 및 용해소체의 수도 적다. 근위곧은세관 세포는 곱슬세관에서 흡수되지 못한 나머지 포도당이 헨레고리의 가는다리로 들어가기 전에 흡수한다. 나트륨-포도당공동수송체(Na^+-glucose cotransporters, SGLT1)를 가지고 있어, 내강으로부터 나트륨과 포도당을 동시에 흡수한다. 곧은세관 세포는 또한 바닥가쪽면 세포막에 포도당수송체GLUT1을 가지고 있으며, 이를 통해 포도당을 세포바깥바탕질로 운반한다.

헨레고리의 가는다리(Thin Segment of Loop of Henle)

앞서 언급한 것처럼, 가는다리(thin segment, *세계학회에서 정한 공식용어는 thin limb 또는 중간세관 intermediate tubule임)의 길이는 겉질에 있는 콩팥단위의 위치에 따라 다르다. 속질곁콩팥단위가 가장 길며, 겉질콩팥단위는 가장 짧다. 가는다리에는 다양한 종류의 세포들이 존재한다. 광학현미경에서, 최소한 두 가지 다른 종류(한 종류는 다른 것보다 더 납작한 편평상피를 가짐)를 구별할 수 있다. 전자현미경으로 관찰하면, 추가적으로 네 가지 유형의 다른 상피세포들이 존재하는 것을 확인할 수 있다(그림 20.20).

- I형상피(type I epithelium)는 짧은고리콩팥단위(short-looped nephron)의 내림가는다리에서 관찰된다. 얇은 단층상피로 구성되어 있으며, 인접세포와 서로 맞물린 깍지(interdigitation)가 거의 없으며, 소기관도 드물다.
- II형상피(type II epithelium)는 긴고리콩팥단위(long-looped nephron)의 내림가는다리 윗부분(바깥속질 부분)에서 관찰되며, 상피가 더 높다. 세포소기관이 풍부하며, 짧고 뭉툭한 미세융모가 많다. 인접세포와의 가쪽깍지는 동물종마다 정도가 다양하다.
- III형상피(type III epithelium)는 긴고리콩팥단위의 내림가는다리 아래부분(속속질부분)에서 관찰되며, II형보다 더 얇은 상피로 이루어진다. 세포도 II형보다 더 단순하며, 미세융모 수도 적

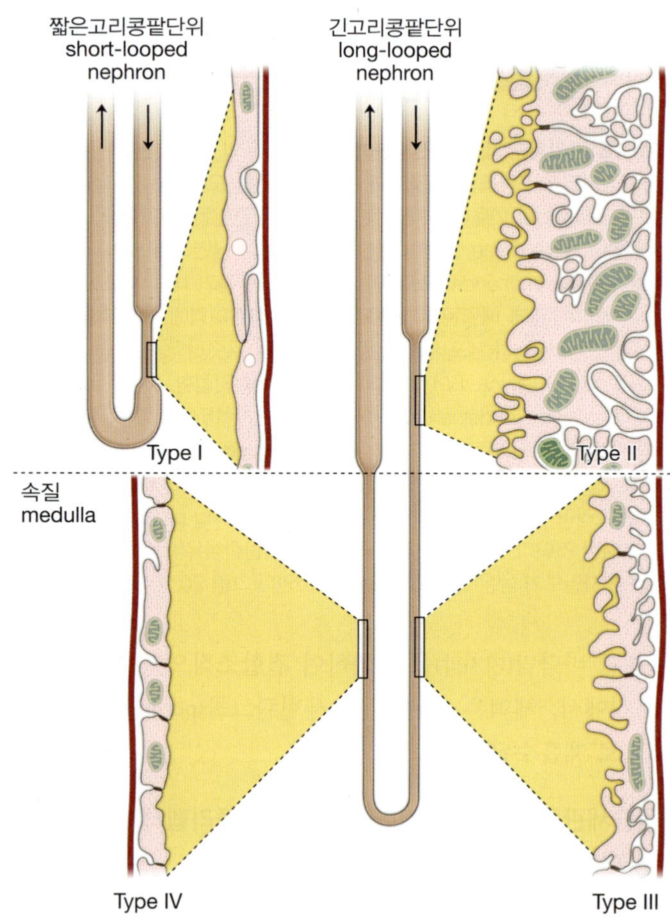

그림 20.20 헨레고리의 가는다리 상피세포 모식도. 이 그림은 짧은고리콩팥단위(short-looped nephron) 및 긴고리콩팥단위(long-looped nephron)에서 관찰되는 다양한 유형의 상피와 그 부위를 보여주고 있다. 모식도의 상피는 핵이 있는 부위를 포함하지 않았다. (Madsen KM, Tisher CC의 것을 수정. Physiologic anatomy of the kidney. In: Fisher JW, ed. *Kidney Hormones*. Academic Press 1986;3:45–100.) *그림에서 점선으로 구분된 겉질(cortex)과 속질(medulla)은 원서 오류이며, 모두 속질임.

다. 가쪽의 깍지는 없다.

- **IV형상피**(type IV epithelium)는 긴고리콩팥단위에서 U형으로 굽은 부위와 오름가는다리 전체에서 관찰되며, 미세융모가 없는 납작한 상피로 구성된다. 이세포는 소기관이 거의 없다.

가는다리의 네 가지 세포 유형은 소변농축과 관련된 역류교환계통에서 특수한 기능을 담당하고 있다. 미세융모, 미토콘드리아 및 세포 깍지의 정도와 같은 형태학적 차이는 이들의 특정한 능동적 또는 수동적 역할을 반영한다.

헨레고리의 내림가는다리와 오름가는다리는 구조적, 기능적으로 특성이 다르다.

헨레고리(콩팥세관고리)의 내림가는다리로 들어오고 오름가는다리로 나가는 초미세여과물에 관한 연구는, 삼투질농도(osmolality)의 극적인 변화를 보여주었다. **내림가는다리**(thin descending limb *공식용어는 descending thin limb)로 들어오는 초미세여과물은 **등삼투성**(isosmotic)인 반면, **오름가는다리**(thin ascending limb *공식용어는 ascending thin limb)를 떠나는 초미세여과물은 혈장에 비해 **저삼투성**(hyposmotic)이다. 이러한 변화는 물보다 더 많은 염분의 재흡수가 일어나서 이루어진다. 헨레고리의 내림가는다리와 오름가는다리는 투과성(permeabilities)이 다르며, 기능도 다르다.

- **내림가는다리**는 물의 자유로운 통과를 허용하는 아쿠아포린(AQP)의 존재로 인해 **물에 대한 투과성이 높다**(highly permeable to water). 나트륨과 요소에 대한 투과성은 훨씬 낮고, 소량만 통과할 수 있다. 짧은고리콩팥단위의 내림가는다리에서 요소는 요소수송체(urea thransporters A2, UT-A2)에 의해 운반될 수 있다. 속질의 사이질액은 고삼투성(hyperosmotic)이기 때문에, 물은 삼투에 의해 세관 밖으로 빠져나가고, 결과적으로 내강의 나트륨과 염소는 점차 더 농축된다. 내림가는다리 세포에서 능동적인 이온수송체는 현재까지 발견된 것이 없다. 따라서 이 부위에서 세관액 삼투질농도 증가(*increased tubular fluid osmolality*)는 대부분 물이 수동적으로 세관주위의 결합조직으로 이동한 결과로 볼 수 있다.
- **오름가는다리**는 염소수송체(Cl^- transporter)가 존재하기 때문에 **나트륨과 염소에 대한 투과성이 높다**(highly permeable to Na^+ and Cl^-). 염소이온의 이동은 능동적 수송은 아니며, 아데노신삼인산가수분해효소(ATPase) 활성이 필요하지 않다. 사이질의 고삼투성은 오름가는다리의 수송능력과 직접적인 관련이 있다. 오름가는다리는 **물에 대한 투과성이 거의 없다**(impermeable to water). 따라서 사이질에서 나트륨과 염소의 농도는 증가하고 세관 내강의 삼투질농도는 감소한다. 이러한 이유로, 오름가는다리는 **콩팥단위의 희석부위**(diluting segment of the nephron)라고 부른다.

굵은오름다리의 상피세포는 **유로모듈린**(uromodulin) 또는 **탐-호스폴단백**(Tamm-Horsfall protein)이라는 85 kDa의 단백질을 생산하고, 염화나트륨(NaCl) 재흡수와 소변농축 능력에 영향을 준다. **유로모듈린**은 다양한 사이토카인과 상호작용하여 세포부착및 신호전달을 조절한다. 또한, 칼슘옥살산염결정(calcium oxalate crystals)의 응집을 억제(결석의 형성을 억제)하며, 요로감염(urinary tract infection)을 방어하는 역할을 한다. **염증성신질환**(inflammatory kidney disease)이 있는 경우, 침착된 유로모듈린이 소변에서 **소변원주**(urinary cast)의 형태로 검출된다(글상자 20.4 참조).

원위곧은세관(Distal Straight Tubule)

원위곧은세관은 헨레고리의 굵은오름다리 부분에 해당한다.

원위곧은세관(distal straight tubule 또는 **굵은오름다리** thick ascending limb)은 앞서 언급한 바와 같이 헨레고리의 굵은오름다리에 해당하며, 속질과 겉질(속질부챗살에 위치) 모두에 걸쳐 있다. 오름가는다리와 마찬가지로, 굵은오름다리(원위곧은세관)는 세관의 내강에서 사이질로 이온들을 운반한다. 세포 꼭대기면에는 전기중성적인 수송체($Na^+/K^+/2Cl^-$ cotransporter)가 존재하며, 나트륨, 칼륨, 염소를 동시에 세포 내로 이동시킨다. 세포 내로 이동된 나트륨은 나트륨-칼륨 아데노신삼인산가수분해효소(Na^+/K^+-ATPase pump)의 작용에 의해 세포막 바닥가쪽면을 통하과여 사이질로 배출된다. 일부는 칼륨통로(K^+ channel)를 통해 다시 세관액으로 새어나가며, 결과적으로 세관의 내강이 사이질에 비해 양성 전하를 띄도록 한다. 이러한 양성 전기경사(positive gradient)는 칼슘(Ca^{2+})과 마그네슘(Mg^{2+}) 같은 또다른 양이온들이 재흡수될 수 있는 추진력을 제공한다. 원위곧은세관을 통과하는 이런 이온들의 이동은 물의 이동없이 일어나며, 결과적으로 용질로부터 물을 분리시킨다.

통상적인 조직표본에서, 원위곧은세관의 큰 입방형 세포는 에오신(eosin)에 약하게 염색되며, 가쪽 경계가 뚜렷하지 않다(도판 20.4, 894쪽). 핵은 세포의 꼭대기면 쪽에 치우쳐 위치하며, 종종 세포가 내강으로 돌출된 것처럼 보인다. 앞서 언급한 것처럼, 이 세포는 광범위한 바닥가쪽면 주름이 있으며, 주름과 연관된 미토콘드리아가 많다(그림 20.21). 미세융모는 근위곧은세관 세포보다 수가 적고 거의 발달되지 않았다(그림 20.18과 20.19 비교).

원위곱슬세관(Distal Convoluted Tubule)

원위곱슬세관의 구조와 기능은 나트륨의 운반 및 재흡수에 따라 달라진다.

원위곱슬세관(distal convoluted tubule)은 겉질미로에 위치하며, 근위곱슬세관 길이의 약 1/3(~5 mm)에 불과하다. 원위곱슬세관은 치밀반점을 지난 몇 개의 세포 이후에 시작되며, 연결세관으로 이어

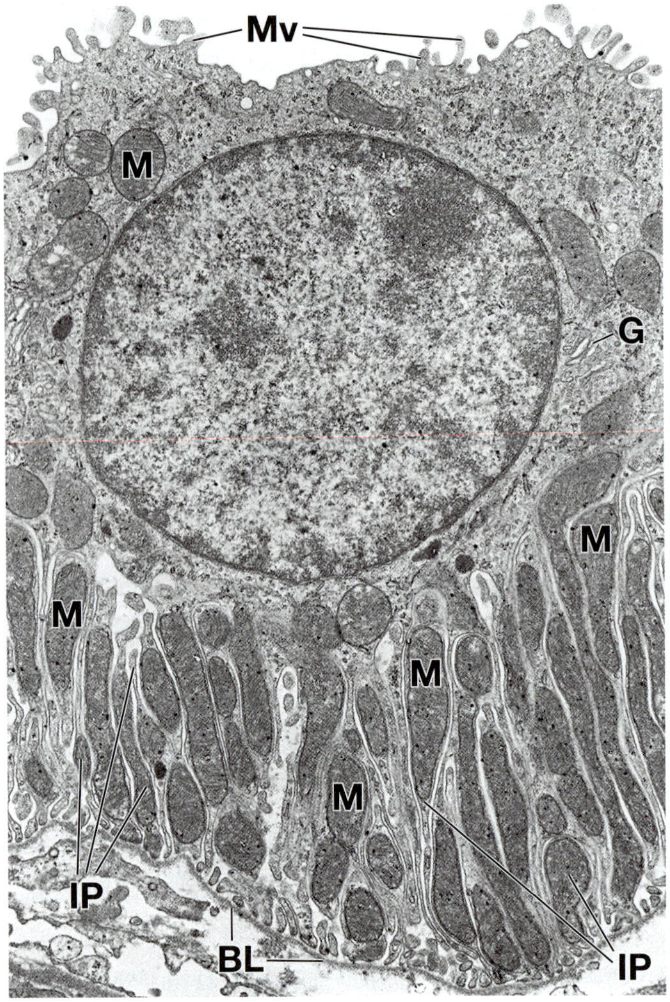

그림 20.21 원위곱슬세관 세포의 전자현미경사진. 세포의 꼭대기면에는 약간의 미세융모(microvilli, *Mv*)가 있으나, 솔가장자리의 모습을 보일만큼 충분히 길거나 많지 않다(그림 20.18과 비교 *그림 20.15는 *원서 오류임*). 핵과 골지복합체(Golgi apparatus, *G*)는 세포의 윗부분에서 관찰된다. 미토콘드리아(mitochondria, *M*)는 주로 세포의 바닥부분에서 깍지 낀 돌기(interdigitating processes, *IP*)들 속에 위치한다. 근위세관 세포에서처럼, 미토콘드리아는 광학현미경에서 바닥줄무늬(basal striations)의 모습을 보인다. 바닥판(기저판, basal lamina, *BL*)은 세포의 바닥면 가까이에서 관찰된다. ×12,000.

진다. 원위곱슬세관은 원위곧은세관과 거의 유사하지만, 높이가 약간 더 높다. 또한 솔가장자리가 없으며, 물에 대한 투과성이 거의 없다. 원위곱슬세관은 부갑상샘호르몬(PTH)의 조절을 통해 칼슘 재흡수가 일어나는 중요 부위이다. 나트륨-칼륨 아데노신삼인산가수분해효소의 활성도가 매우 높으며, 이것은 다른 이온들 수송에 원동력을 제공한다. 원위곱슬세관의 주요 기능은 다음과 같다.

- **나트륨의 재흡수**(reabsorption of Na^+)와 칼륨 분비.
- **중탄산염이온의 재흡수**(reabsorption of bicarbonate ion). 동시에 수소 이온을 분비하고 소변을 더욱 산성화함.
- **염소이온의 재흡수**(reabsorption of chloride). 티아지드-민감 나트륨-염소수송체(thiazide-sensitive Na^+/Cl^- transporter)의 작용에 의해 매개됨.
- **암모늄 분비**(secretion of ammonium). 산을 배출하고 중탄산염을 생성하려는 콩팥의 요구에 따른 반응임.

연결세관(Connecting Tubule)

연결세관은 원위곱슬세관과 겉질집합관 사이의 이행 부위이다.

피막밑콩팥단위(겉질콩팥단위)의 **연결세관**(connecting tubule)은 직접 겉질집합관으로 연결되는 반면, 겉질중간콩팥단위와 속질곁콩팥단위의 경우는 먼저 다른 연결세관들과 연결되어 활꼴연결세관(arched connecting tubules)을 형성하고 이후에 겉질집합관으로 연결된다. 연결세관의 상피는 원위곱슬세관에서 겉질집합관으로 이행되면서 점진적으로 변하며, 양쪽 부위 세포들이 섞여 있다(예: 겉질집합관에서 유래한 주세포가 원위곱슬세관 일부에서 관찰됨). 연결세관은 형태학적, 생리학적으로 칼륨 분비(대부분 광물부신겉질호르몬의 조절을 받는 주세포의 작용에 의함)에 중요한 역할을 한다.

겉질 및 속질집합관(Cortical and Medullary Collecting Ducts)

겉질집합관(피질집합관, cortical collecting duct)과 **속질집합관**(수질집합관, medullary collecting duct)은 물을 재흡수하며, 최종적인 소변 삼투질농도를 결정한다. 또한 속질집합관은 요소수송체A1(urea transporter A1, UT-A1)의 작용에 의해 요소를 재흡수한다. 겉질집합관은 단층상피로 이루어져 있다. 겉질집합관의 세포는 납작하며, 다소 편평하거나 입방형이다. 속질집합관 세포는 입방형이며,

글상자 20.4

임상적용: 소변검사(Examination of the Urine—Urinalysis)

소변검사(urinalysis)는 신질환(콩팥병)이 의심되는 환자에서 시행되는 중요한 검사이다. 이 검사에는 소변의 pH, 비중(이온농도를 간접적으로 측정), 빌리루빈(bilirubin), *케톤체*(*ketone body*), 헤모글로빈(혈색소, hemoglobin) 및 단백질농도 등의 물리적, 생화학적, 현미경적 소변의 특성이 포함된다. 과도한 양의 단백질이 배설되는 **단백뇨**(proteinuria) 또는 알부민뇨(albuminuria)는 신질환의 중요한 진단 징후이다. 정상적으로 150 mg보다 적은 양의 단백질이 매일 소변으로 배설된다. 단백질의 과도한 배설은 거의 대부분 신질환이 있음을 의미하지만, 병이 없더라도 조깅과 같은 심한 운동이나 심한 탈수 등의 경우에 단백뇨가 나타날 수 있다. 소변을 현미경으로 검사하면, 적혈구와 백혈구, 무기질결정(mineral crystals) 및 세균이나 곰팡이 같은 병원균을 발견할 수 있다. 이런 성분들은 흔히 **소변원주**(urinary casts)라 부르는 원통형 구조에 둘러싸여 있다. 소변원주의 기질은 질병이 진행되는 동안, 원위곧은세관(헨레고리의 굵은오름다리)의 내강에서 85 kDa 단백질인 **유로모듈린**(uromodulin) 또는 **탐-호스폴단백**(Tamm-Horsfall protein)이 침착되어 형성된다.

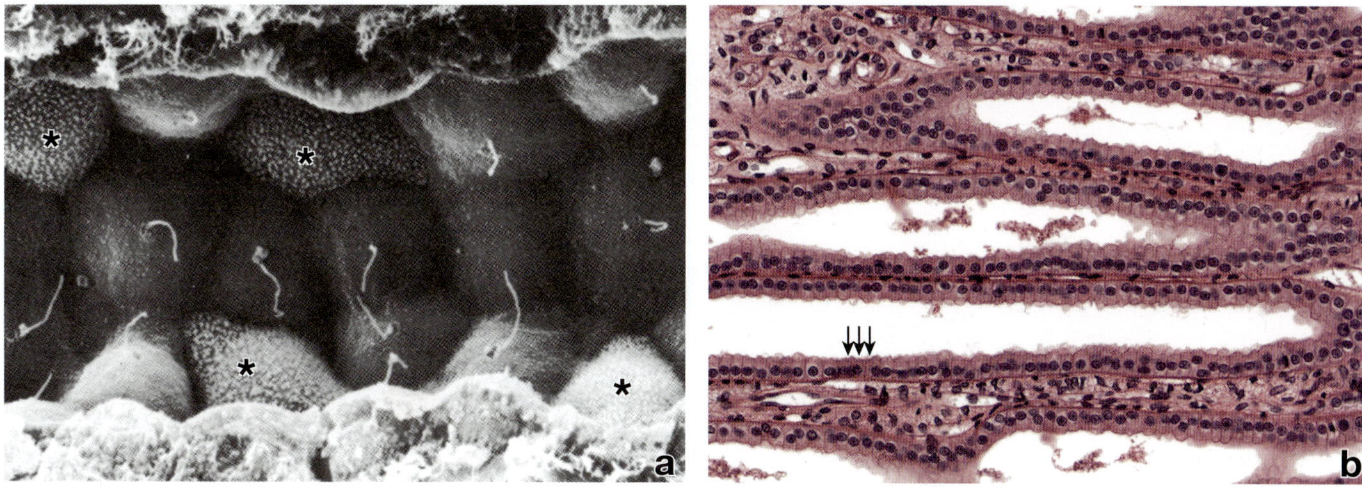

그림 20.22 집합관의 주사전자현미경과 광학현미경사진. a. 이 주사전자현미경사진은 표면에 많은 판발(lamellipodia) 또는 미세주름(microridges)이 있는 사이세포(어두운세포, dark cell, *별표*)와, 하나의 일차섬모(primary cilium) 및 짧은 미세융모(microvilli)를 갖는 주세포(밝은세포, light cell)들을 보여주고 있다. *밝은* 또는 *어두운*이라는 용어는 절단된 세포의 염색 특징을 나타내는 것으로, 표면의 밀도 차이를 의미하는 것은 아니다. (Dr. C. Craig Tisher 제공.) **b.** 이 광학현미경사진은 헤마톡실린과 에오신으로(H&E) 염색된 집합관에서 몇 개의 세로방향으로 잘린 관 구조들을 보여준다. 집합관의 단층원주상피와 특징적인 뚜렷한 세포 경계들이 보인다. 대부분의 집합관 세포는 밝게 염색되는 주세포(principal cell)이다. H&E 염색 표본에서는 밝은 주세포와 어두운 사이세포를 구별하기 어렵다. 좀 더 진하게 염색된 세포(*화살표*)가 어두운 사이세포(intercalated cells)일 가능성이 높다. ×240. (출처: Kent Christensen; J. Matthew Velkey; Lloyd M. Stoolman; Laura Hessler; Diedra Mosley-Brower; and Michael Hortsch PhD; University of Michigan Medical School. © 2010 The Regents of the University of Michigan. 자세한 내용, 질문 또는 권한 요청은 Michael Hortsch에게 문의: hortsch@umich.edu.)

분비관의 크기가 커질수록 원주형으로 변한다. 집합관은 세포 경계가 광학현미경으로 뚜렷하게 보여서, 근위세관 및 원위세관과 쉽게 구별된다(그림 20.22).

집합관은 나트륨/염소 균형과 산-염기 항상성 유지에 필수적인 역할을 한다.

집합관 상피는 밝은세포(주세포)와 두 가지 다른 유형의 어두운세포(사이세포)로 구성된다.

- **밝은세포**(light cell, **주세포** principal cell 또는 **집합관세포** collecting duct cell)는 집합관의 주된 세포이다. 이들은 밝게 염색되는 세포로, 가쪽 돌기가 인접 세포들과 맞물려 있지 않다. 하나의 일차섬모(primary cilium)가 나 있으며, 미세융모는 상대적으로 수가 적고 짧다(그림 20.22). 주세포는 작고 둥근 미토콘드리아를 가지고 있다. 주세포는 광물부신겉질호르몬수용체(mineralocorticoid receptor, MR)를 다량 발현하고 있어서, **알도스테론**(aldosterone)의 주요 작용부위가 된다(뒤에서 설명). 이들의 주요 기능은 **상피나트륨통로**(epithelial sodium channel, ENaC)를 통해 집합관의 내강에서 나트륨을 재흡수하고, **콩팥바깥속질칼륨통로**(renal outer medullary potassium channel, ROMK)를 통해 칼륨을 분비하는 것이다. 또한 꼭대기쪽 세포막에는 물투과성을 담당하는 항이뇨호르몬-조절 수분통로(antidiuretic hormone-regulated water channels)인 **아쿠아포린2**(aquaporin-2, AQP-2)를 많이 발현하고 있다. 세포의 바닥가쪽 세포막에는 아쿠아포린3(AQP-3)와 아쿠아포린4(AQP-4)가 있다(그림 20.23).
- **어두운세포**(dark cell, **사이세포** intercalated cell)는 상대적으로 수가 적다. 이들은 집합관 세포의 1/3을 차지하며, 산-염기 수송을 중재한다. 미토콘드리아가 많고, 세포질이 어둡게 보인다. 세포 꼭대기면에 미세주름(microplica) 또는 미세융모가 있다. 미세주름은 주사전자현미경(SEM)으로 쉽게 관찰되지만, 투과전자현미경(TEM)에서는 미세융모와 구별이 쉽지 않다(그림 20.22). 바닥주름은 보이지 않고 바닥에 인접세포와의 깍지가 있다. 꼭대기면 세포질에는 많은 소포들이 존재한다. 기능이 다른 두 가지 유형의 사이세포가 구별된다.
- **A형 사이세포**(α-intercalated cell)는 양성자펌프(H^+-ATPase와 H^+/K^+-ATPase)들을 통해 꼭대기면으로 **산**(H^+ proton)을 분비하고, 바닥가쪽으로는 음이온교환체(Cl^-/HCO_3^- exchanger, AE1)를 통해 중탄산염을 내보내어 흡수되도록 한다. 이런 극성(polarity)은 A형 사이세포가 내강으로 수소이온을 펌핑하여 체내로부터 산을 배설할 수 있도록 한다(그림 20.23 참조).
- **B형 사이세포**(β-intercalated cell)는 반대의 극성을 갖고 있으며, **중탄산염**(HCO_3^- bicarbonate anion)을 집합관의 내강으로 분비한다. 수송체들은 A형세포와 유사하지만, 그와 반대쪽 세포막에 위치한다. 꼭대기면에는 음이온교환체(Cl^-/HCO_3^- exchanger, pendrin 및 NDCBE)가 있어 내강으로 중탄산염을 분비하고, 대신 세포 내로 염소의 유입을 촉진한다(그림 20.23 참조).
- 식이의 특성과 이에 따른 산 배설의 필요성 때문에, 집합관의 상피에는 B형 사이세포보다 A형 사이세포의 수가 더 많다. 대사성산증이 올 경우, 세포의 총 수는 변하지 않더라도 B형 사

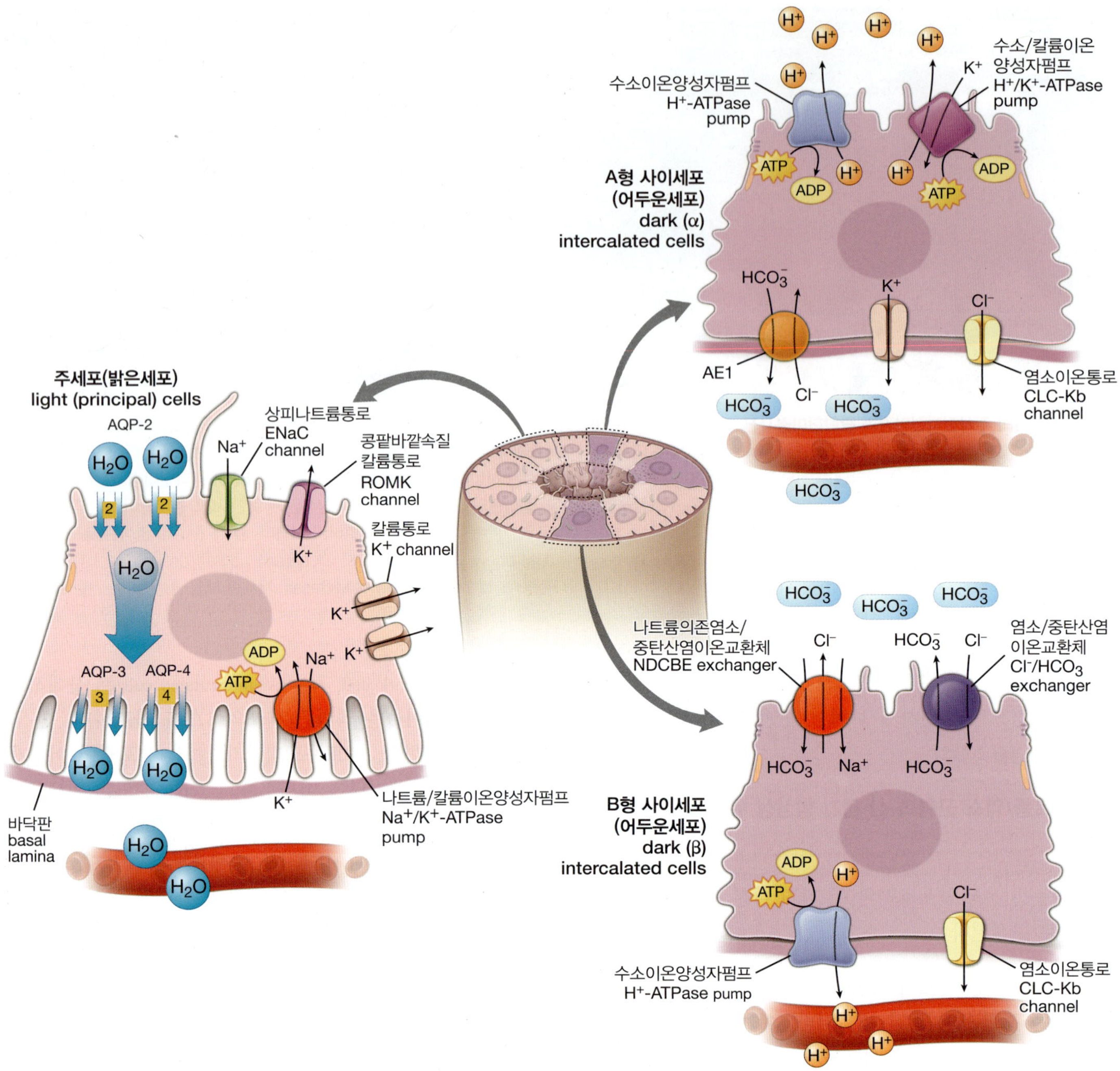

그림 20.23 집합관 세포들과 그 주요 이온 수송체들의 분포를 나타내는 모식도. 그림의 중앙에는 집합관의 단면이 있다. 주세포(principal cell, 밝은세포 light cell)와 사이세포(intercalated cell, 어두운세포 dark cell)의 비율은 약 3:1이다. 주세포의 주요 기능은 상피나트륨통로(ENaC)를 통해 집합관의 내강에서 나트륨을 재흡수하고 콩팥바깥속질칼륨통로(ROMK)를 통해 칼륨을 분비하는 것이다. 바닥가쪽막에 위치한 다른 칼륨통로들은 세포에서 칼륨이 빠져나가도록 한다. 바닥가쪽(기저외측)막에 존재하는 나트륨-칼륨 아데노신삼인산분해효소(Na^+/K^+-ATPase)는 세포 기능에 필요한 나트륨 농도 기울기(Na^+ gradient)를 유지한다. 꼭대기면 세포막에는 항이뇨호르몬(ADH)의 조절을 받는 수분통로 아쿠아포린2(AQP-2)가 풍부하며, 바닥가쪽막의 아쿠아포린 3(AQP-3) 및 아쿠아포린 4(AQP-4)와 함께 내강에서 수분을 제거하고 소변을 농축하는 역할을 한다. 어두운 A형 사이세포(α-intercalated cell)는 꼭대기면의 양성자펌프(H^+-ATPase와 H^+/K^+-ATPase)들을 통해 수소 양성자(hydrogen proton)를 분비하고 몸에서 산 배설을 촉진한다. 바닥가쪽막에서는, 음이온교환체(Cl^-/HCO_3^- exchanger, AE1)를 통해 중탄산염을 내보내고, 칼륨통로를 통해 과잉 칼륨을 제거하며, 염소통로(CLC-Kb)를 통해 염소를 제거한다. 어두운 B형 사이세포(β-intercalated cell)는 A형 사이세포와 극성이 반대이며, 염기(중탄산염 음이온)를 집합관 내강으로 분비한다. 꼭대기면에는 A형 사이세포와는 다른 음이온교환체들(Cl^-/HCO_3^- exchanger, pendrin 및 Na^+-dependent Cl^-/HCO_3^- exchanger, NDCBE)가 있어 염소와 중탄산염의 이동을 촉진한다. 염소이온통로(CLC-Kb)와 양성자펌프(H^+-ATPase)는 바닥가쪽막에 위치한다.

이세포의 상대적인 수는 감소하고 A형 사이세포의 수가 증가한다. 이 사실은 B형 사이세포가 A형 사이세포로 전환(conversion of β-intercalated cell to α-intercalated cell)되고, 콩팥이 수소이온을 더 많이 분비하여 pH를 정상 범위로 되돌릴 수 있다는 것을 시사한다. 이런 전환은 B형 사이세포가 분비하는 헨신(hensin, a 230 kDa member of the macrophage scavenger receptor cysteine rich [SRCR] family of protein)이라는 세포바깥바탕질 분자에 의해 조절된다.

집합관의 세포는 바깥속질에서 속속질로 갈수록 점차 높아지며, 콩팥유두에서는 원주형이 된다. 사이세포는 속속질로 가면서 수가 점차 감소하며, 콩팥유두에서는 존재하지 않는다.

알도스테론은 연결세관과 집합관에 작용한다.

전통적인 미세천자기법 연구(micropuncture experiment)에 근거하여 알도스테론은 원위곱슬세관에 작용하는 것으로 알려졌다. 그러나 보다 최근의 분자생물학적 연구에 따르면 알도스테론은 집합관의 주세포(principal cell 또는 밝은세포 light cell)에 주로 작용하는 것으로 나타났다. 앞서 언급한 것처럼, 주세포는 연결세관과 집합관 곳곳에 존재한다. 따라서 ADH와 유사하게, 알도스테론은 주로 주세포가 분포하는 집합관에 작용하는 것으로 여겨진다. 알도스테론의 작용부위에 대해서는 아직 논란의 여지가 있다. 미세천자 연구는 세관액을 얻어 분석하는데, 흔히 천자한 부위가 원위곱슬세관인지, 연결세관인지 또는 겉질집합관인지 정확하지 않을 가능성이 있다. 어쨌든 분자생물학적 연구로 주세포는 알도스테론에 대한 광물부신겉질호르몬수용체(MR)를 발현하는 것으로 알려져 있다.

알도스테론은 주세포의 광물부신겉질호르몬수용체에 결합하여 나트륨과 칼륨 교환에 작용한다.

알도스테론(aldosterone)은 부신겉질(adrenal cortex)에서 분비된다. 알도스테론 분비는 안지오텐신 II 또는 혈중 칼륨농도의 증가(고칼륨혈증 hyperkalemia)에 의해 자극된다. 알도스테론은 세포질의 광물부신겉질호르몬수용체에 결합하여 핵으로 이동한다. 알도스테론과 수용체 복합체는 전사인자로 작용하며, 나트륨 재흡수와 칼륨 분비에 관여하는 몇 가지 단백질 유전자 발현을 활성화시킨다. 이 단백질들은 상피나트륨통로(epithelial sodium channel, ENaC), 콩팥바깥속질칼륨통로(renal outer medullary potassium channel, ROMK), 나트륨-칼륨 아데노신삼인산분해효소(Na^+/K^+-ATPase) 등이다. 새로운 통로 단백질 합성에는 약 6시간이 소요된다. 다시 말해 알도스테론은 주세포에서 나트륨 재흡수와 칼륨 분비를 증가시키며, 결과적으로 혈중 나트륨 농도 증가로 혈액량과 혈압이 증가하게 된다.

■ 사이질세포(INTERSTITIAL CELLS)

콩팥의 결합조직인 사이질조직(interstitial tissue)은, 콩팥단위, 분비관, 혈관 및 림프관들을 둘러싸고 있다. 사이질의 양은 겉질(용적의 약 7% 차지)에서 속질 및 콩팥유두(용적의 20% 이상 차지)로 갈수록 많이 증가한다.

겉질에서는 두가지의 사이질세포, 즉 세관의 바닥막과 세관주위모세혈관 사이에 존재하는 섬유모세포유사세포(cell that resmeble fibroblast)와 소수의 큰포식세포(macrophage)가 존재한다. 섬유모세

글상자 20.5

기능적 고찰: 아쿠아포린 수분통로의 구조와 기능(Structure and Function of Aquaporin Water Channels)

아쿠아포린(aquaporin, AQP)은 최근 발견된 작은 소수성 막횡단단백질로, 콩팥을 비롯한 다양한 기관(예: 간, 담낭)에서 물의 이동을 조절한다. 현재까지 13가지의 아쿠아포린 단백질들이 발견되었다. 아쿠아포린의 분자량은 26~34 kDa 사이이다. 각 단백질은 6개의 막횡단 도메인(transmembrane domain)이 배열하여 한 개의 구멍(pore)을 형성한다. 아쿠아포린들이 발현되는 부위는 콩팥 세관(물 재흡수), 뇌와 척수(뇌척수액 재흡수), 이자샘꽈리(췌장세엽)세포(이자액 분비), 눈물기관(눈물 분비 및 재흡수) 및 눈(안방수 분비 및 재흡수) 등으로 물 수송(water transport) 작용과 관련되어 있다. 대부분의 아쿠아포린(AQP-1, AQP-2, AQP-4, AQP-5, AQP-6 및 AQP-8)은 수분 이동에 선택적인 반면, *아쿠아글리세로포린*(*aquaglyceroporin*)이라는 일부(AQP-3, AQP-7 및 AQP-9)는 물 이외에 글리세롤 및 분자량이 큰 다른 물질들을 이동시킨다. 중요한 아쿠아포린에는 다음과 같은 것들이 있다.

- **아쿠아포린1**(AQP-1)은 콩팥(근위세관과 헨레고리의 내림가는다리)을 비롯하여 간세포, 적혈구 등에서 발현된다. 또한 아쿠아포린1은 림프절(lymph node), 림프굴(lymphatic sinus)의 내피세포, 큰키내피세정맥(high endothelial venule)의 혈관내피 및 창자암죽(intestinal lacteal)의 내피세포들에서 발현된다.
- **아쿠아포린2**(AQP-2)는 원위곱슬세관의 끝부분, 연결세관 및 집합관의 상피에 존재한다. 아쿠아포린2는 *항이뇨호르몬의 조절을 받는 수분통로(antidiuretic hormone-regulated water channel)*로 알려져 있다. 아쿠아포린2의 유전자 돌연변이는 **선천신성요붕증**(선천콩팥기원요붕증, congenital nephrogenic diabetes insipidus)과 관련이 있다.
- **아쿠아포린3**와 **-4**는 콩팥에서 집합관 주세포(밝은세포)의 바닥가쪽면 세포막에 위치하며, 그 외에 위창자상피(아쿠아포린3), 이자샘꽈리(아쿠아포린12) 및 뇌와 척수(아쿠아포린4)에서도 발현된다.

아쿠아포린 단백질의 기능과 구조에 관한 연구는 수분통로 차단제를 개발하여 고혈압, 울혈심부전(울혈심장기능상실, congestive heart failure) 및 뇌부종을 치료하고, 뇌압이나 안압을 조절하도록 시도하고 있다.

포는 창자 상피에서와 유사하게, 세관 상피의 바닥에 근접하여 위치한다. 이 세포들은 사이질의 세포바깥바탕질을 구성하는 콜라겐 섬유 및 글리코사미노글리칸을 합성하고 분비한다.

속질에서 사이질세포는 **근섬유모세포**(myofibroblast)와 유사하다. 이 세포들은 세관의 장축을 따라 배열해 있으며 세관을 압박해 주는 역할을 한다. 액틴잔섬유, 과립세포질그물(rER), 골지복합체(Golgi complex) 및 용해소체 등이 잘 발달되어 있다. 세포질에는 다량의 지방방울(lipid droplet)이 배뇨상태에 따라 증가하거나 감소한다.

섬유모세포는 사이질조직에서 **상피-중간엽전환**(epithelial-mesenchymal transition, EMT) 기전에 의해 기원한다는 가설이 있다. 상피-중간엽전환은 상피세포가 그 특성을 잃고 중간엽세포의 특성을 획득하는 과정이다. 이 전환 동안, 상피세포는 세포 간 이음(cell-to-cell junctions), 꼭대기-바닥 영역 극성(apical-basal domain polarity) 및 고유 마커를 잃고, 대신 세포운동성(cell motility), 방추세포 모양(spindle cell shape) 및 중간엽세포 마커를 얻는다. 세관 상피세포가 중간엽 세포로 전환되는 것은 국소적으로 사이토카인(예: TGF-β, FGF, EGF) 농도 균형이 깨지고 전사인자인 EMT-TFs가 증가하며 시작된다. 콩팥의 지속적인 손상과 만성염증은, 섬유모세포의 수를 증가시키고 과도하게 세포바깥바탕질을 분비하여 정상적인 사이질구조를 파괴한다. 일부 연구에 따르면 **콩팥섬유화**(renal fibrosis)에서 질병과 관련된 섬유모세포의 1/3 이상이 손상부위의 세관 상피로부터 유래하였다고 한다. 국소적인 유사분열촉진제(mitogens)에 반응하여 섬유모세포가 증식하면, 일반적으로 **세관사이질신염**(tubulointerstitial nephritis)을 특징으로 하는 비가역적 신부전(콩팥기능상실)이 발생한다. 콩팥섬유화의 최신 치료전략은 국소적인 사이토카인 균형을 섬유모세포 형성이 억제되는 방향으로 되돌려 **역중간엽-상피전환**(reversal mesenchymal-epithelial transition)이 일어나도록 하는 것이다.

■ 콩팥의 조직생리학(HISTOPHYSIOLOGY OF THE KIDNEY)

역류증폭계통은 고삼투성 소변을 만들어낸다.

역류(*countercurrent*)란 용어는 인접한 구조들에서 유체가 반대방향으로 흐르는 것을 말한다. 고삼투성(hyperosmotic) 소변을 배설하는 능력은 다음 세 가지 구조가 관련된 **역류증폭계통**(countercurrent multiplier system)에 달려 있다.

- **헨레고리**(loop of Henle)는 역류증폭기로 작용한다. 초미세여과물은 내림가는다리에서 콩팥유두쪽으로 이동하고, 오름가는다리에서는 다시 겉질속질경계(corticomedullary junction)를 향해 되돌아간다. 속질의 삼투경사는 헨레고리의 축을 따라 형성된다.
- **곧은혈관**(vasa recta)은 헨레고리와 평행하게 U형의 고리를 형성한다. 이 혈관은 내려가는 곧은세동맥(arteriola recta)과 올라가는 곧은세정맥(venula recta) 사이에서 물과 용질의 역류교환체로 작용한다. 곧은혈관은 속질의 삼투경사를 유지하도록 돕는다.
- **집합관**(collecting duct)은 속질에서 **삼투평형장치**(osmotic equilibrating device)로 작용한다. 집합관에서 변형된 초미세여과물은, 고삼투성인 속질사이질(medullary interstitium)과 추가적으로 평형을 이룰 수 있다. 평형의 정도는 항이뇨호르몬-의존성 수분통로(AQP-2)의 활성화에 따라 달라진다.

글상자 20.6

기능적 고찰: 집합관 기능의 항이뇨호르몬 조절(Antidiuretic Hormonal Regulation of Collecting Duct Function)

집합관 상피의 물 투과성은 **시상하부**(hypothalamus)에서 합성되어 뇌하수체 후엽에서 분비되는 **항이뇨호르몬**(ADH, 바소프레신 vassopressin)에 의해 조절된다. 항이뇨호르몬은 집합관에서 수분 투과성을 증가시키고, 소변이 더 농축되도록 한다. 분자수준에서, 항이뇨호르몬은 원위곱슬세관의 끝부분, 연결세관 및 집합관 상피에 존재하는 아쿠아포린2(AQP-2) 수분통로에 작용한다. 항이뇨호르몬의 작용은 집합관에서 더욱 특별하다. 항이뇨호르몬은 집합관 세포의 수용체에 결합하여 다음과 같은 작용들을 촉발한다.

- **아쿠아포린2를 포함하는 세포질소포의 전위**(translocation)—단기효과. 기존에 세포 내에 존재하는 아쿠아포린2를 세포질에서 꼭대기쪽 세포막으로 이동시킨다. 결과적으로 세포막에서 유효한 수분통로의 수가 늘어나고, 물 투과성을 증가시킨다.
- **아쿠아포린2의 합성**(synthesis)—장기효과. 아쿠아포린2를 합성하고 꼭대기쪽 세포막으로 이동시킨다.

혈장의 삼투질농도가 증가하거나 혈액량이 감소하면 항이뇨호르몬 분비가 촉진된다.

항이뇨호르몬이 없으면, 다량의 묽은 소변이 만들어진다. 이러한 상태를 **신경성요붕증**(중추기원요붕증, central diabetes insipidus, CDI)이라 한다. 아쿠아포린2와 항이뇨호르몬수용체 두 가지 유전자의 돌연변이는 **콩팥기원요붕증**(nephrogenic diabetes insipidus)과 연관된 것으로 밝혀졌다. 이 질병에서는 집합관 상피세포에서 합성하는 아쿠아포린2 및 항이뇨호르몬수용체가 결핍되어 있기 때문에, 콩팥이 항이뇨호르몬에 반응하지 않는다. 또한 물을 과도하게 섭취하는 경우에도, 항이뇨호르몬 분비를 억제하기 때문에 다량의 저삼투성 소변(hypoosmotic urine)이 나오게 된다.

항이뇨호르몬 분비가 증가하면, 매우 고삼투성인 소변(hyperosmotic urine)이 나오고 수분이 몸에 축적된다. 적절하지 못한 수분 섭취나 소모(땀, 구토, 설사 등)는 항이뇨호르몬 분비를 촉진한다. 이 결과로 원위곱슬세관과 집합관 상피에서 물 투과성이 증가하며, 소량의 고삼투성 소변이 나오게 된다.

이온농도의 지속적인 경사는 역류증폭 효과에 의해 고삼투성인 소변을 만든다.

헨레고리(loop of Henle)는 겉질속질경계에서 콩팥유두까지 증가하는 속질사이질의 이온농도 경사를 만들고 유지한다. 앞서 언급하였듯이 헨레고리의 내림가는다리는 물이 자유롭게 통과할 수 있는 반면, 오름가는다리는 물에 비투과적이다. 또한, 오름가는다리 세포는 나트륨과 염소를 사이질에 추가한다.

물은 오름가는다리를 나갈 수 없기 때문에, 사이질은 내강에 비해 상대적으로 고삼투성이 된다. 사이질의 염소와 나트륨이 일부 내림가는다리로 확산되지만, 이온들은 다시 오름가는다리와 원위곧은세관(헨레고리의 굵은오름다리)에서 사이질로 운반되어 나가게 된다. 이는 **역류증폭효과**(countercurrent multiplier effect)를 만든다. 따라서 사이질의 염화나트륨(NaCl) 농도는 속질의 전층에 걸쳐 겉질속질경계에서 유두방향으로, 즉 헨레고리의 아래쪽으로 갈수록 높게 된다.

곧은혈관은 내림세동맥과 오름세정맥을 포함하며, 역류교환체로 작용한다.

역류교환기전(countercurrent exchange mechanism)을 이해하기 위해서는, 날세동맥이 콩팥소체를 떠나는 지점에서 콩팥 혈액순환을 다시 설명할 필요가 있다.

대부분의 겉질 콩팥소체에서, **날세동맥**(efferent arteriole)은 복잡한 분지를 내면서 콩팥단위의 세관부분을 둘러싸는 **세관주위모세혈관그물**(peritubular capillary network)을 형성한다. 이와 다르게, 일부 속질곁콩팥소체(수질옆콩팥소체, juxtamedullary renal corpuscle)의 날세동맥은 곧게 속질피라밋으로 내려가면서 세동맥(unbranched arteriole)을 형성한다. **곧은세동맥**(arteriola recta)은 속질피라밋 깊은 곳에서 U형으로 머리핀회전을 한 후, **곧은세정맥**(venula recta)이 되어 올라간다. 이들 내림세동맥(descending arteriole)과 오름세정맥(ascending venule)을 합쳐서 **곧은혈관**(vasa recta)이라 한다. 곧은세동맥은 유창내피(fenestrated endothelium)로 덮인 모세혈관얼기를 형성하며, 속질피라밋의 여러 층에서 세관들에 혈액을 공급한다.

역류교환기전을 통해 소변을 농축하려면 집합관, 헨레고리 및 곧은혈관의 상호작용이 필요하다.

헨레고리의 굵은오름다리는 수송능력이 높고 물이 투과되지 않기 때문에, 최종적으로 원위곱슬세관에 도달하는 변형된 초미세여과물은 저삼투성(*hyposmotic*)이다. 항이뇨호르몬이 존재하면, 원위곱슬세관 이후 연결세관과 집합관은 물 투과성이 매우 높아진다. 겉질에서, 사이질은 혈액과 삼투농도가 같으므로, 집합관 속의 여과액은 사이질과 평형을 이루고(부분적으로 물 일부가 사이질로 빠져나가고 이온들은 여과액에 더해지면서) 변동없이 등삼투성(isoosmotic)을 유지한다. 속질에서는, 집합관이 유두쪽으로 향할수록 점점 더 고삼투성인 사이질을 지나게 되므로, 많은 양의 물이 여과액에서 빠져나간다.

앞서 언급한 것처럼, 곧은혈관도 헨레고리와 평행하게 속질에서 고리를 형성한다. 이런 배열은 헨레고리의 오름부분에서 염소 수송에 의해 형성된 삼투경사를 흐트러뜨리지 않으면서, 속질에 혈액을 공급할 수 있도록 한다.

곧은혈관은 다음과 같은 방법으로 **역류교환계통**(countercurrent exchange system)을 형성한다: 혈관고리의 동맥과 정맥은 모두 얇은 벽을 가지며, 속질의 모든 부위에서 유창모세혈관 얼기를 이룬다. 동맥성 혈관이 속질로 내려가면서 혈액은 사이질로 물은 내보내고 사이질로부터 염분을 받아들인다. 따라서 속질 깊숙이 있는 혈관의 고리 끝에서는 혈액이 고삼투성인 사이질액과 평형을 이룬다.

정맥성 혈관이 겉질속질경계쪽으로 올라감에 따라, 반대과정이 일어난다(즉, 고삼투성인 혈액은 사이질로 염분을 내보내고 사이질에서 물을 받아들임). 이런 혈액과 사이질 사이의 수분 및 염분의 수동적 역류교환은 내피세포의 에너지 소모 없이(*without expenditure of energy*) 일어난다. 이 계통(시스템)을 움직이는 에너지는 증폭계통, 즉 헨레고리의 오름다리 세포에서 물-비투과적으로 나트륨과 염소를 세포 밖으로 나오게 하는 에너지와 동일하다. 역류교환계통과 콩팥단위의 여러 부분에서 물질의 이동은 그림 20.24에 나타내었다.

■ 혈액 공급(BLOOD SUPPLY)

콩팥 **혈액 공급**(blood supply)의 일부는 특정 기능(예: 사구체여과, 혈압조절, 역류교환 등)과 관련하여 설명하였다. 여기에서는 콩팥의 혈관분포에 대해 전체적으로 기술하고자 한다.

각 콩팥은 배대동맥의 분지인 **콩팥동맥**(renal artery)에서 혈액 공급을 받는다. 콩팥동맥은 콩팥굴(renal sinus)에서 가지를 내며, **엽사이동맥**(interlobar artery)을 콩팥 실질로 보낸다(그림 20.25). 엽사이동맥은 피라밋들 사이로 겉질까지 주행하고, 방향을 바꾸어 속질과 겉질 경계에서 피라밋 바닥을 따라 아치형 **활꼴동맥**(arcuate artery)이 된다.

소엽사이동맥(interlobular artery)은 활꼴동맥에서 분지하며, 겉질을 통해 피막쪽으로 올라간다. 소엽들 사이의 경계는 뚜렷하지 않지만, 소엽사이동맥은 인접한 속질부챗살들(medullary rays) 사이의 중간에 가끔씩 절단된 단면이 보이며, 겉질미로(cortical labyrinth)를 지나간다. 소엽사이동맥은, 피막을 향해 겉질을 가로지르며, 각 사구체에 하나씩 **들세동맥**(수입세동맥, afferent arteriole) 가지를 낸다(그림 20.26). 단일 들세동맥이 소엽사이동맥에서 직접 나오거나, 혹은 공통 줄기가 소엽사이동맥에서 나온 후 여러 개의 들세동맥이 분지하기도 한다. 일부 소엽사이동맥은 겉질 주변 근처에서 끝나는 반면, 일부는 콩팥피막으로 들어가서 혈액을 공급한다.

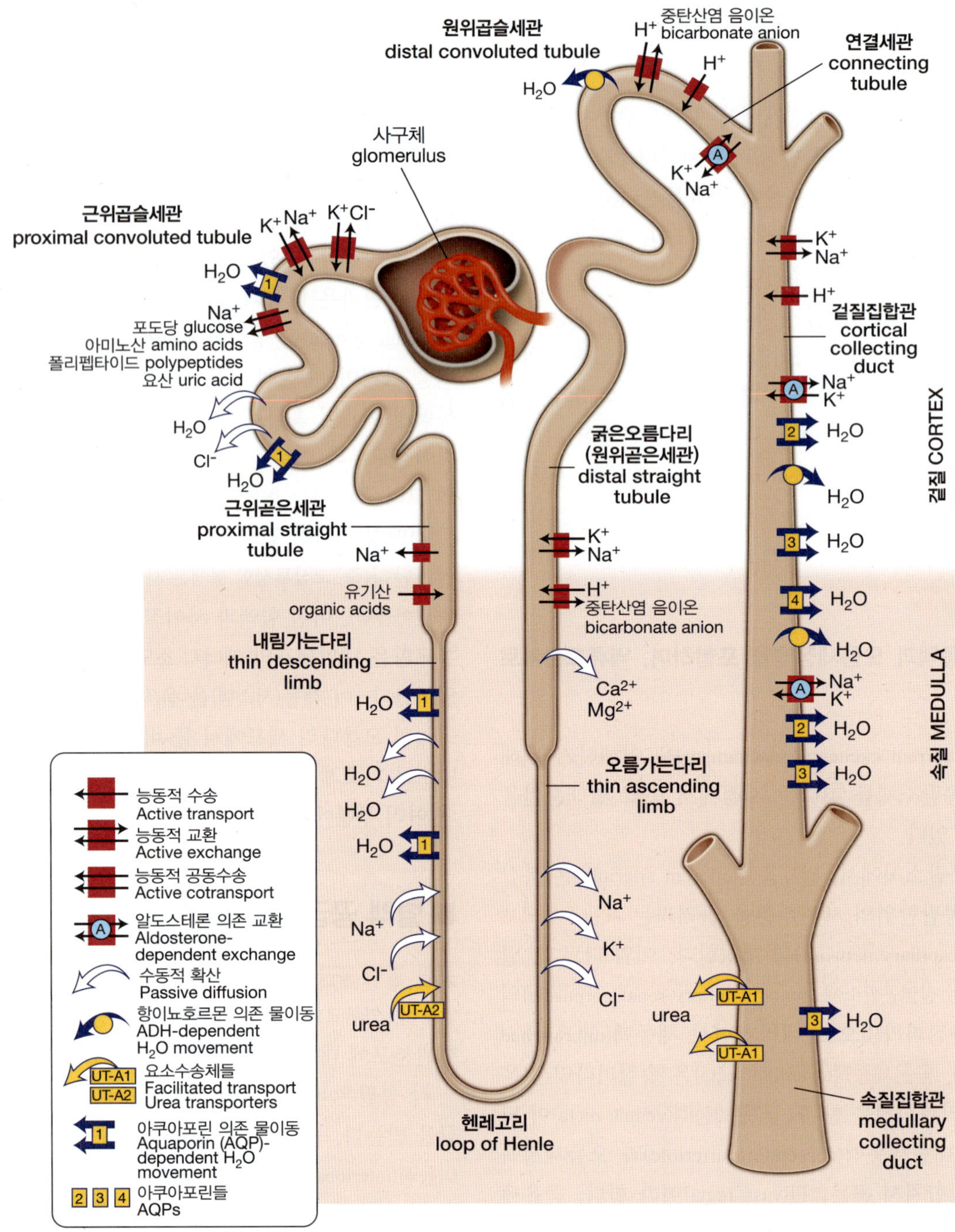

그림 20.24 콩팥단위와 집합관계통을 드나드는 물질들의 이동을 나타내는 모식도. 부호들은 부호일람표에 제시한 바와 같이 물질마다 특수한 수송방식들을 나타낸다.

들세동맥은 사구체를 형성하는 모세혈관을 낸다. 사구체모세혈관들은 다시 합쳐져서 날세동맥(efferent arteriole)을 이루며, 이후 두 번째 모세혈관그물인 **세관주위모세혈관**(peritubular capillary)을 낸다. 이런 배열은 모세혈관의 기원이 겉질사구체인지 또는 속질곁사구체인지에 따라 다르다.

- **겉질사구체의 날세동맥**(efferent arterioles from cortical glomeruli)은 국소 요세관을 둘러싸며 세관주위모세혈관그물을 형성한다(그림 20.25 참조).
- **속질곁사구체의 날세동맥**(efferent arterioles from juxtamedullary glomeruli)은 헨레고리를 따라 속질로 내려간다. 이들은 몇 가닥의 작은 혈관으로 나누어지고 피라밋의 다양한 높이에서 머리핀회전을 한 후, 다시 피라밋의 바닥쪽으로 되돌아간다(그림 20.25). 이렇게 속질곁사구체에서 기원한 날세동맥은, 역류교환계통에 관여하는 **내림곧은혈관**(descending vasa recta)과 **오름곧은혈관**(ascending vasa recta)을 낸다. 곧은혈관은 활꼴정맥(arcuate veins)으로 유입된다. 곧은혈관에 대한 내용은 역류교환계통을 설명할 때 기술하였다(877쪽).

일반적으로 콩팥의 정맥흐름은 동맥과 반대 방향이며, 정맥은

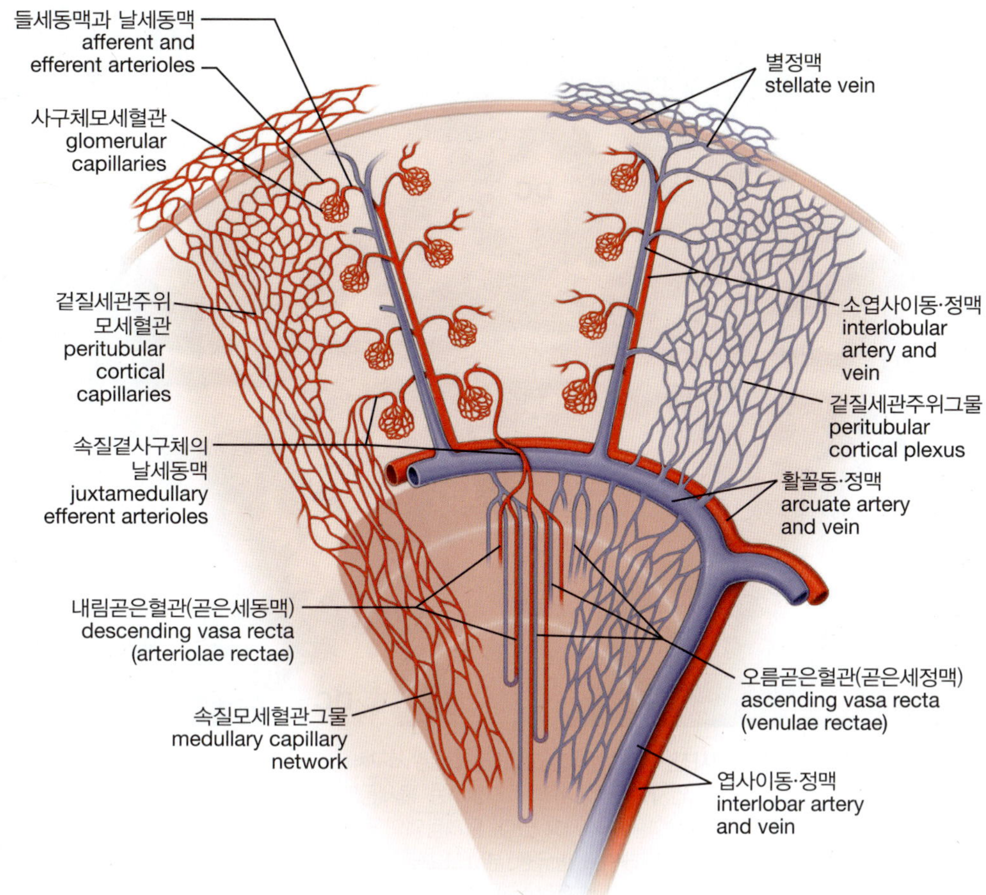

그림 20.25 콩팥의 혈액 공급을 나타내는 모식도. 콩팥동맥은 엽사이동맥(interlobar artery)을 내고, 이어서 겉질과 속질 사이의 경계로 주행하는 활꼴동맥(arcuate artery)을 생성한다. 활꼴동맥에서 분지된 소엽사이동맥(interlobular artery)은 콩팥 피막을 향해 주행하며, 사구체로 들세동맥(afferent arterioles)을 낸다. 이후 겉질의 바깥부분에 위치하는 사구체는 세관들을 둘러싸는 겉질세관주위모세혈관(peritubular cortical capillaries)으로 날세동맥(efferent arterioles)을 보낸다. 이와 다르게, 속질 근처에 위치하는 사구체, 즉 속질곁사구체(juxtamedullary glomeruli)는 날세동맥을 거의 전적으로 내림곧은혈관(descending vasa recta)을 포함한 속질모세혈관그물(medullary capillary network)로 내보낸다. 속질의 혈액은 오름곧은혈관(ascending vasa recta)과 모세혈관그물을 거쳐 활꼴정맥(arcuate vein)으로 되돌아간다. 피막 근처의 별정맥(stellate vein)은 피막그물(capsular network)과 겉질세관주위그물(peritubular cortical plexus)을 거쳐 엽사이정맥(interlobular vein) 및 활꼴정맥으로 유입된다.

해당하는 동맥과 나란히 주행한다(그림 20.25 참조). 따라서 정맥의 흐름은 다음과 같다:

- **겉질세관주위모세혈관**(peritubular cortical capillary)은 **소엽사이정맥**(interlobular vein)으로 유입되며, 차례대로 활꼴정맥(arcuate vein), 엽사이정맥(interlobar vein) 그리고 콩팥정맥(renal vein)으로 유입된다.
- **속질혈관그물**(medullary vascular network)은 **활꼴정맥**(arcuate vein)으로 유입되며, 이후는 같다.
- 콩팥 표면 근처의 **세관주위모세혈관**(peritubular capillary)과 **피막의 모세혈관**(capillaries of the capsule)은 **별정맥**(stellate vein, 콩팥 표면에서 본 분포양상으로 명명됨)으로 유입되고, 이후 **소엽사이정맥**(interlobular vein)으로 유입된다.

림프관(LYMPHATIC VESSELS)

콩팥에는 두 가지 주요 림프관 그물이 있다. 림프관그물은 통상 조직표본에서는 보이지 않으나 실험방법에 따라 관찰될 수 있다. 하나는 겉질의 가쪽에 위치하고 있으며, 더 큰 피막의 림프관으로 유입된다. 다른 하나는 콩팥 실질의 깊은 곳에 위치하며, 콩팥굴의 큰 림프관으로 유입된다. 두 림프관그물 사이에는 많은 연결(문합 anastomose)이 있다.

신경지배(NERVE SUPPLY)

콩팥신경얼기(renal plexus)를 이루는 섬유는 주로 자율신경계통의 **교감신경 분지**(sympathetic division)에서 유래한다. 콩팥의 부교감신경 분포에 대한 증거는 없다. 콩팥신경얼기를 형성하는 교감 시냅스이후신경(postsynaptic nerve)은 아드레날린성(adrenergic)이다(신경종말에서 **노르에피네프린**[norepinephrine]을 분비). 콩팥동맥과 정맥을

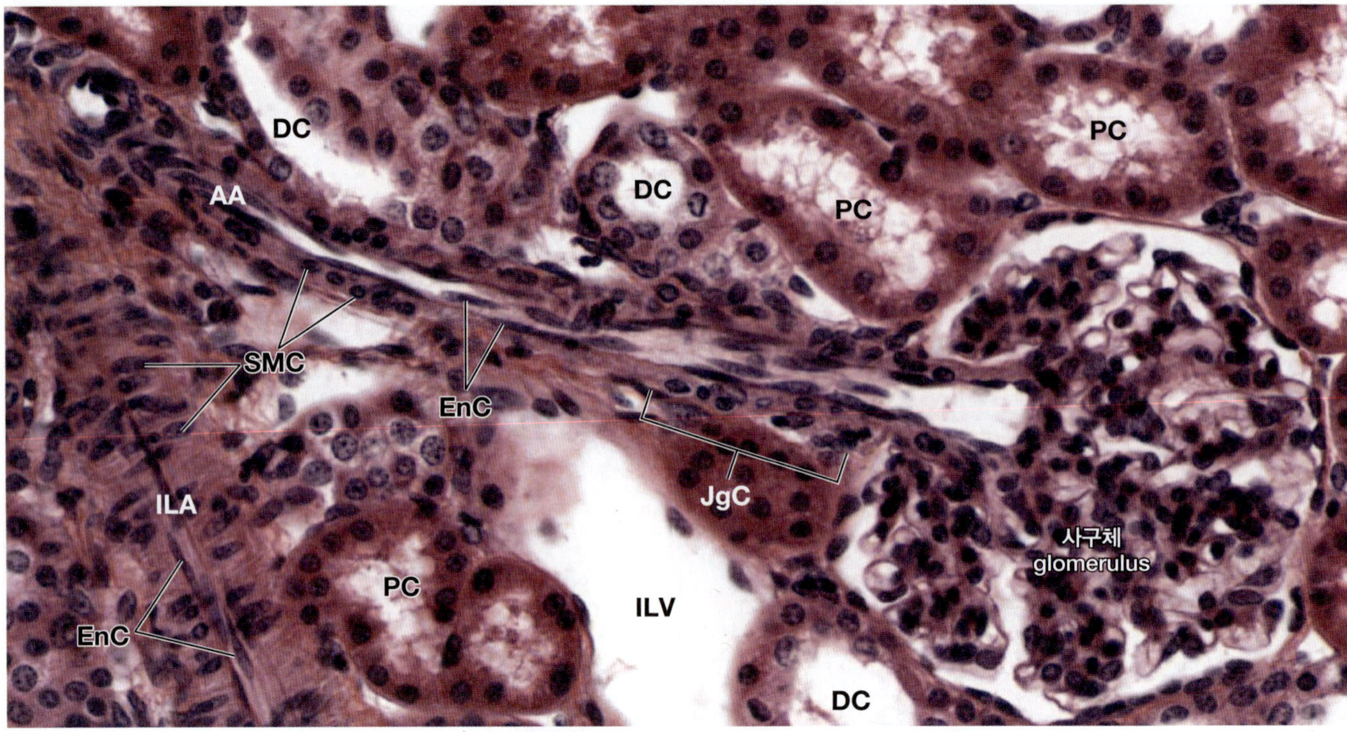

그림 20.26 성체 원숭이의 콩팥에 있는 겉질미로의 현미경사진. H&E 염색된 고배율 사진은 사구체(glomerus)와 그 관련 세관 및 혈관들을 보여준다. 눈에 띄는 사구체는 보우만주머니로 둘러싸여 있으며, 사진 *왼쪽*에 보이는 소엽사이동맥(*ILA*)에서 기원하는 들세동맥(*AA*)에 의해 혈액이 공급된다. 들세동맥은 세동맥의 장축에 수직으로 절단된 뚜렷한 돌림층(circular layer)의 민무늬근육 세포(*SMC*)들을 가지고 있다. 들세동맥의 끝 부분에 있는 변형된 민무늬근육 세포를 사구체옆세포(*JgC*)라고 한다. 이 세포들은 수축성 장치 외에 두드러진 속형질그물, 골지체 및 레닌을 함유한 분비 소포들을 가지고 있다. 치밀반점과 사구체바깥메산지움세포는 이 사진에서 쉽게 식별할 수 없다. 소엽사이동맥(*ILA*)의 단면에서 혈관 내강을 가로지르는 돌림층의 민무늬근육 세포와 길쭉한 내피세포(*EnC*)들이 선명하게 보인다. 동반된 소엽사이정맥(*ILV*)과 콩팥단위의 근위곱슬세관(*PC*) 및 원위곱슬세관(*DC*)의 여러 모양을 확인하라. ×380. (출처: Kent Christensen PhD; J. Matthew Velkey PhD; Lloyd M. Stoolman MD; Laura Hessler; Diedra Mosley-Brower; and Michael Hortsch PhD; University of Michigan Medical School. © 2010 The Regents of the University of Michigan. 자세한 내용, 질문 또는 권한 요청은 Michael Hortsch에게 문의: hortsch@umich.edu.) *원서에서 intralobular vein은 오류이며, interlobular vein으로 정정되어야 함.

따라 주행하며 혈관계의 모든 부분에 분포한다. 신경 밀도는 들세동맥을 따라 가장 높고, 날세동맥이 그 다음이다. 교감신경은 혈관 민무늬근육의 수축과 혈관 수축을 유발하고, 그에 따른 소변 생성을 조절한다.

- 사구체로 들어가는 들세동맥의 수축은 여과율을 감소시키고, 소변 생산을 감소시킨다.
- 사구체에서 나오는 날세동맥의 수축은 여과율을 증가시키고, 소변 생산을 증가시킨다.
- 교감신경지배가 소실되면 소변양이 증가한다.

콩팥신경얼기 교감신경의 만성 과잉자극은 **저항성고혈압**(resistant hypertension)의 주요 원인이 될 수 있다. 따라서 고주파 절제술(radiofrequency ablation)을 통한 관내 신경차단(intraluminal denervation), 고강도집속초음파(하이푸, high-intensity focused ultrasound)를 통한 신경차단, 또는 컴퓨터 단층촬영 유도에 따라 신경섬유를 제거하는 약물 주입(computed tomography-guided injection, 예: 에탄올 또는 빈크리스틴) 등 콩팥신경얼기를 표적으로 하는 최소 침습적인 기술들이 점차 개발되고 있다.

콩팥 이식(kidney transplant)을 받은 환자들의 임상적 근거에 따르면, 정상적인 콩팥 기능을 위해 외인성 신경지배가 꼭 필요하지는 않다. 수술과정에서 콩팥으로 가는 신경섬유가 절단되지만, 이식된 콩팥은 이후 정상적으로 기능을 한다.

■ 요관, 방광, 요도(URETER, URINARY BLADDER, AND URETHRA)

요도를 제외한 모든 배출관의 일반적인 구조는 같다.

체구역(area cribrosa)에서 집합관을 떠난 소변의 조성 변화는 없으며, 저장 및 체외로의 배설을 위해 일련의 특화된 구조들로 들어가게 된다. 소변은 순차적으로 **작은콩팥잔**(소신배, minor calyx), **큰콩팥잔**(대신배, major calyx), **콩팥깔때기**(신우, renal pelvis)를 지나 콩팥을 떠나고, **요관**(ureter)을 통해 **방광**(urinary bladder)으로 가서 저장된다. 소변은 최종적으로 요도(urethra)를 통해 배출된다.

요도를 제외한 모든 배출경로는 동일한 일반 구조, 즉 점막(이행상피로 덮여 있음), 점막근육판(muscularis) 및 바깥막(adventitia, 일부에서는 장막 serosa)으로 이루어진다.

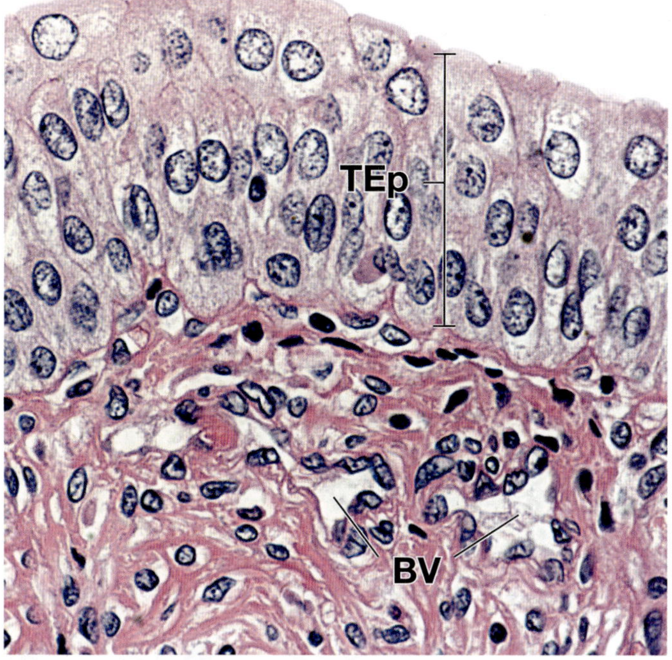

그림 20.27 이행상피(요로상피)의 광학현미경사진. H&E 염색 사진에서 이완된 요관 상피는 4~5개의 세포층이 관찰된다. 표면세포는 둥글거나 돔모양을 보인다. 이행상피(*TEp*) 밑의 결합조직(고유판 lamian propria)은 비교적 세포 성분이 많고, 다수의 림프구들을 포함한다. 이 부위는 혈관(*BV*)도 풍부하다. ×450.

이행상피는 콩팥잔, 요관, 방광 및 요도의 시작부위를 덮고 있다.

이행상피(transitional epithelium, **요로상피** urothelium)는 콩팥에서 이어지는 배출관을 덮고 있으며, 요로공간(urinary space)과 그 밑에 있는 혈관, 신경, 결합조직 및 민무늬근육 세포 사이의 경계를 형성한다(그림 20.27과 20.28). 이 중층상피(stratified epithelium)는 염분과 물이 통과할 수 없다. 이행상피 세포는 다음과 같은 최소 세 개의 층으로 구성된다.

- **얕은층**(superficial layer)에는 내강으로 돌출된 단일 또는 다핵의, 큰 다각형 세포(직경 25~250 μm)들이 있다. 이 세포들은 흔히 **돔세포**(dome-shaped cell) 또는 **우산세포**(umbrella cell)라고 한다(그림 20.28 참조). 이 세포의 모양은 배출관이 채워진 상태에 따라 다르다. 예를 들어 방광이 비어 있을 때는 거의 입방형이지만, 방광이 가득 차면 많이 늘어나서 납작하고 편평해 보인다. 세포의 가장자리에는 인접한 세포의 꼭대기쪽 세포막이 서로 맞물려 형성되는 능선(ridges)이 있다. 이 맞물림(깍지, interdigitation)들은 닫힌 지퍼모양 선과 유사하며, 저항이 높은 세포곁장벽(paracellular barrier)으로 작용하여 치밀이음(tight junction)을 보강한다.
- **중간층**(intermediate cell layer)에는 배(pear) 모양의 세포들이 있으며, 이들은 서로 및 위쪽의 돔세포와 부착반점(desmosomes)으로 연결되어 있다. 이 층의 두께 역시 요로 팽장 상태에 따라 달라지며, 사람의 경우 5개 층까지 될 수 있다. 위층의 돔세포가 소실되면, 중간층의 세포들은 빠르게 분화하여 표면 세포를 교체한다.
- **바닥층**(basal cell layer)은 핵이 하나인 작은 세포들로 구성되어 있으며, 바닥막(기저막)에 놓여 있다. 이 층에는 요로상피의 **줄기세포**(stem cell)들이 들어 있다.

이행상피는 작은콩팥잔에서 2개의 세포층으로 시작하여 요관에서는 4~5층으로 증가하고, 빈 방광에서는 6층 이상으로 증가한다. 그러나 방광이 팽장된 상태에서는 3층 정도만 관찰된다(그림 20.28 참조). 이런 변화는 세포들이 팽장상태에 적응할 수 있음을 의미한다. 팽장된 방광의 세포(특히 큰 돔모양의 표면세포)들은 납작해지고, 중간층 세포들은 서로 미끄러져 지나가서 증가된 표면적을 수용한

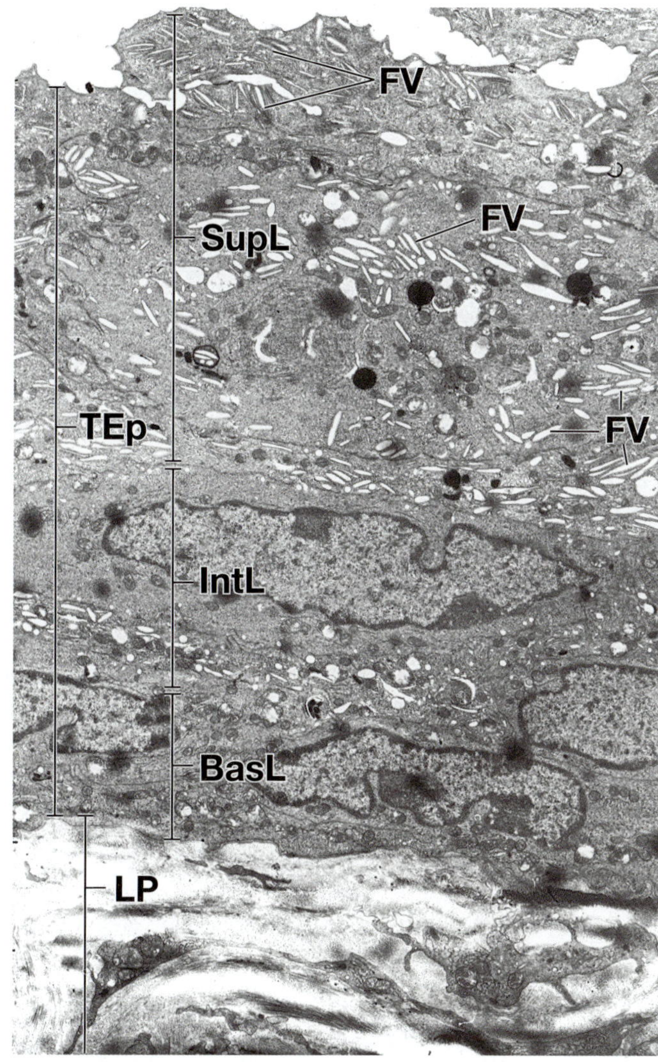

그림 20.28 방광 상피의 투과전자현미경사진. 방광의 점막은 이행상피(transitional epithelium, *TEp*)와 그 밑의 고유판(lamina propria, *LP*)으로 구성된다. 상피의 얕은층(superficial layer, *SupL*)은 독특한 방추소포(fusiform vesicles, *FV*)들을 포함하는 돔세포들로 구성되어 있다. 방추소포(*FV*) 들은 이 사진처럼 비교적 낮은 배율에서도 잘 보이며, 그림 20.29b에서 고배율 사진을 볼 수 있다. 중간층(intermediate layer, *IntL*)은 두께가 다양하며, 돔세포가 소실될 경우 분화하여 교체할 수 있는 세포들을 포함한다. 바닥층(basal layer, *BsaL*)에는 이행상피의 줄기세포들이 존재한다. ×5,000.

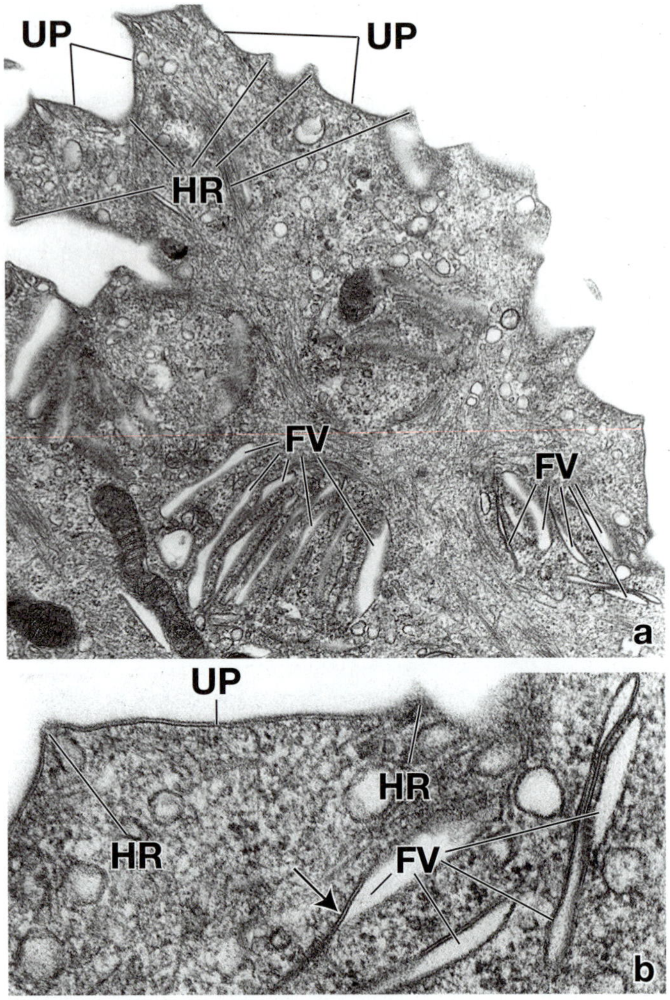

그림 20.29 돔세포의 꼭대기부분 투과전자현미경사진. **a.** 세포질에는 작은 소포, 잔섬유 및 미토콘드리아(사립세)들이 보이나, 가장 뚜렷한 특징은 방추소포(fusiform vesicles, *FV*)이다. 세포막 꼭대기면에는 좁은 경첩부위(hinge regions, *HR*)로 구분되는 오목하고 단단해 보이는 요로상피소판(urothelial plaques, *UP*)들이 존재하는 것을 주목하라. ×27,000. **b.** 고배율 사진에서 방추소포를 형성하는 막(*화살표*)은 세포막 표면의 요로상피소판(*UP*)과 유사해 보인다. 두 막은 모두 두껍고, 이중지질층의 바깥층이 속층보다 더 두꺼운 비대칭단위막(asymmetric unit membrane, *AUM*) 구조이다. 요로상피소판의 특이적인 단백질인 유로플라킨(uroplakin)은 과립세포질그물(*rER*)에서 생산되어 골지복합체로 운반되고, 최종적으로 16 nm 크기의 결정으로 입자들이 배열된다. *트랜스*골지그물(*trans*-Golgi network)은 비대칭단위막을 포장하여 방추소포로 및 세포막 표면으로 이송한다. ×60,000.

다. 팽창된 방광에서 개별 세포들이 재구성되면, "진정한(true)" 3개 층이 나타난다.

이행상피의 내강 표면은 단단한 요로상피소판으로 덮여 있으며, 이 소판은 투과성 장벽에서 중요한 역할을 하는 결정단백질 유로플라킨을 포함하고 있다.

팽창되지 않은 방광벽을 투과전자현미경으로 관찰하면, 돔세포의 **꼭대기쪽 세포막**(apical plasma membrane)이 특이한 가리비모양(scallop-shaped appearance)처럼 보인다. 대부분의 꼭대기쪽 세포막은 좁은 **경첩부위**(꺾임부위, hinge region)에 의해 나누어진, 단단해 보이는 오목한 **요로상피소판**(urothelial plaque)으로 덮여 있다(그림 20.29). 횡단면에서, 이중지질층의 바깥층(outer leaflet)은 속층(inner leaflet)에 비해 두 배 더 두껍다. 따라서 요로상피소판 부위는 비대층으로 나타나고, **비대칭단위막**(asymmetric unit membrane, AUM)이란 이름이 붙었다. 두꺼운 요로상피소판의 바깥층에는 **유로플라킨**(uroplakin; UPIa, UPIb, UPII, UPIIIa 및 UPIIIb)이라는 막횡단단백질

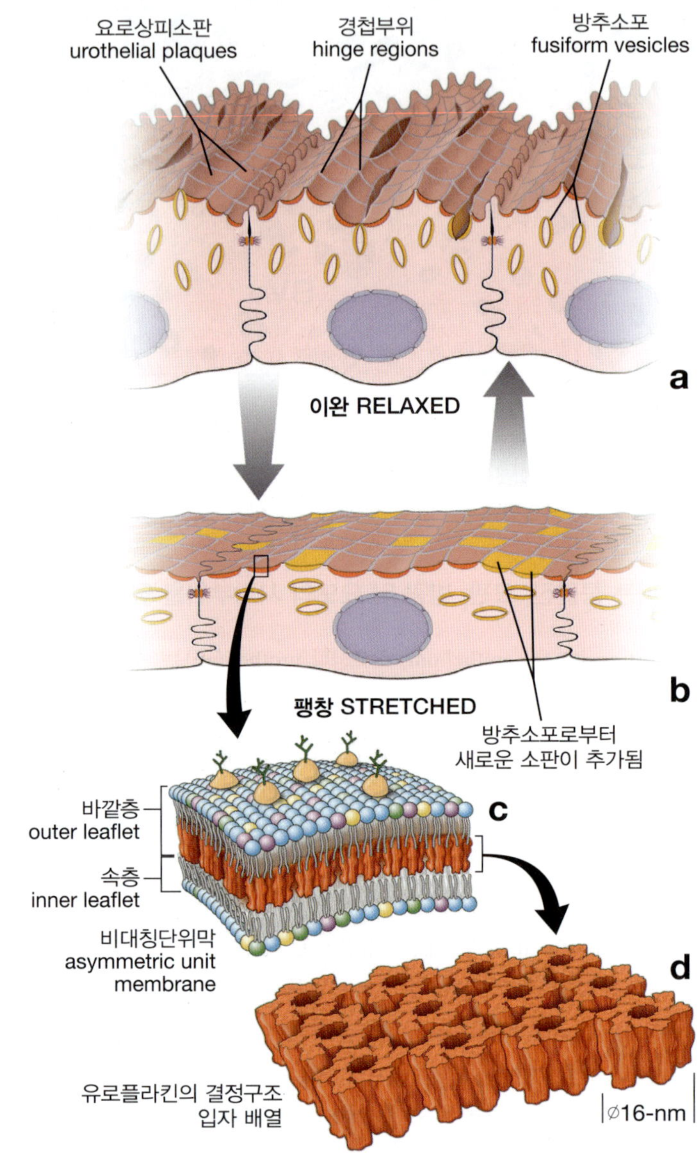

그림 20.30 돔세포의 내강 표면 모식도. **a.** 이 그림은 이완된(RELAXED) 방광에서 내강 표면의 돔세포를 묘사한 것이다. 세포막 꼭대기면은 좁은 경첩부위(hinge region)에 의해 구분되는 단단하고 오목한 요로상피소판(urothelial plaque)으로 덮여 있다. 방추소포(fusiform vesicle, *다른 색으로 그려짐*)들은 세포의 윗부분에 모여 있다. 소포들은 대부분 수직방향으로 배열해 있으며 일부는 세포막 꼭대기면의 경첩부위와 접해 있다. **b.** 이 그림은 팽창되어 늘어난(STRETCHED) 방광에서 위와 동일한 세포를 묘사한 것이다. 소판들이 방추소포로부터 표면으로 더해진 것을 주목하라. 나머지 방추소포들은 이제 수평하게 배열해 있다. **c.** 요로상피소판은 단면에서 이중지질층의 바깥층(outer leaflet)이 속층(inner leaflet)보다 두꺼운 비대칭단위막(*AUM*)을 가지고 있다. 비대칭단위막 구조는 방추소포에도 동일하게 존재한다. **d.** 요로상피소판의 두꺼운 바깥층은 반경 16 nm의 육각형 결정형태로 배열된 유로플라킨(uroplakin) 막횡단단백질을 포함하고 있다.

이 16 nm 직경의 육각형 결정구조로 배열(crystalline array)되어 있다(그림. 20.30). 유로플라킨의 결정 배열은 작은 분자(물, 요소 및 수소)들이 요로상피소판을 통과하지 못하도록 한다. 요로상피소판은 치밀이음과 함께 투과장벽(permeability barrier)으로 작용한다. 경첩부위에는 수용체 및 통로와 같이 일반적으로 세포막에서 발견되는 다른 단백질들이 있다. **요로감염**(urinary tract infection)의 약 85%는 이행상피에서 집락을 형성하는 **요로병원성대장균**(uropathogenic *Escherichia coli*)에 의해 발생한다. 세균들은 상피표면에 부착하여 발판을 확보하며, 배뇨 중에도 떨어져 나가지 않는다. 이 결합(부착)은 대장균의 잔섬유성 부착장치 끝에 위치한 **FimH어드헤신**(FimH adhesin)이 요로상피소판의 비대칭단위막에서 유로플라킨과 상호작용하여 일어난다. 또한 **유로플라킨**(uroplakin)과의 상호작용은 이행상피에 세균이 침투하도록 일련의 연쇄반응들을 일으킨다.

이행상피는 방광벽의 역동적인 변화에도 불구하고 요로상피의 투과장벽을 유지한다.

방광이나 기타 소변이 들어 있는 기관들이 팽창되면, 점막의 주름진 표면이 늘어나고 펴진다. 돔세포에서는 **방추소포**(fusiform vesicle)의 존재로 인해 세포막의 변화가 일어난다. 투과전자현미경으로 관찰하면, 방추소포들은 꼭대기쪽 세포막 근처에 수직방향으로 분포하고 있다. 이들은 요로상피소판에서 보이는 것과 유사하게 **비대칭단위막**(asymmetric unit membrane)으로 되어 있다. 방광이 팽창되면, 방추소포들이 세포외배출(exocytosis)에 의해 세포표면의 일부가 된다(그림 20.28 참조). 대부분의 방추소포들은 경첩부위에서 세포막과 융합되고, 나머지는 이제 꼭대기쪽 세포막과 평행하게 배열한다. 배뇨 중에는 이 과정이 반대로 일어나며, 방추소포들이 세포내섭취 작용에 의해 회복되고 돔세포들의 꼭대기쪽 세포막이 줄어든다.

요로상피는 소변과 접하고 있는 외부환경, 신경섬유 및 요로의 민무늬근육 사이의 신호전달기전에 적극적으로 참여한다.

연구에 따르면 요로상피는 수동적인 투과장벽으로 작용하는 것 외에 비뇨기관의 신호전달기전에도 적극적인 역할을 한다. 요로상피는 화학적, 기계적 자극에 반응하며, 요로의 신경섬유 및 민무늬근육들과 자가분비(autocrine) 또는 주변분비(paracrine) 방식으로 소통한다. 요로상피의 표면에 발현되는 다양한 수용체(예: 니코틴성, 무스카린성 및 아드레날린성)와 이온통로들은 세포가 신경섬유에서 방출된 신경전달물질에 반응하도록 한다. 또한 요로상피 세포는 밑에 있는 신경섬유와 민무늬근육의 활동을 조절하는 아세틸콜린(ACh), 산화질소(NO) 및 신경성장인자(NGF)를 생산하고 분비할 수 있다.

요로의 민무늬근육은 다발로 배열되어 있다.

배출관 전체에서 요로상피의 밑에는 비교적 두꺼운 콜라겐성 고유판(lamina propria)이 있다. 점막근육판(muscularis mucosae)은 미미하거나 없고, 점막밑층(submucosal layer) 또한 모호하다. 요로의 도관부분(요관과 요도)에서는, 대개 고유판 밑에 두 개의 **민무늬근육**(smooth muscle)층이 있다.

- **세로층**(longitudinal layer)은 속층으로, 느슨하게 배열되어 있다.
- **돌림층**(circular layer)은 바깥층으로, 촘촘하게 배열되어 있다.

민무늬근육의 이러한 배열은 창자(intestinal tract)의 근육층(muscularis externa)과 반대인 것을 주목해야 한다. 요로배출관에서 민무늬근육은 결합조직과 섞여있기 때문에, 순수한 근육층이 아닌 평행한 다발을 이룬다. 민무늬근육의 연동수축은 소변을 작은콩팥잔에서 요관을 통해 방광으로 이동시킨다.

요관(Ureters)

각 **요관**(ureter)은 콩팥깔때기에서 방광으로 소변을 보내며, 길이는 약 24~34 cm이다. 요관의 원위부분은 방광으로 들어가며 방광벽을 비스듬하게 지난다. **이행상피**(transitional epithelium 또는 **요로상피** urothelium)는 요관의 내강 표면을 덮는다. 요관벽의 나머지 부분은 민무늬근육과 결합조직으로 이루어진다. 민무늬근육은 속세로층(inner longitudinal layer), 중간돌림층(middle circular layer) 및 바깥세로층(outer longitudinal layer)의 3개 층으로 배열된다(도판 20.5, 896쪽). 그러나 대개 두 층이고, 바깥세로층은 요관의 원위부분 끝에만 존재한다. 요관은 복막뒤지방조직(retroperitoneal adipose tissue)에 묻혀 있다. 지방조직, 혈관 및 신경은 요관의 바깥막(adventitia)을 형성한다.

방광이 소변으로 팽창되면, 요관의 구멍이 눌리고 소변은 요관으로 역류될 가능성이 줄어든다. 또한 방광벽 민무늬근육의 수축은 요관이 방광으로 들어오는 입구를 압박한다. 이 작용은 만성감염(특히 여성의 경우)이 호발하는 방광과 요도에서, 감염이 콩팥으로 확산되는 것을 막아준다.

요관의 끝부분(특히 요관이 방광벽을 지나는 부위)에는, 앞서 언급한 두 층 외에 두꺼운 바깥 세로근육층이 존재한다. 이 세로층은 방광으로 이어져서 방광벽의 중요한 구성요소가 된다. 어쨌든 방광의 민무늬근육은 명확하게 뚜렷한 층들이 구별되지는 않는다.

방광(Urinary Bladder)

방광은 두덩결합(pubic symphysis) 뒤쪽의 골반에 위치한 팽창 가능한 소변 저장고로, 소변양에 따라 크기와 모양이 변한다. 방광에는 세 개의 구멍이 있는데, 두 개는 **요관구멍**(ureteric orifice), 한 개는 **속요도구멍**(internal urethral orifice)이다. 이 세 개의 구멍으로 정해지는 삼각형 영역 **방광삼각**(trigone)은, 상대적으로 매끄럽고 두께도 일정하다. 반면, 방광벽의 나머지 부분은 방광이 비어 있을 때 두껍고 접혀 있으며, 방광이 팽창할 때는 얇고 매끄럽다. 이런 차이는 방광삼각과 방광벽의 발생학적 기원이 다르기 때문이다. 방광삼각은 중간콩팥관(embryonic mesonephric duct)에서 기원하기 때문에 점막근육판이나 점막밑층이 존재하지 않는다. 반면, 대부분의 방광벽은 배설강(cloaca)에서 유래하여, 위창자관(gastrointestinal tract)과 비슷한 층들을 가지고 있다.

방광벽의 민무늬근육은 **방광배뇨근**(detrusor muscle)을 형성한다. 근육섬유는 요도 구멍쪽으로 고리모양으로 배열하며, 요도 입구를 둘러싸는 불수의(involuntary) **속요도조임근**(internal urethral sphincter)을 형성한다. 방광배뇨근의 민무늬근육 다발은 다른 배출관들 부위에 비해 덜 규칙적(less regularly)으로 배열되어 있으며, 근육과 콜라겐섬유 다발은 무작위로 혼합되어 있다(도판 20.6, 898쪽). 방광배뇨근의 수축은 방광 전체를 압박하여서 소변이 요도로 나가게 한다.

방광의 신경지배(bladder is innervated)는 자율신경계통의 교감신경과 부교감신경을 모두 받는다.

- **교감신경섬유**(sympathetic fiber)는 방광벽의 바깥막에서 얼기를 형성한다. 이러한 교감신경 시냅스이후 섬유는 아랫배신경얼기(hypogastric plexus)에서 유래하여 **노르아드레날린**(noradrenaline, NA)을 방출한다. 노르아드레날린은 **β_3-수용체**(β_3-adrenalinergic receptor)를 활성화하여 배뇨근을 이완시키고, **α_1-수용체**(α_1-adrenalinergic receptor)를 활성화하여 속요도조임근의 섬유를 수축시킨다. 이런 식으로 교감신경계는 방광을 이완시키는 동시에, 속요도조임근을 수축시킨다.
- **부교감신경섬유**(parasympathetic fiber)는 척수의 2~4번 엉치분절(S2–S4)에서 기원하며, 골반내장신경(pelvic splanchnic nerve)과 함께 방광의 근육다발 및 바깥막에 위치한 종말신경절(terminal ganglia)로 주행한다. 부교감신경 시냅스이후 섬유의 자극이 증가하면 **아세틸콜린**(acethylcholine, ACh)이 방출되고, 배뇨근 섬유의 **M_3무스카린수용체**(M_3 muscarineic recptor)를 자극하여 방광 수축을 유발한다. 또한 속요도조임근을 이완시키는 **산화질소**(NO)를 방출한다. 이렇게 부교감신경계는 **배뇨반사**(micturition reflex)의 날신경섬유(수출신경섬유, efferent fiber)로 작용한다.
- **감각섬유**(sensory fiber)는 방광에서 척수의 엉치부분(sacral portion)으로 들어가는, 배뇨반사의 들신경섬유(수입신경섬유, afferent fiber)이다.

배뇨에 대한 **수의조절**(voluntary control)은 **음부신경**(pudendal nerve, S2–S4 기원)의 **몸신경 섬유**(체신경섬유, somatic nerve fiber)에 의해 이루어진다. 이 신경 섬유는 뼈대근육(skeletal muscle, 가로무늬근육 striated muscle)인 바깥요도조임근(external urethral sphincter)을 지배한다. 신경근육이음(신경근육연접, neuromuscular junction)의 몸세포 축삭종말(axon terminal)은 **아세틸콜린**(ACh)을 방출하며, 이는 **니코틴성(아세틸)콜린수용체**(nicotinic cholinergic receptor)를 활성화시키고 바깥요도조임근의 수축을 자극한다. 바깥조임근은 깊은샅공간(deep perineal pouch)을 통과할 때 막요도(membranous urethra)를 둘러싼다. 음부신경의 지배는 바깥조임 뼈대근육 섬유의 지속적인 긴장과 수축을 유지한다. 배뇨 중에는 신경 섬유가 억제되어 바깥요도조임근이 이완되고 소변이 배출된다.

요도(Urethra)

요도(urethra)는 방광에서 **바깥요도구멍**(external urethral orifice)를 통해 체외로 소변을 배출시키는 섬유근육관이다. 요도의 크기, 구조 및 기능은 남성과 여성에서 다르다.

남성에서(in the male), 요도는 비뇨계통과 생식계통에 공통적인 배출관으로 역할을 한다. 길이는 약 20 cm이며, 세 부위로 구분된다:

- **전립샘요도**(prostatic urethra)는 방광목(bladder neck)에서 전립샘(prostate gland)을 지나 약 3~4 cm 정도 뻗어 있다(978~982쪽 참조). 전립샘요도는 이행상피(요로상피)로 덮여 있다. 생식계통의 사정관(ejaculatory duct)이 전립샘요도의 뒤벽으로 들어가며, 또한 많은 작은 전립샘관(prostatic duct)이 전립샘요도로 열린다.
- **막요도**(membranous urethra)는 전립샘꼭대기(apex of prostate gland)에서 음경망울(bulb of penis)까지 약 1 cm 정도 뻗어 있다. 막요도는 골반 바닥의 **깊은샅공간**(deep perineal pouch)을 통과하며 샅(회음, perineum)으로 들어간다. 막요도를 둘러싸는 깊은샅공간의 뼈대근육은 **수의적 바깥요도조임근**(external [voluntary] sphincter of the urethra)을 형성한다. 이행상피는 막요도에서 끝난다. 막요도는 중층(stratified) 또는 거짓중층원주상피(pseudostratified columnar epithelium)로 덮여 있으며, 요로계통의 근위부분 보다는 생식계통의 상피와 더 유사하다.
- **음경요도**(penile urethra, **해면체요도** spongy urethra)는 음경의 전 길이에 걸쳐 약 15 cm 정도 뻗어 있으며, **음경귀두**(glans penis)에서 체외로 열린다. 음경요도는 음경을 지나는 동안 **음경해면체**(corpus spongiosum)로 둘러싸여 있다. 음경 피부의 중층편평상피(stratified squamous epithelium)로 이어지는 끝부분을 제외하고는, 거짓중층원주상피로 덮여 있다. **망울요도샘**(bulbourethral gland 또는 **쿠퍼샘** Cowper gland)과 점액을 분비하는 **요도샘**(urethral gland 또는 **리트레샘** gland of Littré)의 **도관**(duct)은 음경요도로 열린다.

여성에서, 요도는 짧아서 방광에서 질어귀(vestibule of vagina)까지 길이가 3~5 cm이며, 보통 음핵(clitoris) 바로 뒤에서 끝난다(23장 여성생식계통 참조, 1041~1043쪽). 점막에는 세로주름(longitudinal folds)이 있다. 남성 요도와 마찬가지로, 처음에는 방광 상피와 연속된 이행상피이지만, 끝나기 전에 중층편평상피로 바뀐다. 일부 여성 요도의 중간부분에는 중층원주와 거짓중층원주상피가 존재한다는 연구보고가 있다.

특히 요도의 근위부분에는 많은 작은 요도샘(urethral gland)들이 요도의 내강으로 열린다. 남성의 전립샘과 상동기관인 **요도곁샘**(paraurethral gland 또는 Skene gland)은 **요도곁샘관**(paraurethral duct)으로 분비된다. 이 분비관은 바깥요도구멍(external urethral orifice)의 양쪽에 열린다. 이 샘은 알칼리 분비물을 생산한다. 고유판은 남성의 음경해면체와 유사한 혈관이 풍부한 결합조직층이다. 요도가 비뇨생식가로막(urogenital diaphragm)을 통과하는 요도막부분(membranous part of the urethra)에서, 가로무늬근육은 수의적 바깥요도조임근(external urethral sphincter)을 형성한다.

101 HISTOLOGY NOTEBOOK

비뇨계통 (URINARY SYSTEM)

비뇨계통의 개요(OVERVIEW OF THE URINARY SYSTEM)

- **비뇨계통**은 콩팥, 요관, 방광 및 요도로 이루어져 있다..
- 콩팥의 필수적인 기능은 전해질과 수분균형, 혈장 pH, 조직 삼투농도 및 혈압을 조절하는 **항상성**(homeostasis); 대사산물 노폐물의 **여과**(filtration)와 **배설**(excretion); 적혈구형성인자, 레닌, 비타민D 분비와 같은 **내분비기능** 등이다.

콩팥의 일반구조(GENERAL STRUCTURE OF THE KIDNEY)

- 콩팥은 결합조직 **피막**(capsule)에 둘러싸여 있으며, **겉질**(cortex)과 **속질**(medulla) 및 8~12개의 콩팥**피라밋**(pyramid)이 있다. 겉질은 속질로 확장해 들어가 **콩팥기둥**(renal column)을 형성하며 각 콩팥피라밋을 분리한다.
- **겉질**(cortex)에는 콩팥소체와 **곱슬**(convoluted) 및 **곧은세관**(straight tubule)들이 있다. 곧은세관들과 집합관은 겉질에서 **속질부챗살**(medullary ray)을 형성한다.
- **콩팥엽**(lobe)은 콩팥피라밋과 이와 관련된 겉질조직을 포함한다.
- 콩팥**피라밋**(pyramid)의 바닥은 겉질과 접하고, 꼭대기 부분(**콩팥유두** papilla)은 콩팥깔때기(renal pelvis)로 이어지는 **콩팥잔**(신배 calyx; 콩팥깔때기의 분지)으로 뻗어 있다.
- **콩팥문**(hilum)에서, 콩팥깔때기는 요관, 방광으로 이행되며 소변을 운반한다.
- 콩팥으로 들어오는 혈액은 **콩팥동맥**(renal artery), **엽사이동맥**(interlobar artery), **활꼴동맥**(arcuate artery) 및 **소엽사이동맥**(interlobular artery)을 거쳐 겉질에 이른다.
- 겉질에서 소엽사이동맥은 **들세동맥**(수입세동맥, afferent arteriole)을 내고, 이어서 사구체모세혈관으로 분지한다. 사구체모세혈관은 다시 **날세동맥**(수출세동맥 efferent arteriole)을 형성하여 나가며, 두 번째 모세혈관인 **세관주위모세혈관**(peritubular capillary)으로 분지한다.
- 일부 세관주위모세혈관은 긴 고리모양의 **곧은혈관**(vasa recta)을 형성하며, 콩팥단위의 가는 구조들과 함께 속질로 주행한다.
- 세관주위모세혈관은 차례대로 **소엽사이정맥**(interlobular vein), **활꼴정맥**(arcuate vein), **엽사이정맥**(interlobar vein) 및 **콩팥정맥**(renal vein)으로 유입된다.

콩팥단위의 구조와 기능(STRUCTURE AND FUNCTION OF NEPHRONS)

- **콩팥단위**(nephron)는 콩팥의 구조적 기능적 기본단위이다.
- 콩팥단위는 **콩팥소체**(renal corpuscle)와 긴 세관부분, 즉 **근위곱슬세관**(proximal convoluted tubule), **근위곧은세관**(proximal straight tubule), **헨레고리의 가는다리**(thin part of the loop of Henle), **원위곧은세관**(distal straight tubule), **원위곱슬세관**(distal convoluted tubule) 및 **집합관**(collecting duct)으로 구성된다.
- **콩팥소체**(renal corpuscle)는 **사구체**(glomerulus)와 두 층의 **보우만주머니**(보우만낭, Bowman capsule)로 구성된다.
- 콩팥의 **여과장치**(filtration apparatus)는 **사구체모세혈관의 내피**(glomerular endothelium), **사구체기저막**(glomerular basement membrane, GBM) 및 **발세포**(podocyte)로 구성되어 있다.
- 음전하를 띠고 있는 **사구체기저막**(GBM)은 IV형과 XVIII형콜라겐, 시알로당단백질, 단백당 및 글리코사미노글리칸 등을 포함하고 있으며 물리적 장벽 및 이온-선택적 여과장치로 작용한다.
- **발세포**(podocyte)는 사구체모세혈관 주위로 많은 **발돌기**(pedicel 또는 foot process)들을 뻗는다. 발돌기들은 서로 깍지를 끼고 있으며 **여과틈새가로막**(filtration slit diaphragm)으로 덮여 있는 **여과틈새**(filtration slit)를 형성한다.
- **포도칼릭신**(podocalyxin)과 **네프린**(nephrin)은 콩팥 여과장치의 구조적, 기능적 완전성을 유지하는 데 중요한 역할을 한다.
- 몇 개의 사구체모세혈관 사이에서 사구체기저막으로 둘러싸인 공유 공간에는 **메산지움세포**(혈관사이세포, mesangial cell)와 이들의 세포바깥바탕질이 존재한다.
- **메산지움세포**는 포식작용 및 세포내섭취작용에 관여하여 여과틈새에 걸린 잔여물들을 제거하고, 발세포를 구조적으로 지지해주며, 사구체의 확장을 조절한다.
- **사구체옆장치**(juxtaglomerular apparatus)에는 **치밀반점**(macula densa; 세관액의 나트륨 농도를 감지), **사구체옆세포**(juxtaglomerular cell; 레닌 분비) 및 **사구체바깥메산지움세포**(extraglomerular mesangial cell)들이 포함된다. 이 장치는 **레닌-안지오텐신-알도스테론계통**(RAAS)을 활성화하여 혈압을 조절한다.

콩팥세관 기능(KIDNEY TUBULE FUNCTION)

- 보우만주머니에서 시작된 **사구체초미세여과물**(glomerular ultrafiltrate)은 일련의 세관들 및 집합관을 통과하면서 분비와 재흡수 과정을 거치고 최종 소변이 된다.
- **근위곱슬세관**(proximal convoluted tubule)은 보우만주머니로부터 초미세여과물을 받는다. 이 세관에서 **재흡수**(reabsorption)가 시작되며, 대부분의 포도당, 아미노산, 폴리펩타이드, 수분 및 전해질의 대부분이 흡수된다.
- 초미세여과물의 재흡수는 **근위곧은세관**(proximal straight tubule)을 따라 속질로 내려가며 계속 진행된다.
- **헨레고리**(loop of Henle)의 내림가는다리(물에 대한 투과성이 매우 높음)와 오름가는다리(나트륨과 염소에 대한 투과성이 매우 높음)는 초미세여과물을 농축시킨다.
- **원위곧은세관**(distal straight tubule; 헨레고리의 굵은오름다리)는 겉질로 되돌아 올라가서 콩팥소체와 근접하며, 들세동맥과 접촉한다. 접촉부위에서 원위세관 상피세포는 **치밀반점**(macula densa)을 형성한다.
- **원위곱슬세관**(distal convoluted tubule)은 속질부챗살에 위치하는 **겉질집합관**(cortical collecting duct)으로 이어진다. 원위곱슬세관을 초미세여과물의 나트륨과 칼륨 농도를 더 조정한다.
- **집합관**(collecting duct) 세포는 속질로 갈수록 입방형에서 원주형이 되면서 크기가 커진다. 집합관에는 **아쿠아포린**(aquaporins) 수분통로가 존재하며, **항이뇨호르몬의 조절**(antidiuretic hormone [ADH]-regulated)을 받아 물을 재흡수한다.
- **집합관**(collecting duct)이 콩팥유두로 열리면 조성이 변화된 초미세여과물은 이제 **소변**(urine)이 되고, 배출관을 따라 순차적으로 흐른다.

요관, 방광, 요도(URETER, URINARY BLADDER, AND URETHRA)

- 모든 소변의 배출관은 요도를 제외하고 동일한 구조를 가진다. 이들은 **이행상피**(transitional epithelium 또는 **요로상피** urothelium)를 포함하는 점막과 민무늬근육층 및 결합조직 바깥막으로 구성된다.
- **이행상피**(transitional epithelium)에는 내강으로 돌출된 특수한 **돔세포**(dome-shaped cell 또는 **우산세포** umbrella cell)들이 있다.
- 돔세포는 꼭대기쪽 세포막에 요로상피**소판**(plaque)을 가지고 있으며, 팽창 상태에 따라 세포막과 융합되는 **방추소포**(fusiform vesicle)들이 있다.
- 이행상피는 **투과장벽**(permeability barrier)을 형성하며, 분자 신호 전달 기전에 적극적으로 관여한다.
- **요관**(ureter)은 콩팥깔때기에서 방광으로 소변을 운반한다. 요관은 이행상피, 세 개의 뚜렷한 민무늬근육층 및 결합조직 바깥층으로 구성되어 있다.
- **방광**(urinary bladder) 또한 이행상피로 덮여 있으며 **방광삼각**(trigone) 부위를 제외한 모든 점막에는 주름이 있다. 벽에는 근육층이 잘 발달되어 있으며 **방광배뇨근**(detrusor muscle)을 형성한다.
- **요도**(urethra)는 소변을 방광에서 **바깥요도구멍**(external urethral orifice)으로 운반한다.
- **여성 요도**(female urethra)는 길이가 짧으며, 이행상피(위쪽 절반), 거짓중층원주상피(아래쪽 절반) 및 중층편평상피(끝나기 직전)로 덮여 있다.
- **남성 요도**(male urethra)는 여성에 비해 길이가 길며, **전립샘요도**(prostatic urethra; 이행상피), 짧은 **막요도**(membranous urethra; 중층 또는 거짓중층원주상피) 및 **음경요도**(penile urethra; 거짓중층원주상피)의 세 부분으로 나누어진다.

도판 20.1 ■ 콩팥 I(Kidney I)

비뇨계통은 한 쌍의 **콩팥**(kidney), 콩팥에서 방광으로 이어지는 한 쌍의 **요관**(ureter) 및 **방광**(urinary bladder)에서 몸 밖으로 이어지는 **요도**(urethra)로 이루어진다. 콩팥은 체액과 전해질을 보존하며, 요소, 요산, 크레아티닌 및 다양한 분해산물 등의 대사노폐물들을 제거한다. 콩팥은 초기에 혈액의 초미세여과물인 **소변**(urine)을 생성하며, 세관 세포의 선택적 재흡수 및 특이적 분비과정을 거쳐 조성을 변형한다. 콩팥은 또한 적혈구 생산을 조절하는 **적혈구형성인자**(erythropoietin) 및 혈압과 혈류량의 조절에 관여하는 호르몬인 **레닌**(renin)을 생산하는 내분비기관으로 작용한다. 그리고 스테로이드 전구호르몬인 비타민D를 수산화시켜 활성화한다.

각각의 콩팥은 납작한 강낭콩 모양의 구조로 길이 약 10 cm, 폭 6.5 cm(볼록면에서 오목면까지), 두께 3 cm이다. 오목한 안쪽면에는 혈관, 신경 및 림프관이 드나드는 콩팥문이 있다. 깔때기 모양의 요관 시작부위인 **콩팥깔때기**(신우, **renal pelvis**)는 콩팥문을 통해 콩팥을 나간다. 콩팥을 반으로 잘라서 육안으로 관찰하면, 뚜렷한 두 부위, 즉 적갈색의 바깥 부위인 **겉질**(cortex)과, 콩팥깔때기와 이어지는 보다 밝은 부위인 **속질**(medulla)이 구별된다. 겉질에서는 **콩팥소체**(renal corpuscle), **콩팥단위**(nephron)의 곱슬세관과 곧은세관, **겉질집합관**(cortical collecting duct) 및 풍부한 혈관들을 특징적으로 볼 수 있다.

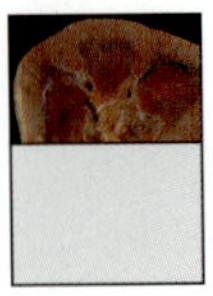

콩팥, 사람, 신선조직표본 ×3.

콩팥의 겉질에서 속질에 이르는 단면이 보인다. **콩팥문 부위**(hilar region)는 노란색 지방조직에 둘러싸인 회백색의 작은콩팥잔으로 이루어져 있다. 콩팥의 바깥부분은 적갈색으로 보이는 **겉질**(cortex)이다. 속질은 겉질과 쉽게 구별되며, 다시 곧은혈관(vasa recta, *VR*)이 있는 바깥속질(outer medulla, *OM*)과 더 밝고 균일하게 보이는 속속질(inner medulla, *IM*)로 세분된다. **속질**(medulla)은 콩팥피라밋으로 구성되며, 피라밋의 바닥은 겉질과 접해 있고 꼭때기는 유두(papilla, *P*)의 형태로 콩팥문 쪽을 향한다. **피라밋**(pyramid)은 **콩팥기둥**(renal column, *RCol*)이라는 겉질 성분에 의하여 분리(때로는 이 사진에서 보이는 것처럼 부분적으로만)된다. 왼쪽에서 보이는 피라밋의 바깥쪽 대부분은 이 단면에서 보이지 않는다. 유두는 피라밋의 끝부분이 자유롭게 돌출되어 있는 부분으로, 다량의 소변이 처음으로 모이는 공간인 **작은콩팥잔**(minor calyce, *MC*)을 향해 있다. 콩팥잔의 안쪽면은 흰색으로 보인다. 작은콩팥잔은 **큰콩팥잔**(major calyce)으로 유입되고, 차례대로 **콩팥깔때기**(renal pelvis)와 요관으로 유입된다.

이 표본에서 흥미로운 점은 혈관들 속에 혈액이 남아 있어서, 여러 콩팥 혈관들이 있는 위치를 확인할 수 있는 것이다. 콩팥 단면 겉질에는 소엽사이동맥(interlobular vessels, *IV*), 피라밋의 바닥에는 활꼴정맥(arcuate veins, *AV*)과 활꼴동맥(arcuate arteries, *AA*), 콩팥피라밋 사이에는 엽사이동맥(interlobar arteries, *ILA*)과 엽사이정맥(interlobar veins, *ILV*)이 보인다. 속질에는 피라밋의 모세혈관그물로 출입하는 혈관 등이 보인다. 속질의 세동맥과 세정맥은 상대적으로 곧게 주행하며, 총괄하여 곧은혈관(vasa recta, *VR*)이라 한다. (Dr. Eric A. Pfeifer 표본제공).

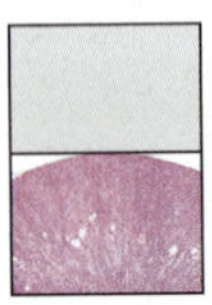

겉질과 속질, 콩팥, 사람, H&E ×20.

겉질과 **속질** 일부를 포함하는 조직 단면이 보인다. 겉질과 속질의 경계부위(부분적으로 점선으로 표시)에는 활꼴동맥(arcuate artery, *AA*)과 활꼴정맥(arcuate vein, *AV*)이 위치한다. 단면의 방향과 상관없이 콩팥 겉질에서 가장 뚜렷한 특징은 콩팥소체(renal corpuscle, *RC*)의 존재이다. 콩팥소체는 공모양이며, 보우만주머니의 내장층 및 벽층 상피로 둘러싸인 사구체(혈관다발)로 구성된다. 또한 겉질에서는 다소간의 세관들이 속질(화살표)로부터 방사상으로 다소 곧게 배열하고 있는데, 이들을 속질부챗살(medullary ray)이라 한다. 바깥속질에서는 세관들이 약간 굽은 모양의 배열을 하고 있으나, 속속질에서는 대부분 곧게 배열된 세관 구조들을 관찰할 수 있다. 세관의 배열(혈관도 마찬가지)은 이 표본에서 보이는 것처럼 피라밋의 단면을 줄무늬 모양으로 보이게 한다(이전 그림 참조).

AA, 활꼴동맥(arcuate arteries)
AV, 활꼴정맥(arcuate veins)
ILA, 엽사이동맥(Interlobar artery)
ILV, 엽사이정맥(Interlobar vein)
IM, 속수질(inner medulla)
IV, 소엽사이혈관(interlobular vessels)
MC, 작은콩팔간(minor calyx)
OM, 바깥수질(outer medulla)
P, 콩팥유두(papilla)
RCol, 콩팥기둥(renal column)
RC, 콩팥소체(renal corpuscles)
VR, 곧은혈관(vasa recta)
화살표, 수질부챗살(medullary rays)
점선, 피질과 수질 간의 경계(boundary between cortex and medulla)

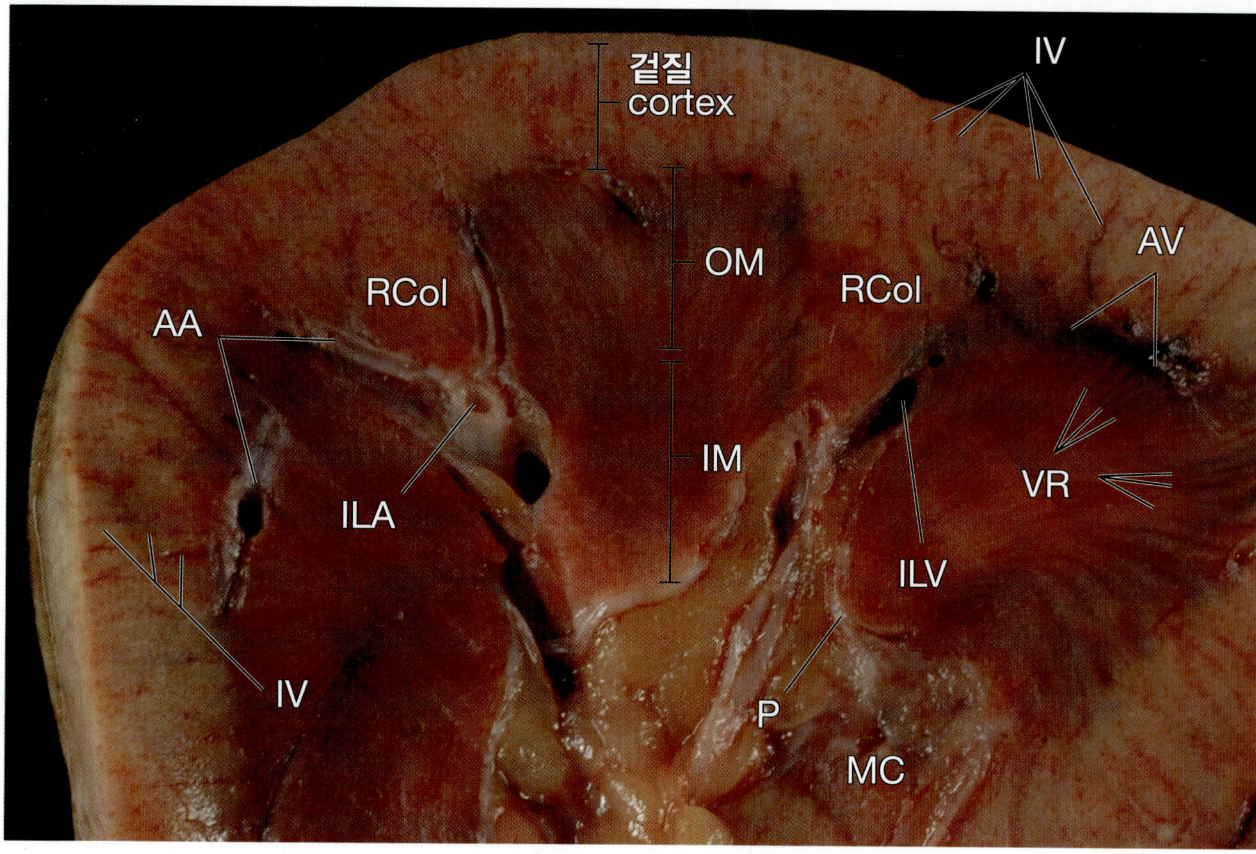
겉질
cortex
IV
AV
OM
RCol
RCol
AA
ILA
IM
VR
ILV
IV
P
MC

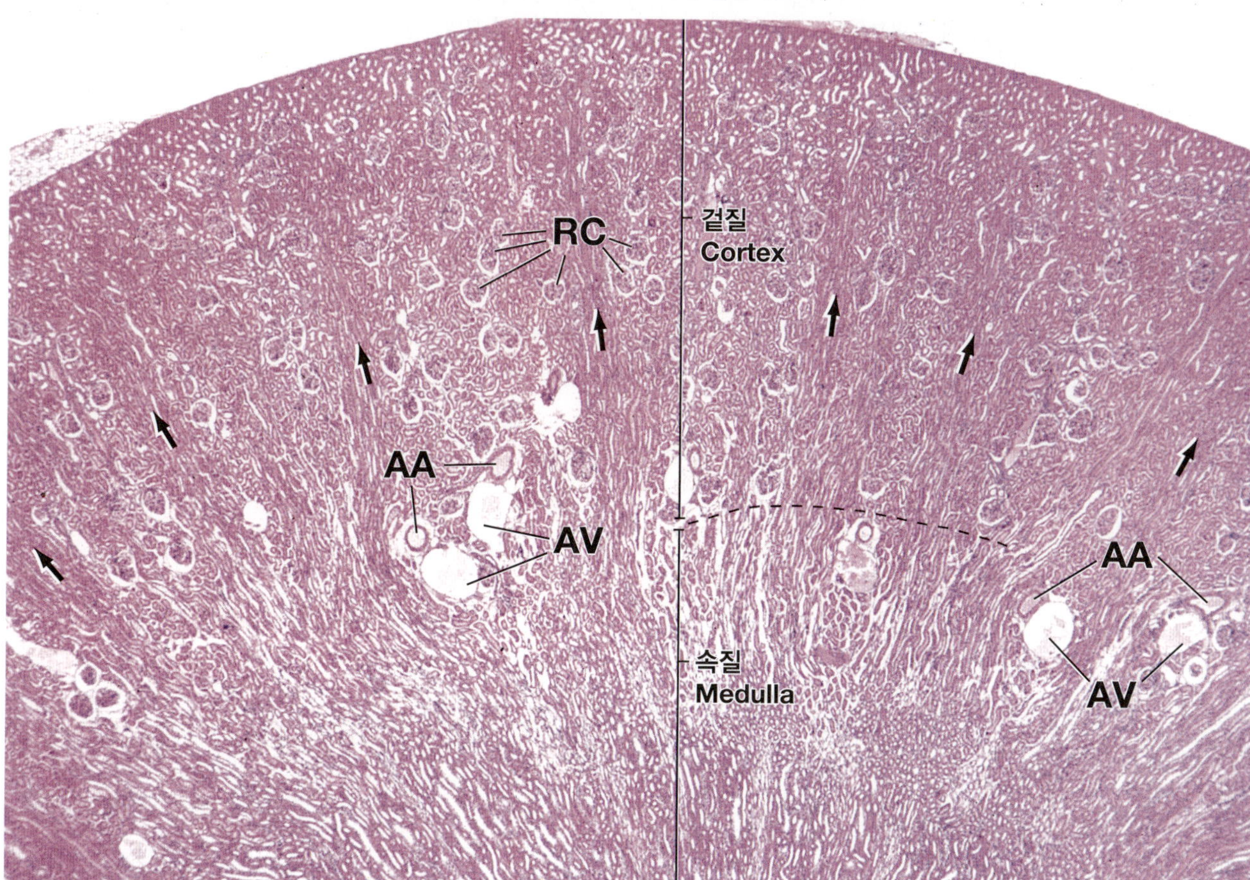
RC
겉질
Cortex
AA
AV
AA
AV
속질
Medulla

도판 20.2 ■ 콩팥 II(Kidney II)

콩팥단위(nephron)는 콩팥의 기능적 단위이다. 사람의 각 콩팥에는 약 2백만 개의 콩팥단위가 존재한다. 콩팥단위는 소변을 생산하며, 다른 샘들의 분비부위에 해당된다. **집합관**(collecting duct)은 소변의 마지막 농축과정에 관여하며, 외분비샘의 분비관에 해당된다. 콩팥단위는 **콩팥소체**(renal corpuscle)와 **콩팥세관**(renal tubule)으로 이루어진다. 콩팥소체는 10~20개의 모세혈관 고리로 이루어진 혈관뭉치인 **사구체**(glomerulus)와 그 주위를 둘러싸고 있는 두 겹의 컵모양 상피인 **보우만주머니**(보우만낭, Bowman capsule)로 구성된다. 사구체의 모세혈관은 보우만주머니의 혈관극에서 **들세동맥**(afferent arteriole)에 의해 혈액을 공급받으며, 역시 보우만주머니의 혈관극에서 **날세동맥**(efferent arteriole)으로 나간다. 이후 날세동맥은 분지를 내어 세관 주위에서 새로운 모세혈관그물을 형성한다. 보우만주머니에서 혈관극의 반대쪽은, 여과액이 보우만주머니를 떠나는 요세관극이라 한다. 콩팥단위의 세관부위는 **굵은 근위세관**(proximal thick segment, **근위곱슬세관**과 **근위곧은세관**으로 구성), 헨레고리의 **가는다리**(thin segment 또는 중간세관 intermediate tubule) 및 **굵은 원위세관**(distal thick segment, **원위곧은세관**과 **원위곱슬세관**으로 구성)으로 이루어져 있다. 콩팥단위의 U-자형 부분을 이루는 헨레고리는 근위세관 및 원위세관의 굵은곧은다리와 이들 사이의 가는다리로 구성된다. 원위곱슬세관은 연결세관 또는 활꼴연결세관을 거쳐 **겉질집합관**(cortical collecting duct)으로 연결된다. 콩팥단위와 집합관은 **요세관**(uriniferous tubule)을 이룬다.

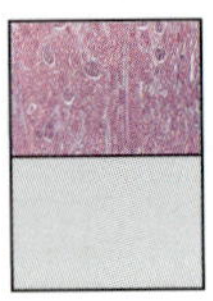

겉질, 콩팥, 사람, H&E ×60.
콩팥 겉질은 **겉질미로**(cortical labyrinth, *CL*)와 **속질부챗살**(medullary rays, *MR*), 두 부위로 구분된다. 겉질미로는 비교적 큰 공모양의 구조인 **콩팥소체**(renal corpuscles, *RC*)을 포함한다. 각각의 콩팥소체 주위에는 근위곱슬세관과 원위곱슬세관이 관찰된다. 이들은 콩팥소체와 함께 겉질미로를 이루는 구성요소이다. 곱슬세관, 특히 근위곱슬세관은 굴곡이 매우 심해서 모양이 다양하며, 대부분 타원이나 원형이지만 일부는 J자, C자 심지어 S자 모양을 보이기도 한다. 속질부챗살은 같은 방향으로 주행하는 한 그룹의 곧은세관들로 구성되며, 피라밋의 바닥에서 방사상으로 보인다. 이 사진에서처럼 속질부챗살이 세로 방향으로 잘린 경우, 세관들은 길쭉한 모습을 보인다. 속질부챗살은 근위곧은세관, 원위곧은세관 및 겉질집합관을 포함한다.

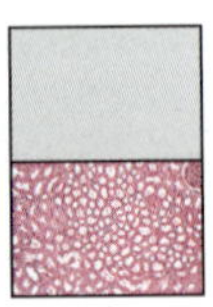

겉질, 콩팥, 사람, H&E ×120.
이 고배율 사진은 위 사진과 직각 방향인 절단면으로, **콩팥 겉질**의 다른 모습을 보여준다. 사진의 주변부위에는 세관이 둥글고 타원형(일부는 길쭉하고 굽은 모습)인 **겉질미로**가 보인다. 겉질미로의 모양은 위 사진에서 보는 것과 거의 같다. 또한 겉질미로에는 **콩팥소체**(renal corpuscle, *RC*)가 존재한다. 대조적으로, 속질부챗살의 세관들은 모양이 위 사진과 매우 달라 보인다. 점선으로 구분된 모든 세관들은 속질부챗살(*MR*)에 속하며, 모두 가로 단면으로 잘려 있다. 속질부챗살에서는 세관들의 크기, 내강의 모양, 세관 세포의 크기 등을 기준으로 몇 가지 뚜렷한 종류를 구분할 수 있다. 이러한 내용과 겉질미로의 특징은 도판 20.3(892쪽)에 기술하였다.

CL, 피질미로(cortical labyrinth) **MR,** 수질부챗살(medullary ray)	**RC,** 콩팥소체(renal corpuscle)	**점선,** 수질부챗살의 대략적인 경계(approximate boundary of the medullary ray)

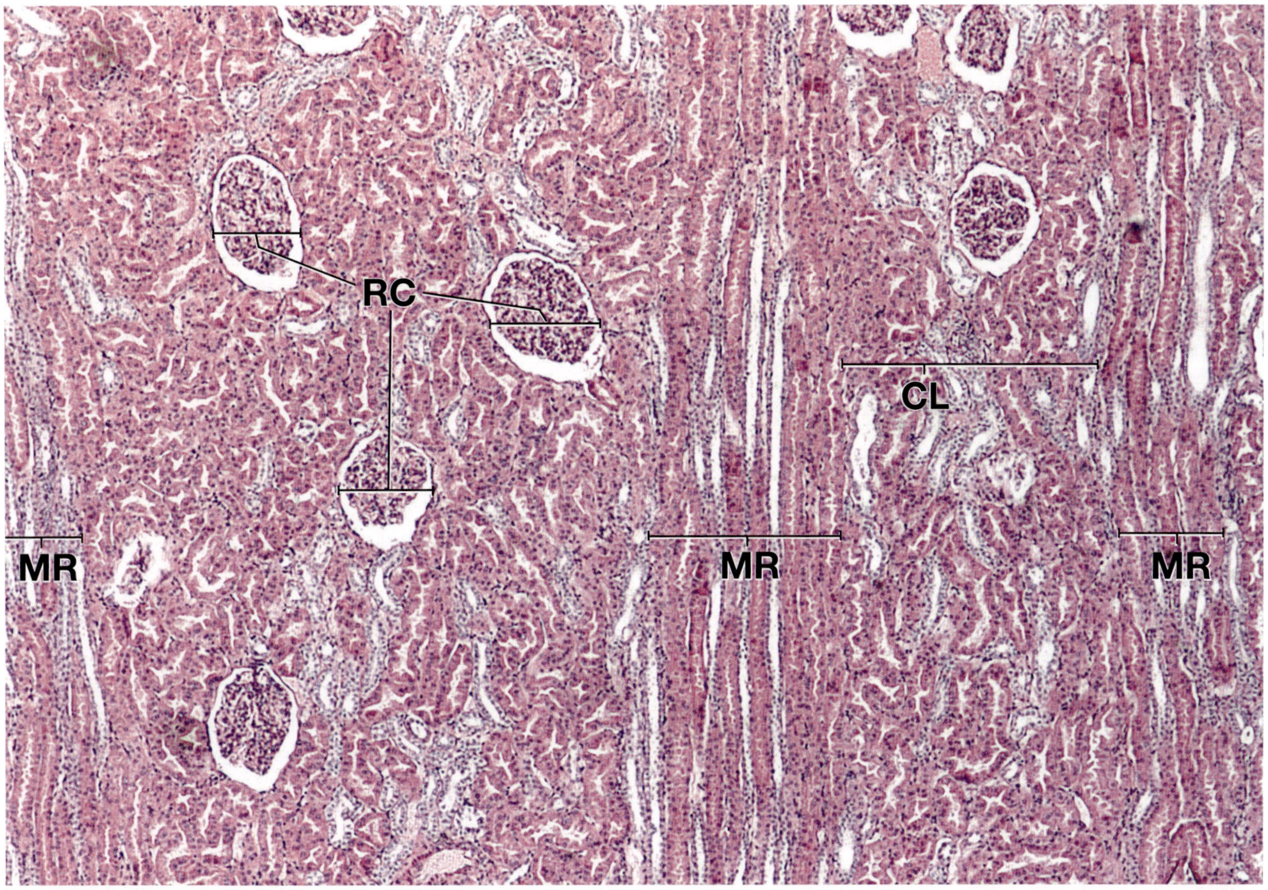
RC
CL
MR
MR
MR

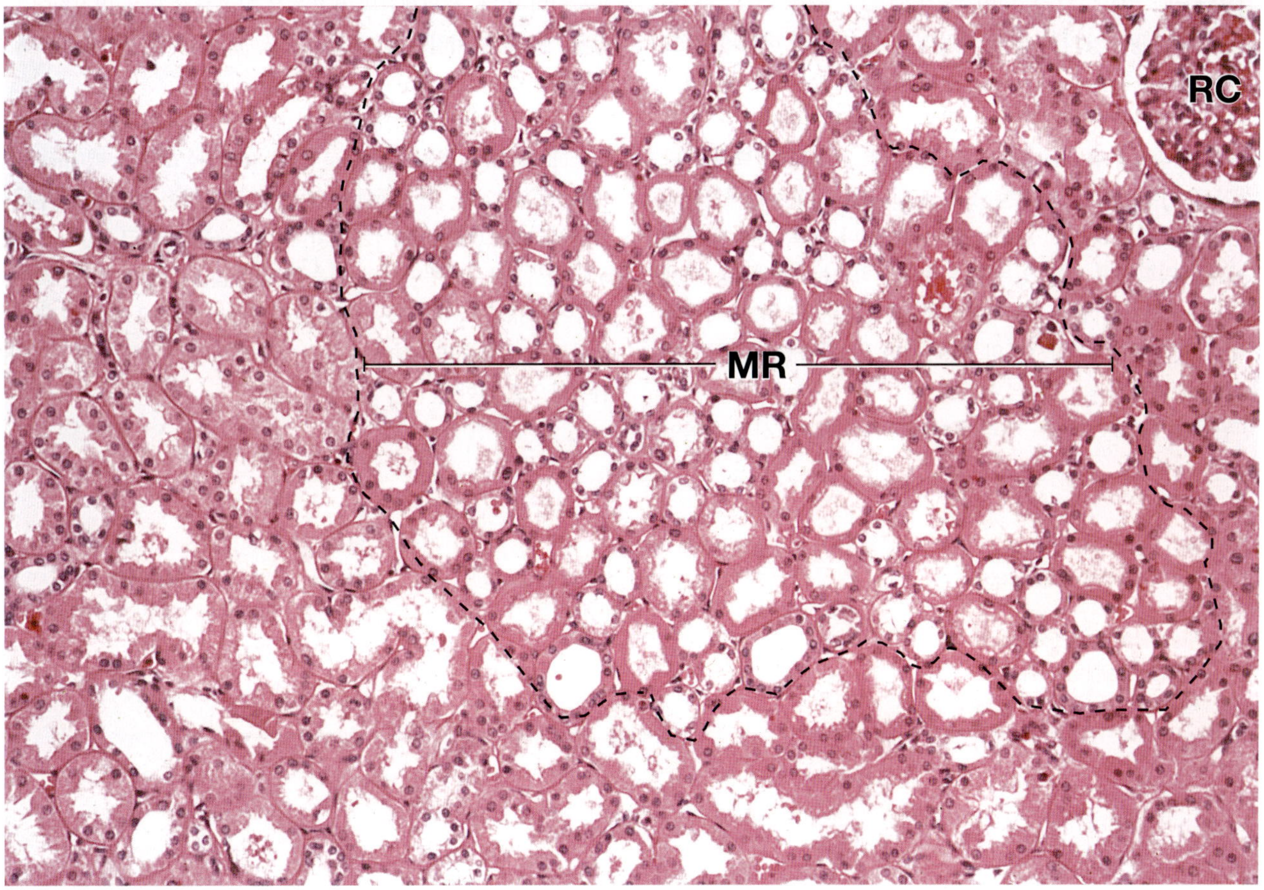
RC
MR

도판 20.3 ■ 콩팥 III(Kidney III)

근위곱슬세관과 원위곱슬세관은 H&E 염색한 파라핀 표본에서 구별할 수 있는 특징들이 있다. **근위곱슬세관**(proximal convoluted tubule)은 원위곱슬세관에 비해 일반적으로 직경이 더 크며 내강의 가로단면은 가끔 별모양으로 나타난다. 근위세관 세포에는 솔가장자리(꼭대기면의 미세융모)가 있다. 또한 근위곱슬세관은 **원위곱슬세관**(distal convoluted tubule)보다 두 배 이상 길기 때문에, 겉질미로에서 보이는 세관 구조의 대부분은 근위세관이다.

메산지움세포(혈관사이세포, mesangial cell)와 그 세포바깥바탕질은 콩팥소체의 **메산지움**(혈관사이막, mesangium)을 이룬다. 이들은 사구체모세혈관의 내피 밑에 위치하며, 혈관극까지 뻗어나가 **사구체옆장치**(juxtaglomerular apparatus)의 일부가 된다. 콩팥단위의 원위곧은세관 끝부분은 들세동맥과 가까이에 위치하며, 세관 상피세포들이 다른 세포들에 비해 높고 다소 밀집하여 존재하여 *치밀반점(macula densa)*을 이룬다. 치밀반점에 접하고 있는 들세동맥의 민무늬근육세포는 혈액의 감소된 염화나트륨(NaCl) 농도에 반응하여 **레닌**(renin)을 분비하는 **사구체옆세포**(juxtaglomerular cell)로 변형된 것이다.

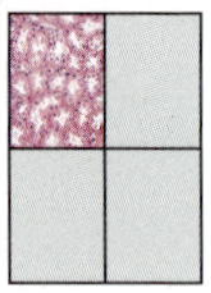

근위곱슬세관과 원위곱슬세관, 콩팥, 사람, H&E ×240.

이 사진은 **겉질미로** 부위로, 6개의 **원위곱슬세관**(distal convoluted tubule, *DC*) 구조를 볼 수 있다. **근위곱슬세관**(표시되지 않았음)은 원위세관에 비해 바깥 직경이 크다. 근위세관은 솔가장자리가 있는 반면, 원위세관은 내강 표면이 깨끗하고 뚜렷하다. 근위세관의 내강은 가끔 별모양이며, 원위세관에서는 이런 모양을 볼 수 없다. 전형적으로 근위세관의 절단면에서는 원위세관에 비해 핵의 수가 적게 보인다.

위에서 언급한 대부분의 소견은 오른쪽 그림에서 보이는 것과 같이, 속질부챗살에서도 근위곧은세관 및 원위곧은세관을 구별하는데 이용할 수 있다.

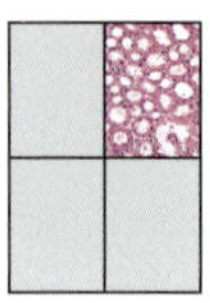

근위곧은세관과 원위곧은세관, 콩팥, 사람, H&E ×240.

이 사진에서 오른쪽 아래 구석에 있는 **근위곱슬세관**(proximal convoluted tubule, *PC*)을 제외하고는(인접한 겉질미로에 속함), 속질부챗살의 모든 세관 구조들은 둥근 모습이다. 두 번째로, 속질부챗살에서 근위곧은세관(*P*)과 원위곧은세관(*D*)의 수는, 사진에서 표시된 것처럼 거의 같다. **원위곧은세관**과 대조적으로, **근위곧은세관**은 솔가장자리가 있으며, 바깥 직경이 크고 내강은 별모양을 보인다. 속질부챗살에는 또한 **겉질집합관**(cortical collecting duct, *CCD*)이 있다.

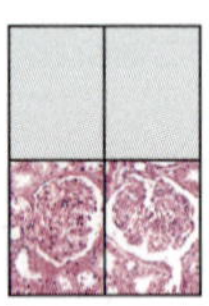

콩팥소체, 콩팥, 사람, H&E ×360.

콩팥소체는 공모양의 구조로, 주변부는 좁고 속이 비어 있는 **요공간**(보우만공간, urinary space, 별표)을 둘러싸는 보우만주머니와 모세혈관 뭉치인 사구체로 구성된다. **보우만주머니**는, 벽층(parietal layer, *BC*)과 내장층(visceral layer) 두 부분으로 구성된다. **벽층**은 단층편평상피 세포로 이루어진다. **내장층**(visceral layer)은 사구체모세혈관의 표면을 덮고 있는 **발세포**(podocyte, *Pod*)들로 이루어진다. 왼쪽 사진에 표시된 것처럼 요공간을 명확하게 덮고 있는 경우를 제외하고는, 발세포는 모세혈관 내피세포와 구별하기 어렵다. 더 복잡하게, 메산지움세포 또한 사구체를 구성하고 있다. 일반적으로 발세포의 핵은 내피세포와 메산지움세포에 비해 더 크며 약하게 염색된다.

한 개의 원위곱슬세관(*DC*)과 두 개의 근위곱슬세관(*PC*)이 사진 왼쪽에 표시되어 있다. 원위세관의 세포들은 한쪽으로 더욱 밀집되어 있다. 이런 밀집된 세포들은 **치밀반점**(macula densa, *MD*)을 이루며, 들세동맥 가까이에 위치한다.

오른쪽 사진에서, 콩팥소체의 혈관극과 요세관극이 관찰된다. **혈관극**(vascular pole)은 콩팥소체를 출입하는(이중화살표) 세동맥(arterioles, *A*)들의 존재로 알 수 있다. 들세동맥은 과립을 포함하는 변형된 민무늬근육 세포인 사구체옆세포(이 사진에서는 명확하지 않음)를 가지고 있다. **요세관극**(urinary pole)에서, 보우만주머니의 벽층은 근위곱슬세관(*PC*)의 시작부위와 연결된다. 이곳 콩팥소체의 요공간이 근위세관의 내강으로 연결되는 부위에서는, 상피세포가 단층편평형에서 솔가장자리가 있는 단층입방형 또는 낮은 단층원주형으로 변한다.

A, 세동맥(arteriole)
BC, 보우만주머니(벽층, Bowman capsule [parietal layer])
CCD, 피질집합관(cortical collecting duct)
D, 원위곧은세관(distal straight tubule)
DC, 원위곱슬세관(distal convoluted tubule)
MD, 치밀반(macula densa)
P, 근위(곧은)세관(proximal [straight tubule])
PC, 근위곱슬세관(proximal convoluted tubule)
Pod, 문어발세포(보우만주머니의 내장층, podocyte [visceral layer of Bowman capsule])
별표, 주머니공간(urinary space)
화살표, 콩팥소체의 혈관극에 위치한 혈관 (blood vessel at vascular pole of renal corpuscle)

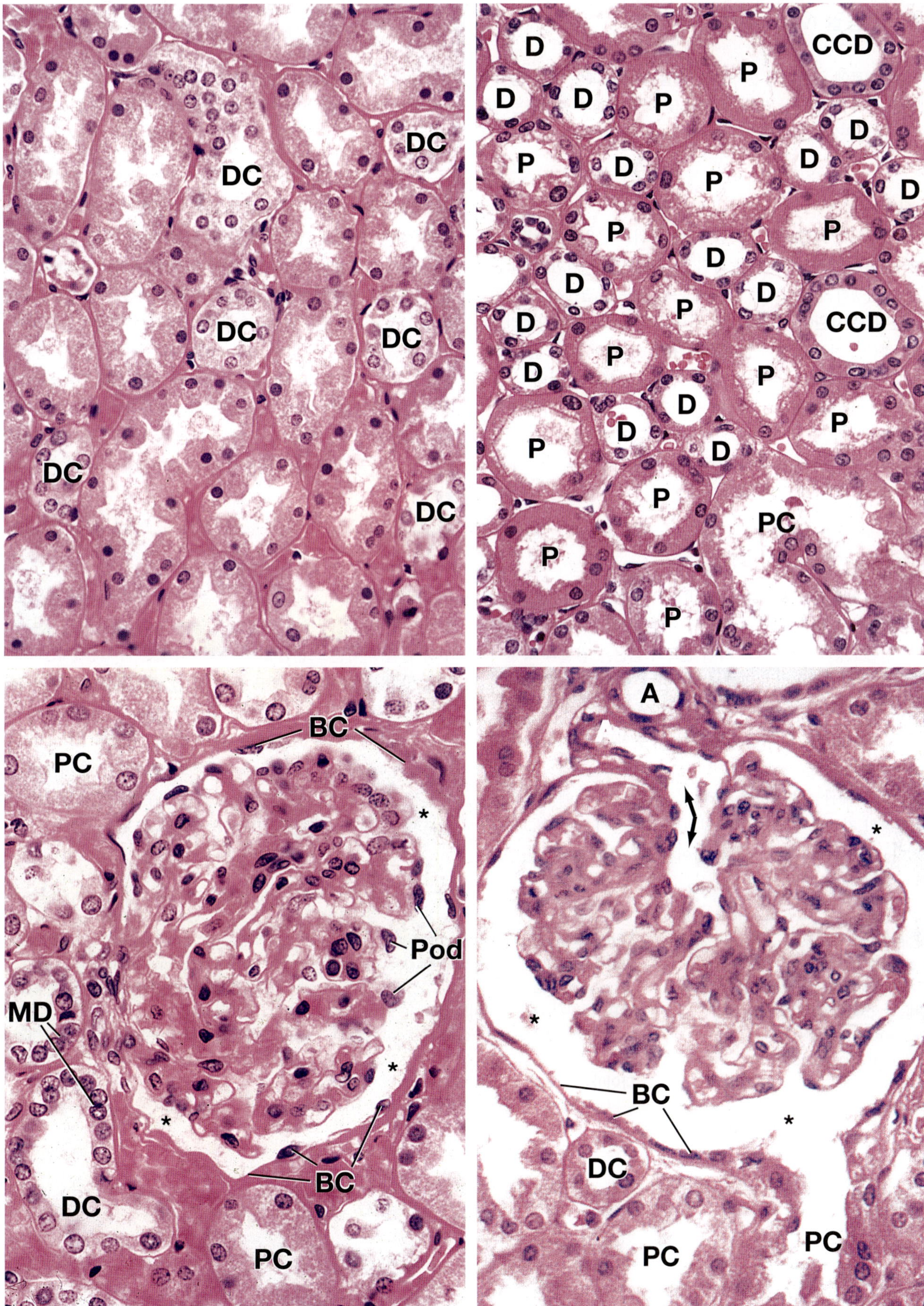
DC
DC
DC
DC
DC
DC
D
CCD
P
PC
BC
PC
Pod
MD
DC
*
A
BC
DC
PC
*

도판 20.4 ■ 콩팥 IV(Kidney IV)

콩팥소체는 겉질미로에 국한되어 존재한다. **속질**(medulla)에는 굵은 근위 및 원위곧은세관과 헨레고리의 가는다리, 집합관 및 이들과 함께 주행하는 혈관 등이 존재한다. 이 구조들은 *역류증폭*(*countercurrent multiplier*) 및 *역류교환*(*countercurrent exchange*)*계통*으로 작용하며, 최종적으로 고삼투성인 소변을 생산한다. 최종 소변은 유두관으로부터 콩팥잔을 통하여 콩팥깔때기로 유입된다.

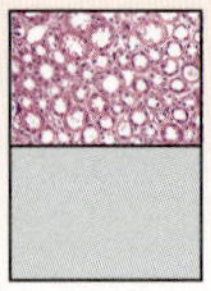

속질, 콩팥, 사람, H&E ×240.

이 사진에서는 **바깥속질**이 보인다. 이 부위는 근위곧은세관, 원위곧은세관, 헨레고리의 가는다리 및 집합관을 포함한다. 모든 세관은 평행하게 배열되어 있기 때문에, 가로 단면에서 모두 원형으로 보인다. **근위곧은세관**(*P*)은 전형적인 별모양의 내강과 솔가장자리를 보인다. 근위곧은세관은 바깥 직경이 **원위곧은세관**(*D*)에 비해 크다. 앞서 언급한 것과 여기 보이는 것처럼, 원위곧은세관은 근위곧은세관에 비해 더 많은 핵이 보인다. 또한 원위세관의 내강이 더 둥글고 세포꼭대기면이 뚜렷하다. **집합관**(*CD*)의 바깥 직경은 근위세관과 비슷하고 원위세관보다 크다. 집합관 세포는 입방형이고 근위세관 세포보다 작다. 그러므로 같은 크기의 근위세관 세포에 비해 더 많은 핵이 관찰된다. 한번 세어보기 바란다. 마지막으로, 집합관을 이루는 세포들은 사이의 경계가 뚜렷하다(별표). 이런 특징은 집합관 구별을 위해 가장 신뢰할 수 있는 특징이다.

속질에서 관찰되는 가는 세관부분(가는다리 thin segment, *T*)은 벽이 매우 얇다. 이들은 단층편평상피로 이루어지며, 내강은 비교적 크다. 가끔 굵은세관에서 가는 세관부분(가는다리)으로 이행되는 부위가 관찰되며, 가로단면에서도 이를 확인할 수 있다. 이런 이행부위는 이 사진에서 일부 볼 수 있다(내강에 두 개의 화살표로 표시한 세관). 한 쪽의 세관 세포(왼쪽을 향하는 화살표)는 근위세관의 특징을 보이며, 특징적인 솔가장자리가 관찰된다. 다른 쪽의 세관 세포(오른쪽을 향하는 화살표)는 가는다리의 편평한 세포로 이루어진다. 이 사진에서는 세관들 외에 얇은 내피세포로 덮여 있는 다수의 작은 혈관들이 관찰된다.

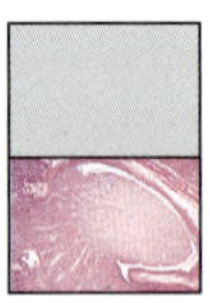

콩팥피라밋, 콩팥, 사람, H&E ×20.

이 사진은 **콩팥피라밋**(renal pyramid)을 저배율로 보여주고 있다. 피라밋은 주로 속질의 곧은세관, 집합관 및 곧은혈관들로 이루어진 원뿔모양의 구조이다. 사진 **왼쪽**의 **점선**은 겉질과 속질의 경계부위를 표시한 것으로, 피라밋의 바닥에 해당한다. **활꼴동맥과 정맥**(*AV*)은 겉질과 속질 사이에 위치하며 그 경계선을 이룬다. 사진에서 위 **왼쪽**은 콩팥기둥에 속하는 부위로 약간의 콩팥소체(*RC*)들이 관찰된다. 이들은 위치상 속질곁콩팥소체에 해당한다.

사진의 아래 **왼쪽**은 세관들이 세로로 잘려 있으며 다른 부위에서는 가로 또는 비스듬하게 잘린 것으로 미루어, 피라밋은 이 표본에서 약간 찌그러져 있음을 알 수 있다. 실제로 피라밋의 일부는 굽어져 있어서 세관의 절단면은 서로 다른 모양을 하고 있게 된다.

콩팥유두(renal papilla)라고 부르는 피라밋의 꼭대기 부분(화살촉)은, 컵모양이거나 깔때기 구조인 콩팥잔에 놓여 있다. 콩팥잔은 유두관으로부터 유두의 끝을 떠나는 소변을 모은다(유두의 끝은 이 단면에서는 보이지 않고, 또한 이런 저배율에서는 관의 구멍도 볼 수 없다). **작은콩팥잔**(minor calyx)의 내강과 접하는 유두의 표면은 단층원주 또는 단층입방형상피(*SCEp*)이다(부위에 따라 유두 상피는 유두의 표면에서 분리되어 얇은 조직 끈처럼 보이기도 함). 콩팥잔은 이행상피(transitional epithelium, *TEp*)로 덮여 있다. 이 저배율 사진에서는 확실하게 볼 수 없지만, 유두를 덮고 있는 원주상피와 콩팥잔의 안쪽면을 덮고 있는 이행상피의 경계를 다이아몬드 모양으로 표시하였다.

AV, 활꼴혈관(arcuate vessels)
CD, 집합관(collecting duct)
D, 원위곧은세관(distal straight tubule)
P, 근위곧은세관(proximal straight tubule)
RC, 콩팥소체(renal corpuscle)
SCEp, 단층원주상피(simple columnar epithelium)
T, 중간세관(가는세관, thin segment)
TEp, 이행상피(transitional epithelium)
화살촉, 콩팥피라밋 꼭대기의 위치(location of apex of pyramid)
별표, 집합관 세포들 사이의 경계 (boundaries between cells of a collecting tubule)
다이아몬드 모양, 이행상피와 원주상피 사이의 경계 (boundary between a transitional and a columnar epithelium)
왼쪽을 가리키는 화살표, 근위세관 세포(proximal tubule cell)
오른쪽을 가리키는 화살표, 중간세관(가능세관) 세포(thin segment cell)

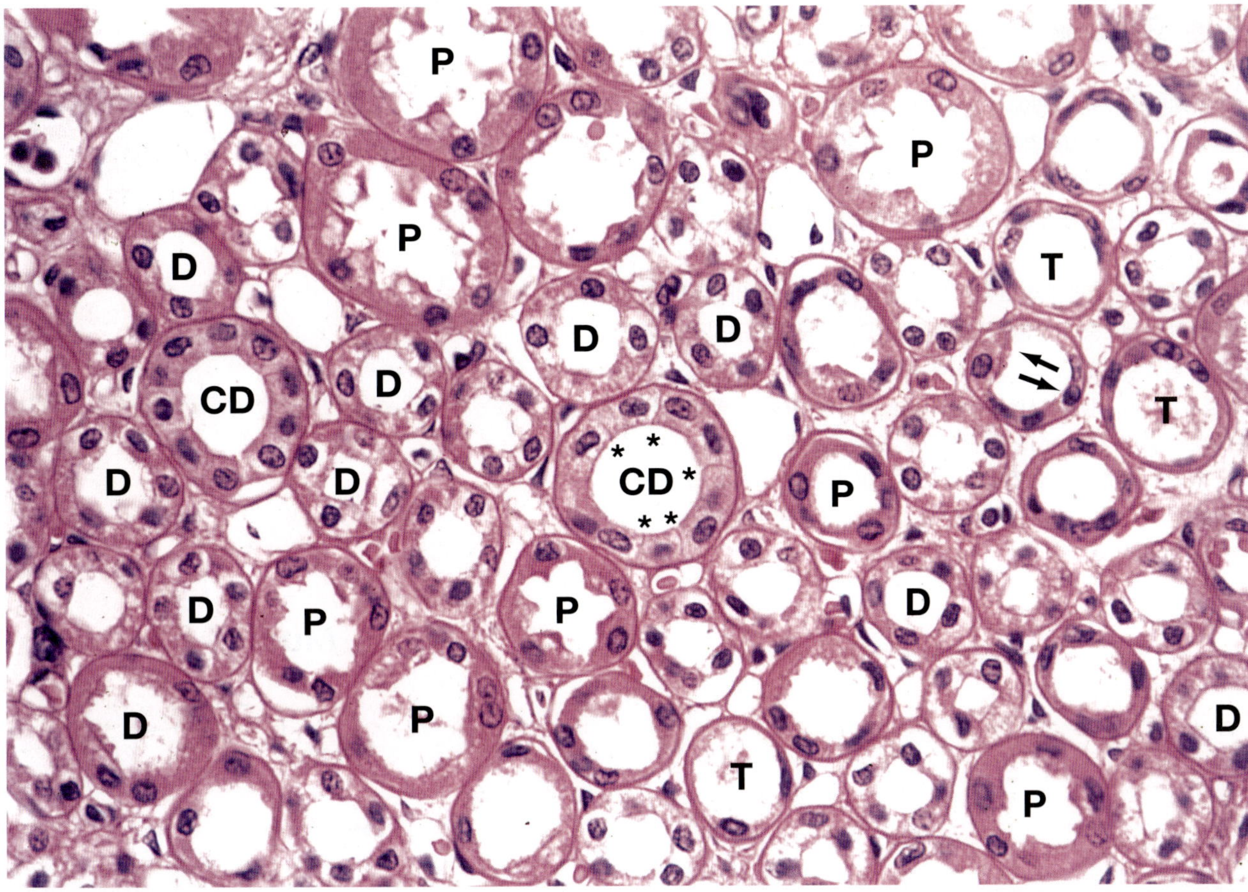
P
P
P
D
CD
D
D
D
D
D
T
T
CD
D
P
D
P
P
D
P
D
P
T
P
D

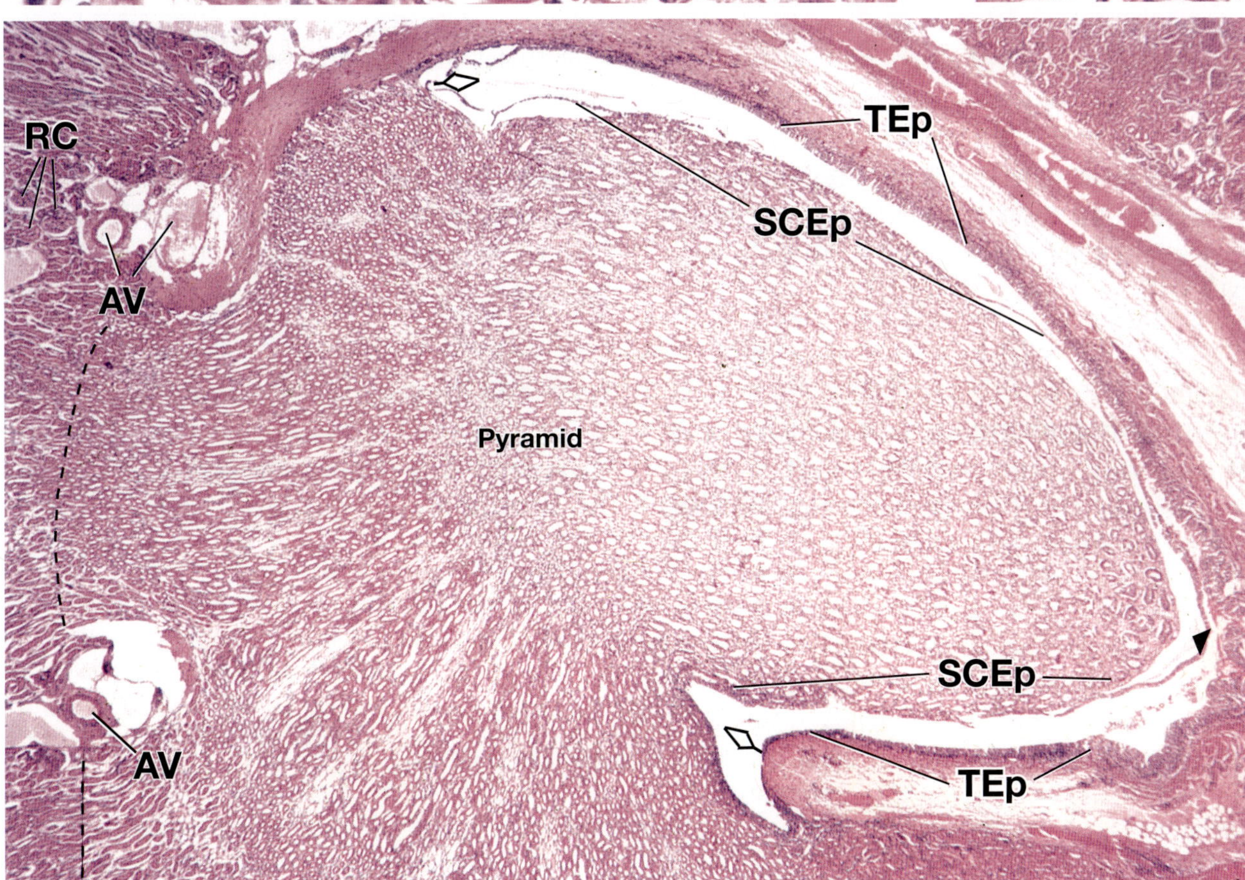
RC
AV
TEp
SCEp
Pyramid
SCEp
AV
TEp

도판 20.5 ■ 요관(Ureter)

요관은 한 쌍의 세관 구조로 콩팥에서 방광까지 소변을 운반한다. 요관은 콩팥잔에서 요도까지 소변의 배출경로를 덮는 비투과적인 상피층인 **이행상피**(transitional epithelium, **요로상피** urothelium)로 덮여 있다. 이 상피의 얇고 납작해질 수 있는 능력은 모든 배출경로가 소변으로 의한 팽창에 적응할 수 있도록 해준다.

상피는 비교적 두꺼운 콜라겐성 고유판 위에 놓여 있으며, 그 바깥에는 차례로 민무늬근육의 속세로층과 바깥돌림층이 있다. 민무늬근육의 규칙적인 연동운동은 소변을 콩팥에서 방광으로 흐르도록 한다.

참고 현미경사진: 이 저배율 사진에서 보이는 것처럼, 요관의 벽은 **점막**(*Muc*), **근육층**(*Mus*) 및 **바깥막**(*Adv*)으로 구성된다. 요관은 방광으로 가는 도중에 복막 뒤에 위치한다. 그러므로 **장막**(serosa, *Ser*)이 요관의 일부를 덮는다. 또한 근육층의 민무늬근육이 수축하기 때문에, 내강의 표면은 특징적으로 주름지고 별모양을 보인다.

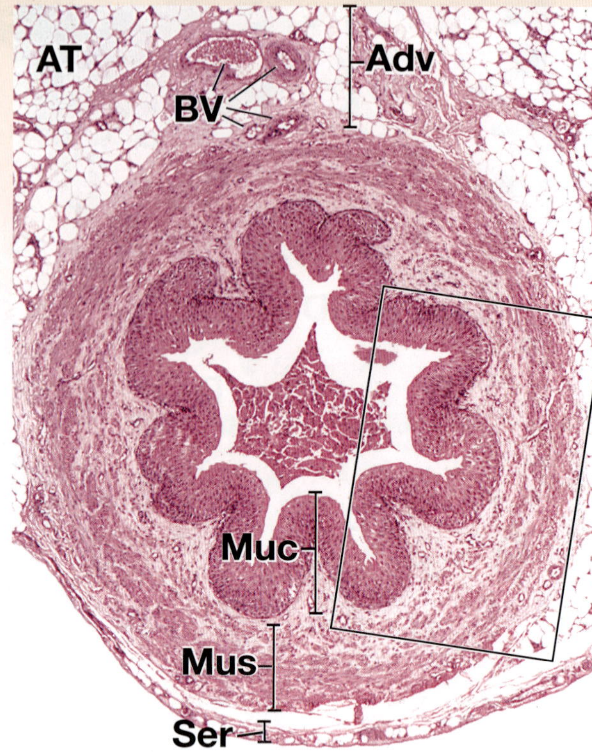

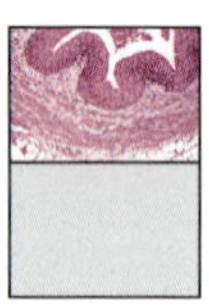

요관, 원숭이, H&E ×160.

예비 교육 사진에서 직사각형으로 표시된 요관의 벽을 고배율로 관찰한 것이다. 상피는 두껍고 벽의 다른 부위와 뚜렷하게 구분되어서 쉽게 알아볼 수 있다. 이 상피는 **이행상피**(요로상피, *Ep*)이다. 벽의 나머지 부분은 결합조직(*CT*)과 민무늬근육으로 이루어진다. 민무늬근육층이 약간 더 어둡게 염색된다. 또한 바깥막의 성분인 일부 지방조직(*AT*)이 관찰된다.

이행상피와 밑의 결합조직은 **점막**(*Muc*)을 구성한다. 뚜렷한 점막밑층은 존재하지 않으나, 때로 근육층에 가까이 있는 결합조직을 그렇게 부르기도 한다.

근육층(*Mus*)은 속세로층(*SM [l]*), 중간돌림층(*SM [c]*) 및 바깥세로층(*SM [l]*)으로 배열된다. 그러나 바깥세로층은 오직 요관의 아래쪽 끝에만 존재한다. 요관의 가로단면에서, 속층과 바깥층 민무늬근육은 가로로 잘리는 반면, 중간돌림층은 길게 보이도록 잘린다. 이런 양상은 사진에서 볼 수 있다.

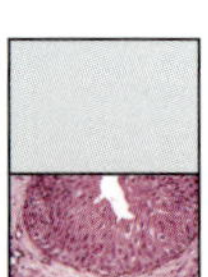

이행상피, 요관, 원숭이, H&E ×400.

이 사진은 **속세로층민무늬근육**(inner longitudinal smooth muscle, *SM [l]*)을 고배율로 보여준다. 핵들은 둥근 모습으로, 근육세포가 가로로 절단된 것을 알 수 있다. 이 사진에서는 또한 **이행상피**(*Ep*)를 잘 볼 수 있다. 이행상피(요로상피)의 표면에 있는 돔세포들은 특징적으로 가장 크고, 때로는 두 개의 핵(화살표)을 갖는다. 대조적으로 바닥층에 있는 세포들은 가장 작고, 각 세포의 세포질이 거의 없기 때문에 핵은 밀집되어 보인다. 중간층에 있는 세포들은 여러 층으로 되어있으며, 세포의 크기는 바닥층보다 크고 표면보다는 작다.

Adv, 바깥막(adventitia)
AT, 지방조직(adipose tissue)
BV, 혈관(blood vessels)
CT, 결합조직(connective tissue)
Ep, 이행상피(transitional epithelium)
Muc, 점막(mucosa)
Mus, 점막근육판(muscularis)
Ser, 장막(serosa)
SM(c), 민무늬근육의 돌림층(circular layer of smooth muscle)
SM(l), 민무늬근육의 세로층longitudinal layer of smooth muscle
화살표, 두핵표면세포(binucleate surface cell)

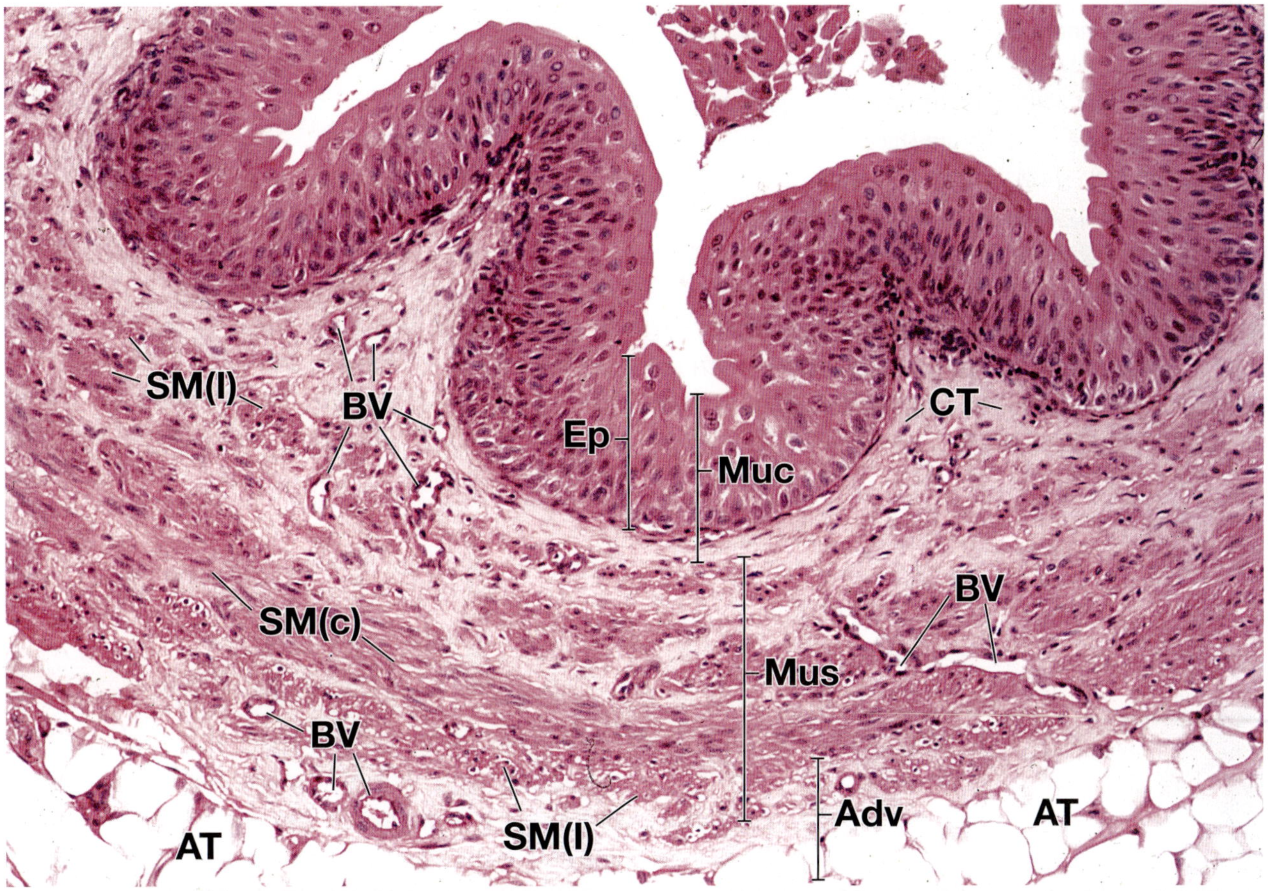
SM(l)
BV
Ep
Muc
CT
BV
SM(c)
Mus
BV
Adv
AT
AT
SM(l)

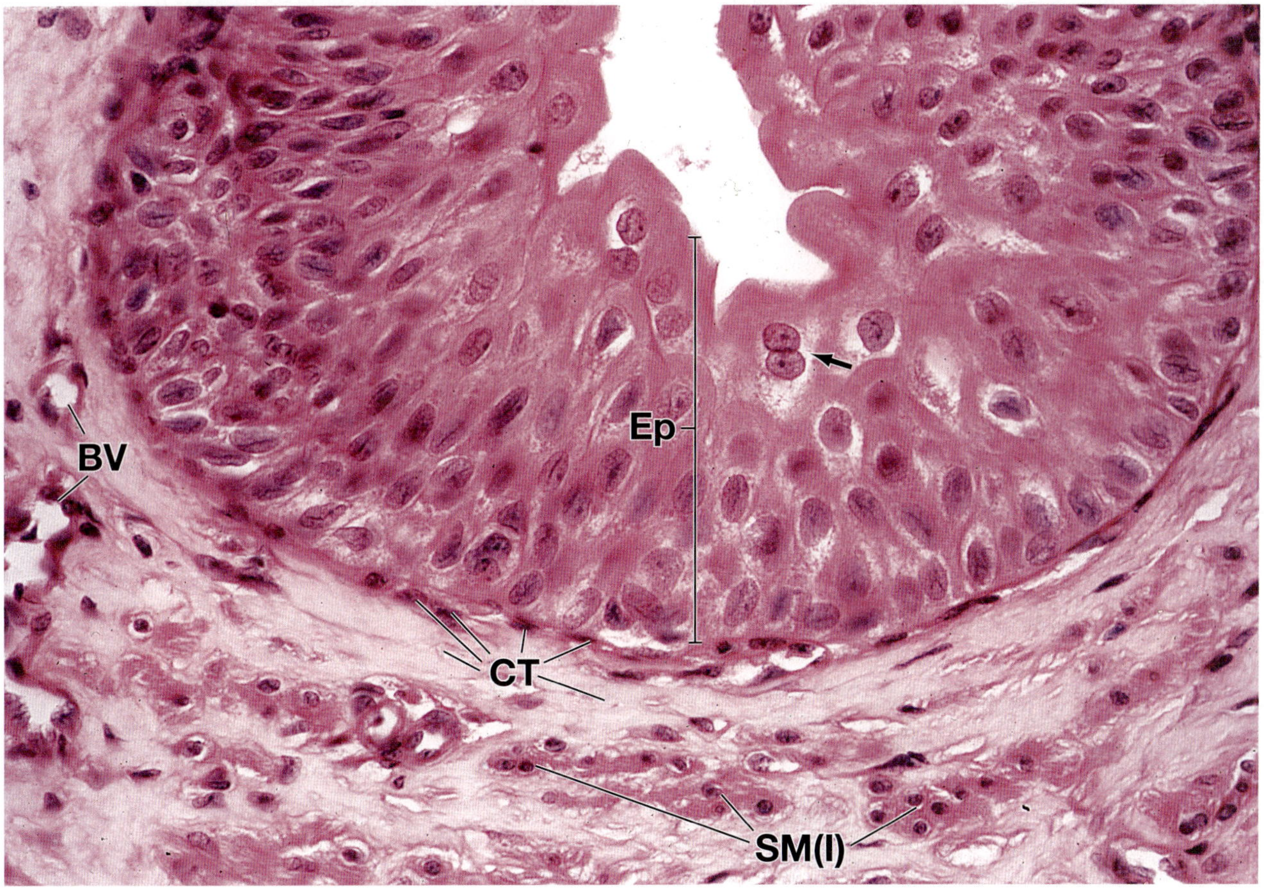
Ep
BV
CT
SM(l)

도판 20.6 ■ 방광(Urinary Bladder)

방광은 두 개의 요관으로부터 소변을 받아 저장하며, 신경자극에 의해 수축을 일으키고 요도로 소변을 배출한다. 방광도 **이행상피**(transitional epithelium, **요로상피** urothelium)로 덮여 있다. 상피와 그 결합조직 아래에는, 속세로층, 중간돌림층 및 바깥세로층의 **민무늬근육**(smooth muscle)층이 있다. 대부분의 속이 빈 내장기관처럼, 방광벽은 확장성이 있으며 민무늬근육이 수축하면 전체적으로 고르게 용적이 줄어들게 된다.

참고 현미경사진: 방광의 저배율 사진으로 방광벽의 전층이 관찰된다. 내강의 표면은 사진의 위쪽에서 보인다. 요관은 방광벽을 통과하여 들어가기 때문에, 사진처럼 방광벽 속에서 요도가 관찰되는 경우가 있다. 요도의 양옆과 아래에 있는 대부분의 조직은 민무늬근육이다.

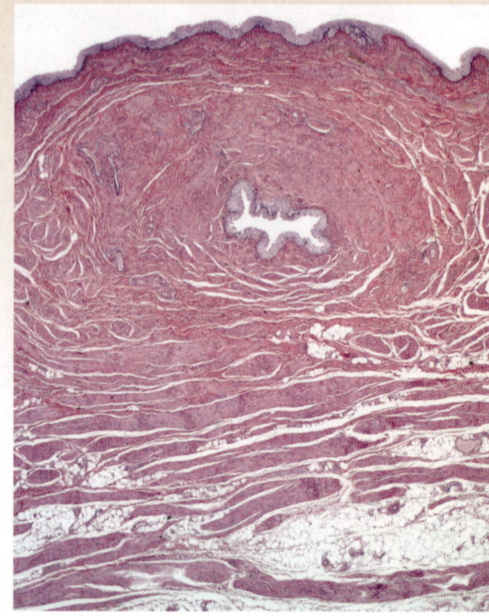

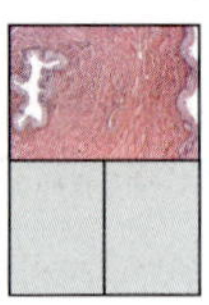

방광, 사람, H&E ×60. 이 사진에서 방광의 전층이 보인다. 특징적인 것은 요도(*U*) 하나가 우연히 보이는 것으로, 이것은 요도가 방광벽을 통과하여 방광 내강으로 소변을 전달하기 때문이다. 방광을 덮는 **이행상피**(*Ep*)는 오른쪽에서 보인다. 상피 밑에는 다양한 크기의 혈관(*BV*)이 포함된 비교적 두꺼운 결합조직(*CT*)층이 존재한다. 결합조직은 **근육층**(*M*)의 민무늬근육보다 더 붉게 염색된다. 상피와 결합조직은 방광의 점막을 이룬다. 근육층은 세 층으로 배열된 민무늬근육으로 구성된다. 요관이 방광벽을 통과하면서, 또다른 세로로 배열된 민무늬근육(*SM [L]*)이 보인다. 중간크기동맥(medium-size arteries, *A*)과 정맥(*V*)이 종종 근육층에서 관찰된다.

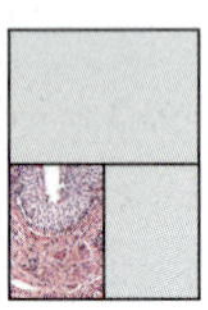

이행상피, 방광, 사람, H&E ×250. 위 그림의 **왼쪽** 직사각형 부위를 확대한 사진으로, 요도의 점막을 이루는 **이행상피**(*Ep*) 및 그 밑의 결합조직(*CT*)이 보인다. 점막 근처에는 요도의 세로로 잘린 민무늬근육(*SM [L]*)이 관찰된다. 작은 림프관(*Lym*)이 민무늬근육 근처의 결합조직에 존재한다. 작고 둥글며 진하게 염색되는 핵을 가진 림프구들이 림프관 내강에서 관찰된다.

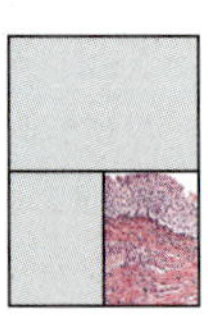

이행상피, 방광, 사람, H&E ×250. 위 그림의 **오른쪽** 직사각형 부위를 확대한 사진으로 **이행상피**(*Ep*)와 그 밑의 결합조직(*CT*)을 잘 볼 수 있다. 이행상피는 특징적으로 돔(dome) 모양의 표면세포가 존재한다. 또한 많은 세포들은 두 개의 핵(화살표)을 갖고 있다. 이행상피의 두께는 다양하다. 방광이 완전히 팽창된 경우에는, 세 층 이하의 세포층이 보인다. 이 수축된 방광에서는, 민무늬근육 수축과 표면 감소로 인해 세포들이 주름진 결과로 거의 10층의 세포가 관찰된다. 결합조직에는 콜라겐섬유 다발과 진하고 둥근 핵의 림프구들이 산재되어 있다. 또한 적혈구로 가득 찬 정맥(*V*)이 점막 결합조직에서 보인다.

A, 동맥(artery)
BV, 혈관(blood vessel)
CT, 결합조직(connective tissue)
Ep, 이행상피(transitional epithelium)
Lym, 림프관(lymphatic vessel)
M, 점막근육판(muscularis)
SM(L), 민무늬근육 세로단면(longitudinally cut smooth muscle)
U, 요관(ureter)
V, 정맥(vein)
화살표, 두핵세포(binucleate cells)

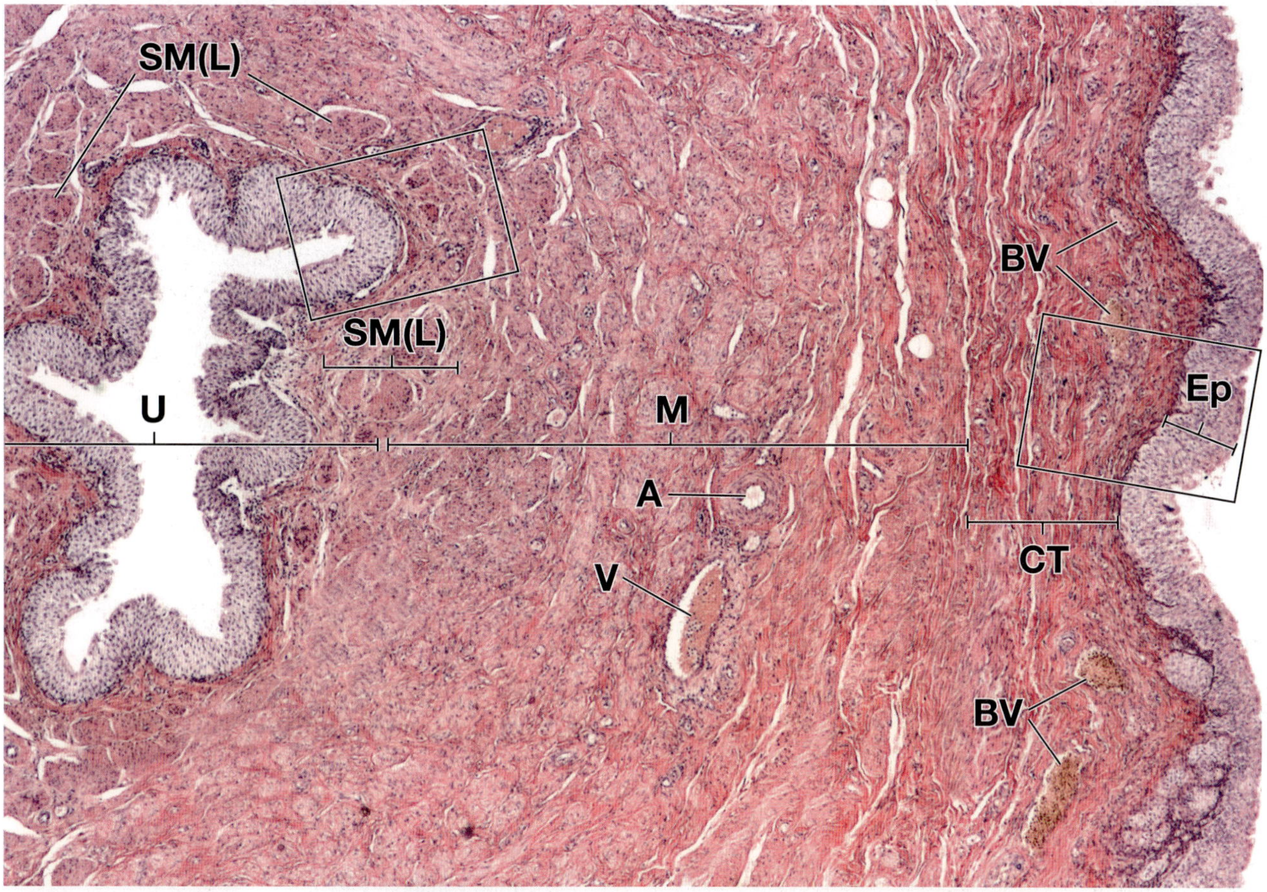
SM(L)
SM(L)
U
M
A
V
BV
Ep
CT
BV

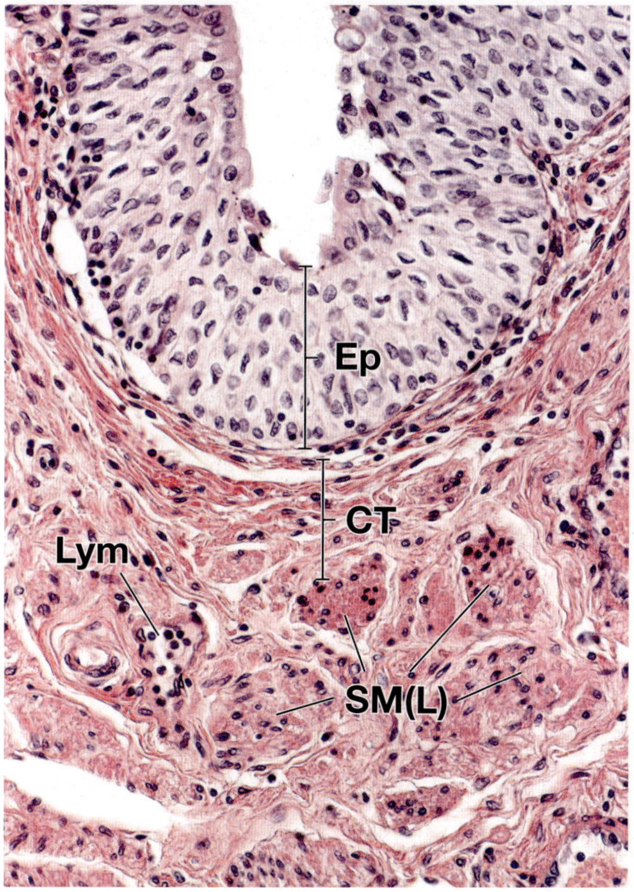
Ep
CT
Lym
SM(L)

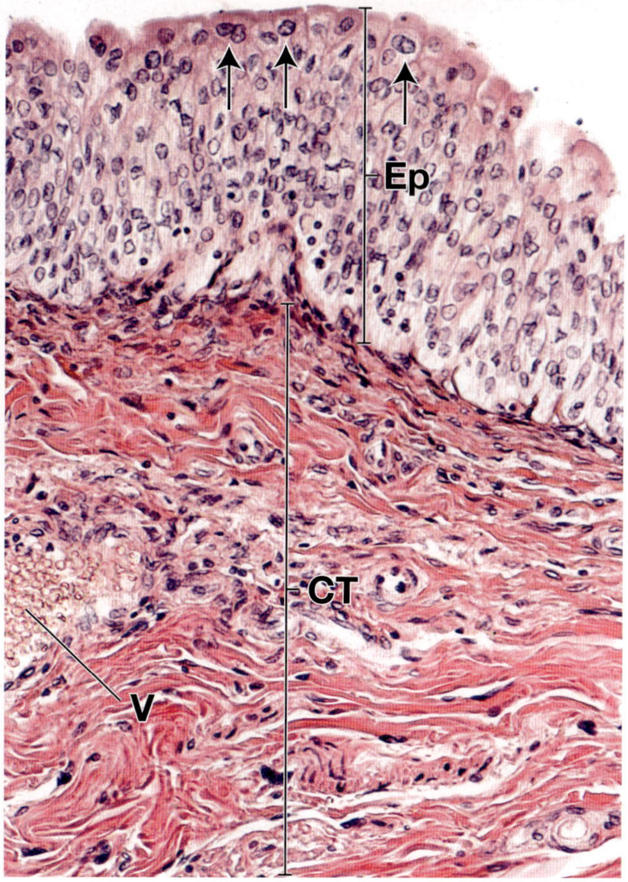
Ep
CT
V

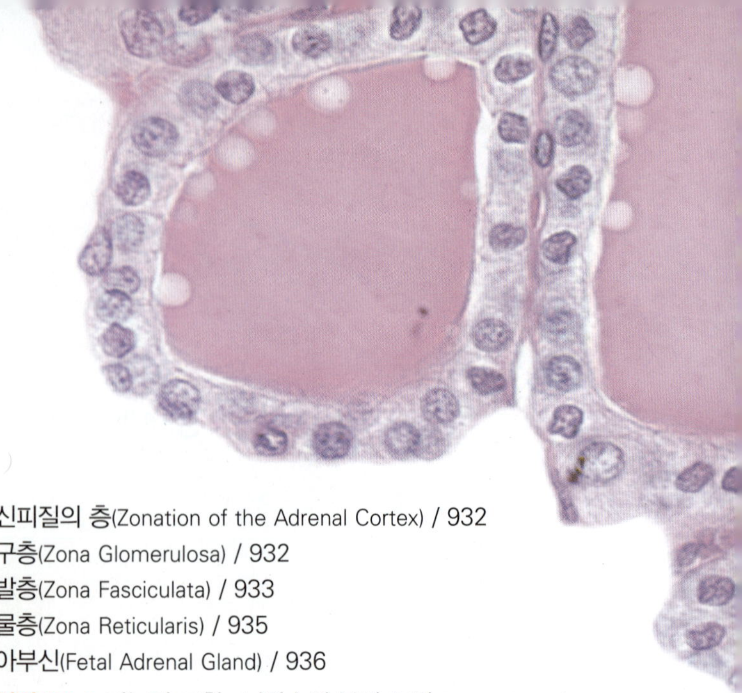

21 내분비기관 ENDOCRINE ORGANS

■ 내분비계통의 개요(OVERVIEW OF THE ENDOCRINE SYSTEM)

내분비계통(endocrine system)은 **호르몬**(hormone, "흥분시키는, 시동을 거는"이라는 뜻을 가진 그리스어 "'*hormaein*"에서 유래됨)이라고 하는 다양한 분비물들을 생성하며, 이 분비물들은 우리 몸에 있는 다양한 세포, 조직 그리고 기관들의 활성을 조절하는 작용인자로 작용한다. 호르몬의 기능은 항상성 유지와 신체의 성장 및 발달 조정에 필수적이며, 이와 같은 기능을 담당한다는 점은 **신경계통**(nervous system)의 기능과도 유사하다. 이 두 계통은 모두 말단 세포와 기관 사이에 정보를 전달한다는 점에서 비슷하다. 신경계통에서의 정보 전달은 신경세포돌기를 따라 신경임펄스(자극)의 전달과 신경전달물질들의 방출을 통해 일어난다. 내분비계통에서의 정보 전달은 결합조직 공간과 혈관계통을 통해 자신의 목적지로 전달되는 호르몬에 의해 일어난다. 이러한 두 계통은 기능적으로 상호 연관되어 있다. 내분비계통는 신경계통보다 느리지만 더 길게 지속되는 반응을 생성한다. 두 계통은 동시에 같은 표적세포와 조직에 작용할 수 있고, 일부 신경세포는 호르몬은 분비한다.

내분비샘(내분비선)에는 배출관이 없으며, 내분비샘의 분비물은 혈관계통이나 결합조직의 세포외기질을 통해 특정 목적지로 수송된다.

일반적으로, **내분비샘**(endocrine gland)은 결합조직에 박혀 있는 **상피모양세포**(epithelioid cell, 자유표면이 없는 상피세포)의 집단체로 이루어져 있다. 내분비샘은 매우 다양한 크기, 모양, 그리고 신체에서의 다양한 위치에도 불구하고, 몇 개의 공통적인 특징이 있다. 내분비샘은 배출관을 포함하지 않는다. 그렇기 때문에 내분비샘의 분비물은 보통 모세혈관과 가까이 있는 결합조직의 세포외기질로 방출된다. 이와 같은 분비물(예를 들어, 호르몬)은 결합조직 세포외기질로부터 전신에 분포하는 혈관(또는 림프관)의 내강으로 옮겨진다. 이러한 분비물은 분비샘으로부터 멀리 떨어져 있는 표적기관이나 표적조직에 영향을 미친다. 이러한 이유로, 내분비샘은 혈관이 잘 발달되어 있고, 풍부한 혈관 네트워크에 의해 둘러싸여 있다. 태반의 경우는 예외로, 태반의 합포체영양막(syncytiotrophoblast)에서 생성된 호르몬은 태반융모(placental villi)를 둘러싸고 있는 엄마의 혈액으로 바로 들어간다(23장 여성생식계통, 1033쪽 참조).

위에서 언급했듯이, 호르몬분비세포의 대부분은 **상피성기원**(epithelial origin)이고, **중추신경계**(central nervous system, CNS; 예를 들어, 뇌하수체 후엽, 송과체), **신경능선**(neural crest, 예: 부신수질) 또는 발생 중인 **소화관**(gut tube)을 덮고 있는 상피 내벽(예: 뇌하수체 전엽, 갑상샘 및 부갑상샘)에서 유래한다. 단지 소수의 내분비샘 또는 세포가 중간엽(mesenchymal origin)과, **비뇨생식기능선**(urogenital ridge, 예: 부신피질, 고환[testis]의 라이디히세포[Leydig cell], 난소에서 발생 중인 소포[follicle]의 스테로이드를 분비하는 세포)에서 기원한다.

이 단원에서는 호르몬분비세포들이 샘 실질(parenchyma)의 대부분을 이루고 있는 주요 **내분비샘**(endocrine gland)에 대해 주로 설명하였다. 내분비샘 실질에 있는 분비세포들은 소포(follicle, 갑상샘 thyroid gland) 형태, 연결되어 있는 끈모양(anastomosing cord, 부신 adrenal gland) 또는 둥지 모양(nest, 부갑상샘 parathyroid gland)의 다양한 배열을 형성한다. 또한 분비세포들이 집합체를 이루어 존재하거나(시상하부[hypothalamus]의 핵), 장기의 기능적, 구조적 성분을 둘러싸는 층(고환 testis, 난소 ovary, 태반 placenta)을 이루며 존재하기도 한다. 이와 같은 특징은 현미경을 이용하여 특정 내분비 기관을 식별하는 데에 유용하다.

각각의 호르몬분비세포는 많은 장기에 존재하며, 각 기관의 활성을 조절한다.

다양한 장기에 있는 **각각의 내분비세포**(individual endocrine cell) 집합체들이 **광범위신경내분비계통**(diffuse neuroendocrine system, DNES; 712쪽 참조)을 구성한다. 광범위신경내분비계통의 세포들은 내분비기능뿐만 아니라, 자가분비(autocrine)와 주변분비(paracrine) 조절에 의한 펩타이드 분비의 확산을 통해 자기 자신이나 이웃하는 상피세포의 활성을 조절한다. 다른 단원에서 지방조직, 간, 췌장, 콩팥, 위장관계, 심혈관계, 호흡계, 생식계, 림프계 및 외피계의 세포들의 내분비 기능에 대해 논의하였다(그림 21.1 참조).

호르몬과 수용체(Hormones and Their Receptors)

일반적으로, 호르몬은 특정한 표적세포에 작용하는 생물학적 물질로 설명된다.

고전적인 정의에서, **호르몬**(hormone)은 내분비세포와 내분비기관

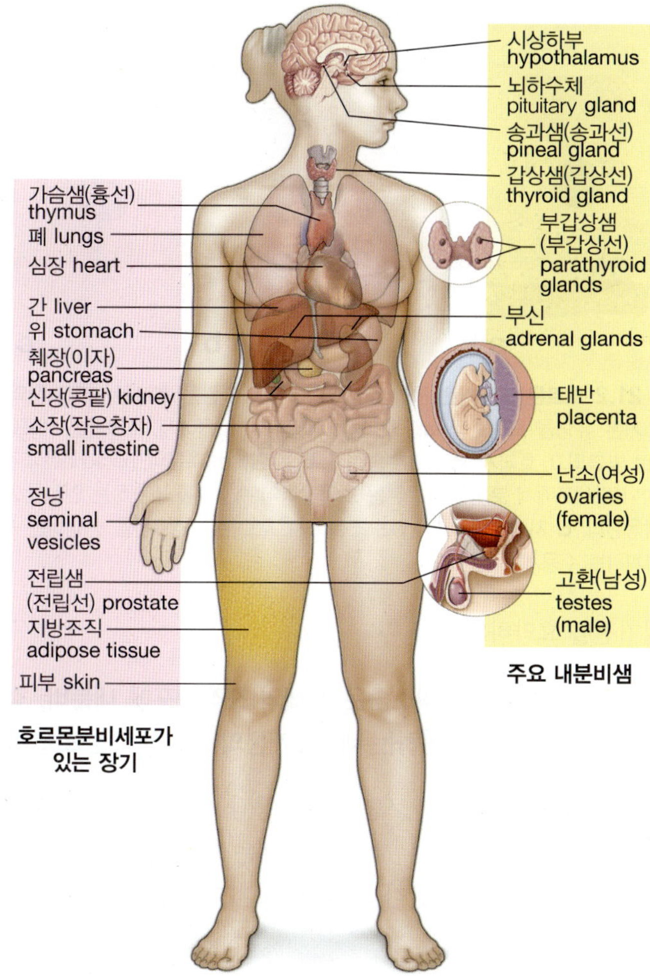

그림 21.1 주요 내분비샘과 호르몬분비세포들을 포함하고 있는 장기의 위치. 이 그림은 호르몬분비세포가 샘 실질의 대부분을 구성하고 있는 주요 내분비샘을 보여주고 있다. 태반(placenta)은 모체와 태아 조직으로부터 발달되는 일시적인 장기로, 임신기간 동안 스테로이드호르몬과 단백질호르몬을 분비하는 주요 내분비 기관이다(23장 여성생식계통, 1028~1035쪽 참조). 보통 광범위신경내분비계(diffuse neuroendocrine system, DNES)로 분류되는 호르몬분비세포는 많은 장기에 존재하며, 각 기관의 활성을 조절한다. 또한 지방조직은 총체적으로 *아디포카인(adipokine)*이라고 하는 다양한 호르몬, 성장인자 및 사이토카인 등을 분비하는 호르몬 분비에 있어서 활성화된 중요한 조직이다(9장 지방조직, 312쪽 참조).

에서 생성되는 분비물로, 순환계통(혈류 bloodstream)를 통해 표적세포로 수송되는 물질로 정의된다. 오랫동안, 이 표적조직에서의 **내분비조절**(endocrine control)이 내분비학(endocrinology)의 주된 부분이 되었다. 하지만 다양한 호르몬과 호르몬과 같은 활성이 있는 물질들이 항상 혈류로만 방출되는 것이 아니라, 결합조직 공간으로도 분비된다. 이러한 호르몬은 이웃하는 세포에 작용하거나, 특정 호르몬의 수용체를 발현하는 표적세포 가까이로 확산되어 작용할 수 있다(그림 21.2). 이러한 유형의 호르몬 작용을 **주변분비조절**(측분비 조절, paracrine control)이라고 한다. 또한 일부 세포는 자신이 분비하는 호르몬에 대한 수용체를 발현한다. 이 유형의 호르몬 작용은 **자가분비조절**(autocrine control)이라고 한다. 이러한 호르몬은 세포 스스로의 활성을 조절한다. 그림 21.2에 다양한 호르몬

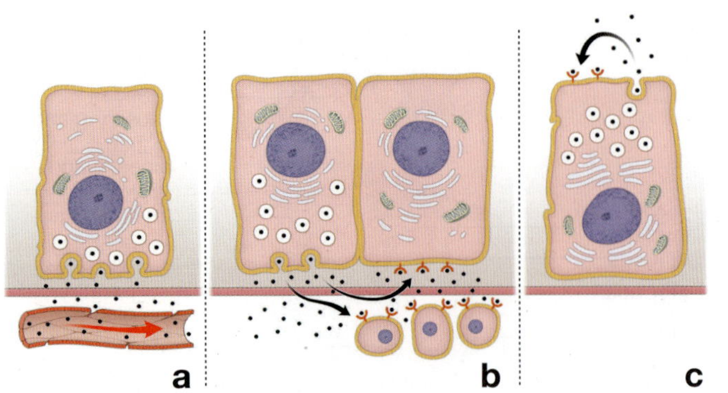

그림 21.2 호르몬 조절기전. 이 간단하게 나타낸 그림은 호르몬 조절기전의 세 가지 기본 유형을 보여준다. **a.** 내분비(endocrine) 조절에서, 호르몬은 세포에서 혈류로 방출되고, 효과자 세포로 수송된다. **b.** 주변분비(측분비, paracrine) 조절에서, 하나의 세포에서 분비된 호르몬은 호르몬특이 수용체를 발현하는 인접한 세포에 작용한다. **c.** 자가분비(autocrine) 조절에서, 호르몬은 호르몬을 생성하는 세포에 위치하는 수용체에 반응한다.

조절기전을 요약하였다.

새로운 연구에 따르면 엑소솜은 신체의 표적세포에 내분비, 곁피질, 자가분비 신호를 제공하는 내분비계통의 중요한 구성요소이다.

지난 10년간의 연구에 따르면 신경계통과 내분비계통 외에도 **엑소솜**(exosome)을 포함하는 세포사이 또는 기관사이 소통을 위한 세 번째 시스템이 존재한다. 2장 세포질(54~55페이지)에서 논의했듯이 엑소솜은 신체의 거의 모든 세포에서 세포외공간으로 분비되는 작고 막으로 둘러싸인 **화물소포**(cargo vesicle)이다. 엑소솜은 혈액, 림프, 뇌척수액(cerebrospinal fluid), 유리체(vitreous body), 간질액(interstitial fluid), 타액(saliva), 모유, 양수(amniotic fluid), 정액(semen), 소변(urine)을 포함한 모든 체액으로 방출되고 확인된다. 대부분의 분비된 엑소솜은 혈액을 통해 온몸으로 순환하고 신체의 특정 표적으로 이동한다. 이들은 기원세포(original cell, 모세포 parent cell)로부터 표적 목적지까지 특정 **정보**(message)나 **화물분자**(cargo molecule)들을 전달한다. 엑소솜과 엑소솜 내 화물분자는 표적세포의 세포막과 직접 융합하여 세포내이입(endocytose)되거나, 수용체-리간드 매개 상호작용(receptor-ligand-mediated interaction)에 관여한다(그림 21.3). 엑소솜은 **성장인자**(growth factor); **지질**(lipid); **단백질**(protein); 바이러스DNA(vDNA), 미토콘드리아DNA(mtDNA), 이중가닥DNA(dsDNA) 또는 단일가닥DNA(ssDNA)와 같은 **여러 형태의 DNA 분자**(several forms of DNA molecule); 전령 RNA(mRNA), 전사 RNA(tRNA), 소형핵 RNA(snRNA), 소형핵소체 RNA(snoRNA), 미토콘드리아 RNA(mtRNA), 마이크로 RNA(miRNA), 바이러스 마이크로 RNA(vmiRNA), 원형 RNA(CircRNA), 소형비코딩 RNA(Y-RNA), 독성 소형 RNA(tsRNA), Piwi-상호작용 RNA(Piwi-interacting RNA, piRNA) 등과 같은 **여러 가지 유형의 RNA 분자**(several types of

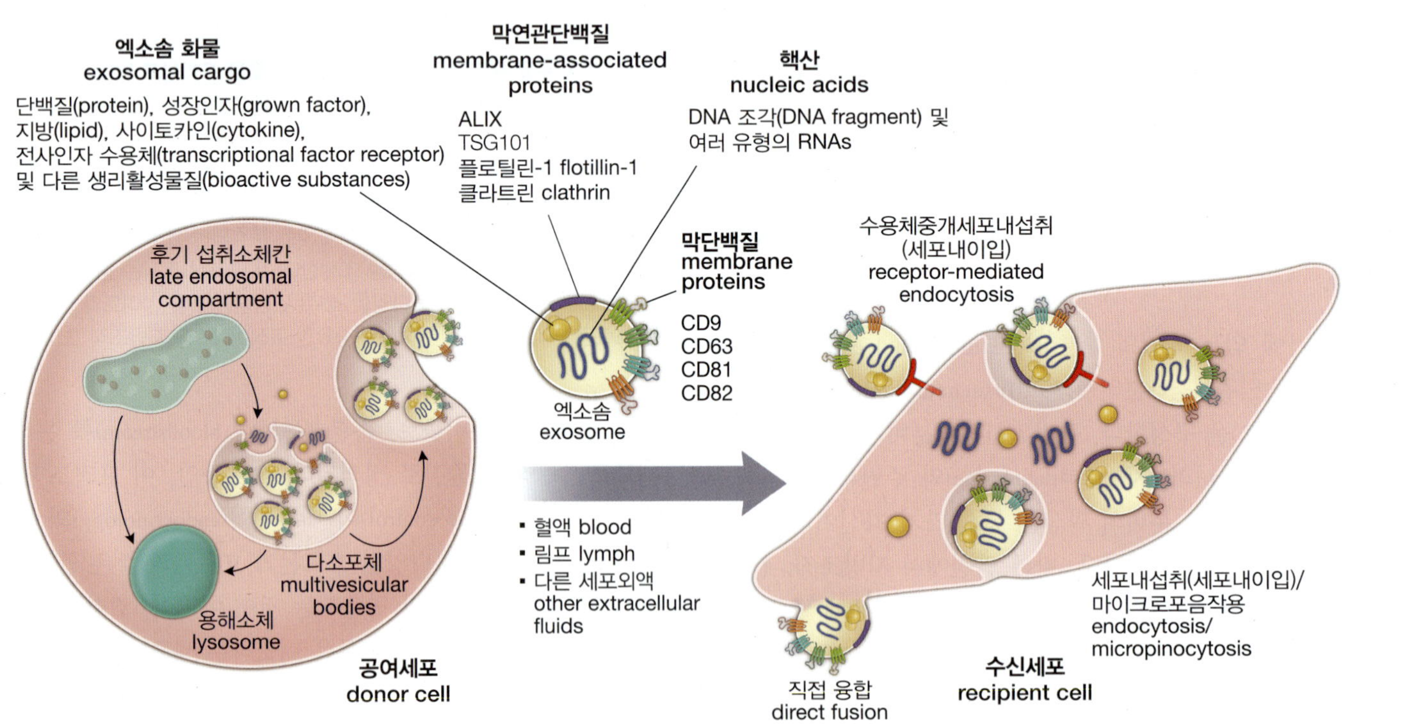

그림 21.3 엑소솜의 세포사이 신호전달. 이 그림은 엑소솜 신호전달을 요약한 것으로, 엑소솜을 전달 매개체로 사용하여 단백질, 대사산물, 핵산을 수용세포(recipient cell)에 전달하는 세포사이 소통경로(intercellular communication pathway)이다. 엑소솜은 매우 작고 막으로 둘러싸인 화물소포로, 다중 소포체(multivesicular body, MVB)에서 유래하여 세포외공간으로 분비된다. 대부분의 엑소솜은 혈액 순환을 이용하여 신체의 특정 표적세포에 도달한다. 엑소솜은 화물분자, 막연관단백질, 핵산의 형태로 기증세포(donor cell)로부터 표적목적지(target destination)로 정보를 전달한다. 엑소솜과 그 화물분자는 표적세포의 세포막과 직접 융합하여 세포내이입되거나, 수용체-리간드 매개 상호작용에 참여한다. 그런 다음 엑소솜은 내용물을 수용세포의 세포질로 직접 방출하여 일련의 하위 신호전달과정을 시작한다. 엑소솜 표지인자로 사용되는 특정 막관통단백질(테트라스파닌 tetraspanin)에 주목하자.

RNA molecule)를 포함한 다양한 분자들을 운반할 수 있다. 엑소솜 내용물에 대한 자세한 설명은 그림 2.21(56쪽)을 참조하자.

질병 상태에서 엑소솜은 SARS-CoV-2(COVID-19) 및 HIV-1(AIDS)과 같은 바이러스도 운반한다. 이 화물은 세포에서 세포(종종 먼 곳에 있는)로 전달되어 세포의 대사를 변화시키고, 면역세포 반응에 영향을 미치며, 분화를 촉진하고, 질병의 전개를 촉진한다(예: 바이러스성 질병 및 암). 예를 들어, 엑소솜으로 운반되는 액틴결합단백질 **겔솔린**(gelsolin, pGSN)은 자가분비 및 곁분비기전을 통해 화학요법에 민감한 암세포를 내성형으로 변형시킴으로써 난소암세포(ovarian cancer cell)의 생존을 촉진한다. 따라서 엑소솜 pGSN은 **난소암**(ovarian cancer)의 **화학요법내성**(chemoresistance)을 결정하는 요인이다.

호르몬에는 세 가지 종류의 화합물이 있다.

내분비계통의 세포들은 화학적으로 세 가지 부류로 분류되는 화합물로 이루어진 **100가지**가 넘는 **호르몬**(hormone)과 **호르몬활성물질**(hormonally active substance)을 분비한다.

- **펩타이드**(peptide, 작은 펩타이드, 폴리펩타이드 및 단백질)는 호르몬 중 가장 수가 많은 혼합물군을 형성한다. 펩타이드호르몬은 시상하부, 뇌하수체, 갑상샘, 부갑상샘, 췌장 및 위장관과 호흡계통에 산발적으로 분산되어 있는 장내분비세포(enteroendocrine)에 의해 합성되고 분비된다. 이 혼합물군의 호르몬(**인슐린** insulin, **글루카곤** glucagon, **성장호르몬** growth hormone [GH], **부신피질자극호르몬** adrenocorticotropic hormone [ACTH], **난포자극호르몬** follicle-stimulating hormone [FSH], **황체형성호르몬** luteinizing hormone [LH], **항이뇨호르몬** antidiuretic hormone [ADH], **옥시토신** oxytocin, **인터루킨** interleukin, **다양한 성장인자** various growth factor)은 혈액에 쉽게 용해되므로 순환계로 방출될 때에 특별한 운반단백질을 필요로 하지 않는다. 하지만 전부는 아닐지라도 대부분의 폴리펩타이드와 단백질에는 특정 운반단백질이 있다(예를 들어, **인슐린성장인자결합단백질** insulin growth factor-binding protein [GFBP]).
- 콜레스테롤 유래 화합물인 **스테로이드**(steroid)는 난소, 고환, 부신 피질의 세포에서 합성되고 분비된다. 이 호르몬(**생식샘[성선]스테로이드** gonadal steroid와 **부신피질스테로이드** adrenocortical steroid)은 혈류로 분비된 후, 혈장단백질이나 **안드로겐결합단백질**(androgen-binding protein)과 같은 특정 운반단백질(carrier protein)에 결합하여 표적세포로 수송된다. 호르몬결합 운반단백질은 호르몬이 표적조직으로 수송되는 동안 분해되지 않도록 보호한다. 호르몬이 작용할 때, 호르몬은 운반단백질로부터 분리되어 활성을 나타낸다.
- **카테콜아민**(catecholamine, 노르에피네프린[norepinephrine]과 에피네프린-페닐알라닌/티로신 유도체[epinephrine-phenylalanine/tyrosine derivative]), **프로스타글란딘**(prostaglandin), **프로스타사이클린**(prostacyclin) 및 **류코트리엔**(leukotriene, 아라키돈산유사물질 arachidonic acid derivative)을 포함하는 **아미노산**(amino acid), **아라키돈산유사물질**(arachidonic acid analog) 및 아미노산 유사물질들은 부신수질 세포를 포함한 다양한 세포뿐만 아니라 많은 신경세포에서 합성되고 분비된다. 또한 이 화합물군에 포함되어 있는 **갑상샘호르몬**(thyroid hormone)은 아미노산 티로신(tyrosine)에 요오드화된 유도물질로, 갑상샘에서 합성, 분비된다. 카테콜아민은 순환계로 분비되면 혈액에서 쉽게 용해되는 반면, 갑상샘호르몬은 대부분이 특수화된 **티록신결합글로불린**(thyroxine-binding globulin, TBG), 혈청단백질의 전알부민 분획(prealbumin fraction, **트렌스티레틴** transthyretin), 알부민의 비특이적 분획(nonspecific fraction)의 이 세 종류의 운반단백질에 결합한다.

호르몬은 특정 호르몬수용체와 상호작용하여 표적세포의 생물학적 활성을 변화시킨다.

호르몬 작용의 첫 번째 단계는 표적세포에 있는 **호르몬특이수용체**(specific hormone receptor)에 결합하는 것이다. 하지만 최근 연구에서 일부 호르몬은 비수용체중개반응(non-receptor mediated response)에 관여하는 것이 제시되었다. 호르몬은 표적세포의 표면에 노출되어 있거나 세포질 또는 핵 내에 위치한 호르몬 수용체와 상호작용한다. 일반적으로 호르몬 수용체는 다음의 두 가지 군으로 구별된다.

- **세포표면수용체**(cell surface receptor)는 세포막을 침투하지 못하는 펩타이드호르몬이나 카테콜아민과 상호작용한다. 이러한 수용체는 호르몬과 결합하여 활성화되면 빠르게 **둘째전령물질**(제2메신저, second messenger)이라고 하는 작은 세포내분자(intracellular molecule)들을 대량 생성한다(그림 21.4a). 이러한 세포내분자들은 호르몬-수용체 상호작용으로 시작된 신호를 증폭시키고, 막연관 **G단백질**(membrane-associated G protein, 삼인산구아노신 guanosine triphosphate [GTP]을 가수분해시키는 능력으로 인해 붙여진 이름)의 활성을 통해 생성된다. 이와 같은 시스템의 예로는 **아데닐산고리화효소**(아데닐사이클라아제)**/고리일인산아데노신**(고리형AMP)**계**(adenylate cyclase/cyclic adenosine monophosphate [cAMP] system, 단백질호르몬과 카테콜아민을 위한), **구아닐사이클라아제/고리일인산구아노신**(고리형GMP)**계**(guanylyl cyclase/cyclic guanosine monophosphate [cGMP] system, 일부 단백질호르몬에서 고리형AMP 작용에 대한 길항 시스템), **티로신인산화효소계**(tyrosine kinase system, 인슐린과 표피성장인자 epidermal growth factor [EGF]을 위한), **포스파티딜이노시톨계**(phosphatidylinositol system, 옥시토신, 생식샘자극호르몬분비호르몬 gonadotropin-releasing hormone [GnRH], 안지오텐신II와 같은 특정 호르몬 및 노르에피네프린

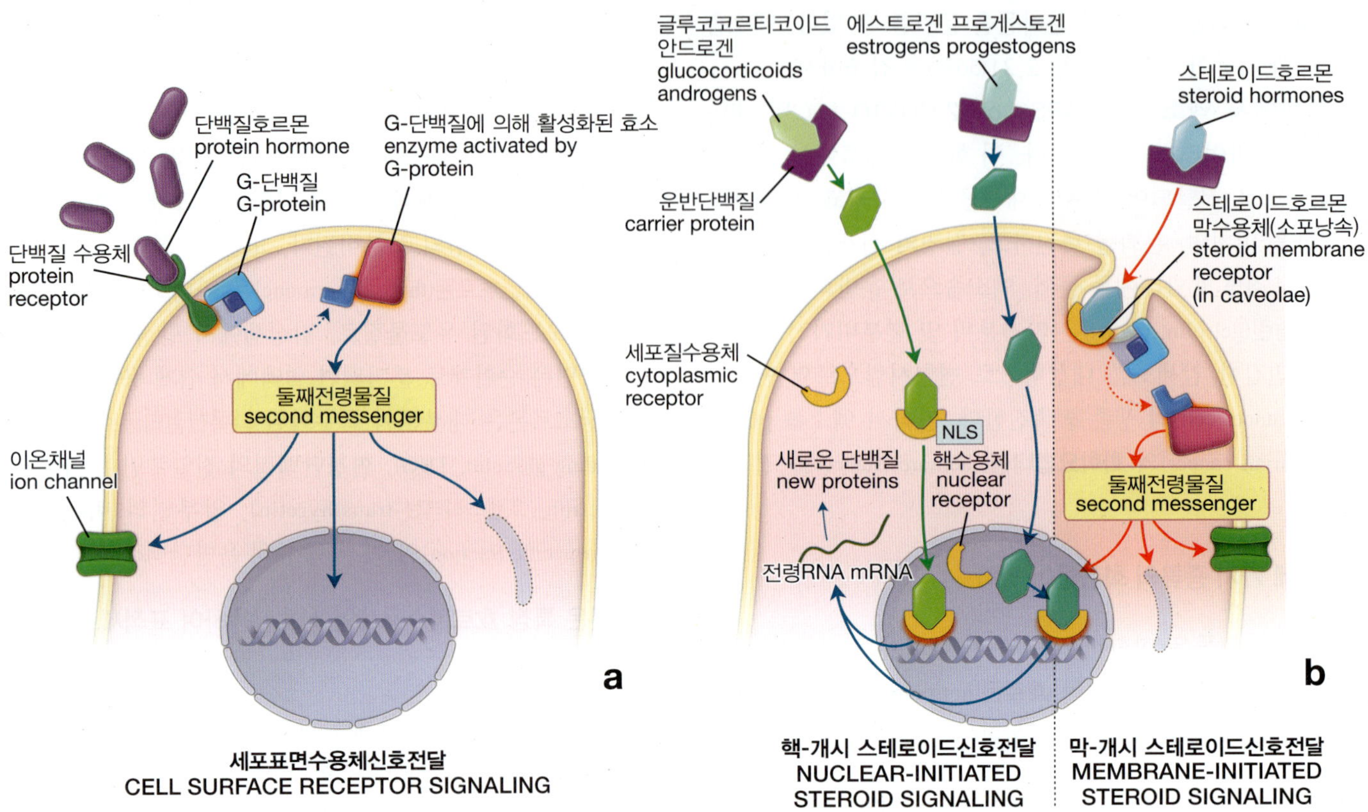

그림 21.4 단백질호르몬과 스테로이드호르몬 작용의 일반적인 기전. a. 이 간단하게 나타낸 그림에서는 세포표면수용체와 단백질호르몬의 기본 작용을 나타내었다. 호르몬분자가 세포표면수용체에 결합하면(*오렌지색*[*orange glow*]은 활성화된 수용체를 나타냄), G단백질과 다양한 단백질키나아제가 관여하여 둘째전령물질의 합성을 유도하는 일련의 세포내신호 반응을 시작한다. 결과, 이러한 분자들은 자극받은 세포에 호르몬-특이적인 반응을 일으키며, 이것은 채널단백질, 핵에서의 전사, 단백질 합성 또는 분해 등에 영향을 미칠 수 있다. **b.** 이 간단한 그림에서는 핵개시스테로이드신호(세포내수용체가 관여)와 막개시스테로이드신호를 포함한 스테로이드호르몬 작용의 두 가지 기전을 보여준다. 핵개시스테로이드신호(*초록색 화살표*)에서는, 일부 스테로이드호르몬이 세포막을 통과하여 세포질 내 특정 세포질수용체에 결합한다. 이러한 호르몬 결합은 수용체의 다른자리 변형(allosteric transformation)을 유도하며, 그 결과 복합체는 핵위치신호(nuclear localization signal, *NLS*)의 안내로 핵으로 이동하여 DNA에 결합하고 특정 유전자의 전사를 조절한다(*오렌지색*). 다른 스테로이드호르몬(예: 에스트로겐, 프로게스테론)은 핵 내에 있는 각 호르몬의 특이적인 수용체(*파란색 화살표*)에 직접 결합한다. 이와 같은 호르몬과 핵수용체의 결합은 이 복합체를 DNA 전사인자(*오렌지색*)로 변형시키고, 전령RNA(mRNA)의 전사를 이끌며, 자극받은 세포의 호르몬 특이 반응에 의한 새로운 단백질의 합성을 유도한다. 막개시스테로이드신호(*빨간 화살표*)에서, 스테로이드수용체는 세포 막에서 발현되고, 흔히 소포(caveloae) 내에 있으며, 이들의 작용 단계는 세포표면수용체의 신호기전과 유사하다.

과 같은 신경전달물질을 위한) 및 **이온채널의 활성화**(activation of ion channel, 대부분의 신경전달물질) 등이 있다. 둘째전령물질(second messenger) 분자의 대부분은 세포대사 촉진 기능을 한다. 이러한 둘째전령물질(second messenger) 분자의 예로는 **고리형 AMP**(cAMP), **1,2디아실글리세롤**(1,2-diacylglycerol, DAG), **이노시톨1,4,5삼인산염**(inositol 1,4,5-triphosphate, IP3)과 **칼슘이온**(Ca^{2+}) 등이 포함된다. 억제 반응은 cAMP의 생성을 방해하는 **고리형 GMP**(cGMP)에 의해 주로 일어난다. 이러한 시스템의 일련의 반응(cascade)에서 생성되는 둘째전령물질 분자들은 세포대사를 변화시키고, 호르몬특이 반응을 일으킨다(그림 21.4a 참조).

- 세포 내에 위치하는 **세포내수용체**(intracellular receptor)는 **스테로이드호르몬**(steroid hormone), **갑상샘호르몬**(thyroid hormone), **비타민 A**(vitamin A) 및 **비타민 D**(vitamin D)와 작용한다(그림 21.4b). 스테로이드호르몬과 비타민 A 및 비타민 D는 혈장과 핵막(nuclear membrane) 모두를 쉽게 통과할 수 있다. 호르몬이 없을 때 글루코코르티코이드와 고나도코르티코이드(gonadocorticoid, 부신안드로겐 adrenal androgens)와 반응하는 스테로이드수용체는 세포질 내에 위치하고, 에스트로겐과 프로게스테론 수용체는 핵에 위치한다. 갑상샘호르몬, 비타민 A 및 비타민 D와 결합하지 않은 불활성화된 수용체들도 핵에 위치한다. 세포내수용체들은 세 개의 결합 도메인이 있는 거대한 다중단백질 복합체로 구성되어 있다: 카복시말단(COOH-terminus)에 있는 호르몬 또는 리간드결합부위, DNA 결합부위 및 유전자 조절부위가 있는 아미노말단(NH_2-terminus). 수용체-리간드 복합체는 전사조절을 위해 핵 내로 들어가야만 하기 때문에, 세포내수용체는 핵으로의 수송을 위한 핵위치신호(nuclear localization signal, NLS)를 포함하고 있다. 호르몬의 수용체 결합은 수용체의 다른자리변형(allosteric transformation)을 일으켜, 수용체가 염색체 DNA에 결합하고, **RNA 중합효소 활성**(RNA polymerase activity)을 활성화시킬 수 있도록 형태를 변형시킨다. 그 결과, 전령

RNA(mRNA)의 전사를 증가시키고, 세포대사를 조절하는 새로운 단백질을 합성한다. 따라서 세포내수용체에 작용하는 호르몬은 둘째전령물질(second messenger)의 도움 없이 유전자 발현에 직접적으로 영향을 준다(그림 21.4b). 이러한 유형의 신호전달을 흔히 **핵개시스테로이드신호**(nuclear-initiated steroid signaling)라고 한다.

스테로이드호르몬이 세포의 유전체에 작용하여 새로운 단백질 합성이라는 생물학적 반응을 유도하는 데에는 일정 시간(수 시간 또는 수일)이 걸린다. 하지만 일부 세포는 세포 내 칼슘이온의 농도를 증가시키거나 일부 세포내단백질을 활성화시킴으로써 스테로이드 호르몬 자극에 대해 더 빠르게(몇 초 또는 몇 분) 반응한다. 이와 같은 발견은 세포내수용체와 비슷한 구조를 가지지만 세포막에 흔히 소포 내에 위치하는 **스테로이드막수용체**(steroid membrane receptor)의 발견을 이끌었다. 스테로이드막수용체에 결합하는 것은 일련의 G단백질 신호전달을 활성화시키고, 이것은 단백질 키나아제(protein kinase)를 활성화시키고, 이것은 세포 활성의 빠른 변화를 유도한다(그림 21.4b 참조). 이러한 유형의 신호전달은 **막개시스테로이드신호**(membrane-initiated steroid signaling)라고 한다. 핵개시스테로이드신호전달과 막개시스테로이드신호전달 모두 스테로이드 호르몬 자극에 대한 표적세포의 완전한 생물학적 반응으로 이어진다.

호르몬 분비 조절과 되먹임기전(Regulation of Hormone Secretion and Feedback Mechanism)

호르몬 기능의 조절은 되먹임기전에 의해 조절된다.

호르몬 생성은 표적기관으로부터의 **되먹임기전**(feedback mechanism)을 통해 흔히 조절된다. 일반적으로, 되먹임은 자극에 의한 반응(호르몬의 작용)이 원래의 자극(호르몬분비세포)에 영향을 미칠 때 일어난다. 이러한 반응의 성질은 되먹임의 유형을 결정한다. 되먹임은 두 가지 유형으로 구분된다. **음성되먹임**(negative feedback)은 자극에 대한 반응이 원래 자극을 감소시킬 때 일어나고, 자극에 대한 반응이 원래의 자극을 강화시키는 **양성되먹임**(positive feedback)보다 훨씬 더 일반적이다.

되먹임기전의 기능을 더 잘 이해하기 위해, 간단한 음성되먹임시스템을 사용하는 공기정화시스템(air-conditioning system)을 예를 들 수 있다. 압축기(compressor)가 온도조절장치(thermostat)의 설정값(set point) 이하로 온도를 낮추기 위해 추운 공기를 충분히 생성할 때, 온도조절장치는 촉발되고 압축기는 꺼진다. 낮은 온도는 음성되먹임시스템에 의해 압축기에 되먹임을 주어 반응을 줄인다(추운 공기의 생성을 끈다). 온도가 설정값 이상으로 다시 올라갈 때 음성되먹임은 없어지고, 압축기는 다시 가동된다(음성되먹임에 대한 더 많은 정보를 위해서는 '글상자 21.1, 기능적 고찰: 뇌하수체 분비 조절' 참조).

호르몬의 활성은 분자적 생합성과정으로 시작하여 호르몬적 작용의 마지막 과정에 이르기까지 다양한 단계에서 끊임없이 감시된다. 되먹임기전의 몇몇 예는 뇌하수체, 시상하부, 갑상샘 부분에서 논의하였다.

■ 뇌하수체(PITUITARY GLAND, HYPOPHYSIS)

뇌하수체(pituitary gland)와 뇌하수체가 부착되어 있는 뇌의 부분인 **시상하부**(hypothalamus)는 다른 내분비샘의 내분비조절과 신경내분비조절을 형태학적 및 기능적으로 연결시켜준다. 이들은 일부 조절 되먹임시스템에서 중요한 역할을 하기 때문에 흔히 내분비계통의 거장(*master organ*)이라고 불린다. 과거에는, 시상하부에 의한 뇌하수체호르몬 분비조절은 고전적인 **신경내분비계통**(neuroendocrine system)의 주된 기능으로 여겨졌다. 하지만 오늘날의 신경내분비학 분야는 외부 자극에 대한 항상성과 행동 반응 조절에 있어서 중추신경계, 자율신경계, 내분비계 및 면역계 사이의 다양한 상호간의 작용을 포함하는 것으로 확장되고 있다. 예를 들면, 에너지 항상성을 유지하기 위한 신경내분비축(neuroendocrine axis)은 9장 지방조직(316~319쪽)에서 논의하였다.

육안해부 구조와 발생(Gross Structure and Development)

뇌하수체는 샘상피조직과 신경(분비)조직으로 구성된다.

뇌하수체(pituitary gland, 라틴어 *pituta*, 점액질 *phlegm*—이들의 코인두에서의 기원[*nasopharyngeal origin*]을 반영)는 완두콩 크기의 복합내분비샘으로, 남성에서 0.5 g의 무게를 갖고, 출산 경험이 있는 여성(예를 들어, 2번이나 그 이상의 출산 경험이 있는 여성)의 경우 1.5 g의 무게를 갖는다. 이 구조는 뇌의 바닥면에서 정중앙에 위치하며, **안장**(터키안장, sella turcica)라고 하는 말안장 모양의 오목한 접형골(나비뼈, sphenoid bone) 부분에 놓여 있다. 짧은 줄기모양의 **누두**(깔대기, infundibulum)와 혈관그물이 뇌하수체와 시상하부를 연결시킨다.

뇌하수체는 두 가지 기능적인 요소로 이루어져 있다(그림 21.5).

- **뇌하수체전엽**(anterior lobe, **샘뇌하수체** adenohypophysis), 샘상피조직(glandular epithelial tissue)
- **뇌하수체후엽**(posterior lobe, **신경뇌하수체** neurohypophysis), 신경분비조직(neural secretory tissue)

이 두 부분은 서로 다른 발생학적 기원을 가진다. 뇌하수체전엽은 **입인두 외배엽**(ectoderm of the oropharynx)이 뇌 쪽으로 팽출(evagination, **라트케낭**[**라트케주머니**, Rathke pouch])되어 기원한다. 뇌하수체후엽은 발생 중인 뇌의 **제3뇌실 기저부 신경외배엽**(neuroectoderm of the floor of the third ventricle, 간뇌(사이뇌,

글상자 21.1

기능적 고찰: 뇌하수체 분비 조절(Regulaton of Pituitary Gland Secretion)

뇌하수체전엽에서의 호르몬 분비(release of hormone from the anterior lobe of the pituitary gland)는 다음의 세 단계 조절기전에 의해 신중하게 조절된다.

- **1단계: 시상하부에서 시상하부조절호르몬의 분비**(hypothalamic secretion of hypothalamic regulating hormone). 뇌하수체는 시상하부에 의해 중요한 조절을 받는다. 시상하부는 뇌하수체문맥(hypophyseal portal vein)으로 시상하부조절호르몬의 분비를 조절한다. 시상하부조절호르몬은 혈액 내 체내 호르몬의 농도와 중추신경계로부터의 임펄스(impulse)에 반응하여 시상하부의 세포로부터 생성된다. 이들 호르몬은 뇌하수체 전엽에 위치한 세포의 세포막에 있는 매우 특이한 G-단백질결합 수용체에 직접 작용한다. 이들 수용체의 활성화는 유전자 전사과정에 영향을 주는 양성 또는 음성 신호를 유도하여, 뇌하수체호르몬 분비를 촉진하거나 억제시킨다. 뇌하수체 전엽에서 생성되는 대부분의 자극호르몬(tropic hormone)은 도파민을 제외한 폴리펩타이드 분비호르몬(releasing hormone)에 의해 조절된다. 젖분비호르몬(prolactin, PRL) 생성은 주로 도파민의 억제작용에 의해 조절된다. (예를 들어, 젖분비호르몬 분비는 시상하부에서의 도파민 분비에 의해 억제된다)
- **2단계: 뇌하수체세포의 주변분비(측분비)와 자가분비**(paracrine and autocrine secretions of the pituitary cell). 또한 뇌하수체에서의 호르몬 분비는 뇌하수체에 있는 세포에서 생성되는 수용성 성장인자와 사이토카인에 의해 조절된다.
- **3단계: 혈액 내 호르몬의 되먹임 효과**(feedback effect of circulating hormone). 체순환하는 혈액 내 호르몬의 농도는 뇌하수체전엽에 있는 세포의 호르몬 분비를 조절한다. 이러한 조절은 주로 뇌하수체에서 분비되는 호르몬의 표적호르몬(target hormone)에 의한 음성되먹임 조절에 의해 일어난다. 예를 들면, 갑상샘자극호르몬(TSH)의 분비는 갑상샘자극호르몬이 영향을 주는 갑상샘에서 생성되는 갑상샘호르몬(thyroid hormone)에 의해 억제된다.

음성되먹임 시스템을 더 잘 이해하기 위해서는, T_3과 T_4 갑상샘호르몬의 합성과 분해를 조절하는 간단한 음성되먹임 시스템을 고려해 볼 수 있다(그림 21.18 참조). 갑상샘호르몬의 분비는 뇌하수체전엽으로부터 혈류로 방출된 갑상샘자극호르몬에 의해 조절된다. 만약 혈액 내 T_3, T_4 갑상샘호르몬의 농도가 높으면, 갑상샘자극호르몬분비호르몬(TRH)은 생성되거나 분비되지 않는다. 하지만 혈액 내 T_3, T_4의 농도가 낮다면, 시상하부는 갑상샘자극호르몬분비호르몬(TRH)을 시상하부뇌하수체문맥계(hypothalamo hypophyseal portal system)로 방출한다. 갑상샘자극호르몬분비호르몬(TRH)의 분비는 뇌하수체 전엽에 있는 특정 세포가 갑상샘자극호르몬(TSH)을 생성하도록 자극하고, 갑상샘자극호르몬(TSH)은 갑상샘을 자극하여 더 많은 갑상샘호르몬을 생성, 분비하도록 자극한다. 갑상샘호르몬의 농도가 높아지면, 음성되먹임 시스템에 의해 시상하부에서의 갑상샘자극호르몬분비호르몬(TRH)의 분비가 멈춰지게 된다. 갑상샘호르몬은 같은 음성되먹임 조절기전에 의해 뇌하수체전엽에 있는 갑상샘자극호르몬분비세포(thyrotroph)에도 작용하여 갑상샘자극호르몬(TSH)의 분비도 억제한다.

diencephalon)이 아래로 자라 내려와 기원한다(그림 21.6).

뇌하수체전엽(anterior lobe of the pituitary gland)은 라트케낭의 세 가지 파생물로 구성된다.

- **원위부분**(pars distalis)는 뇌하수체 전엽의 가장 많은 부분을 구성하고 있으며, 라트케낭의 앞쪽 벽이 두꺼워지면서 발생된다.
- **중간부분**(pars intermedia)은 원위부와 인접해 있는 라트케낭의 뒤쪽 벽이 얇게 남아 있는 흔적구조(remnant)이다.
- **융기부분**(pars tuberalis)은 라트케낭의 외측벽이 두꺼워지면서 발생되는 구조로, 누두(깔때기) 주위를 깃 또는 피복처럼 둘러싸고 있다.

배아의 누두(깔때기)는 뇌하수체후엽에서 발생된다. **뇌하수체후엽**(posterior lobe of the pituitary gland)은 다음과 같은 구조들로 이루어져 있다.

- **신경부분**(pars nervosa)은 신경분비 축삭(neurosecretory axon)과 이들의 신경말단(ending)으로 이루어져 있다.
- **누두**(깔대기, infundibulum)는 **정중융기**(median eminence)와 연결되어 있으며, **시상하부뇌하수체로**(hypothalamohypophyseal tract)를 형성하는 신경분비 축삭들을 포함하고 있다(그림 21.5 참조).

혈액 공급(Blood Supply)

뇌하수체의 비정상적인 혈액 공급에 대한 지식은 혈액 공급의 기능을 이해하는 데 중요하다. 뇌하수체는 두 개의 혈관계통에서 혈액을 공급받는다(그림 21.7).

- **상뇌하수체동맥**(superior hypophyseal artery)은 융기부분, 정중융기, 누두에 혈액을 공급한다. 이 혈관은 내경동맥(속목동맥, internal carotid artery)과 윌리스고리(circle of Willis)의 후교통동맥(posterior communicating artery)에서 나온다.
- **하뇌하수체동맥**(inferior hypophyseal artery)은 주로 신경부분에 혈액을 공급한다. 이 혈관은 내경동맥에서만 나온다. 중요한 기능적 관찰은 대부분의 뇌하수체전엽은 동맥으로부터 직접 혈액공급을 받지 않는다는 것이다.

시상하부뇌하수체 문맥계는 시상하부와 뇌하수체 사이를 연결하는 중요한 기능을 한다.

뇌하수체 융기부분, 정중융기와 누두에 혈액을 공급하는 동맥은 유창모세혈관(창문모세혈관 fenestrated capillary, 일차 모세혈관얼기 primary capillary plexus)을 형성한다. 이 모세혈관들은 **뇌하수체문맥**(hypophyseal portal vein)이라고 하는 문맥계통의 혈관으로 이어진

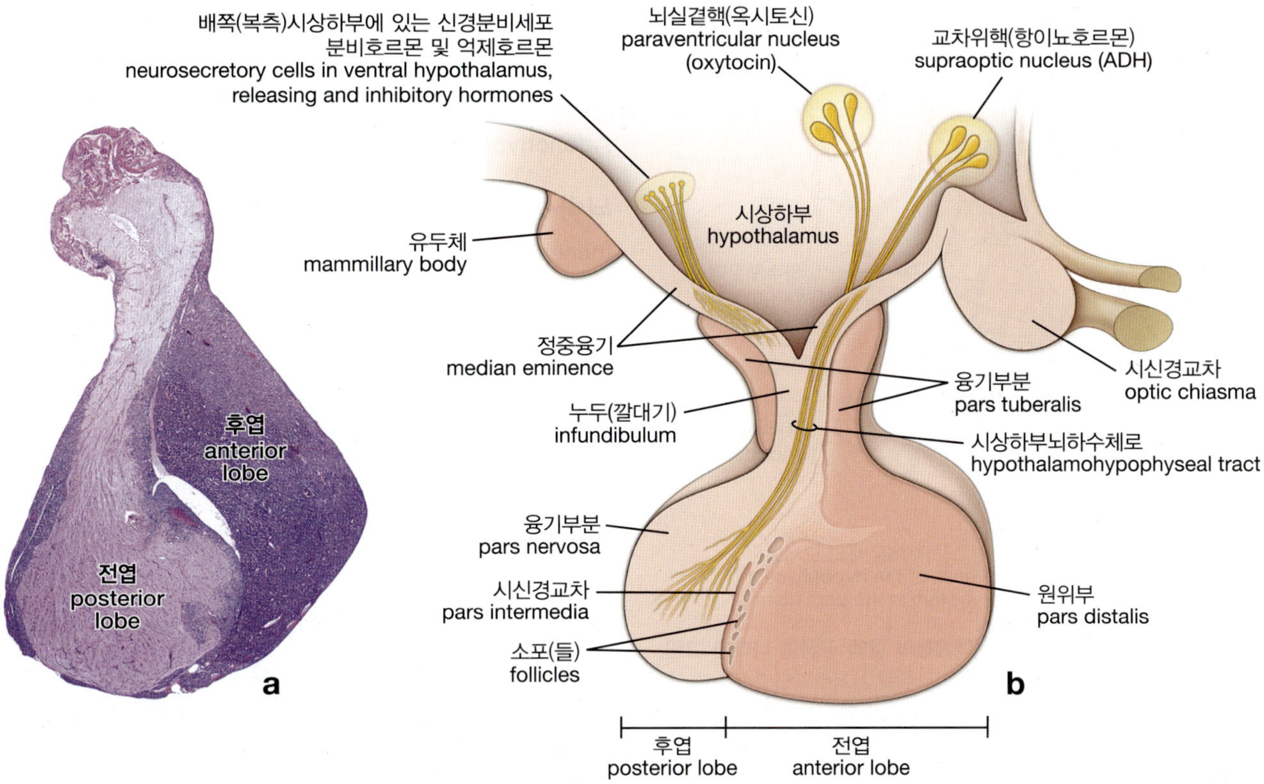

그림 21.5 뇌하수체(Pituitary gland). a. 뇌하수체의 현미경사진. 뇌하수체의 엽은 위치와 외형에 기반하여 구분할 수 있으며, 서로 연관되어 있다. ×7. **b.** 이 그림은 뇌하수체의 각 부분과, 이들과 연관된 시상하부 영역을 보여준다. 뇌하수체전엽은 원위부분, 융기부분 및 중간부분으로 구성되어 있으며, 뇌하수체후엽은 신경부분과 누두로 구성된다. 시상하부에 있는 신경분비 신경핵의 분포를 나타내었다. 뇌실곁핵(paraventricular nucleus)에서는 옥시토신(oxytocin)을 생성하고, 시신경교차상핵(교차위핵, supraoptic nucleus)에서는 항이뇨호르몬(antidiuretic hormone, *ADH*)를 생성한다. 이러한 호르몬들은 뇌하수체후엽의 신경부분에서 분비된다. 시상하부의 배쪽핵(복측핵, ventral nucleus)에 있는 신경분비세포는 분비호르몬(releasing hormone)과 억제호르몬(inhibitory hormone)을 생성하고, 뇌하수체문맥계(hypophyseal portal system)의 모세혈관(정중융기와 누두에 위치)으로 방출하여, 뇌하수체전엽의 원위부분에 도달하게 한다.

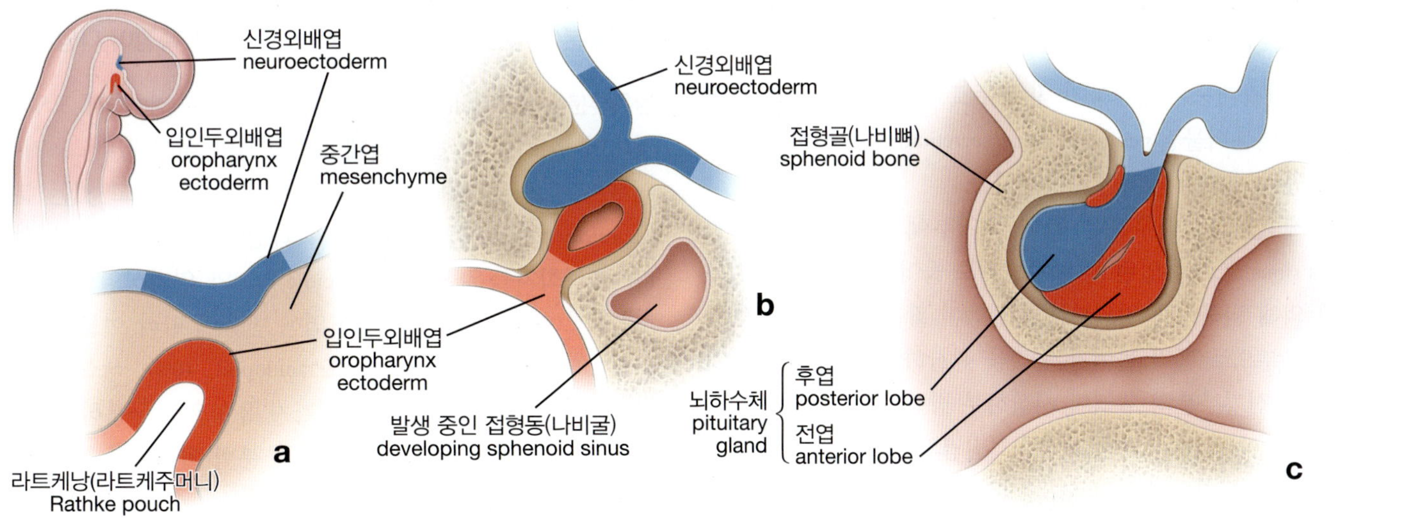

그림 21.6 뇌하수체의 발생. a. 뇌하수체는 두 개의 서로 다른 구조로부터 발생된다: 입인두 천장의 외배엽성 게실(ectodermal diverticulum of the roof of the oropharynx, 라트케낭 Rathke pouch)과, 간뇌 바닥의 신경외배엽(neuroectoderm)이 아래로 확장된 구조. 이 그림은 6주 된 배아(6-week-old embryo)에서 두 구조 사이의 관계를 보여주고 있다. **b.** 발생 10주째 뇌하수체에서 입인두의 외배엽성조직이 신경조직에 가까이 붙어 있는 것을 관찰할 수 있다. 라케트주머니는 입인두와의 연결 부위가 거의 끊어지려 한다. **c.** 라케트주머니의 세포는 분열하고, 원위부분(pars distalis)으로 빠르게 분화하며, 누두(infundibulum) 부위를 감싼다. 누두는 신경부분(pars nervosa)과 함께 신경외배엽성 뇌하수체후엽을 구성한다.

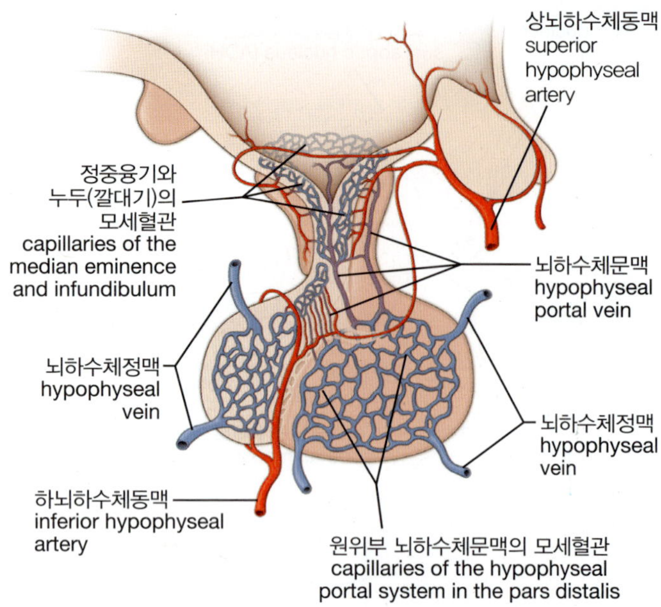

그림 21.7 뇌하수체와 시상하부뇌하수체 문맥계통의 혈액 공급을 나타낸 그림. 상뇌하수체동맥과 하뇌하수체동맥은 내경동맥(목동맥)의 가지로부터 기원한다. 상뇌하수체동맥은 뇌하수체 원위부분, 시상하부의 정중융기 및 누두에 혈액을 공급하며, 이 부위에서 모세혈관망을 형성한 후 혈액은 뇌하수체문맥을 통해 빠져 나간다. 이 문맥은 뇌하수체 원위부분에서 두 번째 모세혈관망을 형성하여, 시상하부에서 생성되어 융기부분과 누두에서 수집된 신경내분비물질들을 이 두 번째 모세혈관망으로 분비한다. 이 하뇌하수체동맥은 뇌하수체 신경부분에 혈액을 공급하고, 시상하부뇌하수체 문맥계통과는 거의 연결되어 있지 않다(있다면 매우 적음). 뇌하수체를 빠져나온 혈액은 해면정맥동(cavernous sinus)으로 들어가고, 내경정맥(속목정맥, internal jugular vein)을 통하여 두개강을 빠져나온다.

다. 뇌하수체문맥은 뇌하수체 융기부분을 따라 주행하여 뇌하수체 원위부분에서 이차유창모세혈관망(second fenestrated sinusoidal capillary network, 이차 모세혈관얼기 secondary capillary plexus)을 형성한다. 이 혈관계통은 정중융기 및 누두로 분비된 시상하부 신경세포의 신경내분비물질(neuroendocrine secretion)들을 뇌하수체 원위부분에 있는 세포까지 직접 수송한다.

뇌하수체 혈액의 대부분은 간뇌 기저부에 있는 해면정맥동(cavernous sinus)으로 유입된 후 체순환계로 들어간다. 하지만 일부 증거들에 의해 뇌하수체 원위부분의 혈액이 짧은 뇌하수체문맥에 의해 신경부분으로 흘러 들어가는 것을 관찰하였고, 이러한 증거는 뇌하수체 신경부분의 혈액이 시상하부 방향으로 흐를 수 있음을 시사한다. 이 짧은 경로는 뇌하수체전엽의 호르몬이 체순환으로의 전체 회로를 거치지 않고 뇌로 직접 피드백을 제공할 수 있게 한다.

신경분포(Nerve Supply)

시상하부핵으로부터 누두와 신경부분으로 들어가는 신경은 뇌하수체후엽의 구성성분이다(아래 뇌하수체 후엽 부분 참조). 뇌하수체 전엽으로 들어가는 신경은 자율신경계의 시냅스이후섬유(postsynaptic fiber)이고, 혈관운동기능(vasomotor)을 담당한다.

뇌하수체전엽(샘뇌하수체, Anterior Lobe of the Pituitary Gland, Adenohypophysis)

뇌하수체전엽은 다른 내분비샘과 일부 비내분비샘조직(nonendocrine tissues)을 조절한다.

뇌하수체전엽(anterior lobe of the pituitary gland)의 대부분은 전형적인 내분비조직으로 구성되어 있다. 세포들은 덩어리(clump)나 끈(cord) 모양으로 무리지어 있으며, 이들은 비교적 직경이 큰 창굴모세혈관(fenestrated sinusoidal capillary)에 의해 분리되어 있다. 이들 세포는 시상하부로부터의 신호에 반응하여, 다양한 뇌하수체호르몬(pituitary hormone)을 합성, 분비한다. 뇌하수체전엽에서는 **부신피질자극호르몬**(adrenocorticotropic hormone, ACTH), **갑상샘자극호르몬**(thyroid-stimulating [thyrotropic] hormone, TSH; thyrotropin), **난포자극호르몬**(follicle-stimulating hormone, FSH) 및 **황체형성호르몬**(luteinizing hormone, LH)의 네 종류의 호르몬이 분비되며, 이들은 전신에 있는 다른 내분비샘의 세포 활성을 조절하기 때문에 **자극호르몬**(tropic hormone)이라고 불린다. 전엽에서 분비되는 나머지 두 호르몬인 **성장호르몬**(growth hormone, GH)과 **젖분비호르몬**(프로락틴, prolactin [PRL])은 내분비샘이 아닌 표적기관에 직접적으로 작용하기 때문에 자극호르몬으로 여겨지지 않는다. 뇌하수체전엽 호르몬의 일반적인 특성과 영향에 대해 표 21.1에 정리되어 있다.

원위부분(Pars Distalis)

원위부분에 있는 세포들은 크기, 모양, 염색 특징이 다양하다.

원위부분(pars distalis)에 있는 세포들은 끈이나 둥지 모양으로 배열되어 있으며, 이들 사이에 모세혈관이 섞여 있다. 초기에는 원위부분 내에 존재하는 세포들을 이들이 포함하고 있는 분비소포(secretory vesicle)들의 염색상의 특징에 기반해서 주로 설명하였다. 조직학자들은 산성염료(acidic dye)와 염기성염료(basic dye)의 혼합물(그림 21.8)을 사용하여 염색 반응에 따라 이들 세포를 **호염기세포**(basophil, 10%), **호산세포**(acidophil, 40%), **색소안듦세포**(비염색세포 chromophobe, 50%)의 세 가지 유형으로 구분하였다. 하지만 이러한 분류는 이 세포들의 호르몬 분비 활성이나 기능적 역할에 대한 정보를 전혀 포함하고 있지 않다.

면역세포화학 반응에 기반하여 원위부분에 있는 세포들을 다섯 가지 기능적인 유형으로 구분한다.

뇌하수체전엽에서 분비되는 모든 알려진 호르몬들은 크기가 작은 단백질이거나 당단백질이다. 이와 같은 중요한 사실로부터 특정 세포 유형들을 면역세포화학 반응을 이용하여 최종적으로 구분하

표 21.1 뇌하수체전엽의 호르몬

호르몬	조성	분자량(kDa)	주요 기능
성장호르몬(소마토트로핀, GH)	곧은사슬 단백질 (99 aa)	21,700	간과 다른 기관에서 인슐린유사성장인자-1(IGF-1)의 합성과 분비를 자극하고, 골격근과 성장판에 위치한 전구세포의 세포분열을 자극하여 몸을 성장하게 한다.
젖분비호르몬(PRL)	곧은사슬 단백질 (198 aa)	22,500	젖샘 발달을 촉진하며 모유 생성을 시작하게 한다; 카세인, 락트알부민, 지질, 탄수화물을 모유로 분비하는 것을 자극하고 유지한다.
부신피질자극호르몬(ACTH)	작은 폴리펩타이드 (39 aa)	4,000	부신피질의 다발층(zona fasciculate)과 그물층(zona reticularis)에서 글루코코르티코이드와 고나도코르티코이드(부신안드로겐)의 분비를 자극하고 부신피질의 구조를 유지한다.
난포자극호르몬(FSH)	2-사슬 당단백질[a] (α, 92 aa; β, 111 aa)	28,000	난소에서 난포의 발달을 촉진하고, 고환에서 정자형성을 촉진한다.
황체형성호르몬(LH)	2-사슬 당단백질[a] (α, 92 aa; β, 116 aa)	28,300	난소에 있는 난포의 성숙, 배란, 황체 형성을 조절하고, 난포와 황체에서의 스테로이드 분비를 촉진하며, 남성에서 고환 라이디히(간질)세포(Leydig [interstitial] cell)에서의 안드로겐 분비와 유지에 필수적인 역할을 한다.
갑상샘자극호르몬(TSH)	2-사슬 당단백질[a] (α, 92 aa; β, 112 aa)	28,000	갑상샘 상피세포의 성장을 촉진하고, 갑상샘글로불린과 갑상샘호르몬의 분비 및 생성을 촉진한다.

aa, 아미노산

[a] FSH, LH, TSH의 α 사슬은 동일하고, 동일한 하나의 유전자에 의해 부호화된다; β 사슬은 각각의 호르몬에 특이적이다.

표 21.2 뇌하수체전엽에 있는 세포의 염색 특징

세포 유형	전체 세포에서 차지하는 비율	일반 염색성	특수 염색	생성물
성장호르몬분비세포(GH 세포)	50	호산성	오렌지 G(PAS−)	성장호르몬(GH)
젖분비호르몬분비세포 (PRL 세포)	15~20	호산성	오렌지 G(PAS−) 헤란트의 에리트로신 (Herlant erythrosine) 브룩의 카모신(Brooke carmosine)	젖분비호르몬(PRL)
코티코트로핀생성세포 (ACTH 세포)	15~20	호염기성	납 헤마톡실린(PAS+)	사람에게서는 부신피질자극호르몬(ACTH)과 β-지방친화호르몬(β-LPH)으로 나눠지는 풋아편흑색소부신겉질자극호르몬(POMC)
생식샘자극세포 (FSH와 LH 세포)	10	호염기성	알데히드푹신(Aldehyde-fuchsin) 알데히드티오닌(Aldehyde-thionine, PAS+)	난포자극호르몬(FSH)과 황체형성호르몬(LH)
갑상샘자극호르몬분비세포 (TSH 세포)	~5	호염기성	알데히드푹신(Aldehyde-fuchsin) 알데히드티오닌(Aldehyde-thionine, PAS+)	갑상샘자극호르몬(TSH)

였다(표 21.2). 이러한 연구들로부터 뇌하수체전엽의 세포들은 다섯 가지 세포 유형으로 분류되었다.

- **성장호르몬분비세포**(somatotrope, GH cell)는 뇌하수체 원위부분에서 가장 흔하게 발견되며, 뇌하수체 전엽에 있는 실질세포(parenchymal cell)의 약 50%를 구성한다. 이러한 중간 크기, 타원형의 세포에는 둥글고, 중앙에 위치하고 있는 핵이 있으며, 이들은 **성장호르몬**(growth hormone, GH; 소마토트로핀 somatotropin)을 생성한다. 이들은 세포질 내에 호산성 소포(eosinophilic vesicle)를 포함하고 있으므로 호산세포(acidophil)로 분류한다. 세 가지 호르몬이 성장호르몬분비세포로부터의 성장호르몬(GH) 분비를 조절한다. 이 분비조절 호르몬 중 두 종류는 서로 반대 작용을 하는 시상하부분비호르몬(hypothalamic-releasing hormone)으로, **성장호르몬자극호르몬**(growth hormone-releasing hormone, GHRH)은 성장호르몬분비세포(somatotrope)에서 성장호르몬의 분비를 자극하고, **성장호르몬억제인자**(소마토스타틴, somatostatin)은 성장호르몬분비세포에서의 성장호르몬 분비를 억제한다. 1999년에 발견된 세 번째 호르몬인 **그렐**

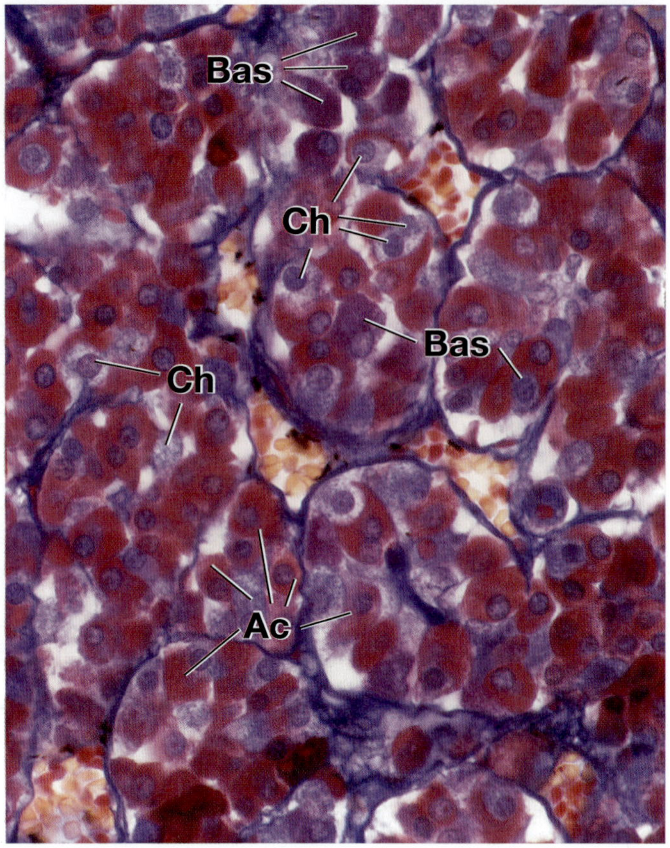

그림 21.8 원위부분. 이 뇌하수체 원위부분 표본은 다양한 유형의 세포들과 결합조직 간질(connective tissue stroma)을 구별하기 위해 브릴리언트크리스탈스카렛(brilliant crystal scarlet), 아닐린 블루(aniline blue) 및 마티우스엘로우(Martius yellow)로 염색하였다. 끈모양으로 배열된 세포가 *파란색*으로 염색된 얇은 결합조직 간질(버팀질, stroma)에 의해 둘러싸여 있다. 굴모세혈관(sinusoidal capillary)은 *노란색*으로 염색되었고, 실질조직과 밀접하게 연결되어 있으며, 혈관 내에서는 적혈구가 관찰된다. 사진에서 보이는 영역에서 가장 많이 관찰되는 세포 유형은 호산세포(*Ac*)이다. 호산세포의 세포질은 *선홍색(cherry red)*으로 염색되고, 호염기세포(*Bas*)는 *파란색*으로 염색되어 있다. 이 사진에는 색소안듦세포(*Ch*)이 거의 관찰되지 않지만 이 세포는 실제로 염색이 안된다. ×640.

린(ghrelin)은 28개의 아미노산으로 이루어진 펩타이드호르몬으로 위(stomach)에서 분리되었다. 이 호르몬은 성장호르몬(GH) 분비의 잠재적 촉진제(stimulator)이며, 음식 섭취와 성장호르몬 분비를 조정한다. 호르몬적으로 활성화된 성장호르몬분비세포 유래 종양에서는 성장호르몬이 과분비(hypersecretion)되어, 어린이에게는 거인증(거대증, gigantism)을 유발하고 어른에서는 말단비대증(acromegaly)을 유발한다.

- **젖분비호르몬분비세포**(lactotrope, PRL 세포 PRL cell, **젖샘자극세포** mammotrope)는 뇌하수체전엽에 있는 실질 세포의 약 15~20%를 이룬다. 이들은 크기가 크고, 난원형의 핵이 있는 다각형의 세포이다. 이들 세포는 젖분비호르몬(**프로락틴** prolactin [PRL])을 생성한다. 호르몬의 저장단계(storage phase)에 젖분비호르몬분비세포는 수많은 호산성 소포(acidophilic vesicle, 호산세포의 조직학적 특징)를 함유하고 있다. 소포 내 내용물이 분비되고 나면, 젖분비호르몬분비세포의 세포질은 염색되지 않는다(색소안듦세포의 조직학적 특징). 젖분비호르몬(PRL)의 분비는 시상하부에서 생성되는 카테콜아민인 **도파민**(dopamine)에 의해 억제된다. 하지만 갑상샘자극호르몬분비호르몬(thyrotropin releasing hormone, TRH)과 **혈관작용억제펩타이드**(vasoactive inhibitory peptide, VIP)는 젖샘분비호르몬의 합성과 분비를 자극하는 것으로 알려져 있다. 임신 또는 수유기간 동안, 이 세포들은 비대(hypertrophy)와 과형성(hyperplasia)을 겪고, 이때 뇌하수체의 크기도 커진다. 이러한 과정 때문에 출산 경험이 여러 번 있는 여성(multiparous women)에서 뇌하수체의 크기가 더 크다.
- **코르티코트로핀성세포**(부신피질자극호르몬분비세포 corticotrope, **ACTH 세포** ACTH cell)는 뇌하수체전엽 실질 세포의 15~20%를 차지한다. 이 세포는 중간 크기의 다각형 세포로 핵은 둥글고 한쪽으로 치우쳐 있으며, **풋아편흑색소부신피질자극호르몬**(프로오피오멜라노코르틴, proopiomelanocortin [POMC])이라고 하는 **부신피질자극호르몬**(adrenocorticotropic hormone, ACTH)의 전구물질 분자를 생성한다. 코르티코트로핀생성세포는 호염기세포(basophil)로 염색되고, 풋아편흑색소부신피질자극호르몬(프로오피오멜라노코르틴, POMC)에 연관되어 있는 탄수화물 부분(carbohydrate moiety) 때문에 과요오드산쉬프(PAS) 시약에 강한 양성반응을 나타낸다. 코르티코트로핀생성세포 내에서 풋아편흑색소부신피질자극호르몬(프로오피오멜라노코르틴, POMC)은 단백질분해효소(proteolytic enzyme)에 의해 몇 개의 조각인 부신피질자극호르몬(ACTH), 베타리피드분해촉진호르몬(β-lipotropic hormone, LPH), 멜라닌세포자극호르몬(melanocyte-stimulating hormone, MSH), 베타엔도르핀(β-endorphin) 및 엔케팔린(enkephalin)으로 잘려진다. 부신피질자극호르몬(ACTH)의 분비는 시상하부에서 생성되는 **코르티코트로핀분비호르몬**(부신피질자극호르몬분비호르몬, corticotropin-releasing hormone [CRH])에 의해 조절된다.
- **생식샘자극세포**(생식선자극세포, FSH cell, LH cell)는 뇌하수체전엽 실질 세포의 약 10% 정도를 차지한다. 둥글고 한쪽으로 치우쳐 있는 핵이 있는 작고 난원형인 세포는 **황체형성호르몬**(luteinizing hormone, LH)과 **난포자극호르몬**(follicle-stimulating hormone, FSH)을 생성한다. 이 세포들은 뇌하수체 원위부분 전체에 산재되어 있고, 염기성 염색액(호염기세포 유형으로 분류)과 PAS 시약 모두에 강하게 염색된다. 대부분의 생식샘자극세포는 난포자극호르몬(FSH)과 황체형성호르몬(LH)을 모두 생성할 수 있다. 하지만 면역세포화학적 연구 결과, 일부 생식샘자극세포는 오직 한 유형의 호르몬만을, 일부 세포는 다른 호르몬만을 생성하는 것을 알 수 있었다. 난포자극호르몬(FSH)과 황체형성호르몬(LH)의 분비는 시상하부에서 생성되는 **생식샘자극호르몬분비호르몬**(gonadotropin-releasing hormone, GnRH)에 의해 조절된다. 난포자극호르몬(FSH)과 황체형성호르몬(LH) 모두

남성과 여성의 생식(reproduction)에 중요한 역할을 하며, 이에 대해서는 22장 남성생식계통(957쪽, 971~972쪽)과 23장 여성생식계통(글상자 23.3, 1023~1024쪽)에서 논의하였다.

- **갑상샘자극호르몬분비세포**(thyrotrope, TSH cell)는 뇌하수체전엽 실질 세포의 약 5%를 차지한다. 이 세포는 크기가 크고 다각형의 세포로 핵은 둥글고 한쪽으로 치우쳐 있으며, **갑상샘자극호르몬**(thyroid-stimulating hormone, TSH)을 생성한다. 이 호르몬은 갑상샘 소포세포(follicular cell)에 작용하여 갑상샘글로불린(티로글로불린, thyroglobulin)과 갑상샘호르몬(thyroid hormone)의 생성을 촉진시킨다. 갑상샘자극호르몬분비세포는 세포질에 호염기성을 보이고(호염기세포), PAS 시약에 양성반응으로 염색된다. 갑상샘자극호르몬(TSH)의 방출은 시상하부의 **갑상샘자극호르몬분비호르몬**(thyrotropin-releasing hormone, TRH)에 의한 조절을 받으며, 이 분비호르몬은 젖분비호르몬(프로락틴, PRL)의 방출도 촉진시킨다. **성장호르몬억제인자**(소마토스타틴, somatostatin)은 갑상샘자극호르몬분비세포에 억제성 영향을 미쳐 갑상샘자극호르몬(TSH)의 분비를 감소시킨다.

뇌하수체전엽의 다섯 가지 유형의 세포들의 독특한 특징은 투과전자현미경(TEM)으로 쉽게 관찰할 수 있다. 이들 세포의 특징을 표 21.3에 요약하였다.

뇌하수체전엽에는 호르몬을 분비하는 다섯 가지 유형의 세포뿐만 아니라 소포별모양세포(folliculostellate cell)도 존재한다.

뇌하수체전엽에 있는 **소포별모양세포**(folliculostellate cell)는 호르몬분비세포를 둘러싸는 세포질돌기가 있어 별 모양을 하는 것이 특징이다. 이들은 주로 호르몬을 분비하지 않는 세포(non-hormone-secreting cell)로 세포 집단(cell cluster)이나 작은 소포(follicle)를 형성할 수 있으며, 뇌하수체전엽세포의 약 5~10%를 구성한다. 소포별모양세포는 **코넥신-43**(connexin-43) 단백질을 포함하는 틈새이음(간극연결, gap junction)에 의해 서로 연결되어 있다. 면역세포화학적, 전자생리학적 연구를 통해 틈새이음으로 연결된 소포별모양세포의 세포그물(network)이 신호(signal)를 융기부분에서 원위부분으로 전달한다는 가설이 제시되었다. 이러한 신호는 뇌하수체전엽에서의 호르몬 분비를 조절한다. 소포별모양세포와 호르몬생성세포를 상호연결하는 틈새이음의 발견은 소포별모양세포그물이 뇌하수체전엽에서의 호르몬 방출을 조절한다는 신호기전 가설을 뒷받침한다. 따라서 **소포별모양세포그물**(folliculostellate network)은 뇌하수체문맥계통과 더불어 뇌하수체전엽 기능 조절에 관여한다.

중간부분(Pars Intermedia)

중간부분은 라트케낭의 잔류내강(residual lumen)으로 이루어진 일련의 작은 낭강(낭공간, cystic cavity)을 둘러싸고 있다.

중간부분(pars intermedia)의 실질세포는 콜로이드로 채워진 소포(colloid-filled follicle)를 둘러싸고 있다. 이러한 소포(follicle)를 덮고 있는 세포는 소포별모양세포나 다양한 호르몬분비세포에서 유래한다. 투사전자현미경(TEM)을 통해 관찰하면, 이러한 세포들은 자유표면 쪽에 이음부복합체(junctional complex)를 형성하고, 세포질 내에는 원위부분 세포에서 관찰되는 소포(vesicle)보다 더 큰 소포가 있다. 이들 소포 콜로이드(follicular colloid)의 성질은 아직 밝혀지지 않았지만, 콜로이드 내에서 흔히 세포파편(cell debris)이 발견된다. 중간부분에는 **호염기세포**(basophil)와 **색소안듦세포**(chromophobe)가 있다(그림 21.9). 호염기세포와 낭강(cystic cavity)은 자주 신경부분(pars nervosa)으로 확장된다.

사람에서 중간부분 세포의 기능은 여전히 불분명하다. 하지만 다른 종에서 시행된 연구에서 호염기세포의 세포질에 **α- 또는 β-엔도르핀**(α- or β-endorphin, 모르핀계 화합물 morphine-related compound)을 함유하는 소포(vesicle)가 산재되어 있는 것이 밝혀졌다. 개구리에서 호염기세포는 **멜라닌세포자극호르몬**(melanocyte

표 21.3 뇌하수체전엽에 있는 세포의 전자현미경사진의 특징

세포 유형	크기/모양	핵/위치	분비 소포 크기/특징	다른 세포질 특징
성장호르몬분비세포	중간/타원형	둥근형/중심, 뚜렷한 핵소체	밀도: 350 nm, 매우 밀집됨	없음
젖분비호르몬분비세포	큼/다각형	타원형/중심	불활성 상태: 200 nm, 성김 활성 상태: 밀집, 다형성(pleomorphic), 600 nm, 성김	젖분비 후 용해소체 증가
코르티코트로핀생성세포	중간/다각형	둥근형/치우쳐 있음	100~300 nm	지방방울, 큰 용해소체, 핵 주위 중간필라멘트 다발
생식선자극세포	작음/타원형	둥근형/치우쳐 있음	밀도: 200~250 nm	뚜렷한 골지복합체, 확장되어 있는 과립형질내세망 수조(cisternae)
갑상샘자극호르몬분비세포	큼/다각형	둥근형/치우쳐 있음	밀도 : <150 nm	많은 소포가 있는뚜렷한 골지복합체

rER, 과립형질내세망.

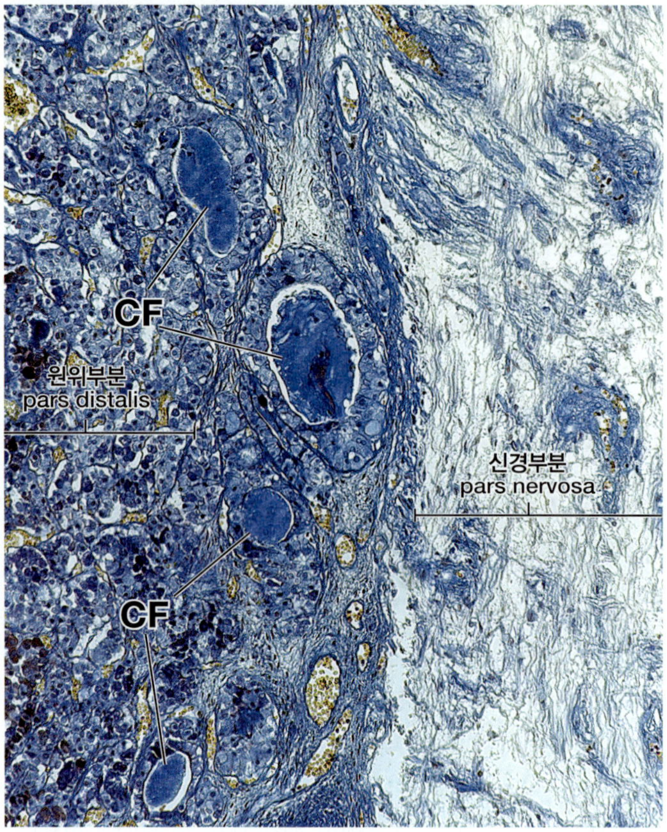

그림 21.9 성인 뇌하수체 중간부분의 현미경사진. 톨루이딘 블루로 염색된 이 현미경사진 표본은 원위부분(*왼쪽*)과 신경부분(*오른쪽*) 사이에 위치한 중간부분을 보여준다. 사람에게서는 중간부분이 잘 발달하지 않았다. 하지만, 중간부분의 도드라지는 특징은 콜로이드로 채워진 서로 다른 크기의 소포(*CF*)와 색소안듦세포와 호염기세포로 이루어진 작은 세포군이다. ×120.

stimulating hormone, MSH)을 생성하며, 멜라닌세포자극호르몬은 멜라닌보유세포(melanophore)에서 색소의 분산을 촉진하며, 멜라닌세포(melanocyte)에서 색소 생성을 촉진한다. 사람에서 멜라닌세포자극호르몬(MSH)은 뚜렷한 기능을 하지 않고, β-지방친화호르몬(β-LPH)의 전사후처리과정(posttranslational processing)의 부산물(byproduct)이다. MSH가 사람의 중간부분에서 소량으로 발견되기 때문에, 중간부분의 호염기세포는 **코르티코트로핀성세포**(corticotrope)인 것으로 예상한다.

융기부분(Pars Tuberalis)

융기부분은 뇌하수체전엽이 줄기(stalk)같이 생긴 누두를 따라 확장한 부분이다.

융기부분(pars tuberalis)은 시상하부뇌하수체계통의 정맥을 포함하는 혈관이 분포된 영역이다. 실질세포는 혈관과 연결된 끈모양(cord) 또는 작은 무리(cluster)로 배열되어 있다. 편평(squamous)세포로 이루어진 세포뭉치와 입방(cuboidal)세포로 내피된 작은 소포(follicle)가 이 영역에 산재되어 있다. 이 세포는 종종 ACTH, FSH, LH에 면역반응(immunoreactivity)을 보인다.

뇌하수체후엽(신경뇌하수체, Posterior Lobe of the Pituitary Gland, Neurohypophysis)

뇌하수체후엽은 중추신경계가 확장된 구조로, 시상하부에서 생성되는 분비물들이 저장, 분비된다.

신경뇌하수체(*neurohypophysis*)로도 알려진 **뇌하수체후엽**(posterior lobe of the pituitary gland)은 **신경부분**(pars nervosa)과 **누두**(infundibulum)로 이루어져 있고, 누두는 뇌하수체후엽을 시상하부와 연결시켜준다. 뇌하수체의 신경엽인 신경부분은 무수초축삭(nonmyelinated axon)과 약 10만 개의 **신경분비 신경세포**(neurosecretory neuron)의 신경종말(nerve ending)로 이루어져 있고, 이 신경세포들의 세포체는 시상하부의 **교차위핵**(시신경교차상핵, supraoptic nuclei)과 **뇌실곁핵**(paraventricular nuclei)에 있다. 이들 세포의 축삭은 **시상하부뇌하수체로**(hypothalamohypophyseal tract)를 형성하며, 두 가지 면에서 독특하다. 먼저, 이들은 다른 신경세포들이나 표적세포에 종지하지 않고, 신경부분의 유창모세혈관망 가까이에서 종지한다. 둘째, 이들 세포는 세포의 모든 부분(예: 세포체, 축삭, 축삭종말)에 분비과립을 포함한다. 이들 신경세포는 이러한 강한 분비활성 때문에 매우 잘 발달된 니슬소체(Nissl body)를 포함하고 있으며, 이와 같은 특징은 척수 배쪽뿔(ventral horn)에 있는 신경세포나 신경절세포(ganglion cell)와 유사하다.

뇌하수체후엽은 내분비샘이 아니다(*not an endocrine gland*). 뇌하수체후엽은 시상하부의 교차위핵 및 뇌실곁핵 신경세포의 **신경분비물의 저장소**(storage site for neurosecretion)이다. 이들 신경세포의 무수초축삭(nonmyelinated axon)이 신경분비물을 뇌하수체 신경부분(pars nervosa)까지 수송한다. 시상하부핵(hypothalamic nucleus)의 다른 신경세포(아래에 설명)들도 자신의 분비물을 시상하부뇌하수체문맥계통의 일차모세혈관망을 이루는 누두의 유창모세혈관망으로 분비한다.

전자현미경으로 관찰하면 신경부분 신경종말에서 형태학적으로 독특한 세 종류의 신경분비소포가 관찰된다.

신경부분에는 세 가지 크기의 막결합소포(membrane-bounded vesicle)가 있다.

- **신경분비소포**(neurosecretory vesicle)는 직경이 10~30 nm 정도이며 축삭종말(axon terminal)에 축적되어 있다. 이 소포는 또한 축삭종말 인근의 축삭이 팽대된 부위에도 축적물을 형성한다(그림 21.10). 이러한 팽대된 부위를 **헤링소체**(Herring body)라고 하며, 이 구조는 광학현미경으로도 볼 수 있다(도판 21.1, 940쪽). 전자현미경으로 관찰해보면, 헤링소체는 많은 신경분비소포뿐만 아니라 미토콘드리아와 미세소관(microtubule) 및 무과립형질내세망도 포함되어 있다(그림 21.11).

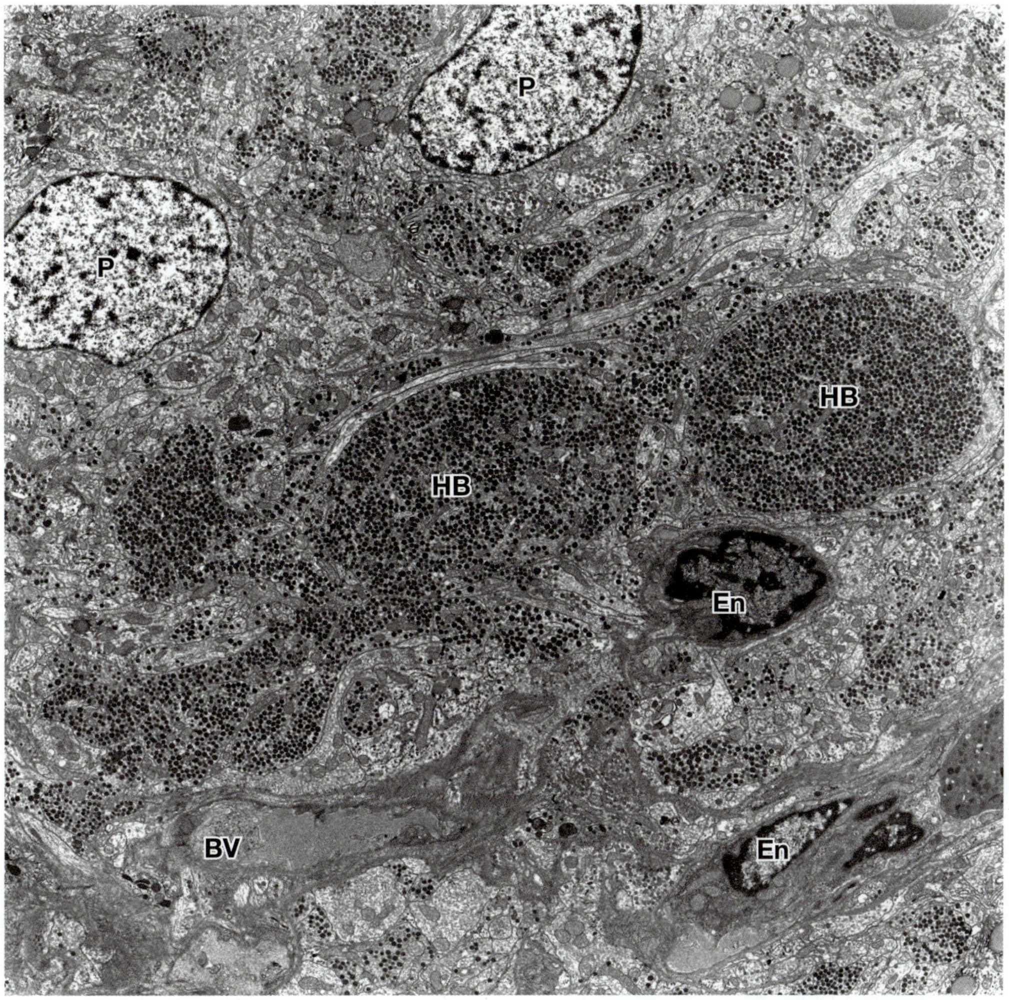

그림 21.10 쥐 뇌하수체후엽 헤링소체의 전자현미경사진. 헤링소체(*HB*)라고 하는 축삭종말 주변 축삭이 확장된 부분에는 옥시토신이나 항이뇨호르몬(ADH)으로 채워져 있는 수많은 신경분비소포가 포함되어 있다. 이것은 뇌하수체세포(*P*)라고 불리는 특수한 신경아교세포에 의해 둘러싸여 있다. 헤링소체는 내피세포(endothelial cells, *En*)에 의해 덮여 있는 혈관(*BV*), 주로 유창모세혈관 가까이에 위치한다. ×6,000. (Dr. Holger Jastrow 제공.)

- 신경종말에는 아세틸콜린을 함유하는 30 nm 크기의 소포도 포함되어 있다. 이 소포는 신경분비 소포의 분비에 있어서 특수한 역할을 한다.
- 직경이 50~80 nm인 크기가 큰 소포는 부신수질(adrenal medulla)과 아드레날린신경종말(adrenergic nerve ending)에 있는 중심부 전자밀도가 높은 소포(dense core vesicle)와 닮았으며, 이들 소포도 같은 신경종말에, 다른 막결합소포(membrane-bound vesicle)의 형태로 존재한다. 막결합 신경분비소포는 서로 밀집되어 헤링소체를 형성하며, 헤링소체 내에는 **옥시토신**(oxytocin)이나 **항이뇨호르몬**(antidiuretic hormone, ADH; **바소프레신**[vasopressin]이라고도 함; 표 21.4)이 포함되어 있다. 이들 호르몬은 9개의 아미노산 잔기로 이루어진 작은 펩타이드호르몬이다. 이 두 호르몬은 단지 2개의 아미노산 잔기만 다르다. 또한 각 소포는 **ATP**와, 호르몬에 비공유결합하는 단백질인 **뉴로피신**(neurophysin)을 포함한다. 옥시토신과 항이뇨호르몬은 각 호르몬과 각각의 호르몬에 특이적인 뉴로피신을 포함하는 커다란 분자의 한 부분으로 합성된다. 이 커다란 분자는 신경세포체에서 축삭종말으로 이동하면서 단백질이 분해되어 호르몬과 뉴로피신으로 쪼개진다. 면역세포화학적 염색을 통해 옥시토신과 항이뇨호르몬은 시상하부핵의 서로 다른 세포에서 분비되는 것이 밝혀졌다.

항이뇨호르몬은 콩팥(신장)의 원위세관(먼쪽세관, distal tubule)과 집합관(collecting duct)에서 세포의 물에 대한 투과성을 변화시켜 물의 재흡수를 촉진한다.

항이뇨호르몬의 원래 이름인 바소프레신(vasopressin)은 생리적인 농도보다 높은 농도에서 소동맥(small artery)과 세동맥(arteriole)에 있는 평활근(민무늬근육, smooth muscle)의 수축을 촉진하여 혈압을 상승시키는 것을 관찰한 것으로부터 유래하였다. 하지만 항이뇨호르몬의 생리적인 농도에서는 혈압 상승에 단지 최소의 효과만을 나타낸다. **항이뇨호르몬**(ADH)은 **물의 항상성**(water homeostasis)과 **체액의 삼투압**(osmolarity of body fluid) 조절에 관여하는 주된 호르몬이다. 항이뇨호르몬이 콩팥에 미치는 주된 생리학적인 영향은 원위곱슬세관(먼쪽곱슬세관, distal convoluted tubule)과 집합관 세

표 21.4 뇌하수체후엽의 호르몬

호르몬	조성	기원	주요 기능
옥시토신	9개의 아미노산을 포함하는 폴리펩타이드	시상하부 교차위핵(supraoptic nucleus)과 뇌실곁핵(paraventricular nucleus)에 위치하는 신경세포의 세포체[a]	유선(젖샘)의 관을 둘러싸고 있는 수축성 세포(contractile cell)가 분비샘으로부터 젖을 방출하도록 관의 활성을 촉진; 임신한 자궁의 평활근세포 수축을 촉진
항이뇨호르몬 (ADH; 바소프레신 vasopressin)	9개의 아미노산을 포함하는 폴리펩타이드; 두 가지 유형: 알기닌-ADH(arginine-ADH, 사람에서 가장 흔한 유형)와 라이신-ADH(lysine-ADH)	시상하부 교차위핵(supraoptic nucleus)과 뇌실곁핵(paraventricular nucleus)에 위치하는 신경세포의 세포체[a]	콩팥의 집합관에서의 수분 재흡수를 증가시켜 소변 양을 감소시킴; 탈수에 반응하여 땀분비 속도를 감소시킴; 소동맥 벽에 있는 평활근세포 수축을 촉진하여 혈압을 증가시킴

[a] 면역세포화학 연구를 통해 옥시토신과 항이뇨호르몬이 시상하부의 교차위핵과 뇌실곁핵에 있는 서로 다른 신경세포에서 생성됨이 밝혀졌다. 생화학적 연구에서는 뇌실곁핵의 경우 항이뇨호르몬보다 옥시토신을 더 많이 포함하고 있지만 그 양은 교차위핵의 양보다 적은 반면, 교차위핵은 두 호르몬을 동일한 양 포함하고 있음이 알려졌다.

포에 수분채널(**아쿠아포린** aquaporin)을 증가시켜 물의 투과도를 높이는 것이다. 아쿠아포린-2(aquaporin-2, AQP-2)는 세포의 자유표면쪽 영역에, 아쿠아포린-3(aquaporin- 3, AQP-3)은 세포의 가쪽기저 영역에 형성되어, 물이 세관 상피(tubule epithelium)를 가로질러 빠르게 재흡수되게 한다. 항이뇨호르몬은 원위곱슬세관(먼쪽곱슬세관, distal convoluted tubule)과 집합관을 이루고 있는 세포의 가쪽기저 영역에 있는 특정 V2 수용체를 통해 작용한다. 이 수용체에 변이가 일어나면 **콩팥기원요붕증**(신장기원요붕증, nephrogenic diabetes insipidus)을 유발한다(글상자 21.3).

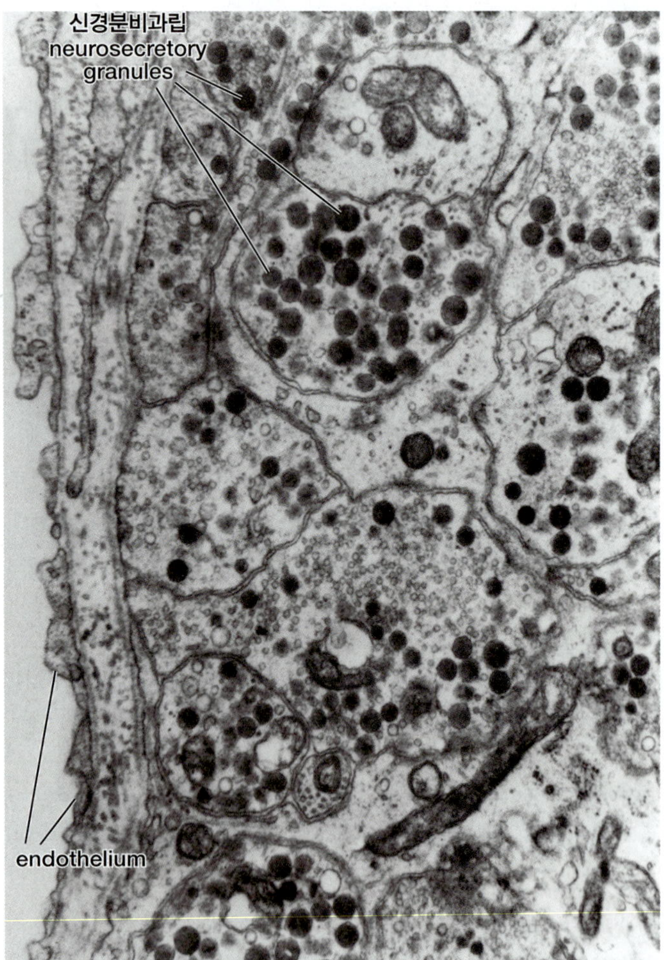

그림 21.11 쥐 뇌하수체후엽의 전자현미경사진. 신경분비과립과 작은 소포들이 시상하부뇌하수체로(hypothalamohypophyseal tract)를 이루는 축삭돌기의 종말부분에 존재한다. 신경종말 가까이에는 창이 있는 내피세포(fenestrated endothelium)로 이루어진 모세혈관이 있다. ×20,000. (Drs. Sanford L. Palay and P. Orkland 제공.)

혈장 삼투압(plasma osmolality)과 혈액량은 심혈관계에 특수한 수용체에 의해 모니터링된다(예: 경동맥체 carotid body, 사구체옆장치[토리곁장치] juxtaglomerular apparatus). 삼투압의 증가나 혈액량의 감소는 항이뇨호르몬의 분비를 촉진한다. 또한 시상하부 분비뉴런의 세포체도 항이뇨호르몬 분비를 시작하게 하는 삼투수용체(osmpreceptor)로 작용할 수 있다. 통증, 외상(trauma), 감정적 스트레스, 니코틴(nicotine)과 같은 약물도 항이뇨호르몬의 분비를 촉진시킨다.

옥시토신은 유방의 근상피세포와 자궁의 평활근(민무늬근육) 수축을 촉진한다.

옥시토신(oxytocin)은 항이뇨호르몬(ADH)보다 평활근을 수축시키는 더 강력한 촉진자이다. 이 호르몬의 주된 영향은 아래 나열된 것들의 수축을 촉진하는 것이다.

- 성극치감(오르가즘, orgasm), 월경(menstruation), 분만(parturition) 중 **자궁평활근**(uterine smooth muscle). 분만이 다가옴에 따라, 자궁평활근세포의 옥시토신에 대한 반응성이 약 200배 증가한다. 이와 같은 반응은 평활근세포 사이에 틈새이음(gap junction) 형성이 증가하고, 옥시토신 수용체의 밀도가 증가되어 일어난다.
- 분비꽈리(분비폐포, secretory alveolus)와 유선(젖샘, mammary gland) 꽈리관(폐포관, alveolar duct)의 **근상피세포**(myoepithelial cell). 옥시토신의 분비는 시상하부에 도달한 신경자극에 의해 유발된다. 이러한 신경자극은 단순 감각운동반사(sensorimotor

글상자 21.2

임상적용: 내분비 질환의 원리(Principles of Endocrine Diseases)

다양한 기관의 기능과 생물학적 과정을 조절하고 조정하는 신호기전의 이상은 많은 내분비 질병의 원인이 된다. 고전적 생화학, 생리학, 심화 세포 분자생물학 및 임상적 관찰과 연계된 유전학에서 호르몬 작용의 기전과 내분비 질환을 설명하고 있다. 내분비 질환은 네 가지의 주된 범주로 분류된다.

- **호르몬 과잉생산**(hormone overproduction). 호르몬 과잉생산의 가장 흔한 원인은 특정한 호르몬을 분비하는 세포의 총수가 증가하는 것이다. 이 기전의 예로는 갑상샘(선)항진증(hyperthyroidism, 그레이브스병 Graves disease; 글상자 21.4 참조)을 들 수 있다. 간단하게는, 갑상샘자극호르몬(TSH)의 활성을 모방하는 이상 항체(abnormal antobody)가 갑상샘소포세포 수의 극적인 증가를 촉진시킨다. 일부 예에서, 증가된 호르몬의 분비는 호르몬의 합성 및 분비 조절에 영향을 미치는 유전적 이상과 연관이 있다. 또한 종양억제유전자(tumor suppressor gene)와 전암유전자(풋종양유전자, protooncogene)의 변이는 특정 호르몬을 생성하는 돌연변이세포(mutant cell)의 증식을 유발할 수 있다. 이러한 변이는 뇌하수체전엽에 있는 세포에서 흔하게 일어난다.
- **호르몬 생산저하**(underproduction). 호르몬 생산저하는 질병 과정(예를 들어, 부신의 결핵 tuberculosis of the adrenal gland)이나 자가면역질환(예를 들어, 이상 항체가 갑상샘호르몬 분비세포를 표적하고 파괴시키는 하시모토병[Hashimoto disease])에 의해 내분비기관이 파괴되었을 때 나타날 수 있다. 또한 내분비샘의 비정상적인 발생(예를 들어, 생식샘자극호르몬저하 생식샘저하증 hypogonadotropic hypogonadism), 비정상적인 호르몬 합성(예를 들어, 성장호르몬 유전자의 결손[deletion]), 또는 호르몬 분비의 비정상적인 조절(예를 들어, 부갑상샘호르몬 분비세포에서 발현되는 칼슘-감지수용체[calcium-sensing receptor] 변이와 연관된 부갑상샘기능저하증[hypoparathyroidism])을 유발하는 유전적 이상은 혈청 내 호르몬 농도 감소와 호르몬 활성 감소를 초래할 수 있다. 갑상샘절제술(thyroidectomy, 갑상샘 제거 thyroid gland removal) 중 부갑상샘이 제거되어 나타나는 것과 같은 내분비샘의 의인 손상(iatrogenic injury) 또한 원인이 될 수 있다.
- **호르몬에 대한 변화된 조직반응성**(altered tissue response to hormone). 이 내분비 질환의 범주는 흔히 호르몬 수용체의 다양한 유전적 돌연변이에 의해 발생된다(예를 들어, 갑상샘자극호르몬[TSH], 황체형성호르몬[LH] 및 부갑상샘호르몬[PTH]). 당뇨 환자에서, 근육과 간에서의 인슐린에 대한 저항성은 지방 조직에서 유래한 신호가 주요 원인이 된다.
- **내분비샘 종양**(tumors of endocrine gland). 대부분의 내분비샘 종양은 호르몬 활성이 높고, 호르몬 과잉생산이 나타난다. 하지만 일부 내분비샘 종양은 호르몬을 분비하지는 않지만 주변 장기들을 압박하거나, 전이로 인해 다른 장기의 파괴를 초래한다. 이러한 종양의 예로는 갑상샘호르몬 과잉생산(갑상샘과다증 hyperthyroidism)의 징후 없이 전신으로 전이될 수 있는 갑상샘암(thyroid cancer)을 들 수 있다.

내분비 질환을 치료하는 데에는 호르몬이 사용된다. 호르몬의 사용은 일반적으로 특정 내분비샘이 제대로 발생되지 않았거나 필요한 호르몬이 생성되지 않을 때 **호르몬보상요법**(hormone replacement therapy)으로 사용한다. 호르몬과 호르몬의 합성유사물질(synthetic analog)은 다른 호르몬의 효과를 억제하기 위해 사용될 수 있다. 일반적으로, 단백질호르몬(예를 들어, 인슐린[insulin], 성장호르몬[GH])은 주사해야 하는 반면, 갑상샘호르몬과 스테로이드호르몬은 구강투여가 가능하다. 최근 컴퓨터화된 소형펌프(computerized minipump)와 데포 근육주입(depot intramuscular injection)과 같은 기술적인 혁신으로 환자들이 치료를 더 잘 관리할 수 있게 하고 있다.

---

reflex)와 유사한 신경호르몬반사(neurohumoral reflex)를 개시한다. 자궁에서 **신경호르몬반사**(neurohumoral reflex)는 질(vagina)과 자궁경부(자궁목, cervix)의 확장에 의해 시작된다. 유방에서 이 반사는 **모유수유**(breastfeeding, 젖먹이 suckling)에 의해 시작된다. 꽈리관 분비세포나 더 커다란 관 세포들의 기저부를 둘러싸고 있는 근상피세포(myoepithelial cell)를 수축시켜 젖(milk)이 젖꼭지(nipple)로 열리는 관으로 이동하게 하여 방출되게 한다(예를 들어, 젖 방출, 1044쪽 참조).

흔히 유도 **분만과 출산**(labor and delivery) 중에 정맥주입 펌프(intravenous infusion pump)를 사용하여 합성된 **옥시토신 유사물질**(analog of oxytocin)을 주입하여 자궁수축을 시작하고 강화시킨다.

뇌하수체세포는 뇌하수체후엽에 특수하게 존재하는 유일한 세포이다.

뇌하수체후엽은 시상하부 신경분비신경세포의 수많은 축삭과 축삭종말뿐 아니라, 유창모세혈관과 연관된 섬유모세포(fibroblast), 비만세포(mast cell) 및 특수한 신경아교세포(specialized glial cell)인 **뇌하수체세포**(pituicyte)를 포함한다(도판 21.2, 942쪽). 이 세포는 모양이 불규칙하고 많은 가지를 내며, 별아교세포(astroglial cell)와 닮았다. 이 세포의 핵은 둥글거나 타원형이고, 세포질에는 색소소포(pigment vesicle)가 있다. 별아교세포(astroglia)와 같이, 이 세포도 **아교세포섬유산성단백질**(glial fibrillary acidic protein, GFAP)로 이루어진 특수한 중간미세섬유(중간잔섬유, intermediate filament)를 포함한다. 뇌하수체세포의 세포돌기들은 흔히 혈관주위공간(perivascular space)에 종지한다. 이와 같은 많은 돌기들과 혈액과의 관계로 보아, 뇌하수체세포는 중추신경계의 나머지 구조에 있는 별아교세포의 역할과 유사한 지지하는 역할을 한다(459~460쪽 참조).

■ 시상하부(HYPOTHALAMUS)

시상하부는 뇌하수체 활성을 조절한다.

시상하부(hypothalamus)는 뇌의 기저(바닥)면 중앙에 위치하고, 제 3 뇌실의 배쪽 부분을 덮고 있다. 시상하부는 신체의 대부분의 내분비 기능을 조정하고, 자율신경계통의 주요 조절센터 중 하나로 작

글상자 21.3

임상적용: 항이뇨호르몬 분비와 연관된 병리(Pathologies Associated with ADH Secretion)

항이뇨호르몬(ADH)의 결여 또는 분비 감소는 다뇨(polyuria, 하루에 20 L에 이르는 묽은 소변을 많은 양 생성)와, 저장성(hypotonic)이고 아무 맛이 없는(요붕 insipid) 소변이 특징인 **요붕증**(diabetes insipidus)이라고 하는 상태를 야기할 수 있다. 이러한 상태가 나타나는 사람은 극한 갈증을 느끼고, 이러한 갈증으로 많은 양의 물을 마시게 하여 수분의 소실에 대응하게 한다. 이 질병은 보통 뇌하수체후엽이나 시상하부를 손상시킬 수 있는 머리 손상, 종양 또는 다른 병변에 의해 유발된다. 질병의 이러한 형태는 **시상하부요붕증**(hypothalamic diabetes insipidus)으로 분류되고, 항이뇨호르몬의 분비가 정상이거나 증가되어 있어도 혈액 내 항이뇨호르몬에 대해 콩팥의 반응이 없는 **콩팥기원요붕증**(nephrogenic diabetes insipidus)과 비교된다. 콩팥기원요붕증은 보통 아쿠아포린-2(AQP-2) 수분채널 유전자의 변이나 콩팥 요세관에 있는 다른 ADH V2 수용체의 돌연변이와 연관된 선천성 질환이다. 콩팥기원요붕증의 치료는 소변 배출량을 줄이는 데에 집중하는 반면, 시상하부요붕증은 보통 항이뇨호르몬의 합성유사물질(데스모프레신 desmopressin)을 투여하여 치료한다.

부적합항이뇨호르몬분비증후군(syndrome of inappropriate antidiuretic hormone secretion, SIADH)의 경우, 항이뇨호르몬의 농도가 비정상적으로 높으며, 저나트륨혈증(hyponatremia, 낮은 혈중 나트륨 양), 소변을 통한 과도한 나트륨 배출로 인한 혈청 내 삼투압 감소, 소변에서의 삼투압 증가 등이 특징적으로 나타난다. SIADH에서 증가된 항이뇨호르몬은 수분의 재흡수를 증가시키고, 이것은 농축된 소변 생성, 수분 배출 불능 및 과량의 수분 때문이 아닌 나트륨의 결핍으로 인한 저나트륨혈증(hyponatremia)을 유발한다. 항이뇨호르몬 분비의 증가는 중추신경계 질병(종양, 손상, 감염, 또는 뇌혈관질환[cerebrovascular accident]), 폐질환(폐렴 pneumonia, 만성폐쇄성폐질환 chronic obstructive pulmonary disease, 폐농양[폐고름집] lung abscess, 폐결핵 tuberculosis), 항이뇨호르몬을 분비하게 하는 종양(폐의 작은세포 암종[small cell carcinoma], 췌장의 종양, 가슴샘종[thymoma], 또는 림프종[lymphoma]) 및 특정 약물(소염제 anti-inflammatory drug, 니코틴 nicotine, 항이뇨제 diuretics, 그 외 다수)과 연관될 수도 있다. SIADH의 치료는 기본적인 병인학(underlying etiology)에 기반하며, 약물적인 치료와 함께 수분 섭취를 제한한다. ADH V2-수용체의 대항제(ADH V2-receptor antagonist, 코니밥탄 conivaptan)가 저나트륨증(hyponatremia)을 개선하고, SIADH를 앓고 있는 환자의 소변에서 다른 이온의 소실 없이 유리수(free water)의 이뇨(diuresis)를 증가시키는 약제로 사용되고 있다.

용한다. 시상하부가 조절하는 기능에는 혈압, 체온, 체액과 전해질 평형, 몸무게, 그리고 식욕 등이 있다. 시상하부에서는 수많은 신경분비물(neurosecretory product)을 생성한다. **옥시토신**(oxytocin)과 **항이뇨호르몬**(ADH)뿐만 아니라, 시상하부의 신경세포들은 뇌하수체전엽에서의 호르몬 분비 및 방출을 촉진하거나 억제하는 폴리펩타이드를 분비한다(표 21.5). 이러한 **뇌하수체 폴리펩타이드**(hypothalamic polypeptide)는 정중융기(median eminence)와 누두(infundibulum) 가까이에 있는 신경종말에 축적되고, **시상하부뇌하수체문맥계통**(hypothalamohypophyseal portal system)의 모세혈관망으로 분비되어 뇌하수체전엽의 원위부분으로 수송된다.

표 21.5 시상하부 조절 호르몬

호르몬	조성	기원	주요 기능
성장호르몬방출호르몬 (GHRH)	사람에서 두 가지 유형 존재: 40개 또는 44개 아미노산을 포함하는 폴리펩타이드	시상하부의 궁형핵(활꼴핵, arcuate nucleus)에 위치한 신경세포의 세포체	성장호르몬분비세포에서의 GH 유전자 발현 및 GH 분비 촉진
성장호르몬억제인자 (소마토스타틴 somatostatin)	사람에서 두 가지 유형 존재: 14개 또는 28개 아미노산을 포함하는 폴리펩타이드	시상하부 뇌실주위핵(periventricular nucleus), 뇌실곁핵(paraventricular nucleus) 및 궁형핵에 위치한 신경세포의 세포체	성장호르몬분비세포에서의 GH 분비 억제, 갑상샘자극호르몬분비세포에서의 TSH 분비 억제; 췌장섬(pancreatic islet) 베타세포에서 인슐린 분비 억제
도파민(dopamine)	카테콜아민(아미노산 유도체)	시상하부 궁형핵에 위치한 신경 세포의 세포체	젖분비호르몬분비세포에서 PRL 분비 억제
코티코트로핀분비호르몬 (CRH)	41개 아미노산을 포함하는 폴리펩타이드	시상하부 궁형핵, 뇌실주위핵 및 내측뇌실곁핵(medial paraventricular nucleus)에 위치한 신경세포의 세포체	코르티코트로핀성세포(부신피질자극호르몬분비세포)에서 ACTH의 분비 촉진; 코르티코트로핀성세포에 있는 POMC 유전자 발현 촉진
생식샘자극호르몬분비호르몬 (GnRH)	10개 아미노산을 포함하는 폴리펩타이드	시상하부 궁형핵, 복내측핵(ventromedial nucleus), 등쪽핵(dorsal nucleus), 뇌실곁핵에 위치한 신경세포의 세포체	생식샘자극세포에서 LH와 FSH 분비 촉진
갑상샘자극호르몬분비호르몬 (TRH)	3개의 아미노산을 포함하는 폴리펩타이드	시상하부 복내측핵(ventromedial nucleus), 등쪽핵(dorsal nucleus), 뇌실곁핵에 위치한 신경세포의 세포체	갑상샘자극호르몬분비세포에서 TSH 유전자 발현 및 분비 촉진; PRL 합성, 분비 촉진

ACTH, 부신피질자극호르몬; *FSH*, 난포자극호르몬; *GH*, 성장호르몬; *LH*, 황체형성 호르몬; *POMC*, 풋아편흑색소부신피질자극호르몬; *PRL*, 젖분비호르몬; *TSH*, 갑상샘자극호르몬

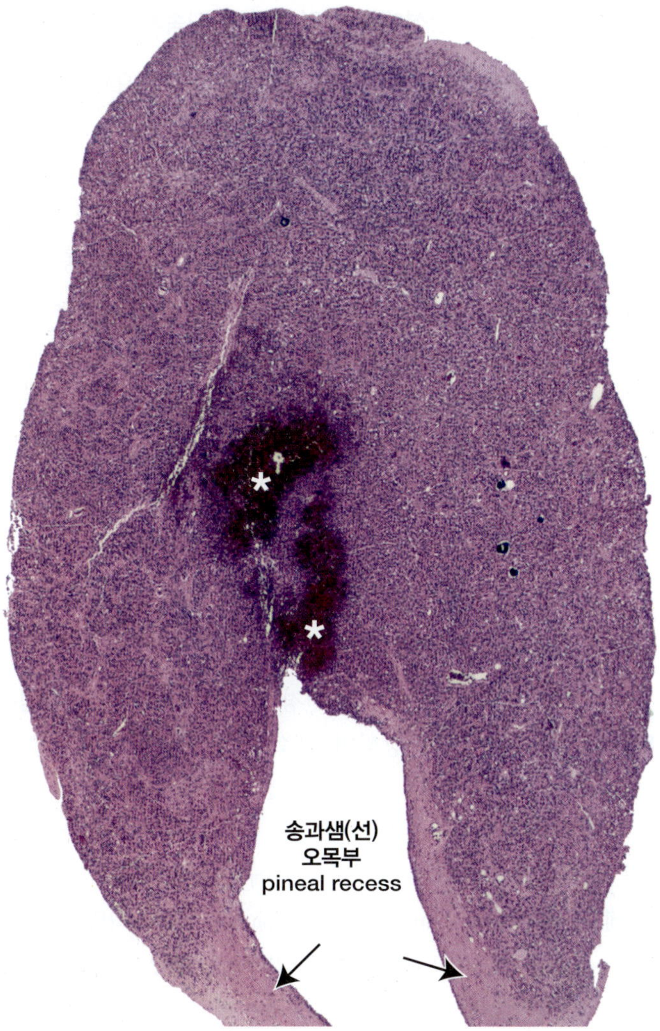

그림 21.12 태아 송과체의 현미경사진. 이 H&E 염색된 사진은 송과체의 정중앙을 지나는 가로단면 사진이다. 원뿔 모양의 송과체 앞쪽 말단부분이 이 현미경사진의 *윗(top)* 부분에 있다. *화살표*는 송과체가 후맞교차(posterior commissure)와 연결되는 부분을 가리킨다. 송과체는 제3뇌실(간뇌) 천장 뒷부분이 돌출되어 형성된다. *별표(asterisk *)*로 표시되어 있는 짙게 나타난 부위는 송과체 내에 출혈에 의해 생긴 것이다. ×25.

되먹임계통(feedback system)은 두 가지 단계에서 내분비 기능을 조절한다: 뇌하수체에서의 호르몬 생성과 시상하부에서의 시상하부분비호르몬(hypothalamic releasing hormone) 생성.

표적기관에 특이적인 분비물질, 호르몬 및 그 대사물질의 혈액 내 농도는 뇌하수체전엽 세포나, 시상하부분비호르몬(hypothalamic releasing hormone)의 분비를 조절하는 시상하부에 직접적으로 영향을 줄 수 있다(시상하부-뇌하수체-갑상샘 되먹임고리의 예를 보여주는 그림 21.19 참조). 두 가지 단계에서의 되먹임 조절은 분비기능 조절이 매우 정교하고 세심하게 일어나게 해준다. 호르몬은 정상적으로 호르몬 분비를 조절하는 시상하부와 뇌하수체에 있는 세포의 분비 활성을 스스로 조절한다.

또한 뇌에 도달하는 대부분의 생리학적 및 심리학적 자극에서 오는 정보도 시상하부에 도달한다. 따라서 **시상하부뇌하수체되먹임고리**(hypothalamohypophyseal feedback loop)는 중추신경계로 들어온 이러한 일반적인 정보가 뇌하수체전엽을 조절하고, 그 결과 전체 내분비계통을 조절하는 조절경로(regulatory path)를 제공한다. 시상하부 조절펩타이드의 분비는 정서 상태의 변화를 생리적 항상성의 변화로 변환시키는 첫 번째 기전이다.

■ 송과체(솔방울샘, PINEAL GLAND)

송과체(솔방울샘, pineal gland, pineal body, epiphysis cerebri)는 매일의 신체리듬을 조절하는 내분비샘 또는 신경내분비샘이다. 이것은 간뇌(diencephalon) 천장 뒷부분의 신경외배엽에서 발생되고, 짧은 줄기에 의해 뇌에 붙어서 남아 있다. 사람에서 송과체는 뇌의 중앙부에 있는 제3 뇌실의 뒤쪽 벽에 위치한다. 송과체는 납작하고, 솔방울 모양의 구조를 하여 송과체(솔방울샘)라 이름 붙여졌다(그림 21.12). 이것은 높이가 5~8 mm이고, 직경이 3~5 mm이며, 무게는 100~200 mg 정도이다.

송과체는 두 가지 유형의 실질세포를 포함하고 있다: 송과체세포(솔방울샘세포)와 간질(신경아교)세포.

송과체세포(솔방울샘세포, pinealocyte)는 송과체의 주된 세포이다. 송과체의 표면을 덮고 있는 연질막(pia mater)이 송과체 내부로 확장되어 들어와 형성한 결합조직 중격(사이막, septum)에 의해 소엽구조를 이루며, 송과체세포는 소엽(lobule) 내에 무리지어(cluster) 있거나 끈(cord) 모양으로 배열하고 있다. 송과체세포에는 깊게 함몰되어 있는 커다란 핵이 있으며, 핵 내에는 한 개 내지 그 이상의 뚜렷한 핵소체가 있고, 세포질에는 지방방울을 함유하고 있다. 투과전자현미경(TEM)으로 관찰하면, 송과체세포의 가늘고 긴 세포질 돌기에서 많은 수의 중심부 전자밀도가 높은, 막으로 둘러싸인 소포(dense-core, membrane bounded vesicle)들과 전형적인 세포소기관들을 관찰할 수 있다. 이 돌기에는 평행하게 배열하고 있는 수많은 미세소관 다발(parallel bundles of microtubule)들도 포함되어 있다. 곤봉(club) 모양의 팽대된 돌기의 말단부분은 모세혈관과 연관되어 있다. 이러한 특징은 이 세포들이 신경내분비 활성을 나타냄을 강력하게 제시한다.

간질세포(사이질세포 interstitial cell, **신경아교세포** glial cell)는 송과체에 있는 세포의 약 5%를 구성한다. 이 세포는 염색이 되고, 별아교세포의 특징과 닮았으며, 뇌하수체전엽의 뇌하수체세포를 연상시키는 미세구조적 특징을 포함한다.

이들 두 가지 세포 유형뿐만 아니라, 사람의 송과체에는 **뇌모래**(corpora arenacea) 또는 **뇌사**(brain sand)라고 하는 석회화된 결석(calcified concretion)이 있는 것이 특징이다(그림 21.13, 도판 21.3, 944쪽). 이러한 결석은 송과체 분비물이 세포외로 배출(exocytose)될 때 세포질로 방출되는 운반단백질(carrier protein)에 인산칼슘

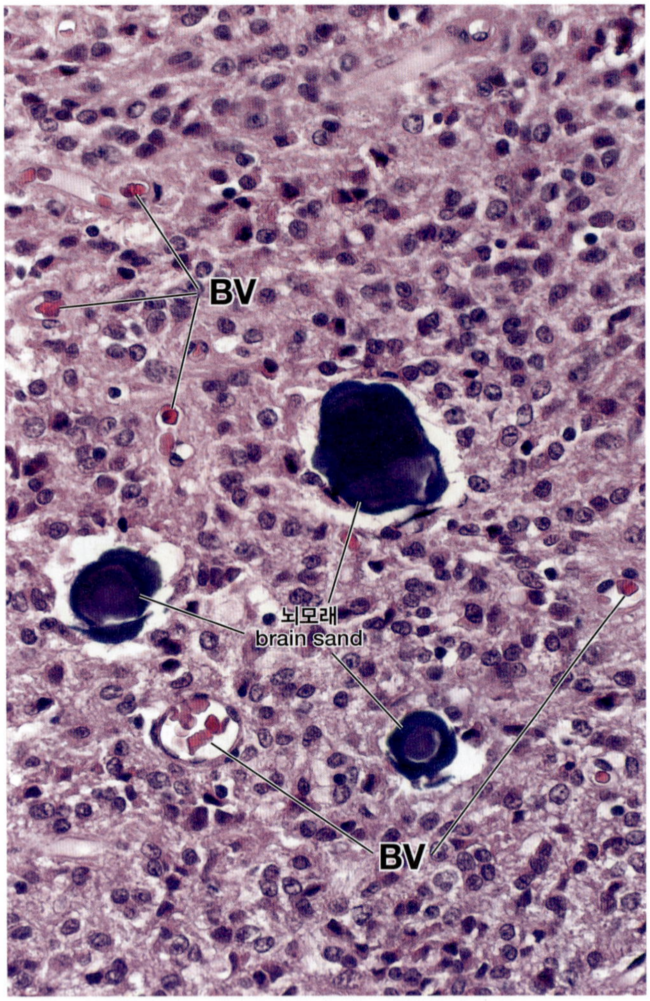

그림 21.13 사람 송과체의 현미경사진. 이 크게 확대된 현미경사진에서 *뇌사(brain sand)* 또는 *뇌모래(corpora arenacea)*라고 불리는 특징적인 결석(concretion)이 관찰된다. 표본에서 보이는 대부분의 세포들은 송과체세포(송과체의 주세포)이다. 이 세포들은 무리지어 있거나 줄 모양으로 배열되어 있다. 적혈구가 들어 있는 혈관(*BV*)들이 쉽게 관찰된다; 다른 혈관들도 많이 존재하고 있지만 혈구세포 없이는 이 배율에서 잘 구분되지 않는다. ×250.

(calcium phosphate)과 탄산염(carbonate)이 침전되어 나타나는 것으로 보인다. **결석**(concretion)은 유년기에 식별가능하며, 나이가 듦에 따라 그 수가 증가한다. 이러한 결석은 엑스레이(X-ray)에서 불투명하게 나타나며 송과체가 뇌의 중앙에 위치하기 때문에, 방사선 연구(radiographic study)와 **컴퓨터단층촬영술연구**(computed tomography, CT study)에서 편리한 **표지자**(marker)로 사용된다.

사람 송과체의 내분비 활성에는 빛의 강도와 지속시간이 연관된다.

송과체는 감광성장기(photosensitive organ)이며, 중요한 시간지킴이(time keeper)로 하루주기리듬(circadian rhythm)의 조절자이다. 망막(retina)에서 오는 빛과 어두움 주기에 대한 정보는 교감신경로와 함께 송과체 시각교차상핵(suprachiasmatic nucleus)으로부터 송과체로 주행하는 **망막시상하부로**(retinohypothalamic tract)를 통해 얻는다. 낮동안, 빛 자극은 주된 송과체 호르몬인 **멜라토닌**(melatonin)의 생성을 저해한다. 그러므로 혈중 멜라토닌의 양 변화를 측정하면, 송과체 활성은 어두울 동안 증가되고 밝을 동안에 줄어든다. 사람에서 멜라토닌 분비의 이러한 하루주기 변화는 **하루신체리듬**(daily body rhythm, **하루신체주기리듬** circadian rhythm)을 조절하는 데 중요한 역할을 한다.

멜라토닌은 어두울 때 방출되고, 포유류에서는 생식샘에서의 스테로이드 생성 활성을 저해함으로 생식기능을 조절한다(표 21.6). 멜라토닌이 생식샘자극호르몬방출호르몬(GnRH)를 생성하는 시상하부에 위치한 신경분비 신경세포를 억제하여 **생식샘스테로이드**(gonadal steroid)의 생성이 감소된다. 생식샘자극호르몬방출호르몬(GnRH)의 억제는 뇌하수체 전엽에서의 난포자극호르몬(FSH)과 황체형성호르몬(LH)의 분비를 감소시킨다. 멜라토닌뿐만 아니라, 많은 동물들의 송과체 추출물에는 **세로토닌**(serotonin), **노르에피네프린**(norepinephrine), **도파민**(dopamine), **히스타민**(histamine)과 같은 수많은 신경전달물질과, **성장호르몬억제인자**(소마토스타틴, somatostatin), **갑상샘자극호르몬분비호르몬**(TRH)와 같은 시상하부 조절호르몬(hypothalamic regulating hormone)들이 포함되어 있다. 임상적으로, 송과체를 파괴하는 종양의 경우 **성조숙증**(precocious [early-onset] puberty)과 연관되어 있다.

동물 연구에서 망막의 광수용기(photoreceptor)를 통해 얻은 낮의 길이와 연관된 정보가 송과체로 전달되는 것을 증명하였다. 그러므로 송과체는 계절별 성활동에 영향을 준다. 송과체는 **시차**(jet lag)를 겪는 여행자들이 경험하는 것과 같이 갑작스런 낮 길이의 변화를 조정하는 역할을 한다. 또한 송과체는 **계절정동장애**(계절성우울증, seasonal affective disorder [SAD])이라고 알려진 온대(temperate zone)와 아한대(subarctic zone) 지역의 겨울 동안 줄어든 낮의 길이로 인한 **감정반응의 변화**(altering emotional response)에 중요한 역할을 한다.

표 21.6 송과체호르몬

호르몬	조성	기원	주요기능
멜라토닌	인돌라민(Indolamine [*N*-acetyl-5-methoxytryptamine])	송과체세포	하루신체리듬(daily body rhythm)과 낮/밤주기(day/night cycle, 하루주기리듬 circadian rhythm) 조절; GnRH 분비를 억제하고, 특히 월경주기와 연관된 생식샘의 스테로이드 생성 활성을 조절; 동물에서는 계절별 성활동(seasonal sexual activity)에 영향을 줌

■ 갑상샘(갑상선, THYROID GLAND)

갑상샘은 후두(larynx)와 기관(trachea)에 인접한 목의 전방에 위치한다.

갑상샘(갑상선, thyroid gland)은 목의 전방부에 위치해 있는 두 개의 엽(bilobate)으로 이루어진 내분비샘으로, 갑상샘조직의 얇은 결합부인 **협부**(잘룩, isthmus)에 의해 연결된 두 개의 커다란 **측엽**(lateral lobe)으로 구성되어 있다. 각각이 약 길이가 5 cm이고 넓이가 2.5 cm쯤 되고 무게가 20 g에서 30 g 되는 두 개의 엽이 후두의 양옆에, 그리고 기관 윗부분에 있다. 협부는 2번째, 3번째 기관 연골 앞 표면을 가로지른다. **피라미드엽**(pyramidal lobe)은 종종 협부에서 위로 연장된다. 얇은 결합조직 피막에 의해 둘러싸여 있으며(그림 21.14), 피막으로부터 지주(trabeculae)가 뻗어 나와 샘을 불규칙한 엽 또는 소엽의 형태로 부분적으로 나눈다. **갑상샘소포**(thyroid follicle)가 갑상샘의 기능적 단위를 구성한다.

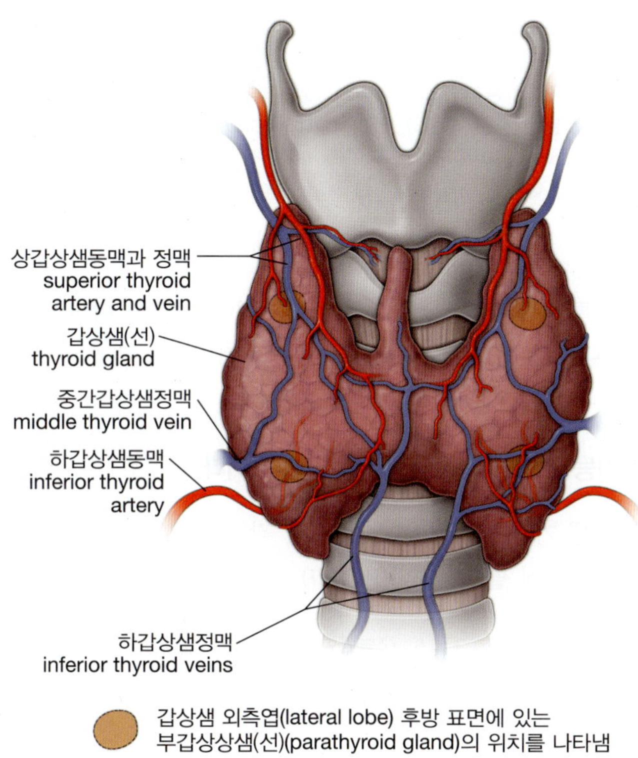

그림 21.14 갑상샘의 혈액 공급과 국소해부. 이 그림은 목의 전방 부분에 후두 연골과 기관 가까이에 있는 갑상샘의 위치를 보여준다. 이 샘은 협부(isthmus)에 의해 연결된 두 개의 측엽(lateral lobe)으로 이루어져 있다. 갑상샘의 약 40%의 경우에서 피라미드엽이 나타나며, 이것은 발생과정 중 혀의 기저부와 연결시키는 갑상설관의 흔적기관이다. 갑상샘은 상갑상샘동맥(superior thyroid artery)과 하갑상샘동맥(inferior thyroid artery)에서 혈액을 공급받고, 갑상샘의 혈액은 상갑상샘정맥, 중간갑상샘정맥 및 하갑상샘정맥(superior, middle, and inferior thyroid vein)으로 유입된다. 측엽의 뒤쪽(깊은) 표면에는 상부갑상샘(superior parathyroid gland)과 하부갑상샘(inferior parathyroid gland)의 작은 난원형 구조가 두 쌍 존재한다. 전방 시야에서 부갑상샘의 위치 윤곽을 점선으로 나타내었다.

갑상샘은 원시후두바닥(floor of the primitive pharynx)을 덮고 있는 내배엽에서 발생된다.

갑상샘은 임신 4주 차에 원시후두 바닥의 내배엽이 두꺼워진 부분에서 기원한 원기(primordium)로부터 발생되기 시작한다. 이 원기는 꼬리쪽으로 자라나가 **갑상설관**(갑상혀관, thyroglossal duct)이라고 하는 관모양의 함입(invagination)된 구조를 형성한다. 갑상설관은 목의 조직을 따라 아래로 자라 내려가 최종 목적지인 기관(trachea) 앞까지 내려가고, 기관 앞에서 갑상설관은 두 개의 엽(lobe)으로 나누어진다. 아래로 이동하는 동안, 갑상설관은 위축하여 갑상샘 배아기의 흔적기관(embryologic remnant)인 피라미드엽(pyramidal lobe)이 되며, 이는 인구의 약 40%에서 존재한다.

임신 약 9주에 내배엽세포는 **소포세포**(follicular cell)의 판으로 분화되고, 이들은 소포(follicle)를 이루며 배열한다. 14주 차에, 소포세포로 이루어진 잘 발달된 소포의 내강에 콜로이드가 채워진다. 7주 동안 **아가미끝소체**(ultimobranchial body)라고 하는 네 번째 인두(아가미)주머니(pharyngeal [branchial] pouche, 흔히 다섯 번째 인두주머니라고도 함)의 함입 부분을 덮고 있던 상피세포들이 발생 중인 갑상샘으로 이주하기 시작하여 측엽(lateral lobe)으로 통합된다. 갑상샘과 융합한 후에, 아가미끝소체 세포는 소포 사이에 퍼져 소포 상피 사이에 존재하는 **소포곁세포**(parafollicular cell)가 된다.

갑상샘소포는 갑상샘의 구조적 및 기능적 단위이다.

갑상샘소포(thyroid follicle)는 단층입방(simple cuboidal) 또는 낮은 원주상피세포(low columnar epithelium)의 **소포 상피세포**(follicular epithelium)의 벽으로 이루어진 공모양의 낭종 구획(cyst-like compartment)으로 이루어져 있다. 지름이 대략 0.2 mm에서 1.0 mm까지 다양한 크기의 수많은 소포들이 사람 갑상샘의 전체 덩어리를 구성하고 있다. 소포는 **콜로이드**(colloid)라고 불리는 젤리와 같은 물질을 함유하고 있다(그림 21.15, 도판 21.4, 946쪽). 소포세포의 자유표면은 콜로이드와 닿아 있고, 기저면은 전형적인 기저판(basal lamina) 위에 놓여 있다.

소포 상피세포는 두 가지 유형의 세포를 포함한다: 소포세포와 소포곁세포.

갑상샘의 소포곁세포는 두 가지 유형의 세포를 포함하는 상피세포로 구성되어 있다.

- **소포세포**(follicular cell, **주세포** principal cell)는 갑상샘호르몬 T_4와 T_3을 생성한다. 이 세포는 갑상샘의 기능적 상태에 따라 모양과 크기가 다양하다. 일반적인 H&E 염색에서, 소포세포는 하나 또는 그 이상의 뚜렷한 핵소체가 있는 둥근 핵을 포함하며, 세포질 기저부는 약간의 호염기성을 나타낸다. 골지체는 핵의 위에 위치한다. 적절한 염색을 하면 지방방울과 PAS 양

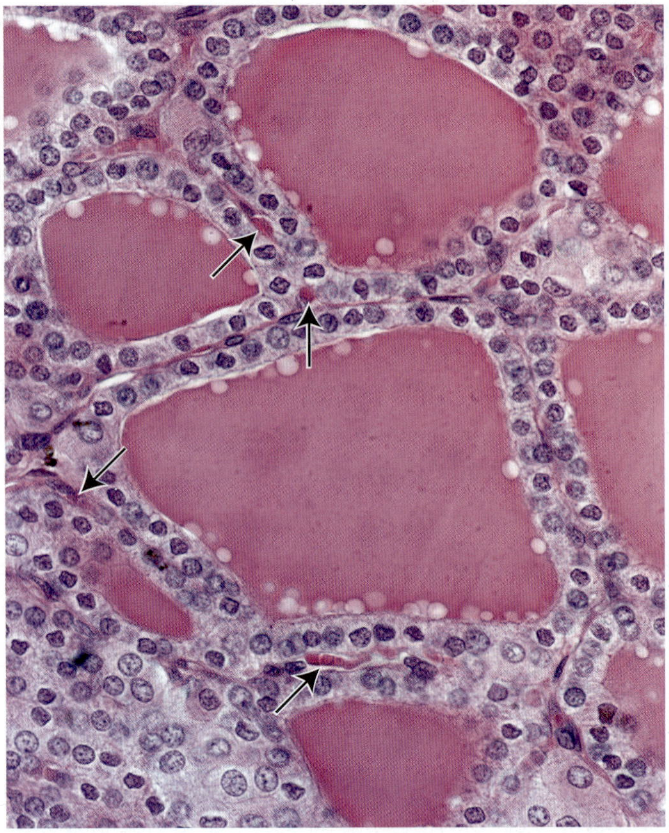

그림 21.15 갑상샘. 이 사진은 H&E 염색된 사람 갑상샘의 현미경사진이다. 이 사진에서는 콜로이드를 함유하고 있는 갑상샘의 소포를 보여준다. 각 소포는 한 층의 상피세포로 이루어져 있고, 이 상피층은 중앙에 있는 콜로이드를 둘러싸고 있다. *화살표*는 소포들 사이의 모세혈관을 가리킨다. ×500.

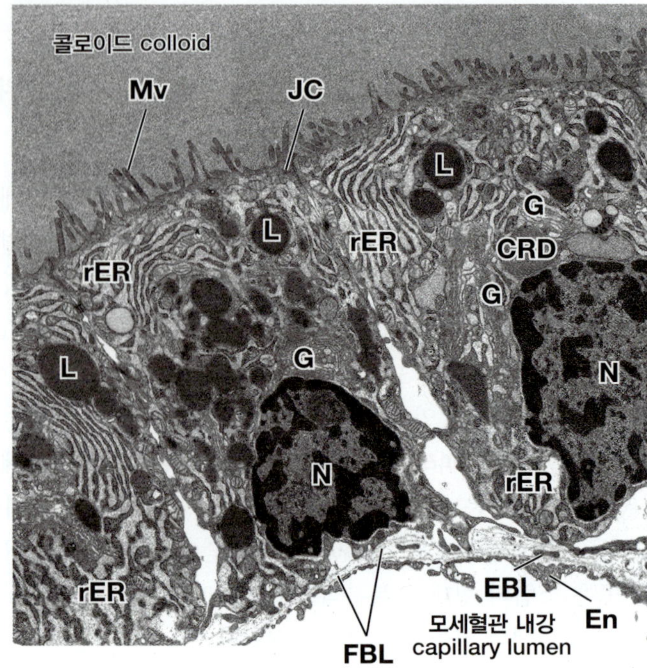

그림 21.16 쥐 갑상샘 소포세포의 전자현미경사진. 이 전자현미경사진에서는 키가 낮은 원주형 소포세포로 구성된 한 층의 상피층을 보여준다. 소포세포의 자유표면에서 관찰되는 미세융모(*Mv*)는 콜로이드와 닿아 있는 반면, 소포세포의 기저면은 기저판(*FBL*) 위에 놓여 있다. 좁은 세포외결합조직공간이 소포세포를 모세혈관의 내강과 분리시킨다. 모세혈관 내강을 덮고 있는 유창내피세포(*En*)도 기저판(*EBL*) 위에 위치한다. 용해소체(*L*)의 축적, 콜로이드재흡수방울(colloid resorption droplet, *CRD*), 발달된 골지체(*G*), 과립형질내세망(*rER*) 및 넓어진 세포사이공간(intercellular space) 등이 관찰되는 것으로 보아 소포세포가 강한 활성을 나타냄을 알 수 있다. *N*, 핵; *JC*, 이음부복합체. ×14,000. (Dr. Holger Jastrow 제공.)

성 과립을 확인할 수 있다. 전자현미경으로 관찰하면, 소포세포는 분비세포 및 흡수세포의 일반적인 특성과 연관된 소기관들이 나타나며(그림 21.16), 이들 소기관은 세포의 자유표면쪽 끝에는 전형적인 이음부복합체(연접복합체, junctional complex)와 자유표면에 있는 길이가 짧은 미세융모가 관찰된다. 세포의 기저부에는 수많은 과립형질내세망(rER)이 위치한다. 자유표면쪽 세포질에 있는 작은 소포은 골지체와 연관된 소포들과 형태학적으로 닮았다. **콜로이드재흡수 방울**(colloidal resorption droplet)이라고 하는 많은 세포내섭취 소포(endocytotic vesicle)와 용해소체는 자유표면쪽 세포질에 있다.

- **소포곁세포**(parafollicular cell, C세포 C cell)는 소포상피의 주변부에 위치하고, 소포 기저판 안쪽으로 위치한다. 이 세포들은 소포 내강에 노출되지 않는다. 소포곁세포은 칼슘 대사를 조절하는 호르몬인 **칼시토닌**(calcitonin)을 분비한다. 일반적인 H&E 염색에서 소포곁세포(C cell)들은 옅게 염색되고, 단독(solitary cell)으로 존재하거나 작은 세포집단으로 나타난다. 사람의 소포곁세포는 광학현미경으로 구분하기 힘들다. 전자현미경으로 관찰하면 소포곁세포에는 지름이 60~550 nm에 이르는 수많은 작은 분비소포와, 발달된 골지복합체가 관찰된다(그림 21.17).

상갑상동맥과 하갑상동맥에서 유래한 광범위한 유창모세혈관망이 소포를 둘러싼다. 소포사이 결합조직에는 끝이 막힌 림프모세관(blind-ended lymphatic capillary)이 존재하며, 이 구조는 갑상샘 호르몬을 수송하는 두 번째 경로를 제공한다.

갑상샘 기능은 정상 성장과 발달에 필수적이다.

갑상샘은 세 가지 호르몬을 생성하며, 각각의 호르몬은 정상적인 대사와 항상성에 필수적이다(표 21.7).

- **티록신**(thyroxine, **3,3′,5,5′-테트라요오드티로닌**, T_4)와 **3,3′,5-트리요오드사이로닌**(T_3)은 **소포 세포**(follicular cell)에 의해서 합성되고 분비된다. 두 호르몬은 세포와 기초 대사와 열 생성을 조절하고, 몸의 성장과 발달에 영향을 미친다. 이러한 호르몬들의 분비는 뇌하수체 전엽에서 분비되는 TSH에 의해 조절된다.
- **칼시토닌**(calcitonin, **티로칼시토닌** thyrocalcitonin)은 **소포곁세포**(C세포)에서 합성되고, 부갑상샘호르몬의 생리학적 대항제다. 칼시토닌은 하등동물에서 혈중 칼슘 농도를 조절하는 중요한 역할을 하지만, 칼시토닌의 사람에서의 생리학적 역할은 아직 잘 알려지지 않았다. 칼시토닌은 파골세포(osteoclast)의 재흡수 기능을 억제함으로 혈중 칼슘 농도를 줄이고, 유골(풋뼈, osteoid)

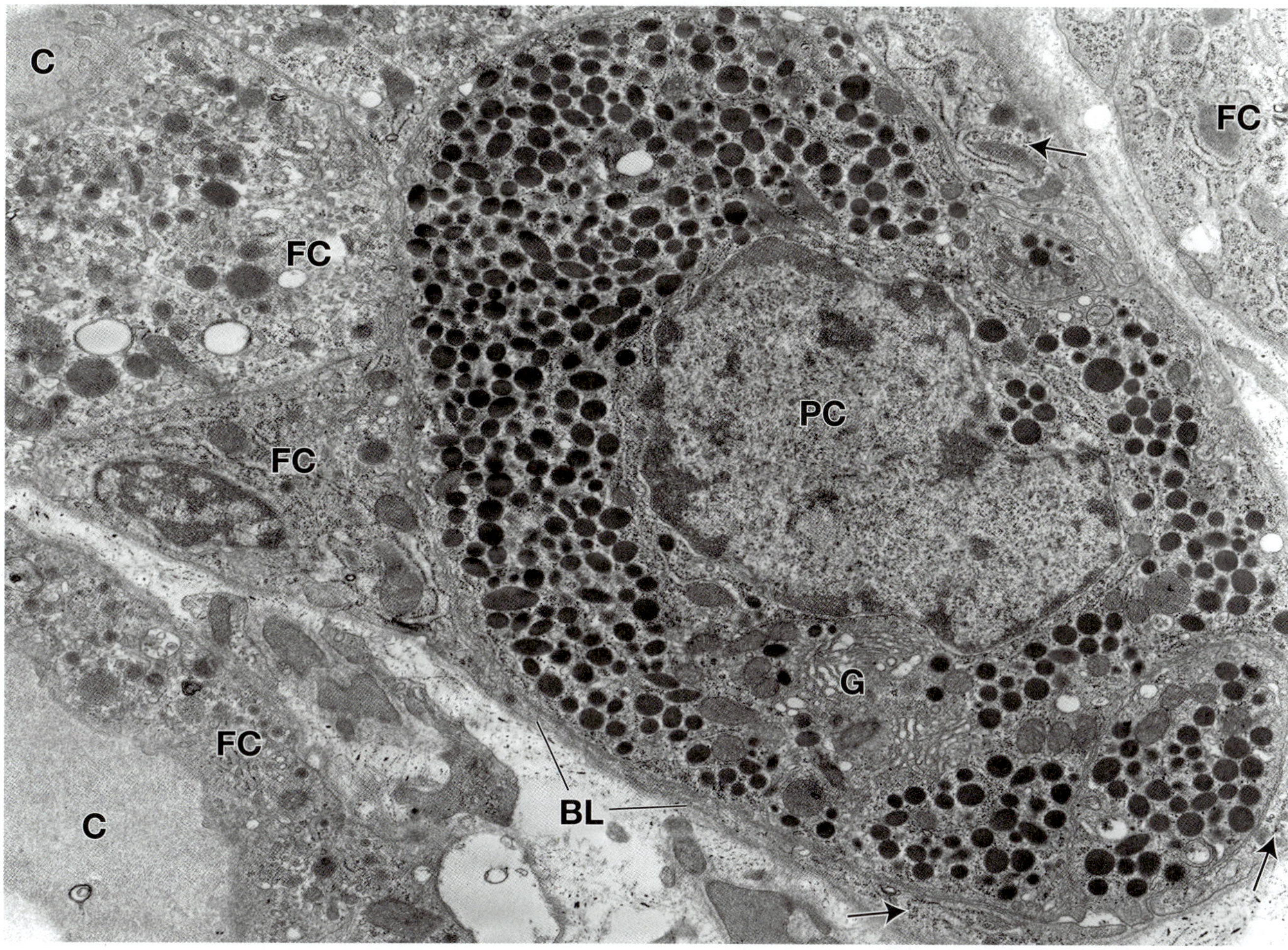

그림 21.17 소포곁세포의 전자현미경사진. 소포세포의 세포질돌기(*화살표*)는 소포곁세포(*PC*)를 부분적으로 둘러싸고 있고, 이 세포에는 수많은 전자밀도가 높은 과립과 발달된 골지복합체(*G*)가 있다. 기저판(*BL*)이 소포세포(*FC*)와 연관되어 있다. 사진의 *왼쪽 모퉁이*에서 두 개의 인접한 소포의 중앙에 있는 콜로이드 물질들(*C*)의 일부가 관찰된다. ×12,000. (Dr. Emmanuel-Adrien Nunez 제공.)

석회화 속도를 높임으로 뼈에 칼슘 축적을 촉진한다. 칼시토닌의 분비는 혈중 칼슘농도에 의해 직접적인 조절을 받는다. 칼슘의 높은 농도는 분비를 자극하고, 낮은 농도는 분비를 억제한다. 칼시토닌의 분비는 뇌하수체와 시상하부에 영향을 받지 않는다. 칼시토닌은 몇몇의 내분비 종양(예: **갑상샘의 수질암종** medullary carcinoma of the thyroid)에서 분비되므로, 종양의 절개 수술 이후 회복의 진전을 지켜보기 위한 종양 지표로서 사용된다. 칼시토닌이 과도한 뼈 재흡수와 연관된 질병(예: **골다공증** osteoporosis, **파제트병** Paget disease)을 가진 환자들을 치료하는 데 사용되기는 하지만, 어떠한 질병도 칼시토닌의 결핍 또는 갑상샘절제(thyroidectomy) 이후 칼시토닌의 결핍과 연관된 것은 없다.

표 21.7 갑상샘의 호르몬

호르몬	구성	원료	주기능
티록신(테트라요오드티로닌, T_4)와 트리요오드사이로닌(T_3)[a]	요오드화된 타이로신 파생물	소포세포(으뜸세포)	조직의 기본 대사를 조절(탄수화물 사용 속도를 증가, 단백질 합성과 분해, 그리고 지방 합성과 분해), 열 생성 조절, 몸과 조직 성장과 태아와 어린아이들의 신경계의 발달에 영향을 미친다.[b] 장에서 탄수화물의 흡수를 증가시킨다.
칼시토닌(티로칼시토닌)	32개의 아미노산을 포함하는 폴리펩타이드	곁소포세포(C 세포)	골흡수를 저해하고 뼈에 칼슘의 흡수를 자극함으로 혈중 칼슘 농도를 줄인다.

[a] 갑상샘은 T_3보다 상당히 많은 T_4를 분비한다: 하지만 약 40%의 T_4는 말초에서 더 빠르게 반응하고 더 많은 효능을 가진 호르몬인 T_3으로 변환된다.

[b] 발달 동안 T_3과 T_4의 부족은 더 적은 수와 더 작은 신경과 결손 수초화, 그리고 심각한 지적인 장애를 초래한다.

콜로이드의 주성분은 갑상샘호르몬의 불활성화 저장 형태인 갑상샘글로불린이다.

콜로이드의 주성분은 **갑상샘글로불린**(thyroglobulin)이라고 불리는 큰(660 kDa) 요오드화된 당단백질로, 약 120개의 타이로신 잔기가 있다. 콜로이드는 또한 몇몇의 효소와 다른 당단백질을 포함하고 있다. 이것은 염기와 산성 염색약에 모두 염색이 되고, 강한 PAS-양성이다. 갑상샘글로불린은 호르몬이 아니다. 이것은 갑상샘호르몬의 불활성화된 저장 형태이다. 활성화된 갑상샘호르몬은 갑상샘글로불린으로부터 떨어져서 유창모세혈관으로 방출되며, 유창모세혈관은 소포가 세포 공정이 더 일어난 이후에만 소포를 둘러싸고 있다. 갑상샘은 많은 양의 분비물을 세포 밖에 저장을 하기 때문에 내분비샘 중에서 독특하다.

갑상샘호르몬의 합성은 여러 단계를 갖는다.

두 가지 주된 갑상샘인 호르몬인 **티록신**(thyroxine, T_4)과 **트리요오드사이로닌**(triiodothyronine, T_3)의 **합성**(synthesis)은 갑상샘 소포에서 구분되는 단계로 일어난다(그림 21.18).

1. **갑상샘글로불린의 합성**. 갑상샘글로불린의 전구체는 소포 상피세포의 과립형질내세망에서 합성된다. 갑상샘글로불린은 소포에 포장되어 소포의 내강으로 외포작용에 의해 분비되기 전에 과립형질내세망과 골지체에서 번역 후 과정으로 당화가 된다.
2. **재흡수, 확산, 그리고 요오드의 산화**. 소포내피세포는 ATPase-의존적 **나트륨/요오드 동반수송체**(sodium/iodide symporter, NIS)를 이용하여 활발하게 **요오드**(iodide)를 혈액에서 세포질로 수송한다. 이 수송체는 소포상피의 가쪽기저막으로 활발하게 요오드를 흡수하는 것을 조절하는 87 kDa의 막투과 단백질이다. 이러한 세포들은 혈중의 요오드의 농도보다 30에서 40배 더 높은 세포내 요오드의 농도를 만들 수 있다. 그런 후 요오드이온은 빠르게 세포의 꼭대기쪽 막 쪽으로 확산된다. 거기에서 요오드이온은 **펜드린**(pendrin)이라고 불리는 세포의 꼭대기쪽 막에 위치한 86 kDa의 **요오드/염소 수송체**(iodide/chloride transporter)를 통해서 소포의 내강으로 이동된다. 그런 후 요오드를 즉각적으로 활성 형태인 **아이오딘**(iodine)으로 산화된다. 이 공정은 콜로이드에서 일어나고 막-결합 **갑상샘과산화효소**(thyroid peroxidase, TPO)에 의해 촉매된다.
3. **갑상샘글로불린의 요오드화**(Iodination). 하나 또는 두 개의 아이오딘 원자는 갑상샘글로불린의 특정한 타이로신 자리에 더해

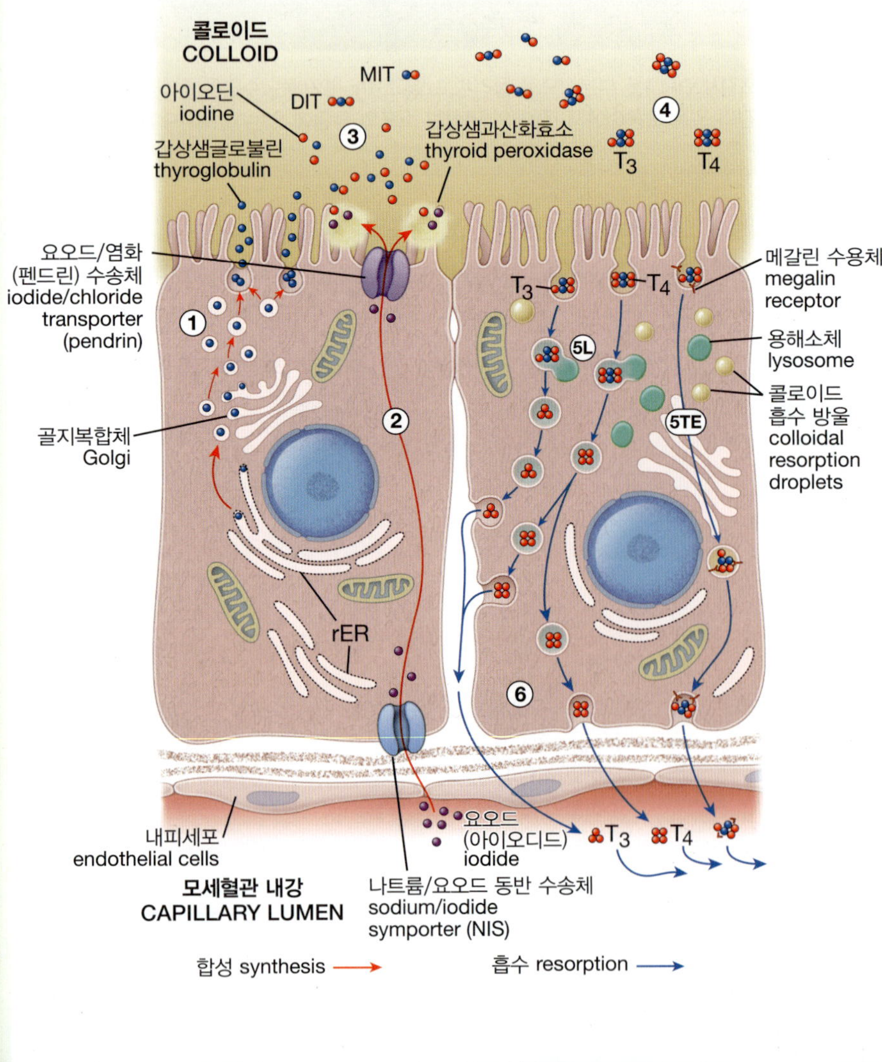

그림 21.18 갑상샘호르몬 합성의 단계 도표. 이 도표는 두 개의 소포세포를 나타낸다: 갑상샘글로불린 합성의 과정에 있는 것(*왼쪽에 있는 빨간 경로*)과 갑상샘글로불린 재흡수 과정에 있는 것(*오른쪽에 있는 파란 경로*). 본문에 더 완전히 설명되어 있는 숫자는 발생하는 연속적인 단계들을 나타낸다: *1*, 갑상샘글로불린의 합성과 분비; *2*, 나트륨/요오드 동반 수송체(NIS)에 의해 혈관으로부터 요오드의 농축과 흡수, 요오드/염화(펜드린) 수송체에 의한 콜로이드로의 요오드의 분비, 그리고 갑상샘 과산화효소에 의해 요오드의 아이오딘으로의 산화; *3*, 콜로이드에서 갑상샘글로불린의 요오드화; *4*, 콜로이드에서 산화 짝지음 작용에 의한 T_3과 T_4 호르몬 형성; *5L*, 리소좀 경로를 통한 콜로이드의 재흡수(주된 경로); *5TE*, 메갈린 수용체-중개 내피 경로를 통한 콜로이드의 재흡수; 그리고 *6*, 세포에서 순환계로 T_4와 T_3의 분비. *DIT*, 다이요오드타이로신; *MIT*, 모노요오드타이로신; *rER*, 과립형질내세망.

진다. 이 과정은 소포세포의 미세융모 표면에 있는 콜로이드에서 일어나고 **갑상샘과산화효소**(thyroid peroxidase, TPO)에 의해 촉매된다. 하나의 아이오딘이온이 하나의 타이로신 자리에 더해지는 것은 **모노요오드타이로신**(monoiodotyrosine, MIT)를 형성한다. 두 번째 아이오딘이온이 MIT 자리에 더해지는 것은 **다이요오드타이로신**(DIT) **잔기**(diiodotyrosine [DIT] residue)를 형성한다.

4. 산화 짝지음 작용(coupling reaction)에 의한 **T_3과 T_4의 형성**. 갑상샘호르몬은 가까이에 있는 두 개의 요오드화된 타이로신 잔기의 산화적 짝지음 작용에 의해서 형성된다. 예를 들면, 이웃 DIT와 MIT 잔기가 짝지음 작용을 하고 있을 때, T_3이 형성된다; 두 개의 DIT 잔기가 서로 반응할 때, T_4가 형성된다. 요오드화된 이후, T_4와 T_3은 여전히 갑상샘글로불린 분자와 연결되어 있는 DIT와 MIT 잔기와 함께 소포의 내강에 있는 콜로이드로 저장되어 있다.
5. **콜로이드의 재흡수**. TSH에 반응하여, 소포세포는 수용체-중개 내포작용에 의해 콜로이드에서 갑상샘글로불린을 흡수한다. 만약 TSH가 여전이 높은 농도로 지속된다면, 콜로이드가 합성되고, 분비되고, 요오드화되고, 너무 빠르게 재흡수 되어 축적될 수가 없기 때문에 소포의 콜로이드의 양은 줄어든다. 내포작용 이후, 갑상샘글로불린은 최소한 두 개의 다른 세포내 경로를 따른다.
    - **리소좀 경로**(lysosomal pathway)에서, 갑상샘글로불린은 내포화되고 내포내이입 소포 내의 초기 엔도좀으로 수송된다. 이것들은 결국 리소좀으로 성숙되거나 이미 존재하는 리소좀에 융합된다. 이 단계에서 갑상샘글로불린의 재흡수는 소포세포의 꼭대기쪽 부분에 **콜로이드재흡수 작은방울**(colloidal resorption droplet)이라 불리는 커다란 세포내이입 소포가 있음으로 확인될 수 있다. 그런 후 갑상샘글로불린은 리소좀의 단백질분해효소에 의해 분해되어 아미노산 구성 성분과 탄수화물, 자유 T_4, T_3, DIT와 MIT 분자가 된다(그림 21.18에 5 L로 표기된 경로 참조). 생리학적인 조건에서, 이것은 콜로이드 재흡수의 주된 경로이다.
    - **상피 경로**(transepithelial pathway)에서, 갑상샘글로불린은 소포의 꼭대기쪽에서 가쪽바닥표면으로 수송된다. 이 경로에 들어가기 위해, 갑상샘글로불린은 수용체인 **메갈린**(megalin)에 결합하며, 메갈린은 LDL 네포이입 수용체군의 일원이고, 330 kDa이다. 메갈린은 콜로이드를 바로 접하고 있는 소포 상피 세포의 꼭대기쪽 표면에 발현되는 막투과 단백질이다. 메갈린에 의해 내포화되는 갑상샘글로불린은 리소좀 경로를 피하고 세포내이입 소포는 소포세포의 가쪽바닥면 막으로 전달된다(그림 21.18에서 5TE로 표지된 것 참조). 높은 TSH 또는 TSH와 같은 자극이 있는 병리학적 상태에서, **메갈린**(megalin)의 발현이 증가하고 많은 양의 갑상샘글로불린은 상피 경로를 따른다. 그 경로는 리소좀 경로에서 갑상샘글로불린을 멀리 돌려서 확장된 T_4와 T_3 방출을 줄인다. **그레이브스병**(Graves disease)과 다른 갑상샘 질병을 가진 환자들은 검출 가능한 양의 메갈린 수용체의 일부를 포함한 순환 갑상샘글로불린을 나타낸다.
6. 소포 세포에서 순환계로 **T_4와 T_3의 방출**. 소포 세포들은 지배적으로 T_4를 생성하며, T_4와 T_3의 비율이 20:1이다. T_4와 T_3의 대부분은 리소좀 경로에서 갑상샘글로불린으로부터 떨어지고, 분비된 T_4와 T_3의 무시해도 될 정도의 양만이 갑상샘글로불린과 결합한다. 대부분의 방출된 호르몬들은 즉각 특이적인 혈청 단백질인 **티록신-결합글로불린**(thyroxine-binding globulin, TBF)(~70%)에 또는 **트렌스타이레틴**(transthyretin, ~20%)이라 불리는 혈청 단백질의 전알부민 조각에 결합한다. T_3이 트렌스타이레틴에 강하게 결합하는 반면, T_4는 TBG에 강하게 결합한다. 분비된 호르몬의 대략 10% 미만은 **알부민**(albumin)의 비특이적인 조각에 결합하고, 이것은 적은 양(~1%)의 대사적으로 활성화된 자유 순환 호르몬을 남겨둔다. 자유 순환 호르몬은 또한 갑상샘의 분비 활성을 조절하는 되먹임계로 기능하기도 한다(그림 21.19). 순환하는 T_4의 1/3은 콩팥, 간, 심장과 같은 말단기관에서 T_3으로 변환된다. T_3은 T_4보다 다섯 배는 더 잠재력이 있고, T_3은 주로 표적세포에서 갑상샘 핵 수용체에 결합함으로써 생물학적 활성을 가진다.

세포막을 가로지르는 수송은 대사와 갑상샘호르몬 활성에 필수적이다.

갑상샘호르몬의 생화학적 구조에 기반하여, 갑상샘호르몬이 단순확산에 의해 세포에 들어갈 것이라고 오랫동안 생각되었었다. 하지만 갑상샘호르몬은 몇몇의 **갑상샘호르몬 수송분자**(thyroid hormone transporter molecule)에 의해 세포막을 가로질러 수송된다는 것은 현재는 잘 성립되어있다. 중추신경계 내에서, T_3과 T_4는 뇌혈관장벽을 통해서 신경세포로 수송되고, **유기적인 음이온 수송 폴리펩타이드**(organic anion transporting polypeptide, OATP)의 군(family)과 더불어 **모노카복실레이트 수송체 8**(monocarboxylate transporter 8, MCT-8)과 **MCT10**에 의해 신경아교세포로 수송된다. 예를 들면, OATP1C1 수송체는 뇌혈관장벽을 형성하는 내피세포에 많이 발현되고, 뇌에 T_4 흡수를 가능하게 한다. MCT8은 또한 심장, 콩팥, 간, 그리고 골격근에서 발견된다. MCT8 유전자의 변이는 **알란헌든증후군**(Allan-Herndon-Dudley syndrome)이라고 알려진 남성 환자에 높은 혈중 T_3 농도와 연관된 심각한 정신 운동 그리고 지적 장애를 야기한다. 결함이 있는 MCT8 수송체는 T_3을 신경세포로 수송하지 못하며, 이는 정상 뇌 발달을 방해한다. T_3은 신경세포에 의해서 사용되지 않기 때문에, 많은 양의 호르몬은 혈액에서 계속해서 순환하게 되며, **갑상샘호르몬 독성**(thyroid hormone

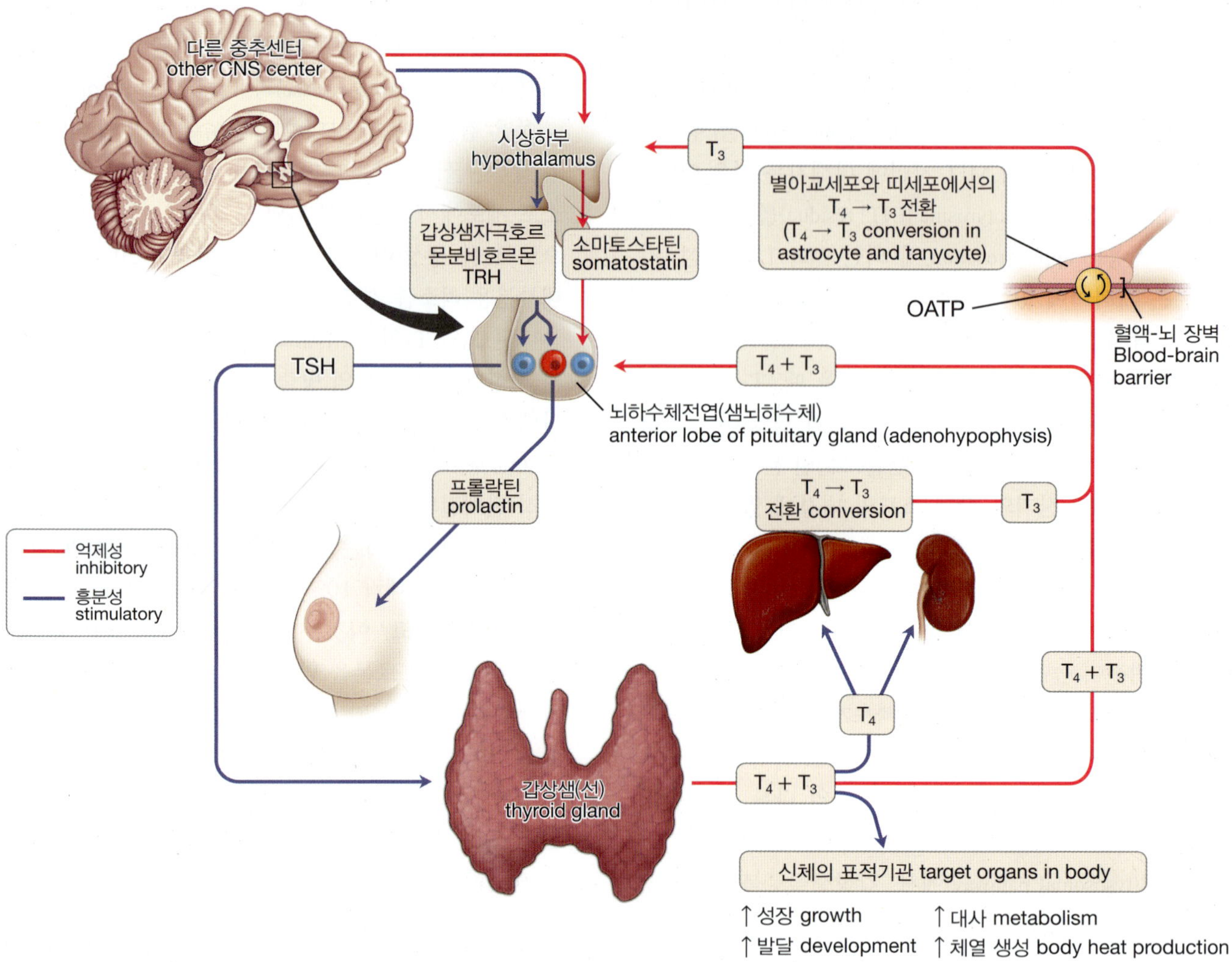

그림 21.19 갑상샘호르몬의 생성, 수송 그리고 조절. T_4와 T_3의 생성은 음성되먹임계를 통해서 조절된다. 갑상샘의 소포세포는 지배적으로 T_4를 T_3보다 20배 더 많이 생성한다; 하지만 T_4는 말단기관(예: 간, 콩팥)에서 더 활성화된 형태인 T_3으로 변환된다. 갑상샘에서 순환계로 방출된 T_4와 T_3의 대략 99%가 특이적인 혈장 단백질에 결합한다. 남아 있는 자유(결합하지 않은) T_4와 T_3은 시스템에 음성되먹임을 가하고 T_4와 T_3의 분비를 억제한다. 이 억제는 뇌하수체 전엽과 시상하부 수준에서 일어난다. 뇌하수체에서 T_4와 T_3은 갑상샘자극호르몬분비세포에 의해 TSH의 분비를 억제한다. 시상하부에서 억제 효과를 없애기 위해서, T_3과 T_4는 모두 내피세포의 막에서 발현되는 OATP 갑상샘호르몬 수송체를 사용하는 뇌혈관장벽(blood-brain barrier)을 통과해야 한다. 증가된 양의 T_4와 T_3은 음성되먹임 고리의 일부로 OATP 수송체의 발현을 줄이고, 이것은 뇌에서 사용 가능한 갑상샘호르몬의 양을 줄인다. 뇌혈관장벽을 통과한 이후, T_4와 T_3은 T_4는 T_3으로 변환이 되는 곳인 이웃 별아교세포로 수송된다. T_3은 신경세포에 들어가는 우세한 호르몬이다. T_4와 T_3은 뇌척수액(cerebrospinal fluid)으로도 분비되고, T_4가 T_3으로 변환되는 별아교세포와 띠뇌실막세포(tanycyte, 특화된 뇌실막세포)에 흡수가 된다. 젖분비호르몬분비세포에서 젖분비호르몬의 생성을 자극하는 TRH에 더불어, 시상하부는 갑상샘자극호르몬분비세포에서의 TSH 분비에 억제 효과를 가지는 성장호르몬억제인자(소마토스타틴)를 분비한다. 되먹임계는 혈중의 낮은 농도의 갑상샘호르몬 또는 대사적 필요에 반응하여 활성화된다. 대사의 화학적 조절에 더하여, 시상하부의 신경 말단의 다양한 자극은 TRH의 분비를 조절한다. 예를 들면, 증가된 체온은 TRH 분비를 억제하는 반면, 추위 스트레스는 TRH의 분비를 증가시킨다. *CNS*, 중추신경계; *TRH*, 갑상샘자극호르몬분비호르몬; *TSH*, 갑상샘자극호르몬; *OATP*, 유기적인 음이온 수송 폴리펩타이드.

toxicity)의 신호와 증상을 일으킨다.

트리요오드사이로닌(T_3) 호르몬은 티록신(T_4)보다 생물학적으로 더 활성이 있다.

T_3과 T_4 분자가 세포에 한 번 들어오면, 이 분자들은 핵-개시 스테로이드 신호 경로와 비슷한 특이적인 **갑상샘 핵 수용체**(thyroid nuclear receptor)와 상호작용한다(그림 21.3b 참조). T_3은 T_4보다 더 높은 친화력으로 더 빠르게 핵 수용체와 결합하고, T_3은 T_4보다 더 빠르게 생물학적으로 활성을 가진다. 게다가, T_3은 미토콘드리아에 결합하고, 이것은 ATP의 생성을 증가시킨다. 그러므로 **생물학적 활성**(biological activity)과 갑상샘호르몬의 대사 효과는 T_3의 세포내 농도에 의해 크게 결정된다. 몇몇의 요소들은 T_3의 세포 내 농도에 영향을 미친다. 이러한 것들에는 말단기관에서의 T_4에서 T_3으로 변환 속도에 기반한 혈중 순환 T_3 농도; 특이적인 갑상샘호르몬 수송체에 의한 세포막을 통한 갑상샘호르몬의 수송; 그리고 갑상샘호르몬을 활성화 또는 비활성화시키는 **요오드타이로닌 탈요오드화**(iodothyronine deiodinase) 효소가 있는 것이 포함되어 있다. 예를 들면, D_1과 D_2라고 불리는 두 개의 탈요오드화 효소는 T_4를 더 활성을 가진 T_3으로 변환시키고, D_3이라고 불리는 세 번째 효소는 T_4를 불활성화된 형태인 rT_3(reverse T_3, 역T_3)과 DIT으

글상자 21.4

임상적용: 비정상적인 갑상샘 기능(Abnormal Thyroid Function)

갑상샘 질병의 가장 흔한 증상은 갑상샘이 비대해지는 **갑상샘종(goiter)**이다. 이것은 아마 갑상샘저하증(hypothyroidism) 또는 갑상샘항진(hyperthyroidism) 중 하나를 나타낼 것이다.

갑상샘저하증(hypothyroidism)은 요오드 섭취 부족(**요오드 결핍 갑상샘종**; iodine-deficiency goiter, **풍토병갑상샘종**; endemic goiter) 또는 **자가면역 갑상샘염**(autoimmune thyroiditis, **하시모토 갑상샘염** Hashimoto thyroiditis)과 같은 일부 유전되는 자가면역질환의 하나로부터 야기가 될 수 있다. 자가면역 갑상샘염은 갑상샘글로불린(TgAb), 갑상샘 과산화효소(TPOAb)와 TSH 수용체(TSHAb)에 특이적인 이상적인 자가면역글로불린이 있는 것으로 특징지어진다. 그 결과는 갑상샘 세포자멸사와 소포의 파괴이다. 혈중 갑상샘호르몬의 낮은 농도는 더 많은 갑상샘글로불린의 합성을 통해 갑상샘 기능을 항진시키는 많은 양의 TSH의 방출을 자극한다. *점액부종*(*myxedema*, 피부의 부은 외형 때문에)이라고 불리는 성인 **갑상샘저하증**(hypothyroidism)은 정신적, 육체적 나태로 특징지어진다. 갑상샘저하증의 중증 단계에서 일어나는 부종은 진피(dermis)의 결합조직에 세포외기질에 있는 히알루논산(hyaluronan)의 축적이 많아지면서 야기된다.

갑상샘항진(독성 갑상샘종 toxic goiter 또는 그레이브스병 Graves disease)에서는, 많은 양의 갑상샘호르몬이 순환계로 방출된다. 그레이브스병을 가진 개인들은 검출할 수 있는 양의 자가항체를 가지고 있다. 이러한 비정항적인 면역글로불린(IgG)은 소포세포에 있는 TSH 수용체에 결합하고, 아데닐산고리화효소(adenylate cyclase)의 활성을 자극한다. 그 결과, 소포세포에서 고리일인산아데노신(cAMP)의 증가한 농도는 세포에 연속적인 자극과 갑상샘호르몬 분비의 증가를 이끈다. 음성되먹임 때문에, 혈중 TSH 농도는 보통 정상이다. 하지만 이러한 자극에서는, 갑상샘은 갑상샘항진을 겪고, 그 결과 갑상샘호르몬은 이상적으로 높은 속도로 분비되며, 이는 대사의 증가를 야기한다. 대부분의 임상적 특징은 증가된 대사 속도와 증가된 교감신경 활성과 연관되어 있다. 이러한 것들에는 체중 감소, 과도한 발한, 빠른맥(tachycardia), 그리고 신경과민(nervousness)이 포함된다. 눈에 띄는 특징은 안구의 돌출과 눈꺼풀 수축이 나타나며, 이것은 증가된 교감 활성과 안구 뒤에 위치한 지방조직의 세포외기질의 증가된 축적으로 인한 것이다(그림 F21.4.1a). 갑상샘은 커진다. 현미경적 특징은 갑상샘 소포를 내피하는 기둥 여포세포가 있는 것을 포함한다. 콜로이드의 높은 활용 때문에, 여포는 여포 세포의 꼭대기쪽 표면에 닿아 있는 면이 없는 경향이 있다(그림 F21.4.1b). 그레이브스병의 치료는 갑상샘을 제거하는 수술 또는 대부분의 활성화된 소포세포를 파괴하는 방사성아이오딘(radioactive iodine [^{131}I])의 섭취를 통한 방사선치료이다.

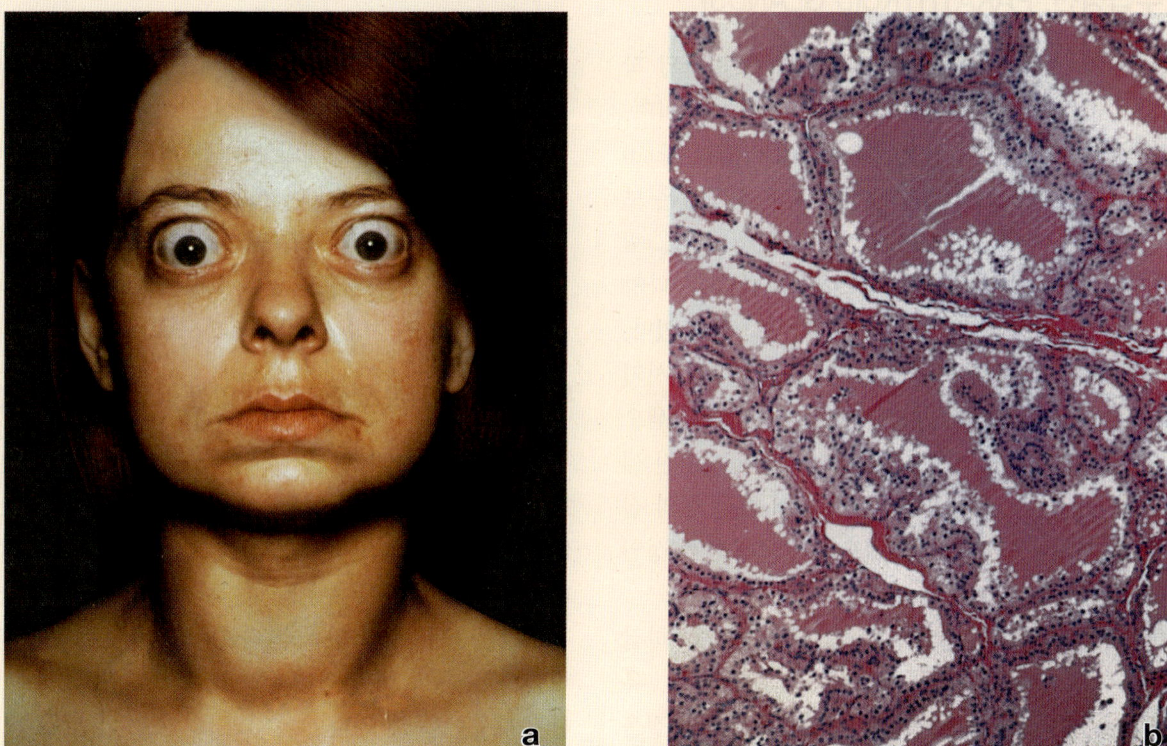

그림 F21.4.1 갑상샘항진(hyperthyroidism). a. 갑상샘항진의 징후가 있는 젊은 여성. *눈알돌출증(exophthalmos)*으로 알려진 전형적인 눈의 증상과 목에 증가된 질량을 보여준다. **b.** 그레이브스병(Graves disease)을 가진 개인의 갑상샘 표본의 현미경사진. 증가된 콜로이드 사용 때문에, 소포세포의 꼭대기쪽 표면 가까이에 있는 콜로이드의 말단 염색이 잘 안된다. 대부분의 세포가 기둥 모양이다. (Rubin E, Gorstein F, Rubin R, et al. *Rubin's Pathology, Clinicopathologic Foundations of Medicine*, 4th ed. Baltimore: Lippincott Williams & Wilkins, 2005를 허가받고 재인쇄함.)

로 분해시킨다. T_3과 T_4는 모두 타깃 조직에서 탈요오드가 되고, 간에서 결합되고, 그 이후 장으로 배설되는 곳인 담즙으로 가게 된다. 결합된 호르몬과 자유 호르몬은 콩팥으로도 배출된다.

갑상샘호르몬은 정상적인 태아 발달에 중요한 역할을 한다.

사람에게서, **갑상샘호르몬**(thyroid hormones)은 정상 성장과 발달에 필수적이다. 정상 임신에서, T_3과 T_4는 태반장벽을 통과하고, 뇌 발달의 초기 단계에 중요한 역할을 한다. 게다가, 태아 갑상샘은 임신 14주에 기능하기 시작하고, 추가적인 갑상샘호르몬에도 기여한다. **태아 발달**(fetal development) 동안 갑상샘호르몬 결핍은 중추신경계에 비가역 손상을 주게 되고, 이것은 신경세포의 수를 줄이고, 결손 수초 그리고 지적 장애를 야기한다. 만약 태아 갑상샘의 발달 이전에 엄마의 갑상샘 결핍이 있다면, 지적 장애가 심할 것이다. 최근 연구를 갑상샘호르몬은 성장호르몬분비세포에 있는 GH를 위한 유전자 발현을 자극하기도 한다. 그러므로 신경 이상에 더불어, 일반적인 왜소 성장은 전형적이다. 이러한 두 기형의 조합은 **선천적 갑상샘저하증**(congenital hypothyroidism)이라고 불린다.

■ 부갑상샘(부갑상선, PARATHYROID GLANDS)

부갑상샘(부갑상선, parathyroid gland)은 갑상샘과 긴밀히 연관된 작은 내분비샘이다. 부갑상샘은 타원형이고, 지름이 몇 mm이며, 두 쌍으로 배열되어 있으며, **상부갑상샘**(superior parathyroid gland)과 **하부갑상샘**(inferior parathyroid gland)을 구성한다. 부갑상샘은 보통 갑상샘의 측엽의 뒤표면에 있는 결합조직에 위치해 있다(그림 21.14, 도판 21.4, 946쪽 참조). 하지만, 수와 위치는 아마 매우 다양하다. 개인의 2%에서 10%는 가슴샘과 연관된 추가적인 샘이 있다.

구조적으로, 각각의 부갑상샘은 갑상샘과 부갑상샘을 분리시키는 얇은 결합 조직피막에 둘러싸여 있다. 사이막은 피막에서 샘으로 확장되어 잘 정의되지 않은 소엽들로 나뉘고, 빽빽이 싸여진 세포끈을 분리한다. 결합조직은 나이에 따라 증가되어 결국 샘의 질량을 많게는 60~70%까지 구성하는 지방세포의 발달과 함께 성인에게서 더 명확하게 보인다.

부갑상샘은 하갑상샘동맥으로부터 또는 상갑상샘동맥과 하갑상샘동맥 사이의 문합으로부터 혈액을 공급받는다. 내분비샘, 유창모세혈관의 풍부한 연결망과 림프모세관은 부갑상샘의 실질을 둘러싼다.

부갑상샘은 제3 인두주머니와 제4 인두주머니에서 유래한 내배엽세포에서 발달한다.

발생학적으로, **하부갑상샘**(inferior parathyroid gland, 가슴샘)은 제3 인두주머니에서 유래하고, **상부갑상샘**(superior parathyroid gland, 그리고 아가미끝소체[ultimobranchial body])은 제4 인두주머니에서 유래한다. 먼저, 상부에 위치한 제3 인두주머니에서 유래한 하부갑상샘은 가슴샘으로 내려온다. 나중에, 하부갑상샘은 가슴샘에서 분리가 되고, 상부갑상샘 아래 위치하도록 온다. 이 구조가 분리되는 것이 실패하면 성인에게 부갑상샘과 가슴샘의 비정형 결합이 초래된다. 주세포(으뜸세포, chief cell)는 배아 발생 동안 분화하고 태아의 칼슘 대사를 조절하며 기능적으로 활성화되어 있다. 호산세포는 나중에 사춘기 때 분화한다.

주세포와 호산세포는 부갑상샘의 상피세포를 구성한다.

- 부갑상샘의 더 많은 실질조직세포인 **주세포**(principal [chief] cell)는 **부갑상샘호르몬**(PTH)의 분비, 저장, 그리고 합성 조절에 관여한다(그림 21.20). 이 세포는 크기가 작고, 모양이 다양하며, 지름이 7~10 μm이고, 핵이 중심에 위치해 있다. 염색이 잘 안 되고, 약간 호산성인 세포질은 리포푸신을 갖고 있는 소포, 축적된 글리코겐과 지방방울을 포함한다. TEM으로 또는 특별하게 염색한 이후 광학현미경으로 보이는 작고, 밀집된, 막으로 된 소포는 PTH의 저장 형태라고 간주된다. 으뜸세포는 혈액 칼슘 농도의 변화에 의해 만성적으로 자극이 될 때 복제가 된다.
- **호산세포**(oxyphil cell)는 실질세포의 작은 부분을 구성하고 있고, 분비하는 역할은 가진다고 알려지진 않았다. 이 세포들은 홀로 또는 뭉치로 발견된다; 세포들은 더 둥글고, 비교적 으뜸세포보다 크고, 뚜렷한 호산성 세포질을 포함한다(그림 21.20 참조). 종종 기이한 형태와 크기를 가진 미토콘드리아는 거의 세포질로 채워져 있고, 이 세포가 강한 호산성이게 한다. 분비소포가 없으며, 만약 과립형질내세망이 있으면 조금의 호산성을 보인다. 세포질내 포함체는 보통 미토콘드리아에 분배되어 있는 리소좀, 지방방울, 글리코겐으로 구성된다.

부갑상샘호르몬은 혈중 칼슘과 인산 농도를 조절한다.

부갑상샘은 칼슘과 인산 농도를 조절하는 기능을 한다. **부갑상샘호르몬**(parathyroid hormone, PTH)는 삶에 필수적이다. 그래서 **갑상샘절제술**(thyroidectomy) 동안 갑상샘 조직의 기능을 하게 하기 위해서 부갑상샘호르몬은 반드시 섭취해야 한다. 만약 샘이 완전히 제거되었다면, 후두 근육과 다른 호흡기 근육을 포함한 근육들이 혈중 칼슘 농도가 떨어짐에 따라 **테타니수축**(tetanic contraction)을 하기 때문에 죽게 된다.

PTH는 84개의 아미노산으로 구성된 선형 펩타이드이다(표 21.8). 이것이 표적세포에 있는 둘째전령계(second-messenger system)를 활성시키기 위한 G단백질과 상호작용하는 특이적인 PTH 수용체와 결합을 한다. PTH 분비는 **혈중 칼슘 정도의 증가**(level of calcium in the blood to increase)를 유발한다. 동시에, 혈중 인산의 농도를 줄인다. PTH의 분비는 간단한 되먹임계를 통한 혈중 칼슘 정도에 의해 조절된다. 부갑상샘의 으뜸세포에 있는 칼슘-감지 수용체(calcium-

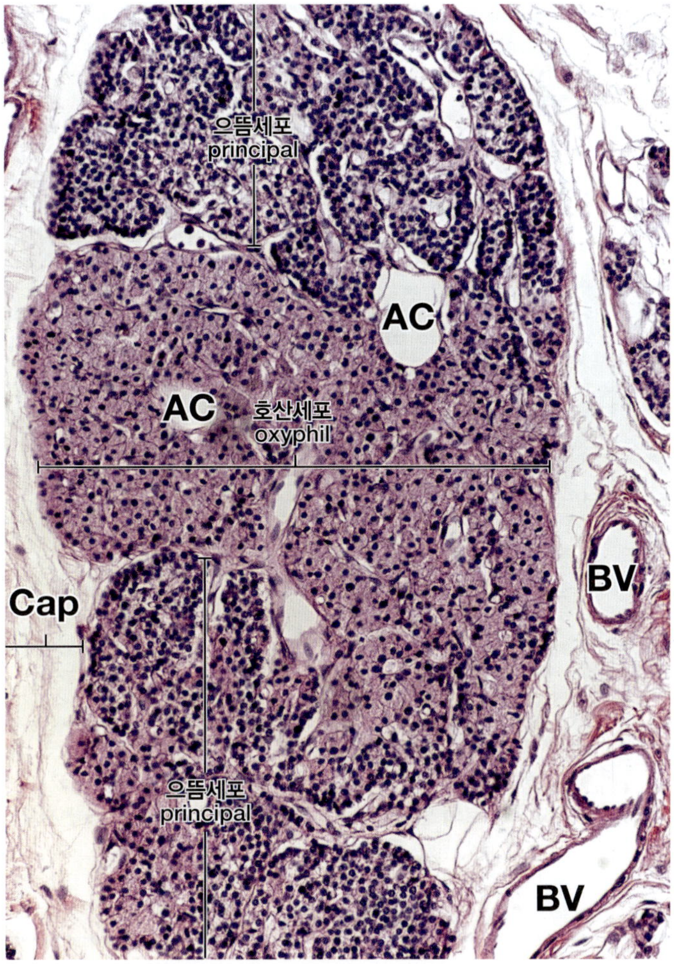

그림 21.20 사람 부갑상샘 현미경사진. 이 H&E 염색된 시료는 샘과 샘의 결합조직피막(*Cap*)의 일부를 보여준다. 혈관(*BV*)은 양엽 사이에 결합조직 사이막에 위치한다. 으뜸세포는 두 덩어리(*위와 아래*)로 배열되어 있고, 호산세포(*중앙*)의 커다란 뭉치에 의해 분리된다. 호산세포는 뚜렷한 호산성 세포질을 가진 커다란 세포이다. 호산세포는 여기에 보이듯이 커다란 덩어리 또는 작은 군으로 나타난다. 으뜸세포는 더 많다. 으뜸세포는 더 작고, 더 적은 세포질을 가졌기 때문에 핵과 더 가깝게 보인다. 지방세포(*AC*)는 수가 제한적임에도 불구하고 변이가 많다. ×175.

sensing receptors)가 혈중 낮은 칼슘 정도를 감지하였을 때, 부갑상샘은 PTH 분비를 자극한다; 혈중 높은 칼슘 정도는 분비를 억제한다.

PTH는 몇몇 장소에서 기능한다.

- **뼈조직에서의 작용**. 수년 동안, 골흡수는 PTH가 뼈에 작용하는 주된 효과라고 여겨졌다. 하지만 뼈에 미치는 PTH의 작용은 더 복잡하다. PTH는 일부 세포에 직접 또는 간접적으로 작용을 한다. PTH를 위한 수용체는 뼈선조세포(osteoprogenitor), 뼈모세포(osteoblast), 골세포 그리고 뼈피복세포(bone lining cell)에 있다. 놀랍게도, 골흡수를 하는 파골세포는 PTH 수용체를 가지고 있지 않다; 따라서 그들은 뼈모세포의 RANK-RANKL 신호기전에 의해 간접적으로 활성화된다(280~282쪽). PTH의 지속적인 노출은 뼈모세포에서 지엽적 RANK 생성을 증가시키고, 오스테오프로테게린(osteoprotegerin, OPG) 분비를 줄인다. 그런 후 이러한 변화는 파골세포 분화를 자극하며, 파골세포의 분화는 골흡수의 증가와 세포외액으로 칼슘과 인산의 분비를 야기한다. 짧은 간헐적인 PTH 노출은 골세포와 뼈모세포에서의 cAMP/IGF-1 경로를 통해서 뼈 질량을 증가시킨다. PTH의 간헐적인 주입에 의해 뼈 질량이 증가하는 합성 영향은 골다공증(osteoporosis)의 치료에 사용된다(8장 뼈, 글상자 8.2 282~283쪽 참조).
- **콩팥에서의 칼슘 배출**은 PTH의 세관 재흡수 자극에 의해 줄어들고, 이를 통해서 칼슘을 보존한다.
- **소변을 통한 인산 배출**은 PTH 분비에 의해 증가되고, 이를 통해서 혈액과 세포외액의 인산 농도를 낮춘다.
- **콩팥에서 25-OH 비타민 D_3**를 호르몬적으로 활성이 있는 **1,25-(OH) 비타민 D_3**으로 변환하는 것은 주로 1α-수산화효소의 활성과 활성을 가진 호르몬 생성을 증가를 자극하는 PTH에 의해 조절된다.
- **장에서의 칼슘 흡수**는 PTH의 영향 아래 증가된다. 하지만 비타민 D_3은 자에서의 칼슘 흡수에 미치는 효과가 PTH보다 더 크다.

부갑상샘호르몬과 칼시토닌은 혈중 칼슘 농도 조절에 상호작용을 한다.

부갑상샘호르몬(PTH)은 혈중 칼슘을 높이지만, PTH 방출 이후 몇 시간 내에 최대 농도에 도달하지 못한다. PTH는 다소 느리고 긴

표 21.8 부갑상샘호르몬

호르몬	구성	원료	주기능
부갑상샘호르몬(PTH)	84개의 아미노산을 가진 폴리펩타이드	으뜸세포[a]	세 가지 방법으로 혈중 칼슘 농도를 증가시킨다: (1) 뼈에서 칼슘 방출을 촉진한다(RANK-RANKL 신호를 통해 뼈모세포에 영향을 미치고, 이것은 상당한 수의 파골세포를 증가시킨다); (2) 콩팥에 근위세관에서 인산의 재흡수를 저해하는 동안 원위세관을 통한 칼슘 재흡수를 자극하게 한다; 그리고 (3) 콩팥에서 호르몬적으로 활성을 가진 1,25-디히드록시콜레칼시페롤(1,25-dihydroxycholecalciferol, 1,25-$[OH]_2$ 비타민 D)의 형성을 증가시키고, 이는 세관에서 칼슘의 재흡수를 촉진한다.

[a] 일부 증거들은 대략 4세에서 7세 사이에 부갑상샘에서 처음 나타나서 사춘기 때 수가 증가하는 호산세포가 PTH를 생성할지도 모른다고 제안한다.
RANK-RANKL, NF-κB 수용체 활성자-NK-κB리간드.

표 21.9 부신의 호르몬

호르몬	구성성분	원료	주기능
부신피질			
무기질코르티코이드: 알도스테론(알도스테론의 무기질코르티코이드 활성 95%)	스테로이드호르몬 (콜레스테롤 파생물)	사구층의 실질세포	전해질 항상성을 조절하는 것을 돕는다(콩팥의 원위세관에서 나트륨 재흡수를 증가시키고 칼륨 재흡수를 줄인다); 소변의 삼투압 균형을 유지하고, 산성혈증을 저해하는 기능을 한다.
글루코코르티코이드: 코르티코스테론과 코티솔(글루코코르티코이드 활성의 95%는 코티솔에 있다)	스테로이드호르몬 (콜레스테롤 파생물)	다발층의 실질세포(그리고 그물층의 더 적은 확장까지)	정상적인 대사, 특히 탄수화물 대사(아미노산을 간으로 전달하는 속도를 올리고, 골격근에서 단백질의 제거와 이 단백질의 간으로의 전달을 촉진하며, 세포에 의한 당 대사 속도를 줄이고, 간에서 글리코겐 합성을 자극하며, 지방을 저장 축적물에서 에너지 사용을 위한 이동을 자극한다)를 촉진한다; 스트레스에 대한 저항성을 제공한다; 염증 반응과 일부 알레르기 반응을 진압한다.
생식샘코르티코이드(부신안드로겐): 디하이드로에피안드로스테론(DHEA), 디하이드로에피안드로스테론 황산염(DHEAS), 그리고 안드로스텐다이온(남성과 여성 모두에게서 생성된다)	스테로이드호르몬 (콜레스테롤 파생물)	그물층의 실질조직세포(그리고 다발층의 더 적게 확장된 곳까지)	약한 안드로겐은, 여성에게서 사춘기 때 겨드랑이와 치골 모발 발달을 유도한다; 남성화 효과; 정상적인 혈중 농도에서는, 보통 안드로겐의 기능은 미미하다.
부신수질			
노르에피네프린과 에피네프린(사람에게서 에피네프린의 80%)	카테콜아민 (아미노산 파생물)	크롬친화세포	교감신경작용제(자율신경계의 교감 분열에 의해 유도되는 것과 비슷한 효과를 만든다)[a]; 심박수를 증가시키고, 혈압을 증가시키며, 내장과 피부로의 혈류를 줄인다; 글리코겐에서 당으로의 전환을 자극한다; 땀흘림을 증가시킨다; 세기관지의 확장을 유도한다; 호흡수를 증가한다; 소화를 저해한다; 소화계 샘에서의 효소 생산을 줄인다; 소변 생성을 줄인다

[a] 카테콜아민은 샘상피, 심장근, 그리고 내장과 혈관 벽에 위치한 평활근의 활성에 영향을 미친다.

기간 동안의 항상성 기능을 가지는 것처럼 보인다. 하지만 **칼시토닌**(calcitonin)은 빠르게 혈중 칼슘 농도를 낮추고, 최고점에는 약 1시간 안에 도달한다; 그러므로 이것은 더 빠르고 급한 항상성 기능을 가진다.

■ 부신(콩팥위샘, ADRENAL GLANDS)

부신(콩팥위샘, adrenal [suprarenal] gland)는 복강의 복막뒤공간(retroperitoneal space)에 위치한 쌍으로 된 기관이다. 오른쪽 샘은 납짝하고 삼각형이며, 왼쪽 샘은 반달 모양이다. 두 샘은 콩팥(신장)의 상극(superior pole)에 콩팥주위 지방층에 파묻혀 있다. 부신은 스테로이드호르몬과 카테콜아민을 분비한다. 부신은 섬유주(trabeculae)가 혈관과 신경을 운반하는 실질으로 확장되는 두꺼운 결합 조직 **피막**(capsule)으로 뒤덮여 있다. 분비 실질은 두 개의 뚜렷한 부분으로 구성되어 있다(그림 21.22, 도판 21.5, 948쪽).

- **피질**(cortex)은 스테로이드를 분비하는 부분이다. 이것은 피막의 아래에 있고, 피막 무게의 약 90%를 이룬다.
- **수질**(medulla)은 카테콜아민을 분비하는 부분이다. 이것은 피질의 깊은 곳에 있고 샘의 중앙을 형성한다.

피질과 수질의 실질 세포는 배아 기원이 다르다.

발생학적으로, 피질세포(cortical cell)는 **중배엽 중간엽**(mesodermal mesenchyme)에서 기원하고, 수질은 부신을 발달하기 위해 이동하는 **신경능선**(neural crest)세포에서 유래한다. 발생학적으로 서로 구별되었지만, 부신의 두 부분은 기능적으로 연관되어 있다(아래 참조). 부신피질의 실질세포는 시상하부전엽 일부에 의해 조절받고, 정상적인 전해질 균형(electrolyte balance)을 유지하고 대사를 조절하는 역할을 한다(표 21.9).

혈액 공급(Blood Supply)

각각의 **부신**(adrenal gland)은 **상부신동맥**(superior suprarenal artery), **중앙부신동맥**(middle suprarenal artery) 그리고 **하부신동맥**(inferior suprarenal artery)에 의해 혈액을 공급받고, **부신정맥**(suprarenal vein)으로 빠진다(그림 21.21 참조). 오른쪽 면에서는 상부신정맥이 바로 아래대정맥으로 빠지는 반면, 왼쪽 면에서는 상부신정맥이 왼쪽 콩팥정맥(left renal vein)으로 빠진다. 이러한 혈관들은 피막을 투과

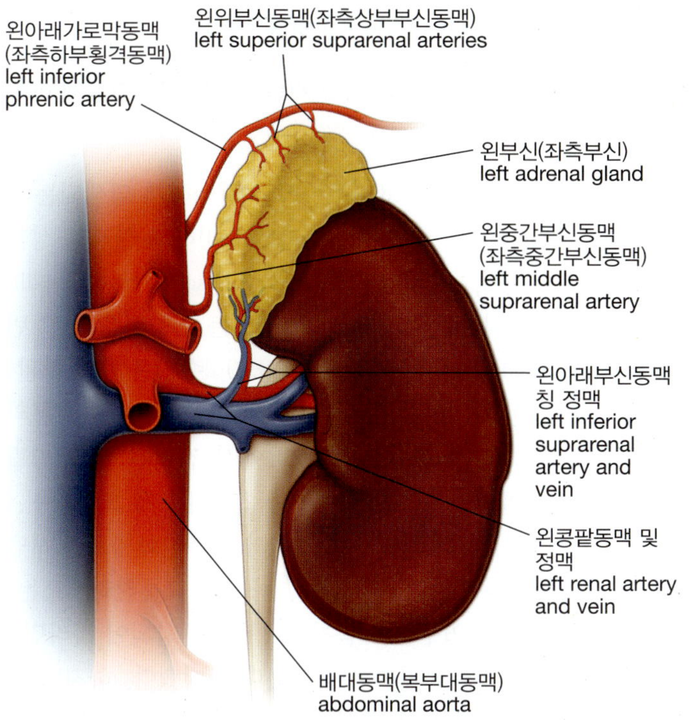

그림 21.21 부신(콩팥위)의 혈액 공급과 국소해부. 이 그림은 왼쪽 콩팥의 상극에 있는 왼쪽 부신의 위치를 보여준다. 콩팥주위 지방은 기관으로의 혈액 공급을 보여주기 위해서 사진에서 제거되었다. 콩팥은 세 개의 동맥으로부터 혈액을 공급받는다. 상부신동맥과 하부신동맥은 각각 좌하횡격막동맥과 좌콩팥동맥에서 유래하는 반면, 중앙부신동맥(middle suprarenal artery)은 대동맥으로부터 직접 유래한다. 혈액은 왼쪽에 위치하고 있으며, 부신정맥으로 나가며, 부신정맥은 *왼쪽*에 있는 것은 왼쪽부신정맥으로 빠지고, *오른쪽*에 있는 것은 아래대정맥(inferior vena cava)으로 바로 빠져나간다.

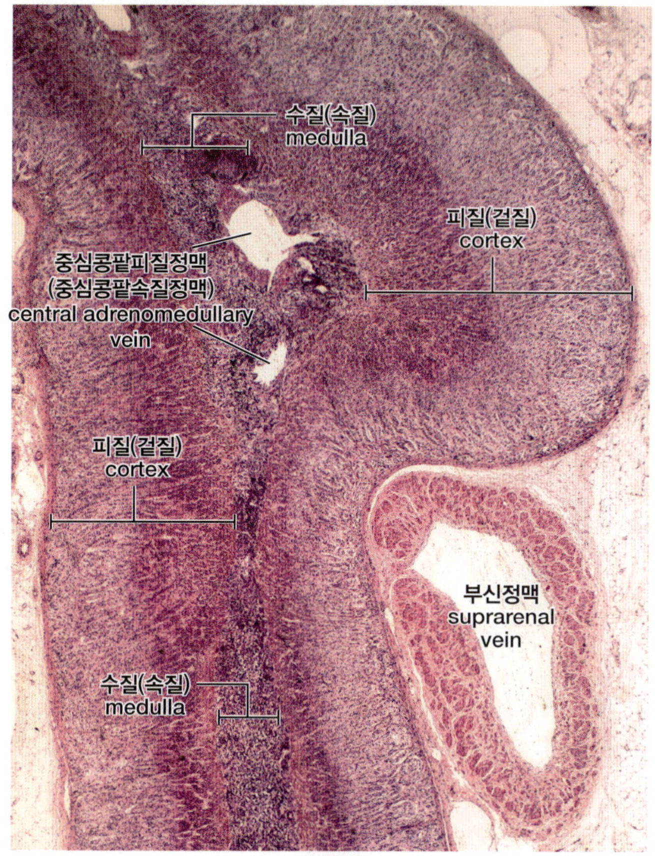

그림 21.22 부신의 현미경사진. H&E 염색 시료의 저배율 현미경사진은 수질을 포함한 중앙 지역과 양 표면에서 보이는 피질을 갖는 부신의 전체 두께를 보여준다. 중심 정맥의 측면도(profile)은 수질 내에 있다. 피질의 더 깊은 부분은 바깥 부분보다 더 진하게 염색되고, 이는 사구층(zona glomerulosa)과 다발층(zona fasciculate)의 바깥 부분의 씻겨나간 지방 때문이다. 이 부분은 또한 콩팥 정맥의 벽에 세로로 배열된 평활근다발로 특징지어지는 콩팥 정맥의 가로단면적이다. ×20.

하는 소동맥들을 생성하기 위해 피막으로 들어가기 전에 가지를 친다. 피막에서, 그 동맥들은 혈액 분포의 세 가지 주된 양식을 생성하기 위해 가지를 친다(그림 21.24). 이 혈관들은 아래의 구성으로 이루어진 계를 형성한다

- 피막에 혈액을 공급하는 **피막 모세혈관**(capsular capillary)
- 피질에 혈액을 공급하고 유창수질굴모세혈관(fenestrated medullary capillary sinusoid)으로 빠지는 **유창피질굴모세혈관**(fenestrated cortical sinusoidal capillary)
- 섬유주 안에서 이동하며 피질을 가로지르고, 동맥혈을 **수질굴모세혈관**(medullary capillary sinusoid)로 가져오는 **수질세동맥**(medullary arteriole)

따라서 수질은 두 군데에서 혈액 공급을 받는다: 수질소동맥에서 동맥혈을, 이미 피질에 공급하고 있는 피질굴모세혈관(cortical sinusoidal capillary)에서부터 정맥혈을 공급받는다. 피질과 수질 굴맥혈관(sinusoid)에서 발생하는 세정맥은 소부신수질집합정맥(small adrenomedullary collecting vein)으로 나가며, 이 정맥은 합쳐져서 커다란 **중앙부신수질정맥**(central adrenomedullary vein)을 형성하고, 이 정맥은 상부신정맥으로서 우측 면에 있는 아래대정맥으로 바로 빠지고, 좌측 면에서는 좌콩팥정맥으로 빠진다(그림 21.21 참조). 사람에게서는, 이 중앙부신수질정맥과 지류는 뚜렷하고 세로로 기원한 평활근다발을 포함하는 중간막(tunica media)을 갖는 것에서 독특하다(그림 21.25). 세로 평활근다발이 중앙 부신수질정맥과 이것의 지류와 동시에 발생하는 수축은 부신의 크기가 줄어들게 만든다. 부피 감소는 부신수질에서 순환계로 호르몬의 방출을 젖은 스폰지를 짜내는 것과 비슷하게 강화시킨다.

림프관(lymphatic vessel)은 더 커다란 혈관 주변의 결합조직과 피막에 있다. 이것들은 또한 부신피질의 실질에서도 발견이 된다. 림프관은 크롬친화세포의 분비물인 **크로모그라닌 A**(chromogranin A)를 분배하는 데 중요한 역할을 한다. 크로모그라닌 A는 48 kDa의 에피네프린(epinephrine)과 노르에피네프린(norepinephrine)을 위한 세포내 저장 단백질 복합체이고 바소스타틴1,2(vasostatin 1 [VST I], vasostatin 2 [VST II]), 판크리아스타틴(pancreastatin, PST), 카테스타틴(catestatin, CST), 파라스타틴(parastatin, PARA)을 포함한 몇몇의 조절 펩타이드의 전구 분자이다. 이러한 펩타이드는 크롬친화세포(자가분비 효과)와 멀리 떨어진 기관의 다른 세포들의 신경분비 기능을 조절한다.

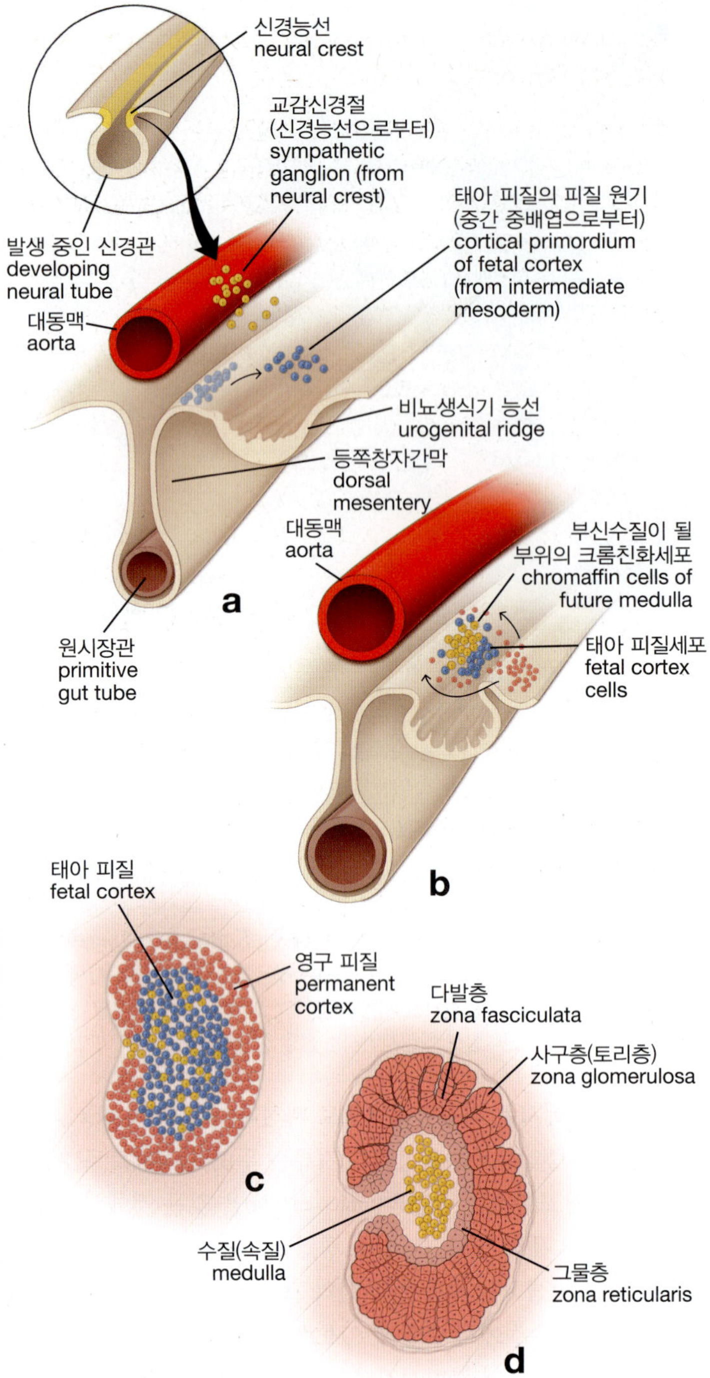

그림 21.23 부신의 발달. a. 초기 단계에서, 피질은 중간중배엽의 세포로부터 발달하는 것을 보여주며, 수질은 신경능선에서부터 분화하는 것과 이웃 교감신경절에서 이주하는 것을 보여준다. 태아 피질에서 온 세포들은 발달하는 비뇨생식기능선(urogenital ridge, 장래 생식샘)과 등쪽창자간막(dorsal mesentery)의 뿌리 사이에 위치한 중피세포에서 기원한다. 이들은 분열하고 배아피질세포로 분화한다. **b.** 배아 피질에서 온 중배엽세포는 발달하는 수질의 세포를 둘러싼다. 나중에 더 많은 중간엽세포는 뒤배벽의 중피에서 온다. 이들은 크롬친화세포와 배아피질세포를 포함한 세포의 원래 물질을 둘러싼다. 이 세포들은 나중에 영구적인 피질이 된다. **c.** 이 단계(약 발달 7개월)에서, 배아 피질은 피질의 약 70%를 차지한다. 영구적인 피질은 배아 피질의 바깥에서 발달한다. **d.** 완전히 발달된 부신 피질은 4개월 때부터 보인다. 영구적인 피질은 배아 피질을 대체하며, 배아 피질은 이 나이 때 완전히 사라진다. 영구적인 피질에는 완전히 발달한 층 구조(zonation)가 나타난다.

부신수질의 세포(Cells of the Adrenal Medulla)

부신수질에 위치한 크롬친화세포는 시냅스이전 교감신경세포에 의해 자극된다.

부신의 중간 부분인 **수질**(medulla)은 크고 창백하게 염색되는 **크롬친화세포**(chromaffin cell, **수질세포** medullary cell)라고 불리는 상피모양 세포와 결합조직, 수많은 굴모세혈관(sinusoidal blood capillary)과 신경들로 구성되어 있다. 크롬친화세포는 영향력을 가진 변형 신경세포(modified neuron)이다(글상자 21.5). 수많은 수초화된 시냅스이전 교감신경섬유는 바로 수질의 크롬친화세포를 통과한다(12장 신경조직, 472쪽 참조). 교감섬유에서 전달된 신경 임펄스(impulse)가 카테콜아민을 분비하는 크롬친화세포에 도달하면, 크롬친화세포는 분비물을 분비한다. 그래서 크롬친화세포는 시냅스후 신경세포와 동등하다고 여겨진다. 하지만 크롬친화세포는 축삭돌기가 없다. 실험 연구는 크롬친화세포가 배양되어 자라면, 이 세포들은 축삭과 같은 돌기를 확장시킨다고 밝혔다. 하지만 축삭의 발달은 부신피질에서 분비되는 호르몬인 글루코코르티코이드에 의해 저해될 수 있다. 따라서 부신피질의 호르몬은 크롬친화세포의 형태를 주관하고, 크롬친화세포가 신경돌기를 형성하는 것을 억제한다. 따라서 크롬친화세포는 분비물이 유창모세혈관을 통해서 혈류로 들어간다는 점에서 전형적인 내분비세포와 매우 닮았다.

신경절세포(ganglion cell) 또한 수질에 있다. 이들의 축삭은 부신피질의 신경실질세포로 분비 활성을 조절하기 위해서 그리고 혈관으로는 신경을 통하게 하기 위해서 확장하고, 샘의 외부를 복부 내기관에 신경을 통하게 하는 내장신경으로 확장한다.

부신수질의 크롬친화세포는 분비 기능을 가진다.

크롬친화세포(chromaffin cell)는 타원형 덩어리와 짧게 상호 연결된 끈 모양으로 배열되어 있다. 모세혈관은 실질과 친밀하게 연관되어 배열되어 있다. 모세혈관은 피질모세혈관 또는 분지로서 피질세동맥에서 기원한다. 미세구조적으로, 크롬친화세포는 직경이 100 nm에서 300 nm인 수많은 분비소포, 과립형질내세망의 특성, 그리고 잘 발달된 골지체로 특징지어진다. 크롬친화세포에 의해 분비되는 카테콜아민 에피네프린과 노르에피네프린을 특이적으로 염색하면, 이 두 물질은 서로 다른 세포에서 생성된다는 것을 조직학적으로 증명할 수 있다(그림 21.26). 전자현미경은 막에 결합된 소포의 성질에 의해 구별되는 크롬친화세포의 두 개의 집단을 밝힌다.

- 세포의 한 집단은 단지 큰, **밀집된 핵 소포**(dense-core vesicle)만을 갖는다. 이러한 세포는 노르에피네프린을 분비한다.
- 세포의 다른 집합은 더 작고, 더 균질하며, 덜 밀집한 **소포를 갖는다**(contains vesicle). 이러한 세포는 에피네프린을 분비한다.

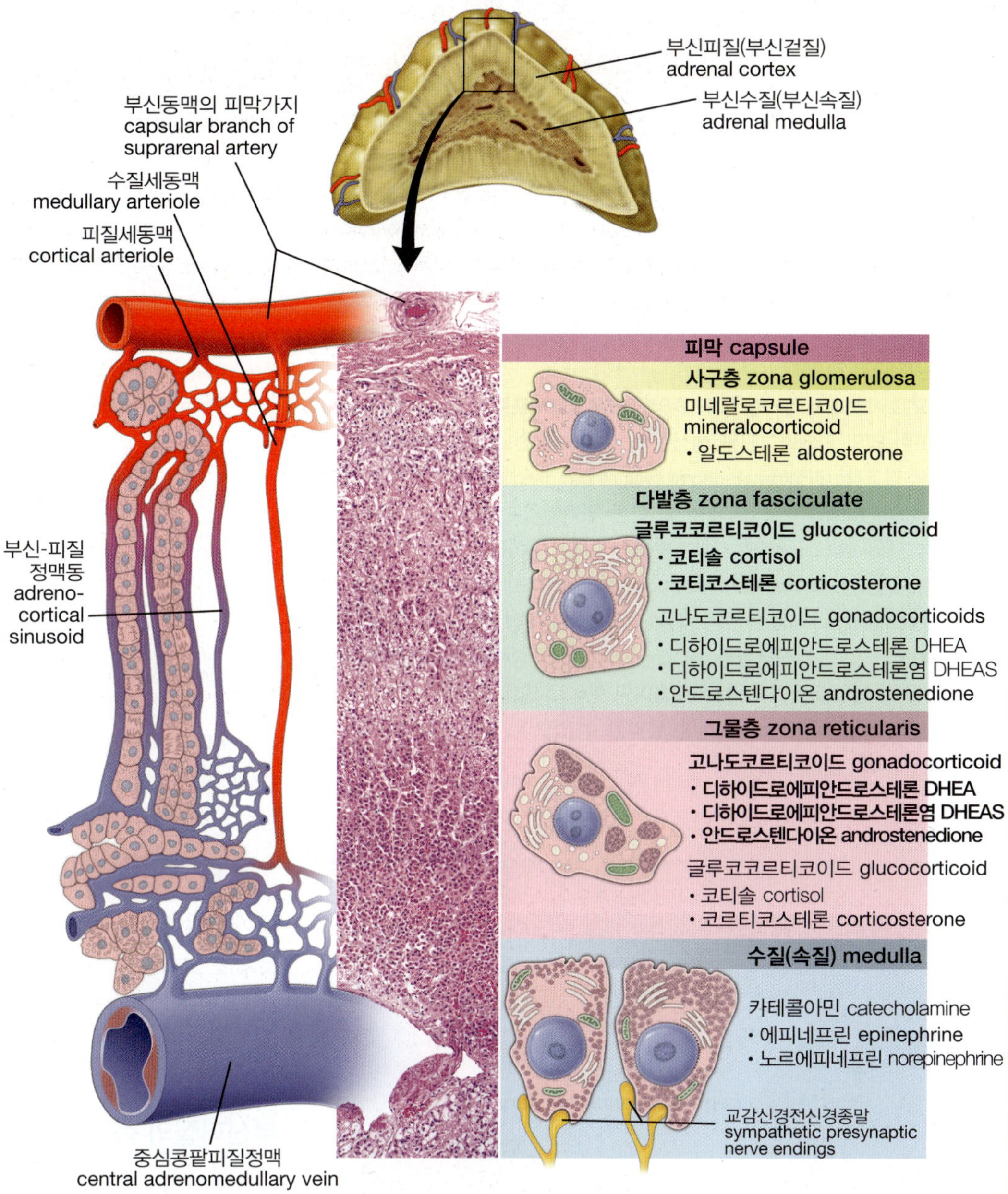

그림 21.24 사람 부신의 조직과 혈액 공급. 이 그림은 부신 피질과 수질로의 혈액 공급을 보여준다. 피질세동맥(cortical arteriole)은 피질에서 모세혈관그물(모세혈관망)을 형성하고, 수질에 있는 두 번째 모세혈관그물로 배출된다. 수질의 모세혈관그물은 주로 수질세동맥(medullary arteriole)에 의해 형성되고, 중심수질정맥(central medullary vein)으로 배출된다. 부신 수질, 피질 영역, 기본 세포 유형의 특징과 이들이 생성하는 분비물에 유의하자. *DHEA*, 데하이드로에피안드로스테론(dehydroepiandrosterone); *DHEAS*, 데하이드로에피안드로스테론황산염(dehydroepiandrosterone sulfate).

분비소포의 세포외배출은 각각 크롬친화세포와 접합하는 시냅스이전 교감 축삭에서의 아세틸콜린 분비에 의해 유발된다.

에피네프린(epinephrine)과 **노르에피네프린**(norepinephrine)은 수질 분비소낭 내용물의 20% 미만을 차지한다. 그 분비소포는 분비소포 내용물을 전하는 것처럼 보이는 **크로모그라닌**(chromogranin)이라고 불리는 큰 양의 수용성 48 kDa 단백질을 갖는다. ATP와 Ca^{2+}과 함께 이러한 단백질들은 저분자 카테콜아민과 결합하도록 돕고, 세포외배출(exocytosis) 동안 호르몬과 함께 분비된다. 세포질에서 합성되는 카테콜아민은 소포의 막에 있는 마그네슘에 의해 활성화되는 ATPase의 활동을 통해 소포낭으로 전달된다. 소포에서 카테콜아민의 결핍을 야기하는 **레세프린**(reserpine)과 같은 약물은 이 전달기전을 억제함으로써 활동을 할 것 같다.

피질로 분비되는 글루코코르티코이드는 크롬친화세포에서 노르에피네프린의 에피네프린으로의 전환을 유발한다.

부신수질에서 생성되는 **글루코코르티코이드**(glucocorticoid)는 피질굴모세혈관과 수질굴모세혈관의 연속을 통해서 수질에 도달한다. 이것들은 에피네프린을 생성하기 위해 노르에피네프린의 메틸화를 촉진하는 효소를 유도한다. 혈류의 성질은 노르에피네프린과 에피네프린을 포함하는 크롬친화세포의 분포가 국소적으로 다른 것과 연관이 있다. 에피네프린을 갖고 있는 세포는 피질굴모양혈관를 통해 통과하는 혈액이 공급되는 수질에 더 많이 있고, 분비되는 글루코코르티코이드를 갖고 있다. 일부 종들에서, 노르에피네프린을 포함하는 세포는 피질세동맥에서 유래하는 모세혈관에 의해 공급되는 수질의 이러한 지역에 더 많다.

글상자 21.5

임상적용: 크롬친화세포와 크롬친화세포종(Chromaffin Cells and Pheochromocytoma)

부신수질의 **크롬친화세포**(chromaffin cell, 크롬산염과 반응하기 때문에 이런 이름이 붙여짐)는 세포의 아민 전구체 흡수 및 탈탄산반응(amine precursor uptake and decarboxylation, APUD) 시스템에 속한다. 크롬친화반응은 이 세포의 분비소포에 포함된 카테콜아민의 산화(oxidation) 및 중합(polymerization) 반응을 수반하는 것으로 생각된다. 고전적으로 크롬친화세포는 신경외배엽(neuroectoderm)에서 유래하고, 시냅스전교감신경섬유(presynaptic sympathetic nerve fiber)에 의해 지배받으며, 카테콜아민을 합성하고 분비할 수 있는 것으로 정의되어 왔다.

크롬친화세포에서 유래한 희귀 종양인 **크롬친화세포종**(pheochromocytoma)은 과도한 양의 카테콜아민을 생성한다. 또한 크롬친화세포는 부신수질 외에 척추곁교감신경절(paravertebral sympathetic ganglia), 척추앞교감신경절(prevertebral sympathetic ganglia) 및 다른 위치에서도 발견되기 때문에 종양은 부신(adrenal gland) 외부에도 발생할 수 있다. 이러한 부신외-크롬친화세포종(extra-adrenal pheochromocytoma)은 분산된 크롬친화세포 그룹이 부신경절(*paraganglia*)이라 불리는 자율신경계(ANS) 구성요소 사이 또는 근처에 위치하고 있어 **부신경절종**(paraganglioma)이라 불린다. 크롬친화세포종(pheochromocytoma)은 과도한 카테콜아민 분비로 인한 약리학적 효과와 관련된 삽화증상(episodic symptom)을 유발할 수 있으며, 흔히 "**10의 규칙**(rule of 10s)"에 따라 설명된다.

- 이들의 10%는 부신 바깥(extraadrenal, 부신경절종 paraganglioma)에 있고, 이들의 10%는 복부(abdomen) 바깥에 나타난다.
- 10%는 어린 시절에 발생한다.
- 10%는 다발성(multiple)이거나 양측성(bilateral)이다.
- 10%는 고혈압과 연관되어 있지 않다.
- 10%는 악성(malignant)이다.
- 10%는 가족력(familial)이다.
- 10%는 수술적 제거 이후에 재발한다.
- 10%는 연관성이 없는 영상연구에서 우연히 발견된다.

크롬친화세포종은 생명을 위협하는 고혈압(hypertension), 심장부정맥(arrhythmia), 불안(anxiety) 및 임박한 죽음(impending death)에 대한 두려움을 유발할 수 있다. 정상 부신수질에는 에피네프린분비세포가 약 85%를 차지하는 데 비해, 대부분의 크롬친화세포종에는 주로 노르에피네프린을 분비하는 크롬친화세포를 포함하고 있다. α-아드레날린수용체(α-adrenergic receptor)의 자극은 혈압 상승, 심장수축력(cardiac contractility) 증가, 글리코겐분해(glycogenolysis), 포도당신생성(gluconeogenesis) 및 장 이완(intestinal relaxation)을 초래한다. α-아드레날린수용체의 자극은 심박수(heart rate)와 수축력(contractility)을 증가시킨다. 치료는 종양의 수술적 절제(surgical resection)이다. 수술 도중 고혈압성 위기를 막기 위해 α- 및 β-차단제를 사용하며 주의 깊게 모니터링해야 한다.

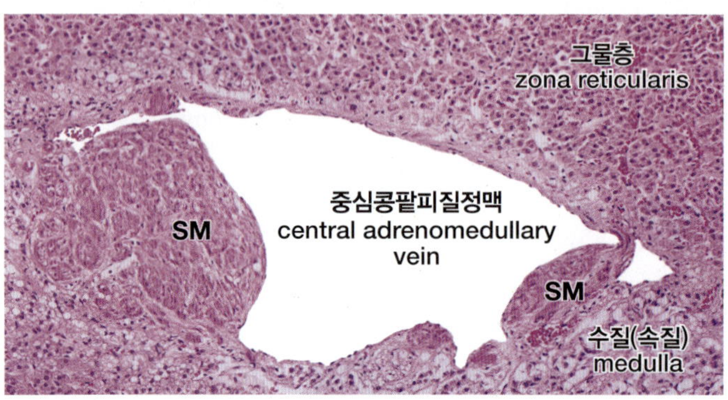

그림 21.25 중앙 부신수질 정맥의 현미경사진. 이 현미경사진은 중앙에 중앙 부신수질 정맥과 함께 부신의 중심을 보여준다. 정맥의 벽은 몇몇의 눈에 띄는 내강으로 평활근(*SM*)의 투사(projection)를 포함한 매우 불규칙한 외형을 나타낸다. 이러한 투사은 중간막 평활근의 세로다발을 보여준다. 근육 다발이 없는 지역에서는, 부신수질의 세포(*그림의 아랫부분*) 또는 가끔 부신피질의 세포(*그림의 윗부분*)는 오로지 얇은 막의 내막에 의해 내강에서 분리된다. 내강의 정맥과 그물층(zona reticularis)은 가깝다. ×180.

글루코코르티코이드와 협력하여 카테콜아민은 몸의 "투쟁-도피" 반응("fight-or-fight" response)을 준비한다.

카테콜아민의 갑작스런 분비(sudden release of catecholamine)는 에너지의 최대 사용을 위한 상황에서 성립되므로 육체적 노력을 극대화한다. 에피네프린과 노르에피네프린은 글리코겐 분해(당을 혈류로 분비한다)와 지방조직에서 자유지방산의 이동을 촉진한다. 카테콜아민의 분비는 또한 혈압의 증가, 관상동맥 혈관(coronary blood vessels)의 확장, 골격근에 제공하는 혈관의 혈관 확장, 피부와 장에 혈액을 전달하는 혈관의 수축(vasoconstriction), 심장 박동수와 박출량의 증가, 호흡의 속도와 깊이의 증가를 야기한다.

부신피질의 층(Zonation of the Adrenal Cortex)

부신피질(adrenal cortex)은 세포 배열에 따라 세 가지 영역으로 나뉜다(그림 21.27).

- 피질 부피의 15%까지 구성하는 얇은 바깥 영역인 **사구층**(토리층, zona glomerulosa)
- 피질 부피의 대략 80%을 구성하는 두꺼운 중앙 영역인 **다발층**(zona fasciculate)
- 피질 부피의 5~7%만을 구성하는 내부 영역이지만 이것의 더 중앙 위치 때문에 사구층보다 더 두꺼운 **그물층**(망상층, zona reticularis)

사구층(Zona Glomerulosa)

사구층(zona glomerulosa) [라틴어 *Glomus*, 공(*ball*)]의 세포들은 타원형 덩어리로 뭉쳐져서 그리고 다발층의 세포로 된 밧줄로 연결되는 굽은 원주형으로 배열되어 있다(그림 21.27a 참조). 사구층의

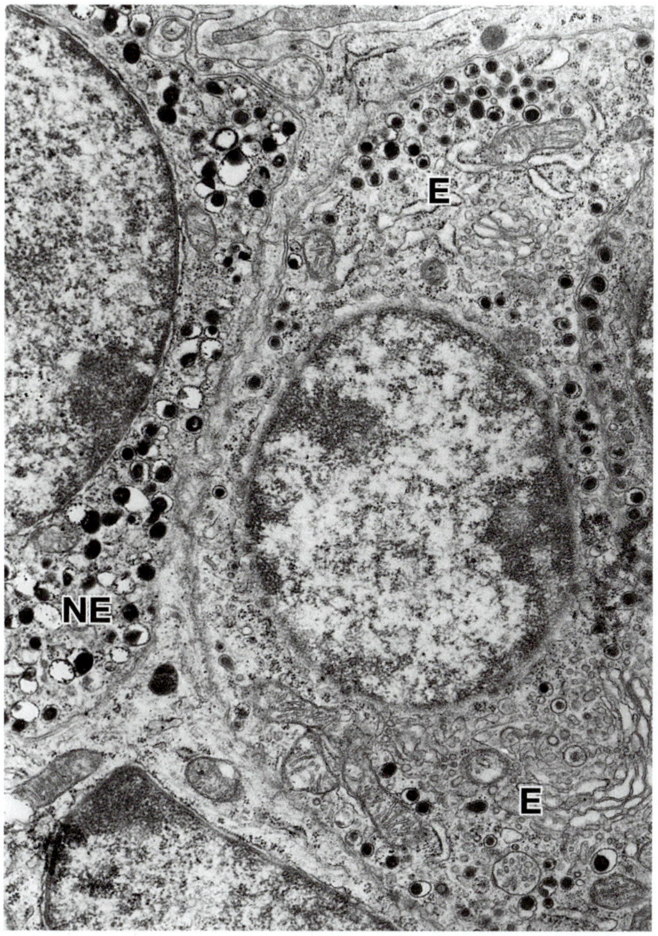

그림 21.26 수질세포의 전자현미경사진. 두 가지 유형의 수질세포가 있다. 노르에피네프린을 분비하는 세포(norepinephrine-secreting cell, *NE*)는 매우 진한 핵을 포함하는 소포에 의해 구별된다. 에피네프린을 분비하는 세포(epinephrine-secreting cell, *E*)는 덜 진하게 염색되는 과립을 포함하는 소포로 구별된다. ×15,000.

세포들은 비교적 작고, 원주 또는 피라미드 형태이다(그림 21.24 참조). 이 세포들의 구상핵(둥근핵 spherical nucleus)은 매우 밀집되어 있고, 진하게 염색되게 보인다. 사람에게서, 피질의 일부 지역들은 쉽게 알 수 있는 사구층이 없을지도 모른다. 창굴모세혈관의 풍부한 연결망은 각 세포 덩어리를 둘러싼다. 세포는 풍부한 무과립형질내세망, 여러 층의 골지복합체, 선반 같은 모양의 크리스타(shelf-like crista), 자유 리보솜, 그리고 일부 과립형질내세망을 가진 큰 미토콘드리아를 포함한다. 지질 방울은 별로 없다.

사구층은 혈압을 조절하는 기능을 하는 알도스테론(aldosterone)을 분비한다.

사구층의 세포는 주로 **알도스테론**(aldosterone)이라고 불리는 **무기질코르티코이드**(mineralocorticoid)를 분비한다. 알도스테론은 나트륨 칼륨 항상성과 수분 균형을 조절하는 기능을 하는 물질이다. 알도스테론은 콩팥에 의한 칼륨의 배출을 자극할 뿐만 아니라 콩팥의 원위세관, 위점막(gastric mucosa), 침, 땀샘에 있는 으뜸세포에 이러한 곳에서 나트륨의 재흡수를 자극하기 위해 작용한다. 알도스테론은 안지오텐신 II에 의해 조절되는 일련의 효소 작용에 의해 **콜레스테롤**(cholesterol)에서 생성된다. 알도스테론 생합성의 최종 단계는 사구층의 세포에서 주로 발현되는 **알도스테론 합성효소**(aldosterone synthase)에 의해 촉진된다. 사구층의 세포들은 효소 17α-가수분해효소(17α-hydrolase)가 부족하고, 코티솔(cortisol) 또는 부신안드로겐(adrenal androgen)과 같은 다른 부신스테로이드 호르몬을 생성할 수 없다.

레닌-안지오텐신-알도스테론계통(renin-angiotensin-aldosterone system)은 사구층에 되먹임 조절을 제공한다.

사구층은 **레닌-안지오텐신-알도스테론계통**(renin-angiotensin-aldosterone system, RAAS)의 되먹임 조절 아래 있다. 콩팥의 **방사구체세포**(juxtaglomerular cell)는 혈압 저하 또는 낮은 혈중 나트륨 농도에 반응하여 **레닌**(renin)을 분비한다. 순환하는 레닌은 순환하는 **안지오텐시노겐**(angiotensinogen)을 **안지오텐신 I**(angiotensin I)로의 변환을 촉진하고, 그 결과 폐에서 안지오텐신 변환효소(angiotensin-converting enzyme, ACE)에 의해 **안지오텐신 II**(angiotensin II)로 변환된다. 그런 후, 안지오텐신 II는 사구층의 세포들이 **알도스테론**(aldosterone)을 생성하고 분비하도록 자극한다. 알도스테론에 반응하여 혈압, 나트륨 농도, 그리고 혈액량의 증가 때문에, 방사구체세포에서의 레닌 분비는 저해된다. 폐에서 ACE를 저해하는 약물은 **만성 본태고혈압**(chronic essential hypertension)의 치료에 효과가 있다.

다발층(Zona Fasciculata)

다발층(zona fasciculate)[라틴어 *fascis*, 다발(*bundle*)]의 세포들은 크고 다면체이다. 세포들을 하나 또는 두 개로 구성된 길게 곧은 끈 형태로 배열된 세포군을 형성하며, 굴모세혈관에 의해 분리된다(그림 21.27a). 다발층의 세포들은 약하게 염색되는 구형의 핵(spherical nucleus)을 가진다. 이 영역에서 이핵세포(binucleate cell)는 흔하다. 전자현미경 연구는 매우 발달된 조면소포체(사구층의 세포보다 더 잘 발달됨)와 관으로 된 크리스타를 가진 미토콘드리아가 있는 스테로이드를 분비하는 세포의 특성을 보여준다. 세포질의 일부분이 약간 호염기성을 보이게 만드는 잘 발달된 골지체와 수많은 과립형질내세망의 특성을 포함한다(그림 21.28). 하지만 보통 세포질은 호산성이며, 수많은 지방방울을 포함하며, 이것은 보통 탈수 동안 지방의 추출 때문에 조직학적 단면에서 공포(vacuolated)가 보인다. 지방방울은 이 세포에서 분비되는 스테로이드호르몬의 전구체인 중성지방(neutral fat), 지방산(fatty acid), 콜레스테롤, 그리고 인지질(phospholipid)을 포함한다.

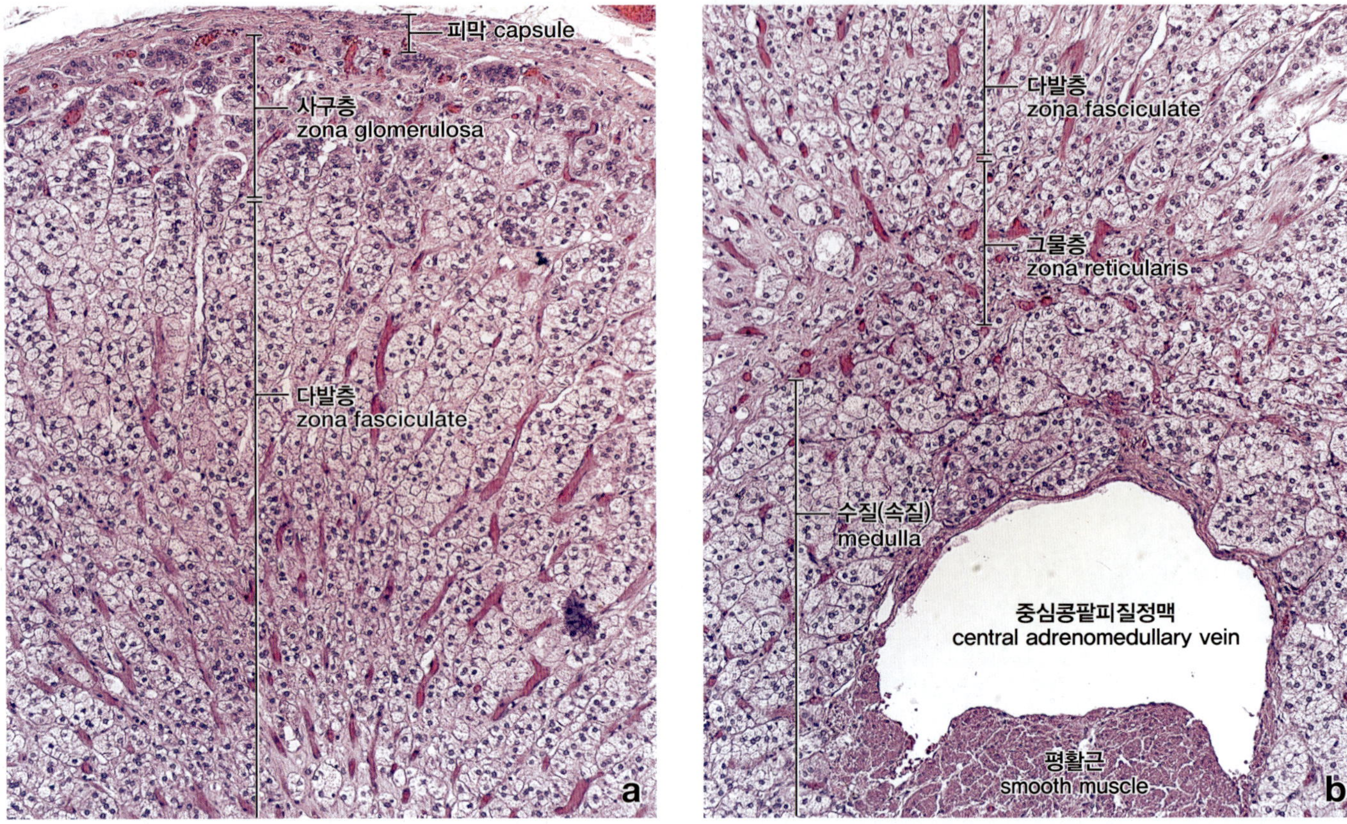

그림 21.27 사람 부신의 피질과 수질의 현미경사진. a. 이 현미경사진은 바깥 피질의 H&E 염색된 표본을 보여준다. 이것은 결합조직 피막(capsule), 사구층, 그물층을 나타낸다. 사구층에서 이어지는 망상대의 특징은 곧은 끈 형태로 배열된 세포이다. 끈 형태의 세포 사이에 모세혈관이 있고 적은 수의 세동맥이 있다. 붉은 선형의 줄무늬는 적혈구로 인해 붉어진 모세혈관이다. ×120. **b.** 그물층, 다발층과 수질의 깊은 부분이 보인다. 다발층에 있는 끈 형태로 배열된 세포의 선형 배열이 그물층의 불규칙하게 배열된 세포군이 따라서 배열된다. 반면에, 수질은 타원형으로 배열된 세포군과 짧은 상호연결된 끈 형태로 배열된 세포군을 형성한다. 중앙부신수질 정맥(central adrenomedullary vein) 또한 보인다. 정맥의 벽 일부에 있는 세로로 배열된 두꺼운 평활근다발의 단면도가 보인다. ×120.

다발층의 주된 분비는 당과 지방산 대사를 조절하는 글루코코르티코이드다.

다발층에 있는 세포들은 알도스테론 생성효소(aldosterone synthase)가 없기 때문에 알도스테론을 생성하지 못한다. 하지만 그들은 **글루코코르티코이드**(glucocorticoid)와 적은 양의 **고나도코르티코이드**(gonadocorticoid, **부신안드로겐** adrenal androgen)를 생성하기 위한 다른 두 가지 중요한 효소인 17α-가수분해효소(17α-hydrolase)와 17,20-분해효소(17,20-lyase)를 갖고 있다. 글루코코르티코이드는 그들이 **포도당신생과정**(gluconeogenesis; 포도당 합성)과 **글리코겐합성과정**(glycogenesis; 글리코겐 중합)을 조절하는 역할로부터 이름이 지어졌다. 다발층에 의해 분비되는 주된 당질코르티코이드 중에 하나인 **코티솔**(cortisol)은 많은 다양한 세포와 조직에 즉각적인 에너지의 원천이 되는 당과 지방산의 대사적 이용 가능성을 증가시키기 위해 영향을 미친다. 다른 글루코코르티코이드인 **코르티코스테론**(corticosterone)이 분비되고 코티솔보다 10~20배 더 낮은 농도로 혈액에 순환한다. 이것의 넓은 기능 중에, 글루코코르티코이드는 다양한 조직에서 서로 다른, 심지어 반대의 효과를 가지는 것 같다.

간에서(liver), 글루코코르티코이드는 아미노산에서 당으로의 전환을 자극하고, 당에서 글리코겐으로의 중합을 자극하고, 아미노산과 지방산의 흡수를 촉진한다.

- **간**(liver)에서 글루코코르티코이드는 아미노산을 포도당으로 전환하는 것을 자극하고, 포도당을 글리코겐으로 중합하는 것을 자극하며, 아미노산과 지방산의 흡수를 촉진한다.
- **지방조직**(adipose tissue)에서, 글루코코르티코이드는 지방을 글리세롤과 자유지방산으로의 분해를 자극한다.
- **다른 조직**에서는, 그들은 당의 사용 속도를 줄이고, 지방산의 산화를 촉진한다.
- 섬유모세포와 같은 **세포**에서는, 그들은 단백질 합성을 저해하고, 심지어 간에서 포도당으로의 전환을 위한 아미노산을 제공하기 위해 단백질 이화작용을 촉진한다.

글루코코르티코이드(glucocorticoid)는 또한 면역과 염증 반응을 억제하고, 그 결과 이후 상처 치료를 저해한다. 코티솔의 합성 형태인 **하이드로코티손**(hydrocortisone)은 **알레르기**(allergy)와 **염증**(inflammation) 치료에 사용된다. 이것은 림프구와 대식세포에 의한 인터루킨 1(interleukin 1, IL-1)과 IL-2 생성을 저해함으로 염증 반응을 저해한다. 글루코코르티코이드는 또한 림프절(lymph node)에

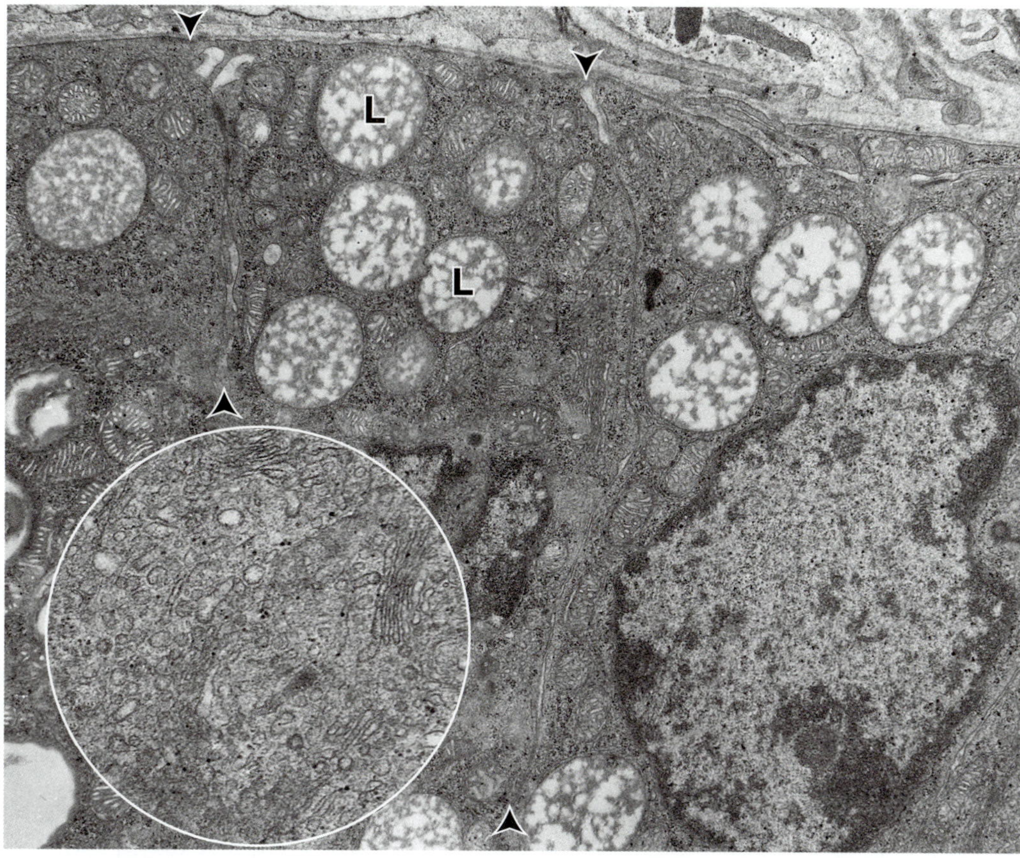

그림 21.28 다발층에 있는 세포의 전자현미경사진. 밧줄의 인접한 세포들 사이의 경계는 *화살표머리(arrowhead)*로 표지하였다. 지질방울(*L*)은 많다(지방은 부분적으로 추출된다). ×15,000. **삽입그림.** 현미경사진의 *위*에 있는 세포에 있는 영역의 확대는 스테로이드를 분비하는 세포의 특징인 확장된 무과립형질내세망을 보여준다. 골지체의 일부분들 또한 명백하다. ×40,000. *sER*, 무과립형질내세망.

서 림프구(lymphocyte)의 파괴를 자극하 고, 형질전환된 림프모구(림프모세포, lymphoblast)의 유사분열을 저해한다.

부신피질자극호르몬은 다발층의 분비를 조절한다.

다발층(zona fasciculata)에서의 글루코코르티코이드와 성스테로이드(sex steroid)의 생성과 분비는 **코르티코트로핀분비호르몬-부신피질자극호르몬계통**(CRH-ACTH system)의 되먹임 조절 아래 있다. ACTH는 세포 성장과 유지에 필수적이고, 스테로이드 합성 또한 조절하고, 부신을 통해 혈류를 증가시킨다. 동물에서, ACTH의 투여는 다발층의 비대(hypertrophy)를 야기한다.

순환하는 글루코코르티코이드는 뇌하수체에 직접적으로 영향을 미칠 수도 있지만, 이들은 보통 일반적으로 시상하부의 활꼴핵에 있는 신경세포에 미치는 되먹임 조절에 영향력을 가하고, 이것은 코르티코트로핀분비호르몬(부신피질자극호르몬분비호르몬, CRH)을 시상하부-뇌하수체 문맥순환(hypothalamohypophyseal portal circulation)으로의 방출을 유도한다. 증거는 이들이 생성하는 순환하는 글루코코르티코이드와 생리학적 효과가 뇌의 중심부를 더 많이 자극시키고, 그 결과 시상하부 신경세포가 코르티코트로핀분비호르몬(CRH)을 분비하게 한다고 제안한다.

그물층(Zona Reticularis)

그물층(zona reticularis)[라틴어 *rete*, 그물(*net*)]의 세포는 그물층의 세포들보다 눈에 띄게 작고, 이들의 핵은 더 진하게 염색된다(그림 21.24 참조). 이들은 유창 모세혈관에 의해 분리된 문합시키는 밧줄(anastomosing cord)로 배열된다. 그 세포는 비교적 지방방울이 거의 없다. 밝은 세포와 어두운 세포 모두 보인다. 어두운 세포는 큰 리포푸신 색소과립(lipofuscin pigment granule)을 많이 갖고 있고, 진하게 염색된 핵들이 분명하다. 그물층의 세포는 다발층의 세포보다 적은 양의 세포질을 가지고 있기 때문에 더 작다; 따라서 핵은 더 밀집되어 보인다. 이들은 스테로이드를 분비하는 세포의 특성을 나타낸다. 즉, 잘 발달된 무과립형질내세망(무과립세포질세망, sER)과 관모양의 크리스타(tubular crista)가 있는 길이가 긴 미토콘드리아가 많이 존재하며, 과립형질내세망은 거의 없다.

그물층에서는 생식샘코르티코이드(부신안드로겐)를 주로 분비한다.

그물층에 있는 세포의 주된 분비는 **고나도코르티코이드**(gonadocorticoid, **부신안드로겐** adrenal androgen), 주로 **디하이드로에피안드로스테론**(dehydroepiandrosterone, DHEA), **디하이드로에피안드로스테론염**(dehydroepiandrosterone sulfate, DHEAS) 및 **안드로스텐다이온**(androstenedione)을 분비한다. 그 세포들은 또한 일부 글루코코르티코이드를 분비하지만, 다발층의 세포들보다는 훨씬 적은 양이다. 여기 또한 분비되는 주된 글루코코르티코이드는 **코티솔**(cortisol)이다.

디하이드로에피안드로스테론(DHEA)과 디하이드로에피안드로스테론염(DHEAS)은 생식샘에서 생성되는 안드로겐보다 활성은 덜 강력하지만, **이차 성적특징**(secondary sex characteristic)의 발달에 영향을 미친다. 남성에게 고환에서 생성되는 테스토스테론은 안드로겐보다 훨씬 더 강력하기 때문에, 부신안드로겐은 무시해도 될 정도의 중요성을 가진다. 하지만 여성에게서 부신안드로겐은 사춘기와 청소년기 동안 치골(두덩부위 pubic)과 겨드랑(axillary)의 털 성장을 자극한다. 디하이드로에피안드로스테론은 안드로스텐다이온으로 변환되고, 그런 후 말단 조직에서 테스토스테론(testosterone)과 에스트로겐(estrogen)과 같이 더 강력한 안드로겐으로 변환된다. 안드로스텐다이온을 테스토스테론으로의 변환을 촉진하는 핵심효소는 **17 케토스테로이드 환원효소**(17-ketosteroid reductase, 17KSR)이고, 이 반응은 여성에게서 테스토스테론 생성의 주된 기전을 나타낸다.

그물층은 **뇌하수체절제**(hypophysectomy) 이후의 위축(atrophy)과 코르티코트로핀분비호르몬-부신피질자극호르몬(CRH-ACTH) 시스템의 되먹임 조절에 의해 조절이 된다. 외인성의 부신피질자극호르몬(ACTH)은 뇌하수체 절제 이후 그물층의 기능과 구조를 유지한다.

태아부신(Fetal Adrenal Gland)

태아부신은 바깥 좁은 영구적인 피질과 내부 두꺼운 태아피질 또는 태아영역으로 이루어져 있다.

완전히 성립되기만 하면, **태아부신**(fetal adrenal gland)은 다른 발생 장기에 비해 크기가 크고, 구성(organization)에 있어서 특이하다. 이 샘은 발달하는 비뇨생식기능선(durogenital ridge)과 장간막(창자간막, mesentery)의 뿌리 사이에 위치한 중배엽 기원의 중피세포(mesothelial cell)에서 발생한다(그림 21.23a 참조). 중배엽세포(mesodermal cell)가 그 아래에 있는 중간엽(mesenchyme)으로 침투해 기능적 태아피질을 형성하는 커다란 호산세포(eosinophilic cell)가 된다(그림 21.23b 참조). 그 후, 두 번째 유형의 세포가 일차세포집단(primary cell mass)을 둘러싸는 후복벽(뒤배벽)의 중피세포(mesothelium)로부터 기원한다(그림 21.23b 참조). 태아 넷째 달에, 부신은 체중에 있어서 최대 질량에 달하고, 인접한 콩팥보다 크기가 약간 작다. 그 기간에, 부신은 성인의 크기 및 무게와 동일하고, 하루에 스테로이드 합성물을 100~200 mg 생성하며, 이것은 성인 부신의 생성량의 두 배이다.

태아부신의 조직학적 모양은 표면적으로 성인의 부신과 비슷하다. 태아 생애 후반기 동안에, 대부분의 부신은 부신의 무게의 약 80%를 차지하는 끈 형태로 배열된 호산세포로 구성된다. 부신의 이 부분은 **태아피질**(fetal cortex, 또는 **태아영역**[fetal zone]이라고 한다)이라고 하며, 초기 중배엽 세포이주(mesodermal cell migration)에서부터 생긴다. 부신의 남아 있는 부분은 세포질을 거의 가지지 않은 작은 세포로 구성된 말단층(peripheral layer)을 이룬다. **영구피질**(permanent cortex)이라고 불리는 이 부분은 이차 중배엽 세포 이주(secondary mesodermal cell migration)에서 생긴다. 배아에서 완전히 성립된 좁은 영구 피질은 성인의 사구층과 비슷하게 생겼다. 세포는 짧은 끈 형태로 이어지는 아치 형태의 배열로 군을 이루고 있다. 그래서 그 세포는 태아영역 아래에서 보이는 끈 형태로 배열된 세포가 연장된 것이다(그림 21.29). H&E 염색에서, 영구피질에 있는 세포의 매우 밀집된 핵과 세포질은 호염기성을 보인다; 태아영역의 호산 염색과는 대조적으로 이 밀집된 핵 때문에 부신의 이 부분이 파랗게 보인다.

전자현미경으로 보면, 영구피질의 세포는 선반 모양의 크리스타를 가진 작은 미토콘드리아, 풍부한 리보솜, 작은 골지의 특성을 보인다. 반면, 태아영역의 세포는 비교적 더 크고, 다양한 너비를 가진 불규칙적인 끈 형태로 배열되어 있다. 전자현미경으로 보면, 이

글상자 21.6

기능적 고찰: 부신호르몬의 생합성(Biosynthesis of Adrenal Hormones)

콜레스테롤(cholesterol)은 몇몇 스테로이드호르몬, 즉 코르티코스테로이드, 성호르몬, 담즙산(bile acid), 그리고 비타민 D(vitamin D)의 기본적인 전구체이다. 우리 몸의 콜레스테롤의 약 절반이 먹는 것에서 오고, 다른 절반은 신생(de novo) 생합성에서 생긴다. 콜레스테롤 합성은 세포소기관과 아세틸 CoA(acetyl-CoA)를 이용하여 세포질에서 만들어진다. 매일 생성되는 콜레스테롤의 양은 간에서의 생합성이 대략 10%, 그리고 장에서 약 15%을 차지한다. 게다가, 콜레스테롤의 적은 부분은 부신피질세포에서 합성된다. 식이로 인한 콜레스테롤과 신생 합성된 콜레스테롤은 **저밀도 지방단백질**(low-density lipoprotein, LDL) 내에서 수송된다. 콜레스테롤은 콜레스테롤 에스터(cholesterol ester) 형태로 부신피질세포의 세포질 내에 지질방울에 저장된다.

부신의 스테로이드호르몬은 콜레스테롤에스터에서 곁사슬의 일부를 제거하고, 나머지 분자의 특정 부위를 변이시켜 합성된다. 이러한 변이를 촉진하는 효소는 피질의 여러 부위에 위치해 있을 뿐 아니라, 세포 내에 여러 세포질 영역에도 있다. 예를 들면, 콜레스테롤 곁 사슬을 자르는 것은 **P450결합 곁사슬절단효소**(P450-linked side chain cleavage enzyme, P450scc) 또는 스테로이드를 생성하는 세포의 미토콘드리아에서만 발견되는 데스몰라아제(desmolase)에 의해 촉진된다. 이 효소는 사구층에 있는 안지오텐신 II와 다발층과 그물층의 ACTH에 의해 촉진된다. 스테로이드 생성에 필수적인 다른 효소는 무과립형질내세망, 세포 기질, 그리고 미토콘드리아에 위치해 있다. 따라서 전구체 분자는 조면 소포체에서 미토콘드리아로 이동할 것이며, 코르티코스테로이드의 최종 분자 구조가 얻어지기 전에 몇 차례 반복할 것이다.

세포질 지질방울에서 제거되고, 스테로이드 생합성에 쓰이는 콜레스테롤 에스터는 혈류에서 수송되는 LDL 내에 포함된 콜레스테롤 에스터로부터 빠르게 보충된다. 이러한 에스터는 코르티코스테로이드(corticosteroid) 합성에 쓰이는 콜레스테롤의 주요 원료이다. 단기간 또는 장기간 ACTH 자극 조건 아래에서는, 부신피질세포에 지방 저장이 코르티코스테로이드 생합성을 위해 다시 모집된다.

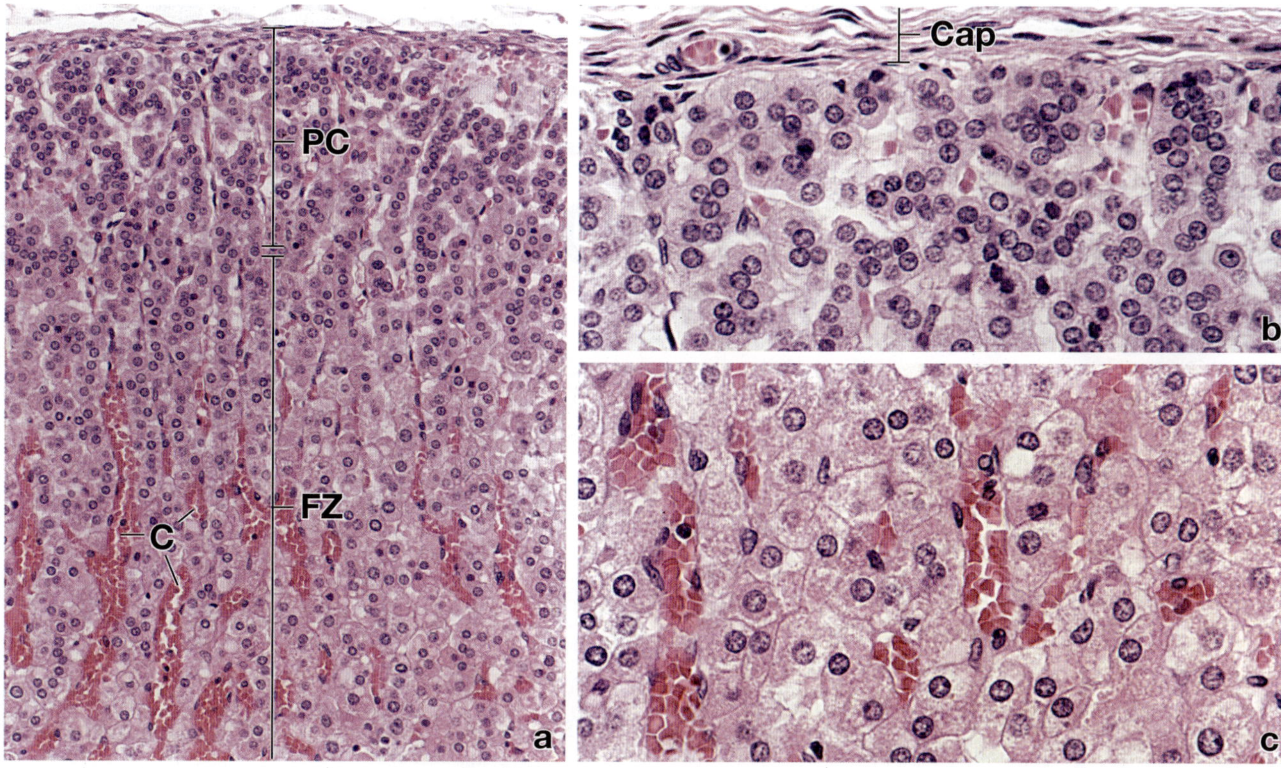

그림 21.29 사람 태아부신의 현미경사진. a. H&E 염색된 태아부신의 절단면의 저배율 현미경 사진. 영구 피질(*PC*)은 현미경 사진의 위 부분에 나타내었다. 태아영역(*FZ*)은 문합하는 선형의 끈 형태로 배열되어 있는 세포 아래에 있다. 일부 모세혈관(*C*)은 적혈구로 인해 붉게 보이고, 이 때문에 모세혈관이 더 명백하게 보인다. ×100. **b.** 피막(*Cap*)과 아래에 있는 영구피질을 보여주는 동일한 표본의 고배율 현미경 사진. 세포들은 짧은 끈 형태로 확장되는 아치 형태의 세포군으로 배열되어 있다. 이 세포 안에서 적은 양의 세포질과 핵이 가까이 있다. ×200. **c.** 이 현미경 사진은 **b**에서와 같은 배율로 태아영역의 세포를 보여준다. 각 태아영역세포에서 약간 더 큰 크기의 핵과 비슷한 양의 세포질이 보인다. 또한 영구피질의 세포가 호염기성 세포질을 더 가진 것에 비해 세포질이 호산성이다. ×200. (원본 표본은 Dr. William H. Donnelly가 제공).

러한 세포는 주름진 크리스타를 포함한 원형의 미토콘드리아, 작은 지방방울, 그리고 세포질을 호산으로 만드는 확장된 무과립형질내세망, 여러 층(multiple)의 골지를 포함하는 특성을 보여준다. 다 합해서, 이러한 특성들은 스테로이드를 분비하는 세포의 특징이다.

태아부신의 발달은 태아가 자궁 밖 삶(extrauterine life)을 위한 준비와 성숙의 복잡한 과정의 한 부분이다.

태아부신은 **독립되어 구분되는 수질이 없다**(lacks a definitive medulla). 크롬친화세포(chromaffin cell)가 있지만, 태아부신에 있는 세포들 사이에 흩어져 있고, H&E 염색에서 식별되기가 어렵다. 크롬친화세포는 신경능선(neural crest)에서 기원하고(그림 21.23a 참조), 태아부신이 형성되는 시기에 태아부신 영역으로 들어간다(그림 21.23b 참조). 이 세포들은 태아기 동안 작고, 흩어진 세포 덩어리로 그 위치에 남아 있다(그림 21.23c 참조).

영구피질과 태아영역 모두로의 혈액 공급은 끈 형태로 배열된 세포 사이를 따라 흐르고, 부신의 중앙에 있는 정맥채널을 형성하기 위해 합쳐지는 유창모세혈관을 통해서 이루어진다. 출생 후의 부신과는 달리, 태아부신의 실질에는 세동맥이 없다.

기능적으로, 태아부신은 태아뇌하수체를 통한 코르티코트로핀 분비호르몬-부신피질자극호르몬(CRH-ACTH) 되먹임 시스템의 조절 아래 있다. 태아부신은 태반(placenta)에 존재하는 스테로이드 합성에 필수적인 특정 효소가 없기 때문에 스테로이드를 분비하는 기관으로서 기능하기 위해서 태반과 상호작용을 한다. 비슷하게, 태반은 태아부신에는 존재하는 스테로이드 합성에 필수적인 특정 효소가 없다. 따라서 태아부신은 **태아태반단위**(fetal-placental unit)의 한 부분이다. 전구체 분자는 글루코코르티코이드, 알도스테론, 안드로겐, 에스트로겐을 합성하기 위해서 두 개의 기관을 오간다.

태어나면, 태아피질은 부신을 출생 후 첫 달 안에 관이 약 이전 크기의 1/4로 줄어드는 빠른 퇴축(involution)을 겪는다. 영구피질은 성인피질의 특징적인 대상분포(characteristic zonation)를 형성하기 위해 자라고 성숙한다. 퇴축과 태아영역 세포의 사라짐과 함께, 크롬친화세포는 수질을 형성하기 위해 뭉친다. 만약 부신이 제대로 발달하는 것을 실패하면, **선천성 부신과형성**(congenital adrenal hyperplasia, CAH)의 결과를 초래한다. CAH는 코티솔과 알도스테론, 또는 이 두 가지 모두의 합성에 관여하는 효소의 결핍으로 특징지어지는 상염색체열성질병(autosomal recessive disorder)의 한 군이다. 알도스테론 합성 기전에 관여하는 **효소 21-수산화효소**(enzyme 21-hydroxylase)의 결핍은 약 90% 이상을 비중을 차지하는 가장 흔한 CAH의 형태이다.

101 HISTOLOGY NOTEBOOK

내분비기관 (ENDOCRINE ORGANS)

내분비계의 개요(OVERVIEW OF THE ENDOCRINE SYSTEM)

- **내분비계**(endocrine system)는 **호르몬**(hormone)이라고 불리는 생성물과 표적세포에 전달하기 위한 순환계에 들어가는 호르몬적으로 활성화된 물질을 생성한다.
- 호르몬과 호르몬적으로 활성화된 물질은 분자의 세 등급으로 나뉜다: **펩타이드**(peptide, 예: 인슐린, GH, ACTH), **스테로이드**(steroid, 생식샘 스테로이드, 부신피질 스테로이드), 그리고 **아미노산**(amino acid)과 **아라키돈산 유사물질**(arachidonic acid analog, 예: 카테콜아민, 프로스타글란딘).
- 호르몬은 특정 **세포 표면 수용체**(cell surface receptor, 펩타이드호르몬 또는 카테콜아민) 또는 **세포 내의 수용체**(intracellular receptor, 스테로이드와 갑상샘호르몬)와 상호작용한다.
- 호르몬적 기능의 조절은 표적 기관으로부터의 **되먹임기전**(feedback mechanism)에 의해 조절된다.

뇌하수체(PITUITARY GLAND, HYPOPHYSIS)

- **뇌하수체**(pituitary gland)는 두 부분으로 구성된다: 선상피 조직으로 구성된 **전엽**(anterior lobe, **선하수체** adenohypophysis)와 CNS의 신경외배엽에서 발달하는 신경분비조직으로 구성된 **후엽**(posterior lobe, **신경하수체** neurohypophysis).
- 뇌하수체의 **전엽**(anterior)은 세 부분으로 구성된다: **원위부분**(pars distalis), **중간부분**(pars intermedia), 그리고 누두를 둘러싸고 있는 **융기부분**(pars tuberalis).
- **시상하부-뇌하수체 문맥계통**(hypothalamohypophyseal portal system)은 뇌하수체에 혈액을 공급하고, 시상하부와 뇌하수체 사이를 이어준다.
- **문맥순환**(portal circulation)에는 뇌하수체의 누두(infundibulum)와 융기부분에 있는 유창모세혈관그물(network of fenestrated capillary), 원위부분에 있는 이차모세혈관그물(secondary network of capillary) 및 뇌하수체문맥(hypophyseal portal vein)으로 구성되어 있다. 문맥순환은 시상하부 신경세포에서 분비되는 **분비호르몬**(방출호르몬, releasing hormone)을 원위부분에 있는 세포에 전달하여 원위부분 세포의 분비를 조절한다.
- 내분비세포 분비과립의 염색 반응에 기반하여, 원위부분에 있는 세포는 **호염기성세포**(basophil, 10%), **호산세포**(acidophil, 40%), 그리고 **색소안듦세포**(chromophobe, 50%)로 구분된다.
- 면역세포화학반응에 기반하여, 원위부분에 있는 세포는 다섯 개의 기능적 세포 유형으로 구분된다. **성장호르몬분비세포**(somatotrope, GH 세포)는 **성장호르몬**(growth hormone, GH; **소마토트로핀** somatotropin)을 생성한다; **젖분비호르몬분비세포**(lactotrope, **PRL 세포**, **젖샘자극세포** mammotrope)는 **젖분비호르몬**(prolactin, PRL)을 생성한다; **코티코트로핀성세포**(부신피질자극호르몬분비세포 corticotrope, **ACTH 세포**)는 **부신피질자극호르몬**(adrenocorticotropic hormone, ACTH)의 전구체인 **풋아편흑색소부신겉질자극호르몬**(proopiomelanocortin, POMC)을 생성한다; **생식샘자극세포**(gonadotrope, **FSH 세포**와 **LH 세포**)는 **황체형성호르몬**(luteinizing hormone, LH) 과 **난포자극호르몬**(follicle-stimulating hormone, FSH)을 모두 생성한다; 그리고 **갑상샘자극호르몬분비세포**(thyrotrope, **TSH 세포**)는 **갑상샘자극호르몬**(thyroid-stimulating hormone TSH)을 생성한다.
- 뇌하수체의 **후엽**(posterior lobe)(신경부분 pars nervosa, 누두 infundibulum)은 CNS의 확장이다. 후엽은 시상하부의 **교차위핵**(supraoptic nucleus, **항이뇨호르몬** antidiuretic hormone [ADH] 또는 바소프레신 vasopressin)과 **뇌실곁핵**(paraventricular nucleus, **옥시토신** oxytocin)에서 생성되는 호르몬을 분비한다.
- **시상하부뇌하수체로**(hypothalamohypophyseal tract)는 ADH와 옥시토신을 축삭말단(헤링소체 Herring body)에 저장하고, 순환계로 분비하도록 후엽에 전달한다.

솔방울샘(PINEAL GLAND)

- **솔방울샘**(pineal gland)은 신경외배엽에서 발달하여 뇌에 붙어 있는 신경내분비샘이다. 솔방울샘이 망막시상하부로(retinohypothalamic tract)를 통해 눈과 연결되어 있기 때문에, 이것은 **하루주기리듬**(circadian rhythm)의 중요한 조절자(regulator)이다.
- 솔방울샘에는 두 가지 유형의 실질세포가 있다: **멜라토닌**(melatonin)을 분비하는 **솔방울샘세포**(pinealocyte)와 지지하는 **사이질(교)세포**(interstitial [glial] cell). 솔방울샘에는 **뇌모래**(corpora arenacea) 또는 **뇌사**(brain sand)라고 불리는 특징적인 석회화된 결석도 있다.

갑상샘(THYROID GLAND)

- **갑상샘**(thyroid gland)은 목에 위치하며, 원시인두(primitive pharynx)바닥의 내배엽내층(endodermal lining)에서 발달한다.
- 갑상샘은 주로 보통 단층입방 **소포상피**(follicular epithelium)인 **갑상샘소포**(thyroid follicle)로 구성된다. 소포의 내강(속공간, lumen)은 갑상샘호르몬의 비활성저장형태인 갑상샘글로불린(thyroglobulin)을 포함하는 **콜로이드**(colloid)라는 젤 같은 물질로 채워져 있다.
- 소포상피에는 두 가지 유형의 세포가 있다: 갑상샘호르몬 T_4와 T_3을 생성하는 **소포세포**(follicular cell)와 칼시토닌(calcitonin)을 생성하는 **소포곁세포**(parafollicular cell).
- T_4와 T_3의 **합성**(synthesis)은 소포세포와 소포의 내강에서 일어난다. 갑상샘호르몬의 합성은 갑상샘글로불린의 합성부터 요오드의 흡수와 산화, T_4와 T_3 호르몬을 형성하기 위한 갑상샘글로불린의 요오드화에 이르는 일련의 단계가 포함된다.
- **TSH 자극**(TSH stimulation)에 반응하여, 소포세포는 콜로이드를 재흡수하고 T_4와 T_3을 순환계로 옮긴다.

부갑상샘(PARATHYROID GLANDS)

- **부갑상샘**(parathyroid gland, 두 쌍)은 갑상샘 뒷면에 위치한다. 부갑상샘은 제3 인두주머니(pharyngeal pouch)와 제4 인두주머니에서 발달한다.
- 부갑상샘은 두 가지 주된 상피세포로 구성된다: 가장 많고 **부갑상샘호르몬**(parathyroid hormone, PTH)을 생성하는 **으뜸세포**(principal cell)와 **호산세포**(oxyphil cell).
- PTH는 혈중의 칼슘과 인산 농도를 조절한다. PTH는 표적세포에 있는 PTH 수용체에 결합하여, 혈중의 칼슘 농도를 증가시킨다.

부신(콩팥위샘)(ADRENAL [SUPRARENAL] GLANDS)

- **부신**(adrenal gland)은 콩팥(신장, kidney)의 상극에 콩팥주위지방(perirenal fat)에 묻혀 있는 쌍으로 된 삼각형 모양의 기관이다.
- 부신은 두 개의 구분된 영역으로 구성되어 있다: 스테로이드를 분비하며, 중배엽에서 발달하는 **피질**(cortex)과 신경능세포에서 발달하며, 카테콜아민을 분비하는 부분인 **수질**(medulla).
- **태아부신**(fetal adrenal gland)의 발달 동안 태아부신피질은 독립된 구조로 구분되는 수질(definitive medulla)은 없다.
- **부신수질**(adrenal medulla)은 몸의 "투쟁-도피 반응(fight-or-flight response)"을 준비하는 에피네프린과 노르에피네프린을 합성하는 크롬친화세포를 갖는다.
- **부신피질**(adrenal cortex)은 세 영역으로 구성된다: **사구층**(zona glomerulosa, 바깥쪽); **다발층**(zona fasciculata, 두꺼운 중앙); 그리고 수질과 교통하는 **그물층**(zona reticularis, 안쪽).
- **사구층**(zona glomerulosa) 세포는 타원형 덩어리를 형성하고, **무기질코르티코이드**(mineralocorticoid, 예: 알도스테론 aldosterone)을 생성한다. **레닌-안지오텐신-알도스테론계통**(renin-angiotensin-aldosterone system)은 사구층세포의 분비를 조절하는 되먹임기전으로 작용한다.
- **다발층**(zona fasciculate) 세포는 긴 직선의 끈 형태(cord)로 배열되어 있으며, 포도당신생과정(gluconeogenesis, 포도당합성)과 글리코겐합성과정(glycogenesis, 글리코겐 중합)을 조절하는 **글루코코르티코이드**(glucocorticoid, 예: 코티솔 cortisol)를 생성한다. ACTH는 다발층세포의 분비를 조절한다.
- **그물층**(zona reticularis) 세포는 문합된 끈 형태로 배열되어 있지만 유창모세혈관에 의해 분리되고, 약한 **안드로겐**(androgen, 대부분 DHEA)을 분비한다. ACTH는 그물층세포의 분비를 조절한다.

도판 21.1 ■ 뇌하수체 I(Pituitary I)

뇌하수체(pituitary gland)는 뇌의 기저면에 위치해 있고 안장(*터키안장, sella turcica*)이라고 하는 오목한 안장 모양으로 된 접형골(나비뼈, sphenoid bone)에 있다. 뇌하수체는 시상하부와 짧은 줄기로 연결되어 있다. 뇌하수체가 뇌에 연결되어 있음에도 불구하고, **신경하수체**(neurohypophysis)인 **뇌하수체후엽**(posterior lobe)만 신경외배엽(neuroectoderm)에서 발달한다. 뇌하수체후엽보다 더 큰 **전엽**(anterior lobe)은 **선상하수체**(adenohypophysis)이며, 입인두 외배엽(oropharyngeal ectoderm)에서 **라트케낭**(라트케주머니, Rathke pouch)이라고 불리는 볼 상피(buccal epithelium)의 게실(곁주머니, diverticulum)로 발달한다.

전엽은 다른 내분비샘을 조절한다. 뇌하수체전엽은 무리를 형성하거나 끈 형태로 배열된 상피세포로 구성되며, 지름이 큰 유창모세혈관에 의해 분리된다. 후엽은 신경로인데, **뇌실결핵**(paraventricular nucleus)과 **교차위핵**(supraoptic nucleus)에 위치한 세포체에서 합성되는 분비물이 신경로의 말단에 저장되며 방출된다. 분비물은 **옥시토신**(oxytocin) 또는 **항이뇨호르몬**(antidiuretic hormone, ADH)을 포함한다. 뇌하수체에서 나오는 다른 신경은 **뇌하수체문맥계**(hypophyseal portal system)의 첫 번째 모세혈관인 누두의 유창모세혈관으로 분비물을 방출하고, 이 혈액은 전엽의 유창모세혈관으로 전달된다. 이러한 뇌하수체 분비물은 뇌하수체전엽 활성을 조절한다.

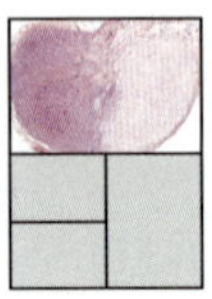

뇌하수체, 사람, H&E ×50.
이 표본은 뇌하수체의 시상단면(sagittal section)이다. 뇌하수체의 **후엽**은 후엽을 전엽과 분리시키는 점선(화살표로 표기됨)으로 표시되어 있다. **신경부분**(pars nervosa, *PN*)은 누두와 연결된 뇌하수체후엽의 확장된 부분이다. **전엽**의 **융기부분**(pars tuberalis, *PT*)는 누두 줄기 주변에 위치해 있지만, 신경부분을 다양한 너비로 덮고 있다. **중간부분**(pars intermedia, *PI*)는 **원위부분**(pars distalis, *PD*)과 신경부분 사이에 있는 좁은 띠 모양의 조직이다. 중간부분은 라트케낭 내강의 나머지 부분인 작은 틈(small cleft, *Cl*)의 가장자리를 이루고 있다. 원위부분은 뇌하수체전엽에서 가장 큰 부분이다. 원위부분에는 불균일하게 분포된 다양한 유형의 세포가 있다. 이것이 융기부분과 서로 다르게 염색(염색에서 밝고 어두운 부분)이 되는 이유다. 고배율로 관찰해보면, 원위부분, 융기부분, 중간부분과 같은 전엽의 각 성분은 이들을 식별할 수 있게 하는 세포 수준의 특성을 볼 수 있다. 이러한 특성들은 도판 81에 있는 것과 같이 아래 그림들로 묘사되어 있다.

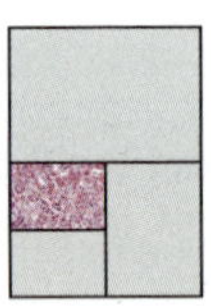

원위부분, 뇌하수체, 사람, H&E ×375.
이 현미경 사진은 **호산세포**(acidophil, *A*)가 풍부한 전엽의 **원위부분**의 한 영역이다. 호염기세포(Basophil, *B*)는 이 영역에 별로 없다. 호염기세포의 세포질은 명백히 호염기성인 반면, 호산세포의 세포질은 호산성염색으로 식별된다. **색소안듦세포**(chromophobe, *C*)는 이 영역에 매우 많다. 색소안듦세포의 세포질은 호염기세포와 호산세포와는 대조적으로 염색이 잘 안된다. 색소안듦세포는 모세혈관(*Cap*) 사이에 덩어리 또는 끈 형태로 배열되어 있으며, 일부는 식별되지만 대부분은 이 배율에서 잘 안보이며, 눌려진 상태(collapsed state)이다.

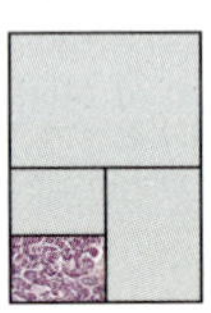

원위부분, 뇌하수체, 사람, H&E ×375.
이 현미경 사진은 호염기세포(*B*)가 풍부한 전엽 **원위부분**의 한 영역이다. 이 특정 영역에서, 식별 가능한 호산세포는 없다(전형적으로 주어진 영역에서 호산세포와 호염기세포는 한 세포 유형이 다른 유형보다 수가 더 많지만, 다른 영역에서 더 동일한 분포의 호산세포와 호염기세포를 찾을 수 있다). **색소안듦세포**(*C*)는 이 영역에서 비교적 많다. 이 특정 영역에서, 색소안듦세포 핵은 뚜렷하지만, 세포질은 식별하기 어렵다.

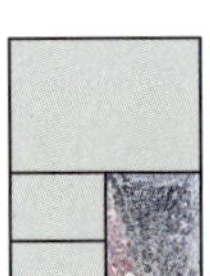

중간부분, 뇌하수체, 사람, PAS/anilin blue-black ×380.
이 현미경 사진은 **원위부분**(*PD*)의 작은 영역이며, 나머지는 뇌하수체 전엽의 **중간부분**(*PI*)이다. 여기에서 원위부분은 적혈구로 가득 찬 모세혈관을 많이 포함하고 있기 때문에 밝은 붉은 모양으로 보인다. 중간부분에는 작은 낭종(small cyst, *Cy*)이 많다. 사람에게서는 중간부분을 구성하는 세포의 수가 비교적 작은데, 호염기세포와 색소안듦세포로 구성된다. 호염기세포는 파란 염색약을 흡수하여, 뚜렷하다. 매우 오른쪽은 **신경부분**(*PN*)이고, 세포가 더 적은 영역이다.

A, 호산세포(acidophils)
B, 호염기세포(basophils)
C, 색소안듦세포(chromophobes)
Cap, 모세혈관(capillaries)
Caps, 피막(capsule)
Cl, 틈(cleft)
Cy, 낭종(cysts)
PD, 원위부분(pars distalis)
PI, 중간부분(pars intermedia)
PN, 신경부분(pars nervosa)
PT, 융기부분(pars tuberalis)

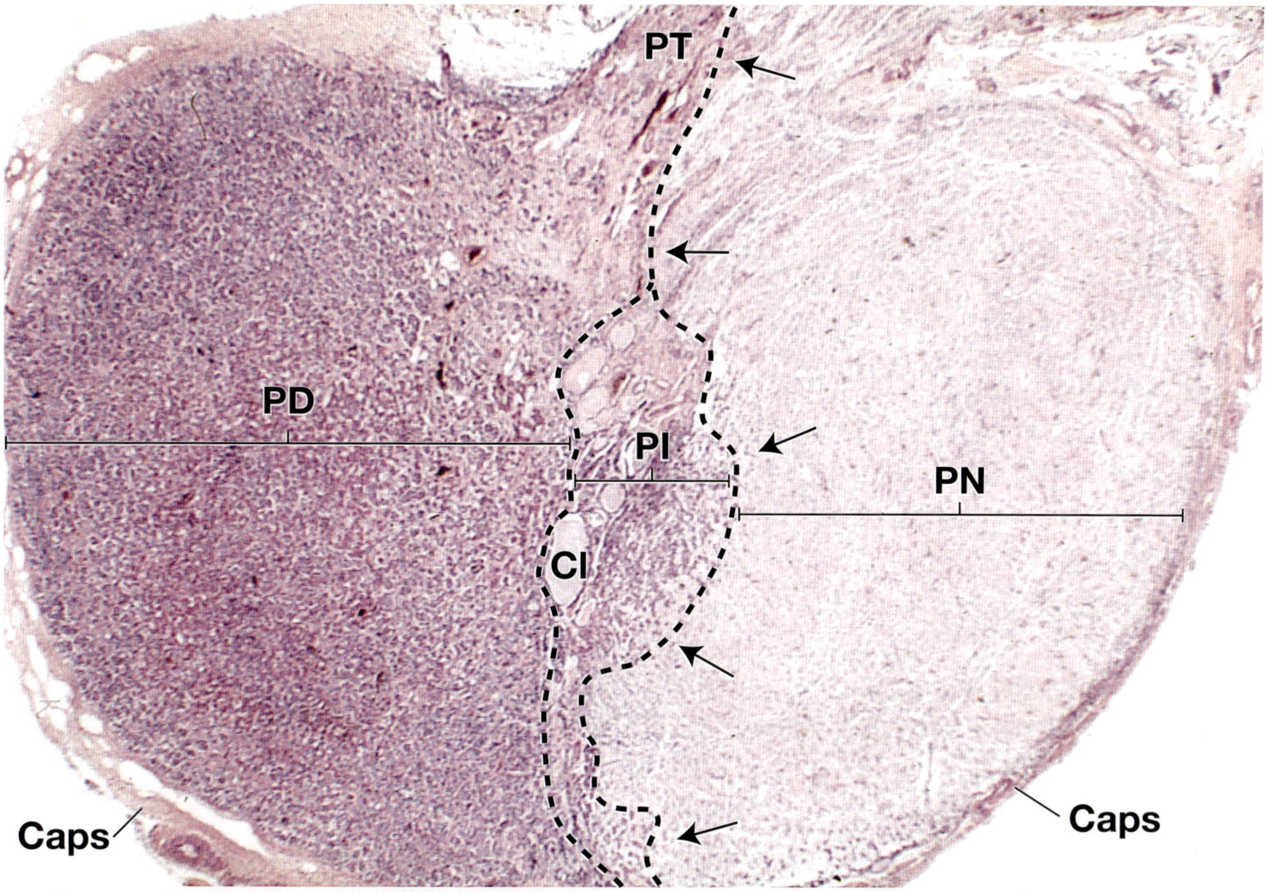
PT
PD
PI
PN
Cl
Caps
Caps

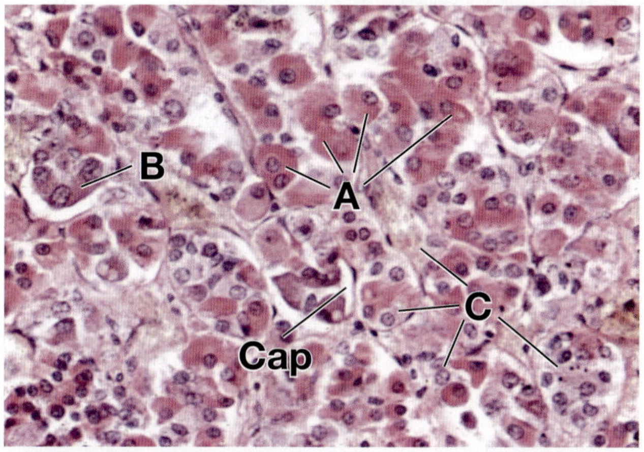
B
A
C
Cap

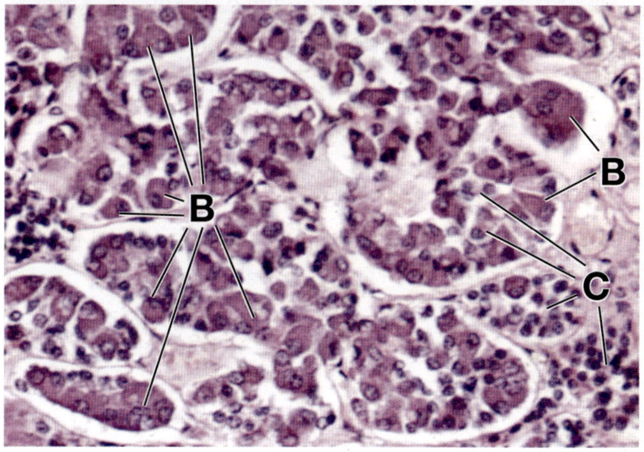
B
B
C

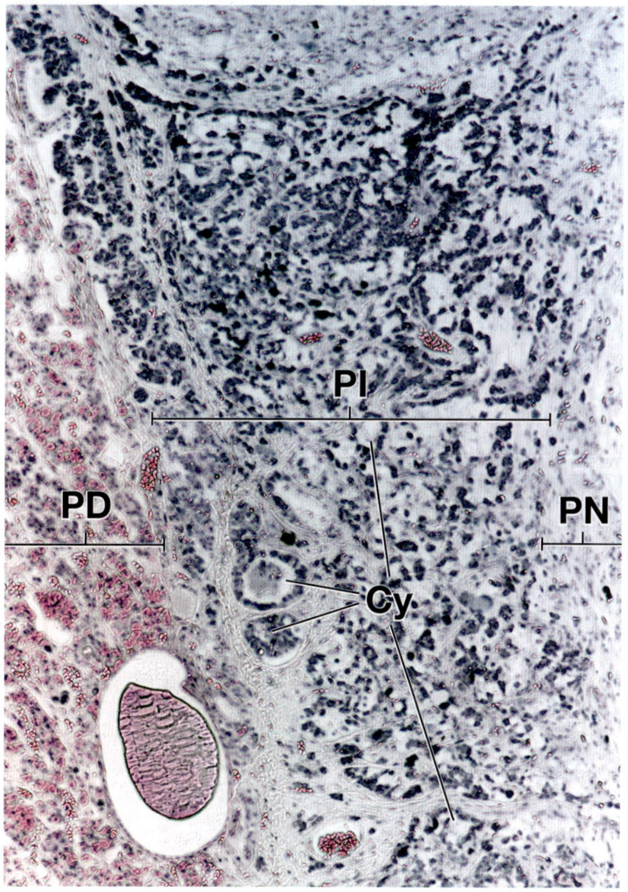
PI
PD
PN
Cy

도판 21.2 ■ 뇌하수체 II(Pituitary II)

원위부분(pars distalis)의 실질은 두 가지 유형의 세포로 구성된다: **색소안듦세포**(chromophobe)와 **염색친화세포**(chromophil). 색소안듦세포는 염색이 잘 안되고, 염색친화세포는 염색이 잘 된다. 염색친화세포는 **호산세포**와 **호염기세포**로 세분화된다. 호염기세포는 염기성 염색약 또는 헤마톡실린(hematoxylin)으로 염색이 되고, 호산세포의 세포질은 에오신(eosin)과 같은 산성 염색약으로 염색된다. 호염기세포의 과립에 있는 당단백질 때문에 호염기세포의 세포질은 과요오드산 쉬프반응(periodic acid-Schiff [PAS] reaction)으로도 염색이 된다.

호산세포는 특별한 세포화학과 미세구조적 특징에 기반하여 두 개의 군으로 세분화된다. **성장호르몬분비세포**(somatotrope)라고 하는 한 군은 *성장자극호르몬*(*somatotropic hormone*, STH)을 생성한다; **젖분비호르몬분비세포**(lactotrope)라고 하는 호산세포의 또 다른 군은 젖분비호르몬(*prolactin*, PRL)을 생성한다.

호염기세포군은 특별한 세포화학염색을 통해 전자현미경으로 식별된다. **갑상샘자극호르몬분비세포**(thyrotrope)는 *갑상샘자극호르몬*(*thyroid-stimulating hormone*, TSH)을 생성한다; **생식샘자극세포**(gonadotrope)는 생식샘자극호르몬인 *난포자극호르몬*(*follicle-stimulating hormone*, FSH)과 *황체형성호르몬*(*luteinizing hormone*, LH)을 생성한다; 그리고 **코르티코트로핀성세포**(corticotrope)는 *부신피질자극호르몬*(*adrenocorticotropic hormone*, ACTH)과 지방친화호르몬(*lipotropic hormone*, LPH)을 생성한다.

색소안듦세포 또한 여러 종류의 세포로 이루어진 세포군이다. 대부분은 염색 과립이 분비된 호산세포 또는 호염기세포로 간주한다.

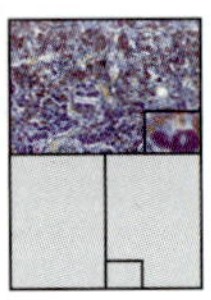

원위부분, 뇌하수체, 사람, 멜로리 삼색염색(Mallory trichrome) ×360; 삽입그림 ×1200.

이 원위부분의 현미경사진은 거의 동일한 분포의 **호산세포**(acidophil, *A*)와 **호염기세포**(basophil, *B*)가 있다. 무리 형태와 끈 형태의 세포를 결합조직(파랗게 염색됨)이 둘러싸고 있다. 적혈구를 포함하고 있는 모세혈관(*Cap*, 노랗게 염색됨) 또한 부푼 모습으로 보인다. 이 염색에서 호산세포의 세포질은 붉은색 또는 적갈색으로 염색된다. 호염기세포는 붉은 파란색에서 진한 파란색(*reddish blue to deep blue*)으로 염색되고, **색소안듦세포**(*C*)는 옅은파란색(*pale blue*)으로 보인다. 삽입된 그림은 세 가지 세포의 유형의 고배율사진이다. 호산세포(*A*)와 호염기세포(*B*)의 분비과립은 식별가능하다. 염색이 되어 두 유형의 세포에 전반적인 색을 제공하는 것은 과립이다. 반면, 색소안듦세포(*C*)는 과립이 없고, 단순히 배경 색인 옅은 파란색으로 보인다.

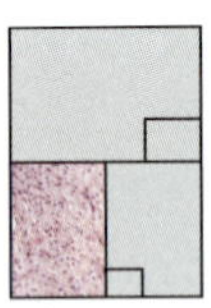

신경부분, 뇌하수체, 사람, H&E ×325.

여기에서 보이는 후엽의 **신경부분**(pars nervosa)은 뇌하수체세포(*pituicyte*)라는 세포를 포함하며, 뇌하수체의 뇌실곁핵(paraventricular nucleus)과 교차위핵(supraoptic nucleus) 을 형성하는 무수초신경섬유(unmyelinated nerve fiber)가 있다. **뇌하수체세포**(pituicyte, *P*)는 중추신경계의 신경아교세포와 비슷하다. 핵은 둥글거나 타원형이고; 세포질은 핵 영역에서 긴 돌기로 확장된다. H&E 염색에서, 뇌하수체세포의 세포질은 무수초신경섬유와 식별되지 않는다. 후엽의 호르몬인 옥시토신(oxytocin)과 항이뇨 호르몬(antidiuretic hormone, ADH; 또한 바소프레신[*vasopressin*]이라고도 함)은 뇌하수체핵(hypothalamic nucleus)에서 형성된 후, 시상하부 뇌하수체로(hypothalamohypophyseal tract)의 섬유를 통해 후엽으로 이동되어, 후엽의 확장된 신경 섬유 말단 부분에 저장된다. 저장된 신경분비물질은 **헤링소체**(Herring body, *HB*)로서 나타난다. H&E 염색에서, 헤링소체는 단순히 섬 형태로 보이는 에오신으로 염색된 물질로 보인다. 모세혈관(*Cap*)이 신경섬유 사이에 퍼져 있다.

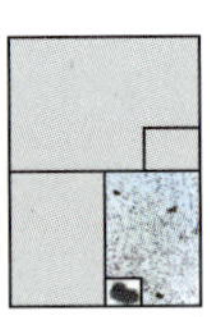

신경부분, 뇌하수체, 사람, PAS/aniline blue-black ×250; 삽입그림 ×700.

신경부분에서 얻은 표본에서, 아닐린 블루 염색은 **뇌하수체세포**(pituicyte, *P*)의 핵을 염색하고, 신경섬유는 염색을 일부만 흡수하여 밝은 파란(*light-blue*) 배경을 형성한다. 이 염색 기법으로 염색하면, **헤링소체**(Herring body, *HB*)는 진한 검은 섬(*dark black island*)처럼 보인다. 삽입된 그림은 현미경 사진의 바닥면 가까이에 있는 헤링소체의 고배율사진이다. 여기에서 보이는 헤링소체 과립의 질감은 신경말단에 축적된 분비과립을 반영한다. 또한 모세혈관 안에 적혈구가 붉게 염색되어 모세혈관(*Cap*)이 도드라져보인다.

A, 호산세포(acidophils)	**C,** 색소안듦세포(chromophobes)	**HB,** 헤링소체(Herring bodies)
B, 호염기세포(basophils)	**Cap,** 모세혈관(capillaries)	**P,** 뇌하수체세포(pituicytes)

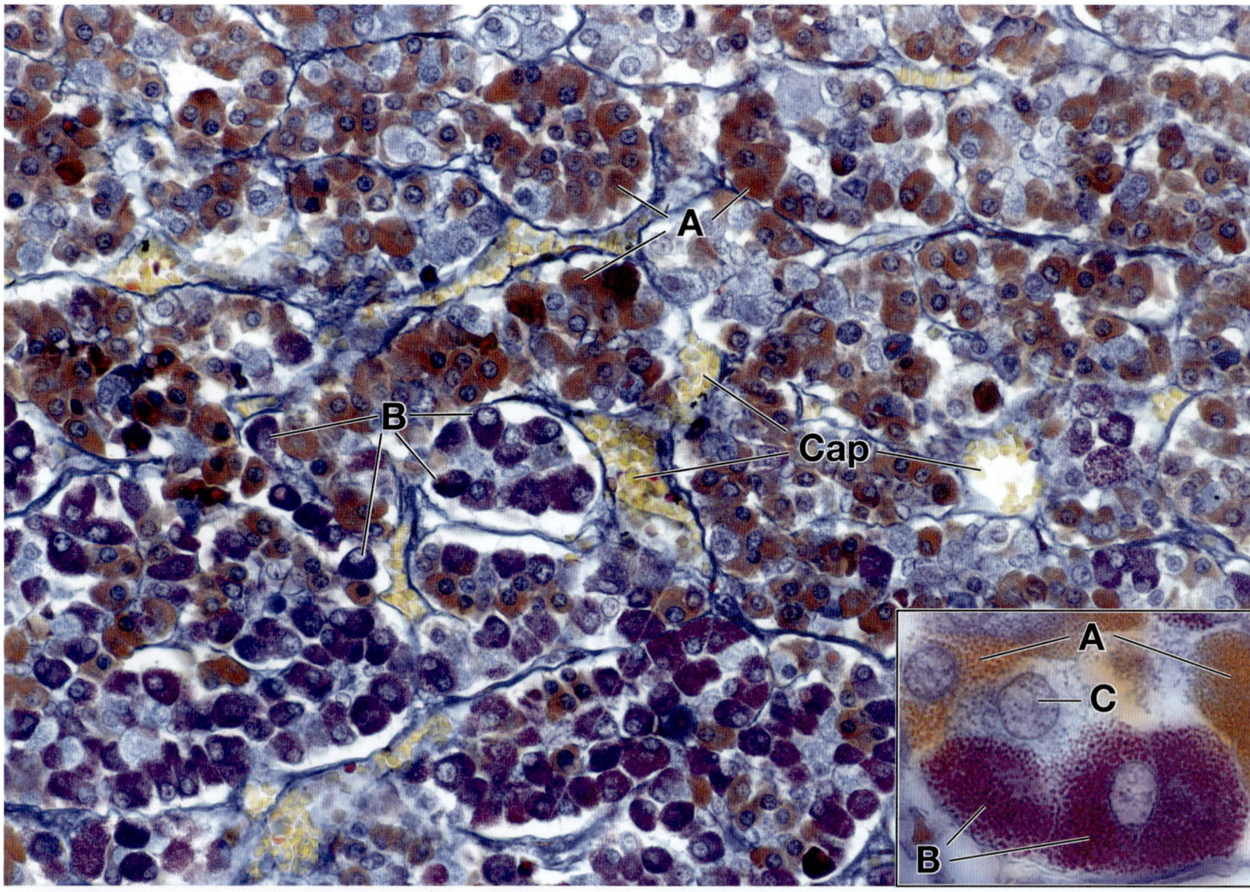
A
B
Cap
A
C
B

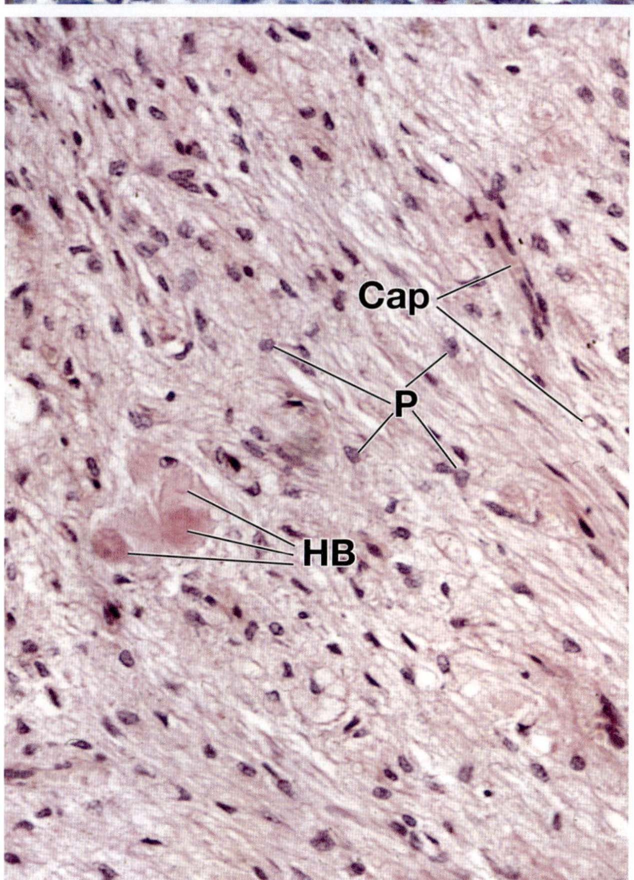
Cap
P
HB

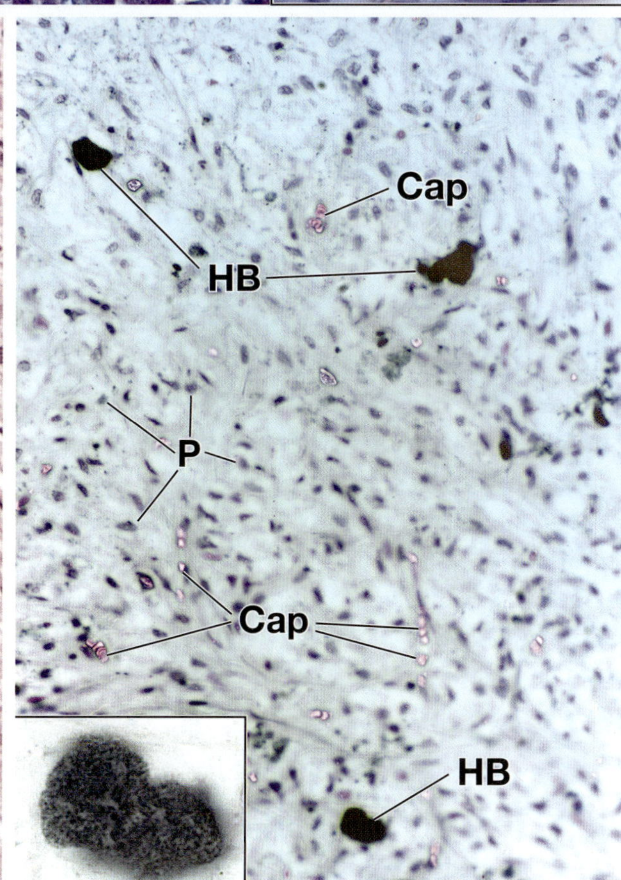
Cap
HB
P
Cap
HB

도판 21.3 ■ 송과체(Pineal Gland)

솔방울샘(pineal gland, *송과체 pineal body, 송과샘 epiphysis cerebri*)은 뇌의 상둔덕(위둔덕, superior colliculus) 위에 위치한다. 솔방울샘 신경외배엽에서 발달하지만, 성인에게서는 신경조직과 거의 안닮았다. 솔방울샘은 두 가지 세포 유형을 포함한다: **솔방울샘세포(실질)세포**(pinealocytes [parenchymal] cell)와 **신경아교세포**(glial cell). 특수 염색 없이는, 이들 세포의 전체 범위를 볼 수 없다. 이러한 염색법들을 통해 신경아교세포와 솔방울샘세포가 말단에서 확장되는 돌기를 가진다는 것을 알 수 있다. 솔방울샘세포는 신경아교세포보다 훨씬 많다. H&E 염색에서, 솔방울샘세포의 핵이 옅게 염색된다. 반면, 신경아교세포의 핵은 더 작고, 더 진하게 염색된다.

솔방울샘의 분비는 항생식샘효과(antigonadal effect)를 포함한다: 분비는 생식샘스테로이드의 분비를 줄인다. 예를 들면, 성조숙증(sexual precocity, 이상적으로 어린 나이에 일어나는 사춘기)은 신경아교세포 종양(glial cell tumor, 아마 솔방울샘세포가 파괴된다)과 연관되어 있는 반면, 생식기발육저하증(hypogenitalism)은 주로 솔방울샘세포로 구성된 솔방울종양(pineal tumor)과 연관이 있다고 보고되었다. 게다가, 동물실험을 통해 솔방울샘이 일주기를 조절하는 내분비 기능(특히 생식샘기능)과 연관된 중개자(intermediary)로서 역할을 하는 신경내분비 기능을 갖는다는 것을 알려졌다. 외부 빛 자극은 상경신경절(superior cervical ganglion)과 연결된 시각경로를 통해 솔방울샘에 도달한다. 반면, 상경신경절은 신경절이후섬유로 솔방울샘과 연결되어 신호를 보낸다. 솔방울샘은 시차 적응 때문에 어려움을 겪는 여행자들이 경험하는 낮의 길이의 갑작스러운 변화를 조정하는 역할을 하고, 온화한 아한대의 겨울 동안 줄어든 낮의 길이에 감정적인 반응(seasonal affective disorder, SAD)을 조절하는 역할을 한다.

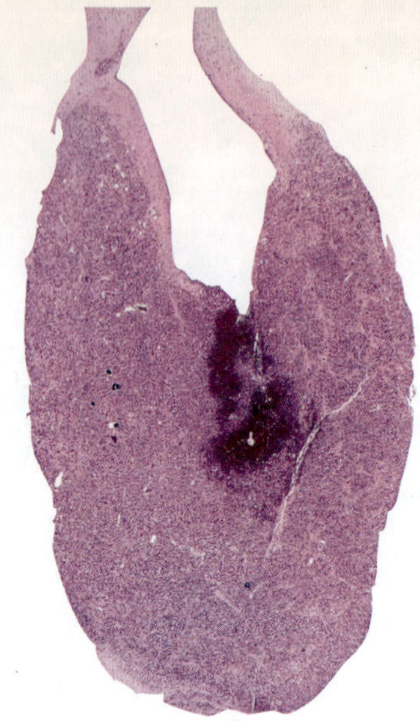

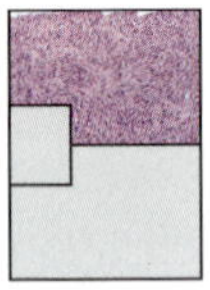

송과체, 사람, H&E ×180.

송과체는 연막(pia mater)에서 형성되는 매우 얇은 **피막**(capsule, *Cap*)이 둘러싸고 있다. 피막으로부터 결합조직지주(Connective tissue trabecula, *CT*)가 뻗어 나와 송과체를 두 개의 소엽으로 나눈다. **소엽**(lobule, *L*)은 종종 결합 조직에 의해 둘러싸인 다양한 크기의 세포군으로 구분된다. 보통 소동맥(*A*)과 정맥(*V*)의 혈관은 결합조직을 따라 흐른다. 동맥은 송과체의 실질에 혈액을 공급하기 위해 소엽을 통과하고, 소엽을 둘러싸는 모세혈관을 생성한다. 이 표본에서는, 모세혈관(*C*)이 내강에 있는 적혈구 때문에 저배율에서도 잘 보인다.

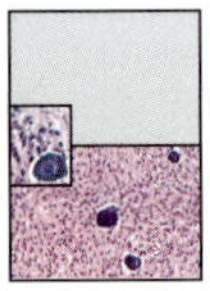

송과체, 사람, H&E ×360; 삽입그림 ×700.

이 현미경사진은 **뇌모래**(brain sand, *BS*) 또는 **뇌사**(corpora arenacea)라고 불리는 물질뿐만 아니라 송과체의 실질을 고배율로 보여준다. 더 고배율로 보면, 뇌사는 또렷하지 않은 층판구조를 포함하는 것이 보인다. 전형적으로, 뇌사는 헤마톡실린으로 강하게 염색된다. 이러한 구조는 송과체를 알아보게 하는 특징이다. 광학현미경으로 송과체 안에 있는 세포를 자세히 관찰하면 특정한 두 가지의 세포 유형을 볼 수 있다. 한 가지 유형은 매우 많이 존재하는 송과체세포(pinealocyte 또는 솔방울의 으뜸세포[chief cell])이다. 송과체세포는 변형된 신경세포이다. 송과체세포의 핵은 구형이고, 진정염색질의 양 때문에 비교적 옅게 염색된다. 두 번째 세포 유형은 송과체에서 비교적 작은 비율을 차지하는 신경아교세포(glial cell) 또는 사이질세포(interstitial cell)이다. 이들 세포의 핵은 송과체세포의 핵보다 더 작고 더 길다. **삽입된 사진**은 더 진하게 염색된 핵으로 식별되는 **신경아교세포**(glial cell, *G*)를 보여준다. 여기에서는 보이는 대부분의 다른 세포의 핵은 송과체세포이다. **삽입된 사진**에서는 기둥(trabecula) 내에 몇몇의 섬유아세포(*F*)가 있다.

A, 동맥(artery)	**Cap,** 피막(capsule)	**G,** 신경아교세포(glial cell)
BS, 뇌모래(brain sand)	**CT,** 결합조직(connective tissue)	**L,** 소엽(lobule)
C, 모세혈관(capillary)	**F,** 섬유아세포(fibroblast)	**V,** 정맥(vein)

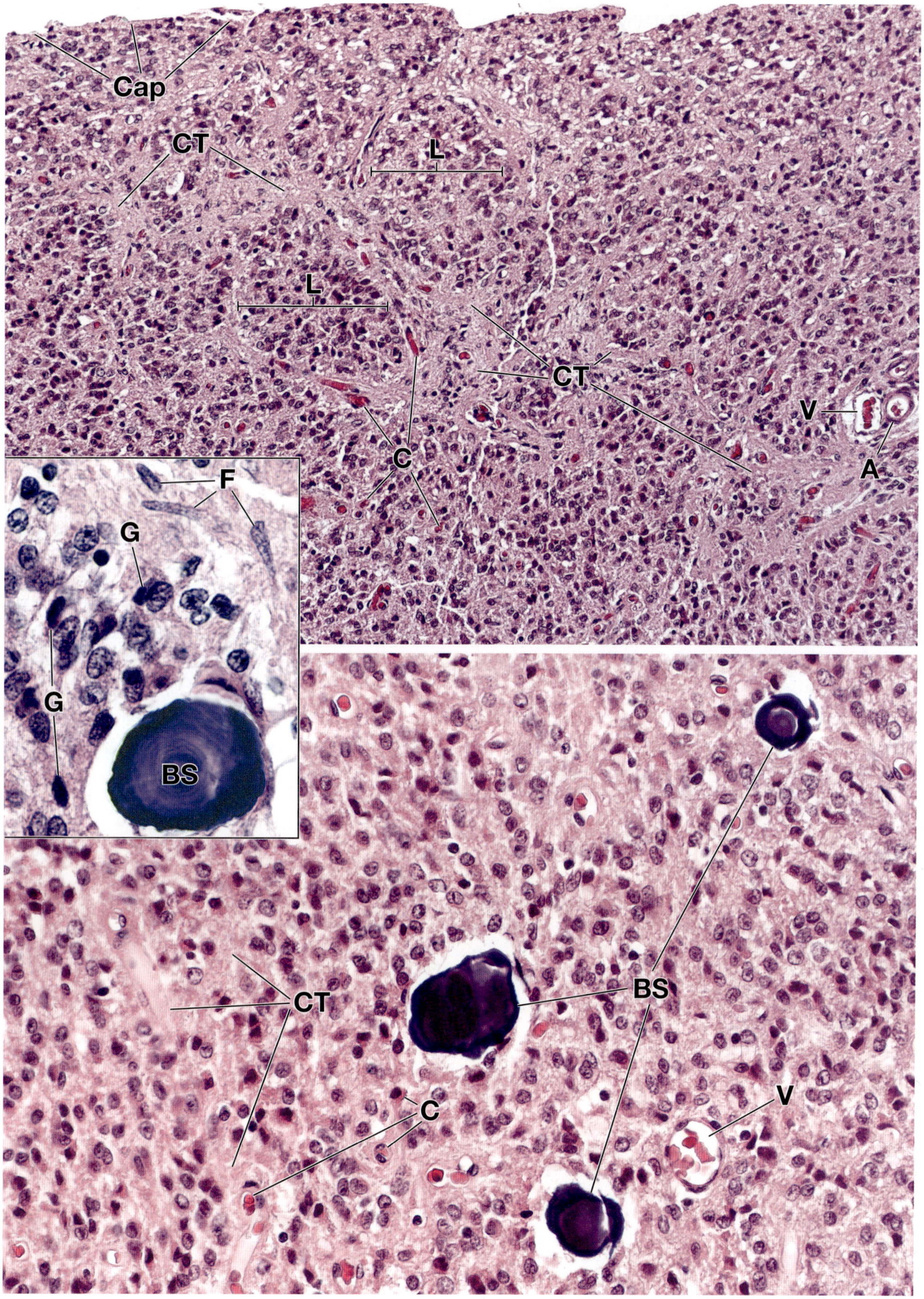
Cap
CT
L
L
CT
C
V
A
F
G
G
BS
BS
CT
C
V

도판 21.4 ■ 부갑상샘과 갑상샘(Parathyroid and Thyroid Glands)

부갑상샘(parathyroid gland)은 보통 네 개로 구성된다. 각각은 피막으로 둘러싸여 있고, 갑상샘에 놓여 있으며 부분적으로 갑상샘에 파묻혀 있다. 피막에서 결합조직기둥이 부갑상샘으로 뻗어 있다.

부갑상샘은 칼슘과 뼈 대사에 영향을 미치는 호르몬을 가공한다. 부갑상샘 호르몬을 실험 동물에게 주입하면 골세포(뼈세포, osteocyte)와 파골세포(뼈파괴세포, osteoclast)를 통해 뼈에서 칼슘을 방출한다. 부갑상샘의 제거는 혈중 칼슘 농도를 빠르게 저하시킨다.

갑상샘은 목에서 기관(trachea)의 윗부분, 후두(larynx)의 아랫부분과 가까이 있다. 갑상샘은 좁은 협부(잘룩, isthmus)에 의해 합쳐지는 두 개의 측엽으로 구성된다. 콜로이드로 채워진 공간을 둘러싸는 단층입방 또는 낮은 원주상피세포로 구성된 소포는 갑상샘의 기능적 단위(functional unit)이다. 소포는 풍부한 모세혈관망을 포함하는 결합조직에 의해 분리된다. 결합조직은 림프모세관도 포함한다.

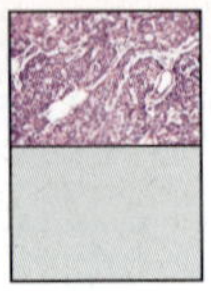

부갑상샘, 사람, H&E ×320.

여기서 보이듯이, 큰 혈관(*BV*)이 기둥(trabeculae)을 따라서 나타나며, 때때로 지방세포(*A*)를 따라서 나타난다. 부갑상샘의 실질은 끈 또는 판 형태의 세포로 구성되며, 모세혈관과 얇은 결합조직중격(septa)에 의해 분리된다.

두 가지 유형의 실질세포는 흔히 쓰이는 H&E으로 염색한 단면에서 구별된다: 으뜸세포(chief cell, principal cell)와 호산세포(oxyphil cell). **으뜸세포**(chief cell, *C*)는 호산세포보다 더 많다. 으뜸세포는 적은 양의 세포질에 둘러싸여 있는 구형의 핵을 포함한다. **호산세포**(oxyphil cell, *OC*)는 으뜸세포보다 양이 더 적다. 호산세포는 으뜸세포보다 두드러지게 크지만, 약간 더 작고 더 강하게 염색되는 핵을 포함한다. 호산세포의 세포질은 에오신으로 염색이 되고, 세포 사이의 경계가 잘 보인다. 게다가, 호산세포는 다양한 크기의 군으로 배열하여 으뜸세포 사이에 흩어져 있다. 더 저배율에서도 호산세포는 식별할 수 있으며, 그 이유는 이 사진에서 보여주듯이, 호산세포가 단위면적당 으뜸세포보다 더 적은 수의 핵을 가지기 때문이다. 호산세포는 생후 10년쯤에 나타나서, 사춘기쯤에 더 많아진다. 나이가 들수록 더 많은 수의 호산세포가 보인다.

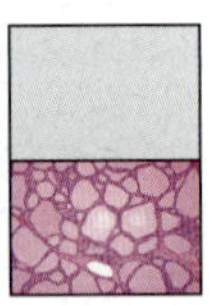

갑상샘, 사람, H&E ×240.

이 사진은 갑상샘의 조직학적 단면이다. **갑상샘소포**(thyroid follicle, *F*) 는 크기와 모양이 다양하고, 매우 밀집되어 있다. 소포의 균질물질은 콜로이드이다. 갑상샘의 소포세포는 콜로이드를 봉합하는 단순입방상피를 형성하기 위해서 생긴다. 소포세포의 꼭대기쪽을 자세히 관찰하면 작은 액포(small vacuole)들이 보이며, 이는 콜로이드 재흡수의 지표이다. 이 배율에서는 개별적인 세포가 식별되지 않지만, 세포의 핵을 통해서 세포의 위치와 배열을 알 수 있다. 갑상샘은 혈관이 잘 발달되어 있다: 큰 **혈관**(*BV*)이 결합조직(*CT*)에 있고, 모세혈관망은 소포를 둘러싸고 있다.

이 표본에서는 소포세포의 염색상 특징, 모양 및 크기를 나타내는 핵이 있는 세포가 일부 영역에서만 관찰된다. 이러한 영역들은 **경사단면(비스듬)으로 절단된 소포**(tangentially sectioned follicle, *tsF*)를 나타낸다.

A, 지방세포(adipose cells)
BV, 혈관(blood vessels)
CC, 으뜸세포(chief cells)
CT, 결합조직(connective tissue)
F, 소포(follicles)
OC, 호산세포(oxyphil cells)
tsF, 경사단면으로 절단된 소포(tangentially sectioned follicle)

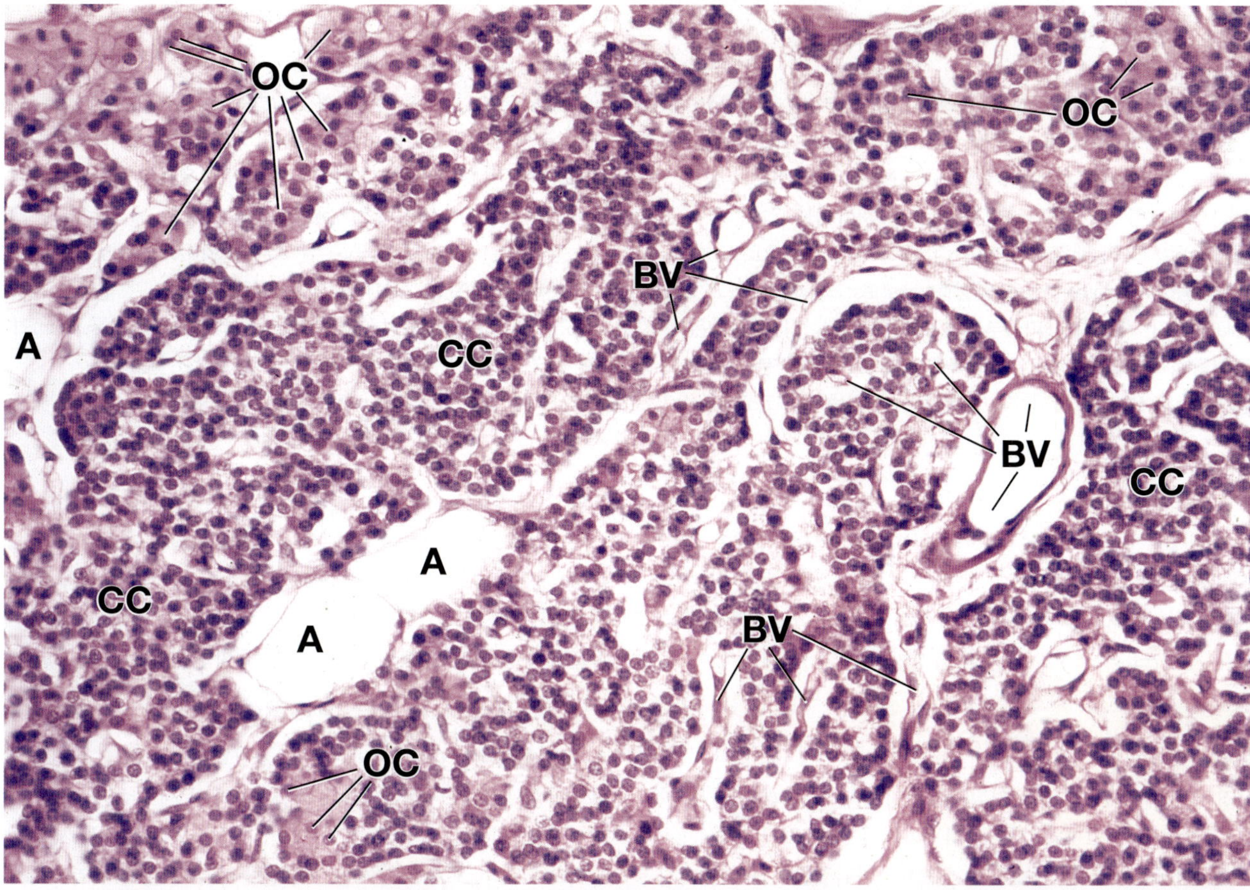
OC
OC
BV
A
CC
BV
CC
A
A
CC
BV
OC

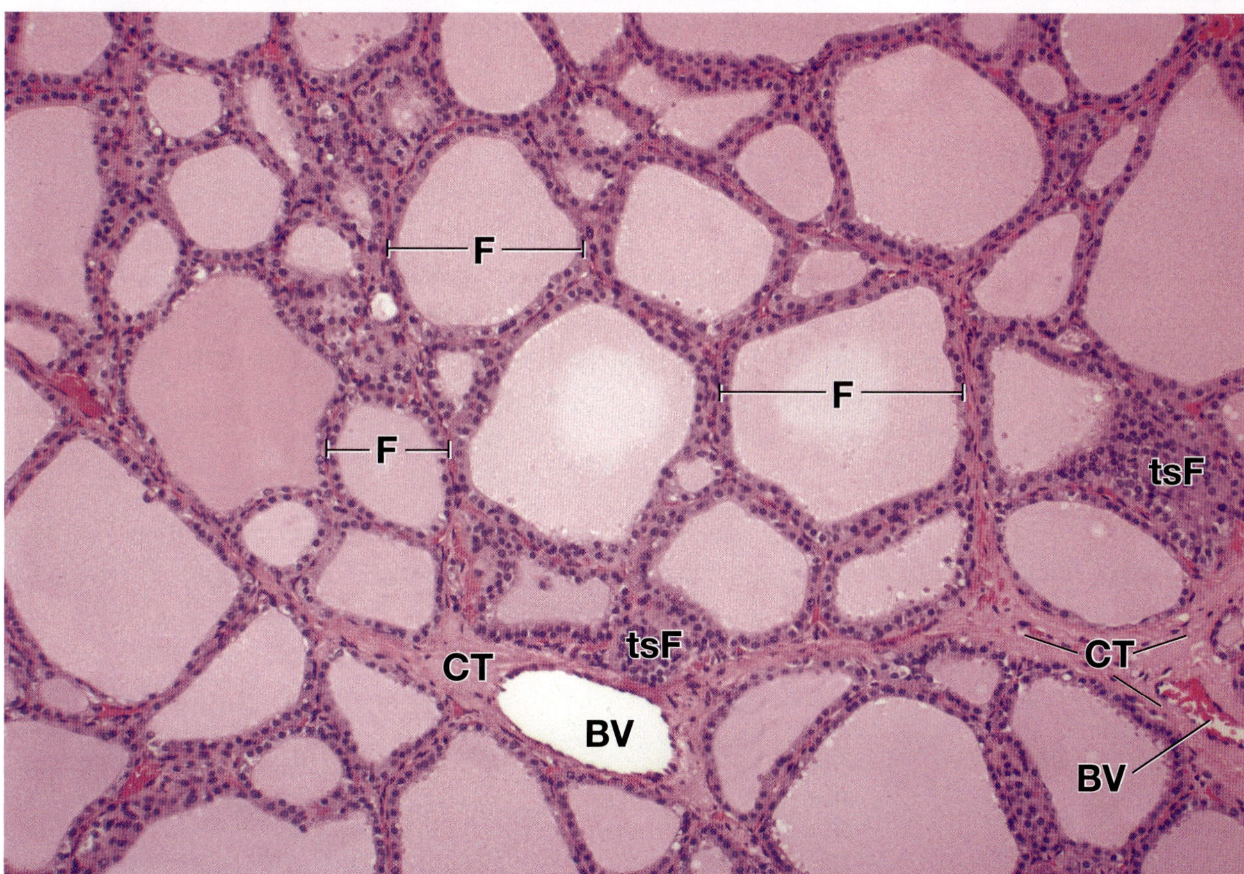
F
F
F
tsF
tsF
CT
CT
BV
BV

도판 21.5 ■ 부신 I(Adrenal Gland I)

각 콩팥의 상극에 두 개의 **부신**(adrenal gland)이 있다. 부신은 두 개의 구별된 구조적 기능적 성분으로 구성된다: **피질**(cortex)과 **수질**(medulla). 피질은 중배엽에서 발달되고, *스테로이드호르몬*(*steroid hormone*)을 분비한다. 수질은 신경능의 신경외배엽에서 발달하고, *카테콜아민*(*catecholamine*)을 분비한다.

부신피질은 실질세포의 배열과 유형에 따라 세 개의 영역으로 나뉜다. 이 세 영역은 **사구층**(zona glomerulosa), **다발층**(zona fasciculate), 그리고 **그물층**(zona reticularis)이다. 사구층은 피질부피의 15%를 차지한다. 사구층은 *무기질코르티코이드*(*mineralocorticoid, 알도스테론 aldosterone*)을 분비한다. 다발층은 피질부피의 약 80%를 차지한다. 다발층은 이것은 *글루코코르티코이드*(*glucocorticoid, 코티솔 cortisol*과 *코티코스테론 corticosterone*)와 적은 양의 부신안드로겐(adrenal androgen)을 분비한다. 그물층(피질 부피의 5%에서 7%)은 대부분의 부신안드로겐을 생성한다. 다발층과 그물층은 시상하부에서 생성되는 *부신피질자극인자*(*corticotropin-releasing factor*, CRF)에 반응하여 뇌하수체전엽에서 방출되는 *부신피질자극호르몬*(*adrenocorticotropic hormone*, ACTH)에 의해 조절된다. 사구층은 ACTH에 의해 조절되지 않지만 혈압을 조절하는 *레닌-안지오텐신-알도스테론계통*(*renin-angiotensin-aldosterone system*)의 되먹임 조절의 일부인 안지오텐신2(angiotensin II)에 의해 조절된다.

부신, 사람, H&E ×45.

이 저배율 현미경사진은 부신의 한쪽 표면에서 바깥쪽 피막(*Cap*)과 **피질**(*Cort*), 그리고 밑에 있는 **수질**(*Med*)을 보여주고, 부신의 다른 쪽 표면에서 매우 적은 부분의 피질(*Cort*, 바닥면 중앙)을 보여준다. 피질은 구조적 구성과 염색적 특성이 명백히 다르다. 안쪽 부분인 수질에서는 더 밝은 수질조직이 보인다. 현미경사진의 위쪽 중앙에 부신이 부분적으로 파묻혀 있는 적은 양의 지방조직(*AT*)이 보인다. 코르티코수질 경계(corticomedullary boundary, 점선)는 부신의 불규칙한 모양을 반영하여 물결 같은 윤곽으로 보인다. 수질 내에 큰 혈관(*BV*)이 비교적 많이 있다. 피질과 수질 모두로 빠지는 부신수질 집합정맥(collecting vein)이 있다.

피질, 부신, 사람, H&E ×180.

이것은 위에 있는 그림의 **피질**(cortex)과 완전한 두께와 일부 피막을 보여주는 고배율 사진이다. 피막은 치밀결합조직(dense connective tissue)으로 구성되어 있으며, 치밀결합조직에는 피질과 수질에 혈액을 공급하는 작은 혈관을 생기게 하기 위해 분지하는 큰 동맥(*A*)이 있다. **사구층**(*ZG*)는 피막 바로 아래, 피질의 바깥 부분에 위치한다. 이 영역의 실질세포는 아치형 끈 또는 타원형으로 배열된 작은 세포로 구성된다.

다발층(*ZF*)은 보통 수질 쪽으로 확장되는 방사상으로 배열된 끈 또는 판 형태의 세포로 보이며, 너비가 다른 두 개의 세포로 구성되어 있다. 다발층의 바깥 영역에 있는 세포는 이 영역의 안쪽 부분에 있는 세포 보다 크고, 전형적으로 이 세포가 포함하는 지방방울의 수가 많아서 염색이 잘 안된다. **그물층**(*ZR*)의 세포는 비교적 작고 지방방울이 없거나, 별로 가지고 있지 않기 때문에 에오신에 강하게 염색된다. 세포의 크기가 작기 때문에, 사구층의 세포와 같이 핵이 서로서로 매우 가까이 있다.

피질, 부신, 사람, H&E ×245.

이것은 위에 있는 그림의 **왼쪽 직사각형**으로 표기된 영역의 고배율 사진이다. 이것은 **사구층**(*ZG*)과 **다발층**(*ZF*)의 바깥 부분이다. 사구층에 있는 세포의 크기가 다발층에 있는 세포의 크기보다 더 작다. 게다가, 사구층의 세포는 다발층의 세포보다 더 적은 지방방울을 포함하고 있다. 전형적으로, 다발층의 이 영역에 있는 세포는 지방방울로 채워져 있어서 세포질이 거의 염색이 안되는 특성을 보인다. 얇은결합조직기둥(화살표)은 둥글게 배열된 세포를 둘러싸기 위해서 확장되고, 다발층에 있는 끈 형태로 배열된 세포 사이로 확장된다. 모세혈관과 세동맥은 결합조직기둥 내에 위치한다. 보통, 모세혈관은 눌려서 혈관의 내강에 적혈구가 없기 때문에 식별하기가 어렵다.

피질, 부신, 사람, H&E ×245.

이것은 위에 있는 그림의 **오른쪽 직사각형**으로 표기된 영역의 고배율 사진이다. **다발층**(*ZF*)의 깊은 부분에는 매우 작은 세포가 있으며, 이 세포는 여전히 끈 형태로 배열되어 있고 매우 적은 양의 지방방울을 포함한다. **그물층**(*ZR*)의 세포는 불규칙한 문합하는 끈 형태로 배열되어 있고, 매우 작은 양의 지방을 가지고 있어서 세포질이 에오신으로 염색된다.

A, 동맥(arteries)
AT, 지방조직(adipose tissue)
BV, 혈관(blood vessels)
Cap, 피막(capsule)
Cort, 피질(cortex)
Med, 수질(medulla)
ZF, 다발층(zona fasciculata)
ZG, 사구층(zona glomerulosa)
ZR, 그물층(zona reticularis)
화살표, 결합조직기둥(connective tissue trabeculae)
점선, 코티코수질경계(corticomedullary boundary)

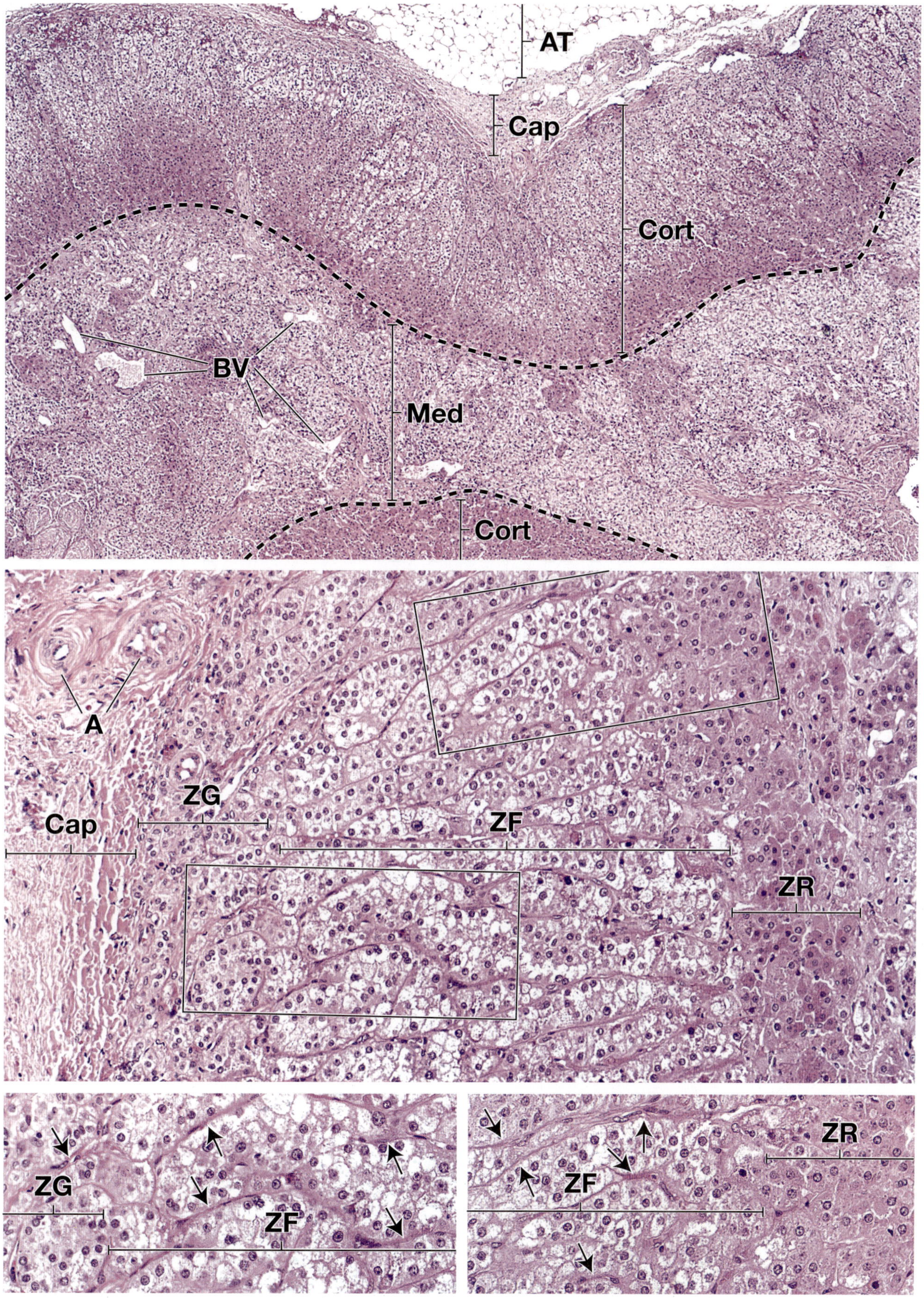
AT
Cap
Cort
BV
Med
Cort
A
ZG
Cap
ZF
ZR
ZG
ZF
ZF
ZR

도판 21.6 ■ 부신 II(Adrenal Gland II)

부신수질(adrenal medulla)의 세포는 교감신경계의 신경절후세포(postganglionic cell)와 같은 기원에서 발달한다. 부신수질의 세포는 교감신경계의 신경절전세포에 의해 신경이 분포되기 때문에, 분비하기 위해 특화된 변이된 신경절후세포(modified postganglionic cell)로 여겨지기도 한다. 이러한 세포는 카테콜아민(catecholamine) *에피네프린(epinephrine)*과 *노르에피네프린(norepinephrine)*을 생성한다.

부신수질에는 혈액을 받는 두 가지 경로가 있다: 피질을 통과하는 세동맥을 통해서, 그리고 문맥계의 한 유형인 피질에서 이어지는 모세혈관에 의해서. 따라서 수질에 공급되는 혈액의 일부는 수질의 기능을 조절하는 피질의 분비물을 포함한다. 혈액은 중앙부신수질정맥(central adrenomedullary vein)을 통해 수질을 떠난다. 중앙부신수질정맥의 구조는 혈관 중간막(tunica media)에 세로로 배열된 뚜렷한 평활근다발을 포함한다는 것이 특이한데, 이는 수질에서 기원한 카테콜아민이 분비되었을 때 혈액의 빠른 유출을 촉진하기 위해 수축하게 한다.

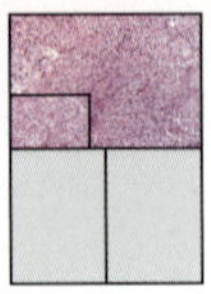

수질, 부신, 사람, H&E ×175; 삽입그림 ×250.
이 저배율 현미경사진은 **부신수질**(adrenal medulla)의 세포를 보여준다. 수질세포는 서로 연결된 짧은 끈 형태와 타원 형태의 군으로 조직화되어 있다. 수질세포의 세포질은 서로 다른 강도로 염색된다. 어떤 세포는 더 강한 에오신 염색을 보여주는 반면, 일부 세포의 세포질은 거의 염색이 안되거나, 또는 매우 약하게 염색이 된다. 이 현미경사진에서, 벽의 한 부분, 즉 중앙부신수질정맥의 혈관중간막(tunica media, *TM*)이 보인다. 중앙부신수질정맥의 특성은 그림 **왼쪽 아래**에서 보여준다. 삽입된 그림은 고배율로 타원 형태의 군으로 배열된 수질세포의 고배율 사진이다. 피질에서처럼, 이러한 세포군 사이에 위치한 모세혈관(*Cap*)은 적혈구를 가져야만 식별이 된다.

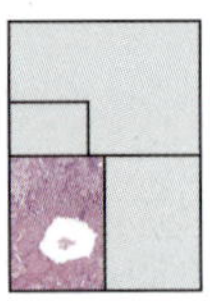

수질, 부신, 사람, H&E ×125.
이 현미경 사진은 부신수질로 빠지는 **중앙부신수질정맥**(central adrenomedullary vein, *AMV*)을 보여준다. 혈관중각막(*TM*)은 유독 두껍다. 이 혈관 벽을 구성하는 평활근은 세로로, 즉 혈관과 같은 방향으로 배열된 다발 안에 있다. 따라서 평활근은 정맥에서와 같이 횡단면으로 보인다. 중앙부신수질정맥이 현미경사진의 대부분을 차지하는 반면, **수질세포**(medullary cell, *MC*)는 정맥을 주변의 일부 영역에서 보인다. 그림에서 **직사각형**으로 그려놓은 부분은 그림의 **오른쪽 바닥면**의 고배율 사진이다.

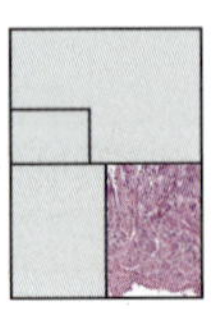

중앙부신수질정맥, 부신, 사람, H&E ×350.
그림 **왼쪽 바닥**에 있는 **직사각형**에 있는 사진은 이 사진 바닥면에 있는 **중앙부신수질정맥**(*AMV*)의 내강(*L*) 일부를 보여주는 고배율 사진이다. 혈관의 혈관중간막(*TI*)은 비교적 얇지만 다양한 양의 결합조직을 포함한다. 여기에서 혈관중각막(*TM*)의 평활근(*SM*)은 다발로 배열되어 있고, 횡단면으로 나타난다. 이 정맥에는 별개의 혈관중간막이 없다. 그 대신에, 결합조직이 주변 조직과 함께 섞여 있다. **신경절세포**(Ganglion cell, *GC*)는 종종 중앙부신수질정맥의 벽과 가까이에서 보인다. 신경절세포는 적당한 호염기세포질을 가진 큰 세포이다. 세포의 크기가 크기 때문에 핵은 종종 단면에서 보이지 않고 세포질만 보인다.

AMV, 중앙부신수질정맥(central adrenomedullary vein)
Cap, 모세혈관(capillary)
GC, 신경절세포(ganglion cells)
L, 중앙부신수질정맥의 내강(lumen of central adrenomedullary vein)
MC, 수질세포(medullary cells)
SM, 평활근(smooth muscle)
TI, 내막(tunica intima)
TM, 중간막(tunica media)

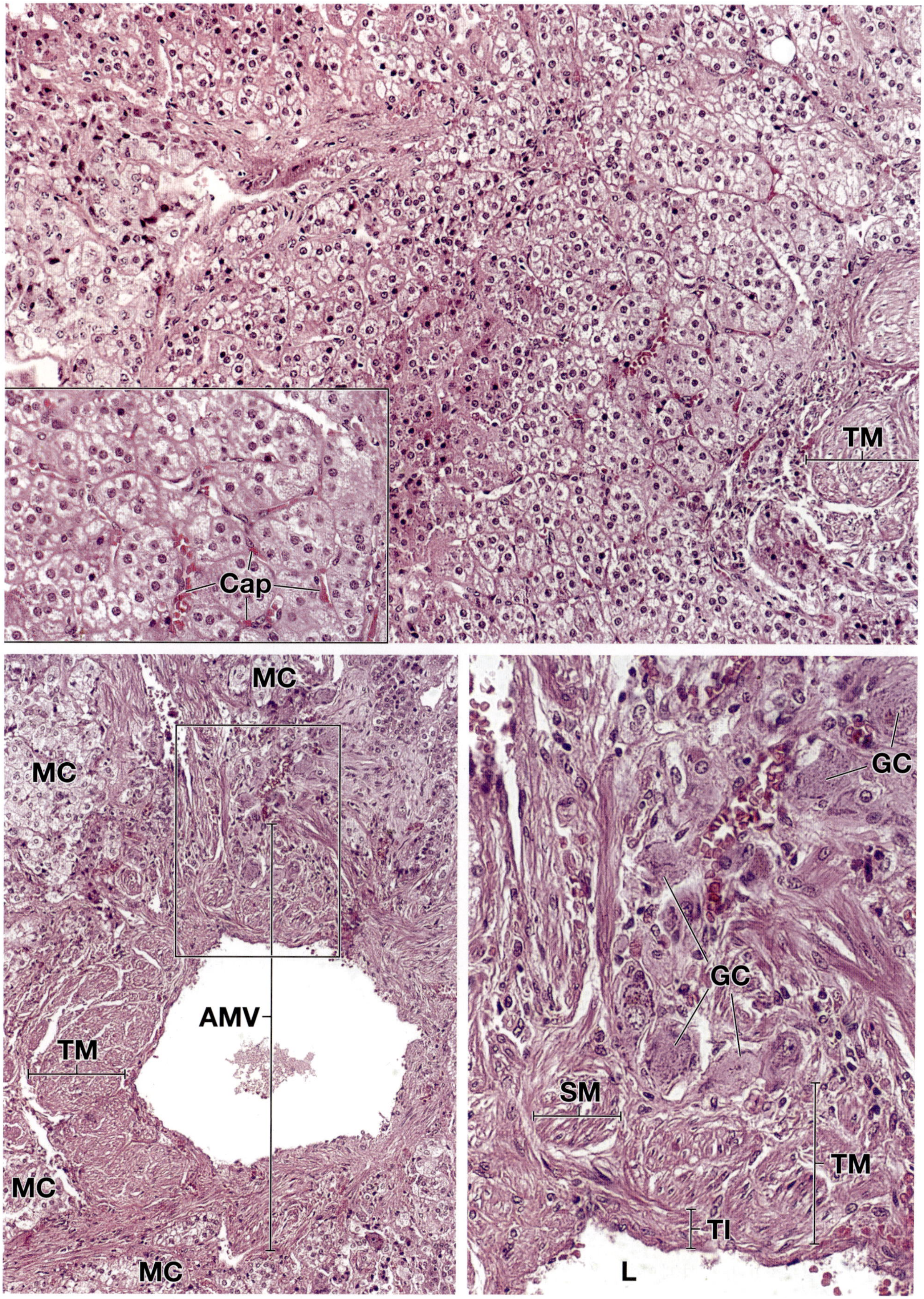
TM
Cap
MC
MC
AMV
TM
MC
MC
GC
GC
SM
TM
TI
L

22 남성생식계통
MALE REPRODUCTIVE SYSTEM

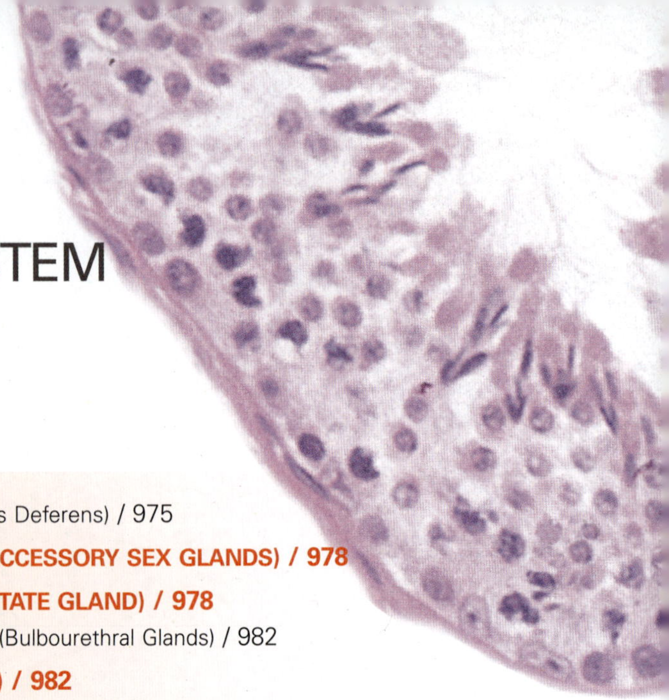

■ 남성생식계통의 개요(OVERVIEW OF THE MALE REPRODUCTIVE SYSTEM)

남성생식계통은 고환(testes), 생식배설관(genital excurrent duct), 부속생식샘(accessory sex gland) 및 음경(penis)과 음낭(scrotum)을 포함하는 바깥생식기관(external genitalia)으로 이루어져 있다(그림 22.1). 부속생식샘은 정낭(seminal vesicle), 전립샘(prostate) 및 망울요도샘(bulbourethral gland)을 포함한다. 고환의 두 가지 주된 기능은 남성생식세포(*gamete*)인 정자(sperm)를 생산하는 **정자발생**(spermatogenesis)과 성호르몬(*sex hormone*)인 안드로겐(androgen)을 합성하는 **스테로이드생산**(steroidogenesis)이다. 안드로겐(주로 테스토스테론)은 정자발생에 필수적이며, 남성 배아(embryo)가 남성 태아(fetus)로 발생하고, 남성의 신체 및 행동 특성인 성적 이형성(성적 두형태성, sexual dimorphism)을 갖도록 한다. 남성생식세포를 생산할 때 나타나는 세포 분열은 여성의 경우와 마찬가지로 유사분열(mitosis)과 감수분열(meiosis) 모두가 관련되어 있다.

유사분열과 감수분열은 3장(119~124쪽)에서 간단히 기술하였다. 이 과정에 대한 기본적인 이해는 남성과 여성 모두에서 생식세포 생성을 파악하는 데 필수적이다.

■ 고환(TESTIS)

성인의 **고환**(testis)은 한 쌍의 타원형 기관으로 체강 바깥의 **음낭**(scrotum) 속에 위치한다. 각각의 고환은 앞배벽(anterior abdominal wall)에서 음낭으로 이어지는 근육근막주머니(musculofascial pouch) 끝에 매달려 있으며, 정삭(spermatic cord)에 의해 배벽과 연결되고 고환길잡이(gubernaculum)의 잔유물인 음낭인대(scrotal ligament)에 의해 음낭에 부착된다(아래 설명 참조).

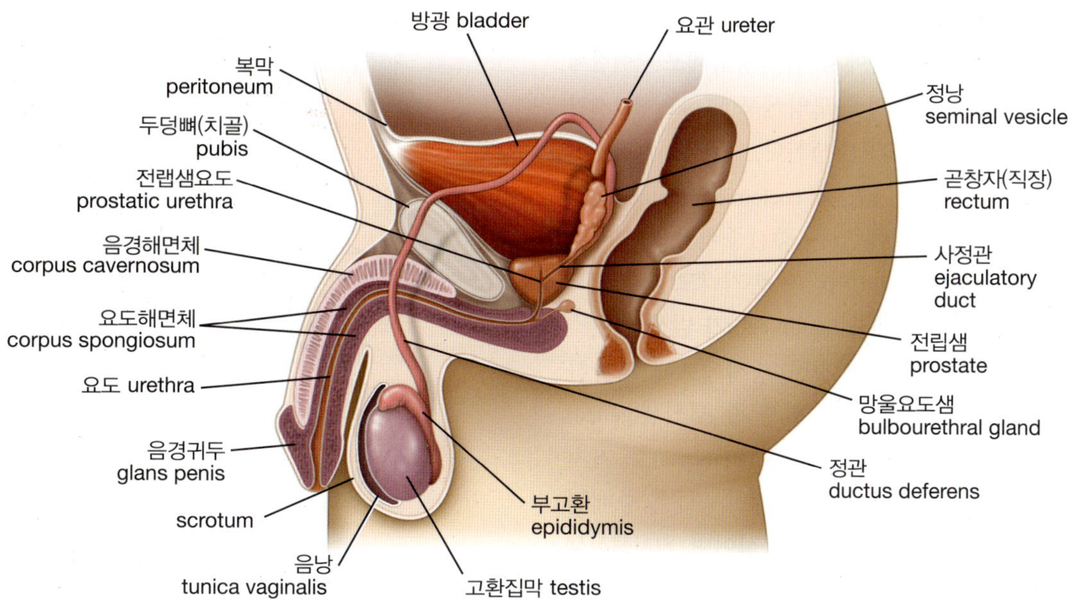

그림 22.1 남성생식계통의 구성요소를 보여주는 모식도. 시상단면에서 관찰되는 정중 구조들이다. 고환(testis), 부고환(epididymis), 정관(ductus deferens) 및 정낭(seminal vesicle)이 보인다.

성결정과 고환의 발달(Sex Determination and Development of the Testis)

성 분화는 일련의 유전자 활성에 의해 일어난다.

유전적 성(genetic sex)은 수정 시 Y염색체의 유무에 따라 결정된다. 그러나 고환은 발생 7주까지 형성되지 않는다. **생식샘 성**(gonadal sex)은 Y염색체 짧은팔(short arm)의 **성결정부위**(sex-determining region)에 위치한 **SRY 유전자**(SRY gene)의 존재 여부에 의해 결정된다. 초기 배아발생 과정에서 SRY 유전자의 발현은 성결정(gender determination)을 좌우한다. SRY 유전자의 돌연변이는 **스와이어증후군**(Swyer syndrome), 즉 XY 염색체를 가졌지만 배아에서 고환이 정상적으로 형성되지 않는 **생식샘발생장애**(생식선이형성, gonadal dysgenesis)를 유발할 수 있다. 스와이어증후군 환자(흔히 여성으로 인식됨)는 X와 Y 염색체를 가지고 있으며, 질, 자궁, 자궁관을 포함한 여성 기능의 생식기관을 가지고 있다. 그러나 난소가 없어서 여성호르몬을 생산하지 못하며, 사춘기를 유도하기 위해서는 호르몬 치료가 필요하다.

Y염색체에 부호화된 유전정보만으로는 남성 생식샘으로의 복잡한 발생을 유도하기에 충분하지 않다. 대신 SRY 유전자는 **마스터 스위치**(master switch)로서 상염색체(autosome) 9, 11, 17, 19번과 X염색체에 존재하는 몇 가지 일련의 유전자발현을 조절한다. SRY 유전자에 의해 부호화된 **고환결정인자**(testis-determining factor, TDF)라는 전사인자는 DNA의 특정 부위에 결합하여 그 구조를 변화시키는 분자도메인(molecular domain)을 가지고 있다. 영향을 받은 DNA는 고리(loop)를 형성하고 다른 전사인자들의 결합이 가능하도록 한다. 전사인자들은 차례대로 고환과 남성 생식기관 형성을 유도하는 다른 유전자들이 발현되도록 한다. SRY 유전자와 같은 시기에 발현되는 몇 가지 유전자들은 다음과 같다.

- **WT-1 유전자**(Wilms tumor 1 gene, WT-1 gene)는 비뇨생식계통의 발달과 SRY 유전자 전사조절에 관여한다. WT-1 유전자의 돌연변이는 **가족성윌름종양**(familial Wilms tumor) 소아환자들에서 발견되며, **비뇨생식계통 기형**(genitourinary malformation)을 동반한다.
- **SOX-9 유전자**(SRY [sex determining region Y]-box 9, SOX-9 gene)는 **항뮐러관호르몬 유전자**(anti-Müllerian hormone, AMH gene)를 활성화하여 뮐러관억제인자(Müllerian-inhibiting factor)를 합성한다. SOX-9 유전자의 돌연변이는 유전적으로 남성(46, XY)인 개체에서 모호하거나 여성의 생식기관이 형성되는 것과 관련이 있다.
- **SF-1 유전자**(steroidogenic factor-1 gene, SF-1 gene)는 다수의 스테로이드생산 유전자들을 조절한다.
- **DAX-1 유전자**(dosage-sensitive sex reversal, adrenal hypoplasia critical region, on chromosome X, gene 1, DAX-1 gene)는 핵수용체(nuclear receptor)인 DAX-1을 암호화한다. DAX-1 수용체의 활성은 성분화과정에서 SRY 유전자를 억제하며, DAX-1 돌연변이는 **선천부신저형성증**(congenital adrenal hypoplasia)의 원인이 된다.

고환은 뒤배벽에서 발생하며 이후 음낭으로 하강한다.

고환은 복막(peritoneum) 뒤에서 비뇨계통과 긴밀하게 연관되어 발생한다. 고환은(난소와 마찬가지) 다음과 같은 세 가지 기원이 있다.

- **중간중배엽**(intermediate mesoderm). 뒤배벽에서 비뇨생식능선(urogenital ridge)을 형성한다. 이곳에서 라이디히세포(사이질세포)와 수축력을 갖는 정세관 주변의 근모양세포(myoid cell, 세관주위세포 peritubular contractile cell)가 발생한다.
- **중배엽상피**(mesodermal epithelium, **체강중피** coelomic mesothelium). 비뇨생식능선을 덮는 상피로, 밑에 있는 중간중배엽으로 파고들어가 원시생식샘끈(*primary sex cord*)이라는 손가락모양의 구조로 분화한다. 이곳에서 세르톨리세포(Sertoli cell)가 발생한다.
- **원시종자세포**(primordial germ cell). 진정한 생식세포에 해당한다. 난황주머니(yolk sac)에서 기원하며, 발생 중 생식샘(gonad)인 고환으로 이주한다. 전구단계인 **생식세포**(gonocyte)를 거쳐 **정조세포**(spermatogonia)로 분화한다. 원시종자세포들은 중배엽상피세포(전세르톨리세포 pre-Sertoli cell)들과 섞이며 **원시생식샘끈**(primary sex cord)을 구성하게 된다. 이후 원시생식샘끈은 **정세관끈**(seminiferous cord)으로 분화하고, 정세관, 곧은정세관 및 고환그물로 발생한다(그림 22.2).

SRY 발현은 미분화 배아에서 남성생식기관들의 발생을 담당한다.

발생초기에 고환은 뒤배벽에서 여성과 동일한 **비뇨생식능선**(urogenital ridge)의 미분화원기(indifferent primordia)로부터 발생한다. 이런 **미분화기**(indifferent stage) 동안, 배아는 이론적으로 남성과 여성 어느 쪽으로도 발생할 수 있다. 그러나 SRY 유전자는 전세르톨리세포(풋세르톨리세포)에만 국한되어 발현되며, 남성으로의 발생을 조율한다.

남성 발생의 초기, 정세관끈 사이의 중간엽에서 **테스토스테론**(testosterone)을 생산하는 **라이디히세포**(Leydig cell 또는 **사이질세포** interstitial cell)가 출현하며, 미분화원기로부터 고환으로의 발생을 촉진한다. 테스토스테론은 남성의 생식배설관(genital excurrent duct)으로 발생하는 중간콩팥관(mesonephric duct, 볼프관 Wolffian duct)의 성장과 분화에도 관여한다. 또한 **세르톨리세포**(Sertoli cell, **버팀세포** sustentacular cell)가 정세관끈 속에서 발생하여 **뮐러관억제인자**(Müllerian-inhibiting factor, MIF)라는 또 다른 중요 호르몬 물질을 생산한다. 뮐러관억제인자의 분자구조는 형질전환성장인자-베타(transforming growth factor-β, TGF-β)와 유사하다. 뮐러관억제인자는 비교적 크기가 큰 당단백질로 중간콩팥결관(paramesonephric duct, 뮐러관 Müllerian duct)의 세포분열을 억제하고, 여성 생식기관으로의 발생을 억제한다(그림 22.3).

바깥생식기관(external genitalia)의 발생과 분화 또한 같은 시기에 일어나며, 5알파-환원효소(5α-reductase)에 의해 테스토스테론으로부터 전환된 **디히드로테스토스테론**(dihydrotestosterone, DHT)의 작용으로 인한다. 디히드로테스토스테론이 없는 경우, 유전적 성(Y 염색체를 가짐) 또는 생식샘 성(고환이 있음)이 남성임에도 불구하고 바깥생식기관은 여성처럼 발생하게 된다. 즉, 남성 배아에서 테스토

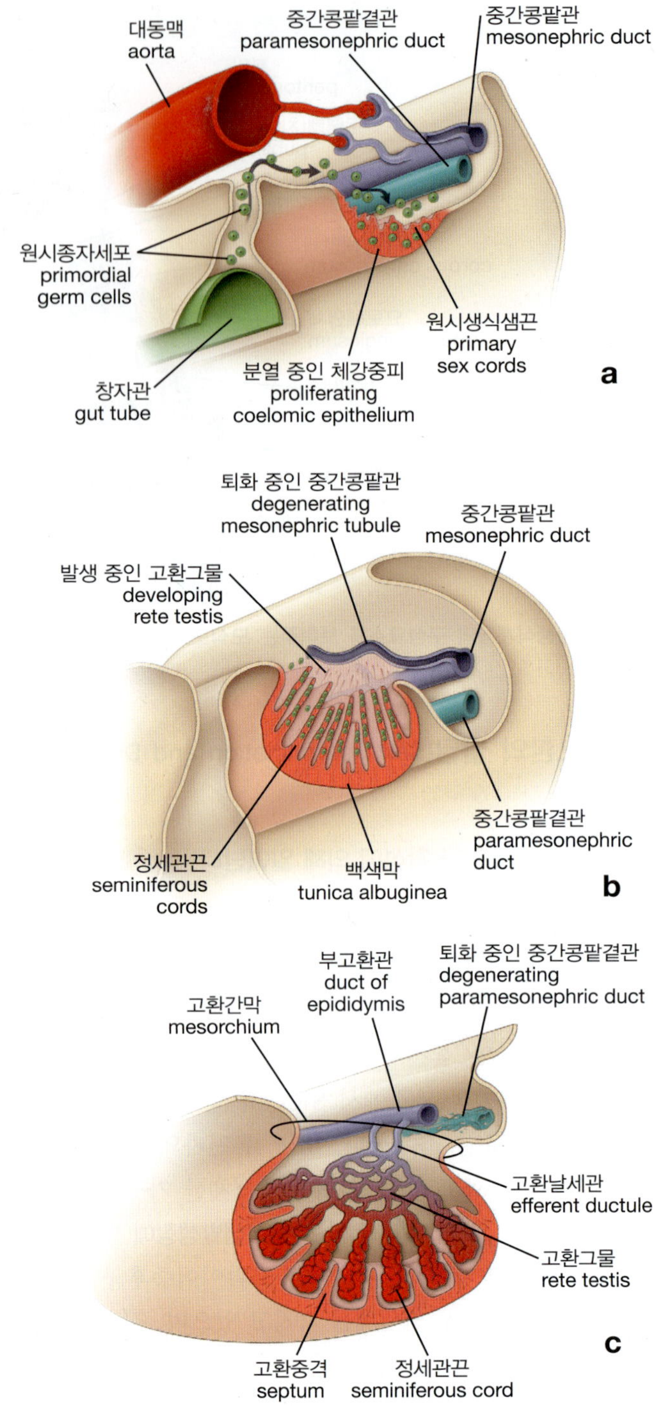

그림 22.2 고환발생의 단계들을 보여주는 모식도. a. 미분화생식샘 단계의 5주 된 배아(embryo)를 보여주고 있다. 뒤배벽에서 보이는 생식샘능선(gonadal ridges)은 난황주머니(yolk sac)로부터 이주한 원시종자세포(primordial germ cell, 녹색)가 침투해 있다. 대부분의 발생 중인 생식샘은 체강상피(coelomic epithelium)에서 유래한 중간엽(mesenchyme)에서 형성된다. 원시종자세포는 원시생식샘끈(primary sex cord)에 합쳐진다. **b.** 이후, 고환결정인자(testis-determining factor, TDF)의 영향으로, 발생 중인 생식샘은 테스토스테론 생산을 시작한다. 원시생식샘끈은 정세관끈(seminiferous cord)으로 분화한다. 동시에, 발생 중인 생식샘은 뮐러관억제인자(Müllerian-inhibiting factor, MIF)를 생산하여 중간콩팥결관(paramesonephric duct)과 그 연관구조를 퇴화시킨다. 중간콩팥세관(mesonephric tubule)이 발생 중인 고환그물(rete testis)과 가까워지는 것을 주목하라. **c.** 고환발생의 마지막 단계. 고환을 둘러싸는 백색막(tunica albuginea)은 고환중격(septum) 발생에 기여한다. 고환그물은 정세관끈과, 중간콩팥관 및 중간콩팥결관으로부터 발생하는, 생식배설계통을 연결한다.

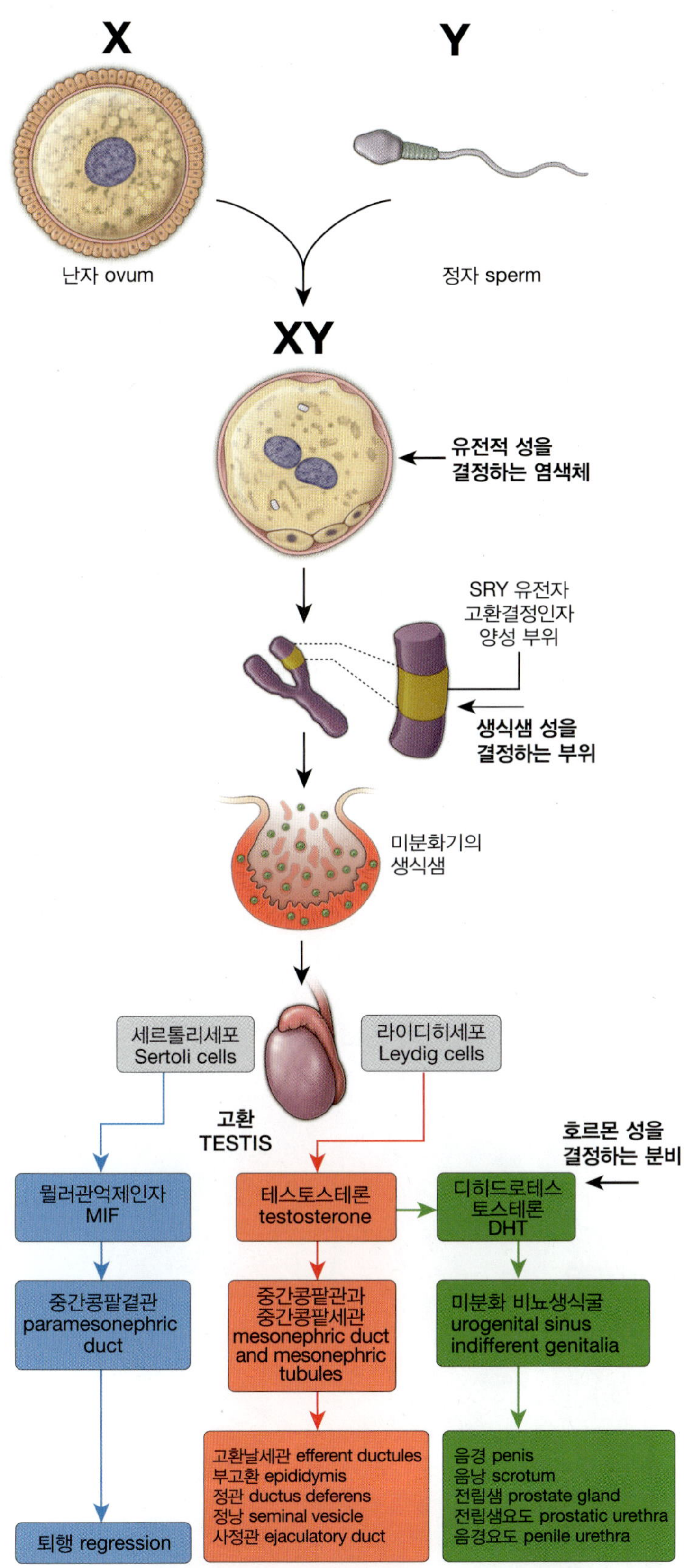

그림 22.3 남성의 성 발생과 발생 중인 생식기관에 미치는 호르몬의 영향을 보여주는 모식도. 발생 중인 배아의 성이 결정되는 세 단계를 보여준다. 유전적 성(genetic sex)은 수정 시에; 생식샘 성(gonadal sex)은 Y 염색체 짧은팔에 위치하는 *SRY* 유전자가 활성화될 때; 그리고 호르몬성(hormonal sex)은 발생 중인 생식샘에서 호르몬이 분비될 때 결정된다. 모식도는 발생 중인 구조들에 대한 뮐러관억제인자(*MIF*), 테스토스테론(testosterone) 및 디히드로테스토스테론(*DHT*)의 영향을 보여준다. *TDF*, 고환결정인자(testis-determining factor).

스테론, 뮐러관억제인자(MIF) 및 디히드로테스토스테론(DHT)의 존재는 성을 결정하는 중요한 호르몬적 요인이 된다(글상자 22.1).

고환은 임신 약 26주에 샅굴을 통해 배안에서 음낭으로 하강한다.

임신 약 26주에 고환은 배에서 음낭으로 하강한다. 이러한 고환의 이동 원인은, 발생 중인 음낭과 고환 아래쪽 끝을 연결하는 일종의 인대인 **고환길잡이**(gubernaculum)를 짧게 하는, 테스토스테론의 작용과 배 안의 성장이 상대적으로 다르기 때문이다. 고환은 배 안과 음낭을 연결하는 좁은 통로인 샅굴(inguinal canal)을 통해 음낭으로 하강한다. 고환이 하강할 때, 고환의 혈관, 림프관, 신경 및 주된 생식배설관계통과 정관이 함께 내려간다. 고환의 하강이 방해를 받으면 **잠복고환**(cryptorchidism) 또는 **미하강고환**(undescended testis)이 발생한다. 이런 경우는 미숙아에서 흔하며(30%), 만삭인 정상 신생아에서도 약 1% 정도 나타난다. 잠복고환은 고환의 비가역적인 조직학적 변화를 초래하고, 고환암(testicular cancer)의 발생빈도를 높일 수 있다. 미하강고환이 발생할 경우, 조직학적 변화가 나타나기 전에 고환을 음낭주머니(scrotal sac)에 위치하도록 **고환고정술**(orchiopexy)을 시행하는 것이 바람직하다. 대략 2세가 지난 후에는 되돌릴 수 없게 된다.

정자발생에는 고환의 온도가 정상 체온 아래로 유지되는 것이 필수적이다.

복강에서 음낭으로 **고환**이 **하강**할 때, 혈관, 림프관, 자율신경 및 복막에서 연장되어 앞가쪽면을 덮는 **고환집막**(tunica vaginalis)이 함께 내려온다. 음낭 안에서 고환의 온도는 체온보다 2~3°C 낮다. 이렇게 낮은 온도는 정자발생에 필수적이지만, 호르몬생산(스테로이드생산)은 정상체온에서도 일어난다. 고환 온도가 37°C보다 높은 경우에는 **열스트레스**(heat stress)가 발생하여 정자발생의 장애가 발생할 수 있다. 열스트레스는 DNA 합성 감소로 DNA 손상을 유발하고, mRNA와 세포질 단백질들의 분해를 증가시켜 정모세포(spermatocyte)와 정자세포(spermatid)에서 세포사멸(apoptosis)과 자가포식(autophagy)을 유발한다. 고환의 온도 상승을 유발하는 발열, 장시간 고온 노출(사우나 등), 비만, 덩굴정맥류(varicocele, 음낭 안에서 정맥 확장) 및 잠복고환(음낭으로의 고환하강 실패) 등은 불임(infertility)을 초래할 수 있다.

고환은 배대동맥에서 직접 기원한 **고환동맥**(testicular artery)을 통해 혈액을 공급받는다. 고환 부근의 동맥은 심하게 구불구불하며, 고환에서 배정맥들(abdominal veins)로 혈액을 운반하는 **덩굴정맥얼기**(pampiniform venous plexus)에 의해 둘러싸여 있다. 이러한 배열은 혈관들 사이에 열 교환이 일어나도록 하고, 고환이 낮은 온도를 유지하도록 한다. 고환으로부터 되돌아오는 차가운 정맥혈액은 **역류열교환기전**(countercurrent heat exchange mechanism)에 의해 동맥혈액이 고환으로 들어가기 이전에 온도를 낮춘다. 또한 앞배벽의 배속빗근(내복사근, internal abdominal oblique muscle)에서 유래한 **고환올림근**(cremaster muscle)은 주위 온도의 변화에 반응한다. 고환올림근의 수축은 고환을 배벽쪽으로 이동시키고, 이완은 음낭 안에서 고환을 내리게 한다. 낮은 온도는 또한 **음낭근**(dartos muscle)을 수축시킨다. 음낭근의 수축은 음낭에 주름을 만들고 추위에 열 손실을 조절하도록 돕는다(글상자 22.2).

고환의 구조(Structure of the Testis)

고환은 매우 두꺼운 결합조직 피막인 백색막으로 싸여 있다.

매우 두꺼운 치밀결합조직 피막인 **백색막**(tunica albuginea)이 고환을 덮고 있다(그림 22.4). 백색막의 속층은 **혈관층**(tunica vasculosa)으로, 혈관과 림프관이 들어있는 성긴결합조직이다. 각 고환은 피막에서 뻗어 있는 불완전한 **결합조직 중격**(connective tissue septa)에 의해 약 250개의 소엽(lobule)으로 나뉘어 있다. 고환의 뒷면에는 백색막이 두꺼워져서 고환 속으로 들어가며 고환세로칸(고환종격, mediastinum testis)을 형성한다. 혈관, 림프관 및 생식배설관들은 세로칸을 통과하여 고환을 출입한다.

각 소엽은 매우 구불구불한 여러 정세관들로 구성된다.

각각의 고환 소엽은 정자가 만들어지는 1~4개의 **정세관**(seminiferous tubule)과 **라이디히세포**(Leydig cell, **사이질세포** interstitial cell)들이 포함된 결합조직 중격(septa)으로 구성되어 있다(그림 22.5). 소엽 속의 각 세관들은 고리를 형성하며, 상대적으로 긴 길이 때문에 소엽 속에서 심하게 구부러져 있다. 고리의 끝부분은 고환의 **세로칸**(종격, mediastinum) 가까이에 위치하며, 짧고 곧은 경로를 취한다. 정세관의 이 부위를 **곧은정세관**(straight tubule 또는 tubulus rectus)이라 한다. 곧은정세관은 세로칸 속에 형성되어 있는 그물모양의 통로인 **고환그물**(rete testis)과 연결된다.

정세관은 고유층(tunica propria)으로 둘러싸인 정세관상피로 이루어진다.

각 **정세관**(seminiferous tubule)의 길이는 약 50 cm(30~80 cm)이고 직경은 150~250 μm이다. 각 정세관은 독특하고 복잡한 중층상피로 두 가지 기본적인 세포형으로 이루어져 있다.

- **세르톨리세포**(Sertoli cell)는 지지세포(*supporting cell*) 또는 버팀세

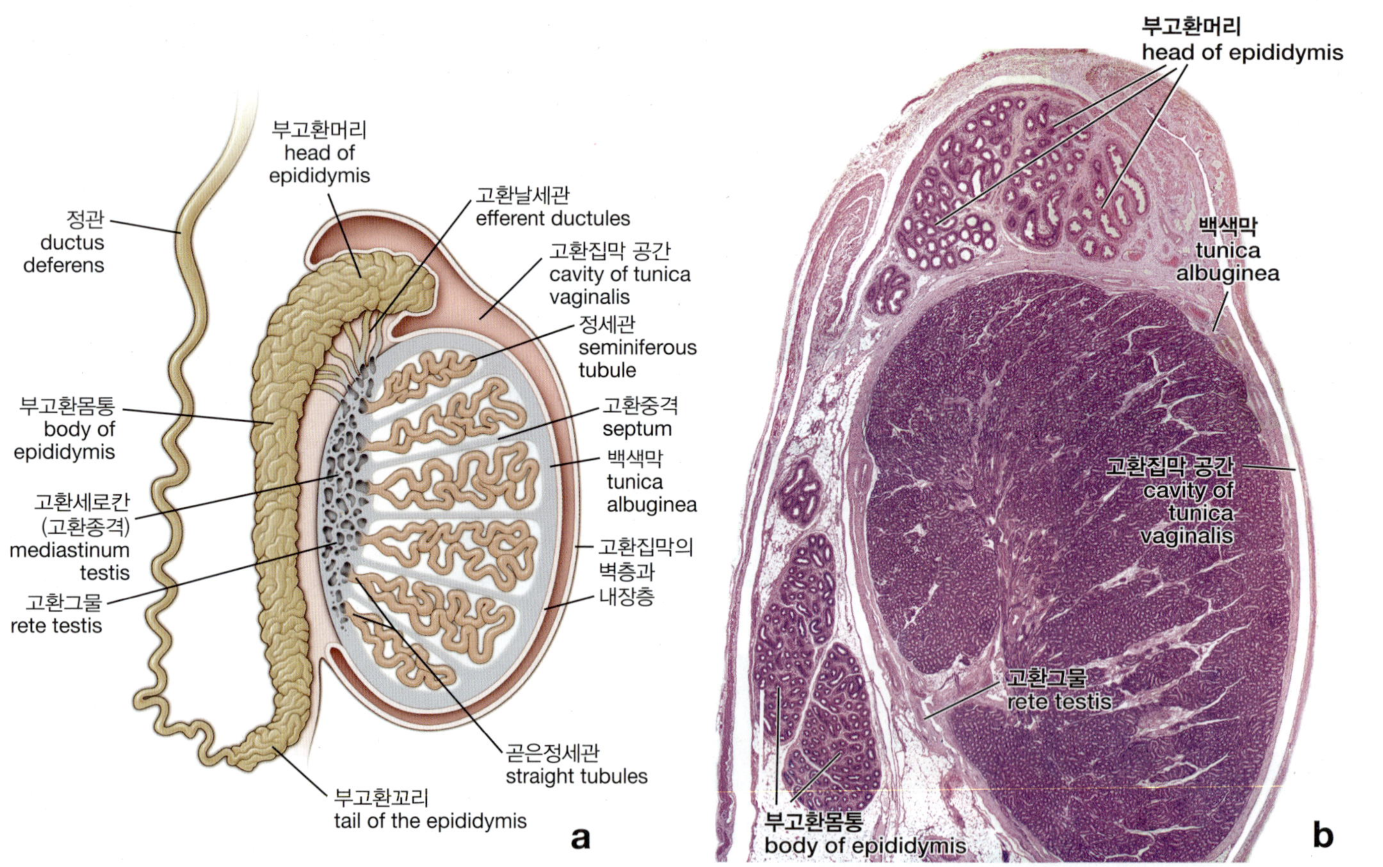

그림 22.4 사람 고환의 시상단면. a. 이 모식도는 사람 고환의 정중 시상단면이다. 곧은정세관(straight tubules), 고환그물(rete testis), 고환날세관(efferent ductules), 부고환(epididymis) 및 정관(ductus deferens)을 포함한 생식관들이 보인다. 두꺼운 결합조직인 백색막(tunica albuginea)과 그 주변의 고환집막(tunica vaginalis)을 주목하라(Dym M의 것을 수정한 것임. In: Weiss L, ed. *Cell and Tissue Biology: A Textbook of Histology*, 6th ed. Urban & Schwarzenberg, 1988.) **b.** H&E 염색된 고환, 부고환머리(head of epididymis) 및 부고환몸통(body of epididymis)의 시상절단면. 다시 한번 주변을 둘러싸는 백색막(tunica albuginea)과 고환집막(tunica vaginalis)을 주목하라. 이 단면에서는 고환그물의 일부만이 보인다. 생식배설관계통과 연결되는 것은 이 단면에서는 확인되지 않는다. ×3.

글상자 22.1

기능적 고찰: 정자발생의 호르몬조절(Hormonal Regulation of Spermatogenesis)

고환의 정상 기능은 내분비(endocrine)와 곁분비경로(paracrine pathway)들를 통한 호르몬 작용에 의존한다. 고환의 내분비 기능은 일차적으로 주요 남성호르몬인 **테스토스테론**(testosterone)을 합성하고 분비하는 라이디히세포(Leydig cell)에 있다. 테스토스테론은 5% 이하만이 부신에서 만들어지고, 거의 모두 고환에서 생산된다. 사람에서 전체 라이디히세포는 하루에 약 7 mg의 테스토스테론을 생산하는 것으로 알려져 있다. 테스토스테론은 라이디히세포를 떠나 혈관과 림프관으로 들어가고, 세관주위조직을 가로질러 정세관 상피에 도달한다.

고환에서 고농도(순환하는 양보다 약 200배 많은 것으로 추정)의 테스토스테론은 정자발생세포(spermatogenic cell)의 증식과 분화에 필수적이다. 이렇게 높은 농도의 테스토스테론은 외인테스토스테론(exogenous testosterone)의 음성되먹임(negative feedback) 작용에 의해 감소될 수 있다. 이 분야의 집중적인 연구로 테스토스테론의 작용에 기초한 남성 피임약이 개발 중이다. 임상 연구에서, 이 약들은 고환테스토스테론(testicular testosterone) 농도를 유의하게 낮추고 정자발생을 억제하는 작용을 보였다. 이 약의 사용을 중단하면 정자발생이 회복된다. 그러나 일부에서는 이런 종류의 피임약이 효과적이지 못하고, 정자발생 억제작용을 효과적으로 하지 못한다.

말초혈액의 테스토스테론은 다음과 같은 효과가 있다.

- **중추신경계통**(CNS)과 생식기관 및 생식배설관의 분화
- **이차성징**(턱수염, 음모, 변성 등)의 발현과 유지
- **부속생식샘**(정낭, 전립샘, 망울요도샘), 생식배설관 및 바깥생식기관(주로 테스토스테론에서 디히드로테스토스테론[DHT]으로의 전환에 의한 부산물)의 성장과 기능유지
- 뼈 성장, 골격근육 성장, 피부밑지방의 분포 및 콩팥기능 등을 포함한 **합성**(anabolic) **및 일반대사 과정**
- 성적충동(libido)과 같은 **행동효과**(behavioral effect)

고환의 스테로이드생산 및 정자발생 활동은 시상하부, 뇌하수체전엽 및 생식샘세포(예: 세르톨리세포, 정자발생세포, 라이디히세포)에서 분비되는 호르몬들의 상호작용에 의해 조절된다. 뇌하수체전엽은 이러한 과정에 관여하는 세 가지 호르몬; 즉 황체형성호르몬(LH, 남성에서는 사이질세포자극호르몬[ICSH]이라고도 함), 난포자극호르몬(FSH) 및 프로락틴(PRL)을 생산한다. 뇌하수체에서 분비되는 황체형성호르몬에 반응하여, 라이디히세포는 테스토스테론 생산을 증가시킨다. 프로락틴은 황체형성호르몬과 함께 라이디히세포의 스테로이드 생산 활동을 증가시킨다. 세르톨리세포에는 난포자극호르몬과 테스토스테론 수용체가 존재하기 때문에, 정자발생의 가장 주된 조절자 역할을 한다.

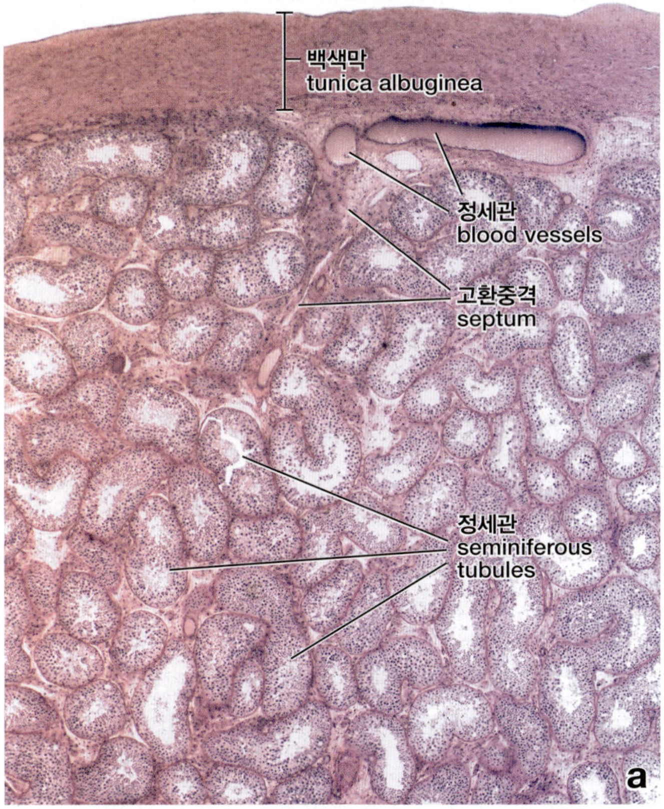

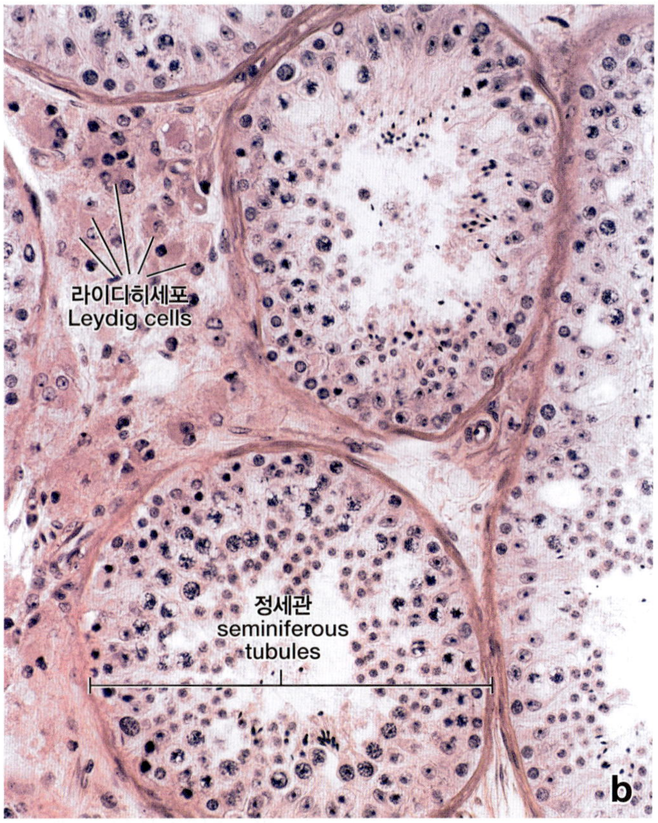

그림 22.5 사람 고환의 사진. a. H&E 염색된 사람 고환의 저배율 사진으로 정세관(seminiferous tubules)과 백색막(tunica albuginea)을 보여준다. 백색막의 안쪽면에는 큰 혈관(blood vessels)들이 존재한다. 정세관은 매우 구불구불하며 단면에서는 다양한 모습을 보인다. ×30. **b.** 고배율 사진으로 몇 개의 정세관을 보여주고 있다. 서로 인접한 세관의 공간 사이에 작은 무리(cluster)를 이루는 라이디히세포(Leydig cell, 사이질세포 interstitial cell)들을 주목하라. ×250.

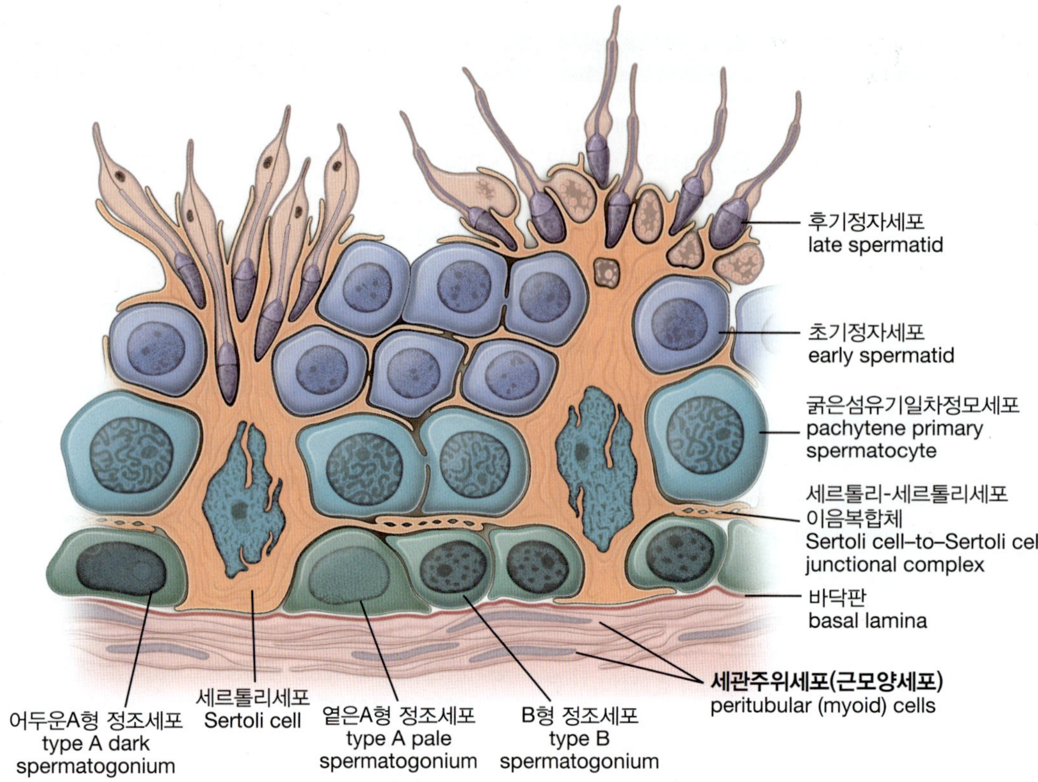

그림 22.6 사람 정세관상피의 모식도. 이 모식도는 세르톨리세포(Sertoli cell)와 정자발생세포(spermatogenic cell)들 사이의 관계를 나타낸다. 정세관상피는 바닥판(basal lamina) 위에 놓여 있으며, 세관주위세포(peritubular cell, 근모양세포 myoid cells)의 층이 정세관을 둘러싸고 있다. 정조세포—옅은A형(type A pale spermatogonium), 어두운A형(type A dark spermatogonium) 및 B형(type B spermatogonium)—와 전세사기정모세포(preleptotene spermatocyte)들은, 세르톨리세포들 간의 이음복합체(Sertoli cell-to-Sertoli cell junctional complex) 아래 공간인 정세관상피의 바닥칸(basal compartment)에 위치한다. 굵은섬유기일차정모세포(pachytene primary spermatocyte), 초기정자세포(early spermatid) 및 후기정자세포(late spermatid)들은, 잔류소체(residual body)들과 함께, 이음복합체 위 공간인 내강칸(luminal compartment)에서 관찰된다. (Clermont Y의 것을 수정함. The cycle of the seminiferous epithelium in man. *Am J Anat* 1963;112:35.)

포(*sustentacular cell*)로도 알려져 있다. 이들 세포는 사춘기 이후에는 복제되지 않는다. 세르톨리세포는 꼭대기면과 가쪽면에 세포질 돌기들이 잘 발달되어 있는 원주형세포로, 이웃하는 정자발생세포(spermatogenic cells)들을 둘러싸며 그 사이의 공간을 채우고 있다. 그러나 이런 세르톨리세포의 정교한 모습은 통상적인 헤마톡실린과 에오신(H&E) 염색에서는 뚜렷하게 보이지 않는다. 세르톨리세포는 정세관상피 전체에 걸쳐 위치하며 그 구조적인 틀을 이룬다.

- **정자발생세포**(spermatogenic cell)는 규칙적으로 분열하여 성숙한 정자로 분화한다. 고환의 발생 초기에 난황주머니에서 출현하며 생식샘능선(gonadal ridges) 속으로 들어가는 원시종자세포들로부터 기원한다. 발생단계에 있는 정자발생세포들은 주위의 세르톨리세포들 사이에서 뚜렷하지 않은 층을 이룬다(그림 22.6). 가장 미성숙한 정자발생세포는 **정조세포**(spermatogonia)라 하며 바닥판(basal lamina)에 접하고 있다. 가장 성숙한 세포는 **정자세포**(spermatid)이며 세르톨리세포의 꼭대기쪽 부분에 부착되어 세관의 내강과 접하고 있다.

고유층(tunica propria, **고유판** lamina propria) 또는 세관주위조직(*peritubular tissue*)은 섬유모세포(fibroblast)가 겹펩된 여러 층의 결합조직이다. 사람의 정세관 고유층에는 상피의 바닥판(basal lamina) 바깥에 3~5층을 이루고 있는 **근모양세포**(myoid cell 또는 세관주위세포 peritubular contractile cell)와 아교원섬유(콜라겐원섬유 collagen fibril)가 있다(그림 22.6 참조). 근모양세포는 다량의 액틴잔섬유(actin filament)를 가지고 있는 점에서 민무늬근육 세포와 비슷하다. 또한 이들 세포는 다수의 과립세포질그물(rER)을 가지고 있어서, 전형적인 섬유모세포가 없을 때 콜라겐 합성에 관여하고 있음을 짐작할 수 있다. 근모양세포의 주기적인 수축은 연동파(peristaltic wave)를 만들고, 정자와 고환액(testicular fluid)이 정세관을 통해 생식배설관계통으로 이동하도록 돕는다. 혈관, 림프관 및 라이디히세포는 근모양세포층의 바깥에 위치한다.

노화에 따른 과정으로 고유층은 점차 두꺼워진다. 이러한 두께 증가는 정자 생산의 감소 및 전체적인 정세관의 크기 감소를 동반한다. 조기에 고유층이 심하게 두꺼워질 경우 불임(infertility)을 초래할 수 있다.

글상자 22.2

임상적용: 정자발생에 영향을 주는 인자들(Factors Affecting Spermatogenesis)

정자발생세포(spermatogenic cell)들은 유해물질에 매우 예민하다. 유해물질에 노출되면 세포자멸사(apoptosis), 세포조기붕괴(premature sloughing) 또는 다핵거대세포(multinucleated giant cells) 형성과 같은 퇴행성변화들이 즉시 나타난다. 정자발생에 부정적 영향을 미치는 요인들은 다음과 같다.

- **영양결핍**(Dietary deficiencies). 부족한 영양분 섭취는 정자발생을 저해하는 것으로 알려져 있다. 비타민A, B_{12}, C, E, 베타카로틴, 아연, 셀레늄과 같은 비타민, 보조효소 및 미세요소들은 정자형성에 영향을 준다.
- **환경/생활습관**(Environmental/lifestyle factors). 덴마크에서 실시한 최근 연구에서 도시지역과 농촌지역의 젊은 남성들을 대상으로 정자수를 조사하였다. 농촌지역의 남성은 도시지역 남성에 비해 평균 24% 높은 정자수를 보였다.
- **발달장애**(Developmental disorders). 잠복고환(cryptorchidism), 요도밑열림(hypospadia) 및 저체중과 관련된 요인들은 고환암 발병을 높이고, 정자의 질과 수정률을 낮추는 것으로 알려져 있다.
- **전신질환 또는 국소감염**(Systemic diseases or local infections). 고환염(orchitis)은 정자발생에 영향을 미친다. 정자발생을 저해하는 전신질환으로는 고열, 신질환(kidney diseases), 사람면역결핍바이러스(HIV) 등의 바이러스 감염 및 대사장애 등이 있다.
- **고환온도 상승**(Elevated testicular temperature). 주로 앉아서 지내는 생활방식은 음낭 속에 있는 고환의 온도를 낮추기가 어렵다. 평균보다 높은 고환의 온도는 정자발생 기능상실의 원인이 된다.
- **스테로이드호르몬과 유사약물들**(Steroid hormones and related medications). 합성에스트로겐(디에틸스틸베스트롤, diethylstilbestrol)이나 다른 스테로이드호르몬들에 노출되면 난포자극호르몬 분비에 음성되먹임 작용을 일으켜 결과적으로 정자발생이 감소한다. 출생 전에 에스트로겐에 노출되면, 잠재적으로 태아의 생심샘자극호르몬(gonadotropin) 분비가 억제되고 세르톨리세포 증식이 억제될 수 있다.
- **독성물질들**(Toxic agents). 돌연변이원(mutagenic agents), 대사억제제들 및 디브로모클로로프로판(dibromochloropropane, DBCP)과 같은 농약들은 정상적인 정자발생에 치명적인 장애를 준다. 디브로모클로로프로판은 아직도 일부 저개발국가에서 선충구제제(nematocide)로 사용되고 있다. 사람에 노출되면, 정자수가 감소하고 불임을 유발한다. 임신에 영향을 주는 다른 독성물질로 플라스틱에 사용되는 화학물질(예: 프탈레이트), 살충제(예: DDT), 소각물(예: 다이옥신), 폴리염화비페닐류(polychlorinated biphenyls, PCBs) 등이 있다. 앞에 열거한 대부분의 화학물질들은 약한 에스트로겐 성질이 있으며, 소위 **내분비교란물질**(endocrine-disrupting chemicals, **EDCs**)로 알려져있다. 정조세포(spermatogonia)에 대한 직접적인 독성은 정자의 질을 변화시킨다.
- **이온발생 방사선조사와 알킬화약물들**(Ionizing radiation and alkylating agents). 질소머스터드가스(nitrogen mustard gas)와 프로카바진(procarbazine)은 정조세포에 독성효과가 있다. **전자기파**(electromagnetic)나 **마이크로파 조사**(microwave radiation)도 정자수와 운동성에 영향을 준다.

분열하는 세포는 특히 돌연변이원과 필수대사산물 부족에 예민하다. 따라서 분열하지 않는 세르톨리세포, 라이디히세포 및 예비줄기세포들은 활발하게 분열하고 분화하는 정자발생세포들보다 영향을 적게 받는다.

라이디히세포(Leydig Cells)

라이디히세포(사이질세포)는 전형적으로 지방방울을 포함하는 다면체의 호산성(eosinophilic) 세포이다(그림 22.7). 또한 지방갈색소(리포푸신, lipofuscin pigment) 및 뚜렷한 막대모양의 **라인케결정**(crystals of Reinke)이 세포질에서 흔히 관찰된다(그림 22.8). 통상적인 조직표본에서 이 결정은 굴절력이 있으며 크기는 약 3 × 20 μm이다. 이 결정의 정체와 기능은 정확하게 알려진 바가 없으나, 아마도 세포의 단백질 산물인 것으로 추정된다.

스테로이드를 분비하는 다른 세포들처럼, 라이디히세포는 무과립세포질그물(sER)이 많아서 호산성을 보인다(그림 22.7 참조). 콜레스테롤(cholesterol)로부터 테스토스테론 합성에 필수적인 효소들은 무과립속형질그물과 밀접한 관련이 있다. 라이디히세포에는 스테로이드를 분비하는 세포의 또 다른 특징인 세관소포능선(tubulovesicular crista) 형태의 미토콘드리아(사립체)들이 존재한다.

라이디히세포는 태아기 초기에 분화하여 **테스토스테론**을 분비한다. 테스토스테론의 분비는 배아발생, 성적성숙 및 생식기능에 필수적이다.

- **배아**(embryo)에서 테스토스테론을 비롯한 남성호르몬들의 분비는 남성 태아의 생식샘이 정상적으로 발생하기 위해 필요하다. 라이디히세포는 테스토스테론 외에 고환 하강을 자극하는 **인슐린유사단백질3**(insulin-like protein 3, INSL3)을 분비한다.
- **사춘기**(puberty)에 테스토스테론의 분비는 정자 생산의 시작, 부속생식샘의 분비 및 이차성징의 발생에 필수적이다. 또한 인슐린유사단백질3 분비는 정세관에서 감수분열을 촉진한다.
- **성인**(adult)에서 테스토스테론의 분비는 정자발생, 이차성징, 생식배설관 및 부속생심샘들을 유지하기 위해 필수적이다. 성인에서 **라이디히세포**는 혈액을 순환하는 **인슐린유사단백질3**(INSL3)의 주요 공급원이다. 임상에서 인슐린유사단백질3 수치 측정은 라이디히세포의 **스테로이드생산능력**의 **지표**(steroidogenetic capacity index)로 이용된다. 또한 라이디히세포는 **옥시토신**(oxytocin)을 생산하고 분비한다. 고환의 옥시토신은 정세관주위의 근모양세포 수축을 자극하여 정자가 고환날세관(efferent ductule)으로 나가게 한다.

라이디히세포는 남성 태아의 초기 분화과정에서 활발하게 활동하고 약 5개월의 태아 이후에는 비활성기를 겪는다. 비활성 라이

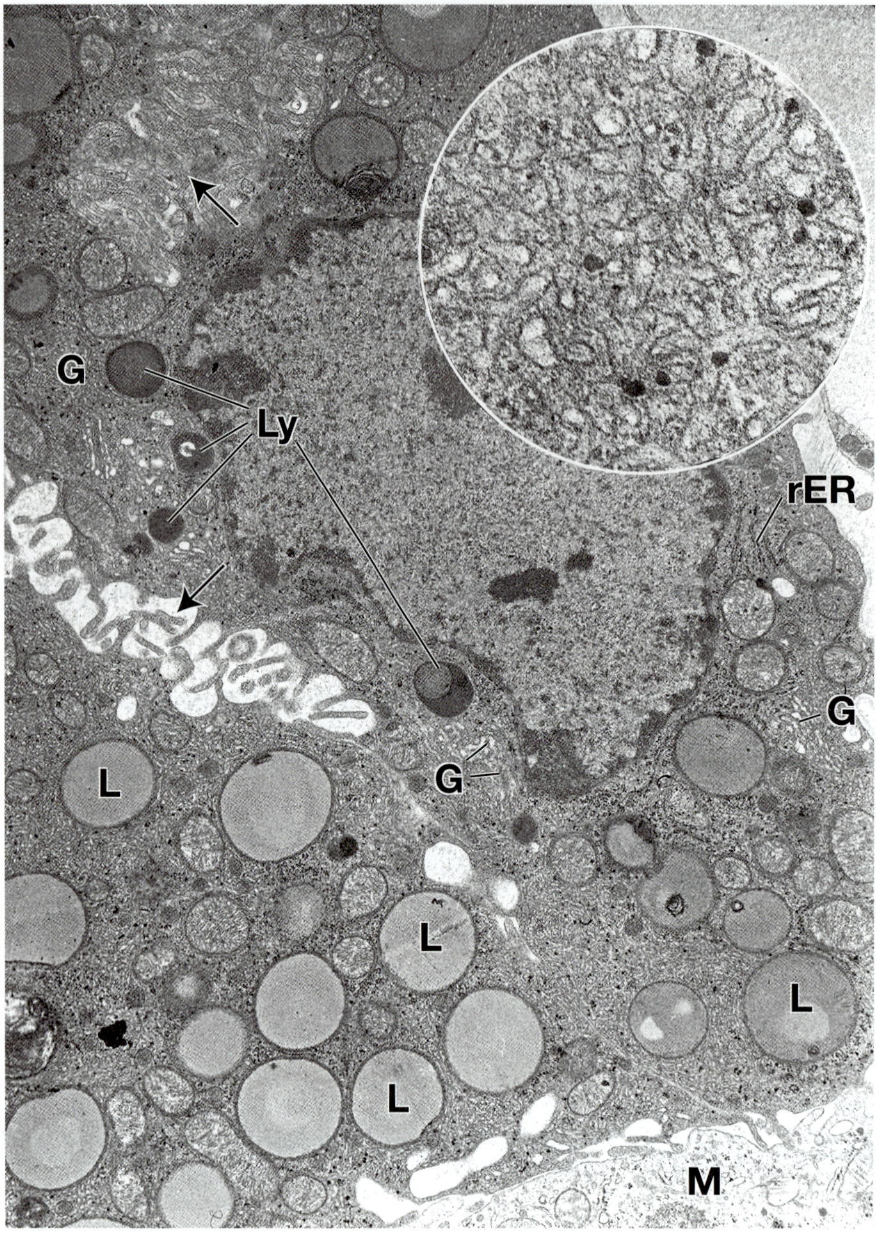

그림 22.7 라이디히세포의 전자현미경사진. 이 전자현미경사진은 라이디히세포(Leydig cell)의 몇 부위를 보여주고 있다. 세포질에는 이 세포의 특징인 무과립세포질그물(sER)이 풍부하다. 라이디히세포의 다른 특징인 수많은 지방방울(lipid droplet, *L*), 뚜렷한 골지복합체(Golgi apparatus, *G*) 및 다양한 용해소체(lysosomes, *Ly*) 등이 보인다. 드물게 과립세포질그물(*rER*)이 보이기도 한다. 또한 세포 표면을 따라 있는 미세융모(microvilli)들을 주목하라(*화살표들*). *M*, 인접한 큰포식세포(macrophage)의 세포질. ×10,000. **확대사진.** 고배율의 무과립세포질그물(sER). 매우 치밀한 입자는 당원(glycogen)이다. ×60,000.

디히세포는 섬유모세포와 구분하기 힘들다. 라이디히세포는 사춘기에 생식샘자극 호르몬에 노출되면 다시 남성호르몬을 분비하는 세포로 되며, 일생 동안 활발한 분비활동을 수행한다.

라이디히세포종양(Leydig cell tumor)은 주로 양성 종양으로 특징적으로 두 시기에 호발한다(아동기와 20~60세 사이의 성인). 이 종양은 남성호르몬인 안드로겐(androgen)을 왕성하게 분비하며, 안드로겐과 함께 여성호르몬인 에스트로겐(estrogen)이 복합된 형태로 분비되기도 한다. 일반적으로 균일한 세포들로 구성되어 있으며, 라인케결정과 같은 스테로이드 호르몬-분비 세포의 특징이 있다. 양성종양의 첫 번째 증상은 고환비대(testicular enlargement)를 동반한 비정상적인 호르몬 생산이다. 사춘기 이전에 **성조숙**(sexual precocity)을 유발할 수 있으며, 성인에서는 **여성화**(feminization)와 **여성형유방**(gynecomastia)이 나타날 수 있다.

■ 정자발생(SPERMATOGENESIS)

정자발생은 정조세포로부터 정자가 발생되는 과정이다.

정자발생(spermatogenesis)은 복잡하고 독특한 일련의 과정으로 진행된다. 이 과정은 사춘기 직전에 뇌하수체 생식샘자극호르몬(pituitary gonadotropin)의 증가에 영향을 받아 시작되며, 일생 동안

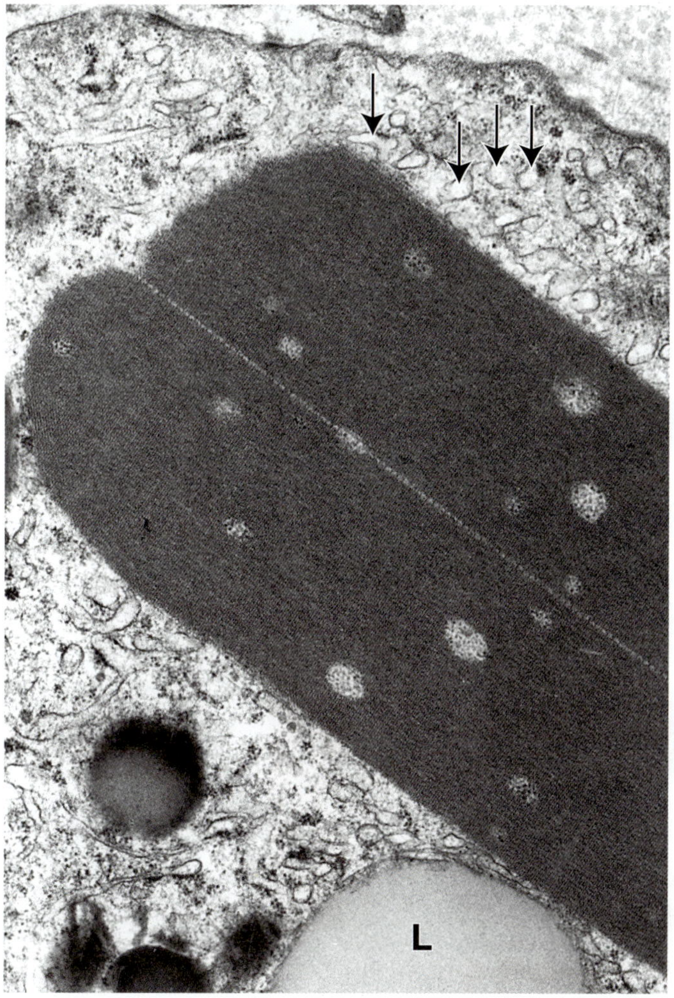

그림 22.8 라인케결정의 전자현미경사진. 이 전자현미경사진은 사람 라이디히세포의 세포질에 있는 라인케결정(Reinke crystal)의 내부구조를 보여주고 있다. 또한 세포질의 무과립세포질그물(sER, *화살표들*)과 지방방울(lipid droplet, *L*)을 주목하라. ×16,000. (Dr. Don F. Cameron 제공.)

지속된다. 정자발생은 세 단계로 구분할 수 있다.

- **정조세포기**(spermatogonial phase)는 정조세포(spermatogonia)가 유사분열에 의하여 복제되고, 일차정모세포(primary spermatocyte)로 되는 과정이다.
- **정모세포기**(spermatocyte phase, **감수분열** meiosis)는 일차정모세포가 두 번의 감수분열을 거쳐 염색체 수와 DNA 양이 감소되고, 정자세포(*spermatid*)라고 하는 홑배수세포(haploid cell)로 되는 과정이다.
- **정자세포기**(spermatid phase, **정자완성** spermiogenesis)는 정자세포가 성숙한 정자로 분화되는 과정이다.

정자발생의 마지막 단계에서, 정자세포는 세르톨리세포로부터 분리되어 정세관의 내강으로 방출되는 **정자유리**(spermiation) 과정을 거친다.

정조세포기(Spermatogonial Phase)

정조세포기에, 정조줄기세포들의 분화 및 복제가 일어난다.

정조줄기세포(spermatogonial stem cell)는 여러 번의 세포분열을 거쳐 **정조세포**(spermatogonia)가 된다. 통상적인 H&E 염색 조직표본에서 핵의 모양에 따라 세 가지 세포형으로 구분할 수 있다.

- **어두운A형 정조세포**(type A dark [Ad] spermatogonia)는 핵이 난원형이며, 강한 호염기성을 보이는 미세한 과립형 염색질(chromatin)을 가지고 있다. 이 세포들은 정세관의 줄기세포로 생각된다. 불규칙한 간격으로 세포분열을 하며, **예비줄기세포**(reserve stem cell)로 남게되는 한 쌍의 어두운A형 정조세포로 되거나 또는 한 쌍의 옅은A형 정조세포(type A pale spermatogonia)를 만든다.
- **옅은A형 정조세포**(type A pale [Ap] spermatogonia)는 핵이 난원형이며, 옅게 염색되는 미세한 과립형 염색질을 가지고 있다. 옅은A형 정조세포는 정자가 되기 위한 분화과정으로 들어가서 몇 번의 연속적인 유사분열을 거치며, 그 수가 증가된다. 옅은A형 정조세포는 **재생줄기세포**(renewing stem cell)로 생각된다.
- **B형 정조세포**(type B spermatogonia)는 일반적으로 핵이 구형이며, 염색질은 핵막과 핵소체(nucleolus) 주변에 큰 덩어리로 응축되어 있다(그림 22.6 참조).

어두운A형 정조세포가 두 개의 옅은A형 정조세포로 분열하는 과정에서, 딸세포(daughter cell)들은 특이하게 가느다란 세포질다리(cytoplasmic bridge)에 의해 서로 연결되어 있다. 이와 동일한 현상은 이후, 옅은A형 정조세포군의 유사 및 감수분열에서도 일어난다(그림 22.9). 따라서 처음 한 쌍의 옅은A형 정조세포에서 유래한 세포군들은 모두 서로 연결되어 있어 진주목거리(a strand of pearl)와 비슷한 모양을 보인다. 이러한 세포질 연결은 정자세포가 성숙되는 마지막까지 보존되며, 한 쌍의 옅은A형 정조세포로부터 세포군들이 동시에 발생할 수 있도록 한다.

여러 번의 분열 후, A형 정조세포는 B형 정조세포로 분화한다. B형 정조세포는 정조세포기의 마지막 단계이다.

정모세포기(Spermatocyte Phase, 감수분열 Meiosis)

정모세포기에, 일차정모세포는 감수분열을 하며 염색체 수와 DNA 양을 감소시킨다.

B형 정조세포의 유사분열에 의하여 **일차정모세포**(primary spermatocyte)가 만들어진다. 일차정모세포는 생성 직후 DNA를 복제하며, 감수분열이 시작되기 이전 일차정모세포는 정상 수의 염색체(2n)를 가진다. 각 염색체는 2개의 자매염색분체(sister chromatid)로 구성되어 있기 때문에, 일차정모세포는 두 배의

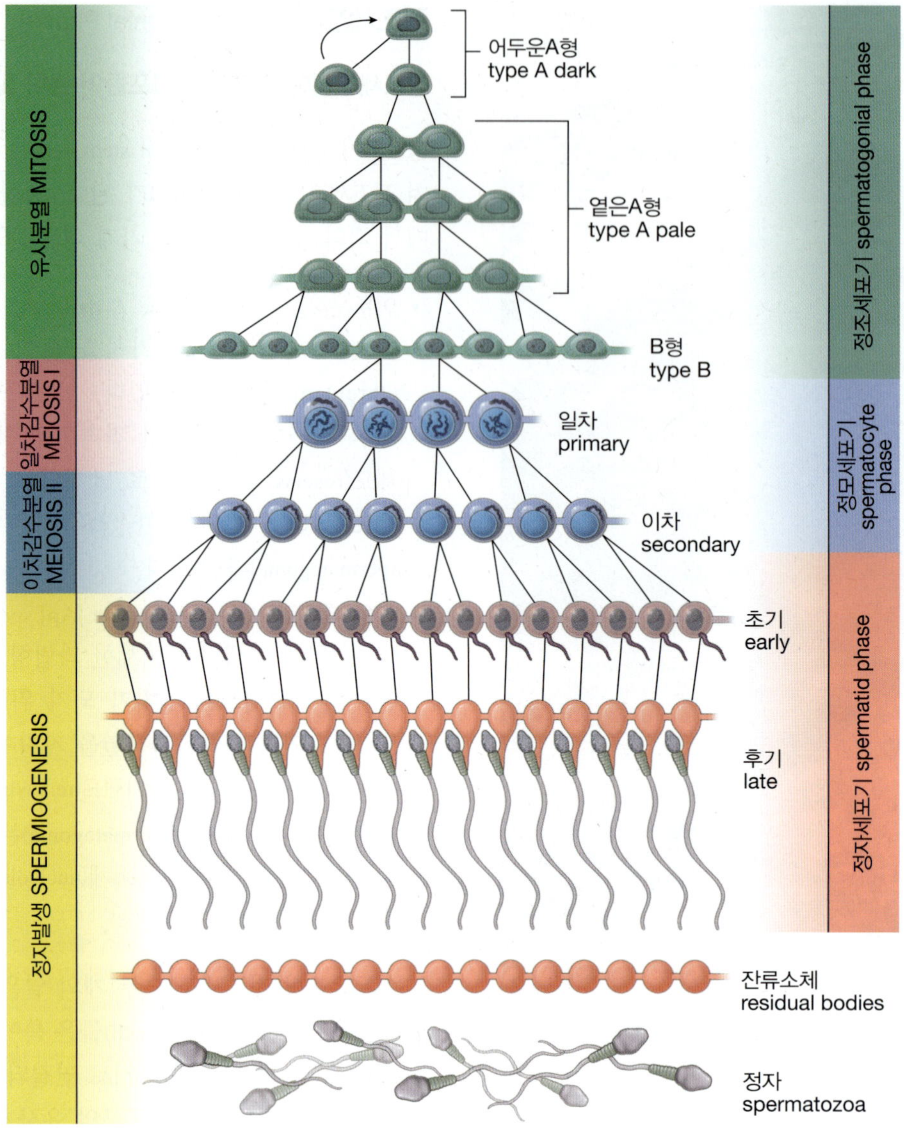

그림 22.9 정자발생세포의 세대들을 보여주는 모식도. 이 모식도는 정자발생세포(spermatogenic cell)들의 연속적인 세대형성과정을 보여준다. 어두운A형 정조세포(type A dark)는 고환에서 예비줄기세포(reserve stem cell)로 생각된다. 옅은A형 정조세포((type A pale)는 일련의 세포분열을 거쳐 새로운 옅은A형 정조세포를 하나 더 만들거나, 또는 이후 추가적인 세포분열을 거쳐 일차정모세포(primary spermatocyte)가 되는 좀 더 분화된 B형 정조세포(type B)를 형성한다. 세포질분리(cytoplasmic division)는 오직 어두운A형 정조세포(type A dark)에서만 완전히 일어나는 것을 주목하라. 그 밖의 다른 정자발생세포들은 유사분열(mitosis) 및 감수분열(meiosis)을 거쳐 정자세포(spermatid)로 분화하는 동안 세포사이다리(intercellular bridges)에 의해 서로 연결된 상태로 남아 있는다. 또한 일차정모세포(primary)는 일차감수분열(meiosis I), 이차정모세포(secondary)는 이차감수분열(meiosis II)이 진행되는 것을 주목하라. 세포들은 정세관상피로부터 유리되어, 개별적인 정자(spermatozoa)들로 분리된다. 잔류소체(residual bodies)들은 연결된 채로 남아 있다가 세르톨리세포(Sertoli cell)에 의해 포식된다. (Dym M와 Fawcett DW 제공. Further observations on the numbers of spermatogonia, spermatocytes, and spermatids connected by intercellular bridges in the mammalian testis. *Biol Reprod* 1971;4:195–215.)

DNA 양(4d)을 가지게 된다.

일차감수분열(meiosis I)의 결과 염색체 수(2n에서 1n으로)와 DNA 양(4d에서 2d로)이 줄어들어 홑배수(haploid) 상태가 되고, 따라서 이차정모세포(secondary spermatocyte)는 1n의 염색체 수와 2d의 DNA 양을 갖게 된다. **이차감수분열**(meiosis II)은 DNA 복제과정이 없기 때문에, 이차 감수분열이 끝난 후에 각 정자세포(spermatid)는 최종적으로 하나의 염색분체(1d)로 구성된 홑배수 염색체(1n)를 가지게 된다. 감수분열은 3장(120~124쪽)에서 자세히 설명하였다. 여기에서는 정모세포의 감수분열만을 간단히 기술하고자 한다.

각 정자세포는 감수분열을 거쳐 4개의 홑배수 정자를 형성한다.

일차감수분열의 전기(prophase)는 염색질(chromatin)이 농축되어 관찰이 가능한 염색체(chromosomes)로 되며, 사람의 일차정모세포에서 최대 22일까지 지속된다. 전기 말기에, 44개의 상염색체와 X 및 Y 염색체는 각각 두 개의 염색질가닥(염색분체, chromatid)으로 이루어져서 구별이 가능하다. 상동염색체(homologous chromosomes)는 중기판(metaphase plate)에 배열될 때 쌍을 이룬다.

한 쌍의 상동염색체(paired homologous chromosome)는 4개의 염색분체(chromatid)로 이루어진 **네동이염색체**(tetrad)를 형성하며, **교차**

(crossing-over)라는 유전물질 교환이 일어난다. 교환이 일어나는 동안 4개의 염색분체는 **접합실복합체**(synaptonemal complex)라는 구조로 재배열된다. 이 과정에서 유전적인 다양성이 확보된다. 유전적인 교환을 통하여 하나의 정모세포로부터 생겨난 4개의 정자세포는 서로 다르며, 하나도 같은 것이 없다.

염색체교차가 끝난 후, 상동염색체는 분리되어 감수분열방추(meiotic spindle)의 반대극으로 이동한다. 네동이염색체는 교차에 의해 변형, 분리되어 다시 두동이염색체(dyads)를 이룬다. 본래 염색체의 두 염색분체는 비록 교차에 의해 변형되지만 함께 남아 있게 된다.

상동염색체의 특정한 염색체가 방추(spindle)의 어느 극으로 이동하는 것은 무작위적이다(즉 어머니로부터 유래된 염색체와 아버지로부터 유래된 염색체는 중기판에서 분류되지 않는다). 이러한 무작위적 분류는 생성된 정자의 유전적 다양성을 제공하는 또 다른 요소가 된다.

일차감수분열에 의하여 생겨난 세포들을 **이차정모세포**(secondary spermatocyte)라고 한다. 이 세포들은 **새로운 *DNA*의 복제 없이**(DNA 합성의 S기 없이) 곧바로 이차 감수분열의 전기로 들어간다(123~124쪽). 두 번째 감수분열은 짧고, 몇 시간 동안만 지속된다. 각각의 이차정모세포는 염색체 수가 줄어들며(1n), 22 개의 상염색체와 하나의 X 또는 Y 염색체를 갖는다. 이차 감수분열의 중기(metaphase) 동안, 염색체들은 중기판에 정렬되고, 자매염색분체는 분리되어 방추(spindle)의 반대극으로 이동한다. 이차 감수분열이 끝나고 핵막이 재구성되면, 각각의 이차정모세포로부터 23개의 한 가닥 염색체(1n)와 홑배수의 DNA 양(1d)을 갖는 **정자세포**(spermatid) 2개가 생겨나게 된다(그림 22.10).

정자세포기(Spermatid Phase, 정자완성 Spermiogenesis)

정자세포기에, 정자세포는 성숙한 정자로 분화하며 세포의 광범위한 재형성이 일어난다.

이차 감수분열의 결과로 생겨난 각 **정자세포**는 홑배수의 DNA 양(1d)과 염색체 수(1n), 즉 22개의 상염색체와 하나의 X 또는 Y 염색체를 갖는다. 더 이상의 세포분열은 일어나지 않는다. 홑배수 정자세포는 분화과정을 거쳐 역시 홑배수인 성숙한 정자(sperm)가 된다. 정상적인 두배수(diploid) 상태의 세포는 정자가 난자와 수정이 이루어질 때 회복된다.

정자세포에서 성숙한 정자로의 정자완성(spermiogenesis)은 광범위한 세포 변형과정으로 골지기, 모자기, 첨단체기 및 성숙기, 4 단계로 이루어진다. 이러한 단계는 정자세포가 특수한 세포이음(specialized junctions)에 의하여 물리적으로 세르톨리세포 세포막에 붙어있는 동안에 일어난다. 정자완성 중에 일어나는 4단계의 형태학적 변화는 아래에 기술하였으며, 그림 22.11에 요약하였다.

골지기(Golgi Phase)

이 시기는 정자세포의 골지복합체(Golgi complex)에 축적되어 있는 과요드산-쉬프(PAS) 염색-양성 과립들이 특징적이다. 당단백질이 풍부한 이러한 **전첨단체과립**(proacrosomal granule)은, 핵막에 인접한 **첨단체소포**(acrosomal vesicle)로 합쳐진다. 이 시기에 첨단체소포는 크기가 커지고 내용물도 점차 증가한다. 첨단체소포의 위치는 발생 중인 정자의 앞극(전극, anterior pole)을 결정한다. 또한 이 시기 동안 중심소체(centriole)는 정자세포의 핵주변 부위에서 뒤극(후극, posterior pole)으로 이동하며, 세포막에 수직으로 배열하게 된다. 중심소체는 9개의 주위미세관두짝(peripheral microtubule doublets)과 2개의 중심미세관(central microtubule)을 형성하기 시작하며, 정자꼬리의 **축미세관**(axoneme)을 이룬다.

모자기(Cap Phase)

이 시기 동안 첨단체소포는 핵의 앞쪽 절반 위로 퍼지게 된다. 재형성된 이 구조를 **첨단체모자**(acrosomal cap)라고 한다. 첨단체모자 밑의 핵막 부분은 구멍들이 소실되고 두꺼워진다. 또한 핵은 점차 농축된다. 정자세포의 DNA는 유사분열 시에 비해 약 6배 정도로 작아진다. DNA가 이렇게 고농도로 농축되는 것은 염색질에서 핵심히스톤(core histones)들을 교체해주는 **프로타민**(protamine)의 작용에 의한다.

첨단체기(Acrosome Phase)

이 시기 동안 정자세포는 방향을 다시 정하며, 세르톨리세포에 머리를 박고 바닥판을 향하게 된다. 발생 중인 편모(flagellum)는 정세관의 내강쪽으로 뻗게 된다. 정자세포의 농축된 핵은 납작하고 길어지며, 핵과 주위의 첨단체는 앞쪽의 세포막 가까이로 이동하고, 세포질은 뒤쪽으로 치우쳐진다. 세포질의 미세관(microtubule)은 원통형의 **꼬리쪽소매**(manchette)로 되면서 첨단체의 뒤가장자리에서 정자세포의 뒤극까지 뻗게 된다.

초기에 편모(flagellum)의 발생을 시작하도록 하였던 **중심소체**(centriole)는, 원래 위치하던 핵의 뒤쪽으로 다시 돌아가서 핵의 얇은 고랑(groove)에 붙게 된다. 중심소체는 이후 점차 변형되어 발생 중인 정자의 연결부분(connecting piece) 또는 목부분(neck region)이 된다. 중심소체로부터 나오는 9개의 거친 섬유들은 핵에 부착되며, 꼬리부분쪽으로 뻗어나가서 축미세관 주위에 있는 바깥치밀섬유(outer dense fiber)가 된다. 이 섬유들은 편모와 함께 핵에서 합쳐져서 **연결부분**(connecting piece)이 된다.

세포막이 뒤쪽으로 이동하며 **편모**(flagellum)를 감싸게 되면서, 꼬리쪽소매는 없어지고 미토콘드리아는 세포질의 나머지 부분으로 이동하여 목부분의 섬유들 주위를 나선형으로 감싸게 된다(그림 22.12). 이 부분이 정자 꼬리의 **중간부분**(middle piece)이다. 중간부분의 뒤쪽에서 **섬유집**(fibrous sheath)은, **주부분**(principal piece)의 두

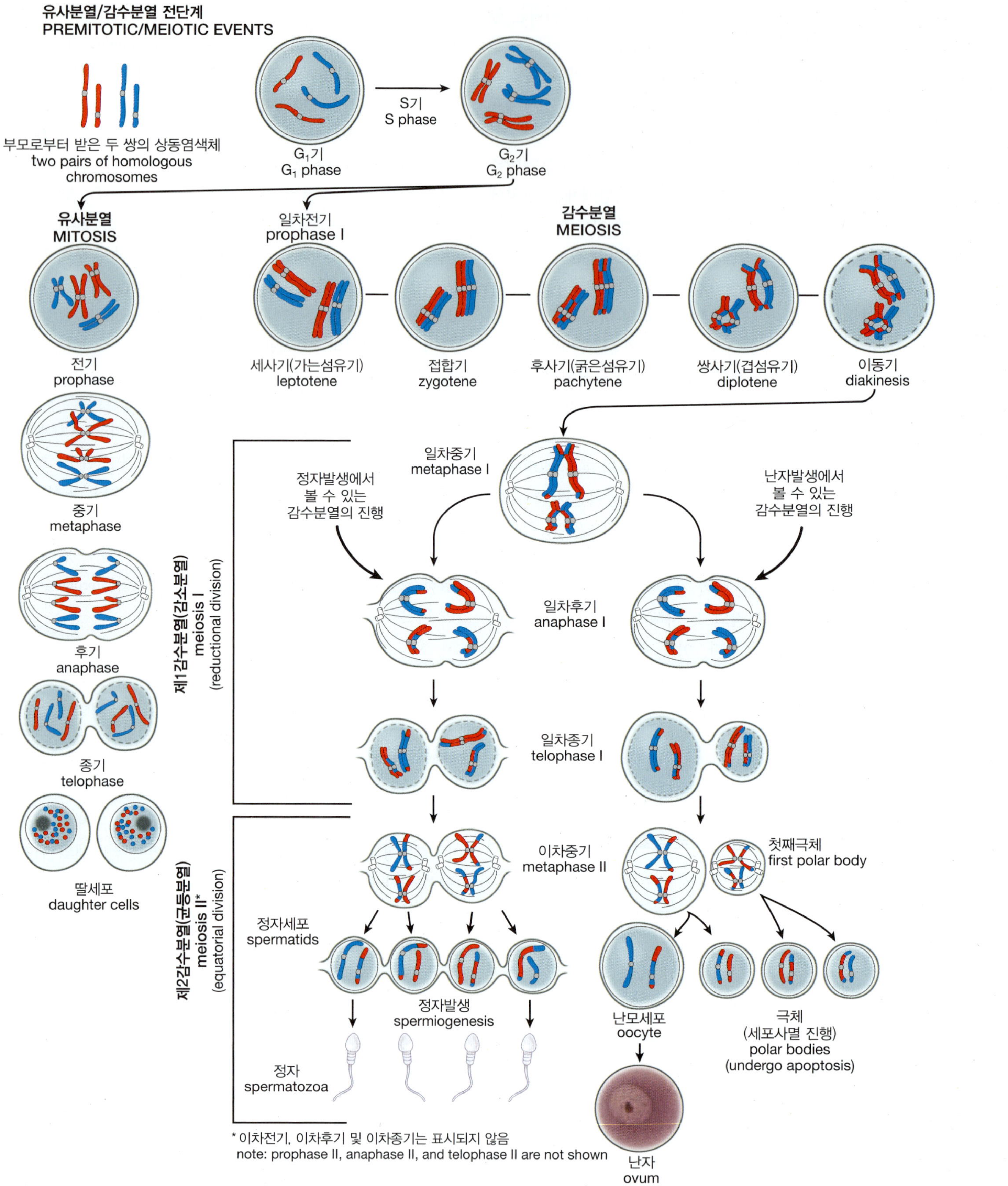

그림 22.10 정자발생세포에서 유사분열과 감수분열의 비교. 어머니와 아버지로부터 받은 두 쌍의 염색체(2n)는 각각 *빨간색*과 *파란색*으로 표시하였다. 유사분열(mitosis)은 유전적으로 부모의 세포(2n)와 같은 딸세포(daughter cell)들을 생산한다. 감수분열(meiosis)은, 제1감수분열(reductional division)과 제2감수분열인 등수분열(equatorial division), 두 단계로 이루어져 있으며, 염색체 수가 반으로 줄어든 세포(n)가 생기게 된다. 또한 감수분열의 일차전기(prophase I)에, 염색체짝짓기(chromosome pairing) 과정 중에 염색체분절(chromosome segment)이 교환되는 교차(crossing-over)가 일어나서, 유전적 다양성을 이루게 된다. 사람에서는, 다른 종과 다르게 첫째극체(first polar body)가 분리되지 않는다.

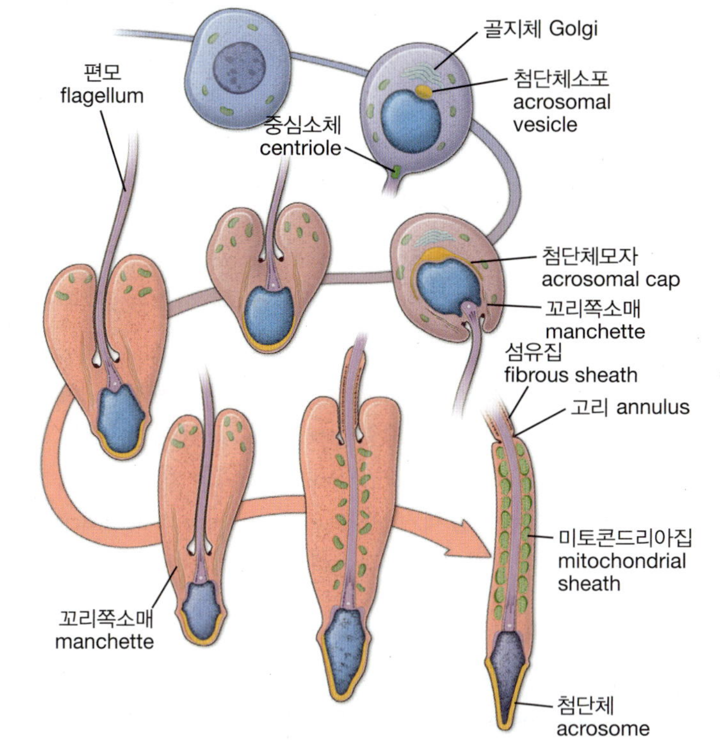

그림 22.11 사람에서 정자완성의 모식도. 정자세포에서 주요 소기관들의 기본적인 구조변화를 그림으로 나타내었다(자세한 설명은 본문에 설명되어 있음). (Dym M의 것을 수정함. In: Weiss L, ed. *Cell and Tissue Biology: A Textbook of Histology*, 6th ed. Baltimore: Urban & Schwarzenberg, 1988.)

개의 세로기둥(longitudinal column)과 많은 연결갈비(connecting rib) 및 9개의 세로섬유(nine longitudinal fiber)들을 감싸면서, 편모의 거의 끝까지 뻗게 된다. 섬유집의 원위에 있는 정자꼬리의 짧은 부분을 **끝부분**(end piece)이라 한다.

성숙기(Maturation Phase)

정자세포 변형의 마지막 단계로, 편모 주변으로부터 여분의 세포질이 감소하여 성숙한 **정자**(spermatozoon)가 된다. 세르톨리세포들은 여분의 세포질을 포식하며, 세포질의 일부는 **잔류소체**(residual body)로 남는다. 정모세포 이전 단계부터 발생 중인 생식세포에 특징적으로 나타나던 세포사이다리(intercellular bridges)는 잔류소체로 남게 된다. 정자세포들은 더 이상 서로 부착되어 있지 않으며, 세르톨리세포로부터도 분리된다.

정자세포가 정세관의 내강으로 방출되는 과정을 정자유리라고 한다.

정자발생의 성숙단계가 끝나면서 길이가 길어진 정자세포는, 세르톨리세포로부터 분리되어 정세관의 내강으로 방출된다. **정자유리**(spermiation)라는 이런 복잡한 과정을 통해 특수한 세르톨리-정자세포이음복합체(Sertoli-to-spermatid junctional complexes)가 제거되고, 정자세포가 세르톨리세포로부터 분리된다. 세르톨리-정자세포이음에 존재하는 베타1-인테그린(β1-integrin)과 정자유리 시

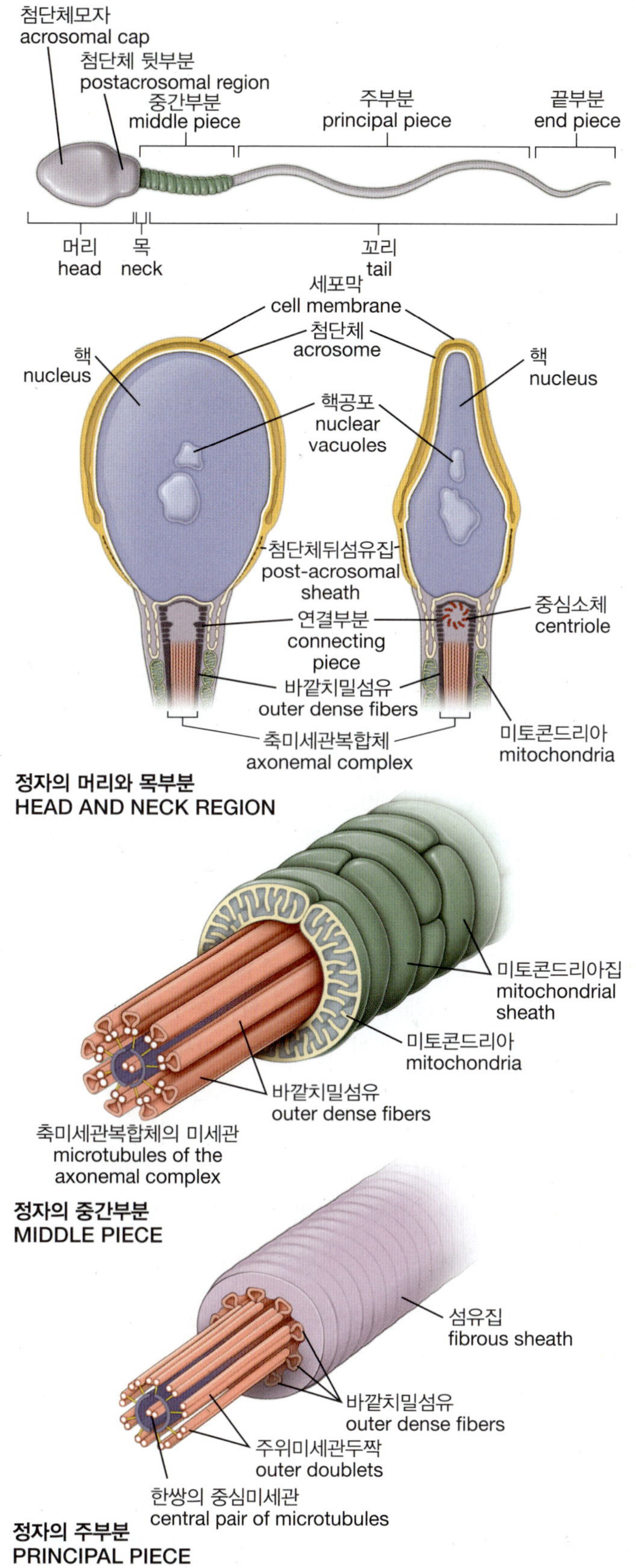

그림 22.12 사람 정자의 모식도. 정자의 각 부분은 *맨위*에 표시하였다. 정자의 머리(head, 이마면과 시상면에서 본 것), 중간부분(middle piece) 및 주부분(principal piece)의 핵심 구조들은 *아래*에 그림으로 나타내었다. (Pederson PL, Fawcett DW의 것을 수정함. In: Hafez ESE, ed. *Human Semen and Fertility Regulation in the Male*. CV Mosby, 1976.)

에 증가하는 인테그린-연관인산화효소(integrin-linked kinase)의 활성은, 정자세포가 분리되는 과정에서 어떤 효소의 제어작용이 관여하고 있음을 시사한다. 고환에서 정자유리가 일어나는 비율은 사정액에 포함되는 정자 수를 결정한다. 다양한 약물, 독성물질 및 생식샘자극호르몬(gonadotropin) 억제제는 **정자유리부전**(정자유리기능상실, spermiation failure)을 유발하며, 방출되지 못하고 잔류된 정자세포들은 세르톨리세포에 의해 포식된다.

성숙정자의 구조(Structure of the Mature Sperm)

정자완성의 결과로 구조적으로 특이한 모양의 세포가 생긴다.

사람 성숙정자(mature human sperm)의 길이는 약 60 μm이다. **정자머리**(sperm head)는 납작하고 뾰족하며 길이 4.5 μm, 넓이 3 μm 그리고 두께는 1 μm이다(그림 22.12 참조). 핵의 앞쪽 2/3를 감싸는 **첨단체모자**(acrosomal cap)에는 **히알루론산분해효소**(hyaluronidase), **뉴라민분해효소**(neuraminidase), **인산분해효소**(phosphatase) 및 **아크로신**(acrosin)이라는 **트립신유사단백분해효소**(trypsin-like protease)가 들어 있다. 이러한 첨단체효소들은 난자의 투명층(zona pellucida)을 통과하는 데 필수적이다. 첨단체효소들의 방출은 정자가 난자와 접촉했을 때 일어나는 **첨단체반응**(acrosome reaction)의 첫 단계이다. 이런 복잡한 과정은 정자의 침투를 가속화시키고 추가로 다른 정자가 난자로 들어가는 것을 막는다.

정자꼬리(sperm tail)는 목(neck), 중간부분(middle piece), 주부분(으뜸부분, principal piece) 및 끝부분(end piece)으로 구분한다. 길이가 짧은 목에는 중심소체가 있고 거친 섬유들이 나온다. 중간부분은 길이가 약 7 μm이고, 거친 섬유들과 축미세관복합체(axonemal complex) 주위를 나선모양으로 감싸는 미토콘드리아를 가지고 있다. 미토콘드리아는 정자꼬리의 운동을 위한 에너지를 공급하며 정자의 운동성과 관련이 있다. 주부분은 길이가 약 40 μm이고 거친 섬유들과 축미세관복합체 바깥의 섬유집을 포함한다. 끝부분은 편모의 마지막 약 5 μm로 축미세관복합체만을 가지고 있다.

새로 방출된 정자는 부고환에서 운동성을 얻고 추가적인 성숙과정을 거친다.

새로 방출된 정자는 **운동성이 없으며**(nonmotile), 세르톨리세포(버팀세포)에서 분비되는 액체(세관액)와 함께 정세관으로부터 운반된다. 이 액체와 정자는 고유판에 있는 근모양세포(세관주위세포)들의 연동수축에 의해 **정세관**(seminiferous tubule)을 통해 흐르게 된다. 이후 이들은 상피가 세르톨리세포로만 이루어진 정세관의 짧은 부분인 **곧은정세관**(straight tubule)으로 들어간다. 고환세로칸(mediastinum testis)에서 세관액과 정자는 단층입방상피로 이루어진 **고환그물**(rete testis)로 들어간다(도판 22.2, 992쪽). 이후 고환그물로부터 생식배설관계통(excurrent duct system)의 첫 번째 부분인 **고환날세관**(efferent ductule 또는 ductuli efferentes)을 통해 고환바깥으로 이동하며, **부고환관**(duct of the epididymis 또는 ductus epididymis)으로 들어간다. 정자는 4~5 m 길이의 매우 꼬불꼬불한 부고환(epididymis)을 통과하면서 운동성을 획득하고, 다음과 같은 몇 가지 성숙과 관련된 변화들을 겪는다.

- 일련의 염색질 리모델링(chromatin remodeling)으로 핵에서 DNA가 추가로 응축되고, 프로타민에 의해 히스톤 교체가 일어난다. 정자 머리의 크기가 줄어든다.
- 세포질이 추가적으로 감소하고, 정자는 더욱 가늘어진다.
- 세포막의 지질, 단백질 및 당화(glycosylation) 등이 변한다.
- 바깥첨단체막(outer acrosomal membrane)의 변화(수정능제거 decapacitation); 수정능제거인자(surface-associated decapacitation factor)가 더해져서 정자의 수정능력을 억제한다(973쪽).

정자의 운동성획득(initiation of sperm cell motility)은 정자가 부고환을 지나는 동안 일어나는 세포 내 고리아데노신일인산(cyclic adenosine monophosphate, cAMP), 칼슘 농도 및 pH 변화와 관계가 있다. 이러한 요인들은 **단백질인산화효소**(protein kinase)와 **단백질인산분해효소**(protein phosphatase)들에 의한 **단백질인산화**(protein phosphorylation)를 통해 편모의 활동성을 조절한다. 예를 들어 **단백질인산화효소A**(protein kinase A)의 활성을 자극하는 약물은 정자의 운동성을 증가시키고, 반대로 **단백질인산분해효소**(protein phosphatase)를 억제하여도 정자의 운동성을 자극한다. 이러한 사실은 인산분해효소가 **정자운동성**(sperm kinetic activity) 조절에 중요함을 시사한다.

정자는 배설관을 둘러싸는 민무늬근육의 수축성 연동운동에 의하여 부고환의 원위부분까지 이동하고, 사정 전까지 저장된다.

정자는 남성의 생식배설관계통에서 수 주까지 살(*live*) 수 있으나, 여성의 생식관에서는 단지 2~3일 정도만 생존(*survive*)할 수 있다. 정자는 여성의 생식관에서 어느 정도 시간이 지난 후에야 수정능력을 획득한다. 이 과정은, 정자 머리의 세포막에 있는 당질층성분(glycocalyx component, 당결합체 glycoconjugate)을 제거하고 교체하는 것과 관련이 있으며, **수정능획득**(capacitation)이라 한다. 수정능획득의 자세한 과정은 23장(1014쪽)에서 자세히 기술하였다.

■ 정세관(SEMINIFEROUS TUBULES)

정세관상피의 주기(Cycle of the Seminiferous Epithelium)

분화하는 정자발생세포(differentiating spermatogenic cell)는 정세관상피에 무작위로 배열되어 있지 않고, 특정한 세포군끼리 서로 모여 있다. 이렇게 세포들이 모여 있는 것은, 한 쌍의 **옅은A형 정조세포**(type Ap spermatogonia)에서 발생한 세포군들이 세포사이다리로

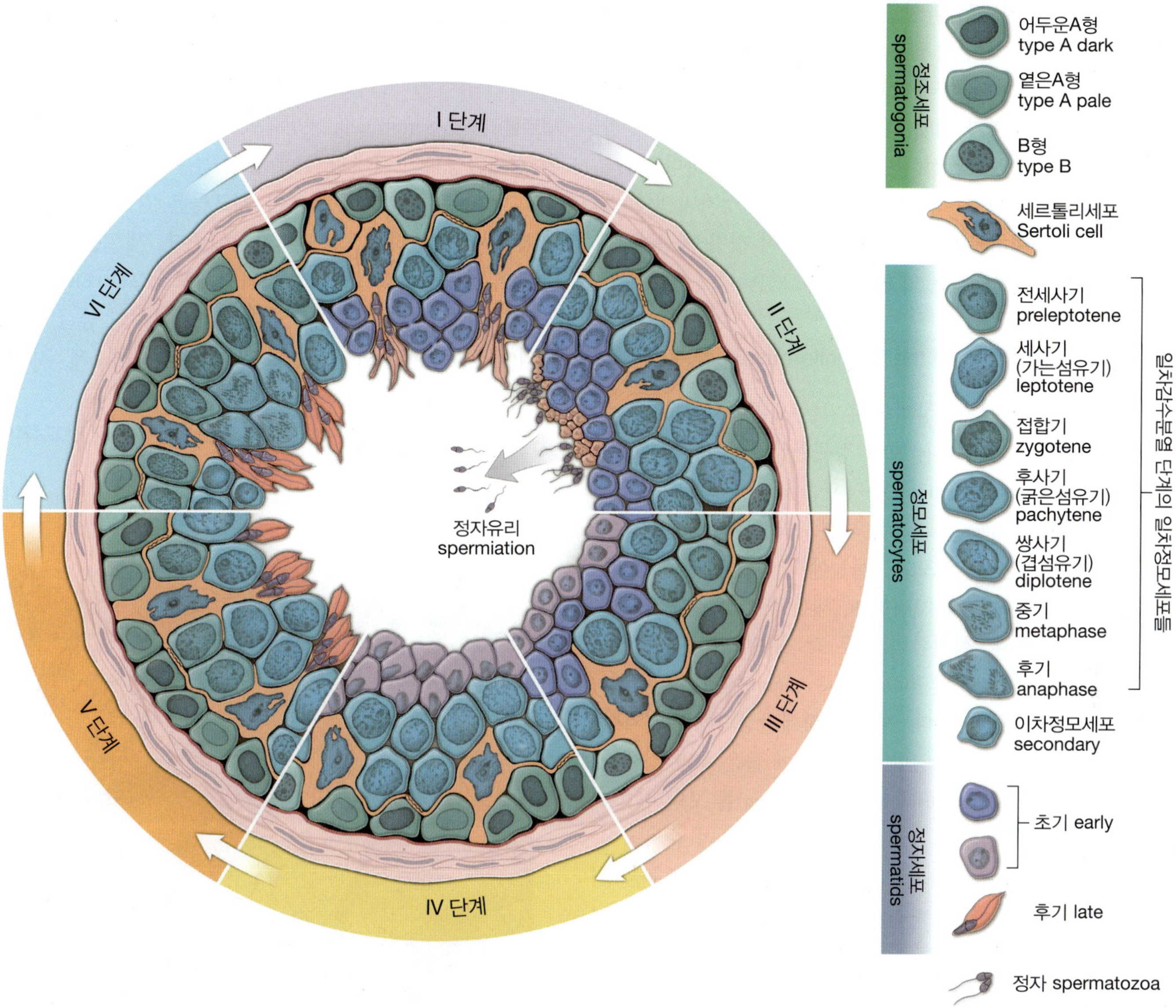

그림 22.13 사람 정세관상피의 주기 각 단계를 보여주는 모식도. 이 모식도는 정세관상피의 주기에서 나타나는 6개의 구별 가능한 세포연합(cell associations, 단계 stages)들을 보여준다. 정자발생의 이 단계들은 정자세포의 다양한 분화단계 동안 관찰되는 변화들에 근거하여 인위적으로 구분한 것이다. 1952년에, 사람 정세관상피의 6단계가 Leblond와 Clermont에 의해 처음 보고되었다. 이후, 이 단계들은 대부분의 연구자들에게 받아들여지고 있으며, 로마숫자 I~VI으로 표시한다. (Clermont Y의 것에서 기초함. The cycle of the seminiferous epithelium in man. *Am J Anat* 1963;112:35-51.)

서로 이어져 있으며, 각 성숙단계를 지나는 동안 함께 일정기간을 보내기 때문이다. 하나의 줄기세포에서 유래한 세포들이 계속 세포질다리에 의해 연결되어 있고 동시에 유사 및 감수분열이 진행되기 때문에, 모든 분화 단계는 정세관의 어느 부분에서도 순차적으로 일어난다(그림 22.10 참조).

구별이 가능한 각각의 **세포연합**(cell association)은 세포주기의 어떤 한 **단계**(stage)에 해당한다. 정세관의 일정 부분에서 두 가지 세포연합 양상이 연속적으로 나타날 경우, 그 일련의 단계들은 **정세관상피주기**(cycle of the seminiferous epithelium)가 되는 것이다. 정세관상피의 주기는 흰쥐에서 많은 연구가 이루어졌으며, 세관을 따라 14 단계가 순차적으로 일어난다. 사람에서는 정세관상피주기에 따라 6단계의 세포연합이 구별된다(그림 22.13). 사람에서는 세포연합이 불규칙한 조각으로 모자이크 형태를 형성하기 때문에, 설치류처럼 명확하게 순차적인 단계를 보기는 어렵다.

사람의 정자발생 기간은 약 74일이다.

삼중수소티미딘(tritiated thymidine)을 연속적으로 주입한 후, 정세관을 연속적으로 생검하면 특정 세대의 세포들을 추적 관찰할 수 있다. 이러한 방법으로 표지된 세포들이 각 주기의 단계를 지나는데 필요한 시간을 결정할 수 있다. 정세관상피에 존재하는 발생 중인 어떤 세대의 세포들은 정해진 부위, 정해진 시기에서 특징적인 세포연합을 이룬다. 자기방사법에 의한 연구에서 **정세관상피주기**(cycle of the seminiferous epithelium)는 일정하며, 사람에서 약 16일간 지속되는 것이 밝혀졌다. 사람에서 하나의 줄기세포에서 기원한 정조세포가 정자발생 과정을 마치는 데 필요한 시간은 약 4.6주기(각 주기는 16일 소요), 즉 **약 74일**이다. 이후 **부고환 통과**(pass through the epididymis)에 다시 약 **12일**이 소요된다. 사람의 고환에서는 약 300만 개의 정자가 매일 생산된다. 각 주기의 길이와 정자발생이 진행되는 시간은 일정하며, 동물종마다 특정하다. 따라서 어떤 약리학적인 개입(예: 남성불임의 치료)에서, 정자발생의 초기 단계에 약물을 투여하는 경우, 해당 화합물이 정자 생산에 미치는 영향을 확인하기 위해서는 약 **86일**이 필요하다.

정세관상피의 파동(Waves of the Seminiferous Epithelium)

위에서 언급한 것처럼, 정세관상피의 주기는 세관에서 정해진 시기에 일어나는 변화를 의미한다. 또한 정세관상피의 **정자발생파동**(wave of the seminiferous epithelium)은 세관을 따라 나타나는 세포연합(**정자발생단계** spermatogenic stage)들의 분포양상을 나타낸다. 설치류와 영장류를 포함한 기타 포유동물들에서 정자 발생의 각 단계는 세관에서 일정한 길이를 차지하며, 세관을 따라 순차적으로 나타나는 것으로 보인다. 설치류의 경우 각 세관마다 약 12단계의 파도가 있고, 세관의 가로단면(transverse section)에서는 한 가지 양상의 세포연합만을 볼 수 있다. 사람의 정세관상피에는 정자발생파동이 존재하지 않고, 세포연합(정자발생단계)들은 **사람** 정세관에서 **조각모양분포**(patch-like distribution in the human)를 보인다(그림 22.14). 조각들은 세관의 둘레를 모두 차지하지 않으며 순차적이지도 않다. 따라서 사람 정세관의 가로단면은 최대 6개의 다른 주기 단계가 세관의 원주 둘레를 따라 파이조각(pie-wedge) 모양으로 배열된다.

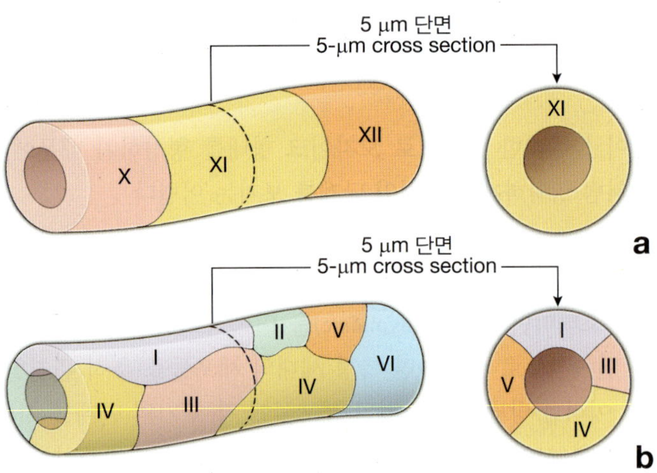

그림 22.14 사람과 다른 동물종들에서 정세관상피 구조의 모식도. a. 생쥐 및 다른 설치류에서, 특정한 세포연합(cellular association)은 세관을 따라 다양한 길이를 차지하며 분포한다. 따라서 전형적인 가로단면에서, 오직 한 가지의 세포연합만이 관찰된다. **b.** 사람에서는, 세포연합이 세관을 따라 불규칙한 모양의 구역을 차지하여서, 가로단면에서 두 가지 이상의 세포연합들이 관찰된다.

세르톨리세포(Sertoli Cells)

세르톨리세포는 정세관상피의 진정한 상피를 구성한다.

세르톨리세포(Sertoli cell, 버팀세포 sustentacular cell)는 여러 층으로 된 정세관상피의 바닥판 위에 놓인 높은 원주형의 상피세포로 복제되지 않는다(그림 22.15). 이 세포들은 감수분열 후에 이들 표면에 붙어 발생하는 정자를 지지해준다. 세르톨리세포는 잘 발달된 무과립세포질그물(sER), 과립세포질그물(rER) 및 구멍층판(annulate lamellae)을 가지고 있다. 또한 다수의 둥글고 긴 미토콘드리아, 잘 발달된 골지복합체 및 다양한 용해소체, 지방방울, 소포 및 당원과립(glycogen granule)이 있다.

세르톨리세포의 세포뼈대(cytoskeleton)는 매우 정교하며 다음과 같은 구조들을 포함한다.

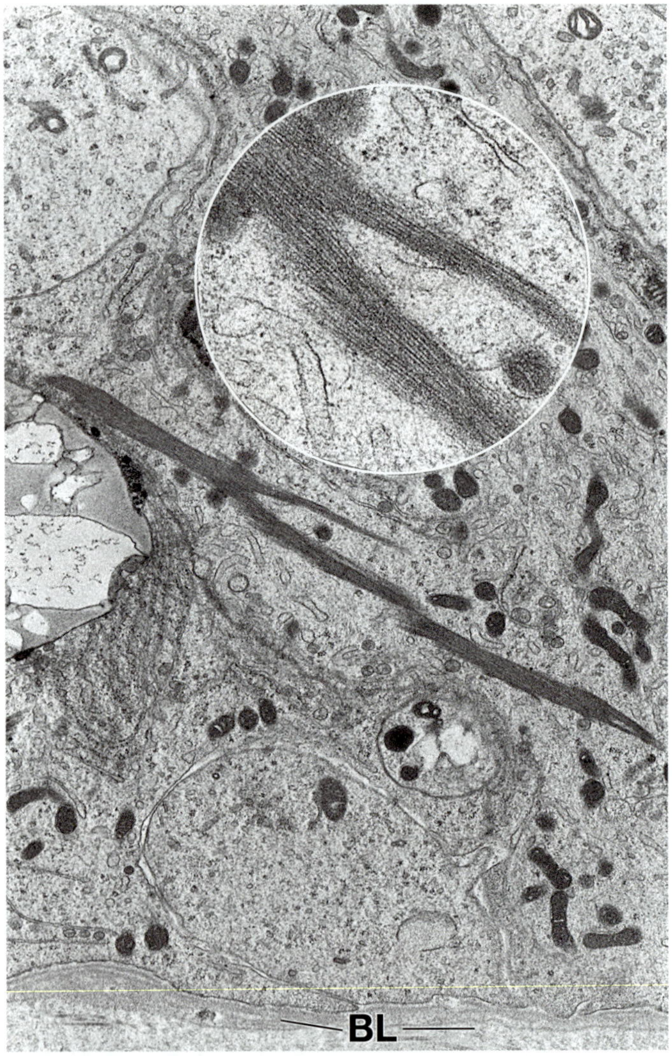

그림 22.15 사람 세르톨리세포의 전자현미경사진. 세르톨리세포의 바닥쪽 세포질에 있는 특징적인 결정포함물소체(crystalloid inclusion bodies of Charcot-Böttcher)가 보인다. 바닥판(basal lamina, *BL*)은 위치를 나타내기 위해 표시하였다. ×9,000. **확대사진.** 고배율 사진으로 결정(crystalloid)의 잔섬유(filaments)들이 보인다. ×27,000. (Dr. Don F. Cameron 제공.)

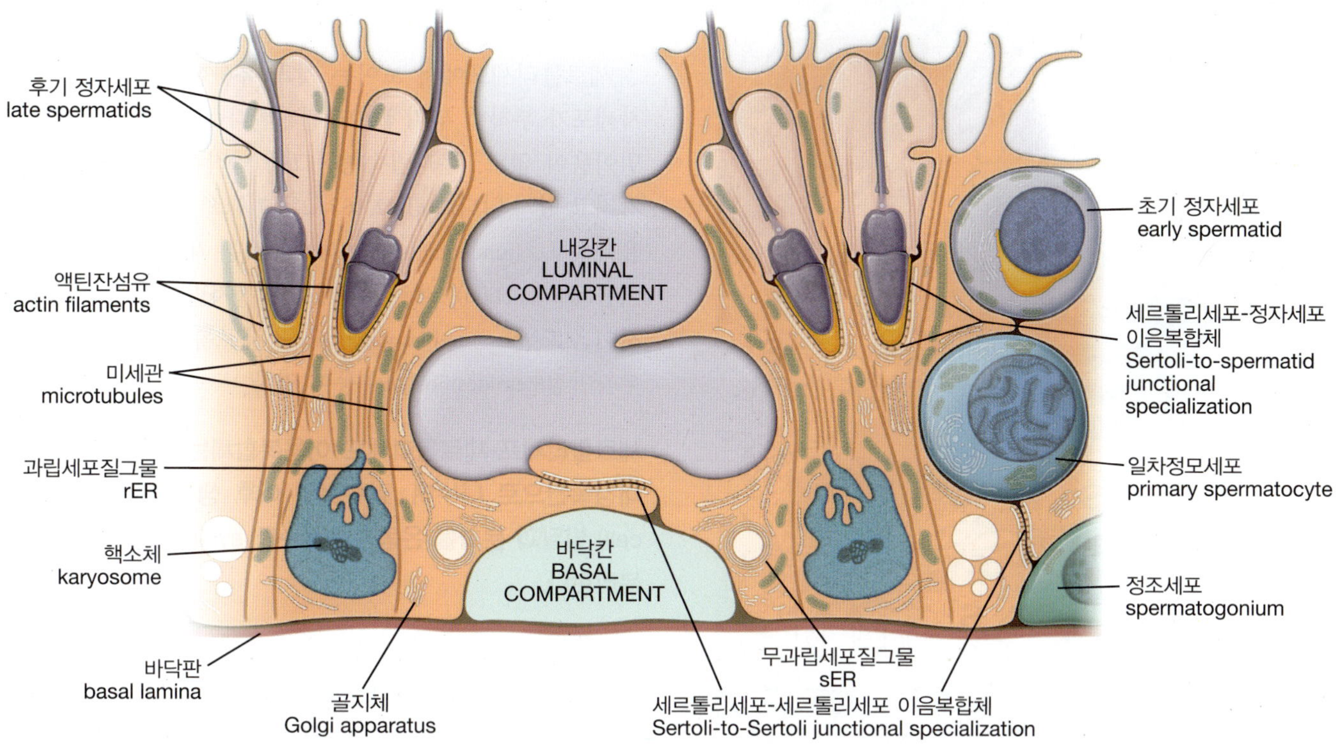

그림 22.16 세르톨리세포와 주변 정자발생세포들간의 관계를 나타내는 모식도. 모식도는 인접한 세르톨리세포들 간의 이음특수구조(Sertoli-to-Sertoli junctional specialization) 및 세르톨리세포와 정자세포간의 이음특수구조(Sertoli-to-spermatid junctional specialization)를 보여준다. 세르톨리세포들 간의 이음복합체는 치밀이음(tight junction)으로 이루어져 있으며 혈액고환장벽(blood-testis barrier)을 형성한다. 세르톨리세포와 후기정자세포(late spermatids) 간의 이음장치는 꼭대기쪽 세포질의 깊은 오목에 위치하며 부착장치(adhesion device)만으로 이루어져 있다. 세르톨리세포의 가쪽돌기들은 정모세포(spermatocyte)와 정자세포들 표면 위로 뻗어 있다. 미세관(microtubule) 배열, 특징적인 핵과 카리오솜(karyosome)의 모양 등 세르톨리세포의 미세구조를 주목하라. (Bloom W, Fawcett DW. *A Textbook of Histology*. Philadelphia: WB Saunders, 1975.)

- **미세관**(microtubule)이 풍부하며, 세포의 긴 축에 평행하게 배열해 있다. 대부분의 다른 세포들과 달리 미세관들은 세포 주변부에서 응집되며, 미세관형성중심(microtubule organizing center, MTOC)을 형성하지 않는다. 미세관의 음극(minus end)은 세포꼭대기(apex)를 향하며, 양극(plus end)은 세포바닥(base)을 향하고 있다. 소포운반(vesicular transport)과 관련된 기능 외에, 최근 미세관들이 세르톨리세포 세포질에 박혀 길이가 길어지는 정자세포들의 재배치(repositioning)에 관여한다는 증거들이 보고되었다.
- **중간잔섬유**(intermediate filament)는 세르톨리세포 세포뼈대의 주요 성분으로 주로 **비멘틴**(vimentin, class III of intermediate filament protein)으로 구성되어 있다. 중간잔섬유는 핵을 둘러싸며 핵을 다른 세포질 소기관들과 분리시켜주는 핵주위집(perinuclear sheath)을 형성한다. 중간잔섬유는 핵주위집에서부터 인접한 세르톨리세포와 반부착반점(hemidesmosome) 사이의 부착반점유사이음(desmosome-like junction)들까지 뻗어 있다.
- **액틴잔섬유**(actin filament)는 세포사이이음(intercellular junction)들 근처의 세포막 밑에 집중되어 있다. 이들은 세르톨리세포의 세포사이이음을 강화하고 안정화시킨다.

세르톨리세포의 핵은 매우 활동적인 세포에서 관찰되는 퍼진염색질(euchromatic nucleus)이며, 일반적으로 타원형이거나 삼각형이고, 하나 이상의 깊은 주름(infolding)을 가지고 있다. 그 모양과 위치는 변동적이며, 세포바닥 부분에서 바닥과 평행하게 납작하거나 또는 세포바닥과 멀리 떨어져서 삼각형 또는 타원형일 수도 있다. 일부 동물종에서 세르톨리세포의 핵에는 **카리오솜**(염색질핵소체, karyosome)이라는 한 쌍의 DNA함유체(DNA-containing body) 사이에 RNA함유핵소체(RNA-containing nucleolus)가 끼어 있는 독특한 세 갈래 구조(tripartite structure)가 존재한다(그림 22.16).

사람에서 특징적인 **포함물소체**(inclusion body of Charcot-Böttcher)가 세포질 바닥에서 관찰된다. 이것은 길이 약 10~25 μm, 폭 약 1 μm의 가느다란 방추형결정(fusiform crystalloid)으로 통상적인 조직 표본에서도 관찰된다. 투과전자현미경에서 이들은 정돈되지 않은, 평행하게 곧고 치밀한 직경 15 nm의 잔섬유다발로 보인다(그림 22.15 참조). 이 물질의 화학적 구성과 기능은 아직 알려지지 않았으나, 최근의 연구에서 지방단백질수용체(lipoprotein receptor, CLA-1) 단백질이 축적되어 있는 것이 밝혀졌다. 이러한 사실은 포함물소체가 세르톨리세포의 지질운반 및 이용과 관련 있음을 시사한다.

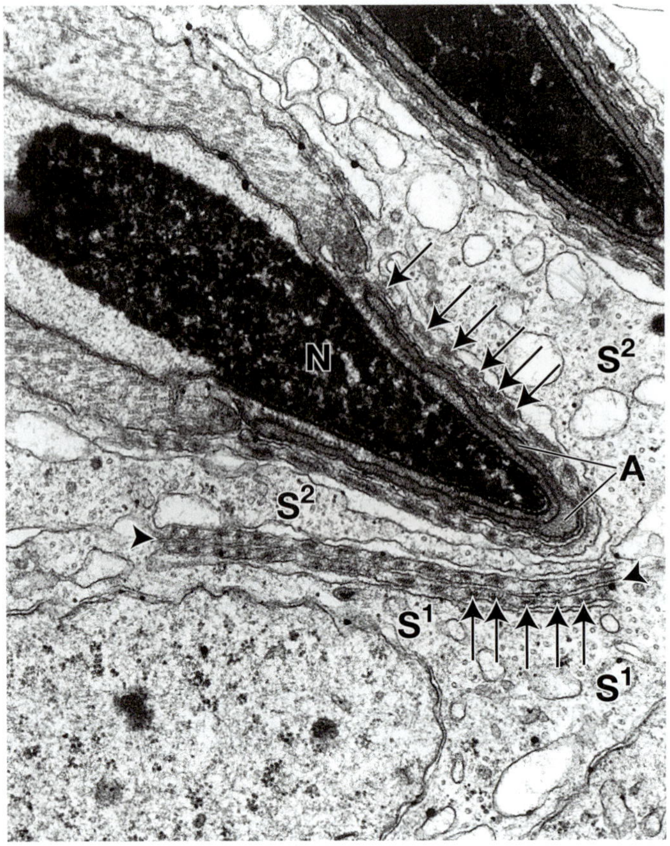

그림 22.17 세르톨리세포 이음의 전자현미경사진. 이 전자현미경사진은 세르톨리세포들 간의 이음복합체(Sertoli-Sertoli junctional complex)와 세르톨리세포와 정자세포 간의 이음특수구조(Sertoli-spermatid junctional specialization)를 동시에 보여준다. 정자세포의 핵(nucleus, *N*)은 농축과 모양형성이 잘 진행되어 있다. 정자세포의 첨단체(acrosome, *A*)는 V자 형이며, 인접한 세르톨리세포 이음특수구조에는 가로단면에서 특징적으로 미세잔섬유다발(microfilament, *화살표들*)이 보인다. 속형질그물 관련 구조들이 미세잔섬유다발 가까이에 위치한다. 세르톨리세포들 간의 이음이, 하나의 세르톨리세포(S^1)를 다른 인접 세르톨리세포(S^2)와 결합시키며, 아래에 놓여 있다. *화살촉들*은 이음의 경계를 표시한다. 이러한 세르톨리세포들 간의 이음(Sertoli-to-Sertoli junction)은 세르톨리세포와 정자세포 간의 이음(Sertoli-to-spermatid junctional specialization)에서 보이는 것과 동일하게 미세잔섬유다발(*화살표들*) 및 속형질그물로 이루어진다. 이 배율에서 세르톨리세포들 간의 이음복합체와 관련된 치밀이음(tight junction)은 확실하게 보이지 않는다. ×30,000.

세르톨리세포-세르톨리세포 이음복합체는 세포막과 세포질 특수구조들의 독특한 조합으로 구성된다.

세르톨리세포들은 특이한 **세르톨리세포-세르톨리세포 이음복합체**(Sertoli cell-to-Sertoli cell junctional complex)에 의해 서로 결합되어 있다(그림 22.17). 이 복합체는 이웃하는 세포막과 융합된 50개 이상의 평행한 융합선들을 포함하는 매우 단단한 치밀이음(tight junction, 폐쇄이음 zonula occludens)이 특징적이다. 또한 다음과 같은 두 가지 세포질 성분을 특징으로 한다.

- **무과립세포질그물의 납작수조**(flattened cisterna of sER)는 각 세포에서 이음부분 세포막과 평행하게 놓여 있다.
- **액틴잔섬유다발**(actin filament bundle)은 무과립속형질그물수조와 세포막 사이에 육각형모양으로 밀집해 있다.

세르톨리세포에서 보이는 것과 유사한 이음복합체는, 또한 정자세포가 부착한 부위에서도 관찰된다. 그러나 정자세포에서는 치밀이음이 없고, 무과립속형질그물 납작수조와 액틴잔섬유다발도 가지고 있지 않다(그림 22.16와 22.17 참조). 세르톨리세포의 다른 이음특수구조(junctional specialization)로는 세르톨리세포들 간의 틈새이음(gap junction), 세르톨리세포와 정자발생세포 간의 부착반점유사이음(desmosome-like junction) 및 세르톨리세포와 바닥판 간의 반부착반점(hemidesmosome) 등이 있다.

세르톨리세포-세르톨리세포 이음복합체는 정세관상피를 바닥칸과 내강쪽칸으로 나누며, 감수분열 이후 생식세포(postmeiotic germ cell) 발달과 분화를 온몸순환(체순환, systemic circulation)으로부터 분리한다.

세르톨리세포들 간의 세포이음을 경계로 두 개의 상피칸, 즉 **바닥칸**(basal epithelial compartment)과 **내강칸**(luminal compartment)을 나눈다(그림 22.16 참조). 정조세포(spermatogonia)와 초기의 일차정모세포(primary spermatocyte)는 바닥칸, 즉 세르톨리세포들 간의 세포이음과 바닥판 사이에 국한되어 위치한다. 보다 성숙된 정모세포와 정자세포(spermatid)는 세르톨리세포들 간의 세포이음을 경계로 내강쪽에 위치한다. B형 정조세포(type B spermatogonia)의 유사분열에 의해 생성된 **초기 정모세포**(early spermatocyte)는 바닥칸에서 내강칸으로 이동하기 위해 **이음복합체를 통과하여야만**(must pass through the junctional complex) 한다. 이러한 이동은 갓 생산된 정모세포의 위에 있던 이음복합체가 깨졌다가, 다시 정모세포의 아래쪽으로 세르톨리세포들 간의 새로운 이음복합체가 형성되면서 일어난다. 따라서 정자발생세포(spermatogenic cell)들의 분화과정에서 감수분열과 정자완성(spermiogenesis)은 내강칸에서 이루어진다.

두 개의 상피칸 모두에서 정자발생세포들은, 세르톨리세포의 복잡한 돌기들로 둘러싸여 있다. 세르톨리세포는 분화 중인 정자발생세포들과의 보기 드문 밀접한 관계 때문에 "간호(nurse)" 또는 지지세포(supporting cell)로서 기여하는 것으로 여겨진다(예: 발생 중인 정자발생세포와 순환계통 사이에서 대사물질과 노폐물을 교환해 주는 기능을 함).

또한 세르톨리세포는 정자완성의 말기에 형성되는 잔류소체(residual body)들을 포식하고 분해한다. 세르톨리세포는 완전히 분화하는데 실패한 정자발생세포를 포식하기도 한다.

세르톨리세포-세르톨리세포 이음복합체는 혈액고환장벽이 위치하는 곳이다.

위에서 언급한 물리적인 칸 이외에 세르톨리세포들 간의 이음복합체는 **혈액고환장벽**(blood-testis barrier)이라는 투과장벽을 이룬다. 이러한 장벽은 정세관상피 내의 이온, 아미노산, 탄수화물 및 단백질 성분에 대한 생리학적인 칸을 생성하는 데 필수적이다. 따라서 정세관과 생식배설관 내의 액체 성분은 혈장 및 고환림프관과 매우 다르다.

혈장에서 순환하는 단백질과 항체들은 정세관의 내강과 차단된다. 세르톨리세포의 외분비물, 특히 테스토스테론과 디히드로테스토스테론(DHT)에 강한 결합력을 갖는 **안드로겐결합단백질**(androgen-binding protein, ABP)은 정세관의 내강에 높은 농도로 존재하며, 테스토스테론 농도를 높게 유지시켜 분화 중인 정자발생세포들에 유리한 미세환경을 제공한다.

혈액고환장벽의 가장 중요한 기능은, 유전적으로 다르게 되어 항원성을 갖게 된 홑배수 종자세포(haploid germ cell; 즉 이차정모세포, 정자세포 및 정자)들을 성인 남성의 면역계통으로부터 격리시키는 것이다. 정자에 의해 생산된 또는 정자에 특이적인 항원들은 온몸순환(체순환)으로 들어가는 것이 차단된다. 반대로, 일부 사람에서 발견되는 감마글로불린(γ-globulin) 및 특정 정자 항체들은 정세관의 정자발생세포(spermatogenic cell)에 도달하지 못한다(글상자 22.3). 따라서 **혈액고환장벽**은 정자발생세포를 면역계통으로부터 분리하는 데 필수적인 역할을 한다.

세르톨리세포는 외분비와 내분비 기능을 모두 수행한다.

세르톨리세포는 성숙한 정자가 정세관에서 고환내생식관(intratesticular duct)으로 흘러갈 수 있도록 액을 분비하는 것 외에도, 정조세포가 정자로 진행되는 데 필요한 필수 인자들을 생산한다. 세르톨리세포는 90 kDa의 **안드로겐결합단백질**(androgen-binding protein, ABP)을 분비한다. 안드로겐결합단백질은 정세관의 내강칸에서 발생 중인 정자가 정상적으로 성숙하는 데 필수적인 테스토스테론의 농도를 높인다.

세르톨리세포에는 난포자극호르몬수용체(FSH receptor)와 테스토스테론수용체(testosterone receptor)가 존재하며, 세르톨리세포의 분비기능은 난포자극호르몬과 테스토스테론 모두에 의해 조절을 받는다(그림 22.18). 세르톨리세포는 32 kDa의 당단백질 호르몬인 **인히빈**(inhibin) 같은 내분비물질들을 분비해서, 뇌하수체전엽(anterior pituitary gland)의 난포자극호르몬 방출을 억제하는 되먹임회로(feedback loop)에 관여한다. 또한 세르톨리세포는 플라스미노겐(plasminogen)을 플라스민(섬유소용해효소, plasmin)으로 전환시키는 **플라스미노겐활성제**(plasminogen activator), 철 운반 단백질인 **트랜스페린**(transferrin) 및 구리 운반 단백질인 **세룰로플라스민**(ceruloplasmin) 등을 합성한다. 성장인자 또는 곁분비인자(paracrine factor)로 작용하는 뮐러관억제인자(MIF), 줄기세포인자(stem cell factor, SCF) 및 신경아교세포유도신경영양인자(glial cell line-derived neurotrophic factor, GDNF)와 같은 다른 당단백질들도 분비한다.

■ 고환내생식관(INTRATESTICULAR DUCTS)

각각의 정세관의 끝은 급격하게 **곧은정세관**(straight tubule 또는 tubuli recti)으로 바뀐다. 이런 짧은 정세관의 끝 부분은 세르톨리세포들로만 이루어져 있다(도판 22.2, 992쪽). 끝 부분 근처에서 곧은정세관은 좁아지고, 단층입방상피로 바뀐다.

곧은정세관은, 세로칸(mediastinum)의 혈관이 잘 발달된 결합조직 속에서 서로 복잡하게 연결되어 있는, **고환그물**(rete testis)로 연결된다(그림 22.19). 단층입방 또는 낮은 단층원주상피가 고환그물을 덮고 있다. 세포 꼭대기면에는 하나의 섬모(cilium)와 상대적으로 짧은 몇 개의 미세융모(microvilli)가 있다.

■ 생식배설관계통(EXCURRENT DUCT SYSTEM)

생식배설관은 중간콩팥관(볼프관)과 중간콩팥세관에서 유래한다.

라이디히세포의 발생 및 테스토스테론 분비가 시작되면, 중간콩팥관(mesonephric duct, 볼프관 Wolffian duct)이 고환의 생식배설관계통으로 분화하게 된다(그림 22.20). 발생 중인 중간콩팥관이 고환과 인접한 부분은, 구불구불해져서 **부고환관**(duct of the epididymis)

글상자 22.3

임상적용: 정자-특이적 항원과 면역반응(Sperm-Specific Antigens and the Immune Response)

혈액고환장벽(blood-testis barrier)의 면역학적 중요성에 대한 두 가지 기본적인 사실은 잘 확립되어 있다.

- 정자와 정자발생세포들은 독특한 분자를 가지고 있어서 면역계통에 의하여 "이물질"(foreign, 비자기 not self)로 인식된다.
- 정자는 사춘기에, 개체가 면역적격(immunocompetent, 이물질을 인식하고 그에 대한 항체를 생산할 수 있는) 상태에 도달한 한참 이후, 처음 생산된다.

정자발생세포와 정자가 잘 격리되지 못하면 정자특이적(sperm-specific)인 항체가 생산된다. 이러한 면역반응은 가끔 **정관절제**(vasectomy) 이후 또는 일부 **불임**(infertility)의 경우에 나타난다. 정관절제 이후에, 정자특이적 항체는 면역계통 세포들이 잘린 정관에서 새어 나온 정자에 노출될 때 생산된다. 이와 같이 정자는 더 이상 생식관에서 면역계통과 격리된 상태가 아니다. 일부 불임의 경우, 정자특이적 항체는 정액에서 발견된다. 이러한 항체는 정자를 응집되게 하여서, 이동 및 난자와의 상호작용을 방해한다.

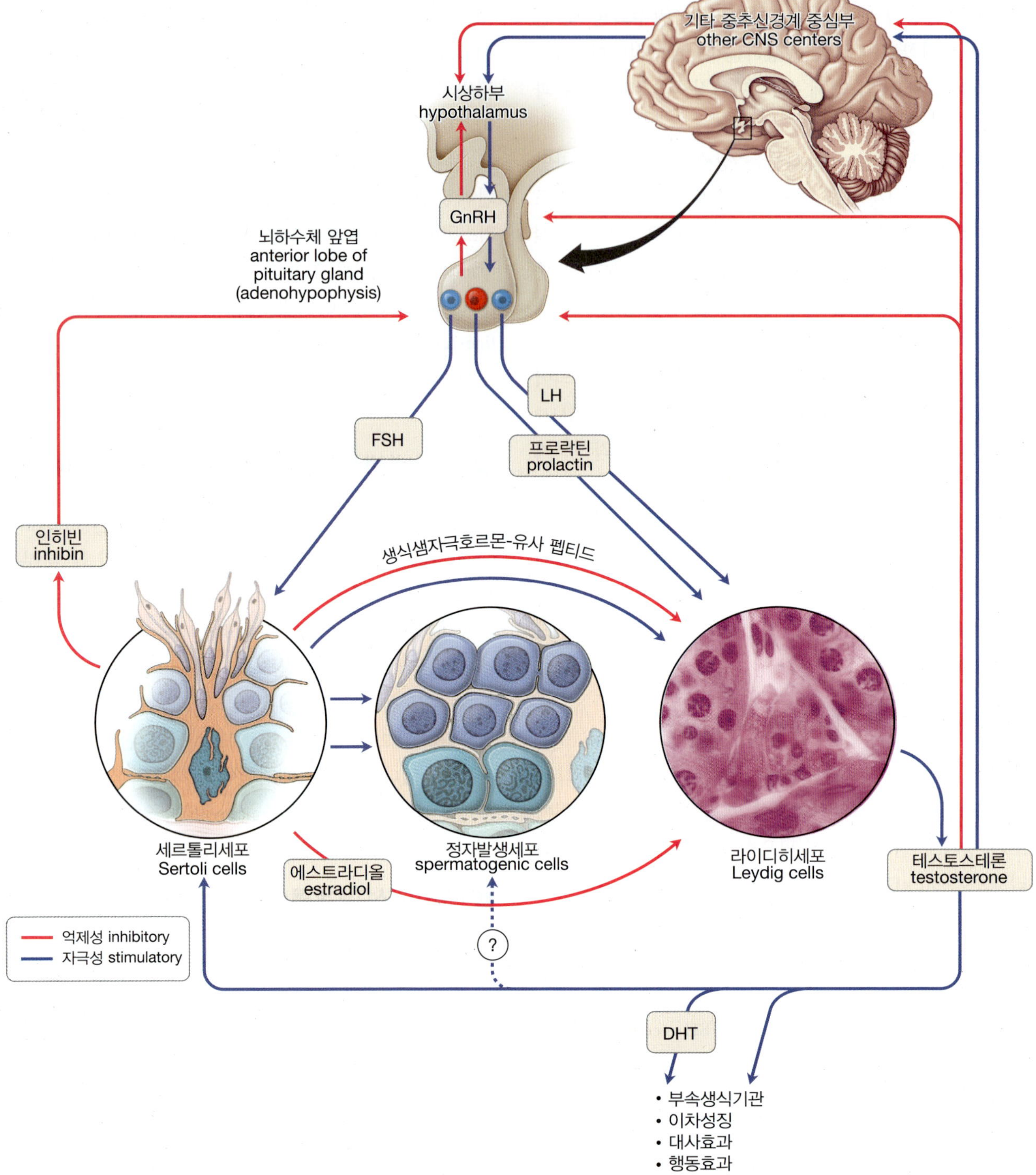

그림 22.18 남성생식기능의 호르몬 조절을 나타내는 모식도. *파란색 화살표*는 생식계통에 대한 촉진작용을 나타내며, *빨간색 화살표*는 억제적 되먹임(feedback)을 표시한다. 자세한 설명은 본문을 참조하라. 디히드로테스토스테론(*DHT*), 난포자극호르몬(*FSH*), 생식샘자극호르몬방출호르몬(*GnRH*), 황체호르몬(*LH*).

으로 분화하게 된다. 또한 이 부위의 나머지(약 20개) 중간콩팥세관(mesonephric tubule)들은 정세관끈(seminiferous cord)과 접하게 되며, **고환날세관**(efferent ductule)으로 발생한다(그림 22.21와 도판 22.3, 900쪽). 고환날세관은 고환그물과 부고환관을 연결한다. 중간콩팥관의 원위부분에는 두꺼운 민무늬근육층이 발달하게 되며, **정관**(ductus deferens)이 된다. 중간콩팥관의 끝은 **사정관**(ejaculatory duct)과 **정낭**(seminal vesicle)이 된다.

고환날세관은 거짓중층원주상피로 덮여 있다.

사람에서는 약 20개의 **고환날세관**이 세로칸의 위 끝쪽에서 **고환그물**(rete testis)과 **부고환관**(duct of the epididymis)의 근위부분을 연결한다. 고환날세관은 고환을 나갈때, 휘감기며 6~10개의 원뿔모

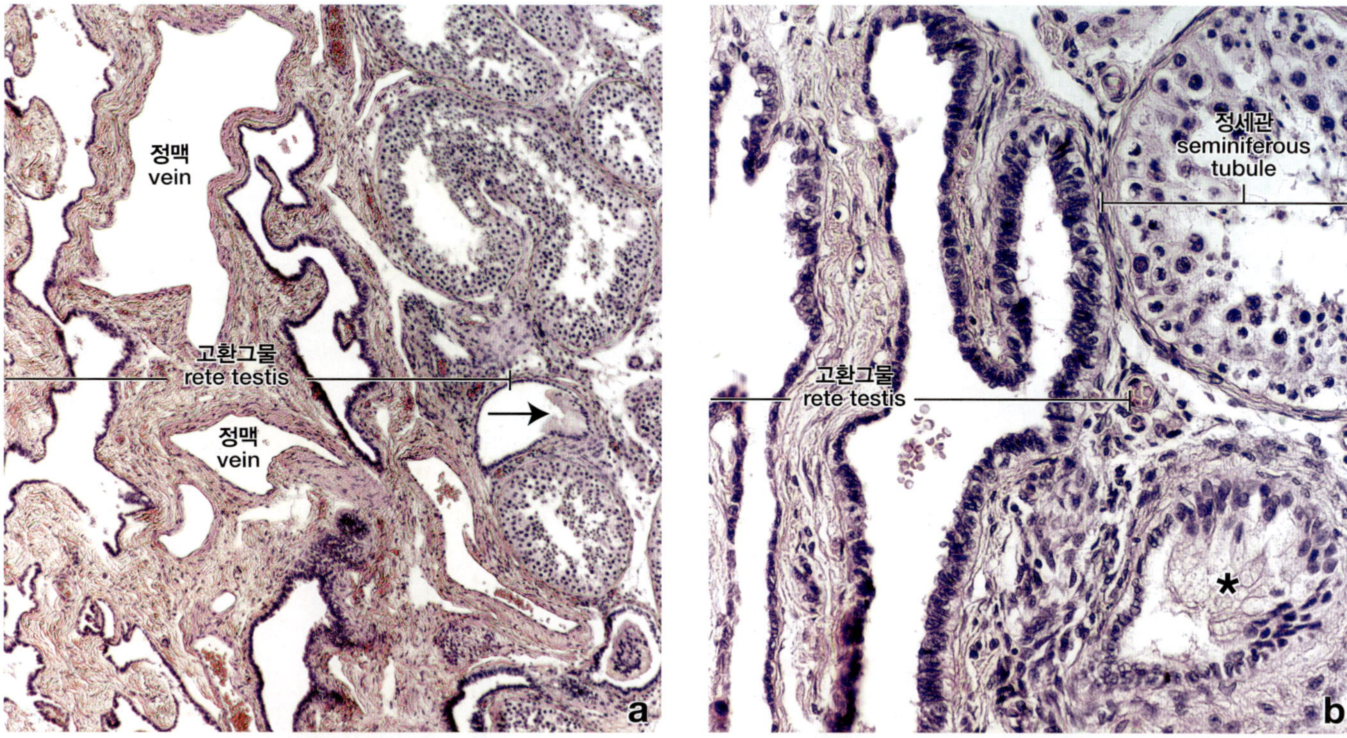

그림 22.19 사람 고환의 광학현미경사진. a. H&E 염색된 표본은 고환의 세로칸(mediastinum)을 포함하는 부위이다. *오른쪽*에는 정세관(seminiferous tubule)이 있고, *왼쪽*에는 고환그물(rete testis)의 연결 통로들이 있다. *화살표*는 곧은정세관(straight tubule)이 끝나는 부분으로 오직 세르톨리세포(Sertoli cells)들만으로 덮여 있다. 이곳은 세관의 내용물이 고환그물로 들어가는 부분이며, 단층입방상피(simple cuboidal epithelium)로 되어 있다. ×70. **b.** 같은 표본의 좀 더 깊은 단면 고배율 사진으로 고환그물(*왼쪽*), 정세관의 가로단면(*위 오른쪽*) 및 고환그물로 들어가는 곧은정세관의 종말부위(*별표*)가 관찰된다. 종말부위에서 상피가 갑자기 바뀌는 것을 주목하라. 앞서 언급한 것처럼 고환그물의 상피는 단층입방형이다. ×275.

양 뭉치를 이루는데, 이를 **혈관원뿔**(coni vasculosi)이라 한다. 원뿔의 바닥은 부고환의 머리(head of the epididymis) 부분을 형성한다. 혈관원뿔은 약 10 mm 길이로, 펼치면 15~20 cm에 이르는 매우 구불구불한 배설관으로 이루어진다. 원뿔모양의 바닥에서 고환날세관은 부고환관으로 연결된다(그림 22.4 참조).

고환날세관의 상피는 거짓중층원주상피(pseudostratified columnar epithelium)로, 키가 큰 세포와 작은 세포 무리들이 섞여 있기 때문에, 내강 표면이 톱니모양(sawtooth appearance)으로 보인다(그림 22.21 참조). 원주세포 사이에 끼어서 가끔씩 보이는 바닥세포(basal cell)는 상피의 줄기세포로 기여한다. 키가 큰 원주세포에는 섬모가 나있다. 키가 작은 무섬모세포(nonciliated cell)는 꼭대기면에 수많은 미세융모와 모세관함입(canalicular invagination)이 있으며, 세포내섭취작용과 관련된 포음소포(pinocytotic vesicle), 막결합 치밀소체(membrane-bounded dense body), 용해소체(lysosome) 등의 기타 세포질 구조들을 많이 가지고 있다. 정세관에서 분비된 액의 대부분은 고환날세관에서 재흡수된다.

생식배설관들의 **민무늬근육층**(smooth muscle layer)은 고환날세관의 시작부분에서 처음 나타난다. 민무늬근육세포는 여러 세포들이 한 층을 이루어 도관의 돌림 방향으로 배열되어 있다. 근육세포 사이에는 탄력섬유(elastic fiber)들이 산재되어 있다. 고환날세관에서 정자의 이동은 주로 섬모의 작용과 이러한 섬유근육층(fibromuscular layer)의 수축에 의한다.

부고환(Epididymis)

부고환은 고환날세관과 부고환관을 포함하는 기관이다.

부고환(epididymis)은 초승달 모양의 구조로 고환의 위뒤면에 위치한다. 길이는 약 7.5 cm이며, **고환날세관**(efferent ductule)과 **부고환관**(duct of the epididymis) 및 관련된 혈관, 민무늬근육, 결합조직성 피막으로 이루어진다(그림 22.22와 도판 22.3, 994쪽). 부고환관은 심하게 꼬여 있으며, 길이는 약 4~6 m에 이른다. 부고환은 **머리**(head), **몸통**(body) 및 **꼬리**(tail) 부분으로 나뉜다(그림 22.4 참조). 고환날세관은 머리 부분을 차지하고, 부고환관은 몸통과 꼬리 부분을 차지한다. 고환에서 부고환으로 들어온 새로 만들어진 정자는 부고환관을 거치면서 성숙하며, 운동능력 및 난자와 수정할 수 있는 능력을 획득한다. 이러한 성숙과정은 남성호르몬 의존적(androgen-dependent)이며, 이 과정 동안 정자의 머리 부분은 부고환액당결합체(epididymal fluid glycoconjugate)를 포함한 **수정능제거인자**(surface-associated decapacitation factor)가 첨가되어 변형된다. **수정능제거**(decapacitation)라는 이 과정은 정자의 수정능력을 가역적으로 억제한다. 수정능제거인자는 이후 여성생식로에서 수정 직전에 일어나는 **수정능획득**(capacitation) 과정 중에 다시 분리된

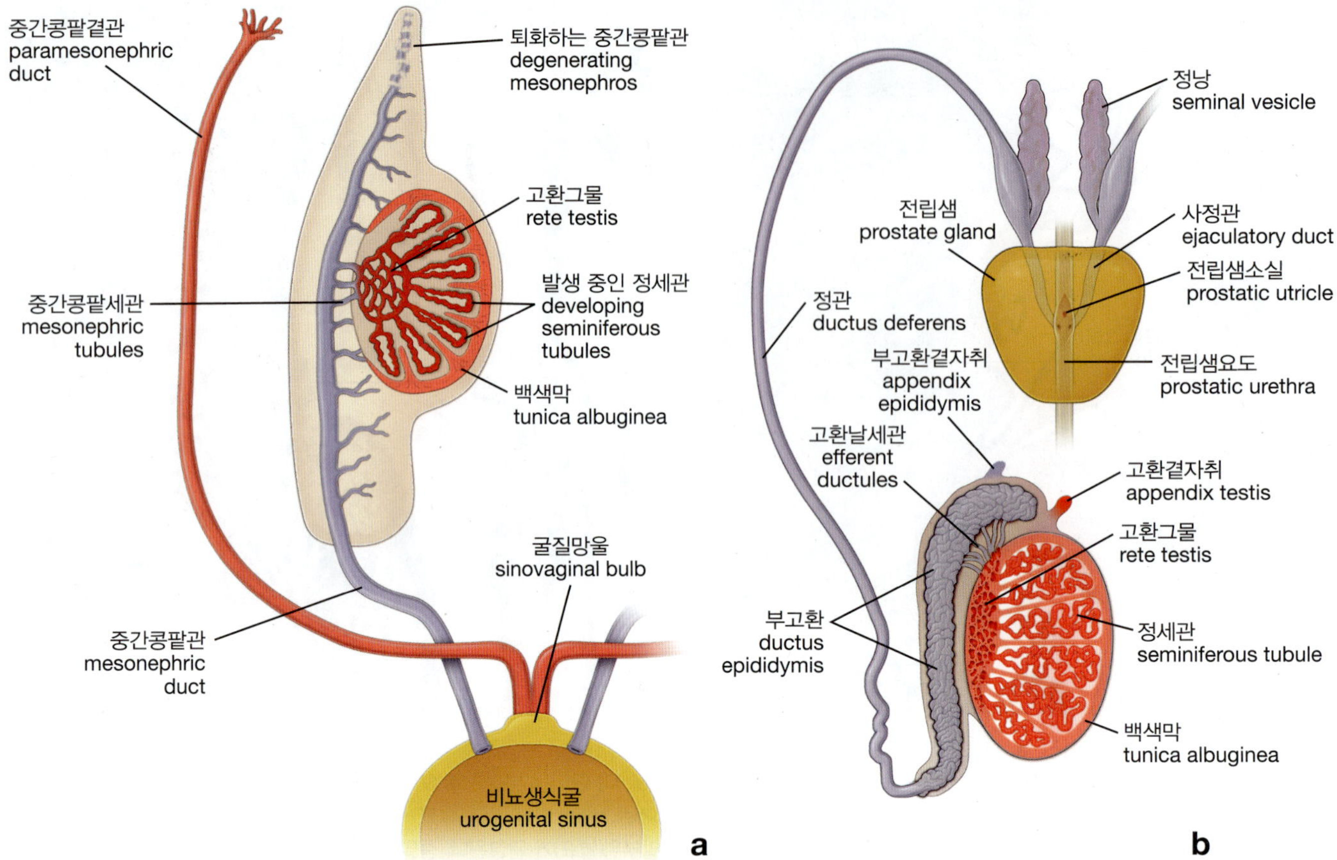

그림 22.20 고환내생식관과 생식배설관계통의 발생 모식도. a. 이 모식도는 음낭주머니(scrotal sac)로 하강하기 전인 발생 7주의 고환을 나타낸 것이다. 중간콩팥관(mesonephric duct)과 그 관련 세관에서, 발생 중인 고환의 생식배설계통(excurrent duct system)이 유래되는 것을 확인하라. **b.** 음낭 속에 위치하는 완전히 발생된 고환의 시상단면. 정낭(seminal vesicle), 사정관(ejaculatory duct), 정관(ductus deferens) 및 부고환(epididymis)이 중간콩팥관으로부터 발생하는 것을 주목하라. 고환날세관(efferent ductules)은 중간콩팥세관(mesonephric tubules)들에서 기원한다. 정세관(seminiferous tubule), 곧은정세관(straight tubule) 및 고환그물(rete testis)은 미분화생식샘으로부터 발생한다. 전립샘(prostate gland)은 골반요도(pelvic urethra, 비뇨생식굴유래구조 a urogenital sinus derivative)로부터 기원한다.

다. 부고환에서 성숙된 후, 정자는 홑배수 만큼의 DNA를 난자에 전달할 수 있으며, 수정능획득 후에 난자의 투명층(zona pellucida)에 존재하는 정자수용체(sperm receptor)에 결합할 수 있다. 이러한 결합은 정자가 첨단체효소들을 이용하여 난자의 바깥막을 통하하는 첨단체반응(acrosome reaction)을 촉발한다.

부고환의 거짓중층상피 주세포에는 특징적으로 부동모가 있다.

대부분의 생식배설계통과 마찬가지로, 부고환관은 거짓중층원주상피(pseudostratified columnar epithelium)로 덮여 있다(그림 22.23). 일반적으로 부고환관은 두 가지 다른 세포로 구성된다.

- **주세포**(principal cell)는 세포의 높이가 부고환머리 부분에서는 약 80 μm이고, 꼬리 부분에서는 약 40 μm로 다양하다. 주세포의 내강 표면에는 변형된 미세융모의 일종인 수많은 긴 **부동모**(고정섬모, stereocilia)가 나 있다(도판 22.3, 994쪽). 부동모의 높이는 머리 부분에서 약 25 μm이고, 꼬리 부분은 약 10 μm로 차이가 있다.
- **바닥세포**(basal cell)는 작고 둥글며 바닥판 위에 놓여 있다. 이들은 도관 상피의 줄기세포이다.

또한 **테세포**(halo cell)라는 **이동림프구**(migrating lymphocyte)들을 상피에서 흔히 볼 수 있다. 정상적인 조건에서, 부고환 상피는 생식배설계통에서 림프구가 존재하는 가장 근위부분이다.

부고환 세포는 흡수와 분비기능을 모두 한다.

고환날세관에서 재흡수하지 못한 대부분의 세관액은 부고환의 근위부분에서 재흡수된다. 또한 부고환 상피세포는 세르톨리세포들이 제거하지 못한 잔류소체와 도관에서 퇴화한 정자들을 포식한다. 주세포의 꼭대기쪽 세포질에는 부동모의 바닥 부분에 수많은 함입(invagination), 피막소포(coated vesicle), 다중소포체(multivesicular body) 및 용해소체(lysosome)들이 있다(그림 22.24).

주세포는 당질층(당피, glycocalyx)과 스테로이드 외에, **정자의 성숙**(maturation of the sperm)을 돕는 글리세로포스포콜린(glycerophosphocholine), 시알산(sialic acid) 및 당단백질(glycoprotein)을 분비한다. 주세포는 바닥 부분에 위치한 핵을 둘러싸는 많은 과립세포질그물(rER)이 존재하며, 매우 큰 골지복합체를 가지고 있

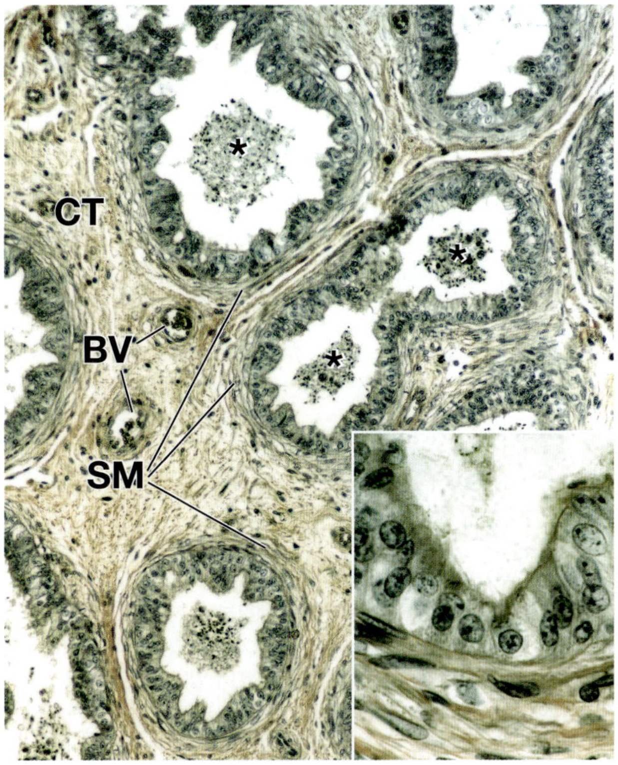

그림 22.21 고환날세관의 광학현미경사진. 이 표본은 고환날세관의 상피구조를 더 잘 관찰하기 위하여 피크릭산(picric acid)과 헤마톡실린(hematoxylin)으로 염색한 것이다. 고환날세관은 거짓중층원주상피(pseudostratified columnar epithelium)로 이루어져 있다. 내강 표면은 불규칙(uneven)하고 파도모양(wavy appearance)을 보이는데, 이것은 높은 원주세포(columnar cells)와 입방세포(cuboidal cells)가 번갈아가며 존재하기 때문이다. 세관은 여러 층의 돌림방향 민무늬근육(smooth muscle, *SM*)으로 둘러싸인다. 세관의 내강에서 정자들(*별표*)의 무리가 관찰된다. 결합조직(connective tissue, *CT*)은 버팀질을 이루며 다양한 크기의 혈관(blood vessels, *BV*)을 포함한다. ×120. **확대사진.** 거짓중층상피의 고배율 사진으로 드물게 섬모를 가지는 원주세포와 입방세포들이 관찰된다. ×500.

다. 무과립속형질그물과 과립속형질그물은 모두 꼭대기면쪽 세포질에 존재한다.

부고환관의 민무늬근육층은 점차 두께가 증가하여 꼬리 부분에서 세 층으로 된다.

부고환의 머리와 대부분의 몸통 부분에서, 민무늬근육층은 고환날세관과 비슷하게 얇은 돌림층을 이루고 있다. 꼬리 부분에서는, 두 층(속세로층과 바깥세로층)이 더 존재한다. 이러한 세 층의 근육층은 다음 생식배설도관계통인 정관으로 이어진다(도판 22.4, 996쪽).

민무늬근육의 기능적 차이는 이러한 형태적인 차이와 상통한다. 부고환의 머리와 몸통 부분에서, 자발적이고 주기적인 연동수축은 정자가 도관을 따라 이동하도록 도와준다. 부고환의 꼬리 부분은, 연동수축이 거의 일어나지 않아서 성숙한 정자의 주된 저장소가 된다. 저장되어 있던 정자는 사정과 관련된 신경자극에 의해 세 층의 민무늬근육이 강하게 수축하면서 정관으로 세차게 나가게 된다.

정관(Ductus Deferens)

정관은 생식배설관계통에서 가장 긴 부분이다.

정관(ductus deferens 또는 vas deferens)은 부고환의 꼬리 부분과 직접 연결된다(그림 22.1 참조). 정관은 고환의 뒤모서리(posterior border)를 따라 고환혈관 및 신경들과 가깝게 상행한다. 이후 **정삭**(spermatic cord)에 포함되어 샅굴(inguinal canal)을 통과해 복강 안으로 들어간다. 정삭은 고환을 출입하는 모든 구조들을 포함한다. 정삭에는 정관 외에, 고환동맥(testicular artery), 정관동맥(small arteries to the ductus deferens), 고환올림근(cremaster muscle), 덩굴정맥얼기(pampiniform plexus), 림프관(lymphatic vessel), 교감신경섬유(sympathetic nerve fiber) 및 음부대퇴신경의 음부가지(genital branch of the genitofemoral nerve) 등이 포함된다. 이러한 모든 구조들은 앞배벽에서 유래한 근막들에 의해 둘러싸인다. 정삭을 나온 후에, 정관은 골반에서 방광쪽으로 하행하며, 원위부분이 팽대되어 **정관팽대**(ampulla of ductus deferens)를 형성한다. 정관팽대는 **정낭관**(duct of the seminal vesicle)과 합쳐져서 **사정관**(ejaculatory duct)이 되며, 전립샘(prostate gland)을 통과하여 요도(urethra)로 들어간다.

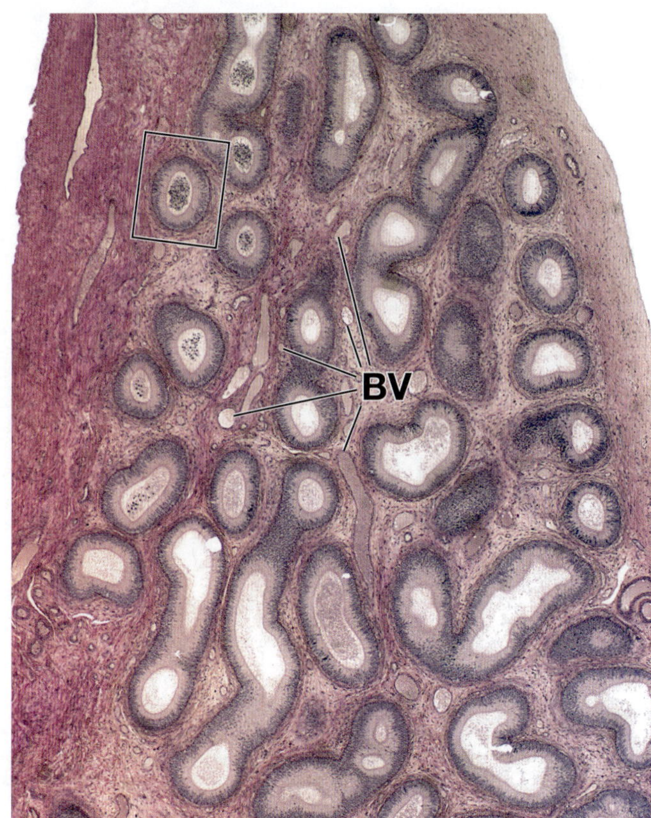

그림 22.22 사람 부고환의 광학현미경사진. H&E 염색을 시행한 표본으로 매우 꼬불꼬불한 부고환관(ductus epididymis)들이 보인다. 도관의 다양한 모습은 복잡하게 꼬여 있는 형태를 반영한다. 결합조직에는 많은 혈관(blood vessels, *BV*)들이 보인다. 혈관은 도관을 따라 분포하며 여러 혈관의 다양한 모양이 관찰된다. *직사각형* 속의 도관은 그림 22.23에서 고배율로 보여주었다. ×30.

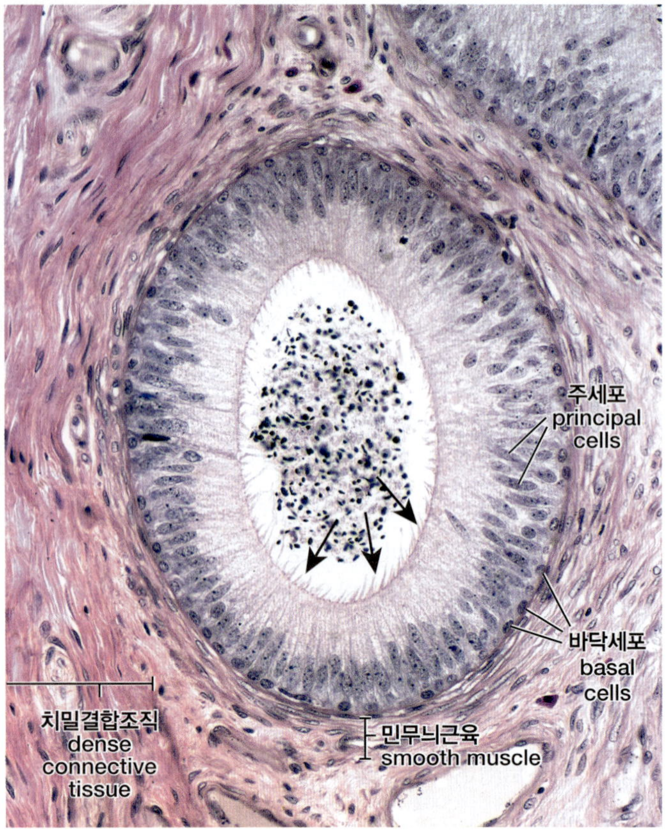

그림 22.23 사람 부고환의 광학현미경사진. 이것은 그림 22.22의 *직사각형 부위*의 고배율 사진으로, 부고환 상피에 존재하는 두 종류의 세포, 즉 주세포(으뜸세포, principal cell)와 바닥세포(basal cell)를 보여주고 있다. 부동모(stereocilia, *화살표*)는 주세포의 꼭대기면으로 뻗어 있다. 바닥세포의 핵은 둥글고 바닥막 가까이 위치하는 반면, 주세포의 핵은 원통형으로 원주세포의 모양과 일치한다. 도관 상피의 주위에는 돌림방향으로 배열된 민무늬근육세포층(smooth muscle)이 위치한다. 도관의 내강에는 많은 정자들이 들어있다. ×250.

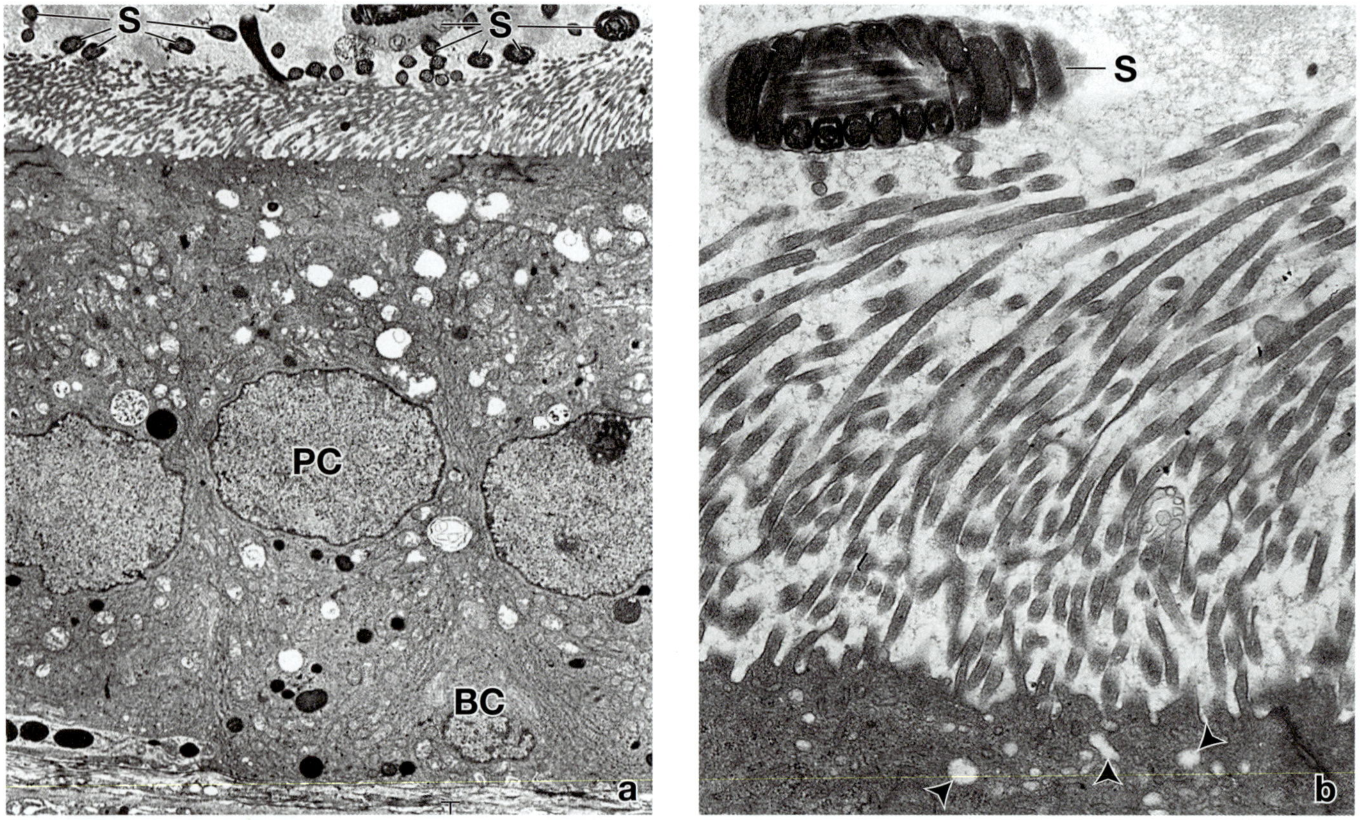

그림 22.24 부고환의 전자현미경사진. a. 부고환 상피의 전자현미경사진으로, 내강으로 돌출된 주세포(principal cell, *PC*)와 상피의 바닥부분에 국한된 바닥세포(basal cell, *BC*)가 보인다. 정자(sperm, *S*)들이 내강에서 보인다. 주세포의 꼭대기면에는 수많은 기다란 미세융모(microvilli, 부동모 stereocilia)들을 볼 수 있다. ×3,000. **b.** 다수의 기다란 미세융모(부동모)를 갖는 상피세포의 꼭대기면. 내강에서 정자(sperm, *S*)의 중간부분(middle piece)이 뚜렷하게 관찰된다. 작고 밝은 원형의 구조(*화살촉*)는 세포내섭취소포(endocytotic vesicles)들이다. ×13,000.

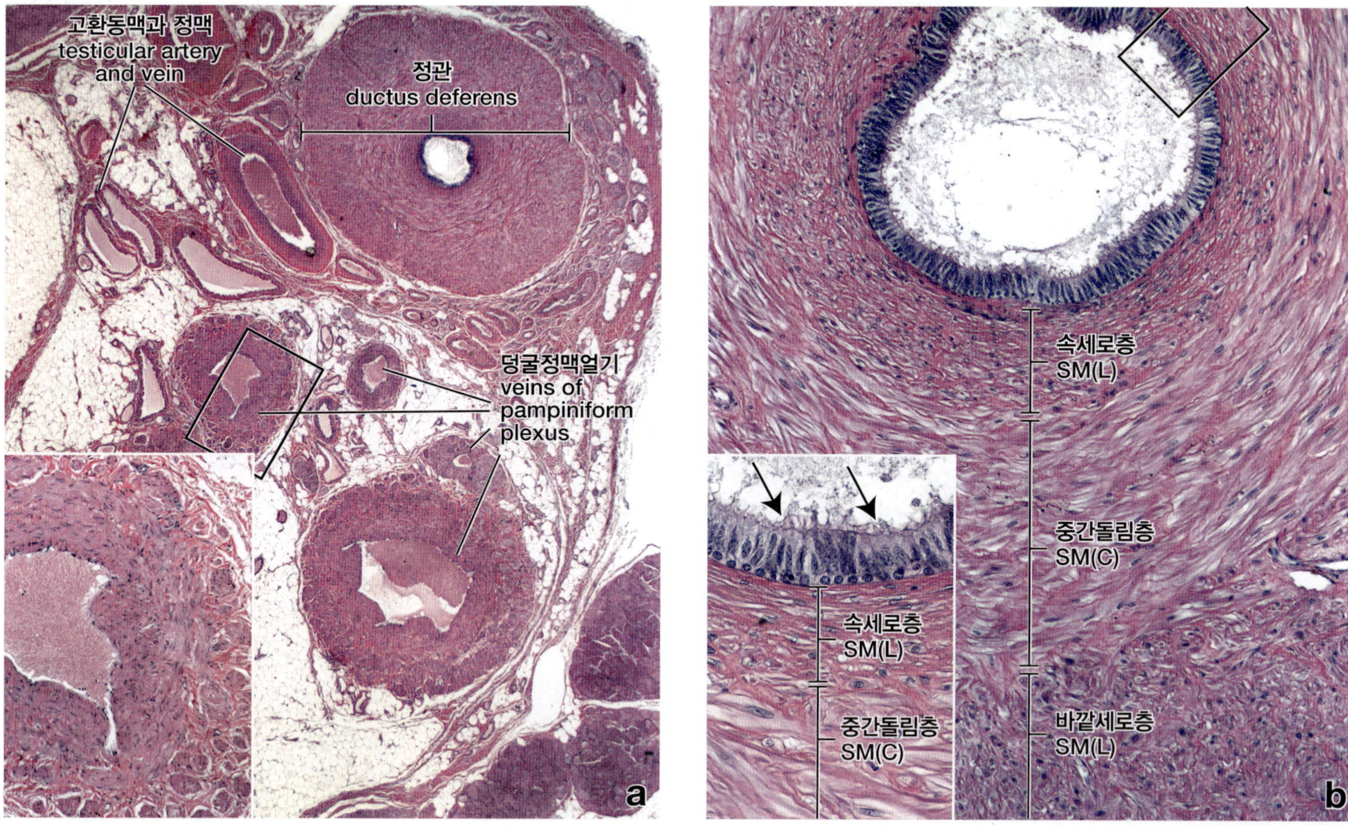

그림 22.25 사람 정삭의 광학현미경사진. a. 정삭(spermatic cord)의 가로단면을 보여주는 저배율 사진으로, 몇 가지 구조들이 관찰된다. 구조들은 정관(ductus deferens), 고환동맥과 정맥(testicular artery and vein) 및 덩굴정맥얼기(veins of the pampiniform plexus) 등을 포함한다. ×15. **확대사진.** 덩굴정맥의 고배율 사진. 바깥막(tunica adventitia)과 속막(tunica intima)의 세로민무늬근육 다발(가로단면으로 잘림)을 주목하라. ×55. **b.** 정관의 가로단면으로 두꺼운 세 개의 뚜렷한 근육층, 즉 속세로층(*SM [L]*), 중간돌림층(*SM [C]*) 및 바깥세로층(*SM [L]*)을 관찰할 수 있다. ×100. **확대사진.** 정관의 거짓중층상피를 보여주는 고배율 사진이다. 키가 큰 주세포들은 긴 미세융모(부동모, *화살표*)를 갖는다. 바닥세포들은 바닥막 가까이에 위치하며 둥근 핵을 갖는다. ×215.

정관은 부고환과 매우 유사하게 거짓중층원주상피로 덮여 있다(도판 22.4, 996쪽). 또한 키가 큰 원주세포에는 내강으로 뻗어 있는 긴 부동모가 있다. 둥근 바닥세포는 바닥판 위에 놓여 있다. 그러나 부고환과 달리, 정관의 내강은 매끈해 보이지 않는다. 조직표본에서(그림 22.25), 정관 전체에는 조직고정 과정 중에 두꺼운(1~1.5 mm) 근육층이 수축한 것으로 생각되는, 깊은 세로주름(longitudinal fold)들이 있다.

정관(vas deferens)은 정삭을 통과하기 때문에 음낭의 신체검사를 통해 쉽게 만질 수 있다. 이런 구조에 쉽게 접근할 수 있는 장점은 남성 불임수술인, **정관절제술**(vasectomy)을 선호하게 한다. 정관절제술은 안전하고 비교적 간단한 불임수술 방법이며, 여성 불임수술인 자궁관결찰술(uterine tubue occlusion))에 비해 이환율(morbidity)과 사망률(mortality)이 낮다. 정관절제술 과정은 음낭 피부를 작게 절개하고 각 고환의 정관을 노출시켜 클램프하고 절단하여, 정자 세포가 사정관과 전립선요도(prostatic urethra)로 들어가는 것을 막는 것이다. 정관절제술 사례의 10~30%에서, 증가된 관내압력(intraluminal pressure)으로 인해 부고환의 팽창(distension)과 정낭 상피의 압력-매개 손상(pressure-mediated damage)이 유발될 수 있고, 이어서 정관절제술 부위, 부고환 또는 고환그물에 **정자육아종**(sperm granuloma)이 형성될 수 있다. 정자육아종은 크고 활성화된 대식세포(macrophage)에 의해 정자가 포식(phagocytosis)되는 부위이다. 대식세포가 분해한 물질들은 부고환 상피에 의해 흡수된다. 정자육아종은 증상이 거의 나타나지 않는다. 또한 정자 항원이 조직으로 지속적으로 누출(leak)되기 때문에 체액성 면역(humoral immunity)기전이 활성화되어, **IgA 항정자 항체**(IgA antisperm antibody)가 생성될 수 있다. 이런 항체는 정관절제술 후 상당한 비율의 환자에서 발생하지만, 면역 복합체나 죽상경화심장병(atherosclerotic heart disease) 위험을 증가시키지는 않는다. 미국에서 매년 약 500,000건의 정관절제술이 시행되며, 최대 6%의 환자가 다양한 이유로 정관루성형술(정관샛길성형술, vasovasostomy) 또는 **정관부고환연결술**(정관부고환이음술, vasoepididymostomy)의 형태로 정관복원술(vasectomy reversal)을 요청한다. 연구에 따르면 정관복원 미세수술 후 정관 개통은 약 89%에 도달할 수 있으며, 임신 성공율은 약 73%라고 한다.

정관팽대(ampulla of ductus deferens)에는 종종 분비샘곁주머니(glandular diverticula)가 보이는, 높고 분지된 점막주름들이 있다. 팽대를 둘러싸는 근육층은 정관의 다른 부위에 비해 얇고, 사정관이 시작되는 부분 근처에서 세로층이 사라진다. 정관팽대와 사정

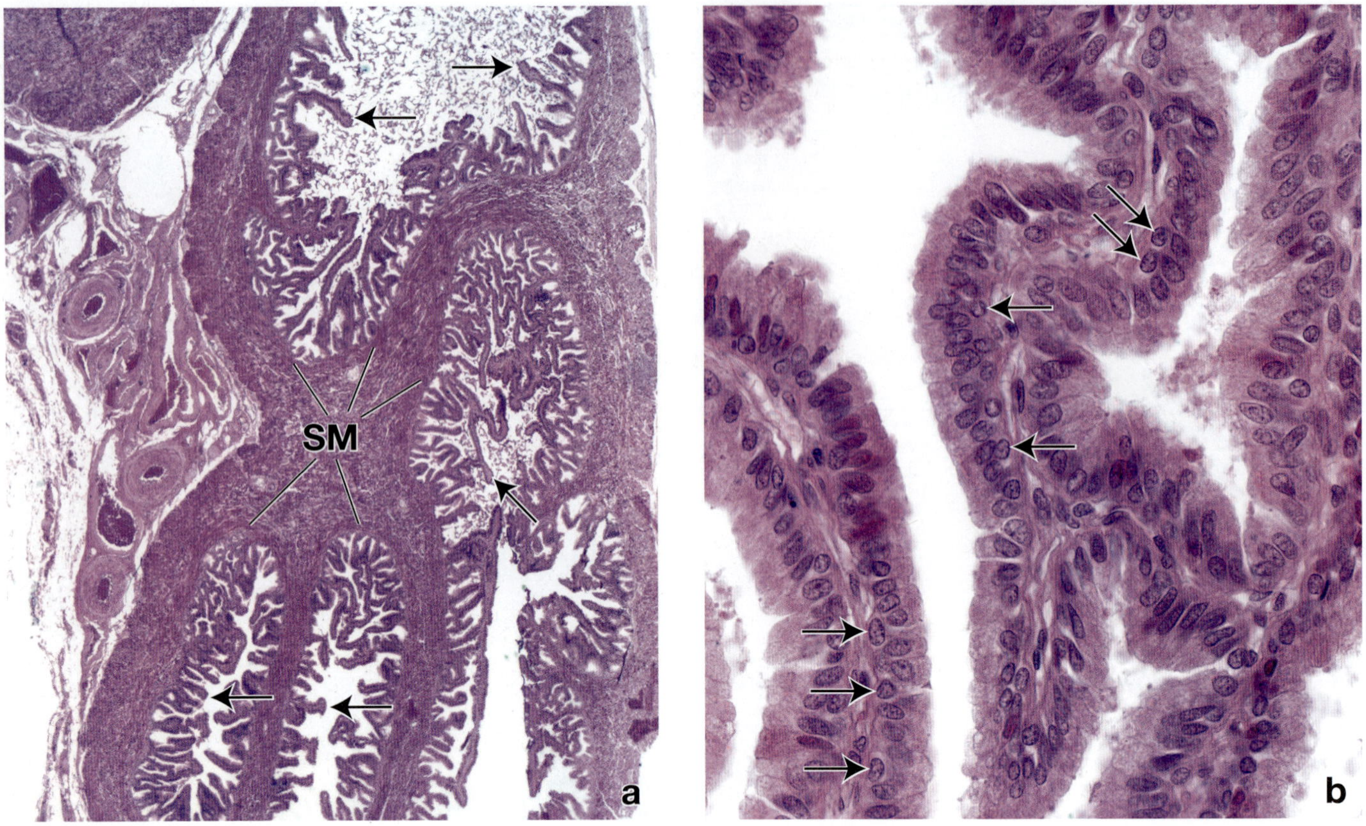

그림 22.26 사람 정낭의 광학현미경사진. a. 저배율 사진으로, H&E 염색된 사람 정낭의 단면 일부분을 보여준다. 이 샘은 구불구불한 관 모양의 구조로, 단면에서 다수의 격리된 공간으로 보인다. 그러나 실제로 내강은 하나이다. 점막은 많은 주름(*화살표*)들이 특징적이다. 두꺼운 민무늬근육(smooth muscle, *SM*)이 두 층(속돌림층과 바깥세로층)으로 배열되어 있다. ×20. **b.** 거짓중층상피로 이루어진 점막주름(mucosal fold)의 고배율 사진이다. *화살표*는 바닥세포들을 가리킨다. ×500.

관의 상피는 분비기능이 있는 것으로 보인다. 세포들은 많은 수의 황색색소과립(yellow pigment granule)들을 가지고 있다. 사정관의 벽에는 근육층이 없으며, 전립샘의 섬유근육조직으로 대체된다.

■ 부속생식샘(ACCESSORY SEX GLANDS)

한 쌍의 정낭은 과당이 풍부한 액을 분비한다.

정낭(seminal vesicle)은 한 쌍의 길고, 매우 주름진 대롱샘(tubular gland)으로, 방관의 뒤벽에서 정관팽대와 평행하게 위치한다. 각 정낭의 짧은 배출관은 정관팽대와 합쳐져서 사정관(ejaculatory duct)을 형성한다. 정낭은 향후 정관팽대가 될 부분에서 중간콩팥관(볼프관)이 팽출(evaginations)되어 발생한다. 정낭의 벽은 점막, 얇은 근육층 및 섬유층으로 이루어진다(그림 22.26). 점막에는 내강으로 많은 1-, 2-, 3차 주름들이 돌출되어 있어서, 분비기능을 하는 표면적이 증가된다(도판 22.6, 1000쪽). 이렇게 형성된 모든 불규칙한 공간들은 내강과 연결된다.

거짓중층원주상피는 키가 크고 섬모가 없는 원주세포(nonciliated columnar cell) 및 바닥판 위에 놓여 있는 키가 작고 둥근 세포로 이루어져 있다. 키가 작은 세포는 나머지 생식배설관계통의 세포들과 동일한 모양을 보인다. 이들은 원주세포들의 기원이 되는 줄기세포이다. 원주세포는 일반적인 분비세포의 형태를 가지고 있으며, 잘 발달된 과립속형질그물 및 꼭대기쪽 세포질에 커다란 분비공포(secretory vacuole)들을 가지고 있다.

정낭의 분비물(secretion of the seminal vesicle)은 연노란색의 점성 물질이다. 분비물은 정자가 주된 영양분으로 사용하는 과당(fructose), 단당(simple sugar), 아미노산(amino acid), 아스코르빈산(ascorbic acid) 및 프로스타글라딘(prostaglandin)을 포함한다. 프로스타글란딘은 전립샘(prostate gland)에서 처음 발견되었지만, 실제로는 정낭에서 더 많은 양이 생산된다. 정낭의 민무늬근육층은 사정 시에 수축하여 분비물을 사정관으로 배출시키고, 정자가 요도 바깥으로 휩쓸려 나가도록 돕는다. 정낭의 분비기능과 모양은 테스토스테론이 좌우한다.

■ 전립샘(PROSTATE GLAND)

전립샘은 가장 큰 부속생식샘으로, 몇 가지 형태와 기능이 다른 구역으로 나뉜다.

전립샘(prostate)은 남성생식계통에서 가장 큰 부속생식샘(accessory sex gland)이다. 그 크기와 모양은 일반적으로 호두(walnut)와 비슷하다. 전립샘의 주된 기능은 정액 형성에 기여하는, 맑고 약

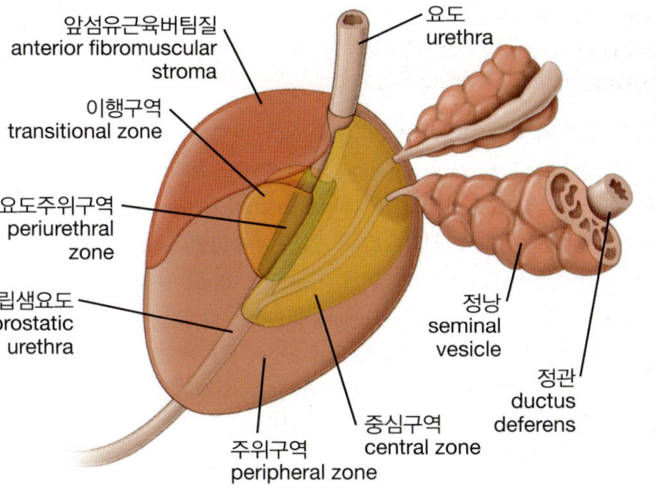

그림 22.27 사람 전립샘의 구역을 나타내는 모식도. 이 모식도는 전립샘의 4개 구역(four zones)과 앞섬유근육버팀질(anterior fibromuscular stroma)을 다른 색으로 표시하여 상대적인 위치를 나타낸 것이다.

간 알칼리성(pH 7.29) 성분액을 분비하는 것이다. 전립샘은 골반에서 방광 아래에 위치하며, 요도의 전립샘부분(prostatic part)을 둘러싸고 있다. 전립샘은 세 개의 동심원층, 즉 **속점막층**(inner mucosal layer), 중간점막밑층(intermediate submucosal layer) 및 주위층(peripheral layer; 가장 주된 전립샘 부위)으로 배열된 30~50개의 대롱꽈리샘(tubuloalveolar gland)으로 구성되어 있다(그림 22.27). 점막층의 샘들은 요도로 직접 분비되며, 다른 두 층의 도관은 요도의 뒤벽에서 요도능선(urethral crest)의 양옆에 위치한 전립샘동굴(prostatic sinus)로 열린다.

성인의 **전립샘실질**(prostatic parenchyma)은 해부학적, 임상적으로 뚜렷한 4개의 구역으로 나누어진다.

- **중심구역**(central zone)은 전립샘을 관통하는 사정관을 둘러싸고 있다. 중심구역은 샘 조직의 약 25%를 차지하며 암이나 염증이 잘 생기지 않는다. 다른 구역들에 비해, 중심구역은 뚜렷한 형태학적 특징(더 뚜렷하고 약간 호염기성인 세포질 및 인접 세포와는 다른 높이로 치우친 커다란 핵)을 갖는다. 최근의 연구결과에 의하면 이 구역은 발생학적으로 중간콩팥관(mesonephric duct) 세포들이 전립샘의 일부로 포함되며 기원하는 것으로 생각된다.
- **주위구역**(peripheral zone)은 샘 조직의 70%를 차지한다. 이 구역은 중심구역을 감싸며, 전립샘의 뒤쪽과 가쪽을 차지한다. 대부분의 **전립샘암**(prostatic carcinomas)은 **주위구역**에서 호발한다. 주위구역은 곧창자(직장, rectum)을 손가락검사(digital examination) 해보면 잘 만져진다. 이 구역은 또한 염증(inflammation)이 가장 잘 생긴다.
- **이행구역**(transitional zone)은 전립샘요도(prostatic urethra)를 둘러싸고 있다. 이 구역은 샘 조직의 약 5%를 차지하며 점막샘(mucosal gland)들이 있다. 노인에서 이 구역의 실질세포(parenchymal cell)들은 흔히 과도한 세포분열(hyperplasia)이 일어나며, 상피세포의 결절종괴(nodular mass)들을 형성한다. **이행구역**은 전립샘요도와 가까이 위치하기 때문에, 결절들은 전립샘요도를 압박하여 배뇨장애를 초래할 수 있다. 이러한 상태를 **양성전립샘비대**(양성전립샘과형성, benign prostatic hyperplasia, BPH)이라 하며 글상자 22.4에서 기술하였다(980~981쪽).
- **요도주위구역**(periurethral zone)은 점막샘 및 점막밑샘을 포함한다. 양성전립샘비대(BPH) 말기에, 이 구역은 병리적으로 커질 수 있으나 대부분은 실질이 아닌 버팀질 성분(stromal component)으로 인한다. 이행구역의 샘결절(glandular nodule)과 함께, 이러한 증식은 **요도압박**(urethral compression)을 증가시키고 방광에 소변이 더욱 정체되도록 한다.

그 외에, **섬유근육버팀질**(fibromuscular stroma)은 요도 앞에 있는 전립샘의 앞면을 차지하고 있으며, 다량의 민무늬근육섬유와 함께 치밀불규칙결합조직으로 구성되어 있다.

전립샘 샘상피의 성장은 디히드로테스토스테론 호르몬의 영향을 받는다.

각각의 전립샘구역에서, **샘상피**(glandular epithelium)는 일반적으로 단층원주형이지만, 반점형태로 단층입방, 단층편평 또는 드물게 거짓중층형의 상피가 보이기도 한다(그림 22.28). 전립샘의 꽈리(alveoli)에서는, 특히 노인에서, 다양한 모양과 크기(직경이 2 mm 이상에 달하는 것도 있음)의 **전립샘결석**(prostatic concretion 또는 corpora amylacea)을 볼 수 있다(그림 22.28과 도판 22.5, 904쪽). 전립샘결석은 조직절편에서 동심원모양의 층판소체(concentric lamellated body)로 보이며, 세포조각(cell fragment) 주위에 분비물이 침착되어서 생기는 것으로 여겨진다. 이들의 일부는 석회화되기도 한다.

샘상피(glandular epithelium)는 테스토스테론과 부신안드로겐(adrenal androgen) 같은 성호르몬들의 영향을 받는다. 이들 호르몬은 샘상피의 분비세포로 들어가 **5알파-환원효소**(5α-reductase)에 의해 **디히드로테스토스테론**(dihydrotestosterone, DHT)으로 전환된다. 디히드로테스토스테론은 테스토스테론에 비해 약 30배 이상 강력한 호르몬이다. 디히드로테스토스테론이 **안드로겐수용체**(androgen receptor, AR)에 결합하면 수용체의 구조변화가 오고 위치도 세포질에서 핵으로 이동한다. 핵에서 안드로겐수용체복합체(AR complex)의 인산화된 이합체(phosphorylated dimer)는, 표적유전자의 촉진유전자부위(promoter region)에 있는 **호르몬반응요소**(hormone-response element)라는 DNA의 특정 서열에 결합한다. 안드로겐수용체의 주된 기능은 특정 유전자의 전사를 직접적으로 증가 또는 감소하도록 조절하는 것이다. 디히드로테스토스테론은 정상적인 전립샘상피의 성장을 자극하고, 양성전립샘비대와 전립샘암의 증식 및 성장을 촉진한다.

글상자 22.4

임상적용: 양성전립샘비대와 전립샘암(Benign Prostatic Hypertrophy and Cancer of the Prostate)

양성전립샘비대(benign prostatic hypertrophy, **결절과형성** nodular hyperplasia, BPH)는 거의 예외 없이 이행구역(transional zone)과 요도주위구역(periurethral zone)에 생기며, 요도의 부분적 또는 완전한 폐쇄(obstruction)를 초래한다(그림 F22.4.1a). 양성전립샘비대의 병인 중 가장 설득력 있는 학설은 디히드로테스토스테론(DHT)의 작용과 관련된 것이다. 디히드로테스토스테론은 버팀질세포(stromal cell)에서 순환하는 테스토스테론이 5알파-환원효소(5α-reductase)에 의해 전환되어 만들어진다. 일단 합성되면, 디히드로테스토스테론은 버팀질세포에는 자가분비(autocrine)로 그리고 샘상피세포에는 곁분비호르몬(paracrine hormone)으로 작용하여 증식을 유도한다(그림 F22.4.1b). 어느 정도의 양성전립샘비대는 80세가 되면 거의 모든 남성에서 일어나는 것으로 생각된다.

양성전립샘비대를 치료하는 몇 가지 방법이 있다. **비침습적 치료방법**(noninvasive treatment)은 약물(알파-수용체차단제)로 전립샘 민무늬근육을 이완시키고 압박된 요도의 압력을 낮춘다. 임상연구에서 5알파-환원효소 억제제는 디히드로테스토스테론 농도를 낮추며, 전립샘의 크기를 줄이고 요도폐쇄를 감소시키는 것이 증명되었다.

최소침습적 치료방법(minimally invasive treatment)은 레이저(laser), 마이크로파(microwave) 또는 라디오주파수 에너지(radiofrequency energy)를 이용하여 요도폐쇄를 일으키는 전립샘조직을 파괴하는 것이다. 사이질레이저응고(interstitial laser coagulation, ILC), 마이크로파온열치료(microwave hyperthermia) 및 요도경유바늘절제(transurethral needle ablation, TUNA) 등이 여기에 해당된다. 마지막으로, 다양한 **수술방법**(surgical procedure)들이 비대된 전립샘을 제거하기 위해 사용된다. 이것에는 요도경유전립샘절개(transurethral incision of the prostate, TUIP), 보다 광범위한 요도경유전립샘절제(transurethral resection of the prostate, TURP) 및 *녹색레이저치료법*(*Greenlight PVP*, 가장 최근에 개발된 변형된 요도경유전립샘절제술[TURP]로 레이저 에너지를 이용하여 전립샘조직을 기화시킴) 등이 포함된다.

전립샘암(cancer of the prostate)은 남성에서 가장 흔한 암 중의 하나로, 일생 동안 암에 걸릴 확률이 16.7%(6명 중 1)에 이른다. 전립샘암의 발생률은 연령이 증가할수록 높아지며, 70~80세의 남성 70%가 이 병에 걸리는 것으로 추산된다. 암은 흔히 주위구역(peripheral zone)에 호발한다. 암의 비정상적인 성장이 요도를 침범하지 않고 즉각적으로 주의를 끌만한 증상을 초래하지 않기 때문에, 과거에는 조기에 진단하는 경우가 드물었다. 따라서 전립샘암은 발견되었을 때 이미 수술이 불가능한 경우가 많았다. 그러나 1980년대 후반부터 prostate-specific antigen(PSA) 검사가 도입되면서 암을 조기에 진단하는 경우가 비약적으로 증가하였다. 전립샘특이항원(PSA) 검사는 암의 조기진

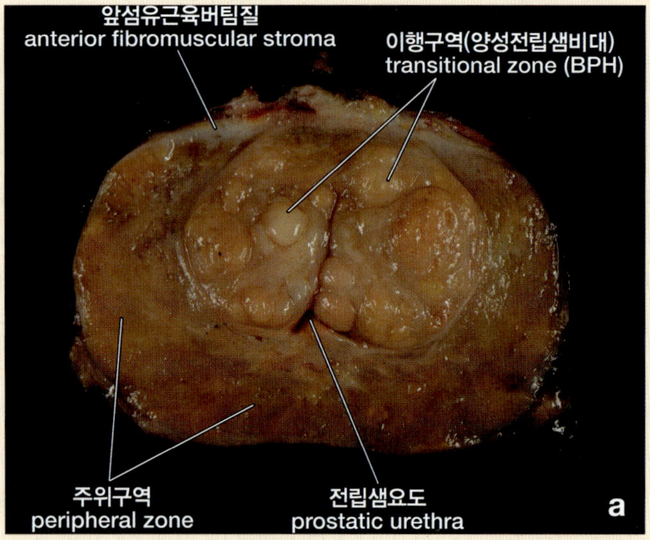

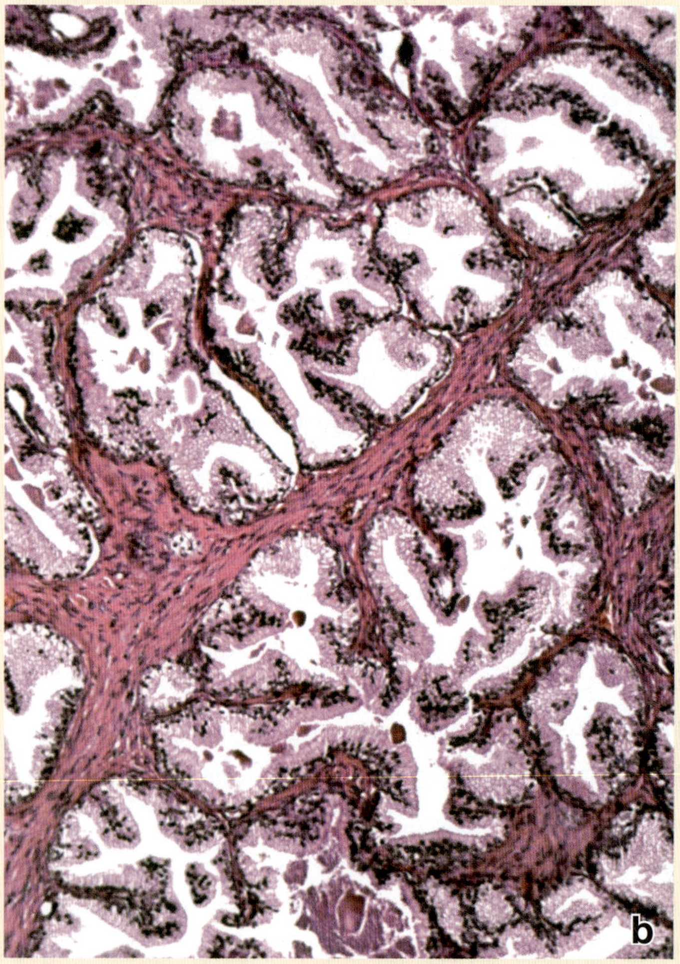

그림 F22.4.1 양성전립샘비대(BPH). a. 이 사진은 양성전립샘비대 환자의 전립샘을 가로단면으로 보여주고 있다. 단면은 확장된 이행구역(transional zone)에 수많은 경계가 분명한 결절(nodule)들이 전립샘요도(prostatic urethra)를 압박하고 있는 것을 보여주고 있다. 주위구역(peripheral zone)에서 정상적으로 보이는 조직을 주목하라. **b.** 이 사진은 전립샘상피가 비대된 것을 보여준다. 세포들이 주름(fold)을 이루어 내강으로 돌출된 것을 주목하라. x200. (Rubin E, Gorstein F, Schwarting R, et al.의 허가를 얻어 게재함. *Rubin's Pathology*, 4th ed. Lippincott Williams & Wilkins, 2004; Fig. 17-40.)

글상자 22.4

임상적용: 양성전립샘비대와 전립샘암(Benign Prostatic Hypertrophy and Cancer of the Prostate) (계속)

단에 대변혁을 가져왔다. 손가락직장검사(digital rectal examination)와 전립샘특이항원 검사를 일년에 한번 시행하는, 전립샘암 선별검사는 병의 조기진단을 유의하게 증가시켰다.

전립샘특이항원으로 전립샘암을 선별하는 것은 논란의 여지가 있다. 최근의 대규모 역학조사에서, 전립샘암 진단을 받았으나 임상적으로 전혀 문제가 없는 사람들이 23~66%에 달하였다. 전립샘암 선별검사의 효용성을 바라보는 최근의 관점은, 손해(반복된 검사, 공격적 치료, 환자의 불안)가 이득을 넘어선다는 점에서 낮게 평가된다. 따라서 전립샘특이항원 선별검사는 보건분야 전문가와 기관들 사이에서 **현재 논란**이 되고 있다.

가장 흔히 사용되는 전립샘암등급체계(prostate cancer grading system)는 **글리슨점수**(Gleason score)로 암의 행태와 환자의 생존율을 예측하는 데 이용된다. 전립샘암의 가장 큰 부위 두 곳에서 얻어진 생검 조직을 평가하여 1~5에 해당하는 등급을 정한다. 등급 1은 비교적 세포분화가 잘 되고, 성장속도가 느리며, 가장 덜 공격적인 암의 형태를 가리킨다. 등급 5는 분화가 나쁘고 성장속도가 가장 빠른 특징의 암을 의미한다. 생검한 두 곳의 등급을 합하여 글리슨점수 2~10으로 기술한다. 점수가 높을수록, 암이 더 빨리 성장하고 퍼질 가능성이 높다.

암이 국소적인 경우, 치료는 수술, 방사선치료 또는 두 가지를 병합하는 것이다. 호르몬치료는 암이 전이되어 진행된 경우 선택한다. 전립샘암세포는 남성호르몬에 의존적이기 때문에, 치료 목적은 고환제거(orchiectomy)를 시행하여 테스토스테론 근원세포를 제거하거나 또는 에스트로겐, 생식샘자극호르몬방출호르몬작용제(gonadotropin-releasing hormone [GnRH] agonist) 등을 투여하여 테스토스테론 생산을 억제하는 것이다. 치료에도 불구하고, 전이가 된 환자는 예후가 좋지 못하다.

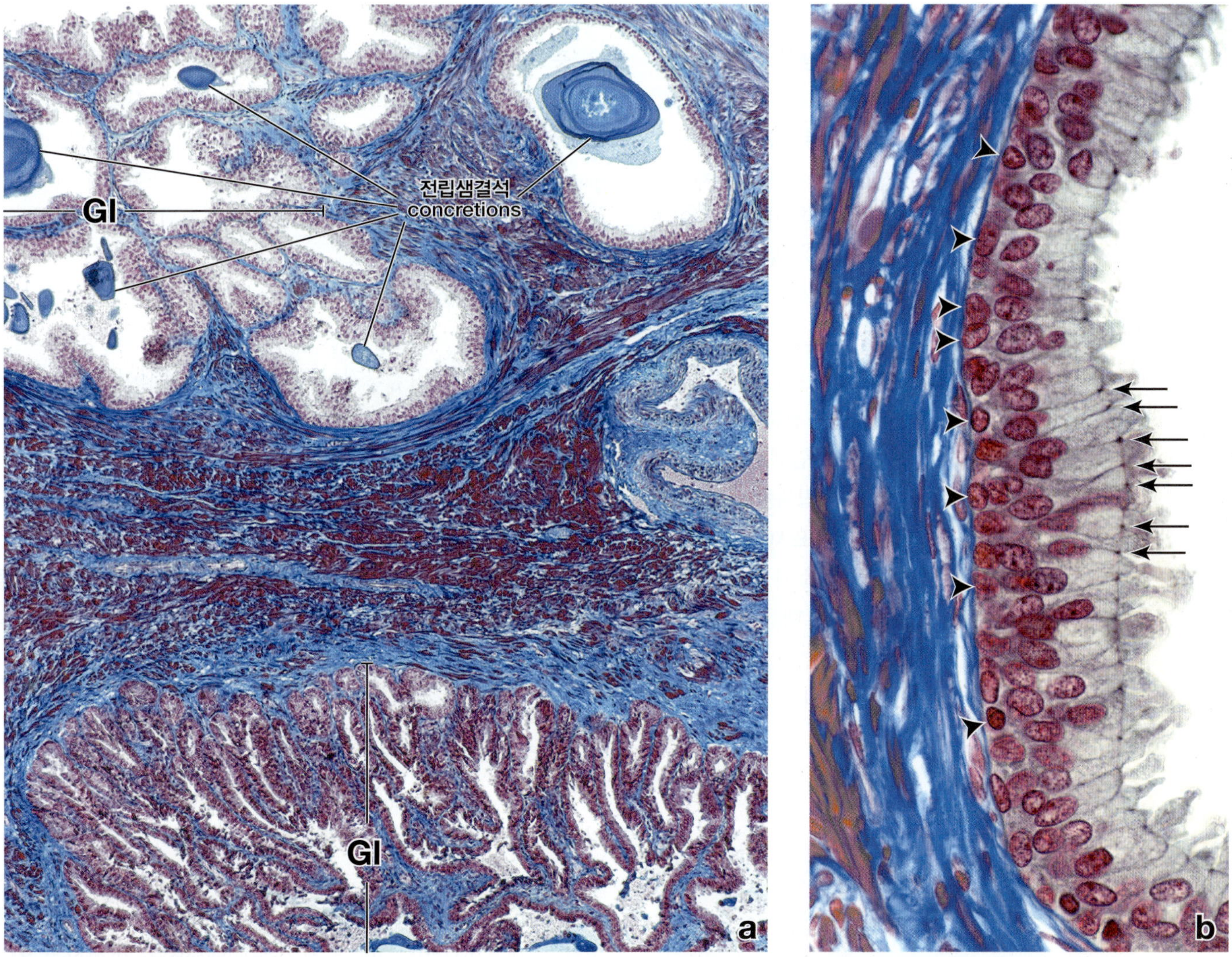

그림 22.28 사람 전립샘의 광학현미경사진. a. 말로리-아잔(Mallory-Azan) 염색 표본으로 대롱꽈리샘(tubuloalveolar gland, *Gl*)과, 샘조직들 사이에서 중격을 형성하는 섬유근육조직이 보인다. 내강에는 다양한 크기의 전립샘결석(prostatic concretion)이 관찰된다. 이 표본의 염색법은 민무늬근육(*빨간색*)과 버팀질의 치밀결합조직(*파란색*) 성분을 쉽게 구별하기 위한 것이다. ×60. **b.** 고배율로 상피가 거짓중층형인 부분을 확대한 것이다. 결합조직에 인접한 둥근 핵(*화살촉*)들은 바닥세포의 것이다. 좀 더 길고 상피의 바닥으로부터 떨어져 있는 핵은 분비세포들의 것이다. 분비세포들의 꼭대기면에는 종말막대(terminal bar, *화살표*)가 뚜렷이 보인다. 치밀결합조직에서 빨간색으로 염색된 곳들은 민무늬근육세포들이다. ×635.

전립샘은 전립샘산성인산분해효소(PAP), 피브린용해소, 구연산 및 전립샘특이항원(PSA)을 분비한다.

전립샘의 상피세포는 몇 가지 효소들, 특히 전립샘특이항원(prostate-specific antigen, PSA), 전립샘산성인산분해효소(prostatic acid phosphatase, PAP), 피브린용해소(fibrinolysin) 및 구연산(시트르산, citric acid)을 생산한다.

- **전립샘특이항원**(PSA)은 33 kDa의 세린단백분해효소(serine protease)로 임상적으로 가장 중요한 종양표지자(tumor markers) 중의 하나이다. 정상적으로, 전립샘특이항원은 전립샘 꽈리로 분비되어 궁극적으로 정액에 편입된다. 전립샘에서 나온 이 분비물은 섬유근육조직의 수축에 의해 사정 시에 전립샘요도로 분출된다. 전립샘특이항원은 주로 전립샘 분비물로 유리되기 때문에, 건강한 사람의 순환 혈액에서는 아주 적은 양(보통 4 ng/mL 이하)만이 검출된다. 그러나 **전립샘암**(prostate cancer)에서는, 변형된 전립샘상피에 의해 많은 양의 전립샘특이항원이 생산되고 순환계로 잘못 들어가게 된다. **전립샘특이항원 혈청수치**(PSA serum level)의 증가는 전립샘암의 진행을 예측할 수 있는 **임상적 표지자**(clinical marker)이다. 최근, 소량의 전립샘특이항원이 전립샘이 아닌 유방, 난소, 침샘 및 간에서도 존재하는 것이 알려졌다. 또한 높은 농도의 혈중 전립샘특이항원은 암과 관련 없는 전립샘염(prostatitis, 전립샘의 감염), 전립샘의 혈액순환장애 및 양성전립샘비대 등의 경우에도 나타날 수 있다(전립샘특이항원 선별검사에 대한 자세한 설명은 글상자 22.4 참조).
- **전립샘산성인산분해효소**(PAP)는 100 kDa의 효소로 전립샘상피의 세포증식과 대사를 조절한다. 전립샘산성인산분해효소 **혈청수치**(serum levels of PAP)의 증가는 전이된 전립샘암 환자에서 발견되기 때문에, 이 효소는 통상적으로 **전립샘종양**(prostatic tumor) 진단을 위한 전립샘특이항원 **대체표지자**(alternate marker)로 이용된다. 전립샘산성인산분해효소와 전립샘특이항원의 측정은 전립샘암의 예후를 평가하는 데 유용하게 사용된다.
- **피브린용해소**(fibrinolysin)는 전립샘에서 분비되어 정액을 액화시킨다.

망울요도샘(Bulbourethral Glands)

망울요도샘은 전정액(preseminal fluid)을 분비한다.

한 쌍의 **망울요도샘**(bulbourethral gland, 쿠퍼샘 Cowper gland)은 비뇨생식가로막(urogenital diaphragm)에 위치하는 완두콩 크기의 구조다(그림 22.1 참조). 각 망울요도샘의 도관은 비뇨생식가로막의 아래근막(inferior fascia)을 통과하여 음경요도(penile urethra)의 시작부분과 합쳐진다. 망울요도샘은 복합대롱꽈리샘(compound tubuloalveolar gland)으로 구조적으로 점액분비샘과 유사하다(그림 22.29). 기능적인 상태에 따라 그 높이가 다양하게 변하는 단층원주상피는 테스토스테론의 조절을 받는다.

투명하고 점액과 같은 분비물에는 상당량의 갈락토스(galactose), 갈락토사민(galactosamine), 갈락투론산(galacturonic acid), 시알산(sialic acid) 및 메틸펜토스(methylpentose)가 포함되어 있다. 성적인 자극은 전정액(preseminal fluid)의 주성분인 이들 분비물을 방출하며, 음경요도를 매끄럽게(윤활작용) 하고, 산성 소변(acidic urine)의 흔적을 중화시킨다.

■ 정액(SEMEN)

정액은 고환액과 정자 외에도, 부고환, 정관, 전립샘, 정낭 및 망울요도샘의 분비물들을 포함한다. 정액은 영양분(예: 아미노산, 구연산, 과당)을 제공하고, 생식배설관을 통과하는 동안 정자를 보호한다. 정액은 알칼리성(pH 7.7)으로 요도와 질의 산성 환경을 중화시킨다. 정액 성분의 대부분은 정낭(65~75%)과 전립샘(25~30%) 분비물에서 유래한다. 나머지는 고환액(2~5%)과 망울요도샘(1% 미만) 분비물이 차지한다. 정액은 또한 프로스타글란딘(prostaglandins, 정낭에서 생산)을 포함하고 있으며, 이것은 남성 및 여성생식관에서 정자수송에 관여하고 수정된 난자의 착상에도 어떤 역할을 한다.

사정(ejaculate)액의 양은 평균적으로 약 3 mL이며, 정상적으로 1 mL당 약 1억 개의 정자가 들어 있다. 사정액 속 정자의 약 20%는 형태학적으로 비정상적이며, 25%는 운동성이 없는 것으로 추정되고 있다.

■ 음경과 음낭(PENIS AND SCROTUM)

음경의 발기는 혈액이 음경해면체와 요도해면체의 혈관공간을 채우는 것과 관련된다.

음경(penis)은 등쪽에 있는 두 개의 발기조직인 **음경해면체**(corpora cavernosa)와, 배쪽에 있는 한 개의 **요도해면체**(corpus spongiosum)로 구성되어 있다. 요도해면체에는 요도의 해면체부분(spongy part)이 묻혀 있다. 치밀한 섬유탄력층인 **백색막**(tunica albuginea)이 세 개의 발기조직을 함께 묶어주면서 각각의 주위로 피막을 형성한다(그림 22.30). 음경해면체는 혈관내피(endothelium)로 덮인 수많은 넓고 불규칙한 모양의 혈관공간(vascular space)을 가지고 있다. 이러한 공간은 백색막 속에서 잔기둥(trabecula)을 형성하는 얇은 민무늬근육층에 의해 둘러싸여 있다. 불규칙한 혈관공간을 둘러싸는 민무늬근육 다발은 흔히 “내피밑방석(subendothelial cushion)” 형태로 관찰된다(그림 22.31).

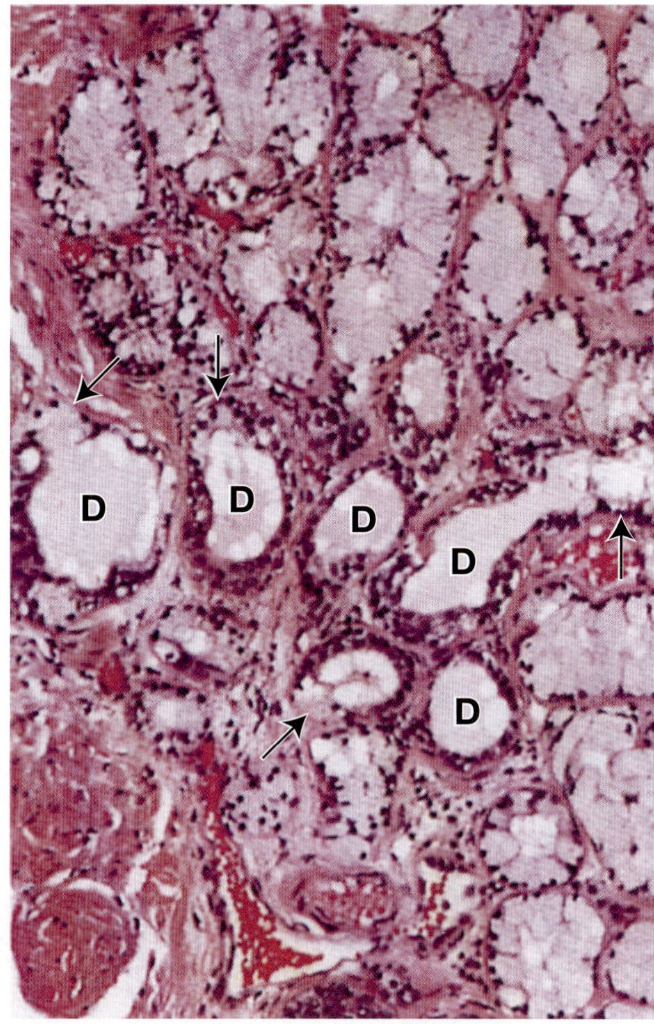

그림 22.29 사람 망울요도샘의 광학현미경사진. H&E 염색된 복합대롱꽈리 망울요도샘(compound tubuloalveolar bulbourethral gland)이다. 상피는 원주형의 점액분비세포(mucus-secreting cell)들로 이루어져 있다. 핵은 축적된 분비물에 의해 바닥으로 치우쳐 있다. 세포질은 전형적인 점액분비세포와 유사한 모습을 보인다. 몇 개의 도관(ducts, *D*)은 단층원주상피(simple columnar epithelium)로 덮여 있는 것을 주목하라. 도관들은 합쳐져서 하나의 배출관을 이룬다. 도관의 일부에는 점액분비세포(*화살표*)들이 존재한다. ×40.

사이질 결합조직에는 신경종말과 림프관이 많다. 혈관공간은, 주로 **깊은음경동맥**(deep artery of the penis)에서 유래한 **나선동맥**(helicine artery)이라는 가지들로부터, 혈액이 채워지면서 크기가 증가하고 단단해진다. 나선동맥은 발기시 확장되어 음경으로 가는 혈액량을 증가시킨다(글상자 22.5). 깊은음경동맥과 주위정맥계통 사이에는 동정맥연결(arteriovenous [AV] anastomosis)이 존재한다(글상자 22.5).

음경의 피부는 각질화가 최소화된 얇은 표피이다.

음경의 피부(skin of the penis)는 매우 얇고 밑에 놓인 성긴결합조직과 느슨하게 붙어 있으나, 예외적으로 **음경귀두**(glans penis)에서는 매우 단단하게 부착되어 있다. 귀두의 피부는 매우 얇아서 요도해면체에서 빠져나가는 큰 근육연결정맥(muscular anastomosing veins) 속의 혈액 색으로 인해 푸르게 보일 수 있다. 포경수술(circumcision)을 하지 않은 사람의 음경귀두 상피는 비각질중층편평 상피이다. 그러나 포경수술 후에는 상피가 각질화된다. 피부밑조직에는 지방조직이 없다. 그러나 음낭의 음낭근층(dartos layer)과 연결되는 얇은 민무늬근육층이 존재한다. **음낭근층**(dartos layer)은 얕은(superficial, 세로 longitudinal)층과 깊은(deep, 가로 transverse)층으로 배열된 민무늬근육 섬유로 구성된다. 이 두 층은 불규칙치밀결합 조직으로 분리되어 있으며, 피부밑조직(피하조직, hypodermis)과 유사하지만 지방조직은 없다. 포경수술을 받지 않은 남성에서, 귀두는 **음경꺼풀**(prepuce)이라는 피부주름으로 덮여 있다. 음경꺼풀의 안쪽면은 점막과 유사하다. 귀두와 접하는 부위의 음경 피부에는 많은 피지샘(sebaceous gland)들이 존재한다. **음경의 깊은 근막**(deep fascia of the penis, Buck fascia)은 음낭근층 아래에서 볼 수 있다. 이것은 음경해면체와 요도해면체 모두를 둘러싸는 연속적인 섬유탄력막(fibroelastic membrane)으로 구성된다.

음경은 몸신경(somatic)과 내장운동신경(visceral motor, 교감과 부교감) 섬유들의 지배를 받는다. 많은 감각신경종말(sensory nerve endings)은 음경 전체에 걸쳐 분포하며, 내장운동 섬유가 백색막 잔기둥과 혈관의 민무늬근육을 지배한다. 감각신경과 내장운동신경 모두 발기와 사정반응에 중요한 역할을 한다. **부교감자극**(parasympathetic stimulation)은 **발기**(erection)를 유발하며, **교감자극**(sympathetic stimulation)은 발기를 종료시키고 **사정**(ejaculation)을 초래하여 주기적인 민무늬근육 수축에 의해 정자를 음경요도로 방출

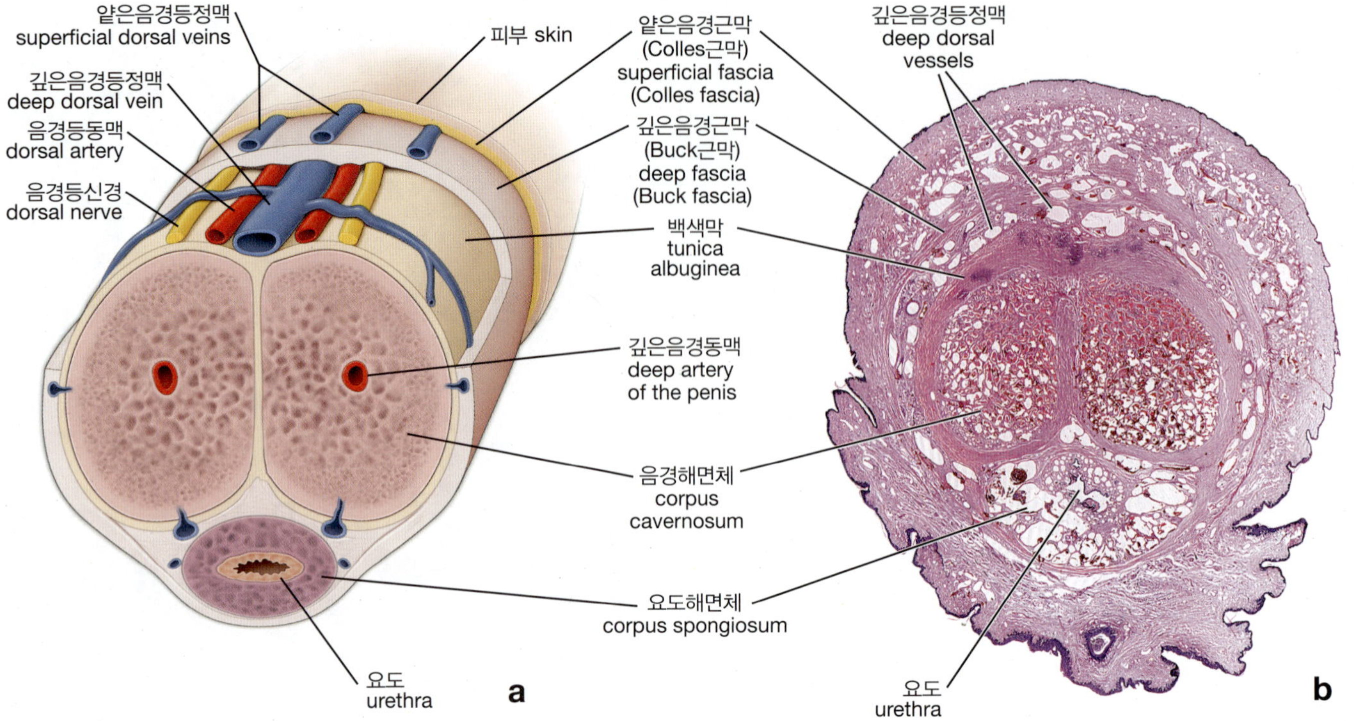

그림 22.30 음경의 가로단면. a. 이 모식도는 음경의 가로단면으로, 주요 혈관, 신경, 근막층 및 발기조직들의 위치와 관계를 보여준다. **b.** H&E 염색된 음경의 가로단면 사진이다. 음경해면체(corpora cavernosa)와 요도가 포함된 요도해면체(corpus spongiosum)의 배열을 주목하라. ×3.

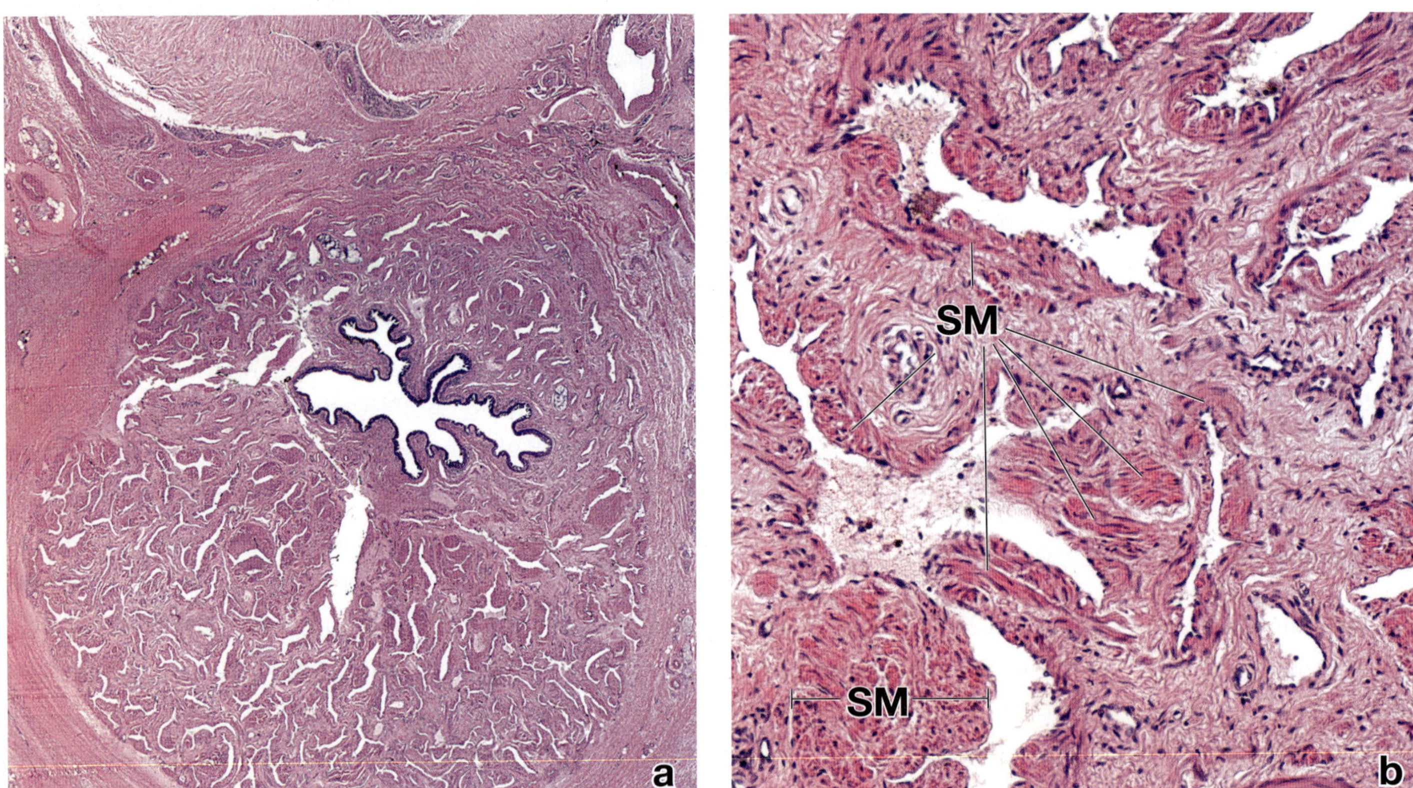

그림 22.31 요도해면체의 광학현미경사진. a. H&E 염색 표본으로 요도해면체와 요도가 관찰된다. ×20. **b.** 요도해면체의 고배율 사진으로, 수많은 불규칙한 모양의 혈관공간들이 관찰된다. "내피밑방석(subendothelial cushions)"을 형성하며 둘러싸는 민무늬근육층(*SM*)을 주목하라. ×135.

글상자 22.5

임상적용: 발기기전과 발기기능장애(Mechanism of Erection and Erectile Dysfunction)

음경의 발기(erection of the penis)는 중추신경계통(CNS)에 의해 시작되는 혈관반응으로, 혈관과 신경 사이의 복잡한 상호작용들에 의해 유지된다. 중추신경계통은 음경의 교감 및 부교감신경 지배에 관여하는 외적 또는 내적자극(감각충동, 인지, 욕구 등)들에 반응한다.

부교감신경 자극(parasympathetic stimulation)은 잔기둥 민무늬근육세포(trabecular smooth muscle cell)를 이완시키고 나선동맥(helicine artery)을 확장시켜 발기를 시작한다. 이것은 음경해면체의 확장을 유도하고, 약간의 요도해면체 확장도 일으킨다. 팽창성이 없는 백색막에 세정맥들이 눌리게 되면서, 동맥성 혈액이 발기조직에 축적된다. 이러한 과정을 **해면체정맥폐쇄기전**(corporal veno-occlusive mechanism)이라 한다. 백색막은 또한 음경해면체로부터 혈액이 빠져나가는 더 큰 정맥들도 압박하기 때문에, 정맥유출이 막히고 음경의 팽창(tumescence)과 강직(rigidity)이 온다.

두 가지 신경매개체(neuromediators)인, 아세틸콜린(acetylcholine)과 산화질소(nitric oxide, NO)는 음경발기의 시작과 유지과정 동안 민무늬근육의 이완에 관여한다.

- **아세틸콜린**(acetylcholine)은 부교감신경종말에서 유리되며, 일차적으로 음경해면체의 혈관공간을 덮는 내피세포에 작용한다. 이것은 혈관작용장펩티드(vasoactive intestinal peptide, VIP)와, 더 중요하게는, 산화질소를 유리시킨다.
- **산화질소**(nitric oxide, NO)는 잔기둥 민무늬근육세포에서 구아닐산고리화효소(guanylate cyclase)를 활성화시켜 고리구아노신일인산(cyclic guanosine monophosphate, cGMP)을 생산한다. 고리구아노신일인산은 민무늬근육세포를 이완시킨다.

교감신경 자극(sympathetic stimulation)은 나선동맥의 잔기둥 민무늬근육세포를 수축시켜 음경 발기가 끝나도록 한다. 이러한 과정은 음경해면체로의 혈류량을 감소시키고, 발기조직의 혈압을 정상 정맥혈압으로 낮춘다. 낮아진 음경해면체의 혈압은, 정맥이 열려서 해면체로부터 과도한 혈액이 빠져나가도록 한다.

발기기능장애(erectile dysfunction, ED)는 성교가 할 정도로 충분한 발기를 이루고 유지하는 능력이 없는 것이다. 충분한 동맥혈의 공급은 발기에 필수적이므로, 음경해면체로의 혈류를 감소시키는 어떤 장애도 발기부전을 초래할 수 있다.

부교감신경 손상을 수반하지 않는 많은 발기기능장애들은 이제 *포스포디에스테라제* 억제제(*phosphodiesterase* inhibitors), (즉 구연산 실데나필[비아그라 Viagra], 타다라필[시알리스 Cialis], 바르데나필[레비트라 Levitra])로 알려진 약물들을 사용하여 효과적으로 치료할 수 있다. 이들 화합물은 cGMP 분해를 담당하는 포스포디에스테라제를 억제함으로써 음경해면체의 민무뉘근 세포에 대한 산화질소(NO)의 이완 효과를 향상시킨다. 앞서 언급한 바와 같이, cGMP는 민무늬근의 이완을 유발하고, 이어서 혈액이 음경해면체로 유입되어 발기가 시작되도록 한다.

그러나 부교감신경이 손상된 경우(예: 전립샘수술의 합병증), 부교감신경 자극과 아세틸콜린 유리가 일어날 수 없기 때문에, 포스포디에스테라제 억제제들은 효과가 없다. 아세틸콜린이 없으면, 산화질소는 cGMP을 생산할 수 없으며, cGMP가 없으면, 민무늬근육세포가 이완될 수 없으므로, 혈액이 유입되지 못하고 발기조직을 채울 수 없다. 이런 발기기능장애의 경우, **프로스타글란딘 E1**(PGE1, 알프로스타딜 alprostadil)을 해면체 안으로 직접 주사(또는 요도 내 좌약)로 사용할 수 있다. PGE1은 내인적으로 생산되어 혈관 민무늬근육을 이완시키고 혈관 확장을 유도한다. 성인 남성에서 발기 조직에 PGE1을 주사하면, 나선동맥(helicine arteries)과 잔기둥의 민무늬근이 이완되어, 혈액이 빠르게 유입되고 음경해면체 내 혈관 공간이 확장된다. 음경해면체 내 압력이 증가함에 따라, 백색막밑 혈관을 통한 정맥 유출이 차단되어(해면체 정맥폐쇄기전 corporal veno-occlusive mechanism) 음경이 단단해진다. 발기부전의 또 다른 치료는 음압으로 혈액을 발기조직으로 끌어들이는 특수 펌프를 사용하는 방법이 있다.

한다(글상자 22.5 참조).

음낭의 벽은 발생 중에 고환이 하강하면서, 배벽층이 음낭으로 당겨진 것을 반영한다.

음낭(scrotum)은 음경몸통과 두덩결합(치골결합, pubic symphysis) 아래에 위치한 근육피부의 색소주머니(musculocutaneous pigmented pouch)이다. 음낭은 발생학적으로 음순음낭주름(labioscrotal fold)의 융합에서 유래하며 여성의 대음순(labia majora)과 상동기관이다. **정중솔기**(median raphe)와 음낭 내부의 격막은 음낭의 왼쪽과 오른쪽 부분을 나누고, 음경의 배쪽면(ventral surface of the penis)에서 항문(anus)까지 연장되어 있다. 음낭의 각 부분에는 고환, 부고환 및 정삭의 근위부분이 포함되어 있다.

음낭의 벽은 복잡하며 앞배벽층에서 연장된 여러 층들을 포함한다. 이런 배열은 태아기의 고환하강으로 추적할 수 있다. 발생과정에서 고환은 음낭으로 하강하면서 혈관, 림프관, 신경, 부착된 복막, 그리고 배벽의 근육과 근막층들을 이동시킨다. 앞서 논의한 바와 같이, 음낭 내 온도는 체온보다 약 2~3°C 낮아, 온도에 민감한 고환이 정자형성을 유지하기에 최적의 환경을 제공한다.

음낭벽(wall of the scrotum)은 가장 바깥쪽부터 시작하여 다음과 같은 층으로 구성된다.

- **음낭의 피부**(skin of the scrotum). 피부는 얇고 주름지며, 인접한 부위의 피부보다 어두운 색을 띤다. 각질중층편평상피로 구성되어 있으며, 상피의 바닥층(basal layer)에는 멜라닌세포(melanocyte)의 농도가 높다(약 4개의 바닥세포당 1개의 멜라닌세포). 색소의 대부분은 바닥층에 있지만, 표면으로 진행해 나가는 세포에도 존재한다. 진피(dermis)는 유두층(papillary layer, 성긴결합조직)과 그물층(reticular layer, 치밀불규칙결합조직)으로 구성되어 있다. 진피는 작은 민무늬근육 섬유와, 탄력섬유가 풍

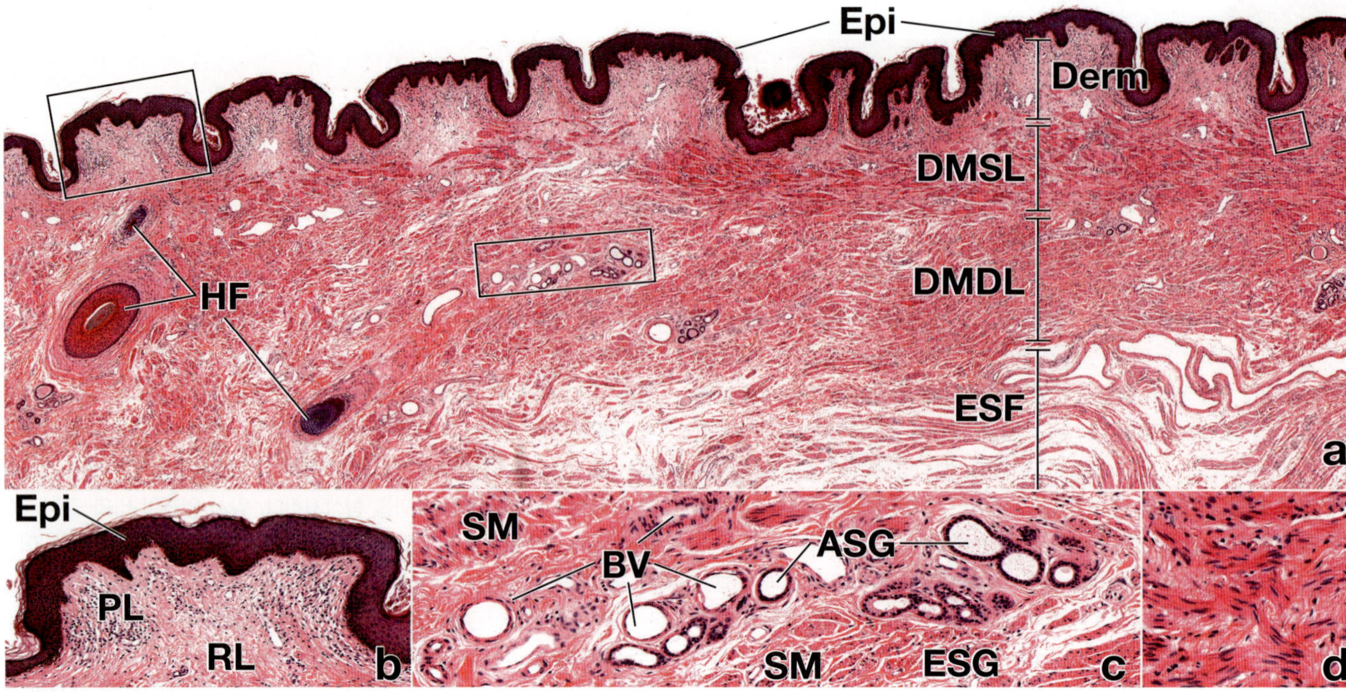

그림 22.32 음낭벽의 현미경사진. a. H&E 염색 표본으로 음낭의 표면층을 보여준다. 표면에 각질중층편평상피(*Epi*)가 보이는 피부의 주름진 모습에 주목하라. 밑에 있는 진피(*Derm*)에는 탄력이 풍부한 세포외기질에 묻혀 있는 몇 개의 작은 민무늬근육 섬유와 근섬유모세포가 포함되어 있으나, 이 배율에서는 이러한 구조가 보이지 않는다. 피부밑조직(피하조직)에는 지방조직이 없고, 민문늬근육인 두층의 음낭근, 즉 얕은층(*DMSL*)과 깊은층(*DMDL*),으로 대체된다. 두 층의 음낭근 사이에는 부분분비샘(아포크린샘)과 에크린땀샘 및 모낭(*HF*)이 종종 관찰된다. 음낭근 깊은 곳에는 배바깥빗근(외복사근)의 연장인 바깥정삭근막(external spermatic fascia, *ESF*)층이 있다. ×55. **b.** *왼쪽 직사각형* 영역에서 촬영한 표피(*Epi*)를 더 고배율로 보면 성긴결합조직인 유두층(papillary layer, *PL*)과 치밀불규칙결합조직인 그물층(reticular layer, *RL*)이 있다. 음낭 상피의 바닥층이 어두운 갈색으로 나타나는 것을 주목하라. 이것은 음낭의 피부를 어두운색으로 보이게 한다. ×150. **c.** *중앙 직사각형 상자*에서 샘조직을 고배율로 확대한 것이다. 음낭근 민무늬근육(*SM*)층으로 둘러싸인 부분분비땀샘(apocrine sweat glands, *ASG*)과 에크린땀샘(eccrine sweat glands, *ESG*)을 주목하라. ×220. **d.** *오른쪽 직사각형 영역*은 음낭근 층에서 연동 네트워크를 형성하는 민무늬근육 다발을 보여주는 고배율 현미경사진이다. ×320. (Dr. Robert A. Bloodgood, University of Virginia School of Medicine 제공.)

부한 세포외기질 속에 묻혀있는, 근섬유모세포(myofibrobalst)를 포함하고 있다. 또한 진피에는 모낭(hair follicle), 부분분비샘(아포크린샘, apocrine sweat gland), 에크린땀샘(eccrine sweat gland) 및 피지샘(sebaceous gland)이 포함되어 있다. 피부밑조직에는 지방조직이 존재하지 않으며, 대신 민무늬근으로 이루어진 음낭근층이 있다(그림 22.32).

음낭근층(dartos layer). 이 민무늬근육층은 피부밑조직을 대체하며, 진피에 단단히 부착되어 있다. 그림 22.32에 표시된 것처럼, 음낭근에는 얕은(세로)층과 깊은(가로)층의 두 개 수직배열로 구분된다. 음낭근층의 이런 교차구조는, 층이 수축함에 따라 음낭 피부 표면을 감소시키고, 음낭에 주름진 모양을 제공한다. 이 두 층 사이에는 부분분비샘, 에크린땀샘, 모낭뿌리들이 흔히 관찰된다.

음낭근(dartos muscle)은 추위, 운동, 성적자극 등에 반응하여 수축한다. 추운 환경에서는 음낭근층이 수축하여 고환이 올려지고 배벽쪽으로 이동한다. 더운 환경에서는 음낭근층이 이완되어 열 발산을 위해 더 넓은 피부표면을 제공하고, 고환고열(testicular hyperthermia)을 예방한다.

바깥정삭근막(external spermatic fascia). 이 구조는 배바깥빗근(외복사근, external abdominal oblique m.) 근막이 연장된 것으로, 전형적인 불규칙결합조직층보다 얇고 더 잘 정돈되어 있다. 아교(콜라겐)섬유, 신경섬유 및 혈관들의 두꺼운 다발들이 명확하게 보인다. 바깥면에서 약간의 민무늬근육 섬유도 찾을 수 있다.

고환올림근과 고환올림근막(cremaster muscle and cremasteric fasciae). 고환올림근(그리스어. *Κρεμαστη'ρ*, 매달아주는 것)은 배속빗근(내복사근, internal oblique m.)이 음낭벽으로 연장된 것이다. 근막으로 둘러싸인 느슨하게 배열된 가로무늬근육 다발로 구성되어 있으며, 주로 천천히 수축하지만 피로에 강한 제I형 섬유(type I fibers, 느린 산화 섬유 slow oxdative fibers)이다. 이 근육은 다수의 운동종말판(motor end plate)과 하나의 근육섬유에 몇 개의 신경 종말가지들을 가지는 점에서 뼈대근(골격근)과 차이가 있다. 가로무늬근 섬유 사이에는 몇 개의 민무늬근섬유, 신경세포 및 신경얼기들이 있다. 음부넙다리신경의 음부가지(genital branch of the genitofemoral nerve)에 의해 약한 몸신경 지배를 받기 때문에, 이런 신경얼기들은 자율신경 분포를 제공하며 고환올림근의 불수의적 수축을 유도한다. **고환올림근반사**(cremaster muscle reflex)는 L1 및 L2 수준의 척수손상을 평가하기 위해 시행되며, 성공적인 척추마취의 증거를 제공한다. 또한 고환꼬임(testicular torsion) 시 음낭 통증을 평가하는 데도 사용되며, 이때 올림근반사는 한쪽에서만 나타나고 꼬임이 발생한 쪽에서는 나타나지 않는다.

속정삭근막(internal spermatic fascia). 이 층은 고환집막(tunica vaginalis)의 벽층(parietal layer)과 고환올림근 사이에 위치한다. 배가로근(transversus abdominis m.)의 배가로근막(transversalis fascia)이 연장된 것으로, 이 층의 대부분은 신경, 혈관, 림프관들을 포함하는 치밀불규칙결합 조직으로 구성된다.

고환집막의 벽층(parietal layer of tunica vaginalis). 이 층은 음낭벽의 안쪽면을 형성하며, 배안의 복막에서 유래한 중피층(mesothelial layer)이다. 얇은 중피밑층(submesothelial layer)은 결합조직으로 표면의 단층편평상피를 지지하고 있다. 벽층은 내장층(고환에 부착됨)과 함께 **고환집막 공간**(cavity of the tunica vaginalis)을 이룬다. 고환집막 공간에는 고환의 원활한 움직임에 필수적인 소량의 윤활액이 있다. 고환집막 공간에 비정상적으로 복막액이 축적되는 것을 **음낭수종**(hydrocele)이라고 한다. 수종은 선천적일 수도 있고(고환집막 돌기가 개방되어 복강과 연결됨) 후천적일 수도 있다(예: 감염, 외상, 악성종양). 수종은 고환집막에 의한 복막액의 분비와 재흡수 사이의 불균형으로 인해 발생한다.

음낭은 바깥음부동맥(external pudendal artery)의 가지인 앞음낭동맥(anterior scrotal artery)과 속음부동맥(internal pudendal artery)의 가지인 뒤음낭동맥(posterior scrotal artery)에서 주요 혈액 공급을 받는다. 음낭의 추가적인 혈액 공급은 정삭을 가로지르는 고환동맥 및 고환올림근동맥의 작은 가지들에서 나온다. 정맥 주행은 동맥을 따라 동반하며, 음낭의 림프 배액은 얕은고샅림프절(superficial inguinal node)로 이루어진다. 엉덩고샅신경(Ilioinguinal nerve)과 음부넙다리신경(genitofemoral nerve)은 음낭 앞쪽 부분 피부에 신경분포를 제공한다. 뒤음낭신경(posterior scrotal nerve)은 음부신경(pudendal nerve)의 가지로, 음낭의 뒤부분을 지배한다.

101 HISTOLOGY NOTEBOOK

남성생식계통 (MALE REPRODUCTIVE SYSTEM)

고환(TESTIS)

- 남성생식계통의 발생은 **Y염색체**(유전적 성을 결정하는 염색체)의 존재로 인한 일련의 유전자 활성에 의해 유도된다.
- Y염색체의 성결정부위에서 **SRY 유전자**가 활성화되면 **고환결정인자**(testis-determining factor, TDF)가 생산되고, 뒤이어 남성생식기관들의 발생에 필수적인 다른 유전자들이 활성화된다(**생식샘 성을 결정하는 부위**).
- 발생 중인 고환으로부터 분비되는 호르몬은 남성생식기관의 성장과 분화를 유도한다(**호르몬성을 결정하는 분비**).
- 고환은 뒤배벽에서 다음과 같은 3가지 기원으로부터 발생한다: **중간중배엽**(intermediate mesoderm; 비뇨생식능선을 형성), **중배엽상피**(mesodermal epithelium; 원시생식샘끈으로 발생) 및 **원시종자세포**(primordial germ cell; 난황주머니로부터 이주).
- **테스토스테론**(testosterone)과 **뮐러관억제인자**(Müllerian inhibiting factor, MIF)의 영향으로, 고환은 미분화생식샘에서 완전히 분화된 기관이 되며, 태아발생 말기에 음낭으로 하강한다.
- **디히드로테스토스테론**(dihydrotestosterone, DHT)은 바깥생식기관과 부속생식샘의 발생에 관여한다.
- 음낭에서 고환의 위치는 정자발생에 관여한다. 정상 체온보다 낮은 온도를 유지하는 것이 중요하다.
- 각 고환에는 1~4개의 매우 곱슬한 **정세관**(seminiferous tubule)을 포함하는 약 250개의 소엽을 가지고 있다. 정세관은 혈관, 림프관 및 라이디히세포(사이질세포)를 포함하는 고유판에 둘러싸여 있다.
- **라이디히세포**(Leydig cell, 사이질세포 interstitial cell)는 테스토스테론을 비롯한 고환의 발생과 하강에 관여하는 다른 호르몬(예: 안드로겐, 인슐린유사단백질3)들을 생산한다.
- 정세관은 **세르톨리세포**(Sertoli cell)와 **정자발생세포**(spermatogenic cell)들을 포함하는 **정세관상피**(seminiferous epithelium)로 구성되어 있다. 세관의 벽은 **근모양세포**(myoid cell, 세관주위수축세포 peritubular contractile cell)를 포함하는 결합조직으로 구성된다.

남성생식계통의 개요(OVERVIEW OF THE MALE REPRODUCTIVE SYSTEM)

- **남성생식계통**(male reproductive system)은 고환, 생식배설관, 부속생식샘 및 음경과 음낭을 포함하는 바깥생식기관으로 이루어져 있다.
- 고환은 음낭안에 놓여 있으며, **정자발생**(spermatogenesis; 정자생산)과 **스테로이드생산**(steroidogenesis; 남성호르몬 안드로겐으로 통칭되는 스테로이드호르몬의 합성)을 담당한다.

정자발생(SPERMATOGENESIS)

- **정자발생**(spermatogenesis)은 정조세포가 정자로 발생하는 과정이다. 사춘기 전에 시작되어 일생 동안 지속된다.
- 정자발생은 정세관에서 세르톨리세포에 의해 형성되는 다음과 같은 두 칸에서 일어난다: **바닥칸**(basal compartment; 정조세포와 같은 두배수 세포들을 포함), **내강칸**(luminal compartment; 정모세포와 정자세포 같은 홑배수 1d 세포들을 포함).
- 이들 두 칸은 혈액고환장벽을 형성하는 **세르톨리세포들 간의 이음복합체**(Sertoli cell-to-Sertoli cell junctional complexes)에 의해 분리된다.
- 사람에서 정자발생은 약 74일이 소요되며, 뚜렷한 3개의 기로 나누어진다.
- **정조세포기**(spermatogonial phase)에는, 정조세포(줄기세포)가 유사분열을 하여 자기복제를 하거나 장차 일차정모세포로 분화할 세포들을 만들어 낸다.
- **정모세포기**(spermatocyte phase)에는, 일차정모세포가 일차감수분열(약 22일 소요)을 하여 이차정모세포가 된다. 이차정모세포의 이차감수분열(단 몇 시간만 소요)은 염색체 수와 DNA 양이 감소된 홑배수의 **정자세포**(spermatid)를 만들어 낸다.
- **정자세포기**(spermatid phase, 정자완성 spermiogenesis)에는, 정자세포에 광범위한 세포 재형성이 일어나, 핵이 농축되고, 첨단체모자가 형성되며, 긴 편모가 생기게 된다.
- 정자세포가 **정자**(spermatozoa)로 분화하고 정자가 정세관의 내강으로 유리된다.
- 성숙한 정자는 **첨단체모자**(acrosomal cap; 난자통과를 위한 가수분해효소들을 포함)로 덮인 납작한 **머리**(head)와, 축미세관 및 나선형으로 둘러싸는 미토콘드리아를 특징으로 하는 **꼬리**(tail)를 갖는다.
- 새롭게 방출된 정자는 운동성이 없다. 이들은 근모양세포의 수축에 의해 **정세관**으로부터 이동한다. 정자는 먼저 짧은 곧은정세관으로 들어가고, 이어서 **고환그물**(rete testis), **고환날세관**(efferent ductule)을 거쳐 **부고환**(epididymis) 머리로 이동한다.

생식배설관(EXCURRENT DUCT SYSTEM)

- **생식배설관**(excurrent duct system)은 중간콩팥관(볼프관; 부고환, 정관, 사정관으로 분화)과 중간콩팥세관(고환날세관으로 분화)으로부터 발생한다.
- **고환날세관**(efferent ductule)은 고환그물과 **부고환관**(duct of the epididymis; 머리, 몸통 및 꼬리부분으로 구성)을 연결한다. 정자는 운동성을 획득하고, 더 성숙해지며, 사정되기 전까지 부고환에 저장되어 있다.
- **부고환관**은 부동모가 있는 거짓중층원주상피로 덮여 있으며, 점차 두께가 증가하는 민무늬근육으로 둘러싸여 있다.
- **정관**(ductus [vas] deferens)은 부고환 꼬리로부터 연결되어 있다. 부동모가 있는 거짓중층원주상피로 덮여 있으며, 두꺼운(1~1.5 mm) 근육층으로 둘러싸여 있다.
- **사정**(ejaculation) 중에, 정자는 부고환에서 정관으로 짜내지고, 이어서 **사정관**(ejaculatory duct)으로 방출된다.

부속생식샘(ACCESSORY SEX GLANDS)

- **정낭**(seminal vesicle)은 수많은 얇은 주름을 형성하는 점막으로 덮여 있다. 과당이 풍부한 정액 성분들을 생산한다.
- 정낭의 배출관은 정관의 팽대부분에서 합쳐져서 **사정관**(ejaculatory duct)을 형성하며, 이후 전립샘을 통과하여 전립샘요도로 들어간다.
- **전립샘**(prostate)은 방광 아래에 놓여있는 대롱꽈리샘으로 전립샘요도를 둘러싸고 있다. 전립샘의 실질은 해부학적, 임상적으로 뚜렷이 구분되는 몇 개의 구역으로 나누어진다.
- 전립샘의 **샘상피**(glandular epithelium)는 내강에 **전립샘결석**(prostatic concretions)을 특징적으로 갖는 단층원주상피이다.
- 전립샘은 **전립샘산성인산분해효소**(prostatic acid phosphatase, PAP)와 **전립샘특이항원**(prostate-specific antigen, PSA)을 포함한 몇 가지 효소들을 분비한다.
- **망울요도샘**(bulbourethral gland, 쿠퍼샘 Cowper gland)은 비뇨생식가로막에 위치하며, 음경요도로 분비물을 직접 방출한다. 요도를 보호하고 윤활작용을 한다.
- **정액**(semen)은 고환, 부고환, 정관, 전립샘, 정낭 및 망울요도샘으로부터 분비된 액과 정자를 포함한다.

음경과 음낭(PENIS AND SCROTUM)

- **음경**(penis)은 다음과 같은 3개의 발기조직으로 구성된다: 2개의 **음경해면체**(corpora cavernosa), 해면체요도를 포함하는 **요도해면체**(corpus spongiosum).
- **발기조직**(erectile tissue)은 발기 중에 혈액이 채워져서 크기가 증가하고 강직되는 혈관공간들을 포함하고 있다.
- **음낭**(scrotum)의 벽은 발생 중에 고환이 하강하면서 배벽층이 음낭으로 당겨진 것을 반영한다.
- 음낭 내 **온도**(temperature)는 체온보다 약 **2~3℃ 낮아**, **정자형성**(spermatogenesis)을 위한 최적의 환경을 제공한다.
- 음낭의 층은 **피부**(skin), **음낭근층**(dartos layer), **바깥정삭근막**(external spermatic fascia), **고환올림근**(cremaster muscle), **고환올림근막**(cremasteric fascia), **속정삭근막**(internal spermatic fascia) 및 **고환집막의 벽층**(parietal layer of tunica vaginalis)을 포함한다.

도판 22.1 ■ 고환 I(Testis I)

남성생식계통은 한 쌍의 **고환**(testes) **부고환**(epididymides), **생식관**(genital duct), 부속생식샘(accessory reproductive gland) 및 음경(penis)으로 이루어져 있다. 고환의 기능은 **정자**(sperm)를 생산하고 **남성호르몬**, 특히 **테스토스테론**을 합성 분비하는 것이다. 성숙한 정자가 되기 위한 세포분열은, **유사분열**(mitosis)과 홑배수인 염색체 및 DNA 양을 갖게 되는 **감수분열**(meiosis) 모두를 포함한다. 고환에서 남성호르몬 분비는 태아발생 초기에 시작되며, 남성 태아의 발생에 필수적인 역할을 한다. 사춘기에, 남성호르몬 분비가 다시 시작되며, 이것은 정자생산의 시작과 유지(**정자발생** spermatogenesis), 부속생식샘들의 분비(예: **전립샘**과 **정낭**) 및 이차성징의 발달을 담당한다.

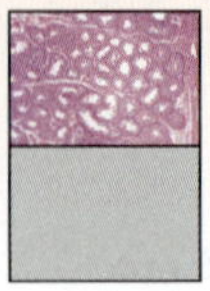

고환, 원숭이, H&E ×65.

고환의 단면으로 **정세관**(seminiferous tubule)과 피막인 **백색막**(tunica albuginea, *TA*)이 관찰된다. 매우 두꺼운 피막으로부터 결합조직 중격(septa, *S*)이 뻗어 나와 고환을 여러 칸으로 나눈다. 각 칸은 여러 개의 정세관을 포함하는 소엽(*L*)에 해당한다. 혈관(*BV*)은 피막의 안쪽부분인 **혈관층**(*tunica vasculosa*)과 결합조직 중격에 존재한다.

정세관은 심하게 굴곡되어 있어서 단면상 다양한 모양으로 보인다. 드물지 않게, 세관 벽이 접선으로 잘리는 경우에는 내강이 막혀있는 세포덩이로 보이기도 한다(*X*).

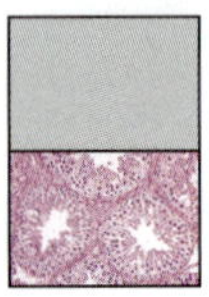

정세관, 고환, 원숭이, H&E ×400.

고배율로 관찰하면, 사이질 세포들이 인접한 세관 사이 공간에 무리를 지어 있는 것을 볼 수 있다. 이들은 대부분 **라이디히세포**(Leydig cell, *LC*)로, 남성에서 테스토스테론의 주된 공급원이다. 이 세포들은 분포한 위치, 작고 둥근 핵, 호산성 세포질 등으로 쉽게 구별할 수 있다. 또한 라이디히세포 주변에서 큰포식세포(macrophage)가 발견되지만, 그 수가 적고 H&E 표본에서는 구별하기 어렵다.

정세관의 상피 주위에는 나란히 놓인 편평세포(squamous cell)들이 섬유집과 유사(sheath-like)한 층을 형성하며 둘러싸고 있다. 사람에서는 몇 층의 세포들이 **세관상피**(tubule epithelium)를 둘러싼다. 세관 주위 조직의 세포들은 근모양세포(myoid cell)로 세관의 느린 연동성 수축을 일으킨다. 근모양층의 가장자리에는 세관 사이에서 넓은 공간을 차지하는 림프관이 존재한다. 그러나 통상적인 염색표본에서 림프관은 보통 짜부러져서 구별하기 어렵다. 세관상피를 둘러싸는 세포성분들을 **고유판**(lamina propria, *LP*) 또는 **경계조직**(*boundary tissue*)이라 한다. 그러나 다른 곳의 고유판과 달리 비전형적이며, 성긴결합조직(loose connective tissue)이 아니다. 사실, 정상적으로 이곳에는 림프구와 같은 면역계통 관련 세포들이 존재하지 않는다.

세관상피는 두 종류의 세포군, 즉 분열하는 정자발생세포(spermatogenic cell)와 분열하지 않는 버팀세포(sustentacular cell, 세르톨리세포 Sertoli cell)로 이루어진다. 세르톨리세포는 상대적으로 수가 적고, 핵소체가 뚜렷한 길고 밝게 보이는 핵(*Sn*)에 의해 구별이 가능하다. 세르톨리세포의 세포질은 세관의 가장자리에서 내강까지 뻗어 있다.

정자발생세포(spermatogenic cell)들은 동심원층으로 배열된 연속적인 세대(generations)들로 구성된다. **정조세포**(spermatogonia, *Sg*)는 가장자리에서 관찰된다. **정모세포**(spermatocyte, *Sc*)는 크고 둥근 핵과 뚜렷한 염색질 양상(염색질이 재구성되기 때문)을 보이며, 정조세포 위에 위치한다. 정자세포(spermatid population, *Sp*)는 하나 또는 두 개의 세대로 이루어지며, 내강에 가장 가까이 위치한다. 이 그림에서 세관은 발생단계에 따라 구별된다. 오른쪽 위에 보이는 세관은 6단계(stage *VI*)로 여겨진다. 이 단계에서는, 성숙한 **정자세포**(spermatid, 어두운 파란색 머리와 내강으로 돌출된 호산성의 실 같은 편모로 구별)가 유리되는 정자완성(spermiogenesis)이 일어난다. 어린 세대의 정자세포는 둥근 세포들로 구성되며 둥근 핵을 갖는다. 시계방향으로 가서, 7단계(stage *VII*)로 표시된 세관을 보면 좀 더 진행된 것을 관찰할 수 있다. 성숙한 정자세포는 이미 유리되고 없다. 사진의 바닥에 있는 8단계(stage *VIII*)로 가면, 정자세포의 핵모양이 변하는 것을 볼 수 있다. 핵끝이 가늘어지는 것을 보라(화살표). 정자세포가 더욱 성숙한 양상은 사진의 위에 있는 11단계(stage *XI*)에서 볼 수 있다. 마지막으로 사진 왼쪽에서 보이는 2단계(stage *II*)의 세관에서는, 갓 생성된 1단계(stage *I*)의 정자세포와 함께, 내강에서 그보다 약간 더 성숙된 정자세포를 관찰할 수 있다. 정자세포를 관찰하고 세관에 존재하는 세대의 수(예: 하나 또는 둘)와 성숙 정도를 평가하면 세관의 단계를 가늠할 수 있다(그림 22.14 참조).

BV, 혈관(blood vessels)
L, 소엽(lobule)
LC, 라이디히세포(Leydig cells)
LP, 고유판(lamina propria)
S, 결합조직 중격(connective tissue septa)
Sc, 정모세포(spermatocytes)
Sg, 정조세포(spermatogonia)
Sn, 세르톨리세포핵(Sertoli nuclei)
Sp, 정자세포(spermatids)
TA, 백색막(tunica albuginea)
X, 내강이 막혀 보이는 세관의 비스듬 단면(tangential section of tubule with lumen obscured)
화살표, 초기변화를 보이는 정자세포핵(spermatid nuclei displaying early shape change)
로마 숫자들, 정세관 상피의 단계(stages of seminiferous tubule epithelium)

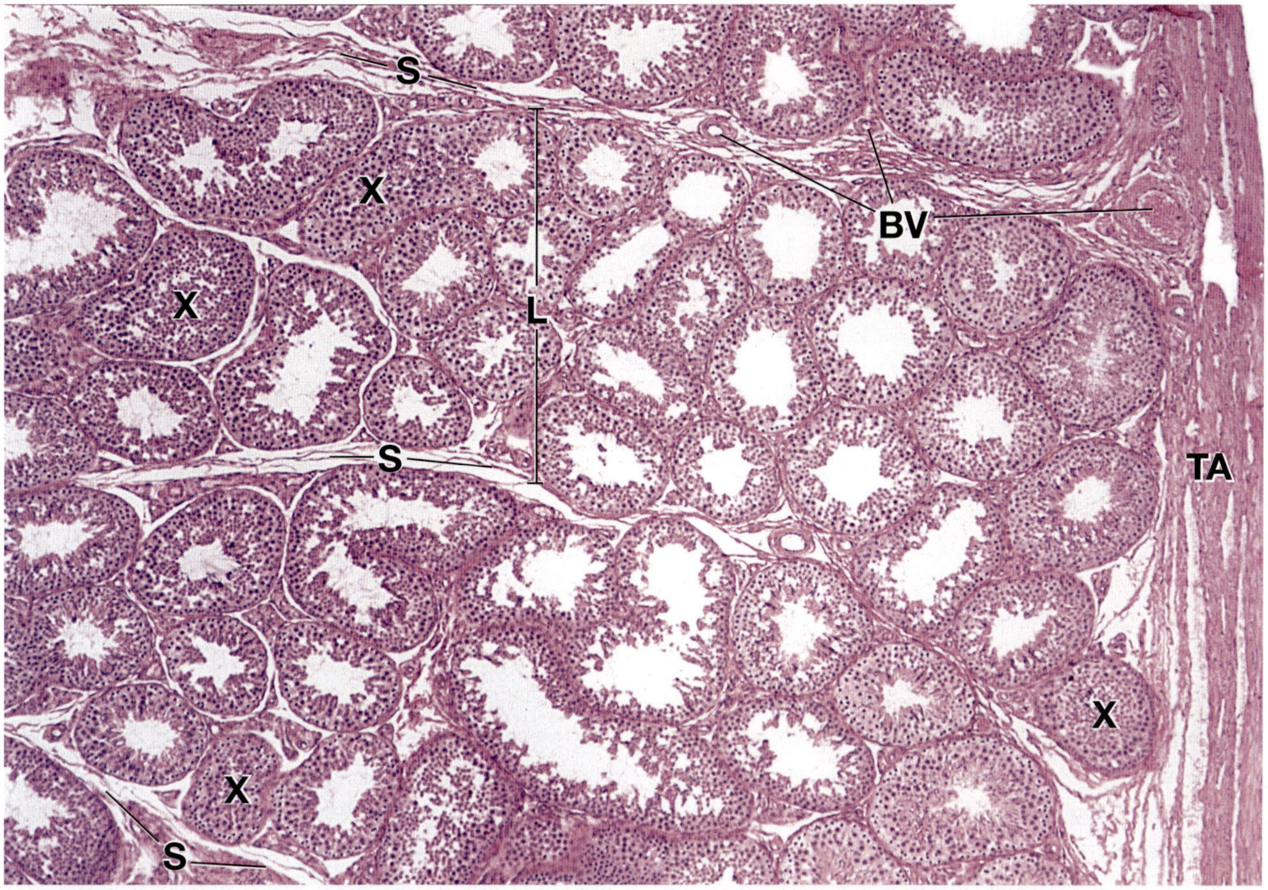
S
X
X
BV
L
X
S
TA
X
X
S

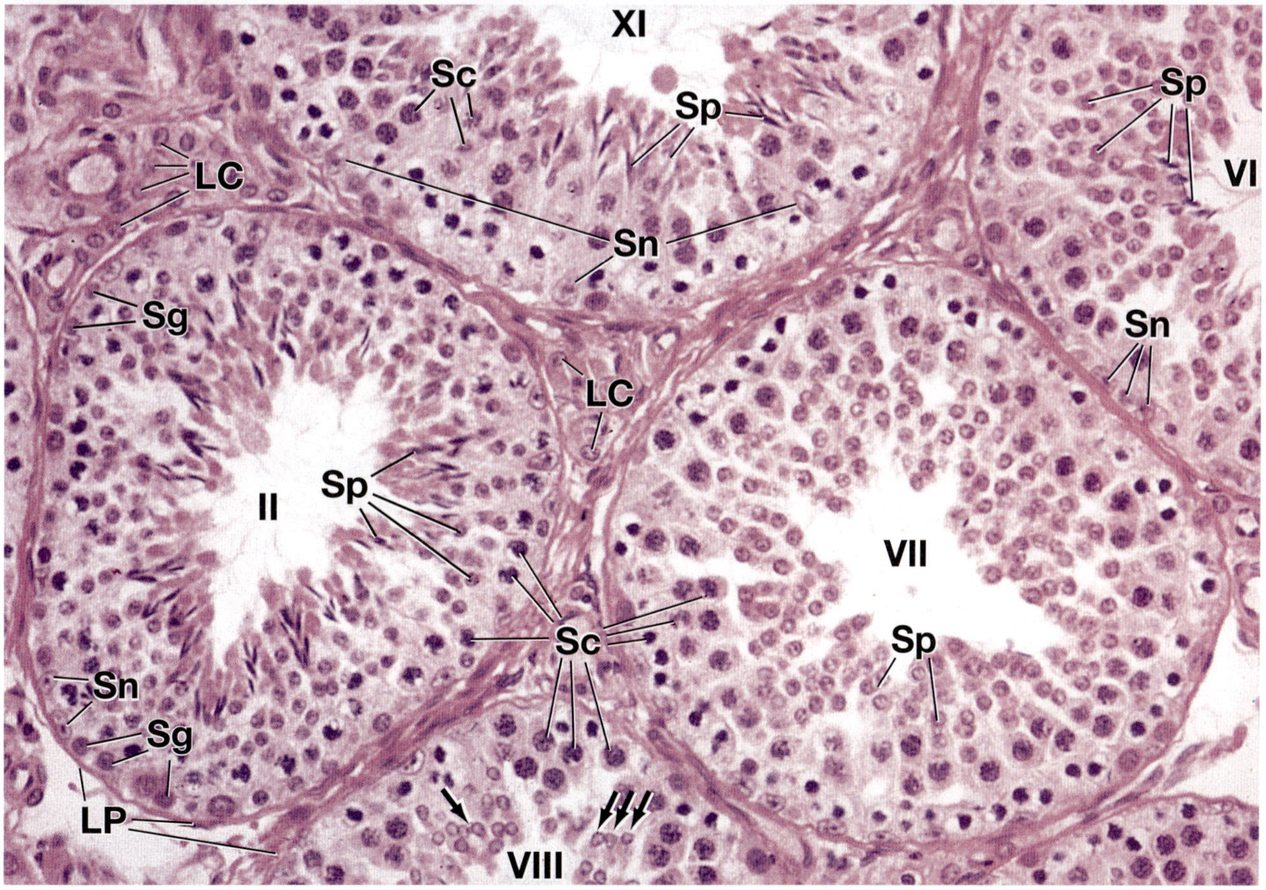
XI
Sc
Sp
Sp
LC
VI
Sn
Sg
Sn
LC
II
Sp
VII
Sc
Sp
Sn
Sg
LP
VIII

도판 22.2 ■ 고환 II(Testis II)

성숙한 고환은 정세관이 특징적인 반면, **미성숙고환**(immature testis)은 **생식세포**(gonocyte)를 둘러싸는 **버팀세포**(sustentacular cell, **세르톨리세포** Sertoli cell)로 구성된 세포끈(cords of cell)이 특징적이다. 생식세포는 정조세포(spermatogonia)의 전구세포(precursor)로, 배아에서 발생 중인 생식샘으로 들어오는 원시종자세포(primordial germ cell)로부터 유래한다. 사춘기에, 이러한 세포끈은 관으로 되고, 생식세포는 차례대로 증식과 분화과정을 거쳐 **정조세포**(spermatogonia)에서 성숙한 정자가 된다. **정세관**(seminiferous tubule)은 세르톨리세포로만 이루어진 부분인 **곧은정세관**(straight tubule, tubuli recti)으로 연결된다. 곧은정세관은 고환세로칸(mediastinum testis)에 있는 연결통로이며, 고환내생식관계통(intratesticular tubule system)의 끝 부분인 **고환그물**(rete testis)로 이어진다.

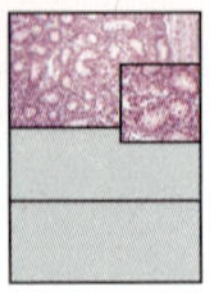

사춘기전 고환, 사람 신생아, H&E ×180; 확대사진 ×360.

성숙한 정세관에서 정자발생을 의미하는 다양한 종류의 종자세포(germ cell)는, 사춘기전 고환 또는 사춘기후라도 미하강고환(undescended testis)에서는 존재하지 않는다. 대신 "세관(tubules)"들은 내강이 없는 세포끈(cords of cell)으로 보인다. **정세관끈**(seminiferous cord)은 성인에서와 마찬가지로 굴곡이 심하며, 백색막(tunica albuginea, *TA*)의 두께도 약간 얇기는 하지만 상대적으로 거의 비슷하다.

정세관끈은 성인의 세관에 비해 상대적으로 직경이 적으며 두 종류의 세포, 즉 생식세포(배아시기에 난황주머니로부터 이주해온 원시종자세포에서 유래한, 첫 번째 세대의 정조세포)와 성인의 세르톨리세포와 유사한 세포로 이루어진다. 세르톨리세포와 유사한 세포 종류가 더 우세하며, 정세관끈의 대부분을 구성한다. 세포들은 원주형이며, 핵은 바닥막 가까이에 위치한다. **생식세포**(gonocyte, *G*)는 정조세포의 전구세포이다. 이들은 둥근 세포로, 중앙에 위치한 둥근 핵을 갖는다(확대사진). 세포질은 거의 염색되지 않으며, 핵 주위에서 밝은 고리처럼 보인다. 이러한 특징으로 인해 생식세포는 조직학적 표본에서 뚜렷이 구별되는 모습을 보인다. 일반적으로, 생식세포는 정세관끈의 가장자리에서 관찰되지만, 중심 부위에서도 제법 많은 세포가 관찰된다. 생식세포는 정조세포가 되어, 남성에서 10~13세 사이에 분열하기 시작한다. 정세관상피는 이후에 성인에서처럼 다양한 정자발생 단계의 세포들로 이루어진다.

정세관끈은 긴 세포질돌기와 납작한 핵을 가진 1~2층의 세포들로 둘러싸인다. 이들은 미세구조가 섬유모세포(fibroblast)와 유사하며 성인에서 근모양 세관주위세포(myoid peritubular cell)가 된다.

사이질세포(iInterstitial cell, 라이디히세포 Leydig cell)는 모체 호르몬의 잔여효과로 인해 신생아에서 뚜렷하게 보인다. 그러나 라이디히세포는 곧 퇴화하며, 사춘기 이전까지는 뚜렷하지 않게 된다. 이 표본에서 **라이디히세포**(Leydig cell, *LC*)는 정세관끈들 사이에서 관찰된다(확대사진). 이 세포들은 타원형이거나 다각형이며, 집단을 이루어 인접세포들과 서로 접하고 있다. 전체적으로, 이들은 성인의 라이디히세포와 동일한 모습이다.

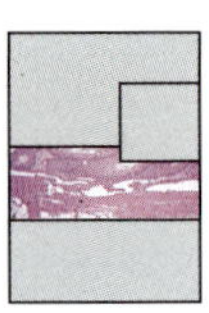

고환세로칸, 고환, 원숭이, H&E ×65.

고환의 뒤 부분에서 백색막의 결합조직은 고환 속으로 더 깊이 뻗어 있다. 이렇게 확장된 결합조직을 **고환세로칸**(mediastinum testis)이라 한다. 세로칸은 **고환그물**(rete testis)이라 하는 연결통로망을 포함한다. 이 그림에서는 고환세로칸(*MT*)의 일부만이 관찰된다. 사진의 위 부분에서, 몇 개의 정세관(*ST*)이 관찰되며, 정세관 중 하나가 고환그물(*RT*)로 이어지는 것이 보인다. 이 부위는 직사각형으로 표시하였으며, 아래 그림에서 고배율로 나타내었다. 위에서 언급한 것처럼, 정세관은 고리형태로 배열되어 있으며, 각 세관의 끝이 고환그물로 이어진다. 정세관은 곧은정세관을 거쳐 고환그물로 열린다. 곧은정세관은 매우 짧으며 세르톨리유사세포(Sertoli-like cell)들로만 이루어져 있고 생식세포 성분은 존재하지 않는다. 세로칸의 결합 조직은 매우 조밀하지만 별다른 특징은 없으며, 민무늬근육도 없다. 지방세포(adipose cell, *AC*)와 혈관(blood vessel, *BV*), 특히 다양한 크기의 정맥들이 결합조직 속에 존재한다.

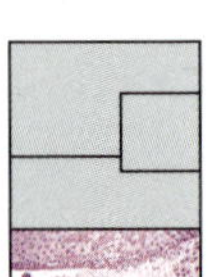

곧은정세관, 고환, 원숭이, H&E ×400.

이 현미경 사진은 바로 위 사진의 상자(*boxed*) 영역을 더 고배율로 확대한 것이다. **정세관**(seminiferous tubule, *ST*)은 **곧은정세관**(straight tubule 또는 tubulus rectus, *TR*)과 연결되어 보인다. 곧은정세관은 상대적으로 짧으며 **고환그물**(rete testis, *RT*)의 통로로 들어가는 지점에서 끝난다. 고환그물은 단층입방상피로 식별될 수 있다. 곧은세관이 절단된 각도 때문에, 고환그물의 특징적인 입방형 상피가 세관의 아래쪽에서 보이기 전에 위쪽에서 먼저 시작되는 것처럼 보이는 것을 주의하라. 고환그물(*RT*)은 이후 고환날세관으로 이어진다. 고환그물 상피는 종종 입방형보다 편평하며, 드물게는 낮은 원주모양을 보인다. 전형적으로 이들은 하나의 섬모(cilium)를 가지고 있으나, 통상적인 H&E 표본에서는 관찰하기 힘들다.

AC, 지방세포(adipose cells)	**LC,** 라이디히세포(Leydig cells)	**ST,** 정세관(seminiferous tubules)
BV, 혈관(blood vessels)	**MT,** 고환종격(mediastinum testis)	**TA,** 백색막(tunica albuginea)
G, 생식세포(gonocytes)	**RT,** 고환그물(rete testis)	**TR,** 곧은정세관(tubulus rectus)

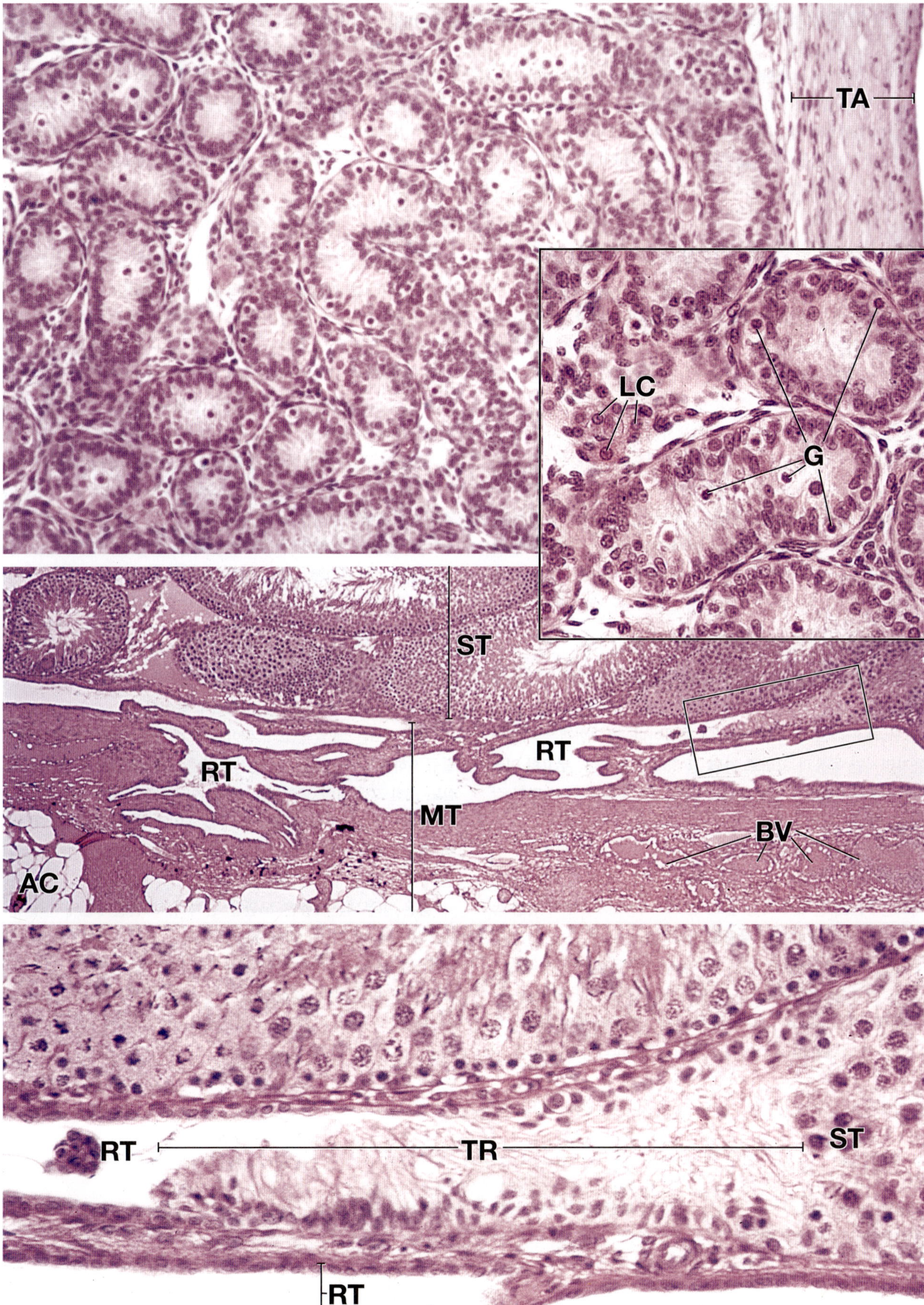
TA
LC
G
ST
RT
RT
MT
BV
AC
RT
TR
ST
RT

도판 22.3 ■ 고환날세관과 부고환(Efferent Ductules and Epididymis)

고환그물은 약 20개의 **고환날세관**(efferent ductules, *ductuli efferentes*; 태아 중간콩팥 콩팥단위의 잔유물)을 통하여 **부고환관**(ductus epididymis)으로 연결된다. 이 곳은 남성 생식계통에서 생식배설계통(excurrent duct system)이 시작되는 부위이다. 정세관에서 분비된 액의 대부분은 고환날세관에서 재흡수된다. 생식배설계통의 특징적인 근육층은 고환날세관의 시작 부위에서 처음으로 나타난다. 부고환관은 심하게 꼬불꼬불한 4~6 m 길이의 관으로, 정자가 이곳을 지나는 동안 성숙하여 운동성 및 난자와 수정할 수 있는 능력을 획득한다. 이러한 성숙과정은 남성호르몬 의존적이며, 정자의 세포막에서 일어나는 변화 및 부고환 상피세포에 의해 분비되는 당단백질이 당지질층에 첨가되는 것을 포함한다.

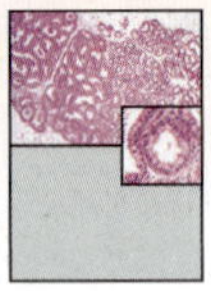

고환날세관, 고환-부고환, 원숭이, H&E ×60; 확대사진 ×360.

약 12~20개의 **고환날세관**은 고환을 떠나며 고환그물과 부고환관을 이어주는 통로가 된다. 각각의 고환날세관은 나선형으로 감긴 매우 곱슬거리는 원뿔구조를 형성하며, 부고환 머리의 시작부분이 된다. 조직표본에서 관찰하면, 날세관은 심한 비틀림과 회전 때문에 단면이 불규칙하게 보인다. 이러한 양상은 사진의 **오른쪽**에서 뚜렷하게 보인다.

고환날세관의 상피는 키가 큰 원주세포가 입방세포 사이에 번갈아가며 위치하므로, 내강의 표면은 불규칙한 모양을 보인다. 따라서 입방 또는 낮은 원주세포들이 무리 지어 위치하는 곳에는 낮은 컵 모양의 함몰이 나타난다. 전형적으로 이러한 키가 작은 세포는 미세융모(화살촉, 확대사진)가 나 있어서 솔가장자리(brush border)와 유사한 꼭대기면을 보인다. 이와 대조적으로 세관의 바닥이면은 매끈하다(아래그림, 확대사진). 일부 높은 원주세포는 섬모(*C*)를 가지고 있다(확대사진). 섬모세포(ciliated cells)들이 세관의 내용물을 부고환으로 이동시키는 데 도움을 주는 반면, 미세융모가 나 있는 세포들은 내강으로부터 분비액을 흡수하는 데 관여한다. 원주세포와 입방세포 외에도, 바닥세포들이 존재한다. 따라서 상피는 거짓중층원주(pseudostratified columnar)라 칭한다. 바닥세포는 세포질이 거의 없으며 줄기세포로 작용한다.

고환날세관은 얇은 돌림방향으로 배열하는 민무늬근육세포(*SM*, 확대사진)들을 포함한다. 근육층은 상피세포의 바닥면에 가까우며, 단지 약간의 결합조직(*CT*, 확대사진)에 의해 떨어져 있다. 이렇게 가까운 관계로, 민무늬근육은 간과되거나 결합조직으로 오인되기 쉽다. 민무늬근육은 내강 내용물이 세관에서 부고환으로 이동하도록 촉진한다.

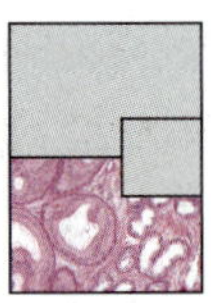

부고환, 원숭이, H&E ×180.

부고환(epididymis)은 모양에 따라 머리(head), 몸통(body) 및 꼬리(tail)로 나뉜다. 머리의 시작부분은 고환날세관이 하나의 꼬불꼬불한 관으로 열리는 **부고환관**을 포함한다. 부고환관은 처음에는 심하게 꼬불거리지만 몸통과 꼬리로 가면 그 정도가 덜하다. **부고환 머리**(head of the epididymis)의 단면은, 위 그림에서 보이는 것처럼 여러 면이 잘리므로 고환날세관에서와 마찬가지로 다양한 모양이 관찰된다.

상피는 고환날세관과 비슷하게 두 종류의 뚜렷이 구별되는 세포, 즉 높은 원주세포와 바닥세포로 이루어진다. 그러므로 상피는 역시 거짓중층원주형이다. 원주세포는 머리부분에서 가장 높으며, 꼬리 쪽으로 갈수록 점점 높이가 낮아진다. 세포의 꼭대기면에는 **부동모**(stereocilia, *SC*)가 나 있다. 이것은 길이가 매우 긴 분지된 미세융모이다. 이들은 조직표본을 만드는 과정에서 서로 달라붙어, 광학현미경에서 특징적인 섬세하고 끝이 가늘어지는 구조를 형성한다. **원주세포**(columnar cell)의 핵은 길쭉하고 바닥에서 어느 정도 떨어져서 위치한다. **바닥세포**(basal cell)의 핵은 둥글고 바닥막 가까이에 위치하므로 잘 구별된다. 원주세포의 다른 뚜렷한 특징은 핵상부에 위치하는 잘 발달된 골지복합체(이 사진의 배율에서는 관찰이 어려움), 색소침착(pigment accumulations, *P*) 및 다수의 용해소체 등이다.

원주세포는 매우 높고 도관이 심하게 꼬불거리기 때문에, 여러 부위에서 불규칙하게 보이는 내강이 관찰되며 실제로 내강에서 상피가 "섬"(islands, 화살표, 이전 그림)처럼 보이기도 한다. 이러한 양상은 도관이 급하게 구부러지는 곳에서 도관 상피벽 한쪽이 부분적으로 잘리면 나타난다. 예를 들어, 사진에서 **쌍촉화살표**가 가리키는 면에서 도관이 잘리는 경우, 고립된 상피세포들이 섬처럼 보이게 된다.

얇은 민무늬근육층은 도관을 감싸며, 고환날세관에서와 유사하게 보인다. 그러나 부고환이 끝나는 부위에서는 민무늬근육이 두꺼워지며 세로섬유들도 존재하게 된다. 민무늬근육층 바깥에는 소량의 결합조직(connective tissue, *CT*)이 도관의 고리들을 서로 묶으며 혈관(blood vessel, *BV*)과 신경들을 운반한다.

AT, 지방조직(adipose tissue)
BV, 혈관(blood vessel)
C, 섬모(cilia)
CT, 결합조직(connective tissue)
P, 색소(pigment)
SC, 부동모(stereocilia)
SM, 민무늬근육(smooth muscle)
화살표머리(확대사진), 솔가장자리(brush border)
화살표, 내강에서 상피의 "섬"("islands" of epithelium in the lumen)

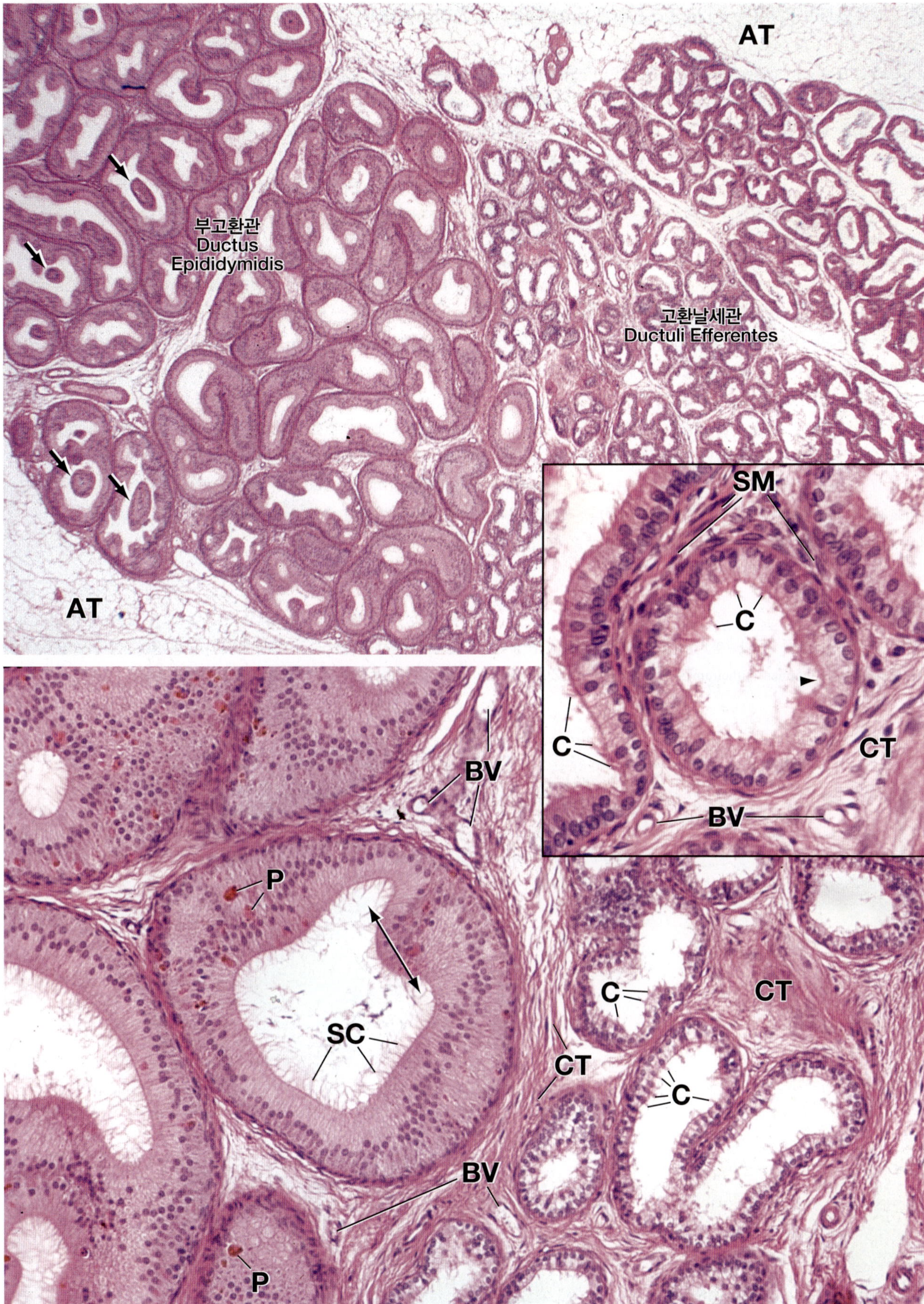
AT
부고환관
Ductus
Epididymidis
고환날세관
Ductuli Efferentes
AT
SM
C
C
CT
BV
BV
P
P
SC
CT
C
CT
C
BV
P

도판 22.4 ■ 정삭과 정관(Spermatic Cord and Ductus Deferens)

정관(ductus deferens 또는 vas deferens)은 부고환관에서 연결되는 굵은 근육관으로, 음낭을 떠나 정삭을 구성하면서 샅굴을 통과한다. 정관은 깊은샅굴구멍(deep inguinal ring)을 통해 골반으로 들어가며, 방광 뒤에서 정낭과 결합하여 **사정관**(ejaculatory duct)을 형성한다. 사정관은 전립샘을 뚫고 **요도**(urethra)로 들어간다.

성숙한 정자는 부고환관의 끝 부분(꼬리)에서 저장된다. 저장되었던 정자는 적절한 신경자극에 따른 세 층의 민무늬근육층의 강력한 수축에 의하여 정관으로 이동한다. 정관 민무늬근육의 수축은 사정반사(ejaculatory reflex)가 일어나는 동안 사정관을 통해 정자가 계속 요도로 이동되도록 한다. 정낭(도판 22.6, 1000쪽)은 정자의 저장소가 아니며, 사정액의 일부가 되는 과당(fructose)이 풍부한 액을 분비한다. 과당은 정자의 주된 대사기질(metabolic substrate)이다.

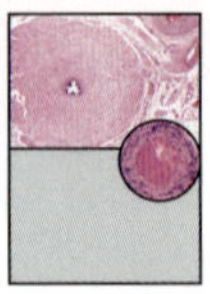

정삭, 사람, H&E ×80.

이 사진에서 **정관**(ductus deferens)의 가로단면과, 정삭에서 함께 동행하는 혈관 및 신경들이 관찰된다. 정관의 벽은 풍부한 민무늬근육 때문에 매우 굵다. 조직을 떼어낼 때 민무늬근육이 수축되기 때문에, 점막은 세로주름(longitudinal fold)을 형성한다. 이러한 이유로, 가로단면 조직표본에서 내강(*L*)은 보통 불규칙하게 보인다.

정관의 민무늬근육은 굵은 바깥세로층(*SM [L]*), 굵은 중간돌림층(*SM [C]*) 및 얇은 속세로층(*SM [L]*)으로 배열된다. 상피와 속세로근육층 사이에는 성긴결합조직의 비교적 두꺼운 세포층인 고유판(*LP*)이 존재한다. 정관을 둘러싸는 결합조직은 신경과 도관에 혈액을 공급하는 작은 혈관들을 포함한다. 이러한 혈관들 일부는 바깥세로근육층을 관통하는 것을 볼 수 있다(별표).

정삭의 독특한 특징은 고환정맥에서 분지된 비전형적인 정맥얼기인 **덩굴정맥얼기**(pampiniform plexus)가 존재하는 것이다. 이 혈관들은 고환으로부터 혈액을 받는다(덩굴정맥얼기는 부고환으로부터도 일부 혈액을 받음). 덩굴정맥얼기는 정삭의 상당부분을 이루는 혈관그물이다. 이 정맥들(*BV*)의 일부는 많은 신경(*N*)과 함께 그림의 위 오른쪽에서 관찰된다. 정맥의 색다른 특징은 두꺼운 근육층으로, 언뜻 보았을 때 정맥보다는 동맥으로 보인다. 이 혈관들을 자세히 살펴보면(확대사진), 혈관벽의 상당부분은 두 개의 민무늬근육층, 즉 바깥돌림층(*SM [C]*)과 속세로층(*SM [L]*)으로 이루어진다.

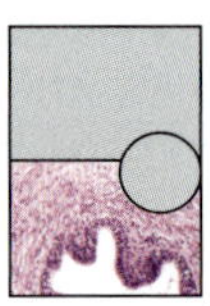

정관, 사람, H&E ×320; 확대사진 ×250.

정관의 상피는 부동모(화살촉)가 있는 거짓중층원주상피(pseudostratified columnar epithelium)로 이루어진다. 이것은 부고환의 상피와 유사하지만, 세포는 그리 높지 않다. 원주세포의 길쭉한 핵은 둥근 **바닥세포**(화살표)의 핵과 뚜렷이 구분된다. 상피는 민무늬근육으로 이어진 성긴결합조직 위에 놓여 있다. 점막밑조직은 기술하지 않았다.

BV, 혈관(blood vessels)
CT, 결합조직(connective tissue)
L, 정관의 내강(lumen of ductus deferens)
LP, 고유판(lamina propria)
Lu, 혈관의 내강(lumen of blood vessel)
N, 신경(nerve)
SM(C), 민무늬근육의 돌림층(circular layer of smooth muscle)
SM(L), 민무늬근육의 세로층(longitudinal layer of smooth muscle)
화살표머리, 부동모(stereocilia)
화살표, 기저세포핵(basal cell nucleus)
별표, 정관을 공급하는 작은 동맥(small arteries supplying ductus deferens)

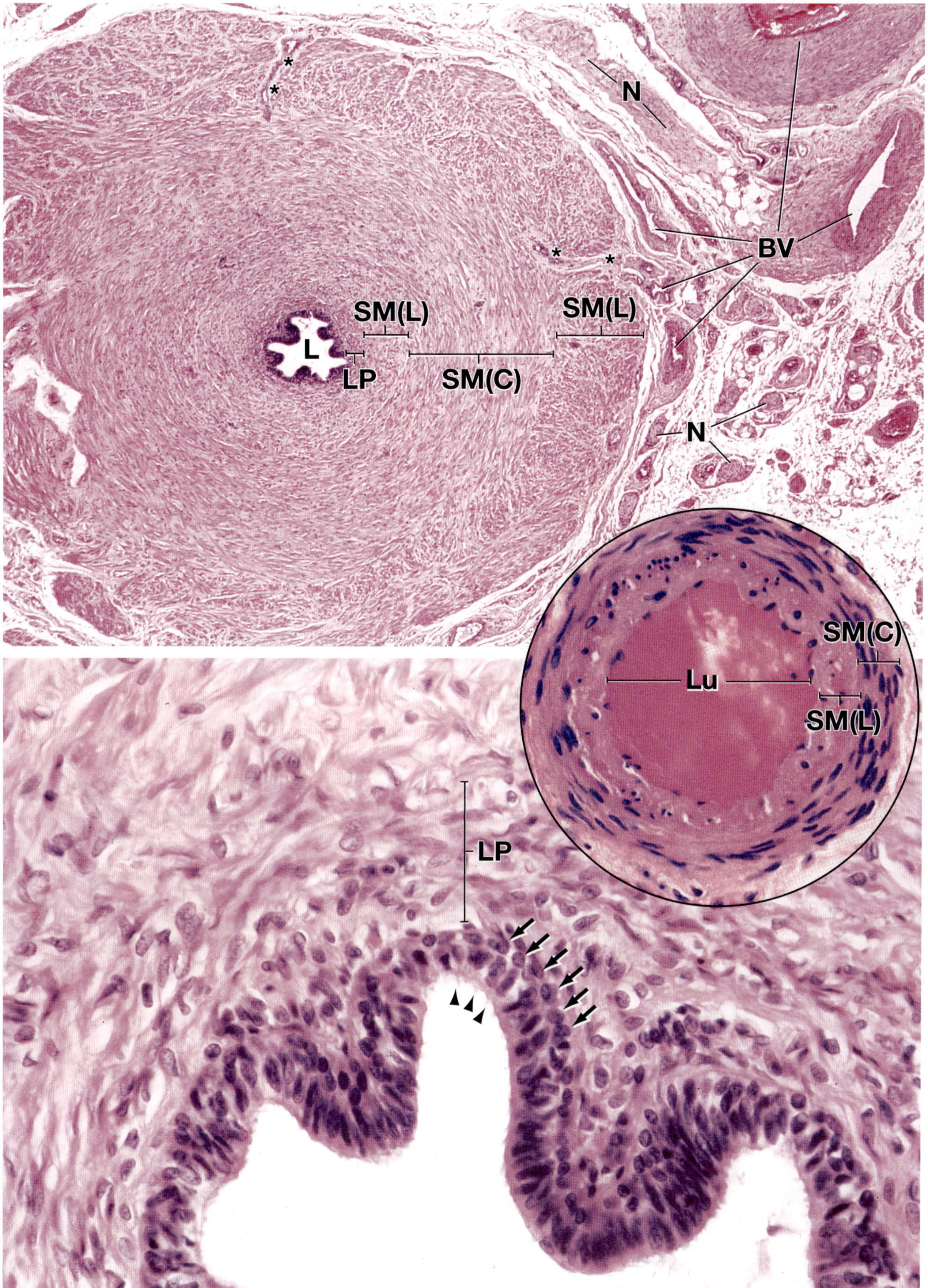
*
*
N
BV
*
*
SM(L)
SM(L)
L
LP
SM(C)
N
SM(C)
Lu
SM(L)
LP

도판 22.5 ■ 전립샘(Prostate Gland)

전립샘(prostate gland)은 가장 큰 부속생식샘이다. 전립샘은 요도의 근위부분(proximal urethra)을 둘러싸는 30~50개의 **대롱꽈리샘**(tubuloalveolar gland)으로 구성되어 있다. 이러한 위치 관계 때문에, 고령에서 흔히 나타나는 양성 전립샘비대(benign prostatic hyperplasia)는 요도의 부분 또는 전체적인 폐쇄(obstruction)를 초래할 수 있다.

전립샘은 동심원모양으로 배열하는 세 층, 즉 점막층(mucosal layer), 점막밑층(submucosal layer) 및 가장 큰 주위층(peripheral layer)으로 이루어진다. 점막샘은 요도로 직접 분비되며; 다른 두 층의 샘은 도관을 통해 요도의 뒤벽에 위치하는 전립샘굴(prostatic sinus)로 열린다. 모든 전립샘은 거짓중층원주상피(pseudostratified columnar epithelium)로 이루어지며, 산성인산분해효소(acid phosphatase), 구연산(citric acid, 정자의 영양소) 및 피브린용해소(fibrinolysin, 정액의 액상화 유지)등의 여러 정액 성분들을 분비한다. 수명을 다한 상피세포와 분비물들이 침착되어 상피의 꽈리(alveoli)에 형성되는 **전립샘결석**(prostatic concretion)은, 전립샘임을 알 수 있게 해주는 특징적인 소견이다.

버팀질(stroma)은 수많은 작은 민무늬근육 다발이 특징적이어서, **섬유근육버팀질**(fibromuscular stroma)이라고 한다. 이 근육은 사정 시에 수축이 일어나 분비물이 요도로 나가도록 한다. 샘을 둘러싸는 섬유탄력피막(fibroelastic capsule) 또한 작은 민무늬근육 다발을 포함하고 있다.

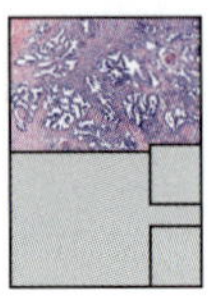

전립샘, 사람, H&E ×47.

전립샘의 일부가 저배율 사진으로 보인다. 위 왼쪽 모서리에서 샘의 피막(*Cap*) 일부가 보인다. 나머지 부분은 전립샘의 샘조직과 버팀질로 채워져 있다. 전립샘의 분비 대롱꽈리(secretory tubuloalveoli)는 그림에서처럼 매우 다양한 형태로 보인다. 이들은 대롱모양, 고립된 꽈리모양, 분지된 꽈리모양 및 분지된 대롱모양 등으로 나타날 수 있다. 접선단면에서는 꽈리의 내강에 존재하는 "상피섬"(epithelial island, 화살촉)도 보인다. 이것은 상피표면의 윤곽이 매우 불규칙하기 때문이다. 또한 많은 꽈리들은 흔적만 남은 것처럼 보이기도 한다(화살표). 이것은 활성화되지 않은 상태를 의미하며, 노인에서 더 자주 볼 수 있다. 위에서 언급한 거처럼, 죽은 상피세포와 분비물들이 침착되어 꽈리의 내강에서 **전립샘결석**(prostatic concretion, *C*)이 형성되며, 이것은 연령이 증가할수록 그 크기와 수가 증가한다. 전립샘결석은 호산성으로 동심원상의 층판구조를 보이며, 사진의 아래 오른쪽에서 잘 관찰된다. 시간이 지나서 칼슘염(calcium salt)들이 침착되면, 하복부 X선 촬영에서 쉽게 분간할 수 있게 된다.

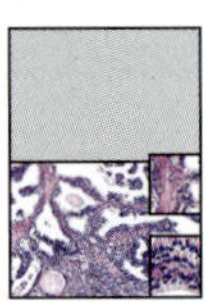

샘과 섬유근육버팀질, 전립샘, 사람, H&E ×178; 위 확대사진 ×350; 아래 확대사진 ×650.

전립샘의 일부를 보여주는 고배율 사진으로, **섬유근육버팀질**(fibromuscular stroma)이 분비부분인 대롱꽈리 상피와 바로 접한 곳과 더 깊이 위치하는 비분비부분 모두에서 잘 관찰된다. 위 확대사진은 큰 직사각형에 해당하는 부위로, 강하게 염색되는 **민무늬근육**(smooth muscle, *SM*)은 긴밀하게 뒤섞여 있는 섬유버팀질결합조직과 뚜렷하게 구분된다. 전립샘에서는 민무늬근육 다발이나 층이 존재하지 않고, 대신 버팀질 전체에 불규칙하게 배열된다. **전립샘결석**(*C*)은 꽈리의 내강에서 뚜렷하며, 어떤 경우에는 상피를 압박해서 거의 구별할 수 없게 만들기도 한다. 아래 확대사진은 작은 직사각형에 해당하는 부위로, 전립샘상피(*Ep*)의 거짓중층원주형 모습을 잘 보여주고 있다. 바닥세포(화살촉)는 키가 큰 원주분비세포와 함께 잘 관찰된다. 상피와 접한 작은 혈관은 내강의 적혈구로 쉽게 구별된다. 림프구침윤(*L*)은 이 사진의 아래 모서리를 따라 버팀질을 채우고 있는 것처럼 보이며, 전립샘에서 염증반응이 일어나고 있음을 시사한다.

BV, 혈관(blood vessel)
C, 전립샘결석(prostatic concretion)
Cap, 피막(capsule)
Ep, 상피(epithelium)
L, 림프구(lymphocytes)
SM, 민무늬근육(smooth muscle)
화살표, 비활성꽈리(inactive alveoli)
화살표머리, 위그림, "상피섬(epithelial islands)"; 아래그림, 기저세포(basal cells)

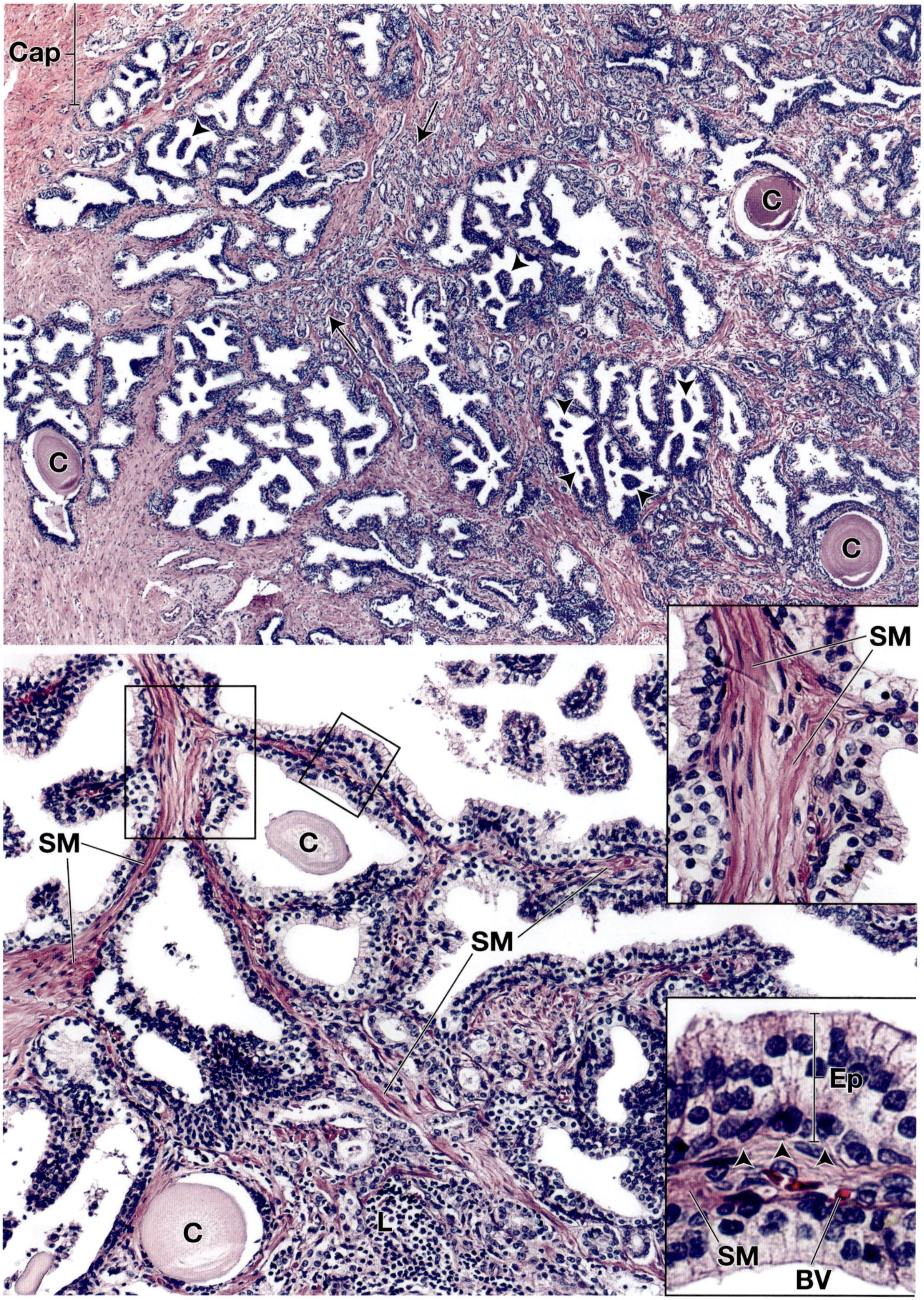
Cap
C
C
C
C
SM
SM
C
SM
SM
C
L
Ep
SM
BV

도판 22.6 ■ 정낭(Seminal Vesicle)

정낭(seminal vesicle)은 각 정관의 끝에서 돌출된 구조로 빽빽하게 돌돌 감긴 관모양의 샘이다. 단면에서는 내강이 많이 보이지만, 실제로 이들은 하나의 연속된 세관의 내강이다. 정낭은 전립샘과 유사하게 거짓중층원주상피(pseudostratified columnar epithelium)로 이루어진다.

정낭의 분비물은 점성이 있는 연노란색 물질로 과당, 단당류, 아미노산, 아스코르빈산 및 프로스타글란딘 등을 포함한다. 프로스타글란딘은 비록 전립샘(명명된 이름처럼)에서 처음 발견되었지만, 실제로는 정낭에서 더 많은 양이 합성된다. 과당은 정액에서 정자의 일차적인 영양공급원이다.

점막(mucosa)은 정관(정낭이 이곳에서 돌출됨)의 근육층과 직접적으로 연속되는 두꺼운 민무늬근육층 위에 놓여 있다. 민무늬근육층은 속돌림층과 바깥세로층으로 이루어지며(부고환관과 정관의 세 층과 비교하라, 도판 22.3, 900쪽), 구분이 어렵다. 사정 시 민무늬근육의 수축은 정낭의 분비물이 사정관으로 분출되도록 한다. 민무늬근육 바깥에는 바깥막(adventitia)의 결합조직이 존재한다.

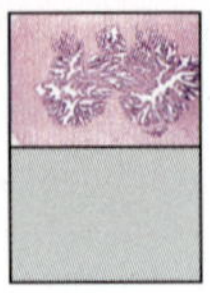

정낭, 사람, H&E ×30.

이 그림은 **정낭**의 가로단면이다. 정낭은 굴곡이 심하기 때문에, 두 개의 별개로 보이는 내강이 옆으로 나란히 존재하는 것처럼 보인다. 그러나 이들은 서로 연결되어 있으며, 사실 모든 내강이 연결된 것이므로 여기 이차원 형태의 사진에서 보이는 양상은 굴곡이 심하다는 것을 의미한다.

정낭의 **점막**에는 주름이나 능선이 매우 광범위하게 형성되어 있다. 능선(ridges)은 크기가 다양하고, 전형적으로 분지된 형태이며, 서로 연결되어 있다. 큰 능선은 작은 능선들을 포함하는 오목(recesses)을 형성하기도 하며, 단면이 사선으로 잘릴 경우 작은 주름들을 감싸는 점막활(mucosal arch)의 형태로 보이기도 한다(화살표). 단면이 정상적으로 표면에 수직일 경우, 점막능선은 "융모(villi)" 형태로 보인다. 일부 영역, 특히 내강의 가장자리에서는 점막의 서로 연결되는 주름이 꽈리처럼 보인다. 그러나 이런 다양한 공간들은 단순히 주머니 같은 구조로, 모두 내강으로 열리고 이어져 있다. 점막은 세포성분이 매우 풍부한 성긴결합조직(*CT*)과 접하고, 이어서 민무늬근육(*SM*)에 의해 둘러싸인다.

정낭은 한 쌍의 길쭉한 주머니이다. 각 정낭은 주름지고 굴곡이 심한 하나의 관으로, 가끔 벽에는 곁주머니(diverticula)가 형성되기도 한다. 위 끝은 막힌 주머니(cul-de-sac)이고, 아래 끝은 좁고 곧은 배출관으로 정관과 합쳐진다.

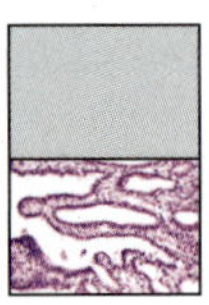

점막주름, 정낭, 사람, H&E ×220.

이 점막주름의 고배율 사진은 **상피**(epithelium, *Ep*)와 그 밑의 성긴결합조직 또는 **고유판**(lamina propria, *LP*)을 보여주고 있다. 상피는 거짓중층형으로, 낮은 원주 또는 입방세포와 작고 둥근 바닥세포로 구성된다. 바닥세포는 보다 큰 주세포들 사이에 불규칙하게 끼어 있으나, 비교적 그 수가 적다. 이러한 이유 때문에, 상피형을 거짓중층형으로 인식하기는 쉽지 않다. 일부 영역에서는, 상피가 두꺼우며(화살표머리), 핵의 위치로 미루어 중층상피로 보인다. 이것은 상피가 접선 방향으로 잘린 것이기 때문이며 실제로는 중층상피가 아니다. 점막의 고유판은 약간의 민무늬근육세포를 포함하는 세포질이 풍부한 결합조직이며, 탄력섬유들이 풍부하다.

CT, 결합조직(connective tissue) **Ep,** 상피(epithelium) **LP,** 고유판(lamina propria)	**SM,** 민무늬근육(smooth muscle) **화살표머리,** 상피의 비스듬단면(oblique section of epithelium)	**화살표,** 점막활(mucosal arches)

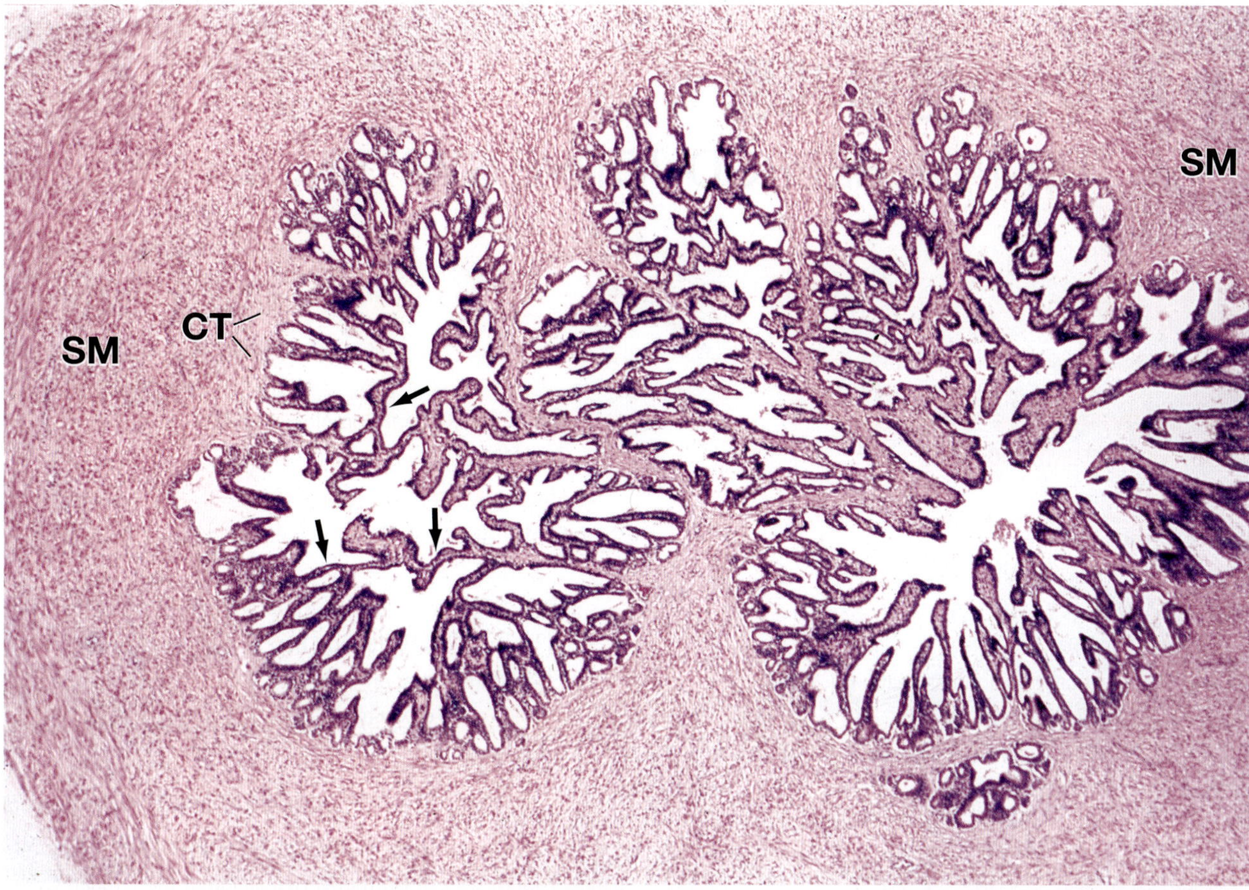
SM
CT
SM

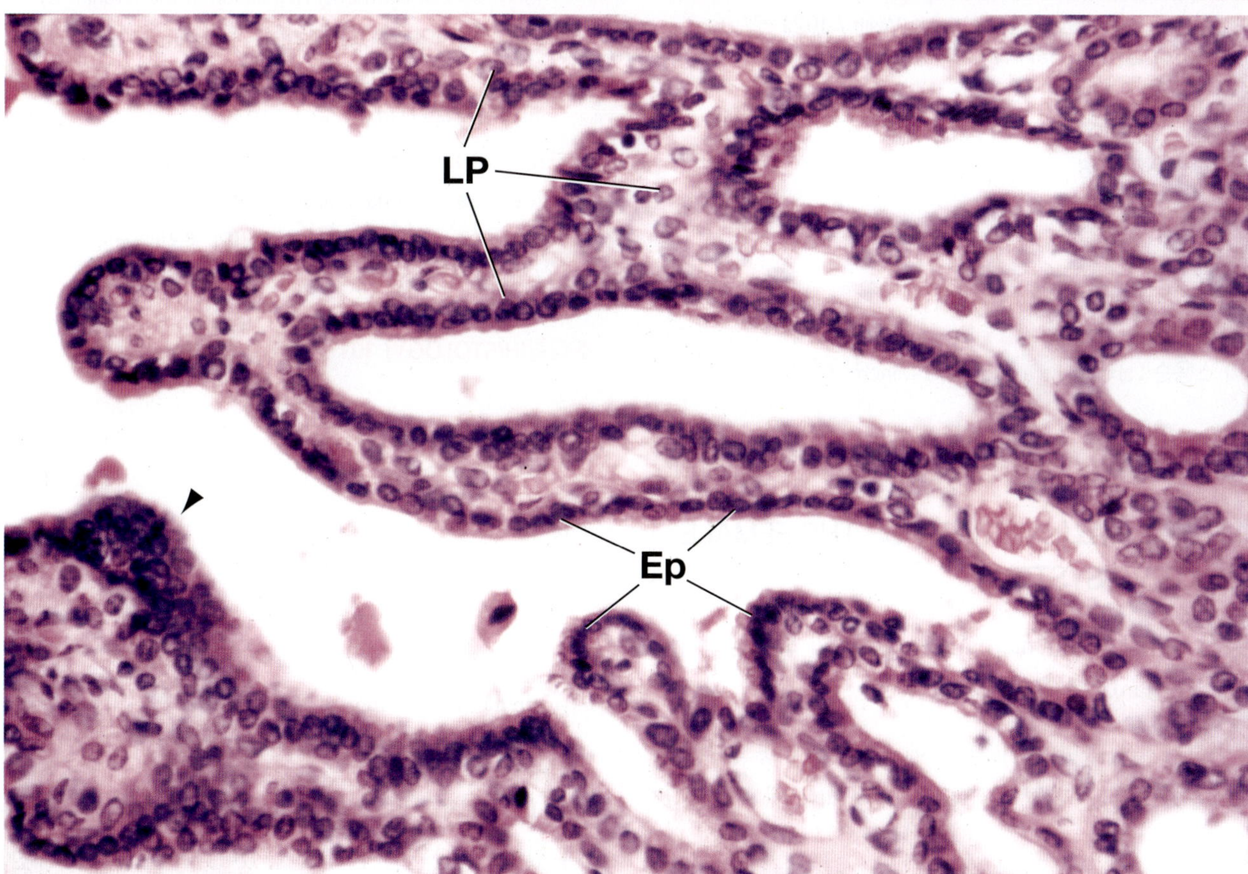
LP
Ep

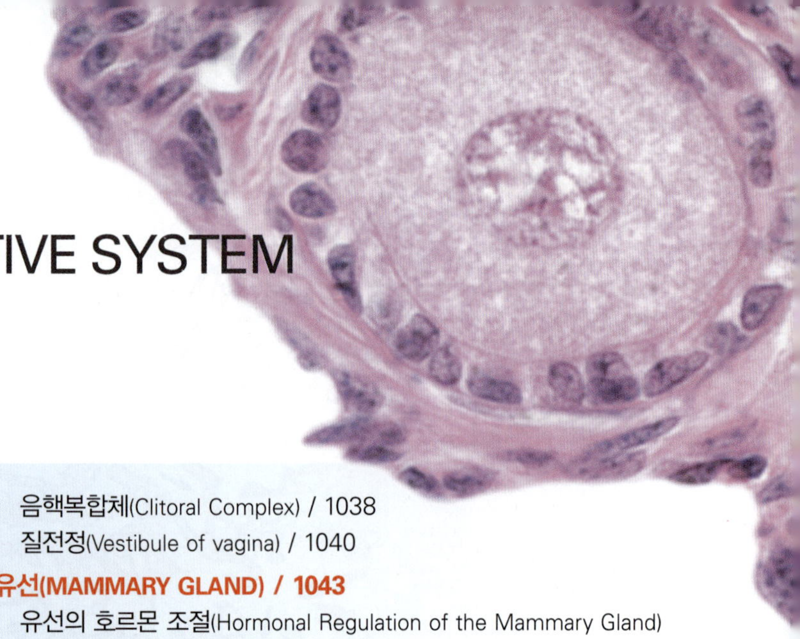

23 여성생식계통 FEMALE REPRODUCTIVE SYSTEM

■ 여성생식계통 개요(OVERVIEW OF THE FEMALE REPRODUCTIVE SYSTEM)

여성생식계통은 내부생식기관(internal sex organ)과 외부생식기관(external genital organ)으로 구성되어 있다.

여성의 내부생식기관은 골반(pelvis) 내부에 있고, 외부생식기관(외부생식기)은 회음(perineum)의 앞쪽 부분인 외음(vulva)에 위치하고 있다.

- 여성내부생식기관(internal female genital organ)은 난소(ovary), 자궁관(uterine tubes), 자궁(uterus), 그리고 질(vagina)로 이루어져 있다(그림 23.1). 이 기관들은 주로 골반안(pelvic cavity)과 회음(perineum)에 위치하고 있다.
- 외부생식기(external genitalia)는 불구덩(mons pubis), 대음순과 소음순(labia majora and minora), 음핵(clitoris), 질전정과 질구멍(vestibule and opening of the vagina), 처녀막(hymen), 그리고 요도구멍(urethral orifice)으로 구성되어 있다.

유선은 그 발달과 기능이 여성생식계통의 호르몬 활성과 연관되어 있어 이 단원에 함께 언급했다. 마찬가지로, 태반도 기능적, 구조적으로 임신한 자궁과 밀접한 연관이 있어서 이 단원에 언급했다.

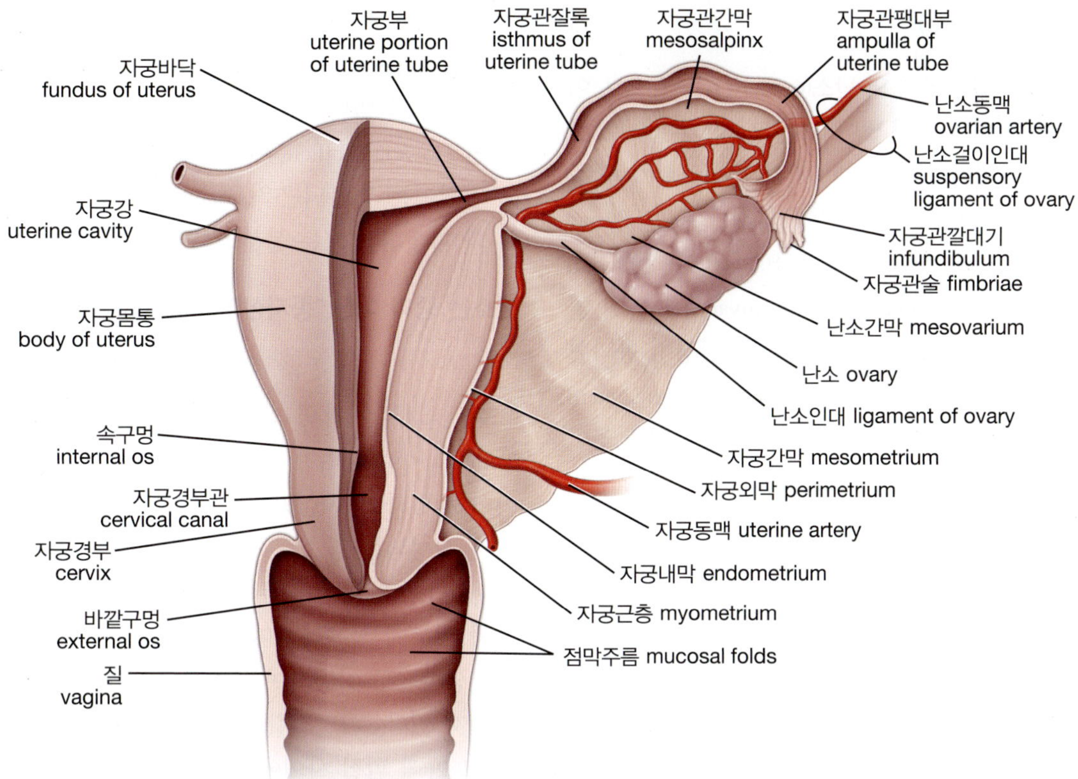

그림 23.1 여성의 내부생식기관을 간단하게 나타낸 그림. 여성내부생식기관을 후면에서 본 그림이다. 자궁벽, 자궁관, 질 일부가 제거되어 내부구조가 관찰되고 있다. 자궁벽의 뚜렷한 3층 구조가 관찰된다. 안쪽층은 자궁강을 덮고 있는 자궁내막, 중간에 있는 가장 두꺼운 층은 자궁근층, 바깥층은 자궁을 덮는 복막인 자궁외막이다.

여성생식기관은 사춘기부터 시작하여 폐경기에 이를 때까지 규칙적이고 주기적으로 변화한다.

성숙한 여성의 **난소**(ovary), **자궁관**(uterine tube), **자궁**(uterus)은 각각의 **월경주기**(menstrual cycle)와 **임신기**(pregnancy) 동안 신경 활성과 호르몬 수치 변화에 영향을 받아 구조적, 기능적으로 크게 변화한다. 이러한 기전으로 여성생식기계통의 초기 발달이 조절된다. 월경주기가 시작되는 **초경**(menarche)은 9~14세(평균 초경 나이는 12.4세) 사이의 소녀에게서 시작되며 번식수명 시기를 나타내는 지표가 된다. 이 시기 동안에 월경주기의 평균은 약 21~34일 정도이다. 45~55세(평균연령은 51.4세) 사이에 월경주기는 불규칙해지면서 결국 월경이 끝나게 된다. 이런 생식기능의 변화를 **폐경**(menopause) 또는 갱년기(*climacterium*)라고 한다. 폐경이 되면 난소는 난자를 생산하는 생식기능과 생식기능 활성을 조절하는 호르몬이 생성되는 내분비기능을 중단한다. 다른 기관들(예: 질과 유선)도 다양한 기능 저하를 보이는데, 특히 분비 활동이 저하된다.

■ 난소(OVARY)

생식자(gamete)와 스테로이드호르몬을 생성하는 것은 난소의 두 가지 주요 기능이다.

난소(ovary)는 밀접하게 연관된 두 가지 기능을 가지고 있다: **생식자발생**(gametogenesis, 생식자의 생성; 종의 수정(fertilization) 및 성공적인 번식을 위한 난모세포)과 **스테로이드생성**(steroidogenesis, 여성의 2차 성징형성과 난모세포 발달과 임신을 유도할 수 있는 스테로이드 생산). 여성 생식자의 생성을 **난자발생**(oogenesis)이라고 한다. 발달하는 생식자를 **난모세포**(oocyte); 성숙한 생식자를 **난자**(ova)라고 한다.

두 가지 중요한 **스테로이드호르몬**(steroid hormone)인 에스트로겐과 프로게스테론은 난소에서 분비된다.

- **에스트로겐**(estrogen)은 내부 및 외부 생식기관의 성장과 성숙을 촉진하며, 사춘기에 발달하는 여성의 성적 특징을 나타나게 한다. 에스트로겐은 유선에 작용하여 분비관과 버팀질(stroma)의 발달과 지방조직의 축척을 자극하여 유방 발달을 촉진시킨다.
- **프로게스테론**(progesterone)은 내부생식기관 중 주로 자궁에서 자궁내막(자궁속막, endometrium)의 변화(자궁내막의 주기적인 변화에서 논의됐음)를 촉진하여 임신에 대비하도록 한다. 프로게스테론은 유선의 소엽 증식을 촉진하여 젖분비에 대비하도록 한다.

두 호르몬은 월경주기 동안에 수정된 난자가 착상되도록 자궁을 준비시키는 중요한 역할을 한다. 착상이 일어나지 않으면 자궁내막이 퇴화되고 월경이 시작된다.

난소의 구조(Ovarian Structure)

미출산부 여성(분만 경험이 없는 개체)의 **난소**(ovary)는 한 쌍으로 이루어져 있으며 아몬드 형태의 분홍빛이 도는 흰색 기관으로 길이 3 cm, 폭 1.5 cm, 두께가 1 cm이다. 각각의 난소는 복막주름인 **난소간막**(mesovarium, 그림 23.1 참조)에 의해 **넓은인대**(broad ligament)의 후면에 붙어 있다. 난소의 상부극(superior[또는 tubal] pole)은 **난소걸이인대**(suspensory ligament of the ovary)에 의해 골반벽에 붙어 있으며, 이 인대 내부로 난소혈관과 신경이 통과한다. 하부극(inferior[또는 uterine] pole)은 **난소인대**(ovarian ligament)에 의해 자궁으로 연결된다. 이 인대는 발달 중인 생식샘을 골반 바닥에 부착시키는 배아섬유성끈(embryonic fibrous cord)인 **길잡이**(gubernaculum)의 잔여물이다. 사춘기 이전에 난소의 표면은 매끈하지만 가임기 동안에는 반복된 배란으로 인해 흉터가 계속 생기고 표면이 거칠어진다. 폐경이 된 여성에서 난소는 가임기 동안의 크기의 1/4 정도로 작아진다.

난소는 피질과 수질로 구성되어 있다.

난소를 절단하면 뚜렷하게 두 개의 부위가 관찰된다.

- **수질**(medulla, medullary region)은 난소의 중심부에 있고 비교적 큰 구불구불한 혈관, 림프관, 및 신경을 포함하고 있는 성긴결합조직으로 구성되어 있다(그림 23.2).
- **피질**(cortex, cortical region)은 난소의 주변부에 위치하고 수질을 둘러싸고 있다. 피질에는 세포가 많은 결합조직 속에 파묻힌 **난포**(ovarian follicle)가 있다(도판 23.1, 1054쪽). 난포 주위의 버팀질에는 민무늬근육(smooth muscle)이 이따금 나타난다. 수질과 피질의 경계는 불분명하다.

난소는 중피 대신 "종자상피(germinal epithelium)"로 덮여 있다.

난소의 표면(surface of the ovary)은 한 층의 입방세포로 덮여 있으며, 일부는 거의 납작한 편평세포이다. **종자상피**(germinal epithelium)로 알려진 이 세포층은 난소간막을 덮고 있는 중피에 이어져 있다. 종자상피라는 용어는 과거에 배아발생 동안 생식세포가 형성되는 장소로 잘못 알려진 이후부터 계속하여 사용되고 있다. 남성과 여성 모두의 **원시생식세포**(primordial germ cell)는 생식샘 외부에서 유래하며 배아의 난황주머니(yolk sac)에서 배아의 생식샘피질로 이동하여 분화하고 난소의 분화도 유도하는 것으로 알려져 있다. 치밀결합조직층인 **백막**(tunica albuginea)은 종자상피와 그 아래 피질 사이에 위치하고 있다(도판 23.1, 1054쪽). 난소의 표면상피에서 발생하는 종양은 **난소암**(ovarian cancer)의 70% 이상을 차지한다. 이 표면상피종양(surface epithelial tumor)의 원인은 배란 시에 생식상피가 반복적으로 파손되고 복구되는 것과 관련되

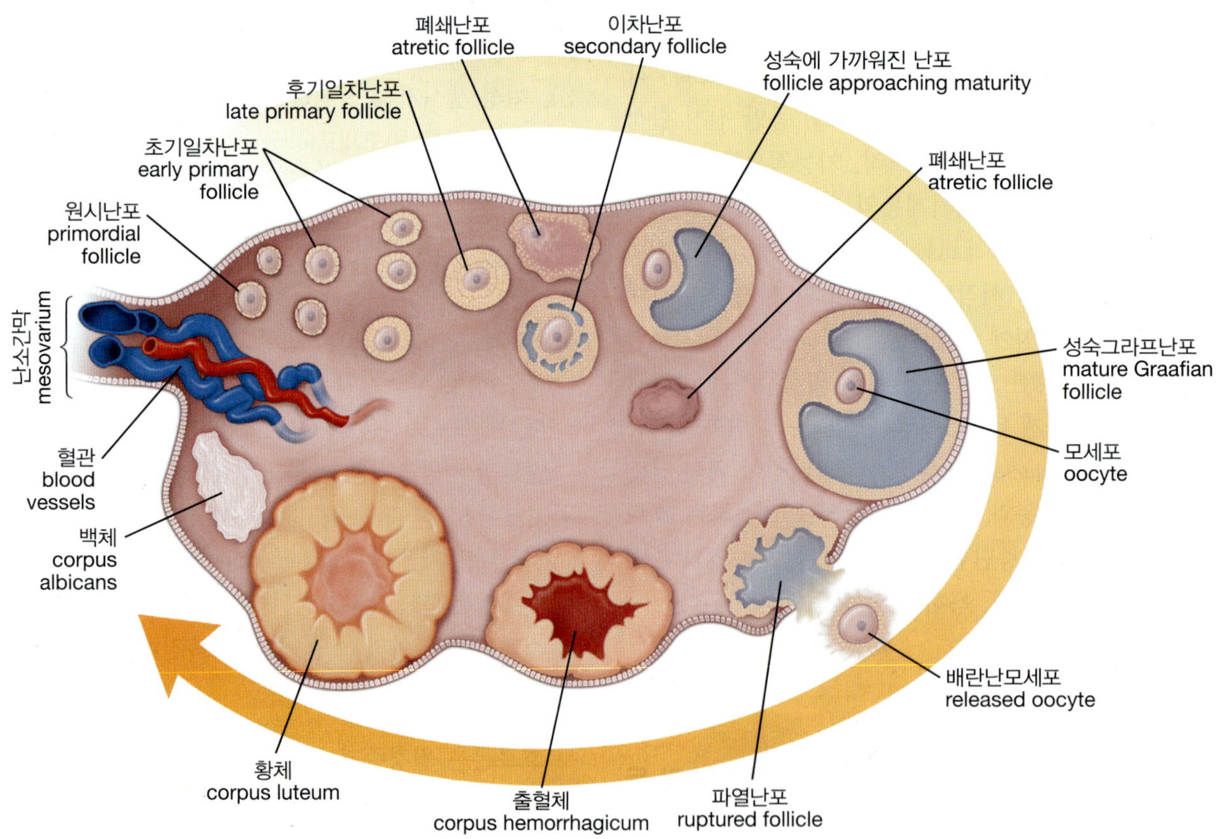

그림 23.2 난소 단면을 간단하게 나타낸 그림. 초기 일차난포부터 성숙(그라프)난포까지의 난포 발달단계를 나타낸 그림이다. 난포의 성숙은 *화살표*가 가리키는 방향으로 일어난다. 배란 후에 난포는 변화하여 황체가 되고 최종적으로는 백체가 된다. 난소문과 수질에서 매우 심하게 꼬인 혈관들이 관찰된다.

어 있을 수 있다.

난포는 발달하는 난모세포에게 미세환경을 제공한다.

다양한 크기의 **난포**(ovarian follicle)에는 각각 하나의 난모세포가 존재하며, 이는 피질 버팀질에 위치하고 있다. 난포의 크기는 난모세포의 발달상태를 나타낸다. 난자발생 초기인 태아기 동안 유사분열로 인해 난원세포(난자발생 부분을 참조)의 수가 많이 증가한다. 출생 시 난모세포는 일차감수분열 전기의 겹섬유기(diplotene stage) 상태로 발달이 멈춘다(1012쪽 참조). 사춘기가 되면 일부의 난포들은 **주기적으로 성장하고 성숙**(cyclic growth and maturation)하게 된다. 배란은 청소년기 내내 불규칙하게 일어날 수 있다. 일반적으로 월경 시작 후 3년 차까지 규칙적이고 주기적인 난포 성숙 및 배란 형성이 이루어진다.

정상적으로 각 월경주기 때마다 난소에서 단 하나의 난모세포가 완전히 성숙하여 배란된다. 한 개 이상의 난자가 성숙하여 배란되면 여러 개의 접합자가 생길 수 있다. 여성의 일생에서 가임기 동안 약 **400개 정도의 성숙난자**(400 mature ovum)만이 생산된다. 출생 시에 존재하던 600,000~800,000개에 이르는 일차난모세포(primary oocyte)의 대부분은 완전히 성숙하지 못하고 폐쇄난포, 자연사 및 미성숙 난자의 재흡수를 통해 소실된다. 이러한 과정은 태아기 5개월째에 시작되며 난모세포를 둘러싸는 세포들의 세포자멸사가 유발된다. 태아기에 일차난모세포가 500만 개나 되지만, 폐쇄난포를 통해 일차난모세포의 수는 기하급수적으로 감소되어 출생 시에는 20% 이하 수준이 된다. 폐경기에 남아 있는 난모세포는 몇 년 안에 퇴화한다.

난포의 발달(Follicle Development)

조직학적으로 발달상태에 따라 세 가지 기본 유형의 **난포**(ovarian follicle)를 식별할 수 있다.

- **원시난포**(primordial follicle)
- **성장난포**(growing follicle)는 일차 및 이차난포(또는 난포방)로 더 분류된다.
- **성숙난포**(mature follicle) 또는 **그라프난포**(Graafian follicle)

일부 조직학자와 임상의사들은 난포의 발달 과정 단계를 더 추가하기도 한다. 난소에서 모든 발달단계의 난포가 관찰되나 원시난포가 제일 우세하다. 각 난포의 운명은 내분비뿐만 아니라 외분비 요인에 의해서 조절된다.

원시난포는 난포발달의 가장 초기 단계이다.

원시난포(primordial follicle)는 태아 발달 3개월째 난소에서 처음으로 나타난다. 초기 성장단계에 있는 원시난포는 생식샘자극호르몬의 영향을 받지 않는다. 원시난포에서는 난포자극호르몬(follicle-stimulating hormone, FSH) 수용체가 발현되지 않는다. 성인 난소에서 원시난포는 백막 바로 아래쪽에 있는 피질의 버팀질에서 관찰된다. 한 층의 **편평난포세포**(squamous follicle cell)들이 난모세포 주위를 둘러싸고 있다(그림 23.3, 도판 23.1, 1054쪽). 난포세포의 외측은 바닥막(basement membrane)으로 둘러싸여 있다. 이 시기에 난모세포와 이를 둘러싸고 있는 난포세포들은 서로 가까이 밀착되어 있다. 원시난포에서 난모세포의 직경은 30 μm 정도이고, 진정염색질이 있는 커다란 핵이 한쪽으로 치우쳐 있으며, 핵 내부에는 하나 또는 여러 개의 큰 핵소체가 발달되어 있다. 난모세포의 세포질을 흔히 **난형질**(*ooplasm*)이라고 하며, 이곳에 **발비아니소체**(Balbiani body)가 위치하고 있다(그림 23.3a). 미세구조를 관찰해 보면 발비아니소체는 골지복합체와 소포, 형질내세망, 중심소체, 많은 미토콘드리아, 용해소체들이 부분적으로 뭉쳐서 형성된 것이다. 또한 사람 난모세포에는 **고리층판**(anulate lamella)이 있고, 수많은 작은 소포들이 작고 구형의 미토콘드리아와 함께 세포질에 산재하고 있다. 고리층판은 여러 층으로 쌓인 핵막과 유사하다. 각 층의 막에는 핵구멍과 형태적으로 유사한 구멍이 존재하고 있다.

일차난포는 성장난포의 발달에서 첫 번째 단계이다.

원시난포(primordial follicle)가 **성장난포**(growing follicle)로 발달하면서 난모세포 및 인접한 버팀질에서 변화가 일어난다. 초기에는 난모세포가 커지고, 주위의 납작한 난포세포들이 증식하여 입방세포로 변한다. 난포세포들이 입방형으로 변화되면 이 난포를 **일차난포**(primary follicle)라고 한다. 난모세포가 성장하면서 **투명층**(zona pellucida)이라고 불리는 세포 외부의 층을 형성하는 특수한 단백질들이 분비된다.

투명층은 수정능력부여 정자와 결합하여 첨단소체 반응을 유도하는 당단백질로 구성되어 있다.

투명층(zona pellucida, ZP)은 난모세포와 난포세포들 사이에 위치하고 있다(그림 23.4). 사람의 투명층에는 4종류의 **황산화산성투명층당단백질**(sulfated acidic zona pellucida [ZP] glycoproteins)이 있으며 각각 **ZP-1**(638 아미노산), **ZP-2**(745 아미노산), **ZP-3**(424 아미노산), **ZP-4**(540 아미노산)라고 한다. 사람 투명층의 당단백질은 심하게 당화되어 있다. ZP-3과 ZP-4는 일차 정자 결합수용체로서 작용한다. 이들은 정자의 첨단체모자가 감지한다. ZP-1과 ZP-2는 주로 정자 머리(head)의 적도 부분과 상호작용하는 이차 정자 결합단백질로 작용한다. 또한 ZP-1, ZP-3, ZP-4는 수정능력부여 정자의 **첨단체 반응**(acrosome reaction)을 유도한다(1015쪽 참조). 정자막이 난모세포의 세포막(난자형질막, oolemma)과 융합한 후, 투명층 당단백질은 피질 과립에서 방출되는 기질금속내단백질분해효소(metalloendoproteases)에 의해 분해되어, 그 결과 투명층 단백질은 다른 정자와 결합능력을 잃게 된다.

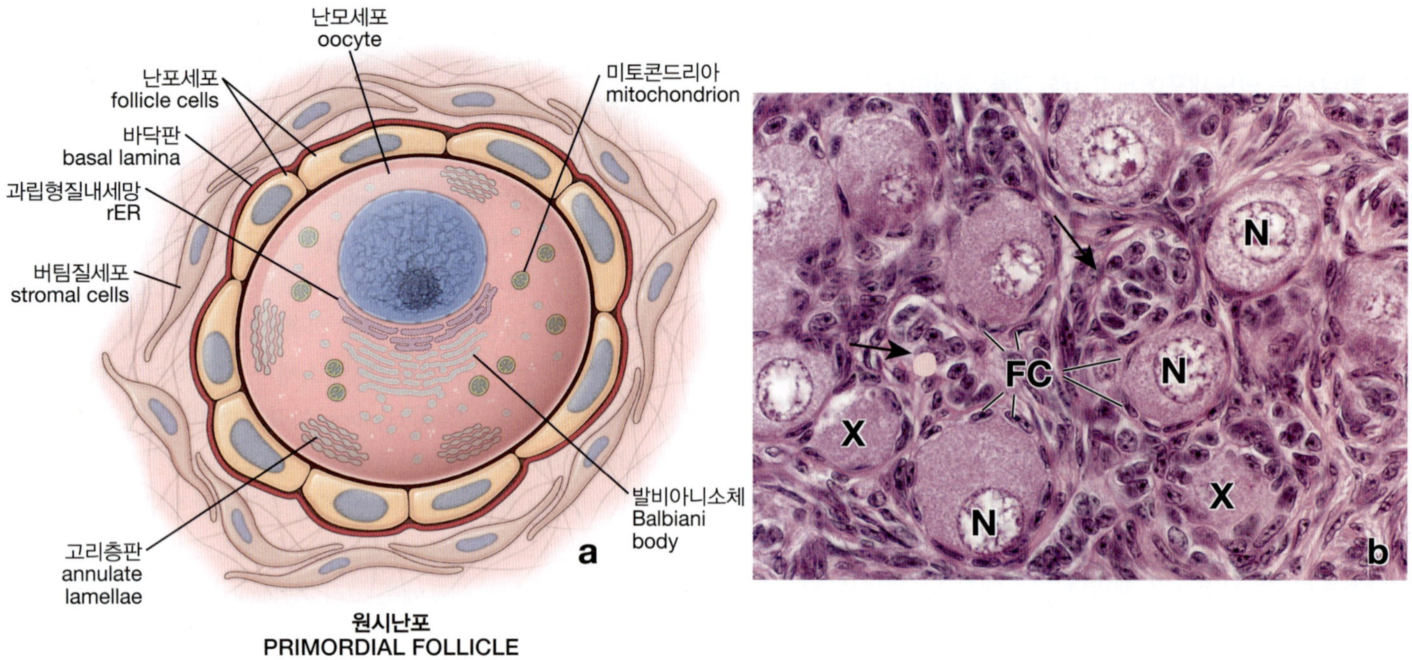

그림 23.3 원시난포. a. 일차감수분열의 전기에 정지한 난모세포가 관찰되고 있는 원시난포의 그림이다. 한 층의 편평난포세포가 난모세포를 둘러싸고 있다. 이 난포세포의 외측면은 바닥막에 의해 결합조직에서 분리되어 있다. 난형질은 전자현미경에서 관찰되는 것처럼 발비아니소체, 환층판 그리고 작고 둥근 미토콘드리아와 같은 특징적인 세포소기관이 포함되어 있다. **b.** 한 층의 납작한 난포세포(*FC*)에 의해 둘러싸여 있는 난모세포가 관찰되는 원시난포의 광학현미경사진이다. 일반적으로 난모세포의 핵(*N*)은 한쪽으로 치우쳐 있다. 단면 사진에서 핵이 나타나 있지 않은 두 개의 난모세포(*X*)가 관찰된다. 난포세포들만이 접사면에 나타난 두 개의 난포(*화살표*)가 있으며 이 단면에서 난모세포는 관찰되지 않고 있다. ×640.

광학현미경 관찰하면 투명층은 산호성 염료와 과아이오드산시프(periodic acid Schiff, PAS) 염료로 염색되며, 균일하고 굴절률이 높은 층으로 뚜렷하게 보인다(도판 23.1, 1054쪽). 난모세포가 한 층의 입방 또는 원주형 난포세포로 둘러싸여 있을 때 직경 50~80 μm 정도로 커지면서 처음으로 투명층이 뚜렷하게 나타난다.

난포세포는 여러 층을 구성하여 일차난포의 과립층을 형성한다.

한 층으로 있던 난포세포들은 빠르게 여러 층으로 증식하여 난모세포를 둘러싸는 **과립층**(membrana granulosa, stratum granulosum)을 형성한다. 이때부터는 난포세포를 **과립층세포**(granulosa cell)라고 한다. 바닥판은 원주형이 될 난포세포의 가장 바깥쪽 층과 결합조

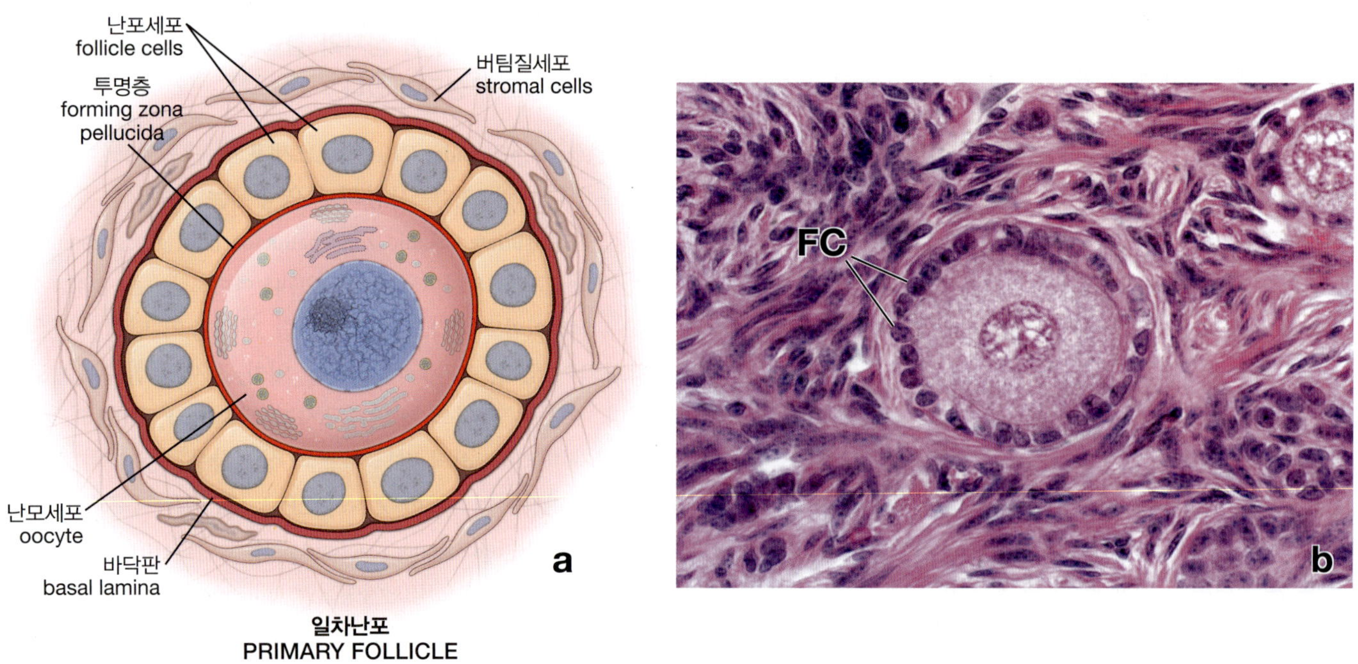

그림 23.4 초기 일차난포. a. 초기 발달단계에 있는 일차난포의 그림. 난모세포와 인접한 난포세포들 사이에 투명대가 형성되어 있다. 한 층의 입방난포세포가 발달하여 난모세포를 둘러싸고 있다. **b.** 일차난포의 광학현미경사진. 뚜렷이 구별되는 난포세포(*FC*)의 층이 난모세포를 둘러싸고 있다. ×640.

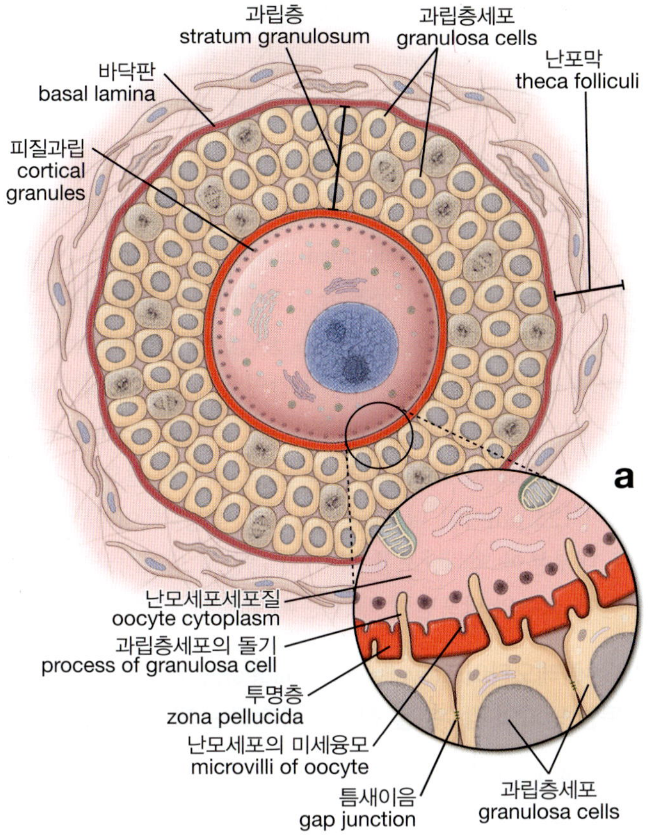

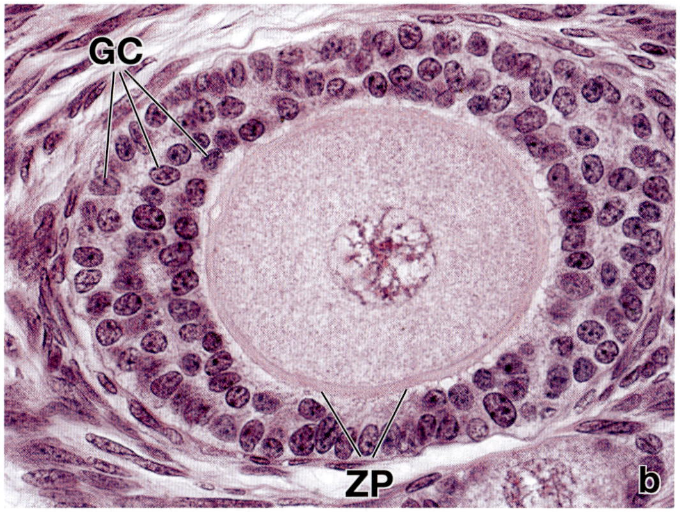

그림 23.5 후기 일차난포. **a.** 난모세포를 둘러싸는 여러 층의 과립층세포집단(난포세포에서 분화된)이 관찰되고 있는 후기 일차난포의 그림이다. 과립층세포에서 가장 내측은 투명대에 인접하여 있고, 이 세포의 가장 외측은 *난포막*(*theca folliculi*)이라고 불리는 버팀질세포에 인접한 바닥막에 놓여 있다. 이 단계에서 발비아니소체가 여러 개의 골지복합체로 재구성되어 있고 피질과립이 관찰되고 있다. *원형의 확대사진*에 난모세포와 인접한 난포세포의 미세구조가 나타나 있다. 난모세포로부터 나온 많은 미세융모와 과립층세포의 가느다란 돌기가 난모세포를 둘러싸고 있는 투명대로 뻗어 있다. 과립층세포의 돌기는 난모세포의 세포막과 접촉하고 있다. **b.** 발달후기 일차난포의 광학현미경사진(원숭이). 여러 층의 과립층세포(*GC*)가 일차난모세포를 둘러싸고 있다. 투명대(*ZP*)가 난모세포와 난포세포 사이에 위치하고 있다. ×640.

직 버팀질 사이에 위치한다.

난포가 성장하면서 수많은 틈새이음(gap junction)이 과립층세포 사이에 형성된다. 그러나 고환의 세르톨리세포(Sertoli cell)에서와는 다르게, 과립층세포의 바닥층에는 치밀이음(tight junction, zonulae occludente)이 없으며, 이는 혈관-난포 장벽이 없음을 시사한다. 혈액 속의 영양소와 작은 신호물질들의 난포액으로 이동은 난모세포와 난포의 정상적인 발달에 필수적이다.

결합조직세포는 일차난포의 난포막을 형성하고 있다.

과립층세포가 증식하면서, 난포를 둘러싸는 **버팀질세포**(stromal cell)가 바닥판 외부에서 **난포막**(theca folliculi)이라는 결합조직층을 형성하고 있다(그림 23.5). 난포막은 나중에 두 개의 층으로 분화된다.

- **속난포막**(theca interna)은 입방형 분비세포로 구성된 혈관이 많은 내부층이다(도판 23.2, 1056쪽). 충분히 분화된 속난포막의 세포는 스테로이드 분비세포에서 관찰되는 특징적인 미세구조를 나타내고 있다. 속난포막의 세포는 **황체형성호르몬 수용체**(luteinizing hormone [LH] receptor)을 많이 가지고 있다. 이 세포들은 LH의 자극을 받아 에스트로겐의 전구물질인 안드로겐을 합성하고 분비한다. 분비세포 외에도, 내난포막에는 섬유모세포, 콜라겐다발, 내분비기관에 특징적인 작은 혈관그물이 많이 존재하고 있다.
- **바깥난포막**(theca externa)은 결합조직세포로 이루어진 외부층이다. 여기에는 주로 민무늬근육세포와 콜라겐다발이 존재하고 있다.

난포막 층들 사이, 그리고 외난포막과 인접한 버팀질 사이의 경계는 분명하지 않다. 그러나 과립층과 속난포막 사이에는 **바닥판**(bsal lamina)이 있어 경계가 뚜렷하다. 이 바닥판은 난포 성장 기간 동안 혈관이 없는 과립막층으로부터 모세혈관이 풍부한 속난모막을 분리한다. 과립층과 속난포막 사이의 바닥판 경계는 백혈구와 고분자량 물질(예를 들어 저밀도 지단백질)이 난포로 들어가는 것을 제한한다.

일차난포 내부에서 난모세포의 성숙이 일어난다.

난모세포가 성숙해지면서 세포소기관의 분포가 변화된다. 원시난모세포에 있는 단일 발비아니소체에서 유래한 여러 개의 골지복합체가 세포질에 산재되어 있다. 자유리보솜, 미토콘드리아, 작은 소포, 다소포체(multivescular body)의 수와 과립형질내세망의 양이 증가한다. 때로는 지방방울과 지질색소가 있을 수도 있다. 사람을 포함한 많은 종의 난모세포에는 특수한 분비소포인 **피질과립**(cortical granule)이 존재한다(그림 23.5a 참조). 이 과립은 **난모세포막**(oolemma) 바로 아래에 위치하고 있다. 이 과립에는 정자에 의해 난자가 활성화되면 세포외배출을 통해 분비되는 단백질분해효소가 있다(수정 편에서 설명하였음).

투명대가 형성되면서 난모세포에서 뻗어 나온 많은 불규칙한 미세융모들이, 난모세포와 주변의 과립층세포 사이에 위치한 **난황주위공간**(perivitelline space)에서 관찰된다(그림 23.5 참조). 동시에 과립층세포에서 형성된 가는 돌기가 난모세포 쪽으로 뻗어 나가 난모세포의 미세융모와 엉키며, 일부는 난모세포막을 밀고 들어가 함입된다. 이 돌기는 난모세포의 형질막과 틈새이음(gap junction)을 형성한다. 과립층세포에서 생성되는 **고리일인산구아노신**(cyclic guanosine monphosphate, cGMP)은 틈새이음을 통해 난모세포로 들어가서 포스포다이에스터분해효소(phosphodiesterase, PDE3A)에 의해 **고리일인산아데노신**(cyclic adenosine monophosphate, cAMP) 가수분해를 억제하여 첫 번째 감수분열 상태에서 난모세포를 **성숙 정지 상태로 유지시킨다**(maintains maturational arrest). 이러한 억제는 난모세포에서 cAMP의 농도를 높게 유지하여 감수분열 진행을 차단한다.

이차난포는 액체로 채워진 난포방이 특징이다.

일차난포는 과립층세포가 증식하고 난포가 커지면서 피질의 버팀질 속으로 깊숙이 들어간다. 난모세포와 난포의 성장에는 다음과 같은 여러 인자가 필요하다.

- **난포자극호르몬**(follicle stimulating hormone, FSH)
- **성장인자**(growth factor)(예: 표피성장인자[epidermal growth factor, EGF], 인슐린유사성장인자 I [insulin-like growth factor I, IGF-I])
- **칼슘이온**(calcium ion, Ca^{2+})

과립층이 6~12개의 세포층으로 구성되면, 과립층세포들 사이에 **액체로 채워진 공간**(fluid-filled cavity)이 나타난다(그림 23.6). 히알루로난(hyaluronan)이 풍부한 **난포액**(liquor folliculi)이 과립층세포 사이에 계속 축적되면서 작은 공간들이 서로 융합되기 시작하고 마지막에는 초승달 형태의 공간인 **난포방**(antrum)이 형성된다. 이 난포는 **이차난포**(secondary follicle) 또는 **방난포**(antral follicle)가 된다(도판 23.2, 1056쪽). 난모세포는 난포의 한 편으로 치우쳐 있고 직경이 125 μm이며 더 이상 성장하지 않는다. 이차난포 단계에서 난포 대부분이 폐쇄난포를 겪지만, 순환성 생식자극호르몬의 자극을 받아 소수의 난포만이 배란 준비 단계에 도달한다.

고리뉴클레오타이드(cyclic nucleotides)는 난포의 성장과 성숙 과정 동안 난자의 감수분열 정지를 유지하는 데 중요한 역할을 한다.

과립층과 난모세포에서 생성되는 고리뉴클레오타이드 **고리일인산구아노신**(cGMP)과 **고리일인산아데노신**(cAMP)은 **난모세포 감수분**

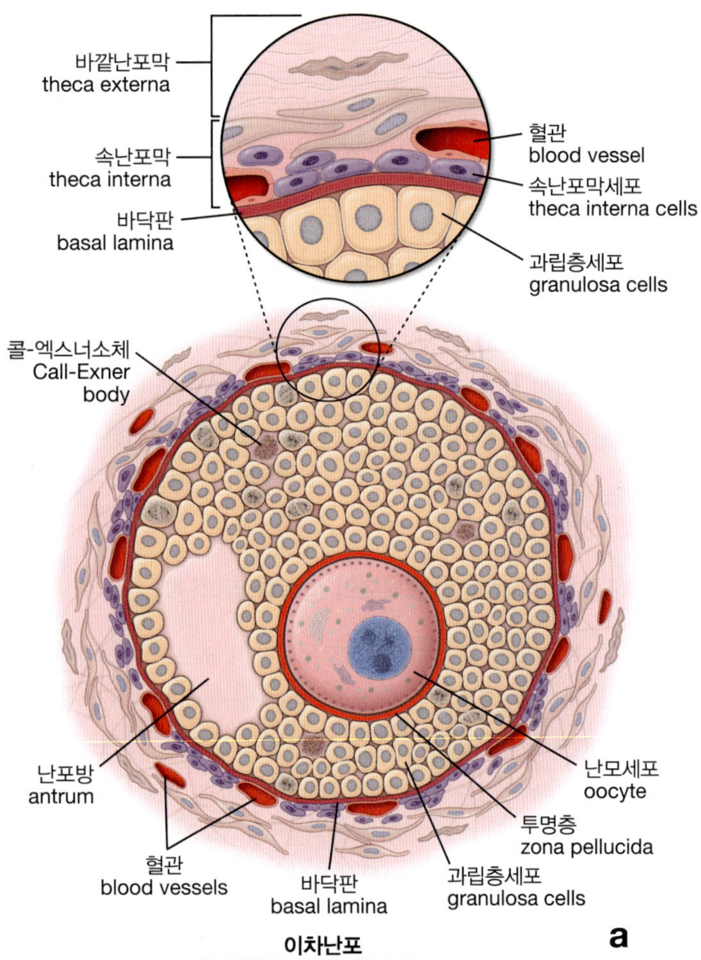

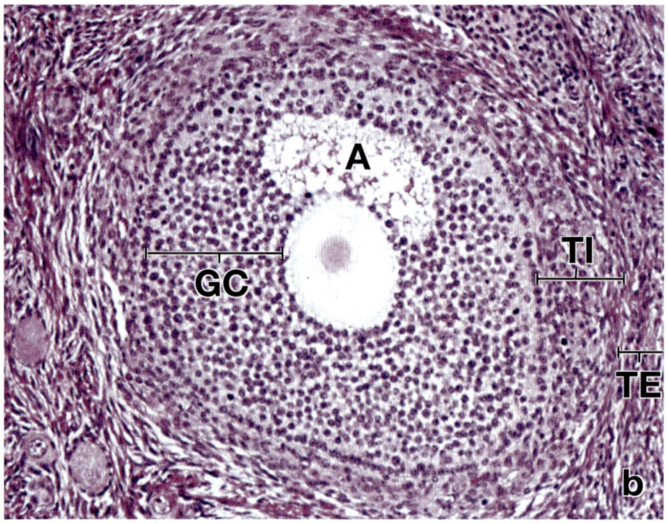

그림 23.6 이차난포. a. 과립층세포 사이에서 액체로 채워진 작은 공간이 합쳐지면서, 액체로 채워진 난포방이 있는 이차난포의 그림이다. 활발하게 성장하고 있는 이 난포에는 세포분열하는 과립층세포가 많이 있다. 칼-엑스너소체(Call-Exner body)가 이 단계에서 관찰되고 있다. *원형의 확대 그림*은 과립층세포, 바닥막, 내난포막과 외난포막의 관계를 보여주고 있다. 내난포막의 세포는 혈관이 많고 스테로이드를 생산하는 세포로 분화된다. 내난포막은 *외난포막*이라는 한 층의 버팀질세포로 둘러싸여 있다. 바닥막은 내난포막으로부터 과립층세포를 분리시키고 있다. **b.** 이차난포의 광학현미경 사진. 난포액으로 채워진 난포방(*A*)이 과립층(*GC*) 내에서 관찰되고 있다. 여러 층의 내난포막(*TI*)과 외난포막(*TE*)이 이차난포의 바닥막 외측에서 관찰되고 있다. ×85.

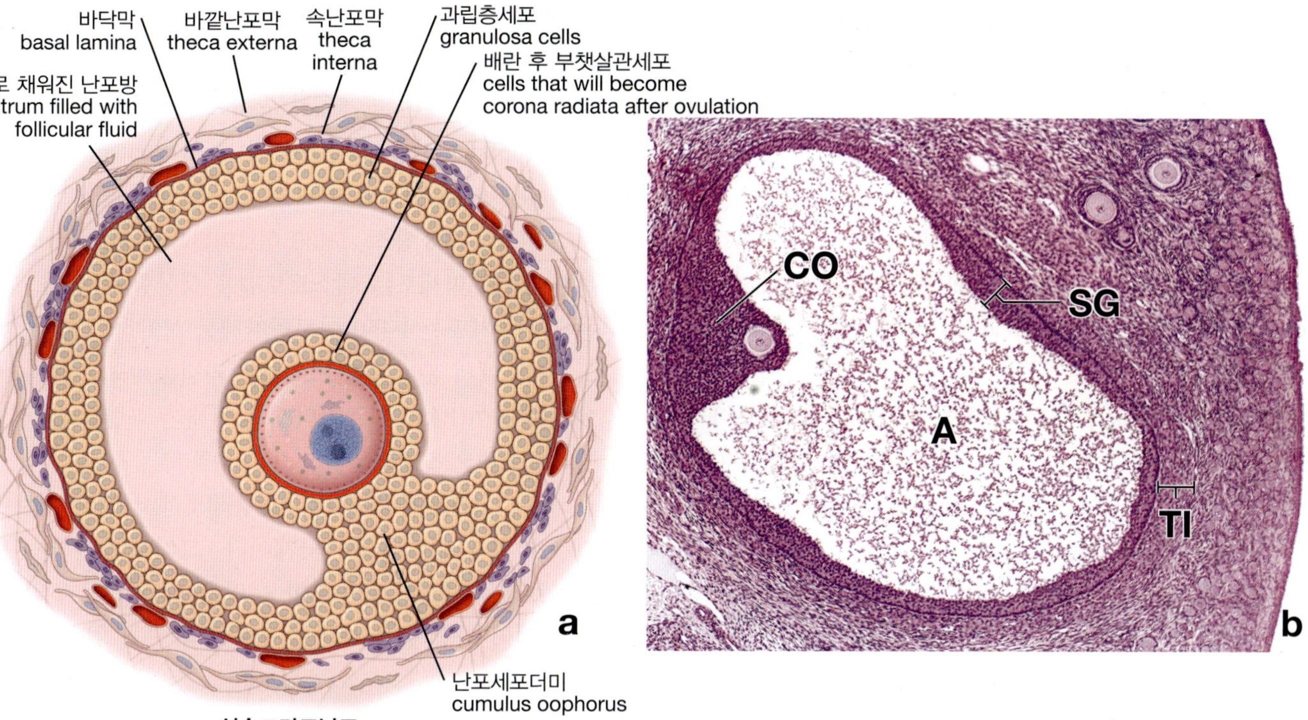

그림 23.7 발달 후기단계의 이차난포. a. 난구 속에 묻혀 있는 난모세포가 있고 큰 난포방이 있는 성숙(그라프)난포의 그림. 난모세포를 둘러싸고 있는 난포세포더미는 배란 후에도 난모세포에 부착되어 있으며 이를 *부챗살관*이라고 한다. **b.** 성숙한 이차난포의 광학현미경사진. 액체로 채워진 큰 난포방(*A*)과 난모세포가 묻혀 있는 난포세포더미(*CO*)가 관찰되고 있다. 난포방의 내강을 둘러싸고 있는 세포들은 과립층(*SG*)을 구성하고 있다. 사진의 *오른쪽*에 난소의 표면이 관찰되고 있다. 두 개의 일차난포도 관찰되고 있다(*위 오른쪽*). TI, 내난포막. ×45.

열 정지를 유지하는(maintaining oocyte meiotic arrest) 주요 분자이다. 또한 난자의 성장 및 성숙 억제는 나트륨배설펩타이드(natriuretic peptide) 계열에 의해 조절된다. 그 대표적인 물질은 **C형 나트륨배설펩타이드**(C-type natriuretic peptide, CNP)라고 불리는 저분자량 펩타이드로 과립층세포에서 난포액으로 분비되어 **난모세포 성숙 억제제**(oocyte maturation inhibitor)로 작용한다. 이차난포의 크기와 C형 나트륨배설펩타이드(CNP) 농도 사이에는 직접적인 상관관계가 성립된다. 농도는 미성숙 난포에서 가장 높고 성숙한 난포에서 가장 낮다. 처음 액체가 나타났을 때 초기 이차난포의 직경이 0.2 mm 였던 난포는 계속 성장하여 직경이 10 mm 이상으로 커진다.

난구세포는 난모세포 주위에서 방사관을 형성하고 있다.

이차난포(secondary follicle)가 커지면서 여러 층의 과립층세포로 둘러싸인 난포방도 커진다(그림 23.7). 난모세포 근처를 제외한 나머지 부분에서 과립층의 두께는 비교적 일정하다. 난모세포가 있는 부위에서 과립층세포는 두툼한 언덕인 **난포세포더미**(cumulus oophorus)를 형성하여 난포방 쪽으로 융기되어 있다. 난모세포를 둘러싸고 있고 배란 시에 난모세포와 같이 배출되는 난포세포더미를 **부챗살관**(corona radiata)이라 한다. 부챗살관은 난포세포더미로 구성되어 있으며, 이 세포들은 투명대를 통과하는 미세융모를 내어 난모세포에서 나온 미세융모와 함께 틈새이음을 통해 서로 교통한다. 난포가 성숙하는 동안 과립층세포의 미세융모의 수는 증가하며 난포방 자유면에 있는 황체형성호르몬(LH)수용체도 같이 증가한다. 세포 외부에서 짙게 염색되는 PAS염색양성물질인 **콜-엑스너소체**(Call-Exner bodies)(그림 23.6a 참조)가 과립층세포 사이에서 관찰될 수 있다. 이 소체는 과립층세포에 의해 분비되며 히알루로난과 프로테오글리칸을 포함한다.

성숙난포 또는 그라프난포에는 성숙한 이차난모세포가 존재하고 있다.

성숙난포(mature follicle)는 **그라프난포**(Graafian follicle)라고도 하며 직경이 10 mm 이상 된다. 그라프난포는 크기가 크기 때문에 난소 피질 전체에 걸쳐 있으며 난소표면으로 불룩하게 융기되어 있다. 난포가 최대의 크기에 도달되면서 과립층세포에서 일어나는 세포분열의 활성도는 감소한다. 난포방이 커지면서 과립층은 더욱 얇아진다. 과립층세포들 사이의 공간이 커지면서, 난모세포와 난포세포더미 세포 나머지 과립층세포로부터 점자 느슨해져서 배란에 대비한다. 난모세포를 둘러싸는 난포세포더미 세포들은 한 층의 세포로 구성되어 있는 부챗살관을 형성한다. 이 세포들과 느슨하게 연결되어 있는 난포세포더미 세포들은 난모세포와 함께 배란된다.

난포가 성숙되는 동안, 난포막은 더욱 뚜렷해진다. 지방이 내난포막의 세포에 나타나며, 이 세포에서는 특징적으로 스테로이드 분비세포의 미세구조가 관찰된다.

난소에서 에스트로겐을 합성하려면 내난포막과 과립층세포 사이의 협력적인 관계가 필요하다.

발달 중인 난포에서 에스트로겐(에스트론, 에스트라디올)을 생성하려면 **속난포막 세포**(theca interna cell)와 **과립층세포**(granulosa cell)의 협동적인 상호작용이 필요하다. 과립층세포와 속난포막세포은 여성의 주요 호르몬인 에스토라디올 합성에 필요한 효소를 둘 다 발현하지 못한다. 속난포막세포는 난포의 혈관이 많은 층에 위치하며 세포 표면에 황체형성호르몬(LH) 수용체와 저밀도지단백질(low-density lipoprotei, LDL) 수용체를 모두 발현한다. 이들 세포의 LDL 수용체는 콜레스테롤에서 방출되는 LDL 분자의 흡수를 촉진하며 이 LDL 분자는 스테로이드호르몬 합성에 주요 기질이 된다(그림 23.8).

LH에 의해 자극을 받으면 속난포막세포는 **콜레스테롤**(cholesterol)을 프레그네놀론으로 전환하고 그다음에는 추가 중간물을 거쳐 **안드로겐**(adrogens; 디하이드로에피안드로스테론, dehydropiandrosterone [DHEA]; androstenediol, 안드로스텐디올; adnrostenedione, 안드로스텐디온; testosterone, 테스토스테론)으로 전환시킨다(그림 23.8 참조). **P450 아로마타제**(P450 aromatase) 효소가 부족한 속난포막세포는 에스트로겐을 생산할 수 없다. 반면, 이웃하는 과립층세포는 P450 아로마타제를 보유하고 있다. 따라서 속난포막세포에서 분비된 안드로겐은 과립층세포로 들어가 FSH 자극에 반응하여 P450 아로마타제에 의해 무과립형질내세망(sER)에서 에스트로겐으로 전환된다(그림 23.8 참조).

난포자극호르몬(FSH)은 과립층세포에서 P450 아로마타제 유전자를 발현시키는 주요 자극제이다. 그러나 모든 과립층세포가 에스트로겐을 생성하는 동일한 능력을 갖추고 있지 않다. 아로마타제 활성이 가장 높은 수치는 속난포막 근처 말초세포에서 관찰되

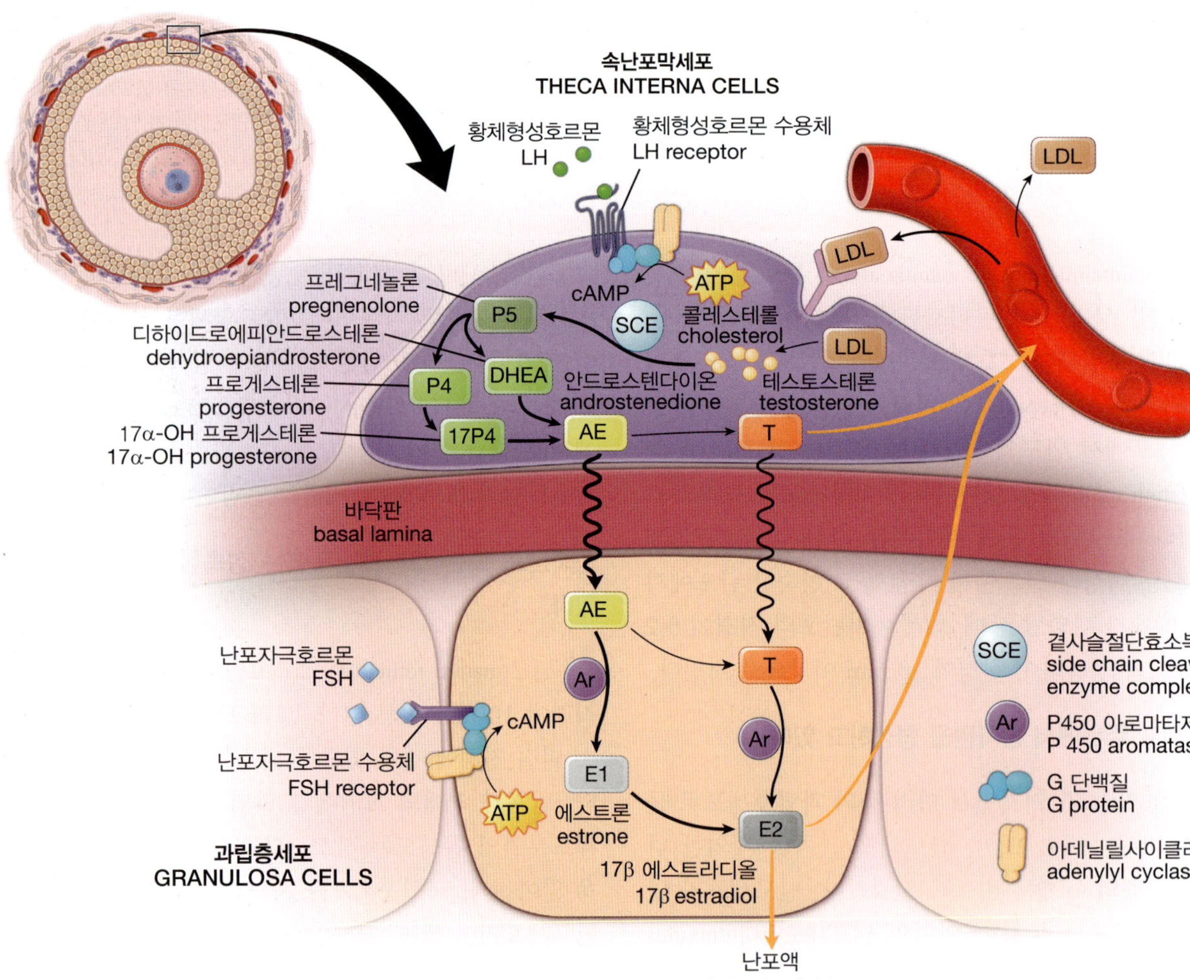

그림 23.8 난소 난포에서의 에스트로겐 합성. 난소에서 에스트로겐을 합성하려면 내난포막세포와 과립층세포 간의 협력이 필요하다. 내난포막세포는 표면에 황체형성호르몬(*LH*)과 저밀도지단백질(*LDL*) 수용체를 모두 발현한다. 내난포막세포의 *LH* 자극은 콜레스테롤(젖산탈수소효소[*LDH*]로부터 유리됨)을 프레그네놀론(*P5*)으로 전환시키고, 이후 추가 중간산물을 거쳐 안드로겐(안드로스텐디온과 테스토스테론)으로의 전환을 유도한다. 이러한 안드로겐은 인접한 과립층세포로 확산되어 P450 아로마타제 효소에 의해 에스트로겐으로 전환된다. 과립층세포는 난포자극호르몬(*FSH*) 수용체를 발현하며, *FSH*에 의한 과립층세포의 활성화는 P450 아로마타제 활성의 주요 자극제가 된다. 또한 *FSH*는 에스트론을 17β-에스트라디올로 전환하는 것을 유도한다. ATP, 아데삼인산아데노신; *cAMP*, 고리일인산아데노신.

글상자 23.1

임상적용: 다낭난소(Polycystic Ovarian Disease)

다낭난소(polycystic ovarian disease)는 수많은 난포 낭종이 있는 양측 난소의 비대, 불규칙한 월경주기, 불임으로 이어질 수 있는 무배란, 비만, 얼굴의 과도한 모발 성장, 여드름, 지성 피부 등이 발생하는 다양한 임상적 징후와 증상을 특징으로 하는 증후군이다. 형태학적으로 난소는 작고 하얀 풍선 안에 구슬이 가득하게 들어찬 모양이다. 이 질병에 영향을 받아 종종 *굴난소*(*oyster ovary*)라고 불리는 난소는 매끄럽고 진주처럼 하얀 표면을 가지며 배란이 일어나지 않아 표면에 흉터가 없다. 이 상태는 두꺼운 백막 아래에 있는 많은 수의 액체로 가득 찬 난포낭과 위축된 이차난포에 의해 나타난다.

다낭난소 증후군(polycystic ovary syndrome, PCOS)의 발병기전은 명확하지 않지만, 안드로겐 생성을 유발하는 안드로겐 생합성 조절 결함과 관련이 있을 수 있으며, 이로 인해 배란이 억제되고 종종 PCOS와 연관된 비정상적인 모발 성장과 여드름을 유발한다. 인슐린 저항성도 PCOS에 영향을 미치는 것으로 보인다.

PCOS 치료는 환자의 출산 의지에 따라 달라진다. 임신을 원하는 경우, 신체의 인슐린 민감성을 높이고 체중 감량을 촉진하는 약물을 사용하여 인슐린 저항성을 감소시키고 배란을 재개할 수 있다. 이러한 치료가 실패하면, 배란 촉진 약물과 복강경 수술이 시행된다. 시험관내 수정(in vitro fertilization)도 하나의 선택지가 될 수 있다. 임신을 원하지 않을 경우, 복합 피임법(에스트로겐과 프로게스테론 함유)을 사용하여 월경주기를 조절하고 여드름과 비정상적인 모발 성장을 줄일 수 있다(그림 F23.1.1).

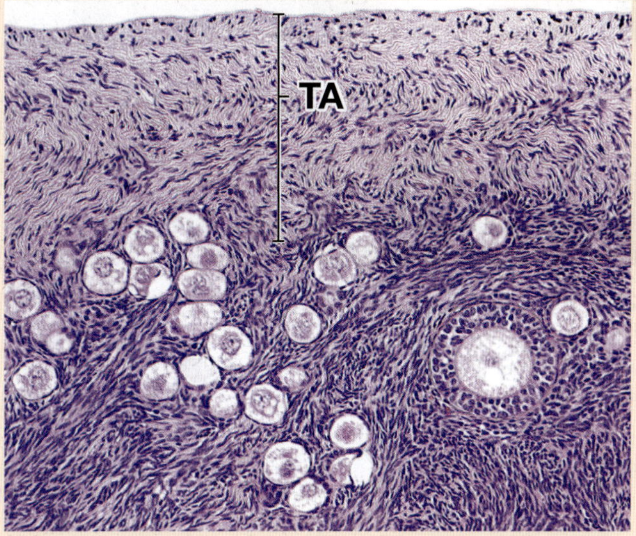

그림 F23.1.1 다낭난소. 이 사진은 다낭난소가 있는 환자의 난소 피질의 단면을 보여준다. 수많은 난포를 덮고 있는 비정상적으로 두꺼운 백막(*TA*)이 관찰된다. 두꺼운 백막이 성숙(그라프)난포의 배란을 방해하고 있다. 난포 중 하나가 일차난포로 발달하고 있다. ×45.

는 반면, 가장 낮은 수치는 난포방 경계에 있는 세포에서 관찰된다. 발달 중인 난포 방향화(aromatization) 능력(안드로겐을 에스트로겐으로 전환)은 거의 대부분(99%)이 과립층세포에서 발생하며, 그러므로 난소주기의 난포기에서 에스트라디올이 유일한 원천이다. 과립층세포에서 분비되는 에스트로겐은 과립층세포의 증식을 자극하여 난포를 커지게 한다.

아로마타제 억제제(aromatase inhibitor, AI)는 에스트로겐에 민감한 유방암 치료에 사용되는 약물이다. 이 유형의 유방암은 에스트로겐에 반응하여 자란다. 아로마타제 억제제는 아로마타제 효소의 여러 부위에 결합하여 안드로겐이 에스토르겐으로 전환되는 것을 방지하여 신체의 에스트로겐 수치를 낮추고 암세포의 성장을 억제한다.

난포 및 신체에서 에스트로겐 수치의 증가는 생식샘자극세포(gonadotrope)가 생식샘자극호르몬방출호르몬(gonadotropin-releasing hormone)에 민감해지는 것과 상관관계가 있다. LH의 증가(FSH는 약간 급증)는 배란 전 약 24시간에 샘뇌하수체에서 유도된다. LH 분비가 급격하게 증가되면 과립층세포의 LH 수용체의 발현이 저하되고(민감도가 떨어진다), 과립층세포는 더 이상 LH에 반응하지 못하여 에스트로겐을 생성하지 않는다. LH 분비의 증가로 일차난모세포의 일차감수분열이 재개된다. 이 감수분열은 LH 분비가 급격하게 증가된 다음 12~24시간 사이에 일어나며, 이 결과로 이차난모세포와 제1극체가 형성된다. 과립층세포와 난포막세포는 모두 황체화되어 프로게스테론을 생성한다(황체 단락 1012~1014쪽 참조).

배란(Ovulation)

배란은 호르몬의 조절을 받아 이차난모세포를 방출하는 과정이다.

배란(ovulation)은 **이차난모세포**(secondary oocyte)가 그라프난포에서 방출되는 과정이다. 각각의 월경주기 초기에 일부 일차난포 집단에서 배란이 될 난포가 선택된다. 배란 시 난모세포는 종자상피를 포함한 난포막 전체를 뚫고 나온다.

호르몬의 변화와 효소의 효과가 함께 작용하여 월경주기 중간에 **이차난모세포의 방출**(release of the secondary oocyte)이 유발된다(28일 주기에서 14일째). 이 요인들은 다음과 같다.

- 난포방 액체의 부피와 압력의 증가
- 활성화된 플라즈미노겐(plasminogen)에 의한 난포벽 단백질의 분해
- 난모세포-난포세포더미 복합체와 과립층 사이에서 호르몬작용에 의한 글리코사미노글리칸의 축적
- 프로스타글란딘에 의한 내난포막의 민무늬근육섬유 수축

배란되기 직전에, 커진 난포에 의해 난소의 표면에서 불룩하게 융기된 작은 부위로 가는 혈액 공급이 중단된다. 종자상피의 이 부

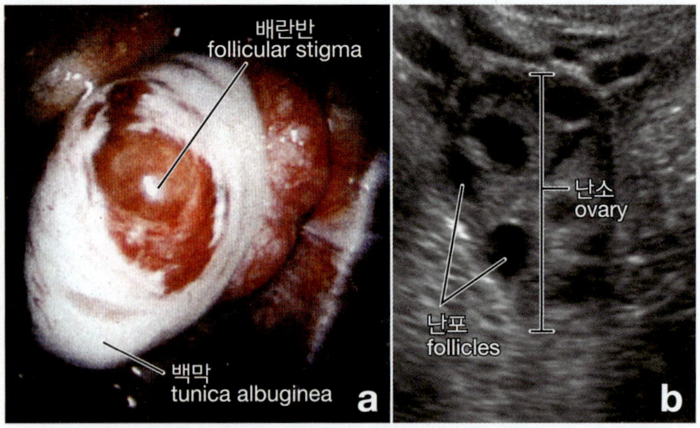

그림 23.9 난소의 내시경 및 초음파 검사. a. 내시경을 이용해 난모세포를 채취하는 시술 중에 있는 난소의 사진이다. 난소는 배란 직전 단계에 있다. 배란점(follicular stigma)이 뚜렷하게 돌출된 난포 구역이 관찰된다. 백막을 둘러싸는 종자상피는 배란이 일어날 부위에서 파열된다. **b.** 초음파 영상술과 같은 비수술적 기술의 발달은 난포의 성장을 관찰하는 데 도움이 되고 배란 전에 난모세포를 채취하는 시점을 결정하는 방법으로 유용하다. (Dr. Charles C. Coddington III, Mayo Clinic 제공.)

위가 **배란반**(macula pellucida) 또는 **배란점**(follicular stigma)이며 돌출된 후에 파열된다(그림 23.9a). 부챗살관과 난포세포더미 세포로 둘러싸인 난모세포는 파열된 난포에서 외부로 배란된다. 배란 시에 자궁관술(uterine fimbria)은 난소의 표면에 밀착되어 있어 난모세포가 들어 있는 **난포세포더미**(cumulus mass)는 자궁관술에 의해 자궁관의 복강구 속으로 부드럽게 쓸려 들어간다. 난포세포더미는 자궁관술 단단히 고정되어 있으며 자궁관을 덮고 있는 섬모세포에 의해 능동적으로 수송되어 복강으로 이동되는 것이 방지된다. 비수술적 초음파 기술을 이용해 난포의 발달을 관찰한다. **질경유초음파검사**(transvaginal ultrasound examination)는 불임 판정 및 치료에 유용하게 사용할 수 있는 난포의 수와 크기에 관한 자세한 정보를 제공한다(그림 23.9b). 이차난모세포는 배란 후 약 24시간 동안 생존한다. 만약 이 기간 내에 수정되지 않으면 이차난모세포는 자궁관을 지나면서 퇴화한다.

자궁관으로 들어가지 못한 난모세포는 일반적으로 복강에서 퇴화한다. 그러나 가끔 이차난모세포가 수정되어 난소, 장, 직장자궁오목(Douglas pouch)의 표면에 착상되기도 한다. 자궁내막 이외의 다른 부위에서 발생하는 임신을 **자궁외임신**(ectopic pregnancy)이라고 한다. 자궁외임신은 생존 불가능하며 수술적으로 또는 특정 약물(예: 메토트렉세이트)을 사용하여 제거해야 한다. 자궁강내막이 아닌 다른 부위에서 자궁외임신이 일어나면 임신 전반기에 발생하는 산모 사망의 가장 흔한 원인이 된다.

정상적으로 각 월경주기에서 단 하나의 난포만이 성숙을 완료하고 이는 결국 파열되어 이차난모세포가 배란된다. 드물게 같은 월경주기 동안 완전히 성숙된 다른 난포들에서 난모세포가 배란되어 다접합자(multiple zygote)가 형성될 수 있다. 클로미펜사이트레이트(clomiphene citrate, Serophene)와 같은 약제나 난소의 활성을 자극하는 사람폐경생식샘자극호르몬(human menopausal gonadotropin)은 여러 개의 난포를 동시에 성장시켜 다태아임신의 가능성을 크게 높인다.

일차난모세포는 12~50년 동안 일차감수분열 전기의 겹섬유기(diplotene stage)에 머물러 있다.

원시난포 내부의 **일차난모세포**(primary oocyte)는 배란 시기에 일차감수분열이 시작되지만 이 분열은 **일차감수분열 전기 중 겹섬유기에서 머물러 있다**(arrested at the diplotene stage of meiotic prophase)(3장 세포핵, 감수분열 편, 120쪽 참조). 일차감수분열 전기는 배란될 때까지 완성되지 않는다. 그러므로 일차난모세포는 12~50년 동안 일차감수분열의 전기에 머물러 있게 된다. **감수분열 정지**(meitotic arrest) 기간이 길어지면 일차난모세포는 해로운 환경에 노출되어 비분리염색체(nondisjunction)와 같은 감수분열 오류가 초래될 수 있다. 이러한 오류는 **21번 염색체의 세염색체증**(trisomy of chromosome 21, 다운증후군 Down syndrome) 같은 비정상적인 수의 염색체(이수성)를 유발한다.

성숙난포(그림 23.10)에서 일차감수분열(meiotic division, reduction division)이 완료되면서 형성된 **일차난모세포**(primary oocyte)의 두 개의 딸세포는 동일한 양의 염색질을 함유하고 있지만, 이 중 하나의 세포가 대부분의 세포질을 받아 **이차난모세포**(secondary oocyte)로 발달된다. 이 세포의 직경은 150 μm이다. 다른 딸세포는 최소한의 세포질을 받아 **제1극체**(first polar body)가 된다.

이차난모세포는 배란 직전까지 이차감수분열의 중기에 머물러 있다.

일차감수분열이 끝나고 **이차난모세포**(secondary oocyte)에서 바로 이차감수분열이 시작된다. 부챗살관의 세포에 둘러싸여 있는 이차난모세포가 난포에서 배란되면서 이차감수분열(equatorial division)이 진행된다. 이 감수분열은 **중기에 머물며**(arrested at metaphase) 이차난모세포가 정자에 의해 수정되면 완료된다. 수정되면 이차난모세포는 이차감수분열을 완료하고 23개의 염색체를 가진 **여성풋핵**(maternal pronucleus)과 함께 성숙한 **난자**(ovum)로 된다. 이 분열에서 형성된 다른 세포가 **제2극체**(second polar body)이다. 사람에서 제1극체는 배란 후 20시간 이상 살아 있지만 분열하지는 않는다. 따라서 수정란에는 두 개의 극체가 있다(하나는 이배수성인 제1극체이고 또 다른 하나는 단배수성인 제2극체이다). 일부 포유동물에서는 제1극체도 분열하여, 감수분열의 최종결과로 난모세포 한 개와 단배수성 극체 3개가 형성되게 된다(그림 23.10 참조). 극체는 더 이상 발달하지 않고 세포자멸사 과정으로 들어간다.

황체(Corpus Luteum)

배란 후에 붕괴된 난포는 황체로 재구성된다.

배란 후 남은 과립층세포와 난포막세포로 구성된 **난포벽**(follicular

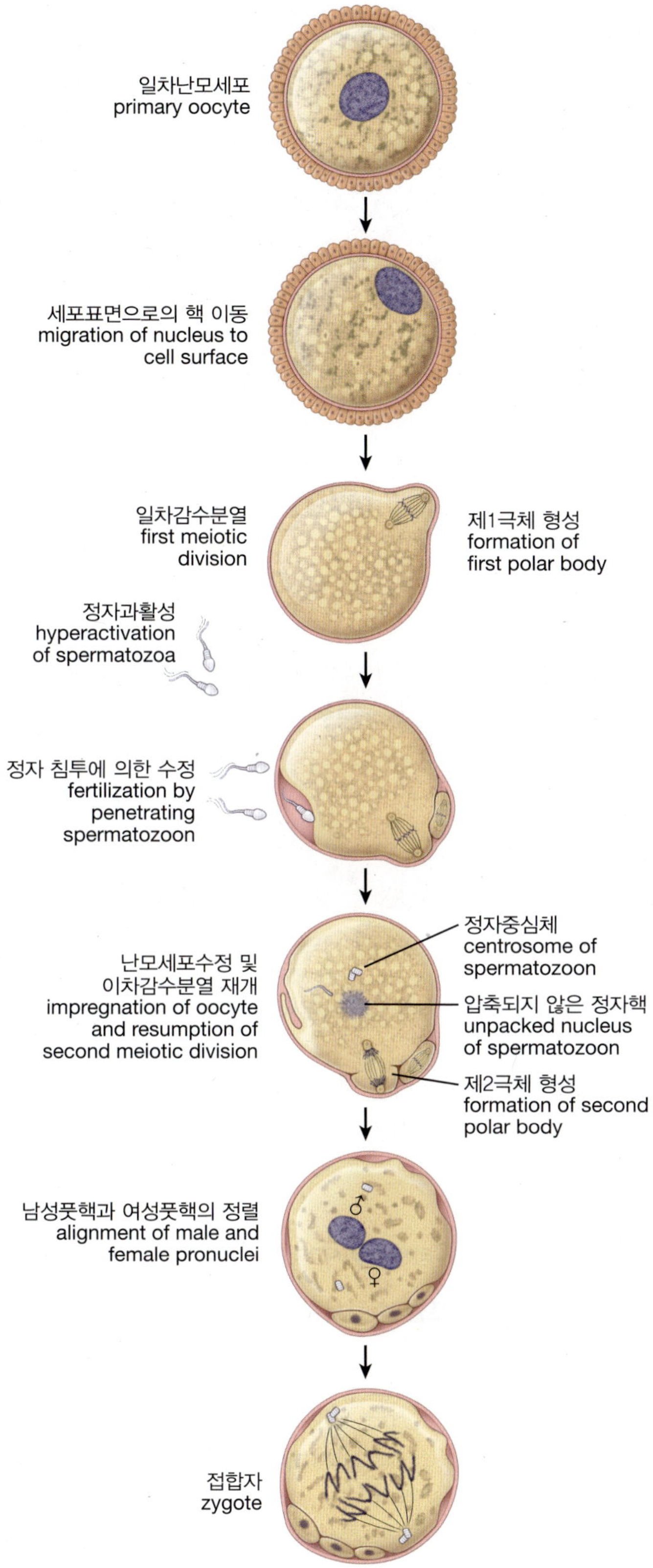

그림 23.10 난모세포의 성장, 성숙과 수정 과정에서 일어나는 변화를 간단하게 나타낸 그림. 일차난모세포는 일차감수분열의 전기에 머물러 있다. 일차감수분열 또는 환원분열(reductional division)은 난모세포가 배란되어야만 완료된다. 이차감수분열 또는 균등분열(equatorial division)은 이차난모세포는 정자에 의해 수정되어야 완료된다. 제1극체 및 제2극체가 형성되어 있다. 일부 포유동물에서는 제1극체가 분열하여(이 그림에 나타나 있듯이) 모두 4개의 감수분열 산물이 형성된다. 사람에서 제1극체는 분열하지 않지만 약 20시간 동안 지속된다. 그러므로 수정된 난자에서는 두 개의 극체가 관찰될 수 있다.

wall)은 난포가 붕괴되면서 깊은 주름이 형성되고 **황체**(corpus luteum, yellow body) 또는 **황체샘**(luteal gland)으로 변형된다(그림 23.11a, 도판 23.3, 1058쪽). 우선, 속난포막의 모세혈관에서 난포의 내강으로 출혈이 일어나고 이 혈액이 응고되어 중심에 혈전이 있는 **출혈체**(corpus hemorrhagicum)가 형성된다. 그 후 버팀질에 있는 결합조직이 난포의 내강으로 침투해 들어간다. 과립층과 속난포막의 세포들은 **황체화**(luteinization)라는 과정을 통해 과립층황체세포(granulosa lutein cell)와 난포막황체세포(theca lutein cell)로 변화된다. 이 황체세포들은 극적인 형태변화를 겪으면서 더 커지고 세포질에는 지방방울이 채워진다(그림 23.11b). 또한 지용성색소인 지질색소가 세포질에 존재하여 신선한 표본은 노란색을 띠게 된다(그림 23.12). 미세구조를 보면, 이 세포들은 스테로이드분비세포와 연관된 특징을 보인다. 즉, 무과립형질내세망이 많고 세관형태의 능선이 있는 미토콘드리아들이 존재하고 있다(그림 23.13).

두 종류의 황체세포(two types of luteal cell)가 있다.

- **과립층황체세포**(granulosa lutein cell)는 크고(직경이 약 30 μm) 과립층세포에서 유래된 세포로서 중앙에 위치하고 있다. 황체의 약 80%를 차지하며 **에스트로겐**(estrogen), **프로게스테론**(progesterone), **인히빈**(inhibin)을 생성한다. 인히빈은 뇌하수체 전엽에서 FSH의 생산과 분비를 조절한다.
- **난포막황체세포**(theca lutein cell)는 작고(직경이 약 15 μm) 더 짙게 염색되며 속난포막의 세포에서 유래되고 주변부에 위치하고 있다(도판 23.3, 1058쪽). 이 세포들은 황체의 약 20%를 차지하며 **안드로겐**(androgen)과 **프로게스테론**(progesterone)을 분비한다.

황체(corpus luteum)가 형성되면서 혈관과 림프관이 속난포막에서 과립층으로 성장해 들어간다. 풍부한 혈관그물이 황체 내에 형성된다. 난소 피질에 위치하고 있고 혈관이 매우 풍부한 황체에서 프로게스테론과 에스트로겐이 분비된다. 이들 호르몬은 자궁내막의 성장과 분비 활동을 자극하여 수정이 일어날 경우 발달 중인 접합자가 자궁내막에 착상될 수 있도록 준비한다.

월경황체(corpus luteum of menstruation)는 수정이 안되었을 때 형성된다.

수정과 착상이 일어나지 않으면 황체는 그 다음 10일 정도만 기능을 유지한다. 이를 **월경황체**(corpus luteum of menstruation)라고 부른다. 사람융모생식샘자극호르몬(human chorionic gonadotropin, hCG)과 황체자극호르몬(luteotropin)이 결핍되면 프로게스테론과 에스트로겐의 분비율이 감소되어 배란 후 10일이 지나면서 황체는 퇴화한다.

임신 후 또는 월경 후에 **황체는 퇴화하고**(corpus luteum degenerate) 천천히 사라지게 된다. 세포는 지방으로 채워지고, 크기가 줄며, 자가분해가 일어나게 된다. 퇴행하는 황체의 세포들 사이에 유리

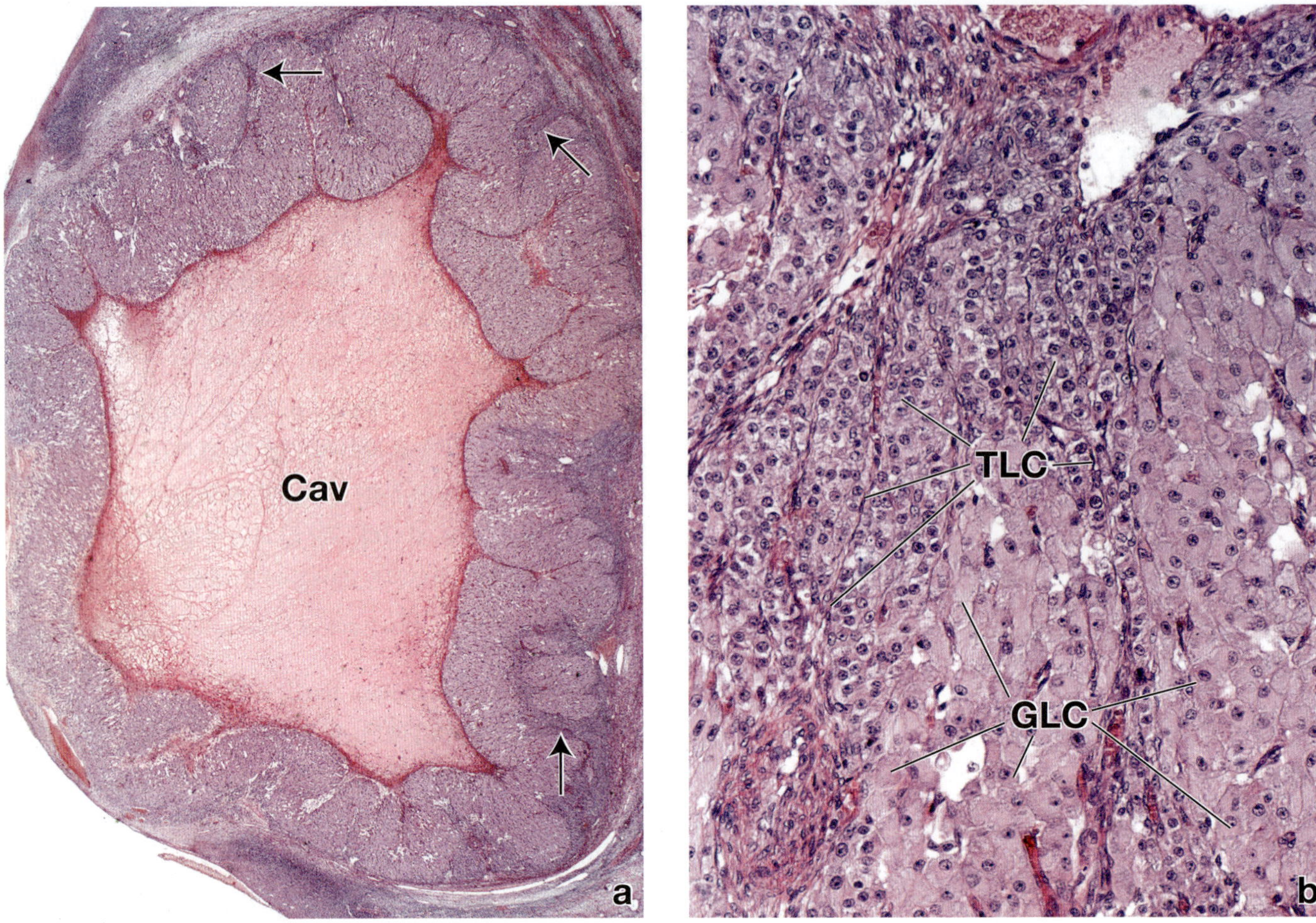

그림 23.11 사람 황체의 광학현미경사진. a. 황체는 과립층세포와 난포막세포가 있는 배란된 난포에서 형성된다. 과립층황체세포는 기존의 난포방(*Cav*) 주위에 두껍고, 주름진 층을 형성한다. 주름 내에 내난포막 세포(*화살표*)가 관찰되고 있다. ×12. **b.** 황체 벽의 고배율 광학현미경사진이다. 주된 세포집단은 과립층황체세포(*GLC*)로 구성되어 있다. 이 세포에는 크고 둥근 핵과 많은 양의 세포질이 있다. 난포막황체세포(*TLC*)에도 둥근 핵이 있지만, 과립층황체세포에서보다 작다. ×240.

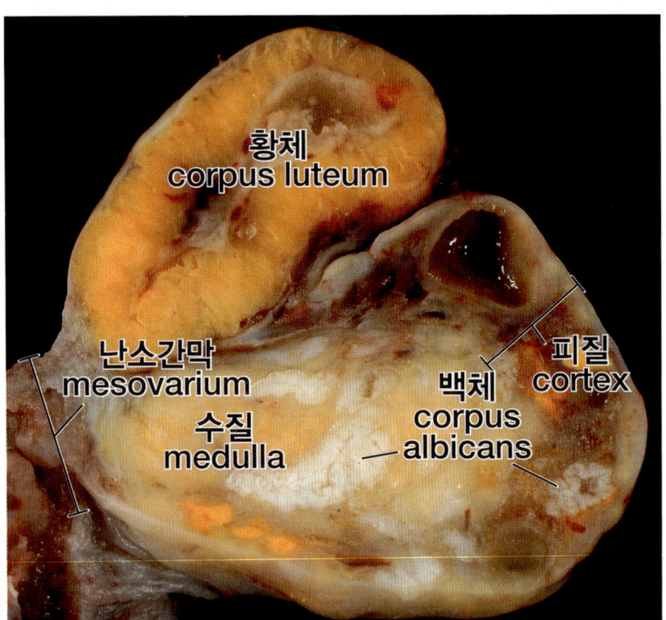

그림 23.12 사람의 월경 황체. 자궁적출수술 중에 외과적으로 제거된 정상 난소의 단면 사진이다. 황체는 난소 피질에서 충분히 성숙해 있고 난소주기에서 황체기의 중간단계에 있다. 난소 피질에는 폐쇄난포, 작은 난소낭, 이전의 난소주기에서 형성된 황체의 흔적구조인 백체가 관찰되고 있다. 난소 수질에는 큰 백체가 있으며, 임신황체의 흔적구조처럼 관찰된다. ×2. (Dr. Edward Uthman 제공.)

질이 축적되면서 하얀 흉터인 **백체**(corpus albicans)가 형성된다(그림 23.14). 백체는 난소 피질에서 수질 쪽으로 깊숙히 들어가면서 몇 달에 걸쳐 천천히 사라진다.

수정능획득과 수정(Capacitation and Fertilization)

성숙한 정자가 난모세포를 수정시킬 수 있는 능력을 획득하는 것을 수정능획득이라 한다.

부고환에서 성숙해진 정자는 여성생식기관 내에서 활성화가 되어야 한다. **수정능획득**(capacitation)이라는 활성화 과정을 거치면서 정자에서 구조적, 기능적으로 변화가 일어나 투명대 수용체에 결합하는 정자의 친화도가 증가한다. 첨단체 반응으로 이어지는 과정은 정자 머리와 관련이 있고, 정자 운동성과 관련된 과정은 꼬리와 관련이 있다. 수정능획득이 성공하면 정자의 **과활성화**(hyperactivation)가 일어나서 정자의 편모가 왕성하게 움직이며 채찍처럼 운동하게 된다.

수정능획득(capacitation) 과정 동안에 정자와 정자의 세포막에서 몇 가지 생화학적 변화와 변형이 일어난다.

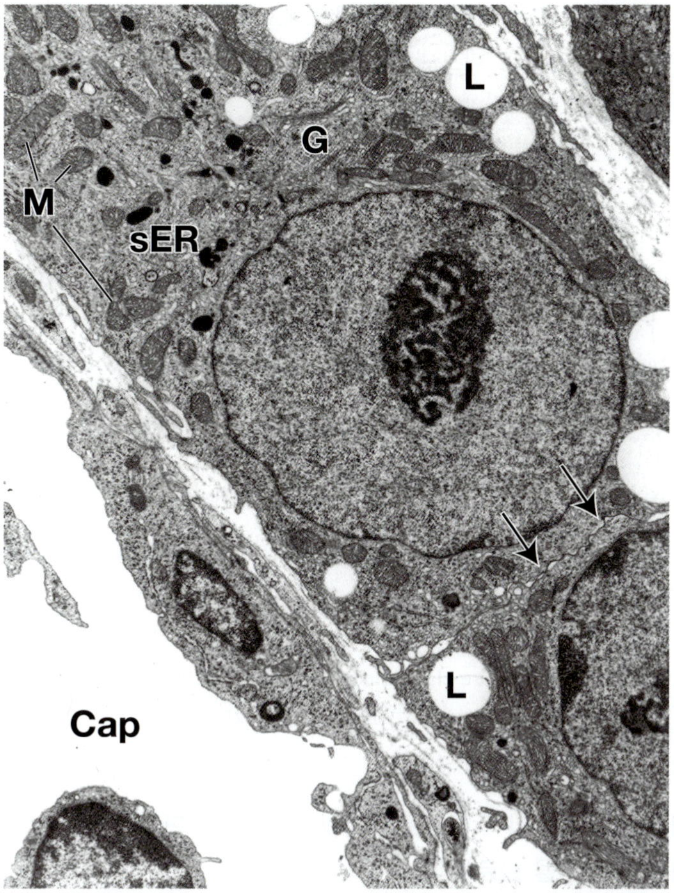

그림 23.13 원숭이의 황체에 있는 난포막황체세포의 투과전자현미경사진. 착상 초기 단계(임신기간 11일)에서 막으로 둘러싸여 있는 치밀소체가 골지복합체(*G*) 근처에 밀집되어 있다. 대부분의 세포질은 무과립형질내세망(*sER*)의 세관, 지방방울(*L*), 미토콘드리아(*M*)로 채워져 있다. 모세혈관(*Cap*)과 밀접하게 인접한 난포막황체세포의 세포막(*화살표*)이 관찰된다. ×10,000. (Dr. Carolynn B. Booher 제공.)

- 아데닐릴사이클라아제(adenylyl cyclase)의 활성이 증가하여 cAMP 농도가 높아진다.
- Src 인산화효소(kinase)계열에 의한 티로신 인산화 속도가 촉진된다(티로신 인산화 측정은 임상적으로 수정능획득의 생화학적 지표로 사용된다).
- 세린/트레오닌(Ser/Thr) 인산분해효소 활동이 억제된다.
- pH가 증가하고 세포막이 과분극되면 칼슘이온통로가 활성화되어, 과활성화된 운동성을 얻는데 필수적인 세포 내 칼슘 수치가 증가한다.
- 정액당결합체(seminal fluid glycoconjugate)는 정자 머리표면에서 분비된다. 이 표면화당화물질(surface glycoside, 또는 수정능제거인자 *decapacitation factor*)은 부고환에서 정자가 성숙하는 동안 추가되어 투명대수용체에 결합하는 것을 방해한다.
- 정자의 형질막은 수정능획득의 주요 억제인자인 콜레스테롤이 제거되고 인지질과 탄수화물 부분이 재분배됨으로써 광범위하게 변형된다.

수정은 정상적으로 자궁관의 팽대부에서 일어난다.

사정되는 정액 속에 포함된 수억 개의 정자 중에서 일부만이 수정이 일어나는 장소인 자궁관팽대부에 도달한다. 수정 장소에 도달한 정자는 부챗살관에 둘러싸인 이차난모세포를 만난다. 투명대에 도달하기 위해서는 **정자는 부챗살관을 통과해야만 한다**(spermatozoa must penetrate the corona radiata). 여러 개의 정자가 투명대에 도달하지만 단 하나의 정자만이 수정 과정을 완료한다. 수정능획득은 정자가 **투명대수용체에 결합**(bind to the zona pellucida receptor)할 수 있을 때 완성된다. 정자가 투명대의 ZP-1, ZP-3 혹은 ZP-4에 결합하면서 **첨단체반응**(acrosome reaction)이 일어나 첨단체(acrosome)에서 분비된 효소(주로 하이알루로니다아제, hyaluronidase)에 의해 정자가 투명대를 뚫고 침투한다. 과활동성의 정자는 앞에 놓여 있는 **투명대의 단백질분해**(proteolysis of the zona pellucida)를 통해 투명대 내부로 침투가 이루어진다. 침투하는 동안, 정자는 ZP-1과 ZP-2 수용체에 의해 이루어지는 일시적인 이차 결합을 통해 난자 외투층에 부착을 유지해야 한다.

투명대를 통과한 정자는 투명대와 난자 형질막(또는 난형질막,

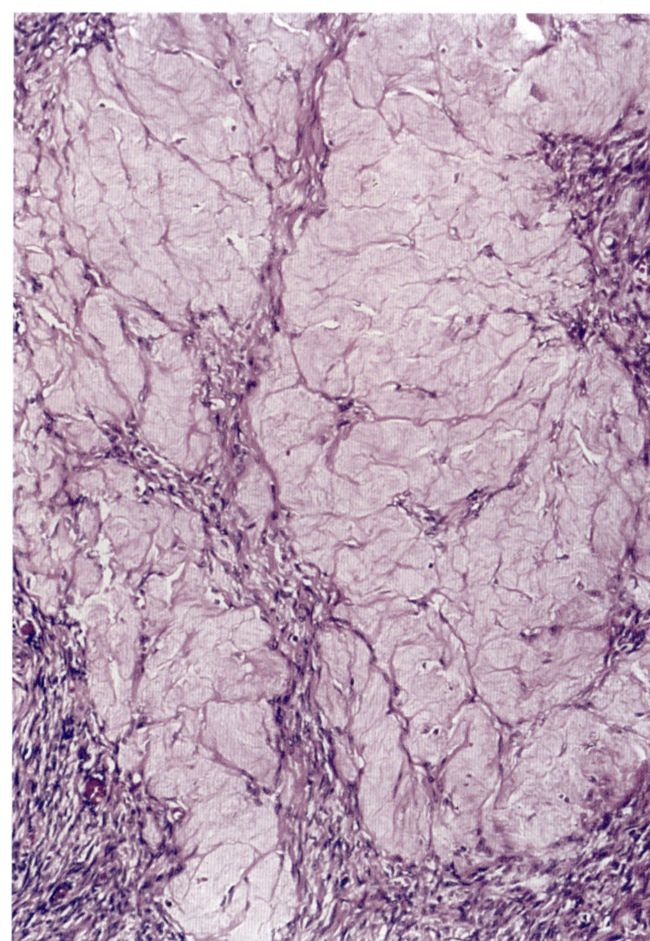

그림 23.14 사람 난소 백체의 광학현미경사진. 이전 황체에서 퇴화하는 세포들 사이에서 많은 양의 유리질이 관찰되고 있다. 백체는 난소버팀질로 둘러싸여 있다. ×125.

oolemma) 사이에 있는 난황주위공간(perivitelline space)으로 들어간다. 여기에서 정자 형질막은 퍼틀린(fertilin, PH-30)을 통해 난형질막과 결합(binds to the oolemma)하고 그 뒤에 난형질막과 융합한다. 두 막의 융합은 지질 혼합으로 인해 발생하며, 이는 두 개의 생식세포 막 이중층을 단일층으로 변환시킨다. 융합 후, 정자머리의 핵은 마침내 난자에 통합된다. 이 정자의 핵은 23개의 부계 염색체로 구성되어 있는 남성(부계)풋핵(male [paternal] pronucleus)을 형성한다. 두 전핵의 핵막이 정렬되고 분해된 후, 부계 염색체와 모계 염색체가 첫 번째 유사분열방추에서 통합된다. 46개 염색체를 갖는 이배수체(2n)인 접합자(zygote)는 체세포분열 또는 첫 번째 분열(cleavage)을 시작한다. 이 두- 세포 단계는 배아 발달의 시작을 의미한다.

이차난모세포에 수정하기 전에 정자는 부챗살관과 투명대를 통과할 추진력을 갖추어야만 한다.

이차난모세포에 접근하면서 정자(spermatozoon)에서는 점차로 과활성화가 일어난다. 이동속도가 더 빨라지고 꼬리(tail)의 움직임은 더 강력해지고 변덕스러워진다. 최근의 연구에 의하면 과활성화반응(hyperactivation reaction)은 정자 꼬리 속으로 칼슘이온이 급격히 유입되면서 생긴다고 보고되었다. 정자 꼬리의 세포막에는 막을 관통하는 캐스퍼(CatSper; 정자의 양이온통로)라는 칼슘이온통로 단백질이 많이 존재하고 있다. 캐스퍼단백질은 꼬리의 세포막에서만 한정적으로 발현된다. 칼슘이온이 유입되면 꼬리는 더 활동적이고 더욱 강력하게 운동하여 점성이 있는 자궁관을 빨리 통과한다. 투명대의 부분적인 단백질분해와 더불어 정자의 과활성화는 정자가 물리적으로 난모세포를 침투할 수 있게 한다. **정자의 과활성화**(sperm hyperactivity)는 이차난모세포가 수정되지 않도록 보호하고 있는 물리적 장벽을 붕괴하는 데 필요하다. 따라서 **캐스퍼의 활성화**(activation of CatSper)는 남성의 수정능력에 필수적이다.

난모세포가 수정되면 정자 내부의 구조들이 난모세포의 세포질로 들어간다.

투명대를 통과한 정자는 투명대와 난모세포막 사이에 있는 난황주위공간으로 들어간다(spermatozoon enters the perivitelline space). 여기에서 정자세포막은 난모세포막에 접촉하여 융합된다. 이 과정이 난모세포수정(impregnation of the oocyte)이며, 정자의 핵(고농축된 DNA을 포함하고 있다), 중심체(centrosome), 미토콘드리아가 있는 중간부, 그리고 운동섬모가 난모세포의 세포질로 흡수된다. 꼬리부분의 세포막은 난모세포막의 부속물로 남는다.

수정된 정자는 난모세포의 이차감수분열(second meiotic division)을 다시 시작하여 종결짓게 하는 분자신호를 형성한다. 현재로서는 정자에서 유래된 인지질분해효소 C 제타 1(PLCz1)이 난자 세포질로 확산되는 것이 가장 유력한 신호기전이다. 이 두 번째 감수분열은 이차 난모세포를 성숙한 난모세포로 변형시키고 제2극체를 난황주위공간으로 내보낸다. 여성전핵(female pronucleus)은 제2극체에 인접한 세포질에 위치한다.

침투한 정자핵에 있는 농축된 남성유전물질은 풀어져 23개 부계 염색체를 포함하는 남성전핵(male pronucleus)을 구성하는데 사용된다. 여성과 남성의 전핵은 유사분열방추(mitotic spindle)의 발달뿐만 아니라 모계와 부계 DNA를 통합하기 위해 중앙으로 이동한다. 여성과 남성의 전핵에서 핵막이 사라지고(융합되지 않는다), 염색체들은 공통의 유사분열방추 내에서 정렬된다. 이 결과로 생긴 접합자(zygote)는 46개의 염색체가 있는 이배수체(2n)이며 나중에 첫 세포분열, 즉 분할을 시작한다. 남성 중심체는 배아의 염색체를 첫 두 세포로 나누는 유사분열방추 정렬에 필수적이다. 부계로부터 유입된 중심체만이 첫 유사분열방추의 형성과 계속되는 유사분열방추의 형성에 이용된다. 흡수된 운동섬모는 결국 사라지며, 난모세포의 세포질에서 모든 정자의 미토콘드리아들은 제거된다(spermmitochondria are eliminated). 사람의 세포에 있는 모든 미토콘드리아는 정상적으로 모계로부터 유래하지만 모든 중심체는 부계의 정자세포에서 유래된다.

여러 개의 정자가 투명대를 통과할 수 있지만, 단지 하나의 정자만이 수정 과정을 완료한다.

다정자수정(polyspermy), 또는 하나의 난자가 두 개 이상의 정자에 의해 수정되는 현상을 예방하는 것은 정상적인 배아 발달에 필수적이다. 다정자수정은 심각한 염색체 결함과 배아 사망을 유발한다. 정자가 난모세포막을 뚫고 수정할 때, 최소한 3가지 이상의 융합후반응(postfusion reaction)이 일어나 다른 정자가 이차난모세포로 들어가는 것이 방해된다. 이 반응은 다음과 같다.

- 다정자수정에 대한 신속한 차단(fast block to polyspermy). 난포막에 높고 긴(최대 1분까지) 탈분극이 발생하여 일시적으로 전기장벽을 형성해 다정자수정이 방지된다. 이는 수정으로 유발된 칼슘-활성화로 인한 염소 통로 단백질의 활성화를 통해 일어날 가능성이 가장 높다.
- 피질반응(cortical reaction). 난모세포막의 극성이 변하여 칼슘이온이 난모세포질의 저장소에서 방출된다. 칼슘이온은 피질반응파장(cortical reaction wave)을 주위로 전파하여 피질과립이 난모세포막과 융합하게 되고, 이 결과로 난자세포의 표면적이 일시적으로 증가하며 세포막은 재구성된다. 이후 피질과립의 내용물이 난황주위공간으로 분비된다.
- 투명대반응(zona reaction). 피질과립에서 분비된 효소(단백질분해효소)는 정자와 결합되는 난모세포막의 당단백질수용체를 분해할 뿐 아니라 투명대 표면에서 단백질을 교차결합시켜 난황주위장벽(perivitelline barrier)을 형성한다. 최종적으로 이 과정을 통해 다정자수정을 방해하는 영구적인 장벽이 형성된다.

임신황체는 수정과 착상이 일어난 후에 형성된다.

수정과 착상이 일어나면 황체는 커져서 **임신황체**(corpus luteum of pregnancy)가 된다. 황체가 발달해 기능을 수행하려면 주변분비(paracrine)와 내분비(endocrine)를 통해 분비물들이 조화롭게 분비되어야 하며, 이것들을 총칭하여 황체자극호르몬(luteotropin)이라고 한다.

주변분비 황체자극호르몬(paracrine luteotropis)은 난소에서 국소적으로 생성된다. 여기에는 다음과 같은 물질들이 포함된다.

- **에스트로겐**(estrogen)
- **인슐린유사성장인자 I과 II**(IGF-1과 IGF-II)

내분비 황체자극호르몬(endocrine luteotropins)은 표적장기인 난소에서 멀리 떨어진 곳에서 분비된다. 여기에는 다음과 같은 물질들이 있다.

- **사람융모생식샘자극호르몬**(hCG), 융모막의 영양막에서 분비되는 37 kDa 크기의 당단백질이며, 황체의 LH 수용체를 자극하여 이 수용체의 퇴화를 막는다(1013쪽).
- **황체형성호르몬**(LH)과 **프롤락틴**(prolactin), 둘 다 뇌하수체에서 분비된다.
- **인슐린**(insulin), 췌장에서 생산된다.

황체에 의해 생성되는 콜레스테롤인 **프로게스테론**(progesterone)의 높은 수치는 난포의 주기적 발달을 억제한다. 임신 초기에 황체는 직경이 2~3 cm 정도이며 난소의 대부분을 차지한다. 황체 기능은 임신 8주 이후 점차 감소하기 시작해 임신 기간 내내 감소한다. 황체 기능이 활발하더라도 태반은 모체와 태아의 전구물질로부터 충분한 양의 프로게스테론과 에스트로겐을 생성하여 임신 6주 이후에는 황체의 기능을 대신하게 된다. **사람융모생식샘자극호르몬**(human chorionic gonadotropin, hCG)은 임신 6일부터는 혈청에서, 임신 10~14일부터 소변에서 검출된다. 특이항체를 이용해 소변에서 hCG를 검사하는 것이 약국에서 판매되는 임신검사(pregnancy test)기구의 기전이 된다. 이외에도 임신초기에 혈액에서 hCG가 빨리 증가하여 이른바 구역질과 구토가 특징인 **"입덧**(morning sickness)"을 유발한다. 이 증상은 보통 이른 아침 시간에 나타나며 종종 임신의 첫 징후가 된다.

폐쇄난포(Atresia)

대부분의 난소난포는 과립층세포의 세포자멸사에 의해 폐쇄되어 소멸된다.

앞에서 설명한 바와 같이 배아의 난소에서 분화가 시작된 난포들의 대부분은 성숙 과정을 완료하지 못한다. 난포의 대부분은 퇴화되며 **난소의 폐쇄난포**(ovarian follicular atresia) 과정을 겪으면서 사라진다. 폐쇄난포는 과립층세포의 세포자멸사에 의해 이루어진다. 많은 수의 난포는 태아의 발달 시기, 출생 후 초기, 그리고 사춘기 동안에 폐쇄난포 과정을 겪는다. 사춘기 이후에 각각의 월경주기 동안 일부의 난포들의 성숙 과정이 시작되며 일반적으로 단 하나의 난포만이 성숙을 완료한다. 다른 난포들의 예정된 사멸을 통해 일부 난포가 발달을 유지하도록 자극받는 기전이 폐쇄난포라고 생각되고 있다. 따라서 어느 성숙단계에서라도 난포는 폐쇄될 수 있다. 이 폐쇄난포의 과정은 난포가 성숙해짐에 따라 더욱 복잡해진다.

원시적이고 성장 중인 작은 폐쇄난포에서 미성숙 난모세포는 더 작아지고 퇴화하게 된다. 이와 유사한 변화가 과립층세포에서도 일어난다. **폐쇄난포**(atretic follicle)는 과립세포의 반복되는 세포자멸사와 포식으로 인해 수축되고 결국 난소의 버팀질에서 사라진다(도판 23.2, 1056쪽). 폐쇄난포의 세포들이 재흡수되어 사라지면서 주변의 버팀질에 있는 세포들이 원래 난포가 있던 공간으로 이동하여 난포의 흔적이 사라진다.

성장 중인 큰 난포의 폐쇄에서 성숙한 난모세포의 퇴화는 지연되며, 이것은 난포벽의 퇴화가 진행되는 정도에 따라 나타나는 이차적인 현상으로 보인다(도판 23.2, 1056쪽). 난모세포의 퇴화 지연은 성숙한 난모세포가 과립층세포의 폐쇄를 유발하는 동일한 자극에 더 이상 반응하지 않는 것으로 보인다. 난포의 변화에는 아래와 같은 일련의 과정이 포함된다.

- 과립층세포에서 세포자멸사의 시작은 세포분열의 정지와 과립층세포 속에 있는 핵산분해효소(endonudease)와 여러 가수분해효소의 발현으로 알 수 있다.
- 호중구와 대식세포의 과립층 침투
- 혈관이 있는 결합조직의 과립층 침투
- 난포방으로 과립층세포의 탈락
- 내난포막세포의 비대
- 퇴화가 진행되면서 난포의 붕괴
- 난포내강으로 결합조직의 침투

여러 가지 유전자산물이 폐쇄난포의 과정을 조절한다. 이 산물 중 하나는 생식샘자극호르몬에 의해 유도되는 **신경 세포자멸사 억제단백질**(neural apoptosis inhibitory protein, NAIP)이며, 이 단백질이 과립층세포의 세포자멸사를 차단하거나 지연시킨다. NAIP 유전자는 성장하는 모든 단계의 난포에서 발현되지만 폐쇄가 진행되고 있는 난포에서는 발현되지 않는다. 많은 양의 생식샘자극호르몬이 난소에서 NAIP의 발현을 증가시켜 난포의 세포자멸사가 억제된다.

난모세포는 퇴화 및 자가분해에서 나타나는 일반적인 변화를 겪으며, 그 잔여물은 침투하는 대식세포에 의해 포식된다. 투명대

글상자 23.2

임상적용: 시험관내 수정(In Vitro Fertilization)

시험관내 수정(in vitro fertilization, IVF)이 필요한 경우는 여러 가지가 있지만, 가장 중요한 지표는 수술적으로 회복할 수 없는 자궁관의 손상이나 부재로 인한 불임(infertility)이다. IVF를 선택하는 여성은 먼저 다수의 난포 발달과 성숙을 유도하기 위해 난소를 자극하여 과배란을 유도한다. IVF를 위해 일반적으로 난포자극호르몬(follicle-stimulationg hormoe, FSH)이 사용될 수도 있지만, 사람생식샘자극호르몬을 사용하는 다양한 호르몬치료를 통해 과배란을 유도하고 있다.

복강경이나 초음파로 관찰하면서 피부경유나 질경유 흡입술을 이용해 그라프난포에서 배란 전의 성숙한 난모세포를 채취한다. 수정 전에 난모세포는 성숙단계에 따라 일정시간 동안 혈청 보체가 포함된 특수한 배양액에서 미리 배양한다. 채취한 정액을 특수 배양액에 넣는다.

수정을 유도하기 위해 정액이 들어 있는 배양액으로 난모세포를 옮긴다. 12~16시간 후에 위상차현미경으로 난모세포를 관찰하여 성공적인 수정을 나타내는 남녀의 전핵이 존재하고 있는지를 관찰한다(그림 F23.2.1a). 이 단계에서 수정이 이루어진 난모세포들은 나중에 IVF에 사용되기 위해 보관할 수 있다.

일반적으로 시험관에서 배양된 성숙난모세포의 80%가 수정된다. 배아는 24~48시간 동안 특수 성장배양액으로 옮겨져 4~6세포기로 성장할 때까지 배양된다(그림 F23.2.1b). 난모세포를 처음 채취하고 나서 3~4일째에 초음파 관찰하에 질과 자궁경부관을 거쳐 자궁 속으로 여러 개의 배아를 이식한다. 배아 이식 전에 적절한 호르몬을 투여하여 자궁이 배아를 수용할 수 있도록 준비한다. 따라서 배아는 정상 착상과 동일한 조건하에 호르몬으로 준비된 자궁내막에 착상하게 된다(1026~1027쪽 참조). 배아가 이식되고 난 직후에는 임신기 황체의 역할을 대신하기 위해 인위적으로 프로게스테론을 집중적으로 모체에 투여한다.

최근 수년간 시험관내 수정의 기술이 최적화되어 IVF 방법을 토한 임신 및 출산 성공률이 배아 이식당 30% 이상에 도달한다. 계속되는 새로운 약제, 예를 들어 개인 맞춤형 호르몬치료법을 제공할 수 있는 재조합난포자극호르몬 또는 생식샘자극호르몬분비호르몬(GnRH)의 길항제 등이 개발되어 임신성공률은 더욱 개선될 것으로 보인다. 아울러 IVF의 최대 부작용인 다태임신의 발생도 이식되는 배아의 숫자를 조절함으로 줄일 수 있을 것으로 보인다.

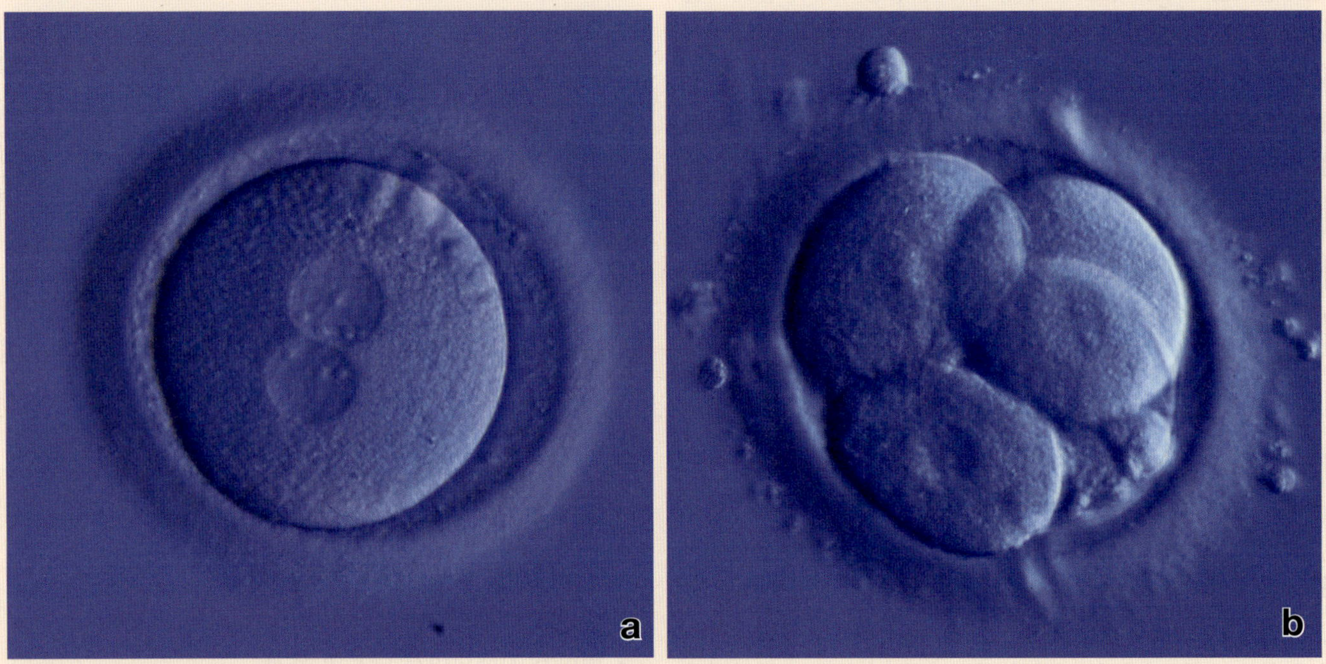

그림 F23.2.1 사람 배아의 초기 발달단계. a. 노마스키 광학장치가 장착된 간섭대조현미경(interference contrast microscope equipped with Nomarski optics)으로 얻은 이 사진은 두 개의 전핵을 가진 사람의 수정된 난모세포를 보여준다. 남성전핵과 여성전핵에서 핵막이 사라지고 염색체가 정렬되면 접합자로 발달하게 된다. 이 결과로 형성되는 세포는 46개의 염색체로 구성된 이배체이다. ×400. **b.** 이 사진은 특수한 성장배양액에서 48시간 동안 성장한 사람의 배아이다. 이 단계에서 배아는 4개의 세포로 구성되어 있다. 시험관 수정 시술의 경우, 이 단계에서 배아는 자궁강으로 이식된다. ×400. (Dr. Peter Fehr 제공.)

는 난포세포에 일어나는 자가분해를 견디어 내지만, 결국에는 난포내부의 공간으로 서서히 무너지면서 접히고 붕괴된다. 결합조직에 있는 대식세포는 투명대와 퇴화된 세포의 잔여물을 포식한다. 난포세포와 내난포막 사이에 있는 바닥막은 난포세포로부터 분리되고 두께가 증가하여 **유리막**(glassy membrane)이라는 구불구불한 유리질층(hyaline layer)을 형성한다. 이 구조는 후기단계에 있는 폐쇄난포의 특징이다.

일부의 폐쇄난포에서 내난포막의 세포가 비대해진다. 이 세포는 난포막황체세포와 형태가 유사하며 결합조직에 의해 분리된 세포들이 줄지어 방사형으로 배열된다. 결합조직에서 풍부한 모세혈관그물이 발달한다. 이러한 폐쇄난포는 오래된 황체와 비슷하여 **폐쇄황체**(corpora lutea atretica)라 불린다.

사이질샘(interstitial gland)은 폐쇄난포의 내난포막에서 발생한다.

폐쇄난포(atretic follicle)가 계속 퇴화하면서 줄모양의 유리질이 있는 흉터가 폐쇄난포의 중심에서 발달되어 작은 백체의 형태를 띠게 된다. 난소의 버팀질이 퇴화 중인 난포 내부로 침투하면서 이 구조는 결국 사라진다. 여러 종류의 포유동물에서 난소의 황체세포들은 곧바로 퇴화되지 않고 나누어져 버팀질에 분산된다. 이 세포들이 난소의 **사이질샘**(interstitial gland)이며 스테로이드호르몬을 생산한다. 사이질샘은 새끼를 많이 낳는 동물에서 가장 잘 발달되어 있다.

사람 난소에서 사이질샘세포는 거의 없는 편이다. 이 세포들은 출생 첫해 및 폐쇄난포가 증가하는 시기인 사춘기 초반에 가장 많이 나타난다. 초경 때 사이질샘세포는 퇴화하여 가임기 동안과 폐경기에는 거의 존재하지 않는다. 사람에서 사이질샘세포는 사춘기 초기에 이차성기관의 성장과 발달에 영향을 주는 에스트로겐의 주요 공급원으로 생각된다. 다른 종에서는 사이질샘세포가 프로게스테론을 생성한다.

사람에서 **난소폐문세포**(ovarian hilar cell)는 혈관 및 무수신경섬유가 있는 난소문에서 발견된다. 이 세포는 **라인케결정질**(Reinke crystalloid)이 존재하므로 구조적으로 고환의 사이질세포(interstitial cell)와 관련 있는 것으로 생각된다. 난소폐문세포는 임신기간과 폐경기가 시작될 때 호르몬 변화에 반응한다. 또한 난소폐문세포가 남성 호르몬을 분비한다는 연구보고도 있다. 이 세포의 과도한 증식이나 종양으로 인해 남성화(mascularization)가 유발된다.

혈액 공급과 림프관(Blood Supply and Lymphatics)

난소의 혈액은 두 혈관계통에서 공급된다: 난소동맥과 자궁동맥

난소동맥(ovarian artery)은 난소걸이인대(suspensory ligament of ovary)를 통해 난소로 들어가는 복대동맥(abdominal aorta)의 가지이며 난소와 자궁관에 중요한 혈액 공급원이다. 이 동맥은 난소의 두 번째 혈액 공급원이며 속엉덩동맥(internal iliac artery)에서 나오는 **자궁동맥의 난소가지**(ovarian branch of the uterine artery)와 문합하고 있다. 문합된 혈관에서 나오는 비교적 큰 혈관이 난소간막을 통과하여 난소문으로 들어간다. 이 큰 동맥은 난소의 수질로 들어가 여러 번 분지하고 많이 꼬여 있는 **나선동맥**(spiral artery)을 형성한다(그림 23.2 참조).

정맥은 동맥과 동반되고 난소문에서 나올 때 **덩굴정맥얼기**(pampinifom plexus)를 형성한다. 난소정맥은 이 정맥얼기에서 형성된다.

난소피질에서 난포막에 있는 림프관그물이 발달 중인 큰 난포나 폐쇄난포, 그리고 황체를 둘러싸고 있다. 림프관은 요추부 대동맥 옆에 있는 림프절을 향해 상행하면서 난소동맥의 경로를 따라 주행한다.

신경분포(Innervation)

난소에는 난소자율신경얼기가 분포한다.

난소에 공급되는 자율신경은 주로 난소신경얼기에서 기원한다. 난소가 교감 및 부교감신경섬유 모두에 의해 지배를 받는 것은 분명하지만, 실제적인 분포양상은 거의 알려진 바가 없다. 부교감신경절세포의 집단들은 수질에 산재되어 있다. 동맥이 난소의 수질과 피질로 들어가면서 신경섬유는 동맥을 따라 들어가 혈관벽에 있는 민무늬근육을 지배한다. 난포에 분포하는 신경섬유는 바닥막을 통과하지 않는다. 감각신경종말은 버팀질에서 흩어져 있다. 감각섬유는 난소신경얼기를 통해 자극을 전달하여, 제1요수신경의 후근신경절에 도달한다. 그러므로 난소 통증은 이들 척수신경이 지배하는 피부를 통해 전달된다.

배란 시 여성의 45% 정도는 **생리통**(midcycle pain, "mittelschmerz")을 경험한다. 보통 몇 분에서 24시간까지 지속되며 하복부의 날카로운 통증이 있고 흔히 자궁에서 약간의 출혈을 동반한다. 이 통증은 난소의 인대뿐만 아니라 난소에 있는 민무늬근육 수축과 관계가 있다. 이 수축은 LH가 급격하게 증가되고 이에 따라 프로스타글란딘 $F_{2\alpha}$가 증가하여 나타나는 반응이다.

■ 자궁관(UTERINE TUBES)

자궁관(uterine tube)은 자궁에서 난소 쪽으로 뻗어 있는 한 쌍의 관이다(그림 23.1 참조). 흔히 **팔로피우스관**(Fallopian tube)이라 하며, 자궁관은 난소에서 자궁으로 난자를 수송하고 수정 장소가 되며 접합자에서부터 오디배기(morula stage)에 이르는 초기 발달에 필요한 환경을 제공한다. 자궁관의 한쪽 끝은 난소에 인접하여 있고 복강으로 열린다. 반대쪽 끝은 자궁강과 교통하고 있다.

각각의 **자궁관**(uterine tube)은 길이가 약 10~12 cm 정도이고 육안적으로 볼 때 4개의 부분으로 나누어진다.

- **자궁관깔대기**(infundibulum)는 난소 근처의 깔대기 모양의 부분이다. 원위부 말단은 복강으로 열려 있다. 근위부는 팽대부와 연결되어 있다. 손가락 모양으로 돌출된 **자궁관술**(fimbria)들이 자궁관갈때기의 입구에서 난소 쪽으로 뻗어 있다.
- **자궁관팽대부**(ampulla)는 자궁관 전체 길이의 2/3 정도로 관에서 가장 긴 부분이고, 수정이 일어나는 장소이다.
- **자궁관잘룩**(isthmus)는 좁고, 자궁에 가까이 있으며 자궁관의 내측부이다.
- **자궁부**(uterine) 또는 **자궁내**(intrauterine)부분은 길이가 약 1 cm 정도로 자궁벽 속에 있고 자궁강으로 열려 있다.

자궁관의 벽은 세 층으로 구성되어 있다.

자궁관(uterine tube)의 벽은 속이 빈 내장(hollow viscera)의 벽과 유사하여 외부의 장막, 중간의 근층, 그리고 내부의 점막으로 구성되어 있다. 그러나 점막하층은 존재하지 않는다.

- **장막**(serosa) 또는 복막은 난관의 가장 바깥의 층이고 중피와 얇은 결합조직으로 구성되어 있다.
- **근층**(muscularis)은 자궁관의 전체 길이에 걸쳐 존재하며 내측이 상대적으로 두꺼운 속돌림근육층(inner circular muscle)과 바깥의 얇은 바깥세로근육층(outer longitudinal muscle)으로 구성되어 있다. 두 층 사이의 경계는 잘 구별되지 않는다.
- **점막**(mucosa)은 자궁관의 내측을 덮고 있으며 내강으로 돌출되어 있고 비교적 얇은 세로주름이 있다. 이 주름은 자궁팽대부에서 가장 많고 복잡하며(그림 23.15, 도판 23.4, 1060쪽) 자궁잘록에서는 작아진다.

점막표면(mucosal lining)은 두 종류의 세포, 즉 섬모세포와 무섬모세포로 구성된 단층원주상피이다(그림 23.15b). 이 세포들은 단일 세포유형의 다양한 기능 상태를 보여준다.

- **섬모세포**(ciliated cell)는 자궁관깔대기와 팽대부에서 가장 많다. 섬모의 파동운동은 자궁 쪽을 향해 일어난다.
- **무섬모세포**(nonciliated cell), **못세포**(peg cell)는 난자에 영양물질을 공급하는 액체를 생산하는 분비세포이다.

상피세포는 호르몬, 특히 에스트로겐의 농도에 따라 변화하여 난포기에는 비대해지고, 황체기에는 위축된다. 섬모세포와 무섬모세포의 비율도 호르몬의 주기에 따라 변화한다. 에스트로겐은 섬모의 형성을 자극하고, 프로게스테론은 분비세포의 수를 증가시킨다. 배란 시에 상피의 높이는 대략 30 μm에 이르고 월경 직전에는 절반으로 줄어든다.

자궁관에서는 양쪽 방향으로 이동이 일어난다.

자궁관(uterine tube)은 배란 바로 직전에 활발한 움직임을 보이는데 이는 자궁관술이 난소 쪽으로 근접하여 배란이 일어날 난소 표면 부위에 위치하기 때문이다. 난모세포가 방출되면 자궁관깔때기에 있는 섬모세포의 운동에 의해 난모세포가 자궁관의 구멍 쪽을 향해 쓸려 들어가게 되고 따라서 복강으로 들어가는 것을 방지하게 된다. 난모세포는 연동수축(peristaltic contraction)을 통해 자궁관을

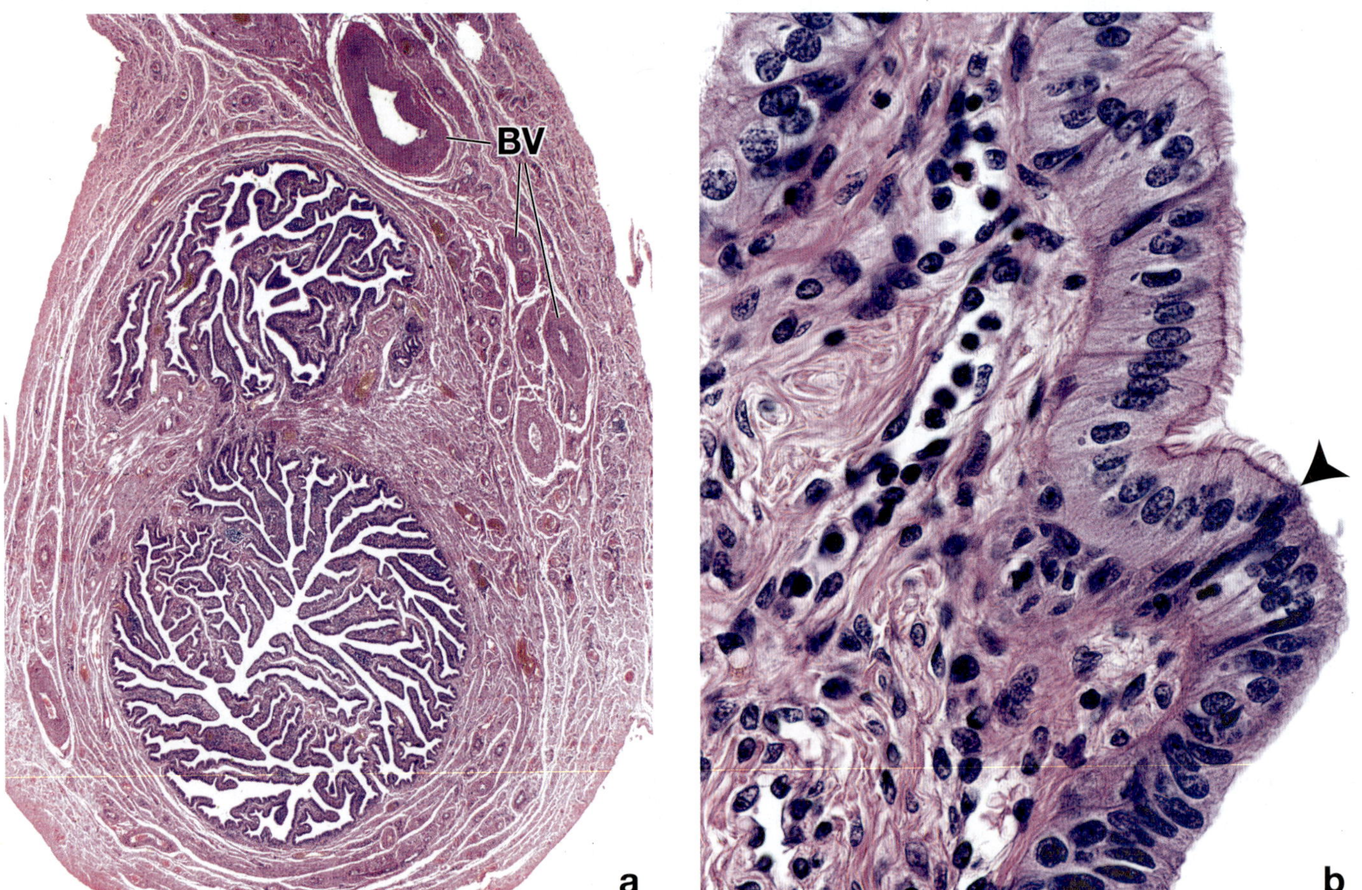

그림 23.15 사람 자궁관의 광학현미경사진. a. 자궁관 팽대부 근처의 가로단면사진이다. 점막은 관의 내강으로 돌출되어 넓은 주름들로 형성되어 있다. 근층은 윤상으로 둘러싸는 내층과 세로방향으로 주행하는 외층으로 구성되어 있다. 자궁관을 따라 주행하는 자궁동맥과 난소동맥의 가지(*BV*)가 관찰된다. ×16. **b.** 자궁관의 내강은 섬모세포(*화살표* 지점의 위)와 무섬모세포(*화살표* 지점의 아래)로 구성되어 있는 단층원주상피세포로 덮여 있다. ×640.

따라 이동한다. 정자와 난모세포가 자궁관에서 서로 반대 방향으로 이동하는 기전은 확실하지 않다. 연구에 의하면 **섬모운동**(ciliary movement)과 **연동근육운동**(peristaltic muscular activity) 모두가 난모세포의 이동에 관여하는 것으로 밝혀져 있다. 하지만 정자의 운동은 본질적인 운동성으로 설명하기에는 너무 빠르다. 일반적으로 자궁관잘록에 가까운 **자궁관팽대부에서 일반적으로 수정이 일어난다**(fertilization usually occurs in the ampulla). 난자는 자궁 내로 들어가기 전에 대략 3일 동안 자궁관에 남아 있다. 자궁관 수송체계의 전체적인 변화를 주는 여러 가지 조건(예를 들어 염증, 자궁내장치 사용, 외과적 조작, 자궁관결찰)으로 인해 **자궁외임신**(ectopic pregnancy)이 일어날 수 있다. 대부분 자궁외임신(98%)은 **자궁관**(uterine tube)에서 일어난다(자궁관임신). 자궁관에서 발생하는 자궁외임신은 관이 파열되며 생명을 위협하는 출혈을 일으킬 수 있다. 자궁관을 제거하는 수술이나 수정란의 성장을 멈추게 하는 약물을 통해 신속한 치료가 필요하다.

■ 자궁(UTERUS)

자궁은 빠르게 발달하는 오디배(morula)를 자궁관으로부터 받아들인다. 이후부터 모든 배아와 태아 발달은 자궁 내에서 일어나며, 자궁은 크기와 발달 면에서 극적인 성장을 겪는다. 사람 자궁은 속이 빈 서양배 모양의 장기로 골반 내에서 방광과 직장 사이에 위치한다. 미출산부(nullipara)에서 자궁은 무게가 30~40 g, 길이가 7.5 cm, 상부에서 보았을 때 폭이 5 cm, 두께가 2.5 cm이다. 자궁의 내강은 편평하며 자궁관 및 질과 연결된다.

해부학적으로 **자궁**(uterus)은 두 부분으로 나누어진다.

- **자궁몸통**(body)는 자궁의 위쪽 대부분을 차지하고 있다. 전면은 거의 편평하고 후면은 볼록하다. 자궁관이 부착되는 부분 위로 확장되는 자궁몸통의 위쪽 둥근 부분을 **자궁바닥**(fundus)이라고 한다.
- **자궁경부**(cervix)는 자궁의 아래쪽 부위에 해당하는 둥근술통 형태의 부분으로 **자궁잘록**(isthmus)에 의해 자궁몸통과 연결되어 있다(그림 23.1 참조). 자궁경부의 내강, 즉 **자궁경부관**(cervical canal)의 양쪽 끝에는 좁은 구멍이 있다. **안쪽구멍**(internal os)은 자궁강과 연결되며 **바깥구멍**(external os)은 질과 교통하고 있다.

자궁벽의 구성(Organization of the Uterine Wall)

자궁벽은 3층으로 구성되어 있다(그림 23.16). 내강으로부터 바깥쪽으로 다음과 같이 구분된다.

- **자궁내막**(endometrium)은 자궁의 점막이다.
- **자궁근층**(myometrium)은 두꺼운 근육층이고 자궁관과 질의 근층으로 계속 이어진다. 민무늬근육섬유는 자궁에 연결된 인대 속으로 연장되어 있다.
- **자궁외막**(perimetrium)은 자궁을 덮고 있는 외측의 장막 또는 내장복막(visceral peritoneum)이다. 자궁외막은 골반과 복부의 복막으로 연결되며 한 층의 중피와 얇은 성긴결합조직층으로 구성되어 있다. 중피의 아래에서 한 층의 탄력조직이 뚜렷하게 관찰된다. 자궁외막은 자궁 후면 전체를 덮고 있으며 전면에서는 일부를 덮고 있다. 자궁 전면의 나머지 부위는 결합조직이나 외막(adventitia)으로 덮여 있다.

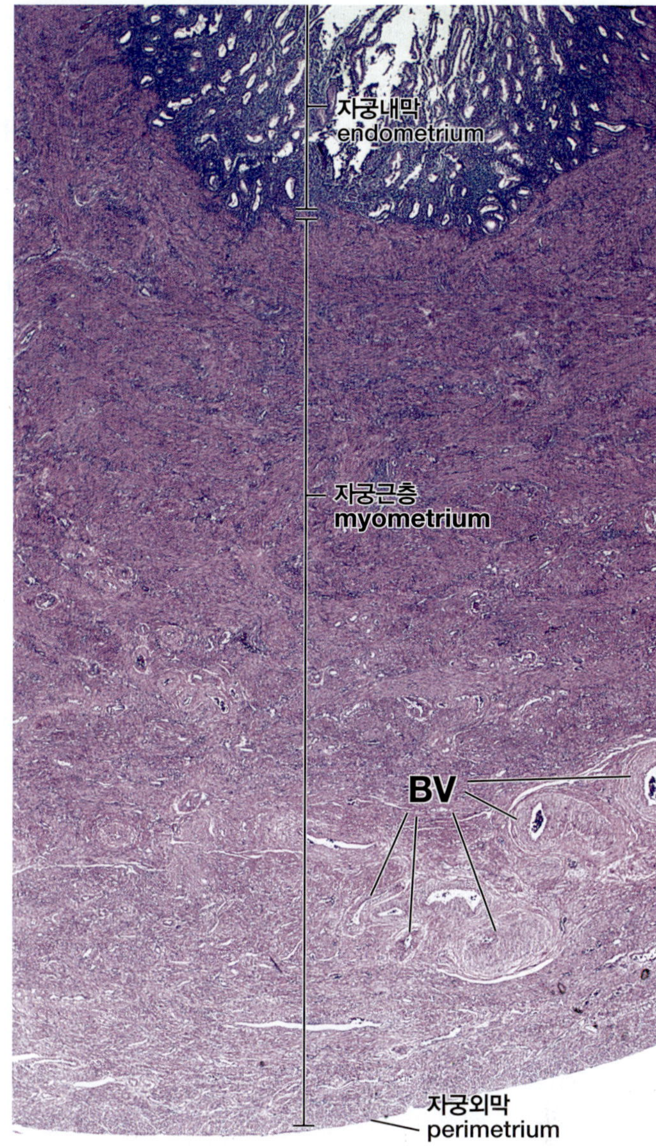

그림 23.16 사람 자궁의 시상절단 광학현미경사진. 이 단면에서 자궁벽의 세 층이 관찰된다. 자궁내막은 자궁강에 접하고 있는 가장 안쪽 층이다. 자궁근층은 민무늬근육으로 구성되어 있는 중간층이다. 자궁외막은 자궁의 외면을 덮고 있는 매우 얇은 복막층이다. 자궁근층의 깊은부분에는 큰 혈관(*BV*)이 관찰되고 있다. ×8.

배아가 자궁에 착상하는 것에 대비하여 자궁의 근층과 내막에서 매달 주기적으로 변화가 일어난다. 이런 변화들은 월경주기에 따라 달라진다. 만일 배아가 착상하면 월경주기는 멈추고 내막과 근층은 임신기간 크게 발달하며 분화 과정을 겪게 된다(다음 문단에 설명하였음).

자궁근층은 자궁벽에서 구조적, 기능적으로 융합체(syncytium)를 형성한다.

자궁근층(myometrium)은 자궁벽에서 가장 두꺼운 층이다. 근층은 뚜렷하게 구분되지 않는 3개의 민무늬근육층으로 구성되어 있다.

- 중간의 근층에는 수많은 큰 혈관(정맥얼기)과 림프관이 포함되어 있어 **혈관근층**(stratum vasculare)이라고 한다. 이 층은 가장 두꺼운 층이며 원형 혹은 나선형으로 얽힌 민무늬근육다발이 존재한다.
- **안쪽과 바깥쪽의 층**(inner and outer layer)에 있는 민무늬근육은 대부분 자궁의 긴 축에 평행하게 배열되어 있다.

담낭 및 방광과 같은 속이 빈 둥근 장기에서 근육의 배열방향은 뚜렷하지 않다. 통상적인 조직표본에서 근육다발은 불규칙하게 배열되어 있다. 자궁이 수축하는 동안 세 개의 근층은 좁은 입구를 통해 자궁 내부의 내용물을 자궁 외부로 방출시키는 기능적 융합체로서 작용한다.

임신하지 않은 자궁에서 민무늬근육세포는 길이가 50 μm 정도이다. 임신하면 자궁은 매우 커진다. 자궁이 성장하는 첫째 원인은 민무늬근육이 비대해져 길이가 500 μm 이상 길어지기 때문이다. 둘째는 민무늬근육의 세포분열을 통해 새로 형성된 근섬유가 발달하고 미분화된 중간엽세포가 분화하기 때문이다. 결합조직의 양도 증가한다. **임신**(pregnancy)이 진행되면서 태아의 성장으로 인해 자궁벽이 늘어나면서 점점 얇아진다. 분만 후에 자궁은 거의 원래 크기로 되돌아온다. 일부 근세포는 퇴화하지만 대부분의 세포는 원래의 크기로 회복된다. 임신 중에 자궁근층을 강화시키기 위해 생성된 콜라겐은 이를 분비했던 세포에서 생성된 효소에 의해 분해된다. 임신 전에 비해 자궁강은 더 커지며 근층은 더 두껍게 된다.

자궁몸통과 비교했을 때 자궁경부는 결합조직이 더 많고 민무늬근육은 적다. 탄력섬유는 자궁경부에 많이 존재하지만, 자궁몸통 근층에서는 바깥쪽에만 약간 존재한다.

자궁내막은 월경주기 동안 증식한 후 퇴화한다.

가임기 동안에는 배아가 착상하고 배아와 태아가 발생하는 것에 대비하여, 매달 **자궁내막에서 주기적인 변화가 일어난다**(endometrium undergoes cyclic change). 월경주기 동안 자궁내막의 분비활동의 변화와 난포의 성숙 과정은 서로 연계되어 있다(글상자 23.3 참조). 각 월경주기 말기에 자궁내막은 부분적으로 붕괴하여 탈락되며 점막의 혈관에서 출혈이 일어난다. 자궁내막의 조직과 혈액이 질을 통해 방출되는 과정은 보통 3~5일 정도 계속되며 이것을 **월경**(menstruation) 또는 **월경류**(menstrual flow)라고 한다. **월경주기**(menstrual cycle)는 월경이 시작되는 날로부터 시작되는 것으로 정의한다.

가임기 동안 자궁내막은 구조적, 기능적으로 서로 다른 두 개의 층으로 구성되어 있다(그림 23.17, 도판 23.5, 1062쪽).

- **기능층**(stratum functionale, functional layer)은 자궁내막의 두꺼운 부분이며 월경 시 탈락된다.
- **바닥층**(stratum basale, basal layer)은 월경 시에도 보존되며, 기능층이 재생되는 근원이 된다.

기능층은 월경주기 동안 증식한 후 퇴화하는 층이다.

월경주기의 각 단계(phases of the menstrual cycle)에서 자궁내막은 두께가 1~6 mm 정도로 다양하게 변화한다. 자궁내막은 분비세포

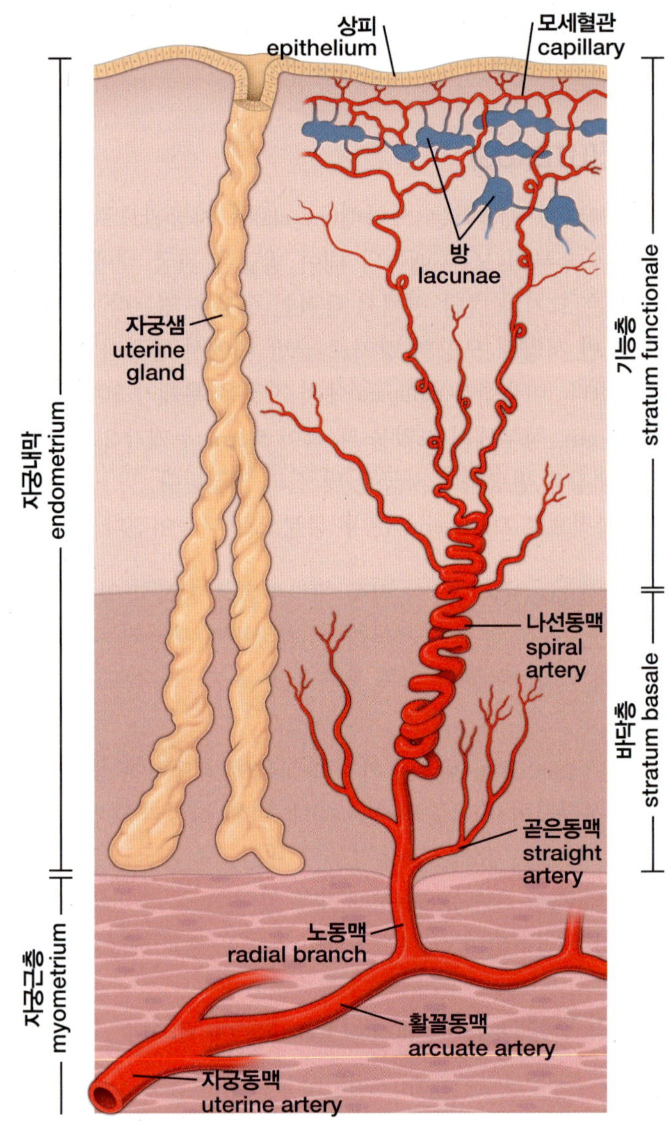

그림 23.17 자궁내막에 분포하는 동맥혈관을 간단하게 나타낸 그림. 자궁내막의 두 부분, 즉 바닥층과 기능층은 자궁동맥의 가지에서 혈액을 공급받는다. 이 두 층의 경계부에 위치한 나선동맥은 월경주기 동안 에스트로겐과 프로게스테론의 영향을 받아 퇴화한 후 재생된다. (Weiss L, ed. *Cell and Tissue Biology: A Textbook of Histology*. 6th ed. Baltimore: Urban & Schwarzenberg, 1988에 근거함.)

글상자 23.3

기능적 고찰: 난소주기의 호르몬 조절 요약(Summary of Hormonal Regulation of the Ovarian Cycle)

각 **월경주기**(menstrual cycle) 동안에 난소는 두 개의 주기적 변화를 겪는다.

- 난포기(follicular phase)
- 황체기(luteal phase)

배란은 이 두 단계 사이에 일어난다(그림 F23.3.1).

난포기(follicular phase)에는 FSH와 LH의 영향을 받아 적은 수의 원시난포(10~20개)가 발달하기 시작한다. 우세한 난포의 선택은 월경주기의 5~7일 차에 일어난다. 주기의 처음 8~10일 동안은 FSH가 난포의 성장에 영향을 주는 가장 주된 호르몬이다. FSH는 과립층세포와 난포막세포를 자극하여 에스트로겐이 주요 성분인 스테로이드호르몬을 난포내강으로 분비하게 한다. 우세한 난포에서 에스트로겐의 분비가 증가하면서 뇌하수체 쪽으로 음성되먹임기전에 의해 FSH의 분비가 억제된다. 에스트로겐은 난포의 내강 내에 계속하여 축적되고 결국에는 FSH에 의존하지 않으면서 난포가 계속하여 성장하고 발달할 수 있는 수준에 도달한다.

난포기 후반, 배란 전에는 LH의 영향을 받아 프로게스테론 수치가 증가하기 시작한다. 혈액 속의 에스트로겐은 샘뇌하수체에서 FSH가 더 이상 생성되는 것을 억제한다. LH 분비가 급격하게 증가되어 배란이 유도되며, 동시에 FSH 분비는 약하게 증가한다. 배란은 LH 분비가 급격하게 증가되기 시작한 지 약 34~36시간, 또는 LH의 급격한 분비증가가 최대에 이르는 시점으로부터 약 10~12시간 후에 일어난다.

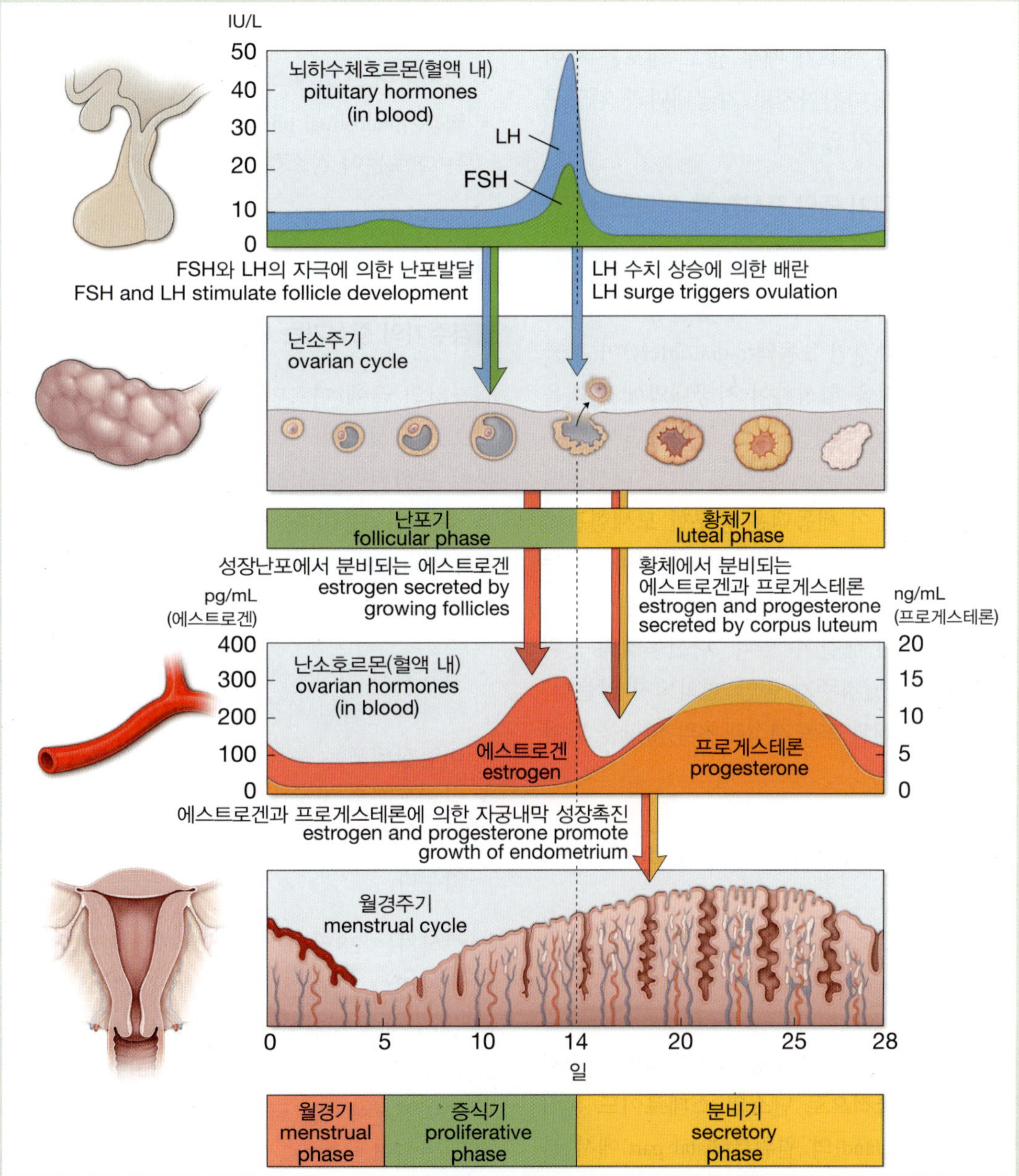

그림 F23.3.1 월경주기 동안 일어나는 형태학적 및 생리학적 변화의 연관성. 이 그림은 월경주기 동안 자궁내막과 난소에서 일어나는 형태적 변화와, 뇌하수체 및 혈중 호르몬 농도와의 관계를 보여주고 있다. 뇌하수체 및 난소의 호르몬과 그들의 혈장 농도변화를 나타내고 있다. *LH* 황체형성호르몬, *FSH* 난포자극호르몬.

다음 페이지에 계속

글상자 23.3

기능적 고찰: 난소주기의 호르몬 조절 요약(Summary of Hormonal Regulation of the Ovarian Cycle) (계속)

배란 직후에 **황체기**(luteal phase)가 시작되면 배란된 난포에서 과립층세포 및 난포막세포는 바로 형태가 변화되어 황체가 형성된다. 에스트로겐과 많은 양의 프로게스테론이 황체에서 분비된다. 이 두 호르몬의 영향이 모두 필요하지만 주로 프로게스테론에 의해 자궁내막에서 분비기가 시작하는데, 이는 수정된 난자의 착상에 대비해 자궁을 준비하는 필수적인 시기이다. LH는 월경주기 동안 황체의 발달 유지에 중요한 역할을 하는 것으로 보인다. 만약에 수정이 일어나지 않으면 LH 농도가 떨어지면서 황체는 며칠 안에 퇴화된다. 수정이 일어나면 황체는 유지되어 프로게스테론과 에스트로겐이 계속 분비된다. 사람융모생식샘자극호르몬(hCG)은 처음에는 배아에서, 나중에는 태반에서 생산되며 황체를 자극하여 임신기간 동안 황체가 유지된다.

및 섬모세포로 구성된 단층원주상피로 덮여 있다. 표면상피는 하부의 점막고유판, 즉 **자궁내막버팀질**(endometrial stroma) 쪽으로 침투하여 자궁샘(endometrial gland)을 형성한다. 이러한 단순관생샘들은 섬모세포가 적으며 가끔 자궁내막의 안쪽에서 분지한다. 중간엽과 유사한 자궁내막버팀질은 세포가 매우 많고 세포들 사이에 무형질이 풍부하다. 자궁관과 마찬가지로 자궁내막과 자궁근층을 분리하는 점막하층이 존재하지 않는다.

자궁내막의 혈관도 역시 각 월경주기 동안 증식한 후 퇴화한다.

자궁내막에는 독특한 혈관계통이 있다(그림 23.17 참조). 자궁동맥은 자궁근층에서 서로 연결되는 6~10개의 활꼴동맥(arcuate artery)을 형성한다. 이 동맥의 가지인 **노동맥**(radial artery)이 자궁내막으로 들어가 작고 곧은 동맥을 형성하여 자궁내막에 혈액을 공급한다. 노동맥의 주된 가지는 내강 쪽으로 주행하면서 매우 많이 꼬인다. 이것을 **나선동맥**(spiral artery)이라고 한다. 나선동맥에서 수많은 세동맥이 분지되며, 이 세동맥은 풍부한 모세혈관바탕에 혈액을 공급하면서 종종 서로 문합한다. 모세혈관바탕에는 **방**(lacuna)이라는 얇은 벽으로 구성된 확장된 구조가 존재한다. 자궁내막의 정맥계통에서도 방이 생길 수 있다. 나선동맥의 근위부와 곧은동맥(straight artery)은 월경주기 동안 변화되지 않는다. 나선동맥의 원위부는 에스트로겐과 프로게스테론의 영향을 받아 월경주기마다 퇴화하고 재생된다.

월경주기 동안의 주기적 변화(Cyclic Changes during the Menstrual Cycle)

월경주기 동안 자궁내막의 주기적 변화는 증식기, 분비기 및 월경기로 나타난다.

월경주기(menstrual cycle)는 자궁내막의 기능층에서 발달이 연속적으로 일어난다. 월경주기는 궁극적으로 난소의 스테로이드 분비를 조절하는 뇌하수체(pituitary gland)의 원위부(distal part)에서 분비되는 생식샘자극호르몬에 의해 조절된다. 정상적으로 월경주기는 28일을 주기로 반복되며 자궁내막은 형태적, 기능적인 일련의 변화를 겪는다. 월경주기는 세 개의 연속적인 단계로 설명되는 것이 편리하다.

- **증식기**(proliferative phase)는 난포성숙과 동시에 시작되며 난소에서 분비되는 에스트로겐의 영향을 받는다.
- **분비기**(secretary phase)는 황체가 기능적으로 활동하는 시기와 일치하며 프로게스테론의 분비에 의해 주로 영향을 받는다.
- **월경기**(menstiual phase)는 황체의 퇴화와 함께 난소에서 분비되는 호르몬이 감소하면서 시작된다(글상자 23.3 참조).

각 단계는 연속되는 과정의 일부이며, 각 단계 사이에서 급격한 변화는 일어나지 않는다.

월경주기의 증식기는 에스트로겐에 의해 조절된다.

월경기의 끝에 이르면 자궁내막은 약 1 mm 정도의 얇은 결합조직으로 구성되며, 여기에는 자궁샘 바닥부와 나선동맥의 아랫부분이 포함된다(그림 23.17). 이 층이 바닥층이며 탈락해 떨어져 나간 층은 기능층이다. **에스트로겐의 영향**(influence of estrogen)을 받아 **증식기**(proliferative phase)가 시작된다. 바닥층의 버팀질세포, 내피세포, 상피세포는 신속하게 증식하며 다음의 변화들이 나타난다.

- 자궁샘의 바닥부에 있는 상피세포는 분비샘을 재구성하고 이동하여 탈락된 자궁내막의 표면을 덮는다.
- 버팀질세포는 증식하여 콜라겐과 무형질을 분비한다.
- 나선동맥은 자궁내막이 재형성됨에 따라 길어진다. 이 동맥은 약간 꼬여져 있으며 자궁내막의 내강쪽 1/3 이상으로 자라지 않는다.

증식기는 28일 월경주기에서 14일째 일어나는 배란보다 하루 더 지속된다. 증식기 말기에 자궁내막의 두께는 약 3 mm에 이른다. 자궁샘은 내강이 좁고 비교적 곧지만 약간 구불구불하다(그림 23.18a). 상피세포의 바닥부에 글리코겐이 축적되어 있다. 통상적인 조직표본에서는 글리코겐이 빠져나가 바닥부의 세포질이 비어 있는 것처럼 보인다.

월경주기의 분비기는 프로게스테론에 의해 조절된다.

프로게스테론의 영향(influence of progesterone)을 받아, 배란이 일어

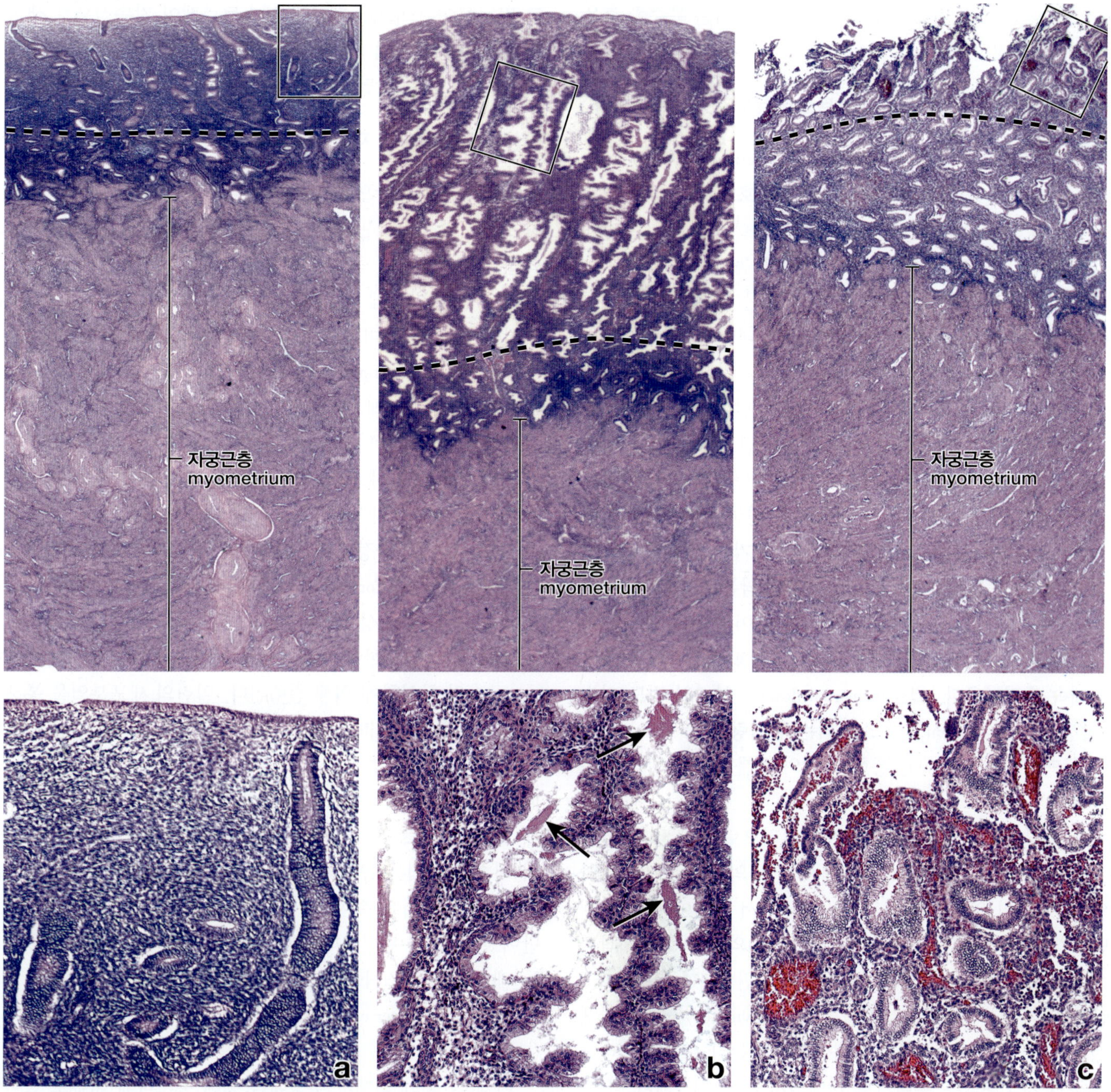

그림 23.18 월경주기의 증식기, 분비기 및 월경기에서 자궁내막의 광학현미경사진. a. *위쪽의 사진*은 증식기의 자궁내막을 보여주고 있다. 이 기간 동안 기능층(점선에 의하여 바닥층으로부터 분리된)은 매우 두껍다. x15. *아래쪽의 사진*은 바닥층에서 내막의 표면까지 뻗어 있는 자궁샘의 고배율사진이다. ×55. **b.** *위쪽 사진*은 분비기의 자궁내막을 보여주고 있다. 자궁샘은 자궁내막이 두꺼워질수록 나선형으로 된다. 바닥층(*점선 아래*)에서는 급격한 형태의 변화가 없다. ×20. *아래쪽 사진*은 자궁샘의 세로축을 지나는 단면을 보여주고 있다. 이 자궁샘의 뚜렷한 나선형과 점액분비(*화살표*)가 관찰된다. ×60. **c.** *위쪽 사진*에서는 기능층이 관찰된다(*점선 위*). 기능층의 대부분은 퇴행하고 탈락되어 있다. ×15. *아래쪽 사진*은 기능층에서 혈관 외부로 유출된 혈액과 괴사를 보여주고 있다. ×55.

나고 1~2일 후에 기능층에서 극적인 변화가 일어난다. 자궁내막에서 부종이 일어나 두께가 5~6 mm에 이르게 된다. 자궁샘은 커지고 나선형이 되며 내강에 분비물이 채워지면서 주머니 형태로 변화된다(그림 23.18b). 샘상피에서 생성되는 점액은 영양소가 풍부하며 특히 착상 후 태아의 발달에 필요한 글리코겐이 특히 많다. 세포분열은 드물게 나타난다. 이 단계에서 자궁내막은 상피세포의 비대, 혈관의 증가, 내막의 부종에 의해 성장한다. 그러나 나선동맥은 길어지고 더 꼬이며 거의 자궁내막의 표면까지 뻗어 있다(도판 23.6, 1064쪽).

에스트로겐과 프로게스테론의 영향으로 **버팀질세포**(stromal cell)가 **탈락막세포**(decidual cell)로 변화된다. 주머니배의 착상에 의해 이 변화가 일어난다. 이러한 변화의 결과로 글리코겐이 풍부한 크고 창백한 세포가 형성된다. 비록 이들 세포의 정확한 기능은 알려지지 않지만, 이들이 배아에 영양을 공급하는데 유리한 환경을 제공하고, 분만 후 태반과 자궁벽이 쉽게 분리되게 하는 특수한 층을 형성하는 것이 분명하다.

월경기는 난소의 프로게스테론과 에스트로겐 분비감소로 일어난다.

만약 수정이 일어나지 않으면 **황체**(corpus luteum)는 약 10일 동안 활발하게 호르몬을 분비한다. 그 후에 이 호르몬 수치가 빠르게 감소하면서 기능층의 혈액 공급에 변화가 일어난다. 초기에는 나선동맥벽의 수축이 주기적으로 수 시간 동안 지속되어 **기능층**(stratum functionale)에 **허혈**(ischemia)이 일어난다. 자궁샘이 분비를 멈추고 버팀질의 부종이 사라지면서 자궁내막의 두께가 감소된다. 약 2일 후에는 혈액이 간헐적으로 흐르지만 동맥수축 기간이 길어져 표면상피의 붕괴와 혈관의 파열이 일어난다. 나선동맥이 폐쇄되어 혈액은 기능층을 순환하지 않지만 바닥층에는 혈액 공급이 이루어진다. 혈액과 자궁액, 그리고 기능층에서 탈락된 간질세포와 상피세포가 질분비물을 구성한다. 자궁내막에서 조직이 떨어져 나가면 정맥, 동맥 그리고 자궁샘의 찢겨진 끝부분이 노출된다(그림 23.18c). 탈락은 계속되어 바닥층만 남는다. 월경기 동안 혈액의 응고는 억제된다. 나선동맥벽이 짧게 이완되는 시기를 제외하고는 동맥에서 출혈이 일어나지 않는다. 정맥이 열린 끝에서 혈액은 계속 흘러나온다. **월경**(menstrual flow)은 약 5일 정도 지속된다. 월경기 동안 평균적으로 소실되는 혈액량은 35~50 mL이다. 곧은동맥(straight artery)을 통한 혈액의 흐름으로 인해 바닥층이 유지된다.

앞에서 설명하였듯이 이 과정들은 주기적으로 반복된다. 글상자 23.3의 그림 F23.3.1은 자궁내막에서 한 번의 월경주기를 나타내고 있다. 수정이 일어나지 않고 자궁내막에서 출혈이 멈추며 새롭게 난포가 성장하고 성숙한다. 다음 월경주기의 증식기가 시작되면서 상피세포가 빠르게 증식하고 이동하여 표면상피가 회복된다.

배란이 일어나지 않으면(**무배란월경주기**, anovulatory cycle) 황체가 형성되지 않고 프로게스테론이 생성되지 않는다. 프로게스테론이 부족하면 자궁내막은 분비기로 진행되지 않고 월경기가 될 때까지 증식기를 유지한다. **불임**(infertility)의 경우에 자궁내막생검(biopsy)을 통해 난소와 자궁내막의 질환뿐만 아니라 **무배란월경주기**(anovulatory cycle)를 진단할 수 있다.

착상(Implantation)

수정과 착상이 일어나면 임신기가 월경주기의 월경기를 대신한다.

수정과 그에 따른 **착상**(implantation)이 일어나면 자궁내막의 퇴화가 분만 후까지 지연된다. 2주차 초반에 주머니배가 자궁점막에 파묻히고 발달 중인 태반의 융모막세포가 **사람융모생식샘자극호르몬**(human chorionic gonadotropin, hCG)과 황체자극호르몬(luteotropin)을 분비하기 시작한다. 이 호르몬들이 황체를 유지하고 자극하여 프로게스테론과 에스트로겐이 지속적으로 생성된다. 따라서 자궁내막의 퇴화를 저지하게 되면 자궁내막은 임신 처음 몇 주 동안 더욱 발달한다.

착상은 주머니배가 자궁내막에 정착하는 과정이다.

자궁관에서 자궁강으로 이동하면서 자궁점막에 착상될 것에 대비하여 **수정된 사람의 난자**(fertilized human ovum [zygote])는 일련의 변화를 겪는다. 발달 중인 배아는 모체와 소통을 시작하며 이는 배아의 착상과 발달에 매우 중요하다. 수정된 직후에 생존한 배아는 특이한 15개의 아미노산 펩타이드(MVRIKPGSANKPSDD)로 구성된 **착상전인자**(preimplantation factor, PIF)를 분비하여 배아가 자궁내막에 잘 착상되게 한다. 착상 시에 PIF는 영양막을 증식시키고 자극하여 바닥탈락막 속으로 침투하게 한다(1027쪽 참조).

접합자는 분할하고 세포의 성장이 없이 일련의 세포분열이 진행되어 배아에서 세포의 수가 급격하게 증가한다. 배아는 발생 초기 난자의 발생 과정에서 난자의 세포질에 축적된 모체의 거대정보분자(maternal informational macromolecule)의 영향을 받는다. 이후의 발생은 여러 성장인자, 세포연접성분, 그리고 주머니배로 발달하기 위해 필요한 거대분자들을 암호화하고 있는 배아 유전체(genome)의 활성화에 의해 진행된다. 일련의 세포분열을 통해 형성된 세포집단을 **오디배**(morula, 라틴어로 *morum*, *mulberry*)라고 하며, 각각의 세포를 **분할세포**(blastomere)라고 한다. 수정 후 3일 동안 오디배는 12~16개의 세포집단을 이루고, 여전히 투명대에 둘러싸인 채 자궁내강으로 들어간다. 오디배는 세포분열이 일어나고 발생이 계속 진행되는 동안 약 하루 동안 자궁내강에 자유롭게 머무른다. 초기의 배아는 속이 빈 공 모양의 주머니배로 발달하며 세포집단이 한쪽 끝에 위치한다. 세포집단에서 **속세포덩이**(inner cell mass)는 배아고유의 조직으로 발달한다. 주위를 둘러싸고 있는 세포층인 **겉세포덩이**(outer cell mass)는 영양막을 형성한 다음 태반이 된다(그림 23.19).

이 과정 동안 액체가 투명대를 통해 주머니배 내부로 들어와 액체로 채워 있는 공간이 형성되며, 이것이 **주머니배공간**(blastocyst cavity)이고 **주머니배**(blastocyst)가 시작된다. 주머니배가 자궁 내강에서 1일 혹은 2일 동안 자유롭게 머무르고, 세포분열이 더 진행되면서 투명대는 사라진다. 겉세포덩이는 이제 **영양막**(trophoblast)이라고 하며 속세포덩이는 **배아모세포**(embryoblast)라고 한다.

착상은 착상창이라고 하는 짧은 기간 동안 일어난다.

주머니배가 자궁내막의 상피에 착상하는 것은 자궁이 주머니배의 착상을 허용하는 **착상창**(implantation window) 시기에만 일어난다. 이 짧은 기간은 프로게스테론과 에스트로겐이 자궁내막에 미치는 일련의 프로그램화된 작용으로 발생한다. 미페프리스톤(RU-486)과 이것에 유도체와 같은 항프로게스테론 약물은 자궁내막의 상

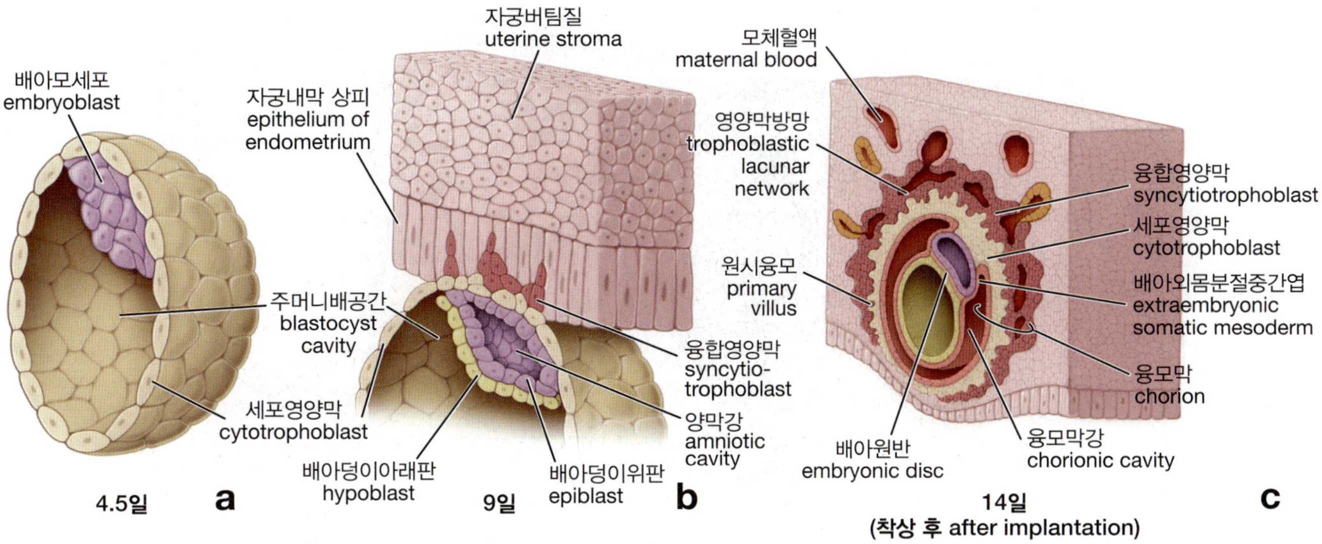

그림 23.19 주머니배의 단면을 간단하게 나타낸 그림. a. 내세포집단이 형성된 발생 4.5일의 사람 주머니배. **b.** 발생 약 9일의 원숭이 주머니배. 원숭이 주머니배의 영양막이 자궁내막의 상피세포로 침투하기 시작한다. 사람에서는 주머니배가 발생 5~6일에 자궁내막으로 침투하기 시작한다. **c.** 착상 후 14일 된 사람 주머니배. 이 단계에서 영양막은 융합영양막과 세포영양막으로 분화되어 있다.

피에 있는 수용체를 두고 경쟁하여 호르몬이 수용체에 결합하는 것을 막는다. 프로게스테론이 수용체에 결합하지 못하면 착상이 불가능해지고 결과적으로 착상이 일어나지 않는다. 사람에서 착상창은 LH가 급격하게 증가되고 난 이후 6일째에 시작되어 10일째에 끝이 난다.

배아모세포 쪽을 둘러싸고 있는 **영양막세포**(trophoblastic cell)는 자궁벽과 접촉하면서 빠르게 증식하고 자궁내막 내부로 침투하기 시작한다. 침투하는 **영양막**(trophoblast)은 융합영양막과 세포영양막으로 분화된다.

- **세포영양막**(cytotrophoblast)은 세포분열이 활발한 내측의 세포층이며 외부 침투층을 이루는 융합영약막과 융합하는 세포를 생성한다. 세포영양막과 그 위에 덮고 있는 다핵세포인 융합영양막의 융합은 프로그램된 세포자멸사에 의해 유발될 수 있다.
- **융합영양막**(syncytiotrophoblast)은 세포분열이 활발하지 않으며 다핵세포집단으로 구성되어 있고 자궁내막상피와 하부에 있는 내막의 버팀질로 활발하게 침투한다.

영양막의 활동으로 인해, 주머니배는 발생 약 11일째 자궁내막 속으로 모두 파묻힌다(이 이상의 융합영양막과 세포영양막의 발생은 태반 부분에서 설명하였다).

융합영양막에는 잘 발달된 골지복합체, 풍부한 무과립형질내세망 및 과립형질내세망, 수많은 미토콘드리아와 비교적 많은 지방방울이 포함되어 있다. 이런 특징은 융합영양막에서 프로게스테론, 에스트로겐, 사람융모생식샘자극호르몬(hCG), 그리고 락토젠이 분비된다는 것을 알 수 있다. 최근에는 세포영양막도 스테로이드호르몬과 hCG를 분비하는 것으로 알려져 있다.

착상 후에 자궁내막은 탈락화를 겪는다.

임신 동안 형태학적 변화를 겪는 **자궁내막**(endometrium) 부분을 **탈락막**(decidua) 또는 **임신 탈락막**(decidua graviditatis)이라고 한다. 그 이름이 말하듯이, 이 층은 분만 시에 태반과 함께 탈락된다. 탈락막은 자궁내막의 깊은 층을 제외한 모든 것이 포함된다. 8~10일 정도 걸리는 **탈락화 과정**(decidualization process) 동안 버팀질세포는 높은 수치의 프로게스테론에 반응하여 크고 둥근 **탈락막세포**(decidual cell)로 분화된다(1031쪽 참조). 임신 초기에 자궁샘은 커지고 더욱 꼬여 있지만, 태아가 자궁내강을 채우면서 점차 얇고 납작해진다.

세 개의 서로 다른 탈락막 부위(three different regions of the decidua)가 착상 부위와 연관되어 구분된다(그림 23.20).

- **바닥탈락막**(decidua basalis)은 착상부에 있는 자궁내막의 부분이다.
- **피막탈락막**(decidua capsularis)은 착상부와 자궁내강 사이에 있는 자궁내막의 얇은 부분이다.
- **벽측탈락막**(decidua parietalis)은 나머지 자궁내막이다.

임신 3개월 말이 되면 태아가 자라서 덮고 있는 피막탈락막은 반대쪽의 벽측탈락막과 융합하여 자궁내강을 폐쇄한다.

발생 13일째부터 배아의 외부공간인 **융모막강**(chorionic cavity)이 형성된다(그림 23.19c). 이 공간의 외측경계를 형성하는 세포층(융합영양막, 세포영양막, 그리고 배외 중배엽)을 통틀어 **융모막**(chorion)이라고 한다. 발달 중인 배아를 싸고 있는 가장 안쪽 막을 **양막**(amnion)이라고 한다(그림 23.20 참조).

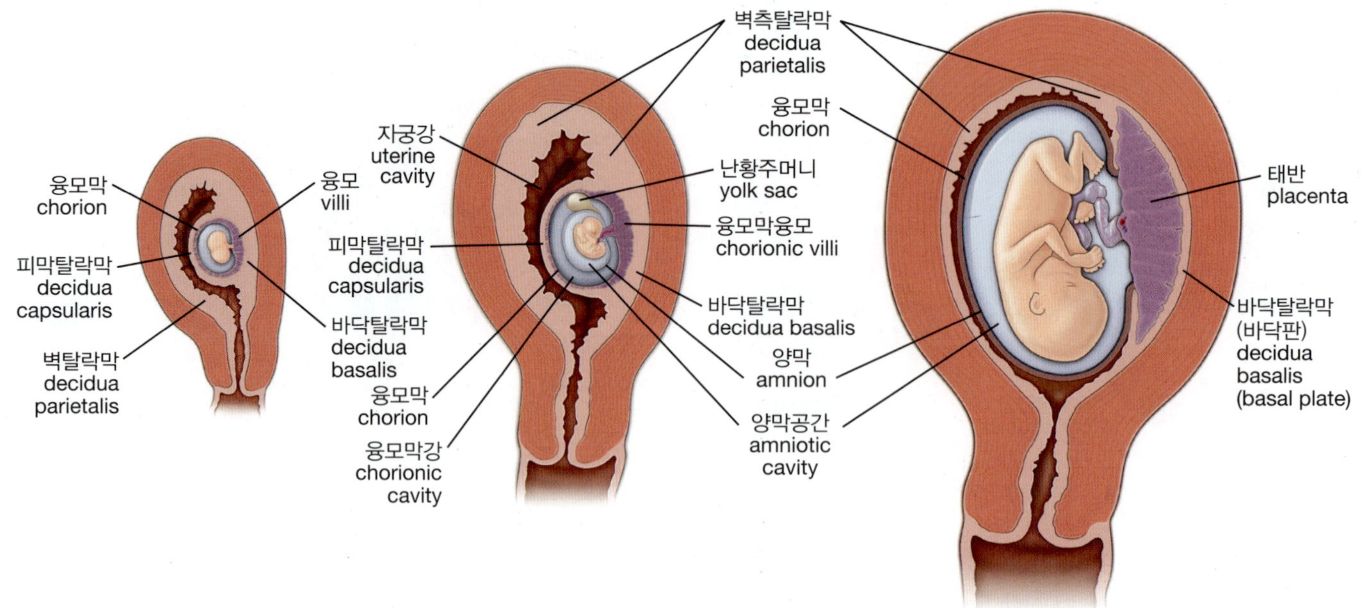

그림 23.20 태반의 발생. 사람에서 임신 동안에 자궁의 성장과 태반 및 그와 연관된 막들의 발달을 보여주는 그림. 자궁 내강이 점진적으로 사라지고 태반이 분명하게 형성되면서 피막탈락막이 소실된다. (Williams J. Placenta circumvallata. *Am J Obstet Gynecol* 1927,13 : 1–16에서 변형함.)

자궁경부(Cervix)

자궁경부의 내막은 자궁의 나머지 부분의 내막과는 다르다.

자궁경부점막(cervical mucosa)은 두께가 약 2~3 mm 정도이며, 크고 분지된 샘을 포함하고 있다는 점에서 자궁내막의 나머지 부분과 크게 다르다(그림 23.21, 도판 23.7, 1066쪽). 또한 이곳에는 나선동맥이 없다. 월경주기 동안 점막은 두께가 거의 변하지 않고, 월경기 동안 탈락되지 않는다. 그러나 각 월경주기 동안 **자궁경부샘**(cervical gland)은 자궁경부관(cervical canal) 내에서 정자이동과 관련하여 기능적으로 중요한 변화가 일어난다. 자궁경부샘에서 분비되는 점액의 양과 특성은 난소호르몬의 영향을 받아 월경주기 동안 다양하게 나타난다. 월경주기의 중간에 점액의 양은 10배 정도 증가한다. 이 점액은 점성이 낮아 정자이동에 적합한 환경을 제공한다. 다른 시기에서 자궁경부의 점액은 정자가 자궁 내로 이동하는 것을 제한한다. 그러므로 이러한 호르몬기전은 배란과 자궁경부 점액의 변화를 조정하여 사정된 정자와 배란된 난자가 동시에 자궁관내 수정 부위에 도착하여 수정이 일어날 가능성을 높인다.

점액샘의 입구가 막혀서 점액분비가 정체되면, 자궁경부에서 **나보트 낭종**(nabothian cyst)이라는 큰 점액주머니가 형성된다. 나보트 낭종은 흔히 발생하지만, 수많은 낭종이 자궁경부의 비대를 일으키는 경우에만 임상적으로 중요하다.

변형층(transformation zone)은 질의 중층편평상피와 자궁경부의 단층원주상피 사이의 이행부(site of transition)이다.

질 쪽으로 돌출된 자궁경부의 **질부**(vaginal part) 또는 **외자궁경부**(ectocervix)는 중층편평상피세포로 덮여 있다(그림 23.22). 이 편평상피와 **자궁경부관**(cervical canal), 즉 **자궁경관내막**(endocervix)에서 점액을 분비하는 원주상피상피 사이의 급격한 이행은 **변형층**(transformation zone)에서 일어난다. 이 변형층은 가임기 여성의 경우 **자궁외구멍**(external os) 바로 외측에 위치하고 있다(도판 23.7, 1066쪽). 사춘기 전과 폐경 후 변형층는 자궁경부관 내에 있다(그림 23.23). 이 변형층에서의 **화생변화**(metaplastic change)는 자궁경부의 전암성병변(precancerous lesion)이 된다. 화생(metaplasia, 그리이스어로 형태의 변화 *change in form*)은 만성염증으로 인한 지속적인 손상에 대한 상피의 적응성이며 가역적인 반응이다. 이 변화는 새로운 세포들로 분화되는 상피줄기세포의 재프로그램에 그 원인이 있다. 자궁경부관에서 단층원주상피가 완전한 중층편평상피로 대체되는 형태로 나타난다(그림 23.24). 자궁경부의 상피세포는 지속적으로 질 내부쪽으로 박리된다. 자궁경부 세포 표본을 **파파니콜로검사**(Papanicolaou [Pap] smear)로 염색하여 형태학적 변화와 자궁경부암의 주요 원인인 고위험 사람유두종바이러스(HPV) 균주의 존재 여부를 확인할 수 있다. 이러한 검사는 자궁경부의 전암성 및 암성 병변을 진단하는 데 일반적으로 사용된다.

■ 태반(PLACENTA)

발달 중인 태아는 태아와 모체 조직에서 발생하는 태반에 의해 유지된다.

태반은 융모막에서 형성되는 태아부분과 바닥탈락막에서 형성되는 모체부분으로 구성된다. 두 부분은 모체와 태아 순환계 사이의

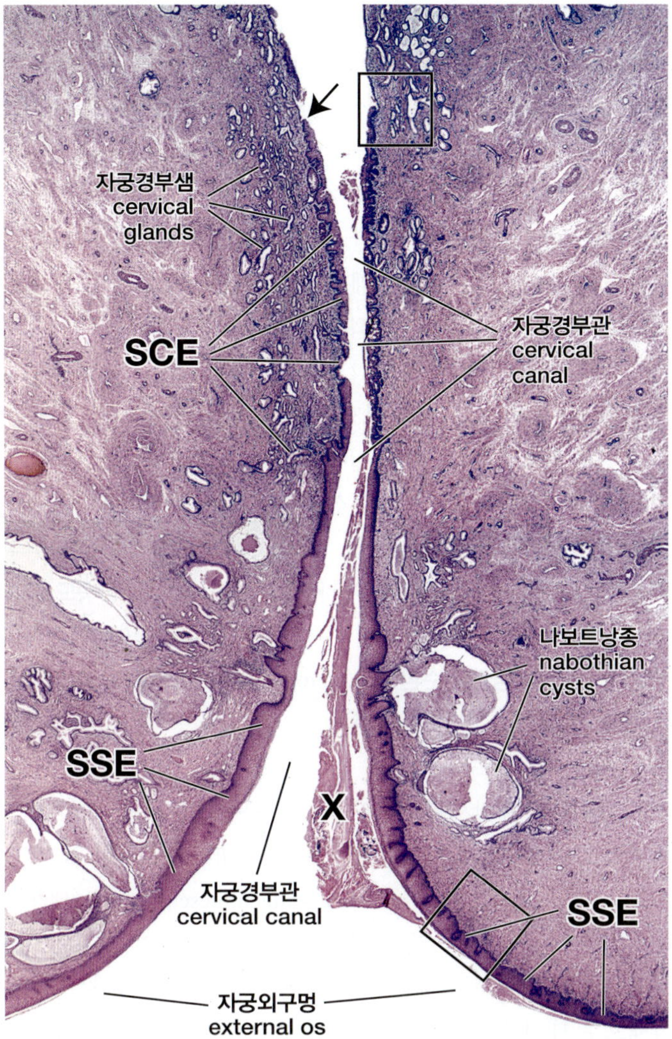

그림 23.21 사람 자궁경부의 광학현미경사진. 폐경기 여성의 H&E 염색표본이다. 자궁경부의 하부는 질의 상부로 돌출하며 이곳에서 외구멍은 자궁경부관을 통해 자궁으로 연결된다. 자궁경부 표면은 질의 상피와 연결되는 중층편평상피(*SSE*)로 덮여 있다. 중층편평상피세포에서 단층원주상피세포(*SCE*)로의 급격한 이행이 자궁경부관 입구에서 일어난다. 이 표본에서 중층상피는 자궁경부관 속으로 연장되며, 이는 나이가 들면서 나타나는 현상이다. 점액을 분비하는 자궁경부샘이 자궁경부관을 따라 분포한다. 이 샘은 자궁경부관을 덮고 있는 상피들이 함몰하여 형성된 단순분지관상샘이다. 종종 샘의 입구가 막혀 점액분비가 지체될 수 있으며, 이 경우 나보트낭종(nabothian cyst)이 형성된다. *X*로 표시된 곳은 자궁경부샘에서 분비된 점액이다. ×10.

생리적 물질교환에 관여한다.

자궁태반순환계통(uteroplacental circulatory system)은 수정 후 9일쯤에 융합영양막 내부에서 **영양막방**(trophoblastic lacuna)이라는 혈관공간이 생성되면서 함께 발달하기 시작한다. 모체의 모세혈관에서 형성되는 굴모세혈관(sinusoid)은 영양막방과 문합한다(그림 23.25). 영양막방으로 연결되어 있는 동맥과 정맥 사이의 압력 차이로 인해 동맥에서 정맥으로 혈액이 순환하며, 따라서 초기의 자궁태반순환이 성립된다. 융합세포막에 있는 수많은 포음소포(pinocytotic vesicle)는 모체의 혈관에서 배아 쪽으로 영양분이 이동하는 것을 시사한다.

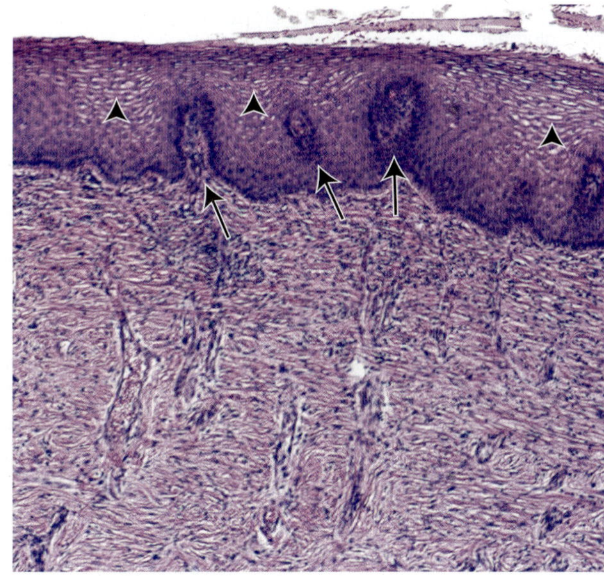

그림 23.22 외자궁경부의 중층편평상피세포. 그림 23.21의 *아래쪽 사각형*에서 관찰되는 중층편평상피와 상피 아래의 섬유결합조직이 이 광학현미경사진에서는 고배율로 관찰되고 있다. 더 성숙된 상피세포는 많은 양의 글리코겐 때문에 투명한 세포질(*화살표머리*)로 나타난다. 상피 측으로 함입된 결합조직의 유두(*화살표*)가 관찰된다. 자궁경부의 대부분은 민무늬근육이 거의 없는 치밀섬유성 결합조직으로 구성되어 있다. ×120.

세포영양막(cytotrophoblast)의 증식, **융모막중배엽**(chorionic mesoderm)의 성장, 그리고 혈관의 발달로 인해 계속해서 융모막융모가 형성된다(그림 23.26). 융모막융모는 다음의 변화를 겪는다.

- **일차융모막융모**(primary chorionic villus)는 빠르게 증식하는 세포영양막에서 형성된다. 융합영양막에 있는 혈액으로 채워진

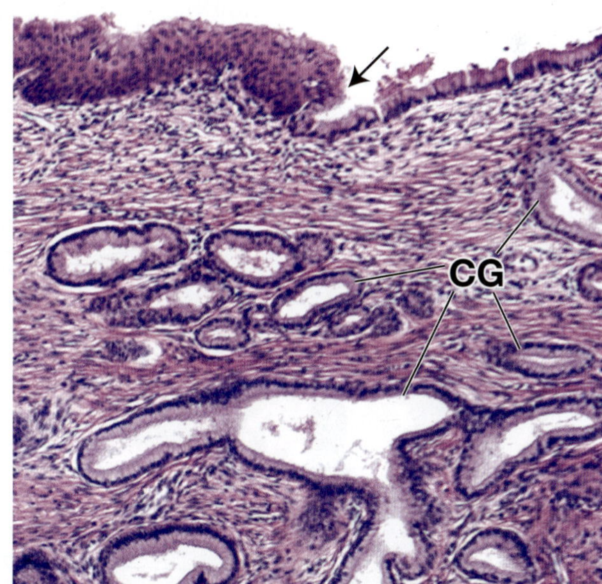

그림 23.23 자궁경부의 변형층. 그림 23.21의 *위쪽의 직사각형*에서 관찰되는 편평세포-원주세포연결부(squamocolumnar junction)의 고배율 광학현미경사진이다. 중층편평상피세포에서 단층원주상피세포(*화살표*)로의 급격한 변화가 관찰되고 있다. 자궁경부암으로 발달하는 종양성 변화는 대부분 변형층에서 시작된다. 결합조직 내부에는 분지형의 분지자궁경부샘(*CG*)이 있으며 자궁경부관의 상피로부터 연속된 단층원주상피세포로 구성되어 있다. ×120.

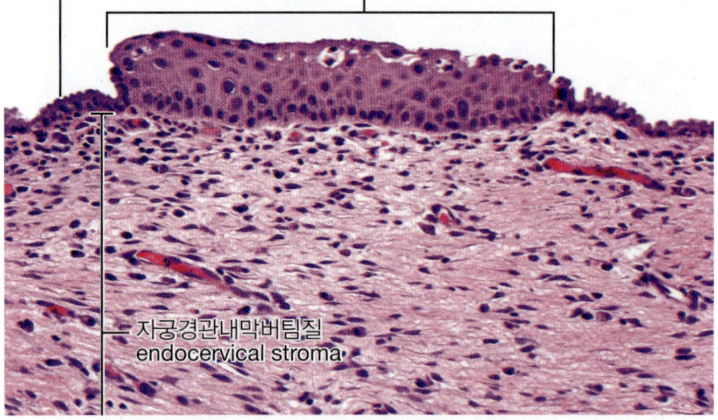

그림 23.24 자궁경부관에서 화생된 중층편평상피. 이 광학현미경사진은 자궁경부관에서 일반적으로 발견되는 단층원주상피에 둘러싸인 완전히 성숙한 중층편평상피의 집단이 관찰되고 있다. ×450. (Dr. Fabiola Medeiros 제공.)

영양막방 내부로 끈 또는 덩어리 형태의 세포영양막 세포들이 돌출되어 있다(그림 23.19b, 그림 23.27 참조). 일차융모는 발생 11~13일 사이에 나타난다.

- **이차융모막융모**(secondary chorionic villus)는 중심에 중간엽이 있고 안쪽에는 세포영양막이, 바깥에는 융합영양막이 둘러싸고 있다(그림 23.26 참조). 이차융모는 융모막의 중간엽에서 유래된 성긴결합조직이 일차융모막융모으로 침투하는 16일째에 나타난다. 이차융모는 융모막주머니의 표면 전체를 덮고 있다.
- **삼차융모막융모**(tertiary chorionic villus)는 이차융모의 중심부에 있는 결합조직에서 발달한 혈관에 의해 혈관화되면서 3주차 말에 형성된다(그림 23.25b, 도판 23.9, 1070쪽).

삼차융모가 형성되면서 융모 속의 세포영양막은 융합영양막을 통과해 외부로 계속 성장한다. 이 융모가 모체의 자궁내막과 만나 옆으로 자라면서 이웃하는 융모에서 성장하는 유사한 세포영양막 돌기와 만난다. 따라서 **영양막울타리**(trophoblastic shell)라는 얇은 세포영양막이 융합영양막 주위에 형성된다. 영양막울타리는 모체 혈관이 융모사이공간(intervillous space)으로 연결되는 부위에만 없다.

융모막융모는 임신기간 동안에 영양막에서 계속해서 성장한다. 융모막융모는 융모사이공간 내에 자유롭게 형성되거나(**부유융모**, floating villus) 모체쪽 태반(태반 바닥판)으로 자라 들어가 **주줄기융모**(main stem villus) 혹은 **고정융모**(anchoring villus)를 형성한다. 태반이 계속 자라는 것은 영양막울타리의 버팀질이 성장하기 때문이다. 임신기간 융모는 성숙해지고 직경은 작아진다. 세포영양막층은 불연속적으로 관찰되며, 일부에서는 융합영양막 세포의 핵들이 집단을 형성하여 불규칙하게 산재하는 **융합영양 막매듭**(syncytial knot)을 형성하고 있다(그림 23.26, 도판 23.9, 1070쪽). 융합영양막매듭의 수는 태반의 임신연령에 따라 증가하며 **융모의 성숙도**(villous maturity)를 평가하는 데 이용될 수 있다. 융합영양막매듭의 수가 증가하는 것은 **자궁태반순환이상**(uteroplacental malperfusion)과 같은 일부 병적 상태와도 연관이 있다.

여러 종류의 세포들이 융모 속 결합조직의 버팀질에서 관찰된다. 중간엽세포, 세망세포, 섬유모세포, 근섬유모세포, 민무늬근육세포, 그리고 역사적으로 **호프바우어세포**(Hofbauer cell)로 알려진 **태아태반의 항원제시세포**(fetal placental antigen-presenting cell, **태반 대식세포** placental macrophage)가 존재하고 있다(도판 23.9, 1070쪽). 태아태반의 항원제시세포는 태아에서 기원된 융모에 존재하는 특수한 대식세포로 태반에서 선천면역반응에 관여한다. 이 세포들은 항원에 대해 반응하여 증식하며 다양한 병원체를 인식하고 결합시키는 특수한 표면수용체를 발현한다. 다른 항원제시세포처럼 이 세포는 자극을 받으면 세포막 표면에 있는 주조직적합복합체 II(MHC II)

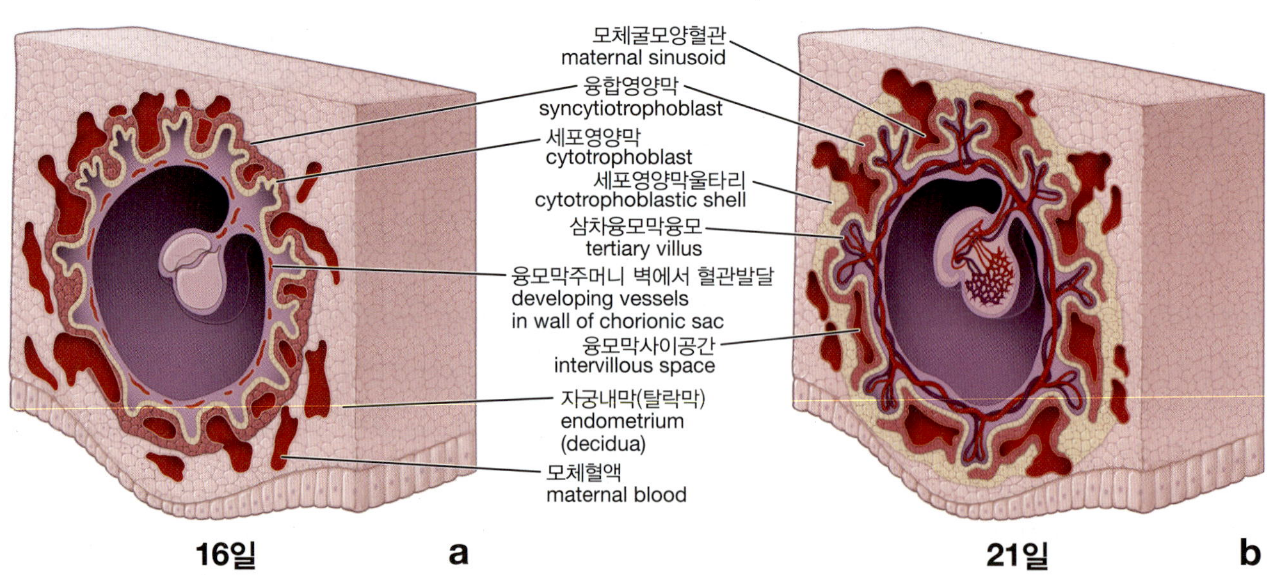

그림 23.25 발달 중인 사람 배아 단면을 간단하게 나타낸 그림. **a.** 발생 16일에 융모막주머니와 태반을 보여주고 있는 그림. **b.** 발생 21일째의 같은 배아. 이 그림은 모세혈관 내피세포, 중간엽, 세포영양막과 융합영양막으로 구성되어 있는 태반막에 의해 태아와 모체의 혈관이 분리되어 있는 것을 보여주고 있다.

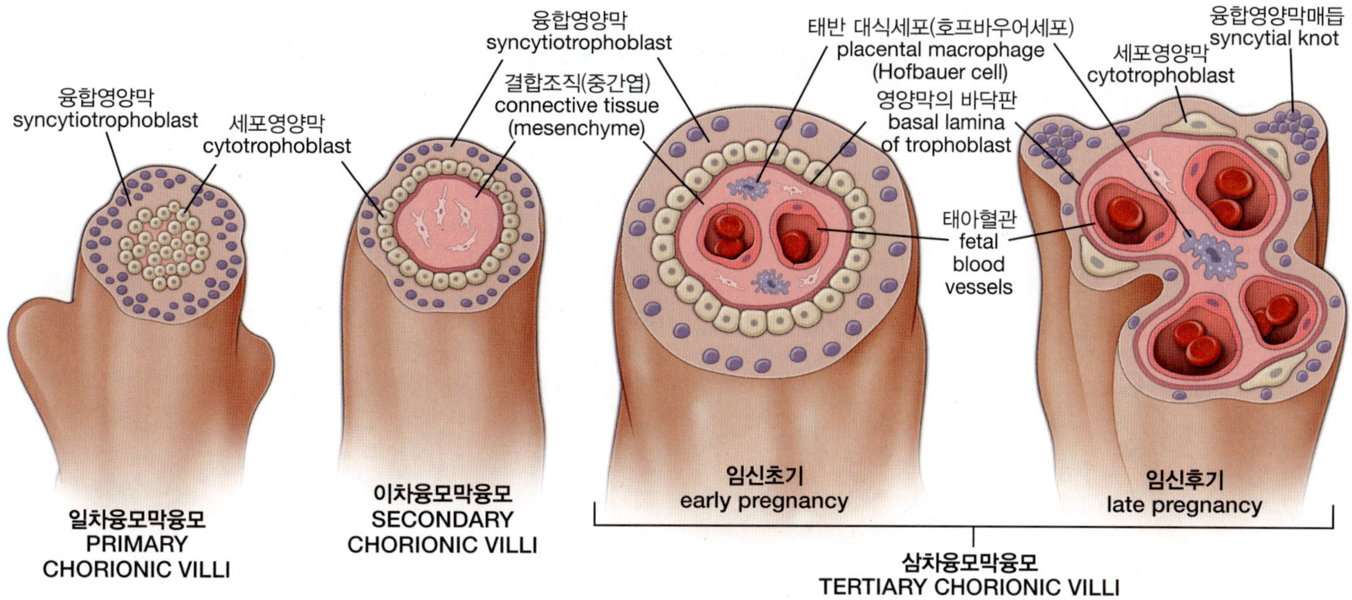

그림 23.26 다양한 발달단계에 있는 융모막융모을 간단하게 나타낸 그림. 융모막융모의 발달단계를 보여주는 그림이다. 일차융모막융모는 융합영양막과 세포영양막이 손가락 모양의 돌기를 형성하여 모체의 탈락막 내부로 들어가는 첫 번째 발달단계를 보이고 있다. 이차융모막융모에서 배아외결합조직(중간엽)이 융모 속으로 자라 들어가고 세포영양막으로 둘러싸여 있다. 삼차융모막융모에서는 중간엽 중심부에서 혈관과 지지세포들이 분화한다. 임신 초기에 융모는 크고 많은 결합조직세포로 둘러싸여 있어 약간의 혈관과 함께 부종이 나타난다. 이 융모는 두꺼운 융합영양막층과 연속적인 세포영양막층으로 덮여 있다. 임신 후반에 세포영양막층은 불연속으로 보이며 융합영양막의 핵들이 모여서 *융합영양막매듭(syncytial knot)*이라 불리는 불규칙하게 분산된 돌기를 형성한다. 결합조직 중심에서 더 많은 태아혈관이 관찰되고 세포가 적어지며 태반대식세포도 감소한다.

의 수가 증가된다. 이 세포들은 초기의 태반에서 더 흔하게 나타난다. 이 세포의 공포 속에는 지질, 글리코사미노글리칸, 그리고 당단백질이 들어 있다. HIV에 감염된 태반(HIV-infected placenta)에 대한 연구에 의하면 HIV는 태아태반 항원제시세포와 융합영양막에서 주로 나타난다.

발생 초기에 융모의 혈관은 배아의 혈관과 연결되어 있다.

21일째에 혈액은 배아의 심혈관계통과 융모를 통해 순환하기 시작한다. 융모사이공간은 모체와 태아의 순환계통 사이에서 영양분, 대사물, 중간대사물질과 노폐물의 교환장소가 된다.

처음 8주 동안 융모는 융모막 표면 전체를 덮고 있으며 성장이 계속되면서 피막탈락막의 융모가 퇴화하기 시작하여 **평활융모막**(chorion laeve)이라고 하는 매끈하고 비교적 무혈관 표면을 형성한다. 바닥탈락막 인접한 융모는 크기와 수가 빠르게 증가하고 가지가 많아진다. 태반 중에서 태아 부분에 해당하는 융모막 영역을 **거친융모막**(chorion frondosum, villous chorion)이라고 한다. 융모가 돌출하는 태반층을 **융모막판**(chorionic plate)이라고 한다(도판 23.8, 1068쪽).

거친융모막이 빨리 성장하는 임신 4~5개월차에 태반의 태아부분은 **태반(탈락)중격**(placental [decidual] septa)에 의해 **태반엽**(cotyledon)이라고 불리는, 15~25개의 부분으로 나누어진다. 쐐기모양의 태반중격이 태반엽의 경계를 형성하며, 융모막판과 융합하지 않기 때문에 모체 혈액은 이들 사이에서 쉽게 순환할 수 있다. 태반엽은 모체 쪽의 바닥판이 돌출되어 있는 구조로 관찰된다.

바닥탈락막(decidua basalis)은 태반의 모체 구성 요소인 치밀층을 형성한다(그림 23.27 참조). 자궁벽과 접촉하는 태반의 외측부인 **바닥판**(basal plate)은 태아의 조직(영약막울타리에는 얇은 층의 융합영양막과 세포영양막이 있다)과 모체쪽 조직(바닥탈락막)으로 구성되어 있다. 이 부위에서 자궁내막의 혈관은 융모사이공간으로 혈액을 공급한다. 모세혈관벽의 파열은 분만 시에 흔하게 일어나며, 이러한 경우를 제외하고는 태아의 혈액과 모체의 혈액이 섞이지 않는다.

태아와 모체 혈액은 태반장벽에 의해 분리되어 있다.

태아와 모체 사이의 혈액을 분리시키는 **태반장벽**(placental barrier)은 주로 태아조직층에 의해 유지된다(그림 23.28). 4개월째부터 이 층은 아주 얇아져서 태반장벽을 통해 물질교환이 원활하게 이루어진다. 융모벽이 얇아지는 것은 부분적으로는 안쪽의 세포영양막이 퇴화되는 것외에도 융모의 표면적과 부피가 늘어나기 때문이다(그림 23.27 참조). 세포영양막층은 실제로 매우 얇아지고 불연속(discontinous)을 형성한다.

가장 얇은 상태에서 **태반장벽**(placental barrier)은 다음과 같이 구성된다.

- 융합영양막
- 얇은(또는 불연속) 내측의 세포영양막층
- 영양막의 바닥판
- 융모의 결합조직(중간엽조직)
- 내피의 바닥판
- 삼차융모에 있는 태아태반 모세혈관의 내피

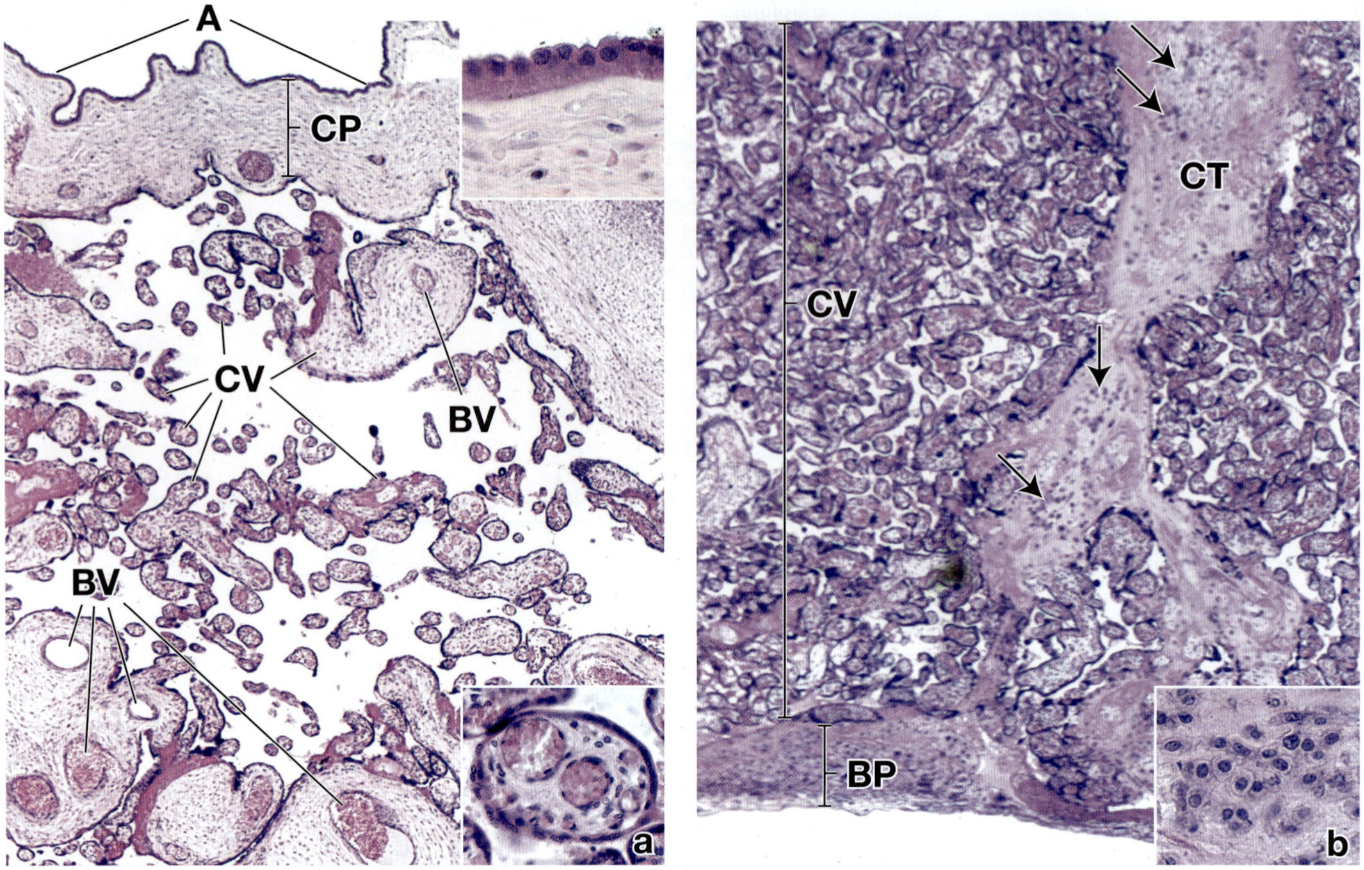

그림 23.27 사람 태반의 광학현미경사진. a. 양막표면(*A*), 융모막판(*CP*), 그리고 아래의 다양한 크기의 융모막융모(*CV*)가 관찰되는 H&E 염색표본이다. 이 융모는 융모막판에서 큰 줄기융모로 나와 점점 더 작은 융모로 갈라진다. 혈관(*BV*)은 큰 융모에서 더 뚜렷하게 나타난다. 가장 작은 융모에는 물질교환이 일어나는 모세혈관이 있다. ×60. **위 삽입사진**. 이 고배율사진은 양막의 단층입방상피와 그 아래의 결합조직을 보여주고 있다. ×200. **아래 삽입사진**. 융모 속에 있는 여러 개의 큰 혈관들과 얇은 융합영양막의 표면을 보여주는 융모가로단면의 고배율 사진이다. ×200. **b.** 모체 쪽의 태반 H&E 염색표본이다. 아래쪽 현미경사진은 융모막융모(*CV*) 일부가 부착되어 있는 바닥판(*BP*)을 보여준다. 또한 바닥판의 일부인 버팀질 결합조직(*CT*) 성분이 뚜렷하게 관찰되며 여기에 많은 융모막융모가 부착되어 있다. 바닥판과 결합조직 버팀질 내부에서 결합조직세포에서 기원된 탈락막세포(*화살표*)의 집단이 관찰된다. ×60. **삽입사진**. 탈락막세포의 고배율 사진이다. ×200.

태반장벽은 산소와 탄소의 상호교환이라는 중요한 기능을 수행하는 폐의 공기혈액장벽과 매우 흡사하며, 태반장벽의 기능은 모체 혈액과 태아 혈액 사이의 상호교환이다. 이 장벽에는 역시 공기혈액장벽(air-blood barrier)처럼 결합조직 속에 특수한 대식세포가 있으며 이 세포가 태아태반 항원제시세포(호프바우어세포, Hofbauer cell)이다.

태반은 모체와 태아 혈액순환 사이에서 가스와 대사물질의 교환장소가 된다.

태아 혈액은 한 쌍의 **배꼽동맥**(umbilical artery)을 통해 태반으로 들어간다(그림 23.29). 이 동맥은 태반으로 들어가면서 여러 개의 가지로 방사형 혈관으로 분지되고, 융모막판(chorionic plate)에 수많은 가지를 형성한다. 이 혈관에서 나온 가지들은 융모로 들어가서 융모사이공간과 밀접하게 연결되어 광범위한 모세혈관그물을 형성한다. 가스와 대사산물은 이곳에서 서로 다른 두 종류의 혈류를 분리하고 있는 얇은 태아조직층을 통과하여 교환된다. 항체도 이 층을 통과해 태아순환으로 들어오며, 예를 들어 디프테리아, 천연두, 홍역과 같은 다양한 감염원들에 대항하기 위한 수동면역을 제공한다. 태아의 혈액은 동맥과 같이 주행하는 정맥계통을 통해 돌아오지만, 하나의 **배꼽정맥**(umbilical vein)으로 모인다는 점이 동맥과 다르다.

태반의 바닥판을 통과하는 80~100개의 나선형 자궁내막동맥을 통해 모체의 혈액이 태반으로 공급된다. 이 나선동맥으로부터 들어온 혈액은 융모사이공간의 바닥부로 흐르며 융모사이공간에는 약 150 mL의 모체 혈액이 채워져 있으며 분당 3~4회 혈액이 교환된다. 나선동맥의 혈압은 융모사이공간에서보다 훨씬 더 높다. 맥박이 뛸 때마다 이 공간으로 주입되는 혈액은 곧바로 이 공간의 심부를 향해 흐른다. 혈압이 감소하면서 혈액은 융모의 표면을 따라 역류하며 결국 이 공간의 바닥부에 위치하고 있는 자궁내막의 정맥으로 들어간다.

혈액이 융모를 지나면서 가스와 대사산물의 교환이 일어난다. 정상적으로 수분, 이산화탄소, 대사산물 그리고 호르몬은 태아 혈액으로부터 모체 혈액으로 이동한다. 물, 산소, 대사물질, 전해질, 비타민, 호르몬과 일부 항체는 반대 방향으로 이동한다. 태반장벽

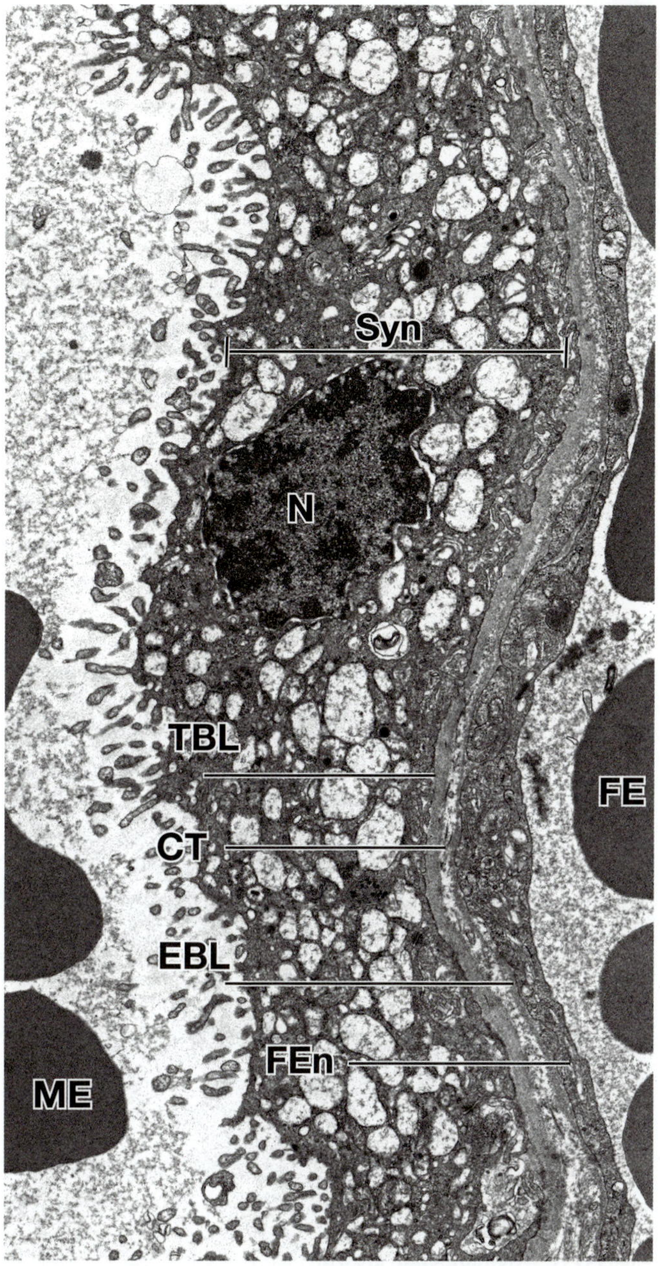

그림 23.28 임신 셋째 3개월간에서 사람의 태반장벽. 충분히 발달한 태반장벽의 매우 얇은 층을 보여주는 고배율의 전자현미경사진이다(사람태반에서 불연속인 얇은 층을 형성하는 세포영양막은 이 사진에서 안 보인다). 모체의 적혈구(*ME*, *왼쪽*에)가 있는 융모사이공간의 내강은 태아적혈구(*FE*, *오른쪽*에)가 있는 태아의 모세혈관의 공간으로부터 분리되어 있다. 융모사이공간은 다핵세포인 융합영양막(*Syn*)으로 덮여 있다. 이 표면에는 모체의 혈액 쪽으로 돌출되어 있는 미세융모가 있다. 융합영양막의 세포질에는 여러 개의 핵(*N*)이 있고, 많은 수송소포, rER, sER, 미토콘드리아, 때로는 지방방울이 있다. 융합영양막은 바닥판(*TBL*)에 놓여 있으며, 이 바닥판은 결합조직(*CT*)의 얇은 층으로 태아 내피세포(*FEn*)의 바닥판(*EBL*)과 분리되어 있다. ×11,000. *rER*, 과립형질내세망(roughsurfaced endoplasmic reticulum); *sER*, 무과립형질내세망(smooth-surfaced endoplasmic reticulum). (Dr. Holger Jastrow 제공.)

은 알코올, 니코틴, 바이러스, 약물, 외인성 호르몬과 중금속과 같은 잠재적으로 위험한 물질을 걸러내지 못한다. 그러므로 임신 동안 배아나 태아에 대한 손상위험을 줄이기 위해서는 이런 물질에 대한 노출이나 섭취를 피해야만 한다.

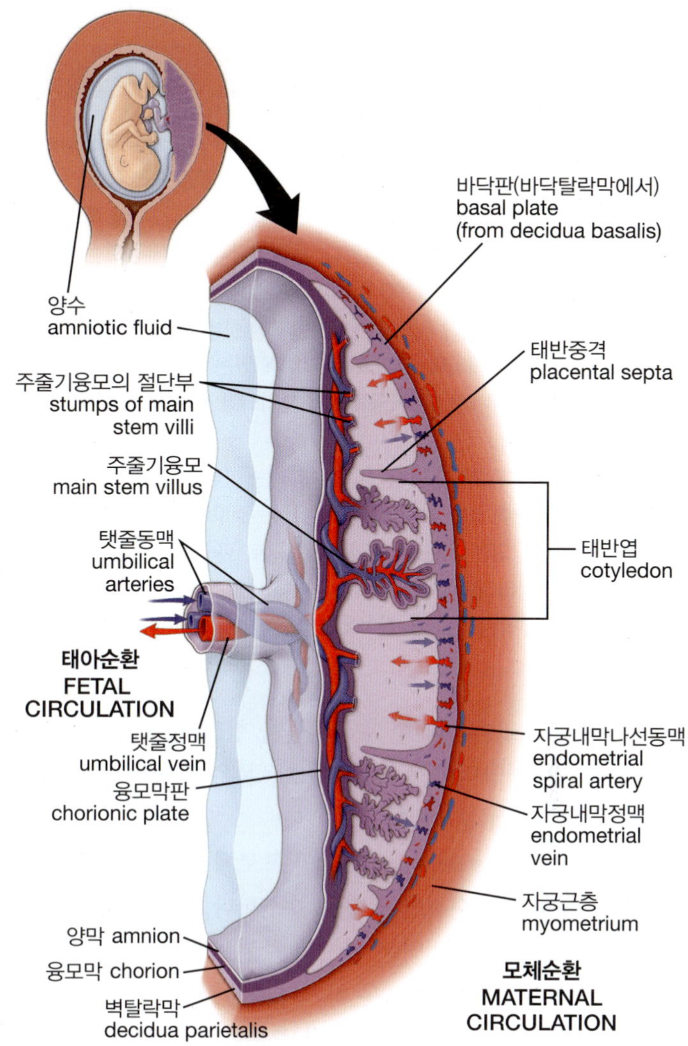

그림 23.29 성숙한 사람 태반을 간단하게 나타낸 그림. 배아가 발달 중인 자궁의 시상단면 사진(*위쪽*)은 일반적인 태반의 위치를 보여준다. 성숙한 태반(*아래쪽*)은 바닥탈락막의 성장으로 형성된 태반중격에 의해 태반엽으로 나누어진다. 모체의 혈액은 바닥판을 통과하는 자궁내막의 나선동맥을 통해 태반으로 들어간다. 혈액은 태반엽으로 들어가면서 곧바로 융모사이공간(*빨간 화살표*)으로 깊이 들어간다. 그 후에 가스와 대사물질의 교환이 일어나는 융모의 표면을 지난다. 최종적으로 모체혈액은 자궁내막의 정맥(*파란 화살표*)을 통해 융모사이공간을 떠나게 된다. 태아혈액은 배꼽동맥을 통해 태반으로 들어가며 이 동맥은 융모막판에서 방사형으로 계속 분지된다. 이 혈관의 가지는 주된 줄기융모로 들어가며 이곳에서 광범위한 모세혈관그물을 형성한다. 융모 내의 정맥은 태아동맥을 따라 주행하는 정맥계통을 통해 혈액을 다시 태아로 운반한다.

태반을 통한 혈액순환이 성립되기 전에 배아의 성장은 부분적으로는 영양막에서 합성되거나 이 막을 통해 들어온 대사산물에 의해 유지된다. 융합영양막은 배아가 이용하는 일부의 영양분뿐만 아니라 글리코겐, 콜레스테롤과 지방산을 합성한다.

태반은 스테로이드와 단백질 호르몬을 생산하는 주된 내분비기관이다.

태반(placenta)은 **내분비기관**(endocrine organ)으로서 분만 시 중요한 역할을 하는 프로스타글란딘뿐만 아니라 스테로이드와 펩타이드호르몬을 생성한다. 면역세포화학적 연구에 의해 **융합영양막**

글상자 23.4

임상적용: 태반(The Placenta)

태반은 임신 중에만 신체에서 만들어지는 임시 기관이다. **성숙 태반**(placenta)은 직경이 약 15~20 cm, 두께가 2~3 cm이고, 자궁강 표면의 25~30%를 덮고 있으며, 임신말기에는 무게가 500~600 g 정도이다. 사람 태반에서 실제 융모의 면적은 약 10 m^2로 추정된다. 융합영양막의 미세융모는 대사물질 교환을 위한 효과적인 면적을 90 m^2 이상으로 증가시킨다. 출생 후 자궁은 계속 수축되어 내강표면이 감소되며, 태반이 자궁벽에서 분리되게 한다. 태반의 태아 부분 전체, 태아막, 그리고 그 사이에 있는 탈락막조직은 배출된다. 정상적인 분만의 경우 태반은 자궁벽에서 분리되어 출산 후 약 30분 정도에 배출된다.

분만의 가장 심각한 합병증 중의 하나는 **비정상태반형성**(abnormal placentation, 자궁벽에 태반이 비정상적으로 유착된 것)이다. 태반형성 과정 중에 탈락막조직이 손상되면 태반은 자궁벽 안쪽으로 깊숙이 침투한다. 이것으로 인해 유착태반, 감입태반, 천공태반 중에서 하나의 임상상황이 유발된다. 이 구분은 태반이 유착된 정도와 깊이로 결정된다. **유착태반**(placenta accreta)은 전체 사례의 약 75%를 차지하며, 태반이 자궁벽에 깊이 부착되지만 자궁근층을 침범하지 않는다. **감입태반**(placenta increta, 전체 사례의 약 15%)은 태반융모가 자궁근층을 깊게 침범한다. 나머지 10%에서 나타나는 **천공태반**(placenta percreta)은 태반이 자궁벽 전체를 뚫고 침범해 방광, 직장, 장 또는 큰 혈관에 유착한다. 천공태반은 비정상 태반형성에서 가장 심각한 합병증으로 자궁이 파열될 수 있고 유착된 장기에서 합병증이 일어난다. 자궁 외부로 배출되지 않은 비정상적인 태반이나 태반 조각은 심각한 산후출혈을 일으킬 수 있으며 손으로 제거할 필요가 있다. 감입태반과 천공태반은 자궁적출술을 통해 치료한다.

태반이 생리적으로 배출된 후에 자궁내막의 자궁샘과 바닥탈락막의 버팀질은 재생된다. 자궁내막의 재생은 출산 후 3주 말에 완성되지만, 태반 부위의 재생은 보통 3주 더 지속된다. 분만 후 첫 주 동안에 탈락막의 잔여물이 떨어져 나와 **적색오로**(lochia rubra 또는 적색 산후질분비물)로 알려진 적갈색 자궁분비물을 배출한다.

(syncytiotrophoblast)이 이러한 호르몬들을 합성하는 장소라는 것이 밝혀졌다. 융합영양막에서 생성된 호르몬은 태반융모를 둘러싼 모체 혈액으로 직접 분비된다.

스테로이드호르몬(steroid hormone)인 프로게스테론과 에스트로겐은 임신의 유지에 필수적인 역할을 수행한다. 임신이 진행될수록 스테로이드호르몬을 분비하는 황체의 주된 역할을 태반이 대신하게 된다. 만약 황체가 기능을 못 하거나 수술로 제거된다면 태반에서는 8주 말에 임신을 유지하기 위한 충분한 양의 프로게스테론이 생산된다. 태반에서 에스트로겐이 생산되는 과정에서 태아의 부신피질은 에스트로겐 합성에 필요한 전구물질을 제공하는 필수적인 역할을 한다. 태반에는 에스트로겐 전구물질을 생산하는 데 필요한 효소가 없기 때문에 협동적인 **태아태반(내분비)단위**(fetoplacental [endocrine] unit)가 형성된다. 임상적으로 임신 동안 에스트로겐 생산을 관찰하여 **태아발달의 지표**(index of fetaldevelopment)로 이용할 수 있다.

태반은 다음과 같은 **펩타이드호르몬**(peptide hormone)을 분비한다.

- **사람융모생식샘자극호르몬**(human chorionic gonadotropin, hCG)은 착상과 임신 유지에 필요하다. 융합영양막이 형성되기 전인 수정 후 6일경에 합성이 시작된다. hCG는 월경주기 동안 배란과 황체의 유지에 필요한 LH와 아미노산 서열이 매우 비슷하다(약 85%). 월경주기 동안 나타나는 LH의 작용과 유사하게, 임신 초기에 hCG는 황체를 유지한다. hCG는 뇌하수체의 갑상샘자극호르몬(TSH)과도 뚜렷한 상동성이 있어 테트라요오드타이로닌(tetraiodothyronine, T_4)의 분비가 증가되도록 모체의 갑상샘을 자극하여 **임신 시 갑상샘기능과다증**(hyperthyroidism in pregnancy)이 유발된다. hCG 측정은 초기임신을 발견하고 임신 가능성을 평가하는 데 이용된다. hCG의 혈중 수치를 증가시키는 다른 두 가지 임상 질환으로는 **융모막질환**(trophoblastic disease)과 **자궁외임신**(ectopic pregnancy)이 있다.
- **사람융모성장젖샘자극인자**(human chorionic somatomamotropin, hCS) 또는 **태반 락토젠**(human placental lactogen, hPL)은 사람의 성장호르몬과 밀접하게 연관되어 있다. 융합영양막에서 합성되어 전반적인 성장을 촉진하고, 포도당대사를 조절하며, 모체 유선에서 젖샘관(lactiferous duct)의 증식을 촉진한다. hCS가 모체의 신진대사에 많은 영향을 미치지만, 태아 발달에 있어서 이 호르몬의 역할은 아직 알려지지 않았다.
- **IGF-I**과 **IGF-II**는 세포영양막에서 생성되면서 세포영양막의 증식과 분화를 촉진한다.
- **내피성장인자**(endothelial growth factor, EGF)는 초기 태반의 연령에 따라 달라지는 이중 작용을 수행한다. 4~5주의 태반에서 EGF는 세포영양막에서 생성되고 영양막의 증식을 촉진한다. 6~12주의 태반에서 EGF는 융합영양막에서 합성되며 분화된 영양막의 기능을 자극하고 유지한다.
- **릴렉신**(relaxin)은 탈락막세포에서 생성되며, 분만에 대비하여 자궁경부와 골반인대를 유연하게 한다.
- **렙틴**(leptin)은 융합영양막에서 합성되며 특히 임신 마지막 한 달 동안에 많이 합성된다. 렙틴은 태아에게 필요한 영양에 맞추어 모체의 영양소 저장을 조절하는 것 같다. 또한 렙틴은 태반장벽을 통해 모체로부터 태아 쪽으로 영양분을 운반하는 데에도 관여한다.
- **기타 성장인자**(other growth factor)들은 세포영양막의 성장을 자극하거나(예: 섬유모세포성장인자, fibroblast growth factoR [FGF]; 집락자극인자, colony stimulating factor [CSF-1]; 혈소판유래성장인

자, platelet-derived growth factor; 인터루킨, interleukin [IL-1, IL-3]) 혹은 영양막의 성장과 증식을 억제한다(예: 종양괴사인자, tumor necrosis factor).

■ 질(VAGINA)

질은 내부생식기관을 외부환경에 연결하는 섬유근육성관이다.

질(vagina)은 자궁경부에서부터 소음순 사이에 있는 질전정(vestibule)에 이르는 섬유근육질이다. 처녀에서 질의 입구는 **처녀막**(hymen)에 막혀 있으며, 처녀막은 질 내강으로 확장된 점막주름이다. 처녀막 또는 그 잔여물은 배아에서 비뇨생식동(urogenital sinus)으로부터 발달 중인 질을 분리시키는 내배엽막에서 유래한다.

질벽(vaginal wall)은 다음의 층들로 구성된다(그림 23.30).

- 내측의 **점막**(mucosal layer)에는 많은 가로주름(transverse fold)이 존재하며(그림 23.1 참조) 중층편평상피로 덮여 있다(그림 23.31). 점막고유판에서 유래된 결합조직유두가 상피층쪽으로 함입되어 있다. 사람 및 일부 영장류에서 각질유리과립이 상피세포에 존재하며 정상적인 상태에서는 각질화가 일어나지 않는다. 따라서 핵은 모든 층의 상피세포들에서 관찰된다.
- 중간의 **근층**(muscular layer)은 구분되지 않으면서 뒤섞여 있는 두 개의 민무늬근육층인 외세로층과 내돌림층으로 이루어져 있다. 외세로층은 자궁의 외세로층으로 이어지며 내돌림층보다 훨씬 두껍다. 망울해면체근(bulbospongiosus muscle)의 가로무늬근육섬유(striated muscle fiber)가 질구에 위치하고 있다(도판 23.10, 1072쪽).
- 외측의 **외막**(adventitial layer)은 근육막에 인접한 내측의 치밀결합조직과 주변 구조의 외막과 섞인 외측의 성긴결합조직으로 구성되어 있다. 내측에는 질벽의 탄력성과 강도에 관여하는 수많은 탄력섬유가 존재하고 있다. 외측에는 수많은 혈관, 림프관, 신경이 위치하고 있다.

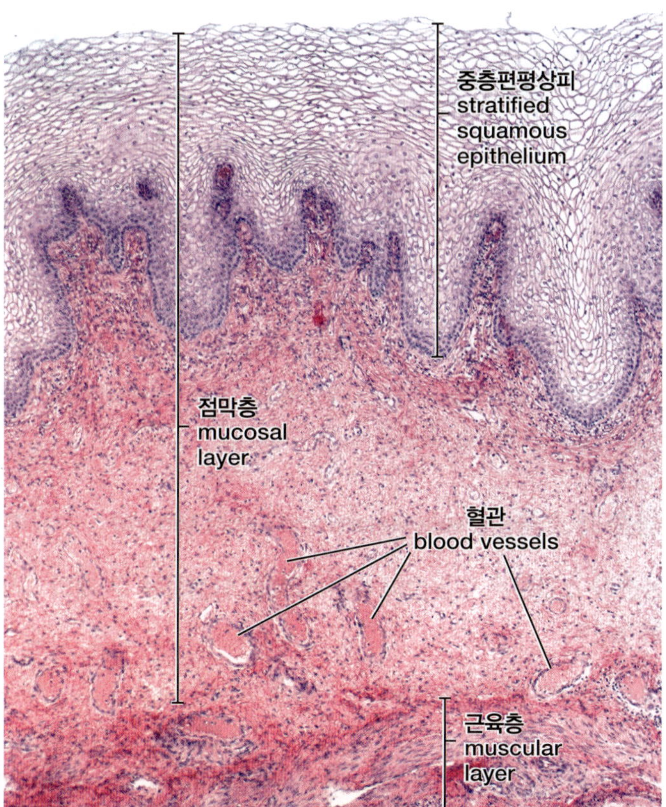

그림 23.30 사람 질의 광학현미경사진. 질의 3개의 층 중에서 2개의 층, 즉 점막과 근층이 관찰되는(외막은 포함되어 있지 않다) 저배율의 질벽 H&E 염색표본이다. 점막은 중층편평상피와 아래의 결합조직으로 구성된다. 상피-결합조직 경계는 일반적으로 매우 불규칙하며 뚜렷하게 관찰되는 유두가 상피의 아랫면으로 돌출되어 있다. 근층은 단지 일부만 보이고 있으며 불규칙하게 배열된 민무늬근육다발로 이루어져 있다. 또한 결합조직의 깊은부분에는 질벽의 여러 층에 혈액을 공급하는 풍부한 혈관이 있다. ×40.

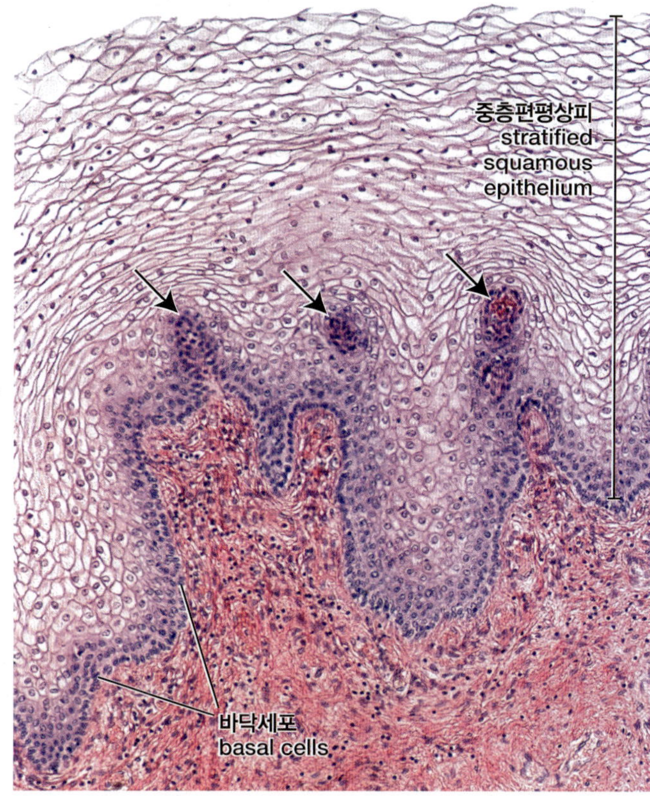

그림 23.31 질점막의 광학현미경사진. 그림 23.30의 고배율 광학현미경사진은 중층편평상피와 작고 농축된 핵이 있는 성숙세포를 보여주고 있다. 한 층의 바닥세포와 2~3층의 분화하고 있는 (호산성세포질) 세포가 관찰되고 있다. 상피 속으로 함입된 결합조직 유두는 결합조직-상피경계를 불규칙하게 보이게 한다. 이 유두의 끝은 흔히 중층상피로 둘러싸인 독립된 구조(*화살표*)로 관찰된다. ×180.

질은 비각질중층편평상피로 덮여 있으며, 분비샘은 없다.

질내강은 **비각질중층편평상피**(stratified squamous nonkeratinized epithelium)로 덮여 있다. 표면은 주로 자궁경부샘(cervical gland)이 생성하는 점액으로 인해 매끄럽다. 질전정벽에 있는 큰질어귀샘과 소질어귀샘들에서 추가적으로 점액이 생산되어 질이 더욱 매끄럽게 된다. 질벽에는 분비샘이 없다. 질상피는 월경주기 동안에 **주기적인 변화**(cyclic change)를 겪게 된다. 에스트로겐의 영향을 받아서 난포기 동안 상피세포는 표면으로 이동하면서 글리코겐을 합성하고 저장한다. 이 세포들은 지속적으로 표피에서 박피되면서, 월경기 근처나 월경기 동안에 질 상피의 표면층(superficial layer)이 탈락될 수 있다.

점막고유판(lamina propria)은 뚜렷한 두 개의 영역으로 구성되어 있다. 상피 바로 아래의 외측부는 세포가 매우 많은 성긴결합조직이다. 근층에 인접한 깊은 영역은 더 치밀하여 점막하층으로 볼 수 있다. 깊은 영역은 성적으로 흥분되면 발기조직을 자극하는 얇은 벽의 정맥들이 많이 위치하고 있다. 많은 탄력섬유가 상피 바로 아래에 위치하고, 이 중에서 일부의 탄력섬유는 근층으로 뻗어 있다. 많은 림프구와 백혈구(특히 호중구)가 점막고유판에 존재하고 상피층으로 이동한다. 또한 림프소절이 단독으로 존재할 수 있다. 점막과 질내강에 있는 림프구와 백혈구는 월경기가 다가오면서 극적으로 증가한다. 질에는 일반적인 감각신경종말이 거의 존재하지 않는다. 질 하부 1/3의 부위에 더 많이 분포하는 감각신경종말은 주로 통증과 신축감각(stretch sensation)을 감지한다.

■ 외부생식기(EXTERNAL GENITALIA)

여성의 외부생식기(female external genitalia)는 회음(perineum)의 전방(비뇨생식기) 삼각형 내부에 위치하고 있다. 이러한 구조를 통칭하여 **외음**(vulva)이라고 한다[라틴어: *volva*, 자궁, 여성의 성기; 라틴어: *volvere*, 돌다, 꼬다, 굴리다, 회전하다, 감싸다]. "외음"이라는 단어의 어원에서 알 수 있듯이 이 부위는 피부주름에 싸여 있는 것처럼 보인다. 외음에 포함된 구조는 **불구덩**(mons pubis), **대음순**(labia majora), **소음순**(labia minora), **음핵복합체**(clitoral complex), **질전정**(vestibule and opening of the vagina), **처녀막**(hymen) 또는 **파열된 후의 처녀막흔**(hymenal caruncles after it is ruptured), **외부요도구멍**(external urethral orifice)으로 구성된다(그림 23.32). 외음와 그 구성 요소는 앞쪽의 불구덩에서 뒤쪽의 **회음중심체**(perineal body)까지 확장되어 있다. 회음중심체는 회음(항문 앞쪽)에 위치한 섬유근육 구조이다.

불구덩(Mons Pubis)

불구덩은 두덩결합 위에 둥글게 돌출된 부분이다.

불구덩(mons pubis)은 **피하지방조직**(subcutaneous adipose tissue)이 축적되어 형성된 두덩결합 위에 둥글게 돌출된 부분이다. 불구덩은 사춘기가 시작되면서 더욱 두드러진다. 불구덩 부위의 털은 사춘기 동안 특징적인 성장유형을 보여주며, 이를 통해 외부생식기의 발달단계를 알 수 있다. 성성숙도평가(sexual maturity rating, SMR)로 알려진 **태너척도**(Tanner staging)는 사춘기 동안 이차성징의 발달을 객관적으로 알려준다. 불구덩에서 **음모**(public hair)모낭의 깊이는 외음의 다른 부위에 비해 가장 깊다. 불구덩 부위의 피부는 페로몬과 유사한 화학물질을 분비하는 **기름샘**(sebaceous gland)과 **아포크린샘**(apocrine gland)이 풍부하다. 또한 불구덩의 피부에는 마이스너소체(Meissner corpuscle), 메르켈소체(Merkel corpuscle), 자유신경종말(free nerve ending), 파치니소체(Pacinian corpuscle)가 포함된 다양한 **신경종말**(never ending)이 분포한다.

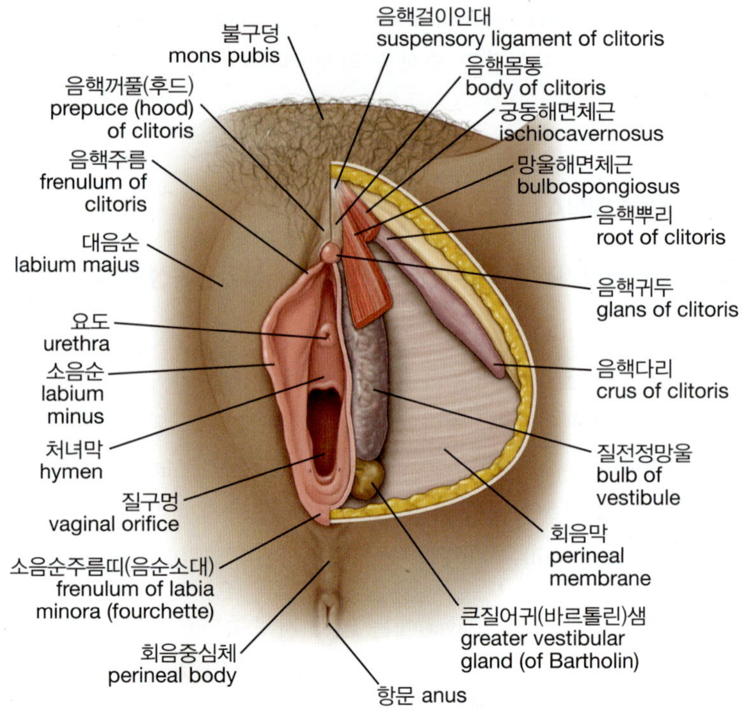

그림 23.32 여성외부생식기(외음)의 구성 요소를 간단하게 나타낸 그림. 외음의 왼쪽은 불구덩, 대음순, 소음순, 음핵귀두, 음핵꺼풀, 음핵주름띠, 질전정, 질구멍, 처녀막, 외부요도구멍으로 구성된 온전한 구조를 보여주는 그림이다. 외음의 오른쪽은 절개되어 피부와 표층근막을 제거한 구조를 보여주는 그림이다. 음핵 복합체의 깊은 구조(음핵몸통, 음핵다리, 질전정망울)가 관찰된다. 주요 큰질어귀(바르톨린)샘은 질전정망울의 원위부 근처에 위치한다.

대음순과 소음순(Labia Majora and Labia Minora)

대음순과 소음순은 질전정의 측면 경계를 형성하는 두 개의 피부주름을 말한다.

앞에서 말했듯이 임상검사에서 외음은 **대음순**(labia majora)과 **소음순**(labia minora)이라고 하는 두 쌍의 피부주름에 둘러싸여 있다. 대음순과 소음순은 배설강주름을 형성하기 위해 증식한 중배엽으로 배설강 주변에서 발달한다. 이들 주름은 머리쪽 부분에서 합쳐져 **생식기결절**(genital tubercle, 장차 음핵 future clitoris)을 생성한다. 배설강이 비뇨생식굴(urogenital sinus)과 항문직장관(anorectal canal)으로 나뉘면서, 배설강주름도 **비뇨생식기주름**(urogenital fold)과 항문주름(anal fold)으로 세분화된다. 동시에, **음순음낭부종**(labioscrotal swelling)이 비뇨생식기주름 양쪽에서 발생한다. 여성배아의 음순

음낭부종은 대음순으로 발달하며 비뇨생식기주름은 융합되지 않고(남성 배아에서처럼) 대신 비뇨생식기틈새(질전정으로 발달하는 외음부의 수직 균열)를 경계로 소음순이 발달한다. 외부생식기의 발달은 성장인자인 **섬유모세포 성장인자**(fibroblast growth factor, FGF)를 암호화하는 조절 **Wnt 유전자**(Wnt gene)의 발현으로 유도되는 복잡한 과정이다.

- **대음순**(labia majora, 단수형: *labium majus*)은 앞쪽 불구덩에서 뒤쪽 회음중심체까지 뻗어 있는 두 개의 세로 주름이다. 대음순의 앞쪽 부분은 불구덩 아래에서 합쳐져 **앞음순연결부**(anterior labial commissure)를 형성한다. 대음순의 뒤쪽 부분은 점차 **뒤음순연결부**(posterior labial commissure)에서 회음 주변 피부와 합쳐진다(그림 23.32 참조). 대음순은 비뇨생식기틈새의 바깥쪽 측면 경계를 형성하며, 음순 사이의 고랑에 의해 소음순과 분리된다. 음순의 크기와 윤곽은 지방조직 침착(deposit) 양과 관련이 있다. 사춘기 동안 대음순은 크기가 커지고 폐경 후에는 에스트로겐 감소와 지방조직 손실로 인해 음순이 위축된다.

대음순의 피부는 **각질중층편평상피**(stratified squamous keratinized epithelium)로 덮여 있다. 모든 대음순 표면에는 기름샘, 에크린땀샘, 아포크린땀샘이 분포한다. 대음순의 **외표면**(outer surface)은 내표면보다 어둡고 불구덩과 마찬가지로 **모낭**(hair follicle)이 깊이 박혀 있다(그림 23.33a). 모낭과 관련된 기름샘이 많이 존재하며, 털기름샘관(pilosebaceous canals)으로 그들의 온분비(holocrine secretion)를 배출한다. 대음순 피부에 많이 존재하는 아포크린땀샘은 분비물을 모낭으로 직접 분비한다(그림 23.33b). 기름샘과 아포크린땀샘 외에도 대음순에는 많은 에포크린땀샘도 존재한다. **내표면**(inner surface)의 얇은 피부는 매끈하고 털이 없다. 대음순 내표면에는 **기름샘**(sebaceous gland)이 많이 분포하고 있다. 기름샘관은 상피 표면으로 직접 열려 있다(그림 23.34). 대음순 피부에는 촉각(touch)을 담당하는 마르켈소체와 마이스너소체, 신축(stretch)과 회전우력(torque)을 담당하는 루피니소체, 압력(pressure)을 담당하는 파치니소체, 통증(pain)을 담당하는 자유신경종말 등 많은 **감각수용체**(sensory receptor)가 존재한다. 대음순의 피부표면 아래에는 음낭(scrotum)의 음낭근(dartos muscle)과 흡사한 민무늬근육(음낭막, dartos tunic)의 얇은 층과 많은 양의 피하 지방조직이 존재한다(그림 23.33a 참조). **질전정망울**(bulbs of vestibule)은 대음순의 지방조직 아래 깊숙이 자리 잡고 있다(1039쪽). 질전정망울은 남성의 음경망울(bulb of the penis)과 상동기관이며 발기조직이 되겠다. 질전정망울은 회음의 표층 근육에 속하는 가로무늬근육인 망울해면체근(bulbospongiosus)으로 덮여 있다.

타원형의 **큰질어귀(바르톨린)샘**(greater vestibular [Bartholin] gland)은 질전전망울의 말단 끝부분과 매우 가깝다. 이 한 쌍의 대롱꽈리샘(tubuloalveolar gland)은 남성의 망울요도샘(bulbourethral gland, Cowper gland)에 해당한다. 성교 시 분비꽈리(secretory acini)는 질전정과 질의 아랫부분을 윤활하게 하도록 점액 분비물을 생성하며 단층원주세포로 둘러싸여 있다(그림 23.35). 분비꽈리의 바닥영역에는 근상피세포가 존재한다. 큰질어귀샘의 분비물은 질전정의 4시와 8시 방향(후방 측면)으로 열려 있는 긴 **바르톨린샘관**(Bartholin gland duct, ~2.5 cm)으로 분비된다. 관의 상피는 단순입방형상피(꽈리 근처)에서 질전정 입구 쪽에서는 중층입방상피 및 중층편평상피로 전환된다(그림 23.35 참조). **바르톨린샘염**(bartholinitis)은 큰질어귀샘이 감염되고 염증이 생기는 질환으로 세균성낭종이나 농양이 생길 수 있다. 바르톨린샘관이 막히면 관은 샘에서 분비된 분비물로 채워져서 확장하게 되는데, 이는 **바르톨린낭종**(Bartholin cyst)

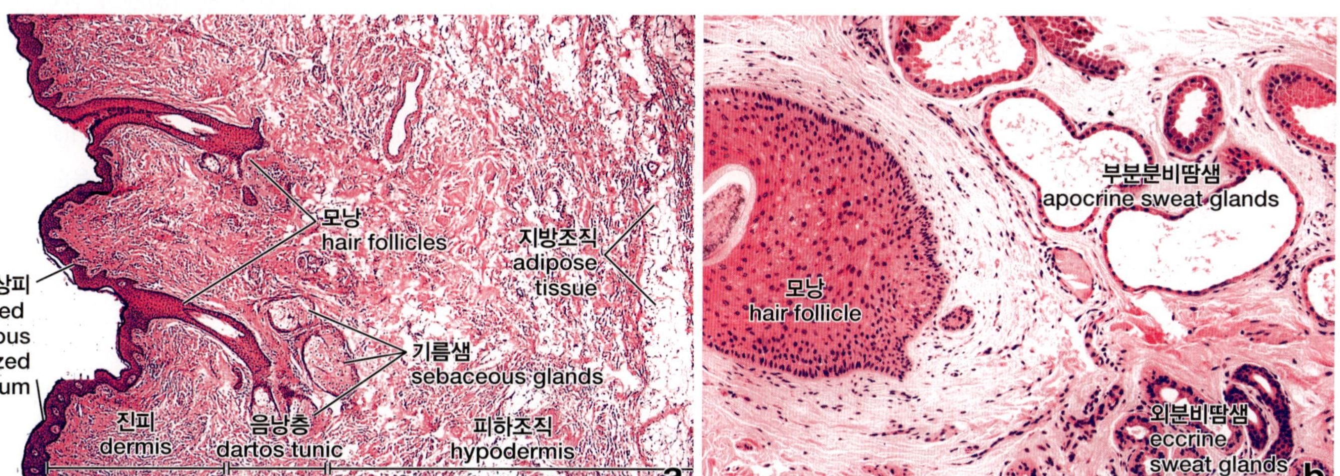

그림 23.33 대음순의 광학현미경사진. a. 저배율의 H&E 염색표본은 대음순 외부 표면의 중간 부분이 절제된 조직을 보여준다. 이 표면에서 두 개의 깊숙이 박힌 모낭이 있는 각질중층편평상피가 관찰된다. 모낭과 관련된 기름샘이 보이며 털기름관으로 온분비 분비물을 분비한다. 피부 표면 아래에 있는 대음순은 음낭의 음낭근과 유산한 얇은 민무늬근육이 존재한다. 저배율 사진에서는 이층에서 분산된 민무늬근육 다발을 식별하는 것은 어렵다. 피하조직에서 축적된 지방조직이 관찰된다. ×25. **b.** 대음순에는 기름샘 외에도 많은 외분비 땀샘과 분비물을 모낭으로 직접 분비하는 아포크린땀샘이 존재한다. ×260. (Hanley KZ. Vulva. In: Mills SM, ed. *Histology for Pathologists*. Wolters Kluwer; 2020:1031–1046에서 허가받아 재인쇄함.)

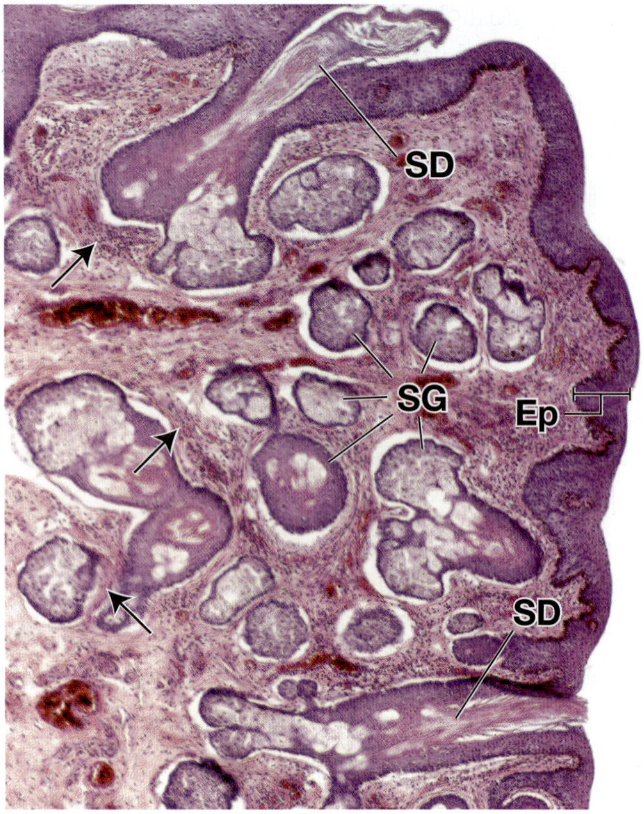

그림 23.34 대음순 내측면의 광학현미경사진. 비각질상피(*Ep*)와 풍부한 기름샘(*SG*)이 관찰되고 있는 대음순 안쪽면의 저배율 H&E 염색표본 사진이다. 두 개의 기름샘관(*SD*)이 뚜렷하게 나타난다. 피부의 상피와 기름샘 상피가 분비관 상피와 연속되어 있는 것이 관찰된다. 이 배율에서는 여러 개의 민무늬근육다발을 간신히 식별할 수 있다(*화살표*).

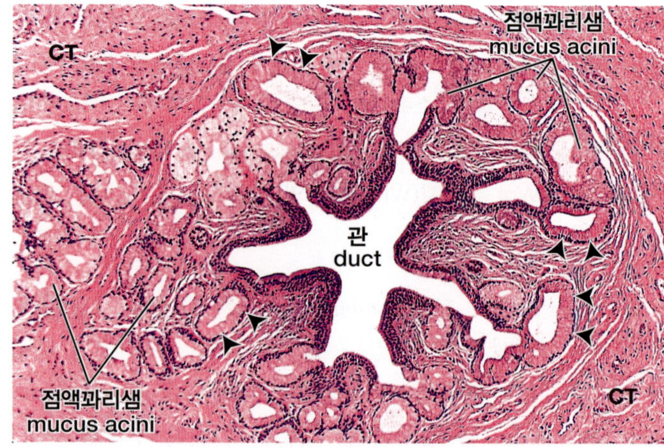

그림 23.35 주요 질전정(바르토린)샘의 광학현미경사진. 저배율의 H&E 염색표본에서 점액 분비물을 생성하는 단순원주형세포로 둘러싸인 점액소포가 관찰된다. 분비성 점액세포의 핵이 바닥영역(*화살표머리*)에 위치한다. 분비성 소포의 바닥영역은 근상피세포(이 배율에서는 보이지 않음)에 의해 둘러싸여 있다. 샘의 분비물은 사진 중앙에서 볼 수 있는 바르톨린샘관으로 배출된다. 관의 상피는 단순입방형(소포 근처)에서 질전정으로 들어가는 입구에서 중층입방형 및 중층편평상피로 이행된다. 샘은 대음순의 치밀불규칙결합조직(*CT*)에 파묻혀 있다. ×60. (Hanley KZ. Vulva. In: Mills SM, ed. *Histology for Pathologists*. Wolters Kluwer; 2020:1031-1046에서 허가받아 재인쇄함.)

을 형성할 수 있다. 증상으로는 심한 통증, 홍반, 감염된 부위의 대음순 부종, 그리고 때때로 발열이 유발된다. 신체검사를 통해 보면 감염된 대음순은 붉게 부어오르고 커져 있다. 농양이 큰 경우 배농(drainage) 또는 완전 절제를 통한 외과적 절개가 필요하다.

- **소음순**(labia minora, 단수형: *labium minus*)은 질전정을 둘러싸고 있는 한 쌍의 털이 없는 피부주름이다. 질전정 바로 옆 그리고 대음순 안쪽에 위치한다. 음핵에 가까운 곳에서 소음순 앞쪽 끝이 두 부분으로 갈라진다. 더 앞쪽 부분은 음핵몸통(body clitoris) 위(전방)쪽으로 이동하여 **음핵꺼풀(후드)**(prepuce [hood] of the clitoris)을 형성하고 음핵 아래쪽을 가로지르는 부분은 **음핵주름띠**(frenulum of the clitoris)를 형성한다. 소음순의 뒤쪽 끝부분은 **소음순주름띠**(frenulum of the labia minora) 혹은 음순소대(fourchette)라고 불리는 피부주름의 융합으로 마무리된다. 대부분의 경우, 소음순은 대칭적이지 않으며 대음순 앞쪽으로 돌출될 수 있다.
- 소음순 피부는 각질화가 약간 나타나는 **중층편평상피**(stratified squamous epithelium)를 포함하고 있다(그림 23.36). 상피에는 피부부속기관(skin appendage)이 없지만 소음순의 표면에는 땀샘이 있을 수 있다. 일부 개인의 경우, 큰 기름샘이 버팀질에 존재하며, 그 분미물은 소음순 표면으로 직접 분비된다. 상피의 깊은 부위의 세포에는 **멜라닌색소**(melanin pigment)가 많이 존재한다. 각 주름 내의 결합조직의 중심부에는 지방조직이 없지만 수많은 혈관과 미세한 **탄력섬유**(elastic fiber)가 존재한다. 소음순은 음핵귀두(glans of the clitoris)와 대음순 깊숙한 곳에 전정망울의 발기조직을 직접 자극하는 신경이 분포한다. 소음순은 외음 전체의 가벼운 접촉에도 민감하게 반응하는 마이너소체와 메르켈소체가 많이 분포하고 있다(그림 23.36 참조). 압력을 담당하는 파치니소체와 자유신경종말도 소음순에서 많이 발견된다. **소음순**(labia minora)이 비대해지면 생리위생과 관련된 기능적 문제와 의류와의 접촉으로 인한 자극이 발생할 수 있다. 특별한 상황에서는 의학적 소견(예: 소음순비대증 labial hypertorphy, 소음순비대칭 asymmetrical labial, 만성자극 chronic irritation)에 따라 소음순변형시술(labial alteration procedure, 예: **소음순수술** labiaplasty)을 시행할 수 있다. 이러한 시술은 안전성과 장기적인 경과에 대한 의학적 정보가 부족함에도 불구하고 미용 목적으로 시행될 때도 있다. 소음순 수술의 잠재적 합병증으로는 통증, 감염, 흉터 등이 있다. 소음순의 외관에 만족하지 못하는 환자는 외부생식기의 색상, 크기, 모양의 변화에 대해 상담받을 수 있다.

음핵복합체(Clitoral Complex)

음핵복합체는 음핵귀두, 음핵몸통, 음핵다리, 질전정망울로 구성되어 있으며 성적반응을 유발하는 여성의 발기기관이다.

음핵복합체(clitoral complex)는 **음핵귀두**(glans of the clitoris), **음핵몸**

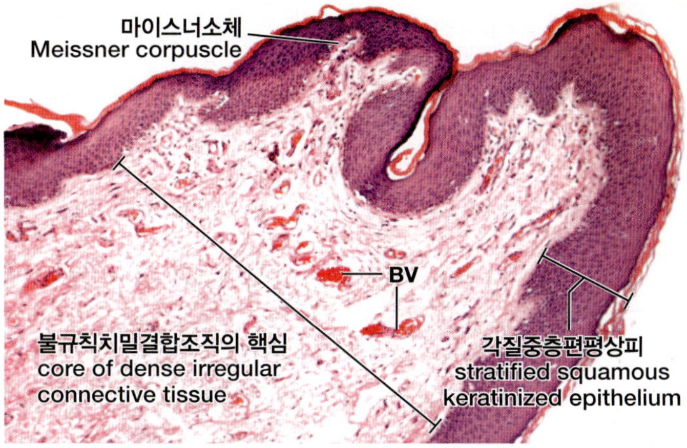

그림 23.36 소음순의 광학현미경사진. 저배율의 H&E 염색표본은 측면과 중앙 표면을 모두 포함한 소음순의 다면을 보여준다. 각 소음순은 표면에 약간의 각질화가 나타난 중층편평상피로 덮여 있는 얇은 피부주름이 관찰된다. 상피에는 피부부속기관이 없다. 상피 바닥층의 세포에는 멜라닌 색소가 풍부하지만 이 저배율 사진에서는 구별하기 어렵다. 소음순 내의 치밀규칙결합조직의 핵심에는 지방조직이 없고 수많은 혈관(*BV*), 탄력섬유, 신경이 포함되어 있다. 진피유두에 있는 마이스너소체도 관찰된다. ×60. (Hanley KZ. Vulva. In: Mills SM, ed. *Histology for Pathologists*. Wolters Kluwer; 2020:1031–1046에서 허가받아 재인쇄함.)

통(body of the clitoris), **좌우음핵다리**(left and right crus of the clitoris), 두 개의 **질전정망울**(bulbs of the vestibule)로 구성되어 있다. 최근의 설명에서 음핵복합체는 종종 "빙산이 일각"으로 비유되는데, 이는 이 복합체에서 눈으로 확인되는 음핵귀두가 복합체 전체 크기의 10%에 불과하고 나머지 부분은 외음 깊숙이 묻혀 있기 때문이다. 음핵복합체는 신경이 잘 발달되어 있으며 특히 파치니소체를 비롯한 많은 신경종말이 분포한다. 다른 촉각수용체(마이스너소체와 메르켈소체)는 불구덩 또는 대음순에 비해 적은 수가 존재한다. 자유신경종말(통증수용체)은 상대적으로 많이 분포한다. 음핵복합체는 조직학적으로 두 가지 유형의 **특수혈관조직**(specialized vascular tissue)으로 구성되며, 그 구성은 다음과 같다.

- **발기조직**(erectile tissue)은 음핵몸통, 음핵다리, 전정망울에서 관찰된다. 음핵몸통에는 혈관내피로 둘러싸인 넓고 불규칙한 모양의 혈관공간(vascular spaces)을 많이 존재한다(그림 23.37 단면도 참조). 이 공간은 얇은 민무늬근육층(layer of smooth muscle)으로 둘러싸인 결합조직기둥(connective tissue trabeulae)으로 둘러싸여 있다. 불규칙한 민무늬근육다발(smooth muscle bundle)은 불규칙한 혈관공간을 둘러싼 "내피하부 쿠션(subendothelial cushion)"으로 자주 관찰된다. 성적흥분 시 발기조직은 혈액 공급과 부피확장으로 팽창한다. 혈관공간은 속음부동맥(internal pudendal artery)의 분지에서 유래된 혈액으로 채워지면서 크기와 경직성이 증가한다. 여기에는 음핵몸통의 등쪽에 위치한 음핵등동맥(dorsal artery of the clitoris), 음핵몸통의 발기조직 내부에서 흐르는 깊은음핵동맥(deep artery of the clitoris), 망울의 표면으로 들어가는 질전정망울동맥(artery to the bulbs of the vestibule)이 존재한다.
- **비발기성혈관조직**(nonerectile vascular tissue)은 음핵의 귀두에서 발견된다. 이 조직은 소량의 민무늬근육이 포함된 불규칙치밀결합조직으로 버팀질 내에 수많은 혈관이 분포되어 있는 것이 특징이다. 성적자극 시, 혈류량이 증가한 것이 관찰되지만 조직은 물리적 확장이 일어나지 않는다. 이러한 유형의 비발기성은 요도구멍을 둘러싼 혈관조직이 있으며 소음순과 질벽의 외막 내에 존재한다.

음핵몸통(body of the clitoris)은 음핵다리의 확장에서 유래한 한 쌍의 결합된 **발기체**(erectile body)로 구성되어 있다. 이들 발기체는 얇은 섬유탄성 결합조직인 **백막**(tunica albuginea)으로 둘러싸여 있다(그림 23.37 참조). 쌍을 이루는 발기체 사이의 결합조직인 중격은 불완전하며 혈관공간은 **깊은음핵동맥**(deep artery of the clitoris)과 서로 연결되어 있다. 백막에 싸여 있는 음핵몸통은 **음핵근막**(fascia of the clitoris)이라고 불리는 근막의 내층으로 둘러싸여 있으며 이 근막은 회음근, 질전정, 음핵다리를 둘러싸고 있는 회음근막(perineal fascia)과 연결되어 있다. **깊은음핵등동맥**(deep dorsal artery), **깊은음핵등정맥**(deep dorsal vein), **음핵등신경**(dorsal nerves of the clitoris)은 음핵근막과 백막 사이를 지나간다(그림 23.37 참조). 바깥층은 회음의 얕은(콜리스)근막(superficial [Colles] fascia)의 일부이며 얕은음핵등정맥(superifical dorsal vein clitoris)을 포함할 수 있다. 음핵몸통은 **걸이인대**(suspensory ligament) 결합조직을 통해 두덩결합에 부착되어 있다. 걸이인대는 음핵의 각도, 즉 음핵다리와 음핵몸통 사이의 전환점(90도 이상)에 있는 음핵복합체에 붙어 있다. 소음순 부분에서 언급했듯이(1038쪽 참조), 음핵몸통은 둘레를 따라 피부가 덮여 있지 않다. 대신 꺼풀(prepuce)과 음핵주름띠(frenulum of the clitoris)의 피부가 소음순 측면으로 벌어진다(그림 23.37 참조).

음핵귀두(glans clitoris)는 해면체 끝부분에 있는 타원형 결절로(평균 길이 8 mm, 너비 4 mm) 발기하지 않는 혈관조직으로 형성되어 있다. 귀두 윗부분 피부는 매우 얇고 음핵꺼풀을 형성하며 앞에서 언급했듯이 수많은 감각신경종말이 분포하고 있다(1038쪽 참조).

두 개의 **음핵다리**(crura of the clitoris)는 음핵몸통 발기조직이 확장된 것으로 음핵을 두덩가지(pubic rami)에 단단하게 고정되어 있다. 음핵다리는 길이는 약 36 mm, 너비는 7 mm(자기공명영상[MRI]스캔으로 측정)이고 음핵몸통의 백막과 같은 백막으로 둘러싸인 발기조직으로 구성되어 있다. 뼈가 부착되는 지점에서 백막은 두덩가지 골막의 섬유층과 융합한다. 음핵다리에 부착되지 않은 표면은 회음근막의 깊은 층으로 덮여있는 궁둥해면체근(ischiocavernosus muscle, 얕은회음가로무늬근육 superficial striated muscle of the perineum)으로 형성되어 있다.

질전정망울(bulbs of the vestibule)은 음핵몸통에서 간단히 언급한 것처럼 한 쌍의 발기조직으로 구성된 구조물이다. 질전정망울의

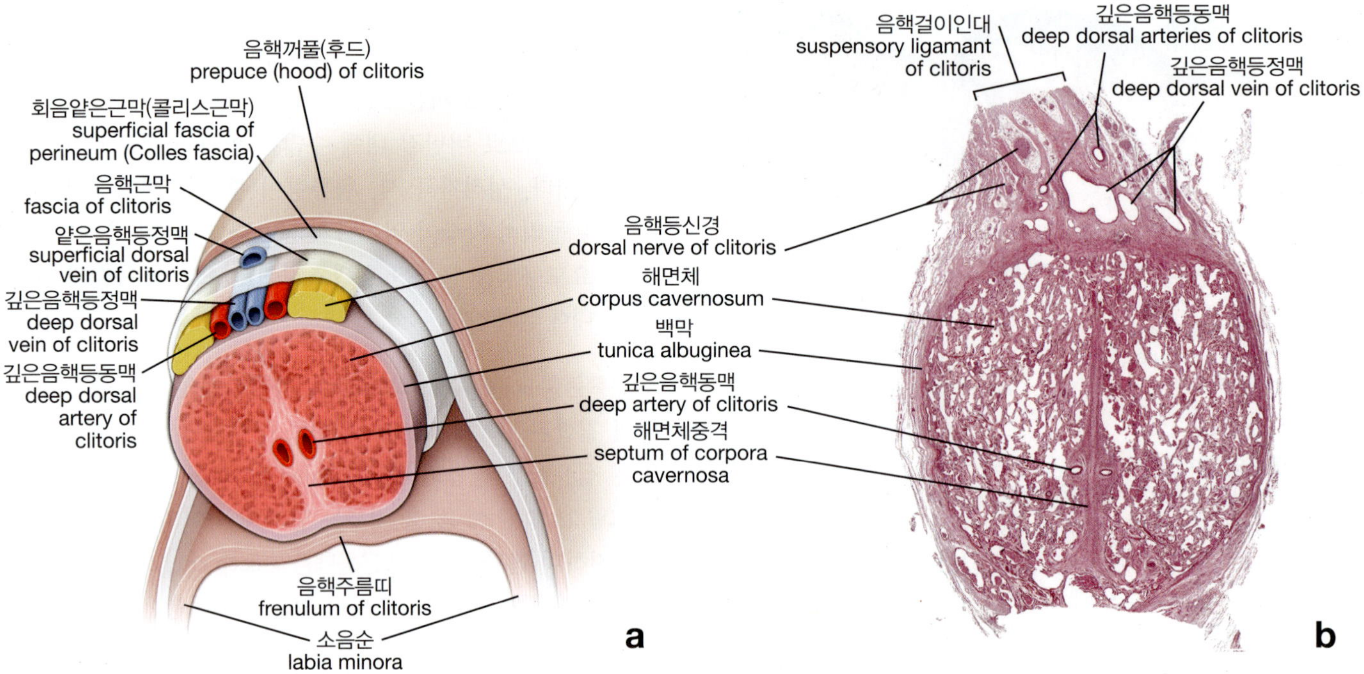

그림 23.37 음핵몸통의 단면을 간단하게 나타낸 그림과 광학현미경사진. a. 이 그림은 음핵몸통의 중간 단면을 보여준다. 음핵몸통은 피부로 완전히 둘러싸여 있지 않고 소음순 근위부에서 유래하는 부분과 연결되어 있다. 음핵몸통의 등쪽과 측면은 소음순의 전방 분열에서 기원된 음핵꺼풀(후두)로 덮여 있다. 음핵몸통의 배쪽은 소음순의 후방 분열에서 기원된 음핵주름띠와 매우 인접해 있다. 음핵의 발기조직인 해면체는 두꺼운 섬유질의 백막으로 둘러싸여 있다. 해면체는 불완전한 중격에 의해 분리되어 있으며 깊은음핵동맥이 중격 양쪽에서 위치한다. 음핵근막은 음핵 해면체와 음핵 등쪽에 위치한 신경혈관다발을 둘러싸고 있다. 깊은음핵등동맥, 깊은음핵등정맥, 음핵등신경이 백막과 음핵근막 사이에서 관찰된다. 얕은음핵등정맥은 얕은근막에 위치한다. **b.** 저배율의 H&E 염색표본 광학현미경사진은 그림과 일치하는 음핵몸통을 보여준다. 음핵몸통 표본은 음핵꺼풀 절개를 통해 제거하고 피부와 근막층을 분리하였다. 뚜렷하게 구분된 백막과 중격에 의해 불완전하게 분리된 발기혈관강이 관찰된다. 혈관강에는 혈관내피세포로 둘러싸인 불규칙한 모양의 수많은 통로가 관찰된다. 이 공간들은 얇은 민무늬근육층을 가진 결합조직기둥에 의해 잘 구분된다. 신경혈관다발은 음핵몸통의 등쪽에서 관찰된다. (Dr. Karen Pinder from the University of British Columbia, Vancouver, Canada 제공.)

발기조직은 혈관공간의 상피 바로 아래에 위치하고 있으며 확연하게 보이는 섬유근육기둥(fibromuscular trabeculae)과 두드러진 민무늬근육다발(bundles smooth muscle)을 가지고 있다. 또한 질전정망울에는 뚜렷한 백막이 없는 경우가 많다. 질전정망울은 음핵몸통의 아랫부분에서 단일 기원을 갖는다. 좌우 구조로 분리된 후 질전정망울은 요도와 질 측면의 뒤쪽과 음핵다리 안쪽에 위치한다. 질전정망울은 대음순 깊숙한 곳에 있는 회음막에 단단히 붙어 있으며 망울해면체근(bulbospongiosus muscle)의 얇은 층으로 덮여 있다(얕은회음가로무늬근육, a superficial striated muscle of the perineum). 성적흥분 일어나는 동안 질전정망울은 혈액으로 가득 차게 된다. 성적각성 시 질전정망울이 크게 확대되는 것은 백막 결손에 의한 결과이다.

질전정(Vestibule of the Vagina)

질전정은 외부요도구멍(external urethral orifice), 질구멍(opening of the vagina), 그리고 다양한 분비샘(secretory gland)의 여러 구멍이 존재하는 외음의 중간 부분이다.

질전정(vestibule of the vagina)은 앞쪽으로는 음핵주름띠(frenulum of the clitoris)부터 뒤쪽으로는 소음순주름띠(frenulum of the labia minora)까지 확장되어 있는 외음의 중간 부분에 위치한 다소 오목한 공간이다. 질전정의 측면 경계는 소음순과 대음순에 의해서 형성된다. 질전정은 내배엽에서 유래한 **비각질중층편평상피**(stratified squamous nonkeratinized epithelium)로 덮여 있으며 측면 쪽은 소음순, 대음순, 음핵꺼풀, 그리고 소음순주름띠의 외배엽에서 기원된 각질중층편평상피가 섞여 있다. 질전정 상피는 **글리코겐**(glycogen)이 풍부하며 질에서 발견되는 것과 유사하다. 질전정은 처녀막으로 일부분이 덮여진 질구멍과 외부요도구멍을 포함하고 있다. 수많은 작은 점액샘인 **작은질어귀샘**(lesser vestibular gland, 종종 잘못해서 스킨샘이라고 불림)은 질전정의 점막으로 직접 열려 있다. 작은질어귀샘은 질전정의 비각질중층편평상피가 혼합되어 있으며 점액을 분비하는 원주형 세포로 둘러싸인 단순관상샘이다. 또한 앞서 논의한 바와 같이 큰질어귀(바르톨린)샘(1037쪽, 그림 23.35 참조)의 관과 요도를 둘러싸고 있으며 뚜렷하게 관찰되는 요도곁샘(스킨샘[paraurethral [Skene] gland], 1040쪽 참조)이 포함된 샘들은 질전정으로 그들의 분비물을 배출한다. 질전정의 점막에는 외음의 다른 부위에서 발견되는 것과 유사한 여러 감각 및 통증 수용체가 존재한다. **작은질어귀샘**(lesser vestibular gland)은 자궁경부에서 설명된 것과 유사한 **편평상피화생**(squamous metaplasia)을 겪을 수 있다(148쪽 참조). 화생상피(metaplastic epithelium)는 샘상피를 완전히 대체하여 **질전정틈새**(vestibular cleft)을 형성할 수 있다. 샘의 폐쇄는 점액 분비물이 축적되어 **외음점액낭**(vulvar mucous cyst)이 발생할 수도 있다.

처녀막은 질입구(entrance to the vagina)에 있는 얇은 점막이다.

처녀막(hymen)은 질 입구를 둘러싸며 부분적으로 덮고 있는 얇은 섬유질의 조직판으로 질과 월경 분비물을 위해 구멍을 남겨둔다. 처녀막이 파열될 때 질입구에 **질입구주름언덕**(hymenal caruncle)이라고 하는 작은 꼬리표 모양의 돌기가 생긴다. 발생학적으로 처녀막은 배아에서 **완성비뇨생식굴**(definitive urogenital sinus)의 공간으로부터 발달 중인 질을 분리해주는 **내배엽막**(endoermal membrane)에서 유래한다. 따라서 처녀막은 질의 아래쪽 경계와 질전정의 위쪽 경계를 나타낸다. 처녀막의 질과 질전정 표면 모두에서 질상피와 유사한 **점막**(mucosa)이 함유된 비각질중층편평상피로 덮여 있다(그림 23.38). 질 표면의 상피가 옅게 염색되는 것은 상피세포에 저장된 글리코겐 양이 많기 때문이다. 상피와 아래에 점막고유판 사이의 경계는 바닥층의 밀집된 작은 세포에 의해 명확하게 구분된다(그림 23.38 참조). 안쪽 깊숙이 있는 결합조직유두는 질과 질전정기관 표면 모두에서 나타나며 아래쪽 점막고유판이 상피 쪽으로 함입되어 형성된 것이다. 질 상피는 매끈하게 보이지만 질전정 상피는 **전정유두**(*vestibular papillae*)라고 알려진 작은 돌기가 있을 수 있다(그림 23.38 참조). 처녀막의 핵심에는 몇 개의 신경섬유로 이루어진 풍부한 혈관망을 포함하는 치밀불규칙결합조직이 존재한다. 처녀막에는 제한된 수의 신경수용체가 존재한다. 처녀막고리(hymenal ring)에는 메르켈소체와 자유신경종말만 존재한다. 처녀막구멍(hymenal opening)의 크기, 모양, 정도는 개인마다 큰 차이를 보인다. 처녀막은 폐쇄(imperforate), 원형(round), 고리(annular), 중격(septate), 체모양(cribriform)을 형성할 수 있다. **폐쇄처녀막**(imperforate hymen)인 경우에는 질과 질전정 사이에 구멍이 없다. 사춘기 동안 폐쇄처녀막이 진단되면 월경 분비물이 점진적으로 축적되어 질확장(distension of the vagina, **질혈종** hematocolpos)이 발생할 수 있다.

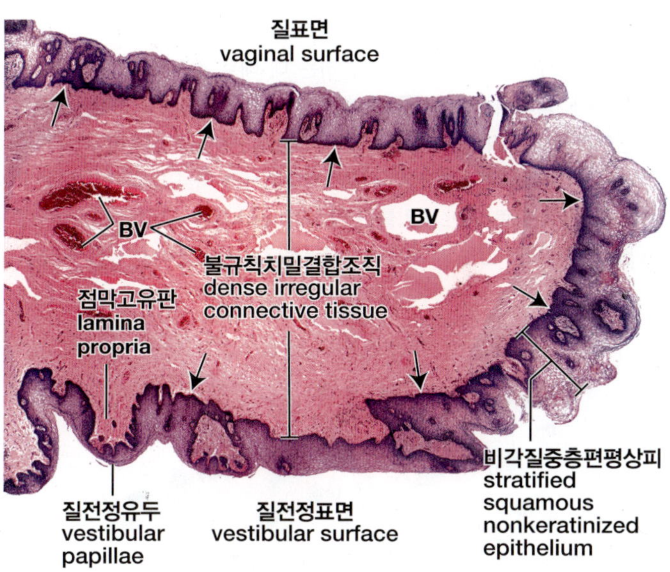

그림 23.38 처녀막의 광학현미경사진. 저배율의 H&E 염색표본은 처녀막 고리의 자유 가장자리가 포함된 처녀막 단면을 보여준다. 질 표면(질점막)에서 질전정 표면(질전정점막)으로 비각질중층편평상피가 점진적으로 이행되는 것을 확인할 수 있다. 질 표면 상피의 옅은 염색은 상피세포에 저장된 글리코겐의 양이 많기 때문이다. 또한 질 표면은 매끈하게 보인다. 질전정 표면은 더 진하게 염색되며(글리코겐 함량이 낮음), 점막고유판이 상피로 돌출되어 생긴 작은 돌출부인 질전정유두가 나타날 수 있다. 상피와 아래 점막고유판 사이의 경계는 바닥층의 작은 세포들이 밀집되어 있는 형태(*화살표*)로 명확하게 구분된다. 처녀막 중심부에는 혈관을 포함하는 불규칙치밀결합조직이 존재한다. ×45. (Hanley KZ. Vulva. In: Mills SM, ed. *Histology for Pathologists*. Wolters Kluwer; 2020:1031–1046에서 허가받아 재인쇄함.)

여성요도를 둘러싼 샘조직은 남성의 전립샘(prostate gland)과 같은 면역조직학적 특성이 관찰된다.

외부요도구멍(external urethral orifice)은 질전정의 일부이며 음핵귀두(glans of the clitoris)와 질구멍(opening of the vagina) 사이에 위치한다. 대부분의 경우 요도내강은 이행상피(transitional epithelium, 요로상피 urothelium)로 덮여 있다. 이 이행상피는 외부요도구멍에서 질전정의 비각질중층편평상피로 교체된다. 그러나 중층원주상피와 거짓층층원주상피도 여성요도에서 나타난다.

요도 주변의 샘조직은 작은 **요도주위샘**(periurethral gland)으로 묘사한다. 이들 샘은 요도벽에 존재하며 요도의 원위부분에 더 많지만, 전체 길에 걸쳐 짧은 관들이 요도내강으로 열린다. 요도와 관련된 샘조직은 리트레샘(glands of Littré), 허프만샘(glands of Huffman), 모르가니샘(glands of Morgani), 요도벽속샘(intermural glands of the urethra), 요도주위샘(periurethral gland), 요도곁샘(paraurethral gland) 등 다양한 명칭으로 불린다. 그러나 문헌에 자주 언급되는 두 개의 큰 샘조직인 **요도곁샘**(pataurethral gland, 스킨 Skene)은 요도의 원위부 끝 근처에 위치한다. 요도곁샘은 요도의 원위부가 비워진 길고 뚜렷한 관(길이 1.5 cm)을 가지고 있다. 이들 관은 중층입방상피(두 개의 층두께)로 덮여 있다. 다출산부(multipara)에서 요도길(urethral meatus)이 상당히 팽창할 수 있으며 스킨샘관이 요도구멍 옆면과 깊숙한 곳에서 관찰된다.

요도를 둘러싼 전체 샘조직복합체(glandular tissue complex)는 비슷한 조직학적 특성을 보인다. 모든 샘은 바닥세포가 포함된 거짓원주상피(pseudocolumnar epithelium)가 가끔 나타나는 단층원주상피에 의해 형성된 혼합분지관포(mixed branched tubuloalveolar) 형태를 띠고 있다. 뚜렷한 섬유근버팀질(fibromuscular stroma)이 샘 윤곽을 나타낸다. 면역조직화학 분석에서 요도내강을 둘러싼 모든 샘조직이 전립선특이항원(prostate-specific antigen, PSA), 전립선산성인산염분해효소(prostatic acid phosphatase, PAP), 전립선특이알칼리성인산염분해효소(prostate-specific alkaline phosphatase, PSAkP),

글상자 23.5

임상적용: 자궁경부 세포검사(Cervical Cytology): 파파니콜로검사(Pap Test)

자궁경부 세포 샘플 검사는 질 및 자궁경부 점막을 검사하는 데 중요한 진단방법이다(그림 F23.5.1). 점막에 가장 표면층의 상피를 긁어 배양액에 넣은 후 현미경으로 관찰한다. 배양액 기반 자궁경부 세포검사가 도입되기 전에는 자경경부 세포 샘플을 유리슬라이드에 도말하고 파파니콜로염색시료(Papanicolaou [Pap] stain; 헤마톡실린, 오렌지 G, 에오신 아루즈의 혼합염색시료)로 염색했다. 자궁경부 세포검사는 상피의 병리학적 변화, 월경주기 동안의 호르몬 변화에 대한 반응, 질의 미생물 환경 등에 대한 중요한 진단정보를 얻을 수 있다.

자궁경부 세포검사 결과는 베데스다체계(Bethesda system)를 사용하여 보고된다. 이 체계는 결과를 세 가지 주요 범주로 분류한다.

- **상피내 병변이나 악성 종양이 음성인 경우**(negative for intraepithelial lesions or malignancy): 이 범주에는 정상적인 결과와 감염성 균이나 기타 비종양성 변화를 나타내는 결과가 모두 포함된다.
- **기타**(others): 이 범주에는 45세 이상 여성에서 양성으로 보이는 자궁내막세포가 존재하는 경우에 포함된다. 이 소견은 자궁내막 이상을 시사한다.
- **상피세포 이상**(epithelial cell abnormalities): 이 범주는 편평세포와 샘세포 모두에서 이상이 생길 때 포함된다.

비종양성 변화(Nonneoplastic Changes)

자궁과 질 상피세포에서 생성되고 분비되는 글리코겐은 질액의 pH 변화와 직접적으로 연관되어 있다. 일반적으로 pH 4 정도로 낮은 질액의 pH는 질 내에서 젖산을 생성하는 호산성 락토바실루스(*Lactobacillus acidophilus*)라는 박테리아가 분비된 글리코겐을 대사함에 따라 월경주기 중간쯤에는 더 산성화된다. 염기성 환경은 포도구균(*Staphylococcus*), 질코리네박테리움(*Corynebacterium vaginale*), 질트리코모나스(*Trichomonas vaginalis*), 칸디다 알비칸스(*Candida albicans*) 같은 감염성 병원체의 성장을 촉진하여 질분비물(삼출여출액 transudate)을 비정상적으로 증가시켜 질점막과 외음 피부의 염증으로 알려진 **외음질염**(vulvovaginitis)을 유발한다. 이런 병적 상황은 자궁경부 세포검사로 쉽게 진단된다. 특별한 항균제(항생제, 설폰아마이드)를 비특이적 치료법(산성화된 0.1%의 헥세티딘 겔[hexetidine gel])과 함께 사용하여 질 내 낮은 pH를 회복시키고 이러한 세균의 증식을 예방할 수 있다.

상피세포 이상(Epithelial Cell Abnormalities)

자궁경부 세포검사는 자궁경부의 전암 단계를 진단하는 데 널리 이용된다. 자궁경부 전암병변은 최대 20년까지 존재할 수 있으므로 상피에서 떨어져 나온 비정상 세포는 자궁경부 세포진단을 통해 쉽게 발견할 수 있다. 이런 세포들을 현미경으로 관찰하면 정상세포와 비정상세포를 구분하고, 세포의 기원 부위를 확인하고, 질병의 전이와 연계되는 세포의 변화를 분류하는 데 도움이 된다.

베데스다체계에서는 상피 병변을 편평상피 병변과 샘상피 병변으로 구분하여 다음과 같은 범주로 구분한다.

- 편평세포(squamous cells)
  - 비정형 편평세포(atypical squamous cells)
  - 저등급 편평세포 상피내 병변(low-grade squamous intraepithelial lesion)
  - 고등급 편평세포 상피내 병변(high-grade squamous intraepithelial lesion)
  - 편평세포암종(squamous cell carcinoma)
- 샘세포(glandular cell)
  - 비정형(atypical, 자궁경부내막세포 endocervical cell, 자궁내막세포 endometrial cell 또는 샘세포 glandular cell)
  - 제자리자궁경부내막샘암종(endocervical adenocarcinoma in situ)
  - 샘암종(adenocarcinoma)

파파니콜로검사는 자궁경부암을 예방하는 데 매우 효과적이고 비용이 저렴한 방법이다. 파파니콜로검사를 통해 검출되는 대부분의 비정상세포들은 전암성 단계로서 침습자궁경부암의 발병을 예방할 수 있는 신속한 치료와 추적 관찰이 가능하다. 1950년대 자궁경부 세포검사가 처음 도입된 이래로 미국에서 자궁경부암으로 인한 사망률은 약 70% 감소했다. 그러나 자궁경부암 검진이 널리 실시되지 않는 지역에서는 자궁경부암 사망률이 여전히 높다.

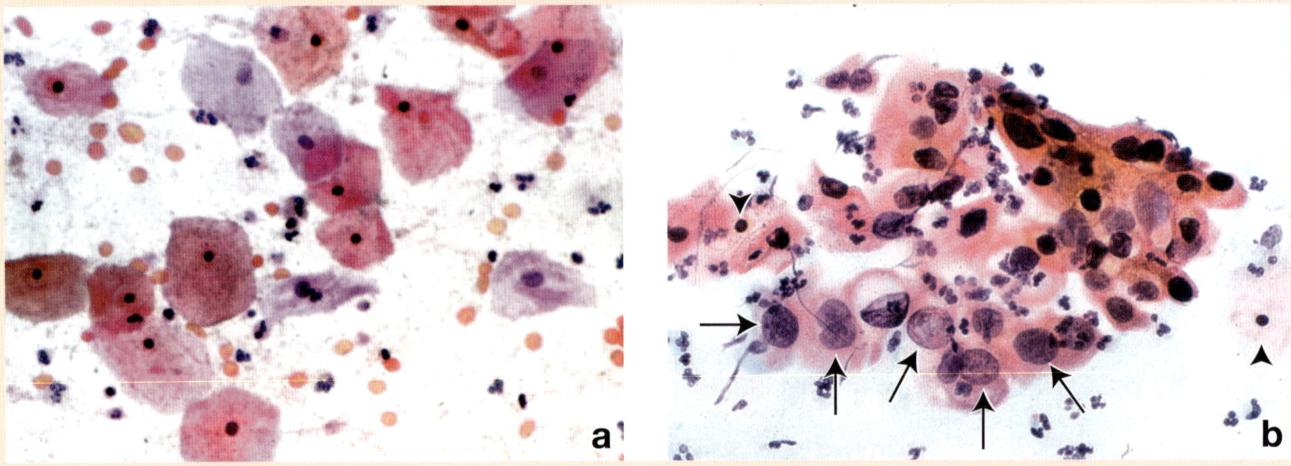

그림 F23.5.1 자궁경부 세포검사의 현미경사진. a. 자궁경부 세포검사 음성. 상피 표면에서 탈락된 편평세포들에서 응축된 작은 핵과 풍부한 세포질이 관찰된다. 사진에서 관찰되는 나머지 세포들은 대부분 적혈구와 호중구이다. ×600. **b.** 비정상적인 소견을 보이는 자궁경부 세포검사. 이 표본에 나타나 있는 많은 세포들에서는 응축된 핵이 없으며 큰 핵(*화살표*)이 관찰된다. 세포질은 상대적으로 적다. 응축된 핵과 많은 세포질이 있어 좀 더 정상적인 형태를 보이는 세포들도 관찰된다(*화살표머리*). 호중구도 있다. ×600.

안드로겐수용체(androgen receptor, AR)에 대해 양성으로 염색된다는 결과를 보여주었으며 이를 통해 일부 연구자들은 요도주변샘조직을 **여성전립샘**(female prostate)으로 분류했다. 또한 생리학적 연구를 통해 성적흥분 시 요도가 분비물을 분비한다는 사실을 알게 되었다. 생화학적 분석 결과에서 이 분비물은 남성의 사정액(male ejaculate)과 성분이 비슷한 것으로 나타났다.

■ 유선(MAMMARY GLAND)

유선(mammary gland)은 포유동물의 매우 뚜렷한 특징이다. 유선은 여성의 나이, 월경주기 및 생식 상태에 따라 달라지는 구조적으로 역동적인 기관이다. 배아발생 동안 유방조직의 성장과 발달은 남녀 모두에서 일어난다. 여러 개의 유선은 발달 중인 겨드랑이에서 고샅부위까지 이어지는 **유방능선**(mammary ridges, 젖선 milk line)이라 불리는 쌍을 이루는 표피 비대(epidermal thickenings)를 따라 발달한다. 사람의 경우 일반적으로 양쪽에서 하나의 세포 집단만이 유방으로 발달한다. 여성인구의 1%에서 유전성 질환으로 과다유방(**다유방증**, polymastia) 또는 과다유두(**다유두증**, polythelia)가 발생할 수 있다. 상대적으로 드물게 나타나는 이 질환은 남성에게도 생길 수 있다.

여성에서 유선은 성호르몬의 영향을 받아 발달한다.

여성과 남성 모두에서 유선은 사춘기까지 유사한 방식으로 발달한다. 남성에서 사춘기가 시작되면 테스토스테론이 중간엽세포에 작용하여 유선이 더 이상 발달하지 않는다. 같은 시기에 여성의 유선은 에스트로겐과 프로게스테론 호르몬의 영향을 받아 더욱 발달하게 된다. 에스트로겐은 중간엽세포의 발달을 더욱 촉진시킨다. 유선은 주로 소엽 사이의 지방조직의 성장으로 인해 크기가 증가한다. 분비관은 팽창된 결합조직의 버팀질로 확장되고 분지한다. 상피세포의 증식은 호르몬에 민감한 소엽 내의 특수한 성긴결합조직의 버팀질과 상피 사이에 일어나는 상호작용으로 조절된다. 성인이 되면 유선의 완전한 분비관 구조가 형성된다.

유선은 임신 전까지 **비활동상태**(inactive state)를 유지하다가 임신 중에 형태적, 기능적으로 완전히 성숙해진다. 유선의 성숙은 처음에는 황체에서 분비되고 나중에는 태반에서 분비되는 에스트로겐과 프로게스테론, 뇌하수체에서 분비되는 프로락틴(PRL), 부신피질에서 분비되는 고나도코르티코이드(gonadocorticoid)에 반응하여 일어난다. 임신 말기가 되면 분비소포가 상피세포 내에서 발견되지만, 젖생산은 높은 농도의 프로게스테론에 의해 억제된다. 실제로 **젖분비**(milk secretion)는 출산 후에 즉시 시작되며 샘뇌하수체에서 분비되는 **프롤락틴**(prolactin, PRL)의 자극을 받아 유발된다. 유방에서 젖의 배출은 신경뇌하수체에서 분비되는 **옥시토신**(oxytocin)에 의해 자극받는다. 폐경기 때에는 호르몬 환경의 변화로 인해 유선의 구성성분이 회귀하거나 퇴화되고 지방과 결합조직으로 채워진다. 남성에서는 사춘기 이후에 정상적으로 유선이 약간 발달할 수 있으며 흔적기관으로 남아 있다.

호르몬 노출과 유전적 소인은 **유방암**(breast cancer) 발병의 주요 위험 요소이다. 이 암은 미국 여성에서 가장 흔한 악성종양이다. 매년 거의 27만 명의 여성(남성은 2,500명)이 유방암 진단을 받는 것으로 추산된다. 대부분의 유방암은 호르몬 노출과 관련이 있다(나이가 들수록, 초경이 빠를수록, 폐경이 늦을수록, 첫 번째 만삭 임신의 나이가 많아질수록 증가한다). 모든 유방암의 약 5~10%는 상염색체우성인 **유방암유전자**(breast cancer gene, BRCA1과 BRCA2)의 돌연변이로 인해 발생한다.

유선은 변형된 대롱꽈리부분분비땀샘(tubuloalveolar apocrine sweat gland)이다.

표피의 변형된 땀샘에서 유래한 관포상샘인 **유선**(mammary gland)은 피하조직에 있다. 활동하지 않는 성인 유선은 대롱꽈리샘으로 형성된 15~20개의 불규칙한 엽으로 구성되어 있으며, 각 엽은 결합조직의 섬유성 띠로 서로 분리되어 있다. 엽은 **유두**(mammary papilla 또는 nipple)로부터 방사형으로 산재하며 **종말분비관소엽단위**(terminal duct lobular unit, TDLU)로 알려진 많은 소엽으로 더욱 세분된다(그림 23.39). **걸이인대**(suspensory ligament 혹은 **쿠퍼인대**

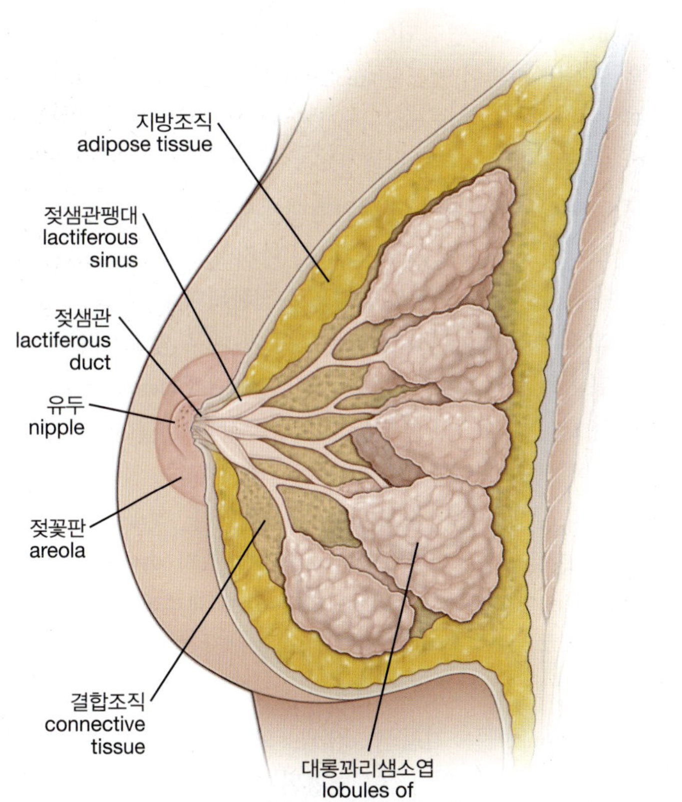

그림 23.39 젖분비 중 보이는 사람 유방을 간단하게 나타낸 그림. 유방은 대부분 분지대롱꽈리샘이 있는 종말분비관소엽단위(TDLU)로 구성되어 있다. TDLU는 많은 양의 결합조직 버팀질과 다양한 양의 지방조직에 포함되었다.

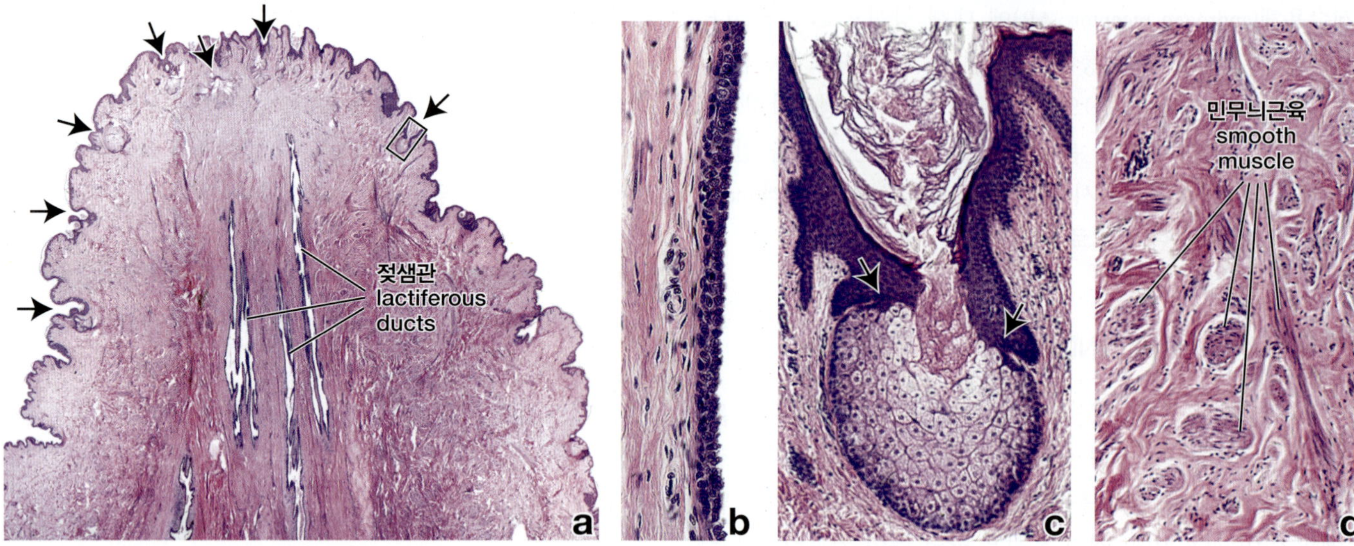

그림 23.40 여성 유두의 단면 광학현미경사진. a. 유두조직 시상단면을 H&E 염색한 저배율의 광학현미경사진은 주름진 표면, 얇은 중층편평상피, 이와 연관된 기름샘(*화살표*)이 관찰된다. 유두의 중심부는 치밀결합조직, 민무늬근육다발, 유두 표면으로 열리는 젖샘관으로 구성되어 있다. ×6. **b.** 젖샘관 중 하나의 벽을 더 확대한 사진이다. 상피는 두 개의 세포층으로 구성된 중층입방상피이다. 분비관은 유두 끝에 가까워지면서 중층편평상피로 바뀌고 표피와 연결된다. ×175. **c.** 사진 **a**에서의 *사각형* 안의 피지샘을 확대한 사진. 샘상피가 표피와 연결되어 있으며(*화살표*), 피부기름(sebum)이 표피 표면으로 분비되고 있다. ×90. **d.** 민무늬근육다발의 가로 및 세로단면을 보여주는 고배율 사진. ×350.

Cooper ligament)라 불리는 일부의 섬유성 띠는 진피와 연결되어 있다. 많은 지방조직이 소엽사이에 존재하는 치밀결합조직에 위치하고 있다.

각각의 유선들은 좁은 구멍을 통해 유두로 이어지는 **젖샘관**(lactiferous duct)으로 연결되어 있다. **유두**(nipple)를 둘러싸고 있는 어두운 색소의 피부인 **젖꽃판**(areola) 밑에서 각각의 젖샘관 내강이 확장된 **젖샘관팽대**(lactiferous sinus)가 위치하고 있다. 젖샘관구멍 근처의 젖샘관은 각질중층편평상피로 덮여 있다. 이 젖샘관의 상피는 중층편평세포이지만 젖샘관팽대에서는 두 층의 입방세포로 점진적으로 이행되는 모습을 보이며, 마지막으로 분비관계통에서는 단층원주세포 또는 단층입방세포로 전환된다.

성인의 유두와 젖꽃판의 표피는 색소가 매우 많고 약간 주름이 있으며 표피의 안쪽으로 침투하는 긴 진피유두(dermal papillae)가 관찰된다(그림 23.40). 이 부위는 각질중층상피로 덮여 있다. 유두는 사춘기에 색소가 많아지며 더욱 돌출하게 된다. 임신 중에 젖꽃판은 확장되고 색소침착 정도가 더욱 심해진다. 젖꽃판과 유두 아래에 있는 민무늬근육섬유다발은 치밀결합조직 속에서 방사형과 윤상형으로 배열되어 있으며 젖샘관을 따라 세로방향으로 정렬되어 있다. 이 근섬유는 다양한 자극에 반응하여 유두의 발기를 유도한다.

젖꽃판(areola)에는 기름샘, 땀샘, 그리고 변형된 **몽고메리샘**(Montgomery gland)이 있다. 이 변형된 몽고메리샘은 땀샘과 유선의 중간구조 형태를 띠고 있으며, 젖꽃판 표면에 작은 돌기들을 형성하고 있다. 몽고메리샘은 피부의 pH를 변화시켜 미생물의 성장을 억제하는 윤활성 및 보호성 분비물을 생성하는 것으로 생각된다. 유두에는 감각신경종말들이 많이 있으며 이에 반해 젖꽃판에는 그보다 적게 존재한다.

유선의 종말분비관소엽단위(terminal duct lobular unit, TDLU)는 작은 분비샘꽈리(젖을 분비하는 유선에서)의 집단, 또는 소엽내버팀질에 둘러싸인 종말세관(젖을 분비하지 않는 유선에서)이다.

젖샘관은 계속 분지되어 **종말분비관소엽단위**(terminal duct lobular unit, TDLU)를 형성한다. 각각의 TDLU는 하나의 소엽을 형성하는 작은 샘꽈리(alveoli)가 모여 포도송이 같은 집단을 형성하며(그림 23.41) 다음과 같이 구성되어 있다.

- **종말세관**(terminal ductule)은 활동하지 않는 유선에 존재한다. 임신 중과 출산 후에는 분비세포로 둘러싸인 종말세관의 상피가 완전히 기능하여 젖을 생산하는 샘포로 분화한다.
- **소엽내집합관**(intralobular collecting duct)은 샘포의 분비물을 젖샘관으로 수송한다.
- **소엽내버팀질**(intralobular stroma)은 종말세관과 샘포를 둘러싸고 있으며 호르몬에 민감한 특수한 성긴결합조직이다. 소엽내결합조직에는 지방세포가 거의 존재하지 않는다.

샘상피세포와 근상피세포는 유선관과 유선소엽을 구성하는 가장 중요한 세포이다. **샘상피세포**(glandular epithelial cell)는 분비관의 내강 표면을 덮고 있으며, **근상피세포**(myoepithelial cell)는 상피세포와 바닥막 사이 상피 안쪽 깊은 곳에 위치하고 있다. 이 세포들은 바구니 형태의 그물처럼 배열되어 샘의 분비부에 위치한다. 통상적인 헤마톡실린-에오신 염색(H&E) 표본에서 근상피세포는 큰 분

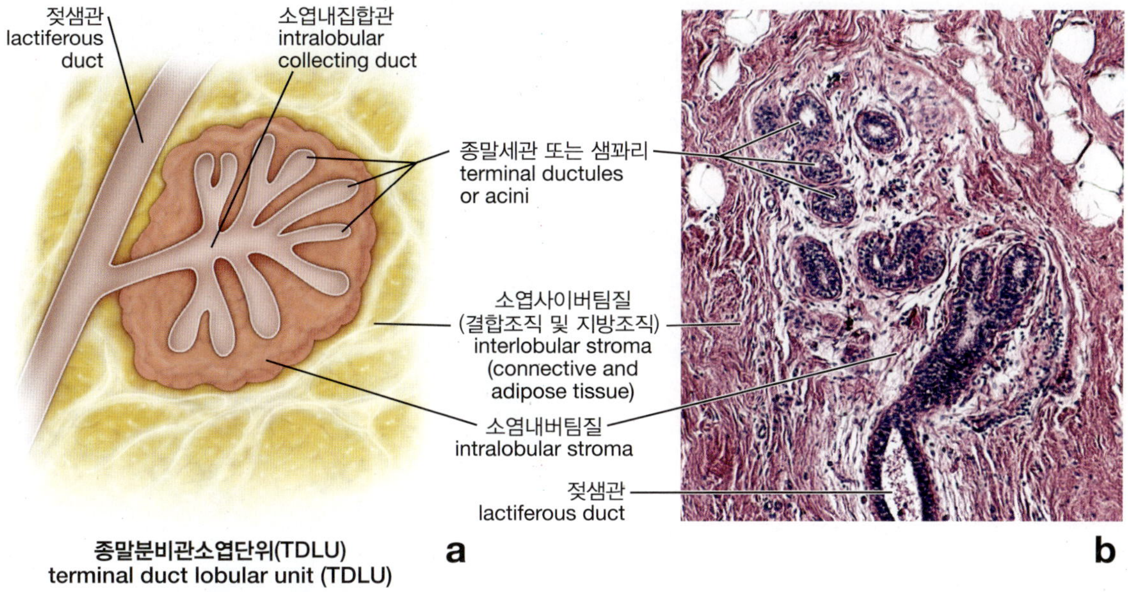

그림 23.41 종말분비관소엽단위. a. 이 그림은 종말분비관소엽단위(*TDLU*)의 구성요소를 보여준다. 종말세관과 소엽내집합관은 특수한 호르몬에 민감한 성긴결합조직인 소엽*내버팀질*로 둘러싸여 있다. *TDLU*는 다양한 양의 치밀불규칙결합조직과 지방조직을 함유한 소엽사이버팀질에 의해 서로 분리된다. 젖분비 중인 유선에서 종말세관은 젖을 생산하는 샘꽈리로 분화된다. **b.** 이 사진은 비활동 유선의 *TDLU*를 보여주고 있다. 이 사진의 *상부*에서 옅게 염색되는 부분이 지방세포들이다. ×120.

비관에서 더욱 뚜렷하게 관찰된다. 그러나 면역조직화학염색 표본에서 이 세포들의 불연속적이고 바구니 모양의 그물 같은 배열구조는 샘꽈리 내에서만 더 뚜렷하게 관찰된다(그림 23.42). 젖을 먹일 때 근상피세포가 수축하면 **젖배출**(milk ejection)이 원활해진다. 최근 면역형광염색연구에서 유선의 분비관상피에서 발견되는 전구세포들이 샘꽈리의 샘상피세포와 근상피세포를 형성하는 것으로 밝혀졌다.

유선의 분비부 형태는 월경주기에 따라 다르다.

비활성 유선(inactive gland)에서 샘부분이 드물며 주로 분비관으로 이루어져 있다(그림 23.34, 도판 23.11, 1074쪽). 월경주기 동안 비활성화 유방은 약간의 주기적인 변화를 겪는다. 초기 난포기에 소엽내버팀질은 덜 치밀해지며, 종말세관은 내강이 거의 없거나 전혀 없는 입방상피세포로 구성된 끈처럼 관찰된다. 황체기 동안 상피의 키는 커지고, 약간의 분비물이 축적되면서 내강이 관찰되기 시작한다. 물론 결합조직에도 액체가 축적된다. 이런 과정이 지난 후 월경이 시작되기 전인 월경주기의 마지막 며칠 동안 분비관은 급격하게 퇴화하고 세포자멸사가 나타난다.

유선은 임신 중에 극적으로 증식하고 발달한다.

유선(mammary gland)은 수유를 준비하면서 여러 가지 변화를 보인다. 임신기간을 3개월씩 3구간으로 나누어 관찰한 변화는 다음과 같다.

- **첫째 3개월간**(first trimester)은 종말세관이 길어지고 분지되는 것이 특징이다. 분비관의 내강을 덮고 있는 상피세포와 근상피세포는 종말세관의 상피에서 발견되는 유방전구세포(breast progentior cells)로부터 증식하고 분화된다. 근상피세포는 상피세포의 바닥부와 바닥판 사이에서 증식하며 이러한 증식은 유

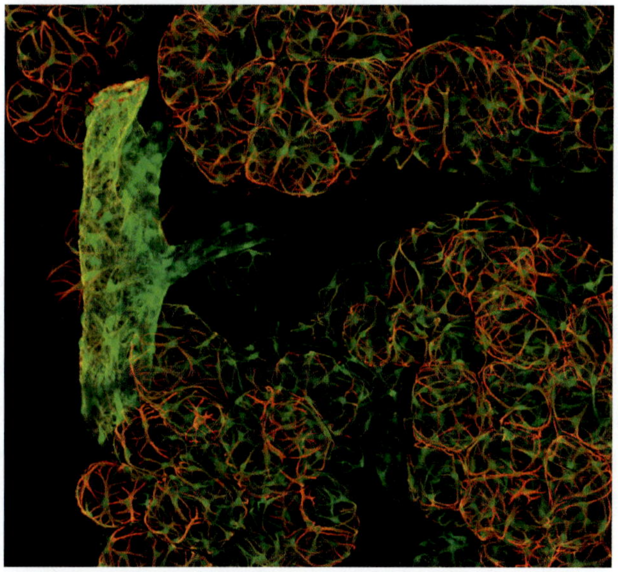

그림 23.42 유선에서 근상피세포. 출산 후 2일 된 젖분비 중인 생쥐 유선의 면역형광 사진이다. 이 생쥐는 녹색형광단백질(green fluorescent protein, GFP) 반응을 향상시키기 위해 GFP가 결합된 민무늬근육 알파액틴프로모터로 구성된 형질전환유전자를 가지고 있다. 근상피세포의 삼차원적 구조가 프로모터 형질전환유전자 발현으로 인해 녹색으로 관찰된다. 또한 조직은 CY3 형광염료와 직접 결합된 민무늬근육 알파액틴 항체를 사용하여 *빨간색*으로 염색되었다. *주황색*은 *녹색*과 *빨간색*이 겹쳐서 보이는 것이다. 종말분비관소엽단위의 표면에 있는 세포는 *주황색*으로 염색되는 반면에 이 조직의 깊숙한 곳의 세포는 빨간형광이 결합된 항체가 깊숙히 침투하지 못하기 때문에 녹색으로만 관찰되고 있다. 큰 젖샘관으로 연결되는 작은 소엽내관이 관찰된다. ×600. (Dr. James J. Tomasek, University of Oklahoma Health Science Center 제공.)

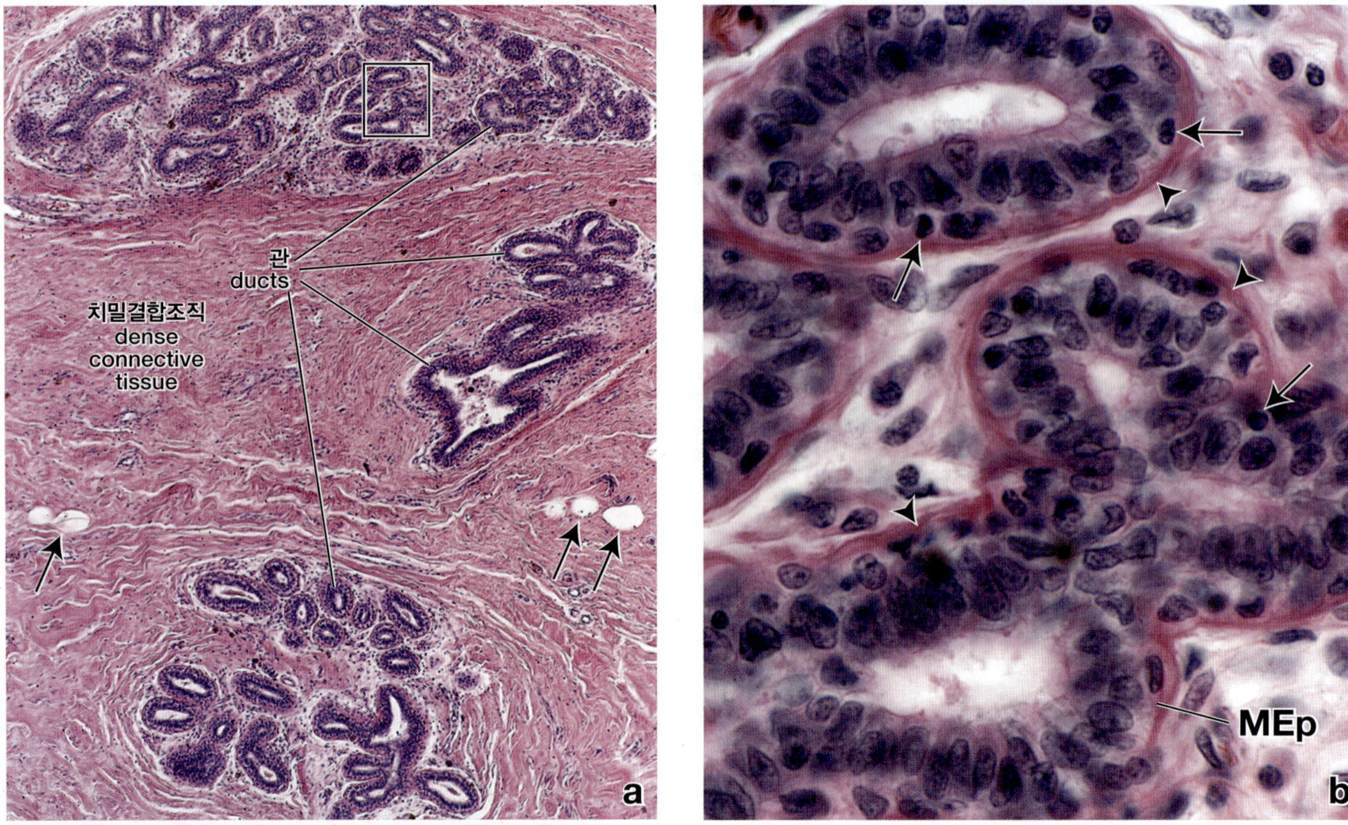

그림 23.43 비활동기 유선의 광학현미경사진. a. 유선의 치밀결합조직 속에 있는 여러 개의 소엽을 보여주고 있는 저배율의 H&E 염색표본사진이다. 상피 구성요소은 소엽을 구성하는 분지관 체계로 구성되어 있다. 옅게 염색된 구역(*화살표*)은 지방세포들이다. ×60. **b.** 사진 **a**의 *사각형* 구역의 고배율 사진. 분비관의 상피세포는 원주형이며 상피로 침투한 림프구(*화살표*)가 산재되어 있다. 근상피세포(*MEp*)와 주변의 결합조직 콜라겐다발(*화살표머리*)이 관찰된다. ×700.

선의 샘꽈리와 분비관 모두에서 일어난다.

- **둘째 3개월간**(second trimester)은 성장하는 종말세관의 말단에서 형성되는 샘꽈리의 분화가 특징이다. 유선조직의 발달은 균일하지 않으며, 한 개의 소엽 내에서도 발달의 정도가 다양하다. 세포는 편평형에서부터 키가 낮은 원주형까지 모양이 다양하다. 유방이 발달함에 따라 형질세포, 림프구, 호산구는 소엽내 결합조직의 버팀질 속으로 침투하게 된다(도판 23.12, 1076쪽). 이 단계에서 유선조직의 양과 유방의 크기는 주로 샘포가 성장하기 때문에 커진다(그림 23.44).
- **셋째 3개월간**(second trimester)에서 샘꽈리가 성숙하기 시작한다. 샘상피세포는 핵이 세포의 바닥부에 있고 입방형으로 된다. 이 세포들에는 과립형질내세망이 넓게 산재해 있고, 분비소포와 지방방울이 세포질에서 관찰된다. 소엽 사이에 있는 버팀질세포들의 실제 증식은 감소하나 유방이 커지는 것은 분비세포의 비대와 샘꽈리내 분비물 축적이 일어나기 때문이다.

임신 동안 유선조직이 변화하면서 결합조직과 지방조직의 양은 감소한다.

샘분비와 부분분비 모두가 모유생산에 관여한다.

분비세포에는 풍부한 과립형질내세망, 적당한 수의 대형 미토콘드리아, 핵 위에 위치한 골지복합체, 그리고 다수의 고밀도 용해소체가 존재하고 있다(그림 23.45). 분비상태에 따라 큰 지방방울과 분비소포들이 자유면 쪽 세포질에 있을 수 있다. 분비세포들은 서로 다른 기전을 통해 분비되는 두 가지 생성물을 형성한다.

- **샘분비**(merocrine secretion). 젖의 단백질 성분은 과립형질내세망에서 합성되고 골지복합체에서 막으로 둘러싸인 분비소포로 포장된 다음에 수송되며, 소포를 싸고 있는 막과 세포막이 융합되어 내용물이 세포 외부로 분비된다.
- **부분분비**(apocrine secretion). 젖의 지방 성분은 세포질 내에서 막에 둘러싸이지 않은 지방방울의 형태로 생성된다. 지방방울은 융합하여 더 큰 지방방울이 되며 세포질의 자유면 쪽으로 이동되어 샘포의 내강으로 돌출된다. 이 방울들은 세포에서 배출될 때 세포막으로 둘러싸인다. 세포막과 지방방울 사이로 얇은 세포질층이 있어 지방방울과 함께 배출되지만 이러한 과정에서 세포질 손실은 미미하다.

아기가 출생한 뒤 처음 며칠 동안 나오는 분비물을 **초유**(colostrum)라고 한다. 초유는 알칼리성이고 노란 분비물로 일반 젖에 비해 단백질과 비타민 A, 나트륨, 염소 성분이 많고, 지방과 탄수화물, 그리고 철 함량은 적다. 초유에는 신생아에게 수동면역을 제공하는 상당량의 항체(주로 **분비항체 IgA**, secretory IgA)가 포함되

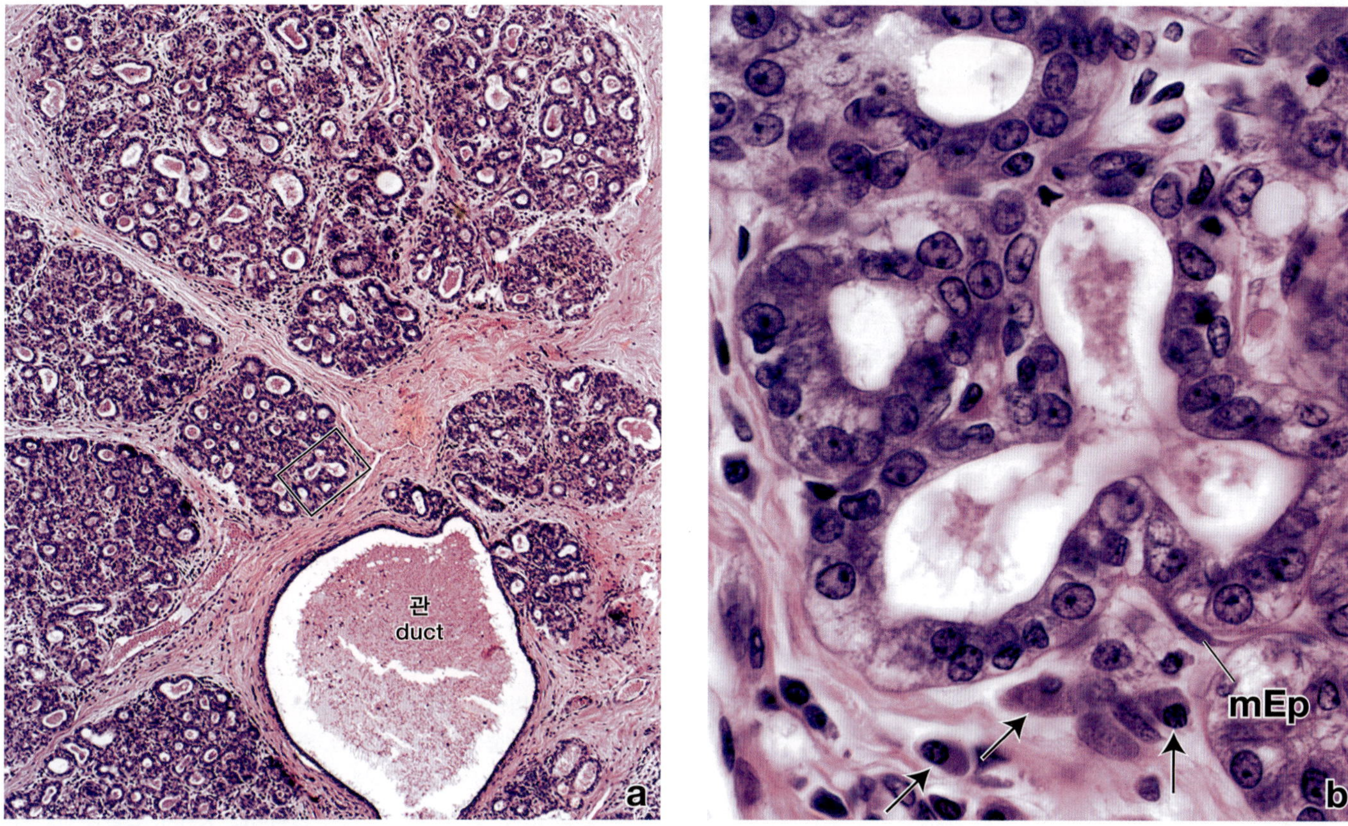

그림 23.44 임신 후기의 유선의 광학현미경사진. a. 저배율의 H&E 염색표본은 소엽의 대부분을 구성하는 분비샘포를 생성하는 분비관계통 증식을 보여준다. 소엽내관의 상피에서도 분비가 이루어지기 때문에 식별하기가 어렵다. 소엽의 외부에서 큰 배출관이 관찰되고 있다 ×60. **b.** 사진 **a**의 확대사진. 분비샘포의 세포는 대부분 입방세포이다. 많은 형질세포(*화살표*)뿐만 아니라 근상피세포(*mEp*)가 인접하고 있는 성긴결합조직에서 나타난다. ×700.

어 있다. 초유의 항체는 유선이 증식하고 발달되면서 성긴결합조직으로 침투한 림프구와 형질세포에 의해 생성되며 침샘과 소장에서처럼 샘세포를 통해 분비된다. 분만 후에는 이들 이동세포의 수가 줄면서, 초유의 생산은 멈추고 지방이 많은 젖이 생산된다.

유선의 호르몬 조절(Hormonal Regulation of the Mammary Gland)

사춘기에 유선의 초기성장과 발달은 성숙하고 있는 난소에서 형성되는 에스트로겐과 프로게스테론의 영향을 받아 일어난다. 호르몬의 영향으로 인해 TDLU는 발달하고 활발한 기능적 단위로 분화한다. 이 초기의 발달에 연이어, 각각의 난소주기 동안 유선조직의 형태에 변화가 조금씩 일어난다. 월경주기의 난포기 동안 혈액 내에 있는 **에스트로겐**(estrogen)은 **젖샘관 구성성분의 증식**(proliferation of the lactiferous duct component)을 자극한다. 배란 후에 황체기에서 **프로게스테론**(progesterone)이 **샘포의 성장**(growth of alveoli)을 자극한다. 소엽내버팀질에는 부종이 형성된다. 임상적으로 볼 때 황체기에 여성은 유방조직에 통증을 느끼며 이 조직이 계속 커지는 것을 인지한다. 임신 동안 황체와 태반은 에스트로겐과 프로게스테론을 계속 생산하여 TDLU가 엄청나게 증가한다. 현재 유선조직의 성장은 뇌하수체의 전엽(샘뇌하수체)에서 생성되는 프로락틴(PRL), 태반에서 생성되는 사람융모성장젖샘자극인자(hCS), 부신의 글루코코르티코이드와 연관성이 있다고 생각된다.

젖분비는 샘뇌하수체와 시상하부 신경호르몬의 조절로 이루어진다.

임신 중 유방 발달에 에스트로겐과 프로게스테론이 필수적이기는 하지만, 이 두 호르몬은 임신이 진행될수록 수치가 증가하는 PRL과 hCS를 억제하기도 한다. 그러나 출생 직후에 황체와 태반으로부터 에스트로겐과 프로게스테론의 분비가 갑자기 소실되면 PRL은 젖을 생산하는 본래의 역할을 회복한다. 또한 젖생산에는 적당한 양의 성장호르몬, 부신피질호르몬, 부갑상샘호르몬이 필요하다.

모유 수유기에 **젖먹이**(sucking) 자극은 유두의 수용체에서 시작되어 시상하부까지 전달된다. 이 자극은 프로락틴억제인자의 분비를 억제하여 그 결과 **프로락틴**(prolactin)이 샘뇌하수체에서 분비된다. 또한 이 감각자극은 신경뇌하수체에서 **옥시토신**(oxytocin)의 분비를 유발한다. 옥시토신은 샘꽈리의 분비세포와 큰 분비관 세포의 바닥부를 둘러싸고 있는 근상피세포를 자극하여 샘꽈리와 분비관을 수축시켜 젖이 배출되도록 한다. **젖먹이를 하지 않으면**(absence of suckling) 젖 분비가 멈추고, 유선은 퇴행하고 쇠퇴하기 시작한다. 그러면서 유선조직은 다시 비활성화 상태로 돌아가게 된다.

글상자 23.6

임상적용: 자궁경부와 사람유두종바이러스 감염(Cervix and Human Papillomavirus Infection)

사람유두종바이러스(human papillomavirus, HPV)는 미국에서 가장 흔하게 성접촉으로 감염되는 바이러스이다. 대부분의 사람들이 평생 동안 HPV에 감염될 수 있다. 30종류 이상의 HPV가 남성과 여성의 비뇨생식기와 항문부를 감염시키며, 회음의 피부나 점막의 중층편평상피를 감염시킨다. 저위험 HPV 유형이라고 불리는 약 12가지 유형의 HPV가 **생식기사마귀**(genital wart)를 유발한다. 대부분의 생식기사마귀는 6형과 11형의 HPV로 인해 발생한다. *고위험* HPV 유형이라고 불리는 약 13가지 유형의 HPV는 자궁경부암, 항문암, 질암, 외음암, 음경암, 두경부암을 유발할 수 있다. HPV 관련된 대부분의 암은 16형과 18형의 HPV로 의해 발생한다.

HPV 감염은 보통 저절로 해결된다. 하지만 지속감염은 극히 일부(5~10%)에서만 발생한다. 지속감염의 위험 요인으로는 고령과 흡연이 있다. 고위험 HPV 유형에 대한 지속감염은 자궁경부암 위험 증가와 관련이 있다.

대부분의 HPV 관련 병변은 자궁경부 세포검사로 진단할 수 있다. 진단이 어려운 경우에는 제자리부합(in situ hybridization)과 같은 보조적인 기법을 통해 진단을 확진할 수 있다(그림 F23.6.1). *가다실 9*(*Gardasil 9*)라고 불리는 HPV 백신은 HPV 예방에 사용할 수 있다. 가다실 9는 6, 11, 16, 18형을 포함한 5가지 고위험 HPV 유형을 예방한다. 9세에서 26세 사이의 남녀 모두에게 HPV 바이러스 백신 접종을 권장하고 있다.

백신은 치료 효과가 없지만(기존 감염을 치료하지 못함), 남녀 모두에게 HPV 감염에 대한 특이 면역을 형성한다. 백신은 이전에 HPV에 노출된 적이 없고 성생활을 시작하기 전에 예방 접종을 받은 사람들에게 가장 효과적이다.

자궁경부암 검진에는 이제 특정 연령대를 대상으로 자궁경부 세포검사 외에도 HPV 검사가 포함된다. 다음은 미국 산부인과학회에서 자궁경부암에 대한 다른 위험 요소가 없는 사람들을 대상으로 한 최신 **자궁경부암 검진 권장 사항**(cervical cancer screening recommendations)이다.

- 21세 이하: 검진 없음
- 21~29세: 3년마다 자궁경부 세포검사(파파니콜로검사)
- 30~65세: 5년마다 기본 HPV 검사 단독, 5년마다 HPV 검사와 자궁경부 세포검사 병행 또는 3년마다 자궁경부 세포검사

젊은층의 HPV 검사 빈도를 줄이고 검진 간격을 늘리는 것(매년 검진하는 것과 대조적으로)은 잘못된 양성 결과와 불필요한 진단 절차의 수를 줄이기 위해 권장한다. HPV 감염은 일반적으로 젊은 환자의 경우 자연적으로 해결된다. 감염이 지속될 경우, 전암성 변화가 발견되기 전까지 수년간 지속되는 경우가 많다.

자궁경부 전암 진단에는 **질확대경술**(colposcopy)이 포함된다. 질확대경술은 질확대경(자궁경부를 확대하여 볼 수 있도록 특수 설계된 현미경)을 사용하여 자궁경부의 병변을 관찰하고 자궁경부 생검을 시행하는 검사이다. 전암성 병변의 치료는 **원뿔생검**(cone biopsy, **원뿔절제** conization)을 통해 전암성 세포를 제거한다. 시술은 외자궁경부, 변형층, 자궁경부관 부분이 포함된 자궁경부의 원뿔 모양 조직을 절제하거나 붕괴하는 것이다. 원뿔절제는 작은칼(scalpel, cold-kinfe conization, 자궁경부원추절제), 레이저(laser), 전기수술루프(electrosurgical loop) 또는 냉동(freezing, 냉동원뿔절제 cryoconization)을 사용하여 수행한다.

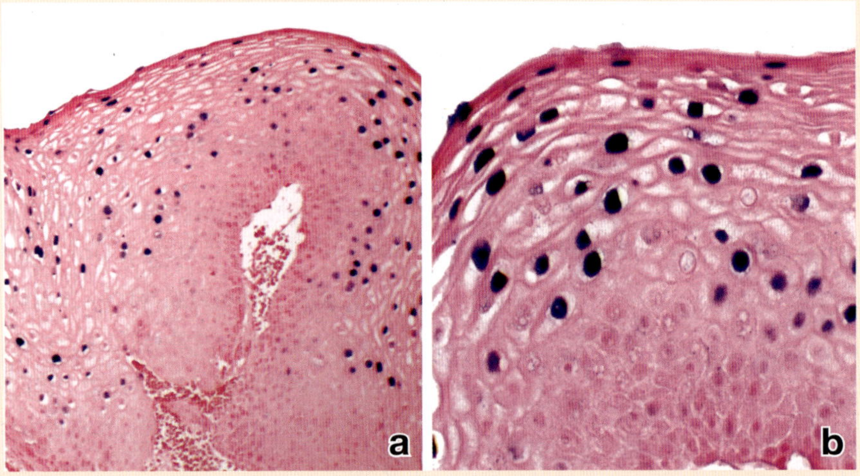

그림 F23.6.1 HPV 감염을 보여주는 사람자궁경부생검의 제자리부합(in situ hybridization) 현미경사진. a. 6형과 11형 HPV에 대한 DNA 탐색자(probe)로 반응시키고 핵 패스트레드(nuclear fast red)로 대조염색한 자궁경부의 중층편평상피를 보여주고 있는 저배율의 사진이다. 감염된 대부분의 세포들은 성숙세포이며 외자궁경부 중층편평상피의 표면층에 위치하고 있다. ×120. **b.** 감염된 세포의 핵 속에서 *자주색*으로 염색된 바이러스입자를 보여주고 있는 고배율사진이다. ×225. (Dr. Fabiola Medeiros 제공.)

유선의 퇴화(Involution of the Mammary Gland)

폐경 이후(After menopause) 특수한 유선의 버팀질은 유선이 위축되면서 **퇴화한다**(involute). 난소호르몬 자극이 없으면 TDLU의 분비세포는 퇴화하고 사라지며 일부의 분비관만 남아 남성 유방과 유사한 조직학적 형태가 나타난다. 또한 결합조직은 섬유모세포와 콜라겐섬유의 수가 감소하고 탄력섬유가 소실되는 퇴행성 변화를 보인다.

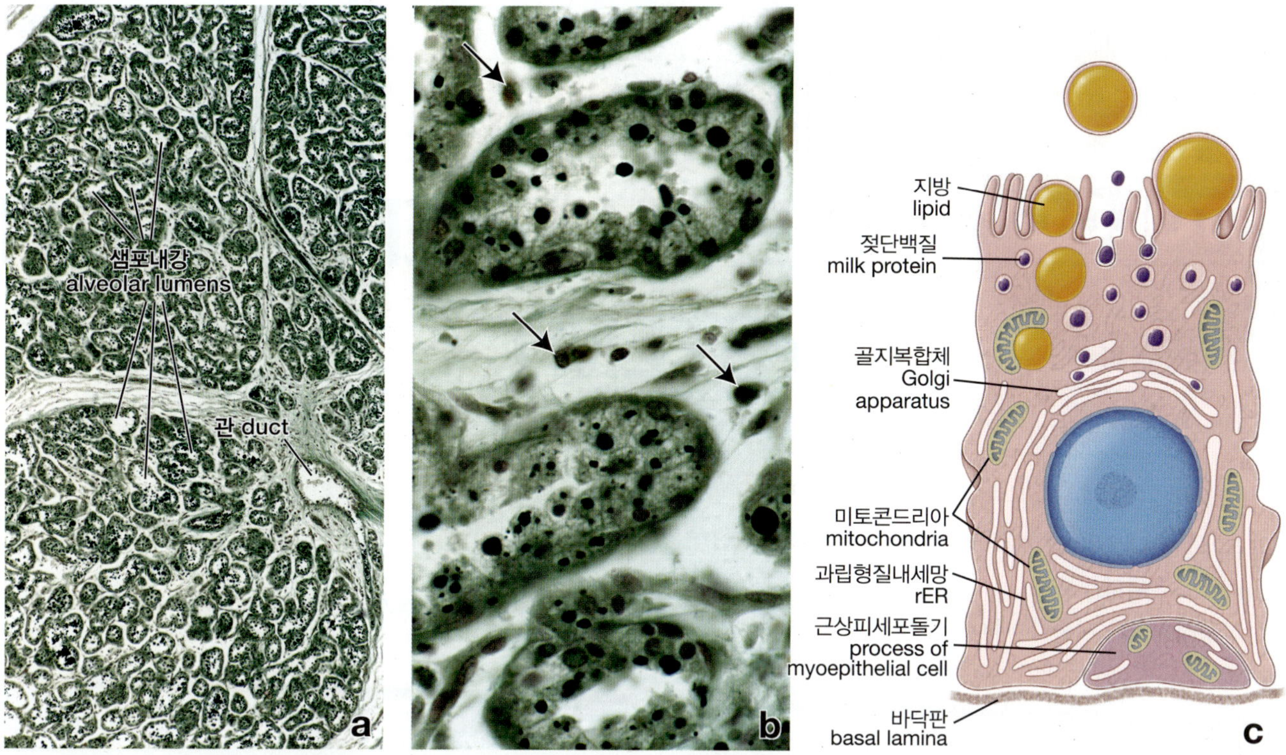

그림 23.45 젖분비기 유선의 광학현미경사진과 간단하게 나타낸 그림. 젖분비 중인 유선의 패스트그린오스미움 염색의 저배율 단면사진. 큰 소엽의 일부와 배출관이 관찰되고 있다. 이 배율에서도 많은 샘꽈리에서 뚜렷한 내강이 나타난다. ×60. **b.** 사진 **a**의 한 부분의 확대사진으로 지방방울(*검고* 둥근 모양의 구조)이 샘꽈리의 내강뿐만 아니라 분비세포 내에서도 관찰된다. *화살표*는 버팀질 공간에 있는 형질세포를 가르킨다. ×480. **c.** 수유 중인 유선의 상피세포의 그림. (Bloom W, Fawcett DW. A *Textbook of Histology*. 10th ed. Philadelphia: WB Saunders, 1975를 바탕으로 재구성함.)

혈액 공급과 림프관(Blood Supply and Lymphatics)

유방에 혈액을 공급하는 동맥은 **겨드랑동맥**(axillary artery)의 흉부 가지인 **속가슴동맥**(internal thoracic artery), 앞갈비사이동맥(anterior intercostal artery)에서 기원한다. 혈관의 가지들은 주로 샘포를 둘러싼 모세혈관바탕(capillary bed)에 도달하면서 분비관을 따라 주행한다. 일반적으로 정맥은 동맥을 따라 주행하여 겨드랑정맥과 속가슴정맥으로 돌아간다.

모세림프관은 샘포를 둘러싸는 결합조직에 위치하고 있다. 큰 림프관은 **겨드랑**(axillary), **빗장위**(supraclavicular) 또는 **복장곁 림프절**(parasternal lymph node)로 흘러 들어간다.

신경분포(Innervation)

유방으로 들어가는 신경은 2~6번의 **갈비사이신경**(intercostal nerve)에서 나오는 앞쪽 및 옆쪽 피부 가지들이다. 신경들은 유방으로 드나드는 구심성 및 교감 신경섬유로 구성되어 있다. 분비 기능은 호르몬에 의해 조절되며 젖먹이와 관련된 구심성신경자극은 PRL과 옥시토신의 반사 분비에 관여한다.

글상자 23.7

기능적 고찰: 젖분비와 불임(Lactation and Infertility)

완전히 젖분비를 하는 여성의 거의 50%가 **수유 무월경**(lactational amenorrhea, 젖분비 하는 동안 월경이 없는 상태)과 불임이 나타난다. 이러한 증상은 생식샘자극호르몬분비호르몬(GnRH) 분비를 억제하는 혈청 프로락틴 수치가 높아졌기 때문이며, 결과적으로 황체형성호르몬(LH) 분비가 억제된다. 배란은 보통 젖먹이 빈도가 감소하면서 6개월 또는 그보다 일찍 재개된다.

101 HISTOLOGY NOTEBOOK

여성생식계통 (FEMALE REPRODUCTIVE SYSTEM)

여성생식계통(FEMALE REPRODUCTIVE SYSTEM) 요약

- 여성생식계통은 **내부여성생식기관**(internal female reproductive organ; 난소, 자궁관, 자궁, 그리고 질)과 **외부생식기**(external genitalia, 외음 vulva)로 구성된다.
- 내부여성생식기관은 **사춘기**(puberty)부터 **폐경기**(menopause)에 이르기까지 매번의 **월경주기**(menstrual cycle)마다 규칙적이고 주기적인 변화를 겪으며, 이 변화는 호르몬 수치의 변화를 반영한다.

난소(OVARY)

- 난소의 주된 기능은 생식자생산(**난자형성**, oogenesis)과 스테로이드호르몬 생산(에스트로겐과 프로게스테론; **스테로이드형성** steroidogenesis)이다.
- 난소는 중심에 **수질**(medulla)이 있으며 여기에는 성긴결합조직, 신경, 혈관과 림프관이 있고, 주변의 **피질**(cortex)에는 많은 **난소난포**(ovarian follicle)가 있으며, 난포는 발달하는 난모세포에게 미세환경을 제공한다.
- 난소의 표면은 **종자상피**(germinal epithelium)로 덮여 있는데, 이 상피는 **백막**(tunica albuginea)이라는 치밀한 결합조직을 둘러싸고 있는 단층입방상피이다.

난소난포발달(OVARIAN FOLLICLE DEVELOPMENT)

- **난소난포**(ovarian follicle)의 발달은 기본적으로 3단계로 나누어진다. 즉, **원시난포**(primordial follicle), **성장난포**(growing follicle; 일차 및 이차 전부), **성숙(그라프)난포**(mature [Graafian] follicle)이다.
- 사춘기 전에 난소 피질은 단지 **원시난포**(primordial follicle)로 채워져 있다. 이 난포에는 일차감수분열의 전기에 머무르고 있으며, 한 층의 **편평난포세포**(squamous follicle cell)로 둘러싸여 있는 한 개의 일차난모세포가 위치하고 있다.
- 사춘기 후에는 주기적인 호르몬의 변화에 따라 선택된 일부의 일차난포들이 **성장난포**(growing follicle)로 발달한다. 난모세포를 둘러싸고 있는 난포세포들은 입방형으로 변화되고 층을 형성하는 **일차난포**(primary follicle)로 발달한다.
- 성장하는 난포의 세포는 **과립층세포**(granulosa cell)로 발달한다. 난포를 둘러싸고 있는 결합조직은 **내난포막**(theca interna)과 **외난포막**(theca externa)으로 분화된다. 난모세포는 성장하여 수정 과정에 관여하는 ZP 당단백질을 함유한 **투명대**(zona pellucida, ZP)를 형성한다.
- **과립층세포**(granulosa cell)가 증식하여 스테로이드호르몬 대사(내난포막에서 형성되는 안드로겐을 에스트로겐으로 전환)에 관여하며, 과립층세포 사이의 공간을 채우는 난포액을 활발하게 분비한다.
- 액체로 채워진 하나의 공간(난포방, antrum)이 있는 성장난포를 **이차(난포방)난포**(secondary [antral] follicle)라고 한다. 이 난포에는 아직 일차감수분열의 전기에 머물러 있는 일차난모세포가 있다.
- **이차난포**(secondary follicle)가 커지고 더욱 성숙해지면서 난모세포와 연관된 과립층세포의 얇은 층에서 **난포세포더미**(cumulus oophorus)와 **부챗살관**(corona radiata)이 형성된다.
- **성숙(그라프)난포**(mature [Graafian] follicle)에는 큰 난포방과 스테로이드를 분비하는 뚜렷한 내난포막이 있다. 배란 전에 황체형성호르몬(LH) 분비 증가에 의해 자극받은 난모세포에서 일차감수분열이 다시 시작되어 **이차난모세포**(secondary oocyte)가 된다.

배란(OVULATION)

- 난소주기 동안 보통 한 개의 그라프난포에서만 **배란**(ovulation)이 유도된다. 발달 중인 다른 모든 난포의 집단은 세포자멸사가 수반된 퇴화 과정인 **폐쇄난포**(follicular atresia)를 겪게 된다.
- 배란시에 **이차난모세포**(secondary oocyte)는 파열된 그라프난포에서 배출된다. 배출된 난모세포는 이차감수분열의 중기에 머무르고 있다.
- 배란시에 남아 있는 과립층세포와 난포막세포로 구성된 **난포벽**(follicular wall)은 **황체**(corpus luteum)로 변형된다. **황체화**(luteinization) 과정에서 LH의 영향을 받아 **과립층황체세포**(granulosalutein cell; 에스트로겐 생산)와 **난포막황체세포**(theca lutein cell; 프로게스테론 생산)가 형성된다.
- **월경황체**(corpus luteum of menstruation)는 수정이 일어나지 않을 때 형성된다. 배란 후 10~12일 지나면서 퇴화되어 **백체**(corpus albicans)로 변형된다.
- **임신황체**(corpus luteum of pregnancy)는 수정되어 착상이 일어난 후에 형성된다. 임신 첫 8주 동안 **프로게스테론**(progesterone)과 **황체자극호르몬**(luteotropin; 에스트로겐, 인슐린유사성장호르몬)의 주요 생산장소이며, 이후에는 퇴화하여 난소에 영구적인 흔적으로 남아 있게 된다.

수정능획득과 수정(CAPACITATION AND FERTILIZATION)

- **수정능획득**(capacitation) 동안에 성숙한 정자는 여성생식관 속에서 난모세포를 수정할 수 있는 능력을 획득한다.
- **수정**(fertilization)은 정상적으로 난관의 팽대부에서 일어나며 정자가 수정능획득을 성취하는 것과 부챗살관을 관통하여 난모세포에 도달하는 과정이 포함된다.
- 수정능획득 후에 정자는 **첨단체반응**(acrosome reaction)을 유발하는 **투명대수용체**(zona pellucida receptor)와 결합한다. 첨단체에서 분비되는 효소들은 단 하나의 정자가 투명대를 통과하여 **난모세포를 수정**(impregnate the oocyte)시킬 수 있도록 한다.
- 수정 시 꼬리 형질막을 제외한 한 개의 정자 모두가 난모세포의 세포질로 들어가며, 이것으로 인해 난모세포의 **이차감수분열**(second meiotic division)이 재개된다(이차난모세포를 성숙한 난모세포로 변형시킨다).
- 최소한 3개의 **융합후반응**(postfusion reaction)으로 인해 다른 정자가 난모세포에 들어가는 것을 방지한다. 즉, 난모세포막의 신속한 탈분극, 피질반응(난모세포막의 극성의 변화), 투명대반응(난모세포 표면의 단백질을 교차결합시키고 ZP 단백질을 분해하여 **난황주위장벽**[perivitelline barrier]이 형성된다)이다.
- 난모세포의 세포질 속에 있는 정자 머리는 변화하여 **남성전핵**(male pronucleus)을 형성하며, 이것은 **여성전핵**(female pronucleus)과 융합하여 이배체 **접합자**(zygote)를 형성한다. 이 접합자는 즉시 첫 세포분열을 시작한다.

자궁관(UTERINE TUBE)

- **자궁관**(uterine tube)은 자궁과 난소를 연결하는 양쪽에 있는 한 쌍의 구조이다.
- 각각의 자궁관은 4개의 부분으로 나누어진다. **자궁깔때기**(infundibulum, 끝이 깔대기 모양으로 난소에 가까운 쪽에 **자궁관술**[fimbriae]이 있다), **자궁관팽대부**(ampulla; 수정이 가장 잘 일어나는 장소), **자궁관잘록**(isthmus; 자궁쪽의 좁은 부분), **자궁내부분**(intramural; 자궁벽을 관통하는 부위).
- 자궁관은 3개의 층으로 구성되어 있다. 외측의 **장막**(serosa), 두꺼운 **근층**(muscularis), 그리고 주름이 많은 **점막**(mucosal lining)으로 구성되어 있다.
- 두 종류의 세포, 즉 **섬모세포**(ciliated cell)와 **무섬모세포**(nonciliated cell, **못세포** peg cell)로 구성된 단층원주상피가 점막을 덮고 있다.
- 난모세포(그리고 수정후의 접합자)는 자궁관에서 점막표면 섬모의 조화로운 운동과 근육의 연동운동으로 인해 자궁강으로 이동한다.

자궁(UTERUS)

- **자궁**(uterus)은 **자궁몸통**(body; **자궁바닥**[fundus]를 포함하는 상부)와 **자궁경부**(cervix; 질 쪽으로 돌출한 하부)로 나누어진다.
- 자궁벽은 **자궁내막**(endometrium; 자궁의 내강을 덮고 있는 점막), **자궁근층**(myometrium, 평활근층), **자궁외막**(perimetrium; 내장쪽 복막의 장막)으로 구성된다.
- **자궁내막**(endometrium)은 아래의 점막고유판(**자궁내막 버팀질**, endometrial stroma)으로 함입되어 **자궁샘**(uterine gland)을 형성하는 단층원주상피로 덮여 있다.
- 자궁내막은 **바닥층**(stratum basale)과 **기능층**(stratum functionale)으로 구성되어 있으며, 이 층들은 월경주기 동안 에스트로겐과 프로게스테론의 증감에 따라 주기적인 변화를 겪게 된다.
- 자궁내막의 두께, 자궁샘의 활성도, 혈관의 양상은 **월경주기**(menstrual cycle)의 세 단계(**증식**[proliferative], **분비**[secretory], **월경**[menstrual])마다 고유하며, 월경주기는 평균 28일 동안 지속된다.
- **증식기**(proliferative phase)는 성장난포에서 생산하는 에스트로겐의 영향을 받는다. **분비기**(secretory phase)는 황체에서 생산하는 프로게스테론의 영향을 받는다. 만약 착상이 일어나지 않으면 **월경기**(menstrual phase)는 월경시 탈락하는 기능층의 허혈이 발생한다.
- 만약 배아가 성공적으로 착상되면 **자궁내막**(endometrium)은 **탈락막화**(decidualization, **탈락막**[decidua]으로 변하는 과정)되고, 배아의 영양막세포와 함께 **태반**(placenta) 발달이 시작된다.
- **자궁경부**(cervix)의 내막은 월경시에 탈락되지 않는다는 점에서 자궁의 나머지 부분과 다르다. **자궁경부샘**(cervical gland)은 각 월경주기 동안 분비되는 점액의 점성을 조절한다.
- 질쪽으로 돌출된 자궁경부의 부분에는 **변형층**(transformation zone)이 있다. 변형층에서 자궁경부의 단층원주상피는 질의 중층편평상피로 급격히 바뀐다.

태반(PLACENTA)

- **태반**(placenta)은 모체와 태아의 순환계통 사이에서 가스와 대사산물의 교환이 일어난다. 태반은 **태아부분**(fetal portion; **융모막**, chorion)과 **모체부분**(maternal portion, **바닥탈락막** decidua basalis)으로 구성되어 있다.
- 착상 후에 자궁내막으로 침투하는 **영양막**(trophoblast)은 **융합영양막**(syncytiotrophoblast; 탈락막을 활발하게 침투하는 다핵세포질덩어리)과 **세포영양막**(cytotrophoblast; 융합영양막과 융합하는 세포를 생산하는 활발히 세포분열하는 층)으로 분화된다.
- 태아와 모체의 혈액은 **태반장벽**(placental barrier)으로 분리되어 있다. 이 장벽은 **삼차융모막융모**(tertiary chorionic villus; 융합영양막, 세포영양막, 중간엽 결합조직, 태아혈관을 포함하는 융모막의 돌출부)에서 발달한다.
- 융모는 태반의 혈액공간(**태반엽**, cotyledon)을 채우고 있는 모체혈액에 잠겨 있다.
- 태반은 태아의 발달을 지원하는 중요한 **내분비기관**(endocrine organ)이다. 태반에서 **스테로이드호르몬**(steroid hormone; 주로 프로게스테론)과 **단백질호르몬**(protein hormone, 예: hCG, hCS, 릴렉신, 그리고 렙틴)이 모두 생산된다.

질(VAGINA)과 외부생식기(EXTERNAL GENITALIA)

- **질**(vagina)은 자궁경부에서 질전정으로 뻗어 있다. **비각질중층편평상피**(stratified squamous nonkeratinized epithelium)로 덮여 있고 샘이 없다.
- **여성의 외부생식기관**(female external genitalia, **외음** vulva)은 **불구덩**(mons pubis; 안쪽은 지방조직으로 채워져 있다), **대음순**(labia majora; 지방조직, 얇은 한 층의 민무늬근육, 기름샘과 땀샘이 있는 피부로 덮여 있는 세로 주름), **소음순**(labia minora; 지방조직이 없지만 큰 기름샘이 존재하는 결합조직이 내부에 위치하고 있다), **음핵복합체**(clitoris complex), **질전정**(vestibule; 다수의 작은 점액샘이 존재하고 있는 중층편평상피로 덮여 있다), **질구멍**(opeing of the vagina), **처녀막**(hymen), **외부요도구멍**(external urethral orifice)으로 구성되어 있다.
- **음핵복합체**(clitoral complex)는 **음핵귀두**(glans of the clitoris), **음핵몸통**(body of the clitoris), **좌우 음핵다리**(left and rgiht crus of the clitoris), 두 개의 **질정전망울**(bulbs of the vestibule)로 구성되어 있다. 이들은 음경과 동일한 발기성혈관조직 및 비발기성혈관조직을 가지고 있다.

유선(MAMMARY GLAND)

- **유선**(mammary gland)은 양쪽 성별 배아의 **유방능선**(mammary ridge)에서 모두 발달하지만 에스트로겐과 프로게스테론 호르몬의 영향 때문에 사춘기 이후에는 여성에서 더 발달된다.
- **유선**(mammary gland)은 변형된 대롱꽈리부분분비땀샘으로, **종말분비관소엽단위**(terminal ductlobular unit, TDLU)로 구성되어 있다. 각각의 TDLU는 젖을 모으는 분비관계통으로 연결되며, 이것은 **유두**(nipple)로 열리는 **젖샘관**(lactiferous duct)을 형성한다.
- 유선의 TDLU는 호르몬에 민감한 **소엽내버팀질**(intralobular stroma)로 둘러싸여 있는 작은 **분비샘꽈리**(secretory alveolus; 젖분비가 활발한 샘에서), 또는 **종말세관**(terminal ductule; 비활성 샘에서)의 집합체로 나타난다.
- **비활성 유선**(inactive mammary gland)의 분비부의 형태는 월경주기에 따라 달라진다.
- 유선은 임신 동안 에스트로겐(분비관 구성 요소의 증식)과 프로게스테론(분비샘꽈리의 성장)의 영향으로 **젖분비**(lactation)를 준비하기 위해 극적으로 증식하고 발달한다.
- 젖의 단백질성분은 **샘분비**(merocrinesecretion)를 통해 샘세포에서 분비되고, 젖의 지방성분은 **부분분비**(apocrine secretion)를 통해 분비된다.

도판 23.1 ■ 난소 I(Ovary I)

난소(ovary)는 쌍으로 된 타원형의 구조이며 절단하면 **피질**(cortex)과 **수질**(medulla)이 관찰된다. 한쪽에는 신경과 혈관이 통과하는 난소문이 위치하고 있다. 같은 쪽에 난소와 광인대를 연결하는 난소간막이 있다. 난소의 기능은 난자생산과 **에스트로겐**(estrogen) 및 **프로게스테론**(progesterone)의 합성과 분비이다.

피질에는 출생 때부터 존재하며 성적으로 성숙이 될 때까지 변하지 않는 수많은 **원시난포**(primordial follicle)가 있다. 이 난포 내의 난원세포(oogonia)는 일차감수분열 전기에서 머물러 있다. 사춘기에 뇌하수체의 생식샘자극호르몬(pituitary gonadotropin)의 영향을 받아 난소에는 **난소주기**(ovarian cycle)라는 주기적인 변화가 시작된다. 각 주기마다 난소는 일반적으로 수정 가능한 한 개의 난모세포를 생산한다.

난소주기가 시작될 때 뇌하수체 난포자극호르몬(FSH)의 영향으로 일부 원시난포가 **성숙(그라프)난포**(mature [Graafian] follicle)로 발달하는 변화를 겪기 시작한다. 이런 변화에는 난포세포의 증식과 난포 비대가 포함된다. 여러 개의 원시난포가 이런 발달변화를 시작하지만 일반적으로 그중 하나만 성숙하여 난모세포를 생성한다. 경우에 따라 두 개의 난포가 성숙하여 배란되면 이란성 쌍둥이(dizygotic twin)가 생길 수도 있다. 난모세포와 이것에 부착된 세포들의 방출을 **배란**(ovulation)이라 한다. 배란시 난모세포는 일차감수분열을 완료한다. 수정이 일어났을 때에만 난모세포의 이차감수분열이 완료된다. 수정 여부와는 관계없이 같은 주기에서 증식하기 시작한 다른 난포들은 퇴화되며 이것을 **폐쇄난포**(atresia)라고 한다.

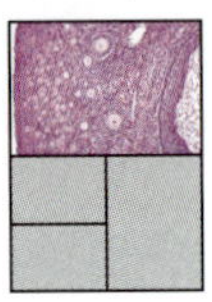

피질(cortex), 난소(ovary), 원숭이, H&E ×120.

성적으로 성숙한 개체의 난소 **피질**(cortex)이다. 표면에 **종자상피**(germinal epithelium, *GEp*)라는 한 층의 상피세포가 보인다. 이 상피는 난소간막의 장막(복막)에 이어진다. 명칭과는 달리 상피는 종자세포를 형성하지 않는다. 종자상피는 **백막**(tunica albuginea, *TA*)이라는 치밀섬유결합조직층을 덮고 있다. 백막 아래에는 **원시난포**(primordial follicle, *PF*)가 있다. 난소에서 난포의 여러 발달단계와 폐쇄난포를 확인할 수 있다. 사진에서 많은 원시난포와 4개의 **성장난포**(growing follicle, *GF*), 하나의 폐쇄난포(*AF*), 그리고 오른쪽에는 큰 난포의 일부가 관찰된다. 이 사진에서 보이는 큰 난포에서 내난포막(*TI*), 과립층세포(*GC*) 그리고 난포방(*A*)이 관찰된다.

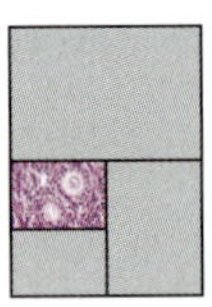

초기 일차난포(early primary follicle), 난소(ovary), 원숭이, H&E ×450.

원시난포(primordial follicle)가 변화되기 시작하여 성숙난포로 발달되면 편평한 난포세포는 이 사진에서 보이는 것처럼 입방형(*FC*)으로 변형된다. 또한 난포세포는 증식하여 여러 층으로 쌓이게 된다. 이런 초기의 변화를 나타내고 있는 난포를 **일차난포**(primary follicle)라고 한다. 따라서 한 층의 입방세포로 둘러싸여 있는 초기의 일차난포는, 한 층의 편평세포로 둘러싸여 있는 수많은 원시난포와 구별된다. 일차난포의 큰 핵(*N*)이 관찰된다. 일부 난모세포는 절단으로 인해 핵(*X* 표시한 세포 참조)이 관찰되지 않을 수도 있다.

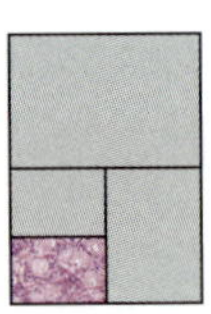

원시난포(primordial follicle), 난소(ovary), 원숭이, H&E ×450.

여러 개의 **원시난포**(primordial follicle)가 고배율로 관찰되고 있다. 각 난포는 한 층의 편평난포세포(*F*)로 둘러싸인 한 개의 난모세포로 이루어져 있다. 난모세포의 핵(*N*)은 일반적으로 크지만 난모세포 자체가 너무 커서 *X*로 표시한 난모세포에서처럼 핵이 절단면에서 관찰되지 않을 수도 있다. **상피모양세포**(epitheloid appearing cell, 화살표머리)의 세포군은 원시난포의 난포세포로, 난포표면을 스친 단면으로 절단되었다. 이 경우 난포세포는 정면으로 보인다.

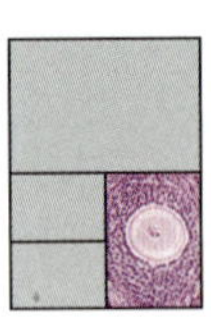

후기 일차난포(late primary follicle), 난소(ovary), 원숭이 H&E ×450.

이 사진의 **일차난포**(primary follicle)는 난모세포를 둘러싼 다층의 세포 집단인 난포세포(follicular cell, *FC*)를 보여주며, 뚜렷하게 보이는 큰 핵(*N*)이 관찰된다. 난포세포의 가장 안쪽 층은 세포외 균질물질로 두꺼운 호산성 층인 **투명대**(zona pellucida, *ZP*)에 인접해 있다. 이 발달단계에서 난모세포도 약간 커진다. 투명대로 둘러싸인 전체 구조가 난모세포이다.

세포가 많은 결합조직에서 버팀질세포라고 불리는 긴 세포들이 난포를 둘러싼다. 이 난포를 둘러싸는 버팀질세포는 외난포막(theca externa)과 내난포막(theca interna)의 두 층으로 나누어진다. 위의 사진에서 보는 것과 같이 버팀질세포는 세포가 많은 내난포막(*TI*)에서 상피세포가 된다.

A, 난소동(antrum)
AF, 폐쇄난포(atretic follicle)
F, 난포세포(follicle cells), 원시(primordial)
FC, 난포세포(follicle cells)
GC, 과립층세포(granulosa cells)
GEp, 종자상피(germinal epithelium)
GF, 성장난포(growing follicles)
N, 난모세포의 핵(nucleus of oocyte)
PF, 원시난포(primordial follicles)
TA, 백막(tunica albuginea)
TI, 내난포막(theca interna)
X, 세포질만 보이는 난모세포(oocyte showing only cytoplasm)
ZP, 투명대(zona pellucida)
화살표머리, 정면으로 보이는 난포세포(follicle cells seen en face)

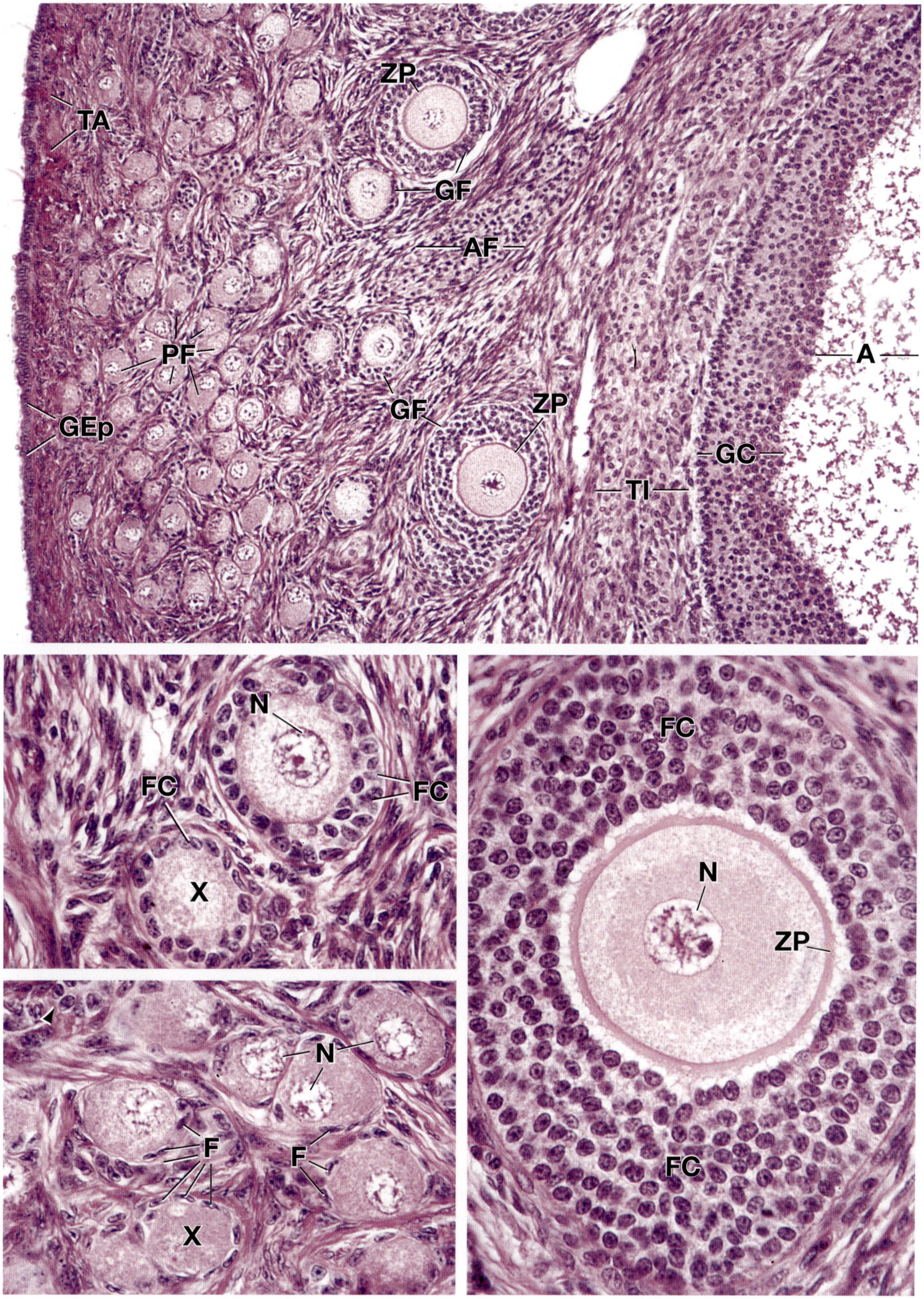
ZP
TA
GF
AF
PF
A
GF
ZP
GEp
GC
TI
N
FC
FC
X
N
F
F
X
FC
N
ZP
FC

도판 23.2 ■ 난소 II(Ovary II)

난포의 **폐쇄**(atresia)는 배아기부터 난소에서 통상적으로 일어난다. 사춘기 후의 난소조직 표본에서는 여러 단계의 난포가 폐쇄되는 것을 관찰할 수 있다. 초기 단계의 폐쇄난포에서 난포세포 핵의 농축과 세포질의 분해가 일어난다. 난포 속으로 대식세포나 다른 결합조직세포가 침투한다. 난모세포는 퇴화하고 뚜렷한 투명대만 남아 있게 된다. 투명대는 안으로 접히거나 붕괴되지만 그 두께와 염색성은 유지된다. 이 상태로 조직절단면에서 관찰되면, 찌그러진 투명대는 **폐쇄난포**(atretic follicle)라고 신뢰할 수 있는 진단 근거가 된다.

크고 거의 성숙한 폐쇄난포가 있는 경우, 내난포막의 세포들이 난소 피질에서 상피모양세포의 집단을 형성한다. 이것들을 총칭하여 *사이질샘*(*interstitial gland*)이라고 하며 스테로이드호르몬을 계속 분비한다.

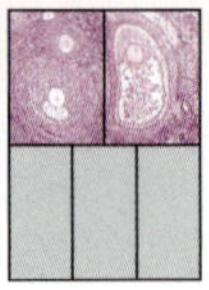

이차난포(secondary follicle), 난소(ovary), 원숭이, H&E ×120.

난포자극호르몬(FSH)의 영향을 받아 성장하고 있는 2개의 난포가 좌측에서 관찰되고 있다. 더 발달된 난포가 **이차난포**(secondary follicle)이다. 이 난포의 난모세포는 여러 층의 **난포세포**(follicular cell, *FC*)에 둘러싸여 있으며, 이 단계에서 이 난포세포은 과립층세포이다. 조금 더 이른 시기에 난포세포들 사이에 액체로 채워진 작은 공간이 형성되고, 이 공간들이 합쳐져서 사진에서 명확하게 관찰되는 **난포방**(follicular antrum, *FA*)이라는 잘 경계된 큰 공간이 형성된다. 난포방은 액체로 채워져 있고 PAS 반응에 약하게 염색된다. PAS 반응에 염색되는 물질은 여기와 오른쪽 사진에 표시된 이차난포의 내부에 호산성 침전물로 관찰된다. 뚜렷한 이차난포의 상부에는 약간 더 작은 난포가 있다. 난포세포 사이에 공간이 없기 때문에 이것은 **일차난포**(primary follicle)이다. 두 난포에서, 특히 난포방을 가진 큰 난포를 둘러싸고 있는 버팀질세포들이 변화하여 **내난포막**(theca interna, *TI*)과 **외난포막**(theca externa, *TE*)을 형성한다. 내난포막에서 세포는 더 많고 상피세포와 유사하다. 전자현미경으로 관찰하면 스테로이드호르몬을 분비하는 내분비세포의 특징을 나타내고 있다. 반면에 외난포막은 결합조직층으로 세포는 약간 방추형이다.

오른쪽 사진에서 이차난포의 성장 후기단계가 관찰된다. 난포방(*FA*)은 더 커지고 난모세포는 **난구**에 둘러싸인 채 한쪽에 치우쳐 있다. 난포방을 둘러싸고 있는 난포세포들을 **과립층**(*membrana granulosa*, *MG*) 또는 단순히 과립층세포라고 부른다.

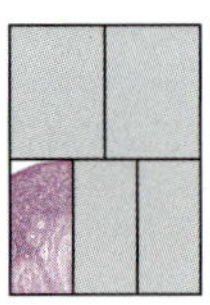

폐쇄난포(atretic follicle), 난소(ovary), 원숭이, H&E ×65.

폐쇄난포(*AF*)가 관찰되며 오른쪽에 인접한 사진에서 더 고배율로 관찰되고 있다. 2개의 작은 폐쇄난포는 그 속에 남아 있는 투명대(*ZP*)가 확인되며, 오른쪽 사진에서는 ZP로 표시되어 있다. 더 크고 보다 발달된 다른 2개의 난포에는 투명대의 잔여물이 보이지 않지만, 폐쇄난포의 다른 특징을 확인할 수 있다.

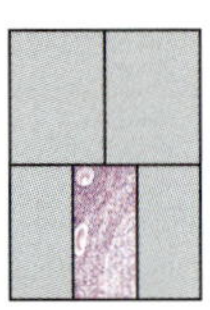

폐쇄난포(atretic follicle), 난소(ovary), 원숭이, H&E ×120.

더 진행된 난포의 폐쇄가 일어나는 동안, 난포세포는 내난포막의 세포보다 더 빨리 퇴화되는 경향이 있으며, 이 두 세포를 분리하는 바닥막은 두꺼워져 유리질막이 형성된다. 이 **유리질막**(glassy membrane, 화살표)은 외측에 있는 내난포막의 세포와 내측에 있는 퇴화하고 있는 난포세포를 서로 분리하고 있다. 남아 있는 내난포막의 세포는 세포학적으로 정상적인 형태(*RTI*)이다. 이 내난포막의 세포들은 일시적으로 스테로이드를 분비한다.

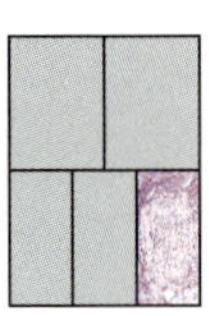

폐쇄난포(atretic follicle), 난소(ovary), 원숭이, H&E ×120.

다른 **폐쇄난포**(atretic follicle, *AF*)가 여기에서 보이고 있다. 일부는 투명대(*ZP*)의 잔여물이 있으며, 2개의 폐쇄난포에서 유리질막(화살표)이 관찰되고 있다. 이 난포에서 폐쇄는 많이 진행되어 있지만, 유리질막 외측의 일부 세포들은 여전히 상피형태(화살표머리)를 하고 있다. 이들은 남아 있는 내난포막 세포들이다.

AF, 폐쇄난포(atretic follicle)
FA, 난포동(antrum of follicle)
FC, 난포세포(follicle cells)
MG, 과립층(membrana granulosa)
RTI, 남아 있는 내난포막 세포(remaining theca interna cells)
TE, 외난포막(theca externa)
TI, 내난포막(theca interna)
ZP, 투명대(zona pellucida)
화살표머리, 남아 있는 내난포막 세포(persisting theca interna cells)
화살표, 유리질막(glassy membrane)

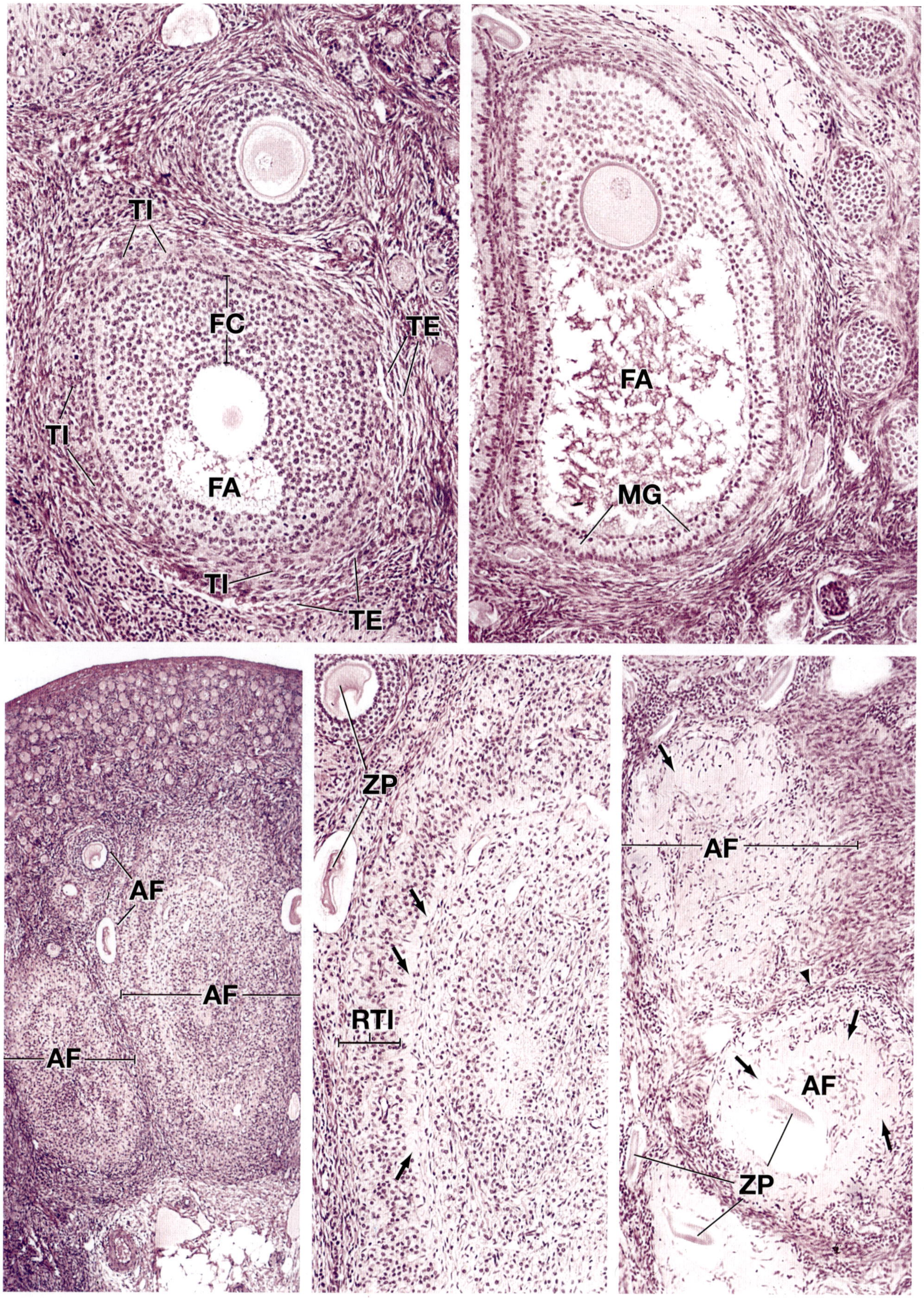
TI
FC
TE
TI
FA
TI
TE
FA
MG
AF
AF
AF
ZP
RTI
AF
AF
ZP

도판 23.3 ■ 황체(Corpus Luteum)

난포세포와 이를 둘러싸고 있는 난구세포가 성숙난포로부터 배출(배란)되면, 남아 있는 난포세포(과립층) 및 인접한 내난포막 세포들은 새로운 기능적 단위인 **황체**(corpus luteum)로 분화된다.

황체의 세포는 급격히 커지며 지방방울로 채워진다. 세포질에 있는 지용성 색소로 인해 이들 세포는 신선한 조직에서 노란색을 띤다. 전자현미경으로 관찰하면 황체세포는 스테로이드 분비세포의 특징을 보이며 무과립형질내세망, 세관능선이 있는 미토콘드리아가 많이 보인다. 두 종류의 황체세포가 있다. 중심에 있는 큰 **과립층황체세포**(granulosa lutein cell)는 과립층에서 기원된다. 주변에 있는 작은 **난포막황체세포**(theca lutein cell)는 내난포막에서 기원된다. 황체세포가 생성한 에스트로겐과 프로게스테론은 황체에 형성되어 있는 많은 혈관망으로 분비된다. 이 호르몬들은 수정된 난자의 착상을 위해 자궁내막이 준비되도록 내막의 성장과 분화를 자극한다.

황체(corpus luteum), 난소(ovary), 사람, H&E ×20.
이 사진은 배란 직후의 **난소피질**(ovarian cortex)을 보여준다. 화살표머리는 난소표면에서 배란이 일어날 곳을 가리킨다. 기존의 난포내강(*FC*)에 결합조직(*CT*)이 침투한다. 과립층은 주름지게 되고, 과립층세포는 이제 황체세포로 분화되므로 **과립층황체세포**(granulosa lutein cell, *TC*)라고 한다. 과립층의 주름형성은 배란 직전에 시작되어 황체가 발달하면서 계속된다. 황체에서 주름이 더 생기면서 기존의 난포내강은 크기가 줄어든다. 동시에 난포막에 있는 혈관(*BV*)은 기존의 내강 그리고 변형되고 있는 과립층세포들을 침범한다. 내난포막의 세포들은 혈관을 따라 주행하여 주름의 가장 바깥 함몰된 부분으로 들어간다. 이 내난포막세포들은 난포막황체세포로 변형된다.

황체(corpus luteum), 난소(ovary), 사람, H&E ×20.
완전히 발달한 **황체**(corpus luteum)의 일부가 관찰되고 있다. 대부분의 내분비세포는 **과립층황체세포**(granulosa lutein cell, *GLC*)이다. 이 세포들은 남아 있는 기존의 난포내강(*FC*)을 둘러싸고 있으며 주름진 세포집단을 형성하고 있다. 황체 외부에는 많은 양의 혈관(*BV*)을 가진 난소(*CT*)의 결합조직이 있다. 내난포막은 난소 결합조직의 버팀질에서 유래한다. **난포막황체세포**(theca lutein cell, *TLC*)의 기원은 세포들의 위치로 알 수 있으며, 이 세포들은 주변 결합조직에 인접한 황체 바깥쪽 깊게 함몰된 부분에서 관찰된다.

황체(corpus luteum), 난소(ovary), 사람, H&E ×65(왼쪽), ×240(오른쪽).
약간 고배율인 **왼쪽** 사진에서 주름진 **황체**(corpus luteum)의 일부가 관찰되고 있다. 앞에서 설명된 바와 같이 주된 세포집단은 **과립층황체세포**(granulosa lutein cell, *GLC*)로 구성되어 있다. 이 세포들의 한 편에는 이전에 난포동이었던 공간에 결합조직(*CT*)이 위치한다. 다른 한 편에는 난포막황체세포가 위치하고 있다. 더 고배율인 **오른쪽** 사진에서 세포들이 같은 방식으로 분포한다. 과립층황체세포에는 크고 둥근 핵(**오른쪽** 사진에서 *GLC*를 참조)과 많은 양의 세포질이 관찰된다. 세포질에는 노란 색소(통상의 H&E 표본에서는 보이지 않는)가 존재하며 이 색소 때문에 황체라고 한다. **난포막황체세포**(theca lutein cell, *TLC*)는 과립층황체세포보다 작고 핵은 둥글다. 따라서 두 종류의 세포를 식별할 때 위치 이외에도 난포막황체세포의 핵이 과립층황체세포의 핵보다 더 가까이 관찰된다는 점에 유의해야 한다. 과립층황체세포집단 속으로 침투한 결합조직(*CT*)과 작은 혈관은 과립층황체세포들 사이에서 납작하고 긴 구조들로 관찰되고 있다.

파열된 난포가 황체로 바뀌는 변화는 뇌하수체에서 분비되는 황체형성호르몬의 영향에 의해 일어난다. 이렇게 되면 황체 자체가 프로게스테론을 분비하여 이미 에스트로겐의 영향을 받은 자궁에 큰 영향을 미친다. 만약 임신이 되면 황체는 기능을 계속 수행한다. 임신이 안되면 발달이 최고조에 도달한 다음, 배란 약 2주 후에 퇴화한다. 퇴화하는 황체의 세포성분들은 섬유성 결합조직으로 대체되며 이것을 백체라고 한다.

BV, 혈관(blood vessels)
CT, 결합조직(connective tissue)
FC, 이전의 난포동(former follicular cavity)
GLC, 과립층황체세포(granulosa lutein cells)
TC, 황체세포로 변형되고 있는 과립층세포(granulosa cells transforming into corpus luteum cells)
TLC, 난포막황체세포(theca lutein cells)

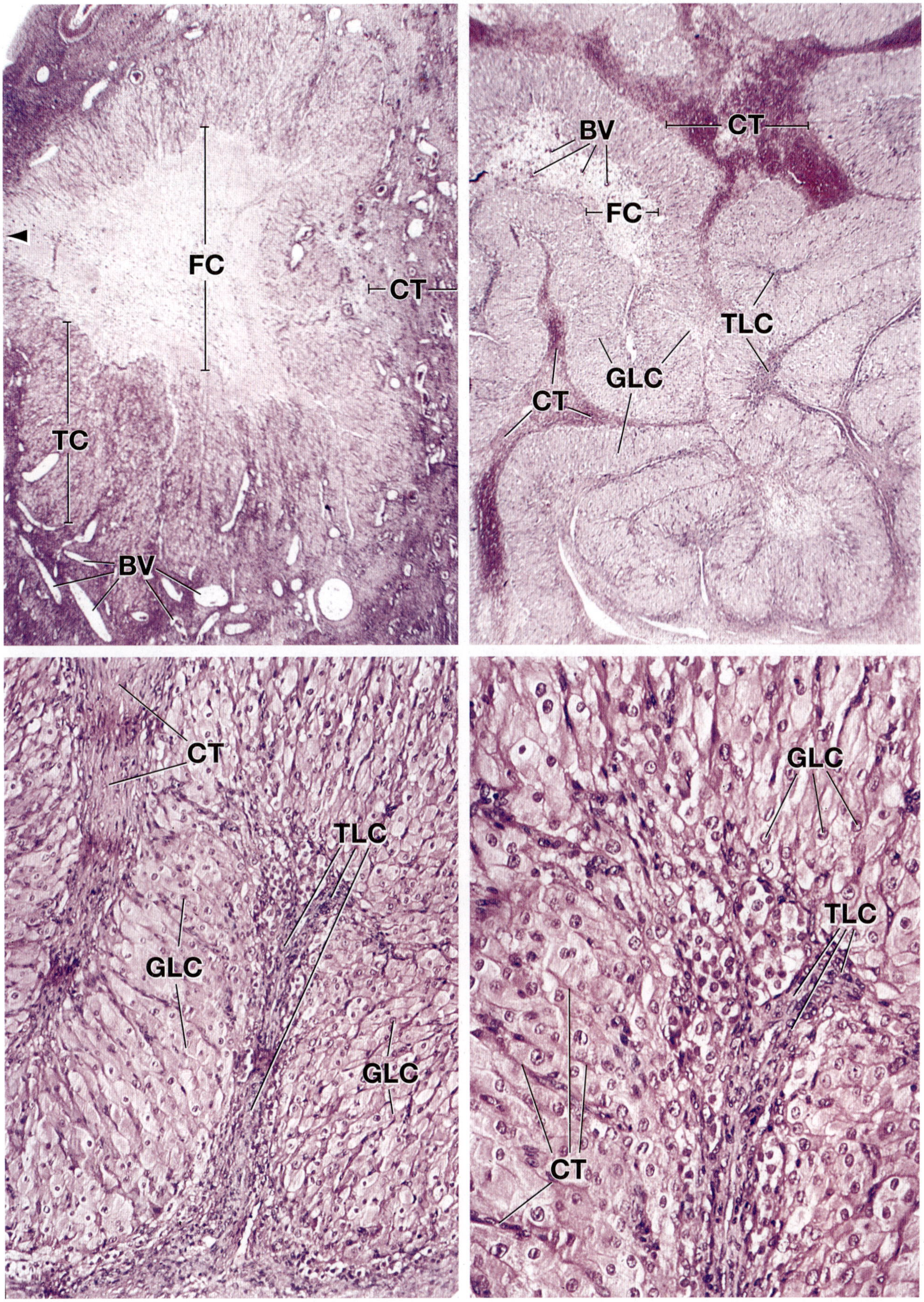
FC
CT
TC
BV
BV
CT
FC
TLC
GLC
CT
CT
TLC
GLC
GLC
GLC
TLC
CT

도판 23.4 ■ 자궁관(Uterine Tube)

자궁관(uterine tube, oviduct, Fallopian tube)은 자궁에 연결되고 난소로 연장되어 있으며 난소쪽 부위는 배란시 난자를 자궁관으로 들여보내기 위해 벌어진 끝부분(복부 구멍)을 가지고 있다. 자궁관은 자궁과 마찬가지로 주기적인 변화를 보이지만, 그 변화는 자궁만큼 뚜렷하지 않다. 난자가 자궁관을 통과하는 시기인 월경주기 중간에 상피세포는 커지고, 월경 전에 작아진다. 일부의 상피세포에는 섬모가 존재하고 있다. 상피세포의 생존은 난소에 의해 크게 영향을 받는다. 난소주기의 난포기 동안 섬모세포의 수가 증가하며, 난소를 제거하면 상피가 위축되고 섬모세포가 소실된다.

자궁관은 부위에 따라 크기와 점막주름 정도가 다르다. 점막주름은 자궁관 깔대기부분에서 복강구가 있는 원위부에 가까워질수록 뚜렷하다. 복강구 근처에서 자궁관은 바깥쪽으로 벌어지며 이를 **자궁관깔대기**(infundibulum)라고 한다. 자궁관깔대기에는 **자궁관술**(fimbria)이라는 주름진 가장자리가 있다. 자궁관깔때기는 자궁쪽으로 **자궁관팽대부**(ampulla)로 계속 연결되며 이 팽대부는 자궁관 길이의 2/3 정도를 차지하고 있다. 팽대부는 점막주름이 제일 많고 복잡하며 수정이 일어나는 장소이다. 자궁에 가까운 자궁관 근위부 말단에 주름이 가장 적으며 내강이 좁아 **자궁관잘록**(isthmus)이라고 한다. **자궁부** 또는 **자궁내부분**(uterine or intramural part)은 길이가 약 1 cm 정도이며 자궁벽을 통과하여 자궁강으로 연결된다.

난자의 수정은 보통 자궁관팽대부의 원위부에서 일어난다. 발생의 첫 며칠 동안 배아는 점막주름이 형성된 복잡한 길을 통과하면서 섬모상피세포의 섬모운동과 점막 아래의 잘 발달한 근층의 연동운동에 의하여 자궁 쪽으로 수송된다.

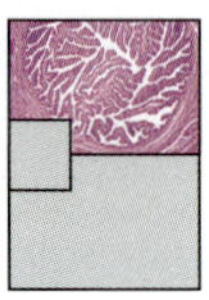

자궁관(uterine tube), 사람, H&E ×40.

자궁관팽대부(ampulla)의 절단면이 관찰되고 있다. 많은 점막주름이 내강(*L*)으로 돌출되어 있고, 다양한 형태와 복잡한 구조의 주름이 뚜렷하게 관찰되고 있다. **점막**(mucosa, *Muc*) 외에도, 자궁관벽의 나머지는 **근층**(Muscularis, *Mus*)과 결합조직으로 구성되어 있다.

근층은 비교적 두꺼운 돌림층과 바깥의 얇은 세로층을 형성하는 민무늬근육으로 구성되어 있다. 두 층 사이에 명확한 경계는 없다.

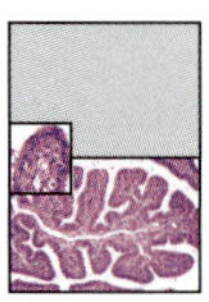

점막주름(mucosal fold), 자궁관(uterine tube), 사람, H&E ×160, 삽입 ×320.

앞의 사진에서 사각형으로 표시된 부위를 이곳에서는 더 고배율로 관찰되어 있다. 표본에서 림프관(*Lym*)이 세로방향으로 절단되어 있다. 다른 절단면에서는 림프관들을 관찰하기가 어렵다. 드물게 림프관이 **점막주름**(mucosal fold)의 중심에서 관찰되며 세포가 매우 많은 결합조직(*CT*)과 혈관(*BV*)들이 같이 위치하고 있다. 점막을 덮고 있는 상피가 삽입사진에서 확대되어 있다. 섬모세포는 잘 발달된 섬모(*C*)가 있어 쉽게 관찰된다. 못세포(peg cell, *PC*)로 불리는 무섬모세포는 섬모가 없어 쉽게 구분된다. 무섬모세포는 긴 핵이 있고 때로는 섬모세포 사이에서 끼어 있는 것처럼 보인다. 결합조직(*CT*)에는 일반적으로 불규칙하게 배열된 세포가 있다. 결합조직의 세포는 모양은 길쭉한 것, 타원형, 원형등 다양하다. 세포질은 세포사이질과 구분되지 않는다(삽입사진). 결합조직의 특징은 상피에서부터 근층에 이르기까지 동일하여 점막하층은 설명되지 않았다.

BV, 혈관(blood vessels)	**Ep,** 상피(epithelium)	**Muc,** 점막(mucosa)
C, 섬모(cilia)	**L,** 내강(lumen)	**Mus,** 근층(muscularis)
CT, 결합조직(connective tissue)	**Lym,** 림프관(lymphatic vessel)	**PC,** 못세포(peg cells)

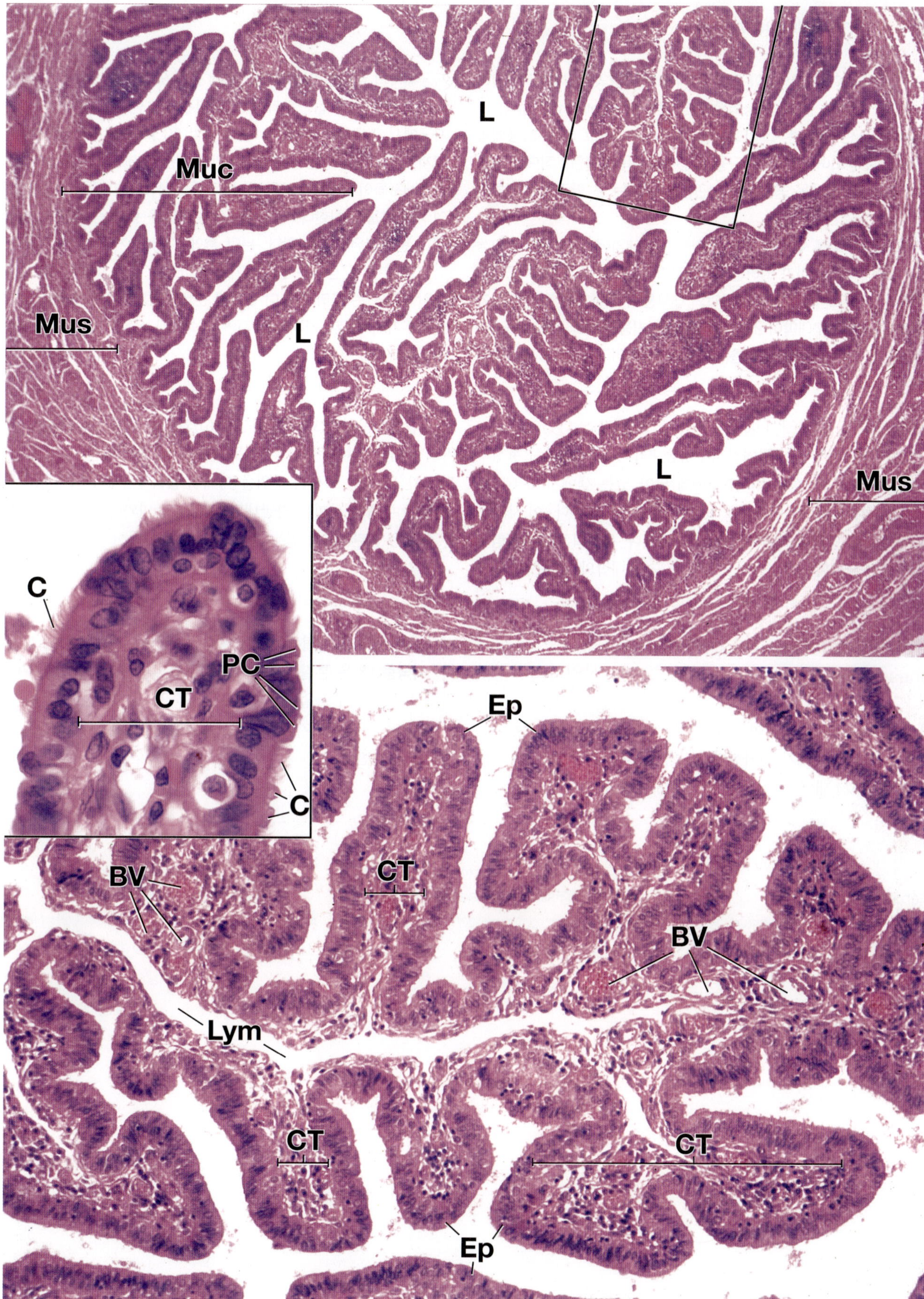
L
Muc
Mus
L
L
Mus
C
PC
CT
C
C
Ep
CT
BV
BV
Lym
CT
CT
Ep

도판 23.5 ■ 자궁 I(Uterus I)

자궁(uterus)은 속이 비어 있고, 벽이 두꺼운 서양배 모양의 장기이며 임신하지 않은 상태에서 내강이 좁다. 자궁벽은 **자궁내막**(endometrium)인 점막, **자궁근층**(myometrium)인 근육층, 그리고 바깥은 장막이 덮고 있는 **자궁외막**(perimetrium)으로 구성되어 있다. 자궁근층은 민무늬근육과 결합조직으로 구성되어 있고 자궁내막에 혈액을 공급하는 혈관을 형성하는 큰 혈관이 위치하고 있다.

자궁은 주기적인 변화를 겪으며 주된 변화는 자궁내막에서 일어난다. 착상에 대비하여 자궁내막에 변화가 일어난 후, 난자가 착상되지 않으면 자궁내막의 준비된 변화는 유지되지 않고, 자궁내막의 대부분이 퇴화되어 떨어져 나가 월경출혈이 일어난다. 자궁내막이 소실되는 부위를 **기능층**(stratum functionale)이라고 하며, 남아 있는 부위를 **바닥층**(stratum basale)이라고 한다. 바닥층은 자궁내막의 깊은 층이며 자궁근층에 붙어 있다.

자궁근층 역시 접합자의 착상과 연관되어 변화가 일어난다. 임신하지 않은 자궁에서 민무늬근육세포의 길이는 약 50 μm이며 임신 동안에는 매우 비대해져서 500 μm 이상 이른다. 이외에 기존 근세포가 분열하거나 미분화된 중간엽세포들이 분열 및 분화 후 새로운 근섬유가 발달한다. 결합조직이 증가하여 자궁벽을 강화한다. 섬유모세포는 분열을 통해 증가하고 추가적으로 콜라겐과 탄력섬유를 분비한다. 분만 후에 자궁은 거의 본래의 크기로 되돌아온다. 대부분의 근섬유는 정상크기로 돌아오고 어떤 것들은 퇴화된다. 임신기간 동안 분비되는 콜라겐은 이 섬유를 분비했던 섬유모세포에 의해 소화된다. 각 월경주기에서 뚜렷하지는 않지만 비슷하게 섬유모세포와 콜라겐이 증식하고 퇴화한다.

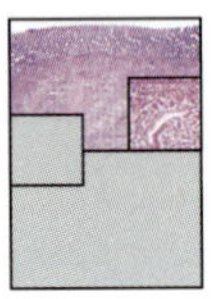

자궁(uterus), 사람, H&E ×25; 삽입사진 ×120.
기능층(*SF*)이 탈락되어 떨어진 후, 자궁내막의 표면은 다시 형성된다. 상피의 재형성은 **바닥층**(*SB*)에 남아 있는 샘에서 유래된다. 샘상피는 단순히 증식하고 성장하여 표면을 덮는다. 이 사진에서는 표면의 재생이 완성된 자궁내막이 관찰되고 있다. 위쪽의 작은 사각형 부위를 더욱 확대하여 오른쪽 삽입사진에 표현했다. 자궁내막의 표면을 덮고 있는 단층원주상피(*SEp*)는 샘상피(*Gl*)와 유사하다. 이 단계에서 자궁내막은 비교적 얇으며 바닥층이 내막 두께의 반 이상을 차지하고 있다. 바닥층에서 작은 사각형으로 표시한 부위를 아래의 삽입사진에서 고배율로 나타냈다. 샘의 깊은 부위의 상피는 자궁내막 표면의 상피와 유사하다. 자궁내막 하부에는 수많은 혈관(*BV*)이 있는 자궁근층(*M*)이 있다.

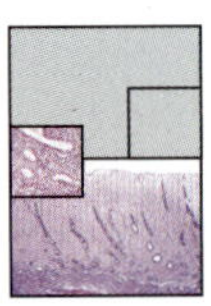

자궁내막(endometrium), 증식기(proliferative phase), 자궁(uterus), 사람, H&E ×25; 삽입사진 ×120.
에스트로겐의 영향을 받아 자궁내막의 여러 성분들이 증식하여(증식기), 자궁내막의 전체 두께가 증가한다. 사진에서처럼 자궁샘(*Gl*)은 비교적 길어지고 **기능층**(*SF*) 내에서 거의 곧게 뻗어 표면에 도달하고 있다. 나선동맥을 나타내는 혈관(*BV*)의 여러 측면상이 기능층 하위 2/3에서 관찰된다. **바닥층**(*SB*)은 본질적으로 에스트로겐의 영향을 받으며, 위 사진에 있는 바닥부의 형태와 동일하게 보인다. 바닥층 아래에는 자궁근층(*M*)이 있다. 반면에 이 사진에서 기능층(*SF*)은 두께가 증가하여 자궁내막 두께의 약 4/5 정도를 차지한다.

BV, 혈관(blood vessels)
Gl, 자궁샘(endometrial glands)
M, 자궁근층(myometrium)
SB, 기저층(stratum basale)
SEp, 표면상피(surface epithelium)
SF, 기능층(stratum functionale)

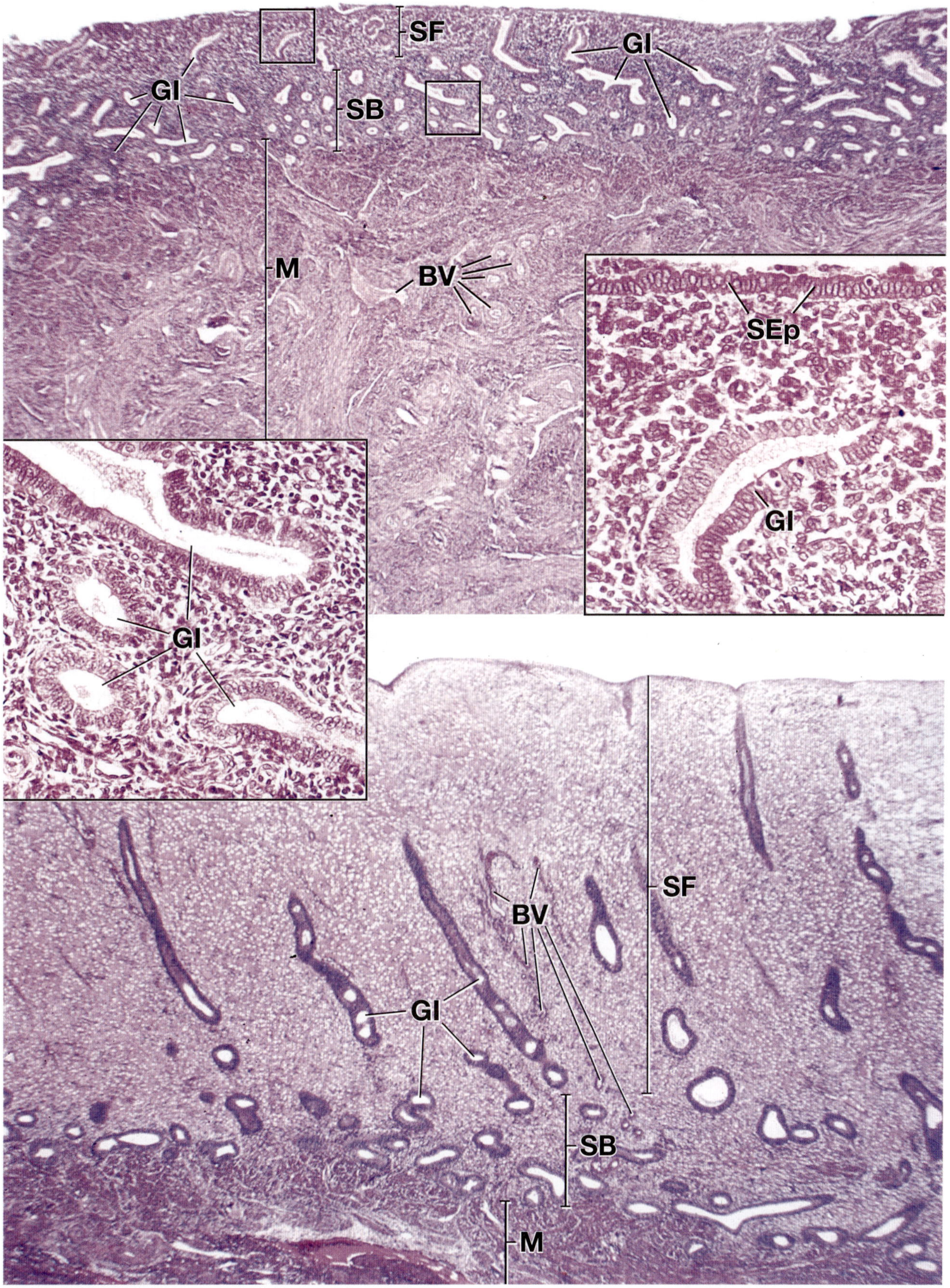
SF
GI
GI
SB
M
BV
SEp
GI
GI
SF
BV
GI
SB
M

도판 23.6 ■ 자궁 II(Uterus II)

에스트로겐(estrogen)은 증식기의 자궁 변화를 일으킨 후, 다른 호르몬인 프로게스테론이 자궁주기의 분비기에 해당하는 자궁 변화에 영향을 미친다. 프로게스테론은 자궁내막을 착상 대비상태를 만들고, 이 작용의 결과로 자궁내막의 두께는 더욱 증가한다. 주로 기능층에서 샘의 변화가 뚜렷하게 나타나며, 샘은 나선형을 띠고 샘의 길이를 따라 생긴 낭형성 공간에 축적된 점액을 분비한다.

자궁내막의 **혈관구조**(vasculature)은 매번의 월경주기마다 증식하고 퇴화한다. **노동맥**(radial artery)은 자궁근층에서 자궁내막의 바닥층으로 들어가 작고 곧은 동맥을 내어 바닥층에 혈액을 공급하고, 계속 자궁내막으로 들어가 매우 구불구불한 **나선동맥**(spiral artery)이 된다. 나선동맥에서 유래된 세동맥은 기능층에 혈액을 공급한다. 나선동맥의 원위부와 세동맥은 월경동안 기능층과 함께 탈락된다. 나선동맥의 바닥부가 수축하고 이완하기를 반복하여 월경 시 과다한 출혈을 방지한다.

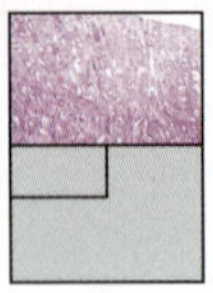

자궁(uterus), 사람, H&E ×25.

분비기의 자궁내막에서 **기능층**(*SF*)과 **바닥층**(*SB*)이 관찰되고 있으며 사진의 왼쪽 아래에 **자궁근층**(*M*)이 일부 관찰되고 있다. 자궁샘이 거의 세로방향으로 절단되어 있으며 한 개의 샘(화살표)이 자궁내막 표면으로 열려 있다. 사진 중앙 근처에 위치한 증식기의 몇몇 샘을 제외하고, 대부분의 샘(*Gl*)은 표시된 샘을 포함하여 샘상피의 형태가 톱니모양으로 보이는 수많은 얕은 낭형성 모양이 관찰된다. 이것이 분비기의 특징 중의 하나이다. 샘 장축에 가까운 영역의 절단면에서 가장 잘 관찰된다. 기능층 샘의 특징인 구불구불한 모양인 것에 비교하면 바닥층의 샘은 증식기의 샘과 더 비슷하다. 이 샘들은 자궁표면과 주목할 만한 관계를 보여주지 않으며 대부분의 긴 윤곽은 자궁표면에 대해 평행하게 주행한다.

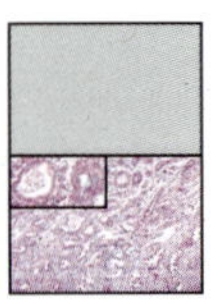

자궁내막(endometrium), 분비기(secretory phase), 자궁(uterus), 사람, H&E ×30, 삽입사진 ×120.

기능층(stratum functionale)을 약간 더 확대한 이 사진에서 앞서 설명한 **자궁샘**(endometrial gland, *Gl*)의 동일한 특징이 관찰된다. 또한 이 사진은 분비기 동안에 일어나는 다른 특징들을 보여준다. 이 중 한 가지는 자궁내막의 부종이다. 부종으로 인해 자궁내막이 두꺼워진 것은 세포 및 다른 유형의 성분들 사이에 빈 공간이 있다는 것을 반영하는 것이다. 따라서 이 사진의 많은 부분에서, 특히 사각형 속과 근처에서 부종의 조직학적 특징이 관찰된다. 또한 이 단계에서는 샘상피세포가 글리코겐이 풍부한 점성용액을 분비하기 시작한다. 이 분비물은 샘의 내강을 확장시킨다. 일반적으로 자궁내막의 샘은 증식기 때보다 분비기에 더 확장되어 있다.

이 사진에서 삽입된 직사각형 고배율 사진은 두 개의 샘을 강조해서 보여주고 있다. 각각의 샘 내강에 약간의 물질이 존재하고 있다. 분비샘 중 하나에서 점액질 특성을 가진 물질이 파랗게 염색된 것으로 추측된다. 보통의 H&E 염색에서 분명하지 않지만 상피세포는 분비기에 글리코겐을 함유하고 있으며, 앞서 설명된 바와 같이 글리코겐이 분비물의 일부가 되기도 한다. 화살표머리는 버팀질세포를 표시한 것이다. 이들 중 일부 세포는 분비기 후기에 확장된다. 탈락막 세포로 불리는 이 변형된 버팀질세포는 착상 시 중요한 역할을 한다.

Gl, 자궁샘(endometrial glands)
M, 자궁근층(myometrium)
SB, 기저층(stratum basale)
SF, 기능층(stratum functionale)
화살표, 자궁강 표면으로 열리는 샘(glandular opening at uterine surface)
화살표머리, 간질세포(stromal cells)

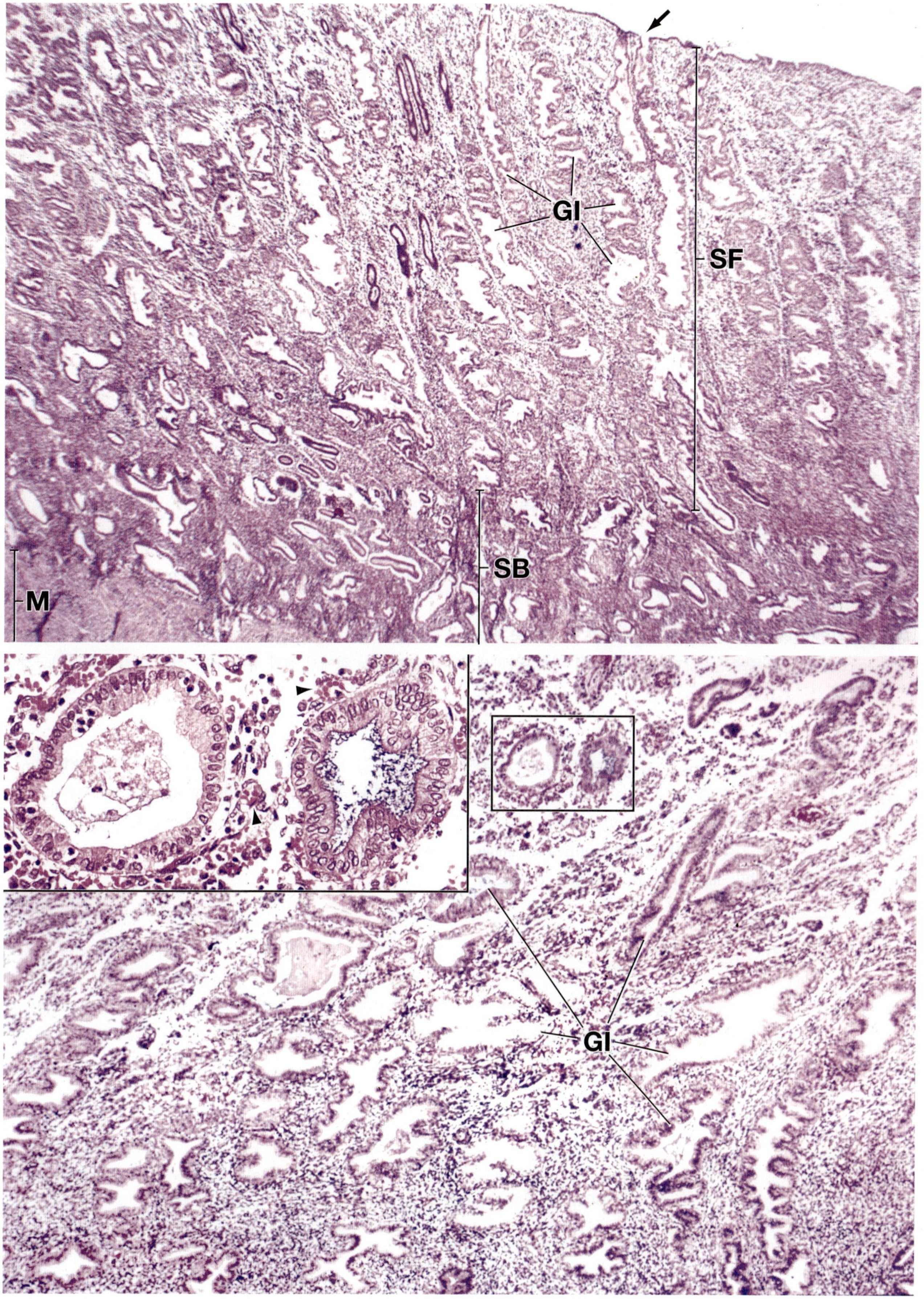
GI
SF
SB
M
GI

도판 23.7 ■ 자궁경부(Cervix)

자궁경부(cervix)는 자궁의 아래쪽에 있는 좁고 수축된 부분으로, 그 일부가 질 안으로 돌출되어 있다. 자궁경부관은 자궁경부를 지나 자궁강과 질을 이어주는 통로이다. 자궁경부의 구조는 자궁의 나머지 부위와 유사하여, 점막(자궁내막)과 근층으로 구성된다. 그러나 점막에는 몇 개의 중요한 차이가 있다.

자궁몸통과 자궁바닥의 특징인 조직의 주기적인 성장과 소실이 자궁경부의 **자궁내막**(endometrium)에서는 나타나지 않는다. 그러나 자궁경부의 단층원주상피의 점액 분비량과 성질은 난소호르몬의 영향으로 자궁의 주기에 따라 변한다. 월경주기의 중간시점에서 점액의 분비량이 10배 정도 증가한다. 이때 분비되는 점액은 점성이 적고 정자의 이동에 우호적인 환경을 만들어준다. 그러나 다른 시기에 분비되는 점액은 정자가 자궁 속으로 이동하는 것을 제한한다.

자궁근층(myometrium)은 자궁경부의 두께 대부분을 구성한다. 자궁근층은 무늬근육세포 다발이 얽혀 광범위하고 연속된 섬유성 결합조직망을 이룬다.

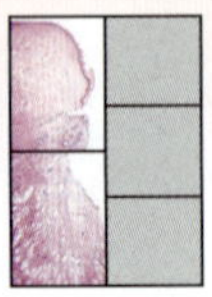

자궁경부(cervix), 자궁(uterus), 사람, H&E ×15.

상부 사진의 위쪽 2/3에서 자궁경부가 질로 돌출한 부위, 즉 **자궁질부**(vaginal part) 또는 **외자궁경부**(ectocervix)가 관찰되고 있다. 이 사진의 아래쪽 1/3에서는 **자궁경부관**(cervical canal, *CC*)이 관찰되고 있다. 아래 사진은 이 자궁경부관(*CC*)의 연속이 나타나고 있다. 두 사진의 단면은 자궁경부관의 세로축을 지나며, 양쪽의 끝은 좁아져 원뿔 모양이다. 위쪽 끝인 **외공**(external os, *Os*)은 자궁강과 연결되고, 아래쪽 끝인 **내공**(internal os)은 질과 연결된다. (이 사진에서는 자궁경부의 세로단면의 한 면만 보이고 있으며, 절단면에서 보이는 실제의 표본은 자궁경부관의 반대쪽에서도 유사한 형태가 나타난다.)

자궁경부의 **점막**(mucosa, *Muc*)은 그것이 접하는 내강에 따라 다른 양상을 보인다. 위 사진의 두 사각형은 점막의 대표적인 부위로 각각 오른쪽의 위와 중간 사진에서 고배율로 나타내었다.

아래 사진은 **자궁경부샘**(cervical gland, *Gl*)의 특징을 강조하고 있다. 자궁경부샘은 광범위하게 가지를 형성한다는 점에서 자궁샘과 차이가 있다. 자궁경부샘은 점액성 물질을 자궁경부관으로 분비하여 질을 윤활하게 만들어 준다.

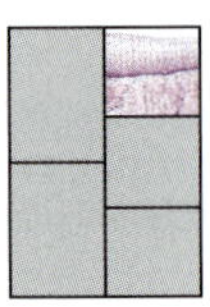

외자궁경부(ectocervix), 자궁(uterus), 사람, H&E ×240.

자궁경부질부(vaginal part of the cervix) 또는 **외자궁경부**(ectocervix)의 표면은 중층편평상피(*SSEp*)로 덮여 있다. 상피세포-결합조직 접합부위가 불규칙한 모양을 나타내는 질에 비해 외자궁경부에서 이 접합부위는 비교적 균일한 모양을 하고 있다. 다른 측면에서 보면 상피세포는 질의 상피세포와 동일한 일반적인 특징을 가지고 있다. 또한 외자궁경부의 상피표면은 질 상피표면처럼 난소호르몬의 영향을 받아 주기적으로 변한다는 점에서 질과 유사하다. 질과 마찬가지로 자궁경부질부의 점막에는 샘이 없다.

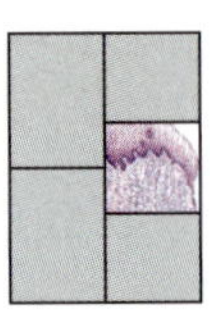

변형층(transformation zone), 자궁경부(cervix), 자궁(uterus), 사람, H&E ×240.

자궁경부관의 점막은 원주상피로 덮여 있다. 자궁경부관이 질로 열리는 구멍(외공)에는 **중층편평상피**(stratified squamous epithelium, *SSEp*)로부터 **단층원주상피**(simple columnar epithelium, *CEp*)로 상피유형이 급격하게 변하는 부위가 있으며 이곳을 **변형층**(transitional zone, *TZ*)라고 한다. 왼쪽 위 사진의 아래쪽 사각형은 변형층을 나타내며, 여기에서 고배율로 관찰된다. 변형대에서 상피의 급격한 변화와 많은 림프구와 혈관(*BV*)이 관찰된다.

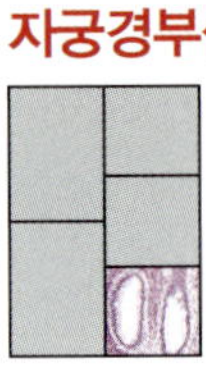

자궁경부샘(cervical gland), 자궁경부(cervix), 자궁(uterus), 사람, H&E ×500.

왼쪽 아래 사진의 사각형 안에는 **자궁경부샘**(cervical gland)의 일부를 고배율로 보여주고 있다. 길이가 긴 상피세포에서 핵 위에 옅게 염색된 세포질은 조직염색 과정에서 세포질에 있던 점액이 용해된 것을 시사하고 있다. 이 사진에서 자궁경부샘의 위에 핵들이 밀집되어 있고 그 모양이 변형되어 있는 것(별표)은 표본조직이 절단되면서 샘이 비스듬이 절단됐기 때문이다. (자궁경부샘의 관이 막혀 자궁경부샘에서 낭종이 흔히 발생한다. 이것을 **나보트 낭종**[nabothian cyst]이라고 한다.)

BV, 혈관(blood vessels)
CC, 자궁경부관(cervical canal)
CEp, 원주상피(columnar epithelium)
Gl, 자궁경부샘(cervical glands)
Muc, 점막(mucosa)
Os, 외공(ostium of the uterus)
SSEp, 중층편평상피(stratified squamous epithelium)
TZ, 변형대(transformation zone)
별표, 상피표면의 비스듬한 절단(tangential cut of the epithelial surface)

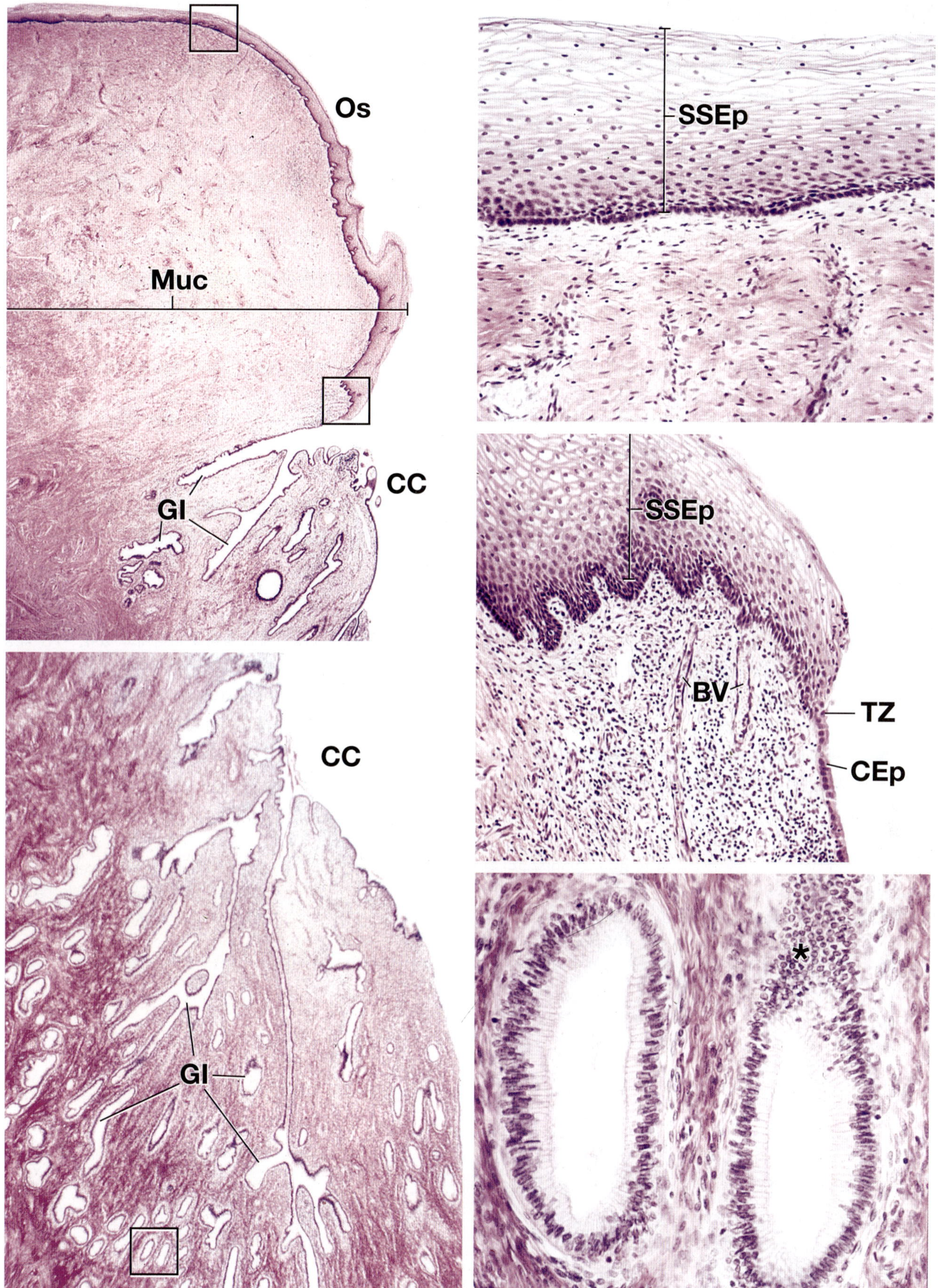
Os
Muc
CC
Gl
CC
Gl
SSEp
SSEp
BV
TZ
CEp
*

도판 23.8 ■ 태반 I(Placenta I)

태반(placenta)은 원반모양의 장기로 임신 중에 태아와 모체의 혈액순환 사이에 물질교환을 담당한다. 태반은 주로 배아조직인 **거친융모막**(chorion frondosum)에서 발달한다. 태반의 한쪽 면은 자궁벽의 바닥판에 묻혀 있다. 다른 한쪽 면은 태아가 들어 있는 양막공간과 닿아 있다. 출산 후에 태반은 자궁벽에서 분리되며 양막공간에 인접한 막과 함께 배출된다.

탯줄(umbilical cord)은 태아와 태반을 연결하고 있다. 탯줄 속에는 태아에서 태반으로 혈액을 수송하는 두 개의 동맥과 태반에서 태아로 혈액을 되돌려 주는 한 개의 정맥이 존재한다. 탯줄동맥에는 두꺼운 근층이 있다. 이 근층은 내돌림근층과 외세로근층으로 구성되어 있다. 이 혈관에서 탄력판은 약하게 발달되어 있고, 실제로는 없을 수도 있다. 탯줄정맥은 동맥과 유사하며 역시 내돌림층과 외세로층으로 구성된 두꺼운 근층이 존재한다.

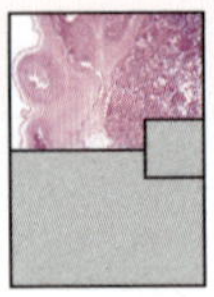

태반(placenta), 사람, H&E ×16.

사진은 양막 표면에서 태반 내부까지의 단면이다. 이 사진에서 **양막**(amnion, *A*), **융모막판**(chorionic plate, *CP*), **융모막융모**(chorionic villus, *CV*)가 관찰되고 있다. 양막은 단층입방상피와 그 밑에 있는 결합조직으로 구성되어 있다. 양막의 결합조직은 융모막판의 결합조직으로 이어져 있으며 이것은 발생초기에 두 결합조직이 융합되었기 때문이다. 그러나 H&E 염색에서 이 융합부위는 관찰되지 않는다. 이 사진에서 융합부위 근처에서 분리된 부분(별표)이 관찰되고 있으나 이것은 염색과정 중에 생긴 인공물이다.

융모막판은 두꺼운 결합조직으로 탯줄동맥과 탯줄정맥에서 분지된 혈관들이 포함되어 있다. 이 혈관들(*BVp*)에는 동맥이나 정맥에 나타나는 뚜렷한 구조적 특징들이 없고 오히려 탯줄의 혈관과 유사하다. 이들을 혈관으로 알아보기는 비교적 쉽지만, 탯줄동맥과 탯줄정맥에서 분지된 혈관들을 구별해 내기는 어렵다.

태반의 주된 부분은 다양한 크기의 융모막융모로 구성되어 있다(도판 23.9, 1070쪽 참조). 이 융모들은 융모막판에서 큰 줄기의 융모로 돌출되어 나오며 점차 작은 융모들로 갈라지게 된다. 탯줄동맥과 탯줄정맥에서 분지된 혈관들(아래 사진에서 *BVv*)은 줄기융모로 들어가고 융모의 가지를 따라 계속 분지된다. 일부 융모는 융모막판에서 태반의 모체 쪽으로 뻗어 모체 조직과 연결된다. 이런 융모를 **고정융모**(anchoring villus)라고 한다. 또 다른 융모인 **자유융모**(free villus)는 모체 조직에 연결되지 않고 태반 속에서 단순히 분지한다.

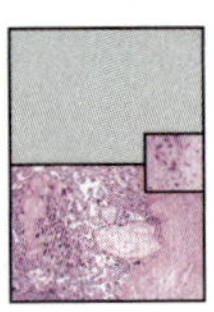

태반(placenta), 사람, H&E ×70; 삽입사진 ×370.

이 사진에서 모체쪽 태반이 관찰되고 있다. **바닥판**(basal plate, *BP*)이 사진의 오른쪽에서 관찰되고 있다. 이것은 융모막융모가 고정되어 있는 자궁벽의 일부이다. 일반적인 결합조직 성분들과 함께 바닥판에는 **탈락막세포**(decidual cell, *DC*)라는 특정 세포가 존재하고 있다. 동일한 세포가 삽입사진에서 더 고배율로 관찰되고 있다. 탈락막세포는 대개 집단을 이루며 상피세포 형태를 나타내고 있다. 이런 특징 때문에, 이 세포들은 쉽게 확인할 수 있다.

바닥판에서 나온 중격이 융모막융모가 있는 태반으로 뻗어 있다. 이 중격속에는 탯줄혈관으로부터 분지된 혈관들이 없어 줄기융모 또는 여기서 분지된 융모들을 쉽게 구별할 수 있다.

A, 양막(amnion)
BP, 기저판(basal plate)
BVp, 융모막판의 혈관(blood vessels in chorionic plate)
BVv, 융모막융모의 혈관(blood vessels in chorionic villi)
CP, 융모막판(chorionic plate)
CV, 융모막융모(chorionic villi)
DC, 탈락막세포(decidual cells)
별표, 실제로는 인공물인 분리(separation that is actually an artifact)

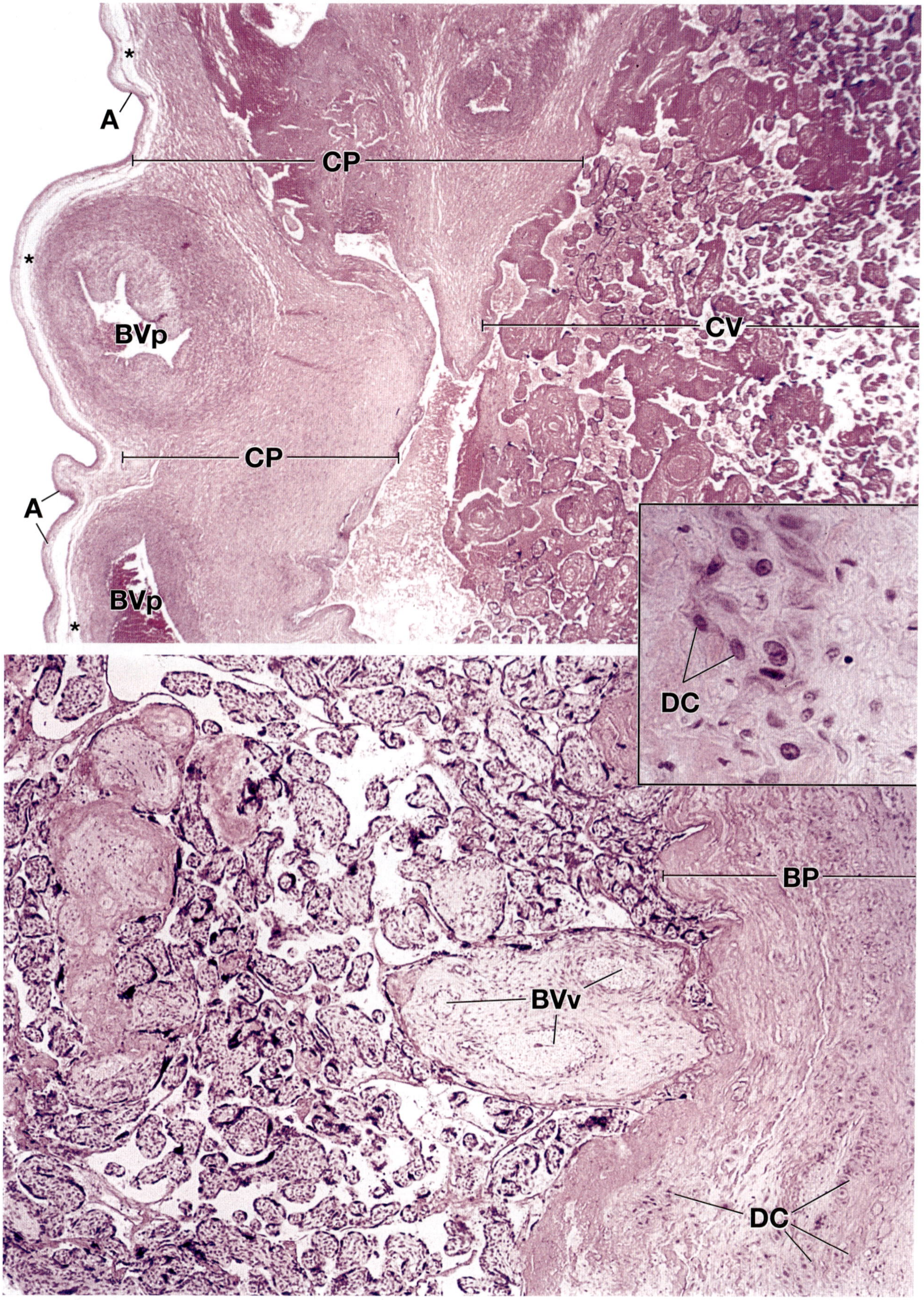
*
A
CP
*
BVp
CV
CP
A
BVp
*
DC
BP
BVv
DC

도판 23.9 ■ 태반 II(Placenta II)

배아가 발달하면서 융합영양막은 모체 쪽의 모세혈관으로 침투하고 이 모세혈관과 영양막방을 문합하여 굴모세혈관을 형성한다. 이들은 서로 연결되어 융합영양막으로 덮여 있는 하나의 혈액구획, 즉 *융모사이공간*이 형성된다. 발달 2주차 말에 세포영양막의 세포는 **일차융모막융모**(primary chorionic villus)를 형성한다. 이 융모는 모체쪽 혈액공간으로 돌출한다. 발달 3주차에 배아외중간엽이 일차융모막융모를 침투해 **이차융모막융모**(secondary chorionic villus)를 형성한다. 3주차 말이 되면 중심의 중간엽은 배아의 순환계와 연결되는 결합조직과 혈관으로 분화된다. 이 **삼차융모막융모**(tertiary chorionic villus)는 모체와 태아의 순환계가 서로 직접 만나지 않고 가스, 영양소, 노폐물이 교환되는 기능적 단위이다. 태아와 모체의 순환계를 서로 분리하는 구조가 태반장벽이다. 각각의 삼차융모막융모는 중심부에 결합조직이 존재하고, 바깥쪽은 영양막에서 유래된 두 층의 뚜렷한 막으로 구성되어 있다. 가장 바깥층은 융합영양막(syncytiotrophoblast)이다. 이 막의 바로 안쪽에 세포영양막(cytotrophoblast)으로 구성된 층이 있다. 임신 4개월이 되면서 이 층들은 매우 얇아져서 태반장벽을 통한 물질교환이 이루어진다. 융모벽이 얇아지는 것은 안쪽의 세포영양막층이 얇아지기 때문이다. 이 단계에서 융합영양막은 일차융모막융모와 유사한 영양막 돌기를 형성한다. 그러나 세포영양막과 결합조직은 이 영양막돌기 내부로 빠르게 성장하여 이 돌기들을 삼차융모로 변형시킨다. 임신 말기에 **태반장벽**(placental barrier)은 융합영양막, 얇은 안쪽의 세포영양막층, 영양막의 바닥판, 융모의 결합조직, 내피세포의 바닥판, 그리고 삼차융모에 있는 태아태반 모세혈관 내피세포로 구성되어 있다.

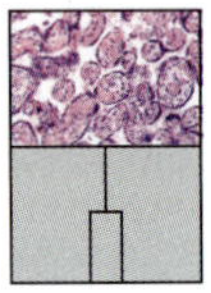

삼차융모막융모(tertiary chorionic villi), 태반(placenta), 임신 말기(full-term), 사람, H&E ×280.

이 사진은 임신말기 때 태반의 융모사이공간을 단면으로 보여준다. 다양한 크기의 **융모막융모**(chorionic villus, *CV*)와 주변의 **융모사이공간**(intervillous space, *IS*)이 관찰된다. 융모의 결합조직에는 탯줄동맥과 탯줄정맥(*UV*)의 지류와 가지들이 존재하고 있다. 융모사이공간은 일반적으로 모체의 혈액으로 채워져 있다.(단지 약간의 모체 혈액세포가 여기서 관찰되고 있다.) 융모막융모의 가장 바깥층은 융합영양막의 세포들이 융합하여 형성된 것이다. **융합영양막**(syncytiotrophoblast, *S*)알려진 이 층은 세포 간 경계가 없고 핵들은 비교적 고르게 분포되어 있어 입방상피층과 유사한 모양이다. 어떤 부위에서는 핵들이 뭉쳐서 **융합영양막매듭**(syncytial knot, *SK*)이 형성된다. 다른 부위에서 융합영양막층은 비교적 핵이 없는 것처럼(화살표) 보인다. 융합영양막이 어떤 부위에서는 얇아져 융모벽에 한 층이 없는 것처럼 관찰된다. 융합영양막에는 융모사이공간으로 돌출하는 미세융모가 있다. 잘 보존된 표본에서 미세융모는 줄무늬가장자리(아래 삽입사진 참조)로 나타날 수 있다. 세포영양막은 융합영양막 안쪽에 있는 불규칙한 단핵세포층으로 구성되어 있다. 미성숙한 태반에서 세포영양막은 거의 완전한 층을 형성하고 있다. 임신 말기에는 **세포영양막**(cytotrophoblast cell, *C*)이 가끔 관찰된다. 융모중심부에 위치하고 있는 대부분의 세포들은 일반적인 결합조직의 섬유모세포와 내피세포들이다. 다른 세포들은 핵 주변에 뚜렷한 세포질을 가지고 있다. 이들은 태아태반의 항원제시세포 또는 역사적으로는 **호프바우어**(*Hofbauer*)**세포**로 알려지고 있는 태반 포식세포(*PM*)로 여겨진다.

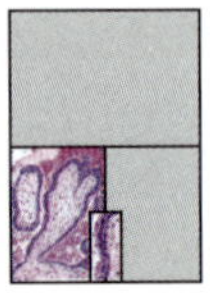

이차융모막융모(secondary chorionic villi), 태반(placenta), 임신 중반(midterm), 사람, H&E ×320.

이 사진은 배아발생 3주차의 **이차융모막융모**(secondary chorionic villus)를 보여주고 있다. 이 융모들은 뚜렷한 두 층의 영양막으로 둘러싸여 있는 **중간엽중심**(mesenchymal core, *MC*)으로 구성되어 있다. 이차융모막융모에는 성숙한 삼차융모막융모에서 보다 더 많은 **세포영양막**(cytotrophoblastcell, *C*)이 존재한다. 세포영양막은 **융합영양막**(syncytiotrophoblast, *S*, 삽입사진 참조)의 안쪽에서 완벽한 세포층을 형성하고 있다. 융합영양막은 융모막융모를 덮고 있을 뿐만 아니라 융모막판으로 뻗어 있다. 모체의 적혈구가 융모사이공간에서 관찰된다.

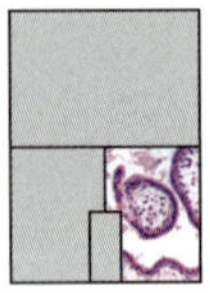

삼차융모막융모(tertiary chorionic villi), 태반(placenta), 임신 말기(full-term), 사람, H&E ×320.

이 고배율의 사진은 융모사이공간(*IS*)을 둘러싸고 있는 **미성숙한 융모막의 삼차융모**(immature chorionic tertiary villus)의 단면을 보여주고 있다. 이 단계에서 융모막융모는 중심부의 중간엽, 융합영양막(*S*), 그리고 태아의 내피세포가 증식하여 성장한다. 불연속인 세포영양막 세포층이 관찰된다(*C*). 융모막융모(사진의 중심부)를 둘러싸는 융합영양막은 **융합영양막매듭**(syncytial knot, *SK*)을 형성하며, 이것은 임신 말기의 성숙한 태반에 존재한다. 영양막매듭은 성숙한 말단융모 표면에 융합영양막의 핵들이 뭉친 것이다. 섬유모세포 외에도 핵을 둘러싼 세포질의 양을 기반으로 **태아항원제시세포**(antigen-presenting cell, placental macrophage, *PM*)가 식별된다.

C, 세포영양막세포(cytotrophoblast cells)
CV, 융모막융모(chorionic villi)
IS, 융모사이공간(intervillous space)
MC, 중간엽중심(mesenchymal core)
PM, 태반대식세포(placental macrophages)
S, 융합영양막(syncytiotrophoblast)
SK, 융합영양막매듭(syncytial knot)
UV, 제정맥(umbilical vein)

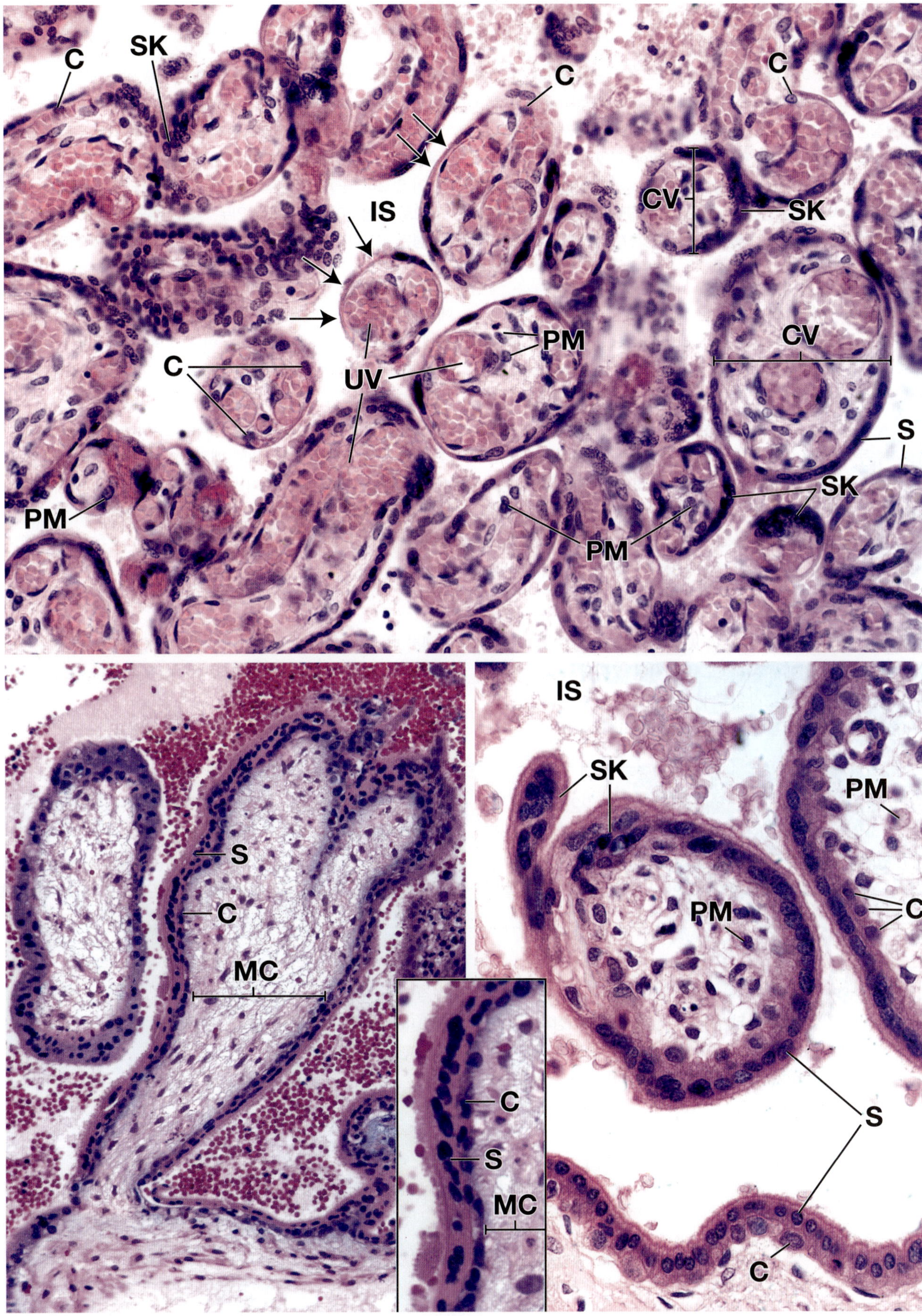
C
SK
C
C
IS
CV
SK
PM
CV
C
UV
S
PM
SK
PM
S
S
C
MC
C
S
MC
IS
SK
PM
PM
C
S
C

도판 23.10 ■ 질(Vagina)

질(vagina)은 몸 바깥으로 이어지는 여성생식기관의 섬유근육관이다. 질의 벽은 세층으로 구성된다: **점막**(mucosa), **근층**(muscularis), **외막**(adventitia). 점막의 상피는 비각질중층편형상피로 난소주기(ovarian cycle)에 따라 변화한다. 상피세포에 저장된 글리코겐의 양은 **에스트로겐**(estrogen)의 영향을 받아 증가하고, 상피세포의 탈락은 **프로게스테론**(progesterone)의 영향을 받아 증가한다. 상피에서 탈락된 세포에서 방출된 글리코겐은 **질락트산간균**(lactobacillus vaginalis)에 의해 발효되어 젖산을 생성하는데 이 젖산은 질 표면을 산성화하여 효모균이나 그 외 해로운 세균들의 증식을 방지한다.

질의 일부 조직학적 특성은 소화관의 첫 부위와 유사하지만 다음과 같은 차이가 있다. 상피세포가 각질화되어 있지 않으며 가장 깊은 층을 제외하면 세포들은 통상적인 H&E으로 염색하면 빈 공간처럼 관찰된다. 점막에는 샘과 점막근이 없으며, 근육은 민무늬근육이고 잘 정리되어 있지 않다. 이는 가로무늬근육으로 구성되어 있는 구강, 인두, 식도상부와는 대조적이다. 민무늬근육으로 구성된 식도하부에는 점막근이 있어서 질과 쉽게 구분된다.

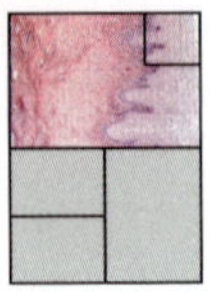

질(vagina), 사람, H&E ×90.

질의 점막은 **중층편평상피**(stratified squamous epithelium, *Ep*)와 다른 섬유결합조직에 비해 세포가 더 많은 섬유결합조직(*CT*)으로 구성되어 있다. 이 두 층 사이의 경계부는 상피 바닥층(*B*)에 밀집된 작은 세포가 뚜렷하게 염색되어 두 층 사이의 경계부를 쉽게 식별할 수 있다. 결합조직유두가 상피 아래쪽에서 함입되어 있어 상피-결합조직 접합부는 매끈하지 않고 울퉁불퉁하다. 유두가 비스듬히 또는 가로로 절단되면 상피의 하부에서 결합조직섬(화살표)처럼 관찰되고 있다. 상피는 특히 두껍고, 표면의 상피세포에 각질유리과립(keratohyaline granule)이 발견될 수도 있지만, 사람의 질상피에서 각질화는 일어나지 않는다. 따라서 바닥층 상부에 있는 대부분 상피세포의 세포질이 비어 있는 것처럼 보이며, 핵들은 상피세포의 모든 층에서 관찰된다. 이 세포 속에는 정상적으로 많은 글리코겐이 축적되어 있지만, 조직의 고정과 포매 과정에서 소실된다. 아래 사진에서 **사각형**으로 표시된 상피와 결합조직유두가 고배율로 관찰되고 있다. 질벽의 근층은 잘 구분이 되지 않는 두 층의 민무늬근육으로 되어 있다. 외세로근층은 일반적으로 세로방향으로 배열되어 있고(*SML*), 내돌림근층은 일반적으로 환형으로 배열되어 있다(*SMC*). 그러나 섬유들은 서로 얽히어 있는 다발을 형성하며 결합조직으로 둘러싸여 있다. 결합조직 내에는 혈관(*BV*)들이 많다.

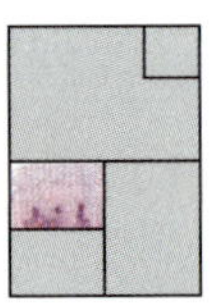

점막(mucosa), 질(vagina), 사람, H&E ×110.

이 사진은 위 사진에서 **사각형**으로 표시된 부위의 고배율 사진(90도 회전)이다. 결합조직유두가 비스듬히 또는 가로로 절단되어 형성된 상피 속의 결합조직섬(connective tissue island)이 이 사진에서 더 뚜렷하게 보인다(화살표). 일부에서 결합조직섬은 치밀하게 배열되어 있는 상피의 바닥층세포들로 둘러싸여 관찰된다. 표면에 있는 상피세포는 핵이 잘 보이고 각질이 없다.

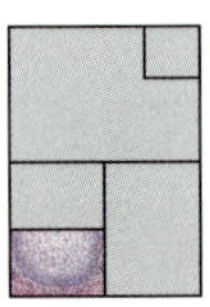

점막(mucosa), 질(vagina), 사람, H&E ×225.

결합조직유두 사이에 있는 상피(*Ep*)의 바닥부가 고배율로 관찰되고 있다. 세포들은 균일하면서도 아주 치밀하게 모여 있다. 이 세포들이 중층편평상피의 줄기세포이다. 이 세포의 딸세포들은 표면으로 이동하여 글리코겐을 축적하고 다소 불규칙하게 배열된다. 상피의 바닥층(*B*) 하부에 위치하며 세포가 많은 결합조직(*CT*)에는 일반적으로 림프구(*L*)가 많이 존재하고 있다. 림프구의 수는 난소주기에 따라 다르다. 림프구는 월경기에 상피로 침투하여 질도말표본에서 상피세포와 함께 관찰된다.

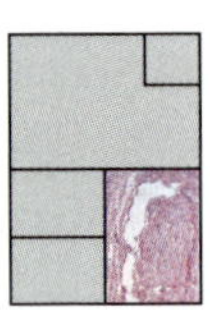

근층(muscularis), 질(vagina), 사람, H&E ×125.

질벽의 민무늬근육이 고배율로 관찰되고 있으며 근다발의 배열이 불규칙한 것이 잘 관찰된다. 이 사진의 **오른쪽 가장자리**에 세로방향으로 절단된 민무늬근육다발(*SML*)이 관찰된다. 이 주위에 가로절단된 민무늬근육다발(*SMC*)이 위치하고 있다. 이 다발은 세로방향으로 절단되어 있는 림프관(*LV*)과 접하고 있다. 림프관 좌측에 세로방향으로 절단되어 있는 한 개의 민무늬근육다발(*SML*)이 관찰된다. 림프관 속에서 판막(*Va*)이 보인다. 림프관 가까이에 있는 돌림민무늬근육 속에서 작은 정맥(*V*)이 관찰된다.

B, 질상피의 기저층(basal layer of vaginal epithelium)
BV, 혈관(blood vessels)
CT, 결합조직(connective tissue)
Ep, 상피(epithelium)
L, 림프구(lymphocytes)
LV, 림프관(lymphatic vessels)
SMC, 평활근, 가로절단(smooth muscle, cross section)
SML, 평활근, 세로절단(smooth muscle, longitudinal section)
V, 정맥(vein)
Va, 림프관 속의 판막(valve in lymphatic vessel)
화살표, 상피 속의 결합조직섬(connective tissue islands in epithelium)

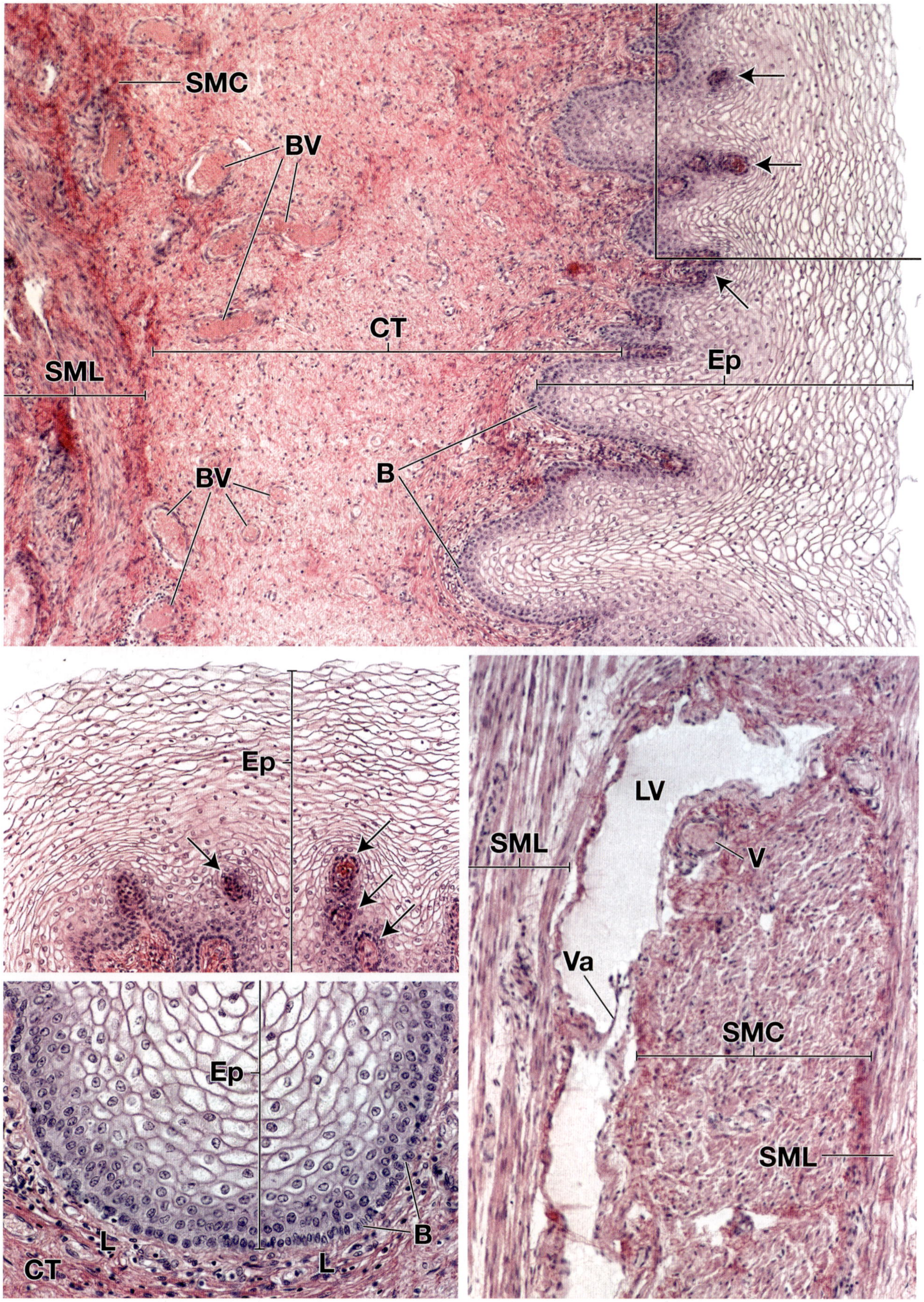
SMC
BV
CT
SML
Ep
B
BV
Ep
Ep
B
L
CT
L
LV
SML
V
Va
SMC
SML

도판 23.11 ■ 유선, 비활성기(Mammary Gland Inactive Stage)

유선(mammary gland)은 가지를 내는 대롱꽈리샘으로 표피에서 유래하여 피하조직(얕은막, superficial fascia)에 위치하고 있다. 유선은 여성에서는 사춘기에 발달하기 시작하지만 임신이 되어야 기능적으로 완전한 상태가 된다. 남성에서도 사춘기 때부터 유선이 발달하기 시작하지만, 발달이 제한되어 대개 안정화된 상태에 머물러 있게 된다.

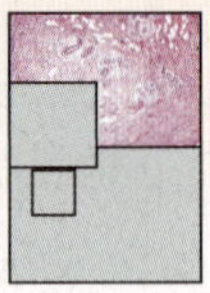

유선(mammary gland), 비활성기(inactive stage), 사람, H&E ×80.

이 사진은 **비활성 유선**(inactive gland)의 절단면이다. 실질(parenchyma)은 드물고 주로 분비관 성분으로 구성되어 있다. 몇 개의 분비관(*D*)이 사진 중앙에서 관찰되고 있다. 각각에는 작은 내강이 존재하고 있다. 성긴결합조직이 분비관 주위를 둘러싸고 있다(*CT* [*L*], 아래 사진 참조). 분비관과 그 주위의 결합조직이 함께 소엽을 구성하고 있다. 두 개의 종말분비관소엽단위(*TDLU*)가 표시되어 있다. **소엽단위**(lobular unit)를 지나면 결합조직은 더 조밀하고(*CT* [*D*]) 지방세포(*A*)를 포함하고 있다. 이 사진의 저배율에서는 두 가지 유형의 결합조직을 구별할 수 있다.

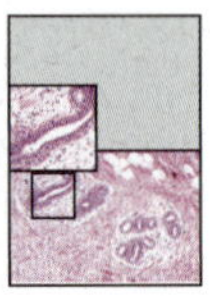

유선(mammary gland), 비활성기(inactive stage), 사람, H&E ×200; 삽입사진 ×400.

그 밖의 자세한 구조는 고배율 사진에서 분명하게 관찰된다. 성긴결합조직과 치밀결합조직을 구별할 때, 세포외성분과 세포내성분의 차이점으로 구별할 수 있다. 이 차이점이 사진과 삽입사진에서 분명하게 관찰된다. 치밀결합조직에는 두꺼운 콜라겐이 있고 성긴결합조직에는 훨씬 가는 콜라겐이 존재한다. 성긴결합조직(*CT* [*L*])은 단위면적당 세포수가 많으며 세포의 유형도 다양하다. 이 사진에서는 **림프구**(lymphocyte, *L*)집단이 관찰되며 고배율(삽입사진)에서는 **형질세포**(plasma cell, *P*)와 각각의 림프구(lymphocyte, *L*)가 관찰된다. 형질세포와 림프구는 모두 둥근 모양이지만 형질세포가 좀 더 크고 세포질도 많다. 이외에도 형질세포의 세포질은 호염기성을 나타내고 있다. 섬유모세포는 방추형으로 긴 핵을 가지고 있다. 치밀결합조직에서 세포의 종류가 다양하지만, 단위면적당 세포수를 비교해보면 치밀결합조직은 성긴결합조직에 비해 세포수가 훨씬 적다. 치밀결합조직에는 특징적으로 지방세포(*A*) 집단이 많다.

비활성기의 소엽단위 내에 있는 상피세포는 주로 분비관(*D*)을 형성하는 세포들이다. 일반적으로 샘꽈리가 존재하지 않는다. 샘꽈리를 형성하는 전구세포들이 분비관 벽에서 두꺼운 세포로 관찰된다. 비활성기 소엽의 상피는 입방세포이다. 근상피세포도 관찰된다. **삽입사진**을 다시보면 상피세포가 두꺼워져 있는 부위가 한 곳에서 관찰되고 있으며 샘꽈리의 전구체로 여겨진다. 또한 상피세포의 바닥부에서 **근상피세포**(myoepithelial cell, *M*)가 관찰되고 있다. 다른 부위에서처럼 근상피세포는 바닥막의 상피쪽에 위치하고 있다. 임신 동안 샘이 증식하기 시작한다. 이 분화 과정은 분비관이 분화되는 것과 분비관에서 샘꽈리가 발달하는 두 과정을 의미한다.

A, 지방세포(adipocyte)
CT(D), 치밀결합조직(dense connective tissue)
CT(L), 성긴결합조직(loose connective tissue)
D, 분비관(ducts)
L, 림프구(lymphocytes)
M, 근상피세포(myoepithelial cells)
P, 형질세포(plasma cells)
TDLU, 종말분비관소엽단위(terminal duct lobular unit)

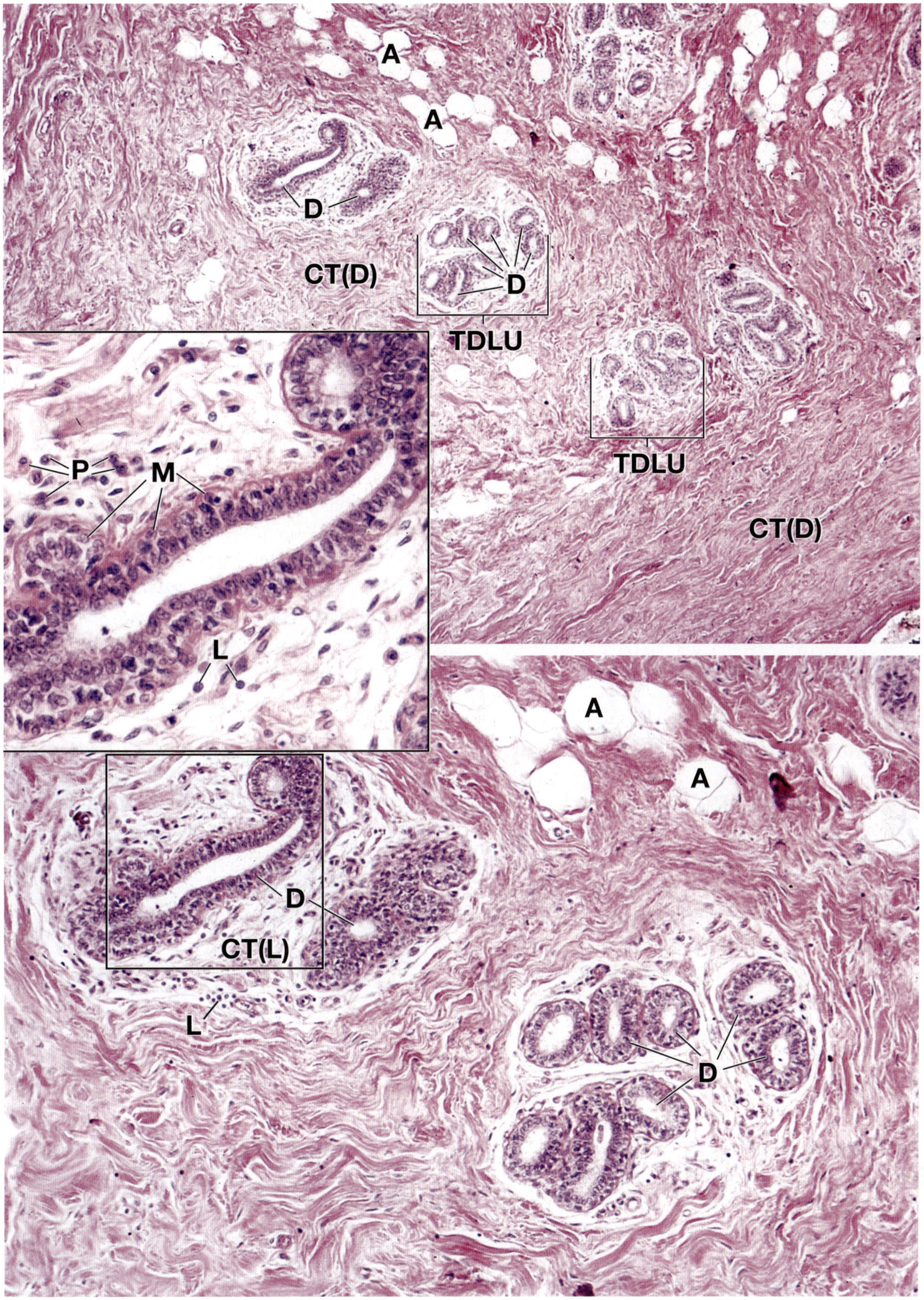
A
A
D
CT(D)
D
TDLU
TDLU
CT(D)
P
M
L
A
A
D
CT(L)
L
D

도판 23.12 ■ 유선, 후기 증식기와 젖분비기(Mammary Gland, Late Proliferative and Lactating Stages)

임신 동안 젖분비에 대비하여 **유선**(mammary gland)에서 많은 변화가 나타난다. 유선조직이 발달하면서 림프구와 형질세포가 성긴결합조직 속으로 침투한다. 유선부위의 세포가 세포분열로 증식되면서 분비관은 가지를 형성하여 그 말단에서 샘포가 발달되기 시작한다. 샘포의 발달은 임신 후기에 가장 왕성하고, 분비물들이 유선에 축적되기 시작된다. 동시에 림프구와 형질세포가 발달하는 소엽의 성긴결합조직에서 뚜렷하게 나타난다. 근상피세포는 샘포와 분비관 양측에서 상피세포의 바닥부와 바닥막 사이에서 분화된다. 이것은 좀 더 큰 분비관에서 더욱 뚜렷하게 관찰된다.

샘분비샘(merocrine)과 **부분분비샘**(apocrine)은 둘 다 젖생산에 관여하고 있다. 단백질 성분은 합성되고 농축되어 일반적인 단백질분비처럼 세포외배출의 형식으로 분비된다. 지방성분은 세포질 내의 작은 지방방울로 시작하여 샘세포의 세포질 자유면 부위에서 서로 융합되어 더 큰 지방방울로 된다. 이 지방방울은 자유면 세포막을 샘포의 내강 쪽으로 부풀어 오르게 한다. 세포질의 얇은 층이 지방방울을 둘러싸고 있고 지방방울이 분비되면서 세포막이 지방방울을 감싸게 된다.

출산 후 첫 며칠 동안 분비되는 젖을 **초유**(colostrum)라고 한다. 초유는 모유보다 단백질, 비타민 A, 나트륨, 염소 성분이 많고, 지방, 탄수화물, 칼륨 성분이 적은 알칼리성 분비물이다. 초유에는 항체가 아주 많아서, 신생아에게 많은 항원에 대한 수동면역을 부여하고 있다. 항체는 유선 버팀질에 있는 형질세포에서 만들어져, 타액샘이나 장에서 면역글로불린 A(IgA)가 분비되는 것과 유사한 방식으로 샘세포를 가로질러 분비된다. 분만 후 며칠이 지나면 초유는 나오지 않고 지방이 풍부한 젖이 생성된다.

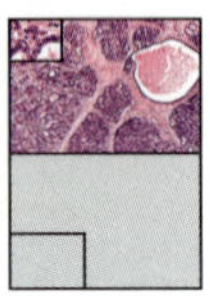

유선(mammary gland), 후기 증식기(late proliferative stage), 사람, H&E ×90; 삽입사진 ×560.

초기 증식기(early proliferative stage)에는 유선의 분비관 성분이 발달하는 반면, 후기 증식기에는 샘포 성분이 뚜렷하게 발달한다. 이 사진은 후기 증식기의 **종말분비관소엽단위**(terminal duct lobular units, *TDLU*)를 보여주고 있다. 각 소엽은 좁은 **치밀결합조직사이막**(connective tissue septa, *S*)으로 분리되어 있다. 소엽단위 안의 결합조직은 이제 세포성분이 많은 성긴결합조직으로 대부분 형질세포와 림프구로 구성되어 있다. 샘포가 잘 발달해 있고 분비물이 축적되어 있다. 각각의 샘포에는 분비관이 연결되지만, 그 둘 사이의 관계를 파악하는 것은 어렵다. 소엽내관의 상피는 샘포의 상피와 비슷하다. 이 두 종류의 세포가 모두 분비작용을 하고 있다. 소엽내관뿐만 아니라 샘포은 근상피세포에 둘러싸인 한 층의 입방상피세포로 구성되어 있다. 간혹 여러 개의 샘포가 서로 합쳐진 것처럼 보인다(별표). 이런 형태는 여러 샘포단위들이 한 개의 분비관으로 열리는 것을 나타낸다. **소엽간관**(interlobular duct, *D*)은 치밀결합조직으로 둘러싸여 있어 쉽게 관찰된다. 한 예에서 소엽내관이 소엽간관(화살표)으로 합류되는 것이 관찰된다. 삽입사진은 분비상피세포가 고배율로 관찰된 것이다. 이 상피는 단층원주상피이다. **근상피세포**(myoepithelial cell, *M*)의 핵은 상피세포의 바닥부에 위치한다. 일반적으로 이 세포들은 알아보기가 어렵다. 위에서 설명되었듯이, 소엽의 성긴결합조직에는 형질세포(*P*)와 림프구(*Ly*)가 많이 관찰된다.

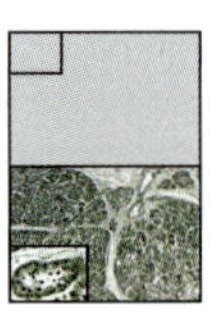

유선(mammary gland), 젖분비기(lactating stage), 사람, methyl green-osmium ×90; 삽입사진 ×700.

이 표본은 **젖분비기 유선조직**(lactating mammary gland)의 사진이다. 후기 증식기의 유선과 구조가 비슷하지만, 샘포의 형태가 더 일정하고 샘포 내강이 더 크다는 것이 주된 차이점이다. 후기 증식기에서는 여러 개의 샘포가 서로 융합되는 것을 볼 수 있다(별표). 이 표본에서 오스뮴(osmium)은 분비물 중에 있는 지방성분을 염색하고 있다. 삽입사진은 샘포 내강으로 분비된 지방뿐만 아니라 상피세포의 세포질 속에 있는 지방방울도 보여주고 있다. 상피세포 속에서 지방은 처음에는 작은 방울로 나타난다. 이 지방방울들은 점점 커지고 최종에는 젖 단백질과 함께 샘포 내강으로 분비된다. 젖 단백질은 세포의 자유면 부분에 있는 작은 소포 내에 저장되어 있지만 광학현미경적 방법으로는 관찰되지 않는다. 젖 단백질은 세포외배출을 통해 분비된다. 이와는 대조적으로 부분분비샘에서 지방방울은 크고 내강으로 분비될 때 자유면 세포막으로 둘러싸여 있다. 따라서 젖분비는 부분분비이다. 몇 개의 **소엽간관**(interlobular duct, *D*)이 관찰된다. 이 중 하나는 작은 가지를 내며, 이것은 소엽내관(화살표) 끝부분이 소엽간관으로 합류되는 끝부분이다.

D, 소엽간관(interlobular duct)
Ly, 림프구(lymphocyte)
M, 근상피세포(myoepithelial cell)
P, 형질세포(plasma cell)
S, 결합조직중격(connective tissue septa)
TDLU, 종말분비관소엽세포(terminal duct lobular unit)
화살표, 소엽내관이 소엽간관에 합류(union of intralobular duct with interlobular duct)
별표, 성장하는 샘포의 장소(sites of merging alveoli)

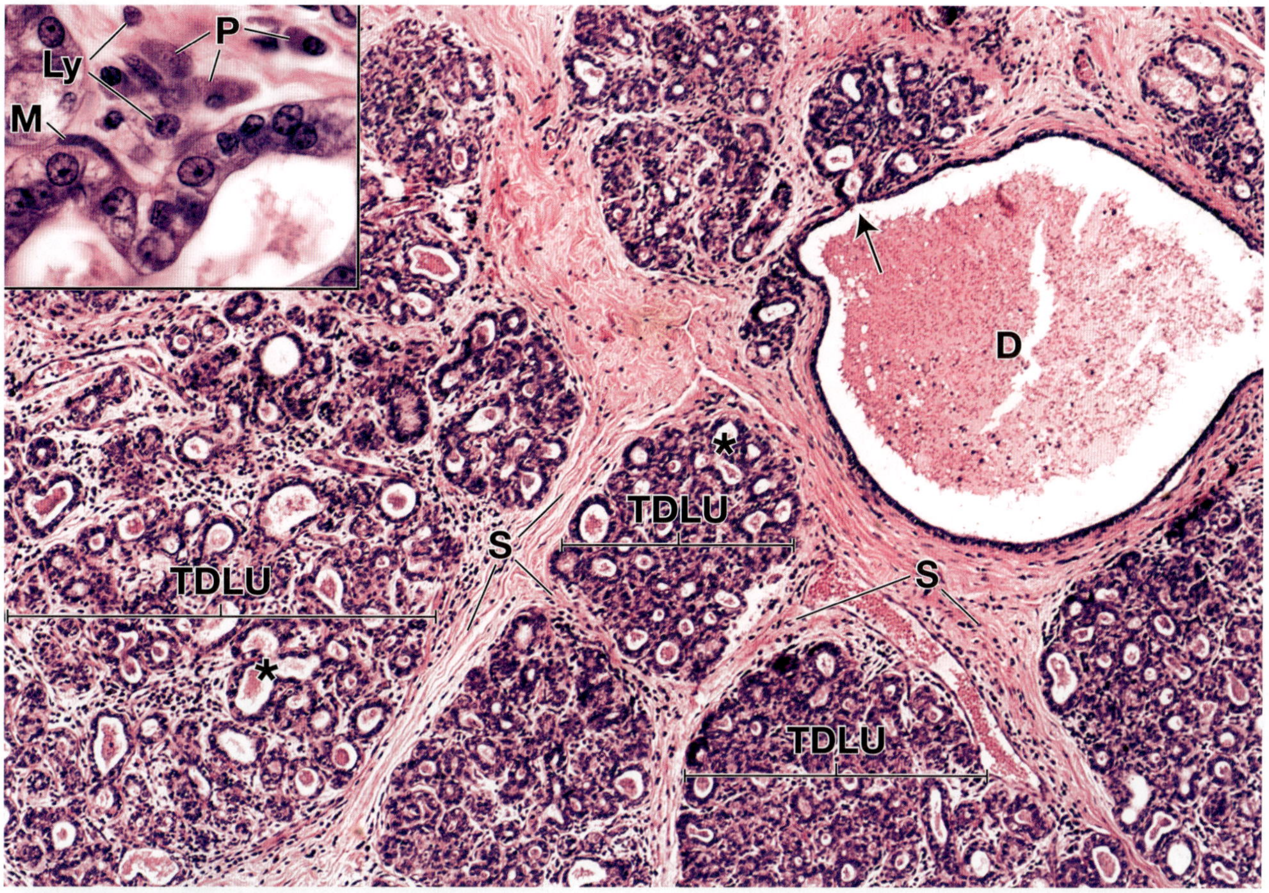
Ly
P
M
D
TDLU
TDLU
TDLU
S
S
*
*

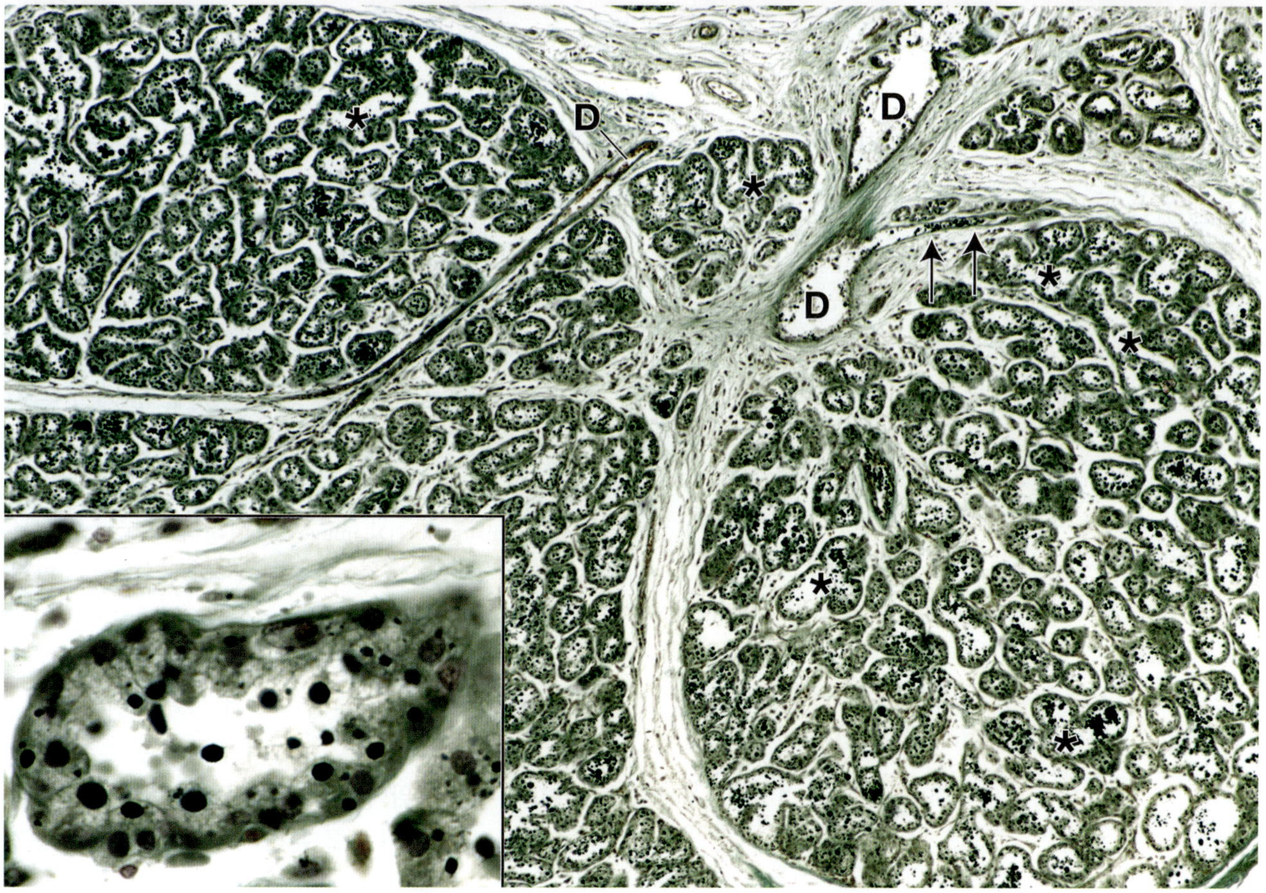
D
D
D
*
*
*
*
*
*

24 눈
EYE

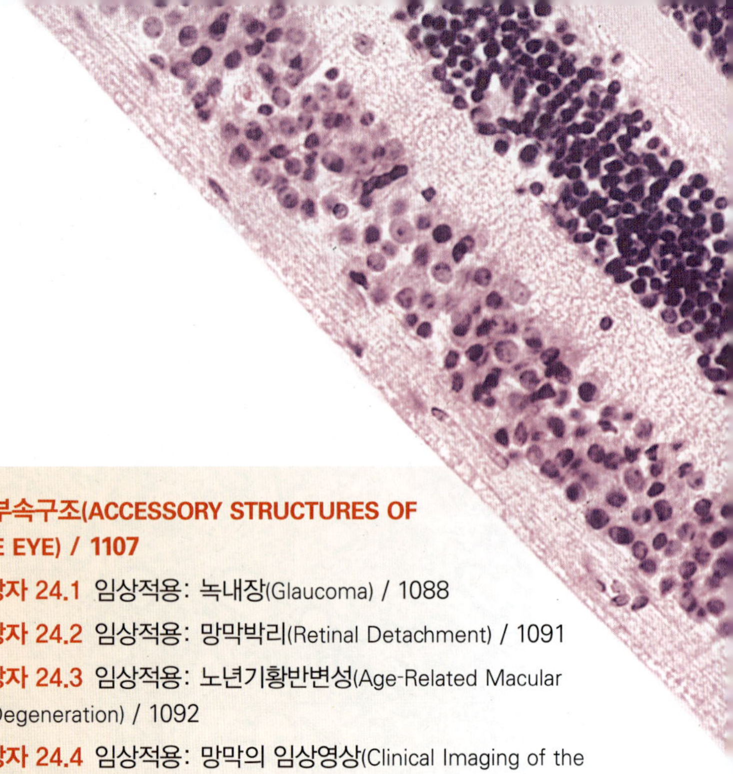

■ 눈의 개요(OVERVIEW OF THE EYE)

눈(eye)은 복잡한 감각기관(sensory organ)으로 시각을 담당한다. 여러 가지 면에서 눈은 디지털 카메라와 유사하다. 카메라의 광학계(optical system)와 동일하게, **각막**(cornea)과 **수정체**(lens)는 빛을 받아들이고 자동적으로 촛점을 맞춘다. 홍채(iris)도 역시 시야(visual field)의 조명에 차이가 있을 때 눈을 자동적으로 조절한다. 그렇지만 여러 면에서, 눈의 광학계는 카메라보다 훨씬 더 정교하고 복잡하다. 예를 들어, 두 눈의 협동운동을 통해서 움직이는 물체를 추적할 수 있다. 눈은 또한 자신의 투명한 광학계를 보호하고, 유지하며, 자가 복원이 가능하고, 청결하게 유지할 수 있다. 디지털 카메라의 광감지기(light detector)는 전하결합소자(charge-coupled device, CCD)이며, 밀집된 포토다이오드(photodiode)가 빛 이미지를 받아들이고, 이를 모아서 일련의 전기임펄스(electrical impulse)로 변환시킨다. 사람의 **망막**(retina)에 있는 **광수용기세포**(photoreceptor cell)가 빛의 강도와 색(서로 다른 물체에서 반사되어 나온 가시광선의 파장)을 감지하여 이를 전기임펄스(electrical impulse)로 변환한 다음 **시각신경**(시신경, optic nerve)을 통해 뇌로 전달하는 것도 이와 비슷하다. 망막은 시각 이미지로부터 특정한 신호를 추출하고 변형시켜 이를 중추신경계(central nervous system, CNS)로 전달하는, CCD에는 없는 능력을 더 갖고 있다.

달리 말하면 눈의 광학계는 카메라에 비해 훨씬 더 정교하고 복잡하다. 예를 들면 눈은 움직이는 물체를 두 눈의 협조 운동을 통해 추적할 수 있다. 또한 눈은 투명한 광학계를 보호하고 보존하며 스스로 수리하고 깨끗하게 유지할 수 있다.

눈은 한 쌍으로 이루어져 있기 때문에, 두 개의 중복된 약간 다른 이미지(시야 visual field)가 뇌로 전달된다. 뇌는 각각의 눈에서 들어온 약간 다른 두 이미지를 종합하여 하나의 **삼차원적 이미지**(three-dimensional [3D] image)를 형성하며 이를 **입체시**(stereopsis)라고 한다. 후두엽(occipital lobe)에 위치한 일차시각영역(primary visual cortex)에서는 두 서로 다른 이미지를 처리하여 깊이를 지각할 수 있다. 다음 최종적인 이미지는 다른 시각영역으로 투사된다. 여기에 더해 이와 다른 눈의 운동과 연계된 복합적인 신경기전을 통해, 깊이와 거리를 보다 정교하게 지각할 수 있게된다. 그러므로 우리가 우리 주위의 세계를 지각하는 방법은 대부분 망막 내에서 처리되는 임펄스와 이를 분석하고 해석하는 중추신경계에 좌우된다.

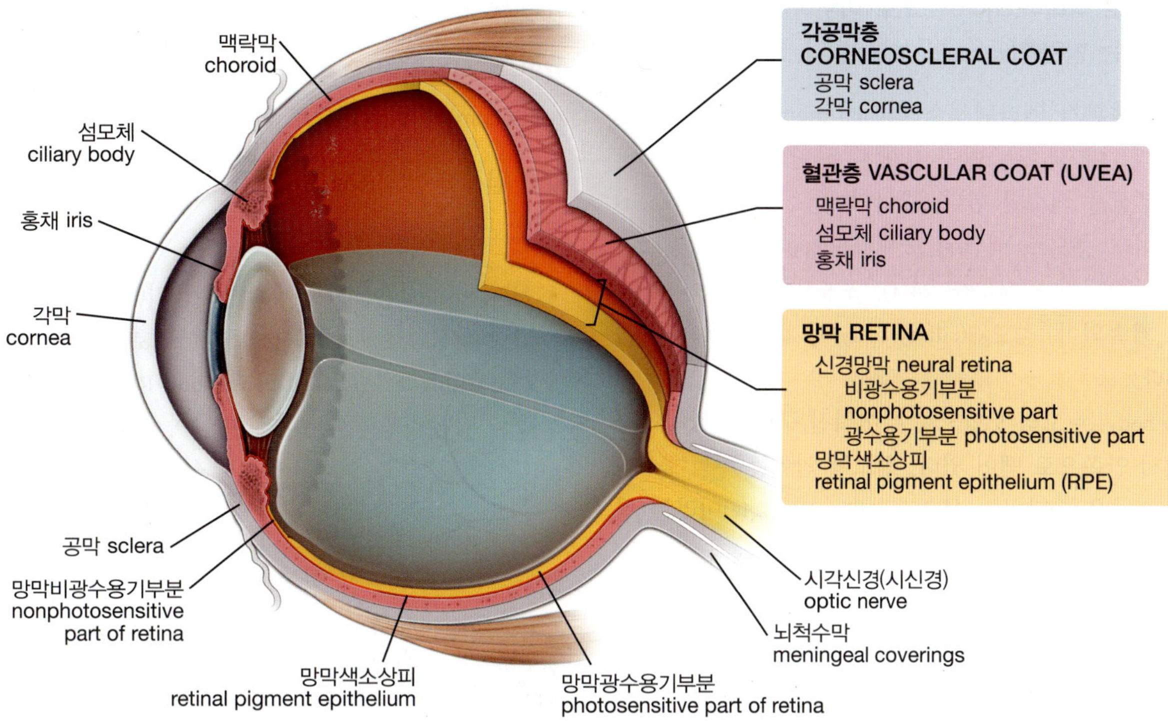

그림 24.1 안구의 층을 간단하게 나타낸 그림. 안구의 벽은 세 개의 서로 다른 동심원층, 즉 지지작용을 하는 바깥쪽의 섬유층인 각공막층(corneoscleral coat), 중간의 혈관층(vascular coat) 또는 포도막(uvea), 그리고 망막(retina)으로 이루어진 안쪽 층으로 구성되어 있다. 망막은 신경망막(neural retina, *노란색*)과 망막색소상피(retinal pigment epithelium, *오렌지색*)의 두 층으로 이루어져 있다. 망막은 광수용기부(photosensitive part)와 비광수용기부(nonphotosensitive part)의 두 부분으로 나누어지며 안구에서 서로 다른 부분을 차지하고 있다. 광수용기부는 안구의 뒤쪽에 자리잡고 있으며 앞쪽으로는 톱니둘레(거상연, ora serrata)에서 끝난다. 비광수용기부는 톱니둘레의 앞쪽에 위치하며, 섬모체(ciliary body)의 내면과 홍채(iris)의 후면을 덮고 있다. 유리체(vitreous body, *일부는 제거하였음*)는 안구 중앙의 상당 부분을 차지하고 있다.

■ 눈의 일반구조(GENERAL STRUCTURE OF THE EYE)

눈의 지름은 약 25 mm이다. 뼈로 이루어진 안와공간(orbital socket) 내에서 안구운동을 조절하는 여섯 개의 외인성 근육(extrinsic muscle)에 의해 지지된다. 두꺼운 지방조직층이 눈을 부분적으로 둘러싸 안와 내에서 눈이 움직이는 동안 완충 작용을 해 준다. 안구의 운동에 협동작용하는 외안근(바깥눈근육, extraocular muscle)은 눈 자체의 중심축을 기준으로 대칭을 이루며 움직인다.

눈의 층(Layers of the Eye)

눈의 벽은 세 개의 동심원층으로 이루어져 있다.

안구(eyeball)는 세 개의 동심원적인 형태학적 층으로 이루어져 있다(그림 24.1).

- 외막(outer layer) 또는 섬유막(fibrous layer)이라고도 하는 **각공막층**(corneoscleral coat)은 안구의 흰색 부분인 **공막**(sclera)과 투명한 **각막**(cornea)으로 이루어져 있다.
- 중간막(middle layer) 또는 **포도막**(uvea)이라고 하는 **혈관층**(vascular coat)은 **맥락막**(choroid)과 **섬모체**(ciliary body)의 지질(버팀질, stroma) 및 **홍채**(iris)로 이루어져 있다.
- 내막(inner layer)인 **망막**(retina)은 바깥쪽의 색소상피(pigment epithelium)와 안쪽의 신경망막(neural retina)으로 이루어져 있으며, 섬모체(ciliary body)와 홍채(iris)의 상피도 포함된다. 신경망막은 **시각신경**(시신경, optic nerve)을 통해 중추신경계로 이어진다.

각공막층(corneoscleral coat)은 투명한 각막과 희고 불투명한 공막으로 이루어져 있다.

각막(cornea)은 안구의 앞쪽 1/6을 덮고 있다(그림 24.1a). 이 창문 같은 부위는 안구 표면에서 볼록하게 돌출되어 있다. 각막은 **공막**(sclera)[그리스어 *skleros*, 단단한]과 연속되어 있다. 공막은 치밀섬유결합조직(dense fibrous connective tissue)이며, 외안근(extrinsic muscle)의 부착지점이 된다. 각공막층은 시각신경(optic nerve)이 통과하는 부분을 제외하고는 안구 전체에서 그 내부의 두 층을 둘러싸고 있다. 공막은 눈의 "흰자위(white)"를 이루고 있다. 소아에서는 이 층이 얇아서 약간 푸른 빛을 띠기도 하며, 노인들에서는 지질세포(stromal cell) 내에 리푸푸신(lipofuscin)이 축적되어 누렇게 보인다. **황달**(jaundice) 환자에서 주목할만한 증상 중의 하나는 혈중 빌리루빈(bilirubin)의 농도가 높아짐에 따라 공막이 황색으로 변화(**공막황달** scleral icterus)하는 것이다.

포도막(uvea)은 주로 맥락막(choroid)으로 이루어져 있으며, 망막에 영양분을 공급하는 혈관층(vascular layer)이다.

맥락막(choroid)은 혈관과 멜라닌색소(melanin pigment) 때문에 짙은 암갈색을 띤다. 이 색소는 안구 내에서 산란되고 반사된 빛을 흡수하여 눈부심을 최소화 한다. 맥락막에는 정맥얼기(venous plexus)가 많고 여러 층으로 배열된 모세혈관(capillary)이 있으며 망막에 단단히 부착되어 있다(그림 24.1). 포도막의 앞쪽 가장자리는 앞쪽으로 계속되어, **섬모체**(ciliary body)와 **홍채**(iris)의 지질(stroma)을 이룬다.

섬모체(ciliary body)는 고리 모양으로 두꺼워진 구조로, 각공막경계의 바로 뒤에서 안쪽으로 뻗어 있다. 섬모체 안에는 **수정체 조절**(lens accommodation)을 담당하는 **섬모체근**(ciliary muscle)이라는 평활근이 있다. 섬모체근의 수축은 수정체 형태의 변화를 유발하여, 서로 다른 거리에서 온 빛들이 망막에 초점을 맺히게 한다.

홍채(iris)는 수정체의 앞면 위로 뻗어 있는 수축성 조리개(contractile diaphragm)이다. 홍채에는 평활근과 멜라닌(melanin)을 함유한 색소세포(pigment cell)가 결합조직 내에 흩어져 있다. **동공**(pupil)은 홍채의 중심부에 있는 원형의 구멍이다. 동공이 검게 보이는 이유는 색소가 많이 침착된 안구의 뒤쪽이 수정체를 통해 보이기 때문이다. 주위의 밝기에 대한 **적응**(adaptation)이 일어날 때, 홍채는 동공의 크기를 변화시켜, 수정체를 통과하여 망막에 도달하는 빛의 양을 조절한다.

망막은 신경망막(신경층, neural retina)과 색소상피(pigment epithelium)의 두 성분으로 이루어져 있다.

얇고 섬세한 **망막**(retina)은 다음의 두 부분으로 이루어져 있다(그림 24.1).

- **신경층**(neural retina)은 광감각수용기(light-sensitive receptor)와 복잡한 신경그물구조를 함유한 안쪽 층이다.
- **색소상피**(retinal pigment epithelium, RPE)는 멜라닌을 함유한 한 층의 입방세포로 이루어진 바깥쪽 층이다.

망막의 바깥에는 맥락막이 있으며, 안쪽에는 유리체(vitreous body)가 있다. 신경망막은 **간상세포**(막대세포, rod cell)와 **원추세포**(원뿔세포, cone cell)라고 하는 **광수용기세포**(photoreceptor cell)와 중간뉴런(interneuron)들로 이루어져 있다. 간상세포와 원추세포에서 부호화한 시각 정보는 시각신경(optic nerve)을 따라 뇌로 전달된다.

안구의 방(Chambers of the Eye)

안구의 층은 안구 내부의 세 방을 나누는 경계 구조가 된다.

안구에 있는 방은 다음과 같다.

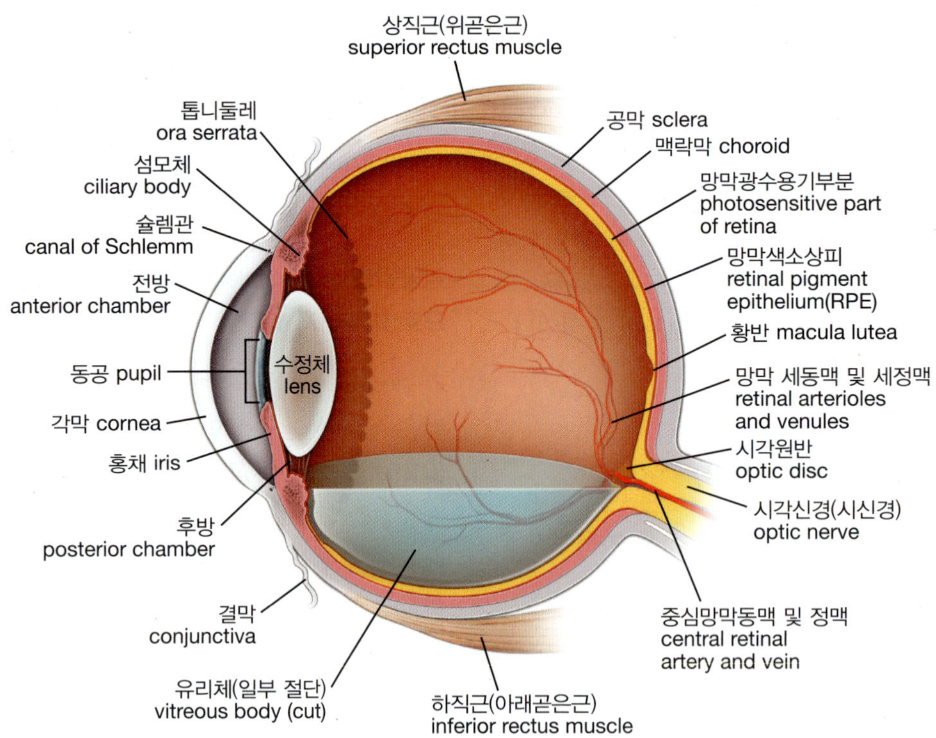

그림 24.2 사람 안구의 내부구조를 간단하게 나타낸 그림. 이 그림은 안구의 층과 내부구조의 관계를 보여준다. 수정체(lens)는 섬모체(ciliary body)의 가장자리 사이에 걸려 있다. 안구 후방(posterior chamber)은 수정체의 앞쪽 표면과 홍채(iris)의 뒤쪽 표면 사이에 있는 좁은 공간이다. 이 부분은 동공(pupil)을 통해 더 큰 전방(anterior chamber)과 이어져 있으며, 전방은 홍채와 각막(cornea) 사이에 위치한다. 이들 공간은 섬모체에서 생성되는 방수(aqueous humor)로 채워진다. 수정체 뒤에 있는 큰 공간인 유리체방(vitreous chamber)은 투명한 젤리 비슷한 물질인 *유리체(vitreous body)*로 채워져 있다. 이 그림에서 유리체의 대부분은 망막의 표면에 분포하는 망막중심혈관(central retinal vessel)의 분포를 보여주기 위해서 제거하였다. 안구의 다른 층들과 공막(sclera)에 부착된 두 개의 외안근(extraocular muscle)도 나타내었다.

- **전방**(anterior chamber)은 각막와 홍채 사이의 공간이다.
- **후방**(posterior chamber)은 홍채의 뒷면과 수정체의 앞면 사이의 공간이다.
- **유리체방**(vitreous chamber)은 수정체의 뒷면과 신경망막 사이의 공간이다(그림 24.2). 안구의 앞부분은 각막, 전방, 후방과 이들 공간을 채우는 구조로 구성되어 있으며, 유리체방, 신경망막, 망막색소상피(RPE), 공막 뒷부분, 포도막(uvea)은 안구의 뒷부분을 구성한다.

안구의 굴절매질성분(refractile media component)은 망막에 초점이 맞도록 빛의 경로를 변경한다.

빛이 안구의 구조들을 통과할 때 굴절(refraction)이 일어난다. 이러한 굴절에 의해 망막의 광수용기세포(photoreceptor cell)에 초점이 맺히게 된다. 눈에는 이와 같이 광선의 방향을 바꾸는 네 가지 투명한 구조가 있으며 이를 **굴절매질**(refractile, dioptric media)이라고 한다.

- **각막**(cornea)은 안구 앞쪽의 창문에 해당한다.
- **방수**(aqueous humor)는 전방과 후방 사이에 있는 수분이 풍부한 액체이다.
- **수정체**(lens)는 투명한 결정형의 양면이 볼록한 구조로, 방사상으로 배열된 섬유인 **친소대**(zonule of Zinn)에 의해 섬모체의 내표면에 부착되어 있다.
- **유리체**(vitreous body)는 투명한 겔(gel) 상태의 물질로 이루어져 있으며, 유리체방(vitreous chamber)을 채운다. 유리체는 "충격흡수장치(shock absorber)"로 작용하여 급속안구운동(rapid eye movement)이 일어나는 동안 손상되기 쉬운 망막을 보호하며, 안구의 형태 유지에 도움을 준다. 유리체는 거의 99%가 수분이며 여기에 수용성 단백질, 히알루로난(hyaluronan), 당단백질, 산재된 콜라겐원섬유(collagen fibril) 등과 미량의 불용성 단백질이 포함되어 있다. 유리체의 액체 성분을 **유리체액**(vitreous humor)이라고 한다.

각막(cornea)은 안구에서 가장 굴절율(refractive index)이 높은 구조이다. 각막의 굴절률은 1.376(공기의 굴절률은 1.0)이다. 각막은 눈의 굴절력의 80% 정도를 차지하며, 수정체의 거의 2배 정도가 된다. 빛의 굴절에 있어 수정체는 각막 다음으로 중요하다. **수정체**(lens)는 탄력성이 있어, 섬모체근의 수축으로 인한 장력에 따라 그 형태가 조금씩 변화한다. 이런 가변성은 가까운 물체에 초점을 맞추는 **조절**(accommodation) 반사에 중요하다. 방수(aqueous humor)와 유리체는 굴절에 그리 중요한 역할을 하지 않는다. 그렇지만 방수는 혈관이 없는 두 구조, 즉 수정체와 각막에 영양소를 공급하는 중요한 역할을 한다. 유리체는 광선을 투과하는 것 이외에도 수정체의 위치를 유지하고 신경망막이 망막색소상피(RPE)와 접촉한 상태에 있도록 도와준다.

눈의 발생(Development of the Eye)

눈의 독특한 구조와 기능 사이의 관계를 알아보기 위해서는, 눈이 어떻게 배자에서 발생하는지에 대해 이해하는 것이 도움이 된다.

눈을 이루는 조직은 신경외배엽(neuroectoderm), 표면외배엽(surface ectoderm) 및 중배엽(mesoderm)에서 기원한다.

눈(eye)은 발생 22일에, **시각고랑**(optic sulcus, **시각구** optic groove)이라고 하는 뚜렷한 얕은 고랑이 배자 머리쪽 끝에 있는 신경주름(neural fold)에 나타나면서 시작된다. 신경관(neural tube)이 닫히게 되면 한 쌍의 고랑은 **안포**(눈소포, optic vesicle)라는 주머니가 된다(그림 24.3a). 안포가 외측으로 길게 자라나면, 전뇌(forebrain)와의 연결부는 좁아져 안포경(눈소포줄기, optic stalk)을 이루고, 그 위를 덮는 표면외배엽(surface ectoderm)은 두꺼워져 **수정체기원판**(lens placode)을 형성한다. 다음에 안포와 수정체기원판은 함께 안쪽으로 함입된다. 안포의 함입에 의해 두 층으로 이루어진 **안배**(눈술잔, optic cup)가 형성된다(그림 24.3b). 이 중 내층은 **신경망막**(neural retina)이 되며 외층은 **망막색소상피**(RPE)가 된다. 안배 주위의 중간엽(mesenchyme)에서 **공막**(sclera)이 기원된다.

양쪽 **수정체기원판**(lens placode) 각각의 중앙부가 함입되어 **수정체포**(lens vesicle)가 형성된다. 수정체포는 발생 5주까지 표면외배엽과의 연결이 끊어져 안포(optic cup)의 입구에 위치하게 된다. 수정체포가 표면외배엽에서 분리된 다음, 원래의 외배엽 부위가 두꺼워져 각막상피(corneal epithelium)가 형성된다. 다음 주변부에서 들어온 **중간엽세포**(mesenchymal cell)가 **각막내피**(corneal endothelium)와 **각막지질**(각막버팀질, corneal stroma)을 형성한다.

각각의 안배(optic cup)와 안포경(optic stalk)의 아랫면을 따라 혈관이 들어 있는 고랑이 중간엽으로부터 기원되어 발달된다. **맥락고랑**(choroid fissure)이라고 하는 이 고랑은 유리체동맥(hyaloid artery)이 눈의 내부 방으로 도달할 수 있게 해준다. 이 동맥은 그 가지들과 함께 안배 내부에 있는 안쪽 방과 수정체포(lens vesicle) 및 중간엽(mesenchyme)에 분포한다. 유리체정맥(hyaloid vein)은 반대로 이들 구조로부터 혈액을 받아들인다. 유리체동맥과 유리체정맥의 원위부는 퇴화하지만, 근위부는 남아서 각각 **망막중심동맥**(central retinal artery)과 **망막중심정맥**(central retinal vein)이 된다. 7주 말까지 맥락고랑의 가장자리가 융합하여 나중에 동공(pupil)이 될 둥근 구멍이 수정체포 위에 형성된다.

안배의 외층(outer layer of the optic cup)은 한 층의 색소세포(pigmented cell)로 발달한다(그림 24.3c). 색소화(pigmentation)는 5주 말부터 시작된다. **내층**(inner layer)은 복잡한 분화과정을 거쳐 9층

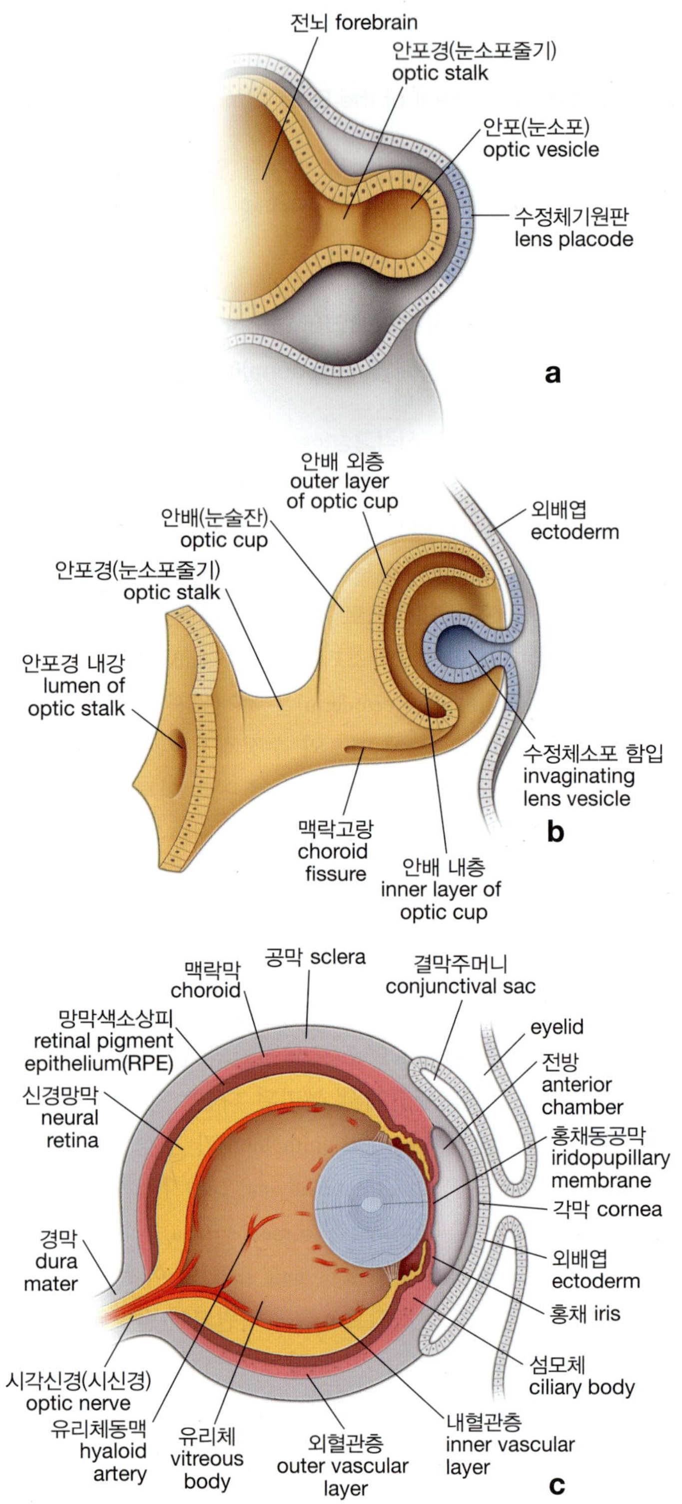

그림 24.3 안구의 발생을 간단하게 나타낸 그림. a. 길이 4 mm 배자의 전뇌(forebrain)와 발생 중인 안포(눈소포, optic vesicle). **b.** 길이 7.5 mm 배자에서 두 층으로 구성된 안배(optic cup)와 안쪽으로 함입되는 수정체포(lens vesicle). 안포경(눈소포줄기, optic stalk)은 뇌와 발생 중인 눈을 이어준다. **c.** 15주 태아의 안구. 안구의 모든 층이 완성되고, 시각원반(optic disc)을 통해 들어온 유리체동맥(hyaloid artery)이 유리체(vitreous body)를 가로질러 수정체의 후면으로 이어진다.

의 신경망막(neural retina)으로 발달한다. 광수용기세포(photoreceptor cell)인 간상세포(rod)와 원추세포(cone)는 물론 양극세포(bipolar cell), 무축삭세포(amacrine cell), 신경절세포(ganglion cell), 신경섬유(nerve fiber) 모두 7개월까지는 나타난다. 황반오목(macular depression)은 8개월에 발생하기 시작하여 출생 후 6개월까지도 완성되지 않는다.

발생 3개월에 안배의 성장으로 인해 섬모체(ciliary body)와 미래의 홍채(iris)가 수정체 앞에서 두 줄의 상피로 형성된다. 이 부위의 바깥쪽에 있는 중배엽(mesoderm)은 섬모체 및 홍채의 지질(stroma)이 된다. 홍채 상피의 두 층에는 모두 색소 침착이 일어난다. 그러나 섬모체에서는 바깥층에만 색소가 침착된다. 출생시, 피부가 흰 사람들의 홍채는 아직 색소가 없기 때문에 밝은 청색이다. 동공확대근(dilator pupillae)과 동공괄약근(동공조임근, sphincter pupillae)은 발생 6개월에 안배 바깥층의 신경외배엽(neuroectoderm)으로부터 기원하여 발생한다.

안구를 이루는 각 구조의 발생학적 기원을 표 24.1에 요약하였다.

■ 눈의 현미경적 구조(MICROSCOPIC STRUCTURE OF THE EYE)

각공막층(corneoscleral coat), 혈관층(vascular coat), 망막(retina)으로 이루어진 눈의 세 층은 복합적인 분자층으로 구성되어 있으며 이들의 다양한 기능을 반영하는 구조로 이루어져 있다.

각공막층(Corneoscleral Coat)

각막은 독특한 조직이며 눈에서 초점을 맞추는 가장 강력한 요소이다. 이 구조는 눈의 전분절(anterior segment)의 일부분을 형성하며 안구 내부에 있는 구조들을 외부 환경으로부터 보호한다. 각막의 가장 중요한 특성 중에는 기계적 강도(mechanical strength)와 들어오는 빛에 대한 투명도(transparency)가 포함된다.

각막은 다섯 층으로 이루어져 있으며, 이 중 세 층은 세포로 이루어져 있고, 두 층은 세포로 이루어져 있지 않다.

투명한 각막(cornea; 그림 24.1, 24.2 참조)의 두께는 중앙부에서는 0.5 mm에 불과하고 가장자리에서는 1 mm 정도이다. 각막은 형태와 기원이 서로 다른 세 세포층으로 이루어져 있다. 이 세 층은 광학현미경 하에서 균일하게 보이는 두 막(membrane)에 의해 분리된다. 가로단면에서 관찰되는 각막의 다섯 층(five layers of the cornea)은 다음과 같다.

- 각막상피(corneal epithelium)
- 보우만막(Bowman membrane, 전기저막 anterior basement membrane)
- 각막지질(각막버팀질, corneal stroma)

표 24.1 안구를 이루는 각 구조의 발생학적 기원

기원구조	파생구조
표면외배엽(surface ectoderm)	수정체(lens) 각막(cornea), 결막(conjunctiva)의 상피, 눈물샘(lacrimal gland)과 배출관계통
신경외배엽(neural ectoderm)	유리체(vitreous body; 일부는 안배의 신경외배엽에서, 일부는 중간엽에서) 망막(retina), 홍채(iris), 섬모체(ciliary body)의 상피 동공괄약근(sphincter pupillae)과 동공확대근(dilator pupillae) 시각신경(optic nerve)
중배엽(mesoderm)	공막(sclera) 각막, 섬모체, 홍채 및 맥락막(choroid)의 지질(stroma) 외안근(extraocular muscles) 안검(눈꺼풀 eyelid; 상피와 결막 제외) 유리체혈관계(hyaloid system; 대부분은 출생전 퇴화됨) 시각신경의 피막(covering) 안구, 안와 및 유리체의 결합조직과 혈관

- **데스메막**(Descemet membrane, 후기저막 posterior basement membrane)
- **각막내피**(corneal endothelium)

각막상피는 비각질중층편평상피이다.

각막상피(corneal epithelium; 그림 24.4)는 대략 다섯 층 정도의 **비각질중층편평상피**(nonkeratinized stratified squamous epithelium)로 이루

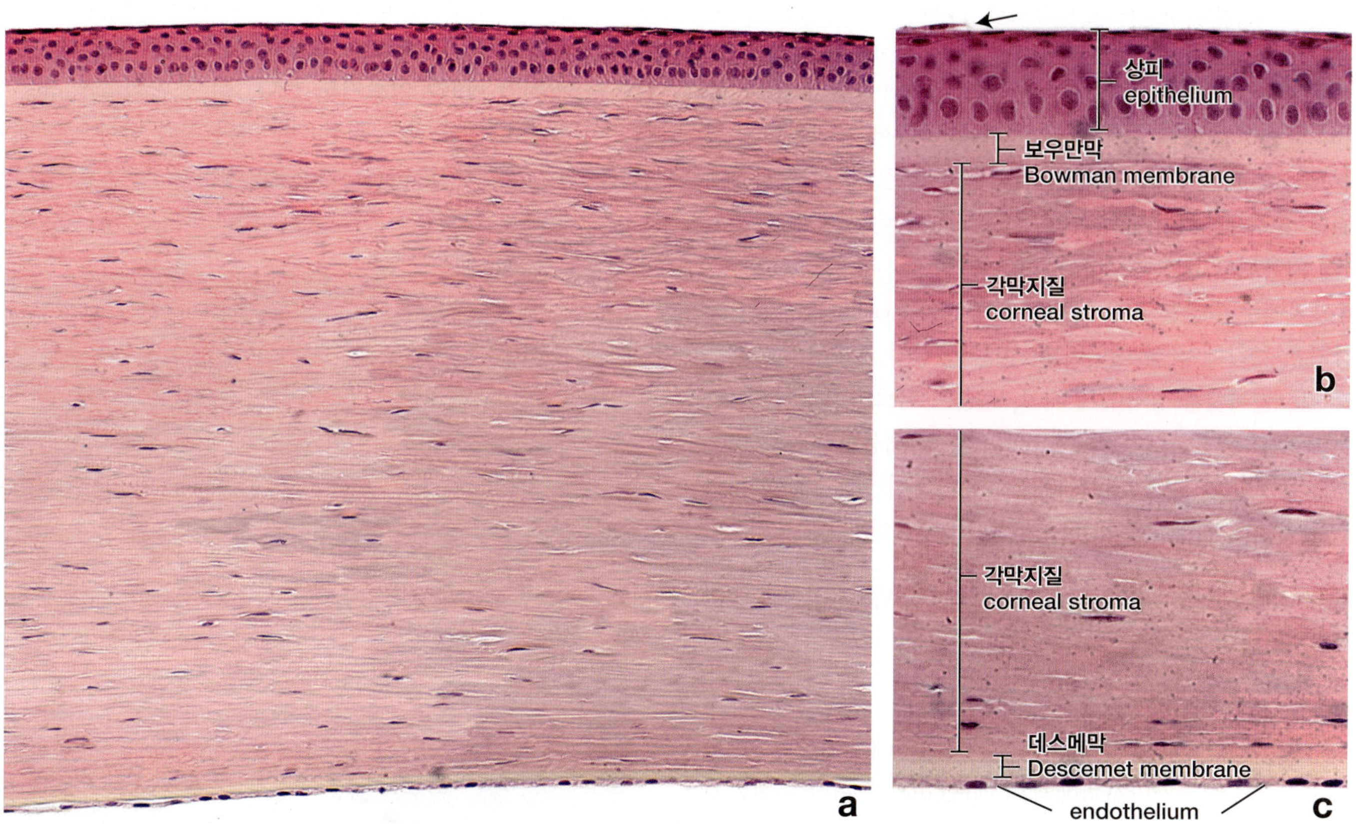

그림 24.4 각막(cornea)의 현미경사진. a. 각막 전체 두께 단면의 현미경사진으로 각막지질(corneal stroma)과 서로 다른 종류의 상피로 덮여 있는 각막의 두 표면을 관찰할 수 있다. 각막지질에는 혈관이나 림프관이 존재하지 않는다. ×140. **b.** 각막 앞쪽 표면의 고배율 사진으로 각막지질은 *중층편평상피(각막상피, corneal epithelium)*로 덮여 있다. 기저세포는 각막지질이 균일하게 밀집된 층인 *보우만막(Bowman membrane)* 위에 놓여 있으며, 표면세포가 편평세포인 것과는 달리 키가 작은 원주형의 세포이다. 탈락 과정에 있는 표면세포 중 하나가 관찰된다(*화살표*). ×280. **c.** 각막 뒤쪽 표면의 고배율사진으로 한 층의 얇은 *단층편평상피(각막내피, corneal endothelium)*로 덮여 있다. 이 세포들은 안구전방(anterior chamber)의 방수(aqueous humor)와 직접 접해 있다. 각막내피세포 아래에는 매우 두꺼운 *데스메막(Descemet membrane*, 기저판 basal lamina)이 존재한다. ×280.

어져 있으며, 평균 두께는 50 μm 정도이다. 이 상피는 인접한 공막을 덮고 있는 결막(conjunctiva)의 상피와 연속되어 있다. 상피세포는 깍지낀 손가락 모양의 짧은 돌기에 있는 부착반(desmosome)을 통해 인접한 세포와 부착되어 있다. 피부와 같은 다른 중층상피에서와 마찬가지로, 세포는 기저층(basal layer)에서 증식하여 표면 쪽으로 올라와서는 편평한 비늘 모양이 된다. 기저세포(basal cell)는 키가 작은 원주세포로 핵은 둥글고 계란형이다. 표면세포는 비늘 또는 원반 모양이며, 핵은 납작하고 농축되어 있다(그림 24.4b). 세포가 표면으로 이동하면서 세포소기관은 점점 사라져, 대사활성이 점차 감소한다. 각막상피는 대략 7일마다 새로운 세포로 완전히 교체되는 놀라운 재생 능력을 갖고 있다.

각막상피를 발생시키는 실제 줄기세포는 **각막공막경계**(corneoscleral limbus), 즉 각막과 공막이 만나는 부위에 위치하며 이를 **각막가장자리줄기세포**(corneolimbal stem cell)라고 한다. 이 줄기세포오목(stem cell niche)의 미세환경은 각막가장자리줄기세포의 수를 유지하는 데 중요할 뿐 아니라, 정상 상태에서는 결막(conjunctiva)의 상피세포에 대한 일종의 "장벽(barrier)"으로 작용하여 이 세포들이 각막표면으로 자라 들어오는 것을 막는다. **각막가장자리 줄기세포**(corneolimbal stem cell)는 질병이나 광범위한 손상에 의해 부분적으로 또는 완전히 소실될 수 있으며, 이는 각막표면의 이상, 즉 각막의 **결막화**(conjunctivalization)를 유발한다. 결막화의 특징은 혈관화(vascularization), 술잔세포(goblet cell)의 출현, 불규칙하고 불안정한 상피 등이다. 이런 변화는 눈에 불편함을 주며 시력저하도 나타난다. 각막표면의 가벼운 손상은 각막가장자리에서 기원한 줄기세포의 증식과 이주를 유도하여 손상된 틈을 채워 신속하게 치유된다.

각막상피에는 수많은 자유신경종말(free nerve ending)이 있기 때문에 각막은 촉각에 극히 예민하다. 이들 신경이 자극되면(작은 이물질에 의해), 눈꺼풀을 깜빡이게 되고, 눈물이 흐르며, 때로는 심한 통증을 느끼게 된다. 표면 상피세포에 있는 미세융모(microvilli)는 각막의 전체 표면에 눈물막(tear film)이 유지되게 한다. 각막 표면의 건조화에 의해 궤양(ulceration)이 유발될 수 있다.

핵페리틴(nuclear ferritin)은 각막상피세포의 DNA를 자외선의 손상으로부터 보호한다.

각막상피는 자외선(UV light)에 끊임없이 노출되지만, 이 상피에서 발생되는 암은 극히 드물다. 역시 자외선에 노출되는 표피(epidermis)와는 달리, 각막상피에서는 멜라닌(melanin)이 방어기전으로 작용하지 않는다. 만약 각막에 멜라닌이 있다면, 빛의 투과가 저해되기 때문이다. 하지만 최근 각막상피세포의 핵에는 철분 저장 단백질인 **페리틴**(ferritin)이 함유되어 있는 것으로 밝혀졌다. 조류의 각막을 대상으로 실험한 결과, 각막상피세포의 DNA를 자외선 노출에 의해 생성된 자유라디칼(free radical)에 의한 손상이 핵페리틴에 의해 보호된다는 사실이 밝혀졌다.

보우만막은 각막상피가 위에 놓여 있는 균일한 층이다.

보우만막(Bowman membrane, 전기저막 anterior basement membrane)은 두께가 8~10 μm 정도인 균일하고, 희미한 원섬유판(fibrillar lamina)이다. 각막상피와 그 애래의 각막지질(corneal stroma) 사이에 위치하며 각공막가장자리(corneoscleral limbus)에서 갑자기 끝난다. 보우만막의 콜라겐원섬유(collagen fibril)는 지름이 18 nm 정도이며 불규칙한 방향으로 배열되어 있다. 보우만막은 각막의 강도를 약간 증강시키지만, 그보다는 감염(infection)이 퍼져나가는 것을 막아주는 장벽으로 작용하는 것이 더 중요한 역할이다. 이 층은 재생되지 않으므로, 손상된 경우에는, 불투명한 흉터가 남아 시각에 장애를 일으킬 수 있다. 또한 **재발성각막미란**(recurrent corneal erosion)이 있는 경우 보우만막의 변화가 동반된다.

각막지질은 각막 두께의 90%를 구성한다.

각막지질(각막버팀질, corneal stroma)은 **고유질**(substantia propria)이라고도 하며, 60층 정도의 얇은 층판(lamella)으로 이루어져 있다. 각 층판은 평행한 콜라겐원섬유(collagen fibril) 다발로 구성되어 있다. 층판 사이에는 얇고 편평한 섬유모세포(fibroblast)가 거의 완전한 한 층판을 이루고 있다. 콜라겐원섬유는 직경이 23 nm 정도이며 길이는 거의 1 cm에 이르기도 한다. 각 층판의 콜라겐원섬유는 바로 인접한 다음 층판의 원섬유와 거의 직각 방향으로 배열되어 있다(그림 24.5). 기질(ground substance)에는 **소형류신풍부각막단백당**

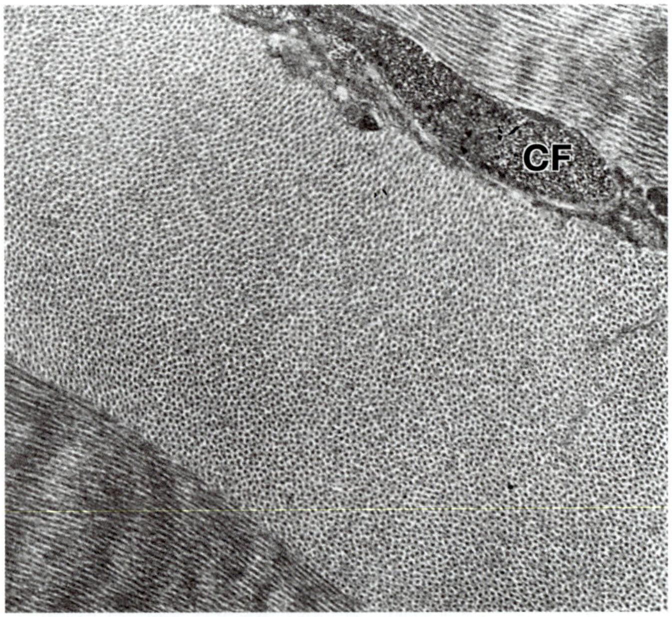

그림 24.5 각막지질(corneal stroma)의 전자현미경사진. 이 전자현미경사진에서는 각막지질의 세 층판(lamella)과, 두 층판 사이에 있는 각막 섬유모세포(fibroblast, *CF*)의 일부가 관찰된다. 인접한 층판의 콜라겐원섬유(collagen fibril)는 서로 직각 방향으로 배열되어 있다. ×16,700.

(small leucine-rich corneal proteoglycan, SLRP)이 있으며, 그 성분은 황산화글리코사미노글리칸(sulfated glycosaminoglycan)으로, 주로 황산화케라탄(keratan sulfate, 루미칸 lumican)과 황산화콘드로이틴(chondroitin sulfate, 데코린 decorin)이 단백질과 공유결합으로 연결되어 있다. 이들은 콜라겐원섬유의 입체(3D) 조직화에 관여한다. 루미칸은 각막에서 콜라겐원섬유의 정상적인 조립과정을 조절하므로, 고도로 조직화된 콜라겐기질(collagen matrix)의 발달에 반드시 필요하다.

각막투명성은 작은 콜라겐원섬유가 규칙적으로 배열되고 그 사이의 공간이 가시광선 파장의 절반보다 작을 때 나타난다.

각막투명성(transparency of the cornea)은 글라이코사미노글리칸을 함유한 콜라겐원섬유 사이의 공간 및 콜라겐원섬유의 굵기와 직접적으로 비례한다. 이 공간이 가시광선 파장의 절반보다 작으면 각막은 명확하고 투명하게 보인다. 일정하게 배열된 제1형 콜라겐과 층판 사이의 공간과 함께, 인접한 층판의 직각교차배열(orthogonal array, 직각으로 교차하는 층판)이 각막투명성 유지에 중요하다. 단백당(proteoglycan, 루미칸 lumican)은 V형 콜라겐(type V collagen)과 함께, 콜라겐원섬유의 직경과 간격을 정밀하게 조정하며 이는 각막투명성 유지에 역시 중요하다. 각막지질에서 V형 콜라겐과 I형 콜라겐의 비율이 다른 조직에 비해 훨씬 높으며, 이는 각막에서 콜라겐원섬유가 이와 같이 균일하게 배열되어 있는 점을 설명해주는 근거가 된다. 상피나 내피(endothelium)의 손상으로 인해 **각막부종**(corneal swelling)이 생기면, 이와 같은 규칙적인 배열이 교란되어 각막에 혼탁이 생기게 된다. 각막의 손상 후 치유과정에서 루미칸(lumican)의 과발현(overexpression)이 일어난다. 정상적으로 각막에는 혈관이나 색소가 없다. 각막에 염증이 생기면, 많은 수의 호중구(neutrophil)와 림프구가 혈관을 따라 각공막가장자리(corneoscleral limbus)로 이동하여 지질(stroma)의 층판(lamellae)을 통과하게 된다.

데스메막은 예외적으로 두꺼운 기저판이다.

데스메막(Descemet membrane, 후기저막 posterior basement membrane)은 각막내피(corneal endothelium)의 기저판(basal lamina)이다. 이 층은 과요드산-쉬프(periodic acid-Schiff, PAS) 반응에 양성으로 강하게 염색되며 두께는 10 μm나 될 정도로 두껍다. 데스메막은 펠트 천 모양이며 섬유와 구멍이 서로 섞인 그물 구조로 구성되어 있다. 이 층은 각막내피와 각막지질을 분리한다. 보우만막과 달리 데스메막은 손상후 쉽게 재생된다. 이 층은 계속 만들어지지만 나이가 들면 천천히 두꺼워진다. 데스메막은 또한 **윌슨병**(Wilson disease)의 진단에 도움이 된다. 이 질환은 구리(copper) 대사의 이상으로 일어나는 희귀한 유전질환으로, 조직과 기관에 구리가 과도하게 침착되는 것이 특징적이다. 윌슨병에 이환된 환자에 공통적으로 나타나는 안과적인 소견은 **카이저-플라이셔고리**(Kayser-Fleisher ring)의 존재이다. 이 소견은 데스메막에 구리의 침착이 증가하는 것이 원인이 된다. 카이저-플라이셔고리는 대부분 각막의 가장자리에 금빛 갈색 고리로 나타난다.

데스메막의 가장자리는 공막 밑까지 연장되어 빗살인대(즐상인대, pectinate ligament)를 형성하는 지주(trabecula)로 이루어진 그물구조가 된다. 빗살인대의 가닥은 섬모체근과 공막을 관통하여 데스메막에 장력을 가함으로써 각막의 정상 곡률(curvature)을 유지하는데 도움을 준다.

각막내피는 각막과 방수(aqueous humor) 사이의 물질 교환에 관여한다.

각막내피(corneal endothelium)는 각막의 표면을 덮는 한 층의 편평세포(squamous cell)로 전방(anterior chamber)에 면해 있다(그림 24.4c). 이 세포 사이에는 잘 발달된 부착띠(zonula adherens), 비교적 느슨한 폐쇄띠(zonula occludens), 부착반(desmosome)이 형성되어 있다. 각막의 거의 모든 물질 교환은 각막내피를 통해 일어난다. 각막내피세포에는 많은 수의 미토콘드리아와 소포(vesicle), 잘 발달된 rER과 골지체가 있다. 이 세포는 세포내섭취 활성(endocytotic activity)도 나타내며 능동운반(active transport)에도 관여한다. Na^+/K^+- activated ATPase가 외측 세포막에 위치한다.

각막의 투명성은 지질의 수분을 정밀하게 조절해야 유지된다. 내피의 물리적 및 대사성 손상에 의해 빠른 **각막부종**(corneal swelling)이 유발되며, 손상이 심한 경우에는 각막혼탁(corneal opacity)을 초래할 수 있다. 각막내피가 회복되면 각막은 원래의 탈수상태인 건조각막(deturgescence) 상태로 돌아오지만, 각막의 부종이 스스로의 회복 능력 이상으로 심한 손상을 입는 경우도 있다. 이러한 심한 부종은 각막에서 콜라겐원섬유의 응집에 인한 영구적인 국소혼탁(focal opacity)을 유발한다. 정상적으로는 콜라겐섬유를 분리하는 황산화글리코사미노글리칸(sulfated glycosaminoglycan)이 각막의 부종으로 인해 빠져나가기 때문이다.

사람의 **각막내피**(corneal endothelium)는 **제한적인 증식능력**(limited proliferative capacity)만을 갖고 있다. 심하게 손상된 내피는 기증된 각막의 이식으로만 복구할 수 있다. 최근 이루어진 연구에 의하면 각막의 가장자리에는 각막 내피세포가 재생할 수 있는 구역이 있다고 한다. 그러나 **각막이식**(corneal transplantaion) 직후 내피세포가 데스메막의 세포외기질에 노출되었을 때, 이 세포는 접촉억제(contact inhibition)를 나타내었다. 이러한 소견은 데스메막에서 분비되는 억제인자가 내피세포의 증식을 억제함을 시사한다. 따라서 최근 각막 연구의 주제는 외부에서 성장인자(growth factor)를 투여하여 억제 작용을 반전시키거나 예방하는 데 초점이 맞춰지고 있다.

공막은 치밀결합조직(dense connective tissue)으로 이루어진 불투명한 층이다.

공막(sclera)은 두꺼운 섬유층(fibrous layer)으로 이 층에 있는 콜라겐섬유 다발은 표면과 평행한 층을 이루지만 방향은 불규칙하다. 공막의 콜라겐다발과 이를 이루는 원섬유 모두 직경과 배열이 일정하지 않다. 콜라겐 다발 사이에는 탄력섬유(elastic fiber)로 구성된 미세한 그물 구조와 약간의 기질(ground substance)이 존재한다. 섬유 사이에는 섬유모세포(fibroblast)도 산재하고 있다(도판 24.4, 1120쪽).

공막의 불투명성은 다른 치밀결합조직과 마찬가지로, 그 구조의 불규칙성이 일차적인 원인이다. 혈관과 신경, 시각신경(optic nerve)이 공막을 관통한다(그림 24.2 참조). 공막의 두께는 뒤쪽에서는 1 mm이고, 적도부(equator)에서는 0.3~0.4 mm이며, 각막과 공막의 경계, 즉 "가장자리(limbus)"에서는 0.7 mm이다.

공막은 구분이 다소 모호한 세 층으로 나눌 수 있다.

- **상공막층**(episcleral layer, episclera)은 공막의 바깥층이며, 안와주위지방(periorbital fat)에 인접한 성긴결합조직(loose connective tissue)이다.
- **공막고유질**(substantia propria, sclera proper, **테논피막** Tenon capsule)은 안구의 피복근막(investing fascia)으로, 두꺼운 콜라겐섬유로 구성된 치밀한 그물 구조이다.
- **맥락막상판**(suprachoroid lamina, lamina fusca)은 공막의 가장 안쪽 층으로 맥락막과 인접해 있으며, 고유질에 비해 얇은 콜라겐원섬유와 탄력섬유 및 섬유모세포, 멜라닌세포(melanocyte), 대식세포 등 다른 결합조직세포들도 관찰된다.

공막의 상공막층(episcleral layer)과 공막고유질(substantia propria) 사이에는 **상공막공간**(episcleral space, **테논공간** Tenon space)이 있다. 이 공간과 그 주위에 있는 안와주위지방 때문에 안구가 안와(orbit) 안에서 자유롭게 움직일 수 있다. 외안근(extraocular muscle)의 힘줄(tendon)은 공막고유질(substantia propria)에 부착된다.

각공막가장자리(corneoscleral limbus)는 각막과 공막 사이의 이행 부위이다.

각막과 공막의 경계부(junction of the cornea and sclera)에서(그림 24.6, 도판 24.4, 1120쪽), 보우만막이 갑자기 끝난다. 이 부위를 덮

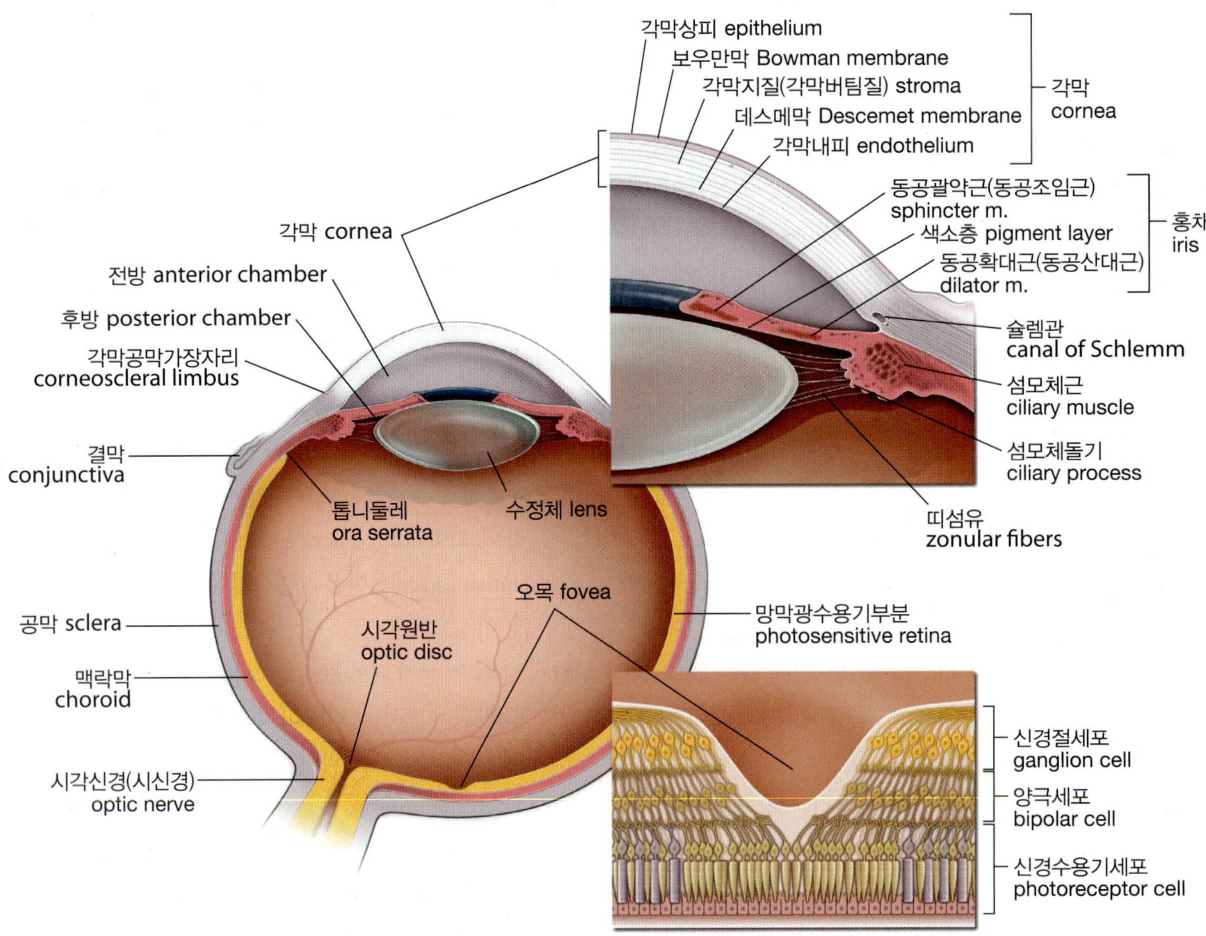

그림 24.6 안구 구조를 간단하게 나타낸 그림. 이 그림은 안구의 수평단면(horizontal section)을 나타낸 것으로 안구 벽을 이루는 각 층을 색으로 표시하였다. **위 삽입그림.** 전방(anterior chamber)과 후방(posterior chamber)을 좀 더 자세하게 나타내었다. 전방의 방수(aqueous humor)를 배출하는 홍채각막각(iridocorneal angle)과 슐렘관(canal of Schlemm, 공막정맥동 scleral venous sinus)이 나타난다. **아래 삽입그림.** 중심오목(fovea)의 세포와 신경섬유의 전형적인 구성.

는 상피는 각막에서 다섯 층 정도였지만, 결막(conjunctiva)이 되면서 10~12개의 세포층으로 늘어난다. 가장자리(limbus)의 표면에는 뚜렷한 두 종류의 상피세포가 있다. 이 중 하나는 결막세포(conjunctival cell)이고 다른 하나는 각막상피세포(corneal epithelial cell)이다. 가장자리의 기저층(basal layer)에는 **각막가장자리 줄기세포**(corneolimbal stem cell)가 위치해 있으며, 이 줄기세포가 각막상피를 생성하고 유지한다. 이 세포는 증식, 분화 과정을 거쳐 가장자리의 표면으로 이동한 후 각막 중앙부로 가서 손상된 상피세포를 대체한다. 각공막가장자리(corneoscleral limbus)에서 이러한 세포의 움직임은 각막으로 이주해오는 결막상피(conjunctival epithelium)를 막는 장벽으로도 작용한다. 이 연결부에서, 각막의 층판은 불규칙해지며 비스듬하게 배열된 공막의 콜라겐섬유다발과 이어진다. 혈관이 없는 각막에서 혈관이 풍부한 공막으로 갑자기 바뀌는 것도 바로 이 연결부에서 일어난다.

가장자리(limbus) 부분, 특히 **홍채각막각**(iridocorneal angle)에는, 방수(aqueous humor)의 배출에 관여하는 구조가 있다(그림 24.7). 지질층에는 안쪽이 내피로 덮인 **섬유주그물**(각공막섬유주, trabecular meshwork, **폰타나공간** space of Fontana)이라고 하는 통로가 합쳐져서 **공막정맥동**(scleral venous sinus, **슐렘관** canal of Schlemm)을 형성한다. 이 정맥동은 안구를 둘러싸고 있다(그림 24.6, 24.7 참조). 방수는 안구의 후방(posterior chamber)에서 수정체의 경계에 위치하는 섬모체돌기(ciliary process)로부터 생성된다. 이 액체는 후방을 나와 홍채와 수정체 사이에 있는 판막 같은 잠재적인 통로를 지나 전방(anterior chamber)으로 들어간다. 방수는 다음 가장자리 부위에 있는 섬유주그물의 통로를 지나 공막정맥동(scleral venous sinus)으로 들어간다. 공막에 있는 집합관(collecting vessel)은 혈액 대신에 방수를 운반하기 때문에 **방수정맥**(aqueous vein)이라고도 하며, 방수를 공막의 정맥(혈액이 들어있는)으로 운반한다. **홍채각막각**(iridocorneal angle)에 일어나는 변화에 의해 방수의 흐름에 장애가 나타나 **녹내장**(glaucoma)이 유발될 수 있다(글상자 24.1 1088쪽 참조). 눈을 검사할 때 홍채각막각은 **전방각경**(gonioscope)을 사용하여 관찰한다. 전방각경은 거울 또는 프리즘을 사용해서 빛을 홍채각막각으로부터 검사자의 방향으로 반사시키는 특수한 광학기구이다. 안과의사는 이 기구를 세극등(slit lamp)이나 수술현미경(operating microscope)과 함께 사용하여, 녹내장에 동반될 수 있는 여러 다양한 안과 질환들을 검사하여 밝혀낼 수 있다. 또한 홍채각막각은 **초**

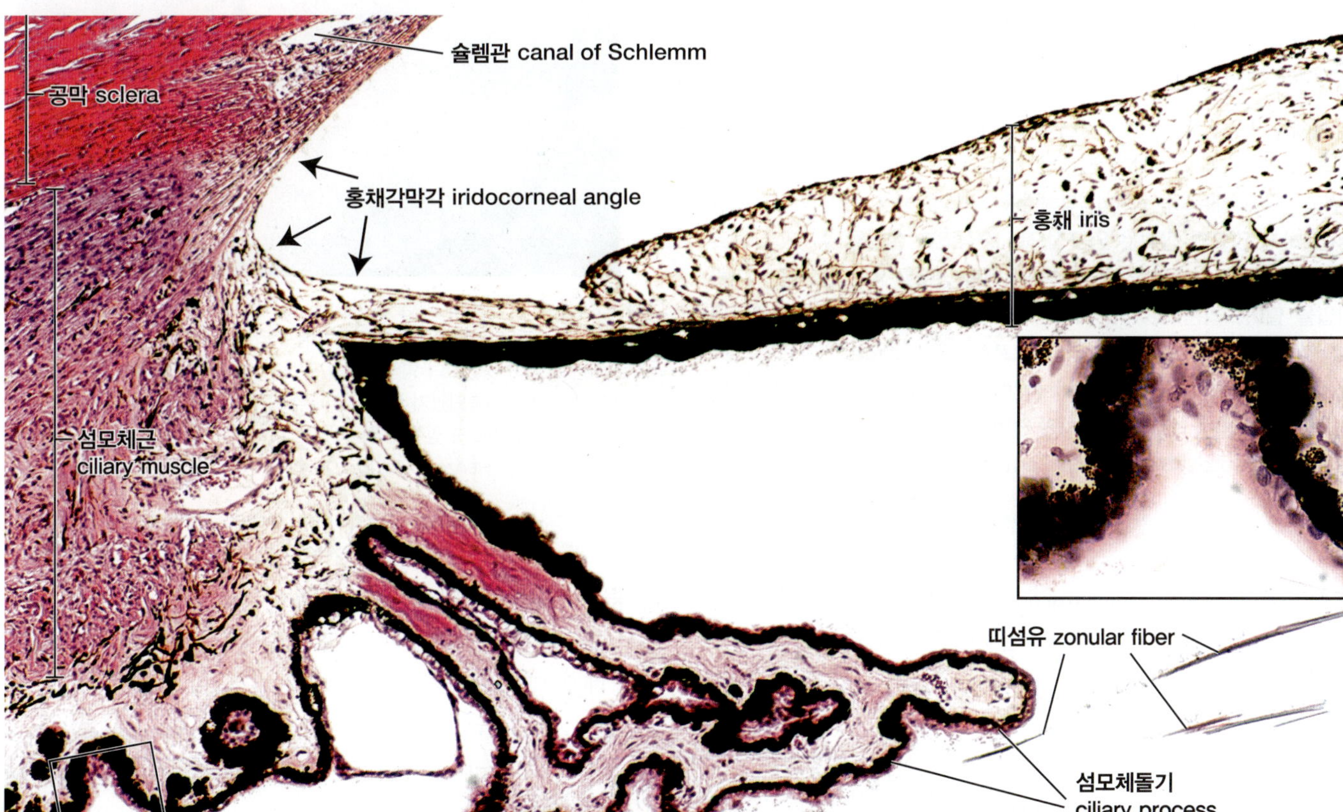

그림 24.7 섬모체(ciliary body)와 홍채각막각(iridocorneal angle)의 현미경사진. 이 사람 눈의 현미경사진에서는 섬모체(ciliary body)의 앞부분과 *홍채(iris)* 및 *공막(sclera)*의 일부가 나타난다. 섬모체의 안쪽 표면에는 방사상으로 배열된 능선 모양의 돌출부인 *섬모체돌기(ciliary process)*가 형성되어 있으며, 여기에 *띠섬유(zonular fiber)*가 부착된다. 섬모체에는 *섬모체근육(ciliary muscle)*, 혈관층의 혈관을 함유한 결합조직 및 방수를 생성하는 섬모체상피(ciliary epithelium)가 있다. 섬모체의 앞쪽, 홍채와 각막 사이에는 *홍채각막각(iridocorneal angle)*이 있다. 공막정맥동(scleral venous sinus, *슐렘관 canal of Schlemm*)은 이 홍채각막각 가까이에 있으며, 방수를 배출하여 안압(intraocular pressure)을 조절한다. ×120. **삽입그림**에서는 바깥쪽의 색소층(pigmented layer)과 안쪽의 비색소층(nonpigmented layer)으로 이루어진 두 층의 섬모상피(ciliary epithelium)를 관찰할 수 있다. ×480.

글상자 24.1

임상적용: 녹내장(Glaucoma)

녹내장(glaucoma)은 오랫동안 지속적으로 안압(intraocular pressure)이 증가된 결과로 나타나는 임상질환이다. 이 질환은 방수(aqueous humor)가 과다하게 분비되거나, 전방(anterior chamber)으로부터 방수 배출의 장애가 원인이 될 수 있다. 눈의 내부조직, 특히 망막은 안구내혈관(intraocular vessel)으로부터 산소와 영양분을 공급받는다. 정상적으로, 혈관의 정수압력(hydrostatic pressure)이 안압보다 클 경우에, 혈액은 이 혈관들(모세혈관과 정맥을 포함해서)을 통해 흐른다. 방수의 배출에 장애가 있을 경우, 안구의 벽은 확장되지 않으므로 안압이 증가하게 된다. 안압의 상승은 정상적인 망막의 영양공급과 기능을 방해하여 망막신경세포층(nerve fiber layer)의 위축을 유발하게 된다(그림 F24.1.1).

녹내장에는 다음과 같은 두 유형이 있다.

- **개방각녹내장**(open-angle glaucoma)은 가장 흔한 유형의 녹내장으로 성인에서 시력이 상실되는 실명(blindness)의 가장 흔한 원인질환이다. 홍채각막각(iridocorneal angle)의 섬유주그물(trabecular meshwork)에서 공막정맥동(scleral venous sinus, 슐렘관 canal of Schlemm)으로 방수의 흐름이 감소하고 결국에는 배출이 안되게 된다.
- **폐쇄각녹내장**(close-angle glaucoma, **급성녹내장** acute glaucoma)은 훨씬 드문 유형의 녹내장으로 홍채각막각이 좁아져 방수가 공막정맥동으로 들어가지 못하게 된다. 갑자기 통증이 동반되고 공막정맥동으로의 배출이 완전히 폐쇄되는 질환으로, 지체없이 치료하지 않으면 영구적인 실명(permanent blindness)을 초래할 수 있다.

녹내장에 동반되는 시각결손(visual deficit)에는 흐린시력(blurring of vision), 암소적응(dark adaptation) 장애(정상적인 망막기능의 상실을 시사하는 증상), 광원 주위의 테(달무리[halo]; 각막내피의 손상을 시사하는 증상) 등이 있다. 이 질환을 치료하지 않으면 망막은 영구적으로 손상되고 실명될 수 있다. 치료는 방수의 생성을 감소시키거나, 정상적인 배출 경로를 막는 원인을 제거하여, 안압을 떨어뜨리는 것이다. 개방각녹내장의 치료에는 **프로스타글란딘 유사체**(prostaglandin analog, 예: 라타노프로스트 latanoprost, 비마토프로스트 bimatoprost, 트라보프로스트 travoprost) 점안액을 일차적으로 사용한다. 이 약제는 슐렘관으로 방수 배출을 증가시켜 안압을 효과적으로 저하시키는 기능을 한다. **탄산탈수효소억제제**(carbonic anhydrase inhibitor)는 방수의 생성을 감소시키는 약제로 과거에 많이 사용되었으나, 현재에는 전신 부작용이 덜한 프로글란딘 유사체로 대체되고 있다.

녹내장을 수술적으로 치료하는 두 가지 종류의 레이저수술(laser surgery)이 사용되고 있다. 이들은 모두 방수가 홍채각막각을 통해 방출되는 것을 촉진하는 수술이다. 레이저 **섬유지주성형술**(trabeculoplasty)은 레이저빔을 사용하여 섬유지주그물의 일부에 상처를 내 국소 반흔형성(focal scarring)을 유도하는 수술이다. 이에 따라 상처를 내지 않은 상처 주변 부위의 섬유지주그물이 기계적으로 확장되어 방수의 방출이 촉진된다. 섬유지주성형술은 개방각녹내장 환자에서 약물치료가 효과가 없거나 심각한 부작용이 발생했을 경우 자주 사용한다. **홍채절개술**(iridotomy)은 폐쇄각녹내장 환자에서 사용된다. 레이저빔이 홍채 기저부에 작은 구멍을 내어 홍채각막각을 확장시키고 방수를 더 원활하게 배출되도록 한다.

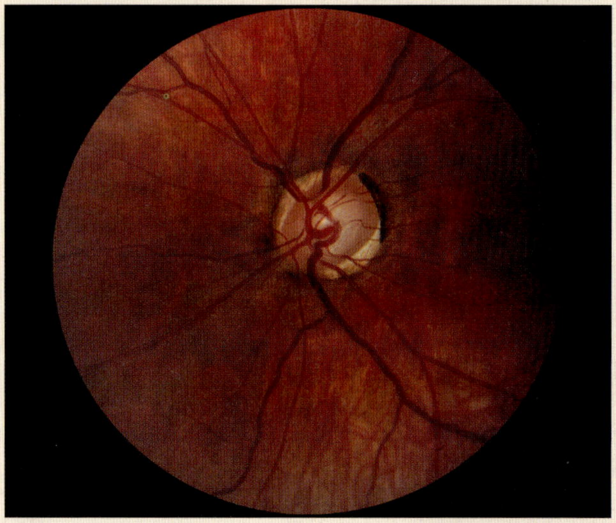

그림 F24.1.1 망막박리(retinal detachment). 이 사진은 망막박리 환자의 오른쪽 눈 안저(fundus)의 소견이다. 시각신경원반에서 나오는 망막중심혈관(central retinal vessel)에는 초점이 맞았으나 망막박리가 일어난 부분은 초점이 맞지 않았다. 이는 망막박리된 부분이 돌출되었기 때문으로(다수의 능선과 음영으로 나타난다). 이 부분은 검안경의 초점면보다 앞쪽에 위치해 있다. 이 사진을 그림 24.15의 정상 망막과 비교해 볼 것. (Dr. Renzo A. Zaldivar 제공.)

음파생체현미경(ultrasound biomicroscopy, UBM)을 사용하여 관찰할 수 있다. 이러한 고해상도영상기법은 고주파 초음파변환기를 사용하여 원발폐쇄각 녹내장(primary angle-closure glaucoma) 환자의 좁아진 홍채각막각을 관찰하는 방법이다.

안구혈관층(Vascular Coat, 포도막 Uvea)

안구혈관층의 가장 앞 부분인 홍채는 수정체 앞에서 조절 가능한 조리개가 된다.

홍채(iris)는 섬모체의 앞쪽 경계에서 나와(그림 24.7 참조) 각공막경계의 뒤쪽에서 2 mm 정도 떨어진 공막에 부착한다. 이 얇은 원반의 중심에 뚫린 구멍을 **동공**(pupil)이라고 한다. 빛의 밝기에 반응해서 크기가 변할 때 홍채는 약간 앞쪽으로 밀려난다. 홍채는 혈관이 매우 많이 분포하는 결합조직 지질(stroma)과 이의 뒷면을 덮고 있는 색소가 매우 많은 **후색소상피**(posterior pigment epithelium)로 구성되어 있다(그림 24.8). 이들 세포의 기저판(basal lamina)은 안구의 후방(posterior chamber)을 마주보고 있다. 색소세포는 색소가 침착된 정도가 매우 강해서 광학 현미경으로는 핵과 세포질이 다 보이지 않을 정도이다. 이 층의 밑에는 한 층의 근상피세포(myoepithelial cell)가 이루는 **전색소근상피**(anterior pigment myoepithelium)가 있다. 이들 근상피세포의 뒤쪽 첨단부(apical [posterior] portion)에는 멜라닌과립(melanin granule)이 많아, 인접

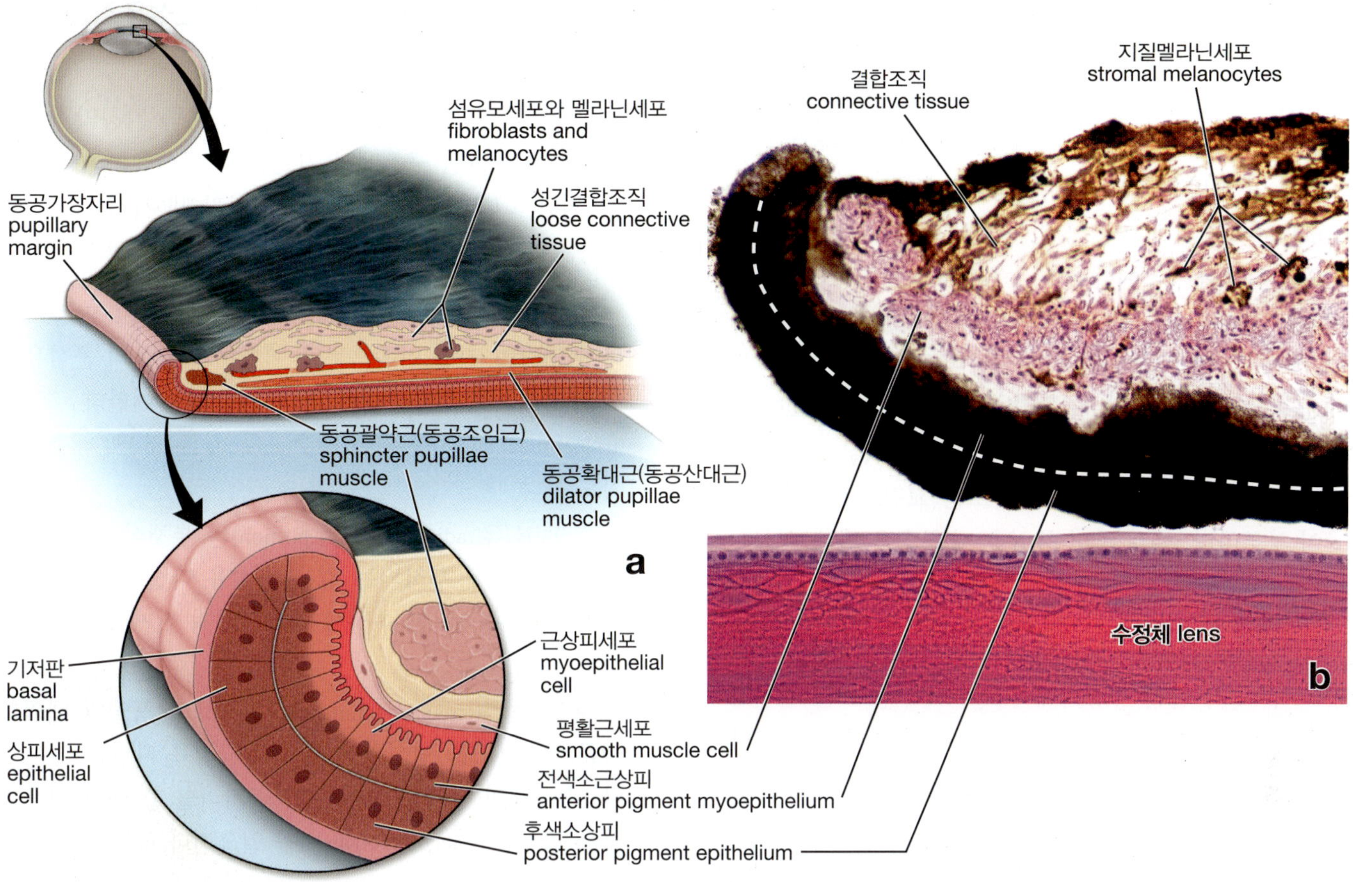

그림 24.8 홍채(iris)의 구조. a. 이 이해하기 쉽게 그린 그림에서는 홍채의 층을 나타내었다. 색소상피세포(pigmented epithelial cell)는 동공가장자리(pupillary margin)에서 접혀 있다. 두 층의 색소상피세포는 동공확대근(dilator pupillae muscle)과 닿아 있다. 홍채의 앞 표면에는 완전한 층을 이루지는 못하는 섬유모세포(fibroblast)의 층이 나타나며, 지질(stroma)에는 멜라닌세포(melanocyte)들이 나타난다. **b.** 홍채의 조직학적 특징을 보여주는 현미경사진이다. 홍채의 위치관계를 이해하기 쉽게 홍채의 뒤쪽에 있는 *수정체(lens)*를 포함시켰다. 홍채는 *결합조직* 지질과 이의 후면을 싸고 있는 후색소상피(posterior pigment epithelium)로 구성되어 있다. 기저판(사진에 나타나지는 않음)은 안구 후방(posterior chamber)에 면해 있다. 색소가 매우 강하기 때문에 상피의 조직학적 특징을 잘 구별할 수 없다. 이 세포의 바로 앞에는 전색소근상피층(anterior pigment myoepithelium layer)이 있다(이 두 층 사이를 *점선*으로 분리하였다). 근상피세포의 뒷부분에는 멜라닌이 들어 있는 반면 앞쪽 부분은 수축성분이 들어있어 동공확대근을 형성한다. 동공괄약근(sphincter pupillae muscle)은 지질에 뚜렷하게 나타난다. 홍채의 색은 결합조직 지질에 전체에 산재되어 있는 *멜라닌세포*의 수에 좌우된다. *아래*에는 수정체가 관찰된다. ×570.

한 후색소상피세포와의 경계가 뚜렷하게 나타나지 않는다. 근상피세포의 앞쪽 기저부(basal [anterior] portion)에는 수축성분을 함유한 돌기가 방사상으로 뻗어, 다른 근상피세포들과 함께 홍채의 **동공확대근**(동공산대근, dilator pupillae muscle)을 형성한다. 이들 수축성 돌기는 기저판(basal lamina)에 싸여 지질(stroma)과 분리되어 있다.

동공의 수축(constriction of the pupil)은 동공 가장자리 근처에 위치한 홍채 지질 평활근세포의 수축으로 일어난다. 동심원을 이루며 배열된 이 세포들의 집단이 **동공괄약근**(동공조임근, sphincter pupillae muscle)을 형성한다.

홍채의 앞쪽 표면은 수 많은 능선(ridge)과 고랑(groove)으로 이루어져, 임상에서 눈을 검안경(ophthalmoscope)을 사용하여 검사하면 이를 관찰할 수 있다. 이 표면을 광학현미경으로 관찰하면, 섬유모세포(fibroblast)와 멜라닌세포(melanocyte)로 이루어진 불연속적인 층으로 나타난다. 바로 이 지질에 있는 멜라닌세포의 수에 의해 눈의 색에 차이가 나타난다. 홍채에 있는 이들 **색소함유세포**(pigment-containing cell)는 광선을 흡수하는 기능을 한다. 지질에 멜라닌세포(melanocyte)가 거의 없으면, 눈의 색은 홍채 후면의 세포에 있는 색소에 반사된 빛에 의해 파란색 눈이 된다. 지질 색소의 양이 증가하면서 눈의 색은 파란색에서 청록색, 회색, 마지막에는 갈색의 순서로 달라진다.

동공괄약근에는 부교감신경이 분포하며, 동공확대근은 교감신경에 의해 조절된다.

동공의 크기(size of the pupil)는 동공괄약근과 동공확대근의 수축에 의해 조절된다. **적응**(adaptation, 동공의 크기의 증가와 감소)이라는 과정 때문에 항상 적당한 양의 빛만 눈으로 들어올 수 있다. 적응에는 두 가지 근육이 관여한다.

- **동공괄약근**(동공조임근, sphincter pupillae muscle)은 평활근세포

로 이루어진 돌림근띠(circular band, 도판 24.3, 1118쪽)로서, 동안신경(눈돌림신경 oculomotor nerve, 제3뇌신경 cranial nerve III)의 부교감성분(parasympathetic nerve)이 분포하며, 빛이 많이 들어올 때 동공의 크기를 줄이는 작용을 한다. 동공이 눈으로 들어오는 빛의 양에 반응하지 않으면 **"동공이 확대된 채로 고정**(pupil fixed and dilated)"되며 이는 신경이나 뇌기능의 장애를 시사하는 중요한 임상적 징후이다.

- **동공확대근**(동공산대근, dilator pupillae muscle)은 홍채의 전색소상피(anterior pigment epithelium)를 이루는 색소근상피세포(pigmented myoepithelial cell)의 수축성 돌기가 방사상으로 배열되어 형성한 얇은 판 모양의 구조이다. 이 근육은 상경신경절(superior cervical ganglion)로부터 나오는 교감신경(sympathetic nerve)이 분포하며, 빛의 양이 줄었을 때 동공을 확대시키는 작용을 한다.

눈을 **검안경으로 검사**(ophthalmoscopic examination)하기 직전에, **아트로핀**(atropine)과 같은 동공확대제(mydriatic agent)를 점안하여 동공을 확대시킨다. 아세틸콜린(acetylcholine, ACh)은 동공괄약근에 분포하는 부교감신경의 신경전달물질이다. 아트로핀을 점안하면 무스카린성 아세틸콜린 수용체(muscarinic acetylcholine receptor)가 차단되어, 일시적으로 괄약근이 마비되고, 동공은 검안경에서 나오는 빛에 반응하지 않게 확대된 채로 고정된다.

섬모체는 혈관층(vascular coat)의 앞부분이 두꺼워져 형성된 구조로, 홍채와 맥락막 사이에 위치한다.

섬모체(ciliary body)는 홍채(iris)의 뿌리에서 **톱니둘레**(ora serrata)를 향해 후외측으로 6 mm 정도 뻗어 있다(그림 24.2 참조). 뒤쪽에서 보면, 톱니둘레의 외측 가장자리에는 17~34개의 고랑 또는 무딘 톱니(crenulation)가 있다. 이 고랑이 망막과 맥락막 모두의 앞쪽 경계가 된다. 섬모체의 앞쪽 1/3 부위에 있는 섬모체돌기(ciliary process)는 75개 정도의 방사상 능선으로 이루어져 있다(그림 24.7 참조). 섬모체띠섬유(zonular fiber)는 섬모체 사이에 있는 고랑에서 기원된다.

섬모체는 지질(stroma)과 상피로 이루어져 있으며, 이는 홍채와 비슷하다. 지질은 다시 두 층으로 나누어진다.

- **외층**(outer layer)은 평활근인 **섬모체근**(ciliary muscle)으로 구성되어 있으며, 섬모체의 대부분을 차지하고 있다.
- **내혈관부**(inner vascular region)는 섬모체돌기(ciliary process) 안쪽으로 뻗어 있다.

섬모체의 내면을 덮는 상피층은 망막 상피의 두 층이 그대로 연속되어 형성된다(그림 24.1 참조).

섬모체근은 서로 다른 기능을 하는 세 평활근섬유 집단으로 이루어져 있다.

섬모체의 평활근은 공막돌기(scleral spur), 즉 각공막경계에 있는 공막 내면에 돌출된 구조에서 기원된다. 근섬유는 여러 방향으로 뻗어있지만, 그 방향과 부착 부위에 따라 세 가지 기능적인 집단으로 분류된다.

- **경선(세로)섬유**(meridional [longitudinal] portion): 뒤쪽으로 주행하여 맥락막 지질 안쪽으로 들어가는 바깥쪽의 근섬유로 이루어져 있다. 이 섬유는 맥락막의 신장에 관여한다. 홍채각막각(iridocorneal angle)을 열어 방수(aqueous humor)의 배출을 도와주기도 한다.
- **방사(경사)섬유**(radial [oblique] portion)는 부챗살처럼 방사상으로 퍼져 섬모체에 부착되는 깊은 근섬유 다발로 이루어져 있다. 이 근육이 수축되면 수정체가 납작해져 원거리에 초점이 맞춰진다.
- **돌림(괄약)섬유**(circular [sphincteric] portion)는 둥글게 배열되어 괄약근(sphincter)을 형성하는 안쪽의 근섬유 다발로 이루어져 있다. 수정체의 장력을 줄여주며, 근거리를 볼 때 초점을 맞추게 하는 조절반사(accommodation)를 일으킨다.

조직 표본을 관찰할 경우, 이들 근섬유의 배열을 명확하게 구분하기는 어렵다. 위의 분류는 미세해부기법(microdissection technique)에 기초한 결과이다.

섬모체돌기는 능선 모양으로 섬모체가 돌출된 구조로서, 수정체에 부착되는 띠섬유(zonular fiber)가 기원한다.

섬모체돌기(ciliary process)는 섬모체의 내혈관층(inner vascular region)이 두꺼워져 형성된 구조이다. 이들은 맥락막의 혈관층(vascular layer)과 이어져 있다. 섬모체 돌기 내에는 멜라닌색소과립(melanin pigment granule)을 함유한 대식세포(macrophage)가 산재되어 있고, 탄력섬유(elastic fiber)도 나타난다(도판 24.3, 1118쪽). 섬모체돌기와 섬모체는 두 층의 원주상피세포인 섬모체상피(ciliary epithelium)로 덮여 있으며, 이들은 원래 안배(optic cup)의 두 층에서 기원된다. 섬모체상피는 다음과 같은 세 가지 기능을 한다.

- **방수**(aqueous humor)의 분비
- **혈액방수장벽**(blood-aqueous barrier, **혈액안구장벽**[blood-ocular barrier]의 일부)의 형성에 참여
- **수정체걸이인대**(suspensory ligament of lens)를 형성하는 **띠섬유**(zonular fiber)를 생성하고 고정시킴

섬모체상피의 내층 세포는 그 기저판(basal lamina)이 후방과 유리체방 쪽을 향해 있다. 이 층의 세포들에는 색소가 없다. 하지만

기저판이 섬모체의 결합조직 지질 쪽을 향해 있는 층의 세포들에는 색소가 매우 많으며, 망막의 색소상피세포와 직접 연속되어 있다. 이 **이중층섬모체상피**(double-layered ciliary epithelium)는 홍채로도 연속되며, 홍체에서 후색소상피(posterior pigmented epithelium)와 전색소근상피(anterior pigmented myoepithelium)가 된다. 섬모체돌기에 있는 비색소상피세포의 기저판에서부터 뻗어 있는 띠섬유(zonular fiber)는 수정체피막(lens capsule, 수정체의 기저판이 두꺼워져 형성된 구조)에 부착된다.

혈액방수장벽(blood-aqueous barrier)은 눈의 내부환경과 섬모체를 통해 들어오는 혈액을 분리한다.

비색소층의 세포(cell of the nonpigmented layer)는 액체를 운반하는 상피(fluid-transporting epithelium)의 특징, 즉 잘 발달된 폐쇄띠(zonular occludens)와 같은 복잡한 세포사이접합부(cell-to-cell junction), 광범위하게 발달된 외측 및 기저면의 주름(lateral and basal plications), 외측 표면의 Na^+/K^+-ATPase의 발현 등이 잘 나타나는 세포이다. 또한 이들은 띠섬유(zonular fiber)의 성분을 생성, 분비하는 기능이 있어 rER과 골지체가 풍부하다. 비색소섬모체상피세포 사이의 폐쇄띠는 혈액방수장벽(blood-aqueous barrier)을 유지하는 구조가 된다. 이 장벽은 섬모상피를 통해 물질이 자유롭게 확산되지 못하게 제한하여, 섬모체의 기질이나 혈관과는 매우 다른 방수의 독특한 환경을 유지한다. 혈액방수장벽은 각막과 수정체의 기능과 영양 공급에 중요한 역할을 한다. 눈의 염증, 안구내수술, 외상, 혈관성 질환 등에서 **혈액방수장벽의 파괴**(disription of the blood-aqueous barrier)가 일어날 수 있다. 이 경우 섬모체 지질과 홍채에서 혈장단백질(피브리노겐 fibrinogen)이 누출되고 염증세포가 이주하여 안구 전방과 후방으로 들어와 방수가 혼탁해질 수 있다.

반면 **색소층의 세포**는 접합부(junctional zone)가 별로 잘 발달되어 있지 않으며, 크고 불규칙한 외측세포사이공간(lateral intercellular space)이 나타난다. 서로 마주보는 이 두 세포층의 자유표면은 부착반(desmosome)과 교통반(gap junction)으로 결합되어 있으며, **섬모체통로**(ciliary channel)라고 하는 불연속적인 "내강(luminal)" 공간을 형성한다.

방수는 혈장으로부터 기원되며 안압을 유지한다.

방수(aqueous humor)는 그 이온 조성이 혈장(plasma)과 비슷하지만 단백질의 양은 0.1% 미만이다(혈장의 단백질은 7%). 방수의 주 기능은 **안압**(intraocular pressure)의 유지와, 각막이나 수정체와 같은 무혈관조직으로 영양분의 공급과 대사물질의 제거이다. 방수

글상자 24.2

임상적용: 망막박리(Retinal Detachment)

안배(optic cup)에서 두 상피층의 자유표면이 서로를 향하고 있기 때문에, 그 사이에서 형성된 공간의 흔적이 망막에서 잠재적인 공간으로 존재한다. 이 공간이 확장되면 신경망막은 망막색소상피(RPE)로부터 분리된다. 이 경우, 망막색소상피는 맥락막쪽에 붙어 남아 있게 된다. 이러한 상태를 **망막박리**(retinal detachment)라고 한다. 망막박리가 일어나면 광수용기세포는 더 이상 아래쪽에 있는 맥락막의 맥락모세혈관얼기(choriocapillary plexus)로부터 영양소를 공급받을 수 없게 된다.

망막박리의 임상증상에는 흔히 "후추비(shower of pepper)"라고 표현되거나, 부유물(floater)이 눈앞에 떠다니는 듯한 감각이 나타난다. 이는 망막이 찢어지거나 박리될 경우 손상된 모세혈관으로부터 유출되는 적혈구가 원인이 된다고 알려져 있다. 또한 일부 환자들에 있어서는 갑작스런 섬광(flashes of light)이 나타나거나, 부유물이 보이는 동시에 "거미줄(web)" 또는 "연막(veil)"이 눈앞에 나타난다. 박리된 망막은 검안경으로 눈을 검사할 때 관찰하고 진단할 수 있다(그림 F24.2.1)

신속하게 원위치로 돌려놓지 못하면, 망막이 박리된 부위는 괴사되어 실명(blindness)을 유발할 수 있다. 이보다 좀 더 흔한 현상 중의 하나는, 유리체(vitreous body)가 노화되면(생애의 60대와 70대에) 위축되는 경향이 있어, 신경망막으로부터 떨어져 나가 신경망막이 찢어지는 부위가 한 군데 또는 여러 곳에 나타날 수 있다는 점이다.

만약 신속하게 교정하지 않으면 박리된 부위는 괴사하고 결국 시각상실을 초래할 수 있다. 아르곤레이저(argon laser)를 사용하여, 박리가 되는 모서리를 광응고(photocoagulating)시켜 반흔조직(scar tissue)이 형성되면, 박리된 망막을 수리할 수 있다. 이 방법은 망막이 더 이상 박리되는 것을 방지하고, 광수용기세포의 재배치를 촉진한다.

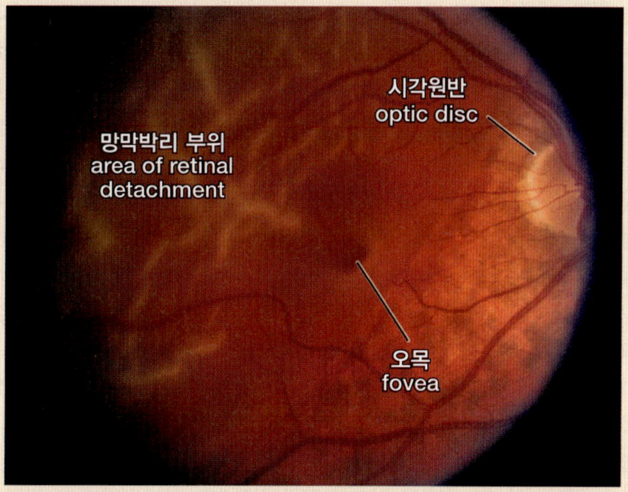

그림 F24.2.1 망막박리(retinal detachment). 이 사진은 망막박리 환자의 오른쪽 눈 안저(fundus)의 소견이다. 시각신경원반에서 나오는 망막중심혈관(central retinal vessel)에는 초점이 맞았으나 *망막박리가 일어난 부분*은 초점이 맞지 않았다. 이는 망막박리된 부분이 돌출되었기 때문으로(다수의 능선과 음영으로 나타난다), 이 부분은 검안경의 초점면보다 앞쪽에 위치해 있다. (Dr. Renzo A. Zaldivar 제공.)

는 섬모체에서 수정체 쪽으로 흘러 홍채와 수정체 사이를 지나 전방에 도달한다(그림 24.6 참조). 전방에서 방수는 외측으로 홍채와 각막 사이에 형성되는 각(홍채각막각 iridocorneal angle)으로 흘러 들어간다. 여기 가장자리(limbus) 조직에서 섬유주그물(trabecular meshwork)의 미로공간(labyrinthine space)으로 들어가 마지막으로 공막의 정맥과 연결된 **슐렘관**(canal of Schlemm)에 도달한다(글상자 24.1 참조). 사람 눈에서 방수의 정상적인 교체에 걸리는 시간은 1.5~2시간 정도이다.

혈관층에 속하는 맥락막은 망막의 심부에 위치한다.

맥락막(choroid)은 짙은 갈색의 혈관층으로, 두께는 뒤쪽에서 0.25 mm, 앞쪽에서는 0.1 mm에 불과하다. 맥락막은 공막과 망막 사이에 있다(그림 24.1 참조).

맥락막에서는 다음의 두 층을 구별할 수 있다.

- **맥락막모세혈관층**(choriocapillary layer)은 안쪽의 혈관층이다.
- **브루크막**(Bruch membrane)은 얇은 무정형의 유리막(hyaline membrane)이다.

맥락막은 시각신경(optic nerve)의 가장자리에서 공막에 단단히 부착된다. 공막와 망막 사이에 있는 잠재적 공간인 **맥락막주위공간**(perichoroidal space, 공막과 망막 사이)에는 공막에서 맥락막으로 이어지는 얇고 가지를 치는 띠 모양의 층판(lamella) 또는 끈(strand)이 지나간다. 이들 층판은 **맥락막상판**(suprachoroid lamina, lamina fusca)에서 기원되며, 크고 납작한 멜라닌세포(melanocyte)가 결합조직 성분 사이에 산재되어 있는 구조로, 결합조직 성분에는 콜라겐섬유, 탄력섬유, 섬유모세포, 대식세포, 림프구, 형질세포, 비만세포 등이 포함된다. 이 층판은 안쪽으로 들어가 맥락막의 나머지 부분에 있는 혈관을 둘러싼다. 이 조직 내에는 혈관과 연관되어 있지 않은 자유 평활근세포도 존재한다. 맥락막상판에는 **상맥락막림프공간**(epichoroid lymph space)이라고도 하는 림프관과 장 및 단 후섬모체동정맥(long and short posterior ciliary vessels) 및 안구의 앞쪽으로 가는 신경도 존재한다.

대부분의 혈관은 망막에 가까워질수록 크기가 작아진다. 가장 큰 혈관은 톱니둘레를 넘어 앞쪽으로 계속되어 섬모체 안으로 들어간다. 이 혈관들은 검안경으로 관찰 가능하다. 큰 혈관들은 대부분 정맥으로, 소용돌이 모양의 소용돌이정맥(vortex vein)이 된 후 비스듬한 방향으로 공막을 지나간다. 혈관으로 이루어진 내층은 한 평면에 배열되어 있어, 이를 **맥락막모세혈관층**(choriocapillary layer)이라고 하며, 망막의 세포에 영양분을 공급한다. 이 유창모세혈관(fenestrated capillary)의 내강은 크고 불규칙한 모양이다. 중심

글상자 24.3

임상적용: 노년기황반변성(Age-Related Macular Degeneration)

노인에서 가장 흔한 실명의 원인은 **노년기황반변성**(나이관련황반변성, age-related macular degeneration [ARMD])이다. 이 질환의 원인은 아직 확실하게 밝혀져 있지 않지만 유전과 환경(자외선조사 UV irradiation, 약제 drugs)이 모두 관여한다는 증거가 있다. 이 질환에서는 중심시력(central vision)은 상실되지만 주변부의 시력(peripheral vision)은 정상으로 남아 있다. 노년기황반변성(ARMD)에는 건성(dry, 위축성 atrophic, 비삼출성 nonexudative)과 습성(wet, 삼출성 exudative, 신생혈관성 neovascular)의 두 유형이 있다. **건성노년기황반변성**(dry ARMD)은 가장 흔한(전체의 90%) 유형으로 황반에 한정된 퇴행성병터(degenerative lesion)가 나타난다. 퇴행성병터에는 결정체(드루센 drusen)라고 하는 브루크막(Bruch membrane)의 부분적 비후(focal thickening)와, 망막색소상피(RPE)의 위축과 색소 소실, 아래에 있는 맥락막 모세혈관의 폐색(obliteration) 등이 나타난다. 이러한 변화에 의해 광민감성 망막의 황폐화가 일어나고 이에 따라 시야에 맹점이 형성된다. **습성노년기황반변성**(wet ARMD)은 건성노년기황반변성의 합병증으로, 망막에 형성된 맹점에 신생혈관증식(neovascularization)이 커다란 결정체(drusen)에 나타나는 질환이다. 이 새롭게 형성된 혈관은 얇고 취약한 혈관으로 쉽게 누출되고, 망막 바로 아래 공간에 삼출물을 생성하고 출혈을 일으키며, 결과적으로 섬유화(fibrosis)와 흉터(scar)가 형성된다. 이러한 변화에 의해 단기간에 중심시력이 진행성으로 소실된다. 습성노년기황반변성을 치료에는 **레이저광응고**(laser photocoagulation) 치료와 **혈관내피성장인자**(vascular endothelial growth factor, VEGF) 억제제인 래니비주맙(ranibizumab)를 유리체 내로 주사하는 방법이 있다. 이외에도 **황반전위술**(macular translocation)과 같은 수술적 방법이 최근 시도되고 있다. 이 방법은 망막을 박리한 후 위치를 바꾸고(전위 translocate), 신생혈관증식이 없는 부위로 옮겨 이를 재부착시키는 것이다. 다음에는 재래의 일반적인 레이저요법으로 병적인 혈관을 파괴하여, 중심시력이 소실되지 않게 한다.

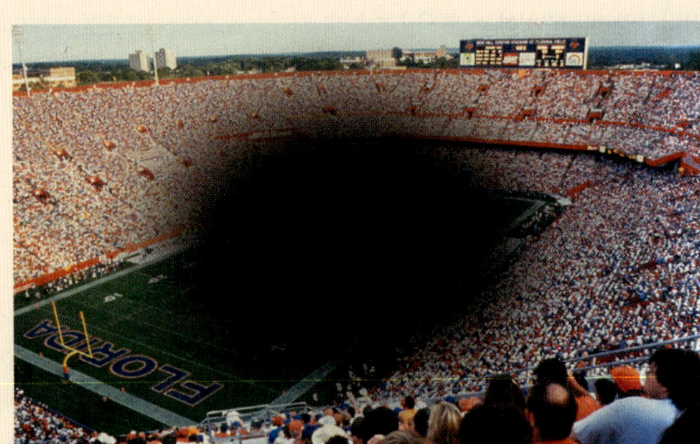

그림 F24.3.1 노년기황반변성(age-related macular degeneration) 환자의 시야(visual field)를 나타낸 사진. 망막의 황반 부위에 나타나는 변화 때문에 중심시력이 소실된다. 나머지 시력을 최대로 사용하기 위해 환자의 눈을 중심외주시(eccentric fixation)하는 방법을 가르친다.

오목(fovea)에서 맥락막모세혈관층은 더 두껍고, 모세혈관 그물은 더 밀집되어 있다. 이 층은톱니둘레에서 끝난다.

브루크막(Bruch membrane, 유리판 lamina vitrea)의 두께는 1~4 μm로 맥락막모세혈관층(choriocapillary layer)과 망막색소상피 사이에 위치한다. 시각신경에서 톱니둘레까지 이어져 있으며, 약간의 변형을 거친 후 섬모체로 계속된다. 브루크막은 얇은 무정형의 굴절성 층이다. 투과전자현미경(TEM)으로 이를 관찰하면 여러 층판으로 이루어진 구조에 탄력섬유와 콜라겐섬유로 이루어진 중심층이 위치하고 있음을 알 수 있다. 브루크막에서는 다섯 개의 층을 구분할 수 있다.

- 맥락막모세혈관층(choriocapillary layer)에 있는 내피세포(endothelial cell)의 기저판
- 콜라겐섬유층(layer of collagen fiber), 두께는 0.5 μm 정도
- 탄력섬유층(layer of elastic fiber), 두께는 2 μm 정도
- 두 번째 콜라겐섬유층(양쪽에서 탄력조직층을 싸고 있어 "샌드위치" 모양을 형성)
- 망막상피세포(retinal epithelial cell, RPE)의 기저판

톱니둘레(ora serrata)에서는 콜라겐섬유층과 탄력섬유층이 섬모체 지질(ciliary stroma)로 들어가 사라지고, 브루크막은 섬모체에 있는 망막색소상피(RPE)의 기저판과 이어진다.

망막(Retina)

망막은 눈에서 가장 안쪽에 있는 층이다.

망막(retina)은 안배(optic cup)의 내층(inner layer)과 외층(outer layer)에서 기원하며, 안구를 이루는 세 동심원층 중에서 가장 안쪽에 있다(그림 24.1 참조). 망막은 기본적으로 다음과 같은 두 층으로 이루어져 있다.

- **신경망막**(neural retina) 또는 **고유망막**(retina proper)은 광수용기세포(photoreceptor cell)를 함유한 안쪽의 층이다.
- **망막색소상피**(RPE)는 바깥층으로, 브루크막(Bruch membrane)을 통해 맥락막의 맥락막모세혈관층(choriocapillary layer) 위에 견고하게 부착된 층이다.

망막의 두 층 사이에는 잠재적인 공간이 존재한다. 이 두 층은 조직표본 제작과정에서 기계적으로 분리되기도 한다. 살아 있는 동안에도 눈의 질병이나 외상에 의해 이 두 층이 분리될 수도 있으며 이를 "**망막박리**(retinal detachment)"라고 한다(글상자 24.2 참조).

신경망막은, 기능의 차이에 의해 두 부위로 나누어진다.

- **비광수용기부분**(nonphotosensitive region, 비시각부분 nonvisual part)은 톱니둘레의 앞에 위치하며, 섬모체의 내면과 홍채의 후면을 덮고 있다(망막의 이 부분은 홍채와 섬모체부분에서 설명하였다.).
- **광수용기부분**(photosensitive region, 시각부분 optic part)은 톱니둘레 뒷부분의 안구 내면을 덮고 있는 부분으로, 시각신경(optic nerve)이 관통하는 부분만은 덮여 있지 않다(그림 24.1 참조).

시각신경이 망막과 연결되는 부위를 **시각신경원반**(optic disc) 또는 **시각신경유두**(optic papilla)라고 한다. 시각신경원반에는 광수용기세포가 없기 때문에 이곳은 시야(visual field)에서 맹점(blind spot)으로 나타난다. **중심오목**(fovea centralis)은 시각신경원반에서 외측으로 2.5 mm 정도 되는 곳에 있는 오목한 부위이다. 이 부위는 시각명료도(visual acuity)가 가장 높은 곳이다. 안구의 시각축(visual axis)은 중심오목을 지나간다. **황반**(macula lutea)이라고 하는 황색 색소가 있는 부분이 중심오목을 둘러싸고 있다. 비교해서 말하면, 중심오목은 망막의 부위 중에서 시각요소가 가장 집중되어 있고, 가장 질서정연하게 배열된 부위라고 할 수 있다. 황반을 둘러싸고 있는 망막 부위는 노인들에게서 **노년성황반변성**(age-related macular degeneration)이 일어날 수 있는 부위이다(글상자 24.3 참조).

망막의 층(Layers of the Retina)

망막은 세포와 그 돌기로 이루어진 열 개의 층으로 구성되어 있다.

망막의 열 층(ten layers of the retina)을 설명하기에 앞서, 망막을 이루는 세포의 종류를 파악하는 것이 중요하다. 그 이유는 이렇게 세포의 종류를 파악하는 것이 세포의 기능적인 연관성을 이해하는 데 도움이 되기 때문이다. 영장류의 망막에 대한 연구에 의하면, 적어도 15종류의 뉴런들이 38가지 이상의 서로 다른 종류의 시냅스(synapse)를 형성한다는 사실이 발견되었다. 망막을 이루는 뉴런과 지지세포(supporting cell)들을 다음의 네 가지 집단으로 분류할 수 있다(그림 24.9).

- **광수용기세포**(photoreceptor cell)—망막의 간상세포(rod)와 원추세포(cone)
- **전도뉴런**(conducting neuron)—양극세포(bipolar neuron)와 신경절세포(ganglion cell)
- **연합뉴런**(association neuron) 및 기타—수평세포(horizontal neuron), 원심뉴런(centrifugal neuron), 얼기사이뉴런(interplexiform neuron), 무축삭뉴런(amacrine neuron)
- **지지(신경아교)세포**(supporting [neuroglial] cell)—뮐러세포(Müller cell), 미세아교세포(microglial cell), 별아교세포(성상교세포 astrocyte)

이들 세포의 핵과 돌기들 사이의 특수한 배열과 상호 관계에 따라, 망막은 광학현미경으로 관찰되는 열 개의 층으로 조직되어 있다. 살아 있는 사람에서 망막의 층들은 스펙트럼영역빛간섭단층촬

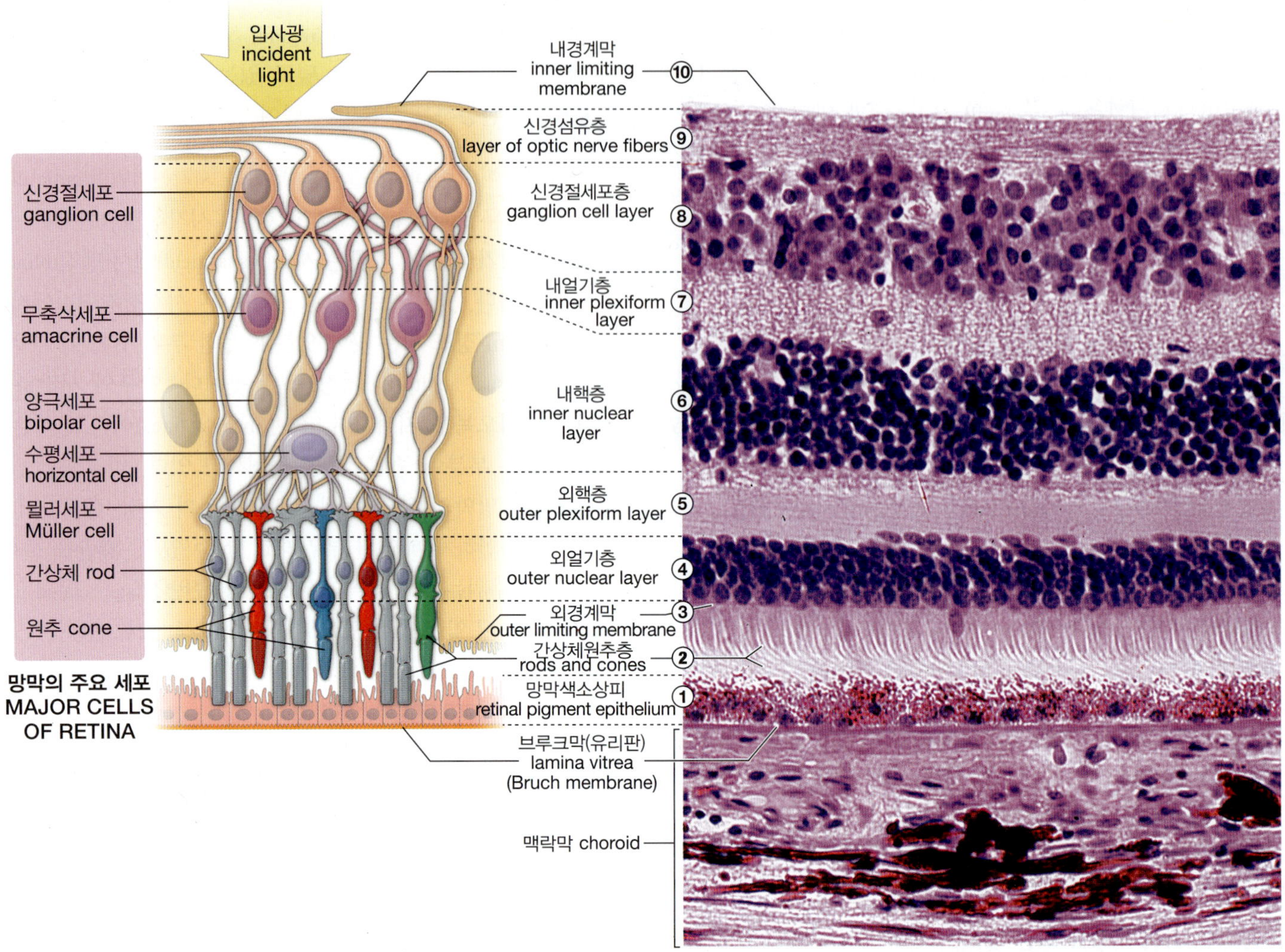

그림 24.9 망막(retina)을 이루는 층을 이해하기 쉽게 그린 그림과 현미경사진. 조직학적 특징에 의해, *오른쪽* 현미경 사진에 나타난 것과 같이, 망막은 열 개의 층으로 나누어진다. 이들 층에 해당하는 *왼쪽*의 그림에는 망막을 이루는 주요 세포들의 분포양상을 나타내었다. 빛은 망막으로 들어가서 안쪽에 있는 층들을 통과한 다음, 광수용기세포인 간상체(rod)와 원추(cone)에 도달한다. 광수용기는 망막색소상피(retinal pigment epithelium)와 밀접하게 연관되어 있다. 양극뉴런(bipolar neuron)과 신경절세포(ganglion cell) 사이의 상호관계에 의해 전기임펄스가 망막으로부터 뇌로 전달되는 양상이 뚜렷하게 나타나 있다. 브루크막(Bruch membrane, 유리판 lamina vitrea)은 망막색소상피와 혈관층(vascular coat)의 내층(맥락막 choroid)을 분리해준다. ×440.

영(spectral-domain optical coherence tomography)을 이용하여 영상화하고 검사할 수 있다. 망막의 열 개의 층을 바깥에서 안쪽으로 순서에 따라 열거하면 다음과 같다(그림 24.9 참조).

1. **색소상피**(retinal pigment epithelium, RPE)—망막의 바깥층으로, 신경망막의 일부는 아니지만 이와 직접 연관되어 있다.
2. **간상체원추층**(layer of rod and cone)—광수용기세포(photoreceptor cell)의 외분절(outer segment)과 내분절(inner segment)로 구성되어 있다.
3. **외경계막**(outer limiting membrane)—뮐러세포(Müller cell)의 끝부분이 이루는 경계구조이다.
4. **외핵층**(outer nuclear layer)—간상세포와 원추세포의 세포체(핵)가 있는 층이다.
5. **외얼기층**(outer plexiform layer)—간상세포와 원추세포의 돌기가 있으며, 이들과 연결되는 수평세포(horizontal cell), 무축삭세포(amacrine cell), 양극세포(bipolar cell)의 돌기가 있다
6. **내핵층**(inner nuclear layer)—수평세포(horizontal neuron), 무축삭세포(amacrine neuron), 양극세포(bipolar neuron) 및 뮐러세포의 세포체(핵)로 구성된 층이다.
7. **내얼기층**(inner plexiform layer)—서로 연결을 이루고 있는 수평세포, 무축삭세포, 양극세포, 신경절세포의 돌기로 이루어진 층이다.
8. **신경절세포층**(ganglion cell layer)—신경절세포(ganglion cell)의 세포체(핵)가 있는 층이다.
9. **신경섬유층**(layer of optic nerve fiber)—망막과 뇌를 이어주는 신경절세포의 돌기로 이루어진 층이다.
10. **내경계막**(inner limiting membrane)—뮐러세포의 기저판(basal lamina)으로 구성된 층이다.

각 층에 대한 자세한 내용은 다음 절에서 자세히 설명하였다(해당 번호 참조).

망막색소상피(RPE, 1층) 세포에는 표면에 간상세포와 원추세포의 돌기를 둘러싸는 구조가 있다.

망막색소상피(RPE)는 한 층으로 배열된 폭 14 μm, 높이가 10~14 μm 정도의 입방세포(cuboidal cell)로 이루어져 있다. 이 세포는 맥락막의 부르크막(Bruch membrane) 위에 놓여 있다. 색소세포는 중심오목(fovea)과 그 인접 부위에서 키가 가장 크며, 이는 이 부위가 짙은 색으로 나타나는 이유가 된다.

서로 인접한 망막색소상피(RPE) 세포는 교통반(gap junction), 폐쇄띠(zonula occludens)와 부착띠(zonula adherens)가 함께 형성하는 접합부복합체(junctional complex)에 의해 연결되어 있다. 이 접합부복합체는 **혈액망막장벽**(blood-retina barrier)을 이루는 구조이다. 이 장벽은 망막의 혈관이 20~30 kDa보다 분자량이 큰 물질을 투과하지 못하게 한다.

색소세포는 그 자유표면에 원통형의 구조가 있으며, 이는 간상체(rod)나 원추(cone)와 같은 광수용기세포 돌기의 끝부분과 직접 닿아 있지는 않지만 매우 밀접한 관계를 유지한다. 이들의 복잡한 세포질돌기는 짧게 돌출되어 광수용기세포의 간상체나 원추 사이로 뻗어 있다. 이들 돌기 내에는 눈의 다른 부위에 있는 멜라닌과립(melanin granule)과는 차이가 있는, 길쭉한 멜라닌과립이 풍부하게 존재한다. 이들 세포의 독특한 특징 중의 하나는 간상세포나 원추세포와 가까운 쪽에 멜라닌 과립이 모여 있다는 점이다. 핵은 구불구불한 주름(infolding)이 많으며, 브루크막에 인접한 기저표면 가까이에 위치한다.

이 세포는 또한 광수용기세포의 돌기로부터 포식한 물질을 잔여소체(residual body), 또는 포식소체(phagosome) 내에 층판 조직파편(lamellar debris)의 형태로 함유하고 있다. 핵의 상부에 있는 골지체와 커다란 그물 구조를 이루는 무과립형질내세망(sER)이 세포질에 있는 멜라닌과립과 잔여소체를 둘러싸고 있다.

망막색소상피(RPE)의 주요 기능은 다음과 같다.

- 신경망막을 통과해 들어온 **빛을 흡수**(absorbs light)하여 **반사를 방지**(prevent reflection)함으로써, 이로 인한 눈부심(glare)을 막는다.
- 망막세포를 혈액에서 들어오는 물질로부터 격리한다. 망막색소상피(RPE) 세포 사이에 있는 폐쇄띠(tight junction)는 **혈액망막장벽**(blood-retina barrier)의 주요 성분이 된다.
- 빛에 의해 분해된 시각색소(visual pigment)가 **광민감성을 회복**(restoring photosensitivity)하도록 재합성하는 과정에 참여한다. 망막색소상피(RPE) 새포에는 시각색소의 재합성에 필요한 대사기관(metabolic apparatus)이 있다.

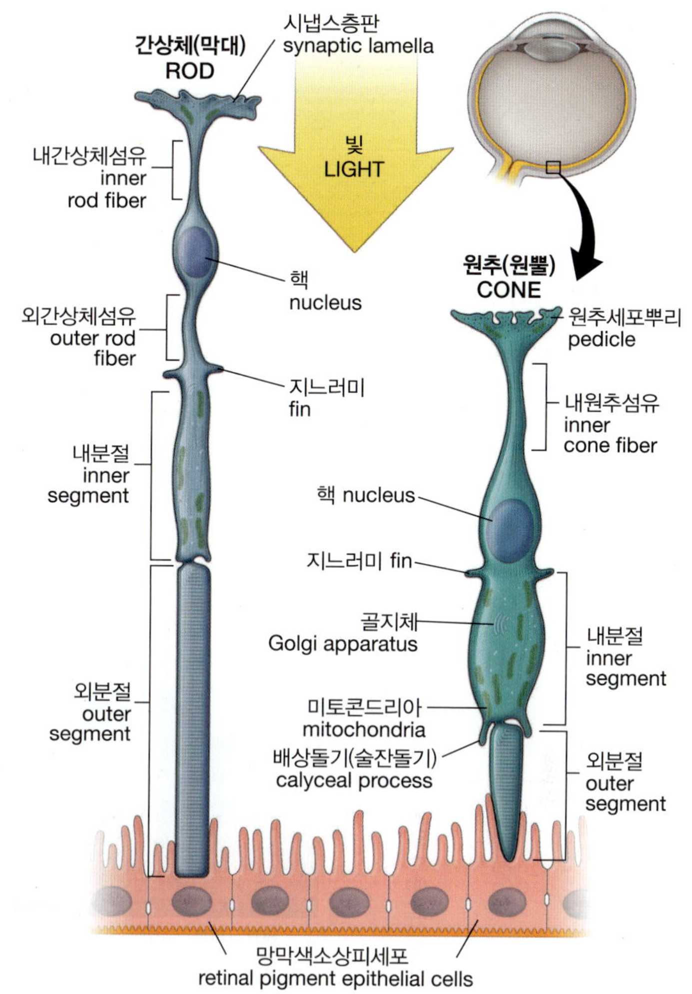

그림 24.10 간상세포(rod cell)와 원추세포(cone cell)의 초미세구조(ultrastructure)를 알기 쉽게 나타낸 그림. 간상세포와 원추세포의 외분절(outer segment)은 인접한 색소상피(pigment epithelium)와 밀접하게 연관되어 있다.

- 망막 광수용기세포인 간상세포와 원추세포의 **막성원반을 포식하여 폐기**(phagocytoses and disposes of membranous disc)한다.

광수용기세포인 간상세포와 원추세포(2층)는 신경망막의 바깥층에서부터 색소상피 쪽으로 뻗어 있다.

광수용세포(photoreceptor cell)의 외분절(outer segment)을 **간상체**(막대, rod)와 **원추**(원뿔, cone)라고 하며, 이들 광수용기세포의 핵은 망막의 외핵층(outer nuclear layer)을 형성한다(그림 24.9, 24.10). 빛이 광수용기세포에 도달하려면 반드시 신경망막 내부의 모든 층 전체를 먼저 통과하여야 한다. 간상체와 원추는 나무 울타리처럼 수직 방향으로 배열되어 있으므로, 광학현미경에서는 수직 방향의 줄무늬로 관찰된다.

망막에 있는 **간상체**는 약 **1억 2천만 개**, **원추**는 약 **7백만 개**이다. 이들은 광감각성 망막 전체에 고르게 분포하고 있지 않다. **중심오목**(fovea centralis) 부위에는 **원추가 가장 많이 밀집**되어 있으며, 이 부위가 가장 시각명료도(visual acuity)가 높고 색시각(color vision)에 가장 민감하다(그림 24.11). 간상체는 중심오목 바깥쪽에 가장 많이

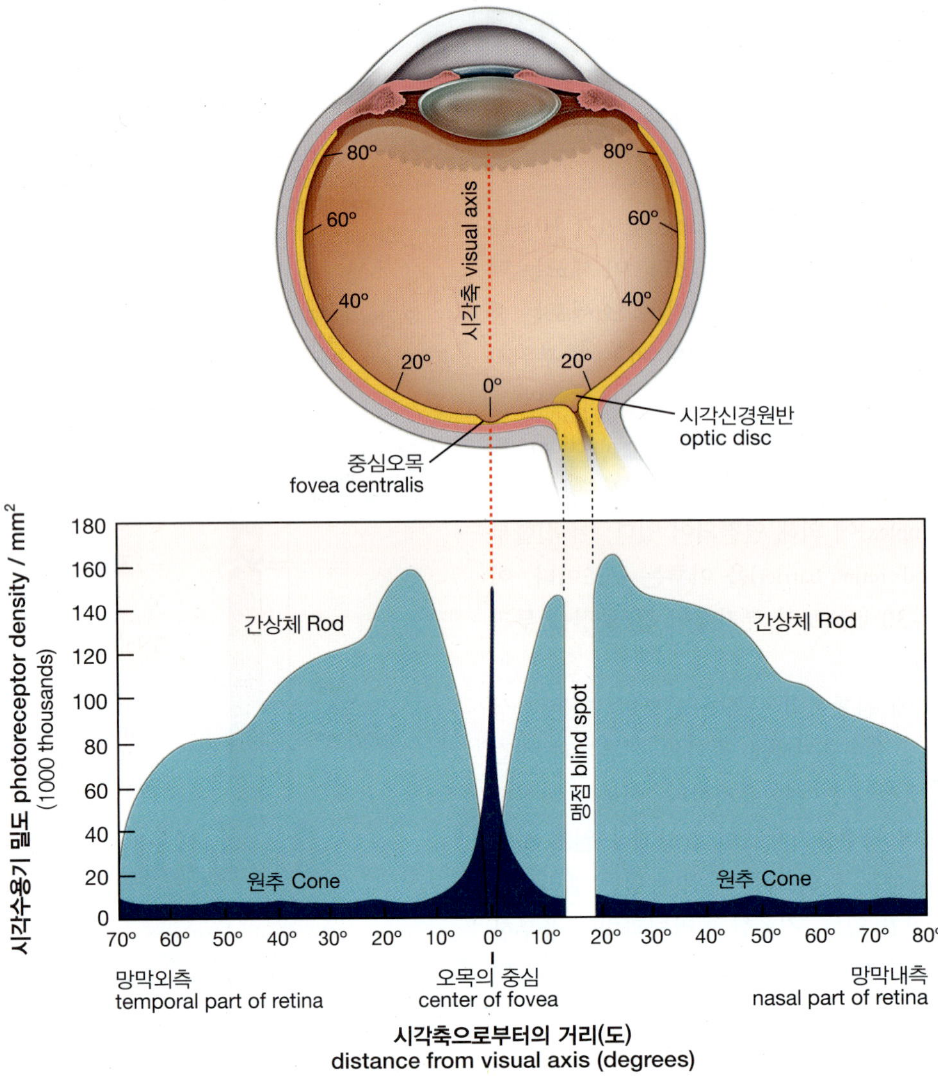

그림 24.11 사람 눈에서 간상체(rod)와 원추(cone)의 분포. 이 그래프에서는 망막 전체에 분포하는 간상체와 원추의 단위면적(mm^2)당 밀도를 나타내었다. 원추의 최대치는 중심오목(fovea centralis)에 나타나며, 대략 150,000/mm^2에 달한다. 간상체의 밀도는 시각축(visual axis)으로부터 20° 정도가 최대치이며 이는 대충 원추와 비슷하다. 간상체의 밀도는 가장자리로 갈수록 감소한다. 시각신경원반(optic disc)에는 시각수용기(photoreceptor)가 없다.

밀집되어 있으며, 주변부로 갈수록 밀도가 낮아진다. 간상체는 중심오목에는 거의 존재하지 않으며, 모든 광수용기세포가 존재하지 않는 시각신경원반(optic disc)에는 간상체도 존재하지 않는다(그림 24.11 참조). 간상체의 폭은 2 μm, 길이는 50 μm 정도(중심오목에서 60 μm, 주변부는 40 μm)이다. 원추의 길이도 부위에 따라 차이가 있어서, 중심오목에서는 85 μm이며, 망막 주변부에서는 25 μm 정도 된다.

간상체는 저조도에 민감하며 흑백 이미지를 형성한다. 원추는 저조도에 민감하지 못하며 색 이미지를 형성한다.

기능적인 면에서 보면, **간상체**(rod)가 **빛에 더 민감**(sensitive to light)하여 저조도의 빛이 있는 상태(즉 땅거미질 때 또는 밤에)에 사용되는 수용기이다. 간상체의 색소는 가시광선대역(visual spectrum)에서 파장이 496 nm인 빛에 최대흡광도(maximum absorption)를 나타낸다. 그 이미지는 회색조(gray tone)로만("흑백사진 black and white picture") 이루어진다. 이에 반해, **원추**는 **세 종류**가 존재한다. 이들은 **L형**, **M형**, **S형**으로 나누어지나(각각 장파장, 중간파장, 단파장의 빛에 민감한), 형태학적으로는 구분할 수 없다. 이들은 저조도의 빛에는 덜 민감하며, 각각 가시광선대역의 적색, 녹색, 청색 빛에 민감하다. 원추 중 L형, M형, S형 각각은 갖고 있는 시각색소 분자가 다르며, 이들 분자는 시각대역의 **청색**(420 nm), **녹색**(531 nm), **적색**(588 nm) 빛을 흡수하고 활성화된다. 원추는 적색, 녹색, 청색을 적절한 비율로 혼합하여 색을 나타내는 시각 이미지를 제공한다. 색맹(color blindness)의 여러 종류에 대해서는 글상자 24.5에서 설명하였다.

간상체와 원추 광수용기(rod and cone photoreceptor)는 각각 세 부분으로 이루어져 있다.

- 광수용기의 **외분절**(outer segment)은 대체적으로 원주형 또는 원추형이다(이 때문에 **간상체**와 **원추**라는 이름이 붙어 있다). 광수용기

글상자 24.4

임상적용: 망막의 임상영상(Clinical Imaging of the Retina)

최근 표준적인 검안경검사(opthalmoscopic examination)를 보완하는 새로운 검사방법인 **스펙트럼영역빛간섭단층촬영**(spectral-domain optical coherence tomography, SD OCT)이 사용되고 있다. 이 비침습적이고 비접촉성인 검사방법은 망막 표면 관찰에만 유용할 뿐만이 아니라 생체 내에서 망막의 고해상도 단면 영상을 관찰할 수 있다. 스펙트럼영역빛간섭단층촬영(SD OCT)으로는 망막의 모든 조직학적 층을 쉽게 구분할 수 있으며(그림 F24.4.1), 조직의 두께와 변화를 객관적으로 측정할 수 있다. SD OCT 기법은 망막에서 반사되는 광선(reflected light beam)의 스펙트럼 특성을 참조광선(reference beam)과 비교 분석하는 방법이다. 이러한 목적으로 적외선(파장이 ~840 nm이며 대역폭은 50 nm)을 사용하여 5 μm 해상도의 영상을 얻을 수 있다. 레이저 광선(laser beam)이 눈의 구조를 통과하면서 조직의 특성에 따라 일부는 흡수되고 일부는 반사하게 된다. 반사된 빛은 다채널 스펙트로미터(multichannel spectrometer)에 의해 감지되며, 그 간섭 패턴은 복잡한 컴퓨터 알고리즘을 통해 참조광선과 비교된다. 스펙트럼의 차이는 그림 F24.4.1에 나타난 횡단면 스캔이나 F24.4.2에 나타낸 망막의 3차원 영상을 구축하는 데 사용된다.

1990년대 SD OCT 기법의 도입은 여러 안과 질환의 진단과 처치에 혁명적인 변화를 가져왔다. SD OCT 기법 자체는 **녹내장**(glaucoma, 시각신경과 망막 시각신경섬유층의 측정)과 망막질환의 최선의 영상 기법이다. 이 기법은 **황반변성**(macular degeneration), **망막박리**(retinal detachment), **황반천공**(macular hole), **망막전막**(epiretinal membrane), **시각신경유두오목**(optic disc pit)을 빠르고 정확하게 진단할 수 있으며, **당뇨망막증**(diabetic retinopathy), **낭성황반부종**(cystoid macular degeneration), **중심장액맥락막병증**(central serous choroidopathy)과 같은 망막 내에 액체가 축적되는 질환의 검진에 유용하다.

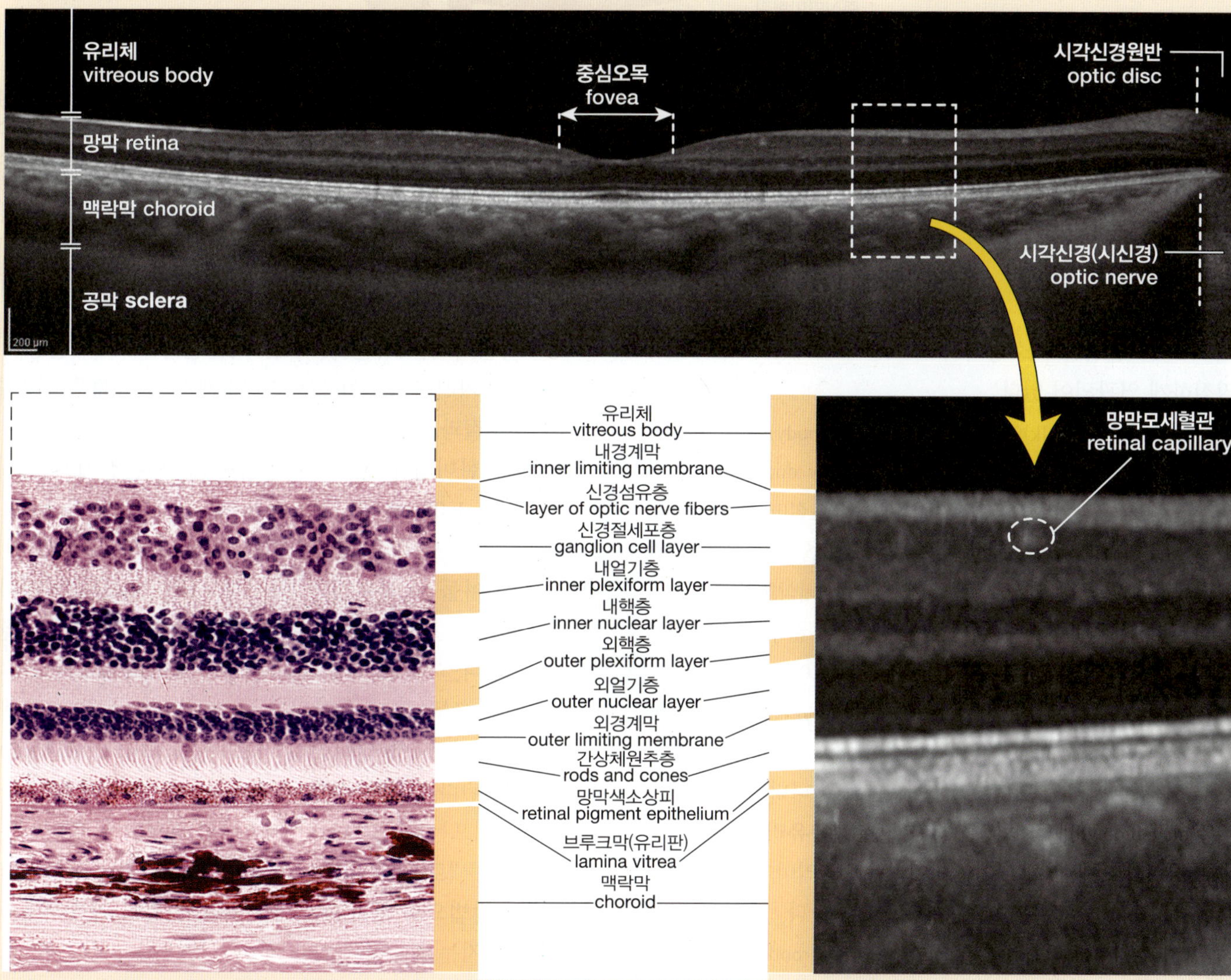

그림 F24.4.1 건강한 눈 망막(retina)의 스펙트럼영역빛간섭단층촬영(spectral-domain optical coherence tomography, SD OCT) 횡단면(선 line) 영상. *위쪽* 영상은 정상 망막의 횡단면 사진으로 중심오목(fovea)과 오른쪽에 시각신경원반(optic disc)이 관찰되는 부위이다. 광학적으로 투명한 유리체(vitreous body)는 관찰할 수 없으며 영상의 위쪽에 검은 부분으로 나타난다. 망막 조직의 과반사띠와 저반사띠(hyperrelective and hyporeflective bands)는 조직학적 층들에 해당한다. 원추(cone)와 간상체(rod)를 함유한 광수용기층(photoreceptor layer)과 망막 색소상피(pigment epithelium)는 명확하게 구분되고, 혈관을 포함한 맥락막층(choroid layer)과 분리되어 있다. (Dr. Andrew J. Barkmeier와 Denise M. Lewison 제공.)

다음 페이지에 계속

글상자 24.4

임상적용: 망막의 임상영상(Clinical Imaging of the Retina) (계속)

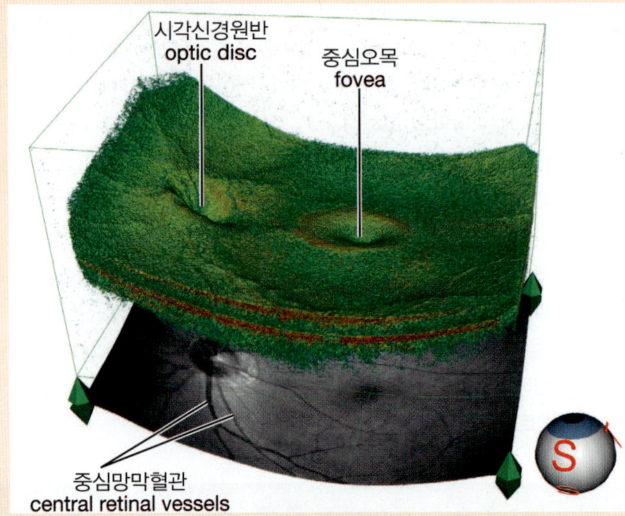

그림 F24.4.2 건강한 오른쪽 눈 망막(retina)의 스펙트럼영역빛간섭단층촬영(spectral-domain optical coherence tomography, SD OCT) 3차원 영상. 스캔하는 영역은 ~12 mm x 9 mm이며 시각신경원반(optic disc, *왼쪽*)과 중심오목(fovea, *오른쪽*)을 포함하고 있다. 이 삼차원 데이터는 네 번의 스캔(두 번은 수직 두 번은 수평)을 통해 얻었으며 움직임수정기법(motion correction technology, MCT) 알고리즘을 사용하여 처리하였다. MCT 알고리즘은 각 스캔의 혈관 패턴을 비교 분석하여 인공산물(artifact)과 눈의 움직임으로 발생하는 이미지 왜곡을 감소시킨다. 위쪽의 색을 입힌(시각밀도[optical density]를 다른 색으로 코딩하였다) 이미지는 망막의 모든 층의 표면과 두께를 나타내고 있으며, 이는 전체 데이터를 움직임을 수정하고 3차원 렌더링한 것이다. 아래쪽의 흑백 혈관 지도(vascular map) 이미지는(시각밀도를 흑백으로 코딩하였다) 각 칼럼의 모든 픽셀들을 합산해 만든 2차원 이미지이다. 이 이미지는 눈의 만곡도에 맞춰 곡선으로 나타내었다. 눈의 방향을 나타내는 *오른쪽 아래*의 아이콘에 있는 글자 S(위), T(외측)는 환자 안구를 스캔한 위치를 표시한 것이다. (Dr. Pravin Dugel, Phoenix, Arizona 제공.)

의 이 부분은 인접한 색소상피세포 표면의 미세융모(microvilli)와 밀접하게 연관되어 있다.

- **연결줄기**(connecting stalk)에는 기저소체(basal body)에서 연장된 9개의 주변이중미세소관(peripheral microtubule doublet)으로 이루어진 섬모(cilium)가 있다. 연결줄기는 내분절(inner segment)과 외분절(outer segment)을 이어주는 세포가 좁아진 부위로 관찰된다. 이 부위에는 얇고 점점 가늘어지는 **배상돌기**(술잔돌기, calyceal process)가 관찰되며, 내분절의 원위부 끝부분에서 뻗어 나와 외분절의 근위부를 감싸고 있다(그림 24.10 참조).
- **내분절**(inner segment)은 바깥쪽의 **타원부**(ellipsoid portion)와 안쪽의 **근모양부**(myoid portion)로 나누어진다. 이 분절에는 활발하게 단백질을 합성하는 세포에서 전형적으로 나타나는 세포소기관을 갖추고 있다. 뚜렷한 골지체, rER, 자유리보솜이 근모양부에 집중되어 있다. 타원부에는 미토콘드리아가 가장 많이 존재한다. 미세소관은 내분절 전체에 분포한다. 바깥의 타원부에는, 가로줄무늬가 있는 섬유세근(fibrous rootlet)이 기저소체(basal body)로부터 나와 미토콘드리아 사이로 뻗어 있기도 한다.

외분절이 광민감성(photosensitivity)을 나타내는 부위이며, 내분절은 광수용기세포로서의 활성을 지원하는 대사 기관(metabolic machinery)들이 위치하는 곳이다. 외분절은 고도로 변형된 섬모(cilium)로 여겨지며, 그 이유는 기저소체가 있는 짧은 연결줄기를 통해서 내분절과 이어져 있기 때문이다(그림 24.12a).

투과전자현미경(TEM)으로 관찰하면, 외분절에서는 간격이 일정한 600~1,000개의 **막원반**(membranous disc)이 관찰된다(그림 24.12). 간상체에서, 이들 원반은 막에 둘러싸인 구조로 직경이 2 μm 정도이다. 이들은 외분절의 형질막 내에 둘러싸여 있다(그림 24.12a). 원반의 평행한 막은 두께가 6 nm 정도이며 양쪽 끝에서 서로 이어진다. 가운데 둘러싸인 공간은 폭이 8 nm 정도이다. 간상체와 원추 모두에서, 이 막원반(membranous disc)은 섬모에 인접한 외분절의 세포막에 반복적인 가로주름(transverse infolding)이 만들어져 형성된다. 자기방사법(autoradiography)을 이용한 연구에 따르면, 간상세포는 그 일생동안 계속해서 세포막에 형성되는 가로주름에 의해 새로운 원반이 생성된다고 한다. 원추세포의 막원반도 비슷한 방법으로 생기지만, 간상세포와 같이 계속해서 규칙적으로 대체되지는 않는다.

간상체의 막원반은 형성된 직후 이들이 기원된 세포막과의 연속성을 잃고 분리된다. 그 후에는 접시를 쌓아 놓은 것처럼 근위부에서 원위부로 외분절 원주부분(cylindrical portion)의 전체 길이를 따라 이동하였다가, 결국에는 탈락되며 색소상피세포(pigment epithelial cell)가 이를 포식한다. 각각의 간상체원반(rod disc)은 세

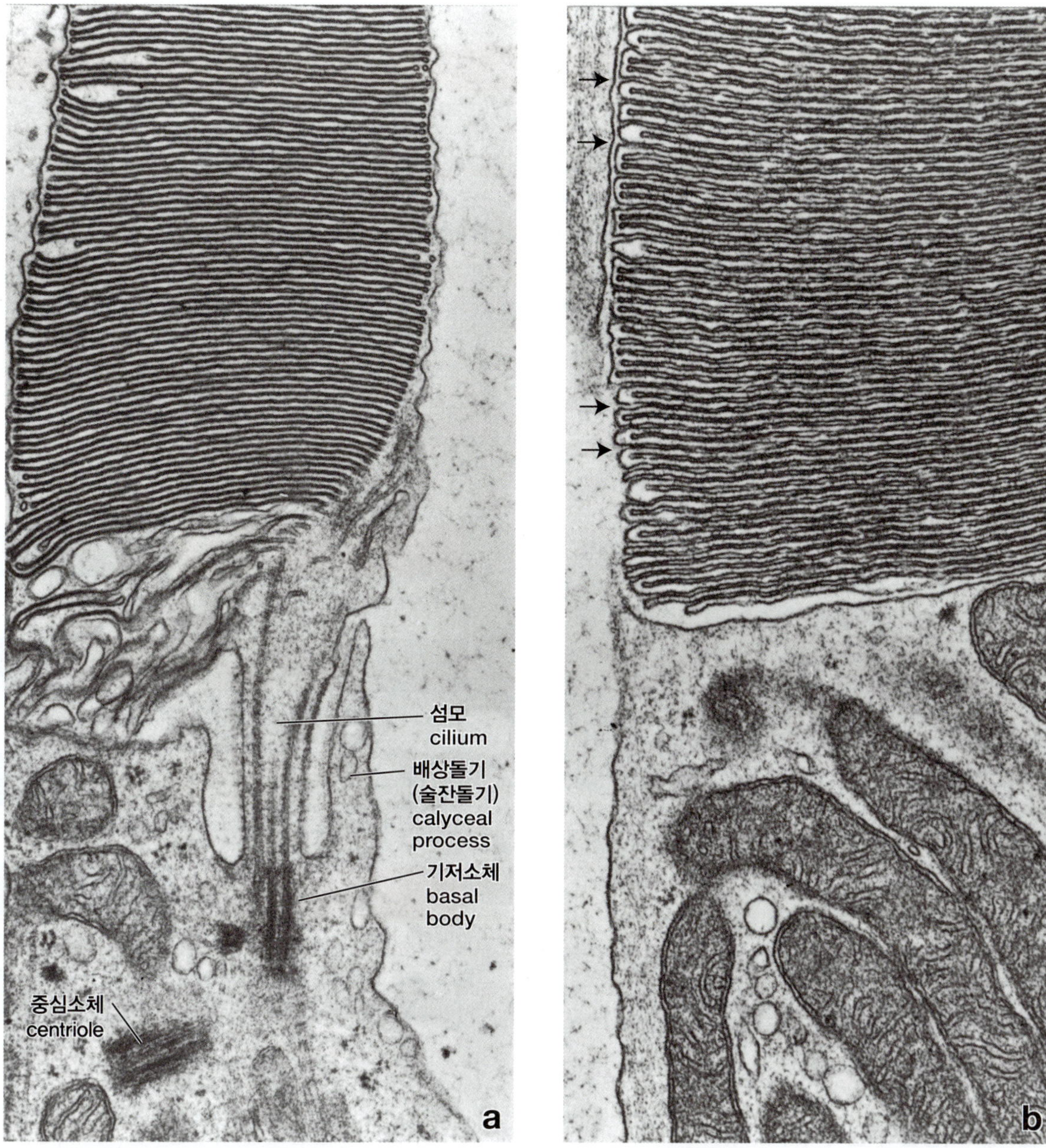

그림 24.12 원추(cone)와 간상체(rod) 내분절과 외분절(inner and outer segments) 일부의 전자현미경사진. a. 이 전자현미경사진에서는 간상세포(rod cell)의 내분절과 외분절 사이의 경계부가 관찰된다. 외분절에는 수평 방향으로 편평한 원반(disc)이 들어 있다. 절단면은 연결줄기(connecting stalk)와 섬모(cilium)를 지나는 단면이다. 중심소체(centriole), 섬모(cilium)와 기저소체(basal body), 배상돌기(calyceal process)가 확인된다. ×32,000. **b.** 비슷한 위치에서 원추세포(cone cell)를 지나는 단면의 전자현미경사진. 원추 외분절의 원반 내부는 세포외공간(extracellular space, *화살표*)과 연속되어 있다. ×32,000. (Dr. Toichiro Kuwabara 제공.)

포질 내에 있는 막으로 둘러싸인 공간이다. 이와는 달리, 원추 내에 있는 원반은 세포막과의 연속성을 유지하고 있다(그림 24.12b).

간상세포는 시각색소로 로돕신을 함유하고 있으며, 원추세포는 요돕신을 함유하고 있다.

간상세포(rod cell)에 있는 **로돕신**(rhodopsin, **시홍**[visual purple]이라고도 함)은 빛에 의해 표백(bleach)되면 시각적 자극을 생성하기 시작하는 39 kDa 단백질이다. 로돕신은 막원반(membranous disc)을 이루는 지질이중층(lipid bilayer)의 바깥면(세포질쪽)에 구형(globular form)의 구조로 존재한다. 원추세포(cone cell)에서는 막원반에 있는 시각색소(visual pigment)가 **요돕신**(iodopsin)이다. 각각의 원추세포는 적색, 녹색, 청색의 세 가지 색 중 하나에 최대로 반응할 수 있게 특수화되어 있다. 로돕신과 요돕신에는 둘 다 막에 부착된 **옵신**(opsin)이라는 소단위와 작은 2차 흡광성분인 **발색단**(크로모포어, chromophore)이 있다. 간상체의 옵신은 **스코톱신**(scotopsin)이며, 원추의 경우에는 **포톱신**(photopsin)이다. 간상체의 발색단은 비타민 A에서 유도된 카로티노이드(carotenoid)인 **레티날**(retinal)이다. 따라서 **비타민 A**(vitamin A)를 적당량 섭취하는 것은 정상적인 시각의 유지에 필수적이다. 비타민 A의 결핍이 지속되면 희미한 빛에서 잘 보이지 않는 시력 장애(**야맹증** night blindness)가 나타난다.

글상자 24.5

임상적용: 색맹(Color Blindness)

정상 색각(normal color vision)을 갖고 있는 사람은 삼원색(three primary colors; 적색 red, 녹색 green, 청색 blue) 모두를 혼합하여 색채의 전체 범위를 지각할 수 있다. 이러한 사람을 **삼색형 색각자**(정상색각인, trichromat)라고 하며 세 가지 다른 유형의 원추(L, M, S)에서 시작되는 색정보를 전달하는 세 가지 독립적인 경로를 갖고 있다. 삼색형 색각자의 거의 90%는 이 세 유형의 원추에서 생성되는 임펄스로부터 특정한 색을 혼합해 낼 수 있다. 일부 사람에서는 원추 중의 하나가 색을 감지하는 분광민감도(spectral sensitivity)의 범위가 변화되어 정상 색각에 장애가 나타나는 경우가 있다. 예를 들어 삼색형 색각자의 약 6% 정도는 적색과 녹색의 비율이 보통의 경우와는 다르게 나타난다. 이를 **이상삼색형 색각자**(색약 anomalous trichromat)라고 한다.

색맹(color blindness)을 설명할 수 있는 기능적 근거는 원추의 특이성에 의해서이다. 진정한 색맹은 **이색형 색각자**(dichromat)로 L형 원추(적색감수성), M형 원추(녹색감수성), S형 원추(청색감수성) 중 하나에 결함이 있는 경우이다. 이 경우 세 종류의 원추 중 하나가 완전히 결핍되어 있다. 이색형 색각자는 남아 있는 두 가지 정상 유형의 원추에서 생성되는 임펄스만을 조합하여 색을 구분할 수 있다.

다음과 같은 세 유형의 색맹이 알려져 있다.

- **제일색맹**(적색맹, protanopia)은 적색을 감지하는 장파장(long-wavelength) L형 원추의 결핍에 의한 색맹이다. L형 원추의 광수용기 단백질을 부호화하는 유전자는 X 염색체에 위치해 있다. 따라서 제일색맹은 주로 남성에 나타나는(전체 남성의 1% 정도) 성관열성질환(sex-linked disorder)이다. 이러한 사람들은 청색과 녹색 및 적색과 녹색을 구분하지 못하기 때문에 이와 같은 색시각 결핍은 운전에 심각한 문제를 일으킬 수 있다(그림 F24.5.1).
- **제이색맹**(녹색맹, deuteranopia)은 녹색을 감지하는 중파장(middle-wavelength) M형 원추의 결핍에 의한 색맹이다. 제이색맹은 가장 흔한 유형의 색맹으로 전체 남자의 약 5%를 차지하고 있다. M형 원추의 광수용기 단백질을 부호화하는 유전자도 L형 유전자와 같이 X 염색체에 위치해 있기 때문에 제이색맹도 성연관열성질환(sex-linked disorder)이다. 제일색맹과 비슷하게 적색과 녹색이 주로 문제가 되는 색상이다(그림 F24.5.1 참조).
- **제삼색맹**(청색맹, tritanopia)은 청색을 감지하는 단파장(short-wavelength) S형 원추의 결핍에 의한 색맹이다(그림 F24.5.1. 참조). S형 원추의 광수용기 단백질을 부호화하는 단일유전자의 돌연변이에 의해 나타나며, 이 유전자는 7번 염색체에 위치해 있어 상염색체연관질환이라고 할 수 있다. 이러한 유형의 색맹은 매우 드물며(10,000명 중 한 명 정도), 남녀가 동일한 빈도로 나타난다.

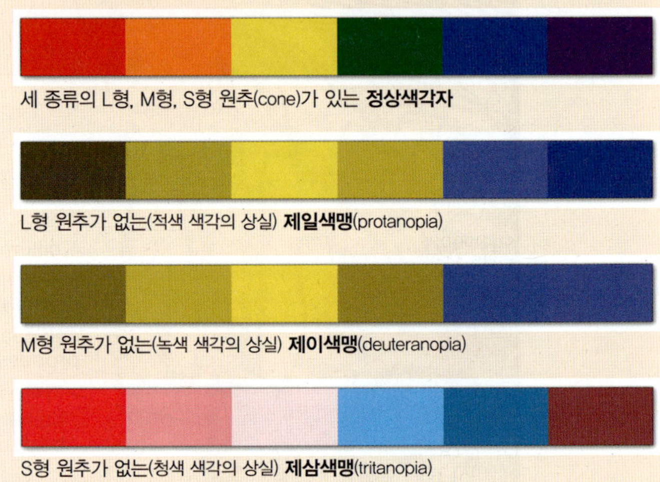
세 종류의 L형, M형, S형 원추(cone)가 있는 **정상색각자**
L형 원추가 없는(적색 색각의 상실) **제일색맹**(protanopia)
M형 원추가 없는(녹색 색각의 상실) **제이색맹**(deuteranopia)
S형 원추가 없는(청색 색각의 상실) **제삼색맹**(tritanopia)

그림 F24.5.1 색맹(color blindness). 이 도표는 정상색각자와 세 유형의 색맹에게 보이는 여섯 가지 색의 범위를 나타내었다.

원추의 원반 내부는 세포외공간과 연속되어 있다.

간상체 원반(rod disc)과 원추 원반(cone disc)의 기본적인 구조의 차이점—즉, 세포막과의 연속성—은 간상체와 원추에서 시각색소가 만들어지고 교체되는 방법에 나타나는 약간의 차이점과 관련이 있다. 간상체에서 새로 합성된 로돕신(rhodopsin)은 외분절(outer segment)의 밑부분에서 새로 만들어지는 간상체 원반의 막으로 편입된다. 따라서 원반으로 편입된 로돕신이 외분절 끝에 도달할 때까지는 며칠이 걸린다. 이와는 달리, 원추에서 생성되는 시각단백질(visual protein)은 원추 외분절의 어느 곳에서라도 원반 막으로 편입될 수 있다.

시각이란 망막에 충돌한 빛이 전기임펄스로 변환되어 뇌로 전달되는 과정이다.

빛이 광수용기세포에 도달하여 생성되는 임펄스(충격, impulse)는 정교한 신경 네트워크를 통해 뇌에 전달된다. 빛이 신경임펄스(nerve impulse)로 변환되는 과정을 **시각처리과정**(visual processing)이라고 하며 다음의 몇 단계로 이루어져 있다.

- 먼저 간상체와 원추의 외분절(outer segment)에서 광화학반응(photochemical reaction)이 일어난다. 어두운 곳에서 **로돕신**(rhodopsin) 분자에는 레티날(retinal)이라고 하는 발색단(chromophore)이 이성질체인 **11-시스레티날**(11-*cis*-retinal)의 형태로 포함되어 있다. 간상체가 빛에 노출되면 11-시스레티날은 입체형태의 변화를 일으켜 굽어진 모양에서 보다 직선형의 분자인 **전트랜스레티날**(all-*trans*-retinal)로 전환된다. 11-시스레티날에서 전트랜스레티날로의 전환은 옵신을 활성화하며, 그 결과 전트랜스레티날이 간상체의 세포질로 방출된다(이 반응을 **표백**[bleaching]이라고 한다).
- 활성화된 **옵신**(opsin)은 트랜스듀신(transducin)이라는 G-단백질과 상호작용하여 포스포디에스터가수분해효소(phosphodiesterase)를 활성화하며, 이는 **고리 GMP**(cyclic GMP,

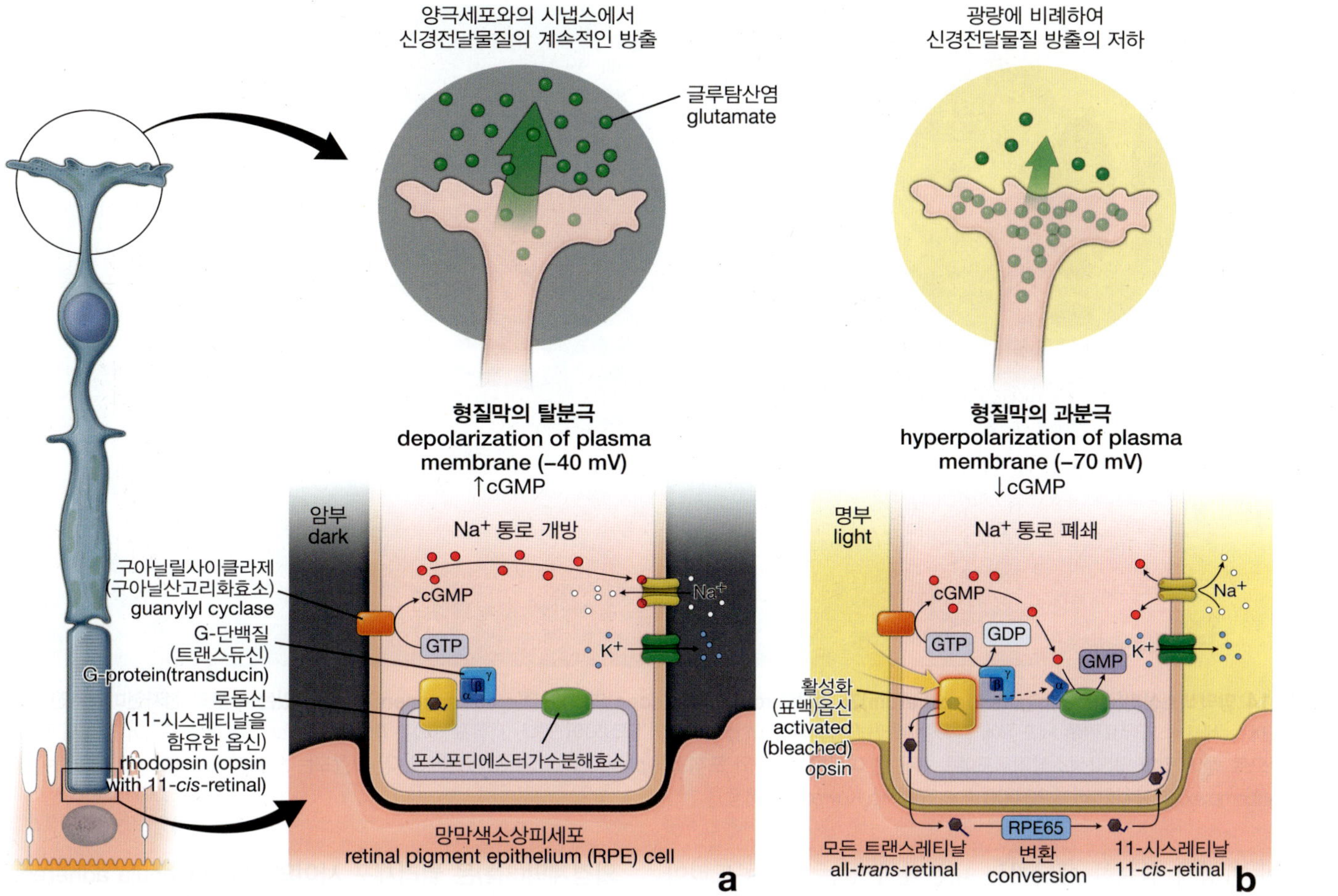

그림 24.13 광수용기세포(photoreceptor cell)에서 시각처리과정(visual processing)을 알기 쉽게 나타낸 그림. a. 어두운 곳에서, 간상세포의 세포질에는 구아닐릴사이클라제(구아닐산고리화효소 guanylyl cyclase)에 의해 생성된 고농도의 cGMP가 있다. 일부 cGMP 분자는 cGMP-관문나트륨통로(cGMP-gated Na^+ channel)의 세포막쪽 표면에 결합되어, 이 통로가 항상 열려있게 해주며, 이 열린 통로로 계속해서 들어오는 나트륨 이온에 의해 세포막은 탈분극(depolarization)된다. 이 결과 양극뉴런(bipolar neuron)과의 시냅스에서 계속해서 글루탐산염(glutamate)이 신경전달물질로 방출된다. 또한 어두운 곳에서는 11-시스레티날(11-*cis*-retinal)을 함유한 로돕신(rhodopsin) 분자는 활성화되어 있지 않다. **b.** 빛에 노출된 후, 11-시스레티날은 입체형태의 변화를 일으켜 전트랜스레티날(all-*trans*-retinal)로 전환된다. 이 전환은 옵신(opsin)을 활성화하며(*표백[bleaching]*이라고 하는 반응), 그 결과 전트랜스레티날이 간상체의 세포질로 방출된다. 활성화된 옵신(opsin)은 G-단백질과 상호 작용하여 고리 GMP(cyclic GMP, cGMP)를 분해하는 포스포디에스터가수분해효소(phosphodiesterase)를 활성화한다. 따라서 세포 내의 cGMP 농도는 충분히 감소된다. 이 상태에서 cGMP가 나트륨통로(Na^+ channel)에서 분리되면 통로가 닫히고 세포막에 과분극(hyperpolarization)이 유발된다. 이 결과로 글루탐산염(glutamate)의 분비가 감소되며, 이는 양극세포에서 감지되어 전기임펄스(electrical impulse)가 생성되고 뇌로 전달된다. 옵신에서 떨어져 방출된 레티날은 망막색소상피세포(RPE cell)에서 RPE65 효소복합체에 의해 원래의 입체형태로 돌아오며 광수용기세포에서 재활용된다. *cGMP*, 고리구아노신일인산(cyclic guanosine monophosphate); *GDP*, 구아노신이인산(guanosine diphosphate); *GMP*, 구아노신일인산(guanosine monophosphate); *GTP*, 구아노신삼인산(guanosine triphosphate).

cGMP)를 분해한다. 어두울 때, 구아닐릴사이클라제(구아닐산고리화효소, guanylyl cyclase)에 의해 광수용기세포에서 생성된 고농도의 cGMP는, **cGMP-관문나트륨통로**(cGMP-gated Na^+ channel)의 세포막쪽 표면에 결합되어, 이 통로가 항상 열려 있게 해준다. 열린 통로로 계속해서 들어오는 나트륨이온에 의해 세포막은 탈분극(depolarization)되고 양극뉴런(bipolar neuron)과의 시냅스에서 계속해서 신경전달물질(글루탐산염 glutamate)을 방출한다(그림 24.13).

- 포스포디에스터가수분해효소(phosphodiesterase)의 활성에 의해 광수용기세포의 내분절 세포질 내에 cGMP 농도가 감소하게 된다. 나트륨통로(Na^+ channel)에서 cGMP가 분리되면 통로가 닫히고 더 이상 나트륨이 세포질 내로 들어오지 못하게 된다. 이에 따라 세포막에 **과분극**(hyperpolarization)이 유발된다. 이 과분극은 양극세포(bipolar cell)와의 시냅스에서 **글루탐산염**(glutamate)**의 분비를 감소**시키며, 이는 양극세포에서 감지되어 전기임펄스(electrical impulse)가 생성되고 전달되게 된다(그림 24.13 참조).

옵신으로부터 방출된 레티날은 망막색소상피와 뮐러세포에서 원래의 입체구조로 다시 전환된다.

방출된 후 전트랜스레티날(all-*trans*-retinal)은 간상체나 원추의 세포질에서 전트랜스레티놀(all-*trans*-retinol)로 전환된 후, 망막색소상피세포(RPE cell)의 세포질이나(간상체로부터), 망막색소상피세포(RPE cell)와 뮐러세포(Müller cell)의 세포질로(원추로부터) 운반

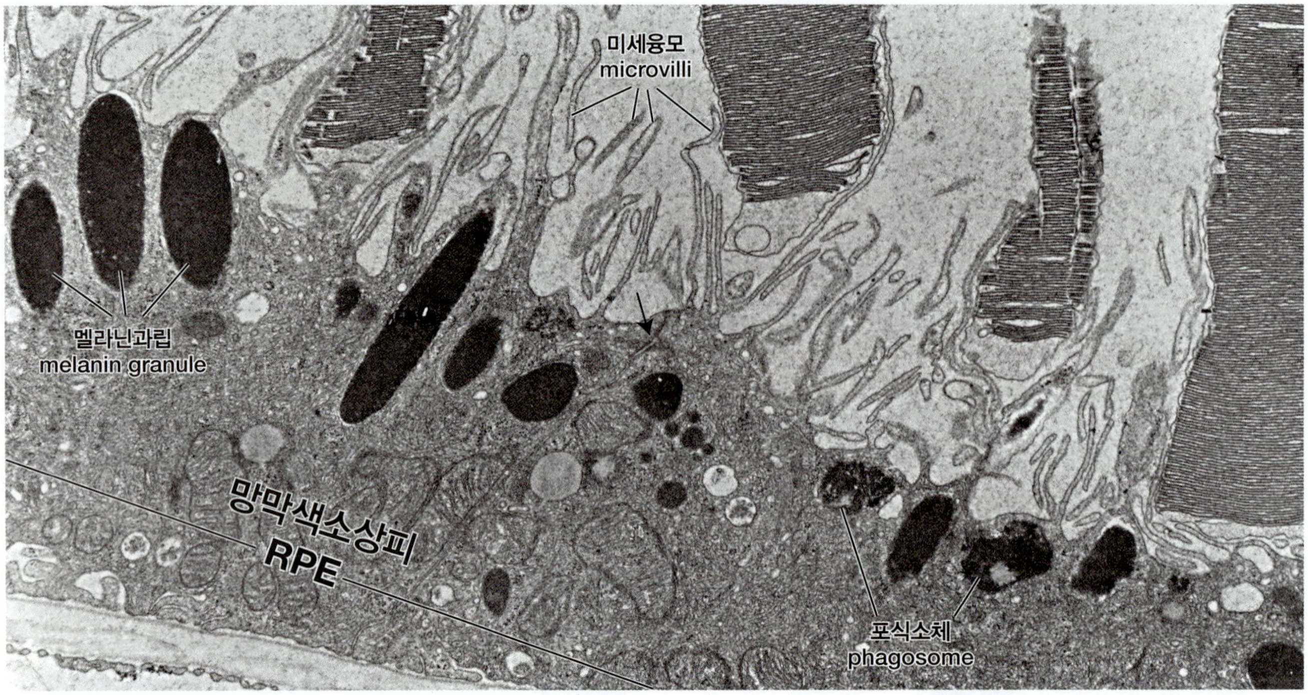

그림 24.14 망막색소상피(retinal pigment epithelium)가 간상체(rod)와 추체(cone)의 외분절(outer segment)과 접해 있는 부분의 전자현미경사진. 망막색소상피세포(*RPE*)에는 세포의 자유표면쪽 세포질에 길쭉한 *멜라닌과립(melanin granule)*이 밀집되어 있다. 자유표면에는 *미세융모(microvilli)*가 돌출되어 간상세포와 원추세포의 외분절 쪽으로 뻗어 있다. 망막색소상피세포에는 수많은 미토콘드리아와 포식소체(phagosome)가 포함되어 있다. *화살표*는 인접한 두 세포 사이에 있는 접합부복합체(junctional complex)를 표시한다. ×20,000. (Dr. Toichiro Kuwabara 제공.)

된다. 이 과정에 필요한 에너지는 내분절에 있는 미토콘드리아가 공급한다. 색소상피세포와 뮐러세포 모두 전트랜스레티놀에서 여러 단계를 거쳐 11-시스레티날로 전환되는 과정에 참여하며, 전환된 11-시스레티날은 광수용기세포로 다시 운반되어 로돕신의 재합성에 이용된다. 이 전환과정에는 **망막색소상피특이단백질 65 kDa**(retinal pigment epithelium-specific protein 65 kDa, RPE65)가 필요하다. 이와 같이 시각주기(visual cycle)는 다시 시작된다.

광수용기세포가 정상적으로 작용하는 동안, 외분절의 막원반은 탈락되어 색소상피세포에 의해 포식된다(그림 24.14). 이들 세포는 각각 하루에 7,500개 정도의 원반을 포식해서 폐기할 수 있는 것으로 추산된다. 원반은 생성과 소멸이 끊임없이 반복되며, 새로운 원반이 생성되는 양과 탈락되어 없어지는 원반의 양은 동일하다.

간상체와 원추의 원반은 모두 탈락된다.

잠을 자고 일어났을 때, 많은 빛이 안구로 들어옴에 따라, 간상체에서는 한꺼번에 많은 양의 **원반 탈락**(disc shedding)이 일어난다. 원추에서 원반이 탈락되는 시간은 다양하다. 원추에서 원반의 탈락은 수용기세포에서 너무 많이 만들어진 막이 제거될 수 있게 해준다. 완전히 밝혀지지는 않았지만, 원추에서 원반의 탈락 과정은 또한 원반의 크기를 변화시켜 원반이 원추의 원위부 끝부분에서 분리될 때 원뿔 모양이 유지되도록 한다.

외경계막(3층)은 뮐러세포 사이의 부착띠(zonula adherens)에 의해 형성된다.

외경계막(outer limiting membrane)은 진정한 막은 아니다. 이 구조는 뮐러세포의 자유표면(색소상피에 면한 표면) 끝부분이 다른 뮐러세포나 간상세포 및 원추세포에 부착되는 부착띠(zonula adherens)가 열을 지어 있는 부분을 나타낸다(그림 24.9 참조). 뮐러세포의 끝부분이 광수용기의 내분절 기저부에서 끝나기 때문에, 이 부분이 외경계막의 위치를 표시하는 표지가 된다. 따라서 간상세포와 원추세포를 둘러싸고 있는 뮐러세포의 지지돌기(supporting process)를 광수용기의 내분절과 외분절이 관통하고 있다고 할 수 있다. 이 층은 분자량이 큰 물질이 망막의 안쪽 층으로 들어가는 것을 제한하는 일종의 대사장벽(metabolic barrier)이라고 생각된다.

외핵층(4)에는 망막의 간상세포와 원추세포의 핵이 있다.

간상세포의 세포질에서 핵이 있는 부분은 세포질이 가늘어지는 돌기에 의해 내분절과 분리되어 있다. 원추세포에서는 핵이 내분절 가까이에 위치하며 세포질이 가늘어지지 않는다. 원추세포의 핵은 옅게 염색되며 간상세포의 핵보다 더 크고 계란형이다. 간상세포의 핵은 얇은 세포질 테두리에 의해 둘러싸여 있다. 이와는 달리, 원추세포의 핵은 비교적 두꺼운 세포질에 둘러싸여 있다(그림 24.10 참조).

외얼기층(5)은 광수용기세포와 뉴런의 돌기에 의해 형성된다.

외얼기층(outer plexiform layer)은 간상세포와 원추세포의 돌기와, 수평세포(horizontal cell), 얼기사이세포(interplexiform cell), 무축삭세포(amacrine cell), 양극세포(bipolar cell)의 돌기로 구성되어 있다. 이들 돌기는 광수용기세포가 시냅스를 통해 이들 특수한 개재뉴런(사이신경세포, interneuron)과 전기적연결(electrical coupling)을 할 수 있게 해준다. 간상세포와 원추세포의 핵이 있는 부분에서 나온 가느다란 돌기가 안쪽의 확장된 부분으로 뻗어 있으며, 이 확장된 부분에는 몇 개의 외측돌기가 있다. 이 확장된 부분을 간상세포에서는 **간상체소구**(막대세포끝, spherule)이라고 하며, 원추세포에서는 **원추세포뿌리**(pedicle)라고 한다. 정상적으로, 여러 개의 광수용기세포가 하나의 양극세포(bipolar cell)로 수렴하여 서로 연결되는 신경망을 형성한다. 그러나 중심오목에 있는 원추세포는 하나의 양극세포와 시냅스로 연결된다. 중심오목은 독특하게도 망막의 내신경층(inner neural layer)이 밀집되어 있어 광수용기세포가 비스듬한 방향으로 배열되어 있다. 수평세포(horizontal cell)의 수상돌기(dendritic process)는 망막 전체에 걸쳐 광수용기세포와 시냅스를 이루며, 나아가 이 층에 좀 더 정교한 신경연결을 이룰 수 있게 해준다.

내핵층(6)은 수평세포, 무축삭세포, 양극세포, 얼기사이세포 및 뮐러세포의 핵으로 이루어져 있다.

뮐러세포(Müller cell)는 망막 전체의 뼈대 구조를 형성한다. 이들의 돌기는 망막의 다른 세포들을 거의 완전히 둘러싸기 때문에, 세포와 세포 사이의 세포외공간을 뮐러세포의 돌기가 거의 다 채울 정도이다. 뮐러세포의 기저부 끝과 표면쪽 끝은 각각 내경계막(inner limiting membrane)과 외경계막(outer limiting membrane)을 형성한다. 이 세포의 자유표면에서 뻗어나온 미세융모(microvilli)는 간상세포와 원추세포, 즉 광수용기세포 사이에 위치한다. 망막동맥(retinal artery)에서 분지한 모세혈관은 이 층까지만 뻗어 있다. 간상체와 원추는 망막색소상피(RPE)의 혈액망막장벽(blood-retina barrier)을 건너 운반된 세포외액(extracellular fluid) 사이에서 대사물질을 교환한다.

이 층에 위치해 있는 양극세포(bipolar cell), 수평세포(horizontal cell), 얼기사이세포(interplexiform cell), 무축삭세포(amacrine cell)의 네 종류의 전도세포(conducting cell)들은 뚜렷한 방향으로 배열되어 있다(그림 24.9 참조).

- **양극세포**(bipolar cell)와 그 돌기는 내얼기층(inner plexiform layer)과 외얼기층(outer plexiform layer) 모두에 뻗어 있다. 망막의 주변부에서는, 양극세포의 축삭이 내얼기층에서 여러 신경절세포(ganglion cell)와 시냅스를 이룬다. 이러한 연결을 통해서 양극세포는 각 층에 있는 여러 세포와 연결을 이룬다. 중심오목(fovea) 부위는 예외로, 여기에서 양극세포는 하나의 신경절세포와만 시냅스를 이루며, 이는 이 부위가 시각명료도(visual acuity)가 가장 높은 하나의 원인이 된다.
- **수평세포**(horizontal cell)와 이들의 돌기는 외얼기층으로 뻗어 여기에서 양극세포의 돌기들과 섞이게 된다. 이 세포는 간상체소구(rod spherule), 원추세포뿌리(cone pedicle) 및 양극세포(bipolar cell)와 시냅스로 연결되어 있다. 이러한 전기적 연결(electrical coupling)은 간상세포, 원추세포 및 양극세포 사이에서 기능적 역치(functional threshold)에 영향을 준다.
- **무축삭세포**(amacrine cell)의 돌기 이 층 안쪽으로 들어와 이 층의 세포들이 이루는 복잡한 연결구조를 형성하게 한다. 이들의 돌기는 광범위하게 분지하여, 양극세포의 축삭종말(axonal ending), 신경절세포(ganglion cell)의 수상돌기(dendrite)와 시냅스를 형성한다. 양극세포 및 신경절세포와의 연결 외에도, 무축삭세포는 내얼기층에서 얼기사이세포나 다른 무축삭세포와 시냅스를 형성한다(그림 24.9 참조).
- **얼기사이세포**(interplexiform cell)와 이들의 돌기는 내얼기층과 외얼기층 모두에서 시냅스를 이룬다. 이 세포들은 임펄스를 내얼기층에서 외얼기층으로 전달한다.

내얼기층(7)에는 뉴런의 돌기들이 혼합되어 복잡하게 배열되어 있다.

내얼기층(inner plexiform layer)은 대부분 양극뉴런(bipolar neuron)의 축삭과 신경절세포(ganglion cell)의 수상돌기 사이의 시냅스로 이루어져 있다. 그렇지만 이 층에는 무축삭세포, 양극세포, 신경절세포, 얼기사이세포들의 돌기들이 혼합되어 이들 사이에 이루어지는 시냅스들도 포함되어 있다. 이들 돌기들의 방향은 내경계막(inner limiting membrane)과 평행하므로, 이 층에서 수평 줄무늬가 나타난다(그림 24.9 참조).

신경절세포층(8)은 커다란 다극뉴런의 세포체로 이루어져 있다.

신경절세포층(ganglion cell layer)은 직경 30 μm 정도의 커다란 **다극신경세포**(multipolar nerve cell)로 이루어져 있다. 이들 신경세포에는 뚜렷한 핵소체(nucleolus)가 있는, 옅게 염색되는 둥근 핵이 있으며, 세포질에는 니슬소체(Nissl body)가 있다. 둥근 세포체에서 나온 축삭은 **신경섬유층**(nerve fiber layer)으로 들어가 **시각신경**(optic nerve)의 성분이 된다. 축삭이 나오는 반대쪽 끝에서는 수상돌기가 뻗어 나와 내얼기층(inner plexiform layer)에서 분지된다. 망막의 주변부에서는 하나의 신경절세포가 수백 개의 양극세포와 시냅스하기도 한다. 반면, 중심오목을 둘러싸는 황반(macula) 부위에는, 양극세포가 더 작고(일부 학자들은 난쟁이 양극세포[*midget bipolar cell*]라고도 한다), 이들은 신경절세포와 1대1로 연결되는 경향이 있다. 망막의 대부분에서, 신경절세포는 한 세포층에 지나지 않는다. 그러나, 황반에서는 여덟 층이나 될 정도로 층층이 쌓여있으면서도, 중

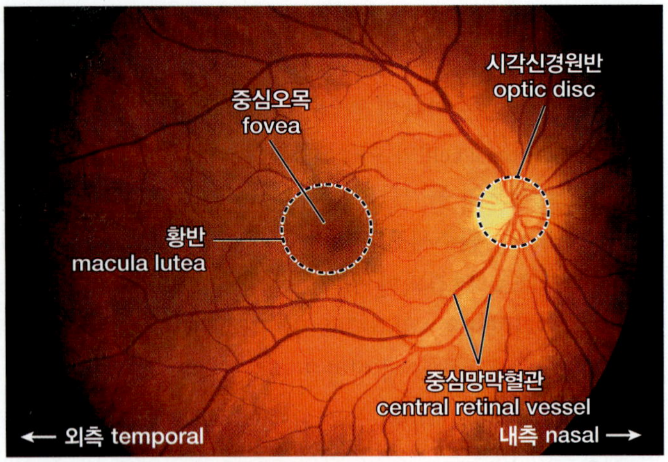

그림 24.15 오른쪽 눈을 검안경으로 검사(ophthalmoscopic examination)하여 관찰한 정상 안저(fundus)의 소견. 축삭이 모여 시각신경(optic nerve)을 형성하는 부위를 *시각신경원반*(*optic disc*)이라고 한다. 시각신경원반에는 광수용기세포가 없기 때문에 시야(visual field)에서는 맹점(blind spot)으로 나타난다. 시각신경의 중심부(임상에서는 *시각신경원반잔*[*optic cup*]이라고 함)에서 *망막중심혈관*(*central retinal vessel*)이 나온다. 동맥은 즉시 위가지(upper branch)와 아래가지(lower branch)로 분지되며, 각각 다시 코쪽가지(nasal branch)와 측두가지(temporal branch)로 분지된다(코쪽과 측두는 방향을 나타낸다). 정맥도 비슷한 유형으로 분지한다. 시각신경원반에서 대략 17° 또는 시각신경원반 직경의 2.5배 외측에는 약간 타원형의 혈관이 없고 색소가 침착된 부위인 황반(macula lutea)이 있다. 황반의 중앙에 위치한 얕은 함몰부위인 *중심오목*(*fovea centralis*)도 관찰할 수 있다. (Dr. Renzo A. Zaldivar 제공.)

심오목 자체에서는 관찰되지 않는다. 신경절세포 사이에는 핵이 진하게 염색되는 작은 신경아교세포(neuroglial cell)가 산재해 있다(그림 24.9 참조).

시각신경섬유층(layer of optic nerve fiber, 9)은 신경절세포의 축삭으로 이루어져 있다.

신경절세포(ganglion cell)의 축삭은 망막의 표면과 평행하게 주행하며 편평한 층을 형성한다. **시각신경원반**(optic disc)에서는 축삭들이 모이기 때문에 깊이가 증가한다(그림 24.15). 축삭은 직경 5 μm 정도로 가늘고, 수초화(myelination)가 안된 돌기이다(그림 24.9 참조). 표면모세혈관그물(superficial capillary network)을 포함한 대부분의 망막 혈관은 이 층에 위치해 있다.

내경계층(10층)에는 망막을 유리체와 분리해 주는 기저판이 있다.

내경계층(inner limiting membrane)은 망막의 가장 안쪽 경계를 이룬다. 이 구조는 뮐러세포(Müller cell)의 기저판(basal lamina)에 해당한다(그림 24.9 참조). 젊은 사람들에서는, 내경계막에서 나타나는 빛의 반사 때문에, 눈을 검안경(ophthalmoscope)을 사용하여 검사할 때, **망막 광택**(retinal sheen)이 나타나는 것을 관찰할 수 있다. 나이가 든 사람들에서는 내경계층과 결합된 반투명한 세포층과 세포외기질이 형성된다. 이를 **상망막층**(epiretinal membrane, ERM) 또는 **황반주름**(macular pucker)이라고 하며, 시각왜곡(optical distortion)이나 흐린시력(blurred vision)과 같은 다양한 임상 증상의 원인이 될 수 있다. 상망막층(ERM)은 처음에는 망막 내부의 세포(망막색소상피세포, 뮐러세포 및 별아교세포)에서 형성되어 증식하기 시작한 후 내경계막의 표면으로 이동한다. 나중에 이 층에는 대식세포, 섬유모세포 및 근섬유모세포(myofibroblast) 등이 침투해 들어온다. 아래에 있는 망막의 손상을 방지하기 위해 상망막층(ERM)을 수술로 제거하기도 한다.

망막의 특수 부위(Specialized Regions of the Retina)

중심오목(fovea, fovea centralis)은 안구 시각축(optical axis)의 뒤쪽 끝부분에서 작고(직경 1.5 mm) 얕은 오목한 부위로 나타난다. 그 중앙부에 해당하는 **오목**(foveola)이라고 하는 부분은 직경이 약 200 μm 정도이다(그림 24.15 참조). 이 부위에는 광수용기세포층(photoreceptor layer)을 제외하고는, 망막의 층 대부분이 크게 감소해 있거나 아예 없다(그림 24.6 참조). 이 부위의 광수용기세포는 전적으로 원추세포(대략 4,000개)로 이루어져 있으며, 다른 부위에서 발견되는 원추세포보다 더 길고, 가늘며, 막대 모양이다. 이 부위의 망막은 세밀한 형태를 구별하고 색을 감지하도록 특수화되어 있다. 이 부위의 원추세포와 연결되는 신경절세포의 비율은 1:1에 가깝다. 중심오목에는 망막의 혈관이 없기 때문에, 빛이 장애물 없이 원추세포의 외분절에 직접 도달한다. 여기서는 인접한 색소상피세포와 맥락막모세혈관층(choriocapillary layer)도 두꺼워져 있다.

황반(macula lutea)은 중심오목을 둘러싸는 구역으로 직경이 5.5 mm 정도이다. 이 부위의 색깔이 노란색인 것은 황색 색소(엽황소, xanthophyll)가 있기 때문이다. 황반에는 대략 17,000개의 원추세포가 위치해 있으며, 주변부에는 간상세포의 수가 증가한다. 이 부위에도 망막의 혈관이 존재하지 않는다. 여기에 있는 망막세포(retinal cell)와 그 돌기들, 특히 신경절세포는 중심오목의 옆쪽으로 쌓여 있어, 빛은 아무런 방해도 받지 않고 망막에서 가장 민감한 이 부위에 도달할 수 있다.

망막의 혈관(Vessels of the Retina)

망막중심동맥(central retinal artery)과 **망막중심정맥**(central retinal vein)은 시각신경의 중심을 통과하여 시각신경원반(optic disc)에서 안구로 들어가며, 검안경(ophthalmoscope)을 통해서 볼 수 있고 검진할 수 있다(그림 24.2, 1080~1081쪽, 눈의 발생에 대해 설명한 절 참조). 망막중심동맥은 망막의 내부에 영양소를 공급한다. 이 동맥은 즉시 위가지(upper branch)와 아래가지(lower branch)로 분지되며, 각각 다시 코쪽가지(nasal branch)와 측두가지(temporal branch)로 분지된다(그림 24.15 참조). 정맥의 분지도 이와 비슷하다. 혈관은 처음에 유리체(vitreous body)와 내경계층(inner limiting membrane) 사이에 놓여 있다. 혈관이 외측으로 주행하면서, 망막의 안쪽으로 더

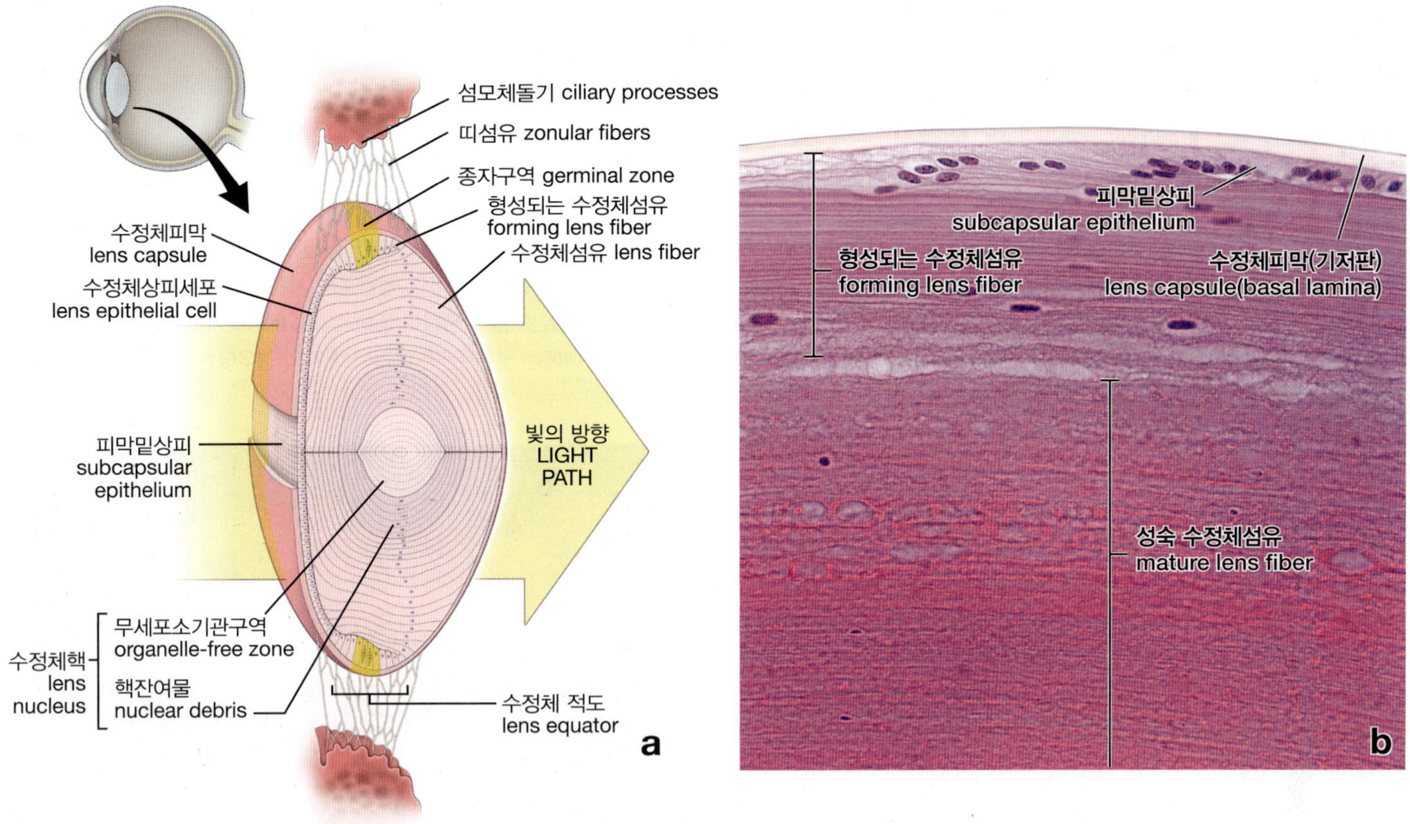

그림 24.16 수정체(lens)의 구조. a. 이 이해하기 쉽게 그린 그림은 띠섬유(zonular fiber)에 의해 섬모체돌기(ciliary process)로부터 매달려 있는 수정체와 이의 구조적 성분을 나타내었다. 수정체피막(capsule of the lens)은 수정체섬유(lens fiber)와 수정체 전면에 위치하는 피막밑상피(subcapsular epithelium)의 기저판(basal lamina)에 의해 형성되었다. 아래에 있는 상피를 나타내기 위해 피막의 일부를 띠 모양으로 제거하였다. 종자구역(germinal zone, *노란색*으로 표시)은 수정체 적도(equator)에 위치하며, 여기에서 세포가 분열한 후 수정체섬유로 분화한다. 세포소기관이 없는 수정체의 중심부분에는 수정체핵(lens nucleus)이 자리잡고 있다. **b.** 수정체 종자구역(적도 부근)의 고배율 현미경사진으로, *피막밑상피*로부터 활발한 수정체섬유 형성 과정이 나타난다. 두꺼운 수정체피막과 그 아래에 있는 분화 중인 수정체섬유의 핵들로 이루어진 층이 관찰된다. ×570.

깊이 들어가게 된다. 이 혈관의 가지들은 모세혈관얼기(capillary plexus)를 형성하여 내핵층(inner nuclear layer)에 도달하며, 따라서 망의 내부에 영양소를 공급한다(6~10층, 1094쪽 참조). 나머지 층(1~5층)에 공급되는 영양소는 맥락막모세혈관층(choriocapillary layer)으로부터 확산된다. **망막중심동맥**(central retinal artery)의 가지는 문합(연결, anastomosis)되지 않으므로 **해부학적종말동맥**(anatomical end artery)으로 분류된다. 검안경을 사용하여 망막의 혈관을 검사하고 시각신경원반의 형태를 살펴보는 것은 안구 자체의 상태에 대한 정보뿐만 아니라, **두개내압**(intracranial pressure) 상승, **고혈압**(hypertension), **녹내장**(glaucoma), **당뇨병**(diabetes)과 같은 많은 질병의 초기임상징후에 대한 정보를 제공해 주기도 한다.

수정체(Crystalline Lens)

수정체(lens)는 투명하고, 혈관이 없으며, 양쪽으로 볼록한 구조로 발달하는 기저판 피막을 제외하고는 결합조직이 거의 없다. 수정체는 섬모체의 가장자리에 **띠섬유**(zonular fiber)를 통해 매달려 있다. 띠섬유가 당겨지면 수정체는 편평한 상태를 유지한다. 장력이 사라지면 수정체는 볼록해져서 빛이 눈 가까이에서 굴절되어 망막에 초점이 맞도록 **조절**(accommodate)된다.

수정체는 다음과 같은 세 가지 기본 성분으로 이루어져 있다(그림 24.16):

- **수정체피막**(lens capsule)은 수정체의 바깥 표면을 둘러싸고 있는 두꺼운 기저판(basal lamina)이다. 피막의 앞쪽은 두께가 10~20 μm 정도로 두꺼우며, 전수정체상피세포(anterior lens cell)에서 생성된다. 뒷부분은 이보다는 훨씬 얇으며 5~10 μm 정도로 측정된다. 수정체피막은 주로 제IV형 콜라겐과 단백당(라미닌 laminin, 엔탁틴 entactin, 펄레칸 perlecan)으로 구성되어 있으며 탄력성이 있다. 피막은 띠섬유가 부착되어 있는 적도부(equator)에서 가장 두껍다.
- **피막밑상피**(subcapsular epithelium)는 배자 수정체소포(lens vesicle) 앞부분의 상피세포에서 기원된다. 이는 **수정체상피세포**(lens epithelial cell)가 이루는 입방세포층(cuboidal layer)으로, 수정체의 앞면에만 있다. 소포 뒷부분의 상피세포는 앞쪽으로 길게 연장되어 **일차수정체섬유**(primary lens fiber)를 형성하며 시각

글상자 24.6

임상적용: 결막염(Conjunctivitis)

결막염(conjunctivitis)은 *핑크아이(pinkeye)*라고도 하며, 결막의 염증을 말한다. 이 염증은 안검결막(palpebral conjunctiva)에 국한될 수도 있고 안구결막(bulbar conjunctiva)에 국한되어 있을 경우도 있다. 이 질환에서는 눈이 충혈되고 따가우며 진물이 나오는 등의 비특이성 증상들이 나타날 수 있다(그림 F24.6.1). 증상은 또한 마치 이물질이 들어온 것 같이 느껴질 경우도 있다. 오랫동안 콘택트렌즈(contact lens)를 사용하였을 경우 알레르기성(allergic) 또는 세균성(bacterial) 결막염이 나타날 수 있으며, 좀 더 심각한 질환(예: 각막궤양 corneal ulcer)의 전조 징후일 수도 있다. 일반적으로 증상이 4주를 넘기지 않을 때 **급성결막염**(acute conjunctivitis)이라고 하며, 이 이상일 경우에는 **만성결막염**(chronic conjunctivitis)이라고 한다.

급성결막염은 세균, HIV나 수두대상포진바이러스(varicella-zoster virus, VZV)를 포함한 다양한 종류의 바이러스, 알레르기반응 등에 의해 흔히 일어난다. 세균성 결막염에서는 백혈구와 탈락된 상피세포가 포함된 불투명한 화농성(고름) 삼출물(purulent discharge)이 나오기도 한다. 눈을 검사할 때 화농성 삼출물과 결막유두(conjunctival papillae)는 세균성 결막염과 바이러스성 결막염의 감별에 도움을 준다. 바이러스성 결막염(viral conjunctivitis)은 성인에서 가장 흔한 결막염이다. 임상적으로 바이러스성 결막염은 전체적으로 결막에 충혈이 되고 안검결막에 특히 림프소절(lymphoid follicle)이 많으며, 귀주위림프절(preauricular lymph nodes)이 커져 있는 소견을 나타낸다. 바이러스성 결막염은 전염성이 매우 강하며, 최근에 앓은 호흡기 감염과 관련이 있는 경우가 많다. 환자에게는 눈을 손으로 만지지 못하게 하고, 손을 자주 씻도록 하며, 수건이나 욕의 같은 물건을 함께 쓰지 못하게 한다.

세균성 결막염(bacterial conjunctivitis)은 항생제 점안액이나 연고를 사용하여 치료한다. 원인이 바이러스인 경우에는 항생제는 필요없다. 그렇지만 인공눈물(artificial tears)을 사용하는 보존치료(conservative management)로 눈을 윤활하게 하는 것이 증상을 완화시킬 수도 있다.

바이러스성 결막염에 대한 치료는 없지만, 따뜻한 찜질이나 인공눈물로 증상을 완화시킬 수 있다. 최악의 경우에는 국소 코르티코스테로이드(topical corticosteroid)를 처방하여 염증으로 인한 불편함을 감소시킬 수 있다. 그렇지만 장기간 코르티코스테로이드 점안액을 사용하면 부작용의 위험성이 높아진다. 항생체 점안액을 사용하여 동반감염을 예방하기도 한다. 바이러스성 결막염은 3주 내에는 낫게 된다. 그러나 최악의 경우에는 한 달 이상 걸리는 경우도 있다.

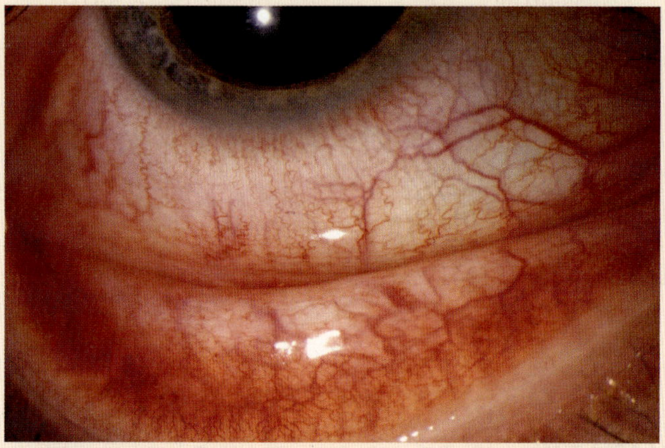

그림 F24.6.1 결막염(conjunctivitis). 이 안구 아래쪽의 사진은 아래 눈꺼풀을 잡아당겨 감염된 결막을 볼 수 있게 한 것이다. 결막 혈관의 확장으로 인해 눈이 어느 정도 충혈되고, 결막부종(conjunctival swelling)이 나타난다. 자주 맑은(알레르기성 결막염), 또는 화농성(세균성 결막염) 분비물을 볼 수 있다. (Dr. Renzo a. Zaldivar 제공.)

소포(optic vesicle)의 내강을 채운다.

- **이차수정체섬유**(secondary lens fiber, lens fiber cell)는 **수정체적도부**(lens equator)에 가까운 주변부에서 형성된다. 여기에서 상피세포가 증식하고 수정체피막의 후면을 따라 이주하여 성숙 수정체섬유세포(mature lens fiber cell)로 분화한다. 수정체 중앙부의 상피세포는 휴지 상태에 있다. 수정체섬유세포가 분화하면 이들은 매우 길어지게 되며, 핵을 포함 세포소기관이 전부 소실되어 **무세포소기관구역**(organelle free zone)을 형성한다.

피막밑상피의 입방세포는 **교통반**(틈새연결, gap junction)에 의해 연결되어 있다. 이 세포들에는 세포소기관이 거의 없으며, 옅게 염색된다. 세포의 자유표면은 수정체의 내부, **수정체섬유**(lens fiber)를 향해 있으며, 서로 **접합부복합체**(junctional complex)를 형성하고 있다. 수정체는 정상적인 성장 상태에서는 크기가 커지고 끊임없이 새로운 수정체섬유를 생성하지만, 그 생성 속도는 일생 동안 계속해서 감소한다. 새로운 수정체섬유는 적도부(equator) 근처에 위치한 피막밑상피세포로부터 발생된다(그림 24.16 참조). 이 부위의 세포는 길이가 길어지며 수정체섬유로 분화한다.

수정체섬유가 발생하면서, 길이가 매우 길어져, 얇고 평평한 구조로 관찰된다. 이들은 내부가 **크리스탈린**(crystallin)이라는 단백질로 가득 차게 되면서 핵과 다른 세포소기관은 소실된다. 성숙한 수정체섬유는 길이가 7~10 mm, 폭이 8~10 μm, 두께가 2 μm 정도이다. 수정체의 중심, 즉 **수정체핵**(lens nucleus)에는, 수정체섬유가 압축되고 밀집되어 각각의 수정체섬유를 구별할 수 없게 된다. 수정체섬유들은 첨단부와 기저부 끝부분에서 **봉합**(suture)이라고 부르는 특수한 연접에 의해 서로 부착되어 있다. 그 밀도와 단백질 함량에도 불구하고, 수정체는 투명한 것이 정상이다(그림 24.16 참조). 고밀도의 수정체섬유 때문에, 인공산물(artifact)이 없는 일반적인 수정체의 조직 표본은 얻기가 매우 힘들다.

나이에 따른 수정체의 변화

나이가 들어가면서, 수정체는 점점 탄력성과 조절(accommodate) 능력이 소실된다. 이러한 상태를 **노안**(presbyopia)이라고 하며, 대부분 40대에 나타나기 시작한다. 돋보기 안경이나 확대경을 사용하면 쉽게 교정할 수 있다.

수정체나 그 피막의 투명성(transparency)이 사라지는 상태는 노화에 동반되는 비교적 흔한 증상이다. 이러한 상태를 **백내장**(cataract)이라고 하며, 수정체 단백질의 입체구조변화(conformational change)나 교차연결(cross-linking)에 의해 나타난다고 생각된다. 백내장은 또한 질병의 진행과정, 대사 또는 유전질환, 외상, 유해한 물질에 의한 자극(예를 들어, 자외선)에의 노출 등과 관련되어 있다. 백내장은 시각에 심각한 장애를 불러올 수 있으므로, 외과적으로 수정체를 제거하고 후방(posterior chamber)에 플라스틱 렌즈를 삽입하여 교정한다.

유리체(Vitreous Body)

유리체는 투명한 젤리 형태의 물질로, 안구 후분절에 위치하는 유리체방을 채운다.

유리체(vitreous body)는 망막의 내경계막(inner limiting membrane)을 포함한 주위 구조에 느슨하게 부착되어 있다. 유리체는 99%의 수분(유리체액 vitreous humor), 콜라겐, 글리코사미노글리칸(glycosaminoglycan, 주로 히알루로난[hyaluronan]) 및 **유리체세포**(hyalocyte)라고 하는 소수의 세포로 구성된 균일한 겔 상태의 구조이다. 유리체세포는 콜라겐원섬유와 글리코사미노글리칸 합성에 관여하는 것으로 믿어진다. 유리체세포는 일반적인 H&E 염색표본에서는 관찰하기 어렵다. 잘 발달된 rER과 골지체가 나타나는 경우가 많다. 유리체의 주변에서는 섬유모세포와 조직 대식세포(tissue macrophage)가 나타나기도 한다. **유리체관**(hyaloid canal, **클로켓관** Cloquet canal)은 항상 관찰되지는 않지만, 유리체의 중심을 통과하여 시각신경원반으로부터 수정체피막까지 이어지는 구조이다. 이 구조는 안구 발생시 유리체동맥(hyaloid artery)이 지나가던 경로의 흔적 구조이다.

■ 눈의 부속구조(ACCESSORY STRUCTURES OF THE EYE)

눈꺼풀은 일차적으로 눈을 덮고 보호하며 윤활 작용을 한다.

눈꺼풀(안검, eyelid)은 변형된 피부로 이루어진 주름으로, 여기에는 고도로 변형된 피부부속구조가 있어 눈의 앞부분을 덮고 보호하며 윤활작용을 한다. 눈꺼풀의 앞 표면은 얇은 **피부**(skin)로 덮여 있고 뒤 표면은 특수한 점막인 **결막**(conjunctiva)으로 덮여 있다. 눈꺼풀의 피부는 느슨하고 탄력성이 있어 그 움직임에 적응할 수 있다. 각각의 눈꺼풀 내에는 치밀섬유조직(dense fibrous tissue)과 탄력조직(elastic tissue)으로 이루어진 **안검판**(눈꺼풀판, tarsal plate)이라는 유연한 지지구조가 있다. 안검판의 아래쪽 자유모서리는 눈꺼풀의 모서리로 이어지며, 위쪽 모서리는 **상안검근**(superior tarsal muscle of Müller)이라는 평활근의 부착부위가 된다. 안검판의 아래 표면은 결막(conjunctiva)으로 덮여 있다(그림 24.17). **안륜근**(눈둘레근, orbicularis oculi muscle)은 얼굴의 표정근육으로서, 원형의 근육섬유가 얇은 계란형의 판 모양 구조를 이루어 안검판(tarsal plate)을 덮고 있다. 또한 눈꺼풀의 결합조직에는 눈을 뜨게 하는 근육인 **상안검거근**(눈꺼풀올림근, levator palpebrae superioris muscle)의 힘줄섬유(tendon fiber)가 위치해 있다(그림 24.17 참조). 눈꺼풀의 피부와 결막 사이의 점막피부접합부(mucocutaneous junction)는 눈꺼풀 가장자리 부근에 있다. **속눈썹**(eyelash)은 눈꺼풀 가장자리의 가장 앞쪽에서 나온다. 속눈썹은 짧고, 단단하며, 휘어진 털로 두 줄 또는 세 줄로 나 있다. 같은 눈꺼풀 가장자리에서 나온 속눈썹인 경우에도 길이와 직경이 달라질 수 있다.

결막은 눈꺼풀의 내표면과 안구 전면에서 각막을 제외한 표면을 덮는다.

결막(conjunctiva)은 얇고 투명한 점막(mucous membrane)이며, 각막의 가장자리에 있는 각공막가장자리(corneoscleral limbus)로부터 공막를 가로질러(**안구결막** bulbar conjunctiva) 눈꺼풀의 내표면을 덮고 있다(**안검결막** palpebral conjunctiva). 안검결막은 안구결막과 결막주머니(conjunctival sac)의 결막원개(fornix)에서 이어지며 이 부분을 **원개결막**(forniceal conjunctiva)이라고 한다(그림 24.18). 안검, 안구, 원개결막은 결막주머니를 형성하며, 이 구조는 눈꺼풀과 안구 사이의 공간으로 안검틈새(palpebral sissure)의 앞쪽으로 열린다. 결막주머니는 30 μL까지의 액체를 담을 수 있다. 표준적인 점안기(eyedropper)는 점안약 혼합액을 한 방울에 약 50 μL를 제공할 수 있기 때문에 한 방울만으로도 결막주머니를 채우고 남는다.

결막은 **중층원주상피**(stratified columnar epithelium)로 이루어져 있으며, **술잔세포**(goblet cell)가 풍부하다. 성긴결합조직으로 이루어진 점막고유판(lamina propria) 위에 놓여 있다. 술잔세포의 분비물은 눈을 씻어주는 눈물(tear)의 성분이다. 멜라닌세포(melanocyte)는 상피기저층에 존재하며 피부의 멜라닌세포와 같이 주위 상피세포로 멜라노솜(melanosome)을 전달한다. 결막에는 산재성 림프조직(diffuse lympatic tissue)도 모여 있으며, 특히 구석결막의 심부에 뚜렷하다(그림 24.19). 이러한 T림프구와 B림프구의 특수한 집단은 **결막연관림프조직**(conjunctiva-associated lymphatic tissue, CALT)이라고도 한다(그림 24.20). 이들은 안구 표면으로 들어오는 미생물의 침입에 대해 이를 인식하고 처리하여 적절한 면역반응을 일으키게 하는 기능을 한다. 결막은 눈꺼풀에 혈액을 공급하는 동맥(안검판모서리활 tarsal marginal arcade)의 가지와 안구로부터의 동맥(전섬모체동맥 anterior ciliary artery)에 의해 혈액이 공급된다. 결막은 삼차신경(trigeminal nerve)의 가지로부터 감각신경지배가 이루어진다. **결막염**(conjunctivitis)은 결막의 염증으로, **핑크아이**(pinkeye)라고도 하

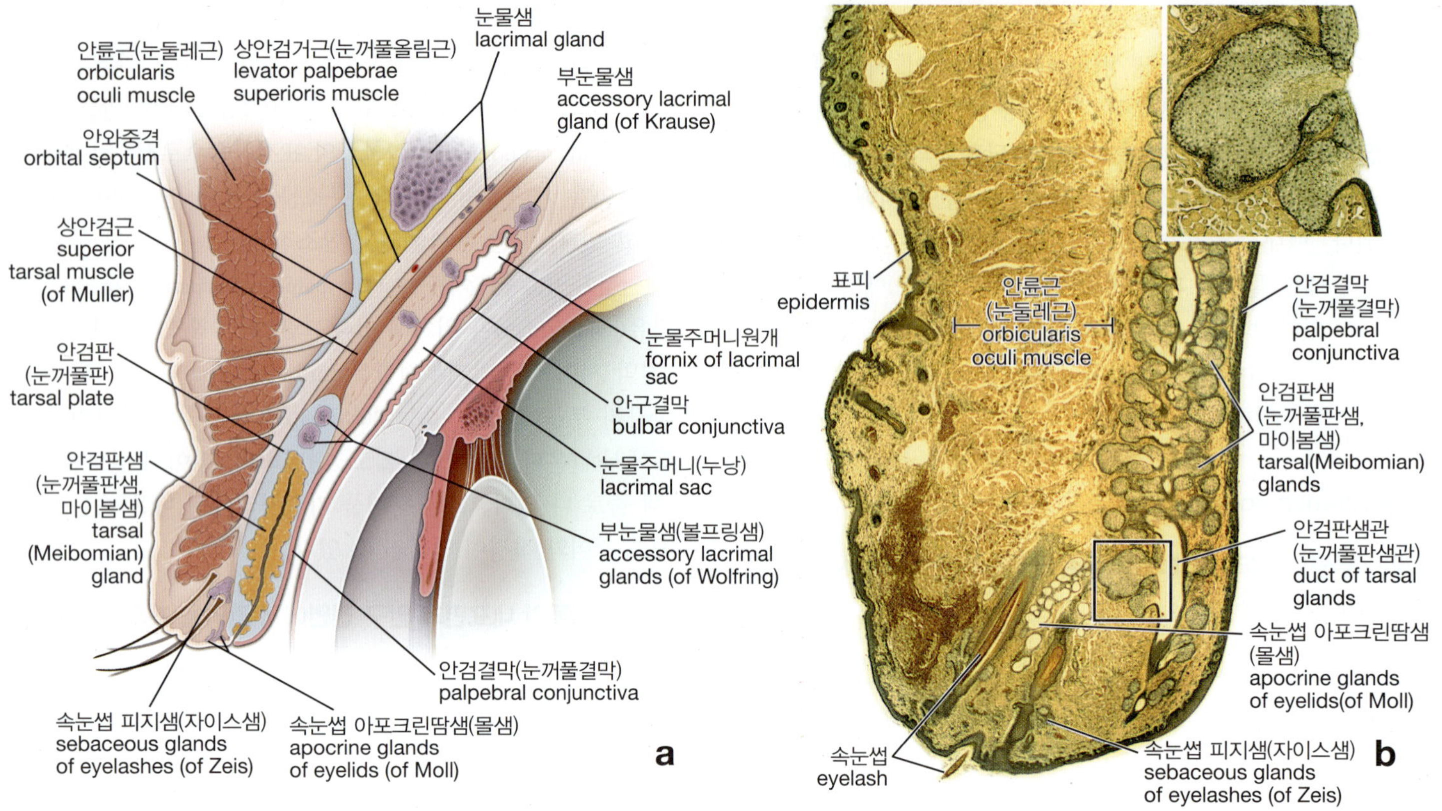

그림 24.17 눈꺼풀(안검 eyelid)의 구조. a. 눈꺼풀을 이해하기 쉽게 그린 그림으로 피부, 피부부속구조(skin appendage), 근육, 힘줄, 결합조직 및 결막(conjunctiva)을 나타내었다. 눈꺼풀과 연관된 작은 분비샘들이 나타나 있고, 눈물주머니 결막원개(fornix of the lacrimal sac)의 접힌 부분에서 안검결막(palpebral conjunctiva)은 안구결막(bulbar conjunctiva)으로 이어진다. **b.** 피부의 상피성분과 여러 종류의 분비샘을 좀 더 잘 보여주기 위해 피크르산(picric acid)으로 염색한 눈꺼풀 시상단면의 현미경 사진. 이 표본에서는 근육조직(예: *안륜근 orbicularis oculi muscle*)은 *노란색*으로 염색되고, 피부의 상피세포, 결막, 분비샘 상피는 모두 녹색으로 나타난다. 눈꺼풀에는 여러 종류의 작은 분비샘들이 존재한다. *안검판샘(tarsal gland, 마이봄샘 Meibomian gland)*은 가장 큰 분비샘이며 안검판의 치밀결합조직 내에 위치해 있다. 이 피지샘의 분비물은 눈꺼풀로 열리는 관으로 분비된다. ×20. **삽입그림.** *네모상자*에 나타난 안검판샘을 고배율로 확대한 사진으로, 완전분비샘(온분비샘 holocrine gland)의 전형적인 구조가 나타난다. ×60.

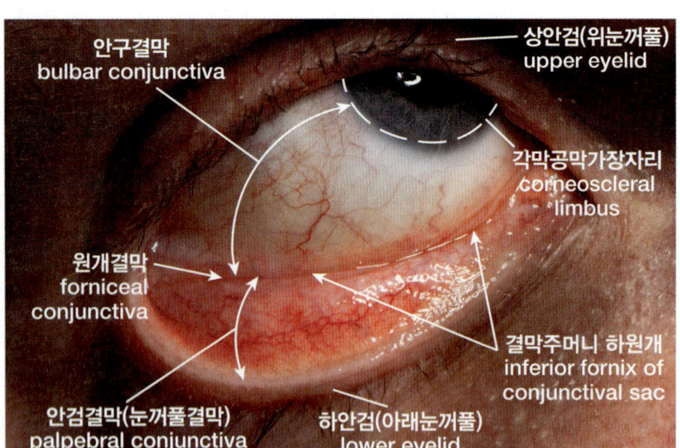

그림 24.18 결막(conjunctiva)과 결막주머니(conjunctival sac). 아래 눈꺼풀을 젖힌 안구 하부의 이 사진에서는 결막주머니를 경계짓는 결막의 서로 다른 부위를 관찰할 수 있다. 여기에 나타난 부위는 눈꺼풀의 안쪽 표면과 눈의 앞쪽 표면이다. 안구결막은 각막공막가장자리(corneoscleral limbus)에서부터 확장되어 공막을 덮고 있으며(각막은 덮지 않음) 눈꺼풀의 안쪽 표면에서 접혀 있고 여기에서부터 *안검결막(palpebral conjunctiva)*이라고 한다. 이 사진에서는 접힌 부분의 가장 아래쪽의 눈꺼풀(*결막주머니의 아래구석*[*inferior fornix*]이라고 한다)이 관찰된다. 이 부위의 결막을 원개결막(forniceal conjunctiva)이라고 한다.

며, 특징은 눈의 충혈, 따갑고 쓰라림, 진물이 나오는 것 등이다. 더 자세한 임상 정보는 글상자 24.6에서 설명하였다.

눈꺼풀의 변형된 분비샘에서 나오는 분비물에 의해 부가적인 눈의 보호가 이루어진다.

피부로 직접 분비물을 배출하는 에크린땀샘(샘분비땀샘, eccrine sweat gland) 외에도, 눈꺼풀에는 다른 네 종류의 분비샘이 존재한다(그림 24.17 참조).

- **안검판샘**(눈꺼풀판샘 tarsal gland, **마이봄샘** Meibomian gland)은 안검판 내에 있는 긴 피지샘(sebaceous gland)으로, 결막 심부에 있는 수직 방향의 황색 줄무늬로 관찰된다. 윗눈꺼풀에는 25개 정도의 안검판샘이 있으며, 아래눈꺼풀에는 20개 정도가 있다. 안검판샘의 피지 분비물은 눈물의 표면에 기름층을 형성하여 눈물이 마르지 못하게 지연시킨다. 안검판샘의 분비관이 막히면 **산립종**(콩다래끼 chalazion, 안검판샘지방육아종 tarsal gland lipogranuloma)이라는 안검판샘 염증이 생긴다. 이는 흔히 윗눈꺼풀에 통증이 없는 낭종(cyst)으로 나타나며 아무런 치료를 하

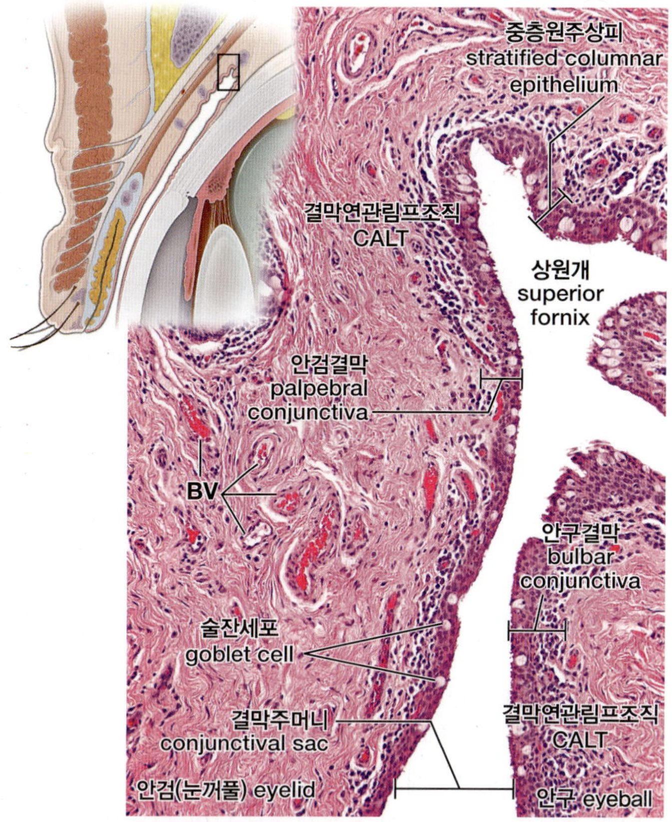

그림 24.19 결막주머니(conjunctival sac)의 상원개(위구석 superior fornix). 이 저배율 헤마톡실린-에오신(H&E) 염색 현미경사진은 삽입그림에 *네모*로 나타낸 부위에서 가리키는 결막주머니 상원개(superior fornix)의 표본이다. 안검결막(palpebral conjunctiva)은 눈꺼풀의 안쪽 표면을 덮고 있으며 결막주머니 상원개에서 접혀져 안구로 이어진다(안구결막 bulbar conjunctiva). 이 접힌 부분을 원개결막(forniceal conjunctiva)이라고 하며 수많은 술잔세포(goblet cell)가 있는 중층원주상피(stratified columnar epithelium)로 덮여 있다. 상피 아래에는 *결막연관림프조직(conjunctiva-associated lymphatic tisse, CALT)*이 뚜렷하게 나타난다. 안검결막의 아래에는 수많은 혈관(BV)들이 있다. ×120. (Dr. Nick Mamalis, University of Utah, Moran Clinical Ophthalmology Resource for Education [CORE], Salt Lake City, Utah 제공).

지 않아도 몇 개월만 지나면 저절로 사라지는 경우가 많다.

- **속눈썹 피지샘**(sebaceous gland of eyelash, **자이스샘** gland of Zeis)은 변형된 작은 피지샘으로 속눈썹의 모낭과 연결되어 분비물을 모낭을 통해 배출한다. 이 피지샘의 세균감염(bacterial infection)을 **다래끼**(stye, **맥립종**[hordeolum]이라고도 함)라고 하며, 눈꺼풀의 이 부위가 붉어지고, 압통(tenderness)이 느껴진다.
- **속눈썹의 아포크린땀샘**(apocrine gland, **몰샘** gland of Moll)은 작은 땀샘으로, 가지를 치지 않는 단순나선형의 넓은 분비관이 있다.
- **부눈물샘**(accessory lacrimal gland)은 복합장액관포상샘(compound serous tubuloalveolar gland)이며 내강이 확장되어 있다. 이들은 윗눈꺼풀의 안쪽 표면에 있거나(**볼프링샘** gland of Wolfring), 눈물주머니(누낭, lacrimal sac)의 결막원개(결막구석, fornix)에 위치한다(**크라우제샘** gland of Krause).

사람 눈꺼풀의 모든 분비샘에는 자율신경계(autonomic nervous system)의 뉴런이 분포하며, 공통적인 신경전달물질인 혈관작용장펩타이드(vasoactive intestinal polypeptide, VIP)에 의해 눈물샘(lacrimal gland)과 동시에 분비된다.

눈물샘에서는 눈물을 생산하며, 눈물은 각막을 촉촉하게 하고 코눈물관을 통해 배출된다.

눈물은 **눈물샘**(누선, lacrimal gland)에서 생성되며, 부눈물샘(accessory lacrimal gland)에서도 이보다는 적지만 눈물이 생성된다.

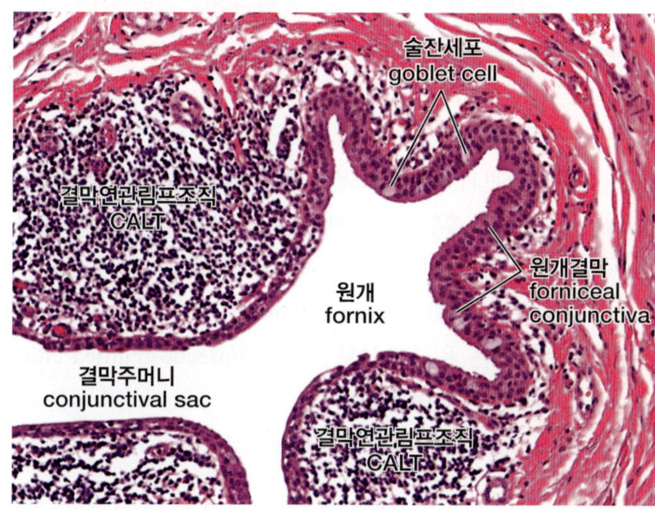

그림 24.20 원개결막(forniceal conjunctiva). 이 고배율 헤마톡실린-에오신(H&E) 염색 현미경사진에서는 결막주머니 원개(fornix of conjunctival sac)를 관찰할 수 있다. 원개결막(forniceal conjunctiva)은 성긴결합조직으로 이루어진 고유판(lamina propria) 위에 술잔세포(goblet cell)를 함유한 중층원주상피(stratified columnar epithelium)가 있는 전형적인 형태로 나타난다. 구석에서 멀리 떨어진 부위의 결막에는 중층원주상피가 원주상피 또는 중층편평상피로 변화하기도 한다(*결막주머니의 오른쪽 아래*). 결막 심부에는 성긴림프조직이 모여 형성된 소위 *결막연관림프조직(conjunctiva-associated lymphatic tisse, CALT)*이 뚜렷하게 나타난다. ×220. (Dr. Nick Mamalis, University of Utah, Moran Clinical Ophthalmology Resource for Education [CORE], Salt Lake City, Utah 제공.)

눈물샘은 안와(orbit)의 상외측부에 있는 결막의 아래에 위치해 있다(그림 24.21). 눈물샘은 관포상장액샘(tubuloacinar serous gland)이며, 분리된 여러 개의 소엽(lobule)으로 이루어져 있다. 샘포(샘꽈리

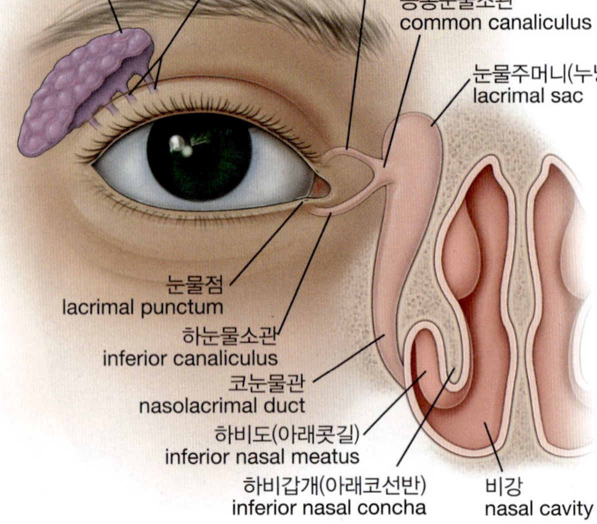

그림 24.21 눈과 눈물기관(lacrimal apparatus)을 이해하기 쉽게 그린 그림. 이 그림에서는 눈물샘(lacrimal gland)의 위치와, 눈물액(lacrimal fluid)을 비강으로 배출하는 눈물기관의 성분들을 나타내었다.

acinus)는 원주세포(columnar cell)로 덮여 있으며, 내강이 크다. 근상피세포(myoepithelial cell)는 상피세포 아래 기저판(basal lamina) 안쪽에 위치하며, 눈물을 배출할 때 수축하여 배출에 도움을 준다(그림 24.22). 12개 정도되는 분비관이 눈물샘에서 나와 위눈꺼풀 바로 아래에 결막이 접히는 부분인 **눈물주머니 결막원개**(fornix of the lacrimal sac)로 열린다.

눈물은 눈의 내측 구석에 있는 **눈물점**(lacrimal punctum)을 통해 배출되며, 눈물점은 **눈물소관**(lacrimal canaliculi)으로 들어가는 입구가 된다. 상눈물소관과 하눈물소관은 합쳐져 **공통눈물소관**(common canaliculus)을 형성한 후, 눈물주머니(누낭, lacrimal sac)로 이어진다. 이 주머니는 **코눈물관**(nasolacrimal duct)으로 이어져, 비강 내에서 하비갑개(아래코선반 inferior turbinate) 아래에 열린다. 눈물주머니와 코눈물관은 위중층섬모원주상피(pseudostratified ciliated epithelium)로 덮여 있다. **눈물주머니염**(누낭염, dacryocystitis)은 눈물주머니의 염증으로, 흔히 코눈물관(nasolacrimal duct)이 막혀 발생한다. 이 질병은 급성, 만성, 선천성으로 분류한다. 대체적으로 나이든 사람에서 자주 발병하며, 눈물소관(lacrimal canaliculi)의 협착(stenosis)에 의해 2차적으로 나타나는 경우가 가장 많다.

눈물은 각막상피를 보호하며, 항세균물질과 UV 방어 성분을 모두 가지고 있다.

눈물(tear)은 결막과 각막상피의 습도를 유지하며, 각막 표면을 가로질러 내측으로 흐르면서 눈에서 이물질을 제거한다(그림 24.21 참조). 각막 표면을 덮는 얇은 눈물층은 균일하지 않으며, 눈물샘, 부눈물샘, 결막 술잔세포, 눈꺼풀의 검판샘 분비물이 혼합된 물질이다. 눈물의 성분에는 단백질(눈물알부민 tear albumins, 락토페린 lactoferrin), 효소(용균효소 lysozyme), 지방, 대사물질, 전해질, 그리고 체내로 들어간 약물 등이 있을 수 있다.

눈물의 양이온 단백질(cationic protein)인 락토페린(lactoferrin)은 용균효소(lysozyme)와 같은 다양한 항세균제(antimicrobial agent) 활

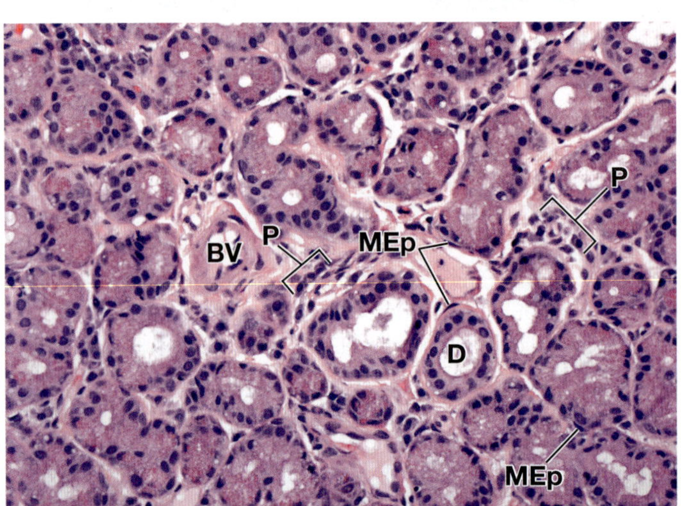

그림 24.22 눈물샘(lacrimal gland)의 현미경사진. 눈물샘은 관샘꽈리장액분비단위(tubuloacinar serous secretory unit)로 이루어져 있다. 샘꽈리(acini)는 장액분비 원주세포(serous secretory columnar cell)로 덮여 있다. 상피세포 아래 기저판 내에는 근상피세포(myoepithelial cell, *MEp*)가 위치해 있다. 분비세포의 세포질에는 작은 지방과립(lipid droplet)과 점액함유과립(mucin-containing granule)이 함유되어 있다. 소엽내관(intralobular duct, *D*) 역시 근상피세포를 함유한 장액세포들로 덮여 있다. 눈물샘 샘꽈리 사이에는 가끔 형질세포(plasma cell, *P*)와 림프구(lymphocyte)가 관찰된다. BV, 혈관. ×450.

성을 증가시킨다.

눈은 안와 내에서 외안근의 협동 운동을 통해 움직인다.

여섯 개의 **외안근**(바깥눈근육, extraocular muscle) 또는 **외인근**(extrinsic muscle)이 안구에 부착되어 있다. 이들은 내측직근(medial rectus), 외측직근(lateral rectus), 상직근(superior rectus), 하직근(inferior rectus)과 상사근(superior oblique), 하사근(inferior oblique)이다. 상사근에는 활차(도르래)신경(trochlear nerve, 제4뇌신경 cranial nerve IV)이 분포하고, 외측직근에는 외전근(abducens nerve, 제6뇌신경 cranial nerve VI)이 분포한다. 그 외의 다른 외안근은 동안신경(oculomotor nerve, 제3뇌신경 cranial nerve III)이 분포한다. 이들 근육의 정교하게 조절된 협동운동을 통해 안구는 세로방향, 가로방향의 운동 및 회전운동을 할 수 있다. 정상적으로, 양쪽 안구 근육의 작용은 눈이 협동하여 평행하게 움직이도록 조율된다(이를 **동향운동**[conjugate movement]이라고 한다).

HISTOLOGY 101 NOTEBOOK

눈 (EYE)

눈의 개요(OVERVIEW OF THE EYE)

- **눈**(eye)은 한 쌍의 특수한 감각기관으로 시각(sense of sight)을 담당한다.
- 눈의 조직은 **신경외배엽**(neuroectoderm; 망막 retina), **표면외배엽**(surface ectoderm; 수정체 lens, 각막상피 corneal epithelium) 및 **중배엽**(mesoderm; 공막 sclera, 각막지질 corneal stroma, 혈관층, vascular coat)에서 기원한다.
- 안구(eyeball)는 세 개의 구조적인 층으로 이루어져 있다. 투명한 각막(cornea)과 불투명한 흰색의 공막(sclera)으로 이루어진 바깥의 **각공막(섬유)층**(corneoscleral [fibrous] coat)과 맥락막(choroid), 섬모체(ciliary body), 홍채(iris)로 이루어진 중간의 **혈관층**(vascular coat) 및 안쪽의 **망막**(retina)으로 이루어져 있다.
- 안구의 층과 수정체에 의해 세 개의 방이 나누어진다. **전방**(anterior chamber)과 **후방**(posterior chamber)은 **방수**(aqueous humor)로 차 있는 공간이고, **유리체방**(vitreous chamber)은 투명한 겔 상태의 **유리체**(vitreous body)가 차지하고 있다.
- **방수**(aqueous humor)는 섬모체돌기(ciliary process)에서 생성되어 후방으로 분비된다. 여기에서 방수는 동공(pupil)을 지나 전방으로 흘러가며, **홍채각막각**(iridocorneal angle) 안쪽에서 **공막정맥동**(venous sinus, 슐렘관 canal of Schlemm)으로 배출된다.

안구 벽을 이루는 층(COATS IN THE WALL OF THE EYE)

- 투명한 **각막**(cornea)은 다섯 층(앞쪽으로부터 시작해서), 즉 **각막상피**(corneal epithelium, 비각질중층편평상피 nonkeratinized stratified squamous epithelium), **보우만막**(Bowman membrane, 각막상피의 전기저막 anterior basement membrane), 두꺼운 무혈관성의 **각막지질**(corneal stroma), **데스메막**(Descemet membrane, 각막내피의 후기저막 posterior basement membrane) 그리고 **각막내피**(corneal endothelium)로 이루어져 있다.
- **공막**(sclera)은 주로 치밀결합조직(dense connective tissue)으로 이루어진 불투명한 층이다. 공막은 각막과 **각공막가장자리**(corneoscleral limbus)에서 이행되며, 이 부분에는 **각막가장자리 줄기세포**(corneolimbal stem cell)가 있다.
- **홍채**(iris)는 섬모체에서 기원되며 이의 중심에 뚫린 구멍(**동공** pupil)은 **동공괄약근**(동공조임근, sphincter pupillae muscle)의 평활근섬유와 **동공확대근**(동공산대근, dilator pupillae muscle)의 근상피세포(myoepithelial cell)에 의해 크기가 조절된다. 홍채의 후면은 색소상피(pigment epithelium)에 의해 덮여 있고 멜라닌세포(melanocyte)가 풍부한 결합조직 지질(stroma)이 있다.
- **섬모체**(ciliary body)는 홍채(iris)와 맥락막(choroid) 사이에 위치한다. 섬모체는, 방수를 분비하고 렌즈와 이어진 **띠섬유**(zonular fiber)가 부착된 **섬모체돌기**(ciliary process)와 **수정체조절**(lens accommodation)시 수정체의 형태를 변화시키는 **섬모체근**(ciliary muscle)으로 구성되어 있다.
- **수정체**(lens)는 투명하고, 혈관이 없으며, 양쪽으로 볼록한 구조로, 섬모체의 가장자리에 띠섬유(zonular fiber)를 통해 매달려 있다. 수정체는 **수정체피막**(lens capsule)과 **피막밑상피**(subcapsular epithelium) 및 **수정체섬유세포**(lens fiber cell)의 세 성분으로 이루어져 있다.
- **맥락막**(choroid)은 혈관층의 일부이며, 안쪽의 **맥락막모세혈관층**(choriocapillary layer)과 바깥쪽의 **브루크막**(Bruch membrane)으로 이루어져 있다. 맥락막모세혈관층은 망막에 영양소를 공급하는 혈관을 함유하고 있고, 브루크막은 혈관 내피세포(endothelial cell)의 기저판(basal lamina)으로도 작용하고 망막색소상피세포(retinal pigment epithelial cell)의 기저막으로도 작용한다.
- **망막**(retina)은 안배(optic cup)의 내층과 외층에서 기원된 구조이다. 망막은 안쪽의 광수용기세포(photoreceptor cell)를 함유한 **신경망막**(neural retina)과, 맥락막에 부착된 바깥쪽 **망막색소상피**(retinal pigment epithelium, RPE)의 두 기본 층으로 구성되어 있다.

망막(RETINA)

- **망막**(retina)은 세포들과 그 돌기들로 구성된 열 개의 층으로 이루어져 있다. 망막의 주요 세포들에는 **광수용기세포**(photoreceptor; 간상세포와 원추세포 rods and cone cell), **전도성 뉴런**(conducting neuron; 양극뉴런 bipolar neuron, 신경절세포 ganglion cell), **연합뉴런**(association neuron) 및 **지지세포**(supporting cell; 뮐러세포 Müller cell) 등이 있다.
- **망막색소상피**(pigment epithelium, 1층)는 망막의 가장 바깥 층으로 **산란되는 빛을 흡수**(absorbs scattered light)하고 **혈액망막장벽**(blood-retina barrier)을 형성하며, 시각색소의 **광감각성을 회복**(restores photosensitivity)시키고, 간상세포와 원추세포의 **막원반을 포식**(phagocytoses membranous disc)한다.
- **간상세포**(rod, 2층)는 망막에서 가장 수가 많은 세포이며(1억2천만 개) 원통 모양의 외분절(outer segment)을 통해 빛의 밝기를 감지한다. **원추세포**(cone, 2층)는 이보다 수가 적으며(700만 개) 원추형의 외분절을 통해 적색, 녹색, 청색의 삼원색에 해당하는 서로 다른 파장의 광선을 감지한다.
- 간상세포(rod)는 시각색소(visual pigment)로 **로돕신**(rhodopsin)을 함유하고 있으며, 로돕신은 **옵신**(opsin)과 작은 흡광성분인 **레티날**(retinal)로 구성되어 있다. 원추세포는 시각색소로 **요돕신**(iodopsin)을 함유하고 있다.
- 광수용기세포에서 빛이 신경임펄스로 전환되는 과정을 **시각처리과정**(visual processing)이라고 한다. 여기에는 로돕신(rhodopsin)의 **11-시스레티날**(11-cis-retinal)이 **전트랜스레티날**(all-trans-retinal)로 전환되는 광화학반응(photochemical reaction)이 포함되어 있다. 이는 옵신(opsin)을 활성화시키고, 옵신은 G-단백질(G-protein)을 활성화하며, 광수용기의 세포막을 과분극시킨다. 이를 양극세포가 감지하여 임펄스를 생성한다.
- **외경계막**(outer limiting membrane, 3층)은 뮐러세포(Müller cell) 사이의 부착띠(zonula adherens)에 의해 형성된다.
- **외핵층**(outer nuclear layer, 4층)에는 간상세포(rod)와 원추세포(cone)의 핵이 있으며, **외얼기층**(outer plexiform layer, 5층)에는 이들의 돌기들이 수평세포(horizontal cell), 무축삭세포(amacrine cell) 및 양극세포(bipolar cell)와 시냅스를 이루고 있다. (이들 세포들의 핵은 **내핵층**[inner nuclear layer, 6층]에 위치해 있다.)
- 외얼기층(outer plexiform layer)의 세포들의 축삭은 **내얼기층**(inner plexiform layer, 7층)에서 신경절세포(ganglion cell)와 시냅스를 이룬다. 신경절세포의 세포체는 **신경절세포층**(ganglion cell layer, 8층)에 위치한다. 이들 세포는 축삭을 **시각신경섬유층**(layer of optic nerve fibers, 9층)으로 보내며, 이들은 시각신경(optic nerve)을 형성한다.
- **내경계막**(inner limiting membrane, 10층)은 망막과 유리체(vitreous body)를 분리하는 기저판(basal lamina)으로 구성되어 있다.

눈의 부속구조(ACCESSORY STRUCTURES OF THE EYE)

- **눈꺼풀**(eyelid)은 피부, 안검판(tarsal plate), **안륜근**(orbicularis oculi muscle)의 일부, **상안검거근**(levator palpebrae superioris muscle)의 힘줄섬유(위눈꺼풀) 및 안검결막(palpebral conjunctiva)으로 구성되어 있다.
- **결막**(conjunctiva)은 **술잔세포**(goblet cell)가 있는 **중층원주상피**(stratified columnar epithelium)로 구성되어 있다. 결막은 눈꺼풀의 내표면과, 각막 외측의 안구 앞부분 사이에 위치한 공간을 덮는다.
- **결막연관림프조직**(conjunctiva-associated lymphatic tissue, CALT)이라고 하는 산재성림프조직(diffuse lymphatic tissue)이 결막주머니(conjunctival sac)의 상원개와 하원개(superior and inferior fornices) 부위 결막(conjunctiva) 아래에 위치한다.
- **안검판샘**(눈꺼풀판샘 tarsal gland, **마이봄샘** Meibomian gland)은 위, 아래 눈꺼풀 안검판 내에 있는 긴 피지샘(sebaceous gland)이다.
- **눈물샘**(lacrimal gland)에서는 눈물을 생성하며, 눈물은 각막을 촉촉하게 하고 코눈물관(nasolacrimal duct)을 통해 비강(nasal cavity)으로 배출된다.

도판 24.1 ■ 눈 I(Eye I)

인간의 **눈**(eye)은 시각을 담당하는 복잡한 감각기관이다. 안구의 벽은 **세 개의 동심원층**(three concentric layers or coats), 즉 안쪽 층인 **망막**(retina), 중간층 또는 혈관층(vascular layer)인 **포도막**(uvea), 바깥의 섬유층(fibrous layer)인 **각공막**(corneosclera)으로 이루어져 있다. 안구는 빛을 모아서 초점을 맞추는 렌즈와, 빛의 양을 조절하는 조리개(diaphragm), 이미지를 기록하는 필름으로 단순하게 구성된 카메라에 비교할 수 있다. 눈의 경우에는, **각막**(corenea)과 **수정체**(lens)가 빛을 모으고 **망막**(retina)에 초점이 맺히도록 한다. 각막과 수정체 사이에 있는 **홍채**(iris)는 안구로 들어가는 빛의 통로가 되는 동공(pupil)의 크기를 조절한다. 망막의 **광수용기세포**(photoreceptor cell, **간상세포**[rod cell]와 **원추세포**[cone cell])는 망막에 도달하는 빛의 강도(막대세포 rod)와 색(원추세포 cone)을 감지하여, 이 다양한 지표(parameter)들을 부호화하여 시각신경(시신경 optic nerve, 제2뇌신경 cranial nerve II)을 통해 뇌로 전달한다.

안구의 직경은 25 mm 정도이다. 안구는 이를 움직이는 여섯 개의 횡문근(striate muscle)에 의해 안와 내에 매달려 있다. 외안근(extraocular muscle)은 두 눈이 동시에 움직이도록 연동되어 있으며, 눈의 중심축(central axis)을 기준으로 대칭을 이루며 수축한다. 두툼한 지방조직(adipose tissue)층이 안구를 부분적으로 둘러싸고 있으며, 안와(orbit) 내에서 눈이 움직일 때 완충 작용을 한다.

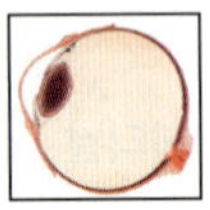

사람의 전체 안구를 경선 방향으로 절단하여 그린 소보타(E. Sobotta)의 그림.

가장 안쪽의 층은 **망막**(retina, *R*)이며, 여러 층으로 구성되어 있다. 망막은 광수용기세포(receptor cell, 막대세포 rod와 원추세포 cone), 뉴런(양극세포 bipolar cell, 신경절세포 ganglion cell), 지지세포(supporting cell), 색소상피(pigment epithelium)이다(도판 24.2, 1116쪽 참조). 망막의 광수용기 성분은 안구 뒤쪽의 3/5 정도를 차지하고 있다. 광수용기층의 앞 경계인 **톱니둘레**(거상연 ora serrata, *OS*)에서 망막은 그 두께가 감소하며, 망막의 비수용체(nonreceptor) 성분이 앞으로 연장되어 **섬모체**(ciliary body, *CB*)와 홍채(iris, *I*)의 뒷면, 즉 내면을 덮는다. 이 앞으로 연장된 안쪽 층을 이루는 부분에는 색소가 매우 많으며, 색소(멜라닌 melanin)는 이들 구조의 검은색의 내부 경계선으로 뚜렷이 관찰된다.

안구의 중간층인 **포도막**(uvea)은 맥락막(choroid), 섬모체(ciliary body), 홍채(iris)로 구성되어 있다. 맥락막은 혈관층이며, 얇은 편이어서 그림에서 구별하기는 힘들다. 위치로는 어느 정도 구별할 수 있어 **맥락막**(choroid, *Ch*)은 망막의 색소층(pigmented layer) 바로 바깥에 있는 것으로 확인된다. 여기에도 역시 색소의 양이 아주 많으며, 맥락막의 색소는 이 단면의 여러 부위에서 하나의 확실한 층으로 뚜렷하게 관찰된다.

톱니둘레의 앞쪽에서 포도막은 두꺼워져 있으며, 여기에서는 이를 섬모체(*CB*)라고 한다. 이 구조 내에는 섬모체근(도판 24.3, 1118쪽 참조)이 있어, 빛의 초점을 맞게 수정체를 조절한다. 섬모체에는 띠섬유(zonular fiber)가 부착되는 돌기도 있다. 띠섬유는 수정체(*L*)의 걸이인대(suspensory ligament) 기능을 한다. 홍채(*I*)는 포도막에서 가장 앞에 위치하는 성분이며, 중앙부에는 동공(pupil)이라는 구멍이 있다.

안구의 가장 바깥층인 **섬유층**(fibrous layer)은 **공막**(sclera, *S*)과 **각막**(cornea, *C*)으로 이루어져 있다. 두 가지 구조 모두 콜라겐섬유(collagen fiber)가 주성분이다. 그러나 각막은 투명하며, 공막은 불투명하다. 안구의 외안근(extrinsic muscle)은 공막에 부착하며 안구의 운동을 담당한다. **위쪽 가운데와 아래 왼쪽**에 있는 두 개의 작은 근육 부착부위(**화살표**)를 제외하고는 외안근을 표본에 나타내지 않았다. **시각신경**(optic nerve, *ON*)은 안구 뒤쪽의 공막을 뚫고 나온다. 시각신경의 외측(그림에서는 *ON*의 위)에 있는 신경망막의 함몰부위는 중심오목(fovea centralis, *FC*)이라고 하며, 신경망막에서 가장 얇고, 가장 민감한 부분이다.

수정체는 도판 24.4에 자세히 나타내었다. 수정체의 바로 뒤에는 안구의 커다란 공간인 **유리체공간**(vitreous cavity, *V*)이 있으며, 젤리 같은 물질인 유리체액(vitreous humor) 또는 유리체(vitreous body)로 채워져 있다. 수정체의 앞에는 액체가 차 있는 두 안구의 공간, 즉 **전방**(anterior chamber, *AC*)와 **후방**(posterior chamber, *PC*)이 있으며, 그 사이는 홍채에 의해 분리되어 있다.

AC, 전방(anterior chamber)
C, 각막(cornea)
CB, 섬모체(ciliary body)
Ch, 맥락막(choroid)
FC, 중심오목(fovea centralis)
I, 홍채(iris)
L, 수정체(lens)
ON, 시각신경(optic nerve)
OS, 거상연(톱니둘레 ora serrata)
PC, 후방(posterior chamber)
R, 망막(retina)
S, 공막(sclera)
V, 유리체강(vitreous cavity)
화살표, 근육 부착부위

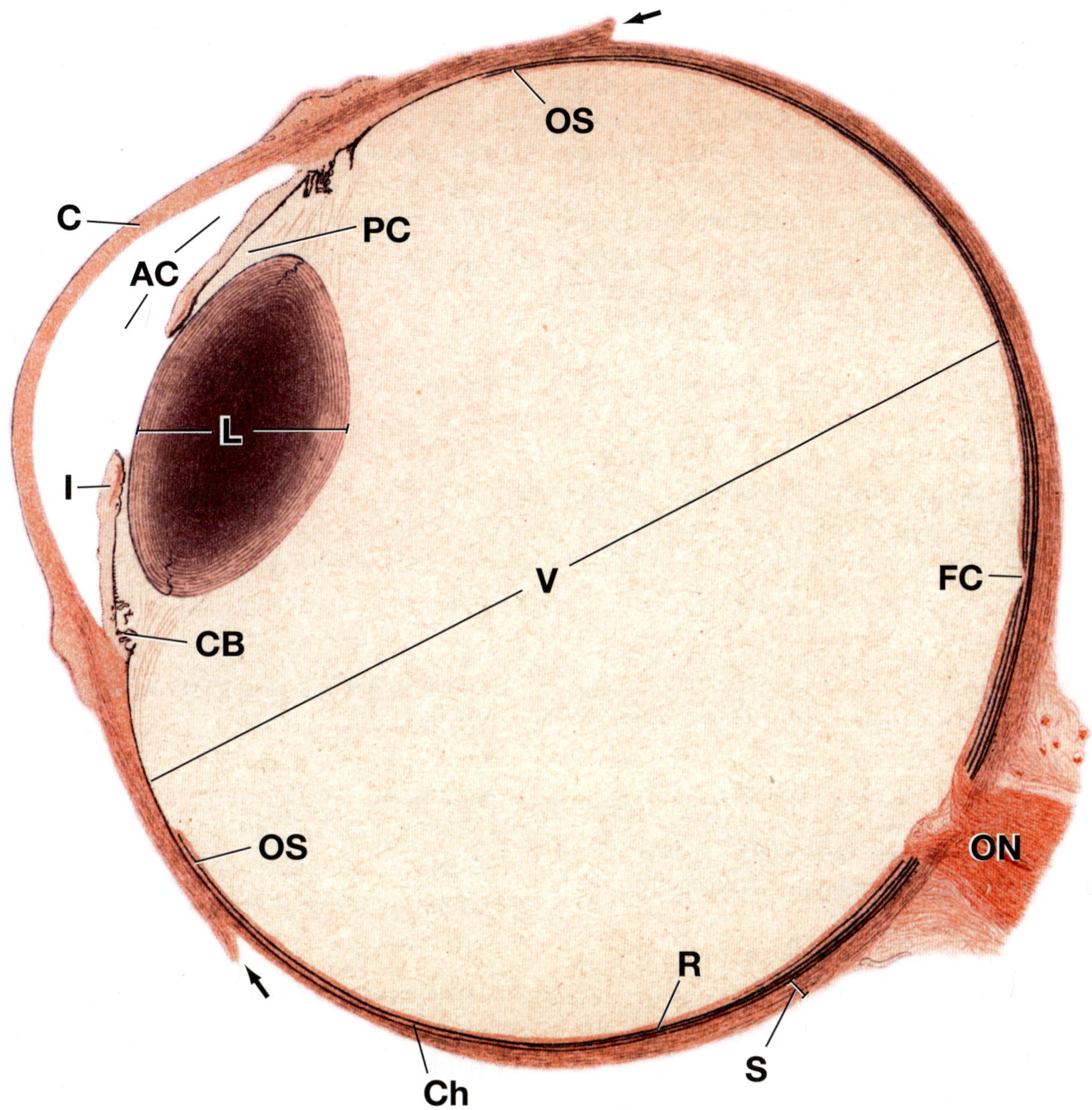
OS
C
PC
AC
L
I
V
FC
CB
OS
ON
R
S
Ch

도판 24.2 ■ 눈 II: 망막(Eye II: Retina)

망막(retina)과 **시각신경**(optic nerve)은 전뇌(forebrain)에서 연장된 구조이다. 시각신경의 섬유 피막은 뇌막(meninges)의 연장이다. 신경망막(neural retina)은 여러 층의 구조이며, 광수용기(photoreceptor, 간상세포와 원추세포), 일부는 전달 기능에 특화되어 있고 일부는 일부는 정보를 연합하는 기능에 특화되어 있는 뉴런(neuron), 그리고 지지세포(**뮐러세포** Müller cell)로 이루어져 있다. 신경망막의 바깥쪽에는 한 층의 단층원주세포로 이루어진 **망막색소상피**(retinal pigment epithelium, RPE)가 있다. 뮐러세포는 중추신경계의 신경아교세포(neuroglia)에 비교할 수 있다. 뮐러세포의 돌기는 망막 거의 전체 두께에 걸쳐 가지를 친다. 내경계막(internal limiting membrane)은 이 세포의 기저판(basal lamina)이다. 외경계막(external limiting membrane)은 이 세포의 돌기와 **광수용기세포**(photoreceptor cell) 사이에 형성된 접합부복합체(junctional complex)에 의해 형성된다.

망막의 뉴런은 연속적으로 배열된 세 층으로 구성되어 있다. 이들은 (1) 심부의 간상세포(rod)와 원추세포(cone) 층, (2) **양극세포**(bipolar cell), **수평세포**(horizontal cell), **무축삭세포**(amacrine cell)가 이루는 중간층, (3) **신경절**세포(ganglion cell)가 이루는 표면층의 세 층이다. 간상세포와 원추세포에서 생성된 신경임펄스(nerve impulse)는 중간층으로 전달된 다음 신경절세포로 전달된다. 시냅스로 연결되어 있는 층은 **외얼기층**(outer plexiform layer, 간상세포, 원추세포와 중간층 뉴런 사이)과 **내얼기층**(inner plexiform layer, 중간층 뉴런과 신경절세포 사이)이며, 뉴런에서의 가중(summation)과 통합(integration)이 일어난다. 최종적으로, 신경절세포의 축삭(axon)은 시각신경의 성분이 되어 뇌로 들어간다.

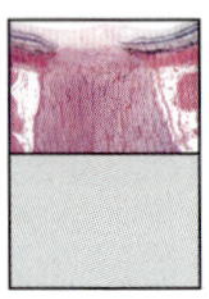

시각신경원반(optic disc)과 시각신경(optic nerve), 눈(eye), 사람, H&E ×65.

시각신경(optic nerve)이 안구를 떠나는 부위를 **시각신경원반**(시각신경유두 optic disc, *OD*)라고 한다. 사진에 뚜렷하게 나타나는 바와 같이, 오목한 부위로 나타나는 것이 특징이다. 시각신경원반에는 수용기세포가 없기 때문에, 빛 자극을 감지하지 못하므로 이 부위를 맹점(*blind spot*)이라고도 한다.

시각신경을 형성하는 섬유는 망막, 더 구체적으로는 신경절세포층(ganglion cell layer)에서 기원한다(아래 참조). 이들은 여러 개의 구멍(화살표)을 통해 공막을 통과하여 **시각신경**(optic nerve, *ON*)을 형성한다. 이러한 구멍들이 있는 공막의 부위를 **체판**(lamina cribrosa, *LC*)이라고 한다. 시각신경에는 중심동맥과 정맥(central artery and vein, 사진에서는 관찰되지 않음)이 동반되며, 이들도 함께 체판을 통과한다. 이들 혈관의 가지(*BV*)는 망막의 내부에 분포한다.

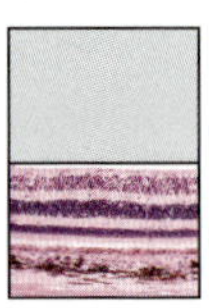

망막(retina), 눈(eye), 사람, H&E ×325.

조직 표본에서 뚜렷하게 나타나는 구조적 특징에 따라, 망막은 다음과 같은 10개의 층으로 나누어진다. 뒤에서부터 앞으로 순서에 따라 아래에 열거하였고 사진에 표시하였다.

1. **망막색소상피**(retinal pigment epithelium, *RPE*)는 망막의 가장 바깥층이다.
2. **간상세포(막대세포)와 원추세포(원뿔세포)층**(layers of rod and cone, *R&C*)은 망막의 광수용기층(photoreceptor layer)이다.
3. **외경계층**(external limiting membrane, *ELM*)은 광수용기세포의 접합부복합체(junctional complex)에 의해 형성된 선.
4. **외핵층**(outer nuclear layer, *ONL*)은 간상세포와 원추세포의 핵으로 이루어짐.
5. **외얼기층**(outer plexiform layer, *OPL*)은 간상세포와 원추세포의 신경돌기와 시냅스 및 양극세포(bipolar cell), 무축삭세포(amacrine cell), 얼기사이세포(interplexiform cell), 수평세포(horizontal cell)로 이루어짐.
6. **내핵층**(inner nuclear layer, *INL*)은 양극세포, 수평세포, 얼기사이세포, 무축삭세포, 뮐러세포(Müller cell)의 핵으로 이루어짐.
7. **내얼기층**(inner plexiform layer, *IPL*)은 양극세포, 수평세포, 얼기사이세포, 무축삭세포, 신경절세포의 돌기와 시냅스로 이루어짐.
8. **신경절세포층**(layer of ganglion cell, *GC*)은 신경절세포의 세포체와 핵으로 이루어짐.
9. **신경섬유층**(nerve fiber layer, *NFL*)은 신경절세포의 축삭으로 이루어짐.
10. **내경계층**(internal limiting membrane, *ILM*)은 뮐러세포의 외판(external [basal] lamina).

이 사진에서는 또한 맥락막(*Ch*)의 가장 안쪽 층으로, 세포가 없는 막인 유리판(lamina vitrea, *LV*), 즉 브루크막(Bruch membrane)이 나타난다. 전자현미경 관찰에 의하면 이 막은 색소상피의 기저막(basement membrane)에 해당한다. 유리판의 바로 바깥에는 맥락막의 모세혈관층(capillary layer)이 있다(맥락모세혈관판 lamina choriocapillaris). 이들 혈관은 망막의 바깥 부분에 혈액을 공급한다.

BV, 혈관(blood vessel)
Ch, 맥락막(choroid)
ELM, 외경계막(external limiting membrane)
GC, 신경절세포층(ganglion cell layer)
ILM, 내경계막(internal limiting membrane)
INL, 내핵층(inner nuclear layer [bipolar cell, horizontal cell, amacrine cell, Müller cell]의 nucleus)
IPL, 내얼기층(inner plexiform layer)
LC, 체판(lamina cribrosa)
LV, 유리판(lamina vitrea)
NFL, 신경섬유층(nerve fiber layer)
OD, 시각신경원반(optic disc)
ON, 시각신경(optic nerve)
ONL, 외핵층(outer nuclear layer; 간상세포와 원추세포의 핵)
OPL, 외얼기층(outer plexiform layer)
RPE, 망막색소상피(retinal pigment epithelium)
R&C, 간상원추세포층(layer of rods and cones)
화살표, 공막의 입구(체판 lamina cribrosa)

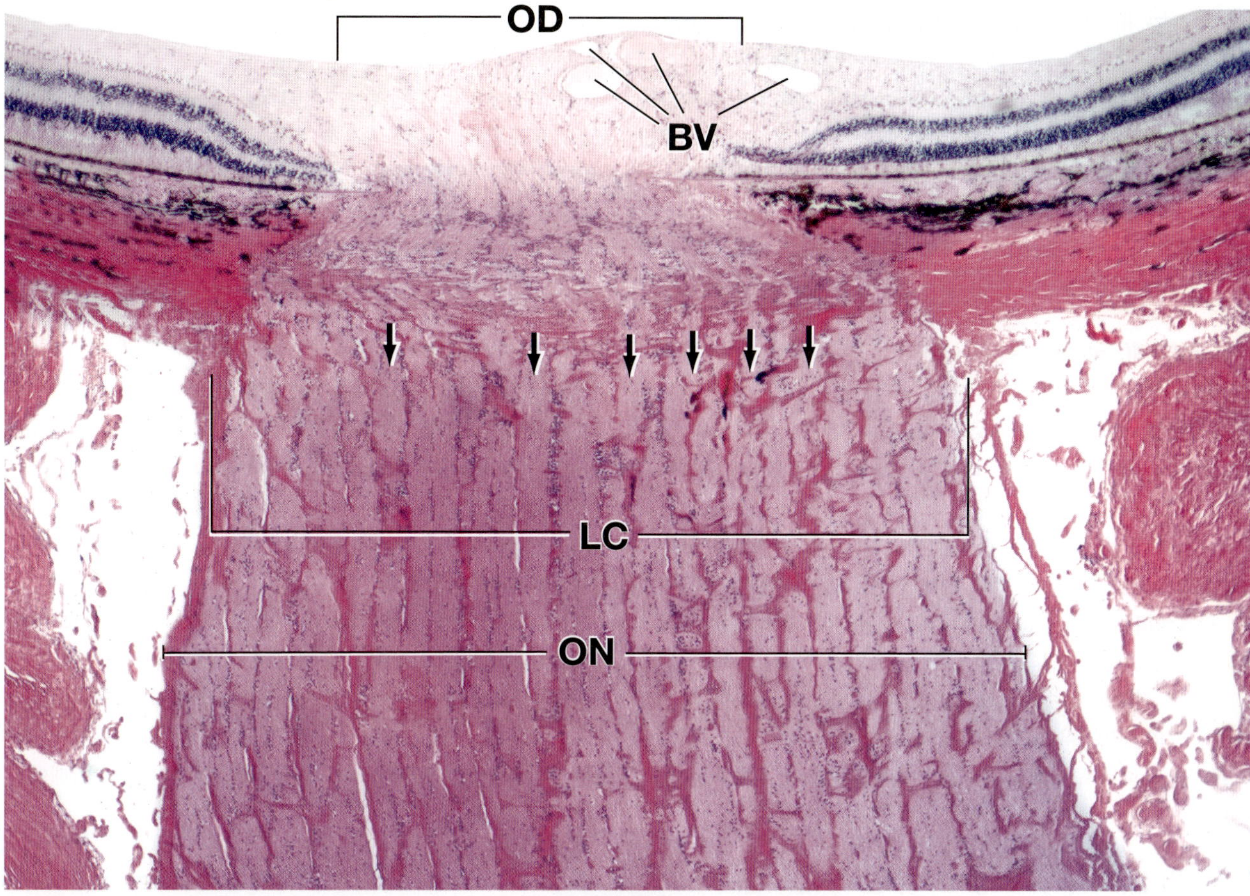
OD
BV
LC
ON

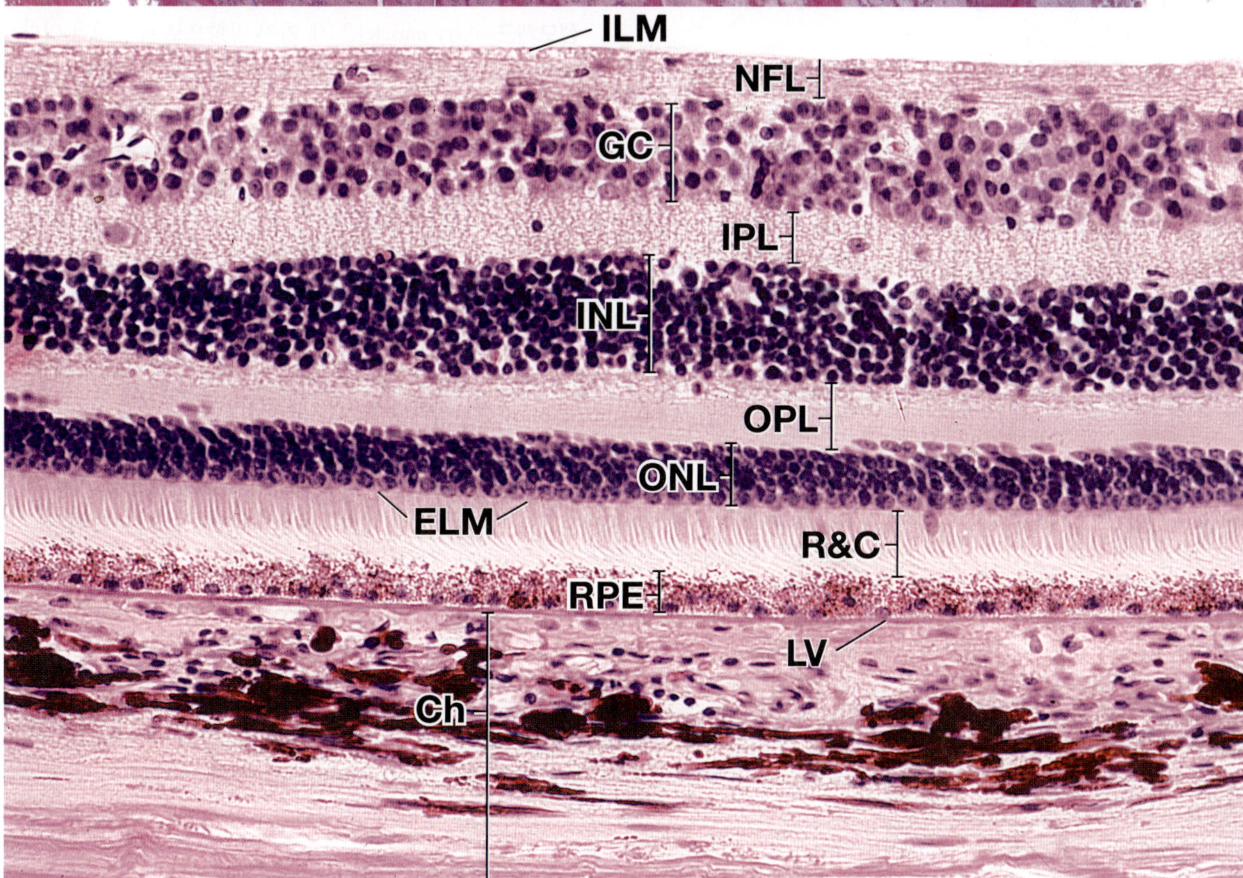
ILM
NFL
GC
IPL
INL
OPL
ONL
ELM
R&C
RPE
LV
Ch

도판 24.3 ■ 눈 III: 안구의 전분절(Eye III: Anterior Segment)

신경망막의 가장 앞쪽 경계인 **톱니둘레**(ora serrata)보다 앞쪽에 있는 부분을 **전분절**(anterior segment)이라고 한다. 여기에는 **전방**(anterior chamber)과 **후방**(posterior chamber) 그리고 그 경계를 이루는 구조들이 위치해 있다. 이러한 구조들에는 각막, 공막, 홍채, 수정체, 섬모체, 그리고 섬모체돌기(ciliary process)의 기저판과 수정체 피막(lens capsule; 수정체 상피의 두꺼운 기저판) 사이에 형성된 연결부인 수정체의 걸이인대(suspensory ligament), 즉 **띠섬유**(zonular fiber)가 포함되어 있다. 후방의 뒤쪽 경계는 수정체의 앞면이며, 앞쪽 경계는 홍채의 뒷면이다. 섬모체는 외측 경계를 이루고 있다. 방수(aqueous humor)는 동공을 통해서 각막과 홍채 사이의 공간인 전방으로 흘러 들어간 후, **슐렘관**(canal of Schlemm)을 통해 배출된다.

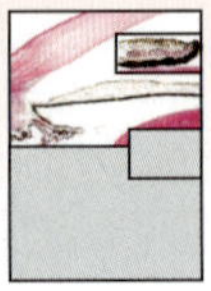

안구 전분절(anterior segment), 눈(eye), 사람, H&E ×45; 확대사진 ×75.

안구 **전분절**(anterior segment)의 현미경사진으로, 각막(*C*)의 일부, 공막(*S*), 홍채(*I*), 섬모체(*CB*), 전방(*AC*), 후방(*PC*), 수정체(*L*), 띠섬유(*ZF*)가 관찰된다.

이 사전에서는 각막과 공막 사이의 관계를 확인할 수 있다. 이 두 구조 사이의 이행부(화살표)는 각막이 공막 보다 밝게 염색되는 염색성의 변화로도 알 수 있다. **각막상피**(corneal epithelium, *CEp*)는 공막을 덮는 **결막상피**(conjunctival epithelium, *CjEp*)와 연속되어 있다. 각공막경계에서 상피는 상당히 두꺼워지며 구강 점막과 비슷해진다. 결막상피는 혈관이 풍부한 성긴 결합조직에 의해 공막의 치밀섬유조직(dense fibrous tissue)과 분리된다. 결막(*Cj*)은 이 결합조직과 상피로 구성된다. 결막의 상피-결합조직 이행부는 불규칙하며, 이와는 대조적으로, 각막상피의 아래쪽 표면은 반듯하다.

각공막이행부의 바로 외측에는 **슐렘관**(canal of Schlemm, *CS*)이 있다(아래 그림도 참조). 이 관은 각막의 주위에서 돌림 방향의 경로를 따른다. 이 관은 느슨한 섬유주그물(각공막섬유주, trabecular meshwork) 즉, 폰타나공간(space of Fontana)을 통해 전방과 이어져 있다. 슐렘관은 상공막정맥(episcleral vein)과도 연결되어 있다. 이 슐렘관의 연결을 통해, 전방과 후방에 있는 방수가 혈액으로 돌아가게 된다.

삽입된 **확대사진**은 홍채의 끝부분이다. 섬모체 및 섬모체돌기에서와 같이 두 층의 세포로 이루어진 홍채의 후면 상피세포 내에는 짙은 색소가 관찰된다. 섬모체상피에서는 바깥층에만 색소가 있고, 안쪽 층에는 색소가 없다. 홍채상피(iridial epithelium, *IEp*)는 두 층 모두 색소가 많이 침착되어 있다. 홍채괄약근(iridial constrictor muscle, *M*)의 일부가 상피 아래에서 관찰된다.

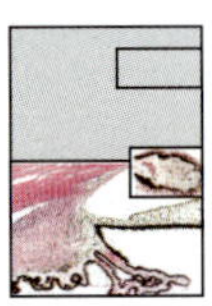

안구 전분절(anterior segment), 눈(eye), 사람, H&E ×90; 확대사진 ×350.

공막(*S*)의 앞쪽 가장자리 바로 안쪽에는 섬모체(*CB*)가 있다. 섬모체의 내표면에는 방사상으로 배열된, 길게 돌출된 융기인 **섬모체돌기**(ciliary process, *CP*)가 형성되어 있고, 띠섬유(zonular fiber, *ZF*)가 여기에 부착된다. 섬모체의 성분은 바깥에서부터 섬모체근(*CM*), 섬모체에서 맥락막에 해당하는 결합조직(혈관)층(*VL*), 유리판(lamina vitrea [*LV*], 확대사진), 섬모체상피(*CiEp*, 확대사진)의 순으로 관찰된다. 섬모체상피는 색소층(pigmented layer, *PE*)과 비색소층(nonpigmented layer, *npE*)의 두 층(확대사진)으로 이루어져 있다. 유리판(lamina vitrea)은 맥락막의 같은 층과 연속된 구조이며, 섬모체상피 색소층의 기저막(basement membrane)에 해당한다.

섬모체근(ciliary muscle)은 세 가지 방향으로 배열되어 있다. 바깥층은 공막 바로 밑에 있으며, 경선방향으로(meridionally) 배열된 브뤼케섬유(fiber of Brücke)이다. 이들 중 가장 바깥의 근섬유는 뒤쪽으로 더 계속되어 맥락막으로 주행하며, **맥락막긴장근**(*tensor muscle of choroid*)이라고 한다. 중간층은 방사상으로 배열된 근섬유군이다. 이는 각공막경계부위에서 부채꼴 모양으로 배열되어 섬모체로 이어진다. 섬모체근의 가장 안쪽 층은 돌림방향으로 배열되어 있다. 이들은 가로 단면에서 관찰된다. 홍채에 분포하는 돌림동맥(circular artery [*CA*], 간신히 구별할 수 있음)과 돌림정맥(circular vein [*CV*])도 가로단면에서 절단되어 나타나며, 돌림근육의 근세포 바로 앞에 위치한다.

A, 동맥(artery)
AC, 전방(anterior chamber)
C, 각막(cornea)
CA, 돌림동맥(circular artery)
CB, 섬모체(ciliary body)
CEp, 각막상피(corneal epithelium)
Ch, 맥락막(choroid)
CiEp, 섬모체상피(ciliary epithelium)
Cj, 결막(conjunctiva)
CjEp, 결막상피(conjunctival epithelium)
CM, 섬모체근(ciliary muscle)
CP, 섬모체돌기(ciliary process)
CS, 슐렘관(canal of Schlemm)
CV, 돌림정맥(circular vein)
I, 홍채(iris)
IEp, 홍채상피(iridial epithelium)
L, 수정체(lens)
LV, 유리판(lamina vitrea)
M, 홍채괄약근(iridial constrictor muscle)
npE, 섬모체상피의 비색소층(nonpigmented layer of ciliary epithelium)
PC, 후방(posterior chamber)
PE, 섬모체상피의 색소층(pigmented layer of ciliary epithelium)
S, 공막(sclera)
V, 정맥(vein)
VL, 섬모체의 혈관층(vascular layer of ciliary body)
ZF, 띠섬유(zonular fiber)
화살표, 각막과 공막의 이행부

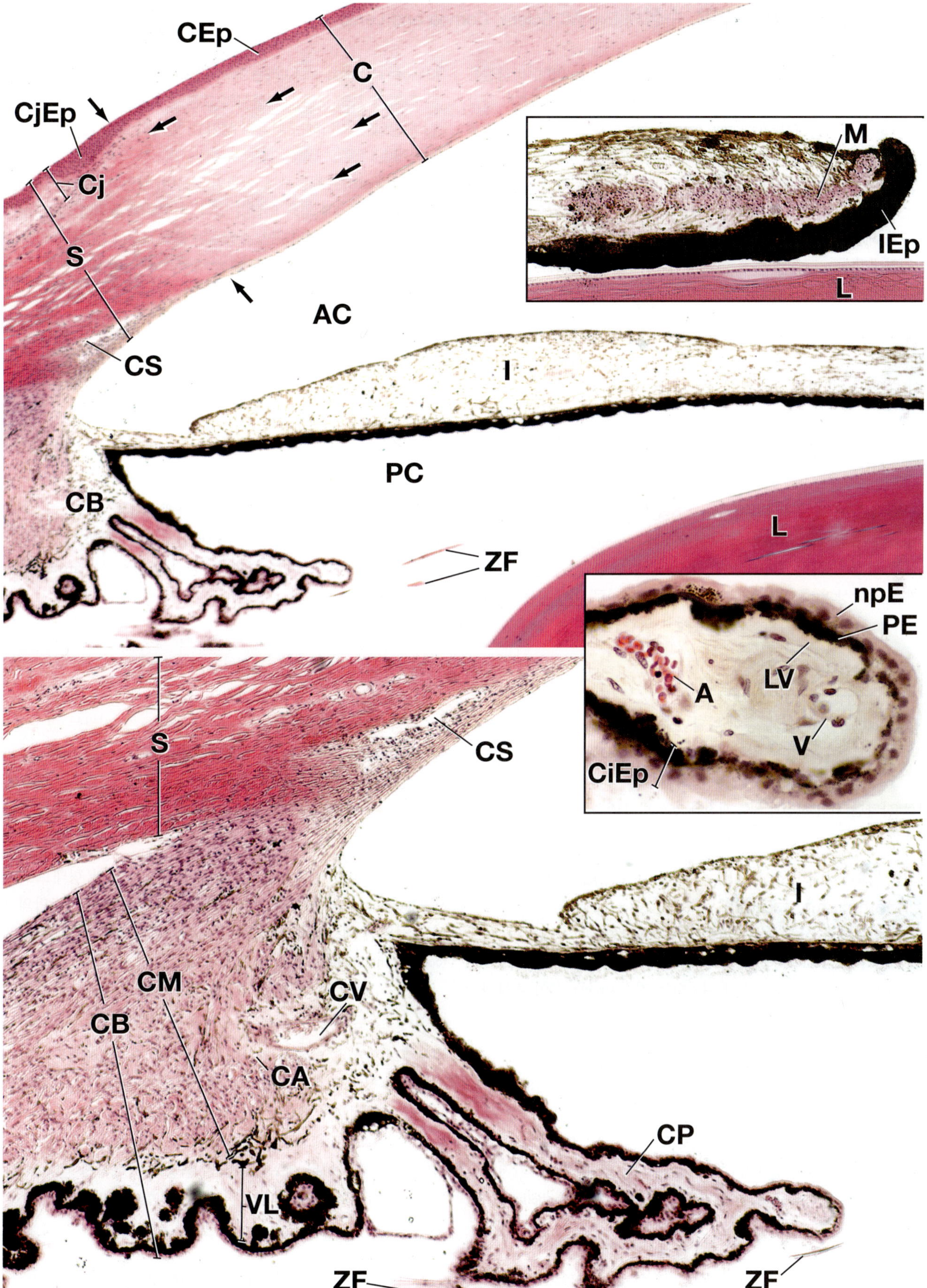
CEp
C
CjEp
Cj
S
CS
AC
M
IEp
L
I
PC
CB
ZF
L
npE
PE
A
LV
V
CiEp
S
CS
I
CM
CB
CV
CA
CP
VL
ZF
ZF

도판 24.4 ■ 눈 IV: 공막, 각막, 수정체(Eye IV: Sclera, Cornea and Lens)

투명한 **각막**(cornea)은 눈의 일차적인 굴절매체(dioptric media)이며, 비각질중층편평상피(nonkeratinized stratified squamous epithelium)로 덮여 있다. 각막의 지질(stroma)은 콜라겐원섬유(collagen fibril)와 섬유모세포(fibroblast, **각막세포** keratocyte)로 이루어진 여러 층의 층판(lamella)이 교대로 쌓여 이루어져 있다. 각층판의 원섬유는 직경과 간격이 일정하고 매우 규칙적이다. 인접한 층판의 원섬유는 서로 직각으로 교차한다. 각막은 투명성은 이 매우 규칙적인 원섬유의 직각교차 배열 때문에 나타난다. 각막의 후면은 한 층의 낮은 입방세포로 이루어진 **각막내피**(corneal endothelium)로 덮여 있으며, 그 아래에는 **데스메막**(Descemet membrane)이라는 두꺼워진 기저판(basal lamina)이 있다. 혈관이 없는 각막의 거의 모든 대사물질의 교환은 각막 내피 사이에서 일어난다. 이 층이 손상되면, 각막에는 부종이 생기고, 일시적 또는 영구적으로 투명함을 잃어버리게 된다.

수정체(lens)는 투명하고, 혈관이 없으며, 양면이 볼록한 상피성 구조로 띠섬유(zonular fiber)에 의해 매달려 있다. 띠섬유에 장력이 가해지면, 수정체는 납작해지며, 장력이 사라지면, 수정체는 볼록해져서 눈 가까이에서 오는 빛이 망막(retina)에 초점이 맞도록 **조절**(accommodation)이 일어난다.

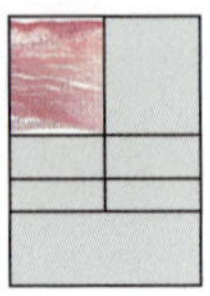

각공막이행부(corneoscleral junction), 눈(eye), 사람, H&E ×130.

이 저배율의 현미경사진에서는 **각공막이행부**(corneoscleral junction), 즉 가장자리(limbus)의 바로 외측에 있는 공막의 전체 층이 관찰된다. 화살표의 왼쪽이 공막이며, 오른쪽에는 각막이 약간 나타난다. **결막상피**(conjunctival epithelium, *CjEp*)는 두께가 불규칙적이며, 혈관이 풍부한 성긴결합조직 위에 놓여 있다. 이 상피와 그 밑의 결합조직을 **결막**(conjunctiva, *Cj*)이라고 한다. 공막이 희고 불투명한 이유는 지질(stroma, *S*)을 구성하는 콜라겐섬유가 불규칙적으로 밀집되어 배열하고 있기 때문이다. **슐렘관**(canal of Schlemm, *CS*)은 왼쪽 공막의 내표면 가까이에서 관찰된다.

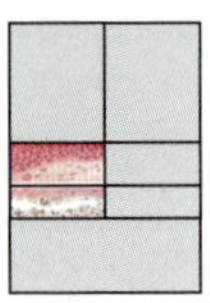

각공막이행부와 슐렘관(corneoscleral junction and canal of Schlemm), 눈(eye), 사람, H&E ×360.

위쪽 사진은 각막상피(*CEp*)가 공막을 덮는 불규칙하고 더 두꺼운 결막상피(conjunctival epithelium, *CjEp*)로 이행되는 부위의 고배율 현미경 사진이다. 각막상피의 밑에서 약간만 보이는 보우만막(Bowman membrane, *B*)은 결막상피 아래에서는 사라진다. 왼쪽 아래 사진에서는 왼쪽 맨위의 사진보다 더 고배율로 슐렘관(*CS*)을 관찰할 수 있다. 내강에 면한 내피세포(*En*)를 보면 이 공간이 인공산물(artifact)이 아님을 확실히 알 수 있다.

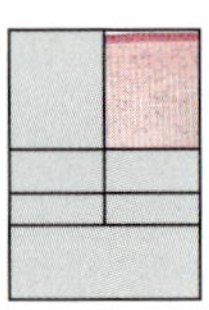

각막(cornea), 눈(eye), 사람, H&E ×175.

각막(cornea, *C*)의 전체 층이 나타난 저배율 사진으로 왼쪽의 공막과 비교할 수 있다. **각막상피**(corneal epithelium, *CEp*)는 두께가 일정하며, 그 밑에 존재하는 지질(*S*)은 공막의 지질보다 더 균일한 형태로 나타난다(이 사진과 왼쪽 사진에 있는 빈 공간은 인공산물 artifact이다). 지질(stroma) 각막세포(keratocyte)의 핵(*N*)이 층판 사이에 위치해 있다. 각막상피는 **보우만막**(Bowman membrane, *B*)이라는 앞쪽의 두꺼운 기저막 위에 놓여 있다. 각막의 후면은 **각막내피**(corneal endothelium, *CEn*)라는 단층편평상피로 덮여 있다. 그 아래의 두꺼운 기저막을 **데스메막**(Descemet membrane, *D*)이라고 한다.

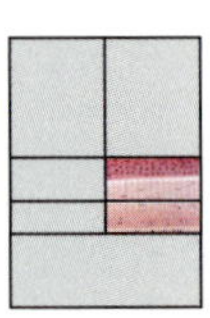

각막상피와 내피(corneal epithelium and endothelium), 눈(eye), 사람, H&E × 360.

위쪽의 고배율 사진에서는 표면이 편평세포(squamous cell)로 이루어진 **각막상피**(corneal epithelium, *CEp*)와 두껍고 균일한 **보우만막**(Bowman membrane, *B*), 및 그 밑에 위치하는 지질(stroma, *S*)이 관찰된다. 지질 조직은 콜라겐원섬유가 밀집되어 균일한 형태로 나타난다. 각막세포(keratocyte)의 납작한 핵도 관찰된다. 아래 사진은 각막의 후면으로, 두껍고 균일한 **데스메막**(Descemet membrane, *D*)과 그 밑에 위치하는 **각막내피**(corneal endothelium, *CEn*)를 확인할 수 있다.

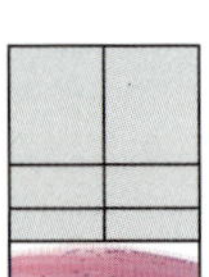

수정체(lens), 눈(eye), 사람, H&E ×360.

이 현미경사진에서는 적도(equator) 가까이 있는 수정체의 일부가 관찰된다. 수정체는 전체가 상피세포로 구성되며, 이들을 둘러싸는 균일한 형태의 **수정체피막**(lens capsule, *LC*)에는 띠섬유(zonula fiber)가 부착된다. 수정체피막은 아주 두꺼운 상피세포의 기저판(basal lamina)이다. 단층입방세포로 이루어진 수정체상피(lens epithelium)는 수정체의 앞쪽 표면에서 관찰되지만, 외측 모서리에서는 길이가 매우 길게 늘어나 수정체의 중심을 향하여 뻗어 있는 세포층을 형성한다. 이들 길이가 늘어난 상피세포의 세포질 기둥을 **수정체섬유**(lens fibers, *LF*)라고 부른다. 새로운 세포는 수정체의 가장자리에서 생산되며, 나이든 세포를 안쪽으로 밀어낸다. 결국 나이든 세포는 자신의 핵을 잃어버리게 된다. 이는 이 각막 심부의 사진에서 뚜렷하게 나타나는 세포의 형태를 보면 확실하게 알 수 있다.

AC, 전방(anterior chamber)
B, 보우만막(Bowman membrane)
BV, 혈관(blood vessel)
C, 각막(cornea)
CEn, 각막내피(corneal endothelium)
CEp, 각막상피(corneal epithelium)
Cj, 결막(conjunctiva)
CjEp, 결막상피(conjunctival epithelium)
CS, 슐렘관(canal of Schlemm)
D, 데스메막(Descemet membrane)
En, 내피세포(endothelial lining cell)
LC, 수정체피막(lens capsule)
LF, 수정체섬유(lens fiber)
N, 핵(nucleus)
S, 지질(stroma)

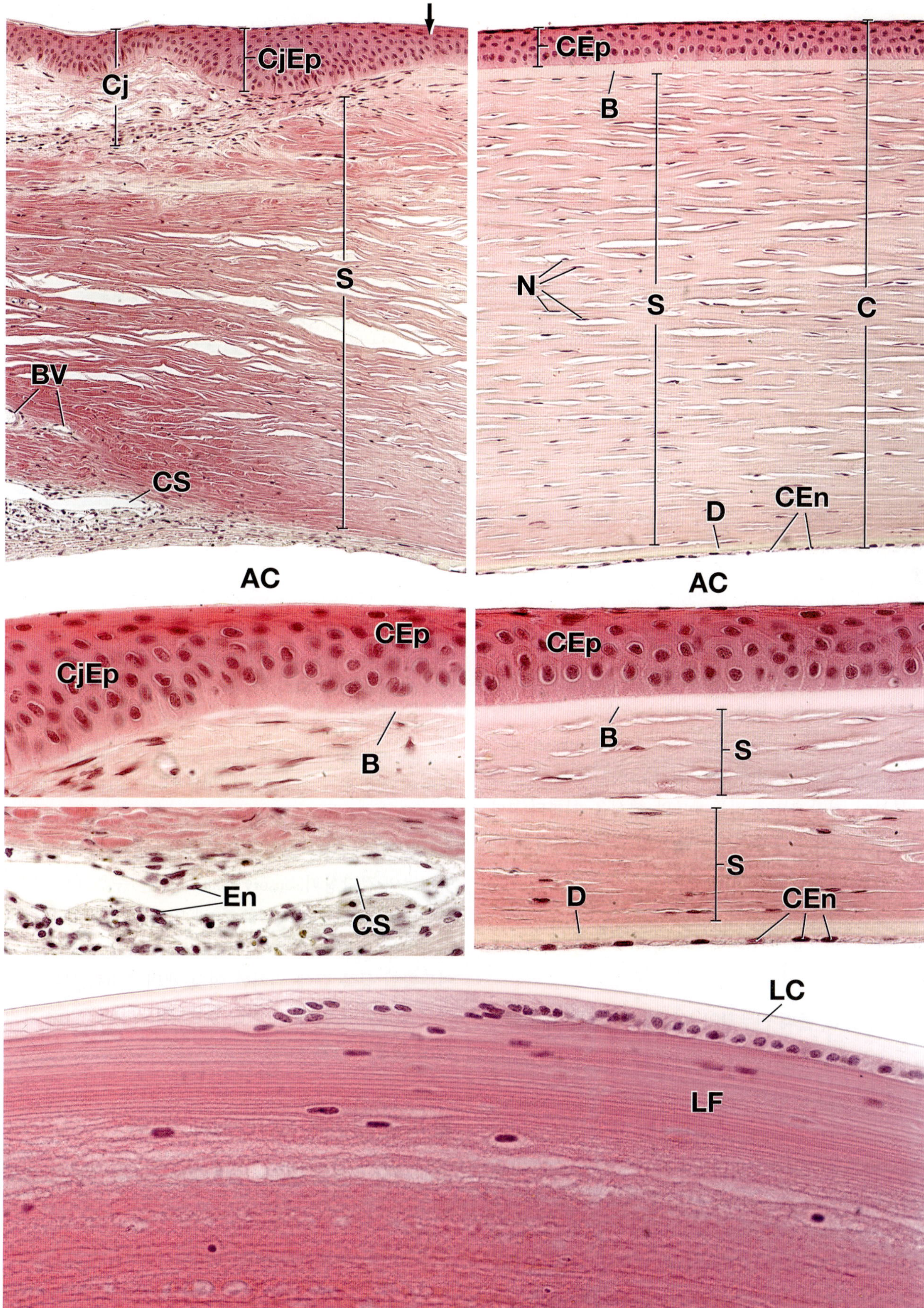
CjEp
Cj
S
BV
CS
AC
CEp
B
N
S
C
D
CEn
AC
CEp
CjEp
B
CEp
B
S
En
CS
S
D
CEn
LC
LF

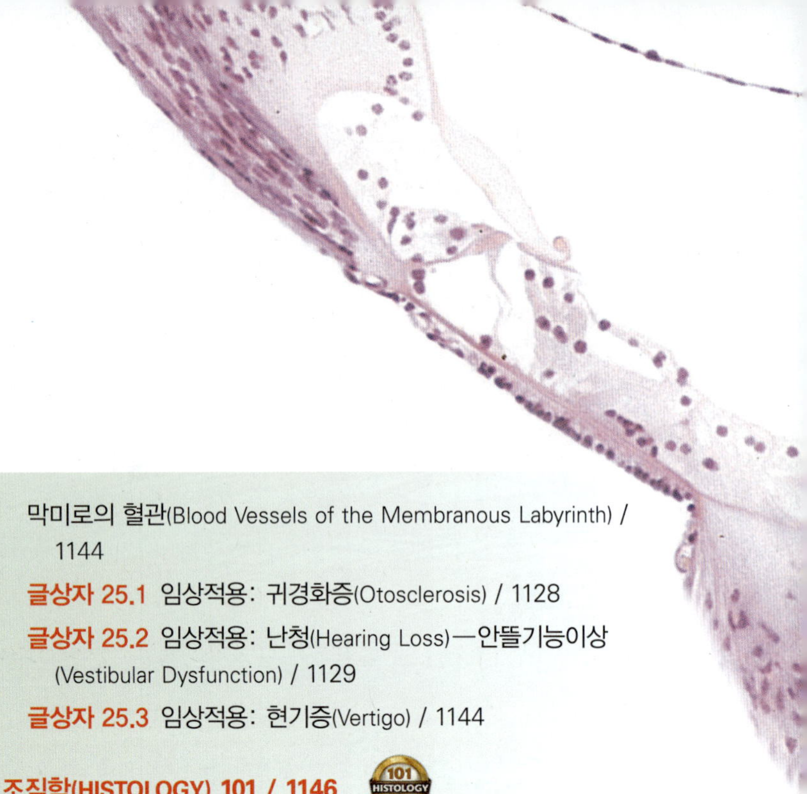

25 귀
EAR

■ 귀의 개요(OVERVIEW OF THE EAR)

귀(ear)는 3개의 방으로 구성된 감각기관으로 소리를 감지하는 **청각계통**(auditory system)과 몸의 균형을 유지하는 **안뜰계통**(전정계통, vestibular system)으로 이루어진다. 귀는 **바깥귀**(외이, external ear), **가운데귀**(중이, middle ear), **속귀**(내이, internal ear)로 구성되어 있으며, 이 세 부분이 청각계통과 안뜰계통의 핵심을 이룬다(그림 25.1). 바깥귀와 가운데귀가 소리 에너지를 모아 속귀로 전달하면, 속귀의 청각수용기(auditory receptor)는 소리 에너지를 전기자극으로 변환한다. 안뜰계통의 감각수용기는 중력과 머리의 움직임을 감지한다. 이 정보들이 평형감각을 형성하며, 머리와 눈의 움직임을 조율하는 데에도 활용된다.

귀는 표면외배엽과 첫째, 둘째 인두활의 성분에서 기원한다.

귀의 세 부분 중 속귀의 발생 과정이 가장 먼저 시작된다. 발생 3주 말, 숨뇌(myelencephalon) 양쪽 옆의 **표면외배엽**(surface ectoderm)이 두꺼워져 **귀기원판**(otic placode)을 형성한다. 발생 4주 초에는 귀기원판이 함입되고 표면외배엽으로부터 떨어져 나와 **귀소포**(otic vesicle, otocyst)가 만들어진다. 귀소포는 점점 표면외배엽에서 멀어져 중간엽(mesenchyme) 깊숙한 곳으로 이동한다(그림 25.2). 귀소포는 속귀의 막미로(membranous labyrinth) 내면을 덮는 상피로 분화할 원기(primordium)가 된다. 나중에, 둘째 인두활(pharyngeal arch)의 일부와 첫째 인두활이 소리를 증폭하는 구조로 발달한다. 첫째 인두주머니(pharyngeal pouch)의 내배엽(endoderm)에서는 **귀관고실오목**(tubotympanic recess)이 생겨나며, 이 구조는 최종적으로 **귀관**(이관, auditory tube, Eustachian tube)과 **가운데귀**의 내면을 덮는 상피로 분화하게 된다. 같은 시기에 **첫째 인두고랑**(first pharyngeal groove)에서는 외배엽이 자라 들어와 **바깥귀길**(외이도, external acoustic meatus)의 내면을 덮는 상피를 생성한다(그림 25.2 참조). 인두활의 결합조직 성분은 귓속뼈(이소골, ossicle)가 된다. **망치뼈**(추골, malleus)와 **모루뼈**(침골, incus)는 첫째 인두활에서 발생하며, **등자뼈**(등골, stapes)는 둘째 인두활에서 기원한다. 귀소포에서 기원한 막미로의 감각상피(sensory epithelium)는 중추신경계통에서 자라나온 여덟째 뇌신경(cranial nerve)과 연결된다. 바깥귀의 귓바퀴(이개, auricle)는 첫째 인두틈새(pharyngeal cleft)를 둘러싸는 첫째, 둘째 인두활의 등쪽 끝에 위치한 여섯 개의 **귓바퀴결절**(auricular hillock)에서 발달한다. 귀를 이루는 연골, 뼈, 근육은 이들 상피를 둘러싸는 중간엽에서 생겨난다.

■ 바깥귀(외이, EXTERNAL EAR)

귀의 바깥 부분을 이루는 귓바퀴는 소리를 모으고 증폭하는 일을 한다.

귓바퀴(이개, auricle, pinna)는 머리의 가쪽면에 돌출한 타원형의 부속구조이다. 귓바퀴 속에는 탄력연골(elastic cartilage)이 들어 있으며, 이 연골의 모양에 의해 귓바퀴의 형태가 결정된다. 귓바퀴의 표면은 털집(모낭, hair follicle), 땀샘(sweat gland), 기름샘(피지샘,

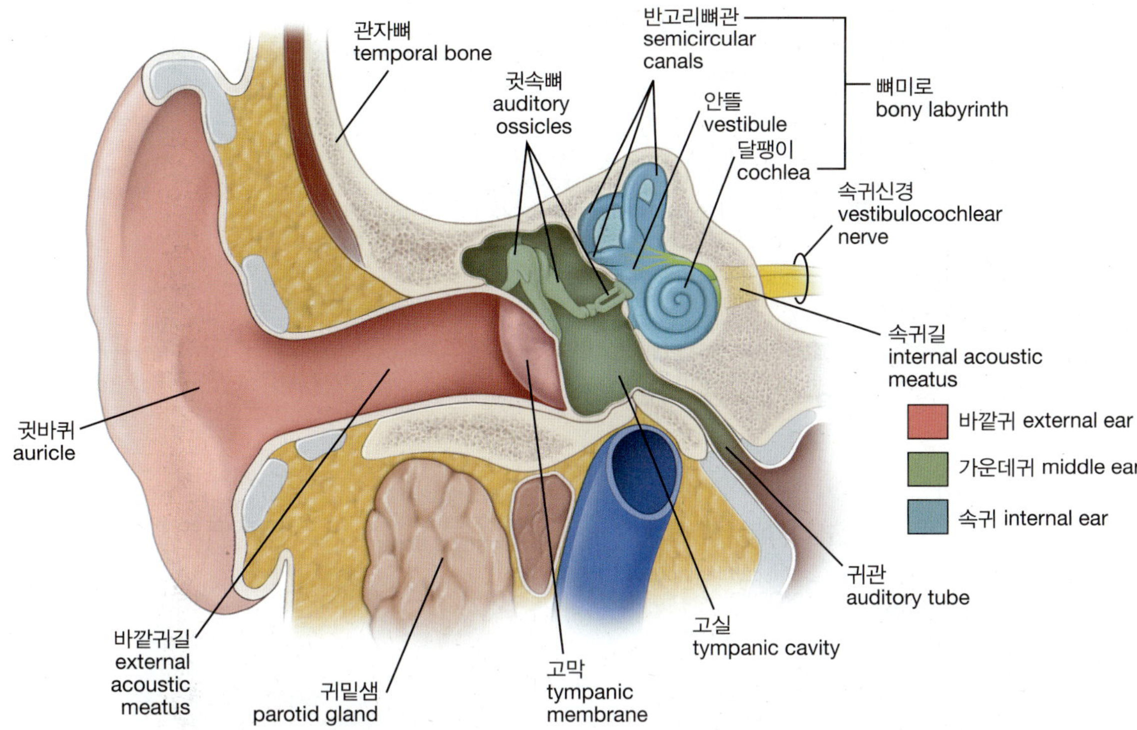

그림 25.1 귀의 세 부분. 귀의 세 부분을 각각 다른 색으로 구분하여 표시하였다. *분홍색*으로 표시한 바깥귀(external ear)는 귓바퀴(auricle)와 바깥귀길(external acoustic meatus)로 이루어진다. *녹색*으로 표시한 가운데귀(middle ear)는 고실(tympanic cavity), 귓속뼈(auditory ossicle), 고막(tympanic membrane), 귀관(auditory tube)으로 구성된다. *파란색*으로 표시한 속귀(internal ear)는 뼈미로(bony labyrinth)와 막미로(membranous labyrinth)로 이루어져 있다. 뼈미로는 반고리뼈관(semicircular canal), 안뜰(vestibule), 달팽이(cochlea)로 구성되며 막미로는 그림에 표시하지 않았다.

sebaceous gland)이 있는 얇은피부(thin skin)로 덮여 있다. 다른 동물에 비하면 사람의 귓바퀴는 크기도 작고 기능도 미약해서 마치 퇴화한 기관처럼 보이지만, 소리를 모아 외이도로 들여보내는 데 중요한 역할을 한다.

바깥귀길은 소리를 증폭시키고 고막까지 전달한다.

바깥귀길(외이도, external acoustic meatus)은 공기가 통하는 관이며, S자 모양으로 살짝 휘어져 있고 **고막**(tympanic membrane, eardrum)까지의 길이는 25 mm 정도이다. 바깥귀길을 지나는 동안 주파수 2,000~5,000 Hz 범위의 음파는 소리의 크기가 **2배** 정도로 증폭된다. 바깥귀길이 이 주파수에 **공진기**(resonator)처럼 작용하여 고막에 도달하는 음압(sound pressure)을 증가시키기 때문이다.

바깥귀길의 벽은 바깥쪽의 귓바퀴와 이어져 있다. 바깥귀길 벽의 가쪽 1/3에는 연골이 있으며, 이 연골은 귓바퀴의 탄력연골과 연결되어 있다. 바깥귀길의 안쪽 2/3는 관자뼈(측두골, temporal bone) 속에 있다. 바깥귀길의 내면은 두 부분 모두 피부로 덮여 있으며, 이 피부도 귓바퀴의 피부와 이어져 있다.

바깥귀길 가쪽 부분의 피부에는 털집(hair follicle), 기름샘(sebaceous gland), **귀지샘**(ceruminous gland)이 있으며 에크린땀샘(eccrine sweat gland)은 없다. 귀지샘은 나선대롱샘(coiled tubular gland)에 속하며, 겨드랑부위 피부의 아포크린땀샘(apocrine sweat gland)과 매우 비슷하다. 귀지샘의 분비물이 기름샘의 분비물, 탈락한 세포와 섞여 **귀지**(cerumen, earwax)가 된다. 바깥귀길은 끝이 막힌 피부 주머니이며, 각질층(stratum corneum)에서 탈락한 세포들은 바깥귀길에 축적되지 않고 귀지를 통해 밖으로 배출된다. **귀지**는 피부를 매끄럽게 하고, 바깥귀길의 털을 뒤덮어 이물질이 귓속으로 들어가는 것을 막아 준다. 또한 귀지는 세균, 진균, 곤충으로부터 바깥귀길을 보호해 주는 약간의 항균작용도 한다. 하지만 귀지의 양이 너무 많아 바깥귀길을 막는 **박힌귀지**(impacted cerumen)가 생기면, **전도난청**(conductive hearing loss)을 일으킬 수 있다. 바깥귀길의 안쪽 부분은 관자뼈 속에 있으며, 가쪽 부분에 비해 피부가 얇고 털과 샘도 적은 편이다.

■ 가운데귀(중이, MIDDLE EAR)

가운데귀는 공기로 채워진 공간이며, 작은 귓속뼈 3개를 포함하고 있다.

관자뼈(측두골, temporal bone) 속에 **고실**(tympanic cavity)이라고 하는 공기로 채워진 공간이 있는데, 이 공간이 **가운데귀**(중이, middle ear)에 해당한다(그림 25.3). 고실 안에는 **귓속뼈**(이소골, auditory ossicle)라고 하는 3개의 작은 뼈가 있다. 이 뼈들은 2개의 가동관절에 의해 이어져 고실을 가로지르듯이 배열되어 있다. 귓속뼈에 부착된 근육들도 가운데귀의 구성요소에 포함된다. 가운데귀

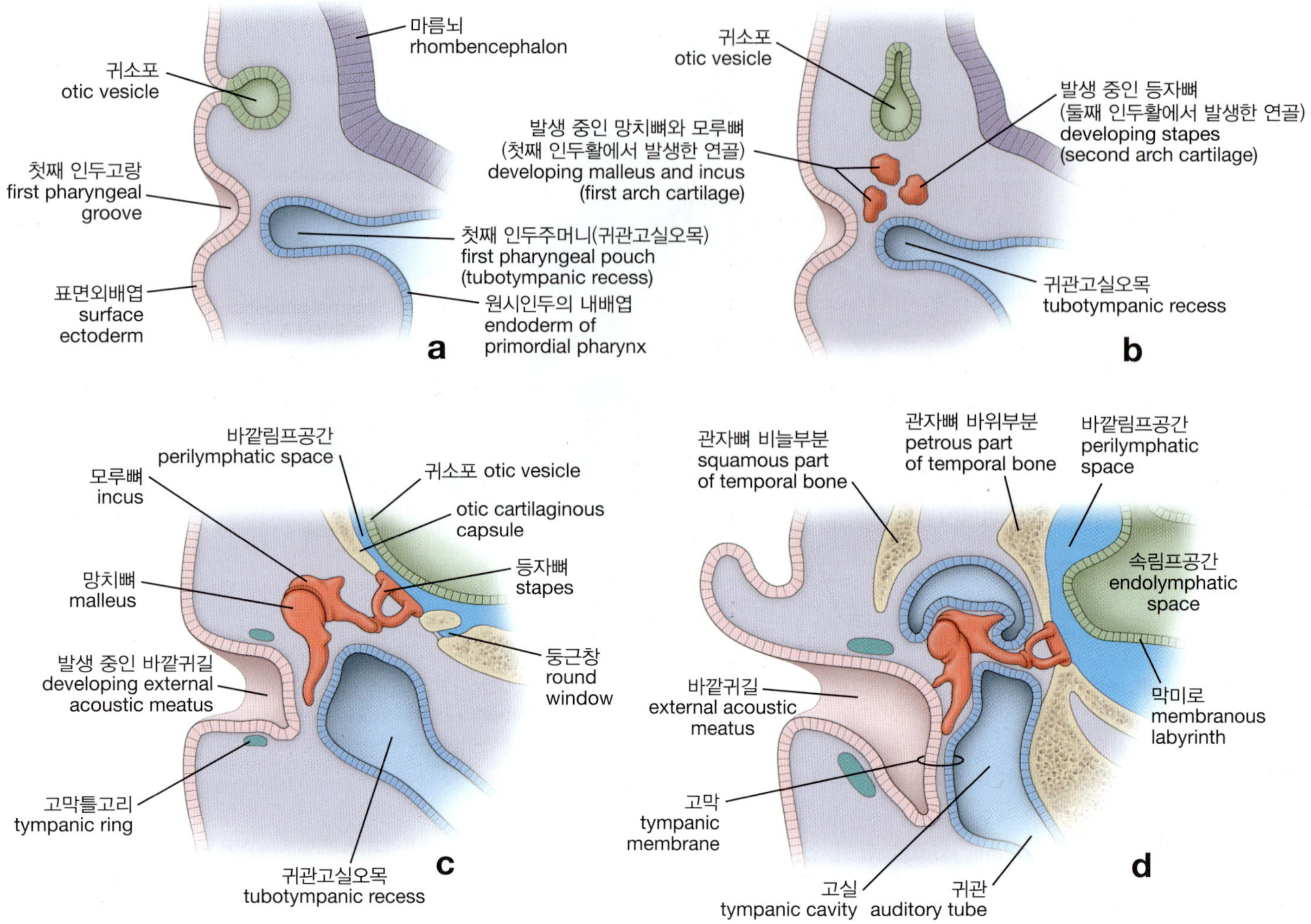

그림 25.2 귀의 발생 과정. a. 발생 4주째에 표면외배엽(surface ectoderm)에서 기원한 귀소포(otic vesicle)와 첫째 인두활(pharyngeal arch)의 관계를 나타낸 그림이다. **b.** 귀소포는 중간엽조직(mesenchymal tissue) 깊숙이 들어가 막미로(membranous labyrinth)로 발달한다. 내배엽(endoderm)으로 이루어진 귀관고실오목(tubotympanic recess)은 나중에 가운데귀공간(middle ear cavity)과 귀관(auditory tube)이 된다. 또한 첫째 인두활과 둘째 인두활 기원의 중간엽에서 귓속뼈(auditory ossicle)가 발생한다. **c.** 이후, 첫째 인두고랑(pharyngeal groove)이 귀관고실오목을 향해 함입되어 들어간다. 귓속뼈는 고실(tympanic cavity) 안에 자리를 잡는다. **d.** 최종 단계에는 표면외배엽, 중배엽, 내배엽의 조직이 모여 고막(tympanic membrane)을 형성한다. 귀소포가 막미로로 발생하는 것도 표시되어 있다.

는 **귀관**(이관, auditory tube, Eustachian tube)을 통해 코인두(비인두, nasopharynx)와 연결되어 있다.

고실에는 천장, 바닥 및 4개의 벽(앞벽, 뒤벽, 가쪽벽, 안쪽벽)이 있다. 고실에는 귀관이 열리는 구멍이 있으며, 앞벽을 구성하는 얇은 뼈 너머에는 속목동맥(internal carotid artery)이 있다. 고실의 뒤벽은 **꼭지돌기**(유양돌기, mastoid process)의 해면뼈로 이루어져 있고, 꼭지돌기 속에는 **꼭지벌집**(유돌벌집, mastoid air cell)이라는 작은 공간들과 **꼭지방**(유돌동, mastoid antrum)이 있다. 가운데귀의 가쪽벽은 **고막**(tympanic membrane)이며, 안쪽벽은 속귀의 뼈로 이루어져 있다. 고실의 바닥과 천장은 둘 다 얇은 뼈로 이루어져 있으며, 이 경계 너머에는 각각 속목정맥(internal jugular vein)과 중간머리뼈우묵(middle cranial fossa)이 있다.

가운데귀는 기계적 에너지 변환장치이다. 공기의 진동에 의해 발생된 음파가 바깥귀길을 통해 전달되면, 이를 기계적 진동으로 변환하여 속귀에 전달하는 것이 가운데귀의 주기능이다. 가운데귀의 안쪽벽에 있는 **타원창**(oval window, 안뜰창 vestibular window)과 **둥근창**(round window, 달팽이창 cochlear window)이 이러한 에너지 변환 과정에서 중요한 역할을 한다.

바깥귀길과 가운데귀 사이에 고막이 있다.

고막(tympanic membrane)은 두께 약 0.1 mm의 반투명한 막이며, 지름은 1 cm 정도이고 표면적은 65 mm^2 정도이다. 고막은 납작한 원뿔 모양이다. 망치뼈자루(malleus of manubrium)의 끝이 원뿔의 꼭지점에 해당하는데, 이곳을 **고막배꼽**(umbo)이라고 부른다. 고막은 바깥귀길의 안쪽 끝에 위치하며 앞아래쪽으로 기울어져 있다. 따라서 고막은 몸의 앞아래쪽과 머리 옆에서 오는 신호를 포착하기 좋게 방향이 맞춰진 작은 접시안테나에 비유되기도 한다. 정상 귀를 이경(otoscope)으로 들여다보면, 고막은 반투명한 밝

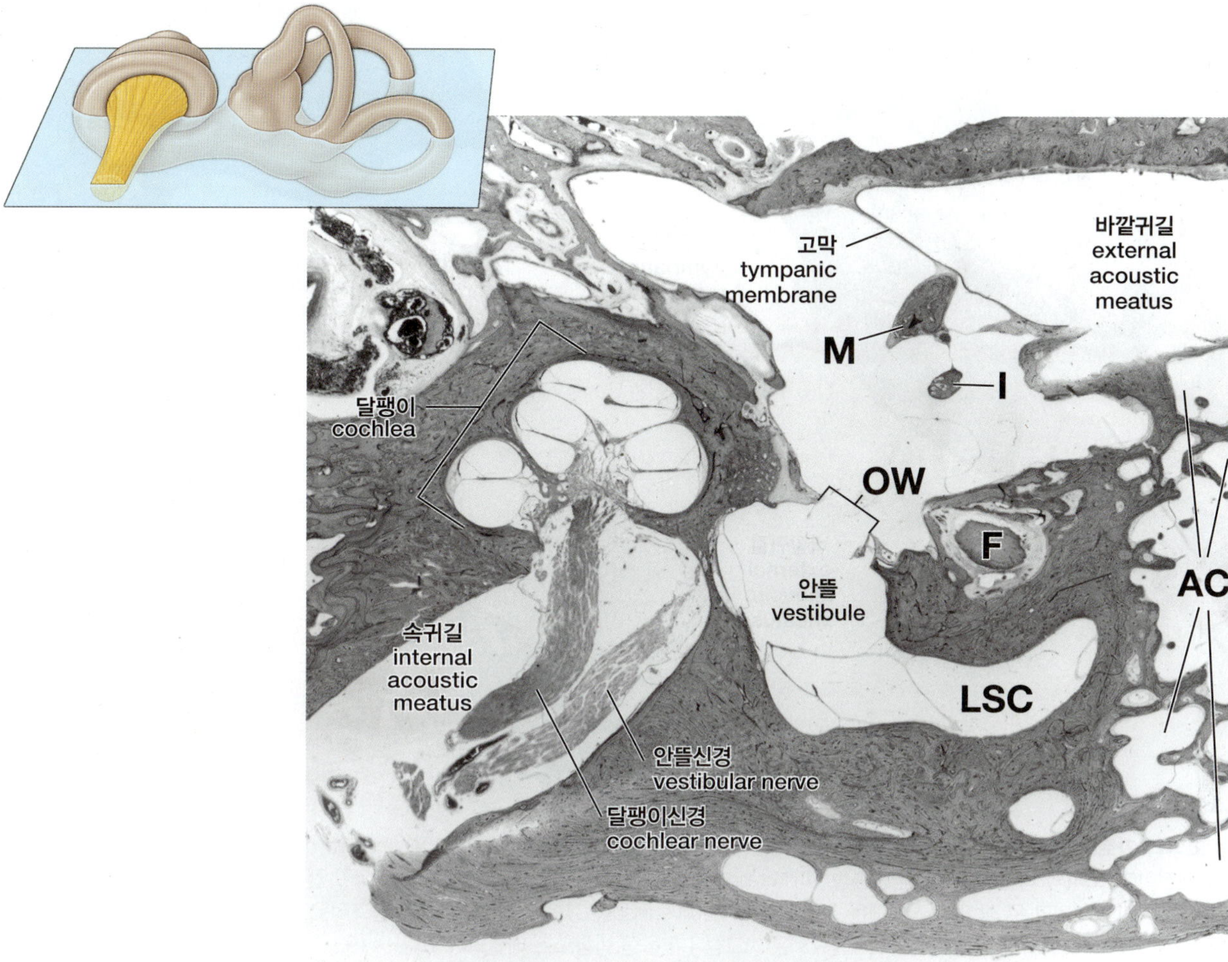

그림 25.3 사람 관자뼈의 수평단면. 측두골(temporal bone) 바위부분(petrous part) 속에서 귀의 세 부분이 관찰된다. 바깥귀길(*external acoustic meatus*)과 고실(*tympanic cavity*) 사이에 고막(*tympanic membrane*)이 있다. 고실 속에서 망치뼈(malleus, *M*)과 모루뼈(incus, *I*)의 단면도 관찰된다. 고실의 뒤벽에는 꼭지벌집(mastoid air cell, *AC*)이 있다. 고실 가쪽벽의 대부분은 고막이다. 고실의 안쪽벽에는 속귀의 입구에 해당하는 타원창(oval window, *OW*)이 있다. 등자뼈(stapes)는 제거된 상태여서 보이지 않는다. 타원창 근처에 얼굴신경(facial nerve, *F*)이 있다. 뼈미로(bony labyrinth)에 속한 달팽이(*cochlea*), 안뜰(*vestibule*), 가쪽반고리뼈관(lateral semicircular canal, *LSC*)의 일부분도 보인다. 속귀길(*internal acoustic meatus*) 속에서 여덟째 뇌신경(cranial nerve VIII)의 가지인 달팽이신경(*cochlear nerve*)과 안뜰신경(*vestibular nerve*)을 관찰할 수 있다. 왼쪽 위의 그림은 절단면의 방향과 위치를 표시한 모식도이다. ×65.

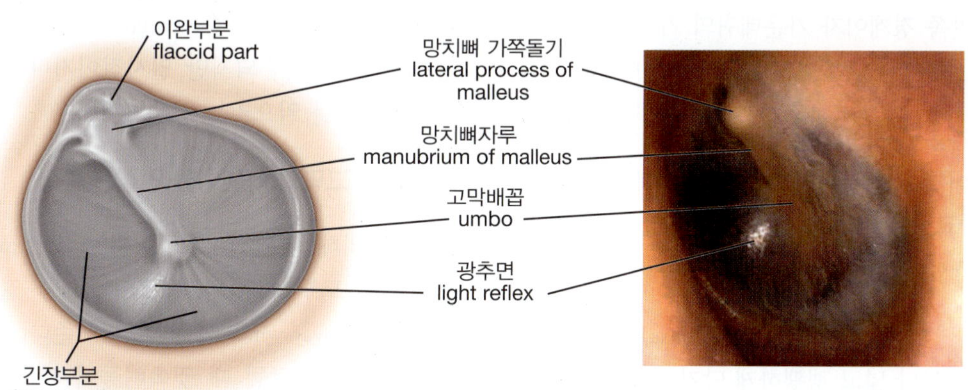

그림 25.4 바깥귀를 이경으로 검사할 때 관찰되는 고막의 모습. 이경(otoscope)을 이용하여 바깥귀길(external acoustic meatus)을 검사하면서 관찰한 왼쪽 고막(tympanic membrane)의 모식도와 사진이다. 망치뼈자루(manubrium of malleus)가 고막 긴장부분(tense part)에 부착된 모습, 망치뼈자루의 끝부분인 고막배꼽(umbo), 망치뼈의 가쪽돌기(lateral process) 등이 뚜렷하게 보인다. 망치뼈 가쪽돌기의 위쪽은 고막 이완부분(flaccid part)이다. 고막배꼽 앞아래쪽의 밝은 부분은 광추면(cone of light, light reflex)이다. (Dr. Eric J. Moore 제공.)

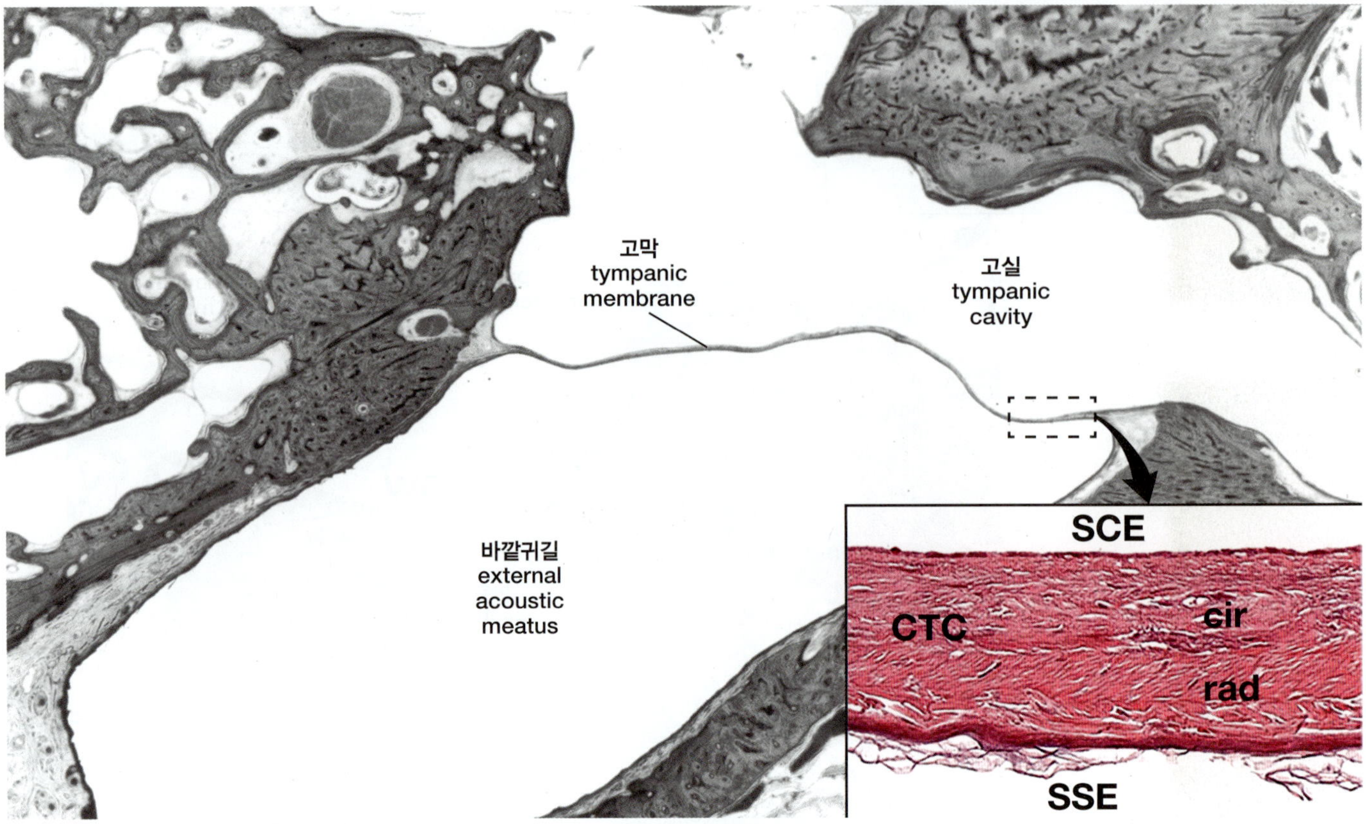

그림 25.5 사람 고막의 가로단면. 고막(*tympanic membrane*), 바깥귀길(*external acoustic meatus*), 고실(*tympanic cavity*)을 촬영한 현미경사진이다. ×9. **삽입사진**은 고막의 고배율 사진이다. 고막의 바깥면은 각질중층편평상피(keratinized stratified squamous epithelium, *SSE*), 안쪽면은 얇은 단층입방상피(low simple cuboidal epithelium, *SCE*)로 덮여 있다. 그리고 두 상피 층 사이에는 결합조직(connective tissue, *CTC*) 층이 있다. 이 결합조직은 치밀불규칙결합조직에 속하며 두 층으로 구분된다. 바깥층(*rad*)은 아교섬유가 부챗살처럼 배열되어 있고, 속층(*cir*)은 아교섬유가 돌림 방향으로 배열되어 있다. ×190.

은 회색이고 바깥면이 오목하게 보인다. 이런 오목한 형태 때문에 고막배꼽에서 앞아래쪽으로 뻗은 삼각형 영역이 이경의 빛을 반사하여 밝게 보이는데, 이 부위를 **광추면**(cone of light, light reflex)이라고 부른다(그림 25.4). 가운데귀에 있는 세 귓속뼈 중 유일하게 망치뼈만 고막에 붙어 있다(그림 25.1 참조).

고막은 바깥귀길의 안쪽 경계이자 가운데귀의 가쪽벽이 된다(그림 25.5). 고막의 층을 가쪽부터 안쪽 순으로 열거하면 다음과 같다.

- 바깥귀길의 피부(각질중층편평상피로 이루어진 표피)
- 결합조직으로 이루어진 중심층: 바깥층은 아교섬유가 부챗살 모양으로, 속층은 아교섬유가 돌림 방향으로 배열
- 가운데귀의 점막(단층입방상피)

고막의 아랫부분을 **긴장부분**(tense part, pars tensa)이라고 한다. 이 부분은 고막의 윗부분보다 넓고 팽팽하게 당겨져 있다. 고막 긴장부분은 부챗살 아교섬유와 돌림 아교섬유로 이루어진 중간층이 두꺼우며 표면이 매끄럽다. 망치뼈(malleolus) 가쪽돌기(lateral process)보다 위쪽의 고막은 아랫부분보다 좁고, 아교섬유 중간층이 없어서 느슨하기 때문에 **이완부분**(flaccid part, pars flaccida)이라고 한다(그림 25.4 참조). 음파에 의해 고막이 진동하면, 바깥귀와 속귀를 연결하는 세 귓속뼈(ossicle)를 통해 고막의 진동이 속귀로 전달된다.

고막이 파열되어 바깥귀길과 가운데귀를 관통하는 구멍이 뚫린 것을 **고막천공**(tympanic membrane perforation)이라고 한다. 고막천공은 감염, 외상, 급격한 기압 변화 등에 의해 발생할 수 있다. 고막천공이 생기면 갑작스런 귀통증(otalgia), 귓물(otorrhea), 귀울림(tinnitus), 현기증(vertigo) 등의 증상이 나타난다. 대개 후유증 없이 자연치유되지만 일시적이거나 영구적인 **청각장애**(hearing impairment)를 일으키는 경우도 있다.

귓속뼈는 고막과 타원창을 연결해 준다.

관절에 의해 이어진 세 **귓속뼈**(이소골, auditory ossicle)—망치뼈(malleus), 모루뼈(incus), 등자뼈(stapes)—는 고실을 가로질러 고막과 타원창(oval window)을 연결해 준다(그림 25.6). 고막의 진동이 등자뼈까지 전달될 때 귓속뼈들이 지렛대처럼 작용하여, 진폭이 작아지고 그 비율만큼 힘이 증폭된다. 음파에 의해 속귀 안의 액체가 효과적으로 진동하려면 이런 증폭 작용이 필수적이다. 세 귓속뼈는 형태적 특징에 따라 이름이 지어져 있으며, 가동성 윤활관절(synovial joint)에 의해 연결되어 있다.

- **망치뼈**(추골, malleus, hammer): 고막에 부착되어 있고 모루뼈와

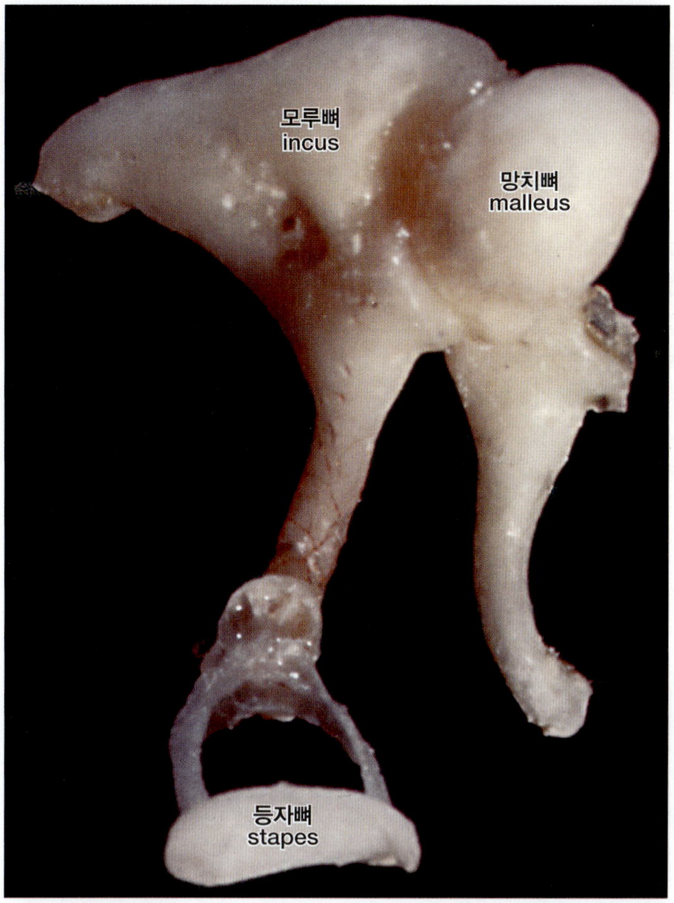

그림 25.6 관절을 이루고 있는 사람의 세 귓속뼈(auditory ossicle). 각 뼈의 이름은 망치뼈(malleus), 모루뼈(incus), 등자뼈(stapes)이다. ×30.

관절을 이룬다.

- **모루뼈**(침골, incus, anvil): 세 귓속뼈 중 가장 크며, 망치뼈와 등자뼈를 연결한다.
- **등자뼈**(등골, stapes, stirrup): 등자뼈바닥(footplate)은 크기가 약 3 mm × 1 mm이고 표면적은 3 mm^2 정도이며, 타원창(oval window)에 딱 들어맞는다. 등자뼈바닥은 음파의 기압 변화에 따라 피스톤처럼 움직여 달팽이(cochlea) 속 액체를 진동시킨다.

바깥귀길, 고막, 귓속뼈에 문제가 생기면 **전도난청**(conductive hearing loss)이 초래된다(글상자 25.1, 25.2 참조).

귓속뼈의 움직임은 여기에 붙은 두 근육에 의해 조절된다.

고막긴장근(tensor tympani muscle)은 귀관(auditory tube) 위쪽의 뼈관 속에 위치한다. 고막긴장근의 힘줄은 망치뼈에 부착되며, 근육이 수축하면 고막의 장력을 높이는 작용을 한다. **등자근**(stapedius muscle)은 가운데귀 뒤벽의 뼈 돌출부에 위치한다. 등자근의 힘줄은 등자뼈에 부착되어 있어서, 근육이 수축하면 타원창(oval window)에서 등자뼈의 움직임을 약화시킨다. 등자근은 길이가 몇 밀리미터에 불과하며, 우리 몸에서 가장 작은 골격근이다.

가운데귀에 있는 고막긴장근과 등자근은 **약화반사**(attenuation reflex) 또는 **청각반사**(acoustic reflex)라고 하는 보호성 반사에 관여한다. 두 근육은 큰 소리가 날 때 수축하여 세 귓속뼈의 연결을 뻣뻣하게 만들고, 그로 인해 속귀로 전달되는 진동을 약화시킨다. 한쪽 귀만 자극을 받아도 양쪽 고막긴장근과 등자근이 함께 수축하며, 이런 반사는 아주 큰 소리로 인해 속귀가 손상되지 않도록 보호하는 작용을 한다. 하지만 폭죽이나 총 소리처럼 갑자기 큰 소리가 날 때는 약화반사의 보호 작용이 큰 효과를 발휘하지 못한다.

귀관은 가운데귀와 코인두를 연결해 준다.

귀관(이관, auditory tube, Eustachian tube)은 길이 3.5 cm 정도의 좁고 납작한 관이다. 귀관의 내면은 섬모거짓중층원주상피(ciliated pseudostratified columnar epithelium)로 덮여 있다. 이 상피를 구성하는 세포들 중 약 1/5은 술잔세포(goblet cell)이다. 귀관은 가운데귀와 외부를 이어줌으로써, 가운데귀의 기압과 대기압이 평형을 유지하도록 해준다. 또한 귀관은 섬모거짓중층원주상피의 섬모 운동에 의해 가운데귀 점막의 분비물을 코인두 쪽으로 배출시킨다. 귀관은 평상시에는 막혀 있다가 하품할 때, 음식을 삼킬 때, 코를 막고 숨을 내쉴 때 잠깐씩 열린다. 어린이의 귀관은 성인에 비해 짧고, 내강이 좁으며, 수평에 가까운 형태로 되어 있어서 가운데귀에 감염질환이 생기기 쉽다. 인두에서 가운데귀로 미생물이 침입하면 **중이염**(otitis media)이 발생한다. 귀관의 인두구멍(pharyngeal orifice) 주위에서 **귀관편도**(이관편도, tubal tonsil)라는 작은 림프조직이 발견되는 경우도 종종 있다.

관자뼈 속의 꼭지벌집도 가운데귀와 이어져 있다.

관자뼈(측두골, temporal bone)의 꼭지돌기(유양돌기, mastoid process) 속에는 가운데귀의 내강과 이어진 작은 공간들이 있는데, 이 공간들을 **꼭지벌집**(유돌벌집, mastoid air cell)이라고 한다. 꼭지벌집의 상피는 고실(tympanic cavity) 내면의 상피와 이어지며, 상피와 뼈 사이에는 뼈막(골막, periosteum)이 있다. 이런 연결관계 때문에 가운데귀의 감염질환이 **꼭지벌집**으로 퍼져 **꼭지돌기염**(유돌염, mastoiditis)이 발생할 수 있다. 항생제가 개발되기 전에는, 반복되는 중이염과 꼭지돌기염으로 인해 청각을 잃는 경우가 많았다.

가운데귀는 고막의 진동에 의해 발생한 기계적인 힘을 증폭시킨다.

고막의 진동에 의해 발생한 **기계적인 힘의 증폭**은 고실 속 세 귓속뼈에 의해 일어나며, 그 기전은 다음과 같다.

- 힘을 증폭시키는 가장 큰 요인은 고막(tympanic membrane)과 등자뼈바닥(footplate)의 **표면적 차이**이다. **고막**의 표면적은 약 65 mm^2이지만 **등자뼈바닥**의 표면적은 약 3 mm^2에 불과하다. 음파는 고막의 전체 면적에 힘을 가하고, 이 에너지는 세 귓속뼈를 거쳐 표면적이 훨씬 작은 등자뼈바닥으로 전달된다. 따라서 등자

글상자 25.1

임상적용: 귀경화증(Otosclerosis)

귀경화증은 후천난청(acquired hearing loss)의 가장 흔한 원인 중 하나이다. 미국인의 약 13%는 비임상귀경화증(nonclinical otosclerosis, 조직학적귀경화증 histologic otosclerosis)을 가진 것으로 알려져 있으며, 임상 증상이 있는 귀경화증의 발병률은 0.5~1.0%이다. 귀경화증 환자들은 점진적인 청력 손실을 호소한다. 증상을 인식하기 시작하는 나이는 20~45세이다. 귀경화증의 가장 큰 특징은 관자뼈과 귓속뼈의 과잉성장이다. 귀경화증에서 뼈의 과잉성장성을 유발하는 원인은 아직 밝혀지지 않았으나, 최근 연구에 의하면 홍역바이러스(measles virus) 감염과 관련이 있는 것으로 추정된다. 고실 안쪽벽의 타원창(oval window) 부위는 원래 가운데귀와 속귀를 가로막는 성숙뼈(mature bone)로 되어 있는데, 귀경화증 환자에서는 이 뼈가 뼈파괴세포(osteoclast)에 의해 제거되고 훨씬 두꺼운 미성숙뼈(immature bone, woven bone)로 교체된다. 등자뼈바닥(footplate)이 타원창에서 자유롭게 진동해야 소리가 정상적으로 속귀에 전달되는데, 이 부위에서 뼈의 재형성이 일어나면 등자뼈가 주위 뼈에 붙어버리고 만다. 제자리에 굳어버린 등자뼈는 진동할 수 없고, 음파가 속귀의 바깥림프공간(perilymphatic space)에 도달하지 못하므로 전도난청(conductive hearing loss)이 초래된다. 귀경화증의 치료 방법은 여러 가지가 있다. 불화물(fluoride)과 비스포스포네이트(bisphosphonate)를 이용하여 뼈의 재형성을 억제하는 약물치료, 보청기로 소리를 증폭하는 방법, 등자뼈를 제거하는 **등자뼈절제**(stapedectomy) 후 모루뼈와 타원창 사이에 보형물(prosthesis)을 삽입하는 수술 치료 등이다. 일반적으로 수술이 가장 효과적인 치료 방법이며, 수술 후 90% 이상의 환자들이 완전히 청력을 회복한다.

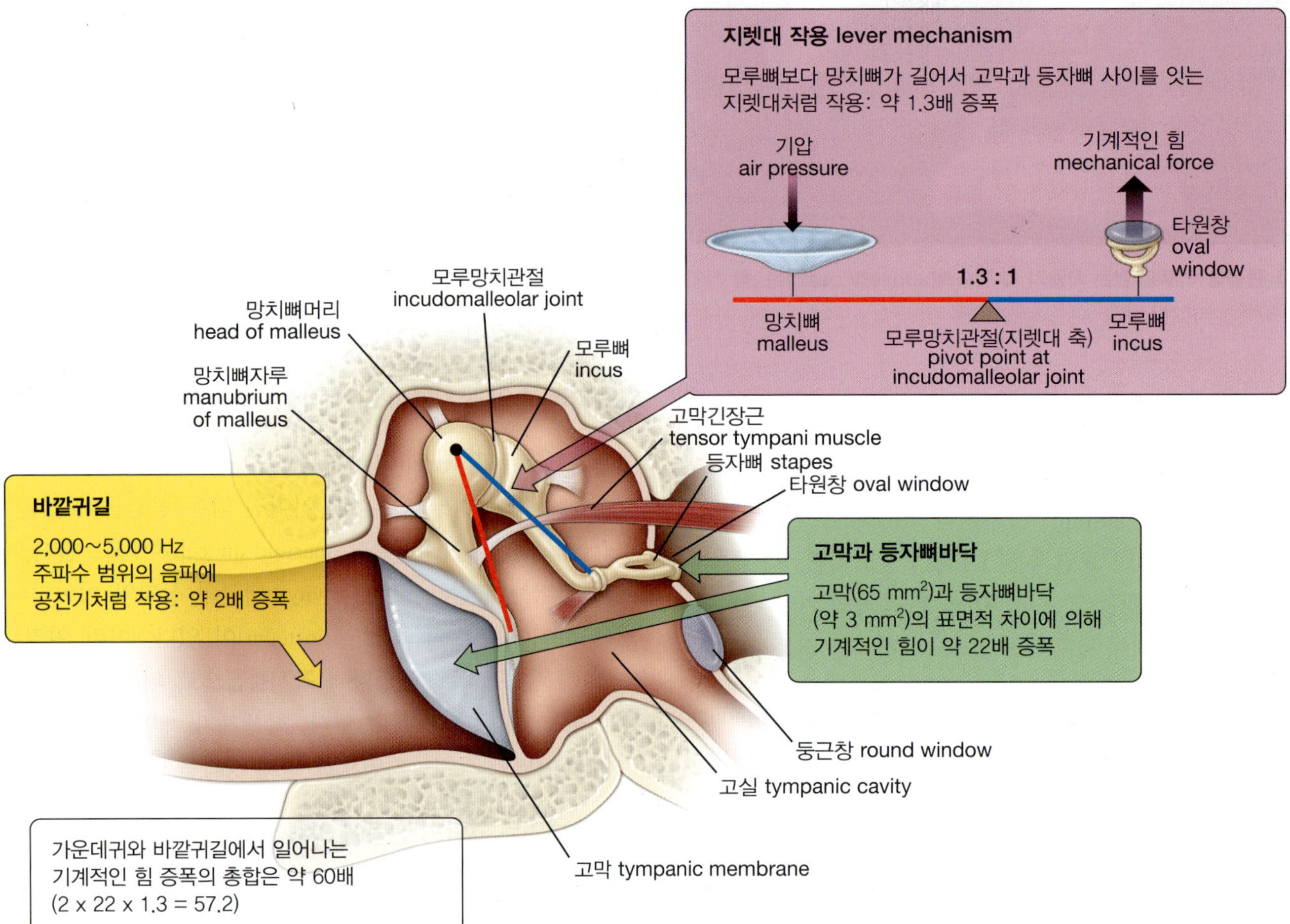

그림 25.7 귓속으로 들어온 음파의 증폭. 외이와 중이의 구조 및 음파의 증폭 기전을 나타낸 그림이다. 가장 큰 증폭은 고막의 표면적(65 mm^2)과 등자뼈바닥(footplate of stapes)의 표면적(3 mm^2) 차이 때문에 일어나며, 이로 인해 약 22배 증폭된 압력이 등자뼈바닥에 가해진다. 그 외에 또 다른 증폭 기전이 바깥귀길과 가운데귀에서 일어난다. 바깥귀길은 공진기(resonator)처럼 작용하여 고막에 도달하는 음압(sound pressure)을 2배 가까이 증폭시킨다. 또한 세 귓속뼈의 배열이 마치 지렛대처럼 작용하여 등자뼈에 가해지는 힘을 1.3배 정도 증폭시킨다. 이 세 요소가 곱해져서 귓속으로 들어온 음파의 에너지는 약 60배 증폭된다.

글상자 25.2

임상적용: 난청(Hearing Loss) — 안뜰기능이상(Vestibular Dysfunction)

청각계통과 안뜰계통을 침범하는 질병은 여러 가지가 있으며, 이로 인해 난청이나 현기증(vertigo)이 유발될 수 있다. 청각질환은 감각신경성과 전도성의 두 유형으로 분류한다. **전도난청**(conductive hearing loss)은 음파가 속귀의 청각수용기에 도달하는 과정 중 기계적인 장애가 있을 때 나타난다. 이런 종류의 난청은 주로 바깥귀나 가운데귀에 그 원인이 있다. 전도난청은 감각신경난청보다는 발병률이 낮으며, 소리가 작게 들리거나 희미한 소리를 들을 수 없게 되는 것이 대표적인 증상이다. 전도난청은 중이염(otitis media)에 의해 생길 수 있는데, 실제로 어린이에서는 일시적 난청의 가장 흔한 원인이 바로 중이염이다. 고실(tympanic cavity)에 액체가 고였을 때도 어린이에서 상당한 청각장애를 유발할 수 있다. 그 외에 바깥귀길(external acoustic meatus)에 과다한 귀지나 이물질이 있는 경우나 가운데귀의 귓속뼈(ossicle)에 생긴 질병(귀경화증 otosclerosis; 글상자 25.1 참조)도 전도난청의 흔한 원인이 된다. 전도난청은 대개 약물이나 수술로 치료할 수 있으며, 치료를 잘 받으면 영구적인 장애가 생기지는 않는다.

감각신경난청(sensorineural hearing loss)은 속귀에서 청각을 담당하는 털세포(hair cell), 여덟째 뇌신경의 가지인 달팽이신경(cochlear nerve), 중추신경계통의 청각경로, 대뇌의 청각피질(auditory cortex) 등이 손상됐을 때 발생한다. 감각신경난청은 전체 난청의 90% 정도를 차지하며, 선천적인 경우와 후천적인 경우로 구분된다. 후천적인 감각신경난청의 원인으로는 수막염(meningitis)이나 만성중이염(chronic otitis media) 등에서 파급된 막미로 감염, 관자뼈 골절, 과도한 소음에 오랫동안 노출되어 발생하는 청각외상(acoustic trauma), 특정한 종류의 항생제(antibiotic)와 이뇨제(diuretic) 등이 있다.

감각신경난청의 또 한 가지 원인은 노화이다. 감각신경난청은 소리가 작게 들리는 문제뿐 아니라, 소리를 분명하게 듣고 말을 알아듣는 능력에도 영향을 미친다. 털세포 또는 신경섬유의 손실은 달팽이 바닥 부분에서 시작하여 시간이 지나면서 점점 꼭대기 쪽으로 진행한다. 따라서 이와 같은 **노년난청**(presbycusis)에서는 고주파음에 대한 청력장애가 나타나는 게 특징이다(1106쪽 노안 참조).

일부 환자에서는 **인공달팽이**(cochlear implant)를 이용하여 청각 기능을 부분적으로 회복시킬 수 있다. 인공달팽이는 꼭지돌기(mastoid process) 부위의 피부밑조직에 삽입된 전자기기로 외부 마이크, 증폭기, 언어 프로세서, 수신기 등의 장치로 구성되어 있다. 수신기는 달팽이뼈관(cochlear canal)의 벽에 삽입된 다중전극달팽이속삽입물(multielectrode intracochlear implant)에 연결된다. 많은 훈련과 언어프로세서의 조정을 통해 환자의 청각이 일부 회복될 수 있으며, 그 범위는 대략 소리를 감별하는 정도부터 대화가 가능한 정도까지 다양하다.

뼈바닥에 의해 달팽이관 속 액체에 가해지는 압력은 고막에 가해진 압력의 **약 22배**가 된다(그림 25.7).

- 또한 세 **귓속뼈**의 배열이 마치 **지렛대**처럼 작용하여 등자뼈에 가해지는 힘을 증폭시킨다. 지렛대의 축이 고막과 등자뼈의 중간 지점보다 등자뼈 쪽에 가까워서 타원창에 가해지는 힘이 **1.3배** 정도 증폭된다. 고실 속 근육이 수축하면 이 지렛대 작용에 의한 증폭이 감소하여 속귀가 보호 받게 된다(그림 25.7).

정상 상태일 때, 주파수 2,000~5000 Hz 범위의 소리는 귓속에서 에너지가 **약 60배** 증폭된다. 1122~1123쪽에서 설명한 것처럼 바깥귀길에서 약 2배 증폭되고, 고막과 등자뼈바닥의 표면적 차이에 의해 약 22배 증폭되며, 세 귓속뼈의 지렛대 작용에 의해 약 1.3배 증폭되므로 이 셋을 곱하면 약 60배($2 \times 22 \times 1.3 = 57.2$)가 된다. 하지만 귓속뼈 사이 관절, 인대, 근육의 상태나 고실 속 공기의 양 등 변수가 많고 소리의 주파수에 따라서도 증폭 비율이 달라질 수 있다.

■ 속귀(내이, INTERNAL EAR)

속귀는 뼈미로와 그 속에 들어 있는 막미로로 구성된다.

뼈미로(bony labyrinth)는 관자뼈(측두골, temporal bone) 바위부분(petrous part) 속의 공간과 통로들이 서로 복잡하게 연결된 구조이다. **막미로**(membranous labyrinth)는 뼈미로 속에 위치하며, 상피와 결합조직으로 이루어진 작은 주머니(sac)와 세관(tubule)들이 복잡하게 이어져 연속적인 공간을 이루고 있다.

속귀의 공간 속에는 액체가 들어 있으며, 크게 세 구획으로 나뉜다.

- **속림프공간**(내림프공간, endolymphatic space): 막미로 속의 공간이다. **속림프**(내림프, endolymph)는 K^+ 농도가 높고 Na^+ 농도는 낮으며, **세포속액**(세포내액, intracellular fluid)과 조성이 비슷하다. 속림프는 달팽이관(cochlear duct, 1137~1140쪽 참조)의 벽에 위치한 혈관줄무늬(stria vascularis)에서 생성되며, 속림프관(내림프관, endolymphatic duct)을 거쳐 뒤머리뼈우묵(posterior cranial fossa)의 경막바깥공간(epidural space)에 위치한 속림프주머니(내림프낭, endolymphatic sac)로 배출된다.
- **바깥림프공간**(외림프공간, perilymphatic space): 뼈미로 벽과 막미로 벽 사이의 공간이다. **바깥림프**(외림프, perilymph)는 K^+ 농도가 낮고 Na^+ 농도는 높으며, **세포바깥액**(세포외액, extracellular fluid) 또는 **뇌척수액**(cerebrospinal fluid)과 조성이 비슷하다. 바깥림프는 뼈미로 뒷부분의 미세혈관에서 혈장이 여과되어 나와 생성되며, 달팽이수도관(cochlear aqueduct)이라고 하는 관자뼈 속의 좁은 관을 통해 거미막밑공간(subarachnoid space)의 뇌척수액으로 직접 배출된다.
- **코르티림프공간**(cortilymphatic space): 나선기관(organ of Corti)의 굴(tunnel) 속 공간이다. 일종의 세포사이공간(intercellular space)이며, 이 공간을 둘러싸는 세포들은 흡수상피와 대체로 비슷하

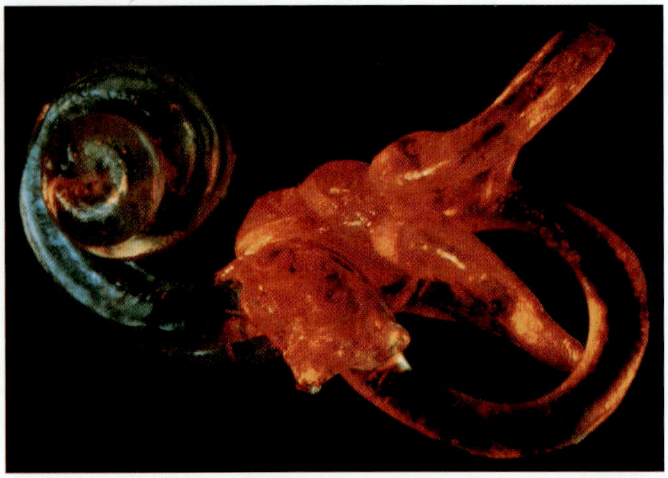

그림 25.8 속귀의 뼈미로 모형 사진. *청록색은* 뼈미로의 달팽이부분(cochlear portion), *주황색은* 안뜰(vestibule)과 반고리뼈관(semicircular canal)이다. (Dr. Merle Lawrence 제공.)

다. 코르티림프공간에는 **세포바깥액**(세포외액, extracellular fluid)과 조성이 비슷한 **코르티림프**(cortilymph)가 차 있다.

뼈미로(Bony Labyrinth)의 구조

뼈미로는 관자뼈 속에서 서로 연결된 세 공간으로 이루어진다.

뼈미로의 세 공간은 다음과 같다(그림 25.8).

- **반고리뼈관**(semicircular canal)
- **안뜰**(전정, vestibule)
- **달팽이**(와우, cochlea)

안뜰은 뼈미로 중앙의 공간이며, 속에 타원주머니와 둥근주머니를 포함하고 있다.

안뜰(vestibule)은 뼈미로 중앙에 위치한 작은 계란형 공간이다. 안뜰의 타원오목과 둥근오목에는 각각 막미로의 **타원주머니**(타원낭, utricle)와 **둥근주머니**(구형낭, saccule)가 위치한다. 안뜰의 뒤쪽에는 **반고리뼈관**(semicircular canal)이 이어져 있고, 안뜰의 앞쪽에는 **달팽이**(cochlea)가 연결되어 있다. 안뜰의 가쪽벽에는 등자뼈바닥(footplate)이 부착된 타원창(oval window)이 있다.

반고리뼈관은 관자뼈 속의 긴 통로이며, 세 반골리뼈관이 서로 수직으로 배열되어 있다.

반고리뼈관(semicircular canal)은 원의 3/4 정도에 해당하는 형태로 휘어져 있으며, 시작과 끝이 모두 안뜰과 연결되어 있다. 반고리뼈관은 좌우 3쌍이 있고 각각 앞반고리뼈관(anterior semicircular canal), 뒤반고리뼈관(posterior semicircular canal), 가쪽반고리뼈관(lateral semicircular canal)이라고 부른다. 세 반고리뼈관은 관자뼈 속에서 서로 수직이 되게끔 배열되어 있으며, 각각 시상면(sagittal plane), 이마면(frontal plane), 수평면(horizontal plane)에 놓여 있다. 안뜰에 가까운 반고리뼈관의 끝부분에는 **팽대**(ampulla)라는 확장된 부분이 있다(그림 25.9a, b). 앞반고리뼈관과 뒤반고리뼈관은 한쪽 끝에서 만나 **온반고리뼈관다리**(common bony limb)를 형성하며, 따라서 세 반고리뼈관은 다섯 개의 구멍을 통해 안뜰과 연결된다(그림 25.9a 참조).

달팽이는 안뜰에 연결된 원뿔 모양의 나선형 구조이다.

달팽이(cochlea)의 나선형 내강은 **달팽이뼈관**(cochlear canal)이라고 하며, 반고리뼈관의 반대쪽에서 안뜰(vestibule)과 이어져 있다. 달팽이는 바닥(base)에서 꼭대기(apex)까지 대략 2.75바퀴 회전하는 나선형 구조이며, 그 중심에는 **달팽이축**(와우축, modiolus)이라는 해면뼈가 있다(도판 25.1, 1148쪽). 달팽이축 속에는 **나선신경절**(달팽이신경절, spiral ganglion)이라고 하는 감각신경절이 들어 있다. 달팽이뼈관의 바닥 부위에는 **둥근창**(round window)과 **타원창**(oval window)이 있는데, 둥근창은 이차고막(secondary tympanic membrane)이라는 얇은 막으로 막혀 있고 타원창에는 등자뼈바닥이 놓여 있다.

막미로(Membranous Labyrinth)의 구조

막미로는 뼈미로 속에 들어 있으며, 막미로의 내강에는 속림프가 들어 있다.

막미로는 여러 주머니(sac)와 관(duct)이 이어진 구조이며, 그 속에는 속림프(endolymph)가 들어 있다. 막미로는 뼈미로 속에 위치하며(그림 25.9c), 막미로 바깥 공간에는 바깥림프(perilymph)가 차 있다. 막미로는 **달팽이미로**(cochlear labyrinth)와 **안뜰미로**(vestibular labyrinth)의 두 부분으로 이루어진다(그림 25.9d).

안뜰미로에 포함된 구조는 다음과 같다.

- 세 개의 **반고리관**(semicircular duct): 반고리뼈관(semicircular canal) 속에 위치하며, 타원주머니(utricle)와 연결되어 있다.
- **타원주머니**(타원낭, utricle)와 **둥근주머니**(구형낭, saccule): 안뜰의 내강에 위치한다. 타원주머니와 둥근주머니는 **주머니이음관**(타원구형낭관, utriculosaccular duct)에 의해 연결되어 있다.

달팽이미로는 **달팽이관**(cochlear duct)으로 이루어져 있다. 달팽이관은 달팽이(cochlea) 속에 위치하며, 둥근주머니와 연결되어 있다(그림 25.9c, d 참조).

막미로의 감각세포(Sensory Cell)

막미로의 여섯 부위에 특수한 감각세포가 있다.

막미로의 여섯 부위에 감각기관이 있으며, 이것들은 모두 감각을

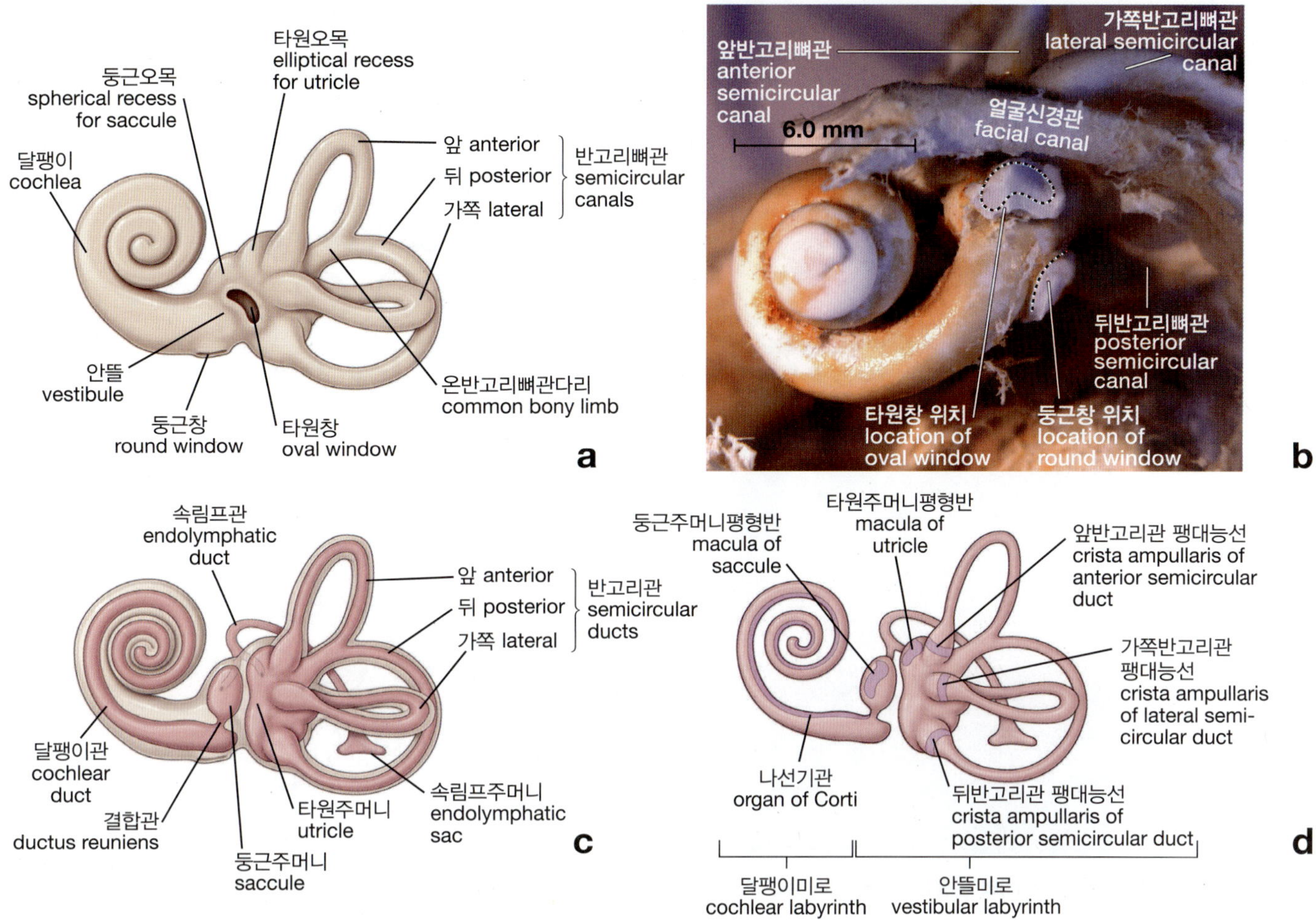

그림 25.9 사람 속귀의 모식도와 사진. a. 왼쪽 뼈미로(bony labyrinth)를 가쪽에서 본 모습에서 안뜰(vestibule), 달팽이(cochlea), 세 반고리뼈관(semicircular canal)을 구분할 수 있다. 타원창(oval window)과 둥근창(round window)도 표시되어 있다. **b.** 사람의 속귀에 폴리에스터레진(polyester resin)을 주입하여 제작한 뼈미로 모형의 사진이다. 주입한 레진이 타원창과 둥근창을 통해 와우 밖으로 흘러 나온 상태이다. 얼굴신경(facial nerve)이 지나가는 얼굴신경관(facial canal)도 관찰된다. ×5. (Dr. Elsa Erixon 제공.) **c.** 뼈미로 속에 막미로(membranous labyrinth)가 들어 있는 것을 표시한 모식도이다. 뼈미로 중 달팽이 속에는 나선형의 달팽이관(cochlear duct)이 들어 있다. 안뜰 속에는 둥근주머니(saccule)와 타원주머니(utricle)가 있고, 세 반고리뼈관 속에는 반고리관(semicircular duct)이 있다. 속림프관(endolymphatic duct)과 속림프주머니(endolymphatic sac)도 표시되어 있다. **d.** 왼쪽 막미로에 평형감각과 청각을 담당하는 감각수용기의 위치를 표시한 그림이다. 감각수용기 각각의 이름은 둥근주머니평형반(macula of saccule), 타원주머니평형반(macula of utricle), 세 반고리관의 팽대능선(crista ampullaris), 달팽이관(cochlear duct)의 나선기관(spiral organ of Corti)이다.

받아들이는 **털세포**(hair cell)와 보조적인 기능을 담당하는 **버팀세포**(지지세포, supporting cell)로 구성되어 있다. 이 감각기관들은 막미로 벽에서 속림프공간(endolymphatic space)으로 돌출되어 있으며, 각각의 위치와 이름, 기능은 다음과 같다(그림 25.9d 참조).

- 세 개의 **팽대능선**(crista ampullaris, ampullary crest): 반고리관(semicircular duct)에 위치하며, 머리의 각가속도(angular acceleration) 즉 머리의 회전을 감지한다.
- 두 개의 평형반(macula): **타원주머니평형반**(macula of utricle)과 **둥근주머니평형반**(macula of saccule)은 머리의 위치와 선형운동(linear movement)을 감지한다.
- **나선기관**(spiral organ of Corti): 달팽이관의 내강으로 돌출해 있으며, 소리를 감지하는 수용기 역할을 한다.

털세포는 안뜰미로와 달팽이미로의 상피에서 유래한 기계감각수용기 세포이다.

안뜰미로(vestibular labyrinth)와 달팽이미로(cochlear labyrinth)의 **털세포**(hair cell)는 기계적인 에너지를 전기 에너지로 바꾸는 **변환기**(mechanoelectric transducer) 역할을 한다. 이렇게 털세포에 의해 생성된 전기 에너지는 속귀신경(vestibulocochlear nerve)을 통해 뇌로 전달된다. 털세포라는 이름이 붙여진 것은 이 세포의 자유면에 빽빽한 돌기들이 가지런히 배열되어 있기 때문이다. 이런 **털다발**(hair bundle)은 흔히 감각털(*sensory hair*)이라고 부르는 고정섬모(stereocilia)로 구성된다. 고정섬모들이 여러 줄로 늘어서 있는데, 끝 줄에 있는 고정섬모들은 길이가 짧고 다음 줄로 갈수록 길이가 점점 길어진다(그림 25.10). 안뜰미로의 털세포에는 가장 긴 고정섬모 다음 줄에 **운동섬모**(kinocilium)라고 하는 섬모(cilium)가 하나 있

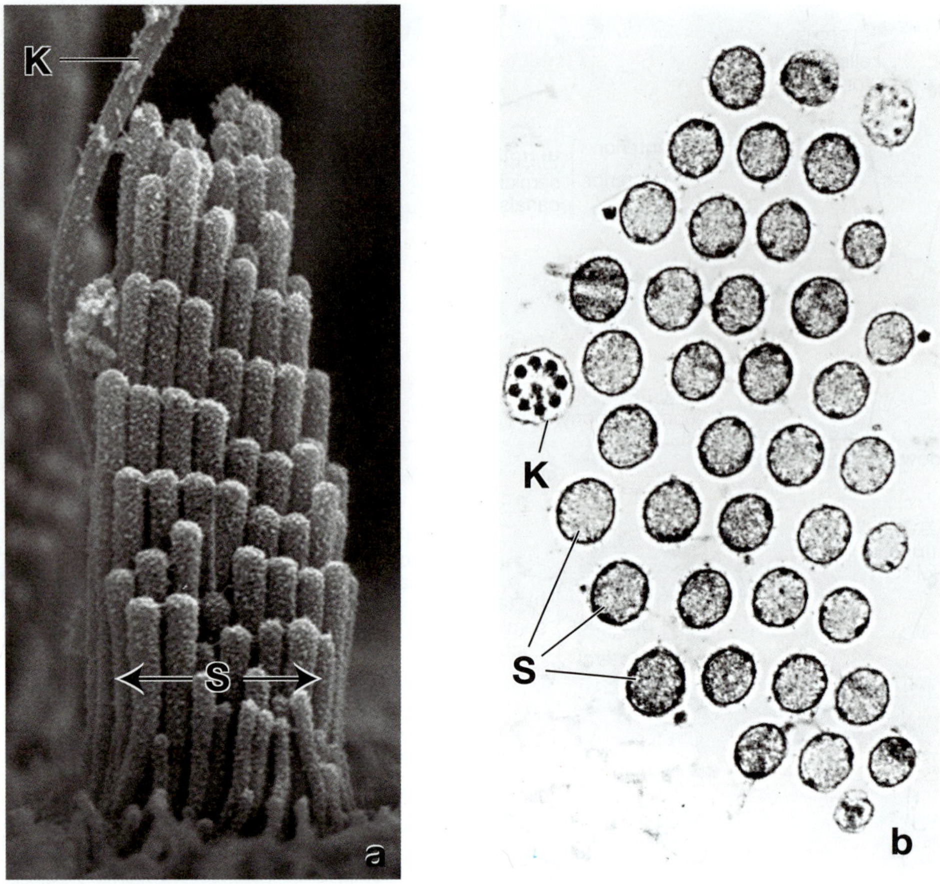

그림 25.10 안뜰에 있는 털세포(hair cell)의 운동섬모(kinocilium)와 고정섬모(stereocilia)를 촬영한 전자현미경사진. a. 타원주머니평형반(macula of utricle)에 있는 털세포 자유면의 주사전자현미경사진. 운동섬모(*K*)와 고정섬모(*S*)의 위치 관계가 잘 나타나 있다. ×47,500. (Rzadzinska AK, Schneider ME, Davies C, Riordan GP, Kachar B. An actin molecular treadmill and myosins maintain stereocilia functional architecture and self-renewal. *J Cell Biol* 2004;164:887-897에서 인용) **b.** 안뜰 털세포의 운동섬모(*K*)와 고정섬모(*S*)의 단면을 촬영한 투과전자현미경사진. 운동섬모의 지름이 고정섬모보다 크다. ×47,500. (Hunter-Duvar IM, Hinojosa R. Vestibule: sensory epithelia. In: Friedmann I, Ballantyne J, eds. *Ultrastructural Atlas of the Inner Ear*. London: Butterworth, 1984에서 인용)

다(그림 25.11). 반면 달팽이미로의 털세포는 발달 과정 중에 섬모가 사라지고 **바닥소체**(basal body)만 남는다. 가장 긴 고정섬모 다음 줄에 운동섬모 또는 바닥소체가 있다는 것은 이 털다발에 극성(polarity), 즉 방향성이 있음을 의미한다. 따라서 고정섬모가 운동섬모 쪽으로 기울어지는지 아니면 반대쪽으로 기울어지는지에 따라 털세포는 다른 자극을 받게 된다(자세한 내용은 나중에 설명함).

털세포의 고정섬모는 뻣뻣한 구조이며, 끝부분에 기계전기변환통로단백질을 가지고 있다.

털세포 고정섬모(stereocilia)의 분자 구조는 149~150쪽에서 설명한 것과 비슷하다. 빽빽하게 밀집된 **액틴잔섬유**(actin filament)는 **핌브린**(fimbrin), **에스핀**(espin)과 같은 액틴번들링단백질(actin-bundling protein)에 의해 단단하게 결합되어 고정섬모 내부의 중심축을 형성한다. 특히 에스핀은 액틴잔섬유의 결합에 가장 중요한 역할을 하며, 돌연변이로 인해 에스핀의 구조가 달라지면 달팽이 또는 안뜰의 기능장애가 발생한다. 액틴잔섬유들이 빽빽하게 밀집되어 있고 이들 사이에 교차결합이 많이 형성되어 있어서, 고정섬모는 매우 견고하고 뻣뻣하다. 털세포의 자유면 근처에서는 고정섬모의 지름이 가늘어지며, 고정섬모 중심의 잔섬유는 종말그물(terminal web, 껍질판 cuticular plate)에 고정된다. 고정섬모가 옆으로 밀리면, 고정섬모는 뻣뻣한 상태를 유지한 채 한쪽으로 기울어지게 된다(그림 25.11 참조).

투과전자현미경으로 관찰해 보면 고정섬모 말단 부위에는 형질막의 세포질 쪽에 짙은 판(plaque)이 있는데, 이 판이 바로 **기계전기변환통로복합체**(mechanoelectric transducer [MET] channel complex)이다. 고정섬모의 끝은 **끝연결**(tip link)이라는 잔섬유 교차결합(cross link)에 의해 바로 옆의 길이가 더 긴 고정섬모의 줄기(shaft)에 연결된다(그림 25.11 참조). 끝연결의 양쪽 끝은 기계작동이온통로(mechanically gated ion channel)에 고정되어 있다. 끝연결의 위쪽 끝 부위(긴 고정섬모의 줄기에 붙는 곳)에는 미오신VIIa(myosin VIIa)라는 운동단백질(motor protein)이 포함되어 있어서, 끝연결의 장력을 일정하게 유지시켜 준다. 끝연결의 아래쪽 끝(고정섬모의 말단에 붙는 곳)은 기계전기변환통로복합체에 연결되어 있다. 끝연결의 구성 성분은 **cadherin-23**(CDH23)과 **protocadherin-15**(PCDH15)임이 밝혀져 있지만, 기계전기변환통로복합체의 분자 구성은 아직 명확

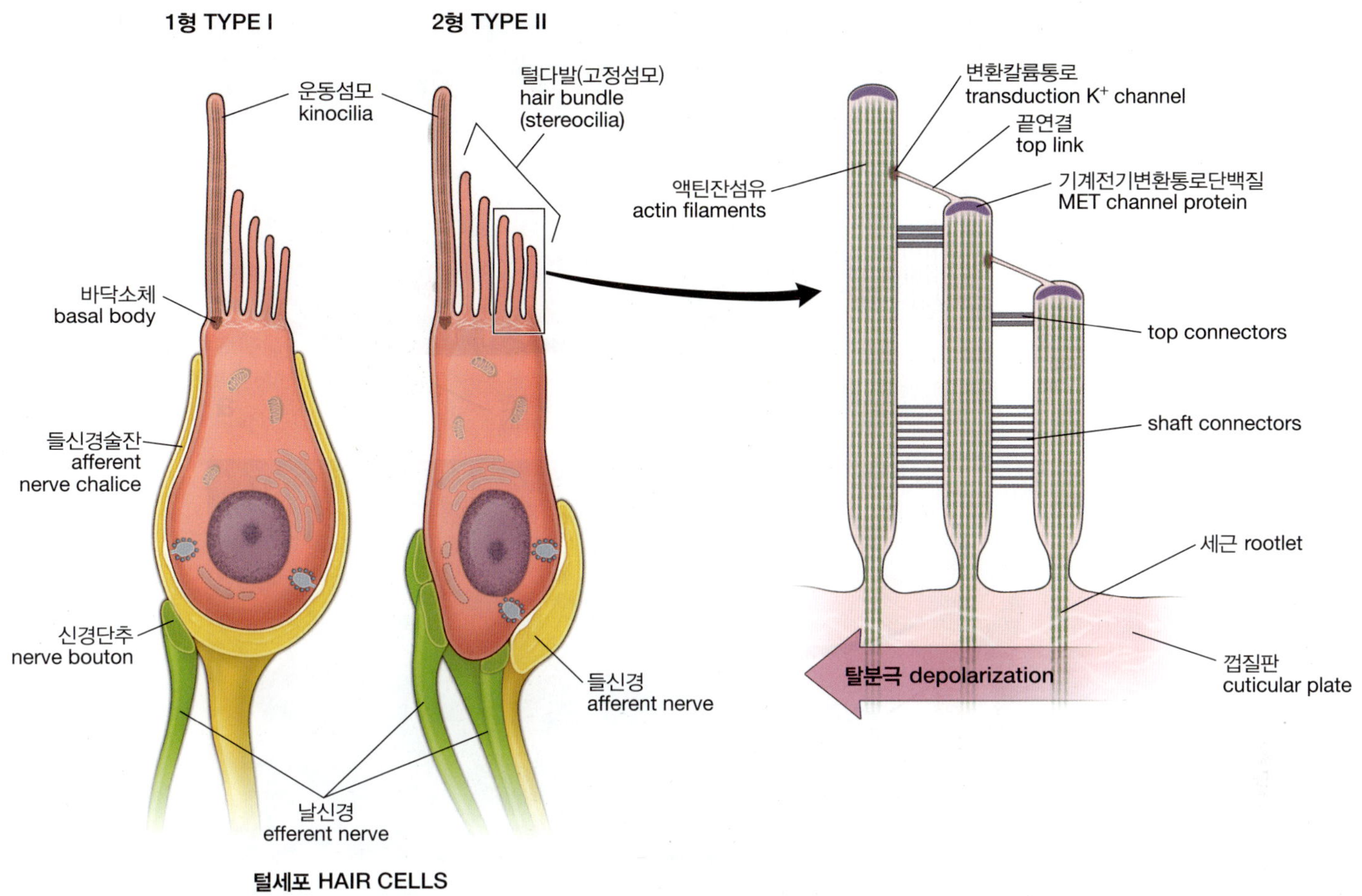

그림 25.11 막미로 감각수용기 털세포(hair cell)의 두 유형. 1형털세포(type I hair cell)는 바닥면이 둥근 플라스크 모양이다. 여러 개의 리본연접(ribbon synapse)을 가진 술잔 모양의 들신경종말(afferent nerve ending)이 털세포의 바닥면을 감싸고 있으며, 날신경종말(efferent nerve ending)도 여기에 연접한다. 털세포의 자유면에는 하나의 운동섬모(kinocilium)와 털다발(hair bundle)이 있다. 털세포의 세포질 윗부분에는 운동섬모가 부착하는 바닥소체(basal body)와 고정섬모(stereocilia)가 부착하는 종말그물(terminal web)이 있다. 2형털세포(type II hair cell)는 원기둥 모양이며, 바닥면에 몇 개의 들신경종말과 날신경종말이 연접한다. 자유면의 구조는 1형털세포와 같다. 고정섬모의 분자 구성은 오른쪽 그림에 자세히 표시되어 있다. 끝연결(tip link)은 고정섬모 줄기(shaft)의 형질막 측면(변환칼륨통로[K^+ transduction channel]가 위치함)을 바로 옆 짧은 부동섬모의 끝(기계전기변환통로단백질[MET channel protein]이 위치함)에 연결해 준다. 고정섬모가 운동섬모 쪽으로 기울어지면 기계전기변환통로(MET channel)가 열려 털세포의 탈분극이 일어나고, 고정섬모가 반대쪽으로 기울어지면 과분극이 일어난다. 고정섬모의 뿌리 쪽 끝은 지름이 작으며, 그 속의 세근(rootlet)이 털세포의 종말그물(terminal web, cuticular plate)에 고정되어 있다. 이웃한 고정섬모 사이의 섬유성 연결도 그림에 표시되어 있다.

하게 밝혀지지 않았다. 최근에 털세포의 기계전기변환통로에서 두 종류(TMC1, TMC2)의 막통로유사단백질(transmembrane channel-like protein)이 발견됐으며, 사람에서 TMC1 유전자 돌연변이로 인해 난청이 생기는 것도 확인됐다.

끝연결은 고정섬모의 끝에 있는 기계전기변환통로복합체(MET channel complex)를 활성화하고 끝연결이 부착하는 인접한 고정섬모의 줄기에서 변환칼륨통로(transduction K^+ channel)를 개방하는 데 중요한 역할을 한다(그림 25.11 참조). 변환칼륨통로의 분자 구조는 아직 알려져 있지 않다.

액틴번들링단백질의 일종인 **에스핀**(espin)의 유전자에 돌연변이가 생긴 실험용 생쥐는 달팽이, 안뜰과 관련된 이상 증상을 나타낸다. 이 생쥐들은 어릴 때 청각을 잃으며, 뱅뱅 돌거나 쳇바퀴를 타면서 대부분의 시간을 보낸다. 이 생쥐들은 고정섬모가 뻣뻣하지 않아 **기계전기변환통로**(MET channel)가 정상적으로 작동하지 못한다. 사람의 경우 1번 염색체에 에스핀 유전자가 있는데, 이 유전자에 돌연변이가 생기면 안뜰의 기능에는 문제 없이 청각장애만 발생한다.

모든 털세포는 기계작동이온통로를 사용하여 활동전위를 생성한다.

속귀의 모든 털세포는 뻣뻣한 고정섬모(stereocilia)가 기울어지는 기전을 통해 작동하는 것으로 여겨지고 있다. 기계전기변환(mechanoelectric transduction)은 고정섬모들이 가장 긴 고정섬모 또는 운동섬모(kinocilium) 쪽으로 기울어질 때 일어난다. 이 움직임은 끝연결(tip link)에 장력을 유발하고, 이때 발생한 힘은 고정섬모의 끝 부위에 있는 **기계작동이온통로**(mechanically gated ion channel)을 개방하는 데 사용된다. 이렇게 되면, 칼륨이온(K^+)이 유입되어 수용기세포의 탈분극(depolarization)이 유발된다. 이 탈분극으로 인해 털세포의 바닥쪽면에서 전압작동칼슘통로(voltage-gated Ca^{2+} channel)가 개방되고 신경전달물질이 방출되어, 감각신경종

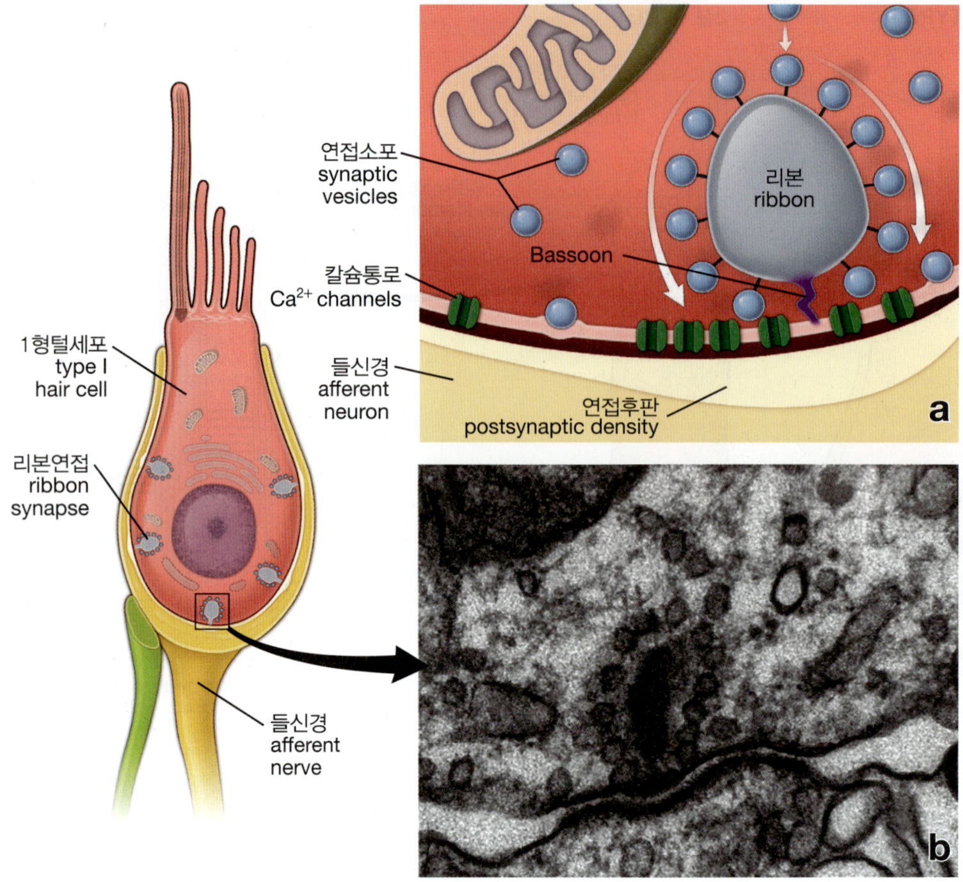

그림 25.12 털세포 리본연접(ribbon synapse)의 모식도와 전자현미경사진. *왼쪽* 그림은 1형털세포(type I hair cell)가 여러 개의 리본연접을 가진 것을 나타낸 모식도이다. 리본연접은 지속시간이 길고 강도가 큰 자극을 들신경종말(afferent nerve ending, *노란색*)로 전달한다. **a.** 리본연접의 모식도. RIM, RIBEYE, Piccolo 등의 연접전바탕질단백질(presynaptic matrix protein)을 포함한 리본단백질복합체(ribbon protein complex)가 *Bassoon*이라는 또 다른 단백질에 의해 연접전판(presynaptic plate)에 고정되어 있다. 리본의 표면은 많은 연접소포(synaptic vesicle)들이 붙잡혀 있다. 리본의 부착 부위에 인접한 연접전막(presynaptic membrane)에는 전압작동칼슘통로(voltagesensitive Ca^{2+} channel)가 있다. 칼슘이온이 유입되면 리본은 부착한 연접소포들을 연접전막 쪽으로 이동시켜 여기에 융합되도록 한다(고속 컨베이어벨트와 비슷함). **b.** 마우스 달팽이(cochlea)에 있는 털세포의 리본연접의 전자현미경사진. 리본단백질복합체와 여기에 부착된 연접소포들이 관찰된다. ×27,400. (Neef A, Khimich D, Pirih P, et al. Probing the mechanism of exocytosis at the hair cell ribbon synapse. *J Neurosci* 2007;27:12933–12944에서 인용.)

말에 활동전위를 일으키게 된다. 반대 방향, 즉 운동섬모에서 먼 쪽으로 고정섬모가 기울어지면 기계전기변환통로(MET channel)가 닫혀 수용기세포의 과분극(hyperpolarization)이 일어난다. 어떤 기전에 의해 고정섬모가 기울어지는지는 수용기마다 다른데, 이에 대해서는 각 수용기를 설명할 때 다루도록 하겠다.

털세포는 화학연접의 특수한 유형인 리본연접을 통해 감각신경섬유에 신호를 전달한다.

털세포의 고정섬모가 한쪽으로 기울어지면 고주파 자극이 생성되며, 이 자극은 빠르게 감각신경섬유로 전달된다. 털세포는 연접소포(synaptic vesicle) 안에 담긴 신경전달물질 글루탐산염(glutamate)을 신속히 방출할 수 있도록 하기 위해, **리본**(ribbon)이라는 독특한 세포소기관을 포함한 특수 **리본연접**(ribbon synapse)을 가지고 있다. 전자현미경으로 관찰하면, 리본은 두께 30 nm인 계란형의 짙은 판 형태이며 짙은 무언가에 의해 연접전막(presynaptic membrane)에 고정되어 있다(그림 25.12). 이런 형태로 인해 리본은 마치 줄에 매달린 풍선처럼 연접전판(presynaptic plate) 바로 위에 떠 있게 된다. 이 리본의 표면에는 수많은 연접소포들이 붙잡혀 있어서, 전압작동칼슘통로(voltage-gated Ca^{2+} channel)가 밀집한 연접전막에 언제라도 융합할 수 있도록 준비되어 있다(그림 25.12 참조). 칼슘통로가 활성화되면, 리본은 마치 고속 컨베이어벨트처럼 연접소포를 운반하여 연접전막에 융합시킨다. 리본에 붙잡혀 있는 연접소포의 밀도는 세포질에 흩어져 있는 연접소포의 다섯 배 정도이다. 리본에는 여러 단백질이 포함되어 있는데, rab3(연접소포 표면에 발현된 GTP분해효소)와 상호작용하는 활성구역단백질(active-zone protein)인 RIM도 그중 하나이다. 또한 RIBEYE, Bassoon, Piccolo 등의 연접전바탕질단백질(presynaptic matrix protein)도 리본복합체에 포함되어 있다. 일반적으로 털세포 하나에 약 10~20개의 리본이 있다. 이런 리본연접은 망막(retina)의 빛수용기(photoreceptor)와 두극세포(bipolar cell)에서도 발견된다.

안뜰미로에는 두 종류의 털세포가 있다.

두 종류의 **털세포**(hair cell) 모두 **들신경종말**(afferent nerve ending) 및 **날신경종말**(efferent nerve ending)과 연접한다(그림 25.11 참조). **1형털세포**(type I hair cell)는 바닥면이 둥글고 목이 잘록한 플라스크 모양이며, 술잔 모양의 들신경종말과 몇 개의 날신경종말에 감싸여 있다. **2형털세포**(type II hair cell)는 원기둥 모양이며, 바닥면이 들신경종말 및 날신경종말과 연접한다(그림 25.11 참조).

막미로의 감각수용기(Sensory Receptor)

팽대능선은 머리의 회전운동을 감지한다.

세 반고리관(semicircular duct)의 팽대(ampulla) 부위에는 **팽대능선**(crista ampullaris)이라고 하는 감각수용기가 있으며, 여기서 머리의 회전운동(angular movement)을 감지한다(그림 25.13, 25.14). 팽대능선은 두꺼운 상피와 결합조직으로 구성된 능선(반고리관의 장축에 수직 방향) 모양의 구조이며, 상피는 털세포(hair cell)와 버팀세포(supporting cell)로 구성되어 있다(도판 25.1, 1148쪽).

단백질과 다당류로 구성된 젤리 같은 물질이 팽대능선의 털세포 위를 덮고 있는데, 이를 **팽대마루**(cupula)라고 부른다(그림 25.13 참조). 팽대마루는 속림프(endolymph)로 채워진 반고리관 내강으로 돌출되어 있다. 머리가 회전운동을 할 때, 반고리뼈관의 벽과 반고리관의 막은 움직이지만, 그 속에 든 내림프는 관성 때문에 멈춰 있으려 한다. 내강으로 돌출된 팽대마루는 반고리관의 벽에 고정된 팽대능선과 내림프의 움직임 차이에 의해 흔들리게 된다. 이로 인해 털세포와 팽대마루 사이의 좁은 틈에 있는 고정섬모(stereocilia)가 기울어지면, 신경종말이 자극을 받아 신경자극이 발생한다.

둥근주머니와 타원주머니의 평형반은 중력과 선형가속을 감지한다.

둥근주머니(saccule)와 타원주머니(utricle)에 있는 **평형반**(macula)은 신경섬유와 연접하는 두꺼운 감각상피(sensory epithelium)이며, 둥근주머니와 타원주머니 내강의 속림프(endolymph)와 접하고 있다(그림 25.14, 25.15 참조). 팽대능선과 마찬가지로, 평형반은 **1형털세포**와 **2형털세포**, 버팀세포(supporting cell), 털세포에 연접하는 신경종말로 구성된다. 타원주머니평형반과 둥근주머니평형반은 서로 수직으로 놓여 있으며, 사람이 서 있을 때 타원주머니평형반은 수평면에 있고 둥근주머니평형반은 수직면에 있다.

털세포는 각 평형반의 중심을 지나는 가상의 곡선인 **잔줄**(striola)을 기준으로 일정한 방향성을 띠고 있다(그림 25.15 참조). 잔줄의 양쪽에서 털세포의 운동섬모(kinocilium)는 서로 반대방향을 향하고 있는데, 타원주머니에서는 잔줄을 향하는 방향이고 둥근주

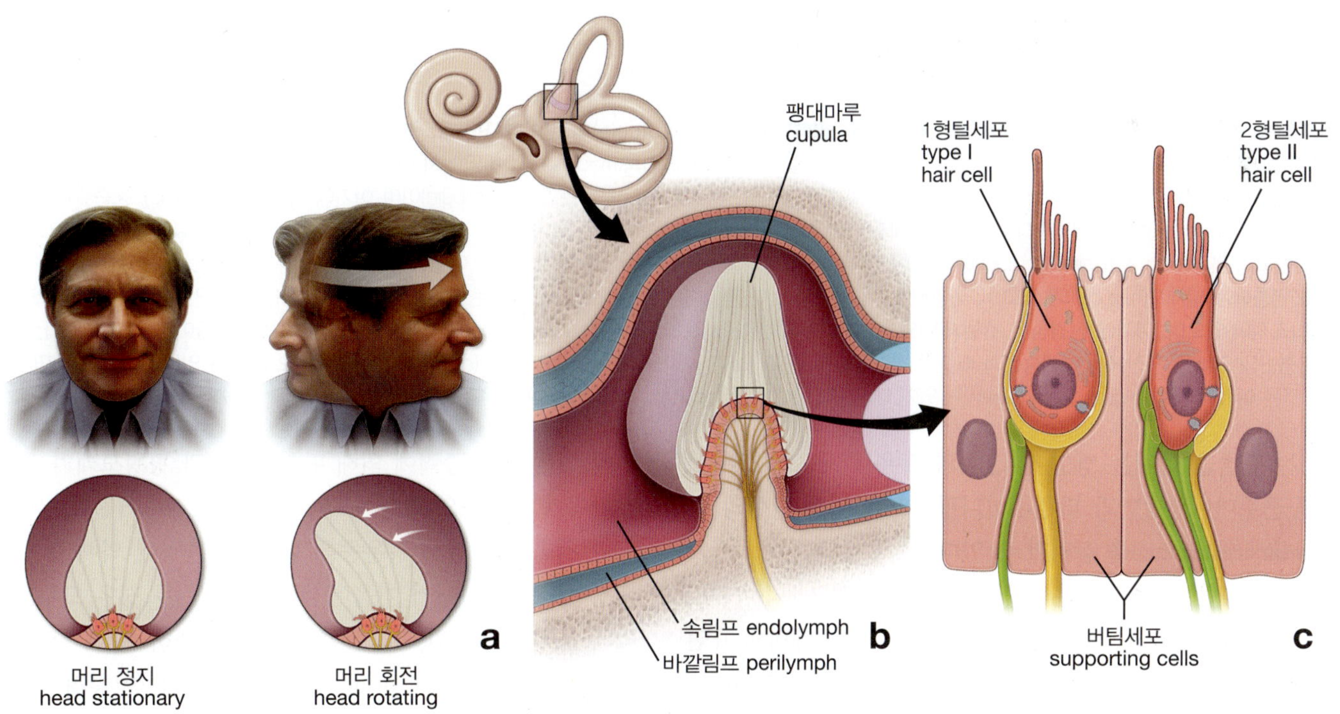

그림 25.13 반고리관 팽대능선의 구조와 기능. a. 팽대능선(crista ampullaris)은 머리의 회전운동을 감지한다. 예를 들어, 그림에서처럼 사람의 머리가 왼쪽으로 회전하면 뼈미로도 머리와 같은 속도로 회전한다. 하지만 속림프(endolymph)는 액체의 관성 때문에 뼈미로의 움직임을 따라가지 못하고 뒤처지게 된다. 팽대능선은 뼈미로에 고정되어 있으므로, 뒤처져서 회전하는 속림프로 인해 팽대마루가 머리 회전의 반대 방향으로 젖혀지게 된다. **b.** 팽대능선은 감각상피와 팽대마루(cupula)로 이루어져 있는데, 이 팽대마루는 젤리 같은 단백질-다당류 덩이가 팽대 내강으로 융기된 구조이다. 팽대의 막미로 속에는 속림프가 들어 있고, 막미로 바깥에는 바깥림프가 있다. **c.** 팽대능선의 감각상피는 1형털세포, 2형털세포 및 버팀세포로 이루어져 있다. 털세포의 고정섬모(stereocilia)와 운동섬모(kinocilium)는 팽대마루 속에 묻혀 있다. 고정섬모가 운동섬모 쪽으로 기울어지면 칼륨통로(K^+ channel)가 열려 세포의 탈분극이 유발된다.

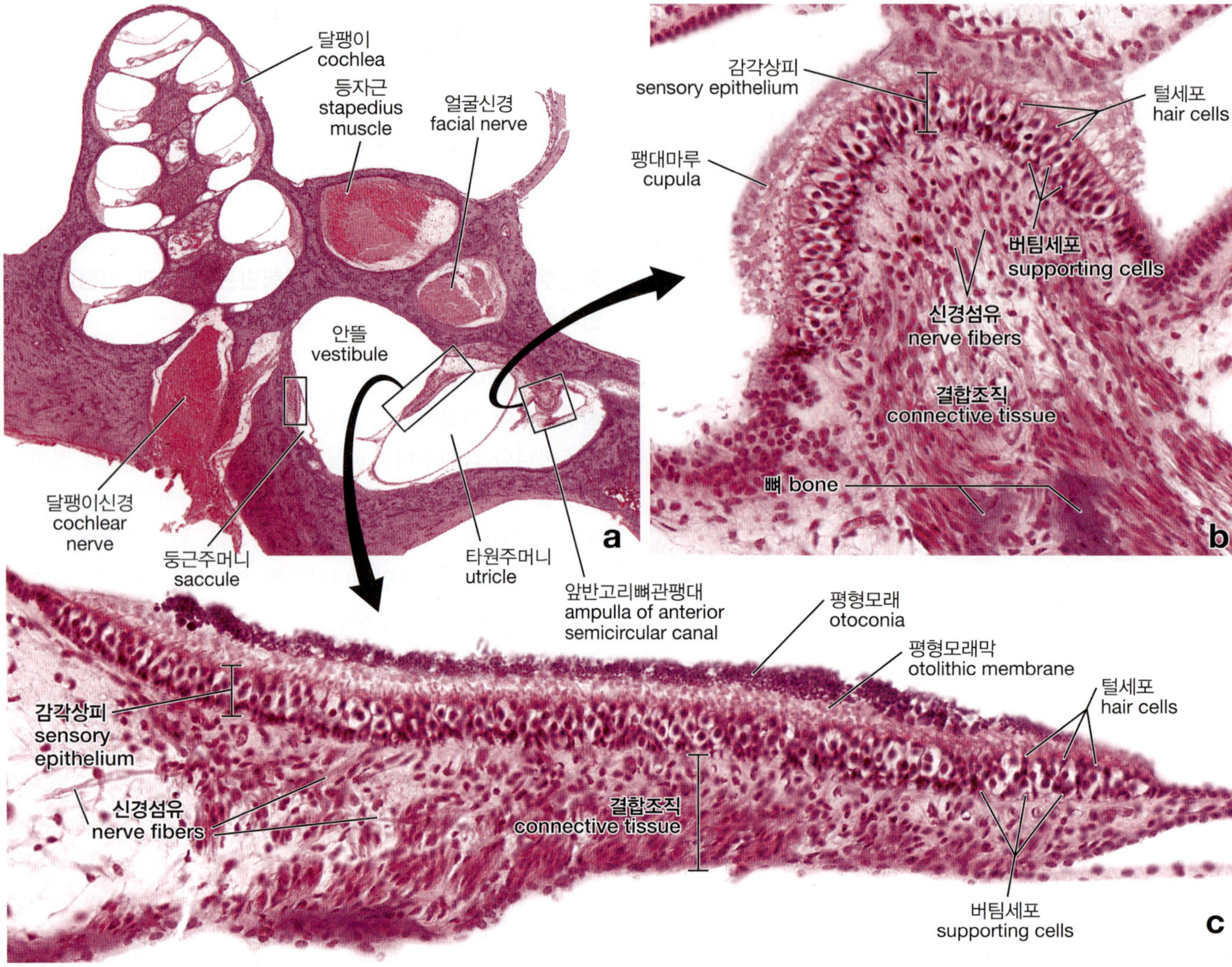

그림 25.14 속귀의 팽대능선(crista ampullaris)과 타원주머니평형반(macula of utricle)의 현미경사진. a. 관자뼈 수평단면의 저배율 사진에서 속귀의 여러 부위가 관찰된다. 달팽이(*cochlea*)의 단면에서 달팽이관(cochlear duct)을 볼 수 있고, 달팽이축(modiolus)의 바닥에서 나오는 달팽이신경(*cochlear nerve*)도 관찰된다. 등자근(*stapedius muscle*)과 얼굴신경(*facial nerve*)의 가로단면도 보인다. 사진의 중앙에 있는 공간은 안뜰(vestibule)이며 여기에 타원주머니(utricle), 둥근주머니(saccule), 앞반고리관(anterior semicircular duct)의 팽대(ampulla)가 포함되어 있다. 감각수용기, 즉 타원주머니평형반, 둥근주머니평형반, 팽대능선의 위치를 사각형으로 표시하였다. ×20. **b.** 앞반고리관(anterior semicircular duct)에 위치한 팽대능선의 고배율 사진에서 두 종류의 세포로 이루어진 두꺼운 감각상피(*sensory epithelium*)가 관찰된다. 감각상피의 표면층에는 털세포(*hair cell*)가 있고 바닥층에는 버팀세포가 있다. 팽대마루(*cupula*)에 묻혀 있는 털세포의 돌기도 희미하게 보인다. 뼈미로의 벽과 상피 사이에는 성긴결합조직이 있으며, 여기에 신경섬유, 슈반세포(Schwann cell), 섬유모세포(fibroblast), 모세혈관(capillary) 및 기타 결합조직세포들이 포함되어 있다. ×380. **c.** 타원주머니평형반의 고배율 사진에서 팽대능선과 비슷한 감각상피를 볼 수 있다. 감각상피는 평형모래석막(*otolithic membrane*)으로 덮여 있는데, 평형모래막의 표면의 짙게 염색된 것은 여기에 평형모래(otoconia, otolith)가 있기 때문이다. ×380. (Copyright 2010 Regents of the University of Michigan에서 인용.)

머니에서는 잔줄을 등지는 방향이다. 이와 같은 털세포의 방향성 때문에 둥근주머니평형반과 타원주머니평형반은 여러 방향의 선형가속(linear acceleration)을 감지할 수 있다.

평형반 위를 덮는 젤리 같은 다당류 물질을 **평형모래막**(이석막, otolithic membrane)이라고 한다(그림 25.15 참조). 평형모래막의 표면에는 탄산칼슘(calcium carbonate)과 단백질로 이루어진 3~5 μm 크기의 결정체가 있다(그림 25.16). 이 결정체를 **평형모래**(이석, otolith, otoconia)라고 부르는데, 평형모래는 평형모래막보다 무겁다. 평형모래막의 표면은 털세포의 고정섬모가 묻혀 있는 부위의 반대쪽이다. 평형모래막은 팽대능선(crista) 위를 덮는 팽대마루(cupula)가 움직이는 것과 비슷한 방식으로 평형반 위에서 움직인다. 사람이 가만히 있을 때는 중력에 의해 평형모래막과 평형모래가 고정섬모를 잡아당겨 털세포의 고정섬모가 한쪽으로 기울어진다. 사람이 직선으로 걸을 때처럼 선형운동을 할 때는 관성에 의해 평형모래막이 고정섬모를 잡아당겨 기울어지게 만든다. 두 경우 모두, 평형모래막의 움직임으로 인해 고정섬모가 운동섬모를 향해 기울어지면 기계전기변환통로(MET channel)가 활성화된다. 이렇게 되면 털세포가 탈분극되어 활동전위가 발생한다. 고정섬모가 운동섬모 반대쪽으로 기울어지면 털세포가 과분극되어 활동전위 발생이 억제된다.

나선기관은 음파의 진동을 감지한다.

달팽이뼈관(cochlear canal)은 **달팽이관**(cochlear duct)에 의해 평행한

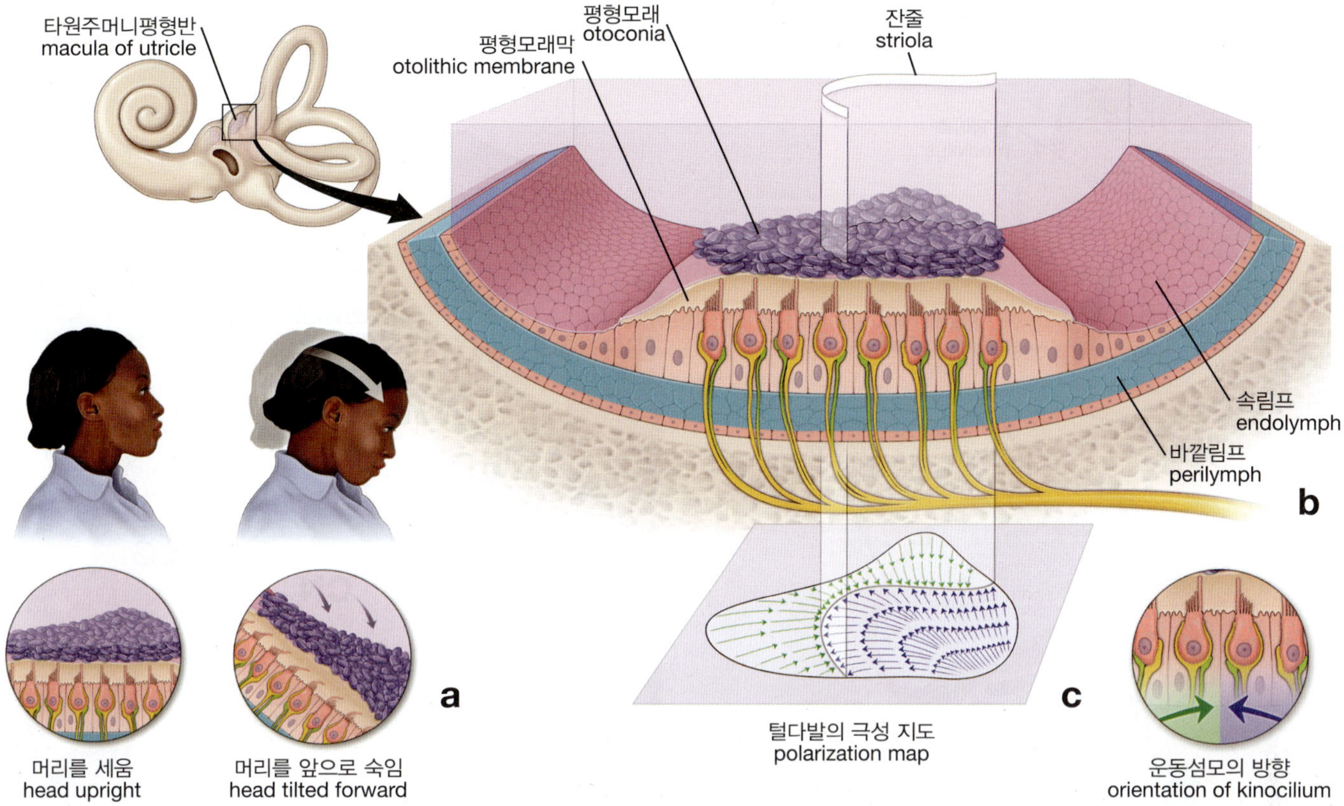

그림 25.15 타원주머니평형반(macula of utricle)의 구조와 기능. a. 타원주머니와 둥근주머니의 평형반은 중력과 선형가속을 감지한다. 예를 들어, 그림처럼 머리를 앞으로 숙이면 평형모래(*otoconia*)라는 탄산칼슘의 작은 결정이 평형모래막(otolithic membrane) 표면에서 한쪽으로 쏠리게 된다. 이 움직임은 그 밑에 있는 털세포에 의해 감지된다. **b.** 평형반의 감각상피에는 1형털세포와 2형털세포가 포함되어 있다. 털세포의 돌기는 다당류로 이루어진 젤리 같은 평형모래막에 묻혀 있다. 평형모래막의 표면은 무거운 평형모래(otoconia)로 덮여 있다. **c.** 아래쪽에 표시한 지도처럼, 털세포는 잔줄(striola, 평형반 중앙을 지나는 가상의 곡선)을 기준으로 방향성을 띠고 있다. 잔줄 양쪽의 털세포들은 서로 반대 방향, 즉 운동섬모(kinocilia)가 잔줄 쪽을 향하도록 배열되어 있다. 이런 방향성을 아래쪽 지도에 *파란색 화살표*와 *초록색 화살표*로 표시하였다. 타원주머니평형반과는 달리, 둥근주머니평형반(macula of saccule)에서는 운동섬모가 잔줄을 등지는 방향으로 배열되 있다.

세 구획으로 나뉜다.

- **중간계단**(scala media): 달팽이뼈관의 중간 구획

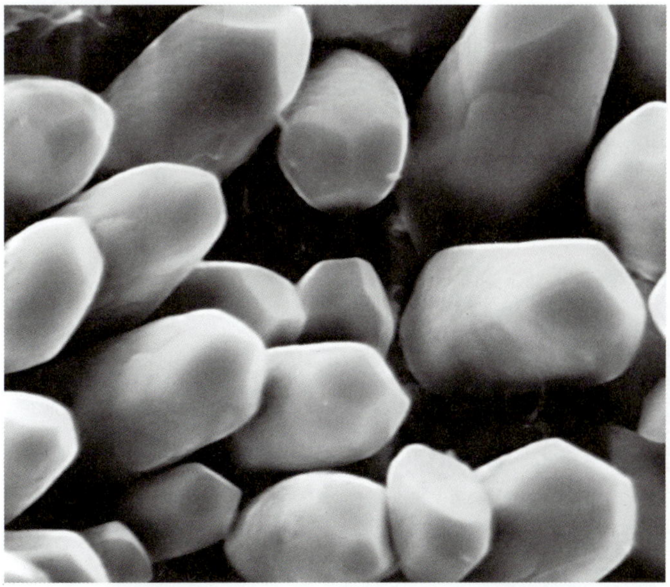

그림 25.16 사람 평형모래(otoconia)의 주사전자현미경사진. 평형모래는 긴 원기둥 모양이며, 양끝은 세 면이 각을 이루며 만나는 형태이다. ×5,000.

- **안뜰계단**(scala vestibuli)
- **고실계단**(scala tympani)

달팽이관(cochlear duct)의 내강이 곧 **중간계단**(scala media)이며(그림 25.17), 안뜰계단과 고실계단은 각각 중간계단의 위와 아래에 있는 공간이다. 중간계단은 **속림프**(endolymph)**로 채워진 공간**이고 둥근주머니(saccule)의 내강과 이어지며, 중간계단의 아래벽에는 나선기관(spiral organ of Corti)이 놓여 있다(그림 25.17 참조).

안뜰계단(scala vestibuli)과 **고실계단**(scala tympani)은 **바깥림프**(perilymph)**로 채워진 공간**이며, 와우(cochlea) 꼭대기에 있는 작은 통로인 **계단끝통로**(helicotrema)를 통해 서로 이어져 있다(그림 25.17b 참조). 안뜰계단은 **타원창**(oval window)에서 시작하며, 고실계단은 **둥근창**(round window)에서 끝난다.

중간계단의 단면은 삼각형이며, 삼각형의 뾰족한 꼭지점이 달팽이축에 부착되어 있다.

가로단면에서, **중간계단**(scala media)은 삼각형 공간으로 관찰된다. 이 삼각형의 가장 뾰족한 꼭지점은 달팽이축(modiolus)의 뼈가 연장된 구조인 **뼈나선판**(osseous spiral lamina)에 부착되어 있다

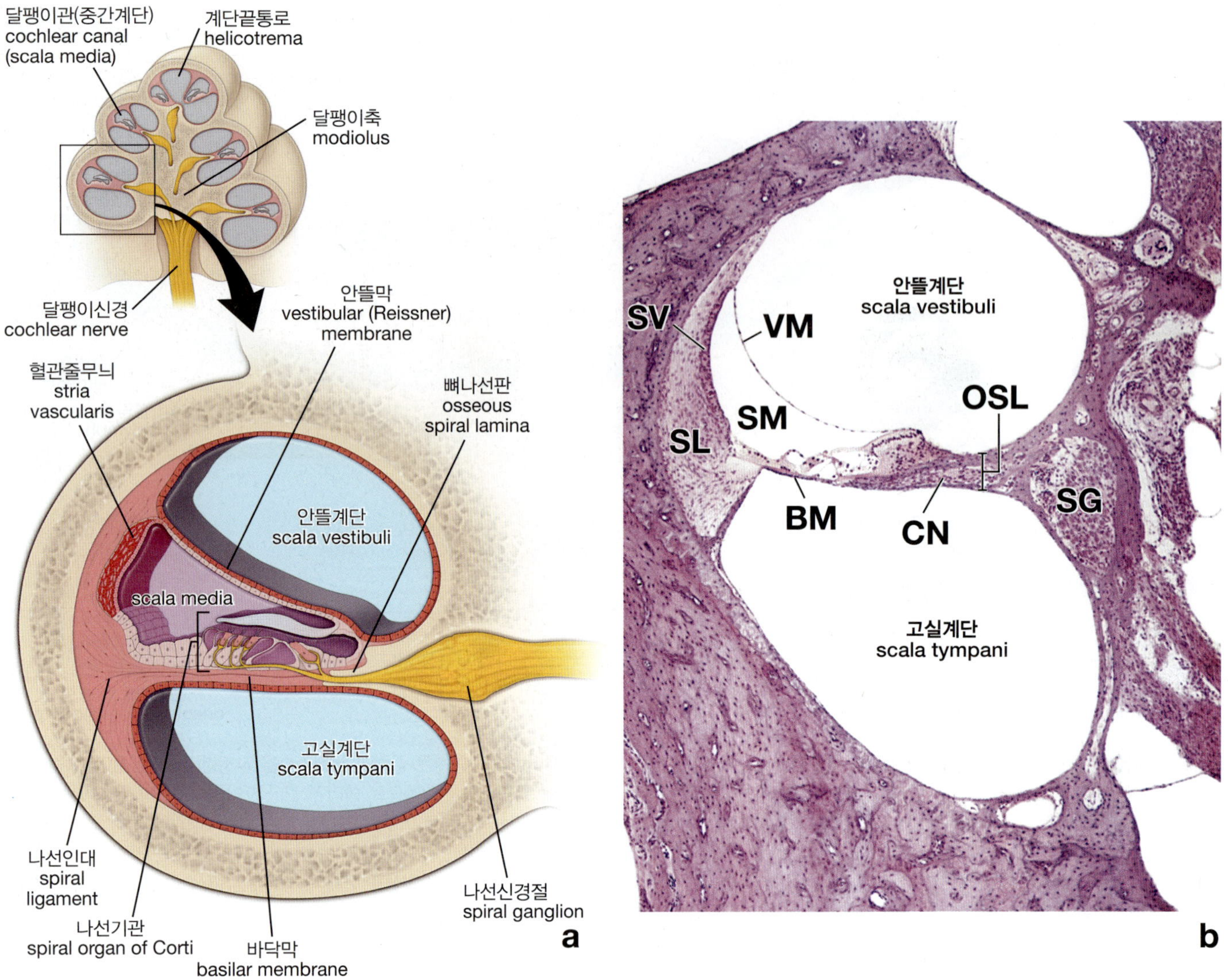

그림 25.17 달팽이뼈관(cochlear canal)의 모식도와 현미경사진. a. 달팽이관(cochlear duct) 바닥 부분의 단면. 위쪽의 작은 그림은 달팽이축(modiolus) 가운데를 지나는 단면이며, 2.75바퀴 회전하는 달팽이 속에 달팽이관의 위치가 잘 표시되어 있다. 달팽이꼭대기에서 안뜰계단(scala vestibuli)과 고실계단(scala tympani)이 계단끝통로(helicotrema)를 통해 서로 이어져 있다. 달팽이는 중간계단(scala media)과 뼈나선판(osseous spiral lamina)에 의해 안뜰계단과 고실계단으로 나뉜다. 안뜰계단과 고실계단에는 바깥림프(perilymph)가 들어 있다. 중간계단은 속림프(endolymph)로 채워진 달팽이관의 내강을 말하며, 여기에 나선기관(organ of Corti)이 있다. **b.** 달팽이뼈관(cochlear canal) 바닥 부분의 현미경사진. 뼈나선판(osseous spiral lamina, *OSL*)과 여기서 이어진 바닥막(basilar membrane, *BM*), 안뜰막(vestibular membrane, *VM*)이 보이며 안뜰계단, 중간계단(*SM*) 즉 달팽이관, 고실계단의 위치관계가 잘 나타나 있다. 중간계단의 아래벽은 바닥막이고, 바깥쪽 벽은 혈관줄무늬(stria vascularis, *SV*)와 나선인대(spiral ligament, *SL*)이며, 위벽은 안뜰막이다. 나선기관(spiral organ of Corti)은 달팽이관의 아래벽 위에 놓여 있다. 나선신경절(spiral ganglion, *SG*) 신경세포의 가지돌기(dendrite, *CN*)가 나선기관까지 뻗어 들어간다. 나선신경절 신경세포의 축삭(axon)은 속귀신경(vestibulocochlear nerve)의 달팽이부분(cochlear part)을 형성한다. ×65.

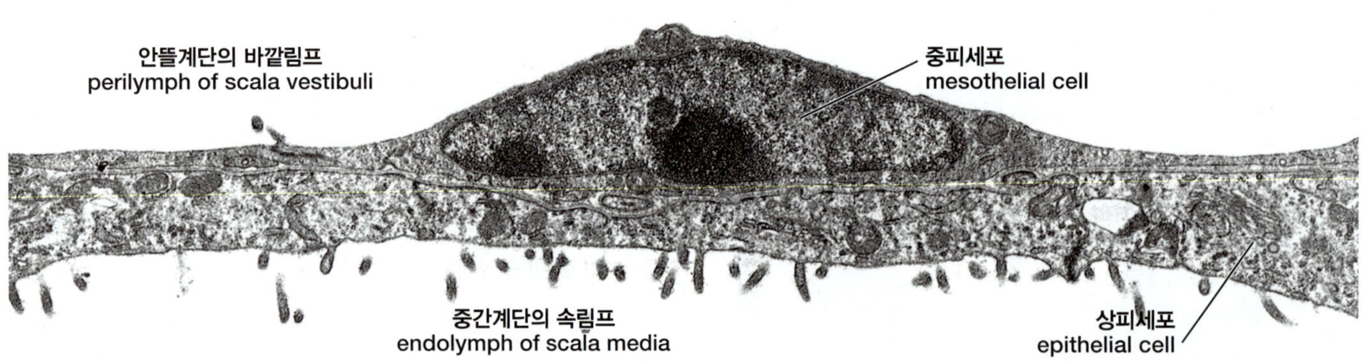

그림 25.18 안뜰막(vestibular membrane, Reissner's membrane)의 투과전자현미경사진. 두 종류의 세포가 관찰된다. 중피세포(mesothelial cell)는 바깥림프(perilymph)로 채워진 안뜰계단(scala vestibuli)의 내면을 덮고 있으며, 상피세포(epithelial cell)는 속림프(endolymph)로 채워진 중간계단(scala media)의 내면을 덮고 있다. ×8,400.

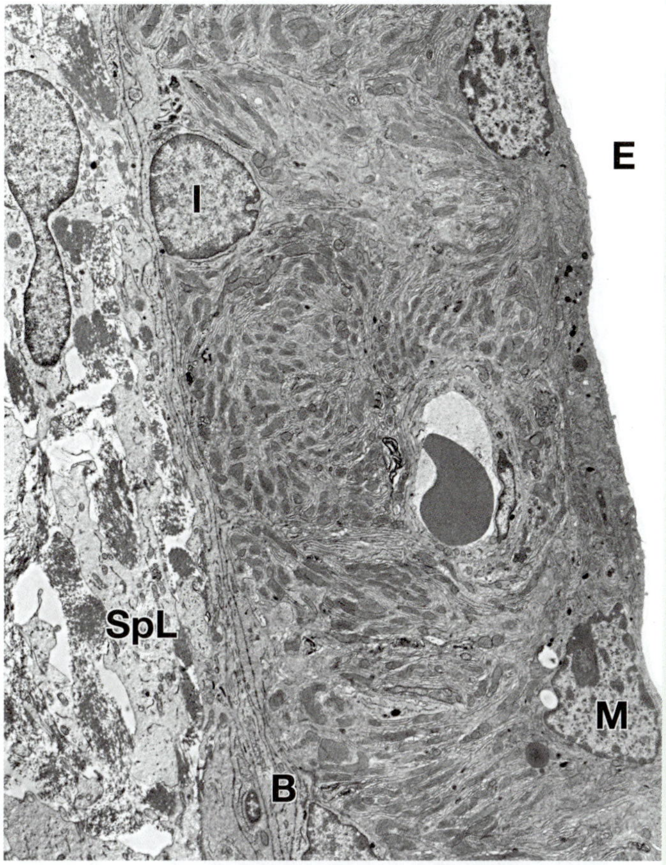

그림 25.19 혈관줄무늬(stria vascularis)의 투과전자현미경사진. 혈관줄무늬의 가장자리세포(marginal cell, *M*)는 속림프(endolymph, *E*)로 채워진 중간계단(scala media)의 내강에 노출되어 있다. 중간멜라닌세포(intermediate cell, *I*)는 가장자리세포와 바닥세포(basal cell, *B*) 사이에 있다. 바닥세포는 혈관줄무늬의 가장자리세포, 중간멜라닌세포와 나선인대(spiral ligament, *SpL*) 사이에 위치한다. ×4,700.

(그림 25.17 참조). 중간계단위 위벽은 **안뜰막**(vestibular membrane, Reissner membrane)이라고 부르는데, 이 안뜰막이 중간계단과 안뜰계단을 나누는 경계가 된다(그림 25.18). 중간계단의 바깥쪽 벽은 **혈관줄무늬**(stria vascularis)라는 독특한 상피로 이루어져 있다. 혈관줄무늬는 속림프(endolymph)를 생산하고 유지하는 기능을 한다. 혈관줄무늬는 세 종류의 상피세포로 구성되며, 상피 속에 복잡한 모세혈관얼기(capillary plexus)를 포함하고 있다(그림 25.19). 중간계단의 속림프공간에 접한 가장자리세포(marginal cell)는 주로 칼륨이온(K^+) 운반에 관여한다. 모세혈관 사이에는 중간멜라닌세포(intermediate pigment containing cell)가 흩어져 있다. 혈관줄무늬의 바닥, 즉 나선인대(spiral ligament) 바로 위에는 바닥세포(basal cell)가 있다. 중간계단의 아래벽은 비교적 유연한 **바닥막**(basilar membrane)으로 이루어지는데, 이 바닥막은 달팽이의 바닥에서 꼭대기 쪽으로 갈수록 폭은 점점 넓어지고 경직도는 점점 감소하는 양상을 보인다. 나선기관(spiral organ of Corti)은 바닥막 위에 놓여 있으며, 나선기관 위에는 **덮개막**(tectorial membrane)이 있다.

나선기관은 털세포, 손가락상피세포, 기둥상피세포로 구성된다.

나선기관(spiral organ of Corti)은 중간계단(scala media)의 아래벽 위에 놓인 복잡한 상피층이며(그림 25.20, 도판 25.2, 1150쪽), 그 구성은 다음과 같다.

- 뼈나선판(spiral lamina) 가까이 위치한 **속털세포**(inner hair cell)와 뼈나선판 반대쪽에 위치한 **바깥털세포**(outer hair cell)
- **버팀세포**(supporting cell)인 **속손가락상피세포**(inner phalangeal cell)와 **바깥손가락상피세포**(outer phalangeal cell)
- **기둥상피세포**(pillar cell)

이외도 아직 기능이 밝혀지지 않은 여러 세포가 나선기관에 포함되어 있다.

털세포는 안쪽 열과 바깥쪽 열로 줄지어 배열되어 있다.

속털세포는 2.75바퀴를 회전하는 달팽이관 전체에 걸쳐 한 줄로 배열되어 있다. **바깥털세포**도 줄을 지어 배열되어 있는데, 몇 줄인지는 일정하지 않다. 달팽이 바닥 부분에서는 털세포가 세 줄을 이루다가(그림 25.21), 달팽이 꼭대기 쪽으로 갈수록 줄 수가 점점 늘어나서 꼭대기 부위에서는 다섯 줄을 이룬다.

손가락상피세포와 기둥상피세포가 털세포를 지탱해 준다.

손가락상피세포(phalangeal cell)는 속털세포와 바깥털세포의 버팀세포이다. 속털세포(inner hair cell)를 지탱하는 손가락상피세포는 털세포를 완전히 둘러싼다(그림 25.22a). 바깥털세포(outer hair cell)를 지탱하는 손가락상피세포는 털세포의 바닥 부분만을 둘러싸며, 속림프공간을 향해 손가락돌기(apical process, phalangeal process)를

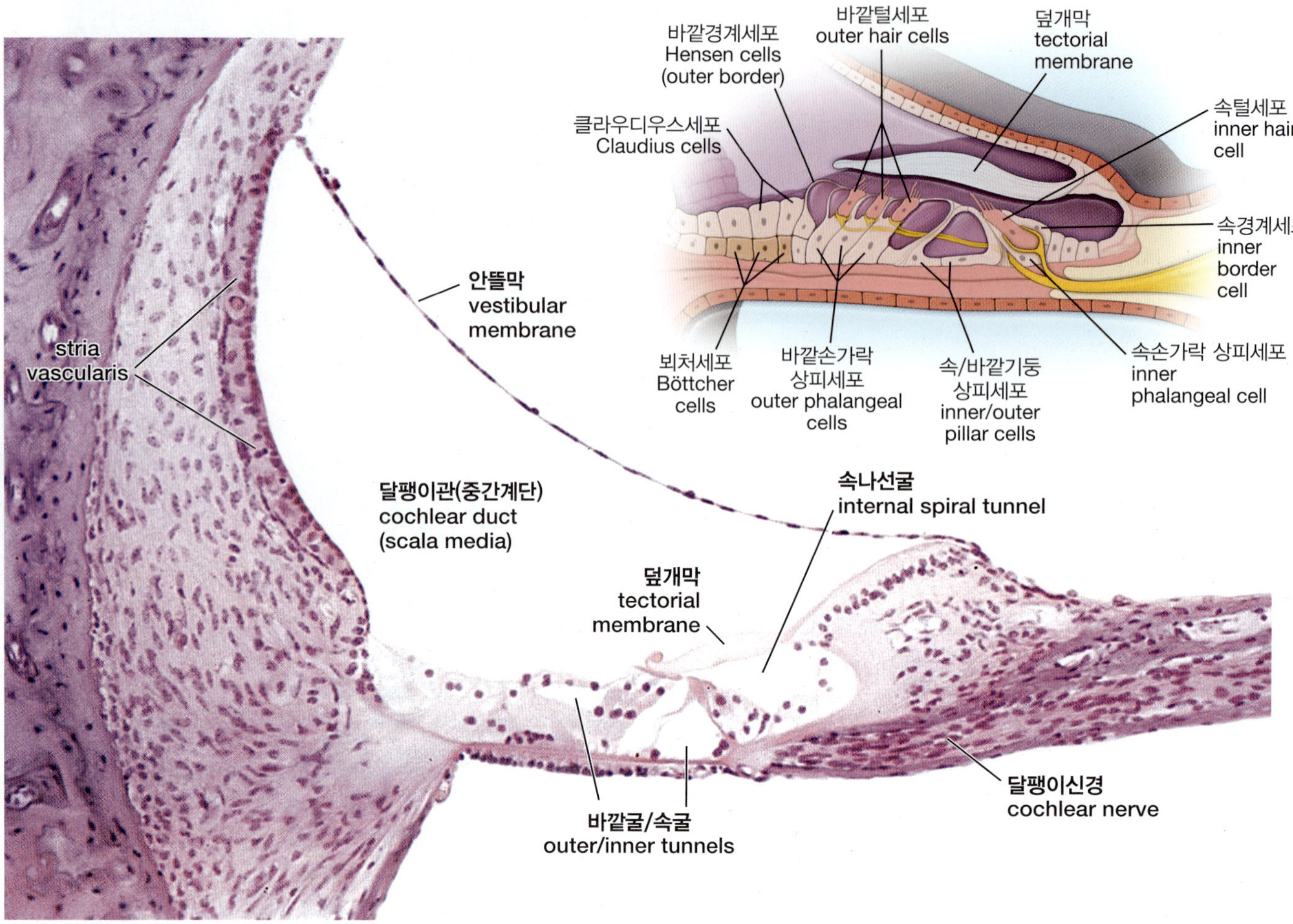

그림 25.20 달팽이관(cochlear duct)과 나선기관(spiral organ of Corti)의 현미경사진. 달팽이관의 고배율 사진에서 나선기관의 상세한 구조를 볼 수 있다. 사진 속 세포들의 이름은 오른쪽 위 그림에 표시되어 있다. ×180. **삽입그림.** 나선기관의 감각세포와 버팀세포를 알기 쉽게 나타낸 그림. 감각세포(sensory cell)는 안쪽에 한 줄로 배열된 속털세포(inner hair cell)와 바깥쪽에 세 줄로 배열된 바깥털세포(outer hair cell)로 구분된다. 버팀세포(supporting cell)에는 속기둥상피세포(inner pillar cell), 바깥기둥상피세포(outer pillar cell), 속손가락상피세포(inner phalangeal cell), 바깥손가락상피세포(outer phalangeal cell, Deiters cell), 바깥경계세포(outer border cell, Hensen cell), 속경계세포(inner border cell), 클라우디우스세포(Claudius cell), 뵈처세포(Böttcher cell)가 있다.

뻗는다(그림 25.22b). 이 돌기는 털세포의 자유면 근처에서 납작한 모양이 되며, 이것들이 함께 넓적한 판을 형성하여 털세포를 둘러싼다(그림 25.23).

손가락상피세포의 자유면 말단은 정교한 치밀이음(tight junction)을 통해 이웃한 손가락상피세포 및 털세포와 밀착되어 있다. 이 치밀이음은 **그물막**(reticular lamina)을 형성하여, 속림프공간과 나선기관(organ of Corti)의 세포사이공간을 분리시켜 준다(그림 25.20, 25.22b 참조). 이 세포사이공간에 있는 세포바깥액을 **코르티림프**(cortilymph)라고 하는데, 그 성분은 일반적인 세포바깥액이나 바깥림프(perilymph)와 비슷하다.

기둥상피세포(pillar cell)는 중간 부분은 좁고, 꼭대기 부분과 바닥 부분이 넓적한 판 모양이다. 속기둥상피세포(inner pillar cell)는 뼈나선판(spiral lamina)의 고실가장자리(tympanic lip) 위에 놓여 있고, 바깥기둥상피세포(outer pillar cell)는 바닥막(basilar membrane) 위에 놓여 있다. 속기둥상피세포와 바깥기둥세포 사이에는 삼각형의 **속굴**(inner spiral tunnel)이 형성되어 있다(그림 25.20 참조).

나선판가장자리(spiral limbus)에서 뻗어나온 덮개막이 나선기관의 세포 위를 덮고 있다.

덮개막(tectorial membrane)의 안쪽 끝은 달팽이축(modiolus)에 부착되어 있다. 덮개막의 바깥쪽 자유모서리는 나선기관(organ of Corti) 위에 얹혀 있으며, 털세포의 고정섬모에 접촉하고 있다. 덮개막은 부챗살 모양으로 배열된 II형, V형, IX형 아교질(collagen) 다발과 바탕질(ground substance)로 구성되어 있다. 아교질 다발에는 속귀에만 있는 당단백질인 **오토겔린**(otogelin)과 **텍토린**(tectorin)이 결합되어 있다. 이 단백질은 타원주머니평형반과 둥근주머니평형반을 덮는 평형모래막(otolithic membrane), 반고리관 팽대능선(crista ampullaris)을 덮는 팽대마루(cupula)에서도 발견된다.

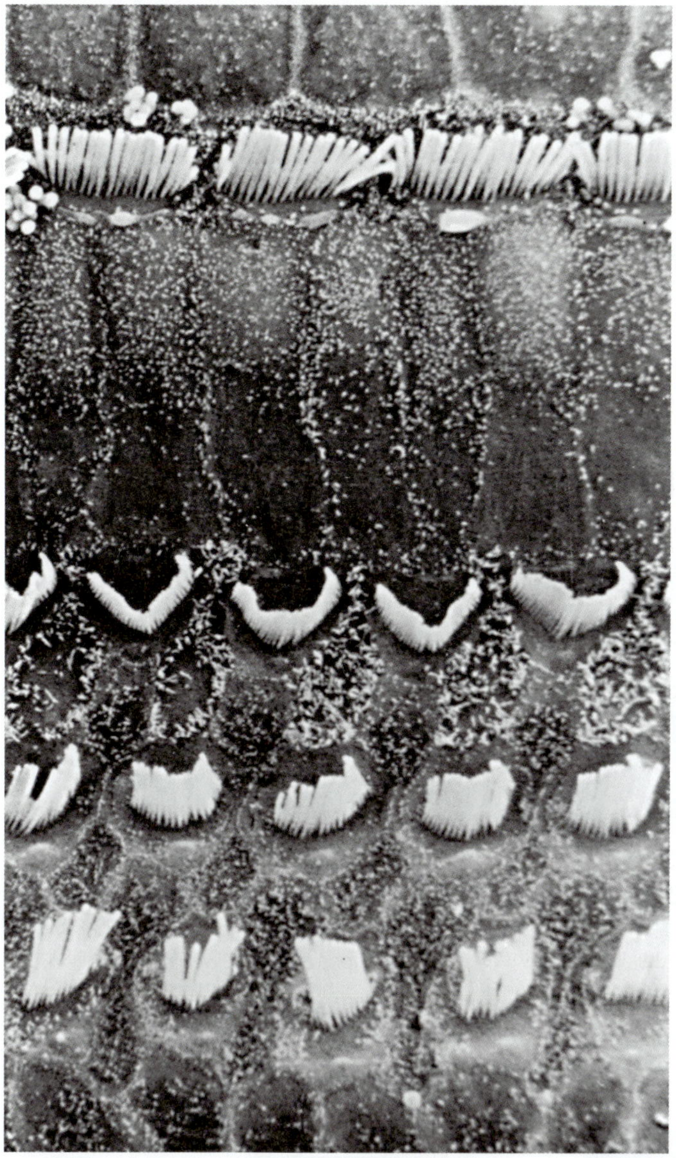

그림 25.21 나선기관(spiral organ of Corti)의 주사전자현미경사진. 한 줄로 배열된 속털세포(inner hair cell)와 세 줄로 배열된 바깥털세포(outer hair cell) 표면에 있는 고정섬모(stereocilia)의 모양이 잘 관찰된다. ×3,250.

소리의 지각(Sound Perception)

1122~1123쪽에서 설명한 것처럼, 고막(tympanic membrane)을 때린 음파는 단순한 기계적 진동으로 변환된다. 이 진동은 가운데귀의 세 귓속뼈(ossicle)에 의해 달팽이(cochlea)로 전달된다.

속귀에서, 귓속뼈의 진동은 바깥림프의 파동으로 변환된다.

안뜰의 타원창(oval window)에 부착된 등자뼈(stapes)가 움직이면 안뜰계단(scala vestibuli)의 바깥림프에 진동, 즉 진행파(traveling wave)가 유발된다. 이 진동은 전정막(vestibular membrane)을 거쳐 속림프가 차 있는 중간계단(scala media), 즉 달팽이관(cochlear duct)으로 전달되며 고실계단(scala tympani)에 있는 바깥림프에도 파급된다. 이렇게 폐쇄된 공간에 압력 변화가 발생하면 달팽이의 둥근창(round window)을 덮는 막이 올록볼록 움직이게 된다.

속귀에 들어간 **소리의 진동**으로 인해 바닥막(basilar membrane)에 진행파가 일어난다(그림 25.24). 특정 주파수의 음파는 바닥막의 비교적 긴 구간에 진동을 일으키지만, 최대 움직임이 일어나는 것은 그중 일부 구간뿐이다. 음파의 주파수에 따라 최대 움직임이 일어나는 바닥막의 위치가 정해져 있으며, 이것이 우리가 주파수를 감별하는 구조적 근거가 된다. 고주파음은 달팽이바닥 부위의 바닥막에서 최대 진동을 일으키고, 저주파음은 달팽이꼭대기 부위의 바닥막에 최대 진동을 일으킨다. 소리의 크기는 주어진 주파수 범위에서 바닥막이 움직이는 진폭을 가지고 감지한다. 요약하면, 청각 정보란 바닥막의 진동 양상을 부호화하여 전달한 신경자극이다.

달팽이에서 털세포 고정섬모의 움직임에 의해 신경 전달이 시작된다.

소리를 감지할 때 바닥막이 진동하는데, 이 바닥막 위에 **털세포**(hair cell)와 이를 지탱하는 **손가락상피세포**(phalangeal cell)가 놓여 있다. 털세포의 **고정섬모**(stereocilia)는 진동하는 덮개막에 접촉하고 있다. **덮개막**(tectorial membrane)과 **바닥막**(basilar membrane)이 움직이는 회전축이 다르기 때문에, 소리에 의한 진동이 속귀에 도달하면 바닥막 및 이에 부착된 세포들과 덮개막 사이에는 전단효과(shearing effect)가 발생한다.

덮개막에는 털세포의 고정섬모가 묻혀 있으며, 이것들이 바닥막 및 이에 얽혀 있는 복잡한 상피층을 덮개막과 이어 주는 유일한 구조이다. 바닥막과 덮개막 사이에 생긴 전단효과로 인해 고정섬모가 기울어지게 되며, 이로 인해 고정섬모 끝의 **기계전기변환통로**(MET channel)가 활성화되어 활동전위가 생성되고 이 신호가 **달팽이신경**(cochlear nerve)을 통해 뇌로 전달된다(cochlear division of the vestibulocochlear nerve, cranial nerve VIII).

속귀의 신경분포(Innervation of the Internal Ear)

안뜰미로의 감각수용기에는 안뜰신경이 분포한다.

속귀신경(vestibulocochlear nerve, cranial nerve VIII)은 특수감각신경이며, 안뜰부분(vestibular division)과 달팽이부분(cochlear division)으로 구성된다. 안뜰부분을 안뜰신경, 달팽이부분을 달팽이신경이라고 부르기도 한다. **안뜰신경**(vestibular nerve)은 평형감각을 담당하며, 안뜰미로(vestibular labyrinth)의 감각수용기로부터 정보를 받는다. **달팽이신경**(cochlear nerve)은 청각을 담당하며 달팽이미로(cochlear labyrinth)의 감각수용기로부터 정보를 받는다(그림 25.25).

안뜰신경을 이루는 두극신경세포(bipolar neuron)의 세포체는 속귀길(내이도, internal acoustic meatus)에 위치한 **안뜰신경절**(vestibular ganglion, gaglion of Scarpa)에 있다. 안뜰신경절 신경세포의 가지돌기는 세 반고리관(semicircular duct)의 팽대능선(crista ampullaris),

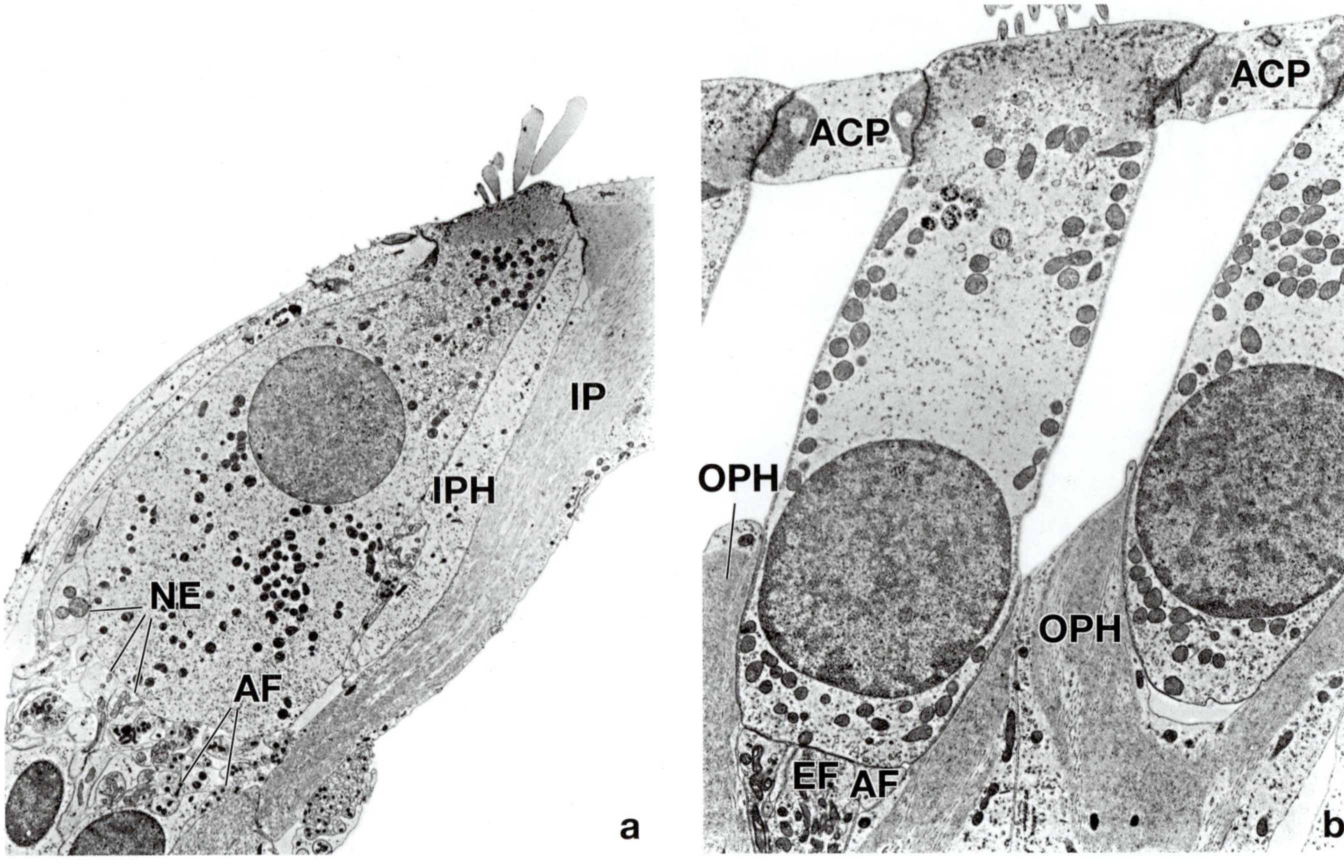

그림 25.22 속털세포(inner hair cell)와 바깥털세포(outer hair cell)의 전자현미경사진. a. 속털세포는 바닥면이 둥글고 목이 잘록한 모양이다. 바닥면을 감싸는 들신경섬유(afferent nerve fiber, *AF*)의 신경종말(*NE*)도 관찰된다. *IP*, 속기둥상피세포(inner pillar cell); *IPH*, 속손가락상피세포(inner phalangeal cell). ×6,300. **b.** 바깥털세포(outer hair cell) 바닥면에서 들신경섬유(*AF*)와 날신경섬유(*EF*)의 신경종말이 뚜렷하게 보인다. 바깥손가락상피세포(outer phalangeal cell, *OPH*)가 바깥털세포의 바닥면을 감싸고 있으며, 여기서 위쪽으로 뻗은 돌기들이 껍질판(cuticular plate, *ACP*)을 형성하고 있다. 바깥털세포 가쪽면의 중간 1/3은 버팀세포(supporting cell)로 감싸여 있지 않다. ×6,300. (Kimura RS. Sensory and accessory epithelia of the cochlea. In: Friedmann I, Ballantyne J, eds. *Ultrastructural Atlas of the Inner Ear*. Butterworth; 1984에서 인용.)

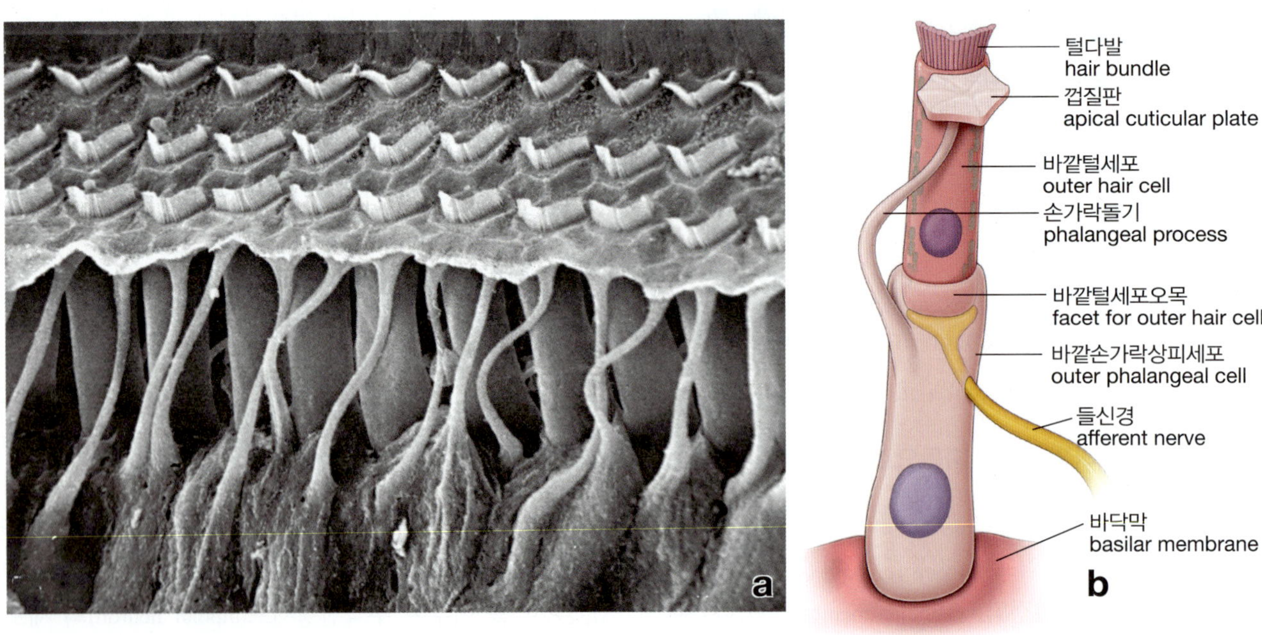

그림 25.23 바깥손가락상피세포의 구조. a. 바깥손가락상피세포(outer phalangeal cell, Deiters cell)을 촬영한 주사전자현미경사진이다. 바깥손가락상피세포는 바깥털세포의 바닥면을 컵처럼 감싸며, 손가락돌기(phalangeal process)를 위쪽으로 뻗어 껍질판(cuticular plate)을 형성하여 바깥털세포를 지탱한다. ×2,400. **b.** 바깥손가락상피세포와 바깥털세포의 위치관계를 알아보기 쉽게 그린 모식도.

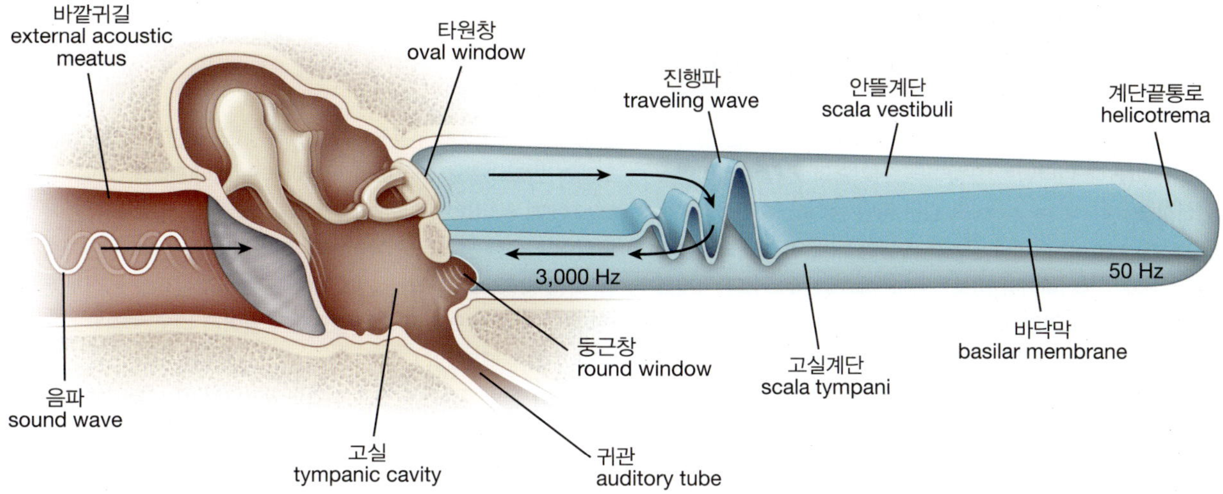

그림 25.24 귀의 세 부분의 역학 관계를 도식화한 그림. 달팽이관(cochlear duct)을 쭉 펴놓은 것처럼 표시하였다. 바깥귀(external ear)가 음파를 모아 가운데귀(middle ear)로 전달하면, 거기에서 음파가 기계적 진동(mechanical vibration)으로 변환된다. 이 기계적 진동은 타원창(oval window)에서 속귀(internal ear) 속 액체의 진동으로 변환된다. 액체가 진동하면 바닥막(basilar membrane)이 흔들리게 되는데, 이 바닥막 위에 청각을 감지하는 털세포가 놓여 있다. 바닥막의 움직임에 의해 털세포가 자극을 받으면, 흥분한 털세포가 신경자극을 일으킨다. 고주파음은 달팽이바닥 부위의 바닥막(폭이 좁고 두꺼움)을 진동시키고, 저주파음은 계단끝통로(helicotrema) 근처의 달팽이꼭대기 쪽 바닥막을 진동시킨다.

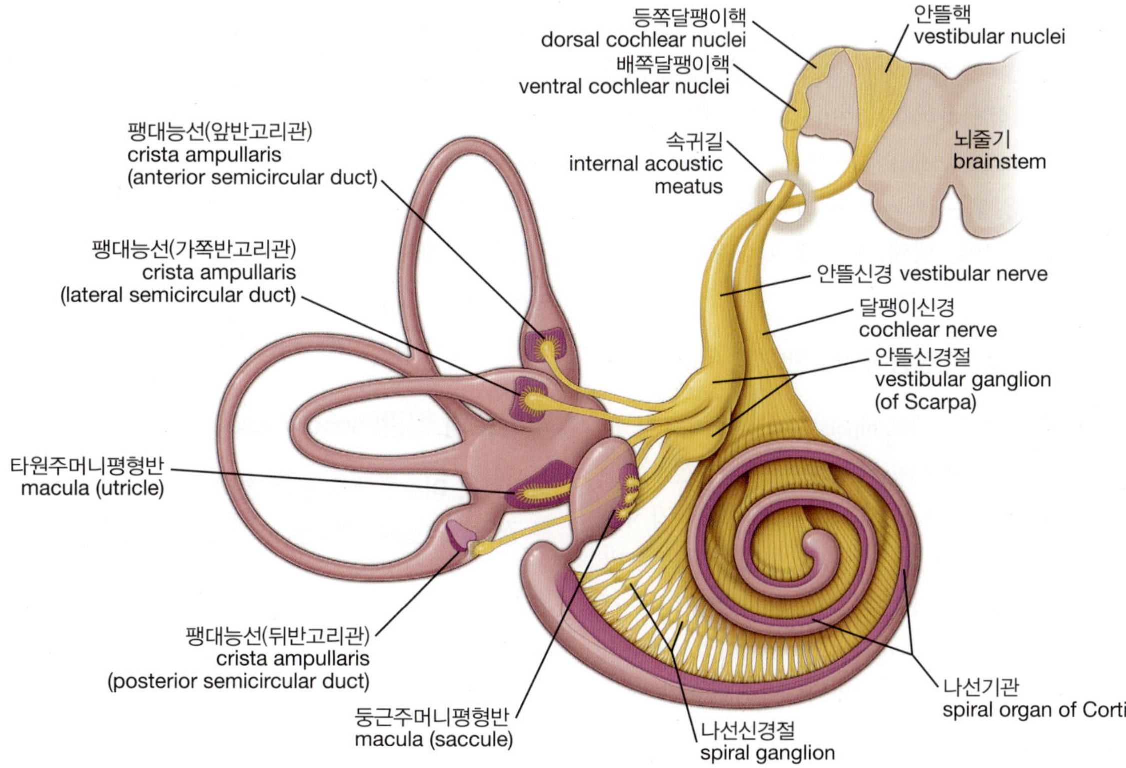

그림 25.25 막미로 감각수용기의 신경분포. 속귀신경(vestibulocochlear nerve, cranial nerve VIII)은 달팽이신경(cochlear nerve)과 안뜰신경(vestibular nerve)이 합쳐진 것이다. 달팽이신경은 달팽이관(cochlear duct)의 나선기관(spiral organ of Corti)에서 받아들인 청각자극을 전달한다. 안뜰신경은 반고리관(semicircular duct)의 팽대능선(crista ampullaris), 타원주머니(utricle), 둥근주머니(saccule)로부터 받아들인 평형감각정보를 전달한다. 청각을 담당하는 감각신경섬유의 세포체는 나선신경절(spiral ganglion)에 있고, 평형감각을 담당하는 감각신경섬유의 세포체는 안뜰신경절(vestibular ganglion)에 위치한다.

글상자 25.3

임상적용: 현기증(Vertigo)

균형을 못 잡고 빙빙 도는 느낌인 **현기증**(vertigo, **어지럼** dizziness)은 안뜰계통의 기능에 문제가 있을 때 나타나는 증상이다. 현기증의 원인은 바이러스감염, 약물, **속귀신경종**(acoustic neuroma)과 같은 종양 등이다. 속귀신경종은 속귀길(internal acoustic meatus) 속이나 근처에서 발생하며, 여덟째 뇌신경의 가지인 안뜰신경(vestibular nerve)이나 미로동맥(labyrinthine artery)의 가지를 압박한다. 병이 없더라도, 반고리관(semicircular duct)이 과도하게 자극을 받으면 현기증이 발생할 수 있다. 마찬가지로, 타원주머니(utricle)가 심하게 자극받으면 배멀미(seasickness), 차멀미(carsickness), 비행기멀미(airsickness) 등의 증상이 생기기도 한다.

안뜰계통의 질환 중 가장 흔한 것은 **양성돌발체위현기증**(benign paroxysmal positional vertigo, BPPV)이다. 양성돌발체위현기증의 원인은 타원주머니평형반(macula of utricle)에서 떨어져 나간 평형모래(otoconia)가 팽대능선(crista ampullaris) 중 하나에 끼어들어 가는 것이다. 뒤반고리뼈관(posterior semicircular canal)의 입구가 평형반 아래에 위치하기 때문에, 떨어져 나간 평형모래는 거의 대부분(81~90%) 뒤반고리뼈관으로 들어가게 된다. 평형모래가 반고리관을 자유로이 떠돌아 다니거나(**관석증** canalithiasis) 팽대마루(cupula)에 들러붙으면(**마루석증** cupulothiasis) 털세포 자유면에 있는 고정섬모의 부적절한 움직임을 유발한다. 따라서 양성돌발체위현기증 환자는 머리를 특정 방향으로 움직였을 때 빙빙 도는 어지럼증을 느끼게 된다. 외상이나 바이러스감염 등으로 인해 평형모래가 떨어져 나오는 경우도 있지만, 특별한 원인이 없을 때도 많다.

속귀의 질환 중 어떤 것은 청각과 평형감각에 모두 영향을 미칠 수 있다. 예를 들어, **메니에르병**(Ménière syndrome) 환자들은 처음에는 어지럼과 귀울림(이명, tinnitus)의 증상이 나타나지만 나중에는 저주파음에 대한 난청이 발생한다. 메니에르병의 원인은 속림프관(endolymphatic duct)의 폐쇄로 인해 막미로의 속림프가 제대로 배출되지 않는 것이다. 달팽이수도관이 막히면 속림프압(endolymphatic pressure)이 증가하여 막미로가 팽창하는 속림프수종(endolymphatic hydrops)이 발생한다.

타원주머니평형반(macula of utricle)과 둥근주머니평형반(macula of saccule)에서 기원한다. 이 가지돌기는 털세포의 바닥면에 연접하는데, 1형털세포에서는 술잔(chalice) 모양의 연접을 이루고 2형털세포에서는 단추(bouton) 모양의 연접을 이룬다. 안뜰신경절 신경세포의 축삭은 안뜰신경을 형성하여 뇌줄기(brain stem)로 들어가며, 네 개의 안뜰핵(vestibular nucleus)에 정보를 전달한다. 안뜰핵에서 나온 신경섬유 중 일부는 소뇌(cerebellum)로 향하고, 일부는 안구근육을 지배하는 셋째, 넷째, 여섯째 뇌신경의 신경핵으로 간다.

나선기관의 감각수용기에는 달팽이신경이 분포한다.

달팽이신경의 신경세포도 두극신경세포(bipolar neuron)이며, 이 신경세포의 세포체는 달팽이축(modiolus) 안에 위치한 나선신경절(달팽이신경절, spiral ganglion)에 있다. 나선신경절 신경세포의 가지돌기는 뼈나선판(bony spiral lamina)의 작은 구멍을 통해 달팽이축 바깥으로 나와 나선기관으로 들어간다. 나선신경절 신경세포의 가지돌기 중 약 90%는 속털세포(inner hair cell)에 연접하고, 나머지 10%는 바깥털세포(outer hair cell)에 연접한다. 나선신경절 신경세포의 축삭은 달팽이신경을 형성하여, 달팽이축을 거쳐 속귀길(internal acoustic meatus)을 통해 중추로 뻗는다(그림 25.25 참조). 속귀길을 지난 달팽이신경은 뇌줄기로 들어가 숨뇌(medulla)의 달팽이핵(cochlear nucleus)에 정보를 전달한다. 달팽이핵에서 나온 신경섬유는 시상(thalamus)의 안쪽무릎핵(medial geniculate nucleus)에 연접하며, 여기에서 기원한 신경섬유가 관자엽(측두엽, temporal lobe)에 있는 청각겉질(청각피질, auditory cortex)로 뻗는다.

속귀신경에는 들신경섬유(afferent nerve fiber)와 나란히 주행하는 날신경섬유(efferent nerve fiber)가 조금 포함되어 있다. 이 날신경섬유들을 올리브달팽이로(olivocochlear tract, cochlear efferent of Rasmussen)라고 하며, 이를 통해 뇌줄기에서 나선기관으로 정보가 전달된다. 뇌줄기에서 나온 날신경섬유는 안뜰신경을 경유하며, 속털세포의 들신경섬유종말에 연접하거나 바깥털세포의 바닥면에 연접한다. 이 날신경섬유를 통한 입력 정보 중 어떤 것은 전달을 억제하고 다른 것은 전달을 촉진함으로써 중추신경계통으로 들어가는 청각 또는 평형감각을 조절하는 것으로 여겨진다. 나선기관, 달팽이신경, 청각경로, 청각겉질 중 어딘가가 손상되면 **감각신경난청**(sensorineural hearing loss)이 유발된다(글상자 25.2 참조).

막미로의 혈관(Blood Vessel)

막미로는 미로동맥을 통해 혈액을 공급받으며, 막미로의 정맥 혈액은 경막정맥굴로 유입된다.

바깥귀, 가운데귀, 속귀의 뼈미로(bony labyrinth)는 바깥목동맥(external carotid artery)의 가지를 통해 혈액을 공급받는다. 속귀의 막미로(membranous labyrinth)는 머리뼈안에서 앞아래소뇌동맥(anterior inferior cerebellar artery)또는 뇌바닥동맥(basilar artery)의 가지인 미로동맥(labyrinthine artery)을 통해 혈액을 공급받는다. 미로동맥은 종말동맥(terminal artery)이므로, 주위의 동맥과 연결되지 않는다. 미로동맥의 가지들은 안뜰신경(vestibular nerve)의 윗부분과 아랫부분을 따라 뻗어나가 막미로 곳곳에 분포한다.

달팽이미로(cochlear labyrinth)의 정맥 혈액은 뒤달팽이축나선정맥(posterior spiral modiolar vein)과 앞달팽이축나선정맥(anterior spiral modiolar vein)을 통해 배출되며, 이 두 정맥은 하나로 합쳐

져 **온달팽이축정맥**(common modiolar vein)을 형성한다. 온달팽이축정맥은 안뜰달팽이정맥(vestibulocochlear vein)과 만나 달팽이수도관정맥(vein of cochlear aqueduct)이 된 후 아래바위정맥굴(inferior petrosal sinus)로 연결된다. 안뜰미로(vestibular labyrinth)의 정맥 혈액은 **안뜰정맥**(vestibular vein)을 거쳐 달팽이수도관정맥으로 배출되거나, 안뜰수도관정맥(vein of vestibular aqueduct)을 거쳐 구불정맥굴(sigmoid sinus)로 배출된다.

귀 (EAR)

귀 요약

- **귀**(ear)는 청각과 평형감각을 담당하는 좌우 한 쌍의 특수감각기관이다.
- 귀를 구성하는 조직 중 막미로(membranous labyrinth)의 상피는 **표면외배엽**(surface ectoderm)에서, 귀관(auditory tube)과 가운데귀공간(middle ear cavity)은 **첫째 인두주머니**(first pharyngeal pouch)에서, 바깥귀길(external acoustic meatus)은 **첫째 인두고랑**(first pharyngeal groove)에서, 망치뼈(malleus)와 모루뼈(incus) 및 귓바퀴(auricle) 앞부분은 **첫째 인두활**(first pharyngeal arch)에서, 등자뼈(stapes)와 귓바퀴 뒷부분은 **둘째 인두활**(second pharyngeal arch)에서 기원한다.

바깥귀(EXTERNAL EAR)

- **귓바퀴**(auricle)는 바깥으로 돌출된 부분이며, 소리를 모으고 증폭하는 기능을 한다.
- **바깥귀길**(external acoustic meatus)은 귓바퀴에서 고막(tympanic membrane)까지의 통로이다. 바깥귀길의 내면은 피부로 덮여 있으며, 이 피부에는 털주머니(hair follicle)와 기름샘(sebaceous gland) 그리고 **귀지**(cerumen, earwax)를 생산하는 귀지샘(ceruminous gland)이 포함되어 있다.

가운데귀(MIDDLE EAR)

- **가운데귀**(middle ear)는 공기로 채워진 공간이고, 내면은 점막(mucous membrane)으로 덮여 있으며 망치뼈(malleus), 모루뼈(incus), 등자뼈(stapes)라고 하는 세 **귓속뼈**(auditory ossicle)가 포함되어 있다. 가운데귀 바깥귀길 사이에는 고막(tympanic membrane)이 있다. 가운데귀는 **귀관**(auditory tube, Eustachian tube)을 통해 코인두(nasopharynx)와 연결되어 있다.
- 가운데귀는 고막의 진동에 의해 발생한 **기계적인 힘을 증폭**하는 기능을 한다.
- **고막**(tympanic membrane)은 바깥귀길의 피부, 얇은 결합조직층, 가운데귀의 점막으로 구성된다.
- 귓속뼈—**망치뼈**(malleus), **모루뼈**(incus), **등자뼈**(stapes)—는 줄줄이 이어져 가운데귀공간을 가로지르며, 고막과 타원창(oval window)을 연결시킨다. 귓속뼈의 움직임은 망치뼈에 부착된 **고막긴장근**(tensor tympani muscle), 등자뼈(stapes)에 부착된 **등자근**(stapedius muscle)에 의해 조절된다.

속귀(INTERNAL EAR)의 구획

- **속귀**(internal ear)는 관자뼈 속에 위치하며, **뼈미로**(bony labyrinth)와 **막미로**(membranous labyrinth, 뼈미로 속에 있음)로 구성된다.
- 속귀에는 액체로 채워진 세 공간이 있다. 막미로 속의 **속림프공간**(endolymphatic space)에는 칼륨이온(K^+) 농도가 높고 나트륨이온(Na^+) 농도가 낮은 액체가 들어 있고, 뼈미로와 막미로 벽 사이의 **바깥림프공간**(perilymphatic space)에는 칼륨이온(K^+) 농도가 낮고 나트륨이온(Na^+) 농도가 높은 액체가 들어 있다. **코르티림프공간**(cortilymphatic space)은 달팽이관(cochlear duct)의 나선기관(organ of Corti)에 있는 굴(tunnel) 속 공간이다.
- **뼈미로**는 **반고리뼈관**(semicircular canal), **안뜰**(vestibule), **달팽이**(cochlea)로 구성되며, 각각에는 막미로의 일부분이 들어 있다.
- **막미로**는 서로 연결된 주머니(**타원주머니** utricle, **둥근주머니** saccule, **속림프주머니** endolymphatic sac), 관(세 반고리관 semicircular duct, 달팽이관 cochlear duct, 주머니이음관 utriculosaccular duct, 속림프관 endolymphatic duct, 결합관 ductus reuniens)으로 구성된다. 막미로 속에는 **속림프**(endolymph)가 들어 있다.

막미로(MEMBRANOUS LABYRINTH)의 감각수용기

- 막미로의 여섯 부위에 특수감각수용기가 있다. 세 반고리관(semicircular duct)의 팽대(ampulla)에 위치한 **팽대능선**(crista ampullaris)은 머리의 회전운동을 감지하는 수용기이고, 타원주머니(utricle)와 둥근주머니(saccule)에 위치한 **평형반**(macula)은 머리의 위치와 선형운동을 감지하는 수용기이며, **나선기관**(spiral organ of Corti)은 청각을 감지하는 수용기이다.
- 타원주머니평형반과 둥근주머니평형반에는 상피성 기계감각수용기인 **털세포**(hair cell)가 있다. 털세포의 자유면에는 하나의 운동섬모(kinocilium)와 몇 줄로 배열된 고정섬모(stereocilia)로 이루어진 **털다발**(hair bundle)이 있다. 털다발은 젤리 같은 **평형모래막**(otolithic membrane)으로 덮여 있고, 여기에 평형모래(otolith, otoconia)가 포함되어 있다.
- **평형모래**(otolith)의 움직임이 털다발에 의해 감지되면, **기계작동이온통로**(mechanically gated ion channel)가 활성화되어 활동전위가 발생한다.
- **팽대능선**(crista ampullaris)에 있는 감각수용기도 젤리 같은 **팽대마루**(cupula)로 덮여 있는데, 여기에는 평형모래가 없다. 반고리관(semicircular duct)의 속림프(endolymph)가 한쪽으로 흐를 때 팽대마루가 휘어지며, 이때 **기계작동이온통로**(mechanically gated ion channel)가 자극을 받아 활동전위가 발생한다.
- **달팽이뼈관**(cochlear canal)은 평행한 세 구획으로 나뉜다. 중간 구획은 **중간계단**(scala media) 또는 **달팽이관**(cochlear duct)이라고 하며, 속림프(endolymph)로 채워져 있고 나선기관(spiral organ of Corti)을 포함한다. **안뜰계단**(scala vestibuli)과 **고실계단**(scala tympani)에는 바깥림프(perilymph)가 들어 있다.
- **중간계단**(scala media)은 단면이 삼각형인 공간이며, 아래벽에 해당하는 **바닥막**(basilar membrane) 위에 나선기관이 놓여 있다. 위벽에 해당하는 **안뜰막**(vestibular membrane)은 중간계단과 안뜰계단을 분리하며, 바깥쪽 벽에는 속림프를 생산하는 **혈관줄무늬**(stria vascularis)가 있다.
- **나선기관**(spiral organ of Corti)은 **속털세포**(inner hair cell)과 **바깥털세포**(outer hair cell), 버팀세포인 **손가락상피세포**(phalangeal cell)와 **기둥상피세포**(pillar cell)로 구성된다. 털세포 위를 덮는 **덮개막**(tectorial membrane)과의 상호작용으로 인해 털세포의 고정섬모(stereocilia)가 기울어지면 전기자극이 발생하고, 이 자극이 달팽이신경(cochlear nerve)을 통해 전달된다.
- **음파**(sound wave)는 고막을 진동시키고, 이 진동이 귓속뼈를 거쳐 타원창(oval window)으로 전달되며, 여기에서 안뜰계단(scala vestibuli) 속 바깥림프(perilymph)의 파동을 일으킨다. 이 파동에 의해 바닥막(basilar membrane)이 움직이면 나선기관(spiral organ of Corti)이 자극을 받아 신경자극을 생성되고, 이 자극이 뇌로 전해져 소리로 지각된다.
- 팽대능선(cristae ampullaris)과 평형반(macula)에서 기원한 신경자극은 **안뜰신경**(vestibular nerve)을 경유하며, 나선기관(spiral organ of Corti)에서 기원한 신경자극은 **달팽이신경**(cochlear nerve)을 경유한다. 두 신경은 속귀길(internal acoustic meatus)에서 만나 여덟째 뇌신경인 **속귀신경**(vestibulocochlear nerve)을 형성한다.

도판 25.1 ■ 귀(Ear)

관자뼈(temporal bone) 속에 위치한 **속귀**(internal ear)는 여러 공간과 통로, 즉 **뼈미로**(bony labyrinth)와 그 속에서 그물처럼 연결된 **막미로**(membranous labyrinth)로 구성된다. 어떤 부위에서는 막미로가 뼈미로 내면을 덮고 있지만, 어떤 곳에서는 뼈미로와 막미로 사이에 틈이 있다. 막미로의 내강에는 **속림프**(endolymph)라는 물 같은 액체가 들어 있다. 막미로의 바깥 즉, 막미로와 뼈미로 사이에는 **바깥림프**(perilymph)라는 액체가 들어 있다.

뼈미로는 **달팽이**(cochlea), **반고리뼈관**(semicircular canal), **안뜰**(vestibule)의 세 부분으로 구분된다. 달팽이와 반고리뼈관 속에는 같은 모양의 막미로가 들어 있다. 하지만 안뜰 속의 막미로는 형태가 복잡하며, **타원주머니**(utricle)와 **둥근주머니**(saccule)이라고 하는 두 주머니와 관으로 이루어져 있다. 달팽이에는 청각을 받아들이는 수용기인 **나선기관**(organ of Corti)이 있다. 반고리뼈관에는 머리의 움직임을 감지하는 수용기가 있으며, 타원주머니와 둥근주머니에는 머리의 위치를 감지하는 수용기가 있다.

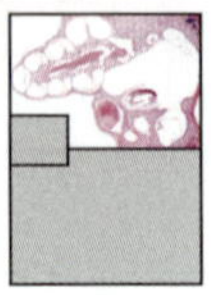

속귀, 귀, 기니피그, H&E ×20.

속귀(internal ear)를 절단한 표본이다. 속귀 전체가 뼈에 둘러싸여 있다. 속귀는 입체적인 형태가 미로 같은 모양이기 때문에, 단면에서는 여러 공간과 통로들이 띄엄띄엄 위치한 것처럼 보인다. 하지만 실제로는 이것들 모두가 서로 연결되어 있다(바깥림프공간과 속림프공간은 서로 분리되어 있음). 가장 큰 공간은 **안뜰**(vestibule, *V*)이다. 안뜰의 왼쪽 끝(검은 화살표)은 **달팽이**(cochlea, *C*)로 연결된다. 검은 화살표 오른쪽 아래에는 등자뼈(stapes, *S*)의 바닥을 둘러싸는 타원인대(oval ligament, *OL*)가 있다. 등자뼈와 타원인대는 비스듬히 절단되어, 전체 모양이 다 관찰되지는 않는다. 타원인대의 왼쪽에는 얼굴신경(facial nerve, *FN*)이 지나가는 뼈관이 있다. **흰 화살표**는 안뜰과 반고리뼈관(semicircular canal)의 연결 부분을 가리킨 것이다. 반고리관의 내강으로 융기된 구조는 팽대능선(crista ampullaris, *CA*)이다. **오른쪽 위**에는 막미로의 단면이 두 개 관찰되는데, 이것도 반고리관(semicircular duct, *DS*)의 일부분이 잘린 단면이다. 달팽이의 중심을 지나는 단면이어서 중심축의 뼈, 즉 **달팽이축**(modiolus, *M*)이 관찰된다. 달팽이축에는 달팽이신경(cochlear nerve, *CN*)의 말단 부분과 나선신경절(spiral ganglion, *SG*)이 들어 있다. 3½ 바퀴 꼬인 나선형의 달팽이를 세로 방향으로 자른 단면이므로 달팽이뼈관(cochlear canal)의 단면 7개가 보인다. 달팽이와 나선기관의 더 자세한 구조는 도판 25.2(1150쪽)에 표시되어 있다.

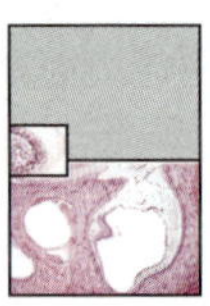

반고리뼈관, 귀, 기니피그, H&E ×85; 확대사진 ×380.

위 사진의 **오른쪽 아래**에서 보이는 반고리뼈관(semicircular canal)과 그 속에 위치한 **팽대능선**(crista ampullaris, *CA*)의 고배율 소견이다. 팽대능선은 머리의 움직임을 감지하는 수용기로, 반고리뼈관마다 하나씩 존재한다(위치관계는 위 사진 참조). 팽대능선의 상피(*EP*)는 두 종류의 세포, 즉 버팀세포(supporting cell)와 털세포(hair cell)로 이루어져 있다. 털세포는 두 종류인데, 이를 구분하려면 전자현미경이 필요하다. 이 사진에서 털세포와 버팀세포를 형태적 특징을 근거로 구별하기는 어렵다. 하지만 **털세포**(hair cell, *HC*)가 버팀세포(supporting cell, *SC*)보다 더 표면쪽에 위치하므로, 세포의 위치를 기준으로 두 세포를 구별할 수 있다(**확대사진** 참조). 젤리 같은 물질인 팽대마루(cupula, *Cu*)가 팽대능선의 상피 표면을 덮고 있다. 이 팽대능선 속에는 털세포의 자유면에서 뻗어나온 털이 묻혀 있다.

상피는 세포가 많은 성긴결합조직(*CT*) 위에 얹혀 있으며, 여기에는 털포에 분포하는 신경섬유도 포함되어 있다. 신경섬유는 뚜렷한 다발을 이루지 않으므로 식별하기 어렵다.

C, 달팽이(cochlea)
CA, 팽대능선(crista ampullaris)
CN, 달팽이신경(cochlear nerve)
CT, 결합조직(connective tissue)
Cu, 팽대마루(cupula)
DS, 막미로(membranous labyrinth)의 관(duct system)
EP, 상피(epithelium)
FN, 얼굴신경(facial nerve)
HC, 털세포(hair cell)
M, 달팽이축(modiolus)
OL, 타원인대(oval ligament)
S, 등자뼈(stapes)
SC, 버팀세포(supporting cell)
SG, 나선신경절(spiral ganglion)
V, 안뜰(vestibule)
검은 화살표, 달팽이(cochlear)와 연결되는 지점
흰 화살표, 반고리뼈관(semicircular canal)과 연결되는 지점

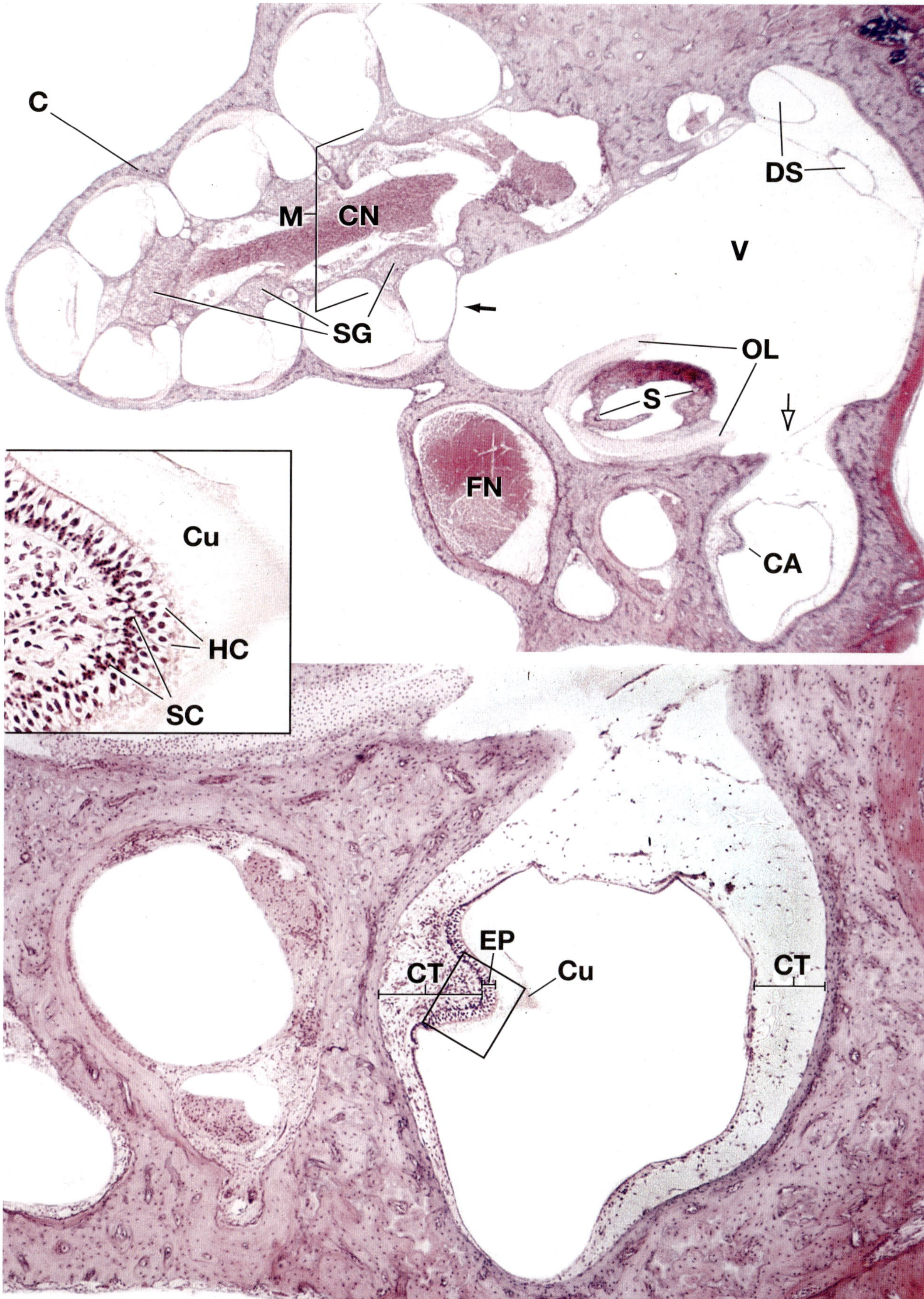
C
M
CN
DS
V
SG
OL
S
FN
CA
Cu
HC
SC
EP
CT
Cu
CT

도판 25.2 ■ 달팽이뼈관과 나선기관(Cochlear Canal and Organ of Corti)

털세포(hair cell)는 안뜰과 달팽이에 공통적으로 존재하는 기계감각수용기(mechanoreceptor) 세포이다. 털세포는 일종의 상피세포이며, 변형된 미세융모(microvilli)인 **고정섬모**(stereocilia)를 가지고 있다. 털세포의 고정섬모를 **감각털**(sensory hair)이라고 부르기도 한다. 이 고정섬모는 기계에너지를 전기에너지로 변환하는 기능을 하며, 이렇게 생성된 전기에너지는 속귀신경(vestibulocochlear nerve, cranial nerve VIII)을 통해 뇌로 전달된다. 털세포에는 들신경종말(afferent nerve ending)뿐 아니라 날신경종말(efferent nerve ending)도 분포한다. 털세포는 고정섬모가 한쪽으로 기울어질 때 자극을 받는다. 고정섬모가 기울어지는 이유는 수용기마다 다르지만, 어떤 경우든 고정섬모가 기울어지면 형질막이 당겨져 막전위에 변화가 생기고 이 자극이 각 세포에 분포하는 들신경종말로 전달된다. 털세포에 분포하는 날신경종말은 민감도를 조절하는 기능을 한다.

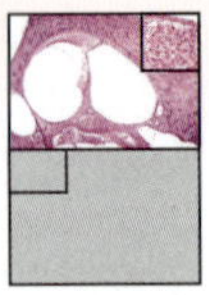

달팽이뼈관, 귀, 기니피그, H&E ×65; 확대사진 ×380.

달팽이(cochlea)를 구성하는 관 하나의 단면이다. 달팽이의 구성요소 중 기능적으로 가장 중요한 것은 **사각형** 부위에 있는 나선기관(organ of Corti, 아래쪽 고배율 사진 참조)이다. 사진에서 그 외의 여러 구조들도 관찰된다. 나선인대(spiral ligament, *SL*)는 달팽이 바깥면의 뼈막(periosteum)이 두꺼워진 것이다. 나선인대에 부착된 바닥막(basilar membrane, *BM*)과 안뜰막(vestibular membrane, *VM*)에 의해 달팽이뼈관(cochlear canal)이 **안뜰계단**(scala vestibuli, *SV*), **고실계단**(scala tympani, *ST*), **달팽이관**(cochlear duct, *CD*)의 세 공간으로 나뉜다. 안뜰계단과 고실계단은 바깥림프공간(perilymphatic space)이며, 달팽이의 꼭대기에서 서로 이어져 있다. 달팽이관은 막미로(membranous labyrinth)의 내강에 해당하며, 그 안에는 속림프(endolymph)가 들어 있다. 속림프는 나선인대(spiral ligament)의 내면을 덮는 상피인 혈관줄무늬(stria vascularis, *StV*)에서 만들어지는 것으로 여겨진다. 혈관줄무늬에는 혈관이 매우 많이 분포하며, 특별한 분비세포가 있다.

뼈나선판(osseous spiral lamina, *OSL*)은 달팽이축에서 연장되어 나와 바닥막 쪽으로 뻗은 선반 모양의 뼈이다. 달팽이신경(cochlear nerve, *CN*)의 가지들이 뼈나선판을 따라 달팽이축으로 들어가며, 여기에서 여러 가지들이 만나 굵은 신경을 형성한다. 달팽이신경은 나선신경절(spiral ganglion, *SG*)에 세포체가 있는 두극신경세포(bipolar neuron)의 돌기로 구성된다. **오른쪽 위의 확대사진**은 이 신경세포체의 고배율 소견이다. 뼈나선판은 나선판가장자리(limbus spiralis, *LS*)의 세포 집단을 지탱해 준다. 나선판가장자리의 표면은 원주세포(columnar cell)로 이루어져 있다.

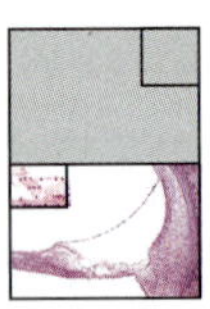

나선기관, 귀, 기니피그, H&E ×180; 확대사진 ×380.

이 사진에서 보이는 삼각형 공간이 **달팽이관**(*CD*)의 단면이다. 달팽이관과 안뜰계단(scala vestibuli, *SV*)을 나눠 주는 안뜰막(vestibular membrane, *VM*)이 달팽이관의 위벽에 해당한다. 달팽이관의 바깥벽은 혈관줄무늬(stria vascularis, *StV*)와 나선인대(spiral ligament, *SL*)로 이루어져 있다. 달팽이관의 아래벽은 뼈나선판(osseous spiral lamina)에서 연장된 바닥막(basilar membrane)이며, 그 속에는 달팽이신경(cochlear nerve, *CN*)의 작은 가지들이 들어 있다. 바닥막 위에는 **나선기관**(organ of Corti)이 놓여 있다. 나선기관은 속경계세포(inner border cell, *IBC*), 속손가락상피세포(inner phalangeal cell, *IP*)와 털세포(hair cell, *HC*), 속기둥상피세포(inner pillar cell, *IPC*), 바깥기둥상피세포(outer pillar cell, *OPC*)와 털세포(*HC*), 바깥손가락상피세포(outer phalangeal cell, *OP*), 바깥경계세포(outer border cell, cell of Hensen, *CH*)로 구성된다(나선판가장자리 쪽부터 순서대로 나열하였음). 털세포는 수용기세포(receptor cell)이고, 다른 세포들은 모두 **버팀세포**(supporting cell)에 속한다. 털세포와 바깥손가락상피세포는 핵이 규칙적으로 배열되어 있어서 위치만으로 구분할 수 있다(확대사진 참조). 털세포는 손가락상피세포 위에 놓여 있으므로, 위쪽의 세 핵은 바깥털세포의 핵이고 아래쪽의 세 핵은 바깥손가락상피세포의 핵이다.

버팀세포는 바닥면이 바닥막(basilar membrane, *BM*)에 닿아 있고 자유면은 나선기관(organ of Corti)의 표면에 노출되어 있으며(이 사진에서는 잘 보이지 않지만 **확대사진**에서는 관찰 가능함), 표면에서 그물막(reticular membrane, *RM*)을 형성한다. 털세포의 자유면은 그물막에 있는 구멍에 딱 들어 맞으며, 여기서 뻗어 나온 감각털(sensory hair)이 덮개막(tectorial membrane, *TM*)과 접촉하고 있다. 덮개막은 나선판가장자리에 있는 원주세포에서 나온 각피(cuticle)의 연장이다. 잘 만든 표본에서는 털세포에서 시작한 신경섬유가 달팽이신경(cochlear nerve, *CN*)까지 이어진 것을 확인할 수 있다.

나선기관에는 나선굴(spiral tunnel)이라는 몇 개의 공간이 있으며, 이에 의해 버팀세포들이 몇 그룹으로 나뉘어 무리지어 있다. 나선굴 각각의 이름은 속굴(inner tunnel, *IT*), 바깥굴(outer tunnel, *OT*), 속나선굴(internal spiral tunnel, *IST*)이다. 버팀세포들의 바깥쪽에는 클라우디우스세포(cell of Claudius, *CC*), 뵈처세포(cell of Böttcher, *CB*)가 있다.

BM, 바닥막(basilar membrane)
CB, 뵈처세포(cells of Böttcher)
CC, 클라우디우스세포(cells of Claudius)
CD, 달팽이관(cochlear duct)
CH, 바깥경계세포(cells of Hensen)
CN, 달팽이신경(cochlear nerve)
HC, 털세포(hair cell)
IBC, 속경계세포(inner border cell)
IPC, 속기둥상피세포(inner pillar cell)
IP&HC, 속손가락상피세포(inner phalangeal cell) 와 털세포(hair cell)
IST, 속나선굴(internal spiral tunnel)
IT, 속굴(inner tunnel)
LS, 나선판가장자리(limbus spiralis)
OP, 바깥손가락상피세포(outer phalangeal cell)
OPC, 바깥기둥상피세포(outer pillar cell)
OSL, 뼈나선판(osseous spiral lamina)
OT, 바깥굴(outer tunnel)
RM, 그물막(reticular membrane)
SG, 나선신경절(spiral ganglion)
SL, 나선인대(spiral ligament)
ST, 고실계단(scala tympani)
StV, 혈관줄무늬(stria vascularis)
SV, 안뜰계단(scala vestibule)
TM, 덮개막(tectorial membrane)
VM, 안뜰막(vestibular membrane)

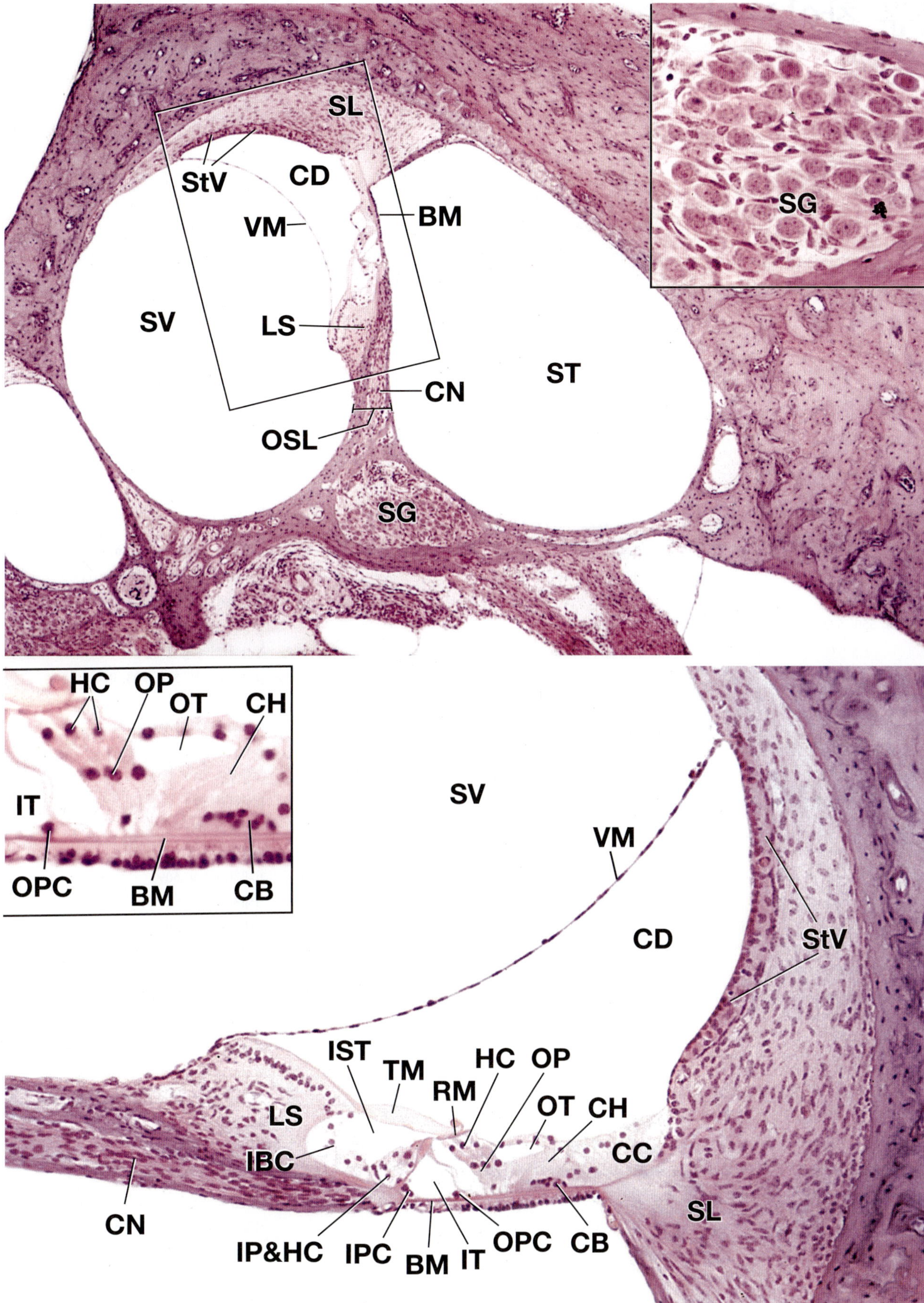
SL
StV
CD
VM
BM
SV
LS
ST
CN
OSL
SG
SG
HC
OP
OT
CH
IT
OPC
BM
CB
SV
VM
CD
StV
IST
TM
HC
OP
RM
OT
CH
LS
IBC
CC
SL
CN
IP&HC
IPC
BM
IT
OPC
CB

국문 찾아보기

ㄴ

ㄷ

ㅅ

ㅇ

ㅈ

ㅊ

ㅎ

기타

영문 찾아보기

A

B

D

E

F

G

H

I

J

K

L

M

N

O

P

S

T

U

Z

기타